CIRURGIA DE PEQUENOS ANIMAIS

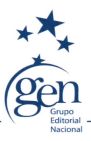

O GEN | Grupo Editorial Nacional – maior plataforma editorial brasileira no segmento científico, técnico e profissional – publica conteúdos nas áreas de ciências da saúde, exatas, humanas, jurídicas e sociais aplicadas, além de prover serviços direcionados à educação continuada e à preparação para concursos.

As editoras que integram o GEN, das mais respeitadas no mercado editorial, construíram catálogos inigualáveis, com obras decisivas para a formação acadêmica e o aperfeiçoamento de várias gerações de profissionais e estudantes, tendo se tornado sinônimo de qualidade e seriedade.

A missão do GEN e dos núcleos de conteúdo que o compõem é prover a melhor informação científica e distribuí-la de maneira flexível e conveniente, a preços justos, gerando benefícios e servindo a autores, docentes, livreiros, funcionários, colaboradores e acionistas.

Nosso comportamento ético incondicional e nossa responsabilidade social e ambiental são reforçados pela natureza educacional de nossa atividade e dão sustentabilidade ao crescimento contínuo e à rentabilidade do grupo.

CIRURGIA DE PEQUENOS ANIMAIS

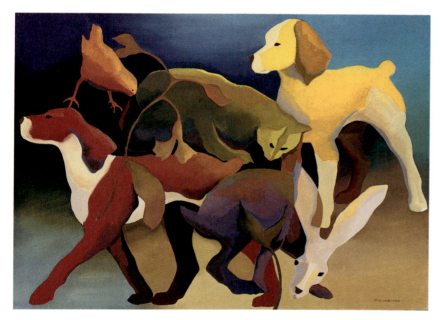

Theresa Welch Fossum
DVM, MS, PhD, Diplomate ACVS
Vice President of Research and Strategic Initiatives
Midwestern University
Glendale, Arizona

Ilustradora Médica
Laura Pardi Duprey

5ª edição

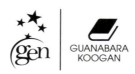

- A autora deste livro e a editora empenharam seus melhores esforços para assegurar que as informações e os procedimentos apresentados no texto estejam em acordo com os padrões aceitos à época da publicação, *e todos os dados foram atualizados pela autora até a data do fechamento do livro.* Entretanto, tendo em conta a evolução das ciências, as atualizações legislativas, as mudanças regulamentares governamentais e o constante fluxo de novas informações sobre os temas que constam do livro, recomendamos enfaticamente que os leitores consultem sempre outras fontes fidedignas, de modo a se certificarem de que as informações contidas no texto estão corretas e de que não houve alterações nas recomendações ou na legislação regulamentadora.

- Data do fechamento do livro: 30/11/2020

- A autora e a editora se empenharam para citar adequadamente e dar o devido crédito a todos os detentores de direitos autorais de qualquer material utilizado neste livro, dispondo-se a possíveis acertos posteriores caso, inadvertida e involuntariamente, a identificação de algum deles tenha sido omitida.

- **Atendimento ao cliente: (11) 5080-0751 | faleconosco@grupogen.com.br**

- Traduzido de:
  SMALL ANIMAL SURGERY, FIFTH EDITION
  Copyright © 2019 by Elsevier, Inc.
  Previous editions copyrighted © 2013, 2007, 2002, 1997.
  All rights reserved.
  This edition of *Small Animal Surgery, 5th edition* by Theresa Welch Fossum is published by arrangement with Elsevier Inc.
  ISBN: 978-0-323-44344-9
  Esta edição de *Small Animal Surgery*, 5ª edição, de Theresa Welch Fossum, é publicada por acordo com a Elsevier Inc.

- Direitos exclusivos para a língua portuguesa
  Copyright © 2021 by
  GEN | Grupo Editorial Nacional S.A.
  Publicado pelo selo Editora Guanabara Koogan Ltda.
  Travessa do Ouvidor, 11
  Rio de Janeiro – RJ – 20040-040
  www.grupogen.com.br

- Reservados todos os direitos. É proibida a duplicação ou reprodução deste volume, no todo ou em parte, em quaisquer formas ou por quaisquer meios (eletrônico, mecânico, gravação, fotocópia, distribuição pela Internet ou outros), sem permissão, por escrito, do GEN | Grupo Editorial Nacional Participações S/A.

- Capa: Bruno Gomes

- Editoração eletrônica: Thomson Digital

Nota

Este livro foi produzido pelo GEN | Grupo Editorial Nacional, sob sua exclusiva responsabilidade. Profissionais da área da Saúde devem fundamentar-se em sua própria experiência e em seu conhecimento para avaliar quaisquer informações, métodos, substâncias ou experimentos descritos nesta publicação antes de empregá-los. O rápido avanço nas Ciências da Saúde requer que diagnósticos e posologias de fármacos, em especial, sejam confirmados em outras fontes confiáveis. Para todos os efeitos legais, a Elsevier, os autores, os editores ou colaboradores relacionados a esta obra não podem ser responsabilizados por qualquer dano ou prejuízo causado a pessoas físicas ou jurídicas em decorrência de produtos, recomendações, instruções ou aplicações de métodos, procedimentos ou ideias contidos neste livro.

CIP-BRASIL. CATALOGAÇÃO NA PUBLICAÇÃO
SINDICATO NACIONAL DOS EDITORES DE LIVROS, RJ

F855c
5. ed.

Fossum, Theresa Welch
  Cirurgia de pequenos animais / Theresa Welch Fossum ; ilustração Laura Pardi
Duprey ; tradução Beatriz Perez Floriano ... [et al.] ; revisão científica André Lacerda de Abreu Oliveira. - 5 ed. - [Reimpr.]. - Rio de Janeiro : GEN | Grupo Editorial Nacional S.A. Publicado pelo selo Editora Guanabara Koogan Ltda., 2023.
  p. ; 28 cm.

  Tradução de: Small animal surgery
  Inclui índice
  ISBN 9788595150119

  1. Cirurgia veterinária. I. Duprey, Laura Pardi. II. Floriano, Beatriz Perez. III. Oliveira, André Lacerda de Abreu. IV. Título.

19-60025
CDD: 636.0897
CDU: 636:616-089

Vanessa Mafra Xavier Salgado - Bibliotecária - CRB-7/6644

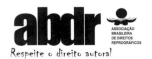

REVISÃO CIENTÍFICA E TRADUÇÃO

COORDENAÇÃO DA REVISÃO CIENTÍFICA

André Lacerda de Abreu Oliveira

Professor Associado da Universidade Estadual do Norte Fluminense (Uenf). Médico-Veterinário formado pela Universidade Federal Fluminense (UFF). Mestre em Medicina Veterinária (Patologia Cirúrgica) pela Universidade Federal Rural do Rio de Janeiro (UFRRJ). Doutor em Cirurgia Geral pela Universidade Federal do Rio de Janeiro (UFRJ). Pós-Doutor em Cirurgia Cardíaca pela FUC. Especialista em Cirurgia, diplomado pelo Colégio Brasileiro de Cirurgia e Anestesiologia Veterinária (CBCAV). Presidente do CBCAV (2008-2012). Cientista de produtividade em pesquisa pela Faperj e CNPq. Orientador de Mestrado e Doutorado em Cirurgia Veterinária com várias orientações concluídas. Autor de inúmeros capítulos de livros, em especial do livro *Técnicas Cirúrgicas em Pequenos Animais*, da Editora Elsevier. Possui centenas de publicações de artigos científicos e é palestrante nacional e internacional.

REVISÃO CIENTÍFICA

Claudia Paiva Pereira das Neves Carreirão

Graduação em Medicina Veterinária pela Universidade Castelo Branco. Especialização em Clínica Cirúrgica de Pequenos Animais pela Faculdade Qualittas.

Jussara Peters Scheffer

Especialista em Cirurgia pelo Colégio Brasileiro de Cirurgia e Anestesiologia Veterinária - CBCAV (2015). Graduação em Medicina Veterinária pela Universidade Presidente Antônio Carlos - Juiz de Fora (2008). Especialização em Clínica Cirúrgica pelo Instituto Qualitas (2010). Mestrado em Ciência Animal pela Universidade Estadual do Norte Fluminense Darcy Ribeiro (2013). Doutorado em Ciência Animal pela Universidade Estadual do Norte Fluminense Darcy Ribeiro com ênfase em Microcirurgia e Cirurgia de Pequenos Animais (2018). Pós-Doutora em Ciência Animal pela Universidade Estadual do Norte Fluminense Darcy Ribeiro com linha de pesquisa em transplante renal na Medicina Veterinária (2018). Secretária Geral do Colégio Brasileiro de Cirurgia e Anestesiologia Veterinária - CBCAV (gestão 2017-2018 e 2019-2020). Experiência na área de cirurgia de pequenos animais, com ênfase em microcirurgia, cirurgia oncológica, cirurgia tóraco-abdominal.

Marcello Rodrigues da Roza

Graduação em Medicina Veterinária pela Universidade Federal de Goiás (1989). Pós-Graduação em Biossegurança pela Escola Nacional de Saúde Pública - FIOCRUZ. Mestrado em Ciências Médicas pela Universidade de Brasília (2004). Doutorado em Ciência Animal na Universidade Federal de Goiás. Pós-Doutor na Universidade Estadual do Norte Fluminense e Presidente da Associação Nacional de Clínicos Veterinários de Pequenos Animais - ANCLIVEPA BRASIL. Tem experiência na área de pequenos animais, com ênfase em Clínica e Cirurgia Animal, atuando principalmente na Odontologia. Autor dos livros *Biossegurança em Ambientes Hospitalares Veterinários, Odontologia em Pequenos Animais, Fundamentos de Odontologia Veterinária, Dia a Dia: Tópicos Selecionados em Medicina Veterinária, Medicina Felina Essencial: Guia Prático, Dia a Dia: Tópicos Selecionados em Medicina Veterinária Volume 2* e *Odontologia Veterinária: Princípios e Técnicas*. Coordenador de educação continuada da World Small Animal Veterinary Association para a América Latina e do Programa de Educação Continuada em Medicina Veterinária - PROMEVET.

Mariana Ribeiro

Graduação em Medicina Veterinária pela Universidade Estadual do Norte Fluminense Darcy Ribeiro. Mestre em Ciência Animal com ênfase em Ensaios Farmacológicos e Afecções Clínicas e Cirúrgicas dos Animais na mesma instituição. Tem experiência em reprodução animal, clínica, cirurgia e videocirurgia de pequenos animais. Residente em Cirurgia na UENF.

Tainara Micaele Bezerra Peixoto

Graduação em Medicina Veterinária pela Universidade Estadual do Ceará (UECE) e Mestranda em Ciência Animal pela Universidade Estadual do Norte Fluminense Darcy Ribeiro (UENF).

Thiago Henrique Carvalho de Souza

Graduação em Medicina Veterinária pela FEAD. Especialização em Clínica Médica e Cirúrgica pela Equallis e em Clínica Cirúrgica pela Faculdade Qualitas. Mestrando em Ciência Animal/Cirurgia Experimental pela Universidade Estadual do Norte Fluminense.

TRADUÇÃO

Beatriz Perez Floriano

Médica-Veterinária formada pela Universidade Estadual Paulista (Unesp). Mestre e Doutora em Ciência Animal pela Unesp. Professora e Anestesiologista Veterinária das Faculdades Integradas de Ourinhos.

Felipe Gazza Romão
Professor das Faculdades Integradas de Ourinhos (FIO). Mestre pelo Departamento de Clínica Veterinária da Faculdade de Medicina Veterinária e Zootecnia da Universidade Estadual Paulista (FMVZ-Unesp), Botucatu.

Renata Jurema Medeiros
Graduada em Medicina Veterinária pela Universidade Federal Fluminense (UFF). Mestrado em Higiene Veterinária e Processamento Tecnológico de Produtos de Origem Animal pelo Departamento de Tecnologia de Alimentos da Faculdade de Medicina Veterinária da UFF. Doutora em Vigilância Sanitária pelo INCQS/Fiocruz. Tecnologista em Saúde Pública no INCQS/Fiocruz.

Renata Scavone
Médica-Veterinária pela Faculdade de Medicina Veterinária e Zootecnia da Universidade de São Paulo (FMVZ-USP). Doutora em Imunologia pelo Instituto de Ciências Biomédicas da Universidade de São Paulo (USP).

Esta edição é dedicada a todos os estudantes de medicina veterinária e clínicos veterinários de todo o mundo. Reconhecemos a importância e agradecemos especialmente aos autores das edições anteriores, incluindo Dr. Gwendolyn Carroll, Dr. Cheryl Hedlund, Dr. Caroline Horn, Dr. Donald Hulse, Dr. Ann Johnson e Dr. Howard Seim. Sua experiência e seu esforço foram fundamentais para fazer deste livro a fonte fundamental que se tornou.

T.W.F.

SOBRE OS AUTORES

EDITORA-CHEFE

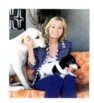

Theresa W. Fossum, DVM, MS, PhD; Diplomate ACVS

Theresa (Terry) W. Fossum é Professora de Cirurgia e responde pela Tom and Joan Read Chair in Veterinary Surgery na Texas A&M University (TAMU). Trata-se de uma cirurgiã renomada em todo o planeta e atua como Director for Cardiothoracic Surgery and Biomedical Devices no Michael E. DeBakey Institute na TAMU. Recentemente, foi nomeada diretora do Texas A&M Institute for Preclinical Studies, um consórcio de 60 milhões de dólares na TAMU, que promoverá parcerias público-privadas para acelerar o desenvolvimento de equipamentos e fármacos. A liderança da Dr. Fossum foi crucial para a conceituação e fundação desse instituto.

Dra. Fossum se formou no Washington State University College of Veterinary Medicine em 1982. Após seu internato no Santa Cruz Veterinary Hospital em 1983, ela fez residência e mestrado na Ohio State University. Ela recebeu aprovação do ACVS em 1987 e integrou o corpo docente da TAMU mais tarde nesse mesmo ano. Em 1992, ela concluiu seu PhD em Microbiologia Veterinária. Os principais interesses da Dra. Fossum são doenças dos sistemas respiratório e circulatório, inclusive procedimentos de derivação (*bypass*) cardiopulmonar. A Dra. Fossum escreveu vários artigos sobre quilotórax e outras patologias cirúrgicas e respiratórias. Ela é a principal pesquisadora de diversos projetos, inclusive avaliação do dispositivo de assistência ventricular DeBakey em um modelo de novilho, investigação de fatores angiogênicos para tratamento de isquemia cardíaca e adaptações vasculares à hipertensão arterial. A Dra. Fossum é membro do Board of Directors of the National Space Biomedical Research Institute e Chairman of the Board of Governors for the Foundation for Biomedical Research. A Dra. Fossum já recebeu o Wiley Distinguished Professor of Veterinary Medicine Award e o Carl J. Norden Distinguished Teacher Award na TAMU. Em 2004, ela recebeu o Texas Society for Biomedical Research Award em reconhecimento e apreciação por sua dedicação à ciência, à pesquisa e às comunidades médicas no Texas. Dra. Fossum, juntamente com o Dr. Michael E. DeBakey, criou a CARE Foundation in 2004 para fornecer infraestrutura para a Medicina Veterinária realizar pesquisas em animais com doença espontânea. Ela é presidente dessa organização.

EDITORES

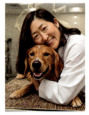

Dra. Jane Cho, DVM, DACVO

Originalmente de Nova York, a Dra. Cho recebeu seu BA pela University of Pennsylvania e seu DVM pela Cornell University. Realizou seu internato no Animal Medical Center em Nova York e retornou a Cornell para sua residência em oftalmologia comparativa. Após servir no Comitê Examinador do American College of Veterinary Ophthalmologists (ACVO), bem como no Comitê Editorial do periódico *Veterinary Ophthalmology*, foi eleita para o ACVO Board of Regents em 2013 e serviu como Vice-Presidente do ACVO para, em 2017, tornar-se Presidente. Trabalhou como oftalmologista veterinária em Nova Jersey e Arkansas e é cofundadora do Veterinary Eye Specialists, um serviço privado de oftalmologia em Thornwood, NY.

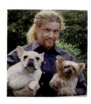

Curtis W. Dewey, DVM, MS, CVA, CVCH, DACVS, DACVIM (Neurologia)

Dr. Dewey foi um neurologista da faculdade na Texas A&M University (1995-2001) e um neurologista membro da equipe de Especialistas Veterinários de Long Island (2001-2006) antes de retornar a seu local de formação, Cornell University, em 2006, como Professor Associado de Neurologia/Neurocirurgia. Foi autor e coautor de diversos artigos de periódicos revisados por pares e de muitos capítulos de livros. Publicou recentemente a terceira edição do livro *Practical Guide to Canine and Feline Neurology*, com seu coeditor, Dr. Ronaldo C. da Costa. Seu atual projeto de livro é um guia ilustrado de acupuntura canina, com o coautor Dr. Huisheng Xie do Instituto Chi. É um palestrante nacional e internacionalmente reconhecido e já serviu como membro de corpo editorial em diversos periódicos veterinários (*Veterinary Surgery, Journal of the American Animal Hospital Association, Compendium on Continuing Education for the Practicing Veterinarian*). Também serviu como revisor *ad hoc* para muitos outros periódicos. Participou do Residency Training Committee (Neurologia) do American College of Veterinary Internal Medicine (ACVIM) (2005-2008; membro do comitê 2007-2008) e do ACVIM Taskforce on Neurosurgical Training of Neurology Residents (2004-2010; membro do comitê 2007-2010). Realiza consultas regulares com os Especialistas Veterinários de Long Island e Especialistas Veterinários e Serviço de Emergência de Rochester. É membro do Comitê de Diretores da New York Veterinary Foundation desde 2008. Dr. Dewey é um membro da AVMA e da Veterinary Emergency and Critical Care Society. Suas principais áreas de pesquisa incluem o controle de convulsões e o manejo cirúrgico de distúrbios congênitos do encéfalo. Dr. Dewey recebeu, em 2014, o prêmio do Hills American College of Veterinary Emergency and Critical Care Jack Mara Scientific Achievement Award.

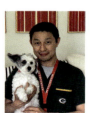

Kei Hayashi, DVM, PhD, Diplomate ACVS

Dr. Hayashi graduou-se pela University of Tokyo com os graus BVMS/DVM/PhD (1986-1997), e posteriormente obteve seus títulos MS e PhD na University of Wisconsin (1997). Completou a residência em cirurgia de pequenos animais na University of Wisconsin (2003) e tornou-se um Especialista pela ACVS. Serviu como professor-assistente/associado de cirurgia ortopédica de pequenos animais na Michigan State University (2003-2005) e na University of California-Davis (2005-2012). Atualmente, é Professor Associado, do Departamento de Cirurgia Ortopédica, na College of Veterinary Medicine da Cornell University. A pesquisa do Dr. Hayashi foca na patologia das lesões de ligamentos/tendões e cicatrização de feridas, avaliação de sistemas de substituição articular total, perfil molecular da osteoartrite, ortopedia comparativa e medicina desportiva. Seus interesses clínicos são a artroscopia, artroplastia total, abordagem biológica da cirurgia articular, tratamento minimamente invasivo de fraturas e aplicação de novas descobertas de pesquisas em pacientes clínicos.

CIRURGIA DE PEQUENOS ANIMAIS

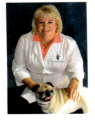

Janice Lynne Huntingford, DVM, DACVSMR, CVA, CVPP, CCRT, CAVCA
Dra. Huntingford graduou-se em 1984 pela Ontario Veterinary College, University of Guelph, Ontario. É certificada em quiropraxia, acupuntura, reabilitação e manejo da dor. É proprietária e diretora médica do Essex Animal Hospital em Essex, Ontario. Em 2015, tornou-se uma Especialista pelo American College of Veterinary Sports Medicine and Rehabilitation, consultora do comitê de Veterinary Information Network Rehab/Sports Medicine/Chronic Pain e sobrevivente de pesquisa com cães de trenó na Yukon Quest em temperaturas de -40°C. Dra. Huntingford palestrou nacional e internacionalmente sobre manejo da dor e reabilitação para veterinários e técnicos veterinários. Foi coautora de diversos capítulos de livros sobre reabilitação e publicou muitos manuscritos revisados por pares sobre nutrição de cães de esporte e fisiologia do exercício. Quando não está em prática, aprecia passar seu tempo em sua fazenda/vinícola com seu marido cozinheiro, Harold, um zoológico de cães, gatos e cavalos, e até mesmo alguns filhos adultos!

Catriona M. MacPhail, DVM, PhD, Diplomate ACVS
Dra. MacPhail formou-se incialmente pela Rice University e obteve seu grau de médica-veterinária pela Texas A&M University. Completou seu internato rodiziado, residência cirúrgica, bolsa em tecidos moles/oncologia cirúrgica e PhD na Colorado State University (CSU). É Especialista pela ACVS bem como pela ACVS Founding Fellow em Oncologia Cirúrgica. Dra. MacPhail está na instituição da CSU desde 2004 e tornou-se Small Animal Chief Medical Officer da CSU em 2014. É uma palestrante frequente em encontros nacionais e internacionais e foi autora de diversos artigos de periódicos e capítulos de livros. Dra. Dr. MacPhail é a coordenadora de laboratórios cirúrgicos para estudantes do terceiro ano de veterinária na CSU e contribuidora ativa do currículo geral. Seus interesses clínicos primários e de pesquisa incluem cirurgia do trato respiratório superior e inferior, cirurgia gastrointestinal e urinária, reconstrução de feridas e cirurgia minimamente invasiva. É membro ativo da ACVS, da Society of Veterinary Soft Tissue Surgery, e Veterinary Society of Surgical Oncology.

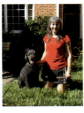

Jane E. Quandt, DVM, MS, DACVAA, DACVECC
Dra. Quandt graduou-se com um DVM pela Iowa State University em 1987. Sua residência em anestesia foi realizada na University of Minnesota e seu título de mestre em anestesia foi obtido em 1991. Tornou-se uma especialista pelo American College of Veterinary Anesthesia and Analgesia em 1993 e trabalhou na University of Georgia College of Veterinary Medicine durante 8 anos. Ao sentir a necessidade de melhorar sua habilidade de manejo do paciente crítico e emergencial, completou uma residência em cuidados emergenciais na University of Califórnia–Davis e na University of Minnesota. Dra. Quandt tornou-se especialista pelo American College of Veterinary Emergency & Critical Care, em pequenos animais, em 2007. Trabalhou na University of Minnesota College of Veterinary Medicine durante 10 anos, praticando anestesia e atendimento crítico e emergencial. Retornou à University of Georgia College of Veterinary Medicine em 2011 para assumir o cargo efetivo de professora associada em anestesia.

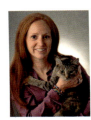

MaryAnn G. Radlinsky, DVM, MS, DACVS
Dra. Radlinsky foi cirurgiã acadêmica por aproximadamente 12 anos na Kansas State University e na University of Georgia. Realizou seu internato e residência na Texas A&M University e trabalhou inicialmente em atendimento privado antes de sua carreira acadêmica. Publicou muitos artigos na área de cirurgia minimamente invasiva e recentemente tornou-se membro de fundação na área. Possui interesse particular no tratamento minimamente invasivo do quilotórax e outras doenças torácicas. Proferiu palestras nos Estados Unidos, Europa, Ásia e América do Sul em vários tópicos relacionados à cirurgia de tecidos moles. É membro ativo da Veterinary Endoscopy Society, tendo servido como secretária e presidente da mesma. Atualmente, é uma Founding Fellow, Cirurgiã de Cirurgia Minimamente Invasiva (Cirurgia de Tecidos Moles) e Cirurgiã Geral na VetMed em Phoenix, Arizona.

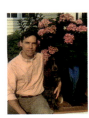

Kurt S. Schulz, DVM, MS, Diplomate ACVS
Dr. Schulz trabalhou na faculdade de veterinária da Texas A&M University e foi professor associado na University of California por 9 anos, onde serviu como Chefe de Cirurgia de Pequenos Animais de 1999 a 2003. Atualmente, trabalha para o Peak Veterinary Referral Center em Williston, Vermont. Publicou mais de 50 artigos revisados por pares sobre pesquisa cirúrgica veterinária e continua a lecionar sobre artroscopia e técnicas cirúrgicas ortopédicas avançadas nacional e internacionalmente. Seus outros livros incluem *Small Animal Arthroscopy* e *Pet Lover's Guide to Canine Arthritis and Joint Problems*. É membro ativo da Veterinary Orthopedic Society, VA3 e da ACVS.

Michael D. Willard, DVM, MS, Diplomate ACVIM
Dr. Willard é especialista em medicina interna com ênfase especial em gastroenterologia, endoscopia, pancreatologia e hepatologia. Dr. Willard recebeu diversos prêmios de excelência no ensino desde 1987, dentre os quais o National Norden Award, em 1994. Ademais, proferiu muitas apresentações clínicas e conduziu pesquisas sobre problemas gastroentéricos. Dr. Willard foi secretário na especialidade de Medicina Interna e presidente da Comparative Gastroenterology Society. Atua como revisor para diversos periódicos veterinários. Contribuiu com diversos artigos, monografias e capítulos de livros. Atualmente, é professor no Departamento de Medicina e Cirurgia de Pequenos Animais na College of Veterinary Medicine da Texas A&M University.

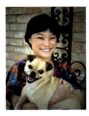

Audrey Yu-Speight, DVM, MS, Diplomate ACVO
Dra. Yu-Speight recebeu seu BS e MS pela Stanford University e trabalhou como engenheira química na indústria biotécnica durante 4 anos antes de cursar a escola de veterinária na Texas A&M University. Completou seu internato e residência pela Cornell University e atuou na instituição. Trabalhou como oftalmologista particular desde 2003 e fundou o Veterinary Eye Center em Austin, Texas, em 2006. Realiza consultoria em Redes de Informação Veterinária e trabalhou em comitês de oftalmologista veterinária (credenciais, permissões, manutenção de certificação). Em 2016, recebeu o prêmio anual Clinical Referral and Consultation Award da Texas Academy of Veterinary Practice, uma afiliada da Texas Veterinary Medical Association.

PREFÁCIO

Esta 5ª edição de *Cirurgia de Pequenos Animais* rapidamente se tornará sua referência diária para cirurgia. Esperamos que tanto profissionais ativos quanto estudantes de veterinária percebam que se trata de uma fonte prática, fácil de usar e altamente valiosa. Se você já utilizou edições anteriores deste livro, notará que esta edição passou por modificações significativas. Tomamos o cuidado de manter os aspectos altamente apreciados das edições anteriores, incluindo (1) número limitado de colaboradores, (2) excelente programa de arte e (3) formato consistente que varia minimamente entre os capítulos. Estamos extremamente orgulhosos desta 5ª edição e acreditamos que é a melhor até o momento. Esperamos que concordem.

ATUALIZAÇÕES E AUTORES

Ao longo do texto, você verá que atualizamos procedimentos com novas informações e, em muitos casos, adicionamos descrições de procedimentos inteiramente novos que eram raramente empregados ou não empregados quando as edições anteriores foram publicadas. Foi nosso objetivo garantir que tivéssemos produzido o livro mais atual possível. Embora sempre tenha sido nosso desejo fornecer informação clinicamente útil em vez de um monólogo de pesquisa acerca de um determinado tópico, atendemos à necessidade de uma revisão de pesquisas recentes por meio do fornecimento de referências atuais. Para dar espaço às novas referências, removemos a maioria das referências com mais de 7 anos em relação a esta edição, a não ser (em circunstâncias raras) que a referência fosse considerada "clássica".

Assim como em edições anteriores, a maior parte deste livro foi redigida por seis cirurgiões (Drs. Curtis Dewey, Theresa Fossum, Kei Hayashi, Catriona MacPhail, MaryAnn Radlinksy e Kurt Schulz) e um especialista em medicina interna (Dr. Michael Willard). Contudo, também houve grande contribuição de uma anestesiologista (Dra. Jane Quandt), uma especialista em medicina desportiva (Dra. Janice Huntingford) e duas oftalmologistas (Dras. Audrey Yu-Speight e Jane Cho). A Parte Um, *Princípios Cirúrgicos Gerais*, possui contribuições da maior parte da equipe. A fim de fornecer informação adicional acerca de assuntos de importância crescente de anestesia e controle da dor, dividimos esses tópicos em dois capítulos: "Princípios de Anestesia e Anestésicos" (Dra. Quandt) e "Manejo da Dor" (Dra. Quandt e Dr. Dewey). Este último inclui uma nova seção sobre acupuntura. Adicionalmente, ao longo do texto, os leitores encontrarão tabelas extensas e compreensíveis sobre o manejo anestésico de animais com doenças ou condições particulares. Essas tabelas, originalmente fornecidas pela Dra. Caroline Horn e atualizadas para esta edição, proporcionam informação detalhada acerca do manejo pré, intra e pós-operatório de casos cirúrgicos em um formato de fácil leitura, completo, com as doses dos fármacos.

Os profissionais verão nessas tabelas uma referência muito útil e rápida. "Fundamentos da Reabilitação Física" (Capítulo 11) foi extensamente revisado pela Dra. Janice Huntinford, uma Diplomata de Reabilitação Canina e Medicina Desportiva. O tópico de medicina regenerativa foi atualizado pelo Dr. Schulz e está agora incluído no capítulo "Princípios de Cirurgia Ortopédica e Medicina Regenerativa" (Capítulo 31). O Capítulo 14, atualizado pelos Drs. Willard e Schulz, inclui princípios de cirurgia minimamente invasiva (CMI) e um guia prático para exames de imagem do paciente cirúrgico. As técnicas de endoscopia e CMI para condições e doenças específicas podem ser encontradas ao longo do texto.

As Dras. Catriona MacPhail e MaryAnn Radlinsky foram responsáveis pela maior porção da Parte Dois, *Cirurgia de Tecidos Moles*. O Dr. Kurt Schulz e o Dr. Kei Hayashi forneceram o material contido na Parte Três, *Ortopedia*. O Dr. Curtis Dewey atualizou os capítulos de neurologia na Parte Quatro, *Neurocirurgia*. As Dras. Audrey Yu-Speight e Jane Cho, ambas oftalmologistas certificadas, atualizaram extensamente o Capítulo 16, "Cirurgia de Olho". Por fim, o Dr. Mike Willard revisou e forneceu sua perspectiva em muitos capítulos, de forma que pudéssemos proporcionar a informação mais atual acerca do manejo clínico da doença cirúrgica.

CONTEÚDO

Acrescentamos uma significativa quantidade de informações novas ao texto e mantivemos a forma como organizamos a abordagem de procedimentos minimamente invasivos para tornar o texto mais fácil. Assim como na 4ª edição, há um capítulo separado sobre cirurgia minimamente invasiva, que abrange as bases da endoscopia, toracoscopia, laparoscopia e artroscopia. Contudo, também incluímos descrições de procedimentos minimamente invasivos diretamente nos capítulos específicos nos quais são aplicáveis. Por exemplo, quando se lê sobre pericardectomia, segue-se diretamente uma descrição da pericardectomia toracoscópica.

Como nas edições anteriores, acreditamos que, para obter sucesso, os cirurgiões devem ter conhecimento detalhado sobre importantes assuntos que concernem ao diagnóstico, ter ciência de potenciais diagnósticos diferenciais e uma apreciação meticulosa de preocupações pré-operatórias relativas à doença ou à condição do animal. Essas seções estão destacadas uma a uma no texto. Ademais, encontram-se detalhadas questões anestésicas, anatomia cirúrgica, cicatrização de ferida, questões pós-operatórias e potenciais complicações. A técnica cirúrgica em si é descrita com detalhes, o que proporciona ao leitor uma exposição minuciosa e compreensível de cada procedimento. O procedimento cirúrgico encontra-se discutido em fonte azul para tornar fácil sua distinção do restante do texto. Apesar de termos debatido a praticidade de incluir procedimentos avançados neste livro-texto, decidimos que os profissionais se beneficiariam mais da compreensão minuciosa dos procedimentos, embora provavelmente encaminhem esses casos a um especialista. Com isso em mente, marcamos alguns procedimentos como "avançados" para alertar os leitores acerca de sua dificuldade. Ainda que a dificuldade de qualquer procedimento se relacione primariamente à experiência do cirurgião, os procedimentos marcados com o ícone especial AP são aqueles que os autores consideram particularmente desafiadores e, portanto, recomendam que sejam realizados por um profissional com treinamento avançado ou experiência especial na área.

FORMATO GERAL

Este livro é composto por 44 capítulos e está organizado em quatro partes. Os 14 capítulos da Parte Um, *Princípios Cirúrgicos Gerais*, foram escritos tendo em mente estudantes de medicina veterinária e clínicos. A informação contida nesses capítulos é o que precisamos ensinar a nossos alunos em seus cursos introdutórios de cirurgia. Dentro desses capítulos, encontram-se informações detalhadas acerca da base da técnica estéril, instrumentação cirúrgica, sutura, cuidado pós-operatório e uso racional de antibióticos. Enfatizamos o uso de soluções de preparação do cirurgião sem desinquinação e/ou sem água nos capítulos sobre preparação do paciente e do cirurgião. Embora essas soluções e técnicas não sejam particularmente novas, estudos sugerem que não são bem conhecidas ou frequentemente empregadas por veterinários. O Capítulo 10 contém informações sobre o cuidado pós-operatório, incluindo nova consideração sobre o manejo nutricional de pacientes cirúrgicos. Como a nutrição afeta muitos sistemas do organismo e é um importante adjunto ao manejo do caso, também incluímos informações detalhadas sobre técnicas de hiperalimentação nesse capítulo. O Capítulo 11 detalha a base da reabilitação física em pacientes veterinários. Acreditamos que a reabilitação física é subutilizada em muitas práticas clínicas. Junto com esse capítulo básico, recomendações específicas para reabilitação física podem ser encontradas ao longo dos capítulos de ortopedia e neurologia. O Capítulo 12 fornece informações básicas e importantes sobre técnicas e fármacos de anestesia para os profissionais, e o Capítulo 13 fornece detalhes de manejo da dor. Conforme mencionado previamente, tentamos proporcionar uma visão geral das técnicas anestésicas e analgésicas ao mesmo tempo que fornecemos protocolos detalhados para o manejo de doenças específicas nos vários capítulos das Partes Dois, Três e Quatro. Essas tabelas anestésicas foram expandidas nesta edição para incluir recomendações para analgesia e sugestões para monitoração desses casos.

As Partes Dois, Três e Quatro contêm informações acerca da cirurgia de tecidos moles, cirurgia ortopédica e neurocirurgia, respectivamente. Esses capítulos se encontram divididos em uma seção que detalha os princípios gerais e uma sobre doenças específicas. A seção *Princípios e Técnicas Gerais* inicia-se com definições dos procedimentos e termos relevantes ao sistema detalhado. Em seguida, são fornecidas seções que detalham informações sobre questões pré-operatórias e considerações anestésicas. Estas são sucedidas por uma discussão sobre o emprego de antibióticos (incluindo recomendações para profilaxia antibiótica) e uma breve descrição da anatomia cirúrgica pertinente. A anatomia é, muitas vezes, negligenciada em livros didáticos de cirurgia ou, devido à formatação, não se correlaciona com as técnicas de um capítulo. Contornamos esse problema por meio da inclusão de um tópico separado e consistente na seção *Princípios e Técnicas Gerais*. Técnicas cirúrgicas amplamente aplicáveis a várias doenças também estão detalhadas nessa seção. Todavia, se um procedimento cirúrgico for específico a uma doença em particular, a descrição de sua técnica é encontrada em lugar da descrição da doença específica. Discussões breves sobre a cicatrização do tecido ou órgão específico, assim como materiais de sutura e instrumentos especiais, seguem as descrições das técnicas cirúrgicas. Os tópicos finais da seção *Princípios e Técnicas Gerais* são *Cuidado e Avaliação Pós-cirúrgicos*, *Complicações* e *Considerações Especiais Relacionadas à Idade*.

A seção *Doenças Específicas* de cada capítulo se inicia com definições e, quando relevante, sinônimos para a doença ou técnicas. Em seguida, detalham-se considerações gerais e clinicamente relevantes de fisiopatologia. Essas informações têm por objetivo proporcionar materiais práticos para o manejo do caso, em vez de servir como texto suplementar para a fisiopatologia. As discussões sobre diagnósticos são detalhadas e incluem informações sobre sinais e história, achados do exame físico, exames de imagem e anormalidades laboratoriais pertinentes. As seções sobre diagnósticos diferenciais e manejo clínico de animais afetados são fornecidas consistentemente. A estas, segue-se uma descrição detalhada das técnicas cirúrgicas relevantes. Tentamos detalhar as técnicas mais comumente utilizadas, embora possamos ter destacado nossa preferência por um método em particular. Informações sobre o posicionamento de pacientes para um procedimento são fornecidas como um tópico separado. O restante da seção *Doenças Específicas* lida com o cuidado pós-operatório do paciente cirúrgico, complicações potenciais e prognóstico.

Embora alguns dos procedimentos deste livro sejam mais bem realizados somente por cirurgiões com treinamento avançado, acreditamos que os profissionais que tratam desses casos devam receber informações adequadas acerca da cirurgia, para que conversem com seus clientes de forma detalhada e com conhecimento; portanto, decidimos incluir alguns procedimentos avançados neste livro, bem como procedimentos mais comumente realizados na rotina geral. Assim como todos os procedimentos cirúrgicos, o cirurgião necessita exercer julgamento sobre suas qualificações e sua experiência em referência à realização de um procedimento.

FORMATO DO CAPÍTULO

I. Princípios gerais e técnicas
   A. Definições
   B. Manejo pré-cirúrgico
   C. Anestesia
   D. Antibióticos
   E. Anatomia cirúrgica
   F. Técnica cirúrgica
   G. Cicatrização de feridas
   H. Materiais de sutura e instrumentos especiais
   I. Cuidado e avaliação pós-cirúrgicos
   J. Complicações
   K. Considerações especiais relacionadas com a idade
II. Doenças específicas
   A. Definições
   B. Considerações gerais e fisiopatologia clinicamente relevante
   C. Diagnóstico
   D. Diagnóstico diferencial
   E. Manejo clínico
   F. Tratamento cirúrgico
   G. Técnica cirúrgica
   H. Materiais de sutura e instrumentos especiais
   I. Cuidado e avaliação pós-cirúrgicos
   J. Complicações
   K. Prognóstico

PROTOCOLOS DE ANESTESIA

Para referência rápida, recomendações para anestesiar animais com doenças ou distúrbios particulares são encontradas na seção *Doenças Específicas* de cada capítulo. A Dra. Jane Quandt serviu como nossa consultora em anestesia para essa revisão. As tabelas de protocolo de anestesia incluem doses recomendadas de fármacos e são extremamente úteis para profissionais atarefados. Embora reconheçamos que muitos veterinários possuam protocolos estabelecidos de sua preferência e com os quais estão confortáveis, os protocolos fornecidos neste livro provaram ser um recurso útil para muitos praticantes.

RECURSOS ESPECIAIS

Assim como nas edições anteriores, incluímos centenas de tabelas e quadros que sumarizam a principal informação clínica. Sempre foi nossa intenção tornar este livro o mais prático possível. Por essa razão, mantivemos os quadros NOTA distribuídos ao longo da maioria dos capítulos, os quais destacam importantes questões, conceitos-chave e precauções. A fim de facilitar o acesso e promover a compreensão, criamos tabelas e quadros únicos com tipos similares de informação.

Tais tabelas e quadros são codificados por cores e marcados com ícones distintos para a identificação fácil de seu conteúdo, conforme a seguir:

- Cálculos
- Tratamento geral
- Analgésicos/Cuidado pós-cirúrgico/Manejo da dor
- Diagnóstico/Diagnóstico diferencial
- Pontos-chave
- Anestésicos/Sedação
- Sinais clínicos
- Antibióticos
- Complicações
- Causas/Etiologia
- Classificação da doença

PROGRAMAÇÃO DE ARTE

Somos extremamente privilegiados por trabalhar com nossa ilustradora original, Laura Pardi Duprey, nesta 5ª edição. Além de ser uma artista incrivelmente habilidosa, ela possui conhecimento amplo e detalhado de anatomia. Você verá que as ilustrações são excepcionalmente claras e precisas. Acrescentamos muitas imagens novas e revisamos muitas outras, em uma tentativa de tornar este livro um dos mais bem ilustrados da medicina veterinária.

Acrescentamos novas artes a procedimentos existentes, e você verá que há mais ilustrações coloridas nesta edição do que na anterior. De fato, quase todas as ilustrações desta edição são completamente coloridas.

RESUMO

Independentemente de onde você realiza sua prática ou quando se graduou, a esperança de toda a equipe de *Cirurgia de Pequenos Animais* é que você considere esta edição um texto informativo e extremamente prático, e que o auxilie no diagnóstico e no tratamento de condições cirúrgicas. Seu *feedback* e sugestões sobre o que você aprecia neste livro e o que podemos fazer para melhorar edições futuras são bem-vindos. Por favor, sinta-se à vontade para enviar seus comentários para terry.fossum@gmail.com.

AGRADECIMENTOS

AGRADECIMENTOS DA AUTORA

Eu gostaria de agradecer, mais uma vez, aos autores prévios e atuais desta obra. Sou abençoada por poder trabalhar com alguns dos melhores e mais dedicados veterinários da área. Esta edição foi, de muitas formas, a mais difícil que elaboramos.

AGRADECIMENTOS PESSOAIS

Um livro didático desta natureza demanda investimento e esforço de muitas pessoas, para garantir que seja uma referência de qualidade. Agradecimentos especiais a Rae Robertson, Especialista de Desenvolvimento de Conteúdo; Jennifer Flynn-Briggs, Estrategista de Conteúdo Sênior; e todos os demais na Elsevier que trabalharam neste projeto. Agradecemos a todos por seu entusiasmo, palavras de encorajamento e visão, mas sobretudo por acreditarem neste livro. Sem eles, esta edição não teria sido possível.

Também gostaríamos de agradecer a nossos orientadores e colegas, que nos inspiraram com amor pela cirurgia e dedicação por nossa profissão. Sem vocês, este livro não teria se tornado realidade. A todos os que compraram edições anteriores, apreciamos seu investimento e suas recomendações. Suas sugestões são bem-vindas para melhorarmos as edições futuras. Esperamos que considerem esta edição um esforço de valor.

Finalmente, gostaria de agradecer o apoio e o encorajamento da minha maravilhosa família: meu marido, Matt Miller; meus filhos, Chase e Kobe Miller; minha mãe, Marian Smith; e minha sogra, Diane Miller. Também gostaria de agradecer aos meus colegas do extraordinário local de trabalho, que agora chamo de lar, a Midwestern University. Agradecimentos particulares e reconhecimento à minha chefe e líder fenomenal da universidade, Dra. Kathleen Goeppinger.

SUMÁRIO

PARTE UM Princípios Cirúrgicos Gerais, 1

1 **Princípios da Assepsia Cirúrgica,** 1
   Kurt S. Schulz e Terry W. Fossum
2 **Cuidados e Manuseio de Equipamentos e Suprimentos Cirúrgicos,** 4
   Terry W. Fossum e Kurt S. Schulz
3 **Instalações Cirúrgicas e Manutenção do Ambiente Cirúrgico,** 18
   Terry W. Fossum
4 **Cuidado Pré e Intraoperatório do Paciente Cirúrgico,** 26
   Catriona MacPhail e Terry W. Fossum
5 **Preparação do Sítio Cirúrgico,** 36
   Terry W. Fossum
6 **Preparação da Equipe Cirúrgica,** 42
   Terry W. Fossum
7 **Instrumentação Cirúrgica,** 50
   Catriona MacPhail e Terry W. Fossum
8 **Biomateriais, Sutura e Hemostasia,** 60
   Catriona MacPhail e Terry W. Fossum
9 **Infecções Cirúrgicas e Seleção de Antibióticos,** 79
   Michael D. Willard, Kurt S. Schulz e Terry W. Fossum
10 **Manejo Nutricional do Paciente Cirúrgico,** 90
   Catriona MacPhail, Michael D. Willard e Terry W. Fossum
11 **Fundamentos da Reabilitação Física,** 105
   Janice Lynne Huntingford e Terry W. Fossum
12 **Princípios de Anestesia e Anestésicos,** 125
   Jane Quandt e Terry W. Fossum
13 **Manejo da Dor e Acupuntura,** 140
   Jane Quandt, Curtis W. Dewey e Terry W. Fossum
14 **Princípios da Cirurgia Minimamente Invasiva e Imaginologia do Paciente Cirúrgico,** 158
   Michael D. Willard, Kurt S. Schulz, Kei Hayashi e Terry W. Fossum

PARTE DOIS Cirurgia de Tecidos Moles, 179

15 **Cirurgia do Sistema Tegumentar,** 179
   Catriona MacPhail e Terry W. Fossum
16 **Cirurgia de Olho,** 266
   Audrey Yu-Speight, Jane Cho e Terry W. Fossum
17 **Cirurgia de Ouvido,** 302
   Catriona MacPhail e Terry W. Fossum
18 **Cirurgia do Sistema Digestório,** 331
   MaryAnn Radlinsky e Terry W. Fossum
19 **Cirurgia da Cavidade Abdominal,** 512
   Terry W. Fossum
20 **Cirurgia do Fígado,** 540
   MaryAnn Radlinsky e Terry W. Fossum
21 **Cirurgia do Sistema Biliar Extra-hepático,** 571
   MaryAnn Radlinsky e Terry W. Fossum
22 **Cirurgia do Sistema Endócrino,** 586
   Catriona MacPhail e Terry W. Fossum
23 **Cirurgia do Sistema Hemolinfático,** 631
   MaryAnn Radlinsky e Terry W. Fossum
24 **Cirurgia dos Rins e Ureteres,** 650
   Catriona MacPhail e Terry W. Fossum
25 **Cirurgia de Bexiga e Uretra,** 678
   Catriona MacPhail e Terry W. Fossum
26 **Cirurgia dos Sistemas Reprodutor e Genital,** 720
   Catriona MacPhail e Terry W. Fossum
27 **Cirurgia do Sistema Cardiovascular,** 788
   Catriona MacPhail e Terry W. Fossum
28 **Cirurgia do Sistema Respiratório Superior,** 833
   Catriona MacPhail e Terry W. Fossum
29 **Cirurgia do Sistema Respiratório Inferior: Pulmões e Parede Torácica,** 884
   Catriona MacPhail e Terry W. Fossum
30 **Cirurgia do Sistema Respiratório Inferior: Cavidade Pleural e Diafragma,** 916
   Terry W. Fossum

PARTE TRÊS Ortopedia, 957

31 **Princípios de Cirurgia Ortopédica e Medicina Regenerativa,** 957
   Kurt S. Schulz, Kei Hayashi e Terry W. Fossum
32 **Princípios do Diagnóstico e Manejo de Fraturas,** 976
   Kei Hayashi, Kurt S. Schulz e Terry W. Fossum
33 **Manejo de Fraturas Específicas,** 1036
   Kei Hayashi, Kurt S. Schulz e Terry W. Fossum
34 **Doenças Articulares,** 1134
   Kurt S. Schulz, Kei Hayashi e Terry W. Fossum
35 **Manejo de Lesões ou Doenças de Músculos e Tendões,** 1280
   Kurt S. Schulz, Kei Hayashi e Terry W. Fossum
36 **Outras Doenças dos Ossos e Articulações,** 1295
   Kurt S. Schulz, Kei Hayashi e Terry W. Fossum

PARTE QUATRO Neurocirurgia, 1313

37 **Visão Geral do Neurodiagnóstico para o Cirurgião de Pequenos Animais,** 1313
   Curtis W. Dewey e Terry W. Fossum
38 **Exame Neurológico e Neuroanatomia Relevante,** 1323
   Curtis W. Dewey e Terry W. Fossum
39 **Cirurgia do Cérebro,** 1338
   Curtis W. Dewey e Terry W. Fossum
40 **Cirurgia da Coluna Cervical,** 1365
   Curtis W. Dewey e Terry W. Fossum
41 **Cirurgia da Coluna Toracolombar,** 1404
   Curtis W. Dewey e Terry W. Fossum
42 **Cirurgia da Cauda Equina,** 1427
   Curtis W. Dewey e Terry W. Fossum
43 **Distúrbios Não Cirúrgicos do Cérebro e da Coluna,** 1444
   Curtis W. Dewey e Terry W. Fossum
44 **Distúrbios do Sistema Nervoso Periférico e Técnicas de Diagnóstico,** 1460
   Curtis W. Dewey e Terry W. Fossum

Índice Alfabético, 1465

PARTE UM   Princípios Cirúrgicos Gerais

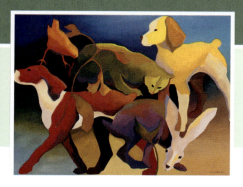

Princípios da Assepsia Cirúrgica

A infecção continua sendo uma das complicações mais potencialmente devastadoras e desafiadoras da cirurgia. A infecção em uma prática cirúrgica veterinária pode ocorrer durante a cirurgia ou a qualquer momento durante a hospitalização. Cabe ao médico-veterinário e à sua equipe garantir que todas as medidas possíveis sejam tomadas para reduzir o risco de infecção iatrogênica.

ASSEPSIA *VERSUS* ESTERILIDADE

Os termos *técnica asséptica* e *técnica estéril* são utilizados de forma intercambiável por alguns autores (Quadro 1.1), mas, em termos estritos, *assepsia* é definida como a ausência de microrganismos causadores de doença, enquanto *estéril* é definido como sendo livre de todos os microrganismos vivos. Portanto, as técnicas para manter a esterilidade são mais apropriadas para o ambiente do centro cirúrgico (CC), mas os princípios assépticos devem ser aplicados em todo o hospital. Fora do CC, essas técnicas foram denominadas de *assepsia médica* e projetadas para proteger tanto o paciente quanto a equipe do hospital.

A completa ausência de microrganismos não pode ser alcançada em um ambiente hospitalar, mas o uso de técnicas assépticas ajuda substancialmente no controle de patógenos e diminui o risco de infecção em pacientes e funcionários. Quando procedimentos específicos são discutidos neste texto, a *técnica asséptica* é referida como *técnica limpa*. A *técnica estéril* (Quadro 1.1) se aplica ao trabalho realizado em um campo estéril. O nível mais alto de proteção em um campo estéril é crítico porque as defesas naturais do paciente são violadas pela incisão cirúrgica, punção ou introdução de instrumentos no sistema vascular. Estudos das práticas cirúrgicas humanas têm tentado determinar quando a técnica estéril *versus* a técnica asséptica é necessária para certos procedimentos menores. Por exemplo, a artrocentese (p. 1.136) realizada sob técnica estéril pode exigir o uso de luvas estéreis, um *kit* de preparo estéril para o paciente e um pequeno curativo, enquanto o mesmo procedimento realizado com técnica limpa ou asséptica exigiria apenas luvas não estéreis e uma limpeza com álcool. As diferenças de tempo e custo envolvidos na técnica estéril *versus* técnica limpa podem ser substanciais.

TRANSMISSÃO DE MICRORGANISMOS

Numerosas fontes de microrganismos são encontradas em hospitais veterinários, mas, assim como em hospitais humanos, a equipe do hospital é o meio mais provável de transmissão. Outras fontes de transmissão incluem instrumentos contaminados e o meio ambiente. Os meios específicos de transmissão da equipe para o paciente incluem microrganismos aerotransportados, gotículas e contato físico. Os tipos de transmissão de microrganismos transportados pelo ar e por gotículas são comuns em hospitais humanos, mas são menos comuns em hospitais veterinários devido à baixa incidência de zoonoses reversas (transmissão de doenças de humanos para animais não humanos). O contato, no qual os microrganismos patogênicos são transferidos de um paciente para outro paciente ou a partir de uma fonte ambiental, é o método mais comum de transmissão de microrganismos em hospitais veterinários. Durante a cirurgia, o contato também pode ser responsável pela transmissão dos microrganismos do próprio paciente, da pele ou nasofaringe até a ferida cirúrgica.

Fontes de Contaminação

As fontes de contaminação podem ser divididas em fontes animais e fontes inanimadas.

Fontes Animais

As fontes de microrganismos a partir de pacientes incluem pele, cabelo, nasofaringe e outros orifícios, como a vulva ou o ânus.

Fontes Inanimadas

As fontes primárias de microrganismos a partir de objetos inanimados são os fômites e o ar. Um *fômite* é qualquer objeto inanimado capaz de transportar organismos infecciosos. Os fômites podem incluir a estrutura do hospital (paredes, pisos etc.), móveis, equipamentos, implantes e equipamentos de limpeza. Os protocolos devem ser estabelecidos para manter um ambiente asséptico, com limpeza programada de fômites em potencial e monitoramento regular de possíveis infecções hospitalares (Capítulo 3).

Fontes Aerotransportadas

Um pé cúbico (0,03 m^3) de ar contém milhares de partículas, que podem aumentar para mais de 1 milhão de partículas durante um longo procedimento cirúrgico. Este aumento é devido ao tráfego para dentro e fora da sala e outras correntes de ar que se desenvolvem. As partículas no ar são fontes significativas de microrganismos e podem ser responsáveis por 80% a 90% da contaminação microbiana de uma ferida cirúrgica. As fontes primárias de microrganismos encontrados no ar incluem o chão, a equipe do hospital e o paciente.

PRINCÍPIOS DA ASSEPSIA HOSPITALAR

A minimização da infecção em uma prática cirúrgica envolve a aplicação de princípios de técnica asséptica em todo o hospital. Os objetivos são minimizar fontes de contaminação e bloquear a transmissão de

PARTE UM Princípios Cirúrgicos Gerais

QUADRO 1.1 Glossário

Assepsia Ausência de microrganismos que causam doenças.
Antissepsia Prevenção da sepse por exclusão, destruição ou inibição do crescimento ou multiplicação de microrganismos de tecidos e fluidos corporais.
Antissépticos Compostos químicos inorgânicos que combatem a sepse ao inibir o crescimento de microrganismos sem necessariamente matá-los. Usados, principalmente, na pele para impedir o crescimento da flora residente.
Barreira Um material usado para reduzir ou inibir a migração ou transmissão de microrganismos no ambiente: trajes e roupas pessoais, campos cirúrgicos de mobiliário e pacientes, equipamentos e embalagens de suprimentos e filtros de ventilação.
Campo estéril Área ao redor do local da incisão no tecido ou no local de introdução de um instrumento em um orifício do corpo que tenha sido preparado usando suprimentos e equipamentos estéreis.
Contaminação cruzada Transmissão de microrganismos de paciente para paciente ou de objeto inanimado para paciente.
Contaminado Transportando ou infectado por microrganismos.
Descontaminação Processos de limpeza e desinfecção ou esterilização realizada para tornar os itens contaminados seguros para manuseio.
Desinfecção Destruição química ou mecânica (atrito) de patógenos.
Desinfecção de alto nível Usada para equipamentos/instrumentos que entram em contato com a pele ou membranas mucosas, mas não penetram no corpo (itens semicríticos; Tabela 1.2) e cuja esterilidade não é necessária.
Desinfecção de baixo nível Usada para itens não críticos (Tabela 1.2) em que o instrumento ou dispositivo entra em contato com a pele, mas não penetra no corpo ou nas membranas mucosas.
Estéril Livre de organismos vivos.
Esterilização de alto nível Necessária quando um instrumento cirúrgico ou dispositivo médico entra sob a pele ou membranas mucosas (itens críticos; Tabela 1.2).
Esterilização e desinfecção terminal Procedimentos realizados para a destruição de patógenos no fim do procedimento cirúrgico dentro do centro cirúrgico após o paciente ter sido removido.
Mínimo irredutível A carga microbiana não pode diminuir; o item está estéril ao mais alto grau.
Precauções-padrão Procedimentos seguidos para proteger a equipe do contato com o sangue e fluidos corporais dos pacientes.
Relações espaciais Consciência de áreas, objetos e indivíduos estéreis, não estéreis, limpos e contaminados e de sua proximidade um com o outro.
Técnica asséptica Método para evitar a contaminação por microrganismos.
Técnica estéril Método pelo qual a contaminação com microrganismos é impedida para manter a esterilidade durante todo o procedimento cirúrgico.

Modificado de Philips N. In: *Berry and Kohn's Operating Room Technique.* 13th ed. St. Louis: Elsevier; 2017.

QUADRO 1.2 Técnicas que Auxiliam na Redução da Quantidade de Microrganismos Patogênicos

- Lavagem regular das mãos pela equipe do hospital
- Uso de luvas não estéreis ou estéreis ao lidar com prováveis fontes de patógenos, incluindo pacientes de alto risco (p. ex., pacientes com infecção ou ferimentos conhecidos), equipamentos (p. ex., esponjas contaminadas) e superfícies hospitalares
- Limpeza ou descarte de equipamentos entre pacientes
- Contenção de suprimentos e equipamentos contaminados
- Armazenamento adequado de equipamentos
- Protocolos regulares de limpeza de equipamentos
- Manuseio adequado da roupa suja
- Limpeza programada das superfícies hospitalares
- Manutenção adequada dos sistemas de aquecimento, ventilação e ar-condicionado do hospital
- Minimização de tráfego desnecessário
- Isolamento de pacientes com microrganismos patogênicos conhecidos

ser mantido e monitorado constantemente; e (8) a equipe cirúrgica deve ser treinada para reconhecer quando eles rompem a técnica e devem saber como reverter a situação.

> **NOTA** Você deve saber quais equipamentos e suprimentos são estéreis e quais não são e mantê-los separados. Se ocorrer contaminação, realize a descontaminação imediatamente.

ESTERILIZAÇÃO E DESINFECÇÃO

A esterilização é a destruição de todos os microrganismos (bactérias, vírus, esporos) em um item. Geralmente se refere a objetos (p. ex., instrumentos, campos cirúrgicos, cateteres, agulhas) que têm contato com o tecido ou entram no sistema vascular. A desinfecção é a destruição da maioria dos microrganismos patogênicos em objetos inanimados (não vivos), enquanto a antissepsia é a destruição da maioria dos microrganismos patogênicos em objetos animados (vivos). Nem a desinfecção nem a esterilização alegam matar ou inativar todos os microrganismos. O nível de desinfecção ou esterilização necessária depende da função a que se destina o objeto (instrumento ou dispositivo médico). Dado que todos os procedimentos invasivos envolvem o contato com o tecido estéril ou membranas mucosas de um paciente, é essencial que técnicas apropriadas para desinfecção e esterilização sejam utilizadas pelos cirurgiões veterinários. A esterilização de alto nível é necessária quando um instrumento cirúrgico ou dispositivo médico entra sob a pele ou membranas mucosas (*itens críticos*; Tabela 1.2). Esses instrumentos e implantes devem ser manuseados com técnica estéril. O equipamento que entra em contato com a pele ou membranas mucosas apenas para fins cirúrgicos, sem penetrar no corpo, deve ser limpo e desinfetado para reduzir o nível de microrganismos, mas a esterilidade não é necessária. A desinfecção de alto nível é geralmente usada para esses itens (*itens semicríticos*; Tabela 1.2); a esterilização terminal é comum em alguns desses instrumentos, mas a esterilidade não é mantida durante o procedimento. A desinfecção de baixo nível (*para itens não críticos*; Tabela 1.2) é necessária quando o instrumento ou dispositivo entra em contato com a pele, mas não penetra no corpo ou nas membranas mucosas.[1] Os antissépticos são usados para matar microrganismos durante a preparação da pele do paciente e a paramentação cirúrgica (Capítulos 5 e 6); no entanto, a pele não é esterilizada. A limpeza é restrita à remoção física de contaminantes da superfície, geralmente com detergentes ou água e sabão, ultrassom ou outros métodos. Embora a limpeza remova detritos e bactérias, ela não mata ou inativa vírus ou bactérias.

microrganismos. Algumas técnicas que auxiliam na redução da quantidade de microrganismos patogênicos estão listadas no Quadro 1.2.

TÉCNICA ESTÉRIL

Todos os procedimentos cirúrgicos são idealmente realizados sob condições estéreis. A técnica estéril é projetada para prevenir a transmissão de microrganismos no corpo durante a cirurgia ou outros procedimentos invasivos. Os princípios gerais da técnica asséptica devem ser familiares a toda a equipe que trabalha dentro e ao redor do ambiente cirúrgico (Tabela 1.1). Esses princípios incluem os seguintes: (1) usar apenas itens estéreis dentro de um campo estéril; (2) a pessoa estéril (uniformizada) está vestida e com luvas; (3) a pessoa estéril opera dentro de um campo estéril (a pessoa estéril toca apenas em itens ou áreas estéreis, a pessoa não estéril toca apenas em itens ou áreas não estéreis); (4) campos cirúrgicos estéreis são usados para criar um espaço estéril; (5) todos os itens usados em um campo estéril devem estar estéreis; (6) todos os itens introduzidos em um campo estéril devem ser abertos, dispensados e transferidos por métodos que mantenham a esterilidade e a integridade; (7) um campo estéril deve

CAPÍTULO 1 Princípios da Assepsia Cirúrgica

TABELA 1.1 Regras Gerais da Técnica Asséptica

Regra	Razão
Os membros da equipe cirúrgica permanecem dentro da área estéril.	O movimento para fora da área estéril pode aumentar a possibilidade de contaminação cruzada.
Conversas são mantidas ao mínimo possível.	Falar libera gotículas de umidade carregadas de bactérias.
O movimento no centro cirúrgico (CC) por todo o pessoal é mantido em um mínimo; somente o pessoal necessário deve entrar na sala de cirurgia.	O movimento no centro cirúrgico pode estimular o fluxo de ar turbulento, resultando em contaminação cruzada.
A equipe não paramentada não se aproxima de campos estéreis.	Poeira, fiapos ou outros veículos de contaminação bacteriana podem cair no campo estéril.
Os membros da equipe paramentados se tocam mutuamente e ao campo estéril em todos os momentos.	As costas de um membro da equipe não são consideradas estéreis, mesmo que o profissional esteja usando um jaleco de proteção total (com envoltório completo).
O equipamento utilizado durante a cirurgia deve ser esterilizado.	Instrumentos não estéreis podem ser uma fonte de contaminação cruzada.
A equipe paramentada manipula apenas itens estéreis; a equipe não paramentada manipula apenas itens não estéreis.	A equipe não paramentada e itens não estéreis podem ser fontes de contaminação cruzada.
Se a esterilidade de um item for questionada, ele é considerado contaminado.	Equipamentos contaminados não estéreis podem ser uma fonte de contaminação cruzada.
As mesas estéreis são consideradas como tal até o limite de sua altura.	Itens pendentes na borda da mesa são considerados não esterilizados porque estão fora do campo de visão do cirurgião.
Os jalecos são estéreis do meio do peito à cintura e da mão enluvada a 2 cm acima do cotovelo.	A parte de trás do jaleco não é considerada estéril, mesmo se for um jaleco de proteção total.
Os campos cirúrgicos que cobrem as mesas dos instrumentos ou o paciente devem ser à prova de umidade.	A umidade transporta bactérias de uma superfície não estéril para uma superfície estéril (contaminação por penetração).
Se um objeto estéril tocar a borda de vedação de seu invólucro durante a abertura do mesmo, ele será considerado contaminado.	Depois de abertas, as bordas seladas dos invólucros de proteção não são estéreis.
Itens estéreis dentro de um invólucro danificado ou úmido são considerados contaminados.	A contaminação pode ocorrer através de perfurações nos invólucros ou de penetração de umidade.
As mãos não podem ser cruzadas sob as axilas; em vez disso, elas são mantidas junto ao corpo, acima da cintura.	A região axilar do jaleco não é conciderada estéril.
Se a equipe cirúrgica iniciar a cirurgia sentada, deve permanecer sentada até que a cirurgia seja concluída.	O campo cirúrgico é estéril apenas da altura da mesa até o tórax; o movimento da posição sentada para a posição em pé durante a cirurgia pode promover contaminação cruzada.

TABELA 1.2 Níveis de Esterilidade e Desinfecção

Nível de Esterilidade	Definição	Requisitos para Esterilização, Limpeza e Manuseio	Exemplos
Crítico	Equipamento ou implantes que entram no tecido estéril do sistema vascular	Requer esterilização Manusear com técnica estéril	Implantes Cateteres Instrumentos cirúrgicos Laparoscópios Material de sutura Pinça de biópsia Artroscopia[a]
Semicrítico	Equipamento que não penetra no corpo; ele só entra em contato com a pele ou membranas mucosas	Requer desinfecção de alto nível Deve ser limpo antes da desinfecção Esterilidade geralmente não mantida durante o procedimento	Vaginoscópios Colonoscópios Endoscópio flexível[a] Alguns instrumentos odontológicos Tubos endotraqueais
Não crítico	Instrumentos que entram em contato com as membranas mucosas ou pele intacta não diretamente associadas à cirurgia	Limpeza terminal recomendada entre pacientes Desinfecção apropriada em alguns casos	Laringoscópios Sondas de ultrassom não usadas no corpo Manguitos de pressão arterial Derivações de ECG Oxímetros de pulso Estetoscópios

[a]A incidência de infecção associada ao uso do endoscópio é baixa, mas infecções têm ocorrido; assim, devem ser submetidos no mínimo à desinfecção de alto nível após cada uso.
ECG, Eletrocardiograma.

REFERÊNCIA BIBLIOGRÁFICA

1. Rutala WA, Weber DJ. Disinfection, sterilization and antisepsis: an overview. *Am J Infect Control*. 2016;44:e1-e6.

2
Cuidados e Manuseio de Equipamentos e Suprimentos Cirúrgicos

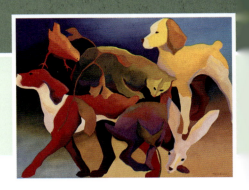

Seja qual for técnica de esterilização usada, instrumentos e roupas de cama (p. ex., toalhas, roupas, campos) devem ser limpos da contaminação macroscópica. Os instrumentos devem ser limpos manualmente ou com equipamentos de limpeza ultrassônica e desinfetantes apropriados o mais rápido possível após a cirurgia, e os lençóis devem ser lavados. Dependendo do uso, os instrumentos e materiais cirúrgicos devem ser esterilizados ou desinfetados (Capítulo 1 e Tabela 1.2).

LIMPEZA

A limpeza deve ser feita o mais rápido possível após o uso do instrumento, para evitar a secagem e o acúmulo de sangue e outros detritos no item. É um passo vital, pois remove o material orgânico e sais inorgânicos que interferem na esterilização. A água com detergentes ou os limpadores enzimáticos são usados, e isso pode ser feito mecânica (p. ex., limpador ultrassônico, lava-louças, lavador/desinfetante) ou manualmente.

DESINFECÇÃO

Os desinfetantes de alto nível destroem todos os microrganismos, com exceção de alguns esporos bacterianos,[1] e podem ser usados por meio de imersão líquida (ver adiante) ou pasteurização. A desinfecção de baixo nível destrói bactérias vegetativas, assim como alguns vírus e fungos, mas em geral não mata esporos ou micobactérias. Os desinfetantes incluem o ácido peracético–peróxido de hidrogênio, glutaraldeído, peróxido de hidrogênio, peróxido de hidrogênio aprimorado (2%), ortoftalaldeído (OPA), ácido peracético, óxido de etileno (EtO), íons de metais pesados ou corantes. Os desinfetantes comuns, suas utilizações e precauções necessárias estão listados nas Tabelas 2.1 e 2.2.

ESTERILIZAÇÃO

A confiabilidade de qualquer método de esterilização depende de número, tipo e resistência inerente dos microrganismos nos itens a serem esterilizados e se outros materiais (p. ex., detritos, óleo) que podem proteger contra ou inativar o agente esterilizante estão presentes nos itens. Os métodos para esterilizar equipamentos ou suprimentos incluem (1) alta temperatura, (2) baixa temperatura ou (3) imersão em líquido. As vantagens e desvantagens das tecnologias de esterilização comumente usadas estão resumidas na Tabela 2.2. A esterilização a alta temperatura (autoclave a vapor ou calor seco) pode ser usada para itens críticos e semicríticos tolerantes ao calor; no entanto, a alta temperatura e a umidade de uma autoclave a vapor a tornam inutilizável para muitos dos dispositivos atuais. Da mesma forma, a esterilização por calor seco produz temperaturas que não podem ser toleradas pela maioria dos dispositivos e raramente são usadas. Os sistemas de esterilização a baixa temperatura (p. ex., gás EtO, plasma de gás peróxido de hidrogênio, peróxido de hidrogênio e ozônio, vapor de peróxido de hidrogênio; Tabela 2.2) são utilizados para itens críticos e semicríticos sensíveis ao calor (Tabela 1.2). A imersão líquida inclui esterilizantes químicos, como glutaraldeído, glutaraldeído com fenol e várias concentrações de peróxido de hidrogênio com ácido peracético (Tabelas 2.1 e 2.2).[1] Os dispositivos não podem ser embalados quando são usados esterilizantes líquidos, e em geral eles necessitam ser enxaguados com água, que com frequência não é estéril, o que limita sua utilidade.

Esterilização a Vapor

O vapor saturado sob pressão é um agente prático e confiável para a esterilização de suprimentos médicos e embalagens tolerantes ao calor. O vapor destrói rapidamente todos os microrganismos conhecidos por meio de coagulação e desnaturação das proteínas celulares. Para garantir a destruição de todos os microrganismos vivos, a relação correta entre temperatura, pressão e tempo de exposição é crítica. A unidade usada para criar este vapor pressurizado com alta temperatura é chamada de *autoclave*. Certos tipos de microrganismos têm maior resistência inerente ao calor do que outros organismos. Esporos de aeróbios termofílicos e anaeróbios são as formas de vida conhecidas mais resistentes ao calor úmido. Partículas de vírus são mais vulneráveis à esterilização a vapor do que os esporos.

Tipos de Esterilizadores a Vapor
Esterilização por Deslocamento pela Gravidade

O esterilizador a vapor mais utilizado na prática veterinária é o esterilizador por gravidade (ou "descendente") (Figuras 2.1 e 2.2). Este esterilizador funciona com base no princípio de que o ar é mais pesado que o vapor. Os suprimentos a serem esterilizados são carregados na câmara interna. Uma câmara estreita de revestimento externo circunda a câmara interna. O vapor pressurizado da câmara externa estreita entra na câmara interna e envolve os suprimentos. O ar na câmara interna é puxado para baixo por gravidade, para o chão, e sai através de uma válvula sensível à temperatura. À medida que o vapor se acumula e a temperatura aumenta, a válvula de liberação de vapor fecha. Como a função deste esterilizador é baseada na capacidade do ar de se mover para a parte inferior da autoclave, a embalagem cuidadosa (p. 12) e o carregamento de suprimentos são críticos. A Tabela 2.3 mostra os tempos de esterilização recomendados para itens comumente esterilizados. Veja a Tabela 2.4 para os padrões mínimos de tempo e temperatura para vários tipos de esterilizadores a vapor.

Esterilização Pré-Vácuo

O esterilizador pré-vácuo depende de o ar ser ativamente retirado da câmara interna, criando, assim, um vácuo. O vapor é injetado na câmara para substituir o ar. Este método de esterilização proporciona maior penetração do vapor em um tempo menor que o esterilizador por deslocamento pela gravidade (Tabela 2.4).

Esterilização a Vapor de Uso Imediato

A esterilização de uso imediato, emergencial ou "*flash*" é realizada quando um item não esterilizado e não embalado necessita ser esteri-

CAPÍTULO 2 Cuidados e Manuseio de Equipamentos e Suprimentos Cirúrgicos

TABELA 2.1 Desinfetantes/Esterilizantes Comuns Usados na Prática Veterinária

Agente	Uso Prático	Propriedades Desinfetantes	Propriedades Antissépticas	Mecanismos de Ação	Precauções
Álcool: álcool isopropílico (50-70%); álcool etílico (70%)	Limpeza local; preparação do local de injeção	Boa	Muito boa	Desnaturação de proteína, interrupção metabólica e lise celular	Corrosivo ao aço inoxidável; volátil; danos ao selamento da montagem de instrumentos de lente; endurece a borracha e alguns tubos de plástico após o uso prolongado; irritante para tecidos
Compostos de cloro: hipoclorito	Limpeza de pisos e bancadas	Boa; disponível como líquido (hipoclorito de sódio) ou sólido (hipoclorito de cálcio)	Regular	Liberação de cloro e oxigênio	Inativado por material orgânico; corrosivo ao metal; pode causar irritação da pele e queimaduras esofágicas se ingerido; descolorante de tecidos
Compostos de iodo: solução de lavagem de iodóforos (7,5%)	Limpeza de pisos e bancadas de cores escuras	Boa	Boa	Iodação e oxidação de moléculas essenciais	Mancha panos e tecidos; não use em tubos de silicone
Glutaraldeído: solução alcalina a 2%	Desinfecção de lentes e instrumentos delicados	Boa; esteriliza	Nenhuma	Alquilação de proteínas e ácidos nucleicos	Reação tecidual; odor; enxágue os instrumentos bem antes de usar; pode ser altamente tóxico
Peróxido de hidrogênio	Frequentemente usado como antisséptico; forma estabilizada usada em superfícies ambientais	Boa	Muito boa, particularmente contra bactérias anaeróbias	Formação de radicais livres de hidroxila (OH), que oxidam grupos tiol em enzimas e proteínas	Pode ser irritante para a pele em altas concentrações; irritante para os olhos
Ortoftalaldeído (OPA)	Esterilizante químico similar ao glutaraldeído, mas não irritante para os olhos e vias respiratórias	Boa; esteriliza; ação rápida	Nenhuma	O aldeído se liga à parede celular externa do organismo (semelhante ao glutaraldeído)	Sem odor, mas use equipamento de proteção individual durante o manuseio; providencie boa ventilação; lave o equipamento completamente
Ácido peracético	Usado em máquinas automáticas para esterilizar quimicamente os instrumentos	Boa; eficaz na presença de material orgânico; elimina muito rapidamente; nenhum resíduo prejudicial	Nenhuma	Desnatura proteínas, perturba a permeabilidade da parede celular e oxida as ligações sulfidrila e sulfurosas em proteínas, enzimas e outros metabólitos	Instável; perde rapidamente a atividade, particularmente quando diluído; corrosivo; irritante para os olhos, pele e sistema respiratório; pode corroer cobre, latão, bronze e ferro galvanizado

lizado rapidamente. Um esterilizador por deslocamento pela gravidade é usado para este propósito. O item é colocado sem invólucro em uma bandeja de metal perfurada e é esterilizado de acordo com as recomendações de tempo e temperatura do fabricante (Tabela 2.4). Com as alças removíveis, os itens esterilizados são transportados para o centro cirúrgico (CC) na bandeja de metal. É difícil entregar esses dispositivos de forma asséptica; a bandeja está quente, úmida e não embalada, o que significa que ela coleta poeira, detritos e microrganismos mais rapidamente do que bandejas secas e frias com proteção contra biobarreiras. Este tipo de esterilização deve ser usado apenas em emergências, quando não houver alternativa disponível. A esterilização de uso imediato geralmente não é recomendada para dispositivos médicos implantáveis ou equipamentos alimentados por corrente de energia, a menos que seja especificamente aprovada pelo fabricante. Se um implante precisar ser usado imediatamente, um teste para esporo biológico de "leitura rápida" é usado e pode ser lido em 1 hora para um ciclo de *flash*. Na esterilização por *flash*, é importante minimizar o risco de contaminação durante o transporte. O esterilizador deve estar localizado na área restrita do centro cirúrgico ou local de tratamento. É aconselhável usar sistemas rígidos de esterilização (validados para uso em esterilização de uso imediato; Figura 2.3) e uma técnica de embalagem única.

Esterilização Química (Gás)
Óxido de Etileno

O EtO é um gás explosivo e inflamável que destrói microrganismos alterando o seu metabolismo celular normal e replicação por meio da alquilação de proteínas, ácido desoxirribonucleico (DNA) e ácido ribonucleico (RNA). As vantagens e desvantagens do EtO são apresentadas na Tabela 2.2. Os endoscópios flexíveis normalmente exigem cápsulas especiais para EtO que impedem a ruptura da camada plástica externa. O tempo necessário para a esterilização depende da concentração de EtO, do nível de umidade, da temperatura e do volume, da densidade e dos tipos de materiais a serem esterilizados. A maioria dos itens é esterilizada a 54,4 °C por aproximadamente 2,5 horas; os itens sensíveis ao calor são esterilizados a 37,8 °C por aproximadamente 5 horas. As recomendações do fabricante para o tempo de exposição ao EtO devem ser seguidas. Estão disponíveis unidades compactas de mesa (Figura 2.4) que possuem combinações de sistemas de ventilação e purga (p. ex., Anprolene, Anderson Products). As unidades veterinárias mais comuns funcionam em ciclos de 12 e 24 horas e operam à temperatura ambiente.

Os itens devem estar limpos e secos antes da esterilização pelo EtO; a umidade e o material orgânico se ligam ao EtO e deixam um resíduo tóxico. Se um item não puder ser desmontado e todas as superfícies, limpas, ele não poderá ser esterilizado. Os itens devem ser embalados e acondicionados no esterilizador para permitir a circulação do gás. Itens complexos (p. ex., equipamentos de energia) são desmontados antes do processamento (p. 13). Os itens que não podem ser esterilizados com EtO incluem acrílicos, alguns itens farmacêuticos e soluções.

A eficácia da esterilização pelo EtO pode ser alterada pelo comprimento do lúmen, diâmetro do lúmen, sais inorgânicos e materiais orgânicos. Vários estudos mostraram falha do EtO na inativação de esporos contaminantes em canais de endoscópios ou em unidades de teste do lúmen e níveis residuais de EtO em média de 66,2 ppm

TABELA 2.2 Métodos para Esterilizar ou Desinfetar Instrumentos Cirúrgicos, Implantes e Dispositivos

Classificação dos Itens	Nível de Ação Germicida	Tipo de Esterilização/Desinfecção	Vantagens	Desvantagens
Críticos (instrumentos cirúrgicos, implantes, cateteres cardíacos)	Mata todos os microrganismos, incluindo esporos	Esterilização • Vapor (autoclave)	• Não tóxico • Fácil de usar • Barato • Ação rápida • Penetra embalagem e lumens	• Deletério para itens sensíveis ao calor • Deve ser usado com cuidado para evitar queimaduras
		• Plasma de gás de peróxido de hidrogênio	• Seguro de usar; sem resíduos tóxicos • Tempo de ciclo rápido; aeração não é necessária • Temperatura do processo 50 °C; seguro para itens sensíveis ao calor e umidade • Simples de operar	• Não é possível processar celulose (papel), tecidos naturais ou líquidos • Requer embalagem sintética (polipropileno) e recipientes especiais para todas as bandejas • Não é possível processar itens grandes ou volumosos porque a câmara é pequena
		• Óxido de etileno	• Eficaz • Penetra embalagens médicas • Fácil de monitorar e controlar	• Perigo potencial para a equipe • Longos tempos de aeração necessários
		• Peróxido de hidrogênio vaporizado	• Seguro de usar; sem resíduos tóxicos • Tempo de ciclo rápido; aeração não é necessária • Seguro para itens sensíveis ao calor e umidade	• Não é possível processar itens grandes ou volumosos porque a câmara é pequena • Não é possível ser utilizado para líquidos, tecidos naturais, pós ou materiais de celulose • Requer embalagens sintéticas (polipropileno) e bandejas de contêineres especiais
Semicríticos (endoscópios, equipamento de anestesia)	Mata todos os microrganismos, exceto altos números de esporos bacterianos; desinfetante de alto nível	• Glutaraldeído (Glu); ≥2,0% • Ortoftalaldeído; 0,55% • Peróxido de hidrogênio; 7,5% • Peróxido de hidrogênio + ácido peracético a 1,0%/0,08% • Peróxido de hidrogênio + ácido peracético 7,5%/0,23% • Hipoclorito (cloro livre); 650 a 675 ppm • Peróxido de hidrogênio acelerado; 2% • Ácido peracético; 0,2% • Glu + isopropanol; 3,4%/26,0% • Glu + fenol/fenato;1,2%/1,93%	• Tabela 2.1	• Tabela 2.1
Não críticos (paredes, pisos, eletrodos de ECG)	Mata bactérias vegetativas, fungos e alguns vírus; desinfetante de baixo nível	• Álcool etílico ou isopropílico; 70% a 90%	• Tabela 2.1	• Tabela 2.1
		• Cloro; 100 ppm (diluição 1: 500)	• Tabela 2.1	• Tabela 2.1
		• Fenólico; use de acordo com a recomendação do fabricante	• Ingrediente ativo em Lysol®, Pinho Sol® • Ativo contra bactérias e alguns vírus • Mantém atividade na presença de material orgânico	• Não ativo contra vírus e esporos não envelopados • Pode causar irritação nos tecidos • Pode ser tóxico para recém-nascidos
		• Iodóforo; use de acordo com recomendação do fabricante	• Tabela 2.1	• Tabela 2.1
		• Quaternário de amônio; use de acordo com recomendação do fabricante	• Bons agentes de limpeza, mas pouco eficazes como antissépticos • Menos eficazes contra bactérias gram-negativas do que bactérias gram-positivas	• Ineficaz contra vírus não envelopados, fungos e esporos bacterianos

Modificada de Rutala WA, Weber DJ. Disinfection and sterilization in healthcare facilities. In: The Society for Healthcare Epidemiology of America; Lautenbach E, Woeltje KF, Malani PN, eds. *Practical Healthcare Epidemiology*. 3rd ed. Chicago: University of Chicago Press; 2010:61–80.

CAPÍTULO 2 Cuidados e Manuseio de Equipamentos e Suprimentos Cirúrgicos

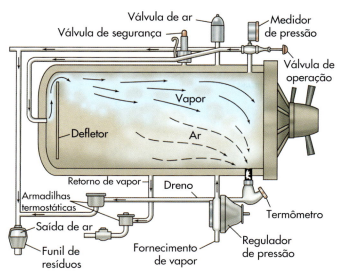

FIGURA 2.1 Diagrama de uma autoclave de deslocamento por gravidade.

TABELA 2.3 Períodos de Exposição para Esterilização em Esterilizadores de Deslocamento por Gravidade

Item	Tempo Mínimo Requerido (min), 121 a 123 °C
Esfregação com escovas (em dispensadores, latas, embalados individualmente)	30
Curativos (embrulhados em musselina ou papel)	30
Vidraria (vazia, invertida)	15
Instrumentais (envoltos em musselina de dupla espessura)	30
Instrumentais combinados com sutura, tubulação, materiais porosos (envoltos em musselina ou papel)	30
Apenas instrumentais de metal (desembrulhados)	15
Tecido: tamanho máximo 30 × 30 × 50 cm (6 kg embrulhado)	30
Agulhas (embaladas individualmente em frascos de vidro ou papel, lumens úmidos)	30
Agulhas (desembrulhadas, lumens úmidos)	15
Cateteres de borracha, drenos, tubos (enrolados em musselina ou papel, lumens úmidos)	30
Cateteres de borracha, drenos, tubos (desembrulhados, lumens úmidos)	20
Utensílios (embrulhados em musselina ou papel, na borda)	20
Utensílios (desembrulhados, na borda)	15
Seringas (desmontadas, embaladas individualmente em musselina ou papel)	30
Seringas (desmontadas, desembrulhadas)	15
Sutura: seda, algodão, náilon (envolto em papel ou musselina)	30
Soluções:	
75-250 ml	20 (escape lento)
500-1.000 ml	30 (escape lento)
1.500-2.000 ml	40 (escape lento)

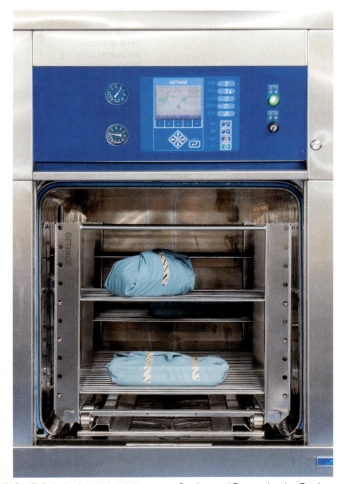

FIGURA 2.2 Autoclave a vapor Getinge. (Cortesia de Getinge, Gotemburgo, Suécia.)

mesmo após o tempo-padrão de desgaseificação. Recomenda-se que as peças de mão dentárias sejam esterilizadas a vapor. Os riscos ambientais e de segurança associados ao EtO são numerosos e graves, e as diretrizes do fabricante para o uso do equipamento devem ser seguidas cuidadosamente para evitar ferimentos no paciente ou na equipe do hospital. A Environmental Protection Agency dos EUA classificou o EtO como Grupo B1, provável carcinogênico humano.

Esterilização por Plasma

A esterilização por plasma (Tabela 2.2) é uma técnica de esterilização a baixa temperatura que se tornou um método de escolha para a esterilização de itens sensíveis ao calor. Este processo inativa os microrganismos principalmente por meio da utilização combinada do gás peróxido de hidrogênio e da geração de radicais livres (radicais livres hidroxila e hidroperoxila) durante a fase de plasma do ciclo. As técnicas convencionais de esterilização (p. ex., autoclaves, fornos, produtos químicos tais como EtO) dependem da inativação metabólica irreversível ou da quebra de componentes estruturais vitais do microrganismo. A esterilização por plasma funciona de maneira diferente porque utiliza fótons ultravioleta (UV) e radicais livres. Uma vantagem do método do plasma é a possibilidade de esterilização a temperaturas relativamente baixas (50 °C), preservando a integridade dos instrumentos baseados em polímeros, que não podem ser submetidos a autoclaves e fornos. Além disso, a esterilização por plasma é segura, tanto para o operador como para o paciente, em contraste com o EtO.

A esterilização por peróxido de hidrogênio em fase de vapor é uma forma de esterilização por plasma que usa peróxido de hidro-

TABELA 2.4 Padrões Mínimos de Tempo e Temperatura para Vários Tipos de Esterilizadores a Vapor

Item	Tempo de Exposição a 121 °C	Tempo de Exposição a 132 °C	Tempo de Exposição a 134 °C	Tempo de Exposição a 135 °C	Tempos de Secagem
Esterilizadores de Mesa (Portáteis) por Deslocamento de Vapor por Gravidade					
Instrumentos embalados	30 min				30 min
		15 min			30-45 min
			10 min		20-60 min
				10 min	15-99 min
Cargas têxteis/porosas	30 min				15-99 min
Itens não porosos não embalados (p. ex., instrumentais)	30 min				0-1 min
		3 min			0-30 min
		10 min	3 min		0-30 min
				3 min	0-15 min
Esterilizadores de Mesa (Portáteis) por Vapor com Remoção de Dinâmica de Ar					
Instrumentos embalados	20-30 min				6-60 min
		4 min			20-60 min
			3 min		6-99 min
				3 min	15-99 min
Cargas têxteis/porosas	20-30 min	4 min			9,5-99 min
			3 min		6-20 min
Itens não porosos não embalados (p. ex., instrumentais)	15-35 min				1-60 min
		3 min			0-60 min
			3 min		0-30 min
				3 min	0-99 min
Uso Imediato ou Esterilização "Flash"					
Os itens devem ser colocados em um sistema de contêineres de esterilização rígidos que sejam destinados aos parâmetros de ciclo a serem usados; os itens devem ser usados imediatamente e não armazenados para uso futuro.					

Modificada de Association for the Advancement of Medical Instrumentation: ANSI/AAMI ST79:2010, A1:2010, A2:2011, and A3:2012.

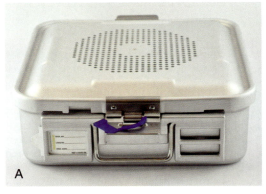 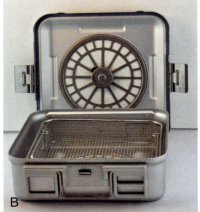

FIGURA 2.3 Sistema de contêineres estéreis. (A) Sistema de contêineres selado. (B) Sistema de contêiner aberto mostrando a cesta interna e o filtro substituível na tampa. (Cortesia de Surgical Direct, Deland, FL.)

gênio para processar instrumentos de maneira rápida e eficiente (Figura 2.5). Os instrumentos podem ser esterilizados a baixas temperaturas (<50 °C) e intervalos de tempo curtos (45 minutos), e estão imediatamente disponíveis porque não é necessário arejá-los. Os itens para esterilização devem ser embalados em material têxtil de polipropileno tecido não tecido (TNT) ou bolsas plásticas (Tyvek/ Mylar) (Tabela 2.5). Itens que podem ser esterilizados por meio desse processo incluem aço inoxidável, alumínio, latão, silicone, Teflon, látex, etileno-vinil-acetato, Kraton, policarbonato, polietileno (de alta e baixa densidades), poliolefina, poliuretano, polipropileno, cloreto de polivinila e polimetilmetacrilato. Alguns plásticos, dispositivos elétricos e ligas metálicas suscetíveis à corrosão podem ser esterilizados por

CAPÍTULO 2 Cuidados e Manuseio de Equipamentos e Suprimentos Cirúrgicos

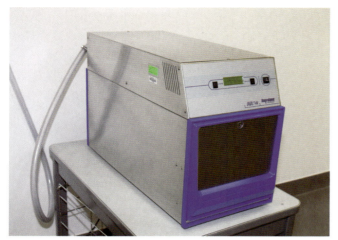

FIGURA 2.4 Esterilizador de óxido de etileno. (Cortesia de Texas A&M Institute for Preclinical Studies.)

TABELA 2.5 Tipos e Uso de Materiais de Embalagem para Esterilização com Base no Método de Esterilização

Método de Esterilização	Requisitos de Material de Embalagem	Materiais Aceitáveis
Autoclave a vapor	Deve permitir que o vapor penetre	Papel Plástico Tecido Pacotes revestidos com de papel Cassetes perfurados embrulhados Sistemas de contêineres estéreis
Óxido de etileno	Deve permitir que o óxido de etileno penetre Não use náilon, cloreto de polivinil, álcool polivinílico, celofane ou folha de alumínio	Tecido não tecido (polietileno) Embalagens e bolsas peel-back revestidos com papel
Plasma de peróxido de hidrogênio	Plasma ou vapor deve penetrar no invólucro Bandejas de metal bloqueiam ondas de radiofrequência e não podem ser usadas A celulose não é compatível, então papel e tecidos com fibras de algodão não podem ser usados	Polipropileno não tecido Tyvek

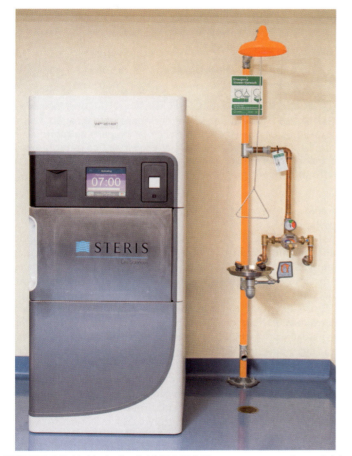

FIGURA 2.5 Unidade Steris VHP MD140 com emprego de peróxido de hidrogênio em estado de vapor para esterilizar itens sensíveis a temperatura, radiação e umidade. (Cortesia de Steris, Mentor, OH.)

plasma do gás peróxido de hidrogênio. Uma deficiência importante da esterilização por plasma é a sua dependência da "espessura" real dos microrganismos a serem inativados porque os fótons UV precisam alcançar o DNA. Qualquer material que cubra os microrganismos (p. ex., embalagem) retardará o processo. Os itens que não podem ser esterilizados com segurança incluem linho, esponjas de gaze, produtos de madeira (incluindo papel), endoscópios, alguns plásticos, líquidos, itens que não possam ser desmontados, itens que não possam ser completamente secos, itens com solda de cobre ou prata ou epóxi bisfenol, tubos e cateteres maiores que 30 cm e tubos e cateteres menores que 1 a 3 mm de diâmetro. Os adaptadores especiais (*boosters* de H_2O_2) são necessários para uso com dispositivos com lumens para garantir que o esterilizador tenha acesso a essas áreas.

Esterilização com Ácido Peracético

O ácido peracético é um oxidante altamente biocida que mantém sua eficácia na presença de material orgânico. Ele desnatura proteínas, modifica a permeabilidade da parede celular e oxida as ligações sulfídricas e sulfurosas em proteínas e enzimas. O esterilizante, ácido peracético a 35%, e um agente anticorrosivo são acondicionados em um recipiente de dose única. O recipiente é perfurado no momento da utilização, imediatamente antes de a tampa ser fechada e o ciclo ser iniciado. O ácido peracético concentrado é diluído para 0,2% com água filtrada (0,2 μm) a uma temperatura de aproximadamente 50 °C. O ácido peracético diluído circula dentro da câmara da máquina. Esta máquina automatizada é usada nos Estados Unidos para esterilizar quimicamente instrumentos médicos e cirúrgicos (p. ex., endoscópios flexíveis). Os endoscópios com lúmen (canais de trabalho) devem ser acoplados a um conector de canal apropriado para garantir que o esterilizante tenha contato direto com o lúmen contaminado. As infecções relacionadas com broncoscopia ocorreram quando os broncoscópios foram processados usando o conector errado.[2]

Radiação Ionizante

A maior parte dos equipamentos disponíveis pré-embalados por seu fabricante foi esterilizada por radiação ionizante (*i.e.*, raios gama com cobalto 60 ou aceleradores de elétrons). Este processo de esterilização a baixa temperatura é restrito ao uso comercial devido à sua despesa. Nenhum processo de radiação ionizante foi liberado pela Food and Drug Administration (FDA) dos EUA para uso em instalações de saúde. Os itens comumente usados no CC que são esterilizados com radiação ionizante incluem material de sutura, esponjas, itens descartáveis (p. ex., aventais, campos, coberturas de mesa), pós e derivados de petróleo. A reesterilização por outros meios pode não ser possível para itens esterilizados pré-embalados que foram abertos, mas não usados, porque uma técnica alternativa pode danificar o item e criar um risco à saúde.

Esterilização Química Fria

Os produtos químicos usados para esterilização devem ser não corrosivos para os itens que estão sendo esterilizados. O glutaraldeído é um dialdeído saturado que ganhou ampla aceitação como desinfetante de alto nível e esterilizante químico. Não é corrosivo para metais, borrachas e plásticos e fornece um meio de esterilizar instrumentos com lentes delicadas (p. ex., endoscópios, cistoscópios, broncoscópios). A atividade biocida do glutaraldeído é uma consequência de sua alquilação dos grupamentos sulfidrila, hidroxila, carboxila e amino, que altera o RNA, o DNA e a síntese proteica dentro dos microrganismos. A maioria dos equipamentos seguros para imersão em água é segura para imersão em glutaraldeído a 2%. Os produtos com glutaraldeído são comercializados sob uma variedade de marcas e estão disponíveis em uma variedade de concentrações, com e sem surfactantes. Para a desinfecção de alto nível dos endoscópios, recomenda-se uma solução de glutaraldeído a 2% sem surfactante.

Os itens para esterilização devem estar limpos e secos; a matéria orgânica (p. ex., sangue, saliva) pode impedir a penetração nas fendas ou articulações. A água residual causa diluição química. Os instrumentos complexos devem ser desmontados antes da imersão. Os tempos de imersão sugeridos pelo fabricante devem ser estritamente respeitados (p. ex., glutaraldeído a 2%: 10 horas a 20 a 25 °C para esterilização; 10 minutos na mesma temperatura para desinfecção). Após o período de imersão apropriado, os instrumentos devem ser completamente lavados com água estéril e secos com toalhas estéreis para evitar danos aos tecidos do paciente. O principal problema associado ao glutaraldeído é que ele é conhecido como irritante e sensibilizante respiratório e dérmico e os efeitos adversos à saúde podem ocorrer em trabalhadores expostos. A falha em enxaguar completamente o equipamento desinfetado, deixando o glutaraldeído residual no endoscópio, pode levar a condições graves, incluindo colite química, pancreatite e danos nas mucosas em pacientes humanos. O OPA é um novo agente alquilante que contém 0,55% de 1,2-benzenodicarboxaldeído. Mostrou atividade micobactericida superior em comparação com o glutaraldeído, com menor tempo de contato necessário (Tabela 2.2).

INDICADORES DE ESTERILIZAÇÃO

Simplesmente colocar um item em um esterilizador e iniciar o processo não garante a esterilidade. A falta de esterilidade pode resultar da limpeza inadequada (se um item não puder ser desmontado e todas as superfícies estiverem limpas, ele não poderá ser esterilizado), falha mecânica do sistema utilizado, uso inadequado do equipamento, envolvimento incorreto, técnica de carregamento deficiente ou falha na compreensão dos conceitos dos processos de esterilização.

Os indicadores de esterilização permitem o monitoramento da eficácia da esterilização. Os indicadores podem sofrer uma alteração química ou biológica em resposta a alguma combinação de tempo e temperatura. Os indicadores químicos, que estão disponíveis para esterilização por vapor, gás e plasma, geralmente consistem em tiras de papel ou fita impregnada com um material que muda de cor quando uma determinada temperatura é atingida (Figuras 2.6 a 2.8). O produto químico responde a condições como calor extremo, pressão ou umidade, mas a resposta não reflete a duração da exposição, o que é crítico para o processo de esterilização. Portanto, é importante lembrar que os indicadores químicos não indicam esterilidade, apenas que certas condições de esterilidade foram atendidas. Os indicadores

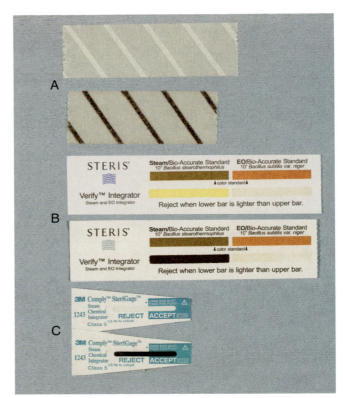

FIGURA 2.6 Fita e tiras indicadoras para esterilização a vapor. (A) As listras diagonais na fita (*em cima*) mudam de marrom para preto. (B) A faixa de vapor amarela (*em cima*) fica marrom-escura e deve ser mais escura que a linha acima dela. (C) A linha clara no centro (*em cima*) fica preta (*embaixo*).

são colocados no centro de cada pacote e no exterior do item a ser esterilizado.

Algumas autoclaves têm um gráfico de temperatura e tempo no painel de controle. Este método indicador é confiável para medir a temperatura atingida e o tempo que cada carga é exposta a essa temperatura. Um registro escrito pode ser mantido de cada carga processada.

O uso de um indicador biológico é o caminho mais seguro para determinar a esterilidade. Uma cepa de bactérias altamente resistentes, não patogênicas, formadoras de esporos (*Bacillus stearothermophilus* para vapor, *Bacillus subtilis* para gás), que está contida em um frasco de vidro ou uma tira de papel, é colocada na carga de produtos a serem esterilizados. Após o ciclo de esterilização estar completo, o frasco ou tira é recuperado e cultivado; o crescimento do organismo documenta a esterilização inadequada. Indicadores biológicos devem ser usados pelo menos semanalmente para testar a eficácia do processo de esterilização.

Os indicadores de esterilização não devem ser muito utilizados por causa dos problemas mencionados anteriormente. Não há substituto para uma supervisão rigorosa das pessoas, uma compreensão geral dos processos de esterilização e a manutenção de altos padrões de preparação, embalagem e carregamento de suprimentos.

Preparação da Embalagem

O procedimento para embalar os itens se baseia em aumentar a facilidade de esterilização e preservar a esterilidade do item, não por conveniência ou preferência pessoal.

Os materiais de embalagem (p. ex., sistemas para embrulhar ou em recipientes) permitem a penetração do agente de esterilização e a manutenção da esterilidade após a esterilização. Os materiais

CAPÍTULO 2 Cuidados e Manuseio de Equipamentos e Suprimentos Cirúrgicos

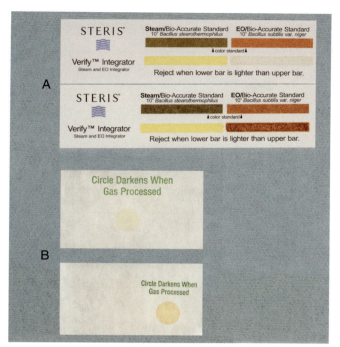

FIGURA 2.7 Tiras e embalagens indicadoras para esterilização por óxido de etileno (EtO). (A) A barra indicadora de gás na tira muda de marrom (em cima) para marrom-escuro (embaixo). A barra inferior deve ser mais escura que a barra superior. (B) Os indicadores da embalagem de EtO mudam de uma cor clara (em cima) para um tom mais escuro (embaixo). Nota: As alterações de cor podem variar, dependendo do fabricante.

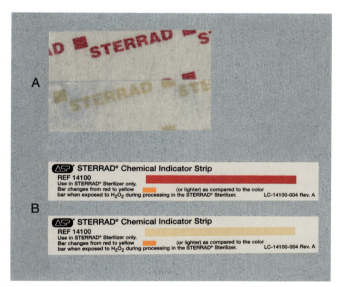

FIGURA 2.8 Fita e tiras indicadoras para esterilização por plasma. (A) As letras vermelhas na fita (em cima) ficam amareladas (embaixo). (B) A faixa vermelha na tira do indicador (em cima) fica amarelada (embaixo). Nota: As alterações de cor podem variar dependendo do fabricante.

para manter a esterilidade dos instrumentos durante o transporte e o armazenamento incluem cassetes perfurados para instrumental e embalados, bolsas de plástico ou papel, sistemas de recipientes estéreis e envoltórios para esterilização (que podem ser tecidos ou não tecidos). Os materiais de embalagem devem ser projetados para o tipo de processo de esterilização usado (Tabela 2.5). Itens esterilizados por vapor pressurizado ou outros métodos (p. ex., EtO, plasma) devem ser embalados de maneira específica (p. 12). Os materiais de embalagem também devem ser apropriados para os itens que estão sendo esterilizados (Tabela 2.6). Por exemplo, materiais não papel devem ser usados para embalar instrumentos afiados, que podem facilmente perfurar embalagens de papel. Fechamentos de metal (p. ex., grampos, clipes de papel) que possam perfurar materiais de embalagem não devem ser usados.

> **NOTA** Não coloque bolsas de papel-plástico dentro de conjuntos de embalagens ou dispositivos de contenção, pois elas não podem ser posicionadas para garantir o contato adequado com o esterilizante, remoção de ar ou secagem.[3]

Os sistemas de contêineres estéreis são tipicamente rígidos, semelhantes a caixas, feitos de plástico resistente ao calor e esterilizável a vapor de alta *performance* ou outros materiais nos quais os instrumentos podem ser colocados e esterilizados (Figura 2.3). Os contêineres rígidos foram desenvolvidos pela primeira vez na Alemanha em meados dos anos 1980. A principal função desses primeiros recipientes era transportar instrumentos e curativos estéreis. Naquela época, não era incomum que suprimentos estéreis fossem mantidos em alguns contêineres durante o horário de funcionamento de um dia inteiro. No Congresso da Association of Operating Room Nurses, em 1980, o conceito de "embalagem rígida para esterilização" foi introduzido nos Estados Unidos. Com o tempo, os recipientes de esterilização ganharam a confiança dos profissionais de hospitais. Eles são duráveis e econômicos, ajudam na organização dos pacotes e tendem a proteger melhor os instrumentos do que os envoltórios. Os sistemas de contêineres estéreis são os mais ecológicos, porque não exigem embalagens descartáveis ou panos lavados. Ao contrário do pano ou do papel, os sistemas de contêineres estéreis não podem ser rasgados ou facilmente danificados e oferecem proteção superior para equipamentos cirúrgicos. Eles podem ser convenientemente empilhados e processados de modo muito mais rápido que as bandejas embrulhadas em papel ou pano. Os sistemas de contêineres fechados requerem filtros (somente na tampa ou tanto na tampa como no fundo do recipiente) e fechos, vedantes e/ou vedantes resistentes à violação. Os recipientes rígidos podem ser uma boa escolha se a câmara de esterilização for grande o suficiente para acomodá-los e se o espaço de armazenamento atual for suficiente para acomodar a nova configuração. Dezenas de diferentes tamanhos e formatos de contêineres são usados para acomodar os instrumentos mais usados, incluindo endoscópios, furadeiras e câmeras.

> **NOTA** A Association of periOperative Registered Nurses (AORN) recomenda um limite de peso máximo de 11 kg para conjuntos de instrumentais com o intuito de evitar contato insuficiente com vapor e um problema com a secagem que pode resultar em embalagens úmidas.[3]

Os envoltórios de esterilização originais eram um pano de musselina de 140 fios. As vantagens desses panos incluíam serem macios, reutilizáveis, baratos, absorventes e o fato de que poderiam ser facilmente colocados sobre as bandejas. No entanto, por serem tecidos, as bactérias poderiam penetrar na embalagem. A maioria dos hospitais embala duas vezes os pacotes ao usar o pano, para reduzir a contaminação dos instrumentos cirúrgicos. Na década de 1960, foram introduzidos materiais tecidos não tecidos que proporcionavam uma barreira microbiana mais eficaz que também

TABELA 2.6 Materiais de Embalagem com Base no Tipo de Dispositivo

Dispositivo Médico	Método de Esterilização	Material Sugerido para Embalagem
Instrumento(s) de aço inoxidável Conjunto(s) de instrumentos	Vapor	Musselina de 140 fios SMS Tecidos de algodão/com mistura de poliéster Sistemas de contêineres estéreis
Instrumento(s) endoscópico(s) Conjunto(s) de instrumentos	Plasma EtO	Plasma: SMS, tecidos mesclados com poliéster, pacotes de SMS de baixa temperatura EtO: Musselina de 140 fios, SMS, tecidos com mistura de poliéster, alguns papéis do tipo crepe, polímeros termoplásticos (Tyvek)
Seringas de vidro ou outros dispositivos médicos feitos de vidro	Vapor	Pacotes de SMS
	EtO Plasma	Pacotes de SMS de baixa temperatura Polímeros termoplásticos

EtO, óxido de Etileno; SMS, *spunbond, meltblown, spunbond.*

TABELA 2.7 Vantagens e Desvantagens dos Materiais de Embalagem para Empacotamento

Material	Vantagens	Desvantagens	Método de Esterilização
Musselina de algodão; trama de 140 ou 270 fios	Durável, flexível, reutilizável, fácil de manusear	Requer dupla camada e duplo envoltório, gera fiapos, não é resistente à umidade	Vapor, EtO
Material de barreira não tecido (ou seja, papel)	Barato	Uso único, memória, não tão durável, não resistente à umidade, requer duplo envoltório	Vapor, EtO
Material não tecido de polipropileno[a]	Barreira bacteriana flexível, durável e excelente, resistente a perfurações, sem fiapos	Uso único, requer dupla embalagem	Vapor, EtO
Bolsas de papel/plástico[b] (seladas a quente)	Práticas, longa vida útil, resistentes à água	Instrumentos podem perfurar bolsa	Vapor, EtO
Bolsa de plástico[c] (selada a quente)	Prática, longa vida útil, à prova d'água, mais resistente à perfuração	Instrumentos podem perfurar a bolsa	Plasma, EtO
Sistema de contêiner esterilizado	Prática, longa vida útil, empilhável, não agressiva ao meio ambiente, durável, à prova de perfuração	Custo inicial alto	Vapor

EtO, óxido de etileno.
[a]Spunguard.
[b]Feito de papel e Mylar.
[c]Feito de Tyvek e Mylar.

era resistente à água. O material usado para esses envoltórios era derivado da celulose e não era particularmente forte. Portanto, a embalagem sequencial (dupla) ainda era necessária. A introdução do polipropileno permitiu o desenvolvimento de envoltórios que possuem propriedades de resistência, barreira e repelência. Atualmente, as tecnologias tecido não tecido preferidas, usadas no mercado médico, são *spunlaced* e SMS (sigla para *spunbond, meltblown, spunbond*; *spunbond* é o termo usado na indústria para designar tecidos tipo feltro, formados por fibras longas de tecido não tecido ou plástico; já *meltblown* é o tecido não tecido feito de polipropileno, que é aquecido e sua extrusão forma pequenos filamentos. (Também conhecido como TNT – tecido não tecido – no Brasil.) Os *spunlaced* são feitos por fibras de poliéster entrelaçadas com uma camada de polpa de madeira, enquanto os materiais SMS apresentam um composto de três camadas — *spunlace, meltblown* e *spunbond* —, normalmente usando uma resina de polipropileno e depois empilhadas juntas. Esses produtos fornecem excelente proteção contra contaminação microbiana. No entanto, apesar do fato de que a eficácia da barreira de uma única folha de envoltório melhorou ao longo dos anos, o uso de múltiplas camadas de envoltório é uma prática comum devido aos rigores da manipulação dos pacotes e às consequências da contaminação bacteriana.

Antes de embalar, os instrumentos são separados e colocados na ordem de uso pretendida. Se a esterilização a vapor ou a gás for usada, o envoltório selecionado deve ser penetrável por vapor ou gás, impermeável a microrganismos, durável e flexível. Os materiais de embalagem comumente usados, as vantagens e desvantagens de cada um e as técnicas de esterilização com as quais cada um é compatível estão listados na Tabela 2.7.

Para garantir a máxima penetração, as diretrizes específicas devem ser seguidas quando as embalagens são preparadas para esterilização a vapor e gás (Tabela 2.4). Os envoltórios de pré-esterilização para esterilização a vapor compreendem duas espessuras de musselina de duas camadas ou materiais de barreira tecidos não tecidos (i.e., papel). O envoltório de pós-esterilização (i.e., o envoltório usado após a esterilização e o período de resfriamento apropriado) é uma cobertura protetora de plástico à prova d'água e selável a quente; este envoltório não é necessário se o item for usado dentro de 24 horas da esterilização. Pequenos itens podem ser embrulhados, esterilizados e armazenados em papel selável a quente ou em bolsas de plástico. Quando são usados sistemas de contêineres estéreis, os instrumentos são colocados na cesta interna, os filtros são substituídos e a unidade é vedada com fitas ou travas de plástico. Não há requisitos adicionais de armazenamento pós-esterilização.

Os itens a serem esterilizados a gás são envoltos em bolsas de plástico ou tubulações de musselina seláveis a quente. Quando a esterilização por plasma é usada, os itens devem ser embalados em bolsas Tyvek-Mylar seladas por calor ou envoltórios de polipropileno.

Para esterilização a vapor e gás, os instrumentos devem ser organizados em uma toalha de algodão que não solte fiapos (*huck*) colocada no fundo de uma bandeja para instrumental de metal perfurada. Os instrumentos com bloqueios de caixa devem estar abertos quando forem autoclavados. Recomenda-se um espaço de 3-5 mm entre os instrumentos para a circulação adequada de vapor ou gás. Os instrumentos complexos devem ser desmontados quando possível, e equipamentos de força devem ser lubrificados antes da esterilização. Se o item tiver um lúmen, uma pequena quantidade de água deve ser colocada através dele imediatamente antes da esterilização a vapor, pois a água evapora e força o ar a sair do lúmen; inversamente, a umidade deixada na tubulação colocada em um esterilizador a gás pode reduzir a ação do gás abaixo do ponto letal. Os recipientes (p. ex., bacia salina) devem ser colocados com a extremidade aberta voltada para cima ou na horizontal; os recipientes com tampas devem ter a tampa ligeiramente entreaberta. Várias bacias devem ser empilhadas com uma toalha entre elas. Uma contagem-padrão de esponjas cirúrgicas radiopacas deve ser incluída em cada pacote.

Um indicador de esterilização (p. 10) (indicadores químicos) deve ser colocado no centro geométrico (não no topo) ou na área considerada menos acessível à penetração esterilizante de cada embalagem antes de serem embaladas.

As soluções devem ser esterilizadas a vapor separadamente dos instrumentos, usando a fase de exaustão lenta (Tabela 2.3).

> **NOTA** Instrumentos complexos podem exigir tempos de esterilização mais longos para penetrar adequadamente nos instrumentos ou nos níveis de múltiplas bandejas (p. ex., equipamento de substituição total do quadril). Esses tempos de ciclo de esterilização estendidos devem estar descritos na documentação de instruções de uso (IFU; do inglês, *instruction for use*) do fabricante.

A imersão de instrumentos por longos períodos de tempo em qualquer solução pode ser prejudicial. Nunca deixe instrumentos em qualquer solução por mais de 20 minutos. Não mergulhe instrumentos com pastilhas de carboneto de tungstênio (alças de ouro) em soluções contendo cloreto de benzil amônio (BAC), pois esse produto químico é conhecido por desprender o carboneto de tungstênio.

Os campos de tecido natural podem ser esterilizados a vapor. O tamanho e o peso máximo dos pacotes de campos de tecido natural que podem ser esterilizados a vapor são 30 × 30 × 50 cm e 6 kg, respectivamente. Campos de mesa com tecido de trama fechada devem ser embalados separadamente. Camadas de campos são alternadas em sua orientação para permitir a penetração do vapor. Como nos instrumentos, um indicador de esterilização (p. 10) deve ser colocado no centro de cada pacote.

> **NOTA** Fabricantes de dispositivos médicos reutilizáveis e instrumentos cirúrgicos para uso humano, por requerimento da FDA, devem fornecer instruções detalhadas e validadas para a desmontagem, lubrificação, limpeza, desinfecção, embalagem e esterilização de seus produtos. Essas instruções são fornecidas nos documentos de IFU. As IFU estão disponíveis para a maioria dos produtos médicos e cirúrgicos veterinários.

Embalagem de Pacotes de Instrumental

Os pacotes de instrumental devem ser embalados para que possam ser facilmente desembalados sem quebrar a técnica estéril (Figura 2.9).

Dobradura e Embalagem de Trajes Cirúrgicos

Trajes cirúrgicos devem ser dobrados para que possam ser facilmente vestidos sem quebrar a técnica estéril (Figura 2.10).

DOBRADURA E EMBALAGEM DE CAMPOS

Os campos devem ser dobrados de modo que a fenestração possa ser posicionada adequadamente sobre o local da cirurgia sem contaminar o campo (Figura 2.11).

MANUSEIO E ARMAZENAMENTO DE INSTRUMENTOS E EQUIPAMENTOS ESTERILIZADOS

Após a remoção da autoclave, as embalagens podem esfriar e secar individualmente nas prateleiras. Colocar as embalagens umas sobre as outras durante o resfriamento pode promover a condensação da umidade, resultando em contaminação. A contaminação por impacto ocorre quando a umidade transporta bactérias de uma superfície não estéril para uma superfície estéril. Quando os pacotes estéreis embrulhados estiverem completamente secos, eles devem ser armazenados em capas protetoras à prova d'água em gabinetes fechados (em vez de permanecer descobertos em prateleiras abertas) para protegê-los da umidade ou exposição a partículas (i.e., bactérias transportadas pela poeira). Os sistemas de contêineres estéreis podem ser empilhados sem coberturas adicionais. O manuseio excessivo de suprimentos estéreis deve ser evitado, especialmente se os itens forem pontiagudos ou tiverem bordas afiadas. Os itens estéreis devem ser manuseados com cuidado e ser protegidos contra forças de flexão, esmagamento ou compressão que possam romper um selo ou perfurar o pacote. Os pacotes estéreis devem ser armazenados longe de dutos de ventilação, sistema de proteção de incêndio (*sprinklers*) e luz de produção de calor. As condições ambientais ideais são caracterizadas por baixa umidade, baixa turbulência do ar e temperatura ambiente constante e controlável.

Vida Útil Estéril

O uso de datas de validade publicadas para itens esterilizados em vários tipos de embalagens é controverso. Os eventos, não tempo, contaminam os produtos. Foi mostrado recentemente que, se os itens forem embalados, esterilizados e manuseados adequadamente, eles permanecerão estéreis, a menos que o pacote seja aberto, fique molhado, esteja rasgado, tenha um selo rompido ou seja danificado de alguma outra forma (i.e., expiração relacionada com o evento). O tempo que um item é considerado estéril depende de vários fatores: (1) o tipo e a configuração dos materiais de embalagem; (2) o número de vezes que um pacote é manuseado antes do uso; (3) o número de pessoas que podem ter manipulado o pacote; (4) se o pacote foi armazenado em prateleiras abertas ou fechadas; (5) o estado da área de armazenamento (p. ex., limpeza, temperatura, umidade); e (6) o método de vedação e se foram usadas coberturas protetoras.[5] Para que um sistema de expiração relacionado com eventos seja usado de forma eficaz, protocolos apropriados devem ser adotados para esterilizar e manusear os itens.

Manipulação de Itens Esterilizados

Os pacotes estéreis devem ser etiquetados com a data em que o item foi esterilizado e um número de lote de controle para rastrear um item não estéril. As coberturas protetoras impermeáveis e seladas a quente devem ser colocadas em itens não rotineiramente usados. Os itens devem ser armazenados de uma maneira que não comprometa a embalagem e a esterilidade, e eles precisam ser girados de tal forma que o item processado primeiramente seja usado antes dos demais.

Se um pacote estéril estiver danificado, ele não deverá ser usado. O dano é definido como envoltórios que têm umidade presente; pacotes que foram colocados em um ambiente empoeirado ou armazenados perto da fonte de uma corrente de ar; itens que foram derrubados, dobrados, esmagados, ou pacotes que tiveram um selo rompido. A educação da equipe de cirurgia deve incluir treinamento em maneiras

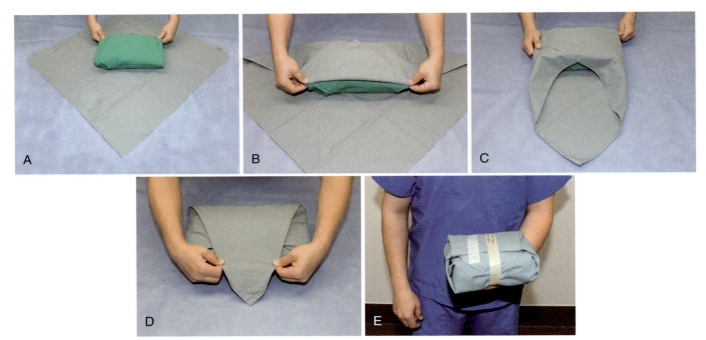

FIGURA 2.9 Embalagem de um pacote de instrumentos. (A) Enrole o pacote de instrumentos em um pano cirúrgico de algodão sem fiapos *(huck)* limpo. Coloque um envoltório grande e desdobrado à sua frente e posicione a bandeja de instrumentais no centro do invólucro, de modo que uma linha imaginária traçada de um canto do invólucro até o canto oposto fique perpendicular ao longo eixo da bandeja de instrumentais. (B) Dobre o canto do envoltório que estiver mais próximo de você sobre a bandeja de instrumentais e até a borda mais distante. Dobre a ponta do invólucro para que fique exposto para facilitar a abertura. (C) Dobre o canto direito sobre o pacote. Dobre o canto esquerdo da mesma forma. (D) Vire a embalagem e dobre o canto final da embalagem sobre a bandeja, dobrando-a firmemente sob as duas dobras anteriores. (E) Enrole o pacote em uma segunda camada de pano ou papel de maneira semelhante. Prenda o último canto do envoltório externo com fita adesiva e um pedaço de fita indicadora sensível ao calor.

de proteger os itens estéreis contra eventos que causem perda da esterilidade. A integridade dos itens esterilizados deve ser cuidadosamente avaliada para identificar as mercadorias danificadas, e as tampas de plástico devem ser removidas ou limpas antes de chegarem à área cirúrgica.

Embalagens Molhadas

Os pacotes úmidos são recipientes esterilizados que possuem hidratação interna na forma de umidade, gotículas ou poças de água após o processo de esterilização e resfriamento. O American National Standards Institute e a Association for the Advancement of Medical Instrumentation recomendam considerar essas embalagens contaminadas, já que não existem estudos científicos para provar o contrário.[4] Os pacotes úmidos podem ser causados por carga inadequada ou excessiva da autoclave ou por tempos de resfriamento inadequados.

Desempacotamento e Abertura de Itens Estéreis

Os itens estéreis são embalados de tal maneira que permita que a equipe do CC desembale os itens sem contaminá-los. Três métodos populares são usados para distribuir itens estéreis embalados.

Desempacotamento de Grandes Embalagens Estéreis de Tecido Natural/Papel/Polipropileno que Não Possam Ser Manipuladas Durante a Distribuição

Se a embalagem for muito grande, incômoda ou pesada para ser mantida durante a distribuição, ela poderá ser aberta de pé em uma mesa de Mayo de suporte ou traseira.

Coloque o pacote no centro de uma mesa de Mayo de suporte ou de retaguarda e abra cada camada dobrada puxando-a na sua direção (isso evita que a mão e o braço se estendam sobre a área estéril). Segure apenas a borda e a parte de baixo do envoltório. Siga o mesmo procedimento para cada dobra. Quando o pacote estiver aberto, peça a um membro da equipe estéril para colocá-lo na mesa estéril.

Existe discordância quanto à maneira correta de abrir embalagens esterilizadas duplas (i.e., somente a camada externa ou ambas as camadas), e as evidências suportam ambas as técnicas. A justificativa para abrir somente a camada externa é que esta técnica elimina o risco de derramamento microbiano das mãos e braços do enfermeiro circulante sobre o conteúdo da embalagem estéril. A justificativa para abrir ambos os invólucros é que quando a superfície externa do invólucro interno é aberta, ela pode ser contaminada por partículas de poeira e fragmentos do invólucro externo. Se o enfermeiro circulante abrir esse invólucro interno, a possibilidade de contaminação é reduzida. A decisão de qual técnica usar deve se basear na perícia técnica da equipe e na qualidade da barreira.

Desempacotamento de Embalagens Estéreis de Papel/Tecido Natural Que Possam Ser Manipuladas Durante a Distribuição

Esses pacotes podem ser abertos e colocados em uma mesa estéril, conforme descrito na Figura 2.12, ou, após a abertura, eles podem ser apreendidos por um membro da equipe estéril.

CAPÍTULO 2 Cuidados e Manuseio de Equipamentos e Suprimentos Cirúrgicos 15

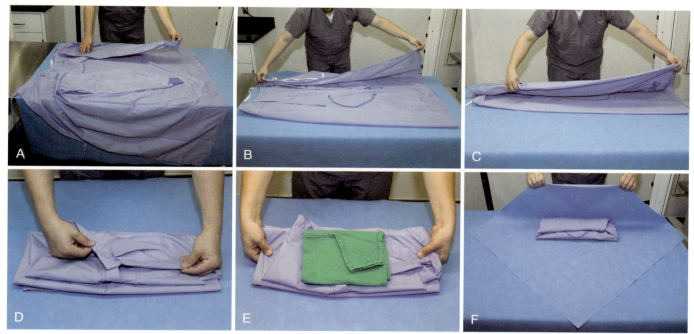

FIGURA 2.10 Dobradura e empacotamento de vestuário cirúrgico. (A) Coloque o avental em uma superfície limpa e plana com a frente do avental virada para cima. Dobre as mangas cuidadosamente para o centro do avental com os punhos das mangas voltados para a bainha inferior. (B) Dobre os lados para o centro de modo que as costuras laterais estejam alinhadas com as costuras das mangas. (C) Dobre o avental ao meio longitudinalmente (as mangas estarão dentro do avental). (D) Começando com a bainha inferior, dobre o avental em abas em direção ao pescoço. (E) Dobre uma toalha de mão ao meio horizontalmente e dobre-a em quatro abas. Coloque-a em cima do avental dobrado, deixando um canto virado para que possa ser facilmente seguro. (F) Enrole o avental e a toalha em duas camadas de papel ou tecido, conforme descrito na Figura 2.9.

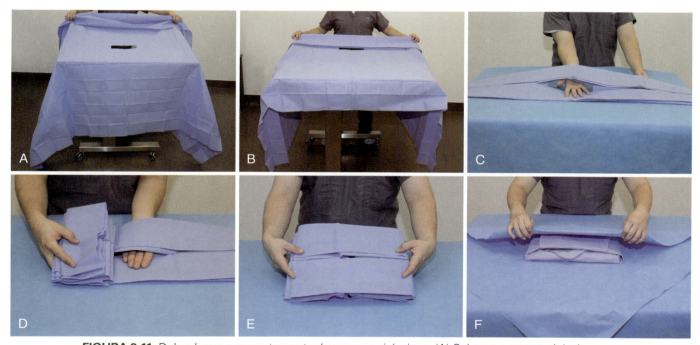

FIGURA 2.11 Dobradura e empacotamento de campos cirúrgicos. (A) Coloque o campo cirúrgico com as extremidades das fenestrações perpendiculares a você e os lados das fenestrações paralelos a você. (B) Segure as bordas do campo mais próximas de você e dobre o campo em abas até o meio. A borda deve ser exposta (dorsal) para que possa ser facilmente segura durante o desdobramento. (C) Vire o campo e sobre a outra metade da mesma maneira. (D) Dobre uma extremidade para o centro (os dedos são posicionados através da fenestração); repita com a outra ponta. (E) Se o campo tiver sido dobrado corretamente, a fenestração estará no aspecto externo mais ventral. (F) Dobre-o ao meio e o envolva em duas camadas de papel ou tecido, conforme descrito na Figura 2.9.

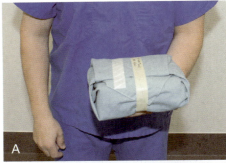
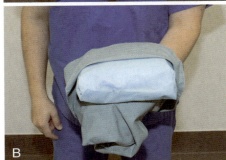
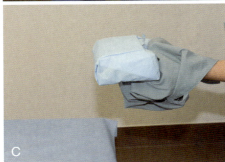
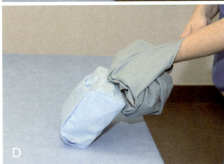

FIGURA 2.12 (A) Para desembrulhar um pacote de tecido natural estéril que possa ser manipulado durante a distribuição, segure o pacote em sua mão esquerda se você for destro (e vice-versa). (B) Usando sua mão direita, desdobre um canto do envoltório de cada vez, tomando cuidado para segurar cada canto na palma da mão esquerda para evitar que os cantos recuem e contaminem o conteúdo. (C) Segure o canto final com a mão direita; sua mão deve estar completamente coberta pelo envoltório. (D) Quando a embalagem estiver totalmente exposta e todos os cantos do envoltório estiverem presos, coloque-a cuidadosamente sobre o campo estéril, tomando cuidado para não permitir que a mão e o braço toquem ou ultrapassem o campo estéril.

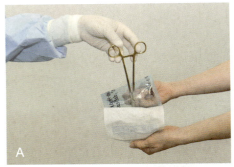
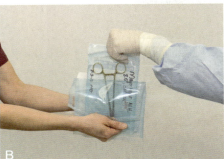

FIGURA 2.13 Abertura de invólucros *peel-back* simples (A) e duplo (B).

Desempacotamento de Itens Estéreis em Papel/Plástico ou Envelopes Plásticos *Peel-Back*

Identifique as bordas do envoltório *peel-back* e separe-as cuidadosamente (Figura 2.13). Retire as bordas do envoltório devagar e simetricamente para garantir que o item estéril não entre em contato com a borda rasgada do invólucro (a borda rasgada de um envoltório *peel-back* é não esterilizada). Se o item for pequeno, coloque-o na área estéril, conforme descrito anteriormente, tomando cuidado para não se inclinar sobre a mesa estéril. Se o item for grande ou criar empecilhos, peça a um membro da equipe estéril que o segure e puxe gentilmente do invólucro de desempacotamento, tomando cuidado para não arrastar o item contra a borda exposta do invólucro. As lâminas de bisturi e os materiais de sutura são abertos de maneira similar.

Abertura de Sistemas de Contêineres e Estéreis

Coloque o recipiente em uma superfície não estéril e libere as travas quebrando a fita ou as travas de plástico (Figura 2.14). Remova a tampa e coloque-a de lado. Um indivíduo estéril chega para recuperar a cesta interna contendo o equipamento cirúrgico.

DERRAMAMENTO DE SOLUÇÕES EM BACIAS

As soluções (i.e., soluções salina estéril e antisséptica) são despejadas em bacias. A bacia deve ser mantida longe da mesa cirúrgica por um membro da equipe estéril para evitar que a mão e o braço do assistente não estéril se estendam sobre a área estéril. A solução é despejada sem respingos, tomando cuidado para evitar que ela pingue do recipiente na mão da pessoa estéril. O recipiente de solução não deve tocar na bacia estéril.

CAPÍTULO 2 Cuidados e Manuseio de Equipamentos e Suprimentos Cirúrgicos

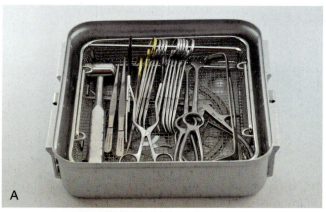
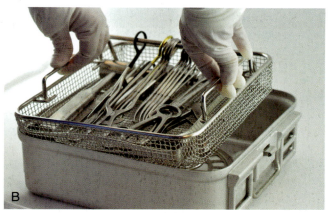
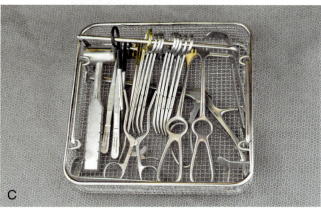

FIGURA 2.14 Abertura de um sistema de contêiner estéril. (A) O contêiner é colocado sobre um balcão não estéril. As travas são abertas quebrando a fita ou as travas de plástico e a tampa é removida. (B) Um indivíduo estéril chega e recupera a cesta interna contendo o equipamento estéril. (C) O cesto inteiro ou apenas o seu conteúdo pode ser colocado na mesa de instrumentos esterilizada. (Cortesia de Surgical Direct, Deland, FA.)

REFERÊNCIAS BIBLIOGRÁFICAS

1. Rutala WA, Weber DJ. Disinfection, sterilization and antisepsis: an overview. *Am J Infect Control.* 2016;44:e1-e6.
2. Rutala WA, Weber DJ. *Healthcare Infection Control Practices Advisory Committee. Centers for Disease Control guideline for disinfection and sterilization in healthcare facilities.* Washington, DC: U.S. Department of Health and Human Services; 2008.
3. Seavey R. High-level disinfection, sterilization, and antisepsis: current issues in reprocessing medical and surgical instruments. *A m J Infect Control.* 2013;41:S111-S117.
4. Barnes S. Infection prevention: the surgical care continuum. *AORN J.* 2015;101:512-518.
5. Burlingame B, Davidson J, Denholm B, et al. Guidelines for Perioperative Practice. Conner R, ed. AORN, 2017. Available at http://www.aornstandards.org/content/1/SEC37.short?related-urls=yes&legid=psrp;1/1/psrp_1_iii-02hcir#.

3

Instalações Cirúrgicas e Manutenção do Ambiente Cirúrgico

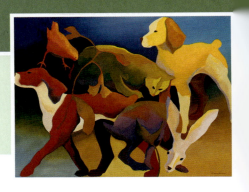

Uma variedade de disposições físicas é possível para os centros cirúrgicos (CC) modernos e áreas cirúrgicas, mas os objetivos de todos os projetos devem ser a segurança do paciente e a eficiência do trabalho. Projetar um espaço de trabalho eficiente requer mais do que saber o número apropriado de trocas de ar que um CC deve ter para reduzir os contaminantes transportados pelo ar ou quantas salas são necessárias para facilitar um fluxo de trabalho eficiente. Também exige cuidadosa atenção aos padrões de tráfego; o espaço necessário para o armazenamento de suprimentos deve ser suficiente para atender às necessidades do número de casos; espaço adequado para a equipe e cirurgiões, para permitir que trabalhem eficientemente, e amplo espaço para os mantimentos e para processamento estéril nas proximidades. A área cirúrgica deve estar próxima às áreas de anestesia e preparação cirúrgica, cuidados intensivos, radiologia e suprimento central. No entanto, deve ser isolada do fluxo de tráfego geral (p. ex., salas de exame, escritórios, área de recepção, enfermarias). Em grandes instalações, como universidades e centros de referência cirúrgica, as áreas de anestesia e preparação cirúrgica devem ser unidades de trabalho separadas, isoladas do tráfego hospitalar geral.

ESTRUTURA E *DESIGN* DA ÁREA CIRÚRGICA

Devido ao constante perigo de contaminação para pacientes cirúrgicos, a área cirúrgica deve ser delimitada em áreas "restritas", "semirrestritas" e "irrestritas". As áreas restritas incluem o CC, as salas de fornecimento de materiais estéreis e a área da pia de lavagem. Os trajes cirúrgicos, toucas e máscaras são necessários sempre que alguém entra nessas áreas (mesmo para limpeza). As áreas semirrestritas incluem as áreas de apoio periférico da sala cirúrgica, incluindo corredores entre as salas de cirurgia e as áreas de enfermagem, áreas de processamento de instrumentos e suprimentos, áreas de armazenamento e salas de serviços. A equipe é obrigada a usar trajes cirúrgicos e a cobrir todos os pelos da cabeça e faciais ao entrar nessas áreas. As áreas irrestritas incluem um ponto de controle central que é estabelecido para monitorar a entrada de pacientes, pessoal e materiais nas áreas restritas. As salas de anestesia e preparo cirúrgico, vestiários, salas de espera e escritórios também estão na zona irrestrita. Um plano comumente utilizado é aquele em que as salas cirúrgicas são organizadas em torno de uma estação de trabalho central para as enfermarias do CC. O fácil acesso a cada CC a partir da estação de trabalho garante um fluxo de tráfego eficiente, o que reduz a contaminação cruzada entre as áreas. O objetivo é criar uma movimentação prática de pacientes, pessoal e suprimentos, com atenção cuidadosa às áreas de trabalho restritas e semirrestritas.

Indivíduos que entram em uma área restrita a partir de uma área irrestrita devem usar o traje cirúrgico adequado (Capítulo 6); o local ideal para se deslocar de uma área irrestrita para uma área restrita (ou vice-versa) é através de um vestiário. Membros da equipe cirúrgica que deixam uma área restrita e entram em uma área irrestrita devem cobrir suas roupas com um jaleco fechado na altura do joelho antes de sair e descartar esses itens quando retornarem à área restrita. As portas entre as áreas restritas e irrestritas devem ser mantidas sempre fechadas. **Comidas e bebidas são permitidas somente em áreas irrestritas.** O movimento de suprimentos e equipamentos limpos e estéreis deve ser separado, tanto quanto possível, do movimento de suprimentos e equipamentos contaminados por padrões de espaço, tempo e tráfego. A roupa suja e o lixo devem ser mantidos em uma área irrestrita, e os pacientes devem ser tricotomizados e limpos em uma área irrestrita antes do transporte para uma área restrita (p. ex., o CC).

> **NOTA** Para evitar contaminar o centro cirúrgico, contenha o paciente e realize a preparação cirúrgica inicial em uma área separada (irrestrita). Nunca contenha os pacientes no centro cirúrgico.

PADRÕES DE TRÁFEGO

Devido à possibilidade de os contaminantes transportados pelo ar causarem ou agravarem infecções, é melhor criar padrões de tráfego que minimizem o fluxo para dentro e fora das salas. Isso restringe o movimento de contaminantes transportados pelo ar, tais como organismos carregados e deixados por pessoas e objetos. A entrada no CC e em outras áreas restritas deve ser limitada a equipamentos e pessoas essenciais. Um estudo apresentado na 2016 American College of Surgeons National Surgical Quality Improvement Program Conference (Conferência Nacional do Programa de Melhoria da Qualidade Cirúrgica do Colégio Americano de Cirurgiões em 2016) sugeriu que a minimização do tráfego do CC poderia reduzir as taxas de infecções de sítio cirúrgico (ISC).[1] Após a revisão das taxas de infecção, um hospital canadense determinou que eles apresentavam uma taxa excessivamente alta de infecções de ferimentos em cirurgias ortopédicas, como substituições de articulações do joelho e do quadril; como resultado, decidiram implementar práticas para reduzir o movimento do tráfego no centro cirúrgico. Os motivos para entrar e sair do CC durante as cirurgias incluíam ir buscar fichas, instrumentos ou equipamentos e fazer uma pausa. Durante um período de 2 anos, eles conseguiram reduzir o tráfego do CC entre 42 e 70 aberturas de portas por caso, para 3,2 aberturas de portas por caso. Eles relataram que esta intervenção pode ter contribuído para uma diminuição das ISC ortopédicas de 2,8% para 2,1%. Logicamente, abrir as portas do CC diminui a eficácia do sistema de ventilação em eliminar efetivamente potenciais contaminantes do CC para o exterior.

As diretrizes úteis para limitar o movimento do exterior para o CC são fornecidas no Quadro 3.1.

A maioria das partículas e bactérias encontradas no ar do CC é eliminada pela pele e pelo cabelo da equipe em uma sala de cirurgia. Embora ninguém tenha estabelecido uma relação direta entre o número de pessoas em um CC e o desenvolvimento de infecção pós-operatória, alguns estudos sugerem que, à medida que o número de pessoas no CC aumenta, também aumenta a incidência de ISC. Não

CAPÍTULO 3 Instalações Cirúrgicas e Manutenção do Ambiente Cirúrgico

> **QUADRO 3.1 Diretrizes Úteis para Limitar o Movimento no Centro Cirúrgico (CC)**
>
> 1. Permitir apenas a entrada de pessoas que sejam essenciais para o procedimento no CC, enquanto as operações estiverem sendo realizadas.
> 2. Limitar a movimentação de pessoal dentro do CC.
> 3. Manter as portas dos CC fechadas durante cirurgias/procedimentos.
> 4. Assegurar-se de que qualquer pessoa que entre no CC esteja devidamente treinada em práticas de controle de infecção e técnica estéril.

há esclarecimentos sobre a ocorrência de este fato estar associada às próprias pessoas ou à maior quantidade de tráfego dentro e ao redor da sala.

DESCRIÇÃO E FUNÇÃO DAS SALAS NA ÁREA CIRÚRGICA

Vestiário

O vestiário é usado pela equipe cirúrgica para colocar o traje cirúrgico adequado. Deve ter armários fechados para guardar roupas de trabalho, sapatilhas, máscaras e toucas e uma área separada para pendurar as roupas de rua. Um cesto para roupa suja deve estar disponível para minimizar o transporte de roupa contaminada pelo hospital.

Áreas de Anestesia e Preparação Cirúrgica

A indução anestésica e a área de preparação cirúrgica devem estar adjacentes à área cirúrgica, mas fora dos padrões de tráfego hospitalar. Esta sala deve estar equipada com dispositivos e medicamentos que possam ser necessários em caso de emergência (p. ex., desfibrilador, tubos endotraqueais, sucção, oxigênio, carrinho de emergência). Também deve ter equipamentos anestésicos (aparelhos e medicamentos), laringoscópios, máquinas para tricotomia (montadas na parede ou penduradas a partir do teto), aspiradores (vasilha grande ou central), materiais para preparação da pele (sabonetes antissépticos, álcool, esponjas de gaze estéril), perfurocortantes. Recipientes, agulhas, seringas e equipamento de monitoramento devem estar prontamente disponíveis para garantir uma anestesia eficiente e a preparação pré-operatória do paciente.

> **NOTA** Fármacos e equipamentos necessários para uma emergência podem ser armazenados em um carrinho de emergência móvel; isso facilita o movimento a partir da sala de preparação da anestesia para o CC e para a recuperação.

> **NOTA** As lâminas para tricotomia podem ser uma fonte de infecção entre os pacientes. Limpe e desinfete-as regularmente embebendo-as em álcool ou clorexidina ou pulverizando-as com um produto à base de etanol/o-fenol/fenol.[2]

Os balcões e superfícies de preparação devem ser impermeáveis e facilmente limpos e desinfetados (Tabela 3.1). As mesas de preparação de aço inoxidável com pias embutidas são ideais. Sistemas de eliminação de gás devem estar presentes em cada mesa de preparação para anestesia. A iluminação geral é fornecida por lâmpadas fluorescentes principais, que são complementadas por um holofote direcionado a cada mesa de preparação. Uma pia destinada à limpeza de mangueiras anestésicas, tubos endotraqueais e baracas de ventilação, além da disponibilidade de um suporte plástico para drenagem e secagem da baraca e das mangueiras, deve estar disponível. Um quadro apagável de programação para cirurgia-anestesia, facilmente visível para a equipe cirúrgica e da anestesia, deve listar os procedimentos do dia.

A temperatura na sala de preparação deve ser mantida entre 17° e 20 °C e a umidade a 50% ou menos, para reduzir o crescimento microbiano. As superfícies da maca devem ser acolchoadas, e a água circulante e/ou mantas de ar quente devem ser usadas para prevenir a hipotermia. As macas bem construídas (i.e., feitas de aço inoxidável ou outros materiais que possam ser facilmente limpos, com rodas relativamente grandes com rolamentos que possam ser facilmente lubrificados e para-choques de borracha montados nos cantos para evitar danos às portas e paredes) devem estar disponíveis para o transporte do paciente. Uma almofada adesiva com microfilme deve ser colocada na entrada entre a sala de preparação da anestesia e a área cirúrgica para coletar poeira, cabelo e outras partículas em rodas de macas, sapatos e equipamentos anestésicos.

Sala de Suprimentos para Anestesia

A sala de suprimento para anestesia deve estar adjacente à sala de anestesia e preparação cirúrgica. O equipamento necessário para manter os aparelhos de anestesia funcionando adequadamente, tubos endotraqueais extras, equipamento para monitoramento anestésico, cilindros de oxigênio "E", mangueiras, cateteres e conectores das vias respiratórias são armazenados nesta sala. Este espaço também pode ter um gabinete para armazenar agentes anestésicos não gasosos, e pode ser um local conveniente para armazenar grandes tanques de oxigênio para fornecimento de oxigênio a cada mesa de preparação para anestesia e para o CC.

Estação de Trabalho dos Enfermeiros

A estação de trabalho dos enfermeiros deve estar localizada centralmente na área cirúrgica (i.e., a área restrita). Uma autoclave (para esterilização instantânea), uma incubadora e/ou aquecedor de manta (para fluidos de irrigação e toalhas para cobrir os pacientes após a cirurgia), um refrigerador (para medicamentos e soluções) e recipientes de formol são mantidos nessa área. Um diário de cirurgia, protocolos do CC e um telefone também são mantidos na estação de trabalho. Instrumentos sujos podem ser enviados para uma área de suprimento central ou podem ser descontaminados, lavados, lubrificados e embalados ou empacotados nesta área para reesterilização. A área deve ser dividida em duas, separadas para evitar a contaminação cruzada de suprimentos limpos, se for usada para descontaminar e embalar instrumentos.

Sala de Instrumentos Estéreis

A sala de instrumentos estéreis é uma área restrita que abriga todos os instrumentos e suprimentos esterilizados e embalados. Está comumente perto da estação de trabalho dos enfermeiros. A equipe cirúrgica monta os itens de suprimentos necessários para um caso em particular nesta sala. Os itens devem ser organizados logicamente em prateleiras (p. ex., ordem alfabética) e verificados rotineiramente quanto à "data de validade" (i.e., expiração relacionada com o tempo; p. 13) e integridade do pacote (i.e., expiração relacionada com acontecimentos; p. 13).

Os suprimentos esterilizados devem ser transportados para o CC em recipientes fechados e estéreis. A esterilização inadequada de instrumentos cirúrgicos tem sido implicada em surtos de ISC. Por essa razão, os indicadores que documentam a esterilização adequada devem ser incluídos em todos os conjuntos de instrumentos estéreis (Capítulo 2).

Sala de Equipamentos

Como regra geral, a menos que um equipamento seja usado majoritária ou exclusivamente em um determinado CC, ele deve ser armazenado em outro local. Grandes peças de equipamento, como máquinas de anestesia, *lasers*, equipamentos de monitoramento, microscópios cirúrgicos e luzes cirúrgicas portáteis, podem ser armazenadas em uma sala de equipamentos. O equipamento deve ser mantido livre de poeira e limpo rotineiramente usando o protocolo descrito para desinfecção do CC (p. 21). A sala de equipamentos é uma área valiosa

TABELA 3.1 Desinfetantes Comuns nos EUA

Produtos	Principais Ingredientes	Instruções de Uso	Tempo de Contato	Eficácia Contra
Ultra Clorox	Hipoclorito de sódio a 6%, outros ingredientes 94%	Dilua a 3/4 xícara/3,8 L de água	Na cozinha ou banheiro, 5 minutos; para vaso sanitário, 10 minutos; para bolores, 15 minutos	Parvovírus, bactérias Gram-positivas e Gram-negativas
Roccal D Plus	Cloreto de didecil dimetilamônio, cloreto de alquil-dimetil-benzil-amônio, cloreto de alquil-dimetil-benzil-amônio, óxido de bis-n-tributil-estanho, ingredientes inertes	Superfícies duras, 3,75 g/L de água; área de banho, 7,5 g/L de água; áreas muito sujas, 11,23 g/L de água	10 minutos	Bactérias Gram-positivas e Gram-negativas, *Aspergillus fumigatus*, *Trichophyton mentagrophytes*, *Candida albicans*, parvovírus, parainfluenza
Clorox Clean-Up	Hipoclorito de sódio a 1,84%, outros ingredientes 98,16%	Esfregar o chão com 34 g/L de água	5 minutos	*Escherichia coli*, *Salmonella choleraesuis*, *Staphylococcus aureus*, *Streptococcus pyogenes*
Solução Nolvasan	Diacetato de clorexidina a 2%, outros ingredientes, 98%	7,5 g/L de água; para a raiva, 22,5 g/L de água	10 minutos	Bactérias Gram-positivas e Gram-negativas, vírus da cinomose canina, vírus da rinotraqueíte felina, coronavírus canino
Snap 'n' Go #6 (desinfetante neutro, roxo)	Cloreto de octil decilamônio a 6,51%, cloreto de dioctil dimetilamônio a 3,25%, cloreto de alquil-benzil-amônio a 8,68%, ingredientes inertes	3,75 g/L de água ou puro, sem diluição	10 minutos	Bactérias Gram-positivas e Gram-negativas; usar esta diluição para o vírus da leucemia felina, vírus da cinomose canina
Snap 'n' Go #14 (desinfetante veterinário, verde)	Cloreto de n-alquil-dimetil-etilbenzil-amônio a 4,5%, cloreto de dimetil etil-benzil-amônio, ingredientes inertes	7,5 g/L de água ou 30 g/L de água	10 minutos	Bactérias Gram-positivas e Gram-negativas, vírus da cinomose canina, calicivírus felino; usar esta diluição para parvovírus canino, adenovírus, coronavírus e parainfluenza e panleucopenia felina, coronavírus e picornavírus
Virkon S	Peroximonossulfato de potássio a 20,4%, cloreto de sódio a 1,5%, outros ingredientes, 78,1%	Para solução a 1%, adicione um (1) comprimido a 120 g de água; solução estável por 7 dias	10 minutos	Bactérias Gram-positivas e Gram-negativas; *Aspergillus fumigatus*, *Candida albicans*, *Microsporum canis*; parvovírus canino e cinomose; parvovírus felino, herpes e calicivírus; e *Leptospira canicola*

porque elimina o armazenamento de equipamentos grandes e caros nos corredores, onde poderiam ser danificados ou criar um risco.

A maioria dos equipamentos deve ser mantida em um local de armazenamento de equipamentos na área semirrestrita adjacente ao CC. Para salas especializadas (cardiologia, neurologia), um espaço adjacente na área restrita perto do CC deve ser designado como armazenamento. Ao projetar um conjunto de CC, a tendência de favorecer espaço extra em detrimento ao espaço de armazenamento resulta em corredores e CC desordenados, que podem se tornar riscos para a segurança.

Outros espaços de armazenamento são designados para suprimentos limpos e itens reutilizáveis embalados e devem estar em um espaço separado da sala de trabalho suja. Os carrinhos e macas não devem ser armazenados obstruindo corredores.

Sala de Suprimentos para o Serviço de Limpeza

Os suprimentos usados para descontaminar e limpar os CC podem ser armazenados na sala de suprimentos ou na dispensa. Os equipamentos de limpeza e os suprimentos armazenados nesta sala devem ser restritos ao uso no CC para evitar a contaminação cruzada com outras áreas do hospital.

Área de Assepsia

A área de assepsia deve estar localizada centralmente em relação ao CC. Sabonete antisséptico em um dispensador apropriado (i.e., ativado por pé ou sensível ao movimento), escovas (i.e., escovas reutilizáveis esterilizadas ou uma combinação descartável de esponja com escova de poliuretano, a menos que sejam utilizadas soluções de limpeza sem escova [Capítulo 6]) e limpadores de unhas devem ser mantidos a fácil alcance em cada estação de lavagem. Pias profundas de aço inoxidável equipadas com ativadores de água acionados por joelho, cotovelo ou pé ou sensíveis ao movimento são ideais. Torneiras eletrônicas ativadas por sensor, como mostrado na Figura 3.1, permitem a ativação "sem toque". Com escovas reutilizáveis, o recipiente dispensador e as escovas limpas devem ser retirados e esterilizados em autoclave

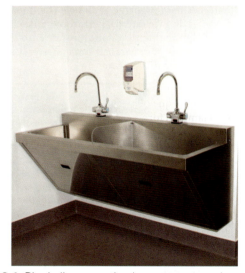

FIGURA 3.1 Pia de limpeza ativada por sensores de movimento. (Cortesia de Texas A&M Institute for Preclinical Studies.)

regularmente. A área da pia de lavagem deve estar localizada longe dos suprimentos esterilizados por causa da possível contaminação por gotículas de água e *spray* a partir das pias. Os lavatórios nunca devem ser usados para limpar equipamentos ou instrumentos ou para descartar fluidos corporais.

Área de Paramentação

Os trajes cirúrgicos e luvas podem ser colocados fora ou dentro da sala de cirurgia. A controvérsia continua sobre qual localização resulta na menor contaminação cruzada, mas nenhuma evidência favorece um local em detrimento de outro.

> **NOTA** Se o CC for pequeno ou se várias pessoas estiverem se higienizando, paramentar-se e calçar luvas em uma área separada podem ajudar a evitar a contaminação da equipe, dos suprimentos estéreis ou do local cirúrgico preparado.

Centro Cirúrgico

Os CC são salas individuais onde as cirurgias são realizadas. A sala deve ser grande o suficiente para permitir que a equipe desloque equipamentos estéreis sem contaminá-los e acomodar os grandes equipamentos necessários para alguns procedimentos.

As diretrizes do American Institute of Architects recomendam que os CC gerais recém-construídos tenham uma área mínima de 37 m² exclusiva de armários fixos ou montados na parede e prateleiras embutidas, com um mínimo de 6 m de dimensão livre entre armários fixos e prateleiras embutidas.[3] Essas diretrizes também estabelecem que salas para procedimentos cardiovasculares, neurológicos, ortopédicos e outros procedimentos especiais que exijam equipe adicional ou equipamentos de grande porte devem ter uma área mínima de 55,7 m² e um mínimo de 6 m de dimensão livre, exclusiva de armários fixos ou montados na parede e prateleiras embutidas.

Para reformas, a área mínima de piso livre para salas de uso geral e salas ortopédicas deve ser de 33,4 m². Salas de uso especial, cardiovascular e neurológico devem ter 37 m². As janelas devem ter bordas arredondadas ou inclinadas e não devem apresentar saliências que possam acumular poeira. Elas devem estar bem fechadas e não podem ser abertas. Estudos mostraram que a luz natural aumenta o moral da equipe.

Alguns fornecedores que oferecem luzes e mesas (p. ex., Skytron, Berchtold Corp.) também fornecem sistemas de ativação de voz e tela sensível ao toque, monitores de vídeo, câmeras, barreiras elétricas e muito mais para um CC integrado que seja eficiente e multifuncional. As salas do CC integradas podem ser personalizadas para serem mínimas ou extravagantes e podem ser construídas do zero ou adaptadas.

O CC deve ser organizado e simples, para que nenhuma área retenha poeira ou seja difícil de limpar. Pisos, tetos, paredes e outras superfícies devem ser lisos, não porosos e construídos com materiais à prova de fogo. As superfícies lisas podem ser completamente limpas e desinfetadas (Tabela 3.1), o que ajuda a evitar o aprisionamento de material biológico que pode contaminar de forma cruzada. Os materiais de superfície devem ser capazes de resistir a lavagens e limpezas frequentes com desinfetantes fortes.

Tetos uniformes são recomendados para os CC. A maioria dos tetos é feita de gesso; no entanto, os sistemas de gesso resistentes à umidade com revestimentos especiais à base de epóxi podem ser menos onerosos. As luzes ou luminárias montadas no teto devem ser vedadas de modo que a poeira e os contaminantes não possam entrar pelas aberturas e, assim, não haja comprometimento do sistema de ventilação. Em áreas semirrestritas e irrestritas (p. ex., áreas de recuperação e de contato), tetos rebaixados e revestidos com materiais que asseguram que poeira e outros contaminantes não entrem na sala podem ser usados;[4] no entanto, eles não são permitidos nos CC.

O tratamento adequado do ar é o fator ambiental mais importante na prevenção de ISC. Os CC são idealmente mantidos em pressão positiva para que o ar flua das áreas mais limpas para as áreas menos limpas. O ar deve fluir do centro cirúrgico para os corredores e áreas adjacentes. Os requisitos atuais para condições de fluxo de ar nos CC hospitalares são regulados pela sociedade técnica internacional organizada para o avanço das artes e ciências do aquecimento, ventilação, ar-condicionado e refrigeração (Norma ASHRAE 170-2008). Embora este padrão contenha requisitos de fluxo de ar, como o número de trocas e a temperatura e umidade do ar, ele não aborda os níveis de contaminantes no ar. Pelo menos 15 trocas de ar por minuto devem ser mantidas, e pelo menos três trocas de ar por minuto devem ser feitas com ar fresco. Os CC são projetados para introduzir ar no teto com exaustão perto do chão (sistema *plenum*). As salas podem ser projetadas para um fluxo laminar horizontal, no qual o ar livre de partículas é movido sobre o campo operatório a uma velocidade uniforme, recolhendo partículas em seu caminho e passando-as através de um filtro de ar de alta eficiência (HEPA; do inglês, *high-efficiency particulate air*). Embora o benefício dos sistemas de fluxo laminar seja questionável, os filtros HEPA parecem fornecer o melhor ambiente para a redução de contaminantes microbianos no ar da sala de cirurgia. Vigilância e manutenção regularmente programadas do sistema de tratamento de ar são cruciais. Isso envolve a verificação de umidade nas paredes, tetos e outros materiais potencialmente porosos; garantia de integridade dos ductos de ar; e verificação das configurações de ventilador e filtros. Os sistemas de exaustão que extraem gases anestésicos do ar do CC devem ser instalados em cada sala.

A iluminação geral no CC é fornecida por lâmpadas fluorescentes principais, que são complementadas por um ou, preferencialmente, dois holofotes de halogênio. As luzes de cirurgia são projetadas para emitir uma luz branca suave que é de alta intensidade, baixo calor e cor verdadeira, e que reduz as sombras sem ofuscamento. As opções incluem configurações para *spots* de luz simples, duplos e triplos na parede, no teto e em suportes. As luzes cirúrgicas são geralmente montadas no teto. A iluminação móvel deve ser evitada, pois poeira e bactérias podem ficar presas nos trilhos. A capacidade de rotação é importante; a maioria dos *spots* gira 360 graus no eixo da luz, mas alguns são ainda mais flexíveis. Muitos pontos de iluminação podem incorporar câmeras. Focos de fibra óptica usados por muitos cirurgiões agora estão disponíveis em modelos leves e confortáveis que virtualmente eliminam o sombreamento do local da cirurgia (Figura 3.2).

Mesas cirúrgicas de aço inoxidável devem ser totalmente ajustáveis para altura (mecanismo hidráulico) e grau de inclinação (Figura 3.3). Os tampos das mesas devem incluir uma superfície plana, de uma só peça, ou devem ter capacidades de passagem em V. As mesas variam

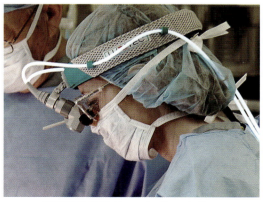

FIGURA 3.2 Foco de fibra óptica.

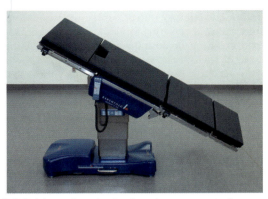

FIGURA 3.3 Mesa da sala de cirurgia com controle remoto para permitir a inclinação em qualquer direção durante o procedimento cirúrgico. (Cortesia de Texas A&M Institute for Preclinical Studies.)

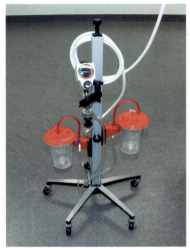

FIGURA 3.4 Unidade de sucção portátil. (Cortesia de Texas A&M Institute for Preclinical Studies.)

não apenas em relação aos tipos de procedimentos que podem ser executados nelas, mas também em recursos de imagem, mobilidade e disponibilidade de opções de acessórios. As mesas que fornecem função de inclinação total, Trendelenburg, Trendelenburg reverso e outros recursos de posicionamento são particularmente úteis. As mesas com seções de pernas removíveis são convenientes para procedimentos ortopédicos. Mesas especializadas estão disponíveis para imagens intraoperatórias quando 100% da mesa é radiotransparente. Calhas portáteis em V e proteções isolantes de mesa devem estar disponíveis. Anexos de mesa especiais que permitem ao anestesiologista ver a cabeça do paciente devem ser fornecidos para que o paciente possa ser monitorado sem contaminação do campo cirúrgico.

Uma mesa para instrumental (p. ex., mesa Mayo) ou uma mesa de retaguarda devem estar disponíveis. A mesa deve ser grande o suficiente para acomodar todo o instrumental necessário para o procedimento cirúrgico. Mesas para instrumental devem ser feitas de aço inoxidável e ser ajustáveis em altura. Um balde é usado por membros da equipe cirúrgica para descartar esponjas sujas durante a cirurgia. O suporte de balde deve ter rodas para que possa ser movido facilmente (i.e., chutado) pelo CC. Sacos plásticos para revestimento interno do balde facilitam a limpeza.

A sucção (portátil ou canalizada; Figura 3.4) deve estar disponível em cada CC. As unidades de sucção com recipientes descartáveis são confiáveis, fáceis de limpar e econômicas. As mangueiras de sucção não devem ser reutilizadas, a menos que sejam esterilizadas, pois são fontes comuns de contaminação da ferida cirúrgica. Outros equipamentos acessórios, como monitores fisiológicos, carrinho de suprimento para anestesia, cateter de acesso intravenoso e bancos, devem estar disponíveis. Cada CC deve estabelecer um método para visualizar radiografias (caixa de visualização radiográfica, de preferência montada para facilitar a limpeza, ou uma tela digital). Os dispositivos portáteis de imagem são ideais para avaliar a colocação de implantes ortopédicos. O CC deve ter um relógio de parede para determinar o tempo decorrido, particularmente quando uma oclusão vascular for necessária. Gabinetes de suprimento com portas ajustadas (para minimizar o acúmulo de poeira) podem estar localizados em cada CC para armazenamento de material de sutura, curativos, esponjas, lâminas de bisturi e instrumentos usados com frequência. As portas para o CC devem ser mantidas fechadas para reduzir a mistura de ar do CC com o ar do corredor.

A temperatura corporal do paciente deve ser mantida durante a cirurgia, especialmente se o animal pesar menos de 10 kg, ou se o procedimento cirúrgico for prolongado. A hipotermia tem inúmeros efeitos deletérios no paciente, incluindo diminuição do fluxo sanguíneo cerebral, vasodilatação, aumento da irritabilidade cardíaca e diminuição do débito cardíaco.[5] É importante ressaltar que a perda de calor é significativa após o animal ter sido pré-medicado; portanto, devem ser feitas tentativas para prevenir os efeitos deletérios da hipotermia, o mais cedo possível, mas, certamente, logo após a indução anestésica, conforme seja viável. Em um estudo de 2015, preaquecer cães que pesavam menos de 10 kg em uma incubadora antes da anestesia inalatória não melhorou nem manteve a temperatura corporal durante a anestesia inalatória com isoflurano em oxigênio.[6] O aquecimento de gases inalados (p. ex., os circuitos de Darvall para anestesia inalatória) pode ser mais eficaz do que o aquecimento com mantas ou dispositivos, incluindo o fornecimento de fluidos intravenosos aquecidos. Diferentes tipos de dispositivos de aquecimento do paciente estão disponíveis na medicina veterinária, incluindo dispositivos de circulação de ar quente (p. ex., Bair Hugger, Hot Dog Patient Warming System, Darvall Vet Cocoon), sistemas de circulação de água e colchões de aquecimento elétrico. O ChillBuster Vet Surgical System (ThermoGear) consiste em manta de aquecimento cirúrgico, manta de aquecimento de gaiola e tampas descartáveis para manter as áreas cirúrgicas e de recuperação livres de contaminação. Alguns sistemas vêm agora com um filtro HEPA que é embutido na unidade para que a sujeira e os detritos não sejam recirculados (p. ex., o SurgiVet Equator Convective Warming System, Smiths Medical). Essas unidades também podem ter um termostato localizado na própria manta, e não na unidade de aquecimento, o que pode impedir o superaquecimento e queimaduras no paciente. As almofadas de estilo elétrico estão aumentando em popularidade porque a temperatura é fixa (38,9 °C), podem ser limpas e desinfetadas e, ao contrário das almofadas de circulação de água, não podem ser perfuradas. Aquecedores de fluido com triplo-lúmen (p. ex., aquecedores de fluido SurgiVet Hotline [Smiths Medical]) que administram líquidos e hemoderivados ao paciente a uma temperatura constante podem ter algum valor durante a cirurgia e em cuidados pós-operatórios de pacientes cirúrgicos.

Limpeza da Sala

A prática padrão é limpar as salas rotineiramente após cada cirurgia para fornecer um ambiente limpo para a próxima. As diretrizes do Centers for Disease Control and Prevention especificam o uso de um processo de única etapa e um detergente hospitalar registrado na Environmental Protection Agency (EPA) e projetado para fins gerais de limpeza quando a contaminação de superfícies de fluidos corporais ou do sangue puder ocorrer. Da mesma forma, a Occupational Safety and Health Administration exige que qualquer equipamento ou superfície contaminada com sangue ou agentes potencialmente infecciosos sejam limpos e descontaminados. Se esfregões e panos descartáveis de uso único não forem utilizados, eles devem ser lavados após cada uso e deixados secar antes de serem reutilizados. Após o último procedimento cirúrgico do dia ou da noite, os pisos da sala cirúrgica devem ser esfregados com um esfregão de uso único e um desinfetante hospitalar registrado na EPA (Tabela 3.1). Superfícies e tapetes malcheirosos não devem ser usados nas entradas dos CC. Luzes ultravioleta também não devem ser usadas. Apesar da prática de fechar os CC ou seguir procedimentos especiais para limpar as salas após as cirurgias contaminadas ou sujas, nenhum dado apoia tais práticas.[4]

Área de Recuperação Pós-operatória

A área de recuperação pós-operatória deve ser adjacente à área cirúrgica, ainda que separada dos demais pacientes hospitalizados. Os pacientes devem ser colocados em locais individuais, aquecidos e cuidadosamente monitorados até que a recuperação seja concluída. Os pacientes que necessitam de cuidados intensivos devem ser levados diretamente para a unidade de terapia intensiva. A temperatura na sala de recuperação deve ser mais quente do que no CC (i.e., 21° a 25 °C). Cabines de aquecimento com um suprimento de líquidos e cobertores quentes devem estar disponíveis. Medicamentos analgésicos e qualquer equipamento ou fármaco que possam ser necessários em caso de emergência (p. ex., desfibrilador, laringoscópios, tubos endotraqueais, sucção, oxigênio, carrinho de emergência) devem estar disponíveis.

Sala de Cirurgia para Procedimentos Menores

Uma sala separada, adjacente à área de preparação para a anestesia, deve ser designada para pequenos procedimentos cirúrgicos contaminados (p. ex., lacerações, biópsia, tratamento de feridas, procedimentos odontológicos, endoscopia). A sala deve ser equipada com uma mesa de operação, focos cirúrgicos, linhas de gás e sucção para equipamentos de anestesia, material de sutura, materiais de preparação antissépticos e pacotes de instrumentos para pequenas cirurgias. Devido à natureza dos procedimentos cirúrgicos realizados nesta sala, ela deve ser devidamente limpa e desinfetada após cada procedimento cirúrgico e no fim de cada dia de cirurgia.

PESSOAL

As responsabilidades e funções de todos os membros da equipe cirúrgica devem ser claramente definidas por escrito. Isso é feito para esclarecer a descrição do trabalho e estabelecer a responsabilidade de cada funcionário. Essas políticas devem ser cuidadosamente seguidas e rigorosamente aplicadas para garantir o funcionamento seguro e eficiente da área cirúrgica. Todos os membros da equipe devem ser avaliados periodicamente. Devem ser tomadas providências para programas de treinamento, autoaperfeiçoamento educacional e disseminação de informações, e livros atuais, periódicos e conteúdo audiovisual de novos procedimentos e técnicas devem estar disponíveis.

O papel do cirurgião é orientar o fluxo e o âmbito do que acontece no CC durante a cirurgia. A assistência cirúrgica é muitas vezes fornecida por um técnico veterinário ou enfermeiro. Os assistentes cirúrgicos desempenham funções que auxiliam o cirurgião na realização de uma cirurgia segura, incluindo o desenvolvimento de um conhecimento prático do procedimento a ser realizado, proporcionando retração, hemostasia e manipulação dos instrumentos e tecidos na posição adequada para concluir a tarefa cirúrgica. Um assistente cirúrgico experiente é inestimável. Os técnicos e assistentes veterinários devem praticar a política e os procedimentos do hospital, envolvendo uma abordagem unificada à técnica asséptica.

Um anestesiologista é responsável pelo monitoramento e ajuste meticuloso do estado fisiológico do paciente durante a cirurgia. Os anestesiologistas são treinados para prestar atendimento imediato em uma crise fisiológica. Ocasionalmente, o cirurgião e o anestesiologista devem trabalhar juntos para avaliar cuidadosamente as manobras cirúrgicas, como na cirurgia cardiotorácica. Um anestesiologista adequadamente treinado permite que o cirurgião se concentre no procedimento cirúrgico.

Supervisor do Centro Cirúrgico e Técnico Cirúrgico

Em grandes instalações, o supervisor do CC supervisiona os técnicos que trabalham na área cirúrgica. Este indivíduo é responsável pela organização de horários de trabalho, treinamento de novos funcionários, definição de políticas para a área cirúrgica, implementação e aplicação de políticas e desenvolvimento de programas e seminários educacionais. O supervisor do CC também participa dos aspectos técnicos do dia a dia da cirurgia em uma área cirúrgica (i.e., circula, abre pacotes cirúrgicos e recupera instrumentos especiais).

Em uma instalação pequena (i.e., com apenas uma ou duas salas de cirurgia), o supervisor do CC assume todas as tarefas do técnico cirúrgico já mencionadas. O supervisor também pode ter outras tarefas técnicas para atuar como técnico veterinário, como administrar anestésicos, fornecer contenção e servir como recepcionista. Qualificações de um técnico bem formado incluem a graduação a partir de um programa para técnico/enfermeiro veterinário aprovado e 1 a 2 anos de treinamento básico em uma clínica veterinária ou hospital-escola veterinário.

REPAROS E REFORMAS

Em hospitais humanos, infecções nosocomiais variando de *Aspergillus* e bolores em tetos a *Legionella* em áreas úmidas estimularam a determinação de avaliações de risco para o controle de infecção (ARCI) proativas pela Joint Commission for the Accreditation of Hospitals, a American Society of Hospital Epidemiologists e o American Institute of Architects. As ARCI devem ser iniciadas nos primeiros estágios da fase do projeto ou desenvolvimento de um projeto para identificar potenciais riscos infecciosos para a população de pacientes, quaisquer riscos associados aos sistemas mecânicos do edifício e áreas que serão influenciadas pelo projeto. As metas incluem a definição de medidas de contenção necessárias (p. ex., desvio de tráfego, remoção de resíduos e interrupção do trabalho) durante a construção e a previsão de quaisquer riscos de segurança que possam resultar da construção.[4]

Cuidados e Manutenção do Ambiente Cirúrgico

A cirurgia coloca os pacientes em risco de infecções nosocomiais (adquiridas em hospital), a menos que padrões ambientais, cuidados com equipamentos e manutenção rigorosa sejam estabelecidos e seguidos. Como a maioria das infecções cirúrgicas se desenvolve a partir de bactérias que entram no local da incisão durante a cirurgia, a preparação adequada do ambiente cirúrgico é crucial para reduzir a probabilidade de infecção.

O CC é considerado uma área restrita, e um vestuário apropriado deve ser usado por todo o pessoal que entra ou sai dele (Capítulo 6). Para manter o ambiente cirúrgico o mais livre possível de microrganismos, a limpeza e a desinfecção de rotina devem ser realizadas. O termo **limpeza** refere-se à remoção de sujeiras (i.e., sangue, soro, urina ou pus); o termo **desinfecção** refere-se ao tratamento de superfícies, materiais e equipamentos com produtos químicos para reduzir o número de bactérias (Capítulo 2). A limpeza e a desinfecção são geralmente realizadas simultaneamente, exceto quando grandes quantidades de material orgânico ou outros fluidos corporais estiverem presentes.

ROTINA DE LIMPEZA DIÁRIA

Centro Cirúrgico

No início de cada dia de cirurgia, todas as superfícies horizontais, luzes, equipamentos do CC e mobiliário devem ser limpos com

> **QUADRO 3.2 Cuidados Diários e Manutenção no Centro Cirúrgico**
>
> **No Começo de Cada Dia**
> - Limpe superfícies planas de móveis e luzes com um pano umedecido em uma solução desinfetante.
>
> **Após cada Procedimento Cirúrgico**
> - Recolha instrumentos usados e coloque-os em água fria e detergente ou solução enzimática.
> - Recolha os materiais residuais e tecidos sujos e coloque-os nos recipientes adequados.
> - Limpe o instrumento e as mesas cirúrgicas, suportes, baldes de lixo e mantas aquecedoras com um desinfetante.
> - Se necessário, limpe o piso (mova a mesa cirúrgica e limpe-a por baixo caso haja acúmulo de fluidos corporais).
>
> **Após o Último Procedimento Cirúrgico do Dia**
> - Limpe e desinfete as lixeiras.
> - Verifique tetos, paredes, portas de armários, superfícies de balcão e todos os móveis e limpe-os conforme necessário.
> - Limpe e cuide de itens individuais (p. ex., dispositivos de monitoramento, equipamentos de anestesia, lâmpadas cirúrgicas) de acordo com as instruções do fabricante.
> - Limpe superfícies de balcão e portas de armário com uma solução desinfetante.
> - Limpe o instrumento e as mesas cirúrgicas, suportes, mantas aquecedoras e dispositivos de iluminação com uma solução desinfetante. Desmonte a mesa cirúrgica, se necessário, para limpá-la completamente.
> - Verifique os suprimentos e reabasteça conforme necessário.
> - Arraste equipamentos com rodas (p. ex., mesa cirúrgica, dispositivos de monitoramento) através de uma pequena quantidade de solução desinfetante espalhada no chão.
> - Limpe o piso com aspiração ou com esfregão úmido.

> **QUADRO 3.3 Cuidados Diários e Manutenção da Sala de Paramentação e Pias**
>
> **Entre as Sessões de Paramentação**
> - Descarte as embalagens dos pacotes.
> - Descarte os detritos nas pias.
>
> **Após o Último Procedimento Cirúrgico do Dia**
> - Remova os resíduos e limpe as lixeiras com um desinfetante. Forre as lixeiras com um saco plástico.
> - Verifique os suprimentos e reabasteça.
> - Limpe e reabasteça os dosadores de sabão.
> - Limpe as superfícies de balcões, portas de armários, paredes adjacentes à pia e as placas dos interruptores.
> - Esfregue e desinfete os lavatórios.
> - Limpe o piso com aspiração ou com esfregão úmido.

> **QUADRO 3.4 Cuidados Diários e Manutenção da Área de Preparo do Paciente**
>
> **Entre os Preparos dos Pacientes**
> - Descarte o material residual (p. ex., fezes).
> - Descarte adequadamente a urina e limpe a pia.
> - Retire o pelo das lâminas da máquina de tricotomia e lubrifique-as de acordo com as instruções do fabricante.
> - Verifique as paredes, os balcões e as portas do armário e limpe com um desinfetante, se necessário.
> - Aspire e limpe o chão, conforme necessário, para remover os fragmentos de pelos.
>
> **Ao Fim do Dia**
> - Remova os resíduos e limpe as lixeiras com um desinfetante. Forre-as com um saco plástico.
> - Limpe o equipamento de iluminação e as linhas de suprimento com um desinfetante.
> - Limpe as máquinas de tricotomia de acordo com as instruções do fabricante.
> - Aspire o chão para remover os pelos cortados. Mude o filtro do aspirador de pó. Limpe a parte externa do aspirador de pó, a mangueira e o bocal com um desinfetante.
> - Verifique as paredes e o teto e limpe-os conforme necessário.
> - Verifique suprimentos e reabasteça.
> - Limpe superfícies de balcões, portas de armários, paredes adjacentes à pia e troque as placas com um desinfetante.
> - Esfregue e desinfete os lavatórios.
> - Limpe o piso com aspiração ou com esfregão úmido.

um pano sem fiapos e pulverizados desinfetante hospitalar (Quadro 3.2). Após cada procedimento cirúrgico, as áreas contaminadas por resíduos orgânicos (p. ex., pisos, portas, balcões, equipamentos, mesa cirúrgica) devem ser limpas e desinfetadas. Se forem encontrados riscos biológicos (*i.e.*, doenças infecciosas ou agentes quimioterápicos) durante a cirurgia, precauções especiais (*i.e.*, desinfetante específico, tempo de limpeza e tempo de contato com o desinfetante) devem ser tomadas durante a limpeza e desinfecção.

No fim de cada dia, mesas cirúrgicas, balcões, luzes, equipamentos, pisos, janelas, armários e portas devem ser limpos e desinfetados em preparação para as atividades do dia seguinte. Os sacos de lixo devem ser recolhidos, a roupa, lavada, e os resíduos, descartados adequadamente. Os baldes de lixo devem ser desinfetados e forrados com sacos plásticos novos. As luzes cirúrgicas e o equipamento de monitoramento e anestésico devem ser limpos e desinfetados de acordo com as especificações do fabricante. Rodas e aparadores de todos os equipamentos móveis e macas devem ser limpos e desinfetados. O CC deve ser reabastecido com instrumentos comumente usados, material de sutura, tampões de gaze, agulhas e seringas, e o piso deve ser limpo com aspiração úmida ou com esfregão umedecido. A aspiração úmida é preferida porque os esfregões molhados favorecem o crescimento bacteriano e podem ser uma importante fonte de contaminação e infecção. Se esfregões forem usados, devem ser lavados e secos diariamente. Eles devem ser lavados entre os usos e embebidos em desinfetante.

Lavatórios para Assepsia

As áreas da pia para assepsia precisam de atenção especial durante o dia, pois a água é frequentemente respingada em paredes e pisos, e sangue e outros detritos orgânicos podem ser encontrados da área do lavatório até o centro cirúrgico (Quadro 3.3). Água e sabão jogados no chão devem ser retirados rotineiramente para evitar escorregões, quedas e outros acidentes pela equipe cirúrgica. Esta área deve ser limpa conforme a necessidade ao longo do dia, com escovas usadas e limpadores de unhas removidos, dispensadores de sabão limpos e pias e paredes lavadas e deve ser desinfetada no fim do dia.

Anestesia e Sala de Preparação do Paciente

Pias, aspiradores, baldes de lixo, macas e mesas de preparação para a anestesia devem ser mantidos limpos de detritos orgânicos e desinfetados conforme necessário ao longo do dia (Quadro 3.4). O pelo removido durante a preparação do paciente deve ser aspirado das mesas e pisos cirúrgicos. Sangue, urina, fezes, tecido, soro e material purulento devem ser acondicionados e descartados. Agulhas e outros instrumentos cortantes devem ser descartados em recipientes apropriados. Materiais de risco biológico devem ser descartados em sacos com código de cores ou ser claramente marcados como de risco biológico.

As instalações sanitárias, pisos, armários, equipamentos anestésicos, salas de serviço, móveis e outros equipamentos devem ser limpos e desinfetados diariamente. No fim do dia, a pia da área de preparação deve ser desinfetada e uma xícara de solução desinfetante deve ser despejada pelo dreno. A superfície interna dos recipientes de lixo deve ser desinfetada. Sacos e filtros de aspiradores portáteis devem ser removidos e substituídos conforme necessário; as superfícies externas do aspirador de pó (incluindo a mangueira e o bocal) devem ser limpos e desinfetados. As máquinas de tricotomia devem ser limpas de acordo com as instruções do fabricante. Os pisos devem ser aspirados ou esfregados, e os suprimentos devem ser reabastecidos. Se um esfregão for usado, o balde do esfregão deve ser esvaziado e limpo, e todo o equipamento de limpeza e suprimentos devem ser devolvidos a um depósito designado.

Sala de Recuperação

As gaiolas, pias, baldes de lixo e macas devem ser limpos de detritos orgânicos e desinfetados conforme necessário ao longo do dia. Luminárias, pisos, armários, equipamentos anestésicos, salas de serviço, móveis e outros equipamentos devem ser limpos e desinfetados diariamente, conforme descrito na seção anterior.

Depois que um paciente cirúrgico tiver desocupado uma gaiola da sala de recuperação, esta deve ser cuidadosamente desinfetada antes de ser utilizada pelo próximo paciente. Antes que a gaiola seja desinfetada, o acolchoamento, o papel e a matéria orgânica devem ser removidos. O desinfetante deve ser pulverizado em todas as superfícies da gaiola, incluindo a porta. A matéria orgânica seca deve ser esfregada com um pincel até que seja liberada. Por fim, a área em frente à gaiola deve ser limpa e desinfetada. Os tecidos (p. ex., almofadas, cobertores e mantas de aquecimento) devem ser lavados antes da reutilização. As mantas de aquecimento de água de circulação em plástico devem ser limpas e desinfetadas. Este protocolo ajuda a manter um nível consistentemente baixo de microrganismos na área de recuperação cirúrgica, o que reduz a incidência de infecção nosocomial. No entanto, algumas doenças infecciosas (p. ex., parvovírus) requerem precauções especiais.

ROTINAS DE LIMPEZA SEMANAL E MENSAL

Os CC devem ser esvaziados de equipamentos móveis e completamente limpos uma vez por semana. As prateleiras de armários de abastecimento, paredes, janelas, peitoris de janelas, tetos, luminárias, mesas cirúrgicas, carrinhos de utilidades e suprimentos (e suas rodas), salas de serviço, áreas de armazenamento de equipamentos e equipamentos usados com pouca frequência também devem ser desinfetados. Os pisos dos CC devem ser aspirados pelo menos uma vez por semana, e as grelhas dos ductos de ventilação devem ser aspiradas. Paredes, pisos e tetos devem ser esfregados uma vez por mês, e rodas e outras partes móveis de equipamentos e macas devem ser lubrificadas.

REFERÊNCIAS BIBLIOGRÁFICAS

1. Camus S, Forbes J, Kite A, et al. Minimizing operating room traffic may improve patient safety by lowering rates of surgical site infections. Presented at the 2016 ACS NSQIP Conference, San Diego, CA, July 18, 2016.
2. Ley B, Silverman E, Peery K, Dominquez D. Evaluation of commonly used products for disinfecting clipper blades in veterinary practices: a pilot study. *J Am Anim Hosp Assoc.* 2016;52:277-280.
3. American Institute of Architectsa and Facilities Guidelines Institute. *Guidelines for Design and Construction of Hospital and Health Care Facilities.* Washington, DC: American Institute of Architects Press; 2001 35.
4. Allo MD, Tedesco M. Operating room management: operative suite considerations, infection control. *Surg Clin North Am.* 2005;85:1291-1297.
5. Epstein A, Avni G, Laset G, Aroch I. Prevention of perioperative hypothermia in anesthetized dogs using a novel computerized body temperature regulation system. *Israel J Vet Med.* 2013;68:19-27.
6. Rigotti CF, Jolliffe CT, Leece EA. Effect of prewarming on the body temperature of small dogs undergoing inhalation anesthesia. *J Am Vet Med Assoc.* 2015;247:765-770.

4

Cuidado Pré e Intraoperatório do Paciente Cirúrgico

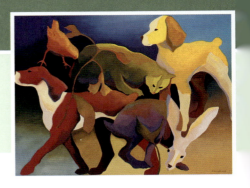

Seleção e preparação de pacientes cirúrgicos requerem atenção a vários detalhes. O paciente deve sempre receber um exame físico completo, seguido de exames laboratoriais apropriados. Um histórico completo ajuda a determinar a extensão dos exames físicos e laboratoriais. A obtenção de informações pré-operatórias também permite a comparação do estado do animal antes e depois da cirurgia (p. ex., capacidade de urinar antes e depois da cirurgia da coluna vertebral). A avaliação geral e a estabilização do paciente cirúrgico são discutidas neste capítulo; considerações pré-operatórias para doenças específicas são fornecidas ao longo do texto.

OBTENÇÃO DO HISTÓRICO

Um histórico completo do proprietário ou cuidador ajuda na avaliação do processo da doença subjacente e na identificação de outras anormalidades que possam afetar o resultado cirúrgico. Embora em emergências um histórico abreviado seja frequentemente necessário, eventualmente um histórico completo deve sempre ser obtido. O histórico deve incluir descrição, dieta, exercício, ambiente, problemas médicos anteriores, tratamentos recentes (especialmente com anti-inflamatórios, antimicrobianos e tratamentos potencialmente nefrotóxicos ou hepatotóxicos) e qualquer evidência de infecção. Antes de iniciar uma cronologia com detalhes infinitos, a queixa apresentada deve ser definida, especificamente: (1) Quando começou o problema atual? (2) Como o problema se apresentava quando surgiu inicialmente? e (3) O problema ficou melhor ou pior e, em caso afirmativo, como? Depois que a queixa principal tiver sido definida, então temos uma estrutura na qual os detalhes farão mais sentido.

As perguntas devem ser formuladas para evitar respostas vagas e para obter informações específicas. Por exemplo, "Quando seu cão foi vacinado pela última vez?" É uma pergunta melhor do que "O seu cão está vacinado?" Vômitos, diarreia, apetite alterado, exposição a toxinas ou corpos estranhos, tosse, intolerância ao exercício e outras anormalidades devem ser anotados. Os animais com histórico de reações ou convulsões medicamentosas prévias devem ser identificados para que certos fármacos possam ser evitados.

EXAME FÍSICO

O animal deve ser sistematicamente avaliado durante um exame físico, no qual todos os sistemas do corpo são verificados. O estado geral do animal (condição corporal, atitude e estado mental) deve ser anotado. Se indicado, os animais devem fazer um exame neurológico (Capítulo 38) e um exame ortopédico (Capítulo 31), além da avaliação dos sistemas respiratório, gastrointestinal, cardiovascular e urinário. As emergências podem permitir apenas um exame superficial até que o animal tenha sido estabilizado. A avaliação do estado físico pré-anestésico (Tabela 4.1) é um bom determinante da probabilidade de emergências cardiopulmonares durante ou após a cirurgia; quanto mais deteriorado o estado físico, maior o risco de complicações anestésicas e cirúrgicas.

DADOS LABORATORIAIS

O estado físico do animal e o procedimento a ser executado ditam a extensão do trabalho laboratorial. A determinação de hematócrito, proteína total (PT), nitrogênio ureico sanguíneo ou, preferencialmente, concentração de creatinina sérica e gravidade específica da urina podem ser suficientes para animais jovens e saudáveis submetidos a procedimentos eletivos (p. ex., ovário-histerectomia e onicectomia) e em animais sadios com doença localizada (p. ex., luxação patelar). Se o animal tiver mais de 5 a 7 anos, mesmo com um estado físico I ou II (Tabela 4.1), ou se tiver sinais sistêmicos (p. ex., dispneia, sopro cardíaco, anemia, ruptura da bexiga, dilatação volvulogástrica, choque e hemorragia) e/ou se o tempo de cirurgia previsto for maior que 1 a 2 horas, devem-se realizar um hemograma completo, perfil bioquímico sérico e urinálise. A análise de gases sanguíneos venosos também pode ser considerada para determinar o estado acidobásico do animal.

A necessidade de dados laboratoriais adicionais é ditada pelos sinais de apresentação e doença subjacente do animal (Tabela 4.2). A identificação da doença associada ou subjacente influi no manejo pré-cirúrgico, no procedimento cirúrgico realizado, no prognóstico e no cuidado pós-operatório. Os animais com neoplasia devem ser avaliados quanto a metástases (p. ex., radiografias torácicas, ultrassonografia abdominal e/ou aspiração de linfonodos). Aqueles com doença cardíaca devem realizar radiografias torácicas, ultrassonografia cardíaca e/ou eletrocardiograma (Capítulo 27). Em áreas endêmicas, o estado de parasitos cardíacos deve ser verificado no paciente antes da cirurgia. Os animais traumatizados devem realizar radiografias torácicas para que o diafragma, o espaço pleural e os pulmões possam ser avaliados quanto a condições como contusão pulmonar, pneumotórax, derrame pleural ou hérnia diafragmática. Os exames de tomografia computadorizada (TC) de corpo inteiro com sedação também podem ser considerados em animais traumatizados para avaliar lesões não identificadas. Embora as considerações econômicas sejam importantes, um exame pré-operatório completo é custo-efetivo, pois muitas vezes previne ou prevê complicações onerosas.

> **NOTA** Lembre-se de que existem diferenças relacionadas com a idade nos valores bioquímicos hematológicos e séricos em cães. O crescimento e a maturação dos filhotes influenciam alguns desses valores, de modo que diferem muito dos adultos (p. ex., contagem de leucócitos, contagem de hemácias, hematócrito, atividade da fosfatase alcalina, hemoglobina, cálcio, fósforo, proteína e globulina).

CAPÍTULO 4 Cuidado Pré e Intraoperatório do Paciente Cirúrgico

TABELA 4.1 Avaliação do Estado Físico em Pacientes Cirúrgicos

Estado Físico	Condição do Animal	Exemplos
I	Saudável sem doença discernível	O paciente está passando por um procedimento eletivo (p. ex., ovário-histerectomia, curetagem, castração)
II	Saudável com doença localizada ou doença sistêmica leve	Luxação patelar, tumor de pele, fissura de palato sem pneumonia por aspiração
III	Doença sistêmica grave	Pneumonia, febre, desidratação, sopro cardíaco, anemia
IV	Doença sistêmica grave que ameaça a vida	Insuficiência cardíaca, insuficiência renal, insuficiência hepática, hipovolemia grave, hemorragia grave
V	Moribundo; paciente não deve viver mais de 24 horas com ou sem cirurgia	Choque endotóxico, insuficiência de múltiplos órgãos, traumatismo grave

DETERMINAÇÃO DO RISCO CIRÚRGICO

Uma vez completado o histórico, o exame físico e os exames laboratoriais, o risco cirúrgico pode ser estimado e o prognóstico, determinado (Tabela 4.3). Um *prognóstico excelente* deve ser dado se o potencial de complicações for mínimo e houver uma alta probabilidade de que o paciente retorne ao normal após a cirurgia. Se houver uma alta probabilidade de um bom resultado, mas algum potencial para complicações, um *prognóstico bom* é justificado. Se complicações sérias forem possíveis, mas incomuns, se a recuperação puder ser prolongada, ou se o animal não retornar à sua função pré-cirúrgica, um *prognóstico ruim* é justificado. Se a doença subjacente ou o procedimento cirúrgico estiverem associados a muitas ou graves complicações (ou ambas), se a recuperação for prolongada, se a probabilidade de morte durante ou após o procedimento for alta ou se for improvável que o animal retorne a sua função pré-cirúrgica, um *prognóstico desfavorável* deve ser dado. Um *prognóstico reservado* é frequentemente dado quando o resultado é altamente variável ou desconhecido.

Ocasionalmente, o risco do procedimento cirúrgico pode superar seus possíveis benefícios. Por exemplo, a remoção de massa cutânea aparentemente benigna pode não ser justificada em um animal com disfunção hepática ou renal. Da mesma forma, os pacientes com metástases torácicas podem não se beneficiar da remoção do tumor primário. A qualidade de vida deve ser considerada para pacientes veterinários; aqueles com doença grave, debilitante e intratável podem não se beneficiar da cirurgia. No entanto, para alguns pacientes, a cirurgia pode melhorar a qualidade de vida, mesmo que o tempo de vida seja limitado.

COMUNICAÇÃO COM O CLIENTE

A comunicação com o cliente é extremamente importante para garantir a satisfação do proprietário após a cirurgia. Os proprietários devem ser informados antes da cirurgia a respeito do diagnóstico, opções cirúrgicas ou não cirúrgicas, complicações potenciais, cuidados pós-operatórios, prognóstico e custo. Embora o custo nem sempre possa ser antecipado devido a complicações imprevistas, os proprietários devem ser informados sobre o estado do animal e sobre os procedimentos que podem afetar a estimativa de custo inicial. Se a doença for hereditária, a castração deve ser recomendada. Um termo assinado pelo proprietário, autorizando a cirurgia e aceitando os riscos anestésicos e cirúrgicos, é obrigatório e deve fazer parte do prontuário médico.

ESTABILIZAÇÃO DO PACIENTE

Os pacientes devem ser estabilizados o mais completamente possível antes da cirurgia. Ocasionalmente, a estabilização é impossível, e a intervenção cirúrgica deve ser feita rapidamente; no entanto, a reposição de déficits hídricos e a correção de anormalidades acidobásicas e eletrolíticas antes da indução anestésica geralmente são justificadas. Os líquidos intravenosos (IV) são indicados para todos os animais submetidos a anestesia geral e cirurgia, incluindo animais saudáveis com procedimentos eletivos. A necessidade de antibióticos peroperatórios é ditada pela doença do animal e pelo procedimento que está sendo realizado. Recomendações para profilaxia e tratamento com antibiótico são dadas com discussões específicas sobre as doenças ao longo deste texto. O uso de antibióticos no peroperatório é discutido no Capítulo 9.

A história do paciente, os sinais clínicos, os achados do exame físico, os eletrólitos e o dióxido de carbono total (CO_2) são úteis na identificação de anormalidades acidobásicas significativas. O pH do sangue, pressão parcial de oxigênio arterial (PaO_2), pressão parcial de dióxido de carbono arterial ($PaCO_2$) e concentração de bicarbonato podem ser medidos para determinar a extensão de tais anormalidades. Se o animal estiver notavelmente acidêmico (pH arterial <7,2), esforços para otimizar a ventilação e a perfusão capilar devem ser instituídos. Como resultado da produção e retenção de CO_2 nos tecidos, a correção dos *déficits* de bases com bicarbonato de sódio sem suporte ventilatório e hemodinâmico concomitantes pode ser prejudicial; a maioria dos pacientes em acidose não requer administração de bicarbonato. A quantidade de bicarbonato necessária para um determinado déficit de base pode ser calculada usando-se a fórmula mostrada no Quadro 4.1.

O estado nutricional do paciente é frequentemente crítico em animais cronicamente doentes. A hiperalimentação parenteral ou enteral pré-operatória (Capítulo 10) é algumas vezes recomendada para melhorar o estado nutricional antes da cirurgia. Por exemplo, em pacientes com fissura de palato, a limpeza do material particulado na cavidade nasal, a administração de antibióticos apropriados e o

QUADRO 4.1 Cálculo dos Volumes Necessários para a Transfusão de Sangue ou Tratamento com Bicarbonato

Transfusão de Sangue

Sangue necessário (mL) = Peso do receptor (kg) × hematócrito desejado − Hematócrito do receptor/Hematócrito do doador × 70 (gato) ou 90 (cão)[a]

Nota: Uma estimativa aproximada é de que 2,2 mL de sangue/kg de peso corporal aumentam o hematócrito do receptor em 1%.

Tratamento com Bicarbonato

Bicarbonato necessário (mEq) = 0,3 × *déficit* de base[b] (mEq) × Peso corporal (kg)

Administre metade por via intravenosa (IV) durante 10 a 15 minutos e reavaliar; administre o restante durante 4 a 6 horas se necessário ou 1 a 2 mEq/kg IV; repetir somente se indicado com base na avaliação do equilíbrio acidobásico e concentração de potássio.

Nota: Como o dióxido de carbono é um produto final da administração de bicarbonato, assegure uma ventilação adequada.

[a] O volume total de sangue é estimado em 90 mL/kg para cães e em 70 mL/kg para gatos.
[b] Alguns calculam o déficit de base como a diferença entre o bicarbonato desejado e o bicarbonato real (em vez do bicarbonato normal e do bicarbonato real). Animais que estão acidóticos o suficiente para necessitar de terapia com bicarbonato precisam de monitoramento contínuo.

TABELA 4.2 Breves Considerações para Achados Clínicos Patológicos Selecionados

Anormalidade Laboratorial	Comentários	Principais Diagnósticos Diferenciais
BUN elevado	Obter gravidade específica da urina antes de iniciar a fluidoterapia; medir a concentração sérica de creatinina	Azotemia pré-renal, doença renal primária, azotemia pós-renal
BUN baixo		Insuficiência hepática (p. ex., desvio portossistêmico, cirrose), poliúria-polidipsia grave, dieta pobre em proteínas
ALT elevada	ALT pode ser normal em alguns animais com doença hepática grave	Doença hepática: a magnitude do aumento da ALT não é diagnóstica para nenhuma doença em particular nem prognóstica; doença muscular grave pode causar aumento da ALT
Albumina baixa	Inconsistências substanciais entre laboratórios; a metodologia usada para medir a albumina em pessoas pode subestimar gravemente a concentração de albumina canina	Doença hepática, perda a partir dos rins ou do trato gastrointestinal lesão cutânea exsudativa grave (p. ex., queimadura); a falta de nutrição não é a única causa de uma albumina sérica <2,0 g/dL
FAS elevada	Comumente elevada em animais jovens em crescimento ou causada por esteroides ou anticonvulsivantes; falsamente elevada com lipemia grave ou bilirrubinemia grave (> 8 g/dL)	Doença hepática, terapia com esteroides, obstrução biliar extra-hepática, algumas neoplasias; muitos cães com FAS aumentada como única anormalidade bioquímica não apresentam doença do trato hepatobiliar clinicamente significativa
Bilirrubina elevada	Exposição à luz fluorescente pode degradar a bilirrubina	Doença hepatocelular, obstrução biliar extra-hepática, colestase intra-hepática, anemia hemolítica, sepse grave
Alto teor de cálcio	Provavelmente, é melhor medir o cálcio sérico ionizado, pois as concentrações séricas de albumina podem ter um efeito substancial nas concentrações séricas totais de cálcio, mascarando a hipercalcemia	Síndrome paraneoplásica (linfossarcoma, adenocarcinoma do saco anal), hiperparatireoidismo primário, rodenticidas contendo calciferol, hipervitaminose D, hipoadrenocorticismo, doença granulomatosa, insuficiência renal crônica
Baixo teor de cálcio	Artificialmente baixa em animais com baixa albumina	Doença renal (especialmente aguda), gravidez (eclâmpsia), hipovitaminose D, hipoparatireoidismo
Fósforo elevado	Normal em cães jovens em crescimento	Insuficiência renal (aguda e crônica mais grave)
Fósforo baixo		Síndrome de realimentação, insulina excessiva — especialmente em gatos cetoacidóticos (pode causar hemólise)
Creatinina elevada	Animais magros têm uma creatinina sérica falsamente reduzida	Doença renal, azotemia pré-renal, uroabdome, traumatismo muscular (elevações muito pequenas)
Glicose elevada	O estresse pode aumentar a glicose para 200 a 400 mg/dL em gatos	Diabetes melito
Glicose baixa	A separação tardia de glóbulos vermelhos diminui falsamente a glicose	Doença hepática, insulinoma, hipoadrenocorticismo, neoplasias extra-hepáticas, septicemia ou toxemia, inanição de recém-nascidos
Sódio elevado	Principalmente causado pela perda de água livre	Vômitos, diarreia, insuficiência renal, diabetes insípido, fluidoterapia inadequada, adipsia por qualquer motivo, perda de água livre por qualquer motivo
Potássio elevado	A trombocitose pode falsamente elevar o potássio; hemólise aumenta potássio em raças selecionadas	Hipoadrenocorticismo, insuficiência renal grave, uroabdome, medicamentos selecionados
Potássio baixo		Vômitos, diarreia, terapia diurética, insuficiência renal crônica (especialmente em gatos), fluidoterapia inadequada, síndrome de realimentação
CO_2 total alto		Geralmente significa alcalose metabólica devido ao vômito do conteúdo gástrico, administração diurética excessiva, administração de bicarbonato de sódio, fluidoterapia inadequada. Também pode significar uma acidose respiratória compensada (extremamente rara)
CO_2 total baixo		Geralmente significa acidose metabólica de várias causas, raramente significa alcalose respiratória compensada
Eosinófilos elevados		Parasitismo (dirofilariose), doenças eosinofílicas, mastocitomas, hipersensibilidades
Basófilos elevados		Parasitismo (dirofilariose), mastocitomas
Linfócitos elevados	Pode ser encontrado em animais jovens	± Linfossarcoma, ± vírus da leucemia felina, leucemia linfocítica crônica, alguns cães com erliquiose
Linfócitos baixos		Estresse grave, linfangiectasia, quilotórax, doenças virais agudas
Eritrócitos elevados	Algumas raças (p. ex., galgos) normalmente têm maior volume de células concentradas (p. ex., 55%) do que outras raças	Desidratação, policitemia, hipoxia (desvio da direita para a esquerda)

ALT, alanina aminotransferase; *BUN*, nitrogênio ureico sanguíneo; *FAS*, fosfatase alcalina sérica.

fornecimento de hiperalimentação enteral por várias semanas antes da cirurgia podem reduzir a infecção e melhorar a cicatrização de feridas.

Os pacientes traumatizados devem ser avaliados rapidamente para detectar anormalidades potencialmente fatais. Os sistemas cardiovascular e respiratório devem ser observados avaliando-se qualidade e frequência do pulso, frequência e esforço respiratório, coloração da membrana mucosa e tempo de preenchimento capilar. O coração deve ser examinado em busca de evidências de sopros ou arritmia, e os pulmões devem ser avaliados quanto a crepitações ou sibilos. Os sons cardíacos ou pulmonares diminuídos, sugerindo a presença de

TABELA 4.3 Diretrizes para Determinação do Prognóstico Cirúrgico

Prognóstico	Critérios
Excelente	Potencial para complicações é mínimo Alta probabilidade de o paciente retornar ao normal após a cirurgia
Bom	Algum potencial para complicações Alta probabilidade de um bom resultado
Razoável	Complicações sérias são possíveis, mas incomuns A recuperação pode ser prolongada O animal não pode retornar à sua função pré-cirúrgica
Ruim	Doença subjacente ou procedimento cirúrgico estão associados a muitas ou graves complicações Espera-se que a recuperação seja prolongada Probabilidade de morte durante ou após o procedimento é alta É improvável que o animal retorne à sua função pré-cirúrgica
Reservado	O resultado é desconhecido ou incerto

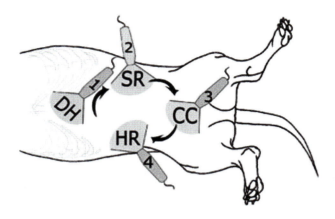

FIGURA 4.1 Quatro visualizações da avaliação focada no abdome com exame ultrassonográfico para traumatismo (AFAST): (1) diafragmático-hepática *(DH)*, (2) esplenorrenal *(SR)*, (3) cistocólica *(CC)* e (4) hepatorrenal *(HR)*. (De Boysen SR, Lisciandro GR. The use of ultrasound for dogs and cats in the emergency room. *Vet Clin North Am Small Anim Pract*. 2013; 43 [4]: 773–797.)

QUADRO 4.2 Protocolo de Avaliação Focada no Abdome com Sonografia para Traumatismo (AFAST) para Detectar Fluido Abdominal Livre em Cães (Figura 4.1)

O exame do AFAST consiste em duas visões ultrassonográficas (transversais e longitudinais) em cada uma das quatro áreas a seguir:
1. Visão diafragmático-hepática (DH): sonda posicionada no subxifoide
2. Visão esplenorrenal (SR): sonda posicionada no flanco esquerdo
3. Visão hepatorrenal (HR): sonda posicionada no flanco direito
4. Visão cistocólica (CC): sonda posicionada na linha média sobre a bexiga urinária

Em cada área, a sonda de ultrassom (sonda curvilínea de 5 ou 7,5 MHz) realiza a varredura em um ângulo de 45 graus em relação às posições do eixo longo e curto e é movida de 2 a 3 cm em cada uma das quatro direções (i.e., cranial, caudal, esquerda e direita) do ponto de partida até que os órgãos-alvo estejam localizados

QUADRO 4.3 Protocolo para Avaliação do Foco Torácico com Sonografia para Traumatismo (TFAST) para detectar líquido pleural, fluido pericárdico e pneumotórax em cães (Figura 4.2)

O exame TFAST consiste na avaliação de cinco áreas:
1. Locais de drenagem torácica esquerda e direita (CTS): sonda posicionada no sétimo ao nono espaço intercostal dorsolateral
2. Visões dos sacos pericárdicos esquerdo e direito (PCS): sonda posicionada no quinto a sexto espaço intercostal ventrolateral
3. Visão diafragmático-hepática (DH): sonda posicionada no subxifoide

doença pleural que ocupe espaço ou uma hérnia diafragmática, devem ser observados. A oxigenoterapia deve ser administrada a animais que pareçam estar em dificuldades respiratórias ou que tenham outros sinais de privação de oxigênio. Radiografias torácicas ou TC torácica devem ser consideradas em pacientes traumatizados, independentemente da falta de desconforto respiratório evidente.

O uso da ultrassonografia como um teste de pronto atendimento para animais que apresentam condições emergentes vem ganhando ampla aceitação.[1] As avaliações focadas no abdome e no tórax por meio da ultrassonografia para traumatismo (AFAST e TFAST) permite a detecção de líquido peritoneal, pleural e pericárdico, além de identificar rapidamente o pneumotórax. O exame AFAST é um protocolo de quatro quadrantes (Quadro 4.2; Figura 4.1) que é realizado com o animal em decúbito direito ou esquerdo. Uma pontuação de fluido abdominal é registrada, variando de 0 (sem líquido em qualquer quadrante) a 4 (líquido peritoneal em todos os quadrantes). Os exames seriados do AFAST realizados a cada 2 a 4 horas permitem a detecção do acúmulo tardio de líquido peritoneal. O exame TFAST é uma varredura de cinco pontos que avalia o animal em decúbitos laterais direito e esquerdo (Quadro 4.3; Figura 4.2).

OXIGENOTERAPIA

Os sinais clínicos de hipoxia incluem dispneia, cianose, taquicardia, taquipneia, alterações posturais, ansiedade e/ou depressão do sistema nervoso central. Se os sinais clínicos, a gasometria arterial, a oximetria de pulso ou a doença do paciente sugerirem hipoxia, o oxigênio suplementar pode ser administrado por meio de máscara, fluxo ou cateter nasal, ou o animal pode ser colocado em uma caixa ou tenda de oxigênio.

> **NOTA** Lembre-se de que os pacientes podem estar hipóxicos sem apresentar sinais de cianose, porque mais de 5 g/dL de hemoglobina desoxigenada devem estar presentes na circulação antes que a cianose possa ser detectada. O paciente deve ter um hematócrito de aproximadamente 15% para ter 5 g de hemoglobina/dL.

O fluxo de oxigênio pode ser a maneira mais fácil de fornecer oxigênio suplementar em uma emergência (Figura 4.3; Tabela 4.4). A linha de oxigênio é posicionada a uma distância de 1 a 3 cm do nariz e boca do paciente, o que cria uma pequena área onde a fração de oxigênio inspirado (F_iO_2) é aumentada. No entanto, como requer que uma pessoa esteja presente para manter a linha de oxigênio e assegurar que o paciente não se afaste dela, e como é necessária uma alta taxa de fluxo de oxigênio, nem sempre é prático ou a melhor escolha. Além disso, não é tão eficaz quanto os outros métodos descritos a seguir.

O fornecimento de oxigênio por máscara facial é um método útil de curto prazo para fornecer oxigênio suplementar. Com uma taxa de fluxo de oxigênio de 6 a 10 L/min e uma máscara bem adaptada, uma F_iO_2 de 0,35 a 0,55 pode ser alcançada (Tabela 4.4). Esteja ciente de que as máscaras podem não ser toleradas (especialmente em animais gravemente dispneicos) e muitas vezes são difíceis de se adaptar bem

TABELA 4.4 Métodos para Suplementação de Oxigênio

Modo de Fornecimento de Oxigênio	Indicação	Taxa do Fluxo de Oxigênio	Fração de Oxigênio Inspirado
Máscara facial	Estabilização de emergência em curto prazo	6-10 L/min (verifique se a máscara facial se encaixa bem)	35-55%
Fluxo de oxigênio	Estabilização de emergência em curto prazo; máscara facial não tolerada	6-8 L/min	25-45%
Tenda ou colar elizabetano	Cateter nasal não tolerado; câmara de oxigênio não disponível	0,75-1 L/min	30-40%
Cateter nasal	Fornecimento de oxigênio no pós-operatório; fornecimento prolongado	1-6 L/min; 50-100 mL/kg/min	30-50%
Tubo nasotraqueal	Obstrução das vias respiratórias superiores; cateter nasal não tolerado	50 mL/kg/min	40-60%
Câmara de oxigênio	Fornecimento prolongado de oxigênio; acesso limitado ao paciente		40-50%

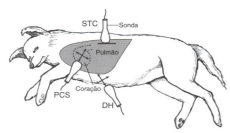

FIGURA 4.2 Cinco visualizações da avaliação do foco torácico com ultrassonografia para traumatismo (TFAST): (1) local do dreno torácico direito e esquerdo *(STC)*, (2) saco pericárdico direito e esquerdo *(PCS)*, (3) linha média diafragmática *(DH)*. (De Boysen SR, Lisciandro GR. The use of ultrasound for dogs and cats in the emergency room. *Vet Clin North Am Small Anim Pract*. 2013; 43 [4]: 773–797.)

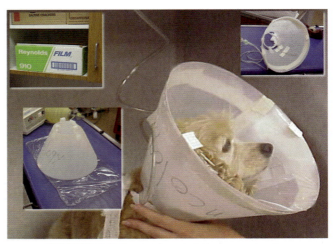

FIGURA 4.4 Tenda de oxigênio improvisada.

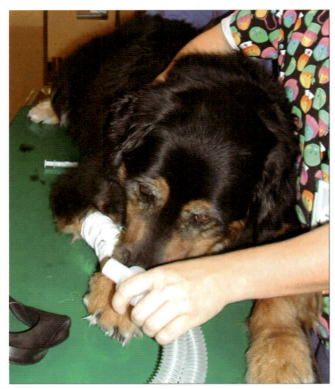

FIGURA 4.3 Um cão de raça mista de 12 anos recebendo suplementação de oxigênio por fluxo.

aos rostos de gatos e cães braquicefálicos. Uma alternativa é usar um colar elizabetano coberto com filme plástico para criar um ambiente enriquecido com oxigênio. A extremidade do tubo de oxigênio deve ser passada através do colar e fixada (Figura 4.4). Para permitir a eliminação de CO_2, faça um pequeno orifício no invólucro de plástico.

Os cateteres nasais podem ser usados quando um fornecimento de oxigênio mais prolongado do que pode ser obtido com técnicas de fluxo ou máscara facial é desejado (Quadro 4.4). Outras vantagens da administração de oxigênio por cateter nasal são que ela permite o acesso ao paciente sem perda do meio rico em oxigênio (em comparação a uma câmara de oxigênio) e é bem tolerada pela maioria dos pacientes. Quando necessário, cateteres bilaterais podem ser colocados. A taxa de fluxo de oxigênio apropriada é baseada na avaliação do grau de desconforto respiratório, da frequência e padrão respiratório, além do tamanho do paciente. A dose terapêutica inicial recomendada para suplementação de oxigênio nasal unilateral é de aproximadamente 50 a 100 mL/kg por minuto. Estas taxas de fluxo podem atingir uma F_iO_2 traqueal de aproximadamente 50%. Embora altas taxas de fluxo de gás possam ser administradas através de um único cateter nasal, essas altas taxas de fluxo estão associadas ao desconforto do paciente, à dessecação das conchas nasais e à constrição das vias respiratórias. Em tais casos, a administração de oxigênio através de cateteres nasais bilaterais pode melhorar o conforto do paciente. Os tubos nasotraqueais podem ser usados em animais, particularmente nas raças braquicefálicas, que não tolerarão um cateter intranasal (Figura 4.5; Tabela 4.4).

Uma câmara de oxigênio fornece um ambiente selado no qual a F_iO_2, a temperatura ambiente e a umidade podem ser controladas. São

QUADRO 4.4 Insuflação de Oxigênio Nasal

1. Selecione um pequeno tubo vermelho de borracha de alimentação (3,5 a 5 Fr para gatos, 5 a 8 Fr para cães) para servir como cateter e lubrifique a ponta com gel de lidocaína.
2. Coloque uma ou duas gotas de anestésico local (p. ex., lidocaína a 2% ou proparacaína) na narina.
3. Pré-mensure o cateter no canto medial do olho ou no ramo caudal da mandíbula.
4. Eleve o aspecto dorsal do nariz e insira o cateter lubrificado na narina a uma distância predeterminada.
5. Suture ou cole (p. ex., VetBond) o cateter à narina externa e focinho, e sobre o seio frontal ou ao longo da mandíbula. Com gatos, não permita que o tubo toque nos bigodes.
6. Coloque um colar elizabetano no animal.
7. Prenda o tubo a uma fonte de oxigênio e administre oxigênio umidificado para manter a saturação de oxigênio acima de 90%; tipicamente comece em 50 mL/kg min e ajuste conforme necessário.[a]

[a] Uma distensão gástrica pode ocorrer se a taxa de fluxo for muito alta.

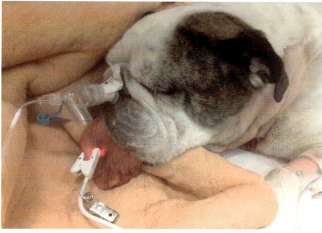

FIGURA 4.5 Um Buldogue inglês de 5 anos com intubação nasotraqueal para facilitar a recuperação pós-operatória.

desejadas temperatura ambiente de 21 °C e umidade relativa de 40 a 50%. A principal desvantagem de uma câmara de oxigênio é que esta isola o paciente do clínico, pois cada vez que a porta da câmara de oxigênio é aberta há uma perda do ambiente rico em oxigênio.

FLUIDOTERAPIA

A fluidoterapia deve ser iniciada se houver suspeita de hemorragia ou choque (Tabela 4.5). O volume normal de sangue dos cães é de aproximadamente 90 mL/kg e o dos gatos é de aproximadamente 60 a 70 mL/kg. O tratamento da hipovolemia aguda pretende estabelecer um volume sanguíneo circulante que permita uma perfusão tecidual adequada. Geralmente, os pacientes hipovolêmicos podem receber fluidos isotônicos poliônicos por via intravenosa na primeira hora (60 a 90 mL/kg em cães, 45 a 60 mL/kg em gatos) sem efeitos adversos; entretanto, pacientes com doença renal grave, cardiovascular ou pulmonar podem ser menos tolerantes à administração rápida de líquidos. Comumente, um quarto a metade da dose de choque calculada é administrado durante 15 a 30 minutos, e o paciente é cuidadosamente reavaliado em relação a mudanças nos sinais vitais. Se a hemodiluição não for uma preocupação, soluções eletrolíticas balanceadas (p. ex., solução de Ringer lactato, Normosol-R) podem ser fornecidas. A duração da ação dos cristaloides infundidos é curta, com apenas aproximadamente 10% da solução permanecendo no espaço intravascular em 1 hora.

A ressuscitação volumétrica com volume limitado (LVFR; do inglês, *limited-volume fluid resuscitation*) é um meio alternativo para animais que apresentam choque hemorrágico. O menor volume de fluido necessário para restaurar o volume intravascular é utilizado, minimizando, assim, o extravasamento de fluido para o interstício e diminuindo o risco de ruptura do coágulo sanguíneo. Os protocolos LVFR normalmente usam solução salina hipertônica ou coloides em vez de soluções cristaloides.

As soluções salinas hipertônicas são benéficas para reduzir as necessidades totais de fluidos, limitar o edema e aumentar o débito cardíaco. A adição de um coloide (p. ex., hidroxietilamido, plasma) à solução salina hipertônica prolonga o efeito da expansão de volume. No entanto, animais que apresentam nefropatia com perda de proteínas e enteropatia rapidamente eliminam a albumina que recebem do plasma, tornando-o um tratamento dispendioso e pouco eficaz. Os coloides sintéticos são uma opção melhor nesses pacientes. Os coloides também podem ser considerados para animais que são hipoproteinêmicos (i.e., sólidos totais menores que 4,5 g/dL). O plasma fresco congelado (PFC) é benéfico para pacientes que necessitam de fatores de coagulação por causa do consumo ou da diluição (p. ex., quando grandes doses de coloides sintéticos foram administradas). A maior preocupação pré-operatória em pacientes anêmicos é manter a capacidade de transportar oxigênio; portanto, transfusões (i.e., sangue total ou concentrado de hemácias) podem ser necessárias em pacientes anêmicos. Os animais com um volume globular (VG) pré-operatório menor ou igual a 20% normalmente se beneficiam de transfusões. A quantidade de sangue do doador necessária pode ser estimada pela fórmula apresentada no Quadro 4.1.

Soluções Cristaloides

Cristaloides são soluções contendo solutos eletrolíticos e não eletrolíticos capazes de entrar em todos os compartimentos dos fluidos corporais. As vantagens da fluidoterapia com cristaloides incluem a reposição de perdas intersticiais e intravasculares, o comprometimento mínimo da coagulação e a ausência de risco de reação alérgica, além de baixo custo e ampla disponibilidade. A principal desvantagem é a duração limitada da expansão do volume IV quando se utiliza apenas o tratamento com cristaloides. Grande volume de administração de cristaloides pode contribuir para a diminuição da pressão oncótica coloidal, resultando em edema tecidual e outras consequências graves.

Exemplos de soluções cristaloides incluem **Normosol-R, solução de Ringer lactato, dextrose a 5%, Plasma-lite A** e **solução salina normal (0,9%)**. A suplementação destes fluidos com cloreto de potássio (KCl) é indicada se o paciente estiver hipopotassêmico ou tiver chances de desenvolver hipopotassemia (p. ex., por vômito). Uma escala móvel para adição de potássio a fluidos administrados por via parenteral é fornecida na Tabela 4.6. A mistura completa da solução cristaloide após a adição de KCl deve ser realizada para evitar uma infusão de potássio potencialmente fatal.

A escolha do fluido a administrar depende da natureza do processo patológico e da composição dos fluidos corporais perdidos. Os pacientes que apresentam êmese com conteúdo gástrico podem se tornar hipopotassêmicos ou hipoclorêmicos. Eles podem desenvolver alcalose metabólica (p. 398), e, neste caso, NaCl a 0,9% com 20 a 30 mEq KCl por litro é uma escolha razoável, ou podem se tornar acidóticos. O estado acidobásico não pode ser previsto com precisão. Se o vômito não for principalmente do conteúdo estomacal, o Ringer lactato pode ser usado inicialmente enquanto são aguardados os resultados laboratoriais.

A **solução salina hipertônica** (7,2%) pode ser usada para restauração do volume intravascular em pacientes com choque hipovolêmico grave ou traumatismo craniano. Seu uso requer hidratação normal preexistente

TABELA 4.5 — Hemoderivados e Fluidos: Indicações de Uso e Doses

Produtos	Indicações	Taxa de Infusão
Soluções cristaloides isotônicas[a]	Choque, Desidratação, Manutenção	*Cães*: Até 90 mL/kg (até fazer efeito) *Gatos*: Até 60 mL/kg (até fazer efeito) A taxa de manutenção é de aproximadamente 66 mL/kg/dia para um cão de 10 kg; cães maiores precisam de menos (p. ex., 44 mL/kg/dia para um cão de 40 kg) e cães menores precisam de mais (p. ex., 81 mL/kg/dia para um cão de 5 kg)
Hidroxietilamido	Choque, Hipoalbuminemia	*Cães*: 10-20 mL/kg/h (choque) *Gatos*: 10-15 mL/kg/h ao longo de 10-15 minutos (choque) 5-10 mL/kg (pode ser repetido) ou infusão constante (1-2 mL/kg/h) até 20 mL/kg/dia (hipoalbuminemia)
Pentamido	Choque, Hipoalbuminemia	*Cães*: 10-20 mL/kg/h (choque) *Gatos*: 10-15 mL/kg/h (choque) 5-10 mL/kg (pode repetir) ou infusão constante (1-2 mL/kg/h) até 20 mL/kg/dia (hipoalbuminemia)
Albumina humana sérica 25%	Choque, Hipoalbuminemia	5-25 mL/kg; volume máximo 2-4 mL/kg (*bolus* ou infusão lenta) 0,1-1,7 mL/kg/h como infusão constante[b]
Solução salina hipertônica a 7%[c]	Choque, Hipoalbuminemia	4 mL/kg em 5 min, em seguida, cristaloides isotônicos (10-20 mL/kg/h) até fazer efeito
Sangue total fresco	Anemia, Hemorragia, Coagulopatia, Choque	10-22 mL/kg (Quadro 4.1); em geral, 2 mL/kg elevarão o hematócrito em 1% Para choque: 22 mL/kg/h no máximo
Sangue total armazenado	Anemia, Hemorragia	10-22 mL/kg (Quadro 4.1); em geral, 2 mL/kg elevarão o hematócrito em 1%
Concentrado de hemácias	Anemia, Hemorragia	6-10 mL/kg e depois reavaliar o hematócrito para determinar se é necessário mais; em geral, 1 mL/kg elevará o hematócrito em 1%
Plasma rico em plaquetas	Trombocitopenia, Coagulopatia	1 unidade/3-10 kg
Plasma fresco congelado	Coagulopatia, Hipoproteinemia, CID	10-20 mL/kg; reavaliar a albumina sérica ou a concentração de AT III para determinar se mais é necessário
Crioprecipitado	Doença de von Willebrand, Hemofilia	1 unidade/5-15 kg
Oxiglobina	Anemia, Choque	Cães: 15-30 mL/kg a uma taxa máxima de 10 mL/kg/h Gatos: 5-10 mL/kg a uma taxa máxima de 5 mL/kg/h

AT III, Antitrombina III; *CID*, coagulação intravascular disseminada.
[a]Monitorar a pressão venosa central para evitar sobrecarga de líquidos.
[b]De Mathews KA, Barry M. The use of 25% human serum albumin: outcome and efficacy in raising serum albumin and systemic blood pressure in critically ill dogs and cats. *J Vet Emerg Crit Care*. 2005;15:110.
[c]Para prolongar o efeito da solução salina hipertônica, o hidroxietilamido ou outro coloide pode ser administrado simultaneamente. Não exceda a taxa máxima para qualquer fluido.

TABELA 4.6 — Escala Móvel para Suplementação de Potássio

Potássio Sérico (mEq/L)	mEq KCl para Adicionar a 250 mL de Fluido	Taxa Máxima de Infusão Fluida (mL/kg/h)
< 2,0	20	6
2,1-2,5	15	8
2,6-3,0	10	12
3,1-3,5	7	16

[a]Não exceda 0,5 mEq/kg/h.

e, portanto, a solução salina hipertônica é útil principalmente em cães ou gatos com desenvolvimento súbito de hipovolemia, em vez de hipovolemia por desidratação não tratada. Se for administrado em *bolus* rápido, pode ocorrer hipotensão e pode ser fatal. Doses menores devem ser usadas em pacientes com doença cardíaca, e a pressão venosa central deve ser monitorada durante a administração. A solução salina hipertônica deve ser evitada em pacientes com desidratação grave e condições hiperosmolares. É administrada como uma infusão IV (1 mL/kg por minuto) em uma dose de 4 a 6 mL/kg, ou pode ser usada para ressuscitação fluídica de baixo volume.

Soluções de Coloides

Os coloides são substâncias de elevado peso molecular (p. ex., plasma, dextranos e hidroxietilamido) que estão restritas ao compartimento do plasma devido ao seu tamanho. Estas soluções são frequentemente utilizadas em animais em choque ou que são gravemente hipoalbuminêmicos (i.e., albumina do soro <1,5 g/dL); entretanto, os coloides devem ser usados com cautela devido ao potencial de resultados adversos (consulte a Nota na próxima página). Os fatores que influenciam a duração e o volume da expansão intravascular associados aos coloides artificiais são as espécies animais, a dose, a formulação coloide específica, o estado do volume intravascular pré-infusão e a permeabilidade microvascular. Após a administração, a albumina desaparece rapidamente do espaço intravascular; no entanto, os coloides sintéticos contêm moléculas que variam em peso molecular. As moléculas menores são rapidamente excretadas, enquanto as moléculas maiores permanecem na circulação e são gradualmente hidrolisadas ou removidas pelo sistema reticuloendotelial. Os benefícios do tratamento com coloides incluem expansão rápida de volume com administração de baixo volume em comparação com os cristaloides. O volume calculado de terapia cristaloide necessário pode ser reduzido em 40% a 60% quando administrada concomitantemente com coloide sintético ou natural para alcançar os mesmos resultados esperados. As desvantagens das soluções coloidais incluem possíveis reações alérgicas, possível comprometimento renal, interferência na coagulação e aumento de despesas.

Os coloides artificiais utilizados com mais frequência nos Estados Unidos são o **hidroxietilamido (*hetastarch*)** e a **dextrana 70**. A dosagem recomendada para ambos é de 20 mL/kg por dia (Tabela 4.5). Todos os coloides artificiais comumente usados podem causar coagulação anormal quando grandes doses são administradas, quando administradas repetidamente ou quando há redução da degradação intravascular. Essas coagulopatias podem estar associadas à redução do fator VIII e do fator de von Willebrand. As dextranas de baixo peso molecular (p. ex., dextrana 40) podem estar associadas a insuficiência renal aguda e não devem ser usadas.

> **NOTA** Use coloides criteriosamente, pois estudos sugeriram que seu uso pode estar associado a um risco aumentado de lesão renal aguda ou morte.[2]

A **albumina** tem um peso molecular de aproximadamente 69.000 dáltons e é mais comumente administrada a pequenos animais como plasma armazenado ou plasma fresco congelado, sangue total armazenado ou sangue total fresco. Como ela se equilibra com o espaço intersticial rapidamente, volumes relativamente grandes devem ser administrados para se obter um aumento sustentado na pressão osmótica coloidal (POC) plasmática. O plasma pode ser administrado a uma taxa de 4 a 6 mL/min em uma crise aguda de hipovolemia, enquanto em pacientes normovolêmicos, o plasma pode ser administrado de 6 a 22 mL/kg em um período de 24 horas.

A **albumina sérica humana** (HSA; do inglês, *human serum albumin*) pode ser usada para expansão de volume, porém é mais frequentemente utilizada para tratamento da hipoalbuminemia grave. A hipoalbuminemia é frequentemente uma consequência de doenças graves e está associada ao aumento da morbidade e mortalidade em humanos e cães (Quadro 4.5). Demonstrou-se que a HSA aumenta efetivamente a albumina sérica, os sólidos totais e a POC em cães criticamente doentes. No entanto, a administração de HSA é controversa, uma vez que tem sido (raramente) associada a reações adversas graves, incluindo a morte. Existem dados variáveis na literatura veterinária sobre a incidência de complicações com o uso da HSA, com um baixo número de reações adversas leves relatadas em alguns estudos e várias complicações sérias potencialmente atribuíveis à administração de HSA em outros.[3] Além disso, a HSA mostrou ser altamente antigênica em cães doentes e normais e apresenta um risco significativo se administrada mais de uma vez. Os objetivos para a administração da HSA em cães são aumentar a albumina sérica para 2,0 a 2,5 g/dL e a POC para 14 a 20 mmHg (Quadro 4.6).

Hemoderivados

O **sangue total** é o produto sanguíneo mais comumente transfundido em cães e gatos. Contém o sangue de doador e anticoagulante. Embora nenhum padrão tenha sido estabelecido para o volume de sangue que constitui uma unidade, um sistema de coleta humano geralmente contém aproximadamente 450 mL de sangue e 63 mL de anticoagulante e é designado como uma unidade. O sangue total contém hemácias, fatores de coagulação, proteínas e plaquetas. A dose inicial é de 10 a 22 mL/kg (Tabela 4.5).

O **concentrado de hemácias** são as hemácias e uma pequena quantidade de plasma que permanecem após a maior parte do plasma ter sido removida. Aproximadamente 200 mL de concentrado de hemácias são obtidos a partir de 450 mL de sangue total. Como os concentrados de hemácias não contêm fatores de coagulação ou plaquetas, eles são normalmente usados para tratar a anemia. A dose inicial é de 6 a 10 mL/kg (Tabela 4.5). O **PFC** é o plasma obtido a partir de uma unidade de sangue total mais o anticoagulante. Se congelados a −30 °C, os fatores de coagulação contidos no PFC permanecem viáveis por aproximadamente 1 ano, enquanto a albumina é preservada por 5 anos. A dose de plasma necessária para aumentar a concentração de albumina no sangue em 1 g/dL é de aproximadamente 45 mL/kg, o que torna o custo de seu uso na maioria dos animais hipoproteinêmicos proibitivo. É tipicamente usado para tratar coagulopatias que surgem de uma deficiência congênita de fatores de coagulação (p. ex., doença de von Willebrand ou hemofilia). A dose é de 10 a 20 mL/kg. O **plasma rico em plaquetas** e os concentrados de plaquetas são preparados a partir do sangue total fresco por centrifugação lenta. As plaquetas são então suspensas no plasma para transfusão. As plaquetas transfundidas podem ser rapidamente destruídas em pacientes com trombocitopenia imunomediada. O **crioprecipitado** é uma fonte concentrada do fator de von Willebrand, dos fatores XIII e VIII e do fibrinogênio. É principalmente utilizado para tratar os distúrbios de coagulação correspondentes (i.e., doença de von Willebrand e hemofilia).

As **transfusões de sangue total** estão prontamente disponíveis em muitas práticas. O sangue total deve ser sorotipado para evitar reações alérgicas em cães e gatos. Os tipos de soro estão disponíveis para seis tipos de sangue em cães (antígeno eritrocitário canino [DEA] 1.1, 1.2, 3, 4, 5, 7) e três em gatos (A, B, AB). O tipo de sangue canino mais antigênico parece ser o DEA 1.1. Um cão DEA 1.1-negativo que tenha sido previamente sensibilizado com sangue DEA-1.1 positivo desenvolverá uma reação transfusional hemolítica aguda após transfusões repetidas de sangue tipo DEA 1.1-positivo, de modo que a tipagem sanguínea de doador de sangue e paciente antes da primeira transfusão é recomendada ou, pelo menos, antes de uma segunda transfusão, se forem utilizados apenas doadores de sangue negativos para DEA 1.1.

Há ampla variação geográfica e de raça na proporção de gatos tipo B. Acredita-se que mais de 99% dos gatos domésticos nos Estados Unidos sejam tipo A, mas esse número pode estar diminuindo. A frequência de gatos tipo B é marcadamente maior na Austrália, Ásia e Europa.

QUADRO 4.5 Consequências da Hipoalbuminemia Grave

- Disfunção orgânica sistêmica
- Edema pulmonar
- Cicatrização deficiente e tardia
- Íleo gastrointestinal
- Edema intersticial
- Hipercoagulabilidade
- Aumento da morbidade e mortalidade

QUADRO 4.6 Cálculo para Corrigir a Hipoalbuminemia

Plasma Fresco Congelado
Plasma (mL) = TS receptor desejado (g/dL) − TS receptor (g/dL) × 50/TS doador (g/dL)

25% de Albumina Sérica Humana (Diluída a 5 a 10%)
Déficit de albumina (g) = 10 × (Albumina sérica desejada − Albumina sérica do paciente) × Peso corporal (kg) × 0,3

TS, sólidos totais.

Os gatos desenvolvem anticorpos naturais contra tipos sanguíneos estranhos que resultam na destruição prematura de hemácias transfundidas, reações transfusionais clinicamente graves e isoeritrólise neonatal. Os gatos tipo B que recebem sangue tipo A tipicamente desenvolvem uma reação transfusional rápida e potencialmente fatal após uma única transfusão de um pequeno volume de sangue. Os gatos tipo A que recebem sangue tipo B podem desenvolver uma reação transfusional leve, que muitas vezes não é clinicamente aparente; no entanto, o hematócrito normalmente cai para os níveis pré-transfusão em poucos dias após a transfusão. Os filhotes tipos A e AB nascidos de mãe tipo B recebendo aloanticorpos anti-A pelo colostro correm o risco de desenvolver isoeritrólise durante os primeiros dias de vida. O tipo AB é extremamente raro em gatos domésticos e o sangue de um doador tipo A é adequado. A correspondência cruzada deve ser realizada para detectar anticorpos no plasma do receptor ou doador.

Em uma hemorragia maciça, o sangue pode ser administrado o mais rápido possível. É mais sensato começar em pacientes estáveis com uma dose baixa (i.e., 0,25 mL/kg) para determinar se uma reação transfusional é provável (Tabela 4.5). Se nenhuma reação adversa for notada, a taxa pode ser aumentada. Uma dose de 4 mL/kg por hora tem sido recomendada como o limite superior em pacientes com doença cardíaca. O volume de sangue total ou concentrado de hemácias necessário para elevar o hematócrito do paciente ao nível desejado (geralmente 25% a 30% em cães e 20% em gatos) pode ser calculado usando a fórmula apresentada no Quadro 4.1. As reações transfusionais podem ser agudas ou crônicas. A incidência de reações transfusionais em cães e gatos tem sido relatada em até 15%, e esse risco aumenta em animais receptores não tipados ou não compatíveis. Os cães com doença imunomediada parecem estar sob maior risco. As reações transfusionais são classificadas como imunológicas ou não imunológicas e agudas ou tardias. As reações imunológicas agudas incluem hemólise imunomediada, reações não hemolíticas febris e reações de hipersensibilidade. As reações agudas não imunológicas incluem hemólise não imunomediada, sobrecarga de volume, hipocalcemia, embolia gasosa e contaminação bacteriana levando à sepse. A reação transfusional tardia é tipicamente manifestada como hemólise imunomediada 3 a 5 dias pós-transfusão. A pré-medicação prévia à transfusão sanguínea com anti-histamínicos ou corticosteroides não parece reduzir o risco de reações transfusionais.

Se houver suspeita de uma reação aguda, a transfusão deve ser imediatamente descontinuada. Para reações leves (febre, urticária), a transfusão pode ser frequentemente continuada em um ritmo mais lento. Os glicocorticoides de curta duração (succinato de metilprednisolona 30 mg/kg IV dose única ou fosfato sódico de dexametasona 0,5 a 1 mg/kg IV dose única) e anti-histamínicos (difenidramina 2 mg/kg IV) também podem ser administrados. Os anti-histamínicos também são frequentemente fornecidos antes da administração de hemoderivados ou plasma para ajudar a prevenir reações leves. As reações mais graves devem receber terapia com fluidos IV e ser monitoradas de perto e tratadas quanto a sinais de choque, coagulação intravascular disseminada, insuficiência renal e sepse.

> **NOTA** Os fluidos portadores de oxigênio ou substitutos do sangue à base de hemoglobina foram aprovados para uso em cães; no entanto, a disponibilidade de tais produtos tem sido inconsistente e não confiável há vários anos.

Fluidoterapia Intraoperatória

A fluidoterapia intraoperatória deve levar em consideração os efeitos da anestesia e da cirurgia na hemodinâmica dos fluidos. Uma taxa de dosagem de 10 a 15 mL/kg por hora de fluidos cristaloides durante a cirurgia é geralmente recomendada para compensar a hipotensão e manter a perfusão durante a anestesia. As taxas menores (5 mL/kg por hora) podem ser adequadas para pacientes saudáveis submetidos a procedimentos eletivos. Recomenda-se o uso de fluidos preaquecidos, especialmente para pacientes jovens ou filhotes.

Se as perdas de sangue excederem 10% do volume de sangue em um animal com hematócrito e proteínas totais normais, a reposição de sangue durante a cirurgia está indicada. Embora um animal acordado possa tolerar uma perda aguda de sangue de até 25% do seu volume total, os animais anestesiados são menos tolerantes a uma rápida perda de sangue. A perda de sangue durante a cirurgia deve ser calculada contando-se as esponjas saturadas com sangue e aplicadores com ponta de algodão e monitorando o sangue aspirado do campo. Como regra geral, uma esponja encharcada de sangue (4 × 4) conterá 5 a 10 mL de sangue, enquanto uma esponja de laparotomia saturada com sangue (com solução salina estéril) conterá até 50 mℓ de sangue. Para estimar a quantidade de sangue perdido nos fluidos aspirados, o hematócrito do fluido extraído pode ser multiplicado pelo volume de fluido aspirado, e este resultado, dividido pelo hematócrito do paciente.

LISTA DE VERIFICAÇÃO DE SEGURANÇA CIRÚRGICA

Na medicina humana, uma redução significativa nas complicações e mortalidade pós-operatória tem sido associada ao uso de listas de verificação de segurança cirúrgica. A implementação do uso de listas de verificação também deve ser considerada para os hospitais veterinários, pois um estudo recente encontrou uma diminuição significativa na frequência e na gravidade das complicações pós-operatórias. A Figura 4.6 é um exemplo de uma lista de verificação cirúrgica usada em um hospital acadêmico de ensino veterinário.

CAPÍTULO 4 Cuidado Pré e Intraoperatório do Paciente Cirúrgico

Hospital Veterinário: Lista de Verificação de Segurança Cirúrgica

Data:_____

Médico clínico:_____

Localização do paciente: Anestesia ___

Local de preparação cirúrgica confirmado com margens identificadas
- **Locais de enxerto incluídos?**

Posicionamento do paciente confirmado _____

Imagens exibidas/configuração no CC? (circule todos que se aplicam)

RADS/TC/RM   C-ARM   Tower/RIS

Preocupações do paciente: Infecciosas, alergias ETC.

_____

Profilaxia antibiótica no paciente é necessário? **Sim   Não aplicável**

Pré-operatório (antes da incisão) ___

Todos os membros da equipe se apresentam e a equipe **confirma o paciente:**

- Identidade
- Procedimento_____
- Local_____

D   E   Não aplicável

Os antibióticos foram iniciados?
Sim   Não aplicável
Confirme a notificação do cliente
Cirurgião: informe à equipe sobre complicações antecipadas
Anestesia: Informe à equipe como o paciente está indo anestesicamente
- Carrinho de emergência, tipagem sanguínea ETC.

Enfermeiro: Aborde as preocupações dentro do CC

Identificação do paciente

Continuação pré-operatória

Analgesia pós-operatória

O paciente pode receber AINE?

Sim_____   Não

Confirme o destino pós-operatório do paciente (circule todos os que se aplicam)

Unidade coronariana   Cuidados intensivos   Radiologia

Pós-operatório (início do fechamento) ___

Enfermeiro confirma com equipe:

Alguma preocupação com equipamentos?
(Luzes, equipamentos elétricos, endoscópios etc.)

Não
Sim_____

Lembrete de remoção de sutura em bolsa de tabaco

Amostra(s) correta(s):

Sim: -Etiquetada   Não aplicável

-Arquivada

-Carimbada

Cobrança completa

FIGURA 4.6 Exemplo de uma lista de verificação de segurança cirúrgica.

REFERÊNCIAS BIBLIOGRÁFICAS

1. Boysen SR, Lisciandro GR. The use of ultrasound for dogs and cats in the emergency room: AFAST and TFAST. *Vet Clin North Am Small Anim Pract.* 2013;3:4.
2. Hayes G, Benedicenti L, Mathews K. Retrospective cohort study on the incidence of acute kidney injury and death following hydroxyethyl starch (HES 10% 250/0.5/5:1) administration in dogs (2007-2010). *J Vet Emerg Crit Care.* 2016;26:35.
3. Loyd KA, Cocayne CG, Cridland JM, et al. Retrospective evaluation of the administration of 25% human albumin to dogs with protein-losing enteropathy: 21 cases (2003-2013). *J Vet Emerg Crit Care.* 2016;25:587.

5

Preparação do Sítio Cirúrgico

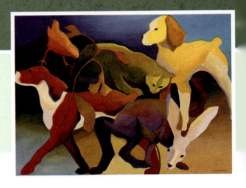

A flora microbiana endógena (especialmente *Staphylococcus pseudintermedius*) é a fonte mais comum de **infecção do sítio cirúrgico** (ISC) em cães.[1] O termo *ISC* é mais apropriado que "contaminação da ferida cirúrgica" porque inclui infecção que resulta diretamente de procedimentos cirúrgicos que envolvem outras áreas do corpo, como órgãos ou espaços internos que são manipulados durante a cirurgia (Quadro 9.1). A **antissepsia** é a prevenção da sepse, por impedir ou inibir o crescimento de microrganismos residentes e transitórios.

Organismos normais ou residentes vivem nas camadas cornificadas superficiais da pele e nos folículos capilares externos. O *S. pseudintermedius* pode ser cultivado a partir da pele da maioria dos cães normais e é o principal patógeno bacteriano da pele nesta espécie. Os estafilococos podem causar uma ampla gama de infecções quando o sistema imunológico fica comprometido ou quando há comorbidades selecionadas (i.e., insuficiência renal, insuficiência cardíaca congestiva, diabetes). Outros patógenos transitórios na pele canina incluem *Enterococcus* spp., *Klebsiella* spp., *Pasteurella* spp. e *Streptococcus* spp. Reduzir ou eliminar a exposição a esta flora é extremamente importante durante a cirurgia. Embora seja impossível esterilizar a pele sem prejudicar sua função protetora natural e interferir na cicatrização de feridas, a preparação pré-operatória adequada reduz o número de bactérias e a probabilidade de infecção.

A prevalência de ISC é uma preocupação importante devido ao aumento associado da incidência de morbidade e mortalidade, tempo de internação e custo dos cuidados com os pacientes no pós-operatório. Apesar de dados semelhantes não estarem disponíveis para hospitais veterinários, em 2007 estimou-se que os custos médicos diretos para hospitais dos Estados Unidos de todas as infecções hospitalares entre pacientes hospitalares estavam entre US$ 28,4 e US$ 45 bilhões.[2] As medidas preventivas pré-operatórias que podem reduzir o risco de ISC incluem a administração de profilaxia antimicrobiana (Capítulo 9) e a utilização adequada de agentes antissépticos da pele para a equipe cirúrgica (Capítulo 6) e para o paciente. Entre os pacientes humanos com ISC que morrem no período pós-operatório, o óbito esteve diretamente relacionado com ISC em mais de 75% dos casos;[3] assim, é imperativo que os veterinários e sua equipe sejam proativos em prevenir a infecção durante a cirurgia, usando técnicas e soluções adequadas para preparar a pele para a cirurgia.

RESTRIÇÕES ALIMENTARES

Em animais adultos, a ingestão de alimentos é geralmente restrita de 8 a 12 horas antes da indução anestésica para evitar êmese intra ou pós-operatória e pneumonia por aspiração. Períodos mais curtos podem ser recomendados em alguns cães de raças pequenas para prevenir hipoglicemia. O acesso à água geralmente não é reduzido. As cirurgias do intestino grosso (Capítulo 18) frequentemente requerem preparações especializadas (p. ex., restrição dietética por 48 horas) e/ou antibióticos entéricos (p. ex., canamicina oral, neomicina, penicilina G, metronidazol). Os alimentos não devem ser retirados de animais jovens por mais de 4 a 6 horas, porque a hipoglicemia pode ocorrer.

EXCREÇÕES

O animal deve ter permissão para defecar e urinar logo antes da indução anestésica. A cirurgia colônica pode requerer o uso de enemas (Capítulo 18). Uma bexiga urinária vazia geralmente facilita os procedimentos abdominais. Se a urina não for evacuada naturalmente, a bexiga pode ser comprimida por meio manual com o animal sob anestesia geral, ou um cateter uretral estéril pode ser passado para a bexiga.

TRATAMENTO DO PELO

Antes de um paciente estar preparado para a cirurgia, a identidade do paciente, o procedimento cirúrgico a ser realizado e o local da cirurgia devem ser verificados (ver lista de verificação pré-operatória; Figura 4.6). Em alguns casos, banhar o animal no dia anterior à cirurgia para remover pelos soltos, detritos e parasitos externos pode ser necessário. Sempre que possível, uma infecção remota ao local da cirurgia deve ser identificada e tratada antes que uma operação eletiva seja realizada. Os procedimentos eletivos devem ser adiados até que a infecção seja resolvida.

O pelo deve ser removido o mais próximo possível da cirurgia, e a tricotomia sempre deve ocorrer fora da sala onde o procedimento cirúrgico será realizado (p. ex., na sala de preparação). **A remoção dos pelos na noite anterior à cirurgia está associada a uma taxa de infecção superficial da pele significativamente maior do que a remoção do pelo imediatamente antes da cirurgia.** O local da cirurgia deve ser identificado, e o pelo deve ser aparado ao redor do local proposto para a incisão, de modo que a incisão possa ser estendida dentro de um campo estéril (Figura 5.1). A área preparada deve ser grande o suficiente para acomodar a extensão da incisão, incisões adicionais (se necessário) e todos os possíveis locais de drenagem. Também deve ser grande o suficiente para evitar a contaminação inadvertida da ferida se os campos cirúrgicos se movimentarem durante o procedimento. Uma diretriz geral é depilar pelo menos 20 cm de cada lado da incisão. O pelo pode ser removido de forma mais eficaz com um tricotomizador elétrico e uma lâmina de tosa nº 40. Os pacientes com pelo denso podem ser tricotomizados primeiramente com uma lâmina grossa (nº 10); quanto maior o número da lâmina, menor será o restante do pelo. O tricotomizador elétrico deve ser manipulado segurando-se da mesma forma que se segura um lápis, e o recorte inicial deve ser feito no sentido do padrão de crescimento do pelo. O recorte subsequente deve ser contra o padrão de crescimento dos pelos para obter uma tricotomia mais rente. Os cremes depilatórios são menos traumáticos que outros métodos de remoção de pelos, mas induzem uma reação linfocítica dérmica leve. Eles são mais úteis em áreas irregulares, onde a depilação adequada é difícil. As lâminas de barbear são ocasionalmente usadas para remoção de pelos (p. ex.,

CAPÍTULO 5 Preparação do Sítio Cirúrgico

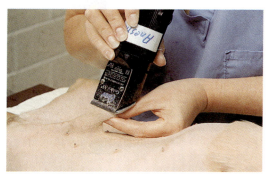

FIGURA 5.1 Corte de modo liberal o pelo ao redor do local de incisão proposto para que a incisão possa ser estendida dentro de um campo estéril. Em cães-machos, certifique-se de cortar o pelo do prepúcio.

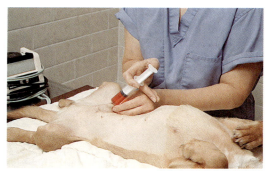

FIGURA 5.3 Lave o prepúcio de cães-machos com solução antisséptica antes de realizar a preparação estéril.

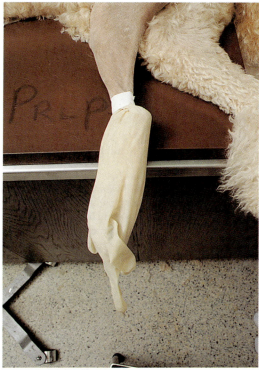

FIGURA 5.2 Para procedimentos de membros que não exijam a exposição da pata, exclua-a da área cirúrgica colocando uma luva de látex sobre a extremidade distal e prendendo-a ao membro com fita adesiva. Enrole a luva com fita adesiva ou Vetrap.

Antes de o animal ser transportado para o centro cirúrgico, o local da incisão recebe uma limpeza geral e pomadas e lubrificantes oftálmicos são aplicados na córnea e na conjuntiva. Estudos sugerem que o uso de suprimentos *limpos*, em vez de estéreis, para essa preparação inicial de limpeza não influencia a taxa de infecção se a pele estiver intacta. Lesões, escoriações, irritações, erupções cutâneas, dermatites, queimaduras, áreas desnudas ou traumatizadas ou outras condições médicas semelhantes que possam fornecer um portal de entrada para um patógeno não devem estar presentes. Em cães-machos submetidos a procedimentos abdominais, o prepúcio deve ser lavado com uma solução antisséptica (Figura 5.3). A pele é lavada com sabonetes germicidas para remover detritos e reduzir as populações bacterianas. A área é bem ensaboada até que toda a sujeira e a gordura tenham sido removidas. Esta é uma esfoliação generosa que geralmente envolve os pelos ao redor do local de operação para remover pelos soltos e pelos que podem ser cortados durante a cobertura com campos cirúrgicos.

As soluções de lavagem comumente usadas incluem iodóforos, gliconato de clorexidina (CHG), álcoois, hexaclorofeno e sais de quaternário de amônio. O álcool não é eficaz contra os esporos, mas produz uma rápida morte de bactérias e atua como agente desengordurante. O álcool, por si só, não é recomendado, mas é comumente usado em conjunto com CHG ou iodopovidona (PVI; ver adiante). O hexaclorofeno e sais de quaternário de amônio são menos eficazes que outros agentes disponíveis e não são mais recomendados para preparação pré-operatória da pele. É importante evitar a abrasão da pele ao se esfregar excessivamente com esponjas de gaze.

POSICIONAMENTO

Antes da aplicação estéril do germicida epidérmico, o animal é movido para a sala de cirurgia, posicionado de modo que o local da cirurgia seja acessível ao cirurgião, e imobilizado com cordas, sacos de areia, canaletas, fita adesiva ou dispositivos de posicionamento ativados por vácuo. Quando estas restrições são aplicadas, a interferência na função respiratória e na circulação periférica, bem como na musculatura e sua inervação, deve ser evitada. Os dispositivos de monitoramento devem ser conectados ou as conexões devem ser checadas novamente após o paciente estar posicionado. Os dispositivos de circulação de ar quente (p. ex., sistemas de circulação de água ou eletrodos de aquecimento (Capítulo 3) são colocados ao lado ou sobre o paciente, dependendo do local da incisão cirúrgica. Se o eletrocautério for usado, a placa de aterramento deve ser posicionada sob o paciente. Se uma preparação de perna pendente tiver que ser feita, o membro deve ser cuidadosamente suspenso com fita adesiva a partir de um suporte para acesso IV.

ao redor do olho), mas podem causar microlacerações na pele que podem aumentar a irritação e promover a infecção. Após a remoção dos pelos estar completa, os pelos soltos são removidos por aspiração.

Para procedimentos de membros em que a exposição da pata seja desnecessária, esta pode ser excluída da área cirúrgica colocando-se uma luva de látex sobre a extremidade distal e prendendo-a ao membro com uma fita (Figura 5.2). A luva deve ser coberta com fita adesiva ou fita de bandagem autoaderente (p. ex., Vetrap, Cohere, Coban). O pé é então colocado no campo estéril (ver adiante). Para melhorar a manipulação dos membros durante a cirurgia, uma preparação da perna pendente pode ser feita. O pelo do membro é aparado circunferencialmente e, em seguida, o membro é pendurado no suporte de solução intravenosa (IV) durante a preparação, para permitir que todos os lados sejam lavados.

PREPARAÇÃO DA PELE ESTÉRIL

Os objetivos da preparação pré-operatória da pele são: (1) remover microrganismos do solo e transitórios da pele, (2) reduzir a contagem microbiana residente a níveis subpatogênicos em um curto espaço de tempo e com a menor quantidade de irritação tecidual, e (3) inibir o rápido crescimento de microrganismos. A preparação "estéril" começa após o posicionamento do animal ter sido completado. Para algumas soluções, esponjas de gaze são esterilizadas em um pacote, junto com tigelas nas quais os germicidas podem ser despejados. As soluções mais novas que são pré-embaladas com um aplicador não requerem esponjas e podem ser mais econômicas (ver adiante). Manuseie as esponjas com uma pinça de esponja estéril ou a mão enluvada usando técnica asséptica. Use sua mão dominante para executar a preparação estéril e sua mão menos dominante para recuperar esponjas da tigela de preparação. Transferir as esponjas estéreis para a mão dominante antes de esfregar o animal ajuda a garantir que a mão que apanha as esponjas não seja contaminada durante o procedimento. Comece esfregando no local da incisão, geralmente perto do centro da área recortada. Use um movimento de lavagem linear ou circular, movendo do centro para a periferia. Não devolva as esponjas da periferia para o centro porque as bactérias podem ser transferidas para o local da incisão; descarte as esponjas depois de atingir a periferia.

> **NOTA** Usar círculos concêntricos, em vez de uma preparação horizontal ou linear, não vem mostrando reduzir a infecção do sítio cirúrgico.[4]

As características de um antisséptico pré-operatório ideal são fornecidas no Quadro 5.1. As soluções à base de álcool que requerem tempos de preparação mais curtos do que as soluções à base de água (p. ex., PVI, CHG) são agora comumente usadas na medicina humana e a sua utilização está aumentando na medicina veterinária. Essas novas soluções, que normalmente combinam álcool com PVI, CHG ou piritionato de zinco, parecem ter melhor atividade antimicrobiana do que PVI, CHG ou somente álcool e fornecem uma redução mais persistente no número basal de bactérias (Tabela 5.1). **Em humanos, as evidências sugerem que o CHG é um agente de preparo da pele mais eficaz do que o PIV.**[4-6] Metanálise conduzida para verificar se evidências recentes apoiam a hipótese de que o CHG é mais eficiente que outros antissépticos na redução das taxas de ISC foi publicada em 2016.[6] Os autores realizaram uma revisão sistemática de 2000-2014 em todos os idiomas. O desfecho primário foi a incidência de ISC e colonização bacteriana secundária da pele. Os autores concluíram que há evidências de qualidade moderada que apoiam o uso de CHG para a antissepsia pré-operatória da pele e evidências de alta qualidade de que o uso de CHG está associado a menor número de culturas cutâneas positivas. A solução alcoólica de CHG também é recomendada pelo Centers for Disease Control and Prevention dos Estados Unidos como o antisséptico de escolha para reduzir a infecção da corrente sanguínea associada a cateter vascular. Se o CHG (Tabela 5.1) for a solução de preparação, ele permanece em contato com a pele no fim do procedimento de preparação ou pode ser enxaguado com solução salina. Como o CHG se liga à queratina, o tempo de contato é menos crítico do que com o PVI. Duas aplicações de 30 segundos têm sido defendidas como adequadas para a atividade antimicrobiana.

Quando o PVI (Tabela 5.1) e o álcool são usados, o local é esfregado alternadamente com cada solução três vezes para permitir 5 minutos de tempo de contato; no entanto, o uso do álcool (álcool isopropílico) entre a aplicação de PVI reduz o tempo de contato do PVI com a pele e pode diminuir sua eficácia; portanto, isso não é recomendado. O excesso de solução na mesa ou nas "dobras" do corpo deve ser absorvido com uma toalha ou esponjas estéreis. Quando a limpeza final do PVI estiver concluída, uma solução de 10% de PVI deve ser pulverizada ou pincelada no local da cirurgia (Figura 5.4).

Soluções à Base de Álcool para Aplicação em Etapa Única

Utilizando uma solução à base de álcool de aplicação única (p. ex., Actiprep, ChloraPrep, DuraPrep), empregue a solução com um aplica-

---

QUADRO 5.1 Características de um Antisséptico Pré-operatório Ideal

- Mata todas as bactérias, fungos, vírus, protozoários, bacilos da tuberculose e esporos
- É hipoalergênico
- É atóxico
- Tem atividade residual
- Não é absorvido
- É atóxico e pode ser usado repetidamente com segurança
- É seguro para usar em todas as partes do corpo e em todos os sistemas corporais

---

TABELA 5.1 Propriedades dos Antissépticos Usados na Preparação Pré-operatória da Pele

Antisséptico	Modo de Ação	Atividade	Exemplos
Iodo/iodóforos (PVI)	Penetração da parede celular e oxidação e substituição de moléculas intracelulares pelo iodo livre. *Iodóforos* são soluções de iodo com um surfactante ou agente estabilizante que libera iodo livre	Vasta gama de bactérias, bacilos da tuberculose e alguns esporos (p. ex., *Clostridia*); a atividade é bastante reduzida pela presença de material orgânico (pus e exsudatos)	PVI a 10%: Betadine
Álcool (IPA)	Rapidamente desnatura proteínas e biomoléculas da parede celular bacteriana (DNA, RNA, lipídios)	Vasta gama de bactérias, bacilos da tuberculose e muitos fungos e vírus	Álcool isopropílico a 70%
CHG	Rompe a membrana celular e precipita o conteúdo celular	Ampla gama de bactérias; mais eficaz contra bactérias Gram-positivas do que bactérias Gram-negativas; atividade mínima contra bactérias da tuberculose, *Mycobacterium* spp. e fungos	CHG a 4%: Hibiclens, Betasept CHG a 2%: Nolvasan
Soluções à base de álcool	Combinação de modos de ação listados anteriormente	Amplo espectro de atividade devido à combinação de vários antissépticos com diferentes modos de ação	CHG a 2% + IPA a 70%: ChloraPrep Etanol a 83% + piritionato de zinco: Actiprep PVI (iodo disponível a 0,7%) + IPA a 74%: DuraPrep

CHG, gliconato de clorexidina; *IPA*, álcool isopropílico; *PVI*, iodopovidona.

CAPÍTULO 5 Preparação do Sítio Cirúrgico 39

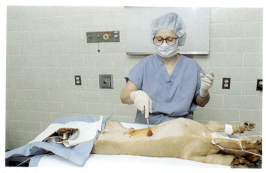

FIGURA 5.4 Se utilizar iodopovidona, pulverize ou pincele uma solução a 10% no local da cirurgia após concluir a preparação.

dor estéril, trabalhando a partir do centro para fora (Figura 5.5). Uma vez que uma aplicação uniforme tenha sido realizada, deixe o local cirúrgico secar por aproximadamente 2 a 3 minutos antes de colocar o campo cirúrgico ou usar uma unidade eletrocirúrgica.

> **NOTA** As soluções à base de álcool de aplicação em uma única etapa, como o ChloraPrep, são mais eficazes que PVI, CHG ou somente o álcool. Elas podem ser mais baratas de usar quando todos os custos (p. ex., esterilização do pacote preparatório) são levados em consideração.

> **NOTA** Evite o agrupamento de soluções à base de álcool ou álcool, especialmente se o eletrocautério estiver sendo usado, pois essas soluções são inflamáveis. Não aplique os campos cirúrgicos até a solução estar completamente seca.

APLICAÇÃO DE CAMPOS CIRÚRGICOS

Uma vez que o paciente tenha sido posicionado e a pele, preparada, o animal está pronto para ser coberto com os campos cirúrgicos. Se for utilizado eletrocautério, deverá decorrer tempo suficiente entre a preparação da pele e a aplicação de campos para permitir a evaporação completa das substâncias inflamáveis (p. ex., álcool, agentes desengordurantes) da pele. Se uma incisão abdominal se estender ao púbis em machos, o prepúcio deve ser fixado em um dos lados com um fixador de toalha estéril (Figura 5.6). O propósito da aplicação de campos cirúrgicos é criar e manter um campo estéril ao redor do local da operação. A aplicação de campos cirúrgicos é realizada por um membro da equipe cirúrgica paramentado e enluvado e começa com a colocação de campos cirúrgicos (campos quadriláteros) para isolar a porção despreparada do animal. Estes campos devem ser colocados um de cada vez na periferia da área preparada. Os campos podem ser toalhas de algodão ou toalhas não absorventes descartáveis. Os campos não devem ser virados, abanados ou sacudidos porque movimentá-los rapidamente cria correntes de ar nas quais os núcleos de poeira, fiapos e gotículas podem migrar. Os campos, suprimentos e equipamentos que se estendem sobre ou pendem abaixo do nível da mesa devem ser considerados não estéreis, porque não estão dentro do campo visual do cirurgião e sua esterilidade não pode ser monitorada.

Uma vez que os campos cirúrgicos tenham sido colocados, eles não devem ser reajustados em direção ao local da incisão, porque isso transporta bactérias para a pele preparada. Os campos são fixados nos cantos com grampos de toalha Backhaus estéreis (Figura 5.7). As pontas dos grampos de toalha, uma vez inseridas na pele, são consideradas não esterilizadas e devem ser

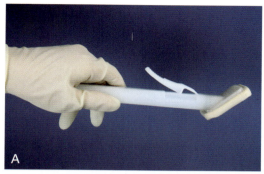
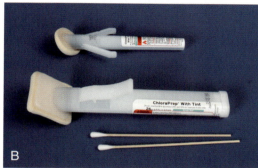

FIGURA 5.5 (A) Uma solução à base de álcool de aplicação em uma única etapa, como ChloraPrep, é empregada com um aplicador estéril, movendo do centro para fora. Uma vez que uma aplicação uniforme tenha sido realizada, o local cirúrgico é deixado secar por aproximadamente 2 a 3 minutos antes de cobrir o paciente com os campos cirúrgicos ou usar uma unidade eletrocirúrgica. Lavagem e aplicações repetidas não são necessárias. (B) A solução vem em aplicadores de 10,5 e 26 mL para a preparação da pele.

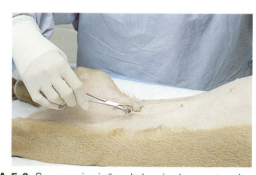

FIGURA 5.6 Se uma incisão abdominal se estender ao púbis em machos, prenda o prepúcio para um lado com um grampo de toalha estéril.

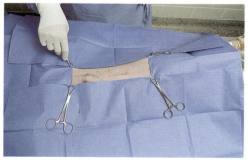

FIGURA 5.7 Proteja os campos cirúrgicos nos cantos com grampos para toalhas estéreis Backhaus. As pontas dos grampos para toalhas são consideradas não estéreis depois de terem sido inseridas na pele e devem ser manuseadas de forma apropriada.

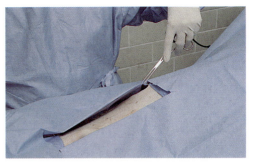

FIGURA 5.8 Se o campo cirúrgico não tiver uma fenestração, corte uma no tamanho apropriado. As bordas do campo podem ser fixadas com uma pinça para tecido Allis (não com grampos para toalha). Não faça buracos no campo externo.

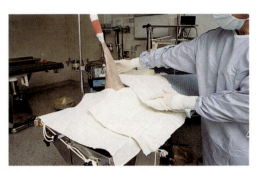

FIGURA 5.9 Ao realizar a preparação de pernas pendentes, coloque campos em volta do membro e prenda-os com grampos para toalha.

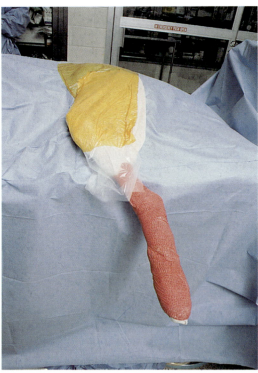

FIGURA 5.10 O membro é posicionado através da fenestração de uma dobra no campo cirúrgico ou de uma abertura em forma de leque, e o campo cirúrgico é preso. Uma cobertura adesiva de plástico foi aplicada na pele e nos campos circundantes.

manuseadas apropriadamente. Em geral, os campos não cobrem as bordas da mesa, e deve-se tomar cuidado para não encostar uma roupa estéril contra este campo não estéril. Uma vez que o animal e o local da incisão estejam protegidos por campos, pode-se realizar a cobertura final (Figura 5.8). Um grande campo é colocado sobre o animal e sobre toda a mesa cirúrgica para fornecer um campo estéril contínuo. Os campos de pano devem ter uma abertura de tamanho e posição apropriados que possam ser colocados sobre o local da incisão, enquanto os demais campos cobrem as superfícies restantes.

Para cobrir um membro, campos devem ser colocados e fixados conforme descrito anteriormente para isolar o local da cirurgia ou o aspecto proximal do membro se a perna estiver pendurada (Figura 5.9). A área despreparada do membro é mantida por um profissional não estéril da equipe cirúrgica, e a fita que segura o membro elevado é cortada. O membro é apresentado ao profissional cirúrgico estéril, por isso pode ser segurado com a mão em uma meia estéril ou toalha. O membro não deve ficar solto até que seja seguramente mantido pelo profissional da equipe cirúrgica estéril. Se uma meia for usada, deve ser cuidadosamente desenrolada pelo membro e presa com grampos de toalha. Se for usada uma toalha estéril, o membro deve ser cuidadosamente envolvido com a toalha antes de ser preso à pele com um grampo de toalha. As toalhas impermeáveis à água (descartáveis) (mais a braçadeira de toalha) devem então ser cobertas com Kling estéril. Se for usada uma toalha de pano, ela (mais a braçadeira de toalha) deve ser coberta com Vetrap estéril. O membro está agora pronto para ser posicionado através da fenestração de uma dobra ou abertura em forma de leque no campo cirúrgico (Figura 5.10). A extremidade da meia é enrolada com um material de bandagem coesiva autoaderente (p. ex., Vetrap, Cohere, Coban).

As Diretrizes Globais para a Prevenção da Infecção no Sítio Cirúrgico da Organização Mundial da Saúde (OMS) sugeriram recentemente que os selantes antimicrobianos, tais como campos plásticos adesivos com ou sem propriedades antimicrobianas, *não* sejam recomendados, com a finalidade de prevenir a ISC.[5] Para reduzir a exposição da pele e a contaminação subsequente durante a cirurgia, algumas vezes é realizada uma cobertura adicional da pele ou o uso de um segundo campo após a incisão da pele, mas seu valor é discutível. Os dispositivos protetores de feridas consistem em um anel de plástico semirrígido colocado no abdome através da ferida da laparotomia à qual um campo impermeável é preso circunferencialmente. Este campo de plástico sobe e sai da ferida para a superfície da pele, protegendo, assim, as bordas cortadas da ferida. Os dispositivos de proteção da ferida podem ser benéficos em procedimentos cirúrgicos abdominais limpos, contaminados, contaminados e sujos, com a finalidade de reduzir a taxa de ISC, mas seu valor não foi estabelecido e é controverso.[5,7]

Depois que o animal e as superfícies não estéreis próximas tiverem sido cobertos com campos cirúrgicos estéreis, a bandeja para os instrumentais pode ser arrumada e a cirurgia pode começar.

OUTRAS CONSIDERAÇÕES PARA REDUZIR A INCIDÊNCIA DE INFECÇÃO DO SÍTIO CIRÚRGICO

As recomendações adicionais feitas no último relatório das diretrizes da OMS para a prevenção de ISC incluem (1) fornecimento melhorado de suporte nutricional (múltiplos nutrientes orais ou entéricos – fórmulas nutricionais aprimoradas) em pacientes abaixo do peso submetidos a procedimentos cirúrgicos maiores (Capítulo 10), (2) oxigenação peroperatória (ver adiante e Capítulo 4), (3) manutenção da temperatura corporal normal (Capítulo 3), (4) uso de protocolos para controle glicêmico peroperatório intensivo em pacientes diabéticos e não diabéticos e (5) manutenção do adequado controle do volume circulante/normovolemia (Capítulo 12).[5] Eles observaram que uma qualidade moderada de evidências mostra que fornecer uma alta fração de oxigênio inspirado (FiO$_2$; 80%) é benéfico em pacientes submetidos a procedimentos sob anestesia geral com intubação endotraqueal e resulta em uma diminuição significativa do risco de ISC em comparação com FiO$_2$ a 30 a 35%. Como resultado, o painel concordou unanimemente em recomendar que pacientes submetidos a procedimentos cirúrgicos sob anestesia geral recebam FiO$_2$ a 80% no período intraoperatório e no pós-operatório imediato por 2 a 6 horas, se possível. O painel concordou unanimemente que os dispositivos de aquecimento devem ser usados para evitar a hipotermia do paciente na sala de cirurgia e durante o procedimento cirúrgico para reduzir o risco de ISC e, mais importante, outras complicações associadas à cirurgia, como diminuição dos eventos miocárdicos, perda de sangue e necessidade de transfusão. O painel sugeriu que os agentes imunossupressores *não* fossem descontinuados no período peroperatório, com o objetivo de reduzir a ISC.

REFERÊNCIAS BIBLIOGRÁFICAS

1. Turk R, Singh A, Weese JS. Prospective surgical site infection surveillance in dogs. *Vet Surg*. 2015;44:2-8.
2. Taplitz RA, Ritter ML, Torriani FJ. *Infection Prevention and Control, and Antimicrobial Stewardship in Infectious Diseases*. 4th ed. Philadelphia: Elsevier; 2017 54, [Chapter 6].
3. Anderson DJ, Sexton DJ. Epidemiology of surgical site infection in adults. In: UpToDate, PostTW, ed. UpToDate, Waltham, MA. Available at https://www.uptodate.com/contents/overview-of-control-measuresfor-prevention-of-surgical-site-infection-in-adults.
4. Global guidelines for the prevention of surgical site infection. World Health Organization 2016. https://www.who.int/gpsc/global-guidelines-web.pdf?ua=1.
5. Dumville JC, McFarlane E, Edwards P, et al. Preoperative skin antiseptics for preventing surgical wound infections after clean surgery. *Cochrane Database Syst Rev*. 2015;(4):CD003949.
6. Privitera GP, Costa AL, Brusaferro S, et al. Skin antisepsis with chlorhexidine versus iodine for the prevention of surgical site infection: a systematic review and meta-analysis. *Am J Infect Control*. 2016;45(2):180-189.
7. Pinkney TD, Calvert M, Bartlett DC, et al. Impact of wound edge protection devices on surgical site infection after laparotomy: multicenter randomized controlled trial (ROSSINI Trial). *BMJ*. 2013;347:4305.

6

Preparação da Equipe Cirúrgica

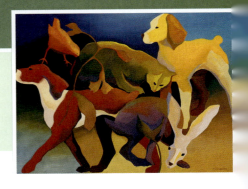

Embora a maioria das infecções do sítio cirúrgico (ISC) seja causada pela flora endógena do paciente, a equipe do centro cirúrgico (CC) também é uma importante fonte de contaminação bacteriana.[1] Apesar de a preparação cuidadosa da equipe cirúrgica e da equipe não estéril ser importante para reduzir o número de bactérias no centro cirúrgico, isso não as elimina. Estima-se que indivíduos liberem aproximadamente um milhão de microrganismos de seus corpos a cada dia,[2] e foi observada uma correlação entre o número de pessoas, seus movimentos e o número de bactérias transportadas pelo ar em um conjunto cirúrgico. Portanto, a equipe da sala cirúrgica deve ser reduzida apenas aos membros essenciais para anestesia ou suporte cirúrgico. Para minimizar a contaminação durante a cirurgia, devem ser seguidas diretrizes rigorosas relativas ao vestuário cirúrgico para todos os funcionários do centro cirúrgico, incluindo observadores, e as diretrizes para a realização de exames cirúrgicos e preparações (Capítulo 5) devem ser seguidas de perto.

VESTUÁRIO CIRÚRGICO

Embora tenha havido melhorias drásticas na área de prevenção da ISC ao longo do último século, a evidência que sustenta muitas práticas atuais de trajes e ambiente asséptico no CC ainda é limitada. No entanto, as recomendações atuais sugerem que todos os que entram no CC devem estar adequadamente vestidos, independentemente de a cirurgia estar em andamento ou não. Trajes cirúrgicos incluem pijamas, toucas, máscaras, calçados e sapatilhas para sapatos (propés), aventais e luvas.

Pijamas Cirúrgicos, Capotes e Jalecos de Laboratório

Para minimizar a contaminação microbiana da equipe do CC, devem-se usar roupas cirúrgicas em vez de roupas de rua no conjunto operacional. Com trajes de duas peças, as blusas soltas devem ser presas por dentro das calças. Túnicas que ficam justas ao corpo podem ser usadas fora das calças. As mangas das blusas devem ser curtas o suficiente para permitir que as mãos e os braços sejam lavados. As calças devem ter uma cintura elástica ou fechamento com cordão. As roupas cirúrgicas devem ser lavadas entre seus usos e trocadas se ficarem visivelmente sujas ou molhadas para evitar a transferência de microrganismos para o ambiente cirúrgico. Vestir os pijamas cirúrgicos fora do ambiente cirúrgico aumenta a contaminação microbiana. Em hospitais humanos, as evidências não suportam o uso de vestimentas de cobertura (p. ex., jalecos de laboratório) para proteger o pijama cirúrgico da contaminação; na verdade, há evidências de que, nesses ambientes, os jalecos de laboratório usados como vestuário de cobertura podem estar contaminados com um grande número de microrganismos patogênicos, levando à contaminação dos pijamas cirúrgicos.[3] No entanto, a grande quantidade de pelos soltos presente nos hospitais veterinários faz com que os trajes de cobertura tenham maior probabilidade de serem benéficos do que prejudiciais, desde que sejam lavados diariamente.

A equipe não contaminada deve usar capotes de mangas compridas por cima das roupas, pois a abertura de suprimentos estéreis no campo estéril sem o uso de um capote de mangas compridas pode permitir que escamas da pele dos braços nus do membro da equipe peroperatória caiam no campo estéril e aumentem o risco de uma ISC.[3] Os capotes devem ser abotoados ou fechados para minimizar o risco de as bordas contaminarem inadvertidamente as superfícies estéreis.

Coberturas para Cabelo

O cabelo é um transportador significativo de bactérias e, quando deixado descoberto, pode atuar como um filtro e coletar bactérias. Embora a evidência de usar uma cobertura de cabeça seja fraca, recomenda-se uma cobertura completa do cabelo. As toucas devem cobrir completamente o cabelo, e as costeletas e as barbas precisam de capuzes para cobertura completa (Figura 6.1). As toucas que não cobrem o cabelo lateral acima das orelhas e os cabelos na nuca são inadequadas.

Calçados e Sapatos

Qualquer calçado confortável pode ser usado na área de cirurgia. Usar calçados apropriados no CC é uma prática sensata que pode reduzir a propagação de pelos e outros contaminantes da sala de preparação para o CC. Se sapatos apropriados não forem usados, as coberturas Propé para os sapatos devem ser fornecidas. As coberturas Propé são geralmente feitas de materiais descartáveis que são repelentes de água e resistente a rasgos. Embora o valor das coberturas Propé seja discutível nos CC humanos, a maioria das instalações veterinárias recomenda que sejam colocadas na primeira vez que o profissional entrar na área cirúrgica e usadas quando sair para manter os sapatos limpos. **Novas coberturas Propé devem ser colocadas ao retornar para a área cirúrgica.** Devido à abundância de pelos nos hospitais veterinários, a troca das coberturas Propé imediatamente antes da entrada na sala cirúrgica pode diminuir a quantidade de pelos levados para o CC pela equipe.

Máscaras

As máscaras construídas com material que não solte fiapos, contendo uma rede de filtro hidrofílico intercalada entre duas camadas externas, devem ser usadas sempre que se entrar em uma área estéril. Sua principal função é filtrar e conter gotículas de microrganismos expelidos da boca e nasofaringe durante a fala, espirros e tosse. As máscaras devem ser colocadas sobre a boca e o nariz e devem ser protegidas de uma maneira que impeça a ventilação. O aspecto dorsal da máscara é garantido dando forma ao bordo superior de reforço firmemente em torno do nariz.

Pijamas Cirúrgicos

Os fatores a serem considerados na compra dos pijamas cirúrgicos e produtos de tecido são que eles devem fornecer uma barreira contra a contaminação e ser resistentes a rasgos, perfurações e

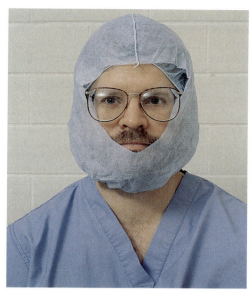

FIGURA 6.1 Pelos faciais e costeletas devem ser cobertos pelo gorro.

abrasões. As propriedades de barreira da zona crítica do avental ou do campo cirúrgico são rotuladas pelo fabricante como nível 1, 2, 3 ou 4, sendo 4 a mais protetora. A zona crítica é a área onde é mais provável o contato direto com sangue, fluidos corporais ou outros materiais potencialmente infecciosos. O tipo de procedimento (entrada em uma cavidade corporal *versus* remoção de massa superficial), a duração do procedimento, o potencial para respingo ou o encharcamento do avental e a probabilidade de a contaminação ocorrer com base no papel do indivíduo na cirurgia (cirurgião, anestesista etc.) também devem ser considerados ao se escolherem os pijamas e campos cirúrgicos.

Os pijamas cirúrgicos podem ser reutilizáveis e feitos de tecido (geralmente de algodão) ou podem ser descartáveis. A decisão de qual usar deve ser feita, em grande parte, por meio de escolha individual, porque há pouco consenso sobre qual é o melhor. Considerações principais incluem custos e preocupações ambientais.[4] Um estudo constatou que o número de microrganismos isolados do ambiente cirúrgico foi menor quando materiais descartáveis de tecido não tecido (TNT) foram utilizados, resultando em menores taxas de contaminação na sala de cirurgia.[5] Esses autores recomendaram que aventais descartáveis fossem usados em todos os casos cirúrgicos, especialmente naqueles que envolviam implantes, devido ao risco aumentado de infecção com aventais reutilizáveis.

Os pijamas reutilizáveis são feitos por um número de empresas e, dependendo do fabricante, podem ser de espessura variável e ter revestimentos extras adicionados às regiões abdominal e do braço para proteção adicional. Estes pijamas têm diferentes níveis de desempenho (nível 1 a 4; ver anteriormente) dependendo do tipo de cirurgia para a qual eles serão usados. Os pijamas mais caros, muitas vezes, podem ser lavados com mais frequência do que aqueles que são mais baratos, sem prejudicar a função da barreira.

Os pijamas descartáveis se destinam a serem usados durante uma cirurgia e depois jogados fora. Eles não são de tecido e são feitos por uma técnica não tecido a partir de fibras como polipropileno e poliéster.[6] A maioria dos fabricantes de aventais e campos descartáveis (p. ex., Medline Industries, 3M, Precision Fabrics Group, Kimberly Clark) usa uma técnica conhecida como SMS, que significa *spunbond, meltblown, spunbond*, conforme explicado no Capítulo 2.[7-9] Em alguns casos, o processo do SMS pode incluir mais de uma camada *meltblown* entre as camadas *spunbond* externas. O propósito da camada *spunbond* mais próxima da pele é, principalmente, manter o frescor da pele do cirurgião e um ambiente altamente respirável. A camada externa de material *spunbond* é para dar a resistência à tração do pijama para evitar que ele se rompa ou rasgue.[6]

Luvas Cirúrgicas

Usar luvas isoladas (sem paramentação cirúrgica) para evitar a contaminação microbiana não é recomendado porque muitas luvas cirúrgicas têm buracos na conclusão da cirurgia e luvas perfuradas podem aumentar o risco de ISC, particularmente quando antibióticos profiláticos não são administrados (Capítulo 9). Em cirurgias humanas, observou-se que aproximadamente 20% das luvas apresentam pequenas perfurações após a cirurgia, a maioria das quais passa despercebida pelo cirurgião. Embora poucos estudos tenham sido feitos em medicina veterinária, um estudo prospectivo em procedimentos cirúrgicos de pequenos animais descobriu que, de 78 luvas coletadas no fim da cirurgia em 39 procedimentos, a contaminação bacteriana estava presente em 21% das luvas de 31% das cirurgias.[10] Esse estudo não encontrou diferença em relação à luva esquerda ou direita, tempo cirúrgico, mão dominante, tipo de cirurgia (ortopédica, tecidos moles, neurológica) ou classificação de ferida cirúrgica na incidência de contaminação. Um estudo prospectivo, randomizado e controlado, desenhado para determinar se o uso de luvas com indicadores coloridos afeta a taxa de detecção de perfuração e para identificar fatores de risco para perfuração de luvas durante cirurgia ortopédica veterinária, foi recentemente publicado.[11] Nesse estudo de 574 pares duplos de luvas usadas durante 300 procedimentos cirúrgicos ortopédicos (2.296 luvas), ocorreram perfurações durante 43% das cirurgias, com média de 2,3 furos por cirurgia. As luvas internas estavam intactas em 63% dos pares de luvas em que ocorreram perfurações externas. A detecção de perfuração intraoperatória foi melhorada quando foram usadas luvas com indicadores coloridos (sensibilidade de 83%) *versus* luvas-padrão (sensibilidade de 34%). Os fatores de risco independentes para perfuração foram a colocação de placas e/ou parafusos, a colocação de um adaptador externo esquelético, o uso de fio ortopédico, e um cirurgião primário certificado pelo conselho. No entanto, o custo-benefício do uso de uma luva com indicador colorido *versus* o uso de luvas duplas é questionável.

> **NOTA** Dada a alta taxa de defeitos em luvas, é recomendável que você duplique o número de luvas e troque periodicamente a luva externa ou a remova durante os pontos-chave como o manuseio de um implante (p. ex., em cirurgias de substituição total do quadril) ou durante as laparotomias em animais com alto risco de infecção (i.e., animais imunocomprometidos, diabéticos ou cushingoides).

PARAMENTAÇÃO CIRÚRGICA

Todos os membros da equipe cirúrgica estéril devem realizar a limpeza das mãos e dos braços antes de entrar no centro cirúrgico. Em 1840, um obstetra húngaro, Ignaz Philipp Semmelweis, descobriu que a lavagem antisséptica das mãos poderia reduzir as mortes de pacientes por patógenos transmitidos pelas mãos. Ele reduziu a taxa de mortalidade materna por febre puerperal em aproximadamente 90% durante um período de 3 anos, iniciando a lavagem das mãos antes de tocar nas pacientes do hospital. A antissepsia das mãos foi defendida por Joseph Lister, professor de cirurgia na Glasgow Royal Infirmary, em 1860, por promover a assepsia e reduzir a ISC. Lister iniciou o primeiro programa de desinfecção conhecido, no qual o ambiente clínico e todos os equipamentos foram limpos com ácido carbólico. Além disso, a equipe cirúrgica foi convidada a lavar as mãos em uma solução de 5% de ácido carbólico antes de realizar a cirurgia.

Os objetivos de uma limpeza cirúrgica incluem remoção mecânica de sujeira e óleo, redução da população bacteriana transitória (i.e., bactérias depositadas no ambiente) e diminuição residual da população bacteriana residente na pele (i.e., bactérias persistentemente isoladas da pele) durante o procedimento. A multiplicação rápida de bactérias da pele ocorre sob luvas cirúrgicas se as mãos forem lavadas com sabão não antimicrobiano, enquanto ocorre mais lentamente após a lavagem pré-operatória com um sabão medicamentoso.

Técnica de Esfregação

Três principais desenvolvimentos na antissepsia cirúrgica das mãos ocorreram na última década. Eles incluem (1) não usar mais escovas (esfregar *versus* lavar) (Figura 6.2), (2) introdução do álcool (Quadro 6.1) e (3) redução na duração da preparação. Nas escolas de veterinária, as instruções para a antissepsia cirúrgica das mãos incluíam, até recentemente, esfregar as mãos e os braços com uma escova. Esta prática não é mais recomendada porque os estudos determinaram que esfregar com uma escova resulta em danos à pele e em aumento das contagens bacterianas. Foi demonstrado que a lavagem com uma escova remove as camadas epidérmicas, aumenta o desprendimento das células escamosas bacterianas, aumenta (não diminui) as contagens microbianas e altera a flora microbiana. **Assim, a maioria dos especialistas concorda que a convenção consagrada pelo tempo de esfregar vigorosamente as camadas superiores da pele com uma escova não é apenas desnecessária, mas também imprudente.** Uma revisão recente de oito ensaios controlados randomizados e dois ensaios clínicos não randomizados controlados de 1990 a 2015 comparou a lavagem tradicional das mãos com gliconato de clorexidina ou iodopovidona com a esfregação à base de álcool da mão, esfregação com escova *versus* sem escova, e antissépticos à base de detergentes apenas *versus* antissépticos incorporando soluções alcoólicas.[12] As evidências mostraram que as técnicas de esfregar as mãos são tão eficazes quanto a lavagem tradicional e parecem ser mais bem toleradas. A fricção manual parece causar menos danos à pele do que os protocolos de esfregação tradicionais, e a esfregação pessoal tolerou técnicas sem escova melhor do que a esfregação com uma escova. Apesar de tais evidências, os veterinários têm sido lentos em adotar essas práticas.[13]

Antes da esfregação, todos os itens de adorno (incluindo relógios) devem ser removidos de mãos e antebraços, pois são reservatórios de bactérias. As unhas devem ser mantidas curtas, limpas, naturais e saudáveis. Estudos não demonstraram aumento no crescimento microbiano relacionado com o uso de esmalte aplicado recentemente; no entanto, o esmalte de unha que está obviamente lascado ou que foi usado por mais de 4 dias está associado à presença de maior número de bactérias e à infecção. As unhas artificiais (p. ex., extensões, pontas, revestimentos, adesivos) não devem ser usadas. Um número maior de microrganismos gram-negativos foi cultivado nas pontas dos dedos de pessoas que usavam unhas artificiais do que de pessoas com unhas naturais, tanto antes quanto depois da lavagem das mãos. O crescimento de fungos entre as unhas artificiais e unhas naturais também foi relatado e pode contaminar a ferida cirúrgica. As mãos e os antebraços devem estar livres de lesões abertas e rupturas na integridade da pele, pois a infecção da pele pode contaminar as feridas cirúrgicas.

Depois que a esfregação for iniciada, os itens não esterilizados não poderão ser manipulados. Se as mãos ou os braços forem inadvertidamente tocados por um objeto não estéril (incluindo a equipe cirúrgica), a limpeza deve ser repetida. Durante e após os procedimentos de lavagem, as mãos devem ser mantidas acima dos cotovelos. Isso permite que a água e o sabão fluam da área mais limpa (mãos) para uma área menos limpa (cotovelos).

Quando a limpeza estiver concluída, as mãos e os braços devem ser secos com uma toalha estéril. Pegue a toalha estéril da mesa, tomando cuidado para não pingar água no pijama embaixo dela, e se afaste da mesa estéril. Segure a toalha no sentido do comprimento e, usando um movimento de secar, seque uma das mãos e um braço, trabalhando da mão até o cotovelo com uma das extremidades da toalha (Figura 6.3). Curve-se pela cintura ao secar os braços, de modo que a ponta da toalha não toque seu pijama cirúrgico. Depois que a mão e o braço estiverem secos, leve a mão seca até a extremidade oposta da toalha. Seque a outra mão e proceda de maneira semelhante. Coloque a toalha no receptáculo apropriado ou no chão, se não tiver sido fornecido um recipiente. Não coloque as mãos abaixo do nível da cintura.

Soluções para Esfregação

Os sabões e detergentes antimicrobianos utilizados para a lavagem devem ser de ação rápida, amplo espectro e não irritantes e devem inibir o rápido crescimento microbiano de rebote. Algumas soluções para esfregação manual podem se ligar ao estrato córneo, resultando em atividade residual. Como as bactérias proliferam sob as luvas, particularmente se as luvas forem danificadas durante a cirurgia, a atividade química persistente é desejável. A esfregação aquosa e a esfregação com álcool são as duas formas mais comuns de antissepsia das mãos. As primeiras são soluções à base de água que contêm agentes antissépticos, como clorexidina ou iodopovidona. Esfregar envolve molhar as mãos e os braços e, em seguida, usar uma escova ou uma esponja seguindo um protocolo específico (i.e., tanto cronometrado ou anatômico; ver adiante). As soluções de lavagem cirúrgica mais comumente utilizadas na medicina veterinária são o álcool, gliconato de clorexidina (Hibiclens, Betasept), iodopovidona (Betadine) e hexaclorofeno (Phisohex) (Tabela 6.1). As soluções alcoólicas, por outro lado, contêm ingredientes ativos (tipicamente álcool e clorexidina, iodopovidona ou outros agentes antissépticos) e são esfregadas em mãos e antebraços sem o uso de uma escova ou esponja.

As esfregações com álcool, que não exigem enxágue, foram introduzidas pela primeira vez no fim dos anos 1990 como uma alternativa às soluções antissépticas tradicionais de base aquosa. As soluções à base de álcool podem ser categorizadas como *sem água à base de álcool* (ABWL; do inglês, *alcohol-based waterless*) ou *aquosa à base de álcool* (ABWA; do inglês, *alcohol-based water-aided*). As ABWL são frequentemente preferidas a outros produtos porque são fáceis de usar e têm poucos efeitos colaterais. As novas soluções sem esfregação geralmente têm um efeito de eliminação muito rápido e requerem um tempo de contato reduzido em comparação com as soluções tradicionais de iodopovidona ou clorexidina (ver adiante). Exemplos de soluções sem esfregação no mercado incluem Triseptin

---

QUADRO 6.1 Antissepsia Cirúrgica da Mão/Esfregação das Mãos com uma Solução Cirúrgica para Mãos à Base de Álcool[a]

Um protocolo padronizado para esfregações cirúrgicas à base de álcool deve seguir as instruções fornecidas pelo fabricante e incluir os seguintes aspectos (mas não se limitar a eles):

1. Lave as mãos e antebraços com sabão e água se estiverem visivelmente sujos ou contaminados com sangue ou saliva. Seque-os bem.
2. Dispense a quantidade recomendada pelo fabricante do produto cirúrgico para esfregar as mãos. Aplique o produto nas mãos e antebraços, seguindo as instruções fornecidas pelo fabricante. Alguns fabricantes podem exigir o uso de água como parte do processo.
3. Esfregue bem até secar, se estiver usando uma solução sem água.
4. Repita o processo de aplicação do produto, se indicado nas instruções fornecidas pelo fabricante.

[a]Dados de Recommended practices for surgical hand antisepsis/hand scrubs. In: *Standards, Recommended Practices, and Guidelines*. Denver: AORN; 2009.

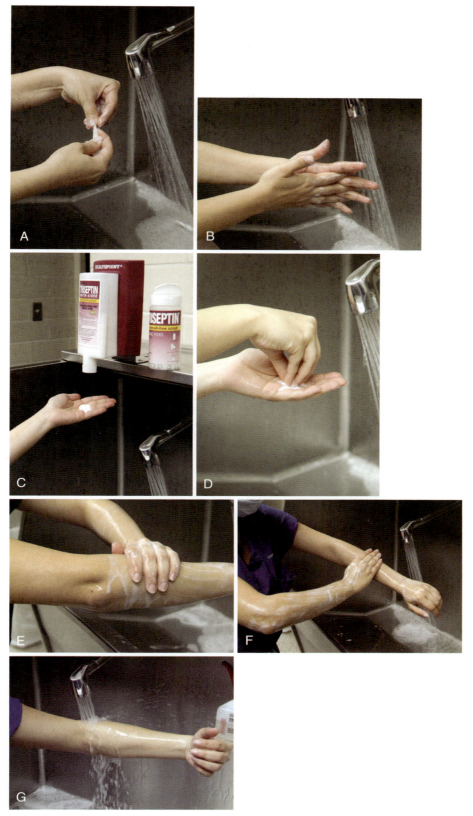

FIGURA 6.2 Uso de uma solução de lavagem cirúrgica sem escovação. (A) Se desejar, limpe embaixo das unhas com um palito de unha. (*Nota*: não foi constatado que palitos de unhas diminuam o número de bactérias.) (B) Molhe as mãos e os braços. (C) Dispense a quantidade apropriada de solução (p. ex., Triseptina, 7 ml) na palma da sua mão, pressionando a bomba de pé. (D) Mergulhe e gire as pontas dos dedos da mão oposta na solução por vários segundos. Transfira a solução para a mão oposta e repita este passo com os dedos da outra mão. (E) Esfregue as mãos, subindo nos antebraços até os cotovelos. (F) Adicione água ao longo da lavagem para criar uma espuma adicional. (G) Enxágue completamente e repita os passos B a F. Pare abaixo dos cotovelos na segunda aplicação. Tempo total de lavagem: 2 a 7 minutos.

TABELA 6.1 Sabonetes Antimicrobianos Comuns Disponíveis para Esfregação Cirúrgica

Sabonete Antimicrobiano	Mecanismo de Ação	Propriedades
Gliconato de clorexidina	Rompimento da parede celular e precipitação de proteínas celulares	• Amplo espectro (mais eficaz contra bactérias Gram-positivas do que Gram-negativas ou fungos) • Bom virucida • Atividade residual porque se liga à queratina • Não inativado por material orgânico • Pode ser menos irritante para a pele do que os iodóforos
Hexaclorofeno	Rompimento da parede celular e precipitação de proteínas celulares	• Bacteriostático para cocos Gram-positivos • Atividade mínima contra bactérias Gram-negativas, fungos ou vírus • Não inativado por material orgânico • Cumulativo (inativado pelo álcool) • Pode ser neurotóxico
Iodóforos (p. ex., iodopovidona)	Penetração na parede celular, oxidação; substitui o conteúdo microbiano por iodo livre	• Amplo espectro (bactérias Gram-negativas e Gram-positivas, fungos e vírus) • Alguma atividade contra esporos • Inativados por material orgânico • Requerem um mínimo de 2 minutos de contato com a pele
Paraclorometoxilenol	Rompimento da parede celular e inativação enzimática	• Amplo espectro (mais eficaz contra bactérias Gram-positivas do que Gram-negativas, fungos ou vírus) • Início lento de ação
Triclosana	Rompimento da parede celular	• Amplo espectro (ineficaz contra muitas *Pseudomonas* spp.) • Minimamente afetado por material orgânico
Soluções à base de álcool	Combinação dos anteriores	• Amplo espectro (bactérias Gram-negativas e Gram-positivas, fungos e vírus)

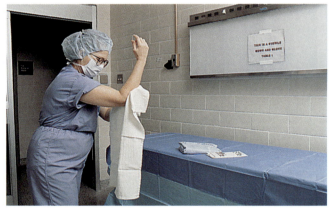

FIGURA 6.3 Ao secar as mãos e os braços, use uma extremidade da toalha para secar uma mão e o braço (seque da mão até o cotovelo). Em seguida, leve a mão seca até a extremidade oposta da toalha e seque a outra mão e o outro braço de maneira semelhante.

(Healthpoint Ltd.), Avagard (3M), Esterillium Rub (Bode Chemic), Purell Waterless Surgical Scrub (Gojo Healthcare) e Endure 450 (Ecolab Inc.).

> **NOTA** Uma lavagem manual simples com sabão não medicamentoso e água antes de entrar no CC é altamente recomendada para eliminar qualquer risco de colonização por esporos bacterianos. Entre as cirurgias é recomendado repetir a fricção das mãos, **sem lavagem ou escovação prévia das mãos.**

Uma recente metanálise de 14 estudos comparou uma série de métodos para realizar a antissepsia cirúrgica das mãos.[14] Os resultados foram o número de casos de ISC em pacientes e o número de bactérias viáveis ou células fúngicas (unidades formadoras de colônias [UFC]) na mão da pessoa operando, antes e após a cirurgia. A maioria dos estudos foi considerada pequena ou insuficiente para determinar se o método de antissepsia da mão influenciou os riscos de ISC. Houve alguma evidência de que a antissepsia da mão com clorexidina pode reduzir o número de bactérias nas mãos dos profissionais de saúde em comparação com o iodopovidona. Houve também alguma evidência de que a esfregação com álcool com agentes antissépticos adicionais pode reduzir as UFC em comparação com a esfregação aquosa.

Duração da Esfregação

O terceiro desenvolvimento da antissepsia das mãos tem sido o movimento em direção à duração mais curta da lavagem. Nas últimas 3 décadas, as esfregações foram gradualmente reduzidas de 10 para 2 minutos. Na metanálise anteriormente mencionada,[14] evidências para a eficácia de diferentes durações de esfregação variaram. Quatro estudos compararam o efeito de diferentes durações de esfregação e fricção no número de UFC nas mãos. Houve evidências de que uma lavagem de 3 minutos reduziu o número de UFC em comparação com uma lavagem de 2 minutos; no entanto, a evidência foi considerada de baixa qualidade e rebaixada por imprecisão e por estar indiretamente relacionada com o resultado. O tempo de contato entre o sabão ou detergente antimicrobiano e a pele deve ser baseado na documentação da eficácia de um produto na literatura científica e nas diretrizes do fabricante. Uma esfregação de 5 a 7 minutos para o primeiro caso do dia, seguida por uma lavagem de 2 a 3 minutos entre as cirurgias subsequentes, geralmente é adequada. Se as mãos e os braços estiverem grosseiramente sujos, o tempo de lavagem ou a contagem de esfregações devem ser aumentados; entretanto, a irritação ou abrasão da pele deve ser evitada, pois isso faz com que as bactérias que residem em tecidos mais profundos (p. ex., ao redor da base dos folículos pilosos) se tornem mais superficiais, aumentando o número de organismos potencialmente infecciosos na superfície da pele.

COLOCAÇÃO DO AVENTAL CIRÚRGICO

Os aventais servem como uma barreira entre a pele do membro da equipe cirúrgica e o paciente. Eles devem ser elaborados com um material que elimine a passagem de microrganismos entre áreas

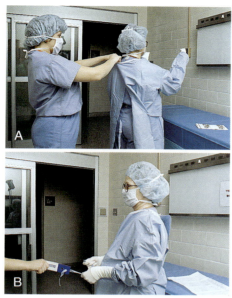

FIGURA 6.4 (A) Peça a um assistente para puxar o avental para cima e sobre os ombros e prendê-lo fechando os fixadores do pescoço e amarrando a faixa interna da cintura. (B) Se for usado um avental estéril para as costas, não prenda a faixa dianteira até ter colocado luvas estéreis.

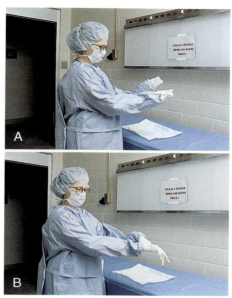

FIGURA 6.5 Enluvamento fechado. (A) Trabalhando através da manga do avental, retire uma luva do invólucro. Posicione a palma da luva sobre o punho do avental com o polegar e os dedos da luva voltados para o cotovelo. (B) Segure o punho da luva com o dedo indicador e o polegar. Com o dedo indicador e o polegar da outra mão (dentro do punho), segure o lado oposto da borda da luva. Levante o punho da luva para cima e cubra o punho do avental e a mão. Solte-a, venha para o lado da palma da luva e segure o avental e a luva, puxando-os em direção ao cotovelo enquanto empurra a mão pelo punho e pela luva. Prossiga com a mão oposta usando a mesma técnica.

estéreis e não estéreis e ser resistente a fluidos, pelos, esticamentos, pressão e fricção (especialmente nas áreas do antebraço, cotovelo e abdominal; ver anteriormente). Também devem ser confortáveis, econômicos e resistentes ao fogo.

A técnica de vestir o avental cirúrgico é descrita aqui e está ilustrada na Figura 6.4. A colocação de aventais e luvas deve ser feita a partir de uma superfície separada de outros suprimentos estéreis (a mesa cirúrgica) e do paciente cirúrgico, para evitar pingar água no campo estéril e contaminá-lo. Os aventais são dobrados de modo que o seu interior fique voltado para fora. Segure o avental com firmeza e levante-o cuidadosamente da mesa. Afaste-se da mesa estéril para abrir espaço para o ato de se vestir. Segure o avental pelos ombros e deixe-o desdobrar suavemente. Não agite o avental porque isso aumenta o risco de contaminação. Uma vez que o avental esteja aberto, identifique as cavas e guie cada braço pelas mangas. Mantenha as mãos dentro dos punhos do avental. Peça a um assistente para puxar o avental por cima dos ombros e prendê-lo fechando as presilhas do pescoço e amarrando a faixa interna da cintura (Figura 6.4A). Se for usado um avental estéril para cobrir as costas, não prenda a faixa dianteira até que tenha colocado luvas estéreis (Figura 6.4B).

ENLUVAMENTO

As luvas de látex servem como barreiras entre o membro da equipe cirúrgica e o paciente; no entanto, elas não são substitutas para métodos de lavagem adequados. Os agentes lubrificantes para luvas de látex, como o silicato de magnésio (talco) ou o amido de milho com baixa ligação cruzada, permitem que as luvas deslizem mais facilmente na mão. No entanto, esses agentes podem causar considerável irritação em vários tecidos, mesmo se as luvas forem vigorosamente lavadas em solução salina estéril antes da cirurgia. Portanto, o cirurgião deve usar luvas nas quais as superfícies internas tenham lubrificadas com um revestimento aderente de hidrogel. As bactérias gram-positivas potencialmente patogênicas podem ser cultivadas a partir de gotículas de água coletadas de cirurgiões após a lavagem. Acredita-se que estes organismos sejam derivados da água da torneira da sala de esfregação. Também foi demonstrado que as bactérias gram-positivas atacam os invólucros de luvas dentro de 2 minutos após o papel ser molhado. **Na melhor das hipóteses, as luvas não devem cair sobre o pacote aberto antes da esfregação e não devem ser colocadas em um campo estéril até que os braços do cirurgião estejam secos.**

O enluvamento pode ser feito por três métodos separados: (1) autoenluvamento usando um método fechado; (2) autoenluvamento usando um método aberto; e (3) enluvamento assistido.

Enluvamento Fechado

O método fechado de enluvamento garante que a mão nunca entre em contato com a parte externa do avental ou da luva (Figura 6.5).

Enluvamento Aberto

O método aberto de enluvamento é usado quando apenas as mãos precisam ser cobertas (como para o cateterismo urinário, biópsia da medula óssea ou preparação estéril do paciente) e durante a cirurgia, quando uma luva fica contaminada e deve ser trocada. Este método não deve ser usado rotineiramente para se paramentar e enluvar (Figura 6.6). O procedimento usado quando ambas as luvas são colocadas é mostrado na Figura 6.7.

Enluvamento Assistido

Os passos envolvidos no enluvamento assistido são mostrados na Figura 6.8. Ambos os enluvamentos, abertos e fechados, são frequentemente associados à contaminação do avental, especialmente no punho. Enluvamento assistido pela equipe paramentada, embora raramente

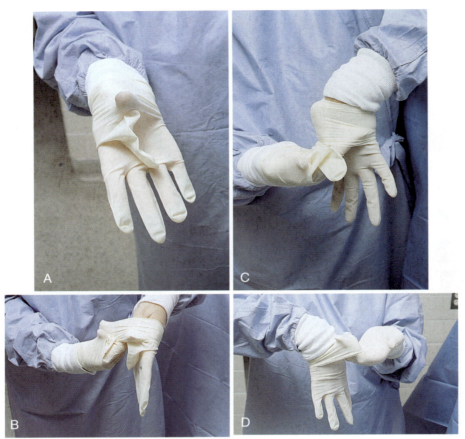

FIGURA 6.6 Abertura da luva quando uma das mãos está estéril. (A) Abra o invólucro da luva e pegue a luva correta na borda dobrada com a mão estéril. Suavemente, coloque sua mão na luva até que seus dedos estejam nos dedos da luva. Coloque o polegar dentro ou perto do polegar da luva e prenda o punho da luva sobre o polegar. Solte a luva. (B) Coloque o dedo da mão estéril sob o punho na palma da luva. (C) Dobre o punho da mão que está sendo enluvada a 90 graus. (D) Percorra suavemente seus dedos ao redor do punho até que eles estejam na frente do punho e, ao mesmo tempo, puxe o punho para cima e sobre o seu avental.

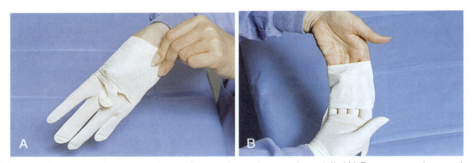

FIGURA 6.7 Abertura da luva quando nenhuma das mãos está estéril. (A) Pegue uma luva pelo punho interno com a mão oposta. Deslize a luva para a mão oposta; deixe o punho para baixo. (B) Usando a mão parcialmente enluvada, deslize os dedos para o lado externo do punho da luva oposta. Deslize sua mão na luva e desdobre o punho; não toque no braço nu enquanto o punho é desdobrado. Com a mão enluvada, deslize seus dedos sob a borda externa do punho oposto e desdobre-o.

realizado na medicina veterinária, pode minimizar a possibilidade de contaminação do avental.

Remoção Asséptica das Luvas

O procedimento para remoção das luvas de maneira asséptica é descrito na Figura 6.9.

MANUTENÇÃO DA ESTERILIDADE DURANTE A CIRURGIA

As técnicas descritas neste capítulo para paramentação e enluvamento minimizam o risco de que a equipe cirúrgica possa contaminar o campo cirúrgico. No entanto, a vigilância é necessária para evitar a contaminação de aventais ou luvas. Uma vez vestidos, os membros da equipe cirúrgica devem ficar sempre de frente para o campo estéril e não devem

CAPÍTULO 6 Preparação da Equipe Cirúrgica

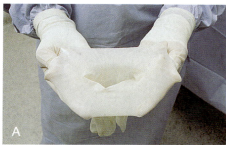
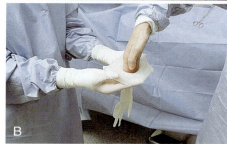
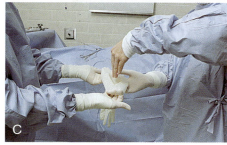

FIGURA 6.8 Enluvamento assistido. (A) Peça ao assistente para pegar uma luva e colocar seus dedos e polegar sob o punho da luva. (B) Com o polegar da luva voltado para você, coloque a mão na luva; em seguida, peça ao assistente para trazer o punho da luva para cima e sobre o punho do seu avental e soltá-lo suavemente. (C) Peça ao assistente para pegar a outra luva. Ajude segurando o punho da luva com os dedos da mão estéril e colocando a mão sem luvas na luva aberta. Os polegares do assistente são mantidos sob o punho enquanto você enfia a mão nele.

tocar ou se inclinar sobre uma área não estéril. Os braços e as mãos devem permanecer acima do nível da cintura e abaixo do nível do ombro. Os braços não devem ser dobrados; eles devem ser colocados na frente do corpo, acima da cintura. A equipe paramentada deve evitar alterar os níveis de posição; os membros da equipe permanecem sentados apenas se todo o procedimento cirúrgico for realizado nesse nível.

A frente do avental deve ser considerada estéril desde o peito até o nível do campo estéril; a parte de trás do avental não é considerada estéril (mesmo se a parte de trás for estéril ou for usado um segundo avental para cobri-la), porque não pode ser vista pelo indivíduo higienizado. As mangas devem ser consideradas estéreis a partir de 5 cm acima do cotovelo até o punho de malha. Como o punho de malha coleta a umidade (tornando-o uma barreira microbiana ineficaz), ele é considerado não estéril e deve ser coberto por luvas estéreis o tempo todo. O colarinho, os ombros e a área sob os braços

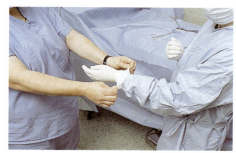

FIGURA 6.9 Para remover as luvas assepticamente, o assistente não estéril agarra a luva perto do punho (tomando cuidado para não tocar no avental) e puxa-a suavemente pelas pontas dos dedos. O reenluvamento deve ser realizado usando a técnica de enluvamento assistido descrita na Figura 6.8.

devem ser considerados não estéreis, pois podem estar contaminados pela transpiração ou pela fricção das superfícies do colarinho e do ombro durante o movimento da cabeça e do pescoço.

REFERÊNCIAS BIBLIOGRÁFICAS

1. Salassa TE, Swiontkowski MF. Surgical attire and the operating room: role in infection prevention. *J Bone Joint Surg Am*. 2014;96:1485-1492.
2. Boyce JM. Evidence in support of covering the hair of OR personnel. *AORN J*. 2014;99:4-8.
3. Association of Operating Room Nurses. Standards, recommended practices, and guidelines. Guideline for sterile technique. *Guidelines for Perioperative Practice*. Denver, CO: AORN; 2016.
4. Overcash M. A comparison of reusable and disposable perioperative textiles: sustainability state-of-the-art 2012. *Anesth Analg*. 2012;114:1055-1066.
5. Ward Sr WG, Cooper JM, Lippert D, et al. Glove and gown effects on intraoperative bacterial contamination. *Ann Surg*. 2014;259:591-597.
6. Biotextiles 2016, MT 366 Biotextile Product Development. https://biotextiles2016.wordpress.com/group-12.
7. Medical Supplies & Equipment Co. Surgical Gowns: Protection & Comfort. https://www.medical-supplies-equipment-company.com/apparel/surgical-gowns-protection--comfort-197.htm.
8. US Fabrics, Inc. Spunbond Nonwoven Geotextiles. https://www.usfabricsinc.com/products/spunbond-nonwoven-geotextiles.
9. Lim H. A review of spun bond process. J Textile Apparel Technol Manufact. 2010; 6 (3). http://6ojs.cnr.ncsu.edu/index.php/JTATM/article/download/513/602.
10. Walker M, Singh A, Joyce Roussea J, et al. Bacterial contamination of gloves worn by small animal surgeons in a veterinary teaching hospital. *Can Vet J*. 2014;55:1160-1162.
11. Meakin LB, Gilman OP, Parsons KJ, et al. Colored indicator undergloves increase the detection of glove perforation by surgeons during small animal orthopedic surgery: a randomized controlled trial. *Vet Surg*. 2016;45:709-714.
12. Liu LQ, Mehigan S. The effects of surgical hand scrubbing protocols on skin integrity and surgical site infection rates: a systematic review. *AORN J*. 2016;103:468-482.
13. Anderson MEC, Foster BA, Weese JC. Observational study of patient and surgeon preoperative preparation in ten companion animal clinics in Ontario, Canada. *BMC Vet Res*. 2014;9:194.
14. Tanner J, Dumville JC, Norman G, Fortnam M. Surgical hand antisepsis to reduce surgical site infection. *Cochrane Database Syst Rev*. 2016;(1) CD004288.

7

Instrumentação Cirúrgica

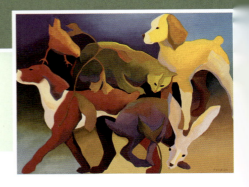

CATEGORIAS DOS INSTRUMENTAIS

Cada tipo de instrumental cirúrgico é projetado para um uso específico e deve ser usado apenas para essa finalidade. Utilizar instrumentos em procedimentos para os quais eles não foram projetados (p. ex., usar uma tesoura Metzenbaum para cortar a sutura ou uma pinça tecidual para segurar o osso) pode cegá-los ou quebrá-los. Instrumentos especializados para cirurgia oftalmológica são discutidos no Capítulo 16.

Bisturis

Os bisturis são os principais instrumentos de corte usados para incisar o tecido (Figura 7.1). Os cabos de bisturi reutilizáveis (n°s 3 e 4) com lâminas removíveis são mais comumente usados em medicina veterinária; no entanto, cabos e lâminas descartáveis estão disponíveis. Os bisturis descartáveis com uma proteção retrátil de travamento são projetados para minimizar o risco de ferimentos com a lâmina cirúrgica ao passar as lâminas entre as etapas do procedimento e durante o descarte. As lâminas estão disponíveis em vários tamanhos e formas, dependendo da tarefa pretendida. Uma lâmina nº 10 é mais comumente usada em cirurgias de pequenos animais para incisão e excisão de tecidos. Uma lâmina nº 15 é uma versão menor da nº 10 e é usada para incisões precisas em tecidos menores. Uma lâmina nº 11 é ideal para incisões em estruturas ou órgãos cheios de fluido. O ângulo curvo da lâmina nº 12 limita sua aplicabilidade. Porém, ela é mais frequentemente usada em gatos para a onicectomia eletiva (dissecação).

Os bisturis são geralmente usados de maneira deslizante, o que significa que a direção da pressão aplicada à lâmina do bisturi está em um ângulo reto em relação à direção da pressão do bisturi. Ao incisar a pele, a lâmina de bisturi deve ser mantida perpendicular à superfície da pele. Os bisturis podem ser segurados como um lápis, com a ponta dos dedos, ou com a palma das mãos. Segurar o bisturi como lápis permite incisões mais curtas, mais finas e mais precisas do que as outras, pois o bisturi está em um ângulo de 30 a 40 graus maior em relação ao tecido (Figura 7.2). No entanto, esse ângulo reduz o contato da superfície de corte, tornando essa forma menos útil para longas incisões. Segurar o bisturi com a ponta dos dedos oferece melhores precisão e estabilidade para longas incisões. Segurar com a palma das mãos é o método mais forte e permite grande pressão sobre o tecido, mas isso é muitas vezes desnecessário em situações cirúrgicas.

Tesouras

As tesouras existem em uma variedade de formas, tamanhos e pesos e geralmente são classificadas de acordo com o tipo de ponta (p. ex., romba, afiada-afiada, afiada-romba), a forma da lâmina (p. ex., reta, curva) ou o corte da borda (p. ex., lisa, serrilhada) (Figura 7.3). As tesouras curvas oferecem maior facilidade no manuseio e visibilidade, enquanto tesouras retas proporcionam maior vantagem mecânica ao cortar tecidos duros ou grossos. As Metzenbaum (também chamadas de Metz, Nelson, tesoura delicada ou de tecido) ou tesoura de Mayo são mais comumente usadas em cirurgia de pequenos animais. As tesouras de Metzenbaum são mais delicadas que as tesouras de Mayo e são projetadas para dissecações afiadas e contundentes ou incisão de tecidos mais finos; as tesouras de Mayo são usadas para cortar tecidos densos e pesados, como as fáscias. As tesouras menos delicadas são usadas para cortar suturas, mas são instrumentos separados daqueles usados para cortar tecidos. As tesouras de sutura usadas na sala de cirurgia são diferentes das tesouras de remoção de sutura. Estas últimas têm uma concavidade em uma das lâminas para suavemente prender a sutura da pele e facilitar a remoção. As tesouras delicadas (p. ex., tesouras de tenotomia, tesouras de íris) são frequentemente usadas em procedimentos oftálmicos e outras cirurgias meticulosas, como a uretrostomia perineal, que exigem cortes finos e precisos. Tesoura de atadura tem uma ponta romba, o que reduz o risco de cortar a pele quando a tesoura é introduzida sob o curativo. As tesouras devem ser utilizadas apenas para seu propósito específico e devem receber manutenção regularmente para mantê-las afiadas.

As tesouras podem ser usadas para corte afiado ou dissecção romba. Elas são seguradas com as pontas do polegar e do dedo anelar através dos aros e com o dedo indicador apoiado nas hastes perto do fulcro. O dedo anelar ou o polegar não devem cair pelo cabo da tesoura; os anéis devem ser mantidos perto da articulação distal do dedo. Isto é referido como um *aperto de tripé de base ampla*. A maioria das tesouras é projetada para ser usada com a mão direita, de modo que o movimento natural do polegar e o puxar dos dedos em movimento aplicam o máximo de cisalhamento e torque às lâminas. Quando usada na mão esquerda, a perda das forças de cisalhamento e torque resulta em menor precisão e em aumento do trauma tecidual. Portanto, cirurgiões canhotos devem aprender a cortar com a tesoura com a mão direita ou investir em tesouras com *design* específico para canhotos.

Direção, controle e precisão no corte dependem da estabilidade do tecido entre as lâminas da tesoura e da estabilidade da tesoura no punho do operador. Quanto maior o ângulo entre as lâminas durante o corte, menos as tesouras estabilizam o tecido e menos preciso é o corte. Usar a extremidade da lâmina estabiliza o tecido com mais segurança e permite um corte mais preciso. A tesoura não deve ser completamente fechada se a incisão tiver que ser continuada, porque o resultado é uma incisão irregular; a tesoura deve estar quase fechada, avançar e quase fechada novamente. A dissecção romba (i.e., a separação do tecido pela inserção dos pontos e abertura do cabo) pode ser usada para separar tecidos fracamente ligados, tais como músculo ou gordura, ou para enfraquecer as bordas da pele para o fechamento da ferida. A dissecção brusca não deve ser usada em tecidos mais duros ou onde cortes precisos sejam possíveis.

Porta-agulhas

Os porta-agulhas agarram e manipulam as agulhas curvas (Figura 7.4). O tamanho e o tipo de porta-agulhas são determinados pelas características da agulha a ser mantida e pela localização do tecido a ser suturado. As agulhas maiores requerem porta-agulhas maiores e mais

50

CAPÍTULO 7   Instrumentação Cirúrgica

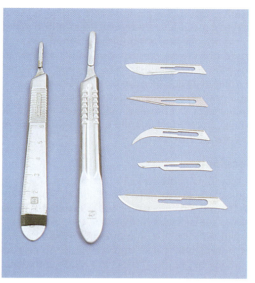

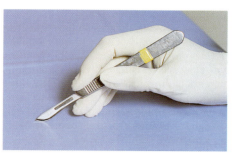

Figura 7.2 Os bisturis geralmente segurados como um lápis porque isso permite incisões curtas, finas e precisas.

Figura 7.1 Cabos de bisturi (*à esquerda*, nº 3; *à direita*, nº 4) e lâminas *(de cima para baixo)*: nºs 10, 11, 12, 15 e 20.

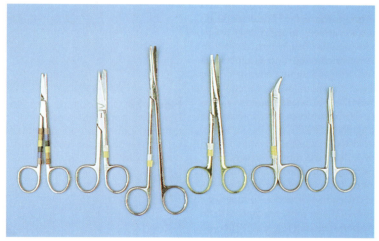

Figura 7.3 Tesouras. *Da esquerda para a direita:* ponto (remoção de fios de sutura), afiada-romba, Metzenbaum, Mayo, fio e tenotomia.

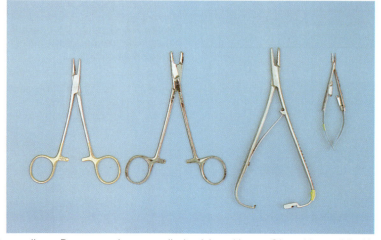

Figura 7.4 Porta-agulhas. *Da esquerda para a direita:* Mayo-Hegar, Olsen-Hegar, Mathieu e Castroviejo.

pesados. Se os porta-agulhas forem usados para segurar a sutura, as garras devem ser finamente serrilhadas ou lisas para evitar danificar a sutura ao desgastá-la ou cortá-la. Os porta-agulhas longos facilitam o trabalho em feridas profundas. Os porta-agulhas de alta qualidade são feitos de liga de alta resistência não corrosiva e têm um acabamento fosco. As pontas são endurecidas cobrindo-as com uma superfície de diamante ou fundindo carboneto de tungstênio na face. As inserções de carboneto de tungstênio podem ser substituídas quando forem danificadas ou não conseguirem segurar adequadamente a sutura.

A maioria dos porta-agulhas (p. ex., os tipos Mayo-Hegar, Olsen-Hegar) tem uma trava com catraca distalmente ao polegar, mas alguns (p. ex., tipo Castroviejo) têm um mecanismo de mola e ferrolho na trava. Os porta-agulhas Mayo-Hegar são comumente usados em medicina veterinária para a manipulação de agulhas médias a grossas. Os porta-agulhas Olsen-Hegar são usados de forma semelhante, mas possuem lâminas de tesoura que permitem que a sutura seja amarrada e cortada com o mesmo instrumento. A desvantagem dos porta-agulhas Olsen-Hegar é que é necessário experiência para evitar o corte da sutura durante a amarração dos nós. Os porta-agulhas Mathieu têm uma trava com catraca na extremidade proximal dos cabos dos porta-agulhas, o que permite travar e destravar simplesmente apertando progressivamente os cabos.

Agulhas geralmente devem ser colocadas perpendicularmente ao porta-agulhas, o que permite melhor manuseio. Quando as agulhas são colocadas em um ângulo, os cabos devem se mover através de um arco amplo durante a sutura. Uma agulha é geralmente apreendida perto de seu centro para permitir que ela seja avançada através do tecido com maior força e menor risco de quebra. Quando a agulha é fixada perto do orifício ou perto da sua estampa de forja, o comprimento máximo da agulha está disponível para sutura e o risco de escorregar a agulha é reduzido; no entanto, é mais provável que a agulha se curve ou quebre, a menos que um tecido delicado esteja sendo suturado. Por outro lado, segurar a agulha perto da extremidade pontiaguda permite maior força motriz ao suturar tecidos resistentes, mas a extração da agulha é difícil.

Os porta-agulhas podem ser segurados com a *palma da mão* (não são colocados dedos nos aros, e o aro superior repousa contra a base do polegar [Figura 7.5]), na *posição tenar* (o aro superior repousa contra a ponta do polegar e o dedo anelar é inserido através do aro inferior [Figura 7.6]), na *posição polegar-anelar* (o polegar é colocado através do aro superior e o anelar através do anel inferior [Figura 7.7]), ou *como um lápis* (o dedo indicador e o polegar ficam no cabo do porta-agulhas [Figura 7.8]), como é usado com o porta-agulhas Castroviejo. A contenção com a palma das mãos é mais vantajosa para a sutura de tecido resistente que requer uma grande força de propulsão da agulha; no entanto, a agulha não pode ser facilmente liberada e segurada depois de um ponto, sem reposicionar o porta-agulhas, tornando a sutura menos precisa.

NOTA Cirurgiões canhotos não podem segurar instrumentos destros porque a trava fecha em vez de abrir com pressão.

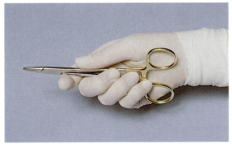

Figura 7.5 Segurar com a palma das mãos proporciona força ao movimento, mas menos precisão.

A posição tenar-anelar permite que se segure e solte a agulha, sem haver necessidade de reposicionar o porta-agulhas para extraí-la. Embora permita a mobilidade, soltar o suporte da agulha exercendo pressão no aro superior com a base do polegar faz com que os cabos do porta-agulha se separem com um "estalo", e algum movimento da agulha ocorre durante esse processo. A maior vantagem da posição polegar-anelar é que ela permite precisão ao liberar uma agulha. Embora seja mais lenta do que as posições palmar e tenar, é preferível quando o tecido é delicado ou quando uma sutura precisa é necessária.

Pinças Teciduais

As pinças teciduais (polegar) são instrumentos tipo pinça, sem travas, usadas para agarrar o tecido (Figura 7.9). As extremidades proximais são unidas para permitir que as extremidades de preensão se abram ou sejam fechadas com pressão. Elas estão disponíveis em vários formatos e tamanhos; pontas (extremidades de agarramento) podem ser pontiagudas, arredondadas, lisas ou serrilhadas com dentes pequenos ou grandes. Pinça para tecido com dentes grandes

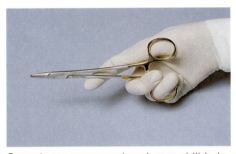

Figura 7.6 O modo tenar proporciona boa mobilidade, mas liberar o suporte para agulha aplicando pressão com a ponta do polegar ao aro superior faz com que os cabos se afastem com um "estalo". Isto provoca algum movimento da agulha no tecido que está sendo suturado.

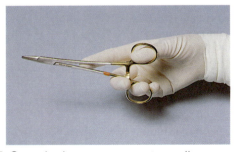

Figura 7.7 O modo de segurar o porta-agulhas com os dedos polegar e anelar permite a melhor precisão e é preferível ao suturar tecidos delicados.

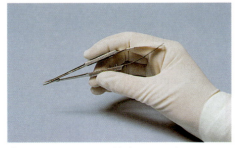

Figura 7.8 Segurar como um lápis é usado com porta-agulhas Castroviejo.

CAPÍTULO 7 Instrumentação Cirúrgica 53

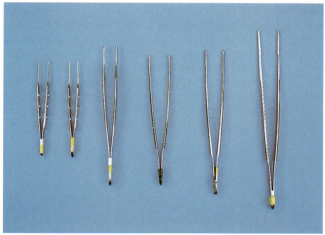

Figura 7.9 Pinças teciduais. *De esquerda para a direita*: Bishop-Harmon (ponta lisa), Bishop-Harmon (denteada), Brown-Adson, tecido 132, serrilhada e DeBakey.

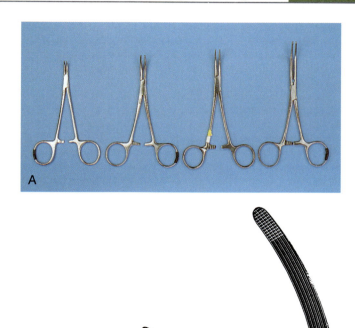

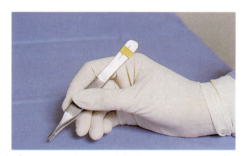

Figura 7.10 Segurar a pinça tecidual como um lápis fornece maior facilidade no manuseio em comparação com outras formas.

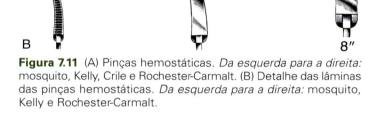

Figura 7.11 (A) Pinças hemostáticas. *Da esquerda para a direita:* mosquito, Kelly, Crile e Rochester-Carmalt. (B) Detalhe das lâminas das pinças hemostáticas. *Da esquerda para a direita:* mosquito, Kelly e Rochester-Carmalt.

não deve ser usada para manusear tecido facilmente traumatizável. As pinças teciduais com pontas lisas, como a pinça DeBakey, são recomendadas para a manipulação de tecidos delicados, como vísceras ou vasos sanguíneos. A pinça tecidual mais comumente usada (p. ex., pinças de Brown-Adson) tem pequenas serrilhas nas pontas que minimizam o trauma, mas facilitam a fixação do tecido de forma segura.

A pinça tecidual é geralmente usada na mão não dominante. Elas devem ser seguradas de modo que uma lâmina funcione como uma extensão do polegar e a outra lâmina funcione como uma extensão dos dedos opostos (i.e., posição do lápis [Figura 7.10]). Segurar o corpo da pinça na palma da mão limita o manuseio. Quando as pinças não estão em uso, elas podem ser direcionadas para a palma da mão e seguradas com os dedos anelar e mínimo, deixando os dedos indicador e médio livres.

As pinças teciduais são usadas para estabilizar o tecido e/ou expor as camadas de tecido durante a sutura. Durante a sutura, as pinças teciduais são usadas no lado mais distante da ferida para agarrar a camada acima da que está sendo suturada. Esta camada é retraída para cima e para fora com a pinça, expondo a camada a ser suturada. A ponta da agulha pode então ser colocada no nível desejado. Antes de a agulha ser completamente empurrada através do tecido, a pinça deve ser movida da camada superficial para agarrar a camada a ser suturada. Esta camada pode então ser levantada para expor a saída da agulha ao passar pelo tecido. A camada de tecido no lado próximo a ser suturado é recolhida e levantada para expor o local de entrada da agulha desejado. Após a ponta da agulha ter sido colocada no local desejado, a pinça tecidual é movida e usada para retrair a camada mais superficial, expondo, assim, o local de saída. Quando as agulhas são seguras com uma pinça durante a sutura, elas devem ser agarradas perpendicularmente ao eixo.

Pinças Hemostáticas

As pinças hemostáticas são instrumentos esmagadores usados para pinçar os vasos sanguíneos (Figura 7.11). Elas estão disponíveis com pontas retas ou curvas e variam em tamanho — desde as menores, as hemostáticas Mosquito (7,6 cm [3 polegadas]), com serrilhas transversais até as pinças vasculares maiores (22,9 cm [9 polegadas]). As serrilhas nas lâminas das pinças hemostáticas maiores podem ser transversais, longitudinais, diagonais ou uma combinação destas. As serrilhas longitudinais são geralmente mais suaves para o tecido do que as serrilhas cruzadas. As serrilhas normalmente se estendem das pontas das pinças até as travas, mas nas pinças de Kelly, as serrilhas transversais (i.e., horizontais) se estendem apenas sobre a porção distal das lâminas. As pinças de Crile do mesmo tamanho têm serrilhas transversais que se estendem por todo o comprimento da lâmina. As pinças de Kelly e Crile são usadas em vasos maiores. As pinças de Rochester-Carmalt são pinças compressoras mais usadas para controlar uma ovário-histerectomia. Elas têm sulcos longitudinais com ranhuras transversais nas extremidades da ponta para evitar o deslizamento do tecido. As pinças cardiovasculares especializadas (p. ex., pinças de Satinsky) permitem a oclusão de apenas uma porção do vaso. As serrilhas das pinças cardiovasculares fornecem compressão de tecido sem cortar paredes delicadas dos vasos. Dentes grandes nas extremidades da ponta de algumas pinças (i.e., Ochsner) ajudam a evitar o deslizamento do tecido de dentro da pinça.

As pinças hemostáticas curvas devem ser colocadas no tecido com a curva voltada para cima. O menor tecido possível deve ser apreendido para minimizar o trauma, e a menor pinça hemostática que pode realizar o trabalho deve ser usada. Para evitar que os dedos fiquem presos momentaneamente nos aros das pinças hemostáticas, as pontas dos dedos devem ser colocadas nos aros, ou os dedos devem ser inseridos nos aros apenas até a primeira articulação.

Pinças Teciduais

As pinças teciduais são usadas para agarrar ou prender o tecido, variando o grau de trauma tecidual que é criado. As pinças Allis têm dentes pontiagudos interligados; este instrumento é usado para agarrar com firmeza o tecido que será removido do corpo. As pinças Babcock têm pontas de fixação largas, alargadas e rombas, que são mais delicadas do que as pinças Allis e podem ser usadas com cuidado nos tecidos remanescentes no corpo. As pinças intestinais de Doyen são pinças oclusoras, não esmagadoras, com estrias longitudinais rasas, que são usadas para ocluir temporariamente o lúmen do intestino.

Afastadores

Os afastadores manuais (Figura 7.12) e os afastadores autoestáticos (Figura 7.13) são usados para retrair o tecido e melhorar a visualização. As extremidades dos afastadores de mão podem possuir ganchos, curvas, e ser dentados ou moldados em espátulas (i.e., Hohmann). Alguns afastadores portáteis (p. ex., afastadores maleáveis ou de fita) podem ser dobrados pelo cirurgião para se adaptarem à estrutura ou área do corpo a ser retraída. Os afastadores Senn (com pente) são pequenos afastadores de extremidades duplas com três pequenas projeções parecidas com dedos em uma extremidade e uma lâmina plana e curva na outra. Os afastadores de Army-Navy são maiores e possuem lâminas grossas e amplas em cada extremidade para retração de grandes quantidades de tecido. Os afastadores autoestáticos (p. ex., Gelpi, Weitlaner) mantêm a tensão no tecido e permanecem abertos com um trava ou outro dispositivo (p. ex., um parafuso de ajuste, tal como nos afastadores Balfour e Finochietto [Figura 7.14]). Os afastadores Balfour geralmente são usados para retrair a parede abdominal, e os afastadores Finochietto são comumente usados durante as toracotomias.

Instrumentais Diversos

Existem instrumentais disponíveis para aspiração de fluido (Figura 7.15), para pinçar campos ou outros objetos inanimados (Figura 7.16), para corte e remoção de fragmentos de ossos (ruginas [Figuras 7.17 e 7.18]), para sustentação dos ossos durante o reparo da fratura (Figura 7.19), raspagem das superfícies do tecido denso (curetagem), remoção do periósteo (elevadores periosteais [Figura 7.20]), corte ou modelagem do osso e cartilagem (osteótomos e cinzel [Figura 7.21]) e furos no osso (trépanos). As lupas de ampliação

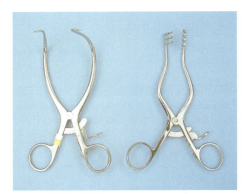

Figura 7.13 Afastadores autoestáticos. *À esquerda*, Gelpi; *à direita*, Weitlaner.

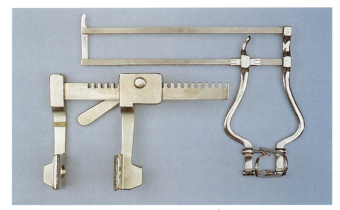

Figura 7.14 Afastadores autoestáticos. *À esquerda*, Finochietto; *à direita*, Balfour.

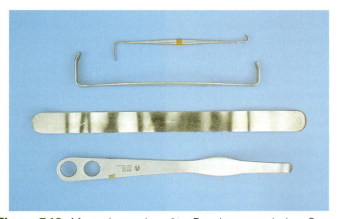

Figura 7.12 Afastadores de mão. *De cima para baixo:* Senn, Army-Navy, maleável e Hohmann.

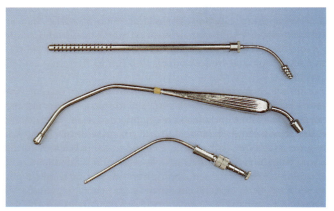

Figura 7.15 Ponteiras para sucção. *De cima para baixo:* Poole, Yankauer e Frazier.

CAPÍTULO 7 Instrumentação Cirúrgica

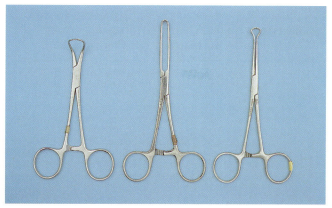

Figura 7.16 Grampos e pinças. *Da esquerda para a direita:* pinça para toalha Backhaus, pinça para tecido Allis e pinça Babcock.

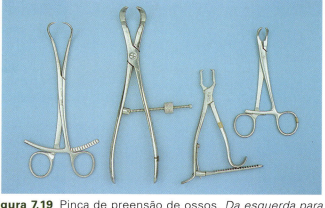

Figura 7.19 Pinça de preensão de ossos. *Da esquerda para a direita:* pinça de redução AO, pinça de redução de trava rápida grande, pinça de preensão de ossos de Lane e pinça de redução em concha pequena.

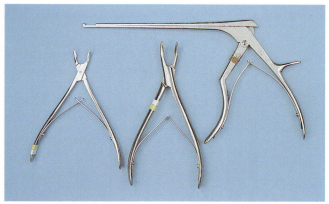

Figura 7.17 Ruginas. *Da esquerda para a direita:* Lempert, Ruskin e Kerrison.

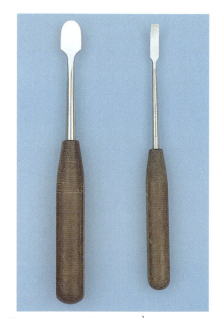

Figura 7.20 Elevadores periosteais. *À esquerda,* borda redonda AO; *à direita,* lâmina curva AO e borda reta.

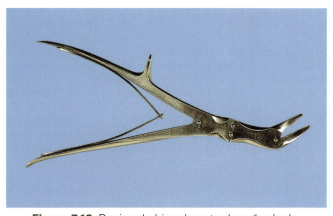

Figura 7.18 Rugina de bico de pato de ação dupla.

são úteis quando é necessário corte preciso ou sutura de tecido (p. ex., cirurgia cardiovascular ou neurológica) e quando tecidos relativamente pequenos são manuseados (p. ex., anastomoses ureterais). Numerosos outros instrumentais especializados foram desenvolvidos para facilitar procedimentos cirúrgicos específicos, particularmente para cirurgias minimamente invasivas. A instrumentação para laparoscopia e toracoscopia está descrita no Capítulo 14. Alguns instrumentais utilizados em procedimentos ortopédicos e neurológicos são mostrados nas Figuras 7.22 a 7.24. Outros instrumentos ortopédicos são descritos no Capítulo 32.

CUIDADOS E MANUTENÇÃO DOS INSTRUMENTAIS

Bons instrumentais cirúrgicos são investimentos valiosos. Eles devem ser usados adequadamente para evitar corrosão, formação de sulcos e descoloração e prolongar a vida útil dos instrumentais (Tabela 7.1). Os instrumentais devem ser enxaguados em água morna imediatamente após o procedimento cirúrgico, para evitar que o sangue, o tecido, a solução salina ou outros materiais sequem no instrumento. Se os instrumentais não puderem ser imediatamente limpos, eles devem ser mantidos úmidos sob uma toalha molhada. As principais conclusões das Diretrizes da Association of periOperative Registered Nurses (AORN) para Limpeza e Cuidados de Instrumentais Cirúrgicos estão listadas no Quadro 7.1.[1]

Muitos fabricantes recomendam que os instrumentais sejam enxaguados, limpos e esterilizados em água destilada ou deionizada, pois

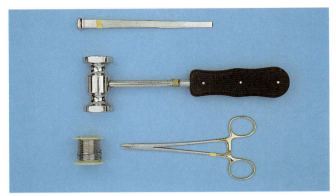

Figura 7.21 Equipamento ortopédico. *De cima para baixo:* cinzel, martelo, arame ortopédico e torcedor de fio.

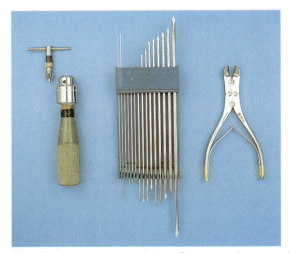

Figura 7.22 Equipamento ortopédico. *Da esquerda para a direita:* mandril e chave de Jacobs, pinos de Steinmann e fios de Kirschner (alfinete) e cortador de ossos.

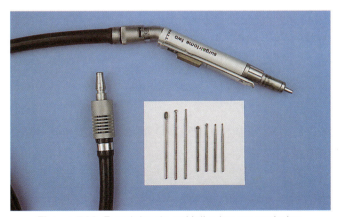

Figura 7.23 Furadeira de ar Hall e brocas variadas.

a água da torneira contém variados teores de minerais que podem descolorir e manchar os instrumentos. Se a água da torneira for usada para enxaguar, os instrumentais devem ser completamente secos para evitar manchas. Instrumentais com vários componentes devem ser desmontados antes da limpeza. Instrumentais delicados devem ser limpos e esterilizados separadamente.

> **QUADRO 7.1 Principais Conclusões das Diretrizes da AORN de 2014 para Limpeza e Cuidados de Instrumentais Cirúrgicos[a]**
>
> - Limpe e descontamine os instrumentais o mais rápido possível após o uso, pois isso ajuda a prevenir a formação de biofilme. Para reduzir a formação de biofilme:
>   - Remova a sujeira visível no momento de uso, pois o sangue seco e outros materiais orgânicos podem ser corrosivos para as superfícies dos instrumentos.
>   - Não permita que o sangue ou outro material biológico seque, pois isso pode dificultar a sua remoção e comprometer a eficácia da desinfecção ou esterilização subsequente.
>   - Periodicamente irrigue os instrumentais com lumens para remover a sujeira bruta e reduzir o risco de formação de biofilme.
>   - Mantenha os instrumentais úmidos colocando uma toalha umedecida com água estéril sobre os instrumentos. NÃO USE SORO FISIOLÓGICO, que pode causar corrosão dos instrumentais.
> - Lâminas de laringoscópio podem ser uma fonte de contaminação para outros pacientes, porque entram em contato com membranas mucosas. Para evitar isso:
>   - Limpe as lâminas e desinfete-as com alto nível ou esterilize-as após cada utilização.
>   - Os cabos são classificados como um dispositivo não crítico; assim, eles exigem apenas limpeza e desinfecção de baixo nível. No entanto, a superfície rugosa do cabo do laringoscópio pode acumular biofilme e a esterilização ocasional é garantida.
> - Instrumentos oftalmológicos têm sido associados a uma síndrome de inflamação aguda do segmento anterior do olho em humanos. Para evitar isso:
>   - Assegure-se de que os instrumentos sejam bem lavados e que nenhum resíduo de detergente permaneça.
>   - Certifique-se de que detritos secos e resíduos de material viscoelástico oftálmico tenham sido limpos dos instrumentos.
>   - Enxágue os lumens e evacue o líquido do lúmen para o dreno a fim de evitar a recontaminação da água de enxágue com detritos de dentro do lúmen.
>   - Use água esterilizada e deionizada para enxaguar os instrumentos, pois a água não tratada pode conter endotoxinas ou causar manchas, depósitos ou corrosão na superfície do instrumento.
>   - Seque lumens completamente com ar comprimido para eliminar a umidade que poderia promover o crescimento microbiano.
>   - Use produtos de limpeza recomendados pelo fabricante.

AORN, Association of periOperative Registered Nurses.
[a]Modificado de Cowperthwaite L, Holm RL. Guideline implementation: surgical instrument cleaning. *Aorn J.* 2015; 101(5):542–549.

Limpeza

Para a limpeza de instrumentais, use detergentes com pH neutro ou quase neutro (entre 7 e 8); detergentes de pH baixo corroem a superfície de proteção do aço inoxidável se não forem totalmente enxaguados, enquanto os detergentes de pH alto corroem ou causam "escurecimento" dos instrumentos e podem prejudicar a função. As manchas devem ser distinguidas da ferrugem (Tabela 7.2). As manchas podem ser removidas, enquanto a ferrugem causa danos permanentes. Soluções enzimáticas contendo proteases, lipases e amilases são, frequentemente, adicionadas a detergentes de pH neutro para remover eficaz e eficientemente o material orgânico de instrumentais cirúrgicos em geral e equipamentos endoscópicos; essas soluções devem ser completamente lavadas da instrumentação para evitar reações adversas. Os estudos diferem em relação à eficácia dos limpadores enzimáticos *versus* não enzimáticos.

> **NOTA** Não use solução de iodopovidona, detergente de cozinha, sabão em pó ou soluções de lavagem das mãos para limpar os instrumentos, pois ocorrerão manchas e corrosão.

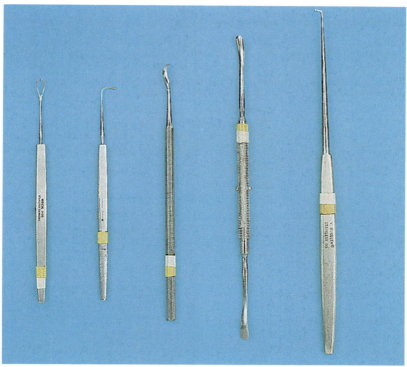

Figura 7.24 Equipamento para neurocirurgia. *Da esquerda para a direita*: alça de cristalino, pequeno afastador de raiz nervosa, extrator de tártaro, dissecador de Freer e grande afastador de raiz nervosa de ângulo direito.

TABELA 7.1 Causas de Corrosão, Formação de Sulcos ou Descoloração do Instrumental

Tipo e Causa de Dano	Solução
Corrosão • Umidade excessiva deixada na superfície do instrumental ou no pacote de instrumentais • Enxaguar com água da torneira; deposição de alcalinoterrosos em paredes de autoclave, que se deposita em instrumentais • Exposição prolongada a soluções enzimáticas de limpeza	• Preaqueça a autoclave; permita que os instrumentais resfriem lentamente; verifique as válvulas de autoclave quanto a vazamentos • Use água destilada ou deionizada durante a esterilização; limpe periodicamente a autoclave com ácido acético • Não exponha instrumentais de aço-carbono a produtos de limpeza enzimáticos por mais de 5 minutos
Deposição de Ferrugem • Deposição de ferro da água da torneira no instrumental • Deposição e oxidação de partículas de carbono em instrumentais de aço inoxidável quando são esterilizados com instrumentais cromados que possuem metal exposto	• Use água destilada ou deionizada durante a limpeza, enxágue e esterilização • Separe os dois tipos de aço durante a esterilização; substitua instrumentais banhados que estejam descascando ou com imperfeições
Formação de Sulcos • Expor instrumentais a materiais salinos ou estranhos • Resíduo de detergente em instrumentais durante a autoclavagem • Uso de detergentes alcalinos que removem o revestimento de óxido de cromo • Limpeza simultânea de metais de composição distinta em um limpador de ultrassom	• Lave os instrumentais com água destilada imediatamente após o procedimento • Evite detergentes à base de cloro, que formam ácido clorídrico quando combinados com vapor • Use detergentes com pH próximo a 7 • Durante a limpeza, separe os instrumentais feitos de metais diferentes
Manchas • Condensação e evaporação lenta de gotículas de água contendo sódio, cálcio e/ou magnésio em instrumentais	• Siga as instruções para uso de autoclave; abra a porta após o vapor ter sido esgotado; verifique válvulas ou juntas; use água destilada ou deionizada

A limpeza ultrassônica pode ser usada após a limpeza manual do instrumental cirúrgico. Este método remove material orgânico pequeno ou microscópico por cavitação e implosão, em que ondas de energia acústica são propagadas em soluções aquosas para romper as ligações que fixam partículas às superfícies. Os metais dissimilares (p. ex., cromo e aço inoxidável) não devem ser misturados no mesmo ciclo ultrassônico. Todos os instrumentos devem ser colocados no limpador ultrassônico com catracas e travas abertas e não devem ser empilhados uns sobre os outros, porque instrumentos delicados podem ser danificados.

TABELA 7.2 Guia de Resolução de Problemas de Manchas em Instrumentais Cirúrgicos[a]

Cor da Mancha	Causa
Marrom/laranja	Detergentes de pH alto, clorexidina ou imersão de instrumentais em produtos inadequados. Também pode ser causada por imersão na água da torneira.
Marrom-escura	Soluções para instrumentais de baixo pH. O filme de cor acastanhada também pode ser causado por um esterilizador avariado. Pontos de mancha semelhantes podem ser resultado de sangue queimado.
Preto-azulada	Revestimento reverso, quando instrumentais de metais diferentes (p. ex., cromo, aço inoxidável) são processados juntos por ultrassom. Além disso, a exposição a solução salina, sangue ou cloreto de potássio causará isso.
Multicolorida	Calor excessivo por um ponto quente localizado no esterilizador. A mancha semelhante em cores ao arco-íris pode ser removida.
Manchas claras e escuras	Gotas de água que secam nos instrumentos. A evaporação lenta deixa depósitos de sódio, cálcio e magnésio.
Cinza-azulada	As soluções de esterilização líquida (fria) estão sendo usadas além das recomendações do fabricante.
Preta	O contato foi feito com amônia ou uma solução contendo amônia.
Cinzenta	Um removedor de ferrugem líquido está sendo usado em excesso em relação às recomendações do fabricante.
Ferrugem	Sangue seco que foi cozido nas áreas dentadas ou articuladas de instrumentos cirúrgicos. Este material orgânico, uma vez aquecido, pode apresentar cor escura. A ferrugem também pode ser causada por imersão na água da torneira.

[a]Modificada de Spectrum surgical instruments, repairs, instrument accessories; Spectrum Surgical Instruments Corp. http://www.spectrumsurgical.com

Os instrumentos devem ser removidos do limpador e enxaguados e secos na conclusão do ciclo.

Se a limpeza ultrassônica não estiver disponível, os instrumentais devem ser limpos o mais completamente possível. Use uma escova de limpeza de instrumentais para remover detritos das serrilhas, dentes e áreas articuladas. Estão disponíveis várias escovas de instrumentais especializadas (p. ex., escovas de tubo de sucção Frazier, escovas laparoscópicas, escovas de escariadores ósseos, escovas endoscópicas), junto com escovas de limpeza de instrumentos em geral. Uma escova de náilon macia ou escova de dentes também pode ser usada; limas e áreas serrilhadas podem requerer uma escova de arame. Instrumentais cirúrgicos devem ser secos em uma toalha de papel limpa. Coloque as pontas finas das pinças cirúrgicas voltadas para cima nas toalhas para evitar danos.

Lubrificação e Autoclavagem

Instrumentais com travas, dobradiças e equipamentos de força devem ser lubrificados antes da autoclavagem. Somente lubrificantes cirúrgicos devem ser usados porque são penetráveis pelo vapor; óleos industriais interferem na esterilização a vapor e não devem ser usados. Os *sprays* lubrificantes são preferíveis à submersão no líquido lubrificante devido ao potencial de contaminação bacteriana dos instrumentais previamente mergulhados.

Os instrumentais cirúrgicos são geralmente agrupados em pacotes ou *kits* de acordo com seu uso (Tabelas 7.3 e 7.4). Antes da autoclavagem, os instrumentais devem ser embrulhados em tecido ou colocados em um pano dentro de um recipiente fenestrado para absorver a umidade. Os instrumentais devem ser esterilizados com as travas ou dobradiças abertas.

NOTA Nunca trave um instrumento durante a autoclavagem; isso impede que o vapor atinja e esterilize superfícies metálicas sobrepostas. As áreas de dobradiça das pinças e pinças hemostáticas podem se expandir e rachar quando expostas ao calor durante a autoclavagem, se estiverem travadas.

O recipiente não deve ser sobrecarregado, e o empilhamento de instrumentais deve ser evitado para que não haja danos a instrumentais delicados. Os *kits* devem ser embrulhados duas vezes (p. 11) e selados com fita para autoclave. Um sistema de monitoramento da esterilização (p. ex., indicadores de esterilização OK [Propper Manufacturing Company], tiras indicadoras químicas da Sterrad [Johnson & Johnson]) deve ser adicionado antes da autoclavagem

TABELA 7.3 Sugestões para um Pacote Básico de Tecidos Moles[a]

Instrumento	Quantidade
Hemostáticas de Halsted-mosquito, curvadas 12,5 cm (5 polegadas)	2
Hemostáticas de Halsted-mosquito, retas, 12,5 cm (5 polegadas)	2
Hemostáticas Kelly, curvadas, 14 cm (5,5 polegadas)	2
Pinças de Crile, retas, 14 cm (5,5 polegadas)	2
Hemostáticas de Rochester-Carmalt, curvadas, 18,5 cm (7,25 polegadas)	4
Porta-agulhas Mayo-Hegar ou Olsen-Hegar, 18 cm (7 polegadas)	1
Pinça de tecido Brown-Adson	1
Pinças de tecido Allis, 5 × 6 dentes, 15 cm (6 polegadas)	4
Pinças para toalha Backhaus, 13 cm (5,25 polegadas)	4
Tesoura Metzenbaum, curva, 20 cm (8 polegadas)	1
Tesoura Mayo, curvada, 20 cm (8 polegadas)	1
Tesoura de sutura, afiada-romba, reta, 12,5 cm (5 polegadas)	1
Bandeja para instrumentais	1
Afastadores Senn	2
Alça de lâmina nº 3	1
Gancho de "castração" para ovário-histerectomia	1
Recipiente para salina	1
Compressas radiopacas (4 × 4 polegadas; 10,2 × 10,2 cm)	20

[a]Para esterilização, laparotomia ou reparo de feridas.

(p. 10). O resfriamento rápido dos instrumentos deve ser evitado para impedir condensação. Informações adicionais sobre autoclavagem e outros métodos de esterilização podem ser encontradas no Capítulo 2.

NOTA Para determinar se uma descoloração marrom ou laranja é uma mancha ou ferrugem, use o teste da borracha. Esfregue uma borracha de lápis sobre a descoloração. Se a borracha remover a descoloração e o metal embaixo estiver liso e limpo, trata-se de mancha. Se a marca aparecer sob a descoloração, isso é corrosão ou ferrugem.

CAPÍTULO 7 Instrumentação Cirúrgica

TABELA 7.4 Sugestões para um Pacote Ortopédico Básico[a]

Instrumento	Quantidade
Mandril e chave Jacobs	1
Afastador Hohmann	2
Retrator Army-Navy	2
Elevador periosteal	1
Torcedor de fio	1
Cortador de pino médio	1
Pinça para fixação de osso Kern ou Lane	2
Pinça de redução	1
Fio ortopédico (calibres 18, 20 e 22)	1 de cada tamanho
Fios Kirschner	1 de cada tamanho
Pinos intramedulares	1 de cada tamanho

[a]Acrescido de um pacote geral (Tabela 7.3).

Esterilização a Frio

A esterilização a frio é usada para alguns instrumentais, mas não garante a esterilidade. Instrumentais que não possam ser autoclavados são mais bem esterilizados ao se usarem meios alternativos (p. ex., óxido de etileno ou esterilização por plasma; pp. 5-8). As soluções que contêm cloreto de benzilamônio (BAC) não devem ser usadas com instrumentais que tenham pastilhas de carboneto de tungstênio, porque o BAC dissolve o tungstênio.

ORGANIZAÇÃO E COBERTURA DA MESA DE INSTRUMENTAIS

As mesas de instrumentais devem ser ajustáveis em altura para permitir que sejam posicionadas ao alcance da equipe cirúrgica. A mesa de instrumentação não deve ser aberta até que o animal tenha sido posicionado na mesa cirúrgica e coberto. Campos cirúrgicos de tecido grandes e impermeáveis à água devem cobrir toda a mesa de instrumentação. Para abri-los, os campos de tecido e o envoltório externo são posicionados na mesa de instrumentais e a superfície subjacente exposta do campo de tecido é segurada com delicadeza. As extremidades e depois os lados são desdobrados. Uma vez que o campo de tecido tenha sido aberto, pessoas não esterilizadas não devem tocá-lo. Os afastadores Mayo costumam ser usados em procedimentos que exijam instrumentos adicionais, como a placa óssea; estão disponíveis capas de suporte especialmente concebidas para estas mesas. Depois que o pacote de instrumentais for aberto (p. 14), os instrumentos devem ser posicionados de modo que possam ser prontamente recuperados. O *layout* geralmente é determinado pela preferência do cirurgião, mas o agrupamento de instrumentais similares (p. ex., tesouras, afastadores) facilita seu uso. Sempre que uma cavidade do corpo é aberta, as compressas devem ser contadas no início do procedimento (antes que a incisão seja feita) e novamente antes do fechamento, para garantir que nenhuma delas tenha sido inadvertidamente deixada na cavidade. Instrumentos contaminados e compressas sujas não devem ser colocados de volta na mesa de instrumentais.

REFERÊNCIA BIBLIOGRÁFICA

1. Guideline for cleaning and care of surgical instruments. In: *Guideline for Perioperative Practice*. Denver: AORN; pp. 615-650, 2015.

8

Biomateriais, Sutura e Hemostasia

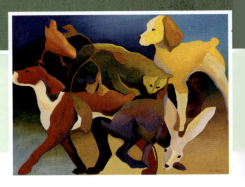

SUTURAS E SELEÇÃO DE SUTURA

A sutura desempenha um papel importante no reparo da ferida, fornecendo hemostasia e suporte para a cicatrização de tecidos. Os tecidos têm diferentes requisitos para o suporte de sutura, dependendo do tipo de tecido e da duração prevista da cicatrização. Alguns tecidos precisam de suporte por apenas alguns dias (p. ex., músculo, tecido subcutâneo, pele), enquanto outros requerem semanas (fáscia) ou meses (tendão) para cicatrizar. A variação individual do paciente afeta ainda mais a escolha da sutura. A cicatrização de feridas pode ser retardada por infecção, obesidade, desnutrição, neoplasia, fármacos (p. ex., esteroides) e distúrbios do colágeno. No tecido de rápida cicatrização, o ideal é que a sutura perca sua resistência à tração a uma taxa similar à que o tecido ganha força, e seja absorvida pelo tecido de modo que nenhum material estranho permaneça na ferida. Técnicas cirúrgicas minimamente invasivas (Capítulo 14) impõem processos adicionais ao desempenho das suturas cirúrgicas. Não apenas a segurança do bom nó deve ser mantida, mas também o lubrificante da superfície deve assegurar facilidade de manipulação, mínimo arrasto de tecido e boa biocompatibilidade com respostas inflamatórias mínimas. Preferências específicas, como a familiaridade com o material e a disponibilidade, também precisam ser levadas em consideração ao escolher um material de sutura.

Características da Sutura

A sutura ideal é fácil de manusear, reage minimamente no tecido, inibe o crescimento bacteriano, mantém-se segura quando atada, resiste à contração do tecido, absorve com mínima reação após a cicatrização do tecido e é não capilar, não alergênica, não carcinogênica e não magnética; no entanto, esse material não existe. Portanto, os cirurgiões devem escolher uma sutura que melhor se aproxime do ideal para um determinado procedimento e tecido a ser suturado. Uma grande variedade de combinações de suturas e agulhas está disponível.

Tamanho da Sutura

A sutura de menor diâmetro que irá assegurar adequadamente o tecido lesado deve ser usada para minimizar o trauma à medida que a sutura é confeccionada através do tecido e para reduzir a quantidade de material estranho deixado na ferida. Não há vantagem em usar uma sutura mais forte que o tecido a ser suturado. O padrão mais comumente utilizado para o tamanho da sutura é o da *United States Pharmacopeia* (USP), que indica dimensões de fino a grosso (com diâmetros em polegadas) de acordo com uma escala numérica, sendo 12-0 a menor e 7 a maior. A USP usa padrões diferentes para o categute e outros materiais (Tabela 8.1). Quanto menor o tamanho da sutura, menor a resistência à tração. O fio de aço inoxidável é dimensionado de acordo com a escala métrica ou USP ou pelo medidor de arame Brown and Sharpe (B e S) (Tabela 8.1).

Flexibilidade

A flexibilidade de uma sutura é determinada pela sua rigidez à torção e diâmetro, que influenciam seu manuseio e uso. Suturas flexíveis são indicadas para ligar vasos ou realizar padrões de sutura contínua. Suturas menos flexíveis (p. ex., fio) não podem ser usadas para ligadura de pequenos sangramentos. Náilon e categute são relativamente rígidos em comparação com a sutura de seda; suturas de poliéster trançado têm rigidez intermediária.

Características de Superfície e Revestimento

As características da superfície de uma sutura influenciam a facilidade com que é puxada através do tecido (p. ex., a quantidade de fricção ou "arrasto") e a quantidade de trauma causado. Suturas ásperas causam mais lesões do que suturas suaves. Superfícies lisas são particularmente importantes em tecidos delicados, como o olho. No entanto, suturas com superfícies lisas também exigem maior tensão para garantir boa aposição de tecidos, e têm menos segurança do nó. Materiais trançados têm mais arrasto do que suturas de monofilamento. Materiais trançados são frequentemente revestidos para reduzir a capilaridade (ver discussão posterior), mas isso também fornece uma superfície lisa. Teflon®, silicone, cera, cera de parafina e estearato de cálcio são usados para revestir suturas.

Capilaridade

A capilaridade é o processo pelo qual fluidos e bactérias são transportados para os interstícios das fibras multifilamentares. Como os neutrófilos e macrófagos são muito grandes para entrar nos interstícios da fibra, a infecção pode persistir, particularmente nas suturas não absorvíveis. Todos os materiais trançados (p. ex., ácido poliglicólico, seda) têm graus de capilaridade, enquanto as suturas monofilamentares são consideradas não capilares. O revestimento reduz a capilaridade de algumas suturas, mas, independentemente disso, os materiais de sutura capilar não devem ser usados em locais contaminados ou infectados.

Força Elástica do Nó

A resistência à tração do nó é medida pela força em libras que o fio de sutura pode suportar antes de romper quando atado (Quadro 8.1). As suturas devem ser tão fortes quanto o tecido normal através do qual elas estão sendo colocadas; no entanto, a resistência à tração da sutura não deve exceder em muito a resistência à tração do tecido.

Segurança Relativa do Nó

A segurança relativa do nó é a capacidade de retenção de uma sutura expressa como uma porcentagem de sua resistência à tração. A capacidade de retenção de nó de um material de sutura é a força necessária para desatar ou romper um nó, aplicando-se uma força sobre a parte da sutura que forma a alça; a resistência à tração do material de sutura é a resistência necessária para romper uma fibra desamarrada com uma força aplicada na direção de seu comprimento (Quadro 8.1).

TABELA 8.1 Tamanhos de Sutura

Materiais de Sutura Sintética (USP)	Intestino Cirúrgico (USP)	Medidor de fio Brown and Sharpe	Medidor Métrico	Tamanho Real (mm)
10-0			0,2	0,02
9-0			0,3	0,03
8-0			0,4	0,04
7-0	8-0	41	0,5	0,05
6-0	7-0	38-40	0,7	0,07
5-0	6-0	35	1	0,1
4-0	5-0	32-34	1,5	0,15
3-0	4-0	30	2	0,2
2-0	3-0	28	3	0,3
0	2-0	26	3,5	0,35
1	0	25	4	0,4
2	1	24	5	0,5
3,4	2	22	6	0,6
5	3	20	7	0,7
6	4	19	8	0,8
7		18	9	0,9

USP, United States Pharmacopeia.

QUADRO 8.1 Terminologia Usada para Descrever as Características da Sutura

- *Absorção*. Perda progressiva de massa e/ou volume de material de sutura; não se correlaciona com a resistência à tração inicial.
- *Absorção de fluidos*. Capacidade de absorver líquidos após a imersão.
- *Capilaridade*. Medida em que o fluido absorvido é transferido ao longo da sutura.
- *Elasticidade*. Medida da capacidade do material para recuperar sua forma original e comprimento após a deformação.
- *Flexibilidade*. Facilidade de manuseio do material de sutura; capacidade de ajustar o nó tensão e para garantir nós (relacionados ao material da sutura, tipo de filamento, e diâmetro).
- *Força do nó*. Quantidade de força necessária para fazer um nó escorregar (relacionado ao coeficiente de atrito estático e plasticidade de um dado material).
- *Força elástica da tração do nó*. Resistência à ruptura de material de sutura com nós (10% a 40% mais fraca após deformação por colocação de nó).
- *Força elástica de tração direta*. Força de ruptura linear do material da sutura.
- *Memória*. Capacidade inerente da sutura para retornar ou manter sua forma bruta original (relacionada com a elasticidade, plasticidade e diâmetro).
- *Perda de resistência*. Limite de resistência à tração no qual ocorre falha de sutura.
- *Plasticidade*. Medida da capacidade de se deformar sem romper e de manter uma nova forma após o alívio da força deformante.
- *Resistência à tração*. Medida da capacidade de um material ou tecido para resistir à deformação e à ruptura.
- *Resistência da ferida à ruptura*. Limite de resistência à tração de uma ferida em cicatrização na qual ocorre a separação das bordas da ferida.
- *Valor de retirada da sutura*. A aplicação de força a uma alça de sutura localizada onde ocorre falha de tecido, que mede a força de um tecido particular; variável dependendo do sítio anatômico e composição histológica (gordura, 0,2 kg; músculo, 1,27 kg; pele, 1,82 kg; fáscia, 3,77 kg).

De Lai SY, Becker DG. Sutures and needles, e-medicine. *Topic*. 2004;38.

Materiais de Sutura Específicos

Os materiais de sutura podem ser classificados de acordo com seu comportamento nos tecidos (absorvíveis ou não absorvíveis), sua estrutura (monofilamentar ou multifilamentar) ou sua origem (sintética, orgânica ou metálica) (Figura 8.1 e Tabela 8.2). Dois principais mecanismos de absorção resultam na degradação das suturas absorvíveis. Suturas de origem orgânica, como categute, são gradualmente digeridas por enzimas teciduais e fagocitadas, enquanto suturas fabricadas a partir de polímeros sintéticos são principalmente decompostas por hidrólise.

Suturas inabsorvíveis são finalmente encapsuladas ou envolvidas por tecido fibroso. As suturas monofilamentares são feitas de um único fio de material e, portanto, têm menos resistência tecidual do que suturas multifilamentares e não possuem interstícios que possam abrigar bactérias ou fluidos. Deve-se ter cuidado no manuseio das suturas monofilamentares, pois o corte ou dano do material com fórceps ou porta-agulhas pode enfraquecer a sutura e predispor à ruptura. As suturas multifilamentares consistem em vários fios de sutura que são torcidos ou trançados juntos. As suturas multifilamentares geralmente são mais maleáveis e flexíveis do que as suturas monofilamentares. Eles podem ser revestidos para reduzir o atrito dos tecidos e melhorar as características de manuseio (ver discussão anterior).

Materiais de Sutura Absorvíveis

Os materiais de sutura absorvíveis perdem a maior parte de sua resistência à tração dentro de 60 dias e, eventualmente, desaparecem do local de implantação do tecido porque foram fagocitados ou hidrolisados (Figura 8.1 e Tabela 8.2). O tempo para perda de força e para absorção completa varia entre os materiais de sutura.

Materiais absorvíveis orgânicos. O categute é o material de sutura absorvível não sintético mais comum. A palavra *categute* é derivada do termo *kitgut ou kitstring* (a corda usada em um violino). A interpretação errônea da palavra *kit* como se referindo a um gato jovem levou ao uso do termo *catgut*. O categute é feito a partir da submucosa do intestino de ovelha ou da serosa do intestino bovino e tem aproximadamente 90% de colágeno. É degradado por fagocitose e, em contraste com outros materiais de sutura, provoca uma notável reação inflamatória. O categute simples perde força rapidamente após inserção no tecido. O processamento (reticulação das fibras de colágeno), que ocorre pela exposição ao cromo ou ao aldeído, retarda a absorção. O categute está disponível como simples, médio cromado ou cromado; a reticulação das fibras de colágeno geralmente implica força prolongada e redução da reação tecidual. O categute é rapidamente removido de áreas infectadas ou áreas onde é exposto a enzimas digestivas, e é rapidamente degradado em pacientes catabólicos. Os nós podem se soltar quando molhados.

Materiais absorvíveis sintéticos. Materiais absorvíveis sintéticos (Tabela 8.2) são geralmente degradados por hidrólise e causam mínima reação tecidual. O tempo para perda de força e absorção é bastante constante em diferentes tecidos. Infecção ou exposição a enzimas digestivas não influencia significativamente a taxa de absorção da maioria das suturas sintéticas absorvíveis. Poliglactina 910 e ácido poliglicólico são mais rapidamente hidrolisados em ambientes alcalinos, mas são relativamente estáveis em feridas contaminadas. O ácido poliglicólico, a poliglactina 910 e a poliglecaprona 25 podem ser rapidamente degradados na presença de urina infectada; polidioxanona, poligliconato e glicômero 631 são aceitáveis para uso em bexigas estéreis e infectadas com *E. coli*. No entanto, a utilização de qualquer sutura que seja degradada por hidrólise pode estar em risco de degradação acelerada quando a bexiga estiver infectada com *Proteus* spp. (p. 696), como todas as suturas absorvíveis monofilamentares comuns demonstraram degradar-se dentro de 7 dias em urina inoculada com *P. mirabilis*.

Materiais absorvíveis monofilamentares. Polidioxanona (PDS II®) e poligliconato (Maxon®) são suturas clássicas, monofilamentares, que mantêm sua resistência à tração por mais tempo do que as suturas multifilamentares, com completa absorção ocorrendo em 6 meses. Poliglecaprona 25 (Monocryl®) e glicômero 631 (Biosyn®) são materiais sintéticos de rápida absorção, flexíveis, maleáveis, que não apresentam rigidez e têm boas características de manuseio. Essas

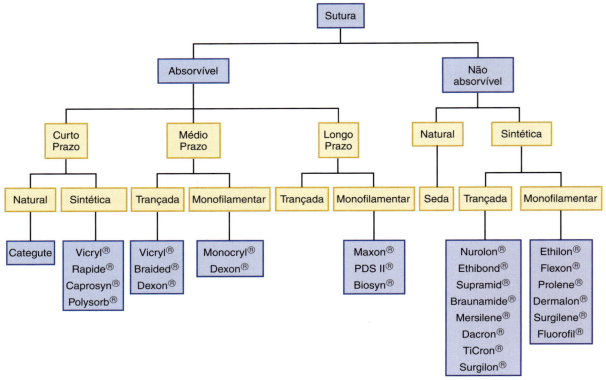

Figura 8.1 Características das suturas utilizadas em medicina veterinária.

suturas têm boa resistência à tração inicial, que se deteriora em 2 a 3 semanas após o implante, e são completamente absorvidas em 120 dias.

A poliglitona 6211 (Caprosyn®) é uma sutura monofilamentar relativamente nova e rapidamente absorvível. É um poliéster sintético de glicolídeo, caprolactona, carbonato de trimetileno e lactídeo. Absorção deste material é essencialmente completa em 56 dias, o que faz com que se acredite que cause menos complicações e reações teciduais. Essa sutura retém até 30% de força no nó aos 10 dias após o implante e possui excelentes características de manuseio; no entanto, sua rápida absorção também limita sua aplicação.

Materiais absorvíveis multifilamentares. O ácido poliglicólico (Dexon®) é trançado de filamentos extraídos do ácido glicólico e está disponível nas formas revestida e não revestida. Poliglactina 910 (Vicryl®) é uma sutura multifilamentar feita de um copolímero de lactídeo e glicolídeo com poliglactina 370. É revestida com estearato de cálcio e sua taxa de perda de resistência à tração é semelhante à do ácido poliglicólico. Vicryl Rapide® é uma sutura trançada sintética de rápida absorção que possui uma força inicial comparável à do náilon e à do categute. No entanto, a resistência à tração diminui para 50% em 5 a 6 dias e é completamente absorvida em 42 dias. Essa sutura é indicada para sutura superficial da mucosa, sutura gengival e sutura da pele periocular.

As Polysorb® são compostas de copolímero de glicolídeo e lactídeo, que é um poliéster sintético composto de glicolídeo e lactídeo (derivados dos ácidos glicólico e lático). Polysorb® mantém 80% de sua resistência à tração em 2 semanas e 30% em 3 semanas, com absorção variando de 56 a 70 dias. As suturas Velosorb Fast® são compostas de poliéster sintético absorvível composto por glicolídeo e lactídeo. Esta sutura é indicada para uso na aproximação dos tecidos moles da pele e da mucosa, quando são necessários apenas 7 a 10 dias de suporte da ferida, uma vez que retém a maior parte da sua resistência à tração até aproximadamente 5 dias. A absorção completa de Velosorb® leva de 40 a 50 dias.

Materiais de Sutura Não Absorvíveis

Materiais não absorvíveis orgânicos. A seda é o material de sutura orgânico não absorvível mais comumente usado. É uma sutura multifilamentar trançada, feita por um tipo especial de bicho-da-seda, e é comercializada como não revestida ou revestida. A seda tem excelentes características de manipulação e é frequentemente usada em procedimentos cardiovasculares; no entanto, não mantém a resistência à tração significativa após 6 meses e, portanto, é contraindicada para uso em enxertos vasculares. Deve também ser evitada em locais contaminados; uma sutura de seda pode reduzir o número de bactérias necessárias para induzir infecção em uma ferida de 10^6 para 10^3.

Materiais não absorvíveis sintéticos. Materiais de sutura não absorvíveis sintéticos (Tabela 8.2) são comercializados como fios multifilamentares trançados (p. ex., poliéster ou caprolactama revestido) ou fios monofilamentares (p. ex., polipropileno, poliamida ou polibutéster). Essas suturas são tipicamente fortes e induzem a mínima reação tecidual. Materiais de sutura não absorvíveis com um núcleo interno e uma bainha externa (p. ex., Supramid®) não devem ser introduzidos no tecido, pois podem predispor a infecção e fistulação. A bainha externa frequentemente é rompida, o que permite que as bactérias residam sob ela.

> **NOTA** As abraçadeiras de náilon não são recomendadas para serem implantadas no corpo (p. ex., usadas para ligar pedículos ovarianos), pois substâncias tóxicas são liberadas durante a degradação e podem resultar em abscesso ou formação de tumor.

TABELA 8.2 Características dos Materiais de Sutura Comumente Usados em Medicina Veterinária

Nome Genérico	Nome Comercial	Fabricante	Características da Sutura	Redução na Resistência à Tração[a]	Absorção Completa (Dias)	Segurança de Nó Relativo[b]	Reação Tecidual[c]
Categute	—	—	Multifilamentar Absorvível	33% aos 7 dias	60	– (molhado)	+++
Poliglactina 910	Vicryl® e Vicryl Plus®	Ethicon	Multifilamentar Absorvível	25% aos 14 dias 50% aos 21 dias	56-70	++ ++	+ +
	Vicryl Rapide®	Ethicon	Multifilamentar Absorvível	50% aos 5 dias 100% aos 14 dias	42	++	+
Ácido poliglicólico	Dexon "S"® (sem revestimento) Dexon II® (revestido)	Medtronic	Multifilamentar Absorvível	35% aos 14 dias 65% aos 21 dias	60-90	++	+
Polímero de glicolídeo ou lactídeo	Polysorb®	Medtronic	Multifilamentar Absorvível	20% aos 14 dias 70% aos 21 dias	60	+++	—
Polidioxanona	PDS II®	Ethicon	Monofilamentar Absorvível	14% aos 14 dias 31% aos 42 dias	180	++	+
Poligliconato	Maxon®	Medtronic	Monofilamentar Absorvível	30% aos 14 dias 45% aos 21 dias	180	++	+
Poliglecaprona 25	Monocryl®	Ethicon	Monofilamentar Absorvível	40%-50% aos 7 dias 70%-80% aos 14 dias	90-120	++	+
Glicômero 631	Biosyn®	Medtronic	Monofilamentar Absorvível	25% aos 14 dias 60% aos 21 dias	90-110	++	+
Poliglitona 6211	Caprosyn®	Medtronic	Monofilamentar Absorvível	40%-50% aos 5 dias 70%-80% aos 10 dias	56	+++	+
Seda	Perma-Hand®	Ethicon Medtronic	Multifilamentar não absorvível	30% aos 14 dias 50% em 1 ano	>2 anos	—	+++
Poliéster	Mersilene® (sem revestimento) Ethibond® (revestido) Dacron® (sem revestimento) Ticron® (revestido)	Ethicon Ethicon Medtronic Medtronic	Multifilamentar Não absorvível			—	++
Poliamida (náilon)	Ethilon® (monofilamentar) Nurolon® (multifilamentar) Dermalon® (monofilamentar) Surgilon® (multifilamentar)	Ethicon Ethicon Medtronic Medtronic	Não absorvível Monofilamentar ou multifilamentar	30% em 2 anos (monofilamentar) 75% aos 180 dias (multifilamentar)		+	—
Polipropileno	Prolene® Surgilene® Fluorofil®	Ethicon Medtronic Mallinckrodt Veterinary	Monofilamentar Não absorvível			+++	—
Polibutéster	Novafil®	Medtronic	Não absorvível Monofilamentar			++	—
Caprolactama polimerizada	Supramid® Braunamida® Vetcassette II®	S. Jackson B. Braun® Melsungen Ag Mallinckrodt Veterinary®	Multifilamentar Não absorvível			++	++ (se o revestimento se partir)
Fio de aço inoxidável	Flexon® (multifilamentar)	Medtronic Ethicon	Não absorvível Monofilamentar ou multifilamentar			+++	—

[a]Os valores apresentados são aproximados. A perda real da resistência à tração pode variar dependendo da sutura e do tecido.
[b](–), ruim (<60%); (+), razoável (60%-70%); (++), bom (70%-85%); (++), excelente (> 85%).
[c](–), mínimo a nenhum; (+), suave; (++), moderado; (+++), grave.

Suturas metálicas. O aço inoxidável é a sutura metálica mais comumente utilizada e está disponível como um fio trançado multifilamentar ou monofilamentar. O aço cirúrgico é forte e inerte, com mínima reação tecidual, mas as extremidades dos nós evocam uma reação inflamatória. O aço inoxidável tem uma tendência a cortar tecidos e pode fragmentar-se e migrar. É estável em feridas contaminadas e é o padrão para avaliar a segurança dos nós e a reação dos tecidos aos materiais de sutura.

Suturas com revestimento antimicrobiano. A sutura impregnada com triclosana está disponível em certas suturas absorvíveis monofilamentares (PDS Plus®, Monocryl Plus®) e multifilamentares (Vicryl Plus®). Essas suturas criam uma zona *in vitro* de inibição contra *Staphylococcus aureus*, *Staphylococcus epidermidis* e *Escherichia coli* e são usadas para diminuir as taxas de infecção do sítio cirúrgico. Revisões sistemáticas e metanálises na literatura humana não encontraram evidências que demonstrassem o efeito protetor das suturas impregnadas com triclosana na ocorrência de infecções do sítio cirúrgico.[1,2] Na literatura veterinária, um estudo de coorte retrospectivo não encontrou benefício adicional para o uso de sutura impregnada com triclosana para fechamento de ferida após osteotomia

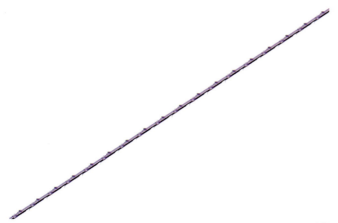

Figura 8.2 Material de sutura farpada com microâncoras unidirecionais entalhadas no fio.

de nivelamento do platô tibial em cães.[3] Entretanto, a comparação *in vitro* da sutura impregnada *versus* não impregnada para a aderência de *Staphylococcus pseudointermedius* resistente à meticilina mostrou que oPDS Plus® tem aderência significativamente menor do que PDS II®, Monocryl®, Vicryl® e Stratafix Spiral PDO®.[4]

Sutura farpada sem nós. O material de sutura farpado (p. ex., V-Loc®, Stratafix®, Quill®) possui microâncoras unidirecionais dispostas de forma helicoidal em torno do fio de sutura (Figura 8.2). Essas microâncoras permitem que a sutura fique alojada no tecido, criando múltiplos pontos de ancoragem para distribuir a tensão ao longo da linha de sutura. Essas suturas também são sem nós, pois há um laço pré-construído na extremidade para permitir a ancoragem inicial da linha de sutura. Devido ao movimento unidirecional e à ancoragem da sutura através do tecido, não há necessidade de um nó final. Farpas bidirecionais com agulhas de estampagem dupla também estão disponíveis em certos materiais de sutura sem nós (p. ex., Quill®, Statafix®). Vários estudos biomecânicos experimentais demonstraram resistência à tração semelhante à do material de sutura monofilamentar padrão em uma variedade de tecidos e procedimentos.[5-7] No entanto, para a reparação do tendão, suturas lisas monofilamentares foram consistentemente mais fortes e foram associadas a menor formação de aberturas do que a sutura farpada sem nós.[8,9] Também foi demonstrado que a sutura monofilamentar farpada (Stratofix Spiral PDO®) tem um perfil de aderência bacteriana comparável ao de *S. pseudintermedius* resistente à meticilina na sutura monofilamentar não trabeculada.[4]

Agulhas Cirúrgicas

Uma variedade de formas e tamanhos de agulha está disponível; a seleção de uma agulha depende do tipo de tecido a ser suturado (p. ex., penetrabilidade, densidade, elasticidade e espessura), topografia da ferida (p. ex., profunda ou estreita) e características da agulha (p. ex., tipo de olho, comprimento e diâmetro). A força da agulha, a ductilidade e a afiação são fatores importantes na determinação das características de manuseio e uso de uma agulha. A quantidade de deformação angular que uma agulha pode suportar antes de se deformar permanentemente é chamada de *rendimento cirúrgico*. Ductilidade é a resistência da agulha a quebrar sob uma quantidade específica de flexão. A afiação de uma agulha está relacionada com a angulação da ponta (p. 65) e o afilamento da agulha. As agulhas mais afiadas têm uma ponta longa, fina e cônica, com bordas de corte lisas. A maioria das agulhas cirúrgicas é feita de fios de aço inoxidável porque é forte, livre de corrosão e não abriga bactérias.

Os três componentes básicos de uma agulha são a extremidade de fixação (i.e., a extremidade encaixada ou com os olhos), o corpo e a ponta (Figura 8.3A). O fio deve ser inserido nas agulhas com olhos (orifícios), e como um fio duplo de sutura é puxado através do tecido, é criado um furo maior do que quando o material de sutura é usado. Podem ser fechadas (p. ex., redondas, oblongas ou quadradas) ou francesas (p. ex., com uma fenda desde o interior do olho até o final da agulha, para facilitar o enroscamento) (Figura 8.3B). São rosqueadas a partir da curvatura interna e raramente são usadas na prática cirúrgica. Com suturas trançadas, a agulha e a sutura são uma unidade contínua, que minimiza o trauma tecidual e aumenta a facilidade de uso.

O corpo da agulha vem em uma variedade de formas (Figura 8.3C); o tipo de tecido e a profundidade e o tamanho da ferida determinam a forma apropriada da agulha. As agulhas retas (Keith®) são geralmente usadas em locais acessíveis onde elas podem ser manipuladas diretamente com os dedos (p. ex., colocação de suturas em bolsa de tabaco no ânus). Agulhas curvas são manipuladas com porta-agulhas. A profundidade e o diâmetro de uma ferida são importantes ao selecionar a agulha curva mais apropriada. Agulhas de um quarto de círculo são usadas principalmente em procedimentos oftálmicos. Agulhas de três oitavos e agulhas de meio círculo são as agulhas cirúrgicas mais usadas em medicina veterinária. Agulhas de três oitavos de círculo são mais facilmente manipuladas do que agulhas de meio círculo porque requerem menos pronação e supinação do pulso. No entanto, devido ao maior arco de manipulação necessário, elas são difíceis de usar em locais profundos ou inacessíveis. Uma agulha de meio círculo ou uma agulha com cinco oitavos de círculo, apesar de exigirem mais pronação e supinação do punho, são mais fáceis de usar em locais confinados.

A ponta da agulha (p. ex., corte, afunilamento, corte reverso ou corte lateral) (Figura 8.3D) afeta a afiação de uma agulha e o tipo de tecido no qual a agulha pode ser usada. Agulhas de corte geralmente têm duas ou três arestas de corte opostas e são projetadas para uso em tecidos que são difíceis de penetrar, como a pele. Com as *agulhas de corte* convencionais, a terceira aresta de corte está na curvatura interna (i.e., côncava) da agulha. A localização da aresta de corte interna pode promover mais "recorte" do tecido porque ela corta em direção às bordas da ferida ou incisão. Agulhas de corte reverso têm uma terceira aresta de corte na curvatura externa (i.e., convexa) da agulha; isso as torna mais fortes do que agulhas de corte convencionais de tamanho similar e reduz a quantidade de tecido cortado. Agulhas de corte lateral (i.e., agulhas de espátula) são planas na parte superior e inferior e são geralmente utilizadas para procedimentos oftálmicos. Agulhas cônicas (i.e., agulhas redondas) têm uma ponta afiada que perfura e penetra nos tecidos sem cortá-los. Elas geralmente são usadas em tecidos facilmente penetráveis, como o intestino, o tecido subcutâneo ou a fáscia. As agulhas de recorte, que são uma combinação de uma ponta da aresta de corte invertida e um corpo de ponta achatada, são geralmente usadas para suturar tecido fibroso denso e resistente, como um tendão, e para alguns procedimentos cardiovasculares, como enxertos vasculares. As agulhas de ponta sem corte (atraumáticas) têm ponta arredondada e rombuda que pode dissecar através de tecido friável sem cortar. Elas são usadas ocasionalmente para suturar órgãos parenquimatosos, como o fígado ou o rim.

Seleção de Sutura para Diferentes Tipos de Tecidos

Considerações para a seleção da sutura incluem o período de tempo que a sutura será necessária para ajudar a fortalecer a ferida ou o tecido, o risco de infecção, o efeito do material de sutura na cicatrização de feridas e a dimensão e força da sutura necessária.

Pele

Suturas monofilamentares devem ser usadas na pele para evitar a absorção ou transporte capilar de bactérias para tecidos mais profundos.

CAPÍTULO 8 Biomateriais, Sutura e Hemostasia

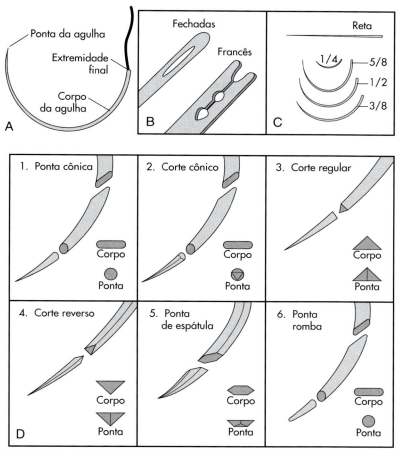

Figura 8.3 (A) Componentes básicos de uma agulha. (B) Tipos de olhos de agulha. (C) Formas e tamanhos dos corpos das agulhas. (D) Detalhe das pontas da agulha.

As suturas não absorvíveis monofilamentares sintéticas (p. ex., náilon, polipropileno) geralmente têm boa segurança relativa de nó e são relativamente não capilares. A caprolactama polimerizada (Supramid®, Vetafil®) possui boas características de manuseio, mas é trançada e não deve ser utilizada em tecidos mais profundos. Suturas absorvíveis (p. ex., polidioxanona, policonato) podem ser usadas na pele, mas devem ser removidas porque a absorção requer contato com fluidos corporais. Suturas subcutâneas são usadas para obliterar o espaço morto e reduzir a tensão nas bordas da pele; o material de sutura absorvível multi ou monofilamentar é preferido.

Fechamento Abdominal

A fáscia do reto abdominal pode ser fechada com um padrão de sutura contínua ou interrompida; no entanto, a maioria dos cirurgiões rotineiramente fecha a fáscia com um padrão simples de sutura contínua. Ao usar um padrão interrompido, numerosos materiais de sutura são adequados; entretanto, a sutura que é rapidamente removida (p. ex., categute) deve ser evitada em pacientes catabólicos (i.e., hipoalbuminêmicos e desnutridos). Quando um padrão de sutura contínua é usado, uma sutura monofilamentar não absorvível ou absorvível padrão (p. ex., um polipropileno, polibutéster, polidioxanona, poligliconato), com boa segurança de nó, deve ser usada. Uma sutura de tamanho maior do que normalmente seria usada é preferida para um padrão de sutura contínua. Os nós devem ser amarrados com cuidado, e três ou quatro nós quadrados (seis ou oito lances) devem ser colocados.

A sutura absorvível padrão (p. ex., polidioxanona ou poligliconato) pode ser preferível para evitar que grandes quantidades de material estranho permaneçam permanentemente na incisão.

Músculo e Tendão

O músculo tem baixo poder de retenção e é difícil de suturar. Material de sutura absorvível ou inabsorvível pode ser usado. É provável que as suturas colocadas paralelamente às fibras musculares sejam retiradas; portanto, deve-se considerar o tipo de padrão de sutura escolhido (p. 68). Material de sutura usado para reparo de tendão deve ser forte, não absorvível e minimamente reativo. A sutura com uma agulha cônica ou agulha de corte é geralmente menos traumática para esses tecidos. A maior sutura que passará sem trauma através do tendão deve ser usada.

Órgãos Parenquimatosos

Órgãos parenquimatosos, como o fígado, o baço e os rins, são geralmente suturados com suturas monofilamentares absorvíveis, já que as suturas multifilamentares tendem a cortar esse tipo de tecido devido ao aumento do arrasto.

Órgãos Viscerais Ocos

As suturas monofilamentares absorvíveis são geralmente recomendadas em órgãos viscerais ocos, como a traqueia, o trato gastrointestinal ou a bexiga, para impedir a retenção de material estranho no tecido, uma vez que a ferida esteja cicatrizada. Além disso, a sutura não absorvível pode ser calculogênica, quando colocada na bexiga ou na vesícula biliar, e pode ser extrudida para o lúmen quando implantada no intestino. A sutura do ácido poliglicólico dissolve-se rapidamente quando incubada na urina estéril (6 dias) ou na urina infectada (3 dias).

Feridas Infectadas ou Contaminadas

Se possível, as suturas devem ser evitadas em feridas altamente contaminadas ou infectadas, porque mesmo as suturas não absorvíveis menos reativas provocam algum grau de infecção em tecidos contaminados com *Escherichia coli* ou *Staphylococcus aureus*. As suturas multifilamentares não absorvíveis (p. ex., seda ou poliéster) não devem ser usadas em tecido infectado porque potencializam a infecção e podem ser fistuladas. Material de sutura absorvível é preferido; no entanto, o categute deve ser evitado, porque sua absorção no tecido infectado é imprevisível. As suturas de náilon e polipropileno de monofilamento sintético podem provocar menos infecção no tecido contaminado do que suturas metálicas.

Vasos e Anastomoses Vasculares

Os vasos devem ser ligados com material de sutura absorvível. As anastomoses vasculares são tipicamente realizadas com material de sutura não absorvível monofilamentar, como o polipropileno. As suturas não absorvíveis também devem ser usadas para enxertos vasculares. Anastomoses arteriais podem ser realizadas em uma extremidade terminal (Figura 8.4A) ou na extremidade lateral (Figura 8.4B). As arteriotomias podem ser fechadas usando um método vertical (Figura 8.5A) ou transversal (Figura 8.5B).

A redução da perda de sangue de uma anastomose vascular (p. ex., quando um enxerto de politetrafluoroetileno é usado) pode ser afetada pela escolha da sutura, mesmo quando uma anastomose tecnicamente perfeita foi realizada, pois pode ocorrer sangramento nos orifícios da agulha. Suturas com razão agulha-sutura de 2:1 ou 3:1 estão associadas a mais sangramento do que quando a razão entre o diâmetro da agulha e a sutura é de 1:1, o que permite que a sutura preencha completamente o orifício da agulha no enxerto.

OUTROS BIOMATERIAIS

Adesivos Teciduais

Os cianoacrilatos (p. ex., N-butil e isobutil-2-cianoacrilato; Vetbond®, LiquiVet®, GLUture®) são comumente usados para adesão tecidual em certos procedimentos, tais como corte de unha, corte de cauda e pequenas (<5 cm) lacerações cutâneas. Esses adesivos polimerizam rapidamente na presença de umidade e produzem uma ligação forte e flexível. A adesão do tecido de contato geralmente leva menos de 1 minuto, mas pode ser prolongada com hemorragia excessiva. A persistência da cola na derme pode resultar na formação ou deiscência de granuloma, e a colocação em um local infectado pode estar associada à fistulação. O calor gerado durante o procedimento pode causar

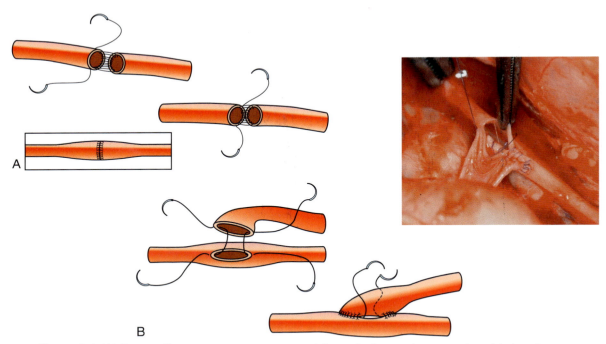

Figura 8.4 (A) Para realizar uma anastomose arterial terminal, aproxime as extremidades do vaso e coloque duas suturas de permanência em pontos equidistantes (geralmente nos cantos) entre as extremidades. Use essas suturas para manter o vaso firme e girá-lo, se necessário, enquanto a anastomose está sendo realizada. Coloque suturas contínuas em intervalos de 2 mm, a 2 mm da borda do vaso, começando na parede posterior (oposta ao cirurgião) e continuando até a parede anterior. Se a estenose for uma preocupação, espatule as extremidades. (B) Para uma anastomose terminal, coloque as suturas inicialmente no aspecto cranial (cabeça) e no aspecto caudal das duas extremidades. Realize a anastomose circunferencialmente, começando com a parede posterior primeiro e progredindo para a parede anterior. *Exemplo*: anastomose do lado de fora da veia jugular externa à artéria carótida em um porco para criar um aneurisma experimental.

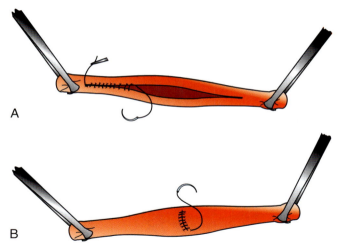

Figura 8.5 Uma arteriotomia pode ser fechada (A) vertical ou (B) transversalmente.

queimaduras nos tecidos. Adesivos de cianoacrilato também causam uma intensa reação inflamatória no tecido subcutâneo e nunca devem ser aplicados em feridas profundas.

Dermabond® (2-octilcianoacrilato) é um adesivo ao qual foram adicionados plastificantes especiais para proporcionar flexibilidade. Atinge a força máxima de ligação em 2,5 minutos e é equivalente em força ao tecido curado em 7 dias após o reparo. É comercializado para seres humanos como um substituto para suturas de calibre 4-0 a 5-0 ou menores em diâmetro para reparação incisional ou laceração.

Os adesivos não devem ser usados em feridas de mordida, ferimentos gravemente contaminados, úlceras, feridas perfurantes, membranas mucosas, perto do olho ou em áreas de alto teor de umidade. Os adesivos são mais úteis quando usados em feridas que possam fechar espontaneamente, tenham bordas limpas ou afiadas e estejam localizadas em áreas limpas e não móveis. Feridas em que as bordas são separadas por mais de 5 mm pela tensão da pele subjacente provavelmente não ficarão fechadas apenas com adesivos teciduais e devem ser suportadas com suturas subcutâneas. Fechamento confiável de lacerações maiores que 5 cm também é incerto quando adesivos teciduais são usados isoladamente.

Para aplicar adesivos teciduais, limpe a ferida e controle o sangramento. Segure as bordas da ferida juntas manualmente ou com uma pinça de tecido, com as bordas ligeiramente evertidas. Aplique o adesivo, passando levemente a ponta do aplicador sobre a área na direção do eixo longo da ferida, pelo menos 5 mm além das bordas da pele. Aplique três a quatro camadas finas sucessivamente; evite aplicar uma gota ou uma única camada grossa. Segure as bordas da ferida juntas por 30 a 60 segundos após a última aplicação do adesivo, para garantir que o adesivo tenha tempo de ser totalmente ajustado. Remova o adesivo aplicado em áreas indesejadas usando vaselina ou acetona. Não cubra com unguento, bandagem ou um curativo. Depois de 24 horas, lave suavemente a área com água, mas não esfregue, molhe ou exponha à umidade por qualquer período de tempo. O adesivo será expelido espontaneamente em 5 a 10 dias.

A cola de fibrina (p. ex., Tisseel®) é uma geração relativamente nova de adesivo tecidual. O produto é composto de duas soluções separadas de fibrinogênio humano concentrado e trombina bovina que, quando combinadas, replicam o estágio final da cascata de coagulação. Um coágulo de fibrina é gerado em 10 a 60 segundos. A cola de fibrina autóloga (p. ex., Vivostat®) é feita a partir do sangue do paciente antes da cirurgia, combinando um adesivo biológico feito de fibrinogênio, fator XIII, fibronectina, trombina, aprotinina e cloreto de cálcio. Em humanos, os usos da cola incluem a fixação de enxertos de pele (i.e., sem suturas) e a estabilização de anastomoses gastrointestinais e nervosas. Também tem sido utilizado como material pró-coagulante em enxertos vasculares e como vedação para anastomoses vasculares suturadas. No entanto, há pouca experiência com o uso de cola de fibrina em pequenos animais.

O Bioglue® é um adesivo cirúrgico de dois componentes relativamente novo, constituído por albumina de soro bovino purificada e glutaraldeído. Os dois componentes são dispensados em uma seringa de câmara dupla no momento da aplicação. As proteínas amina da albumina bovina são ligadas à matriz proteica extracelular no tecido pelo glutaraldeído, criando uma forte ligação covalente. A polimerização completa demora de 2 a 3 minutos. Bioglue® é mais comumente utilizado em procedimentos cardiovasculares porque a cola também adere a materiais sintéticos de enxerto.

Grampos Ligantes

Os grampos (p. ex., hemoclipes ou ligaclipes) podem ser usados para a oclusão de vasos e são particularmente úteis quando o vaso é difícil de alcançar ou quando múltiplos pequenos vasos devem ser ligados. No entanto, grampos de ligação não são recomendados para uso em vasos maiores que 11 mm de diâmetro. O vaso deve ser dissecado do tecido circundante antes que o grampo seja aplicado, e 2 a 3 mm do vaso devem se estender além do grampo para evitar o deslizamento. O vaso deve ter um terço a dois terços do tamanho do grampo.

Grampos de Pele

O fechamento rápido e preciso da ferida pode ser obtido por meio do uso de grampeadores de pele. Numerosos modelos estão disponíveis (p. ex., Precise Vista®, Proximate Plus®, Appose ULC®), mas a maioria consiste em uma unidade portátil descartável que dispensa um único grampo retangular. Embora haja pequenas variações entre os fabricantes, um grampo de pele padrão é feito de aço inoxidável 316L e tem um diâmetro de 0,5 mm, uma extensão de 6 a 10 mm e um comprimento de perna de 3,5 mm. Vários grampeadores vêm com grampos largos, que vão de 7 a 13 mm e têm um comprimento de 4,0 mm. A maioria dos grampos penetra primeiramente na pele e é então fixada até a configuração final. Isso permite um bom fechamento da pele e um grau de eversão tecidual favorável à cicatrização de feridas. Outras características benéficas do grampeador de pele incluem cabeça inclinada para permitir a visualização do desdobramento de grampos, cabeça giratória para facilitar o posicionamento preciso dos grampos e *design* leve e ergonômico para minimizar a fadiga das mãos e dos braços. Um removedor de grampos especial facilita a remoção do clipe após a cicatrização.

Ao colocar os grampos, segure as bordas da ferida com uma pinça de tecido. Coloque o dispositivo de grampeamento suavemente (não firmemente ou com pressão) contra a superfície da pele e aperte lentamente o gatilho.

Grampos de pele absorvíveis (p. ex., Insorb®) foram desenvolvidos para proporcionar um fechamento rápido e cosmético da pele e eliminar a necessidade de remoção de grampos. Esses grampos são colocados no tecido subcutâneo para aproximar com segurança as bordas da ferida. Os grampos subcuticulares absorvíveis são feitos de polímeros sintéticos compostos de ácidos poliglicólico e polilático e são gradualmente absorvidos pelo organismo ao longo de um período de meses.

Malha Cirúrgica Sintética

A malha cirúrgica pode ser usada para reparar hérnias (p. ex., hérnias perineais) ou reforçar tecido traumatizado ou desvitalizado (hérnias abdominais). Também é usada para reconstruir grandes defeitos de tecido após a ressecção de tecido desvitalizado, traumatizado ou neoplásico (p. 913). A malha cirúrgica está disponível em formas não absorvíveis (p. ex., malha de poliéster [Mersilene®] e malha de polipropileno [Prolene®]) ou formas absorvíveis (p. ex., poliglactina 910 [Vicryl®] e ácido poliglicólico [Dexon®]) e nas formas de tecido e tricotadas. Foi desenvolvida uma malha cirúrgica que possui uma fina camada de tecido biorreabsorvível (Proceed Mesh®) que efetivamente separa a forte malha de sustentação do tecido subjacente; ela está sendo indicada para uso na cavidade abdominal.

Embora a malha cirúrgica seja geralmente elástica, ela não se alonga significativamente à medida que o paciente cresce e, portanto, deve ser usada com cautela em pacientes imaturos. O tecido fibroso cresce através dos interstícios da malha. A malha não absorvível colocada em feridas contaminadas pode ser extrusada ou fistulada e deve ser removida quando o tecido tiver cicatrizado e a malha não for mais necessária para o suporte. A malha de polipropileno tem demonstrado facilitar a reconstrução de grandes defeitos nos tecidos de pequenos animais sem complicações sérias.

Enxertos de Tecido Biológico

Os biomateriais de tecido animal estão se tornando mais comumente considerados como substitutos de tecidos moles para reparo de hérnia ou reconstrução de defeitos de tecido. Enxertos autólogos de fáscia lata têm sido descritos para vários procedimentos ortopédicos e relatos de casos clínicos isolados para reconstrução de tecidos moles, assim como relatados experimentalmente para correção de hérnias diafragmáticas, defeitos uretrais, lesão do ligamento cruzado cranial e ruptura do tendão de Aquiles. Se houver preocupação com relação à morbidade do sítio doador, estão disponíveis enxertos alogênicos caninos de fáscia lata.

A submucosa do intestino delgado suíno (Vet BioSISt®) pode ser usada como um remendo cirúrgico para reconstrução ou reforço de tecidos moles. É um material absorvível e biocompatível que atua como arcabouço para o crescimento de tecido. É mais bem utilizado para melhorar a cicatrização de feridas, mas deve ser usado com cautela em áreas de tensão, pois o grau de suporte mecânico é limitado. Nessas situações, está disponível um produto de quatro camadas multilaminadas que pode fornecer resistência adequada em áreas de baixa tensão.

TÉCNICAS COMUNS DE SUTURA

Padrões de Sutura

Os padrões de sutura podem ser classificados como interrompidos ou contínuos pela maneira como eles usam o tecido (p. ex., aposicional, eversor ou inversor) ou por quais tecidos eles primeiramente aparecem (p. ex., subcutâneo ou subcuticular). Suturas aposicionais (p. ex., suturas simples interrompidas) trazem o tecido em grande aproximação; suturas eversoras (p. ex., suturas contínuas de colchoeiro) viram as bordas do tecido para fora, longe do paciente e em direção ao cirurgião. Suturas inversoras (p. ex., suturas de Lembert, Connell e Cushing) afastam o tecido do cirurgião, ou em direção ao lúmen de um órgão visceral oco.

Padrões Subcutâneos e Subcuticulares

Suturas subcutâneas são colocadas para eliminar o espaço morto e fornecer alguma aposição de pele, de modo que menos tensão seja colocada nas suturas da pele (Figura 8.6A). As suturas subcutâneas são geralmente colocadas de maneira simples e contínua; entretanto, em alguns casos, como quando a drenagem pode ser necessária, suturas simples interrompidas são preferíveis. Fechamentos subcu-

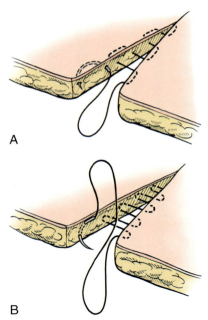

Figura 8.6 Padrões de sutura. (A) Subcutânea. (B) Subcuticular.

ticulares ou intradérmicos podem ser usados no lugar de suturas da pele para reduzir cicatrizes ou eliminar a necessidade de remoção da sutura (p. ex., paciente com fraturas). A linha de sutura começa pelo sepultamento do nó na derme (p. 74). A sutura avança no tecido dérmico, mas, em contraste com uma linha subcutânea contínua, as perfurações são paralelas ao eixo longo da incisão (Figura 8.6B). A linha de sutura é completada com um nó sepultado. Materiais de sutura absorvíveis com uma agulha de corte são preferidos para este padrão de sutura.

Padrões de Sutura Interrompidos

Padrão Simples Interrompido

Uma sutura simples interrompida é feita inserindo-se a agulha através do tecido em um lado de uma incisão ou ferida, passando-a para o lado oposto e amarrando-a (Figura 8.7A). O nó é deslocado de forma que não fique em cima da incisão e as extremidades da sutura são cortadas (para as suturas da pele, as extremidades são deixadas longas o suficiente para permitir que sejam seguradas durante a remoção). As suturas devem ser colocadas a aproximadamente 2 a 3 mm de distância da borda da pele. Cirurgiões destros colocam suturas da direita para a esquerda de maneira horizontal; cirurgiões canhotos executam o oposto.

Suturas simples interrompidas são fáceis e rápidas de aplicar. Pode ocorrer inversão da pele, resultando em má cicatrização; portanto, deve-se ter cuidado para assegurar que as suturas da pele estejam frouxas e que as bordas estejam alinhadas. A principal vantagem das suturas simples interrompidas é que a ruptura de uma única sutura não causa a deiscência completa da linha de sutura. No entanto, suturas simples interrompidas levam mais tempo do que os padrões contínuos e resultam em mais material estranho (nós) na ferida.

Padrão Cruzado

Quando duas simples suturas interrompidas são colocadas paralelas uma à outra e então amarradas através da incisão para criar um "X", um padrão cruzado é formado (Figura 8.7C). As suturas cruzadas são apositivas e podem aliviar a tensão, de baixo a moderado grau, através de uma incisão. Menos material de sutura é usado para fechar

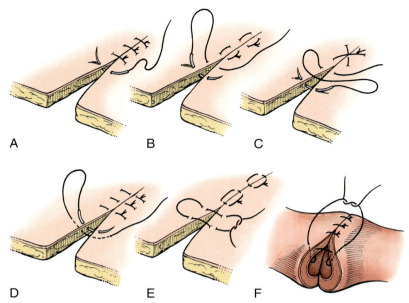

Figura 8.7 Padrões de sutura interrompida. (A) Simples interrompida. (B) Colchoeiro horizontal. (C) Cruzada. (D) Colchoeiro vertical. (E) De Halsted. (F) De Gambee.

uma incisão na pele com suturas cruzadas do que com a interrompida simples, mas as suturas cruzadas ainda oferecem a segurança de um padrão interrompido.

Padrão de Colchoeiro Horizontal

As suturas de colchoeiro horizontais são aplicadas inserindo-se a agulha no lado mais distante da incisão, passando-a pela incisão e saindo no lado próximo, como descrito para uma sutura simples interrompida (Figura 8.7B). A agulha é então avançada 6 a 8 mm ao longo da incisão e reintroduzida através da pele no lado mais próximo. Em seguida, ela cruza a incisão, saindo da pele do outro lado, e o nó é confeccionado. As suturas de colchoeiro horizontais são geralmente separadas por 4 a 5 mm. Elas são usadas principalmente em áreas de tensão e podem ser aplicadas rapidamente; no entanto, geralmente causam eversão tecidual. Deve-se tomar cuidado para não deixar margens de tecido, e a sutura deve ser inclinada através do tecido para que passe logo abaixo da derme.

Padrão de Colchoeiro Vertical

Para aplicar uma sutura de colchoeiro vertical, a agulha é introduzida aproximadamente 8 a 10 mm da borda da incisão em um lado, passada através da linha de incisão, e sai a uma distância igual no lado oposto (Figura 8.7D). A agulha é invertida e inserida através da pele do mesmo lado e sai do lado mais distante, a aproximadamente 4 mm da borda da pele, e o nó é confeccionado. As suturas de colchoeiro verticais são mais fortes do que as suturas de colchoeiro horizontais quando usadas em áreas de tensão, e são preferidas quando se trata de tensão no fechamento da pele, já que há menos interrupção no suprimento de sangue das bordas da ferida. O posicionamento das suturas é relativamente demorado, mas a eversão das margens da pele é um problema menor do que com as suturas horizontais. Tanto o padrão de colchoeiro horizontal quanto o vertical podem ser reforçados com *stents* e botões de borracha.

Padrão de Halstead

Uma sutura de Halstead é outro padrão de colchoeiro interrompido que é uma modificação de um padrão contínuo de Lembert (p. 70). É uma técnica pouco utilizada na medicina veterinária, mas fornece uma aproximação exata da pele. A agulha entra e sai perpendicularmente ao mesmo lado da incisão; ela então atravessa a ferida e é passada para dentro e para fora da pele de maneira semelhante. A agulha é avançada pela incisão, e esse padrão é repetido ao contrário, através da incisão, e o nó é amarrado (Figura 8.7E).

Padrão de Gambee

Uma sutura de Gambee é um padrão interrompido usado na cirurgia intestinal para reduzir a eversão da mucosa. A sutura é introduzida da mesma forma que uma sutura simples interrompida da serosa através da muscular e da mucosa até o lúmen (Figura 8.7F). A agulha é então retornada do lúmen através da mucosa para a muscular antes de cruzar a incisão. Depois de atravessar a incisão, ela é introduzida na musculatura e continua pela mucosa até o lúmen. A agulha é então reintroduzida pela mucosa e muscular para sair da superfície serosa e a sutura é amarrada. As suturas de Gambee reduzem a inversão da mucosa e podem reduzir a absorção de material do lúmen intestinal para o exterior.

Padrões de Sutura Contínuos

Padrão Contínuo Simples

Uma sutura contínua simples consiste em uma série de suturas simples interrompidas com um nó em cada extremidade; a sutura é contínua entre os nós (Figura 8.8A). Para começar uma linha de sutura contínua simples, uma sutura interrompida simples é aplicada e atada, mas apenas a extremidade que não está presa à agulha é cortada. A agulha é então passada através do tecido de um lado para o outro, perpendicular à incisão. A sutura é avançada acima da linha de incisão na diagonal. Uma sutura de avanço é criada se a sutura for avançada acima e abaixo da linha de incisão, mas isso não é tão seguro quando uma quantidade menor de tecido é incluída (Figura 8.8B). Para terminar uma sutura contínua, a extremidade da agulha da sutura é amarrada ao último laço de sutura que é exterior ao tecido.

Linhas de sutura contínua simples proporcionam a máxima aposição ao tecido e são relativamente impermeáveis ao ar e ao fluido,

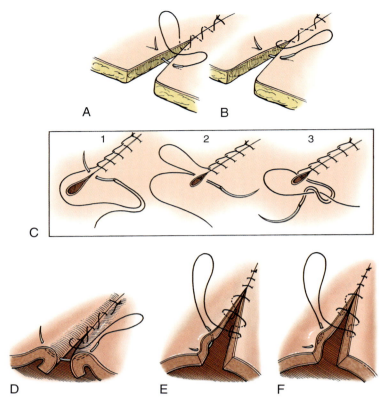

Figura 8.8 Padrões contínuos de sutura. (A) Simples contínua. (B) Sutura de avanço (*running*). (C) Intertravamento de Ford (*C2* e *C3* ilustram como finalizar a linha de sutura). (D) De Lembert. (E) De Connell. (F) De Cushing.

em comparação com uma série de suturas simples interrompidas. Linhas de sutura contínuas simples são frequentemente usadas para fechar a linha alba e o tecido subcutâneo. Cuidados devem ser tomados ao aplicar linhas de sutura contínua em áreas onde o aperto da sutura pode resultar em um efeito de bolsa, como uma anastomose intestinal.

Padrão Entrelaçado de Ford

Esse padrão é uma modificação de um padrão contínuo simples no qual cada passagem através do tecido é parcialmente bloqueada (Figura 8.8C1). Cada passagem através do tecido é ligada à passagem anterior à medida que a sutura sai do tecido por meio de um laço criado de material. Para terminar este padrão de sutura, a agulha é invertida e introduzida na direção oposta à usada anteriormente. O laço da sutura formado no lado oposto é amarrado à extremidade única (Figuras 8.8C2 e C3). Os padrões de sutura entrelaçada podem ser aplicados rapidamente e podem ser mais bem adaptados ao tecido do que um padrão interrompido simples. Esse padrão também fornece maior estabilidade do que um padrão contínuo simples no caso de uma ruptura parcial ao longo da linha. No entanto, uma quantidade maior de material de sutura é usada, e as suturas podem ser mais difíceis de serem removidas.

Padrão de Lembert

O padrão de Lembert é uma variação de um padrão de colchoeiro vertical aplicado de forma contínua. É um padrão invertido frequentemente usado para fechar vísceras ocas. A agulha penetra na serosa e na muscular cerca de 8 a 10 mm da borda da incisão e sai próximo à margem da ferida no mesmo lado. Após passar sobre a incisão, a agulha penetra aproximadamente 3 a 4 mm da margem da ferida e sai 8 a 10 mm da incisão. Este padrão é repetido ao longo do comprimento da incisão (Figura 8.8D).

Padrões de Connell e Cushing

Estes são padrões de inversão usados para fechar órgãos ocos. Um selo à prova d'água é criado pela inversão; no entanto, padrões apositivos são preconizados para o fechamento visceral em pequenos animais, pois isso facilita a cicatrização intestinal rápida. Os padrões de Connell e Cushing são semelhantes, exceto que um padrão de Connell entra no lúmen, enquanto um padrão de Cushing se estende apenas até a camada submucosa (Figuras 8.8E e F). Pensou-se previamente que um padrão de Cushing seria preferível para fechamento da cistotomia, ao padrão de Connell, porque o material de sutura no lúmen pode ser calculogênico; no entanto, o uso de suturas monofilamentares de absorção rápida nega essa preocupação.

A linha de sutura é iniciada com uma simples sutura de colchoeiro interrompida ou vertical. A agulha é avançada paralelamente à incisão e introduzida na serosa, passando pelas superfícies muscular e submucosa. A partir da superfície profunda (o lúmen com uma sutura de Connell), a agulha é avançada paralelamente ao longo da incisão e retornada através do tecido para a superfície serosa. Uma vez fora das vísceras, a agulha e a sutura são passadas através da incisão e introduzidas em um ponto que corresponde ao ponto de saída no lado contralateral. A sutura é então repetida. A sutura deve cruzar a incisão perpendicularmente. Quando a sutura é apertada, a incisão se inverte.

Uma sutura de Parker-Kerr é uma modificação dos padrões de Cushing e Lembert descritos para o fechamento do coto de vísceras ocas. É raramente usada porque causa uma inversão excessiva dos tecidos.

Suturas do Tendão

As configurações específicas da sutura são usadas para aproximar as extremidades rompidas de um tendão ou para unir uma extremidade de um tendão ao osso ou músculo; estas incluem os padrões de sutura de alça Kessler, Bunnel-Mayer, Krackow e sutura de polias de três voltas, entre outras. As descrições dos padrões selecionados são listadas e mais informações podem ser encontradas na p. 1283.

Sutura de Polia de Três Voltas

O padrão de polia de três voltas é feito com três voltas orientadas a aproximadamente 120 graus entre si. O laço inicial é colocado perpendicularmente ao eixo longo das extremidades do tendão de maneira proximal-distal (Figura 8.9). O segundo laço é colocado em um plano de 120 graus a partir do primeiro, em um ponto a meio caminho entre as posições proximal-distal. O laço final é colocado em um padrão muito próximo a 120 graus das duas primeiras suturas. Esse padrão é considerado biomecanicamente superior a outros padrões de tendões, pois é mais resistente à formação de fendas durante o carregamento de tração.

Sutura de Bunnell

Um padrão de sutura de Bunnell modificado pode ser usado para unir tendões rompidos. A agulha é passada de um lado da extremidade proximal do tendão rompido e cruzada diagonalmente através do tendão para o lado oposto, onde sai (Figura 8.9). A sutura é reintroduzida aproximadamente 1 mm distal ao local de saída e cruzada diagonalmente ao outro lado do tendão, onde sai da extremidade da ruptura. É introduzida na porção distal do tendão rompido a partir da extremidade da ruptura e são aplicadas duas suturas cruzadas. A sutura sai na extremidade da ruptura da porção distal do tendão e é reintroduzida no tendão proximal. O padrão é repetido nesta porção do tendão, com a sutura saindo próximo ao local de entrada original. As extremidades do tendão são apoiadas e a sutura, apertada.

Este padrão não é comumente usado porque é difícil aplicá-lo e pode danificar a microcirculação do tendão. A isquemia resultante da sutura pode fazer com que a sutura saia do lugar ou resultar na morte das extremidades do tendão. O intervalo resultante deve então ser preenchido com tecido fibroso.

Sutura Distal-Proximal-Proximal-Distal

Uma sutura distal-proximal-proximal-distal pode ser usada nos tendões. A agulha é passada através do tendão perpendicular e a 5 mm da extremidade do tendão rompido (Figura 8.9). A agulha entra então na secção distal do tendão rompido no mesmo plano vertical a 2 mm da margem do tendão. Ela retorna para a secção proximal do tendão, onde entra a 2 mm da borda de ruptura. A sutura é novamente enrolada de volta para a secção distal do tendão para entrar a 5 mm da borda do tendão rompido. As pontas das suturas são esticadas e amarradas com um nó de cirurgião. Esse padrão causa mínima interrupção do fluxo sanguíneo e proporciona boa resistência à tensão, pois todas as passagens de sutura estão no mesmo plano vertical.

Amarração do Nó

O nó é o ponto mais fraco de uma sutura. Um nó consiste em pelo menos duas laçadas colocadas uma sobre a outra e apertadas. As laçadas podem ser unidas em paralelo, como em um nó quadrado, ou transversalmente, como em um nó triplo (Figura 8.10). A técnica correta de amarração de nós é importante porque os nós confeccionados incorretamente (p. ex., nós falsos, amarrados pela metade ou nós triplos) podem levar à deiscência. Fatores que influenciam a segurança do nó são o tipo de material, o comprimento das pontas cortadas, a configuração estrutural do nó, o número de laçadas usadas na construção do nó e a experiência do cirurgião.[10]

A configuração mais confiável para um nó é a sobreposição de nós quadrados. O nó do cirurgião envolve a passagem do material de sutura duas vezes na primeira laçada (Figura 8.10). Devido ao material de sutura extra, este nó não pode ser facilmente apertado e pode suportar apenas uma leve tensão no laço de sutura. Embora seja frequentemente usado em áreas de tensão, geralmente não é recomendado para uso com materiais revestidos ou monofilamentares, e deve ser evitado, a menos que a tensão do tecido seja tal que o uso do nó padrão quadrado resultaria em má aposição de tecido. O nó de cirurgião não é recomendado para a ligação de vasos.

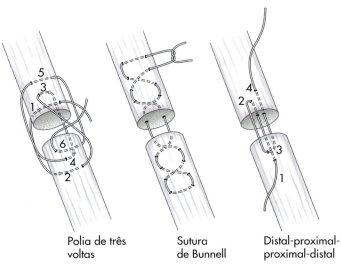

Figura 8.9 Suturas de tendão.

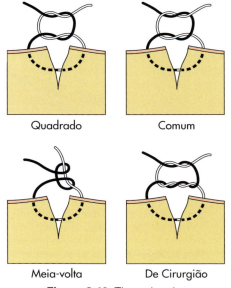

Figura 8.10 Tipos de nós.

Recentemente, mostrou-se que o nó de cirurgião é menos confiável em um modelo de ligadura pedicular vascular quando comparado a outros cinco nós de fricção.[11] O nó de Miller, o nó constritor e o nó de estrangulamento foram considerados os mais confiáveis quando usados como primeira laçada para a ligadura de vasos. Todas essas três configurações têm um giro superior, que é uma secção de sutura que passa em cima de outra secção de sutura, muitas vezes perpendicular ou em um ângulo com a secção subjacente (Figura 8.11). A tensão é mantida fornecendo compressão nas voltas subjacentes da sutura.

As suturas multifilamentares geralmente possuem propriedades de retenção de nó melhores do que as dos materiais monofilamentares; no entanto, o revestimento da sutura para diminuir o arrasto do tecido reduz a segurança do nó. Para evitar o estrangulamento do tecido, deve-se evitar tensão excessiva ao amarrar nós (exceto quando ligaduras são aplicadas para hemostasia). As suturas excessivamente tensas na pele causam desconforto ao paciente e aumentam a probabilidade de o animal remover as suturas prematuramente.

Nós feitos com Instrumentais

Na medicina veterinária, os nós feitos com instrumentais (Figura 8.12) são mais comumente usados do que os nós feitos com a mão, porque acredita-se que haja menos desperdício da sutura. O primeiro laço é feito como mostrado na Figura 8.12, após o qual a sutura não deve ser levantada ou ter pressão desigual aplicada a qualquer extremidade, ou a laçada se soltará. Se uma das extremidades for puxada com maior tensão que a outra, um meio engate se formará (Figura 8.10). As extremidades de sutura opostas devem ser puxadas perpendicularmente ao eixo longo da incisão. Levantar uma das mãos faz com que a sutura caia, formando um nó deslizante de meio engate. A falha em cruzar corretamente as mãos resulta em um nó falso.

Nós feitos com a Mão

Os nós feitos com a mão são particularmente úteis em áreas confinadas ou de difícil acesso ou quando as suturas foram pré-aplicadas, como no fechamento de uma toracotomia. Os nós feito com a mão geralmente exigem que as extremidades da sutura sejam deixadas mais tempo do que para um nó feito com instrumento, mas podem ser

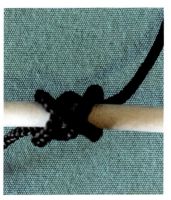

Figura 8.11 Nó de estrangular.

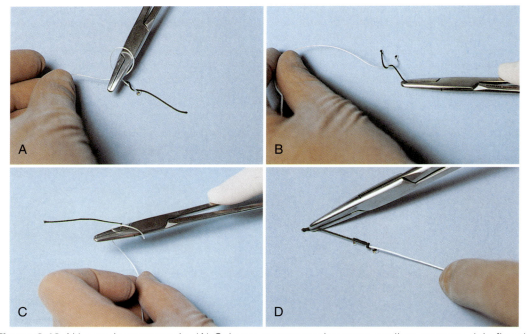

Figura 8.12 Nó com instrumentais. (A) Coloque as pontas dos porta-agulhas entre os dois fios de sutura. Enrole o fio mais próximo de você (ponta *branca* ou comprida) ao redor do porta-agulhas para formar um laço e segure a ponta do ponto distante (ponta *preta* ou curta) no porta-agulhas. (B) Traga a ponta curta na sua direção (através do laço) invertendo as mãos e aperte a sutura suavemente. (C) Para o segundo laçamento, enrole o fio mais distante de você (ponta *branca* ou longa) sobre o porta-agulhas para formar um laço, segure a ponta da sutura mais próxima de você (ponta *preta* ou curta) e (D) puxe-a através do laço, colocando o nó firmemente para baixo para evitar o aperto excessivo da sutura. Mantenha as mãos baixas e paralelas ao apertar a sutura para evitar que o nó caia.

aplicados muito mais rápido e com mais segurança do que os nós feitos com instrumento. Uma técnica de uma mão ou de duas mãos pode ser usada. A técnica de duas mãos geralmente permite melhores controle e precisão; no entanto, a técnica de uma mão é mais útil em áreas confinadas. As técnicas para amarrar nós com uma mão e com duas mãos são mostradas nas Figuras 8.13 e 8.14.

Ocultação (Sepultamento) do Nó

Os nós de padrões de sutura subcutânea e subcuticular são frequentemente ocultados (sepultados) para reduzir a irritação causada pelo atrito dos nós contra tecidos mais superficiais. A Figura 8.15 apresenta uma descrição deste procedimento usando nós quadrados sepultados. Em alternativa, pode ser utilizado um nó de autotravamento (p. ex., nó de Aberdeen) no início e no final do encerramento contínuo de linhas de sutura subcutâneas e intradérmicas. Os nós de Aberdeen são tão seguros quanto os quadrados, mas têm menos volume de sutura.[12]

Remoção de Sutura

As suturas da pele geralmente devem ser removidas, uma vez que a cicatrização é suficiente para evitar a deiscência, geralmente dentro de 10 a 14 dias após a cirurgia. No entanto, a cicatrização prolongada, como em animais extremamente debilitados, pode exigir que as suturas permaneçam no local por mais tempo. Além disso, se a fibrose for desejada (p. ex., reparo do hematoma aural), pode-se considerar o retardamento da remoção da sutura.

TÉCNICAS E MATERIAIS HEMOSTÁTICOS

A hemostasia é um processo complexo que pode interferir na coagulação em pacientes cirúrgicos. O leitor deve ser direcionado para outros textos de medicina veterinária para uma discussão aprofundada sobre a coagulação normal e as alterações da coagulação causadas pela doença. Na cirurgia, a obtenção da hemostasia permite a visualização adequada do tecido durante o procedimento e previne a hemorragia com risco de morte. A hemorragia de baixa pressão de pequenos vasos pode ser controlada aplicando-se pressão nos pontos de sangramento com esponjas de gaze. Uma vez que o trombo se formou, a esponja deve ser removida suavemente para evitar a ruptura dos coágulos. Embeber a esponja com soro fisiológico antes da remoção também pode ajudar a prevenir a ruptura do coágulo. Pequenos fórceps hemostáticos (p. ex., fórceps Mosquito) também podem ser usados para controlar o sangramento de pequenos vasos. O vaso é agarrado e apertado com a pinça por vários minutos até que ocorra coagulação. Alternativamente, uma ligadura pode ser colocada para garantir que o sangramento seja interrompido.

Vasos maiores devem ser ligados. As ligaduras duplas são recomendadas para vasos maiores, particularmente artérias. Ligaduras de transfixação (Figura 8.16) podem ser indicadas para artérias maiores a fim de evitar que a ligadura escorregue da extremidade do vaso. Usar a menor sutura possível para a ligadura do vaso melhora a segurança do nó. O nó de cirurgião não deve ser usado para a ligação de vasos (p. 72), embora outros nós de fricção sejam apropriados (p. ex., nó de Miller, nó constritor, nó de estrangulamento).

Agentes Hemostáticos Tópicos

Várias substâncias tópicas estão disponíveis para controlar a hemorragia durante a cirurgia. A cera de osso é uma mistura estéril de cera de abelha, parafina e palmitato de isopropila. Ela é pressionada em canais de sangramento do osso para controlar a hemorragia por meio de um efeito de tamponamento. A cera de osso deve ser usada com moderação e com cautela, pois é inabsorvível e pode interferir na depuração bacteriana, agir como um corpo estranho e tornar-se um foco para a infecção.

O Gelfoam® é uma esponja de gelatina absorvível que pode ser usada para controlar a hemorragia. Este material fornece matriz física que inicia a coagulação por meio da ativação de contato. Além disso, quando aplicado a uma área de hemorragia, o Gelfoam® incha e exerce pressão sobre a ferida, uma vez que absorve muitas vezes o seu peso em sangue. A absorção ocorre em 4 a 6 semanas, mas não deve ser deixada em locais infectados e áreas com alto risco de infecção ou em locais confinados, pois pode exercer pressão desnecessária sobre estruturas vitais vizinhas.

Outros produtos hemostáticos à base de gelatina incluem o Surgi-Flow Hemostatic Matrix® e o Vetspon®. Os produtos de gelatina não devem ser usados no fechamento de incisões na pele, pois podem interferir na cicatrização.

Surgicel® é feito de celulose regenerada oxidada. Quando saturada com sangue, torna-se massa gelatinosa que fornece um substrato para a formação de coágulos. Pode ser cortado no tamanho desejado e colocado em uma área de hemorragia. O Surgicel® é absorvido pelo corpo, mas a remoção é recomendada porque ele pode inibir a formação de calo ósseo e promover a infecção. Não é ativado por fluidos de tecidos que não sejam o sangue e, portanto, deve ser usado apenas em locais de hemorragia.

Tanto os materiais à base de gelatina como de celulose podem ser utilizados em conjunto com a trombina para converter a fibrina a partir do fibrinogênio e promover a agregação de plaquetas (p. ex., Floseal® e GelFoam Plus®).

Avitene® é o colágeno microfiltrado derivado da pele bovina que vem em uma forma leve ou não tecida. Ele se liga firmemente às superfícies sanguíneas, causando ativação por contato, mas também ativa diretamente as plaquetas. É absorvido do corpo em 2 a 3 meses.

Hemostasia Energética – Eletrocirurgia

A linguagem sobre o uso de corrente elétrica para hemostasia é confusa. Os termos *eletrocautério* e *eletrocirurgia* são frequentemente usados como sinônimos quando as palavras realmente significam coisas distintamente diferentes. O *eletrocautério* coagula pequenos vasos ou corta tecidos usando calor gerado pela corrente elétrica direta em um fio de metal ou sonda. A corrente elétrica não entra no corpo do paciente. *Eletrocirurgia* refere-se a gerar calor dentro do tecido usando uma corrente elétrica alternada que passa pelo tecido criando um circuito. A eletrocirurgia é amplamente utilizada para hemostasia em vasos com menos de 1,5 a 2 mm de diâmetro; vasos maiores devem ser tratados por outros meios.

A corrente elétrica padrão alterna a uma frequência de 60 ciclos por segundo (Hz). Como a estimulação nervosa e muscular termina em 100.000 ciclos/segundo (100 kHz), um gerador eletrocirúrgico recebe 60 ciclos de corrente e aumenta a frequência para mais de 200.000 ciclos por segundo. Isso proporciona estimulação neuromuscular mínima sem risco de eletrocussão. Geradores eletrocirúrgicos são capazes de produzir uma variedade de formas de onda que têm efeitos diferentes no tecido. Uma forma de onda constante ocorre no ajuste de "corte"; ela produz calor rapidamente para vaporizar ou cortar tecidos. A configuração de "coagulação" usa uma forma de onda intermitente, que produz menos calor e cria um coágulo em vez de vaporizar o tecido. Unidades eletrocirúrgicas modernas de alta qualidade (p. ex., Force FX Electrosurgical Generator C®; Medtronic Inc.) possuem um ajuste misto, que é uma forma de onda intermitente em um ciclo de trabalho mais alto, de modo que produz mais calor. Mais coagulação ocorre do que com um ajuste de corte puro, e há mais cortes de tecido do que com um ajuste de coagulação puro.

Figura 8.13 Nó quadrado com uma das mãos (destro). (A) Rebata a sutura direita *(branca)* entre os três dedos da mão direita *(luva branca)* e segure-a entre o indicador e o polegar. (B) Segure a sutura esquerda *(preta)* na sua mão esquerda *(luva escura)* e passe-a entre o dedo indicador e o segundo dedo da mão direita. (C) Flexione a falange distal do segundo dedo da mão direita e conduza o fio esquerdo para a direita do fio direito. Estenda a ponta do segundo dedo para que o fio branco seja conduzido com ele através do laço. (D) Puxe o fio direito através do laço pelas pontas do segundo e terceiro dedos da mão direita. (E) Cruze as mãos e aplique uma tensão uniforme nos dois fios. (F) Coloque o dedo indicador da sua mão direita entre os fios direito (*preto*) e esquerdo (*branco*) de maneira que o fio esquerdo dê forma a um laço com o direito. Flexione a falange distal do seu dedo indicador direito. Nó quadrado de uma mão (destro). (G) Estenda a falange distal do seu dedo indicador direito para conduzir o fio direito pelo laço. (H) Puxe o cordão direito através do laço e (I) aplique tensão uniforme para completar o nó quadrado. (Modificada de Knecht CD, Allen A, Williams DJ, et al. *Fundamental Techniques in Veterinary Surgery*. 3rd ed. Philadelphia: WB Saunders; 1981.)

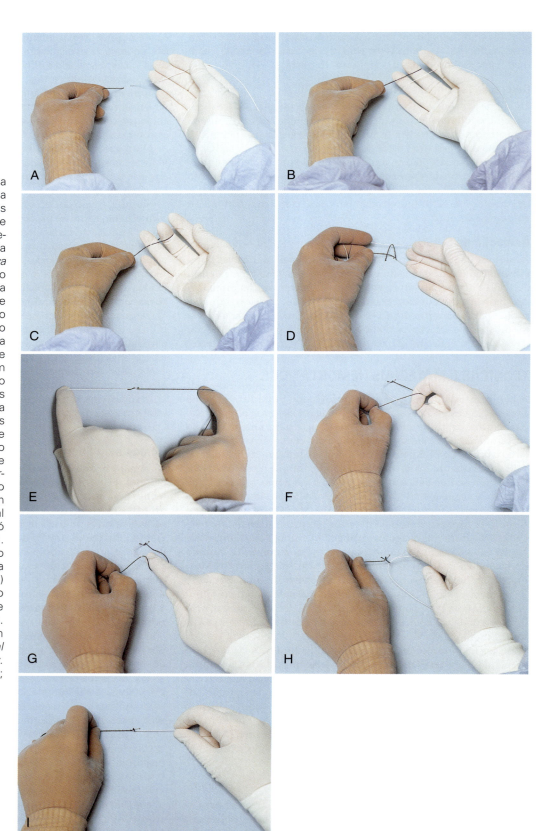

CAPÍTULO 8 Biomateriais, Sutura e Hemostasia

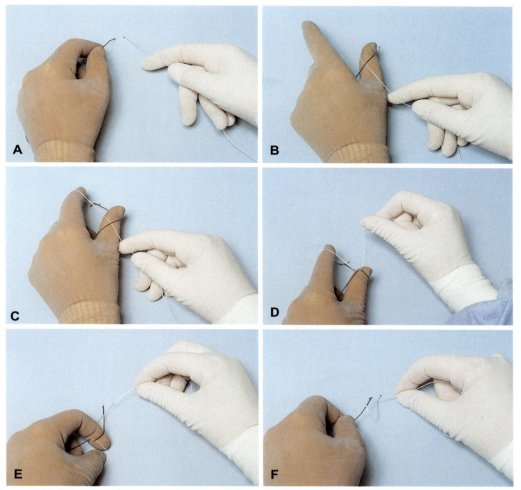

Figura 8.14 Nó quadrado com as duas mãos (destro). (A) Estenda o dedo indicador da sua mão direita (*luva branca*) como uma ponte e coloque o fio direito (*branco*) sobre ele. Segure o fio esquerdo (*preto*) na palma da mão esquerda (*luva escura*). (B) Passe o polegar esquerdo abaixo e em torno do fio direito e depois para a esquerda do fio esquerdo. (C) Introduza o dedo indicador esquerdo entre os fios cruzados (com o polegar esquerdo). (D) Leve o cordão direito para o dedo indicador e polegar esquerdo e, (E) usando o dedo indicador e o polegar esquerdo, passe-o pelo laço. (F) Retorne a sutura à sua mão direita. Nó quadrado de duas mãos (destro). (Modificada de Knecht CD, Allen A, Williams DJ, et al. *Fundamental Techniques in Veterinary Surgery*. 2nd ed. Philadelphia: WB Saunders; 1981.)

> **NOTA** Estudos confirmaram que a fumaça expelida durante o uso de eletrocautério pode conter gases e vapores tóxicos, como benzeno, cianeto de hidrogênio, formaldeído, bioaerossóis, material celular vivo e morto (incluindo fragmentos de sangue) e vírus. Assim, a Occupational Safety and Health Administration recomenda que os sistemas de evacuação de fumaça sejam usados para reduzir potenciais riscos agudos e crônicos à saúde dos pacientes e do profissional.

A eletrocirurgia pode ser realizada com dispositivos monopolar ou bipolar, de forma direta ou indireta.

Eletrocirurgia Monopolar

Eletrocirurgia monopolar é o método mais comumente usado em eletrocirurgia. Envolve o fluxo de corrente de um eletrodo ativo (peça de mão) através do paciente para uma placa de aterramento. A pequena área de superfície da peça de mão concentra a densidade de corrente, aumentando a temperatura do tecido de contato e causando coagulação ou vaporização do tecido. A área de superfície maior da placa de aterramento reduz a densidade de corrente, de modo que o aquecimento mínimo de tecido ocorre quando o circuito é concluído. Se um aterramento de baixa impedância adequado não estiver presente, caminhos alternativos para o solo serão usados inadvertidamente pelo circuito, resultando em queimaduras no paciente. A maioria das unidades modernas de eletrocirurgia tem circuitos para eliminar esse perigo, mas práticas seguras ainda são importantes. A quantidade de corrente multiplicada pela quantidade de tempo em que a corrente é aplicada e dividida pela área do caminho de retorno é proporcional à probabilidade de uma queimadura. Por conseguinte, uma pequena placa de base ou um caminho alternativo para a terra (p. ex., através de uma almofada ou derivação de ECG)

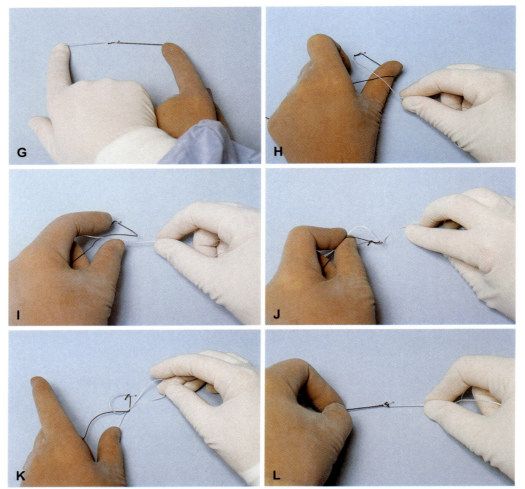

Figura 8.14, cont'd (G) Cruze as mãos e aplique tensão uniforme nas extremidades da sutura. (H) Coloque o polegar esquerdo entre os dois fios e faça um laço com a mão direita. (I) Coloque o dedo indicador esquerdo através do laço e use ele e o polegar esquerdo para agarrar o fio esquerdo *(branco)* e (J) puxar ou empurrá-lo pelo laço. (K) Passe o fio esquerdo da mão esquerda para o polegar e o dedo indicador direito depois de passar pelo laço e (L) aplique tensão uniforme nos fios de sutura para apertar o nó quadrado. (Modificada de Knecht CD, Allen A, Williams DJ, et al. *Fundamental Techniques in Veterinary Surgery.* 2nd ed. Philadelphia: WB Saunders; 1981.)

podem facilmente produzir uma queimadura grave. **Para reduzir o risco de queimadura, use uma grande almofada bem posicionada em contato com a área vascularizada do tecido perto do local da cirurgia.** Além disso, manter os eletrodos limpos e livres de escara aumentará o desempenho por preservar a menor resistência dentro do circuito. Toalhas molhadas com água ou gel de condução podem ser colocadas em placas de metal para melhorar o contato. Os eletrodos de retorno do paciente com hidrogel adesivo estão disponíveis com alguns sistemas de eletrocirurgia. Esses eletrodos estão em conformidade com a superfície do paciente e proporcionam melhor contato com as placas de metal. Certos modelos (eletrodo de retorno do paciente com REM Polyhesive®) monitoram os níveis de impedância do paciente e desativam o gerador se uma falha (mau contato) no eletrodo for detectada.

Com a coagulação monopolar, o campo deve estar relativamente seco e o eletrodo, mantido limpo e livre de detritos. O contato direto do eletrodo com o tecido produz calor inferior suficiente para coagular. O uso do arco entre o eletrodo e o tecido produz maior calor e, consequentemente, uma ação de corte ou vaporização. O eletrodo de ponta plana padrão é projetado para criar uma escara ou coágulo diretamente no tecido. Quando há contato direto da ponta com o tecido, o ciclo de corte usará muito menos voltagem para realizar a mesma coagulação que o ciclo de coagulação produz. O contato indireto envolve tocar o eletrodo em um instrumento, geralmente um fórceps hemostático ou de tecido que foi aplicado ao vaso fonte do sangramento. Esta técnica permite uma aplicação mais precisa de energia e coagulação efetiva.

> **NOTA** Não ative o gerador enquanto o eletrodo ativo estiver em contato ou próximo a outro objeto de metal. O instrumento (particularmente nas cavidades do corpo), quando energizado, pode buscar seu próprio caminho para o eletrodo de retorno, resultando em lesão do paciente. As luvas podem ocasionalmente atuar em uma função de capacitância e causar queimaduras no cirurgião.

CAPÍTULO 8 Biomateriais, Sutura e Hemostasia

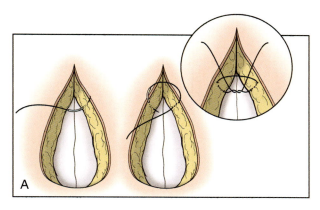

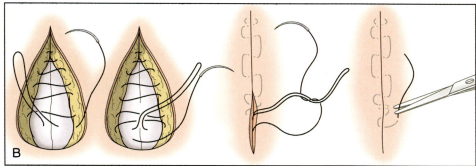

Figura 8.15 (A) Para sepultar uma sutura simples interrompida, introduza a agulha profundamente no tecido subcutâneo distante e passe-a em direção à derme. Em seguida, passe-a pela linha de incisão e reintroduza-a no tecido subcutâneo próximo à derme, saindo profundamente na linha de incisão. (B) Para sepultar um nó no final de uma linha de sutura contínua, levante um laço de sutura da linha de incisão, introduza a agulha profunda a superficialmente de um lado, passe-a pela incisão e insira-a superficial a profundamente no tecido perto do laço. Alternativamente, após a conclusão do padrão contínuo, avance a agulha 2 a 3 mm para o lado oposto. Inclua uma porção vertical da derme média até o tecido subcutâneo. Em seguida, insira a agulha no lado oposto, verticalmente para cima a partir do tecido subcutâneo, saindo na parte média da derme dentro de 2 a 3 mm da comissura. Crie uma alça de 2 cm de sutura entre as duas passagens verticais. Faça uma terceira passagem vertical paralela à primeira, iniciando na derme média, mas saindo mais profundamente na camada subcutânea. Levante a agulha entre a alça exposta e a sutura final cruzando a incisão. Aplique tensão na alça exposta para apertar as suturas horizontais e aproximar as margens da ferida, depois amarre a extremidade da sutura livre à alça exposta com quatro a cinco laçadas para completar o nó e fechar a ferida. Corte o laço 2 a 3 mm acima do nó. Insira a agulha perto do nó, com o objetivo de sair da derme pelo menos 1 cm lateral à incisão. Quando a tensão for aplicada à sutura, o nó é puxado mais profundamente no tecido, abaixo da derme. Finalmente, sob tensão, apare a extremidade livre da sutura nivelada com a pele.

Eletrocirurgia Bipolar

A eletrocirurgia bipolar envolve o uso de uma peça de mão semelhante a uma pinça. Em vez de passar pelo corpo do paciente, a corrente passa de uma ponta da pinça para a ponta oposta, através do tecido preso entre as pontas. As pontas devem ser seguradas com aproximadamente 1 mm de distância para que uma corrente seja gerada. Uma placa de aterramento ou almofada não é necessária para a eletrocirurgia bipolar. A coagulação bipolar é usada quando uma coagulação precisa é necessária e para evitar danos a estruturas adjacentes, como na cirurgia da coluna vertebral, tireoidectomia ou procedimentos oftálmicos.

Os geradores e peças manuais da **radiocirurgia** (p. ex., Surgitron Dual Frequency RF®) são similares às unidades de eletrocirurgia padrão, exceto que a energia é gerada por corrente de baixa temperatura e alta frequência (4,0 MHz). As ondas de rádio passam de um eletrodo ativo na peça de mão para um eletrodo passivo abaixo ou perto do paciente. A resistência do tecido às ondas de rádio causa uma agitação iônica nas células na ponta do eletrodo ativo. Isso resulta em atrito molecular dentro dos tecidos e geração de calor. Com essa tecnologia, há dissecção precisa do tecido com excelente hemostasia incisional, mas com danos térmicos mínimos nos tecidos adjacentes.

Laser de Dióxido de Carbono

Embora existam numerosos tipos de *lasers* cirúrgicos disponíveis, o *laser* mais utilizado em cirurgias de pequenos animais é o *laser* de dióxido de carbono (CO_2). O *laser* gera um comprimento de onda de 10.600 nm, que é alta e seletivamente absorvido pela água. A vaporização do tecido ocorre quando esta energia luminosa é absorvida pela água nos tecidos moles. A penetração no tecido é superficial e precisa, com pouco calor dissipado nos tecidos adjacentes. As vantagens propostas do *laser* de CO_2 incluem menos sangramento, menos dor, menos inchaço de tecido e menor risco de infecção.

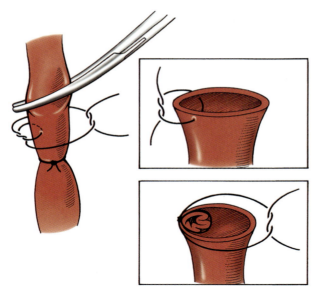

Figura 8.16 Para colocar uma ligadura de transfixação em um vaso, introduza a agulha através do tecido previamente ligado. Coloque uma laçada única na sutura no lado mais próximo, depois amarre a sutura (dois nós quadrados) no lado oposto do vaso.

Selagem de Vasos

Os sistemas de vedação bipolares de vasos eletrotérmicos, controlados por *feedback* (Ligasure®, Enseal®) (Figura 8.17), podem selar permanentemente vasos sanguíneos de até 7 mm de diâmetro. O dispositivo usa pressão e energia pulsada de baixa voltagem para fundir o colágeno e a elastina da parede do vaso e alcançar a hemostasia. A quantidade e a duração da energia fornecida ajustam-se automaticamente ao grau de impedância do tecido. Um estudo de 2014 mostrou que um único selo criado com um único ciclo de ativação é adequado para selar artérias carótidas caninas.[13] Essa tecnologia é utilizada para hemostasia em cirurgia laparoscópica (p. ex., ovariectomia, criptorquidectomia) e toracoscópica (p. ex., pericardiectomia parcial, lobectomia pulmonar), bem como procedimentos abdominais abertos (p. ex., esplenectomia, lobectomia hepática, pancreatectomia parcial) e cirurgia de vias respiratórias superiores (p. ex., ressecção do palato mole, amigdalectomia).

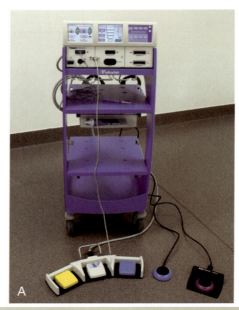
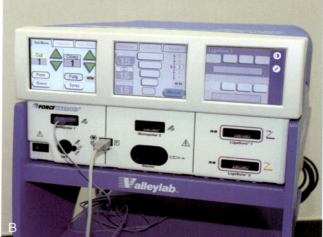

Figura 8.17 (A e B) Plataforma de energia tríplice de força com monopólio de corte eletrocirúrgico e de coagulação, funcionalidade bipolar e sistema de vedação de vasos.

REFERÊNCIAS BIBLIOGRÁFICAS

1. Wu X, Kubilay NZ, Ren J. Antimicrobial-coated sutures to decrease surgical site infections: a systematic review and meta-analysis. *Eur J ClinMicrobiol Infect Dis*. 2016;36:19.
2. Apisarnthanarak A, Singh N, Bandong AN, et al. Triclosan-coated sutures reduce the risk of surgical site infections: a systematic review and meta-analysis. *Infect Control Hosp Epidemiol*. 2015;36:169.
3. Etter SW, Ragetly GR, Bennett RA, et al. Effect of using triclosan-impregnated suture for incisional closure on surgical site infection and inflammation following tibial plateau leveling osteotomy in dogs. *J Am Vet MedAssoc*. 2013;242:35.
4. Morrison S, Singh A, Rousseau J, et al. Adherence of methicillin-resistant Staphylococcus pseudintermedius to suture materials commonly used in small animal surgery. *Am J Vet Res*. 2016;77:194.
5. Ehrhart NP, Kaminskaya K, Miller JA, et al. In vivo assessment of absorbable knotless barbed suture for single layer gastrotomy and enterotomy closure. *Vet Surg*. 2013;42:210.
6. Templeton MM, Krebs AI, Kraus KH, et al. Ex vivo biomechanical comparison of V-LOC 180® absorbable wound closure device and standard polyglyconate suture for diaphragmatic herniorrhaphy in a canine model. *Vet Surg*. 2015;44:65.
7. Law AY, Butler JR, Patnaik SS, et al. Biomechanical testing and histologic examination of intradermal skin closure in dogs using barbed suture device and non-barbed monofilament suture. *Vet Surg*. 2016;46:59.
8. Duffy DJ, Main RP, Moore GE, et al. Ex vivo biomechanical comparison of barbed suture and standard polypropylene suture for acute tendon laceration in a canine model. *Vet Comp Orthop Traumatol*. 2015;28:263.
9. Perry BS, Harper TA, Mitchell MA, et al. Barbed versus smooth polypropylene three-loop pulley sutures for repair of canine gastrocnemius tendon. *Vet Comp Orthop Traumatol*. 2014;l27:436.
10. Martuello DM, McFadden MS, Bennett RA, et al. Knot security and tensile strength of suture materials. *Vet Surg*. 2014;43:73.
11. Hazenfield KM, Smeak DD. In vitro holding security of six friction knots used as a first throw in the creation of a vascular ligation. *J Am Vet Med Assoc*. 2014;245:571.
12. Regier PJ, Smeak DD, Coleman K, et al. Comparison of volume, security, and biomechanical strength of square and Aberdeen termination knots tied with4-0 polyglyconate and used for termination of intradermal closures in canine cadavers. *J Am Vet Med Assoc*. 2015;247:260.
13. Matz BM, Tillson DM, Boothe HW, et al. Effect of vascular seal configuration using the LigaSure on arterial challenge pressure, time for seal creation, and histologic features. *Vet Surg*. 2014;43:761.

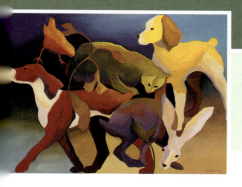

9

Infecções Cirúrgicas e Seleção de Antibióticos

A antibioticoterapia moderna começou com a descoberta e a produção em massa de penicilina em 1941. Desde então, muitas outras infecções fatais foram resolvidas ou prevenidas por meio de seu uso. Infelizmente, seu grande sucesso levou a um uso indevido e desenfreado. O amplo uso de antibióticos profiláticos em pacientes cirúrgicos resultou na diminuição da ênfase da assepsia cirúrgica e no desenvolvimento de bactérias resistentes aos antibióticos. Infecções nosocomiais com bactérias resistentes têm sido determinadas por procedimentos cirúrgicos prolongados e extensos, terapia de suporte invasivo, longas internações hospitalares, uso inapropriado de antibióticos, aumento da sobrevida de pacientes geriátricos e debilitados e uso de medicamentos imunossupressores.

A seleção de antibióticos é frequentemente baseada em vieses pessoais *versus* flora bacteriana real/esperada. A antibioticoterapia pode ser de natureza *profilática* ou *terapêutica*. A antibioticoterapia profilática deve ser usada principalmente quando há uma probabilidade aumentada de infecção ou quando a infecção seria catastrófica. A seleção de antibióticos profiláticos deve se basear na flora bacteriana esperada no tecido-alvo e nos seus padrões de resistência previstos, conforme determinado por dados laboratoriais recentes. A escolha de antibióticos para uma infecção estabelecida (antibióticos terapêuticos) é idealmente baseada nos resultados de cultura e suscetibilidade; entretanto, a antibioticoterapia geralmente precisa ser iniciada antes que essa informação esteja disponível. Portanto, a seleção inicial deve ser baseada na flora esperada com uma modificação subsequente fundamentada nos resultados de cultura e sensibilidade.

> **NOTA** A administração inadequada de antibióticos pode não apenas prejudicar o tratamento do paciente, mas também promover o desenvolvimento de micróbios resistentes que podem prejudicar futuros pacientes.

A sobrevivência bacteriana no hospedeiro depende dos números e da virulência bacteriana, da imunocompetência do hospedeiro e dos fatores da ferida que antagonizam as defesas do hospedeiro (p. ex., coágulos sanguíneos, tecido isquêmico, bolsas de fluido, material estranho). O sucesso da antibioticoterapia requer a redução do número de bactérias ao ponto de as defesas do hospedeiro serem efetivas. Com as defesas do hospedeiro competentes, os agentes bacteriostáticos que retardam a síntese proteica ou impedem a replicação bacteriana são frequentemente adequados (ver discussão posterior). Se as defesas do hospedeiro forem significativamente comprometidas, então concentrações bactericidas de antibióticos são preferidas. Além do uso de antibióticos apropriados, os fatores da ferida podem precisar ser corrigidos por meio do desbridamento da ferida, da drenagem e/ou da remoção de corpo estranho para obter um resultado bem-sucedido.

> **NOTA** Alguns antibióticos são bacteriostáticos em baixas concentrações e bactericidas em concentrações mais altas. Se o teste de sensibilidade tiver sido feito, use um antibiótico ao qual as bactérias sejam suscetíveis, independentemente de ser bacteriostático ou bactericida.

MECANISMOS DE AÇÃO ANTIBIÓTICA

Quando os antibióticos inibem apenas o crescimento bacteriano, são classificados como *bacteriostáticos*; quando matam bactérias, são classificados como *bactericidas*. A distinção entre as classificações bactericida e bacteriostática de antibióticos depende da relação entre a concentração bactericida mínima (CBM) e a concentração inibitória mínima (CIM). A CIM, geralmente expressa em microgramas por mililitro (µg/mL), é a menor concentração de um medicamento que inibe o crescimento bacteriano visível após a incubação durante a noite. A CBM é a menor concentração de um medicamento que mata 99,9% das bactérias após a incubação durante a noite. Antibióticos com uma relação CBM para CIM menor ou igual a 4 são classificados como bactericidas porque os níveis plasmáticos e teciduais que matam 99,9% das bactérias são tipicamente atingidos. Por outro lado, fármacos com uma grande relação de CBM para CIM podem dificultar a obtenção de níveis plasmáticos ou teciduais que matem as bactérias; tais fármacos são considerados bacteriostáticos. No entanto, a distribuição não uniforme de antibióticos nos tecidos corporais pode produzir resultados de cultura e suscetibilidade enganosos. Um antibiótico pode estar presente em concentrações mais altas do que o esperado em alguns tecidos, tornando um medicamento "bacteriostático" efetivamente bactericida para certas bactérias nesse tecido. Um exemplo comum é o tratamento de infecções do trato urinário (ITU). Uma ITU caracterizada como "resistente" a um antibiótico específico baseado no teste de suscetibilidade pode ser tratada com sucesso se o antibiótico estiver concentrado na urina. Por outro lado, uma bactéria considerada "sensível" provavelmente não responderá se a infecção envolver o sistema nervoso central (SNC) e o antibiótico não penetrar a barreira hematencefálica.

Finalmente, o antibiótico deve matar as bactérias sem prejudicar o hospedeiro. Quando a dose necessária para matar as bactérias for maior do que a tolerada pelo hospedeiro (ou alcançada no tecido-alvo), as bactérias são consideradas "resistentes" àquele fármaco.

Antibióticos são tipicamente classificados de acordo com seu mecanismo de ação. De modo geral, eles podem destruir, alterar ou inibir a síntese da parede celular bacteriana, ou inibir a síntese de proteínas ou de ácido desoxirribonucleico (DNA).

Destruição de Paredes Celulares Bacterianas

Os antibióticos que inibem a síntese ou promovem a destruição das paredes celulares bacterianas incluem os antibióticos com anel de β-lactâmicos (p. ex., penicilinas, cefalosporinas, carbapenêmicos e monobactâmicos); vancomicina; bacitracina; polimixina; os fármacos antifúngicos nistatina e anfotericina B; e os imidazóis. Os β-lactâmicos se ligam às proteínas na parede celular (p. ex., proteínas de ligação à penicilina [PBP, do inglês, *penicillin-binding proteins*]), impedindo, desse modo, a síntese da parede celular, reduzindo a sua resistência e rigidez e, finalmente, causando aumento da permeabilidade e lise celular. Os antibióticos β-lactâmicos tendem a ser tempo-dependentes, bactericidas e são tipicamente eliminados pelos rins. Sendo tempo-dependentes, é importante administrar os medicamentos com frequência suficiente para que as CBM sejam mantidas durante 80% do intervalo de tratamento. A maioria dos β-lactâmicos é relativamente segura em cães e gatos.

Existem mais de 15 tipos diferentes de penicilinas e mais de 20 cefalosporinas diferentes; portanto, apenas exemplos representativos são considerados nesta discussão. As **aminopenicilinas** (p. ex., amoxicilina, ampicilina) são eficazes contra muitos aeróbios Gram-positivos e alguns anaeróbios Gram-positivos e Gram-negativos. As carboxipenicilinas (p. ex., piperacilina/tazobactam) têm melhores espectros para Gram-negativos e anaeróbios do que as aminopenicilinas, enquanto as ureidopenicilinas (p. ex., mezlocilina) têm os melhores espectros Gram-negativos de todas as penicilinas. As indicações típicas incluem infecções do trato urinário, respiratórias, de tecido mole e infecções cutâneas. Muitas bactérias Gram-negativas possuem fatores de resistência que inibem a atividade da penicilina. A resistência às penicilinas é mediada por penicilinases bacterianas (um tipo de β-lactamase), as quais diminuem a permeabilidade da parede celular às penicilinas por causa do tamanho alterado da porina e pela estrutura alterada da PBP, que impede a penicilina de se ligar (p. ex., estafilococos resistentes à meticilina). Inibidores da penicilinase (p. ex., ácido clavulânico, sulbactam) podem ser combinados com penicilinas (p. ex., amoxicilina, ampicilina, piperacilina/tazobactam) para aumentar sua atividade, mas esses inibidores não combatem todos os mecanismos de resistência.

As **cefalosporinas** (Tabela 9.1) são tipicamente mais eficazes que a penicilina contra bastonetes Gram-negativos (p. ex., Enterobacteriaceae). A resistência às cefalosporinas é mediada pelos mesmos mecanismos que causam a resistência às penicilinas. As cefalosporinas de primeira geração (p. ex., cefazolina) são geralmente eficazes contra a maioria dos organismos Gram-positivos e alguns Gram-negativos, mas não anaeróbios. As cefalosporinas de segunda geração (p. ex., cefoxitina) têm maior atividade contra bactérias Gram-negativas e anaeróbios, mas não eficácia adicional contra organismos Gram-positivos. As cefalosporinas de terceira geração (p. ex., cefotaxima) são altamente eficazes contra mais de 90% das bactérias Gram-negativas, mas frequentemente são menos ativas contra organismos Gram-positivos do que as cefalosporinas de primeira geração. Algumas cefalosporinas de terceira geração possuem espectros específicos para Gram-negativos, e apenas porque uma cefalosporina de terceira geração é eficaz em um paciente não significa que outra cefalosporina de terceira geração também o será. A cefpodoxima proxetila é um profármaco cujo metabólito é a cefpodoxima, uma cefalosporina de terceira geração com boa atividade contra a maioria dos estreptococos, estafilococos e Enterobacteriaceae. É indicada para ser administrada uma vez por dia, em geral para infecções da pele e dos ouvidos, bem como para infecções do trato respiratório superior e do trato urinário.

Imipeném e meropeném são carbapenêmicos (um tipo de antibiótico β-lactâmico) que possuem amplo espectro para Gram-negativos e Gram-positivos e são altamente resistentes à maioria das β-lactamases, exceto para a metalo-β-lactamase de Nova Déli ou a *Klebsiella pneumoniae* carbapenemase. Ao contrário dos amino-

TABELA 9.1 Seleção de Cefalosporinas

Nome do Medicamento	Nome Comercial	Indicações	Dosagem
Cefalosporinas de Primeira Geração			
Cefalexina	Keflex®	Amplo espectro de atividade contra organismos Gram-positivos; variável contra organismos Gram-negativos; baixa atividade contra infecções anaeróbicas	22-33 mg/kg VO bid-qid
Cefazolina	Kefzol®	Como acima	20-35 mg/kg IV, IM, SC; tid
Cefadroxila	Cefa-tabs®	Como acima	22-35 mg/kg VO bid
Cefalosporinas de Segunda e Terceira Gerações			
Cefepima	Maxipime®	Cefalosporina de quarta geração com melhor cobertura Gram-positiva que medicamentos de terceira geração	40 mg/kg IV, IM; qid
Cefotetana	Cefotan®	Anaeróbios e bacilos Gram-negativos (p. ex., peritonite séptica, *Escherichia coli*)	30 mg/kg IV, SC; tid
Cefoxitina	Mefoxina®	Anaeróbios e bacilos Gram-negativos (p. ex., peritonite séptica)	30 mg/kg IV, IM; tid-qid 22 mg/kg IV (pré-cirúrgico)
Cefotaxima	Claforan®	Amplo espectro de atividade contra organismos Gram-negativos e Gram-positivos; mais ativo neste grupo contra estafilococos; atinge boas concentrações no líquido espinal	*Cães*: 50 mg/kg IV, IM, SC; bid *Gatos*: 20-80 mg/kg IV, IM; qid
Cefovecina	Convenia®	Para infecções da pele e tecidos moles em que os medicamentos de primeira linha tenham falhado	8 mg/kg SC a cada 14 dias
Ceftazidima	Fortaz®	Eficaz contra *Pseudomonas aeruginosa*	25-30 mg/kg; IM, SC (tid) ou IV (qid)
Cefixima	Suprax®	Atividade limitada contra a maioria dos organismos Gram-positivos; pode ser administrado por via oral; usar dose menor para infecções do trato urinário e dose mais alta para outras infecções	10 mg/kg VO bid
Cefpodoxima	Proxetil®	Melhor atividade contra *Staphylococcus* spp. do que outras cefalosporinas orais de terceira geração	5-10 mg/kg VO qd
Cefoperazona	Cefobid®	Eficaz contra Enterobacteriaceae	22 mg/kg IV, IM; bid-qid
Cefquinoma	Cobactan®	Cefalosporina de quarta geração com boa atividade contra Enterobacteriaceae	22 mg/kg IV, IM; bid-qid
Ceftriaxona	Rocephin®	Frequentemente usado em infcções do SNC e borreliose	25-50 mg/kg IV, IM; bid-qd
Ceftiofur	Naxcel®	Atividade contra organismos Gram-positivos; pode ser administrado uma vez ao dia para infecções do trato urinário; não recomendado para infecções de tecidos moles em cães ou gatos; não efetivo contra enterococos	2,2-4,4 mg/kg SC qd-bid
Cefuroxima	Biociclin®	Gram-positivos, exceto *Enterococcus* e SPRM	15-30 mg/kg IV, VO; bid-tid

bid, duas vezes ao dia; *IM*, intramuscular; *IV*, intravenoso; *SC*, subcutâneo; *SNC*, sistema nervoso central; *SPRM, Staphylococcus pseudintermedius* resistente à meticilina; *qd*, uma vez ao dia; *qid*, quatro vezes ao dia; *tid*, três vezes ao dia; *VO*, via oral.

glicosídeos, eles não são nefrotóxicos. Imipeném e meropeném são geralmente eficazes contra a maioria das espécies de bactérias clinicamente relevantes, incluindo Gram-negativas e Gram-positivas anaeróbias e aeróbias, mas não estafilococos resistentes à meticilina ou cepas resistentes de *Enterococcus faecium*. O imipeném deve ser usado apenas para pacientes gravemente doentes, com resultados de sensibilidade que documentem que a bactéria é resistente a todos os outros antibióticos. Infelizmente, o uso excessivo já produziu bactérias resistentes, especialmente Enterobacteriaceae (i.e., *Klebsiella* e *E. coli*).

O aztreonam é um monobactâmico (outro β-lactâmico) que é resistente a muitas β-lactamases. É altamente eficaz contra muitos aeróbios Gram-negativos, mas tem pouca atividade contra anaeróbios. Não tem atividade contra bactérias Gram-positivas e deve ser usado em combinação com outros fármacos para alcançar atividade de amplo espectro.

Inibição da Síntese Proteica

O cloranfenicol, a tetraciclina, a eritromicina e a clindamicina se ligam aos ribossomos bacterianos, causando inibição reversível da síntese proteica. O cloranfenicol (Tabela 9.2) possui atividade de amplo espectro contra a maioria das bactérias anaeróbias e aeróbias, bem como *Ehrlichia* spp. e *Rickettsia* spp., mas fraca atividade contra *Pseudomonas* spp. É altamente lipofílico e penetra na maioria dos órgãos (p. ex., SNC, olho, próstata). Embora considerado bacteriostático, frequentemente atinge altos níveis teciduais suficientes para torná-lo bactericida. É eliminado pelo metabolismo hepático e excreção urinária. O fármaco pode causar anemia fatal idiossincrática em pessoas, mas cães e gatos experimentam apenas uma anemia leve e transitória, se isso acontecer. Inibe os citocromos P450 hepáticos e pode, assim, afetar o metabolismo hepático de outros fármacos específicos (p. ex., propofol, opiáceos, barbitúricos).

As tetraciclinas são eficazes contra muitas bactérias Gram-positivas e Gram-negativas, incluindo *Chlamydia* spp., riquétsia, espiroquetas, *Mycoplasma* spp., formas L bacterianas e alguns protozoários. Eles são geralmente ineficazes contra estafilococos, enterococos, *Pseudomonas* spp. e Enterobacteriaceae. A doxiciclina (Tabela 9.2) é geralmente a tetraciclina preferida na prática de pequenos animais porque apresenta menos efeitos colaterais, penetra melhor nas células e tem menos resistência em comparação com outras tetraciclinas. É bem distribuída para a maioria dos tecidos e atinge boas concentrações intracelulares; entretanto, não no SNC. Produtos contendo cálcio quelam e as tetraciclinas interferem em sua absorção oral. A ligação de fármacos ao cálcio pode ser um problema em jovens ou animais gestantes, e pode ocorrer descoloração dos dentes e inibição do crescimento ósseo. A doxiciclina é eliminada principalmente através do intestino no cão. As indicações típicas incluem doenças transmitidas por carrapatos, bem como infecções respiratórias e prostáticas. A doxiciclina provoca hepatotoxicidade em alguns pacientes, mas seu principal efeito adverso é causar esofagite após a administração oral.

NOTA As tetraciclinas são cáusticas e é essencial que o paciente beba água imediatamente após a ingestão de um comprimido ou cápsula (no caso de doxiciclina, o paciente pode ingerir alimentos não lácteos). Caso contrário, o comprimido pode se alojar no esôfago e causar esofagite e até mesmo uma estenose benigna (especialmente em gatos).

A eritromicina é um macrolídeo que é prontamente absorvido pelo sistema gastrointestinal superior e se difunde bem na maioria

TABELA 9.2 Dosagens de Antibióticos Selecionados

Nomes Genéricos e Comerciais	Dosagem
Amoxicilina mais clavulanato (Clavamox®)	*Cães*: 12,5-25 mg/kg VO bid *Gatos*: 62,5 mg/gato VO bid (tid para infecções Gram-negativas)
Azitromicina (Zithromax®)	*Cães*: 10 mg/kg VO qd durante 7 dias; em seguida, em dias alternados *Gatos*: 5-10 mg/kg VO qd durante 7 dias, depois administre em dias alternados; para infecções do trato respiratório superior, administre 15 mg/kg VO por 3 dias, depois q72h
Clindamicina (Antirobe®)	*Cães*: 11-33 mg/kg VO bid *ou* 11 mg/kg IV, bid; dilua e administre lentamente via IV *Gatos*: 11-33 mg/kg VO qd *ou* 10 mg/kg IV, IM bid
Amicacina (Amiglyde-V®)	*Cães*: 15-22 mg/kg IV, SC, IM; qd (de preferência pela manhã)
Piperacilina/tazobactam (Zosyn®)	50 mg/kg IV, IM; qid
Ampicilina mais sulbactam (Unisyn®)	10-20 mg/kg IV, IM; tid
Cloranfenicol (Chloromycetin®)	*Cães*: 50 mg/kg VO, ou 10-15 mg/kg IV tid *Gatos*: 12,5-20 mg/gato IV, IM bid
Doxiciclina (Vibramycin®)	5 mg/kg VO bid *ou* 10 mg/kg VO qd
Minociclina (Minocina®)	*Cães*: 5 a 10 mg/kg VO bid *Gatos*: 8,8 mg/kg VO qd
Enrofloxacino (Baytril®)[a]	*Infecção do trato urinário*: 2,5 mg/kg IV, IM, SC, VO bid *Infecção do tecido profundo*: 7-20 mg/kg IV, IM, SC, VO qd
Difloxacino (Dicural®)	5-10 mg/kg VO qd (use dose mais alta para organismos com maior CIM)
Orbifloxacino (Orbax®)	2,5-7,5 mg/kg VO qd (use dose mais alta para organismos com maior CIM)
Marbofloxacino (Zeniqun®)	2,75-5,5 mg/kg VO qd
Pradofloxacino (Veraflox®)	*Cães*: 3-5 mg/kg VO qd *Gatos*: 3-5 mg/kg VO qd para comprimidos; 5-7,5 mg/kg VO qd para suspensão
Sulfadiazina-trimetoprima (Tribrisseno®)	15 mg/kg VO bid ou 30 mg/kg VO qd-bid
Metronidazol (Flagyl®)	7,5-10 mg/kg VO, IV bid-tid (dilua e administre lentamente ao longo de 20 min)

[a]Quando administrada por via IV, o enrofloxacino é tipicamente diluído e administrado durante 10 a 20 minutos. Relatos recentes sugerem que o enrofloxacino pode estar associado à cegueira em gatos quando doses >5 mg/kg são utilizadas. Pode ser administrada como uma única injeção IV diariamente.
bid, duas vezes por dia; *CIM*, concentração inibitória mínima; *IM*, intramuscular; *IV*, intravenoso; *qd*, uma vez por dia; *qid*, quatro vezes ao dia; *SC*, subcutâneo; *tid*, três vezes por dia; *VO*, via oral.

dos tecidos. Todos os macrolídeos tendem a se acumular nas células fagocíticas e são geralmente eliminados na bile. A eritromicina tem um espectro estreito de atividade e pode estar associada a náuseas e vômitos devido à sua atividade pró-cinética. Novos derivados incluem claritromicina e azitromicina. A azitromicina (Tabela 9.2) é ativa contra bactérias aeróbias, como estafilococos e estreptococos, e anaeróbios. Também tem boa atividade contra *Mycoplasma* spp. e organismos intracelulares, tais como *Bartonella* spp., *Toxoplasma* spp. e micobactérias atípicas. A absorção da azitromicina após administração oral é alta e bem-tolerada. O medicamento alcança concentrações extremamente altas nos tecidos e só precisa ser administrado uma vez ao dia.

A clindamicina (Tabela 9.2) é uma lincosamida, eliminada principalmente por excreção biliar, e que alcança excelentes concentrações na pele e ossos, bem como altas concentrações nos leucócitos. É eficaz contra a maioria das bactérias anaeróbias, além de ser ativa contra muitos patógenos Gram-positivos. Indicações típicas incluem infecções intra-abdominais, osteomielite, discoespondilite e doença oral/dental. A clindamicina pode ser usada em terapia combinada, direcionada a *Pseudomonas aeruginosa*; inibe a aderência bacteriana às células epiteliais, tornando-a mais suscetível a outros antibióticos. A clindamicina é eficaz contra a toxoplasmose e *Neospora*, e pode causar esofagite se o comprimido permanece no esôfago (especialmente em gatos).

Os aminoglicosídeos (p. ex., amicacina, gentamicina, canamicina, neomicina, netilmicina e tobramicina) desregulam a síntese proteica por se ligarem irreversivelmente aos ribossomos bacterianos, tornando-os bactericidas. Eles são eficazes contra bactérias Gram-negativas e Gram-positivas, incluindo Enterobacteriaceae e *Pseudomonas*, mas não contra anaeróbios. Sua atividade é reduzida no tecido necrótico devido ao ácido nucleico livre. Os aminoglicosídeos são polares (i.e., insolúveis em lipídeos) e têm distribuição limitada nos fluidos extracelular e cefalorraquidiano. No entanto, a distribuição no líquido pleural, osso, articulações e cavidade peritoneal é boa. Os aminoglicosídeos são pouco absorvidos por via oral. São dependentes da concentração e não do tempo, o que significa que podem ser administrados em doses mais elevadas a intervalos mais longos (p. ex., uma vez por dia), o que mantém a eficácia, mas reduz a toxicidade renal. A amicacina (Tabela 9.2) é tipicamente usada. Desidratação, perda de eletrólitos, doença renal preexistente e uso concomitante de outros medicamentos nefrotóxicos (p. ex., anti-inflamatórios não esteroidais [AINE]) aumentam a nefrotoxicidade dos aminoglicosídeos. Ototoxicose e bloqueio neuromuscular são outros possíveis efeitos adversos. O uso da combinação de um β-lactâmico e um aminoglicosídeo é frequentemente sinérgico, além de ajudar a evitar que as bactérias se tornem resistentes a esses medicamentos.

> **NOTA** Um medicamento β-lactâmico nunca deve ser misturado na mesma seringa, frasco ou linha intravenosa (IV) com um aminoglicosídeo; misturar os dois pode resultar em uma reação química que inativa um ou ambos os fármacos.

Inibição da Síntese de DNA

Fluoroquinolonas (p. ex. enrofloxacino, difloxacino, ciprofloxacino, ofloxacino, marbofloxacino, pradofloxacino) (Tabela 9.2) e sulfas potenciadas (p. ex., sulfa-trimetoprima) inibem a síntese de DNA. As fluoroquinolonas inibem a síntese de DNA inativando a DNA girase. Elas são bactericidas, dose-dependentes, com um efeito pós-antibiótico prolongado. As fluoroquinolonas tendem a se acumular nos leucócitos fagocitários. O enrofloxacino é excretado principalmente na urina; no entanto, aproximadamente 25% são metabolizados em ciprofloxacino. Tem um espectro principalmente para Gram-negativos, mas também é eficaz contra as bactérias *Rickettsia rickettsii*, Mycobacteria e possivelmente formas L de bactérias. O enrofloxacino é pouco eficaz contra a maioria dos cocos gram-positivos e bactérias anaeróbias, mas as novas fluoroquinolonas (p. ex., pradofloxacino) aumentaram a atividade contra as anaeróbias. Enrofloxacino tem dosagem "flexível", dependendo das bactérias-alvo e do tecido-alvo (Tabela 9.2). A resistência às fluoroquinolonas se tornou comum. Efeitos colaterais incluem cegueira em gatos, efeitos no SNC, lesões em cartilagens em cães de raça grande em rápido crescimento, e vômito. A injeção intravenosa rápida de enrofloxacino não diluída pode ser fatal.

> **NOTA** Quando administrado por via intravenosa, o enrofloxacino deve ser administrado lentamente, em solução diluída, ou o paciente pode apresentar morbidade ou até mesmo a morte.

O ciprofloxacino oral é menos caro do que o enrofloxacino, mas também é menos biodisponível em cães (aproximadamente 30%-40%) do que em pessoas (aproximadamente 70%-80%). Por isso, é comumente subdosada quando administrada a cães. O marbofloxacino tem um amplo espectro de atividade contra os principais patógenos encontrados em infecções cirúrgicas. É seguro em cães, e uma única injeção intravenosa de 2 a 4 mg/kg mantém concentrações plasmáticas acima da CIM para Enterobacteriaceae e estafilococos por 12 a 24 horas.

As combinações de sulfonamida-trimetoprima inibem etapas sequenciais na síntese do folato, tornando-os fármacos bactericidas tempo-dependentes, para os quais as bactérias têm dificuldade em desenvolver resistência. A penetração nos tecidos depende da sulfonamida específica usada; a sulfadiazina penetra bem na maioria dos tecidos do corpo, enquanto o sulfametoxazol está limitado ao compartimento do líquido intersticial. Sulfas são excretadas por via renal, mas algumas são metabolizadas pelo fígado. Em geral, elas são eficazes para o tratamento de osteomielite, prostatite, pneumonia, traqueobronquite, pioderma e ITU. A combinação de sulfonamida-trimetoprima tem um amplo espectro de atividade contra bactérias Gram-positivas e Gram-negativas, bem como *Nocardia* spp. e bactérias anaeróbias. Eles geralmente não são eficazes contra as pseudômonas. As suscetibilidades *in vitro* e *in vivo* nem sempre se correlacionam. Sulfas tendem a ter pouca eficácia na presença de pus ou tecido necrótico. Os efeitos secundários possíveis incluem ceratoconjuntivite seca, trombocitopenia, anemia, neutropenia, supressão da medula óssea, febre, vômitos, hipersensibilidade (*i.e.*, vasculite ou artrite) e doença hepática. Algumas raças (p. ex., Schnauzers miniatura, Samoiedos, Doberman pinschers) e algumas famílias de cães parecem mais propensas a sofrer efeitos colaterais, provavelmente devido ao metabolismo hepático alterado.

O metronidazol é muito eficaz contra a maioria das bactérias anaeróbias. Ele penetra bem na maior parte dos tecidos corporais. A toxicidade do SNC dose-dependente é comum se doses excessivas forem administradas.

FÁRMACOS DE ÚLTIMO RECURSO

O número de antibióticos que são eficazes contra infecções multirresistentes (MDR, do inglês, *multidrug resistant*) (p. ex., *S. aureus* resistente à meticilina [SARM], enterococos resistentes à vancomicina, bastonetes Gram-negativos MDR) está sempre diminuindo devido à transmissão de resistência entre bactérias, especialmente em ambientes hospitalares. Atualmente, existem algumas bactérias MDR para as quais apenas um ou dois medicamentos são eficazes.

Os antibióticos reservados para essas infecções são algumas vezes referidos como *medicamentos de último recurso*. Eles incluem vancomicina, os carbapenêmicos (i.e., imipeném, meropeném), a oxazolidinona linezolida, a combinação estreptogramina de dalfopristina e quinupristina, o lipopeptídeo cíclico daptomicina, o glicopeptídeo telavancina, a tigeciclina tetraciclina, a telitromicina oxazolidinona, e as mais recentes cefalosporinas (i.e., ceftarolina e ceftobiprol). Embora seja tentador usar esses antibióticos quando confrontados com um paciente gravemente doente devido a uma infecção bacteriana (especialmente quando o clínico quer impressionar o cliente com o fato de que seu animal está recebendo o antibiótico mais novo e mais poderoso disponível), é um imperativo moral e ético que os veterinários só usem tais fármacos quando as bactérias foram isoladas e determinadas a responder apenas a um destes antibióticos. Quanto mais esses fármacos forem usados, mais rapidamente as cepas resistentes se desenvolverão. A maioria dos cães com infecção extraintestinal por *E. coli* MDR e *Enterobacter* receberam tratamento prévio com antibióticos, hospitalização prolongada ou cirurgia prévia (o trato urinário parece ser o local mais comum de infecção com essas bactérias).

CAUSAS DE FALHA ANTIBIÓTICA E MECANISMOS DE RESISTÊNCIA AOS ANTIBIÓTICOS

A terapia antibiótica bem-sucedida requer a administração da dose apropriada de um antibiótico eficaz que possa atingir o local da infecção, de modo que as bactérias ali sejam mortas ou suprimidas o suficiente para permitir que o sistema imunológico do paciente controle a infecção. Fatores que contribuem para o fracasso terapêutico incluem dose, frequência ou via de administração inadequada; duração inadequada do tratamento; seleção inadequada de antibiótico; presença de material estranho (i.e., corpo estranho ou implante); incapacidade de antibiótico suficiente atingir o tecido-alvo (p. ex., atravessar a barreira hematoencefálica); resistência bacteriana (ver discussão posterior); imunidade do hospedeiro deprimida (p. ex., doença debilitante concomitante, terapia com medicamentos imunossupressores); farmacocinética do medicamento; reações medicamentosas; antagonismo antibiótico; e diagnósticos incorretos (i.e., doenças virais ou corpos estranhos diagnosticados erroneamente como infecções bacterianas primárias).

Infelizmente, mesmo a administração apropriada de antibióticos é eventualmente associada ao desenvolvimento de resistência, geralmente dentro de 1 a 2 décadas de introdução de um medicamento em particular, embora em alguns casos ocorra dentro de 3 a 4 anos. Existem duas maneiras principais pelas quais as bactérias desenvolvem resistência; elas podem alterar os sítios-alvo de antibióticos (i.e., receptores internos ou na superfície externa das bactérias), ou a concentração do antibiótico na bactéria. As concentrações intracelulares podem ser alteradas por destruição enzimática do antibiótico (p. ex., β-lactamases), diminuindo a permeabilidade bacteriana ao antibiótico (p. ex., alterando o tamanho da porina de tal modo que os antibióticos não podem mais acessar os alvos intracelulares), ou desenvolvendo o efluxo de proteínas (i.e., estão intimamente associadas a porinas e bombeiam produtos químicos específicos para fora da bactéria). A alteração do alvo estrutural para o antibiótico inclui alteração de PBP na parede celular e nos sítios de ligação nos ribossomos.

INFECÇÕES CIRÚRGICAS

Definições de Infecção

Existem numerosos meios de definir a existência de infecção bacteriana. A infecção bacteriana foi definida quantitativamente como

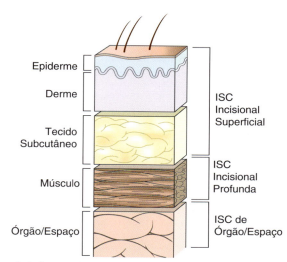

Figura 9.1 Categorização de infecções do sítio cirúrgico (ISC) por camada de tecido. As ISC incisionais superficiais são as infecções cirúrgicas mais comumente relatadas, sendo responsáveis por mais ISC do que as ISC incisionais profundas e as ISC de espaço e órgãos combinadas.

uma ferida com mais de 10^5 bactérias por grama de tecido. Essa definição tem aplicabilidade clínica limitada quando se tenta determinar quando tratar uma infecção ou para fins de triagem e relatos mais amplos. Alternativamente, o Centers for Disease Control and Prevention (CDC) defende mais especificamente a infecção baseada em sistemas corporais específicos (p. ex., ossos e articulações, sistema nervoso central, cardiovascular) com subcategorias (osteomielite, discoespondilite) que exigem cumprimento de critérios que podem ou não incluir a cultura real de bactérias. *Isso é significativo, pois a infecção bacteriana pode estar frequentemente presente, apesar da incapacidade de demonstrá-la com uma cultura positiva.* Isto é particularmente verdadeiro para infecções de articulações caninas e humanas. Uma categoria adicional de infecções do CDC é a infecção do sítio cirúrgico (ISC). Não há categorizações acordadas de ISC em medicina veterinária. A adaptação das categorias do CDC é provavelmente apropriada em pacientes veterinários e inclui incisão superficial, incisão profunda e órgão/espaço (Figura 9.1). Os critérios para diagnosticar uma infecção em cada um desses três locais estão listados no Quadro 9.1.

Fontes de Infecções do Sítio Cirúrgico

Fontes de infecções cirúrgicas são divididas em endógenas e exógenas. As fontes endógenas incluem flora da pele, membranas mucosas, trato gastrointestinal e infecções preexistentes no local da cirurgia (abscessos, feridas abertas). Além disso, fontes endógenas de ISC incluem locais distantes de infecção, como doença dentária, ITU ou endocardite. As fontes exógenas de ISC incluem pessoal cirúrgico, ambiente e ventilação da sala de operações (SO) e instrumentos cirúrgicos, equipamentos e materiais.

Taxas Relatadas de Infecções do Sítio Cirúrgico em Pequenos Animais

Estudos veterinários estimaram as taxas de ISC entre 3 e 10%; entretanto, dados de alguns estudos são difíceis de interpretar com base na variabilidade em suas definições de infecção, natureza retrospectiva, o pequeno tamanho amostral e uso de prontuários médicos para identificar a infecção. Um estudo de coorte prospectivo de 2015 com 846 cães examinou a incidência de ISC usando as definições e classificações de ISC do CDC.[1] A incidência de ISC

QUADRO 9.1 Infecção no Sítio Cirúrgico (Definição do CDC)

Infecção Incisional Superficial do Sítio Cirúrgico (ISC)
Infecção no prazo de 30 dias após a operação, envolvendo apenas pele e tecido subcutâneo da incisão e pelo menos um dos seguintes:
1. Drenagem purulenta, com ou sem confirmação laboratorial, da incisão superficial.
2. Organismos isolados de uma cultura de fluido ou tecido obtido de forma asséptica da incisão superficial.
3. Pelo menos um dos seguintes sinais ou sintomas de infecção: dor ou sensibilidade, edema localizado, vermelhidão ou calor, e a incisão superficial é intencionalmente aberta pelo cirurgião, a menos que a incisão seja negativa em cultura.
4. Diagnóstico de ISC incisional superficial feito por um cirurgião ou médico-assistente.

Infecção Incisional Profunda do Sítio Cirúrgico
A infecção ocorre dentro de 30 dias após a operação se nenhum implante for deixado no lugar ou dentro de 1 ano se um implante estiver no lugar; a infecção parecer estar relacionada com a cirurgia e envolve tecidos moles profundos (p. ex., fáscia, músculo) da incisão e, pelo menos, um dos seguintes:
1. Drenagem purulenta da incisão profunda, mas não do componente órgão/espaço do sítio cirúrgico.
2. Uma incisão profunda é deiscente espontaneamente ou é intencionalmente aberta por um cirurgião quando o paciente apresenta pelo menos um dos seguintes sinais ou sintomas: febre (>38 °C), dor localizada ou sensibilidade, a menos que a incisão seja negativa em cultura.
3. Um abscesso ou outra evidência de infecção envolvendo a incisão profunda é encontrado no exame direto, durante a reoperação ou por exame histopatológico ou radiológico.
4. Diagnóstico de ISC incisional profunda feito por um cirurgião ou médico-assistente.

Infecção de Órgão/Espaço do Sítio Cirúrgico
A infecção ocorre dentro de 30 dias após a operação se nenhum implante for deixado no local ou dentro de 1 ano se um implante estiver no lugar; a infecção parecer estar relacionada com a operação e envolve qualquer parte da anatomia (p. ex., órgãos e espaços) onde a incisão foi aberta ou manipulada durante uma operação e pelo menos um dos seguintes:
1. Drenagem purulenta por um dreno colocado através de uma perfuração no órgão/espaço.
2. Organismos isolados de uma cultura de líquido ou tecido obtido de forma asséptica no órgão/espaço.
3. Um abscesso ou outra evidência de infecção envolvendo o órgão/espaço encontrado no exame direto, durante a reoperação ou por exame histopatológico ou radiológico.
4. Diagnóstico de ISC do órgão/espaço feito por um cirurgião ou médico-assistente.

CDC, Centers for Disease Control and Prevention.
Modificado de Mangram AJ, Horan TC, Pearson ML, et al. Guideline for prevention of surgical site infection 1999. Hospital Infection Control Practices Advisory Committee. *Infec Control Hosp Epidemiol.* 1999;20(4):250–278.

Classificação das Feridas

Feridas, incluindo feridas cirúrgicas, são classificadas por grau de contaminação para ajudar a prever a probabilidade de desenvolvimento da infecção. O esquema de classificação foi desenvolvido pelo National Research Council (Tabela 9.3) para fornecer uma base para a comparação entre tipos de feridas e entre instituições. A classificação de feridas cirúrgicas por grau de contaminação resulta em diferenças significativas nas taxas de infecção.

Feridas limpas (Tabela 9.3) têm uma taxa de infecção publicada de aproximadamente 3%. Nessa categoria, as feridas com maior probabilidade de resultar em infecção pós-operatória são aquelas associadas a trauma grave com fraturas múltiplas, procedimentos traumáticos (i.e., artrodese do carpo) ou fraturas do rádio distal ou tíbia que requeiram a utilização de placas.

Feridas limpas contaminadas (Tabela 9.3) são identificadas quando órgãos luminais não estéreis são violados sem extravasamento significativo de conteúdo. Incluídos nesta categoria estão os procedimentos em que ocorre uma pequena quebra na técnica asséptica, como a perfuração de uma luva cirúrgica. A taxa de ISC relatada mais recentemente para esta categoria é de 3,8%.

Feridas contaminadas (Tabela 9.3) têm uma taxa de infecção publicada que varia de 0 a 28,6%. As fraturas contaminadas dos ossos longos e da pelve e os procedimentos urogenitais contaminados são mais frequentemente infectados. A profilaxia antibiótica é indicada para feridas contaminadas, e a seleção de medicamentos se baseia inicialmente na flora bacteriana prevista e modificada de acordo com os resultados de cultura e sensibilidade. Essas feridas não são infectadas inicialmente, mas têm um potencial real de serem infectadas. O desbridamento delicado, a lavagem abundante e a antibioticoterapia podem transformar essas feridas em limpas, enquanto a terapia inadequada geralmente resulta em uma ferida infectada e suja.

Feridas sujas (Tabela 9.3) são aquelas em que a infecção macroscópica está presente no momento da intervenção cirúrgica (p. ex., feridas traumáticas com tecido desvitalizado retido, corpos estranhos ou contaminação fecal). O manejo desse tipo de ferida requer antibioticoterapia (seleção inicial baseada na flora antecipada e posteriormente modificada pelos resultados da cultura bacteriana e testes de sensibilidade), lavagem abundante, desbridamento, drenagem e possível uso de bandagens úmidas-secas para desbridar ainda mais a ferida durante o período inicial pós-operatório. A taxa de infecção pós-operatória para feridas sujas é de aproximadamente 20%.

Fatores Relacionados com o Paciente

O risco de ISC pode ser aumentado por sexo, peso corporal e condições médicas preexistentes ou tratamentos existentes.

Hipotensão. Em um estudo de 2015, os cães com hipotensão (i.e., pressão arterial média <60 mmHg e pressão arterial sistêmica <80-90 mmHg) durante a cirurgia foram 27 vezes mais propensos a desenvolver uma ISC.[1] O mecanismo proposto é uma diminuição do fluxo sanguíneo oxigenado para o local da cirurgia.

Endocrinopatias. As endocrinopatias, incluindo diabetes melito, hiperadrenocorticismo e hipotireoidismo, têm sido inconsistentemente relatadas como resultando em aumento do risco de ISC em cães e gatos.

Sexo. Os hormônios androgênicos podem resultar em um risco aumentado de ISC em cães e gatos-machos. Embora não esteja definitivamente comprovado, isso seria semelhante ao risco aumentado de 50% que foi identificado em homens em comparação com mulheres.

Outros fatores relacionados com o paciente. Vários outros fatores relacionados com o paciente podem aumentar o risco de ISC em cães e gatos com base em evidências similares em humanos.

nesse estudo foi de 3% no total, sendo 42% delas classificadas como superficiais, 50% classificadas como profundas e 8% como órgão/espaço. A espécie bacteriana mais proeminente cultivada nesse estudo foi *Staphylococcus pseudintermedius* (MRSP) resistente à meticilina (47%). A maioria das ISC é reconhecida no prazo de 30 dias após a cirurgia, e o CDC reduziu o período de triagem para ISC de 1 ano de pós-operatório para 90 dias de pós-operatório.

Fatores que Afetam as Infecções do Sítio Cirúrgico

Numerosos fatores determinam a probabilidade de desenvolvimento de uma ISC. Os mais comumente identificados incluem classificação da ferida, fatores relacionados com o paciente e fatores relacionados com o procedimento.

TABELA 9.3 Sistema de Classificação de Feridas (National Research Council, Division of Medical Sciences)

Classificação	Descrição	Tipo de Procedimento (Exemplos)	Taxa de Infecção
Limpas	Feridas operatórias não traumáticas, não inflamadas, nas quais os tratos respiratório, gastrointestinal, geniturinário e orofaríngeo não são violados	Laparotomia exploratória Castração eletiva Artroplastia total de quadril DAP	2,0%-4,9%[a]; 2,6% (avanço da tuberosidade da tíbia), 3,5% (cirurgia articular eletiva), 10% (artroplastia total do quadril);[b] 13%[c] (osteotomia de nivelamento do platô tibial)
Limpas contaminadas	Feridas operatórias nas quais o trato respiratório, gastrointestinal ou geniturinário é violado sob condições controladas, sem contaminação incomum; uma ferida limpa em que um dreno é colocado	Broncoscopia Colecistectomia Pequena ressecção intestinal Enterotomia Transplante renal	3,5%-4,5%[a]; 26%[d]
Contaminadas	Feridas abertas, recentes e acidentais; procedimentos nos quais o conteúdo gastrointestinal ou a urina infectada são extravasados ou ocorre uma ruptura importante na técnica asséptica	Derrame biliar durante procedimentos de colecistectomia ou desvio biliar Massagem cardíaca aberta Cistotomia com derrame de urina infectada Lacerações	4,6%-9,1%[a]
Sujas	Feridas traumáticas antigas com secreção purulenta, tecido desvitalizado ou corpos estranhos; procedimentos em que uma víscera é perfurada ou ocorre contaminação fecal	Excisão ou drenagem de um abscesso Peritonite Trato intestinal perfurado Vesícula biliar rompida causada por colecistite necrosante Osteotomia de bula para otite média	6,7%-17,8%[a]

DAP, ducto arterioso patente.
[a]Eugster S, et al. A prospective study of postoperative surgical site infections in dogs and cats. *Vet Surg.* 2004;33:542.
[b]Weese JS. A review of post-operative infection in veterinary orthopedic surgery. *Vet Comp Orthop Traumatol.* 2008;21:99. (Obs.: As taxas de infecção publicadas para artroplastia total de quadril variaram de 1,3 a 10%.)
[c]Nazarali A, Singh A, Weese JS. Perioperative administration of antimicrobials during tibial plateau leveling osteotomy. *Vet Surg.* 2014;43:966.
[d]Schmiedt CW, Holzman G, Schwarz, et al. Survival complications, and analysis of risk factors after renal transplantation in cats. *Vet Surg.* 2008;37:683.

Estudos veterinários, muitas vezes, não possuem força estatística adequada para verificar essas preocupações. Fatores potenciais incluem obesidade, hipotermia, medicamentos imunossupressores e perda de sangue.

Fatores Relacionados com o Procedimento

Fatores relacionados com o procedimento que podem aumentar o risco de infecção incluem tricotomia, duração da cirurgia, duração da anestesia, condições da sala cirúrgica e presença de implantes cirúrgicos.

Tricotomia do local cirúrgico. A tricotomia dos locais de incisão produz escoriações microscópicas na pele que podem ser colonizadas por bactérias. Para minimizar a ISC por bactérias, que colonizam a pele desgastada pelo aparador, a preparação da pele deve ser realizada imediatamente antes da cirurgia e não muito antes, se possível (Capítulo 5).[2]

Tempo cirúrgico. Tempos cirúrgicos prolongados aumentam o risco de ISC pela supressão do sistema imunológico associada a uma diminuição transitória nos linfócitos, a qual tem sido correlacionada com a duração da cirurgia. Procedimentos cirúrgicos prolongados também aumentam o risco de ISC por meio do aumento da manipulação tecidual, o que compromete ainda mais a imunidade. Estimou-se que cada hora adicional de tempo de cirurgia duplica o risco de ISC; no entanto, o tempo de cirurgia não foi identificado como um fator de risco para ISC em um estudo de 2015.[1]

Manuseio dos tecidos. O manuseio atraumático adequado do tecido e o uso de instrumentos também são importantes para prevenir a infecção. O tecido traumatizado suporta melhor o crescimento bacteriano e prejudica as defesas do hospedeiro. O tecido traumatizado ou necrótico também reduz o conteúdo de oxigênio, o que permite o crescimento de bactérias anaeróbias. A fagocitose e a imunidade humoral são significativamente diminuídas quando a integridade do tecido é perdida durante a cirurgia. Cirurgiões inexperientes causam mais trauma tecidual do que cirurgiões experientes, resultando em maior suscetibilidade à infecção.

Tempo de anestesia. Estima-se que cada hora de anestesia aumenta o risco de ISC em aproximadamente 30%; no entanto, o tempo de anestesia não foi identificado como fator de risco para a ISC no estudo de Turk et al.[1] A duração da anestesia depende do tempo cirúrgico real, além de qualquer procedimento pré ou pós-operatório realizado (incluindo preparação do paciente e diagnóstico). O potencial aumento do risco de ISC se deve não apenas aos tempos cirúrgicos prolongados associados, mas também a possíveis alterações imunológicas causadas pela anestesia inalatória e potencial contaminação bacteriana com fármacos como o propofol. Em estudos mais antigos, os animais que receberam propofol foram mais propensos a desenvolver infecções pós-operatórias de feridas do que os animais que não receberam o fármaco. Isso pode ocorrer porque o propofol pode ser contaminado pelo pessoal do hospital, particularmente quando o frasco é usado para vários pacientes.

> **NOTA** Prepare e manipule o propofol usando uma técnica asséptica estrita. Descarte imediatamente qualquer medicamento não utilizado.

Condições da sala de operações. Práticas adotadas na salas de operações (SO) (princípios de técnica asséptica, esterilização e desinfecção, preparação do ambiente cirúrgico, vestimentas e luvas, e preparação do paciente cirúrgico, local cirúrgico e equipe cirúrgica) são importantes para prevenir a infecção da ferida operatória e são discutidas nos Capítulos 1 a 6. SO devem ser projetadas com superfícies que sejam facilmente limpas e com um mínimo de superfícies abertas horizontais, como prateleiras. Devem ser desenvolvidos protocolos para limpeza eficaz e cultivo regular das superfícies do centro cirúrgico (Capítulo 3), bem como em outros locais no hospital, para rastrear o crescimento de fontes potenciais de infecções nosocomiais, particularmente aquelas oriundas de bactérias resistentes.

As estimativas em cirurgia humana sugerem que 30% das ISC sejam provenientes de patógenos aéreos que podem ter origem no paciente, no pessoal do centro cirúrgico ou em equipamentos e instalações. Os sistemas de ventilação da SO devem ser projetados para fornecer 15 mudanças de ar totais por hora com três trocas de ar ao ar livre por hora (Capítulo 3). O aumento do tráfego de pessoal proporciona fontes aumentadas de bactérias transportadas pelo ar e diminui a eficácia do sistema de ventilação por movimento de abertura e fechamento da porta da SO; no entanto, um estudo prospectivo de 2015, baseado nas diretrizes do CDC, não demonstrou aumento nas ISC por meio do aumento de pessoal na SO.[1]

As taxas de contaminação de pessoal (mãos e luvas cirúrgicas) e instalações durante pequenos procedimentos ortopédicos em animais demonstraram ser tão altas quanto 80%.[3] No entanto, neste estudo, as bactérias responsáveis por ISC não eram, na maioria das vezes, as mesmas espécies que contaminaram o pessoal e o equipamento, sugerindo que as bactérias patogênicas que causam ISC são de fora da SO.

Dispositivos médicos implantados. Os dispositivos médicos implantados (DMI) são recursos externos usados para apoiar, reconstruir ou, de alguma forma, mimetizar a função de uma estrutura anatômica (i.e., substituição total do quadril, tela de polipropileno, sutura não absorvível, próteses vasculares, implantes metálicos ou cimento ósseo de polimetilmetacrilato). O risco de ISC é 5,6 vezes maior em cães com DMI se comparados aos que não possuem.[1] O tratamento antibiótico da ISC em pacientes com DMI raramente é bem-sucedido até que o implante seja removido, pois este impede que os medicamentos e os mecanismos de defesa cheguem às bactérias, parcialmente devido à formação de biofilmes. O biofilme se forma quando as bactérias, particularmente S. pseudintermedius, aderem às superfícies, começam a excretar matriz extracelular e formam um agregado bacteriano. Uma vez ancorados a uma superfície, os microrganismos com biofilme são extremamente resistentes aos antibióticos.

USO PROFILÁTICO E TERAPÊUTICO DE ANTIBIÓTICOS

Uso Profilático de Antibióticos Peroperatórios

A profilaxia antibacteriana peroperatória é definida como um breve ciclo de medicações antibacterianas administradas imediatamente antes de um procedimento cirúrgico em um paciente sem uma infecção corrente.[4] O mecanismo de prevenção das ISC é a redução da carga bacteriana no local da cirurgia para auxiliar as defesas normais do paciente. Para que isso aconteça, os medicamentos devem estar presentes no local da cirurgia durante o tempo de contaminação potencial. Os antibióticos não são um substituto para técnicas assépticas adequadas, a manipulação atraumática e meticulosa do tecido, a hemostasia cuidadosa, o uso criterioso de suturas, a preservação do suprimento sanguíneo, a eliminação do espaço morto e a aposição anatômica dos tecidos.

Indicações para Antibióticos Profiláticos
Feridas Limpas
Antibióticos profiláticos não são indicados para a maioria dos procedimentos limpos; exceções incluem a colocação de um implante ou onde a infecção poderia ser catastrófica. A infecção pode representar risco de morte para um animal atleta que não está cumprindo sua função. Em pacientes de pequeno porte submetidos a cirurgias em que o procedimento é classificado como "limpo", nenhuma diferença significativa é geralmente vista na taxa de ISC entre aqueles que recebem profilaxia antibiótica peroperatória apropriada e aqueles que não a recebem; no entanto, estudos adicionais são necessários. Existem dados conflitantes em relação aos antibióticos profiláticos reduzirem as infecções em procedimentos limpos quando um implante está sendo colocado; no entanto, a maioria dos estudos sugere que o uso pode reduzir infecções nessas circunstâncias, justificando-o.

Feridas Limpas Contaminadas e Contaminadas
Os antibióticos profiláticos são indicados para procedimentos limpos contaminados e contaminados. Procedimentos cirúrgicos que necessitam do uso de antibióticos profiláticos estão listados no Quadro 9.2.

Obviamente, as bactérias mais provavelmente responsáveis pela infecção devem ser suscetíveis ao antibiótico usado. A seleção de antibióticos deve se basear na experiência clínica mais o que se sabe sobre a microbiologia dos tecidos envolvidos. O objetivo é usar um antibiótico que seja eficaz contra pelo menos 80% dos patógenos prováveis. Infelizmente, a capacidade de prever quais bactérias serão sensíveis aos antibióticos está se tornando cada vez mais limitada devido à resistência generalizada.

O uso profilático de antibióticos também deve ser considerado para pacientes cirúrgicos predispostos a infecções em locais diferentes da incisão cirúrgica. Especificamente, o uso de antibióticos

---

QUADRO 9.2 Exemplos de Procedimentos Cirúrgicos que Justificam Antibióticos Profiláticos Peroperatórios

Indicações Gerais
- Tempo de cirurgia >90 minutos
- Implante de prótese (p. ex., malha, marca-passo, prótese vascular, cimento ósseo)
- Pacientes com uma prótese preexistente (p. ex., quadril total, marca-passo, cimento ósseo) submetidos a procedimentos cirúrgicos (p. ex., profilaxia dentária, feridas traumáticas, cirurgia colorretal)
- Feridas gravemente infectadas ou traumatizadas

Procedimentos Ortopédicos
- Artroplastia total do quadril
- Reparo de fratura aberta
- Reparo extensivo de fraturas
- Outros procedimentos eletivos

Procedimentos Respiratórios
- Ressecção de lobo pulmonar ou lobos infectados
- Fechamento da fístula esofagobronquial

Procedimentos Gastrointestinais
- Anastomose colônica ou colectomia
- Estrangulamento ou obstrução
- Abscesso pancreático
- Ressecção gástrica para dilatação volvulogástrica
- Cirurgia anal e retal
- Cirurgia esofágica
- Herniorrafia perineal
- Cirurgia hepatobiliar com infecção

Procedimentos Urogenitais
- Cirurgia renal, ureteral, vesical ou uretral com urina infectada

peroperatórios pode diminuir a incidência de infecções do trato urinário em cães submetidos à cirurgia para doença do disco intervertebral.

Feridas Sujas

Feridas sujas são consideradas infectadas no momento da cirurgia. Antibióticos profiláticos são indicados, e a seleção deve ser baseada nos organismos infecciosos previstos. Feridas sujas também podem ser tratadas com antissépticos, como solução de clorexidina a 0,05% (Capítulo 5), embora o conhecimento da resposta individual do tecido aos antissépticos seja importante antes de seu uso.

Seleção e Horário dos Antibióticos Profiláticos

Os antibióticos escolhidos para a profilaxia cirúrgica devem demonstrar eficácia contra os contaminantes bacterianos previstos. Isso irá variar com o tipo e a localização da ferida cirúrgica. Os patógenos geralmente responsáveis pela infecção da ferida pós-operatória pequenos animais que se tornam pacientes cirúrgicos são *Staphylococcus* spp. (especialmente *S. pseudintermedius*), *E. coli* e *Pasteurella* spp. (especialmente em gatos). Em um estudo prospectivo com 846 cães, ISC confirmadas por cultura foram compostas por 64% de SPMR, 21% de SARM e 15% de *S. pseudintermedius* suscetível à meticilina. Apenas 26% das culturas confirmadas para ISC foram suscetíveis a antibióticos peroperatórios.[1] Em outro estudo, em que *S. pseudintermedius* também foi o isolado mais comum, a maioria dos patógenos isolados estava sem resistência microbiana adquirida e a multirresistência era incomum.[5] O estudo mais recente encontrou apenas três casos de SPRM (1% de todos os isolados), um de infecção por *E. coli* produtora de β-lactamase de amplo espectro e ausência de infecções por SARM. Os organismos mais provavelmente associados a procedimentos cirúrgicos estão listados na Tabela 9.4 de acordo com o sistema do corpo. Considerações especiais em seleção e administração de antibióticos profiláticos são apresentadas no Quadro 9.3. A cefazolina não exerce efeitos adversos sobre agregação plaquetária, tempo de sangramento, contagem plaquetária, tamanho plaquetário, tempo de protrombina ou tempo de tromboplastina parcial ativada e, portanto, é uma boa escolha para uso como antibiótico peroperatório em cães com condições predisponentes a complicações hemostáticas. Antibióticos profiláticos intravenosos não devem ser administrados antes de 30 a 60 minutos previamente à primeira incisão cirúrgica, e devem ser descontinuados da forma ideal dentro de 24 horas do término do procedimento (Quadro 9.3). Como muitos isolados bacterianos que são "sensíveis" agora têm uma CIM que se aproxima do limiar de suscetibilidade, geralmente é apropriado usar o patamar superior da dose de antibiótico. Para fármacos tempo-dependentes (p. ex., β-lactâmicos), o intervalo entre as doses pode necessitar ser encurtado. Por exemplo, a cefazolina provavelmente deve ser readministrada em intervalos menores que 2 horas durante o procedimento.

Via de Administração

Em geral, a administração intravenosa de antibióticos profiláticos é indicada; no entanto, há um uso crescente de profilaxia antimicrobiana tópica e local na medicina humana. As vantagens da administração local de antibióticos incluem altas concentrações no local da infecção, um potencial de toxicidade sistêmica reduzido e, talvez, um risco reduzido de resistência antimicrobiana.[4] Os veículos para administração local incluem a utilização de pomada, cremes, pós ou géis; lavagem intraoperatória de ferida ou cavidade, injeções locais e implantes ou cápsulas impregnadas ou revestidas com antibiótico. Muitas dessas técnicas parecem promissoras; entretanto, os ensaios

TABELA 9.4 Organismos mais Comumente Isolados de Vários Sistemas Corporais

Procedimento, Sistema ou Condição	Patógenos Prováveis
Cirurgias torácicas (procedimentos pulmonares e cardiovasculares)	*Staphylococcus* spp., bacilos Gram-negativos
Cirurgias ortopédicas (p. ex., artroplastia total do quadril, fixação interna prolongada)	*Staphylococcus* spp.
Cirurgias gástricas e do intestino superior (pacientes de alto risco)	Cocos Gram-positivos, bacilos Gram-negativos entéricos, anaeróbios
Cirurgias do trato biliar (pacientes de alto risco)	Bacilos Gram-negativos entéricos, anaeróbios
Cirurgias colorretais	Bacilos Gram-negativos entéricos, anaeróbios
Sistema urogenital (p. ex., com piometria, endometrite)	*Escherichia coli*, *Streptococcus* spp., anaeróbios
Feridas profundas e penetrantes (p. ex., feridas <6 horas, feridas por mordida)	Anaeróbios, bactérias facultativas
Odontologia (pacientes com doença cardíaca valvular)	*Staphylococcus* spp., *Streptococcus* spp., bactérias facultativas, anaeróbios

QUADRO 9.3 Considerações para a Seleção e Administração de Antibióticos Profiláticos

Seleção Antibiótica
- Determine o sistema envolvido e o organismo mais provável (ver Tabela 9.4)
- A cefazolina atinge concentrações adequadas para impedir o crescimento bacteriano dos contaminantes mais comuns

Momento para a Administração de Antibióticos
30 minutos a 1 hora antes da primeira incisão cirúrgica

Dose de Cefazolina
22 mg/kg

Vias da Administração de Antibióticos
Intravenosa; pode repetir a cada 90 minutos, dependendo da duração da cirurgia

Duração da Administração de Antibióticos
Interrompa imediatamente após o fechamento da ferida cirúrgica ou dentro de 24 horas

clínicos em medicina veterinária são escassos e a eficácia ainda é indeterminada. O uso de cimento ósseo impregnado com antibióticos (PMMA) é comum na artroplastia total articular cimentada em cães. A eluição de antibióticos a partir de cimento ósseo é bimodal, com uma liberação inicial rápida seguida por liberação mais lenta que pode durar vários meses. A eficácia do cimento impregnado com antibiótico na substituição articular total veterinária não foi avaliada, mas seu uso continuado é justificado com base em estudos de metanálise humana que demonstram uma diminuição significativa no risco de ISC. O uso de PMMA impregnado com antibióticos ou cápsulas de sulfato de cálcio em pequenos animais para o tratamento de infecções é incomum, e há pouca informação sobre a eficácia;

entretanto, seu uso pode ser justificado em casos de infecções ortopédicas graves. Aconselha-se precaução ao utilizar esponjas de colágeno impregnadas com antibióticos, pois podem aumentar o risco de ISC. Em humanos submetidos à cirurgia abdominal, as evidências sugerem que a aplicação de antibióticos tópicos só deve ser considerada em pacientes com obesidade mórbida submetidos a laparotomia, nos quais a aplicação local de canamicina demonstrou ser um benefício potencial.[6]

Uso de Antibióticos Profiláticos no Pós-operatório

Administrar antibióticos profiláticos no pós-operatório é comum em medicina humana e veterinária. O uso disseminado de medicamentos dessa maneira contribui para o desenvolvimento de resistência a antibióticos. O CDC e o European Center for Disease Prevention and Control recomendam contra o uso de antibióticos profiláticos no pós-operatório por causa de estudos conflitantes sobre sua eficácia e sua contribuição potencial para a resistência a antibióticos.

Três estudos recentes[7–9] demonstraram uma redução na ISC em cães após procedimentos limpos em que um dispositivo médico foi implantado quando antibióticos profiláticos foram usados no pós-operatório. Um estudo com 97 cães demonstrou redução na ISC de 21% para 4% quando antibióticos profiláticos foram usados no pós-operatório (cefalexina oral ou amoxicilina por 7 dias.)[9] Um estudo de Andrade et al. não mostrou diferença na ISC quando antibióticos profiláticos foram usados no pós-operatório (cefalexina, cefpodoxima, amoxicilina, metronidazol ou clindamicina por 10 a 14 dias).[3] O aumento do risco de ISC em procedimentos limpos com DMI pode justificar o uso de antibióticos profiláticos no pós-operatório nesses casos; entretanto, a relação risco/benefício de tal uso deve ser considerada, especialmente os efeitos negativos de tal uso no ambiente local (resistência bacteriana hospitalar e paciente) e no ambiente global.

Antibióticos Terapêuticos para Infecções Existentes

O uso terapêutico de antibióticos é baseado em julgamento clínico, conhecimento do mecanismo de ação do antibiótico (ver discussão anterior) e fatores microbiológicos. O objetivo é escolher um medicamento que (a) seja seletivamente ativo para o(s) microrganismo(s) infectante(s) mais provável(is), (b) tenha toxicidade mínima para o hospedeiro, (c) mate bactérias no local da infecção, (d) não influencie negativamente o sistema imunológico do hospedeiro, e (e) não promova resistência. Os antibióticos terapêuticos são indicados em pacientes cirúrgicos com uma infecção sistêmica (i.e., septicemia ou bacteriemia); quando a infecção está presente no local da cirurgia ou numa cavidade do corpo (i.e., infecção da ferida, piotórax ou abscesso abdominal); ou com qualquer procedimento cirúrgico contaminado ou sujo listado no Quadro 9.2. Em geral, a terapia antibiótica é instituída antes da cirurgia e continuada por pelo menos 2 a 3 dias após a resolução aparente da infecção; a duração máxima da terapia depende da toxicidade do fármaco e da doença a ser tratada.

Quanto maior o inóculo em um determinado local, menor a probabilidade de sucesso da antibioticoterapia. Mais bactérias significam (a) que pode haver mais enzimas presentes promovendo resistência (p. ex., β-lactamases), (b) que isso exigirá um maior volume de antibióticos para afetar todas as bactérias, e (c) que há mais possibilidade de desenvolvimento de resistência aos medicamentos usados. Por isso, é importante fazer com que a primeira exposição das bactérias aos antibióticos seja tão eficaz quanto possível (i.e., atingir um nível do fármaco tão elevado quanto possível no local). Considerações especiais na seleção e administração de antibióticos terapêuticos estão listadas no Quadro 9.4.

O sucesso da antibioticoterapia é avaliado observando-se a resposta do paciente nos primeiros 2 a 3 dias de terapia. Se a condição do animal não tiver melhorado até então, a terapia antimicrobiana deve ser questionada. Deve-se investigar se o diagnóstico original está correto; se os resultados de cultura e sensibilidade são precisos; se o patógeno é suscetível ao antibiótico; se a dosagem, via e frequência adequadas estão sendo usadas; se um corpo estranho ou foco não drenado de infecção está presente; se uma nova infecção é sobreposta à infecção original; e/ou se os mecanismos de defesa do hospedeiro estão comprometidos. Como a maioria das infecções cirúrgicas, a antibioticoterapia precisa de terapia complementar para ser eficaz. Isso pode significar a drenagem de acumulações de soro, pus ou sangue de feridas cirúrgicas ou cavidades do corpo; desbridamento concorrente de tecido necrótico; lavagem contínua de feridas infectadas; remoção de corpos estranhos ou implantes infectados; remoção de cálculos urinários; remoção de pus de um abscesso abdominal; desbridamento de osteomielite crônica; ou drenagem de artrite supurativa.

QUADRO 9.4 Considerações para Seleção e Administração de Antibióticos Terapêuticos

Seleção de Antibióticos
- Determine o sistema envolvido e o patógeno mais provável, para estabelecer a terapia primária (Tabela 9.4).
- Obtenha amostras representativas para estudos citológicos e testes de cultura e suscetibilidade (p. ex., fluidos, tecidos, implantes, detritos necróticos). É melhor obter amostras para cultura antes de administrar antibióticos, se esta espera não colocar o paciente em risco inadequado.
- Certifique-se de que o antibiótico atinja o tecido-alvo.
- Se vários antibióticos forem eficazes, selecione aquele que é menos caro, menos tóxico e mais conveniente para administrar. Se o paciente tiver alta enquanto estiver recebendo antibióticos, geralmente é melhor escolher um medicamento administrado por via oral.

Tempo para a Administração de Antibióticos
Assim que as amostras forem obtidas, inicie a antibioticoterapia empírica.

Dose
Siga as doses recomendadas com cuidado.

Vias da Administração de Antibióticos
Trate por 2 a 3 dias e depois reavalie a condição do animal; se melhorar, continue a terapia; se não melhorar, reavalie e considere a mudança de antibióticos.

Duração da Administração de Antibióticos
A duração depende do efeito do antibiótico, da toxicidade e do distúrbio a ser tratado.

REFERÊNCIAS BIBLIOGRÁFICAS

1. Turk R, Singh A, Weese S. Prospective surgical site infection surveillance in Dogs. *Vet Surg.* 2015;44:2.
2. Alexander JW, Fischer JE, Boyajian M, et al. The influence of hair-removal methods on wound infections. *Arch Surg.* 1983;118:347.
3. Andrade N, Schmiedt C, Cornell K, et al. Survey of intraoperative bacterial contamination in dogs undergoing elective orthopedic surgery. *Vet Surg.* 2016;45:214.

4. Boothe DM, Boothe Jr HW. Antimicrobial considerations in the perioperative patient. *Vet Clin North Am Small Anim Pract.* 2015;45:585.
5. Windahl U, Bengtsson B, Nyman AK, Holst BS. The distribution of pathogens and their antimicrobial susceptibility patterns among canine surgical would infections in Sweden in relation to different risk factors. *Acta Vet Scand.* 2015;28:57.
6. McHugh SM, Collin CJ, Corrigan MA, et al. The role of topical antibiotics as prophylaxis in surgical site infection prevention. *J Antimicrob Chemother.* 2011;66:693.
7. Fitzpatrick N, Solano M. Predictive variables for complications after TPLO with stifle inspection by arthrotomy in 1000 consecutive dogs. *Vet Surg.* 2010;39:460.
8. Frey TN, Hoelzler MG, Scavelli TD, et al. Risk factors for surgical site infection-inflammation in dogs undergoing surgery for rupture of the cranial cruciate ligament: 902 cases (2005-2006). *J Am Vet Med Assoc.* 2010;236:88.
9. Pratesi A, Moorse A, Downes C, et al. Efficacy of postoperative antimicrobial use for clean orthopedic implant surgery in dogs: a prospective randomized study in 100 consecutive cases. *Vet Surg.* 2015;4:653.

10

Manejo Nutricional do Paciente Cirúrgico

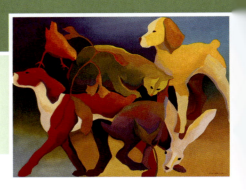

O cuidado do paciente cirúrgico não termina quando o procedimento é concluído. O cuidado pós-operatório impacta o resultado e pode até determinar a sobrevida em pacientes críticos. O cuidado pós-operatório envolve monitoração dos sinais vitais, normalização da homeostasia, controle da dor (Capítulo 13) e reconhecimento precoce de complicações. O reconhecimento precoce de condições potencialmente catastróficas facilita o tratamento e o resultado. Recomendações para cuidados pós-operatórios estão incluídas neste livro, com informações sobre o manejo de doenças específicas compreendidas nas seções relevantes sobre cuidados e avaliação pós-operatória.

Um componente importante do cuidado pós-operatório é o suporte nutricional de pacientes debilitados ou hiporéxicos. A desnutrição é a perda progressiva de massa magra e tecido adiposo devido à ingestão inadequada ou ao aumento da demanda por proteínas e calorias. As possíveis consequências da desnutrição proteico-calórica (DPC) são atrofia de órgãos e músculos, imunocompetência prejudicada, cicatrização ineficaz de feridas, anemia, hipoproteinemia, diminuição da resistência à infecção e morte. Por estas razões, pacientes com DPC requerem suplementação de nutrientes.

Muitas condições causam DPC, incluindo fome, hiporexia, síndromes de má absorção, trauma grave, estresse cirúrgico, sepse, queimaduras extensas e várias malignidades. Cirurgia, complicações pós-operatórias e hiporexia induzida cirurgicamente também aumentam a demanda metabólica de proteínas e calorias. DPC independe de idade, sexo ou predisposição da raça; é comum em animais gravemente doentes, com uma incidência que varia de 25% a 65%.

O diagnóstico de DPC é possível se três ou mais dos critérios listados no Quadro 10.1 estiverem presentes. O exame físico pode revelar pouca cobertura por pelos, úlceras por pressão ou feridas que não cicatrizam, perda de tecido, atrofia do músculo esquelético e/ou emaciação. Achados físicos adicionais dependem da causa da desnutrição. Radiografias torácicas e abdominais de pacientes desnutridos são geralmente inespecíficas. As técnicas de imagem ocasionalmente revelam uma causa subjacente para a hiporexia ou emaciação do paciente (p. ex., obstrução intestinal, massa abdominal ou torácica). Alterações bioquímicas em DPC podem incluir hipoproteinemia, anemia, hipoglicemia, hiperglicemia e/ou hiperlipidemia. Outras alterações podem estar relacionadas com a doença subjacente.

A suplementação nutricional não deve ser limitada a pacientes desnutridos. É improvável que pacientes severamente doentes com doença sistêmica grave (p. ex., peritonite) se alimentem no período pós-operatório. Ingestão inadequada de alimentos em pacientes críticos causa catabolismo do tecido muscular magro e leva a um estado de desnutrição aguda, como descrito anteriormente. Pacientes que são mecanicamente incapazes de comer (p. ex., fraturas maxilares/mandibulares, tumores orofaríngeos) também devem ser avaliados quanto a métodos para fornecer nutrição adequada.

Hiperalimentação é a administração de nutrientes adequados a pacientes desnutridos ou em risco de desnutrição. A *hiperalimentação enteral* fornece nutrientes para um trato gastrointestinal funcional por meio de sonda nasoesofágica, faringostomia, esofagostomia, gastrostomia ou enterostomia. A *hiperalimentação parenteral* fornece nutrientes intravenosamente; *nutrição parenteral total* (NPT) fornece 100% dos requisitos nutricionais, proteicos e calóricos de um animal; e *nutrição parenteral parcial* fornece apenas parte das necessidades nutricionais de um animal. Na medicina de pequenos animais, as soluções de *nutrição parenteral* (NP) raramente são formuladas para atender a todos os requisitos essenciais de nutrientes. Portanto, os termos *nutrição parenteral central* (NPC) e *nutrição parenteral periférica* (NPP) têm sido geralmente aceitos para refletir a rota pela qual a NP é administrada.

O tratamento específico depende das necessidades energéticas calculadas do paciente, da fórmula dietética escolhida e da via de administração (enteral ou parenteral). A *necessidade de energia basal* (NEB) (também chamada de *necessidade de energia em repouso*) é baseado no peso corporal. Tradicionalmente, a *necessidade de energia de manutenção* é então determinada pela multiplicação da NEB por um fator arbitrário (Figura 10.1) para acomodar o aumento presumível do metabolismo associado à gravidade do problema clínico (p. ex., repouso na gaiola, estresse pós-cirúrgico, trauma, câncer, sepse, queimadura importante). Recentemente, uma abordagem mais conservadora de começar com NEB é defendida para evitar superalimentação e complicações subsequentes. Tais complicações incluem hiperglicemia, distúrbios gastrointestinais, disfunção hepática e aumento da produção de dióxido de carbono.

DIETAS PARA USO ENTERAL

A fórmula dietética enteral ideal deve ser bem tolerada, facilmente digerida e absorvida, conter nutrientes essenciais, estar prontamente disponível e ser barata, ter uma vida útil longa e ser fácil de usar. As dietas mais balanceadas e mais eficazes em termos de custos para administração enteral são aquelas que são liquidificadas utilizando ração específica para animais ou dietas caseiras. Densidade calórica e teor de proteína variam de acordo com a dieta escolhida. Exemplos de dietas liquidificadas e suas composições estão presentes na Tabela 10.1. Dietas liquidificadas podem ser administradas através de tubos com um diâmetro de tamanho de 8 French (Fr) ou maior; recomenda-se uma dieta líquida disponível comercialmente quando a alimentação for realizada através de tubos de menor diâmetro (p. ex., 5 Fr).

As dietas líquidas devem ser isotônicas (i.e., aproximadamente 300 mOsm/L), ter uma densidade calórica de cerca de 1 kcal/mL, incluir fibra de 1 a 1,5 g/100 kcal, fornecer aproximadamente 16% do total de calorias como proteína (i.e., teor de proteínas de pelo menos 4 g/100 kcal) e cerca de 30% de gordura. Dietas líquidas para uso enteral são geralmente categorizadas como monoméricas (elementares) ou poliméricas. *Dietas monoméricas* usam compostos de baixo peso molecular para nutrientes como aminoácidos cristalinos como fonte de proteína, glicose e oligossacarídeos como fonte de carboidratos, e triglicerídeos de cadeia média ou longa como fonte

CAPÍTULO 10 Manejo Nutricional do Paciente Cirúrgico

QUADRO 10.1 Diagnóstico da Desnutrição Proteico-Calórica[a]

- Perda de peso superior a 10% do peso corporal normal
- Anorexia ou hiporexia (i.e., ingestão subótima de nutrientes) por > 5 dias ou uma diminuição esperada na ingestão de nutrientes > 5 dias
- Maior perda de nutrientes (p. ex., através de vômitos, diarreia, ferimentos graves ou queimaduras)
- Necessidade aumentada de nutrientes (p. ex., devido a trauma, cirurgia, infecção, queimaduras ou febre)
- Histórico de doença crônica
- Concentração sérica de albumina ≤ 2,5 g/dL

[a]Estes são achados que sugerem desnutrição proteico-calórica (DPC). Quanto mais dessas descobertas estiverem presentes, maior a probabilidade de que DPC esteja presente. No entanto, nem todos serão encontrados em um paciente com DPC, e nem todos os pacientes com um desses achados terão DPC.

de ácidos graxos essenciais. Estas dietas geralmente têm aproximadamente o dobro de osmolalidade normal e são usadas principalmente em pacientes com distúrbios gastrointestinais disabsortivos (p. ex., síndrome do intestino curto, doença inflamatória intestinal grave). Uma dieta elementar monomérica comercialmente disponível para seres humanos comumente utilizada é a Vivonex T.E.N. (Nestlé Health Science; Tabela 10.2). Vivonex possui baixo teor de gordura e é livre de lactose, mas só deve ser usada em cães para tratamento de curto prazo, devido aos níveis de proteína que são muito baixos para fornecer os requisitos de nitrogênio e aminoácidos de cães e gatos.

Dietas entéricas poliméricas contêm proteínas complexas de alto peso molecular, carboidratos e gorduras. Essas dietas se aproximam da osmolalidade isotônica, requerem processos digestivos gastrointestinais normais, fornecem aproximadamente 1 kcal/mL e são mais econômicas que as dietas monoméricas. Elas incluem dietas liquidi-

TABELA 10.1 Dietas Liquidificadas para Cães e Gatos

Dietas Caseiras

Dieta Líquida para Cachorros

Ingredientes
- 1 pote de alimento para bebês (70 g)
- 1 ovo cozido
- 15 mL de óleo de milho
- 15 mL de xarope de milho
- 100 mL de água

Disponibilidade Nutricional
- 1 kcal/mL

Dieta Líquida para Gatos

Ingredientes
- Gema de ovo, alimento para bebês e água em quantidades iguais
- 85 g de gema de ovo
- 85 g de alimento para bebês
- 85 g de água
- 1 colher de chá de óleo de milho
- 1 colher de chá xarope de milho

Disponibilidade Nutricional
- 1,1 kcal/mL
- 1,5 kcal/mL

Dietas de Prescrição

Produto	Quantidade	Quantidade de Água Adicionada	Conteúdo Proteico (kcal/mL)	(g/100 kcal)	Conteúdo Lipídico (g/mL)	(g/100 kcal)
Felino a/d	1 lata[a]	Nada	1,2	8,75	0,105	5,5
	1 lata[a]	1 lata[c]	0,6	4,38	0,053	2,75
Felino p/d	½ lata[b]	¾ xícara[d]	0,8	9,29	0,074	6,22
Felino k/d	½ lata[b]	1¼ xícara[e]	0,9	4,36	0,039	7,54
Felino c/d	½ lata[b]	1¼ xícara[e]	0,62	8,87	0,055	5,96
Canino a/d	1 lata	Nada	1,2	8,75	0,105	5,5
	1 lata	1 lata	0,6	4,38	0,053	2,75
Canino k/d	½ lata	1¼ xícara[e]	0,62	3,06	0,019	5,29
Canino i/d	½ lata	1¼ xícara[e]	0,57	5,86	0,033	3,41

Preparo das Dietas de Prescrição e Caseiras
Misture a quantidade apropriada de cada ingrediente (veja a tabela).
Bata no liquidificador em alta velocidade por 60 segundos.
Coe duas vezes em peneira de cozinha (malha de 1 mm).

Vantagens
Fornece todos os nutrientes necessários, baixo custo, conteúdo adequado de proteínas de aminoácidos de cadeia ramificada, consistência de fezes normal, viscosidade gerenciável para cateter de 8 Fr ou maior.

Desvantagens
Não pode ser usado se o diâmetro do lúmen do tubo de alimentação for menor que 8 Fr.

[a]1 lata é igual a 156 g.
[b]½ lata é igual a 224 g.
[c]1 lata é igual a 156 mL.
[d]¾ xícara é igual a 170 mL.
[e]1¼ xícara é igual a 284 mL.

Modificada de Zsombor-Murray E, Freeman LM. Peripheral parenteral nutrition. *Compend Cont Educ Pract Vet.* 1999;21:512–523.

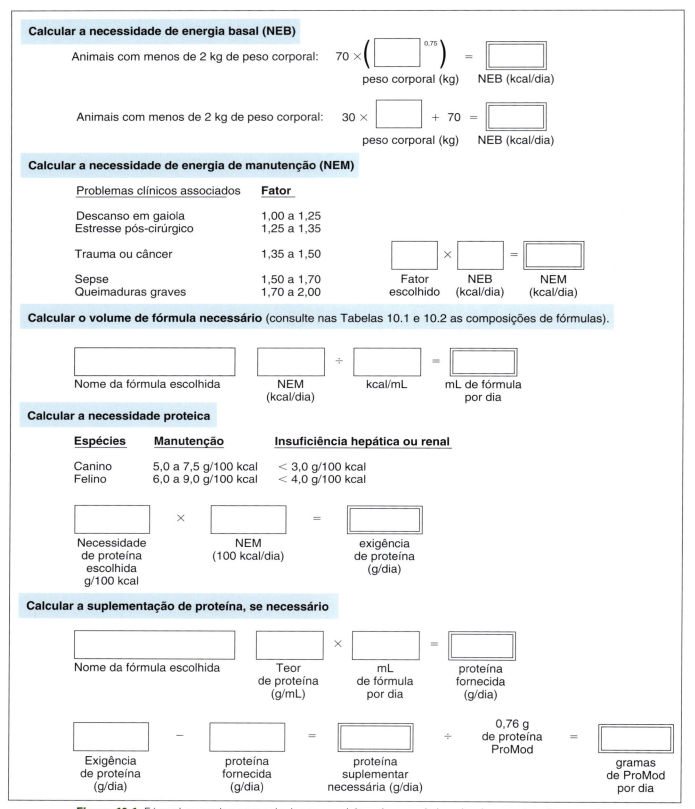

Figura 10.1 Fórmulas usadas para calcular os requisitos de energia basal e de manutenção para cães e gatos.

TABELA 10.2 Dietas Disponíveis Comercialmente e sua Composição[a]

Produto	Conteúdo Calórico (kcal/mL)	CONTEÚDO PROTEICO (g/100 kcal)	(g/mL)	Conteúdo Lipídico (g/100 kcal)	Osmolalidade (mOsm/kg)
Dietas Poliméricas					
Clinicare canino/felino	1,00	8,2	0,082	4,6	340
Dietas Monoméricas[b]					
Vivonex RTF	1,00	5,0	0,05	1,16	630
Vital HN	1,00	4,7	0,042	1,08	500

[a]Estes valores devem ser usados para os cálculos de necessidades de energia na Figura 10.1.
[b]Não há dietas líquidas monoméricas ou elementares disponíveis para cães e gatos. Os produtos listados são para uso humano e, embora possam ser indicados para doença gastrintestinal grave ou intolerância demonstrada a uma dieta polimérica, eles não possuem nutrientes essenciais para cães e gatos e devem ser usados apenas em curto prazo ou podem requer suplementação. Eles raramente são usados em medicina veterinária.

ficadas, dietas parcialmente hidrolisadas disponíveis comercialmente e dietas líquidas disponíveis comercialmente (Tabelas 10.1 e 10.2). Dietas poliméricas comerciais estão disponíveis em uma variedade de osmolalidades, densidades calóricas e composições (Tabela 10.2). Essas dietas são indicadas para pacientes desnutridos com funções digestivas e absortivas intactas ou aqueles com suspeita de alergia alimentar. Também devem ser usadas em pacientes que necessitam ser alimentados com tubos de pequeno diâmetro, como sonda nasoesofágica, de gastroduodenostomia ou de enterostomia. Dietas entéricas líquidas poliméricas demonstraram ser eficazes para o suporte nutricional em animais criticamente doentes e feridos.

DIETAS PARA NUTRIÇÃO PARENTERAL

As dietas disponíveis para NPC devem ser personalizadas para atender aos requisitos de proteína, carboidrato e gordura dos animais; as necessidades calóricas são calculadas conforme descrito na Figura 10.1. Uma composição comum é de 8,5% de aminoácidos com eletrólitos (fonte de proteína), 10% a 20% de lipídeos (fonte de gordura) e 50% de dextrose (fonte de carboidrato). As vitaminas do complexo B são adicionadas em 1 a 2 mL/L.

Dietas para NPP são feitas com os mesmos ingredientes usados para NPC, exceto que a osmolaridade das soluções NPP é diluída usando água estéril ou reduzindo a quantidade de dextrose, a fim de prevenir a tromboflebite. Como resultado, a densidade calórica dessas soluções é reduzida.

O uso clínico de soluções NP prontas para uso em medicina veterinária foi recentemente descrito. Essas fórmulas não requerem combinações e tendem a ser menos caras. A Vamin 9 (Fresenius Kabi) é uma fórmula isenta de lipídeos que foi avaliada em 70 cães.[1] As complicações metabólicas foram frequentes, mas apenas a hipercalemia esteve associada a um desfecho negativo. Complicações mecânicas foram comuns quando esta solução foi administrada através de uma veia periférica. A procalamina é uma solução moderadamente hiperosmolar, livre de lipídeos, que foi avaliada em 36 cães.[2] A hipercalemia não foi observada nesse estudo; entretanto, outros distúrbios eletrolíticos eram comuns, particularmente hiponatremia e hiperglicemia.

Estudos *in vitro* demonstraram que as fórmulas NP não contribuem diretamente para a pressão oncótica coloidal; no entanto, NP mostrou afetar positivamente o equilíbrio de nitrogênio, a cicatrização de feridas e a recuperação do paciente. Possíveis problemas incluem o manuseio do cateter (i.e., inserção estéril, manutenção da esterilidade da entrada do cateter e troca rotineira de aparelhos de infusão), equipamentos caros (bomba de infusão), fórmulas caras de alimentação, problemas técnicos (i.e., monitoramento rotineiro do paciente durante a administração, preparação adequada da dieta e armazenamento), complicações metabólicas e sepse. A hiperglicemia foi a complicação metabólica mais comum observada em um estudo

QUADRO 10.2 Fármacos Usados como Estimulantes do Apetite

Mirtazapina (Remeron)[a]
Gatos: 1,9 mg/gato VO q24h: o intervalo é 1,875-3,75 mg VO q24-48h
Cães: 0,5 mg/kg VO q24h: geralmente equivale a 3,75-7,5 mg VO q24h

Cipro-heptadina (Periatin)
Gatos: 2 mg/gato VO

Capromorrelina (Entyce)
Cães: 3 mg/kg VO qd por 4 d
Gatos: Uso *off-label* nos EUA[b]

VO, via oral; q, a cada.
[a]Estimulante de apetite farmacológico preferido em gatos e cães. Este fármaco pode ter interações perigosas com outros medicamentos, especialmente aqueles que podem causar uma "descarga de serotonina", como inibidores do citocromo P450 (cetoconazol, cimetidina, macrolídeos), furazolidona, inibidores da monoamina oxidase, amitriptilina e varfarina.
[b]Êmese, hipersalivação, letargia/depressão, tremor de cabeça e batimento labial podem ser observados em gatos após a administração, mas esses sinais geralmente desaparecem em 5 minutos.

veterinário.[3] Além disso, se o trato gastrointestinal não for adequadamente estimulado por nutrientes luminais e mecanismos hormonais ou neurovasculares, os intestinos e o pâncreas podem se atrofiar. O comprometimento da mucosa intestinal a predispõe à translocação bacteriana para a circulação portal e, teoricamente, poderia levar à sepse. Em geral, esses problemas tornam a hiperalimentação parenteral muito menos desejável do que a hiperalimentação enteral.

MELHORA DO APETITE

A alimentação oral é preferível à nutrição parenteral se nutrientes adequados puderem ser consumidos para atender às necessidades proteicas e calóricas. Várias técnicas foram usadas com sucesso para encorajar um animal a comer. Se os proprietários puderem gerenciar o paciente em casa, a probabilidade de se alimentar é maior em um ambiente familiar. Carinho e tranquilização vocal também são úteis, embora consumam tempo. Alimentos altamente palatáveis ou coberturas de alimentos, como molhos, podem estimular o apetite, e o aquecimento dos alimentos aumenta o aroma e a palatabilidade. A suplementação de potássio (i.e., 2-44 mEq/dia de gluconato de potássio para cães, dependendo do tamanho; 2-5 mEq/dia para gatos), complexo de vitamina B (em fluidos de manutenção) e/ou zinco também pode aumentar o apetite. Estimulantes farmacológicos de apetite estão disponíveis; atualmente apenas a mirtazapina e a cipro-heptadina são recomendadas para uso (Quadro 10.2).[4] A cipro-heptadina estimula o apetite por meio do antagonismo dos receptores da serotonina (5-HT2) no hipotálamo ventromedial. É metabolizada no fígado e, portanto, não é recomendada para gatos com lipidose hepática. A mirtazapina antagoniza os receptores alfa-2 pré-sinápticos, causando um aumento na norepinefrina, mas também antagoniza os receptores 5-HT2. A mirtazapina demonstrou ser um estimulante do apetite eficaz e antiemético em gatos com doença renal crónica.[5] Agonistas do receptor da grelina (p. ex., capromorrelina) foram recentemente aprovados como estimulantes do apetite em cães. As observações iniciais sugerem que sejam geralmente eficazes.

MÉTODOS DE FORNECIMENTO DE HIPERALIMENTAÇÃO

Nutrição Parenteral

Para a inserção de cateteres de NPC, os pacientes geralmente devem ser sedados ou anestesiados.

Insira um cateter de elastômero de silicone de calibre 16, de 18 cm, de lúmen simples ou duplo na veia jugular externa direita ou esquerda. Posicione a ponta do cateter na veia cava cranial e crie um túnel subcutâneo de forma que o eixo do cateter apareça no dorso do pescoço. Ancore o cateter à veia, ao tecido subcutâneo ao longo do túnel e à pele no ponto de saída com fio de sutura monofilamentar não absorvível 4-0 a 5-0. Conecte um conjunto de extensão ao eixo do cateter e enfaixe o cateter no lugar com gaze estéril, acolchoamento de poliéster (*cast padding*) e atadura autoaderente. Após cada utilização, lave o cateter com solução salina heparinizada (solução salina estéril a 0,9% com 1 UI/mL de heparina). Remova a bandagem do pescoço a cada 2 dias, limpe o local de entrada do cateter com solução de iodopovidona ou clorexidina, troque o conjunto de administração e aplique uma nova bandagem.

> **NOTA** Designe o cateter como cateter de uso dedicado ou de uso exclusivo e não o use para obter amostras de sangue ou administrar outros medicamentos, a menos que haja circunstâncias atenuantes graves.

A NPP é administrada através de um cateter numa pequena veia periférica. Embora um cateter dedicado seja ideal, não é tão crítico com a NPP quanto com a NPC. NPP é geralmente administrada em curto prazo (p. ex., <5 dias) para pacientes não debilitados que se encontram incapazes de tolerar alimentação enteral completa.

Hiperalimentação Enteral

A hiperalimentação enteral é prática, segura, fácil, econômica, fisiológica, bem tolerada e com mínima morbidade em pacientes com trato gastrointestinal funcional. A hiperalimentação enteral é indicada para qualquer animal com DPC evidente ou iminente. Tais pacientes incluem aqueles que são hipermetabólicos (p. ex., pacientes com queimaduras graves, sepse, estresse pós-cirúrgico, trauma ou câncer) e aqueles com hipoxia crônica ou desnutrição, evidenciada por uma perda superior a 10% do peso corporal normal. A hiperalimentação enteral também pode ser usada sempre que forem esperados 3 a 5 dias de anorexia, como após cirurgia oral, faríngea, esofagogástrica, duodenal, pancreática ou do trato biliar; durante o manejo pós-operatório de pacientes sépticos ou com câncer (particularmente se a quimioterapia for instituída); e quando o estado mental do paciente impedir a autoalimentação, como com traumatismo craniano ou após uma cirurgia no cérebro.

Embora a hiperalimentação enteral seja desejável para a maioria dos pacientes com DPC real ou iminente, a infusão de nutrientes nos intestinos pode ser ineficaz ou mesmo contraindicada em pacientes com obstrução do intestino delgado que não possa ser resolvida e naqueles com íleo adinâmico muito grave e persistente. Nesses pacientes, a alimentação enteral pode piorar o vômito ou a diarreia. A nutrição parenteral deve ser considerada nesses casos.

Em geral, a alimentação oral é mais eficiente, mais fácil, mais segura e permite maior flexibilidade na composição da fórmula.

QUADRO 10.3 Diâmetro do Tubo Utilizado com Base na Via de Administração de Dietas Enterais

Tubo de 5 Fr de diâmetro
- Nasoesofágico (gatos, cães <15 kg)
- Enterostomia (gatos, cães <15 kg)

Tubo de 8 Fr de diâmetro
- Nasoesofágico (cães > 15 kg)
- Enterostomia (cães > 15 kg)

Tubo de 16 Fr de diâmetro ou maiores
- Faringostomia
- Esofagostomia
- Gastrostomia

QUADRO 10.4 Tamanhos de Tubo Recomendados para Inserção Nasoesofágica

Gatos, cães <15 kg: 5 Fr × 91 cm
Cães > 15 kg: 8 Fr × 91 cm

Quanto mais materiais aborais forem entregues, menos eficientes serão a assimilação e a digestão de nutrientes e maior será o cuidado necessário na escolha da composição da fórmula. A via de administração dita o diâmetro do tubo de alimentação (Quadro 10.3), que por sua vez dita as fórmulas de alimentação utilizáveis. As vias de administração mais comuns para hiperalimentação enteral são tubos nasoesofágico, nasogástrico, esofagostômico, gastrostômico, gastroduodenostômico e enterostômico. A necessidade de tubos de faringostomia foi amplamente substituída por tubos de esofagostomia. Cada via tem suas indicações, contraindicações, vantagens, desvantagens e complicações.

Intubação Nasoesofágica e Nasogástrica

Os tubos nasoesofágicos (NE) e nasogástricos (NG) são o principal meio de nutrição enteral de curto prazo na maioria dos pacientes veterinários. A intubação com NE e NG é fácil, eficaz e eficiente. A disponibilidade de tubos de baixo calibre, borracha macia (policloreto de vinila) e de Silastic (i.e., 5 Fr) e de formulações para dietas líquidas nutricionalmente completas, de baixa viscosidade (Tabela 10.1), além da tolerância do paciente à inserção do tubo, fizeram as alimentações por vias NE e NG se tornarem populares. As vantagens dos tubos NE e NG incluem facilidade de inserção, aceitação pela maioria dos pacientes, facilidade de cuidados e alimentação do tubo, capacidade dos pacientes de comer e beber ao redor do tubo e flexibilidade que permite a remoção do tubo a qualquer momento após a inserção. Além disso, os tubos NG fornecem um meio para a descompressão gástrica. As principais desvantagens dos tubos NE e NG são o pequeno tamanho do tubo, o posicionamento traqueal inadvertido e a remoção prematura pelo paciente. A alimentação pode ser realizada através de infusão contínua ou alimentação em *bolus*, pois não foi demonstrada nenhuma diferença com a incidência de complicações gastrointestinais ou mecânicas. Um paciente pode ocasionalmente vomitar ou regurgitar o tubo. Anestesia geral leve pode ser necessária para inserir esses tubos, mas um anestésico tópico ou sedação leve geralmente é suficiente.

Instile o cloridrato de proparacaína (0,5-1 mL; 0,5%) na cavidade nasal e eleve a cabeça para facilitar que o anestésico revista a mucosa nasal. Repita a aplicação para garantir a anestesia adequada das membranas mucosas nasais. Se o paciente não tolerar a intubação nasal, considere a lidocaína tópica (p. ex., 1 a 2 mL de lidocaína a 2%), sedação intensa ou anestesia geral leve. Selecione um tubo de alimentação de tamanho apropriado (Quadro 10.4). Para os tubos NE,

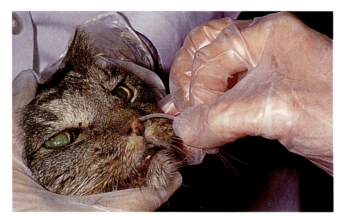

Figura 10.2 Direcione o tubo nasoesofágico de ventrolateral para caudoventral e medial nas narinas externas, à medida que o tubo entra na cavidade nasal.

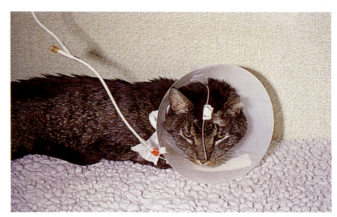

Figura 10.3 Em gatos, fixe os tubos de alimentação nasoesofágica à linha média dorsal nasal e frontal.

estime o comprimento do tubo a ser colocado no esôfago medindo o tubo desde o plano nasal, ao longo do lado do paciente, até o sétimo ou oitavo espaço intercostal. Para tubos NG, meça o tubo do plano nasal, ao longo do lado do paciente, até a última costela. Coloque um marcador de fita no tubo, uma vez que a medida apropriada tenha sido tomada. Antes de passar a ponta do tubo, lubrifique-o levemente com lidocaína viscosa a 5% e segure a cabeça do paciente em uma posição funcional normal (i.e., evite hiperflexão ou hiperextensão). Identifique a dobra alar proeminente e direcione o tubo de uma localização ventrolateral nas narinas externas para uma direção caudoventral e medial ao entrar na cavidade nasal (Figura 10.2). Quando o tubo foi introduzido 2 a 3 cm na narina, o contato com o septo mediano no assoalho da cavidade nasal pode ser sentido. Empurre as narinas externas dorsalmente para facilitar a abertura do meato ventral. Eleve a extremidade proximal do tubo e avance-o para a orofaringe e esôfago. Ele geralmente "cai" na orofaringe e estimula um reflexo de deglutição. Vários métodos podem ser usados para confirmar o posicionamento no esôfago ou estômago: (1) verificar a pressão negativa, (2) injetar 3 a 5 mL de solução salina estéril através do tubo e ver se tosse é induzida, (3) injetar 6 a 12 mL de ar e auscultar os borborigmos no xifoide, (4) conectar o tubo a um capnógrafo, (5) verificar o pH do líquido aspirado, ou (6) confirmar o posicionamento do tubo usando uma radiografia torácica lateral. Se o paciente necessitar de anestesia geral, o correto posicionamento do tubo pode ser confirmado visualmente usando um laringoscópio. Uma vez confirmado que o tubo foi colocado corretamente, suture-o no nariz e cabeça para evitar a remoção pelo paciente usando sutura não absorvível 3-0 monofilamentada (p. ex., náilon). Nos gatos, é importante que o tubo não esteja em contato com os bigodes; posicione-o diretamente sobre o aspecto dorsal do nariz e da testa (Figura 10.3) e fixe-o com uma sutura em sandália romana (p. 924). Em cães, fixe o tubo ao aspecto lateral do nariz e à linha mediana nasal dorsal com uma sutura em sandália romana ou cola de cianoacrilato. Coloque uma coluna de água no tubo antes de tampá-lo para evitar a entrada de ar, o refluxo do conteúdo esofágico ou a oclusão do tubo pela dieta.

> **NOTA** Use um colar elizabetano imediatamente após a cirurgia até que seja determinado se o paciente tolerará o tubo de alimentação NE ou NG.

Ao comparar o uso de tubos NE e NG em cães, os tubos NE tenderam a ser implementados em cães mais jovens.[6] Não houve diferenças na taxa geral de complicações leves entre os tubos NE e NG.

Tubos Nasojejunais

A alimentação intestinal direta pode ser realizada através da inserção de tubos nasojejunais longos e pesados para pacientes em que a alimentação gástrica é contraindicada ou mal tolerada. Fluoroscopia ou endoscopia é necessária para garantir o posicionamento da extremidade do tubo após a flexura duodenal. Como os tubos são ligeiramente maiores do que os tubos NG, complicações como espirros, secreção nasal e vômitos são comuns.

Tubos de Esofagostomia

Os tubos de esofagostomia são agora o principal meio de alimentação enteral em longo prazo na maioria dos pacientes veterinários. A alimentação por esofagostomia é indicada em pacientes hiporéxicos com distúrbios da cavidade oral ou faringe e aqueles com um trato gastrointestinal funcional distal ao esôfago. Esses tubos são contraindicados em pacientes com disfunção esofágica primária ou secundária, como os com estenose esofágica, cirurgia pós-esofágica, remoção de corpo estranho esofágico ou esofagite ou megaesôfago. As vantagens dos tubos de esofagostomia incluem facilidade de inserção, aceitação pelos pacientes, inserção de tubos de grande calibre que permitem dietas liquidificadas, facilidade de cuidados com tubos e alimentação, capacidade dos pacientes de comer e beber ao redor do tubo e flexibilidade que permite a remoção do tubo a qualquer momento após a inserção. A inserção do tubo esofágico elimina a tosse, o laringospasmo, a obstrução parcial das vias aéreas e a aspiração que podem estar associadas a tubos de faringostomia malposicionados. A principal desvantagem dos tubos de esofagostomia é a necessidade de anestesia geral para a inserção do tubo.

Anestesie o animal e coloque-o em decúbito lateral direito (lado esquerdo para cima). O tubo pode ser posicionado no lado direito ou esquerdo da região mediocervical; no entanto, o esôfago fica à esquerda da linha média, tornando o posicionamento do lado esquerdo mais desejável. Prepare a área do terço médio da região cervical a partir do ângulo da mandíbula até a entrada torácica para cirurgia asséptica. Realize a medida prévia de um tubo de alimentação de policloreto de vinil de 16 a 24 Fr desde o seu ponto de inserção até o nível do sétimo ou oitavo espaço intercostal (assegurando o posicionamento entre a área média esofágica até a caudoesofágica), e marque-o. Alternativamente, tenha disponível um tubo adicional de comprimento idêntico para avaliar o comprimento de inserção do tubo original. Aumente uma abertura lateral do tubo de alimentação para estimular um fluxo mais suave de uma dieta liquidificada (Figura 10.4) ou corte a extremidade do tubo em um ângulo oblíquo. Um Rochester-Carmalt curvo é usado para inserção de tubo de esofagostomia em gatos e cães de pequeno e médio porte;

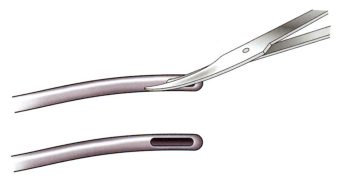

Figura 10.4 Para tubo de esofagostomia, aumente os orifícios laterais dos tubos de 3 a 4 mm para estimular um fluxo suave de dietas liquidificadas.

no entanto, um dispositivo de inserção de tubo de alimentação ELD (Figura 10.5) ou produto similar pode ser usado em cães de grande porte. Coloque a ponta curva do fórceps no esôfago, através da cavidade oral, até o nível da região mediocervical (terço médio da região cervical) (i.e., equidistante do ângulo da mandíbula e da ponta do ombro). Apalpe a ponta à medida que ela caminha através da pele cervical. Faça uma pequena incisão sobre a ponta e empurre a pinça através da parede esofágica, tecido subcutâneo e pele. Segure o tubo com a pinça, aplique uma pequena quantidade de lubrificante e puxe o tubo pela incisão e pela cavidade oral. Redirecione o tubo pelo esôfago usando um fórceps, um estilete ou manipulando-o com os dedos. Confirme o comprimento da inserção por localização da área pré-marcada no tubo ou comparando com um tubo de comprimento idêntico. Prenda o tubo à pele cervical usando uma sutura em sandália romana inabsorvível monofilamentar 2-0 (p. ex., náilon). Prenda o tubo frouxamente ao redor do pescoço com atadura. Coloque uma coluna de água no tubo e cubra a extremidade exposta.

Alternativamente, para cães grandes, use um dispositivo ELD em vez de um fórceps Rochester-Carmalt. O ELD é colocado através da cavidade oral na área mediocervical do esôfago. Uma pequena incisão na pele é feita sobre a ponta do ELD à medida que se projeta através da pele. A lâmina acionada por mola é ativada empurrando-se o êmbolo na extremidade do cabo. O trocarte deve ser visível através da incisão da pele, mas os tecidos em torno dele podem ser cuidadosamente dissecados usando uma lâmina de bisturi de tal forma que todo o eixo do instrumento se projete através da incisão (Figuras 10.6A e B). Coloque uma sutura inabsorvível 2-0 através dos orifícios laterais do tubo de alimentação e do orifício no trocarte do instrumento. Aperte a sutura até que a ponta da lâmina e a ponta do tubo de alimentação estejam em próxima aposição (Figura 10.6C). Recolha a lâmina no eixo do instrumento de forma que a ponta do tubo de alimentação entre no eixo do instrumento (i.e., desativando a lâmina do instrumento) e lubrifique o tubo e o eixo do instrumento. Recolha o instrumento e puxe o tubo de alimentação para dentro da cavidade oral até a medida predeterminada (Figura 10.7A). Remova a sutura para liberar o tubo de alimentação da lâmina do instrumento e, em cães, coloque um estilete através de um dos furos laterais do tubo de alimentação e contra sua ponta (Figura 10.7B). Lubrifique o tubo e introduza-o no esôfago até que toda a porção oral do tubo de alimentação desapareça (Figura 10.7C) e o tubo passe pelo esôfago sem torcer ou dobrar. Retire com cuidado o estilete da cavidade oral para garantir a sua liberação do tubo. Prenda o tubo à pele cervical com uma sutura em sandália romana com sutura inabsorvível monofilamentar 2-0 (p. ex., náilon; p. 924). Prenda o tubo frouxamente ao redor do pescoço com atadura. Coloque uma coluna de água no tubo e cubra a extremidade exposta.

Uma técnica de um passo para a inserção de tubo de esofagostomia em gatos foi descrita usando um aplicador específico (aplicador de

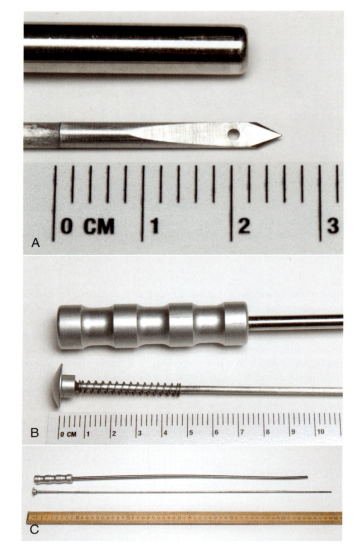

Figura 10.5 (A) Dispositivo de inserção de tubo de alimentação ELD e estilete. (B) Lâmina de mola ativada *(em cima)* e estilete *(embaixo)*. (C) Trocarte e cânula completos, desmontados, com uma régua para mostrar o comprimento. (De Devitt CM, Seim HB III. Clinical evaluation of tube esophagostomy in small animals. *J Am Anim Hosp Assoc.* 1997; 33: 55.)

tubo de alimentação esofágica de von Werthen; B. Braun Vet Care) ou usando uma agulha grande e cateter *over-the-needle*. A desvantagem da última técnica é o pequeno diâmetro do tubo que pode ser inserido por este método.

> **NOTA** Em cães e gatos, um endoscópio rígido de pequeno diâmetro pode ser usado para direcionar o tubo para o esôfago e garantir que não haja dobras ou outros problemas. Uma radiografia torácica lateral também pode confirmar o posicionamento apropriado.

A maioria dos pacientes tolera tubos de esofagostomia, e colares elizabetanos raramente são necessários. Os tubos de esofagostomia podem ser removidos com segurança imediatamente após a inserção ou podem ser deixados no local por várias semanas ou meses. O local de saída do tubo pode exigir bandagem leve e limpeza periódica com uma solução antisséptica. O tubo é removido cortando-se a sutura e

CAPÍTULO 10 Manejo Nutricional do Paciente Cirúrgico

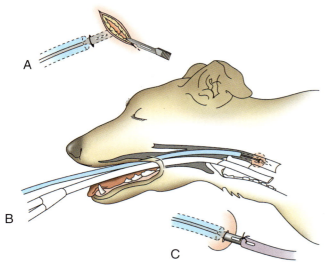

Figura 10.6 Inserção de tubo esofágico. (A) Insira a ponta do instrumental na cavidade oral e palpe a ponta enquanto ela empurra a pele cervical; faça uma incisão sobre a ponta. (B) Ative a lâmina do instrumento até que seja visível através da incisão na pele; amplie a incisão para permitir a penetração do eixo do instrumento. (C) Utilize uma sutura não absorvível 2-0 (p. ex., náilon) para fixar a ponta do tubo de alimentação à ponta da lâmina; retraia a lâmina de forma que a ponta do tubo de alimentação entre em contato com o eixo do instrumento.

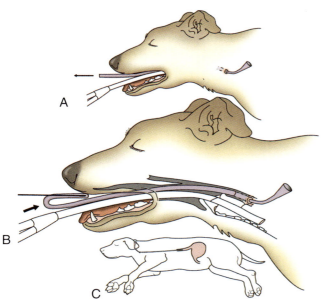

Figura 10.7 Inserção de tubo esofágico (continuação da Figura 10.6). (A) Recolha o instrumento e puxe o tubo de alimentação para a cavidade oral. (B) Em cães, insira um estilete em um dos orifícios laterais do tubo de alimentação e contra sua ponta; avance o tubo no esôfago. (C) O tubo esofágico deve estar no terço médio da região esofágica cervical.

puxando-se gentilmente o tubo através da pele. Não são necessários mais cuidados nas feridas de saída; o buraco sela em 1 ou 2 dias e cicatriza em 4 a 5 dias.

As complicações associadas à inserção do tubo de esofagostomia incluem a remoção precoce pelo paciente ou o vômito do tubo e mastigação da extremidade. Perfuração esofágica ocorreu em gatos, mas é improvável se um estilete não for usado. A perfuração esofágica não é esperada em cães. Complicações significativas (p. ex., laceração da veia jugular, laceração da artéria carótida, esofagite, estenose esofágica, divertículo esofágico, celulite cervical subcutânea) são raras. A esofagite por refluxo pode ocorrer devido à inserção inadequada do tubo (i.e., através do esfíncter esofágico inferior), ou o próprio tubo pode irritar o tecido esofágico. Certificar-se de que a ponta distal da borracha macia ou do tubo Silastic esteja na região medial esofágica reduz notavelmente a incidência de lesão esofágica e esofagite de refluxo.

Tubos de Gastrostomia

Os tubos de gastrostomia são indicados em pacientes com estômago e trato gastrointestinal funcionais, que estejam anoréxicos, em risco de DPC, ou passaram por operações na cavidade oral, laringe, faringe ou esôfago. Estes tubos são evitados em pacientes com doença gástrica primária (p. ex., gastrite, ulceração gástrica, neoplasia gástrica). As vantagens dos tubos de gastrostomia incluem facilidade de inserção, tolerância do paciente, disponibilidade de tubos de alimentação de grande calibre, facilidade de alimentação e cuidados com tubos, e que a alimentação oral pode começar ou continuar enquanto o tubo de gastrostomia está no lugar. As desvantagens incluem a necessidade de anestesia geral e potencialmente equipamento especializado (p. ex., um endoscópio), invasão da cavidade peritoneal e incapacidade de remover o tubo durante pelo menos 7 a 14 dias após a inserção (i.e., o tempo necessário para permitir a formação de aderências entre o estômago e a parede abdominal). A remoção prematura coloca o animal em risco de peritonite pelo conteúdo gástrico que vaza no abdome. Cães muito grandes podem ser problemáticos, pois às vezes pode ser difícil conseguir uma boa adesão entre o estômago e a parede abdominal ao colocar um tubo de gastrostomia com um dispositivo ou um endoscópio. Nestas circunstâncias, pode ser melhor inserir o tubo de gastrostomia cirurgicamente. Além disso, tubos inseridos às cegas usando um tubo estomacal grande ou um dispositivo com mola podem ser facilmente mal posicionados de tal forma que sejam inseridos no esfíncter esofágico inferior (resultando em vômito e refluxo gastroesofágico) ou profundos demais, de forma que o estômago pode empurrar o tubo quando estiver cheio de comida. Raramente o tubo está associado a sangramento gástrico. Portais de gastrotosmia curtos são usados em alguns casos para animais nos quais é necessário o manejo nutricional em longo prazo ou a administração de medicamentos.

Os métodos de inserção de tubos de gastrostomia incluem gastrostomia percutânea cega (não endoscópica), gastrostomia endoscópica percutânea (GEP) ou inserção cirúrgica através de uma abordagem de flanco esquerdo ou laparotomia mediana.

Inserção de Tubo de Gastrostomia Endoscópica Percutânea

As vantagens da inserção endoscópica é que o posicionamento do tubo ocorre sob visualização direta e a insuflação gástrica desloca o omento, o mesentério, o baço e o intestino delgado, o que diminui o risco de dano iatrogênico. Esta técnica pode não ser apropriada para animais maiores (p. ex., > 25 kg) porque pode ser difícil assegurar que uma adesão adequada se forme entre o estômago e a parede abdominal no local da ostomia. Recentemente, foi demonstrado que os animais que receberam um tubo de GEP durante a terapia com corticosteroides tiveram uma taxa significativamente maior de complicações importantes quando comparados com animais com tubos de GEP e sem terapia com corticosteroides.[7] Existem vários *kits* comerciais disponíveis contendo o equipamento necessário para a inserção de tubos de gastrostomia. A ideia geral de inserção (que pode variar um pouco, dependendo do *kit*) é a seguinte:

Coloque o animal sob anestesia geral. Posicione o animal em decúbito lateral direito e prepare a área caudal até a última costela. O animal é posicionado em decúbito lateral direito e a área caudal até a última costela é cortada e preparada assepticamente. Passe o endoscópio até o estômago e insufle o estômago com ar. Faça uma incisão de pele de 1 mm no flanco esquerdo 1 a 2 cm caudal até a última costela e 2 a 3 cm distal aos processos espinhosos transversais das vértebras lombares dois ou três. Passe uma agulha de calibre 18 através da incisão na pele e no lúmen do estômago. Passe o fio do material de sutura fornecido pelo *kit* através da agulha e dentro do estômago, recupere-o usando fórceps de pressão endoscópico e traga-o pela boca. Uma vez que o fio de sutura esteja entrando no flanco esquerdo e saindo da cavidade oral, conecte a sutura ao tubo de alimentação, conforme descrito pelas instruções do *kit*. Em cães de grande porte, uma sutura percutânea de material não absorvível monofilamentar nº 1 pode ser colocada através da pele e da parede abdominal, até o lúmen gástrico, e de volta para fora da pele e amarrada sob visualização direta com o endoscópio. Isso mantém o estômago em aposição com a parede do corpo, fazendo com que seja mais provável que uma forte adesão se forme, protegendo a cavidade peritoneal contra vazamentos.

Inserção de Tubo de Gastrostomia Percutânea às Cegas

Essa técnica só deve ser realizada após a realização de vários posicionamentos de tubo de gastrostomia usando orientação endoscópica para ajudar a entender melhor a anatomia do estômago e a configuração anatômica do interior da cavidade abdominal. As vantagens dessa técnica são que nenhuma instrumentação especial é necessária para a inserção e é fácil de executar. As desvantagens são que o estômago não é fixado cirurgicamente na parede abdominal (a remoção precoce pelo paciente pode resultar em peritonite), os inexperientes podem facilmente posicionar o tubo longe demais ou muito caudalmente no estômago, é possível penetrar e prender o omento, mesentério ou baço, e o posicionamento do tubo deve ser confirmado endoscópica ou radiograficamente.

A inserção do tubo cego de gastrostomia percutânea é realizada de forma semelhante à dos tubos de GEP descritos anteriormente, exceto que a entrada da agulha hipodérmica no estômago é realizada às cegas. Coloque o animal sob anestesia geral. Posicione o animal em decúbito lateral direito e prenda e prepare assepticamente a área caudal até a última costela. O animal é posicionado em decúbito lateral direito e a área caudal até a última costela é incisada e preparada assepticamente. Passe um tubo rígido ou de grande calibre ou o dispositivo de inserção de tubos (p. ex., ELD; Figura 10.8A) no estômago até que ele possa ser palpado contra a parede esquerda 1 a 2 cm caudal até a última costela e 2 a 3 cm distal aos processos transversários de vértebras lombares dois ou três. Se um tubo estomacal for utilizado, passe uma agulha hipodérmica de calibre 18 através da pele para o lúmen do tubo do estômago. Coloque o fio de sutura através da agulha, no tubo do estômago e pela boca. Remova o tubo do estômago. Se um dispositivo de inserção de tubos de alimentação for usado (veja o posicionamento do tubo de esofagostomia antes), ative o dispositivo e passe a sutura através do orifício na lâmina do instrumento (Figura 10.8B). Recolha a lâmina no eixo do instrumento e retire o instrumento pela boca (Figura 10.8C). Em cada caso, a sutura entra no estômago através do flanco esquerdo e sai pela cavidade oral. Anexe o final da sutura ao tubo de gastrostomia. Puxe a sutura nº 1 que sai do flanco esquerdo até a ponta do cateter sair da pele (Figura 10.8D). Aumente a incisão da pele para 3 a 4 mm, facilitando a entrega do cateter. Puxe o cateter até que a ponta do cogumelo esteja firmemente encostada na parede do corpo, assegurando a vedação entre a parede do estômago e a parede do corpo (Figura 10.8E). Prenda o tubo à pele com uma sutura em sandália romana usando sutura não absorvível 2-0 (p. ex., náilon). Como alternativa, use o pedaço de tubo previamente cortado para criar uma flange externa.

Inserção de Tubo de Gastrostomia com Incisão no Flanco

As vantagens dessa técnica incluem facilidade de inserção do tubo, facilidade de encontrar o estômago em um paciente anoréxico, inserção rápida, sem necessidade de equipamento especial, criação de uma vedação inicial entre a parede do estômago e a parede do corpo, e confirmação do posicionamento adequado durante o procedimento. A desvantagem é a falta de visualização da anatomia gástrica, que pode causar mau posicionamento do tubo.

Prepare o paciente como descrito anteriormente, mas, além disso, coloque panos de campos cirúrgicos e uma coberta fenestrada sobre o flanco esquerdo para criar um campo estéril. Peça a um assistente não esterilizado que passe um tubo de plástico de grande diâmetro para o estômago. O cirurgião, que se encontra estéril, palpa a área do flanco esquerdo até o final do tubo do estômago, que pode ser palpado e fixado (Figura 10.9A). Manipule o tubo para um local 2 a 3 cm caudal até a décima terceira costela e 2 a 3 cm distal aos processos transversos das vértebras lombares. Mantenha o tubo estável e faça uma incisão na pele no final do tubo do estômago. Faça dissecção romba dos tecidos subcutâneos e músculos abdominais para expor a parede do estômago ao longo do tubo; tome cuidado para não entrar no lúmen do estômago (Figura 10.9B). Coloque uma sutura em bolsa de tabaco na parede do estômago ao redor do tubo (Figura 10.9C). Use uma lâmina de bisturi nº 11 para fazer uma incisão no interior do lúmen do estômago no meio da sutura em bolsa de tabaco; faça a incisão grande o suficiente para acomodar facilmente o tubo selecionado. Coloque um cateter de Foley de 20 a 24 Fr no lúmen do estômago e insufle o balonete (Figura 10.9D). Faça tração na sutura em bolsa de tabaco e retire lentamente o tubo rígido do estômago pela cavidade oral. Faça uma tração suave no cateter de Foley para trazer o balonete inflado contra a parede do estômago (Figura 10.9E). Amarre firmemente a sutura em bolsa de tabaco ao redor do cateter de Foley. Coloque de três a quatro suturas absorvíveis 2-0 interrompidas simples (p. ex., PDS ou Maxon) da parede do estômago até a parede abdominal para fixar o estômago firmemente no lugar. Feche o tecido subcutâneo e a pele ao redor do cateter de Foley, empurre o cateter 1 a 2 cm para dentro do lúmen do estômago e fixe-o à pele com uma sutura em sandália romana inabsorvível 2-0 (Figura 10.9F).

Inserção de Tubo de Gastrostomia por Meio de Laparotomia Mediana

Este procedimento é geralmente realizado quando a inserção do tubo é auxiliar a outro procedimento abdominal, como biópsia ou remoção de massa abdominal. As vantagens deste método são que a inserção é visualizada diretamente, e uma gastropexia cirúrgica segura pode ser realizada. A desvantagem é que a inserção é mais invasiva quando comparada às técnicas listadas anteriormente devido à abordagem cirúrgica.

Passe a extremidade distal de um cateter de Foley ou de Pezzer de 20 Fr (i.e., a ponta do bulbo ou cogumelo) para a cavidade abdominal através de uma incisão na parede do corpo esquerdo. Exteriorize o estômago e coloque uma sutura em bolsa de tabaco na parede ventrolateral do corpo do estômago. Faça uma incisão no centro da sutura com uma lâmina de bisturi nº 11 e coloque a extremidade distal do cateter de alimentação no lúmen do estômago. Aperte a sutura em bolsa de tabaco ao redor do cateter e insufle o seu balonete (i.e., cateter de Foley) com soro fisiológico. Faça tração suave no cateter para trazer o corpo do estômago em justaposição à parede esquerda do corpo. Prenda a parede do estômago na parede abdominal com quatro suturas sintéticas absorvíveis padrão 2-0 ou 3-0 (p. ex., polidioxanona ou poligliconato). Prenda o tubo de alimentação à pele com uma sutura em sandália romana com fio não absorvível 2-0 (p. ex., náilon). Feche o abdome rotineiramente.

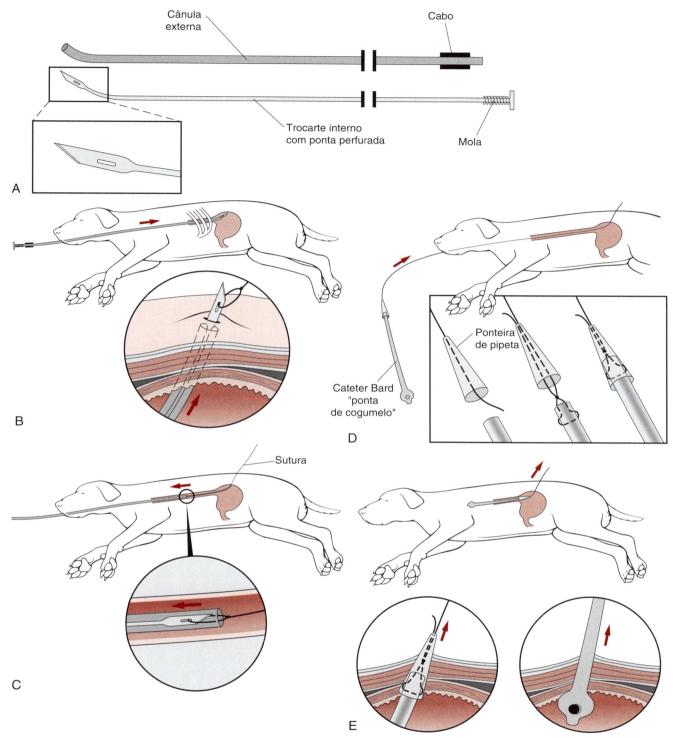

Figura 10.8 (A) Vista esquemática de um dispositivo projetado para inserir tubos de gastrostomia sem endoscopia. O trocarte *(embaixo)* é inserido através da cânula *(em cima)*. A ponta de corte *(detalhe)* não é estendida até que o dispositivo tenha sido inserido corretamente. (B) Vista esquemática mostrando como o dispositivo é inserido em um animal que recebe um tubo de gastrostomia. Note que a ponta do dispositivo chega a um ponto 2 a 3 cm caudal à última costela e 2 a 3 cm distal aos processos transversos de vértebras lombares dois ou três. Empurre a ponta do trocarte através da cânula para que a ponta da lâmina se estenda através da pele *(detalhe)* e amarre uma sutura na ponta. (C) Retraia todo o dispositivo (cânula e trocarte) através da boca, trazendo a sutura com ele. (D) Amarre a ponta da sutura que é trazida da boca na ponta de um cateter com ponta em forma de cogumelo. Observe como uma ponta de pipeta é colocada onde a sutura se conecta à ponta do cateter. (E) Puxe a sutura através da pele, puxando o cateter com ponta de cogumelo para dentro do estômago. A ponta da pipeta facilita a passagem do cateter através da parede abdominal. Retire o cateter até que a ponta do cogumelo esteja contra a mucosa gástrica; o estômago é puxado firmemente contra a parede abdominal.

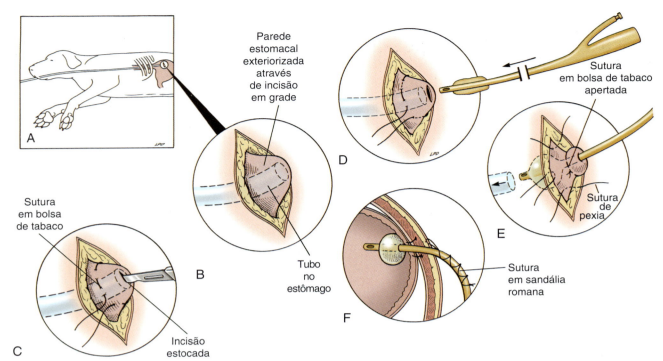

Figura 10.9 Posicionamento de tubo de gastrostomia percutânea com gastropexia. (A) Passe um tubo estomacal de plástico de diâmetro largo para o estômago. Palpe o final do tubo no flanco. (B) Segure o tubo e mova-o para um ponto de 2 a 3 cm caudal até a décima terceira costela e de 2 a 3 cm distal aos processos transversos das vértebras lombares. Prenda o tubo com o polegar e o dedo, faça uma incisão através da pele e do tecido subcutâneo e disseque os músculos abdominais para expor a parede gástrica sobre o tubo. (C) Faça uma sutura em bolsa de tabaco na parede gástrica ao redor do tubo e perfure a parede com uma lâmina de bisturi. (D) Posicione o cateter de Foley ou de Pezzer no lúmen do estômago e no tubo. (E) Aperte a sutura, remova o tubo do estômago, infle o balonete do cateter de Foley e suture a parede gástrica na parede abdominal. (F) Observe o posicionamento correto do tubo do cateter de Foley inflado, a gastropexia e a sutura em sandália romana para fixar o tubo no lugar.

Dispositivos de Tubo de Gastrostomia Curtos

Vários dispositivos de tubo de gastrostomia curtos estão disponíveis em diferentes configurações e geralmente servem a duas funções principais. Primeiramente, alguns proprietários preferem usá-los quando um tubo GEP se faz necessário por longo período, por não ter um tubo longo saindo do corpo, o que os torna esteticamente mais atraentes. Tubos que não "balançam" do corpo também podem ser mais fáceis de cuidar (i.e., eles são menos propensos a serem puxados para fora ou mastigados pelo paciente). Em segundo lugar, e talvez o maior valor dos dispositivos curtos, é que eles permitem a substituição rápida e fácil dos tubos de gastrostomia que inadvertidamente tiverem sido arrancados ou que se deterioraram tanto que precisem ser substituídos. O dispositivo é inserido no estoma feito pelo primeiro tubo de gastrostomia. No entanto, estes estomas fecham rapidamente (i.e., < 24 horas) após a remoção do tubo de gastrostomia; portanto, velocidade é essencial. Se o paciente não puder ser visto dentro de algumas horas após a remoção do primeiro tubo de gastrostomia, um cateter urinário masculino de látex vermelho estéril de diâmetro relativamente grande ou tubo similar deve ser inserido no estoma para evitar que ele feche até que o dispositivo curto possa ser colocado.

> **NOTA** Se você precisar substituir um tubo de gastrostomia, mas não tiver um dispositivo curto, simplesmente insira o fio através do tubo de gastrostomia existente antes da remoção e use-o para colocar um segundo tubo de gastrostomia regular.

A complicação mais catastrófica associada aos tubos de gastrostomia é o vazamento do conteúdo gástrico para a cavidade abdominal, com subsequente peritonite generalizada. Isso pode ocorrer com a remoção prematura do tubo, quando ocorre superalimentação de cães de raças grandes (i.e., um estômago muito pesado pode puxar o estômago para fora do tubo) ou secundariamente à inserção inadequada de um tubo curto ao tentar substituir um tubo de gastrostomia antigo. Essa complicação geralmente pode ser evitada com o uso de uma técnica que resulta em uma pexia do estômago suturado na parede do corpo (abordagem cirúrgica de flanco ou linha média). Outras complicações dos tubos de gastrostomia incluem vômito, infecção periestomal (relativamente comum, embora muitas vezes menor e de fácil manejo) e migração da ponta do cateter para o piloro. Os cateteres do tipo Foley geralmente se desintegram com o tempo; portanto, esses cateteres nem sempre são ideais para uso em longo prazo. Existem muitos cateteres de gastrostomia que têm a extremidade em forma de cogumelos e que podem durar meses. Como observado anteriormente, os dispositivos de gastrostomia curtos podem ser mais bem tolerados pelos proprietários quando há necessidade de o tubo permanecer no local por algum tempo (p. ex., cães com megaesôfago, estenose esofágica, insuficiência renal crônica).

Tubos de Enterostomia

Tubos de alimentação de enterostomia (jejunostomia) são indicados em pacientes com doença gástrica, intestinal ou pancreática e em pacientes com cirurgia do trato biliar em que o trato intestinal distal à doença ou sítio cirúrgico é funcional. A alimentação imediata de uma dieta de baixo volume e alta digestibilidade em pacientes submetidos à cirurgia no cólon ou que serão submetidos à cirurgia colônica pode ser realizada usando um tubo de alimentação de enterostomia. Pacientes com DPC preexistente que devem ser submetidos a cirurgia abdominal de grande porte são candidatos à hiperalimentação enteral precoce por meio de sonda de enterostomia.

A principal razão para usar tubos de enterostomia é contornar um estômago ou duodeno disfuncional. Endoscopia flexível, laparotomia ou laparoscopia é necessária para a inserção de um tubo de alimentação para enterostomia. Um tubo de alimentação infantil de 5 Fr, de 90 cm, é recomendado para gatos e cães de pequeno e médio portes. Um tubo de alimentação de 8 Fr pode ser usado em cães de raças grandes e gigantes. Devido ao pequeno tamanho dos tubos, as formulações de dieta líquida são usadas para suplementação nutricional. A alimentação enteral através de tubos de enterostomia é tipicamente realizada em um ambiente hospitalar com infusão contínua para minimizar a chance de desconforto associado à superdistensão do intestino. Embora a remoção prematura e a peritonite associada sejam as mais significativas complicações relacionadas com os tubos de jejunostomia, esse evento é incomum. Um estudo de 2016 com 64 cães com tubos de jejunostomia inseridos durante a cirurgia abdominal encontrou uma taxa de 22% de complicações, nenhuma das quais com risco de morte.[8] A diarreia (escore fecal elevado) é esperada após a alimentação intestinal, independentemente da dieta escolhida.

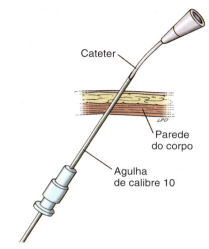

Figura 10.10 Para a inserção de um tubo de enterostomia, uma agulha hipodérmica de calibre 10 facilita o posicionamento transabdominal de um tubo de alimentação de 5 Fr.

Inserção de Tubo de Enterostomia por Endoscopia Flexível

Tubos de nasoenterostomia podem ser inseridos por endoscopia flexível. Insira um fio-guia, extremidade flexível primeiro, através do nariz e orofaringe. Segure a ponta do fio-guia com um fórceps endoscópico flexível colocado através do endoscópio e, em seguida, passe o endoscópio para o duodeno, "arrastando" o fio-guia para o duodeno distal com ele. Em seguida, solte a ponta do fio-guia e retire o endoscópio do paciente. Logo após, introduza o tubo de alimentação sobre o fio-guia e avance até que a ponta do cateter de alimentação esteja no duodeno distal ou no jejuno proximal. Remova cuidadosamente o fio-guia e fixe o tubo nas narinas externas, conforme descrito em tubos nasoesofágicos.

Inserção Cirúrgica do Tubo de Enterostomia

Introduza a ponta distal do tubo de alimentação para dentro da cavidade abdominal através de uma incisão de 2 a 3 mm feita na parede do corpo direito ou esquerdo com uma lâmina de bisturi nº 11 ou uma agulha hipodérmica de calibre 10 (Figura 10.10). Selecione um segmento do jejuno proximal e identifique a direção normal do fluxo da ingesta (i.e., extremidade aboral e oral). Certifique-se de que o intestino selecionado seja facilmente mobilizado para a entrada do tubo de alimentação na parede do corpo. Faça uma incisão linear de 1 a 1,5 cm nas camadas seromusculares da borda antimesentérica do segmento jejunal selecionado (Figura 10.11A). Use uma lâmina de bisturi nº 11 para entrar no lúmen do jejuno no extremo mais aboral da incisão. Insira a extremidade distal do tubo de alimentação através da incisão e passe 25 a 30 cm do tubo em uma direção aboral pelo lúmen jejunal. Posicione a porção de saída do tubo na incisão seromuscular de 1 a 1,5 cm e suture-o neste "túnel", invertendo a camada seromuscular sobre o tubo com três ou quatro suturas de colchoeiro horizontal ou de Cushing usando material para sutura absorvível monofilamentar sintético 4-0 ou 5-0 (p. ex., polidioxanona ou poligliconato) (Figuras 10.11B e 10.11C). Como alternativa, faça uma pequena sutura em bolsa de tabaco na borda antimesentérica usando material de sutura absorvível monofilamentar sintético 4-0 ou 5-0. Use uma lâmina de bisturi nº 11 para fazer uma incisão no

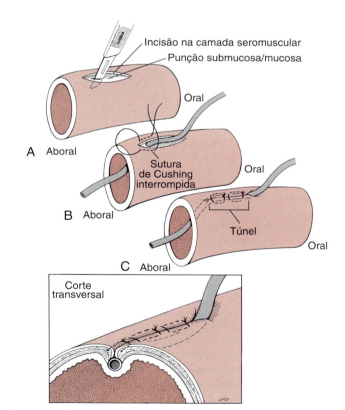

Figura 10.11 Inserção de um tubo de enterostomia. (A) Faça uma incisão linear de 1 a 1,5 cm nas camadas seromusculares da borda anterior mesentérica do segmento jejunal selecionado; use a ponta de uma lâmina de bisturi para perfurar um orifício na porção aboral da incisão seromuscular. (B) e (C) Insira a extremidade distal do tubo de alimentação através da incisão; posicione a porção de saída do tubo na incisão seromuscular de 1 a 1,5 cm e construa um "túnel" invertendo a camada seromuscular sobre o tubo com três ou quatro suturas de Cushing de material absorvível 4-0.

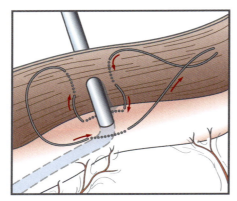
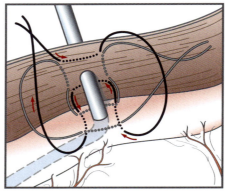

Figura 10.12 Técnica de sutura de intertravamento para fixação de tubos de enterostomia na parede abdominal.

centro da sutura e insira o tubo de alimentação como descrito anteriormente. Aperte a sutura em bolsa de tabaco.

Em um estudo *in vitro*, não foi encontrada diferença significativa na pressão de ruptura entre as técnicas de incisão com bolsa de tabaco ou seromuscular.[9]

Fixe o local de saída do tubo de jejuno ao local de saída na parede do corpo com quatro a cinco suturas simples interrompidas de fio absorvível padrão 4-0 (p. ex., polidioxanona ou poligliconato); prenda o tubo de alimentação à pele utilizando uma sutura em sandália romana de material não absorvível 3-0 (p. ex., náilon). Alternativamente, também foi descrita uma técnica de sutura de intertravamento (Figura 10.12), na qual duas suturas completas são colocadas e fixadas entre o segmento jejunal e a parede abdominal. Acredita-se que esta técnica diminua o risco de vazamento e permita uma remoção mais precoce do tubo.

A inserção de tubo de jejunostomia assistida por laparoscopia já foi descrita. Os procedimentos-padrão de laparoscopia para exploração abdominal são seguidos por um segmento de jejuno exteriorizado através de um portal de instrumentos. A inserção do tubo de jejunostomia é realizada de forma semelhante à descrita anteriormente.

Pacientes com tubos de alimentação de enterostomia podem ser alimentados imediatamente após a cirurgia. O ponto de saída do tubo de alimentação deve ser incorporado a uma bandagem corporal para impedir a remoção prematura pelo paciente, pela equipe técnica ou pelo cliente. Uma coluna de água deve ser mantida no tubo entre os usos. As possíveis complicações incluem remoção prematura, perfuração jejunal induzida por tubo, vazamento peritoneal e vazamento subcutâneo. Teoricamente, os tubos de enterostomia podem ser removidos quase que imediatamente após a inserção, mas a experiência sugere que eles devem ser deixados no local por pelo menos 1 semana antes da remoção para minimizar a chance de peritonite pós-remoção. O vazamento subcutâneo pode ser evitado fixando-se firmemente o tubo à pele, e o vazamento peritoneal é evitado tomando-se o cuidado de incluir uma pexia de 360 graus na parede abdominal jejunal.

Tubos de Gastrojejunostomia

Estão disponíveis vários produtos (p. ex., tubo de alimentação de gastrostomia Kangaroo com portas em Y) que combinam tubos de alimentação gástrica e intestinal. Esses tubos fornecem acesso ao estômago e ao intestino delgado sem a necessidade de uma enterostomia. A vantagem mais significativa em relação aos outros tubos é a capacidade de instituir a alimentação pós-gástrica, permitindo ao mesmo tempo a descompressão gástrica.

CÁLCULO DA TAXA E VOLUME DE ALIMENTAÇÃO

Uma vez calculado o número de calorias necessárias para satisfazer a necessidade calórica total do paciente, a taxa e o volume da alimentação são determinados com base na via de administração (p. ex.., oral, nasoesofágica, por meio de faringostomia, esofagostomia, gastrostomia ou enterostomia). Com a alimentação gástrica (i.e., tubos orais, nasoesofágicos, de esofagostomia, faringostomia e gastrostomia), a quantidade administrada é determinada pela capacidade do estômago do paciente. A capacidade gástrica canina e felina normal é de aproximadamente 80 mL de fluido por quilograma de peso corporal. No entanto, os pacientes anoréxicos podem tipicamente acomodar apenas 30 a 40 mL/kg de peso corporal no início da alimentação. Um aumento gradual ao longo de 2 a 3 dias permite que o estômago acomode volumes progressivamente maiores. O paciente deve receber no mínimo três refeições diariamente; no entanto, se ocorrerem vômitos e distensão abdominal, o volume diário deve ser reduzido e o número de refeições diárias, aumentada. Em animais que rotineiramente vomitam após a administração da dieta através de um tubo nasoesofágico, esofagostomia ou gastrostomia, é frequentemente vantajoso injetar dietas líquidas comercialmente preparadas no tubo com infusão de taxa contínua (ITC). A administração simultânea de antieméticos e/ou agentes pró-cinéticos gástricos também pode ser benéfica.

Com as alimentações por enterostomia, a taxa e o volume devem ser cuidadosamente regulados para evitar a superdistensão. Cada paciente é único na quantidade de líquido que o intestino delgado acomodará; as diretrizes para alimentação por tubo de enterostomia são apresentadas no Quadro 10.5. Estas são apenas diretrizes; alguns pacientes requerem um tempo de ajuste mais longo (5 a 7 dias), enquanto outros permitem a alimentação de volume total em 2 a 3 dias. Sinais de superalimentação incluem vômitos, diarreia, distensão abdominal e cólicas. Diluir a concentração da dieta e reduzir a taxa e o volume de administração geralmente resolve essas complicações.

COMPLICAÇÕES DA ALIMENTAÇÃO PARENTERAL

As complicações associadas à NP incluem oclusão do cateter, deslocamento do cateter, flebite, trombose, sepse, hiperglicemia,

> **QUADRO 10.5 Diretrizes para Alimentação através de um Tubo de Enterostomia**
>
> - Calcule a necessidade calórica total.
> - Administre 1/4 do volume calculado durante as primeiras 24 horas; recomenda-se um mínimo de quatro a cinco refeições por dia.[a]
> - Administre 1/2 do volume calculado durante o segundo período de 24 horas em quatro a cinco refeições.[a]
> - Administre 3/4 do volume calculado durante o terceiro período de 24 horas em quatro a cinco refeições.[a]
> - Forneça todo o volume calculado durante o quarto período de 24 horas em quatro a cinco refeições.[a]
>
> [a]A alimentação contínua por meio de uma bomba de infusão é preferida.

hipofosfatemia, hiperlipidemia, azotemia e desequilíbrio eletrolítico. Se houver suspeita de sepse, geralmente é melhor substituir o cateter IV e submeter a ponta do cateter antigo ao teste de cultura e antibiograma.

Raramente, a insulina pode ser necessária para controlar a hiperglicemia persistente. Nos raros casos em que a insulina parece necessária, um nutricionista com experiência em NP deve ser consultado. Inicialmente, uma dose muito baixa (p. ex., 0,25 unidade de insulina regular/4,5 kg de peso corporal em cães) pode ser tentada e o paciente é monitorado de perto. É preciso antecipar que a necessidade de insulina desaparecerá à medida que o paciente se adapta. Os gatos são muito mais sensíveis aos efeitos da insulina do que os cães, e a insulina deve ser evitada, se possível. Hipofosfatemia e/ou hipocalemia com risco de morte podem ocorrer secundariamente à administração de insulina a pacientes emaciados.

Complicações associadas à NPP têm sido pouco relatadas. A maioria das complicações é leve e não requer descontinuação da NPP.

COMPLICAÇÕES DA ALIMENTAÇÃO ENTERAL

Três tipos de complicações podem ocorrer com hiperalimentação enteral: complicações mecânicas, complicações gastrointestinais e complicações metabólicas. Na maioria dos casos, as complicações podem ser prevenidas pela técnica adequada de inserção de tubo, usando um tubo de alimentação de borracha macia de diâmetro apropriado e a dieta adequada, calculando cuidadosamente os horários de alimentação, e pelo manejo adequado do tubo durante e entre as administrações.

Complicações Mecânicas

As complicações mecânicas incluem inserção inadvertida do tubo na traqueia (tubos nasoesofágicos, de esofagostomia e faringostomia) ou cavidade peritoneal (gastrostomia ou enterostomia), perfuração gastrointestinal pelo tubo de alimentação (gastrostomia e enterostomia), regurgitação ou vômito do tubo (sonda nasoesofágica, de esofagostomia e faringostomia), irritação esofágica (tubos nasoesofágicos, de esofagostomia e faringostomia), obstrução do fluxo gástrico (tubos de gastrostomia), infecção no local de saída do tubo, oclusão do tubo ou remoção prematura do tubo pelo paciente. O posicionamento inadvertido de tubos de alimentação na traqueia ou na cavidade peritoneal pode ser evitado prestando muita atenção durante a inserção do tubo. Se houver alguma dúvida sobre a localização do tubo, uma pequena quantidade de material de contraste aquoso estéril deve ser injetada através do tubo de alimentação e realizada uma radiografia.

A perfuração gastrointestinal foi virtualmente eliminada pelo uso de tubos de enterostomia de pequeno calibre, Silastic ou de borracha mole. Em gatos, a perfuração esofágica (tubo de esofagostomia) foi largamente eliminada pela interrupção do uso de um estilete durante a inserção do tubo. A remoção prematura do tubo pelo paciente pode geralmente ser evitada por meio de contenção mecânica adequada (p. ex., bandagens e colar elizabetano) e fixação segura do tubo ao seu local de saída (i.e., suturas em sandália romana). O uso de tubos de alimentação de borracha macia de diâmetro reduzido melhorou a tolerância do paciente. Esofagite secundária a tubos nasoesofágicos, de esofagostomia ou faringostomia ainda ocorre; no entanto, o uso de tubos de alimentação Silastic ou de borracha macia reduziu a frequência. Posicionamento medioesofágico da ponta elimina a esofagite de refluxo.

A infecção no local do estoma pode ser minimizada pelo cuidado adequado do tubo. A área deve ser mantida limpa e coberta com uma bandagem frouxa. Deve-se ter cuidado ao alimentar o paciente para evitar que a fórmula da dieta contamine o local de saída. A rinite secundária à inserção de uma sonda nasoesofágica ocorre, mas o uso de tubos pequenos de borracha macia torna isso incomum.

Tubos de alimentação de pequeno calibre (5 a 8 Fr) podem ficar obstruídos com a fórmula da dieta. Este problema é fácil de prevenir usando uma dieta líquida comercial em vez de uma preparação de dieta liquidificada. A remoção de restos da alimentação para fora do tubo quando esta é concluída e o fechamento do tubo para manter uma coluna de água ajudam a prevenir a oclusão pelo refluxo gastrointestinal. Tubos de alimentação de grande calibre aceitam dietas liquidificadas, mas precauções similares devem ser tomadas para prevenir a oclusão. Se um tubo ficar ocluído, uma pinça de endoscopia flexível pode ser passada por dentro do tubo para remover o material que está causando o entupimento. Se a pinça endoscópica não funcionar, um líquido carbonatado (p. ex., refrigerante) pode ser infundido no tubo; a efervescência do líquido e seu pH ácido podem estimular a remoção de material entupido. Se isso não der certo, a substituição do tubo pode ser necessária.

Complicações Gastrointestinais

Complicações gastrointestinais comuns da terapia nutricional enteral incluem vômitos, cólicas, distensão abdominal ou diarreia. As causas mais comuns são alimentar-se muito rapidamente, volumes muito grandes e dietas com alta osmolaridade. O tratamento visa reduzir a taxa e o volume de alimentação ou diluir a fórmula da dieta.

Complicações Metabólicas

As complicações metabólicas mais comuns da terapia nutricional enteral são hiperglicemia e hipofosfatemia. No entanto, elas tendem a ser menos comuns e geralmente menos graves do que as observadas na nutrição parenteral.

REFERÊNCIAS BIBLIOGRÁFICAS

1. Gajanayake I, Wylie CE, Chan DL. Clinical experience with a lipid-free, ready-made parenteral nutrition solution in dogs: 70 cases (2006-2012). *J Vet Emerg Crit Care*. 2013;23:305.
2. Olan NV, Prittie J. Retrospective evaluation of ProcalAmine administration in a population of hospitalized ICU dogs: 36 cases (2010-2013). *J Vet Emerg Crit Care*. 2015;25:405.
3. Queau Y, Larsen JA, Kass PH, et al. Factors associated with adverse outcomes during parenteral nutrition administration in dogs and cats. *J Vet Intern Med*. 2011;25:446.

4. Agnew W, Korman R. Pharmacological appetite stimulation: rational choices in the inappetent cat. *J Feline Med Surg.* 2014;16:749.
5. Quimby JM, Lunn KF. Mirtazapine as an appetite stimulant and anti-emetic in cats with chronic kidney disease: a masked placebo-controlled crossover clinical trial. *Vet J.* 2013;197:651.
6. Yu MK, Freeman LM, Heinze CR, et al. Comparison of complication rates in dogs with nasoesophageal versus nasogastric feeding tubes. *J Vet Emerg Crit Care.* 2013;23:300.
7. Aguiar J, Chang YM, Garden OA. Complications of percutaneous endoscopic gastrostomy in dogs and cats receiving corticosteroid treatment. *J Vet Intern Med.* 2016;30:1008.
8. Tsuruta K, Mann FA, Backus RC. Evaluation of jejunostomy tube feeding after abdominal surgery in dogs. *J Vet Emerg Crit Care.* 2016;26:502.
9. Risselada M, Ellison GW, Winter MD, et al. In vitro evaluation of bursting pressure and intestinal luminal area of three jejunostomy tube placement techniques in dogs. *A m J Vet Res.* 2015;76:467.

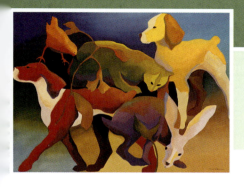

11

Fundamentos da Reabilitação Física

DEFINIÇÕES

A **osteocinética** é o ramo da biomecânica relacionada com a descrição do movimento ósseo quando um osso se move através de uma amplitude de movimento (ADM) em torno do eixo numa articulação (i.e., flexão, extensão, abdução, adução, rotação). A **artrocinemática** é a maneira pela qual as superfícies articulares adjacentes se movem umas em relação às outras durante os movimentos ósseos. Movimentos artrocinemáticos ocorrem como deslizamentos (*glides*), rolamentos ou rotações e movimentos acessórios, como distração, cisalhamento e compressão. Um **rolamento** é um movimento rotativo (um osso rolando sobre outro); um **giro** também é um movimento rotativo (um corpo girando em outro). Um **deslizamento ou *glide*** é um movimento de translação (deslizamento de uma superfície articular sobre outra). A **sarcopenia** é a perda gradual da massa muscular resultante do envelhecimento. A **facilitação neuromuscular proprioceptiva** (FNP) usa o sistema proprioceptivo do corpo para facilitar ou inibir a contração muscular. Ao estimular os segmentos distais, os proprioceptores nos segmentos mais proximais são estimulados. O objetivo da FNP é melhorar e criar movimento em áreas onde o sistema neurológico foi comprometido.

VISÃO GERAL DA TERAPIA DE REABILITAÇÃO

Fisioterapia humana, ou reabilitação física, é uma disciplina médica relativamente nova que começou na Suécia no início de 1800; a fisioterapia moderna foi desenvolvida na Grã-Bretanha no início dos anos 1900. A fisioterapia foi inicialmente focada no tratamento das vítimas da pólio, mas após o início da Primeira Guerra Mundial, o campo se concentrou em ajudar a restaurar a mobilidade dos soldados feridos. A primeira escola de fisioterapia foi estabelecida no Walter Reed Army Hospital, em Washington, DC.[1]

O interesse no derivado veterinário da fisioterapia humana começou inicialmente na década de 1970 com a publicação de um livro chamado *Physical Therapy for Animals: Selected Techniques (Fisioterapia para Animais: Técnicas Selecionadas)* por Ann Downer, PT. Logo depois, apresentações nacionais a grupos como o American College of Veterinary Surgeons, American Physical Therapy Association e American Veterinary Medical Association aumentaram o interesse pela reabilitação canina. O interesse pela medicina esportiva canina começou mais ou menos na mesma época, com a publicação *Canine Sports Medicine and Surgery* e com a formação do *International Racing Greyhound Symposium*, associado à então Conferência Veterinária do Leste dos Estados Unidos (atual *North American Veterinary Conference*). Reabilitação foi um tema frequente nesta conferência e foi expandido para incluir todos os cães esportivos.[2] Hoje, a reabilitação física está se tornando comum nas práticas de pequenos animais. Estes exercícios e modalidades são usados não apenas para recuperação de condições ortopédicas e neurológicas, mas também para cuidados de saúde e medicina preventiva na forma de controle de peso e manutenção da força e condicionamento muscular, particularmente para atletas e animais geriátricos. As práticas atuais combinam o conhecimento e as habilidades de veterinários, técnicos veterinários, fisioterapeutas humanos e assistentes de fisioterapia. Treinamento formal e credenciamento estão agora disponíveis para veterinários e técnicos veterinários, e treinamento especializado avançado está disponível através do American College of Veterinary Sports Medicine and Rehabilitation.

Com os avanços da cirurgia e um número crescente de proprietários que consideram seus animais de estimação como membros da família, a demanda por reabilitação para pacientes veterinários está aumentando. Cuidados pós-operatórios com foco na diminuição da dor, inflamação e rigidez articular, melhorando a mobilidade e a qualidade de vida, podem resultar em menor tempo de internação hospitalar e melhorar o bem-estar do paciente e do cliente. A reabilitação para o paciente veterinário com doença ortopédica ou neurológica tem como princípio supremo o retorno à mobilidade normal e à função neuromuscular. Os objetivos da reabilitação são, em primeiro lugar, aliviar a dor e o desconforto, garantindo que a condição do paciente não se agrave, particularmente à luz da instabilidade da coluna vertebral ou reparação cirúrgica. Uma vez que o controle da dor tenha sido adequadamente abordado (Capítulo 13), os terapeutas podem se concentrar em restaurar a função muscular normal, minimizar a atrofia muscular e outros problemas secundários e melhorar e restaurar a mobilidade.

A terapia de reabilitação enfatiza o retorno à função e a recuperação máxima do processo da doença ou do procedimento cirúrgico, bem como a melhoria do bem-estar geral, em vez do tratamento de uma doença ou diagnóstico específico. Pacientes com cirurgia ortopédica ou neurológica no pós-operatório estão entre os muitos que se beneficiam da reabilitação física (Quadro 11.1). Outros pacientes incluem aqueles com osteoartrite crônica, pacientes severamente debilitados, pacientes oncológicos, pacientes obesos (para ajudar na perda de peso), atletas caninos e cães de trabalho (para melhorar a condição ou desempenho), e pacientes com doença ortopédica ou neurológica que requeira tratamento não cirúrgico. Melhoria no controle da dor, ADM articular, força e coordenação muscular, equilíbrio e propriocepção e diminuição da contratura e fibrose são alguns dos objetivos da reabilitação física. O retorno à função e a recuperação são obtidos por meio do uso das diversas modalidades e técnicas discutidas neste capítulo.

PAPEL DA FISIOLOGIA DO EXERCÍCIO NA REABILITAÇÃO

Exercitar animais depende de seus músculos esqueléticos; o desempenho muscular esquelético depende do tipo de fibra muscular. Tradicionalmente, os músculos são classificados como tipo I (contração lenta ou oxidativa) ou tipo II (contração glicolítica ou rápida).[3] Os músculos posturais (i.e., quadríceps femoral) são capazes de contração lenta e sustentada e contêm mais fibras tipo I do que músculos mobilizadores (i.e., músculo grácil), que contêm mais fibras

105

> **QUADRO 11.1 Benefícios da Terapia de Reabilitação**
>
> - Diminuição da dor
> - Aumento da taxa de recuperação após lesão ou cirurgia
> - Melhoria na qualidade de movimento e desempenho
> - Maiores força e resistência
> - Melhoria na flexibilidade e biomecânica
> - Redução na incidência de danos futuros tanto devido à restauração da biomecânica normal quanto pela educação do cliente/proprietário
> - Efeito psicológico positivo para o animal de estimação e para o proprietário
> - Abordagem minimamente invasiva
> - Complicações mínimas se administrada adequadamente
>
> Dados de Niebaum K. Rehabilitation physical modalities. In: Zink MC, Van Dyke JB, eds. *Canine Sports Medicine and Rehabilitation*. Ames, IA: Wiley-Blackwell; 2013:115–131.

> **QUADRO 11.2 Escala Numérica Modificada de Frankel para Cães com Doença de Disco Intervertebral Toracolombar**
>
> Grau 0: Paraplegia com nocicepção profunda ausente
> Grau 1: Paraplegia com nocicepção superficial ausente
> Grau 2: Paraplegia com nocicepção intacta
> Grau 3a: Paraparesia não deambulatorial: capacidade de suportar peso nos membros pélvicos sem apoio
> Grau 3b: Paraparesia não deambulatorial: incapacidade de suportar peso nos membros pélvicos sem apoio
> Grau 4: Paraparesia ambulatorial
> Grau 5: Marcha normal com hiperestesia paraespinal
>
> Dados de Lee CS, Bently RT, Weng HY, Breur GJ. A preliminary evaluation of the reliability of a modified functional scoring system for assessing neurologic function in ambulatory thoracolumbar myelopathy dogs. *BMC Vet Res*. 2015;11:241.

tipo II. As fibras musculares tipo I podem ser consideradas as "fibras musculares de resistência" e são proeminentes em cães que correm longas distâncias, como cães de trenó. As fibras tipo II fornecem a potência e a velocidade das fibras musculares proeminentes em cães de corrida, como Greyhounds. Quando comparados com humanos, os cães têm uma alta capacidade oxidativa em seus músculos porque são adaptados para atividades de resistência[4]; no entanto, certas raças (p. ex., Greyhounds) têm mais fibras musculares tipo II do que outros cães, tornando-os melhores velocistas.

Quando os músculos são imobilizados, como em gessos ou talas, ou após longos períodos de descanso na gaiola, a força muscular diminui rapidamente, com até 50% de força perdida na primeira semana. Com o desuso, os músculos posturais que contêm mais fibras tipo I atrofiam mais do que os músculos mobilizadores contendo fibras tipo II. Entretanto, com a sarcopenia geriátrica, o oposto é verdadeiro; mais fibras musculares tipo II atrofiam do que as fibras tipo I. Esta é uma consideração importante na elaboração de um programa de reabilitação para um atleta com perda muscular devido a lesão *versus* um paciente geriátrico com atrofia relacionada com a idade. Historicamente, os cuidados pós-operatórios ortopédicos veterinários consistiam em 6 a 12 semanas de descanso na gaiola após a cirurgia. Isso pode ser aceitável para a cura de fraturas; no entanto, a pesquisa de fisiologia muscular mostrou que, quanto mais tempo um músculo é imobilizado ou não é movido de maneira normal, mais difícil é retornar esse músculo à força total e à função. Todos os pacientes pós-operatórios podem se beneficiar de um programa de reabilitação que comece o mais cedo possível após a cirurgia para minimizar a atrofia muscular e retornar o paciente à plena função o mais rápido possível.

As contrações musculares podem ser descritas como tendo duas variáveis: força e comprimento. A *força* é tensão ou carga. A *carga* é a força exercida sobre o músculo por um objeto, e a tensão muscular é a força que o músculo exerce sobre um objeto. Contrações *isométricas* ocorrem quando a tensão muscular muda sem uma alteração no comprimento muscular; contrações *isotônicas* ocorrem quando a tensão muscular permanece a mesma, mas o comprimento do músculo muda. A reabilitação canina está relacionada com contrações isotônicas. As contrações isotônicas ocorrem como contração concêntrica ou excêntrica. A *contração concêntrica* ocorre quando o músculo se contrai, a tensão no músculo aumenta e o encurtamento ocorre. A *contração excêntrica* ocorre quando o músculo se contrai, mas se alonga porque a tensão gerada nele é insuficiente para superar a carga que puxa o músculo. A contração excêntrica está controlando o movimento: é a força de travagem natural que ocorre durante o movimento.[5] As contrações excêntricas tendem a fortalecer preferencialmente as fibras musculares tipo II, enquanto as contrações concêntricas favorecem as fibras tipo I. Em geral, em um programa de exercícios, os concêntricos são realizados primeiro para ajudar a acostumar o músculo ao movimento. Exercícios excêntricos são adicionados mais tarde porque, embora ajudem a desenvolver força, eles têm o potencial de causar dano muscular e dor muscular de início tardio. Um programa balanceado entre contrações musculares concêntricas e excêntricas é desejável.[6]

AVALIAÇÃO DA REABILITAÇÃO

Uma avaliação ideal de reabilitação envolve um histórico completo, exame físico e exames ortopédico e neurológico completos, seguidos por um exame específico de reabilitação. Os dados históricos de interesse do profissional de reabilitação incluem o início e a duração do problema, a parte do corpo envolvida, trauma ou atividades associados à lesão, escore atual de dor, estilo de vida e hábitos de exercício, perda ou ganho de peso e tipo de cirurgia (se houver) executada. Um exame físico geral enfocando qualquer patologia que afete o sistema cardiovascular, neuromuscular, pulmonar, endócrino/metabólico ou tegumentar é fundamental, pois todos esses sistemas podem afetar o desempenho muscular. Também é importante avaliar o estado psicológico e a disposição do paciente em realizar quaisquer exercícios, bem como a experiência do proprietário ou manipulador. Exames ortopédicos e neurológicos são discutidos nos Capítulos 31 e 38, respectivamente; apenas o exame de reabilitação é descrito aqui. Um exame de reabilitação é composto por um exame miofascial completo, incluindo avaliação da circunferência muscular, exame de cada articulação, medidas goniométricas, subjetivas e objetivas (placa de força, tapete de pressão, apoio postural) avaliação da claudicação, análise da marcha, avaliação do escore de dor, escore de condição corporal, escore de condição muscular (Quadro 11.2) e — quando disponível e desejada — avaliação de absorciometria de raios X de dupla energia e imagem avançada (i.e., tomografia computadorizada, ressonância magnética).[7]

Compreender a marcha e a locomoção canina é vital para diagnosticar muitas condições neurológicas e ortopédicas. Quando possível, a avaliação da claudicação e a análise da marcha devem ocorrer antes dos outros exames físicos, porque a palpação dos músculos, membros e articulações pode alterar a claudicação sutil. A avaliação subjetiva da claudicação envolve a visualização do paciente de todos os ângulos, tanto na caminhada quanto no trote. Muitas vezes, é mais fácil detectar claudicação quando o paciente está andando, porque a marcha é mais lenta; no entanto, a claudicação sutil pode ser mais visível no trote, porque essa é a única marcha que permite a avaliação individual do membro.[6,8] Os pacientes devem ser examinados em uma superfície plana e não escorregadia, como

> **QUADRO 11.3 Escala de Avaliação Numérica**
>
> 0 = Padrão de marcha normal
> 1 = Claudicação intermitente leve
> 2 = Claudicação moderada, comprimento normal da passada, rolamento de peso parcial
> 3 = Claudicação moderada, comprimento do passo encurtado, rolamento de peso parcial
> 4 = Grave claudicação com o toque do dedo do pé e uso mínimo do membro
> 5 = Claudicação sem suporte de peso

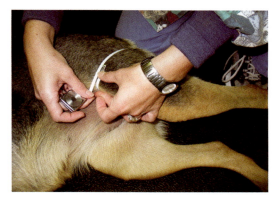

Figura 11.1 Medição da circunferência da coxa usando uma trena.

na grama ou em piso de cimento ou borracha. O paciente deve ser examinado andando na direção do examinador e afastando-se deste, bem como de lado, sentado e em pé. Fazer com que o paciente percorra um circuito de cavaletes (p. 118) e realizar tramas e "oitos" em torno de cones (p. 119) é uma excelente maneira de avaliar a claudicação intermitente. A filmagem dessas sessões pode ser útil e permite que o terapeuta as compare. Tanto uma pontuação de classificação numérica (Quadro 11.3) quanto uma escala visual analógica podem ser úteis se forem usadas consistentemente.[8] A observação visual da marcha é inferior à análise objetiva da marcha; no entanto, ainda é uma ferramenta útil na prática clínica.[8]

A análise objetiva validada da marcha é o método preferido de avaliação da claudicação e é frequentemente usada para detectar claudicação sutil, pois permite quantificar os parâmetros da marcha. Atualmente, existem três métodos validados de análise objetiva da marcha: análise cinemática, análise cinética (análise de placa de força) e análise de marcha temporoespacial (passarelas sensíveis à pressão). A *análise cinemática* (envolvendo marcadores em articulações, câmeras 3D e *software* especial) e a análise de placas de força são usadas principalmente por instituições de pesquisa devido ao custo do equipamento. As passarelas sensíveis a pressão são mais acessíveis, mas não são amplamente utilizadas pela maioria dos profissionais de reabilitação; no entanto, esses métodos fornecem uma medida de resultado objetivo que quantifica a claudicação e a melhoria com a reabilitação.[9]

Um exame miofascial inclui palpação do corpo, origem e inserção de cada músculo, e avaliação de distúrbios musculares funcionais (distúrbios musculares indiretos agudos sem evidência macroscópica de lesão muscular), bem como lesões musculares estruturais (distúrbios musculares indiretos com evidência macroscópica de uma lesão muscular). Atenção especial deve ser dada à identificação de pontos-gatilho miofasciais. *Pontos-gatilho miofasciais* são definidos como um ponto hiperirritável dentro de uma faixa tensa do músculo esquelético que é uma fonte de dor e incapacidade. A identificação dos pontos-gatilho é feita por palpação manual através de palpação plana ou pinçamento.[10]

Essencial para um exame miofascial é a determinação da circunferência muscular dos principais músculos das patas dianteiras e traseiras. A circunferência da pata afetada é comparada com a da pata não afetada no lado oposto para determinar a extensão da atrofia muscular e fornecer uma base para medidas de resultados terapêuticos. Essa medida é feita usando uma fita métrica inelástica. Se uma fita métrica comum for usada, a medição dependerá da força com que a fita é puxada. Se o examinador puxar com mais força, a compressão do tecido será maior e a circunferência medida poderá ser menor; assim, duas medições consecutivas podem ser bem diferentes. Aplicando uma tensão constante, podem ser obtidas medições precisas e reprodutíveis. Se vários examinadores estiverem avaliando o paciente, é importante que cada um use os mesmos marcos anatômicos para garantir medições precisas. Outras variáveis, como comprimento da pelagem e posição do animal (em pé ou deitado), devem ser levadas em consideração ao medir a circunferência (Figura 11.1).

> **QUADRO 11.4 Cálculo do Requisito de Energia**
>
> Requisito de energia de repouso (RER) = 70 × (Peso corporal ideal em kg)^{0,75}
> Requisito de energia não obesa = RER × 1,0 a 1,3 (dependendo da atividade)
> Requisito de energia obesa = 0,7 × RER
> Objetivo: fornecer energia suficiente para atingir 1% de perda de peso por semana até que o peso ideal seja alcançado

Dados de Brooks D, Churchill J, Fein K, et al. 2014 AAHA weight management guidelines for dogs and cats. *J Am Anim Hosp Assoc.* 2014;50 (1):1-11.

A dor é considerada o quarto sinal vital e é frequentemente negligenciada.[11] A pontuação da dor é uma parte importante da avaliação da reabilitação e deve ser feita de forma consistente a cada visita do paciente. Usar uma escala de dor validada, como o Índice de Dor Crônica de Glasgow ou a Escala de Dor Crônica de Helsinki (Capítulo 13), pode garantir que o paciente esteja confortável e disposto a participar da reabilitação. Exercícios e modalidades devem ser ajustados de acordo com a pontuação de dor do paciente.

A pontuação da condição corporal (PCC) e a pontuação da condição muscular (PCM) são duas informações vitais necessárias para todos os pacientes (Figuras 11.2 e 11.3). Muitos pacientes veterinários são obesos e alguns também são sarcopênicos. A PCC e a PCM devem ser documentadas na avaliação inicial e ser usadas para documentar o progresso através da reabilitação. O cálculo do peso corporal ideal e o número de calorias necessárias para atingir esse peso, bem como gramas de proteína necessários na dieta para perda ideal de peso e integridade muscular, devem ser abordados em todos os pacientes (Quadro 11.4; Capítulo 10). A maioria dos pacientes de reabilitação requer 3,75 g de proteína por quilograma de peso corporal na dieta para manutenção da massa corporal magra, massa muscular, perda de peso e cicatrização. Cães idosos requerem 5 g de proteína na dieta por quilo de peso corporal para manter a integridade muscular.[12,13] Se essa exigência de proteína não for atendida pela dieta do cão, poderá ser necessária uma proteína suplementar adicional, como a proteína do soro do leite em pó (*whey protein*).

A avaliação da reabilitação é concluída com um conjunto completo de medidas goniométricas. Isso é mais bem realizado com o paciente deitado de lado, contido por um assistente. Um goniômetro comercial deve ser usado e as medidas devem ser tomadas no grau mais confortável de flexão e extensão para cada articulação com um braço do goniômetro longitudinal a cada eixo longo do osso proximal

Nestlé PURINA
SISTEMA DE CONDIÇÃO CORPORAL

MUITO MAGRO

1 Costelas, vértebras lombares, ossos pélvicos e todas as proeminências ósseas evidentes a distância. Nenhuma gordura corporal perceptível. Perda óbvia de massa muscular.

2 Costelas, vértebras lombares, ossos pélvicos facilmente visíveis. Nenhuma gordura palpável. Alguma evidência de outras proeminências ósseas. Perda mínima de massa muscular.

3 Costelas facilmente palpáveis e podem ser visíveis sem gordura palpável. Topos das vértebras lombares visíveis. Os ossos pélvicos tornam-se proeminentes na cintura e entrada abdominal.

IDEAL

4 Costelas facilmente palpáveis, com mínima cobertura de gordura. Cintura facilmente observada, vista de cima. Entrada abdominal evidente.

5 Costelas facilmente palpáveis sem excesso de gordura. Cintura observada atrás das costelas quando vista de cima. Abdome com entrada proeminente quando visto de lado.

MUITO PESADO

6 Costelas palpáveis com leve cobertura de excesso de gordura. A cintura é discernível vista de cima, mas não é proeminente. Entrada abdominal aparente.

7 Costelas palpáveis com dificuldade; cobertura densa de gordura. Perceptíveis depósitos de gordura na região lombar e na base da cauda. Cintura ausente ou pouco visível. Escavação abdominal pode estar presente.

8 Costelas não palpáveis sob capa de gordura muito densa, ou palpáveis apenas com pressão significativa. Densos depósitos de gordura sobre a região lombar e a base da cauda. Cintura ausente. Nenhuma escavação abdominal. Distensão abdominal óbvia pode estar presente.

9 Depósitos de gordura maciços sobre o tórax, coluna e base da cauda. Cintura e escavação abdominal ausentes. Depósitos de gordura no pescoço e nos membros. Distensão abdominal óbvia.

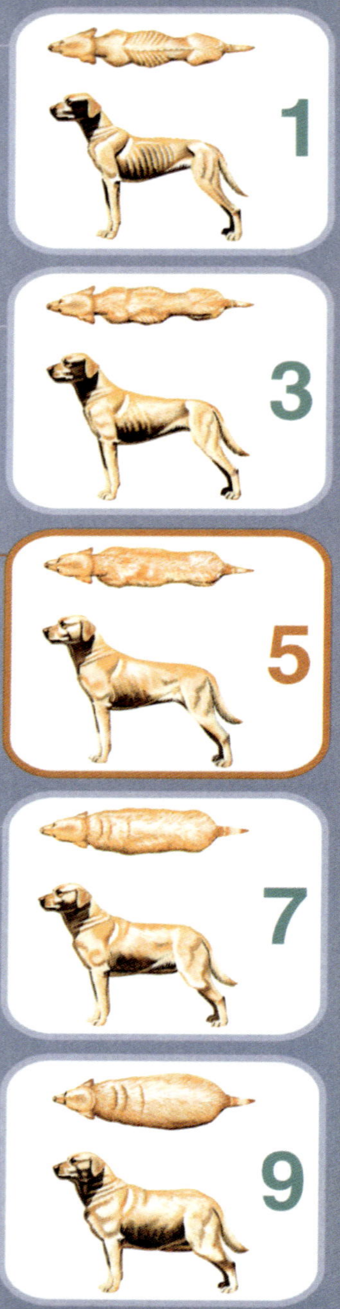

The BODY CONDITION SYSTEM was developed at the Nestlé Purina PetCare Center and has been validated as documented in the following publications:

Mawby D, Bartges JW, Moyers T, et. al. *Comparison of body fat estimates by dual-energy x-ray absorptiometry and deuterium oxide dilution in client owned dogs.* Compendium 2001; 23 (9A): 70

Laflamme DP. *Development and Validation of a Body Condition Score System for Dogs.* Canine Practice July/August 1997; 22:10-15

Kealy, et. al. *Effects of Diet Restriction on Life Span and Age-Related Changes in Dogs.* JAVMA 2002; 220:1315-1320

Nestlé PURINA

Figura 11.2 Pontuação da condição corporal (PCC). (Cortesia de Nestlé Purina PetCare Center.)

CAPÍTULO 11 Fundamentos da Reabilitação Física

Descrição	Figura
Sem perda muscular, massa muscular normal	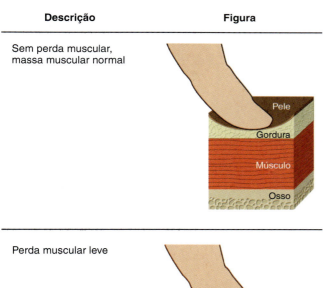
Perda muscular leve	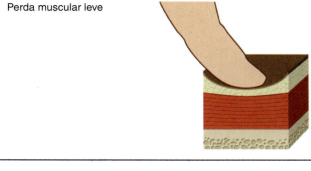
Perda muscular moderada	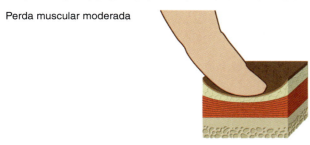
Perda muscular severa	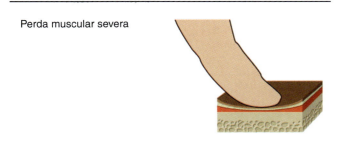

Figura 11.3 Pontuação da condição muscular. (Modificada de Baldwin K, Bartges J, Buffington T, et al. AAHA nutritional assessment guidelines for dogs and cats. *J Am Anim Hosp Assoc.*2010; 46 [4]: 285–296.)

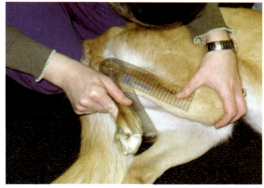

Figura 11.4 Medição da flexão do tarso com um goniômetro.

TABELA 11.1 Valores Normais de Goniometria para Labrador Retriever

Articulação	Posição	Média em Graus
Carpo	Flexão	32
	Extensão	196
	Valgo	12
	Varo	7
Cotovelo	Flexão	36
	Extensão	165
Ombro	Flexão	57
	Extensão	165
Tarso	Flexão	39
	Extensão	164
Joelho	Flexão	42
	Extensão	162
Quadril	Flexão	50
	Extensão	162

Modificada de Jaegger GJ, Marcellin-Little DJ, Levine D. Reliability of goniometry in Labrador retrievers. *Am J Vet Res.* 2002;63(7):979–986.

e distal à articulação em questão. O centro do goniômetro é colocado sobre o eixo de rotação da articulação, conforme determinado pela flexão e extensão (Figura 11.4). As medições são registradas para cada membro e comparadas com um conjunto de valores normais, assim como com o membro contralateral (Tabela 11.1). Os valores normais publicados são para Labradores. Variação pode ocorrer entre raças; portanto, calcular os ângulos do membro não afetado contralateral é importante para comparação.[14]

DESENVOLVIMENTO DE UM PLANO DE REABILITAÇÃO

O objetivo da avaliação de reabilitação é determinar os principais problemas do paciente, tanto estruturais quanto funcionais. Uma vez identificados os problemas, o terapeuta desenvolve um plano específico para as necessidades do paciente e que atenda às expectativas do proprietário, aos compromissos financeiros e de tempo e ao resultado desejado. O plano de reabilitação para um cão sarcopênico geriátrico com uma fratura de ossos longos será diferente daquele de um atleta canino que tenha sido submetido a um procedimento de osteotomia de nivelamento do platô tibial (TPLO, do inglês, *tibial plateau leveling osteotomy*). O plano deve ser específico, com resultados e cronogramas descritos. Avaliações regulares programadas devem fazer parte do plano. O terapeuta deve ser capaz de modificar o plano com base no progresso do paciente. A Tabela 11.2 mostra um exemplo de um plano detalhado de reabilitação para um procedimento de TPLO em um cão jovem.

TABELA 11.2 Exemplo de Protocolo de Reabilitação para um Cão Jovem Após TPLO

Tratamentos/Modalidades	Dias 1-7	Dias 7-21	3-4 Semanas	5-7 Semanas	8-12 Semanas
Medicamentos para a dor	Conforme indicado	Conforme indicado	Conforme necessário	Conforme necessário	Conforme necessário
Crioterapia	10-15 minutos 3 vezes diariamente antes de caminhar ou exercícios	Use após o exercício durante 15 minutos	Conforme necessário	Conforme necessário	Conforme necessário
Terapia de calor		Use calor antes do exercício ou se o cão estiver enrijecido	Conforme necessário	Conforme necessário	Conforme necessário
Massagem	5 minutos 3 vezes ao dia antes de iniciar os exercícios; massagem dos dedos dos pés ao quadril	Continue duas vezes por dia	Duas vezes por dia	Duas vezes por dia	Somente se desejado
ADMP	10 repetições 3 vezes ao dia, todas as articulações do membro afetado — comece acima e abaixo do joelho	Continue duas vezes por dia. Se o cão estiver usando a pata muito bem, diminua	Interrompa se o cão estiver andando bem e a ADM estiver normal		
Terapia com *laser*	Diariamente ou em dias alternados durante a primeira semana	Todos os dias para a primeira semana, depois duas vezes por semana	Duas vezes por semana	Duas vezes por semana	Interrompa
Caminhadas	5 minutos com coleira de suporte, 2-3 vezes ao dia	Aumente cada caminhada em 2-3 minutos a cada semana	Aumente em 5 minutos a cada semana	Aumente em 5 minutos a cada semana	Caminhadas de 15-20 minutos 2-3 vezes ao dia
EEMN	10 minutos duas vezes ao dia	10 minutos duas vezes ao dia	Interrompa se o cão estiver melhor		
Equilíbrio		5 minutos duas vezes ao dia	5 minutos duas vezes ao dia	Uma pata em pé até 5 minutos	Substitua por passeios em subida
Cavalete/obstáculos/sentar e levantar		5 minutos duas vezes ao dia	5 minutos duas vezes ao dia	5 minutos duas vezes ao dia	5 minutos duas vezes ao dia
Formar círculos		2-3 minutos uma vez por dia	5 minutos duas vezes ao dia	5 minutos duas vezes ao dia	5 minutos duas vezes ao dia
Subidas				Zigue-zague baixo, subidas lentas, 5 minutos para cima e para baixo	Aumente para 10 minutos duas vezes ao dia
Esteira subaquática		10 minutos 3 vezes por semana após as suturas serem removidas	10 minutos 3 vezes por semana	15-20 minutos, duas vezes por semana	15-30 minutos, duas vezes por semana, até serem liberados da reabilitação
Natação					8 semanas pós-ONPT por 5-10 minutos se tudo estiver curado

ADM, amplitude de movimento; *ADMP*, amplitude movimento passiva; *EENM*, estimulação elétrica neuromuscular; *TPLO*, osteotomia de nivelamento do platô tibial.

MODALIDADES TERAPÊUTICAS: CONSIDERAÇÕES GERAIS

As modalidades terapêuticas são usadas para aumentar o efeito dos medicamentos e reduzir dosagens farmacêuticas, bem como para acelerar e direcionar a cura, a fim de fazer o paciente retornar ao pleno funcionamento o mais rapidamente possível. As modalidades mais comuns utilizadas para o alívio da dor incluem calor, crioterapia, terapias manuais como massagem, mobilizações articulares e alongamentos, terapia com *laser*, estimulação elétrica nervosa transcutânea (TENS; do inglês, *transcutaneous electrical nerve stimulation*) e ultrassom terapêutico (UST). O fortalecimento muscular e a reeducação são realizados por meio de estimulação elétrica neuromuscular (EENM), exercícios terapêuticos, hidroterapia e FNP. Dispositivos de apoio, como arreios, fundas, botas, carrinhos, órteses ou auxiliares de incontinência, são muitas vezes essenciais para o bem-estar e a recuperação de pacientes cirúrgicos ou neurológicos (Figura 11.5).

Crioterapia

A crioterapia ou aplicação de compressas frias tem sido historicamente o método não farmacêutico mais comum de tratamento de dor e inflamação pós-operatória ou aguda pós-lesão. É mais eficaz quando aplicada imediatamente após o trauma agudo e por até 72 horas depois. É um tratamento superficial, mas a profundidade do resfriamento do tecido pode ser tão grande quanto 4 cm. A crioterapia também pode ser usada após o exercício e antes das modalidades dolorosas.[15-17] Os benefícios da crioterapia estão listados no Quadro 11.5.

A crioterapia pode ser administrada de várias maneiras, incluindo compressas de gelo reutilizáveis, cobertores circulantes de água fria, bolsas de gelo, dispositivos de compressão a frio, copos de gelo, toalhas

CAPÍTULO 11 Fundamentos da Reabilitação Física

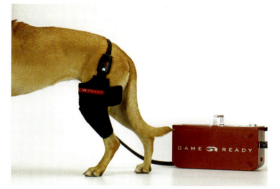

Figura 11.6 Um cão com um sistema de compressão a frio colocado após cirurgia.

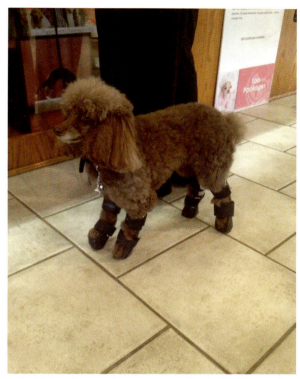

Figura 11.5 Um cão com órtese personalizada. Pacientes de reabilitação podem precisar de órteses personalizadas para recuperação.

QUADRO 11.5 Benefícios da Crioterapia

- Vasoconstrição local, que diminui o fluxo sanguíneo, diminuindo assim o inchaço, a hemorragia intersticial e a inflamação.
- Redução da atividade enzimática tecidual e dano por inibição da liberação de histamina, protease, hialuronidase e colagenase.
- Redução do metabolismo celular. Isto é importante porque os requisitos diminuídos de oxigênio nos tecidos previnem lesões hipóxicas celulares secundárias.
- Redução na percepção da dor. Analgesia e redução do espasmo muscular ocorrem devido a uma diminuição na velocidade de condução nervosa.

Dados de Otte JW, Merrick MA, Ingersoll CD, et al. Subcutaneous adipose tissue thickness alters cooling time during cryotherapy. *Arch Phys Med Rehab.* 2002;83(11):1501–1505; e Millard RP, Towle-Millard HA, Rankin DC, et al. Effect of cold compress application on tissue temperature in healthy dogs. *Am J Vet Res.* 2013;74(3):443–447.

QUADRO 11.6 Precauções e Contraindicações para a Crioterapia

- Evite em qualquer região corporal que tenha sofrido lesão por congelamento.
- Aplique com cuidado em pacientes muito idosos, muito jovens, muito pequenos ou hipertensos, pois a pressão arterial pode ser afetada.
- Evite feridas superficiais, nervos superficiais, áreas de sensação diminuída e fraturas expostas.
- Verifique a pele do paciente quanto a vermelhidão ou branqueamento após os primeiros 5 minutos para evitar lesões causadas pelo frio. Não aplique gelo por mais de 20 minutos por sessão.

Dados de Niebaum K. Rehabilitation physical modalities. In: Zink MC, Van Dyke JB, eds. *Canine Sports Medicine and Rehabilitation.* Ames, IA: Wiley-Blackwell; 2013:115–131.

QUADRO 11.7 Dicas para Usar Bolsas de Gelo

- Faça suas próprias bolsas de gel de gelo usando três partes de água para uma parte de álcool e congelando esta mistura em sacos de congelamento resseláveis de vários tamanhos. Esses bolsas permanecerão maleáveis no *freezer*.
- Sacos de ervilhas congeladas podem ser usados porque são maleáveis, mas não resfriam tão bem quanto outros métodos porque contêm ar.
- A duração da aplicação da bolsa de gelo (para um cão médio) é de 10 a 15 minutos, depois 10 a 15 minutos sem, repetida duas vezes. Repita a cada 4 horas durante as primeiras 24 a 48 horas.

congeladas ou *sprays* frios (*vapocoolant*). Dispositivos de compressão a frio são, frequentemente, usados após a cirurgia. Cobertores circulantes de água fria podem ser usados para diminuir a temperatura corporal total e, assim, diminuir a pressão intracraniana em pacientes com traumatismo craniano, mas compressas de gelo e massagem com gelo são mais comumente usadas para lesões agudas na prática clínica (Figura 11.6).

As bolsas de gelo podem ser sacos de gelo picado, lascas de gelo e álcool ou bolsas de gel congelante. As bolsas de gel, particularmente as de fisioterapia humana, são extremamente convenientes porque podem ser mantidas no congelador e ainda assim manter a capacidade de se moldarem bem à área desejada. Bolsas de gel específicas para caninos que se adaptam em formatos particulares estão disponíveis comercialmente. Uma toalha fina e úmida deve ser colocada entre o paciente e a bolsa de gelo para melhorar o resfriamento e evitar danos à pele.[18] O período para aplicar a bolsa de gelo varia com o tamanho do paciente, tamanho e profundidade da bolsa de gelo e o tecido-alvo. O cão de tamanho médio requer 10 a 15 minutos de resfriamento, enquanto um cão grande pode exigir de 15 a 20 minutos e um cão muito pequeno pode precisar apenas de 5 a 8 minutos de resfriamento. Cães mais gordos exigirão mais tempo para resfriar o tecido-alvo porque o tecido adiposo é um mau condutor de calor.

A massagem com gelo pode ser usada em pequenas áreas e antes de outras terapias manuais. A água pode ser congelada em copos de papel e o papel é rasgado quando o gelo derrete. Um picolé de gelo pode ser feito colocando-se um depressor de língua no centro do copo antes do congelamento, o que fornece ao terapeuta uma haste para aplicar o gelo. A duração do tratamento para massagem com gelo é geralmente de 5 a 10 minutos. Embora a crioterapia seja geralmente segura, existem certas precauções e contraindicações (Quadro 11.6). Dicas para usar bolsas de gelo são fornecidas no Quadro 11.7.

Terapia Térmica

Aquecimento superficial ou terapia térmica é uma das modalidades físicas mais antigas. É, geralmente, usado após resfriamento, antes

> **QUADRO 11.8 Benefícios da Terapia com Calor**
>
> - A vasodilatação aumenta a circulação nos tecidos, o que aumenta a taxa metabólica do tecido, melhora a oxigenação dos tecidos e diminui o edema e a inflamação dos tecidos.
> - Alívio da dor, que é mediado por um aumento no limiar da dor.
> - Diminuição do espasmo muscular e tônus muscular relaxado, que se acredita ocorrer devido à diminuição da isquemia muscular.
> - Maior extensibilidade do tecido mole. A aplicação de calor antes do alongamento promove a flexibilidade e aumenta a amplitude de movimento. Quando o tecido mole é aquecido antes do alongamento, o efeito do alongamento dura mais tempo e menos força é necessária para manter um alongamento eficaz.
>
> Dados de Niebaum K. Rehabilitation physical modalities. In: Zink MC, Van Dyke JB, eds. *Canine Sports Medicine and Rehabilitation*. Ames, IA: Wiley-Blackwell; 2013:115–131.

> **QUADRO 11.10 Dicas para Usar Bolsas Quentes**
>
> - Se estiver usando bolsas comerciais de gel ou sacos de aveia, certifique-se de misturar bem o gel ou a aveia dentro do saco antes de aplicá-lo ao paciente para evitar que um ponto fique mais quente que o outro. Coloque sempre uma toalha entre a fonte de calor e a pele.
> - Para determinar se a bolsa quente será confortável para o paciente, verifique a temperatura aplicando-a à parte interna do seu braço ou ao seu pescoço. Coloque a mão entre a bolsa quente e a pele pelo menos a cada 5 minutos para monitorar a temperatura.
> - Se usar toalhas, dobre em terços e forme um rolinho (se estiver usando ao redor de uma articulação) ou use como "dobra de sanfona" (se estiver usando para uma área maior). Mergulhe em água quente, esprema a água e aplique na área afetada. Cubra com uma toalha grande e seca para manter o calor dentro.
> - Sempre use bolsas quentes antes de alongar.

> **QUADRO 11.9 Precauções e Contraindicações ao Aplicar Terapia com Calor**
>
> - Proteja a pele do paciente envolvendo a compressa quente em uma toalha e verificando a pele com frequência. Interrompa o aquecimento se a pele tiver áreas brancas ou áreas vermelhas mosqueadas.
> - Não use calor em áreas com sensação prejudicada ou com inflamação aguda.
> - Use com cuidado em pacientes obesos, prenhes e cardíacos, bem como em pacientes muito jovens ou muito idosos.
> - Contraindicações absolutas incluem sangramento ativo, malignidade, febre e feridas abertas.
>
> Dados de Niebaum K. Rehabilitation physical modalities. In: Zink MC, Van Dyke JB, eds. *Canine Sports Medicine and Rehabilitation*. Ames, IA: Wiley Blackwell; 2013:115–131.

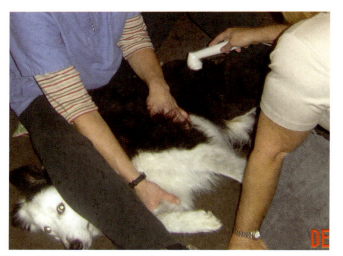

Figura 11.7 Ultrassom terapêutico sendo aplicado aos músculos paravertebrais em um cão.

do exercício ou alongamento, ou para aliviar a dor e os espasmos musculares. Benefícios da terapia de calor são fornecidos no Quadro 11.8.[15] A terapia térmica pode ser administrada por compressas quentes, hidroterapia, lâmpadas infravermelhas, cobertores de aquecimento e UST. Bolsas quentes úmidas são mais comumente usadas. As bolsas comerciais de gel de fisioterapia ou os sacos de aveia ou de feijão podem ser aquecidos no micro-ondas, cobertos com uma toalha fina e usados. Uma toalha quente e úmida coberta por uma toalha seca funciona bem para aplicar calor úmido. A duração do tratamento depende do paciente e da condição tratada; no entanto, os tratamentos térmicos geralmente duram de 15 a 30 minutos e podem ser aplicados até quatro vezes ao dia. As compressas quentes funcionam bem em conjunto com outras formas de terapia, como massagem e terapia de exercícios.

Outra maneira de aplicar a terapia térmica é usando banhos de água quente. O paciente ou a área afetada podem ser imersos em um banho morno, uma banheira de hidromassagem ou uma esteira hidráulica. A vantagem da terapia de imersão é que o aumento da pressão hidrostática da água diminui o edema e melhora a circulação linfática. A água é, frequentemente, circulada com jatos, e o paciente recebe o benefício de calor, massagem e aumento da pressão hidrostática. Almofadas de aquecimento e lâmpadas infravermelhas têm o potencial de queimar o paciente e não são recomendadas, particularmente para pacientes com doenças neurológicas que podem ser incapazes de se afastar da fonte de calor. Precauções e contraindicações para a terapia térmica estão listadas no Quadro 11.9.[15] Dicas para o uso de bolsas quentes são fornecidas no Quadro 11.10.

Ultrassom Terapêutico

Fisioterapeutas humanos vêm usando o UST para tratar pacientes com dor por muitos anos. A principal indicação para o uso dessa modalidade é o aquecimento profundo dos tecidos; entretanto, outros usos, como o aumento da cicatrização da ferida e da fratura por meio da modulação tecidual e da modificação da função celular, foram investigados (Figura 11.7). Pesquisadores demonstraram efeitos não térmicos do UST, que incluem velocidades de condução nervosa aumentadas de ambos os tipos de nervos, sensoriais e motores, e melhora da recuperação do nervo.[19-21] UST trabalha pela conversão de eletricidade em ondas sonoras através do efeito piezoelétrico sobre o cristal no cabeçote do transdutor da máquina. É utilizado para aquecer tecidos de 1 a 5 cm de profundidade sem aquecimento superficial. Frequência, intensidade e modo do tratamento podem ser modificados pelo terapeuta de acordo com a condição do paciente. Os efeitos térmicos do UST espelham os do aquecimento superficial e incluem vasodilatação, alívio da dor, aumento da flexibilidade dos tecidos moles e diminuição do espasmo muscular.[19-21] O UST requer que um meio de espalhamento seja colocado entre o cabeçote da sonda e a pele, pois o ar atenua o feixe de ultrassom. Em geral, um gel hidrossolúvel de ultrassom é espalhado sobre a pele, com o cabeçote do aparelho tendo contato direto com o gel. O UST tem algumas contraindicações e precauções muito específicas (Quadro 11.11).[15]

A *fonoforese* é a entrega de agentes farmacêuticos usando o UST. É comumente usada em fisioterapia humana, mas raramente em medicina veterinária. Pode administrar anestésicos locais ou dexametasona em músculos doloridos após cirurgia ou lesão. A fonoforese é usada com tensão muscular ou músculos doloridos secundários à cirurgia de doença do disco intervertebral ou terapia médica. A fonoforese

QUADRO 11.11 Precauções e Contraindicações do Ultrassom Terapêutico

- Evite ultrassom terapêutico sobre marca-passos cardíacos, olhos, útero prenhe ou testículos, medula espinal após laminectomia, placas epifisárias abertas, áreas de sangramento e áreas de infecção ou malignidade, pois isso pode danificar o tecido, induzir o parto ou causar metástase.
- Tenha cuidado com fraturas; em áreas de circulação diminuída, temperatura ou sensação de dor reduzidas; em animais sedados; em áreas de proeminências ósseas; e sobre implantes metálicos, pois isso pode danificar o tecido.

Dados de Maxwell L. Therapeutic ultrasound: its effects on the cellular & molecular mechanisms of inflammation and repair. *Physiotherapy*.1992 ;78:421; Raso VV, Barbier CH, Mazzer N, Fasan VS. Can therapeutic ultrasound influence the regeneration of peripheral nerves? *J Neurosci Methods*. 2005;142 (2):185–192; e Kramer JF. Sensory and motor nerve conduction velocities following therapeutic ultrasound. *Aust J Physiother*. 1987;33(4):235–243.

QUADRO 11.12 Efeitos Fisiológicos da Estimulação a *Laser*

- Cromóforos nas mitocôndrias celulares absorvem a energia da luz do *laser*, causando aumento da produção de oxigênio, do trifosfato de adenosina e do DNA; aumento da permeabilidade celular; e diminuição da produção de ciclo-oxigenase e prostaglandina E2.
- Estimulação de células-tronco.
- Promoção da reparação tecidual por meio da angiogênese, estimulação da produção de fibroblastos e síntese de colágeno e liberação do fator de crescimento.
- Atividade aumentada de leucócitos.
- Aumento da taxa de reparo de nervos, tecido conjuntivo e ligamentos.
- Redução da dor através da alteração na condução nervosa e aumento dos níveis de opiáceos endógenos ou através da estimulação de pontos de acupuntura.

Dados de Draper WE, Schubert TA, Clemmons RM, Miles SA. Low-level laser therapy reduces time to ambulation in dogs after hemilaminectomy: a preliminary study. *J Small Anim Pract*. 2012;53(8):465–469; e Looney A, Huntingford JL, Blaeser L, et al. A comparison of sham versus actual low level light therapy (LLLT) in treatment of canine elbow osteoarthritis pain and lameness. 44th Annual Veterinary Orthopedic Society Conference, Snowbird, UT, March 11–18, 2017.

para estas condições é feita usando um gel composto (dexametasona a 0,4%/lidocaína a 0,1%). As configurações usadas atualmente para os tratamentos de fonoforese são 0,9 W/cm², 1 mHz, ciclo de trabalho de 100% e 4 minutos por cabeçote de sonda que se ajuste na área tratada.[22] Como os pacientes veterinários são peludos, alguns terapeutas raspam a área antes do UST, enquanto outros usam grandes quantidades de gel. No entanto, Steiss e Adams mostraram que o tratamento com ultrassom aplicado através de uma pelagem intacta aquece consideravelmente o pelo, com a perda de efeitos térmicos em tecidos subjacentes.[23]

NOTA O corte do pelo, seja ele longo ou curto, proporciona resultados mais consistentes com o UST e reduz a quantidade de calor perdido na pelagem.

Terapia a *Laser*

Laser é um acrônimo para *amplificação da luz por emissão estimulada de radiação* (do inglês; *light amplification by stimulated emission of radiation*). A terapia a *laser* é usada em medicina veterinária para controlar a dor e inflamação e melhorar a cicatrização,[18,24] incluindo a promoção da cicatrização após lesões nervosas e da medula espinal (Figura 11.8). Pesquisas demonstraram que a terapia a *laser* está associada ao aumento do crescimento axonal, aumento da mielinização, redução da degeneração neuronal e melhor recuperação dos nervos após a lesão.[18] Os efeitos fisiológicos da estimulação por *laser* são fornecidos no Quadro 11.12.

Os *lasers* usados para terapia são diferentes dos *lasers* cirúrgicos e são considerados *lasers* de baixo nível ou *lasers* terapêuticos, dependendo da potência do *laser*. Um *laser* é por definição colimado e monocromático. O comprimento de onda determina a penetração da energia do *laser*. A potência do *laser* é medida em miliwatts ou watts. Existem quatro classes de *lasers* que são divididas de acordo com a potência produzida. Os *lasers* classe 1 produzem menos de 0,5 mW (p. ex., um *scanner* de supermercado). Os *lasers* classe 2 produzem até 1,0 mW (p. ex., ponteiros *laser*). As classes 3a, 3b e 4 são as classes nas quais a maioria dos *lasers* terapêuticos se enquadra. Os *lasers* classes 3a, 3b e 4 produzem 1,0 a 100 mW, 100 a 500 mW e mais de 500 mW, respectivamente. Os *lasers* cirúrgicos são classe 4.

NOTA A terapia a *laser* é benéfica após a cirurgia da coluna vertebral em cães com lesões da doença do disco intervertebral da região T3-L3. Se o *laser* for aplicado diariamente durante 5 dias após a cirurgia, o tempo para a deambulação é diminuído.[8]

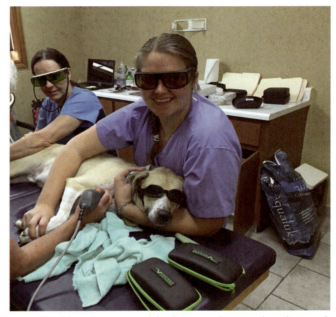

Figura 11.8 Um cão com uma lesão no ombro recebendo terapia a *laser*. Observe os óculos de proteção que as pessoas que administram a terapia e o cão estão usando.

NOTA Para observar efeitos benéficos e atenuar a dor, os cães com artrite de cotovelo e doença lombossacral podem precisar de doses aumentadas de *laser* (i.e., 18-20 J/cm²).[24]

A terapia a *laser* é medida em joules (J) de energia, que é a potência emitida ao longo do tempo. Um joule é a quantidade de energia fornecida por um watt de energia *laser* em 1 segundo. Por exemplo, leva 2 segundos para um *laser* de 500 mW fornecer 1 J de energia (500 mW × 2 segundos = 1 W segundo ou J). Um *laser* de 10 W fornecerá 1 J em 1/10 de segundo. Do ponto de vista terapêutico, um *laser* de alta potência administrará uma dose terapêutica em um período mais curto. A pesquisa aponta diferentes doses de energia *laser* para terapia; entretanto, para a cicatrização tecidual a dose é geralmente de 1 a 5 J/cm²,

> **QUADRO 11.13 Precauções e Contraindicações para Terapia a *Laser***
>
> - Use óculos de proteção e não trate a área dos olhos; a luz do *laser* pode danificar a retina.
> - Tenha cuidado com os implantes metálicos.
> - Use com cautela em pacientes com convulsão.
> - Não trate sobre o útero prenhe, neoplasias, placas de crescimento ou feridas abertas; isso pode causar metástase ou induzir o parto.
> - A pele de cor escura pode absorver a luz e sofrer um aquecimento excessivo, queimando, assim, o paciente.

Dados de Niebaum K. Rehabilitation physical modalities. In: Zink MC, Van Dyke JB, eds. *Canine Sports Medicine and Rehabilitation*. Ames, IA: Wiley-Blackwell; 2013:115–131; Draper WE, Schubert TA, Clemmons RM, Miles SA. Low-level laser therapy reduces time to ambulation in dogs after hemilaminectomy: a preliminary study. *J Small Anim Pract*. 2012;53(8):465–469; e Looney A, Huntingford JL, Blaeser L, et al. A comparison of sham versus actual low level light therapy (LLLT) in treatment of canine elbow osteoarthritis pain and lameness. 44th Annual Veterinary Orthopedic Society Conference, Snowbird, UT, March 11–18, 2017.

e para a dor, de 4 a 10 J/cm². Com *lasers* de baixa potência, como os *lasers* classes 3a e 3b, geralmente é feito um tratamento específico, enquanto, com um *laser* classe 4, a dose é administrada de forma abrangente. Precauções ao usar *lasers* são fornecidas no Quadro 11.13.

> **NOTA** Ao usar *lasers* classes 3b e 4 em cães com pelos escuros, segure o cabeçote do *laser* distante da pele em 2,5 cm para evitar o aquecimento do pelo. Certifique-se de que o cabeçote esteja perpendicular à pele.

Estimulação Elétrica Nervosa Transcutânea e Estimulação Elétrica Neuromuscular

A TENS é uma das duas modalidades de estimulação elétrica usadas na terapia de reabilitação para o controle da dor, sendo a outra a EENM. A TENS trabalha com os nervos sensoriais para proporcionar alívio da dor aplicando corrente de alta frequência à pele e mediando o alívio da dor através da teoria do portão da inibição da dor. Em geral é aplicada imediatamente no pós-operatório, mas pode ser usada para proporcionar alívio da dor durante o tratamento. O efeito da TENS é transitório em pacientes veterinários; no entanto, a ação de alívio prolongado pode ser alcançada usando uma corrente de baixa frequência de alta intensidade, conhecida como TENS de acupuntura, que é aplicada a pontos de acupuntura e causa liberação de endorfina. Precauções e contraindicações ao usar qualquer tipo de estimulação elétrica, seja para alívio da dor, seja para fortalecimento, são fornecidas no Quadro 11.14.[15]

Equipamentos diferentes são usados para TENS em comparação com a EENM. A EENM é usada com mais frequência na reabilitação de pacientes neurológicos (particularmente animais tetraparéticos ou paraparéticos) porque estimula o nervo motor e as fibras musculares (Figura 11.9). A EENM contrai os músculos, reduz o edema e ajuda na cicatrização de feridas. Em um animal que sustente peso, ela pode ser usada para aumentar a força de contração. Também pode ser usada para auxiliar o treinamento de marcha após cirurgia ou lesão. Em geral, é realizada diariamente, ou pelo menos três vezes por semana, e com uma amplitude suficiente para causar contração. A EENM pós-operatória funciona melhor se for feita nas primeiras 1 a 4 semanas após a cirurgia ou lesão e é de valor questionável em casos de doença do neurônio motor inferior. Parâmetros para EENM são fornecidos no Quadro 11.15.

A estimulação elétrica é aplicada a partir da unidade por fios e eletrodos. Estes devem ser flexíveis e estar em conformidade com

> **QUADRO 11.14 Precauções e Contraindicações ao Usar Estimulação Elétrica**
>
> - Não use sobre o coração ou em animais com marca-passos; pode induzir ritmos anormais.
> - Não aplique sobre o útero prenhe; pode induzir o parto.
> - Não use sobre áreas de neoplasia ou trombose; pode causar metástase ou tromboembolismo.
> - Não use em animais com convulsões.
> - Não aplique sobre a artéria carótida.
> - Use com cuidado em áreas de danos na pele ou sensação diminuída.

Dados de Niebaum K. Rehabilitation physical modalities. In: Zink MC, Van Dyke JB, eds. *Canine Sports Medicine and Rehabilitation*. Ames, IA: Wiley-Blackwell; 2013:115–131.

> **QUADRO 11.15 Parâmetros para Estimulação Elétrica Neuromuscular**
>
> - Frequência: 25-50 Hz
> - Duração do pulso: 100-400 μs
> - Incremento e diminuição: 2-4 segundos
> - Relação tempo *on/off*: 1:3-1:5

Modificado de Niebaum K. Rehabilitation physical modalities. In: Zink MC, Van Dyke JB, eds. *Canine Sports Medicine and Rehabilitation*. Ames, IA: Wiley Blackwell; 2013:115–131.

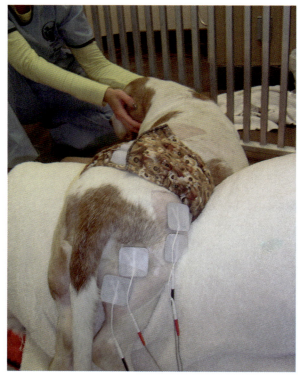

Figura 11.9 Aplicação adequada da estimulação elétrica neuromuscular para estimulação muscular após cirurgia.

a pele. Os eletrodos precisam ter baixa resistência e ser altamente condutores, baratos e reutilizáveis. A maioria das máquinas de TENS e EENM possui eletrodos descartáveis destinados ao uso humano, que são de uso limitado em pacientes veterinários devido ao seu pelo. Eletrodos de carbono não aderentes que podem ter gel aplicado e são colados à pele são preferíveis. O tempo de tratamento para ambas as modalidades é geralmente de 15 a 20 minutos.

Terapia Extracorpórea por Ondas de Choque

A terapia extracorpórea por ondas de choque (TEOC) tem sido amplamente utilizada desde a década de 1970 para tratar problemas musculoesqueléticos em cavalos. Na medicina humana, ela tem sido usada para litotripsia e para condições musculoesqueléticas como fascite plantar, tendinite calcária e união retardada. Em cães, tem sido utilizada no tratamento da osteoartrite, particularmente na artrite do cotovelo, na tendinopatia supraespinal e na desmite do ligamento patelar.[25] Embora o mecanismo exato pelo qual a TEOC atua no osso não seja totalmente compreendido, estudos mostraram maiores atividade e força osteogênica no osso tratado, além de diminuição da inflamação, analgesia de curta duração e aumento da vascularização do tecido circundante. Geradores extracorpóreos de ondas de choque produzem ondas acústicas de altas pressão e velocidade. Essas ondas são caracterizadas por pressões acústicas de alta amplitude e diferem das ondas ultrassônicas devido à sua menor frequência, mínima absorção tecidual e ausência de efeito térmico.[26]

A TEOC pode ser administrada como ondas de choque radiais ou focalizadas. Ondas de choque concentradas convergem em um pequeno ponto-alvo e não expõem os tecidos circundantes às mesmas pressões de pico do ponto focalizado. Existem três tipos de geradores de ondas de choque: *piezoelétricos*, que usam cristais para gerar a onda de choque; *eletromagnéticos*, em que os campos magnéticos produzem a onda de choque; e *eletro-hidráulicos*, que usam uma centelha de alta tensão que causa a geração de bolhas de plasma. Nos segundos, a expansão e o colapso da bolha produzem a onda de choque.

Ondas de choque radial são geradas pneumaticamente e se movem mais lentamente através do tecido com uma pressão mais baixa, profundidade de penetração reduzida e exposição de todos os tecidos à mesma pressão. Os efeitos de estimulação e o mecanismo terapêutico das ondas de choque radiais focalizados são semelhantes; entretanto, as ondas de choque radial são adequadas para indicações próximas à superfície do corpo, enquanto para áreas-alvo mais profundas, a terapia por ondas de choque focalizadas parece ser mais favorável.[26]

A aplicação de TEOC requer sedação pesada ou anestesia leve porque o procedimento é doloroso. A área a ser tratada precisa ser recortada e o gel de ultrassom, aplicado como agente de acoplamento. A direção da aplicação e o tempo dependem da condição e da parte do corpo tratada. Em geral, a maioria das condições requer 500 a 1.000 choques, com dois tratamentos com 3 a 4 semanas de intervalo. Os efeitos adversos podem incluir hematomas, petéquias e dor. Esses pacientes geralmente necessitam de anti-inflamatórios não esteroidais após o tratamento. Precauções e contraindicações para a TEOC são fornecidas no Quadro 11.16.[26]

Terapias Manuais para Alívio da Dor

Técnicas de terapia manual são usadas na prática de reabilitação canina para modular a dor; induzir o relaxamento; melhorar a extensibilidade do tecido; aumentar a ADM; mobilizar articulações e tecidos moles; e reduzir o inchaço dos tecidos moles, inflamação e edema. Terapias manuais comuns incluem mobilizações articulares, massagem, ADM passiva e alongamento. Algumas terapias manuais requerem um treinamento mínimo, enquanto outras, como a mobilização articular, exigem um alto nível de habilidade para ser realizada com segurança e eficácia. Indicações caninas específicas para terapia manual incluem dor e restrição do movimento secundário à displasia de quadril canina, displasia do cotovelo, doença do disco intervertebral e osteoartrite. Mobilizações, seja articulares ou de tecidos moles, são movimentos passivos que são ou oscilatórios ou um alongamento sustentado realizado de tal maneira que o paciente possa impedir o movimento se assim o desejar.[25,27] Esses movimentos podem ser executados em qualquer lugar dentro da ADM disponível. A mobilização articular é utilizada para avaliar a articulação e melhorar as ações entre superfícies articulares (*artrocinemática articular*). Envolve o alongamento da cápsula articular, dos ligamentos e de qualquer tecido fibroso que possa estar presente. Mobilizações articulares incluem deslizamentos, oscilações (rolamentos, rotações), distrações e compressões da articulação. Os objetivos da mobilização articular são melhorar a artrocinemática da articulação, diminuir a dor, melhorar o alinhamento das articulações e reduzir o espasmo muscular.[27] As mobilizações articulares são classificadas de acordo com a escala fornecida na Tabela 11.3.

As mobilizações articulares são usadas após a cirurgia ou lesão em qualquer articulação que esteja rígida e dolorosa. A eficácia dessas técnicas de terapia manual depende do nível de habilidade do terapeuta. Mobilizações articulares só devem ser praticadas por aqueles que tiveram treinamento suficiente nessas técnicas. Contraindicações para a mobilização articular são fornecidas no Quadro 11.17.[25]

Massagem ou Mobilização de Tecidos Moles

Mobilização de tecidos moles (MTS) ou massagem envolve manipulação tecidual não associada a ossos ou articulações. Os efeitos aliviadores da dor da massagem são produzidos através da liberação de endorfinas e ativação de neuropeptídeos, os mensageiros intercelulares no sistema nervoso. A manipulação manual do tecido pode aumentar a circulação, soltar os músculos enrijecidos, reduzir o excesso de fluido intersticial e ajudar a minimizar a atrofia muscular (Figura 11.10). A

QUADRO 11.16 Precauções e Contraindicações para Terapia Extracorpórea por Ondas por Choque

1. Não exponha o campo pulmonar, o cérebro, o coração, os principais vasos sanguíneos, os nervos ou o útero prenhe a ondas de choque; isso pode causar ruptura nos órgãos, prejudicar os fetos ou induzir o parto.
2. Não use próximo a cavidades e órgãos cheios de gás porque as ondas de pressão podem aumentar as bolhas de gás e danificar os órgãos.
3. Não aplique sobre áreas que estejam infectadas ou sobre neoplasia ou fraturas instáveis.
4. Não use em cães com doença articular imunomediada ou naqueles com déficits neurológicos.

Dados de Adamson CP, Taylor RA. Preliminary functional outcomes of extracorporeal shockwave therapy on ten dogs with various orthopedic conditions. *Proceedings of the Second International Symposium on Rehabilitation and Physical Therapy in Veterinary Medicine, Aug 10-14*, Knoxville, TN: University of Tennessee; 2002:195; e Ogden JA, Alvarez RG, Levitt R, Marlow M. Shock wave therapy (orthotripsy) in musculoskeletal disorders. *Clin Orthop Relat Res.* 2001;(387):22–40.

TABELA 11.3 Graus de Mobilidade Articular de Maitland

Grau	Descrição	Uso
1	Rápida, pequena amplitude no início da ADM	Alívio da dor
2	Lenta, grande amplitude, primeira metade da ADM	Fornecer ADM precoce, alívio da dor
3	Lenta, grande amplitude, do meio ao fim da ADM	Alongamento da cápsula articular e ligamento
4	Rápida, pequena amplitude, no fim da ADM	Melhorar tecido fibroso inadequado adjacente à articulação
5	Manipulação: pequena amplitude de impulso rápido	Ajuste quiroprático

ADM, amplitude de movimento.
Dados de Coates J. Manual therapy. In: Zink MC, Van Dyke JB, eds. *Canine Sports Medicine and Rehabilitation*. Ames, IA: Wiley Blackwell; 2013:100–114.

> **QUADRO 11.17 Precauções e Contraindicações para o Uso da Mobilização Articular**
>
> - Não use em áreas de instabilidade da coluna vertebral.
> - Use com cuidado se houver neoplasia ou infecção (osteomielite) presente nos ossos adjacentes.
> - Seja cauteloso se houver suturas sobre a articulação.
> - Execute com cuidado se houver uma fratura recente, não cicatrizada ou parcialmente cicatrizada.
> - Execute com cautela se o animal tiver dor não mitigada.
> - Cuidado se a articulação estiver "óssea" ou vazia ou se houver espasmos musculares.

Dados de Coates J. Manual therapy. In: Zink MC, Van Dyke JB, eds. *Canine Sports Medicine and Rehabilitation*. Ames, IA: Wiley-Blackwell; 2013:100–114.

> **QUADRO 11.18 Precauções e Contraindicações para Massagem**
>
> - Febre ou choque
> - Áreas de inflamação aguda
> - Doenças de pele infecciosas
> - Infecções virais agudas

Modificada de Sutton A, Whitlock D. Massage. In: Millis DL, Levine D, eds. *Canine Rehabilitation and Physical Therapy*. 2nd ed. Philadelphia: Elsevier; 2014:464–483.

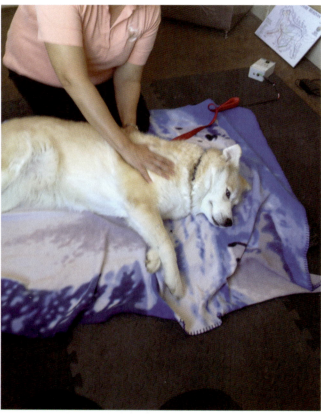

Figura 11.10 Paciente de dor crônica recebendo massagem.

massagem é particularmente importante em pacientes neurológicos que não deambulam ou ortopédicos com paresia ou músculos doloridos e rígidos. Se o cão estiver confinado ou em exercício restrito, a MTS pode ajudar a manter o tônus e a condição muscular. Ensinar técnicas de MTS ao dono proporciona um benefício psicológico ao cão e ao dono associado ao aumento do toque; além disso, os proprietários sentem que estão participando da recuperação do cão. Várias técnicas de massagem podem ser usadas, dependendo das necessidades do paciente. A massagem é geralmente feita por 15 a 20 minutos e pode ser realizada várias vezes ao dia, se necessário.

Várias técnicas de MTS podem ser escolhidas, dependendo do objetivo do tratamento e da condição do paciente. *Effleurage* são golpes longos e lentos com pressão leve a moderada que corre paralela às fibras musculares. É frequentemente usada no início da massagem. *Petrissage* é um golpe curto e rápido com pressão moderada a profunda que é perpendicular, paralela ou na direção das fibras musculares. Torcer, enrolar a pele e amassar fazem parte da *petrissage*. Realizar batidinhas no músculo, ou *tapotagem*, é feito com as pontas dos dedos para estimular os músculos fracos. Massagem por fricção ou atrito cruzado é realizada aplicando pressão moderada a cicatrizes, tendões e ligamentos para romper o tecido cicatricial. Pode ser realizada perpendicularmente ao tendão, ao longo do tendão ou circularmente sobre o tendão e geralmente é feita por 5 a 10 minutos. A *terapia de ponto-gatilho* é uma técnica que aplica pressão digital a um ponto-gatilho, que é uma área firme e sensível do músculo. Os pontos-gatilho podem ser tratados com pressão, agulhamento seco ou injeção.[28] Precauções e contraindicações para massagem são fornecidas no Quadro 11.18.[28]

Amplitude de Movimento Passiva e Alongamento

Exercícios de ADM e alongamento são importantes após a cirurgia, em pacientes neurológicos ou naqueles com doença crônica. A ADM normal de uma articulação é afetada pela estrutura e integridade da articulação e pelo tipo de tecido mole que a circunda. A ADM normal pode ser medida por um goniômetro, com cada articulação tendo ângulos característicos de flexão e extensão (Figura 11.4). Quando o movimento articular é restrito, a ADM muscular normal ou a excursão funcional também podem ser restringidas. A excursão funcional de um músculo é definida como a quantidade que o músculo pode encurtar após ter sido maximamente alongado. Músculos que cruzam duas articulações, como o bíceps braquial, podem perder a excursão funcional mais rapidamente do que os músculos que atravessam apenas uma articulação. Nesses músculos, em particular, exercícios de amplitude de movimento passiva (ADMP) são importantes para prevenir a atrofia por desuso e mitigar os efeitos da imobilização.[28]

A ADMP envolve levar a articulação além de sua ADM normal e confortável. É realizada por um terapeuta para aumentar a extensibilidade muscular, prevenir e tratar a rigidez, melhorar e manter a artrocinemática da articulação e melhorar a drenagem linfática e a circulação. A ADMP é necessária para todos os pacientes de reabilitação, mas é particularmente útil para o paciente não deambulatório. Pode ser realizada com o paciente em decúbito lateral, sobre uma bola de terapia ou em formato de amendoim, ou em um *sling* ou carrinho para manter uma posição de pé. Os dois últimos permitem que a gravidade puxe os membros para baixo e forneça informações sensoriais para os membros. Cada membro deve ser abordado separadamente e no mínimo três vezes ao dia. É importante mover todas as articulações de cada membro ao fazer a ADMP, não apenas as articulações do membro afetado. Ao realizar a ADMP, a origem do músculo é estabilizada e a inserção, movida (Figura 11.11). Um alongamento passivo de 30 segundos geralmente é adequado. O alongamento deve ser eficaz e não doloroso. Pacientes neurológicos e pós-operatórios estão em risco de contratura de tendões e ligamentos, o que pode ser mitigado pela ADMP. Deve-se ter cautela ao realizar a ADMP em animais geriátricos, que tenham sensibilidade reduzida ou sintam dor ou quando é feita imediatamente após a cirurgia. A ADMP intensa pode danificar ossos e cartilagens.

CAPÍTULO 11 Fundamentos da Reabilitação Física

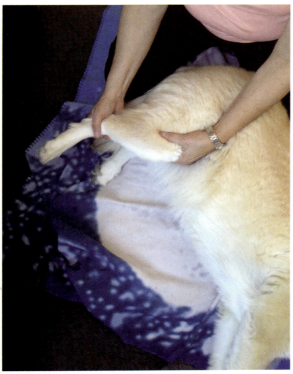

Figura 11.11 Amplitude de movimento passiva sendo realizada em um paciente com doença articular.

> **NOTA** A ADMP funciona melhor em músculos que foram aquecidos previamente com bolsas quentes.

Para evitar dor e espasmos, flexione e estenda cada articulação do membro afetado aproximadamente 10 vezes antes de flexionar todo o membro.

Considerações Especiais para Pacientes Neurológicos
Facilitação Neuromuscular Proprioceptiva

Após o alongamento e a ADMP, é importante reeducar os músculos que não respondem. Em geral, são músculos antagonistas aos encurtados por contratura ou espasticidade. Esse processo de reeducação ocorre por meio de padrões de FNP. A FNP é usada para simular padrões de movimento enraizados e funcionais. Padrões comuns incluem caminhar, correr, coçar-se, sentar-se, ficar de pé, mover-se de um decúbito lateral para outro, chutar para trás e girar. Padrões de FNP podem ser feitos em qualquer posição, dependendo da deficiência. Um exemplo de padronização de FNP é a caminhada ou corrida passiva, que geralmente é realizada em cães paréticos em esteira rolante subaquática (ERS) com um terapeuta movimentando as patas e posicionando os pés do cão. O uso de faixas elásticas (*therabands*) para auxiliar no padrão de marcha é outro exemplo de padronização de FNP. Para serem eficazes, esses padrões devem ser repetidos várias vezes por dia.[29] As dicas para estimular um paciente neurológico são dadas no Quadro 11.19.

EXERCÍCIOS TERAPÊUTICOS

Os exercícios terapêuticos são um componente crucial do programa de reabilitação de qualquer paciente, independentemente do problema ou do diagnóstico. Os exercícios devem ser adaptados para o paciente individualmente, considerando a sua idade e condição física, a condição tratada e os recursos disponíveis. Exercícios

> **QUADRO 11.19 Dicas para Estimulação do Paciente Neurológico**
>
> - Tente um pequeno vibrador ou uma escova de dentes elétrica para estimular os músculos fracos.
> - Toque nos ventres dos músculos para estimulá-los a se contraírem.
> - Considere os reflexos posturais, como o caminhar de "carrinho de mão" ou os saltos.
> - Enrole um tensor ao redor do paciente da frente para trás para criar consciência e conecte as partes frontal e traseira do animal. Alternativamente, use uma veste terapêutica ou capa de chuva para fazer isso.
> - Lembre-se de que qualquer estimulação sensorial que você puder fornecer estimulará os receptores superficiais.
> - Não deixe de aconselhar os clientes sobre mudanças no estilo de vida (p. ex., mantenha o animal em um piso antiderrapante, levante as tigelas de comida e água e não permita que o animal use escadas ou pule).

podem ser usados para perda de peso; melhorar a ADM do paciente; para melhorar a força muscular, suporte de peso, flexibilidade, equilíbrio e propriocepção; melhorar a capacidade aeróbica (resistência) e desempenho; e diminuir a dor e melhorar a cicatrização após a cirurgia. Os exercícios terapêuticos, como parte de um programa de exercícios em casa, permitem que os proprietários se envolvam na recuperação de seus animais de estimação e, muitas vezes, fortalecem o vínculo com um animal de estimação deficiente.

Depois de avaliar o paciente, identificando problemas e estrutura(s) envolvidos, bem como a quantidade de cicatrização do tecido que ocorreu, o terapeuta deve definir metas de longo e curto prazo. É importante que os objetivos do proprietário estejam de acordo com os do terapeuta. Cada parte do programa (propriocepção, força, resistência e flexibilidade) deve ter metas específicas, que variam de acordo com o paciente e a lesão. Quando as metas são definidas e o programa é projetado, é importante que o terapeuta avalie o paciente em cada visita. Perguntar e documentar questões sobre dor ou atividade após a última sessão é crucial. Isso permite que o terapeuta ajuste o programa conforme necessário para que o paciente continue a progredir durante o processo de reabilitação. Em nenhum momento o paciente deve ser prejudicado ou ficar desconfortável. Se a dor persistir por mais de 2 horas após o exercício, este pode ser muito intenso ou o paciente pode precisar ser reavaliado. O controle profilático da dor e a aplicação de gelo após o exercício podem ser necessários, particularmente para pacientes no pós-operatório. Em pacientes fracos, atáxicos ou não deambulatórios, dispositivos auxiliares devem ser usados para o exercício; isso pode incluir botas para proteger os pés de arrastar no chão ou arreios ou *slings* para ajudar na deambulação. Frequência, intensidade e duração do exercício são aumentadas à medida que o paciente melhora, para desafiá-lo e fortalecer os músculos. Geralmente, é seguro aumentar a atividade em 10 a 15% a cada semana se o paciente não apresentar aumento da dor ou perda de função.[23] É importante monitorar o paciente em busca de sinais de fadiga (p. ex., ficar para trás, recusar-se a fazer exercícios, ofegar, ter língua em forma de pá, inclinar a cauda e as orelhas ou desenvolver um ritmo cardíaco ou muscular elevado). Se esses sinais ocorrerem, uma repetição adicional deve ser solicitada ao paciente para desestimular o comportamento hesitante. O comportamento do paciente no dia seguinte deve ser anotado e o programa de exercícios, ajustado, se necessário.[30-32]

Arreios, coletes de segurança e coleiras devem ser usados para controlar o paciente durante o exercício. Arreios que não restrinjam a movimentação do ombro são usados para reabilitação. Para pacientes que não estejam deambulando ou tenham ataxia, os arreios frontais e traseiros podem ser usados para auxiliar tanto o paciente quanto o terapeuta (Figura 11.12). Botas devem ser usadas em superfícies escorregadias ou se o cão estiver fraco e arrastar os pés. Fazer exercícios sobre bolas, rolos de espuma ou almofada em formato de amendoim ou enquanto estiver no *sling* pode ser útil para pacientes neurológicos.

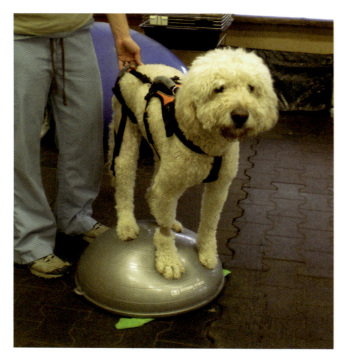

Figura 11.12 Um Poodle em um arreio sobre uma bola Bosu. Este arreio possui alças nas partes traseira e frontal, facilitando a realização segura de exercícios.

Equipamento Necessário para o Exercício Terapêutico

Muitos exercícios terapêuticos exigem equipamento mínimo; no entanto, outros requerem equipamentos específicos, como bolas ou rolos fisiológicos, cavaletes, bastões e cones, tábuas/blocos ou escadas, pranchas ou discos de equilíbrio, bandas elásticas, minitrampolins ou esteiras terrestres (Tabela 11.4).

Exercícios de Equilíbrio e Proprioceptivos

Exercícios de equilíbrio e proprioceptivos são usados para estimular o uso de membros e melhorar a consciência corporal e a propriocepção; alguns também fortalecem músculos selecionados.[30-32] Esses exercícios permitem que o paciente reconheça que o membro afetado não é mais dolorido e que é possível recuperar uma postura normal. Alguns desses exercícios podem ser iniciados logo às 24 horas de pós-operatório.

Exercícios em Pé Auxiliados

Estes exercícios são usados para pacientes não deambulatórios. Apoie o paciente com um arreio ou sling. Usando a pelve, ajude o paciente a mudar de uma posição sentada para uma posição de pé. Incentive o paciente a suportar o peso pelo maior tempo possível. Aumente o tempo à medida que o animal ganha força e recupera o equilíbrio.

Estabilização Rítmica/Deslocamento de Peso

Estes exercícios são usados para melhorar a capacidade de sustentar o próprio peso e o equilíbrio. Execute enquanto o cão estiver em uma superfície plana e nivelada. Coloque as mãos em ambos os lados do ilíaco do cão e lentamente balance o cão de um lado para o outro, certificando-se de que ambas as patas sustentem peso. Não use força suficiente para fazer com que o cão perca o equilíbrio.

Deslocamento de Peso em Superfície Instável

Estes exercícios são usados para melhorar a sustentação de peso e a propriocepção. Podem ser feitos de várias maneiras, em uma superfície instável, como uma bola, colchão de ar ou almofada. Comece com duas patas na superfície irregular e mova o paciente ao redor dela e, em seguida, faça o paciente atravessar a superfície. Avance para ficar de pé na superfície enquanto você aplica uma leve pressão em cada quadril ou ombro em um movimento para a frente e para trás para desafiar o equilíbrio. Certifique-se de usar um arreio para controlar o paciente para que ele não perca o equilíbrio e caia.

Pranchas e Discos de Equilíbrio ou Bola Bosu (*Bosu Ball*)

Além do equilíbrio e do treinamento proprioceptivo, esse exercício também fortalece os músculos dos membros (Figura 11.13). Coloque as patas dianteiras ou traseiras (a pata afetada e a pata não afetada contralateral) no disco, ou coloque os quatro pés sobre ele. Controle o paciente com um arreio e balance a prancha para a frente e para trás. Para incentivar o cão a andar e alongar-se enquanto mantém o equilíbrio, faça com que ele busque guloseimas em locais diferentes na prancha. Tente fazer com que o cão mantenha o equilíbrio apesar do movimento da prancha ou do disco. Comece com 3 a 5 minutos duas vezes ao dia e aumente a duração à medida que o paciente ganha força. Para aumentar o desafio, coloque duas patas em um rolo no formato de amendoim ou fisioterápico ou bola Bosu. Para exercícios em casa, almofadas ou colchões de ar podem ser usados.

Circuito de Cavaletes

Um circuito de cavalete fortalece os músculos dos membros, melhora a ADM articular e beneficia todos os pacientes que estejam deambulando, incluindo pacientes geriátricos, atletas caninos e aqueles que foram operados (Figura 11.14). Percursos de cavalete vêm em vários tamanhos e formas e foram amplamente utilizados para treinamento no mundo equino. A distância entre os bastões de obstáculos e suas alturas pode variar, dependendo do tamanho do animal e da mobilidade, mas devem ser espaçados em distâncias iguais. Caminhe com o animal muito lentamente sobre os obstáculos, enquanto tenta impedir

TABELA 11.4 Equipamento Necessário para Exercício Terapêutico Tipicamente Encontrado em um Centro de Reabilitação

Equipamento	Utilizado para
Bolas de fisioterapia ou rolos	• Aumentar força em todos os quadrantes • Desenvolver força do quadril, equilíbrio e propriocepção
Cavaletes ou bastões no chão	• Treinar a marcha, melhorar a propriocepção e fortalecer os músculos flexores dos membros dianteiros e posteriores • Melhorar a amplitude ativa de movimento de todas as articulações
Bastões em zigue-zague e cones	• Criar flexão lateral da coluna • Fortalecer os músculos adutores e abdutores • Melhorar o equilíbrio e a propriocepção
Pranchas/blocos ou escadas	• Fortalecer os músculos dos membros • Desenvolver musculatura do quadril • Melhorar a propriocepção
Pranchas ou discos de equilíbrio	• Desenvolver força e equilíbrio, particularmente nos músculos estabilizadores
Faixas elásticas (*therabands*)	• Podem ser usadas como parte de um programa de exercícios para facilitar o movimento dos membros em casos neurológicos, ou • Para facilitar o fortalecimento muscular e treinamento de marcha
Minitrampolins	• Equilíbrio e treinamento proprioceptivo em gatos e cães pequenos • Particularmente úteis após cirurgia na coluna vertebral para recuperar a força muscular do quadril
Esteiras terrestres	• Podem ser usadas no lugar de caminhada ao ar livre para melhorar o condicionamento cardiovascular e fortalecer os músculos dos membros

CAPÍTULO 11 Fundamentos da Reabilitação Física

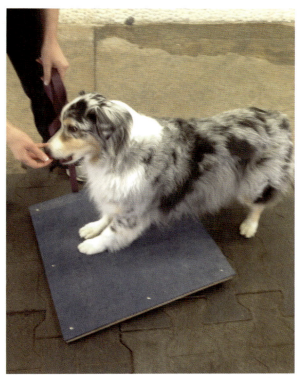

Figura 11.13 Um Border collie em uma prancha de equilíbrio usada para melhorar o equilíbrio e a propriocepção.

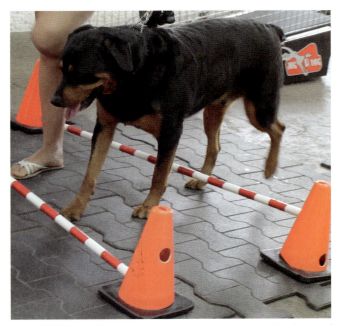

Figura 11.14 Um Rottweiler percorrendo um circuito de cavaletes para melhorar a propriocepção, aumentar a flexão articular e fortalecer os músculos.

que ele os toque. Em geral, comece com 5 minutos duas vezes ao dia e trabalhe até 10 minutos duas vezes ao dia. Para caninos atletas, este exercício pode eventualmente ser feito em um trote e como parte do treinamento de marcha. Outros obstáculos, como bastões de hóquei, macarrão de piscina ou vassouras, podem ser usados pelo cliente em casa.

Cones como Obstáculos

Para este exercício, coloque de seis a oito objetos de 0,5 a 1 metro de distância (dependendo do tamanho do paciente) e caminhe com o cão dentro e fora dos objetos (Figura 11.15). Use um número ímpar de cones para melhorar a propriocepção e a flexibilidade em apenas um lado do corpo; use um número par para trabalhar os dois lados do corpo. Gire o cão rapidamente no final do padrão. Realize este exercício por 5 minutos duas vezes ao dia. Pacientes ortopédicos no pós-operatório podem iniciar este exercício uma vez que a fixação esteja estável; pacientes neurológicos podem começar quando deambularem.

Caminhada no Formato da Figura de um "Oito"

O exercício de andar formando a figura de um oito é usado para melhorar o equilíbrio, a coordenação, a ADM e o suporte de peso, e também pode ser feito com cones. Eles são completados andando o contorno do número oito ao redor de dois cones. A figura do oito tem normalmente o dobro da altura do cão em extensão. Realize esta atividade a uma velocidade lenta, o que permite um aumento da ADM espinal. Faça isso por alguns minutos de cada vez para evitar que o animal (ou o terapeuta) fique tonto.

Apoio em Blocos e Bolas

Estes exercícios são usados para fortalecer os músculos do quadril. Para realizá-los, coloque uma pata em cada bloco com o animal em uma posição ereta e mantenha a postura por períodos crescentes. Com o tempo, mova os blocos para mais perto da linha média ou coloque as duas patas em um bloco. Alternativamente, use bolas no formato de amendoim para simular um exercício de prancha com o cão segurando a prancha por um período.

Trabalho com Bola

O trabalho com bola aumenta a propriocepção, permite o fortalecimento e o equilíbrio avançados e aumenta a estabilidade do núcleo e do tronco. A maioria dos exercícios pode ser realizada em uma *theraball*. Comece com o cão em terra firme; uma vez que o cão tenha dominado esses exercícios, introduza lentamente bolas. Use uma grande bola em forma de ovo para trabalhar equilíbrio e propriocepção. Faça com que o cão se equilibre e sente na bola. Comece com quatro a cinco repetições e trabalhe até 10 a 12 repetições, com três séries de cada exercício.

Fortalecimento do Quadril

Exercícios que ajudam a fortalecer o quadril incluem rastejar, sentar e implorar, e elevadores de pata na diagonal.[30-32]

Rastejamento

O rastejamento melhora a mobilidade da coluna vertebral e ADM e ajuda a fortalecer os membros anteriores e posteriores. Os cães podem ser ensinados a engatinhar debaixo de camas, caixas, cadeiras, através de um túnel de agilidade, ou simplesmente ao longo do chão. Quanto mais alto o túnel de rastejamento criado, mais fácil será o exercício para o paciente. Comece com curtas distâncias e coloque guloseimas ao longo do túnel para incentivar o cão a avançar. Aumente gradualmente a distância. Lembre-se de adicionar uma palavra de comando e sempre recompensar enquanto eles estiverem aprendendo. Tente fazer o cão rastejar por 5 minutos por sessão duas vezes ao dia.

Sentar e Pedir

Este exercício ajuda no fortalecimento do quadril e na força das patas traseiras. Inicialmente, faça o cão sentar-se de frente e, em seguida, subir nas patas traseiras como se estivesse implorando. Use petiscos se necessário. Você pode precisar segurar uma pata da frente se o cão estiver instável até que fique mais forte (mais alto é mais fácil para

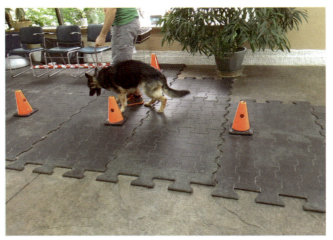

Figura 11.15 Um Pastor-alemão usando cones como obstáculos para melhorar a propriocepção e a flexibilidade.

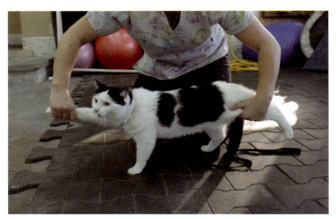

Figura 11.16 Um gato passando por levantamento diagonal para o fortalecimento do quadril.

o cão). Para fortalecer os membros posteriores, uma vez que o cão possa manter-se na posição de pedir, faça com que fique em pé sobre os membros posteriores, segurando o petisco mais alto. Em seguida, peça ao cão para voltar à posição de sentar. A subida e a descida desde o início até o repouso são semelhantes à realização de agachamentos para humanos. Eventualmente, trabalhe até dois conjuntos de oito a 10 repetições, duas vezes por dia.

> **NOTA** Exercícios de sentar e pedir não devem ser feitos se o cão tem problemas nas costas ou no quadril, pois isso pode agravar áreas já lesionadas.

Elevação Diagonal de Patas

Esses exercícios ajudam no fortalecimento do quadril, bem como no equilíbrio, no deslocamento de peso e no fortalecimento das patas (Figura 11.16). Levante uma pata da frente do chão junto com a pata traseira diagonal. Levante ambas as patas simultaneamente e forneça apoio mínimo aos membros. Mantenha essa postura por 10 a 30 segundos e repita de 8 a 10 vezes. Quando este exercício ficar fácil para o cão, progrida para manter o cão em quatro blocos e, em seguida, levante as patas diagonais. Finalmente, adicione um pouco de peso para fazer com que o cão se equilibre mais. A elevação diagonal da pata em uma *theraball* pode ser feita como um desafio adicional para o cão.

Exercícios dos Membros Posteriores

Esses exercícios incluem sentar e levantar, andar para trás, caminhar lateralmente, andar inclinado, ficar em pé com as patas dianteiras elevadas e andar na escada.[30-32]

Sentar e Levantar

Este exercício ajuda a melhorar a força nos membros pélvicos, particularmente nos músculos glúteos e isquiotibiais. Assegure-se de que o cão esteja sentado corretamente (quadrado) e de que ele use as duas patas pélvicas para impulsionar o corpo para cima. O "sentado quadrado" ocorre quando os quadris, joelhos e tarsos estão em linha reta com os ombros, que estão perfeitamente alinhados com as articulações do carpo. Se o cão deslocar uma pata para o lado, faça com que ele fique em pé novamente e sente-se enquanto coloca a sua perna contra a pata do cão, garantindo, assim, uma posição quadrada. Alternativamente, peça ao cão para se sentar contra a parede, com a pata afetada contra a parede, evitando, assim, que a pata se mova lateralmente. Repita este exercício frequentemente para aumentar o fortalecimento.

Caminhada para Trás (Marcha a Ré)

Este exercício ajuda a fortalecer as patas pélvicas (particularmente o grupo muscular dos isquiotibiais) e aumenta o equilíbrio, a coordenação e a propriocepção. Comece com o cachorro paralelo a uma parede, sofá ou qualquer objeto em linha reta. Segure uma guloseima no nível do peito e caminhe em direção ao cachorro, dizendo "para trás". A maioria dos cães tentará se virar enquanto estiver aprendendo a andar para trás; assim, é importante recompensar o cão quando ele der um passo para trás. Alternativamente, tenha um sofá paralelo à parede, afastado apenas o suficiente da parede que o cão não possa virar. Atraia o cão para a frente com um petisco, depois diga "para trás" e incentive-o a andar para trás para outro petisco. Este é um exercício importante para ensinar a todos os cães e filhotes, porque em algum momento de suas vidas todos os cães precisarão de mais força nos membros posteriores. Realize uma sessão de marcha a ré por 5 a 10 minutos, duas vezes ao dia.

Passadas Laterais

Este exercício ajuda no fortalecimento dos membros anteriores e posteriores. Fique em pé com a frente do corpo de frente para o lado do cão, segure o ombro do cachorro com uma das mãos e o quadril oposto com a outra mão. Em seguida, caminhe em direção ao cão, encorajando-o a dar um passo para o lado. Se houver dificuldade para controlar a extremidade traseira do cão durante este exercício, use um arreio (ou cinto) de frente e de trás para obter controle extra. Realize este exercício para os dois lados a fim de fortalecer os músculos adutor, abdutor e peitoral.[47]

Caminhada em Planos Inclinados

Este exercício ajuda a fortalecer os músculos das patas traseiras, devido ao peso sendo deslocado para as costas. Comece com baixas inclinações e, em seguida, adicione inclinações mais íngremes quando o animal estiver confortável e se ajustando bem. Incorporar a caminhada em zigue-zague, na qual o paciente caminha em zigue-zague pela ladeira, para cima e para baixo. Comece com 5 minutos e gradualmente trabalhe até 20 minutos duas vezes por dia, incorporando ladeiras.

Levantamento com as Patas da Frente Elevadas

Este exercício é usado para melhorar a sustentação e a força do peso da pata traseira, a ADM e a extensão do quadril. Peça ao dono que se sente na escada ou no sofá. Com as patas traseiras do cão firmemente posicionadas no chão, coloque as patas dianteiras um ou dois degraus para cima ou na almofada do sofá (a altura depende do comprimento do corpo do cão). Isso faz com que o peso do cão se desloque para os membros pélvicos e que as patas traseiras mais fracas suportem a maior parte do peso corporal. Comece com 10 segundos e trabalhe 30 segundos por vez. Tente realizar 10 repetições de cada vez.

Caminhada em Escada
Este exercício fortalece as patas e melhora a ADM, o equilíbrio, a coordenação e a propriocepção. O exercício é realizado com uma escada no chão e é semelhante a cavaletes, mas pode ser modificado para ser fácil ou difícil. Inicialmente, caminhe com o cão para a frente ao longo dos degraus. Com o tempo, ensine o cão a subir os degraus de marcha a ré e de lado. Comece com 5 minutos duas vezes por dia e aumente gradualmente a frequência.

Exercícios dos Membros Anteriores
Exercícios específicos para os membros anteriores incluem a saudação com uma pata (*high-five*), carrinho de mão, escadas, jogar arco e cavar.[30-32]

Saudação *High-five*
Este exercício ajuda na ADM e no fortalecimento dos membros anteriores. Comece com o cão sentado, depois faça com que ele leve a pata até a cabeça como se estivesse saudando. Este exercício em particular requer algum treinamento para a maioria dos cães. Ao "dar a pata", os cães geralmente movem apenas o membro anterior distal ao cotovelo. Neste exercício, eles precisam mover o ombro para fortalecer os músculos extensores, abdutores e adutores do ombro. Comece com um petisco na sua mão. Quando o cão bater a pata na mão com o petisco, dê o alimento para ele. Mova sua mão para cima e para a posição que você deseja que o cão alcance.

Carrinho de Mão
Este exercício ajuda a fortalecer os membros anteriores e o quadril. Pode parecer um exercício fácil, mas é bastante desafiador e precisa ser feito devagar e com cautela. Nunca pegue o cachorro pelos membros pélvicos. Comece levantando o paciente pela parte caudal do abdome de modo que as patas traseiras fiquem a poucos centímetros do chão. Observe as contrações dos músculos do quadril. Mantenha a posição estacionária por um tempo até que o cão esteja confortável em ser levantado. Em seguida, o movimento lento para a frente e para trás pode ser adicionado, certificando-se de monitorar o alinhamento da coluna vertebral do animal. Mantenha a coluna perfeitamente reta para evitar lesões. Não empurre o paciente muito rapidamente; isso pode causar tropeços e, inevitavelmente, a cabeça do cachorro cairá no chão. Não faça este exercício em um paciente com problemas na coluna, problemas no ombro ou hiperextensão do carpo.

Escadas
Escadas descendentes ajudam a fortalecer os músculos nas patas dianteiras, já que a maior parte do peso é forçada para a metade da frente ao descer escadas. Este exercício é muito semelhante a andar em declínio. Comece com um declínio superficial e gradualmente use um declínio mais acentuado à medida que o paciente progride. Adicione alterações somente quando o animal estiver confortável e se ajustando bem. Comece com a escada lenta andando 5 minutos duas vezes por dia e aumente o tempo à medida que o paciente se tornar mais forte.

Brincadeira de Reverenciamento
Este exercício ajuda a aumentar a força e a flexibilidade dos membros anteriores e promove o fortalecimento do núcleo. Segure um petisco em uma das mãos e coloque a outra mão sob o abdome do paciente. Mova a gulodice para o chão, permitindo que a cabeça e os ombros do cão sigam enquanto segura o abdome para que as patas traseiras fiquem de pé e as patas dianteiras estejam para baixo. Faça de oito a 10 repetições inicialmente e adicione mais séries à medida que o paciente se tornar mais forte.

Escavação
A escavação ajuda a fortalecer os membros anteriores e melhora a ADM, a propriocepção e a força do núcleo. Ao realizar este exercício, tenha um comando e uma área designada onde a escavação possa ocorrer, como areia fofa, terra ou neve fraca quando na estação. Não use pedras que possam ferir as patas. Enterre um biscoito ou osso favorito para que o cão possa desenterrá-lo. Atenção: alguns proprietários não desejam incentivar a escavação!

EXERCÍCIOS DE REABILITAÇÃO NEUROLÓGICA

Posição em Pé Assistida
Este exercício recruta e fortalece os músculos necessários para o equilíbrio, a propriocepção e a locomoção. Esses músculos ficam rapidamente atrofiados se não forem usados, o que frequentemente ocorre com paresia. Coloque uma bola de terapia, toalha enrolada, almofada, rolo de espuma ou outro dispositivo (dependendo do tamanho do cão) sob o abdome do cão. Enquanto estiver em pé, é crucial manter os pés do animal de estimação em uma posição anatômica de pé, sem ajoelhar. Forneça suporte abdominal adicional para cães maiores, utilizando um arreio ou *sling*. Se necessário, peça ajuda de um assistente para posicionamento dos pés. Cães e gatos menores geralmente requerem apenas uma pessoa se seu abdome for suportado por um terapeuta. Continue apenas até ver os primeiros sinais de fadiga. Após um breve descanso, repita o procedimento, mas não leve o paciente à exaustão.

Bola de Fisioterapia
O trabalho físico com bola é particularmente importante para a reabilitação de pacientes neurológicos. Ele pode ser usado para posição de pé assistida, como descrito anteriormente, para caminhada assistida e para recuperar o equilíbrio e a coordenação. Coloque a extremidade frontal do paciente na bola e balance-a para a frente e para trás. Se necessário, peça ajuda de um assistente para manter as patas na bola. O cão pode progredir para sentar-se de pé na bola com assistência (Figura 11.17).

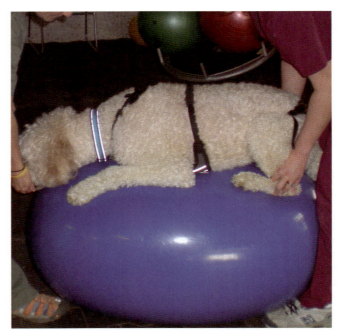

Figura 11.17 Um cão em uma bola realizando um exercício de sentar e ficar de pé. Este exercício pode precisar de duas pessoas para um cão grande.

Deslocamento de Peso

O deslocamento de peso é usado para pacientes neurológicos que precisam praticar o equilíbrio em três membros. Para realizar este exercício, coloque o cão em pé e levante um dos membros. Quando o cão começar a balançar, substitua o membro. Gire as quatro patas ao longo deste exercício.

Treinamento de Marcha em Esteira

Esteiras terrestres e aquáticas são usadas para o treinamento de marcha para pacientes neurológicos. Andar em uma esteira com uma inclinação de 5% mostrou ser capaz de melhorar a força dos isquiotibiais. O paciente muitas vezes deve ser apoiado com um *sling*. Mova as patas do cachorro em um padrão de marcha adequado (direita traseira para a frente direita, esquerda traseira para a frente esquerda).[10] Para superar a espasticidade do adutor, faça cócegas no aspecto caudomedial do membro pélvico para evitar o cruzamento de membros. Conforme a marcha se torna mais normal, adicione caminhadas e planos inclinados ao exercício.

Tapotagem

Tapotagem é usada como parte do cuidado de enfermagem para animais que se recuperam da paralisia. Bata no músculo para provocar contrações musculares e estimular as fibras do fuso muscular e os órgãos do tendão de Golgi no músculo e no tendão. Realize de 3 a 5 minutos algumas vezes por dia.

Bandagem Tensorial ou Vestes Terapêuticas

Esses itens são usados em cães com condições neurológicas para conectar as partes frontal e posterior do cão e criar consciência corporal. Coloque o invólucro de tal forma que exerça uma ligeira pressão sobre o corpo para ajudar na coordenação neurológica. Muitos desses cães podem usar essas vestes ou envoltórios durante a recuperação.

Estimulação Tátil

O toque é usado para estimular os receptores superficiais na pele do paciente. Escove o cão, toque, aperte ou use um vibrador para fornecer estimulação sensorial adicional para aumentar o *input* no sistema nervoso.

Estimulação Mental de Pacientes Neurológicos

A estimulação mental é usada para envolver o paciente mentalmente, o que acelera a recuperação. Esteja ciente de que o estado mental do paciente desempenha um grande papel na recuperação. Os cães podem ficar deprimidos se não puderem se mover, sair ou interagir com a família. Estimule o cão levando-o para fora ou em "passeios" em um carrinho de criança, movendo-se com frequência pela casa, caso o paciente não consiga se mexer, ou forneça novas guloseimas ou brinquedos barulhentos.

HIDROTERAPIA

A hidroterapia pode consistir em natação em águas profundas ou terapia com ERS. A água oferece um meio seguro e eficaz para melhorar a força, a resistência muscular, a aptidão cardiovascular, a ADM, a agilidade, o bem-estar psicológico e a redução da dor. Os requisitos de energia metabólica para o exercício são maiores quando o mesmo exercício é realizado na água *versus* em terra. Shmalberg et al. demonstraram que um cachorro trotando em uma ERS queima de cinco a 10 vezes a energia que no trote equivalente em terra.[33] Benefícios da hidroterapia são apresentados no Quadro 11.20.

Equipamento de Hidroterapia

A maioria dos serviços de reabilitação terá uma piscina, uma ERS ou ambas. No entanto, a hidroterapia pode ocorrer em uma piscina rasa, banheira de hidromassagem, banheira comum ou lago, dependendo

---

QUADRO 11.20 Benefícios da Hidroterapia para o Paciente em Reabilitação

- A água fornece flutuabilidade, o que cria um ambiente de gravidade reduzida, permitindo, assim, maior amplitude de movimento articular com diminuição da dor, intervenção pós-operatória mais precoce, deambulação precoce para pacientes neurológicos e um ambiente de exercício controlado.
- A água exerce pressão hidrostática, reduzindo o edema e a atividade nociceptora, o que diminui a dor.
- A água cria resistência devido à sua viscosidade. Essa resistência fortalece os músculos à medida que o paciente a empurra e fornece estabilidade. Cães incapazes de andar em terra costumam ficar de pé e andar de um lado para o outro quando estão na água. Cães com músculos fracos ou atrofiados ou pacientes obesos que lutam para se mover em terra geralmente se portam bem na esteira subaquática.
- A água morna proporciona relaxamento muscular.
- A água fornece estimulação muscular para os músculos atrofiados.

Dados de Levine D, Millis DL, Flocker J, MacGuire L. Aquatic therapy. In: Millis DL, Levine D, eds. *Canine Rehabilitation and Physical Therapy*. 2nd ed. Philadelphia: Elsevier; 2014:526–542.

QUADRO 11.21 Precauções e Contraindicações da Hidroterapia

- Prevenção da infecção da ferida — certifique-se de que todas as incisões cirúrgicas estejam curadas antes de iniciar a hidroterapia.
- Pânico do paciente — alguns cães têm medo de água. Em geral, a maioria dos pacientes tolera melhor a esteira subaquática do que a natação, já que seus pés estão no chão.
- Avaliação da aptidão cardiovascular — como nadar requer mais energia, pacientes pós-operatórios, geriátricos e obesos podem cansar-se facilmente. O terapeuta precisa programar várias pausas em cada sessão para permitir que o cão descanse.

Dados de Levine D, Millis DL, Flocker J, MacGuire L. Aquatic therapy. In: Millis DL, Levine D, eds. *Canine Rehabilitation and Physical Therapy*. 2nd ed. Philadelphia: Elsevier; 2014:526–542.

---

do paciente e da habilidade do terapeuta. Estudos mostraram que um cão imerso em água no nível do trocanter maior só sustenta 38% do peso nas suas articulações em comparação com o mesmo cão em terra.[34]

Coletes salva-vidas são necessários para a maioria dos pacientes e ajudam a garantir que a terapia seja segura e eficaz. Rampas ou outros dispositivos podem ser necessários para colocar o paciente na água. Bandas elásticas, brinquedos flutuantes, pequenas pranchas de *surf* flutuantes, macarrão de piscina e boias de braço para crianças são equipamentos essenciais. A desvantagem da hidroterapia é o custo inicial e de manutenção de uma piscina ou ERS. Precauções e considerações para a hidroterapia estão listadas no Quadro 11.21.

ERS é o método preferido para fortalecimento de pacientes de reabilitação, se o paciente deambular ou não. A terapia com ERS auxilia tanto na cinética articular quanto na cinemática. Ao aumentar ou diminuir o nível e a velocidade da esteira, a flexão e a extensão da articulação são maximizadas, ao contrário da natação, em que a cinemática normal é alterada. A ADM ativa também melhora porque os pacientes levantam as patas mais alto enquanto caminham na esteira (Figura 11.18). O treinamento e o sequenciamento de marcha são possíveis com a esteira se o paciente deambular ou não. Um terapeuta pode ajudar o paciente na deambulação por meio do posicionamento manual dos pés para estimular a memória e o treinamento muscular. Os animais tetraparéticos podem ser assistidos na ERS por meio de *slings* ou arreios. Dois terapeutas podem ser solicitados a ajudar esses animais.

NOTA Todos os cães devem ter um terapeuta com eles na ERS. Isso permite que o terapeuta ajude rapidamente se o paciente precisar, além de proporcionar segurança adicional e maior eficácia da terapia.

CAPÍTULO 11 Fundamentos da Reabilitação Física

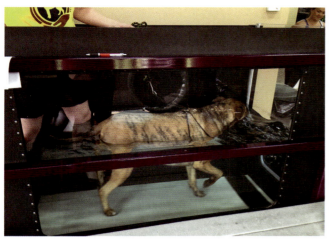

Figura 11.18 Um cão com doença articular usando uma esteira subaquática.

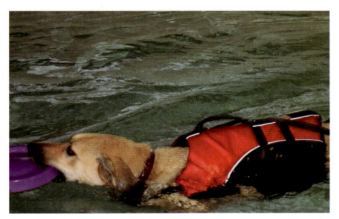

Figura 11.19 Um cão nadando em uma piscina terapêutica. Este é um ótimo condicionamento cardiovascular para atletas caninos.

Com a natação em águas profundas, coletes salva-vidas devem ser usados e um terapeuta deve ajudar o paciente na piscina. Um terapeuta treinado pode ajudar o paciente a recriar padrões de movimento na água que podem não ser realizados em terra. A natação é um exercício exigente e pode não ser apropriado para o paciente no pós-operatório (Figura 11.19). O tempo que o paciente nada depende da condição e do grau de incapacidade. Sessões de 30 minutos são frequentemente usadas, com muitos descansos entre os ciclos de natação. Os sinais vitais precisam ser monitorados, verificando pulso, língua, expressão facial e velocidade da natação, bem como qualquer alteração no estado emocional. Macarrões de piscina ou placas de flutuação podem ser usados para aumentar a flutuabilidade, se necessário. A natação em águas profundas é, frequentemente, adicionada ao plano de reabilitação se o paciente for um atleta canino que precisa de mais condicionamento cardiovascular. Dicas para realizar a hidroterapia são fornecidas no Quadro 11.22.

CONSIDERAÇÕES ESPECIAIS PARA AS CONDIÇÕES COMUNS

Condições comuns que podem exigir consideração especial para reabilitação incluem pacientes com fratura, pacientes neurológicos, pacientes pós-cirurgia articular e pacientes com osteoartrite. Dicas para lidar com cada condição estão incluídas nos Quadros 11.23 a 11.26.

QUADRO 11.22 Dicas para Realizar Hidroterapia

- Mantenha a temperatura da água entre 27° e 31 °C, dependendo da época do ano. Isso é confortável para a maioria dos pacientes.
- Encha o nível da água em uma esteira submersa de modo que fique ao nível do trocanter maior para a maioria dos pacientes.
- A velocidade da esteira depende do tamanho e da condição do cão. Geralmente, os pacientes neurológicos começam com 0,16 a 0,6 km/h e são ajustados de acordo. A maioria dos pacientes ortopédicos começa com 0,5 a 1,6 km/h, dependendo da condição e do tamanho do cão. O cão precisa ser capaz de andar em um ritmo normal para realizar o padrão de marcha adequado.
- Inicie a maioria dos pacientes com três sessões curtas de 1 a 3 minutos com pausas para massagem e amplitude de movimento passiva.
- Use fraldas de natação para todos os pacientes neurológicos. Estimule a contração da bexiga para pacientes com incontinência urinária e estimule-os a defecar usando um cotonete na região anal.
- Não use hidroterapia em animais com diarreia, tônus anal prejudicado ou feridas abertas.

Dados de Levine D, Millis DL, Flocker J, MacGuire L. Aquatic therapy. In: Millis DL, Levine D, eds. *Canine Rehabilitation and Physical Therapy*. 2nd ed. Philadelphia: Elsevier; 2014:526–542.

QUADRO 11.23 Dicas Clínicas para Reabilitação de Pacientes com Fraturas

- Considere o bem-estar do paciente como um todo. No início da cicatrização da fratura, o uso excessivo pode levar à falha do implante; no entanto, o descanso excessivo na gaiola pode levar a retardo na cicatrização, contratura, diminuição da amplitude de movimento e atrofia muscular. Lembre-se da segurança, mas é importante encontrar um meio-termo.
- Atrase a hidroterapia até que as incisões estejam cicatrizadas para prevenir infecção.
- Use arreios, cintos ou dispositivos de assistência em todos os momentos no começo da reabilitação para garantir a segurança e proteger o reparo de fraturas.
- Limite o exercício ativo a 15 minutos duas vezes por dia durante as primeiras 4 semanas, aumentando gradualmente.

QUADRO 11.24 Dicas Clínicas para Pacientes Neurológicos

- Comece a terapia assim que possível após a cirurgia.
- Use estimulação, padrões de facilitação neuromuscular proprioceptiva e estimulação elétrica neuromuscular precoce e frequentemente com esses pacientes.
- A acupuntura, como discutido no Capítulo 13, funciona bem para a estimulação desses pacientes.
- Use uma esteira subaquática e terapia a *laser* no início para os pacientes neurológicos para reduzir o tempo para ambulação.
- O padrão de marcha é extremamente importante para esses pacientes. Leia o texto na p. 117 sobre estimulação e exercícios para o paciente neurológico.

QUADRO 11.25 Dicas Clínicas para Pacientes após Cirurgia Articular

- Trabalhe em estreita colaboração com o cirurgião para ter maior compreensão do procedimento realizado e as limitações impostas ao paciente.
- A meta primária após a cirurgia articular é restaurar a sustentação de peso para o membro afetado da forma mais segura e rápida possível.
- Animais com reparos cruzados extracapsulares e osteotomias da cabeça e do colo do fêmur podem iniciar a reabilitação imediatamente após a cirurgia.
- Pacientes submetidos a osteotomia de nivelamento do platô tibial devem iniciar a reabilitação imediatamente, mas a hidroterapia deve ser adiada para evitar desmite patelar. Trate esses pacientes de forma semelhante à de pacientes após reparo de fratura.

> **QUADRO 11.26 Dicas Clínicas para Pacientes com Osteoartrite**
>
> - Muitos desses pacientes são obesos e as necessidades de calorias e proteínas devem ser calculadas. Uma consulta dietética deve ser incluída para todos os pacientes com osteoartrite.
> - Esta é uma doença com padrão de crises e remissões que precisa ser abordada com terapia multimodal. Exercícios terapêuticos, *laser*, acupuntura, massagem, terapia de calor e esteiras subaquáticas são apropriados para esses pacientes.
> - Esses pacientes se beneficiam de um programa de exercícios em casa para ajudar a gerenciar sua doença.

REFERÊNCIAS BIBLIOGRÁFICAS

1. Development of the Field of Physical Therapy. *Missouri Women in the Health Science.* St Louis: Washington University School of Medicine;; 2015 http://beckerexhibits.wustl.edu/mowihsp/health/PTdevel.htm.
2. McGonagle L, Blythe L, Levine D. History of canine physical rehabilitation. In: Millis DL, Levine D, editors. *Canine Rehabilitation and Physical Therapy.* 2nd ed. Philadelphia: Elsevier; 2014. p. 155-161.
3. Armstrong RB, Sauber 4th CW, Seeheran HJ, Taylor CR. Distribution of fibertypes in locomotory muscles of dogs. *Am J Anat.* 1992;163:87-98.
4. Wakshlag JJ, Cooper BJ, Wakshlag RR, et al. Biochemical evaluation of mitochondrial respiratory chain enzymes in canine skeletal muscle. *Am J Vet Res.* 2004;65(4):480-484.
5. Gillette R, Dale RB. Basics of exercise physiology. In: Millis DL, Levine D, editors. *Canine Rehabilitation and Physical Therapy.* 2nd ed. Philadelphia: Elsevier; 2014. p. 154-161.
6. Zink MC. Locomotion and athletic performance. In: Zink MC, Van Dyke JB, editors. *Canine Sports Medicine and Rehabilitation.* Ames, IA: Wiley-Blackwell; 2013. p. 19-31.
7. Lee CS, Bently RT, Weng HY, Breur GJ. A preliminary evaluation of the reliability of a modified functional scoring system for assessing neurologic function in ambulatory thoracolumbar myelopathy dogs. *BMC Vet Res.* 2015;11:241.
8. Carr BJ. Recovery and rehab-canine gait analysis. *Today Vet Pract.* 2016;6:2.
9. Evans R, Horstman C, Conzemius M. Accuracy and optimization of force platform gait analysis in Labradors with cranial cruciate disease evaluated at a walking gait. *Vet Surg.* 2005;34:445-449.
10. Dommerholt J, Huijbregts P. *Myofascial Trigger Points: Pathophysiology and Evidence-Informed Diagnosis and Management.* Sudbury, MA: Jones and Bartlett; 2011.
11. Epstein M, Rodan I, Griffenhagen G, et al. AAHA/AAFP Pain Management Guidelines for Dogs and Cats. *AAHA.* 2015;2015 https://www.aaha.org/professional/resources/pain_management.aspx.
12. Wakshlag JJ, Struble AM, Warren BS, et al. Evaluation of dietary energy intake and physical activity in dogs undergoing a controlled weight-loss program. *J Am Vet Med Assoc.* 2012;240:413-419.
13. Brooks D, Churchill J, Fein K, et al. 2014 AAHA weight management guidelines for dogs and cats. *J Am Anim Hosp Assoc.* 2014;50(1):1-11.
14. Jaegger G, Marcellin-Little DJ, Levine D. Reliability of goniometry in Labrador retrievers. *Am J Vet Res.* 2002;63:979-986.
15. Niebaum K. Rehabilitation physical modalities. In: Zink MC, Van Dyke JB, editors. *Canine Sports Medicine and Rehabilitation.* Ames, IA: Wiley-Blackwell; 2013. p. 115-131.
16. Otte JW, Merrick MA, Ingersoll CD, Cordova ML. Subcutaneous adipose tissue thickness alters cooling time during cryotherapy. *Arch Phys Med Rehab.* 2002;83:1501-1505.
17. Millard RP, Towle-Millard HA, Rankin DC, Roush JK. Effect of cold compress application on tissue temperature in healthy dogs. *Am J Vet Res.* 2013;74:443-447.
18. Draper WE, Schubert TA, Clemmons RM, Miles SA. Low-level laser therapy reduces time to ambulation in dogs after hemilaminectomy: a preliminary study. *J Small Anim Pract.* 2012;53:465-469.
19. Maxwell L. Therapeutic ultrasound: its effects on the cellular & molecular mechanisms of inflammation and repair. *Physiotherapy.* 1992;78:421.
20. Raso VV, Barbier CH, Mazzer N, Fasan VS. Can therapeutic ultrasound influence the regeneration of peripheral nerves? *J Neurosci Methods.* 2005;142:185-192.
21. Kramer J. Sensory and motor nerve conduction velocities following therapeutic ultrasound. *Aust J Physiother.* 1987;33:235-243.
22. Steinberg HS, Personal communication, VCA Veterinary Referral Associates, Gaithersburg. *MD 2014.*
23. Steiss JE, Adams CC. Effect of coat on rate of temperature increase in muscle during ultrasound treatment of dogs. *Am J Vet Res.* 1999;60:76-80.
24. Looney A, Huntingford JL, Blaeser L, et al. A comparison of sham versus actual low level light therapy (LLLT) in treatment of canine elbow osteoarthritis pain and lameness. *44th Annual Veterinary Orthopedic Society Conference,* Snowbird, UT, March; 2017:11-18.
25. Adamson CP, Taylor RA. Preliminary functional outcomes of extracorporeal shockwave therapy on ten dogs with various orthopedic conditions. In: *Proceedings of the Second International Symposium on Rehabilitation and Physical Therapy in Veterinary Medicine,* Aug 10-14. Knoxville, TN: University of Tennessee; 2002:195.
26. Ogden JA, Alvarez RG, Levitt R, Marlow M. Shock wave therapy (orthotripsy) in musculoskeletal disorders. *Clin Orthop Relat Res.* 2001;387:22-40.
27. Saunders DG, Walker JR, Levine D. Joint mobilization. In: Millis DL, Levine D, editors. *Canine Rehabilitation and Physical Therapy.* 2nd ed. Philadelphia: Elsevier; 2014. p. 447-463.
28. Sutton A, Whitlock D. Massage. In: Millis DL, Levine D, editors. *Canine Rehabilitation and Physical Therapy.* 2nd ed. Philadelphia: Elsevier; 2014. p. 464-483.
29. Saliba V, Johnson G, Wardlaw C. Proprioceptive neuromuscular facilitation. In: Basmajian J, Nyberg R, editors. *Rational Manual Therapies.* Baltimore: Williams & Wilkins; 1993.
30. Millis DL, Drum M, Levine D. Therapeutic exercises: joint motion, strengthening, endurance and speed exercises. In: Millis DL, Levine D, editors. *Canine Rehabilitation and Physical Therapy.* 2nd ed. Philadelphia: Elsevier; 2014. p. 506-525.
31. McCauley L, Van Dyke JB. Therapeutic exercise. In: Zink MC, Van Dyke JB, editors. *Canine Sports Medicine and Rehabilitation.* Ames, IA: Wiley-Blackwell; 2013. p. 132-157.
32. Huntingford JL, Bale J. Therapeutic exercises. In: Tomlinson J, Goldberg ME, editors. *Physical Rehabilitation for Veterinary Technicians and Nurses.* Ames, IA: Wiley-Blackwell; 2017.
33. Shmalberg J, Scott KC, Williams JM, Hill RC: Energy expenditure of dogs exercising on an underwater treadmill compared to that on a dry treadmill. In *13th Annual AAVN Clinical Nutrition and Research Symposium,* June 12, 2013, Seattle, WA. in press.
34. Levine D, Millis DL, Flocker J, MacGuire L. Aquatic therapy. In: Millis DL, Levine D, editors. *Canine Rehabilitation and Physical Therapy.* 2nd ed. Philadelphia: Elsevier; 2014. p. 526-542.

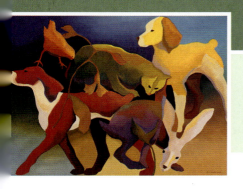

Princípios de Anestesia e Anestésicos

CONSIDERAÇÕES GERAIS

A anestesia do paciente de pequeno porte pode ser realizada com segurança quando o cuidado e a ponderação são usados na seleção e administração de agentes anestésicos e analgésicos e quando o equipamento de anestesia é usado corretamente. Recomenda-se o uso de uma lista de verificação (*checklist*) de anestesia/cirurgia para melhorar a segurança e evitar possíveis erros. Uma lista de verificação de rotina é apresentada na Figura 12.1.

Anestesia (geral e local), sedação e analgesia (Capítulo 13) são usadas para aliviar a dor, produzir relaxamento muscular e amnésia para o cuidado humanizado e seguro de pacientes veterinários e criar um campo cirúrgico silencioso e imóvel para os cirurgiões. Antes da anestesia ou sedação, o paciente deve fazer um exame físico completo (Capítulo 4). A American Society of Anesthesiologists desenvolveu um sistema de classificação física que é usado subjetivamente para ajudar a determinar o fator de risco que um paciente pode enfrentar quando está sendo anestesiado (Tabela 4.1). A fluidoterapia (ver adiante e no Capítulo 4) e a reposição sanguínea (Tabela 4.5 e Quadro 4.1) também são considerações importantes durante a anestesia.

A *anestesia geral* é a inconsciência induzida por fármacos que é controlada pela depressão reversível do sistema nervoso central (SNC) e pela percepção. A *anestesia balanceada* é obtida pelo uso de múltiplos agentes e técnicas, com o objetivo de minimizar altas doses de medicamentos e potenciais complicações associadas ao uso de qualquer agente isolado. *Anestesia intravenosa* (IV) *total*, como o nome indica, denota a manutenção da anestesia geral sem o uso de inalantes. Os estágios clássicos da anestesia (desorientação, excitação, anestesia e moribundo) são apresentados no Quadro 12.1.

> **NOTA** Esteja ciente de que, quando agentes inalatórios mais recentes são administrados ou anestesias IV balanceadas ou totais são usadas, os estágios clássicos da anestesia nem sempre são indicadores confiáveis da profundidade anestésica.

A *pré-medicação* é geralmente administrada por via intramuscular (IM) ou via subcutânea (SC) para aliviar o estresse do animal, fornecer analgesia e contenção e diminuir a quantidade de anestesia inalatória que será necessária. Em um animal que já possui um cateter intravenoso, os agentes pré-medicação podem ser administrados por via IV ou fazer parte de um protocolo de indução.

AGENTES ANESTÉSICOS

Numerosos agentes anestésicos são usados em cães e gatos. A Tabela 12.1 lista fármacos e sua classe, doses, início e duração da ação, e seus usos e precauções.

Antimuscarínicos

Os antimuscarínicos (**atropina, glicopirrolato**) inibem competitivamente a acetilcolina nos receptores muscarínicos (colinérgicos) parassimpáticos. As indicações para seu uso são apresentadas na Tabela 12.1. Os antimuscarínicos podem causar lentidão transitória da frequência cardíaca (incluindo bloqueio atrioventricular) antes do início do efeito anticolinérgico periférico. Isso ocorre devido à inibição dos receptores colinérgicos pré-sinápticos que fazem parte das vias simpáticas. A bradicardia é mais comum após administração IV e pode durar até 3 minutos antes que ocorra um aumento na frequência cardíaca. É mais provável que ocorra com a atropina do que com o glicopirrolato devido aos maiores efeitos anticolinérgicos da atropina no coração e em virtude do seu rápido início de ação. Geralmente, esta bradicardia paradoxal se resolve rapidamente, mas, se necessário, a dose pode ser repetida para cobrir receptores colinérgicos adicionais a fim de obter o efeito cardíaco desejado.[1] O glicopirrolato é um amônio quaternário que não atravessa facilmente as barreiras hematoencefálica e placentária. O efeito antissialagogo é mais potente que o da atropina e é menos provável que cause taquicardia.[1] Ver Tabela 12.1 para doses, início e duração de ação e precauções.

Tranquilizantes

Tranquilizantes (p. ex., acepromazina, diazepam, midazolam, zolazepam) são usados para reduzir a ansiedade e não são confiáveis por si mesmos para sedação ou contenção química. É importante lembrar que eles não têm efeitos analgésicos.

Fenotiazinas

A *acepromazina*, uma fenotiazina, antagoniza a neurotransmissão da dopamina e da serotonina (ver Tabela 12.1 para dose e início e duração da ação). O antagonismo da dopamina cria efeitos calmantes e antieméticos. A acepromazina também bloqueia a transmissão central de norepinefrina e epinefrina. Sua ação periférica é o bloqueio dos receptores vasculares alfa-1, levando a vasodilatação e potencial hipotensão. Veja a Tabela 12.1 para precauções associadas ao uso deste fármaco. A acepromazina é metabolizada no fígado e excretada pelos rins e, portanto, deve ser usada com cautela em pacientes com disfunção hepática ou renal. Em cães com distúrbios convulsivos preexistentes, não há evidência clínica de que a administração de acepromazina aumente a atividade convulsiva.[2,3] Ela causa acentuado relaxamento da musculatura lisa esplênica, levando à formação de glóbulos vermelhos no baço. Tem efeitos depressivos respiratórios mínimos, por isso pode ser usada para proporcionar tranquilidade em animais com desconforto respiratório. Não é um agente controlado e não há antagonista. A acepromazina tem sido usada em combinação com opioides, alfa-2-agonistas e dissociativos. Geralmente, é recomendada apenas para uso em pacientes jovens e saudáveis. Nesta população de pacientes, ela pode fornecer uma sedação profunda que ajuda a acalmar os animais, tanto no pré-operatório quanto no pós-operatório (ver adiante).

PARTE UM Princípios Cirúrgicos Gerais

Veterinary Teaching Hospital: Lista de Verificação de Segurança Anestésica

DATA: _____

PRÉ-OPERATÓRIO
• IDENTIFICAÇÃO DO PACIENTE CONFIRMADA _____
• LOCAL DO PROCEDIMENTO/CIRURGIA CONFIRMADO _____
• SÍTIO CIRÚRGICO CONFIRMADO _____

• ALERGIAS CONHECIDAS?
  SIM   NÃO
  _____

• ALGUMA PREOCUPAÇÃO COM INFECÇÃO?
  SIM   NÃO
  _____

• PLANO ANESTÉSICO CONFIRMADO _____
• DOSAGENS DOS MEDICAMENTOS ANESTÉSICOS CHECADAS DUPLAMENTE _____
REQUISITOS PARA O PROCEDIMENTO
☐ EXAME DA LARINGE
☐ AVALIAÇÃO DE BEXIGA E TRATO URINÁRIO
☐ SUTURA COM FIO EM BOLSA DE TABACO
☐ IMAGENS PRÉ-OPERATÓRIAS
☐ PROFILAXIA ANTIMICROBIANA

☐ MEDICAMENTOS ADICIONAIS:
  _____
  _____

☐ OUTROS:
  _____
  _____

ETIQUETA DO PACIENTE

PÓS-OPERATÓRIO
• IMAGEM PÓS-OPERATÓRIA?   SIM   NÃO
• O PACIENTE PODE RECEBER AINE?   SIM   NÃO
• LOCAL DE RECUPERAÇÃO?   _____

• PREOCUPAÇÕES COM A RECUPERAÇÃO?
  SIM   NÃO
  _____

• BEXIGA EXPRESSA CONFIRMADA _____
• REMOÇÃO DA SUTURA EM BOLSA DE TABACO (SE NECESSÁRIA) CONFIRMADA _____ REMOÇÃO DAS BANDAGENS DOS MEMBROS (SE NECESSÁRIAS) CONFIRMADA _____
NECESSIDADES PÓS-OPERATÓRIAS
☐ SUPLEMENTAÇÃO DE OXIGÊNIO
☐ CATETER URINÁRIO
☐ MONITORAMENTO POR TELEMETRIA
☐ TERAPIA DE VENTILAÇÃO

☐ OUTROS:
  _____
  _____

Figura 12.1 Exemplo de uma lista de verificação de segurança anestésica de rotina.

NOTA Uma reação idiossincrática rara de alta agressividade foi relatada em cães após administração oral ou parenteral de acepromazina. Os cães relatados não manifestaram agressão antes da administração do fármaco, nem na recuperação do efeito deste. Embora este seja um evento raro, devido ao potencial de lesões graves recomenda-se que os cães tratados sejam supervisionados quando estiverem perto de outros animais ou crianças, especialmente se o cão tiver recebido acepromazina pela primeira vez.[4]

NOTA Use acepromazina com cautela, se for o caso, em cães Boxer devido ao possível colapso cardiovascular.

CAPÍTULO 12 Princípios de Anestesia e Anestésicos

QUADRO 12.1 Estágios da Anestesia Inalatória

Estágio I: Movimento e excitação voluntários desde a administração inicial até a perda de consciência. Liberação de epinefrina pode ocorrer durante este estágio.
Estágio II: Delírio e movimento involuntário até o início de um padrão regular de respiração. Liberação de epinefrina pode ocorrer durante este estágio.
Estágio III: Anestesia cirúrgica. Desenvolvimento de relaxamento muscular. Nesta fase foram descritos planos de anestesia:
- Plano leve (plano 1): tem reflexos de movimento dos olhos.
- Plano médio (plano 2): tem paralisia intercostal progressiva.
- Plano profundo (plano 3): tem respiração diafragmática.

Um nível cirúrgico normal de profundidade média seria o estágio III, plano 2. A anestesia cirúrgica profunda seria o estágio III, plano 3, com pupila centrada e dilatada.

Estágio IV: Depressão extrema do sistema nervoso central e estado de choque. A morte acontecerá a menos que a anestesia seja suspensa e a reanimação, instituída.

Modificado de Tranquilli WJ, Grimm KA. Introduction: use, definitions, history, concepts, classification, and considerations for anesthesia and analgesia. In: Grimm KA, Lamont LA, Tranquilli WJ, et al, eds. *Veterinary Anesthesia and Analgesia*. 5th ed. Ames, IA: Wiley-Blackwell; 2015:3–10.

TABELA 12.1 Agentes Anestésicos

Agente Anestésico/Classe	Dose	Início e Duração da Ação	Usos/Precauções
Antimuscarínicos			• Usados para prevenir a bradicardia induzida pelo sistema vagal e diminuir as salivações excessivas Os efeitos adversos incluem: • Taquicardia • Diminuição da secreção respiratória; torna as secreções mais viscosas • Broncodilatação • Motilidade gastrointestinal reduzida • Bradicardia transitória pode ocorrer antes do efeito anticolinérgico • Pode aumentar o trabalho miocárdico e o consumo de oxigênio.
Atropina	0,04 mg/kg IM, 0,02 mg/kg IV	Início de ação: 15-20 min IM Duração da ação: 1-1,5h	• A bradicardia é mais provável do que com o glicopirrolato • Causa midríase • Pode causar taquiarritmias
Glicopirrolato	0,01 mg/kg IM, IV	Início de ação: 30-45 min IM Duração da ação: 2-4h	• Menos propenso a causar taquicardia do que a atropina • Não atravessa facilmente a barreira hematoencefálica ou a placentária • Mais potente que a atropina
Tranquilizantes			• Usados para produzir um efeito calmante • Não são confiáveis por si sós para sedação ou contenção química (sedativos leves) • Não têm efeitos analgésicos • Larga margem de segurança • Podem ser administrados IM, IV, VO, transmucosa ou retal
Benzodiazepínicos			
Diazepam, IV controlado	0,2-0,5 mg/kg IM, IV CRI: 0,1-0,5 mg/kg/h	Início de ação: aguardar pelo menos 20 min após a administração intramuscular Duração da ação: 1-4h	• Reversível • Contém propilenoglicol • Pode causar flebite; use veia de alto calibre para CRI • Doloroso quando injetado IM • Aumentar a dose não produz um aumento proporcional na sedação
Midazolam, IV controlado	0,07-0,4 mg/kg IM, IV CRI: 0,1-0,5 mg/kg/h	Início de ação: 5-10 min Duração da ação: 1-2h	• Solúvel em água • Excelente absorção
Flumazenil	0,01-0,02 mg/kg IV	Início de ação: rápido Duração da ação: 1h	• Usado para reverter os efeitos dos benzodiazepínicos • Caro • Não é um medicamento controlado
Fenotiazinas			• Vasodilatador • Longa duração de ação • Não fornece analgesia
Acepromazina	0,01-0,1 mg/kg IM, IV	Início de ação: IM, 35-40 min; IV, 5-15 min Duração da ação: dose-dependente, 3-8h	• Não administre mais de 3 mg IM total • Use com cuidado em Boxers e animais com disfunção hepática ou renal • Não use em animais com hipovolemia, hipotensão ou choque • Pode causar colapso quando administrado por via intravenosa a um animal extremamente excitado ou estressado
Opioides			• A antidiurese deve-se à liberação de ADH (que pode levar à retenção urinária) • Causa analgesia, antidiurese, diminuição da motilidade GI e sedação

(Continua)

TABELA 12.1 Agentes Anestésicos *(Cont.)*

Agente Anestésico/ Classe	Dose	Início e Duração da Ação	Usos/Precauções
Agonistas Mu *Fármacos do Anexo II*			• Podem causar depressão respiratória e bradicardia • Bons analgésicos • Efeito mínimo nos parâmetros CV • Monitorar gatos para hipertermia; mais comumente ocorre com hidromorfona • Reversíveis com naloxona • Podem precisar de um antimuscarínico quando administrados como CRI
Morfina	*Cães:* 0,2-2 mg/kg IM, SC CRI 0,1-0,3 dose de início e depois 0,1 mg/kg/h *Gatos:* IM 0,05-0,4 mg/kg	Início de ação: IM, 5-10 min Duração da ação: 3-6h	• Pode causar êmese • Administre IV lentamente, pois pode causar liberação de histamina
Oximorfona[a]	*Cães:* 0,02-0,2 mg/kg IM, IV, SC *Gatos:* 0,02-0,17 mg/kg IM, 0,02-0,05 mg/kg IV	Início de ação: IM, 5-10 min Duração da ação: 1-3h	• Segura para administração IV; sem liberação de histamina
Meperidina	*Cães:* 1-5 mg/kg IM, SC *Gatos:* 0,5-5 mg/kg IM, SC	Início de ação: 5-10 min Duração da ação: 1-2h	• IV não recomendado devido à liberação de histamina
Metadona	*Cães:* 0,2-1,5 mg/kg IM, IV *Gatos:* 0,1- 0,5 mg/kg IM, IV	Início de ação: 10-15 minutos Duração: 3-4h	• Segura para administração IV; sem liberação de histamina • Incidência mínima de vômito • Má sedação quando administrada sozinha
Hidromorfona	*Cães:* 0,05-0,2 mg/kg IM, IV, SC CRI 0,025-0,05 mg/kg, dose de início IV, depois 0,01-0,04 mg/kg/h *Gatos:* 0,02-0,2 mg/kg IM, IV	Início de ação: 15 min Duração da ação: 1-3h	• Segura para administração IV; sem liberação de histamina • Menos provável de causar vômitos que a morfina ou oximorfona
Fentanila	0,005-0,015 mg/kg IM, IV, SC CRI para cães 5-10 µg/kg, dose de início IV, então 0,7-1 µg/kg/min ou 5-10 µg/kg/h CRI para gatos 2-3 µg dose de início IV, depois 0,3-0,4 µg/kg/min ou 2-5 µg/kg/h	Início de ação: 5-10 min Duração da ação: 15-30 min Adesivo transdérmico: o tempo de absorção do fármaco para concentrações eficazes da substância é variável, dependendo da temperatura da pele, do fluxo sanguíneo para a pele e da aderência à pele: de 12h em gatos até 24h em cães. A duração do efeito é de aproximadamente 4 dias	• Segura para administração IV; sem liberação de histamina • Volume necessário muito alto para IM ou SC • Pode causar bradicardia e depressão respiratória
Remifentanila	*Cães:* CRI 0,25-0,5 µg/kg/min tem sido usado em conjunto com propofol CRI a 0,2 mg/kg/min *Gatos:* 3 µg/kg IV; CRI 0,1-0,3 µg/kg por minuto, isoladamente ou em combinação com a cetamina, a 0,5 mg/kg, IV, seguido de 1,8 mg/kg/h	Início de ação: rápido Duração da ação: curta, deve ser administrada como CRI, meia-vida de 6 min	• A eliminação é independente da função hepática ou renal • Bradicardia pode ocorrer e requerer tratamento com um antimuscarínico • É um depressor respiratório potente e pode necessitar de ventilação controlada
Antagonista mu/Agonista kappa			
Butorfanol, IV controlado	0,1-0,8 mg/kg IM, IV, SC CRI 0,1-0,2 mg/kg IV de início e, em seguida, 0,1-0,2 mg/kg/h	Início de ação: 5-7 min Duração da ação: 45 min-1,5h	• Reversão parcial de fármacos agonistas mu • Efeitos CV mínimos • Analgésico suave • Pode ser usado para reverter parcialmente o agonista mu opioide, mas manter os efeitos kappa
Nalbufina	0,25-2 mg/kg IM, IV, SC	Início de ação: 5-10 min Duração da ação: 1-2h	• Sedação mínima ou ausente; usar com um tranquilizante ou sedativo • Não é um medicamento controlado

CAPÍTULO 12 Princípios de Anestesia e Anestésicos

TABELA 12.1 Agentes Anestésicos *(Cont.)*

Agente Anestésico/ Classe	Dose	Início e Duração da Ação	Usos/Precauções
Agonistas Mu Parciais: Fármacos do Anexo III			
Buprenorfina	0,005-0,02 mg/kg IM, IV, SC Gatos: 0,24 mg/kg uma vez ao dia por até 3 dias, SC	Início de ação: 20-30 min Duração da ação: 3-6h Início de ação: 1h Duração da ação: 24-48h	• Efeitos difíceis de reverter • Bom para dor moderada • Bom perfil de segurança • Os efeitos adversos podem incluir hiperatividade, dificuldade de manipulação, desorientação, agitação e pupilas dilatadas; porém, mais comumente, os gatos ficam quietos, eufóricos, ronronando, esfregando e amassando com suas patas dianteiras[7]
Antagonista de opioides: Naloxona	0,001-0,04 mg/kg IM, IV	Início de ação: 5 min Duração da ação: 30-60 min	• Reverte os efeitos opioides • Pode causar taquicardia, hipertensão, dor e excitação • A renarcotização pode ocorrer quando usada para reverter um opioide de ação prolongada
Agonista opioide e inibidor da recaptação de serotonina e norepinefrina: Tramadol; Anexo IV	2-10 mg/kg a cada 6-12h	Início de ação: variável Duração da ação: variável, horas	• Agonista mu • Metabólito M1 tem atividade • Atuação central • A naloxona antagonizará apenas parcialmente os efeitos do tramadol • Gosto desagradável • Pode ocorrer sedação em dose mais alta
Dissociativos			
Cetamina; Anexo III	4-11 mg/kg IV, IM CRI 0,5 mg/kg dose de início IV seguida de 0,1-0,5 mg/kg/h	Início de ação: 10 min Duração da ação: dose-dependente, 20-30 min	• Pode causar excesso de salivação, por isso é comumente usada com um antimuscarínico • Pode aumentar a frequência cardíaca e PIC e PIO • Eliminação renal no gato • Bem absorvida, mas ocorre prurido no local de injeção • Pode causar atividade semelhante à convulsão em cães quando administrada sozinha, por isso é comumente usada com benzodiazepínicos • Atravessará a placenta e levará à depressão dos reflexos neurológicos em recém-nascidos submetidos à cesariana
Tiletamina (dissociativo) e zolazepam (benzodiazepínico); Anexo III	2 a 4 mg/kg IM, IV como parte da pré-medicação ou indução Procedimentos diagnósticos: Cães: 6,6-9,9 mg/kg IM Gatos: 9,7-11,9 mg/kg IM Pequenos procedimentos (por exemplo, correção de laceração): Cães: 9,9-13,2 mg/kg IM Gatos: 10,6-12,5 mg/kg IM	Início de ação: 5 min, mas pode variar Duração da ação: dose-dependente, 20-30 min	• Conforme estabelecido para cetamina • Hipotermia profunda e recuperação prolongada podem ocorrer • Mais útil para contenção ou procedimentos muito curtos • Como o início da ação é variável, observe cuidadosamente o paciente após a administração • Pode causar depressão respiratória • Não use em animais com doença pancreática, patologia renal ou disfunção cardíaca ou pulmonar grave • Não use para cesariana • Não use com medicamentos derivados de fenotiazina • Não exceda a dose máxima permitida para anestesia de 26,4 mg/kg IM para cães e 72 mg/kg IM para gatos
Barbitúricos			
Tiopental; Anexo III	Titular para efeito: 4-20 mg/kg IV	Início de ação: muito curto; 20-30s Duração da ação: curta (15 min), dose-dependente	• Pode causar depressão CV e respiratória • Pode diminuir a PIC e a PIO • Os efeitos podem ser potencializados por acidose ou hipoproteinemia concomitantes • Necrose tecidual se administrada por via perivascular • Veja cautela no texto sobre Sighthounds, Greyhounds, Wolfhounds e Afghan hounds
Propofol; Anexo IV	2 a 8 mg/kg IV somente CRI 0,05-0,4 mg/kg/min	Início de ação: ação rápida Duração da ação: 5-10 min	• Pode causar depressão respiratória e miocárdica, vasodilatação periférica e anemia por corpúsculo de Heinz com uso repetido em gatos • Não é analgésico • Use com cuidado em pacientes com depleção de volume ou comprometimento CV
Propofol 28; Anexo IV	2-8 mg/kg IV somente CRI 0,05-0,4 mg/kg/min	Início de ação: ação rápida Duração da ação: 5-10 min	• Pode ser usado em gatos saudáveis como uma única indução, não como CRI • Os efeitos tóxicos cumulativos incluem ataxia, hiperestesia, fasciculações, cegueira, agressão, convulsões, insuficiência respiratória e morte

(Continua)

TABELA 12.1 Agentes Anestésicos *(Cont.)*

Agente Anestésico/ Classe	Dose	Início e Duração da Ação	Usos/Precauções
Etomidato (Amidato)	0,5-4 mg/kg dose IV para cães 1-2 mg/kg dose para gato IV	Início de ação: rápido Duração da ação: dose única IV 10-20 min	• Contém propilenoglicol, pode causar hemólise • Mantém a estabilidade CV • Suprime a função adrenocortical por 2-6h após uma dose única em *bolus* • Os efeitos colaterais incluem movimentos musculares involuntários, hipertonia e tremores, que podem ser minimizados com a administração prévia de benzodiazepínicos • Efeitos colaterais adicionais são vômitos e excitação
Sedativos			
Alfa-A-agonistas Dexmedetomidina	2-40 µg/kg IM, IV, via transmucosa CRI 1 µg/kg dose de início, então 0,5-2 µg/kg/h	Início de ação: 10-20 min Duração da ação: 3h	• Causa sedação, analgesia, relaxamento muscular • A inibição da insulina pancreática causa hiperglicemia • Inibição do ADH causa diurese • Inicialmente provoca vasoconstrição e hipertensão, seguidas por hipotensão • Pode causar colapso cardiovascular • Pode causar vômito e/ou aerofagia • Fornece boas sedação e analgesia • Comumente combinado com opioides ou cetamina • Use apenas em animais saudáveis; evite o uso em animais muito debilitados, velhos ou muito jovens
Xilazina	0,1-1 mg/kg IM, IV, SC	Início de ação: 5-10 min Duração da ação: 20-30 min	• Causa êmese em gatos e ocasionalmente em cães • Causa bradicardia • Cães podem desenvolver inchaço de aerofagia
Alfa-2-antagonistas			• Os efeitos colaterais incluem taquicardia, hipertensão arterial sistêmica e pulmonar e ansiedade • A administração IM é preferida para evitar vasodilatação rápida • Se administrar um agente de reversão por via intravenosa, ele deve ser fornecido lentamente para evitar despertar súbito e excitação ou parada cardíaca em potencial, pois o paciente pode experimentar dor súbita com resultante surto de catecolaminas
Atipamezol	0,04-0,5 mg/kg IM, IV, SC Volume igual ao de dexmedetomidina	Início de ação: 10 min Duração da ação: 2-3h	
Tolazolina	0,5-4 mg/kg IV, IM, SC	Início da ação: dentro de 5 min após administração IV Duração da ação: curta, pode precisar ser reaplicada	
Ioimbina	0,05-0,1 mg/kg IV lento, 0,25-0,5 IM, SC	Início de ação: dentro de 3 min quando administrada IV Duração da ação: 1,5-2h	• Recomenda-se que doses superiores a 0,1 mg/kg sejam administradas IM ou SC • Altas doses podem causar excitação em cães
Esteroide Neuroativo Alfaxalona; Anexo IV	1-5 mg/kg IV; CRI 0,07-0,11 mg/kg/min	Início de ação: rápido Duração da ação: dose-dependente, 14-50 min	• Pode causar depressão respiratória e CV, início rápido e não é analgésico • A sedação pode ser necessária para melhorar a recuperação • Não contém conservante
Outros Lidocaína	CRI 1-2 mg/kg de dose de início IV, em seguida 1-3 mg/kg/h	Início de ação: rápido Duração da ação: IV em *bolus*, 10-20 min	• Pode ser usada para fornecer analgesia e diminuir a CAM • É antiarrítmica e pode eliminar radicais livres de oxigênio • Não recomendada para uso em gatos devido à depressão CV
Inalantes		A profundidade anestésica pode ser ajustada rapidamente; rápidas captação e recuperação	• Produzem depressão CV dose-dependente e vasodilatação periférica • Diminuição da taxa metabólica, pressão arterial média e pressão de perfusão cerebral
Isoflurano CAM: cão = 1,2; gato = 1,63 Sevoflurano Desflurano	CAM: cão = 1,2; gato = 1,63 CAM: cão = 2,1; gato = 2,58 CAM: cão = 7,2; gato = 9,8		• Requer um vaporizador aquecido especial devido à alta pressão de vapor

[a]No momento da publicação, a oximorfona não se encontrava disponível; porém, foi incluída para o caso de se tornar disponível em breve. *ADH*, hormônio antidiurético; *CAM*, concentração alveolar mínima; *CRI*, infusão em taxa constante; *CV*, cardiovascular; *GI*, gastrointestinal; *IM*, intramuscular; *IV*, intravenosa; *PIC*, pressão intracraniana; *PIO*, pressão intraocular; *SC*, subcutânea.

Benzodiazepínicos e Antagonistas da Benzodiazepina

Os benzodiazepínicos potencializam os neurotransmissores inibitórios primários do SNC, receptores do ácido gama-aminobutírico tipo A (GABA$_A$). Existem cinco efeitos farmacológicos principais: ansiólise, sedação, atividade anticonvulsivante, relaxamento muscular mediado pela medula espinal e amnésia. Os benzodiazepínicos sofrem metabolismo hepático. Os animais que recebem apenas benzodiazepínicos tornam-se desinibidos; portanto, a resposta comportamental pode variar de paciente para paciente e de espécie para espécie. Alguns animais ficam quietos e sedados, enquanto outros podem se tornar mais vocais, excitados, eufóricos, disfóricos e até agressivos. A disforia e o comportamento agressivo limitam o uso de benzodiazepínicos, especialmente quando administrados isoladamente em gatos. Esses efeitos colaterais indesejados podem persistir no pós-operatório quando fármacos de ação mais longa, como o diazepam, são usados (Tabela 12.1). Os benzodiazepínicos são geralmente usados em combinação com outros agentes, como opioides, sedativos ou dissociativos; no entanto, eles podem ser usados sozinhos em animais neonatos ou extremamente doentes ou deprimidos. Benzodiazepínicos são agentes do esquema IV. Eles têm efeito mínimo sobre os sistemas cardiovascular e respiratório e não produzem analgesia.

O *diazepam* (Tabela 12.1) é altamente lipossolúvel e tem duração de ação prolongada. O metabolismo hepático produz metabólitos ativos com meia-vida prolongada que sofrem excreção renal. O diazepam pode causar hipotensão se administrado rapidamente por via intravenosa e pode ser doloroso à injeção; administração lenta e diluição com cristaloides diminuirão esses efeitos colaterais. O diazepam é frequentemente administrado por indução com cetamina, barbitúricos, propofol, etomidato ou opioides. Seu uso nessas combinações tira proveito de suas propriedades sedativas e de relaxamento e permite a redução da dosagem de outros medicamentos de indução.

O *midazolam* (Tabela 12.1) pode ser administrado por via intravenosa e não cria flebite nem dor à injeção. Tem um rápido início de ação e metabolismo rápido. É especialmente útil como pré-medicação quando combinado com um opioide em animais pediátricos, geriátricos e doentes. O midazolam sofre metabolismo hepático e excreção renal. É útil em combinação com cetamina, propofol, etomidato, opioides ou barbitúricos para indução. O *zolazepam* é combinado com tiletamina, um antagonista do receptor *N*-metil-D-aspartato (NMDA), e é mais útil para contenção ou para procedimentos muito curtos. Veja as precauções na Tabela 12.1. O *flumazenil* é um antagonista das benzodiazepinas (Tabela 12.1). Funciona bem, mas é caro. Não é um agente controlado.[1]

Recomendações para Manipulação de Cães Agressivos ou Perigosos

Medicamentos orais podem ser fornecidos a cães agressivos ou perigosos quando a administração de medicamentos parenterais for difícil ou impossível. O objetivo é aquietar e acalmar o cão para permitir o manuseio seguro e posterior administração de agentes parenterais. Medicamentos administrados por via oral exigem um tempo de início mais longo para serem eficazes do que quando administrados por via parenteral. Ao trabalhar com cães agressivos ou perigosos, é importante comunicar ao proprietário os riscos potenciais e os efeitos colaterais dos medicamentos usados em um paciente que não fez um exame físico completo. Além disso, é imperativo que você saiba o estado geral de saúde do paciente. Medidas de manejo de baixo estresse, como evitar uma sala de espera ocupada, ir direto para uma sala de exames tranquila e manter o cão em um ambiente silencioso, são úteis. Dicas para administrar medicamentos a cães agressivos ou perigosos são fornecidas no Quadro 12.2. Se possível, o proprietário deve administrar o(s) agente(s) oralmente na bolsa da bochecha ou esguichar na boca (Quadro 12.2). A administração oral transmucosa evita o efeito hepático de primeira passagem, e o rico suprimento sanguíneo da mucosa oral permite que concentrações terapêuticas circulantes sejam alcançadas.[5-7] O "protocolo de resfriamento" desenvolvido pela Dra. Alicia Karas é útil para animais de estimação ansiosos. O protocolo exige que o proprietário forneça medicações orais antes da visita (Quadro 12.2). Quando o cão chegar, coloque uma focinheira calmamente e depois injete os medicamentos IM, ou coloque um cateter IV para injeção de fármacos. A sedação adicional pode consistir em combinações de opioides, dissociativos ou alfa-2-agonistas.

> **NOTA** Lembre-se de remover a focinheira do cão após a injeção de qualquer medicamento que possa causar vômito.

QUADRO 12.2 Medicamentos que Podem Ser Úteis no Manejo de Cães Agressivos ou Perigosos

Detomidina, Gel Oral
- 0,5-2 mg/m² aplicados na cavidade oral
- Início da sedação: ~30-45 min
- Duração da sedação: ~30-90 min
- Considerações e precauções
  - Cães desenvolverão bradicardia

Dexmedetomidina, Injetável
- 16,1-40 µg/kg pulverizados na boca ou na bochecha através de uma seringa de 3 mL com uma agulha de calibre 22, utilizando uma pressão forçada a uma distância de 0,6 m
- Início da sedação: ~11-34 min
- Duração da sedação: ~30-70 min (sedação mais longa ocorre com o gel oral)
- Considerações e precauções
  - O nível de sedação é suficiente para permitir a colocação da focinheira em cesta ou a contenção segura
  - A reversão pode ser feita por injeção de atipamezol IM

Tiletamina + zolazepam, Injetável
- Dose: 10-20 mg/kg em combinação com acepromazina a 2 mg/kg pulverizada na bochecha, conforme descrito para a dexmedetomidina
- Início da sedação: decúbito esternal e lateral ocorrerá em aproximadamente 50 min
- Duração da sedação: retorno à deambulação normal pode levar até 5h
- Considerações e precauções
  - Cães podem ficar ligeira a moderadamente atáxicos
  - Nem todos os cães ficarão reclinados
  - Pode ter um efeito prolongado

"Protocolo Calmante"[a] (Use em Combinação com os Seguintes)
- Dose:
  - Gabapentina, 20 mg/kg VO na noite anterior à visita ou no início da manhã da visita; considere reduzir a dose em cães idosos
  - Melatonina: 1-5 mg VO (1 mg para cães pequenos, até 5 mg para cães > 40 kg), administre em conjunto com a gabapentina
  - Acepromazina: 0,025-0,05 mg/kg VO; peça ao dono para aplicar 30 min antes de sair de casa (a dose é a mesma que para uma injeção IM)
- Início da sedação: veja anteriormente
- Duração da sedação: variável; o cão pode ficar quieto por até 24h, o retorno à deambulação normal pode levar até 5h
- Considerações e precauções
  - O proprietário deve supervisionar o animal de estimação, pois este ficará sem equilíbrio e poderá julgar mal as escadas e pular do carro.
  - A gabapentina é um sedativo e ansiolítico com eliminação renal; use com cuidado em cães desidratados ou com doença renal.
  - A acepromazina pode causar hipotensão e é simpatolítica; use com cautela em pacientes doentes; considere dar ao proprietário duas seringas sem agulhas, no caso de uma ser derramada.

[a]Cortesia de Alicia M. Karas.

Alfa-2-agonistas e Antagonistas

Os alfa-2-agonistas causam inibição pré-sináptica central da liberação de norepinefrina, exercem ações vagomiméticas e induzem ativação periférica de receptores alfa pós-sinápticos na vasculatura, pâncreas e trato gastrointestinal. Eles sofrem metabolismo hepático. Os efeitos da administração de um alfa-2- agonista são sedação, analgesia, relaxamento muscular, bradicardia, vasoconstrição periférica e vômitos. Há uma fase inicial hipertensiva vasoconstritora seguida por uma fase hipotensora. A bradicardia é devida à estimulação vagal e resposta reflexa à hipertensão, levando à diminuição do débito cardíaco. A frequência cardíaca e o ritmo cardíaco devem ser monitorados, pois a bradicardia pode progredir para bloqueio atrioventricular em segundo grau. O uso de anticolinérgicos para tratar a bradicardia é controverso. Um anticolinérgico administrado quando a pressão arterial é alta pode levar a hipertensão e taquicardia extremas. Neste caso, pode ser melhor reverter o alfa-2-agonista para melhorar a frequência cardíaca. Se a pressão arterial estiver normal a baixa, considere o uso de um anticolinérgico para tratar a bradicardia. Animais altamente estressados ou excitados podem não ser bem sedados. Animais sedados ainda podem responder com uma ação reflexa, como morder. Os alfa-2-agonistas podem ser usados em combinação com opioides e dissociativos. Os alfa-2-agonistas não são fármacos controlados e são reversíveis.

A *dexmedetomidina* (Tabela 12.1) é o mais potente dos alfa-2-agonistas e tem efeitos profundos e duradouros. Proporciona boas sedação e analgesia. É útil como um medicamento de restrição, especialmente quando combinado com cetamina e um opioide. Se for revertido, recomenda-se administrar o agente de reversão (atipamezol; ver adiante) IM para evitar o despertar súbito que pode levar a excitação ou dor e hipotensão profunda. A dexmedetomidina pode ser combinada com opioides para diminuir a dose de ambos os fármacos e criar uma analgesia neuroléptica. Quando usada como pré-medicação, diminuirá as doses do medicamento anestésico. Pode ser parte de uma técnica para anestesia injetável para procedimentos menores ou usada para tratar disforia e ansiedade durante a recuperação anestésica.

Os alfa-2-antagonistas incluem *ioimbina*, *tolazolina* e *atipamezol*, sendo o último deles projetado para uso com dexmedetomidina (Tabela 12.1). Destes, o atipamezol é o mais seletivo e eficaz. Esses agentes de reversão antagonizam tanto a sedação quanto a analgesia. Se um alfa-2-agonista tiver sido usado em combinação com um dissociativo, a reversão do alfa-2-agonista pode resultar no desmascaramento do dissociativo que permite que seus efeitos adversos (i.e., rigidez muscular, excitação) sejam observados.[1]

Opioides

Opioides podem ser usados como pré-anestésicos, intraoperatórios e pós-operatórios para fornecer sedação e analgesia (Tabela 12.1). Eles são fármacos controlados e reversíveis. Os receptores opioides são mu (μ), kappa (κ) e delta (δ). Os receptores mu também podem causar vômitos (o que é mais provável quando administrados IM ou SC), euforia e depressão respiratória. Os opioides causam comprometimento cardiovascular mínimo, sendo comumente usados em pacientes instáveis. A bradicardia pode ocorrer e ser tratada com antimuscarínicos. Eles podem causar depressão respiratória dose-dependente. Cães podem arfar excessivamente devido à interferência no centro termorregulador ou estimulação inicial do centro respiratório. A euforia e a disforia podem ocorrer em alguns cães e são comuns em gatos, mas ocorrem menos comumente quando combinados com um calmante ou sedativo. Os opioides devem ser usados com cautela em animais com traumatismo craniano, pois a hipoventilação pode aumentar o nível de CO_2, o que causa vasodilatação cerebral e aumenta a pressão intracraniana. Os opioides podem ser usados com segurança se for fornecida ventilação com pressão positiva intermitente. Eles sofrem metabolismo hepático. Todos os agonistas opioides mu são fármacos do anexo II que exigem manutenção rigorosa dos registros. Os agonistas mu totais são morfina, hidromorfona, oximorfona, fentanila, remifentanila, meperidina e metadona.

A *morfina* é um excelente analgésico (Tabela 12.1) que sofre 50% de metabolismo hepático e 50% extra-hepático. A morfina, quando administrada rapidamente por via intravenosa, pode resultar na liberação de histamina, levando à hipotensão profunda. A *oximorfona* (Tabela 12.1) é uma excelente pré-medicação em animais pediátricos, geriátricos e debilitados e é frequentemente combinada com o midazolam. A *hidromorfona* (Tabela 12.1) tem menor probabilidade de causar vômito em comparação com a morfina ou a oximorfona. A hipertermia pode ser observada em gatos durante a recuperação após a anestesia, e a hidromorfona pode torná-los mais propensos a essa complicação. Gatos que fiquem hipotérmicos durante a cirurgia ou o procedimento parecem se recuperar e se tornam hipertérmicos em recuperação; assim, todos os gatos devem ter sua temperatura monitorada de perto na recuperação.[8]

> **NOTA** A hipertermia observada em gatos durante a recuperação geralmente é autolimitada, mas remova as fontes de calor por precaução. Você pode precisar colocá-los em uma gaiola com piso de metal. Uma dose baixa de acepromazina (0,01 mg/kg IV), se for segura, irá acalmá-los e poderá diminuir a temperatura corporal devido à vasodilatação.

A *fentanila* é um potente agonista mu comumente usado por via intravenosa como infusão em taxa constante (CRI; do inglês, *constant-rate infusion*) para fornecer analgesia (Tabela 12.1). Pode ser usado em ambientes de terapia intensiva na faixa de dose mais baixa para fornecer analgesia. A fentanila também tem a apresentação de um adesivo transdérmico. A pele deve ter os pelos aparados e ser limpa antes da aplicação do adesivo. Em alguns animais, a dor pode não ser completamente controlada e podem ocorrer efeitos opioides adversos. O adesivo é facilmente removido e pode ser consumido pelo animal ou pelas crianças, o que pode ser tóxico. O potencial para o abuso humano também está presente. A *metadona* é um agonista mu sintético com alguns efeitos antagonistas do NMDA. É menos provável que cause vômito que a morfina; no entanto, não produz boa sedação quando administrada sozinha. A *meperidina* pode causar taquicardia porque tem uma estrutura química semelhante à da atropina. A meperidina pode produzir efeitos serotoninérgicos, por isso não deve ser usada com outros fármacos serotoninérgicos ou inibidores da monoamina oxidase.

A *remifentanila* é um opioide sintético com ação direta sobre os receptores opioides mu. Tem uma duração de ação ultracurta e é metabolizada por esterases não específicas no sangue e nos tecidos. O metabólito é excretado pelos rins. A remifentanila tem sido usada com propofol em CRI para fornecer anestesia IV total em cães. Ela fornece analgesia intraoperatória quando administrada como CRI. A remifentanila não afeta a contratilidade miocárdica ou causa liberação de histamina, mas pode levar à hipotensão. É boa para uso em animais com comprometimento hepático ou para procedimentos curtos e tem sido usada em cães para biopsia hepática.[9] Seu uso diminui a quantidade de inalantes necessários para a anestesia geral, o que pode ajudar a preservar o fluxo sanguíneo hepático. A remifentanila tem sido usada em gatos em CRI para diminuir o nível de inalação necessário para a anestesia geral.[10] A recuperação é muito rápida, dentro de 5 a 10 minutos, mesmo após infusões prolongadas, pois não há acúmulo de fármacos. Não há analgesia residual, então um analgésico de longa duração deve ser administrado a pacientes que passaram por um procedimento doloroso. Este analgésico deve ser administrado antes da recuperação da remifentanila. Não há depressão respiratória residual após a recuperação da remifentanila.

A *buprenorfina* é um agonista parcial e antagonista kappa. É comumente usada em gatos e pode ser administrada por via transmucosa nas membranas mucosas orais. A buprenorfina tem um grande perfil de segurança. Uma nova formulação patenteada de buprenorfina foi desenvolvida para uso em gatos.[11] A primeira dose deve ser administrada aproximadamente 1 hora antes da cirurgia. Tem alta afinidade pelo receptor opioide mu. Efeitos colaterais adversos podem ocorrer (Tabela 12.1), porém os gatos mais comumente ficam calmos e eufóricos, ronronam, esfregam e amassam com suas patas dianteiras.[11] Buprenorfina é metabolizada e excretada pelo fígado. Reversão com naloxona pode ser difícil. *Não* deve ser dispensada ao proprietário para administração.

O *butorfanol* é um agonista kappa e um antagonista mu. Isso produz analgesia leve. Ele não fornece sedação confiável por si só, por isso é frequentemente combinado com um tranquilizante ou sedativo. Butorfanol é usado para tratar a dor leve a moderada; não se espera que seja completamente eficaz para a dor severa. É um antitussígeno eficaz. Pode ser usado para reverter os efeitos dos agonistas mu, mas manter alguma analgesia na dose de 0,1 mg/kg IV.

Nalbufina fornece analgesia leve, mas sedação mínima a nula. Pode ser usada para reverter os efeitos dos agonistas mu, mas manter alguma analgesia. Não é controlada. O *tramadol* (Tabela 12.1) é metabolizado em O-desmetiltramadol (M1), que tem atividade agonista mu; além disso, atua como um inibidor da recaptação de serotonina e norepinefrina. Os efeitos analgésicos são fracos em cães porque não produzem quantidades substanciais de O-desmetiltramadol. Os gatos, no entanto, produzem quantidades substanciais de O-desmetiltramadol, de modo que pode ser um analgésico eficaz nesta espécie, mas o sabor amargo dificulta a administração oral. Não é recomendado administrar tramadol com meperidina, antidepressivos tricíclicos, como amitriptilina ou clomipramina, ou inibidores seletivos de recaptação de serotonina, como fluoxetina e paroxetina, pois existe um risco de síndrome serotoninérgica, com sinais clínicos que incluem febre, convulsões, tremores musculares/fasciculações, hipertermia, salivação e raramente morte.

Barbitúricos

O *tiopental*, um tiobarbiturato de ação ultracurta, é usado para indução. Ele vem como um pó cristalino e é reconstituído em soluções a 2,5%, 5% ou 10% com água estéril ou solução salina. Em pequenos animais, uma solução a 2,5% é mais comumente usada para evitar a irritação vascular. A solução resultante é alcalina (pH 10-11) e pode causar necrose tecidual se injetada perivascularmente. Se ocorrer administração perivascular, deve ser feita a diluição do fármaco com solução salina injetada no tecido para ajudar a minimizar o dano tecidual. A lidocaína também pode ser injetada no local para produzir vasodilatação e anestesia local.[12]

Barbitúricos produzem depressão do SNC por ativação no receptor GABA$_A$. Quando administrados por via intravenosa, eles se equilibram rapidamente através da barreira hematoencefálica ao cérebro bem perfundido, induzindo a anestesia. A concentração do fármaco no sangue e no cérebro cai rapidamente à medida que o medicamento se redistribui para o tecido muscular menos perfundido, permitindo o retorno da consciência. A dosagem repetida resultará em uma recuperação prolongada, pois o tecido muscular alcança o equilíbrio com as concentrações sanguíneas. O metabolismo é hepático, com indução do sistema enzimático hepático P450 e excreção renal. Os barbitúricos são protetores cerebrais; oxigênio metabólico cerebral, fluxo sanguíneo cerebral e pressão intracraniana são reduzidos. Estas propriedades fazem do tiopental uma escolha apropriada para indução de pacientes com doença intracraniana e convulsões. O tiopental pode diminuir o volume sistólico e a contratilidade miocárdica. A venodilatação e o sequestro de hemácias ocorrem no baço com aumento no tamanho esplênico. Podem ocorrer arritmias ventriculares e bigeminismo, e o tiopental sensibiliza o miocárdio a arritmias induzidas por epinefrina. Existe uma depressão respiratória dose-dependente, que pode resultar em apneia. Os barbitúricos são uma boa escolha para o exame laríngeo, pois os reflexos laríngeos são minimamente afetados. Eles atravessam a placenta, causando mais depressão respiratória em filhotes após uma cesariana do que o propofol sedativo à base de barbitúricos (ver adiante). Os barbitúricos não produzem antinocicepção e a única analgesia observada é durante a inconsciência; portanto, analgésicos devem ser administrados com procedimentos dolorosos.

> **NOTA** Os Greyhounds podem ter recuperações prolongadas após a administração de tiopental devido a uma relativa deficiência nas enzimas microssomais hepáticas necessárias para o metabolismo, e também devido aos seus corpos magros e baixos níveis de gordura. Barbitúricos não são comumente recomendados para uso em Sighthounds, Greyhounds, Wolfhounds ou Afghan hounds, mas podem ser usados se houver pré-medicação apropriada para diminuir a quantidade de barbiturato necessária.

O *propofol* é altamente lipossolúvel e é formulado como uma emulsão. É usado para indução intravenosa e, como tem curta duração e não se acumula no corpo, é seguro usá-lo como CRI para anestesia IV total. A fórmula original não contém conservantes e estimulará o crescimento bacteriano e fúngico; portanto, é necessária uma técnica asséptica rigorosa no manuseio de fármacos. Um frasco de medicamento aberto deve ser descartado após 6 horas, e quando administrado como CRI, o conjunto de administração deve ser trocado a cada 12 horas. O efeito anestésico se dá por meio da interação no receptor GABA$_A$. O propofol deve ser administrado por via intravenosa para ser eficaz, embora, se administrado perivascularmente, não cause necrose tecidual. Tem um início rápido de ação e reduz o metabolismo cerebral de oxigênio e a pressão intracraniana. O propofol tem efeitos anticonvulsivantes e tem sido usado no controle de crises. É um depressor cardiovascular e vasodilatador dose-dependente, levando à hipotensão. Um efeito depressor respiratório dose-dependente que frequentemente causa apneia também ocorre. O propofol atravessa a placenta, mas tem um *clearance* rápido da circulação neonatal. Não fornece analgesia.

O *PropoFlo™ 28* é uma nova formulação de propofol que tem um prazo de validade de 28 dias devido ao conservante álcool benzílico. Tem as mesmas propriedades e é administrado nas mesmas doses que o propofol regular. Vem em um frasco multiuso a 10 mg/mL e é uma emulsão. É recomendado para uso IV em cães; não é recomendado para uso em gatos devido ao álcool benzílico, que pode ser tóxico para gatos porque eles não possuem conjugação adequada de ácido glicurônico, o que resulta em uma taxa reduzida de metabolismo e efeitos tóxicos cumulativos (Tabela 12.1). Esta nova formulação tem sido usada em gatos saudáveis como um dose única de indução sem efeitos adversos.[13] Nos gatos que estejam doentes, nos que tenham doença hepática nos que necessitem de múltiplos episódios anestésicos ou naqueles que precisem de CRI, o propofol original é recomendado. A administração repetida de propofol, diariamente ou como CRI, pode induzir dano oxidativo às hemácias felinas.

Hipnóticos Não Barbitúricos

O *etomidato* (Tabela 12.1) é um derivado imidazólico com atividade agonista no receptor GABA. O etomidato causa vasoconstrição da vasculatura cerebral levando à redução do fluxo sanguíneo cerebral e do metabolismo do oxigênio. É administrado por via intravenosa para indução e é rapidamente hidrolisado por esterases no fígado e plasma em metabólitos inertes. Tem um início rápido de ação e pode ser doloroso após a injeção. Essa dor pode ser reduzida pela administração IV de um opioide antes do etomidato, pelo uso de uma veia grande e pela administração através de uma linha IV funcional. A hemólise pode ocorrer devido a uma osmolalidade de 4.640 mOsm/L do propilenoglicol na formulação. A hemólise pode ser mais provável em gatos devido à fragilidade de seus glóbulos vermelhos. Existe uma falta de depressão cardiovascular e, portanto, um efeito mínimo na função, que o torna útil para a indução de pacientes cardíacos instáveis. O etomidato exerce efeito mínimo no sistema respiratório. O fármaco causa supressão da função adrenocortical de 2 a 6 horas após uma dose de indução. Cuidados devem ser tomados ao se usar este medicamento em pacientes com doença adrenocortical e caso sejam altamente estressados. A duração longa deste fármaco como CRI não é recomendada. Não há propriedades analgésicas.

Esteroides Neuroativos

A *alfaxalona* é uma solução aquosa clara para injeção IV, registrada para indução e manutenção da anestesia em cães e gatos. É um anestésico injetável com neuroesteroides. Não contém conservante; portanto, um frasco aberto deve ser descartado após 6 horas. Causa depressão do SNC por ligação aos receptores GABA. Tem rápidos metabolismo e eliminação hepáticos. Existe uma ampla margem de segurança. É indicado para uso IV somente em cães e gatos. É solúvel em água, não irritante e, portanto, não doloroso quando administrado por via intramuscular, o que é útil em gatos e cães pequenos. É útil combinado com um opioide para sedação intramuscular no gato doente agressivo. O fluxo sanguíneo cerebral, a pressão intracraniana e as demandas metabólicas cerebrais de oxigênio estão diminuídos. Há depressão cardiovascular dose-dependente, depressão respiratória e apneia. Há bom relaxamento muscular e recuperação rápida. O animal pode ter uma recuperação difícil, com movimentos de pedalagem (*paddling*), rigidez muscular, mioclonia e excitação. Adicionar um sedativo ou analgésico pode ajudar a evitar isso. A alfaxalona pode ser uma alternativa ao propofol. A alfaxalona tem sido usada para indução segura de anestesia em cadelas submetidas à cesariana; teve um efeito insignificante nos filhotes.[14]

Dissociativos

Os dissociativos, *cetamina* e *tiletamina*, interferem na transmissão dos impulsos nervosos entre os sistemas talamocortical e límbico, causando uma dissociação entre os sistemas subconsciente e consciente. Há antagonismo não competitivo dos receptores de glutamato tipo NMDA. Eles fornecem efeitos dose-dependentes que vão desde a contenção química leve até a anestesia geral com uma ampla margem de segurança. Eles podem ser usados para sedar cães e gatos, especialmente animais agressivos (Quadro 12.2), e também para indução IV e IM ou por via intravenosa para anestesia injetável. A cetamina é usada como uma mistura racêmica; o isômero positivo (S) produz analgesia mais intensa, tem metabolismo mais rápido e tem menor incidência de reações de emergência do que o isômero I negativo. A tiletamina está disponível apenas na combinação 1:1 com o benzodiazepínico zolazepam. Ele vem em forma de pó, é reconstituído com 5 mL de diluente e perde a potência ao longo do tempo. Os cães podem ter uma recuperação brusca devido ao metabolismo lento da tiletamina, causando rigidez muscular, estimulação simpática e delírio de emergência; um tranquilizante pode ser necessário para suavizar a recuperação. Nos gatos, a ação do zolazepam dura mais tempo. O pó de tiletamina/zolazepam pode ser reconstituído com 100 mg de xilazina e 400 mg de cetamina para fornecer uma combinação potente usada para contenção química/anestesia. A administração cuidadosa do fármaco é necessária devido ao pequeno volume usado; hipotermia profunda e recuperação prolongada podem ocorrer. Os dissociativos não têm um agente de reversão, mas o zolazepam pode ser revertido com flumazenil e um alfa-2-antagonista pode ser usado para reverter a xilazina.

Os dissociativos têm um rápido início de ação com curta duração. Existe metabolismo hepático, com a cetamina produzindo o metabólito ativo norcetamina. Nos cães, a norcetamina é inativada antes da excreção renal, enquanto nos gatos a norcetamina é excretada inalterada na urina. O delírio de emergência pode ser visto na recuperação; o tratamento com agentes como benzodiazepínicos, acepromazina ou um alfa-2-agonista pode diminuir a incidência e a gravidade do delírio. Os efeitos do SNC incluem aumento no metabolismo cerebral de oxigênio e na pressão intracraniana. A estimulação do SNC leva ao aumento do fluxo simpático, resultando em aumento da pressão arterial, frequência cardíaca, débito cardíaco, trabalho miocárdico e necessidade de oxigênio. Quando as reservas de catecolaminas e o sistema compensatório do sistema nervoso simpático estão esgotados, a cetamina tem efeitos inotrópicos negativos diretos. Os dissociativos podem causar salivação excessiva e, portanto, são comumente usados com um antimuscarínico. Os dissociativos não causam depressão respiratória significativa. Eles não produzem relaxamento muscular; o aumento do tônus dos músculos extraoculares pode criar aumentos na pressão intraocular. O relaxamento muscular é melhorado com a adição de um benzodiazepínico ou um alfa-2-agonista. Dissociativos fornecem analgesia somática. O bloqueio do neurotransmissor excitatório glutamato no receptor NMDA desempenha um papel na prevenção ou minimização da sensibilização central e liquidação. Esses agentes são mais comumente usados em combinação com tranquilizantes, opioides e alfa-2-agonistas.

Inalantes

Inalantes são amplamente utilizados para fornecer anestesia. Eles exigem equipamento especial para uso, mas têm início rápido e recuperação através dos pulmões. Os dois agentes inalantes comumente usados são isoflurano e sevoflurano (Tabela 12.1). O gás de entrega para inalantes é o oxigênio. A potência anestésica é definida pela concentração alveolar mínima de um anestésico que produza imobilidade em 50% dos pacientes expostos a estímulos nocivos supramáximos. Esses inalantes potentes causam vasodilatação que leva a uma perda da autorregulação cerebrovascular, e a perda da resistência vascular aumenta o fluxo sanguíneo cerebral. Há um aumento subsequente da pressão intracraniana. Pode haver diminuição no débito cardíaco e no volume sistólico devido a depressão relacionada com a dose na contratilidade miocárdica. Os inalantes causam depressão respiratória, que pode necessitar de ventilação intermitente com pressão positiva (VIPP).

Equipamentos e Dispositivos de Anestesia

Os animais que necessitam de anestesia geral para procedimentos mais longos devem ser intubados para fornecer uma via aérea para liberação de oxigênio e gases inalantes, proteger o pulmão da aspiração e evitar a contaminação do meio ambiente com gases residuais. A intubação também permite que a VIPP ajude a prevenir a hipoxemia e superar a depressão respiratória; ventilação é necessária durante uma toracotomia ou correção de hérnia diafragmática.

Tubos Endotraqueais, Bloqueadores Endobrônquicos e Dispositivos Supraglóticos

Os tubos endotraqueais são usados para selar a traqueia durante a anestesia inalatória ou para proteger as vias aéreas de um cão ou gato anestesiado. O tipo mais comum usado em medicina veterinária é o **tubo Magill**, que varia em tamanho de 3 a 40 mm (diâmetro interno). Esses tubos têm uma ponta chanfrada e são curvos e podem ser com *cuff* (manguito) ou sem *cuff*, embora os tubos com *cuff* sejam os mais utilizados. Tubos sem *cuff* podem ser usados em animais muito pequenos, nos quais o *cuff* pode ser suficientemente grande para impedir a colocação de um tubo de diâmetro adequado. Os **tubos de Cole**, originalmente projetados para anestesia pediátrica, são menos comumente usados em medicina veterinária, mas têm sido usados em gatos. Esses tubos são projetados de tal forma que o ombro do tubo toca a laringe e fornece uma vedação hermética. O tamanho do tubo é baseado no peso do animal (Tabela 12.2); no entanto, lembre-se de que as diretrizes de peso são baseadas no peso corporal magro e que os animais com excesso de peso não têm traqueias maiores do que os animais mais magros. As raças braquicefálicas geralmente possuem traqueias mais estreitas do que cães ou gatos de tamanho similar que são mesocéfalos ou dolicocéfalos. É aconselhável ter um tubo um tamanho maior e um de tamanho menor prontamente disponível.

> **NOTA** Lubrifique o tubo antes de inserir, tomando cuidado para não ocluir o "olho" do tubo. Use um tubo com *cuff*, se possível, e insufle o *cuff* com cuidado para evitar traumatizar a traqueia. Verifique se há vazamentos no *cuff* do tubo antes da indução.

Ventilação unilateral (VUL) pode ser obtida por meio de bloqueio endobrônquico, intubação seletiva ou tubo de duplo-lúmen (TDL). A ventilação pulmonar é administrada para melhorar as condições cirúrgicas para a toracoscopia, para controlar a contaminação ou hemorragia, ou quando há patologia unilateral. A intubação endobrônquica pode ser feita com um tubo endotraqueal longo e é relativamente fácil de realizar; a desvantagem é que ela fornece menos controle direto para fazer alterações no pulmão não intubado.

TABELA 12.2 Tamanho Sugerido do Tubo Endotraqueal com Base no Peso Corporal do Animal

Peso Corporal (kg)	Tamanho do Tubo Endotraqueal (mm de Diâmetro Interno)
Gatos	
1	3
2	4
5	4,5-5
Cães	
2	5
4	6
7	7
9	7-8
12	8
14	9-10
16–20	10-12
30	12
40	14-16

De McKelvey D, Hollingshead KW. *Small Animal Anesthesia: Canine and Feline Practice.* St. Louis, Mosby; 1994.

Um **TDL** é constituído por dois tubos de lúmen único conectados entre si e vem como um tubo direito ou esquerdo, correspondendo ao brônquio-fonte principal direito ou esquerdo onde o tubo é projetado para encaixar. O tubo tem dois ramos; um oclui a traqueia e o outro oclui o brônquio. O *cuff* posterior e o tubo piloto são geralmente de cor azul para diferenciá-los do *cuff* traqueal. O posicionamento correto do tubo é confirmado pela visualização direta usando um broncoscópio de pequeno diâmetro. A inserção correta deve resultar em sons pulmonares apenas no campo pulmonar ventilado. Um TDL é capaz de fornecer fluxo de gás diretamente para um brônquio isolado do resto do pulmão por um *cuff* expansível ou através de uma porta traqueal que fornece fluxo de gás cranial ao brônquio obstruído. Eles são projetados com uma ponta brônquica angulada que pode ser inserida no brônquio principal esquerdo ou direito. Isso permite a ventilação do campo pulmonar em que a ponta brônquica foi posicionada no brônquio principal. Se o fluxo de gás fresco for direcionado apenas para o lúmen traqueal, ocorrerá a ventilação do campo pulmonar contralateral. Assim, quando o TDL está posicionado corretamente, existe flexibilidade na escolha de ventilar os campos esquerdo, direito ou em ambos os pulmões. A colocação cega do TDL com assistência de toracoscopia é possível.

Há três TDL disponíveis que foram usados em cães: o tubo do lado esquerdo de Robertshaw, o tubo do lado esquerdo de Carlens e o tubo do lado direito do Dr. White. O tubo do lado esquerdo de Robertshaw é o desenho mais simples, com uma ponta que fica inclinada para a esquerda aproximadamente 30 graus em relação ao corpo principal do tubo. Possui um lúmen traqueal que se abre imediatamente antes do ponto de angulação da ponta. A ponta brônquica do tubo possui um balão quase esférico que inflaciona apenas por via oral até a terminação do tubo, que possui um desenho de orifício final. O tubo de Carlens é semelhante ao tubo de Robertshaw, mas incorpora um pequeno gancho distalmente à abertura do lúmen traqueal. Este gancho é projetado para segurar a carina e impedir a passagem do tubo para dentro da árvore brônquica. O tubo do Dr. White tem um *design* similar, mas apresenta uma angulação no lado direito da ponta do tubo. Ele incorpora o gancho caracol semelhante ao tubo de Carlens, mas tem um balão em forma de L com uma ponta de tubo brônquico de orifício lateral e final. Esta ponta do tubo brônquico é destinada a fornecer ventilação para o brônquio lobar cranial direito mais cranialmente posicionado. Um toracoscópio pode ser usado para a colocação do tubo, permitindo a observação direta da inflação do lobo pulmonar durante a ventilação. É possível ter os tubos posicionados longe demais cranialmente, resultando em prolapso parcial do balão na traqueia. O prolapso completo do balão na traqueia obstrui o lúmen e resulta em obstrução total da via aérea em alguns casos (Figura 12.2).[15]

Uma vantagem do TDL é que ele permite a alternância da VUL do hemitórax simplesmente trocando o suprimento de gás anestésico do lúmen brônquico para o lúmen traqueal, sem a necessidade de usar a broncoscopia intraoperatória para guiar a manipulação do tubo. O gancho caracol pode não oferecer uma vantagem quando usado em cães, pois eles são mais difíceis de guiar através da laringe e têm maior potencial para criar traumas laríngeos à medida que avançam através da rima glótica.[15]

Os **bloqueadores endobrônquicos** (BEB) são cateteres longos com um *cuff* inflável elíptico ou redondo, que é azul. Os bloqueadores brônquicos são usados coaxialmente ou em paralelo com um tubo endotraqueal padrão. O bloqueador brônquico é posicionado com visualização direta assistida por biofibra; um lobo pulmonar único ou todo o hemitórax pode ser bloqueado. Uma vez que o bloqueador seja posicionado corretamente, o *cuff* é inflado para impedir a ventilação desse segmento pulmonar. BEB são usados em cães pequenos, pois o

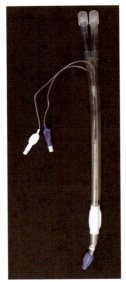

Figura 12.2 Um tubo endotraqueal de duplo-lúmen do lado esquerdo de Robertshaw. Tubos de duplo-lúmen podem ser usados para ventilar seletivamente um ou ambos os campos pulmonares.

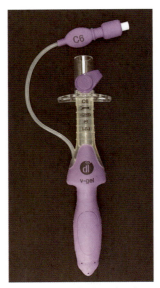

Figura 12.3 Dispositivo supraglótico de via respiratória felino V-gel® (Docsinnovent Ltd.).

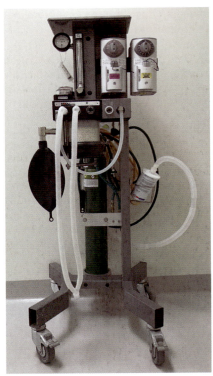

Figura 12.4 Sistema de reinalação circular em uma pequena máquina de anestesia animal.

menor TDL é de 28 Fr, o que impossibilita seu uso em animais com peso inferior a 10 kg. BEB foram descritos para a criação de VUL em pacientes pequenos, pois estão disponíveis em um tamanho de 5 Fr.

Os **dispositivos da via aérea supraglótica** (DVRS) incluem as vias aéreas da máscara laríngea e os V-gels® (Figura 12.3). Estes dispositivos não requerem o uso de um laringoscópio para colocação. Eles são uma alternativa ao tubo endotraqueal padrão e podem ser mais fáceis de inserir. Quando inseridos corretamente, eles se encaixam e formam uma vedação ao redor da glote. Um DVRS específico, V-gel®, foi desenvolvido para gatos. É relativamente fácil de inserir e tem sido usado para manter a anestesia geral inalatória em gatos submetidos a cirurgia abdominal.[16] A inserção do V-gel® pode exigir um nível mais superficial de anestesia e menos agente de indução quando comparado com um tubo endotraqueal padrão. Gatos com V-gel® no lugar receberam ventilação mecânica controlada de até 16 cmH$_2$O de pressão sem vazamento.[17] O tubo endotraqueal ou DVRS é conectado ao circuito respiratório, que, por sua vez, é conectado à máquina de anestesia.

Máquinas de Anestesia

A máquina de anestesia consiste em uma fonte de oxigênio, um regulador de oxigênio e medidor de vazão, e um vaporizador de precisão. Todos os gases residuais devem ser eliminados. O circuito respiratório direciona oxigênio e inalantes para o paciente, remove dióxido de carbono ou evita a reinserção e fornece um meio de controlar a ventilação.

O **circuito ou sistema de reinalação** é o sistema mais comumente usado em anestesia veterinária (Figura 12.4). O sistema circular produz um fluxo unidirecional de gás e absorve dióxido de carbono do gás exalado. Os componentes são uma entrada de gás fresco, válvula unidirecional inspiratória, tubos respiratórios, válvula unidirecional expiratória, válvula limitadora de pressão ajustável ou válvula "*pop-off*", bolsa reservatório e absorvedor de dióxido de carbono. O fluxo de gás fresco determina quanta reinalação ocorre. Para uma reinalação completa, o fluxo de oxigênio é o consumo metabólico de oxigênio do paciente, de 3 a 14 mL/kg por minuto. A reinalação parcial é maior que o consumo metabólico de oxigênio, 20 mL/kg por minuto. A não reinalação à reinalação mínima ocorre quando o fluxo de oxigênio é maior que 200 mL/kg por minuto e não é normalmente usada. Fluxos de gás inicialmente altos são usados para produzir concentração inspirada rápida dentro do sistema e, em seguida, as vazões são diminuídas para a fase de manutenção; é mais econômico usar vazões menores quando possível. Fluxos de gás mais altos são usados na fase de recuperação para ajudar a lavar os gases inalantes do sistema para acelerar o despertar.

Os **sistemas de não reinalação** são caracterizados pela ausência das válvulas unidirecionais e do absorvedor de dióxido de carbono (Figura 12.5). O dióxido de carbono é removido ao ser descarregado do sistema com um alto fluxo de gás. As taxas de fluxo variam de

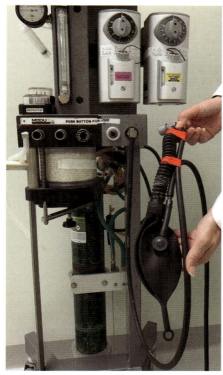

Figura 12.5 Circuito sem reinalação (Norman Elbow), Mapleson F, Jackson-Rees com a válvula de alívio localizada na bolsa. Observe a conexão do circuito à saída de gás comum.

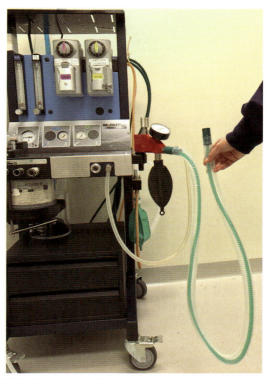

Figura 12.6 Circuito de Bain, coaxial sem reinalação, Mapleson D, conectado a uma pequena máquina de anestesia animal. O tubo verde interno transporta os gases inalados frescos para o paciente, e o tubo externo transparente remove os gases exalados do paciente. Observe a conexão do circuito à saída de gás comum.

130 a 300 mL/kg por minuto. Este sistema é usado em pacientes que pesam menos de 10 kg, pois o alto fluxo de gás não é econômico em pacientes maiores. O sistema de não reinalação tem menor resistência à respiração e menor volume total do circuito. O sistema Bain tem um desenho coaxial, com o tubo interno sendo de gás inspirado e o tubo externo contendo gases exalados que possuem menos volume, e fornece um meio para aquecer potencialmente o gás inspirado quando o gás exalado mais quente passa ao redor do tubo interno (Figuras 12.6 a 12.8).[18]

Monitoramento

O monitoramento do paciente anestesiado é necessário para evitar possíveis complicações, fornecer um alerta precoce de eventos potencialmente fatais e garantir um resultado seguro após a anestesia. O monitoramento deve começar durante a fase de indução e continuar na recuperação. Existem três áreas principais a serem monitoradas no paciente anestesiado: profundidade da anestesia, parâmetros cardiovasculares e respiratórios e temperatura corporal. Parâmetros fisiológicos para avaliação incluem frequência cardíaca, pressão arterial, frequência respiratória, cor da membrana mucosa, tempo de enchimento capilar, saturação de hemoglobina e CO_2 expirado. O movimento espontâneo é um sinal confiável de nível leve anestésico. Um aumento abrupto da frequência cardíaca, pressão arterial e frequência respiratória é um indicador de uma resposta ao estímulo cirúrgico e um nível leve de anestesia. Tônus mandibular frouxo, ausência de reflexo palpebral e relaxamento muscular são observados durante os níveis de anestesia média a profunda.

Sistema Cardiovascular

O sistema cardiovascular é avaliado por meio de frequência e ritmo cardíacos, frequência e ritmo do pulso periférico, perfusão tecidual e pressão arterial. A frequência cardíaca é um importante determinante

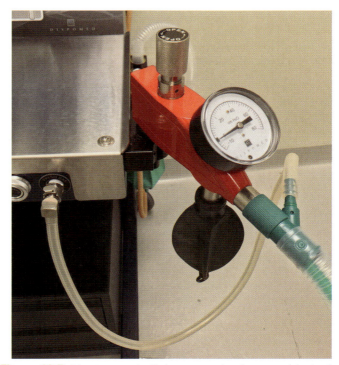

Figura 12.7 Montagem do Bain para o circuito sem reinalação. Ele fornece um ponto de conexão fixo para a bolsa, a válvula reguladora de pressão ajustável e um manômetro. Observe a conexão do circuito à saída de gás comum.

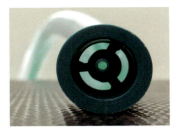

Figura 12.8 A extremidade do paciente do circuito coaxial sem reinalação Bain. A porta interna é para o gás inalado fresco, e o gás exalado flui pelos furos da porta maior ao redor da porta interna.

do débito cardíaco; bradicardia excessiva resultará em diminuição do débito cardíaco. A taquicardia excessiva também diminuirá o débito cardíaco devido à diminuição do tempo de enchimento e à redução do volume sistólico. Um ECG é importante para a identificação de arritmias potenciais. A complicação intraoperatória mais comum é a hipotensão. Quando a pressão arterial está baixa, a perfusão tecidual fica comprometida. A hipotensão arterial é uma pressão arterial média menor ou igual a 60 mmHg ou uma pressão sistólica menor ou igual a 80 mmHg. Causas comuns de hipotensão são hipovolemia, baixo débito cardíaco e vasodilatação. A pressão arterial pode ser medida indiretamente com esfigmomanômetro, colocando um *cuff* oclusivo sobre uma artéria em um membro anterior, membro posterior ou cauda. A largura do *cuff* deve ser de 40% da circunferência do membro. Um cristal piezoelétrico de ultrassom Doppler é colocado sobre uma artéria distal ao *cuff* no apêndice. O *cuff* é insuflado manualmente e depois desinflado ao primeiro som audível, que é a pressão arterial sistólica. O dispositivo de oscilometria automaticamente insufla/desinfla o *cuff* e registra a pressão arterial sistólica, diastólica, média e frequência cardíaca em intervalos de tempo determinados. Oscilometria determina a pressão arterial, analisando as flutuações de pressão dentro do manguito. O padrão-ouro para a medição da pressão arterial é o cateterismo direto de uma artéria, que oferece medições de pressão arterial batimento a batimento. Artérias comumente usadas para medições arteriais diretas são a metatarsal dorsal, radial/carpal, coccígea, lingual, femoral e auricular.

Sistema Respiratório

O sistema respiratório é avaliado pela observação da frequência respiratória e da profundidade da respiração por meio de excursões torácicas, abdominais ou da bolsa reservatório. Uma frequência respiratória de seis respirações por minuto ou menos é indicativa de hipoventilação. O movimento da parede torácica sem movimento correspondente da bolsa reservatório é indicativo de obstrução das vias aéreas ou pneumotórax hipertensivo. Gasometria no sangue arterial é o padrão-ouro para avaliar a ventilação e a oxigenação. Técnicas não invasivas são capnometria para ventilação e oximetria de pulso para oxigenação. A pressão parcial normal de dióxido de carbono ($PaCO_2$) é de 35 a 45 mmHg. Uma $PaCO_2$ de mais de 60 mmHg é acidose respiratória devido à hipoventilação e seria uma indicação para VIPP. Uma $PaCO_2$ abaixo de 20 mmHg é indicativa de alcalose respiratória e diminuição do fluxo sanguíneo cerebral, observadas com hiperventilação. A amostra de gás CO_2 no fim da expiração é tomada no final da expiração e é um marcador substituto da $PaCO_2$. O CO_2 ao final da expiração é geralmente 3 a 6 mmHg mais baixo que a $PaCO_2$. A capnografia é a forma de onda do CO_2 exalado; esta curva do capnograma, se anormal na forma, pode ser usada para identificar complicações. Uma forma de onda inspiratória inclinada indica um vazamento durante a inspiração, diluição com gás fresco durante uma longa pausa entre respirações ou inspiração prolongada. Uma forma de onda com expiração inclinada indica uma obstrução

parcial das vias aéreas ou uma deflação pulmonar comprometida. Uma PaO_2 normal no ar ambiente deve estar entre 80 e 110 mmHg. A hipoxemia é uma PaO_2 de menos de 80 mmHg e a hipoxemia potencialmente fatal é uma PaO_2 menor que 60 mmHg. Quando em um gás enriquecido com oxigênio, a PaO_2 deve estar acima de 110 mmHg. O oxímetro de pulso mede a saturação da hemoglobina com oxigênio (SpO_2) e é utilizado como substituto da PaO_2. O valor normal para a SpO_2 é de 98% a 99%. A hipoxemia é uma SpO_2 menor que 95%, o que corresponde a uma PaO_2 de 80 mmHg, com hipoxemia grave menor que 90%, que corresponde à PaO_2 de 60 mmHg. A sonda de oximetria de pulso é colocada em um leito arterial, como língua, orelha, lábio ou artelho.[19]

Temperatura Corporal

As temperaturas corporais de 32° a 34 °C resultam em redução das necessidades anestésicas, função cardiovascular prejudicada, hipoventilação, diminuição da resistência à infecção e recuperação prolongada. A hipertermia (40,5 °C) pode ocorrer com aplicação excessivamente zelosa de dispositivos de aquecimento e em cães com pelos grossos e dispositivos de aquecimento; os danos celulares ocorrem com temperaturas iguais ou superiores a 42 °C. É importante monitorar a temperatura corporal durante a anestesia e a recuperação. Os gatos que receberam opioides como parte de seus episódios anestésicos parecem propensos a hipertermia na recuperação. A hipertermia está inversamente relacionada com a temperatura corporal na extubação; quanto mais frios os gatos estavam na extubação, mais quentes ficavam durante o período pós-operatório. Esse rebote exagerado da hipotermia pode ser possibilitado pela ação dos opioides sobre o limiar termorregulatório hipotalâmico.[5] A hipertermia geralmente é autolimitada, mas pode ser tratada administrando-se naloxona a 0,01 mg/kg IM ou SC; isso também resultaria na reversão da analgesia induzida por opioides. Se um agonista mu opioide tiver sido administrado, a reversão parcial para manter alguma analgesia pode ser obtida com butorfanol a 0,1 mg/kg IV ou IM. A acepromazina em 0,01 a 0,05 mg/kg pode ser administrada para acalmar e pode melhorar a perda de calor por meio da vasodilatação. Ventiladores, remoção de qualquer dispositivo de aquecimento e colocação do gato no chão da gaiola descoberto também ajudam na perda de calor.

Fluidoterapia

A fluidoterapia intravenosa deve ser adaptada ao animal individual com base em suas necessidades, levando em consideração condições agudas *versus* crônicas, patologias como anormalidades eletrolíticas, distúrbios acidobásicos, alterações no volume, como desidratação ou perda de sangue, e mudanças na distribuição, como derrame pleural. Se possível, corrija os desequilíbrios de líquidos e eletrólitos antes da anestesia e da cirurgia (Capítulo 4). Em pacientes saudáveis, a taxa inicial sugerida para fluidos durante a cirurgia é de 3 mL/kg por hora em gatos e de 5 mL/kg por hora em cães. Se o paciente necessitar de reposição e fluidoterapia de manutenção, a taxa de fluido poderá ser de 10 mL/kg por hora. A taxa de fluido deve ser reduzida em procedimentos de longa duração, desde que o paciente esteja estável, para evitar a hiperidratação.

A administração de fluidos em *bolus* é frequentemente usada para tratar a hipotensão durante a anestesia. Um fluido em *bolus* pode ser apropriado se houver hipovolemia relativa causada por vasodilatação periférica, contribuindo para a hipotensão. A profundidade anestésica deve ser avaliada e o nível de inalante, diminuído, se possível. Um cristaloide em *bolus*, como a solução de Ringer lactato, pode ser administrado a uma taxa de 3 a 10 mg/kg IV e repetido uma vez. Se a resposta for inadequada, um coloide como o hidroxietilamido (*hetastarch*) pode ser considerado. É administrado na dose de 5 a 10 mL/kg em cães e de 1 a 5 mL/kg em gatos, titulando para evitar a sobrecarga vascular. A pressão arterial deve ser monitorada a cada 3 a 5 minutos. Se, após a terapia com fluido em *bolus*, o animal permanecer hipotenso e não estiver hipovolêmico, outros métodos devem ser considerados, como inotrópicos/vasopressores ou técnicas anestésicas balanceadas para reduzir ainda mais os níveis de inalantes. Gatos exigem monitoramento rigoroso para evitar a sobrecarga de volume.[20]

REFERÊNCIAS BIBLIOGRÁFICAS

1. Clarke KW, Trim CM, Hall LW. *Veterinary Anaesthesia*. 11th ed. London: Elsevier; 2014.
2. McConnell J, Kirby R, Rudloff E. Administration of acepromazine maleate to 31 dogs with a history of seizures. *J Vet Emerg Crit Care*. 2007;17:262.
3. Tobias KM, Marioni-Henry K, Wagner R. A retrospective study on the use of acepromazine maleate in dogs with seizures. *J Am Anim Hosp Assoc*. 2006;42:283-289.
4. Meyer EK. Rare, idiosyncratic reaction to acepromazine in dogs. *J Am Vet Med Assoc*. 1997;210:1114-1115.
5. Messenger KM, Hopfensperger M, Knych HK, Papich MG. Pharmacokinetics of detomidine following intravenous or oral-transmucosal administration and sedative effects of the oral-transmucosal treatment in dogs. *Am J Vet Res*. 2016;77:413-420.
6. Cohen AE, Bennett SL. Oral transmucosal administration of dexmedetomidine for sedation in 4 dogs. *Can Vet J*. 2015;56:1144-1148.
7. Ramsey EC, Wetzel RW. Comparison of five regimens for oral administration of medication to induce sedation in dogs prior to euthanasia. *J Am Vet Med Assoc*. 1998;213:240-242.
8. Posner LP, Pavuk AA, Rokshar JL, et al. Effects of opioids and anesthetic drugs on body temperature in cats. *Vet Anaesth Analg*. 2010;37:35-43.
9. Anagnostou RL, Kazakos GM, Savvas I, et al. Remifentanil/isoflurane anesthesia in five dogs with liver disease undergoing liver biopsy. *J Am Anim Hosp Assoc*. 2011;47:e103.
10. Steagall PVM, Aucoin M, Monteiro BP, et al. Clinical effects of a constant rate infusion of remifentanil, alone or in combination with ketamine, in cats anesthetized with isoflurane. *J Am Vet Med Assoc*. 2015;246:976-981.
11. Sramek MK, Haas MC, Coleman GD, et al. The safety of high-dose buprenorphine administered subcutaneously in cats. *J Vet Pharmacol Therap*. 2015;38:434-442.
12. Berry SH. Injectable anesthetics. In: Grimm KA, Lamont LA, Tranquilli WJ, editors. *Veterinary Anesthesia and Analgesia*. 5th ed. Ames, IA: Wiley-Blackwell; 2015. p. 277-296.
13. Taylor PM, Chengelis CP, Miller WR, et al. Evaluation of propofol containing 2% benzyl alcohol preservative in cats. *J Feline Med Surg*. 2012;14(8):516-526.
14. Metcalfe S, Hulands-Nave A, Bell M, et al. Multicentre, randomized clinical trial evaluating the efficacy and safety of alfaxalone administered to bitches for induction of anaesthesia prior to caesarean section. *Aust Vet J*. 2014;92:333-338.
15. Mayhew PD, Culp WTN, Pascoe PJ, et al. Evaluation of blind thoracoscopic-assisted placement of three double-lumen endobronchial tube designs for one-lung ventilation in dogs. *Vet Surg*. 2012;41:664-670.
16. Barletta M, Kleine SA, Quandt JE. Assessment of v-gel supraglottic airway device placement in cats performed by inexperienced veterinary students. *Vet Rec*. 2015;177:523.
17. Prasse SA, Schrack J, Wenger S, Mosing M. Clinical evaluation of the v-gel supraglottic airway device in comparison with a classical laryngeal mask and endotracheal intubation in cats during spontaneous and controlled mechanical ventilation. *Vet Anaesth Analg*. 2016;43:55-62.
18. Mosley CA. Anesthesia equipment. In: Grimm KA, Lamont LA, Tranquilli WJ, editors. *Veterinary Anesthesia and Analgesia*. 5th ed. Ames, IA: Wiley Blackwell; 2015. p. 23-85.
19. Haskins SC. Monitoring anesthetized patients. In: Grimm KA, Lamont LA, Tranquilli WJ, editors. *Veterinary Anesthesia and Analgesia*. 5th ed. Ames, IA: Wiley Blackwell; 2015. p. 86-113.
20. Davis H, Jensen T, Johnson A, et al. AAHA/AAFP fluid therapy guidelines for dogs and cats. *J Am Anim Hosp Assoc*. 2013;49:149-159.

13

Manejo da Dor e Acupuntura

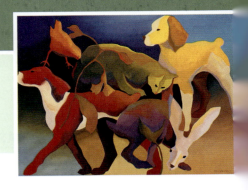

A percepção da dor é a experiência sensorial e emocional desagradável associada ao dano tecidual real ou potencial; o manejo da dor é um aspecto importante da cirurgia em todos os animais. Como os animais não podem expressar a dor da mesma maneira que os humanos, é importante que os cirurgiões reconheçam a dor em seus pacientes e façam preventivamente todo o possível para evitar ou limitar a dor e a angústia antes, durante e depois da cirurgia. Manifestações comportamentais e fisiológicas da dor são fornecidas no Quadro 13.1. As diretrizes de manejo da dor foram estabelecidas para cães e gatos e são detalhadas neste capítulo. O manejo da dor pode envolver uma variedade de técnicas e agentes para fornecer analgesia multimodal para o cuidado do paciente cirúrgico.

DEFINIÇÕES

Existem vários tipos de dor; *dor nociceptiva* ocorre quando os receptores neurais periféricos são ativados por estímulos nocivos, como uma incisão cirúrgica ou trauma, enquanto *dor inflamatória* é devida à ativação do sistema imune em resposta a injúria ou infecção. A *dor patológica ou mal adaptativa* ocorre quando a dor é amplificada e sustentada, levando à hipersensibilização periférica e central, e é caracterizada por hiperalgesia, alodinia (dor, geralmente na pele, causada por algo que normalmente não causaria dor), expansão do campo doloroso além dos limites normais e dor prolongada. A *dor neuropática* é uma doença do sistema nervoso central (SNC) e ocorre sob condições que criam mudanças genômicas e fenotípicas.

NEUROANATOMIA DA NOCICEPÇÃO

O caminho simplificado para a transmissão de informação nociceptiva da periferia para o cérebro consiste em um sistema de três neurônios. Há um neurônio nociceptivo periférico primário (corpo celular no gânglio da raiz dorsal), um neurônio de projeção da medula espinal (na substância cinzenta dorsal) e um neurônio de retransmissão talâmico (que subsequentemente transmite informações ao córtex cerebral somestésico) (Figura 13.1).[1-4] Aproximadamente metade de todos os axônios aferentes nos nervos cutâneos está relacionada com a nocicepção (sensação de dor). A maioria dos receptores nociceptivos compreende as terminações nervosas livres (zonas dendríticas) dos neurônios somáticos aferentes gerais (SAG), cujos respectivos corpos celulares estão localizados nos gânglios da raiz dorsal de todos os nervos espinais, assim como os gânglios de alguns nervos cranianos (SNC; principalmente NC V). Uma área da pele que é inervada por uma raiz dorsal específica é chamada de *dermátomo*, e há algum grau de sobreposição de regiões dermatomais.[1,3,4] Os tipos de axônios que transportam sinais nociceptivos incluem as fibras Aδ (delta) e C. As fibras Aδ são levemente mielinizadas e maiores que as fibras C; acredita-se que elas transmitam estímulos dolorosos "rápidos", como uma dor com sensação de picada aguda, que é localizada em uma área específica do corpo. As fibras C, muito mais numerosas, não são mielinizadas e conduzem mais lentamente; a natureza dos impulsos da dor transportados pelas fibras C é frequentemente descrita como uma dor incômoda, surda ou latejante.[2,3]

Os axônios dos neurônios nociceptivos viajam através dos nervos periféricos, nervos espinais e raízes nervosas dorsais para alcançar a medula espinal na região do sulco dorsolateral. Neste ponto, esses axônios aferentes atravessam a medula espinal em um trato da substância branca chamado *fascículo dorsolateral* (trato de Lissauer), dentro do qual ramos colaterais do telodendro atravessam a medula espinal cranial e caudal em vários segmentos da medula espinal. Terminais axonais (telodendro) deste trato fazem sinapse em interneurônios ou neurônios de projeção na coluna cinzenta dorsal (Figura 13.2). A massa cinzenta do corno dorsal é disposta em camadas ou lâminas, e a maioria do telodendro nociceptivo primário faz sinapse nos neurônios nas camadas I a IV. O *núcleo marginal* (lâmina I), a *substância gelatinosa* (lâmina II) e o *núcleo próprio* (principalmente a lâmina III) são os mais relevantes para essa discussão (Figura 13.2). Os neurônios de projeção da coluna cinzenta dorsal fornecem axônios que formam as vias ascendentes de dor da medula espinal. Os interneurônios dessas lâminas têm vários papéis, incluindo a atividade reflexa segmentar e a modulação de outras sinapses na substância cinzenta da medula espinal.[1-4]

As vias clinicamente relevantes de projeção da dor na medula espinal incluem o *trato espinotalâmico*, o *trato espinocervicotalâmico*, o *trato espinomesencefálico* e o *trato espinorreticular* (Figura 13.3). De maior importância clínica em termos de percepção consciente e reação a estímulos nocivos são os tratos espinotalâmico e espinocervicotalâmico. O trato espinomesencefálico e o trato espinorreticular são importantes para a compreensão de vários mecanismos centrais de modulação da dor (discutidos adiante). Os axônios dos neurônios de projeção do corno cinzento dorsal que originam o trato espinotalâmico viajam no aspecto ventral do funículo lateral da medula espinal; esses axônios eventualmente alcançam corpos celulares neuronais do núcleo ventrocaudolateral (VCL) do tálamo. Esses núcleos VCL fornecem axônios aos neurônios do córtex somestésico do cérebro. Nos primatas, o trato espinotalâmico é lateralizado; a maioria dos axônios do neurônio de projeção cruza para o lado oposto da medula espinal antes de ascender ao tronco cerebral. Em cães e gatos, acredita-se que o trato espinotalâmico seja mais uma via bilateral multissináptica. O trato espinocervicotalâmico pode ser uma via nociceptiva clinicamente mais importante em cães e gatos, e parece ser mais lateralizante do que a via espinotalâmica. Os axônios dos neurônios de projeção do corno cinzento dorsal para esta via ascendem ipsolateralmente à medula espinal no aspecto dorsal do funículo lateral. Esses axônios terminam em outro núcleo de substância cinzenta localizado nos dois primeiros segmentos da medula espinal cervical (no lado lateral da coluna cinzenta dorsal), chamado de *núcleo cervical lateral* (NCL).

CAPÍTULO 13   Manejo da Dor e Acupuntura

> **QUADRO 13.1   Sinais de Dor em Cães e Gatos**
>
> **Postura anormal:** Encurvado, sentado em posição anormal, posição de oração
> **Andar anormal:** Rígido, sem peso, mole
> **Movimento anormal:** Debatendo-se, inquieto, sem movimento quando não está dormindo
> **Vocalização:** Choramingando, chorando, gritando, uivando, sem som
> **Diversos:** Olhando/lambendo ou mastigando área dolorosa, reação quando tocado
> **Mudanças de comportamento:** Cauda rebaixada e/ou sem abaná-la, cabeça baixa, deprimido, sem higiene, taquipneia, tremores, agitação, pouco apetite, mordidas, reclinado, inconsciente
> **Sinais fisiológicos:** Taquipneia, taquicardia, hipertensão, pupilas dilatadas, aumento do cortisol sérico e epinefrina

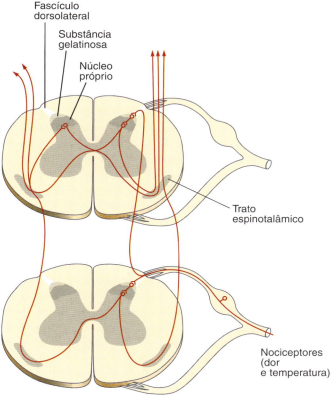

Figura 13.2 Via nociceptiva clássica do trato espinotalâmico para cães e gatos. (Modificada de Pypendop BH, Barter LS. Pharmacologic management of pain for patients with neurologic disease. In: Dewey CW, da Costa RC, eds. *Practical Guide to Canine and Feline Neurology*. 3rd ed. Ames, IA: Wiley-Blackwell; 2016:585–597.)

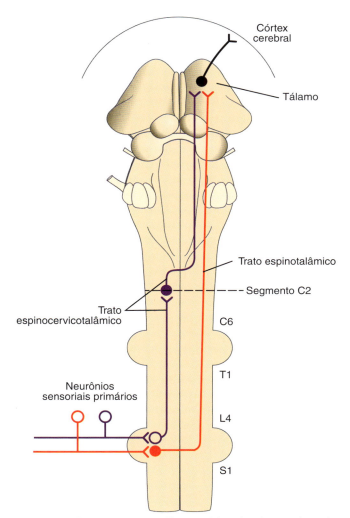

Figura 13.1 Representação diagramática de vias nociceptivas simplificadas do terceiro neurônio (trato espinotalâmico) ou do quarto neurônio (trato espinocervicotalâmico). (Modificada de Uemura EE. Somatosensory system. In: Uemura EE, ed. *Fundamentals of Canine Neuroanatomy and Neurophysiology*. Ames, IA: Wiley-Blackwell; 2015: 128–155.)

Os neurônios de projeção do NCL cruzam a linha média no nível do lemnisco medial do tronco cerebral para alcançar o núcleo NCL do tálamo.[1,4] As vias nociceptivas (em geral) em cães e gatos parecem ser lateralizadas, assim como muitas outras modalidades sensoriais. Cães e gatos com a síndrome de *heminegligência* (hemidesatenção) tendem a ter dificuldade em localizar (ou às vezes até reconhecer) estímulos nocivos (p. ex., beliscar de pele com uma pinça hemostática) aplicados ao lado negligenciado do corpo.

A informação nociceptiva da face e da cabeça é transmitida primariamente via NC V e seus núcleos e tratos associados no tronco encefálico. O arranjo anatômico é semelhante ao já descrito para o corpo, em que há um neurônio de primeira ordem nociceptiva com seu corpo celular em um gânglio periférico (neste caso, o gânglio trigeminal no osso petroso), um trato da substância branca no SNC (trato espinal de NC V), um núcleo de substância cinzenta no SNC (núcleo do trato espinal de NC V) e núcleos de retransmissão talâmica que transmitem impulsos ao córtex cerebral somestético (Figura 13.4). O trato espinal do NC V é contínuo com o fascículo dorsolateral da medula espinal, e o núcleo do trato espinal do NC V é contínuo com a substância gelatinosa da medula espinal. A sensação da face também é lateralizada em cães e gatos. A maioria dos axônios do núcleo do trato espinal de NC V de um lado da face se cruzará no lemnisco medial do *núcleo ventrocaudomedial* oposto *do tálamo*. Esta informação é então transmitida ao córtex cerebral para percepção.[1,4]

A nocicepção visceral é transmitida de maneira semelhante pelos axônios, como já descrito, mas os axônios são geralmente referidos

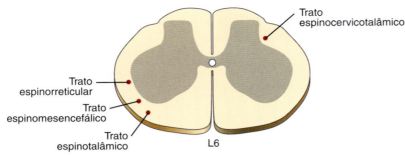

Figura 13.3 Localização aproximada dos tratos nociceptivos clinicamente relevantes na substância branca lombar. (Modificada de Evans HE, de Lahunta A, eds. *Miller's Anatomy of the Dog*. 4th ed. Philadelphia: Elsevier; 2013.)

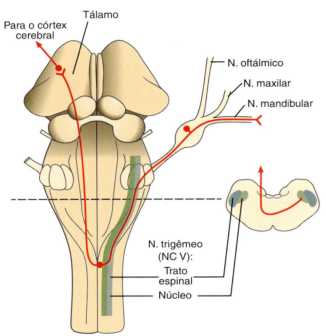

Figura 13.4 Via neuroanatômica para nocicepção da face. (Modificada de Dewey CW, da Costa RC, eds. *Practical Guide to Canine and Feline Neurology*. 3rd ed. Ames, IA: Wiley-Blackwell; 2016.)

como *axônios viscerais gerais* (AVG). Os axônios AVG viajam para a medula espinal em nervos simpáticos e parassimpáticos para alcançar o fascículo dorsolateral. Neste ponto, o caminho para a nocicepção é exatamente como descrito para o corpo. De fato, os axônios do AVG fazem sinapse no mesmo conjunto de neurônios da substância cinzenta do corno dorsal, assim como os neurônios do SAG em uma região específica do corpo. Em outras palavras, existe um mapa sensorial visceral que corresponde ao mapa dermatomal para regiões específicas do corpo.[1,5,6] Esse conceito é importante na compreensão de fenômenos como a dor referida e alguns dos mecanismos suspeitos da acupuntura.

NEUROFISIOLOGIA E MODULAÇÃO DE NOCICEPÇÃO

Os mediadores inflamatórios locais no tecido periférico são responsáveis por criar o sinal que será percebido como dor. Tais mediadores liberados pelo tecido após lesão incluem bradicinina, prostaglandinas, leucotrienos, serotonina, ácido araquidônico, histamina, fator de crescimento do nervo, fator de necrose tumoral, substância P, acetilcolina, trifosfato de adenosina e prótons. Muitos desses mediadores inflamatórios e citocinas são liberados pelas células epiteliais, células endoteliais, mastócitos, macrófagos e plaquetas. A prostaglandina E2 (PGE2) é um metabólito do ácido araquidônico gerado pela ciclo-oxigenase (COX) liberada das células danificadas. A bradicinina é um potente peptídeo produtor de dor; ativa diretamente as fibras Aδ e C e aumenta a síntese e liberação de prostaglandinas pelas células vizinhas.[2,7-10] Se não for interrompida, a estimulação de nociceptores periféricos por esses mediadores pode levar à liberação de mediadores inflamatórios adicionais pelos próprios nociceptores, levando à amplificação da inflamação local por meio de um processo de *inflamação neurogênica*. Além das citocinas já mencionadas, os nociceptores podem liberar outros produtos químicos, como a substância P e o peptídeo relacionado com o gene da calcitonina. Ambos os peptídeos podem causar aumento do edema tecidual por ações diretas nas vênulas. Eles também ativam mastócitos locais, levando à liberação de histamina; a histamina acentua a resposta à dor, diminuindo o limiar para a ativação do nociceptor. Esses processos podem levar à *sensibilização periférica*, um fenômeno em que os nociceptores de neurônios aferentes se tornam hiperexcitáveis aos estímulos, aumentando efetivamente o ganho da resposta desses neurônios periféricos a estímulos potencialmente nocivos.[2,5,9,10]

No SNC, acredita-se que processos similares contribuam para o desenvolvimento de estados de hiperestesia, alodinia e dor crônica. A *sensibilização central* refere-se ao aumento da resposta da dor a um certo nível de estímulo prolongado, devido a mecanismos semelhantes de aumento da capacidade de resposta das vias neuronais no componente espinal da via nociceptiva. Com superestimulação constante de neurônios da substância cinzenta do corno dorsal por nociceptores periféricos (particularmente fibras C), neurotransmissores como glutamato e substância P que se ligam a neurônios pós-sinápticos da substância cinzenta do corno dorsal eventualmente aumentaram a eficiência da transmissão da dor no nível da medula espinal. O glutamato é o neurotransmissor excitatório predominante liberado pelas fibras Aδ e C na substância cinzenta da medula espinal. A substância P é liberada principalmente pelas fibras C. A substância P pode melhorar e prolongar as ações do glutamato nos neurônios do corno dorsal. Mecanismos do processo de sensibilização central incluem mudanças no ambiente neuroquímico, bem como mudanças citoarquitetônicas na medula espinal (Quadro 13.2). Os vários processos fisiológicos descritos, que perpetuam condições dolorosas, formam a base para o desenvolvimento de fenômenos como *wind-up*, hiperestesia, alodinia e dor crônica.[5,9,10]

Além de mecanismos dentro do sistema nervoso periférico (SNP) e do SNC que servem para exacerbar estados dolorosos,

> **QUADRO 13.2 Exemplos de Mecanismos do Processo Central de Sensibilização**
>
> - Diminuição via ativação excessiva de glutamato de receptores NMDA neuronais.
> - Liberação da inibição normal da superestimulação do receptor NMDA através da coliberação da substância P e CGRP de fibras C hiperestimuladas (ver anteriormente). Isso envolve canais Mg^{++}.
> - Alterações transcricionais e translacionais nos neurônios pós-sinápticos do corno dorsal ("memória" de dor).
> - Ativação de células da micróglia do sistema nervoso central (pela substância P, glutamato etc.), que regulam a ciclo-oxigenase-2 e liberam outras substâncias neuroativas (que aumentam a excitabilidade dos neurônios do corno dorsal).
> - Germinação axonal, conectividade neuronal alterada e morte celular; todas associados à ativação de células da micróglia.

> **QUADRO 13.3 Resumo das Regiões Específicas do Cérebro e Informação Envolvida na Inibição Suprassegmental das Vias Nociceptivas com Seus Respectivos Neurotransmissores Primários**
>
> - *Córtex cerebral pré-frontal dorsolateral* e *giro cingulado*: ativam o núcleo cinzento periaquedutal (CPA) e núcleo magno da rafe através de *endorfinas*.
> - *Hipotálamo*: envia axônios longos para ativar os neurônios do CPA via *β-endorfinas*.
> - *Hipófise*: libera *endorfinas* no sangue (efeito humoral) e líquido cefalorraquidiano. A glândula hipófise (pituitária) também libera *hormônio adrenocorticotrófico* e *oxitocina* na corrente sanguínea, ambos podendo ter efeitos analgésicos.
> - *Substância CPA do mesencéfalo*: causa indiretamente a liberação de *serotonina* e *norepinefrina* na região do corno dorsal, via estímulo (*via encefalinas*) do núcleo magno da rafe do mielencéfalo (serotonina) e do *locus ceruleus* (norepinefrina). Os neurônios CPA também têm projeções no tálamo e no cérebro.
> - *Área tegmental ventral do mesencéfalo*: fornece axônios inibitórios *dopaminérgicos* e *serotoninérgicos* aos neurônios do corno dorsal.
> - *Locus ceruleus*: libera *norepinefrina* no corno dorsal, estimulando os adrenoreceptores alfa-2.
> - *Núcleo magno da rafe do mielencéfalo*: libera a *serotonina* na substância cinzenta do corno dorsal.

existem vários sistemas modulatórios segmentares (medula espinal) e suprassegmentares (cerebrais) dentro do SNC que agem para melhorar a sensação de dor. No nível da medula espinal, alguns interneurônios da coluna cinzenta dorsal são inibitórios para os neurônios de projeção que fornecem a maioria dos axônios para as várias vias transmissoras da medula espinal. Esses interneurônios podem ser estimulados por fibras Aβ mielinizadas não nociceptivas de condução rápida (normalmente transmitem toque, pressão e alguma sensação proprioceptiva), bem como por um subconjunto de fibras Aδ não nociceptivas. Quando estimuladas, estas fibras podem, via excitação do interneurônio inibitório, proibir o disparo das fibras C condutoras mais lentas. Em outras palavras, no momento em que o estímulo nociceptivo transportado pela fibra C chega ao corno dorsal, um interneurônio inibitório que foi excitado por uma fibra mielinizada de condução mais rápida já recebeu o sinal para interromper a estimulação da fibra C dos neurônios de projeção do corno dorsal. Esta é a base da *teoria do controle do portão*. Em essência, a condução mais rápida de fibras não nociceptivas "fecha o portão" para fibras nociceptivas de condução mais lenta. Acredita-se que os interneurônios inibitórios envolvidos nesse fenômeno sejam encefalinérgicos e possam impedir a liberação de substância P de fibras C.[7,9,11]

Várias regiões do cérebro estão envolvidas na modificação suprassegmentar da nocicepção. Essas regiões do cérebro dão origem a tratos descendentes que exercem efeito analgésico no nível da coluna cinzenta dorsal da medula espinal. Eles incluem a substância cinzenta periaquedutal (CPA) do mesencéfalo, área tegmental ventral do mesencéfalo, *locus ceruleus*, núcleo magno da rafe mediana do mielencéfalo, hipotálamo, hipófise e algumas áreas do cérebro. Dentro da matéria cinzenta dorsal da medula espinal há receptores extrassinápticos em telodendros de neurônios nociceptivos primários (pré-sinápticos) e zonas dendríticas de neurônios de projeção nociceptiva (pós-sinápticos). Estes incluem receptores adrenérgicos, serotoninérgicos, opioides e gama-aminobutíricos tipo B ($GABA_B$). Quando esses receptores são estimulados por tratos moduladores descendentes da dor, a transmissão de estímulos nociceptivos da substância cinzenta do corno dorsal para os respectivos tratos medulares é prejudicada. Informações específicas sobre as regiões do cérebro envolvidas na inibição suprassegmental das vias nociceptivas, junto com seus respectivos neurotransmissores primários, estão resumidas no Quadro 13.3.

Embora isso possa parecer complicado, pode ser resumido como uma rede organizada de neurônios e conexões axonais que serve para diminuir a dor que, de outra forma, seria experimentada pelos pacientes se os neurônios de projeção nociceptiva do corno dorsal não estivessem sob o controle dessas influências cerebrais. Uma vez que os estímulos potencialmente nocivos atingem esses centros a partir dos tratos ascendentes da medula espinal, mecanismos para melhorar a dor são imediatamente empregados.[5,10,12] Por exemplo, um estímulo nociceptivo é experimentado por um paciente, e este estímulo é transportado através do trato espinomesencefálico para a CPA e área tegmental ventral do mesencéfalo. Esses centros mesencefálicos, por sua vez, podem ativar outras regiões desse sistema descendente de alívio da dor, como o núcleo magno da rafe do mielencéfalo e o *locus ceruleus*. Eventualmente, axônios de vários desses centros cerebrais viajam caudalmente no funículo dorsolateral para alcançar seus neurônios de projeção-alvo do corno dorsal, que eles subsequentemente inibem.

Entender o conceito de dor referida de uma perspectiva anatômica e fisiológica é importante para localizar corretamente a(s) fonte(s) da dor e fornecer tratamento eficaz. A dor referida não significa dor tão intensa que irradia do local inicial de estimulação para outras regiões. A *dor referida* descreve estímulos dolorosos que o cérebro interpreta como emanando de uma região diferente da fonte real. Este é um fenômeno anatômico e baseia-se em um sítio de interneurônios compartilhados na matéria cinzenta dorsal da medula espinal. Telodendros SAG e AVG fazem sinapse segmentalmente nos mesmos corpos celulares neuronais do corno dorsal em um determinado segmento da medula espinal. Em geral, não há interneurônios de corno cinzento dorsal suficientes para contornar, então eles são compartilhados por neurônios SAG e AVG. Em outras palavras, uma distribuição dermatomal dos neurônios SAG tem um componente AVG correspondente. Por exemplo, dor na região da coluna toracolombar pode, em alguns casos, ser interpretada como dor abdominal na mesma região transversal do paciente.[1,5,6] O conceito de que o cérebro interpreta um estímulo nocivo como proveniente de um sítio visceral *versus* somático ou vice-versa devido a neurônios do corno cinzento dorsal compartilhados é chamado de *teoria do pool comum*. Há também outra teoria baseada nesse arranjo anatômico, chamada de teoria do *arco reflexo viscerovisceral*. De acordo com essa teoria, um estímulo visceral nocivo é transportado pelos neurônios AVG para os neurônios do corno dorsal, resultando na excitação das fibras eferentes viscerais simpáticas gerais nesse segmento da medula espinal. A excessiva descarga simpática resultante nesse segmento causa vasospasmo periférico. O vasospasmo leva à liberação de citocinas inflamatórias, que então estimula os SAG. Os SAG retornam aos mesmos neurônios do corno dorsal do segmento da medula espinal. Por esse mecanismo, um estímulo nocivo localizado, de início, visceralmente é convertido em um estímulo nocivo localizado somaticamente.[1,6]

Uma variedade de técnicas pode ser utilizada no tratamento de estados de dor, tais como agentes farmacológicos, fisioterapia e acupuntura. O tratamento da dor pode exigir apenas uma terapia ou uma combinação de diferentes técnicas. Os agentes farmacológicos utilizados incluem opioides, antagonistas de N-metil-D-aspartato (NMDA), anestésicos locais, alfa-2-agonistas, anti-inflamatórios não esteroidais (AINE), gabapentina, amantadina, amitriptilina, inibidores seletivos de recaptação de serotonina, paracetamol, maropitanto e bisfosfonatos. A dor deve ser tratada até que seja resolvida; isso requer um plano de manejo da dor com reavaliação do tratamento para garantir que a analgesia adequada esteja sendo alcançada. O conhecimento da gravidade da dor tipicamente causada por vários procedimentos é útil na determinação do tratamento (Tabela 13.1). Para ser consistente no diagnóstico de um estado doloroso, geralmente é útil usar um sistema de pontuação da dor (Figuras 13.5 a 13.7).

FÁRMACOS USADOS PARA ANALGESIA

Os **opioides** (Capítulo 12) são bons analgésicos e são comumente usados tanto no período intraoperatório quanto no pós-operatório e como parte de um protocolo de pré-medicação. Os agonistas mu totais fornecem a analgesia mais confiável (Tabela 12.2). A *fentanila* é comumente usada como infusão em taxa constante (CRI; do inglês, *constant-rate infusion*) para analgesia em cães e gatos porque tem meia-vida de eliminação de aproximadamente 45 minutos (Tabelas 13.2 e 13.3, Quadro 13.4). Uma dose de ataque é administrada por via intravenosa antes do início da CRI para ajudar a manter os níveis plasmáticos. Quando usada como uma CRI, alguns animais podem ter o apetite diminuído. A fentanila vem como um adesivo transdérmico que é aplicado na pele (Tabela 13.2 e p. 133). Os outros agonistas mu normalmente utilizados para analgesia incluem **hidromorfona, morfina, oximorfona, remifentanila** e **meperidina** (Capítulo 12 e Tabela 13.2).

A *cetamina*, um **antagonista do receptor de NMDA**, pode ser usada como parte de uma técnica multimodal para o controle da dor (Capítulo 12 e Tabela 13.2). As doses subanestésicas de cetamina administradas como CRI podem ser úteis no tratamento de dor aguda pós-operatória e pós-traumática, dor neuropática e estados de dor mal adaptativa. O glutamato, o receptor de NMDA, contribui para a sensibilização central, e a hiperalgesia e a terapia neste receptor podem ajudar a minimizar as terminações e modificar a plasticidade do sistema nervoso.[13]

A *dexmedetomidina*, um **alfa-2-agonista**, é um sedativo e analgésico eficaz (Capítulo 12 e Tabelas 13.2 e 13.4). Devido aos seus efeitos depressores cardiovasculares, é tipicamente administrado como adjuvante com outros analgésicos. Ele afeta o receptor alfa-2 no corno dorsal da medula espinal, tronco cerebral e na periferia. Proporciona excelente analgesia visceral com duração de 1 a 2 horas. Uma microdose CRI (Tabela 13.2) pode oferecer um nível constante e titulável de analgesia; no entanto, o débito cardíaco diminuído ainda pode ser observado. Os alfa-2-agonistas são sinérgicos com opioides. Os efeitos dos alfa-2-agonistas podem ser revertidos com *atipamezol* (Capítulo 12 e Tabela 13.2).[14]

Agentes anestésicos locais (p. ex., lidocaína, bupivacaína) podem ser administrados como anestésico local (bloqueio local), peridural ou usados por via intravenosa como CRI (Tabela 13.2). Eles atuam principalmente inibindo o influxo de sódio através de canais de sódio específicos na membrana celular neuronal. A *lidocaína* pode ser usada em cães como uma CRI para fornecer analgesia e diminuir a quantidade de inalantes necessários; pode ser continuada durante a recuperação e na unidade de terapia intensiva. Também possui efeitos antiarrítmicos e propriedades reativas de eliminação de oxigênio; isso pode ser útil na cirurgia de dilatação gástrica ou gastrointestinal (GI) do intestino comprometido. O trabalho em gatos mostrou que a lidocaína causa depressão cardiopulmonar e deve ser usada com cautela, se for o caso, como uma CRI. A lidocaína foi utilizada em combinação com opioides (i.e., morfina, fentanila) e cetamina como parte de uma terapia multimodal. Esses agentes podem ser misturados em uma bolsa ou seringa comum, mas as infusões separadas permitem a adaptação da dose para melhor atender às necessidades do paciente.[14]

Um cateter de imersão pode ser colocado em uma ferida para fornecer analgesia contínua (p. 149). A lidocaína pode ser administrada em intervalos de 2 a 3 horas (Tabela 13.2). Um adesivo de lidocaína, desenvolvido para o tratamento da neuralgia

TABELA 13.1 Caracterização da Dor

Tipo de Dor	Exemplos
Grave a excruciante	Dor neuropática, inflamação extensa, câncer ósseo, meningite, pancreatite necrosante, trauma múltiplo
Grave	Reparação de fraturas, ulceração da córnea, toracotomia, laparotomias extensas, cirurgia intra-articular, ablação total do canal auditivo, doença do disco intervertebral, trombose e isquemia, uveíte, mastite, amputação do membro, torção gástrica/orgânica, glaucoma
Moderado	Laparotomia, correção de hérnia inguinal, castração e ovário-histerectomia (pacientes idosos ou obesos), alguns procedimentos odontológicos, enucleação, procedimentos ortopédicos minimamente invasivos, drenos torácicos
Leve a moderado	Ovário-histerectomia (jovem), remoção de nódulo, alguns procedimentos odontológicos, cistite, lacerações de otite

QUADRO 13.4 Infusões em Taxa Constante

- Infusões intra e pós-operatórias
  - Hidromorfona: 0,025-0,1 mg/kg por hora IV
  - Fentanila: 5-20 μg/kg, dose de carga IV, então 2-20 μg/kg por hora
  - Dexmedetomidina: 1-5 μg/kg, dose de carga IV, então 1 μg/kg por hora
  - Cetamina: 0,5 mg/kg, dose de carga IV, então 10 μg/kg por min IV CRI no intraoperatório e 2 μg/kg por min IV CRI no pós-operatório
- FLC[a]
  - Fentanila: 1-5 μg/kg por hora IV, mais
  - Lidocaína: 25-50 μg/kg por min IV, mais
  - Cetamina: 10 μg/kg por min IV
- MLC[a]
  - Morfina[b]: 3,3 μg/kg por min IV, mais
  - Lidocaína: 50 μg/kg por min IV, mais
  - Cetamina: 10 μg/kg por min IV

FLC, fentanila, lidocaína, cetamina; *CRI*, infusão em taxa constante; *IV*, intravenoso; *MLC*, morfina, lidocaína, cetamina.
[a]Não recomendado para uso em gatos.
[b]Administre devagar para evitar a liberação de histamina.

FORMULÁRIO REDUZIDO DA ESCALA DE DOR COMPOSTA DE GLASGOW

Nome do cachorro _____

Número do hospital _____ **Data** / / **Hora**

Cirurgia sim/não (elimine se apropriado)

Procedimento ou Condição _____

Nas seções a seguir, por favor, circule a pontuação apropriada em cada lista e some-as para obter a pontuação total

A. Olhe para o cachorro no canil

O cachorro está?

(I)
Quieto	0
Chorando ou choramingando	1
Gemendo	2
Gritando	3

(II)
Ignorando qualquer ferida ou área dolorosa	0
Olhando para ferida ou área dolorosa	1
Lambendo ferida ou área dolorosa	2
Esfregando ferida ou área dolorosa	3
Mastigando ferida ou área dolorosa	4

> No caso de fraturas vertebrais, pélvicas ou múltiplas de membros, ou quando a assistência for necessária para uma locomoção, não responda a seção **B** e prossiga para **C**.
> Por favor, marque se este for o caso ☐ e então prossiga para C

B. Coloque a guia no cão e saia do canil

Quando o cachorro se levanta/anda ele está?

(III)
Normal	0
Manco	1
Devagar ou relutante	2
Rígido	3
Recusa-se a se mover	4

C. Se ele tiver uma ferida ou área dolorosa incluindo o abdome, aplique uma leve pressão de 2 polegadas ao redor do local

O que ele faz?

(IV)
Não faz nada	0
Olha ao redor	1
Hesita	2
Rosna ou guarda a área	3
Morde	4
Chora	5

D. Geral

O cachorro está?

(V)
Feliz e contente ou feliz e saltitante	0
Quieto	1
Indiferente ou não responsivo ao ambiente	2
Nervoso ou ansioso ou medroso	3
Deprimido ou não responsivo à estimulação	4

O cachorro está?

(VI)
Confortável	0
Agitado	1
Inquieto	2
Encurvado ou tenso	3
Rígido	4

© University of Glasgow

Pontuação Total (I+II+III+IV+V+VI) = _____

Figura 13.5 Formulário reduzido da Escala de Dor Composta de Glasgow. (Modificada de Reid J, Scott M, Nolan A. Development of a short form of the Glasgow Composite Measure Pain Scale [CMPS] as a measure of acute pain in the dog. *Vet Anaesth Analg.* 2005; 32:7.)

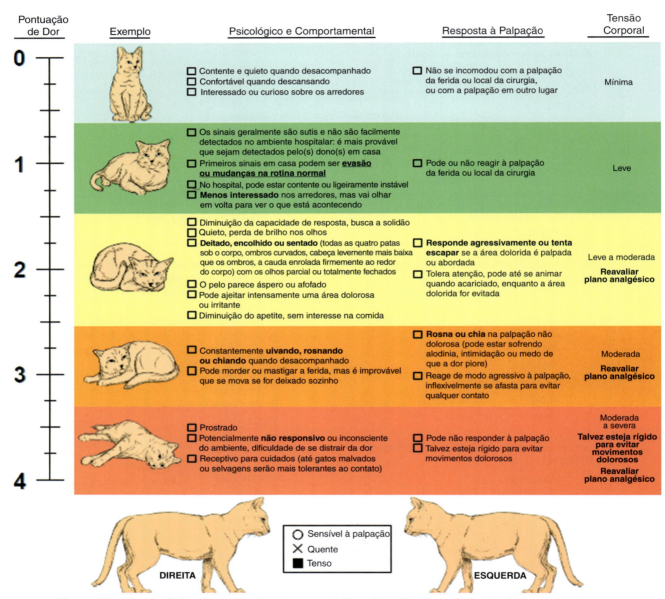

Figura 13.6 Escala Colorado de Dor Aguda para o felino. (Modificada de Colorado State University Veterinary Medical Center. *Feline Acute Pain Scale*, 2006. Courtesy Peter Hellyer, Samantha Uhrig, Narda Robinson.)

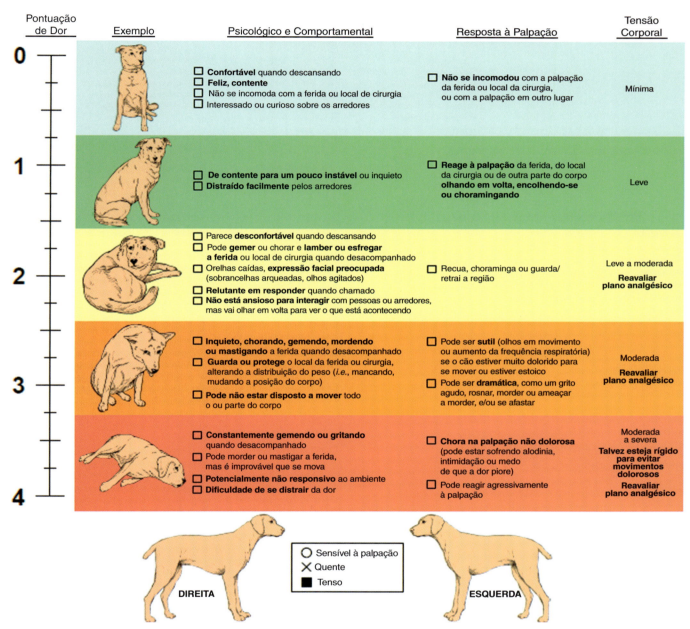

Figura 13.7 Escala Colorado de Dor Aguda para o cão. (Modificada de Colorado State University Veterinary Medical Center. *Canine Acute Pain Scale,* 2006. Courtesy Peter Hellyer, Samantha Uhrig, Narda Robinson.)

TABELA 13.2 Analgésicos: Indicações e Dosagens

Analgésico	Uso/Indicação	Via de Administração	Dose
Amantadina	Dor crônica	VO	*Cães:* 3-5 mg/kg, q24h, ou 2-10 mg/kg, q8-12h *Gatos:* 3-5 mg/kg q12-24h
Amitriptilina	Doença idiopática do trato urinário inferior Dor neuropática	VO VO	*Gatos:* 1-2 mg/kg/dia *Cães:* 1,1-1,3 mg/kg q12h O mesmo que o item anterior
Atipamezol	Alfa-2-agonistas reversos	IV, IM, SC	0,05-0,2 mg/kg uma vez
Bupivacaína	Anestésico local	Bloqueio do nervo (SC) Epidural Cateter de imersão Bloco em anel (onicectomia) Bloco retrobulbar	1-2 mg/kg q6h *Cães:* 0,5-1 mg/kg *Gatos:* 0,5-1 mg/kg 2 mg/kg; a dose diária total não deve exceder 12 mg/kg 0,2-0,3 mg/kg SC dividido em 3 doses Primeira dose: lateral e proximal ao coxim carpal acessório Segunda dose: medial ao coxim carpal acessório Terceira dose: aspecto dorsomedial do carpo proximal Volume máximo de 2 mL
Buprenorfina	Dor moderada	IM, IV Transmucosa oral Epidural	*Cães:* 0,005-0,02 mg/kg q4-8h *Gatos:* 0,02-0,04 mg/kg q4-8h *Gatos:* 0,01-0,02 mg/kg q6-8h 0,003-0,006 mg/kg
Butorfanol	Dor leve a moderada; sedação leve Reversão parcial de um agonista opioide μ	IV, IM IV CRI (IV)	0,1-0,4 mg/kg q1-3h 0,05-0,1 mg/kg q1-3h Dose de ataque: 0,1 mg/kg Dose de manutenção: 0,03-0,4 mg/kg q1h
Carprofeno	Anti-inflamatório Dor leve a moderada	SC VO SC	*Cães:* 2-4 mg/kg em dose única, uma vez; 4,4 mg/kg q24h; *ou* 2,2 mg/kg q12-24h *Gatos:* 4 mg/kg, uma vez
Deracoxibe	Dor crônica Dor pós-operatória aguda	VO VO	*Cães:* 1-2 mg/kg q24h *Cães:* 3-4 mg/kg q24h, não administrar por > 7 dias
Dexmedetomidina	Dor leve a moderada	IV CRI (IV)	1-10 μg/kg q4h Dose de ataque: 1 μg/kg; dose de manutenção: 0,5-3 g/kg/h A dose pode ser variável, dependendo do nível de dor a ser tratada
Etodolaco	Anti-inflamatório	VO	*Cães:* 5-15 mg/kg, q24h
Fentanila	Dor moderada a severa	CRI (IV) IV, IM, SC Adesivo	*Cães:* dose de ataque, 2 μg/kg IV; dose de manutenção: 2-10 μg/kg q1h *Gatos:* dose de ataque, 1 μg/kg IV; dose de manutenção, 1-4 μg/kg q1h Cães e gatos: 5-15 μg/kg q1-3h Cães e gatos: < 5 kg, adesivo de 25 μg *Cães:* 5 a 10 kg, adesivo de 25 μg 10-20 kg, adesivo de 50 μg 20-30 kg, adesivo de 75 μg > 30 kg, adesivo de 100 μg
Firocoxibe	Anti-inflamatório	VO	Cães: 5 mg/kg q24h
Gabapentina	Dor neuropática	VO	A dose é variável, dependendo do nível de dor e pode ser necessário aumentar ao longo do tempo para ser eficaz. Dose inicial: 1,25-4 mg/kg q24h; pode aumentar para (ver texto): *Cães:* 10-20 mg/kg q8-12h *Gatos:* 8-10 mgkg q8h ou 3 mg/kg q6h
Grapipranto	Dor e inflamação associadas à osteoartrite	VO	*Cães:* 2 mg/kg q24h
Cloridrato de hidromorfona	Dor moderada a severa	IM, SC IV	*Cães:* 0,05-0,2 mg/kg q2-4h *Gatos:* 0,03-0,1 mg/kg q2-4h *Cães:* 0,05-0,1 mg/kg q2-4h *Gatos:* 0,05-0,1 mg/kg q2-4h
Cetamina	Analgesia sem sedação	IV CRI (IV)	0,1-1 mg/kg 5-20 minutos Dose de ataque: 0,5 mg/kg Manutenção durante a cirurgia: 0,6 mg/kg q1h Manutenção após a cirurgia: 0,12 mg/kg q1h IV por 24 h
Cetoprofeno	Anti-inflamatório	IV, SC, IM SC	*Cães:* 2 mg/kg uma vez ou 1 mg/kg q24h *Gatos:* 2 mg/kg q24h; até 3 doses

TABELA 13.2 Analgésicos: Indicações e Dosagens (Cont.)

Analgésico	Uso/Indicação	Via de Administração	Dose
Lidocaína	Anestesia local	Bloqueio do nervo (SC)	1-2 mg/kg
		Injeção intratesticular para castração	Não exceda 4 mg/kg; injetar no corpo de cada testículo
		CRI (IV)	*Cães:* dose de ataque, 1-2 mg/kg; dose de manutenção, 2-3 mg/kg q1h Doses tão altas quanto 6-12 mg/kg q1h têm sido usadas, mas requerem monitoramento próximo para evitar toxicidade.
		Adesivo	A dose animal não foi estabelecida, mas o adesivo contém 700 mg de lidocaína. Absorção sistêmica significativa não parece ocorrer. O adesivo deve ser cortado para se ajustar ao tamanho da área.
		Cateter de imersão	2-4 mg/kg q2-3h
		Bloqueio IV regional para extremidades	2-4 mg/kg
		Bloqueio retrobulbar	Volume máximo de 2 mL
Maropitanto	Dor leve a moderada Pré-medicação para ovário-histerectomia	CRI (IV) SC IV	*Cães:* dose de ataque, 1 mg/kg; dose de manutenção, 30 ou 150 µg/kg q1h *Cães*: 1 mg/kg *Gatos:* 1 mg/kg
Meloxicam	Anti-inflamatório	IV, SC, VO	*Cães:* 0,2 mg/kg uma vez, depois 0,1 mg/kg SC ou VO q24h *Gatos*: 0,2 mg/kg uma vez, *ou* 0,1 mg/kg q24h para até 3 doses
Morfina, sem conservantes	Dor leve a moderada	Epidural	0,1 mg/kg
Sulfato de morfina	Dor moderada a severa e sedação	IM, SC CRI (IV)	*Cães:* 0,5-2 mg/kg q4h *Gatos*: 0,05-0,4 mg/kg q3 a 4h *Cães:* 0,18 mg/kg q1h
Naloxona	Agonistas opioides reversos	IM, IV, SC	0,002-0,1 mg/kg
Bupivacaína lipossomal	Dor pós-operatória de cirurgia do cruzado cranial	Infiltração tecidual	5,3 mg/kg administrados por infiltração tecidual imediatamente antes do fechamento (ver texto)
Oximorfona	Dor moderada a severa e sedação	IM, IV	*Cães*: 0,03-0,1 mg/kg q2-4h *Gatos:* 0,01-0,05 mg/kg q2-4h
Pregabalina (p. 1140)	Dor neuropática	VO	Cães: 2 mg/kg q8-12h *Gatos:* 1-2 mg/kg q12h
Remifentanila	Analgesia em curto prazo	CRI (IV)	Dose de ataque: 3 µg/kg Dose de manutenção: 3 µg/kg
Robenacoxibe	Anti-inflamatório	SC entre as omoplatas VO	*Gatos:* 2 mg/kg *Gatos:* até 3 dias (com base no peso do gato): 2,5-6 kg: 6 mg/gato q24h 6,1-12 kg: 12 mg/gato q24h *Gatos:* 3-11 dias: 1 mg/kg q24h
Tepoxalina	Analgesia e anti-inflamatório	VO	*Cães:* 10 mg/kg q24h

IM, Intramuscular; *CRI*, infusão em taxa constante; *IV*, intravenosa; *VO, via* oral; *q*, a cada; *SC*, subcutâneo.

TABELA 13.3 Diretrizes para Administração de *Bolus* Intermitente de Opioides Selecionados

Fármaco	Via	Dose	Frequência
Morfina	IV, IM, SC	Cães: 0,5-2 mg/kg Gatos: 0,05-0,4 mg/kg Administre IV lentamente para evitar a liberação de histamina	3-4 h
Hidromorfona	IM, SC IV	Cães: 0,5-2 mg/kg Gatos[a]: 0,05-0,1 mg/kg Cães: 0,05-0,1 mg/kg Gatos[a]: 0,03-0,05 mg/kg	2-4 h
Dentanila	IV, IM, SC	5-15 µg/kg	Titule até obter efeito administrando *bolus* a cada 3-5 min QN
Butorfanol	IV, IM, SC	0,1-0,4 mg/kg	1-3 h
Buprenorfina	IV, IM	Cães: 0,005-0,02 mg/kg Gatos: 0,02-0,04 mg/kg	4-8 h

IM, Intramuscular; *IV*, intravenosa; *QN*, quando necessário; *SC*, subcutâneo.
[a]Hipertermia é um risco em gatos, mesmo em doses recomendadas.

TABELA 13.4 — Combinação Dexmedetomidina-Butorfanol-Cetamina em Gatos Saudáveis[a]

Nível de Sedação ou Procedimento	Dexmedetomidina (0,5 mg/mL) mL (µg/kg)	Butorfanol (10 mg/mL) mL (mg/kg)	Cetamina (100 mg/mL) mL (mg/kg)	Atipamezol[b] (5 mg/mL) mL (µg/kg)
Sedação-analgesia profunda	0,1 (11)	0,1 (0,22)	0,1 (2,2)	0,1 (111)
Reparação de castração ou laceração	0,2 (22)	0,2 (0,44)	0,2 (4,4)	0,2 (222)
Ovário-histerectomia ou onicectomia[c]	0,3 (33)	0,3 (0,66)	0,4 (6,6)	0,3 (333)

[a]Com base em um gato de 4,5 kg. Todos os fármacos (exceto o atipamezol) podem ser misturados em uma seringa e administrados como uma única injeção intramuscular (IM). Se administrado por via intravenosa (IV), as doses de fármaco nessa combinação devem ser reduzidas pela metade; entretanto, se um plano de anestesia mais profundo for desejado, a dose completa IM pode ser administrada IV.
[b]Se a reversão for necessária.
[c]Procedimentos mais invasivos devem ter um opioide mais forte escolhido para analgesia pós-operatória.
De Ko JC, Knesl O, Weil AB, et al. FAQs: analgesia, sedation, and anesthesia: making the switch from medetomidine to dexmedetomidine. *Comp Cont Edu Vet* 2009;31[suppl 1A]:1.

pós-herpética humana, tem sido usado em animais. O adesivo é aplicado na pele ou na incisão cirúrgica. Pode ser deixado no local por 3 a 5 dias e fornece analgesia periférica com mínimos efeitos colaterais sistêmicos. O adesivo não é uma substância controlada e pode ser cortado para caber no local sem afetar sua entrega.[15] A *bupivacaína* pode ser usada perineuralmente ou através do cateter de imersão (Tabela 13.2), mas nunca deve ser administrada por via intravenosa devido à sua cardiotoxicidade.[14] Tem um tempo de início mais longo de 15 a 20 minutos em comparação com a lidocaína, com duração de 4 a 6 horas (Capítulo 12).

Os **AINE** são úteis para o controle da dor, porque a inflamação desempenha um papel importante no processo da dor. Existem vários AINE disponíveis para uso em cães e gatos, incluindo carprofeno, deracoxibe, meloxicam, etodolaco, tepoxalina e robenacoxibe (Onsior) (Tabela 13.2). Os efeitos analgésicos e anti-inflamatórios estão relacionados com a inibição das isoformas da enzima COX. A COX-1 é responsável pela produção de prostaglandinas basais para processos homeostáticos normais no corpo, incluindo produção de muco gástrico, função plaquetária e hemostasia. A COX-2 é encontrada em locais de inflamação e em alguma produção basal de prostaglandinas constitutivas. A inibição seletiva da COX-2 forneceria efeitos analgésicos e anti-inflamatórios sem os efeitos adversos da inibição da COX-1. Nenhum fármaco disponível é um inibidor puro de COX-2. Os AINE devem ser usados com cautela em pacientes com hipotensão, hipovolemia e doença renal. O uso de AINE com doença renal tem o potencial de vasoconstrição vascular renal, o que poderia piorar a insuficiência renal. Os AINE são metabolizados no fígado e o excesso de dosagem pode levar à hepatotoxicidade. O *grapipranto* é um novo AINE pipranto (antagonista do receptor PGE2 EP4, não inibidor da COX) indicado para o controle da dor e da inflamação associada à osteoartrite em cães (p. 1140 e Tabela 13.2). É uma medicação oral diária.

NOTA Todos os AINE (incluindo os novos medicamentos seletivos para COX-2) têm o potencial real de ulceração e perfuração gastrointestinal, mesmo quando usados nas doses recomendadas.

Os AINE têm um tempo de início lento de 45 a 60 minutos, mas fornecem analgesia por um período prolongado, de 12 a 24 horas. O *carprofeno* é amplamente utilizado em cães; há relatos de toxicidade hepática idiossincrática que será resolvida se detectada precocemente e se o carprofeno for descontinuado (Tabela 13.2). Os cães devem ser rastreados para disfunção hepática antes do uso de carprofeno. Tem sido sugerido que Labradores retrievers estão em risco aumentado. A provável causa se deve ao fato de que porque muitos labradores têm uma propensão a acumular quantidades tóxicas de cobre no fígado. O *cetoprofeno* em cães parece ter uma incidência aumentada de efeitos colaterais adversos como períodos prolongados de sangramento e lesões gástricas (Tabela 13.2). Um inibidor da bomba de prótons (p. ex., omeprazol; 1-2 mg/kg VO a cada 12 horas) pode ser administrado se o paciente tiver problemas gastrointestinais ou se já tiver apresentado tais sintomas no passado quando recebeu AINE. Eles também podem ser benéficos quando um AINE que é conhecido por ter uma incidência nitidamente alta de problemas (p. ex., piroxicam) está sendo administrado. Insuficiência renal foi relatada em gatos. O *meloxicam* tem sido usado em cães e é seguro para uso peroperatório; também pode ser usado em gatos na dose e duração prescritas (Tabela 13.2). O *robenacoxibe* é um agente específico para felinos com um alto índice de segurança em gatos (Tabela 13.2). Tem meia-vida terminal de 1,9 hora em gatos, com uma eficácia que persiste por 22 horas.[16] A *tepoxalina* inibe a COX-1, a COX-2 e a lipoxigenase, impedindo a síntese de leucotrienos. É administrada oralmente como uma pastilha que dissolve na boca (Tabela 13.2).

Os AINE são comumente usados em combinação com opioides para um efeito terapêutico combinado. Todos os AINE devem ser dosados na menor dose e frequência efetivas. Todos os pacientes devem fazer um exame minucioso antes da administração de AINE.[17]

NOTA Não use AINE e glicocorticoides concomitantemente devido ao potencial aumentado de ulceração e perfuração gastrointestinal.

Piprantos são uma nova classe de compostos que bloqueiam receptores específicos de prostaglandinas sem interferir na produção de prostanoides. O *grapipranto* (Tabela 13.2) é um pipranto EP4, também conhecido como antagonista do receptor da prostaglandina EP4. Este receptor está envolvido na mediação da dor inflamatória, especialmente aquela associada à osteoartrite. É usado por via oral em cães e gatos.[18] O grapiprant liga-se ao receptor EP4 canino com alta afinidade e é extremamente bem tolerado. Cães podem ser tratados com uma dose de 2 mg/kg VO por até 28 dias para dor de osteoartrite.[19]

A **gabapentina** é um análogo estrutural do GABA, mas não interage com os receptores GABA para produzir analgesia. É utilizado para tratar a dor neuropática (Tabela 13.2). O mecanismo de ação não é totalmente compreendido, mas pode envolver a inibição dos canais de cálcio neuronais dependentes da voltagem tipo N. Um efeito colateral comum em cães é a sedação (Quadro 12.2). A eficácia da analgesia em gatos é desconhecida. A gabapentina é comumente usada como parte da terapia analgésica multimodal.[20]

Amantadina é um agonista da dopamina e antagonista do receptor NMDA. O potencial efeito analgésico é mediado pelo antagonismo do NMDA. Parece ser mais eficaz em casos de dor crônica e com sensibilização central. Ela sofre excreção renal em cães. Quando usada em doses mais altas, deve-se monitorar a excitação do SNC (Tabela 13.2). A estimulação do SNC é um efeito colateral da atividade agonista da dopamina, e deve ser usada com cautela em pacientes que recebem outros agentes dopaminérgicos, como o inibidor da monoamina oxidase selegilina, ou agentes que inibem a recaptação da serotonina (i.e., o antidepressivo tricíclico amitriptilina e o inibidor seletivo da recaptação da serotonina fluoxetina). Quando usado em conjunto, existe o risco de *síndrome serotoninérgica*. Essa síndrome pode ser fatal e é caracterizada por estimulação do SNC, tremores musculares, taquicardia, taquipneia e hipertensão. A disfunção hepática pode aumentar esse risco, uma vez que esses agentes são metabolizados pela via do CYP 450. A meperidina, a fentanila, o tramadol e a metadona aumentam a concentração de serotonina no SNC e podem contribuir para a síndrome serotoninérgica, embora o risco seja desconhecido.[20]

Amitriptilina é um antidepressivo tricíclico. É um inibidor seletivo da recaptação de serotonina que leva ao aumento dos níveis sinápticos de serotonina e norepinefrina. Outras ações, incluindo bloqueio do canal de sódio, antagonismo do receptor NMDA e atividade anti-histamínica, podem contribuir para o efeito analgésico. A sedação pode ser um efeito colateral. A sobredosagem pode levar a taquicardia, taquiarritmias ventriculares, hipersalivação e vômitos. Nos cães, o metabolismo hepático produz o metabólito ativo nortriptilina; tanto ele como a amitriptilina são excretados inalterados na urina.[20]

O **maropitanto** é um antagonista do receptor da neuroquinina 1 (NK-1) usado principalmente para antiêmese. No entanto, também apresenta efeitos anestésicos durante a estimulação visceral. O receptor NK-1 e sua substância agonista P foram relatados em vias de dor no nível do SNC e SNP. Os gânglios da raiz dorsal e o corno dorsal da medula espinal contêm grandes quantidades de receptores NK-1 e vesículas de substância P. O maropitanto tem sido usado em cães submetidos à estimulação ovariana (Tabela 13.2)[21] e como medicação pré-operatória em cadelas submetidas a ovário-histerectomia. Os cães que receberam o maropitanto voltaram a se alimentar mais precocemente.[22]

TÉCNICAS REGIONAIS

Agentes anestésicos locais podem ser usados em bloqueios regionais. Lidocaína ou bupivacaína são mais comumente usadas; a bupivacaína tem a maior duração de ação. Para aumentar o efeito analgésico, a buprenorfina ou a dexmedetomidina podem ser adicionadas ao agente local. Todos os bloqueios são feitos após uma preparação estéril da área, e o indivíduo que aplica o bloqueio deve usar luvas estéreis. Antes de qualquer injeção de anestésico local para bloqueio do nervo, a aspiração deve ser realizada para diminuir o risco de injeção intravascular. Se houver resistência à injeção, isso pode indicar que a solução está sendo injetada diretamente no nervo; isso deve ser evitado.

Uma injeção intratesticular de lidocaína pode ser usada em cães e gatos para aumentar a analgesia para a castração. A lidocaína é injetada no corpo de cada testículo (Tabela 13.2).[23] Para gatos submetidos a um procedimento em decúbito, um bloqueio do nervo por bupivacaína pode fornecer analgesia no período pós-operatório (Tabela 13.2). É injetado por via subcutânea, lateral e proximal ao coxim acessório cárpico para bloquear o ramo dorsal do nervo ulnar e medialmente ao coxim acessório para bloquear o nervo mediano e o ramo palmar do nervo ulnar. O terceiro local é o aspecto dorsomedial do carpo proximal para bloquear o ramo superficial do nervo radial.[23]

Animais submetidos a rinoscopias e biópsias nasais serão beneficiados por um bloqueio maxilocaudal através do forame infraorbital. O anestésico local é aplicado ao nervo maxilar através do canal infraorbital. A agulha pode ser introduzida através da pele ou da mucosa sobre o forame. O forame está no lado lateral da maxila, ligeiramente rostroventral ao olho e dorsal à raiz distal do terceiro dente pré-molar. Coloque o polegar da mão livre no forame e a ponta da agulha no forame. Aspire e depois injete lentamente o anestésico local.[24]

Os **bloqueios dentários** podem ser utilizados para ajudar a fornecer analgesia para procedimentos de mandibulectomia ou maxilectomia. Nervos bloqueados ao realizar um *bloqueio do nervo maxilar* são os maxilares; infraorbital; alveolar caudal, médio e superior; incisivo maxilar; e dental alveolar superior rostral. Isso fornece anestesia para a maxila ipsilateral, incluindo os dentes, ossos e tecidos moles (abrangendo a pele do nariz, bochecha e lábio superior). Este bloqueio pode ser feito intraoral ou transcutaneamente.

Bloqueio dentário intraoral: Coloque a agulha atrás do último dente molar e da tuberosidade maxilar (a fina margem caudal da maxila cobrindo as raízes do último dente molar). Abra a boca e palpe a tuberosidade maxilar. Insira uma agulha curta entre o dedo e o osso. Posicione-a o mais perpendicular possível ao palato duro ou com uma ligeira direção medial com o bisel da agulha voltado para a direção rostral. Uma vez no lugar, aspire e lentamente injete o anestésico local.

Bloqueio dentário transcutâneo: Insira a agulha entre a margem caudal da maxila e o processo coronoide da mandíbula abaixo da borda rostroventral do arco zigomático. Palpe as estruturas laterais da face logo abaixo do globo ocular. Insira a agulha perpendicular à pele e avance uma curta distância até a fossa pterigopalatina e o nervo maxilar. Aspire e depois injete lentamente o anestésico local.

Bloqueio do nervo alveolar inferior caudal: Este bloqueio é realizado para fornecer analgesia para uma mandibulectomia. Os dentes mandibulares, o lábio inferior rostral e a região intermandibular rostral são anestesiados. Se o anestésico local se disseminar para o nervo lingual, a dessensibilização do tecido mole e do periósteo do lado lingual da mandíbula, do assoalho da boca e dos dois terços rostrais da língua pode ocorrer. Essa perda da sensação tátil e de dor na língua pode levar a uma lesão autoinfligida por mastigação no período de recuperação até o retorno da sensação normal. Se isso acontecer, o animal pode precisar ser sedado para evitar lesão até que o bloqueio desapareça. Para ajudar a evitar essa complicação, é muito importante manter o bisel da agulha próximo à mandíbula, e manter o bisel direcionado para a superfície óssea com as técnicas intraoral e extraoral.

Abordagem intraoral: Abra a boca e desloque a língua para o lado contralateral. Palpe o forame mandibular e avance a agulha através da mucosa medial para a mandíbula no nível do último dente molar mandibular. Direcione a agulha ventrocaudalmente para o processo angular entre o dedo e o osso mandibular para alcançar o forame mandibular. Aspire e depois injete lentamente; os tecidos no local da injeção devem inchar durante a injeção.

Abordagem extraoral: Coloque o animal em decúbito lateral com o lado a ser bloqueado para cima. Abra a boca e coloque a sua mão entre a língua do paciente e a mandíbula. Avance seu dedo ventrocaudalmente ao longo da mandíbula até que você palpe o forame na margem rostral do músculo pterigóideo medial. Avance a agulha através da mucosa medial para a mandíbula, no nível do último dente mandibular. Direcione a agulha ventrocaudalmente em direção ao processo angular para alcançar o forame mandibular. Coloque o bisel da agulha em direção à superfície óssea e, lentamente, avance a ponta da agulha medial até a mandíbula, até o forame mandibular que você está palpando intraoralmente. Direcione a ponta da agulha sobre o forame e o nervo. Aspire e depois injete; o inchaço dos tecidos deve ser detectado através do local da palpação intraoral.[24]

Anestesia regional intravenosa (IV) ou **bloqueio de Bier** pode ser feito com lidocaína para analgesia e anestesia das extremidades distais ao cotovelo e joelho (Tabela 13.2). O animal deve estar sob forte sedação ou anestesia geral ao usar esta técnica devido ao desconforto causado pelo torniquete. Essa técnica deve ser feita para procedimentos de curta duração, 90 minutos ou menos, devido à isquemia tecidual que pode resultar do torniquete. A anestesia ocorre distalmente ao torniquete, iniciando-se distalmente e progredindo proximalmente. O anestésico local deve ser injetado o mais distal possível do membro a ser bloqueado. Quando o torniquete é liberado, os efeitos analgésicos podem persistir por até 30 minutos. O torniquete deve impedir que o sangue entre no membro e que o anestésico local entre na circulação sistêmica. O torniquete pode ser uma tira de borracha ou elástico ou um manguito pneumático. Ao usar um torniquete não pneumático, a área sob o torniquete deve ser protegida com acolchoamento macio para evitar danos ao tecido comprimido. Um torniquete pneumático deve ter uma pressão de 50 a 100 mmHg acima da pressão arterial sistólica para evitar vazamento de sangue. Insira um cateter IV distal no membro a ser bloqueado e fixe-o no lugar. Use um elástico ou bandagem elástica similar para exsanguinar o membro. Enrole a bandagem concentricamente ao redor do membro, começando pelos dedos e envolvendo-o proximalmente, tomando cuidado para não deslocar o cateter IV. Aplique o torniquete e anote a hora. Uma vez que o torniquete esteja no lugar, remova cuidadosamente a bandagem exsanguinante. Injete lentamente a lidocaína no cateter durante 2 a 3 minutos. Evite altas pressões de injeção. Ao concluir o procedimento, remova o torniquete lentamente para permitir que o fluxo sanguíneo retorne ao membro. Observe o local do procedimento para sangramento. Uma vez que o torniquete seja liberado, qualquer anestésico local remanescente será liberado na circulação sistêmica. Monitore o paciente quanto a sinais de toxicidade local, como hipotensão e bradiarritmias, por 10 a 15 minutos após a remoção do torniquete.[25]

Bloqueios de nervos intercostais são usados para fornecer analgesia em animais submetidos à toracotomia. Também podem melhorar a ventilação no pós-operatório. Podem ser feitos quando a incisão na pele tiver sido realizada, antes de incisar os músculos intercostais, ou através da pele antes da incisão. O nervo intercostal encontra-se imediatamente caudal à costela associada. A aspiração antes da injeção local é importante, pois os vasos intercostais estão intimamente associados aos nervos. A bupivacaína é mais comumente usada para esse bloqueio devido à sua longa duração de ação. Coloque o paciente em decúbito lateral com o lado cirúrgico para cima. Usando uma agulha de 1,5 polegada, bloqueie o nervo no local da incisão e bloqueie dois nervos em ambos os lados do local da incisão para fornecer uma ampla seção de analgesia.[26] Palpe imediatamente a costela cranial ao local da incisão o mais dorsalmente possível para atingir o nervo o mais proximalmente possível. Avance a agulha através da pele para o aspecto lateral da costela. Corra a ponta da agulha de fora do aspecto caudal da costela até a costela; não insira a agulha além da profundidade da costela. Aspire e depois injete o anestésico local.

Bloqueios do plexo braquial podem ser usados para fornecer analgesia para estruturas distais ao cotovelo. O plexo braquial do cão consiste nos ramos ventrais dos nervos espinais C6, C7, C8 e T1. Os nervos importantes são o supraescapular, o subescapular, o axilar, o musculocutâneo, o radial, o mediano e o ulnar. Este bloqueio pode ser feito apenas por palpação ou com orientação de estimulação nervosa. Ao fazer a orientação de estimulação do nervo, uma agulha isolada é usada; quando feito por palpação, apenas uma agulha espinal de comprimento apropriada é usada. Anestesie o paciente e coloque-o em decúbito lateral com a perna a ser bloqueada na parte superior. Mantenha a perna em uma posição natural perpendicular ao eixo longitudinal do corpo. Injete cranial ao acrômio e medial ao músculo subescapular.[27]

Bloqueios retrobulbares podem ser usados para fornecer analgesia para a enucleação ocular. Isso fornecerá analgesia e evitará o movimento ocular durante a cirurgia. Infecção da pele, neoplasia ocular ou infecção fúngica ocular podem ser contraindicações relativas à aplicação do bloqueio para evitar a disseminação de células anormais nos tecidos mais profundos. Uma abordagem palpebral temporal inferior é preferida. Lidocaína ou bupivacaína são comumente usadas; bupivacaína fornece uma duração de ação mais longa (Tabela 13.2). É utilizada uma agulha espinal de 1,5 polegada (40 mm), calibre 22, curvada para um ângulo de aproximadamente 20 graus. A agulha pode ser passada pela pálpebra inferior ou pela transconjuntiva. Usando o canto lateral e o meio da pálpebra inferior como pontos de referência, posicione a agulha a meio caminho entre esses pontos de referência ao longo da pálpebra inferior no nível do arco orbital. Direcione a agulha ao longo do assoalho da órbita. Você notará um leve estalo quando perfurar a fáscia orbital; então redirecione a agulha dorsalmente e em direção ao nariz para alcançar o vértice da órbita. Injete o anestésico local lentamente. Se houver resistência à injeção, isso pode ser devido à penetração da bainha perineural ou ao limite da órbita óssea; recue e redirecione. As complicações incluem penetração inadvertida do globo ocular, injeção intratecal por penetração do nervo óptico, hemorragia retrobulbar ou lesão do nervo óptico.[28]

Bloqueios de nervos radial, ulnar, musculocutâneo e mediano (RUMM) podem ser usados para fornecer analgesia ao aspecto distal do membro torácico em cães. Esta é uma técnica de duas injeções para obter um bloqueio periférico dos nervos radial, ulnar, musculocutâneo e mediano. Para o nervo radial, coloque o cão em decúbito lateral com a perna a ser bloqueada para cima. Flexione o cotovelo em 90 graus para permitir que as estruturas do tecido mole estejam menos esticadas e, portanto, mais fáceis de manipular. Meça o comprimento do aspecto lateral do úmero ao longo de uma linha que conecta o ponto craniodorsal mais proeminente do tubérculo maior e o ponto mais proeminente do epicôndilo lateral. Divida esse comprimento em três partes. Localize o nervo radial na junção dos terços médio e distal, aproximadamente 1 cm caudal a essa linha e entre a cabeça lateral do tríceps e o músculo braquial. Palpe um ramo do nervo radial cruzando o úmero ligeiramente distal a este ponto. Palpe o músculo braquial e aplique pressão craniomedial para que o polegar esteja no eixo do úmero. Mova o músculo braquial cranialmente para longe da cabeça lateral do tríceps. Insira uma agulha espinal de calibre 22 caudal ao seu polegar em um ângulo de 45 graus, perpendicular ao longo eixo do úmero, penetrando na cabeça lateral do músculo tríceps para que a agulha entre em contato com o aspecto caudolateral do eixo umeral no local do nervo radial. Posicione o bisel da agulha cranialmente. Retire o estilete e retire a agulha ligeiramente para que não entre em contato com o osso. Aspire e depois injete o anestésico local. Bloqueie os nervos ulnar, mediano e musculocutâneo com o cão em uma posição lateral e o membro a ser bloqueado para baixo. Puxe a parte superior do membro caudalmente e posicione o membro para baixo com o cotovelo flexionado em 90 graus. Meça o comprimento do aspecto medial do úmero ao longo de uma linha que conecta o ponto craniodorsal mais proeminente do tubérculo maior com o epicôndilo medial. Os nervos mediano, ulnar e musculocutâneo estão próximos um do outro, aproximadamente metade da distância ao longo desta linha do epicôndilo medial no ponto mais proximal no qual o eixo umeral pode ser palpado. Localize esse ponto, aplique pressão digital no aspecto medial do membro e palpe o úmero. Insira uma agulha espinal de calibre 22 a um ângulo de 45 graus a partir da direção caudal, perpendicular ao longo eixo do úmero e caudal ao dedo aplicando pressão, até que entre em contato com o aspecto caudomedial do úmero. Posicione o bisel da agulha para cima. Alivie a pressão digital, remova o estilete, aspire e injete metade do anestésico local e continue a injetar enquanto a agulha é retirada.[29] O uso de orientação por ultrassonografia e um estimulador de nervo periférico pode melhorar a capacidade de localizar os nervos e aumentar a taxa de sucesso do bloqueio.[30]

Os bloqueios do nervo femoral/ciático podem ser feitos em cães para fornecer analgesia para procedimentos de membros posteriores. O nervo femoral inerva o fêmur, o joelho, a cápsula articular medial do joelho, as estruturas intra-articulares do joelho e a pele do aspecto medial do membro posterior. O nervo ciático inerva a região caudolateral do joelho, cápsula articular, menisco lateral, tíbia, tarso, dígitos e pele dos aspectos caudais e laterais da pata traseira. A completa anestesia local do joelho pode ser obtida com um bloqueio de ambos os nervos, femoral e ciático. Este bloqueio demonstrou ser tão efetivo quanto a peridural para analgesia pós-operatória da pata traseira e é menos propenso a causar retenção urinária.[31] O bloqueio é mais bem realizado com um estimulador de nervo periférico, utilizando uma agulha estimuladora isolada. Posicione o cão em decúbito lateral com a pata afetada para cima. Bloqueie o nervo ciático inserindo a agulha do estimulador em um terço da distância entre o trocanter maior e a tuberosidade isquiática. Flexione o jarrete para confirmar a localização da agulha perto do nervo. O triângulo femoral é definido pelos músculos iliopsoas, pectíneo e sartório. Insira a agulha do estimulador em um ângulo de 20 graus em direção ao iliopsoas, imediatamente cranial à artéria femoral. Estenda o joelho para confirmar a proximidade da agulha ao nervo femoral. A agulha estimula a contração muscular a uma corrente de 0,4 mA. Aspire a agulha e, se não vir sangue, bloqueie os dois nervos com injeções de bupivacaína a 0,5% até que a contração muscular seja perdida.

Bloqueios locais na cirurgia do cruzado cranial. Uma nova formulação de liberação prolongada de bupivacaína lipossomal foi aprovada para uso em cães para tratar a dor pós-operatória da cirurgia de ligamento cruzado cranial. Uma dose única é infiltrada no local da cirurgia. Nesta formulação, os lipossomas multivesiculares compostos de bicamadas não concêntricas de fosfolipídeos, colesterol e triglicerídeos encapsulam a bupivacaína e são projetados de tal forma que a bupivacaína é gradualmente liberada das vesículas ao longo de 96 horas à medida que as bicamadas lipídicas se quebram (Tabela 13.2). A dose é administrada por infiltração tecidual imediatamente antes do fechamento da cirurgia do ligamento cruzado cranial. O efeito analgésico mensurável parece durar até 72 horas. Utilizando uma agulha de 1 a 1,5 polegada (25 a 40 mm) de comprimento, infiltre o local cirúrgico inserindo a agulha perto do eixo e injetando a solução à medida que a agulha é puxada para fora. Insira a agulha em ângulos variados e, em seguida, aproximadamente paralela à superfície da pele. Repita as injeções para criar uma área de tecido infiltrado ao redor e em todos os níveis da ferida. Injete aproximadamente 25%, 50% e 25% da solução nos tecidos ao redor da cápsula articular, tecido fascial e tecido subcuticular, respectivamente. A diluição da solução com solução salina pode ser feita com uma diluição máxima de 1:1.[32]

As **epidurais** podem ser usadas em cães e gatos para fornecer anestesia e analgesia para procedimentos na metade caudal do animal (Tabela 13.5). Os anestésicos locais trabalham na raiz nervosa. O membro pélvico é suprido por nervos espinais que emergem de L3 a

TABELA 13.5 Anestesia Peridural no Cão

Volumes Epidurais
Epidural baixa:
0,2 mL/kg resulta em analgesia/anestesia da pelve e do abdome caudal.
Epidural alta:
0,3 mL/kg resulta em analgesia/anestesia de pelve, abdome e tórax
Geralmente realizado com apenas um opioide (salina pode ser usada para aumentar o volume)
Os anestésicos locais devem ser evitados em epidurais altas para prevenir o bloqueio simpático do tronco e da paralisia do nervo intercostal

Fármaco	Dose (mg/kg)	Início de Ação (min)	Duração da Ação (h)
Lidocaína a 2%[a]	0,5	10	1-1,5
Bupivacaína (a 0,25% ou 0,5%)[a] (sem conservantes)	0,5	20-30	4,5-6
Ropivacaína (a 0,5%)[a]	0,5	20-30	4,5-6
Fentanila	0,001	15-20	3-6
Morfina (sem conservantes)[b]	0,1	30-60	10-24
Buprenorfina	0,004	30-45	12-18

Protocolos cortesia do Dr. Stuart Clark-Price.
[a]Um bloqueio de T1 leva à paralisia do nervo intercostal e à bradicardia; um bloqueio de C5-C7 leva à paralisia do nervo frênico.
[b]A dosagem, início e duração são baseados na experiência clínica; cada paciente deve ser avaliado individualmente. Reduzir a dose em pelo menos metade para administração espinal de anestésicos locais; reduzir a dose epidural em 25% em animais geriátricos, obesos e prenhes e naqueles com lesões que ocupem espaço da medula espinal ou condições nas quais o ingurgitamento venoso seja esperado.

S1. O volume de agente administrado deve ser suficiente para atingir L3 a fim de alcançar o bloqueio sensitivo e motor de todo o membro. O fármaco deve ser administrado lentamente por 1 a 2 minutos para evitar que vá longe demais cranialmente. A injeção deve fluir suavemente e sem resistência. Para ajudar a monitorar a resistência, uma pequena bolha de ar de 1 a 3 mL deve ser aspirada para dentro da seringa; esta bolha deve estar ao lado do êmbolo. Uma vez que a seringa esteja conectada à agulha inserida para injeção no animal, esta bolha não deve comprimir mais de 50% do volume inicial à medida que o fármaco é administrado. Se a bolha comprime demais, isso é sugestivo de resistência, e a injeção deve ser interrompida e a agulha, reajustada. O ar não deve ser injetado no espaço epidural. As contraindicações para uma epidural podem ser lembradas com o acrônimo CHINAS, conforme descrito no Quadro 13.5. Uma epidural é feita em um animal fortemente sedado após um bloqueio local ter sido realizado no local da injeção ou em um animal sob anestesia geral.

Agentes comumente usados para epidurais incluem anestésicos locais, opioides e agonistas alfa-2-adrenérgicos; combinações destes agentes também podem ser utilizadas. Os anestésicos locais comumente usados são lidocaína e bupivacaína sem conservantes; esses agentes bloqueiam os nervos sensitivos, motores e simpáticos, o que pode levar à vasodilatação e à perda da função motora. Os efeitos são dose-dependentes, com doses mais altas levando a um bloqueio mais profundo. A morfina livre de conservantes é o opioide mais usado. A morfina é hidrofílica e menos lipossolúvel que a fentanila, levando a uma duração de ação mais longa. Os opioides afetam apenas os nervos sensoriais, preservando a função motora. A maior duração de ação (12 a 24 horas) é obtida com uma combinação de morfina e bupivacaína. Opioides podem causar retenção urinária; assim, recomenda-se comprimir (esvaziar) a bexiga urinária de um animal que tenha recebido uma solução epidural pré-operatória antes da recuperação da anestesia. Se a retenção urinária estiver presente na manhã seguinte, uma dose IV de naloxona geralmente resultará em micção imediata. O prurido também foi relatado como um potencial efeito adverso dos opioides epidurais; a naloxona IV pode ser administrada para tentar reverter esse efeito. Os agonistas alfa-2-adrenérgicos (p. ex., dexmedetomidina) têm sido usados epiduralmente; esses agentes também terão efeitos sistêmicos dose-dependentes, como sedação, analgesia supraespinal, bradicardia, vasoconstrição periférica e vômitos.

O espaço lombossacral é o local preferido para injeção peridural devido ao espaço intervertebral relativamente largo de L7 a S1. Coloque o animal em decúbito esternal ou lateral. Faça uma preparação estéril usando luvas estéreis. Se o animal estiver em decúbito esternal, puxe os membros pélvicos para a frente para alargar o espaço intervertebral; em decúbito lateral, mantenha a coluna neutra ou flexionada. Em animais com fraturas pélvicas ou femorais que estejam deslocadas, pode ser melhor realizar a peridural com o animal na posição lateral. Use uma agulha espinal de calibres 22 a 20, de 1,5 a 2,5 polegadas (40 a 60 mm) (dependendo do tamanho do animal) ou uma agulha Tuohy (calibres 22 a 18). Palpe o espaço L7-S1. Insira a agulha perpendicular à pele na linha média dorsal, caudal ao processo espinhoso de L7. Avance a agulha através da pele para o tecido subcutâneo e depois através do ligamento interespinhoso (haverá alguma resistência) e continue devagar até sentir um "estalo" à medida que a agulha penetra o ligamento amarelo. Você sentirá uma perda de resistência quando o espaço epidural estiver inserido. Se durante a colocação da agulha você entrar em contato com estruturas ósseas, retire parcialmente a agulha e redirecione-a caudal ou cranialmente, afastando-se dos ossos adjacentes para encontrar o espaço intervertebral. Existem dois métodos comumente usados para confirmar a colocação correta da agulha, a perda de resistência e a gota em suspensão. Com o primeiro método, aplique pressão no êmbolo da seringa à medida que você avança a agulha até sentir um "estalo" e uma perda súbita de resistência à medida que a agulha passa pelo ligamento amarelo e entra no espaço epidural. Para o método de gota em suspensão, coloque uma gota de solução salina ou dos medicamentos a serem injetados no centro da agulha. À medida que a agulha penetra no espaço epidural, observe a gota de líquido ser aspirada para o espaço devido à pressão subatmosférica no interior do canal vertebral. Essa técnica só pode ser usada com o animal em decúbito esternal; use a técnica descrita em que a perda de resistência é sentida quando o animal está em decúbito lateral. Se for detectado sangue no centro da agulha, sugerindo que a agulha perfurou inadvertidamente um seio venoso, remova a agulha e use uma nova para a epidural. Injete lenta e suavemente para evitar a propagação cranial excessiva e um bloqueio irregular. É possível que o saco dural seja perfurado durante uma epidural; no entanto, a punção dural é mais comum em gatos do que em cães, porque em cães o saco dural termina no nível de L6-L7, enquanto em gatos termina em S1. Se o saco dural for penetrado, retire a agulha para o espaço epidural.

Um **cateter peridural** pode ser inserido para fornecer analgesia em longo prazo. A agulha de Touhy é necessária para a inserção do cateter, porque o cateter é passado por essa agulha. Insira o cateter de maneira estéril com o animal em decúbito esternal. Use os mesmos pontos de referência da injeção de agulha única descrita anteriormente. Insira a agulha de Touhy no espaço epidural, direcionando o bisel da agulha curvado cranialmente para auxiliar na inserção do cateter; dobre o centro da agulha caudalmente para ajudar na inserção do cateter. Uma vez no espaço, conecte um adaptador ao eixo da agulha para fornecer rigidez ao cateter. Retire o estilete da agulha e passe o cateter peridural pela agulha. Quando o cateter estiver na ponta da agulha, aplique uma leve pressão, se necessário, para avançar o cateter além desse ponto. Avance o cateter até o nível desejado. Uma vez que o cateter esteja no lugar, retire cuidadosamente a agulha do cateter, mantendo-o em seu ponto de entrada na pele para evitar o deslocamento à medida que a agulha é removida. Se desejado, direcione o cateter subcutaneamente para longe do ponto de entrada para fornecer fixação adicional e minimizar a contaminação dele. Aspire o cateter para garantir que não haja sangue ou líquido cefalorraquidiano. Conecte um filtro bacteriano, preparado com anestesia local, ao adaptador do cateter. Prenda o cateter no lugar com um curativo transparente e adesivo. Em seguida, injete lentamente os agentes anestésicos no espaço epidural (no animal acordado, a injeção lenta é necessária para evitar o vômito). Se o cateter não puder ser avançado, remova-o junto com a agulha; não remova o cateter com a agulha

---

QUADRO 13.5 Contraindicações para uma Epidural: CHINAS

- **C** = Distúrbios de coagulação; devido ao aumento do risco de hemorragia, leva potencialmente a um hematoma, causando compressão espinal e déficits neurológicos
- **H** = Hipovolemia e hipotensão; a hipotensão poderia ser exacerbada com um bloqueio simpático do nervo; anestésicos locais causarão vasodilatação
- **I** = Infecções; especialmente da pele, podem levar à introdução de infecção no canal vertebral
- **N** = Neoplasia ou defeitos neurológicos. Recomenda-se não passar a agulha através de uma área neoplásica, pois ela pode levar células tumorais ao canal vertebral, e se o animal tiver doença preexistente, uma epidural pode dificultar o monitoramento da resolução ou progressão da condição
- **A** = Anatomia; anormalidades do espaço lombossacral levarão à dificuldade de palpação dos pontos de referência
- **S** = Sepse ou bacteriemia; laceração de um vaso no espaço epidural pode levar à disseminação hematogênica da infecção para o espaço peridural/espinal

no lugar, pois o cateter pode ser cortado e perdido no paciente. A resistência à injeção será maior do que através da agulha, porque o cateter tem um diâmetro mais estreito. Confirme a colocação correta do cateter por ultrassonografia, radiografia ou fluoroscopia. Ao remover o cateter, segure-o próximo ao ponto de entrada e retire-o com cuidado. Faça isso de maneira estéril (use luvas estéreis e use uma tesoura estéril) para que a ponta possa ser cultivada. Certifique-se de que todo o cateter tenha sido removido.

> **NOTA** Avise aos proprietários de que foi relatado que o recrescimento capilar no local da epidural pode ser retardado após a realização desse tipo de anestesia.[33]

Epidurais coccígeas podem ser feitas para proporcionar analgesia e relaxamento ao períneo, pênis, uretra, cólon e ânus sem perda de função motora para os membros posteriores, pelo bloqueio dos nervos pudendo, pélvico e caudal. A lidocaína tem sido usada neste bloqueio para fornecer analgesia e manejo da dor, bem como para auxiliar no cateterismo da uretra felina obstruída. Esse bloqueio também poderia ser usado como analgésico para distocia, amputações de cauda ou lesão tecidual extensa e outros procedimentos perineais.[34] Coloque o gato em decúbito esternal com a área sobre o sacro e a primeira vértebra coccígea tricotomizada e esterilizada. Injete entre a primeira e a segunda vértebra coccígea, que é a articulação caudal mais móvel do sacro. Determine o local da injeção movendo a cauda. Use uma agulha de calibre 25, de 1 polegada (25 mm), para penetrar na pele na linha média, depois direcione a agulha em um ângulo de 30 a 45 graus e avance através do ligamento interarqueado/ligamento amarelo do paciente até sentir um "estalo" quando o ligamento é penetrado. Se você encontrar osso, redirecione a agulha ou retire-a levemente. Aspire e depois injete 0,1 a 0,2 mL/kg de lidocaína a 2%. Assegure-se de que exista resistência mínima à injeção. Retire a agulha e observe a cauda para relaxamento. Administre uma segunda dose de lidocaína se a primeira tentativa não for bem-sucedida.

ACUPUNTURA E ELETROACUPUNTURA

Embora o apelo da acupuntura como terapia de alívio da dor esteja aumentando na prática cirúrgica veterinária, ainda existe certa reticência entre os cirurgiões em aceitar a acupuntura como uma modalidade de tratamento viável; essa reticência persiste apesar de numerosos estudos experimentais e clínicos que demonstram os efeitos biológicos específicos da acupuntura e o benefício clínico mensurável. A maioria desses estudos foi realizada em animais de laboratório e humanos com condições dolorosas, mas muito do conhecimento dessa literatura pode ser aplicado à prática cirúrgica veterinária.[35-38] Uma das barreiras para a integração da acupuntura na prática cirúrgica moderna é uma percepção comum de que ela se baseia em princípios arcaicos, e não na ciência médica contemporânea. Embora as explicações terminológicas e mecanicistas do Traditional Chinese Veterinary Medical (TCVM) sejam realmente baseadas em um sistema antiquado de compreensão, os princípios fisiológicos e a justificativa para a aplicação clínica da acupuntura como uma modalidade de alívio da dor podem ser expressos em termos médicos contemporâneos. Um dos aspectos frustrantes de aprender a usar a acupuntura na prática cirúrgica moderna refere-se à nomenclatura usada para descrever os pontos de acupuntura, pois estes são encontrados ao longo de caminhos conceituais específicos — meridianos ou canais — que atravessam o corpo do paciente. Como esses caminhos e respectivos pontos são nomeados de acordo com um antigo sistema médico, eles podem não fazer sentido inerente aos cirurgiões veterinários.

Por exemplo, existem vários pontos da vesícula biliar ao redor da articulação do quadril.

Embora a acupuntura já exista há milhares de anos, muitos dos mecanismos pelos quais a acupuntura parece exercer efeitos fisiológicos benéficos foram elucidados apenas recentemente, e isso se deve principalmente aos avanços nas técnicas de neuroimagem e biologia molecular. Embora os nomes reais dos pontos de acupuntura ao longo de seus respectivos meridianos possam causar alguma confusão, a maioria desses pontos e seus respectivos meridianos se alinham com o SNP. Outros correspondem a planos fasciais conhecidos do corpo. Alguns acreditam que os sinais de acupuntura também podem seguir as vias vasculares. É possível que os sinais sejam transmitidos através de uma variedade de estruturas anatômicas, mas é provável que os nervos desempenhem um papel proeminente em todos os cenários descritos.[35,38-41] Em geral, o corpo inteiro, incluindo o SNC e as vísceras, é acessível via SNP. A classificação dos pontos de acupuntura também é baseada na localização dos nervos associados a esses pontos (Quadro 13.6).

A acupuntura inclui acupuntura manual ou "agulhamento seco" (AS), aquapuntura (injeção de um líquido estéril em um ponto de acupuntura) e eletroacupuntura (EA). A aquapuntura pode ter um efeito terapêutico maior do que o AS; os mecanismos presuntivos incluem estimulação aumentada do ponto de acupuntura injetado por meio de distorção espacial da substância injetada e efeitos farmacológicos da substância injetada. Acredita-se geralmente que os efeitos clínicos da EA sejam mais potentes e mais duradouros do que os do AS ou da aquapuntura. A grande maioria da literatura clínica experimental e humana suporta o uso de EA como a permutação mais provável deste método de tratamento para exercer um efeito mensurável e duradouro fisiológico e clinicamente apreciável no alívio da dor. Em suma, a recomendação dos autores é empregar EA rotineiramente durante as sessões de acupuntura, em vez de AS sozinho.[42-44]

Um ponto de acupuntura pode ser pensado como uma unidade anatômica que consiste em terminações nervosas livres, pequenas arteríolas, vênulas, vasos linfáticos e mastócitos. Há alguma evidência de que os pontos de acupuntura podem ser considerados maiores do que "pontos" e similares a regiões ou campos receptivos nas proximidades do ponto. Os pontos de acupuntura em geral se encontram fisicamente em áreas de depressões superficiais e fisiologicamente em regiões cutâneas tipificadas por baixa resistência elétrica e alta condutividade elétrica.[38,45]

Os efeitos da acupuntura no alívio da dor incluem mecanismos locais, segmentares (nível da medula espinal) e suprassegmentais. A EA tem mais chances de recrutar de maneira mais eficaz todos esses três mecanismos, em comparação com o AS sozinho. A acupuntura pode ser pensada como um método de contracorrente. Depois de fornecer um estímulo ao tecido tanto com AS ou EA, ocorre uma reação local que provoca uma série de respostas inflamatórias e imunológicas. A acupuntura, em particular a EA, tem vários efeitos fisiológicos perifericamente (localmente) que contribuem para aliviar a dor. Muitos desses processos envolvem opioides endógenos (Quadro 13.7).[35,38,41,44]

QUADRO 13.6 Classificação dos Pontos de Acupuntura com Base na Localização dos Nervos Associados a Esses Pontos

Tipo I (pontos motores): localizados onde os principais nervos penetram os músculos.
Eles são os mais comuns e compreendem quase 70% de todos os pontos de acupuntura.
Tipo II: localizados onde os nervos se cruzam nas linhas médias dorsal e ventral.
Tipo III: localizados onde nervos superficiais se ramificam.
Tipo IV: localizados onde os nervos penetram nos tendões (p. ex., órgãos tendinosos de Golgi).

QUADRO 13.7 Efeitos Fisiológicos Periféricos (Locais) da Acupuntura, em Particular da Eletroacupuntura, que Contribuem para Aliviar a Dor

- Indução da liberação de opioides endógenos de linfócitos, macrófagos e granulócitos no tecido. Esses opioides então suprimem a propagação de sinais nociceptivos atuando nos receptores dos nervos periféricos no tecido.
- Ativação de fibras nervosas simpáticas, o que leva ao aumento dos níveis de opioides endógenos na região. Parte desse efeito se dá via ativação do receptor adrenérgico de células inflamatórias, o que faz com que elas liberem β-endorfina no tecido.
- A ativação simpática da fibra nervosa também leva ao aumento da expressão de moléculas de adesão intracelular específicas nos vasos sanguíneos do tecido inflamado. Estas moléculas de adesão promovem a migração de neutrófilos e células mononucleares que contêm β-endorfina e met-encefalina.
- Níveis aumentados de receptores CB_2 canabinoides no tecido, o que leva à regulação positiva de opioides locais endógenos.
- Níveis decrescentes de citocinas inflamatórias locais, incluindo fator de necrose tumoral-α, interleucina-1β e interleucina-6. Acredita-se que isso também envolva opioides endógenos.
- Inibição da produção de ciclo-oxigenase-2 e prostaglandina E2.

QUADRO 13.8 Efeitos Antinociceptivos no Nível da Coluna Vertebral Induzidos pela Acupuntura

- Diminuição da atividade do receptor de glutamato nos neurônios do corno dorsal da medula espinal, via aumento dos níveis de opioides endógenos, norepinefrina e serotonina.
- Níveis aumentados de serotonina na medula espinal acentuam a capacidade do ácido gama-aminobutírico (GABA) para inibir a transmissão do sinal da dor.
- Inibição da ativação das células da glia espinal, diminuindo assim as citocinas promotoras da dor derivadas dos astrócitos e da micróglia (interleucina-1β, interleucina-6, fator de necrose tumoral-α, ciclo-oxigenase-2 e prostaglandina E2).
- Bloqueio da liberação de substância P na substância cinzenta da medula espinal (a substância P promove sinais nociceptivos e ativa as células da glia).
- Regulação positiva dos receptores nociceptina/orfanina FQ (N/OFQ) na substância cinzenta da medula espinal. A N/OFQ é um potente peptídeo relacionado com opioides que possui propriedades analgésicas potentes e é amplamente distribuída pela medula espinal. Inibe as respostas evocadas da fibra C.
- Aumento dos níveis de acetilcolina e dopamina do corno dorsal da medula espinal, ambos os quais se acredita inibirem a sinalização nociceptiva.
- Ativação dos receptores opioides δ da medula espinal, levando à redução da recaptação celular de GABA. Níveis aumentados de GABA no espaço extracelular aumentam seus efeitos antinociceptivos.

QUADRO 13.9 Exemplos Específicos de Efeitos Suprassegmentais da Acupuntura (Principalmente Eletroacupuntura)

- Ativação de neurônios do núcleo serotonérgico magno da rafe na medula.
- Ativação de neurônios noradrenérgicos no *locus ceruleus*.
- Estimulação do hipotálamo para liberar β-endorfina.
- Ativação de neurônios descendentes da substância cinzenta periaquedutal do mesencéfalo.

Além disso, a ativação de tais pontos com um estímulo suficiente ativará o centro do tronco encefálico pretendido, sem necessariamente produzir um efeito segmentar apreciável. Por outro lado, a estimulação de um ponto de acupuntura no segmento dermatomal de interesse (p. ex., um ponto de *Shu* nas costas para dor toracolombar) pode produzir uma resposta analgésica principalmente segmentar ou uma resposta do tronco cerebral segmentar e descendente, dependendo da intensidade do estímulo (se for intenso o suficiente, os caminhos ascendentes para os centros nociceptivos do tronco cerebral também podem ser recrutados). Esses fenômenos fisiológicos são consistentes com as recomendações típicas do TCVM para tratar ambas as regiões, locais e distais. Dessa forma, efeitos locais, segmentais e suprassegmentais podem ser combinados para resultados máximos. Alguns exemplos específicos de efeitos suprassegmentais da acupuntura (principalmente a EA) estão incluídos no Quadro 13.9.[38,41,45]

Também foi demonstrado que a EA de baixa frequência (2 a 10 Hz) é mais eficaz para o controle da dor do que a EA de alta frequência (100 Hz).[38,41] No entanto, há algumas razões para combinar modos de acupuntura (AN e EA) e diferentes frequências de EA para produzir um efeito analgésico maior do que seria possível com apenas uma modalidade ou uma frequência. Existem algumas evidências de que o AS pode ser mais efetivo na mediação dos efeitos analgésicos através das células C do que a EA, com a EA mediando os efeitos analgésicos principalmente através das fibras Aβ e Aδ. Demonstrou-se que a EA causa a liberação de diferentes mediadores da analgesia, dependendo da frequência aplicada. Em baixas frequências (2 a 10 Hz), endorfinas e encefalinas são liberadas. Em frequências mais altas (50 a 100 Hz), o opioide primário liberado é a dinorfina. Em frequências ainda mais altas (>200 Hz), o mediador neuroquímico mais proeminente liberado é a serotonina. Além disso, existem outros agentes antinociceptivos liberados, de acordo com certas frequências aplicadas. Por exemplo, em baixas frequências, há também mecanismos colinérgicos noradrenérgicos e muscarínicos que são recrutados. Em altas frequências, existem mecanismos colinérgicos muscarínicos e GABA-érgicos que são utilizados para ajudar a diminuir a sinalização nociceptiva. Parece que as endorfinas e as encefalinas podem ser os mediadores de dor induzidos pela EA mais eficazes (na estimulação de baixa frequência); entretanto, é provável que o fornecimento de outros agentes atenuadores da dor em frequências mais altas possa ter um efeito aditivo.[38,41,46]

Os efeitos segmentares (espinais) e suprassegmentais (cerebrais) da acupuntura não podem ser completamente separados, já que são anatômica e fisiologicamente conectados. No entanto, existem vários efeitos antinociceptivos induzidos pela acupuntura (novamente, em particular a EA) no nível da coluna vertebral (Quadro 13.8).[35,37,38,41] Embora os mecanismos para os efeitos suprassegmentais da acupuntura não sejam tão bem compreendidos quanto os efeitos segmentares, eles são baseados na via antinociceptiva descendente. Há evidências consideráveis de estudos de ressonância magnética funcional e tomografia por emissão de pósitrons em pessoas, bem como modelos experimentais em animais, de que pontos específicos de acupuntura, quando estimulados, ativarão regiões específicas do cérebro. Esta especificidade pontual para a estimulação de regiões antinociceptivas da via descendente moduladora da dor do tronco encefálico é mais convincente para os pontos de acupuntura dos membros (*versus* tronco).

REFERÊNCIAS BIBLIOGRÁFICAS

1. De Lahunta A, Glass E, Kent M. General sensory systems: general proprioception and general somatic afferent. In: De Lahunta A, Glass E, Kent M, editors. *Veterinary Neuroanatomy and Clinical Neurology*. 4th ed. St. Louis: Elsevier; 2015. p. 237-256.
2. Pypendop BH, Barter LS. Pharmacologic management of pain for patients with neurologic disease. In: Dewey CW, da Costa RC, editors. *Practical Guide to Canine and Feline Neurology*. 3rd ed. Ames, IA: Wiley-Blackwell; 2016. p. 585-597.
3. Thomson CE, Hahn C. Ascending somatic sensory tracts and conscious sensory systems. In: Thomson CE, Hahn C, editors. *Veterinary Neuroanatomy: A Clinical Approach*. Philadelphia: Elsevier; 2012. p. 59-66.

4. Uemura EE. Somatosensory system. In: Uemura EE, editor. *Fundamentals of Canine Neuroanatomy and Neurophysiology*. Ames, IA: Wiley-Blackwell; 2015. p. 128-155.
5. Aronoff GM. What do we know about the pathophysiology of chronic pain? Implications for treatment considerations. *Med Clin North Am.*. 2016;100:31-42.
6. De Lahunta A, Glass E, Kent M. Visceral afferent systems. In: De Lahunta A, Glass E, Kent M, editors. *Veterinary Neuroanatomy and Clinical Neurology*. 4th ed. St. Louis: Elsevier; 2015. p. 463-469.
7. Braz J, Solorzano C, Wang X, Basbaum AI. Transmitting pain and itch messages: a contemporary view of the spinal cord circuits that generate gate control. *Neuron.*. 2014;82:522-536.
8. Luo J, Feng J, Liu S, et al. Molecular and cellular mechanisms that initiate pain and itch. *Cell Mol Life Sci.*. 2015;72:3201-3223.
9. Scholten PM, Harden RN. Assessing and treating patients with neuropathic pain. *PM R.*. 2015;7:S257-S269.
10. Gupta R, Farquhar-Smith P. Neurophysiology of chronic pain. In: Filshie J, White A, Cummings M, editors. *Medical Acupuncture: A Western Scientific Approach*. Philadelphia: Elsevier; 2016. p. 73-85.
11. Guo D, Hu J. Spinal presynaptic inhibition in pain control. *Neuroscience.*. 2014;283:95-106.
12. Steiss JE. The neurophysiological basis of acupuncture. In: Schoen AM, editor. *Veterinary Acupuncture: Ancient Art to Modern Medicine*. 2nd ed. St Louis: Mosby; 2001. p. 27-46.
13. Love L, Thompson D. Nontraditional analgesic agents. In: Egger CM, Love L, Doherty T, editors. *Pain Management in Veterinary Practice*. Ames, IA: Wiley-Blackwell; 2014. p. 105-114.
14. White KL. Treatment of acute pain in the dog. In: Egger CM, Love L, Doherty T, editors. *Pain Management in Veterinary Practice*. Ames, IA: Wiley-Blackwell; 2014. p. 209-225.
15. Ko JC. Acute pain management. In: Ko JC, editor. *Small Animal Anesthesia and Pain Management*. London: Manson Publishing; 2013. p. 275-294.
16. Kamata M, King JN, Seewald W, et al. Comparison of injectable robenacoxib versus meloxicam for peri-operative use in cats: results of a randomized clinical trial. *Vet J.*. 2012;193:114-118.
17. Clark-Price S. Nonsteroidal anti-inflammatory drugs and corticosteroids. In: Egger CM, Love L, Doherty T, editors. *Pain Management in Veterinary Practice*. Ames, IA: Wiley-Blackwell; 2014. p. 69-84.
18. Rausch-Derra LC, Rhodes L. Safety and toxicokinetic profiles associated with daily oral administration of grapiprant, a selective antagonist of the prostaglandin E_2 EP4 receptor, to cats. *Am J Vet Res.*. 2016;77:688-692.
19. Rausch-Derra L, Huebner M, Wofford J, Rhodes L. A prospective, randomized, masked, placebo-controlled multisite clinical study of grapiprant, an EP4 prostaglandin receptor antagonist (PRA), in dogs with osteoarthritis. *J Vet Intern Med.*. 2016;30:756-763.
20. Pang DSJ. Anesthetic and analgesic adjunctive drugs. In: Grimm KA, Lamont LA, Tranquilli WJ, Greene SA, Robertson SA, editors. *Veterinary Anesthesia and Analgesia*. 5th ed. Ames, IA: Wiley-Blackwell; 2015. p. 244.
21. Boscan P, Monnet E, Mama K, et al. Effect of maropitant, a neurokinin 1 receptor antagonist, on anesthetic requirements during noxious visceral stimulation of the ovary in dogs. *Am J Vet Res.*. 2011;72:1576-1579.
22. Marquez M, Boscan P, Weir H, et al. Comparison of NK-1 receptor antagonist (maropitant) to morphine as a pre-anaesthetic agent for canine ovariohysterectomy. *PLoS ONE.*. 2015;10:e0140734.
23. Johnson JA. Treatment of acute pain in cats. In: Egger CM, Love L, Doherty T, editors. *Pain Management in Veterinary Practice*. Ames, IA: Wiley Blackwell; 2014. p. 275-288.
24. Gracis M. The oral cavity. Campoy L, Read MR, editors. *Small Animal Regional Anesthesia and Analgesia*, 11. Ames, IA: Wiley-Blackwell; 2013. p. 9-140.
25. Staffieri F. Intravenous regional anesthesia. In: Campoy L, Read MR, editors. *Small Animal Regional Anesthesia and Analgesia*. Ames, IA: Wiley-Blackwell; 2013. p. 261-271.
26. Read MR, Schroeder CA. The trunk. In: Campoy L, Read MR, editors. *Small Animal Regional Anesthesia and Analgesia*. Ames, IA: Wiley-Blackwell; 2013. p. 167-198.
27. Campoy L, Read MR. The thoracic limb. In: Campoy L, Read MR, editors. *Small Animal Regional Anesthesia and Analgesia*. Ames, IA: Wiley-Blackwell; 2013. p. 141-165.
28. Giuliano EA, Walsh KP. The eye. In: Campoy L, Read MR, editors. *Small Animal Regional Anesthesia and Analgesia*. Ames, IA: Wiley-Blackwell; 2013. p. 103-117.
29. Trumpatori BJ, Carter JE, Hash J, et al. Evaluation of a midhumeral block of the radial, ulnar, musculocutaneous and median (RUMM block) nerves for analgesia of the distal aspect of the thoracic limb in dogs. *Vet Surg.*. 2010;39:785-796.
30. Portela DA, Raschi A, Otero PE. Ultrasound guided midhumeral block of the radial, ulnar, median and musculocutaneous (RUMM block) nerves in a dog with traumatic exposed metacarpal luxation. *Vet Anaesth Analg.*. 2013;40:552-554.
31. McCally RE, Bukoski A, Branson KR, et al. Comparison of short-term postoperative analgesia by epidural, femoral nerve block, or a combination femoral and sciatic nerve block in dogs undergoing tibial plateau leveling osteotomy. *Vet Surg.*. 2015;44:983-987.
32. Lascelles BD, Rausch-Derra LC, Wofford JA, Huebner M. Pilot, randomized, placebo-controlled clinical field study to evaluate the effectiveness of bupivacaine liposome injectable suspension for the provision of post-surgical analgesia in dogs undergoing stifle surgery. *BMC Vet Res.*. 2016;2:168.
33. Otero PE, Campoy L. Epidural and spinal anesthesia. In: Campoy L, Read MR, editors. *Small Animal Regional Anesthesia and Analgesia*. Ames, IA: Wiley Blackwell; 2013. p. 227-259.
34. O' Hearn A, Wright BD. Coccygeal epidural with local anesthetic for catheterization and pain management in the treatment of feline urethral obstruction. *J Vet Emerg Crit Care (San Antonio).*. 2011;21:50-52.
35. Chen S, Wang S, Rong P, et al. Acupuncture for visceral pain: neural substrates and potential mechanisms. *Evid Based Complement Alternat Med.*. 2014;2014:609594.
36. Cheng KJ. Neurobiological mechanisms of acupuncture for some common illnesses: a clinician's perspective. *J Acupunct Meridian Stud.*. 2014;7:105-114.
37. He T, Zhu W, Du SQ, et al. Neural mechanisms of acupuncture as revealed by fMRI studies. *Auton Neurosci.*. 2015;190:1-9.
38. Zhang R, Lao L, Ren K, Berman BM. Mechanisms of acupuncture-electroacupuncture on persistent pain. *Anesthesiology.*. 2014;120:482-503.
39. Chen XM, Xu J, Song JG, et al. Electroacupuncture inhibits excessive interferon-γ evoked up-regulation of P2X4 receptor in spinal microglia in a CCI rat model for neuropathic pain. *Br J Anaesth.*. 2015;114:150-157.
40. Ding SS, Hong SH, Wang C, et al. Acupuncture modulates the neuro-endocrine-immune network. *QJM.*. 2014;107:341-345.
41. Zhao ZQ. Neural mechanism underlying acupuncture analgesia. *Prog Neurobiol.*. 2008;85:355-375.
42. Chen CY, Lin CN, Chern RS, et al. Neuronal activity stimulated by liquid substrates injection at zusanli (ST36) acupoint: the possible mechanism of aquapuncture. *Evid Based Complement Alternat Med.*. 2014;2014:627342.
43. Lu Z, Dong H, Wang Q, Xiong L. Perioperative acupuncture modulation: more than anaesthesia. *Br J Anaesth.*. 2015;115:183-193.
44. Xing JJ, Zeng BY, Li J, et al. Acupuncture point specificity. *Int Rev Neurobiol.*. 2013;111:49-65.
45. Pei P, Liu L, Zhao L, et al. Effect of electroacupuncture pretreatment at GB20 on behavior and the descending pain modulatory system in a rat model of migraine. *Acupunct Med.*. 2015;34:127-135.
46. Liang Y, Qiu Y, Du J, et al. Inhibition of spinal microglia and astrocytes contributes to the anti-allodynic effect of electroacupuncture in neuropathic pain induced by spinal nerve ligation. *Acupunct Med.*. 2015;34:40-47.

14

Princípios da Cirurgia Minimamente Invasiva e Imaginologia do Paciente Cirúrgico

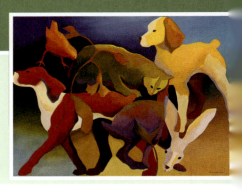

Os procedimentos cirúrgicos minimamente invasivos (p. ex., endoscopia) são ferramentas diagnósticas e terapêuticas cada vez mais desejáveis pelos clientes veterinários. Este capítulo fornece uma breve visão geral do equipamento endoscópico e das técnicas usadas nesses procedimentos. Técnicas específicas (p. ex., pericardiectomia toracoscópica; remoção de lesões de osteocondrite dissecante [OCD]) são encontradas nos capítulos relevantes de cada sistema, doença ou condição.

DEFINIÇÕES E TERMINOLOGIA

A **endoscopia** é o uso de um instrumento (i.e., um endoscópio) para visualizar o interior de um órgão ou área que, de outra forma, não pode ser examinado sem cirurgia. Pode ser um procedimento diagnóstico ou intervencionista. A **gastroduodenoscopia** é a endoscopia do esôfago, estômago, duodeno e, ocasionalmente, do jejuno superior. A **colonoscopia** é endoscopia do cólon. A **ileoscopia** é uma endoscopia do íleo e é realizada em conjunto com a colonoscopia. A **proctoscopia** se refere ao exame do ânus e do reto. A **broncoscopia** é endoscopia de traqueia e brônquios, enquanto a **laringoscopia** é o exame de faringe e laringe. A **rinoscopia** geralmente se refere à inserção de um endoscópio através das narinas anteriores e ao exame das passagens nasais. Pode ou não incluir o uso de um endoscópio para examinar as cóanas. A **cistoscopia** é a endoscopia da bexiga urinária e pode incluir cistoscopia retrógrada (p. ex., avançando o endoscópio através da uretra para a bexiga) ou inserção transabdominal (i.e., inserção do endoscópio através de uma cânula que foi inserida na parede abdominal e na parede da bexiga). A **vaginoscopia** é endoscopia da vagina. A **laparoscopia** é endoscopia da cavidade peritoneal, enquanto a **toracoscopia** é da cavidade pleural. A **artroscopia** é a endoscopia de uma articulação e pode ser para fim diagnóstico, mas geralmente é intervencionista.

A **endoscopia flexível** usa um endoscópio que possui um tubo de inserção flexível projetado para observar e/ou movimentar em torno dos cantos. O grau de flexibilidade depende do instrumento, mas a maioria dos endoscópios flexíveis é capaz de realizar curvas de 180 graus ou mais. Os endoscópios flexíveis possuem um *cabo* (onde o endoscópio é segurado pelo operador), um *tubo de inserção* (a parte que é inserida no paciente) e um *cordão umbilical* (a parte que conecta o endoscópio à fonte de luz e ao processador de vídeo). O *canal de biópsia* é a passagem que permite a aspiração de ar ou líquidos, bem como a inserção de instrumentos através do endoscópio (p. ex., pinças de biópsia, pinças de recuperação de corpos estranhos, tubos de aspiração, escovas de citologia). Quase todos os endoscópios flexíveis agora são "*imersíveis*", o que significa que eles podem ter os cabos colocados na água sem risco de danos.

A **endoscopia rígida** usa um endoscópio de plástico ou metal, que pode ser maciço ou oco. Os endoscópios *telescópicos* são geralmente maciços (alguns têm um canal) e têm uma lente que aponta para vários ângulos, mas o próprio endoscópio não pode dobrar. Os endoscópios ocos geralmente têm um *obturador* — um dispositivo colocado através do endoscópio para facilitar a inserção deste no órgão desejado (p. ex., esôfago, cólon). Os endoscópios rígidos são frequentemente inseridos através de uma *cânula*, que é um tubo de metal ou plástico. Uma cânula pode ter um *trocarte* pontiagudo ou sem ponta projetado para facilitar a penetração nas articulações, no abdome ou no tórax.

Um "*ponto vermelho*" ou um "*branco*" se referem a ter a ponta do endoscópio tão próxima da superfície do que está sendo examinado que não se pode focalizar na superfície (i.e., um borrão ocorre) ou ter detritos na superfície de visualização final do endoscópio. Na punção dupla, laparoscopia, toracoscopia e artroscopia, a *triangulação* se refere à visualização da ponta dos instrumentos cirúrgicos e de biópsia através do endoscópio para realizar vários procedimentos dentro das cavidades ou articulações do corpo.

Na artroscopia, a *instrumentação* se refere à inserção de um endoscópio, artroscópio ou outra ferramenta na articulação. O equipamento é inserido na articulação através da pele e dos tecidos moles é feito através dos *portais*. Os portais são definidos pelo seu uso. O endoscópio é inserido por meio de um *portal de acesso*, enquanto as ferramentas elétricas e manuais são inseridas através de um *portal de acesso dos instrumentos*. Os artroscópios são sempre usados através de *cânulas*. O fluido que flui para a articulação é referido como *influxo* ou *ingresso*; o fluido que vai para fora da articulação é referido como *efluxo* ou *egresso*. Repetir o exame artroscópico de uma articulação que foi anteriormente examinada por via endoscópica é referido como *artroscopia de segunda busca*.

A **osteossíntese minimamente invasiva** se refere à fixação da fratura usando pequenas incisões na pele e técnicas projetadas para limitar o trauma cirúrgico do tecido mole mais profundo. A **osteossíntese minimamente invasiva com placa** se refere à redução e fixação com placa de qualquer modelo, sem exposição cirúrgica direta do local da fratura, utilizando pequenas incisões na pele e inserção subcutânea ou submuscular da placa. Essas técnicas são discutidas nos Capítulos 32 e 33.

ENDOSCOPIA: PRINCÍPIOS GERAIS, EQUIPAMENTOS E TÉCNICAS

A endoscopia é usada para biópsia de órgãos, remoção de objetos estranhos, exame da superfície interna de estruturas ocas e realização de procedimentos tipicamente feitos por cirurgia mais invasiva. Como tal, a endoscopia é valiosa apenas quando elimina a necessidade de cirurgia clássica mais invasiva. Se as amostras de tecido forem inadequadas para o diagnóstico, ocorrer traumatismo inaceitável durante a remoção de corpos estranhos, ou se superfícies mucosas não puderem ser adequadamente examinadas, então a endoscopia deixa de ser útil. Infelizmente, a endoscopia é por vezes abordada mais como um *hobby* do que um procedimento importante a ser aprendido e praticado com diligência. A endoscopia flexível do trato gastrointestinal superior (TGI) é mais difícil de ser realizada adequadamente do que se imagina, especialmente em relação à biópsia da mucosa. Se, em primeiro lugar, o clínico não estiver bem treinado e/ou não for realizar o procedimento com frequência suficiente para manter o conhecimento especializado, geralmente é melhor que os pacientes sejam encaminhados para outro local ou que a cirurgia clássica seja escolhida. Além disso, o equipamento endoscópico é complexo e caro. É incontestável que o profissional seja adequadamente treinado para usar o equipamento corretamente a fim de evitar danos e que a configuração e a manutenção do equipamento sejam completamente entendidas para direcionar a equipe do hospital para o manuseio e limpeza do sistema de endoscopia. É melhor que apenas um ou dois funcionários sejam responsáveis pela manutenção e configuração do equipamento.

INDICAÇÕES

Endoscopia Flexível

O principal uso de endoscopia flexível nas vias digestória e respiratória em medicina veterinária é visualizar e obter amostras teciduais ou citológicas da mucosa. Remover objetos estranhos, dilatar estenoses, controlar a hemorragia e inserir tubos são procedimentos importantes, mas menos comumente realizados (Quadro 14.1). Amostragens de tecidos (i.e., biópsia ou citologia) devem quase sempre ser realizadas em procedimentos diagnósticos, independentemente da aparência macroscópica, a menos que exista uma razão específica para a não realização da biópsia (p. ex., coagulopatia, risco de perfuração). As amostras de tecido obtidas por endoscopia flexível são geralmente limitadas à mucosa e à submucosa adjacente, em oposição às amostras de espessura total obtidas cirurgicamente. Assumindo uma boa técnica, amostras endoscopicamente obtidas são adequadas para o diagnóstico em provavelmente mais de 90% dos pacientes (observação pessoal do autor) com doença infecciosa gástrica ou intestinal (p. ex., doença intestinal inflamatória, histoplasmose, neoplasia). A endoscopia não pode diagnosticar de forma confiável os distúrbios além de seu alcance (p. ex., carcinoma focal do jejuno médio), infiltrações muito profundas na parede das vísceras para a pinça da biópsia alcançar e lesões consistindo em infiltrados firmes e densamente fibróticos (p. ex., carcinoma fibroso ou carcinoma ductal invasivo) que a pinça de biópsia não pode penetrar.

Estudos citológicos de escovados ou lavados são frequentemente diagnósticos de distúrbios como câncer, infecções parasitárias,

---

QUADRO 14.1 Principais Indicações para Procedimentos Endoscópicos em Cães e Gatos

Gastroduodenoscopia
- Biópsia/citologia gástrica e intestinal para diagnóstico de distúrbios infiltrativos
- Identificação de massa, ulceração, erosão, linfangiectasia ou infestação por *Physaloptera*
- Identificação e remoção de corpos estranhos
- Localização das lesões (p. ex., úlcera, local da hemorragia)
- Colocação de um tubo de gastrostomia
- Remoção de pólipos causando sinais clínicos

Esofagoscopia
- Identificação e remoção de corpos estranhos
- Diagnóstico de esofagite
- Diagnóstico e dilatação de estenoses
- Identificação de hérnia hiatal
- Identificação e biópsia de tumores

Proctoscopia e Colonoileoscopia
- Biópsia do reto, cólon, íleo ou ceco à procura de distúrbios infiltrativos
- Identificação de infestação oculta por *Trichuris*
- Remoção de pólipos
- Diagnóstico de intussuscepção cecocólica ou ileocólica
- Diagnóstico da ectasia vascular do cólon

Laringoscopia
- Identificação de paralisia laríngea, palato mole alongado ou sáculos laterais evertidos
- Localização e remoção de corpos estranhos
- Biópsia de massa

Cistoscopia
- Diagnóstico e ablação a *laser* de ureteres ectópicos
- Biópsia de lesões proliferativas na uretra e na bexiga, especialmente carcinomas
- Ablação a *laser* do carcinoma de células transicionais ureteral/trigonal
- Remoção de cálculos via cesto ou litotripsia
- Identificação e dilatação das estenoses uretrais
- Injeção de colágeno na uretra para controlar a incontinência

Toracoscopia
- Identificação e biópsia de massas e outras lesões infiltrativas, incluindo biópsia pulmonar
- Assistência na colocação de drenos torácicos em animais com piotórax grave
- Determinação se a toracotomia é adequada e, em caso afirmativo, qual a melhor abordagem
- Desempenho de cirurgia minimamente invasiva, como pericardiectomia, ligadura/ressecção da persistência do arco aórtico direito, ligadura do ducto torácico

Broncoscopia
- Identificação de lesões (p. ex., colapso traqueal, infestação por *Oslerus osleri*)
- Lavado broncoalveolar ou escovação de traqueia/brônquio para citologia/cultura
- Identificação e remoção de corpos estranhos
- Identificação da torção do lobo pulmonar
- Biópsia da mucosa (p. ex., com bronquite crônica)
- Auxílio na colocação de *stents*/avaliação de *stents* previamente colocados

Rinoscopia
- Identificação e remoção de corpos estranhos
- Biópsia/citologia de lesões de massa e mucosa em busca de distúrbios infiltrativos
- Identificação e biópsia de aspergilomas
- Identificação da fonte de epistaxe ou secreção nasal crônica

Exame das Narinas Posteriores (Coanal)
- Identificação e remoção de corpos estranhos
- Citologia/cultura das narinas caudais
- Identificação e biópsia de distúrbios proliferativos
- Identificação, dilatação, colocação de *stent* na estenose nasofaríngea
- Identificação de ácaros nasais

Laparoscopia
- Exame e biópsia de vísceras abdominais (especialmente fígado e pâncreas)
- Determinação da necessidade de celiotomia (p. ex., há evidência de metástase que significa que a cirurgia não pode ser curativa)
- Desempenho de cirurgia intervencionista minimamente invasiva (p. ex., gastropexia, colocação de tubo de jejunostomia, ovariectomia, criptorquidectomia)

Artroscopia
- Identificação e biópsia de lesões
- Remoção de corpos soltos (fragmentos de cartilagem, fragmentos ósseos, ruptura de menisco)
- Manejo tópico da osteoartrite: artroplastia por abrasão, microfratura
- Lavado articular em casos de sepse
- Reparo de fratura assistida por artroscopia
- Estabilização articular assistida por artroscopia

infecções fúngicas, prototecose e enterite eosinofílica. A histoplasmose tem sido ocasionalmente diagnosticada através da citologia quando não diagnosticada histologicamente. No entanto, a maioria das doenças inflamatórias intestinais idiopáticas, especialmente os distúrbios linfocítico-plasmocíticos, não pode ser definitivamente diagnosticada através da citologia. Os lavados são especialmente úteis no trato respiratório para diagnosticar problemas inflamatórios ou infiltrativos, mas podem ser úteis quando se procura infestação gástrica por *Ollulanus tricuspis* ou giardíase duodenal.

Hemorragias gastrointestinais, respiratórias e vaginais são frequentemente indicadas para endoscopia. A endoscopia pode ajudar a determinar se a cirurgia é indicada e garantir que todos os locais de sangramento sejam localizados. A endoscopia intraoperatória pode detectar sangramento das lesões da mucosa gástrica se o cirurgião não puder identificá-las no momento da cirurgia; mesmo grandes úlceras podem ser negligenciadas quando o estômago é examinado através de uma incisão de gastrostomia. Lesões gravemente hemorrágicas podem exigir eletrocautério endoscópico ou injeção com epinefrina. A endoscopia detecta pequenas lesões da mucosa (p. ex., erosões) indiscerníveis da superfície serosa.

A inserção de tubos de alimentação para esofagostomia, gastrostomia e enterostomia pode ser feita com ou sem endoscopia (p. 95-101). A inserção endoscópica de tais tubos é indicada quando aparelhos não endoscópicos para colocação não podem ser passados com segurança pelo esôfago (p. ex., estenose esofágica, dilatação esofágica), quando o operador é insuficientemente treinado para aparelhos não endoscópicos ou quando a endoscopia já está em andamento para outros propósitos. A inserção endoscópica dos tubos de gastrostomia inclui a insuflação do estômago, o que é vantajoso porque a insuflação ajuda a evitar que outros órgãos abdominais fiquem presos entre o estômago e a parede abdominal.

Os pólipos do trato digestório podem ser removidos endoscopicamente com armadilhas endoscópicas adaptadas para eletrocirurgia. No entanto, como os pólipos retais são geralmente encontrados na região final do reto, a remoção cirúrgica é geralmente mais fácil e proporciona mais certeza de que o pólipo será removido por inteiro. A eletrocirurgia endoscópica só deve ser tentada se o clínico tiver sido treinado. O uso inadequado de instrumentos eletrocirúrgicos pode danificar ou destruir o equipamento endoscópico e ferir gravemente o paciente.

A dilatação endoscópica ou fluoroscópica das estenoses esofágicas benignas causadas por cicatrizes pós-esofagite é preferível à ressecção cirúrgica. Estrias podem ocorrer após um ou outro método, mas a cirurgia pode estar associada a maiores morbidade e mortalidade pós-procedimento e tem maior taxa de recorrência. A dilatação endoscópica e fluoroscópica não deve ser tentada a menos que o clínico tenha sido bem treinado nas várias técnicas utilizadas.

Endoscopia Rígida

A endoscopia rígida pode ser usada para os tratos urinário inferior feminino, gastrointestinal, respiratório reprodutor feminino; cavidades peritoneal, pleural; e articulações. As indicações para endoscopia rígida incluem muitas das mesmas para a endoscopia flexível (Quadro 14.1), mas a endoscopia rígida (especialmente a laparoscopia, a toracoscopia e a artroscopia) é mais usada para procedimentos intervencionistas, em comparação com a endoscopia flexível.

As amostras de tecido obtidas por colonoscopia rígida são invariavelmente melhores do que as obtidas com colonoscopia flexível. Os instrumentos rígidos de biópsia geralmente obtêm amostras do cólon ou retais grandes e profundas que incluem quantidades relativamente grandes de submucosa. Por isso, a endoscopia rígida é apropriada mesmo quando se suspeita de lesões densas, fibróticas e submucosas (p. ex., carcinoma, pitiose). Isto é especialmente verdadeiro para os processos proliferativos na área retal onde é imperativo obter quantidades generosas de submucosa para permitir ao patologista distinguir processos benignos de malignos.

Corpos Estranhos

Tanto a endoscopia rígida quanto a flexível são úteis na remoção de objetos estranhos. A endoscopia rígida é a melhor maneira de remover a maioria dos objetos estranhos esofágicos. A maioria dos objetos estranhos esofágicos, nasais, traqueais e laríngeos — e muitos objetos estranhos gástricos e duodenais — pode ser removida endoscopicamente sem risco desnecessário para o paciente. Objetos fora do alcance do endoscópio, aqueles que não podem ser firmemente agarrados ou presos por dispositivos endoscópicos, e aqueles que podem causar sérios danos se a remoção endoscópica for tentada (p. ex., objetos estranhos lineares que estão presentes há vários dias, objetos com bordas afiadas ou pontos que não podem ser protegidos durante a remoção) devem ser removidos cirurgicamente.

EQUIPAMENTO

Endoscópios Flexíveis

Endoscópios

O equipamento necessário depende do tipo de endoscopia e do sistema corporal envolvido, bem como das espécies a serem examinadas. Endoscópios rígidos e flexíveis estão disponíveis em uma grande variedade de tamanhos e comprimentos; ambos os tipos têm vantagens e desvantagens (Quadro 14.2). Endoscópios flexíveis normalmente usados em medicina veterinária são gastroduodenoscópios, broncoscópios, colonoscópios e ureteroscópios. Os endoscópios flexíveis possuem um cabo, um tubo de inserção e um cordão umbilical (Figura 14.1). Os broncoscópios geralmente têm diâmetro externo de 2 a 6 mm, gastroduodenoscópios, diâmetro externo de 7,9 a 10 mm, colonoscópios, diâmetro externo de 10 a 16 mm, e ureteroscópios, diâmetro externo de 2,5 a 3 mm. Todos os endoscópios devem ter um canal de biópsia por aspiração (geralmente 2,2 mm de diâmetro para broncoscópios, 2,2 a 3,2 mm para gastroduodenoscópios e colonoscópios, 1 a 1,5 mm para ureteroscópios). Os gastroduodenoscópios e colonoscópios têm tipicamente uma deflexão de quatro vias na ponta do endoscópio e um canal de ar-água que é utilizado para insuflar ar e lavar a lente de visualização; os broncoscópios têm tipicamente uma deflexão de duas vias na ponta e não possuem

---

QUADRO 14.2 Comparação de Endoscópios Flexíveis e Rígidos

Flexível
- Maior acesso a uma área mais ampla dos órgãos viscerais
- Mais dispendioso do que endoscópios rígidos
- Mais fácil de danificar/requer treinamento para montar e limpar sem danificar
- Requer treinamento substancial para usar corretamente

Rígido
- Custo mais baixo, em comparação com o flexível
- Geralmente mais durável
- Mais fácil de aprender a usar
- Capacidade de obtenção de biópsias mais amplas do que com endoscópios flexíveis
- Excelente para remover corpos estranhos e proteger a mucosa
- Dos órgãos viscerais, só pode acessar esôfago, fundo gástrico, cólon descendente, laringe, nariz e traqueia
- Pode ser usado nos espaços peritoneal, pleural e articular

CAPÍTULO 14 Princípios da Cirurgia Minimamente Invasiva e Imaginologia do Paciente Cirúrgico

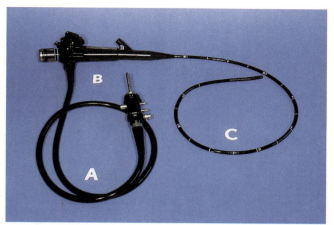

Figura 14.1 Gastroduodenoscópio flexível mostrando o cordão umbilical (A), que conecta o endoscópio à fonte de luz; o cabo (B); e o tubo de inserção (C), que é introduzido no animal.

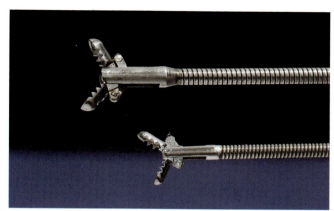

Figura 14.2 Detalhe de pinças de biópsia flexíveis, com uma configuração elipsoide semelhante à mandíbula de jacaré. A pinça superior é usada para um canal de 2,8 mm, a inferior para um canal de 2,2 mm. (De Willard MD. Colonoscopy, proctoscopy, and ileoscopy. *Vet Clin North Am.* 2001;31[4]:657–669.)

um canal de ar-água. O tubo de inserção normalmente tem um comprimento de trabalho de 40 a 60 cm em broncoscópios e ureteroscópios, 100 a 135 cm em gastroduodenoscópios e 130 a 220 cm em colonoscópios.

A escolha ideal de endoscópios flexíveis depende da experiência do operador e de quais procedimentos são previstos. Idealmente, um broncoscópio (4 a 5 mm de diâmetro), um gastroduodenoscópio pediátrico (7,9 mm de diâmetro com um canal de 2 mm) e um gastroduodenoscópio regular (8,5 a 9,8 mm de diâmetro com um canal de 2,8 mm) permitem a realização de quase todos os procedimentos flexíveis do trato não urinário. Outros endoscópios flexíveis que podem ser considerados, dependendo das necessidades, são um colonoscópio pediátrico de 1,6 m (útil em animais extremamente grandes e gatos grandes e exóticos) e um ureteroscópio para aves pequenas e pequenos mamíferos, bem como cistoscopia flexível ou rinoscopia. Se apenas dois endoscópios puderem ser adquiridos para trabalhar os tratos digestório e respiratório, deve-se considerar um broncoscópio (diâmetro de 4 a 5 mm) e um gastroduodenoscópio (diâmetro externo de 8,5 a 9 mm com um canal de 2,8 mm). Se houver apenas um endoscópio para a endoscopia dos tratos digestório e respiratório, um gastroduodenoscópio pediátrico de 7,9 mm de diâmetro externo pode ser a melhor escolha. Se apenas um endoscópio estiver disponível e este será usado somente para endoscopia digestiva, um endoscópio de diâmetro externo de 8,5 mm com um canal de 2,8 mm é preferível.

Equipamento de Biópsia/Citologia

As pinças de biópsia para endoscópios flexíveis possuem várias formas, tamanhos e configurações. O tamanho da pinça depende do tamanho do canal de biópsia-aspiração; quanto maior o canal, maior a pinça de biópsia que pode ser usada. Se possível, um endoscópio com um canal de 2,8 mm deve ser usado para a maioria das endoscopias de trato digestório em cães e para gatos com mais de 3 a 4 kg. A amostra de tecido obtida através de um canal de 2,8 mm pode ter mais que o dobro do tamanho de uma amostra obtida através de um canal de 2,2 mm. Esses pedaços maiores de tecido digestivo geralmente contêm toda a espessura da mucosa e de parte da submucosa. As pinças de biópsia fenestradas, em uma configuração de mandíbula de jacaré elipsoide sem agulha, são amplamente preferidas (Figura 14.2); no entanto, alguns endoscopistas têm outras preferências que funcionam para eles. Pinças de biópsia descartáveis são amplamente utilizadas na medicina humana, mas não necessariamente têm grandes vantagens na medicina veterinária.

As escovas usadas para obter amostras para citologia e cultura normalmente consistem em uma escova rígida em um tubo de plástico. Esta escova é manualmente projetada para fora da ponta do tubo de plástico, uma vez que a ponta do conjunto da escova tenha avançado através do canal de biópsia endoscópica e esteja próxima do tecido a ser colhido. Infelizmente, tais conjuntos de escova são facilmente contaminados à medida que são passados através do canal endoscópico. Existem conjuntos de escova feitos para quando é absolutamente crítico que seja obtida uma amostra não contaminada (i.e., para cultura). Essas escovas consistem em um pincel extensível que está dentro de um tubo extensível que está em outro tubo. A ponta do tubo mais externo é normalmente obstruída, de modo que não há chance de contaminação quando o endoscópio é passado através do canal de biópsia. Uma vez que a ponta do conjunto da escova esteja próxima do local a ser cultivado, o tubo mais interno é projetado para fora da extremidade do tubo mais externo, e então a escova é projetada para fora da ponta do tubo mais interno. Os pincéis para fins de diagnóstico nunca devem ser limpos e reutilizados, ao contrário das pinças de biópsia, que podem ser usadas repetidamente.

Ferramentas Intervencionistas para Endoscópios Flexíveis

Uma variedade de instrumentos especiais de recuperação é necessária para remover com segurança os objetos estranhos mais comumente encontrados. Os dispositivos mais úteis são uma pinça de recuperação de moeda (tipo W), uma pinça dente de tubarão (especialmente útil para agarrar firmemente um tecido), uma pinça jacaré e cesta composta de quatro ou seis arames (Figura 14.3). A cesta deve ser feita de arame muito flexível para facilitar a passagem sobre e ao redor de um objeto; no entanto, essa propriedade também facilita o encurvamento do arame e a danificação da cesta. Outros dispositivos de recuperação incluem alças de arame, instrumentos de preensão de três arames, sondas de extremidade magnética e pinças com borracha antiderrapante; esses instrumentos raramente são necessários.

Existem vários balões e velas projetados para dilatar as estenoses esofágicas. Apesar da retórica de que a introdução do balão é superior à passagem de vela, o sucesso depende mais da habilidade e do treinamento do operador do que do equipamento usado. Os balões de dilatação esofágica apresentam duas configurações importantes: o canal sobre o arame ou através do canal endoscópico. É importante usá-los em oposição a um balão mais redondo, como o encontrado nos tubos endotraqueais.

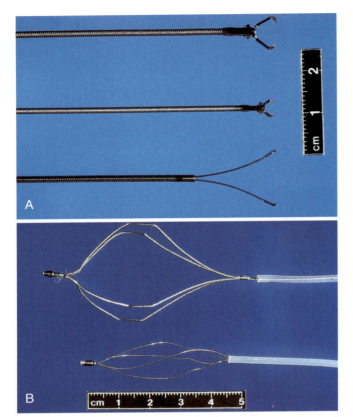

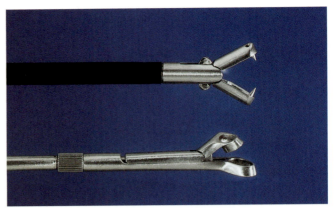

Figura 14.3 (A) Extremidades das três pinças comumente usadas para recuperação de corpos estranhos. *De cima para baixo*, a pinça dente de tubarão, a pinça dente de rato e a pinça de recuperação de moeda. As pinças dente de rato e de recuperação de moedas podem passar por um canal de 2 mm; a pinça dente de tubarão requer um canal de 2,8 mm. (B) Na extremidade há um cesto de quatro arames que funciona bem devido à extrema flexibilidade dos arames. O cesto com quatro arames abaixo não abre tão amplamente e tem arames tão firmes que é difícil apreender o corpo estranho.

Outro equipamento inclui agulhas revestidas que permitem a aspiração ou injeção intralesional de várias lesões através do endoscópio. Uma variedade de instrumentos de biópsia endoscópica flexíveis, alças, bisturis, pinças de biópsia e sondas têm capacidade eletrocirúrgica. As alças de eletrocautério são mais comumente usadas porque permitem a remoção de pólipos esofágicos, gástricos e colônicos; elas também podem ser usadas para fazer cortes de três ou quatro quadrantes em estenoses esofágicas, para auxiliar a introdução do balão em lesões difíceis.

NOTA O uso de instrumentos eletrocirúrgicos por indivíduos destreinados pode danificar ou destruir o processador de vídeo e causar morbidade substancial ao paciente; portanto, estes equipamentos devem ser utilizados apenas por pessoal treinado.

Endoscópios Rígidos

Colonoscópios

Colonoscópios rígidos (tipicamente sigmoidoscópios humanos) e proctoscópios são tubos plásticos ou metálicos de tamanho e comprimento variáveis, com obturador e fonte de luz. O ar pode ser insuflado no lúmen do cólon com um colonoscópio, mas não

Figura 14.4 Extremidades de dois tipos de pinças de biópsia rígidas. A pinça superior é uma pinça de biópsia uterina humana, também conhecida como *pinça concha de marisco* ou *colher dupla*. A pinça inferior tem um *punch* (saca-bocado) superior menor que se encaixa em uma estrutura em formato de cálice que apresenta um efeito de cisalhamento, muito parecida com as lâminas de uma tesoura. (De Tams TR. *Small Animal Endoscopy*. 2nd ed. St. Louis: Mosby; 1999.)

com a maioria dos proctoscópios. Um melhor exame do lúmen do cólon é possível com endoscópios maiores e de maior diâmetro. O comprimento de trabalho mínimo recomendado para os colonoscópios é de 25 cm, e o de 35 cm é o preferido. A maioria dos cães, exceto as raças *toy*, tolera um diâmetro externo de 15 mm, mas um endoscópio de 19 a 25 mm de diâmetro deve ser usado sempre que possível. Os endoscópios rígidos devem permitir a visualização simultânea da mucosa e a insuflação do ar. Diferentemente dos endoscópios flexíveis, os colonoscópios rígidos não permitem insuflação e biópsia simultâneas. Um tubo de sucção que pode ser inserido através do lúmen é importante para a remoção de fezes residuais e detritos. Uma variedade de anuscópios e proctoscópios em diferentes comprimentos (geralmente 90 a 120 mm) e diâmetros (normalmente 14 a 22 mm) deve estar disponível. Pinças de biópsia usadas com colonoscópios rígidos e proctoscópios devem ter uma extremidade indutora de cisalhamento ou "semelhante a tesoura" capaz de promover a incisão na mucosa (i.e., um pequeno *punch* que se encaixa em um cálice de diâmetro maior) em vez da "concha de marisco" ou colher dupla responsável pela preensão e dilaceramento do tecido (Figura 14.4). As pinças de preensão (utilizadas para corpos estranhos esofágicos) devem ser resistentes e, de preferência, ter sulcos para ajudar na captura de objetos estranhos.

Laringoscópios

A laringoscopia requer uma variedade de lâminas laringoscópicas rígidas, de vários tamanhos e configurações retas e curvas. Endoscópios flexíveis podem ser utilizados, mas raramente são necessários.

Endoscopia Rígida com Necessidades Especiais de Equipamentos Extras

A laparoscopia, a toracoscopia e a artroscopia requerem uma cânula externa (geralmente com trocarte ou obturador), que é inserida na cavidade a ser examinada, além de um telescópio de observação (também responsável pelo direcionamento da luz), que é inserido pela cânula na cavidade. O mesmo equipamento usado para artroscopia pode, às vezes, ser usado para cistoscopia e rinoscopia; entretanto, os protocolos de limpeza e esterilização

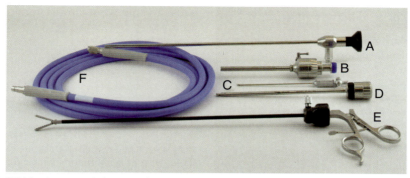

Figura 14.5 (A) Um laparoscópio autoclavável de de 5 mm 0 grau. (B) Uma bainha de laparoscópio de 5,5 mm com válvula automática e alavanca de válvula manual. (C) Uma agulha de insuflação Veress de 100 mm. (D) Um trocarte de 5,5 mm sem blindagem. (E) Uma pinça giratória de 5 mm e com alavanca de bloqueio de 32 cm. (F) Um cabo de fibra óptica de 5 mm.

para essas diferentes técnicas podem variar. Equipamentos cistoscópicos rígidos estão disponíveis, e também são frequentemente utilizados para rinoscopia.

Laparoscópios/Toracoscópios

A maioria dos endoscópios usados para laparoscopia e toracoscopia tem 5 a 10 mm de diâmetro (Figura 14.5), embora endoscópios maiores permitam melhor iluminação. Há uma variedade de ângulos de visão na extremidade, variando progressivamente de zero grau (i.e., olhando para a frente) a 30 graus (um endoscópio comumente usado que permite olhar para a parte posterior de órgãos) para endoscópios que podem olhar para trás de si mesmos (i.e., ângulos de visão de 270 graus ou mais). São possíveis técnicas de punção dupla e única. As técnicas de punção dupla exigem que o endoscópio seja colocado através de uma cânula enquanto outros instrumentos (p. ex., pinças de biópsia, pinças de Babcock) são inseridos através de cânulas adicionais. Alguns endoscópios de 10 mm de diâmetro possuem um canal que permite a inserção de um instrumento (p. ex., pinças de biópsia, pinças de preensão, tesoura) enquanto se observa através do endoscópio. Tais endoscópios são chamados de *telescópios operatórios* e podem ser usados em em laparoscopia e toracoscopia por punção única ou punção dupla.

Existem várias modificações nas técnicas básicas de endoscopia rígida, bem como uma infinidade de equipamentos descartáveis de uso único em várias configurações, o que dificulta a descrição sucinta de como realizar esses procedimentos. Basicamente, a laparoscopia requer um meio de insuflar o abdome (p. ex., uma agulha de Veress, uma cânula com rosca, a técnica de Hasson), e tanto a laparoscopia como a toracoscopia requerem uma cânula (geralmente com um trocarte ou obturador) para inserir o telescópio na cavidade apropriada. As cânulas rosqueadas são "parafusadas" na parede torácica ou abdominal, eliminando o risco de a cânula ser retirada inadvertidamente. O tipo de pinça de biópsia depende da natureza do procedimento. Uma biópsia hepática é mais bem realizada com uma pinça de "concha de marisco" ou colher dupla (Figura 14.4); uma biópsia do pâncreas é mais bem realizada com um *punch* ou saca-bocado. Em geral, as agulhas centrais (p. ex., Tru-Cut®, Becton Dickinson®) são utilizadas apenas para o rim e algumas massas; elas não são recomendadas para biópsias hepáticas, a menos que haja massa focal (essas lesões geralmente devem ter sido aspiradas por meio de ultrassom antes da endoscopia). Várias outras pinças (p. ex., Babcock®), hemostáticos, tubos de aspiração, porta-agulhas, tesouras etc. também devem estar disponíveis. O eletrocautério é particularmente importante quando se realiza a toracoscopia.

Dispositivos de selagem de vasos (p. ex., Ligasure®, Medtronic®) aumentam significativamente a capacidade e a segurança de muitos procedimentos laparoscópicos e toracóscópicos. Como a toracoscopia é quase sempre uma operação efetuada por duas pessoas, exigindo coordenação entre endoscopistas, a potência de vídeo é um requisito incondicional (em oposição à maioria das outras endoscopias, em que esta é útil, mas não crítica, excetuando-se artroscopia, na qual também é absolutamente necessária).

Cistoscópios

A maioria das cistoscopias é retrógrada em oposição à transabdominal, exceto em gatos, nos quais a cistoscopia transabdominal é relativamente comum. Endoscópios flexíveis de pequeno diâmetro (p. ex., broncoscópios) ou rígidos podem ser usados. Os endoscópios rígidos usados para cistoscopia retrógrada de cães são geralmente de 10 a 22 French de diâmetro. As cânulas são muito úteis para cistoscopia rígida porque permitem a infusão simultânea de um fluido (p. ex., solução salina) em torno do endoscópio durante o exame, o que dilata a uretra e a bexiga e remove sangue, muco e outros detritos que obscurecem a visão.

Rinoscópios

A rinoscopia rígida geralmente usa o mesmo equipamento da cistoscopia e artroscopia, devido à necessidade de equipamentos de pequeno diâmetro. As cânulas usadas para a cistoscopia são especialmente úteis porque os pacientes submetidos à rinoscopia em geral têm secreção nasal mucoide ou sanguinolenta que obscurece a visualização. A infusão de solução salina fria durante o procedimento muitas vezes lava o muco, permitindo melhor visualização (em oposição à solução salina morna, que dilata os vasos e aumenta a hemorragia). No entanto, o pequeno tamanho da cavidade nasal em gatos e alguns cães pequenos limita o uso de cânulas, porque elas aumentam o diâmetro do instrumento que está sendo inserido no nariz. Portanto, uma variedade de instrumentos tem sido utilizada para a rinoscopia, incluindo endoscópios flexíveis e rígidos.

Artroscópios

Ver discussão posterior na **p. 166**.

CUIDADOS COM OS EQUIPAMENTOS

Os endoscópios (especialmente flexíveis) são facilmente danificados. Portanto, o acesso ao equipamento endoscópico deve ser limitado a alguns indivíduos essenciais, incluindo aqueles responsáveis pela

QUADRO 14.3 Princípios Básicos de Limpeza de Endoscópios Flexíveis[a]

- Realize o teste de vazamento *inicialmente*
- Aspire o detergente aprovado através dos canais de biópsia
- Escove os canais de biópsia e reaspire
- Se apropriado, aspire solução desinfetante através de canais de biópsia
- Aspire água destilada e depois álcool através dos canais de biópsia
- Aspire o ar até que os canais de biópsia estejam secos
- Limpe as válvulas de ar-água e de sucção
- Lubrifique as válvulas de ar-água e de sucção
- Retire toda a água do canal de ar-água
- Limpe o exterior do endoscópio com detergente aprovado e água/desinfete ou esterilize conforme apropriado
- Limpe e seque pinças de biópsia e de recuperação de corpos estranhos

[a]Sempre consulte as recomendações do fabricante.

montagem e limpeza (Quadro 14.3). Quando não estiverem em uso, os endoscópios flexíveis devem ser pendurados verticalmente em um cabide. Se for absolutamente necessário armazenar um endoscópio flexível em uma maleta de transporte, deve-se tomar cuidado para garantir que o tubo de inserção não fique preso entre as bordas da caixa (uma causa comum de dano). Novos endoscópios flexíveis são imersíveis, incluindo o cabo; no entanto, os cabos de fibra ótica mais antigos podem ser severamente danificados se a água penetrar através de fendas ou rachaduras durante o procedimento endoscópico ou na limpeza. É proibido o borrifamento de água sobre a fonte de luz ou em outro equipamento eletrônico, e os protetores contra choque devem ser utilizados. Somente géis hidrossolúveis devem ser usados como lubrificante em um instrumento flexível; substâncias à base de petróleo podem encurtar o tempo de vida das proteções de borracha ou plástico.

O tubo de inserção não deve ser dobrado em um ângulo agudo, especialmente na junção com o cabo, para que não ocorra a quebra ou vazamento da tampa externa. Cuidados devem ser tomados para evitar a biópsia do próprio tubo de inserção ao fazer uma biópsia com a extremidade do endoscópio em sua retroflexão máxima. Um instrumento *nunca* deve ser forçado através do canal de biópsia, especialmente quando a extremidade do endoscópio for defletida mais de 70 graus. Se for preciso aspirar um material rugoso (p. ex., areia) para o canal de biópsia, ele poderá romper o canal e causar vazamento quando um instrumento de biópsia for inserido. O tubo de inserção, especialmente a extremidade, não deve colidir com uma superfície dura.

> **NOTA** Use sempre um abridor de boca; *nunca* introduza o tubo de inserção na boca de um animal não anestesiado.

O endoscópio deve ser limpo após cada procedimento, e as recomendações do fabricante devem ser seguidas explicitamente. Em geral, um teste de vazamento deve ser realizado primeiro, porque é muito mais barato reparar um um endoscópio com vazamento antes de a água extravasar para o tubo de inserção e danificar a fibra óptica ou a parte eletrônica. Em seguida, toda a água deve ser expelida do canal de ar-água, e os canais de sucção e biópsia devem ser limpos com um detergente ou removedor aprovado. Somente produtos químicos recomendados pelo fabricante devem ser usados como desinfetantes em um endoscópio flexível. Uma escova é usada para remover o material aderente do canal de biópsia. Após esses canais terem sido limpos, o álcool e o ar são aspirados pelos canais até que estejam secos. A limpeza e desinfecção de endoscópios flexíveis é geralmente adequada; a esterilização é raramente necessária, a menos que o paciente seja suspeito de abrigar um agente infeccioso específico (p. ex., parvovírus). Se a esterilização for necessária, use somente técnicas aprovadas pelo fabricante.

> **NOTA** Revise as recomendações do fabricante e se certifique de usar cápsulas de óxido de etileno, se necessário. Nunca submeta os endoscópios flexíveis ao calor e especialmente à autoclavagem.

Os endoscópios rígidos são geralmente mais resistentes a danos do que equipamentos flexíveis e requerem cuidados relativamente simples, como lavar em uma solução de detergente aprovada. Cuidados devem ser tomados para evitar bater ou arranhar as lentes nas extremidades de alguns endoscópios rígidos, como os cistoscópios. Os endoscópios rígidos de pequeno diâmetro (p. ex., cistoscópios e rinoscópios) são facilmente dobrados; portanto, deve-se ter cuidado no manuseio e armazenamento. A esterilização de equipamentos rígidos pode envolver a autoclavagem (*se* o endoscópio for projetado pelo fabricante para resistir à autoclavagem), mas a esterilização por peróxido de hidrogênio ou óxido de etileno é preferida.

O cuidado com o artroscópio é descrito na p. 167.

ANTIBIÓTICOS

A administração pré-procedimento de antibióticos não é necessária para endoscopias de rotina, incluindo cistoscopia e laparoscopia, a menos que o paciente tenha defeitos cardíacos valvares ou próteses ou esteja gravemente imunossuprimido. A introdução de balão esofágico está associada com bacteriemia, e o uso profilático de antibióticos já foi defendido; no entanto, isso não é mais realizado rotineiramente. O uso de antibióticos após a remoção de corpo estranho pode ser aceitável se ocorrer ulceração/laceração significativa, mas isso não é comprovado. A perfuração é frequentemente, mas nem sempre, uma indicação para cirurgia.

Para uso de antibióticos durante a artroscopia, ver p. 168.

PROCEDIMENTOS

Quatro princípios básicos se aplicam à maioria dos procedimentos endoscópicos:

1. Avance o endoscópio somente se você puder ver para onde está indo.
2. Se você não puder ver o que está acontecendo, afaste um pouco o endoscópio em vez de avançá-lo, ou introduza um pouco de ar ou algum fluido no lúmen (ou ambos).
3. A menos que você precise examinar uma lesão específica, aponte o endoscópio em direção ao centro do lúmen.
4. Não insira o endoscópio de qualquer jeito em seu paciente.

Existem poucas exceções a essas regras. Cuidado com a insuflação excessiva do trato digestório ou do abdome, pois ambos podem prejudicar a respiração e/ou o retorno venoso. A utilização de um endoscópio muito grande pode obstruir o trato respiratório. Em geral, o maior endoscópio que pode ser usado com *segurança* permite melhor visualização, amostras maiores de biópsia e uso de melhores dispositivos de recuperação de corpo estranho. As seções a seguir descrevem técnicas selecionadas que podem ser executadas em vários locais.

Biópsias

Com o uso de instrumentos flexíveis, deve-se empregar o maior dispositivo possível para a realização da biópsia. Melhores amostras de mucosa do trato digestório geralmente podem ser obtidas se o órgão não estiver excessivamente distendido com o ar. Amostras de mucosa grosseiramente normal e aparentemente lesionada devem ser colhidas. Observe sempre a dificuldade envolvida em fazer uma biópsia de uma lesão em particular; algumas lesões infiltrativas (i.e., carcinomas espinocelulares e pitiose) caracteristicamente produzem tanto tecido conjuntivo denso que a pinça de biópsia flexível não pode apreender o tecido e retirar uma peça adequada. Tal descoberta pode ser uma indicação para biópsia de espessura total. Podem existir lesões proliferativas abaixo da mucosa, de modo que somente a mucosa aparentemente normal é vista sobreposta a um efeito típico da presença de lesão expansiva; nestes casos, as biópsias repetidas no mesmo local (i.e., "perfuração de petróleo") permitem por vezes o acesso a lesões subjacentes. A biópsia costuma ser mais bem realizada quando o instrumento de biópsia aberto pode ser empurrado contra a mucosa em um ângulo próximo de 90 graus. Nos intestinos, a técnica de rotação e sucção é frequentemente usada para alcançar tal ângulo.

Biópsia da Mucosa Gastrointestinal

Avance a pinça de biópsia através do canal, abra as mandíbulas da pinça e retire-a até que as mandíbulas abertas estejam niveladas com a ponta do endoscópio. Flexione a ponta do endoscópio de modo que ele fique na mucosa o mais próximo possível de um ângulo de 90 graus; proceda à sucção de ar para fora do intestino, atraindo, assim, mucosa para as mandíbulas da pinça. Avance a pinça para a mucosa até sentir uma resistência moderada (geralmente de 1 a 3 mm) e feche as mandíbulas. Não avance tanto a pinça de modo que o cabo do instrumento comece a dobrar excessivamente ou a extremidade comece a deslizar ao longo da superfície da mucosa. Certifique-se de retificar a extremidade do endoscópio antes de retirar a pinça.

Atualmente, ao que tudo indica, é melhor obter pelo menos oito biópsias adequadas do duodeno e duas biópsias de cada parte do estômago para tentar assegurar (1) a amostragem de lesões esporádicas e dispersas e (2) o encaminhamento ideal de algumas amostras teciduais para a maximização da interpretação histológica. O número ideal de biópsias ileais e colônicas é indeterminado, mas geralmente oito biópsias colônicas e três a quatro biópsias ileais têm sido sugeridas. As mucosas intestinal, nasal, de fundo gástrico, bem como as mucosas corpóreas são relativamente "maleáveis" e fáceis de serem submetidas à biópsia. As mucosas pilóricas e antrais são mais resistentes e podem precisar de uma preensão mais firme para a retirada de um fragmento adequado. A mucosa esofágica canina normal é tão dura que é quase impossível obter uma amostra de tecido adequada com uma pinça rotineira flexível. A mucosa traqueal normal é tão fina que é difícil obter uma amostra adequada para estudos histopatológicos.

Usando uma agulha, retire cuidadosamente amostras de mucosa da pinça de biópsia e coloque-as, com a mucosa para cima, sobre uma esponja de cassete histológico de plástico, fatia de pepino ou pedaço de papel encharcado em formalina, sem distorcê-las.

As mucosas gástrica e nasal são relativamente resistentes, mas a mucosa intestinal pequena e larga é delicada e deve ser manuseada com cuidado para evitar artefatos de esmagamento e estiramento.

Coloque um cassete histológico, fatia de pepino ou pedaço de papel com as biópsias em um frasco de formalina tamponada neutra. Não permita que as amostras sequem excessivamente antes de serem fixadas.

Preparações Citológicas

Faça preparações citológicas (i.e., preparadas mediante prensagem *squash*) colocando um pequeno pedaço de mucosa entre duas lâminas de vidro.

Mantenha as lâminas juntas e, em seguida, afaste-as vertical ou horizontalmente. Como alternativa, use um pincel endoscópico; esfregue levemente a escova projetada contra a lesão (não cause hemorragia) e depois esfregue-a contra uma lâmina de vidro. Para estudos citológicos de lesões muito fibróticas que podem ser

---

QUADRO 14.4 Vantagens e Desvantagens da Remoção Endoscópica de Corpos Estranhos

Vantagens
- Em geral, muito mais rápido que a cirurgia
- Frequentemente menos estressante para o paciente
- Redução do trauma tecidual, morbidade e tempo de recuperação

Desvantagens
- Não é possível remover todos os objetos
- Possibilidade de lesão do animal
- Necessidade de uma variedade de pinças onerosas designadas para a remoção de corpos estranhos

---

obtidas apenas com pinças rígidas, raspe a superfície de corte da amostra com uma lâmina de bisturi e faça uma preparação prensada do material obtido.

Lavados

Insira um tubo de polietileno estéril ou similar através do canal de biópsia, posicione a extremidade do tubo conforme desejado, instile a solução (geralmente solução fisiológica salina ou solução salina tamponada de Hank), e aplique sucção. Não posicione a extremidade do tubo muito perto da mucosa e use apenas uma leve pressão negativa, ou você pode acabar ocluindo a extremidade do tubo com tecido. Como alternativa, aspire a amostra diretamente através do canal de biópsia endoscópica em uma armadilha.

Remoção de Corpo Estranho

Cada objeto estranho deve ser considerado individualmente. Uma remoção endoscópica não planejada pode ser mais prejudicial ao paciente (p. ex., perfurar o trato) do que o objeto estranho (Quadro 14.4). Também é possível "capturar" um objeto estranho e descobrir que ele não pode ser removido nem liberado, necessitando de cirurgia para recuperar o endoscópio. Existem inúmeras técnicas para remoção de corpo estranho, mas alguns princípios básicos sempre se aplicam:

1. *Sempre faça uma radiografia do animal pouco antes de induzir a anestesia.* Alguns objetos estranhos que estão presentes há semanas ficam fora do alcance do endoscópio imediatamente antes de o procedimento ser executado. Da mesma maneira, alguns objetos estranhos perfurarão o órgão apenas algumas horas após a admissão na clínica. Encontrar ar ou fluido no tórax ou no abdome significa que a perfuração pode ter ocorrido e que o fluido deve ser analisado (p. ex., procurando evidências de sepse ou inflamação) ou deve ser realizado um procedimento radiográfico de contraste (p. ex., esofagograma de contraste) utilizando um agente de contraste à base de iodeto.

2. *Não basta pegar o objeto e puxar.* O objeto pode precisar ser reposicionado para permitir que a pinça obtenha a melhor compressão dele. Também pode ser necessário reorientar o objeto para tornar mais fácil e seguro puxá-lo pelos esfíncteres.

3. *Selecione a pinça de recuperação que permite a mais firme compressão do objeto.* Pinça de recuperação rígida normalmente permite a preensão mais firme de um objeto.

4. *Quando um objeto for capturado, não o puxe contra resistência indevida.* A resistência é esperada na zona de alta pressão esofágica inferior (cárdia gástrico), na base do coração, na entrada torácica e na área cricofaríngea. Se resistência inadequada for notada, geralmente é melhor parar e examinar a orientação do objeto. O médico pode precisar reposicionar o objeto ou liberá-lo e usar qualquer um dos vários dispositivos (p. ex., capuzes, sobretubos).

5. *Considere um sobretubo se houver bordas pontiagudas ou se você precisar dilatar o esfíncter esofágico inferior.*

Cuidados Pós-endoscopia

Cuidado especial não é necessário após a biópsia de rotina do trato digestório ou respiratório. Hemorragia leve é esperada após a maioria dos procedimentos, especialmente os procedimentos de biópsia. A maioria das hemorragias é pequena ou para espontaneamente logo após o procedimento, se o sistema de coagulação estiver normal. O teste de coagulação pré-procedimento é feito somente quando (1) há uma razão para suspeitar da integridade do sistema de coagulação (p. ex., petéquias, sangramento espontâneo, doença hepática), ou (2) biópsias laparoscópicas ou toracoscópicas serão realizadas. No entanto, biópsias nasais podem estar associadas à hemorragia grave, por vezes exigindo ligadura da artéria carótida ipsolateral. Quando a biópsia laparoscópica tiver sido realizada em um órgão parenquimatoso (p. ex., fígado, rins), observe o paciente de perto por 2 a 4 horas para garantir que não ocorra hemorragia excessiva (como visto por evidências de hipovolemia progressiva). Se houver hemorragia excessiva, repita a endoscopia ou realize a cirurgia para localizar e interromper a lesão. Se a hemorragia excessiva continuar por um tempo indevidamente longo após a biópsia de rotina, uma coagulopatia oculta deve ser considerada.

Depois que um objeto estranho foi removido, a mucosa deve ser reavaliada para presença de ulceração ou perfuração, bem como de outros objetos estranhos ou lesões. Se houver possibilidade de perfuração, radiografe a cavidade corporal adequada para procurar pneumotórax ou pneumoperitônio. Os regimes antibióticos eficazes contra bactérias aeróbias e anaeróbias são frequentemente úteis nesses casos. Esse regime pode ser enrofloxacino, 15 mg/kg administrados por via intravenosa (IV) uma vez ao dia, mais ampicilina (22 mg/kg por via subcutânea) ou clindamicina (11 mg/kg IV) administradas duas ou três vezes ao dia, respectivamente. Se ocorrer ulceração grave devido a um corpo estranho, pode ser útil administrar um antiácido (p. ex., omeprazol [1 a 2 mg/kg] administrado duas vezes ao dia) ou um gastroprotetor (p. ex., sucralfato, 0,5 a 1 g administrado duas a quatro vezes por dia VO), mas não ambos.

É importante observar a dispneia pós-procedimento e/ou hipoxia após a realização do lavado broncoalveolar em pacientes com doença pulmonar. Em pacientes que já estejam marginalmente oxigenados, muitas vezes é melhor realizar escovados para citologia e cultura ou lavado traqueal em oposição a um lavado broncoalveolar.

Procedimentos Intervencionistas Especializados

Outros procedimentos intervencionistas específicos (p. ex., correção de estenoses benignas com balão, injeções intralesionais, estenoses de corte, polipectomia, colocação de *stents* etc.) são discutidos em suas seções relevantes.

ARTROSCÓPIO: PRINCÍPIOS GERAIS, EQUIPAMENTOS E TÉCNICAS

Os procedimentos mais comumente realizados via artroscopia são a remoção de fragmentos para doenças como OCD (p. 1154) ou processo coronoide fragmentado (p. 1174), tratamento de lesões meniscais (p. 1227) e avaliação de lesões de cartilagem e tecido mole intra-articular. Outros procedimentos incluem biópsias sinoviais, tenotomia (p. 1169), estabilização articular e reparo de fratura assistida por artroscopia.

INDICAÇÕES

A artroscopia pode ser indicada para o diagnóstico ou tratamento de doença articular (Quadros 14.5 e 14.6). A artroscopia é imensamente superior à radiografia no diagnóstico das doenças articulares,

---

QUADRO 14.5 Diagnósticos Comuns com Artroscopia

Ombro
Osteocondrite dissecante
Osteoartrite
Comprometimento do bíceps
Laceração colateral medial
Laceração colateral lateral

Cotovelo
Processo coronoide fragmentado
Osteocondrite dissecante
Processo ancôneo não unificado
Osteoartrite do compartimento medial

Carpo
Osteoartrite
Fraturas em lascas

Quadril
Osteoartrite
Dilaceração labral e avulsão
Laceração do ligamento da cabeça femoral

Joelho
Osteocondrite dissecante
Comprometimento do ligamento cruzado
Osteoartrite
Doença do menisco

Tarso
Osteocondrite dissecante
Fraturas em lascas

QUADRO 14.6 Procedimentos Artroscópicos Comuns

Ombro
Remoção de fragmentos: OCD
Tratamento da osteoartrite: microfratura, abrasão
Tenotomia do bíceps
Encolhimento de tecidos moles em caso de instabilidade

Cotovelo
Remoção de fragmentos: OCD, PCF
Tratamento da osteoartrite: microfratura, abrasão

Carpo
Remoção de fragmentos: fraturas em lascas
Tratamento da osteoartrite: microfratura, abrasão

Quadril
Avaliação de osteoartrite

Joelho
Remoção de fragmentos: OCD
Tratamento da osteoartrite: microfratura, abrasão
Tratamento do menisco
Ligamento cruzado

Tarso
Remoção de fragmentos: OCD
Tratamento da osteoartrite: microfratura, abrasão

OCD, osteocondrite dissecante; *PCF*, processo coronoide fragmentado.

pois permite a visualização direta das estruturas da cartilagem e dos tecidos moles, promove a amplificação e possibilita a biopsia de praticamente todas as estruturas dentro da articulação. A vantagem diagnóstica mais significativa da artroscopia é a capacidade do operador de avaliar a condição da superfície da cartilagem. Estudos demonstraram que a radiologia reflete pouco a condição da cartilagem na osteoartrite canina, enquanto a artroscopia permite a classificação específica e a determinação da extensão da lesão da cartilagem. A artroscopia também fornece uma avaliação mais precisa da patologia intra-articular se comparada à cirurgia aberta devido a ampliação, capacidade de avaliar mais a articulação e ambiente de fluido artroscópico, o que melhora a visualização de superfícies e estruturas.

EQUIPAMENTO

Os artroscópios são diferenciados por diâmetro (1,9, 2,3, 2,7 mm ou maiores), comprimento (curto, longo) e ângulo. Os artroscópios de uso comum na artroscopia de pequenos animais incluem qualquer um dos diâmetros e comprimentos listados anteriormente, com a grande maioria apresentando um ângulo de 30 graus (Figura 14.5). O diâmetro se aplica apenas à parte do endoscópio e não inclui o diâmetro da cânula do artroscópio, que é necessária para o uso. A seleção do diâmetro é baseada no tamanho articular e na preferência do cirurgião, com endoscópios maiores proporcionando maior rigidez e maior campo de visão e endoscópios menores causando menor dano iatrogênico e permitindo maior mobilidade. A maioria das câmeras é de "três chips", ou de alta definição, e deve ser usada com uma caixa de câmera específica que processa a imagem para a tela da televisão. Os monitores de nível médico são recomendados para fornecer uma imagem brilhante, clara e precisa. A maioria das novas fontes de luz usa lâmpadas de xenônio, que proporcionam maior intensidade de luz e temperatura de cor mais alta que o halogênio e, portanto, permitem maior clareza visual e melhor reprodução de cores. As fontes de luz de xenônio são mais caras que as de halogênio, mas geralmente são recomendadas por uma qualidade de imagem superior.

As imagens e vídeos de artroscopia podem ser gravados em mídia digital (i.e., CD) ou armazenados em um servidor ou sistema de arquivo e comunicação de imagens.

O fluxo de fluidos ajuda a manter a distensão das articulações, auxilia na remoção de sangue e outros detritos da articulação e diminui o risco de contaminação. O fluido pode ser distribuído à articulação por gravidade ou por uma bomba artroscópica. O fluxo de fluido é fornecido por uma agulha descartável, uma cânula de fluxo específico ou através de um portal sem cânula.

A terapia artroscópica é realizada com instrumentação manual e um *shaver* elétrico (Figura 14.6). Essas ferramentas são inseridas na articulação através de um portal de instrumentos que pode ser usado com ou sem cânula. Instrumentos manuais incluem sondas, bisturis, curetas e pinças. As sondas mais usadas são retas e podem ter marcas de calibração para a medição de lesões. Numerosos estilos de bisturis e curetas estão disponíveis para manipulação de tecidos moles. As pinças mais comuns usadas na artroscopia de pequenos animais são pinças para remoção de tecido duro ou mole e brocas para desbridamento de tecidos moles.

Os instrumentos elétricos aumentam a eficiência e aprimoram as capacidades do operador. O instrumento elétrico mais comumente usado é um aplainador/*shaver*. Essas ferramentas manuais motorizadas apresentam inúmeros tipos, incluindo brocas, cortadores pontiagudos e cortadores dinâmicos. Instrumentos elétricos adicionais incluem eletrocautério e radiofrequência (RF). Pontas de eletrocauterização específicas para uso em artroscopia estão disponíveis para alguns geradores de eletrocautério. Alternativamente, a cauterização pode ser executada pelo uso de uma unidade RF. Essas unidades, que estão disponíveis em *designs* bipolares e monopolares, também têm sido defendidas para ablação de tecidos moles e contração de colágeno. Extremo cuidado deve ser tomado com o uso de eletrocautério e RF, devido à possibilidade de danos graves a cartilagem e tecidos moles com estes instrumentos.

CUIDADOS COM O EQUIPAMENTO

O endoscópio é a parte mais frágil e cara do equipamento de artroscopia. Pode ser danificado durante a cirurgia ou em qualquer outro momento, quebrando, arranhando a lente ou se dobrando. Protocolos específicos devem ser estabelecidos para o manuseio do artroscópio para evitar qualquer dano. É aconselhável ter pequenos estojos para cada equipamento que possam fixar o artroscópio, a cânula e os trocartes para esterilização e armazenamento. Os estojos devem ser resistentes e ter um meio de proteger os instrumentos na parte interna. O artroscópio deve ser colocado de volta no estojo imediatamente após o uso para evitar danos, enquanto o restante do equipamento é removido da mesa de instrumentação. Quaisquer junções no artroscópio, incluindo aquelas entre a fonte de luz e o endoscópio, ou entre a parte ocular e o telescópio, devem ser verificadas regularmente quanto à impermeabilidade. Se estas junções se soltarem, isso permite a entrada de fluido, o que pode impedir a transmissão de luz ou imagem. O arqueamento de um artroscópio pode ser evidente pelo aparecimento de uma imagem negra na periferia do campo de visão. Arqueamento severo resultará na completa obliteração da visão. Se ocorrer curvatura, o instrumento deverá ser enviado para uma instalação de reparo qualificada, em vez da tentativa de retificar o instrumento, o que pode resultar em danos permanentes.

Os artroscópios devem ser limpos à mão com um produto de limpeza enzimático e água destilada logo que possível após o procedimento para remover sangue, outros fluidos corporais ou tecido. A lente e a peça ocular podem ser limpas com algodão e água destilada. A limpeza das cânulas e dos trocartes é semelhante. A esterilização pode ser realizada por vários métodos. Os artroscópios não autoclaváveis podem ser esterilizados por gás óxido de etileno ou plasma de peróxido de hidrogênio, dependendo das recomendações do fabricante. Artroscópios mais novos são autoclaváveis.

A parte superior da câmera, associada à lente e ao prisma, e o cabo podem ser danificados por queda ou manuseio incorreto. O cabo da câmera contém fios relativamente delicados e a conexão pode ter cavilhas delgadas. O fio da câmera nunca deve ser dobrado ou enrolado com muita força, e a tampa sempre deve ser colocada de volta no conector quando não estiver em uso. A parte superior da câmera pode ser esterilizada por autoclave, gás de óxido de etileno ou plasma de peróxido de hidrogênio, dependendo das recomendações do fabricante.

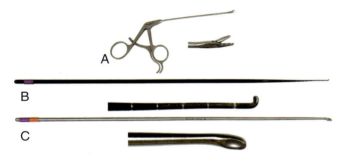

Figura 14.6 Instrumentos manuais para artroscopia de pequenos animais. (A) Pinça de preensão. (B) Sonda de ângulo reto. (C) Microcureta.

O cabo de luz pode ser esterilizado por óxido de etileno gasoso, plasma de peróxido de hidrogênio ou autoclavagem, dependendo das recomendações do fabricante. O cabo de luz é composto de numerosas fibras de vidro que podem ser partidas caso o cabo seja dobrado ou enrolado com muita força. O cabo de fibra óptica também aquecerá significativamente e nunca deverá ser colocado, diretamente, contra o paciente, pois pode causar queimaduras.

Os instrumentos manuais devem ser tratados com técnicas de esterilização e limpeza de rotina. Esses instrumentos devem ser inspecionados durante cada uso em busca de danos ou bordas cegas. O cuidado dos instrumentos elétricos varia com base na ferramenta e no fabricante.

ANTIBIÓTICOS

A natureza minimamente invasiva e o alto volume de fluidos usados na artroscopia resultam em um risco muito baixo de infecção. Antibióticos são tipicamente administrados apenas no período peroperatório durante esses procedimentos. Uma cefalosporina de primeira geração (cefalexina, 22 mg/kg, IV) deve ser administrada na indução e descontinuada após o procedimento.

PROCEDIMENTOS GERAIS

Os procedimentos artroscópicos mais comumente realizados são visualização diagnóstica e remoção de fragmentos (Quadro 14.6). Ao realizar a artroscopia diagnóstica, é fundamental que um método completo e repetitivo seja rotineiramente realizado para documentar o procedimento, usando imagens estáticas ou de vídeo ou, de preferência, ambas. Para obter melhores resultados, faça um pequeno vídeo de toda a articulação e, em seguida, tire fotos de quaisquer resultados anormais. Isso resulta em um registro de todas as articulações examinadas, enquanto produz um mínimo de dados eletrônicos. As imagens são valiosas para mostrar lesões a tutores de animais de estimação e para uso como referência para avaliação de acompanhamento do caso.

A remoção do fragmento varia dependendo da articulação a ser tratada e da doença específica (Figura 14.7). Os pontos mais críticos para a remoção bem-sucedida de fragmentos incluem o estabelecimento de portais articulares adequados, o uso de instrumentos manuais apropriados e o desenvolvimento de excelentes habilidades artroscópicas de olho-mão. O estabelecimento de portais adequados permite uma boa visualização do fragmento, fácil remoção e inserção do instrumento e maior capacidade de manipulação do fragmento.

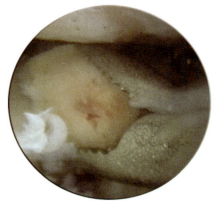

Figura 14.7 Remoção de fragmentos na artroscopia do cotovelo canino. (De Beale B, Hulse D, Schulz K, Whitney W. *Small Animal Arthroscopy*. Philadelphia: Saunders; 2003.)

PROCEDIMENTOS ESPECÍFICOS

A artroscopia de articulações específicas pode ser encontrada no capítulo que detalha os procedimentos para as condições que afetam essa articulação. Para artroscopia do ombro, ver p. 1156; para o cotovelo, ver p. 1177; para o quadril, ver p. 1211; para o joelho, ver p. 1230.

CUIDADOS PÓS-ARTROSCOPIA

Devido à natureza minimamente invasiva da artroscopia, pequenos animais submetidos a esse procedimento requerem poucos cuidados pós-operatórios específicos. As instruções específicas dependem da doença a ser tratada e da condição da articulação. Os portais de artroscopia geralmente são fechados apenas com suturas da pele, embora alguns portais pequenos possam necessitar de um fechamento profundo para limitar a drenagem de fluidos no pós-operatório. Independentemente do método de fechamento, pode-se observar drenagem moderada no pós-operatório dessas incisões devido ao grande volume de líquido utilizado no procedimento. Embora muitos animais recebam medicamentos anti-inflamatórios não esteroidais para o tratamento da doença primária, a maioria dos pacientes não precisará de analgésicos no pós-operatório para dor associada ao próprio procedimento artroscópico. A restrição de exercícios é indicada por vários dias a 1 semana para permitir que os portais cicatrizem e pode ser prescrita por períodos mais longos, dependendo da doença subjacente.

IMAGEM AVANÇADA

Técnicas de imagem sofisticadas, como tomografia computadorizada (TC), ressonância magnética (RM) e, mais recentemente, tomografia por emissão de pósitrons com TC (PET/TC), podem ser partes integrantes do trabalho com animais de estimação com doenças cirúrgicas desafiadoras. Desde sua criação, a TC tem sido usada para ajudar a explicar anatomias complexas. A RM se tornou a modalidade de imagem de escolha para neurocirurgia. PET/TC fornece informações importantes sobre a localização anatômica e função fisiológica de uma variedade de doenças. Essas modalidades fornecem ao médico informações importantes sobre a extensão anatômica ou fisiológica do processo da doença.

A imaginologia médica já não se refere apenas à visualização não invasiva da anatomia. As modernas técnicas de imagem podem fornecer uma riqueza de informações além da interpretação anatômica. Em uma extremidade do espectro está a imaginologia anatômica pura; na outra extremidade está a imaginologia fisiológica pura. Técnicas como a radiografia plana padrão fornecem excelentes informações sobre a estrutura anatômica (especialmente a óssea), mas não fornecem sobre a função da anatomia visualizada. A medicina nuclear tradicional (varredura óssea, cintigrafia da tireoide) fornece imagens fisiológicas confiáveis e tem sido comumente utilizada em medicina veterinária. Modalidades mais recentes, como a PET, podem visualizar o metabolismo da glicose, as taxas de proliferação celular e a biodistribuição de um fármaco, mas não fornecem detalhes anatômicos. Imaginologia híbrida, que fornece detalhes sobre função e anatomia, tornou-se cada vez mais importante na imaginologia médica. A combinação de modalidades que fornecem informações complementares, a exemplo de PET/TC, fornece dados que geralmente são mais úteis do que as informações individuais. A TC é capaz de determinar com precisão a anatomia, enquanto a PET é capaz de fornecer informações sobre a fisiologia regional; a fusão das duas modalidades pode oferecer uma visão extraordinária. Outros exemplos de imagens híbridas em uso hoje incluem urografia excretora e estudos gastrointestinais (GI) superiores, que fornecem informações anatômicas e limitada informação fisiológica. Com a ultrassonografia, pode-se analisar tanto a anatomia com o modo B quanto a velocidade com o Doppler, fornecendo informações sobre estrutura e função.

Física: Visão Geral
Imaginologia da Ressonância Magnética
Conceitos importantes quando se considera a física da ressonância magnética é que todos os seres vivos têm propriedades magnéticas e elétricas e que o magnetismo e a eletricidade são intercambiáveis. A ressonância magnética é baseada nas propriedades magnéticas do tecido vivo, principalmente prótons de átomos de hidrogênio. A maioria dos átomos no corpo é hidrogênio, principalmente como um componente da água (H_2O), o que o torna um átomo particularmente útil para a ressonância magnética. O próton tem um *spin* e uma carga; como essa carga elétrica está em constante movimento, ela constitui uma corrente elétrica que induz um campo magnético; portanto, cada órbita do próton produz um minúsculo campo magnético.

A sequência básica de eventos na RM envolve a excitação de prótons administrando pulsos de radiofrequência (RF), descontinuando os pulsos de RF e recolhendo a energia de RF que é liberada quando os prótons "relaxam" para seus estados de energia originais; essa energia liberada é convertida em uma imagem.

Quando o pulso de RF é descontinuado, os prótons tendem a "relaxar" de volta ao alinhamento com o campo magnético original. Além disso, os prótons perdem a coerência de fase. Enquanto relaxam, eles liberam a energia aplicada anteriormente como ondas de rádio. Essas ondas de rádio são captadas em diferentes taxas e intensidades de sinal, dependendo do tipo de tecido que libera a energia. As ondas são captadas pelas bobinas do receptor na máquina de ressonância magnética, que convertem a energia em sinais elétricos. O computador usa esses sinais elétricos para formar uma imagem.

Existem dois tipos básicos de relaxamento de prótons (i.e., T1 e T2) que ocorrem concorrentemente após o pulso de RF ter parado; esses tipos de relaxamento estão relacionados com o retorno do vetor magnético líquido deslocado de volta à direção do campo magnético estático (a direção positiva z-relaxamento T1) e à perda de coerência de fase entre os prótons individuais (relaxamento T2). Diferentes tecidos têm diferentes tempos de relaxamento T1 e T2, assim como densidades de prótons variadas (i.e., número de prótons de hidrogênio em um dado volume de tecido), e os prótons de hidrogênio em diferentes tecidos têm níveis variados de mobilidade. Estas diferenças de tecido são responsáveis pela variação nas intensidades de sinal geradas por diferentes tipos de tecido na RM (p. ex., gordura *versus* líquido cefalorraquidiano [LCR]). A variação nos tempos de relaxamento entre os diferentes tecidos do corpo é muito maior do que a variação na densidade do tecido; portanto, a resolução de contraste dos tecidos moles é superior na RM em comparação com a TC.

O relaxamento de T1 se refere ao retorno de prótons excitados ao estado de energia original do campo magnético estático. Como isso representa a troca de energia entre prótons de alta energia e a estrutura molecular da qual eles estavam excitados, ele também é chamado de *relaxamento da rede de spin*. Como essa transferência de energia ocorre quando o vetor magnético de rede deslocado relaxa de volta para a direção z ou longitudinal, também é referido como *relaxamento longitudinal*.

O relaxamento T2 descreve a troca de energia entre os campos magnéticos de prótons individuais antes e depois da aplicação de um pulso de RF. Relaxamento T2 também é chamado de *relaxamento spin-spin*. Como esse tipo de relaxamento ocorre em uma direção transversal (o plano x-y), também é referido como *relaxamento transversal*. O fenômeno do relaxamento T2 está relacionado principalmente com a perda de coerência de fase entre os prótons excitados à medida que relaxam de volta ao equilíbrio ou estado fundamental.

O tempo que leva para 64% dos prótons em um determinado tecido recuperarem o estado de energia original após a aplicação de um pulso de RF de deslocamento de 90 graus é o tempo de relaxamento do tecido (T1 ou T2). A água tem um tempo de relaxamento T1 e T2 muito longo, enquanto a gordura tem tempos curtos de relaxamento T1 e T2. Em uma imagem ponderada em T1, a água (p. ex., LCR, edema) aparecerá escura (hipointensa) e a gordura aparecerá clara (hiperintensa). Em uma imagem ponderada em T2, a água aparecerá hiperintensa e a gordura aparecerá levemente menos intensa quando comparada com a gordura em imagens ponderadas em T1. Geralmente, as sequências ponderadas em T2 têm o contraste mais inerente entre os vários tecidos moles, e a maioria dos processos patológicos será associada a um aumento na intensidade do sinal nas imagens ponderadas em T2. As sequências ponderadas em T1 tendem a ter melhor resolução anatômica quando comparadas às imagens ponderadas em T2.

Além de sequências ponderadas em T1 e T2, muitas sequências adicionais são comumente utilizadas em ressonância magnética. O sequenciamento de densidade protônica (DP) produz uma imagem baseada na densidade de prótons dentro do tecido, em vez de decaimentos T1 e T2. Quanto maior a densidade dos prótons, mais hiperintenso será o contraste do tecido. Imagens de DP também tendem a ter boa resolução anatômica. Sequências de recuperação de inversão de atenuação de fluido (FLAIR, do inglês, *fluid attenuation inversion recovery*) suprimem o sinal proveniente de água livre (p. ex., LCR) para fazer a distinção entre a água e o tecido ligado a ela (p. ex., edema), que tem um valor T1 consideravelmente menor. Na imaginologia neurológica, as imagens FLAIR são particularmente úteis na distinção de infartos e estruturas císticas e no delineamento de lesões periventriculares, distinguindo-os de LCR ventricular próximo. As sequências em *dual echo* combinam a aquisição de uma imagem ponderada em T2 e DP e são utilizadas para poupar tempo durante o processo de digitalização. Existem dois tipos de sequências de supressão de gordura, a recuperação de inversão de tau curta (STIR, do inglês, *short tau inversion recovery*) e a saturação química da gordura (FAT SAT). A física por trás dessas duas sequências de supressão é diferente. A diferença clínica importante entre as duas sequências de supressão é que a física associada à sequência STIR também suprime qualquer realce de contraste baseado em gadolínio (Gd). O aprimoramento de contraste ainda pode ser apreciado com as sequências FAT SAT. É extremamente importante utilizar uma sequência de supressão de gordura na ressonância magnética musculoesquelética para descartar a deposição de gordura, em vez de um processo patológico dentro do osso. Uma sequência de supressão de gordura deve ser utilizada em qualquer situação clínica em que o sinal de tecido adiposo precisa ser suprimido para discernir outra anatomia vizinha ou para confirmar um processo patológico.

O ácido dietilenotriaminopentacético (Gd-DTPA) é um agente de contraste paramagnético, administrado por via intravenosa, usado na ressonância magnética. Semelhantemente à administração de contraste intravenoso iodado na tomografia computadorizada, o Gd-DTPA é usado para demonstrar a vascularização e anormalidades da barreira hematoencefálica. O Gd-DTPA encurta os tempos de relaxamento T1 e T2 dos tecidos nos quais se localiza, levando a uma intensidade de sinal maior nas imagens ponderadas em T1.

Raramente todas essas sequências são feitas em um único exame de RM. Geralmente, várias sequências são estabelecidas para um protocolo de imagem padrão feito sob medida para um sistema de órgão específico, como cérebro, coluna, imagem musculoesquelética generalizada ou um protocolo específico de articulação (p. ex., ombro ou joelho). Cada protocolo de RM pode variar um pouco, sendo feito por cada prática específica e adaptado a esse sistema de RM. Cada sequência de RM requer uma atribuição de tempo para ser adquirida. Na medicina veterinária, o paciente está sob anestesia geral para realizar

RM. Portanto, o objetivo típico da RM é ter sequências e planos de imagem suficientes para fazer um diagnóstico preciso, sem submeter o paciente a sequências desnecessárias ou repetitivas e ao aumento do tempo de anestesia.

Há uma série de outras sequências de RM que estão se tornando cada vez mais utilizadas em medicina veterinária. Estes incluem contraste de fase ou cine-RM e imagens ponderadas por difusão (DWI). O contraste de fase ou cine-RM utiliza sequências de pulso sensíveis ao movimento para avaliar o fluxo do LCR. Esse tipo de imagem tem potencial para aplicação em distúrbios do fluxo de líquido cefalorraquidiano, como a malformação tipo Chiari com siringomielia. DWI baseia-se na medição por RM da difusão da água intracelular. Com condições isquêmicas e inflamatórias do sistema nervoso central (SNC), o edema citotóxico leva a anormalidades de difusão de água (danos às bombas ATPase) que podem ser visualizadas via DWI. Este modo de RM é particularmente aplicável a eventos isquêmicos/vasculares e distúrbios inflamatórios, uma vez que anormalidades podem ser detectadas mais cedo no curso da doença em comparação com sequências RM convencionais (p. ex., ponderadas em T2, FLAIR). Uma variação de DWI, denominada *imagem de tensor de difusão* ou *tractografia de RM*, é usada para avaliar os tratos da substância branca por meio da avaliação da direção da difusão da água ao longo desses tratos.

Tomografia Computadorizada

TC utiliza raios X e computadores para fornecer imagens transversais do paciente. As imagens finais são compostas de muitos pequenos quadrados de imagem chamados *pixels*. A espessura destes quadrados de imagem (*voxels*) é determinada pela espessura de corte escolhida. O paciente é colocado na abertura do pórtico de TC. O pórtico contém o tubo, os colimadores e os detectores de raios X. O tubo e os detectores de raios X estão em lados opostos e o paciente está entre eles. Os colimadores controlam a espessura da fatia. O tubo de raios X gira em torno de um objeto de interesse, enquanto os raios X são emitidos. À medida que o feixe de raios X passa por um objeto, ele é atenuado pelos tecidos em seu caminho. Cada tecido atenua o feixe em um grau diferente. As diferentes capacidades de atenuação de diferentes tecidos, ou *coeficientes de atenuação linear*, fornecem a base do contraste do tecido para TC. O detector recebe o feixe atenuado, também chamado de projeção, de fótons de raios X, e a informação é alimentada no computador. As projeções são reconstruídas em um volume 3D usando métodos puramente analíticos, como retroprojeção filtrada (a mais comum) ou procedimentos iterativos, como a maximização de expectativa. As abordagens analíticas atualmente dominam; no entanto, os métodos iterativos funcionam melhor com informações menos confiáveis e provavelmente terão seu uso aumentado, pois o desejo de reduzir a dose de radiação aplicada se torna mais importante. O computador atribui números de escala de cinza (unidades Hounsfield) aos tecidos pelos quais o feixe de raios X passou, com base em seus coeficientes de atenuação linear.

A imagem resultante reflete os diferentes números de tons de cinza de diferentes tipos de tecidos e, portanto, as respectivas habilidades dos tecidos para atenuar os raios X. Como seria esperado dos procedimentos convencionais de raios X, o osso aparece branco, o ar aparece preto e o fluido está em algum lugar entre eles (cinza). Os números correspondentes de Hounsfield para esses tecidos são +1.000, −1.000 e 0, respectivamente.

O olho humano pode discernir aproximadamente 20 tons de cinza. O número de tons de cinza na imagem, bem como a cor cinza central (acima da qual os tecidos são mais brilhantes e abaixo são mais escuros), pode ser manipulado quando o computador recebe a informação da imagem. Escolher a cor cinza central, acima da qual os tecidos parecem mais brilhantes e abaixo do qual eles parecem mais escuros, é chamado de ajuste do nível da janela (WL, do inglês, *window level*).

A unidade Hounsfield do tecido de interesse é tipicamente escolhida como o centro da WL. O número de tons de cinza atribuídos a uma determinada imagem representa a largura da janela (WW, do inglês, *window width*). Uma WW estreita é escolhida para tecidos moles (p. ex., parênquima cerebral) para melhorar a resolução do contraste (a capacidade de discernir diferenças na composição dos tecidos nas proximidades). É escolhida uma WW larga para tecidos em que já existe um bom contraste inerente (p. ex., ar na região do seio frontal) ou quando se focaliza uma região onde é apresentada uma vasta gama de densidades de tecidos (p. ex., pulmão). Quando se focaliza o parênquima cerebral, pode-se atribuir WL de aproximadamente 35 e WW de 150. Em contraste, quando se pensa em tecido ósseo, WL de 420 e WW de 1.500 podem ser usadas.

Depois de obter imagens de TC da área de interesse, o contraste iodado é frequentemente administrado por via intravenosa e o paciente é submetido ao exame. O agente de contraste será distribuído pelo espaço vascular e excretado pelos rins. O contraste é usado para demonstrar áreas de desregulação da barreira hematoencefálica, áreas aumentadas de vascularização, vasos sanguíneos delineados e desvios anômalos. Como os rins excretam o contraste, ele rapidamente se concentra na urina, o que também permite uma clara delineação dos ureteres.

Vantagens da TC sobre outras modalidades de imagem são numerosas. A TC fornece um contraste de tecido mole muito superior em comparação com a radiografia convencional. Os vários planos de tecidos moles são geralmente delineados com imagens de TC. O custo da TC é tipicamente menor que a RM. A TC é uma modalidade de imagem mais rápida do que a RM, e a matriz óssea mineralizada e a hemorragia aguda são mais bem visualizadas com TC se comparada à RM; esses atributos tornam a TC preferível à RM em pacientes com traumatismo cranioencefálico agudo. Os escâneres de TC *multislice* atualmente disponíveis são tão rápidos que os pacientes podem ser visualizados em segundos, às vezes necessitando apenas de sedação. Outras vantagens da tomografia computadorizada são a capacidade de alterar as configurações da janela após a aquisição de dados para maximizar o contraste do tecido. Após a aquisição inicial de dados, a TC moderna tem a capacidade de formar múltiplas imagens reconstruídas 2D e 3D. Com os escâneres de TC mais recentes, essas imagens 3D reconstruídas são muito detalhadas e os artefatos associados aos implantes metálicos geralmente não são um problema, a menos que seja necessária uma quantificação precisa próxima ao implante. O uso da TC para avaliação pós-operatória de implantes é muito eficiente e muito mais detalhado que a radiografia convencional.

Existem várias desvantagens da TC em comparação com a RM. A TC envolve exposição à radiação ionizante (raios X), enquanto a RM, não. A RM fornece um detalhe de tecido mole muito superior em comparação com a TC. A TC geralmente é adequada para visualizar lesões em massa no cérebro e na medula espinal. No entanto, lesões parenquimatosas sutis (p. ex., focos inflamatórios na meningoencefalomielite granulomatosa), bem como lesões no cérebro (especialmente no tronco encefálico) e na medula espinal em cães e gatos muito pequenos, são muito mais sensíveis à RM do que à TC.

Tomografia por Emissão de Pósitrons

PET é uma forma de medicina nuclear, na medida em que se baseia em um radionuclídeo injetado para obtenção do sinal de imagem. É diferente da medicina nuclear tradicional, pois se baseia na emissão de pósitrons em vez de nas emissões gama mais típicas de fótons únicos. Esta diferença dá várias vantagens à PET. Existem vários pósitrons de fácil produção emitindo isótopos como flúor (^{18}F), oxigênio (^{15}O), carbono (^{11}C) e nitrogênio (^{13}N). É importante notar que esses elementos são todos comuns aos compostos orgânicos típicos encontrados em seres vivos. Ao contrário dos isótopos usados em medicina nuclear, como o tecnécio-99m (^{99m}Tc), a química dos isótopos disponíveis

CAPÍTULO 14   Princípios da Cirurgia Minimamente Invasiva e Imaginologia do Paciente Cirúrgico

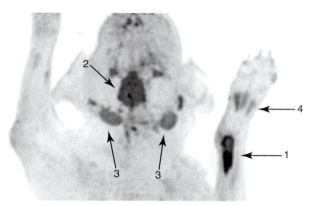

Figura 14.8 Tomografia por emissão de pósitrons do membro esquerdo distal e crânio de um cão com osteossarcoma do rádio distal esquerdo. Há captação intensa de fluorodesoxiglicose (^{18}FDG) na metáfise distal e diáfise do rádio esquerdo *(seta 1)*. Existe uma captação normal de ^{18}FDG no cérebro *(seta 2)* e nas glândulas salivares *(setas 3)*. A inflamação leve nas falanges do membro afetado é indicada por captação de FDG ligeiramente maior que a basal *(seta 4)*.

para a PET os torna os substitutos mais acurados para medir a função do tecido vivo. Além disso, as técnicas de medicina nuclear de fóton único requerem colimação física. Isso resulta em melhor eficiência de várias ordens de grandeza. Ainda, a correção de atenuação pode ser contabilizada, resultando em valores de imagem quantificados com precisão. No total, essas vantagens levaram a mudanças drásticas na forma como vemos as técnicas fisiológicas funcionais de imagem, porque agora podemos ver coisas que antes não eram visíveis.

A PET depende dos pósitrons para produzir uma imagem, mas não os percebe diretamente.

A aplicação da PET teve ampla aceitação em oncologia humana, com aplicações de pesquisa em neurologia e biodistribuição para o desenvolvimento de novos medicamentos. Em oncologia, a principal aplicação é a medição do metabolismo da glicose com fluorodesoxiglicose (FDG). A imagem da distribuição da FDG fornece uma boa aproximação do consumo geral de glicose (Figura 14.8). A maioria dos cânceres é hipermetabólica; assim, a localização de tumores através de sua assinatura de metabolismo da glicose se mostrou muito eficaz.

A FDG é um dos muitos rastreadores de PET disponíveis que podem fornecer informações úteis. Por exemplo, as células usam timidina durante a divisão; assim, a imagem da utilização celular de timidina utilizando fluorotimidina (^{18}FLT) pode ser correlacionada com a taxa de proliferação celular. Claramente, para cânceres que estejam crescendo rapidamente, essa pode ser uma informação útil. O conhecimento de quais partes do tumor estão crescendo mais rapidamente pode ajudar no desenvolvimento de planos de tratamento.

Os equipamentos de PET mostram a concentração de radioisótopos emissores de pósitrons; portanto, qualquer composto que possa ser marcado pode ser mensurado. Esse recurso teve impacto significativo no desenvolvimento de novos medicamentos. Marcando um candidato a fármaco com um radioisótopo emissor de pósitrons, a biodistribuição desse fármaco pode ser determinada sem causar prejuízos no hospedeiro. Isso fornece informações precisas sobre os requisitos de dose, sem a necessidade de um grande número de estudos ou animais de pesquisa.

Imagem Híbrida com Tomografia por Emissão de Pósitrons/ Tomografia Computadorizada

Do ponto de vista do cirurgião, a PET em si pode ser interessante, mas a aplicação direta à cirurgia não é claramente óbvia, pois a referência a pontos anatômicos reconhecíveis é muito limitada. De fato, a PET ideal não apresentaria anatomia alguma, apenas os parâmetros fisiológicos do tecido doente. A invenção de imagens de PET/TC híbridas pelos Drs. Ronald Nutt e David Townsend permitiu a correlação de imagens anatômicas muito precisas com a TC com as informações fisiológicas funcionais geradas com PET, fornecendo uma ferramenta de planejamento cirúrgico peroperatória inteiramente nova. Esta aplicação é especialmente valiosa em cirurgia oncológica, pois pode auxiliar o cirurgião na obtenção de margens limpas ao ressecar um tumor. Embora a PET/TC esteja no início na medicina veterinária, sua utilidade clínica será profunda, porque o estado e a extensão da doença (o metabolismo da FDG) são precisamente correlacionados com a anatomia.

Aplicações Clínicas

Como mencionado anteriormente, a RM se tornou a modalidade de imagem de escolha para neurocirurgia, e a maioria dos estudos de RM em medicina veterinária se concentra no sistema nervoso central (SNC). As aplicações clínicas específicas relacionadas com o SNC são detalhadas no Capítulo 37. Na medicina humana, o sistema musculoesquelético é rotineiramente submetido à RM; ela é considerada por muitos como a modalidade de imagem avançada mais importante para a avaliação de lesões e doenças musculoesqueléticas humanas. A vantagem da RM para a ortopedia é que ela fornece uma avaliação de todo o sistema orgânico (p. ex., músculos, tendões, ligamentos, cartilagem, menisco, fluido articular, gordura e osso). Osso, ligamentos e tendões parecem mais hipointensos nas sequências de RM. Muitos clínicos hesitam em avaliar o osso com RM porque isso não revela os detalhes estruturais sutis da matriz óssea mineralizada em comparação com a radiografia e a TC. No entanto, o osso é mais do que uma estrutura mineralizada e a RM é muito superior a essas outras duas modalidades para avaliar a extensão da patologia do tecido mole associada ao osso.

Muitas sequências musculoesqueléticas de RM são relatadas em toda a literatura, algumas das quais focam em um tipo de tecido específico, como a cartilagem. As sequências musculoesqueléticas mais comumente utilizadas incluem T1, DP, *dual echo*, T2, ou DP combinado com supressão de gordura e sequências ponderadas em T1. Um dos aspectos mais interessantes da RM ortopédica é que toda a superfície articular pode ser visualizada. A RM da cartilagem em pequenos animais é mais desafiadora porque a cartilagem articular é muito mais fina em cães em comparação com pessoas e animais grandes (Figura 14.9). A cartilagem articular mais fina fornece menos sinal para a RM, e há relativamente mais nivelamento da cartilagem com osso subcondral e fluido articular.

Na RM musculoesquelética, os termos "edema ósseo" e "contusão óssea" são frequentemente usados para descrever uma lesão hiperintensa em sequências ponderadas em T2 e DP com supressão de gordura. Essas lesões são inespecíficas e estão comumente associadas a muitos tipos de lesões musculoesqueléticas e processos de doença. Quando essas lesões são avaliadas histologicamente, os achados são bastante variados e incluem células inflamatórias, hemorragia, células hematopoiéticas, necrose, fibrose e edema. Um termo mais apropriado é uma "lesão da medula óssea".

Embora a RM permita um contraste superior do tecido mole, a TC também é uma modalidade de imagem vital para o sistema musculoesquelético. Imagens de TC finamente cortadas fornecem excelente resolução espacial e detalhes ósseos, tornando-a a modalidade de escolha para definir a anatomia óssea complexa. Alguns exemplos específicos em que esse aspecto da TC é usado com frequência incluem imagens do crânio, dos corpos vertebrais e da pelve após traumatismo, para avaliar melhor as fraturas e determinar se há comprometimento

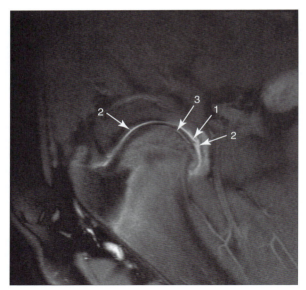

Figura 14.9 Imagem de ressonância magnética sagital de densidade protônica, com saturação de gordura da cabeça umeral caudal de um cão com uma lesão osteocondrótica. Um retalho cartilaginoso *in situ* de tamanho moderado está presente *(seta 1)*, que se encontra bem delineado pelo líquido articular hiperintenso *(setas 2)*. O retalho cartilaginoso está posicionado dorsalmente à cabeça do úmero achatada *(seta 3)*.

do sistema nervoso (Figura 14.10). Cotovelos são frequentemente avaliados com TC para avaliar coronoides mediais fragmentados (Figura 14.11). A RM do cotovelo também é usada para avaliar a doença coronoide e é mais sensível na identificação de fragmentos coronoides cartilaginosos em comparação com outras modalidades de imagem. TC e RM são muito mais precisas e específicas no que diz respeito ao diagnóstico de um coronoide medial fragmentado em comparação com a radiografia.

Para deformidades severas do membro, a TC é excelente para o planejamento pré-cirúrgico. Radiograficamente, pode ser difícil planejar com precisão o procedimento correcional se a deformidade do membro estiver ocorrendo em múltiplos planos. A TC não apenas permite excelentes imagens axiais, como também um *software* moderno pode projetar o membro em todos os planos e em três dimensões. Além disso, modelos do membro em plástico podem ser criados a partir das imagens de TC. Esses modelos são muito úteis para planejar o procedimento de correção.

Essas modalidades também são úteis para o planejamento cirúrgico de tecidos moles. As bulas timpânicas são frequentemente examinadas com TC para avaliar a otite média e determinar se uma osteotomia da bula é indicada. A otite média é facilmente reconhecida nas imagens de RM como uma hiperintensidade com a bula nas imagens ponderadas em T2 (Figura 14.12). Tanto a TC quanto a RM são úteis na identificação e localização de corpos estranhos incorporados a tecidos moles, que podem ou não estar associados a um trato drenante. Tradicionalmente, se um trato drenante estiver presente, uma fistulografia é realizada. Clinicamente, muitas fistulografias são de

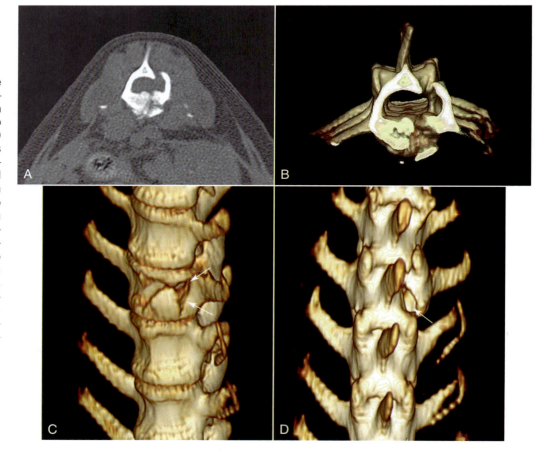

Figura 14.10 Várias imagens de um corpo vertebral lombar fraturado. (A) Imagem de tomografia computadorizada transversal no nível do local da fratura. (B-D) Representações tridimensionais (3D) da superfície da mesma fratura. (B) Uma vista transversal em 3D fatiada obliquamente para mostrar a extensão da separação da fratura. (C) Aspecto ventral da fratura cominutiva do corpo vertebral *(setas)*. (D) Aspecto dorsal da vértebra; observe como o pedículo esquerdo, parte da lâmina e faceta são deslocados lateralmente *(seta)*. Observe também os fragmentos de fraturas deslocadas dos processos transversos esquerdos das duas vértebras caudais à fratura do corpo vertebral.

CAPÍTULO 14 Princípios da Cirurgia Minimamente Invasiva e Imaginologia do Paciente Cirúrgico

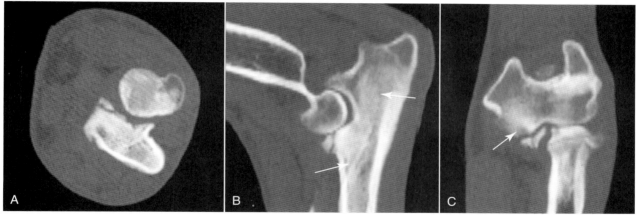

Figura 14.11 (A) Imagem de tomografia computadorizada transversal de um processo coronoide medial fragmentado (FMCP) (largura da janela = 2.000; nível da janela = 400). (B) Uma imagem sagital reformatada no nível do FMCP. O paciente também apresentava pan-osteíte concomitante *(setas)*, que é mais bem visualizada na imagem B como esclerose em toda a ulna proximal. (C) Uma imagem reformatada cranial no nível do FMCP. Uma pequena lesão de osteocondrose está presente no côndilo medial do úmero *(seta)*.

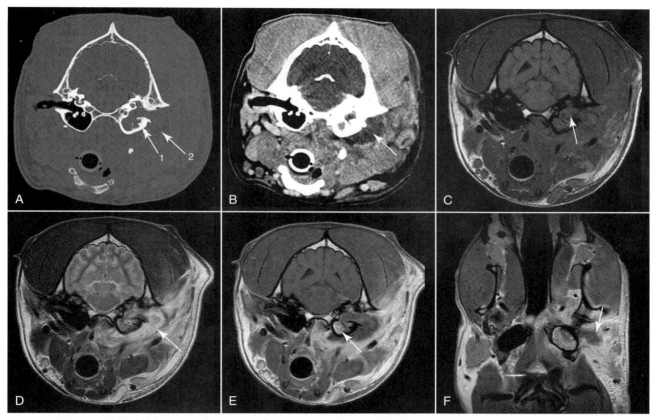

Figura 14.12 (A) Imagem de tomografia computadorizada (TC) ajustada em uma janela óssea (largura da janela [WW] = 25.000; nível da janela [WL] = 480). Observe o espessamento ósseo da bula esquerda *(seta 1)*, o material atenuante do tecido mole dentro da bula e o material mais hipoatenuante estreitamente associado à bula esquerda *(seta 2)*. (B) Imagem de TC ajustada em uma janela de tecido mole (WW = 300; WL = 30) após administração de contraste. Observe a falta de realce do material hipoatenuante próximo à bula esquerda *(seta)*, mas há um aumento dos tecidos ao redor dessa região. (C-D) Imagens transversais ponderadas em T1 e T2 da bula. Observe o melhor contraste do tecido mole dentro da bula esquerda *(seta)* em comparação com as imagens da TC. (D) A hiperintensidade do tecido circundante é característica do aumento de fluído dentro desses tecidos *(seta)*. (E) Uma imagem transversal T1 após contraste. A seta mostra realce de contraste dentro da bula. (F) Uma imagem pós-contraste T1 dorsal no nível da bula esquerda. O tecido hiperatenuante nessas imagens se correlaciona com o aumento da vascularização dos tecidos. Observe como o realce do contraste é semelhante às imagens de tomografia computadorizada, especialmente na região abscedida e não realçada adjacente à bula esquerda *(seta)*. Esses resultados são consistentes com otite média com formação regional de abscesso e celulite. A bula direita está normal.

precisão diagnóstica questionável. Com a RM, a inflamação regional é prontamente identificada como uma hiperintensidade atípica nas sequências T2 ou DP. Na TC, a inflamação regional e o abscesso podem ser identificados a partir de tecidos normais (Figura 14.13). A aparência do corpo estranho depende da sua composição. A aquisição de imagens em todos os planos permite a localização precisa do corpo estranho, auxiliando no diagnóstico e planejamento cirúrgico.

As doenças vasculares também podem ser avaliadas com essas modalidades. Anomalias congênitas, como o desvio portossistêmico, podem ser delineadas com a angiotomografia e a angio-RM (Figura 14.14). Muitas dessas técnicas exigem um tempo preciso para seguir o *bolus* de contraste intravenoso através dos vasos de interesse (Figura 14.15). A subtração digital é uma técnica em que uma imagem sem contraste é subtraída de uma imagem de contraste para maximizar a visibilidade da estrutura vascular. Isto é mais comumente utilizado para delinear vasos de interesse menores e menos discretos. Com a RM, existem várias técnicas de imagem que podem ser utilizadas para obter um angiograma de RM, muitas das quais não dependem da administração de contraste intravenoso. Algumas dessas técnicas provavelmente serão utilizadas no futuro para avaliar a vasculatura

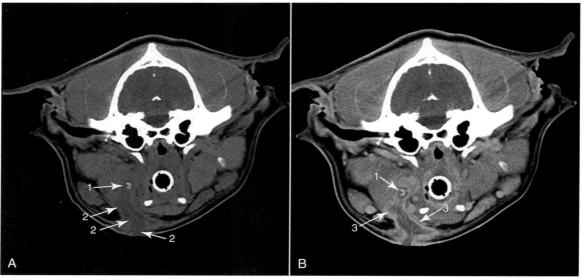

Figura 14.13 Imagens transversais de tomografia computadorizada no nível da bula timpânica, (A) antes e (B) após a administração do contraste, respectivamente (largura da janela 241:nível da janela 54). Há um corpo estranho hiperatenuante em formato decrescente nos tecidos moles à direita do tubo endotraqueal *(seta 1)*. O material atenuante de tecido mole heterogêneo está atualmente circundando essa estrutura e se estendendo ventralmente para a superfície da pele através do trato drenante *(setas 2)*. Observe o realce do contraste do tecido mole ao redor do trato drenante e do corpo estranho *(setas 3)*.

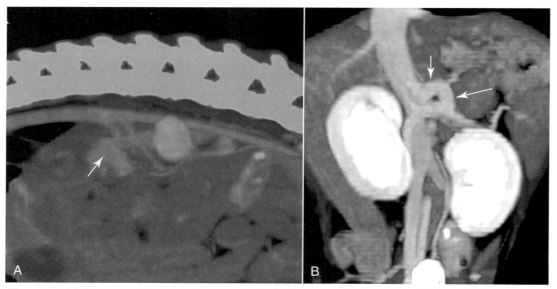

Figura 14.14 Imagens de tomografia computadorizada reconstituídas em multiplanos bidimensionais (A) sagital e (B) frontal, centralizadas no nível de um típico desvio portossistêmico porto-cava extra-hepático (PSS). O PSS é identificado pelas *setas* e é um vaso tortuoso e alargado, conectando a veia porta à veia cava caudal. (Cortesia do Dr. Robert Bahr, Center for Veterinary Health Sciences, Boren Veterinary Medical Teaching Hospital, Stillwater, OK.)

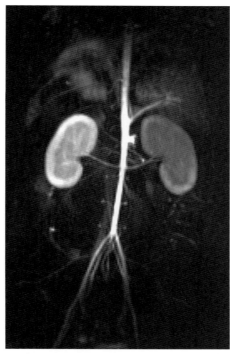

Figura 14.15 Estudo de angiografia por ressonância magnética com contraste renal. Aorta, artérias renais e rins estão claramente delineados.

renal em procedimentos de transplante renal felino. Técnicas como TWIST (do inglês, *time-resolved angiography with interleaved stochastic trajectories* — angiografia por tempo temporário com trajetórias estocásticas intercaladas) permitem uma amostragem bimodal do espaço K de RM de tal forma que a resolução temporal pode ser aumentada sem prejudicar substancialmente a qualidade da imagem. Isso significa que quadros de imagem múltiplos podem ser tirados rapidamente e armazenados para que o tempo preciso se torne menos importante. Como o contraste intravenoso é excretado pelos rins, a urografia excretora baseada em TC é um procedimento clínico comumente utilizado para auxiliar no diagnóstico de ureteres ectópicos.

A TC é a modalidade de escolha para avaliar o tromboembolismo pulmonar devido ao seu rápido tempo de aquisição. Essa característica também a torna a modalidade clinicamente mais aplicável para avaliar outras doenças da parede torácica e outras doenças do tórax, como as torções de lobos pulmonares; avaliar a doença metastática pulmonar quando as radiografias torácicas são inconclusivas; avaliar as causas de derrame pleural; e avaliar a extensão da neoplasia regional (Figura 14.16). O movimento causa artefatos significativos com a TC e a RM. O artefato de movimento é mais grave com a RM em comparação com a TC; no entanto, a aquisição rápida da TC moderna permite a obtenção de imagens torácicas sem o uso de *software* fechado. Todo o tórax pode ser visualizado em uma única respiração. Qualquer região do movimento com a imagem obtida por meio da RM requer o uso de *software* fechado.

Um ótimo exemplo de RM controlada é o estudo de RM cardíaca. Esses estudos fornecem informações em filme de alta resolução que podem ser usadas para medir com precisão os parâmetros funcionais dos ventrículos esquerdo e direito, como a fração de ejeção e o volume sistólico. Esta informação pode ser consistentemente usada para fornecer uma estimativa do estado da doença no músculo cardíaco. Esse tipo de informação também é frequentemente adquirido com ultrassonografia, mas, se realizado com RM, a quantificação do fluxo das valvas aórtica e pulmonar também pode ser adquirida. A extensão da regurgitação através das válvulas pode ser medida com precisão ao longo do ciclo cardíaco examinando a velocidade do fluxo sanguíneo através da válvula. O coração também pode ser avaliado com modernos escâneres de TC *multislice*; as TC de 128 canais são rápidas o suficiente para realizar explorações em circulação cardíaca fechada. Utilizando agentes de contraste, o reservatório de sangue e o próprio músculo cardíaco podem ser bem separados e a análise funcional, realizada. Dessa forma, a fração de ejeção, o volume sistólico e os parâmetros de espessamento da parede podem ser computados com grande precisão. Apesar de os sistemas modernos de 128 canais serem tão rápidos, eles têm limitações com alta frequência cardíaca, ou seja, desfoque e artefatos de borda. Isso pode complicar a imagem de animais menores. É importante notar que o disparo cardíaco não reduz a necessidade de algum tipo de compensação de movimento para a respiração, e a retenção da respiração reduz significativamente os artefatos neste tipo de estudo. Isso normalmente não é um problema porque um estudo típico de tomografia computadorizada cardíaca em um sistema de 128 canais requer apenas 5 segundos.

Cirurgiões de tecidos moles comumente utilizam TC e RM para auxiliar no planejamento de cirurgias complexas, muitas vezes envolvendo algum tipo de neoplasia invasiva. Não só o tumor pode ser delineado, como também os principais vasos podem ser identificados. As imagens reconstruídas por multiplano, imagens em 3D e a capacidade de ter modelos plásticos construídos a partir dos dados de imagem são extremamente valiosas para a avaliação e planejamento pré-operatórios desses pacientes. Procedimentos de biópsia tomográfica computadorizada também são frequentemente realizados, mais comumente nos corpos vertebrais e nódulos/massas pulmonares primários, que não podem ser visualizados com ultrassonografia (Figura 14.17).

TC, RM PET e PET/TC têm aplicabilidade clínica óbvia e profunda para cirurgia oncológica. Uma lista completa de exemplos clínicos está além do objetivo deste texto. O osteossarcoma é um tumor comum em medicina veterinária, e a extensão dessa neoplasia e o resultado clínico dos pacientes são estudados utilizando radiografia, cintigrafia nuclear e PET/TC. A verdadeira extensão deste tumor

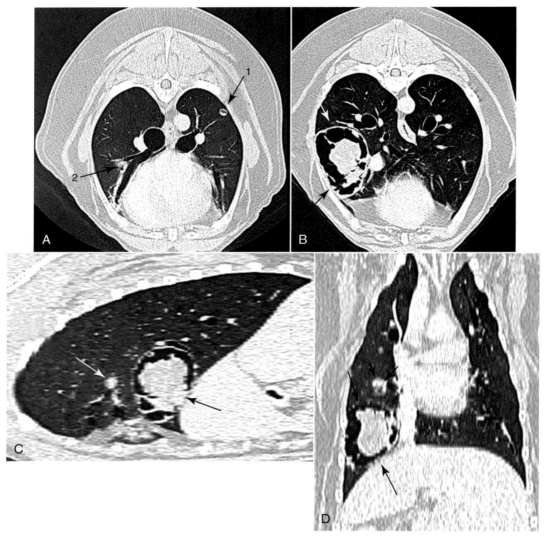

Figura 14.16 Imagens de tomografia computadorizada de um cão com neoplasia pulmonar. Todas as imagens são de administração pós-contraste e são definidas em uma janela de pulmão (largura da janela = 1.500; nível da janela = 600). (A) Duas lesões metastáticas cavitárias craniais à grande massa pulmonar primária cavitária estão presentes em (B). Uma lesão metastática está presente no aspecto periférico do lobo dorsal esquerdo do pulmão cranial *(seta 1)*, e a outra é adjacente ao brônquio do lobo do pulmão médio direito *(seta 2)*. (B) Uma grande massa pulmonar cavitária está presente no aspecto periférico do lobo pulmonar caudal direito *(seta)*. (C) Uma imagem sagital reconstruída do hemitórax direito mostra a relação entre a lesão metastática *(seta branca)* e a massa *(seta preta)*. (D) Uma imagem dorsal reconstruída mostrando a mesma relação que (C), a massa primária *(setas grandes)* e lesões metastáticas *(setas pequenas)*. As outras estruturas hiperatenuantes nas imagens representam contraste nos vasos pulmonares.

CAPÍTULO 14 Princípios da Cirurgia Minimamente Invasiva e Imaginologia do Paciente Cirúrgico

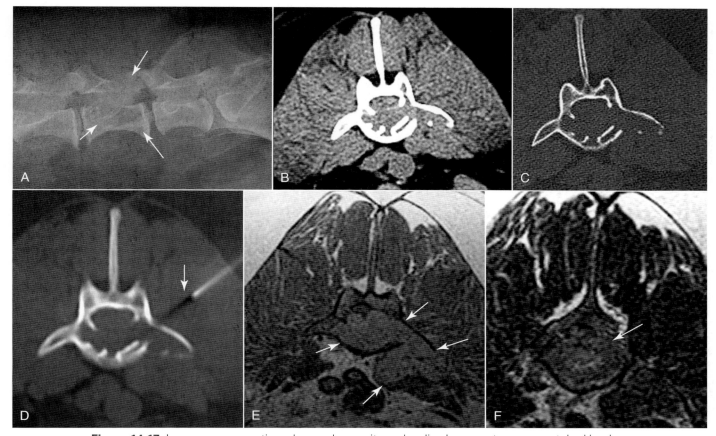

Figura 14.17 Imagens comparativas de um plasmocitoma localizado no sexto corpo vertebral lombar. As imagens de tomografia computadorizada (TC) demonstram melhor a osteólise do que a ressonância magnética (RM); no entanto, o tecido mole invasivo é muito mais claramente delineado na ressonância magnética. (A) Radiografia lateral da região lombar caudal. (B-D) Imagens de TC transversal de L6. (E-F) RM transversal ponderada em T1 e T2 de L6, respectivamente. (A) Radioluminescência fraca associada a L6 *(setas)* indicando a presença de um tumor. (B) O ajuste para uma janela de tecido mole é mostrado (largura da janela [WW] = 350; nível da janela [WL] = 30). (C) Ajuste para uma janela óssea (WW = 2.500; WL = 480). (D) Procedimento de biópsia guiada por TC. A estrutura hiperatenuante linear é a agulha de biópsia. Imediatamente distal à agulha está um artefato hipoatenuante linear *(seta)* causado pela agulha. (E) Osteólise das vértebras lombares e invasividade do tumor *(setas)*. (F) Natureza invasiva do tumor *(seta)*.

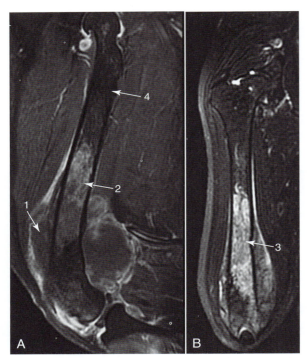

Figura 14.18 Lesão distal de osteossarcoma femoral canino. (A) imagem de ressonância magnética (RM) sagital ponderada em T1, pós-contraste e com saturação de gordura. (B) RM craniana ponderada em T2 com saturação de gordura. Existe um extenso componente extramedular nessa massa (seta 1) e uma longa zona de transição através da diáfise femoral. (A) Demonstração de realce do contraste intramedular (seta 2); (B) Hiperintensidade intramedular (seta 3), ambas representando a invasão neoplásica da gordura intramedular normal. A gordura da medula óssea suprimida normal permanece presente no aspecto mais proximal da diáfise femoral (seta 4). (Cortesia da Dra. Susan Kraft, Colorado State University.)

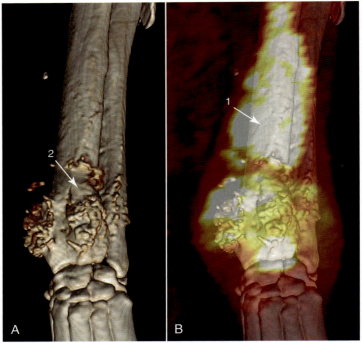

Figura 14.19 (A) Tomografia computadorizada (TC) da superfície de um osteossarcoma canino distal radial. (B) Imagem de PET/TC da mesma lesão. As regiões brancas representam a maior captação de fluorodesoxiglicose (^{18}FDG) (i.e., a maior quantidade de atividade fisiológica anormal). O amarelo representa o aumento da captação celular da ^{18}FDG e o vermelho representa a absorção fisiológica ou basal da ^{18}FDG. É possível notar que a intensa atividade fisiológica da neoplasia é muito mais extensa (seta 1) quando comparada com a alteração anatômica óssea associada com a neoplasia (seta 2). Este é o mesmo cão mostrado na Figura 14.8, em um estágio mais tardio de progressão.

próximo ao nível celular não pode ser determinada com radiografias ou TC. As alterações fisiológicas dentro do tecido afetado podem não ser suficientemente significativas para mostrar uma densidade física alterada que seja detectável com a TC. A RM delineia as alterações dos tecidos moles associadas ao tumor e ao osso afetado (Figura 14.18). Especificamente, a RM tem sido utilizada para avaliar as opções de tratamento dos casos de osteossarcoma, incluindo o uso de procedimentos cirúrgicos poupadores de membros. A imagem de PET revela alterações fisiológicas com grandes sensibilidade e especificidade. A fusão da ^{18}FDG PET com TC também mostra a expansão fisiológica do osteossarcoma (Figura 14.19).

Em resumo, essas modalidades avançadas de imagem são fundamentais para uma avaliação mais completa da anatomia complexa, da vascularização tecidual, da formação aberrante de vasos e da extensão de um processo de doença. Como uma ferramenta de planejamento para procedimentos cirúrgicos complexos, elas permitem imagens anatômicas sem a sobreposição de outras estruturas ou uma avaliação da extensão fisiológica funcional do processo patológico.

PARTE DOIS   Cirurgia de Tecidos Moles

15

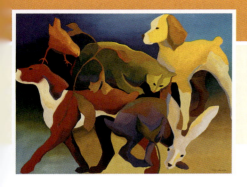

Cirurgia do Sistema Tegumentar

PRINCÍPIOS GERAIS E TÉCNICAS

MANEJO DE FERIDAS

ANATOMIA CIRÚRGICA

A pele é composta por epiderme, derme e anexos associados. A camada mais externa *(epiderme)* é fina, porém protetora; é particularmente fina em áreas muito pilosas e ligeiramente mais grossa em áreas sem muitos pelos. A epiderme é mais grossa no focinho e nos coxins podais, onde é queratinizada. A epiderme é avascular e nutrida pelo fluido que penetra nas camadas mais profundas e pelos capilares dérmicos. A derme, mais espessa e vascular, fica abaixo da epiderme, a quem nutre e sustenta. A derme é composta por fibras colágenas, reticulares e elásticas cercadas por uma substância básica mucopolissacarídica. Há fibroblastos, macrófagos, plasmócitos e mastócitos em toda esta camada. A derme contém vasos sanguíneos e linfáticos, nervos, folículos pilosos, glândulas, ductos e fibras musculares lisas. A hipoderme, ou *subcútis*, fica abaixo da derme.

Os vasos musculocutâneos são os principais vasos que nutrem a pele de seres humanos, primatas e suínos; no entanto, cães e em outros animais de pele solta não possuem estes vasos. Os vasos musculocutâneos são perpendiculares à superfície da pele, enquanto os vasos que suprem a pele de cães e gatos são próximos e paralelos à pele e são vasos cutâneos diretos. Por esse motivo, algumas técnicas de enxerto pediculado humano têm aplicação limitada em cães e gatos. As artérias e veias terminais se ramificam dos vasos cutâneos diretos e formam o plexo subdérmico (profundo), cutâneo (medial) e subpapilar (superficial). O plexo subdérmico possui bulbos e folículos pilosos, glândulas tubulares, a porção mais profunda dos ductos das glândulas e os músculos eretores dos pelos. O plexo cutâneo possui glândulas sebáceas e reforça as redes capilares ao redor dos folículos pilosos, ductos das glândulas tubulares e músculos eretores dos pelos. O plexo subpapilar fica na camada externa da derme e suas alças capilares se projetam na epiderme e a nutrem. O sistema de alças capilares não é bem desenvolvido em cães e gatos em comparação a seres humanos e suínos; é por isso que a pele canina geralmente não forma bolhas após queimaduras superficiais.

O plexo subdérmico é de grande importância para a viabilidade da pele. Nas áreas com músculos paniculares (músculo cutâneo do tronco, músculo subcutâneo do pescoço, esfíncter superficial do pescoço, esfíncter profundo do pescoço, músculo prepucial, músculos supramamários), o plexo subdérmico pode ser superficial ou profundo. Assim, os cirurgiões devem separar o plano fascial abaixo da musculatura cutânea para preservar a integridade do plexo subdérmico.

Na ausência de panículo, como nos membros, o plexo subdérmico percorre a superfície profunda da derme, exigindo que o cirurgião separe a pele bem abaixo da superfície dérmica.

CICATRIZAÇÃO DE FERIDAS

A cicatrização de feridas é um processo biológico que restaura a continuidade do tecido após uma lesão. É uma combinação de eventos físicos, químicos e celulares que restauram o tecido lesado ou o substituem por colágeno. A cicatrização da ferida começa imediatamente após a lesão ou incisão. As quatro fases da cicatrização da ferida são inflamação, desbridamento, reparo e maturação. A cicatrização é dinâmica; várias fases ocorrem de maneira simultânea. Os primeiros 3 a 5 dias são a fase de latência da cicatrização da ferida devido à predominância da inflamação e do desbridamento, onde ainda não há resistência apreciável. A cicatrização é influenciada por fatores do paciente, características da ferida e outros fatores externos.

Estágios da Cicatrização da Ferida
Fase Inflamatória

A inflamação é uma resposta protetora do tecido e é desencadeada por uma lesão. Esta fase é caracterizada pelo aumento da permeabilidade vascular, quimiotaxia das células circulatórias, liberação de citocinas e fatores do crescimento e ativação celular (macrófagos, neutrófilos, linfócitos e fibroblastos). A hemorragia limpa e preenche as feridas imediatamente após a lesão. Os vasos sanguíneos se contraem por 5 a 10 minutos para limitar a hemorragia, mas depois se dilatam e levam fibrinogênio e fatores de coagulação para as feridas. A vasoconstrição é mediada por catecolaminas, serotonina, bradicinina e histamina. O mecanismo extrínseco de coagulação é ativado pela tromboplastina liberada pelas células danificadas. A agregação de plaquetas e a coagulação do sangue formam um coágulo que assegura a hemostasia e confere uma estrutura para a migração celular. As plaquetas também liberam potentes quimiotáticos e fatores de crescimento (epidérmicos, derivados de plaquetas, fatores transformadores do crescimento-α e β) que são necessários nos últimos estágios da cicatrização da ferida (Quadro 15.1). Os transudatos de fibrina e plasma enchem as feridas e ocluem os vasos linfáticos, mantendo a inflamação em um único local e "selando" as bordas da ferida para uni-las. Os dímeros de fibronectina do coágulo formam ligações cruzadas covalentes com fibrina e entre si na presença do fator XIII ativado, formando matriz extracelular provisória. Esta formação do coágulo de sangue estabiliza as bordas da ferida e confere resistência limitada. Além disso, é uma barreira imediata contra a infecção e a perda de fluidos e um substrato

> **QUADRO 15.1 Fatores de Crescimento Importantes na Cicatrização de Feridas**
>
> **BFGF:** fator de crescimento fibroblástico básico
> **EGF:** fator de crescimento epidérmico
> **KGF:** fator de crescimento de queratinócitos; também conhecido como fator de crescimento 7
> **PDGF:** fator de crescimento derivado de plaquetas
> **TGF-α e TGF-β:** fator transformador do crescimento
> **VEGF:** fator de crescimento endotelial vascular

para o início da organização da ferida. Ao secar, o coágulo de sangue forma crostas, que protegem as feridas, evitando maior hemorragia, e possibilitam o avanço da cicatrização além da superfície. As células da fase inflamatória, como plaquetas, mastócitos e macrófagos, secretam fatores de crescimento ou citocinas que iniciam e mantêm a fase proliferativa da cicatrização. Os mediadores inflamatórios (i.e., histamina, serotonina, enzimas proteolíticas, cininas, prostaglandinas, sistema complemento, enzimas lisossomais, tromboxano e fatores de crescimento) causam uma inflamação que começa imediatamente após a lesão e dura aproximadamente 5 dias. Os leucócitos que saem dos vasos sanguíneos para as feridas iniciam a fase de desbridamento.

Fase de Desbridamento

Um exsudato composto por leucócitos, tecido morto e fluidos da ferida se forma durante a fase de desbridamento. Os fatores quimiotáticos incentivam o influxo de neutrófilos e monócitos nas feridas (aproximadamente 6 horas e 12 horas após a lesão, respectivamente) e iniciam o desbridamento. O número de neutrófilos aumenta em 2 a 3 dias. Estas células previnem infecções e fagocitam microrganismos e *debris*. Os neutrófilos degenerados liberam enzimas e produtos tóxicos do oxigênio que facilitam a degradação de bactérias, *debris* extracelulares e material necrótico, e estimulam monócitos. Os monócitos são essenciais para a cicatrização da ferida; os neutrófilos, não. Os monócitos são células secretoras importantes que sintetizam os fatores de crescimento que participam na formação e no remodelamento do tecido. Nas feridas, os monócitos se tornam macrófagos em 24 a 48 horas. Os macrófagos secretam colagenases, que removem o tecido necrótico, bactérias e material estranho. Estas células podem coalescer e formar células gigantes multinucleadas com funções fagocíticas. Os macrófagos também secretam fatores quimiotáticos e de crescimento. Os fatores de crescimento (p. ex., fator de crescimento derivado de plaquetas, fator transformador do crescimento-α, fator transformador do crescimento-β, fator de crescimento de fibroblastos e interleucina-1) podem iniciar, manter e coordenar a formação do tecido de granulação. Os fatores quimiotáticos (p. ex., componentes do sistema complemento, fragmentos de colágeno, endotoxinas bacterianas e produtos de células inflamatórias) direcionam os macrófagos ao tecido danificado. Os macrófagos também recrutam as células mesenquimatosas, estimulam a angiogênese e modulam a produção de matriz nos ferimentos. As plaquetas liberam fatores de crescimento que são importantes para a atividade fibroblástica. Os linfócitos aparecem na fase de desbridamento depois dos neutrófilos e macrófagos. Estas células secretam fatores solúveis que podem estimular ou inibir a migração e a síntese proteica de outras células. No entanto, também aceleram e melhoram a qualidade do reparo do tecido. Embora a cicatrização seja gravemente comprometida pela supressão da função dos macrófagos, a neutropenia e a linfopenia não inibem a cicatrização ou o desenvolvimento da força tensora em feridas estéreis.

Fase de Reparo

A fase de reparo geralmente começa 3 a 5 dias após a lesão. Os macrófagos estimulam o DNA e a proliferação de fibroblastos. As citocinas, com as moléculas da matriz extracelular, estimulam os fibroblastos no tecido adjacente a se proliferarem, expressarem os receptores adequados de integrina e migrarem para as feridas. Os fibroblastos são estimulados pelo fator transformador do crescimento-β a produzir fibronectina, que facilita a ligação celular e o movimento destas células. O fator de crescimento derivado das plaquetas e o fator de crescimento básico dos fibroblastos também participam. O teor tecidual de oxigênio de aproximadamente 20 mmHg e a acidez branda também estimulam a proliferação de fibroblastos e a síntese de colágeno. Os fibroblastos são originários de células mesenquimatosas não diferenciadas no tecido conjuntivo adjacente e migram para as feridas pelos filamentos de fibrina do coágulo. Os fibroblastos migram para as feridas um pouco antes dos novos leitos capilares, à medida que a fase inflamatória se resolve (2 a 3 dias). Estas células invadem as feridas para sintetizar e depositar colágeno, elastina e proteoglicanos que amadurecem e formam o tecido fibroso. A princípio, a orientação é aleatória, mas, depois de 5 dias, a tensão nas feridas faz com que os fibroblastos, as fibras e os capilares fiquem paralelos à margem da incisão ou lesão. A fibrina da ferida desaparece à medida em que o colágeno é depositado. A síntese de colágeno é associada a um aumento inicial na força tensora da ferida. Conforme a ferida amadurece, há um aumento notável na proporção entre o colágeno tipo I (maduro) e o tipo III (imaturo). A quantidade de colágeno é máxima 2 ou 3 semanas depois da lesão. Com o aumento do teor de colágeno na ferida, o número de fibroblastos e a taxa de síntese de colágeno diminuem, marcando o final da fase de reparo. Na ausência de macrófagos, há um retardo na migração e na proliferação dos fibroblastos, na produção de colágeno e no crescimento dos capilares.

Os capilares invadem as feridas atrás dos fibroblastos em migração, por meio do processo da angiogênese. A angiogênese é complexa e depende da interação da matriz extracelular com citocinas que estimulam a migração e a proliferação das células endoteliais. É provável que o estímulo para a angiogênese inclua a produção macrofágica de fatores mitogênicos e quimiotáticos para as células endoteliais e a baixa tensão de oxigênio e aumento da concentração de ácido lático, que influenciam a produção de citocinas. O fator de crescimento básico dos fibroblastos e o fator de crescimento endotelial vascular são fatores angiogênicos específicos. Os leitos capilares são originários dos vasos sanguíneos existentes; colunas de células endoteliais capilares migram em direção ao local da lesão e se unem a outros leitos capilares ou vasos rompidos. Os novos capilares aumentam a tensão de oxigênio nas feridas, aumentando a fibroplasia. A atividade mitótica das células mesenquimatosas adjacentes aumenta à medida em que o sangue começa a fluir nos novos capilares. Os canais linfáticos se desenvolvem de maneira semelhante aos brotos capilares, mas de maneira muito mais lenta. A drenagem linfática das feridas é ruim durante o início da cicatrização. A combinação de novos capilares, fibroblastos e tecido fibroso forma um tecido de granulação exuberante, de cor vermelho-brilhante, 3 a 5 dias depois da lesão.

O tecido de granulação é formado em cada borda da ferida em um ritmo de 0,4 a 1 mm/dia. Se não for saudável, o tecido de granulação é branco e possui alto teor de tecido fibroso e poucos capilares (Figuras 15.1 e 15.2). O tecido de granulação preenche os defeitos e protege os ferimentos. É uma barreira contra infecções, uma superfície para a migração epitelial e uma fonte de fibroblastos especiais (i.e., miofibroblastos), que são importantes na contração da ferida. Acredita-se que os miofibroblastos contenham proteínas (actina e miosina) que participam da contração da ferida. Os miofibroblastos não são encontrados no tecido normal, em feridas com incisão ou coaptação ou no tecido ao redor de uma ferida em contração.

O epitélio é uma barreira importante contra as infecções internas e a perda do fluido interno. O reparo epitelial envolve mobilização, migração, proliferação e diferenciação das células epiteliais.

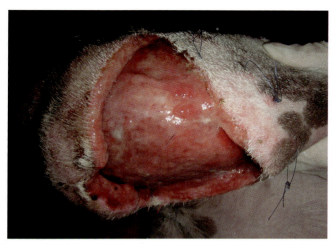

Figura 15.1 Uma ferida aberta com tecido de granulação não saudável no joelho direito de um Walker hound de 4 anos.

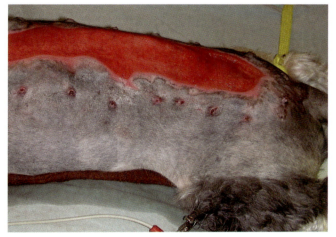

Figura 15.2 Uma ferida aberta no dorso de um Shih tzu de 9 anos com tecido de granulação saudável e estágios iniciais de epitelização.

A *epitelização* começa quase imediatamente (24 a 48 horas) em feridas suturadas com boa aposição de bordas porque não há defeito a ser preenchido pelo tecido de granulação (Figura 15.2). Nas feridas abertas, a epitelização começa após a formação de um bom leito de granulação (normalmente em 4 a 5 dias). Em feridas cutâneas de espessura parcial, a migração da epiderme sobre a superfície da lesão começa quase imediatamente a partir de suas duas margens e dos anexos epidérmicos, como folículos capilares e glândulas sudoríparas. As células epidérmicas na margem da ferida sofrem uma alteração fenotípica que inclui a retração dos monofilamentos intracelulares, a formação de filamentos periféricos de actina citoplasmática e a dissolução temporária dos desmossomos e hemidesmossomos, liberando queratinócitos que migram embaixo das escaras na junção entre o tecido necrótico remanescente e a matriz extracelular do tecido conjuntivo viável. O trajeto da migração das células epidérmicas é determinado pelas integrinas expressadas nas membranas das células epidérmicas em migração. O calônio, uma glicoproteína hidrossolúvel encontrada na epiderme, inibe a mitose epitelial no tecido normal, mas sua concentração nas feridas é menor, possibilitando que as células epiteliais nas margens da lesão se dividam e migrem através do tecido de granulação. Outros fatores de crescimento secretados por plaquetas, macrófagos e fibroblastos também podem participar. O aumento da atividade mitótica das células basais começa 24 a 48 horas após a lesão.

A migração epitelial é aleatória, mas orientada pelas fibras de colágeno. As células epiteliais em migração aumentam, se achatam e se mobilizam, perdendo suas inserções na membrana basal e em outras células epiteliais. As células basais das margens da ferida desenvolvem microvilosidades e estendem pseudópodes amplos e finos sobre a superfície exposta dos feixes de colágeno. Estas células desenvolvem microfilamentos intracitoplasmáticos e seletivamente fixam anticorpos antiactina e antimiosina. As células epiteliais nas camadas atrás dessas células alteradas migram sobre elas até chegarem à superfície da ferida. As células continuam deslizando para a frente até recobrirem a superfície da ferida. As células em migração se movem embaixo das crostas e produzem colagenase, que dissolve a base da crosta para que esta se solte. O contato em todos os lados com outras células epiteliais inibe a migração adicional da célula (inibição por contato). A princípio, o novo epitélio tem apenas uma camada de células em espessura e é frágil, mas torna-se espesso gradualmente conforme a formação de novas camadas celulares. Depois do estabelecimento da membrana basal, as células epiteliais ficam ingurgitadas, sofrem mitoses e proliferam, restaurando a arquitetura normal e estratificada do epitélio espinocelular. Alguns folículos capilares e glândulas sudoríparas podem se regenerar, dependendo da profundidade da lesão cutânea. A migração epitelial também ocorre ao longo da linha de sutura, o que pode provocar uma reação de corpo estranho, causar um abscesso estéril e/ou levar à cicatrização. A epitelização da linha de sutura pode ser minimizada pela remoção precoce dos fios. O novo epitélio é geralmente visível 4 a 5 dias depois da lesão. A epitelização é mais rápida em ambientes úmidos do que em secos. Não ocorre sobre o tecido inviável. A migração epitelial depende de energia e está relacionada com a tensão de oxigênio. A anoxia impede a migração epitelial e a mitose, enquanto a terapia hiperbárica com oxigênio (HBOT; do inglês, *hyperbaric oxygen therapy*) pode aumentar a migração.

A *contração da ferida* reduz o tamanho dos ferimentos depois que os fibroblastos reorganizam o colágeno no tecido de granulação e os miofibroblastos se contraem nas bordas da lesão. A contração é simultânea à granulação e à epitelização, mas é independente desta última. A contração da ferida envolve a interação entre células, matriz extracelular e citocinas. A invasão fibroblástica significativa da ferida é necessária para que inicie a contração. As bordas cutâneas centrípetas e de espessura total são puxadas para dentro pela contração e a ferida é notavelmente menor 5 a 9 dias depois da lesão. A pele ao redor se estica (crescimento intussusceptivo) durante a contração da ferida, que assume uma aparência estrelada. A contração progride em um ritmo de aproximadamente 0,6 a 0,8 mm/dia. A contração cessa assim que as bordas da ferida se encontram, em caso de tensão excessiva ou se houver um problema com os miofibroblastos. A contração da ferida é limitada se a pele ao seu redor for fixa, inelástica ou estiver sob tensão e é inibida em caso de comprometimento do desenvolvimento ou da função dos miofibroblastos. A contração também pode ser comprometida por anti-inflamatórios esteroidais, fármacos antimicrotubulares e pela aplicação local de relaxantes da musculatura lisa. Se a contração da ferida parar antes que o tecido de granulação seja coberto, a epitelização pode continuar e cobrir a ferida.

Fase de Maturação

A resistência da ferida chega a seu nível máximo por causa das alterações na cicatriz durante a fase de maturação. A maturação da ferida começa depois da deposição adequada de colágeno nas feridas (17 a 20 dias depois da lesão) e pode continuar por anos. A celularidade do tecido de granulação diminui à medida em que as células morrem. Há também uma redução no teor de colágeno da matriz extracelular. As fibras de colágeno se remodelam com a alteração de sua orientação e o aumento das ligações cruzadas, o que melhora a resistência da ferida. As fibras se orientam ao longo das linhas de tensão. As fibras funcionalmente orientadas ficam mais espessas. A quantidade de colágeno de tipo III diminui gradualmente e a de tipo I aumenta. As fibras de colágeno de orientação não funcional são degradadas pelas enzimas proteolíticas (metaloproteinases da matriz) secretadas por macrófagos, células epiteliais, células endoteliais e fibroblastos da matriz extracelular. O maior ganho de resistência da ferida ocorre entre 7 e 14 dias depois da lesão, quando há o rápido acúmulo de colágeno. As feridas ganham apenas cerca de 20% de sua resistência final nas primeiras 3 semanas após a lesão. Em seguida, há um aumento mais lento na resistência da ferida, mas a resistência normal do tecido nunca é recobrada; apenas 80% da resistência original pode ser recuperada. A diminuição do número de capilares no tecido fibroso faz com que a cicatriz fique mais clara. As cicatrizes também se tornam menos celulares, achatam e amolecem durante a maturação. A síntese e a lise de colágeno ocorrem no mesmo ritmo nas cicatrizes em maturação.

Cicatrização da Ferida Úmida

Em um ambiente úmido, a cicatrização é ideal. O fluido deve permanecer na ferida, mantendo-a úmida. No ambiente úmido, o desbridamento é acelerado e seletivo, a formação do tecido de granulação é estimulada e a epitelização é mais rápida. O contato entre o fluido e a ferida promove o desbridamento autolítico pelas enzimas endógenas que decompõem o tecido necrótico, mas não o saudável. O desbridamento autolítico ocorre em 72 a 96 horas sob uma bandagem oclusiva. A fagocitose pelos leucócitos diminui a carga bacteriana e remove os *debris* necróticos. Os leucócitos migram mais rapidamente em ambientes úmidos. O fluido da ferida também contém citocinas e fatores de crescimento que estimulam o tecido de granulação, a angiogênese e a reepitelização. Os fatores quimiotáticos no fluido da ferida atraem neutrófilos e macrófagos, que secretam mais enzimas, citocinas e fatores de crescimento. As feridas úmidas limitam as infecções porque apresentam mais leucócitos e, assim, maior fagocitose e menor pH. Feridas úmidas não formam crostas durante a cicatrização; portanto, os leucócitos não ficam aprisionados nas crostas e os medicamentos tópicos penetram melhor na lesão. Em animais submetidos à antibioticoterapia sistêmica, os fluidos da ferida podem conter antibióticos, ajudando a prevenir ou controlar infecções. A baixa tensão de oxigênio sob a bandagem oclusiva estimula a atividade dos macrófagos, a proliferação dos fibroblastos e o crescimento de capilares. A taxa de epitelização é duas vezes maior nas feridas mantidas úmidas por curativos oclusivos do que naquelas expostas ao ar. As células epiteliais se deslocam com maior rapidez e por distâncias mais curtas para que a epitelização ocorra nos ambientes úmidos; nas feridas expostas ao ar, as células epidérmicas em migração devem passar pelas crostas endurecidas e pela derme desvitalizada para chegar ao seu destino. Bandagens hidrófilas, oclusivas ou semioclusivas ajudam a manter a ferida quente e úmida. A maior temperatura melhora a atividade enzimática. Uma ferida úmida é menos dolorida e pruriginosa; seus tecidos não desidratam e a cicatriz formada é menor. As possíveis desvantagens da cicatrização de uma ferida úmida são a colonização (não infecção) bacteriana de sua superfície, a foliculite e a maceração de sua borda.

Fatores do Hospedeiro que Influenciam a Cicatrização da Ferida

Nos animais idosos, a cicatrização tende a ser mais lenta, geralmente por causa de uma doença concomitante ou debilitação. Os animais desnutridos e com concentrações séricas de proteínas abaixo de 1,5 a 2 g/dL podem apresentar retardo da cicatrização e menor resistência da ferida. A doença hepática pode causar deficiências do fator de coagulação. O hiperadrenocorticismo retarda a cicatrização da ferida por causa do excesso de glicocorticoides circulantes. Os animais com diabetes melito apresentam retardo da cicatrização da ferida e predisposição às infecções. A uremia nos primeiros 5 dias após a lesão compromete a cicatrização por alterar os sistemas enzimáticos, as vias bioquímicas e metabolismo celular. A obesidade está associada a uma maior incidência de infecções de feridas cirúrgicas em seres humanos. O risco de infecção pós-operatória da ferida em cães e gatos também aumenta conforme a duração da anestesia.

As feridas cutâneas cicatrizam de forma mais lenta em gatos do que em cães. As feridas suturadas em gatos têm apenas metade da resistência tecidual de lesões semelhantes em cães após 7 dias de cicatrização. Em gatos, a cicatrização da ferida por segunda intenção é mais lenta, a produção do tecido de granulação é menor (com localização mais periférica) e a contração das bordas é maior do que em cães.

Características da Ferida que Influenciam a Cicatrização

Superfícies intactas, como periósteo, fáscias, tendões e bainhas nervosas, não sustentam o tecido de granulação; estas áreas, portanto, cicatrizam de forma mais lenta quando expostas. A fenestração ou perfuração do osso cortical exposto pode melhorar a granulação por meio da liberação de fatores osteogênicos ou outros. O material estranho nas feridas (p. ex., poeira, *debris*, suturas e implantes cirúrgicos) pode causar reações inflamatórias intensas que interferem na cicatrização normal. A liberação das enzimas que degradam corpos estranhos destrói a matriz da ferida, prolonga a inflamação e retarda a fase fibroblástica de reparo do tecido. A exposição da ferida a antissépticos retarda a cicatrização e pode predispor ao desenvolvimento de infecções. O calor (30°C) permite que a ferida cicatrize mais rapidamente e com maior força de tensão em comparação à temperatura ambiente. A ferida úmida promove o recrutamento de defesas e células vitais do hospedeiro, encorajando a cicatrização. As bandagens ajudam a manter a ferida quente e úmida. As feridas (incisões) criadas com instrumentos cirúrgicos afiados cicatrizam mais rápido e com menor necrose nas margens do que aquelas feitas com tesoura, bisturi elétrico ou *laser*. A infecção da ferida interfere na fase de reparo da cicatrização. Os tecidos contaminados ficam infeccionados caso as bactérias invasivas se multipliquem até 10^5 unidades formadoras de colônia (UFC) por grama de tecido. O desenvolvimento da infecção da ferida depende do grau de trauma do tecido, da quantidade de material estranho presente, do tempo transcorrido entre a lesão e o tratamento e da eficácia das defesas do hospedeiro. As toxinas bacterianas e os infiltrados inflamatórios associados causam necrose celular e trombose vascular. Os exsudatos da ferida podem separar as camadas de tecido e retardar ainda mais a cicatrização. A inflamação provocada pela infecção compromete ainda mais a vascularização, causando maior necrose.

A cicatrização depende do suprimento de sangue, que leva oxigênio e substratos metabólicos para as células. O comprometimento do suprimento de sangue por trauma, bandagens apertadas ou movimento da ferida diminui a velocidade da cicatrização. Os macrófagos resistem à hipoxia, mas a epitelização e a síntese de proteína fibroblástica dependem de oxigênio. A síntese de colágeno requer uma pressão parcial de oxigênio (pO_2) de 20 mmHg. A HBOT aumenta a oxigenação do tecido e produz ganhos mais rápidos na resistência da ferida. O acúmulo de fluido no espaço morto retarda a cicatrização, já que o ambiente fluido hipóxico de um seroma inibe a migração de células reparadoras para as feridas. O fluido impede mecanicamente a adesão de retalhos ou enxertos no leito da ferida.

O recrutamento, a proliferação e a função celular na cicatrização da ferida são controlados por fatores de crescimento, proteínas sintetizadas e liberadas pelas células participantes da cicatrização da ferida. Diversos fatores de crescimento foram identificados, como o fator de crescimento derivado de plaquetas, o fator de crescimento epidérmico, o fator de crescimento de fibroblastos e o fator transformador do crescimento. Os fatores do crescimento derivados de plaquetas são encontrados em grânulos, enquanto os macrófagos devem ser estimulados para sintetizar e liberar fatores do crescimento.

As fibronectinas são glicoproteínas essenciais para a cicatrização da ferida. Estas moléculas estimulam a adesão e a migração celular e são encontradas em forma solúvel no plasma e insolúvel na matriz do tecido conjuntivo. Macrófagos, endotélio, fibroblastos e epitélio sintetizam e liberam fibronectina. No coágulo, é provável que a fibronectina ajude o início da migração dos elementos celulares (macrófagos e epitélio) para as feridas. A fibronectina se liga a componentes da parede celular bacteriana, colágeno, actina, trombospondina, heparan sulfato, ácido hialurônico, fibrina, receptores da superfície celular e a outras moléculas de fibronectina. A fibronectina também pode ser importante ao formar a primeira matriz de cicatrização da ferida e interligar os componentes celulares e da matriz durante a cicatrização. A quantidade de fibronectina nas feridas diminui à medida que a cicatrização se aproxima da conclusão. Os proteoglicanos também são importantes em todas as fases da cicatrização. Durante a migração celular, a matriz contém concentrações elevadas de glicosaminoglicanos não sulfatados (i.e., hialuronato). Com a progressão da maturação da ferida, surgem mais glicosaminoglicanos sulfatados (como sulfato de condroitina e heparan sulfato).

Fatores Externos que Influenciam a Cicatrização da Ferida

A radioterapia (p. 242) e alguns fármacos retardam a cicatrização da ferida. Os glicocorticoides deprimem todas as fases de cicatrização e aumentam as chances de infecção. A vitamina A e os esteroides anabolizantes podem reverter os efeitos dos glicocorticoides na cicatrização da ferida. Os fármacos anti-inflamatórios suprimem a inflamação, mas têm pouco efeito na resistência da ferida. O ácido acetilsalicílico pode retardar a coagulação do sangue. Alguns quimioterápicos (p. ex., ciclofosfamida, metotrexato, doxorrubicina) inibem a cicatrização de feridas. A radioterapia pode inibir profundamente a cicatrização da ferida, dependendo da dose e do tempo de exposição em relação ao momento da lesão. A radioterapia reduz a quantidade de vasos sanguíneos, influencia a maturação do colágeno e aumenta a fibrose da derme. Os quimioterápicos e a radioterapia, portanto, devem ser evitados por 2 semanas depois de cirurgias. As vitaminas A, E e o aloé (*Aloe vera*) podem promover a cicatrização de feridas irradiadas. A exposição ao campo eletromagnético em picotesla melhora a resistência de feridas suturadas e acelera a contração das lesões abertas em ratos. A HBOT aumenta a quantidade de oxigênio dissolvida no plasma, o que estimula o crescimento de novos capilares; portanto, pode auxiliar o tratamento de feridas isquêmicas. A ultrassonografia e a fototerapia (*laser* de baixa potência) reduzem a fase inflamatória da cicatrização e melhoram a liberação de fatores que estimulam a fase proliferativa do reparo. O uso de curativos de pressão subatmosférica controlada ajuda a remover o fluido intersticial, o que permite a descompressão do tecido, ajuda a remover *debris* tissulares e promove a cicatrização (p. 192).

TRATAMENTO DE FERIDAS ABERTAS OU SUPERFICIAIS

As feridas devem ser cobertas com uma bandagem limpa e seca imediatamente após a lesão ou quando o animal for trazido para atendimento, para impedir maior contaminação e hemorragia (Quadro 15.2). Lesões com risco de morte devem ser tratadas e o animal deve ser estabilizado antes do cuidado adicional da ferida. Durante a estabilização, se adequado, as bandagens devem ser removidas e a

> **QUADRO 15.2 Fundamentos do Tratamento de Feridas**
>
> - Cubra temporariamente a ferida para evitar mais traumas e contaminações.
> - Avalie o animal traumatizado e estabilize-o.
> - Faça a tricotomia e o preparo asséptico da área ao redor da ferida.
> - Solicite uma cultura da ferida.
> - Desbride o tecido morto e remova *debris* estranhos da ferida.
> - Lave meticulosamente a ferida.
> - Faça a drenagem da ferida.
> - Promova a cicatrização ao estabilizar e proteger a ferida limpa.
> - Realize o fechamento adequado da ferida.

ferida deve ser avaliada e classificada como contaminada ou infeccionada e por abrasão, laceração, avulsão, punção, esmagamento ou queimadura. O "período de ouro" é formado pelas primeiras 6 a 8 horas entre a contaminação da ferida no momento da lesão e a multiplicação bacteriana acima de 10^5 UFC por grama de tecido. A ferida é classificada como infeccionada e não contaminada quando os números de bactérias são superiores a 10^5 UFC por grama de tecido. De modo geral, as feridas infeccionadas são cobertas por um exsudato espesso e viscoso.

As *abrasões* são superficiais e envolvem a destruição de profundidades variadas de pele pela fricção de uma contusão ou por forças de cisalhamento. As abrasões são sensíveis ao toque ou à pressão e sangram pouco. Uma *laceração* é criada por rompimento e danifica a pele e o tecido subjacente. As lacerações podem ser superficiais ou profundas e ter bordas irregulares. As *feridas por avulsão* são caracterizadas pela laceração de tecidos desde seu ponto de inserção e pela criação de retalhos de pele. As lesões de avulsão em membros com perda cutânea extensa são chamadas *lesões de desluvamento*. A *ferida penetrante* ou *por punção* é criada por projéteis ou objetos afiados, como facas, pedras ou dentes, que danificam o tecido. A profundidade e a largura da ferida variam de acordo com a velocidade e a massa do objeto que a provocou. A extensão do dano tecidual é diretamente proporcional à velocidade do projétil. Pedaços de pelos, pele e *debris* podem ficar embebidos nas feridas. As *feridas por esmagamento* podem ser uma combinação de outros tipos de lesões com dano extenso e contusões na pele e nos tecidos mais profundos. As *queimaduras* podem ser lesões cutâneas de espessura total ou parcial e são causadas por calor ou substâncias químicas (p. 237).

As feridas com menos de 6 a 8 horas, com trauma e contaminação mínimas, são tratadas por meio de lavagem, desbridamento e fechamento primário. De modo geral, quanto mais cedo o tratamento começar, melhor o prognóstico. As feridas penetrantes não devem ser primariamente apostas sem exploração cirúrgica (p. 243). As lesões com trauma ou contaminação grave, com mais de 6 a 8 horas ou infeccionadas devem ser tratadas como feridas abertas, o que possibilita o desbridamento e a redução do número de bactérias. A maioria das feridas é cirurgicamente corrigida depois do controle da infecção; no entanto, algumas cicatrizam por contração e epitelização (cicatrização por segunda intenção).

> **NOTA** As feridas penetrantes, principalmente por mordeduras, não devem ser submetidas ao fechamento primário sem exploração e desbridamento cirúrgicos.

A sedação ou anestesia é frequentemente necessária para a inspeção inicial e os cuidados da ferida. O objetivo do cuidado de uma ferida aberta e contaminada é transformá-la em uma ferida cirurgicamente limpa que pode ser fechada. A técnica asséptica, a manipulação cuidadosa do tecido e a hemostasia são essenciais. As feridas com contaminação ou infecção grave devem ser submetidas à cultura após a primeira inspeção. A área ao redor da ferida deve ser amplamente tricotomizada e preparada. A ferida pode ser protegida contra os pelos cortados e os detergentes por meio da aplicação de um lubrificante hidrossolúvel estéril (K-Y Gel®) ou esponjas com soro fisiológico e cobertura com gazes ou campos estéreis. Alternativamente, a ferida pode ser temporariamente fechada com suturas, pinças de campos cirúrgicos, grampos ou agrafes de Michel. Os pelos da margem da ferida podem ser cortados com tesoura mergulhada em óleo mineral para impedir que caiam na lesão. Esfregaços de iodopovidona ou gluconato de clorexidina são usados para preparar a pele tricotomizada. Os detergentes contidos nos antissépticos causam irritação, toxicidade e dor no tecido exposto e podem aumentar a infecção do tecido. O álcool é muito prejudicial ao tecido exposto e deve ser usado apenas na pele intacta.

O tratamento da ferida começa com a remoção dos contaminantes maiores e a lavagem copiosa com seleção eletrolítica balanceada, soro fisiológico estéril ou água da torneira em temperatura tépida (500 a 1.000 mL) (Tabela 15.1). O soro fisiológico estéril ou a solução eletrolítica balanceada (solução de Ringer lactato) são os fluidos preferidos para a lavagem. Nenhum tipo de fluido demonstrou ser superior na prevenção da contaminação da ferida. A água da torneira é eficiente e menos prejudicial que a água destilada ou estéril, embora cause dano hipotônico brando ao tecido (aumento de volume celular e mitocondrial). A lavagem da ferida reduz os números de bactérias de forma mecânica, ao soltar e enxaguar as bactérias e os *debris* necróticos associados. A lavagem pode ser facilitada pelo uso de agentes não citotóxicos de limpeza (p. ex., Vetericyn Plus®). De modo geral, esses agentes são aplicados para soltar os *debris* e amolecer o tecido necrótico durante as trocas de bandagem; atuam como surfactantes, rompendo a ligação iônica de partículas e microrganismos à ferida e permitindo sua fácil remoção com soro fisiológico ou soluções eletrolíticas balanceadas. A lavagem após a aplicação desses agentes de limpeza, no entanto, não é necessária. Os antibióticos ou antissépticos (p. ex., clorexidina ou iodopovidona; p. 188) na solução de lavagem reduzem os números de bactérias; no entanto, estes agentes podem danificar o tecido. Os antissépticos têm pouco efeito sobre as bactérias de infecções estabelecidas. No entanto, o ácido tris-etilenodiaminetetracético (tris-EDTA) pode ser utilizado em soluções de lavagem para ajudar a lisar bactérias Gram-negativas, como *Pseudomonas aeruginosa*, *Escherichia coli* e *Proteus vulgaris*, e ter efeitos sinérgicos com determinados antibióticos sistêmicos. A lavagem é preferível a esfregar a ferida com esponjas. As esponjas causam danos teciduais que comprometem a capacidade da ferida de resistir à infecção e permitem que bactérias residuais provoquem uma resposta inflamatória.

As bactérias são efetivamente removidas da superfície da ferida pela lavagem de alta pressão. Tradicionalmente, acreditava-se que uma seringa de 35 a 60 mL e uma agulha de calibre 18 gerassem aproximadamente 7 a 8 psi de pressão; recentemente, porém, foi demonstrado que as pressões geradas são substancialmente mais altas (18,4 ± 9,8 psi).[1] O melhor método para geração de 7 a 8 psi é a bolsa de 1 L de fluido com manguito pressurizado a 300 mmHg (Figura 15.3). A pressão maior (70 psi) gerada por instrumentos pulsáteis de lavagem (i.e., Water Pik®, Surgilav® ou o sistema de desbridamento Pulsavac®) é mais eficiente para reduzir o número de bactérias e remover os *debris* estranhos e o tecido necrótico, porém pode direcionar os microrganismos e detritos para os planos de tecido solto, danificar o tecido subjacente e diminuir a resistência à infecção. As seringas de bulbo ou os frascos de fluido com orifícios na tampa não têm pressão suficiente para remoção adequada de bactérias e *debris*.

TABELA 15.1 Agentes Sugeridos para Limpeza de Feridas			
Agente de Limpeza	**Vantagens**	**Desvantagens**
Agentes de limpeza comerciais (p. ex., Vetericyn Plus®)	O surfactante quebra as pontes entre os corpos estranhos e a superfície da ferida Conveniência	A maioria dos surfactantes iônicos e muitos dos surfactantes não iônicos demonstraram ser tóxicos para as células, retardam a cicatrização da ferida e inibem os mecanismos de defesa da ferida Custo elevado
Água da torneira	Disponibilidade Baixo custo Facilidade de aplicação	Hipotonicidade Presença de microelementos citotóxicos Não antimicrobiano
Solução eletrolítica balanceada: SRL, Normosol®	Isotonicidade Menor citotoxicidade	Não antimicrobiano
Soro fisiológico (0,9%)	Isotonicidade	Acidez um pouco superior à do SRL Não antimicrobiano
Clorexidina a 0,05% (uma parte de solução estoque para 40 partes de água estéril ou SRL) ou (~25 mL de solução estoque por litro)	Amplo espectro antimicrobiano Boa atividade residual Não inativada por matéria orgânica	Precipita em soluções eletrolíticas Soluções mais concentradas são citotóxicas e podem retardar a formação do tecido de granulação *Proteus*, *Pseudomonas* e *Candida* são resistentes Toxicidade córnea
Clorexidina a 0,05% com tris-EDTA	Torna as bactérias mais suscetíveis à destruição por lisozimas, antissépticos e antibióticos. Lisa rapidamente *P. aeruginosa*, *E. coli* e *Proteus vulgaris* Aumenta a eficácia antimicrobiana em aproximadamente 1.000 vezes	Precipita em soluções eletrolíticas Soluções mais concentradas são citotóxicas e podem retardar a formação do tecido de granulação Toxicidade córnea
Iodopovidona a 0,1% (uma parte de solução estoque para 100 partes de SRL ou ~10 mL de solução estoque para 100 mL de SRL)	Amplo espectro antimicrobiano	Inativada pela matéria orgânica Atividade residual limitada Citotóxica em concentrações >1% Hipersensibilidade de contato Distúrbios tireoidianos se absorvida

EDTA, Ácido tris-etilenodiaminetetracético; *SRL*, solução de Ringer lactato.

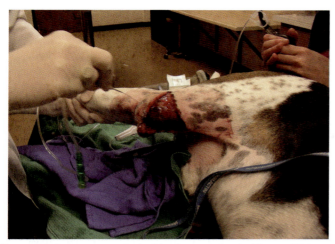

Figura 15.3 Lavagem da ferida de um cão da Figura 15.1 com 1 L de soro fisiológico a 0,9% em saco de pressão, mantido a 300 mmHg, com tubo de extensão e uma agulha calibre 18.

Desbridamento

A presença de tecido necrótico na ferida retarda a cicatrização. O desbridamento remove o tecido desvitalizado da ferida. O desbridamento é a retirada do tecido morto ou danificado, corpos estranhos e microrganismos que comprometem os mecanismos locais de defesa e retardam a cicatrização. O objetivo do desbridamento é a obtenção de margens e leito limpos e frescos na ferida para o fechamento primário ou tardio. O tecido desvitalizado é removido por excisão cirúrgica, mecanismos autolíticos, enzimas e bandagens úmidas-secas (p. 197) ou métodos biocirúrgicos. A extensão do tecido desvitalizado é normalmente óbvia 48 horas após a lesão.

Desbridamento Cirúrgico

O tecido desvitalizado deve ser cirurgicamente excisado em camadas, começando na superfície e progredindo até as partes mais profundas da ferida. Isso pode ser feito por dissecção aguda, eletrocirurgia ou *laser*. Os ossos, tendões, nervos e vasos devem ser preservados, mas os sequestros ósseos devem ser removidos porque podem impedir a granulação completa da ferida (principalmente nas lesões de desluvamento de metacarpo ou metatarso) e predispô-la à infecção. O músculo deve ser desbridado até sangrar e contrair com os estímulos adequados. O desbridamento extensivo do tecido subcutâneo deve ser evitado, porque pode retardar a cicatrização da ferida, em especial em gatos, e aumentar o risco de infecção. O tecido adiposo contaminado deve ser excisado com liberdade, já que é facilmente desvascularizado e pode abrigar bactérias, mas os vasos cutâneos devem ser poupados para manter a viabilidade da pele sobrejacente.

Alternativamente, a ferida inteira pode ser excisada em bloco caso esteja cercada por uma quantidade suficiente de tecido saudável e as estruturas vitais puderem ser preservadas. O perigo do desbridamento cirúrgico é a remoção de uma quantidade excessiva de tecido que pode ser viável. Nas lesões penetrantes ou punções, pode ser necessário aumentar a ferida para avaliar a extensão da lesão e permitir o desbridamento. A eletrocirurgia ou o *laser* de dióxido de carbono podem ser tão eficientes quanto o desbridamento cirúrgico agudo do tecido desvitalizado. Estas técnicas têm a vantagem de promover a hemostasia simultânea, o que ajuda a impedir o desbridamento do tecido normal. O tratamento com *laser* de baixa potência (LLLT; do inglês, *low-level laser therapy*) tem sido recomendado para estimulação da cicatrização de feridas crônicas por encurtar a fase inflamatória e aumentar a liberação de fatores que estimulam a fase proliferativa do reparo. A alta deposição de colágeno e a proliferação de células endoteliais, fibroblastos e miofibroblastos são os efeitos mais significativos.

De modo geral, o desbridamento cirúrgico do tecido obviamente desvitalizado é combinado ao desbridamento autolítico (discutido posteriormente) para remoção de contaminantes superficiais e do tecido de viabilidade questionável. Depois do desbridamento cirúrgico, as feridas são normalmente tratadas como abertas, com curativos hidrófilos e bandagens. A drenagem adequada e o leito vascular viável são importantes para a cicatrização da ferida. A ferida deve ser fechada quando parecer saudável ou após a formação de um leito de tecido de granulação saudável, a não ser que seu fechamento por contração e epitelização seja esperado.

Desbridamento Autolítico

O desbridamento autolítico é realizado por meio da criação de um ambiente úmido da ferida que permite a dissolução do tecido não viável por enzimas endógenas. De modo geral, é preferível ao desbridamento cirúrgico ou com bandagem nas feridas com tecido de viabilidade questionável por ter alta seletividade pelo tecido desvitalizado e ser muito menos doloroso do que outros métodos de desbridamento; no entanto, é um processo muito mais lento. O desbridamento autolítico é realizado com bandagens hidrófilas, oclusivas ou semioclusivas (pp. 195 e 196), que permitem que o fluido da ferida permaneça em contato com o tecido não viável.

Desbridamento com Bandagem (Mecânico)

Os curativos que são deixados para secar na ferida, como as bandagens úmidas-secas ou secas-secas, aderem à superfície da lesão, tracionam os *debris* e removem as camadas superficiais do leito ao serem retiradas. Além do desbridamento mecânico, os curativos secos-úmidos protegem e recobrem a ferida, mantêm o ambiente úmido e absorvem quantidades moderadas de exsudato. Esses curativos são mais eficientes nas primeiras fases da cicatrização da ferida ou no controle da infecção. No entanto, o desbridamento é doloroso e não é seletivo, já que o tecido saudável ou em cicatrização pode sofrer traumas. Por causa destas desvantagens e também devido à disponibilidade de outros métodos de desbridamento da ferida, alguns autores não recomendam estas bandagens. No entanto, as bandagens úmidas-secas são muito econômicas e eficazes nos primeiros dias da ferida abertas.

Desbridamento Enzimático

Os agentes de desbridamento enzimático são usados como adjuntos na lavagem e no desbridamento cirúrgico da ferida. São indicados a pacientes com risco anestésico alto ou caso o desbridamento cirúrgico possa danificar os tecidos saudáveis necessários para a reconstrução. Os agentes enzimáticos decompõem o tecido necrótico e liquefazem o coágulo e o biofilme bacteriano, melhorando o contato entre o antibiótico e as feridas e aumentando a exposição para o desenvolvimento da imunidade celular e humoral; usados da maneira adequada, estes agentes não danificam os tecidos vivos. As enzimas existentes não digerem a pele queimada, ossos necróticos e o tecido conjuntivo. As enzimas devem permanecer em contato com a ferida por um período adequado para produzir o efeito desejado; portanto, estes produtos podem ter ação lenta e custo elevado. A irritação local do tecido também pode ser observada.

Os produtos à base de colagenase (p. ex., Santyl®) são eficazes no desbridamento enzimático e usados em feridas humanas, principalmente úlceras de decúbito, lesões por pressão e queimaduras. Os produtos mais conhecidos pelos cirurgiões veterinários, como

Granulex® e Accuzyme®, entre outros, não são mais comercializados por questões de segurança.

Desbridamento Biocirúrgico

A terapia com larvas de mosca-varejeira (*Lucilia sericata*) provoca o desbridamento das feridas, já que as larvas secretam enzimas digestivas proteolíticas. Larvas medicinais estéreis são criadas especificamente para a biocirurgia. Uma única larva pode consumir até 75 mg de tecido necrótico por dia. Estas larvas precisam de temperatura ideal, suprimento de oxigênio e uma ferida úmida. A terapia com larvas é mais indicada em feridas necróticas, infeccionadas ou crônicas que não cicatrizam. As larvas removem o tecido necrótico, desinfetam a ferida e promovem a formação de tecido de granulação. As larvas medicinais são aplicadas na ferida em uma densidade de cinco a oito por centímetro quadrado. Um orifício é feito em um curativo hidrocoloide autoadesivo com as mesmas dimensões da ferida. Este curativo é colocado na ferida para impedir que as larvas rastejem para a pele intacta e para absorver as secreções da lesão. O curativo é coberto para manter as larvas na ferida e as camadas absorventes são trocadas conforme necessário. As larvas são normalmente aplicadas por dois ciclos de 48 horas a cada semana.

ANTIBIÓTICOS

O uso seletivo de antibióticos pode ajudar a prevenir ou controlar as infecções tegumentares depois de uma lesão ou cirurgia. As feridas com contaminação mínima ou moderada e menos de 6 a 8 horas de ocorrência podem ser limpas e fechadas ou tratadas sem antibióticos. Feridas com contaminação grave, esmagamento ou infecção, ou ainda com mais de 6 a 8 horas, normalmente se beneficiam do tratamento com antibióticos. As feridas contaminadas e aquelas com infecção estabelecida devem ser submetidas à cultura antes da administração dos antibióticos, que devem ser escolhidos conforme os resultados da cultura e do antibiograma. O ideal é que as contagens bacterianas quantitativas sejam realizadas antes da colocação de enxertos ou retalhos sobre as feridas em granulação. A reconstrução deve ser retardada caso a contagem bacteriana seja superior a 10^5 UFC por grama de tecido.

Os antibióticos sistêmicos devem ser administrados em caso de risco alto de bacteriemia ou infecção disseminada. Um antibiótico de amplo espectro deve ser administrado enquanto os resultados da cultura e do antibiograma são aguardados. Os níveis sanguíneos de antibiótico devem ser mensuráveis no momento da cirurgia em caso de uso profilático em procedimentos limpos ou limpos contaminados. O ideal é que os antibióticos profiláticos sejam administrados por via intravenosa, 30 minutos antes da realização da incisão cirúrgica (Capítulo 9). A contaminação durante a cirurgia normalmente é limitada à flora cutânea do paciente; portanto, fármacos eficientes contra a flora cutânea Gram-positiva, principalmente *Staphylococcus* spp. (p. 80), devem ser escolhidos (p. ex., 22 mg/kg de cefazolina por via intravenosa).

MEDICAMENTOS TÓPICOS USADOS EM FERIDAS

Antimicrobianos e Antibióticos Tópicos

Os agentes antimicrobianos e antibióticos eliminam ou reduzem o número de microrganismos que destroem o tecido de uma ferida. Os antibióticos tópicos são preferíveis em relação àqueles sistêmicos nas feridas abertas. As feridas com contaminação branda ou moderada não são beneficiadas pelo tratamento com antibióticos tópicos e sistêmicos combinados; no entanto, a terapia combinada é vantajosa em feridas altamente contaminadas. Os antibióticos aplicados 1 a 3 horas após a contaminação geralmente impedem a infecção.

Os benefícios dos fármacos tópicos devem compensar seus efeitos citotóxicos. Os antibióticos usados efetivamente como pomadas tópicas ou adicionados a soluções de lavagem são a penicilina, a ampicilina, a carbenicilina, a tetraciclina, a canamicina, a neomicina, a bacitracina, a polimixina e as cefalosporinas. Após o estabelecimento da infecção, os antibióticos tópicos e sistêmicos não têm efeito benéfico na prevenção da supuração das feridas submetidas ao fechamento. O coágulo da ferida impede que os antibióticos tópicos alcancem níveis eficazes nos tecidos profundos e que os antibióticos sistêmicos atinjam as bactérias superficiais. Estas feridas devem ser desbridadas para que o antimicrobiano chegue até as bactérias.

As vantagens dos antibióticos tópicos em relação aos antissépticos no controle de feridas são a toxicidade bacteriana seletiva, a eficácia na presença de material orgânico e a eficácia combinada com os antibióticos sistêmicos. As desvantagens são os custos, o menor espectro do antimicrobiano, a possibilidade de resistência bacteriana, a criação de superinfecções, a toxicidade sistêmica ou local, a hipersensibilidade e o aumento de infecções nosocomiais. As soluções antibióticas são preferíveis às pomadas e aos pós. As pomadas liberam os antibióticos de forma lenta e podem ser oclusivas, promovendo o crescimento de bactérias anaeróbias. Os pós agem como corpos estranhos e não devem ser usados.

Pomada Antibiótica Tripla

A pomada antibiótica tripla (bacitracina, neomicina, polimixina) é eficiente contra um amplo espectro de bactérias patogênicas que comumente infectam as feridas superficiais da pele. No entanto, sua eficácia contra *Pseudomonas* é baixa. A bacitracina de zinco melhora a reepitelização das feridas, mas pode retardar sua contração. Como estes fármacos são mal absorvidos, a toxicose sistêmica (nefrotoxicidade, ototoxicidade, neurotoxicidade) é rara. A pomada é mais eficiente na prevenção das infecções do que em seu tratamento.

Sulfadiazina de Prata

A sulfadiazina de prata a 1% em creme ou pomada hidrossolúvel é eficiente contra a maioria das bactérias Gram-positivas e Gram-negativas e grande parte dos fungos. Também atua como uma barreira antimicrobiana, pode penetrar no tecido necrótico e melhora a epitelização da ferida. Acredita-se que seja o fármaco de escolha no tratamento de queimaduras; no entanto, em um estudo sobre queimaduras de espessura parcial em seres humanos, os curativos com mel foram superiores à pomada de sulfadiazina de prata. A toxicidade *in vitro* para os queratinócitos e fibroblastos humanos e a inibição de células polimorfonucleares e linfócitos foram demonstradas. Esses efeitos de retardamento da ferida, provocados pela sulfadiazina de prata, são revertidos por sua combinação ao aloé. Também existem curativos impregnados com prata e alguns autores os preferem devido ao menor desconforto e à menor frequência de troca das bandagens (p. 200). As pomadas continuam eficazes por até 3 dias, enquanto os curativos podem ser mantidos por 7 dias. Uma pequena quantidade de prata é liberada de forma lenta de sua rede molecular por um período prolongado, o que reduz os efeitos citotóxicos da prata iônica e evita manchas, irritações ou sensibilizações ao mesmo tempo que mantêm os efeitos antimicrobianos. Esses produtos também são hidrófilos, o que ajuda a manter o ambiente úmido da ferida e absorver os exsudatos.

Nitrofural

O nitrofural tem propriedades hidrófilas e antibacterianas de amplo espectro. Tem pouco efeito contra *Pseudomonas* spp. A base de polietileno confere suas propriedades hidrófilas, permitindo que atraia o fluido corporal do tecido da ferida, o que ajuda a diluir os exsudatos persistentes para que possam ser absorvidos pelas bandagens. O nitrofural retarda a epitelização da ferida. Além disso, perde parte de seus efeitos antibacterianos na presença da matéria orgânica.

Sulfato de Gentamicina

O sulfato de gentamicina é comercializado como pomada ou pó a 1%, mas as soluções são preferíveis. Os produtos com base em creme de óleo em água retardam a contração e epitelização da ferida. É bastante eficiente no controle do crescimento de bactérias Gram-negativas (*Pseudomonas* spp., *Escherichia coli*, *Proteus* spp.). O sulfato de gentamicina é usado geralmente antes e depois da colocação de enxertos e em feridas que não respondem à pomada antibiótica tripla. No entanto, a gentamicina em solução isotônica não inibe a contração e promove a epitelização.

Cefazolina

A cefazolina é um antimicrobiano eficiente contra os microrganismos Gram-positivos e alguns Gram-negativos. A cefazolina tópica (as doses sistêmica e tópica combinadas não devem ser superiores a 22 mg/kg) gera altos níveis de antibiótico no fluido da ferida. A concentração inibidora mínima do fármaco nas feridas é maior após a aplicação tópica em comparação à administração sistêmica. A cefazolina de aplicação tópica tem 95% de biodisponibilidade e é rapidamente absorvida; assim, os níveis sistêmicos são iguais aos níveis no fluido da ferida em 1 hora.

Mafenida

A mafenida (cloridrato ou acetato) é uma sulfa tópica comercializada como *spray* aquoso e comumente usada em queimaduras em humanos. Tem amplo espectro contra muitas bactérias Gram-positivas e Gram-negativas, incluindo *Pseudomonas* spp., *Clostridium* spp. e *Staphylococcus aureus* resistente à meticilina; é bastante utilizada em feridas com contaminação grave.

Estimuladores Tópicos da Cicatrização de Feridas

Muitos agentes tópicos têm sido usados no tratamento de feridas abertas, alguns com benefícios documentados, outros não. Infelizmente, há poucos estudos prospectivos bem controlados na literatura veterinária para determinar os agentes ideais para promover a cicatrização de feridas em cães e gatos.

Aloé (*Aloe vera*)

O gel de aloé é extraído das folhas da babosa e possui 75 componentes potencialmente ativos. O aloé é usado em queimaduras por sua atividade antibacteriana contra *Pseudomonas aeruginosa*. Também inibe o crescimento de fungos. As propriedades de inibição de prostaglandina e tromboxano dos medicamentos com aloé são benéficas para manutenção do lúmen vascular, o que ajuda a impedir a isquemia da derme. Os medicamentos com aloé também podem estimular a replicação de fibroblastos. O aloé pode penetrar e anestesiar o tecido. A acemanana, um componente do gel de aloé, promove a cicatrização do tecido (como discutido adiante). Também é encontrado em outros preparados. A alantoína, outro componente do gel de extrato de aloé, estimula o reparo do tecido nos feridas supuradas e úlceras resistentes por promover o crescimento epitelial. O uso nas feridas de espessura total é desestimulado por causa de seus efeitos anti-inflamatórios. O aloé combate os efeitos inibidores da sulfadiazina de prata quando os dois medicamentos são combinados.

Acemanana

A acemanana é comercializada como hidrogel tópico ou gel seco por congelamento. Também é indicada no controle de queimaduras superficiais e profundas de espessura parcial, lacerações, úlceras dérmicas, abrasões e feridas que não cicatrizam. A acemanana é uma manose β-(1,4) acetilada derivada da babosa que estimula as primeiras fases da cicatrização. Estimula os macrófagos a liberar interleucina-1 (IL-1) e fator de necrose tumoral alfa (TNF-α), que estimulam a proliferação dos fibroblastos, a neovascularização, o crescimento e a motilidade da epiderme e a deposição de colágeno para formação do tecido de granulação. A acemanana também pode se ligar a fatores de crescimento, prolongando seu efeito estimulador sobre a formação do tecido de granulação. A forma seca por congelamento melhora a cicatrização sobre o osso exposto e tem propriedades hidrófilas que ajudam a limpar a ferida e reduzir o edema. O momento mais eficiente para começar a aplicação tópica é o início da fase inflamatória da cicatrização, com a aplicação diária sob uma bandagem, continuando até o estágio de reparo. Os maiores efeitos são observados nos primeiros 7 dias de aplicação. A formação de tecido de granulação pode ser excessiva, principalmente com a forma seca por congelamento, o que inibe a contração da ferida.

Complexo Tripeptídeo-Cobre

O complexo tripeptídeo glicil-L-histidil-L-lisina-cobre (lamina) estimula a cicatrização da ferida e é quimiotático para mastócitos, monócitos e macrófagos que estimulam o desbridamento, a angiogênese, a síntese de colágeno e a epitelização. As enzimas envolvidas na formação das ligações cruzadas do colágeno precisam de cobre. O melhor momento para iniciar a aplicação do complexo tripeptídeo-cobre é o final da fase inflamatória e o início da fase de reparo; o tratamento deve ser mantido até o final desta última fase. Este complexo tem sido eficaz em acelerar a cicatrização em feridas crônicas, isquêmicas e abertas. Os maiores efeitos são observados nos primeiros 7 dias de uso. O tecido de granulação exuberante pode ser um problema associado a esse agente.

Maltodextrina

A maltodextrina é um polissacarídeo de D-glicose; é comercializada em pó ou gel hidrófilo com 1% de ácido ascórbico para o uso em feridas contaminadas e infeccionadas como estimulante da cicatrização. Há relatos de que a maltodextrina estimula a cicatrização ao fornecer glicose para o metabolismo celular por meio da hidrólise de seu componente polissacarídico. Sua propriedade hidrófila atrai o fluido através do tecido, mantendo-o úmido. A maltodextrina é quimiotática e atrai neutrófilos, linfócitos e macrófagos para a ferida. Também tem propriedades antibacterianas e bacteriostáticas. Reduz o odor, os exsudatos, o aumento de volume e a infecção e pode estimular o início da formação do tecido de granulação e a epitelização. Depois do desbridamento e da lavagem, uma camada de 5 a 10 mm de maltodextrina é aplicada na ferida e coberta com uma bandagem desde o início do estágio inflamatório até o estágio de reparo da cicatrização. A troca das bandagens, a lavagem e a reaplicação da maltodextrina devem ser realizadas diariamente.

Mel

O mel é um agente antigo que despertou novo interesse. Seus supostos benefícios são a estimulação do desbridamento da ferida, a redução do edema e da inflamação, a promoção da formação de tecido de granulação e da epitelização e a melhora da nutrição da ferida (Quadro 15.3). Tem amplo efeito antibacteriano devido à produção

---

QUADRO 15.3 Benefícios do Mel na Cicatrização de Feridas

- Reduz o edema
- Reduz a inflamação
- Acelera o desbridamento da ferida
- Promove a formação de tecido de granulação
- Acelera a epitelização
- Ação antimicrobiana

enzimática de peróxido de hidrogênio a partir de glicose, hipertonicidade, pH baixo, teor de inibina e outros componentes não identificados. O mel aumenta o teor de colágeno, acelera a maturação do colágeno resultante de ligações cruzadas e mantém o pH ideal para a atividade dos fibroblastos. O mel contém uma ampla gama de aminoácidos, vitaminas e microelementos, além de açúcares de fácil assimilação que estimulam o crescimento do tecido. O mel deve começar a ser usado no início da cicatrização da ferida e sua utilização é interrompida assim que haja um leito de granulação saudável. Também pode ser usado no tratamento de queimaduras de espessura parcial e pode ter propriedades de cicatrização melhores que os preparos à base de prata.

Preparados específicos de mel medicinal não pasteurizado são recomendados no tratamento de feridas (p. ex., Medihoney®, Therahoney®, Manuka Honey AD®). O mel é aplicado por impregnação de uma gaze estéril que, então, é posicionada na ferida e coberta com uma bandagem absorvente grossa. Alternativamente, pode ser aplicado como gel ou pasta e recoberto por uma bandagem não aderente. A bandagem é trocada uma a três vezes por dia dependendo da quantidade de exsudato.

Açúcar

O açúcar tem efeitos hipertônicos e hiperosmolares semelhantes aos do mel, atrai macrófagos, acelera a descamação do tecido desvitalizado, é uma fonte de energia celular e promove a formação de um leito de granulação saudável. O açúcar granulado é aplicado em uma camada de 1 cm de espessura e bandagens absorventes são colocadas para absorver o excesso de fluido da ferida. A bandagem é trocada uma a três vezes por dia, dependendo da quantidade de exsudato. Alternativamente, uma pasta feita com açúcar de confeiteiro, açúcar impalpável, glicerina e peróxido de hidrogênio pode ser usada em vez do açúcar granulado.

Fatores de Crescimento

A aplicação de fatores de crescimento para acelerar a cicatrização tem sido investigada. A aplicação dos fatores de crescimento supõe que a ferida não apresenta moléculas específicas em quantidades suficientes. Saber qual fator é deficiente e em que quantidade e momento durante o complexo processo de cicatrização é quase impossível. As evidências indicam que a aplicação de um único fator de crescimento na ferida não é tão eficiente quanto a combinação de fatores de crescimento que o corpo produz. É preferível deixar estes fatores no fluido da ferida sob uma bandagem oclusiva ou semioclusiva a adicionar moléculas exógenas. Alguns fatores de crescimento são comercializados, como o fator de crescimento derivado de plaquetas humano recombinante, mas estudos de eficácia em cães e gatos ainda precisam ser realizados.

Produtos derivados de plaquetas. O plasma rico em plaquetas (PRP) contém uma alta concentração de plaquetas e é, portanto, rico em fatores de crescimento e citocinas, podendo ser utilizado para melhorar a cicatrização de feridas (Capítulo 31). O PRP foi avaliado em modelos equinos e caninos com resultados dúbios. Consequentemente, acredita-se que a aplicação tópica de PRP autólogo seja mais indicada em feridas com perda tecidual extensa ou em feridas crônicas por ser uma fonte fresca de mediadores.

Colágeno bovino hidrolisado. O colágeno bovino hidrolisado tem propriedades hidrófilas que ajudam a criar um ambiente úmido para o desbridamento autolítico nas primeiras fases da cicatrização e o ambiente ideal para a epitelização nos estágios tardios. Há poucas evidências histológicas de uma reação inflamatória em cães. A matriz de colágeno formada serve como rede para o crescimento de fibroblastos, facilitando, assim, a fase de reparo da cicatrização da ferida. É provável que seja mais eficaz quando usado no final da fase inflamatória e no início da fase de reparo da cicatrização para acelerar a epitelização.

Quitosana

A quitosana é um polissacarídeo derivado do exoesqueleto de quitina dos crustáceos. O ingrediente ativo, a glicosamina, aumenta a função de células inflamatórias, fatores de crescimento e fibroblastos para promover a formação do tecido de granulação e acelerar a cicatrização. Estes curativos são hemostáticos e antibacterianos. As informações sobre o uso de quitosana em medicina veterinária são limitadas.

SOLUÇÕES PARA LIMPEZA DA FERIDA

As soluções para limpeza da ferida devem ter propriedades antissépticas ideais e citotoxicidade mínima. Estas soluções são usadas principalmente nas fases iniciais do tratamento da ferida para diminuição da carga bacteriana e remoção do tecido necrótico e dos *debris* da ferida. Com a ferida limpa, soluções eletrolíticas balanceadas ou soro fisiológico são ideais para sua irrigação (Tabela 15.1). A água de torneira (não destilada) não é um agente de limpeza ideal para a ferida, mas é aceitável para remoção inicial da sujeira e dos *debris* em caso de contaminação grave. Sua hipotonicidade causa o aumento de volume das células, o que pode provocar destruição celular significativa e retardar a cicatrização da ferida em caso de uso prolongado. As soluções antissépticas são usadas no início do tratamento da ferida para reduzir os números de bactérias e as chances de infecção. São contraindicadas em feridas limpas porque todos os antissépticos apresentam algum efeito citotóxico e podem causar mais danos do que benefícios para a cicatrização.

Antissépticos Comerciais para Cuidado de Feridas

Leia a bula com cuidado ao escolher um agente de limpeza comercial; muitos são combinações de agentes contraindicados para uso em feridas por causa de efeitos citotóxicos. Alguns ingredientes a serem evitados são o peróxido de hidrogênio, o hipoclorito de sódio e o ácido hipocloroso. A atividade de limpeza de muitos agentes comerciais depende de um surfactante que quebra as ligações entre os corpos estranhos e a superfície da ferida. A maioria dos surfactantes iônicos e muitos daqueles não iônicos são tóxicos para as células, retardam a cicatrização e inibem os mecanismos de defesa da ferida. Um exemplo de antisséptico comercial para cuidado de feridas é chamado Vetericyn Plus®.

Diacetato de Clorexidina

A solução antisséptica preferida para a lavagem da ferida é o diacetato de clorexidina a 0,05%, por seu amplo espectro de atividade antimicrobiana e atividade residual prolongada. Tem atividade antibacteriana na presença de sangue e outros *debris* orgânicos, absorção e toxicidade sistêmicas mínimas e promove a cicatrização rápida. Uma solução a 0,05% é criada pela diluição de uma parte da solução estoque em 40 partes de água estéril. A clorexidina forma precipitados pesados nas soluções eletrolíticas, mas que não retardam a cicatrização da ferida nem interferem na atividade antibacteriana. Soluções mais potentes podem retardar a formação do tecido de granulação com o contato prolongado com a ferida. A atividade residual pode durar até 2 dias e a eficácia aumenta com a repetição da aplicação. As possíveis desvantagens da utilização de clorexidina são a resistência a *Proteus*, *Pseudomonas* e *Candida* e a toxicidade para a córnea.

Iodopovidona

A solução de iodopovidona a 1% ou 0,1% (solução de estoque a 10% diluída 1:10 ou 1:100, respectivamente) é frequentemente usada na lavagem da ferida graças a seu amplo espectro de atividade antimicrobiana. Os compostos de iodo são ativos contra bactérias vegetativas e esporuladas, fungos, vírus, protozoários e leveduras. A solução a 0,1% é recomendada. Esta concentração mata bactérias em 15 segundos e não há resistência bacteriana conhecida. A iodopovidona é um iodóforo hidrossolúvel e fortemente ácido (pH 3,2) produzido pela combinação de iodo molecular e polivinilpirrolidona. A reaplicação frequente (a cada 4 a 6 horas) é necessária quando usada como solução para hidratação porque a atividade residual dura apenas 4 a 8 horas e a matéria orgânica (i.e., sangue e exsudato seroso) desativa o iodo livre da iodopovidona. A absorção de iodo pela pele e pelas mucosas pode causar concentrações sistêmicas excessivas da molécula e disfunção tireoidiana transitória. O pH baixo da iodopovidona pode causar ou intensificar a acidose metabólica em caso de absorção da solução. O ato de esfregar detergentes com iodopovidona nas feridas danifica o tecido e potencializa a infecção. As hipersensibilidades de contato podem ocorrer em até 50% dos cães tratados desta forma. A iodopovidona a 0,5% é citotóxica para fibroblastos.

Tris-EDTA

O tris-EDTA (sal de cálcio dissódico de ácido etilenodiaminotetracético tamponado com tris [hidroximetil] aminometano) adicionado às soluções de lavagem aumenta a permeabilidade das bactérias Gram-negativas aos solutos extracelulares e causa extravasamento de solutos intracelulares. A solução de tris-EDTA é preparada com a adição de 1,2 g de EDTA e 6,05 g de tris a 1 L de água estéril. O hidróxido de sódio é usado para ajustar o pH da solução para 8 e a solução é misturada e autoclavada por 15 minutos. As bactérias tratadas são mais suscetíveis à destruição por lisozimas, antissépticos e antibióticos. O tris-EDTA colocado na água estéril provoca rapidamente a lise de *P. aeruginosa*, *E. coli* e *Proteus vulgaris*. A adição do tris-EDTA a uma solução de gluconato de clorexidina a 0,01% aumenta a eficácia antimicrobiana em aproximadamente mil vezes. Há sinergia antimicrobiana contra *E. coli* entre tris-EDTA e penicilina, oxitetraciclina e cloranfenicol. Da mesma forma, o tris-EDTA e a gentamicina, a oxitetraciclina, a polimixina B, o ácido nalidíxico e a sulfonamida tripla têm atividade sinérgica contra *P. vulgaris*.

Outras Soluções

O ácido acético a 0,25% ou 0,5% é ocasionalmente usado como solução de lavagem. Seu efeito antibacteriano se deve à redução do pH da ferida. A acidificação é benéfica nas feridas que apresentam microrganismos que metabolizam a ureia (p. ex., *Pseudomonas* spp.); no entanto, a resistência ao ácido acético pode se desenvolver. O ácido acético é mais citotóxico para os fibroblastos que as bactérias. O peróxido de hidrogênio e o líquido de Dakin não devem ser usados como soluções para a lavagem da ferida. O peróxido de hidrogênio, mesmo em baixas concentrações, danifica o tecido e é um antisséptico ruim. É um esporicida eficaz; portanto, pode ser benéfico em caso de suspeita de esporos de clostrídios. O peróxido de hidrogênio desloca as bactérias e os detritos das feridas por sua ação efervescente. O líquido de Dakin é uma solução a 0,5% de hipoclorito de sódio (diluição 1:10 do alvejante doméstico). Libera cloro e oxigênio livres no tecido, matando as bactérias e liquefazendo o tecido necrótico. No entanto, mesmo na metade ou em um quarto da concentração, o líquido de Dakin é prejudicial para neutrófilos, fibroblastos e células endoteliais e não deve ser usado na lavagem da ferida.

OUTROS MÉTODOS DE TRATAMENTO DA FERIDA

Terapia com *Laser* de Baixa Intensidade

A LLLT é amplamente usada em feridas abertas para acelerar a cicatrização. No entanto, há possibilidade de lesão celular e retardo da cicatrização da ferida em caso de administração em altas doses ou uso inadequado. O mecanismo exato é desconhecido, mas acredita-se que a LLLT module processos celulares para aumentar a síntese proteica e estimular o crescimento e a diferenciação celular. Em um estudo de 2016 em modelo de ferida em cães, a LLLT aumentou a migração e a proliferação de queratinócitos em doses de 0,1, 0,2 e 1,2 J/cm^2, mas a exposição a 10 J/cm^2 teve o efeito oposto.[2] Na literatura, os protocolos para uso do *laser* terapêutico são bastante variáveis (p. ex., conforme o tipo de *laser*, o nível de energia, a duração da exposição ou os intervalos de frequência), dificultando a determinação da eficácia desta modalidade. Um estudo de medicina veterinária de 2015, por exemplo, não detectou diferenças na cicatrização de feridas agudas de cães submetidos à LLLT ou a outros tratamentos.[3] A principal recomendação na literatura veterinária é a administração de 2 a 6 J/cm^2 uma vez ao dia por 7 a 10 dias em feridas agudas e 2 a 8 J/cm^2 uma vez ao dia em feridas crônicas, usando um *laser* com comprimento de onda de 630 nm (luz visível) a 904 nm (infravermelho), com 1 a 15 W de potência; no entanto, o protocolo ideal não foi determinado.[4]

Terapia Hiperbárica com Oxigênio

A HBOT é a inalação de oxigênio puro em pressão maior do que 1 atmosfera, o que aumenta significativamente a oxigenação tissular. A HBOT demonstrou ser benéfica no tratamento em curto prazo de feridas crônicas e hipóxicas em seres humanos.[5] No entanto, há poucos dados sobre o uso da HBOT em medicina veterinária.

Campo Eletromagnético Pulsado

Experimentalmente, o tratamento com campo eletromagnético pulsado de feridas abertas estimula a epitelização e pode promover a contração inicial da lesão sem efeitos adversos sobre a perfusão ou os parâmetros tensiométricos, histológicos, clinicopatológicos ou eletroencefalográficos. O campo eletromagnético pulsado gera pulsos multiformes complexos de campos eletromagnéticos oscilantes na faixa de frequência ultrabaixa (0,5-18 Hz).

AVALIAÇÃO DA VIABILIDADE DA PELE

A circulação cutânea pode se deteriorar por 5 dias depois da cirurgia por causa do edema e de outros fatores. A viabilidade da pele é clinicamente avaliada pela cor, calor, sensibilidade à dor e sangramento. Também pode ser avaliada por corantes, oxigênio ou dióxido de carbono transcutâneo, velocimetria por Doppler a *laser*, detecção do fluxo por Doppler ultrassônico e cintigrafia. A pele não viável é preta, preto-azulada ou branca e a área pode ser inflexível, fria e insensível. A pele normal é morna, flexível e rosada, com preenchimento capilar normal (de difícil avaliação) e sensibilidade dolorosa. As áreas de viabilidade questionável geralmente são azuladas ou arroxeadas, com mau preenchimento capilar e baixa sensibilidade.

A injeção intravenosa dos corantes vitais fluoresceína (10 mg/kg) e laranja xilenol (90 mg/kg) foi usada para avaliar a integridade vascular da pele, mas não é melhor do que a observação visual. O monitoramento transcutâneo de oxigênio (pO$_2$) ou dióxido de carbono (pCO$_2$) permite a avaliação imediata da isquemia, mas exige decúbito prolongado, sem movimentação; além disso, a manutenção destes sensores por mais de 3 horas pode causar queimaduras superficiais. A pele geralmente sobrevive com a manutenção de pO$_2$ transcutânea de aproximadamente 60 mmHg. Os valores de pO$_2$ transcutânea entre 30 e 60 mm Hg podem estar associados à sobrevida parcial ou completa. A pCO$_2$ transcutânea é mais baixa na base dos retalhos de pele (aproximadamente 53 mmHg) que no ápice (aproximadamente 106 mmHg), onde a isquemia é mais provável. A velocimetria por

Doppler a *laser* é indicativa do fluxo sanguíneo capilar e pode dar uma avaliação precisa da circulação local. As sondas devem ser colocadas longe dos vasos principais para monitoramento do fluxo sanguíneo relativo, do volume e da velocidade (fatores que variam conforme a espécie, o local e a instrumentação). A detecção do fluxo por Doppler ultrassônico é uma forma não invasiva e barata de determinar o fluxo sanguíneo e prever a viabilidade de uma área. Dois sons são ouvidos a cada pulso arterial, mas, na presença de oclusão proximal ou estenose, há apenas um som. As áreas de tecido não viável também podem ser identificadas pela avaliação por cintigrafia após a injeção de difosfato de metileno tecnécio-99m.

CIRURGIA TEGUMENTAR

Os princípios fundamentais da cirurgia reconstrutiva são listados no Quadro 15.4. As incisões feitas com lâminas de bisturi causam menos trauma ao tecido que aquelas feitas com tesoura, eletrocirurgia ou *laser*. O *laser* de CO_2 é o mais adequado nas incisões cutâneas; cria feridas com hemorragia mínima por selar os vasos. As bordas da pele devem ser manipuladas de maneira atraumática, com ganchos cutâneos ou pinças de dentes finos. O plexo profundo ou subdérmico deve ser preservado durante a dissecção e a excisão para assegurar a sobrevida da pele. É importante separar a pele da gordura subcutânea para impedir a transecção do plexo subdérmico. Para impedir a transecção das artérias cutâneas diretas que suprem o plexo subdérmico, a dissecção deve ser realizada abaixo dos músculos cutâneos (panicular, prepucial, supramamário, platisma e esfíncter do pescoço) ou nas extremidades distais na camada dérmica profunda. O risco de infecção após a cirurgia é reduzido pela profilaxia antimicrobiana, mas aumentado por vários fatores (Quadro 15.5).

Suturas

A sutura age como um corpo estranho nas feridas. Uma sutura intradérmica reduz imensamente os números críticos de bactérias necessárias para causar a infecção por promover irritação direta, abrigar microrganismos bactérias e gerar ilhas isquêmicas de tecido. No fechamento da ferida, as suturas devem ser as menores possíveis e em menor quantidade possível. As suturas de aproximação devem ser usadas para unir as bordas do tecido em aposição anatômica. Uma sutura absorvível 3-0 ou 4-0 (p. ex., poligliconato, polidioxanona, poliglecaprona 25, glicômero 631 ou poliglactina 910) com agulha de ponta cônica curva deve ser usada para fechar o tecido subcutâneo e subcuticular. Uma sutura monofilamentar não absorvível 3-0 ou 4-0 (p. ex., náilon, polipropileno ou polibutéster) com uma agulha de corte inverso é preferível na maioria das suturas cutâneas. As suturas cutâneas devem ser colocadas a pelo menos 0,5 cm das margens da ferida. As feridas fechadas com pontos simples separados apresentam menor edema, melhor microcirculação e maior força tensora inicial, enquanto as suturas contínuas aceleram o fechamento, usam menos material de sutura e vedam melhor a linha da incisão. A tensão da sutura deve apenas justapor as bordas, já que as feridas aproximadas sem tensão excessiva são mais resistentes nos primeiros 21 dias.

Grampos

A colocação de grampos cutâneos para a aposição das bordas da pele é mais rápida do que a sutura; no entanto, o alinhamento correto das bordas da pele é mais difícil e os grampos são menos seguros do que as suturas. Além disso, a infecção e a inflamação são menores com o uso de suturas em comparação aos grampos de aço inoxidável para o fechamento cutâneo. Aplique os grampos cutâneos perpendiculares à incisão depois de alinhar e justapor as bordas com a pinça; em seguida, aplique pressão moderada antes de apertar o gatilho (Figura 15.4). Coloque os grampos em intervalos de aproximadamente 5 mm.

Grampos absorvíveis de copolímeros de ácido poliglicólico-poliglático para fechamento subcuticular foram lançados e desenvolvidos para substituição do fechamento cutâneo por outros métodos. Esses grampos são degradados pela hidrólise, perdendo 60% de sua força de contenção em 14 dias, e apresentam meia-vida no tecido de 10 semanas. Os grampos subcuticulares são aplicados depois do alinhamento das bordas de pele com a pinça, e então o grampeador é acionado no tecido subcuticular; os grampos são colocados em intervalos de aproximadamente 1 cm. Os grampos subcuticulares causam menos inflamação do que as suturas subcuticulares de poliglactina 910 ou

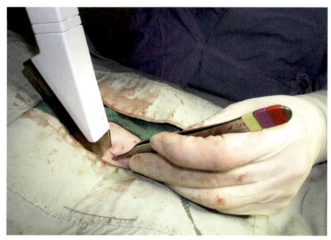

Figura 15.4 Aplicação adequada dos grampos cutâneos.

QUADRO 15.4 Princípios Fundamentais da Cirurgia Reconstrutiva

- Use assepsia total na preparação da equipe cirúrgica, da sala e dos instrumentos e durante a cirurgia
- Manuseie os tecidos com cuidado
- Preserve a vascularidade
- Remova o tecido necrótico
- Mantenha a hemostasia
- Aproxime o tecido anatomicamente sem tensão
- Oblitere o espaço morto
- Use os materiais de sutura e implantes adequados

QUADRO 15.5 Principais Fatores de Risco Preditivos de Infecção no Sítio Cirúrgico após a Cirurgia

- Aumento de cerca de 3 pontos na avaliação pré-operatória da American Society of Anesthesiologists
- Aumento da duração da anestesia (aumento de cerca de 30% a cada hora)
- Aumento da duração da cirurgia (o risco dobra a cada 70 a 90 minutos)
- Aumento do número de pessoas no centro cirúrgico (1,3 vez maior/pessoa)
- Classificação suja do local da ferida
- Ausência de profilaxia antimicrobiana pré-operatória ou intraoperatória (probabilidade seis a sete vezes maior)
- Aumento da duração da internação em unidade de terapia intensiva no período pós-operatório (1,16 vez a cada dia adicional)
- Drenagem da ferida (os materiais estranhos reduzem o número de microrganismos necessários para a infecção para 10^4)
- Aumento do peso do paciente

os grampos cutâneos; portanto, têm efeito menos prejudicial na cicatrização da ferida.

Adesivos de Tecido

Os adesivos de tecido à base de cianoacrilato (p. 191) podem ser usados em alguns procedimentos para facilitar o fechamento da pele ou a fixação de drenos. De modo geral, são usados para manter a pele em aposição após a onicectomia, a caudectomia e a ovário-histerectomia em programas de controle populacional. Os adesivos possibilitam o fechamento estético rápido com menor risco de infecção ou formação de tecido de cicatrização caso usados de maneira adequada. A resistência inicial é menor do que nas feridas suturadas (náilon 5-0), mas a resistência em 5 a 7 dias é equivalente ou maior com os adesivos. Às vezes, as suturas e adesivos cutâneos são usados juntos para reduzir o número de suturas. Entre os adesivos de tecido não absorvíveis, o N-butil-cianoacrilato ou o isobutil-2-cianoacrilato (p. ex., Vetbond®, LiquiVet®, GLUture®) são preferíveis aos propil ou metil-cianoacrilatos por serem menos tóxicos. Esses adesivos não devem ser colocados no interior da ferida ou incisão, mas sim sobre a superfície aposta, para prevenir a ocorrência das reações do corpo estranho. Há um adesivo de tecido de metoxipropil-cianoacrilato estéril absorvível (Tissumend II Sterile®). Este produto pode ser usado interna ou externamente e foi estudado no pulmão, no fígado, no baço, no rim e na córnea. Apresenta propriedades hemostáticas, estimula a cicatrização, não é reativo e é absorvido por hidrólise em 60 a 90 dias.

Os adesivos teciduais de fibrina (Tisseel®) reduzem a hemorragia após a anastomose dos vasos, formam uma barreira contra microvazamentos, reduzem a tensão na linha de sutura após a anastomose intestinal e têm efeito adesivo, melhorando a força tensora após a aposição das bordas da pele com as suturas. As colas de fibrina com dois componentes possuem principalmente trombina bovina ou humana e fibrinogênio concentrado, duplicando as fases finais da cascata de coagulação.

Drenos

O espaço morto possibilita o extravasamento e o acúmulo de sangue e soro em um ambiente quente e úmido, ideal para a proliferação de bactérias. Esse espaço morto pode ser eliminado pelo fechamento da ferida em camadas, caso o tecido seja adequado, obliteração da sutura, bandagens de compressão ou drenagem. Deixar a ferida aberta é o procedimento ideal de drenagem da lesão de um animal. O implante de drenos possibilita a evacuação de fluidos que podem ser nocivos (p. ex., sangue, pus e soro) e ajuda a eliminar o espaço morto. Os drenos geralmente são necessários no tratamento de mordeduras, lacerações, avulsões ou perdas de continuidade da pele, mastectomias, seromas e abscessos. Os drenos podem ajudar a manter o contato entre um retalho ou enxerto e seu leito. Os drenos podem ser ativos ou passivos. Os drenos passivos (p. ex., Penrose) dependem da gravidade para a evacuação do fluido, enquanto os ativos exigem vácuo. Os drenos de Penrose são usados comumente na drenagem de espaços subcutâneos. Os drenos ativos aumentam a eficiência da drenagem e reduzem a infecção associada ao procedimento. São bastante utilizados em feridas profundas e após a colocação de enxertos. Os drenos ativos podem ser acionados por pressão negativa intermitente ou contínua; a sucção contínua reduz as chances de oclusão do dreno por fibrina ou coágulos de sangue e estimula a aposição do tecido. Os drenos ativos podem ser abertos, com uma passagem de ar para dentro da ferida, ou fechados. Nos drenos ventilados (p. ex., com filtro), há o risco de contaminação retrógrada por matérias particuladas e bactérias que atravessam a passagem de ar e entram na ferida. As passagens com filtro reduzem o risco de contaminação. Os drenos ativos fechados são preferíveis aos drenos de Penrose (Figura 15.5).

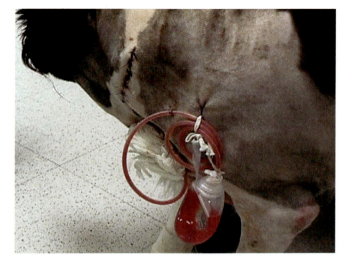

Figura 15.5 Um dreno de sucção fechada usado para drenagem de um abscesso entre a parede torácica e a escápula.

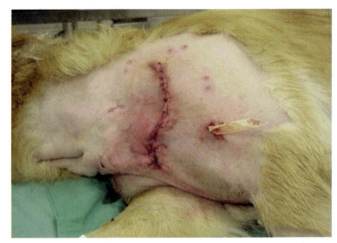

Figura 15.6 Para a colocação adequada do dreno passivo, um dreno de Penrose é ancorado dorsalmente na ferida e sai pela área mais dependente de gravidade, não pela incisão primária. Cubra os drenos passivos existentes com uma pequena bandagem suturada para absorção do fluido da ferida e redução do risco de infecção ascendente.

Os drenos de Penrose ou passivos devem ser usados em feridas limpas apenas se a extremidade exposta e a lesão puderem ser cobertas por um curativo ou bandagem compressiva estéril. Os drenos superficiais passivos devem ser fixos à pele no aspecto dorsal da ferida para visualização direta ou posicionamento cego da sutura. A saída deve ser feita por uma incisão perfurante no mínimo a 1 cm da incisão primária e posicionada de maneira a permitir o fluxo máximo por gravidade (Figura 15.6).

Para a drenagem eficaz de espaços pequenos, um dreno de sucção fechada pode ser feito facilmente com um cateter-borboleta e um tubo ou seringa com evacuação. O adaptador da seringa é removido do tubo plástico, que é fenestrado antes da colocação do dreno na ferida (Figura 15.7). Após o fechamento da ferida, a agulha é inserida no tubo de evacuação (5 a 10 mL) para aplicar a sucção. Alternativamente, a agulha pode ser removida, o tubo, fenestrado, e o adaptador, encaixado na seringa com a sucção aplicada. Os sistemas de coleta ativa devem ser frequentemente esvaziados para manutenção da pressão negativa constante. O reservatório de coleta é substituído

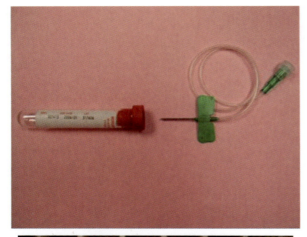

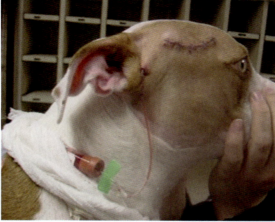

Figura 15.7 Um cateter-borboleta e um tubo Vacutainer® são usados para drenagem fechada ativa de espaços pequenos, como a orelha.

ou esvaziado ao perder a pressão negativa ou ficar cheio de fluido. A maioria dos sistemas de coleta perde a pressão quando cheios além da metade. A coleta inicial pode simplesmente remover o ar da ferida à medida que o vácuo é estabelecido e a drenagem dos fluidos não pode começar antes de várias trocas do reservatório. O volume de fluido coletado deve ser medido e registrado.

O menor diâmetro e o menor número de drenos, com o menor número de orifícios de saída, devem ser usados para prevenir complicações. Os drenos não devem sair ou ficar diretamente sob a incisão primária. Nenhuma parte do dreno deve ficar em contato com a pele pilosa. Prenda os drenos na pele para que não possam ser removidos prematuramente, nem retraídos para o interior da ferida. Os drenos devem ser protegidos com uma bandagem trocada antes da ocorrência de vazamento. O vazamento é a saturação da bandagem com líquido, umedecendo as superfícies internas e externas. Um colar elizabetano pode impedir danos autoinfligidos ao dreno ou à bandagem. O animal deve ser mantido em ambiente limpo e seco, com exercícios limitados. Fragmentos de tecido, fibrina ou exsudatos viscosos podem causar problemas no dreno. Os drenos são corpos estranhos e funcionam até serem removidos. A remoção deve ocorrer quando o exsudato for serossanguinolento e o volume tiver diminuído para um quarto ou menos da drenagem original. A maioria dos drenos de feridas pode ser removida depois de 2 a 5 dias. Os drenos de sucção fechada colocados sob os enxertos são normalmente removidos depois de 48 a 72 horas, quando a drenagem diminui. Ao remover os drenos, tome cuidado para não romper

> **QUADRO 15.6** Benefícios da Terapia por Pressão Negativa de Feridas
>
> - Aumento do fluxo sanguíneo
> - Redução do edema
> - Aumento da taxa de formação do tecido de granulação
> - Redução mais rápida dos números de microrganismos
> - Remoção do exsudato
> - Maior sobrevida do retalho

a interface entre a pele e o leito da ferida. A seguir, coloque uma bandagem para absorver qualquer drenagem residual e estabilizar o local da ferida.

> **NOTA** Todos os drenos devem ser protegidos por uma bandagem.

A principal desvantagem dos drenos é atuarem como condutes retrógrados para que os contaminantes da pele entrem na ferida. Os drenos também comprometem a resistência do tecido à infecção e podem levar à perda da aderência do enxerto. Os drenos feitos de látex incitam mais reações inflamatórias que os de Silastic® ou silicone. Para impedir a deiscência e a herniação da incisão, os drenos não devem sair por incisões primárias.

Tratamento da Ferida com Pressão Negativa

O tratamento de feridas com pressão negativa (NPWT; do inglês, *negative-pressure wound therapy*) é um método alternativo de drenagem da ferida que usa uma espuma de células abertas e pressão subatmosférica (p. ex., VAC®, Curato®). Um curativo de espuma de poliuretano éter de célula aberta e grau médico, com poros entre 400 e 600 μm e equipado com um tubo de evacuação, é cortado na configuração específica da ferida e colocado no defeito. As vísceras expostas são cobertas com uma malha ou omento e os vasos principais são revestidos com o tecido mole adjacente antes do posicionamento da espuma. O local da ferida recebe uma bandagem e o tubo é conectado a um reservatório de coleta. O reservatório é conectado a uma bomba de vácuo e a pressão subatmosférica (125 mmHg) é aplicada de forma intermitente ou contínua em ciclos, ficando ligada por aproximadamente 5 minutos e desligada por 2 minutos. A sucção contínua pode ser menos dolorosa e geralmente é aplicada durante as primeiras 48 horas de uso. A espuma é trocada a cada 48 horas (exceto logo após o enxerto) para impedir o crescimento do tecido e a bandagem é substituída conforme necessário. O fluido é retirado da ferida, o que cria um ambiente úmido e reduz o inchaço local do tecido.

Os benefícios do NPWT são o aumento do fluxo sanguíneo e da taxa de formação do tecido de granulação, a redução mais rápida dos números de microrganismos e a maior sobrevida do retalho após a aplicação deste sistema a vácuo (Quadro 15.6). Além disso, este sistema facilita a nova adesão do tecido desenluvado e a cicatrização de feridas crônicas, feridas agudas, retalhos cutâneos e enxertos de pele. O uso do NPWT acelerou a cicatrização de feridas em cães e gatos com lesões abertas em comparação aos curativos convencionais de espuma.[6,7]

Torniquetes

Os torniquetes ajudam a controlar a hemorragia em membros distais, melhorando a visualização e reduzindo o tempo cirúrgico. No entanto, não devem ser usados em membros traumatizados ou com lesão vascular ou comprometimento circulatório. Torniquetes pneumáticos com pressão abaixo de 300 mmHg por menos de 3

CAPÍTULO 15 Cirurgia do Sistema Tegumentar

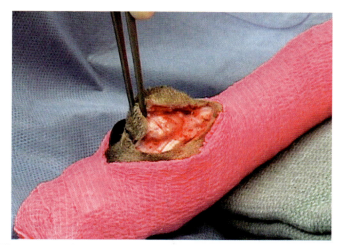

Figura 15.8 Uma bandagem elástica estéril pode ser usada com um torniquete de curto prazo. Uma incisão na bandagem permite o acesso à lesão para excisão.

horas devem ser utilizados. O membro deve ser elevado por cerca de 5 minutos ou exsanguinado com uma bandagem de borracha antes da aplicação do torniquete. A exsanguinação é contraindicada em caso de supuração local, trombose venosa profunda ou neoplasia. A colocação de duas ou três camadas de acolchoamento ortopédico embaixo do torniquete faz com que a pressão seja aplicada de maneira mais uniforme. O manguito do torniquete deve ser colocado no ponto de circunferência máxima, onde os nervos e os vasos sanguíneos são protegidos da compressão direta. Apesar do valor duvidoso, recomenda-se soltar o torniquete por 10 minutos a cada hora de insuflação. Nos torniquetes de curto prazo (como alternativa ou em combinação com o torniquete pneumático), aplique um envoltório elástico estéril (Vetrap®). Aplique-o desde os dedos, proximalmente, sem tensão excessiva, e depois faça a incisão começando nos dedos para expor a área cirúrgica (Figura 15.8). As complicações do uso do torniquete são isquemia, hipoxia ou acidose do tecido local, neuropraxia e lesão tissular.

FECHAMENTO DA FERIDA

As feridas podem ser fechadas imediatamente (fechamento primário da ferida); 1 a 3 dias depois da lesão, quando não apresentam infecção, mas antes do surgimento do tecido de granulação (fechamento primário tardio); ou após a formação do tecido de granulação (fechamento secundário); ou, então, pode-se permitir que contraiam e epitelizem (cicatrização por segunda intenção). As feridas fechadas na presença de contaminação, tecidos necróticos, tensão excessiva ou espaço morto tendem a sofrer deiscência, frequentemente com maior perda de tecido por causa das toxinas bacterianas e da necrose por pressão. Se houver alguma dúvida a respeito de se a ferida deve ou não ser fechada, é melhor mantê-la aberta. Os fatores que influenciam a decisão de não fechar as feridas são:

1. *Tempo transcorrido desde a lesão*. A princípio, feridas com mais de 6 a 8 horas são tratadas com bandagens.
2. *Grau de contaminação*. Feridas obviamente contaminadas devem ser limpas com cuidado e, a princípio, tratadas com bandagens.
3. *Quantidade de lesão tecidual*. Nas feridas com dano substancial ao tecido, as defesas do hospedeiro são menores e a probabilidade de desenvolvimento de infecção é maior; portanto, a princípio, devem ser tratadas com bandagens.
4. *Integralidade do desbridamento*. As feridas devem permanecer abertas se o primeiro desbridamento foi conservador e se um desbridamento maior for necessário.
5. *Condição do suprimento sanguíneo da ferida*. Uma ferida com suprimento sanguíneo questionável deve ser observada até que a extensão do tecido não viável seja determinada.
6. *A saúde do animal*. Animais que não são capazes de tolerar a anestesia prolongada devem ser tratados com bandagens até sua saúde melhorar.
7. *Extensão da tensão ou espaço morto*. Em caso de excesso de tensão ou espaço morto, as feridas devem ser tratadas com bandagem para impedir deiscências, acúmulos de fluidos, infecções e retardo da cicatrização.
8. *Localização da ferida*. Feridas grandes em algumas áreas (p. ex., membros) não são passíveis de fechamento. A *cicatrização primária* ocorre em feridas limpas, de incisões, mantidas em aposição. A cicatrização começa com o movimento das células epiteliais das duas bordas da ferida em direção ao centro; as bordas geralmente se unem 4 a 7 dias após a incisão. O fechamento primário da ferida é pouco indicado após traumas. Deve ser realizado apenas menos de 6 a 8 horas após a lesão (durante o período de ouro); em caso de contaminação, perda ou trauma tecidual mínimo; se o tecido foi adequadamente limpo com lavagem e desbridamento; se a hemostasia for adequada; e se não houver tensão ou espaço morto. As feridas traumáticas contaminadas por fezes, saliva, exsudato purulento ou sujeira não devem ser fechadas de maneira primária. O *fechamento primário tardio* é indicado para feridas com contaminação branda e trauma mínimo, com necessidade de limpeza e desbridamento, ou quando a lesão tem mais de 6 a 8 horas. Primeiramente, as feridas são lavadas e desbridadas para controle da contaminação ou infecção local. Estas feridas devem ser tratadas com bandagens depois da lesão e antes do fechamento. O fechamento primário tardio possibilita o desbridamento em estágios e a drenagem máxima da ferida. A ferida deve ser cirurgicamente fechada depois da aplicação de bandagens e do desbridamento por 3 a 5 dias, quando parecer limpa.

Lave a ferida com uma solução eletrolítica balanceada ou soro fisiológico estéril para remoção dos detritos e redução dos números de bactérias (p. 184). A seguir, explore a ferida com cuidado. Faça a anastomose dos tendões seccionados nas feridas limpas (p. 1283). Faça a aposição primária de nervos motores grandes seccionados de maneira limpa e aguda; caso contrário, retarde o reparo do nervo por 2 a 3 semanas até que a ferida tenha cicatrizado. Se houver muito espaço morto ao redor da ferida, use os drenos passivos ou ativos (preferidos). Faça a aposição dos tecidos subcutâneos com pontos simples separados ou contínuos intradérmicos de aproximação 3-0 ou 4-0 (p. ex., polidioxanona, poligliconato, glicômero 631 ou poliglecaprona 25). Aproxime as bordas da ferida em aposição com suturas intradérmicas móveis (*walking sutures*) (p. 209) ou subcuticulares (p. ex., polidioxanona, poligliconato ou poliglecaprona 25 3-0 ou 4-0). Utilize suturas de aproximação na pele (p. ex., náilon, polipropileno ou polibutéster 3-0 ou 4-0).

As lesões com perda considerável de tecido, contaminação, infecção ou mais de 6 a 8 horas devem ser tratadas como feridas abertas. A princípio, devem ser lavadas, exploradas e desbridadas. Tendões, ligamentos e vasos podem ser danificados de forma irreparável. As extremidades identificáveis dos tendões devem ser marcadas. Aplique uma bandagem hidrófila (p. 195) que imobilize a área e promova a formação de um leito de granulação saudável. As feridas começaram a cicatrizar por contração e epitelização e podem se fechar por completo (*cicatrização por segunda intenção*). A cicatrização por segunda intenção é geralmente mais barata e a pele formada tem aparência normal se a contração for completa. As feridas corpóreas são mais propensas ao fechamento completo por segunda intenção do que as feridas em membros. As desvantagens da cicatrização por segunda intenção são a contratura com desfiguração, a cicatrização incompleta e a formação de escaras epiteliais frágeis em feridas extensas. Alternativamente, as feridas saudáveis podem ser reparadas por *fechamento secundário* ou uso de um retalho ou enxerto. O fechamento secundário ocorre pelo menos 3 a 5 dias depois da lesão, após a formação de um leito de granulação saudável. O tecido de granulação ajuda a controlar infecções na ferida e preenche defeitos tissulares. O fechamento secundário é adequado quando a ferida apresenta contaminação ou trauma grave, quando a epitelização e a contração não fecham a ferida por completo ou quando a cicatrização por segunda intenção não é desejável. O fechamento secundário envolve a ressecção do leito de granulação e das margens da pele, a lavagem da ferida e a aposição das bordas cutâneas. O fechamento secundário também pode ser realizado com a ressecção das margens da pele, o desbridamento da superfície do leito de granulação saudável e a aposição das margens da pele sobre o tecido de granulação. O fechamento da ferida na presença do tecido de granulação é relativamente difícil, já que o tecido é espesso e inflexível. A excisão de todo o leito de granulação permite o fechamento mais estético. Se o fechamento secundário não for possível, um retalho ou enxerto pode ser aplicado sobre o defeito. Depois do fechamento da ferida, uma bandagem absorvente e não aderente deve ser aplicada para sustentá-la e absorver o exsudato. As bandagens devem ser trocadas uma ou duas vezes ao dia em caso de uso de dreno passivo; se a drenagem esperada for pouca e os drenos não forem usados, a troca uma vez a cada 3 a 4 dias pode ser adequada.

CUIDADO E AVALIAÇÃO PÓS-CIRÚRGICOS

Os cuidados pós-operatórios com a ferida devem estimular a cicatrização e ser adequados ao tipo de lesão. As feridas devem ser avaliadas frequentemente para detecção de infecção, tensão, acúmulo de fluidos, deiscência e necrose. Podem ser avaliadas visualmente e por ultrassonografia, que ajuda a detectar e localizar o acúmulo de fluidos. A ultrassonografia permite o monitoramento da profundidade e da largura da ferida e identifica coágulos de sangue, regiões edematosas, tecido de granulação, tecido cicatricial, epiderme e escaras. As feridas devem ser protegidas com bandagens limpas e secas. As bandagens agem como uma barreira contra as bactérias exógenas e sustentam a ferida nos primeiros dias após a cirurgia. As feridas suturadas que estão cicatrizando ficam cada vez mais resistentes à penetração de bactérias. O paciente e seu ambiente devem ser mantidos limpos e a nutrição adequada deve ser oferecida. Analgésicos (Capítulo 13) e antibióticos (Capítulo 9) devem ser usados no período pós-operatório conforme necessário.

Febre, leucocitose, anorexia e/ou depressão levam à suspeita de infecção. Embora essas anomalias possam ser uma resposta normal ao estresse e à cirurgia e não indicar infecção, geralmente são mais exageradas na infecção que na inflamação não séptica. Em caso de suspeita de infecção, colete amostras para cultura e citologia. Em caso de infecção de uma ferida cirúrgica, as suturas devem ser removidas e a incisão, tratada como uma ferida aberta, com as bandagens apropriadas (p. 201). Antibióticos tópicos ou sistêmicos (já discutidos) são usados para controle da infecção com base nos resultados do antibiograma. A ferida pode ser fechada depois da resolução da infecção.

As suturas devem ser removidas das feridas em 7 a 14 dias, mesmo que a ferida tenha recuperado apenas 20 a 30% de sua força original. A formação de cicatriz e a infecção associada às suturas são maiores quando mantidas por períodos maiores. A maioria das complicações é evitada com boas técnicas cirúrgicas e de controle da ferida. As possíveis complicações são inflamação, edema, formação de seroma e hematoma, drenagem, infecção, deiscência, necrose, granulomas, contratura e ausência de cicatrização. Os *seromas* são causados pelo excesso de espaço morto ou movimentação. A formação de seromas é prevenida pelo fechamento do espaço morto, uso de drenos e aplicação de bandagens para imobilização e sustentação da ferida. Os seromas são tratados por imobilização da área e aplicação de uma bandagem de pressão. Os seromas extensos podem ser drenados, embora isso aumente o risco de infecção. A deiscência é associada à necrose do tecido, à localização das suturas muito perto das margens, à tensão maior do que a resistência das suturas, à rápida absorção das suturas ou ao estrangulamento e corte do tecido pelas suturas. A deiscência também pode ser secundária a um trauma autoinfligido, infecção, tosse grave, hipoproteinemia, hipovolemia ou administração de fármacos que interferem na cicatrização. As feridas com deiscência podem cicatrizar por segunda intenção ou ser desbridadas e novamente suturadas. Um *granuloma* é um processo inflamatório crônico que pode ser causado por material estranho. A contratura ou a formação excessiva de tecido cicatricial são mais comuns nos locais de movimento (p. ex., cotovelo ou joelho) ou orifícios corpóreos. A contratura limita a movimentação e pode ser desfigurante. A revisão ou excisão do tecido cicatricial é necessária quando a contratura interferir nas atividades. As feridas podem não cicatrizar quando a área estiver infeccionada ou foi irradiada ou ainda quando o animal foi submetido à quimioterapia ou está gravemente debilitado ou desnutrido.

BANDAGENS

Não existe um único tipo de bandagem que forme um ambiente ideal para todas as feridas ou cicatrização total de uma ferida específica. As bandagens promovem a limpeza e controlam o ambiente da ferida, reduzem o edema e a hemorragia, eliminam o espaço morto, imobilizam o tecido lesionado e minimizam a formação de tecido cicatricial. Também aumentam o conforto, absorvem e permitem a caracterização das secreções da ferida e dão aparência estética. As bandagens mantêm a ferida aquecida, o que melhora a cicatrização e facilita a dissociação do oxigênio (Quadro 15.7). A cobertura das feridas com uma bandagem promove um ambiente ácido na superfície da lesão por impedir a perda do dióxido de carbono e absorver a amônia produzida pelas bactérias. O ambiente ácido aumenta a dissociação do oxigênio da hemoglobina e, subsequentemente, a disponibilidade do gás nas feridas.

As bandagens devem ser confortáveis e limpas. Bandagens desconfortáveis irritam o paciente que, então, pode mutilar o curativo e/ou a ferida. A pressão deve ser aplicada superior e distalmente às feridas, e não proximalmente, para minimizar o comprometimento venoso ou linfático. Quando as camadas externas da bandagem ficam úmidas, as bactérias imediatamente atravessam a superfície externa e colonizam a ferida. Nas feridas com bandagem de camadas de contato aderentes ou não hidrófilas, em geral o curativo é removido diariamente para inspeção e tratamento da lesão; no entanto, em feridas com dano tecidual excessivo, exsudato ou infecção estabelecida, as bandagens

QUADRO 15.7 Características Desejáveis dos Curativos de Feridas

- Remover exsudatos e componentes tóxicos
- Manter alta umidade na interface entre a ferida e o curativo
- Permitir a troca gasosa
- Conferir isolamento térmico
- Aliviar a dor
- Proteger contra infecções secundárias
- Proteger contra contaminantes particulados ou tóxicos
- Permitir a remoção do curativo sem traumatismo à ferida

> **QUADRO 15.8 Camadas de Contato Hidrofílico**
>
> - Solução salina hipertônica
> - Alginato de cálcio
> - Espuma de poliuretano
> - Hidrogel
> - Hidrocoloides
> - Alguns medicamentos tópicos

> **QUADRO 15.9 Fatores na Escolha da Camada de Contato**
>
> - Fase da cicatrização da ferida
> - Quantidade de exsudato
> - Localização e profundidade da ferida
> - Presença ou ausência de escara
> - Quantidade de necrose
> - Presença de infecção

> **QUADRO 15.10 Fatores que Podem Influenciar a Contração da Ferida**
>
> **Estímulo ou Aumento**
> Acemanana
> Complexo tripeptídeo-cobre
> Curativos oclusivos de hidrogel
> Âmnio equino
> Radiação de campo eletromagnético pulsado
> Suturas de colchoeiro horizontais ajustáveis
> Expansores cutâneos
>
> **Inibidores**
> Corticosteroides
> Sulfadiazina de prata
> Acetato de mafenida
> Curativos hidrocoloides
> Submucosa do intestino delgado suíno
> Enxertos ou retalhos cutâneos espessos

podem ser trocadas duas ou três vezes ao dia. As bandagens aderentes devem ser trocadas com mais frequência caso a gaze fique saturada por exsudato e deslize sobre a ferida durante as trocas de curativo. As bandagens aplicadas sobre feridas com tecido de granulação saudável e as bandagens de sustentação usadas na imobilização de fraturas precisam ser trocadas apenas uma vez a cada 2 a 4 dias. As bandagens hidrófilas (Quadro 15.8) foram desenvolvidas para serem deixadas na ferida por 3 a 7 dias, dependendo das características da camada de contato e da quantidade de exsudato produzido. As primeiras trocas de bandagem podem precisar de analgesia ou anestesia.

MATERIAIS PARA BANDAGEM DA FERIDA

As bandagens possuem três camadas básicas: o curativo de contato (i.e., a camada primária), a camada intermediária (i.e., secundária) e a camada externa (i.e., terciária).

Camada de Contato (Primária)

A camada de contato toca a superfície da ferida e deve permanecer em contato com ela durante o movimento. É usada para desbridamento do tecido, administração de medicamentos, absorção de exsudato ou formação de uma vedação oclusiva sobre a ferida. Não há um único curativo que produza o microambiente ideal para todos as feridas ou para todas as fases de sua cicatrização. A camada de contato adequada é escolhida conforme a fase da cicatrização, a quantidade de exsudato, a localização e a profundidade da ferida, a presença ou ausência de escara e a quantidade de necrose ou infecção. A camada de contato também deve minimizar a dor e impedir a perda excessiva de fluidos corpóreos (Quadros 15.7-15.10 e Tabelas 15.2 e 15.3). Pode ser aderente ou não aderente e oclusiva ou semioclusiva (Tabela 15.4). As camadas de contato *aderentes* são usadas no desbridamento mecânico do tecido necrótico e de detritos e na absorção dos exsudatos da ferida. Esses curativos são baratos e de fácil colocação, mas devem ser usados apenas por um período curto, no início da cicatrização da ferida, já que o desbridamento não é seletivo e o tecido cicatricial normal pode ser danificado quando a bandagem é removida. Causam dor à remoção e não têm grande utilidade na ausência de tecido não viável. As camadas de contato *não aderentes* são tradicionalmente escolhidas após a formação do tecido de granulação, mas as orientações atuais recomendam o uso de camadas de contato não aderentes e hidrófilas em todas feridas. Esses produtos são muito absorventes; criam um ambiente úmido para facilitar a cicatrização e reduzem a frequência de trocas de bandagem (geralmente de uma vez a cada 3 a 7 dias). As bandagens semioclusivas permitem a penetração do ar e o escape de exsudato da superfície da ferida. São as bandagens mais comumente usadas em medicina veterinária. As bandagens oclusivas são impermeáveis ao ar e aos fluidos. São usadas em feridas menos exsudativas para manter o tecido úmido. As bandagens semioclusivas são menos propensas à maceração do tecido normal adjacente.

Aderente Úmida

A camada de contato aderente úmida é usada quando a superfície da ferida apresenta tecido necrótico, material estranho ou exsudato viscoso. Uma gaze estéril de malha larga, umedecida com soro fisiológico a 0,9%, mas não encharcada, é aplicada na ferida. A salina hipertônica (p. 196) pode ser usada como solução de umedecimento em feridas com infecção grave. A bandagem úmida dilui o exsudato da ferida para que a camada intermediária possa absorvê-lo. O tecido necrótico e o material estranho aderem à gaze ao secar e são removidos da ferida junto com a bandagem. As bandagens úmidas absorvem mais rapidamente que as secas e são mais confortáveis. As possíveis desvantagens de uma camada de contato aderente úmida são a dor e o dano ao tecido durante as trocas de curativo, a proliferação de bactérias, a maceração do tecido e o extravasamento (absorção do exsudato pela camada externa da bandagem). O umedecimento do curativo seco com soro fisiológico morno facilita a remoção e reduz a dor durante as trocas de curativo; no entanto, também diminui o efeito do desbridamento mecânico.

Aderente Seca

Esse tipo de camada de contato é usado com pouca frequência porque sua remoção é dolorosa, as células viáveis podem ser retiradas com os detritos necróticos e a ferida pode ficar ressecada. A camada de contato aderente seca era usada principalmente quando a superfície da ferida apresentava uma grande quantidade de exsudato de baixa viscosidade, sem agregação. Esta bandagem utiliza uma gaze absorvente de malha larga, sem preenchimento com algodão. A gaze seca absorve o exsudato e adere ao tecido necrótico e aos detritos. A bandagem é removida depois que a camada primária absorveu o fluido e os detritos e, então, secou.

Película Aderente ou Selante Cutâneo

Líquidos transparentes são distribuídos em uma fina camada sobre a lesão seca, criando uma película ou bandagem que age como barreira entre a pele ou a ferida em granulação e o ambiente externo (p. ex., Cavilon No Sting Barrier Film®). Estes líquidos são feitos com ingredientes naturais, principalmente hetamidos e água. Essas películas geralmente são permeáveis ao vapor d'água e oclusivas para

TABELA 15.2 Escolha do Curativo Conforme a Finalidade

Finalidade	Produtos Sugeridos
Limpeza da ferida	Agente de limpeza comercial não citotóxico; solução eletrolítica balanceada ou fisiológica
Absorção de exsudato	Partículas de absorção, pastas, pós e bandagens: Alginatos Espumas Hidrocoloides Hidrogéis Bandagens compostas
Desbridamento autolítico: cubra a ferida para que as enzimas endógenas do fluido da lesão digiram a escara e a massa fibrinosa	Como no item anterior, mais películas transparentes
Desbridamento químico do tecido desvitalizado	Agentes de desbridamento enzimático: Granulex®, Preparation-H® com leveduras vivas
Hidratação da ferida	Hidrogel Curativo com salina hipertônica Mel medicinal
Manutenção do ambiente úmido da ferida	Pomadas hidrófilas Espuma Hidrocoloides Hidrogéis Películas transparentes
Preenchimento do espaço morto	Partículas de absorção, pastas, pós e esparadrapos: Alginatos Hidrocoloide Hidrogel Espuma
Redução do edema para aumento da perfusão	Salina hipertônica
Prevenção de contaminação	Gaze antimicrobiana impregnada com biguanida Oclusiva Semioclusiva
Redução do número de bactérias	Gaze antimicrobiana impregnada com biguanida Antibióticos
Cobertura e proteção da ferida	Curativo hidrofílico não aderente com camadas intermediárias e externas adequadas
Proteção da pele adjacente de umidade e trauma	Pomadas umectantes Selantes cutâneos Curativos com película transparente Bandagem
Redução do odor	Película permeável a vapor ou espuma de poliuretano com carvão ativado

as bactérias e a água. Não são irritantes ou mancham. Impedem a irritação cutânea pela contaminação por exsudatos, urina ou fezes. Podem ser usadas sozinhas sobre a ferida ou com bandagens. Precisam ser reaplicadas a cada 3 a 4 dias.

Não Aderentes

As camadas de contato não aderentes não grudam na superfície da pele e, em sua maioria, são *semioclusivas*. São usadas para promover a cicatrização úmida da ferida e a epitelização e impedir a desidratação das lesões, ao mesmo tempo que permitem a drenagem do excesso de fluidos, o que reduz a maceração do tecido. Esses curativos são compostos por gaze de malha larga impregnada com parafina (Jelonet®), petrolato (Adaptic®), petrolato e tribromofenato de bismuto a 3% (Xeroform®) ou outras pomadas à base de petrolato (Aquaphor®, Furacin®). Os curativos não aderentes são usados quando as feridas apresentam tecido de granulação recém-formado e pouco exsudato, mas ainda não epitelizaram. O Xeroform®, em especial, permite a saída de fluidos e bactérias das feridas através da malha. A fibrina no leito da ferida provoca a adesão temporária do curativo às lesões à medida que a bandagem seca. É barata e associada a baixas taxas de infecção, mas sua remoção é dolorosa. A epitelização é rápida. Os curativos não aderentes sem petrolato (Telfa® ou Dermacea®) têm menor chance de aderência à ferida e são usados logo no início da epitelização.

Outros tipos de camadas não aderentes de contato são os *curativos oclusivos*. Os curativos oclusivos são impermeáveis ao ar e usados em feridas saudáveis com exsudação mínima durante a fase de reparo da cicatrização. Estes curativos aceleram a epitelização da ferida e a síntese de colágeno por manter o ambiente úmido. Exigem trocas menos frequentes do que outros tipos de bandagens. Alguns tipos de curativos oclusivos apresentam uma camada hidrocoloide adesiva (p. ex., DuoDerm®) (p. 199). Outras camadas de contato não aderentes oclusivas incluem películas de poliuretano, hidrogéis, e as contas, flocos, pós e pastas hidrofílicos.

Os *curativos interativos* são camadas de contato não aderentes que criam e controlam um ambiente úmido e modulam a atividade celular e a liberação de fatores de crescimento na ferida para facilitar todas as fases de sua cicatrização úmida. Estes curativos foram desenvolvidos para corresponder aos diferentes estágios ambientais de cada fase da cicatrização da ferida e incluem, mas não são limitados a, curativos hidrocoloides, de alginato, antimicrobianos e biológicos.

A cicatrização úmida da ferida é promovida pela incorporação de materiais hidrófilos que são colocados no leito ou na cavidade da ferida. Dentre os curativos hidrófilos, estão a salina hipertônica, o alginato de cálcio, a espuma de poliuretano, o hidrogel, o hidrocoloide e alguns medicamentos tópicos. Os materiais hidrofílicos não devem se estender até a pele normal para impedir a maceração do tecido adjacente à ferida. As pomadas de barreira ou as películas adesivas de selantes cutâneos podem ser aplicadas adjacentes à ferida para, se necessário, impedir a maceração. Alguns produtos com bordas adesivas, projetados para seres humanos, não aderem muito bem às feridas de animais devido à maior concentração de lipídeos na pele e ao crescimento rápido dos pelos. A maioria das camadas hidrofílicas de contato não aderentes é altamente absorvente, exigindo trocas de bandagens apenas a cada 3 a 7 dias. O custo dos produtos é alto, mas, como as trocas de bandagem são menos frequentes, o custo geral é comparável às bandagens aderentes comuns.

> **NOTA** Não existe um único curativo que produza o microambiente ideal para todas as feridas ou todas as fases de cicatrização de uma única lesão.

Salina Hipertônica

Os curativos de salina hipertônica (Curasalt®, Curity®) são indicados para feridas e escaras infeccionadas, necróticas e com exsudação intensa. Esses curativos são compostos por uma gaze de malha larga impregnada com cloreto de sódio a 20% e devem ser usados nos estágios inflamatórios da cicatrização, nos primeiros dias de cuidado da ferida. A ação osmótica desidrata as bactérias e o tecido necrótico e reduz o edema, melhorando a perfusão. Esses curativos rapidamente convertem feridas necróticas em feridas com granulação e exsudação moderadas. O desbridamento não é seletivo e, assim, seu uso é limitado

TABELA 15.3 — Escolha do Curativo Conforme as Características da Ferida

Ferida	Objetivo	Características da Ferida	Curativo Indicado
Contaminação branda aguda e dano tecidual	Hemostasia, desbridamento, redução da contaminação, manter a umidade do ambiente	Hemorragia <6-8 horas após a ocorrência	Alginato de cálcio Hidrogel, hidrocoloide
Contaminação aguda moderada a grave e lesão tecidual	Redução da contaminação, desbridamento Manter a umidade do ambiente	Ferida com sujeira e detritos; contusões, avulsões, isquemia e <6-8 horas de ocorrência	Hidrogel, hidrocoloide
Exposição de músculo, fáscia e tecido subcutâneo	Manter a umidade do ambiente Estimular a granulação	Ferida limpa	Alginato de cálcio, hidrogel
Necrótica	Promover o desbridamento Manter a umidade do ambiente Absorver exsudatos	Escara seca ou transição entre os tecidos morto e vivo Excesso de exsudato e superfície desvitalizada	Salina hipertônica ou hidrogel Hidrogel ou alginato de cálcio
Granular	Manter a umidade do ambiente Estimular a granulação	Granulação irregular ou incompleta, exsudação mínima a moderada	Alginato de cálcio, hidrogel
Necessidade de epitelização	Manter a umidade do ambiente para promover a formação da nova superfície e protegê-la	Tecido saudável de granulação: rosado e regular Seca, úmida	Lâmina de hidrogel, hidrocoloide Espuma

TABELA 15.4 — Curativos com Camada de Contato

Tipo	Nome Comercial	Indicação	Ação
Curativos Aderentes			
Úmido-seco	—	Fase inflamatória, exsudato de alta viscosidade	Absorve, desbrida, hidrata e degrada o tecido de granulação Troque uma a três vezes ao dia
Seco-seco	—	Fase inflamatória, exsudato de baixa viscosidade	Absorve, desbrida, hidrata e degrada o tecido de granulação Troque uma a três vezes ao dia
Esponja ou gaze antimicrobiana	Kerlix AMD®	Todas as fases	Mata as bactérias da superfície, impede a penetração bacteriana da bandagem
Salina hipertônica	Curasalt®; Curity®	Fases inflamatória e de desbridamento Feridas necróticas, infectadas, com exsudação intensa	A ação osmótica resseca as bactérias e o tecido necrótico Desbridamento não seletivo Diminui o edema, aumentando a perfusão Troque a cada 1 a 3 dias, aplicação apenas uma ou duas vezes
Curativos Adesivos			
Películas semipermeáveis	OpSite®, Tegaderm®, Bioclusive®, Bioguard®	Feridas com baixa e alta exsudação e tecido de granulação Cobertura de feridas suturadas	O adesivo se prende à pele ao redor da ferida; pode ter uma fina camada de contato não aderente; cria um ambiente úmido Acelera a epitelização; permeável ao vapor d'água, mas é oclusivo para bactérias e água Troque a cada 1 a 3 dias
Películas de proteção cutânea	Cavilon No Sting Barrier Film®	Irritação cutânea, feridas crônicas, queimaduras, dermatite úmida	Forma um filme sobre a superfície; protege a pele de urina, fezes e esparadrapo; permite a cicatrização rápida Reaplique a cada 3 a 4 dias
Curativos Não Aderentes Semioclusivos a Oclusivos			
Alginato de cálcio/cálcio-sódio (bandagem, fita, fibra)	Curasorb®, Sorbalgon®	Transição da fase inflamatória para a fase de reparo; exsudação intensa; queimaduras; lacerações; incisões; biópsia	A bandagem forma um gel ao absorver o exsudato, o que limpa a ferida; também é hemostático e encoraja a epitelização e a granulação Não use em tendões ou ossos excessivamente expostos ou tecido necrótico Cubra com uma bandagem semioclusiva Troque a cada 5 a 7 dias
Impregnados com parafina ou vaselina:	Jelonet®, Adaptic®	Início da fase de reparo, exsudato viscoso a sanguíneo	Aumenta a contração da ferida, absorve bactérias e exsudatos, retarda a epitelização Troque a cada 1 a 3 dias
Com tribromofenato de bismuto a 3%	Xeroform®		
Raiom/polietilenoglicol (lâminas, gel) ou algodão (bandagem) Película perfurada de poliéster com algodão	Telfa Pads®, Dermacea®	Início a meados da fase de reparo, quando começa a epitelização, exsudato sanguíneo a seco; feridas suturadas; lacerações menores	Aumenta a contração da ferida e absorve bactérias e exsudatos; pode promover granulação exuberante Troque a cada 1 a 3 dias
Película de poliuretano	Tegaderm®, OpSite®, Bioguard®, Bioclusive®	Todas as fases da cicatrização. Lesões de espessura parcial; feridas com tecido de granulação e exsudato mínimo; pode ser usado para cobrir o hidrogel ou pastas ou pós hidrofílicos	Aumenta a epitelização; pode causar maceração tecidual e proliferação bacteriana Troque a cada 1 a 3 dias

(Continua)

TABELA 15.4 Curativos com Camada de Contato (Cont.)

Tipo	Nome Comercial	Indicação	Ação
Hidrocoloide (lâmina, pasta, pó; alguns são semioclusivos)	Flexicol®, Duoderm®	Início da fase de reparo; leito do tecido de granulação saudável, contração avançada da ferida e exsudato brando a moderado; úlceras de pressão; queimaduras; feridas cavitárias; desluvamento	Aumenta a epitelização e o conforto; a adesão pode reduzir a contração; use até que o tecido de granulação preencha a ferida; promove a granulação e pode causar hipergranulação; é permeável a gases, mas apresenta uma cobertura impermeável à água ou é totalmente impermeável; em caso de desenvolvimento de infecção abaixo do curativo, interrompa o uso Troque a cada 2 a 3 dias
Hidrogel (malha, pasta, gel, sachês)	Hydrasorb®, Curafil®, Curagel®, Intrasite Gel®, BioDres®, Geliperm®, Carravet®, Tegagel®, Nu-gel®, Solugel®	Fases inflamatórias, de desbridamento e reparo; feridas secas, úmidas ou necróticas; abrasões; bolhas; feridas superficiais Use em feridas com exsudação mínima	Absorve fluidos; mantém a ferida úmida; permite o desbridamento autolítico; aumenta a atividade da colagenase em queimaduras Interrompa o uso quando o tecido de granulação preencher a ferida; pode promover granulação exuberante Promove contração Pode ser usado como carreador de agentes tópicos: acemanana (Carravet®), ácido hialurônico, sulfato de condroitina (Tegaderm®), prata e metronidazol Troque a bandagem a cada 4 a 7 dias
Espuma			
Silicone Espuma Também curativo em gel	Cavi-Care®, CicaCare®, Silastic gel®	Igual à espuma de poliuretano	Igual à espuma de poliuretano Pode impedir ou reduzir a formação do tecido de granulação exuberante
Curativos Biológicos			
Colágeno	Helix3 CM®	Da fase inflamatória à fase de reparo	Reduz a dor, o calor, a perda de água e a contaminação; estimula a epitelização, a síntese de colágeno e a granulação; aumenta a contração (âmnio); reduz os números de bactérias; controla os exsudatos Dá suporte estrutural Os resultados experimentais são mistos
Quitosana	Hemocon®, ExcelArrest XT®	Hemostasia	Forma matriz para a hemostasia que também é antibacteriana
Submucosa de intestino delgado suíno (SIS)	Oasis Wound Matrix®	Fase de reparo	Suporte absorvível para crescimento do tecido
Matriz extracelular de bexiga suína	ACell Vet®, Scaffold®	Fase de reparo	Suporte absorvível para crescimento do tecido
Membrana de silicone e colágeno suíno	Biobrane®	Início a meados da fase de reparo, quando começa a epitelização, exsudato sanguíneo a seco; feridas suturadas; lacerações menores	Aumenta a contração da ferida, absorve bactérias e exsudatos; é transparente e se molda à lesão, mas pode aderir
Outros Curativos			
Carvão ativado	Actisorb®	Desbridamento à fase de reparo com infecção grave	Adsorve bactérias e reduz o odor Estimula a cicatrização de feridas úmidas Impede a formação de granulação exuberante
Curativo impregnado com prata	Acticoat®, Silvercel®, Silvasorb®, Actisorb®, Algidex AG®, Aquacel®	Fase inflamatória à fase de reparo com alta carga bacteriana; queimaduras	Reduz a quantidade de bactérias; as tiras facilitam a drenagem Troque a cada 3 a 4 dias
Maltodextrina: pó ou gel	Multidex®, Algidex AG®	Desbridamento; feridas de cicatrização lenta	Limpa e promove a cicatrização em feridas contaminadas e infectadas; hidrofílica; quimiotática para leucócitos; gera glicose para promover a cicatrização; antibacteriana e bacteriostática

apenas a uma ou duas aplicações; a seguir, de modo geral, curativos de alginato, hidrogel ou espuma são usados após o início da formação do tecido de granulação. As bandagens de salina hipertônica devem ser trocadas pelo menos a cada 24 horas para impedir a diluição da solução e a desidratação da ferida.

Hidrogel

Os hidrogéis, ou géis de polímero de água (p. ex., Hydrosorb®), são formulações modificadas de polissacarídeos de ligação cruzada (gelatina ou polissacarídeo) comercializados como géis, folhas secas ou hidratadas ou gazes impregnadas. São hidrófilos e incham ao interagirem com soluções aquosas; contêm aproximadamente 90 a 95% de água quando hidratados. Os géis retêm a umidade, são não aderentes e não oclusivos, e altamente confortáveis, com efeito calmante e refrescante e alívio parcial da dor. Estes curativos são altamente absorventes, criando um ambiente úmido que promove o desbridamento, a granulação e a epitelização da ferida. São usados no tratamento de feridas secas, com tecido desvitalizado ou necrótico e abrasões, lacerações, queimaduras e irritações cutâneas menores. Os hidrogéis são muito eficazes na hidratação da ferida e aumentam a atividade da colagenase para facilitar o desbridamento autolítico e promover a granulação. Podem ser usados como veículo para antibióticos ou outros antimicrobianos, incluindo metronidazol, sulfadiazina de prata e acemanana. Os curativos devem ser cortados no tamanho da ferida para impedir a maceração do tecido adjacente. Uma bandagem externa é usada para prender o curativo na superfície da ferida. As bandagens são trocadas a cada 4 a 7 dias.

Hidrocoloides

Os hidrocoloides (p. ex., Flexicol®) são polímeros hidrofílicos biocompatíveis, como carboximetilcelulose ou hidroxietilcelulose sódica com pectinas e gelatina, ou incorporados em uma malha elástica. Podem ser bandagens adesivas oclusivas ou semioclusivas (não no leito da ferida), pastas ou pós. As bandagens são compostas por uma camada interna (geralmente adesiva) de hidrocoloide absorvente espesso e uma película de poliuretano externa, fina, resistente à água e impermeável às bactérias. São flexíveis e altamente absorventes e aderem ao tecido seco ou úmido. Os exsudatos são absorvidos e o hidrocoloide incha, formando um gel na superfície da ferida. O gel expande, preenchendo a cavidade da ferida e a mantendo úmida. Os hidrocoloides mantêm um ambiente úmido, promovem o desbridamento autolítico e isolam o leito da ferida. Aumentam a epitelização e o conforto, mas a adesão ao tecido adjacente pode reduzir a contração e causar hipergranulação. Os curativos são utilizados em feridas de espessura parcial ou total com base limpa ou necrótica, incluindo úlceras de pressão, queimaduras secundárias ou lesões com granulação e tecido necrótico; porém, não são indicados em feridas infeccionadas ou com exsudato intenso. As bandagens de hidrocoloide devem se estender por 2 cm além da ferida sobre a pele normal, que pode ser protegida com um selante para impedir a maceração. As feridas cavitárias devem receber um agente para preenchimento do espaço morto antes da aplicação das bandagens de hidrocoloide. O hidrocoloide se dissolve à medida em que absorve o fluido, formando um líquido amarelo. As trocas de bandagem são geralmente feitas a cada 3 a 5 dias, quando o exsudato começa a vazar ou o curativo se solta. A inspeção da ferida é difícil porque as bandagens não são transparentes. O uso desses curativos deve ser interrompido em caso de desenvolvimento de infecção.

Alguns curativos hidrocoloides apresentam uma camada adesiva e são oclusivos (p. ex., DuoDerm®). O produto adere à pele adjacente e o curativo sobre a ferida interage com o fluido para criar um gel hidrocoloide não aderente e oclusivo. Esses curativos são usados nas feridas com um leito de tecido de granulação estabelecido, contração avançada, produção mínima de fluidos e epitelização inicial. Primeiramente, a ferida deve ser lavada e seca. O curativo de hidrocoloide é, então, aquecido entre as palmas das mãos para ficar mole e flexível. O curativo é cortado no tamanho e formato adequados para cobrir a ferida, e a película protetora é removida. O curativo é aplicado com pressão leve até aderir à pele. A adesão é um problema em cães e gatos, mas pode melhorar com a tricotomia da área adjacente à ferida. A aplicação de uma camada intermediária leve e de uma camada externa pode ser necessária para manter o curativo de hidrocoloide sobre áreas móveis. O curativo é removido depois de 2 a 3 dias, quando a superfície externa do hidrocoloide parecer uma bolha cheia de líquido ou se houver vazamento. O gel é removido por lavagem ou a seco e um novo curativo é aplicado. Feridas com curativos de camadas de contato de hidrocoloide são menos dolorosas e epitelizam mais rapidamente do que as feridas com curativos não aderentes e semioclusivos; no entanto, a contração é menor. Os curativos não são transparentes, o que dificulta o monitoramento da ferida.

Alginato de Cálcio

Os alginatos de cálcio (p. ex., Curasorb®, Sorbalgon®) são não oclusivos, não aderentes, hidrofílicos e curativos. São classificados como dextranômeros fibrosos. Estes produtos são derivados de sais do ácido algínico obtido de algas Phaeophyceae e são usados em bandagens, cordas, fitas ou curativos com fibras de alginato de sódio e cálcio ou alginato de cálcio puro. O alginato de cálcio é usado como agente hemostático para lacerações, feridas pós-operatórias, sítios doadores, seios nasais ou alvéolos dentários; a formulação combinada ao zinco melhora esta ação. O alginato de cálcio é usado no preenchimento de feridas ou como curativo, estimula a granulação em feridas após o desbridamento e aumenta a epitelização. Estes curativos também absorvem quantidades moderadas a grandes de exsudato (20 a 30 vezes seu peso em fluido) e são apropriados durante as fases inflamatórias ou de reparo da cicatrização de feridas. A troca iônica com os exsudados provoca a formação de um hidrogel viscoso biodegradável sobre a superfície da ferida. Os íons cálcio liberados e a superfície fosfolipídica promovem a ativação de protrombina na cascata de coagulação. A colocação de curativos de alginato sobre músculos, tendões e ossos extremamente expostos ou tecidos necróticos secos não é recomendada. Os curativos são trocados a cada 1 a 5 dias, dependendo da quantidade de exsudato na ferida.

Espumas

Os curativos de espuma de poliuretano (p. ex., Copa®, Permafoam®) são curativos hidrofílicos altamente absorventes com superfície de contato não aderente. Alguns têm bordas adesivas para fixação na pele normal adjacente. São altamente adaptáveis, permeáveis ao vapor e formam uma barreira eficaz contra a penetração bacteriana. Estes curativos são projetados para proteção e amortecimento de diversas feridas, principalmente em áreas difíceis. Os produtos variam em conformação, permeabilidade e absorção. Mantêm o ambiente úmido da ferida, auxiliam o desbridamento autolítico e promovem a epitelização; assim, são adequados em feridas de espessura parcial ou total com quantidades pequenas a moderadas de exsudato, feridas necróticas úmidas ou feridas limpas com tecido de granulação. As bandagens de espuma são fáceis de aplicar e podem ser cortadas para se adequar às dimensões da ferida. A espuma deve ser umedecida com solução salina ou medicamentos se a ferida for levemente exsudativa ou pode ser usada com outra camada de contato para impedir a adesão. A troca dos curativos deve ser feita a cada 1 a 5 dias, dependendo da exsudação da ferida.

Curativos de Gaze Antimicrobiana (Poli-hexametileno Biguanida)

Esponjas de gaze, gaze em rolo ou curativos não aderentes estéreis impregnados com poli-hexametileno biguanida (esponja ou rolo Kerlix AMD®, curativo não aderente Telfa AMD®) podem ser usados sozinhos ou em cima de outra camada de contato. O poli-hexametileno biguanida é uma biguanida polimérica com ação antimicrobiana contra bactérias Gram-positivas e Gram-negativas. A suscetibilidade às biguanidas varia entre as espécies bacterianas, com maior eficácia contra microrganismos Gram-positivos. O poli-hexametileno biguanida é bactericida de ação rápida em altas concentrações, causando ruptura das membranas citoplasmáticas das bactérias e precipitação dos conteúdos celulares. É compatível com o tecido e não tem quaisquer efeitos negativos aparentes sobre a cicatrização de feridas. É similar à clorexidina e é usado em soluções para lentes de contato, desinfetantes, antissépticos e outros produtos para controle do crescimento bacteriano. Os curativos impregnados com poli-hexametileno biguanida resistem à colonização bacteriana em feridas e têm atividade local prolongada. A penetração de bactérias ambientais na bandagem para acesso à ferida é inibida, assim como a saída das bactérias da ferida para contaminação ambiental. Esponjas e rolos de gaze são comercializados. Umedeça previamente a gaze para usá-la no curativo.

Outros Curativos Antimicrobianos

Curativos impregnados com iodo, acetato de clorexidina, carvão ativado, antibióticos e prata também são comercializados para auxiliar a prevenção e o controle da infecção. O iodo é encontrado em curativos polimerizados com dextrana. Ao hidratar no ambiente úmido da ferida, o iodo elementar é liberado para exercer seu efeito antibacteriano e interagir com os macrófagos para produção de TNF-α e IL-6. A liberação lenta foi projetada para manter níveis adequados de iodo ativo por cerca de 48 horas.

Os curativos impregnados com prata (p. ex., Acticoat®) liberam prata para matar as bactérias. Dentre as espécies suscetíveis, estão *E. coli*, *Klebsiella pneumoniae*, *Pseudomonas aeruginosa*, *Streptococcus* spp. e *Staphylococcus* spp., incluindo *Staphylococcus aureus* resistente à meticilina. Estes curativos são mais eficazes nas fases inflamatórias e de reparo da cicatrização de feridas e são de grande utilidade no tratamento de queimaduras (p. 237). Há várias formas de curativos impregnados com prata, que muitas vezes é combinada a outros agentes (p. ex., alginato [Silvercel®], carvão ativado [Actisorb®], hidrogel [Silvasorb®], maltodextrina [Algidex AG®] e espuma [Aquacel Ag Foam®]).

Os curativos de carvão ativado (Activate®, Actisorb®) proporcionam um ambiente de cicatrização úmido, absorvem bactérias, previnem a formação de tecido de granulação exuberante e podem reduzir o odor da ferida. São destinados a feridas com infecções graves durante a fase de desbridamento à fase de reparo da cicatrização das feridas.

Esponjas de colágeno impregnadas com antibióticos são utilizadas em cirurgia humana para tratamento ou prevenção de infecções cirúrgicas. O CollaRx® é feito com colágeno bovino desnaturado tipo 1 impregnado com gentamicina. Além de seus efeitos antibacterianos, estas esponjas têm ação hemostática, causando a adesão e a agregação de plaquetas e proteínas. O material totalmente biodegradável libera níveis elevados de antibiótico no local do implante, enquanto os níveis séricos permanecem abaixo daqueles considerados tóxicos.

Curativos Bioativos

Os curativos bioativos são compostos por materiais originários de tecidos vivos. Dentre os curativos bioativos, estão os derivados de fibroblastos por culturas de tecidos e células, a pele artificial derivada de queratinócitos e matriz extracelular derivada das camadas de submucosa do intestino delgado ou da bexiga suína, além de curativos biológicos, como enxertos de pele, membranas amnióticas e peritônio. Os curativos biológicos podem servir como camadas de contato em feridas com exsudação mínima.

Os curativos de colágeno (Helix3 CM®) são derivados de materiais bovinos ou suínos e perdem sua antigenicidade devido à purificação enzimática. São comercializados em lâminas, partículas, pastas ou géis. Acredita-se que acelerem o reparo das feridas devido ao fornecimento de uma matriz para a migração celular. Na maioria das vezes, são usados em grandes feridas por avulsão como um arcabouço para o crescimento tissular. Os arcabouços de matriz extracelular têm efeito angiogênico e recrutam células-tronco que migram para a estrutura acelular para reconstruir e remodelar o tecido gravemente danificado ou ausente.

A submucosa de intestino delgado ou urinária suína (Oasis Wound Matrix®, ACell Vet Scaffold®) pode ser usada como curativo, fornecendo um suporte biocompatível e absorvível para o crescimento do tecido.

Os curativos de quitosana (Hemcon Patch® ou Bandage®, Excel-Arrest XT®) são derivados da quitina, um polissacarídeo natural do exoesqueleto de crustáceos. Esse curativo biodegradável forma uma barreira antibacteriana; no entanto, é usado principalmente para hemostasia.

O Biobrane® é um curativo temporário composto por uma membrana ultrafina e semipermeável de silicone ligada a um tecido flexível de malha de náilon com poros. As duas camadas são ligadas covalentemente a peptídeos de colágeno suíno para aumentar a adesão à ferida. O Biobrane® é flexível e estica para se adaptar à área da ferida. É incorporado pela ferida e, portanto, é confortável. A ferida pode ser vista através do curativo, com exsudação mínima. O curativo é removido ao término da epitelização ou em caso de infecção. É usado principalmente em feridas de espessura parcial ou total.

Películas Transparentes Permeáveis ao Vapor

Curativos de películas transparentes (p. ex., OpSite®, Tegaderm®, Bioguard®, Bioclusive®) são finos, retêm umidade e são compostos por poliuretano. São confortáveis, resistentes à água e permitem a inspeção da ferida sem sua remoção. Aderem à pele seca, mas não às feridas. São semipermeáveis e permitem a passagem de oxigênio, vapor de água e dióxido de carbono, mas são oclusivos para a água e as bactérias (p. ex., *Pseudomonas*, *Staphylococcus* e *E. coli*). A drenagem é coletada sob a membrana. O ambiente úmido acelera a cicatrização. Estes curativos são usados em feridas superficiais ou de espessura parcial, com pouco ou nenhum exsudato e escaras necróticas secas para desbridamento autolítico úmido. Não são utilizados em feridas infectadas ou exsudativas ou na pele frágil e fina. Estes produtos podem ser utilizados durante todo o período de cicatrização. São aplicados de modo a se estenderem pelo menos 2 cm além das bordas da ferida. A aplicação de um selante cutâneo na pele adjacente intacta antes da colocação do curativo ajuda a prevenir a maceração da pele e sua descamação. Estes curativos não aderem bem a regiões com dobras da pele ou pelo não tricotomizado por serem mais adequados a humanos do que animais. A adesão pode ser melhorada em torno do perímetro da ferida com um *spray* de película permeável ao vapor.

Camada Intermediária (Secundária)

A camada intermediária de uma bandagem é uma camada absorvente que remove e armazena agentes nocivos (p. ex., sangue, soro, exsudado, detritos, bactérias e enzimas) à distância da superfície da ferida. O crescimento bacteriano é retardado se o curativo permitir a evaporação de fluido e o exsudato for concentrado. A camada intermediária deve ter capilaridade para a absorção e ser espessa o suficiente para coletar o fluido. A camada intermediária também protege a ferida de traumas, impede a movimentação e mantém a camada de contato contra a ferida. Algodão absorvente, bandagens em rolo e forração de gesso podem ser usados. A pressão suficiente deve ser aplicada durante a confecção desta camada para eliminar os espaços entre a ferida e a camada de contato e entre a camada de contato e a camada intermediária. Estes espaços permitem o acúmulo de fluido, o que promove a maceração do tecido; no entanto, a compressão excessiva prejudica a absorção e interfere com o suprimento sanguíneo e a contração da ferida. As camadas externas da camada intermediária podem ficar não absorventes por meio da aplicação de petrolato, que impede que o fluido ambiental atinja a ferida.

Camada Externa (Terciária)

A camada terciária mantém as demais camadas da bandagem e protege-as da contaminação externa. Gaze em rolo ou esparadrapo cirúrgico são utilizados na camada externa. O esparadrapo poroso permite a evaporação de fluido e promove a secagem, mas permite que as bactérias da superfície contaminem a ferida ao ficar úmido.

Por outro lado, as bactérias das feridas podem migrar através do curativo com esparadrapo e contaminar o ambiente. O uso de gaze antimicrobiana em rolo (esponja ou rolo Kerlix AMD®) para compressão da camada intermediária ajuda a controlar as bactérias na superfície da ferida e evita que os microrganismos do ambiente migrem através do curativo até a lesão. O esparadrapo impermeável protege a ferida de fluidos ambientais, mas cria um curativo oclusivo que pode causar a maceração dos tecidos. Deve apenas ser utilizado em áreas predispostas à umidade (p. ex., as patas), e, muitas vezes, é combinado ao esparadrapo poroso. Os esparadrapos elásticos (p. ex., Elastikon®) pressionam, ajustam-se à área e a imobilizam. Hastes de sustentação ou talas podem ser incorporadas na camada externa da bandagem caso haja necessidade de maior imobilização. Roupas customizadas ou modificadas (p. ex., VetGood Protective Medical Pet Suit®, Suitical Recovery Suit®, Surgi Snuggly®, Surgi-Sox®, DogLeggs®) podem ser usadas para proteger ou substituir a camada superior das bandagens aplicadas no corpo ou na cabeça. Colares elisabetanos, barras laterais ou corpóreas e contenções nos membros são comumente usados para impedir que o paciente mastigue o curativo.

TIPOS DE BANDAGENS

Ao aplicar bandagens, os materiais adequados de largura correta devem ser usados para evitar o efeito de torniquete. Os materiais porosos permitem a circulação de ar e o escape da umidade. Todos os curativos devem ser colocados da melhor forma possível para evitar sulcos e protuberâncias, que podem causar irritação e necrose da pele. Cada volta do curativo deve se sobrepor à anterior em 50%. Às vezes, é melhor desenrolar previamente as fitas elásticas e permitir seu relaxamento antes de aplicá-las a uma parte do corpo, evitando a pressão excessiva. Os proprietários devem ser instruídos sobre os cuidados apropriados do curativo. As bandagens devem ser avaliadas com frequência quanto a sinais de deslizamento ou extravasamento. A superfície de todas as bandagens deve ser mantida limpa e seca. Os pacientes devem ser observados para detecção de desconforto, inchaço, hipotermia, descoloração cutânea, ressecamento ou odor, que podem indicar que o curativo foi colocado de maneira imprópria. Os curativos aplicados com muita força prejudicam a circulação e causam lesão nos tecidos moles. Os dedos devem ficar expostos nas bandagens em membros para permitir o monitoramento da sensibilidade e da circulação. Bandagens soltas causam úlceras de pressão ou escorregam. Os pacientes devem ser impedidos de mastigar a bandagem e os exercícios devem ser limitados a passeios com a guia curta. Em ambientes externos, as bandagens devem ser cobertas com um saco plástico ou outro material à prova d'água para protegê-las de sujidade e umidade. O material à prova d'água deve ser removido em 30 minutos para evitar o acúmulo excessivo de umidade sob o curativo.

Os sinais de dor (i.e., lambeduras em excesso ou mordedura da bandagem) e inchaço podem indicar o curativo malfeito, que deve ser substituído para evitar complicações graves. Os curativos com pressão demasiada ou irregular, especialmente sobre proeminências ósseas, podem causar isquemia e necrose por pressão. Em caso de acometimento de tecidos profundos, a amputação de um membro pode ser necessária. Enxertos ou retalhos de pele podem ser necessários para a reconstrução das lesões mais superficiais.

Bandagens Suturadas (*Tie-Over*)

As camadas absorventes e de contato de um curativo podem ser fixadas com uma bandagem suturada quando a ferida está em uma área inacessível às técnicas-padrão (p. ex., quadril, ombro, axila ou períneo) (Figura 15.9).

Faça várias suturas (p. ex., náilon 2-0, náilon 0 ou polipropileno) na pele ao redor da ferida, prendendo-as com um nó frouxo. Aplique uma camada de contato adequada e uma camada intermediária de curativo sobre a ferida. Fixe essas camadas com gaze estéril ou fita umbilical colocada através das suturas cutâneas. Alternativamente, coloque longos fios de sutura a 2 a 3 cm das bordas da ferida em toda a periferia da lesão e, em seguida, amarre-as ou prenda-as sobre o curativo. Se possível, cubra a área com uma camada de bandagem externa (Figura 15.10).

Bandagens Estabilizadoras

As bandagens estabilizadoras ajudam a imobilizar fraturas para minimizar ainda mais os danos no tecido durante o transporte para a fixação definitiva da lesão. Estas bandagens são bastante acolchoadas e geralmente chamadas bandagens de Robert Jones (ver a técnica de aplicação na p. 981). Após a fixação da fratura com talas ou fixadores externos ou internos, as bandagens estabilizadoras podem ser utilizadas para sustentar o tecido lesionado, reduzir o inchaço e tratar feridas abertas. O tipo de ferida e a condição do tecido determinam o tipo de bandagem usado na ferida.

Bandagens Pós-operatórias ou para Feridas Fechadas

As bandagens podem ser aplicadas em áreas sem uma ferida aberta para absorver o fluido de um dreno ou linha de incisão, sustentar a incisão, comprimir o espaço morto, aplicar pressão ou evitar traumatismos

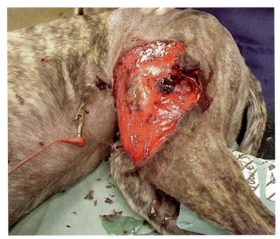

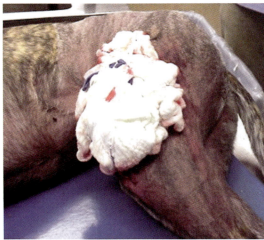

Figura 15.9 (A) Ferida extensa na lateral da coxa de um Greyhound de 6 anos de idade. (B) Uma bandagem suturada (*tie-over*) é usada no tratamento da ferida.

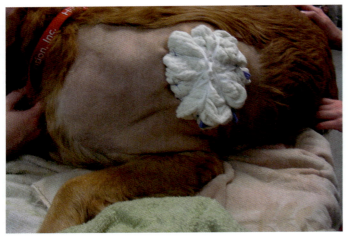

Figura 15.10 Coloque vários grampos cutâneos ou faça diversos pontos com fios soltos ao redor da periferia das feridas para criar uma bandagem suturada nas áreas inacessíveis às técnicas-padrão. Coloque a camada primária e a camada secundária do curativo e depois fixe a camada terciária com fita umbilical ou fios grossos de sutura através dos grampos ou pontos soltos.

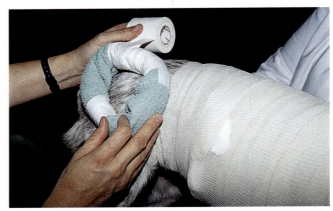

Figura 15.11 Bandagem de alívio de pressão aplicada sobre o trocanter maior de um cão. A bandagem é feita com uma toalha firmemente enrolada, cortada, presa com esparadrapo e aplicada sobre a proeminência óssea.

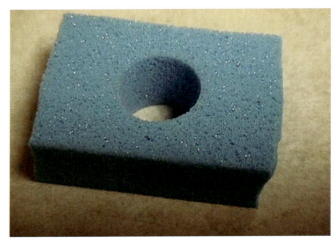

Figura 15.12 Um orifício foi feito nesta esponja de espuma para distribuição da pressão ao redor de uma ferida ou úlcera de decúbito.

ou contaminação. Estas bandagens melhoram o conforto do paciente por protegerem as feridas.

Coloque um curativo absorvente não aderente sobre a linha de incisão e várias camadas de gaze de malha ampla e absorvente sobre os drenos. Determine a espessura da camada intermediária com base na quantidade de drenagem esperada. Certifique-se de usar o revestimento adequado sobre a extremidade do dreno para evitar extravasamento. Avalie o caráter e a quantidade de drenagem a cada troca de curativo.

As incisões com drenagem mínima esperada podem ser protegidas de contaminantes ambientais por uma bandagem absorvente não aderente, que é incorporada a um curativo aderente de película de poliuretano.

Bandagens de Pressão

As bandagens de pressão facilitam o controle de pequenas hemorragias, edema e excesso de tecido de granulação. A aplicação direta de uma pomada de glicocorticoide na ferida pode ajudar a controlar o excesso de tecido de granulação. Quanto mais convexa a superfície, maior a pressão exercida pelo curativo sobre o tecido.

Coloque uma camada de contato absorvente e não aderente sobre a área de hemorragia ou excesso de tecido de granulação. Use uma camada intermediária absorvente espessa e atadura elástica na camada externa da bandagem. Enrole a atadura elástica com cuidado para evitar o excesso de pressão, que pode prejudicar a circulação arterial, venosa e linfática e causar necrose tecidual ou lesão nervosa. Verifique se há desconforto, inchaço, hipotermia, secura ou odor, que podem indicar que a bandagem está muito apertada. Remova o curativo em 24 a 48 horas se tiver sido aplicado para controle da hemorragia.

Bandagens de Alívio de Pressão

As bandagens concebidas para evitar a pressão sobre uma área (geralmente uma proeminência óssea) são utilizadas no tratamento e na prevenção de úlceras de pressão (p. 246). A prevenção da pressão estimula a cicatrização sobre as proeminências ósseas. A maioria das bandagens de alívio de pressão têm formato de rosca (*donut*) e usa espuma ou tubo de isolamento (Figura 15.11) para distribuição da pressão em torno da ferida, e não sobre a lesão. O curativo deve ser grande e espesso o suficiente para prevenir a pressão sobre a saliência óssea. Uma abertura circular pode ser criada na bandagem e utilizada no tratamento da ferida sem remoção de todo o curativo.

Um curativo em formato de *donut* pode ser criado com forração para imobilização, espuma de densidade média ou uma toalha pequena (Figuras 15.11 e 15.12). Para criar um curativo em forma de *donut*, enrole uma toalha ou tecido em um cilindro apertado, prenda-o com esparadrapo para manter o rolo e faça o círculo do tamanho adequado. Ao usar a forração de gesso, dobre várias camadas e faça um orifício central para acomodar a proeminência óssea ou para rodear a ferida. Crie uma abertura em *donut* na espuma espessa fazendo um orifício central para acomodar a proeminência óssea ou para rodear a ferida. Centralize o curativo em formato de *donut* sobre a lesão ou proeminência óssea e fixe-o na pele com esparadrapo para que não escorregue.

A manutenção da posição destes curativos pode ser difícil e a fixação direta à pele pode causar irritação. As bandagens tubulares de isolamento geralmente são usadas para proteger o olécrano. Para criar curativos tubulares de isolamento, divida o tubo de borracha e faça um orifício onde a proeminência óssea vai ficar. Se necessário, utilize tubos de duas ou três espessuras. Una os pedaços de tubos e fixe-os com esparadrapo. Ao usar o curativo sobre o olécrano, proteja a superfície cranial da articulação radioumeral com a forração para evitar a flexão articular com o cão em decúbito ventral. Então, fixe a forração e o isolamento tubular no local desejado. Use um tipo de curativo pelvipodálico (veja a discussão sobre a bandagem de extremidades a seguir), se necessário, para manter a bandagem no lugar desejado. Ao usar o *donut* para redistribuir a pressão de uma ferida, primeiro aplique as camadas de contato e intermediária da bandagem e, em seguida, incorpore o *donut* na camada externa da bandagem.

TÉCNICAS DE BANDAGEM

Bandagem no Tórax e no Abdome

O tórax e o abdome são muitas vezes enfaixados para cobrir feridas, incisões cirúrgicas ou dispositivos de drenagem. Estas bandagens devem ser aplicadas com firmeza, mas sem constrição do tórax ou do abdome. A pressão abdominal com bandagens é utilizada em caso de suspeita de hemorragia abdominal. Sua eficácia é de apenas 1 a 2 horas e as bandagens devem ser removidos em prazo de 4 horas. Ao colocar uma bandagem sob pressão no abdome, as camadas devem ser aplicadas com firmeza. Uma toalha enrolada pode ser colocada ao longo da linha média para reforçar a bandagem antes da aplicação do esparadrapo.

Aplique uma camada de contato não aderente sobre a ferida ou incisão. Mantenha a posição da camada de contato com bandagens em rolo, forração de gesso ou algodão. Use forração, gaze e bandagens de 7 a 15 cm de largura para envolver o tronco de maneira circunferencial com leve pressão. Cada volta deve ser sobreposta a cerca de metade ou um terço da espessura da bandagem. Aumente a espessura da camada intermediária conforme a quantidade esperada de drenagem. Reduza o deslizamento rostral ou cauda da bandagem envolvendo as camadas intermediárias e externas entre os membros e sobre os ombros ou quadris, formando um zigue-zague. Circunde o tronco com uma volta de bandagem e, em seguida, dirija-a da área inguinal (área axilar) direita para a área perineal (área do ombro) esquerda. Circunde novamente o tronco e continue em toda a área perineal (ou área do ombro) direita, passando pela área inguinal (ou área axilar) esquerda até o flanco (tórax) esquerdo. Repita o padrão em zigue-zague várias vezes. Também reduza o deslizamento com 1 a 3 cm de esparadrapo sobre o pelame. Não tensione a bandagem de maneira exagerada a ponto de inibir a expansão torácica. Mantenha o posicionamento da camada intermediária de atadura elástica ou malha tubular. Corte a malha tubular (7,5 cm para gatos e cães pequenos; 10 a 15 cm para cães de porte médio a grande) em comprimento ligeiramente maior do que o comprimento do corpo, da cabeça ao quadril. Faça pequenos orifícios na malha tubular para acomodar os membros. Coloque a malha pela cabeça e insira os membros anteriores nos orifícios criados antes de puxá-la em sentido caudal. Acomode os membros posteriores. Fixe a bandagem com esparadrapo. Em cães-machos, faça um orifício na bandagem para acomodar o prepúcio ou desvie a urina com um cateter para manter a bandagem seca.

Bandagem na Cabeça

A maioria das bandagens na cabeça é colocada para proteção da orelha traumatizada ou com incisões cirúrgicas (Figura 15.13). Bandagens similares podem ser usadas para cobrir o olho. Se muito apertadas, as bandagens na cabeça podem interferir com a respiração ou a flexão do pescoço. A bandagem bem-feita deve permitir a inserção dos dedos entre o curativo e o queixo para dar espaço à flexão do pescoço, sem obstrução das vias respiratórias.

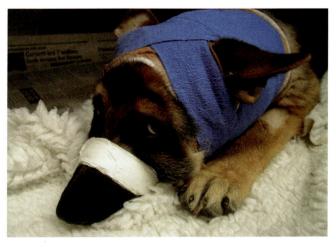

Figura 15.13 Bandagem em cabeça usada no tratamento de várias feridas por mordedura no pescoço e na cabeça de um Pastor-alemão de 5 meses de idade. A focinheira de esparadrapo foi colocada para tratamento das fraturas maxilar e mandibular.

Se a bandagem for muito apertada, uma incisão pode ser feita em metade de sua espessura sob o queixo. Deixar uma orelha para fora da bandagem ajuda a impedir seu deslizamento. Deve-se ter muito cuidado ao remover a bandagem para evitar a laceração ou amputação do pavilhão auricular. Existem bandagens comerciais para esta finalidade (p. ex., Surgi-Sox Aural Compression Bandage®, DogLeggs®).

Aplique 3 cm de esparadrapo poroso diretamente na borda do pavilhão auricular de modo a formar um estribo (Figura 17.23). Dobre a orelha sobre um material absorvente ou gaze sobre o dorso da cabeça e enrole o esparadrapo em torno da cabeça para manter sua posição. Com uma técnica similar, coloque o pavilhão auricular oposto sobre o primeiro pavilhão, se indicado. Coloque uma camada de contato não aderente sobre a incisão ou gaze sobre a extremidade do dreno passivo. Mantenha o posicionamento do pavilhão auricular e das camadas de contato com 5 a 7,5 cm de forração ou algodão em rolo. Circunde a cabeça, passando os rolos de bandagem de cranial a caudal ao pavilhão oposto, a não ser que ambos sejam imobilizados. Começando sob o queixo, coloque a bandagem de maneira folgada e sobreponha cada volta com aproximadamente um terço da largura do rolo. Cubra essa camada de curativo intermediário com voltas de gaze elástica ou malha tubular. Para evitar o deslizamento, prenda o curativo com fita elástica aderida à pele e ao pelame nas bordas craniais e caudais da bandagem. Se for necessário medicar a orelha, faça orifícios na bandagem sobre o meato acústico externo.

Bandagem em Membros

Uma bandagem acolchoada e macia é usada nos membros para cobrir abrasões, lacerações ou incisões e pode ser modificada para acomodar talas para imobilização articular ou óssea. Modificações da bandagem acolchoada básica podem ser necessárias para permitir a imobilização, evitar o deslizamento ou proteger os dedos. A imobilização é alcançada com a colocação de uma tala, que pode ser de material termoplástico moldado ou fibra de vidro, ou ainda hastes de alumínio entre as camadas intermediárias e externas da bandagem. Estes materiais às vezes podem substituir a camada externa. É importante para assegurar o acolchoamento adequado nas extremidades da tala para evitar a irritação da pele. A colocação de acolchoamento adicional sobre possíveis pontos de pressão sob uma tala ou bandagem aumenta a pressão sobre esses pontos em caso de compressão; portanto, é melhor usar uma almofada em *donut* para redistribuir a pressão para uma área maior em torno deste ponto (Figuras 15.11 e 15.12).

Comece pela aplicação de uma tira de 2,5 cm de esparadrapo poroso nas superfícies dorsais e ventrais ou mediais e laterais da pata (Figura 15.14A). Estenda as tiras 7,5 a 20 cm além dos dedos para ajudar a prevenir o escorregamento distal do curativo. Se necessário, use uma camada frouxa de atadura elástica para fixar as tiras. Insira pequenas compressas de algodão ou outro material absorvente entre os dedos e os coxins metatársicos e metacárpicos e os coxins digitais. Coloque uma camada de contato adequado sobre a ferida (p. 195). Coloque a forração ao redor da pata, à altura do segundo e do quinto coxim digital. Enrole em sentido oblíquo para que o terceiro e quarto dedos se sobressaiam ligeiramente além da bandagem (Figura 15.14B). Sobreponha a forração (com 5 a 7,5 cm de largura) entre metade a dois terços de sua largura ao avançá-la pelo membro. Continue a bandagem pela região proximal do rádio e da ulna (tíbia e fíbula) ou acima do cotovelo (joelho), dependendo do local da lesão. Use forração suficiente para criar a espessura necessária para a proteção. Coloque a atadura elástica (com 5 a 7,5 cm de largura) sobre a forração, ajustando-a ao membro, sobrepondo cada volta pela metade da largura do material. Separe as tiras de esparadrapo e prenda-as a seus respectivos lados da bandagem (Figura 15.14C). Aplique uma camada externa de esparadrapo elástico (com 5 a 7,5 cm de largura) sobrepondo metade da largura a cada volta (Figura 15.14D). Evite o estiramento excessivo do esparadrapo para não comprometer a circulação do membro. Verifique o terceiro e quarto dedos com frequência para detecção de inchaço, frieza e desconforto; remova a bandagem e avalie o membro caso estes sinais sejam observados.

Elimine a pressão das lesões nos coxins digitais com um pedaço triangular de espuma de densidade média cortada no tamanho do coxim do carpo ou tarso ou com um *donut* do mesmo material (Figura 15.12). Coloque um bloco de espuma sólida fora da camada intermediária da bandagem antes da colocação do esparadrapo na camada externa para ajudar a aliviar a pressão dos dedos. Do mesmo modo, coloque o *donut* antes de aplicar a camada externa da bandagem.

O deslizamento pode ser prevenido pela extensão da bandagem em torno do ombro e do tórax (quadril e abdome caudal), criando um curativo pelvipodálico (Figura 15.15). Esta bandagem imobiliza o ombro ou o quadril, além das articulações distais e, de modo geral, incorpora o material à tala. As camadas intermediárias e externas da bandagem se cruzam cranial e caudalmente ao membro acometido e caudal e cranialmente ao membro contralateral (como descrito na p. 206) nas bandagens abdominais e torácicas. A bandagem é reforçada com tala, fibra de vidro ou de material termoplástico para estabilização temporária de fraturas ou se a maior imobilização da ferida é desejada.

A imobilização temporária de lesões abaixo do joelho ou do cotovelo pode também ser feita com uma bandagem de Robert Jones modificada ou não. A bandagem de Robert Jones é larga, volumosa e estabiliza a região devido à compressão de uma camada espessa de algodão (p. 981). A bandagem modificada ou leve de Robert Jones tem muito menos algodão e, por isso, é menos volumosa. As bandagens modificadas de Robert Jones são usadas para reduzir o edema dos membros após cirurgias.

Uma bandagem pode ser usada após a onicectomia, a amputação de dedos ou a reconstrução de coxins para proteger os dígitos e reduzir a hemorragia. Nestes casos, os estribos devem ser aplicados lateralmente e os dedos são cobertos com gaze ou uma camada de contato não aderente.

Coloque camadas de 5 cm de forração em sentido dorso a ventral e, depois, ventral a dorsal, por cima da extremidade da pata (Figura 15.16A). Estenda a forração em padrão espiralado pela porção medial do rádio e da ulna (tíbia e fíbula). Deixe as extremidades proximais das tiras de esparadrapo expostas para auxiliar a remoção da bandagem. Cubra a forração com gaze elástica. Dobre as tiras de esparadrapo para seus respectivos lados. Cubra a bandagem com esparadrapo da extremidade distal até o pelame proximal (Figura 15.16B).

PRINCÍPIOS DA CIRURGIA PLÁSTICA E RECONSTRUTIVA

TENSÃO E ELASTICIDADE DA PELE

A cirurgia reconstrutiva é comumente realizada para fechar defeitos secundários a trauma, corrigir ou melhorar anomalias congênitas ou após a remoção de neoplasias. Há diversos procedimentos de reconstrução; é importante escolher as técnicas adequadas para prevenir complicações e evitar custos desnecessários. Embora lesões extensas, principalmente no tronco, geralmente cicatrizem por contração e epitelização (p. 181), o fechamento da ferida pode ser preferível. Defeitos grandes ou irregulares podem ser ocasionalmente fechados com incisões de relaxamento ou técnicas de "plastia" (p. ex., V-Y plastia, Z-plastia). Defeitos extensos ou nos membros podem exigir a mobilização do tecido outros locais. Retalhos pediculados são tecidos parcialmente separados do sítio doador e mobilizados para cobrir um defeito (p. 217); os enxertos envolvem a transferência de um segmento de pele para um local distante (p. 232). O planejamento cuidadoso e meticuloso e as técnicas cirúrgicas atraumáticas são necessárias para evitar o excesso de tensão, acotovelamento e comprometimento circulatório. A quantidade de pele disponível para transferência varia entre locais no mesmo animal e nas diferentes raças. Nos membros, há pouca pele para mobilização, enquanto o avanço dos tecidos adjacentes geralmente permite o fechamento de grandes defeitos no tronco. O aspecto do local receptor influencia a escolha da técnica de reconstrução. Retalhos locais devidamente criados e transferidos podem sobreviver em leitos avasculares, enquanto os enxertos e retalhos de locais distantes precisam de leitos vasculares (i.e., tecido de granulação, músculos, periósteo e fáscias saudáveis).

A hirudiníase, ou uso de sanguessugas na pele, pode auxiliar a cirurgia reconstrutiva e microvascular. As sanguessugas são recomendadas apenas em tecidos com circulação venosa insuficiente. A sanguessuga medicinal é chamada *Hirudo medicinalis*. Após o repasto de sangue, a sanguessuga pode passar meses sem se alimentar. As sanguessugas podem produzir uma pequena ferida hemorrágica que mimetiza o fluxo venoso. A sanguessuga ingere, em média, 5 mL de sangue, mas a ferida perde sangue por 24 a 48 horas depois de sua retirada devido à ação de anticoagulantes e substâncias vasodilatadoras introduzidos no local. O uso de sanguessugas é associado a um risco significativo de infecção por *Aeromonas hydrophila*.

LINHAS DE TENSÃO E ALÍVIO DE TENSÃO

O local da ferida, a elasticidade dos tecidos adjacentes, o suprimento regional de sangue e o aspecto do leito da ferida devem ser considerados durante o planejamento da cirurgia reconstrutiva. Levante a pele do retalho proposto ou da área de enxerto e permita sua retração espontânea para avaliar a tensão e a elasticidade cutânea. A avaliação da quantidade de tensão que pode ser tolerada pelo tecido é subjetiva. A aposição das bordas da incisão sob tensão excessiva provoca desconforto local e necrose por pressão, fazendo com que as suturas "cortem" o tecido e causando deiscência incisional parcial ou com-

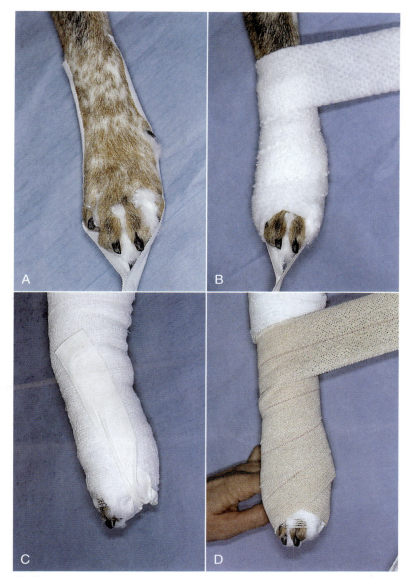

Figura 15.14 (A) Para colocar uma bandagem em um membro, coloque tiras de esparadrapo poroso de 2,5 cm nas superfícies dorsal e ventral ou medial e lateral da pata. Insira um material absorvente entre os dedos e os coxins metacárpicos ou metatársicos e digitais. (B) Coloque a forração do penso de imobilização ou o algodão sobre a camada apropriada de contato, sobrepondo as voltas em metade ou dois terços da largura do rolo. Mantenha o terceiro e quarto dedos expostos. Molde a forração ao membro com gaze elástica. Coloque a tala entre o penso e a gaze elástica para maior imobilização (opcional). (C) Dobre as tiras de esparadrapo sobre a gaze. (D) Aplique uma camada externa de fita elástica com 5 a 7,5 cm de largura, sobrepondo metade da largura da fita a cada volta.

pleta. Os métodos de redução da tensão são a divulsão das bordas da ferida, a escolha dos tipos adequados de sutura e o uso de incisões de redução de tensão, alongamento cutâneo e expansão do tecido. Além disso, o animal é sempre posicionado para cirurgia de modo que a pele móvel não fique presa contra a mesa, com uso de almofadas e flexão das articulações adequadas. Se esses métodos não permitirem a aposição primária, as feridas podem cicatrizar por segunda intenção ou ser reconstruídas com retalhos ou enxertos.

Linhas de Tensão

As linhas de tensão são formadas pela tração predominante do tecido fibroso na pele. As linhas gerais de tensão foram mapeadas em animais, mas há variações conforme a raça, a conformação, o sexo e a idade do indivíduo (Figura 15.17). A tensão faz com que, após a incisão, as bordas de pele se separem, ampliando cicatrizes lineares (Figura 15.18). As incisões devem ser paralelas às linhas de tensão. As incisões e feridas ao longo das linhas de tensão cicatrizam melhor, mais rápido e com resultados mais estéticos, enquanto aquelas que atravessam as linhas de tensão tendem a abrir. As incisões feitas em um ângulo relacionado com as linhas de tensão tendem a ter formato curvilíneo. As incisões feitas através das linhas de tensão precisam de mais suturas para fechamento e são mais propensas à deiscência do que aquelas paralelas às linhas de tensão. As feridas traumáticas devem ser fechadas no sentido que previne ou minimiza a tensão. As

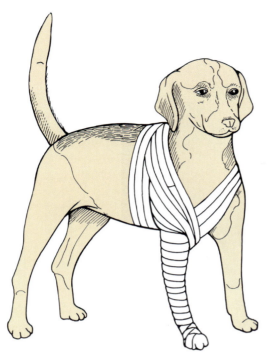

Figura 15.15 Nas lesões na porção proximal dos membros, continue a bandagem pela pata, ao redor do peito ou do abdome e entre as patas para imobilização pelvipodálica.

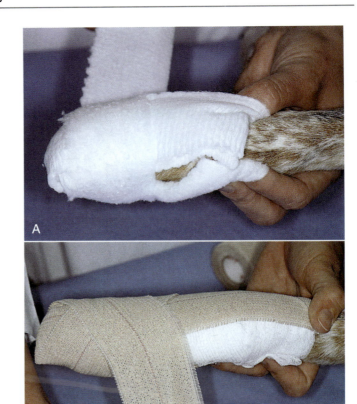

Figura 15.16 Na pata, a bandagem é aplicada de maneira semelhante à realizada no membro, mas os dedos são cobertos. (A) Depois da colocação dos estribos e da camada de contato, dobre a forração de penso de imobilização sobre os dedos, de dorsal para ventral e, então, de ventral para dorsal. A seguir, enrole a forração ao redor da região distal do membro. (B) Molde a bandagem ao membro com gaze elástica e prenda-a com fita elástica de modo similar.

bordas da ferida devem ser manipuladas antes do fechamento para determinar a direção em que a sutura deve ser feita para minimizar a tensão (Figura 15.19). Se a tensão for mínima, a ferida deve ser fechada na direção de seu eixo longo. O sentido do fechamento deve evitar ou minimizar a criação de "orelhas de cão" (*dog ears*) ou pregas nas extremidades da sutura.

Redução da Tensão

A pele é divulsionada com tesouras para separar o tecido cutâneo ou o músculo panicular (ou ambos) do tecido subjacente. A divulsão da pele adjacente à ferida é o procedimento mais simples de redução da tensão. Isso libera a pele dos anexos subjacentes para que todo o seu potencial elástico possa ser utilizado para cobrir a ferida. A pele deve ser divulsionada de maneira profunda até a camada do músculo panicular para preservar o plexo subdérmico e os vasos cutâneos diretos que passam paralelos à superfície cutânea (Figura 15.20). Na ausência de camada de músculo panicular (porção média e distal dos membros), a pele deve ser divulsionada na fáscia areolar frouxa profunda à derme para preservar o plexo subdérmico. A pele elevada deve incluir uma parte da fáscia superficial com a derme para preservar as artérias cutâneas diretas. Nas áreas em que a pele é intimamente associada a um músculo subjacente, uma parte da fáscia muscular externa deve ser elevada com a derme, em vez da dissecação destas estruturas. Previna lesões no plexo subdérmico por meio do uso de uma técnica cirúrgica atraumática, incluindo a incisão da pele com lâmina de bisturi em vez de tesoura e evitando instrumentos compressivos (p. ex., pinça Allis). Pinças Brown-Adson, ganchos cutâneos ou suturas permanentes devem ser usados na manipulação da pele. As camadas de tecido são separadas pela inserção repetida da tesoura de Metzenbaum com as lâminas fechadas; as lâminas são, então, abertas e a tesoura é retirada nesta posição. O tecido é seccionado com a tesoura conforme necessário.

Alternativamente, as tesouras parcialmente abertas podem avançar pelo plano de clivagem sem corte. Durante a divulsão, determine se a redução da tensão é adequada pela aproximação periódica das bordas da pele.

De modo geral, o sangramento é insignificante durante a divulsão. O sangramento excessivo pode ser controlado com eletrocoagulação ou ligadura; no entanto, a tensão da pele e as bandagens normalmente controlam a hemorragia e previnem a formação de seromas. A divulsão em áreas próximas às margens da ferida com retardo da cicatrização requer a separação da borda cutânea epitelializada do tecido de granulação. A pele deve ser excisada com uma lâmina de bisturi na junção da pele normal com o novo epitélio. A incisão deve continuar pelo tecido de granulação na linha de clivagem normal da fáscia subcutânea, abaixo do plexo subdérmico. O fechamento da ferida sob tensão excessiva, a técnica cirúrgica inadequada e a divisão das artérias cutâneas diretas podem interferir com a circulação cutânea e causar necrose da pele, deiscência da ferida ou infecção. A manipulação cirúrgica da pele com trauma recente deve ser minimizada até a melhora da circulação. A resolução de contusões, edemas e infecções indica a melhora da circulação cutânea.

CAPÍTULO 15 Cirurgia do Sistema Tegumentar

Tração e Expansão Cutâneas

A tração e a expansão da pele compõem uma técnica usada na cirurgia de reconstrução que aproveita a capacidade da pele de se alongar além de sua elasticidade natural ou inerente por processos de deformação mecânica e relaxamento do estresse em caso de aplicação de tensão contínua. Durante este processo, as fibras de colágeno da derme são alongadas e o fluido tissular é lentamente deslocado em torno das fibras de colágeno, que são esticadas e longitudinalmente compactadas na direção da força de estiramento. A pele pode ser pré-alongada horas ou dias antes da cirurgia para permitir o fechamento com tensão menor no momento do procedimento. Pré-suturas, suturas ajustáveis, tensores de pele e expansores de pele são utilizados nesta técnica (Figura 15.21). A pré-sutura é realizada 24 horas antes da cirurgia para estiramento

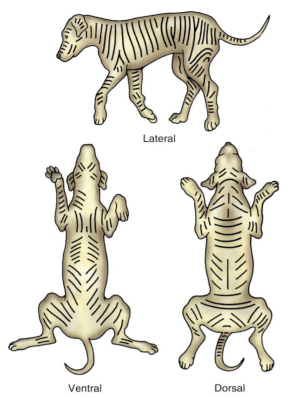

Figura 15.17 Linhas aproximadas de tensão cutânea em cães. (Modificada de Irwin DHG. Tension lines in the skin of the dog. *J Small Anim Pract*. 1966;7:595.)

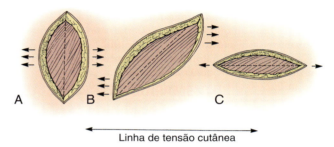

Figura 15.18 Incisões feitas nas linhas de tensão. As incisões perpendiculares (A) ou oblíquas (B) se abrem e exigem mais pontos de sutura para seu fechamento do que incisões paralelas às linhas de tensão da pele (C).

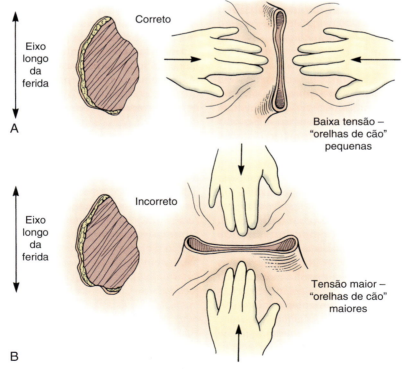

Figura 15.19 As bordas da ferida devem ser manipuladas para determinar a direção de menor resistência e a formação mínima de "orelhas de cão" (*dog ears*). (A) Bordas com pouca tensão e "orelhas de cão" pequenas. (B) Bordas com maior tensão e "orelhas de cão" grandes.

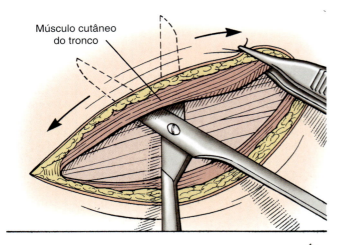
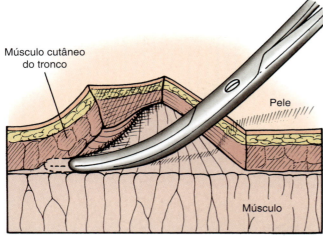

Figura 15.20 Antes do fechamento da ferida, use uma tesoura para divulsionar a pele e o tecido subcutâneo ou a pele e o músculo panicular, separando-os do tecido subjacente.

prévio da pele. Lidocaína, sedação ou anestesia geral é administrada antes da sutura para reduzir o desconforto. As suturas de tensão (com padrão interrompido de Lembert ou suturas verticais de material não absorvível monofilamentar 2-0 ou 0) sobrepõem-se à pele dos lados opostos da lesão (Figura 15.21). As suturas são colocadas a 3 a 5 cm de distância do local da incisão proposta, exercem seu efeito principalmente na pele saudável imediatamente adjacente ao sítio cirúrgico proposto, e não são ajustáveis. A pré-sutura é eficaz apenas em áreas com limitação da elasticidade da pele (i.e., nos membros). Uma sutura horizontal ajustável pode ser utilizada para gradualmente esticar a pele sobre uma ferida. Esta é uma sutura intradérmica contínua (náilon, polipropileno ou polibutéster 2-0 a 3-0) ancorada em uma ou em ambas as extremidades com um botão fixado na superfície cutânea com um peso de pesca dividido ao meio. Nos dias subsequentes, a tração da sutura leva ao avanço das bordas sobre a ferida e novos pesos são aplicados para manter a tensão. Estas suturas são usadas principalmente em feridas em membros com bordas que, a princípio, não podem ser justapostas.

Os expansores de pele (p. ex., X-Banders®) são dispositivos não invasivos capazes de esticar a pele adjacente e distante do sítio cirúrgico. Uma quantidade maior de pele pode ser expandida ou recrutada por meio desta técnica do que por pré-sutura ou expansores de tecido. Expansores de pele são mais eficazes no pescoço e tronco. Bandagens cutâneas autoadesivas, com uma fina camada de cianoacrilato, são aplicadas à pele limpa, seca e tricotomizada adjacente ou distante ao sítio cirúrgico, dependendo da quantidade de estiramento necessário. As bandagens são colocadas a 1 a 2 cm da margem da ferida com seu eixo longo perpendicular à direção da tensão cutânea. Cabos elásticos de conexão são ligados às bandagens de um lado da ferida e esticados antes de serem ligados às bandagens do lado oposto. Outra fileira ou camada de bandagens e cabos pode ser colocada mais distante da ferida em caso de necessidade de maior recrutamento cutâneo. Os cabos são ajustados a cada 6 a 8 horas para gerar a carga ideal de alta tensão e acelerar o estiramento da pele ou sua deformação. Uma quantidade suficiente de pele pode ser recrutada em 24 a 48 horas, embora 96 horas possam ser necessárias. As bandagens são removidas da pele, com possível auxílio de solvente de cola, antes da cirurgia. De modo geral, pouca ou nenhuma divulsão é necessária após o estiramento da pele. Os expansores cutâneos também são utilizados antes da remoção de uma massa ou após a cirurgia em caso de fechamento das incisões com tensão excessiva. A aplicação de expansores cutâneos ajuda a reduzir a tensão e evitar deiscências (Figura 15.21). As bandagens normalmente são removidas 3 a 5 dias após a cirurgia.

Os expansores de tecido são inflados no tecido subcutâneo para esticar a pele sobrejacente, permitindo a criação de retalhos maiores para fechamento de defeitos. São indicados em caso de escassez de tecido e para obtenção de pele com as qualidades desejáveis. Os expansores de tecido reduzem a espessura da derme e aumentam temporariamente a mitose epidérmica. A gordura subcutânea e o músculo adjacente ao expansor se atrofiam e pode ocorrer neuropraxia. Os expansores de tecido têm um saco inflável e reservatório feito de elastômero de silicone. Embora caros, são comercializados em diversos tamanhos e formatos (p. ex., Integra®). O planejamento cuidadoso é necessário para a expansão e reconstrução adequada. A base do expansor deve ter o tamanho aproximado do sítio doador. A incisão para inserção do expansor deve ser paralela às linhas de tensão na borda principal do futuro retalho; caso contrário, a expansão da pele adjacente é inadequada. O dispositivo é colocado no tecido subcutâneo e insuflado com soro fisiológico. A expansão rápida requer a insuflação intraoperatória intermitente de curta duração. O expansor é insuflado por 2 a 3 minutos e esvaziado, deixando o tecido repousar por 3 a 4 minutos; o ciclo é repetido duas ou três vezes antes da criação do retalho. A expansão gradual envolve a injeção de uma determinada pressão ou volume a intervalos de dias a semanas (normalmente a cada 2 a 7 dias). A insuflação por injeção continua até que a pele fique tensa ou pareça esbranquiçada ou até que haja desconforto. Com o estiramento suficiente do tecido para permitir a reconstrução, o dispositivo é removido e um retalho de pele é criado para fechar o defeito. As complicações dos expansores de tecido são dor, formação de seroma, ampliação da cicatriz, infecção, deiscência, necrose da pele e falha do implante; além disso, estes dispositivos não devem ser usados em tecidos previamente irradiados. Os retalhos de padrão axial (p. 222) são preferíveis aos expansores de tecido para a reconstrução de feridas extensas.

PADRÕES DE SUTURA

Suturas Subdérmicas

A fáscia subdérmica é forte e tolera tensão melhor do que o tecido subcutâneo ou a pele. As suturas no tecido subdérmico ou subcuticular têm tensão cutânea menor e aproximam as bordas da pele. Estas suturas também reduzem a formação de cicatrizes. As suturas

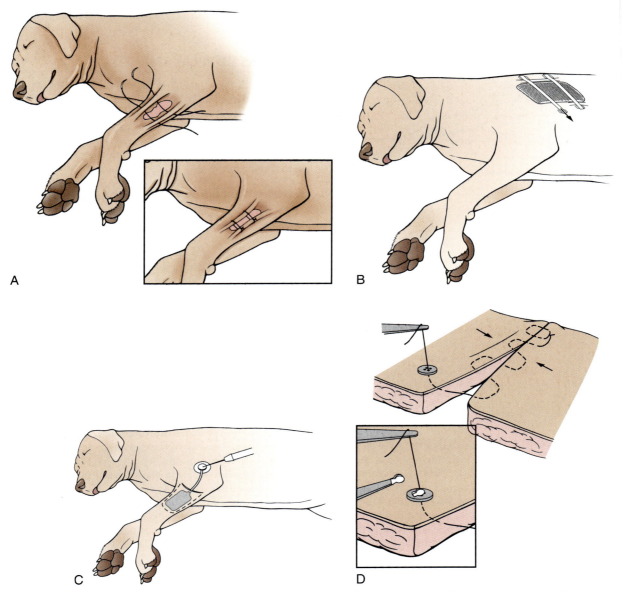

Figura 15.21 Os métodos para recrutamento de pele para fechamento de feridas sob tensão são (A) o uso de pré-sutura, (B) expansores de pele, (C) expansores infláveis de tecido e (D) suturas ajustáveis.

subdérmicas e subcuticulares são feitas com polidioxanona, poliglecaprona 25 ou poligliconato 3-0 ou 4-0 com um nó intradérmico.

Suturas Móveis

As suturas móveis movimentam a pele por um defeito, obliteram o espaço morto e distribuem a tensão pela superfície da ferida. A pele é avançada em direção ao centro da ferida por fileiras de pontos simples separados subdérmicos, profundos à lesão. A sutura (p. ex., polidioxanona, poliglecaprona 25 ou poligliconato 2-0 ou 3-0) deve atravessar a fáscia da parede corpórea em uma distância mais próxima do centro da ferida do que do trecho de fáscia subcutânea ou derme profunda (Figura 15.22). As suturas móveis não penetram a superfície da pele. O nó da sutura faz a pele avançar em direção ao centro da ferida. As suturas são colocadas a uma distância mínima de 2 a 3 cm. Fileiras sucessivas de suturas móveis fazem a pele avançar ainda mais em direção ao centro da ferida. As suturas são feitas nos dois lados do defeito para promover o avanço da pele divulsionada em direção ao centro. A quantidade de suturas móveis deve ser minimizada para impedir a criação de pequenas cavidades subcutâneas ou do comprometimento da circulação. As suturas subdérmicas e cutâneas são utilizadas para completar o fechamento da ferida.

Suturas Externas para Redução de Tensão

As suturas externas para redução de tensão ajudam a prevenir o corte pelos fios, que ocorre quando a pressão sobre a pele em uma laçada excede a pressão que permite o fluxo sanguíneo. A pressão é reduzida ao ser distribuída por uma área maior de pele. As suturas mais distantes da borda da pele ou o uso de suturas de colchoeiro ou cruzadas ajudam a dispersar a pressão. Outros padrões de sutura que ajudam a diminuir a tensão são os pontos simples separados amplos e estreitos alternados ou os pontos em polia, como "longe-perto-perto-longe"

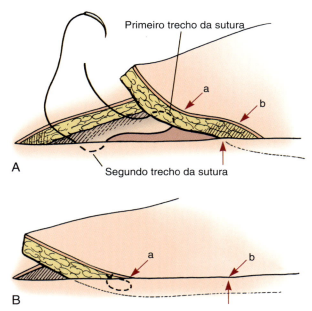

Figura 15.22 Use suturas móveis (*walking sutures*) para avançar a pele em direção ao centro da ferida. (A) Faça a sutura através da fáscia da parede corpórea a uma distância mais próxima em relação ao centro da ferida do que do ponto através da fáscia subdérmica ou da derme profunda. (B) Observe que a distância entre *a* e *b* aumenta em função da expansão da pele ao fixar a sutura.

ou "longe-longe-perto-perto". A sutura padrão de alívio de tensões é o *padrão de colchoeiro vertical*. Uma fileira de pontos verticais em colchoeiro deve ser feita a 1 a 2 cm de distância da fileira principal de suturas que aproximam as bordas da pele. As suturas de colchoeiro verticais (polipropileno, polibutéster ou náilon 2-0 a 0) são feitas enquanto a pele é aproximada com pinças de campo ou ganchos cutâneos antes da aposição das bordas da pele com suturas de aproximação (p. ex., polipropileno, polibutéster ou náilon 3-0 ou 2-0). As suturas de colchoeiro verticais para dissipação da tensão geralmente podem ser removidas no terceiro dia após a cirurgia, quando as fibras de colágeno se reorganizaram e a fibrina já estabilizou as bordas da ferida. Suturas de colchoeiro horizontais, com ou sem *stents* cilíndricos de borracha, podem ser utilizadas; no entanto, são associadas a um maior risco de prejuízo do fluxo sanguíneo cutâneo local para as bordas da pele.

PREVENÇÃO DAS "ORELHAS DE CÃO"

A formação de "orelhas de cão" ou pregas pode ser prevenida ou corrigida no final de uma linha de sutura pelo espaçamento desigual dos pontos ou através da ressecção de um pequeno triângulo ou elipse de pele. A colocação das suturas próximas no lado convexo do defeito e mais afastadas no lado côncavo da ferida pode impedir a formação das "orelhas de cão" (Figura 15.23A). As "orelhas de cão" podem ser corrigidas pela realização de uma incisão elíptica, com remoção da pele redundante e aposição das bordas da pele de forma linear ou curvilínea (Figura 15.23B). Alternativamente, a "orelha de cão" pode ser incisada no centro para formar dois triângulos; um triângulo deve ser excisado e o outro é usado para preencher o defeito resultante (Figura 15.23C-D) ou ambos podem ser excisados e as bordas aproximadas, criando uma sutura linear (Figura 15.23E). A pele fina e elástica é menos propensa à formação de "orelhas de cão" do que a pele espessa. Muitas "orelhas de cão" se achatam sem excisão.

INCISÕES DE RELAXAMENTO

As incisões de relaxamento ou feitas perto de um defeito para permitir a aposição das bordas da pele ajudam o fechamento cutâneo em torno de feridas fibróticas ou sobre estruturas importantes ou ainda antes da radioterapia após a ressecção extensa do tumor. Estas incisões raramente são indicadas, exceto nas porções distais dos membros, ao redor dos olhos e do ânus ou para cobrir tendões, ligamentos, nervos, vasos ou implantes.

Incisões Simples de Relaxamento

As incisões de relaxamento cicatrizam por contração e epitelização em 25 a 30 dias. Algumas incisões de relaxamento cercadas por tecido elástico frouxo podem ser fechadas de maneira primária após a aproximação das bordas da ferida.

Comece divulsionando a margem do defeito no ponto de tensão cutânea máxima e continue até que as bordas possam ser apostas sob tensão. Feche a ferida e faça uma incisão de relaxamento no ponto de término da divulsão ou onde as linhas de tensão são observadas (Figura 15.24A). Comece a incisão no ponto de tensão cutânea máxima e continue-a conforme necessário para reduzir o excesso de tensão. Se necessário, faça uma incisão de relaxamento antes do fechamento da pele. Coloque uma bandagem não aderente sobre as incisões de relaxamento e a linha de sutura e, a seguir, uma bandagem acolchoada. A princípio, troque o curativo a cada 1 ou 2 dias.

Incisões Puntiformes Múltiplas de Relaxamento

As incisões puntiformes múltiplas de relaxamento são pequenas incisões paralelas alternadas feitas na pele adjacente à ferida para permitir o fechamento com menor tensão (Figura 15.24B). Divulsione a pele ao redor da ferida e faça uma sutura subdérmica contínua. Tracione a sutura, começando em uma extremidade da incisão e indo até a outra extremidade. Se as bordas cutâneas não se aproximarem em uma área, faça uma pequena incisão de aproximadamente 1 cm na pele adjacente de cada lado da ferida, a cerca de 1 cm da lesão. Em caso de persistência da tensão excessiva, faça uma segunda fileira de incisões de 0,5 a 2 cm lateral à primeira. Tracione a sutura para justapor as bordas da ferida; continue o procedimento por todo o comprimento da ferida. Suture para aproximar a ferida original e, em seguida, coloque uma bandagem não aderente. Troque o curativo diariamente durante os primeiros estágios de cicatrização e com frequência menor à medida que a cicatrização avança.

As incisões para redução da tensão cicatrizam por segunda intenção. As incisões puntiformes múltiplas de relaxamento são mais cosméticas do que as incisões simples, mas oferecem menor relaxamento e têm maior risco de causar comprometimento circulatório significativo.

V-Y-Plastia

A V-Y-plastia é um tipo de incisão de relaxamento que forma um retalho de avanço para cobrir uma ferida. É usada no fechamento de feridas crônicas e inelásticas ou que podem distorcer estruturas adjacentes caso fechadas sob tensão. É comumente empregada em cirurgias nas pálpebras. Uma incisão em formato de V é feita a cerca de 3 cm da ferida (Figura 15.24C). A ferida original é fechada após a divulsão da pele (Figura 15.24D). A incisão de relaxamento em V é fechada no formato de um Y. O fechamento começa nas pontas do V até o desenvolvimento de tensão (Figura 15.24E). O restante da incisão é fechado como a haste do Y (Figura 15.24F).

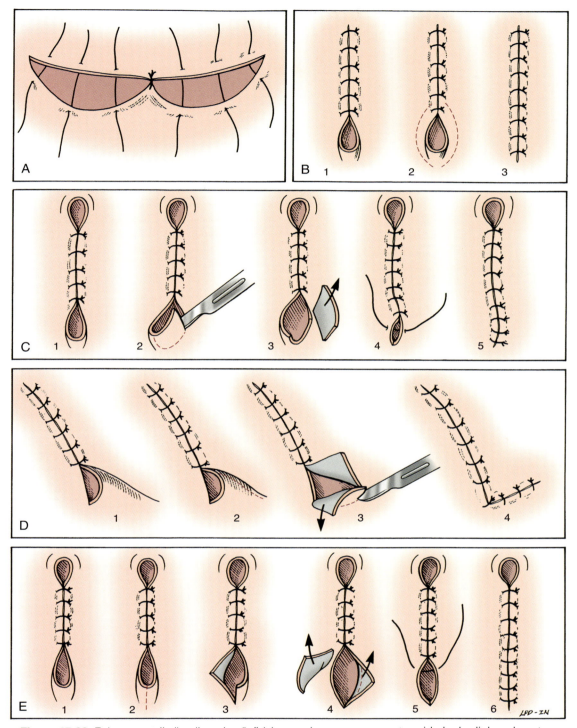

Figura 15.23 Evite ou corrija "orelhas de cão" (*dog ears*) ou pregas na extremidade das linhas de sutura por meio de (A) pontos com espaçamento desigual ou (B) ressecção de um segmento elíptico de pele ou (C-D) um grande triângulo de pele ou (E) dois triângulos menores de pele.

Z-Plastia

A Z-plastia é uma técnica que alonga ou relaxa uma incisão. O Z pode ser incorporado à ferida ou um Z separado pode ser feito adjacente à ferida para facilitar o fechamento com menor tensão. A parte central do Z é a ferida ou incisão primária. Os dois braços do Z têm o mesmo comprimento que a haste central (Figura 15.24G). Os ângulos do Z podem variar entre 30 e 90 graus, mas recomendam-se 60 graus. Ângulos maiores dão maior ganho de comprimento (45 graus dão um aumento aproximado de 50% e 60 graus, de 75%). O comprimento é ganho ao longo da haste central original do Z quando os retalhos do Z são transpostos (Figura 15.24H). Uma incisão em formato de Z é feita com a haste central paralela à direção do comprimento, conforme necessário. Os retalhos são divulsionados antes da transposição e sutura (Figura 15.24, *detalhe*).

212 **PARTE DOIS** Cirurgia de Tecidos Moles

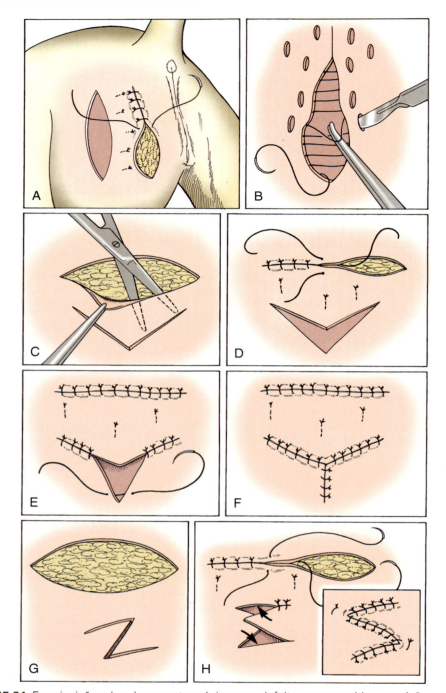

Figura 15.24 Faça incisões de relaxamento próximas ao defeito para permitir a aposição cutânea. (A) Após a divulsão da pele, as incisões de relaxamento simples, uni ou bilaterais, são feitas adjacentes à ferida. (B) Após a pré-colocação de um padrão subcuticular contínuo de sutura, múltiplas incisões puntiformes são feitas paralelas à ferida. (C-F) A V-Y-plastia cria um retalho de avanço para cobrir a ferida. (G) e (H) A Z-plastia pode ser feita adjacente à ferida ou ao seu redor, permitindo seu fechamento.

BIÓPSIA DE PELE

As biópsias de pele são necessárias ao diagnóstico de alguns problemas dermatológicos, infecções cutâneas e tumores. Nas dermatites crônicas, a biópsia é, às vezes, realizada apenas para descartar outras doenças, como neoplasias. Se possível, infecções cutâneas secundárias devem ser eliminadas antes da biópsia. As biópsias de anomalias cutâneas crônicas devem incluir várias amostras representativas das lesões. Normalmente, a biópsia de pele anormal é suficiente, mas amostras de pele normal auxiliam a comparação na avaliação de distúrbios descamativos, seborreia primária, lesões de despigmentação ou hiperpigmentação e alopecia.

Faça a tricotomia, cuidadosamente deixe cerca de 5 a 6 mm e evite causar traumas cutâneos. Se o problema principal for dermatológico e não infeccioso ou neoplásico, não lave vigorosamente ou desinfete os locais de biópsia, pois isso pode afetar adversamente a interpretação do patologista. A limpeza vigorosa pode interferir com a identificação do tipo de queratina e presença de crostas, descamações, microrganismos ou parasitas. Marque as lesões, fazendo círculos ou linhas de 2 a 3 cm no sentido do crescimento do pelo com tinta indelével. Faça a biópsia com um *punch* de 6 a 8 mm e uma pequena tesoura afiada ou lâmina de bisturi para separar a amostra do tecido subcutâneo. Segure a pele esticada ao redor do sítio de biópsia com o polegar e o indicador. Coloque o *punch* perpendicular à superfície da pele com a lesão no centro. Gire-o em uma direção e aplique pressão moderada até perceber um estalido ou até o centro do *punch*. Aplique uma leve pressão para hemostasia. Apreenda e cuidadosamente retire a amostra com uma pinça pequena; então, seccione o tecido subcutâneo aderido. Seque o sangue da amostra e coloque-a em um abaixador de língua ou cartão marcado com a direção do crescimento do pelo para evitar que enrole. Aproxime as bordas cutâneas (sutura monofilamentar não absorvível 3-0 ou 4-0) com uma única sutura.

Alternativamente, para bolhas, nódulos ou lesões profundas, faça uma incisão elíptica ou em cunha ao redor da lesão ou na junção entre o tecido normal e o tecido anormal com uma lâmina de bisturi. As biópsias a *laser* não são aconselhadas, já que os artefatos induzidos podem fazer com que amostras pequenas não sejam diagnósticas.

Amostras de tumores podem ser obtidas por biópsia incisional, excisional ou com agulha grossa. Diferentemente das amostras coletadas de doenças dermatológicas, faça a tricotomia e o preparo para a cirurgia asséptica. Faça as biópsias incisionais, como as biópsias de pele, com um *punch* ou incisão elíptica do tecido normal e anormal. As biópsias com agulha são feitas com um instrumento TruCut® e as amostras são coletadas de áreas periféricas e centrais da massa.

As biópsias excisionais são descritas mais adiante e devem incluir todas as incisões, biópsias, punções e trajetos de agulha anteriores. Imediatamente após a coleta, coloque as amostras em fixador (formalina tamponada neutra a 10%) para preservar a sua integridade. Certifique-se de que o patologista possa orientar corretamente a amostra e, se necessário, marque a amostra com tinta ou suturas. Faça uma descrição macroscópica da lesão porque as evidências de eritema se perdem no fixador. De modo geral, aconselha-se também solicitar a cultura de bactérias e/ou fungos.

REMOÇÃO DE TUMORES CUTÂNEOS

Antes da remoção de um tumor, a tensão e a elasticidade da pele devem ser avaliadas, mas a manipulação excessiva da lesão deve ser evitada. A direção das linhas de tensão da pele, o formato da excisão e o método de fechamento devem ser planejados antes da cirurgia. Uma grande área deve ser tricotomizada e assepticamente preparada para a cirurgia, em especial se houver chance de que retalhos de pele sejam necessários para o fechamento. A excisão de tumores cutâneos deve incluir a lesão, os sítios de biópsias anteriores e amplas margens de tecido normal em três dimensões (comprimento, largura e profundidade). Em tumores benignos, remova a lesão e 1 cm do tecido normal; em tumores malignos, margem com mais 2 a 3 cm pode ser necessária para a excisão local completa (Figura 15.25). Estas margens são feitas em todas as dimensões, incluindo a margem profunda, se possível. O endurecimento da periferia da lesão decorrente da uma resposta fibroplástica do hospedeiro pode ajudar a identificação dos limites macroscópicos do tumor. A distância da margem deve ser maior em tumores infiltrativos agressivos (p. ex., mastocitomas, melanomas, carcinomas espinocelulares, sarcomas de tecidos moles, adenocarcinomas mamários felinos, hemangiopericitomas e lipomas infiltrativos). A invasão tumoral é influenciada pelo tipo de tecido adjacente. O tecido facilmente infiltrado por células

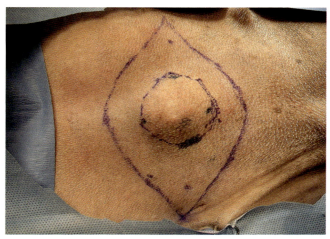

Figura 15.25 Um marcador cirúrgico foi usado para delinear uma margem de 2 a 3 cm para excisão de um tumor maligno na pele e nos tecidos subcutâneos.

tumorais (i.e., gordura, tecido subcutâneo, músculo e parênquima) deve ser removido com o tumor. Cartilagens, tendões, ligamentos, fáscias e outros tecidos pouco vasculares e com colágeno denso são resistentes à invasão neoplásica e, portanto, geralmente são poupados durante a ressecção. A excisão de tumores infiltrativos ou agressivos deve se estender pelo menos uma camada fascial abaixo das margens tumorais detectáveis. A excisão cirúrgica radical (i.e., remoção de todo um compartimento ou estrutura, amputação ou lobectomia) é indicada em tumores mal localizados ou com alto grau de malignidade.

> **NOTA** A excisão de tumores infiltrativos ou agressivos deve incluir mais 2 a 3 cm de tecido "normal" ao redor da lesão. Estenda a dissecção pelo menos uma camada fascial abaixo das margens tumorais detectáveis.

Realize as ressecções da forma mais atraumática possível para proteger o tecido adjacente e evitar a disseminação do tumor. Use uma razão entre comprimento e largura de 4:1 ao realizar as incisões elípticas ao redor de um tumor para minimizar a formação de "orelha de cão". Ao iniciar a elipse por todas as camadas (pele, tecido subcutâneo e fáscia ou músculo), suture-as para manter o alinhamento e evitar a retração de uma camada em relação às demais. Ao remover múltiplas massas do mesmo animal, primeiramente retire lesões consideradas benignas e troque de instrumentos e luvas (e campos cirúrgicos, se necessário) após a ressecção de cada massa para evitar a propagação de células tumorais de um local para outro. Faça a ligadura do suprimento sanguíneo o quanto antes para evitar a disseminação sistêmica de células tumorais ou substâncias (p. ex., histamina e heparina). Irrigue o leito da ferida após a excisão do tumor. Aspire ou realize a biópsia dos linfonodos regionais para determinação do estadiamento da doença. Troque os instrumentos, as luvas e campos contaminados (ou com possibilidade de contaminação) antes do fechamento da ferida. Em caso de realização futura de radioterapia, marque as margens de ressecção na ferida com grampos metálicos para facilitar o planejamento terapêutico. Marque as margens do tumor com suturas ou corantes e envie todas as amostras obtidas para avaliação histológica. Coloque a amostra em cerca de 10 partes de formalina para uma parte de tecido.

A fixação adequada com formalina tamponada neutra a 10% requer que as amostras tenham menos de 5 a 10 mm de largura. A identificação do tipo de tumor é fundamental na determinação do tratamento pós-operatório apropriado e do prognóstico.

> **NOTA** Os tumores localizados geralmente recidivam porque as margens cirúrgicas da lesão original eram inadequadas; certifique-se de marcar as bordas do tumor.

FECHAMENTO DE DEFEITOS CUTÂNEOS IRREGULARES

Embora seja aconselhável remover as lesões cutâneas com uma incisão elíptica para facilitar o fechamento, algumas lesões causam defeitos de formato irregular devido a seu tamanho ou localização. A elasticidade e as linhas de tensão da pele devem ser avaliadas antes da excisão e do fechamento.

Defeitos Circulares

A excisão circular das lesões salva a maior parte da pele normal em comparação a outros padrões de excisão. As linhas de tensão cutânea podem converter os defeitos de outros formatos em defeitos circulares. O fechamento de defeitos circulares é difícil devido à tendência de desenvolvimento de "orelhas de cão". Estes defeitos podem ser fechados com diversas técnicas. As técnicas lineares, em V combinada e em gravata-borboleta (*bow tie*), são as preferidas. A conversão de um defeito circular por uma excisão fusiforme ou elíptica com uma razão comprimento-largura de 4:1 remove mais pele do que pode ser necessário (156%). A técnica linear pode ser utilizada em defeitos pequenos com bordas cutâneas que podem ser apostas sem a formação de "orelhas de cão" grandes. As suturas são paralelas à direção das linhas de tensão cutânea, começando no centro do defeito. As "orelhas de cão" em cada extremidade da sutura são excisadas e os defeitos restantes são fechados (Figura 15.26A).

A técnica em V combinada é usada quando a aposição da pele cria "orelhas de cão" e há uma quantidade limitada de pele para reconstrução. Esta técnica não remove mais pele normal. Dois triângulos equiláteros são concebidos em lados opostos do defeito circular, com o eixo central a 45 graus do eixo longo (linhas de tensão) do defeito. Os lados de cada triângulo estão incisados de tal forma

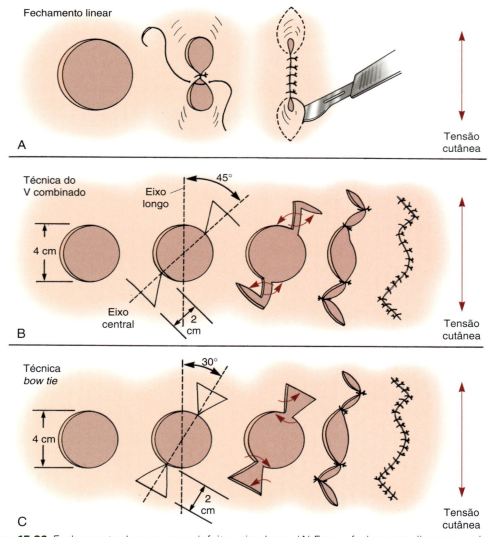

Figura 15.26 Fechamento de pequenos defeitos circulares. (A) Faça o fechamento linear se as bordas da pele puderem ser apostas sem criação de "orelhas de cão" extensas. (B) Use a técnica combinada em V caso haja uma quantidade limitada de pele para reconstrução. (C) Use a técnica *bow tie* caso haja pele em abundância.

que o vértice do V aponte para o eixo longitudinal do defeito. Os retalhos de pele são girados e suturados para converter o defeito circular em um defeito fusiforme irregular e menor. As margens do defeito convertidas são justapostas com suturas de aproximação (Figura 15.26B). A técnica em gravata-borboleta é usada quando a aposição da pele gera grandes "orelhas de cão" e há pele abundante ao redor do defeito. Esta técnica remove 36% mais pele. Dois triângulos equiláteros são removidos de lados opostos do defeito circular; o eixo central de cada triângulo fica a 30 graus do eixo longo das linhas de tensão cutânea. Os retalhos são transpostos e suturados em suas novas posições para encurtar os lados do círculo original e modificar o formato do defeito (Figura 15.26C).

Defeitos Triangulares

As lesões triangulares podem ser fechadas por meio do deslocamento do tecido local ou uso de retalhos de rotação. Uma técnica simples de fechamento é começar em cada ponta do triângulo e suturar em direção ao centro do defeito, criando uma sutura em formato de Y (Figura 15.27A). O retalho de rotação é semicircular ou em três quartos de círculo que gira em torno de um ponto fixo até o defeito (Figura 15.27B). Os retalhos de rotação são usados quando há pele disponível em apenas um lado do defeito ou quando a movimentação da pele de um lado do defeito distorce as estruturas adjacentes (i.e., perto do olho ou do ânus). Os retalhos bilaterais de rotação são usados quando há pouca pele à disposição, mas é móvel nos dois lados do defeito. Os retalhos devem ser suficientemente grandes (com razão comprimento-largura de cerca de 4:1) para impedir que haja tensão no tecido adjacente. A tensão existente pode ser reduzida por uma incisão na base do retalho, permitindo sua movimentação por uma combinação de rotação e transposição (Figura 15.27C). A tensão também pode ser reduzida por meio da remoção de um pequeno triângulo de pele (triângulo de Burow) no final do semicírculo oposto ao defeito.

Defeitos Quadrados e Retangulares

Defeitos quadrados ou retangulares podem ser fechados com retalhos de avanço centrípeto uni ou bilateral ou retalhos de rotação. O fechamento centrípeto começa com o fechamento da sutura em cada canto do defeito e avanço em direção ao centro, formando um X (Figura 15.28A). Esta técnica deve ser usada quando há pele disponível em todos os quatro lados do defeito. Um retalho de avanço unilateral ou com pedículo único deve ser usado para fechar os defeitos com pele móvel apenas de um lado e no mesmo plano que o defeito. Incisões paralelas são feitas nos dois cantos do defeito, com pelo menos a mesma largura do defeito, e a pele é divulsionada e avançada sobre ele (Figura 15.28B). Se necessário, incisões de relaxamento são feitas na base do retalho. Uma H-plastia ou um retalho de avanço com pedículo duplo é usada para fechar defeitos extensos com pele móvel disponível dos dois lados (Figura 15.28C). Um retalho de rotação ou transposição é utilizado para cobrir os defeitos com pele móvel em apenas um lado do defeito ou quando há pele disponível em um plano diferente do defeito (Figura 15.28D). Estes retalhos ficam cada vez menores com o aumento da rotação. Devem ser mais longos do que o defeito para que a cobertura seja adequada, sem tensão. A largura da base do defeito deve ser pelo menos igual à largura do defeito. A diagonal do ponto de pivô do retalho até o canto mais distante do defeito deve ser igual à diagonal do retalho passando pelo pivô. Uma "orelha de cão" se forma na base oposta do retalho ao pivô.

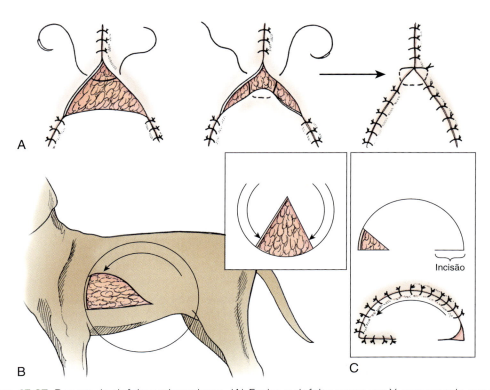

Figura 15.27 Reparo de defeitos triangulares. (A) Feche o defeito como um Y, começando em cada ponta e suturando em direção ao centro. (B) Crie um ou dois retalhos rotacionais na borda do defeito. (C) Uma incisão ou uma excisão em triângulo de Burrow pode ser necessária para aliviar a tensão na base do retalho.

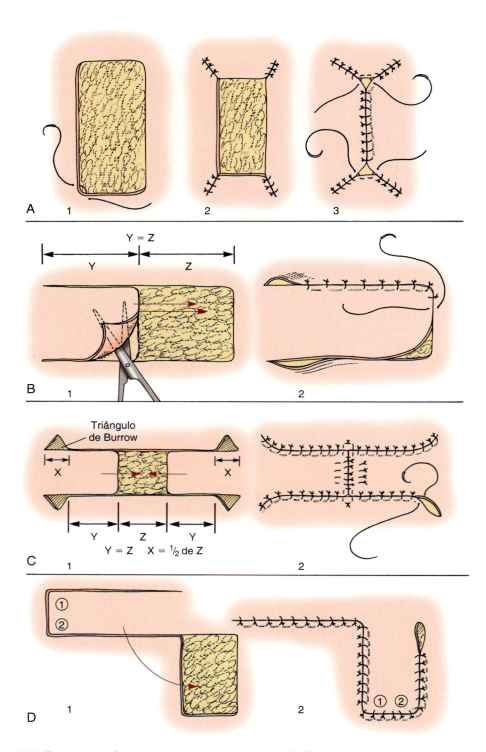

Figura 15.28 Reparo de defeitos quadrados ou retangulares. (A) Feche a partir dos cantos e avance até o centro para formar uma linha de sutura em X. Use um retalho de avanço uni (B) ou bilateral (C) para fechar os defeitos com pele móvel em apenas um ou dois dos lados do defeito. (D) Use um retalho rotacional ou de transposição para cobrir defeitos com pele móvel em um plano diferente do plano do defeito.

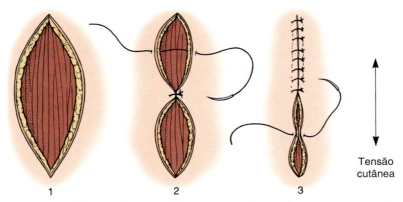

Figura 15.29 Feche os defeitos fusiformes *(1)* com o primeiro ponto da sutura na parte mais larga da ferida. Continue a dividir cada segmento do defeito pela metade com os pontos subsequentes *(2 e 3)*.

Defeitos Fusiformes

Os defeitos fusiformes ou elípticos são fechados começando a sutura em sua parte mais ampla. Continue dividindo cada segmento restante ao meio com suturas subsequentes até conseguir um fechamento linear sem "orelhas de cão" (Figura 15.29).

Defeitos Crescênticos

Nos defeitos crescênticos, um lado é maior do que o outro. Estes defeitos são fechados começando no ponto médio. Cada segmento restante é dividido ao meio com as suturas subsequentes; os pontos do lado convexo são mais próximos do que no lado côncavo. As "orelhas de cão" são removidas conforme necessário (Figura 15.30).

RETALHOS PEDICULADOS

Os retalhos pediculados são "línguas" de epiderme e derme que são parcialmente separadas dos sítios doadores e usadas para cobrir defeitos. A base ou pedículo do retalho contém o suprimento sanguíneo essencial para sua sobrevida. Os retalhos pediculados geralmente permitem a cobertura imediata do leito de uma ferida e impedem a cicatrização prolongada, a formação excessiva de tecido cicatricial e a contratura associada à cicatrização por segunda intenção. Podem ser classificados de várias formas, com base na localização, no suprimento sanguíneo e na formação de tecido. O retalho específico pode ser classificado de mais de uma maneira. A maioria dos retalhos é chamada de *retalhos do plexo subdérmico*; no entanto, aqueles com vasos cutâneos diretos são chamados de *retalhos de padrão axial*.

Os retalhos que permanecem conectados ao leito doador apenas pelos vasos cutâneos diretos e pelo tecido subcutâneo são chamados de *retalhos em ilha*. Os retalhos criados adjacentes ao defeito na pele elástica solta são chamados de *retalhos locais*. Os *retalhos de interpolação* são retangulares e girados em um defeito próximo, mas não adjacente. Aqueles criados longe do defeito são os *retalhos distantes* e normalmente requerem reconstrução em múltiplos estágios. Os retalhos com outros tecidos além da pele e do tecido subcutâneo são chamados de *retalhos compostos* e podem incluir músculo (miocutâneo), cartilagem ou osso.

O aumento da largura de um retalho pediculado não aumenta seu comprimento sobrevivente. No entanto, a redução da base do pedículo por técnicas de incisão aumenta a possibilidade de necrose. A base do retalho deve ser ligeiramente maior do que a largura de seu corpo. Vários retalhos pequenos podem ser preferíveis a um retalho

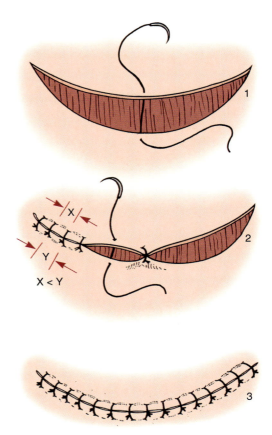

Figura 15.30 Feche os defeitos em formato crescêntico *(1)* começando no ponto médio e dividindo cada segmento pela metade com os pontos subsequentes *(2 e 3)*. Deixe o espaçamento entre os pontos menor na face convexa do que na face côncava do defeito.

grande se a circulação for questionável. O retardo da transferência do defeito por 18 a 21 dias após sua criação pode melhorar a circulação e a sobrevida em retalhos isquêmicos (fenômeno de retardo). Os retalhos devem ser fixados às extremidades do leito receptor sem tensão para permitir a revascularização e a cicatrização. Os sítios doadores devem ter pele suficiente para permitir o fechamento primário e a transferência cutânea para o local receptor. Os sítios doadores com movimentação e estresse excessivos devem ser evitados. A reconstrução deve ser planejada de modo que a cor e a direção de crescimento dos pelos após a transferência dos retalhos ou enxertos para o local receptor sejam semelhantes às do sítio doador.

A HBOT ou o NPWT podem melhorar a sobrevida do retalho ou enxerto. Na HBOT, o indivíduo respira oxigênio a 100% em uma câmara onde a pressão é mantida acima de 1 atm absoluta ou maior do que a pressão ao nível do mar. A HBOT hiperoxigena o tecido hipóxico, estimula os fibroblastos e melhora a revascularização do tecido (Quadro 15.6). O NPWT também aumenta o fluxo sanguíneo e é associado à maior sobrevida do retalho.

A congestão venosa pode ser suspeitada caso o retalho fique escuro ou azulado, se o retorno capilar for mais rápido do que o normal e se houver hemorragia rápida ou escura em resposta a uma picada de agulha. A congestão venosa pode ser responsável pelo fracasso do retalho ou enxerto.

RETALHOS DE AVANÇO

Os retalhos de avanço são retalhos do plexo subdérmico local. Entre eles, estão os retalhos de avanço com pedículo único, bipediculado, H-plastia e em V-Y (Figuras 15.24, 15.27 e 15.28). Os retalhos são criados na pele elástica solta adjacente que pode ser deslizada sobre o defeito. Um retalho de avanço é desenvolvido paralelamente às linhas de menor tensão para facilitar a sua extensão para a frente sobre uma ferida. Não trazem mais pele solta para a ferida. Nos retalhos de avanço, o estiramento se opõe às forças de retração que podem causar deiscência.

RETALHOS DE ROTAÇÃO

Os retalhos de rotação são retalhos locais colocados sobre um defeito com o qual compartilham uma borda em comum. São semicirculares e podem ser pareados ou únicos. Podem ser utilizados no fechamento de defeitos triangulares sem criação de um defeito secundário. Uma incisão curva é criada e a pele é divulsionada de forma gradual até cobrir o defeito sem tensão (Figura 15.27).

RETALHOS DE TRANSPOSIÇÃO

Os retalhos de transposição são retalhos retangulares locais que trazem mais pele ao serem girados até os defeitos. A Z-plastia é um retalho modificado de transposição (Figura 15.24G e H). Retalhos de transposição de 90 graus são alinhados paralelamente às linhas de maior tensão para obtenção do volume necessário para cobrir o defeito. O sítio doador é facilmente fechado porque as linhas de tensão mínima são perpendiculares à linha de sutura. A largura do retalho é igual à largura do defeito (Figura 15.28D). O comprimento do retalho é determinado pela medida entre seu pivô e o ponto mais distante do defeito; o comprimento diminui à medida que o arco de rotação aumenta além de 90 graus devido ao dobramento da pele. Há formação de "orelhas de cão", que se achatam com o passar do tempo.

Outros importantes retalhos de transposição são os retalhos da dobra dos membros anteriores e da dobra do flanco (Figuras 15.31-15.34). O tamanho e o comprimento dos retalhos de dobra de pele variam de acordo com a conformação corpórea e com quais três das quatro inserções são seccionadas. As quatro inserções são mediais e laterais ao membro anterior e dorsais e ventrais ao tronco. De modo geral, uma margem do defeito a ser fechado serve como uma das incisões. Os retalhos de dobra de pele podem ser obtidos de forma bilateral para fechar grandes feridas axilares, esternais ou inguinais. A criação destes retalhos começa com a apreensão da pele solta que se estende desde o cotovelo até a parede corpórea ou o flanco para determinar a quantidade de pele que pode ser coletada. Incisões simétricas laterais e mediais são primeiramente delineadas e depois realizadas. Estas incisões são conectadas por uma incisão crescêntica proximal ao cotovelo (joelho). O retalho é elevado do tríceps ou quadríceps, transposto e suturado ao leito preparado da ferida. O sítio doador é justaposto após a transposição do retalho. Outras configurações de retalhos do cotovelo ou do flanco podem ser criadas para a cobertura de defeitos no tórax lateral, no abdome, no quadril, no joelho, no ombro ou no cotovelo, seccionando as inserções na parede corpórea dorsal ou ventral (Figuras 15.32 e 15.34). O retalho de prega do flanco, irrigado pelos ramos inferiores do ramo dorsal da artéria ilíaca circunflexa profunda, pode ser considerado um retalho axial padrão. Da mesma forma, se o retalho de prega do cotovelo incluir a artéria torácica lateral, também deve ser considerado um retalho axial padrão. Um novo retalho de transposição pode ser criado a partir da pele do escroto após a castração pré-escrotal e posicionado no períneo e na coxa.

RETALHOS DE INTERPOLAÇÃO

Uma variação do retalho de transposição, o retalho de interpolação difere por não apresentar uma borda em comum com a ferida, o que deixa uma zona de pele interposta entre o leito doador e a ferida receptora. O retalho é criado do mesmo modo que um retalho de transposição, à exceção de que o comprimento do retalho de interpolação deve incluir o comprimento do segmento cutâneo interveniente (Figura 15.28). O tecido subcutâneo no segmento do retalho sobreposto à pele interveniente fica exposto. Depois de aproximadamente 14 dias, este segmento redundante do retalho é removido e as bordas incisionadas são suturadas. Alternativamente, uma incisão em ponte pode ser feita para conectar o leito doador e o leito receptor para facilitar a transferência do retalho, o que elimina a necessidade de um segundo procedimento cirúrgico.

RETALHOS EM BOLSA E EM DOBRADIÇA

Os retalhos em bolsa (bipediculados) e em dobradiças (monopediculados) são retalhos diretos e distantes utilizados na reconstrução dos defeitos cutâneos na porção inferior dos membros, embora os retalhos de padrão axial ou enxertos de malha sejam mais comumente usados. A reconstrução com retalhos em bolsa ou em dobradiça tem três fases: (1) desbridamento e granulação, (2) criação do retalho e cicatrização e (3) liberação do retalho. Depois da formação de um tecido de granulação saudável, a pele do membro e da área toracoabdominal ipsolateral é preparada para a cirurgia asséptica. O membro é posicionado na lateral do animal e duas incisões dorsoventrais paralelas são feitas em locais que permitam a cobertura completa do defeito (Figura 15.35A).

Crie um retalho 1 a 2 cm maior do que o defeito para acomodar sua contração elástica e estiramento. Divulsione o retalho abaixo do músculo cutâneo do tronco e coloque a pata no interior da bolsa. Justaponha a pele das bordas da ferida com as bordas do retalho com pontos simples separados de aproximação (p. ex., polipropileno, polibutéster ou náilon 3-0 ou 4-0). Faça três ou quatro pontos separados na pele do retalho, no tecido de granulação, para imobilizá-lo sobre o defeito. Faça dois ou três pontos de retenção ou diminuição de tensão na pele adjacente ao retalho no membro e na parede corpórea para ajudar a prevenir que o membro se desloque ventralmente e tensione o retalho. Mantenha o membro enfaixado contra o corpo durante 14 dias e troque o curativo a cada 3 a 4 dias. Alternativamente, corte uma janela de acesso no curativo sobre o retalho para permitir sua avaliação e os cuidados com a ferida sem remover toda a bandagem. Coloque um curativo adesivo sobre a janela de acesso entre os tratamentos. Solte o membro da bolsa com duas

CAPÍTULO 15 Cirurgia do Sistema Tegumentar

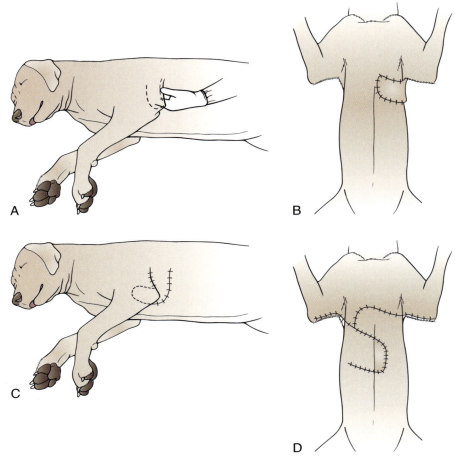

Figura 15.31 A prega de pele do membro anterior é coletada para fechamento de feridas axilares ou esternais. (A) Pegue a pele solta do cotovelo até a parede corpórea para determinar a quantidade de pele que pode ser coletada. As linhas tracejadas indicam as incisões para criação das incisões cutâneas laterais e mediais para definição da largura do retalho; a seguir, conecte as incisões com outra em formato de meia-lua proximal ao cotovelo. (B-C) Eleve, transponha e suture o retalho na ferida e, então, feche o sítio doador. (D) Crie retalhos bilaterais para fechamento de feridas maiores.

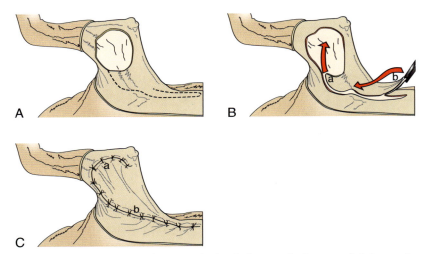

Figura 15.32 Este retalho de prega do cotovelo é criado para fechar um defeito na face medial da região proximal do membro anterior. (A) A linha tracejada indica a incisão da inserção ventral da prega na parede corpórea. (B) O retalho é elevado e preparado para transposição. (C) O retalho é suturado no local desejado e o sítio doador é fechado.

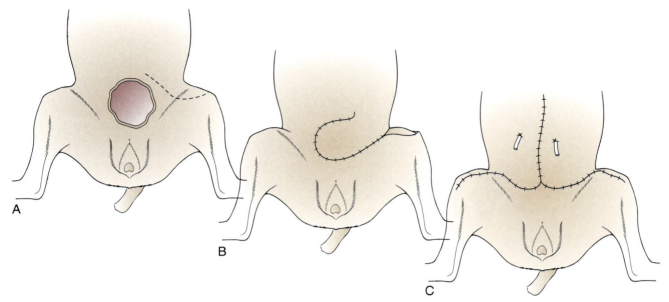

Figura 15.33 A prega cutânea do flanco é coletada para fechamento das feridas inguinais. (A) A pele solta do flanco é incisada para criar um retalho *(linha tracejada)*. (B) Crie incisões laterais e mediais na pele para definir a largura do retalho; então, conecte essas incisões com uma em formato de meia-lua na região proximal ao joelho; transponha e suture no defeito. (C) Crie retalhos bilaterais para fechamento de feridas maiores.

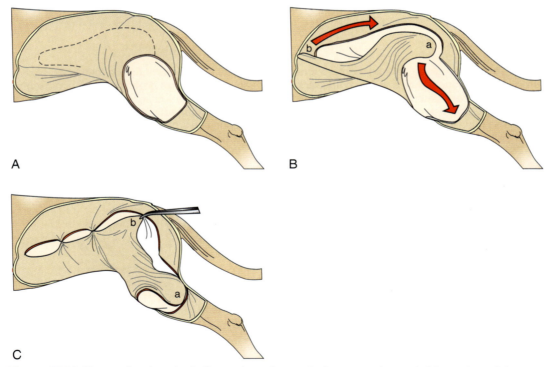

Figura 15.34 Um retalho de pele do flanco é usado para fechamento de um defeito na lateral da coxa. (A) A linha tracejada indica a incisão da inserção dorsal da parede corpórea da prega do flanco. (B) Após a criação do retalho, o aspecto mais dorsal é transposto para a face mais distal do defeito. (C) O retalho e o defeito são fechados.

CAPÍTULO 15 Cirurgia do Sistema Tegumentar   221

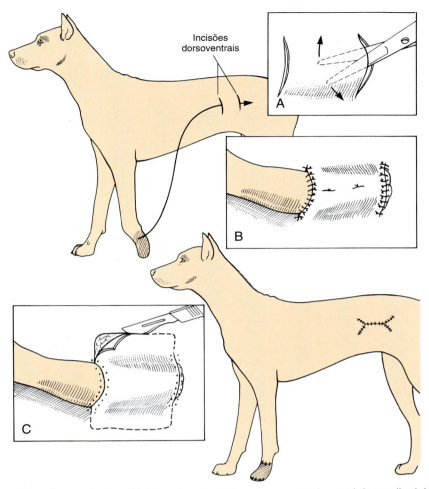

Figura 15.35 Retalho em bolsa. (A) Faça duas incisões dorsoventrais paralelas e divulsione a pele para criar uma bolsa. (B) Posicione o membro no interior da bolsa e suture as bordas do defeito ao retalho. (C) Depois de 2 a 3 semanas, libere o membro e cubra o restante do defeito. Faça duas incisões horizontais para liberar o retalho e, depois, suture as bordas restantes do defeito. Feche o sítio doador.

incisões horizontais (dorsal e ventral) a uma distância adequada da pata para permitir a cobertura do aspecto palmar do defeito (Figura 15.35B). A liberação tardia do retalho pela divisão dos pedículos em estágios incentiva a sobrevida do retalho.

Faça uma incisão em metade da parte inferior do pedículo e libere a metade restante em 2 a 3 dias. Dois dias depois, comece a divisão tardia do pedículo superior de forma semelhante. Irrigue o aspecto medial da pata para remoção do exsudato e faça o desbridamento se necessário. Apare as bordas livres do retalho e suture-as na borda oposta da ferida com cada divisão. Lave o sítio doador e feche com pontos simples separados de aproximação (p. ex., polipropileno ou náilon 3-0 a 4-0 (Figura 15.35C).

Embora esta técnica seja bem-sucedida na cobertura de defeitos cutâneos da porção distal dos membros, alguns animais podem não tolerar o posicionamento do membro contra a parede corpórea, com possível ocorrência de rigidez temporária e atrofia muscular.

RETALHOS PEDICULADOS TUBULARES

O retalho pediculado tubular usa um procedimento em múltiplos estágios para "encaminhar" um retalho distante e indireto para um sítio receptor. O tubo é mais largo e longo (2 a 3 cm) do que o leito receptor porque se contrai devido à diminuição da elasticidade e à fibrose antes da transferência.

Para criar o tubo, faça duas incisões cutâneas paralelas em uma zona onde a pele restante possa ser reaproximada sem tensão excessiva (Figura 15.36A). Divulsione a pele entre as duas incisões. Suture as bordas da incisão do retalho com pontos de aproximação (p. ex., polipropileno ou náilon 3-0 ou 4-0), criando um tubo ligado em ambas as extremidades. Justaponha as bordas do local doador com suturas de aproximação (p. ex., náilon ou polipropileno 3-0 ou 4-0). Depois de 18 a 21 dias, seccione uma extremidade do tubo e faça a transposição para o leito receptor. A transecção também pode ser feita em estágios; metade do tubo é incisada e suturada novamente no lugar e, 2 dias depois, o restante do tubo é seccionado e transposto.

Alternativamente, transponha a extremidade do tubo mais próximo do sítio doador e seccione a outra extremidade do tubo e transponha-a sobre o defeito (Figura 15.36B) depois de mais 18 a 21 dias. Incise o tubo e desenrole-o conforme necessário para cobrir o defeito e suture as extremidades do tubo às bordas do defeito (Figura 15.36C). Justaponha as bordas de pele à origem do tubo. Se necessário, seccione

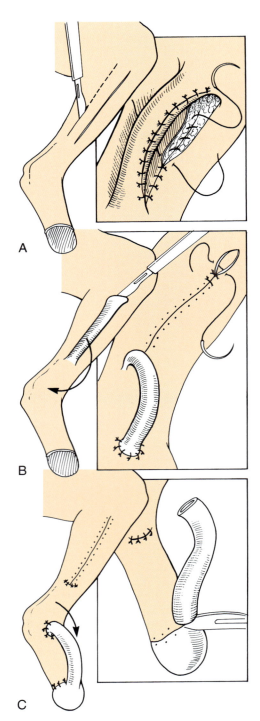

Figura 15.36 Retalho pediculado tubular. (A) Faça duas incisões paralelas na pele móvel. Crie um tubo, suturando suas bordas, e justaponha ao sítio doador. Observação: O tubo pode precisar ser criado mais proximalmente no membro do que o ilustrado para que a pele seja suficientemente móvel para fechamento do defeito no sítio doador. (B) Aproximadamente 3 semanas depois, avance o tubo em direção ao defeito e corte uma de suas extremidades, suturando-a junto ao defeito. (C) Depois de mais 3 semanas, corte a outra extremidade do tubo e use-a para cobrir o defeito ou avance-a para mais perto do defeito.

a outra extremidade do tubo depois de 18 a 21 dias para concluir a cobertura do defeito. A desvantagem desta técnica é o número de estágios e o tempo necessário para fechamento da ferida.

RETALHOS DE PADRÃO AXIAL

Os retalhos de padrão axial são retalhos pediculados com uma artéria e uma veia cutânea direta em sua base. Os ramos terminais desses vasos suprem o plexo subdérmico. Sua perfusão é melhor do que nos retalhos pediculados com circulação somente do plexo subdérmico. Os retalhos de padrão axial são elevados e transferidos para defeitos cutâneos dentro de seu raio. De modo geral, são retalhos retangulares ou em formato de L. Os retalhos de padrão axial foram descritos com uso de ramos da artéria auricular caudal, da artéria temporal superficial, da artéria omocervical (cervical superficial), da artéria toracodorsal, da artéria torácica lateral, da artéria braquial superficial, das artérias epigástricas superficiais caudais e craniais, da artéria circunflexa ilíaca profunda, da artéria genicular e das artérias caudais laterais como artérias cutâneas diretas em cães (Figura 15.37). Embora retalhos similares possam ser criados em gatos, apenas retalhos de padrão axial com artérias toracodorsais, epigástricas superficiais caudais, auriculares caudais, cervicais superficiais e temporais superficiais, além de retalhos em tubo de safeno reverso, foram avaliados. Os retalhos de padrão axial requerem planejamento cuidadoso, medição e mapeamento da superfície cutânea para minimizar erros. O posicionamento é importante para garantir que a pele e os pontos de referência subjacente estejam na posição anatômica normal. Os membros são colocados em extensão relaxada e a pele toracoabdominal é apreendida, elevada e solta para que se retraia espontaneamente até a posição normal, antes do delineamento dos retalhos. Os retalhos de padrão axial podem ser modificados para criar retalhos arteriais em ilha por meio da secção do pedículo cutâneo, mas preservando a artéria e a veia cutânea direta. Os retalhos em ilha podem ser usados como retalhos livres para transferência e anastomose microvascular.

Os retalhos de padrão axial são mais comumente utilizados para facilitar o fechamento da ferida após a ressecção de tumores ou traumas. A taxa de sobrevida dos retalhos de padrão axial é aproximadamente duas vezes maior em comparação aos retalhos de plexo subdérmico de tamanho compatível. Os retalhos de padrão axial também fornecem pele de espessura total durável que pode ser transposta de forma primária sem necessidade de um leito vascular ou imobilização pós-operatória. As complicações incluem drenagem da ferida, deiscência parcial, necrose de retalhos distais, infecções e formação de seroma. Os resultados cosméticos são bons. Embora, historicamente, o desfecho após o fechamento de feridas com retalhos de padrão axial seja considerado bom a excelente, um estudo retrospectivo de 2015 com 73 cães relatou resultados bons a excelentes em 64% dos casos, com complicações em 89% dos animais.[8]

Retalho de Padrão Axial Auricular Caudal

Os ramos esternocleidomastóideos da artéria e veia auricular caudal podem ser usados na reconstrução de defeitos ipsolaterais ou contralaterais na cabeça e no pescoço. Estes ramos estão localizados entre o aspecto lateral da asa do atlas e o canal auditivo vertical e seguem em direção caudodorsal. A artéria auricular caudal está localizada a aproximadamente 1 cm caudal à base da cartilagem escutiforme do pavilhão auricular (uma depressão palpável no ponto médio entre a base da orelha e a asa do atlas).

Posicione o membro anterior em extensão relaxada para que a escápula fique perpendicular ao tronco. Delineie o retalho com a base

CAPÍTULO 15 Cirurgia do Sistema Tegumentar

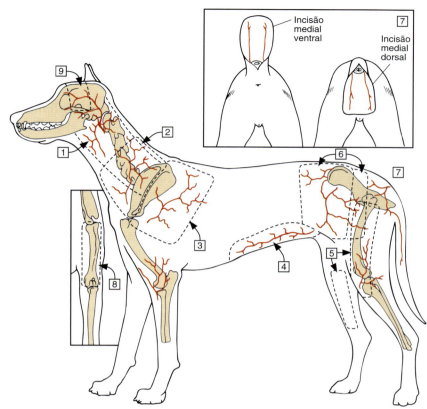

Figura 15.37 Vasos cutâneos diretos usados nos retalhos em padrão axial. *1*, Auricular caudal; *2*, omocervical; *3*, toracodorsal; *4*, epigástrica superficial caudal; *5*, genicular medial; *6*, ilíaca circunflexa profunda; *7*, caudal lateral superficial *(detalhe)*; *8*, braquial superficial *(detalhe)*; *9*, temporal superficial. As linhas tracejadas delineiam os retalhos previstos correspondentes a cada vaso cutâneo direto (o retalho epigástrico superficial cranial e o retalho de conduto safeno reverso não são mostrados).

centralizada sobre o aspecto lateral da asa do atlas (Figura 15.37). Desenhe uma linha de incisão caudal paralela à base em um ponto rostral à espinha escapular, gerando um retalho de comprimento suficiente para cobrir o defeito. A seguir, desenhe linhas dorsais e ventrais que se conectam à base e à linha de incisão caudal com largura que permita o fechamento do sítio doador. Em gatos, a margem dorsal está mais próxima à linha média dorsal. A largura do retalho é similar à do terço central do aspecto lateral da área cervical.

Incise as linhas dorsal, ventral e caudal e eleve o retalho abaixo do músculo platisma (esfíncter cervical superficial) até que os ramos esternocleidomastóideos da artéria auricular caudal sejam identificados. Gire o retalho até o defeito, coloque os drenos e justaponha as bordas cutâneas. Caso haja interposição de pele entre o sítio doador e o sítio receptor, faça uma incisão em ponte para conectá-los ou faça um tubo parcial com o retalho para abranger a pele interposta.

Retalho de Padrão Axial da Artéria Temporal Superficial

Um ramo cutâneo da artéria temporal superficial permite a formação de um retalho de padrão axial que pode ser usado para cobrir defeitos na face e na cabeça, especialmente na área maxilofacial. Este retalho é também usado na reconstrução oral após a maxilectomia parcial. A artéria temporal superficial repousa em posição subcutânea, na base do arco zigomático, e se estende rostralmente ao arco zigomático.

Posicione o animal em decúbito ventral. Marque a base do retalho caudalmente, no aspecto caudal do arco zigomático, e rostralmente, na borda lateral da órbita. Delineie o retalho, fazendo duas linhas paralelas; estenda uma linha a partir de cada um destes pontos dorsal e lateralmente até o meio da borda orbital dorsal do olho contralateral. Limite a largura do retalho às órbitas e pavilhões auriculares. Conecte as linhas paralelas (Figura 15.37). Incise o retalho delineado e eleve-o com o músculo frontal, um músculo fino que recobre o músculo temporal. Transponha o retalho. Elimine o espaço morto com drenos de Penrose ou sucção fechada e feche os defeitos.

Retalho de Padrão Axial Omocervical (Retalho de Padrão Axial Cervical Superficial)

Os retalhos de padrão axial omocervical são usados em defeitos na face, na cabeça, na orelha, no ombro, no pescoço e na axila. Ao fazer uma incisão de ligação entre o ângulo da mandíbula e a borda cranioventral do sítio doador e criar um túnel parafaríngeo, um retalho estendido, em estágios, pode ser colocado dentro da boca para a reconstrução de defeitos oronasais caudais ao terceiro pré-molar. Estes retalhos incorporam o ramo cervical superficial da artéria omocervical e da veia associada. Os vasos se originam adjacentes ao linfonodo pré-escapular, em um local correspondente à depressão cranial do ombro, e seguem em direção dorsal, imediatamente cranial à escápula.

Posicione o paciente em decúbito lateral com o membro anterior em extensão relaxada perpendicular ao tronco. Desenhe uma linha ao longo da espinha escapular para identificar a incisão caudal. Desenhe a linha de incisão cranial paralela à espinha escapular em um local

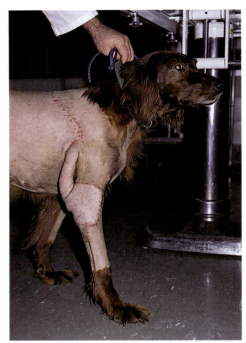

Figura 15.38 Um retalho em padrão axial toracodorsal foi fechado em tubo e aplicado sobre uma ferida no cotovelo.

igual à distância entre esta estrutura e a depressão cranial do ombro, na borda cranial da escápula. Estendas as linhas e continue pela linha média dorsal. Se necessário, estenda o retalho até a articulação escapuloumeral contralateral. Alternativamente, crie um ângulo reto que incorpore a pele sobre o aspecto dorsal da escápula oposta. Os retalhos omocervicais grandes podem exigir a ligadura da artéria e da veia cutânea direta omocervical oposta. Faça a incisão do retalho delineado e divulsione profundamente até o músculo esfíncter cervical superficial. Transponha o retalho. Elimine o espaço morto com drenos de Penrose ou sucção fechada e feche os defeitos.

Retalho de Padrão Axial Toracodorsal

Os retalhos de padrão axial toracodorsal são preferíveis aos retalhos omocervicais por serem mais robustos. São usados para recobrir defeitos no ombro, no membro anterior, no cotovelo, na axila e no tórax (Figura 15.38). Em gatos, o retalho toracodorsal se estende até o carpo. Em cães, a cobertura da porção distal do membro depende da conformação corpórea e do comprimento do membro. O retalho é baseado em um ramo cutâneo da artéria toracodorsal e da veia associada, localizadas na depressão caudal do ombro, em altura paralela à borda dorsal do acrômio.

Posicione o paciente em decúbito lateral com o membro anterior em extensão relaxada perpendicular ao tronco. Delineie o retalho, traçando uma linha ao longo da espinha escapular para marcar a incisão cranial (Figura 15.37). Desenhe a linha de incisão caudal paralela à espinha escapular em um local aproximadamente duas vezes a distância entre o acrômio e a depressão caudal do ombro. Estenda as linhas e continue ao longo da linha média dorsal. Crie um retalho em L para aumentar a cobertura, estendendo a linha de incisão dorsal em cerca de 50%, e faça uma linha de incisão paralela começando aproximadamente no ponto médio da linha de incisão caudal. Faça uma incisão no retalho delineado e divulsione profundamente ao músculo cutâneo do tronco. Transponha o retalho. Crie um tubo ou faça uma incisão em ponte, conforme necessário, para a transposição distante. Elimine o espaço morto com drenos de Penrose ou sucção fechada e feche os defeitos.

> **NOTA** De modo geral, os retalhos que se estendem ventralmente à articulação escapuloumeral contralateral sobrevivem. O desenvolvimento de retalhos longos de padrão axial toracodorsal pode requerer a divisão dos ramos cutâneos opostos da artéria e da veia toracodorsal.

Retalho de Padrão Axial Torácico Lateral

O retalho em padrão axial torácico lateral é semelhante ao retalho toracodorsal, mas menor, com abordagem menos extensa. É utilizado para cobrir o cotovelo. A artéria torácica lateral se estende a partir do aspecto caudal da articulação do ombro e segue em direção horizontal e ligeiramente ventral na parede torácica lateral, ventral à artéria toracodorsal. É originária da artéria axilar, perto da borda caudal da primeira costela. Ramos profundos irrigam o linfonodo axilar, a porção ventral do músculo grande dorsal e parte dos músculos peitorais profundos. Ramos cranianos mais superficiais suprem a dobra de pele do cotovelo e irrigam esse retalho de padrão axial. A distribuição deste vaso é ligeiramente variável entre as raças.

Posicione o paciente em decúbito lateral com o membro anterior em extensão relaxada e perpendicular ao tronco. Palpe o aspecto caudal da articulação do ombro e identifique a origem da artéria toracodorsal (já discutida) para estimar a localização da artéria torácica lateral em posição mais ventral. Desenhe o retalho com a borda ventral ao longo da margem dorsal do músculo peitoral profundo e a borda dorsal paralela a esta linha, com a artéria no centro. Faça a incisão ao longo destas linhas, com extensão em direção ao segundo par de mamas, mas sem incluí-lo. Conecte as linhas paralelas caudalmente, divulsione o retalho de forma profunda, até o musculo cutâneo do tronco, e transponha-o até 90 graus para cobrir o defeito. Coloque um dreno de sucção fechada, fixe o retalho ao defeito e feche o sítio doador.

Retalho de Padrão Axial Braquial Superficial

Os retalhos de padrão axial braquial superficial são usados para cobrir defeitos no antebraço e no cotovelo. Estes retalhos dependem de um pequeno ramo da artéria braquial, localizado a 3 cm proximal ao cotovelo (artéria braquial superficial).

Posicione o paciente em decúbito dorsal com o membro suspenso em posição elevada. Delineie o retalho, desenhando duas linhas paralelas à diáfise do úmero que se estendem dorsalmente e convergem gradualmente até o tubérculo maior ou abaixo desta estrutura. Centralize a base do retalho sobre o terço anterior da superfície flexora do cotovelo. Eleve o retalho até a base, com muito cuidado para preservar o plexo subdérmico, os vasos braquiais superficiais e a veia cefálica. Gire o retalho sobre o defeito, coloque os drenos e justaponha as bordas cutâneas. O comprimento e a sobrevida do retalho impedem seu uso em feridas na região do carpo.

Retalho de Padrão Axial Epigástrico Superficial Caudal

O retalho de padrão axial epigástrico superficial caudal é versátil e usado para cobrir defeitos no abdome caudal, no flanco, no prepúcio, no períneo, na coxa e no membro posterior (Figura 15.39). Em gatos, o retalho se estende sobre a área do metatarso. Em cães com corpos longos e membros curtos, pode se estender até a articulação tibiotársica ou abaixo dela. O retalho inclui três a quatro glândulas mamárias caudais e é suprido pela artéria epigástrica superficial caudal e veia associada, que passam pelo anel inguinal.

Posicione o paciente em decúbito dorsal. Delineie o retalho com a linha média ventral como o local da incisão média. Em cães-machos, incorpore a base do prepúcio. Marque uma incisão lateral paralela a uma distância igual àquela entre as mamas e a linha média. Determine o número de glândulas mamárias incluídas no retalho com base

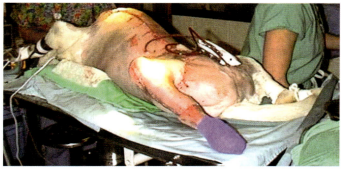

Figura 15.39 Um retalho em padrão axial epigástrico superficial caudal foi coletado e aplicado sobre uma ferida no membro distal.

no tamanho do defeito. Crie o retalho, conectando as duas linhas paralelas entre a primeira e a segunda ou a segunda e a terceira glândula com uma incisão em formato crescêntico. Divulsione o retalho à altura da aponeurose do músculo oblíquo abdominal externo, abaixo do músculo supramamário. Aumente a largura do retalho conforme necessário para cobrir o defeito caso haja pele solta e elástica em abundância para o fechamento. Transponha o retalho, coloque os drenos e justaponha as bordas de pele.

> **NOTA** Recomenda-se a realização da ovário-histerectomia concomitante porque as glândulas transpostas permanecem funcionais. As mamas podem ser posteriormente removidas se sua aparência for desagradável.

Retalho de Padrão Axial Epigástrico Superficial Cranial

O retalho de padrão axial epigástrico superficial cranial é menor e menos versátil do que o retalho de padrão axial superficial epigástrico caudal; no entanto, pode ser bastante útil no fechamento de grandes defeitos na pele sobre o esterno. O retalho é mantido pequeno porque esses vasos são curtos e certa quantidade de necrose é esperada. O retalho pode incluir o terceiro, o quarto e até o quinto par de glândulas mamárias. Nos machos, o retalho termina cranial ao prepúcio. Embora exista certa variabilidade, a artéria superficial cranial penetra o aspecto medial do músculo reto abdominal na junção entre a segunda e terceira glândulas mamárias. As anastomoses das artérias epigástricas superficiais craniais e caudais pode ocorrer entre o terceiro e o quarto par de glândulas mamárias ou em uma região adjacente. O posicionamento e a criação do retalho são semelhantes aos do retalho epigástrico superficial caudal. A base do retalho está na região hipogástrica, onde o vaso epigástrico cranial entra na pele lateral à linha média abdominal, e a alguns centímetros caudais à borda cartilaginosa do tórax ventral (processo xifoide).

Delineie o retalho com a linha média ventral como o local da incisão medial. Marque uma incisão lateral paralela a uma distância igual àquela entre as mamas e a linha média. Determine o número de glândulas mamárias a serem incluídas no retalho com base no tamanho do defeito. Crie o retalho ao conectar as duas linhas paralelas entre a quarta e a quinta glândula ou caudal à quinta glândula com uma incisão crescêntica. Divulsione o retalho à altura da aponeurose do músculo oblíquo abdominal externo, abaixo do músculo supramamário. Ligue os ramos da artéria epigástrica superficial caudal conforme necessário. Transponha o retalho, coloque os drenos e justaponha as bordas de pele. Crie um retalho em ilha com uma incisão crescêntica entre a segunda e a terceira glândula mamária. Tome cuidado durante a dissecação e a manipulação para evitar traumatismo, torção ou estiramento dos vasos epigástricos superficiais craniais.

Retalho de Padrão Axial Ilíaco Circunflexo Profundo

O ramo dorsal do vaso ilíaco circunflexo profundo é usado em retalhos para cobrir defeitos no tórax caudal, na parede abdominal lateral, no flanco ipsolateral, na área lombar lateral, na coxa medial ou lateral, no trocanter maior e na área pélvica. Os ramos dorsal e ventral da artéria ilíaca circunflexa profunda se originam em um ponto cranioventral à asa do ilíaco.

Posicione o paciente em decúbito lateral com o membro posterior em extensão relaxada perpendicular ao corpo. Delineie o retalho, primeiramente desenhando uma linha a meio caminho entre a borda cranial da asa do ílio e o trocanter maior. Para a incisão cranial, desenhe uma segunda linha paralela à primeira e igual à distância entre a margem ilíaca e a linha caudal. Estenda as linhas até a linha média dorsal e crie uma extensão em L, se necessário, para cobrir o defeito (Figura 15.37). Faça a incisão no retalho delineado. Eleve o retalho abaixo da altura do músculo cutâneo do tronco. Transponha o retalho, coloque os drenos e justaponha as bordas cutâneas. O ramo ventral da artéria ilíaca circunflexa profunda é utilizado em retalhos para cobrir defeitos na parede abdominal lateral e como retalho em ilha para defeitos pélvicos e sacrais.

Faça as linhas de referência como no retalho anterior. Desenhe a linha de incisão caudal com extensão distalmente cranial até a borda da diáfise do fêmur. Estenda a linha de incisão cranial pelo flanco e região da coxa, paralela à borda caudal. Conecte as duas linhas acima da patela. Eleve o retalho abaixo da altura do músculo cutâneo do tronco. Faça a incisão do retalho delineado. Transponha o retalho, coloque os drenos e justaponha as bordas cutâneas. O retalho da dobra do flanco é uma variação do retalho de padrão axial ilíaco circunflexo profundo ventral (p. 218) desenvolvido para transposição em defeitos inguinais.

Retalho de Padrão Axial Genicular

Os retalhos de padrão axial genicular são usados para cobrir defeitos na tíbia lateral e medial e, talvez, na articulação tibiotársica. Estes retalhos são dependentes do ramo genicular curto da artéria safena e da veia safena medial.

Posicione o paciente em decúbito lateral. Marque um ponto a 1 cm proximal da patela e 1,5 cm distal à tuberosidade da tíbia (Figura 15.37). Estenda estes dois pontos em sentido dorsal e paralelo à diáfise do fêmur e termine na base do trocanter maior. Conecte as linhas paralelas dorsalmente. Faça a incisão do retalho delineado. Eleve o retalho e gire-o para cobrir o defeito. Coloque os drenos e justaponha as bordas cutâneas. Embora a circulação geralmente seja suficiente, este não é um retalho robusto.

Retalho de Conduto Safeno Reverso

Os retalhos de conduto safeno reverso são usados em defeitos no tarso ou abaixo dele (Figura 15.40). São criados pela ligadura e divisão da conexão vascular entre a artéria e a veia femoral e a artéria safena e a veia safena medial. Há fluxo reverso de sangue por causa das anastomoses entre o ramo cranial da artéria safena e artéria metatársica perfurante (através das artérias plantares mediais e laterais), o ramo cranial da veia safena lateral e outras conexões venosas com os ramos craniais e caudais das veias safenas mediais distais à articulação tibiotársica. Angiografia pré-operatória assegura a presença e a função da artéria safena, da veia safena medial e da artéria e da veia femoral.

Posicione o paciente em decúbito lateral com o membro acometido para baixo. Delineie grosseiramente o retalho, marcando uma linha através do terço central da parte interna da coxa à altura da patela ou ligeiramente acima. Faça linhas paralelas a 0,5 a 1 cm cranial e caudal

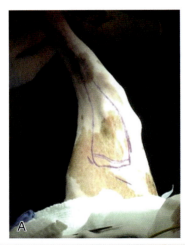
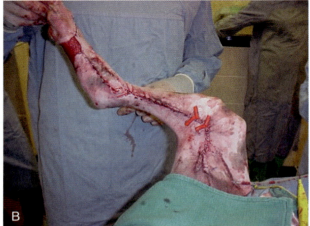

Figura 15.40 (A) Um retalho em conduíte safena reversa sendo coletado e (B) aplicado sobre uma ferida no membro distal.

aos ramos da artéria safena e da veia safena medial. Faça a incisão transversal na linha marcada para expor o nervo e os vasos safenos. Ligue e seccione a artéria safena e a veia safena medial em sua junção com a artéria e a veia femoral. Prolongue as incisões distalmente, como marcadas, de forma ligeiramente convergente. Divulsione profundamente aos vasos safenos, elevando parte da fáscia do músculo gastrocnêmio medial com o retalho. Ligue e divida a artéria e a veia peroneal (fibular). Não eleve o retalho além das anastomoses entre o ramo cranial da veia safena medial e o ramo cranial da veia safena lateral. Gire ou faça um tubo parcial com a transferência pediculada até o defeito. Alternativamente, faça uma incisão em ponte entre o sítio doador e a ferida. Coloque os drenos e feche os defeitos.

Retalho de Padrão Axial Caudal Lateral

As artérias caudais laterais da cauda podem ser usadas para reconstruir áreas com defeitos no períneo e na região caudodorsal do tronco. A fonte maior de pele provém do terço proximal da cauda. A pele da cauda também pode ser usada como um retalho em tubo para cobrir defeitos nos membros posteriores. Os vasos caudais laterais são bilaterais e localizados no tecido subcutâneo da cauda. As artérias caudais laterais são originárias das artérias glúteas caudais e têm vários ramos anastomóticos com a artéria caudal mediana. O uso deste retalho requer amputação da cauda. Em um estudo retrospectivo com 13 cães, todos os retalhos cicatrizaram sem complicações em longo prazo.[9] Quatro cães apresentaram complicações da ferida, mas apenas um precisou de revisão cirúrgica.

Faça uma incisão na linha central dorsal ao longo do comprimento da cauda para cobrir os defeitos dorsocaudais (Figura 15.37). Faça uma incisão cutânea na linha média ventral para cobrir os defeitos no membro posterior. Disseque o tecido subcutâneo da fáscia caudal profunda, preservando as artérias e as veias caudais laterais direitas e esquerdas. Ampute a cauda à altura do terceiro ou do quarto espaço intervertebral caudal (p. 253). Transponha o retalho de pele sobre o defeito, coloque os drenos e justaponha as bordas cutâneas.

RETALHOS COMPOSTOS

Os retalhos de pele com músculo, osso ou cartilagem são denominados *retalhos compostos*. O pavilhão auricular tem sido usado como retalho composto para cobrir defeitos maxilofaciais. Vários retalhos miocutâneos, com ou sem segmentos ósseos, são utilizados para facilitar a cirurgia reconstrutiva.

Retalhos Miocutâneos e Musculares

Os retalhos musculares com pele sobrejacente (retalhos miocutâneos) ou sem pele (retalhos musculares) podem ser criados para facilitar herniorrafias, cobrir defeitos em tecido mole, contribuir com a circulação em fraturas e combater infecções. Devem ser usados somente quando a reconstrução com retalhos locais (p. 217), retalhos em padrão axial (p. 222) ou enxertos livres (p. 232) não forem exequíveis. Estes retalhos devem ser suficientemente grandes para cobrir o defeito e ter suprimento vascular facilmente acessível, dominante e constante. Os sítios doadores devem ser fechados com facilidade. Em cães e gatos, os músculos que podem ser sacrificados sem perda da função são o músculo cutâneo do tronco, grácil, trapézio, esterno-hióideo, esternotireóideo, peitoral profundo, ancôneo, ulnar lateral, cabeça umeral do flexor ulnar do carpo, sartório, semitendinoso, reto femoral, tibial cranial, extensor digital longo e partes do grande dorsal.

Retalhos Miocutâneos

Os retalhos miocutâneos descritos na literatura veterinária incluem os músculos grande dorsal, cutâneo do tronco, grácil, semitendinoso e trapézio. Esses músculos são superficiais, permitindo o fácil acesso e elevação, e possuem artérias cutâneas diretas que saem da superfície muscular para irrigar a pele subjacente. Um pedículo vascular suficiente à manutenção da circulação é necessário para facilitar a rotação do retalho no defeito. A maior rotação pode prejudicar a circulação e exigir a redução do comprimento do retalho. A transferência distante de retalhos de grácil, grande dorsal, transverso do abdome e de alguns retalhos de trapézio é possibilitada pela anastomose microvascular.

> **NOTA** O desenvolvimento de retalhos miocutâneos requer a presença de artérias cutâneas diretas que saiam da superfície muscular para irrigar a pele sobrejacente.

Retalho Miocutâneo de Músculo Platisma

O platisma é bem-desenvolvido e se origina da rafe tendinosa mediodorsal do pescoço e da pele. Este músculo segue longitudinalmente em direção à boca, sobre a parótida e o masseter, até os lábios e, ventralmente, até a linha média. O retalho miocutâneo de músculo subcutâneo do pescoço usado para cobrir defeitos na cabeça e no pescoço é idêntico ao retalho de padrão axial auricular caudal (p. 222).

Retalho Miocutâneo de Grande Dorsal

O grande dorsal é um músculo plano e triangular que recobre a metade dorsal da parede torácica lateral. É originário da fáscia toracolombar dos processos espinhosos torácicos e lombares e das inserções musculares nas últimas duas ou três costelas. A aponeurose do grande dorsal se insere na tuberosidade umeral do redondo maior. O músculo flexiona o ombro, tracionando o membro em sentido caudal. A porção ventral do músculo é irrigada por ramos da artéria toracodorsal (artérias torácicas laterais e dorsais), que penetram no músculo e suprem o cutâneo do tronco e a pele. As artérias intercostais suprem os ramos segmentares para a porção dorsal do grande dorsal e o músculo cutâneo do tronco sobrejacente. Os retalhos miocutâneos do grande dorsal são volumosos porque contêm músculo cutâneo do tronco e pele, gordura subcutânea e o músculo grande dorsal. São mais adequados para defeitos torácicos, embora possam ser usados em defeitos nos membros anteriores. Os pontos de referência anatômica são a borda ventral do acrômio, a borda caudal adjacente do músculo tríceps, a cabeça da última costela e o terço distal do úmero, que corresponde à dobra cutânea axilar (Figura 15.41).

Com o paciente em decúbito lateral e o membro anterior em extensão relaxada e perpendicular ao tronco, planeje e delineie o retalho com uma caneta de marcação.

Desenhe uma linha a partir da borda caudal do tríceps até a inserção vertebral da última costela. Desenhe uma linha paralela caudodorsal a partir da dobra cutânea axilar e conecte-as para delinear o retalho (Figura 15.41). Faça a incisão na pele e prolongue-a pelo músculo grande dorsal subjacente. O retalho de músculo tem tamanho igual ao do retalho de pele. Eleve o grande dorsal e a pele como uma peça única. Isole, ligue e divida os vasos intercostais laterais abaixo do músculo grande dorsal. Identifique e preserve a artéria e a veia toracodorsal. Transponha o retalho para o local desejado sem ocluir os vasos toracodorsais. Se necessário, faça uma incisão em ponte ou um tubo parcial no retalho para transposição. Coloque drenos de sucção fechada no sítio doador e abaixo do retalho no sítio receptor. Fixe o retalho na posição desejada e feche o sítio doador.

O grande dorsal pode ser usado isoladamente como retalho muscular; para este fim, é coletado de forma semelhante, sem a pele.

Retalho Miocutâneo de Músculo Cutâneo do Tronco

O músculo cutâneo do tronco é originário do peitoral profundo e forma uma lâmina delgada que recobre a maior parte das paredes dorsais, laterais e ventrais do abdômen (Figura 15.41). É mais intimamente associado à pele do que às estruturas subjacentes. O suprimento sanguíneo provém de pequenos ramos musculares e artérias cutâneas diretas que irrigam a pele sobrejacente. O músculo cutâneo do tronco acima do músculo grande dorsal recebe de dois a quatro ramos cutâneos diretos e curtos da artéria toracodorsal caudal à borda do músculo tríceps. A elevação do músculo cutâneo do tronco com a pele auxilia a preservação do plexo subdérmico. Os retalhos miocutâneos de músculo cutâneo do tronco são mais flexíveis e elásticos do que retalhos miocutâneos de grande dorsal e são preferidos como retalhos de membros anteriores.

Planeje e delineie o retalho de modo idêntico ao retalho miocutâneo do grande dorsal. Faça a incisão na pele como delineada, mas não a prolongue além do tecido subcutâneo entre o cutâneo do tronco e o grande dorsal. Eleve o cutâneo do tronco por meio da dissecção do tecido subcutâneo frouxo. Ligue e divida os ramos dos vasos cutâneos diretos intercostais laterais proximais. Transponha o retalho para o local desejado, sem ocluir os vasos toracodorsais. Se necessário, faça uma incisão em ponte ou um tubo parcial no retalho para transposição. Coloque um dreno de sucção fechada sob o retalho no sítio doador e no sítio receptor. Fixe o retalho na posição desejada e feche o sítio doador.

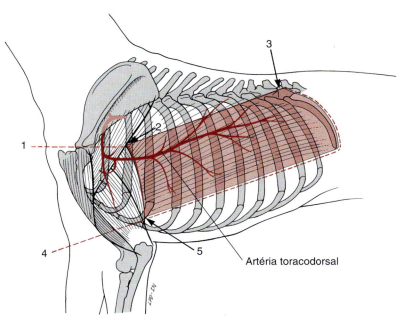

Figura 15.41 Pontos de referência para retalhos miocutâneos do músculo grande dorsal e do músculo cutâneo do tronco. *1*, Borda ventral do acrômio; *2*, borda caudal adjacente do músculo tríceps; *3*, inserção vertebral da última costela; *4*, terço distal do úmero; e *5*, dobra cutânea axilar. Para construção dos retalhos, desenhe uma linha de *2* a *3* e uma segunda linha paralela a partir de *5*. Faça as incisões e conecte as duas linhas paralelas em sentido dorsal.

Retalho Osteomiocutâneo do Trapézio

Os retalhos osteomiocutâneos do trapézio geralmente são usados em defeitos no pescoço, no tórax cranial ou no membro torácico proximal; entretanto, podem ser transferidos para locais distantes com anastomoses microvasculares. O trapézio é um músculo fino, triangular e dividido em parte cervical e parte torácica. A parte cervical do trapézio é sobreposta pelo músculo cleidocervical, e a parte torácica, pelo músculo grande dorsal. O músculo é originário da rafe mediana do pescoço e do ligamento supraespinhoso da altura da terceira vértebra cervical até a nona vértebra torácica e se insere na espinha escapular. Este músculo eleva e abduz o membro anterior. O uso deste retalho pode causar claudicação e fraturas escapulares. Somente a espinha da escápula, e não o corpo do osso, continua viável. O osso desse retalho é fraco e deve ser usado como fonte de osteogênese, e não como sustentação. As bordas dorsais, caudais e cranioventrais do retalho ficam a 2 cm ventrais à linha média dorsal, 2 cm caudais à espinha escapular e alinhadas entre o acrômio e o processo transverso da terceira vértebra cervical, respectivamente.

Faça uma incisão cutânea triangular sobre a parte cervical do músculo trapézio (Figura 15.42). Faça a incisão na origem da parte cervical do músculo trapézio na linha média dorsal. Disseque o trapézio incisado dos músculos cleidocervical e omotransverso, preservando a inserção na espinha escapular e o ramo pré-escapular do pedículo vascular cervical superficial. Disseque a metade caudal do músculo supraespinhoso em sua inserção na espinha e no corpo da escápula. Faça a incisão no deltoide e na parte torácica das inserções do trapézio na espinha escapular. Disseque a metade cranial do infraespinhoso a partir da espinha e do corpo da escápula. Crie um retalho ósseo com uma serra ou broca pneumática. Disseque as inserções mediais do músculo subescapular e do músculo serrátil ventral no retalho ósseo. Eleve o retalho osteomusculocutâneo e o transfira para o sítio receptor, preservando o ramo pré-escapular do pedículo vascular cervical superficial. Coloque um dreno de sucção fechada no sítio doador e feche o defeito com suturas de aproximação (nos músculos, use polidioxanona ou poligliconato 2-0 ou 3-0; no tecido subcutâneo, polidioxanona ou poligliconato 3-0 ou 4-0; na pele, náilon ou polipropileno 3-0 ou 4 0). Coloque uma bandagem nos sítios doador e receptor para dar suporte e absorver fluidos.

Retalhos Musculares

Os retalhos musculares podem ser transpostos por baixo da pele para preencher defeitos, reparar hérnias e tratar paralisias. Muitos músculos têm sido usados para facilitar o reparo visceral adjacente e preencher defeitos. O uso de músculo para reconstrução é limitado pela disponibilidade de tecido e pela imaginação do cirurgião. Os músculos são capazes de contribuir com circulação para áreas de isquemia provocadas por traumas ou radioterapia. Também podem dar suporte, facilitar o retorno da função, melhorar o aspecto cosmético e reduzir a contaminação das feridas e a sepse. O grande dorsal pode ser usado com ou sem retalho cutâneo para cobrir defeitos na parede torácica (ver a discussão anterior). O retalho muscular pode ser usado com malha ou outros implantes para dar suporte e é suturado a músculos ou planos fasciais adjacentes. O músculo transverso do abdome é usado para facilitar o reparo de hérnias

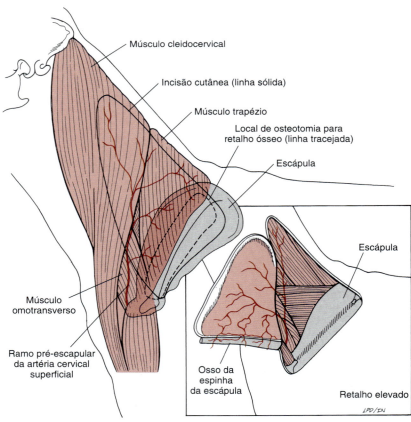

Figura 15.42 Retalho osteomiocutâneo de músculo trapézio delineado para reconstrução regional. O detalhe mostra o retalho pronto para recolocação.

diafragmáticas. O obturador interno, o glúteo superficial e o semitendinoso têm sido empregados no reparo de hérnias perineais (p. 496). Hérnias ou defeitos abdominais caudais podem ser reforçados com retalhos de músculo pectíneo ou sartório. O reparo esofágico pode ser facilitado pelo uso dos músculos intercostais, esternocefálico e esternotireóideo, além do diafragma (p. 374). Os músculos esterno-hióideo e esternotireóideo podem ser usados para cobrir defeitos laringotraqueais. Retalhos musculares de bíceps femoral ou glúteo profundo são ocasionalmente usados para amortecer o sítio de ostectomia da cabeça e do colo do fêmur (p. 1213). A reconstrução de lesões no antebraço distal, no carpo e no metacarpo pode ser auxiliada pela transposição da cabeça umeral do músculo flexor ulnar do carpo. O semitendinoso tem sido usado na reconstrução de defeitos tibiais.

Retalho Muscular de Oblíquo Abdominal Externo

O músculo oblíquo abdominal externo é elástico e móvel e pode ser usado para facilitar o reparo de defeitos na parede abdominal ou na parede torácica caudal. Este retalho pode ser usado para preencher defeitos com mais de 10 × 10 cm em cães de porte médio. O oblíquo abdominal externo é um músculo longo e plano que cobre a metade ventral da parede torácica lateral e a parede abdominal lateral. Suas fibras têm sentido caudoventral. É dividido em uma parte costal, que se origina da quinta à 13ª costela, e uma parte lombar, originária da última costela e da fáscia toracolombar. Possui aponeurose ampla que se insere na linha alba e no ligamento púbico cranial e contribui com a fáscia externa do músculo reto, o anel inguinal externo e o tendão pré-púbico. O ramo cranial da artéria abdominal cranial irriga a zona medial da parede abdominal lateral e é acompanhado pelo nervo hipogástrico cranial e pela veia satélite. O ramo profundo da artéria circunflexa profunda estabelece anastomoses com as artérias abdominais craniais e caudais e é o principal suprimento para o quarto caudodorsal da parede abdominal. É completado por uma veia satélite e acompanhado pelo nervo femoral cutâneo lateral.

Faça uma incisão paracostal na pele desde a altura dos músculos epaxiais até a linha média ventral, começando 5 cm caudais à 13ª costela. Identifique e divida a borda fascial lombar do músculo oblíquo abdominal externo, deixando margem de 0,5 a 1 cm de fáscia ao longo da borda muscular (Figura 15.43). Divulsione o músculo oblíquo abdominal lombar externo. Identifique e preserve o pedículo neurovascular (ramos da artéria abdominal cranial e do nervo hipogástrico cranial e a veia satélite) em uma localização craniodorsal, caudal à 13ª costela. Divida a inserção da fáscia e seccione o músculo oblíquo abdominal externo à altura da 13ª costela. Transponha o retalho em um defeito adjacente. Sobreponha o defeito com o retalho e suture a superfície fascial interna com fio de polidioxanona ou poligliconato 2-0 em pontos simples separados. Coloque um dreno de sucção fechada e justaponha as bordas do defeito.

Retalho Muscular de Sartório Cranial

Os retalhos musculares do sartório cranial são usados no reparo de rupturas do tendão pré-púbico ou em hérnias femorais quando traumas, retração e fibrose impedem a reaproximação anatômica adequada. Este tipo de retalho também pode ser usado para cobrir

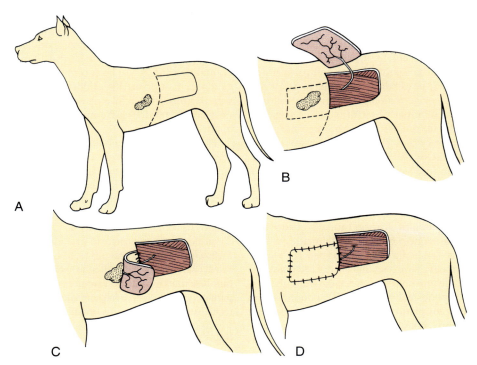

Figura 15.43 Um retalho oblíquo abdominal externo é criado para reconstrução de defeitos na região caudal do tórax ou na parede abdominal. (A) Faça uma incisão paracostal dos músculos epaxiais até a linha média ventral, começando 5 cm caudal à décima terceira costela. (B) Faça a incisão na borda fascial lombar do músculo oblíquo abdominal externo e descole-o, preservando o pedículo neurovascular. (C-D) Transponha e suture o músculo sobre um defeito adjacente.

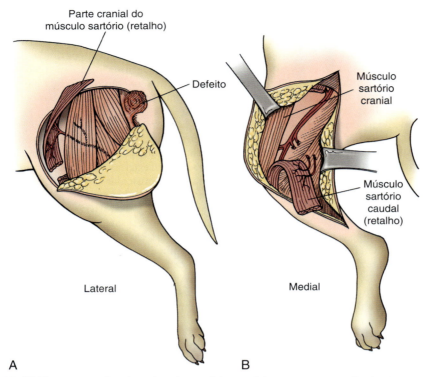

Figura 15.44 (A) Use um retalho de músculo sartório cranial para reconstrução de rupturas do tendão pré-púbico, hérnias femorais ou úlceras trocantéricas femorais. (B) Eleve o retalho de músculo sartório caudal para cobrir defeitos sobre a tíbia ou o metatarso.

úlceras trocantéricas femorais. Em cães, o músculo sartório é composto por dois músculos longos, estreitos e planos na superfície craniomedial da coxa. Em gatos, o músculo sartório tem um único ventre e sua origem e inserção são semelhantes às do cão. O músculo sartório felino tem um ou mais pedículos vasculares grandes que penetram na origem ou na inserção do músculo, além de outros pedículos menores. Em cães, a origem da parte cranial do sartório é a crista do ílio e a fáscia toracolombar. O sartório cranial se insere na patela com o reto femoral do quadríceps. Um único pedículo vascular maior, ramos da artéria e da veia femoral, penetra o terço proximal do músculo caudalmente. Este músculo estende o joelho e flexiona o quadril.

Faça a incisão na pele da região medial da coxa, sobre o músculo sartório cranial, estenda-a até a região inguinal e disseque o tecido subcutâneo para expor o músculo (Figura 15.44A). Isole o músculo por dissecção romba e aguda dos músculos sartório caudal e quadríceps femoral e de outros tecidos. Seccione o músculo distalmente em sua inserção na tíbia e eleve-o de seu pedículo vascular, que penetra o terço proximal do músculo caudalmente. Gire o retalho em até 180 graus até os defeitos adjacentes. Alternativamente, crie um retalho muscular em ilha por meio da elevação subperiosteal da origem ilíaca do músculo. Suture as bordas musculares aos planos fasciais adjacentes com fio absorvível (p. ex., polidioxanona, poliglecaprona 25 ou poligliconato 2-0 ou 3-0) para cobrir o defeito. Coloque um dreno de sucção fechada nos sítios doador e receptor e feche os defeitos.

Retalho Muscular de Sartório Caudal

Os retalhos musculares do sartório caudal podem ser girados distalmente para cobrir defeitos sobre a área tibial ou metatársica. Estes retalhos podem facilitar o reparo de fraturas quando a cicatrização é prejudicada por osteomielite ou má circulação. A angiografia pré-operatória assegura que a artéria safena não é a fonte primária de circulação para a área e a extremidade distal traumatizadas. O músculo sartório caudal se origina da espinha ilíaca ventral cranial e da borda ventral adjacente do ílio. O músculo se insere na borda cranial da tíbia, junto com o músculo grácil. O músculo sartório caudal tem suprimento sanguíneo segmentar, com um pedículo vascular dominante fora da artéria safena e da veia safena medial no terço distal do ventre muscular. É responsável pela flexão do quadril e do joelho.

Faça uma incisão na pele do aspecto medial da coxa, ao longo do comprimento do músculo sartório caudal, e disseque o tecido subcutâneo para expor o músculo (Figura 15.44B). Seccione o músculo sartório caudal a aproximadamente 4 cm distais a sua origem no ílio. Faça a ligadura dupla e seccione a artéria safena e a veia safena medial onde se unem à artéria e à veia femoral. Evite traumatizar os vasos safenos na região tibial medial e ao longo da borda caudal do músculo. Seccione o músculo sartório caudal junto à crista tibial para mobilização completa. Isto cria um retalho muscular em ilha dependente da artéria safena e da veia safena medial. Prolongue a incisão da pele e mobilize mais o pedículo vascular como necessário. Transfira o retalho para o local desejado e fixe-o. Coloque um dreno de sucção fechada e feche os defeitos nos sítios doador e receptor.

Retalho Muscular de Flexor Ulnar do Carpo

A cabeça umeral do músculo flexor ulnar do carpo é usada na reconstrução de lesões em tecidos da área antebraquial, do carpo e do metacarpo. A cabeça umeral do flexor ulnar do carpo repousa cranial à cabeça ulnar desse músculo, exceto distalmente, onde o tendão é caudal. A origem da cabeça umeral é o epicôndilo medial do úmero; sua inserção é o osso acessório do carpo. O suprimento sanguíneo para a porção proximal do músculo provém de diversos pedículos das artérias ulnar recorrente, ulnar e antebraquial profunda. Um pedículo vascular da artéria interóssea caudal penetra na extremidade distal da cabeça do úmero, em sua face profunda junto ao osso acessório do carpo. Existem anastomoses intramusculares entre os ramos de trajeto proximal da artéria interóssea caudal e os ramos descendentes das artérias ulnar e antebraquial profunda. Este músculo flexiona o carpo.

Faça uma incisão ao longo do aspecto caudolateral do antebraço, imediatamente abaixo do cotovelo, com extensão por 1 a 2 cm distais ao osso acessório do carpo para expor o músculo. Faça uma incisão nas fáscias antebraquial e do carpo para identificar a cabeça umeral, situada entre a cabeça ulnar do músculo flexor ulnar do carpo, caudalmente, e o músculo ulnar lateral, lateralmente. Seccione o tendão distal da cabeça ulnar para expor completamente a cabeça umeral. Disseque as inserções fasciais da cabeça umeral e seccione na junção dos terços proximal e medial do músculo (Figura 15.45). Faça uma incisão em ponte até a ferida e gire o músculo até ela, medial ou lateralmente. Justaponha o músculo ao tecido viável adjacente e coloque os drenos necessários. Se a ferida não for imediatamente coberta com pele, coloque uma bandagem úmida não aderente sobre o músculo exposto.

Retalho Muscular Temporal

Os retalhos de músculo temporal são usados para fechar defeitos orbitonasais ou melhorar o aspecto cosmético depois de exenteração orbital. O músculo temporal tem formato de leque, é originário da fossa temporal e se insere no processo coronoide mandibular. Os músculos temporal e masseter se fundem entre o arco zigomático e o processo coronoide. Os ramos temporais das artérias temporal superficial, temporal profunda cranial e temporal profunda caudal irrigam o músculo temporal. O suprimento sanguíneo entra no músculo junto a sua estreita inserção na mandíbula e segue em direção ventrodorsal, paralelamente às fibras musculares. O músculo fecha a mandíbula em conjunto com os músculos masseter e pterigoide medial.

Faça uma incisão de cranial a caudal centrada sobre a órbita para expor o músculo temporal (Figura 15.46). Preserve a artéria temporal superficial. Disseque e seccione a fáscia temporal a partir do arco zigomático. Faça uma incisão e eleve subperiostealmente a porção desejada do músculo temporal. Gire o retalho ao redor de sua inserção até o sítio receptor, ressecando o arco zigomático e o ligamento orbital lateral como necessário. Fixe o retalho sobre o defeito com suturas de aproximação (p. ex., polidioxanona, poliglecaprona 25 ou poligliconato 2-0 ou 3-0). Oblitere o espaço morto com um dreno de sucção fechada e feche os defeitos da maneira rotineira.

RETALHOS DE OMENTO

Os retalhos de omento podem ser usados para cobrir defeitos em tecidos moles, contribuir com a circulação e a drenagem, melhorar a cicatrização, controlar a adesão e combater infecções, como os retalhos musculares. Embora sejam menos duráveis do que os retalhos musculares, estimulam a formação de tecido de granulação, permitindo

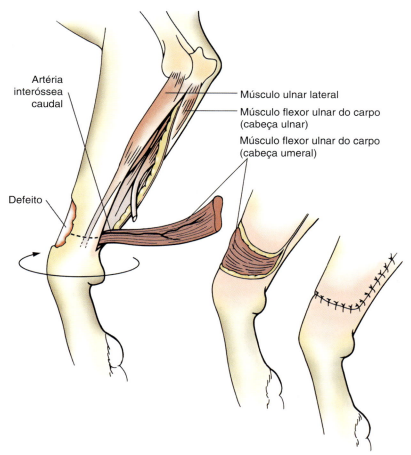

Figura 15.45 Use um retalho de flexor ulnar do carpo com pedículo vascular interósseo caudal que penetre na superfície profunda do músculo próximo ao tendão de inserção para cobrir feridas nas áreas antebraquiais, cárpicas ou metacárpicas.

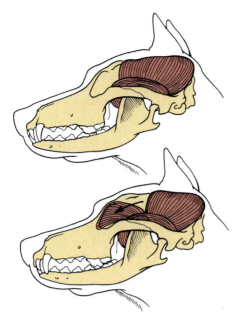

Figura 15.46 Use um retalho de músculo temporal para fechar defeitos orbitonasais.

fechamento precoce da ferida com retalhos ou enxertos cutâneos. São bastante usados em feridas crônicas que não cicatrizam no tórax, no abdome e nas áreas inguinais e axilares, podendo ser utilizados em feridas nas extremidades faciais e distais com prolongamento de omento ou transferência microvascular. Em cães e gatos, o omento é uma camada dupla e fina de mesotélio que se dobra sobre si mesma na região caudal do abdome. O omento se insere ventralmente na curvatura maior do estômago e dorsalmente ao pâncreas e ao baço. O suprimento sanguíneo para o omento provém de vasos periféricos das artérias gastroepiploicas direita e esquerda.

Dois métodos podem ser usados para mobilizar o omento. Em um deles, cria-se um pedículo vascular com a artéria gastroepiploica direita ou esquerda; no outro, o omento do pâncreas é liberado e, depois, prolongado com uma incisão em formato de L invertido. Ambos os métodos requerem uma celiotomia na linha média ventral. As múltiplas ligaduras de vasos necessárias para a técnica anterior aumentam o risco de formação de hematoma, o que pode afetar a viabilidade do retalho de omento.

Crie um pedículo vascular com base nas artérias gastroepiploicas direita ou esquerda, ligando as artérias gástricas segmentares à medida que deixam a artéria gastroepiploica e penetram na curvatura maior do estômago. Ligue a artéria gastroepiploica direita ou esquerda, dependendo de qual lado do corpo necessita do omento. Incise as demais inserções no pâncreas e no baço e ligue os vasos como necessário para se coletar o comprimento apropriado de omento para transposição.

Para realizar a outra técnica de prolongamento, retraia cranialmente a lâmina dorsal do omento e exteriorize o baço. Libere a lâmina dorsal do pâncreas com dissecção precisa e ligue ou cauterize os vasos à medida que forem encontrados. Ligue e seccione transversalmente o vaso ou os dois vasos que se originam da artéria esplênica junto ao baço. Estenda a lâmina dorsal caudalmente, desdobrando o omento. Comece a incisão em L invertido pelo lado esquerdo, imediatamente caudal ao ligamento gastroesplênico (Figura 15.47). Faça a ligadura dupla e seccione os vasos do omento encontrados à medida que a incisão é feita na metade ou dois terços da largura do omento. Continue a incisão em sentido caudal, paralela aos vasos do omento remanescentes, ao longo de dois terços do comprimento do omento. Ligue ou cauterize os ramos vasculares à medida que forem encontrados. Gire o omento em sentido caudal para extensão completa do pedículo.

Após a mobilização do omento, faça uma pequena incisão (2 a 3 cm) na parede abdominal lateral junto à ferida ou a vários centímetros da celiotomia em caso de feridas distantes. Crie um túnel subcutâneo até a ferida, transponha o omento através deste túnel e prenda-o na ferida com fio absorvível em pontos separados. Cuidado ao manusear e transpor o omento para mantê-lo quente e úmido, a fim de evitar a oclusão dos vasos remanescentes manter sua viabilidade.

As possíveis complicações após a transposição de omento são a formação de seroma, herniação pelo orifício de saída do omento e necrose do retalho.

TRANSFERÊNCIA DE RETALHO MICROVASCULAR

As transferências microvasculares bem-sucedidas exigem treinamento e equipamentos especializados. Os equipamentos necessários são um microscópio cirúrgico com boa óptica, material de sutura 9-0 a 11-0, pinças vasculares atraumáticas e de aproximação, microtesouras, pinças de joalheiro, porta-agulhas oftálmico, dilatadores de vasos e dispositivos de acoplamento. A maior parte dos retalhos de pele em padrão axial e dos retalhos musculares pode ser usada na transferência microvascular se seus vasos forem grandes o suficiente e se houver vasos de calibre semelhante próximos ao leito da ferida. A angiografia periférica do sítio receptor é aconselhada para assegurar a presença e a função dos vasos receptores. Dentre os vasos receptores que têm sido usados clinicamente para transferência de retalho livre, estão a artéria ulnar e a veia cefálica no membro anterior; a artéria tibial cranial e o ramo dorsal da veia safena medial ou o ramo plantar da artéria safena medial e sua veia acompanhante no membro posterior; e, para reconstrução do palato, as artérias infraorbitária esquerda e labial superior. A anastomose dos vasos receptores deve ocorrer fora da área do traumatismo.

Após o reconhecimento da localização do pedículo vascular durante a criação do retalho, as lentes de aumento e o microscópio cirúrgico são usados para identificar e isolar os vasos. As pinças hemostáticas são aplicadas e os vasos são ligados e seccionados junto a elas. No leito receptor, a ferida sofre desbridamento final e os vasos são identificados e isolados de maneira semelhante. A anastomose terminoterminal é preferida à terminolateral por ser tecnicamente mais fácil. As extremidades dos vasos são irrigadas com solução salina heparinizada e o excesso de tecido periadventício é removido. As artérias e, depois, as veias são anastomosadas. A torção ou a trombose dos vasos provoca a falência da transferência do retalho.

ENXERTOS CUTÂNEOS

Os enxertos cutâneos são a transferência de um segmento livre de derme e epiderme para um sítio receptor distante. Esses enxertos podem ser de espessura total (epiderme e toda a derme) ou parcial (epiderme e uma porção variável da derme). São usados em defeitos que não podem ser reconstruídos por aposição direta nem por retalhos de pele (geralmente defeitos nos membros e grandes defeitos no tronco). A sobrevida dos retalhos cutâneos depende da absorção do fluido tecidual e da revascularização. *Autoenxertos* (enxertos do mesmo animal) são mais usados; entretanto, *aloenxertos* (enxertos da mesma espécie, também chamados *homoenxertos*) e *xenoenxertos* (enxertos de espécies diferentes ou heteroenxertos) que acabam sendo rejeitados podem ser empregados temporariamente para cobrir e proteger grandes áreas queimadas ou desnudas. Faça gabaritos do defeito e do enxerto e desenhe linhas de referência na pele para auxiliar o planejamento da reconstrução.

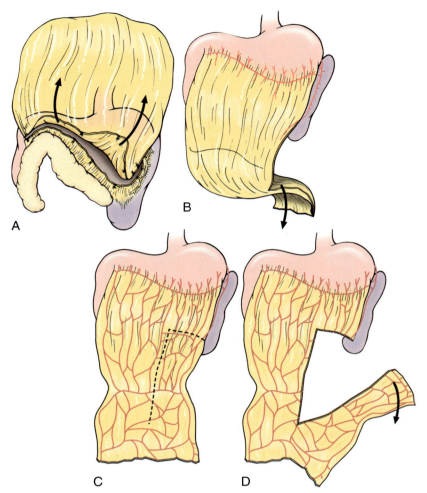

Figura 15.47 Extensão do omento. (A) Exteriorize o omento e o baço e, então, retraia a lâmina dorsal cranialmente e libere-a de seus anexos pancreáticos. (B) Estenda a lâmina dorsal do omento em sentido caudal. (C) Faça uma incisão em formato de L invertido imediatamente caudal ao ligamento gastroesplênico. (D) Gire o lado esquerdo caudalmente para obter a extensão completa.

A cicatrização bem-sucedida, ou "viabilização", do enxerto depende do estabelecimento de conexões arteriais e de drenagem adequada. Isso deve ocorrer até o sétimo ou oitavo dia pós-operatório ou, então, o enxerto morre. O leito receptor deve suprir a vasculatura adequada para o enxerto. O tecido de granulação saudável ou uma ferida limpa, recente e sem infecções nem detritos pode servir como leito para o enxerto. Músculo, periósteo e peritendão saudáveis podem sustentar um enxerto cutâneo. Ossos, cartilagens, tendões e nervos sem seu tecido conjuntivo sobrejacente não toleram enxertos. A viabilidade dos enxertos é ruim sobre gordura avascular, lesões por esmagamento, tecidos infectados, tecido irradiado, tecido de granulação antigo ou hipertrófico e úlceras crônicas. O tecido de granulação crônico deve ser excisado para permitir a formação do novo tecido antes do procedimento (aproximadamente 4 a 5 dias). A superfície do tecido de granulação saudável pode ser desbridada pela excisão de uma camada fina (0,5 a 2 mm) com lâmina ou esfregando uma compressa de gaze antes do enxerto. Se o sangramento persistir, a hemorragia pode ser controlada com pressão ou eletrocoagulação de precisão. O leito receptor deve ser coberto com compressas úmidas durante o preparo do enxerto. O enxerto adere a seu leito devido à contração da fibrina logo após ter sido colocado. O tecido fibroso se forma depois da invasão da área por fibroblastos, leucócitos e fagócitos. A força de adesão do enxerto aumenta com a formação do tecido fibroso; no décimo dia pós-operatório, a união é firme. O bom contato do enxerto com seu leito é essencial para sua adesão e viabilidade. Para conseguir o bom contato, o leito precisa estar livre de detritos e irregularidades. A imobilização do enxerto com suturas e bandagens minimiza sua movimentação sobre a ferida e facilita a adesão. O uso de drenagem com pressão subatmosférica (p. 192), que melhora o contato do enxerto com o leito receptor, tem sido recomendado para aumentar a sobrevida do enxerto. As bandagens mal aplicadas, enrugadas ou que aplicam excesso de pressão ou friccionam o enxerto podem causar necrose. As bandagens devem ser bem acolchoadas e volumosas para restringir o movimento do membro.

A princípio, a *embebição plasmática* nutre o enxerto e mantém seus vasos dilatados até a revascularização. A ação capilar remove o fluido seroso sem fibrinogênio e as células do leito receptor para os vasos dilatados do enxerto. A absorção de metabólitos da hemoglobina confere ao enxerto uma coloração preto-azulada. O fluido absorvido se difunde para o tecido intersticial do enxerto, causando edema; o edema é máximo 48 a 72 horas após a realização do procedimento. Com a melhora da drenagem venosa e linfática, o fluido é removido do enxerto e o edema regride. As anastomoses dos vasos do enxerto com vasos de calibre semelhante do leito receptor *(inosculação)* podem começar 1 dia após o procedimento. Os brotos vasculares do leito receptor seguem o arcabouço de fibrina para encontrar os vasos seccionados preexistentes no enxerto. As anastomoses vasculares se formam e o fluxo de sangue para o enxerto começa. A princípio, o fluxo é lento e desorganizado, mas melhora e se aproxima do normal no quinto ou sexto dia. Os acúmulos de fluido (i.e., seroma ou hematoma) inibem a inosculação. Os enxertos também podem ser revascularizados pelo crescimento de novos vasos do leito que adentram o enxerto. Novos vasos se formam por brotamento endotelial e estabelecem anastomoses com outros brotos ou vasos formados. Os brotos vasculares podem ser encontrados nas camadas inferiores do enxerto em 48 a 72 horas. As novas conexões vasculares são remodeladas, se diferenciam e amadurecem até a formação de um sistema de arteríolas, vênulas e capilares. Novos vasos linfáticos se desenvolvem no enxerto e a drenagem linfática se estabelece no quarto ou quinto dia pós-operatório.

O acúmulo de fluido no interior ou abaixo do enxerto e sua movimentação impede o desenvolvimento de boas conexões vasculares entre o enxerto e o leito receptor. Uma bandagem hidrófila não aderente deve ser colocada imediatamente após o procedimento e não deve ser trocada por 24 a 72 horas para facilitar a imobilização, a absorção de fluido e a adesão do enxerto e protegê-lo de traumatismos. A frequência de troca da bandagem depende da ferida e varia de uma vez ao dia até a cada 3 a 4 dias por pelo menos 3 semanas. Logo após sua colocação na ferida, os enxertos são pálidos. Nas 48 horas seguintes, ficam pretos a azulados. As cores escuras esmaecem e, em 72 a 96 horas, há uma tonalidade avermelhado-clara. Todo o enxerto deve ser vermelho em 7 a 8 dias após a cirurgia caso sobreviva por completo. A coloração normal retorna gradualmente até o décimo quarto dia. As áreas com palidez persistente são avasculares, sofrem necrose e se soltam. A cor preta indica necrose isquêmica seca. Não faça a ressecção de áreas de viabilidade questionável.

As causas mais comuns de falência do enxerto são sua separação do leito receptor, infecção e movimentação. Esses fatores provocam a falência do enxerto por rompimento das delicadas pontes de fibrina que o prendem ao leito receptor. Sem aderência, a revascularização e a organização são impossíveis. A formação de hematoma ou seroma sob o enxerto é uma causa comum de fracasso do procedimento. O fluido separa mecanicamente o enxerto de seu leito, prejudicando a nutrição e a revascularização. A hemostasia meticulosa durante o preparo do leito ajuda a prevenir a formação de hematomas e seromas. Os enxertos em malha não expandida, a drenagem por sucção fechada e a drenagem a vácuo (pp. 191 e 236) são os melhores métodos de facilitação de drenagem. Os enxertos em malha têm a vantagem de não precisarem da colocação de tubo, que pode atrapalhar a adesão e a cicatrização. A drenagem a vácuo tem a vantagem de promover o bom contato entre o enxerto e o leito receptor e a drenagem contínua. O primeiro curativo deve ser trocado 24 a 72 horas após a cirurgia para detectar e drenar o acúmulo de fluido sob o enxerto. O perigo do acúmulo de líquido é maior do que o risco de movimentar o enxerto durante a manipulação da bandagem. As infecções são danosas para a sobrevida do enxerto porque as bactérias podem dissolver as pontes de fibrina ou produzir exsudato suficiente para separar o enxerto de seu leito. Os ativadores de plasminogênio e as enzimas proteolíticas liberadas pelas bactérias rompem o selo de fibrina. Estreptococos β-hemolíticos e *Pseudomonas* produzem grandes quantidades de plasmina e enzimas proteolíticas. *Pseudomonas* spp. também produzem elastase, que degrada a elastina; a elastina adere à fibrina, facilitando a adesão do enxerto.

A pele do sítio doador deve ter pelame da mesma cor, textura, comprimento e espessura daquele ao redor do sítio receptor. O sítio doador deve ter pele suficiente para permitir o fechamento sem tensão depois da remoção do enxerto. Os folículos pilosos podem ser danificados durante a coleta e o preparo do enxerto ou por sua má revascularização. A remoção do tecido subcutâneo pode danificar a base dos folículos pilosos e reduzir o novo crescimento dos pelos. Normalmente, o novo crescimento é percebido 2 a 3 semanas após a cirurgia; entretanto, a cor do pelame pode mudar depois do procedimento. Nos enxertos de espessura parcial, o novo crescimento dos pelos é esparso. O novo crescimento é desigual nos enxertos em faixas, *punch* e malha expandida. Os enxertos de espessura laminar total e em malha não expandida têm melhores crescimento piloso e aparência cosmética.

A reinervação dos enxertos depende de seu tipo e espessura, da quantidade de tecido cicatricial formado e da inervação do tecido adjacente. O retorno da sensibilidade é maior em retalhos, menor em enxertos de espessura total e menor ainda em enxertos de espessura parcial. A reinervação ocorre a partir das margens do enxerto. A dor é a primeira sensação a retornar, seguida pelo tato e, por fim, pela discriminação da temperatura.

Enxertos Cutâneos de Espessura Total

Enxertos de espessura total incluem a epiderme e toda a derme. São indicados para cobrir grandes defeitos em superfícies flexoras, impedindo sua contração, e defeitos em extremidades distais (Figura 15.48). Após a cicatrização, os enxertos de espessura total se assemelham à pele normal no que diz respeito ao crescimento, à cor e à textura dos pelos e à elasticidade. Tornam-se flexíveis, móveis e duráveis. Os enxertos de espessura total são tão viáveis quanto os enxertos de espessura parcial. As desvantagens do enxerto de espessura total são o planejamento, a remoção tediosa do tecido subcutâneo e as áreas sem viabilidade. As técnicas de enxerto de espessura total incluem malhas, tampões, faixas e lâminas de pele.

Enxertos em Lâmina

Os enxertos em lâmina são indicados para evitar a contratura de defeitos no aspecto distal dos membros e sobre as superfícies flexoras. Devem ser usados somente sobre leitos de granulação não infectados e caso a produção mínima de fluido seja esperada, já que seu acúmulo ou o uso de drenos impede sua adesão. Os enxertos em lâmina são menos flexíveis, menos expansivos e menos moldáveis do que os enxertos em malha. O sítio doador é a pele da parede lateral do tórax, das costas, dos ombros ou outras áreas com pele em abundância. A parede lateral do tórax é o sítio doador preferido por apresentar pele relativamente fina e bem pilosa.

Prepare os sítios cirúrgicos de maneira asséptica. Faça o desbridamento, a irrigação e o controle da hemorragia no leito receptor antes da colocação do enxerto. Faça um modelo do defeito com um campo estéril ou um gabarito de papel. Usando o modelo do defeito como guia, colete um segmento de pele aproximadamente 1 cm maior do que o modelo do sítio doador com o pelame orientado na direção apropriada. Excise todo o tecido subcutâneo do enxerto com uma lâmina de bisturi durante a coleta para que não interfira com a revascularização (Figura 15.49). Alternativamente, excise o enxerto, estique-o e fixe-o em um pedaço rígido de papel cartão ou dobre-o sobre o indicador e, em seguida, remova o tecido subcutâneo com tesouras de Metzenbaum. Mantenha os enxertos úmidos, mergulhando-os periodicamente em um recipiente com soro fisiológico ou solução de Ringer lactato; este procedimento também remove fragmentos de gordura e ajuda a identificar o tecido subcutâneo remanescente. Mantenha o sítio doador úmido com esponjas embebidas em soro fisiológico durante a colocação do enxerto. Ponha o enxerto no defeito com o pelame propriamente orientado e contato uniforme com o leito receptor. Justaponha as bordas cutâneas ao enxerto para assegurar a cobertura completa da ferida e evitar que estas bordas se enrolem para baixo. Fixe o enxerto no local desejado com pontos simples separados. Coloque um dreno de sucção fechada abaixo do enxerto ou faça uma

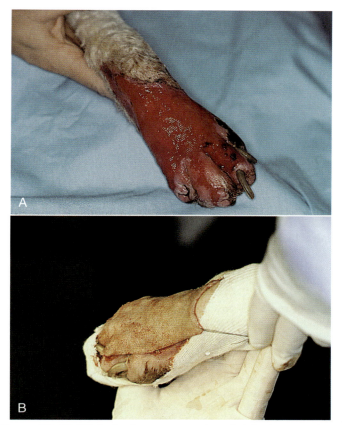

Figura 15.48 (A) As lesões nas porções distais dos membros normalmente exigem enxertos. Os enxertos devem ser aplicados sobre o tecido de granulação saudável. (B) Um enxerto de espessura completa foi aplicado sobre a ferida.

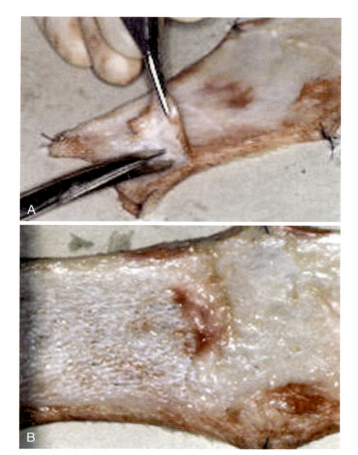

Figura 15.49 (A) Tecido subcutâneo removido de um enxerto cutâneo de espessura completa. (B) Maior aumento do enxerto após a remoção do tecido subcutâneo para exposição dos folículos pilosos.

ou mais incisões para promover a drenagem. Aproxime as bordas do enxerto e da ferida com grampos ou sutura em ponto simples separado ou contínuo (p. ex., náilon ou polipropileno 3-0 ou 4-0) a intervalos de 3 a 4 mm. Feche o sítio local por divulsão e aproximação das bordas da ferida ou com retalho pediculado. Coloque uma bandagem absorvente, hidrofílica e não aderente no sítio do enxerto de forma a restringir a movimentação do paciente. Troque o tubo de evacuação conforme necessário. Troque a bandagem, avalie o enxerto 24 a 48 horas após a cirurgia e continue a refazer o curativo conforme necessário por 21 dias. O enxerto necrosa onde se sobrepõe às bordas de pele e se solta com a remoção dos pontos, em 7 a 10 dias.

Enxertos em Tampão, *Punch* ou Semeadura e em Faixas

Os enxertos em tampão, semeadura ou *punch* e enxertos em faixas são colocados em um leito preparado de tecido de granulação. São indicados em feridas em membros e com baixo grau de infecção ou superfícies irregulares. São mais usados em feridas menores de áreas não sujeitas a desgaste excessivo ou trauma externo. Esses enxertos são de difícil imobilização após o implante. A primeira troca do curativo após a cirurgia é retardada por 3 a 5 dias para evitar o deslocamento dos enxertos. Nas feridas paralelas ao eixo maior do membro, os enxertos em faixas são mais indicados. Os enxertos em tampão e faixas são de fácil confecção e não requerem equipamento especial. No entanto, o sangramento excessivo no leito receptor pode arrastar os enxertos ou retardar a vascularização. O aspecto cosmético é ruim por causa da formação de cicatriz epitelial e do crescimento esparso de pelos, já que as feridas cicatrizam por epitelização a partir de cada borda do enxerto e da lesão.

Prepare o leito do enxerto por desbridamento e trate-o como uma ferida aberta por vários dias. Colete tampões de pele do sítio doador com um *punch* de biópsia de 5 a 6 mm ou eleve a pele em tenda com uma agulha hipodérmica dobrada ou uma agulha curva de sutura e ressecte um pedaço pequeno de tecido. Para os enxertos em faixas, colete tiras de pele com 5 mm de largura a mão livre. Remova o tecido subcutâneo da derme (Figura 15.49). Para os tampões, faça pequenos bolsos do tipo faca no tecido de granulação (com 2 a 4 mm de profundidade e 5 a 7 mm de distância entre si) quase paralelos à superfície da ferida. Insira um tampão em cada bolso depois de controlar a hemorragia e mantenha-o no local com pressão delicada durante 1 a 2 minutos. Alternativamente, faça orifícios no tecido de granulação com um *punch* de biópsia de pele de 4 mm (cerca de 2 mm menor do que o *punch* usado na coleta do enxerto), a distâncias de cerca de 1 a 2 cm, e insira os tampões de pele nesses orifícios. Para os enxertos em faixas, faça sulcos de 2 mm de largura, a 3 a 5 mm de distância entre eles. Após o controle da hemorragia, aplique uma faixa de pele em cada sulco e fixe-a em cada extremidade com pontos simples separados. Coloque a bandagem e imobilize o local do enxerto com materiais absorventes, hidrofílicos e não aderentes. Excise e reaproxime o sítio doador ou trate-o como uma ferida aberta, com bandagens. Troque a bandagem do enxerto 3 a 4 dias após a cirurgia, com cuidado para não deslocar nenhum dos implantes. Refaça os curativos conforme necessário até o término da cicatrização. As bandagens devem ser volumosas e restringir a movimentação.

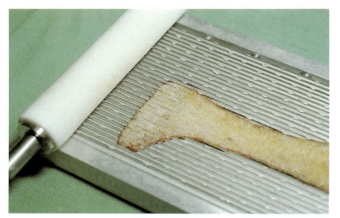

Figura 15.50 Após a coleta do enxerto cutâneo, é possível criar uma malha (com o lado da derme para baixo) com uma unidade de expansão.

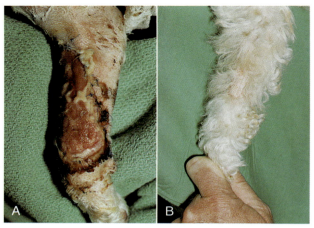

Figura 15.52 (A) Enxerto cutâneo da Figura 15.40 aos 6 dias; observe a perda parcial do enxerto. (B) A aparência cosmética depois de 100 dias é boa.

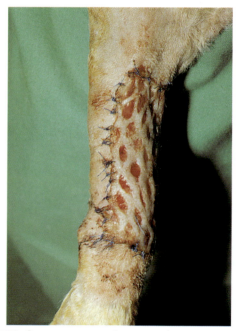

Figura 15.51 Os enxertos cutâneos podem ser transformados em malha por meio de pequenas incisões de espessura total por toda sua extensão. As incisões são alinhadas em fileiras paralelas.

Enxertos em Malha

Os enxertos em malha podem ser de espessura total e parcial e apresentam fileiras paralelas de cortes alternados. A transformação da lâmina de enxerto em malha permite drenagem, flexibilidade, conformação e expansão. O grau de expansão está diretamente relacionado com o comprimento das fendas: as fendas mais longas correspondem à expansão maior. Conforme o enxerto se expande, encurta no plano perpendicular. Um enxerto em lâmina é transformado em malha com uma unidade especial de expansão (Figura 15.50) ou a mão livre (Figura 15.51). As fendas a mão livre são realizadas quando a lâmina de enxerto está fixada a um papel-cartão, depois da remoção do tecido subcutâneo. As fendas são feitas com lâminas de bisturi de número 11 ou 15 e têm aproximadamente 5 a 15 mm de comprimento, com 2 a 6 mm de distância entre si e orientadas em fileiras alternadas. Os enxertos submetidos à transformação mecânica em malha são mais expansíveis porque se dilatam em mais de uma direção; os feitos a mão livre se expandem em apenas uma direção. O aspecto cosmético é melhor quando as fendas são paralelas às linhas de tensão da pele.

Um enxerto em malha de espessura total não expandido é recomendado na maioria dos casos de necessidade destes procedimentos por poder ser usado em uma ampla gama de circunstâncias, ter alta taxa de sucesso e bom aspecto cosmético. A transformação em malha permite que o enxerto se molde e se prenda a superfícies irregulares e permite sua colocação sobre leitos com exsudação ou sangue. A transformação em malha permite drenagem, o que facilita a aderência do enxerto. O aspecto cosmético é tão bom quanto o dos enxertos em lâminas (Figura 15.52). A sobrevivência é de 90 a 100% quando os enxertos são colocados em leitos de granulação saudável e adequadamente tratados. Os enxertos expandidos em malha são indicados quando os sítios doadores são limitados e os defeitos são grandes. Os enxertos devem ter comprimento maior do que defeito devido ao encurtamento decorrente da expansão. A expansão do enxerto em malha gera um padrão em formato de diamante, com tufos de pelos entre as cicatrizes epiteliais. Este aspecto pode não ser aceitável do ponto de vista cosmético.

O NPWT foi usado em estudos clínicos e experimentais em cães e gatos e aumentou a viabilidade dos enxertos e melhorou os desfechos gerais.[6,10-12]

Enxertos Cutâneos de Espessura Parcial

Os enxertos cutâneos de espessura parcial são compostos por epiderme e uma espessura variável de derme. A pele felina é fina demais para enxertos de espessura parcial. A viabilidade dos enxertos de espessura parcial é semelhante à daqueles de espessura total. Os enxertos de espessura parcial são menos duráveis e mais sujeitos a traumas do que os de espessura total e o pelame pode ser ausente ou esparso. Além disso, o enxerto pode apresentar descamação. O crescimento do pelame no sítio doador dos enxertos de espessura parcial também pode ser esparso caso cicatrize como ferida aberta em vez de ser ressecado. A pele da parede lateral do tórax, das costas, dos ombros ou de outra área com tecido cutâneo abundante pode ser usada como sítio doador. No entanto, a flexibilidade da parede abdominal e a irregularidade da parede torácica dificultam a coleta do enxerto. A superfície plana e relativamente firme sobre os músculos epaxiais laterais aos processos espinhosos dorsais, o músculo lateral da coxa e os músculos do braço são sítios melhores para a coleta de pele.

Prepare os sítios cirúrgicos de maneira asséptica. Realize o desbridamento, a irrigação e o controle da hemorragia no leito receptor antes da colocação do enxerto. Colete o enxerto de espessura parcial com um dermátomo ou a mão livre. Injete soro fisiológico estéril por via subcutânea sob o sítio doador para elevar a pele e reduzir irregularidades de contorno. Com um dermátomo, lubrifique a superfície cutânea com óleo mineral estéril ou gel hidrossolúvel. Tracione a pele sobre o sítio doador em direções opostas para retesá-la. Colete o enxerto. Com um bisturi, faça uma incisão de espessura parcial perpendicular à superfície cutânea. Em seguida, seccione uma lâmina de barbear modificada quase paralelamente à superfície da pele e comece a cortá-la. Suture as bordas de corte do enxerto para aplicar tração durante a secção. Troque as lâminas à medida que se tornarem cegas. Coloque o enxerto sobre o leito com o crescimento dos pelos orientado na direção correta. Ultrapasse as bordas da ferida com o enxerto em 2 a 4 mm. Fixe o enxerto no local desejado com pontos simples separados ou grampos cutâneos. Irrigue por baixo do enxerto com soro fisiológico ou trombina. Coloque uma bandagem absorvente não aderente com uma tala para imobilização da área. Se necessário, use uma bandagem suturada. Os orifícios inadvertidamente realizados no enxerto permitem a drenagem e, por fim, cicatrizam. Após a coleta e o enxerto, excise o sítio doador e feche-o ou trate-o como uma ferida aberta com bandagens. Faça a primeira troca de curativos 24 a 48 horas depois da cirurgia. Drene a área em caso de formação de seroma ou hematoma por meio de uma pequena incisão no enxerto e aspiração. O enxerto sobreposto à pele normalmente sofre necrose. Refaça o curativo e troque-o somente conforme necessário, já que a movimentação do leito receptor interfere com a revascularização.

> **NOTA** A dor tende a ser maior ao tratar o sítio do enxerto como uma ferida aberta; entretanto, a ferida reepiteliza em aproximadamente 3 semanas e, se necessário, outros enxertos de espessura parcial podem ser coletados no mesmo local.

Enxertos em Selo

Os enxertos em selo são fragmentos quadrados de pele de espessura parcial aplicados sobre uma ferida em granulação. O enxerto e seu leito são preparados da mesma forma realizada nos demais enxertos de espessura parcial. O enxerto é cortado em pedaços de 5 a 25 mm². Os fragmentos são colocados em depressões do leito, com distância de 1 a 10 mm entre si. Estes enxertos são bastante suscetíveis a movimentos e facilmente deslocados por bandagens.

TRATAMENTO CIRÚRGICO DE DISTÚRBIOS CUTÂNEOS ESPECÍFICOS

QUEIMADURAS E OUTRAS LESÕES TÉRMICAS

As queimaduras são decorrentes da aplicação de energia térmica em velocidade mais rápida do que o tecido consegue absorver e dissipar. Fogo, mantas elétricas, secadores de cabelo, água fervente, vapor, óleo de cozinha quente, sistemas de exaustão e canos quentes são fontes comuns de queimaduras térmicas em animais domésticos (Figura 15.53). A extensão da lesão é influenciada pela temperatura da fonte de calor, pela duração do contato e pela condutância do tecido. Em humanos, temperaturas acima de 45 °C podem provocar necrose de coagulação e dano cutâneo irreversível; a temperatura de 70 °C durante apenas 1 segundo causa uma queimadura de espessura total. Uma zona de transição separa completamente o tecido desvitalizado do tecido íntegro. A área em contato direto com o calor coagula; proteínas celulares são desnaturadas e os vasos sanguíneos sofrem coagulação. A zona de transição é caracterizada por redução

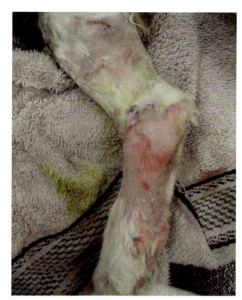

Figura 15.53 Uma queimadura térmica de 360 graus da tíbia distal em um gato de 2 anos. O membro ficou preso em um radiador de cano duplo. Observe a aparência pálida da pele e as linhas distintas de demarcação proximal e distal.

do fluxo sanguíneo, formação de sedimento intravascular e lesão tecidual que pode ser revertida. Esta área pode apresentar isquemia dérmica progressiva por causa da liberação de substâncias vasoativas (p. ex., tromboxano A_2, histamina, leucotrienos, prostaglandinas e radicais livres de oxigênio), edema tecidual, dessecação e invasão bacteriana. A zona de transição é cercada por uma área de hiperemia onde o dano é mínimo e a cicatrização é completa. Pode ser difícil determinar a profundidade da queimadura e a área de acometimento porque a espessura da lesão não é uniforme e a superfície da pele geralmente está endurecida e coberta por coágulo seco. A escara é o resíduo dos elementos cutâneos que foram coagulados pelo calor. É composta quase totalmente por fibras colágenas rijas e desnaturadas. As descamações contêm células mortas e uma fina camada de fibrina instável; diferentemente da escara, não são boas coberturas protetoras.

As queimaduras superficiais (*primeiro grau*) afetam somente a epiderme. A área fica dolorosa, espessa, eritematosa e descamativa. A cicatrização é rápida (em 3 a 6 dias) por epitelização a partir do extrato germinativo ou de estruturas anexas da derme. Diferentemente da pele humana, a pele canina não atua como órgão dissipador de calor; portanto, os cães não possuem o rico plexo vascular superficial dos seres humanos. Por isso, os cães apresentam menor eritema em queimaduras superficiais do que os humanos. As queimaduras superficiais de espessura parcial são úmidas, branqueiam com pressão e são sensíveis à dor. Normalmente cicatrizam em 3 semanas por causa da epitelização a partir das porções mais profundas dos apêndices cutâneos. A cicatrização tende a ser completa e ocorre sem enxerto.

As queimaduras profundas de espessura parcial (*segundo grau*) causam maior destruição da derme. O único epitélio anexo remanescente está nas camadas superiores da gordura subcutânea. Há edema subcutâneo e inflamação intensa e os pelos não são removidos com facilidade. O dano progressivo nas primeiras 24 horas é decorrente do calor da lesão e da liberação de enzimas proteolíticas, prostaglandinas e substâncias vasoativas. Embora essas queimaduras geralmente cicatrizem sem enxerto, o processo leva meses e o tecido cicatricial pode ser extenso. A cicatrização ocorre por epitelização a partir dos

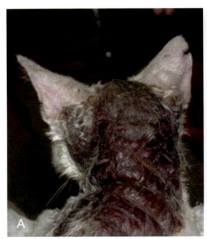 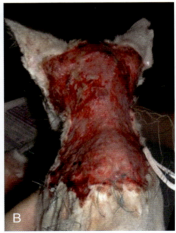 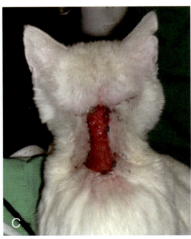

Figura 15.54 (A) Este gato de 6 meses tem uma escara espessa após sofrer uma queimadura de etiologia ou duração desconhecida. (B) A escara foi cirurgicamente excisada e a ferida foi desbridada até o tecido fascial. (C) A ferida cicatrizou por segunda intenção, com formação de tecido cicatricial extenso na parte de trás do pescoço.

anexos profundos e das margens da ferida. Durante a cicatrização, a queimadura precisa ser protegida contra traumas e contaminações. O tratamento ineficaz pode permitir a progressão de uma queimadura de segundo grau para uma de terceiro grau, principalmente na presença de infecção bacteriana.

As queimaduras de espessura total (*terceiro grau*) formam uma escara marrom-escura, insensível e com defeito cutâneo (Figura 15.54A). Todas as estruturas cutâneas são destruídas e os pelos são removidos com facilidade. As queimaduras de terceiro grau são menos doloridas do que as de primeiro ou segundo grau porque os nervos são destruídos. A trombose vascular superficial e a permeabilidade vascular profunda causam edema subcutâneo e necrose. A cicatrização ocorre por contração e reepitelização, a menos que a ferida seja reconstruída. Alguma indicação da profundidade da lesão pode ser obtida levantando-se a escara. As crostas de queimaduras de primeiro e segundo graus, ao serem elevadas, podem se dobrar e romper, revelando a epiderme ou a derme subjacente; as crostas de queimaduras de terceiro grau podem não se partir ao serem elevadas, ou a quebra pode se prolongar até o tecido subcutâneo. A remoção precoce das crostas é importante porque, ao necrosarem, são rapidamente colonizadas em sua superfície profunda, atuando como foco de infecção.

As queimaduras que se estendem além da derme são, às vezes, classificadas como *queimaduras de quarto grau*. Essas queimaduras têm as mesmas características das de terceiro grau, mas apresentam maior dano tecidual e se estendem até os músculos e os ossos. De modo geral, exigem cicatrização por segunda intenção ou reconstrução.

As feridas por queimadura são estéreis ou colonizadas apenas por bactérias superficiais durante as primeiras 24 horas. A grande quantidade de tecido morto é um meio excelente para o crescimento bacteriano e a oclusão do suprimento sanguíneo local prejudica a liberação de mecanismos humorais e celulares de defesa e de medicamentos sistêmicos na ferida. As bactérias superficiais proliferam e invadem os tecidos mais profundos sob a escara 4 a 5 dias após a lesão. A princípio, a maior parte dos microrganismos é formada por cocos Gram-positivos, mas, em 3 a 5 dias, a ferida é colonizada por bactérias Gram-negativas, geralmente *Pseudomonas* spp. A remoção precoce da escara e a aplicação de antibióticos tópicos são necessárias para minimizar a progressão da lesão.

As queimaduras geralmente provocam choque e falência múltipla de órgãos por causa da perda e do deslocamento de fluidos,

desequilíbrios eletrolíticos, perdas proteicas, depressão miocárdica e aumento da resistência vascular periférica e da viscosidade do sangue. Anomalias cardíacas, imunossupressão, anemia, insuficiência renal, insuficiência hepática e coagulação intravascular disseminada ocasionalmente são observadas. Sinais sistêmicos mais graves são associados a queimaduras com grandes áreas superficiais. A inalação de fumaça (gases corrosivos e irritantes químicos), as queimaduras térmicas das vias respiratórias superiores e o envenenamento por monóxido de carbono e cianeto podem causar desconforto respiratório. A inalação de fumaça causa edema pulmonar, com congestão vascular, edema intersticial e atelectasia. A pneumonia geralmente ocorre vários dias após a inalação de fumaça.

As queimaduras por contato, diferentemente das causadas por fogo, podem não ser reconhecidas de imediato. O umedecimento e o achatamento do pelame podem ser observados alguns dias após a lesão. Logo a seguir, há perda dos pelos e da pele e, assim, a demarcação da área queimada se torna óbvia. As queimaduras durante cirurgias podem ser evitadas com almofadas de água quente circulante ou bolsas infladas com ar quente circulante (a 42 °C ou menos) em vez de mantas com fios elétricos. As queimaduras térmicas também podem ser provocadas por luvas ou garrafas com água quente. Os animais anestesiados ou hipotérmicos são bastante suscetíveis a queimaduras por garrafas de água quente por causa da menor circulação associada à constrição vascular. Quanto mais longa a exposição, maior o risco de queimaduras. As queimaduras também podem ser evitadas pelo aterramento adequado de unidades eletrocirúrgicas.

Tratamento

A primeira prioridade no tratamento de queimaduras é minimizar a perda tecidual pela administração de primeiros socorros e prevenção do choque. A prevenção de complicações sépticas pelo bom tratamento da ferida é a prioridade seguinte. O cuidado meticuloso imediatamente após a lesão para assegurar perfusão adequada, hidratação e proteção contra traumas e infecções pode evitar a progressão do dano tecidual e permitir o salvamento do tecido danificado. O desbridamento e reconstrução precoces da ferida são importantes para minimizar a morbidade. O resfriamento das áreas acometidas imediatamente após a lesão térmica (em 2 horas) pode limitar a extensão da destruição tecidual. A área deve ser lavada com água fria ou receber compressas frias; no entanto, é importante evitar a hipotermia sistêmica. Analgésicos devem ser administrados como

TABELA 15.5 Queimaduras: Cálculo da Área de Superfície Corporal Total

TABELA DE CONVERSÃO DE PESO CORPÓREO (kg) EM ÁREA DE SUPERFÍCIE CORPORAL TOTAL (m²)

kg	m²	kg	m²
1,0	0,10	26,0	0,88
2,0	0,15	27,0	0,90
3,0	0,20	28,0	0,92
4,0	0,25	29,0	0,94
5,0	0,29	30,0	0,96
6,0	0,33	31,0	0,99
7,0	0,36	32,0	1,01
8,0	0,40	33,0	1,03
9,0	0,43	34,0	1,05
10,0	0,46	35,0	1,07
11,0	0,49	36,0	1,09
12,0	0,52	37,0	1,11
13,0	0,55	38,0	1,13
14,0	0,58	39,0	1,15
15,0	0,60	40,0	1,17
16,0	0,63	41,0	1,19
17,0	0,66	42,0	1,21
18,0	0,69	43,0	1,23
19,0	0,71	44,0	1,25
20,0	0,74	45,0	1,26
21,0	0,76	46,0	1,28
22,0	0,78	47,0	1,30
23,0	0,81	48,0	1,32
24,0	0,83	49,0	1,34
25,0	0,85	50,0	1,36

Área de superfície corporal total = $peso^{0,425} \times altura^{0,725} \times 0,007184$ ($m^2 = kg^{0,425} \times cm^{0,725} \times 0,007184$) ou Área de superfície corporal total = $0,1 \times peso\ (kg)^{2/3}$.
De Swaim SF. Surgery of traumatized skin: management and reconstruction in the dog and cat. Philadelphia: WB Saunders; 1980.

necessário para aliviar a dor (Capítulo 13). Monitore sinais vitais, consciência, hematócrito, proteínas totais, débito urinário, pressão venosa central, eletrólitos, gases sanguíneos e peso corpóreo diário.

O tamanho da área queimada pode ser estimado pela medida da superfície queimada com uma régua, sua divisão pela área superficial total do animal (Tabela 15.5) e multiplicação por 100. Alternativamente, uma estimativa aproximada pode ser obtida com a regra dos nove: cada membro anterior do animal representa 9% da área de superfície corporal total (ASCT); cada membro posterior representa 18% (dois noves); e o tórax dorsal e ventral e o abdome representam 18% cada um. Os animais com queimaduras de espessura parcial em menos de 15% da ASCT requerem tratamento de suporte mínimo, enquanto aqueles com queimaduras em mais de 15% da ASCT precisam de suporte emergencial. A eutanásia deve ser considerada em animais com queimaduras em mais de 50% da ASCT. Doses de choque de Ringer lactato ou solução salina hipertônica devem ser administradas para minimizar e reverter os sinais de choque. A quantidade de fluidos isotônicos necessária nas primeiras 24 horas pode ser estimada com a fórmula de 3 a 4 mL/kg por porcentagem de ASCT queimada. As soluções salinas hipertônicas ajudam a reduzir as necessidades totais de fluidos, limitando o edema e aumentando o débito cardíaco. A solução salina hipertônica (*bolus* de 4 mL/kg) pode ser administrada com solução de Ringer lactato (1 mL/kg por porcentagem de ASCT queimada). Ao administrar a solução salina hipertônica, a concentração sérica de sódio não deve exceder 160 mEq/L. Soluções coloides não proteicas (i.e., dextrana 70, hetamido) administradas no início do período pós-queimadura (16 a 24 horas depois da lesão) podem melhorar a sobrevida e reduzir a formação de edema (p. 33). A administração de coloides proteicos (i.e., plasma fresco congelado ou albumina) a pacientes com hipoproteinemia deve ser retardada em 8 a 12 horas para permitir a estabilização da permeabilidade de membrana e o aumento do retorno linfático, o que reduz a perda proteica. Os coloides proteicos administrados nas primeiras 8 a 12 horas se perdem na ferida e pioram a formação de edema. Os cães com queimaduras de espessura parcial em 20% da ASCT podem perder 28% de seu volume plasmático nas 6 primeiras horas. Transfusões (sangue total e concentrado de hemácias) podem ser necessárias em pacientes anêmicos.

A angústia respiratória deve ser tratada com a administração de oxigênio (máscara, insuflação nasal, tubo de traqueostomia) e broncodilatadores. A meia-vida do monóxido de carbono é reduzida pela oxigenoterapia. A ventilação com pressão positiva contínua pode ser necessária em alguns animais. A traqueostomia (p. 842) e a ventilação mecânica são indicadas em pacientes com edema nas vias respiratórias superiores ou secreções traqueobrônquicas graves. A traqueia e os brônquios devem ser aspirados caso necessário. Antibióticos sistêmicos devem ser administrados em pacientes com broncopneumonia (p. 888).

O suporte nutricional agressivo compensa a maior demanda metabólica e as perdas proteicas que podem ocorrer em pacientes com queimaduras (Capítulo 10). Os animais com feridas moderadas a graves devem receber dieta hiperproteica e hipercalórica. A rápida instituição da alimentação enteral é importante para a prevenção de úlceras gastroduodenais. Inibidores de bombas de prótons devem ser administrados nos casos de suspeita de úlcera gastroduodenal (p. 429).

Tratamento de Feridas por Queimadura

A remoção do tecido morto é essencial para o controle de sepse e a promoção de um leito vascular viável passível de fechamento cirúrgico. O tecido necrótico das feridas por queimadura pode ser desbridado por técnica de dissecção, autolítica, enzimática, com bandagens ou biocirúrgica (p. 185). O desbridamento autolítico, enzimático e biocirúrgico poupa os tecidos viáveis que podem ser removidos pela excisão cirúrgica ou bandagens, mas os resultados são variáveis; os melhores são obtidos com enzimas endógenas e exógenas em escaras úmidas e flexíveis. O tecido frouxo e obviamente desvitalizado das queimaduras de espessura parcial pode ser removido com tesouras, hidroterapia ou abrasão com compressa de gaze. Feridas de espessura total requerem a excisão precisa até a fáscia muscular (Figura 15.54B). A excisão precoce da queimadura é recomendada para minimizar infecções secundárias e efeitos sistêmicos (p. ex., endotoxinas e perda de sangue). A aplicação de NPWT pode prevenir a progressão das queimaduras de espessura parcial por reduzir o edema e melhorar a circulação.

As queimaduras pequenas podem ser excisadas e fechadas de forma primária (Figura 15.55). O fechamento é feito com avanço de pele ou retalhos cutâneos. As feridas maiores podem cicatrizar por contração e epitelização ou por meio da colocação de enxerto. A cicatrização por segunda intenção pode levar meses ou ser incompleta; além disso, a cicatriz resultante pode ser inaceitável sob o ponto de vista cosmético (Figura 15.54C). Por isso, muitas queimaduras extensas são desbridadas para que formem um leito saudável de granulação e, então, são reconstruídas com retalhos rotacionais de pele, retalhos de padrão axial, expansão tecidual ou enxertos. O fechamento precoce reduz o manejo da ferida, as infecções secundárias e o tempo de hospitalização. As escaras são frágeis e podem erodir e sangrar com facilidade. Carcinomas espinocelulares são ocasionalmente observados em cicatrizes de queimaduras.

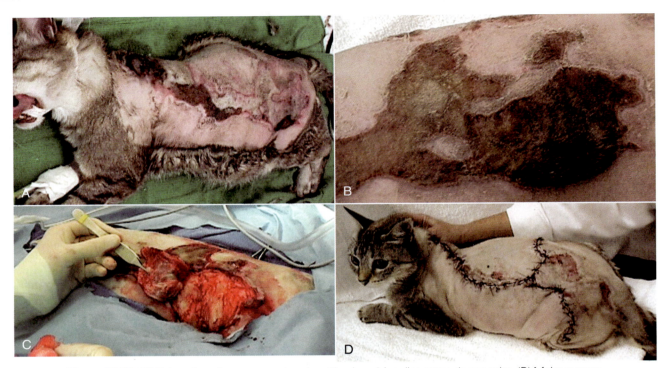

Figura 15.55 (A) Este gato sofreu uma queimadura térmica vários dias antes da consulta. (B) Maior aumento do aspecto de uma área de queimadura, mostrando vários graus de descoloração e uma linha bem-definida de demarcação. (C) A escara foi removida cirurgicamente, expondo o tecido subcutâneo. (D) Aparência pós-operatória após a excisão e o uso de um retalho de avanço para fechamento do defeito.

Diversos curativos foram especificamente avaliados no cuidado de queimaduras e, embora a maioria tenha efeito benéfico nas feridas, a sulfadiazina de prata proporciona a melhor proteção contra sua colonização e infecção. A sulfadiazina de prata é bactericida e ativa contra bactérias Gram-positivas e Gram-negativas e *Candida* spp. No entanto, o aloé está associado a taxas mais rápidas de reepitelização em queimaduras de espessura parcial. Os curativos com gaze parafinada são associados à cicatrização mais rápida de queimaduras superficiais e os curativos à base de prata são considerados os melhores em queimaduras mais profundas. O alginato de prata (p. ex., Silvercel®, Algidex AG®) é um curativo avançado que combina as propriedades antimicrobianas da prata com as propriedades absortivas do alginato de cálcio e da espuma de poliuretano; sua aplicação em queimaduras de espessura parcial está associada a pontuações menores dor e ao desfecho geral bom da ferida. Os curativos de prata nanocristalina (Acticoat®) apresentam maior atividade antibacteriana e estão associados à redução da dor e da frequência de troca das bandagens.

Estime a profundidade da queimadura e calcule seu tamanho em relação à ASCT obtida de um quadro de conversão de peso (conforme a discussão anterior e a Tabela 15.5). Tricotomize a ferida e remova os pelos adjacentes antes de lavá-la cuidadosamente com uma solução antisséptica (p. ex., diacetato de clorexidina a 0,05%). Cubra a ferida com um composto tópico de aloé ou sulfadiazina de prata (p. 186), e, então, aplique uma bandagem hidrofílica. Após as primeiras 24 horas, aplique um creme hidrossolúvel de sulfadiazina prata a 1% (Thermazene®, Silvadene®) na ferida uma ou duas vezes ao dia ou coloque um curativo de sulfadiazina prata de liberação lenta (SilvaSorb®) uma vez a cada 3 a 7 dias (p. 200). Alternativamente, aplique mel medicinal na ferida (p. 187). Faça o curativo e trate a ferida de forma asséptica nas trocas subsequentes, realizadas nos intervalos apropriados para a camada de contato e a quantidade de exsudação (Quadros 15.7 a 15.10 e Tabelas 15.2, 15.3 e 15.6). As bandagens de mel medicinal podem precisar de várias trocas diárias. Remova o gel proteináceo da superfície da ferida durante as trocas de curativo antes da reaplicação dos produtos tópicos. Use hidroterapia branda para remoção de resíduos e limpeza da ferida.

TABELA 15.6 Camada de Contato de Bandagem Sugerida para Feridas por Queimadura

Crosta presente — necessidade de amolecimento e desbridamento	Curativo com salina hipertônica ou hidrogel com gaze impregnada com sulfadiazina de prata e biguanida
Crosta resolvida — necessidade de maior desbridamento	Curativo com hidrogel ou hidrocoloide e gaze impregnada com biguanida
Crosta resolvida — necessidade de maior granulação	Hidrogel ou alginato de cálcio e gaze impregnada com biguanida
Necessidade de epitelização	Adesivo com espuma de poliuretano e gaze impregnada com biguanida

LESÕES ELÉTRICAS

As queimaduras por eletricidade ocorrem quando a corrente elétrica toca um ponto do corpo, com ou sem um ponto de saída. A mastigação de fios elétricos é a causa mais comum de lesões por eletricidade em pequenos animais. A resistência ao fluxo de corrente elétrica é maior em ossos e menor em nervos (da maior para a menor resistência, a ordem é ossos, gordura, tendões, pele, músculos, sangue e nervos). A corrente elétrica de baixa voltagem (< 1.000 V) percorre o caminho com menor resistência, que normalmente é ao longo dos vasos sanguíneos. As queimaduras de baixa voltagem carbonizam tecidos na localização inicial, o que diminui a condutividade e limita o maior fluxo de corrente, minimizando a ocorrência de novas lesões.

O ponto inicial de contato das correntes de alta voltagem (> 1.000 V) diminui condutividade de maneira insignificante; assim, a lesão é extensa. A necrose tecidual é decorrente da trombose vascular e da liberação de substâncias vasoativas. O dano tecidual pode ser maciço por causa da profunda extensão do calor gerado. A morte imediata pode ser causada pela paralisia respiratória ou fibrilação ventricular e a tetania pode provocar fraturas espinais.

De modo geral, os animais são encontrados em colapso e estado tônico, com um fio elétrico na boca. O corpo enrijece pela contração dos músculos estriados que recebem a corrente elétrica. Atividade tônico-clônica generalizada com vômitos e defecação também pode ser observada. Se o animal sobreviver, o estado tônico se resolve com a remoção do fio da boca; ainda assim, o indivíduo pode apresentar fraqueza e ataxia por um breve período. As queimaduras ocorrem principalmente nos lábios, nas gengivas, no palato ou na língua. A princípio, estas áreas podem parecer carbonizadas, com coloração cinza-pálida ou acastanhada. Há desenvolvimento de edema em 1 a 2 dias. A extensão da lesão pode não ser aparente por 2 a 3 semanas. O edema pulmonar frequentemente ocorre logo após a eletrocussão, causando dispneia e estertores úmidos.

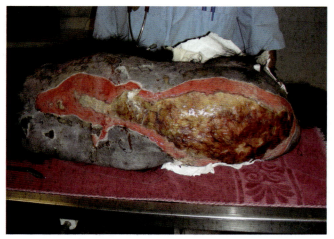

Figura 15.56 Queimadura química em um Border collie de 6 anos.

Tratamento

Os pacientes acometidos devem ser examinados com frequência quanto a sinais de edema pulmonar. O edema pulmonar pode ser tratado com oxigenoterapia, diuréticos (i.e., furosemida, 2,5 a 5 mg/kg IV ou IM a cada 1 a 4 horas conforme necessário ou em infusão em taxa constante [CRI; do inglês, *constant-rate infusion*] a 0,66 a 1 mg/kg por hora), terbutalina, vasodilatadores (p. ex., nitroprussiato ou nitroglicerina: estes medicamentos podem ser perigosos; o leitor deve consultar um texto médico para mais informações sobre seu uso) e aminofilina (5 a 10 mg/kg IM ou IV três vezes ao dia: a administração IV deve ser feita por 30 minutos e com o medicamento diluído). De modo geral, a terbutalina é preferida à aminofilina, já que esta última pode causar vômitos, diarreia, ansiedade ou nervosismo. A administração IV pode causar taquicardia, arritmias e excitação do sistema nervoso central e/ou convulsões. Deve-se ter cuidado ao administrar aminofilina a cães com transtornos convulsivos, já que a eficácia da medicação anticonvulsivante (Capítulo 39) pode ser reduzida. A aminofilina deve ser usada com cuidado em animais com hipotireoidismo, doença hepática ou renal ou insuficiência cardíaca congestiva. O suporte ventilatório é necessário em caso de ausência de resposta à medicação.

O reparo do tecido lesionado deve ser retardado até que toda a extensão da lesão seja conhecida. O exame muscular com tecnécio auxilia a determinação de viabilidade. As queimaduras menores podem cicatrizar por segunda intenção. As fístulas oronasais devem ser reparadas (p. 346). Grandes feridas labiais devem ser reparadas para evitar o ressecamento da boca e melhorar o aspecto cosmético.

QUEIMADURA POR CONGELAMENTO

O frio intenso ou prolongado pode causar necrose do tecido exposto. As extremidades (i.e., orelhas, cauda, escroto, glândulas mamárias, dedos e dobras do flanco) são mais comumente afetadas por causa da cobertura pilosa esparsa e da má circulação periférica nessas áreas. O tecido congelado apresenta palidez, hipestesia e temperatura baixa. O tecido descongelado viável apresenta hiperemia, dor e descamação. O tecido não viável sofre gangrena seca ou mumificação e se esfacela. As lesões superficiais ocorrem na pele e no tecido subcutâneo, enquanto as lesões profundas se estendem além dos tecidos subcutâneos. Cristais de gelo se formam nos espaços intra e extracelulares, causando lesão e morte celular.

Tratamento

As partes corpóreas acometidas devem ser rapidamente reaquecidas em água morna (39° a 42 °C) por cerca de 20 minutos para melhorar a circulação. Essas áreas ficam eritematosas e edematosas, formam vesículas grandes e geralmente doem, com necessidade de analgésicos (Capítulo 13). Aloé ou sulfadiazina de prata de uso tópico deve ser aplicada nas áreas afetadas. Bandagens são usadas para evitar autotraumatismo. O tratamento conservador deve continuar até que o tecido viável possa ser diferenciado do tecido não viável (i.e., 3 a 6 semanas). O tecido necrótico deve, então, ser desbridado e a área é, se necessário, reconstruída. A cicatrização sob o tecido mumificado pode ser completa.

LESÕES QUÍMICAS

As queimaduras químicas causadas por ácidos ou álcalis fortes ou por substâncias especiais destroem os tecidos por desnaturação de proteínas ou interferência no metabolismo celular. O mecanismo da lesão normalmente é uma reação química direta e não uma lesão térmica verdadeira, embora danos térmicos possam ser causados por reações exotérmicas (Figura 15.56). Os mecanismos da lesão são oxidação, redução, corrosão, desidratação, desnaturação e vesicação. A gravidade das lesões depende do tipo de substância química e de sua potência; do volume, do tempo de contato e da profundidade de penetração; do mecanismo de ação da substância química; e da área total de contato. Os agentes corrosivos (i.e., desentupidores e limpadores de fogão à base de sódio e os desinfetantes fenólicos) desnaturam proteínas, causando erosão e ulceração. Substâncias químicas desidratantes (p. ex., ácido sulfúrico e o ácido clorídrico) dessecam os tecidos e os agentes oxidantes (p. ex., ácido crômico, o hipoclorito e o permanganato de potássio) coagulam proteínas. Os agentes desnaturantes (p. ex., ácido pícrico, ácido tânico, ácido acético, ácido fórmico e ácido fluorídrico) fixam ou estabilizam tecidos pela formação de sais. Os vesicantes (p. ex., dimetil sulfóxido, cantaridinas, derivados halogenados dos hidrocarbonetos e gasolina) liberam aminas teciduais (histamina, serotonina) e provocam a formação de vesículas.

Tratamento

As queimaduras resultantes devem ser lavadas com grandes volumes de água imediatamente após a exposição à substância química para sua remoção e prevenção do aumento da lesão. As substâncias químicas secas devem ser espanadas antes da irrigação. A lavagem dilui a substância e dissipa o calor das reações químicas. A área acometida não deve ser imersa em água porque isto pode espalhar o dano químico. Depois da lavagem com água, os agentes neutralizantes, se usados, são aplicados com compressas de gaze colocadas sobre a área por 20 minutos. A tentativa de neutralização das lesões alcalinas com soluções ácidas (e vice-versa) é perigosa e pode causar uma lesão térmica pela reação exotérmica resultante. Deve-se impedir o animal de lamber a ferida para evitar queimaduras químicas na língua, na orofaringe e no esôfago. Agentes antimicrobianos e curativos devem ser aplicados como descrito para as queimaduras térmicas (p. 237). O desbridamento precoce pode evitar a maior penetração da substância química e a destruição tecidual, mas a remoção excessiva de tecido deve ser evitada.

Álcalis

A lixívia (hidróxido de sódio), o cimento (hidróxido de cálcio, sódio e potássio) e muitos detergentes produzem saponificação de gordura e necrose tecidual por liquefação, conferindo um toque ensaboado. A lavagem deve continuar até que a textura ensaboada desapareça. Alguns álcalis (p. ex., a amônia anídrica, um fertilizante comum) penetram rapidamente na pele e requerem irrigação extensa por muitas horas.

Ácidos

Os ácidos causam destruição por desidratação celular e produção de albuminas ácidas. Irrigue a pele exposta com grandes volumes de água. O ácido muriático e o ácido sulfúrico devem ser neutralizados com sabão antes da lavagem. O ácido fluorídrico (um risco em refinarias de petróleo, gravadoras de vidro, limpadores de ar-condicionado e indústrias químicas) deve ser neutralizado para interromper a penetração; irrigue cloreto de benzalcônio aquoso ou aplique gel de gliconato de cálcio, que precipita os íons fluoreto residuais. Se a dor persistir, injete gliconato de cálcio a 10% na lesão e a seu redor (0,5 mL/cm^2). A excisão local e a colocação precoce de enxerto são indicadas em caso de persistência da dor ou para prevenção do dano tecidual contínuo. Os íons cálcio aprisionados como fluoreto de cálcio podem causar hipocalcemia em indivíduos com queimaduras extensas por ácido fluorídrico.

As substâncias químicas especiais incluem o fenol, o fósforo e os produtos à base de petróleo, como a gasolina e o alcatrão. O fenol tem efeito anestésico na pele e não é hidrossolúvel. É rapidamente absorvido pela pele e pode provocar depressão do sistema nervoso central, hipotermia, hipotensão, hemólise intravascular e morte. Um solvente lipofílico (p. ex., polietilenoglicol, propilenoglicol, glicerol ou óleo vegetal) é usado na limpeza da área. O fósforo branco é usado em inseticidas, fertilizantes e produtos incendiários. É lipofílico e se converte em ácido fosfórico quando em contato com tecidos. Sua alta penetrabilidade pode levar à intoxicação sistêmica, com lesão no fígado e nos rins e diminuição dos níveis de cálcio. As partículas de fósforo também podem ser inflamadas em contato com o ar. Recomenda-se, portanto, lavagem abundante e colocação de compressas encharcadas para evitar a ignição. A irrigação da área com uma solução diluída de sulfato de cobre a 0,5% ou a 1% leva à formação de uma cobertura cinza-azulada de fosfeto cúprico sobre as partículas residuais de fósforo, o que ajuda a evitar a ignição e a identificar as partículas. A luz ultravioleta também pode ser usada para identificar as partículas para remoção. Os hidrocarbonetos da gasolina agem como solvente de gordura e podem danificar a pele, levando à absorção e à toxicidade sistêmica e provocando lesões em múltiplos órgãos. Os produtos do alcatrão provocam lesões térmicas. A água fria é usada para resfriar o material que, então, é dissolvido e removido com uma pomada à base de petrolato. O solvente de petrolato, se utilizado, pode ser absorvido pela queimadura e causar intoxicação.

REAÇÕES CUTÂNEAS À RADIOTERAPIA

A energia radiante de tubos de raios X, elementos radioativos, corpos luminosos, substâncias fluorescentes e o sol podem provocar lesões.

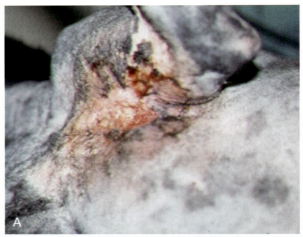

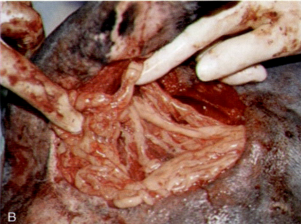

Figura 15.57 (A) Efeitos teciduais agudos na axila de um cão sem raça definida de 10 anos após um ciclo completo de radioterapia. (B) O omento foi utilizado para ajudar a reconstrução e a cicatrização da lesão.

Em animais, as lesões por radiação normalmente são uma consequência da radioterapia com feixe externo para cura ou controle de diversos tumores (Figura 15.57). Os efeitos da radioterapia sobre o tecido normal estão relacionados com a energia da radiação ionizante, ao número de frações administradas, à dose total e ao tempo transcorrido depois da radiação. Há quatro graus de lesão por radiação: (1) eritema cutâneo; (2) descamação superficial epidérmica (seca); (3) descamação úmida pela perda de camadas basais da epiderme; e (4) necrose com destruição dérmica e ulceração irreversível. O eritema cutâneo ocorre durante a primeira semana de tratamento em decorrência da dilatação de capilares e do aumento da permeabilidade vascular. A descamação superficial epidérmica ou seca ocorre com doses menores do que 30 Gy e é caracterizada por prurido, descamação e aumento da pigmentação por melanina. A descamação úmida ocorre com doses maiores do que 40 Gy e é caracterizada por desconforto, formação de bolhas, descolamento da epiderme, edema e exsudatos de fibrina. A reepitelização da ferida com descamação úmida ocorre em 10 dias na ausência de infecção. As úlceras associadas à descamação úmida geralmente cicatrizam após o tratamento, mas recidivam. As doses maiores de radiação causam destruição dérmica e ulceração irreversível.

A lesão por radiação também pode ser classificada como alteração precoce (aguda) ou tardia (crônica). A lesão precoce (i.e., aguda) é caracterizada pelo desenvolvimento de edema, eritema, sensibilidade e descamação na área irradiada 1 a 4 semanas após a radioterapia. A pele pode estar úmida ou seca. As lesões agudas se devem à depleção de células em rápida divisão e ocorrem em tecidos em renovação, como mucosas, epiderme, folículos pilosos e glândulas sebáceas. A lesão tardia (crônica) ocorre em tecidos que não se renovam, como ossos, nervos e, às vezes, pele. A lesão tardia é marcada por secura, pigmentação, endurecimento, perda de flexibilidade, atrofia ou adelgaçamento, telangiectasia, queratose, redução das estruturas anexas, ulceração, fibrose progressiva e diminuição progressiva da circulação. Os capilares se dilatam, diminuem em número e as artérias ficam esclerosadas devido ao aumento do tecido fibroso e à perda de elasticidade cutânea. Essas alterações são lentas e progressivas. As lesões tardias podem ficar evidentes semanas ou anos após a radioterapia. A radiação prejudica a cicatrização dos tecidos moles por (1) obliteração microvascular, (2) fibrose excessiva e (3) interrupção da proliferação celular. A microvasculatura proliferativa, as células epiteliais, os fibroblastos e os miofibroblastos são danificados. Depois de 1 ano, a epiderme é fina, seca e semitranslúcida; folículos pilosos e glândulas sebáceas estão normalmente ausentes. Grande parte do colágeno e do tecido adiposo subcutâneo é substituída, posteriormente, por fibroblastos atípicos e tecido fibroso denso, o que pode enrijecer a pele e limitar a movimentação. A proliferação excêntrica da mioíntima das artérias e arteríolas pequenas pode progredir à trombose ou obstrução completa. As úlceras isquêmicas geralmente são uma consequência dessas alterações vasculares. As alterações crônicas deixam a pele fina, hipovascular, extremamente dolorosa e podendo ser lesionada com facilidade por trauma leve ou infecção. O tecido irradiado não consegue tolerar o mesmo grau de contaminação bacteriana que o tecido normal e os antibióticos não são liberados em concentrações eficazes por causa do comprometimento da microcirculação. O objetivo do tratamento é transformar a ferida crônica em uma ferida em estado agudo.

> **NOTA** Certifique-se de que todo o tecido irradiado excisado seja submetido ao exame histológico.

A incisão do tecido previamente irradiado deve ser evitada porque a cicatrização é inibida. Evite ou minimize as manipulações cirúrgicas que possam comprometer ainda mais o tecido. Se o indivíduo precisar de uma cirurgia depois da radioterapia, o procedimento deve ser realizado 2 a 8 semanas após o tratamento, quando a inflamação da radiação estiver diminuindo e a circulação tecidual já for suficiente para a cicatrização.

Tratamento

No tratamento das lesões cutâneas agudas por radiação, mantenha a área limpa, aplique medicações tópicas (hidrogel com acemanana, sulfadiazina de prata ou creme de aloé) e evite a automutilação. Limpe a área com soro fisiológico ou uma solução de sabão suave e enxágue completamente para evitar a irritação. Aplique produtos tópicos hidrofílicos que absorvam água e atuem como lubrificantes suaves. Às vezes, pomadas ou géis protetores são aplicados nas lesões secas. Reduza a coceira com banhos de farinha de aveia coloidal (Aveeno Bath®), amido de milho ou cremes corticosteroides tópicos. Lesões descamativas úmidas também podem ser tratadas com soluções adstringentes, antibióticos e umectantes. Evite quaisquer produtos com álcool ou mentol, porque removem lipídeos naturais e pioram a reação cutânea. Experimentalmente, fatores de crescimento, orgoteína, vitamina C tópica, anti-inflamatórios não esteroidais) e *lasers* de hélio-neônio têm sido utilizados no tratamento de lesões agudas por radiação. Aplique bandagens hidrofílicas para proporcionar um meio úmido para a cicatrização da ferida (Quadro 15.8). A maior parte das lesões agudas cicatriza 10 a 14 dias após o término da radioterapia.

Nas lesões crônicas por radiação, o desbridamento das úlceras deve ser conservador, com remoção apenas do tecido necrótico. A avaliação de bordas hemorrágicas não é um método confiável para determinação de viabilidade. A avaliação e desbridamento contínuos são necessários para evitar a remoção de tecidos que podem cicatrizar. Use antibióticos tópicos no leito irradiado após o desbridamento porque esse tecido pode apresentar menor resistência à infecção e má vascularidade regional, o que leva à liberação não confiável da dose de antibióticos sistêmicos na ferida. A excisão completa de todo o tecido irradiado pode ser necessária nas feridas crônicas por radiação. Todo o tecido excisado deve ser encaminhado para análise histopatológica para determinar a existência de neoplasia. O fechamento da ferida é mais bem-sucedido com a utilização de retalhos miocutâneos, cutâneos, musculares ou de omento vascularizados (Figura 15.57B). Os retalhos são criados fora da área irradiada e transpostos sobre a ferida. A cicatrização por segunda intenção e os enxertos livres são propensos ao fracasso devido ao prejuízo vascular. A HBOT pode melhorar a cicatrização por aumentar o gradiente de oxigênio na ferida ou no tecido danificado. Considere o uso de dispositivos de NPWT (p. 192) e aplique bandagens hidrofílicas para estimular a cicatrização (Quadro 15.8).

FERIDAS E ABSCESSOS POR MORDEDURA DE ANIMAIS

As mordeduras infligidas por um animal em outro podem ser provocadas ou não. De modo geral, as mordeduras causam lesão por esmagamento, dilaceração e avulsão e são mais graves para o tecido subjacente do que podem aparentar pelo aspecto, normalmente insignificante, da laceração ou perfuração da pele (Figura 15.58). Isto ocorre porque a pele felina e a pele canina se movimentam livremente e a pressão da mordedura é alta (150 a 450 psi). Os locais mais comumente acometidos são o pescoço, os membros, a cabeça, o peito, os ombros, o abdome e as regiões perineais. Múltiplas feridas são comuns. A mortalidade associada a mordeduras é inferior 10% e mais frequente com mordeduras torácicas. A mortalidade geralmente é consequência de infecção ou trauma concomitante; a ferida é contaminada pela flora oral do agressor e por bactérias, pelos e outros resíduos da pele e do ambiente. O tecido desvitalizado, o espaço morto, o fluxo sanguíneo comprometido e o soro se acumulam, criando um ambiente excelente para crescimento bacteriano. Este tipo de ambiente é sinérgico para o crescimento de bactérias anaeróbias. A infecção da ferida é comum em caso de retardo do tratamento. As

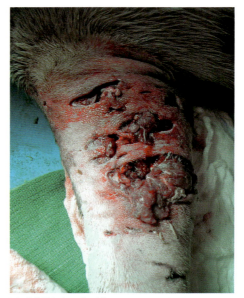

Figura 15.58 Múltiplas feridas por mordedura no antebraço de um Staffordshire terrier de 1 ano de idade.

QUADRO 15.11 Flora Oral Normal de Cães e Gatos

Gram-Negativas	Gram-Positivas
Pasteurella multocida	Bacillus spp.
Enterobacter aerogenes	Corynebacterium spp.
Escherichia coli	Staphylococcus aureus
Pseudomonas fluorescens	Staphylococcus epidermidis
Acinetobacter calcoaceticus	Staphylococcus saprophyticus
Caryophanon spp.	Streptococcus spp.
Neisseria spp.	Actinomyces spp. (anaeróbias)
Moraxella spp.	
Mycoplasma spp.	

QUADRO 15.12 Picadas de Cobra: Pontos Principais

Crotalíneos: Serpente-mocassim-cabeça-de-cobre (*Agkistrodon contortrix*), Mocassim-d'água (*Agkistrodon piscivorus*), Cascavel (*Crotalus durissus*)

- Características: Cabeças triangulares com fossas faciais entre os olhos e as narinas, pupilas elípticas, presas ocas
- As picadas geralmente ocorrem durante os meses de primavera e verão
- As picadas comumente ocorrem na cabeça; às vezes, no pescoço e nos membros

Inspecione a lesão, identificando as duas marcas de presa
O indivíduo pode ser picado mais de uma vez

- Sinais: Aumento de volume, depressão, taquipneia, lesões puntiformes hemorrágicas, hemorragia com petéquias/equimoses, arritmias cardíacas
- Espere: leucocitose, anemia hemolítica, trombopenia, anisocitose, coagulação anormal, elevação de produtos de degradação da fibrina

Tratamento

- Suporte: Fluidos e analgésicos; ± anti-inflamatórios, anti-histamínicos, antibióticos ± oxigênio, hemoderivados, hetamido, antiarrítmicos
- Soro antiofídico: Caro e de valor questionável
- Ferida: Mobilização; tricotomia, preparo asséptico e lavagem da ferida; desbridamento do tecido necrótico

Não use torniquetes, sucção ou incisões para remoção do veneno!

---

mordeduras de gatos têm maior probabilidade de infecção do que as de cães. Dentre os isolados aeróbios comuns de mordeduras estão *Pasteurella multocida*, *Staphylococcus* spp., *Enterococcus* spp. e *E. coli*; os isolados anaeróbios comuns são *Bacillus* spp., *Clostridium* spp. e *Corynebacterium* spp (Quadro 15.11). Infecções graves podem ocorrer após a inoculação de *Mycobacterium* ou *Sporotrichosis* spp.

Todas as feridas devem ser submetidas à cultura para identificação dos microrganismos presentes e sua suscetibilidade antimicrobiana. A antibioticoterapia inicial, antes dos resultados do antibiograma, é baseada na positividade ou não dos microrganismos identificados à coloração de Gram. As cefalosporinas e as penicilinas são apropriadas em muitas das lesões por terem bom espectro de atividade e penetrarem rapidamente no local da ferida quando administradas por via intravenosa. Uma única injeção subcutânea de cefovecina (8 mg/kg), repetida em intervalos de 14 dias, conforme necessário, pode ser eficaz em feridas e abscessos de ocorrência natural em cães e gatos. Considere a administração de fluoroquinolonas em caso de identificação de microrganismos Gram-negativos. O metronidazol e a clindamicina podem ser administrados se houver suspeita de infecção anaeróbia.

Trate as mordeduras com tricotomia e escovação de uma área ampla ao redor da lesão; em seguida, lave copiosamente e limpe a ferida (p. 184). Explore as perfurações e lacerações de espessura total para remover detritos e tecido desvitalizado e determinar a extensão da lesão.

A penetração da cavidade abdominal ou torácica requer a exploração para a identificação e o tratamento de uma lesão visceral concomitante. A ultrassonografia e as radiografias podem ajudar a avaliar as feridas, mas podem subestimar bastante a quantidade de parede corporal ou o trauma interno.

A maioria das feridas externas deve ser tratada com bandagens (p. 201) para otimizar drenagem e permitir o desbridamento autolítico. Depois de 3 a 5 dias, a maior parte das feridas agudas está saudável o suficiente para fechamento primário tardio com ou sem a colocação de drenos de sucção passiva ou fechada. Mordeduras mais crônicas podem exigir a colocação de bandagens por um período maior. Estas feridas são fechadas de forma secundária (depois do aparecimento de tecido de granulação) ou cicatrizam por segunda intenção.

O fechamento de feridas gravemente contaminadas, infectadas ou traumatizadas e o fechamento ou a cicatrização de perfurações geralmente provocam a formação de abscessos. **Trate os abscessos com tricotomia e preparo asséptico de uma área ampla ao redor do aumento de volume ou da fístula. Depois, com técnica asséptica, abra o abscesso com uma lanceta ou aumente a abertura da fístula. Envie o material para cultura. Lave meticulosamente a cavidade e desbride o tecido necrótico. Coloque um dreno ou deixe a ferida aberta para facilitar a drenagem e aplique uma bandagem.**

NOTA Trate as feridas por mordedura com bandagens hidrofílicas por 3 a 5 dias para minimizar complicações.

PICADAS DE COBRA

As picadas de cobra podem causar dano tecidual local e efeitos sistêmicos graves. A peçonha das serpentes é uma mistura extremamente complexa de enzimas, proteínas e peptídeos; sua composição varia entre as espécies de cobra, entre os indivíduos e a própria picada. Nos Estados Unidos, as serpentes peçonhentas pertencem às subfamílias Crotalidae (cascavéis) e Elapidae (corais). A subfamília Crotalidae inclui a serpente-mocassim-cabeça-de-cobre (*Agkistrodon contortrix*), a mocassim-d'água (*Agkistrodon piscivorus*) e a cascavel (*Crotalus durissus*). As cascavéis têm cabeça triangular, fossetas faciais entre as narinas e os olhos e pupilas em elipses verticais (Quadro 15.12). Suas presas são dentes retráteis (articulados) e ocos próximos à maxila rostral. As corais, como muitas serpentes não peçonhentas, têm cabeças redondas, sem fossetas, e pupilas redondas. As corais possuem presas pequenas, fixadas na maxila cranial. Suas presas curtas permitem que se pendurem nos animais que picam. As serpentes não peçonhentas têm dentes, mas não presas.

A peçonha das corais é bastante neurotóxica e hemolítica, causando reação tecidual moderada e dor nos locais de perfuração. Há uma demora de várias horas antes do início dos sinais sistêmicos, que pioram gradativamente ao longo de 18 horas. Os efeitos podem durar de 7 a 10 dias. A neurotoxicidade provocada pela peçonha das corais é caracterizada por depressão do sistema nervoso central, instabilidade vasomotora e paralisia muscular. O envenenamento por coral pode provocar letargia, tremores, ptose, disfonia, incoordenação e hematúria. Doses maiores podem causar vômitos, salivação, defecação e estimulação parassimpática generalizada, seguida por paralisia e morte. A causa primária de morte é a paralisia respiratória.

As peçonhas de crotalídeos (cascavéis) apresentam atividade principalmente enzimática (p. ex., fosfolipase A, fosfatases, exopeptidase, hialuronidase, L-aminoácido oxidase, proteases e endopeptidase). Estas peçonhas são hematotóxicas, vasculotóxicas e necrogênicas. Alteram a resistência e a integridade dos vasos sanguíneos, causam hipotensão e sangramento, influenciam a dinâmica cardíaca e a função do sistema nervoso e causam depressão respiratória e mionecrose. As picadas são mais comuns na face e nos membros. Estão relacionadas com os períodos de não hibernação das serpentes e ao horário com maior probabilidade de que os proprietários estejam caminhando com seus animais. Os sinais de envenenamento são variáveis e dependem da espécie de serpente, do volume de veneno e do tamanho da vítima. A picada de uma cascavel geralmente produz duas marcas puntiformes cercadas por edema. As marcas das presas podem sangrar. Os efeitos locais imediatos são eritema, edema e dor. Na ausência destes sinais nos primeiros 20 minutos depois da picada, não houve envenenamento; aproximadamente 20 a 25% das picadas não causam envenenamento. Edema progressivo e, às vezes, hemorragia local são observados em envenenamentos moderados a graves. Há descoloração tecidual causada por petéquias e equimoses, seguida por necrose tecidual local. O dano tecidual varia conforme a profundidade da picada e a quantidade de peçonha injetada. De modo geral, os sinais sistêmicos do envenenamento crotalídeo são letargia, vômitos, diarreia, hipotensão e choque. Outros sinais podem incluir anorexia, salivação, sede, dor em linfonodos, fraqueza, bradicardia ou taquicardia, tremores generalizados, coma, taquipneia, edema pulmonar, incontinência urinária e fecal, paralisia, convulsões e hemorragia. Os defeitos de coagulação induzidos pelo envenenamento podem ser graves (tempo de coagulação ativada acima de 120 segundos). Outras anomalias laboratoriais comuns são equinocitose (células espiculadas), leucocitose e trombocitopenia. Efeitos graves do envenenamento, como paralisia respiratória e insuficiência renal aguda, podem não se desenvolver por várias horas; portanto, os animais devem ser monitorados por, no mínimo, 24 horas após a picada. Uma pontuação de gravidade das picadas de serpentes (SSS; do inglês, *snakebite severity score*; Quadro 15.13) pode ser usada para analisar a importância da lesão e orientar o tratamento, incluindo a necessidade de administração de antiveneno.[13]

> **NOTA** Há uma vacina para cães (Red Rock Biologics) contra picadas de cascavel-diamante-ocidental (também chamada cascavel-do-texas, *Crotalus atrox*). A vacina também pode ser protetora contra picadas de cascavel-ocidental (*Crotalus oreganus*), cascavel-chifruda (*Crotalus cerastes*), cascavel-de-madeira (*Crotalus horridus*), massasauga (*Sistrurus catenatus*) e a serpente-mocassim-cabeça-de-cobre (*Agkistrodon contortrix*). A proteção parcial pode ser obtida contra picadas por cascavéis (*Crotalus durissus*). A vacina não é protetora contra picadas de mocassim-d'água (*Agkistrodon piscivorus*), cascavel-de-mojave (*Crotalus scutulatus*) ou coral.

Tratamento

Os objetivos do tratamento são a neutralização da peçonha, o tratamento dos efeitos sistêmicos e das feridas e a reconstrução dos defeitos teciduais (Quadro 15.12). O animal deve receber suporte com fluidos IV. Os glicocorticoides podem auxiliar o tratamento do choque e a redução do edema e da dor. No entanto, o uso de glicocorticoides é controverso porque pode acentuar a toxicidade do veneno. Anti-histamínicos são geralmente administrados e antibióticos de amplo espectro são usados para inibir a infecção da ferida. Estudos recentes, porém, mostram que a administração de glicocorticoides, difenidramina ou antibióticos profiláticos tem benefício pequeno ou nulo.[14,15] Outros cuidados de suporte podem incluir analgésicos, sedativos, transfusões e suplementação com oxigênio.

O local da picada deve ser imobilizado e deve-se evitar que o animal fique excitado ou faça esforço físico. A ferida deve ser lavada e limpa com sabões antissépticos ou germicidas. O uso de torniquetes ou incisões, sucção ou manipulação da área picada raramente tem utilidade e deve ser feito imediatamente após a picada para que tenha algum efeito benéfico. Estas técnicas também podem facilmente aumentar o dano tecidual. Um torniquete, se aplicado, deve ser colocado 10 cm proximal às marcas das presas, com compressão branda, e ser solto por 60 a 90 segundos a cada 30 minutos. Entretanto, os torniquetes podem impedir a diluição do veneno e reduzir a perfusão tissular, promovendo isquemia e necrose tecidual.

QUADRO 15.13 Pontuação de Gravidade das Picadas de Serpentes[13]

Sistema Pulmonar

Sinais dentro dos limites normais	0
Mínimo: taquipneia branda	1
Moderado: comprometimento respiratório, taquipneia, uso de músculos acessórios	2
Grave: cianose, dispneia, taquipneia extrema, insuficiência respiratória, parada respiratória por qualquer causa	3

Sistema Cardiovascular

Sinais dentro dos limites normais	0
Mínimo: taquicardia, fraqueza generalizada, arritmia benigna, hipertensão	1
Moderado: taquicardia, hipotensão (mas o pulso tarsal ainda é palpável)	2
Grave: taquicardia intensa, hipotensão (pulso tarsal não palpável ou pressão arterial sistólica <80 mmHg), arritmia maligna ou parada cardíaca	3

Ferida Local

Sinais dentro dos limites normais	0
Mínimo: dor, aumento de volume, equimose, eritema limitado ao sítio da picada	1
Moderado: dor, aumento de volume, equimose, eritema em menos de metade do membro e que pode se disseminar lentamente	2
Grave: dor, aumento de volume, equimose, eritema em grande parte ou todo o membro e com disseminação rápida	3
Muito grave: dor, aumento de volume, equimose, eritema se estende além do membro acometido ou lesão tecidual significativa	4

Sistema Gastrointestinal

Sinais dentro dos limites normais	0
Mínimo: dor abdominal, tenesmo	1
Moderado: vômito, diarreia	2
Grave: vômito repetitivo, diarreia ou hematêmese	3

Sistema Hematológico

Dentro dos limites normais	0
Mínimo: parâmetros da coagulação ligeiramente anormais, TP <20 s, TTP <50 s, plaquetas 100.000-150.000/mm³	1
Moderado: parâmetros da coagulação anormais, TP 20-50 s, 50-75 s, plaquetas 50.000-100.000/mm³	2
Grave: parâmetros da coagulação anormais, TP 50-100 s, TTP 75-100 s, plaquetas 20.000-50.000/mm³	3
Muito grave: parâmetros da coagulação muito anormais, com sangramento ou ameaça de sangramento espontâneo, incluindo TP não quantificável, TTP não quantificável, plaquetas <20.000/mm³	4

Sistema Nervoso Central

Sinais dentro dos limites normais	0
Mínimo: apreensão	1
Moderado: calafrios, fraqueza, desmaio, ataxia	2
Grave: letargia, convulsões, coma	3
Pontuação total (0-20)	

TP, Tempo de protrombina; *TTP*, tempo de tromboplastina parcial.

O sítio deve ser tricotomizado para facilitar o exame das marcas de presas. A hospitalização e a observação quanto ao desenvolvimento de sinais sistêmicos são indicadas. Os resultados do hemograma, do perfil de coagulação, da urinálise e da bioquímica sérica devem ser monitorados a cada 6 a 12 horas, dependendo da gravidade do envenenamento. A diminuição persistente dos números de plaquetas e o aumento dos tempos de coagulação sugerem a atividade progressiva da peçonha. A mioglobinúria indica rabdomiólise e a hemoglobinúria indica hemólise. O eletrocardiograma deve ser monitorado. A circunferência da área edematosa ao redor da picada deve ser medida e registrada para monitorar a progressão.

O antiveneno (Antiveneno Polivalente de Crotalidae [ACP®], Porção Imune Fab Polivalente contra Crotalidae [Crofab®]) deve ser administrado somente se a picada de serpente for comprovada, mas pode não ser indicado em todos os casos de envenenamento. Um estudo não detectou diferenças nos desfechos em cães submetidos ao tratamento de suporte e naqueles que receberam suporte e o antiveneno.[16] No entanto, em um estudo não controlado separado, o antiveneno administrado a cães com piora da síndrome de envenenamento melhorou muito os sinais clínicos.[13] A administração do antiveneno deve começar assim que possível para limitar a necrose tecidual e evitar reações sistêmicas. O pré-tratamento com anti-histamínicos antes da administração intravenosa pode impedir reações anafiláticas, embora a incidência de efeitos adversos seja baixa (de aproximadamente 6%).[13] As doses recomendadas de antiveneno variam de um a cinco frascos. A quantidade de frascos utilizada é diretamente relacionada com os sinais clínicos, ao volume fluido corpóreo do animal e à localização da picada. As picadas nos dedos ou em animais pequenos podem requerer 50% a mais de antiveneno do que as encontradas em outros locais do corpo ou indivíduos maiores. Embora não se saiba quanto tempo após o envenenamento ainda é possível instituir o tratamento com antiveneno de maneira eficaz, a administração após 8 horas é considerada questionável. Em seres humanos, o antídoto é administrado até o alívio da dor associada à picada. Em animais, é difícil determinar esse ponto; portanto, o antídoto deve ser administrado até que exames seriados e perfis de coagulação sugiram que as condições do animal são estáveis. A administração de mais frascos de antiveneno em casos com crotalídeos foi possivelmente associada ao resultado negativo em muitos casos. O tecido necrótico deve ser tratado como uma ferida aberta e infectada (p. 183). Bandagens para cicatrização úmida da ferida e desbridamento (p. 195) devem ser usadas até a formação de tecido de granulação saudável. A seguir, bandagens absorventes não aderentes (p. 196) devem ser utilizadas e a ferida pode cicatrizar por segunda intenção ou ser reconstruída com retalhos ou enxertos.

ÚLCERAS DE PRESSÃO

Os animais que não podem ou desejam mudar de posição são propensos ao desenvolvimento de úlceras de pressão porque esta é aplicada sobre proeminências ósseas durante o decúbito (Tabela 15.7). As úlceras de pressão se formam quando os animais (principalmente cães de grande porte) ficam deitados por longos períodos devido a paralisias, fraturas, lesões ou enfermidades. Estas úlceras também podem se desenvolver sob bandagens e pensos de imobilização de aplicação ou forração inadequada. A pressão sobre a ferida afasta suas bordas, complicando a cicatrização. A formação das úlceras pode ser evitada pelo uso de camas bem-acolchoadas (i.e., colchão d'água, colchão de ar, esteira de espuma de borracha tipo casca de ovo, pele artificial de ovelha e tecido do tipo *fleece*), pelo reposicionamento frequente do animal e por mantê-lo limpo e seco. As proeminências ósseas devem ser diariamente examinadas quanto a sinais de úlcera iminente (*i.e.*, hiperemia, umidade e pelos que saem facilmente) (Quadro 15.14). O epicôndilo lateral do úmero, a tuberosidade calcânea, o trocanter maior do fêmur, a tuberosidade da coxa e a tuberosidade do ísquio são os locais mais suscetíveis a úlceras de pressão (Quadro 15.15). Os sítios menos comuns são o acrômio da escápula, o côndilo tibial lateral, o maléolo lateral, o olécrano e o esterno. Os tecidos moles, incluindo a pele, o tecido conjuntivo frouxo, a gordura, a fáscia profunda e o periósteo, recobrem essas proeminências. Todos os tecidos intervenientes são comprimidos pela pressão aplicada sobre uma proeminência óssea. De modo geral, o trauma repetido e a inflamação são brandos e há o desenvolvimento de um calo protetor. A compressão prolongada ou grave leva à isquemia de tecidos moles e à morte celular. Alterações bioquímicas (radicais livres de oxigênio, tromboxano) ocorrem no tecido isquêmico e contribuem para a necrose. Os níveis elevados de tromboxano causam vasoconstrição, agregação plaquetária e isquemia, o que exacerba o comprometimento da circulação tecidual. A neutrofilia persistente causa inflamação progressiva e faz com que a ferida fique crônica.

Com o início do desenvolvimento das úlceras de pressão, os vasos sanguíneos se dilatam e há edema inflamatório na pele e no tecido subcutâneo. A persistência do trauma provoca a decomposição dos tecidos e a formação de um hematoma ou uma úlcera aberta. Os hematomas não tratados não são absorvidos devido à lesão dos tecidos adjacentes. O fluido é mucinoso e amarelado a avermelhado. Os tecidos ao redor do hematoma ficam espessados, formando uma falsa bolsa (higroma). A parede do higroma, composta por tecido de granulação e colágeno, é espessa e rija. O revestimento desse saco é pálido e liso ou rugoso, com projeções irregulares, como vilosidades, que se projetam para o interior do lúmen. As úlceras abertas podem envolver a epiderme e a derme ou se estenderem pelo tecido subcutâneo e pela fáscia até o osso. Osteomielite ou artrite séptica podem ser observadas. O diagnóstico por imagem pode auxiliar a determinar a extensão da lesão em tecidos moles (ultrassonografia ou tomografia computadorizada [TC]) e a presença de osteomielite ou anomalias esqueléticas (radiografias, TC, ressonância magnética [RM]).

Tratamento

O tratamento e a prevenção são similares (Quadro 15.14). As úlceras de pressão recentes são tratadas com cama acolchoada (colchão d'água, colchão de ar, esteira de espuma de borracha tipo casca de ovo, pele artificial de ovelha e tecido do tipo *fleece*), bandagem no membro ou uso de tipoias ou barras laterais para eliminação da pressão sobre a proeminência óssea e troca da posição de animais em decúbito a cada 1 a 5 horas. Uma bandagem do tipo *donut*, bem acolchoada, ou de isolamento deve ser aplicada para evitar traumas (p. 201). Além disso, a pele precisa ser mantida limpa e seca. O

TABELA 15.7 Classificação das Úlceras de Pressão e seu Tratamento

Classificação	Descrição	Tratamento
Grau I	Eritema vermelho-escuro com perda cutânea de espessura superficial a parcial	Limpeza da ferida, desbridamento, bandagem, cicatrização por segunda intenção
Grau II	Perda cutânea de espessura completa (úlcera) com extensão até a subcútis	Limpeza da ferida, desbridamento mecânico ou cirúrgico, bandagem e cicatrização por segunda intenção ou excisão da ferida e fechamento primário, fechamento primário tardio ou fechamento secundário
Grau III	A úlcera se estende através da subcútis até a fáscia profunda sobre as proeminências ósseas; as bordas podem estar debilitadas	Tratamento similar ao realizado nas lesões de grau II, mas drenos podem ser necessários em bordas debilitadas; retalhos musculares ou miocutâneos e a excisão parcial da proeminência óssea podem ser necessários
Grau IV	A úlcera se estende até o osso; osteomielite ou articulação séptica (ou ambas) podem ser observadas	Tratamento similar ao realizado nas lesões de grau III, mas pode ser necessário abrir ou excisar as fístulas e bolsas

QUADRO 15.14 Prevenção e Tratamento de Úlceras de Pressão

Prevenção
- Evite a pressão em locais vulneráveis
- Cama: Cobertura de vinil, espuma espessa tipo caixa de ovos com coberta de pelo de carneiro artificial; colchão de água ou ar com tecido do tipo *fleece*
- Mantenha o animal limpo e seco para evitar queimaduras por urina
- Mude a posição do animal a cada 1 a 5 horas
Alterne as posições, de lateral direita a ventral e lateral esquerda
Use tipoias por 2 a 4 horas por dia
Sustente a área pélvica com carrinhos de rodas
- Use bandagens, talas e gessos com forro e ajuste adequado
Não use acolchoamento extra nos pontos de pressão (que, na verdade, aumentam a pressão)
Use almofadas em formato de *donut* (p. 202)
Reduza a sustentação de peso: Acolchoamento com espuma, talas em concha ou talas de extensão
- Aplique agentes para fortalecimento da pele (p. ex., Pad Toughening Compound)
- Mantenha boa higiene
Inspecione a pele diariamente
Reduza a umidade cutânea local
Banhos de hidromassagem
Tricotomize a área perineal em caso de incontinência
- Fisioterapia: Amplitude de movimento passivo, massagem, hidroterapia, hipertermia e hipotermia local, ultrassonografia, estimulação neuromuscular (Capítulo 11)
- Boa nutrição: Dieta rica em proteínas e carboidratos com suplementação vitamínica
- Cirurgia: Amputação, osteotomia em cunha, artrodese ou técnicas de filetamento de falanges em caso de anomalias nervosas ou musculoesqueléticas

Tratamento
- Siga as orientações de prevenção mencionadas
- Não pressione a ferida
- Limpe a ferida
- Desbride e drene a ferida conforme necessário
- Aplique a medicação tópica adequada (p. 186)
  - Antibióticos
  - Derivados de acemanana: Estimulam a produção de citocinas e fatores de crescimento por macrófagos
  - Polissacarídeos D-glicose: Antibacterianos, bacteriostáticos e fontes de glicose para o metabolismo celular
  - Complexo tripeptídeo-cobre: Atrai mastócitos e macrófagos para estimulação da cicatrização
- Use bandagens que promovam a cicatrização de feridas úmidas (p. 195)
- Permita a cicatrização por segunda intenção ou a transposição de retalhos para cobertura da ferida

QUADRO 15.15 Sítios Comuns de Úlceras de Pressão

Mais Comuns	Menos Comuns
Epicôndilo lateral do úmero	Acrômio da escápula
Tuberosidade do calcâneo	Côndilo lateral da tíbia
Trocanter maior do fêmur	Maléolo lateral
Tuberosidade coxal	Olécrano
Tuberosidade isquiática	Esterno

tratamento para úlceras de pressão abertas ou crônicas é similar ao empregado em úlceras fechadas, mas a resposta é pior (Tabela 15.7). As feridas abertas devem ser tratadas com agentes tópicos e bandagens para promover a cicatrização úmida, que estimula o desbridamento e a granulação. Nas úlceras profundas, o espaço morto deve ser drenado e o tecido e os ossos infectados devem ser submetidos ao desbridamento cirúrgico.

As feridas superficiais menores podem cicatrizar por segunda intenção. No entanto, a cicatrização por segunda intenção pode não proporcionar uma superfície durável o suficiente para evitar a recidiva da lesão. O fechamento secundário é feito em feridas grandes e profundas depois da formação do tecido de granulação saudável. As bordas cutâneas devem ser divulsionadas e justapostas, se possível. Retalhos de pele (p. ex., avanço local, transposição, em padrão axial ou musculocutâneo [pp. 217-228]) e enxertos (p. 232) podem ser necessários ao fechamento livre de tensão. As linhas de sutura não devem ser posicionadas sobre proeminências ósseas. Bandagens bem-acolchoadas e camas macias devem ser usadas para proteger o local durante a cicatrização. As úlceras podem recidivar se sua causa não for corrigida.

HIGROMA DE COTOVELO

Um higroma é qualquer aumento de volume tecidual crônico com fluido seroso que se desenvolve devido a trauma compressivo crônico e repetitivo aos tecidos moles sobre uma proeminência óssea. O higroma de cotovelo (seroma de cotovelo, bursite do olécrano) é o tipo mais comum de higroma; é uma cavidade cheia de fluido, cercada de tecido conjuntivo fibroso denso, na face lateral do olécrano (Figura 15.59). Os higromas de cotovelo geralmente são tumefações indolores bilaterais. A maior parte ocorre em cães jovens (6 a 18 meses de idade) de raças de grande porte antes da formação de um calo protetor sobre a proeminência óssea; entretanto, podem ser observados em animais mais velhos, com doença neuromuscular. Alguns cães de pele fina e gordura subcutânea esparsa são predispostos ao desenvolvimento de higromas. Outros, com displasia coxofemoral ou dor provocada por doenças ortopédicas, podem aplicar pressão excessiva sobre os cotovelos ao se posicionarem em decúbito ventral. Os higromas de cotovelo têm tamanho variável e ficam maiores e mais grossos com o trauma repetido. A princípio, são geralmente estéreis, mas bactérias podem ser introduzidas durante a aspiração. Os higromas infectados são dolorosos. Os higromas pequenos e indolores são problemas cosméticos que persistem se não tratados. Os higromas também podem ocorrer sobre outras proeminências ósseas (p. ex., tuberosidade calcânea, trocanter maior, tuberosidade coxal, tuberosidade do ísquio, protuberância occipital externa e processos espinhosos dorsais das vértebras torácicas).

Tratamento

O tratamento primário dos higromas de cotovelo é a eliminação do trauma repetido. Os animais acometidos devem ser alojados em superfícies com forração macia e espessa (Quadro 15.14). A coaptação externa é aplicada ao cotovelo com uma bandagem pelvipodálica (p. 1166), tala de cotovelo ou bandagem compressiva ajustável (p. ex., DogLeggs®). A maioria das lesões agudas regride lentamente após a eliminação do trauma repetido. O higroma

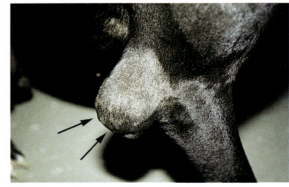

Figura 15.59 Higroma no cotovelo de um cão. Observe a tumefação preenchida por fluido sobre o olécrano (*setas*).

mantém sua capacidade de produção de transudato fluido até que todo o tecido de granulação e o tecido conjuntivo sofram fibrose. A aspiração do higroma traz poucos benefícios e pode introduzir bactérias. Embora a cirurgia deva ser evitada se possível, já que frequentemente provoca complicações significativas, pode ser necessária em caso de desenvolvimento de infecção ou de uma cápsula fibrosa crônica. A infecção requer drenagem e administração dos antibióticos apropriados. A drenagem prolongada pode ser obtida pela colocação de drenos de sucção fechada (preferidos) ou de Penrose no higroma. Feridas que não cicatrizam e infecção são possíveis complicações dos drenos. A vantagem dessa técnica é a preservação do calo protetor; no entanto, os drenos não devem ser usados em higromas ulcerados.

Nos higromas não ulcerados (infectados ou estéreis), prepare o membro para cirurgia asséptica e faça várias perfurações dorsais e ventrais na cavidade da lesão. Sonde a cavidade, rompa seus septos fibrosos e lave-a. Coloque um ou mais drenos fenestrados de sucção fechada na cavidade do higroma e prenda-os. Ponha uma bandagem absorvente e não aderente com um "*donut*" (p. 202) para reduzir a pressão, absorver a drenagem e evitar traumatismos. Troque o curativo diariamente. Remova os drenos quando a quantidade de fluido se tornar mínima e houver aderência do tecido cicatricial (em 2 a 3 semanas). Continue a colocar bandagens no cotovelo durante pelo menos 1 semana após a remoção dos drenos ou até o término da cicatrização.

Em caso de fracasso de todas as tentativas de tratamento conservador, os higromas são, às vezes, cirurgicamente excisados se houver desenvolvimento de tecido fibroso, fístulas ou infecções sem uma cavidade grande e repleta de fluido. O calo protetor natural é removido durante a excisão e o manejo pós-operatório geralmente é complicado. As incisões podem sofrer deiscência e ulcerar, a manutenção dos curativos é difícil e recidivas são comuns. As feridas que sofrem deiscência podem não cicatrizar. Os higromas pequenos podem ser excisados e o defeito é fechado por divulsão e avanço do tecido local até a aproximação das bordas cutâneas com pontos simples separados. A excisão completa do tecido fibroso é ideal; no entanto, caso isso não seja possível devido ao tamanho da lesão, o revestimento da cavidade deve ser desbridado e lavado e um dreno de sucção fechada é colocado antes do fechamento. As linhas de incisão e de sutura são posicionadas medial ou lateralmente ao olécrano e outras saliências ósseas, se possível. É difícil excisar higromas grandes e fechar a ferida sem usar retalhos de pele (de padrão axial [p. 222], pediculado [p. 217] ou miocutâneo [p. 228]).

> **NOTA** O tratamento cirúrgico dos higromas de cotovelo pode causar complicações significativas; no entanto, a cirurgia pode ser necessária em higromas recorrentes e complicados.

GRANULOMAS POR LAMBEDURA

Os granulomas por lambedura (dermatite acral por lambedura, nódulo pruriginoso acral, granuloma acropruriginoso, dermatose psicogênica e neurodermatite) são autoinduzidos por lambedura ou mastigação contínua. De modo geral, são únicos e unilaterais e podem ocorrer em qualquer lugar do corpo, embora os aspectos craniais e mediais do carpo-metacarpo e os aspectos craniais e laterais do tarso-metatarso sejam mais comumente afetados. Os locais menos frequentes são os joelhos, a tíbia, o flanco e a base da cauda. Estas lesões são geralmente observadas em cães-machos, mais velhos, de raças de grande porte, principalmente Labrador retriever, Golden retriever, Pastor-alemão, Pointers alemães de pelo curto, Dogue alemão, São-bernardo e Staffordshire terrier. Embora feridas, corpos estranhos, infecções e dor musculoesquelética possam ser os fatores desencadeantes, acredita-se que a maior parte dos granulomas por

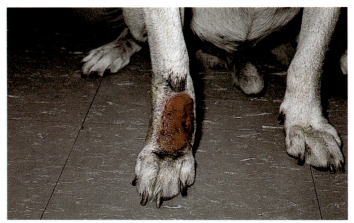

Figura 15.60 Os granulomas por lambedura geralmente ocorrem na área carpometacárpica ou tarsometatársica. Estas lesões são esparsamente cobertas por pelos, espessadas, firmes, ulceradas, eritematosas e cercadas por um halo hiperpigmentado.

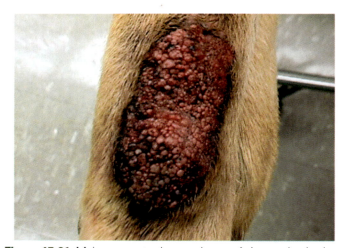

Figura 15.61 Maior aumento de granuloma crônico por lambedura.

lambedura seja psicogênica (transtorno obsessivo-compulsivo) e associada a tédio, inatividade ou mudança ambiental. Um ciclo de lambedura obsessiva, prurido e infecção secundária se estabelece e é difícil de ser interrompido. A lesão é esparsamente recoberta por pelos, espessada, firme, ulcerada, eritematosa e cercada por um halo hiperpigmentado (Figuras 15.60 e 15.61). A furunculose secundária e a hidradenite apócrina contribuem para a exacerbação e a inflamação da lesão. O tecido superficial pode erodir e expor os ossos. Às vezes, há claudicação decorrente da presença mecânica de uma massa ou da periostite subjacente. Exames dermatológicos, raspados de pele, cultura de fungos, biópsia, radiografias, eletrodiagnóstico, exames para detecção de alergias, exames de função tireoidiana e/ou tentativas de instituição de dieta hipoalergênica podem ser necessários. O diagnóstico por imagem pode revelar a proliferação periosteal secundária à inflamação em tecidos moles ou associada a artrite, osteomielite, osteossarcoma ou presença de corpos estranhos. A realização de biópsias para descartar neoplasias e culturas profundas para determinar a presença de bactérias e da sensibilidade antimicrobiana é recomendada. Dentre os resultados histopatológicos esperados, estão celulite, fibroplasia dérmica, hiperplasia epidérmica com hiperqueratose compacta, furunculose e orientação vertical das fibras de colágeno.

Tratamento

Os tratamentos anteriormente recomendados incluíam a modificação da atividade ou do ambiente, a colocação de bandagens, coleiras ou focinheiras, agentes tópicos contra a mastigação, glicocorticoides, orgoteína, radioterapia, criocirurgia, excisão cirúrgica, medicamentos modificadores do comportamento (fenobarbital, diazepam, hidroxizina, naltrexona, hidrocodona), veneno de cobra, acupuntura e outros medicamentos (i.e., acetonido de fluocinolona, flunixina meglumina, dimetilsulfóxido e enzimas proteolíticas). Os resultados são inconsistentes e recidivas são comuns.

O tratamento deve ser individualizado e iniciado antes de as lesões se tornarem crônicas e não responsivas. A princípio, administre antibióticos por períodos longos (45 a 90 dias) com base nos resultados da cultura e do antibiograma; também use bandagens e dispositivos de contenção. A aplicação periódica de *laser* de CO_2 na superfície do granuloma pode ajudar a eliminar os pelos encravados no tecido de granulação e facilitar o controle das infecções. As causas subjacentes identificadas (especialmente as alérgicas) devem ser tratadas ou eliminadas e o comportamento deve ser modificado.

As investigações terapêuticas de modificação do comportamento têm tido resultados benéficos com os inibidores da recaptação de serotonina: clomipramina (1 a 3 mg/kg VO a cada 12-24 horas [cães] ou 0,5 mg/kg VO por dia [gatos]); cloridrato de fluoxetina (1-3 mg/kg VO por dia [cães] ou 0,5-1 mg/kg VO por dia [gatos]); cloridrato de sertralina (0,5-1 mg/kg por dia; dose para transtorno compulsivo: 1-3 mg/kg por dia [cães] ou 0,5-1 mg/kg por dia [gatos]); amitriptilina (1-4 mg/kg VO a cada 12-24 horas [cães] ou 0,5-1 mg/kg VO a cada 12-24 horas [gatos]); ou imipramina (2,2-4,4 mg/kg [cães] ou 0,5-1 mg/kg VO a cada 12-24 horas VO [gatos]) e estímulo eletrônico. A acupuntura também pode auxiliar o tratamento de granulomas de lambedura. Embora incomum, a excisão cirúrgica do granuloma por lambedura, seguida por reconstrução com justaposição direta, retalhos ou enxertos, é possível. O sítio cirúrgico deve ser protegido com uma bandagem até a remoção dos pontos. No entanto, a lesão normalmente recidiva no mesmo local ou em um sítio diferente a menos que os fatores causais sejam eliminados.

CISTO DERMOIDE (CISTO PILONIDAL)

Um cisto dermoide é uma endentação tubular de pele que se estende ventralmente a partir da linha média dorsal como um saco cego. É um defeito do tubo neural causado pela separação incompleta entre esta estrutura e a pele durante o desenvolvimento embrionário. A profundidade do cisto é variável: alguns são superficiais, enquanto outros se estendem até o ligamento supraespinal ou a dura-máter (Tabela 15.8). Tratos drenantes múltiplos ou únicos podem ser identificados, principalmente na região cervical (Figura 15.62). Os cistos cervicais geralmente estão conectados ao processo espinhoso dorsal da segunda vértebra cervical. São mais comuns em leões da Rodésia e ocorrem ao longo da linha média cranial e caudal à crista da linha média. Casos isolados foram relatados em diversas outras raças. Como a lesão é considerada hereditária (com herança di-híbrida complexa) em leões da Rodésia, os animais acometidos devem ser castrados.

As lesões podem ser reconhecidas em animais jovens como aberturas na linha média dorsal, com protrusão ou uma espiral de pelos. Com a elevação de uma prega cutânea na área do cisto, é possível palpar um tubo ou cordão no tecido subcutâneo. O cordão tem 1 a 5 mm de diâmetro e segue em direção à coluna. Tumefações subcutâneas similares a cistos também podem ser palpadas. O lúmen do cisto é preenchido por sebo espesso, *debris* esfoliativos de queratina e pelos. O fechamento periódico da abertura do cisto causa celulite, infecção e formação de abscesso. Os cistos são classificados em um dentre seis

TABELA 15.8 Classificação dos Cistos Dermoides

Tipo I	O cisto se estende até o ligamento supraespinhoso ou ligamento nucal, onde se insere.
Tipo II	O cisto não se estende até o ligamento, mas se insere em uma banda fibrosa.
Tipo III	O cisto não se estende ou se anexa por banda fibrosa ao ligamento.
Tipo IV	O cisto se anexa à dura-máter.
Tipo V	Os cistos não têm conexão com a superfície cutânea; saco fechado revestido por tecido epitelial.
Tipo VI	O cisto se estende até o ligamento supraespinhoso e se conecta à dura-máter por um cordão fibroso.
Subtipo a	Linha média dorsal
Subtipo b	Cabeça, à exceção das narinas
Subtipo c	Narinas

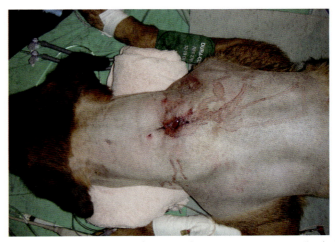

Figura 15.62 Cisto dermoide com infecção grave em um cão de 2 anos de idade.

tipos e um de três subtipos (Tabela 15.8). Mielite, meningomielite ou encefalite podem ocorrer caso o cisto infectado se estenda até a coluna. Radiografias cervicais e técnicas avançadas de diagnóstico por imagem (TC ou RM) devem ser realizadas para determinar a extensão do acometimento (Figura 15.63).

Os cistos dermoides congênitos também foram relatados na linha média dorsal nasal de Golden retrievers, Spaniels e Bull terriers ingleses. Os primeiros sinais geralmente são um aumento de volume nasal flutuante e secreção intermitente. Normalmente há uma abertura, ou "fossa nasal", logo atrás do plano nasal (Figura 15.64). Esta fossa segue caudalmente e se estende pelo septo nasal através de uma sutura incompleta. A embriogênese desses cistos não é totalmente compreendida, mas acredita-se que seja uma falha no fechamento do forame cego durante o amadurecimento do crânio. O forame cego é um canal no osso frontal, na base do crânio, que permite o extravasamento das meninges para o espaço pré-nasal e o contato com o ectoderma somático. Os cães geralmente vêm para a consulta no início da idade adulta para tratamento da secreção sebácea ou infecção secundária do cisto. A identificação do cisto pode ser difícil e técnicas de diagnóstico por imagem podem auxiliar a determinação de sua extensão caudal.

Os diagnósticos diferenciais incluem corpos estranhos, cistos sebáceos, abscessos, cistos de inclusão epidérmica, cistos de retenção

PARTE DOIS Cirurgia de Tecidos Moles

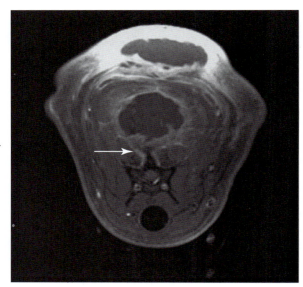

Figura 15.63 Imagem transversal ponderada em T1 de ressonância magnética da coluna cervical do cão da Figura 15.62. Observe a comunicação do cisto infectado com o processo espinhoso dorsal de C4 (*seta*).

cistos normalmente terminam no septo, mas podem se comunicar com a dura-máter.

Dentre as complicações, estão recidiva em caso de excisão incompleta, abscessos e meningite. O prognóstico é bom com a excisão cirúrgica completa e reservado se houver sinais neurológicos antes da cirurgia.

Tricotomize e prepare assepticamente uma área grande ao redor do cisto. Posicione o cão em decúbito ventral, com a coluna ou o focinho em desvio dorsal; a seguir, faça uma incisão elíptica ao redor da abertura do cisto. Disseque-o cuidadosamente até sua origem e libere suas inserções. Se necessário, divida ou seccione o ligamento nucal ao meio. Realize uma laminectomia ou hemilaminectomia (pp. 1372 e 1379) se o trato do cisto se estender até a dura-máter. Lave completamente antes do fechamento. Se o ligamento nucal tiver sido seccionado, reaproxime-o com uma laçada de remate ou sutura de Bunnell modificada (p. 1283). Justaponha os músculos e o tecido profundo com pontos simples separados de fio absorvível para eliminar o espaço morto (p. ex., polidioxanona ou poligliconato 3-0 ou 4-0). Se ainda houver uma grande quantidade de espaço morto, coloque um dreno de sucção fechada no local. Justaponha o tecido subcutâneo e a pele da forma rotineira. Encaminhe as amostras de tecido para cultura e antibiograma e avaliação histológica. Depois da cirurgia, administre analgésicos e antibióticos e coloque uma bandagem no local. Castre os animais acometidos.

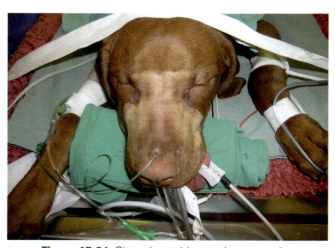

Figura 15.64 Cisto dermoide nasal em um cão.

folicular e epiteliomas córneos intracutâneos. Amostras devem ser coletadas para estudos citológicos e para cultura microbiana e antibiograma. A fistulografia com metrizamida e a mielografia podem revelar comunicações espinais, principalmente se realizadas com a TC ou a RM. O tecido excisado deve ser encaminhado para exame histológico para descartar outras causas de tratos drenantes. A histologia dos cistos dermoides é compatível com a da pele normal e seus anexos.

Tratamento

Os cistos dermoides podem ser removidos se estiverem associados à drenagem ou a sinais neurológicos. Trate-os com antibióticos antes da cirurgia caso estejam infectados. A assepsia rigorosa é essencial para a prevenção da meningite pós-operatória se o cisto se estender até a dura-máter. A incisão pode ser incompleta caso o cisto esteja ligado à dura-máter, gerando uma lesão drenante crônica. O tratamento eficaz dos cistos dermoides nasais requer a excisão cirúrgica completa e a dissecção cuidadosa entre os ossos nasais no septo nasal. Os

PIODERMITE INTERDIGITAL

A piodermite interdigital (granuloma, acne, furunculose, foliculite) é uma pododermatite que pode coexistir com outras doenças. Às vezes erroneamente chamada de cisto interdigital, a pododermatite pode ser causada por parasitos, alergias, micoses, agentes irritantes, neoplasias e doenças metabólicas, neurológicas ou autoimunes. As infecções bacterianas geralmente são secundárias a demodiciose, alergia, hipotireoidismo ou hiperglicocorticismo. Há suspeita de imunossupressão em alguns animais. O principal patógeno bacteriano é *Staphylococcus pseudointermedius*; bactérias oportunistas secundárias incluem *Proteus* spp., *P. aeruginosa* e *E. coli*. A doença é frequentemente observada em West highland white terriers, Terriers escoceses, Pequineses e Buldogues ingleses.

Graus variados de prurido, dor, paroníquia, aumento de volume, eritema e hiperpigmentação são comuns. Pápulas, pústulas ou nódulos, tratos drenantes e úlceras podem ser observados. As infecções crônicas podem produzir fibrose interdigital e piogranulomas. O tratamento com antibióticos e corticosteroides pode causar remissão, mas recidivas são comuns. A causa subjacente deve ser identificada e tratada. O diagnóstico é baseado nos resultados de perfil hematológico, bioquímica sérica, urinálise, raspado de pele, cultura e antibiograma, estudos citológicos e biópsia. Considere o encaminhamento dos animais que não respondem ao tratamento conservador a um dermatologista.

Tratamento

O tratamento cirúrgico conservador é composto por incisão, exploração e desbridamento de tratos fistulosos. As lesões devem ser medicadas com agentes antibacterianos (p. ex., clorexidina, iodopovidona e nitrofural) e cobertas com curativos por 24 a 48 horas. Subsequentemente, devem ser encharcadas em uma solução antibacteriana por 15 a 20 minutos, duas vezes ao dia. Antibióticos escolhidos com base nos resultados do antibiograma são administrados por via oral por 6 a 8 semanas. As lesões que não respondem a esse tratamento podem precisar de podoplastia de fusão (p. 265). A excisão de todo o tecido interdigital geralmente é curativa em casos que não respondem à terapia medicamentosa.

PREGAS CUTÂNEAS REDUNDANTES

A pele redundante é uma característica de algumas raças e é exacerbada pela obesidade. A sobreposição ou justaposição crônica de pele cria pregas cutâneas de profundidades variáveis. As áreas comumente acometidas são os lábios, a face, a vulva, o topo da cauda e as dobras dos membros; a gravidade e a frequência variam de acordo com a raça e a conformação. A piodermite ocorre nos recessos das pregas cutâneas (dermatite intertriginosa), que proporcionam um meio úmido, mal ventilado, escuro e quente que permite o acúmulo de *debris* da superfície, como sebo, saliva, lágrimas, urina ou fezes. O sebo contém ácidos graxos que são bacteriostáticos e fungiostáticos; no entanto, o acúmulo excessivo de material sebáceo permite a proliferação de bactérias da superfície no interior das pregas. *Staphylococcus* spp. coagulase-positivas são os microrganismos mais comumente envolvidos, mas outras espécies são observadas, como estreptococos, coliformes (*E. coli*, *Pseudomonas* spp., *Proteus* spp.) e leveduras, como *Malassezia* e *Candida* spp. A fricção em pontos de contato, a retenção de secreções e a proliferação bacteriana podem provocar maceração e ulceração superficial da pele. Além de prejudicar a barreira cutânea, a função imune também pode ser reduzida. As áreas acometidas ficam doloridas e apresentam odor desagradável, fazendo com que o animal cause ainda mais traumas no local ao arrastar-se com os membros anteriores ou se sentar sobre a região perineal, esfregar-se, lamber ou coçar. A gravidade dos sinais clínicos é influenciada pela dermatose coexistente.

A ressecção das pregas é o tratamento mais eficaz para a piodermite neste local (discutida a seguir). Primeiramente, o tratamento medicamentoso deve reduzir as infecções, a inflamação e as secreções ou exsudatos. Este tratamento é composto pela tricotomia das pregas e da área adjacente, aplicação de soluções antibacterianas tópicas e sabões medicinais, uso de xampus e adstringentes antisseborreicos e administração dos antimicrobianos sistêmicos apropriados. A cultura e o antibiograma são necessários para escolha dos antimicrobianos adequados. Os corticosteroides são ocasionalmente necessários para redução do prurido induzido pelo autotraumatismo. A redução do peso é recomendada em animais obesos. O tratamento medicamentoso contínuo é paliativo, não curativo. O sítio cirúrgico deve ser mantido limpo e seco e protegido contra traumatismo. O tratamento antimicrobiano contínuo pode ser necessário. As complicações gerais da ressecção e reconstrução das pregas cutâneas são autotraumatismo, infecção, deiscência e recidiva da piodermite.

Pregas Labiais

As raças com tecido labial mandibular em excesso (lábios grandes e pendulares) (p. ex., Spaniels, São-bernardo, Terra-Nova, Labrador retriever, Golden retriever e Setter irlandês) apresentam dermatite da prega labial com maior frequência. Essa dermatite também pode ocorrer após a mandibulectomia ou maxilectomia parcial. A prega normalmente está atrás do dente canino mandibular, onde há acúmulo de alimentos e saliva. Os cães acometidos esfregam e batem na face com as patas e a pele fica inflamada e espessada. A princípio, as queixas mais frequentes são halitose e prurido.

Ressecção da Prega Labial (Queiloplastia)

Posicione o animal anestesiado em decúbito dorsal para permitir o acesso a ambos os lábios. Tricotomize e prepare a área mandibular de forma asséptica (Figura 15.65A). Faça uma incisão elíptica ao redor da área acometida, paralelamente ao ramo horizontal da mandíbula (Figura 15.65B). A incisão pode abarcar a junção mucocutânea. Eleve e remova o segmento de pele delineado, preservando os músculos subjacentes. Controle a hemorragia com ligadura, eletrocoagulação e pressão. Avalie a adequação da ressecção e, se necessário, excise o excesso de pele. Lave o local e justaponha os tecidos subcutâneos e subcuticulares com sutura monofilamentar absorvível, em pontos simples separados ou contínuos (p. ex., polidioxanona, poligleca-prona 25, glicômero 631 ou poligliconato 3-0 ou 4-0). Suture a pele com pontos simples separados (polipropileno ou náilon 3-0 ou 4-0) (Figura 15.65C). Use um colar elizabetano para evitar traumatismos autoinfligidos no sítio cirúrgico. Mantenha a área limpa e seca, removendo alimentos e saliva conforme necessário.

Queiloplastia Antissalivação

Os cães com face e pescoço constantemente molhados por saliva são candidatos a esse procedimento. A queiloplastia antissalivação (queilopexia) reduz a perda de alimentos e saliva pelos vestíbulos laterais da cavidade oral em caso de eversão excessiva ou desnervação do lábio inferior. Para tanto, o lábio inferior é suspenso pela parte interna da bochecha superior. A função oral geralmente é normal depois da cirurgia, mas, às vezes, há inflamação e infecção no sítio cirúrgico. A aderência permanente do retalho e cicatrizes na bochecha são consequências esperadas.

Posicione o paciente anestesiado em decúbito lateral. Tricotomize a lateral da face, lave a cavidade oral e prepare assepticamente a pele para cirurgia. Apreenda o lábio inferior 2 a 3 cm rostrais à comissura e levante-o dorsalmente até que fique esticado quando a boca do cão estiver aberta por completo (Figura 15.66A). O local de retesamento máximo normalmente é próximo à altura da raiz caudal do quarto pré-molar superior. Começando próximo a uma linha imaginária entre o canto medial do olho e a comissura, faça uma incisão horizontal de 2,5 a 3 cm em espessura total na pele maxilar do local de retesamento (Figura 15.66B). Ajuste o comprimento da incisão de maneira compatível ao tamanho da raça do animal. Controle a hemorragia com ligadura ou eletrocoagulação. A veia labial dorsal repousa dorsal ao sítio proposto de incisão. Use tesouras para remover uma faixa de 2 mm da mucosa adjacente à junção mucocutânea do lábio inferior, começando 2 cm rostrais à comissura e se estendendo por 2,5 cm (Figura 15.66C). Crie retalhos de pele e mucosa de 0,5 a 0,75 cm por divulsão de cada lado da incisão (Figura 15.66D). Faça suturas de ancoragem nos aspectos rostrais e caudais dos retalhos. Everta os retalhos através da incisão na bochecha com pontos de ancoragem (Figura 15.66E). Fixe e oculte as bordas do retalho na incisão da pele da bochecha com três ou quatro pontos verticais de colchoeiro previamente colocados (p. ex., polipropileno ou náilon 2-0 ou 3-0) (Figura 15.66F e G). Faça mais pontos de aproximação, se necessário, para justaposição adequada da pele. Reposicione o paciente e repita o procedimento do outro lado. Lave a cavidade oral com água após as refeições. Se necessário, coloque um colar elizabetano para evitar autotraumatismo. Remova os pontos em 21 dias. Retarde a retirada dos pontos porque o movimento constante dos lábios pode interferir com a cicatrização. Não permita que o cão apanhe ou mastigue brinquedos durante 2 meses após a cirurgia.

Pregas Nasais

Raças braquicefálicas (i.e., Buldogues inglês e francês, Pequinês, Boston terrier, Pug e gatos Persas) têm pregas cutâneas faciais ou nasais características que atravessam a ponte do focinho. As pregas proeminentes provocam piodermite e odor fétido (Figura 15.67). O atrito dos pelos na córnea está associado à ceratite, ulceração, epífora, dor e blefaroespasmo. As pregas faciais ficam úmidas e manchadas devido à epífora. A ressecção da prega e o uso de medicações oftálmicas são necessários. A excisão excessiva de pele pode causar ectrópio ou promover deiscência.

Ressecção das Pregas Nasais

Posicione o paciente em decúbito ventral. Proteja os olhos com uma pomada oftálmica à base de petrolato. Tricotomize e prepare assepticamente o dorso nasal e os lábios. Estime a quantidade de

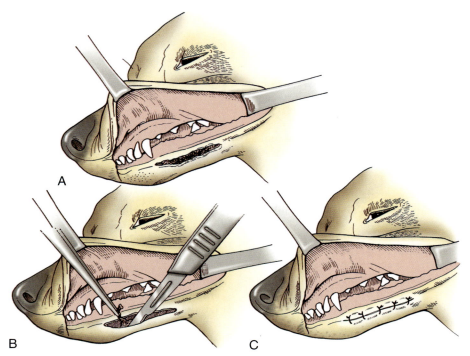

Figura 15.65 (A) Queiloplastia para tratamento de dermatite da dobra labial. (B) Faça uma incisão elíptica e excise a pele infectada. (C) Justaponha as bordas cutâneas saudáveis com suturas de aproximação.

pele que precisa ser removida para eliminação das pregas sem excesso de tensão ou ectrópio. Faça uma incisão elíptica ao redor ou através das pregas no tecido não macerado. Mantenha a incisão caudal a aproximadamente 1 cm do canto medial. Divulsione e remova o segmento de pele delineado. Evite traumatizar o músculo nasolabial e os vasos faciais durante a dissecção. Controle a hemorragia com ligaduras, eletrocoagulação e pressão. Lave a área com soro fisiológico estéril. Faça três ou quatro pontos simples separados no tecido subcutâneo e no tecido subcuticular para alinhar e justapor as bordas cutâneas e avalie a adequação da ressecção. Remova mais pele em caso de persistência dos recessos. Se necessário, divulsione as bordas de pele para permitir justaposição sem tensão. Faça pontos simples separados subcuticulares (p. ex., polidioxanona, poliglecaprona 25, glicômero 631 ou poligliconato 4-0) com nós ocultos. Use pontos de aproximação (p. ex., náilon ou polipropileno 4-0) e corte as pontas rentes para evitar a maior irritação da córnea. Coloque um colar elisabetano para evitar autotraumatismo. Mantenha o local livre de exsudatos e secreções oculares. Continue a medicar os olhos.

Pregas Vulvares

As pregas cutâneas vulvares são observadas em fêmeas obesas e naquelas com vulva infantil e em recesso (Figura 15.68). A urina e as secreções vaginais ficam retidas na prega, o que causa dermatite perivulvar superficial. Os sinais clínicos incluem dor perineal, odor, vaginite, infecção repetida do trato urinário, incontinência urinária e polaquiúria. A piodermite deve ser resolvida com medicamentos antes da cirurgia. A episioplastia é o procedimento reconstrutivo da vulva que remove a prega cutânea (a técnica é descrita na p. 740). A tensão excessiva da sutura pode provocar deiscência. Outras complicações são inflamação, aumento de volume, infecção e dermatite perivulvar recidivante. A dermatite perivulvar recidiva em caso de excisão de uma quantidade inadequada de pele. A incontinência urinária pode persistir se associada a outras anomalias. O prognóstico após a cirurgia é bom porque a maior parte dos sinais clínicos tende a melhorar.

Pregas da Cauda

A pele redundante geralmente se sobrepõe às vértebras caudais terminais deformadas ("caudas em saca-rolha", "caudas enroladas", caudas encravadas) (Figura 15.69). A piodermite da prega da cauda é mais comum em raças braquicefálicas, mas também é descrita em cães Schipperke e gatos Manx. A prega cutânea pode ser muito profunda (5 a 10 cm) e apresentar piodermite grave. A profundidade das pregas varia de acordo com o tamanho do animal, a quantidade de gordura, a abundância de pele e o grau de desvio vertebral. Contaminação fecal, lambedura e o ato de arrastar o corpo pelo chão exacerbam a doença. Os sinais são prurido perineal, dor, odor, úlceras e fístulas. O diagnóstico diferencial deve incluir fístula perianal, saculite anal, tumores perianais, trauma e corpos estranhos. As radiografias podem auxiliar o delineamento do grau de malformação vertebral caudal. As fístulas devem ser sondadas ou um fistulograma deve ser realizado para determinar seu local de origem. Para remoção de todos os recessos de pele no topo da cauda, uma caudectomia completa é necessária (p. 255).

Ressecção da Prega da Cauda

Administre os antibióticos peroperatórios com base nos resultados da cultura da prega cutânea e do antibiograma; caso contrário, antimicrobianos empíricos de amplo espectro devem ser usados. Prepare as pregas separadamente das demais áreas do campo cirúrgico. Faça a ressecção da cauda e das pregas cutâneas em bloco, com cuidado de não penetrar as pregas cutâneas nem traumatizar o reto durante a dissecção. Manipule a cauda com pinças para ossos ou de campo. A anquilose e o desvio ventral grave podem imobilizar as vértebras. Seccione a cauda cranial às vértebras desviadas com serra de Gigli

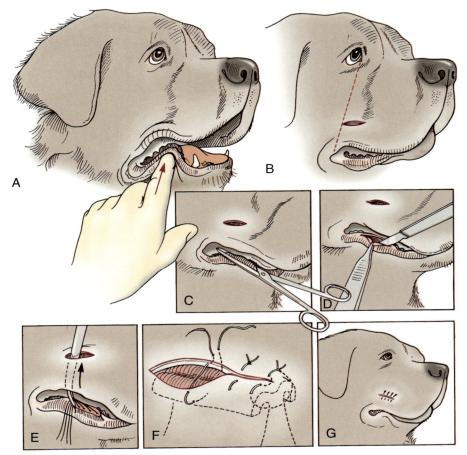

Figura 15.66 (A) Na queiloplastia em cães com sialorreia excessiva, levante o lábio evertido em sentido dorsal até que fique esticado quando a boca do animal estiver totalmente aberta. (B) Faça uma incisão horizontal de espessura total e 2,5 a 3 cm na pele maxilar no local do retesamento, junto ao quarto pré-molar superior. (C) Remova uma tira de mucosa com 2 mm de largura e 2,5 cm de comprimento da junção mucocutânea do lábio inferior, começando a 2 cm rostralmente à comissura. (D) Crie retalhos de 0,5 a 0,75 cm. (E) Everta os retalhos pela incisão de pele. (F-G) Fixe com pontos verticais de colchoeiro.

ou um osteótomo. Aplaine as bordas ósseas cortantes com ruginas ou curetas. Lave cuidadosamente e insira drenos de sucção fechada (se indicados) antes de justapor os tecidos subcutâneos com suturas absorvíveis (p. ex., polidioxanona, poliglecaprona 25, glicômero 631 ou poligliconato 3-0 ou 4-0). Feche a pele com fios não absorvíveis (p. ex., náilon, polibutéster ou polipropileno 3-0 ou 4-0). Mantenha a área limpa, sem exsudatos e contaminação fecal, por meio da aplicação de compressas úmidas mornas por 15 a 20 minutos, duas a três vezes ao dia. Remova os drenos em 3 a 5 dias.

CIRURGIA DA CAUDA

CAUDECTOMIA

A caudectomia, ou amputação de parte da cauda, realizada para satisfazer padrões raciais ou tradições, é um procedimento ética e moralmente controverso. A *caudectomia terapêutica* é indicada em lesões traumáticas, infecções, neoplasias e, possivelmente, fístulas perianais. A cauda deve ser amputada com margem de 2 a 3 cm de tecido normal durante a ressecção de tumores ou lesões traumáticas. A amputação deve ser realizada próxima ao ânus em caso de sangramento crônico da ponta da cauda por causa de abrasão repetida

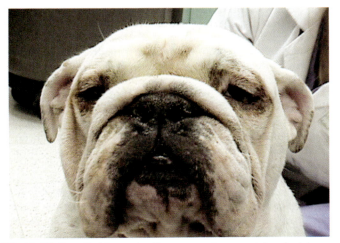

FIG. 15.67 Este Buldogue inglês apresenta uma dobra facial grave com piodermite e foi submetido à ressecção das narinas.

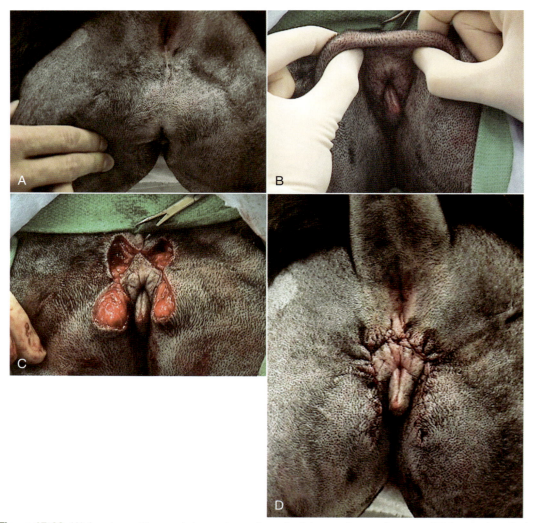

Figura 15.68 (A) A vulva está completamente oculta pela dobra cutânea adjacente. (B) A pele é avaliada para determinar a quantidade a ser ressectada. (C) A pele foi ressectada e fixa para determinar se o procedimento foi adequado. (D) Aparência da vulva depois da reconstrução.

ou mastigação. A amputação perto da base é recomendada nos casos de avulsão da cauda e, se necessário, em animais com piodermite da prega ou fístula perianal. A *caudectomia cosmética* (encurtamento de cauda) é realizada em filhotes para aderir a padrões raciais. Muitos países e organizações profissionais veterinárias se opõem ao procedimento realizado somente com fins cosméticos.

Caudectomia em Adultos

A caudectomia em cães e gatos com mais de 1 semana de vida requer anestesia geral ou epidural. O sítio cirúrgico deve ser observado quanto a aumento de volume, drenagem, inflamação e dor. A cicatrização depois da caudectomia não é complicada na ausência de excesso de tensão e autotraumatismo. Se necessário, o local deve ser protegido com uma bandagem ou dispositivo de contenção. As complicações são infecção, deiscência, formação de cicatriz, recidiva de fístula e trauma retal ou de esfíncter anal. As incisões que sofrem deiscência após a amputação parcial podem cicatrizar por segunda intenção, o que geralmente deixa uma cicatriz glabra. Uma nova amputação pode ser necessária para redução da irritação e melhora do aspecto cosmético.

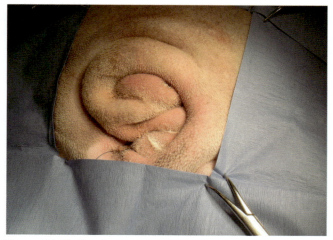

Figura 15.69 Cauda em saca-rolhas em um Buldogue inglês.

Caudectomia Parcial

Envolva a parte distal da cauda em gaze ou insira-a em uma luva de procedimento presa com esparadrapo. Tricotomize uma área generosa próxima ao sítio de amputação e prepare-a assepticamente para a cirurgia. Coloque o paciente em posição perineal ou decúbito lateral. Ponha um torniquete proximal ao sítio de secção. Retraia a pele em direção ao topo da cauda. Faça uma incisão dupla em V na pele distal ao local desejado para a secção intervertebral. Oriente o V para criação de retalhos cutâneos dorsais e ventrais que sejam mais longos do que o comprimento desejado da cauda (Figura 15.70A). Identifique e ligue as artérias e veias caudais mediais e laterais em posição ligeiramente cranial ao sítio de secção (Figura 15.70B). Faça a incisão do tecido mole ligeiramente distal ao espaço intervertebral desejado e desarticule a parte distal da cauda com uma lâmina de bisturi. Em caso de sangramento, coloque uma ligadura circunferencial ao redor da extremidade distal do restante da cauda ou refaça a ligadura dos vasos caudais (Figura 15.70C). Justaponha o tecido subcutâneo e o músculo sobre as vértebras expostas com pontos simples separados (p. ex., polidioxanona, poliglecaprona 25, glicômero 631 ou poligliconato 3-0). Posicione o retalho cutâneo dorsal sobre as vértebras caudais (Figura 15.70D). Apare o retalho cutâneo ventral como necessário para permitir a justaposição da pele sem tensão. Justaponha as bordas de pele com pontos de aproximação (náilon ou polipropileno 3-0 ou 4-0 com agulha de corte reverso (Figura 15.70D). Proteja o sítio cirúrgico com uma bandagem ou por meio do uso de um colar elizabetano.

Caudectomia Completa

Anestesie o paciente; tricotomize e prepare assepticamente toda a área do períneo e do topo da cauda. Posicione o animal em decúbito ventral. Faça uma incisão elíptica ao redor da base da cauda (Figura 15.71A). Faça a incisão nos tecidos subcutâneos para expor os músculos. Separe as inserções dos músculos elevador do ânus, retococcígeo e coccígeo das vértebras caudais (Figura 15.71B). Faça a ligadura das artérias e veias caudais mediais e laterais antes ou depois da secção. Seccione a cauda, desarticulando-a com uma lâmina de bisturi na segunda ou terceira vértebra caudal. Lave o local depois da obtenção de hemostasia. Justaponha os músculos elevadores do ânus e o tecido subcutâneo com pontos simples separados ou contínuos (p. ex., polidioxanona, poliglecaprona 25, glicômero 631 ou poligliconato 3-0 ou 4-0). Excise a pele remanescente, se necessário, e justaponha as bordas cutâneas com pontos de aproximação não absorvíveis (p. ex., náilon, polibutéster ou polipropileno 3-0 ou 4-0). Alternativamente, a prega da cauda pode ser preservada; entretanto, a piodermite da prega da cauda pode persistir.

CIRURGIA DOS DEDOS E DOS COXINS PODAIS

BIÓPSIA

O diagnóstico de doenças dermatológicas das unhas pode exigir biópsia se a anamnese, o exame físico, a citologia e as culturas não gerarem uma resposta. O encaminhamento de uma unha removida por avulsão ou descolamento normalmente não tem valor diagnóstico devido à ausência da matriz ungueal. De modo geral, as biópsias por *punch* não são diagnósticas e os proprietários quase sempre relutam em permitir amputação de falange distal (P3) para obtenção do diagnóstico definitivo. A técnica descrita produz boas amostras do epitélio ungueal para estabelecimento do diagnóstico sem onicectomia; no entanto, as unhas podem não crescer adequadamente após a biópsia. Os quintos dedos (dedos de lobo) devem ser submetidos à biópsia quando presentes e acometidos para evitar claudicação pós-operatória.

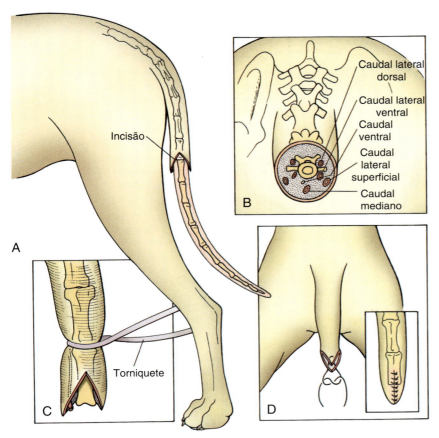

Figura 15.70 Caudectomia parcial em um adulto. (A) Retraia a pele da cauda em direção ao topo e faça uma incisão cutânea dupla em V distal ao local desejado para transecção. (B) Faça a ligadura das artérias e veias mediais e laterais da cauda. (C) Transeccione o tecido mole distal até o espaço intervertebral desejado. Transeccione a cauda através do espaço intervertebral desejado. Coloque um torniquete proximal para ajudar a hemostasia. (D) Justaponha o tecido mole e a pele com suturas de aproximação.

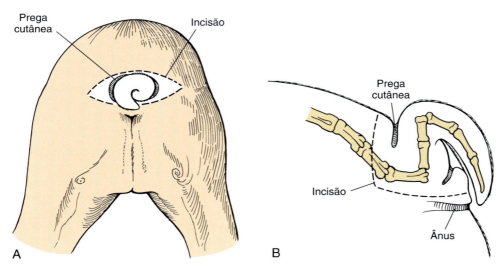

Figura 15.71 A caudectomia completa em caso de piodermite da dobra da cauda requer (A) uma incisão elíptica ao redor da pele acometida e (B) a dissecção profunda para localização das vértebras caudais rostrais ao desvio vertebral.

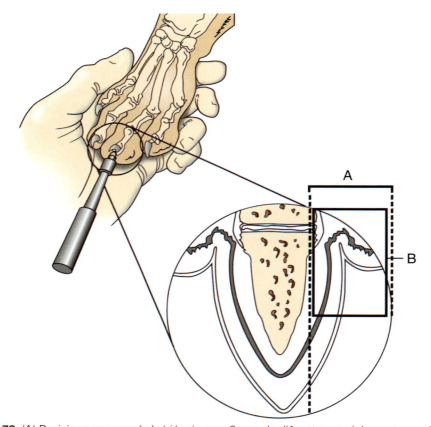

Figura 15.72 (A) Posicione um *punch* de biópsia com 8 mm de diâmetro paralelamente ao eixo longitudinal da unha, 1 a 2 mm distais à prega ungueal. Gire lentamente o *punch*, aprofundando-o no tecido, a princípio através do leito ungueal, depois através do osso da falange distal e lateralmente pela pele normal na face lateral da prega ungueal. (B) *Detalhe*, segmento de unha retirado para biópsia.

Após a indução de anestesia geral, os membros destinados à biópsia são tricotomizados, mas não escovados, para evitar a remoção de evidências patológicas superficiais importantes. Coloque um torniquete para reduzir a hemorragia. Posicione um *punch* de biópsia de 6 a 8 mm de diâmetro paralelamente ao eixo maior da unha, 1 a 2 mm distais à prega ungueal. Gire o *punch* lentamente em uma direção, aprofundando-o no tecido (Figura 15.72). A princípio, seccione através do estojo córneo da unha e, depois, do osso da falange distal e lateralmente pela pele normal no aspecto lateral da prega ungueal. Seccione a base da amostra com uma lâmina de bisturi ou tesoura íris. Controle hemorragia com pressão. Marque a superfície pilosa para identificação e coloque a amostra em formalina. Suture com pontos simples separados

CAPÍTULO 15 Cirurgia do Sistema Tegumentar

(fio monofilamentar não absorvível 3-0 a 4-0) para aproximar a pele e recobrir o osso exposto. Administre analgésicos no pós-operatório caso o animal sinta dor.

ONICECTOMIA

A onicectomia (i.e., remoção da unha) é a remoção da terceira falange digital (P3) (Figura 15.73A). A onicectomia eletiva é um procedimento controverso e geralmente realizado entre 3 e 12 meses de idade para evitar que gatos arranhem móveis ou pessoas. Em geral, somente as unhas dos membros anteriores são removidas. Apesar da recomendação de manter gatos submetidos ao procedimento em ambientes internos, devido à interferência com a capacidade de autodefesa do animal, os indivíduos com unhas nos membros posteriores conseguem escalar para escapar de alguns perigos. As alternativas à onicectomia eletiva são o uso de um protetor vinílico que é colado em cada unha a cada 6 a 8 semanas (SoftPaws®) ou a tenectomia do flexor digital profundo (p. 260). As capas de vinil deixam as unhas rombas e, assim, menos prejudiciais.

A onicectomia ou amputação digital mais extensa pode ser necessária para remover leitos ungueais infectados ou neoplasias. Os tumores mais comuns do leito ungueal são carcinomas espinocelulares, melanomas, sarcomas de tecidos moles, osteossarcomas e mastocitomas. A excisão completa pode exigir a remoção de falanges adjacentes à unha afetada. A onicomicose, geralmente causada por *Trichophyton mentagrophytes*, produz unhas secas, rachadas, quebradiças e deformadas, com leitos ungueais alopécicos e inflamados. As infecções foliculares por *Demodex* spp. e estafilococos geram lesões semelhantes.

A onicectomia é realizada com o paciente sob anestesia geral e analgesia multimodal (Tabela 15.9). A analgesia peroperatória (buprenorfina, butorfanol, oximorfona, meloxicam ou fentanila transdérmica) é recomendada por, no mínimo, 24 a 48 horas depois da cirurgia. A maior analgesia peroperatória pode ser proporcionada pelo bloqueio dos nervos regionais com bupivacaína a 0,5%. A inervação sensorial do membro anterior felino é feita pelos ramos dorsais e palmares dos nervos ulnar, mediano e radial. Esses ramos são bloqueados em quatro locais com 0,1 a 0,2 mL de bupivacaína a 0,5% (sem exceder uma dose total de 2 a 3 mg/kg), o que proporciona 4 a 6 horas de analgesia.

Faça os bloqueios nervosos após a indução da anestesia e prepare o membro para a onicectomia. Estenda completamente o carpo e palpe o tendão flexor digital superficial ao longo do aspecto palmar da pata. Bloqueie o nervo mediano com 0,15 mL de bupivacaína injetada imediatamente medial ao tendão flexor digital superficial em um ponto localizado a cerca de um terço da distância entre o coxim do carpo e o primeiro coxim digital (Figura 15.74A). Bloqueie os ramos palmares do nervo ulnar, aproximadamente à

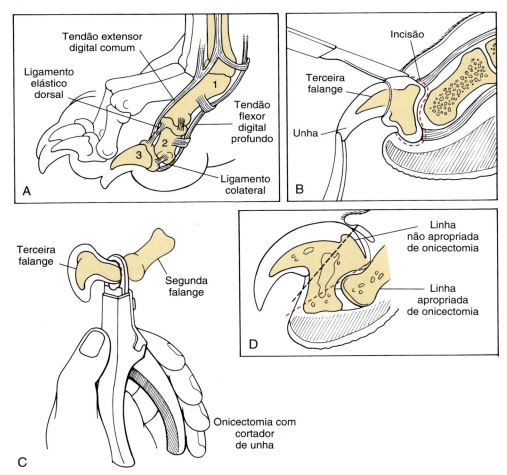

Figura 15.73 (A) Anatomia da falange distal para onicectomia. (B) A onicectomia por dissecção desarticula a terceira falange por meio da secção de tendões, ligamentos e outras inserções de tecido mole. (C) A onicectomia com cortador de unha deve remover toda a crista ungueal, mas geralmente deixa uma parte do processo flexor ventral de P3. (D) Linhas apropriadas e não apropriadas de transecção.

TABELA 15.9 Considerações Anestésicas para Onicectomia em Gatos

Considerações Pré-operatórias

Doenças associadas	• Mínimas; geralmente saudável
Exames de sangue	• HCT, PT
	• Em pacientes >5-7 anos de idade, considere solicitar eletrólitos, enzimas hepáticas, ureia, Cr
Exame físico	• Normal
Pré-medicações	• Hidromorfona[a] (0,05-0,1 mg/kg IV, IM) *ou*
	• Morfina[b] (0,1-0,2 mg/kg IV ou 0,2-0,4 mg/kg IM) *ou*
	• Buprenorfina[c] (0,005-0,02 mg/kg IV, IM) *ou*
	• Adesivo de fentanila colocado 6-12 horas antes da cirurgia (Tabela 12.1)

Considerações Intraoperatórias

Indução	• Se pré-medicado, dê:
	• Cetamina (5,5 mg/kg IV) com diazepam (0,28 mg/kg IV) *ou*
	• Propofol (4-8 mg/kg IV) *ou*
	• Tiopental (8-10 mg/kg IV)
	• Se não pré-medicado, dê:
	• Dexmedetomidina[d] (33 μg/kg IM) *mais*
	• Butorfanol (0,66 mg/kg IM) *mais*
	• Cetamina (6,6 mg/kg IM); use ½ de todas as doses em caso de administração IV
Manutenção	• Isoflurano ou sevoflurano
	• Atipamezol (333 μg/kg IM) ao final do procedimento para reversão da dexmedetomidina, se necessário
Monitoramento	• FC, frequência respiratória, SpO$_2$, temperatura, pressão arterial
Bloqueios	• Bloqueio digital

Considerações Pós-operatórias

Analgesia	• Morfina[b] (0,1-0,2 mg/kg IV ou 0,1-0,5 mg/kg IM a cada 1-4 horas) *ou*
	• Hidromorfona[a] (0,05-0,1 mg/kg IV, IM a cada 3-4 horas) *ou*
	• Buprenorfina[c] (0,005-0,02 mg/kg IV, IM a cada 4-8 horas ou 0,01-0,02 OTM a cada 6-12 horas)
	• ± Quetamina CRI (2 μg/kg/min IV; na ausência de dose prévia de ataque, dê 0,5 mg/kg IV antes da CRI) mais
	• Meloxicam[e] (0,05-0,1 mg/kg VO, SC uma vez)
Monitoramento	• SpO$_2$, pressão arterial, FC, frequência respiratória, temperatura
Pontuação estimada de dor	• Intensa

Cr, creatinina; *CRI*, infusão em taxa constante; *HCT*, hematócrito; *FC*, frequência cardíaca; *IM*, intramuscular; *IV*, intravenoso(a); *OTM*, transmucosa oral; *PT*, proteína total; *SC*, subcutâneo(a); *SpO$_2$*, saturação do oxigênio à oximetria de pulso; *VO*, via oral.
[a]Monitore a hipertermia em gatos.
[b]Administre lentamente para impedir a liberação de histamina.
[c]A buprenorfina é um analgésico melhor do que a morfina em gatos.
[d]Use somente em animais jovens.
[e]Em outubro de 2010, a Food and Drug Administration dos Estados Unidos determinou a colocação de uma advertência de categoria tarja preta nas bulas de meloxicam após a identificação de casos de insuficiência renal e morte de gatos submetidos ao tratamento repetido com este fármaco. Nos Estados Unidos, o meloxicam é aprovado para uso único em gatos.

---

mesma altura do aspecto lateral do tendão flexor digital superficial com 0,15 mL de bupivacaína (Figura 15.74A). Bloqueie o segundo e quinto nervos digitais dorsais por meio da inserção da agulha de lateral para medial, imediatamente distal ao carpo. Injete 0,2 mL de bupivacaína à medida que a agulha for sendo removida, com o cuidado de bloquear o quinto nervo digital dorsal, que repousa lateral ao quinto metacarpo (Figura 15.74B). Injete 0,1 mL de bupivacaína para bloqueio do primeiro nervo digital. Localize este nervo por meio da inserção da agulha de distal a proximal até o ponto de articulação entre o primeiro e segundo metacarpos.

Onicectomia por Dissecção

Em gatos, um bisturi, radiofrequência ou *laser* de CO$_2$ pode ser usado para remoção da terceira falange. A onicectomia com *laser* de CO$_2$ é associada à melhora da função do membro e diminuição da dor pós-operatória no período peroperatório. Recentemente, a radiofrequência demonstrou ser uma alternativa razoável ao *laser* para realizar de onicectomia, já que o grau de dano colateral ao tecido foi similar entre as modalidades.

A técnica de dissecção também é o procedimento preferido para a onicectomia canina. A tricotomia do membro e ao redor dos dedos é recomendada em cães e gatos de pelos longos. Embora a maior parte das células germinativas esteja localizada na crista ungueal, todo o processo deve ser removido para garantir que a unha não volte a crescer.

Prepare assepticamente a pata, os dedos e as unhas para cirurgia. Bloqueie os nervos regionais para cada membro anterior. Posicione o animal em decúbito lateral e coloque um torniquete abaixo do cotovelo para minimizar a perda de sangue e melhorar a visualização. Em gatos, a aplicação do torniquete acima do cotovelo pode danificar os nervos ulnar, mediano ou radial porque os músculos do braço felino não protegem estas estruturas. Alternativamente, peça para o assistente comprimir a artéria braquial contra a diáfise do úmero com o dedo polegar ou o indicador, aplicando pressão imediatamente cranial ao músculo tríceps no aspecto medial do braço. Coloque os campos cirúrgicos nos membros. Estenda a unha por pressão do coxim digital ou prenda sua ponta com uma pinça de campo ou pinça cirúrgica (p. ex., pinça de Allis). Faça uma incisão circunferencial na pele cuticular glabra próxima à articulação entre a segunda e a terceira falange (Figura 15.73B). Seccione o tendão extensor digital comum e os ligamentos dorsais com uma lâmina de bisturi de número 11 ou 12. Siga o contorno da extremidade proximal de P3 para seccionar o tendão flexor digital profundo e dissecar a falange do coxim digital e outras inserções de tecidos moles (p. ex., cápsula articular, ligamentos colaterais e outros tendões). Evite seccionar o coxim digital. Remova todas as 10 unhas dos membros dianteiros para onicectomia eletiva.

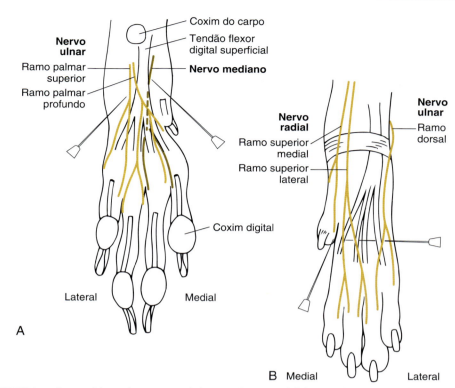

Figura 15.74 Locais para bloqueio nervoso da inervação sensorial do membro anterior felino. (A) Estenda o carpo e palpe o tendão flexor digital superficial ao longo do aspecto palmar da pata. Bloqueie o nervo mediano com 0,16 mL de bupivacaína imediatamente medial ao tendão flexor digital superficial. Bloqueie os ramos palmares do nervo ulnar ao longo do tendão flexor digital superficial lateral de maneira similar. (B) Bloqueie o segundo ao quinto nervos digitais dorsais inserindo a agulha de lateral para medial imediatamente distal ao carpo. Injete 0,2 mL de bupivacaína à medida que a agulha for retirada. Bloqueie o primeiro nervo digital dorsal na articulação entre o primeiro e o segundo metacarpo com 0,1 mL de bupivacaína.

Aproxime as bordas de pele com uma bandagem, pontos simples separados cruzados ou adesivo tecidual absorvível de cianoacrilato (p. ex., Vetbond®). Não passe as suturas pelos coxins digitais. Aplique o adesivo tecidual sobre as superfícies cutâneas aproximadas e não entre as bordas de corte. Aplique uma bandagem da pata até região distal do antebraço (p. 203) e remova o torniquete.

Onicectomia com Cortador de Unha

Prepare os membros para cirurgia conforme descrito na seção sobre Onicectomia por Dissecção. Apare as unhas para facilitar o posicionamento do cortador no espaço interfalangeano. Posicione um cortador de unha afiado, do tipo guilhotina (Resco®) ao redor da unha (Figura 15.73C). Estenda a unha e prenda a ponta com uma pinça de campo ou pinça cirúrgica (p. ex., pinça de Allis). Posicione a lâmina dorsalmente no espaço articular e seccione os tendões extensores. Gire a lâmina em sentido ventral, mantendo o contato contínuo com a pele. Levante a unha dorsalmente para fechar o espaço articular e desviar o processo flexor em sentido ventral. Depois de assegurar que o coxim digital esteja proximal à linha de secção e que o instrumento esteja no espaço articular, feche-o para amputar a falange. Inspecione as superfícies articulares para excisão completa de P3 (Figura 15.73D). Em caso de persistência de uma pequena porção do aspecto palmar de P3, prenda-a com uma pinça e disseque-a cuidadosamente do coxim digital com uma lâmina de bisturi ou tesoura de ponta fina. Alguns cirurgiões preferem reter esta porção de P3, principalmente em gatos grandes, para manter a função do flexor digital profundo. Remova todas as 10 unhas do membro anterior para a onicectomia eletiva. Se necessário, aproxime as bordas de pele com pontos simples separados ou adesivo tecidual absorvível. Coloque uma bandagem da pata até a região distal do antebraço (p. 203) e remova o torniquete.

Cuidados e Complicações Pós-operatórias

Um sangramento brando é esperado durante a remoção da bandagem, depois de 12 a 24 horas; se o sangramento persistir, a bandagem deve ser reaplicada por 2 a 3 dias. O granulado sanitário deve ser substituído por papel picado por 2 semanas, enquanto o leito ungueal cicatriza. O gato geralmente remove os pontos em até 1 semana. A convalescença é mais rápida em gatos jovens e em crescimento do que em gatos idosos e obesos. A satisfação do proprietário com este procedimento é grande. As complicações (p. ex., dor, hemorragia, lesão nos coxins, claudicação, aumento de volume, infecção, novo crescimento das unhas, protrusão da segunda falange e postura palmígrada) são observadas em 50% dos pacientes. O corte dos coxins digitais prolonga a dor pós-operatória e a claudicação. A dor no início do período pós-operatório é mais frequente após a onicectomia com lâmina do que com o cortador de unha. A hemorragia é mais comum em animais idosos e em caso de não aposição das feridas. As complicações pós-operatórias tardias são mais comuns quando os cortadores de unha são usados. Os adesivos teciduais não absorvíveis podem provocar claudicação pós-operatória (geralmente sem sustentação de peso) e infecções e sofrer extrusão das feridas como corpos estranhos. Uso inadequado do torniquete pode causar neuropraxia, necrose tecidual e claudicação. O nervo radial é o mais frequentemente acometido, mas os sinais tendem a se resolver

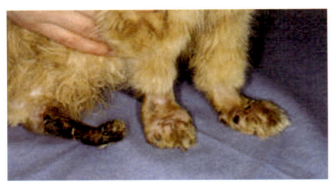

Figura 15.75 Este gato não foi confinado depois da onicectomia, os curativos ficaram úmidos e foram mantidos por um período maior do que o desejado. Os quatro membros sofreram lesão e o membro posterior direito precisou ser amputado.

QUADRO 15.16	Raças em que a Remoção do Dedo Vestigial é Recomendada
• Basset hound	• Papillon
• Bernese mountain dog	• Pastor-belga malinois
• Boxer	• Pastor-belga
• Chesapeake bay retriever	• Pastor de Shetland
• Dálmata	• Puli
• Dandie dinmont terrier	• Rottweiler
• Elkhound norueguês	• São-bernardo
• Husky siberiano	• Silky terrier
• Kerry blue terrier	• Tervuren belga
• Komondor	• Vizsla
• Lakeland terrier	• Weimaraner
• Malamute-doalasca	• Welsh corgi cardigan

em 6 a 8 semanas. As bandagens apertadas podem causar necrose sistêmica do membro (Figura 15.75). A remoção incompleta das células germinativas no aspecto dorsal da crista ungueal permite o novo crescimento das unhas. A persistência de uma pequena sobra de processo flexor não leva ao novo crescimento da unha. Em caso de desenvolvimento de fístulas, suspeite de novo crescimento. A nova unha geralmente é deformada. A dor crônica, evidenciada por mudanças comportamentais (p. ex., diminuição de atividade e apetite ou maior agressividade), é ocasionalmente observada e pode ser causada pelo fenômeno de exacerbação da dor associado à analgesia peroperatória insatisfatória (Capítulo 13).

TENECTOMIA DE FLEXOR DIGITAL PROFUNDO

O tendão flexor digital profundo se insere no processo flexor da terceira falange e é necessário para sua flexão. As unhas continuam retraídas após a ressecção dos tendões flexores digitais profundos, o que limita a capacidade de arranhar do gato; no entanto, as unhas ficam espessas e rombas e devem ser aparadas com regularidade. Hemorragia, infecção e claudicação podem ocorrer no pós-operatório. A tenectomia do flexor digital superficial (que se insere na face proximal da segunda falange) em vez do flexor digital profundo provoca a postura anormal de pé chato. Os problemas podem incluir claudicação persistente e capacidade de arranhar, imobilidade da articulação interfalangeana, fibrose, dor e crescimento da unha encravada nos coxins digitais. De modo geral, os proprietários ficam insatisfeitos por causa da manutenção da capacidade de arranhar, do aspecto desagradável das unhas espessadas, da claudicação de longa duração e da necessidade de corte das unhas, difícil de ser realizada. A onicectomia pode ser necessária para resolução dos sinais clínicos. Por isso, esta técnica não é rotineiramente recomendada.

Anestesie o gato e posicione-o em decúbito dorsal ou lateral. Tricotomize e prepare assepticamente os membros. Aplique um torniquete abaixo do cotovelo para minimizar a hemorragia. Faça uma incisão de 3 a 5 mm sobre a superfície palmar da segunda falange (P2), junto à articulação interfalangeana P2-P3 e ao coxim digital (Figura 15.76A). O tendão de aspecto branco e brilhante do flexor digital profundo repousa diretamente sob a pele. Disseque a área sob o tendão com pinças hemostáticas ou tesouras pequenas (Figura 15.76B). Excise um segmento de tendão de 5 mm com lâmina de bisturi, eletrocirurgia ou *laser* (Figura 15.76C e D). Justaponha as bordas da pele com um ponto simples separado ou adesivo tecidual absorvível, como na onicectomia. Repita o procedimento em cada dedo e apare cada unha.

Use papel picado em vez de granulado sanitário por 2 semanas. Limite a atividade e desestimule saltos por 1 semana.

REMOÇÃO DO DEDO VESTIGIAL

O dedo vestigial (também chamado dedo de lobo ou quinto dedo) é o primeiro dedo das patas traseiras caninas. A primeira e a segunda falange deste dedo são inconsistentes. Os dedos vestigiais estão ausentes em alguns cães e duplicados em outros. Os Cães de Montanha dos Pirineus e Pastores-de-brie devem ter dedos vestigiais em dobro para estarem de acordo com os padrões raciais. Em outras raças, os dedos vestigiais frouxos são removidos para evitar autotraumatismo ou trauma acidental durante a caça ou os cuidados com o pelame (Quadro 15.16). De modo geral, apenas os dedos vestigiais posteriores são removidos. Estes dedos podem ser removidos entre 3 e 5 dias de idade com anestesia local. A hemorragia é abundante depois dos 5 dias de vida e anestésicos são necessários. As complicações são hemorragia, dor, infecção e deiscência. A remoção prematura da sutura pode provocar a formação de cicatrizes. As bandagens muito apertadas podem provocar aumento de volume ou necrose isquêmica.

Remoção de Dedo Vestigial em Filhotes

Prepare assepticamente o aspecto medial da pata. Peça para um assistente segurar o filhote em suas mãos e imobilize a pata. Facilite a contenção e a analgesia administrando um sedativo e/ou um anestésico local (p. 144). Abduza o dedo e seccione a membrana cutânea que conecta o dedo vestigial ao membro com tesouras de Mayo, eletrocirurgia ou *laser* (Figura 15.77A). Desarticule a articulação metatarso/metacarpofalangeana ou seccione o osso junto ao metatarso ou metacarpo com tesouras de Mayo, eletrocirurgia ou *laser*. Controle a hemorragia com pressão ou eletrocauterização. Justaponha as bordas de pele com um ponto simples de aproximação ou adesivo tecidual absorvível ou deixe cicatrizar por segunda intenção.

Remoção de Dedo Vestigial em Adultos

Se o dedo vestigial não for removido na primeira semana de vida, o procedimento deve ser adiado até depois dos 3 meses de idade e realizado com anestesia geral. Os dedos vestigiais podem ser removidos durante a castração.

Posicione o animal em decúbito lateral. Tricotomize e prepare assepticamente a pata para cirurgia. Faça uma incisão elíptica ao redor da base do dedo, onde se articula com o metatarso ou metacarpo (Figura 15.77B). Abduza o dedo e disseque o tecido subcutâneo até a articulação metacarpofalangeana ou metatarsofalangeana. Se a primeira e a segunda falange estiverem firmemente presas, solte-as com uma lâmina de número 11. Ligue as artérias dorsal comum e digital palmar axial. Desarticule a articulação metacarpofalangeana ou metatarsofalangeana com uma lâmina

CAPÍTULO 15 Cirurgia do Sistema Tegumentar

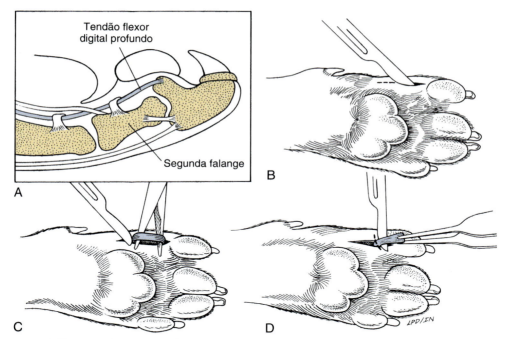

Figura 15.76 Tenectomia digital profunda. (A) Faça uma incisão de 3 a 5 mm sobre a superfície palmar da segunda falange. (B) e (C) Eleve e excise um segmento de 5 mm do tendão flexor digital profundo. (D) mostra a relação entre o tendão flexor digital profundo e P1, P2 e P3.

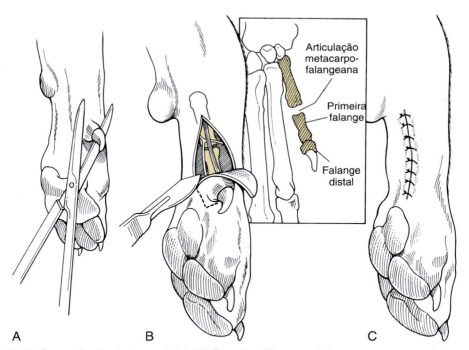

Figura 15.77 Remoção do dedo vestigial. (A) Em cães filhotes, abduza e transecte o dedo vestigial com tesouras, desarticulando a articulação metatársica (cárpica) falangeana. (B) Em adultos, faça uma incisão elíptica ao redor da base do dedo vestigial, disseque o tecido subcutâneo e ligue as artérias comum dorsal e palmar axial. Em seguida, desarticule a articulação ou transecte P1 com osteótomos. (C) Justaponha o tecido subcutâneo e a pele com suturas de aproximação.

de bisturi. Os resultados são menos cosméticos quando osteótomos são usados para secção da primeira falange próxima à articulação metacarpofalangeana ou metatarsofalangeana. Justaponha o tecido subcutâneo com pontos de aproximação em padrão contínuo ou simples separado, usando material de sutura absorvível (p. ex., polidioxanona, poligliconato, poliglecaprona 25, glicômero 631 ou poliglactina 910). Justaponha a pele com pontos separados de aproximação (p. ex., náilon ou polipropileno 3-0 ou 4-0) (Figura 15.77C). Coloque uma bandagem macia e acolchoada para proteger o sítio cirúrgico por 3 a 5 dias. Remova os pontos em 7 a 10 dias.

AMPUTAÇÃO DE DEDO

A amputação de dedos é realizada por causa de neoplasia, infecções fúngicas ou bacterianas crônicas, osteomielite ou traumatismo grave (Figura 15.78). Os dedos acometidos ficam inchados e doloridos, com unhas espessadas, distróficas ou ausentes. O carcinoma espinocelular é o tumor mais comumente identificado em dedos de cães e gatos; no entanto, inúmeros processos neoplásicos podem ocorrer neste local. Às vezes, um dedo é amputado para facilitar o salvamento de um coxim de sustentação de peso ou uma parte da pata.

O nível da amputação é determinado pelo sítio da lesão e pela doença. A anestesia geral é necessária. As complicações são hemorragia, infecção, deiscência e recidiva. As bandagens apertadas podem causar aumento de volume ou necrose isquêmica. O peso é sustentado principalmente pelo terceiro dedo e quarto dedos. Os cães submetidos à remoção de um ou ambos destes dedos normalmente apresentam claudicação pós-operatória transitória.

Os tumores digitais ocorrem em cães mais velhos (idade média, 10 anos) e são mais raros em gatos (idade média, 12,7 anos) e, a princípio, quase sempre são erroneamente diagnosticados como infecções. São mais frequentes em cães-machos de raças de médio ou grande porte (de 10 kg a mais de 30 kg). A invasão óssea é comum. Os sinais clínicos incluem claudicação, aumento de volume e ulceração digital e uma unha fixa em protrusão, com desvio ou ausente. Os tumores devem ser diferenciados da paroníquia. Os carcinomas espinocelulares, os melanomas malignos, os sarcomas de tecido mole, os osteossarcomas e os mastocitomas são tumores digitais comuns. Os carcinomas espinocelulares, os mastocitomas e os melanomas originários do epitélio subungueal são agressivos e, às vezes, metastáticos. Os cães de pelame negro são predispostos ao desenvolvimento de carcinomas espinocelulares subungueais. A taxa de sobrevida em 1 ano após a amputação digital varia de 45 a 100%, dependendo do tipo de tumor; os melanomas digitais apresentam sobrevida mediana de 1 ano.

Além do carcinoma espinocelular e do fibrossarcoma, os tumores digitais em gatos também podem ser metastáticos, mais comumente de adenocarcinomas pulmonares. Esses tumores geralmente acometem os dedos de sustentação de peso e podem ocorrer em mais de um dedo. Os gatos com tumores digitais devem ser cuidadosamente avaliados quanto à doença primária. O prognóstico dos tumores digitais em gatos é reservado. A sobrevida mediana de gatos com carcinoma espinocelular digital foi de 73 dias e indivíduos com lesões metastáticas apresentaram sobrevida baixa similar.

Tricotomize e prepare assepticamente a pata para cirurgia. Posicione o cão ou gato em decúbito ventral ou lateral com o membro suspenso. Aplique um torniquete e coloque os campos cirúrgicos. Libere a pata assepticamente preparada no campo estéril. Comece uma incisão dorsal na extremidade distal do metacarpo (metatarso) apropriado ou na extremidade proximal da primeira falange. Faça uma incisão circular transversa na articulação interfalangeana apropriada (incisão em Y invertido) (Figura 15.79A e B). Preserve o coxim digital caso apenas a terceira falange seja removida. Seccione os tendões flexores e extensores, os ligamentos e a cápsula articular. Ligue as artérias e veias digitais com fio absorvível 3-0 ou 4-0. Desarticule a falange com lâmina de bisturi ou seccione-a com osteótomos. Inclua os ossos sesamoides na excisão. Suture o tendão extensor na superfície dorsal do coxim caso seja preservado. Justaponha os tecidos subcutâneos sobre a extremidade óssea com pontos simples separados de fio absorvível (p. ex., polidioxanona, poliglecaprona 25, glicômero 631 ou poligliconato 3-0 ou 4-0). Justaponha a pele com suturas de aproximação (p. ex., náilon ou polipropileno 3-0 ou 4-0) (Figura 15.79C). Coloque uma bandagem acolchoada e, se necessário, um colar elizabetano. Mantenha a bandagem limpa e seca. Troque a bandagem em 2 a 3 dias ou como necessário para avaliar a ferida. Remova a bandagem e os pontos depois de 7 a 10 dias.

LESÕES NO COXIM PODAL

O coxim podal é a área mais resistente da pele canina e é projetado para absorver choques, a postura em estação e forças abrasivas. O estrato córneo normalmente é pigmentado, espesso e queratinizado, com uma superfície áspera de papilas cônicas. Dentre as lesões nos

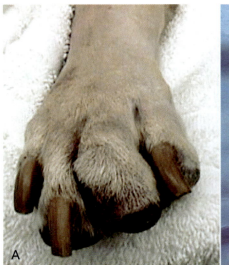
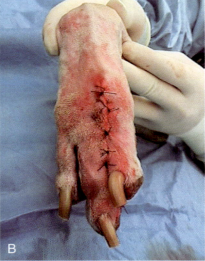

Figura 15.78 (A) Um melanoma fez este dedo inchar e a unha foi perdida. (B) O dedo foi amputado e os dedos adjacentes foram fundidos.

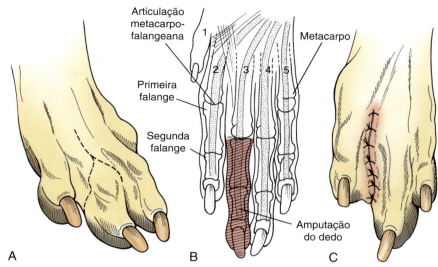

Figura 15.79 Amputação digital. (A) Comece a incisão cutânea dorsalmente e prolongue-a em sentido lateral de cada lado do dedo acometido. (B) Ligue os vasos digitais e transecte os tendões, os ligamentos e a cápsula articular para desarticulação do dedo entre P3-P2, P2-P1 ou P1-metacarpo (tarso). (C) Justaponha o tecido subcutâneo sobre a extremidade do osso e aproxime as bordas cutâneas.

coxins podais, estão a laceração, o desluvamento, a abrasão, a avulsão, as queimaduras e os tumores. As lesões podem não cicatrizar bem devido às forças de sustentação de peso e à perda do coxim. As áreas de sustentação de peso sem coxins podem ulcerar.

Perda Superficial do Coxim

As feridas com perda superficial de coxim devem cicatrizar por segunda intenção e são tratadas com bandagens absorventes ou semiabsorventes não aderentes e uma tala anatômica (em formato de colher). O coxim funcional é mantido caso apresente tecido epitelial periférico e a ferida possa cicatrizar por contração e epitelização. A imobilização do membro favorece a cicatrização porque as forças contráteis da ferida são antagonizadas pela sustentação de peso, que afasta as bordas da lesão. O extrato de aloé em gel tem um efeito positivo nos estágios iniciais de cicatrização do coxim podal. Os curativos de hidrogel com acemanana também estimulam a cicatrização da ferida. A aplicação de bandagens e talas deve ser mantida até a reepitelização e queratinização parcial. A realização de exercícios deve ser restrita enquanto o membro estiver com curativos. Após a remoção das bandagens, os exercícios podem ser gradualmente permitidos em superfícies não abrasivas.

Lacerações

As lacerações simples tratadas de forma inadequada podem se tornar feridas crônicas que não cicatrizam porque as forças aplicadas sobre os coxins durante a estação ou o caminhar os achatam e expandem, separando as bordas da lesão. O tratamento adequado dos coxins lacerados é composto por lavagem, sutura e colocação de bandagens. As lacerações agudas devem ser lavadas com cuidado e minimamente desbridadas. Lacerações antigas, muito contaminadas ou infectadas precisam ser tratadas com bandagens hidrofílicas por vários dias.

Desbride as bordas das lacerações crônicas para remover o tecido necrótico e gerar bordas hemorrágicas para aposição. Justaponha as camadas profundas do coxim com fio absorvível em pontos simples separados ocultos (p. ex., polidioxanona, poliglecaprona 25, glicômero 631 ou poligliconato 3-0 ou 4-0). Justaponha as bordas epiteliais com pontos de aproximação separados (p. ex., simples, ponto vertical de colchoeiro, longe-perto-perto-longe) (p. ex., polipropileno ou náilon 2-0 ou 3-0), abarcando o tecido a alguns milímetros de distância da borda de corte. Após o fechamento, proteja o coxim com uma bandagem absorvente, espessa e não aderente, com uma esponja de espuma e com ou sem tala (p. 203). Troque a bandagem a cada 1 a 3 dias, dependendo da quantidade de drenagem. Remova os pontos depois de 10 a 14 dias e reaplique a tala e a bandagem por 3 a 4 dias. Remova a tala, mas recoloque a bandagem por mais 3 a 6 dias, permitindo o fortalecimento da ferida. Alternativamente, proteja o coxim com uma bota protetora comercial depois da remoção da sutura. Restrinja os exercícios enquanto o membro estiver com curativo. Institua gradualmente os exercícios em superfície não abrasiva depois da remoção da bandagem.

Salvamento da Pata

As lesões por esmagamento ou desluvamento podem fazer com que a pata perca sua função. A amputação ou múltiplos procedimentos cirúrgicos são necessários para se manter a função do membro com lesões graves. Enxertos livres, retalhos de padrão axial, retalhos de bolsa de parede torácica, retalhos musculares pediculados e transferência de tecido livre microvascular foram usados na reconstrução de lesões no membro distal. A amputação parcial pode ser realizada com transferência do coxim do carpo para suporte de peso ou em preparo para colocação de uma prótese (Figura 15.80). Gatos mantidos em ambientes internos e cães de pequeno porte que caminham principalmente em carpetes podem se adaptar bem à pele enxertada sem coxim; no entanto, a maior parte dos cães requer o salvamento ou reposição do coxim metacárpico-metatársico. A reposição de coxins podais metacárpicos, metatársicos ou de sustentação de peso pode ser alcançada pela transposição de coxins adjacentes, enxertos segmentares de coxins digitais ou transferência livre microneurovascular de coxim cárpico ou digital (Figura 15.81). O tecido não deve ser transposto sobre uma lesão no coxim provocada por mau funcionamento do tendão, mau alinhamento ósseo ou lesão neurológica até que a causa seja corrigida. O coxim digital é transposto para substituir a parte do coxim metatársico ou metacárpico. As falanges do segundo ou do quinto dedo são removidas por uma incisão palmar. O coxim digital é mantido em um pedículo de pele e transposto até o coxim metatársico-metacárpico. Alternativamente, o trauma grave em todos os dedos pode exigir amputação digital ou transposição do coxim metatársico ou metacárpico sobre as extremidades ósseas para proporcionar uma superfície de sustentação do peso. Os

264 PARTE DOIS Cirurgia de Tecidos Moles

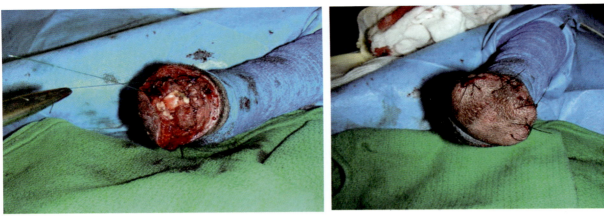

Figura 15.80 Amputação parcial do membro posterior distal em um cão com lesão grave por congelamento dos dedos.

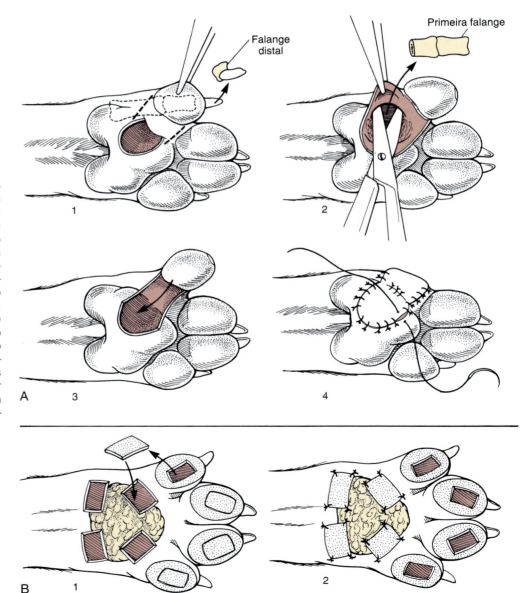

Figura 15.81 Transposição ou resgate dos coxins de sustentação do peso. (A) Para transposição parcial ou completa do coxim, remova P3 e P2 do primeiro e do segundo dedo e transponha o coxim e a pele para a área lesionada (técnica do filete de falange). (B) O coxim metacárpico ou metatársico pode ser salvo com enxertos dos coxins digitais. Coloque o enxerto segmentar livre sobre um leito saudável de tecido de granulação e através da junção cutânea do coxim. Os sítios doadores são justapostos com pontos de aproximação se o tecido estiver flexível; caso contrário, cicatrizam por segunda intenção sob uma bandagem.

enxertos segmentares livres de coxim digital (6 × 8 mm) suturados em leitos receptores profundos no tecido de granulação permitem a nova epitelização do coxim, com formação de uma superfície rija, queratinizada e eficiente de sustentação do peso. A transferência microneurovascular do coxim requer instrumentação e treinamento especializados. Os curativos pós-cirúrgicos devem ser feitos como anteriormente descritos para as lacerações.

Podoplastia por Fusão

A podoplastia por fusão é um procedimento usado no tratamento da piodermite interdigital crônica refratária à terapia medicamentosa. O procedimento também pode ser usado em animais com lesão no tendão flexor crônico ou na reconstrução da pata depois das amputações de dedos. A podoplastia por fusão não é recomendada nas quatro patas em uma única cirurgia, por causa do tempo operatório prolongado e do desconforto pós-operatório.

Tricotomize e prepare assepticamente a pata. Posicione o paciente anestesiado em decúbito dorsal ou lateral. Considere a colocação de um torniquete ao redor do membro distal para minimizar a hemorragia, mas lembre-se da duração do procedimento cirúrgico. Use uma caneta estéril para marcar a pele interdigital a ser removida. Excise a membrana interdigital e a pele entre os coxins digitais metacárpico-metatársicos. Preserve 2 a 3 mm de pele adjacente à unha. Previna a ocorrência de lesões nos vasos e nervos digitais durante a dissecção. Controle a hemorragia com eletrocoagulação ou pressão digital; alternativamente, a dissecção pode ser realizada com radiofrequência ou *laser*. Lave a ferida cuidadosamente. Suture os coxins digitais em justaposição com pontos simples separados (p. ex., náilon ou polipropileno 3-0). Aproxime os coxins digitais e metacárpico-metatársicos com pontos simples separados; a aposição direta das bordas epiteliais pode não ser possível. Aproxime as bordas cutâneas adjacentes dorsalmente com pontos simples separados (p. ex., náilon ou polipropileno 3-0). Se indicado, repita o procedimento na pata contralateral. Remova o torniquete.

Após a amputação do terceiro e/ou do quarto dedo (p. 262), a porção de sustentação de peso da pata pode ser reconstruída com o segundo e o quarto ou o quinto dedo. Os dedos e o tumor são removidos em bloco, juntos com os coxins digitais, enquanto os coxins metacárpicos ou metatársicos são preservados.

Feche o defeito em três camadas. Primeiramente, justaponha os músculos interósseos dos dedos adjacentes com sutura monofilamentar absorvível 3-0 ou 4-0 em pontos separados. Em seguida, justaponha o tecido subcutâneo nas superfícies palmares (plantares) e dorsais com suturas absorvíveis. Por fim, justaponha a pele dorsal remanescente no segundo dedo à pele dorsal do quarto ou quinto dedo e, depois, a pele plantar ou palmar entre os dedos com pontos de aproximação com fio monofilamentar não absorvível 3-0 ou 4-0.

Coloque uma bandagem absorvente não aderente e uma tala em colher ou de tipo concha que se estenda da pata até o cotovelo ou joelho. Nos pacientes com piodermite interdigital, troque a bandagem e a tala diariamente até a diminuição da drenagem, geralmente em 10 a 14 dias. Remova os pontos 10 a 21 dias após a cirurgia, mas continue a fazer curativos até que a granulação esteja completa.

Quando a cicatrização estiver quase completa, a colocação de uma bandagem mais leve ou uma bota de proteção permite a transição entre o curativo com grande imobilização e a sustentação total do peso. A claudicação é comum por 4 semanas ou mais após a amputação digital com a técnica de podoplastia por fusão. A infecção pode persistir em animais com piodermite interdigital.

REFERÊNCIAS BIBLIOGRÁFICAS

1. Gall TT, Monnet E. Evaluation of fluid pressures of common wound-flushing techniques. *Am J Vet Res*. 2010;71:1384-1386.
2. Gagnon D, Gibson TW, Singh A, et al. An in vitro method to test the safety and efficacy of low-level laser therapy (LLLT) in the healing of a canine skin model. *BMC Vet Res*. 2016;12:73.
3. Kurach LM, Stanley BJ, Gazzola KM, et al. The effect of low-level laser therapy on the healing of open wounds in dogs. *Vet Surg*. 2015;44:988-996.
4. Millis DL, Gross Saunders D. Laser therapy in canine rehabilitation. In: Millis DL, Levine D, editors. *Canine Rehabilitation and Physical Therapy*. 2nd ed. Philadelphia: Elsevier; 2014. p. 359-380.
5. Kranke P, Bennett MH, Martyn-St James M, et al. Hyperbaric oxygen therapy for chronic wounds. *Cochrane Database Syst Rev.*. 2015;(6):CD004123.
6. Nolff MC, Fehr M, Bolling A, et al. Negative pressure wound therapy, silver coated foam dressing and conventional bandages in open wound treatment in dogs. *Vet Comp Orthop Traumatol*. 2015;28:30-38.
7. Nolff MC, Fehr M, Reese S, Meyer-Lindenberg AE. Retrospective comparison of negative-pressure wound therapy and silver-coated foam dressings in open-wound treatment in cats. *J Feline Med Surg*. 2017;19:624-630.
8. Field EJ, Kelly G, Pleuvry D, et al. Indications, outcome and complications with axial pattern skin flaps in dogs and cats: 73 cases. *J Small Anim Pract*. 2015;56:698-706.
9. Montinaro V, Massari F, Vezzoni L, et al. Lateral caudal axial pattern flap in 13 dogs. *Vet Surg*. 2015;44:642-647.
10. Stanley BJ, Pitt KA, Weder CD, et al. Effects of negative pressure wound therapy on healing of free full-thickness skin grafts in dogs. *Vet Surg*. 2013;42:511-522.
11. Miller AJ, Cashmore RG, Marchevsky AM, et al. Negative pressure wound therapy using a portable single-use device for free skin grafts on the distal extremity in seven dogs. *Aust Vet J*. 2016;94:309-316.
12. Or M, Van Goethem B, Kitshoff A, et al. Negative pressure wound therapy using polyvinyl alcohol foam to bolster full-thickness mesh skin grafts in dogs. *Vet Surg*. 2017;46:389-395.
13. Peterson ME, Matz M, Seibold K, et al. A randomized multicenter trial of Crotalidae polyvalent immune F_{ab} antivenom for the treatment of rattlesnake envenomation in dogs. *J Vet Emerg Crit Care*. 2011;21:335-345.
14. Witsil AJ, Wells RJ, Woods C, Rao S. 272 cases of rattlesnake envenomation in dogs: demographics and treatment including safety of F(ab')2 antivenom use in 236 patients. *Toxicon*. 2015;105:19-26.
15. Carr A, Schultz J. Prospective evaluation of the incidence of wound infection in rattlesnake envenomation in dogs. *J Vet Emerg Crit Care*. 2015;25:546-551.
16. Katzenbach JE, Foy DS. Retrospective evaluation of the effect of antivenom administration on hospitalization duration and treatment cost for dogs envenomated by Crotalus viridis: 113 dogs (2004-2012). *J Vet Emerg Crit Care*. 2015;25:655-659.

16

Cirurgia de Olho

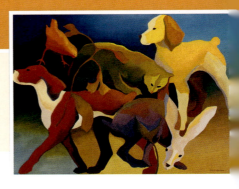

Cirurgia de Pálpebra

PRINCÍPIOS GERAIS E TÉCNICAS

DEFINIÇÕES

As **glândulas acinotarsais** revestem as margens das pálpebras e produzem a camada oleosa do filme lacrimal que reduz a evaporação das lágrimas. **Triquíase** é a doença em que os pelos originários da pele normal entram em contato com a córnea. Na **distiquíase**, os pelos saem pelas aberturas da glândula acinotarsal. Os **cílios ectópicos** são pelos que crescem na conjuntiva palpebral e entram em contato com a córnea. O **entrópio** é a inversão da margem palpebral e o **ectrópio** é a eversão da margem palpebral. **Lagoftalmia** é um piscar incompleto. O termo **exotropia** se refere ao estrabismo divergente.

CONSIDERAÇÕES PRÉ-OPERATÓRIAS

A função palpebral é essencial para a saúde e o conforto da córnea e a visão porque as pálpebras distribuem as lágrimas pela superfície da córnea e protegem o olho. As cirurgias palpebrais devem ser planejadas para preservar a função palpebral, promovendo a saúde da córnea. As margens palpebrais mal alinhadas à cirurgia ou que perdem seu alinhamento no período pós-operatório podem levar ao desenvolvimento de doença da córnea. Em caso de perda da função palpebral por trauma ou doença neurológica, a cirurgia da pálpebra pode ser necessária em caráter de urgência para prevenir a formação de úlceras e o desenvolvimento de doenças da córnea. Idealmente, as infecções da pele devem ser tratadas no período pré-operatório e os medicamentos que podem interferir com a cicatrização devem ser administrados em dose reduzida ou interrompidos por completo no momento da cirurgia.

Instrumentação e sutura corretas devem ser adquiridas antes de qualquer cirurgia planejada e o futuro cirurgião deve ter conhecimento adequado da doença, da anatomia, do procedimento e de outros requisitos antes de sua realização. Procedimentos complexos ou desconhecidos devem ser encaminhados a um oftalmologista veterinário para melhores resultados, principalmente nos casos de necessidade de equipamento microcirúrgico e habilidades de alinhamento dos retalhos de pele com a conjuntiva.

PREPARO DO SÍTIO CIRÚRGICO

Aplique uma boa quantidade de pomada oftálmica estéril ou antibiótica em ambos os olhos para lubrificação. Tricotomize uma área de aproximadamente 5 cm de largura ao redor das pálpebras com uma lâmina de número 40. Retire os pelos cortados com cuidado; evite usar aspiradores ao redor do olho. Alternativamente, use esparadrapo (como um rolo adesivo para retirada de pelos de roupas) para remover os pelos presos à pele. Prepare a pele com solução de iodopovidona a 5% (sem esfregar) com quadrados de gaze dobrada em quatro ou *swabs*. Irrigue o saco conjuntival com fluido específico ou lágrimas artificiais para remover o excesso de pelos e relubrificar. Evite o uso de clorexidina, qualquer antisséptico cirúrgico, sabão ou álcool, que causam lesão de córnea. Depois de passar para o centro cirúrgico, repita o preparo do olho com iodopovidona a 5% (p. ex., Betadine Swabstick®) e cubra-o com campo estéril e curativo cirúrgico.

CONSIDERAÇÕES ANESTÉSICAS

A anestesia geral é normalmente indicada caso a cirurgia de pálpebra requeira incisões na margem palpebral, suturas ou uso de objetos pontiagudos, como lâminas de bisturi ou agulhas de sutura na região próxima à córnea. O posicionamento da sutura pode ser mais preciso quando o paciente, um animal de porte pequeno, está parado, e não móvel. Embora anestésicos tópicos e sedação mínima sejam comumente usados em alguns procedimentos oftalmológicos em pacientes humanos, sua utilização em pacientes veterinários aumenta a probabilidade de trauma ocular desnecessário.

Os sedativos pré-operatórios, como um benzodiazepínico com um opioide, podem auxiliar a indução silenciosa e tranquila (Tabela 16.1). Se possível, a indução deve ser realizada em uma área com monitores à disposição para uso após a intubação. Nos pacientes oftalmológicos, além do monitoramento da oximetria de pulso, da frequência cardíaca, da frequência respiratória e do eletrocardiograma (ECG), também é importante acompanhar a pressão arterial e o dióxido de carbono expirado ($EtCO_2$). As técnicas comuns de monitoramento, como a avaliação do reflexo palpebral, dos movimentos oculares ou do tônus mandibular, são mais difíceis porque a cabeça está coberta e geralmente afastada do anestesista. Um oxímetro de pulso com sensor auricular que possa ser fixado à vulva, ao prepúcio ou aos dedos é mais indicado devido à dificuldade de reposicionamento do sensor na língua após o início da cirurgia.

A movimentação dos olhos e da cabeça durante a cirurgia pode causar lesões oculares iatrogênicas; portanto, a profundidade da anestesia deve ser cuidadosamente monitorada para reduzir a movimentação e evitar o desenvolvimento de hipotensão e hipoventilação. Além disso, a ventilação com pressão positiva pode ser necessária durante todo o procedimento.

O monitoramento da frequência cardíaca e do ECG é importante durante a cirurgia oftalmológica devido à possibilidade de indução de reflexo oculocardíaco.[1] Esse reflexo é composto por uma via trigêmea (V) aferente e uma via vagal (X) eferente. A tração nos músculos extraoculares ou a pressão aplicada ao globo ocular pode causar assístole ou diversas arritmias cardíacas, incluindo bradicardia grave, fibrilação ventricular, contrações ventriculares prematuras e taquicardia ventricular. Se esse reflexo ocorrer, interrompa a manipulação do olho e institua o tratamento farmacológico. Em caso de

CAPÍTULO 16 Cirurgia de Olho

TABELA 16.1 Considerações Anestésicas no Paciente Oftalmológico

Considerações Pré-operatórias

Doenças associadas	• O paciente pode ser geriátrico e apresentar comorbidades
Exames de sangue	• Hematócrito mínimo, PT, Cr, ALT, mas, idealmente, hemograma completo, bioquímica sérica • Se o paciente tiver mais de 5 anos, hemograma completo, bioquímica sérica ± UA • Considere a realização de exames cardíacos se o paciente apresentar sopro
Exame físico	• Dependendo da causa, o paciente pode apresentar dor à primeira consulta • Em caso de trauma, estabilize o paciente e avalie-o de forma sistêmica

Pré-medicações	• Anticolinérgicos (cuidado com doenças cardíacas, gatos geriátricos):
	  • Atropina (0,02-0,04 mg/kg IM, SC), ou
	  • Glicopirrolato (0,01 mg/kg IM, SC)
	• Ansiolíticos:
	  • Diazepam (0,1-0,2 mg/kg IV), ou
	  • Midazolam (0,1-0,2 mg/kg IM, IV)
	• Analgésicos:
	  • Hidromorfona[a] (0,1-0,2 mg/kg IM em cães; 0,05-0,1 mg/kg IM em gatos), ou
	  • Morfina (0,1-0,5 mg/kg IM, SC em cães; 0,1 mg/kg IM, SC em gatos), ou
	  • Butorfanol (0,1-0,4 mg/kg IM, SC), ou
	  • Oximorfona (0,02-0,1 mg/kg IM), ou
	  • Buprenorfina[b] (0,01-0,02 mg/kg IM em cães, 0,005 mg/kg SC em gatos ou Simbadol®, 0,24 mg/kg SC por dia por até 3 dias em gatos)

Considerações Intraoperatórias

Indução	• Propofol (2-6 mg/kg IV), ou • Alfaxalona (2-3 mg/kg IV em cães; 2-5 mg/kg IV em gatos) • Cuidado com a máscara facial se o olho do animal for frágil
Manutenção	• Isoflurano ou sevoflurano, mais • Se necessário para analgesia: fentanila (dose de ataque de 10-20 µg/kg mais infusão 0,6-10 µg/kg/min) IV em CRI • Em caso de bradicardia grave ou outras arritmias, administre atropina (0,02-0,04 mg/kg IV) ou glicopirrolato (0,005-0,01 mg/kg IV)
Requerimento de fluidos	Cristaloides, 5-10 mL/kg por hora
Monitoramento	• Pressão arterial • Frequência cardíaca • Frequência respiratória • ECG • $EtCO_2$ • SpO_2 • Temperatura • Transmissão neuromuscular por estimulador de nervo periférico (também conhecido como sequência de quatro estímulos) em caso de uso de BNM Observação: é provável que o acesso para avaliação do reflexo palpebral ou do tônus mandibular seja limitado ou nulo
Bloqueios	• Bloqueio da órbita após o fechamento do septo orbital: bupivacaína a 0,5% (0,5-2 mg/kg em cães; 0,2-0,5 mg/kg em gatos) (máximo de 2 mg/kg) (p. 152) • Analgesia tópica, como proparacaína, tetracaína

Considerações Pós-operatórias

Analgesia	• Oximorfona (0,02-0,04 mg/kg IV, IM), ou • Metadona (0,1-0,5 mg/kg IM, SQ q3-4h), ou • Morfina (0,1-0,5 mg/kg IV ou 0,1-2 mg/kg IM q1-4h em cães[d]; 0,05-0,2 mg/kg IV ou 0,1-0,5 mg/kg IM q1-4h em gatos) ou • Hidromorfona[a] (0,1-0,5 mg/kg IV ou 0,1-1 mg/kg IM, SC q2-4h em cães; 0,05-0,1 mg/kg IV ou 0,1-0,2 mg/kg IM, SC q2-4h em gatos), ou • Buprenorfina[b] (0,01-0,02 mg/kg IV, IM, SC q4-6h), mais • Carprofeno (2,2 mg/kg VO, IM q12h em cães), ou • Robenacoxibe (2 mg/kg VO, SC q24h por 3 doses [extrabula] em cães; 1-2 mg/kg SC q24h por 3 doses em gatos), ou • Meloxicam[c] (0,1-0,2 mg/kg uma vez SC ou VO, depois 0,1 mg/kg VO q24h em cães; 0,3 mg/kg SC uma vez em gatos)
Monitoramento	• SpO_2 • Pressão arterial • Frequência cardíaca • Frequência e esforço respiratório, principalmente durante o uso de BNM • Temperatura
Exames de sangue	• De modo geral, não são necessários, a menos que o paciente tenha diabetes melito
Pontuação estimada de dor	• Pode ser baixa a elevada, dependendo da causa e/ou do procedimento

ALT, alanina aminotransferase; BNM, bloqueador neuromuscular; Cr, creatinina; ECG, eletrocardiograma; $EtCO_2$, CO_2 no final da expiração; IM, intramuscular; IV, intravenoso; PIO, pressão intraocular; PRN, conforme necessário; PT, proteína total; SC, subcutâneo; SpO_2, saturação de oxigênio via oxímetro de pulso; TMO, transmucosa oral; UA, urinálise; VO, via oral.
[a]Monitore o desenvolvimento de hipertermia em gatos.
[b]A buprenorfina é um analgésico melhor do que a morfina em gatos.
[c]Em outubro de 2010, a Food and Drug Administration dos Estados Unidos determinou a colocação de uma advertência de categoria tarja preta nas bulas de meloxicam após a identificação de casos de insuficiência renal e morte de gatos submetidos ao tratamento repetido com este fármaco. Nos Estados Unidos, o meloxicam é aprovado em gatos somente em uso único.
[d]Administre lentamente para evitar a liberação de histamina.

assístole ou bradicardia, administre atropina (0,02-0,04 mg/kg IV) ou glicopirrolato (0,01-0,02 mg/kg IV). Por ter ação mais rápida e efeito cardíaco maior, a atropina é o fármaco de escolha na bradicardia grave ou parada sinusal (Capítulo 12). A pré-medicação com glicopirrolato ou atropina (Tabela 16.1) pode reduzir ou prevenir a ocorrência deste reflexo, mas deve ser feita com cautela em animais com doença cardíaca ou pacientes felinos geriátricos que podem não tolerar a taquicardia. Nestes casos, recomenda-se ter glicopirrolato ou atropina no centro cirúrgico, em dose apropriada já calculada, para rápida administração IV se necessário.

Nas cirurgias palpebrais, a indução, a intubação e a manutenção anestésica podem ser feitas como nos demais procedimentos em tecidos moles. Como a produção de lágrimas diminui substancialmente durante a anestesia geral, os olhos devem ser lubrificados pelo menos a cada 2 horas. A menor produção de lágrimas pode persistir por 24 horas após a cirurgia; portanto, a aplicação contínua de um lubrificante tópico, como pomada oftálmica, por 1 a 2 dias depois do procedimento deve ser considerada.[2] Além disso, certifique-se de que não haja pressão no olho oposto se o paciente estiver em decúbito lateral.

Sempre que possível, a extubação e a recuperação anestésica precisam ser feitas em um ambiente silencioso para evitar que o animal bata a cabeça, o que pode causar sangramento e inchaço palpebral. Os opioides são utilizados no período pós-operatório devido a seus efeitos sedativos e analgésicos. A acepromazina em doses baixas (0,005-0,01 mg/kg IV) aumenta os efeitos sedativos do opioide e pode ser usada em caso de disforia durante a recuperação (Capítulo 12 e Tabela 12.1).

ANTIBIÓTICOS

A administração peroperatória de antibióticos é indicada na cirurgia das pálpebras porque a flora normal das superfícies oculares e palpebrais apresenta possíveis patógenos. Antibióticos sistêmicos devem ser administrados antes do procedimento para que os níveis terapêuticos no sangue sejam alcançados no momento da cirurgia (Capítulo 9). Antibióticos tópicos de amplo espectro são mais comumente escolhidos para profilaxia peroperatória (Quadro 16.1) e antibióticos sistêmicos (p. ex., cefazolina IV) são administrados no período pré-operatório. Em caso de cirurgia palpebral extensa, infecção cutânea ou lesão tecidual, a administração de antibióticos sistêmicos pode ser indicada 10 a 14 dias após o procedimento.

O antibiótico tópico profilático mais usado em cães é a combinação de neomicina/polimixina/bacitracina, e em gatos, a eritromicina ou oxitetraciclina (Quadro 16.1). Os gatos raramente apresentam reação anafilática em sua primeira exposição à neomicina ou à polimixina; o ideal é que estes medicamentos não sejam administrados pela primeira vez a gatos anestesiados.

ANATOMIA CIRÚRGICA

As pálpebras e a órbita abrigam e protegem o olho (Figura 16.1). As pálpebras são pregas cutâneas móveis que bloqueiam a luz e protegem a córnea. A pálpebra superior é ligeiramente maior e mais móvel do que a inferior. As pálpebras superiores e inferiores se unem nos *cantos medial e lateral* (Figura 16.1) e são estabilizadas pelos ligamentos palpebrais medial e lateral. A largura da abertura entre as pálpebras é controlada por grupos opostos de músculos; o músculo orbicular do olho fecha a fissura palpebral, que é ampliada pelo elevador da pálpebra superior, pelo músculo elevador do olho e pelos músculos lisos da periórbita. Os *pontos nasolacrimais* superior e inferior (Figura 16.1), que drenam o excesso de lágrimas da superfície ocular para o nariz e a faringe através do ducto nasolacrimal, estão localizados após a margem da pálpebra, aproximadamente 2 a 5 mm do canto

QUADRO 16.1 Exemplos de Antibióticos Profiláticos e Terapêuticos para a Cirurgia Ocular

Oral
Amoxicilina, 22 mg/kg VO BID
Cefalexina, 30 mg/kg VO BID a TID
Cefpodoxima, 5-10 mg/kg VO SID

Antibióticos Tópicos de Amplo Espectro
Neomicina-polimixina-bacitracina, 0,6 cm QID
Neomicina-polimixina-gramicidina, 1 gota QID
Eritromicina, 0,6 cm QID
Oxitetraciclina, 0,6 cm QID

Antibióticos Tópicos de Espectro Gram-Positivo para Úlceras de Córnea Infectadas
- Cefazolina a 5% em colírio preparado com um frasco de 1 g de cefazolina injetável, a princípio usado como 1 gota q1-2h. Observação: a solução deve ser **refrigerada**; feita com a forma injetável, sua validade é de 10 dias. Use seringas, agulhas e frascos estéreis. Para preparo em lágrimas artificiais e SRL: retire 3 mL de um frasco de 15 mL de solução de lágrimas artificiais (p. ex., colírio Tears Again®) e adicione ao frasco de 1 g de cefazolina injetável. A seguir, adicione 2 mL de SRL ao frasco de cefazolina. Reconstitua a cefazolina e misture bem. Retire 4 mL da solução de cefazolina e devolva ao frasco de 15 mL de lágrimas artificiais e misture bem. Observação: não use lágrimas artificiais com glicerina ou consistência viscosa; utilize apenas lágrimas artificiais líquidas.
- SRL: reconstitua o frasco de 1 g de cefazolina em 10 mL de SRL para fazer uma solução de 100 mg/mL. Dilua a solução 1:1 em um frasco estéril (p. ex., tubo de tampa vermelha sem aditivo) com SRL; por exemplo, para um tubo de 3 mL, adicione 1,5 mL da solução de cefazolina a 100 mg/mL a 1,5 mL de SRL ao tubo de tampa vermelha e misture bem. Use agulha e seringa para preparar a medicação; remova a agulha para colocar uma gota da solução no olho.
- MOxifloxacino (Vigamox®), a princípio, 1 gota q1-2h
- Gatifloxacino, a princípio, 1 gota q1-2h

Antibióticos Tópicos de Espectro Gram-Negativo para Úlceras de Córnea Infectadas
Ciprofloxacino, a princípio, 1 gota q1-2h
Ofloxacino, a princípio, 1 gota q1-2h
Gentamicina a 0,9%, a princípio, 1 gota q1-2h
- A solução pode ser fortificada com 0,33 mL de uma solução de gentamicina a 100 mg/mL para cada 5 mL de solução oftálmica de gentamicina a 0,3%

Tobramicina, a princípio, 1 gota q1-2h

BID, duas vezes por dia; *IV*, intravenosa; *QID*, quatro vezes ao dia; *SID*, uma vez ao dia; *SRL*, solução de Ringer lactato; *TID*, três vezes ao dia; *VO*, via oral.

medial. As pálpebras se fecham como um zíper de lateral para medial para mover as lágrimas em direção ao ponto nasolacrimal. O canto medial (canto interno das pálpebras) apresenta a *carúncula lacrimal*, que projeta pequenos pelos finos, possui glândulas sebáceas e pode ser pigmentada.

As margens palpebrais de cães e gatos normalmente são desprovidas de pelos. A pele da pálpebra superior tem longos *cílios* que se projetam da pele da pálpebra lateral superior logo acima da margem palpebral; a pálpebra inferior é desprovida de cílios (Figura 16.1). Pelos longos e táteis são originários de uma carúncula dorsomedial de cada olho e correspondem às sobrancelhas humanas. A margem palpebral é uma junção mucocutânea em que a conjuntiva encontra a pele.

As margens palpebrais são revestidas por uma fileira de *glândulas acinotarsais* que secretam o componente oleoso do filme lacrimal, o qual ajuda a evitar sua evaporação (Figura 16.1). As glândulas acinotarsais são visíveis através da conjuntiva palpebral na margem da pálpebra e, em caso de doença, apresentam um infiltrado branco. As aberturas da glândula acinotarsal parecem uma fileira de pequenos pontos cinzentos ao longo da margem da pálpebra.

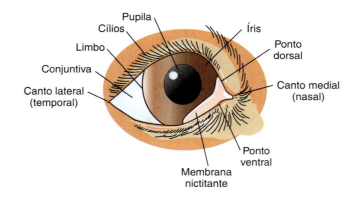

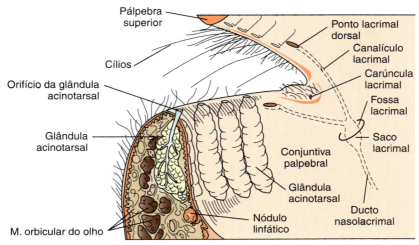

Figura 16.1 Anatomia periocular e da pálpebra (vista de dentro).

TÉCNICAS CIRÚRGICAS

A cirurgia palpebral envolve a manipulação de pequenas quantidades de tecido; precisão e delicadeza são necessárias. As suturas devem ser sempre aplicadas em espessura parcial na pele e, assim como os nós, não devem entrar em contato com a córnea.

Tarsorrafia Temporária

A tarsorrafia temporária é indicada em pacientes que não possam piscar ou apresentem proptose traumática. Este procedimento também é usado após algumas cirurgias palpebrais para reduzir a tensão no sítio cirúrgico e ajudar a reduzir a contratura da ferida durante a cicatrização ou no tratamento temporário da exoftalmia com exposição excessiva da córnea. A tarsorrafia temporária deve ser evitada em úlceras profundas de córnea, lacerações de córnea, perfurações de córnea ou qualquer doença ocular sem exposição excessiva da córnea, porque esse procedimento não auxilia a cicatrização e impede a visualização da área acometida.

Faça suturas de colchoeiro horizontais nas margens palpebrais com seda 4-0 para justapor as pálpebras, usando espaços em espessura parcial orientados perpendicularmente à margem palpebral (Figura 16.2). Amarre os nós de sutura com firmeza porque suturas soltas podem entrar em contato com a córnea. Se necessário, *stents* podem ser usados para reduzir a pressão da sutura nas pálpebras.

O proprietário deve monitorar o animal quanto ao aumento dramático da secreção ocular ou da dor após a tarsorrafia. Caso isso ocorra, as suturas devem ser imediatamente removidas e o olho, reavaliado. As suturas não complicadas da tarsorrafia devem ser removidas em 14 dias ou antes, caso se soltem. Se as suturas da tarsorrafia se soltarem e não forem imediatamente removidas, podem traumatizar a córnea, causando úlceras.

CICATRIZAÇÃO DA PÁLPEBRA

A pálpebra cicatriza como qualquer outra pele. Como as pálpebras estão expostas a mais umidade, a dermatite úmida pode ser mais comum do que em outros locais.

MATERIAIS DE SUTURA E INSTRUMENTOS ESPECIAIS

Nas cirurgias palpebrais, uma sutura "macia", como poliglactina 910 (absorvível) ou seda (não absorvível), deve ser usada. Pode-se esperar que a poliglactina 910 se dissolva ou remover as suturas. Por ser não absorvível, a seda deve ser removida após a cicatrização da incisão porque há desenvolvimento de reação ao material de sutura. Na margem palpebral, a sutura deve ser 5-0; na pele da pálpebra longe da margem, 3-0 a 5-0. A sutura deve ser feita com agulha fina e de corte invertido (Quadro 16.2). Suturas mais rígidas (polidioxanona, náilon) devem ser evitadas porque podem distorcer o tecido e se tornar um perigo para a córnea caso se soltem ou mudem de posição.

270 PARTE DOIS Cirurgia de Tecidos Moles

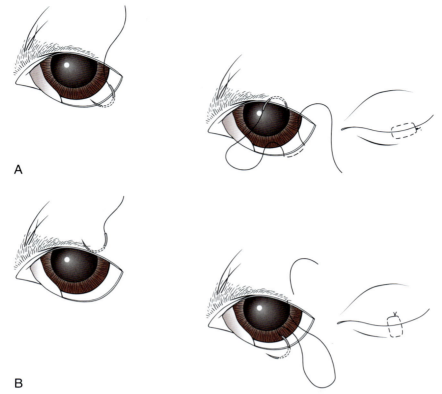

Figura 16.2 Tarsorrafia temporária realizada com sutura horizontal de colchoeiro (A) paralela ou (B) perpendicular à margem palpebral. As suturas não penetram a espessura total da pálpebra.

QUADRO 16.2 Exemplos de Instrumentos Especializados e Materiais Necessários para Cirurgias Oculares

Cirurgia de Pálpebra
Sutura de poliglactina 910 4-0 a 5-0, seda 4-0 ou grampos, dependendo do procedimento; cola de tecido para pregueamento palpebral
Pinças de campo Baby Jones ou outras (4)
Placa palpebral Jaeger
Porta-agulhas Derf ou Pars
Pinça Bishop-Harmon ou Brown-Adson de 0,8 mm
Tesoura íris ou ocular
Opcional: pinça de calázio, cabo de bisturi Bard-Parker e lâmina de número 15 para ressecção de massas palpebrais, pinças hemostáticas tipo mosquito
Opcional: pinça Allis para procedimento de Hotz-Celsus em uma pálpebra
Opcional: material de *stent*, como tubo estéril IV ou botão com orifício

Prolapso da Glândula da Terceira Pálpebra
Sutura de poliglactina 910 5-0 ou 6-0
Pinças de campo Baby Jones ou outras (4 ou 6)
Porta-agulhas de ponta curva Castroviejo ou Barraquer
Pinças microcirúrgicas, como Colibri 0,3 mm, com plataforma
Pinça Bishop-Harmon de 0,8 mm
Tesoura íris ou ocular

Enxerto de Conjuntiva
Sutura de poliglactina 910 6-0
Pinças de campo Baby Jones ou outras (4)
Blefarostato de Barraquer ou Castroviejo
Tesoura de tenotomia Stevens
Pinça Colibri 0,3 mm com plataforma (2)
Porta-agulha Barraquer ou Castroviejo
Tesoura íris
Pinça Bishop-Harmon de 0,8 mm
Ampliação

Proptose
Sutura de náilon ou seda 4-0
Sutura de poliglactina 910 4-0 ou 5-0
Tesoura de Mayo
Porta-agulha Derf
Pinça Brown-Adson ou Bishop-Harmon de 0,8 mm
Pinças hemostáticas tipo mosquito
Placa palpebral Jaeger, cabo de bisturi liso ou outro material para auxiliar a tração atraumática do globo
Tesoura íris ou outra para corte de sutura
Opcional: material de *stent*

Enucleação
PDS 2-0, 3-0 ou 4-0 para o septo orbital
Poliglactina 910 2-0, 3-0 ou 4-0 para o tecido subcutâneo e a pele
Pinças de campo (4)
Pinça Allis opcional
Pinça de Brown-Adson
Lâmina Bard-Parker e lâmina de bisturi número 15
Tesoura curva curta de Metzenbaum
Tesouras de Mayo
Tesoura curva de enucleação
Pinça mosquito ou Crile curva
Hemoclipes grandes
Porta-agulha Derf ou outro porta-agulha pequeno
Opcional: cautério e sucção
Opcional: implante orbital de silicone

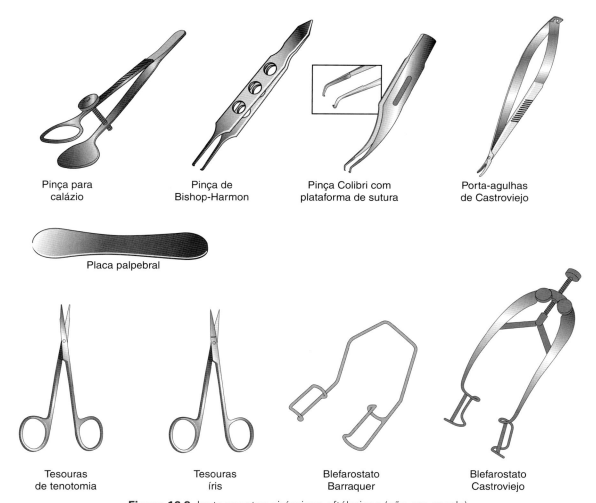

Figura 16.3 Instrumentos cirúrgicos oftálmicos (não em escala).

Os instrumentos de cirurgia oftálmica (Quadro 16.2) devem incluir uma pinça de Bishop-Harmon de 0,8 mm para manipulação do tecido palpebral. Use porta-agulhas Derf ou Pars e pequenas tesouras oculares ou de íris para manipular e cortar a sutura 5-0. Uma placa palpebral Jaeger autoclavável ou pinça de calázio também dá suporte tecidual e protege a córnea durante a cirurgia de pálpebra. As pinças de calázio têm uma placa arredondada sólida e um anel aberto que se prende quando comprimido (Figura 16.3). O fechamento da pinça de calázio pressiona os tecidos sob as bordas do anel, causando um bloqueio temporário do sangramento no sítio cirúrgico. O sangramento deve ser tratado com pressão direta; *swabs* estéreis de algodão permitem a limpeza precisa, mas suave, para visualização do sítio cirúrgico. Uma caneta para cauterização Medline ou Bovie Medical a bateria também pode ser usada em hemorragias superficiais.

CUIDADO E AVALIAÇÃO PÓS-CIRÚRGICOS

Após a cirurgia, a pálpebra e as incisões na pele facial devem ser protegidas com um colar elizabetano de plástico rígido que vá um pouco além do focinho do animal com a cabeça completamente estendida. Os pacientes podem comprometer o sítio cirúrgico caso traumatizem as incisões, o que às vezes exige outra cirurgia. Como os pacientes geralmente esfregam os olhos em objetos ou no chão, um colar elizabetano rígido de tamanho adequado é mais eficaz do que curativos oculares, coleiras infláveis ou colares elizabetanos macios.

NOTA Os colares elizabetanos macios e os dispositivos rígidos (p. ex., Bite Not collar®) e infláveis de contenção do pescoço permitem que o paciente esfregue os olhos contra objetos e, assim, não são proteções eficazes.

O tratamento medicamentoso após a cirurgia é composto por antibióticos profiláticos tópicos (Quadro 16.1) quatro vezes ao dia, antibióticos orais nas cirurgias extensas, anti-inflamatórios e analgésicos. A administração de fármacos quatro vezes ao dia pode ser difícil, mas um esquema comum é o proprietário medicar o animal ao acordar, antes de sair de casa, ao chegar em casa e antes de ir dormir. A secreção ocular mucoide pode ser normal logo após a cirurgia e geralmente é causada por uma conjuntivite pós-operatória.

Os proprietários devem monitorar a presença de aumento de volume, vermelhidão ou secreção da incisão, além de prurido, blefaroespasmo, epífora ou dor. No exame pós-operatório, a córnea deve examinada quanto a ulceração, vascularização ou sinais de irritação tópica. Em caso de infecção da incisão, considere a realização de cultura e antibiograma e a administração de antibióticos sistêmicos.

COMPLICAÇÕES

Imperfeições e entalhes na margem palpebral podem influenciar negativamente a distribuição uniforme do filme lacrimal sobre a córnea. A deiscência da incisão pode ser causada por infecção ou pelo paciente. O mau alinhamento palpebral e a tensão tecidual inadequada podem causar entrópio, ectrópio ou distorção da pálpebra, e o contato com o pelo dessas áreas pode provocar ulceração, vascularização, granulação ou pigmentação da córnea. As suturas que friccionam a córnea podem causar ulceração e precisam ser substituídas ou removidas.

A epífora pode ser decorrente de lesão do ponto ou do ducto nasolacrimal. A hipersensibilidade à neomicina ou à polimixina tópica pode causar edema palpebral grave, prurido e quemose (edema conjuntival) ou, muito raramente, anafilaxia em gatos.

CONSIDERAÇÕES ESPECIAIS RELACIONADAS COM A IDADE

Os animais jovens são mais propensos a traumas ou problemas de conformação, como o entrópio, mas sua cicatrização é mais rápida em comparação a idosos.

DOENÇAS ESPECÍFICAS

LACERAÇÃO PALPEBRAL

DEFINIÇÕES

A **laceração palpebral** é um corte de espessura parcial ou total na pálpebra.

CONSIDERAÇÕES GERAIS E FISIOPATOLOGIA CLINICAMENTE RELEVANTE

As lacerações palpebrais são causadas por trauma, como feridas por mordedura ou contato com um objeto pontiagudo. Devem ser reparadas o mais rápido possível para proteger a córnea e manter a resposta efetiva de piscar. A cicatrização das lacerações da pálpebra por segunda intenção pode causar fibrose e distorção palpebral que, secundariamente, podem gerar uma cicatriz na córnea e provocar dor e exposição da córnea. A aposição direta das bordas da ferida pode ser realizada em caso de ausência de um terço ou menos da margem palpebral. O reparo de lesões mais extensas requer retalhos de avanço ou enxertos. A preservação da quantidade máxima de margem palpebral é essencial para a função normal da pálpebra. Até mesmo retalhos palpebrais muito estreitos devem ser substituídos, em vez de excisados, caso pareçam viáveis (Figura 16.4). Se o tecido distal não sobreviver, a reconstrução da margem palpebral pode ser necessária em caso de perda de mais de um terço da estrutura.

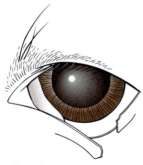

Figura 16.4 Laceração palpebral com acometimento da margem palpebral. Preserve até mesmo as tiras finas de tecido para evitar a reconstrução da margem palpebral.

DIAGNÓSTICO

Apresentação Clínica

Sinais Clínicos

As lacerações palpebrais podem ocorrer em qualquer idade e raça, mas são mais comuns em animais jovens e ativos.

Histórico

Sangramento, inchaço e distorção palpebral podem ser observados. O sangramento abundante pode ocorrer logo após a lesão, mas tende a parar rapidamente.

Achados de Exame Físico

A margem da pálpebra fica irregular na presença de uma laceração em espessura total. O edema palpebral pode ser considerável e, portanto, causar distorção. Uma tira de tecido na margem pode ter sido arrancada do resto da pálpebra. Examine a córnea, a terceira pálpebra, a parte interna do globo, a cabeça e o corpo à procura de outros sinais de lesão.

DIAGNÓSTICO DIFERENCIAL

A distorção palpebral por doenças de pele, cicatrizes ou neoplasias ulcerativas pode ser semelhante.

MANEJO CLÍNICO

A administração de antibióticos tópicos e orais deve ser iniciada como em outras lesões cutâneas após uma laceração palpebral. Caso a córnea não esteja completamente coberta pelas pálpebras durante o piscar, sua lubrificação é indicada.

TRATAMENTO CIRÚRGICO

A cirurgia é indicada em caso de acometimento da margem palpebral, cobertura incompleta da córnea pelas pálpebras durante o piscar ou presença de um defeito palpebral extenso. Os pacientes com lacerações palpebrais com extensão ao ducto nasolacrimal ou reparos palpebrais possivelmente complicados devem ser encaminhados para um oftalmologista veterinário.

Manejo Pré-cirúrgico

Inicie o tratamento da contaminação ou infecção cutânea antes da cirurgia. Se a laceração tiver menos de um terço do comprimento da margem palpebral e ainda for fresca, recente (poucas horas) e hemorrágica, o fechamento primário é possível. As bordas do tecido de lacerações mais antigas precisam ser desbridadas. Se o comprometimento da função palpebral causar a exposição da córnea, mantenha-a lubrificada.

Anestesia

A anestesia geral é necessária devido à necessidade de alinhamento preciso da margem palpebral (pp. 266-268).

Anatomia Cirúrgica

Consulte a Figura 16.1.

Posicionamento

Posicione o animal em decúbito ventral com uma toalha enrolada sob o queixo para manter a cabeça erguida.

TÉCNICAS CIRÚRGICAS

Depois da tricotomia, irrigue bem e delicadamente limpe a ferida com uma solução de iodopovidona a 5%. Identifique a margem

CAPÍTULO 16 Cirurgia de Olho

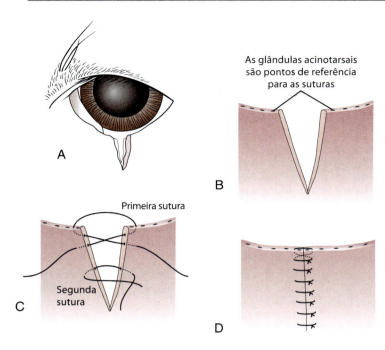

Figura 16.5 Laceração palpebral. (A) Tenha cuidado para preservar o máximo possível de margem palpebral. (B) Primeiramente, alinhe e feche a margem palpebral. Os orifícios da glândula acinotarsal orientam o alinhamento da margem palpebral. (C) Use uma sutura cruzada modificada em formato de oito e de espessura parcial para alinhar a margem palpebral. Faça a segunda sutura no meio do sítio de laceração para alinhar a pele. (D) Com cuidado para fazer as suturas cutâneas em espessura parcial, feche a pele e alinhe-a com pontos simples separados. Faça as suturas a aproximadamente 3 a 5 mm de distância.

palpebral, as aberturas das glândulas acinotarsais em sua borda (Figuras 16.1 e 16.5B) e a conjuntiva palpebral. Nas lacerações mais antigas, desbride as bordas em uma faixa estreita, de no máximo 1 mm de largura, com uma tesoura íris para revitalizá-las antes do fechamento. Tome cuidado para preservar a maior quantidade possível de margem palpebral (Figura 16.5A). Em primeiro lugar, alinhe e feche a margem palpebral, garantindo que ela esteja perfeitamente alinhada. As suturas da margem palpebral devem ser posicionadas ao longo das aberturas da glândula acinotarsal (Figura 16.5B). A sutura para alinhamento da margem palpebral deve ser em padrão cruzado simples ou em formato de oito modificado de espessura parcial e feita com poliglactina 910 5-0 ou 4-0 (Figura 16.5C). Com cuidado para fazer as suturas cutâneas em espessura parcial, feche a pele e alinhe-a com pontos simples separados. Faça as suturas a distâncias de aproximadamente 3 a 5 mm e direcione os pontos e as extremidades do nó para longe da córnea (Figura 16.5D). Ao término da cirurgia, o interior da pálpebra não deve apresentar nenhuma sutura visível, para que o tecido conjuntival cicatrize por si só, ou em contato com a córnea.

MATERIAIS DE SUTURA E INSTRUMENTOS ESPECIAIS

Os instrumentos cirúrgicos e a sutura devem ser usados conforme descrito em Princípios Gerais, pp. 269-271.

CUIDADO E AVALIAÇÃO PÓS-CIRÚRGICOS

A tarsorrafia temporária completa pode ser indicada para proteger a córnea após o reparo de lesões palpebrais extensas devido ao comprometimento da função da pálpebra e do reflexo de piscar. A colocação da sutura deve ser reavaliada com o paciente desperto e periodicamente após a cirurgia, para assegurar a ausência de contato com a córnea.

COMPLICAÇÕES

As complicações da cirurgia, além dos princípios gerais já listados, incluem a necrose do tecido palpebral. Há desenvolvimento de doença da córnea em caso de má conformação e função da pálpebra. As suturas podem ser removidas depois de 14 dias.

PROGNÓSTICO

Em caso de reparo da laceração palpebral logo após o trauma, com boa restauração da margem palpebral e a destruição tecidual mínima, o prognóstico em longo prazo da função palpebral pode ser excelente. Nas lacerações crônicas ou com dano tecidual extenso, o prognóstico pode ser reservado a bom.

MASSA PALPEBRAL NEOPLÁSICA

DEFINIÇÕES

As **glândulas acinotarsais** são as glândulas sebáceas que revestem as margens das pálpebras.

CONSIDERAÇÕES GERAIS E FISIOPATOLOGIA CLINICAMENTE RELEVANTE

As massas palpebrais, mesmo que benignas, podem gerar trauma contínuo na córnea e precisam ser cirurgicamente removidas. As massas palpebrais podem causar trauma e desconforto na córnea, interferir na função das pálpebras e provocar ceratite. As massas palpebrais crônicas geralmente são menos urgentes se tiverem crescido de maneira lenta ou forem pequenas. As neoplasias palpebrais em cães são geralmente associadas às glândulas acinotarsais (Figuras 16.1 e 16.5B) e 70% a 80% são benignas. Os adenomas e os epiteliomas sebáceos são os tumores palpebrais mais comuns em cães e, às vezes, crescem com rapidez. Os tumores palpebrais malignos são menos comuns; dentre eles, estão o carcinoma espinocelular, o adenocarcinoma sebáceo, o carcinoma basocelular e o fibrossarcoma. Cerca de 60% dos melanomas palpebrais são benignos e 40% são malignos.

Nos gatos, as neoplasias palpebrais tendem a ser malignas, e os carcinomas espinocelulares (cerca de 60% dos casos) são os mais comuns. Outras neoplasias observadas são o fibrossarcoma, o adenocarcinoma, o carcinoma basocelular, o melanoma e o hemangiossarcoma.

DIAGNÓSTICO

Apresentação Clínica
Sinais Clínicos

A idade média dos cães com neoplasia palpebral é de 8 anos, e dos gatos, de 10 anos. A prevalência de tumores palpebrais é maior em Beagles, Huskies siberianos, Setters ingleses, Poodles toy e miniaturas, Labradores e Golden retrievers.

Histórico

As massas palpebrais são visíveis a olho nu e seu desenvolvimento pode ser lento ou rápido. Os sintomas clínicos são secreção ocular, blefaroespasmo, hemorragia e irritação tópica. Alguns animais esfregam o olho, mas muitos não se incomodam com a massa.

Achados de Exame Físico

Nos animais acometidos, a massa pode ser visualizada ou palpada na pálpebra, na margem palpebral ou na conjuntiva. Vire a pálpebra e inspecione sua parte inferior para verificar se a massa se estende até as glândulas acinotarsais ao longo da margem palpebral (Figura 16.6). Múltiplas massas palpebrais podem ser do mesmo tipo ou de tipos diferentes. Aproximadamente 10% dos tumores palpebrais malignos em cães apresentam invasão local. O exame oftalmológico pode mostrar úlceras secundárias na córnea, ceratite (vasos sanguíneos da córnea) ou melanose da córnea (pigmentação). Casos graves podem ser acompanhados por escoriações perioculares, ulceração cutânea ou sangramento da pele.

Achados Laboratoriais

Se grande o suficiente, a massa palpebral pode ser aspirada para citologia; uma placa palpebral, um cabo de bisturi ou um abaixador de língua estéril deve ser colocado entre a agulha e o olho. A aspiração de linfonodos locais com aumento de volume também pode ser considerada. Os tumores palpebrais podem estar associados a infecções secundárias; portanto, a cultura e o antibiograma e o tratamento com os antibióticos apropriados podem ser considerados antes da cirurgia para redução da área doente em caso de suspeita de infecção. Todas as massas excisadas devem ser submetidas ao exame histopatológico para estabelecimento do diagnóstico definitivo e verificação das margens cirúrgicas.

DIAGNÓSTICO DIFERENCIAL

Os diagnósticos diferenciais incluem lesões inflamatórias, como calázio ou doença da glândula acinotarsal, granulomas fúngicos por histoplasmose, cistos palpebrais e distorção cicatricial.

MANEJO CLÍNICO

Quimioterapia, radioterapia, crioterapia e terapia fotodinâmica podem ser usadas combinadas ou como adjuvantes do tratamento cirúrgico. O carcinoma espinocelular pode ser tratado com radiação beta e sonda de estrôncio 90.

TRATAMENTO CIRÚRGICO

Os tumores palpebrais de aumento progressivo, em contato com a córnea ou que causam sintomas clínicos, devem ser excisados. Em caso de acometimento de menos de um terço da margem palpebral, o fechamento primário pode ser feito após a excisão em massa. Mastocitomas com necessidade de 0,5 cm de margem ou massas que acometem mais de um terço do comprimento da margem palpebral devem ser encaminhados a um oftalmologista veterinário para cirurgia reconstrutiva. Um comprimento maior da pálpebra pode ser ressecado em algumas raças, como Cocker spaniel, que têm pálpebras bem longas. Em raças com fissuras palpebrais curtas e pequenas, como Poodle miniatura ou gatos, a quantidade de pálpebra passível de ressecção pode ser menor do que a esperada, aumentando a probabilidade de deiscência, encurtamento visível da pálpebra, redução do tamanho da fenda palpebral, assimetria/desfiguração da face e epífora.

Manejo Pré-cirúrgico

Trate as infecções palpebrais ou a conjuntivite como necessário, antes da cirurgia. Estime a quantidade de tecido a ser removida antes de anestesiar o animal.

Anestesia

Se o paciente apresentar neoplasia metastática com acometimento dos pulmões ou do fígado, há necessidade de precauções anestésicas especiais; entretanto, a anestesia geral é normalmente necessária devido à precisão exigida por essa cirurgia.

Anatomia Cirúrgica

Muitos adenomas da glândula acinotarsal se estendem em sentido proximal e podem ser mais visíveis a partir da parte inferior da pálpebra; assim, esta área deve sempre ser inspecionada antes do início da cirurgia (Figuras 16.1 e 16.6; p. 268).

Posicionamento

O decúbito ventral ou lateral proporciona o melhor acesso para a cirurgia palpebral. Em decúbito ventral, eleve o queixo com uma toalha enrolada para melhorar o posicionamento das vias aéreas e da cabeça.

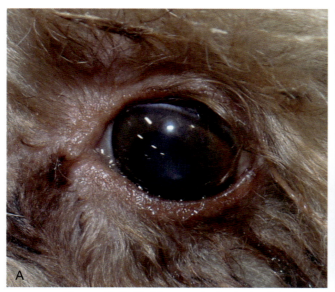 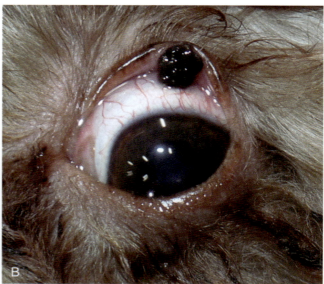

Figura 16.6 (A) Massa palpebral não visível pelo lado de fora da pálpebra. (B) Massa palpebral visível pelo lado de dentro da pálpebra.

TÉCNICAS CIRÚRGICAS

Remoção da Massa Primária e Fechamento

Excisões palpebrais de espessura total são geralmente necessárias para remoção completa da massa palpebral.

Estabilize a pálpebra e apoie-a com uma placa palpebral ou pinça de calázio (Figura 16.7A). Na ausência de placa palpebral ou pinça de calázio, use um abaixador de língua estéril para apoiar e estabilizar a pálpebra. Assegure-se de que a área de excisão planejada tenha menos de um terço do comprimento da margem palpebral. Com uma lâmina Bard-Parker número 15, faça uma incisão em V ou em formato de casa em torno da massa com 1 a 2 mm de margem visível a olho nu. Seccione a conjuntiva com uma tesoura íris ou de tenotomia para soltar e remover completamente a massa (Figura 16.7B). Controle a hemorragia com pressão direta ou uma caneta manual de cauterização a bateria. Primeiramente, justaponha e feche a margem palpebral e a pele, assegurando o alinhamento perfeito (Figura 16.7C, detalhe). A linha de aberturas puntiformes da glândula acinotarsal ao longo da margem palpebral pode ser usada como ponto de referência para posicionamento adequado das suturas da margem palpebral. Use sutura cruzada modificada em oito (Figura 16.7C) ou pontos simples separados de poliglactina 910 5-0 para alinhar a margem palpebral. Com cuidado para suturar a pele em espessura parcial, feche-a e alinhe-a com uma única camada de pontos simples separados.[3] Faça uma segunda sutura no meio da incisão para unir as bordas cutâneas seccionadas e espace as suturas restantes em aproximadamente 2 a 4 mm. Direcione o nó de sutura para longe da córnea. Ao término da cirurgia, não deve haver sutura visível no interior da pálpebra (Figura 16.7D) e nenhum ponto deve tocar a córnea em qualquer lugar da incisão.

> **NOTA** A sutura na margem palpebral é a mais importante para o alinhamento da pálpebra e redução da probabilidade de ser desenvolvido afilamento.

Massas conjuntivais pedunculadas pequenas (<3 mm), que não acometem tecidos mais profundos, podem ser removidas apenas com um anestésico tópico em paciente imóvel. As remoções de massas conjuntivais profundas ou extensas requerem anestesia geral.

Exponha as massas originárias da conjuntiva por eversão da pálpebra com uma pinça de calázio. Excise a massa com a conjuntiva ao redor com uma tesoura de tenotomia e, em seguida, deixe o defeito conjuntival palpebral cicatrizar por segunda intenção.

As massas que acometem mais de um terço do comprimento da margem palpebral requerem retalhos de avanço para reconstrução, e o encaminhamento para um oftalmologista veterinário é recomendado. Se o encaminhamento não for possível, uma H-plastia com avanço de pele ou enxerto semicircular pode ser considerado para reconstrução da pálpebra após a remoção de mais de um terço de sua margem.

Retalho Pediculado de Avanço em H-plastia

 O retalho de avanço em H-plastia só deve ser usado na pálpebra inferior, e não na pálpebra superior, e é mais indicado em massas afastadas dos cantos.

Após a ressecção da massa com incisões paralelas perpendiculares à margem palpebral, crie um retalho de avanço pedicular único por meio da extensão destas incisões, distanciando-as da margem palpebral (Figura 16.8A). O comprimento do retalho de avanço deve ser 1 a 2 mm maior do que o defeito deixado pela remoção da massa. Excise pequenas secções triangulares de pele em cada extremidade da incisão distal (Figura 16.8B). Avance a retalho para a margem

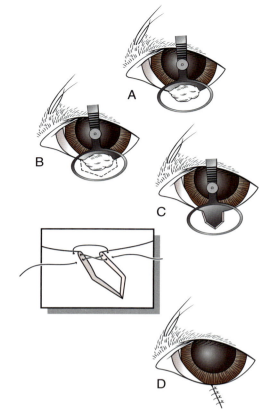

Figura 16.7 Ressecção de massa palpebral. (A) Estabilize a pálpebra e faça a hemostasia com uma placa palpebral ou pinça de calázio. (B) Faça uma incisão em V ou casa ao redor dos tumores com acometimento de menos de um terço da margem palpebral. (C) Primeiramente, alinhe a margem palpebral com uma sutura cruzada modificada em oito. (D) Feche a pele remanescente em espessura parcial com pontos simples separados a distâncias de 2 a 4 mm.

palpebral, alinhe-o cuidadosamente com a pálpebra restante e suture-o com poliglactina 910 5-0 em padrão de oito (Figura 16.8C) na margem palpebral. Suture o restante do enxerto cutâneo na pele adjacente com poliglactina 910 absorvível 4-0 a 5-0 (Figura 16.8D). Remova a derme pilosa externa da borda distal do enxerto para criar uma área glabra mais próxima à córnea.

Retalho Semicircular

 Uma incisão semicircular no canto lateral pode ser usada para avançar a pele lateral em um defeito na pálpebra lateral superior ou inferior; é, portanto, mais apropriada em lesões palpebrais extensas e de localização lateral.

Excise e remova a massa palpebral (Figura 16.9A). Seguindo a curvatura da pálpebra lateral, faça uma incisão semicircular lateral na pele em que o comprimento da curva seja aproximadamente o dobro do comprimento da porção excisada da pálpebra, com seu ponto máximo/mínimo no centro da incisão (Figura 16.9A). Excise uma área triangular da pele na incisão lateral para remover a orelha de cão formada após a inserção do enxerto no defeito (Figura 16.9B). Deslize o enxerto de pele medialmente para o defeito palpebral e alinhe a margem palpebral com o enxerto cutâneo com sutura cruzada modificada em oito (Figuras 16.9B-D). A seguir, alinhe o ponto máximo/mínimo do enxerto cutâneo semicircular ao canto lateral com outra sutura cruzada modificada em oito (Figura 16.7D). Feche a pele com pontos simples separados (poliglactina 910 absorvível

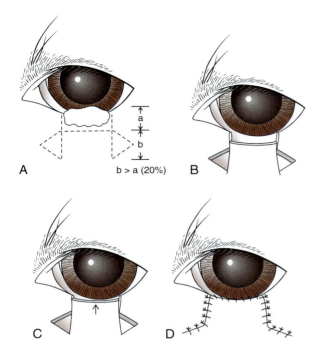

Figura 16.8 H-plastia para reconstrução da margem palpebral inferior após a remoção de mais de um terço de seu comprimento. (A) Remova a massa com uma incisão retangular, com margens de 2 mm de pele normal. Crie um retalho de avanço com extensão proximal pelas incisões medial e lateral. (B) Remova triângulos de tecido de cada lado do retalho para evitar a formação de orelhas de cão. Divulsione e mobilize a conjuntiva. (C) Avance o retalho até a margem palpebral, alinhando-a cuidadosamente. (D) Suture a conjuntiva e a pele na nova margem palpebral com pontos contínuos simples e tente alinhá-la de modo que nenhum pelo em crescimento toque o olho. Feche a incisão restante com pontos separados.

4-0 a 5-0; Figura 16.9E). Ao longo da margem lateral do enxerto cutâneo livre, remova margem estreita de 2 a 3 mm da derme pilosa superficial, com o cuidado de preservar o enxerto de pele mais profundo. O objetivo é criar margem cutânea glabra para tentar reduzir a triquíase.

MATERIAIS DE SUTURA E INSTRUMENTOS ESPECIAIS

Os instrumentos cirúrgicos e a sutura devem ser usados como já descrito em Princípios Gerais, pp. 269-272. O ideal é que os enxertos palpebrais deslizantes sejam revestidos por conjuntiva; técnicas microcirúrgicas são necessárias para a manipulação dos tecidos conjuntivais e, assim, é melhor encaminhar estas cirurgias para um oftalmologista veterinário.

CUIDADO E AVALIAÇÃO PÓS-CIRÚRGICOS

Além dos Princípios Gerais das pálpebras relatados na p. 271, o edema palpebral pós-operatório é normal e deve se resolver em 2 a 4 semanas. Primeiramente, aplique compressas frias e, depois, mais quentes para reduzir o edema das pálpebras e promover a circulação após reconstruções ou enxertos extensos. Reavalie o reparo em 2 a 4 semanas, após a diminuição do edema. Remova as suturas depois de 14 dias, quando a pele estiver cicatrizada. Mantenha o colar elizabetano por 2 a 3 dias após a remoção das suturas caso o animal queira coçar o local.

COMPLICAÇÕES

Além dos Princípios Gerais das pálpebras relatados na p. 272, a deiscência após o reparo pode ocorrer se houver tensão excessiva no local ou infecção na incisão. A recidiva tumoral pode ocorrer caso as margens cirúrgicas ainda contenham células neoplásicas.

A triquíase associada à irritação crônica é comum após cirurgias em que a margem palpebral não é mantida ou recriada (H-plastia, retalhos semicirculares e outros) e pode ser uma complicação importante que provoca desconforto, ulceração e escoriação da córnea, epífora, autotraumatismo e outras alterações e necessidade de realização de outros procedimentos.

PROGNÓSTICO

O prognóstico depende do tipo de tumor identificado e de seu comportamento biológico, bem como das margens alcançadas.

ENTRÓPIO E ECTRÓPIO

DEFINIÇÕES

O **entrópio** é a inversão ou enrolamento da margem palpebral para dentro; o **ectrópio** é a eversão ou enrolamento da margem palpebral para fora.

CONSIDERAÇÕES GERAIS E FISIOPATOLOGIA CLINICAMENTE RELEVANTE

O entrópio e o ectrópio geralmente são uma característica hereditária da raça ou podem ser consequências da não cicatrização adequada de uma laceração palpebral. O entrópio primário é mais comum em cães adultos jovens de raças predispostas. O entrópio pode piorar com o tempo e, assim, o aparecimento da doença clínica pode ser tardio. A enoftalmia (afundamento do globo ocular dentro da órbita) ou o globo menor que o normal (microftalmia, *phthisis bulbi* [subatrofia do globo ocular]) também pode causar entrópio. Em certas raças (p. ex., Buldogue inglês, Cocker spaniel e raças gigantes), o comprimento excessivo da pálpebra pode levar ao desenvolvimento de entrópio e ao ectrópio na mesma pálpebra. Em gatos, o desenvolvimento de entrópio pode ser associado a conjuntivite crônica,[4] perda de peso, úlcera de córnea e idade; a conjuntivite felina é geralmente causada pela infecção por herpesvírus felino 1, clamídia e micoplasma. O entrópio crônico em gatos comumente provoca a formação de um sequestro de córnea. O ectrópio grave pode levar a exposição excessiva e doença da córnea.

DIAGNÓSTICO

Apresentação Clínica
Sinais Clínicos

Em cães, o entrópio e o ectrópio são geralmente associados à conformação racial. As raças mais comuns a serem gravemente acometidas são Shar-pei, Chow Chow, Buldogue inglês, Rottweiler, Springer inglês e spaniel, Bloodhound, Basset hound, Bouvier des Flandres e as de porte gigantes. Dentre as raças que podem apresentar entrópio nas pálpebras inferiores estão Labrador, Golden retriever, Chesapeake bay retriever e Setter irlandês. O entrópio da pálpebra inferior medial é comumente observado em raças braquicefálicas, incluindo Boston terrier, Pug e Shih tzu. Os gatos braquicéfalos (p. ex., Persas, Himalaios) podem apresentar entrópio inferior medial ou enoftalmia conformacional.[5] O entrópio felino pode ser causado por trauma ou blefaroespasmo contínuo relacionado com a irritação do globo por conjuntivite infecciosa ou úlcera de córnea.

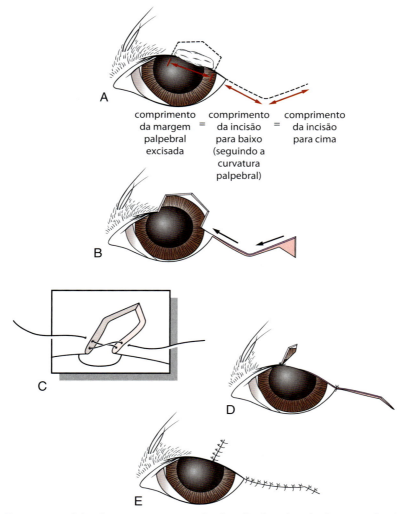

Figura 16.9 Enxerto semicircular para reconstrução da pálpebra depois da remoção de mais de um terço do comprimento da margem palpebral. (A) Remova a massa palpebral. (B) Seguindo a curvatura da pálpebra lateral, faça uma incisão semicircular lateral na pele em que o comprimento da curva é aproximadamente o dobro do comprimento da porção excisada da pálpebra, com os pontos máximo/mínimo da curva no centro da incisão; na extremidade lateral da incisão, excise uma área triangular de pele. (C) Avance o retalho cutâneo para dentro do defeito e feche a margem palpebral com uma sutura em oito. (D) Justaponha a pele do novo canto lateral do olho com os pontos máximo/mínimo do enxerto cutâneo com sutura em oito. (E) Feche a pele com pontos simples separados.

Histórico

Os animais com entrópio normalmente têm histórico de blefaroespasmo, secreção ocular e fricção ocular. Os sintomas podem ser intermitentes no início da doença, mas pioram com o tempo. A visão pode ser prejudicada em casos crônicos, em que há escarificação secundária da córnea (vascularização, pigmentação).

Achados de Exame Físico

O entrópio causa epífora, blefaroespasmo e conjuntivite. O lacrimejamento e umidade excessivos podem provocar descoloração palpebral, dermatites úmidas, alopecia e escoriações cutâneas. Antes da avaliação do entrópio, aplique um anestésico tópico (p. ex., proparacaína) no olho antes da avaliação do entrópio, que, caso espástico, pode ser resolvido com esta medicação. Lembre-se de que a contenção do animal para exame da face pode estimular o estrabismo e levar ao aparecimento de entrópio. A contenção da cabeça também pode empurrar a pele para os olhos, causando o entrópio. Examine a córnea quanto ao contato com pelos, o que, às vezes, pode parecer uma área alterada ou elevada no menisco do filme lacrimal. Role as margens das pálpebras para fora e veja se esta posição é mantida ou não. As pálpebras com entrópio podem apresentar alopecia ou mudança de cor devido à umidade constante. Com o passar do tempo, há o desenvolvimento de úlcera, vascularização, granulação e pigmentação de córnea (ceratite pigmentar) na área de contato com o pelo à medida que a córnea se fortalece para suportar o trauma contínuo do entrópio. Puxe o canto lateral do olho e examine o tamanho da fissura palpebral em comparação ao diâmetro da córnea para diagnóstico de fissura macropalpebral e ectrópio.

DIAGNÓSTICO DIFERENCIAL

O entrópio espástico deve se resolver depois da aplicação de um anestésico tópico e não requer cirurgia. Distiquíase, triquíase, cílios ectópicos, ausência de perfuração do canal lacrimal, dacriocistite, corpos estranhos, ceratoconjuntivite seca (KCS) e úlceras de córnea são outras causas de secreção ocular excessiva, blefaroespasmo, dermatite secundária e ceratite pigmentar.

MANEJO CLÍNICO

Uma pomada oftálmica tópica lubrifica a superfície dos olhos e pode reduzir a irritação causada pela triquíase até a realização da cirurgia. Anestésicos tópicos, como a proparacaína, não devem ser usados porque mascaram os sintomas de úlcera de córnea e, em longo prazo, são tóxicos para a córnea.[6] Em gatos, trate a conjuntivite com antivirais tópicos (p. ex., idoxuridina ou trifluridina a 0,1%, uma gota cinco vezes ao dia) e antibióticos (p. ex., eritromicina ou oxitetraciclina/polimixina, 0,6 cm, quatro vezes ao dia). Evite a administração tópica de corticosteroides porque a conjuntivite felina é provocada por infecção (p. ex., herpesvírus felino 1, clamídia, micoplasma).[4]

TRATAMENTO CIRÚRGICO

A cirurgia é indicada quando o entrópio ou ectrópio causa doença ou desconforto secundário da córnea. Após a aplicação de um anestésico tópico, estime a correção necessária em um animal desperto. Os casos de ectrópio nem sempre requerem cirurgia.

Manejo Pré-cirúrgico

Se necessário, inicie o tratamento das úlceras de córnea antes da cirurgia. Trate a conjuntivite felina com antivirais tópicos e antibióticos, caso necessário.

Anestesia

A anestesia geral é necessária para o alinhamento exato (pp. 266-268).

Anatomia Cirúrgica

Examine o canto lateral para detecção de lassidão e entrópio antes da cirurgia (p. 268).

Posicionamento

Posicione o animal em decúbito ventral com uma toalha enrolada sob o queixo para manter a cabeça erguida. Certifique-se de que a pele e os pavilhões auriculares estejam em posição natural e que os campos cirúrgicos e suas pinças não distorçam as pálpebras.

TÉCNICAS CIRÚRGICAS

A manipulação do tecido deve ser mínima, com ressecção precisa e hemostasia bem controlada.

Pregueamento Palpebral

O entrópio em neonatos ou animais jovens (≤ 20 semanas), principalmente em filhotes de Shar-pei, pode ser tratado com o rolamento temporário da margem palpebral e, por fim, ser resolvido com o passar do tempo. O pregueamento temporário das pálpebras também pode ser usado no entrópio espástico e diminuir a irritação da córnea até a correção da causa primária.

Use uma placa palpebral ou um abaixador de língua estéril entre a pálpebra e o globo para proteger o olho. Com a ponta de madeira de um *swab* longo estéril paralelo à margem palpebral, comprima a pele a aproximadamente 5 a 7 mm de distância para fazer a eversão. Coloque grampos cutâneos perpendiculares à margem palpebral sobre o *swab* e aproximadamente 0,5 a 1 cm para manter a eversão (Figura 16.10). Os grampos não devem ultrapassar a margem palpebral, tocar a córnea ou ficar visíveis dentro da pálpebra.

Alternativamente, suture a pele para everter a pálpebra. Com poliglactina 910 3-0 ou 4-0, faça uma sutura vertical de colchoeiro de espessura parcial, perpendicular à margem palpebral, abarcando 3 a 5 mm do tecido com cerca de 5 mm de largura, e outro ponto na pele sobre a borda da órbita (Figura 16.10). Não penetre na margem palpebral ou na conjuntiva. Amarre a sutura para criar um sulco na pele. Faça outros pontos, conforme necessário, para corrigir o entrópio das pálpebras superiores e inferiores. Coloque algumas gotas de cola cirúrgica no sulco criado para reduzir a tensão no fio de sutura. A cola mantém as suturas no lugar por mais tempo e ajuda a evitar que sejam removidas pelo animal.

Se necessário, o procedimento de pregueamento pode ser repetido em cães jovens até que cresçam e deixem de apresentar entrópio. Dependendo da raça, a correção permanente por excisão de tecido pode ser necessária em cães com cerca de 5 meses ou mais. Os cães com doença grave, como Shar-peis, Chow Chows e Buldogues ingleses, devem ser encaminhados para um oftalmologista veterinário.

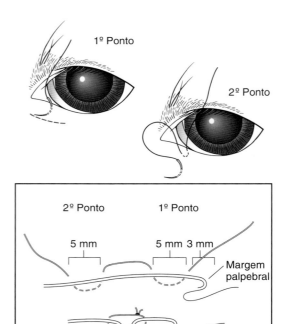

Figura 16.10 Pregueamento palpebral para correção de entrópio. Em neonatos, as suturas verticais de colchoeiro fazem a eversão temporária da margem palpebral. O primeiro ponto tem 5 mm de largura e começa a 3 mm da margem palpebral (*detalhe*). Posicione o segundo ponto de 5 mm de largura sobre a borda da órbita, abarcando a fáscia orbital. Prenda a sutura, invertendo um sulco de pele. Algumas gotas de cola cirúrgica no interior do sulco criado minimizam a tensão das suturas e ajudam a manter sua posição caso o paciente esfregue os olhos.

Hotz-Celsus Modificado

Várias adaptações do procedimento de Hotz-Celsus permitem a correção cirúrgica definitiva do entrópio. A cirurgia de excisão cutânea pode precisar ser combinada à redução da fenda palpebral em algumas raças. Animais com entrópio grave, fissura macropalpebral ou distiquíase devem ser encaminhados para um oftalmologista veterinário para correção devido à necessidade de equipamentos especializados para tratamento da distiquíase com criocirurgia; além disso, casos graves também podem precisar de um procedimento simultâneo de remoção de pregas cutâneas palpebrais ou faciais.

Começando 3 a 5 mm da margem palpebral, calcule o tamanho da pele em forma de crescente a ser removida, pregueando-a com pinça curva tipo mosquito, Kelly ou Crile (Figura 16.11A). Nos casos graves, com necessidade de correção extensa, uma pinça Allis também pode ser usada preguear a pele. As margens palpebrais inferiores e superiores devem ser alinhadas sem o entrópio após a retirada da pinça e a quantidade de pele pregueada é similar àquela que deve ser removida.

Coloque uma placa Jaeger ou um abaixador de língua sob a pálpebra para estabilizá-la (Figura 16.11B). Incise a pele em espessura parcial e paralelamente à margem palpebral ao longo do comprimento pregueado com uma lâmina número 15. Faça a incisão a 3 a 5 mm da margem palpebral (Figura 16.11B). Faça uma segunda incisão cutânea em formato de crescente no outro lado da pele pregueada e remova uma tira de tecido. O músculo orbicular pode ou não ser removido, mas sua retirada faz com que a correção do entrópio seja mais segura, embora o sangramento possa ser maior. Controle a hemorragia com pressão direta. Não incise a conjuntiva palpebral. Alinhe e faça um ponto no canto lateral e, em seguida, feche o centro do defeito com pontos simples separados com poliglactina 910 4-0 a 5-0 (Figura 16.11C). Faça cada ponto de maneira precisa para justapor a pele (Figura 16.11C, detalhe). Divida as distâncias entre os defeitos remanescentes com novos pontos, a intervalos de 2 a 4 mm (Figura 16.11D-F). Para evitar a irritação da córnea, corte as extremidades da sutura curtas o suficiente e oriente-as para que não entrem em contato com essa estrutura.

Sempre que há entrópio lateral do canto ou em caso de cirurgia nas pálpebras laterais superiores e inferiores, as excisões cutâneas devem ser estendidas em torno do canto lateral do olho e combinadas às excisões cutâneas das pálpebras inferiores e superiores.

Faça a ressecção em forma de U e orientação horizontal no canto lateral do olho com uma incisão elíptica a 3 a 5 mm da margem palpebral (Figura 16.12A). A incisão no canto lateral do olho deve ser uma extensão das incisões nas pálpebras superiores e inferiores. Faça o primeiro ponto na parte mais lateral do canto lateral (Figura 16.12B). Divida as distâncias entre os defeitos remanescentes com novos pontos (Figura 16.12C), para que, por fim, fiquem a intervalos de 2 a 4 mm (Figura 16.12D).

Tarsorrafia Lateral Permanente

A tarsorrafia lateral permanente reduz o tamanho da fenda palpebral em animais com fissura macropalpebral (aberturas palpebrais extensas) e ectrópio, entrópio, exposição excessiva da córnea ou risco de proptose traumática.[4] A cantoplastia medial geralmente é preferida em raças braquicefálicas com exotropia para redução de lagoftalmia, correção do entrópio ventromedial e diminuição do tamanho da fissura palpebral. Devido aos ductos nasolacrimais e à vasculatura no canto medial, os casos de cantoplastia medial devem ser encaminhados para um oftalmologista.

Para a cirurgia de tarsorrafia lateral permanente, determine a quantidade de margem palpebral a ser removida lateralmente pela análise do tamanho da abertura palpebral em relação ao diâmetro horizontal da córnea. Após a tarsorrafia, a abertura da fissura palpebral deve cobrir a maior parte da conjuntiva bulbar exposta, mas não a córnea.

Em vez de começar a incisão da margem palpebral perpendicular a ela (como seria feito para remoção de uma massa na pálpebra), angule-a para que seja mais paralela a uma linha que divida o canto do olho; as incisões angulares fazem com que o novo canto lateral tenha aparência mais natural (Figura 16.13A). Com uma placa

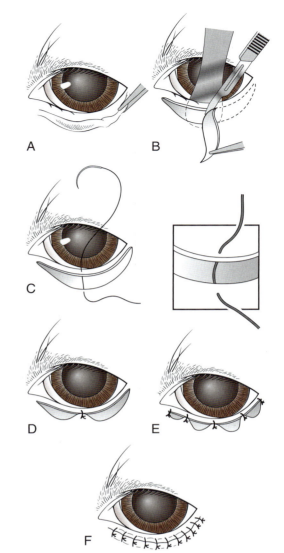

Figura 16.11 Procedimento de Hotz-Celsus para reparo de entrópio. (A) Começando a 3 a 5 mm da margem palpebral, dobre a pele a ser extirpada com uma pinça mosquito, Kelly, Crile ou Allis curva para estimar o tamanho da pele a ser removida. (B) Use uma placa Jaeger sob a pálpebra afetada para estabilizá-la. Com uma lâmina número 15, incise a espessura parcial cutânea, paralelamente à margem palpebral de ambos os lados da pele dobrada, e remova uma tira de tecido. (C-D) Comece fechando o defeito no centro da ferida com pontos simples separados na pele de espessura parcial (*detalhe*). (E) Divida a distância entre os defeitos remanescentes com novas suturas. (F) As suturas finais são espaçadas por 2 a 4 mm.

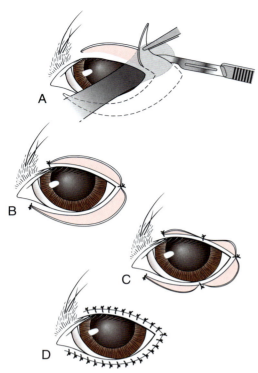

Figura 16.12 A modificação do procedimento de Hotz-Celsus é realizada em entrópio do canto lateral (i.e., com acometimento das pálpebras laterais superior e inferior). (A) Faça uma ressecção em formato de U ao redor do canto lateral, a 3 a 5 mm da margem palpebral. (B) Faça a primeira sutura no aspecto mais lateral da área excisada. (C) Divida as distâncias entre os defeitos remanescentes com novas suturas. (D) As suturas da pele são feitas a uma distância de 2 a 4 mm.

palpebral Jaeger e uma lâmina de bisturi número 15 ou uma tesoura íris, faça uma incisão de espessura total nas margens das pálpebras superiores e inferiores; as incisões nas pálpebras superiores e inferiores devem ser equidistantes ao canto lateral (Figura 16.13B). Remova uma área de 3 a 4 mm de largura da margem palpebral lateral, incluindo as glândulas acinotarsais das pálpebras superiores e inferiores. A quantidade de margem palpebral removida é diretamente correlacionada com o tamanho da redução da fenda palpebral. Alinhe as margens das pálpebras em uma sutura em oito (Figura 16.7C) e feche a pele com pontos simples separados de poliglactina 910 5-0 ou 4-0, com o cuidado de fazer as suturas em espessura parcial (Figura 16.13C) para que não entrem em contato com a córnea.

O ectrópio que causa dobras e ptose palpebral pode ser corrigido pela ressecção em cunha, como na remoção de massas palpebrais. A cunha é geralmente lateral, mas depende do formato da pálpebra do indivíduo.

MATERIAIS DE SUTURA E INSTRUMENTOS ESPECIAIS

Use poliglactina 910 absorvível ou seda 4-0 a 5-0 e os instrumentos listados na pp. 269-271.

CUIDADO E AVALIAÇÃO PÓS-CIRÚRGICOS

Use um colar elizabetano de plástico rígido, antibióticos tópicos e orais (Quadro 16.1), anti-inflamatórios (anti-inflamatórios não

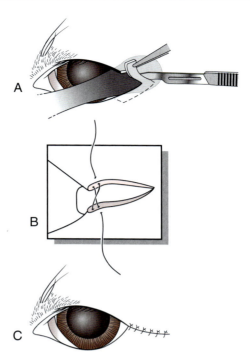

Figura 16.13 Tarsorrafia lateral permanente. (A) Excise as margens palpebrais superiores e inferiores no canto lateral, removendo um segmento cutâneo em formato de V. (B) Alinhe as margens da pálpebra lateral com uma sutura em oito no novo canto lateral. (C) Faça as suturas para alinhamento preciso das margens das pálpebras e justaponha a pele.

esteroidais [AINE]) e analgésicos, se não contraindicados (p. 271). O tratamento antibiótico profilático deve ser mantido até a cicatrização das incisões. A maior umidade das pálpebras faz com que sejam áreas mais propensas à infecção. Com animais agressivos, a sutura, como a poliglactina 910, pode ser mantida até que se dissolva, mas as suturas de seda devem ser removidas porque não são absorvidas e sua permanência predispõe à infecção. Mantenha o colar elizabetano por 2 a 3 dias após a remoção da sutura para caso o animal queira esfregar ou coçar as pálpebras.

O inchaço dos tecidos normalmente é máximo no primeiro dia após a cirurgia nas pálpebras e se resolve em 2 a 4 semanas. A inflamação pode causar ectrópio no período pós-operatório; portanto, retarde a avaliação da correção até que o inchaço diminua (4 semanas a vários meses). Em caso de correção insuficiente ou recidiva do entrópio, pode ser necessário repetir o procedimento.

> **NOTA** Alerte os proprietários de animais jovens que mais de uma cirurgia pode ser necessária para correção completa do entrópio ou ectrópio.

As lesões da córnea devem se resolver rapidamente após a correção cirúrgica. Uma nova cirurgia em caráter de urgência é necessária em caso de piora da úlcera de córnea pelas alterações palpebrais.

COMPLICAÇÕES

As complicações incluem correção insuficiente ou excessiva do entrópio ou ectrópio. As incisões muito distantes da margem palpebral podem não corrigir o entrópio de maneira efetiva e aquelas muito próximas podem corrigi-lo excessivamente. Se as margens das pálpebras não estiverem alinhadas ao final da cirurgia, o entrópio da pálpebra superior pode piorar depois da correção do entrópio inferior nas raças gravemente acometidas. Se as pontas da sutura forem muito longas ou se as suturas forem feitas na espessura total da pálpebra, o fio pode entrar em contato com a córnea e causar uma úlcera. A correção de animais com quadros graves, especialmente Shar-peis, deve ser realizada por um oftalmologista experiente.

A infecção e a deiscência da incisão por autotraumatismo são complicações que podem ser tratadas de maneira conservadora, mas também cirúrgica. A aparência facial pode ser alterada pela cirurgia palpebral.

PROGNÓSTICO

O prognóstico é bom para o conforto e a visão se a correção cirúrgica resolver adequadamente o problema.

Cirurgia de Conjuntiva e Terceira Pálpebra

PRINCÍPIOS GERAIS E TÉCNICAS

DEFINIÇÕES

A **conjuntiva bulbar** é a conjuntiva no globo ocular e a **conjuntiva palpebral** é a conjuntiva contida pelas pálpebras. A superfície **bulbar** da terceira pálpebra se refere à superfície conjuntival da terceira pálpebra voltada para o globo (lado posterior da terceira pálpebra). A superfície **palpebral** da terceira pálpebra se refere à superfície conjuntival da terceira pálpebra voltada para a pálpebra externa (lado rostral ou anterior da terceira pálpebra). O prolapso da glândula da terceira pálpebra é popularmente chamado **olho de cereja**.

O **limbo** é a junção da córnea e da esclera. **Hipópio** é a presença de leucócitos na câmara anterior e **hifema** é a presença de hemácias na câmara anterior. A **ceratoconjuntivite seca** (KCS) é uma inflamação da superfície ocular causada pela ausência de lágrimas aquosas; é geralmente imunomediada em cães e causada pelo herpes-vírus felino em gatos. A **uveíte anterior** é uma inflamação da úvea anterior que provoca a quebra da barreira hemato-ocular. O **glaucoma** é a doença de alta pressão dentro do olho que causa perda de visão. O **leucoma** é uma cicatriz branca na córnea.

CONSIDERAÇÕES PRÉ-OPERATÓRIAS

As cirurgias na conjuntiva, na terceira pálpebra e na glândula da terceira pálpebra devem ser realizadas por um profissional treinado e com grande conhecimento acerca do diagnóstico, do procedimento cirúrgico, do acompanhamento e das possíveis complicações. Os casos com necessidade de microcirurgia, sutura da córnea ou cirurgia intraocular devem ser encaminhados a um oftalmologista veterinário.

Cada animal deve ser cuidadosamente avaliado quanto a anomalias concomitantes e contribuintes (p. ex., úlceras de córnea causadas por um corpo estranho na pálpebra, olho seco, doença neurológica). O exame ocular completo deve incluir a avaliação da córnea, da câmara anterior e do fundo do olho (cabeça do nervo óptico e retina). Doenças sistêmicas, como hiperadrenocorticismo, ou tratamentos com corticosteroides sistêmicos também podem influenciar negativamente a cicatrização e devem ser consideradas no plano terapêutico.

A cirurgia oftalmológica bem-sucedida requer diagnóstico correto, boa escolha do procedimento cirúrgico e dos materiais, atenção aos detalhes, instrumentação e equipamentos adequados e bom acompanhamento. Após a cirurgia, a terapia medicamentosa adequada é essencial para o sucesso. As úlceras de córnea infectadas, por exemplo, exigem monitoramento contínuo e tratamento medicamentoso após a cirurgia.

A conjuntiva rapidamente incha e fica inflamada após qualquer manipulação de tecido. A conjuntiva é altamente vascular, enquanto a córnea é avascular. Os anti-inflamatórios (AINE ou corticosteroides) de administração tópica ou sistêmica podem minimizar o inchaço, mas retardam a vascularização e a cicatrização da córnea; devem ser usados de forma conservadora, se for o caso, nos pacientes em que a cicatrização da superfície ocular é necessária.

> **NOTA** Os procedimentos intraoculares, de córnea e microcirúrgicos devem ser encaminhados para um oftalmologista veterinário ou um profissional com treinamento e experiência nestes procedimentos.

PREPARO DO SÍTIO CIRÚRGICO

Nos procedimentos na conjuntiva e na terceira pálpebra, trate profilaticamente com uma pomada oftálmica antibiótica de amplo espectro e estéril (p. ex., neomicina, polimixina, bacitracina) para manter as superfícies da córnea lubrificadas e reduzir as bactérias na superfície (Quadro 16.1). Faça o preparo e a colocação dos campos cirúrgicos como já descrito (p. 266).

> **NOTA** A identificação das camadas teciduais e a realização precisa de suturas na conjuntiva são facilitadas pelo uso de lupas de aumento. As lupas cirúrgicas e o aumento adequado são necessários em quaisquer procedimentos próximos à córnea.

CONSIDERAÇÕES ANESTÉSICAS

A cirurgia na conjuntiva e próxima à córnea requer precisão e delicadeza; por isso, a anestesia geral é necessária (pp. 266-268). Além disso, os olhos de animais com doença na conjuntiva ou córnea podem ser frágeis e, assim, a movimentação da cabeça e do corpo deve ser minimizada para evitar maior trauma ocular.

Muitas raças braquicefálicas apresentam órbitas rasas e olhos proeminentes e são bastante suscetíveis à doença ocular. Esses animais também tendem a ter palatos moles alongados, traqueias pequenas e doença crônica das vias aéreas; assim, monitoramento e suporte diligentes são necessários antes, durante e depois da anestesia. As pré-medicações podem ser administradas tanto para acalmar e relaxar estes animais quanto para evitar o reflexo oculocardíaco que pode causar bradicardia grave ou parada cardíaca sinusal (p. ex., glicopirrolato ou atropina; p. 266 e Tabela 16.1).

O propofol é uma excelente opção para indução devido ao seu efeito rápido e titulável e eliminação rápida. A alfaxalona pode causar menor depressão respiratória e cardíaca do que o propofol, permitindo a indução rápida e suave, principalmente em cães braquicéfalos, pacientes cardíacos e gatos (Tabela 12.1 e p. 134). Tanto a alfaxalona quanto o propofol podem aumentar a pressão intraocular (PIO) em cães saudáveis,[7] embora isso possa não ser clinicamente significativo. A indução com máscara facial pode pressionar os olhos ou a região adjacente e deve ser evitada quando possível. A cetamina também deve ser evitada porque causa movimentos oculares indesejáveis. A anestesia deve ser mantida com fármacos inalatórios (Tabela 16.1); os anestésicos injetáveis sozinhos (a menos que administrados em infusão constante) não têm efeito de duração suficiente ou proporcionam a imobilização adequada para a cirurgia ocular precisa e delicada (Capítulo 12). Use um tubo endotraqueal com braçadeira e reforçado com fio para evitar o colapso das vias aéreas caso o pescoço seja dobrado para posicionamento do olho para a cirurgia. Veja as demais considerações anestésicas (fluidoterapia, monitoramento da profundidade da anestesia) no Capítulo 12.

Durante a cirurgia, os bloqueadores neuromusculares (BNM) e um ventilador podem ser usados para prevenir qualquer movimento ocular. Estes fármacos requerem equipamentos especializados e treinamento para uso seguro. Os BNM causam paralisia muscular, inclusive dos músculos respiratórios, e até mesmo baixas doses são perigosas sem ventilação respiratória. Nestes casos, a medição de $EtCO_2$ é imperativa para avaliação da anestesia. A equipe necessita ter treinamento e experiência com o suporte de ventilação manual ou mecânica em todos os pacientes que recebem BNM e também deve ser habilidosa na interpretação dos monitores e parâmetros anestésicos. Os analgésicos (Capítulo 13) devem ser administrados a esses pacientes porque, embora os BNM impeçam o movimento, não reduzem a dor. O animal deve continuar a ser ventilado até a eliminação do BNM, determinada por um estimulador nervoso.

Sempre que possível, a recuperação tranquila, que minimize a movimentação excessiva da cabeça, é ideal, principalmente se o olho for frágil devido a uma úlcera profunda da córnea. A extubação deve ser realizada depois que o animal conseguir manter a própria oxigenação. Os animais braquicefálicos devem ser extubados o mais tarde possível e monitorados cuidadosamente por algumas horas após a anestesia. Os analgésicos pós-operatórios (p. ex., opioides; Capítulo 13) também ajudam a facilitar a recuperação.

ANTIBIÓTICOS

A administração profilática peri e pós-operatória de antibióticos é indicada nas cirurgias de conjuntiva e córnea. Os medicamentos tópicos que podem penetrar a córnea atingem a câmara anterior do olho, enquanto antibióticos sistêmicos são necessários para alcançar o segmento posterior.

NOTA Evite o uso de pomadas tópicas em úlceras profundas ou perfurações de córnea, já que causam uveíte.

ANATOMIA CIRÚRGICA

A mucosa especial no aspecto interno das pálpebras é chamada de *conjuntiva palpebral* (Figuras 16.1 e 16.15). À altura da borda orbital, a conjuntiva palpebral se reflete no *fórnix* conjuntival e se torna a *conjuntiva bulbar*. A conjuntiva palpebral possui células caliciformes, enquanto a conjuntiva bulbar é mais fina e não possui estas células. As células caliciformes da conjuntiva secretam mucina, que constitui a camada mais interna do filme lacrimal e o adere às superfícies oculares. Há nódulos linfáticos em toda a conjuntiva, mas estas estruturas são bastante proeminentes na superfície bulbar da terceira pálpebra. A drenagem linfática da conjuntiva deságua nos linfonodos parotídeos. A *terceira pálpebra* tem localização ventromedial, é coberta por conjuntiva e é móvel o suficiente para recobrir toda a face anterior da córnea. Um pedaço de cartilagem hialina em forma de T enrijece a terceira pálpebra (Figura 16.14). A *glândula da terceira pálpebra*, uma glândula seromucosa mista que contribui para a camada aquosa média do filme lacrimal, envolve a base da cartilagem e é normalmente escondida na órbita e não observada. A terceira pálpebra é importante para proteger a córnea e espalhar o filme lacrimal. A parede do globo é composta pela córnea transparente de múltiplas camadas em sua porção anterior e pela *esclera* branco-amarelada e opaca em sua porção posterior (Figura 16.15). As duas se encontram na junção corneoscleral ou limbo. A *córnea* geralmente tem menos de 1 mm de espessura e é composta por quatro camadas: (1) epitélio com sua membrana basal, (2) estroma, (3) membrana de Descemet (membrana basal do endotélio) e (4) endotélio.

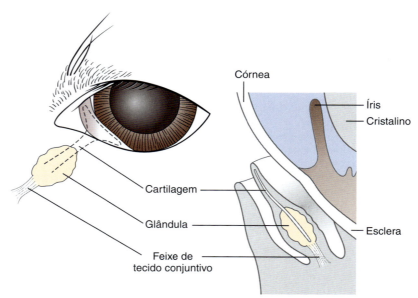

Figura 16.14 Anatomia da conjuntiva, da terceira pálpebra e da glândula da terceira pálpebra. (Modificada de Severin GA. *Severin's Veterinary Ophthalmology Notes*. 3rd ed. Lakewood, CO: American Animal Hospital Association; 1995.)

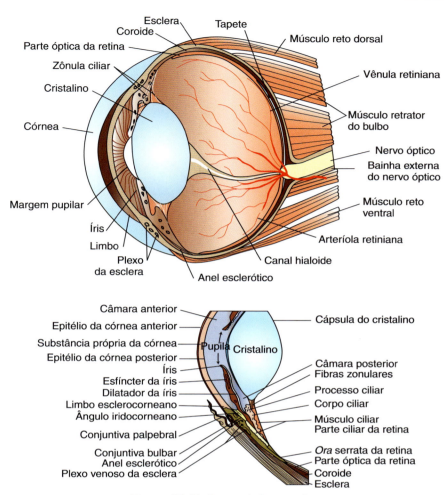

Figura 16.15 Anatomia intraocular.

TÉCNICAS CIRÚRGICAS

Retalho de Terceira Pálpebra

Os retalhos de terceira pálpebra podem ser usados como bandagens (semelhantes a lentes de contato opacas) para proteção mecânica da córnea após o trauma. É importante notar que não funcionam como enxertos conjuntivais, pois estes conferem vascularização, bem como suporte metabólico e tectônico, à córnea por meio de sua integração a este tecido. Os retalhos da terceira pálpebra *não* devem ser usados em úlceras profundas de córnea, descemetoceles ou perfurações da córnea. A elevação da terceira pálpebra pode pressionar a córnea delicada, aumentando o risco de ruptura. Além disso, impede o monitoramento direto da córnea durante o tratamento. As indicações para um retalho de terceira pálpebra incluem ceratopatia bolhosa e a ulceração de córnea indolente, sem boa adesão do epitélio ao estroma subjacente da córnea.

Exteriorize e estenda a terceira pálpebra com uma pinça e eleve-a. Passe um fio agulhado monofilamentar absorvível como PDS 3-0 ou 4-0 pela pálpebra superior, no fórnix conjuntival dorsolateral (Figura 16.16A). Direcione a agulha através da superfície externa da terceira pálpebra sob a barra da cartilagem em forma de T e saia pela superfície externa da terceira pálpebra no lado oposto da cartilagem. Alternativamente, direcione a sutura ao redor da cartilagem, mas não penetre a conjuntiva na superfície bulbar da terceira pálpebra. Direcione a sutura para trás através do fórnix conjuntival dorsolateral e para fora da pálpebra superior (Figura 16.16B). Aplique tensão na sutura, puxando a terceira pálpebra sobre a córnea. Amarre a sutura e use um *stent* (botão ou tubo estéril), se necessário, para distribuir a pressão do nó de sutura na pele (Figura 16.16C).

Remova as suturas do retalho da terceira pálpebra 14 dias após a cirurgia ou antes, se os pontos se soltarem. As complicações dos retalhos de terceira pálpebra incluem necrose palpebral ou cutânea, irritação da córnea por contato com a sutura, deformação da cartilagem e protrusão persistente da terceira pálpebra após a liberação. O inchaço palpebral é esperado. Como a córnea é coberta pelo retalho da terceira pálpebra, a doença da córnea pode piorar sem ser evidente e, assim, o paciente deve ser cuidadosamente monitorado quanto ao aumento da dor ocular.

CICATRIZAÇÃO DA CONJUNTIVA, DA TERCEIRA PÁLPEBRA E DA GLÂNDULA

A conjuntiva cicatriza rapidamente devido à sua vascularização extensa.

MATERIAIS DE SUTURA E INSTRUMENTOS ESPECIAIS

A ampliação de 2× a 3× com MagniVisor®, Optivisor® ou lupa cirúrgica com iluminação é recomendada na cirurgia de conjuntiva ou próxima à córnea. Considere o uso de uma fonte de luz focal com lupas, já que a iluminação ajuda a ampliação. Para sutura da conjuntiva,

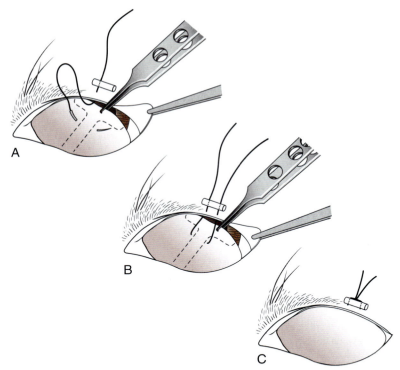

Figura 16.16 Retalho de terceira pálpebra. (A) Passe uma agulha de corte através da pálpebra superior no fórnix conjuntival dorsolateral. Exteriorize e estenda a terceira pálpebra com pinças; direcione a agulha pela superfície externa da terceira pálpebra, ao redor da cartilagem, mas mantenha a sutura enterrada para que não penetre em sua superfície posterior. (B) Direcione a sutura através do fórnix conjuntival dorsolateral e fora da pálpebra superior. (C) Faça uma sutura firme com pontos simples separados. Use um *stent*, se necessário, para distribuir a pressão.

recomenda-se fio agulhado macio absorvível e de pequeno calibre, como poliglactina 910 6-0, e agulha de ¼ de curvatura e corte reverso (Quadro 16.2). Estas pequenas suturas devem ser feitas com pinças, porta-agulhas e tesouras microcirúrgicas, que são especialmente projetadas para serem delicadas, com pontas finas e curvas exclusivas para propósitos específicos (Figura 16.3). As técnicas microcirúrgicas devem ser aplicadas com fios 6-0 ou menores para não danificar as suturas e os instrumentos frágeis (p. ex., manipular a agulha somente com porta-agulhas, já que as pinças podem ser danificadas; fazer a sutura apenas com instrumentos microcirúrgicos e não com as mãos, para não danificar a sutura). Recomenda-se a utilização de um blefarostato para manter as pálpebras abertas durante a cirurgia na conjuntiva ou na terceira pálpebra (Figura 16.3).

CUIDADO E AVALIAÇÃO PÓS-CIRÚRGICOS

As suturas pequenas e delicadas na conjuntiva ou na terceira pálpebra são facilmente rasgadas ou rompidas pelo paciente. Use um colar elizabetano rígido, como discutido na p. 271, que se estenda um pouco além do focinho quando a cabeça é estendida. Os colares elizabetanos macios e as contenções cervicais (p. ex., Bite Not collar®) não impedem que o animal esfregue o olho contra objetos. Antibióticos tópicos (Quadro 16.1) devem ser administrados até que o olho esteja cicatrizado.

COMPLICAÇÕES

As complicações das cirurgias de conjuntiva e terceira pálpebra são principalmente hemorragia e deiscência. A conjuntiva é extremamente vascular e, assim, infecções são raras, mas o tecido delicado pode se rasgar com facilidade.

CONSIDERAÇÕES ESPECIAIS RELACIONADAS COM A IDADE

O prolapso da glândula da terceira pálpebra geralmente começa a se desenvolver na juventude, mas pode não ser observado até mais tarde. As úlceras da córnea podem ocorrer em qualquer idade.

DOENÇAS ESPECÍFICAS

PROLAPSO DA GLÂNDULA DA TERCEIRA PÁLPEBRA (OLHO DE CEREJA)

DEFINIÇÕES

O prolapso da glândula da terceira pálpebra é popularmente chamado **olho de cereja** (*cherry eye*). **Quemose** é um edema conjuntival que provoca inchaço visível.

CONSIDERAÇÕES GERAIS E FISIOPATOLOGIA CLINICAMENTE RELEVANTE

O **prolapso** e a protrusão da glândula da terceira pálpebra são provavelmente causados por lassidão dos anexos entre a terceira glândula e a periórbita. O prolapso da glândula da terceira pálpebra geralmente ocorre nos primeiros anos de vida como uma doença primária com fatores genéticos de risco. Traumas também podem causar um prolapso da glândula da terceira pálpebra. Fatores contribuintes incomuns podem ser adenite primária ou secundária, anomalias nos anexos fasciais relacionadas com raça, ou patógenos específicos que acometem as glândulas. A doença geralmente não é causada por inflamação primária, neoplasia ou hiperplasia. A ocorrência de KCS após a protrusão (algumas vezes, anos depois) sugere acometimento concomitante da glândula lacrimal e da glândula da terceira pálpebra. A glândula hipertrofiada e saliente, que se estende além da borda anterior da terceira pálpebra, pode ficar escoriada e seca, o que causa inflamação secundária e aumento de volume. A protrusão pode ser unilateral, mas tende a ser bilateral. O exame histológico revela a adenite.

DIAGNÓSTICO

Apresentação Clínica
Sinais Clínicos
As raças mais comumente acometidas são Cocker spaniel, Buldogue inglês, Beagle, Pequinês, Boston terrier, Basset hound, Shih tzu e Lhasa apso. A maioria dos casos ocorre pela primeira vez em idade jovem (geralmente < 1 ano). A doença é mais comum em cães do que em gatos; a raça felina mais afetada é Sagrado da Birmânia.

Histórico
Os proprietários podem notar uma massa repentina na terceira pálpebra, secreção ocular (serosa ou mucoide) e/ou conjuntivite. A princípio, a doença tende a ser unilateral, mas pode se tornar bilateral. O prolapso pode ser intermitente.

Achados de Exame Físico
Em caso de protrusão, o prolapso da glândula da terceira pálpebra é uma massa óbvia, arredondada a oval, rosada e carnuda atrás da margem da terceira pálpebra, próxima ao canto medial. Folículos linfoides na superfície anterior da glândula protraída podem ser observados. Se não for visível, eleve a terceira pálpebra com retropulsão delicada do globo, o que mostra uma massa oval rosa distinta na superfície palpebral da terceira pálpebra. O exame oftalmológico pode evidenciar conjuntivite e secreção mucoide. Na presença concomitante de KCS, a córnea pode apresentar vascularização e/ou pigmentação (ceratite pigmentar). Às vezes, a glândula da terceira pálpebra apresenta abrasão ou cistos.

Achados Laboratoriais
A cultura da secreção mucopurulenta não é indicada. A citologia da glândula em protrusão revela a presença de células epiteliais conjuntivais normais e, talvez, inflamação e células glandulares; de modo geral, este procedimento não é indicado.

DIAGNÓSTICO DIFERENCIAL
Os diagnósticos diferenciais incluem neoplasia de terceira pálpebra, adenite, hiperplasia de folículos linfoides, elevação da terceira pálpebra (síndrome de Horner, síndrome de Haws, enoftalmia), cisto, eversão da cartilagem da terceira pálpebra e malformação da terceira pálpebra.

MANEJO CLÍNICO
Se a córnea for negativa à fluoresceína e a glândula estiver inchada, preparados tópicos de antibióticos com corticosteroides podem ser usados para redução do inchaço e do tamanho da glândula da terceira pálpebra prolapsada; no entanto, a diminuição do tamanho da glândula geralmente não resolve o prolapso.

TRATAMENTO CIRÚRGICO

Manejo Pré-cirúrgico
A tricotomia do pelame periocular não é necessária. Remova os exsudados das superfícies da córnea e da conjuntiva com gaze e *swabs* de algodão estéril umedecida com solução oftálmica ou solução de ringer lactato (SRL). Mantenha a córnea lubrificada.

Anestesia
As considerações anestésicas em animais jovens já foram discutidas (pp. 266 e 281).

Anatomia Cirúrgica
A terceira pálpebra é uma dobra aproximadamente triangular de mucosa localizada no canto medial e coberta pela conjuntiva (Figuras 16.1 e 16.14). A base do triângulo é a margem livre ou principal. Um fragmento de cartilagem em forma de T dentro da terceira pálpebra é responsável por sua estrutura interna; os "braços" do T se estendem pela margem principal. A glândula da terceira pálpebra normalmente está dentro da conjuntiva bulbar, na base da terceira pálpebra. Os folículos linfoides, encontrados principalmente na superfície bulbar da terceira pálpebra, são pequenas protuberâncias translúcidas. O suprimento de sangue para a terceira pálpebra vem de ramos da artéria maxilar interna. Os ductos excretores lacrimais deixam a glândula e emergem na secção média da superfície da mucosa bulbar.

Posicionamento
Posicione o animal em decúbito ventral com uma toalha enrolada sob o queixo para manter o nível da cabeça.

TÉCNICAS CIRÚRGICAS
O reposicionamento, não a remoção, da glândula prolapsada é o padrão terapêutico e é recomendado para reduzir a incidência posterior de KCS. Os objetivos do tratamento cirúrgico são a recolocação da glândula saliente em sua posição anatômica normal na terceira pálpebra bulbar com manutenção da mobilidade desta estrutura e preservação do tecido glandular e dos ductos excretores. As técnicas descritas incluem a criação de um envelope ou bolso na conjuntiva adjacente e a sua cobertura, com ou sem escarificação da superfície da glândula. Além dos procedimentos de bolso, a ancoragem da terceira pálpebra à base de sua cartilagem,[8] músculos extraoculares,[9] esclera, fáscia periorbital ou borda óssea periorbital[10] foi descrita. Os procedimentos de ancoragem interferem com a mobilidade da terceira pálpebra, enquanto os procedimentos de bolso podem danificar os ductos excretores. Os procedimentos combinados de bolso e pregueamento podem ser mais bem-sucedidos em protrusões maiores e mais crônicas do que os procedimentos de bolso sozinhos. Os procedimentos de bolso sem pregueamento podem ser mais eficazes em animais jovens e naqueles com protrusões brandas.

Procedimento de bolso: Coloque um blefarostato para maximizar a exposição. Segure e estenda a terceira pálpebra com duas pequenas pinças de campo ou tipo mosquito de cada lado da glândula da terceira pálpebra. Faça uma incisão conjuntival linear entre a glândula protraída e a córnea (i.e., proximal à glândula), com o cuidado de reter pelo menos 5 a 7 mm de conjuntiva no limbo (Figura 16.17A). Aprofunde a incisão até que os vasos sanguíneos conjuntivais proeminentes sejam visíveis. Faça uma segunda incisão paralela na conjuntiva entre a margem da terceira pálpebra e a glândula (i.e., distal à glândula), com o cuidado de manter pelo menos 4 a 5 mm de conjuntiva ao longo da margem da terceira pálpebra (Figura 16.17A). Em uma extremidade da incisão, coloque o nó de sutura de poliglactina 910 6-0 na superfície palpebral externa da terceira pálpebra com pinças (p. ex., Colibri) e porta-agulhas Castroviejo sem trava

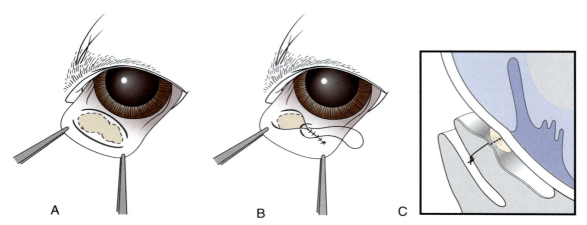

Figura 16.17 Procedimento em bolso para correção do prolapso da glândula da terceira pálpebra. (A) Faça uma incisão conjuntival linear em cada lado da glândula acometida, com o cuidado de reter pelo menos 4 a 5 mm de tecido conjuntival de cada lado para a sutura. (B) Ancore o primeiro nó de poliglactina 910 6-0 em espessura parcial na superfície anterior da terceira pálpebra e, depois, passe a sutura da terceira pálpebra à incisão. Feche a incisão com pontos simples separados, abarcando os dois lados da glândula, enquanto a empurra para o interior do bolso formado, mantendo a sutura justa e não exposta. (C) Passe a sutura de volta pela terceira pálpebra e fixe o nó em sua superfície anterior.

ou equivalente (Quadro 16.2). Passe a agulha através da terceira pálpebra, da superfície palpebral à bulbar, de modo que saia no interior de uma das extremidades das incisões conjuntivais. Coloque a glândula em sua posição normal por meio da união (imbricação) das duas incisões sobre a glândula com pontos simples separados de poliglactina 910 6-0 (Figura 16.17B). Pressione a glândula para baixo com um aplicador com ponta de algodão enquanto a sutura é amarrada, prendendo-a ou colocando-a em um "bolso" na conjuntiva bulbar. Passe essa sutura de volta pela terceira pálpebra e faça o último ponto e o nó na superfície palpebral externa da terceira pálpebra (Figura 16.17C). Tome cuidado para evitar contato com a córnea ou rasgar a conjuntiva; além disso, evite segurar a agulha com a pinça microcirúrgica, o que pode danificar o instrumento.

> **NOTA** A remoção da glândula da terceira pálpebra aumenta o risco de olho seco (KCS) e é contraindicada.

MATERIAIS DE SUTURA E INSTRUMENTOS ESPECIAIS

Em cães de pequeno porte e gatos, use poliglactina 910 6-0 e pinças, porta-agulhas e tesouras microcirúrgicas (Quadro 16.2). Em cães de porte muito grande, a poliglactina 910 5-0 ou 6-0 pode ser usada para suturar a conjuntiva.

CUIDADO E AVALIAÇÃO PÓS-CIRÚRGICOS

Use um colar elizabetano rígido que se estenda um pouco além do focinho quando a cabeça e o pescoço estiverem estendidos, como já discutido (p. 271). Administre um antibiótico tópico (p. ex., neomicina, polimixina, bacitracina) quatro vezes ao dia até a cicatrização da conjuntiva, em 10 a 14 dias (Quadro 16.1). Evite o uso de corticosteroides tópicos por várias semanas após a cirurgia, porque influenciam negativamente a cicatrização. As glândulas inchadas podem levar várias semanas para retornar ao tamanho normal.

COMPLICAÇÕES

As complicações são a exposição da sutura à superfície da córnea, causando ulceração, e deiscência da incisão ou formação de orifícios no bolso conjuntival, o que permite o prolapso repetido da glândula da terceira pálpebra.

PROGNÓSTICO

O prognóstico da recolocação da glândula com o procedimento de bolso pode ser bom. A deformação da margem da terceira pálpebra e o espessamento tecidual visível na base da glândula podem ocorrer após a cirurgia, especialmente se a glândula for muito grande. O desenvolvimento de KCS é muito mais provável em caso de remoção parcial ou completa da glândula. A recidiva pode exigir outra cirurgia para tentativa de reposicionamento da glândula.

ÚLCERAS DE CÓRNEA PROFUNDAS OU INFECTADAS

DEFINIÇÕES

Uma **úlcera de córnea superficial** é uma lesão em que houve remoção apenas do epitélio da córnea. A **úlcera do estroma da córnea** envolve a perda do estroma da córnea, além do epitélio. Uma **descemetocele** é uma úlcera de córnea muito profunda, com ausência de maior parte ou de todo o estroma, o que causa um defeito que se estende até a membrana de Descemet (a membrana basal do endotélio da córnea). Nas úlceras de córnea com queratólise (*melting*), há liquefação do estroma pelas enzimas proteolíticas protease e colagenase; as enzimas são produzidas por células inflamatórias e córneas. A **endoftalmite infecciosa** é uma infecção no interior do olho. *Phthisis bulbi* é a subatrofia do olho; é causado por doenças crônicas, como perfuração de córnea ou uveíte crônica. O **crescimento intraepitelial** ocorre quando o epitélio da córnea cresce através de uma perfuração da estrutura e atinge o olho.

CONSIDERAÇÕES GERAIS E FISIOPATOLOGIA CLINICAMENTE RELEVANTE

As úlceras da córnea geralmente ocorrem depois de uma lesão que remove parte do epitélio da córnea com ou sem estroma. O trauma pode ser endógeno, decorrente de olho seco, alterações do piscar e má exposição, cílios ectópicos, distiquíase, entrópio, massas palpebrais, pregas faciais ou escoriações. As causas exógenas de úlceras de córnea são seu contato físico com um objeto. Em gatos, a infecção ativa pelo herpesvírus felino também causa a úlceras de córnea.

As lesões superficiais não complicadas da córnea sofrem cicatrização avascular. Uma úlcera de córnea não complicada é rapidamente coberta por epitélio deslizante. Na ausência de epitélio na córnea, o estroma pode ficar hidratado, o que causa edema focal no leito da úlcera. Com a cicatrização, as células epiteliais perdem os cílios, se achatam e começam a migrar sobre o defeito da ferida da córnea em 1 hora. Toda a córnea pode ser reepitelizada em 7 a 10 dias. Depois que as células cobrem o defeito, sofrem mitose e há reconstrução das múltiplas camadas da superfície epitelial. A adesão do epitélio aos tecidos subjacentes pode ser frágil por 6 a 8 semanas. As úlceras indolentes ocorrem quando o epitélio não adere ao estroma subjacente e são normalmente observadas como uma úlcera superficial com epitélio solto. As úlceras indolentes superficiais (e nenhum outro tipo de úlcera) devem ser tratadas com desbridamento epitelial da córnea e uma ceratotomia em grade, puntiforme ou com broca de diamante.

Bactérias e fungos podem formar a flora normal das superfícies da conjuntiva e da córnea. Microrganismos oportunistas podem infectar uma ferida aberta na córnea e causar perda estromal progressiva. Em úlceras estromais infectadas ou destrutivas, a cicatrização vascular é necessária. Como a córnea é naturalmente avascular, o sistema imune tem pouco acesso à lesão até o desenvolvimento de neovascularização. Em resposta à úlcera infectada, a neovascularização da córnea começa no limbo, depois de 3 a 5 dias, e normalmente cresce a uma taxa de cerca de 1 mm por dia. O comprimento da vascularização da córnea permite, às vezes, a estimativa da idade da úlcera infectada. De modo geral, a vascularização leva aproximadamente 4 semanas para chegar ao centro da córnea. Depois que a vascularização da córnea atinge a úlcera infectada, o sistema imune elimina a infecção e o tecido da córnea pode ser reconstruído através da granulação. As fibras de colágeno no estroma em regeneração são irregulares e, assim, diminuem a transparência da córnea. A densidade da cicatriz diminui com o tempo, mas, de modo geral, há persistência de tecido cicatricial focal branco (leucoma). Na ausência de vascularização de uma úlcera profunda, o leito da lesão permanece como uma área fina da córnea que parece "recortada" ou plana quando vista da superfície anterior e pode ser mais suscetível a futuras lesões ou infecções.

A córnea contém inervação extensa e a úlcera causa uveíte anterior reflexa. A uveíte é uma quebra da barreira hematoencefálica no interior do olho e causa *flare* aquoso (vazamento de proteína no humor aquoso), além de miose, edema difuso da córnea e redução da PIO (na fase inicial). A gravidade da uveíte é proporcional à gravidade da infecção da córnea. A resposta da infecção da córnea à terapia leva à melhora da uveíte reflexa. O monitoramento da uveíte permite a avaliação da resposta da úlcera de córnea ao tratamento. Em caso de piora da uveíte apesar do tratamento, a infecção pode ser resistente a antibióticos e, assim, a terapia deve ser revista. A liberação de várias enzimas (colagenases, proteases) pelas células da córnea e pelos leucócitos pode causar queratólise e liquefação do estroma da córnea.

Em caso de perfuração da córnea, seu endotélio também é danificado. Os patógenos da úlcera infectada têm acesso ao olho e distorcem a anatomia intraocular. De modo geral, o corpo coloca um tampão frágil de fibrina, íris e/ou sangue no sítio de perfuração. O desenvolvimento de *sinequia anterior* (adesão da íris à córnea) é comum e, por fim, o crescimento intraepitelial e a formação de aderências dentro do olho podem causar glaucoma, dor e cegueira. O sangue no leito da úlcera antes de a vascularização da córnea atingir o local geralmente provém de uma perfuração da córnea.

DIAGNÓSTICO

Apresentação Clínica

Sinais Clínicos

Qualquer animal pode apresentar úlcera de córnea infectada ou profunda. Os animais com má saúde na superfície ocular (p. ex., KCS, lagoftalmia) podem ser predispostos ao desenvolvimento de úlceras. Os indivíduos braquicefálicos são predispostos à ulceração devido à exposição da córnea. Os animais com comprometimento do sistema imune (i.e., gatos infectados pelo vírus da leucemia felina [FeLV] ou vírus da imunodeficiência felina [FIV]; cães com hiperadrenocorticismo) ou submetidos ao tratamento com imunossupressores são mais suscetíveis ao desenvolvimento de úlcera de córnea infectada.

Histórico

Os sintomas observados geralmente são secreção ocular, estrabismo, manter o olho fechado e/ou esfregar o olho. Os animais geralmente são atendidos alguns dias depois de o problema ocular ser notado, embora alguns proprietários tentem usar vários colírios tópicos antes da consulta; portanto, é importante fazer a anamnese cuidadosa. O conhecimento de tratamentos medicamentosos anteriores, como o uso de corticosteroides em úlceras de córnea, também pode ser essencial para a anamnese e o tratamento médico.

Achados de Exame Físico

Os sintomas da úlcera de córnea infectada estão listados no Quadro 16.3.

As descemetoceles geralmente têm a aparência de um dente ou cratera na córnea, com fundo claro, mas cercado pelo edema enevoado. Por outro lado, as perfurações da córnea apresentam uma protuberância focal elevada, opaca, branca a marrom, em uma área com uma úlcera prévia. A protuberância central representa a fibrina e/ou a íris saliente. A pupila pode estar distorcida ou não ser visível e a câmara anterior pode ser superficial.

Achados Laboratoriais

A mudança no número de leucócitos não é esperada a menos que a infecção de um olho rompido esteja começando a ascender ou se disseminar de forma sistêmica. Quaisquer problemas de saúde que contribuam para diminuir a imunidade devem ser avaliados, já que influenciam a cicatrização da córnea de maneira adversa.

DIAGNÓSTICO DIFERENCIAL

Outras causas de dor ocular são cílios ectópicos, distiquíase grave, olho seco, entrópio e massa palpebral. Outras doenças oculares, como

> **QUADRO 16.3 Sintomas de Úlcera de Córnea Infectada**
>
> - Uveíte anterior de gravidade inadequada, evidenciada por:
>   - Edema de córnea difuso
>   - Presença de leucócitos (*hipópio*), hemácias (*hifema*) ou fibrina na câmara anterior
>   - Miose pupilar extrema
>   - *Flare* aquoso ("lanterna no nevoeiro") causado pela presença de proteínas no humor aquoso
>   - Redução significativa da pressão intraocular, principalmente em comparação ao olho normal
> - Bordas da úlcera com cor branca ou amarelo-opaca (presença de leucócitos)
> - "Afundamento" visível ou aprofundamento progressivo do leito da úlcera de córnea
> - Derretimento ou liquefação do tecido da úlcera da córnea
> - Edema de córnea difuso e significativo associado à úlcera

a uveíte anterior e o glaucoma, também podem causar edema difuso da córnea. Se um dente/defeito da córnea for visível em um olho confortável e com coloração de fluoresceína negativa, uma úlcera estromal pode ter ocorrido no passado, deixando uma área delgada epitelizada na córnea (faceta da córnea).

MANEJO CLÍNICO

De modo geral, as úlceras de córnea simples e não infectadas são tratadas profilaticamente com antibióticos tópicos e a maioria cicatriza com rapidez, sem complicações. As úlceras da córnea não devem ser tratadas com corticosteroides sistêmicos ou tópicos, já que estes fármacos suprimem o sistema imune local e potencializam a infecção. O uso tópico de AINE geralmente não é aconselhado. O ideal é que as úlceras de córnea infectadas, as descemetoceles e as perfurações da córnea sejam encaminhadas para um oftalmologista veterinário. Coloque um colar elizabetano conforme descrito na p. 271.

O aprofundamento das úlceras de córnea infectadas pode ser rápido (i.e., em horas). O tratamento medicamentoso pode ser realizado até que o animal possa ser atendido por um oftalmologista ou caso o proprietário recuse o encaminhamento. Algumas úlceras da córnea podem ser tratadas clinicamente, mas as lesões graves podem exigir cirurgia para salvar o olho.

Antes da instituição da antibioticoterapia, a cultura e o antibiograma do leito da úlcera, embora arriscados, podem ajudar a direcionar o tratamento medicamentoso. A resistência aos antibióticos aumentou e, assim, os resultados do antibiograma são praticamente essenciais para o sucesso do tratamento de uma úlcera de córnea. Após a anestesia tópica e a imobilização adequada, cuidadosamente colete o material das bordas da úlcera com um swab de algodão estéril que, a seguir, é colocado em ágar sangue ou Culturette® para realização de cultura e antibiograma. Como o tamanho da amostra é pequeno, peça para o laboratório de microbiologia começar a cultura em caldo de enriquecimento para amplificação dos microrganismos antes do plaqueamento.

Use antibióticos tópicos nas úlceras de córnea, já que este tecido não possui suprimento sanguíneo inerente, o que impede que os fármacos de administração sistêmica alcancem concentrações adequadas. O número de bactérias pode dobrar rapidamente, até a cada 30 minutos; portanto, o tratamento frequente é essencial na tentativa de controle de uma infecção ativa. O tratamento diligente com colírios antibióticos a cada 1 a 2 horas, 24 horas por dia, durante pelo menos 24 a 48 horas, pode interromper o ciclo de crescimento bacteriano. Enquanto são aguardados os resultados da cultura, antibióticos de amplo espectro devem ser administrados ou escolhidos com base na coloração de Gram (Quadro 16.1). Para bactérias Gram-negativas, use antibióticos tópicos, como gentamicina fortificada a 0,9% (adicione 0,33 mL de uma solução IV de gentamicina a 100 mg/mL a cada 5 mL de gentamicina a 0,3%) ou uma fluoroquinolona de segunda geração (p. ex., ofloxacino; Quadro 16.1). Para microrganismos Gram-positivos, use antibióticos tópicos, como fluoroquinolonas de quarta geração (p. ex., moxifloxacina ou cefazolina a 50 mg/mL [adicione SRL ao frasco da solução IV para perfazer 100 mg/mL e, depois, dilua 1:1, removendo 5 mL da solução de cefazolina e adicionando 5 mL de SRL para fazer uma solução a 5% ou 50 mg/mL]; a diluição também pode ser feita em um frasco conta-gotas estéril com solução de lágrimas artificiais). A cefazolina precisa ser refrigerada da mesma forma que a solução IV para manter sua eficácia; além disso, a validade das duas soluções é similar. Depois das primeiras 24 a 48 horas, reduza a frequência tópica dos antibióticos para a cada 4 a 6 horas, dependendo da resposta ao tratamento. O tratamento de uma úlcera de córnea com muita frequência em longo prazo diminui ou interrompe a neovascularização da córnea e, assim, os vasos sanguíneos não chegam ao local acometido. A menor frequência de tratamentos encoraja a vascularização da úlcera de córnea. A diminuição da frequência de tratamento pode piorar a infecção da córnea; assim, os tratamentos tópicos devem ter frequência equilibrada para estimular a neovascularização e, ao mesmo tempo, tentar evitar a progressão da lesão. A progressão da infecção da córnea aprofunda a úlcera e piora a uveíte anterior. O uso de AINE tópicos deve ser evitado em úlceras de córnea devido ao retardo da cicatrização da lesão; além disso, alguns destes medicamentos (p. ex., diclofenaco) podem até causar a queratólise estéril da córnea.[11] Continue o tratamento médico até o preenchimento completo da úlcera da córnea pela vascularização ou o término da progressão da vascularização. Antibióticos sistêmicos são indicados em caso de rompimento da úlcera de córnea, o que está associado a um risco de infecção ocular interna.

O tratamento sintomático da uveíte anterior secundária também é essencial nos pacientes com úlcera, pois a uveíte pode provocar aderências internas da íris que evoluem para o glaucoma. O glaucoma é progressivo e causa dor e cegueira. A administração tópica de atropina reduz o espasmo doloroso do músculo ciliar e minimiza as adesões da íris ao cristalino (sinequia posterior), dilatando a pupila; no entanto, seu uso de pode aumentar o risco de glaucoma em um olho anatomicamente predisposto à doença.

Os indicadores positivos de controle da infecção da córnea são a redução da dor, do edema de córnea, do *flare* aquoso e da uveíte anterior e o aumento da eficácia ou da duração da dilatação da pupila pela atropina à medida que a uveíte diminui. Os indicadores negativos são o aumento da dor, do edema de córnea e da uveíte anterior e o aprofundamento da úlcera da córnea. Em caso de piora da úlcera, outros antibióticos ou cirurgias podem ser necessários.

As úlceras de córnea com queratólise são muito instáveis porque o tecido liquefeito tem baixa consistência e pode se desprender do olho. Além disso, as córneas com queratólise não são tecidos fortes para a sutura. Os inibidores da colagenase, como a acetilcisteína a 10%, o soro com macroglobulinas e o ácido etilenodiaminotetracético ajudam a estabilizar a queratólise durante o tratamento da úlcera. Esses casos devem ser encaminhados para um oftalmologista e podem necessitar de um enxerto conjuntival na tentativa de salvar o olho.[12]

Em caso de rompimento de uma úlcera de córnea, a profundidade da câmara anterior (espaço entre a córnea e a íris) pode diminuir, e sinequias anteriores, distorção da pupila, hifema e outras anomalias anatômicas podem ser observados. Esses pacientes devem ser encaminhados para um oftalmologista para melhor avaliação do prognóstico e determinação do tratamento adequado para salvar o olho ou ainda da indicação de enucleação. Se o proprietário recusar o encaminhamento, o tratamento medicamentoso pode ser considerado em perfurações de córnea sem extravasamento e com menos de 5 mm de tamanho (ver teste de Seidel, p. 289). O tratamento medicamentoso é o mesmo de uma úlcera de córnea infectada. As rupturas profundas mas pequenas de córnea e sem extravasamento podem sofrer vascularização e cicatrizar, mas o prognóstico geralmente é muito reservado a ruim quanto ao salvamento do olho ou da visão. Uma nova ruptura e outros distúrbios anatômicos intraoculares, como glaucoma, cegueira e dor contínua, são riscos nesses casos. A enucleação pode ser indicada em rupturas extensas de córnea, com extravasamento, distúrbio anatômico intraocular significativo, hifema extenso e/ou infecção ativa. Em caso de progressão da infecção da córnea para infecção ocular interna (*endoftalmite*), o olho fica muito dolorido e requer enucleação. Se a infecção se propagar para a órbita e não ficar aí contida por enucleação, pode ascender até o crânio através do canal óptico e ser fatal.

TRATAMENTO CIRÚRGICO

A cirurgia para úlceras de córnea infectadas é indicada quando a lesão é muito profunda e/ou extensa, há piora da úlcera e da uveíte apesar da terapia médica agressiva e/ou em caso de crescimento inadequado dos vasos sanguíneos da córnea. De modo geral, estas úlceras devem ser encaminhadas para tratamento por um oftalmologista.

Manejo Pré-cirúrgico

Use um tubo endotraqueal reforçado para evitar o colapso das vias aéreas ao dobrar o pescoço para posicionamento do olho para a cirurgia.

Realize o teste de Seidel para determinar se a úlcera de córnea atingiu a espessura total e se rompeu. Encha uma seringa de 3 mL com solução estéril para lavagem ocular ou SRL após a remoção do êmbolo. Mergulhe repetidamente a ponta corada da fita de fluoresceína na solução até que fique amarelo-escura e densa. Peça para um assistente pingar a solução de fluoresceína no local da úlcera da córnea enquanto observa a área com ampliação e luz de cobalto. Alternativamente, umedeça a ponta da fita estéril fresca de fluoresceína com uma gota de solução estéril para lavagem ocular e deixe que esta gota caia no topo do globo; monitore o sítio em questão sob ampliação com luz de cobalto. Observe se há um fluxo claro de humor aquoso através da coloração de fluoresceína. O teste positivo de Seidel indica extravasamento de humor aquoso e o rompimento da úlcera de córnea. Em caso de extravasamento de uma perfuração de córnea, o encaminhamento para um oftalmologista é indicado, já que a avaliação e o reparo precisos requerem habilidades especializadas e um microscópio cirúrgico.

> **NOTA** As perfurações de córnea e os enxertos de conjuntiva que necessitam de suturas de córnea requerem o uso de microscópio cirúrgico e técnicas microcirúrgicas especializadas; por isso, devem ser encaminhados para um oftalmologista veterinário.

Anestesia

A anestesia foi discutida nas pp. 266 e 281.

Anatomia Cirúrgica

A parte branca do olho tem três camadas: a *conjuntiva*, a *episclera* e a *esclera* propriamente dita (fibras de colágeno e fibroblastos), que compõem a parede estrutural do olho (Figura 16.18). A episclera e a esclera são anteriormente cobertas pela conjuntiva; posteriormente, os músculos se inserem ao redor dos vasos e nervos que penetram a superfície do globo. A conjuntiva é um tecido fino e vascularizado com epitélio na superfície externa. A parte inferior da conjuntiva não apresenta epitélio e, portanto, é usada na cirurgia de enxerto.

Posicionamento

Posicione o animal em decúbito dorsal com o olho direcionado para cima (íris paralela ao chão). Sacos de areia com vácuo (p. ex., Olympic Vac-Pac®) auxiliam no posicionamento da cabeça. Certifique-se de que o tubo endotraqueal seja reforçado. O cirurgião pode preferir ficar sentado durante a cirurgia.

TÉCNICAS CIRÚRGICAS

Retalho de Conjuntiva

AP Os retalhos de conjuntiva são normalmente coletados da conjuntiva bulbar perilimbal e colocados sobre as úlceras da córnea. O enxerto conjuntival fornece suprimento sanguíneo para a úlcera e acelera a cicatrização em comparação à vascularização endógena da córnea. Embora o enxerto possa bloquear a visão no olho cicatrizado e a cirurgia geralmente deixe mais cicatrizes do que o tratamento medicamentoso, a probabilidade de salvar o olho com úlcera grave é maior com o enxerto do que com a terapia médica. A conjuntiva é um tecido fino e elástico com suprimento sanguíneo extenso que também leva antibióticos sistêmicos para a úlcera. O tecido conjuntival fortalece o leito da úlcera e sua integração substitui o tecido perdido pela infecção da córnea.

Os enxertos menores (pediculares ou rotacionais) são preferíveis em quase todos os casos em que um enxerto conjuntival é indicado. No entanto, requerem um microscópio cirúrgico e geralmente são mais bem feitos por um oftalmologista ou cirurgião experiente em técnicas microcirúrgicas. Exemplos de enxertos maiores que bloqueiam a maior parte da córnea, mas não exigem a sutura desta estrutura, são detalhados aqui. Dos dois enxertos descritos a seguir, o enxerto de Hood é mais apropriado em lesões pequenas e/ou periféricas. O enxerto de 360 graus é mais apropriado para uma lesão de córnea grande e/ou central, embora cause opacidade completa da estrutura. Além da possibilidade de causar cegueira, o enxerto de 360 graus também impede a visualização das estruturas intraoculares e não pode ser avaliado quanto à cicatrização ou complicações. Esses enxertos podem ser removidos de anexos não aderentes em uma data posterior, em uma tentativa de exposição da córnea, embora a cegueira ainda possa ocorrer.

Planeje o enxerto ou retalho conjuntival de modo que seja vários milímetros maior do que o defeito a ser recoberto; a conjuntiva se contrai depois de seccionada e, assim, o enxerto fica menor após a coleta. Para preparar um retalho conjuntival fino e deslizante, segure a conjuntiva com uma pinça oftálmica, como uma pinça Colibri de 0,3 mm (Quadro 16.2 e Figura 16.3) a aproximadamente 2 mm do limbo. Aplique tração para elevar a conjuntiva e faça a incisão a alguns milímetros do limbo com um par de tesouras de tenotomia de Stevens ou de Wescott (Figura 16.19A). Eleve a borda

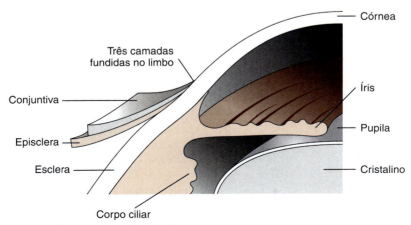

Figura 16.18 Anatomia da conjuntiva, episclera e esclera.

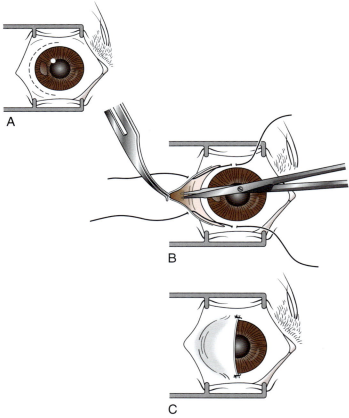

Figura 16.19 Retalho de Hood. (A) Incise a conjuntiva bulbar adjacente à lesão paralelamente ao limbo e divulsione-a. (B) Com cuidado, faça a dissecção romba da conjuntiva do tecido episcleral fibroso com tesouras de tenotomia. O enxerto final não deve ter tensão. (C) Avance o enxerto para cobrir a lesão e suture-a no local desejado, geralmente com dois a quatro pontos simples separados na esclera no limbo.

Retalho Conjuntival de Hood

Disseque um retalho de Hood da conjuntiva bulbar dorsal à lesão ou da conjuntiva bulbar o mais próximo possível da úlcera de córnea (Figura 16.19A). Disseque uma área semicircular da conjuntiva como anteriormente descrito e coloque-a sobre a úlcera e pelo menos vários milímetros além. Assegure-se de que a conjuntiva repouse plana na córnea, sem tração; isso ocorre se a episclera tiver sido bem dissecada da conjuntiva com tesouras de tenotomia. Faça duas suturas absorvíveis (poliglactina 910 6-0; Quadro 16.2) com pontos simples separados no limbo, a 180 graus de distância, para posicionar o retalho sobre a córnea. Tensione a borda livre do retalho para mantê-lo sobre a úlcera da córnea; não há necessidade de suturar esta estrutura. Faça suturas de espessura parcial na episclera com pontos simples separados de poliglactina 910 6-0, com o cuidado de não abarcar toda a espessura da parede do olho. Se necessário, faça mais pontos para ancorar o retalho (Figura 16.19C).

Retalho de Conjuntiva em 360 Graus

Começando a 2 a 3 mm do limbo, faça uma incisão na conjuntiva e use uma tesoura de tenotomia sob o tecido perilímbico para dissecção romba da conjuntiva do globo a 360 graus (Figura 16.20A). Separe a conjuntiva da episclera (Figura 16.20B) como já descrito. Tenha cuidado perto da área da terceira pálpebra durante a coleta da conjuntiva doadora e faça todo o possível para minimizar o envolvimento da terceira pálpebra no enxerto; lembre-se da mobilidade natural desta estrutura.

Depois da dissecção adequada da episclera da conjuntiva, esta última deve se esticar facilmente sobre o leito da úlcera de córnea com o mínimo de tração.

Se o enxerto tiver muita tensão, continue a dissecar a episclera da conjuntiva, começando na borda livre desta última e movimentando as tesouras de tenotomia para baixo, para o globo, com o cuidado de não perfurar a conjuntiva. Depois da coleta do enxerto conjuntival em 360 graus, una as bordas livres do enxerto conjuntival com sutura horizontal de colchoeiro (Figura 16.20C-D) com fio absorvível (poliglactina 910 6-0 ou menor). Certifique-se de que as suturas estejam firmes, sem nenhum contato com a córnea. O enxerto conjuntival será suturado a si mesmo e não à córnea.

É importante justapor a parte inferior das bordas conjuntivas com as suturas. Os tecidos não podem cicatrizar juntos se a parte inferior conjuntival de um lado for suturada à superfície epitelial do outro lado.

MATERIAIS DE SUTURA E INSTRUMENTOS ESPECIAIS

A conjuntiva é um tecido fino e delicado; portanto, suturas pequenas, como poliglactina 910 6-0, devem ser usadas (Quadro 16.2). Suturas maiores e suas agulhas podem rasgar a conjuntiva; uma sutura grande também pode causar problemas iatrogênicos se entrar em contato com a córnea. A perfuração da conjuntiva e da córnea com a agulha cria buracos que não se fecham; assim, a agulha necessita ser usada com precisão (e perfurações repetidas devem ser evitadas). Pinças não projetadas para manipulação da conjuntiva também podem danificar o material de enxerto coletado; além disso, a instrumentação adequada é fundamental. Certifique-se de usar tesouras de tenotomia de Stevens ou de Wescott e pinças microcirúrgicas (Figura 16.3).

CUIDADO E AVALIAÇÃO PÓS-CIRÚRGICOS

Olhos com úlceras de córnea profundas são extremamente frágeis e suscetíveis a lesões após a recuperação da anestesia; por isso, a

---

cortada e faça sua dissecção romba sob a conjuntiva e paralela ao limbo; use tesouras de tenotomia para separar a conjuntiva da esclera subjacente. Começando pela borda livre do retalho tecidual, faça pequenos cortes com as pontas da tesoura de tenotomia em ângulo de 90 graus em relação ao retalho para dissecção precisa e romba da episclera fibrosa da conjuntiva fina mais superficial, e com muito cuidado não faça nenhum orifício na conjuntiva (os orifícios só aumentam com a manipulação adicional e podem arruinar o enxerto elevado), mantendo o enxerto o mais delgado possível (Figura 16.19B). Após a dissecção, o retalho conjuntival fica muito mais móvel. Posicione o enxerto conjuntival sobre o defeito; o enxerto deve ficar sobre o leito da úlcera e ultrapassá-lo, sem tensão. Cuidadosamente, desbride o epitélio da córnea do leito e das bordas da úlcera com lanças de celulose, com muito cuidado para não romper a lesão, antes da colocação do enxerto conjuntival, para que o estroma da córnea (e não o epitélio) fique em contato com a parte hemorrágica inferior da conjuntiva (Figura 16.19C). Fixe a posição da conjuntiva para que possa cicatrizar e se integrar ao estroma da córnea. Note que a sutura nunca deve penetrar a espessura total da córnea.

NOTA Tesouras de tenotomia de Stevens ou Wescott e pinças microcirúrgicas, como Colibri, são necessárias para esse procedimento (Figura 16.3).

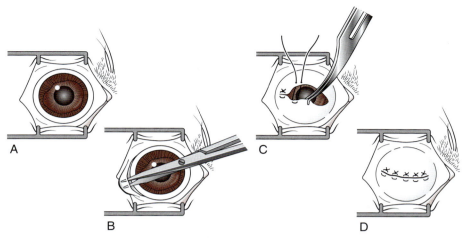

Figura 16.20 Enxerto/retalho conjuntival total ou em 360 graus. (A) Comece a fazer o retalho com uma incisão conjuntival de 360 graus adjacente ao limbo. (B) Divulsione a conjuntiva e, em seguida, disseque os tecidos episclerais da conjuntiva com uma tesoura de tenotomia e avance-a para o centro da córnea. (C-D) Suture a conjuntiva em si mesma, e não à córnea, em um padrão de colchoeiro horizontal.

recuperação deve ser lenta, calma e tranquila para evitar que o animal bata a cabeça ou se machuque. Use um colar elizabetano rígido, como já discutido (p. 271), que ultrapasse o focinho quando a cabeça é estendida (colares elizabetanos macios e colares cervicais infláveis não impedem que o animal esfregue o olho contra objetos).

Antibióticos tópicos (Quadro 16.1) devem ser usados até a cicatrização do olho. Analgésicos (p. ex., opioides) são essenciais para prevenir a dor (Capítulo 13). Sedativos pós-operatórios (p. ex., acepromazina; Capítulo 12) podem ser necessários para acalmar o paciente. Os AINE sistêmicos podem ser usados brevemente após a cirurgia, já que ajudam a reduzir a uveíte, a dor e o edema conjuntival no período pós-operatório, mas também retardam a vascularização e a cicatrização da córnea. Os AINE tópicos devem ser evitados em casos de úlcera de córnea porque alguns (p. ex., diclofenaco) podem causar queratólise.[11] A córnea possui receptores nervosos mais densos do que qualquer outro lugar do corpo; portanto, analgésicos, como opioides, podem ser prescritos para dor na córnea.[13] Use um colírio de atropina a 1% uma a duas vezes ao dia para tratamento da uveíte secundária.

Realize o exame oftalmológico depois de alguns dias e, a seguir, a cada 1 a 2 semanas após a cirurgia de enxerto conjuntival. Continue o tratamento com colírio antibiótico conforme orientado pelos resultados da cultura e do antibiograma (Quadro 16.2) até que o enxerto conjuntival esteja integrado na úlcera de córnea ou a lesão esteja completamente vascularizada. O tecido sobre a úlcera não deve ser removido para que se integre à córnea. O remodelamento da cicatriz ocorre ao longo de vários meses e os resultados finais variam de opacidade insignificante a leucoma denso, com opacidade significativa e perda de visão.

COMPLICAÇÕES

Em caso de ruptura da úlcera de córnea sob o enxerto conjuntival e extravasamento intermitente ou contínuo, o olho deve ser enucleado. As úlceras de córnea rompidas que cicatrizam deixam sinequias (aderências) dentro do olho, que podem causar glaucoma secundário. A cegueira associada ao *phthisis bulbi* também pode ser observada em caso de extravasamento e/ou dano intraocular extenso.

Se o enxerto conjuntival repuxar a córnea ou descobrir o leito da úlcera, a lesão ainda pode cicatrizar por vascularização. Caso o enxerto conjuntival se separe da córnea e a úlcera se rompa, é provável que a enucleação seja necessária. A endoftalmite infecciosa pode se desenvolver até mesmo semanas após a contaminação intraocular e se manifesta como hipópio e dor intensa. Esses olhos devem ser enucleados. Os enxertos conjuntivais podem não ter sucesso em caso de ausência de desbridamento adequado do epitélio da córnea do local da úlcera, uso de técnica cirúrgica inadequada ou ocorrência de infecção bacteriana local. O excesso de tensão no enxerto conjuntival pode causar sua retração ou deiscência prematura.

PROGNÓSTICO

Nas úlceras de córnea infectadas ou profundas submetidas ao tratamento cirúrgico, o prognóstico relacionado com salvar o olho é reservado.

Cirurgias de Face e Órbita

PRINCÍPIOS GERAIS E TÉCNICAS

DEFINIÇÕES

A **proptose** é um deslocamento externo do olho de sua posição normal na órbita. **Exoftalmia** é a projeção do globo para fora de sua órbita. **Buftalmia** é o aumento de volume do globo pelo glaucoma crônico. **Enucleação** é a remoção do globo, da membrana nictitante, das glândulas orbitais e das margens palpebrais. A **evisceração** é a remoção do conteúdo interno do globo, incluindo a íris, o trato uveal, o cristalino e a retina. O implante de **prótese intraescleral** (PIE) é usado em um olho que foi eviscerado e substitui seus conteúdos internos com uma prótese redonda preta de silicone.

CONSIDERAÇÕES PRÉ-OPERATÓRIAS

Em caso de traumatismo craniano, assegure-se de que o paciente esteja estável antes de se concentrar no problema ocular. Em primeiro lugar, trate o choque ou problemas com risco de morte.

PREPARO DO SÍTIO CIRÚRGICO

Todos os membros da equipe cirúrgica precisam confirmar que o olho correto está sendo preparado e operado. Uma pomada oftálmica antibiótica é aplicada nos dois olhos para lubrificação e profilaxia (Quadro 16.1). Se as margens das pálpebras forem visíveis, os pelos ao redor do sítio cirúrgico devem ser tricotomizados em uma área de 5 cm de largura com uma lâmina *clipper* de número 40. Prepare os campos cirúrgicos como já descrito (p. 266).

> **NOTA** Os procedimentos que requerem cirurgia no interior do olho devem ser encaminhados para um oftalmologista veterinário.

CONSIDERAÇÕES ANESTÉSICAS

A anestesia geral deve ser realizada em cirurgias de globo e órbitas. As cirurgias de globo geralmente são dolorosas e a administração de opioides no período peroperatório deve ser considerada para analgesia (Capítulo 13). Como em outras cirurgias oftálmicas, considere a pré-medicação dos pacientes com glicopirrolato ou atropina para redução do risco de reflexo oculocardíaco, que pode causar bradicardia (p. 266); a administração destes fármacos pode necessitar ser repetida no período intraoperatório.

Na enucleação, a anestesia local adjunta pode ser considerada no período intraoperatório para melhorar a analgesia (pp. 152 e 298).[14] As injeções retrobulbares de anestésico local antes da cirurgia podem aumentar o sangramento durante o procedimento ou causar perfuração do globo em caso de administração inadvertida. As injeções retrobulbares pré-operatórias também são associadas ao risco de injeção intra-arterial ou intratecal, o que pode causar lesão direta no nervo óptico, apneia ou convulsões.[15] A intoxicação sistêmica é improvável, mas doses máximas devem ser determinadas e não excedidas em animais muito pequenos. Anestésicos locais também podem ser administrados depois da remoção do globo e fechamento do septo orbital.

ANTIBIÓTICOS

As infecções orbitais podem ser perigosas devido à proximidade do cérebro e do nervo óptico; assim, indicam-se a administração profilática de antibióticos intravenosos e o tratamento pós-operatório com antibióticos orais (Capítulo 9).

ANATOMIA CIRÚRGICA

A órbita contém vários tecidos secretórios que produzem os fluidos do filme lacrimal. O fórnix conjuntival na interseção da conjuntiva bulbar e palpebral possui células produtoras de mucina, a camada interna do filme lacrimal. A camada aquosa das lágrimas é produzida pela glândula lacrimal na órbita dorsolateral e pela glândula da terceira pálpebra, no lado bulbar da base da terceira pálpebra. As glândulas acinotarsais que revestem as margens das pálpebras produzem um óleo que evita a evaporação do filme lacrimal.

A órbita é a cavidade do crânio que contém o olho, gordura e os anexos oculares (Figura 16.21). A margem orbital óssea (ossos frontal, lacrimal e zigomático) engloba aproximadamente quatro quintos da circunferência da órbita; o restante é completado pelo ligamento orbital. O ligamento orbital é uma banda espessa e fibrosa que conecta o processo zigomático do osso frontal ao processo frontal do osso zigomático. Tanto o músculo orbicular do olho como o ligamento palpebral lateral se ligam ao ligamento orbital. A parede medial e parte do teto da órbita são ósseas (ossos frontal, lacrimal, pré-esfenoidal e palatino). A parede medial apresenta cinco forames: canal óptico, fissura orbital, canal lacrimal e dois pequenos forames etmoides. O canal óptico é rostral aos outros forames da órbita e é atravessado pelo nervo óptico e pela artéria oftálmica interna. A fissura orbital entre os ossos basiesfenoides e pré-esfenoides dá passagem aos nervos oculomotor, troclear, oftálmico e abducente, ao ramo anastomótico da artéria oftálmica externa e ao plexo venoso orbital. O músculo retrator do bulbo se origina na fissura orbital. A órbita rostromedial abriga o canal lacrimal, por onde passa o ducto nasolacrimal. O *ducto nasolacrimal* se conecta aos dois canalículos, cujas duas aberturas estão no canto medial. A superfície ventral do processo zigomático do osso frontal possui uma fossa para a glândula lacrimal, que é o local de origem do ligamento orbital. A parede lateral e o assoalho da órbita são formados por tecidos moles: o músculo pterigoide medial, o músculo temporal e a glândula zigomática. A artéria e o nervo maxilar atravessam o assoalho da órbita próximo ao seu ápice. A gordura orbital fica no polo caudal

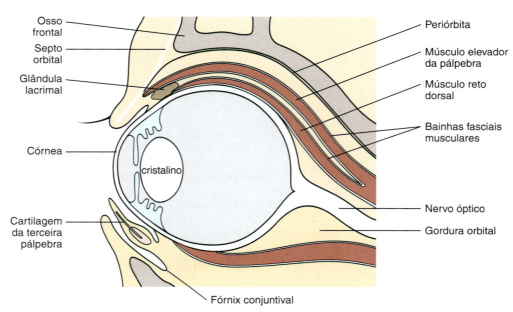

Figura 16.21 Anatomia do globo e da órbita.

do olho e circunda o nervo óptico nos espaços entre os músculos extraoculares. Esta gordura amortece o olho e permite sua rotação e retração. Os músculos extraoculares se inserem na esclera e permitem que o olho gire e se retraia. Estes músculos são os músculos retos (dorsal, ventral, medial e lateral), os músculos oblíquos (dorsal e ventral) e o músculo retrator do bulbo. A órbita, os músculos extraoculares e as demais estruturas orbitais são revestidos por fáscia (periorbital, muscular e bulbar).

TÉCNICAS CIRÚRGICAS

Remoção da Prega Facial

As pregas faciais são pregas cutâneas relacionadas com raça, rostrais aos olhos, na ponte do nariz, que podem ser grandes o suficiente para tocar a superfície da córnea. Dentre as raças acometidas, estão Pug, Pequinês e Buldogue. A cirurgia de remoção das pregas faciais é indicada caso estas estruturas toquem a córnea, pois aumentam o risco de trauma e desenvolvimento de úlcera. A infecção da pele facial deve ser tratada e controlada antes da cirurgia.

> **NOTA** Alerte o proprietário a respeito de que a remoção da prega facial muda a forma e a aparência da face do animal.

Considere a raça ao determinar a magnitude da redução ou remoção da prega facial. Com uma lâmina de bisturi número 15 ou uma tesoura de Mayo, faça incisões paralelas ao longo da base de cada prega cutânea ou aproximadamente 1,3 a 2,5 cm acima de sua base para remoção da pele em excesso (Figura 16.22A). Alinhe a pele com pontos simples separados e enterrados de fio absorvível 3-0. Use um padrão subcuticular simples contínuo para fechar a incisão cutânea com suturas intradérmicas absorvíveis 3-0 a 4-0. Feche a pele da forma rotineira, com pontos simples separados de fio 3-0 a 2-0 (Figura 16.22B). Devido à umidade no local das pregas faciais, continue a administração de antibióticos orais durante a cicatrização da pele ou por pelo menos 4 semanas em caso de infecção cutânea.

CICATRIZAÇÃO DA FACE E DA ÓRBITA

A face e a pele da órbita cicatrizam como os demais tecidos cutâneos. As suturas de pele devem ser bem fixas.

MATERIAIS DE SUTURA E INSTRUMENTOS ESPECIAIS

Um conjunto comum para cirurgia de tecidos moles é usado na maioria dos procedimentos descritos.

CUIDADO E AVALIAÇÃO PÓS-CIRÚRGICOS

Após a cirurgia, use um colar elizabetano rígido, como já discutido (p. 271). Antibióticos (Quadro 16.1) devem ser administrados até que o sítio cirúrgico esteja cicatrizado.

COMPLICAÇÕES

Hemorragia, infecção e deiscência da incisão são as principais complicações das cirurgias de órbitas.

CONSIDERAÇÕES ESPECIAIS RELACIONADAS COM A IDADE

Os animais mais jovens são mais propensos a traumatismos e problemas conformacionais, como as pregas faciais. O glaucoma pode ser congênito ou acometer animais de qualquer idade.

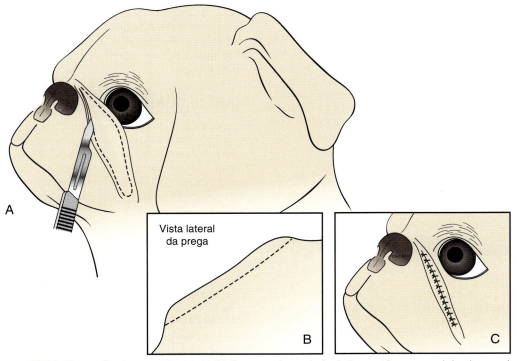

Figura 16.22 Remoção de prega facial. (A-B) Comece fazendo incisões cutâneas paralelas logo acima da base de cada prega facial para reduzir sua altura e eliminar o contato da córnea com pelos e a pele. (C) Alinhe e feche a camada subcutânea e, depois, a pele.

DOENÇAS ESPECÍFICAS

PROPTOSE TRAUMÁTICA

DEFINIÇÕES

A **proptose traumática** é um deslocamento para a frente do globo a partir da órbita por um episódio traumático e provoca o aprisionamento das pálpebras atrás do olho. A **tarsorrafia** é o fechamento das pálpebras.

CONSIDERAÇÕES GERAIS E FISIOPATOLOGIA CLINICAMENTE RELEVANTE

O trauma craniano contuso, combinado à hemorragia retrobulbar e/ou edema e fraturas de órbitas, pode causar deslocamento agudo para a frente do globo, com projeção além da órbita óssea e das pálpebras. A contenção excessiva de animais com fissuras palpebrais extensas e órbitas rasas também pode causar proptose do globo. Depois do deslocamento, a contração e o rolamento interno das pálpebras e os espasmos do músculo orbicular do olho impedem o retorno do globo prolapsado à posição normal. Lesões nos músculos oculares, hemostasia, edema conjuntival e exposição da córnea, com subsequente desenvolvimento de úlceras, podem ocorrer. A **proptose traumática é uma emergência.**

Nas raças de cães braquicefálicos, a proptose é mais comum porque estes animais apresentam órbitas rasas e fissuras palpebrais grandes que permitem a fácil movimentação dos globos para a frente. Nestes cães, traumas de menor gravidade (p. ex., contenção) podem causar proptose, geralmente com menos danos teciduais do que em raças não braquicefálicas.

Em cães dolicocefálicos e gatos, as órbitas naturalmente mais profundas significam que traumatismos graves (p. ex., acidentes de trânsito ou brigas entre animais) são necessários para causar a proptose traumática e, de modo geral, o dano ao tecido orbital é mais grave. O traumatismo craniano também pode causar lesões cranianas, mandibulares e cerebrais. Os maiores tempos de exposição ocular provocam lesões de córnea mais extensas e hemorragia retrobulbar e edema com maior gravidade. A pressão e o estiramento podem danificar o nervo óptico, os músculos extraoculares e os tecidos orbitais (p. ex., a glândula lacrimal).

DIAGNÓSTICO

Há protrusão grave do globo e as margens das pálpebras não são visíveis por estarem presas atrás do olho. Hemorragia subconjuntival, quemose, exposição da córnea, contusões perioculares e outros sinais de trauma geralmente são observados.

Apresentação Clínica

Sinais Clínicos

Qualquer animal pode sofrer proptose após traumas; no entanto, a doença é mais comum em cães de raças braquicefálicas (p. ex., Pequinês, Lhasa apso, Shih tzu, Boston terrier, Pug). Machos não castrados são acometidos com maior frequência.

Histórico

O evento causador da proptose pode ou não ter sido testemunhado pelo proprietário; eventos não testemunhados podem retardar o tratamento.

Achados de Exame Físico

O exame físico completo deve ser realizado para avaliar outros ferimentos, e problemas ou choques de maior letalidade devem ser tratados primeiramente. Faça a triagem do paciente, verifique se há evidência de choque, traumatismo craniano, pneumotórax ou hemotórax e palpe o crânio à procura de fraturas. Feridas perfurantes, fraturas da borda da órbita e outras lesões devem ser identificadas. Em caso de trauma craniano, assegure-se de que o paciente esteja estável antes de enfocar o problema ocular.

O olho deve ser avaliado e lubrificado o mais rápido possível. Verifique os reflexos pupilares à luz e, se possível, examine as estruturas intraoculares para detecção de hifema, descolamentos de retina ou uveíte. O globo deve ser rapidamente avaliado para determinar se pode ser reposicionado. Em caso de ruptura do nervo óptico, de o polo posterior do globo ser claramente visível ou de haver uma grande perfuração da parede ocular (que pode ser indicada pelo globo vazio ou pela hipotonia ocular), a enucleação deve ser realizada porque o prognóstico de salvamento do globo é grave. Em caso de ruptura de três ou mais músculos extraoculares (o que normalmente causa estrabismo dorsolateral acentuado), fratura de órbita ou a pupila não se encontra visível devido ao hifema difuso, o prognóstico de salvamento da visão é ruim, embora o globo em si possa ser salvo. O tamanho da pupila nem sempre é um bom fator preditivo do prognóstico da visão por ser determinado por múltiplos fatores. Os indicadores prognósticos positivos são a raça braquicefálica, a integridade dos reflexos pupilares diretos e consensuais à luz, a visão intacta (indicada pelo acompanhamento de uma bola de algodão jogada ou retração da cabeça quando o olho é ameaçado), a aparência normal do fundo e a duração curta da proptose antes do tratamento.[16]

Diagnóstico por Imagem

A imagem do tórax pode revelar pneumotórax concomitante, fluido pleural ou contusões pulmonares. A imagem do crânio pode revelar fraturas da órbita e da mandíbula.

Achados Laboratoriais

O animal pode apresentar anemia em caso de hemorragia significativa.

DIAGNÓSTICO DIFERENCIAL

Outras causas possíveis de exoftalmia (protrusão do globo ocular) são abscesso retrobulbar, neoplasia orbital, celulite orbital, mucocele salivar ou outra doença orbital que ocupe espaço. A buftalmia (aumento de volume do globo ocular) é causada por glaucoma crônico (discutido adiante).

MANEJO CLÍNICO

Ao estabilizar o paciente, aplique imediata e frequentemente pomadas ou géis tópicos na córnea exposta para mantê-la úmida e minimizar os danos. Em muitos casos, o animal não permite a aplicação de tratamentos tópicos, mas deve-se tentar. O animal deve ser mantido sem comida e água, e autotraumatismos devem ser evitados com um colar elizabetano rígido e de tamanho adequado, como já discutido (p. 271).

TRATAMENTO CIRÚRGICO

Com o paciente estável, o reposicionamento do globo deve ser feito com a maior rapidez possível, já que o edema retrobulbar prolongado ou progressivo pode impedir esta manobra.

Manejo Pré-cirúrgico

Mantenha o olho úmido com lubrificantes tópicos, como pomadas, géis ou solução de irrigação (solução para lavagem dos olhos ou SRL), até que o animal seja anestesiado. Lubrifique o olho com um lubrificante oftálmico viscoso estéril ou pomada antibiótica. Administre anti-inflamatórios (corticosteroides ou AINE) para tratamento da neurite óptica e do edema orbital caso não haja contraindicação sistêmica. Administre um antibiótico IV no período peroperatório com espectro Gram-positivo (p. ex., cefazolina ou ampicilina). Doenças sistêmicas significativas (pneumotórax, choque, sangramento, traumatismo craniano etc.) precisam ser abordadas em primeiro lugar; o animal deve ser estável o suficiente para tolerar a cirurgia.

Anestesia

A escolha dos anestésicos deve considerar qualquer lesão craniana ou torácica; fármacos de ação curta devem ser usados (Capítulo 12).

Anatomia Cirúrgica

A anatomia cirúrgica foi descrita na p. 292.

Posicionamento

Posicione o animal em decúbito lateral ou ventral. Em decúbito ventral, eleve o queixo em uma toalha enrolada para melhorar o posicionamento das vias aéreas e da cabeça.

TÉCNICAS CIRÚRGICAS

Se possível, faça uma incisão no canto lateral com uma tesoura de Mayo ou íris para ampliar a fissura palpebral o suficiente para mover as pálpebras em frente do globo (Figura 16.23A). Lubrifique a córnea com pomada antibiótica oftálmica estéril. Reduza o aprisionamento das margens da pálpebra com uma pinça atraumática. Faça dois a quatro pontos de tarsorrafia temporária de espessura parcial com náilon ou seda 4-0, mas não os amarre, deixando a área do canto medial aberta (Figura 16.23B). Tome cuidado para permitir que as suturas saiam pelas margens da pálpebra e não toquem a córnea quando apertadas. Apreenda as extremidades das suturas pré-colocadas com uma pinça hemostática e puxe-as em direção anterior enquanto aplica pressão posterior suave no globo bem-lubrificado com uma placa palpebral Jaeger, cabo liso de bisturi Bard-Parker ou dedo cortado de uma luva cirúrgica (Figura 16.23C). Amarre as suturas e deixe as pontas longas; coloque *stents* se as suturas estiverem muito apertadas (Figura 16.23D). Feche a incisão da cantotomia com uma sutura em oito no canto lateral (Figura 16.7C) e pontos simples separados de poliglactina 910 absorvível 4-0 a 5-0 (Figura 16.23E). Suture a pálpebra em espessura parcial para evitar o contato com a córnea.

Alguns profissionais defendem a união das suturas da tarsorrafia em um arco para facilitar a abertura e a realização dos nós, mas isso pode não ser necessário. A córnea pode não ser visível após a sutura.

MATERIAIS DE SUTURA E INSTRUMENTOS ESPECIAIS

Uma placa palpebral, um porta-agulhas Derf e uma pinça de Bishop-Harmon facilitam o procedimento. A sutura com segurança excelente de nó (p. ex., seda ou náilon 4-0) é necessária na tarsorrafia temporária. A tarsorrafia deve ser mantida, sem se soltar, por pelo menos 14 dias.

CUIDADO E AVALIAÇÃO PÓS-CIRÚRGICOS

Monitore a ocorrência de dor, o aumento da quantidade de exsudato mucopurulento, mal-estar e/ou febre. As suturas temporárias das pálpebras podem precisar ser removidas para reavaliação do olho em caso de aumento da dor. Medicamentos tópicos devem ser aplicados na abertura medial da fissura palpebral. Administre uma pomada tópica de amplo espectro (Quadro 16.1) quatro vezes ao dia, pomada de atropina a 1% a cada 12 a 24 horas e antibiótico oral com cobertura Gram-positiva (p. ex., amoxicilina ou cefalexina). Para redução do edema do nervo óptico e retrobulbar, considere a administração de corticosteroides sistêmicos (p. ex., prednisolona) ou AINE em dose anti-inflamatória por 2 semanas, com posterior diminuição gradual e semanal da dosagem. A redução do edema do nervo óptico é um

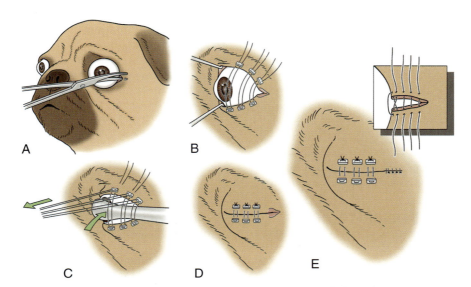

Figura 16.23 Recolocação do globo em proptose. (A) A cantotomia lateral ajuda a aumentar a lassidão da pálpebra, facilitando a redução. (B) Depois da tração das margens palpebrais de sua posição aprisionada, pré-posicione várias suturas de tarsorrafia de espessura parcial, mas não as amarre. Não suture o aspecto medial da fissura palpebral. (C) Apreenda as suturas de maneira simultânea e tracione-as em sentido anterior ao empurrar o globo posteriormente com uma placa palpebral ou objeto amplo semelhante enquanto protege a superfície da córnea. (D) Amarre as suturas. As suturas não devem entrar em contato com a córnea. (E) Suture a cantotomia da maneira rotineira. Suture o canto com pontos em formato de oito.

componente essencial do tratamento para tentativa de recuperação da visão. Um colar elizabetano rígido (p. 271) deve ser usado para impedir autotraumatismo. Para redução do edema, se o animal permitir, use compressas frias no primeiro dia pós-operatório e, em seguida, compressas quentes de três a quatro vezes por dia por mais alguns dias. Pode ser necessário refazer ou apertar as suturas se as pálpebras abrirem quando o inchaço diminuir. As suturas soltas devem ser imediatamente removidas ou substituídas para evitar o contato com a córnea e o desenvolvimento de úlceras. As suturas da tarsorrafia são removidas de medial para lateral depois de 14 dias; isso pode ser feito de forma gradual ao longo de algumas semanas. Em caso de persistência da exoftalmia, retenha as suturas mais laterais por um período maior ou até que se soltem.

COMPLICAÇÕES

As complicações em curto prazo com necessidade de tratamento são a úlcera de córnea progressiva secundária à irritação pela sutura, à exposição ou à infecção. As complicações em longo prazo após a proptose são cegueira e estrabismo (muito comum), cicatrizes de córnea, KCS, lagoftalmia, hipoestesia da córnea e *phthisis bulbi*. Em muitos casos, o estrabismo pós-proptose melhora em 6 a 9 meses e, de modo geral, não requer reparo.

PROGNÓSTICO

O prognóstico da visão de globos com proptose é de reservado a desfavorável. O prognóstico de retenção do globo é bom, embora o grau de aparência cosmética ocular e conforto seja variável. O prognóstico da visão e do resultado cosmético aceitável depende da duração e da gravidade da proptose. O prognóstico é melhor em casos com olho visual, proptose branda, duração curta, ausência de hifema, lesão mínima dos músculos extraoculares, resultados normais ao exame do fundo de olho e em raças braquicéfalas. A cegueira ocorre em aproximadamente 60 a 70% dos cães e em 100% dos gatos. O estrabismo pós-proptose ocorre em cerca de 36% dos cães, sendo mais frequente após a avulsão do músculo reto medial. O desvio do globo pode melhorar em 6 a 9 meses se o dano muscular não tiver sido uma avulsão completa. Cegueira, lagoftalmia (piscar incompleto), desvio do globo, úlceras de córnea, perfurações de córnea, ceratite, hifema, *phthisis bulbi*, uveíte crônica e glaucoma são possíveis sequelas da proptose traumática.

GLAUCOMA EM ESTÁGIO FINAL

DEFINIÇÕES

PIO é a pressão intraocular. O **glaucoma** é a alta PIO. A **buftalmia** é o aumento de volume do globo causado pelo glaucoma crônico.

CONSIDERAÇÕES GERAIS E FISIOPATOLOGIA CLINICAMENTE RELEVANTE

A PIO normal em cães é de 10 a 20 mmHg e em gatos é de 10 a 25 mm Hg. O glaucoma ou pressão alta no interior do olho ocorre quando a PIO é superior a 25 mmHg em cães e 30 mmHg em gatos. O glaucoma pode ser primário ou hereditário, em que uma anomalia na área de drenagem do olho provoca a obstrução do fluxo de humor aquoso. O glaucoma também pode ser secundário a uveíte crônica, neoplasia intraocular ou luxação anterior do cristalino, o que causa bloqueio do fluxo aquoso. A uveíte crônica causa sinequias (aderências) dentro do olho e acúmulo de *debris* inflamatórios (fibrina, hemácias, leucócitos) sobre o ângulo de drenagem iridocorneal.

DIAGNÓSTICO

Apresentação Clínica

Sinais Clínicos

O glaucoma primário em cães é mais frequentemente observado na meia-idade e em certas raças (Cocker spaniel, Basset hound, Shar-pei, Chow Chow, Bouvier des Flandres, Shiba inu). O glaucoma felino normalmente é secundário à uveíte crônica ou outra doença intraocular. O glaucoma primário felino é raro, mas pode ser observado em Siameses e Persas. O glaucoma congênito também é observado em cães e gatos.

Histórico

Muitos proprietários notam edema de córnea difuso, vermelhidão episcleral ou o desenvolvimento de buftalmia, mas podem não perceber que o animal é cego de um olho. A observação da cegueira é mais fácil quando os animais perdem a visão em ambos os olhos e estão em ambiente desconhecido. De modo geral, os problemas oculares são muito anteriores à observação da buftalmia; a cegueira decorrente do glaucoma normalmente é repentina.

Achados de Exame Físico

Cães adultos com glaucoma crônico apresentam olho cego, buftalmia, edema de córnea difuso, uma presença de sangue na episclera e, às vezes, crescente afácico por subluxação do cristalino. A córnea pode ter 360 graus de vascularização e faixas lineares que dividem sua camada endotelial devido ao estiramento do globo ocular *(ceratopatia estriada)*. A pupila pode ser fixa e dilatada nos casos de glaucoma primário (congênito) ou pequena ou irregular devido à sinequia posterior se o glaucoma for secundário à uveíte crônica. Os olhos buftálmicos de alguns filhotes, Shar-peis e gatos podem não ser cegos e reter certo grau de visão. A visão do olho cego e buftálmico não melhora mesmo com a redução da PIO. Menos comumente, o olho com aumento de volume crônico pode apresentar PIO normal porque o estiramento do globo acomodou a pressão elevada e/ou houve atrofia ciliar.

Diagnóstico por Imagem

Em olhos opacos com glaucoma, a ultrassonografia ocular com sondas de 7,5, 10 ou 20 MHz pode revelar pouco, como a subluxação do cristalino, ou muito, como massas intraoculares e/ou descolamentos de retina. Em caso de glaucoma causado por uveíte decorrente de uma doença sistêmica, como neoplasia metastática ou infecção fúngica sistêmica, radiografias torácicas e ultrassonografia abdominal podem revelar o problema subjacente.

Achados Laboratoriais

Se o glaucoma for secundário à uveíte devido a doenças sistêmicas infecciosas, inflamatórias ou neoplásicas, os exames laboratoriais podem refletir a causa subjacente. A uveíte crônica em cães pode ser causada por infecção sistêmica (infecção por fungos, riquétsias, *Leptospira* spp., *Neospora canis*, *Brucella canis,* doença de Chagas, cinomose etc.), neoplasia intraocular ou metastática e doença imunomediada. Em gatos, a uveíte crônica pode ser causada por infecção (FeLV, FIV, peritonite infecciosa felina, toxoplasmose, *Bartonella felis*, doença fúngica sistêmica), neoplasia e doença imunomediada. A doença imunomediada é diagnosticada pela exclusão de outras causas de uveíte ou à histopatologia. Outras doenças oculares primárias também podem causar uveíte grave o suficiente para levar ao desenvolvimento de glaucoma, incluindo uveíte induzida pelo cristalino, doença ocular imunomediada, parasitas de migração ocular ou corpos estranhos. Nestes casos, os resultados das análises hematológicas e bioquímicas podem ser normais. Os tecidos oculares removidos à cirurgia devem sempre ser avaliados histologicamente para ajudar na determinação da causa do glaucoma.

DIAGNÓSTICO DIFERENCIAL

A exoftalmia, em que o globo é empurrado para fora da órbita, é normalmente causada por uma doença retrobulbar. Na exoftalmia, o diâmetro da córnea é simétrico ao olho normal, e na buftalmia, o diâmetro da córnea é maior no olho doente do que no olho normal.

MANEJO CLÍNICO

No glaucoma agudo com olho de tamanho normal, o tratamento medicamentoso agressivo com manitol intravenoso e medicamentos antiglaucoma tópicos deve ser iniciado para tentar restaurar e preservar a visão. O tratamento medicamentoso com inibidores tópicos da anidrase carbônica (p. ex., dorzolamida, brinzolamida), β-bloqueadores (timolol) ou análogos de prostaglandinas (latanoprosta, travoprosta) deve ser considerado em qualquer paciente com glaucoma enquanto o diagnóstico ainda não foi estabelecido (Quadro 16.4). Os mióticos (i.e., brometo de demecário, pilocarpina) e análogos das prostaglandinas podem exacerbar a uveíte e causar dor por espasmo muscular da íris. Os alfa-2-agonistas (brimonidina, apraclonidina) podem causar bradicardia grave ou morte em alguns pequenos animais com doença cardíaca e devem, portanto, ser evitados.

O glaucoma é, em última análise, uma doença progressiva dolorosa e incurável. Se o animal sobreviver por tempo suficiente, o glaucoma geralmente progride até que a terapia médica não controle mais a PIO e a dor.

O encaminhamento para cicloablação química (na tentativa de redução da produção de humor aquoso) com um aspirado vítreo e injeção de gentamicina e dexametasona pode ser considerado em cães com glaucoma primário não complicado. Este procedimento deve ser evitado em gatos devido ao risco de sarcoma pós-traumático. A cicloablação química pode ser uma opção quando os proprietários têm restrições financeiras ou os pacientes têm riscos significativos com anestesia geral. A cicloablação química é eficaz em cerca de 50% dos casos para controle do glaucoma e o tratamento medicamentoso crônico geralmente é necessário para resolução da uveíte. Outros riscos são recidiva ou persistência do glaucoma, luxação do cristalino, formação de catarata, uveíte com desconforto crônico, sangramento intraocular recorrente e *phthisis bulbi*. Esses pacientes devem ser submetidos ao tratamento cirúrgico.

QUADRO 16.4 Exemplos de Doses de Medicamentos para Tratamento do Glaucoma Crônico

Inibidores da Anidrase Carbônica
Dorzolamida, 1 gota BID a TID
Brinzolamida, 1 gota BID a TID

β-Bloqueadores
Timolol, 1 gota BID a TID

Análogos de Prostaglandina
Latanoprosta, 1 gota SID a BID
Travoprosta, 1 gota SID a BID

Mióticos
Brometo de demecário, 1 gota SID a BID

BID, duas vezes por dia; *SID*, uma vez por dia; *TID*, três vezes ao dia.

TRATAMENTO CIRÚRGICO

O tratamento cirúrgico do glaucoma terminal que causa cegueira permanente deve ser paliativo e eliminar a necessidade de terapia medicamentosa crônica. Quando a terapia médica não consegue mais controlar o glaucoma, a cirurgia (enucleação ou evisceração e implante) deve ser realizada para redução da dor.

Manejo Pré-cirúrgico

Inicie o tratamento medicamentoso do glaucoma e das úlceras de córnea até que a cirurgia seja realizada.

Anestesia

O animal deve ser avaliado quanto a doenças sistêmicas subjacentes em caso de glaucoma secundário à uveíte crônica (p. 292).

Anatomia Cirúrgica

A anatomia orbital é discutida na p. 292 e a parede do olho é composta por esclera e córnea, como mostra a p. 282. O interior do olho é dividido em câmaras (Figura 16.15). A *câmara anterior* é o espaço entre a córnea e a íris. A *câmara posterior* é o espaço estreito entre a íris e o cristalino. As duas câmaras são preenchidas por humor aquoso. O *segmento posterior,* localizado atrás do cristalino, é preenchido pelo vítreo semissólido, similar a um gel, que é conectado à cápsula posterior do cristalino e à retina. A *úvea* (Figura 16.15) é o tecido vascularizado dentro do olho formado pela *íris,* pelo *corpo ciliar* e pela *coroide.* A íris é a parte colorida do olho visível através da córnea e controla o tamanho da pupila, regulando a quantidade de luz que chega à retina. O corpo ciliar é um anel de pregas teciduais que produz humor aquoso e contém os músculos que regulam o formato do cristalino. O cristalino é uma estrutura transparente suspensa logo atrás da pupila por 360 graus de *zônulas* ou cílios modificados originários do corpo ciliar. A *retina* é a camada nervosa que reveste a parte de trás do interior do olho e contém os fotorreceptores em bastonetes e cones que convertem a luz em impulsos nervosos que seguem pelo nervo óptico até o cérebro. A coroide repousa entre a retina e a esclera; essa camada vascular fornece nutrientes para a retina.

Posicionamento

Posicione o animal em decúbito ventral com uma toalha enrolada sob o queixo para manter o nível da cabeça.

TÉCNICAS CIRÚRGICAS

Enucleação

A enucleação é a remoção do olho e dos tecidos produtores de lágrimas a seu redor (glândulas lacrimais e da terceira pálpebra, fórnix conjuntival e margens palpebrais com glândulas acinotarsais). Além do glaucoma terminal, a enucleação também pode ser realizada em casos com lesão não passível de reparo na córnea ou no interior do olho, neoplasia, proptose grave e uveíte crônica que causa cegueira. Os proprietários podem resistir a esta cirurgia mesmo que possa melhorar a qualidade de vida do animal.

As técnicas transconjuntival, transpalpebral e de enucleação lateral são descritas aqui.[17] Em todas elas, a tração excessiva no globo e no nervo óptico deve ser evitada (principalmente em gatos) porque o estiramento do nervo e do quiasma óptico pode cegar o olho remanescente. O globo não deve ser incisado ou drenado devido ao risco de disseminação local da doença e formação de artefatos em tecidos submetidos à histopatologia. A avaliação histopatológica do globo e de qualquer outro tecido de interesse removido deve sempre ser realizada.

Enucleação Transconjuntival

A técnica de enucleação transconjuntival é comumente utilizada. As vantagens dessa abordagem são a menor perda de tecido da órbita (redução orbitária pós-operatória) e o menor sangramento intraoperatório. No entanto, esta técnica não é preferida em olhos com úlceras ou perfurações de córnea infectadas. O sítio cirúrgico estéril é exposto a uma superfície ocular contaminada, permitindo a possível disseminação de agentes infecciosos para a órbita. Esta situação é agravada pela ruptura da córnea, já que a pressão intraoperatória no globo ocular pode expulsar o material infectado do olho. Nestes casos, a enucleação transpalpebral é uma escolha melhor, especialmente em cães.

Com tesouras de Mayo, faça uma cantotomia lateral ampla para melhorar a exposição (Figura 16.24A). A área a ser cortada pode ser apreendida com uma pinça hemostática reta antes da incisão para redução da hemorragia. Coloque um blefarostato para melhorar a visibilidade. Faça uma incisão conjuntival bulbar de 360 graus a alguns milímetros do limbo com uma pequena tesoura romba, como a tesoura de tenotomia de Stevens ou uma tesoura pequena de Metzenbaum (Figura 16.24B). Palpe a borda orbital óssea dorsal para que possa ser usada como ponto de referência. À altura da borda dorsal da órbita, aprofunde a incisão por dissecção romba e precisa com a ponta da tesoura até que a esclera amarelada e os tendões do músculo extraocular estejam expostos. Incise os tendões com uma tesoura perto do globo (Figura 16.24C). Opcionalmente, use pinças hemostáticas pequenas para fixar essas áreas antes da secção para reduzir a hemorragia. Apreendendo o tecido conjuntival remanescente no limbo para evitar a tração do olho, faça a incisão em 360 graus ao redor do globo. O globo deve ser capaz de girar livremente assim que os tecidos a seu redor forem seccionados, mas não o faça em mais de 90 graus; gire apenas o suficiente para determinar onde uma nova dissecção é necessária.

Não puxe o olho, porque isso pode exercer tração sobre o quiasma óptico e cegar o olho remanescente. Enquanto segura o globo para evitar a tração, pince o pedículo orbital com os vasos sanguíneos orbitais, o nervo óptico e o músculo retrator do bulbo com pinças hemostáticas curvas para esmagar os tecidos antes da incisão (Figura 16.24D). Ao colocar as pinças, analise a parte de trás do globo e da órbita. Incise o pedículo orbital com uma tesoura de enucleação (idealmente, forte e curva) ou uma tesoura curva de Metzenbaum aproximadamente a meia distância entre o globo posterior e a parte de trás da órbita. Tome cuidado para não cortar a esclera posterior e romper o olho; isso pode disseminar doenças ou influenciar a histopatologia de maneira negativa. Controle a hemorragia da órbita com o pinçamento dos vasos que se estendem desde a órbita medial, pressão direta, hemoclipes e/ou alginato de cálcio.

Remova o blefarostato e faça uma incisão ampla na base da membrana nictitante, novamente colocando pinças antes do corte para reduzir a hemorragia. Remova a membrana nictitante inteira, inclusive a cartilagem e glândula em sua base. Assegure-se da remoção de toda glândula lacrimal orbital, da terceira pálpebra com glândula e de toda a conjuntiva, já que estes tecidos podem produzir fluidos (Figura 16.24E). Remova as margens das pálpebras com uma tesoura pesada e reta, começando pela cantotomia lateral (Figura 16.24F). Excise totalmente a margem palpebral glabra para que as bordas cutâneas se fechem sem excesso de espaço morto ou tensão. Certifique-se da remoção completa das glândulas sebáceas acinotarsais ao longo das margens das pálpebras. Em caso de persistência de qualquer tecido produtor de fluido, a órbita pode desenvolver cistos, infecção ou drenagem crônica, o que pode exigir outra cirurgia. A área do canto medial deve ser removida. O canto medial é bastante aderido a seus anexos mais profundos e, por isso, a dissecção aguda é ocasionalmente necessária. O canto medial pode conter vasos calibrosos.

Irrigue bem a órbita com soro fisiológico estéril. Apreenda e tracione os tecidos dentro da pálpebra para sentir o septo orbital (fáscia densa dentro da pálpebra); a tração do septo orbital movimenta toda a cabeça. Quando apenas o tecido subcutâneo é puxado, sem o septo orbital, muito menos a tração é aplicada. na cabeça. Feche o septo orbital com firmeza, com PDS 3-0 ou 4-0 em pontos de colchoeiro horizontais. Use as pontas dos porta-agulhas para sentir aberturas no septo orbital. Feche quaisquer aberturas para que não haja afundamento da área.

Injete 1 a 3 mL de bupivacaína a 0,5% (0,2-0,5 mg/kg em gatos, 0,5 a 2 mg/kg em cães) na órbita, através do septo orbital, com uma agulha de calibre 23; a anestesia local melhora a analgesia durante a

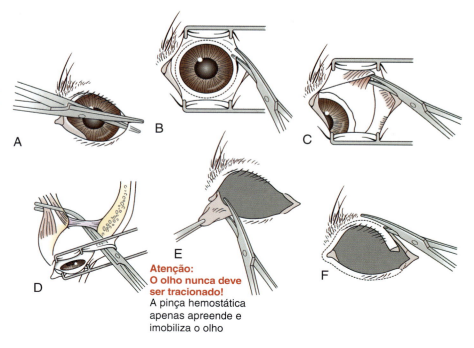

Figura 16.24 Enucleação transconjuntival. (A) Faça uma cantotomia lateral com tesouras pesadas. (B) Faça uma peritomia de 360 graus (incisão conjuntival) com tesouras de tenotomia. (C) Identifique os anexos musculares extraoculares e incise-os perto da esclera. Opcionalmente, pince os músculos antes da incisão para reduzir o sangramento. (D) Pince o nervo óptico e retraia os músculos do bulbo com uma pinça hemostática curva e, em seguida, incise-os. (E) Excise a membrana nictitante e toda a conjuntiva associada de maneira precisa. (F) Excise as margens palpebrais, também de maneira precisa, antes de fechar a órbita.

Atenção: O olho nunca deve ser tracionado! A pinça hemostática apenas apreende e imobiliza o olho recuperação e o período pós-operatório. Feche os tecidos subcutâneos e a pele da forma rotineira.

Para criar mais espaço ao redor do globo e melhorar o acesso ao polo posterior do antes da remoção, retire as margens das pálpebras e a terceira pálpebra após a cantotomia lateral e antes da enucleação subconjuntival.

Outras técnicas usadas para melhorar o aspecto cosmético e reduzir o afundamento da pele sobre a órbita após a enucleação são a colocação de malha orbital, o implante de esfera (discutido adiante), uma combinação destas duas técnicas ou a reconstrução de tecido (p. ex., transposição do músculo temporal para a órbita). A colocação da malha orbital é simples. Uma sutura contínua tensa com fio monofilamentar não absorvível 3-0 a 5-0 (náilon ou polipropileno) é feita com pontos de 2 a 4 mm de distância no periósteo da borda orbital anterior. A rede pode ser colocada em posição horizontal e vertical. Toda a gaze colocada na órbita deve ser removida antes da realização dos últimos pontos.

Implantes sólidos de metilmetacrilato ou, mais comumente, silicone foram usados no preenchimento do volume da órbita. Os implantes esféricos de 16 a 22 mm de diâmetro são normalmente utilizados em cães e gatos; as raças braquicefálicas tendem a exigir implantes menores e as raças dolicocefálicas requerem implantes maiores. Os implantes devem ser esterilizados a gás e enxaguados imediatamente antes do uso. A remoção dos 25% anteriores de uma esfera de silicone sólido (como aquela utilizada na cirurgia de PIE, discutida a seguir) foi defendida antes da colocação do implante na órbita com o lado plano voltado para a frente. O implante pode, então, ser mantido em posição com o fechamento da camada do septo orbital ou uma malha sobrejacente na borda orbital, como descrito. Alternativamente, a escarificação da esfera foi usada para melhorar a retenção.

Enucleação Lateral

As vantagens da abordagem lateral são a melhor visualização dos tecidos retrobulbares antes da remoção do globo, principalmente em indivíduos com órbitas profundas, o melhor confinamento da superfície ocular no sítio cirúrgico estéril e a maior retenção de tecido orbital em comparação à técnica transpalpebral. As desvantagens em comparação à técnica transconjuntival são a maior perda de tecido da órbita e o possível aumento das hemorragias (já que a maior parte da dissecção é mais superficial em relação ao espaço subtenoniano).

Faça uma cantotomia lateral ampla com uma tesoura reta de Mayo (Figura 16.25A). Faça a dissecção romba da superfície de corte de cada pálpebra em uma camada anterior de pele-músculo orbicular do olho e uma camada tarsoconjuntival posterior com uma tesoura curva de Metzenbaum (Figura 16.25B). Continue a dissecção romba em sentido medial até alcançar o canto medial. Remova a tesoura, recoloque uma lâmina da tesoura na bolsa subcutânea recém-criada e corte a camada anterior paralela à margem palpebral, o mais próximo possível do canto medial (Figura 16.25C). Feche as pálpebras com uma pinça de Allis ou sutura contínua simples 3-0 ou 4-0, deixando as pontas longas (Figura 16.25D). A partir do aspecto lateral do globo, faça a dissecção romba e precisa dos tecidos a seu redor, fora do saco conjuntival, enquanto coloca as pinças antes da incisão dos músculos extraoculares próximos aos seus anexos no globo (Figura 16.25E). Delicadamente retraia e gire

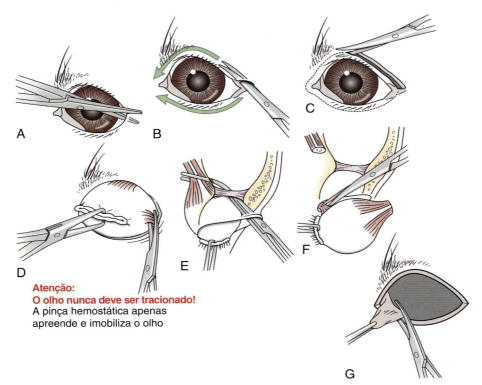

Figura 16.25 Enucleação lateral (olho esquerdo). (A) Faça uma cantotomia lateral com tesouras pesadas. (B) Separe os tecidos da pálpebra com uma tesoura curva de Metzenbaum para o canto medial em uma camada anterior de pele e tecido orbicular e uma camada posterior tarsoconjuntival. (C) Incise a camada de pele e tecido orbicular. (D) Feche a fissura palpebral e identifique os anexos musculares extraoculares; incise-os perto da esclera, começando pelo aspecto lateral e continuando em sentido posterior. Os músculos podem ser pinçados antes da incisão. (E) Pince o nervo óptico e os músculos retratores do bulbo e, em seguida, faça a incisão. (F) Da mesma forma, incise os músculos extraoculares de localização medial. (G) Excise a membrana nictitante e toda a conjuntiva associada de maneira precisa.

os tecidos orbitais dissecados em sentido medial durante a dissecção. Não puxe o olho, porque isso pode tracionar o quiasma óptico e cegar o olho remanescente. Prenda os tecidos do polo posterior do globo com uma pinça hemostática curva; em seguida, seccione o pedículo orbital entre a parte de trás do globo e a órbita posterior. Role o globo para fora da órbita de lateral para medial e seccione os músculos extraoculares remanescentes, o tendão do canto medial e as inserções do canto medial à órbita, de posterior para anterior (Figura 16.25F). Remova a terceira pálpebra com glândula e excise a conjuntiva remanescente (Figura 16.25G). Feche o septo orbital, o tecido subcutâneo e a pele e administre os anestésicos locais como já descrito na enucleação transconjuntival (p. 298). A realização de procedimentos para melhora do aspecto cosmético (suturas orbitais e/ou implantes) pode ser considerada como na enucleação transconjuntival (p. 299).

Enucleação Transpalpebral

Na técnica de enucleação transpalpebral, a dissecção é um pouco mais externa ao globo. A principal vantagem desta técnica em comparação aos outros métodos de enucleação é o confinamento superior da superfície ocular do sítio cirúrgico; isto é muito importante em caso de infecção ou neoplasia na superfície do olho. As desvantagens são o aumento do sangramento e da tração no nervo óptico, uma preocupação em todos os gatos e em cães com órbitas profundas.

Comece pelo fechamento das pálpebras. Pince as pálpebras fechadas com uma pinça Allis ou suture-as com pontos simples contínuos, deixando as pontas bem longas para posicionar o globo (Figura 16.26A). Faça uma incisão circunferencial na camada anterior de pele-músculo orbicular das pálpebras paralela a 4 a 5 mm das margens palpebrais, com um bisturi de Bard-Parker e lâmina de número 15 (Figura 16.26B) ou eletrocautério. A partir das primeiras incisões cutâneas, disseque os tecidos subcutâneos com uma pequena tesoura de Metzenbaum curva ao redor do globo, mantendo o plano de dissecção fora do saco conjuntival (i.e., posterior ao fórnix conjuntival) (Figura 16.26C-D). Use uma pinça de Allis no tecido subcutâneo, no interior da incisão, para manter as pálpebras abertas dorsal e ventralmente. Corte os tendões do canto medial e lateral com a tesoura de Mayo para liberar as áreas do canto. Palpe a borda orbital óssea dorsal para que possa ser usada como ponto de referência. À altura da borda orbital dorsal, aprofunde a incisão por dissecção romba com a ponta das tesouras até a exposição da esclera amarelada e dos tendões do músculo extraocular. Faça a dissecção romba em 360 graus ao redor do globo, com a incisão paralela ao limbo. A rotação livre do saco dissecado indica que a maioria das inserções do globo foi liberada.

Não puxe o olho para não tracionar o nervo óptico e traumatizar o quiasma óptico, o que causa cegueira do olho remanescente. Apreenda os tecidos no polo posterior do globo e, em seguida, remova a pinça hemostática. Com a tesoura de enucleação (idealmente curva e forte) ou tesoura curva de Metzenbaum, corte o pedículo óptico a meio caminho entre a parte posterior do olho e a órbita posterior (Figura 16.26E). Remova o bloco de tecido com o globo, as margens da pálpebra, a glândula lacrimal orbital, a conjuntiva e a terceira pálpebra com sua glândula (Figura 16.26F). Irrigue a órbita.

Feche o septo orbital, o tecido subcutâneo e a pele e administre o anestésico local como já descrito na enucleação transconjuntival (p. 298). A realização de procedimentos para melhora do aspecto cosmético (suturas orbitais e/ou implantes) pode ser considerada como na enucleação transconjuntival (p. 299); entretanto, em caso de contaminação do sítio cirúrgico, os benefícios estéticos da colocação

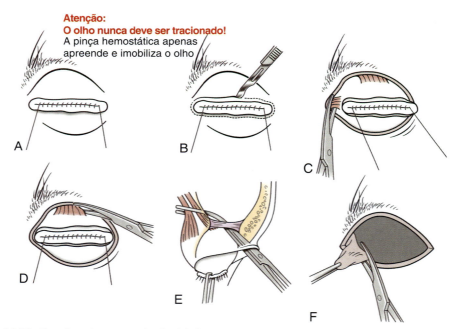

Figura 16.26 Enucleação transpalpebral (olho esquerdo). (A) Una as margens palpebrais com uma sutura e deixe as extremidades longas para permitir a tração. (B) Faça uma incisão aguda em torno da pele da fenda palpebral. (C-D) Disseque os tecidos subcutâneos para identificar os anexos musculares extraoculares, isole-os e incise-os perto da esclera. Para reduzir o sangramento, tente pinçar os músculos antes da incisão. (E) Pince o nervo óptico e os músculos retratores do bulbo com uma pinça hemostática curva e, em seguida, faça a incisão. (F) Excise a membrana nictitante e toda a conjuntiva associada remanescente de maneira precisa.

de prótese orbital devem ser ponderados em relação à possibilidade de introdução de material estranho em um espaço possivelmente infectado.

Evisceração e Implante

A evisceração e a cirurgia de implante (PIE) envolvem a remoção do conteúdo interno do globo com preservação da esclera, da córnea e dos anexos, incluindo os músculos extraoculares. Devido à retenção da parede ocular, o resultado cosmético pode ser muito melhor do que com a enucleação porque, após a cirurgia, o globo permanece, as pálpebras podem piscar e a motilidade do globo é mantida. Como a PIE envolve uma cirurgia intraocular e requer implantes de diversos tamanhos, esses pacientes devem ser encaminhados para um oftalmologista veterinário.

A principal indicação para evisceração e colocação de PIE é o glaucoma primário incontrolável, crônico e doloroso. O objetivo da cirurgia é o conforto em longo prazo com o mínimo de medicação de uso crônico. Outras indicações incluem certos tipos de glaucoma secundário crônico, uveíte crônica, fibrose progressiva e cegueira por trauma de córnea, mas somente na ausência de evidências de infecção ou neoplasia. Os globos com suspeita de infecção intraocular ou neoplasia geralmente são maus candidatos para a PIE devido à possibilidade de recidiva. Os globos com *phthisis* progressiva podem ser beneficiados pela PIE devido à manutenção de seu tamanho atual, embora não seja possível aumentá-los. O conteúdo ocular eviscerado deve ser sempre submetido à avaliação histopatológica para determinar a causa da doença intraocular.

As contraindicações à PIE incluem úlcera de córnea, KCS não controlada, edema grave da córnea e neoplasia intraocular. A doença da córnea é uma preocupação com a PIE, porque o paciente retém a superfície ocular, junto com quaisquer problemas preexistentes que possa ter. Idealmente, antes da cirurgia da PIE, a doença de córnea ou a KCS devem estar bem-controladas e a córnea não deve apresentar úlceras. Os olhos com aumento de volume por buftalmia decorrente do glaucoma encolhem em 2 a 3 meses após a cirurgia e se ajustam ao tamanho do implante.

MATERIAIS DE SUTURA E INSTRUMENTOS ESPECIAIS

Nas cirurgias de enucleação, uma tesoura de enucleação curva e forte pode ajudar muito na incisão do pedículo do nervo óptico e na remoção do olho.

CUIDADO E AVALIAÇÃO PÓS-CIRÚRGICOS

Os cuidados e o monitoramento da incisão cutânea são os mesmos das demais cirurgias de tecidos moles. A incisão cutânea deve ser monitorada quanto ao aumento de edema, eritema e secreção.

COMPLICAÇÕES

Como qualquer cirurgia de tecido mole, as enucleações podem ter complicações, como infecção e deiscência de incisão. Uma complicação mais significativa é a secreção crônica, flutuação ou edema da órbita após a cirurgia. Em caso de aumento intermitente da quantidade de ar ou fluido na órbita, existe algum caminho para esta estrutura que pode ser uma via de entrada da infecção. A persistência de qualquer tecido produtor de fluido (glândula lacrimal, glândula da terceira pálpebra, tecido do fórnix conjuntival ou glândulas acinotarsais) faz com que haja líquido na órbita, o que pode causar infecção orbital. Se o sítio de enucleação apresentar drenagem crônica, formação de cistos orbitais ou acúmulo intermitente de ar ou fluido, deve ser submetido a uma nova cirurgia para remoção de quaisquer tecidos produtores de fluido, cistos, tecidos dos cantos mediais/laterais e/ou das aberturas do ducto nasolacrimal.

PROGNÓSTICO

O prognóstico do conforto em longo prazo após a enucleação normalmente é excelente.

REFERÊNCIAS BIBLIOGRÁFICAS

1. Giannico AT, Sampaio MO, Lima L, et al. Characterization of the oculocardiac reflex during compression of the globe in Beagle dogs and rabbits. *Vet Ophthalmol*. 2014;17:5.
2. Dawson C, Sanchez R. A prospective study of the prevalence of corneal surface disease in dogs receiving prophylactic topical lubrication under general anesthesia. *Vet Ophthalmol*. 2016;19(2):124-129.
3. Romkes G, Klopfleisch R, Rule JC. Evaluation of one- vs. two-layered closure after wedge excision of 43 eyelid tumors in dogs. *Vet Ophthalmol*. 2014;17(1):32-40.
4. White JS, Grundon RA, Hardman C, et al. Surgical management and outcome of lower eyelid entropion in 124 cats. *Vet Ophthalmol*. 2012;15(4):231-235.
5. Williams DL, Kim J. Feline entropion: a case series of 50 affected animals (2003-2008). *Vet Ophthalmol*. 2009;12(4):221-226.
6. Shaheen B, Bakir M, Jain S. Corneal Nerves in Health and Disease. *Surv Ophthalmol*. 2015;59(3):263-285.
7. Hasink MM, Forde N, Cooke A, et al. A comparison of alfaxalone and propofol on intraocular pressure in healthy dogs. *Vet Ophthalmol*. 2014;17(6):411-416.
8. Plummer CE, Kallberg E, Gelatt KN, et al. Intranictitans tacking for replacement of prolapsed gland of the third eyelid in dogs. *Vet Ophthalmol*. 2008;11(4):228-233.
9. Sapienza JS, Mayordomo A, Beyer AM. Suture anchor placement technique around the insertion of the ventral rectus muscle for the replacement of the prolapsed gland of the third eyelid in dogs: 100 dogs. *Vet Ophthalmol*. 2014;17(2):81-86.
10. Multari D, Perazzi A, Contiero B, et al. Pocket technique or pocket technique combined with a modified orbital rim anchorage for the replacement of a prolapsed gland of the third eyelid in dogs: 353 dogs. *Vet Ophthalmol*. 2016;19(3):214-219.
11. Guidera AC, Luchs JL, Udell IJ. Keratitis, ulceration, and perforation associated with topical nonsteroidal anti-inflammatory drugs. *Ophthalmology*. 2001;108:5.
12. Pumphrey SA, Pizzirani S, Pirie CG. 360-degree conjunctival grafting for management of diffuse keratomalacia in a dog. *Vet Ophthalmol*. 2011;14(3):209-213.
13. Clark JS, Bentley E, Smith LJ. Evaluation of topical nalbuphine or oral tramadol as analgesics for corneal pain in dogs: a pilot study. *Vet Ophthalmol*. 2011;14(6):358-364.
14. Myrna KE, Bentley E, Smith LJ. Effectiveness of injection of local anesthetic into the retrobulbar space for postoperative analgesia following eye enucleation in dogs. *J Am Vet Med Assoc*. 2010;237(2):174-177.
15. Chow DW, Wong MY, Westermeyer HD. Comparison of two bupivacaine delivery methods to control postoperative pain after enucleation in dogs. *Vet Ophthalmol*. 2015;18(5):422-428.
16. Gilger BC, Hamilton HL, Wilkie DA, et al. Traumatic ocular proptosis in dogs and cats: 94 cases (1980-1993). *J Am Vet Med Assoc*. 1995;206(8):1186-1190.
17. Cho J. Surgery of the globe and orbit. *Top Companion Anim Med*. 2008;23:23-37.

17

Cirurgia de Ouvido

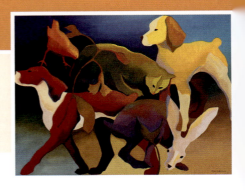

PRINCÍPIOS GERAIS E TÉCNICAS

DEFINIÇÕES

A **otite externa** é inflamação do canal auditivo vertical e/ou horizontal; a **otite média** é a inflamação da cavidade e da membrana timpânica. A **otite interna** é a inflamação da orelha interna que normalmente causa doença vestibular em cães. É quase sempre provocada pela extensão da infecção associada à otite média no osso petroso. **Presbiacusia** é um termo usado para descrever a perda auditiva relacionada com a idade.

CONSIDERAÇÕES PRÉ-OPERATÓRIAS

Para antecipar complicações cirúrgicas em animais submetidos a cirurgia de ouvido, é imperativo determinar a extensão e gravidade da doença. O espessamento e a calcificação do canal auditivo indicam doença inflamatória irreversível. Uma resposta aguda à dor à palpação profunda pode indicar infecção no ouvido médio, enquanto a inclinação da cabeça pode indicar dor intensa na parte inferior do ouvido ou otite média ou interna (p. 317). Estas últimas devem ser suspeitadas se a inclinação da cabeça estiver associada a andar em círculos, nistagmo e/ou disfunção vestibular (perda de equilíbrio). Os abscessos periorbitário e retrobulbar podem estar associados à otite externa, média ou interna crônica. Os *deficit* de nervos faciais em pacientes com otite externa crônica (p. ex., reflexo palpebral ruim, inclinação dos lábios e espasmos faciais) sugerem que o nervo facial está incluso no canal horizontal ou que há presença de doença grave no ouvido médio. Estas anomalias devem ser observadas antes da cirurgia para evitar confusão com complicações causadas por trauma intraoperatório durante a ablação total do canal auditivo (TECA; do inglês, *total ear canal ablation*). A hipoplasia/malformação do palato mole é associada à doença do ouvido médio em cães.

O exame otoscópico deve determinar a integridade da membrana timpânica e definir a gravidade da alteração nos canais horizontais e verticais. A vídeo-otoscopia sob anestesia é comumente utilizada para exame diagnóstico e tratamento do canal auditivo externo. Sempre inspecione os dois canais auditivos, mesmo que o animal apresente sinais clínicos unilaterais. A radiografia ou tomografia computadorizada (TC) de crânio deve ser realizada para determinar a presença de doença ou neoplasia concomitante no ouvido médio (p. 317). A proliferação de cartilagem ou osso ao redor do canal auditivo horizontal deve ser observada. Após o exame de imagem, o ouvido deve ser limpo; no entanto, não use clorexidina em uma solução acima de 0,2%, iodo ou iodóforos não diluídos, etanol, cloreto de benzalcônio ou alguns aminoglicosídeos em caso de rompimento da membrana timpânica. Os medicamentos e soluções que podem ser usados em animais com ruptura da membrana timpânica estão listados no Quadro 17.1.

As expectativas dos proprietários devem ser consideradas antes o planejamento da cirurgia em animais com otopatias. Sempre pergunte aos proprietários qual sua percepção da capacidade auditiva de seu cão antes de planejar a cirurgia, já que a TECA pode diminuir a audição e isso pode ser considerado inaceitável. A maioria dos proprietários de cães com otite externa ou média crônica grave não relata mudanças substanciais na audição de seus animais após este procedimento, provavelmente porque a perda auditiva já era notável antes da cirurgia. Da mesma forma, a resposta evocada auditiva do tronco encefálico revela que a função auditiva de cães com otite externa crônica diminui minimamente após a TECA.

> **NOTA** Certifique-se de que o proprietário esteja ciente dos *deficits* auditivos de seu cão antes da cirurgia. Isso reduz a insatisfação do proprietário associada a qualquer perda auditiva percebida após o procedimento.

CONSIDERAÇÕES ANESTÉSICAS

A cirurgia de ouvido, principalmente a TECA, a ressecção do canal vertical e a ressecção do canal lateral, é dolorosa. Embora o butorfanol e a buprenorfina sejam pré-medicações comuns em cães, a hidromorfona e a morfina são analgésicos melhores em cães e gatos submetidos à cirurgia de ouvido (Tabela 17.1). A saturação do sítio cirúrgico aberto com cloridrato de bupivacaína pode conferir alguma analgesia por 4 a 6 horas. Um volume de bupivacaína suficiente para cobrir a área, mas não superior a 2 mg/kg, deve ser usado. O tempo de contato deve ser adequado (aproximadamente 15 a 20 minutos) para que o anestésico local funcione. A área precisa estar relativamente sem sangue e não deve ser lavada durante os 15 a 20 minutos que a bupivacaína esteja em contato com os tecidos. Esta técnica nunca deve ser usada como o único método de controle da dor.

Uma técnica alternativa que confere analgesia pós-operatória prolongada é o cateter de administração em taxa constante, como os sistemas anestésicos locais ON-Q PainBuster® (I-Flow Corporation, Estados Unidos) ou Surefuser® (ReCathCo, Estados Unidos) (Quadro 17.2; Figura 17.1). O cateter fenestrado é colocado na ferida aberta imediatamente antes do fechamento, estendendo a extremidade fenestrada de ponta a ponta na lesão. Este cateter é, então, conectado a um conjunto de extensão, composto por um filtro de ar, um controlador de fluxo, tubulação extra e uma braçadeira. O conjunto de extensão é anexado ao frasco descartável (o reservatório de fármaco), que tem uma porta de enchimento. Estes frascos e seus controladores de fluxo correspondentes são projetados para administração de um volume específico de anestésico local por hora. O volume e a taxa de fluxo são determinados pela identificação do frasco e controlador de fluxo usados. Há frascos de diversos tamanhos, de 65 a 550 mL, e controladores de fluxo de 0,5 a 10 mL/h (Quadro 17.2).

Embora altas doses de cetamina não devam ser administradas a pacientes com disfunção neurológica ou renal, um pequeno *bolus*

QUADRO 17.1 Lista Parcial de Medicamentos e Soluções Usados na Lavagem de Ouvidos de Animais com Ruptura da Membrana Timpânica

Ácido tris-etilenodiaminotetracético (EDTA)
Carbenicilina
Ceftazidima
Ciprofloxacino
Clotrimazol
ENrofloxacino
Esqualeno (Cerumene®)
Fluocinolona (forma aquosa)
Miconazol
Nistatina
Ofloxacino
Penicilina aquosa
Solução de sulfadiazina de prata (0,1%)
Ticarcilina
Tolnaftato

QUADRO 17.2 Protocolo Anestésico com Sistema de Liberação em Taxa Constante Pain Buster/ON-Q® ou Surefuser® em Cães

- Determine a dose de lidocaína em 6 a 18 mg/kg/h.
- Ao usar lidocaína a 2%, divida o número anterior por 20 mg/mL para obter o fluxo de lidocaína em mL/h. Use o conjunto de extensão com a taxa de fluxo apropriada. A taxa varia de 0,5 a 10 mL/h.
- Multiplique o número de mL/h anterior pelo número de horas necessárias para determinar a dose total de lidocaína necessária (em mL). Além disso, use esse volume para determinar o tamanho do frasco necessário. Os frascos têm de 65 a 550 mL.
- Inicie cuidadosamente o sistema antes do uso.
- O enchimento excessivo do frasco diminui a taxa de administração do medicamento. O enchimento insuficiente do frasco aumenta a taxa de administração do medicamento.
- Ao fixar o sistema ao paciente, certifique-se de que o frasco esteja próximo ao local da ferida/incisão. (A fixação na coleira, na altura do ombro, deve ser suficiente.)
- Interrompa o uso caso haja sinais de toxicidade, como nistagmo, ataxia, sonolência, depressão, tremores musculares, náuseas ou vômitos.
- Mantenha o sistema por 24 a 48 horas.

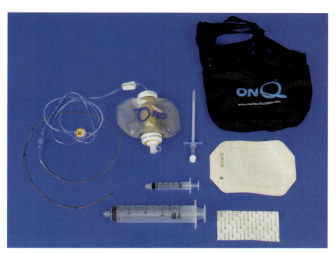

Figura 17.1 Um cateter de administração em taxa constante, como o sistema anestésico local ON-Q PainBuster® (I-Flow Corporation, Estados Unidos), permite a analgesia pós-operatória prolongada após a cirurgia de ouvido.

deste fármaco, seguido por sua infusão em taxa constante (CRI; do inglês, *constant-rate infusion*), pode facilitar o manejo intraoperatório e diminuir a dor pós-operatória em cães ou gatos com otalgias crônicas (Tabela 17.1). Alternativamente, um único *bolus* de cetamina em baixa dose pode ser adicionado ao protocolo de dor (Tabela 17.1). Em cães, fentanila, lidocaína, cetamina (FLK) ou morfina, lidocaína, cetamina (MLK) em CRI podem ser usados para analgesia no período intra ou pós-operatório (p. 144). Outros fármacos administrados por CRI em cães são fentanila e lidocaína; a administração de fentanila em CRI sem lidocaína pode ser feita em gatos.

Analgésicos devem ser administrados após cirurgias de ouvido. A hidromorfona ou morfina usada como pré-medicação pode ser novamente administrada 3 a 4 horas após a dose inicial (Tabela 17.1). No entanto, a administração em CRI é preferível à administração intermitente de opioides no período pós-operatório. Caso o animal pareça disfórico ou ansioso, a tranquilização ou administração de benzodiazepínicos pode ser necessária; entretanto, esses medicamentos devem ser usados apenas em animais que receberam analgésicos suficientes (Tabela 17.1). Se houver dúvida sobre a presença de dor, a terapia analgésica repetida é quase sempre justificada.

ANTIBIÓTICOS

A administração pré-operatória de antibióticos é recomendada em animais submetidos à cirurgia auricular. A infecção grave deve ser tratada com antibióticos sistêmicos e/ou tópicos durante várias semanas antes da cirurgia, dependendo do local acometido. O tratamento da otite externa deve ser tópico, já que é improvável que os antimicrobianos sistêmicos alcancem concentrações terapêuticas nos fluidos e exsudatos do canal auditivo externo. Os produtos tópicos normalmente contêm um ou mais ingredientes ativos (antibacterianos, antifúngicos ou anti-inflamatórios) em várias combinações, além de um veículo e vários solubilizantes, estabilizantes e surfactantes. Por outro lado, os antibióticos sistêmicos são indicados na otite média porque a membrana mucosa altamente vascularizada que reveste a cavidade timpânica do ouvido médio inflamado promove a difusão dos fármacos do sangue para a bula. Se os antibióticos sistêmicos sozinhos não resolverem a infecção, a bula pode ser instilada com uma solução antimicrobiana associada aos antimicrobianos sistêmicos. A escolha dos antibióticos sistêmicos para o tratamento do compartimento do ouvido médio é preferencialmente baseada nos resultados da cultura e do antibiograma. As culturas de tecidos profundos coletados durante a cirurgia geralmente são mais informativas do que as culturas pré-operatórias.

O tratamento inicial da otite externa pode ser empiricamente baseado nas informações históricas sobre os isolados mais comuns e seus padrões de suscetibilidade e também no exame de amostras coradas de *swabs* óticos. Em caso de falha terapêutica, a repetição do exame e a modificação do tratamento podem ser auxiliadas por novas citologias e culturas do exsudato ótico. *Malassezia* spp. e *Staphylococcus pseudintermedius* são normalmente os isolados microbianos mais comuns identificados em cães com otite externa. A maioria de *S. pseudintermedius* é suscetível à cefalotina e à oxacilina. A maioria dos demais isolados bacterianos é suscetível a vários antimicrobianos; entretanto, *Pseudomonas aeruginosa* e *Enterococcus* spp. geralmente são bastante resistentes. Antimicrobianos ototóxicos (p. ex., gentamicina, canamicina, neomicina, estreptomicina, tobramicina, amicacina,

TABELA 17.1 — Considerações Anestésicas no Paciente com Otopatias

Considerações Pré-operatórias

Doenças associadas	• Mínimas; boa saúde geral
Exames de sangue	• HCT • PT • Em pacientes com mais de 5-7 anos, considere a solicitação de eletrólitos, ureia e Cr
Exame físico	• O paciente pode apresentar dor à primeira consulta

Pré-medicações	• Se o paciente estiver ansioso, dê:
	  • Diazepam (0,2 mg/kg IV), *ou*
	  • Midazolam (0,2 mg/kg IV, IM), *mais*
	  • Hidromorfona[a] (0,05-0,2 mg/kg IV, IM em cães; 0,05-0,1 mg/kg IV, IM em gatos), *ou*
	  • Oximorfona[e] (0,05-0,2 mg/kg IV, IM) *ou*
	  • Morfina[b] (0,1-0,2 mg/kg IV ou 0,2-0,4 mg/kg IM em gatos, 0,5-1 mg/kg IM em cães), *ou*
	  • Buprenorfina[c] (0,005-0,02 mg/kg IV, IM)

Considerações Intraoperatórias

Indução	• Se pré-medicado, dê:
	  • Propofol (2-4 mg/kg IV), *ou*
	  • Cetamina (5 mg/kg IV com diazepam ou midazolam como no item anterior), *ou*
	  • Alfaxalona (2-3 mg/kg IV)
	• Se não pré-medicado, dê:
	  • Propofol (4-8 mg/kg) IV), *ou*
	  • Alfaxalona (2-5 mg/kg IV)

Manutenção	• Isoflurano ou sevoflurano *mais*
	  • Fentanila (2-10 μg/kg IV prn em cães; 1-4 μg/kg IV prn em gatos) para alívio da dor em curto prazo, *mais*
	  • Hidromorfona[a] (0,05-0,2 mg/kg IV prn em cães; 0,05-0,1 mg/kg IV prn em gatos), *ou*
	  • Oximorfona[e] (0,05-0,2 mg/kg IV, IM), *ou*
	  • Morfina[b] (0,1-1 mg/kg IV prn em cães; 0,05-0,2 mg/kg IV prn em gatos), em administração IV lenta para evitar a liberação de histamina, *ou*
	  • Buprenorfina[c] (0,005-0,02 mg/kg IV prn), *mais* prn
	  • Cetamina (dose baixa) (0,5-1 mg/kg IV), *ou*
	  • Cetamina CRI (0,5 mg/kg IV como dose de ataque, então 10 μg/kg/min IV)

Requerimentos de fluidos	• Cristaloides, 5-10 mL/kg/h mais 3 × PSE • Coloides (p. 32 e Tabela 4.5) 2-10 mL/kg/h IV; no tratamento da hipotensão, primeiramente administram-se cristaloides e, em seguida, um *bolus* de 2-5 mL/kg de coloides por 10-15 minutos. Ao continuar a administração de coloides como CRI, a taxa de cristaloides deve ser reduzida em 40%-50% para evitar sobrecarga de volume, principalmente em gatos
Monitoramento	• Pressão arterial • FC • ECG • Frequência respiratória • SpO$_2$ • Temperatura • CO$_2$ expirado
Bloqueios	• Bloqueio por lavagem (*splash*) – bupivacaína (máximo de 2 mg/kg) ou lidocaína (dose máxima de 5 mg/kg) colocada no campo cirúrgico por 15-20 minutos *ou* • Cateter de liberação em taxa constante: lidocaína (Quadro 17.2)

Considerações Pós-operatórias

Analgesia	• Morfina[b] (0,1-1 mg/kg IV ou 0,1-2 mg/kg IM q1-4h em cães; 0,05-0,2 mg/kg IV ou 0,1-0,5 IM q1-4h em gatos), *ou* • Fentanila CRI (1-10 μg/kg IV como dose de ataque, então 2-20 μg/kg/h IV), *ou* • Hidromorfona[a] (0,05-0,2 mg/kg IV, IM q3-4h em cães; 0,05-0,1 mg/kg IV, IM q3-4h em gatos), *ou* • Oximorfona[e] (0,05-0,2 mg/kg IV, IM), *ou* • Lidocaína CRI (1-2 mg/kg IV como dose de ataque, então 1-3 mg/kg/h IV em cães) • ± Cetamina CRI (2 μg/kg/min IV; na ausência de dose prévia de ataque, dê 0,5 mg/kg IV antes da CRI), *mais* • Carprofeno (2,2 mg/kg q12h VO em cães), *ou* • Deracoxibe (3-4 mg/kg q24h VO por <7 dias em cães), *ou* • Meloxicam[d] (0,1-0,2 mg/kg uma vez SC ou VO, então 0,1 mg/kg VO q24h em cães; 0,05-0,1 mg/kg SC, VO uma vez em gatos), *ou* • Buprenorfina[c] (0,005-0,02 mg/kg IV, IM q4-8h ou 0,01-0,02 TMO q6-12h em gatos)
Monitoramento	• SpO$_2$ • Pressão arterial • FC • Frequência respiratória • Temperatura • CO$_2$ expirado
Exames de sangue	HCT e PT em caso de perda intensa de sangue
Pontuação estimada de dor	Pode ser grave, dependendo da fonte de dor e/ou do procedimento; muitos desses pacientes apresentam dor crônica

Cr, creatinina; *CRI*, infusão em taxa constante; *ECG*, eletrocardiograma; *FC*, frequência cardíaca; *HCT*, hematócrito; *IM*, intramuscular; *IV*, intravenoso; *PSE*, perda sanguínea estimada; *PT*, proteína total; *prn*, conforme necessário; *SC*, subcutâneo; *SpO$_2$* saturação da hemoglobina com oxigênio; *TMO*, transmucosa oral; *VO*, via oral.

[a]Monitore o desenvolvimento de hipertermia em gatos. [b]Administre lentamente para evitar a liberação de histamina. [c]A buprenorfina é um analgésico melhor do que a morfina em gatos. [d]Em outubro de 2010, a Food and Drug Administration dos Estados Unidos determinou a colocação de uma advertência de categoria *black box* (tarja preta) nas bulas de meloxicam após a identificação de casos de insuficiência renal e morte de gatos submetidos ao tratamento repetido com este fármaco. Nos Estados Unidos, o meloxicam é aprovado em gatos somente em uso único. [e]No momento da publicação, a disponibilidade da oximorfona era limitada; no entanto, a dose foi apresentada caso o fármaco possa ser manipulado ou esteja à disposição.

polimixina B) devem ser evitados em animais com otite. A solução de ácido tris-etilenodiaminotetracético (EDTA) ou uma combinação de trometamina, EDTA e álcool benzílico (p. 315) pode ser benéfica em alguns animais com infecção resistente.

ANATOMIA CIRÚRGICA

O ouvido é composto por quatro partes: (1) o ouvido interno, formado pelo labirinto membranoso e ósseo e que atua na audição e no equilíbrio; (2) o ouvido médio, que é formado pela cavidade timpânica e se conecta à faringe através da tuba auditiva (trompa de Eustáquio); (3) o ouvido externo, formado pelo meato acústico e um canal curto; e (4) o pavilhão auricular (Figura 17.2). O ouvido interno está localizado no labirinto ósseo da parte petrosa do osso temporal. Os ouvidos médio e externo são separados pela membrana timpânica, e a abertura do canal horizontal no ouvido médio é conhecida como *meato acústico externo*. Três ossículos auditivos (martelo, bigorna e estribo) conectam a membrana timpânica ao ouvido interno, do meato acústico externo à janela oval. As vibrações da membrana timpânica são transmitidas através da cadeia desses ossículos auditivos para o líquido perilinfático no interior do vestíbulo. A cavidade timpânica é preenchida por ar e, em cães, é composta pelo pequeno recesso epitimpânico dorsal, pela cavidade timpânica propriamente dita e pela grande bula timpânica ventral. O ouvido médio se conecta à nasofaringe através da tuba auditiva. Os pólipos nasofaríngeos (p. 327) podem se estender da nasofaringe até a cavidade timpânica e atingir o interior do canal auditivo externo.

A membrana timpânica normalmente é fina e semitransparente, mas pode ficar espessa ou se romper quando doente. É dividida em uma pequena parte flácida superior e em uma parte tensa, maior e mais baixa. O nervo facial sai pelo forame estilomastóideo caudal ao ouvido e segue ventral ao canal horizontal próximo ao ouvido médio.

A cavidade timpânica felina é dividida em dois compartimentos por um fino septo ósseo originário do aspecto cranial da bula e que se curva para se fixar ao ponto médio da parede lateral (Figura 17.3). Este septo ósseo geralmente necessita ser perfurado para drenagem completa do ouvido médio dos gatos. O compartimento ventromedial maior é uma bula timpânica cheia de ar. A maior parte da parede lateral do compartimento dorsolateral menor é formada pela membrana timpânica. Estes compartimentos se comunicam através de uma fissura estreita de localização dorsal, perto da janela coclear. Perto desta fissura, os nervos simpáticos pós-ganglionares formam um plexo sobre uma estrutura conhecida como *promontório*. Devido à sua localização vulnerável, esses nervos podem sofrer traumas durante a curetagem cirúrgica do ouvido médio felino, o que provoca síndrome de Horner (p. 329).

O tamanho e a forma do pavilhão auricular canino são muito variáveis nas raças de cães. A ponta do pavilhão auricular é o *ápice*, e a *escafa* é a porção pendular fina e plana. As margens lateral e medial da escafa compõem a hélice do ouvido, que se afunila na abertura do canal auditivo externo, o *meato acústico externo*. A base do ouvido apresenta vários sulcos que são importantes pontos de referência para a cirurgia (Figura 17.4): o trágus, a cruz lateral da hélice, a incisura pré-trágica e a incisura intertrágica.

O canal auditivo externo é composto por um canal vertical inicial e um canal horizontal mais curto, formado por cartilagem auricular e anular. A parte mais profunda do canal auditivo (próximo da membrana timpânica) é óssea. Numerosos músculos se prendem à cartilagem do ouvido, permitindo sua movimentação para localizar o som.

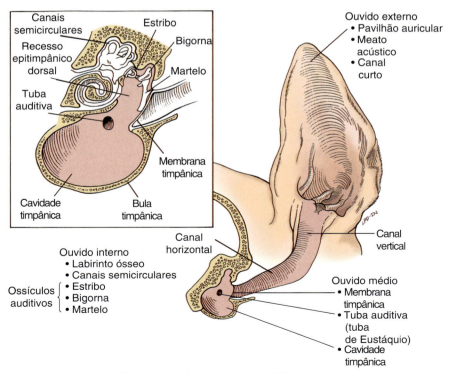

Figura 17.2 Anatomia do ouvido canino.

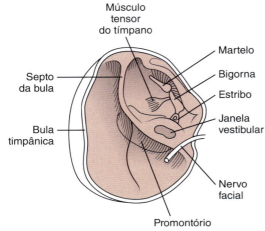

Figura 17.3 Cavidade timpânica felina.

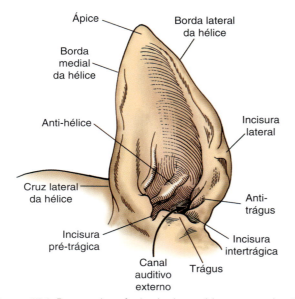

Figura 17.4 Pontos de referência do ouvido externo de cães.

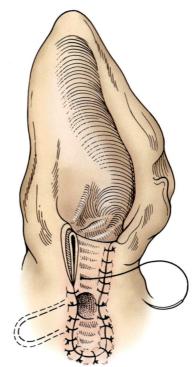

Figura 17.5 Ressecção do canal auditivo lateral (procedimento de Zepp).

geralmente respondem mal a essa cirurgia. O aconselhamento do proprietário antes da realização da ressecção do canal auditivo lateral é extremamente importante, pois a maioria dos estudos mostra que a satisfação é baixa quando o procedimento é feito em cães com otite externa crônica. Uma modificação da técnica original para a ressecção da parede lateral do ouvido estabelece uma "área de drenagem" e é conhecida como o *procedimento de Zepp* (Figura 17.5). A área de drenagem restringe o crescimento de pelos na abertura do canal horizontal.

> **NOTA** Certifique-se de que o proprietário entenda que a ressecção do canal auditivo lateral não é uma cura e que o tratamento médico do ouvido provavelmente será necessário pelo resto da vida do animal.

TÉCNICAS CIRÚRGICAS

Numerosas técnicas cirúrgicas foram descritas para o tratamento das otopatias em cães e gatos. Durante a ressecção do canal lateral ou a ablação do canal vertical, esteja preparado para realização de TECA caso a abertura do canal horizontal seja estenótica ou muito estreita para permitir a drenagem adequada.

Ressecção do Canal Auditivo Lateral

A ressecção do canal auditivo lateral aumenta a drenagem e melhora a ventilação do canal auditivo. Também facilita a colocação de agentes tópicos no canal horizontal. A ressecção do canal auditivo lateral é indicada em pacientes com hiperplasia mínima do epitélio do canal auditivo ou com pequenas lesões neoplásicas do aspecto lateral do canal vertical. Não deve ser realizada em animais com obstrução ou estenose do canal auditivo horizontal ou otite média concomitante (a menos que associada à osteotomia ventral da bula; p. 310) ou em pacientes com hiperplasia epitelial grave. Cães com doença subjacente (p. ex., hipotireoidismo, seborreia idiopática primária)

Tricotomize todo o lado da face e os dois lados do pavilhão. Lave delicadamente o ouvido e retire o máximo possível de detritos. Posicione o animal em decúbito lateral com a cabeça elevada sobre uma toalha e prepare o pavilhão auricular e a pele ao redor para uma cirurgia asséptica. Coloque gaze em volta do ouvido, com todo o pavilhão no campo cirúrgico. Fique no aspecto ventral da cabeça do cão e coloque uma pinça no canal auditivo vertical para determinar sua extensão ventral. Marque um local abaixo do canal auditivo horizontal que fique à metade do comprimento do canal auditivo vertical (Figura 17.6A). Faça duas incisões paralelas na pele lateral ao canal auditivo vertical que se estende do trágus, ventralmente, até o local marcado (Figura 17.6B). Estas incisões devem ter 1,5 vez o comprimento do canal auditivo vertical. Conecte as incisões cutâneas ventralmente e, com uma combinação de dissecção aguda e abrupta, rebata o retalho cutâneo dorsalmente, expondo a parede cartilaginosa lateral do canal auditivo vertical. Durante a dissecção, fique o mais próximo possível da cartilagem do canal auditivo para evitar lesões acidentais no nervo facial. Observe a glândula parótida

CAPÍTULO 17 Cirurgia de Ouvido

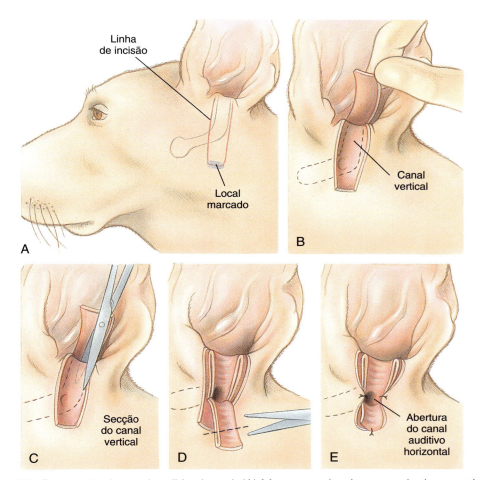

Figura 17.6 Ressecção do canal auditivo lateral. (A) Marque um local na metade do comprimento do canal auditivo vertical abaixo do canal auditivo horizontal. (B) Lateral ao canal auditivo vertical, faça duas incisões paralelas que se estendem do trágus ventralmente ao local marcado. (C) Conecte as incisões cutâneas ventralmente e rebata o retalho cutâneo dorsalmente, expondo a parede cartilaginosa lateral do canal auditivo vertical. Use a tesoura de Mayo para cortar o canal vertical. (D) Rebata o retalho de cartilagem distalmente e inspecione a abertura do canal horizontal. Seccione a metade distal do retalho de cartilagem para fazer a área de drenagem e remova o retalho cutâneo. (E) Suture o tecido epitelial à pele. Comece a sutura na abertura do canal horizontal e, então, suture a área de drenagem.

na extensão ventral da incisão e evite danificá-la. Ficando no aspecto dorsal da cabeça do animal, use tesouras de Mayo para seccionar o canal vertical (Figura 17.6C). Coloque uma das lâminas da tesoura no canal, na incisão pré-trágica ou tragoelicina no aspecto cranial (ou medial) do meato acústico externo e, com a tesoura em um ângulo de 30 graus, incise o canal ventralmente até a altura do canal horizontal. Repita o processo começando na incisão intertrágica (aspecto caudal ou lateral do meato acústico externo). As incisões não devem convergir no aspecto lateral do canal; caso contrário, a área de drenagem será muito estreita. Certifique-se de estender as incisões em sentido distal até o início do canal horizontal para que a área de drenagem fique plana em relação à pele. Rebata o retalho de cartilagem em sentido distal e inspecione a abertura do canal horizontal; se indicado, colete o material para cultura (Figura 17.6D). Ocasionalmente, a abertura pode ser ampliada por dois pequenos cortes nos aspectos cranial e caudal. Remova a metade distal do retalho de cartilagem para fazer a área de drenagem e remova o retalho cutâneo. O ligamento entre os retalhos horizontal e vertical geralmente atua como uma dobradiça que permite que o dreno fique plano, mas, em alguns casos, um pequeno corte na cartilagem no aspecto ventral do dreno facilita este posicionamento. Faça a sutura com fio monofilamentar absorvível ou não absorvível (3-0 ou 4-0) do tecido epitelial à pele (Figura 17.6E). Comece a sutura na abertura do canal horizontal e, em seguida, suture a área de drenagem. Por fim, suture os aspectos craniais e caudais da parede medial do canal auditivo vertical à pele (Figura 17.6E).

Ablação do Canal Auditivo Vertical

A ablação do canal vertical pode ser realizada quando todo o canal vertical está doente, mas o canal horizontal está normal. Pode ser a técnica de escolha em caso de neoplasia confinada ao canal vertical ou em alguns animais com otite externa crônica. A remoção total do canal vertical pode provocar menores exsudação e dor no período pós-operatório. Essa técnica pode proporcionar melhor aparência cosmética do ouvido do que a ressecção do canal auditivo lateral na presença abundante de tecido hiperplásico no canal vertical e ao seu redor (Figura 17.7).

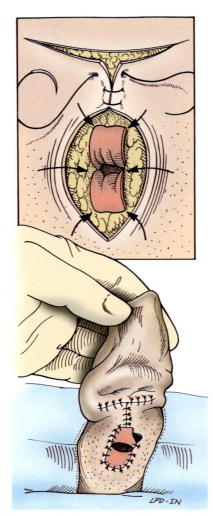

Figura 17.7 A ressecção do canal auditivo vertical pode ser realizada quando toda a estrutura está doente, mas o canal horizontal é normal.

na pele para formar a área de drenagem, usando suturas monofilamentares absorvíveis ou não absorvíveis (2-0 a 4-0). Suture o retalho dorsal à pele e feche o tecido subcutâneo com material de sutura absorvível (2-0 ou 3-0). Feche a pele em uma configuração em forma de T (Figura 17.8F).

Ablação Total do Canal Auditivo

A TECA é indicada em animais com otite externa crônica que não responderam ao tratamento médico apropriado, em casos de calcificação e ossificação graves da cartilagem auricular ou quando a hiperplasia epitelial grave se estende além do pavilhão auricular ou canal auditivo vertical (Figura 17.9). O procedimento é comumente realizado em animais que não responderam bem às ressecções laterais do ouvido e pode beneficiar os indivíduos com estenose grave dos canais auditivos (Figura 17.10). A neoplasia do canal auditivo (p. ex., adenocarcinoma da glândula ceruminosa) também é tratada por meio da TECA.

Devido à possibilidade de complicações graves, esta cirurgia não deve ser realizada em animais com doença branda ou por cirurgiões não familiarizados com a anatomia do ouvido. Cães saudáveis que requerem procedimentos bilaterais podem ser submetidos à cirurgia escalonada ou em um único procedimento com base na preferência do cirurgião, já que não há diferenças significativas nas complicações anestésicas ou peroperatórias entre procedimentos uni ou bilaterais em um único estágio.[1] Uma alta porcentagem de cães submetidos à TECA apresenta doença cutânea associada, como seborreia, atopia ou dermatite alérgica alimentar ou de contato. A doença cutânea deve ser tratada antes que a cirurgia seja planejada, já que a terapia dermatológica eficaz geralmente beneficia os ouvidos também. Se a doença cutânea não responder ao tratamento, a TECA é preferível à ressecção do canal lateral do ouvido (p. 308) e deve ser associada à osteotomia lateral da bula (OLB) (p. 309).

> **NOTA** A maioria dos animais com otite externa crônica grave também apresenta otite média concomitante. A remoção de tecido para drenagem do material exsudativo por meio da TECA sem tratamento da otite média é desastrosa. Portanto, sempre faça uma osteotomia da bula em conjunto com a TECA para tratamento da otite externa e média.

Posicione e prepare o animal como para uma ressecção lateral do canal auditivo. Faça uma incisão em forma de T com o componente horizontal paralelo e logo abaixo da borda superior do trágus (Figura 17.8A). A partir do ponto médio da incisão horizontal, faça uma incisão vertical que se estenda até a altura do canal horizontal. Retraia os retalhos cutâneos, rebata o tecido conjuntivo frouxo e exponha o aspecto lateral do canal vertical (Figura 17.8B). Continue a incisão horizontal através da cartilagem ao redor do canal auditivo externo com uma lâmina de bisturi. Retire o máximo possível de tecido doente na superfície medial do pavilhão auricular, mas evite danificar os principais ramos da artéria auricular maior. Use uma tesoura curva de Mayo para dissecar em torno dos aspectos proximais e mediais do canal vertical. Durante a dissecção, fique o mais próximo possível da cartilagem do canal auditivo para evitar danos inadvertidos ao nervo facial. Libere todo o canal vertical de todos os anexos musculares e fasciais (Figura 17.8C). Seccione o canal vertical ventralmente, 1 a 2 cm dorsais ao canal horizontal, e envie-o para o exame histológico (Figura 17.8D). Incise o restante do canal vertical cranial e caudalmente para criar retalhos dorsais e ventrais (Figura 17.8E). Rebata o retalho ventral para baixo e suture-o

Posicione o animal em decúbito lateral com a cabeça elevada com uma toalha. Prepare o pavilhão e a pele ao redor para uma cirurgia asséptica. Faça uma incisão em forma de T com o componente horizontal paralelo e logo abaixo da borda superior do trágus (Figura 17.11A). A partir do ponto médio da incisão horizontal, faça uma incisão vertical que se estenda até logo após a altura do canal horizontal (Figura 17.11A). Retraia os retalhos cutâneos, rebata o tecido conjuntivo frouxo e exponha o aspecto lateral do canal vertical. Continue a incisão horizontal em torno da abertura do canal auditivo vertical com uma lâmina de bisturi (Figura 17.11B). Disseque em torno dos aspectos proximais e mediais do canal vertical com tesouras curvas de Mayo ou Metzenbaum ou eletrocirurgia (Figura 17.11C). Durante a dissecção, fique o mais próximo possível da cartilagem do canal auditivo para evitar danos inadvertidos ao nervo facial. Evite danificar os principais ramos da artéria auricular maior no aspecto medial do canal vertical. Identifique o nervo facial em seu trajeto caudoventral até o canal horizontal (retraia-o delicadamente se necessário). Se o nervo facial estiver aprisionado no tecido do canal horizontal espessado e calcificado, disseque-o cuidadosamente. Continue a dissecção até a altura do meato acústico externo (Figura 17.11D). Excise a inserção

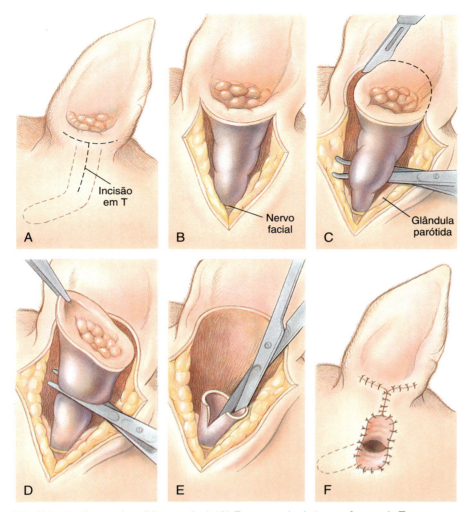

Figura 17.8 Ablação do canal auditivo vertical. (A) Faça uma incisão em forma de T com o componente horizontal paralelo e logo abaixo da borda superior do trágus. A partir do ponto médio da incisão horizontal, faça uma incisão vertical que se estenda até a altura do canal horizontal. (B) Retraia os retalhos cutâneos, rebata o tecido conjuntivo frouxo e exponha o aspecto lateral do canal vertical. (C) Continue a incisão horizontal através da cartilagem ao redor do canal auditivo externo com uma lâmina de bisturi. Use uma tesoura curva de Mayo para dissecar em torno dos aspectos proximais e mediais do canal vertical. Libere todo o canal vertical de todos os anexos musculares e fasciais. (D) Seccione o canal ventralmente 1 a 2 cm dorsal ao canal horizontal e envie-o para exame histológico. (E) Incise o remanescente do canal vertical cranial e caudalmente para criar retalhos dorsais e ventrais. (F) Rebata o retalho ventral para baixo e suture-o na pele para formar um dreno. Suture o retalho dorsal na pele e feche o tecido subcutâneo. Em seguida, feche a pele em forma de T.

do canal horizontal ao meato acústico externo com uma lâmina de bisturi, pinças ou tesoura de Mayo, mas, novamente, lembre-se da localização do nervo facial. Remova todo o canal auditivo e obtenha culturas profundas da região ao redor ou do interior do meato acústico externo. Envie o ouvido para exame histológico. Use uma cureta para remoção cuidadosa do tecido secretor aderido à borda do meato acústico externo (Figura 17.11E). Certifique-se de remover todo o tecido epitelial desta região para que não haja o desenvolvimento de uma fístula crônica. Faça a OLB (discutida a seguir). Lave a área com soro fisiológico estéril antes do fechamento. Feche o tecido subcutâneo com sutura absorvível (p. ex., poligleca-prona 25 ou glicômero 631 3-0) e feche a pele em uma configuração em forma de T (Figura 17.11F).

A deformidade do pavilhão auricular após a TECA em gatos ou em cães de orelhas eretas pode ser uma fonte de insatisfação para alguns proprietários. Uma técnica que usa um retalho de avanço pedicular único na base do pavilhão auricular durante a TECA modificada pode facilitar o transporte vertical da orelha felina e melhorar o resultado estético, e, assim, aumentar a satisfação do proprietário (Figura 17.12).

Osteotomia Lateral da Bula

A OLB expõe a cavidade timpânica, permitindo a remoção do exsudato e do epitélio secretor. Este procedimento deve ser associado à TECA em animais com otite externa crônica e doença do ouvido médio. Embora a OLB proporcione menor exposição à cavidade timpânica

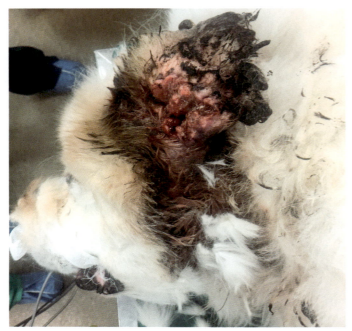

Figura 17.9 Um Cão de Montanha dos Pireneus de 7 anos com hiperplasia epitelial grave e infecção do canal auditivo externo esquerdo, uma indicação para a ablação total do canal auditivo.

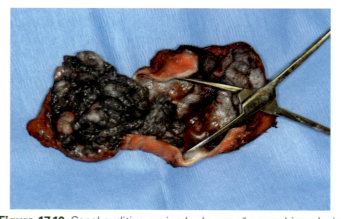

Figura 17.10 Canal auditivo excisado de um cão com hiperplasia epitelial grave. O aspecto medial do canal foi incisado, revelando a superfície luminal. O canal auditivo horizontal fica à esquerda da imagem e o canal vertical, mantido aberto pelas pinças hemostáticas, não está acometido.

do que a osteotomia ventral da bula, não exige o reposicionamento do animal e é preferida quando associada à TECA.

Faça a dissecção romba do tecido do aspecto lateral da bula com um pequeno elevador de periósteo. Evite danificar a artéria carótida externa e a veia maxilar, que seguem imediatamente ventrais à bula. Excise os aspectos laterais e ventrais da bula até expor o aspecto caudal do canal auditivo médio (Figura 17.13). Estenda a excisão óssea conforme necessário para visualização total do conteúdo da cavidade timpânica, mas evite a dissecção aguda e a curetagem do aspecto rostral do canal auditivo ósseo para redução do risco de lesão na veia retroauricular. Use uma cureta para remoção do material infectado, mas evite a curetagem na área rostral (dorsal) ou rostromedial da cavidade timpânica para não danificar os ossículos auditivos ou estruturas do ouvido interno. Um endoscópio rígido de 1,9 mm pode ser usado para visualização do interior da cavidade timpânica. Irrigue delicadamente a cavidade com soro fisiológico para remover todos os detritos remanescentes.

Osteotomia Ventral da Bula

A osteotomia ventral da bula permite o aumento da exposição da cavidade timpânica e pode ser realizada de forma isolada ou associada à ressecção do ouvido lateral. É a técnica de escolha para acesso ao revestimento epitelial da bula em gatos com pólipos inflamatórios (p. 327). Esta técnica proporciona melhor acesso à bula do que a OLB e permite a realização de procedimentos bilaterais sem necessidade de reposicionamento do animal.

Coloque o paciente em decúbito dorsal e prepare uma área generosa ao redor do ângulo da mandíbula para cirurgia asséptica. Palpe a bula imediatamente caudal e medial ao ramo vertical da mandíbula. Desenhe uma linha imaginária conectando os ramos mandibulares e uma segunda linha imaginária pelo eixo longo do aspecto ventral da cabeça (Figura 17.14A). Nos cães, faça uma incisão de 7 a 10 cm (3 a 5 cm em gatos) paralela à linha média do animal e centralizada a 2 cm em direção ao lado acometido de onde essas linhas imaginárias se cruzam (Figura 17.14A). Incise o músculo platisma, retraia a veia linguofacial, se necessário, e aprofunde a incisão, dissecando abruptamente o músculo digástrico (lateral) dos músculos hioglosso e estiloglosso (mediais). Evite danificar o nervo hipoglosso, localizado no aspecto lateral do músculo hioglosso. Confirme a localização da bula e use afastadores automáticos (p. ex., Gelpi, Weitlaner) para afastar os músculos digástrico e glossal e retraí-los da bula (Figura 17.14B). Palpe a bula craniomedial ao processo cornual do osso hioide e caudomedial ao ângulo da mandíbula. Faça a dissecção romba dos tecidos da superfície ventral da bula e use um pino de Steinmann para fazer um orifício em seu aspecto ventral. Aumente a abertura com uma pinça pequena (p. ex., Lempert). Examine o interior da bula para detecção de debris inflamatórios, tecido neoplásico ou corpos estranhos e obtenha amostras para cultura, antibiograma e exame histopatológico. Em gatos, certifique-se de examinar os dois compartimentos da bula (p. 305 e Figura 17.3). Lave delicadamente a cavidade com soro fisiológico e feche a incisão da maneira rotineira.

OUVIDO E CICATRIZAÇÃO

A hiperqueratinização da epiderme e a hiperplasia da derme e da epiderme dos canais auditivos são secundárias à infecção crônica ou inflamação. As glândulas sebáceas se tornam menos numerosas e ativas e as glândulas tubulares apócrinas se distendem e aumentam sua secreção. A cicatrização após as técnicas cirúrgicas anteriormente descritas é rotineira, a menos em caso de desenvolvimento de infecção da incisão.

MATERIAIS DE SUTURA E INSTRUMENTOS ESPECIAIS

A eletrocirurgia é utilizada em ouvidos devido à presença de numerosos pequenos vasos. As curetas pequenas simplificam a remoção do tecido epitelial na borda óssea do meato acústico externo. Um conjunto de pinças de vários tamanhos (p. ex., Cleveland, Lempert, Kerrison, Ruskin) ou uma broca pneumática é necessário para remoção dos aspectos laterais e caudais da bula durante a TECA. Um elevador de Freer é útil para rebater os tecidos moles presos ao redor da parede

CAPÍTULO 17 Cirurgia de Ouvido 311

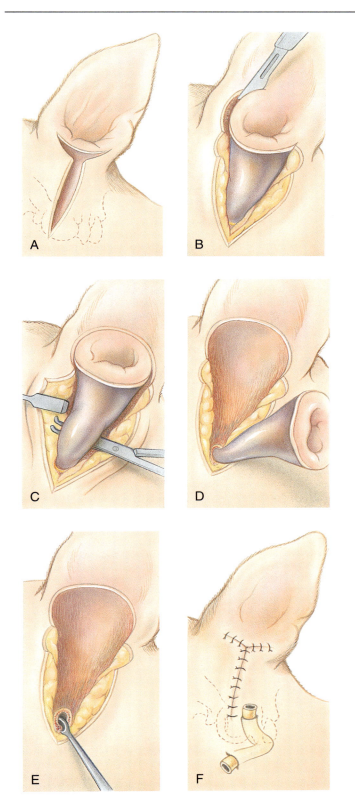

Figura 17.11 Ablação total do canal auditivo. (A) Faça uma incisão em forma de T com o componente horizontal paralelo e logo abaixo da borda superior do trágus. A partir do ponto médio da incisão horizontal, faça uma incisão vertical que se estenda até logo após a altura do canal horizontal. (B) Retraia os retalhos cutâneos, rebata o tecido conjuntivo frouxo e exponha o aspecto lateral do canal vertical. Continue a incisão horizontal em torno da abertura do canal auditivo vertical com uma lâmina de bisturi. (C) Disseque em torno dos aspectos proximais e mediais do canal vertical. (D) Continue a dissecção até a altura do meato acústico externo. (E) Seccione a inserção do canal horizontal ao meato acústico externo com uma lâmina de bisturi, uma pinça ou uma tesoura de Mayo e use uma cureta para remover cuidadosamente o tecido secretor aderente à borda do meato acústico externo. (F) Se desejar, coloque um dreno de Penrose. Feche o tecido subcutâneo e a pele.

superficiais. *Swabs* de cultura (aeróbia e anaeróbia) devem estar à disposição em todas as cirurgias de ouvido.

CUIDADO E AVALIAÇÃO PÓS-CIRÚRGICOS

Analgésicos pós-operatórios devem ser administrados após a ressecção ou a ablação do canal auditivo (os anestésicos são discutidos na p. 302); tranquilizantes podem ser administrados caso o animal pareça disfórico ou ansioso (p. 303). Um colar elizabetano deve ser usado para evitar que o animal coce o local da incisão. Em caso de edema excessivo, uma compressa fria pode ser aplicada na lateral da face várias vezes ao dia durante as primeiras 24 a 36 horas após a cirurgia. A administração de antibióticos deve ser baseada nos resultados da cultura e continuar por 3 a 4 semanas. As suturas podem ser removidas em 10 a 14 dias.

NOTA Tenha cuidado ao decidir realizar procedimentos bilaterais, principalmente osteotomias ventrais da bula em gatos. O aumento de volume pós-operatório significativo pode provocar obstrução das vias aéreas superiores e dificuldade respiratória. Evite o uso de curativos na cabeça, pois pode haver constrição faríngea.

COMPLICAÇÕES

Complicações além da drenagem inadequada e da otite externa contínua são incomuns após a ressecção do canal auditivo lateral ou a ablação do canal auditivo vertical. Sinais clínicos associados à otite externa podem não diminuir em cães com doença dermatológica subjacente não passível de tratamento eficaz. Se a abertura do canal horizontal for insuficiente para a drenagem ou se estas técnicas forem realizadas em animais com doença do ouvido médio concomitante sem tratamento da otite média, haverá sinais persistentes ou recorrentes de otite externa. A paralisia do nervo facial é uma complicação rara da ablação do canal auditivo vertical.

As possíveis complicações da TECA são numerosas e ocasionalmente graves. Entre estas complicações, estão infecção superficial da ferida, paralisia do nervo facial, disfunção vestibular, síndrome de Horner, surdez, formação de fístula ou abscesso crônico e necrose avascular da pele do pavilhão auricular (Figura 17.15). A paralisia do nervo facial é causada por distensão ou retração do nervo; de modo geral, resolve-se algumas semanas após a cirurgia. A secção ou o estiramento grave do nervo pode causar danos permanentes. A paralisia facial temporária foi observada em 3% a 27% dos cães submetidos a TECA com OLB concomitante.[1] Por outro lado, até 74% dos gatos

ventrolateral da bula. Afastadores, como Senn ou Army-Navy, auxiliam a visualização de estruturas profundas. Um pino de Steinmann, um mandril manual, uma pinça ou uma broca de alta velocidade é necessário para o acesso à cavidade timpânica durante a osteotomia ventral da bula (a não ser que tenha havido erosão óssea por infecção ou neoplasia). Os afastadores automáticos são utilizados durante a osteotomia ventral da bula para permitir a retração dos músculos

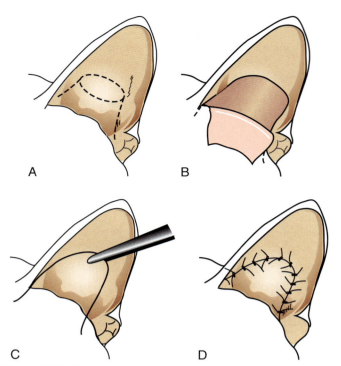

Figura 17.12 Para realizar a ablação modificada do canal auditivo total em um gato, (A) faça uma incisão vertical nas extremidades cranial e caudal de uma incisão elíptica centrada ao redor do canal auditivo externo. (B) Disseque o retalho de avanço pedicular único, permitindo a exposição do tecido subcutâneo sobre o canal auditivo vertical. (C) Após osteotomia lateral da bula e a excisão do canal auditivo, puxe a parte superior do retalho de avanço até a base do pavilhão auricular para determinar se a maior liberação do retalho é necessária para reduzir a tensão no pavilhão auricular. (D) Suture o retalho na base do pavilhão auricular.

submetidos ao mesmo procedimento podem apresentar paralisia facial, com até 47% de dano permanente. A síndrome de Horner após TECA e OLB é incomum em cães, mas frequente em gatos. Em um estudo de 2013, a síndrome de Horner ocorreu em 3,3% dos cães e 58,3% dos gatos após a TECA com OLB.[2]

A lesão do nervo facial pode causar perda da resposta de piscar e da inervação parassimpática das glândulas lacrimais. O olho deve ser mantido úmido com lágrimas artificiais ou lubrificante oftálmico para evitar a ulceração da córnea. Se a função da pálpebra não normalizar em 4 a 6 semanas ou em caso de ulceração do olho devido à ausência crônica de lubrificação, a enucleação pode ser indicada; entretanto, isso raramente é necessário, em especial se o fluxo lacrimal for normal.

A inclinação cefálica ipsolateral pós-operatória foi relatada em 3% a 11% dos cães, mas é rara em gatos. Os sinais vestibulares e a inclinação significativa da cabeça indicam lesão do ouvido interno provavelmente por curetagem do recesso epitimpânico e do promontório da cavidade timpânica. Na maioria dos casos, estes sinais são transitórios, com 2 a 3 semanas de duração.

A otite média, a otite interna e a cirurgia podem causar paralisia do nervo facial, disfunção vestibular e síndrome de Horner. Estas anomalias devem ser documentadas antes da cirurgia para evitar que sejam consideradas complicações cirúrgicas.

Após osteotomia da bula ventral, a síndrome de Horner transitória, a paralisia do nervo facial e os sinais vestibulares são comuns, principalmente em gatos.

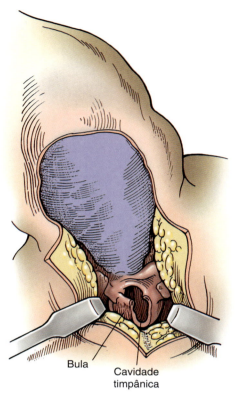

Figura 17.13 Osteotomia lateral da bula.

CONSIDERAÇÕES ESPECIAIS RELACIONADAS COM A IDADE

Gatos jovens com sinais no ouvido médio ou interno ou histórico de doença respiratória devem ser examinados para detecção de pólipos nasofaríngeos (p. 327).

DOENÇAS ESPECÍFICAS

OTITE EXTERNA

DEFINIÇÕES

A **otite externa** é uma inflamação do epitélio dos canais auditivos horizontais e verticais e estruturas adjacentes (*i.e.*, meato acústico externo e pavilhão auricular).

CONSIDERAÇÕES GERAIS E FISIOPATOLOGIA CLINICAMENTE RELEVANTE

A otite externa é comum em cães (até 20% das internações hospitalares; até 7% em gatos) e 50% a 89% dos cães acometidos apresentam otite média concomitante. Pode estar associada a outras doenças dermatológicas, principalmente doenças cutâneas alérgicas ou imunomediadas (p. ex., dermatite alérgica, atopia e dermatite de contato) ou doenças sistêmicas (p. ex., endocrinopatias, como o hipotireoidismo). Infecções bacterianas, corpos estranhos (p. ex., hastes de gramíneas), parasitas (p. ex., *Otodectes cynotis*, *Demodex canis*, *Sarcoptes scabiei*, *Notoedres cati*, carrapatos), fungos, leveduras (p. ex., *Malassezia pachydermatis*) ou neoplasias também podem ser

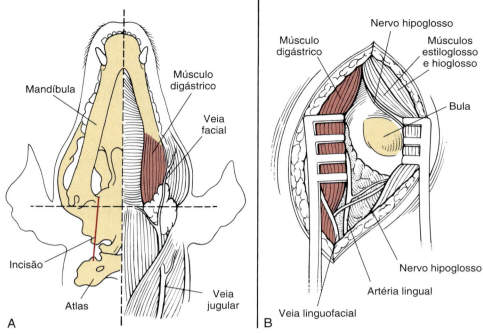

Figura 17.14 Osteotomia ventral da bula. (A) Para a osteotomia ventral da bula, desenhe uma linha imaginária conectando os ramos mandibulares e uma segunda linha imaginária longitudinal ao eixo longo do aspecto ventral da cabeça. Faça uma incisão de 4 a 10 cm (dependendo do tamanho do animal) paralela à linha mediana do pescoço e centralizada 2 cm em direção ao lado acometido de onde essas linhas imaginárias se cruzam. (B) Incise o músculo subcutâneo do pescoço, retraia a veia linguofacial, se necessário, e aprofunde a incisão por dissecção romba do músculo digástrico (lateral) dos músculos hioglosso e estiloglosso (medial). Confirme a localização da bula; use afastadores automáticos para apartar os músculos digástrico e glossal e retraí-los da bula.

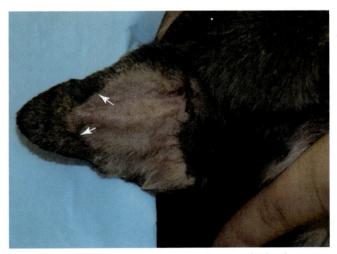

Figura 17.15 Necrose marginal do pavilhão auricular 2 semanas após a ablação total do canal auditivo/osteotomia lateral da bula em um cão. As setas indicam a linha de necrose, e a linha de sutura é visível no lado direito da imagem.

a causa. *O. cynotis* é responsável por mais de 50% dos casos de otite externa em gatos.

Os fatores predisponentes para o desenvolvimento de otite externa são umidade excessiva ou aumento da umidade no canal auditivo, canal de conformidade estreita e obstrução do canal. O canal auditivo normal é habitado por bactérias (p. ex., *Staphylococcus* e β-*Streptococcus* spp.). A umidade e a temperatura altas promovem a retenção de umidade no ouvido, o que permite a maceração do revestimento epitelial e a colonização bacteriana secundária. Foi proposto que, na otite externa crônica, as glândulas apócrinas aumentam em tamanho, número e atividade secretora, enquanto as glândulas sebáceas diminuem em número e se tornam menos ativas. No entanto, é possível que os cães não tenham uma via fisiológica comum para mudanças progressivas, como se pensava antes. Embora a densidade e a distribuição do tecido das glândulas sebáceas e ceruminosas sejam bastante variáveis entre os indivíduos, o tecido sebáceo geralmente aumenta de forma gradual das partes proximais a distais do canal auditivo, enquanto o tecido das glândulas ceruminosas diminui. Em cães com otite externa, a distribuição do tecido glandular sebáceo e ceruminoso é semelhante à observada em ouvidos normais, mas as glândulas são maiores e hiperplásicas. Os folículos capilares também sofrem hiperplasia em cães com otite externa. Cocker spaniels com otite externa têm diferenças distintas nas características patológicas do canal auditivo horizontal em comparação a outras raças. Estes animais tendem a apresentar respostas de tecido ceruminoso, enquanto, em outras raças, a fibrose é predominante.

As bactérias mais frequentemente isoladas dos ouvidos de cães com otite externa crônica são *Corynebacterium* spp., *Escherichia coli*, *Proteus mirabilis*, *P. aeruginosa* e *S. pseudintermedius*. *Pasteurella multocida* e *S. pseudintermedius* são comumente isolados do ouvido de gatos. Em alguns animais, a otite externa crônica pode causar alterações secundárias no canal auditivo (i.e., hiperplasia epitelial e ossificação do tecido cronicamente inflamado) que perpetuam a infecção e dificultam o tratamento médico devido à constrição do lúmen canal auditivo externo. Além disso, a ulceração e a infecção secundária por bactérias piogênicas, leveduras e/ou fungos são comuns.

DIAGNÓSTICO

Apresentação Clínica

Sinais Clínicos

Cães e gatos de qualquer raça ou idade podem desenvolver otite externa, mas alguns grupos são mais suscetíveis. Cães com orelhas longas e pendentes (p. ex., Spaniels, Basset hounds) e com pelos abundantes no canal auditivo (p. ex., Poodles) são comumente acometidos. Entre os cães de orelhas eretas, os Pastores-alemães são os mais afetados. As raças de spaniels, principalmente os Cocker spaniels, podem apresentar queratinização anormal e aumento da secreção das glândulas sebáceas do pavilhão auricular e/ou do canal auditivo. A infecção bacteriana crônica e as alterações hiperplásicas nas glândulas sebáceas e no revestimento epitelial do ouvido frequentemente causam escarificação e obstrução do canal auditivo.

Histórico

Animais com otite externa podem ser atendidos para avaliação de sinais agudos ou crônicos. Em caso de corpo estranho alojado no ouvido, o tremor de cabeça e o prurido no ouvido ou região adjacente são característicos. O tremor de cabeça e o prurido no ouvido também são comuns em animais com infecções parasitárias e infecções bacterianas agudas. As infecções crônicas são associadas a secreção purulenta de odor desagradável. O animal pode esfregar constantemente a cabeça em objetos e parecer sentir dor quando a cabeça ou o ouvido é tocado.

Achados de Exame Físico

A palpação do ouvido pode sugerir espessamento ou calcificação do canal auditivo. O exame otoscópico completo deve ser realizado mesmo que exija tranquilização. O exame do canal auditivo é geralmente difícil na presença de hiperplasia ou exsudação; a anestesia geral pode ser necessária para permitir a inspeção meticulosa. A extensão do acometimento dos canais auditivos verticais e horizontais e a condição da membrana timpânica devem ser determinadas. Os exsudatos purulentos amarelados ou de cor creme podem estar associados à infecção Gram-negativa, principalmente por *Pseudomonas* e *Proteus* spp. Exsudatos marrom-escuros ou pretos são mais comumente associados a infecção por fungos ou causada por *Staphylococcus* ou *Streptococcus* spp. O exsudato sanguinolento pode ser sugestivo de neoplasia. O diagnóstico definitivo requer o exame do exsudato coletado durante o procedimento por meio da colocação de *swabs* estéreis no canal através do cone do otoscópio. O exsudato deve ser examinado para detecção de parasitas, bactérias, fungos e leveduras; culturas bacterianas e fúngicas devem ser realizadas caso indicadas. O ouvido deve ser lavado com uma seringa ou um cateter macio e uma pinça jacaré deve ser usada para remoção de corpos estranhos e detritos. A biópsia do canal auditivo externo pode permitir o diagnóstico de neoplasias e algumas doenças alérgicas.

> **NOTA** Faça um exame dermatológico completo em todos os animais com otite externa, a menos que uma causa óbvia seja encontrada, como um corpo estranho.

Diagnóstico por Imagem

A radiografia ou TC de crânio deve ser realizada para determinar a presença de otite média concomitante; a TC é preferida por sua

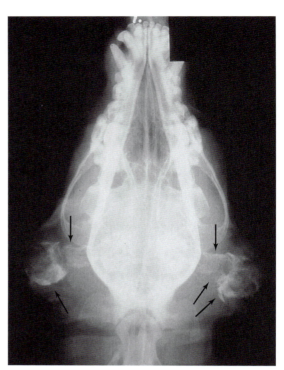

Figura 17.16 Calcificação dos canais do ouvido externo *(setas)* em um cão com otite externa crônica. (Cortesia de L. Homco, Ithaca, NY.)

ausência de superposição e maior sensibilidade na detecção de anomalias (p. 318). Como a obliquidade ou a angulação imprópria do crânio ou o posicionamento incorreto da língua pode prejudicar o exame radiográfico, o resultado falso-negativo ou a subestimação da extensão da doença do ouvido médio é comum em radiografias. A calcificação do canal auditivo externo é comumente observada em casos de otite externa crônica (Figura 17.16); esse achado pode influenciar a escolha de técnicas cirúrgicas. Ocasionalmente, há sinais de imagem sugestivos de neoplasia, como lise óssea do osso temporal petroso. Os achados à TC em casos de otite externa incluem mineralização do canal auditivo, estreitamento do lúmen do canal auditivo externo e material atenuante de tecido mole no interior do lúmen do canal auditivo. A TC também pode ser utilizada para avaliar a formação de abscesso após a TECA. A incorporação de contraste pode ser notada em áreas de infecção (abscessos, fístulas). A avaliação canalográfica do canal auditivo externo, embora raramente realizada, pode ajudar a delinear o estado da membrana timpânica antes da terapia médica ou cirúrgica em cães. A vídeo-otoscopia é preferencialmente usada.

Achados Laboratoriais

Anomalias laboratoriais específicas não são observadas. Exames de função tireoidiana devem ser realizados em caso de suspeita de hipotireoidismo.

DIAGNÓSTICO DIFERENCIAL

O diagnóstico de otite externa é geralmente simples; entretanto, a diferenciação das várias causas pode ser difícil. É importante identificar as causas subjacentes tratáveis da otite externa antes de considerar a intervenção cirúrgica; os melhores resultados requerem o tratamento adequado das doenças subjacentes. Em alguns casos, a cirurgia é desnecessária após o tratamento da causa subjacente. A otite média concomitante deve ser identificada em animais submetidos à cirurgia de otite externa.

> **NOTA** A ressecção do canal auditivo lateral e a ablação do canal vertical geralmente não são bem-sucedidas em caso de não resolução da doença dermatológica ou do ouvido médio.

MANEJO CLÍNICO

O tratamento da otite externa envolve a identificação das causas subjacentes ou perpetuantes, a limpeza e secagem do ouvido e o uso de medicações tópicas apropriadas (p. 304). Como o material ceruminoso dificulta a chegada dos medicamentos tópicos à infecção e pode inativar alguns fármacos, os ouvidos devem ser cuidadosamente limpos antes do tratamento. A condição da membrana timpânica (intacta ou rompida) deve ser verificada. Há muitos agentes tópicos para o tratamento da otite externa; a maioria contém várias combinações de antibióticos e agentes parasiticidas, anti-inflamatórios e/ou antifúngicos. O leitor deve consultar um texto de dermatologia ou medicina para uma discussão aprofundada sobre o uso desses vários agentes. Os medicamentos que podem ser usados em animais com ruptura da membrana timpânica estão listados no Quadro 17.1. A combinação de tris-EDTA e um antimicrobiano tem efeito sinérgico contra algumas bactérias implicadas na otite externa (Quadro 17.3). A solução para limpeza do ouvido com trometamina, EDTA e álcool benzílico diminui significativamente o crescimento bacteriano *in vitro* de *P. aeruginosa* e *Streptococcus* β-hemolíticos em 15 minutos, *Proteus* spp. em 30 minutos e *Staphylococcus* spp. em 60 minutos. A adição de álcool benzílico aumentou a atividade antisséptica contra estreptococos β-hemolíticos e *Proteus* spp. em comparação a uma solução apenas com trometamina e EDTA. A ototoxicidade dos vários agentes deve ser considerada antes do uso, principalmente após a ruptura da membrana timpânica. A solução de sulfadiazina de prata (0,1%; Quadro 17.3) pode ser usada em membranas timpânicas rompidas. A persistência dos sinais clínicos após o tratamento da otite externa pode sugerir otite média concomitante. Antibióticos sistêmicos específicos, administrados por 6 a 8 semanas, são indicados no tratamento da otite média (p. 319).

Tratamento Cirúrgico

A terapia cirúrgica da otite externa deve ser considerada em caso de insucesso do tratamento clínico ou na presença de crescimento proliferativo ou estenose dos canais. Alternativas cirúrgicas em animais com otite externa sem apresentar comprometimento do ouvido médio são a ressecção do canal auditivo lateral (p. 306), a ablação do canal auditivo vertical (p. 307) e TECA (p. 308). Na presença de otite média concomitante, a ressecção do canal auditivo lateral pode ser realizada com osteotomia da bula ventral (p. 310) ou TECA com OLB (p. 309).

Manejo Pré-cirúrgico

A antibioticoterapia pré-operatória é recomendada. Culturas bacterianas devem ser realizadas se houver secreção purulenta e a administração dos antibióticos apropriados deve ser iniciada antes da cirurgia. Na ausência de secreção, os antibióticos peroperatórios (p. 86) podem ser administrados por via intravenosa imediatamente antes do procedimento cirúrgico ou durante a cirurgia, mas após a obtenção das culturas intraoperatórias. Com base na literatura sobre culturas e antibiogramas, a cefazolina pode ser uma má escolha para a profilaxia peroperatória em cães submetidos à TECA e osteotomia da bula. A suscetibilidade à cefazolina, à tetraciclina e à trimetoprima-sulfametoxazol é inferior a 50%. A amoxicilina-ácido clavulânico ou a cefalotina pode ser uma escolha razoável para a profilaxia, já que a maioria dos *S. pseudintermedius* é suscetível a estes fármacos (Capítulo 9) e este microrganismo é um isolado comum em amostras de ouvido. A realização de cultura e antibiograma é fortemente recomendada em casos de otite externa crônica ou com necessidade de tratamento cirúrgico.

Anestesia

As recomendações anestésicas para animais com doença de ouvido já foram discutidas (p. 302).

Anatomia Cirúrgica

A anatomia cirúrgica do canal auditivo foi descrita na p. 305.

Posicionamento

O posicionamento para os diversos procedimentos cirúrgicos foi detalhado nas pp. 306 a 310.

TÉCNICA CIRÚRGICA

A escolha das técnicas cirúrgicas depende da gravidade e extensão da doença. As técnicas cirúrgicas usadas em animais com doenças auriculares foram descritas nas pp. 306 a 310. As indicações e contraindicações para cada procedimento foram discutidas.

MATERIAIS DE SUTURA E INSTRUMENTOS ESPECIAIS

Os materiais de sutura e instrumentos adequados para cirurgia de ouvido foram discutidos na p. 310.

CUIDADO E AVALIAÇÃO PÓS-CIRÚRGICOS

A dor pós-operatória é comum em animais submetidos à cirurgia de ouvido. A terapia analgésica nesses pacientes foi discutida na p. 302. Após a administração dos analgésicos adequados, tranquilizantes podem ser dados se o animal parecer disfórico ou ansioso (p. 303). Os animais muitas vezes balançam excessivamente a cabeça após a cirurgia de ouvido e podem tentar retirar ou arranhar a bandagem. A supervisão cuidadosa no início do período pós-operatório e o uso de um colar elizabetano ou barra lateral são recomendados.

QUADRO 17.3 Preparações Otológicas

Solução de Tris-EDTA[a] (0,05 mol/L Tris, 0,003 mol/L EDTA)
- 24,2 g Tris (base)
- 4,8 g EDTA (sal dissódico)
- 3.900 mL de água destilada
- 100 mL de vinagre branco (ácido acético a 5%)
- Ajuste o pH para 8 com o vinagre (30-50 mL)
- Autoclave e armazene de forma estéril

Solução de Sulfadiazina de Prata (0,1%)
- 0,1 g sulfadiazina de prata em pó
- 100 mL de água destilada
- Misture até dissolver

EDTA, Ácido etilenodiaminotetracético.
[a]Produto comercial (p. ex., TrizEDTA® [DermaPet], T8 solution® [DVM Pharmaceuticals]).

PROGNÓSTICO

A otite externa crônica é uma doença de difícil tratamento clínico ou cirúrgico. O mau resultado cirúrgico pode ser decorrente de uma falha técnica (p. ex., não fazer a abertura do canal horizontal grande o suficiente durante a ressecção do canal auditivo lateral ou vertical), da não adesão do proprietário ao tratamento contínuo do ouvido (em caso de ressecção do canal auditivo lateral ou vertical), de expectativas irreais por parte do proprietário, de doença do ouvido médio não diagnosticada, de diagnósticos errôneos (p. ex., não diagnóstico de neoplasia como causa subjacente) ou do insucesso do tratamento da doença subjacente ou causa perpetuante. Os procedimentos cirúrgicos para aumento de drenagem (como a ressecção do canal auditivo lateral e a ablação do canal auditivo vertical) raramente têm sucesso em animais com doença dermatológica não tratada ou doença do ouvido médio não reconhecida. O procedimento de Zepp tem resultado satisfatório em menos da metade dos pacientes; no entanto, isso pode estar relacionado com o fato de ser frequentemente realizado em cães com otite externa crônica, em que a TECA teria sido a técnica preferida. A TECA bem-feita combinada à OLB resolve os sinais clínicos na maioria dos animais.

COMPLICAÇÕES

A paralisia parcial ou completa do nervo facial ocorre em muitos cães após a TECA com OLB. Outras complicações são infecção persistente (celulite dissecante, secreção prolongada da ferida, deiscência da incisão, formação de abscesso periauricular), nistagmo, inclinação da cabeça, anomalias posturais e perda de audição (p. 311).

OTITE MÉDIA E INTERNA

DEFINIÇÕES

Otite média é inflamação do ouvido médio; **otite interna** é a inflamação do ouvido interno. A **miringotomia** é uma punção cirúrgica da membrana timpânica para alívio de pressão ou obtenção de amostras para análise. **Otólitos** são opacidades minerais no interior das bulas timpânicas. Os **colesteatomas auriculares** são acúmulos anormais de epitélio espinocelular produtor de queratina no ouvido médio. A **otite média secretora primária** (PSOM; do inglês, *primary secretory otitis media*), também conhecida como *glue ear (ouvido colado)*, é uma doença observada apenas em King Charles Cavalier spaniels.

CONSIDERAÇÕES GERAIS E FISIOPATOLOGIA CLINICAMENTE RELEVANTE

A otite média pode ser secundária à infecção (i.e., bacteriana, levedura, fungos), neoplasia, trauma ou corpo estranho. Otólitos também foram relatados no interior da cavidade timpânica de cães e podem ou não estar associados a sinais clínicos. Em gatos, pólipos inflamatórios e nasofaríngeos (p. 327) também são causas de otite média. Defeitos palatinos congênitos também podem estar associados à doença do ouvido médio em cães e gatos. A causa mais comum em cães e gatos é a infecção bacteriana; mais da metade dos animais com otite externa crônica em estágio final apresentam evidências documentadas de otite média à cirurgia. Consequentemente, os patógenos cultivados no ouvido médio são semelhantes àqueles obtidos em ouvidos de animais com otite externa (i.e., *Staphylococcus* spp., *Streptococcus*

> **QUADRO 17.4** Sinais Clínicos Associados à Otite Interna (Disfunção Vestibular)
>
> - Inclinação da cabeça para o lado acometido
> - Andar em círculos para o lado acometido
> - Queda para o lado acometido
> - Rolamento para o lado acometido
> - Nistagmo (horizontal ou rotacional) com componente rápido que se afasta do lado acometido
> - Ataxia assimétrica com força preservada
> - Estrabismo posicional ou vestibular com o globo ocular ipsolateral à lesão com desvio ventral
> - Reações posturais (à exceção do reflexo de endireitamento)

spp., *Pseudomonas* spp., *E. coli* e *P. mirabilis*). Além da disseminação pela membrana timpânica até o ouvido médio, as infecções podem ascender da faringe através da tuba auditiva ou atingir o ouvido interno pela corrente sanguínea. A otite média bilateral geralmente é indicativa de infecção bacteriana. A otite média pode levar à otite interna (Quadro 17.4).

Os pólipos inflamatórios ou nasofaríngeos são massas benignas que podem estar localizadas na nasofaringe, na tuba auditiva e/ou na cavidade timpânica. Em casos raros, podem romper a membrana timpânica e se projetar no canal auditivo externo. Caso localizados na cavidade timpânica, tendem a provocar sinais de otite média unilateral. Esses pólipos podem ser decorrentes de infecção ascendente da faringe ou da otite média crônica. Os pólipos considerados de origem congênita também foram relatados em filhotes de gatos. Os colesteatomas auriculares são acúmulos anormais de epitélio espinocelular produtor de queratina no ouvido médio ou em recessos timpânicos que podem ser congênitos ou adquiridos. Acredita-se que os colesteatomas congênitos, embora raros, sejam originários de inclusões embrionárias ou ninhos de células epiteliais; estas lesões são encontradas atrás da membrana timpânica intacta e na ausência de fatores causais, como um histórico de infecções de ouvido. A PSOM em Cavalier King Charles spaniels é reconhecida pela membrana timpânica opaca e protuberante com acúmulo de muco preenchendo todo o ouvido médio. Estes cães geralmente apresentam sinais de dor de cabeça e pescoço.[3]

A neoplasia originária do ouvido médio é incomum em cães e gatos. Nos cães, os tumores que se originam do canal auditivo externo e se estendem até a cavidade timpânica são mais comuns do que os tumores primários do ouvido médio. Tumores benignos da cavidade do ouvido médio de cães (p. ex., adenomas papilares e fibromas) são mais comumente relatados do que tumores malignos. Cistos epidermoides (colesteatomas) ocorrem no ouvido médio de cães. Esses cistos costumam estar associados à otite média crônica e devem ser diferenciados das lesões neoplásicas. As lesões associadas ao nervo trigêmeo podem causar efusão no ouvido médio ipsolateral.[4] Nos gatos, o carcinoma espinocelular é o tumor mais comum do ouvido médio e interno. Outros tumores encontrados no ouvido médio felino são fibrossarcomas, carcinomas anaplásicos, linfossarcomas linfoblásticos e adenocarcinomas da glândula ceruminosa.

DIAGNÓSTICO

Apresentação Clínica
Sinais Clínicos

A maioria dos animais que desenvolvem otite média secundária à otite externa é de meia-idade. Animais mais velhos tendem a apresentar neoplasia do ouvido médio e os gatos jovens são mais propensos a pólipos nasofaríngeos. Não há predisposição racial ou sexual conhecida em gatos para o desenvolvimento de pólipos nasofaríngeos ou em cães ou gatos para doença neoplásica do ouvido médio, além dos já mencionados Cavalier King Charles spaniels com PSOM. As raças caninas predispostas à otite externa (p. 314) também apresentam maior incidência de otite média.

Histórico

Muitos gatos com doença não neoplásica do ouvido médio não apresentam sinais clínicos associados. Os achados à anamnese e os sinais clínicos de animais com sintomas de otite média não são substancialmente diferentes daqueles observados em indivíduos com otite externa isolada (p. 314). Os animais acometidos geralmente coçam ou arranham as orelhas e podem sacudir a cabeça de forma excessiva. O ouvido pode ter odor desagradável e os animais muitas vezes parecem sentir dor à manipulação ou palpação dos ouvidos ou do crânio adjacente. O histórico de otite externa crônica pouco responsiva é comum. Alguns animais são atendidos para avaliação dos sinais vestibulares causados pela otite interna (Quadro 17.4). Dor durante a alimentação ou com a boca aberta pode ser notada, principalmente em gatos com doença neoplásica do ouvido médio. A paralisia do nervo facial ipsolateral também é comum em animais com neoplasia do ouvido médio. Em casos raros, as lesões neoplásicas do ouvido médio podem se estender até a nasofaringe, causando engasgos, ânsia de vômito e/ou dispneia. Gatos com pólipos nasofaríngeos geralmente apresentam secreção nasal, espirros ou estridor (p. 327). A presença concomitante de um pólipo nasofaríngeo pode causar disfagia e/ou dispneia. Alguns pólipos nasofaríngeos ficam tão grandes que se projetam para a borda do palato mole e causam engasgos. Os gatos com doença sinonasal e exsudato nasal geralmente têm otite média concomitante (que pode ser subclínica). Estes pacientes devem ser submetidos à avaliação do ouvido externo e médio. A surdez pode ser relacionada com a doença bilateral, mas a perda da audição raramente é evidente em lesões unilaterais.

Achados de Exame Físico

A secreção do meato acústico externo, a hiperplasia e a ulceração do tecido epitelial auricular são frequentemente evidentes no exame físico de animais com otite média e externa. Anomalias neurológicas relacionadas com o ouvido interno e paralisia do nervo facial (Quadro 17.5) não são observadas na maioria dos animais com otite média. A síndrome de Horner pode ser decorrente da lesão do tronco simpático ao atravessar o ouvido médio. Os sinais clínicos associados à síndrome são ptose, miose, enoftalmia e protrusão da terceira pálpebra.

O exame otoscópico desses pacientes geralmente requer anestesia geral, mas pode auxiliar o diagnóstico de otite média, principalmente como alternativa a técnicas avançadas de diagnóstico por imagem. Em um estudo, a vídeo-otoscopia teve 91% de sensibilidade, 98% de especificidade e 97% de precisão no diagnóstico da otite média em cães.[5] A membrana timpânica pode estar rompida ou se projetar para fora por causa do material purulento, sangue, muco ou soro. No entanto, a integridade da membrana timpânica não exclui a doença do ouvido médio. O muco abundante na cavidade do ouvido médio tem sido associado a lesões adenomatosas. A membrana timpânica normal é cinza ou branca e brilhante e fica opaca em caso de infecção. Em caso de ruptura da membrana timpânica, amostras para estudos citológicos e cultura podem ser coletadas diretamente do ouvido médio. Caso contrário, as amostras podem ser obtidas com uma agulha espinal de calibre 20 e 9 cm (3,5 polegadas) inserida na metade ventral do tímpano (miringotomia). Se a abertura for muito pequena, pode ser aumentada com uma pequena cânula.

Os pólipos inflamatórios (p. 327) geralmente são massas pedunculadas, lisas, brilhantes, de cor rosa-clara. A cavidade bucal de animais com pólipos inflamatórios ou massas neoplásicas deve ser cuidadosamente examinada devido ao risco de extensão para a nasofaringe. As lesões neoplásicas podem ser friáveis, mas, de modo geral, sua diferenciação macroscópica do tecido com infecção crônica é difícil.

Diagnóstico por Imagem

A radiografia não é um indicador sensível da doença do ouvido médio, já que a aparência radiológica das bulas de quase um quarto dos animais acometidos é normal. Se realizada, a projeção radiográfica mais importante em animais com suspeita de otite média é frontal, com a boca aberta (também conhecida como *projeção com a boca aberta rostrocaudal*), em que o animal é colocado em decúbito ventrodorsal com a cabeça flexionada em 80 a 90 graus em relação à mesa (Figura 17.17). A boca é mantida aberta com tiras de gaze presas nos caninos superiores e inferiores e o feixe de raios X é centrado nas articulações temporomandibulares. A língua e a sonda endotraqueal devem ser retiradas do campo de visualização com gaze presa na mandíbula inferior. Esta projeção permite a visualização das bulas timpânicas e seus conteúdos. Os achados mais comuns da doença do ouvido médio são a opacificação das cavidades timpânicas cheias de ar e o espessamento e a esclerose das paredes das bulas (Figura 17.18). Projeções oblíquas laterais (Figura 17.19) com a cabeça inclinada em 10 a 15 graus mostram cada bula, enquanto projeções ventrodorsais ou dorsoventrais mostram os canais auditivos externos e a arquitetura dos ossos temporais petrosos. A reação de lise ou periosteal das bulas e do osso temporal petroso deve aumentar a suspeita de neoplasia. Massa de tecido mole na

> **QUADRO 17.5 Sinais Clínicos Associados à Paralisia do Nervo Facial**
>
> Diminuição do reflexo palpebral
> Aumento da fissura palpebral
> Inclinação da orelha e do lábio
> Sialorreia
> Blefarospasmo
> Elevação e enrugamento do lábio
> Deslocamento caudal da comissura labial
> Elevação da orelha no lado acometido

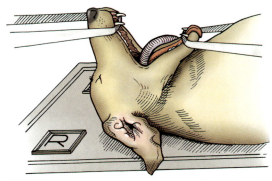

Figura 17.17 Posicionamento para uma projeção frontal com a boca aberta.

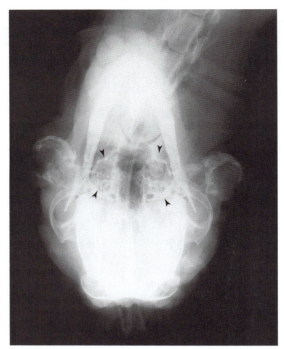

Figura 17.18 Projeção frontal com a boca aberta mostrando opacificação, espessamento e esclerose das bulas *(pontas de setas)*. (Cortesia de L. Homco, Ithaca, NY, Estados Unidos.)

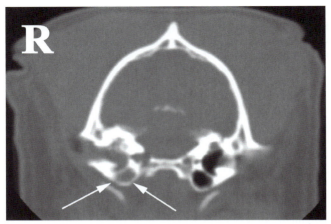

Figura 17.20 Imagem axial de tomografia computadorizada de um cão com otite média. O material atenuante do tecido mole é aumentado na bula timpânica direita *(setas)* sem alteração do aspecto ósseo desta estrutura.

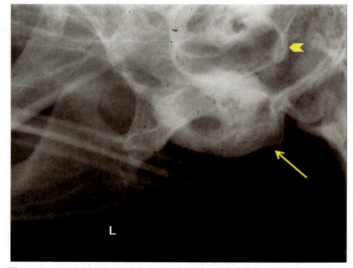

Figura 17.19 Radiografia oblíqua lateral esquerda de um cão com otite média unilateral. Observe a parede espessa da bula esquerda *(seta)* em comparação à bula direita normal *(ponta de seta)*.

região faríngea à projeção lateral pode ser observada em gatos com pólipos inflamatórios. A ultrassonografia tem sido sugerida como adjuvante da imagem radiográfica das bulas timpânicas, pois pode ser realizada em cães sem a necessidade de sedação ou anestesia geral; no entanto, em um estudo, sua sensibilidade para detecção de otite média foi baixa (21%).[5]

A TC é bastante importante no diagnóstico de otite média, na avaliação de pólipos nasofaríngeos e na determinação da extensão da otite externa ou da neoplasia (Figura 17.20). Devido ao colapso da faringe com o animal sob anestesia, a identificação do pólipo nasofaríngeo com técnicas de imagem transversal pode ser difícil; imagens sagitais reformatadas podem ser melhores. A visualização direta é sempre recomendada após exames de imagem transversais para melhor avaliação da possibilidade de um pólipo nasofaríngeo. Em um estudo bem-posicionado, as duas bulas devem ser simétricas. As bulas timpânicas e os lumens do canal auditivo externo devem ser preenchidos por ar e a parede da bula timpânica deve ser fina e bem definida. Nos animais com otite média, o espessamento e a irregularidade das bulas timpânicas são frequentes. Outros achados podem incluir lise da bula timpânica, material atenuante de tecido mole em seu lúmen e sinais de otite externa. A ressonância magnética pode dificultar a avaliação do osso das bulas, mas pode ser usada para identificar alterações de tecidos moles que ocorrem na otite média e tem a vantagem de permitir a avaliação do cérebro de animais com sinais de otite interna. Afecção do ouvido médio pode ser um achado incidental em técnicas de diagnóstico por imagem em gatos que não apresentam evidência clínica de otite média.

Achados Laboratoriais
Anomalias laboratoriais específicas são incomuns.

DIAGNÓSTICO DIFERENCIAL
Os diagnósticos diferenciais da doença da cavidade do ouvido médio e interno incluem infecção bacteriana, fúngica ou por levedura; pólipos inflamatórios; neoplasias; corpo estranho; trauma; hiperplasia das glândulas sebáceas e glândulas ceruminosas; abscesso paraoral; doença do nervo trigêmeo; e doença vestibular idiopática. A otite média é comum em animais com otite externa, mas, como os sinais clínicos são semelhantes, pode não ser reconhecida.

MANEJO CLÍNICO
O aspecto mais importante do tratamento da otite média é a remoção de tecidos infectados ou exsudato, neoplasias, pólipos ou corpos estranhos da cavidade timpânica. O canal auditivo externo deve ser limpo e a otite externa concomitante deve ser tratada (p.

303). O manejo médico de animais com otite média aguda é composto por miringotomia, culturas do conteúdo da orelha média, irrigação da cavidade timpânica e administração de antibiótico. Muitos dermatologistas veterinários recomendam a instituição do tratamento oral com fluoroquinolona, dependendo dos resultados da cultura e do antibiograma. Se não houver melhora em 3 a 4 semanas, a realização de osteotomia da bula ventral deve ser considerada.

PSOM é uma doença que afeta predominantemente King Charles Cavalier spaniels. As recomendações terapêuticas atuais incluem a remoção manual repetida da efusão mucoide da cavidade timpânica através de uma incisão de miringotomia e o uso de corticosteroides tópicos ou sistêmicos. Tubos de timpanostomia foram colocados por meio da incisão de miringotomia na parte tensa com o auxílio de um microscópio cirúrgico. Os sinais clínicos se resolveram rapidamente após esse procedimento, que pode ser uma alternativa aceitável à miringotomia repetida para o tratamento da PSOM.

TRATAMENTO CIRÚRGICO

A cirurgia é muitas vezes necessária para distinguir entre as diversas causas possíveis de doença do ouvido médio. O tratamento cirúrgico da otite média causada por infecção inclui osteotomia da bula ventral, cultura do tecido acometido ou exsudato, drenagem e administração prolongada de antibióticos. Lesões neoplásicas benignas ou inflamatórias geralmente podem ser removidas por uma osteotomia da bula; entretanto, a síndrome de Horner é uma complicação comum de curto prazo desse procedimento em gatos (p. 329). A neoplasia da bula tem prognóstico desfavorável.

> **NOTA** Em animais com sinais neurológicos antes da cirurgia, avise o proprietário sobre sua possível persistência pós-operatória.

Manejo Pré-cirúrgico

Antibióticos podem ser administrados no pré-operatório; no entanto, culturas intraoperatórias são frequentemente realizadas em animais com doença do ouvido médio. Nestes pacientes, a administração intravenosa de antibióticos deve começar imediatamente após a obtenção dos resultados da cultura.

Anestesia

As recomendações anestésicas para animais com afecções de ouvido foram discutidas na p. 302 e na Tabela 17.1. A indução por câmara ou máscara não deve ser feita em animais dispneicos (p. ex., alguns gatos com pólipos nasofaríngeos).

Anatomia Cirúrgica

O ouvido médio é composto pela cavidade timpânica e seu conteúdo e a tuba auditiva. A anatomia cirúrgica do conduto auditivo foi descrita na p. 305.

Posicionamento

O animal é posicionado em decúbito lateral para realização de OLB e em decúbito dorsal para a osteotomia da bula ventral.

TÉCNICA CIRÚRGICA

Aborde o ouvido médio por meio da OLB (p. 309) em conjunto com TECA (p. 308) ou através de uma osteotomia ventral da bula (p. 310).

MATERIAIS DE SUTURA E INSTRUMENTOS ESPECIAIS

Os suprimentos cirúrgicos necessários para a realização da osteotomia da bula são descritos na p. 310.

CUIDADO E AVALIAÇÃO PÓS-CIRÚRGICOS

Gatos com doença concomitante das vias aéreas superiores (p. ex., pólipos nasofaríngeos) podem apresentar dificuldade respiratória após a extubação e necessitar de oxigênio suplementar. O oxigênio pode ser administrado por máscara ou insuflação nasal. As osteotomias bilaterais da bula ventral, principalmente em gatos, podem estar associadas a desconforto respiratório pós-operatório.

PROGNÓSTICO

Animais com otite média bacteriana podem apresentar sinais neurológicos persistentes apesar do tratamento cirúrgico. Muitos gatos com otite interna antes da cirurgia apresentam inclinação da cabeça permanente após o procedimento; no entanto, esses gatos geralmente têm nível normal de atividade apesar da disfunção neurológica. O prognóstico dos tumores benignos é bom, mas a cura cirúrgica de tumores malignos é rara devido à sua natureza extensa no momento do diagnóstico. Os pólipos inflamatórios podem recidivar caso simplesmente removidos do ouvido externo por tração (p. 327). A recidiva é menos provável após a tração e osteotomia de bula.

Embora a cirurgia possa ser curativa, aproximadamente metade dos cães com colesteatomas auriculares apresenta sinais clínicos persistentes ou recorrentes. Nos cães com doença crônica, comprometimento do osso temporal e sinais neurológicos, o prognóstico tende a ser ruim, mas estes animais ainda podem ser clinicamente tratados em longo prazo para redução dos sinais clínicos.[6]

OTO-HEMATOMAS

DEFINIÇÃO

Um **oto-hematoma** é uma coleção de sangue dentro da placa de cartilagem da orelha.

CONSIDERAÇÕES GERAIS E FISIOPATOLOGIA CLINICAMENTE RELEVANTE

Os oto-hematomas podem ocorrer em cães ou gatos e, de modo geral, são caracterizados como inchaços flutuantes preenchidos por fluido hemorrágico com acometimento parcial ou total da superfície côncava do pavilhão auricular. A causa do hematoma auricular não é bem compreendida; no entanto, em muitos casos, parece ser o resultado de sacudir a cabeça ou arranhar a orelha devido à dor ou irritação associada à otite externa. Esta otite geralmente é bacteriana em cães e causada pela infestação por *O. cynotis* em gatos. O sacudir da cabeça pode causar ondas sinusoidais na orelha, o que provoca fratura da cartilagem. A localização exata da fonte de hemorragia não é conhecida, mas acredita-se que provenha de ramos das grandes artérias e veias auriculares no interior, abaixo ou entre as camadas de cartilagem. Esses vasos penetram a escafa para suprir a superfície côncava do ouvido.

Alguns animais com oto-hematomas não apresentam evidência de doença concomitante do ouvido; a formação de hematomas em alguns pacientes pode estar associada ao aumento da fragilidade capilar (p. ex., doença de Cushing). Outra teoria relacionada com a etiologia é a doença autoimune subjacente. Alguns cães e gatos com hematomas auriculares apresentam resultado positivo ao teste de Coombs no soro e no líquido recuperado do pavilhão auricular, enquanto uma pequena porcentagem é positiva para anticorpos antinucleares e à identificação de deposição de imunoglobulina G (IgG) na junção dermoepidérmica.

DIAGNÓSTICO

Apresentação Clínica

Sinais Clínicos
Cães e gatos com otite externa são mais suscetíveis ao desenvolvimento de oto-hematomas.

Histórico
Um histórico de agitação violenta da cabeça e/ou otite externa aguda ou crônica (p. 312) pode ser observado; alguns animais podem não ter histórico de doença ótica.

Achados de Exame Físico
A princípio, os hematomas parecem ser preenchidos por líquido, moles e flutuantes, mas podem se tornar firmes e espessos devido à fibrose. O ouvido pode ficar com aparência de "couve-flor", com aspecto enrugado.

Diagnóstico por Imagem
A realização de radiografia ou TC de crânio pode ser indicada caso a otite externa ou média subjacente (ou ambas) tiver predisposto o animal ao desenvolvimento de oto-hematoma.

Achados Laboratoriais
Anomalias laboratoriais específicas são incomuns.

DIAGNÓSTICO DIFERENCIAL

O oto-hematoma é diagnosticado durante o exame físico; no entanto, a doença do ouvido subjacente deve ser diagnosticada e tratada para reduzir a probabilidade de recidiva.

MANEJO CLÍNICO

O hematoma pode ser drenado por aspiração simples com agulha, mas a recidiva é provável. Caso esta via seja escolhida, a drenagem diária do hematoma tem sido preconizada para prevenir a recidiva precoce. A superfície côncava do pavilhão auricular deve ser cortada e preparada antes da inserção de uma agulha hipodérmica grande (16-20 g) na parte mais dependente do ouvido. A lavagem com soro fisiológico estéril pode ser realizada para facilitar a remoção de coágulos e fibrina. Outros métodos de drenagem foram descritos com desfechos variáveis (Quadro 17.6). Classicamente, os drenos são inseridos e fixados na superfície côncava (interna) do pavilhão auricular.

A administração de corticosteroides por diversas vias tem sido descrita no tratamento dos oto-hematomas. A administração intravenosa diária de dexametasona (0,5 a 2,0 mg/kg) leva à resolução em mais de 85% dos casos. A administração oral de doses anti-inflamatórias de prednisona pode ajudar a diminuir a agitação e a arranhadura da cabeça, bem como a tratar a inflamação associada à

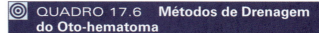

QUADRO 17.6 Métodos de Drenagem do Oto-hematoma

Cânula mamária
Sonda Silastic®
Dreno de Penrose
Cateter-borboleta (drenagem de sucção fechada)

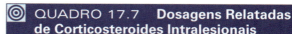

QUADRO 17.7 Dosagens Relatadas de Corticosteroides Intralesionais

Dexametasona, 0,2-0,4 mg em soro fisiológico q24h por 1-5 dias
Metilprednisolona, 0,5-1,0 mL q7d por 1-3 semanas
Triancinolona, 0,1-1,0 mL q7d por 1-3 semanas

doença do ouvido. A injeção de dexametasona, metilprednisolona e triancinolona (Quadro 17.7) diretamente na cavidade do hematoma após a drenagem do fluido leva à resolução em mais de 90% dos casos.

TRATAMENTO CIRÚRGICO

Diversas técnicas foram descritas para o tratamento cirúrgico de oto-hematomas. Os objetivos da cirurgia são a remoção do hematoma, a prevenção de recidivas e a manutenção da aparência natural da orelha (i.e., minimizar o espessamento e a formação de cicatrizes). O procedimento mais comum é a incisão do tecido que recobre o hematoma, a evacuação de coágulos sanguíneos e fibrina e a manutenção da cartilagem em aposição com suturas até a formação do tecido cicatricial. Para evitar o aumento ou a fibrose, os hematomas devem ser tratados logo após a sua ocorrência, preferencialmente em alguns dias.

Manejo Pré-cirúrgico
A otite externa concomitante (p. 315) deve ser tratada simultaneamente. Culturas apropriadas devem ser obtidas e o canal auditivo deve ser limpo e lavado.

Anestesia
Animais com oto-hematomas geralmente são saudáveis e diversos protocolos anestésicos podem ser usados. A tranquilização pode ser necessária na recuperação da anestesia desde que analgésicos suficientes tenham sido administrados (p. 303). Informações sobre o manejo anestésico de animais com afecções de ouvido podem ser encontradas na p. 302.

Anatomia Cirúrgica
O suporte estrutural do pavilhão auricular é feito pela cartilagem interposta entre as duas superfícies cutâneas. Ramos das grandes artérias e veias auriculares suprem o pavilhão auricular. Esses vasos principais estão localizados ao longo da superfície convexa da orelha e pequenos ramos penetram a escafa para suprir a superfície côncava. A inervação sensorial da orelha é feita pelo segundo nervo cervical (superfície convexa) e pelos ramos auriculotemporais do nervo trigêmeo (superfície côncava).

Posicionamento
Os pacientes geralmente são colocados em decúbito lateral para reparo do oto-hematoma e da laceração.

TÉCNICAS CIRÚRGICAS

Hematomas Auriculares

Faça uma incisão em formato de S na superfície côncava do ouvido e exponha o hematoma e seu conteúdo de ponta a ponta (Figura 17.21). Remova o coágulo de fibrina e irrigue a cavidade. Usando sutura não absorvível monofilamentar 2-0 a 3-0 (p. ex., polipropileno, polibutéster), faça pontos de 0,75 a 1 cm de comprimento através da pele, na superfície côncava do ouvido e cartilagem subjacente. As suturas devem ser paralelas aos principais vasos (verticais, em vez de horizontais). Podem atravessar a cartilagem sem incorporar a pele na superfície convexa do ouvido ou ter espessura total. Faça um grande número de pontos para que não haja cavidades para acúmulo de fluido. Não ligue os ramos da artéria auricular maior, visíveis na superfície convexa da orelha. Não feche a incisão com a sutura; deixe-a um pouco aberta para permitir a drenagem contínua. Coloque um curativo protetor leve sobre o ouvido, que deve ser apoiada sobre a cabeça do animal (p. 311). Remova a bandagem e as suturas em 14 a 21 dias.

Uma técnica cirúrgica alternativa foi recentemente descrita em 23 cães (Figura 17.22).[7] Nenhuma recidiva foi documentada e 91% dos cães não apresentaram deformidade auricular. As vantagens dessa técnica proposta pelos autores incluem necessidade mínima de cuidados posteriores, ausência de desconforto ou irritação causada pelas suturas externas, e pontos que não precisam ser removidos.

Crie uma incisão longitudinal na superfície côncava do pavilhão auricular. Faça várias suturas paralelas por via intradérmica em ambos os lados da incisão com fio absorvível monofilamentar (glicômero 631 ou poliglecaprona 25 3-0 ou 4-0).

Outras técnicas cirúrgicas descritas para o tratamento de oto-hematomas envolvem a criação de fenestrações circulares com *punch* de biópsia dérmica de 4 mm ou *laser* de CO_2. O *punch* remove vários fragmentos circulares de tecido com espessura parcial a cerca de 0,5 a 1,0 cm de distância um do outro em toda a área do hematoma. A borda cutânea de cada incisão é fixa à cartilagem com sutura monofilamentar 3-0 ou 4-0 em pontos simples separados.

Com o *laser* de CO_2, uma incisão circular de 1 cm de espessura parcial é feita na parte mais dependente do hematoma para facilitar a drenagem e o fluxo da cavidade da lesão. Múltiplas incisões circulares de espessura total e 1 a 2 mm são, então, feitas em toda a superfície do hematoma, com o objetivo de estimular a formação de aderência entre as camadas de cartilagem devido à fibrose durante a cicatrização. Os desfechos e a aparência estética são razoáveis, sem relatos de recidiva do hematoma.

Há também uma técnica cirúrgica sem sutura para tratamento de hematomas auriculares (Hematoma Repair System®). Após a criação da incisão longitudinal na superfície côncava do pavilhão auricular, almofadas de silicone pré-moldadas são colocadas em ambos os lados do pavilhão auricular. Uma agulha é atravessada na almofada de medial para lateral, facilitando a colocação de travas e anéis em toda

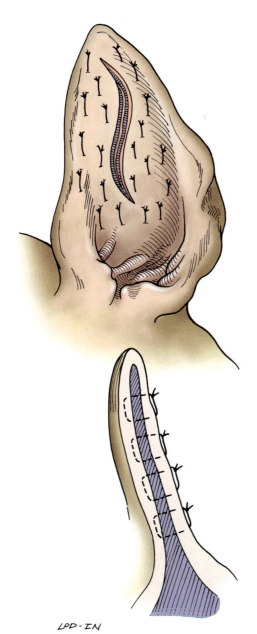

Figura 17.21 As suturas devem ser feitas em sentido vertical, em vez de horizontal, para reparo do oto-hematoma. Os pontos podem atravessar a cartilagem sem incorporar a pele na superfície convexa da orelha ou ter espessura total.

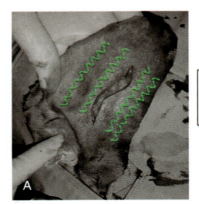 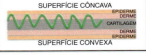

Figura 17.22 Técnica de sutura interna alternativa para oto-hematomas. (A) Uma a três linhas de suturas intradérmicas são colocadas paralelamente à incisão feita na superfície côncava do pavilhão auricular. (B) Corte transversal longitudinal do pavilhão auricular; a sutura contínua é feita da derme côncava através da cartilagem, mas não através da superfície convexa.

a superfície da orelha. As almofadas são mantidas por até 3 semanas, mas a inspeção diária é necessária para observação de evidências de necrose por pressão.

CUIDADO E AVALIAÇÃO PÓS-CIRÚRGICOS

Uma bandagem pode ser usada para proteger o ouvido de contaminação e traumas autoinfligidos após o reparo do hematoma. A manutenção dos curativos na cabeça pode ser difícil. Um método é colocar pequenas tiras de esparadrapo na margem rostral e caudal da superfície convexa do pavilhão auricular (Figura 17.23A). O esparadrapo deve se estender além da borda da orelha. Pedaços mais longos de esparadrapo são colocados na superfície côncava do pavilhão auricular, de modo que entrem em contato com o esparadrapo na superfície convexa (Figura 17.23B). A orelha é colocada sobre o topo da cabeça (um chumaço de algodão pode ser colocado entre a orelha e o topo da cabeça para sustentar a orelha) e uma compressa não aderente é colocada sobre a incisão (Figura 17.23C). Os pedaços longos de esparadrapo são aplicados na pele. A forração de gesso e a atadura Kling® são aplicadas sobre o ouvido (o ouvido não acometido do outro lado não é incorporado ao curativo) e Vetrap® (3M) ou malha tubular (com um orifício para o ouvido não acometido) pode ser colocada como camada externa (Figura 17.23D). A bandagem pode então ser fixada na cabeça cranial ou caudalmente com Elastikon® (Johnson & Johnson) ou esparadrapo de 2,5 cm (1 pol) aplicada ao pelo.

Alternativamente, o ouvido pode ser protegido com um curativo especial. O curativo é preso ao ouvido com suturas horizontais de colchoeiro. Estes curativos podem ser comerciais (Buster Othaematoma Compress®) ou preparados com materiais simples encontrados na maioria dos hospitais veterinários (Quadro 17.8; Figura 17.24).

> **NOTA** Certifique-se de examinar periodicamente as bandagens de cabeça para assegurar que não estejam muito apertadas ou restringindo a respiração.

PROGNÓSTICO

Os oto-hematomas raramente recidivam quando tratados de modo adequado e se qualquer doença subjacente do ouvido for reconhecida

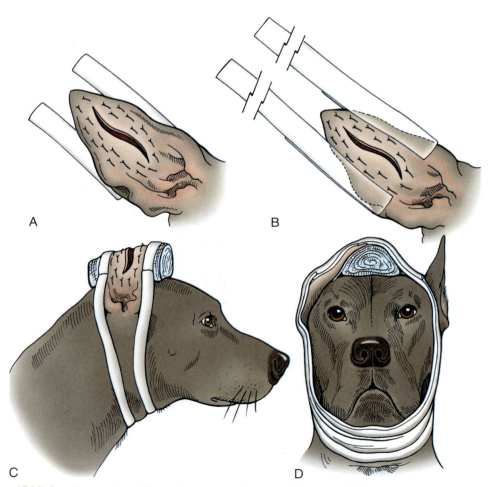

Figura 17.23 Bandagem da orelha após um procedimento cirúrgico. (A) Coloque tiras curtas de esparadrapo nas margens rostral e caudal da superfície convexa do pavilhão auricular. (B) Use tiras mais longas de esparadrapo na superfície côncava do pavilhão auricular, de modo que esses pedaços entrem em contato com o esparadrapo na superfície convexa. (C) Coloque a orelha sobre o topo da cabeça e ponha um curativo não aderente sobre a incisão. (D) Coloque o acolchoamento e o curativo Kling® sobre a orelha e depois use Vetrap® ou malha tubular como camada externa.

CAPÍTULO 17 Cirurgia de Ouvido

> **QUADRO 17.8 Curativo para Hematoma Auricular**
>
> **Materiais**
> - Pedaço de filme radiográfico usado
> - Escovas cirúrgicas usadas
> - Cianoacrilato doméstico (p. ex., Super Glue®)
>
> **Técnica**
> 1. Retire a esponja da escova e divida-a ao meio para diminuir sua espessura.
> 2. Trace o contorno do pavilhão auricular no pedaço de filme radiográfico.
> 3. Cole as esponjas no filme radiográfico para cobrir completamente o contorno do pavilhão auricular.
> 4. Depois que a cola secar, corte o filme ao longo do contorno do pavilhão auricular.
> 5. Fixe o curativo ao aspecto côncavo do pavilhão auricular com três ou quatro suturas de colchoeiro em espessura total (Figura 17.24B-C).
> 6. O curativo é removido em 3 dias. As suturas remanescentes são retiradas em 3 semanas (Figura 17.24D).

e tratada apropriadamente. A aparência cosmética do pavilhão auricular pode mudar; gatos ou cães com orelhas eretas ou semieretas podem perder a sustentação do pavilhão auricular.

LESÕES TRAUMÁTICAS DO PAVILHÃO AURICULAR E DA CARTILAGEM DO OUVIDO

O ouvido pode ser lacerado em brigas ou outros traumas. Estas feridas podem ser superficiais, com acometimento apenas da pele de uma superfície do ouvido, ou perfurar a cartilagem e envolver as duas superfícies cutâneas. Dependendo da gravidade das feridas, algumas podem cicatrizar por segunda intenção, enquanto aparência estética de outras será melhor caso suturadas. Em casos raros, parte do ouvido pode sofrer avulsão, gerando uma deformidade estética inaceitável.

A separação traumática das cartilagens anular e auricular pode ocorrer em cães e gatos; no entanto, é rara. Os tratamentos podem

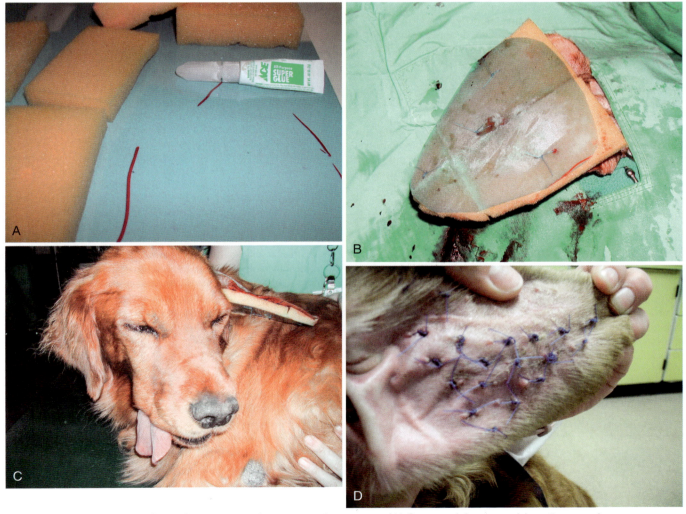

Figura 17.24 Como fazer um curativo para oto-hematoma. (A) Os materiais necessários são esponjas cirúrgicas usadas, cola doméstica de cianoacrilato e filme radiográfico usado. (B) O curativo é fixado diretamente no aspecto côncavo do pavilhão auricular com três a quatro suturas de espessura total. (C) Aparência pós-operatória depois da colocação do curativo. (D) Aparência do pavilhão auricular após a remoção do curativo.

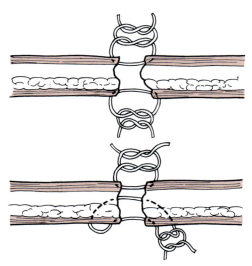

Figura 17.25 Sutura para reparo de lacerações do pavilhão auricular.

ser TECA e OLB ou ablação do canal vertical. O reparo primário da lesão traumática por abordagem caudal pode ser tentado.

As lacerações lineares com acometimento de apenas uma superfície cutânea podem cicatrizar por segunda intenção ou ser suturadas. A laceração deve ser limpa e as bordas, desbridadas, se houver tecido necrótico. As margens cutâneas podem ser apostas com pontos simples separados. Retalhos teciduais distantes da cartilagem devem ser suturados. As suturas atravessam a pele nas margens da ferida. As suturas também devem atravessar a pele e a cartilagem no centro do retalho para obliteração de qualquer espaço morto em que possa haver acúmulo de fluido. As lesões de espessura total através da margem do ouvido devem ser suturadas. A pele dos dois lados do defeito pode ser suturada com pontos simples separados ou, alternativamente, pontos verticais de colchoeiro podem ser usados para aposição da pele e da cartilagem de um lado do ouvido e pontos simples separados para aposição cutânea do lado oposto do ouvido (Figura 17.25).

Avulsões da Margem do Ouvido

Pequenas avulsões da margem do ouvido podem ser tratadas por meio da ressecção do tecido circundante para restauração do contorno normal. As bordas cutâneas são suturadas sobre a cartilagem com pontos contínuos. Defeitos maiores do ouvido podem ser reparados com um retalho pediculado da lateral do pescoço em cães com orelhas pendentes ou do dorso da cabeça em cães com orelhas eretas.

> **NOTA** Os defeitos das margens do ouvido podem ser reparados por razões estéticas, mas o procedimento deve ser adiado após a excisão de neoplasias até determinar que recidivas sejam improváveis.

Prepare o ouvido e o sítio doador para a cirurgia asséptica. Desbride as margens do defeito do ouvido. Coloque a orelha no local doador e incise a pele, estendendo as margens da incisão 0,5 a 1 cm além do defeito (Figura 17.26A). Suture o retalho na pele da superfície convexa do ouvido (Figura 17.26B). Coloque um curativo não aderente sobre a ferida e mantenha-o por 10 a 14 dias. Em seguida, separe o retalho do sítio doador na forma do defeito no lado côncavo do ouvido (Figura 17.26C). Gentilmente, dobre o retalho sobre a margem do ouvido e suture-o na pele (Figura 17.26D). Remova as suturas cutâneas em 10 a 14 dias.

NEOPLASIA DO PAVILHÃO AURICULAR E DO CANAL AUDITIVO EXTERNO

CONSIDERAÇÕES GERAIS E FISIOPATOLOGIA CLINICAMENTE RELEVANTE

As neoplasias do canal auditivo externo são relativamente incomuns em cães e gatos; no entanto, podem ser originárias de qualquer estrutura que revista ou sustente o canal auditivo. Os tumores auriculares de cães e gatos podem ter histologia benigna ou maligna. Os tumores malignos mais comuns do canal auditivo externo são os adenocarcinomas de glândulas ceruminosas, os carcinomas espinocelulares e os carcinomas de origem indeterminada. Entre as doenças auriculares benignas, estão os pólipos inflamatórios (p. 327), os colesteatomas auriculares (cistos epidermoides), os tumores basocelulares, os papilomas, os histiocitomas, os fibromas e os adenomas de glândulas ceruminosas, além de muitas outras. Os tumores auriculares tendem a ser mais agressivos em gatos do que em cães. A maioria dos tumores de glândulas ceruminosas em cães é benigna, mas esses tumores geralmente são malignos em gatos.

Embora os tumores do canal auditivo externo sejam mais comuns do que aqueles que surgem na cavidade do ouvido interno ou médio, os sinais clínicos de doença do ouvido médio ou interno podem predominar caso estas neoplasias se estendam através da membrana timpânica (p. 317). O carcinoma espinocelular em bulas com destruição óssea pode causar dor grave na região da articulação temporomandibular. As neoplasias de ouvido externo são frequentemente associadas a infecções bacterianas e fúngicas concomitantes. Segundo uma hipótese, a otite crônica causa hiperplasia, que pode vir a induzir alterações displásicas e neoplásicas. A mera presença de um tumor no canal auditivo tende a obstruir a drenagem, causando otite externa.

Qualquer tumor que acomete a pele pode ocorrer no pavilhão auricular, mas a neoplasia mais comum do pavilhão auricular felino é o carcinoma espinocelular. Estes tumores são geralmente diagnosticados em gatos mais velhos, principalmente brancos (Figuras 17.27 e 17.28). A associação entre a falta de pigmentação protetora e a ocorrência desses tumores sugere a radiação solar como fator causal. Embora esses tumores sejam altamente invasivos, metástases são incomuns, e caso ocorram, geralmente são observadas nos linfonodos regionais e nos pulmões. Os tumores podem ser observados nas narinas e nas pálpebras.

Outros tumores do pavilhão auricular de cães e gatos são melanomas, fibrossarcomas, tumores de células basais, fibromas, linfomas, histiocitomas, papilomas e mastocitomas. Um estudo recente descobriu que os cães com mastocitomas no pavilhão auricular, sem evidência de metástase macroscópica, têm prognóstico semelhante ao daqueles com mastocitomas em outras áreas pilosas do corpo após o tratamento com excisão cirúrgica, diferentemente das neoplasias em outras partes da cabeça.[8]

DIAGNÓSTICO

Apresentação Clínica
Sinais Clínicos

A maioria das lesões neoplásicas do ouvido externo é observada em animais de meia-idade ou idosos. Gatos-machos mais velhos podem ser mais suscetíveis ao desenvolvimento de tumores de glândulas ceruminosas do canal auditivo. O carcinoma espinocelular do pavilhão auricular ocorre quase que exclusivamente em gatos idosos de orelhas brancas ou de diversas cores com pouca pigmentação do pavilhão auricular.

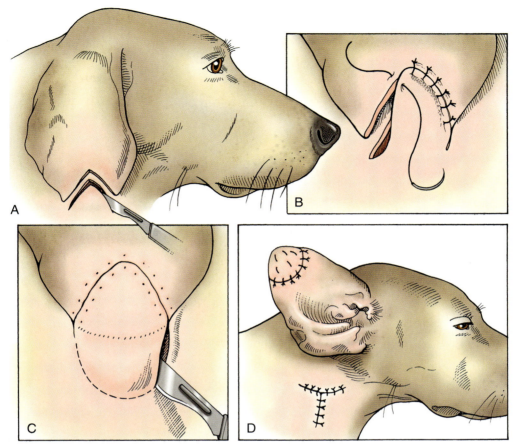

Figura 17.26 Reparo de defeitos do pavilhão auricular. (A) Coloque a orelha no local doador e incise a pele, estendendo os membros da incisão 0,5 a 1 cm além do defeito. (B) Suture o retalho na pele na superfície convexa da orelha. (C) Depois de 10 a 14 dias, corte o retalho do local doador na forma do defeito no lado côncavo da orelha. (D) Dobre suavemente o retalho sobre a margem da orelha e suture-o na pele.

Histórico

De modo geral, o histórico de um paciente com tumor originário do canal auditivo externo difere minimamente daquele de um paciente com otite externa bacteriana primária (p. 317). A história de gatos com carcinoma espinocelular é muitas vezes insidiosa e começa com a observação intermitente de lesões crostosas e eczematosas na borda da orelha pelo proprietário.

Achados de Exame Físico

Massas pequenas e pedunculadas do canal auditivo externo sugerem hiperplasia de glândulas ceruminosas ou adenomas, papilomas ou pólipos inflamatórios. Massas infiltrativas sugerem adenocarcinoma da glândula ceruminosa (Figura 17.29). O carcinoma espinocelular geralmente é originário das pontas das orelhas, onde há poucos pelos, e, a princípio, a pele pode parecer hiperêmica. Conforme as lesões progridem, erosão, ulceração, crostas e espessamento se tornam perceptíveis. O ouvido pode sangrar após pequenos traumas.

Diagnóstico por Imagem

Os sinais radiográficos de neoplasia (i.e., lise do osso temporal petroso) podem ser observados em radiografias de crânio de animais com tumores do canal auditivo externo. A TC é mais sensível para detectar e avaliar a extensão das lesões e é recomendada (Figura 17.30). Embora a metástase geralmente seja tardia no curso da doença, alguns tumores de ouvido podem causar metástases pulmonares; portanto, radiografias torácicas também são recomendadas.

Achados Laboratoriais

O diagnóstico definitivo de neoplasias de ouvido requer citologia ou histopatologia. Em gatos, o aspirado com agulha fina e a citopatologia das massas auriculares externas distinguem com precisão os pólipos inflamatórios de neoplasias. Para diferenciação de proliferação benigna e neoplasia maligna, no entanto, a histopatologia é recomendada.

DIAGNÓSTICO DIFERENCIAL

As lesões neoplásicas do pavilhão auricular devem ser diferenciadas das lesões não neoplásicas, como a dermatite causada por picadas de insetos ou lesões imunomediadas. Lesões suspeitas devem ser submetidas à biópsia para melhorar as chances de ressecção completa e precoce.

MANEJO CLÍNICO

O carcinoma espinocelular pode ser prevenido ou reduzido pela aplicação de filtro solar em áreas não pigmentadas da orelha e por

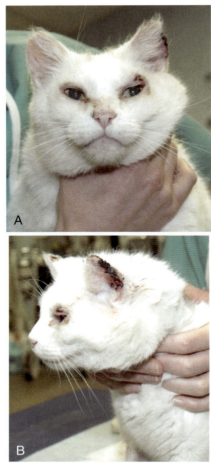

Figura 17.27 Gato adulto com carcinoma espinocelular nas regiões auriculares e periorbitais. (A) Vistas rostral e (B) lateral esquerda.

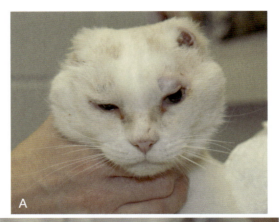
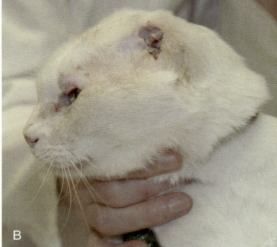

Figura 17.28 Mesmo gato da Figura 17.27, 1 mês após a pinectomia bilateral e o tratamento com estrôncio do carcinoma espinocelular. (A) Vistas rostral e (B) lateral esquerda.

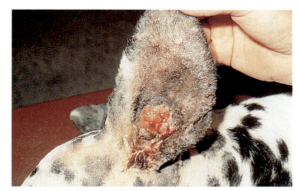

Figura 17.29 Adenocarcinoma de glândula ceruminosa no pavilhão auricular de um cão de 6 anos atendido para tratamento de otite externa crônica.

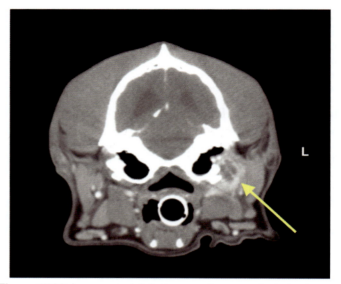

Figura 17.30 Imagem axial de tomografia computadorizada com contraste de um cão com massa neoplásica expansiva do ouvido externo e médio *(seta)*.

impedimento à exposição física à radiação ultravioleta. A crioterapia e a radioterapia são alternativas à remoção cirúrgica do pavilhão auricular. A crioterapia pode ser curativa em pequenos tumores superficiais, mas a recidiva local é comum. A radioterapia provoca menor desfiguração do que a remoção cirúrgica das lesões e é uma alternativa viável para pequenos tumores superficiais e lesões pré-neoplásicas.

TRATAMENTO CIRÚRGICO

Nas neoplasias do canal auditivo externo, a ablação vertical do canal auditivo ou TECA com OLB é geralmente necessária (pp. 307-309). As opções de tratamento local do carcinoma espinocelular do pavilhão auricular incluem ressecção cirúrgica, criocirurgia e terapia fotodinâmica. Em gatos com doença mais agressiva ou avançada, a quimioterapia sistêmica pode proporcionar melhora limitada dos tempos de sobrevida. O objetivo do tratamento cirúrgico de tumores malignos do pavilhão auricular é a remoção da neoplasia com uma ampla margem de pele circundante normal. Isso pode exigir a pinectomia isolada ou a ablação do canal auditivo vertical e a remoção do pavilhão auricular. O proprietário deve estar preparado para a deformidade cosmética resultante.

Manejo Pré-cirúrgico
Na presença de otite externa concomitante, devem-se administrar antibióticos peroperatórios com base nos resultados da cultura. Em caso de suspeita de neoplasia, os estudos citológicos pré-operatórios podem ajudar a determinar se a ressecção radical é necessária.

Anestesia
As recomendações anestésicas para animais com doença do ouvido foram discutidas na p. 302.

Anatomia Cirúrgica
A anatomia cirúrgica do canal auditivo e do pavilhão auricular foi descrita na p. 305.

Posicionamento
O posicionamento para cirurgia de ouvido foi descrito na discussão das técnicas cirúrgicas, nas pp. 306 a 310.

TÉCNICA CIRÚRGICA

O aspecto mais importante da cirurgia de neoplasias do ouvido é a obtenção de margens amplas para evitar recidivas locais; isso pode exigir a remoção de todo o pavilhão auricular e do canal auditivo. Se a terapia cirúrgica agressiva não conseguir margens limpas, a terapia adjuvante (p. ex., radioterapia) deve ser considerada. As técnicas cirúrgicas comumente usadas em ouvidos acometidos ou neoplásicos são discutidas nas pp. 306 a 310.

> **NOTA** Os tumores malignos de ouvido devem ser excisados com margens amplas de tecido normal. O proprietário deve ser alertado quanto ao defeito cosmético resultante antes do planejamento da cirurgia.

Na pinectomia, remova a parte acometida do ouvido e suture a pele restante sobre a cartilagem exposta. Em pequenos tumores na porção central da superfície convexa do pavilhão auricular, remova a neoplasia e mobilize a pele ao redor do defeito por divulsão entre a cartilagem e a pele. Suture as margens cutâneas ou, se necessário, deixe o defeito aberto para cicatrização por segunda intenção sob bandagem leve. Para tumores pequenos na superfície côncava do ouvido, repare o defeito cutâneo por meio da elevação de um retalho da pele ao redor e gire-o sobre o defeito. Suture o retalho nas margens da ferida. Depois de 10 a 14 dias, seccione o retalho e suture a borda ao defeito. Feche o sítio doador de maneira primária.

MATERIAIS DE SUTURA E INSTRUMENTOS ESPECIAIS

Os materiais de sutura e instrumentos cirúrgicos para cirurgia de ouvido foram discutidos na p. 310.

CUIDADO E AVALIAÇÃO PÓS-CIRÚRGICOS

Um colar elizabetano ou barra lateral deve ser usado para evitar que o animal coce o ouvido após a cirurgia. A cirurgia de ouvido é dolorosa e analgésicos peroperatórios, como hidromorfona ou fentanila ou FLK em CRI (p. 144), devem ser administrados (Tabela 17.1). Se o animal parecer disfórico ou ansioso, tranquilizantes podem ser administrados desde que a analgesia pós-operatória seja adequada (p. 303 e Tabela 17.1).

PROGNÓSTICO

Nos tumores malignos de glândulas ceruminosas do ouvido externo, a TECA com OLB raramente é curativa e a terapia adjuvante (radioterapia) deve ser considerada. A recidiva local do carcinoma espinocelular é comum se margens amplas não forem obtidas no momento da cirurgia. O prognóstico do carcinoma espinocelular do ouvido médio e interno é ruim; entretanto, a amputação do pavilhão auricular em casos de carcinoma espinocelular da margem da orelha pode ser curativa.

PÓLIPOS INFLAMATÓRIOS

DEFINIÇÃO

Os **pólipos inflamatórios** são massas benignas, fibrosas e pedunculadas que podem ser encontradas na orofaringe, no ouvido médio ou no canal auditivo externo. São também conhecidos como *pólipos nasofaríngeos, do ouvido médio, otofaríngeos* ou *auriculares*.

CONSIDERAÇÕES GERAIS E FISIOPATOLOGIA CLINICAMENTE RELEVANTE

Os pólipos inflamatórios felinos são tumores benignos originários do ouvido médio ou dos tubos auditivos de gatos jovens. Os pólipos nasofaríngeos verdadeiros se estendem até a cavidade faríngea, causando sinais de obstrução das vias aéreas superiores, como estertores, rinorreia, engasgos, disfagia e dispneia. Os pólipos auriculares se estendem desde o ouvido médio, atravessam a membrana timpânica e chegam ao canal auditivo externo, provocando sintomas de otite externa. Sinais mais graves incluem evidência de doença do ouvido médio, como síndrome de Horner ou paresia do nervo facial, ou doença do ouvido interno, como inclinação da cabeça, ataxia e nistagmo.

A origem e causa exatas são desconhecidas; no entanto, acredita-se que os pólipos inflamatórios sejam decorrentes de um processo inflamatório prolongado. Não está claro se esta inflamação inicia ou exacerba o desenvolvimento e o crescimento dos pólipos inflamatórios. De modo geral, as culturas bacterianas são negativas e os microrganismos não são vistos à histopatologia. Uma causa viral foi proposta, já que os gatos acometidos normalmente têm histórico de infecção do trato respiratório superior.

DIAGNÓSTICO

Apresentação Clínica

Sinais Clínicos
Os pólipos inflamatórios são observados predominantemente em gatos jovens; a idade média relatada varia de 14 meses a 3 anos. No entanto, os pólipos também foram relatados em gatos mais velhos. Nenhuma predisposição racial ou sexual foi identificada. Embora menos comumente diagnosticados, pólipos inflamatórios do canal auditivo podem ocorrer em cães.

Histórico
A maioria dos gatos é examinada para avaliação de disfagia ou sinais respiratórios superiores, como estertores, rinorreia, espirros, alteração vocal e/ou dispneia. Estes animais podem apresentar sinais de otite externa (tremor de cabeça e arranhões na orelha). Ocasionalmente, o animal pode ser atendido devido ao início agudo de inclinação da cabeça, nistagmo e/ou desequilíbrio vestibular. Os sinais clínicos podem ser observados por meses antes da avaliação.

Achados de Exame Físico
A maioria dos pólipos inflamatórios é unilateral, mas estas lesões podem ser bilaterais. Pólipos oculares e nasofaríngeos concomitantes podem estar presentes. Essas massas tendem a ser rosadas e pedunculadas, mas podem ser ulceradas em vários graus. A extensão do pólipo no canal externo pode ser observada como massa escura e ceruminosa no exame otoscópico, ou ainda vermelha, rosa ou branca. Essas massas geralmente são cobertas por muco e/ou sangue. A membrana timpânica pode aparecer distorcida e descolorida caso a massa não a atravesse. Alguns gatos apresentam evidências de obstrução respiratória alta, e infecção secundária, como rinorreia, rinite e/ou sinusite, também pode ser notada.

A área dorsal ao palato mole pode ser avaliada por palpação digital e uso de um espelho odontológico e um gancho ou ainda sonda flexível de endoscopia de diâmetro pequeno que possa ser retroflexionada sobre o palato mole (Figura 17.31). Esta última técnica tem a vantagem de permitir uma excelente visualização e a obtenção de biópsias e amostras para citologia e cultura na ausência de massa. Deve-se ter cuidado ao anestesiar gatos com possível obstrução das vias aéreas superiores devido à possibilidade de descompensação respiratória.

Diagnóstico por Imagem
Imagens radiográficas laterais bem posicionadas da região faríngea auxiliam bastante o diagnóstico de pólipos nasofaríngeos, mas a TC é o padrão-ouro para determinar a extensão do acometimento e se a doença é uni ou bilateral antes da cirurgia (Figura 17.32). À TC, é possível observar massa de tecido mole atenuante que se estende do ouvido médio até o lúmen do canal auditivo externo. Alternativamente, massa de tecido mole pode ser vista na região nasofaríngea (embora o colapso da região faríngea durante a anestesia possa dificultar essa avaliação). Pólipos nasofaríngeos, em vez de neoplasias, devem ser suspeitos em animais jovens com massa de tecido mole na região nasofaríngea.

As radiografias torácicas são indicadas para detecção de sinais de doença das vias aéreas inferiores e descarte de neoplasias metastáticas em gatos idosos. A ecocardiografia pode ser considerada em casos de obstrução grave das vias aéreas superiores de longa duração que poderia causar hipertensão pulmonar.

Achados Laboratoriais
Anomalias laboratoriais específicas são incomuns.

DIAGNÓSTICO DIFERENCIAL

Os pólipos devem ser diferenciados das massas neoplásicas, principalmente em gatos idosos. Outros diagnósticos diferenciais são infecções do trato respiratório superior, corpos estranhos nasais, otite externa/média e doenças fúngicas.

MANEJO CLÍNICO

O tratamento da infecção concomitante deve ser instituído após a realização das culturas microbianas apropriadas. A remoção cirúrgica das massas é indicada porque o tratamento clínico é uniformemente ineficaz na eliminação desses pólipos. Em caso de apenas avulsão por tração, o tratamento concomitante com um anti-inflamatório (p. ex., prednisolona, 1-2 mg/kg por dia por 2 semanas, com redução da dose por mais 2-4 semanas) pode diminuir a taxa de recidiva.

TRATAMENTO CIRÚRGICO

Os procedimentos cirúrgicos preconizados para remoção de pólipos incluem avulsão da massa por tração, avulsão por tração com visualização endoscópica direta, osteotomia da bula ventral, ressecção do canal auditivo lateral, TECA combinada à OLB e miringotomia. A avulsão por tração é o tratamento de primeira linha para remoção de massas sem evidências de otite média. A osteotomia da bula ventral deve ser realizada se a doença do ouvido médio for evidente a partir dos sinais clínicos ou em radiografias ou TC. Uma abordagem lateral do canal auditivo foi descrita em gatos com pólipos auriculares profundos.[9]

Manejo Pré-cirúrgico
Na presença de obstrução respiratória grave, uma traqueostomia temporária pode ser necessária; no entanto, isso raramente é requerido. A terapia antimicrobiana deve aguardar os resultados das culturas.

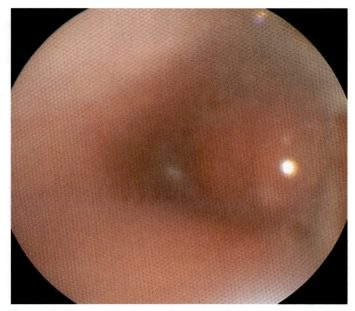

Figura 17.31 Imagem endoscópica retroflexa de um pólipo inflamatório nasofaríngeo em um gato de 3 anos.

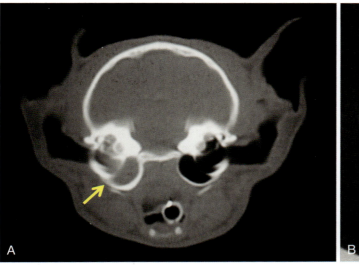
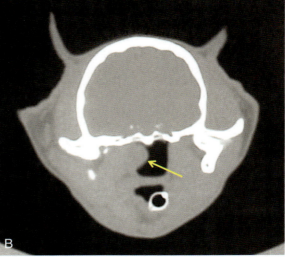

Figura 17.32 Imagem axial de tomografia computadorizada do gato da Figura 17.31 com opacidade de tecido mole no interior da bula timpânica (*seta*, A) e massa de tecido mole na nasofaringe (*seta*, B), condizente com um pólipo inflamatório.

Anestesia

O manejo anestésico de animais submetidos à cirurgia de ouvido foi descrito na p. 302. Se o paciente estiver com desconforto respiratório, prepare monitores, dispositivos de vias aéreas, o equipamento anestésico e os fármacos de indução/emergência antes de induzir a anestesia. A pré-oxigenação destes pacientes por 3 a 5 minutos antes da indução pode ser indicada. Caso o paciente resista à pré-oxigenação com máscara, segure o circuito do aparelho de anestesia com oxigênio em alta taxa de fluxo na frente das narinas e da boca do paciente para aumentar a concentração de oxigênio inspirado a fim de conseguir mais tempo para a intubação do animal. Tenha cuidado ao intubar animais com massas orofaríngeas; ocasionalmente, uma sonda endotraqueal menor que a esperada pode ser necessária. O manguito da sonda deve ser cuidadosamente inspecionado para assegurar sua função e evitar a entrada de sangue e outros detritos na traqueia durante a cirurgia.

Anatomia Cirúrgica

A anatomia do ouvido foi detalhada na p. 305.

Posicionamento

O animal é posicionado em decúbito dorsal para osteotomia ventral da bula (p. 310).

TÉCNICAS CIRÚRGICAS

A osteotomia ventral da bula é descrita na p. 310. Nos gatos, as bulas devem ser acessadas pelo compartimento ventromedial maior. A maioria dos pólipos está no compartimento dorsolateral. A remoção do septo no seu aspecto mais lateral pode ajudar a prevenir lesões no tronco simpático. As culturas devem ser obtidas das bulas e do pólipo. O pólipo, o revestimento epitelial e o exsudato associado devem ser cuidadosamente removidos com uma pinça. O pólipo deve ser submetido à histopatologia.

A avulsão por tração dos pólipos nasofaríngeos ou auriculares é a técnica mais simples e pode estar associada a taxas de recidiva limitadas se o pólipo e o pedúnculo inteiros forem removidos, com ou sem a administração de corticosteroides após o procedimento.

Nos pólipos auriculares, posicione o gato em decúbito lateral. Segure o pólipo usando uma pinça com dentes, como Allis ou jacaré. Se necessário, use um pequeno endoscópio rígido com canal de biópsia para facilitar a visualização.[10] Alternativamente, com uma lâmina de bisturi número 11, faça uma pequena incisão no canal vertical distal à junção com o canal horizontal.[9] Faça suturas de cada lado da incisão para melhorar a visualização. Insira uma pequena pinça hemostática curva no canal e avance até o pólipo. Segure o pólipo o mais próximo possível do canal auditivo externo. Torça e puxe com a pinça para avulsão total do pólipo. Feche o canal com vários pontos simples separados com material de sutura absorvível monofilamentar 4-0. Feche o resto da incisão da forma rotineira.

Para pólipos nasofaríngeos, coloque o gato em decúbito dorsal ou esternal. Retraia o palato mole rostralmente com um gancho ou suturas. Raramente se indica incisar o palato mole na linha média para acesso à nasofaringe (estafilotomia). Segure o pólipo com uma pinça denteada ou pequena pinça de campo cirúrgico (p. ex., pinça Backhaus de 9 cm [3,5 polegadas]). Espere sangramento brando, mas a hemorragia excessiva é incomum.

MATERIAIS DE SUTURA E INSTRUMENTOS ESPECIAIS

A osteotomia da bula ventral pode ser realizada com um pequeno pino de Steinmann e um mandril manual ou broca pneumática. A abertura é normalmente aumentada com uma pinça (p. ex., Kerrison, Lempert).

CUIDADO E AVALIAÇÃO PÓS-CIRÚRGICOS

O animal deve ser avaliado quanto à formação de seroma após a cirurgia. Estes seromas raramente necessitam de drenagem. A curetagem cirúrgica da cavidade timpânica frequentemente causa síndrome de Horner transitória em gatos, que tende a se resolver em 2 a 3 semanas (ver a discussão sobre a anatomia cirúrgica na p. 305). A síndrome de Horner é rara em cães após esse procedimento, provavelmente por causa das diferenças na anatomia da cavidade timpânica entre as duas espécies.

PROGNÓSTICO

O prognóstico é excelente caso a remoção do pólipo seja completa. Os pólipos nasofaríngeos podem ser menos propensos a recidivas do que os auriculares. A síndrome de Horner geralmente se resolve em poucas semanas. Raramente, sinais vestibulares temporários ou permanentes (p. ex., nistagmo, inclinação da cabeça) podem ser observados. A paralisia transitória do nervo facial é incomum, mas pode ocorrer após a osteotomia da bula (p. 311).

REFERÊNCIAS BIBLIOGRÁFICAS

1. Coleman KA, Smeak DD. Complication rates after bilateral versus unilateral total ear canal ablation with lateral bulla osteotomy for end-stage inflammatory ear disease in dogs: 79 ears. *Vet Surg.* 2016;45:659-663.
2. Spivack RE, Elkins AD, Moore GE, et al. Postoperative complications following TECA-LBO in the dog and cat. *J Am Anim Hosp Assoc.* 2013;49:160-168.
3. Cole LK. Primary secretory otitis media in Cavalier King Charles spaniels. *Vet Clin North Am Small Anim Pract.* 2012;42:1137-1142.
4. Kent M, Glass EN, de Lahunta A, et al. Prevalence of effusion in the tympanic cavity in dogs with dysfunction of the trigeminal nerve: 18 cases (2004-2013). *J Vet Intern Med.* 2013;27:1153-1158.
5. Classen J, Bruehschwein A, Meyer-Lindenberg A, et al. Comparison of ultrasound imaging and video otoscopy with cross-sectional imaging for the diagnosis of canine otitis media. *Vet J.* 2016;217:68-71.
6. Risselada M. Diagnosis and management of cholesteatomas in dogs. *Vet Clin North Am Small Anim Pract.* 2016;46:623-634.
7. Gy rffy A, Szijártó A. A new operative technique for aural haematoma in dogs: a retrospective clinical study. *Acta Vet Hung.* 2014;62:340-347.
8. Schwab TM, Popovitch C, DeBiasio J, et al. Clinical outcome for MCTs of canine pinnae treated with surgical excision (2004-2008). *J Am Anim Hosp Assoc.* 2014;50:187-191.
9. Janssens SD, Haagsman AN, Ter Haar G. Middle ear polyps: results of traction avulsion after a lateral approach to the ear canal in 62 cats (2004-2014). *J Feline Med Surg.* 2017;19:803-808.
10. Greci V, Vernia E, Mortellaro CM. Per-endoscopic trans-tympanic traction for the management of feline aural inflammatory polyps: a case review of 37 cats. *J Feline Med Surg.* 2014;16:645-650.

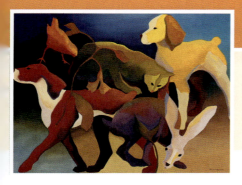

Cirurgia do Sistema Digestório

Cirurgia da Cavidade Oral e da Orofaringe

PRINCÍPIOS GERAIS E TÉCNICAS

DEFINIÇÕES

Maxilectomia é a remoção de uma parte da maxila e **mandibulectomia** é a remoção de parte da mandíbula. **Tonsilectomia** é a excisão de uma ou ambas as tonsilas. **Glossectomia** é a excisão de parte da língua. A **queiloplastia** é realizada para alterar a forma do lábio, geralmente para reduzir a salivação. As **mucoceles** são coleções subcutâneas de saliva e/ou muco. As **rânulas** são coleções de fluido das glândulas salivares mandibulares ou sublinguais que ocorrem embaixo da língua, nos dois lados do frênulo.

CONSIDERAÇÕES PRÉ-CIRÚRGICAS

As doenças cirúrgicas da cavidade oral e orofaringe são comuns em cães e gatos. Entre elas estão as anomalias congênitas e traumáticas, os corpos estranhos, as neoplasias, as doenças das glândulas salivares e as doenças dentárias. Os pacientes com doenças da cavidade oral ou da orofaringe podem apresentar salivação, disfagia, anorexia, sangramento pela boca e/ou odor fétido. Alguns animais são assintomáticos até que as lesões se tornem grandes ou sejam descobertas no exame físico de rotina. Outros apresentam massa, hemorragia oral, dor oral, dificuldade para se alimentar, regurgitação nasal, rinite crônica e/ou dispneia. Os distúrbios orofaríngeos geralmente são associados a uma combinação de sinais do trato respiratório superior e do trato gastrointestinal (GI) superior, incluindo tosse, espirros, disfagia e dispneia em caso de acometimento da laringofaringe. Estes indivíduos podem ter histórico de doenças dentárias, perda de peso ou trauma. O diagnóstico é baseado na anamnese, nos sinais clínicos, no exame físico e nos resultados de estudos citológicos, radiografias, ultrassonografia, tomografia computadorizada (TC), ressonância magnética (RM) e/ou biópsia.

Antes que uma grande cirurgia seja realizada, um exame físico cuidadoso, com hemograma completo e bioquímica sérica, deve ser realizado; a urinálise e o eletrocardiograma (ECG) também podem ser apropriados. Os animais submetidos à maxilectomia ou mandibulectomia e com predisposição a coagulopatias devem ser submetidos a análises específicas (i.e., contagem de plaquetas e tempo de sangramento da mucosa) e tipagem sanguínea antes da cirurgia. Radiografias de crânio ou, preferencialmente, imagens de RM ou TC são indicadas para determinar a extensão da lesão. Radiografias ou TC de tórax são indicadas para avaliação de metástases, do tamanho cardíaco e de doenças pulmonares. Os dentes de animais com doença periodontal devem ser limpos vários dias antes da cirurgia reconstrutiva para melhorar a saúde do tecido e reduzir o número de bactérias orais. A nutrição deve ser mantida por meio de alimentação por sonda, se necessário (Capítulo 10). Animais com fístulas oronasais podem ser alimentados com sondas para redução das chances de rinite e pneumonia por inalação antes da cirurgia. Anomalias metabólicas devem ser corrigidas. Animais adultos devem ficar em jejum por 12 a 18 horas antes da indução anestésica (pacientes pediátricos devem ficar em jejum por 4 a 8 horas). Após a indução e a intubação orotraqueal, a boca deve ser lavada com solução diluída de iodopovidona ou clorexidina para redução do número de bactérias.

CONSIDERAÇÕES ANESTÉSICAS

A administração preventiva de analgésicos e os bloqueios nervosos locais (nervos infraorbital, maxilar, mandibular, mentoniano ou palatino; bupivacaína a 0,5%, 0,25-1 mL por sítio; Capítulo 13) devem ser usados para minimizar a dor associada à cirurgia reconstrutiva oral de grande porte. Uma sonda endotraqueal de colocação oral pode dificultar a cirurgia na cavidade oral e na orofaringe; nesses casos, a intubação endotraqueal pode ser realizada por meio de uma faringotomia (p. 1044) ou incisão de traqueotomia (p. 842). É importante que a sonda endotraqueal e seu manguito evitem a entrada de sangue e líquido vias aéreas inferiores. Uma ou duas esponjas de gaze podem ser colocadas na orofaringe, ao redor da sonda endotraqueal, para ajudar a absorver os fluidos; no entanto, certifique-se de remover essas esponjas antes de acordar o paciente. O edema pós-operatório das mucosas orais pode obstruir a glote; isto pode ser minimizado pelo pré-tratamento com glicocorticoides (p. ex., dexametasona, 0,5-1 mg/kg administrado por via subcutânea ou intramuscular antes da indução da anestesia ou por via intravenosa durante a indução). A maioria dos animais com doença bucal é saudável e numerosos protocolos anestésicos podem ser usados (Tabela 18.1). Como a cavidade oral é altamente vascular e a hemostasia pode ser difícil, sangue, solução salina hipertônica e/ou coloides devem estar à disposição em caso de hemorragia grave (p. 32). A colocação pré-operatória de dois cateteres cefálicos grandes melhora o acesso venoso se houver necessidade de reposição de volume. A avaliação da pressão arterial durante a cirurgia deve ser feita devido ao risco de sangramento e subsequente hipotensão.

ANTIBIÓTICOS

A cavidade oral e a orofaringe são contaminadas (bactérias aeróbias, facultativas e anaeróbias), mas a saliva é antimicrobiana e o suprimento de sangue para essa região é excelente. Por isso, infecções após cirurgias orais são raras. Uma dose de antibiótico profilático eficaz

TABELA 18.1 Considerações Anestésicas no Paciente Saudável Submetido à Cirurgia Oral ou Retal

Considerações Pré-operatórias

Doenças associadas	• Mínimas; o paciente geralmente é saudável, caso jovem • O paciente pode apresentar outras comorbidades se for idoso
Exames de sangue	• HT • PT • Em pacientes com mais de 5-7 anos, considere a solicitação de eletrólitos, ureia e Cr • Cálcio em caso de massa retal
Exame físico	• Depende do diagnóstico

Pré-medicações	• Se o paciente estiver ansioso, dê:
	  • Diazepam (0,2 mg/kg IV) *ou*
	  • Midazolam (0,2 mg/kg IV, IM) *mais*
	  • Hidromorfona[a] (0,05-0,2 mg/kg IV, IM em cães; 0,05-0,1 mg/kg IV, IM em gatos) *ou*
	  • Oximorfona (0,05-0,2 mg/kg IV PRN) *ou*
	  • Morfina[b] (0,1-0,2 mg/kg IV ou 0,2-0,4 mg/kg IM) *ou*
	  • Buprenorfina[c] (0,005-0,02 mg/kg IV, IM)

Considerações Intraoperatórias

Indução	• Se pré-medicado, dê:
	  • Propofol (2-4 mg/kg IV) *ou*
	  • Alfaxalona (2-3 mg/kg IV)
	• Se não pré-medicado, dê:
	  • Propofol (4-8 mg/kg) IV) *ou*
	  • Alfaxalona (2-5 mg/kg IV) *ou*
	• Cetamina (5 mg/kg IV com diazepam ou midazolam como acima)

Manutenção	• Isoflurano ou sevoflurano *mais*
	  • Fentanila (2-10 µg/kg IV PRN em cães; 1-4 µg/kg IV PRN em gatos) para analgesia de curta duração *mais*
	  • Hidromorfona[a] (0,05-0,2 mg/kg IV PRN em cães; 0,05-0,1 mg/kg IV PRN em gatos) *ou*
	  • Morfina[b] (0,1-1 mg/kg IV PRN em cães; 0,05-0,2 mg/kg IV PRN em gatos) *ou*
	  • Oximorfona (0,05-0,2 mg/kg IV PRN) *ou*
	  • Buprenorfina[c] (0,005-0,02 mg/kg IV PRN) *mais*
	  • Dexmedetomidina[d] (dose baixa) (0,5-1 µg/kg IV) *ou*
	  • Medetomidina[d] (dose baixa) (1-2 µg/kg IV) *mais*
	  • Cetamina (dose baixa) (0,5-1 mg/kg IV) *ou*
	  • Cetamina CRI (dose de ataque de 0,5 mg/kg IV, então 10 µg/kg/min IV)

Requerimentos de fluidos	• 5-10 mL/kg/h mais 3 × PSE • Dois cateteres IV calibrosos em caso de possível PSE extensa • Tenha sangue ou coloides à disposição
Monitoramento	• Pressão arterial • FC • Frequência respiratória • SpO$_2$ • Temperatura

Bloqueios	• Se cirurgia oral, 0,25-1,0 mL de anestésico local para bloqueios infraorbital, maxilar, mandibular ou mentoniano[e]
	• Se epidural para cirurgia retal:
	  • Morfina (0,1 mg/kg sem conservante) *ou*
	  • Buprenorfina (0,003-0,005 mg/kg diluído em soro fisiológico)

Considerações Pós-operatórias

Analgesia	• Fentanila CRI (dose de ataque de 1-10 µg/kg IV, então 2-20 µg/kg/h IV) *ou* • Hidromorfona CRI (0,025-0,1 mg/kg/h IV em cães) *ou* • Hidromorfona[a] (0,05-0,2 mg/kg IV, IM q3-4h em cães 0,05-0,1 mg/kg IV, IM q3-4h em gatos) *ou* • Morfina[b] (0,1-1 mg/kg IV ou 0,1-2 mg/kg IM q1-4h em cães; 0,05-0,2 mg/kg IV ou 0,1-0,5 mg/kg IM q1-4h em gatos) *ou* • Oximorfona (0,05-0,2 mg/kg IV PRN) *ou* • Buprenorfina[c] (5-20 µg/kg IV, IM, SC q4-8h) *mais* • ± Cetamina CRI (2 µg/kg/min IV; na ausência de dose de ataque, dê 0,5 mg/kg IV antes da CRI) *mais* Em cães: • Carprofeno (2,2 mg/kg q12h VO) *ou* • Deracoxibe (3-4 mg/kg q24h por <7 dias VO) *ou* • Meloxicam (0,1-0,2 mg/kg uma vez SC, VO, então 0,1 mg/kg VO q24h) Em gatos: • Meloxicam[f] (0,15 mg/kg SC uma vez; aprovado em doses de até 0,3 mg/kg SC; ver Tabela 34.3) *ou* • Buprenorfina[c] (0,01-0,02 mg/kg TMO q6-12h)

CAPÍTULO 18 Cirurgia do Sistema Digestório

TABELA 18.1 Considerações Anestésicas no Paciente Saudável Submetido à Cirurgia Oral ou Retal *(Cont.)*

Monitoramento	• SpO_2 • Pressão arterial • FC • Frequência respiratória • Temperatura
Exames de sangue	• HT e PT em caso de perda extensa de sangue
Escore de dor estimado	• Depende do procedimento

Cr, creatinina; *CRI*, infusão em taxa constante; *FC*, frequência cardíaca; *HT*, hematócrito; *IM*, intramuscular; *IV*, intravenoso; *PRN*, conforme necessário; *PSE*, perda sanguínea estimada; *PT*, proteína total; *SC*, subcutânea; SpO_2, saturação de hemoglobina com oxigênio; *TMO*, transmucoso oral; *VO*, via oral.
[a]Monitore o desenvolvimento de hipertermia em gatos.
[b]Administre lentamente para evitar a liberação de histamina.
[c]A buprenorfina é um analgésico melhor do que a morfina em gatos.
[d]Use apenas em animais jovens e saudáveis.
[e]Não exceda a dose máxima de anestésico local em cães muito pequenos e gatos.
[f]Em outubro de 2010, a Food and Drug Administration dos Estados Unidos determinou a colocação de uma advertência de tarja preta (categoria *black box*) nas bulas de meloxicam após a identificação de casos de insuficiência renal e morte de gatos submetidos ao tratamento repetido com este fármaco. Nos Estados Unidos, o meloxicam é aprovado em gatos somente em uso único.

QUADRO 18.1 Antibióticos Profiláticos e Terapêuticos para Cirurgia Oral

Cefazolina
22 mg/kg IV q8-12h

Amoxicilina
22 mg/kg VO, IM ou SC q8-12h

Clindamicina
11-33 mg/kg VO q8-12h ou 11 mg/kg IV q8-12h; por via IV, dilua e administre lentamente

Metronidazol
10-15 mg/kg VO q12h

IM, Intramuscular; *IV*, intravenoso; *SC*, subcutâneo; *VO*, via oral.

contra aeróbios Gram-positivos e anaeróbios (p. ex., ampicilina, clindamicina) pode ser administrada durante a indução anestésica (Quadro 18.1). Antibióticos terapêuticos (p. ex., cefazolina mais metronidazol, amoxicilina mais ácido clavulânico ou clindamicina; Quadro 18.1) são indicados em pacientes debilitados ou imunossuprimidos e naqueles com doença periodontal grave.

ANATOMIA CIRÚRGICA

A cavidade oral é dividida em vestíbulo e cavidade oral propriamente dita. O vestíbulo é a cavidade situada fora dos dentes e gengivas, mas dentro dos lábios e das bochechas. Os ductos das glândulas salivares parotídeas e zigomáticas se abrem na parte dorsocaudal do vestíbulo. A cavidade oral propriamente dita é a área delimitada pelo palato duro e uma pequena parte do palato mole dorsalmente, pelas arcadas dentárias lateral e rostralmente, e pela língua e mucosa adjacente ventralmente. A língua é presa ao assoalho da cavidade oral pelo frênulo lingual. A orofaringe se estende da altura dos arcos palatoglossais até a borda caudal do palato mole e a base da epiglote. A orofaringe é delimitada dorsalmente pelo palato mole e ventralmente pela raiz da língua. As tonsilas palatinas estão na parede lateral da orofaringe.

O suprimento de sangue para esta região se origina de ramos das artérias carótidas comuns. As artérias palatinas maiores e menores são importantes (Figura 18.1). Dois ou três vasos emergem do forame palatino maior na borda caudal do quarto pré-molar superior e seguem rostralmente, a meio caminho entre a linha média e a arcada dentária. As artérias palatinas maiores, direita e esquerda, se anastomosam caudalmente aos incisivos. As artérias palatinas menores entram no palato caudal até o último molar e lateralmente à artéria palatina maior, depois seguem caudomedialmente e se ramificam no palato duro caudal e no palato mole. O principal suprimento sanguíneo para a mandíbula é feito pela artéria alveolar mandibular, que entra no canal mandibular no aspecto medial da mandíbula (Figura 18.1). O ponto de entrada é onde uma linha oblíqua que conecta o último dente molar e o processo angular (muscular, oculto sob o músculo pterigoide) se encontram. A artéria alveolar mandibular termina no forame mentoniano médio, onde se ramifica para formar as artérias mentonianas caudal, média e rostral, e sai através do forame mentoniano. O canal mandibular também transmite a veia mandibular e o nervo alveolar mandibular.

> **NOTA** Infecções são raras e a cicatrização após a cirurgia da cavidade oral é rápida devido a seu excelente suprimento sanguíneo.

TÉCNICAS CIRÚRGICAS

A técnica cirúrgica atraumática é importante para reduzir a lesão e o edema tecidual e estimular a cicatrização rápida (Quadro 18.2). A hemorragia é esperada e deve ser controlada com pressão e ligadura do vaso. A eletrocirurgia deve ser empregada com moderação, pois o uso excessivo atrasa a cicatrização e pode causar deiscência. A eletrocoagulação deve ser aplicada apenas a áreas isoladas e distintas. Há a possibilidade de que gases inflamáveis (i.e., oxigênio) vazando ao redor da sonda endotraqueal possam ser inflamados durante o uso do bisturi elétrico ou do *laser*.

O fechamento sem tensão é essencial para evitar a deiscência da ferida e o subsequente desenvolvimento de uma fístula oronasal. Os retalhos criados durante os procedimentos reconstrutivos devem ser aproximadamente 2 a 4 mm maiores do que o defeito, e os principais vasos que entram nesses retalhos devem ser preservados. A tensão nesses retalhos deve ser minimizada pela mobilização adequada. Os retalhos devem ser manipulados com ganchos cutâneos ou suturas de ancoragem para minimizar o trauma. As suturas devem ser feitas sobre o tecido conjuntivo ou o osso, e não no defeito, para ajudar a sustentação dos retalhos mucosos. As bordas de tecido com incisão limpa devem ser apostas e fechadas em duas camadas em um padrão específico (pontos simples separados, pontos simples contínuos, pontos cruzados ou em colchoeiro vertical). A sutura monofilamentar (i.e., poligle 25, poligliconato, polidioxanona ou polipropileno

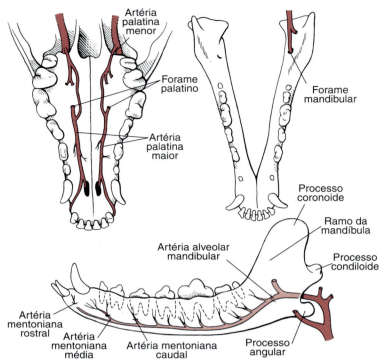

Figura 18.1 O fluxo sanguíneo principal para a maxila provém das artérias palatinas maior e menor, enquanto o fluxo para a mandíbula se dá pela artéria alveolar mandibular.

QUADRO 18.2 Princípios da Cirurgia Oral

- Use técnica atraumática.
- Controle a hemorragia com pressão e ligadura.
- Evite tensão; faça retalhos 2-4 mm maiores do que o defeito.
- Dê apoio aos retalhos; não suture sobre os defeitos.
- Use suturas de aposição (p. ex., pontos simples separados, simples contínuos, cruzados, em colchoeiro vertical).

4-0 ou 3-0) minimiza a capilaridade e a reação tecidual. Um obturador temporário em acrílico pode ser fixo aos dentes com cimento ou fio para proteger os tecidos em cicatrização caso a atividade da língua ou da faringe possa romper o fio de sutura.

Técnicas de Biópsia

Os esfregaços por impressão ou aspirados devem ser obtidos de lesões orais antes da biópsia incisional ou excisional. Os estudos citológicos podem gerar uma hipótese diagnóstica que ajudará o planejamento de outros exames; no entanto, deve-se perceber que a maioria das lesões orais apresenta superfícies inflamadas devido à flora bacteriana oral. Portanto, amostras profundas devem ser obtidas, em especial na presença de tecido necrótico inflamado. Uma biópsia incisional com agulha ou uma biópsia em cunha deve ser realizada se o diagnóstico definitivo mudar o curso da terapia. Uma agulha Tru-Cut® ou Vim-Silverman pode ser usada para obter pequenos núcleos de várias áreas da massa, enquanto as biópsias em cunha devem ser realizadas em áreas não necróticas da massa para obtenção de fragmentos maiores de tecido. A alça ou a agulha de uma unidade eletrocirúrgica auxilia a obtenção de biópsias orais. No entanto, a amostra não será diagnóstica se a aplicação de corrente for excessiva, especialmente se for pequena. A coagulação dos tecidos pode ser evitada pelo uso da unidade eletrocirúrgica em configuração de menor energia possível. O tecido doente tende a ser friável e difícil de ser suturado após a biópsia; entretanto, a pressão sobre a área de corte geralmente é suficiente para controlar a hemorragia. Se necessário, a cauterização com nitrato de prata pode ser usada. A excisão ampla (p. ex., maxilectomia parcial, mandibulectomia, tonsilectomia, glossectomia ou ressecção labial) deve ser realizada e a área, reconstruída, se o diagnóstico histológico definitivo não alterar o curso da terapia. Todas as amostras devem ser enviadas para avaliação histológica.

> **NOTA** Evite áreas de necrose superficial ao obter as amostras de biópsia; colete o material de tecidos mais profundos e viáveis.

Ligadura Temporária da Artéria Carótida

Alguns cirurgiões realizam a oclusão temporária da artéria carótida antes da maxilectomia para minimizar a perda de sangue.

Para tanto, coloque o animal em decúbito dorsal e prepare a área cervical ventral para cirurgia. Exponha a traqueia através de uma incisão na linha média cervical ventral de 5 a 8 cm. Palpe o pulso carotídeo e exteriorize a bainha da carótida. Separe a artéria carótida comum do tronco vagossimpático e da veia jugular interna. Oclua a artéria carótida de forma temporária com uma pinça vascular ou um ponto. Repita o procedimento na artéria carótida oposta. Faça a aposição temporária da pele com sutura contínua ou com grampos durante o procedimento de maxilectomia. Após a maxilectomia, reabra a ferida cervical e remova as pinças ou pontos. Lave bem a área e justaponha os músculos esterno-hióideos, o tecido subcutâneo e a pele em camadas separadas.

> **NOTA** A ligadura temporária da artéria carótida pode não ser segura em gatos ou cães com anemia grave. Faça com cuidado!

Maxilectomia Parcial

A maxilectomia é mais frequentemente realizada para ressecção de uma neoplasia oral (Figura 18.2). Quantidades variáveis da maxila e do palato duro podem ser excisadas, dependendo da extensão macroscópica e radiográfica, à TC ou à RM da lesão. Dependendo da área a ser removida, a maxilectomia parcial pode ser classificada como hemimaxilectomia (rostral, central ou caudal) ou premaxilectomia (rostral bilateral) (Figuras 18.3 e 18.4). A hemimaxilectomia, sem definição de local, geralmente se refere à remoção de uma maxila inteira. As maxilectomias parciais podem ser combinadas à planectomia nasal e abordagens dorsolaterais através da pele. A maxilectomia parcial é limitada pela capacidade do cirurgião de reconstruir o defeito oronasal; as lesões que cruzam a linha média do palato são de difícil reconstrução.

Tricotomize e prepare assepticamente a pele maxilar e nasal. Lave a boca com solução antisséptica. Coloque o paciente em decúbito dorsal em caso de lesões na pré-maxila e abra a boca até sua extensão máxima, mantendo-a assim com o auxílio de um espéculo ou esparadrapo. Coloque o paciente em decúbito lateral ou dorsal em caso de lesões caudais à pré-maxila. Determine a extensão da ressecção com base no tamanho da lesão no tecido mole e no grau radiográfico, à TC ou RM do comprometimento ósseo. De modo geral, excise a massa e um mínimo de 1 a 2 cm de tecido mole e osso normal em todas as bordas. Remova a massa em bloco, primeiramente fazendo incisões mucosas (na boca, na gengiva e no palato duro) ao redor do tecido a ser removido. Evite a excisão retangular porque os cantos são suscetíveis a deiscências. Com um elevador periosteal, divulsione e rebata a mucosa gengival e palatina.

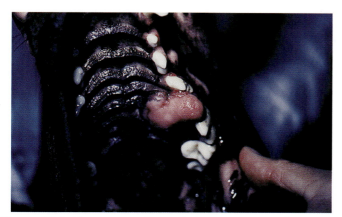

Figura 18.2 Um tumor odontogênico com acometimento da arcada dentária maxilar, do palato e da maxila.

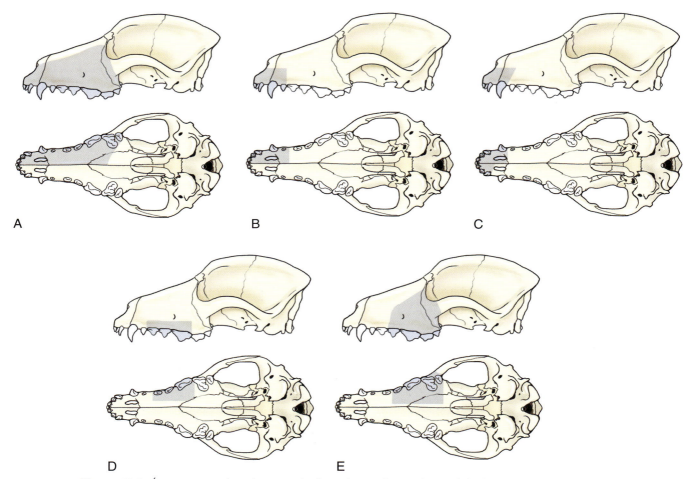

Figura 18.3 Áreas resseccionadas nas técnicas de maxilectomia parcial. (A) Hemimaxilectomia. (B) Hemimaxilectomia rostral. (C) Premaxilectomia (hemimaxilectomia rostral bilateral). (D) Hemimaxilectomia central. (E) Hemimaxilectomia caudal.

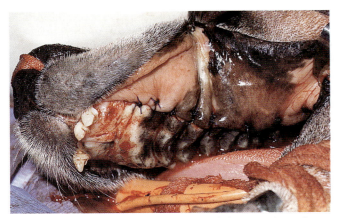

Figura 18.4 Aparência da cavidade oral de um cão após uma hemimaxilectomia rostral. Um retalho bucal foi avançado pelo defeito e preso com suturas de aposição.

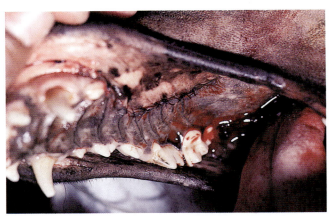

Figura 18.6 Um retalho de mucosa bucal foi avançado sobre o defeito mostrado na Figura 18.5 e fixo com suturas de aproximação.

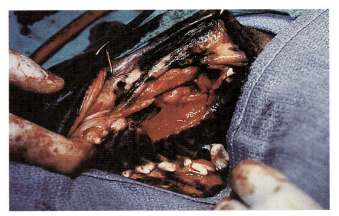

Figura 18.5 Uma hemimaxilectomia central foi realizada para remoção da lesão mostrada na Figura 18.2 e mais 1 a 2 cm de tecido normal. Note que a cavidade nasal está exposta.

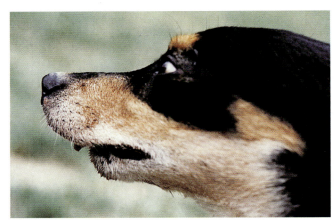

Figura 18.7 Aparência pós-operatória da mandibulectomia rostral. Note que a língua é pouco aparente apesar da mandíbula curta.

Use uma serra oscilante ou osteótomo e martelo para cortar a maxila, o osso incisivo e/ou o palato. Remova todos os dentes pré-molares e molares em caso de lesões que se estendam até o terceiro pré-molar, por causa da curvatura da arcada dentária. Ao realizar a maxilectomia caudal, remova parte do arco zigomático e da órbita, se necessário, para obter bordas limpas. Eleve o bloqueio tecidual e seccione quaisquer inserções remanescentes de tecido mole para completar a ressecção e expor a cavidade nasal (Figura 18.5). Remova as conchas nasais acometidas com ruginas e pinças hemostáticas se a doença se estender até a cavidade nasal. Controle a hemorragia por meio da ligadura dos vasos identificáveis e aplicação de pressão em outras áreas. Isole e ligue artérias e veias infraorbitais e palatinas maiores se estiverem no local da ressecção. Use cera óssea ou eletrocoagulação para ajudar a controlar a hemorragia óssea. Lave e inspecione o defeito para garantir que todo o tecido com acometimento macroscópico tenha sido excisado. Feche o defeito com um retalho da mucosa bucal da bochecha ou lábio adjacente (Figura 18.6). Eleve mucosa e submucosa bucal o suficiente para permitir a aproximação livre de tensão com a mucosa gengival e palatina. Coloque a primeira camada de suturas em pontos simples separados na submucosa, com o nó voltado para a cavidade nasal. Faça uma segunda camada de suturas de aproximação em pontos separados (i.e., colchoeiro simples, cruzado e vertical) para aposição precisa da mucosa bucal à mucosa palatina e gengival. A técnica de retalho duplo pode ser usada para fechamento dos defeitos da pré-maxilectomia com mucosa das superfícies nasais e orais. No entanto, uma superfície epitelial na face nasal do retalho não é necessária porque sua superfície de tecido conjuntivo é coberta com epitélio respiratório em 1 a 2 semanas. Se a oclusão da artéria carótida tiver sido realizada, desfaça-a depois de fechar o defeito.

Mandibulectomia Parcial

A mandibulectomia é geralmente realizada para ressecção de uma neoplasia oral. Ocasionalmente, as fraturas mandibulares também são tratadas por mandibulectomia parcial. Quantidades variáveis da mandíbula podem ser excisadas, dependendo da extensão do tumor ou da lesão (Figura 18.7). Dependendo da extensão da ressecção, a hemimandibulectomia pode ser classificada como rostral, rostral bilateral, central, caudal ou total (Figura 18.8). Essas técnicas podem ser combinadas caso a ressecção mais extensa seja necessária. Após a mandibulectomia, a queiloplastia pode ser realizada para minimizar a sialorreia e a protrusão lateral da língua (Figura 18.9). É realizada por remoção da junção mucocutânea do lábio superior e inferior à altura do segundo pré-molar ou do dente canino. A comissura é avançada rostralmente durante o

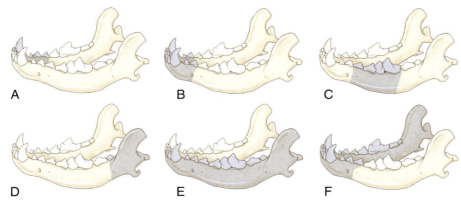

Figura 18.8 Áreas resseccionadas nas técnicas de mandibulectomia parcial. (A) Hemimandibulectomia rostral (hemimandibulectomia rostral unilateral). (B) Mandibulectomia rostral (hemimandibulectomia rostral bilateral). (C) Hemimandibulectomia central. (D) Hemimandibulectomia caudal. (E) Hemimandibulectomia total. (F) Mandibulectomia em três quartos.

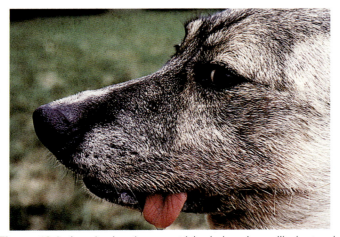

Figura 18.9 Aparência pós-operatória da hemimandibulectomia sem queiloplastia. Embora a língua seja móvel, ela protrui da cavidade oral.

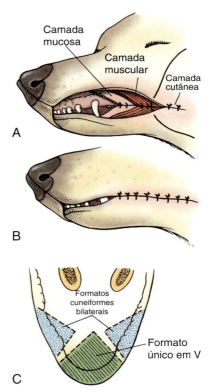

Figura 18.10 Queiloplastia. (A) Excise as margens do lábio à altura do segundo pré-molar. (A-B) Justaponha as margens labiais incisadas em três camadas (mucosa oral, músculo e tecido conjuntivo, e pele). (C) Para melhorar o aspecto cosmético após a mandibulectomia rostral, excise a pele redundante de um ou mais dos locais indicados.

fechamento. As margens dos lábios superior e inferior são apostas em três camadas (mucosa oral, músculo e tecido conjuntivo e pele) (Figura 18.10). A abertura completa da boca nas 2 primeiras semanas pode causar deiscência. As suturas com botão de alívio de tensão ou uma focinheira frouxa de esparadrapo podem ser usadas para ajudar a evitar isso. Durante as mandibulectomias rostrais, a pele e mucosa redundantes podem ser eliminadas pela excisão e colocação de cunhas em forma de V. A base do V fica ao longo da junção mucocutânea (Figura 18.10).

Posicione o paciente em decúbito lateral, esternal ou dorsal com o pescoço estendido (Figuras 18.11A e 18.12A). Tricotomize e prepare assepticamente a pele da face lateral e da mandíbula ventral. Lave a boca com solução antisséptica. Determine a quantidade de ressecção com base no tamanho da lesão do tecido mole e nas evidências radiográficas, à TC e à RM de acometimento ósseo. De modo geral, excise a massa e um mínimo de 1 a 2 cm de tecido mole e osso normal em todas as bordas. Afaste a comissura e o lábio para exposição máxima. Se necessário, melhore a visualização com uma incisão na comissura à altura do ângulo mandibular (Figura 18.12B). Comece a ressecção em bloco com a incisão da mucosa (bucal, gengival e sublingual) ao redor da área doente (Figuras 18.11B e 18.12B). Com um elevador periosteal, divulsione e rebata a mucosa gengival para expor os aspectos laterais e ventrais da mandíbula. Seccione ou eleve e afaste os músculos (mentoniano, orbicular da boca, bucinador, milo-hióideo, gênio-hióideo, genioglosso, masseter, digástrico, temporal e pterigoide) fixos à parte da mandíbula a ser removida (Figuras 18.11B

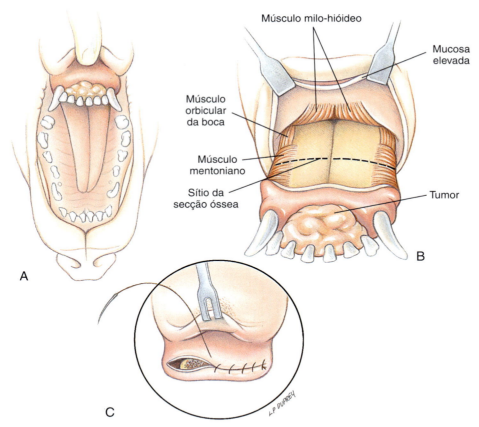

Figura 18.11 Mandibulectomia rostral. (A) Posicione o paciente em decúbito dorsal. (B) Incise a mucosa 1 a 2 cm da lesão, expondo os músculos subjacentes. Eleve os músculos e seccione o osso *(linha tracejada)*. (C) Justaponha a mucosa labial e sublingual após a excisão em bloco.

e 18.12C-D). Use uma serra oscilante ou osteótomo e martelo para cortar a mandíbula e separar a sínfise. Alternativamente, use um fio Gigli para seccionar a mandíbula. Complete a hemimandibulectomia total com a incisão da cápsula articular e desarticulação da articulação temporomandibular (Figura 18.12C). Localize a articulação temporomandibular, girando a mandíbula e palpando a articulação. Ligue ou cauterize a artéria mandibular (Figura 18.12D). Corte quaisquer anexos de tecido mole remanescentes para concluir a ressecção. Evite traumatizar o frênulo lingual ou ductos salivares sublinguais e mandibulares. Contorne os locais da ostectomia com ruginas, removendo o osso pontiagudo e afinando as bordas para facilitar o fechamento. Feche o defeito com um retalho da mucosa do lábio ou bochecha adjacente (Figuras 18.11C e 18.12E). Eleve mucosa e submucosa o suficiente para permitir a aproximação livre de tensão com a mucosa gengival e sublingual. Coloque a primeira camada de pontos simples separados na submucosa com os nós embutidos. Coloque uma segunda camada de suturas de aproximação em pontos separados (colchoeiro simples, cruzado ou vertical) para aposição precisa da mucosa labial, sublingual e gengival. Alternativamente, faça uma única camada de pontos simples separados ou contínuos.

NOTA Não é necessário estabilizar a mandíbula remanescente após a mandibulectomia. No entanto, enxertos ósseos corticais têm sido utilizados para melhorar a aparência do animal.

Excisão da Borda Mandibular

A excisão da borda mandibular pode ser considerada em pequenos tumores minimamente invasivos da mandíbula de cães grandes em que as raízes dentárias não se aproximam do canal mandibular. A realização de técnicas avançadas de diagnóstico por imagem é fortemente recomendada para ajudar a assegurar a excisão completa das lesões em massa com este procedimento. Incise o mucoperiósteo em padrão curvilíneo, 1 cm ao redor da massa e dos dentes acometidos. Eleve a gengiva presa e seccione o segmento mandibular com um instrumento com irrigação, mas não insuflação. Certifique-se de retirar todas as raízes dentárias. Aplaine o local da osteotomia e recoloque a mucosa sobre o defeito ósseo com fio absorvível monofilamentar.

Tonsilectomia

Em caso de suspeita de neoplasia, as tonsilas palatinas devem ser submetidas à biópsia ou ressecção. O carcinoma de células escamosas (CCE) e o linfossarcoma são os tumores mais comuns das tonsilas e, de modo geral, não têm cura. As tonsilas com aumento de volume são ocasionalmente removidas se contribuírem para a obstrução das vias aéreas ou a disfagia e nos casos de tonsilite crônica não responsiva. No entanto, a tonsilite é geralmente secundária a outras doenças (p. ex., disfunção esofágica), e a remoção das tonsilas raramente leva à cura.

Administre dexametasona (0,1-0,2 mg/kg IV [via intravenosa]) no momento da indução para minimizar o aumento de volume

CAPÍTULO 18 Cirurgia do Sistema Digestório

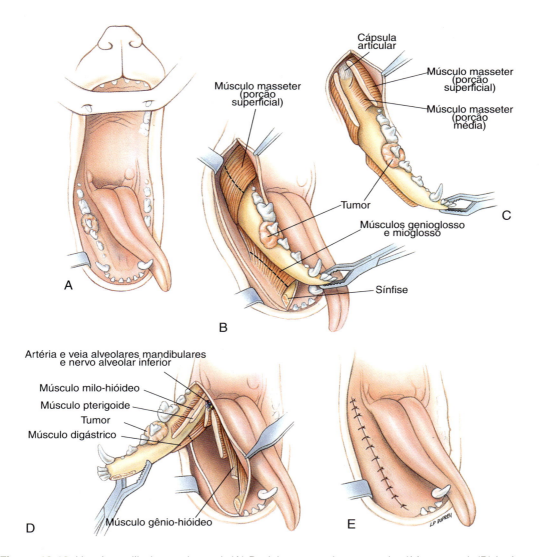

Figura 18.12 Hemimandibulectomia total. (A) Posicione o paciente em decúbito ventral. (B) Incise a mucosa 1 a 2 cm da lesão. Incise a comissura para melhorar a exposição da mandíbula caudal. Separe a sínfise mandibular e identifique e seccione *(linha tracejada)* os músculos. (C) Disseque e seccione os músculos mandibulares laterais e exponha a articulação temporomandibular. (D) Disseque e seccione os músculos mediais da mandíbula e identifique a artéria mandibular ao entrar no forame mandibular. Ligue os vasos mandibulares, desarticule e remova a mandíbula. (E) Justaponha a mucosa bucal e sublingual com suturas de aproximação.

e edema pós-operatórios. Posicione o animal em decúbito ventral com a maxila suspensa de um suporte de soro ou dispositivo similar. Abra a boca ao máximo e prenda-a com esparadrapo ou gaze. Localize a tonsila na fossa ou cripta tonsilar na parede dorsolateral da orofaringe, imediatamente caudal ao arco palatoglosso (Figura 18.13). Afaste a borda da cripta tonsilar caudodorsalmente para expor a tonsila. Segure a tonsila em sua base com uma pinça Allis ou hemostática e retire-a da cripta. Seccione a mucosa hilar na base da tonsila com uma tesoura de Metzenbaum ou um laço de tonsilectomia. Ligue a artéria tonsilar em sua entrada no aspecto caudal da tonsila. Alguns cirurgiões excisam a tonsila com eletrocirurgia ou *laser*. Justaponha as bordas da cripta tonsilar com pontos simples contínuos de sutura absorvível monofilamentar 3-0 ou 4-0 para minimizar a hemorragia.

Glossectomia

A principal razão para a amputação parcial da língua é a presença de uma neoplasia, que geralmente ocorre na margem ou na base do órgão. O tumor lingual mais comum é o CCE (Figura 18.14), mas há outros, como o melanoma maligno, o mieloblastoma de células granulares e o mastocitoma. A maioria das lacerações linguais é passível de reparo com fechamento em uma ou duas camadas, em vez de amputação. Outros motivos para cirurgia da língua são drenagem de abscesso, glossite, trauma grave e anquiloglossia congênita (limitação do movimento da língua). As lesões da língua estão associadas a sinais de salivação, mau odor, disfagia e, às vezes, dispneia.

As glossectomias são classificadas como parciais (com remoção apenas da língua livre), subtotal (língua livre inteira e parte dos músculos genioglosso e gênio-hióideo), quase total (mais que 75% da lín-

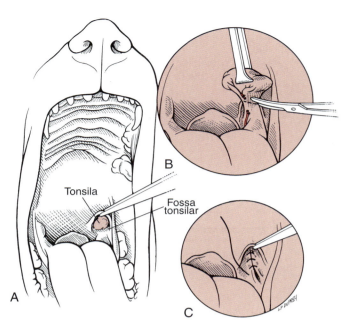

Figura 18.13 Tonsilectomia. (A) As tonsilas palatinas estão localizadas na faringe dorsolateral. (B) Durante a tonsilectomia, everta a tonsila da cripta, ligue os vasos tonsilares e comece a secção ao longo da base. (C) Feche a cripta com pontos simples contínuos para ajudar a controlar a hemorragia.

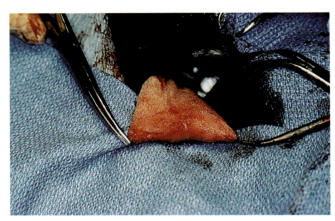

Figura 18.15 Aparência pós-operatória da língua da Figura 18.14 depois da glossectomia parcial. A glossectomia foi completada pela aposição das bordas epiteliais com pontos simples contínuos.

absorvível monofilamentar 3-0 ou 4-0 (Figura 18.15). Insira uma sonda alimentar após glossectomias maiores (pp. 94 a 102).

NOTA Os cães parecem se adaptar melhor à amputação da língua do que os gatos. A sonda alimentar pode ser necessária até que o animal reaprenda a comer após o procedimento.

Faringotomia

A faringotomia pode ser realizada para permitir a intubação endotraqueal se a sonda estiver no caminho do cirurgião, quando colocada pela cavidade oral. A técnica é descrita na p. 1044.

Excisão da Glândula Salivar

As glândulas salivares são geralmente removidas para tratamento de mucoceles ou neoplasias salivares; as glândulas salivares mandibulares e sublinguais são mais frequentemente removidas para tratamento de mucoceles salivares cervicais, sublinguais e faríngeas. As neoplasias (principalmente adenocarcinomas ou carcinomas) são mais comuns nas glândulas parótidas (~50% cães, ~20% gatos) e mandibulares (~30% cães, ~60% gatos). A excisão da glândula salivar é descrita nas pp. 361 a 363.

CICATRIZAÇÃO DA CAVIDADE ORAL E DA OROFARINGE

A cavidade oral e a mucosa orofaríngea cicatrizam mais rapidamente do que a pele, pois a atividade fagocitária (principalmente monócitos, em vez de leucócitos polimorfonucleares) e a epitelização são mais extensas e precoces na mucosa. O excelente suprimento sanguíneo, as temperaturas mais altas, a maior atividade metabólica e a maior taxa mitótica contribuem para a rápida cicatrização da mucosa. As feridas expostas são reepitelizadas em poucos dias e os defeitos cicatrizam por segunda intenção.

MATERIAIS DE SUTURA E INSTRUMENTOS ESPECIAIS

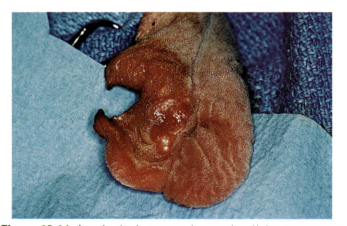

Figura 18.14 Aparência de um carcinoma de células escamosas na língua de um cão.

gua) e total (100% da língua). A glossectomia é considerada maior se uma área superior à parte livre da língua for removida. A amputação de 40 a 60% da língua rostral é geralmente bem tolerada. A amputação na base da língua ou a glossectomia total dificulta o ato de comer e beber; no entanto, o animal pode aprender a sugar comida e água ou pode receber os pedaços de alimento na base da língua. O ptialismo ocasionalmente ocorre após a glossectomia e pode melhorar com a sialoadenectomia bilateral. A glossectomia total é realizada sem pinça. Faça a incisão em cunha para excisar um pouco mais do músculo da língua do que da mucosa dorsal ou ventral. Controle a hemorragia com ligadura, pressão ou eletrocirurgia. Use suturas horizontais de colchoeiro conforme necessário para controlar a hemorragia. Faça a aposição das bordas epiteliais com pontos simples contínuos de fio

Entre os instrumentos especiais que podem facilitar os procedimentos cirúrgicos da cavidade oral, estão os elevadores periosteais, a serra oscilante ou osteótomo e martelo, o fio Gigli, as ruginas ou cortadores de osso, as pinças vasculares tipo Buldogue, os ganchos de tecido, as tesouras de Metzenbaum, as pinças atraumáticas (pinça intestinal de Doyen) e os drenos de Penrose. A cirurgia óssea piezoelétrica tem sido relatada na maxilectomia e na mandibulectomia, bem como na cirurgia odontológica.[1] As vantagens propostas incluem diminuição do trauma de tecidos moles e perda de sangue, melhor precisão das osteotomias e redução do dano ósseo térmico, do edema e da inflamação. As desvantagens são o custo do equipamento, a curva de aprendizado e a menor velocidade da osteotomia. Embora muitos materiais de sutura possam ser usados na cavidade oral e na orofaringe, a polidioxanona, o poligliconato ou o poliglecaprona 25 3-0 ou 4-0 (fio absorvível monofilamentar) e polipropileno ou náilon 3-0 ou 4-0 (fio não absorvível monofilamentar) são frequentemente sugeridos; no entanto, muitos cirurgiões utilizam poliglactina 910 (fio absorvível multifilamento) por causa de sua maciez e suposta menor irritação pós-operatória.

CUIDADO E AVALIAÇÃO PÓS-CIRÚRGICOS

Após a cirurgia oral, as esponjas de gaze devem ser removidas da faringe caudal e a nasofaringe deve ser aspirada. A extubação deve ser retardada até a presença de um reflexo de deglutição bem desenvolvido. A recuperação deve ocorrer com os pacientes em uma posição ligeiramente de cabeça para baixo e a sonda deve ser removida com o manguito ligeiramente inflado para ajudar a expulsão dos coágulos de sangue pela boca, evitando sua aspiração ou ingestão. Esses pacientes devem ser monitorados quanto à obstrução das vias aéreas ou dor e analgésicos devem ser administrados conforme necessário (as doses de analgésicos opioides podem ser consultadas nas Tabelas 12.1 e 13.2; as doses de anti-inflamatórios não esteroidais [AINE] são encontradas na Tabela 13.2). Colares elizabetanos ou dispositivos de contenção semelhantes devem ser usados em alguns animais para evitar a ruptura do local da cirurgia. Ocasionalmente, uma tala oral de acrílico é usada para proteger o local da cirurgia.

NOTA Certifique-se de aspirar a cavidade oral e a orofaringe antes da extubação, faça o procedimento com o balão insuflado e monitore a obstrução das vias aéreas durante a recuperação.

O paciente deve ficar em jejum alimentar e hídrico nas primeiras 8 a 12 horas após a cirurgia (exceto em pacientes pediátricos com risco de hipoglicemia); a hidratação deve ser mantida com fluidos IV. A água deve ser oferecida após 12 horas e o animal, observado quanto a sinais de disfagia, dor ou regurgitação. Se nenhum problema grave for identificado, a alimentação leve pode ser oferecida entre 12 e 24 horas após a cirurgia. As papas são desnecessárias e podem se infiltrar entre as suturas, inibindo a cicatrização. A alimentação manual (dando bolas de carne), assim como o oferecimento de água, pode ser necessária por 1 a 2 semanas após a glossectomia maior, até que o animal seja treinado para sugar a água e apreender alimentos sem a língua. A alimentação por sonda de gastrostomia ou esofagostomia é ocasionalmente necessária em animais com feridas graves ou que não desejam comer 3 dias após a cirurgia (Capítulo 10). O alimento macio deve ser oferecido e o animal deve ser impedido de mastigar paus, brinquedos ou outros itens duros até que a ferida tenha cicatrizado. A cicatrização deve ser avaliada em 3 a 5 dias, 2 semanas e 4 semanas após a cirurgia. A maior reconstrução pode ser necessária se áreas de deiscência parcial não cicatrizarem por segunda intenção ou se uma fístula oronasal persistir depois de 4 a 6 semanas. Animais com neoplasia devem ser avaliados a cada 3 a 6 meses quanto a recidiva do tumor.

Epistaxe, secreção nasal serosa a mucoide e dor são esperadas após a maxilectomia. Crostas nas narinas e epífora podem ocorrer após a transecção do ducto nasolacrimal. O enfisema subcutâneo é ocasionalmente observado em caso de exposição de uma grande porção da cavidade nasal. Enfisema, formação de crostas e secreção nasal são sequelas de curto prazo que geralmente desaparecem em dias a semanas. O aspecto cosmético geralmente é bom, com uma ligeira concavidade facial e elevação dos lábios após a maxilectomia lateral. A remoção de um dente canino deixa a concavidade mais perceptível. As pré-maxilectomias com remoção de todos os incisivos e um ou ambos os caninos provocam inclinação ventral do focinho e deslocamento do lábio maxilar caudal para os caninos inferiores, a menos que uma nova reconstrução (p. ex., técnica de cantiléver) seja realizada. As pré-maxilectomias extensas (caudais ao primeiro pré-molar) encurtam o focinho e podem causar uma aparência prognática óbvia (protrusão da mandíbula inferior).

NOTA Os cães respondem melhor às hemimandibulectomias do que os gatos. Alerte os proprietários de que alguns gatos se recusam a comer após este procedimento e podem precisar de uma sonda alimentar.

O aspecto cosmético e a função após a mandibulectomia parcial são bons (Figura 18.7). O "desvio" e a instabilidade mandibular são mais frequentes quando a osteotomia é caudal ao segundo pré-molar. A hemimandíbula remanescente pode se desviar em sentido medial, o que provoca maloclusão, estalidos nos dentes e/ou trauma na mucosa palatina ou gengival. A maioria dos animais se adapta e problemas graves são raros. O dente canino envolvido pode ser extraído ou encurtado em caso de desenvolvimento de erosão ou ulceração. Alternativamente, o uso da cadeia elástica ortodôntica presa ao canino ipsolateral e ao quarto pré-molar maxilar demonstrou diminuir o desvio mandibular em um pequeno número de pacientes. O proprietário precisa aderir de maneira significativa ao tratamento, mudando a cadeia semanalmente por 4 a 6 semanas, mas o uso indefinido foi considerado para prevenir o desvio mandibular. A mandibulectomia rostral (bilateral) caudal ao terceiro ou quarto pré-molar pode causar dificuldade na preensão e é menos cosmética. A mandibulectomia rostral agressiva pode ser combinada à reconstrução com placa e matriz; no entanto, imagens avançadas e a impressão 3D do crânio são necessárias e a deiscência pode exigir a repetição da cirurgia.[2] A protrusão da língua pode ocorrer, mas a maioria dos pacientes consegue manter a língua retraída. A queiloplastia pode diminuir a salivação e a protrusão lateral da língua em animais submetidos à mandibulectomia ou maxilectomia parcial.

COMPLICAÇÕES

Um pequeno inchaço da pele e das mucosas deve ser esperado após a maxilectomia ou mandibulectomia parcial, mas se resolve em 2 a 3 dias. A infecção é possível porque a cavidade oral está contaminada. No entanto, a infecção é rara se o suprimento de sangue for mantido e a técnica cirúrgica for boa. A deiscência parcial pode ocorrer 3 a 5 dias após a cirurgia em caso de trauma tecidual grave, suprimento de sangue inadequado ou movimentação excessiva ou tensão que afete qualquer área do reparo. Às vezes, as aparências não são aceitas pelos proprietários, e podem ser modificadas com maior reconstrução cosmética após a maxilectomia ou mandibulectomia. O desenvolvimento de mucocele zigomática foi relatado após a hemimaxilectomia caudal. A complicação pós-operatória mais comum após a tonsilectomia é a hemorragia. O novo crescimento do tecido tonsilar pode ocorrer se a excisão for incompleta. O hiperptialismo aparente ocasionalmente ocorre após a glossectomia maior e pode melhorar com a sialoadenectomia bilateral. A recidiva do tumor ou o desenvolvimento de metástases é sempre possível após qualquer cirurgia oncológica.

CONSIDERAÇÕES ESPECIAIS RELACIONADAS COM A IDADE

Os pacientes pediátricos com fenda palatina congênita devem ser alimentados com sonda até terem 8 a 12 semanas e possam ser anestesiados com mais segurança. Consulte a seção sobre anestesia no Capítulo 26 (p. 722) para obter informações sobre as considerações especiais em pacientes pediátricos. Os pacientes pediátricos apresentam maior risco de hipotermia e hipoglicemia; portanto, não devem ficar em jejum por mais de 4 a 8 horas. A neoplasia é mais comum em pacientes geriátricos; estes animais devem ser cuidadosamente avaliados antes da cirurgia para detecção de doenças concomitantes e metástases.

DOENÇAS ESPECÍFICAS

FÍSTULA ORONASAL CONGÊNITA (FENDA PALATINA)

DEFINIÇÕES

A **fístula oronasal congênita** é uma comunicação anormal entre as cavidades oral e nasal, com acometimento do palato mole, do palato duro, da pré-maxila e/ou do lábio. O **palato primário** é composto por lábio e pré-maxila. O fechamento incompleto do palato primário causa **fenda primária** ou **fenda labial** (lábio leporino). O **palato secundário** é composto por palato duro e palato mole. O fechamento incompleto de qualquer uma destas estruturas causa **fenda secundária** ou **fenda palatina**. Os animais também podem apresentar ausência uniou bilateral de fusão entre o palato mole e a parede nasofaríngea; isto causa a **fenda lateral do palato mole** ou **hipoplasia do palato mole**.

CONSIDERAÇÕES GERAIS E FISIOPATOLOGIA CLINICAMENTE RELEVANTE

Os defeitos palatinos congênitos são causados pela ausência de fusão das duas placas palatinas durante o desenvolvimento fetal (Figura 18.16). O momento mais crítico para o desenvolvimento e fechamento do palato fetal parece ser de 25 a 28 dias de gestação em cães. O fechamento incompleto do palato primário ou secundário é atribuído a fatores hereditários (traços poligênicos dominantes recessivos ou irregulares), nutricionais (deficiência de ácido fólico), hormonais (esteroides), mecânicos (traumas *in utero*) e tóxicos (inclusive virais). A fenda palatina primária sozinha é rara (Figura 18.17); no entanto, a fenda palatina secundária pode ocorrer isoladamente ou combinada a fissuras primárias. Alguns neonatos acometidos não conseguem mamar e morrem logo após o nascimento. Em outros, há contaminação da cavidade nasal com saliva e alimento. Sinais de rinite e outras infecções respiratórias são comuns. A doença da orelha média, muitas vezes não reconhecida clinicamente, pode ser associada a fendas congênitas.

DIAGNÓSTICO

Apresentação Clínica

Sinais Clínicos

Os cães, principalmente os braquicefálicos, são mais acometidos por fendas palatinas do que os gatos. A incidência é maior em cães de raça pura em comparação a mestiços. Dentre as raças com alto risco de fenda palatina, estão Boston terrier, Pequinês, Buldogue, Schnauzer miniatura, Beagle, Cocker spaniel e Dachshund. Em gatos, a incidência é maior em Siameses do que outras raças. As fêmeas são mais comumente afetadas do que os machos. A fenda está presente ao nascimento, embora nem sempre seja imediatamente reconhecida.

Histórico

Uma história de dificuldade de mamar, regurgitação nasal, rinorreia e *deficit* de crescimento é comum. Os sinais relacionados com a separação incompleta da cavidade oral e nasal incluem a drenagem do leite das narinas durante ou após a amamentação; engasgos, tosse ou espirros (ou todos os três) durante a alimentação; crescimento deficiente; e infecção respiratória (i.e., rinite, pneumonia por aspiração).

Achados de Exame Físico

Todos os cães e gatos filhotes devem ser examinados na primeira consulta quanto a evidências de fenda palatina. O diagnóstico da fístula oronasal congênita é feito por exame visual. O fechamento incompleto do lábio é facilmente reconhecido quando o paciente é examinado pela primeira vez; entretanto, o exame oral completo é necessário para identificação do fechamento incompleto da pré-maxila, do palato duro ou do palato mole. A anestesia pode ser necessária para avaliação completa do palato mole. Uma fissura secundária pode ocorrer sem fissura primária. Os pacientes podem ser magros e pequenos para a idade. Sons anormais respiratórios são auscultados se houver pneumonia por aspiração.

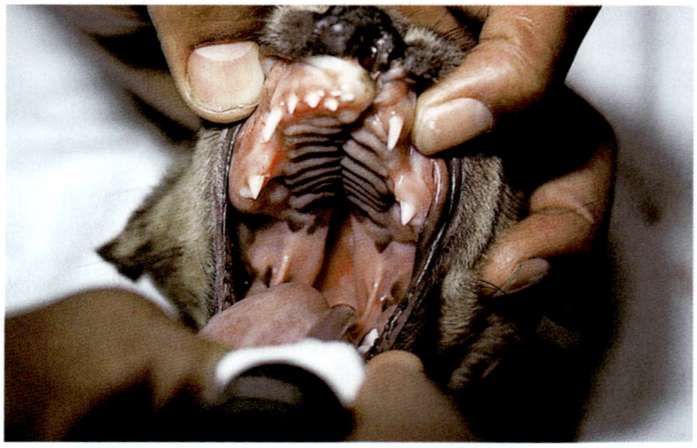

Figura 18.16 Um cão filhote com fenda que se estende até o palato primário e secundário.

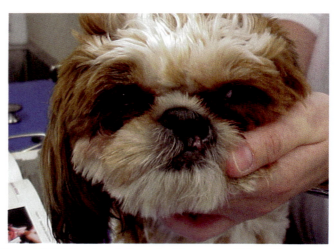

Figura 18.17 Fenda palatina primária em um Shih tzu jovem, com acometimento do lábio, da pré-maxila e da narina.

NOTA Certifique-se de avaliar meticulosamente todos os neonatos acometidos para detecção de anomalias congênitas concomitantes.

Diagnóstico por Imagem
O exame radiográfico do crânio não é necessário; entretanto, as radiografias torácicas auxiliam a avaliação da pneumonia por aspiração, caracterizada principalmente por infiltrados intersticiais alveolares no aspecto ventral dos pulmões. Deve-se notar que a doença do ouvido médio pode ser associada aos defeitos no palato; assim, o exame por imagem das bulas timpânicas pode ser indicado. Técnicas avançadas de diagnóstico por imagem também podem ser consideradas em casos de anomalias palatinas dramáticas e defeitos adquiridos.

Achados Laboratoriais
Não há anomalias laboratoriais, a não ser que o animal apresente pneumonia por aspiração ou caquexia.

DIAGNÓSTICO DIFERENCIAL
Fendas traumáticas ou adquiridas, rinite, corpo estranho nasal e pneumonia por aspiração são possíveis diagnósticos diferenciais ou concomitantes.

MANEJO CLÍNICO
Os pacientes acometidos devem ser alimentados com sonda para manutenção do estado nutricional adequado e redução da incidência de pneumonia por aspiração até que tenham idade suficiente para a cirurgia. A pneumonia por aspiração pode ser tratada com antibióticos, fluidos, oxigênio, broncodilatadores e/ou expectorantes. O uso de glicocorticoides em casos de aspiração aguda é controverso e claramente não tem justificativa na aspiração crônica. O lavado ou escovação traqueal para obtenção de amostras para cultura e antibiograma deve ser realizado se a pneumonia por aspiração for grave. Antibióticos de amplo espectro com eficácia contra anaeróbios (Quadro 18.3) são indicados nos casos de aspiração grave ou rinite purulenta. Nos animais com rinite grave, o tratamento da infecção nasal antes do fechamento cirúrgico do defeito pode ser benéfico. As culturas devem ser obtidas da cavidade nasal após a anestesia do paciente e do focinho e da cavidade oral após a lavagem para remoção de detritos e exsudato. Para evitar a nova contaminação da cavidade nasal com alimentos, o animal não deve receber nada por via oral por 10 a 14 dias. A alimentação pode ser feita com sonda (p. ex., sonda de esofagostomia ou gastrostomia; pp. 95 e 97, respectivamente) durante esse período.

TRATAMENTO CIRÚRGICO
A maioria dos animais com defeitos do palato primário e secundário sofre eutanásia ou morre. O tratamento cirúrgico geralmente é retardado até que o paciente tenha pelo menos 8 a 12 semanas para permitir o crescimento e facilitar o acesso ao palato. O tecido dos pacientes mais velhos parece ser menos friável, mantendo a sutura melhor. A palatoplastia realizada antes das 16 semanas pode prejudicar o crescimento e o desenvolvimento maxilofacial. Embora raros, o estreitamento da maxila e problemas de oclusão podem ocorrer. O principal objetivo do reparo da fenda palatina é a reconstrução do assoalho nasal. Diversos procedimentos podem ser necessários antes que toda a fenda seja reconstruída de maneira permanente. Este é um defeito hereditário; os pacientes acometidos devem ser castrados.

Manejo Pré-cirúrgico
Os pacientes pediátricos não devem ficar em jejum por mais de 4 a 8 horas. Após a indução da anestesia e a colocação de uma sonda endotraqueal com manguito (*cuff*), as cavidades nasais e orais devem ser lavadas com soro fisiológico e solução antisséptica diluída. Antibióticos peroperatórios podem ser administrados por via intravenosa na indução anestésica se o animal já não os estiver recebendo. Os animais malnutridos devem ser alimentados por sonda de gastrostomia ou esofagostomia por vários dias antes da cirurgia.

Anestesia
Em cães e gatos filhotes, o metabolismo de fármacos é maior após as 8 semanas, o que diminui os riscos anestésicos. Precauções especiais devem ser tomadas para prevenir a hipotermia e hipoglicemia em pacientes jovens. Consulte a seção de anestesia no Capítulo 26 (p. 722) para ver as preocupações especiais com pacientes pediátricos. A intubação por meio de faringotomia (p. 1044) ou incisão de traqueotomia (p. 842) pode facilitar o reparo de fendas secundárias. A faringotomia é geralmente preferida se permitir a visualização adequada do defeito. Recomendações gerais de anestesia para animais submetidos a cirurgia oral são dadas na p. 331. As sondas protegidas de traqueostomia devem ser usadas para evitar torções durante o procedimento. Deve-se ter cuidado para prevenir e reconhecer o deslocamento da sonda anestésica da sonda endotraqueal durante as manipulações orais.

Anatomia Cirúrgica
As artérias palatinas maiores emergem do forame palatino maior a meio caminho entre a linha média e a borda caudal do quarto pré-molar superior (Figura 18.1). As artérias principais cursam rostralmente, equidistantes entre a borda lingual dos dentes e a linha média palatina, e formam anastomoses com a artéria palatina maior do lado contralateral caudal aos incisivos. As artérias palatinas menores entram no palato à altura do último molar, caudal e ligeiramente lateral ao forame palatino maior. As artérias palatinas menores seguem em direção caudomedial e se ramificam no palato duro caudal e no

---

QUADRO 18.3 Tratamento Antibiótico para Pneumonia por Aspiração

Cloranfenicol
Cães: 50 mg/kg VO; 10-15 mg/kg IV q8h
Gatos: 20-40 mg/kg VO, IM, SC ou IV q12h

Cefazolina
22 mg/kg IV q8h

Enrofloxacino
Cães: 7-20 mg/kg VO ou IV q24h (deve ser administrado diluído e de forma lenta por 30 minutos)
Gatos: 5 mg/kg VO ou IV q24h (deve ser administrado diluído e de forma lenta por 30 minutos)[a]

Ampicilina
22 mg/kg VO, IV, IM ou SC q6-8h

Amicacina
Cães: 15-22 mg/kg IV q24h
Gatos: 10-14 mg/kg IV q24h

Clindamicina
Cães: 11-33 mg/kg VO q8-12h ou 11 mg/kg IV q8-12h; por via IV, deve ser administrada diluída e de forma lenta
Gatos: 5-33 mg/kg VO ou SC q12-24h

Ampicilina Sódica & Sulbactam Sódico
15-30 mg/kg IV q6-8h (uso extrabula)

IM, Intramuscular; *IV*, intravenoso; *SC*, subcutâneo; *VO*, via oral.
[a]Pode causar cegueira em gatos tratados com altas doses.

palato mole. O palato mole também é suprido por ramos da artéria faríngea ascendente.

POSICIONAMENTO

Para facilitar o reparo de um defeito secundário do palato, o animal deve ser posicionado em decúbito dorsal com a boca aberta ao máximo. O decúbito ventral ou dorsal pode ser usado no reparo primário do palato.

TÉCNICAS CIRÚRGICAS

O primeiro passo no reparo das fendas primárias e secundárias combinadas é a separação das cavidades oral e nasal, com reconstrução do assoalho nasal. Após a separação, o defeito labial é reconstruído. As áreas de coleta dos retalhos para fechamento de fendas primárias ou secundárias podem cicatrizar por segunda intenção. A granulação e a epitelização geralmente estão completas em 2 a 3 semanas.

Fechamento de Defeitos no Palato Duro

Os dois procedimentos mais utilizados no reparo de fendas secundárias são os retalhos bipediculados deslizantes e as técnicas de retalho sobreposto. Os retalhos bipediculados deslizantes (técnica de von Langenbeck) são criados para fechamento de defeitos do palato duro. A desvantagem dessa técnica é que o reparo não tem sustentação e está diretamente sobre o defeito. O reparo em estágios pode ser feito para aumentar a cobertura de defeitos palatinos.[3] Em um estudo com seis cães, as extrações dentárias com reparo dos defeitos alveolares foram feitas primeiro, seguidas pelo fechamento com retalho duplo sobre o defeito após 4 semanas. O reparo foi bem-sucedido em três cães; dois cães necessitaram de revisão cirúrgica, e em uma falha, a nova cirurgia foi recusada pelo proprietário.

Incise as margens do defeito e faça incisões de liberação bilateral ao longo das margens da arcada dentária (Figura 18.18A). Eleve a camada mucoperiosteal de ambos os lados do defeito com um elevador periosteal (Figura 18.18B). Evite danificar as artérias palatinas maiores. Controle a hemorragia com pressão e sucção. Justaponha as bordas da mucosa nasal ou periósteo na margem do defeito com suturas sepultadas (nós dentro da cavidade nasal), se possível. Deslize os retalhos mucoperiosteais elevados pelo defeito e faça pontos simples separados (Figura 18.18C-D). Deixe que o palato duro descoberto perto das arcadas dentárias cicatrize por segunda intenção. Uma variação dessa técnica, em que uma incisão de espessura parcial em vez de espessura total do mucoperiósteo é feita sem exposição do osso palatino, pode reduzir a deformidade maxilofacial.

Uma técnica alternativa para reparo de defeitos do palato duro é a técnica sobreposta em "sanduíche" (Figuras 18.19 e 18.20). Esta

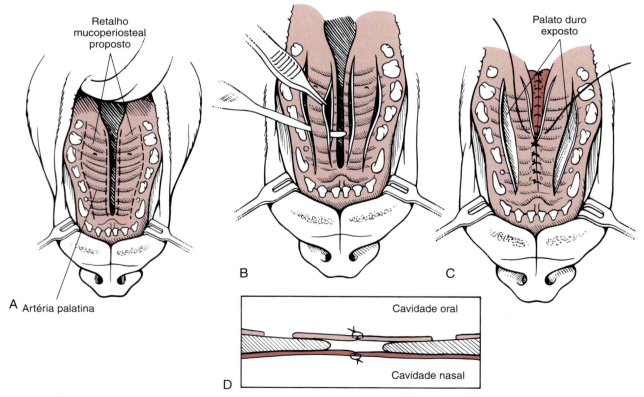

Figura 18.18 O reparo com retalho bipediculado deslizante pode ser usado em fístulas oronasais congênitas. (A) As *linhas tracejadas* representam as incisões mucoperiosteais necessárias à criação de dois retalhos deslizantes. (B) O mucoperiósteo é elevado do palato duro com a artéria palatina maior. (C) A mucosa nasal e o mucoperiósteo são justapostos em duas camadas sobre o defeito no palato duro. (D) Vista transversal do reparo.

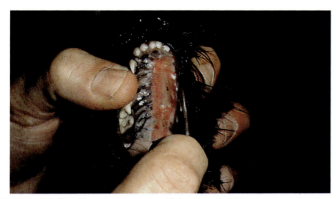

Figura 18.19 O palato secundário do cão filhote mostrado na Figura 18.16 foi reparado com a técnica de retalho sobreposto. O defeito sobre o palato duro cicatrizou por segunda intenção.

técnica tem a vantagem de não colocar o reparo sobre o defeito do palato. Incise uma margem do defeito separando as mucosas oral e nasal (Figura 18.20A). Eleve o mucoperiósteo desta borda por aproximadamente 5 mm. No lado oposto do defeito, crie um retalho mucoperiosteal rotacionado grande o suficiente para cobrir o defeito com sua base articulada na margem do defeito palatino (Figura 18.20B). Comece a incisão próxima e paralela à arcada dentária, criando um retalho 2 a 4 mm maior que o defeito. Faça incisões perpendiculares na extremidade rostral e caudal da incisão que se estende até a fenda. Eleve este retalho mucoperiosteal, com cuidado para não atrapalhar a margem do defeito (Figura 18.20B). Disseque cuidadosamente ao redor da artéria palatina para liberá-la do tecido fibroso. Gire o retalho sobre o defeito (Figura 18.20C). Coloque a borda do retalho sob o retalho mucoperiosteal do lado oposto. Prepare e finalize uma série de suturas horizontais em colchoeiro para fixação dos retalhos no local desejado (Figura 18.20D).

NOTA Alerte os proprietários de que várias cirurgias podem ser necessárias para fechamento completo de defeitos extensos no palato duro.

Fechamento dos Defeitos do Palato Mole

Incise as margens da fenda para separar as mucosas oral e nasal. Continue caudalmente as incisões feitas nas margens das fendas do palato duro até o palato mole (Figura 18.20D). Isole a mucosa nasal, os músculos palatinos e a mucosa bucal. Justaponha as bordas palatinas em três camadas, começando caudalmente e trabalhando em sentido rostral até um local o adjacente ao ponto médio ou caudal da tonsila. Primeiramente, justaponha a mucosa nasal com uma série de pontos simples separados com nós orientados ao focinho ou pontos simples contínuos. Em seguida, justaponha o músculo palatino e o tecido conjuntivo com pontos simples contínuos. Por último, justaponha a mucosa oral com pontos simples contínuos ou separados. Faça incisões para aliviar a tensão na mucosa oral, desde a face lingual do último molar até próximo da ponta do palato mole.

Uma técnica de retalho de sobreposição, retalhos rotacionados do palato duro ou mole e retalhos de mucosa nasal ou nasofaríngea também pode ser usada no reparo de defeitos do palato mole. A correção das fendas laterais do palato mole geralmente é feita com um retalho de mucosa orofaríngea/nasofaríngea. Alguns cirurgiões fraturam o hâmulo pterigoide (local de fixação dos músculos palatinos) com um osteótomo para reduzir a tensão no palato mole.

Reconstrução da Hipoplasia de Palato Mole

Os retalhos de mucosa faríngea bilateral podem ser usados na reconstrução do palato mole hipoplásico. Crie dois retalhos de padrão aleatório das paredes faríngea direita e esquerda com base lateral e extensão até a nasofaringe. A base de cada retalho está no aspecto caudal do último molar e se estende caudalmente à margem rostral da cripta tonsilar. Crie um retalho de mucoperiósteo do palato duro, estendendo-se dos aspectos laterais do palato duro medial até as arcadas dentárias, com o cuidado de preservar as artérias palatinas e a fixação na borda caudal do palato duro. A rotação caudal do mucoperiósteo faz com que a mucosa fique voltada para o novo assoalho do palato mole. Suture as bordas do retalho nas paredes laterais da faringe. Suture as extremidades dos retalhos laterais da faringe juntas na linha média para formar a superfície da mucosa bucal do palato mole. Suture a borda rostral dos retalhos laterais da faringe até a base do palato duro e o aspecto caudal dos três retalhos em fileiras separadas de pontos simples contínuos.

Fechamento das Fendas Primárias

 O reparo cosmético das fendas primárias pode ser muito complicado, exigindo planejamento elaborado para ser bem-sucedido (Figura 18.21A).

Crie um retalho de mucosa para separar a cavidade nasal da cavidade oral (Figura 18.21B). Se a fenda se estender até a pré-maxila, avalie a mucosa gengival dos incisivos decíduos e extraia-os se necessário. Suture o retalho de mucosa bucal ou gengival na mucosa nasal. Use uma Z-plastia modificada a mão livre para reconstrução do defeito labial (Figura 18.21C). Feche o defeito labial de modo que a distância da narina ventral até a borda ventral livre do lábio seja a mesma em ambos os lados. Faça vários pequenos retalhos, se necessário, para o fechamento cosmético. Suture a camada fibromuscular (músculo orbicular da boca e tecido conjuntivo) antes do fechamento da pele.

CUIDADO E AVALIAÇÃO PÓS-CIRÚRGICOS

Alimentos macios devem ser oferecidos por, no mínimo, 2 semanas após a cirurgia, e a mastigação de objetos duros (p. ex., ossos, paus, brinquedos mordedores) deve ser evitada. A alimentação por esofagostomia por 7 a 14 dias pode facilitar a cicatrização. A reavaliação em 2 semanas pode exigir anestesia para identificação de pequenos defeitos.

COMPLICAÇÕES

A deiscência e a subsequente cicatrização incompleta das fístulas oronasais são as complicações mais comuns. A deiscência geralmente ocorre em 3 a 5 dias após a cirurgia, mas pode ser mais tardia. A princípio, a deiscência pode ser provocada por tensão excessiva, mau suprimento sanguíneo ou trauma tecidual. O movimento da língua contra o reparo e a presença de material particulado no local da cirurgia também podem causar deiscência. A deiscência precoce do lábio se deve à ausência de aposição do músculo orbicular da boca. A contração do músculo não aposto durante o movimento dos lábios causa excesso de tensão no fio de sutura. Os tecidos são friáveis após a deiscência; portanto, o reparo da deiscência precoce deve ser adiado por 4 a 6 semanas para permitir que os tecidos sejam revascularizados e recuperem sua força. A deiscência tardia é decorrente do estresse induzido pelo crescimento no reparo e deve ser tratada após o amadurecimento do paciente.

PARTE DOIS Cirurgia de Tecidos Moles

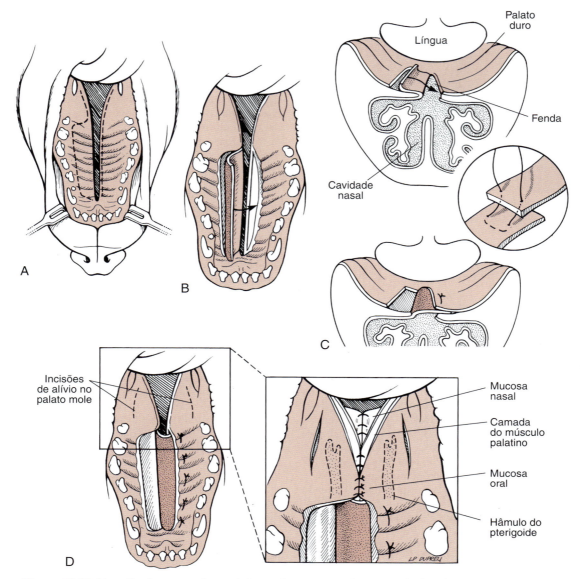

Figura 18.20 Uma fístula oronasal congênita pode ser reparada com a técnica de retalho sobreposto. (A) As *linhas tracejadas* representam as incisões necessárias para permitir o fechamento do tecido mole. (B) Eleve o retalho mucoperiosteal e gire-o em sentido medial para cobrir o defeito no palato duro. (C) Insira a borda deste retalho entre o palato duro e o mucoperiósteo no lado oposto do defeito. Prenda os retalhos na posição desejada com pontos horizontais de colchoeiro *(detalhe)*. (D) Complete o reparo com a justaposição das bordas incisadas do palato mole fendido em três camadas. Faça incisões laterais de alívio *(linhas interrompidas)* para redução da tensão no reparo.

PROGNÓSTICO

O prognóstico é bom em animais com reparo bem-sucedido da fenda palatina; no entanto, várias cirurgias podem ser necessárias. A rinite crônica e a pneumonia por aspiração persistem em caso de ausência de reparo de defeitos extensos. Os pacientes não tratados com fendas pequenas podem apresentar poucos sinais clínicos.

FÍSTULA ORONASAL ADQUIRIDA

DEFINIÇÃO/SINÔNIMOS

As **fístulas oronasais adquiridas** (fenda palatina traumática, defeito palatino) são comunicações anormais entre as cavidades nasal e oral causadas por trauma ou doença.

CONSIDERAÇÕES GERAIS E FISIOPATOLOGIA CLINICAMENTE RELEVANTE

Os defeitos palatinos adquiridos são geralmente causados por doença dentária (Figura 18.22). A fístula oronasal ocorre quando uma bolsa periodontal maxilar profunda progride para o ápice do dente, provocando a lise do osso entre o ápice do alvéolo e a cavidade nasal ou seio maxilar. A fístula também pode ser causada por trauma (i.e., mordedura, ferimentos por arma de fogo, traumatismo cefálico contuso, queimaduras elétricas) ou ser uma complicação da cirurgia (p. ex., excisão de massa ou rinotomia ventral), radioterapia ou tratamento hipertérmico de lesões orais. Corpos estranhos alojados entre as arcadas dentárias podem causar necrose por pressão do palato duro e subsequente desenvolvimento de fístula oronasal (Figura 18.23). Os alimentos ingeridos que passam pela fístula para

CAPÍTULO 18 Cirurgia do Sistema Digestório 347

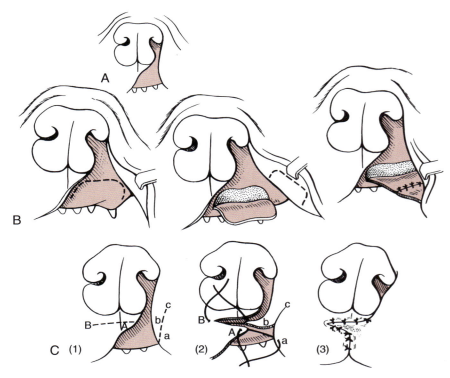

Figura 18.21 (A) Desenho esquemático do reparo de uma fenda palatina primária com acometimento do lábio, da pré-maxila e da narina. (B) Crie um retalho da parede nasal e suture-o ao retalho de mucosa labial para separar a cavidade nasal da cavidade oral. (C) Repare a fenda palatina com uma ou uma série de Z-plastias: *(1)* faça incisões de A para B e a para c; *(2)* suture entre A e a e B e b para transpor os retalhos; *(3)* faça mais suturas como necessário.

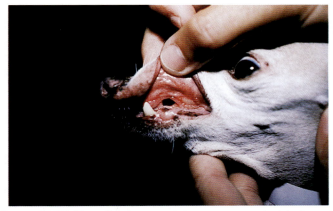

Figura 18.22 Uma fístula oronasal que ocorreu devido à perda de um dente canino.

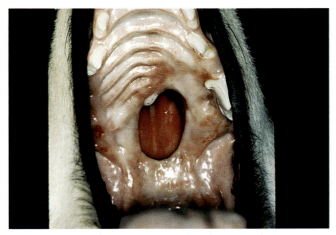

Figura 18.23 Uma fístula oronasal adquirida causada por um corpo estranho que se alojou entre as arcadas dentárias.

a cavidade nasal podem ser expelidos pela narina pelo espirro. A rinite crônica é comum.

DIAGNÓSTICO

Apresentação Clínica

Sinais Clínicos
Animais de qualquer raça ou sexo podem apresentar fístulas oronasais. As fístulas oronasais secundárias a doenças dentárias ou tumores são mais frequentes em animais de meia-idade e idosos. As fístulas oronasais secundárias a traumas podem ocorrer em qualquer idade.

Histórico
Deve-se suspeitar de fístula oronasal em pacientes com rinite crônica e histórico de doença dentária, trauma ou tumores orais previamente tratados. Os sinais clínicos comuns são espirros e rinorreia mucopurulenta ou serosa unilateral crônica.

Achados de Exame Físico
O diagnóstico de uma fístula oronasal pode ser feito pela identificação de uma comunicação anormal entre as cavidades oral e nasal

(Figuras 18.22 e 18.23). Pequenas fístulas associadas à doença periodontal não são facilmente identificadas, a menos que a área ao redor do dente envolvido seja explorada com uma sonda estreita. A epistaxe ocasionada pela passagem da sonda pela bolsa gengival revela a presença da fístula. O aspecto palatino do dente canino maxilar é um local comum de fístulas oronasais. A sondagem das bolsas periodontais geralmente requer anestesia.

Diagnóstico por Imagem
As radiografias de crânio ou panorâmicas podem identificar causas subjacentes de fístulas, como abscessos periapicais, doença periodontal avançada, neoplasia maxilar (p. 352) ou fratura ou retenção de raízes dentárias. A lise, principalmente da lâmina dura sobre as raízes dentárias, é indicativa de abscessos periapicais.

Achados Laboratoriais
As alterações inflamatórias no hemograma completo podem ser secundárias à rinite ou pneumonia por aspiração.

DIAGNÓSTICO DIFERENCIAL
Os diagnósticos diferenciais incluem qualquer doença que cause rinite crônica (p. ex., doença fúngica, corpo estranho nasal, fístula oronasal congênita, neoplasia oral invasiva) e as fendas congênitas. Essas doenças geralmente podem ser diferenciadas com base no exame físico, em exames de imagem e/ou no exame histopatológico. A avaliação histopatológica deve ser realizada para distinguir as fístulas secundárias a neoplasias daquelas associadas à infecção ou trauma.

MANEJO CLÍNICO
Antibióticos de amplo espectro eficazes contra anaeróbios (p. ex., cloranfenicol, amoxicilina mais ácido clavulânico, clindamicina) devem ser administrados em caso de rinite purulenta grave (Quadro 18.3). Nestes animais, o tratamento da infecção nasal antes do fechamento do defeito é benéfico. Com o paciente sob anestesia geral, amostras da cavidade nasal devem ser obtidas para cultura e o focinho e a cavidade oral devem ser irrigados para remoção de detritos e exsudato. Para evitar a nova contaminação da cavidade nasal com alimentos, o animal não deve receber nada por via oral durante 10 a 14 dias. Neste período, a alimentação pode ser feita por meio de sonda (p. ex., sonda de gastrostomia, p. 97, ou esofagostomia, p. 95).

TRATAMENTO CIRÚRGICO
A maioria das fístulas oronasais requer reconstrução cirúrgica, embora fístulas pequenas ou traumáticas às vezes cicatrizem de forma espontânea. Diversas técnicas cirúrgicas têm sido descritas para o reparo, incluindo sutura simples das bordas da fístula, retalhos de mucosa, retalhos mucoperiosteais, retalhos de reposição dupla, retalhos de padrão axial do músculo orbicular da boca, retalhos de ilha palatina e retalhos de língua em dois estágios. O reparo bem-sucedido das fístulas oronasais requer o fechamento com boa sustentação, hermético e sem tensão. As técnicas de retalho são mais eficazes do que a aposição direta das bordas da fístula, pois há menos tensão e maior suporte para o reparo. Os dentes acometidos pela fístula devem ser extraídos várias semanas antes da reconstrução do defeito. As lesões centrais podem exigir a extração de dentes normais para permitir a criação de bons retalhos de mucosa. Se a fístula for de origem dentária, uma maxilectomia limitada (pelo menos 5 mm de cada margem) pode ser necessária para remoção de osso necrótico ou doente. As fístulas oronasais traumáticas podem requerer estabilização da maxila e do palato duro com pequenos pinos ou fios. A fiação interdental (p. 1045) com o quarto pré-molar superior e/ou o canino pode facilitar a aposição das bordas ósseas. As áreas de coleta dos retalhos cicatrizam por segunda intenção em 2 a 3 semanas. Obturações de acrílico, Silastic® ou metal também podem ser usadas no defeito.

Manejo Pré-cirúrgico
Os pacientes pediátricos não devem ficar em jejum por mais de 4 a 8 horas. Após a indução anestésica, as cavidades nasais e orais devem ser irrigadas com solução antisséptica diluída em soro fisiológico. O manejo agressivo da rinite (anteriormente discutido em Manejo Clínico) pode reduzir a infecção e melhorar a capacidade tecidual de retenção das suturas.

Anestesia
As recomendações anestésicas gerais para animais submetidos à cirurgia oral são dadas na p. 331 (Tabela 18.1). A intubação por incisão de faringotomia (p. 1044) ou traqueotomia (p. 842) pode facilitar o reparo de fístulas oronasais extensas ou de localização central. A faringotomia é geralmente preferida se permitir a visualização adequada do defeito. Deve-se ter cuidado para prevenir e reconhecer o deslocamento da sonda anestésica da sonda endotraqueal durante as manipulações orais.

> **NOTA** Use sondas protegidas de traqueostomia para evitar torções durante procedimentos orais.

Anatomia Cirúrgica
A anatomia cirúrgica do palato duro é discutida na p. 343.

Posicionamento
O paciente deve ser posicionado em decúbito lateral para reparo de fístulas oronasais associadas à arcada dentária. A posição em decúbito dorsal com a boca aberta ao máximo facilita o reparo de fístulas de localização mais central com acometimento do palato secundário.

TÉCNICAS CIRÚRGICAS

Aposição Direta
A aposição direta só deve ser realizada se a fístula for muito pequena. Desbride a fístula até obter bordas mucosas saudáveis e hemorrágicas (Figura 18.24A-C). Incise ou desbride a margem da fístula e eleve as bordas o suficiente para permitir a aproximação sem tensão excessiva. Justaponha a mucosa com pontos separados (i.e., sutura de colchoeiro simples, cruzado ou vertical) (Figura 18.24C).

Reparo com Retalho em Camada Única
Desbride a margem epitelial da fístula (Figura 18.25A). Incise a mucosa gengival e bucal para delinear um retalho 2 a 4 mm maior que a fístula desbridada (Figura 18.25B). Faça essas incisões perpendiculares à arcada dentária. Eleve a mucosa gengival com um elevador periosteal. Em seguida, divulsione a mucosa bucal até que o retalho possa ser avançado através do defeito sem tensão (Figura 18.25C). Com uma rugina, remova o osso alveolar e maxilar infectado. Exponha aproximadamente 1 a 2 mm do palato duro na face medial da fístula, retirando 1 a 2 mm de mucoperiósteo. Irrigue o sítio cirúrgico com soro fisiológico. Suture o retalho gengival-bucal ao mucoperiósteo do palato duro com pontos separados de aproximação (i.e., colchoeiro simples, cruzado ou vertical) usando fios monofila-

CAPÍTULO 18 Cirurgia do Sistema Digestório

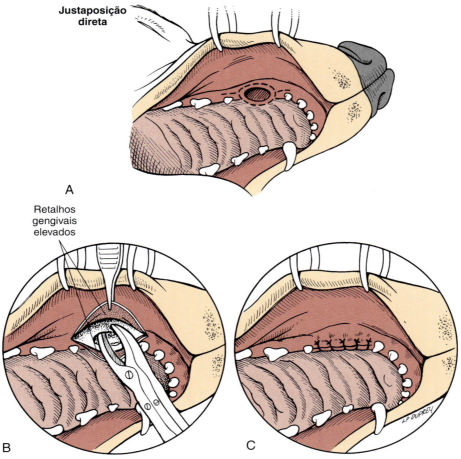

Figura 18.24 Fístulas pequenas podem ser reparadas com a técnica de justaposição direta. (A) Incise a mucosa ao redor da fístula. (B) Eleve os retalhos gengivais e desbride as bordas da fístula. (C) Justaponha a mucosa sobre o defeito.

mentares absorvíveis (3-0 a 4-0). A inclusão da artéria angular da boca, que vai da artéria facial caudal até a comissura labial, durante a criação do retalho faz com que este seja forte, móvel e tenha bom suprimento sanguíneo, podendo se estender até o canino ipsolateral ou o palato.

Reparo com Retalho Rotacionado

Um retalho rotacionado ou de avanço pode ser criado a partir do palato duro ou mole (Figura 18.25D-G); alternativamente, uma técnica de sobreposição similar à descrita para o reparo de fístulas oronasais congênitas pode ser usada (p. 346). Crie um retalho 2 a 4 mm maior que a fístula desbridada. Para assegurar o bom suprimento sanguíneo, incorpore a artéria palatina maior ou menor nos retalhos palatinos. Transponha e suture o retalho sobre o defeito (Figura 18.25D-G).

> **NOTA** O tecido de granulação preenche o defeito no palato duro e a área é reepitelizada em algumas semanas.

Reparo com Retalho Duplo

As técnicas de retalho duplo podem ser usadas em fístulas dentárias extensas e fístulas localizadas em áreas mais centrais do palato. Estas técnicas conferem superfícies mucosas nos lados oral e nasal da fístula.

A extração de dentes pode ser necessária caso os retalhos vestibulares sejam planejados para fechamento de grandes defeitos centrais. Os locais de extração devem cicatrizar antes da reconstrução. Não desbride a margem do epitélio palatino durante o desbridamento da fístula, pois essa borda é a base do retalho mucoperiosteal e deve permanecer contínua com a mucosa nasal.

Crie um retalho de mucoperióstéo 2 a 4 mm maior do que a fístula desbridada (Figuras 18.26-18.28). Eleve o retalho sem interromper a margem palatina da fístula. Dobre o retalho sobre o defeito e suture-o na mucosa gengival com fios monofilamentares absorvíveis em pontos separados de aproximação na primeira camada de fechamento (Figura 18.26). Esse retalho é responsável pela mucosa "nasal". Crie um retalho rotacionado mucoperiosteal 2 a 4 mm maior que o defeito para a segunda camada de fechamento (Figura 18.26). Justaponha este retalho à mucosa gengival com pontos de aproximação com fio 3-0 a 4-0. Para garantir o bom suprimento sanguíneo, incorpore a artéria palatina maior nos retalhos palatinos. Alternativamente, crie um ou dois retalhos mucoperiosteais 2 a 4 mm maiores do que o defeito (Figura 18.28A). Transponha e suture o retalho para fazer a primeira camada de fechamento (Figura 18.28B), formando a mucosa "nasal". Recubra essa camada com um retalho de mucosa (gengival e bucal) para formar a camada de mucosa "oral" do fechamento (Figura 18.28C-D). Deixe o palato duro cicatrizar por segunda intenção.

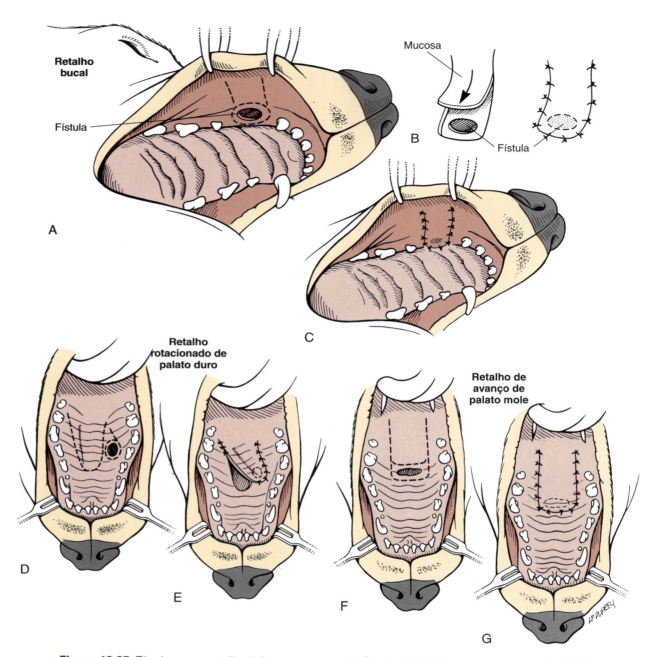

Figura 18.25 Técnica com retalho único para reparo de fístula. (A) Incise a mucosa ao redor da fístula para criar o retalho bucal *(linha tracejada)* e, então, desbride a fístula. (B-C) Avance o retalho bucal sobre o defeito e suture-o na posição desejada. (D-E) Depois de desbridar a fístula, crie um retalho rotacionado de palato duro *(linha tracejada)* e gire o retalho mucoperiosteal de palato duro sobre o defeito. Suture o retalho ao mucoperiósteo adjacente. (F-G) Para reparar lesões na junção entre os palatos duro e mole, desbride o defeito e, então, crie e feche o defeito com o retalho de avanço de palato mole *(linha tracejada caudal)*.

Reparo com Enxerto de Cartilagem Auricular

O reparo de fístulas oronasais em gatos com pequenos defeitos centrais do palato duro pode ser feito cartilagem auricular. Incise a pele sobre a superfície caudoventral do pavilhão auricular, seccione um fragmento redondo da escafa e deixe a pele rostral intacta (Figura 18.29). Eleve o mucoperiósteo do palato duro cerca de 2 a 3 mm ao redor da fístula oronasal para acomodar o enxerto. Insira o enxerto e suture-o ao palato com pontos simples separados em sentido rostral e caudal.

Reparo com Enxerto de Canal Auditivo Vertical

Excise os dois terços laterais do canal auditivo vertical e suture a pele à mucosa do canal auditivo horizontal (Figura 18.30). Desdobre a cartilagem coletada, excise a mucosa e posicione a superfície mucosa

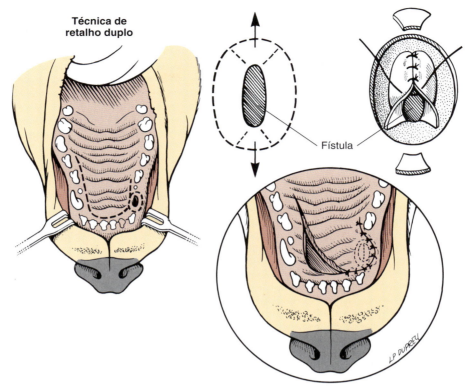

Figura 18.26 A técnica de retalho em camada dupla pode ser realizada com o tecido ao redor da fístula e um retalho do mucoperiósteo do palato duro. Crie o primeiro retalho *(linha tracejada gengival)* por meio da rotação das margens gengivais da fístula em sentido medial e justaposição com suturas *(detalhe superior)*. Cubra este retalho *(detalhe inferior)* com um retalho rotacionado de mucoperiósteo de palato duro *(linha tracejada palatina)*.

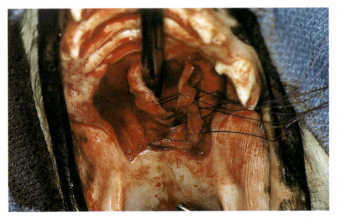

Figura 18.27 Imagem intraoperatória mostrando o reparo de uma fístula oronasal com a técnica de retalho em camada dupla. As margens da fístula foram elevadas e giradas em sentido medial para cobrir o defeito. Este retalho foi depois coberto com o retalho criado com a mucosa bucal.

dorsalmente na cavidade nasal. Eleve o mucoperiósteo do palato duro cerca de 2 a 3 mm ao redor da fístula para criar uma bolsa para o enxerto e retalhos mucosos para cobrir a maior parte do enxerto de cartilagem possível. Fixe o enxerto ao palato com pontos de colchoeiro vertical de polidioxanona (PDS®) 3-0 em cada canto e a meio caminho entre os cantos.

CUIDADO E AVALIAÇÃO PÓS-CIRÚRGICOS

Fluidos IV devem ser administrados até que o animal comece a comer e beber (geralmente 24 horas após a cirurgia). Alimentos moles devem ser oferecidos por 2 a 3 semanas e o animal deve ser impedido de mastigar objetos duros (como brinquedos e madeira) para evitar a deiscência ou perfuração do retalho que separa as cavidades oral e nasal. Um colar elizabetano deve ser usado caso o animal bata as patas na boca. A rinite grave é tratada com antibióticos (Quadro 18.3). A cicatrização deve ser avaliada 2 e 4 semanas após a cirurgia.

COMPLICAÇÕES

A maioria das fístulas oronasais é reparada com sucesso se os retalhos puderem ser apostos sem tensão e tiverem bom suprimento sanguíneo. A deiscência e a recorrência da fístula oronasal são esperadas se as condições de cicatrização não forem ideais. O movimento da língua contra o reparo e a presença de material particulado no local da cirurgia também podem levar à deiscência. Tensão, mau suprimento sanguíneo, infecção, desbridamento insuficiente, falta de sustentação do retalho e técnica traumática podem inibir a cicatrização. Outras tentativas de reparo de fístulas recorrentes devem ser postergadas por 4 a 6 semanas para permitir a cicatrização, revascularização e amadurecimento dos locais de coleta prévia antes que os novos retalhos sejam criados. A rinite deve se resolver após a cicatrização da fístula caso a mucosa não tenha sofrido alterações irreversíveis.

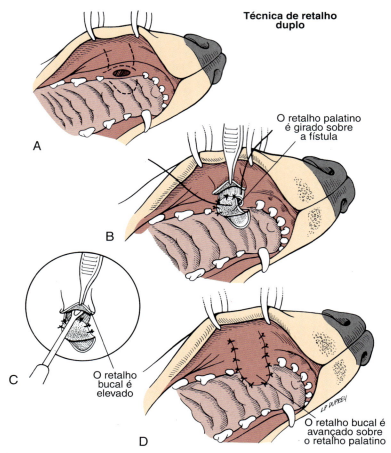

Figura 18.28 A técnica de retalho em camada dupla para reparo de fístula pode ser realizada com um retalho de mucoperiósteo de palato duro *(linha tracejada palatina)* e um retalho bucal *(linhas tracejadas bucais)*. (A-B) Crie um retalho com o mucoperiósteo do palato duro *(linhas tracejadas palatinas e gengivais)*, gire-o e suture-o à margem gengival. (C-D) Cubra-o com o segundo retalho criado com a mucosa bucal *(detalhe)*, avançado e suturado sobre o primeiro retalho.

PROGNÓSTICO

As fendas traumáticas podem cicatrizar de maneira espontânea em 2 a 4 semanas. Os sinais de rinite causados por regurgitação de alimentos na cavidade nasal podem ser controlados com antibioticoterapia crônica. O prognóstico em longo prazo da maioria dos pacientes com fístulas não traumáticas é ruim quando a correção cirúrgica não é possível, pois as lesões não cicatrizam sem a reconstrução cirúrgica.

TUMORES ORAIS

DEFINIÇÕES

Os **tumores orais** compreendem as neoplasias originárias da gengiva, da mucosa bucal, da mucosa labial, da língua, das tonsilas ou de elementos dentários. O melanoma maligno é também chamado *melanossarcoma;* o ameloblastoma é também conhecido como *adamantinoma*.

CONSIDERAÇÕES GERAIS E FISIOPATOLOGIA CLINICAMENTE RELEVANTE

A cavidade oral é o quarto local mais comum de neoplasia em cães e gatos; os tumores orais são responsáveis por 5% (cães) a 7% (gatos) de todos os tumores malignos nestas espécies. Os tumores orais ocorrem 2,6 vezes mais em cães do que em gatos. Os tumores orais malignos têm maior risco relativo de ocorrer em cães-machos do que em fêmeas. Os tumores orais são originários da mucosa, língua, periodonto, tecido odontogênico, mandíbula, maxila, tonsilas e lábios e se disseminam por extensão direta ou invasão do osso e do tecido cartilaginoso adjacente. A metástase ocorre por vasos linfáticos ou sanguíneos para os linfonodos regionais e os pulmões. Todos os tumores devem ser clinicamente estadiados de acordo com o sistema de classificação TNM (tumor primário, linfonodos regionais e metástase) descrito pela Organização Mundial de Saúde (Tabela 18.2).

Os tumores caninos malignos mais comuns são o melanoma maligno, o CCE e o fibrossarcoma; o CCE é o tumor oral maligno mais comum em gatos. Outras neoplasias malignas estão listadas no Quadro 18.4. Tumores orais benignos são raros em gatos. As neoplasias orais benignas mais comuns em cães são as epúlides; outras lesões orais benignas estão listadas no Quadro 18.4.

Os melanomas malignos são os tumores orais malignos mais comuns em cães; são raros em gatos (Quadro 18.5). Os melanomas são tumores de crescimento rápido, de cor branco-acinzentada ou marrom-escura, firmes e vasculares. De modo geral, ocorrem na gengiva e são caracterizados por invasão local precoce. Alguns tipos são facilmente confundidos à histologia com o fibrossarcoma. A metástase para os linfonodos regionais e os pulmões ocorre

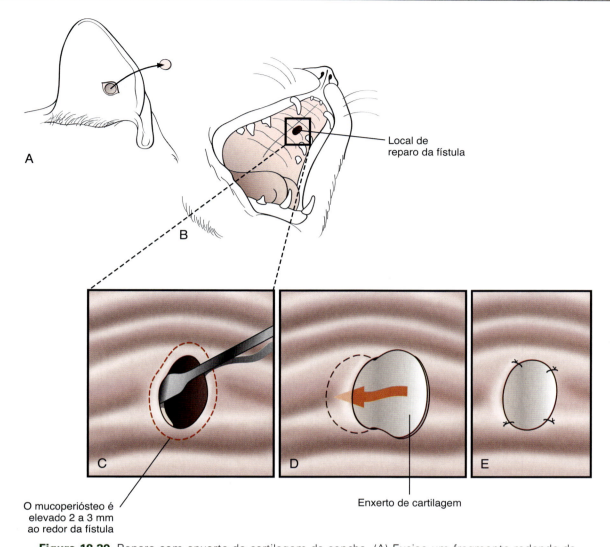

Figura 18.29 Reparo com enxerto de cartilagem da concha. (A) Excise um fragmento redondo da escafa do pavilhão auricular. (B) e (C) Eleve o mucoperiósteo. (D) Insira a cartilagem. (E) Suture-a aos tecidos adjacentes.

em 80% dos casos. Recomenda-se a excisão cirúrgica ampla com maxilectomia parcial, mandibulectomia, tonsilectomia ou glossectomia. A radioterapia pode ser usada, mas é associada a uma alta taxa de recidiva. A resposta à radioterapia pode ser melhor se a hipertermia concomitante for usada, mas a alta taxa de metástase torna a sobrevida em longo prazo improvável. A administração de cisplatina ou carboplatina antes da radioterapia proporciona melhor controle local do que a radioterapia isolada. A quimioterapia e a imunoterapia são de benefício mínimo no tratamento de melanomas malignos. Uma vacina para o melanoma canino é comercializada, mas, durante a redação deste texto, sua eficácia era incerta.

O CCE é o tumor oral maligno mais comum em gatos e o segundo tumor oral maligno mais comum em cães (Quadro 18.6). O maior risco de CCE em gatos tem sido associado a produtos para controle de pulgas, dieta e fumaça ambiental de tabaco. Esses tumores ocorrem na gengiva, no lábio, na língua ou nas tonsilas. As massas são vermelhas, friáveis, vasculares e, às vezes, ulceradas. A maioria dos tumores da orofaringe rostral é localmente invasiva, com tendência a acometimento ósseo e baixo potencial metastático, enquanto as neoplasias da orofaringe caudal tendem a ser mais infiltrativas e metastatizam com maior rapidez. O CCE gengival canino tende a ser altamente invasivo e osteolítico, mas tem baixa taxa de metástase. O CCE gengival felino tem prognóstico pior do que o CCE canino. A ressecção dos tumores gengivais deve ser ampla. Estas neoplasias são radiossensíveis e a combinação da radioterapia com a hipertermia tem sido eficaz. As pesquisas acerca do uso da quimioterapia isolada ou complementar à cirurgia continuam. O piroxicam pode auxiliar o controle de alguns CCE. O CCE tonsilar cresce rapidamente e está associado à invasão local precoce e a uma alta taxa de metástase em linfonodos e pulmões. O tumor também pode acometer a tonsila contralateral. Estes tumores são mais frequentes em cães-machos de áreas urbanas; o CCE tonsilar é raramente relatado em gatos. O prognóstico destes tumores é reservado. Os CCE também podem ocorrer na língua.

Os fibrossarcomas são encontrados principalmente em cães (Quadro 18.7). Estas lesões são mais comuns na gengiva maxilar e no palato duro e são massas rosa-avermelhadas, firmes, lisas, multilobuladas e geralmente aderidas ao tecido subjacente. A infiltração local com aco-

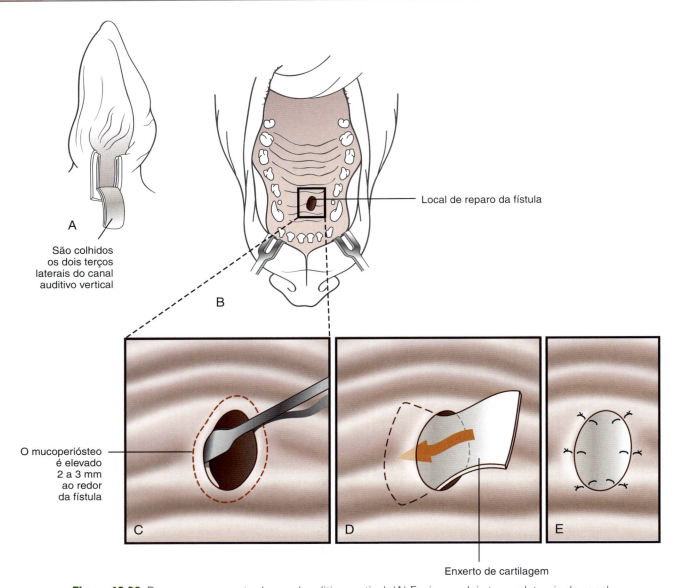

Figura 18.30 Reparo com enxerto do canal auditivo vertical. (A) Excise os dois terços laterais do canal auditivo vertical. (B) e (C) Eleve o mucoperiósteo ao redor da fístula. (D-E) Posicione a superfície mucosa da cartilagem dorsalmente na cavidade nasal. (E) Suture-a nos tecidos adjacentes.

metimento ósseo é comum, mas metástases distantes são incomuns. A recidiva local é alta com qualquer tratamento; a ressecção cirúrgica ampla é recomendada. A maioria dos fibrossarcomas é pouco responsiva à quimioterapia. Os fibrossarcomas geralmente são radiorresistentes, embora o tempo mediano de controle do tumor apenas com a radioterapia possa ser de 12 meses. A radioterapia pós-operatória agressiva melhorou os tempos de sobrevida, mas acredita-se que a crioterapia estimule a recidiva.

Os osteossarcomas são responsáveis por aproximadamente 10% dos tumores mandibulares e maxilares caninos. São localmente agressivos e têm alto potencial metastático. A resposta às terapias convencionais (i.e., cirurgia, radioterapia, quimioterapia) é baixa, embora a sobrevida seja maior do que com o osteossarcoma apendicular.

As epúlides são as neoplasias orais benignas mais comuns, responsáveis por 30% de todas as neoplasias orais em cães (Quadro 18.8). São raras em gatos. Esses tumores são massas gengivais firmes originárias do ligamento periodontal. Existem três tipos de epúlides: fibromatosa, ossificante e acantomatosa. As *epúlides fibromatosas* são massas não invasivas, firmes, lisas e rosadas que se originam no sulco gengival e podem ser únicas ou múltiplas, pediculadas ou sésseis (Figura 18.31). O tipo celular primário é o estroma do ligamento periodontal. As *epúlides ossificantes* são semelhantes às epúlides fibromatosas, exceto pelo fato de possuírem grandes quantidades de matriz osteoide no estroma do ligamento periodontal. São firmes e de difícil secção. A transformação maligna em osteossarcoma tem sido relatada. As *epúlides acantomatosas* são classificadas como massas benignas, mas tendem a ser localmente agressivas e, às vezes, sua diferenciação histológica do CCE é difícil. São o tipo mais comum de epúlides e geralmente infiltram o osso, causando lise. As epúlides acantomatosas tendem a ser rostrais aos caninos mandibulares. São compostas principalmente por células epiteliais dispostas em folhas e cordões,

TABELA 18.2 Sistema de Classificação do Estágio Clínico de Tumores da Cavidade Oral em Cães e Gatos[a]

Exigências Mínimas para Avaliação das Categorias T, N e M (Se Não Puderem ser Atendidas, Tx, Nx e Mx Devem Ser Usados)

Categorias T: Exames clínico e cirúrgico
Categorias N: Exames clínico e cirúrgico
Categorias M: Exames clínico e cirúrgico, radiografia de tórax
T: Tumor primário
Tis — Carcinoma pré-invasivo (carcinoma *in situ*)
T0 — Sem evidências de tumor
T1 — Tumor com diâmetro máximo <2 cm
T1a — Sem invasão óssea
T1b — Com invasão óssea
T2 — Tumor com diâmetro máximo de 2-4 cm
T2a — Sem invasão óssea
T2b — Com invasão óssea
T3 — Tumor com diâmetro máximo >4 cm
T3a — Sem invasão óssea
T3b — Com invasão óssea
O símbolo m adicionado à categoria T adequada indica múltiplos tumores.
N: Linfonodos regionais (RLN)[b]
N0 — Sem evidências de acometimento de linfonodos regionais
N1 — Linfonodos ipsolaterais móveis
N1a — Acredita-se que os linfonodos não apresentem crescimento[c]
N1b — Acredita-se que os linfonodos apresentem crescimento[c]
N2 — Linfonodos contralaterais ou bilaterais móveis
N2a — Acredita-se que os linfonodos não apresentem crescimento[c]
N2b — Acredita-se que os linfonodos apresentem crescimento[c]
N3 — Linfonodos fixos
M: Metástase distante
M0 — Sem evidências de metástase
M1 — Metástase distante (inclusive em linfonodos distantes) detectada; especificar local ou locais

Agrupamento de Estágio

	T	N	M
I	T1	N0, N1a ou N2a	M0
II	T2	N0, N1a ou N2a	M0
III[d]	T3	N0, N1a ou N2a	M0
	Qualquer T	N1b	
IV	Qualquer T	Qualquer N2b ou N3	M0
	Qualquer T	Qualquer N	M1

[a]Modificado do documento VPH/CMO/80,20, Organização Mundial da Saúde, 1980.
[b]Os linfonodos regionais são os linfonodos cervicais, submandibulares e parotídeos.
[c](–), Histologicamente negativo; (+), histologicamente positivo.
[d]Qualquer acometimento ósseo.

QUADRO 18.4 Tipos de Tumores Orais

Malignos
- Melanoma maligno
- Carcinoma de células escamosas
- Fibrossarcoma
- Osteossarcoma
- Linfossarcoma
- Mastocitoma
- Hemangiossarcoma gengival
- Neurofibrossarcoma
- Sarcoma anaplásico
- Condrossarcoma
- Mixossarcoma
- Tumores nasais invasivos
- Tumor venéreo transmissível
- Neoplasia histiocítica

Benignos
- Epúlides
- Papilomatose viral
- Tumores odontogênicos: adamantinoma[a] (ameloblastoma)
- Fibroma
- Granuloma de células gigantes periférico
- Condroma
- Lipoma
- Hemangioma
- Plasmocitoma

[a]Seu comportamento biológico é imprevisível.

QUADRO 18.5 Características dos Melanomas Malignos Orais

- Tumor oral maligno mais comum em cães (aproximadamente 20%)
- Raro em gatos
- Mais comum na gengiva
- Mais comum em cães-machos
- A idade média dos animais acometidos é de 9-11 anos (média, 10,3 anos)
- Raças com mucosa oral pigmentada, Cocker spaniels e Pastores-alemães podem ser predispostos
- Metástases são comuns
- O prognóstico é ruim; a sobrevida média é de 8-9 meses

QUADRO 18.6 Características dos Carcinomas de Células Escamosas Orais

- Tumor mais comum em gatos (aproximadamente 70%)
- Segundo tumor mais comum em cães (com o fibrossarcoma) (aproximadamente 15%)
- Ocorre na gengiva, no lábio, na língua ou na tonsila
- O comportamento biológico varia conforme a localização e a espécie; o acometimento de linfonodos regionais é comum em casos de carcinomas de células escamosas na língua e nas tonsilas

QUADRO 18.7 Características dos Fibrossarcomas Orais

- Segundo tumor oral maligno mais comum em cães (com o carcinoma de células escamosas)
- É mais comum na gengiva e no palato duro
- Mais comum em raças de grande porte (>20 kg) e cães-machos
- Cães jovens podem ser acometidos (idade média <7 anos)
- Localmente invasivo; alto potencial metastático em cães <2 anos

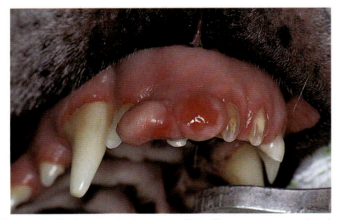

Figura 18.31 Aparência de uma epúlide fibromatosa ao redor dos incisivos maxilares em um cão.

> **QUADRO 18.8 Características das Epúlides**
> - Tumor oral mais comum em cães (aproximadamente 30%)
> - Idade média de aproximadamente 8,2 anos
> - Mais comum em cães de grande porte (>20 kg)
> - Não formam metástases
> - A forma acantomatosa é a mais comum

> **NOTA** Lembre-se de que nem todos os melanomas são pigmentados; os melanomas amelanóticos podem ser facilmente confundidos com outros tumores orais.

intimamente associadas ao estroma subjacente, e invadem ossos. A excisão cirúrgica ampla é recomendada mesmo que sejam radiossensíveis. Estas neoplasias recidivam localmente caso não tratadas da maneira adequada.

Os *ameloblastomas* (adamantinomas) são tumores benignos originários da lâmina dentária. De modo geral, ocorrem em cães mais jovens e acometem a mandíbula rostral. Os ameloblastomas se desenvolvem como tumores intraósseos e são localmente invasivos e não metastáticos. Os *odontomas* são tumores odontogênicos raros, benignos, originários do folículo dentário e causam indução de esmalte e dentina na lesão. Os *cistos dentígeros* são cavidades fechadas ou sacos com um ou mais dentes embutidos em sua parede. Surgem em ilhas de epitélio odontogênico e são descritos como lesões benignas, não neoplásicas; no entanto, podem representar um estágio inicial de desenvolvimento de tumor epitelial maligno.

Os *papilomas orais* são tumores benignos causados por papilomavírus ou papovavírus em cães jovens. Ocorrem principalmente na mucosa bucal e gengival como múltiplas lesões pedunculadas de cor cinza-esbranquiçada. Os papilomas regridem espontaneamente em 2 meses na maioria dos cães devido ao desenvolvimento de imunidade ao agente viral. A ressecção cirúrgica é necessária apenas para confirmar o diagnóstico ou em cães com disfagia decorrente da presença de muitos papilomas extensos. Alguns animais foram tratados com vacinas autógenas, mas esta técnica não é recomendada devido à possibilidade de desenvolvimento de tumores cutâneos malignos no local da inoculação.

DIAGNÓSTICO

Apresentação Clínica
Sinais Clínicos

As raças que parecem estar predispostas a tumores orais são Boxer, Pastor-alemão, Golden retriever, Cocker spaniel, Poodle, Braco alemão de pelo curto, Collie, Old english sheepdog e Weimaraner. Os tumores orais geralmente são observados em animais de meia-idade ou idosos (mais de 7-10 anos). As exceções são a papilomatose oral (que normalmente acomete cães de 1 ano ou menos) e o fibrossarcoma (com idade média de ocorrência de aproximadamente 5 anos).

Os melanomas são mais comuns no sexo masculino (a proporção entre machos e fêmeas pode ser de até 4:1), com idade média ao aparecimento de 9 a 11 anos. A incidência parece ser maior em raças com mucosa oral pigmentada, Cocker spaniels e Pastores-alemães. Os CCE geralmente ocorrem em gatos de qualquer sexo com mais de 10 anos. Os CCE não nodulares são mais comuns em cães de raças de pequeno porte de ambos os sexos entre 8 e 10 anos. Os fibrossarcomas são mais comuns em cães de raças grandes, principalmente Dobermann e Golden retriever. Os machos são mais acometidos do que as fêmeas (2:1). A idade ao aparecimento dos fibrossarcomas é mais precoce (4-5 anos) em cães de raças de grande porte (mais de 25 kg) do que em animais menores (8 anos ou mais). Os osteossarcomas orais são mais comuns na mandíbula e em fêmeas do que em machos (1,8:1). As epúlides fibromatosas são comuns em Boxers.

Histórico

Os tumores orais geralmente são extensos quando reconhecidos pelo proprietário; no entanto, alguns são encontrados durante exames anuais ou odontológicos de rotina. Suspeite de neoplasia durante o tratamento odontológico se os dentes forem excessivamente móveis. À primeira consulta, os animais acometidos geralmente apresentam massa visível, sangramento oral, dificuldade para comer ou halitose. Anorexia, perda de peso, dentes soltos ou deslocados, salivação, deformidade facial e/ou secreção nasal também podem ser observados. Uma história recente de extração dentária pode preceder o rápido crescimento de massa no local acometido. Os sinais clínicos em cães com CCE tonsilar podem estar relacionados com a obstrução orofaríngea (i.e., dispneia, anorexia, tosse ou sialorreia) e um grande edema cervical ventral pode estar associado à metástase em linfonodos.

Achados de Exame Físico

Os tumores orais provenientes da porção rostral da cavidade oral normalmente são visualizados com facilidade; no entanto, o exame de tumores da orofaringe tonsilar ou caudal pode exigir sedação ou anestesia. A anestesia geral é normalmente necessária para definir a extensão da doença. A superfície das neoplasias em crescimento pode ser ulcerada, infectada e necrótica. Os linfonodos regionais devem ser avaliados quanto a evidências de aumento de volume, nodularidade e aderência ao tecido circundante.

> **NOTA** Ao detectar o tumor, meça-o, registre sua localização e fotografe-o, principalmente se o tratamento precisar ser adiado.

Diagnóstico por Imagem

Radiografias torácicas em três projeções ou TC de tórax devem ser realizadas para detecção de metástases pulmonares e doenças pulmonares ou cardiovasculares concomitantes. As projeções ventrodorsais e os dois perfis devem ser obtidos, já que os tumores podem não ser observados em uma única projeção lateral devido à atelectasia de decúbito. A terapia adicional pode não ser indicada se houver metástase. Radiografias, TC e RM de crânio são realizadas com o paciente sob anestesia geral e usadas para avaliar a extensão da lesão e do acometimento ósseo. Os tumores malignos tendem a causar perda óssea irregular, destrutiva ou agressiva, enquanto a produção óssea predomina em tumores benignos. O aumento do contraste com osteólise adjacente é comum em TC de gatos com CCE oral.

Achados Laboratoriais

O exame laboratorial de animais com tumores orais deve incluir hemograma completo, bioquímica sérica e tempo de sangramento. Em cães mais velhos e com evidência de doença renal ou cardíaca, o exame de urina e o ECG são apropriados. Além da anemia por perda de sangue crônica, anomalias relacionadas com o tumor são incomuns.

DIAGNÓSTICO DIFERENCIAL

Tecido de granulação secundário a corpo estranho, trauma ou infecção, complexo granuloma eosinofílico e hiperplasia gengival, e doença dentária são os diagnósticos diferenciais primários. Os inchaços flutuantes na área sublingual e faríngea podem ser mucoceles salivares (p. 358) ou cistos congênitos. Outros diagnósticos diferenciais são pólipo nasofaríngeo, osteomielite e gengivite-faringite por plasmócitos em gatos. Análises citológicas ou histológicas das massas podem ser necessárias para diferenciar as lesões orais neoplásicas ou não.

MANEJO CLÍNICO

A análise citológica do tumor e dos linfonodos de drenagem é indicada antes da cirurgia. A biópsia excisional ou incisional (p. 633) é geralmente necessária para determinar o prognóstico e o tratamento. As modalidades terapêuticas não cirúrgicas usadas de forma isolada ou combinada em tumores orais são radioterapia, hipertermia, quimioterapia, criocirurgia, imunoterapia e terapia fotodinâmica. Os CCE são radiossensíveis e tratados com sucesso por radioterapia. O piroxicam é ocasionalmente utilizado no tratamento do CCE. Os fibrossarcomas são radiorresistentes. Os melanomas podem ser sensíveis à radioterapia, mas as metástases distantes tendem a torná-la ineficaz. Os tumores induzidos por radiação ocorrem em até 20% dos locais irradiados. Existe uma vacina para o melanoma canino, mas sua eficácia é incerta. Consulte mais informações sobre essas técnicas em um texto de oncologia.

TRATAMENTO CIRÚRGICO

Os protocolos terapêuticos devem ser baseados no tipo, local, extensão e estágio do tumor; na idade e saúde do paciente; e nas limitações de tratamento. A terapia agressiva precoce oferece a melhor chance de sucesso no tratamento de cânceres orais. A excisão cirúrgica agressiva (p. ex., mandibulectomia, maxilectomia) pode ser curativa em tumores gengivais se a ressecção for concluída antes da ocorrência de metástases. Como a maioria dos tumores gengivais invade ossos, a mandibulectomia ou maxilectomia geralmente é necessária. A raspagem do tumor até o osso invariavelmente provoca recidiva. Os tumores caudais e aqueles que cruzam a linha média podem não ser passíveis de ressecção; além disso, a reconstrução da área com retalhos pode ser difícil. A excisão da maxila média e caudal é limitada pelo tamanho do retalho mucoso que pode ser criado. A mandibulectomia é limitada pela extensão medial e caudal do tumor (p. 336). Os tumores que invadem a musculatura sublingual e a faringe caudal podem não ser passíveis de ressecção. A extensão labial do tumor requer a ressecção completa da espessura do lábio com maxilectomia (p. 335) ou mandibulectomia parcial.

> **NOTA** Os proprietários tendem a acreditar que a aparência de seus animais após ressecções orais de grande porte será desfigurada de maneira inaceitável. Mostrar fotografias de animais submetidos a procedimentos similares ao que você recomenda pode ajudá-los a aceitar a cirurgia.

Manejo Pré-cirúrgico

A antibioticoterapia peroperatória é indicada em pacientes com tumores orais, que geralmente apresentam áreas de necrose e infecção (p. 331). Os animais debilitados podem precisar de fluidos IV e hiperalimentação enteral ou parenteral antes da cirurgia.

Anestesia

Os protocolos anestésicos gerais para animais submetidos à cirurgia oral são mostrados na p. 331 (Tabela 18.1). A sedação ou anestesia geral pode ser necessária para a realização da aspiração por agulha fina, dependendo da localização do tumor e da disposição do animal. A anestesia geral é normalmente recomendada para biópsias devido ao sangramento subsequente. A excisão cirúrgica dos tumores requer anestesia geral com agentes inalatórios. Como os animais mais acometidos são idosos, o isoflurano é o anestésico inalatório de escolha. Sondas endotraqueais com manguito, de preferência protegidas para evitar torções, devem ser usadas. A intubação pode ser feita por meio de uma faringotomia (p. 1044) ou traqueostomia (p. 842), se necessário, para facilitar a cirurgia. Os bloqueios nervosos fornecem analgesia e reduzem a quantidade de outros medicamentos anestésicos necessários durante a cirurgia (Capítulo 13).

> **NOTA** Esponjas estéreis devem ser colocadas na orofaringe caudal para evitar a aspiração de sangue; no entanto, lembre-se de remover essas esponjas antes de acordar o paciente.

Anatomia Cirúrgica

A anatomia cirúrgica da orofaringe é discutida na p. 333.

Posicionamento

As lesões mandibulares são geralmente removidas com o paciente em decúbito lateral. A ressecção de lesões maxilares pode ser realizada com o paciente em decúbito lateral ou ventral.

TÉCNICA CIRÚRGICA

AP Identifique o tecido mole e/ou ósseo a ser removido e excise-o de acordo com as técnicas de maxilectomia, mandibulectomia, glossectomia e tonsilectomia descritas nas pp. 335 a 340. A radiografia do segmento excisado antes do fechamento da ferida pode ajudar a determinar se a remoção de osso foi adequada; no entanto, o crescimento do tumor até o forame mandibular pode exigir margens mais amplas do que a avaliação radiográfica da destruição óssea pode prever. A avaliação citológica intraoperatória tende a ser melhor para determinar a adequação da ressecção. Envie os tecidos extirpados para análise histológica. Se mais osso for excisado, marque a borda caudal para determinar a necessidade de maior ressecção (caso essa margem esteja comprometida). A excisão simultânea ou prévia de linfonodos regionais (mandibular, parotídeo e retrofaríngeo medial) é importante no estadiamento da doença.

CUIDADO E AVALIAÇÃO PÓS-CIRÚRGICOS

As esponjas devem ser removidas da orofaringe caudal e a cavidade oral e nasofaringe devem ser aspiradas antes da recuperação anestésica. Analgésicos (i.e., hidromorfona, butorfanol ou buprenorfina; Tabela 13.2) devem ser administrados no pós-operatório. Alimentos moles e água podem ser oferecidos no dia seguinte à cirurgia. A administração de fluidos IV pode ser interrompida quando o animal mantiver a hidratação bebendo água. Os cães raramente relutam em comer após a cirurgia; no entanto, os gatos podem precisar de 2 a 3 dias para se adaptarem. O paciente deve ser examinado 1 e 2 semanas após a cirurgia para avaliar a cicatrização. As suturas geralmente se soltam ou caem 2 a 4 semanas após a cirurgia. O inchaço facial tende a se resolver em 3 a 7 dias após a cirurgia. As radiografias torácicas podem ser feitas aos 3, 6 e 12 meses pós-operatórios para avaliação de metástases, e exames orais devem ser realizados regularmente para detecção de recidivas. Após a maxilectomia ou mandibulectomia parcial, pode haver acúmulo excessivo de cálculos dentário na arcada dentária oposta. A satisfação do proprietário após a mandibulectomia ou maxilectomia parcial normalmente é boa.

COMPLICAÇÕES

A recidiva tumoral e a deiscência são as complicações mais comuns após a reconstrução oral maior. De modo geral, a recidiva após a ressecção com margens livres de tumor é inferior a 40%. Nestes casos, a recidiva se deve à presença de um tumor multifocal, ao desenvolvimento de uma nova neoplasia ou à avaliação patológica inadequada. A deiscência é observada em menos de um terço dos casos com reconstrução extensa. Tensão da linha de sutura, eletrocauterização excessiva, necrose isquêmica de um retalho de mucosa, movimento excessivo do retalho, infecção e recidiva do tumor são as principais causas de deiscência. A deiscência é mais frequente quando a cirurgia é combinada à radioterapia ou quimioterapia porque essas modalidades adjuvantes podem inibir a cicatrização de feridas.

PROGNÓSTICO

O prognóstico dos tumores orais depende do tipo de neoplasia, do seu comportamento biológico e do estágio da doença. O prognóstico de tumores orais benignos é bom e de tumores malignos orais é reservado. A melhor chance de cura ou controle de tumores orais malignos ou benignos são a ressecção cirúrgica e a reconstrução. A eliminação da doença local é essencial. De modo geral, a taxa de sobrevida em 1 ano é de aproximadamente 50% com tempo médio de sobrevida de 8 meses em cães com tumores malignos da maxila. Em animais com tumores mandibulares malignos, a taxa de sobrevida global em 1 ano é de 45%, com tempo médio de sobrevida de 11 meses. Cães com tumores rostrais ao canino maxilar ou aos primeiros pré-molares mandibulares têm melhor prognóstico. Isso pode ser devido ao reconhecimento precoce, ao comportamento alterado do tumor com base na localização ou à prevalência do tipo tumoral.

Os CCE respondem melhor à cirurgia porque são localizados e, de modo geral, não metastatizam. Em cães, mais de 50% dos CCE são controlados localmente por 1 ano ou mais e o tempo médio de sobrevida é de cerca de 12 a 18 meses. O prognóstico de gatos com CCE é reservado, com tempo médio de sobrevida de cerca de 2 meses, independentemente da forma de terapia. Os fibrossarcomas são localizados mais localmente agressivos, e sua ressecção completa é difícil. A maioria recidiva no primeiro ano após a ressecção e as taxas de sobrevida em 1 ano variam de 20 a 50%. Os melanomas têm o pior prognóstico porque suas metástases são precoces. Menos de 20% dos animais acometidos estão livres de doença 1 ano após a cirurgia. Os tempos médios de sobrevida variam de 8 a 10 meses. Os tumores originários da língua têm prognóstico reservado. Seu controle local é obtido em apenas aproximadamente um quarto dos animais 1 ano após a ressecção ou a radioterapia. O osteossarcoma de mandíbula tratado com excisão cirúrgica e, em alguns casos, quimioterapia foi associado a uma taxa de metástase de 58%, mais frequentemente para os pulmões (69%) e também para os linfonodos, a coluna vertebral, os ossos longos e a pele.[4] O tempo médio de sobrevida foi de 525 dias, com 50% de sobrevida em 1 ano. O maior grau tumoral foi associado à maior taxa de metástase e menor porcentagem de sobrevida em 1 ano.

MUCOCELES SALIVARES

DEFINIÇÕES

Uma **mucocele salivar** *(sialocele, cisto salivar)* é uma coleção de saliva extravasada de uma glândula ou ducto salivar danificado e é cercada por tecido de granulação. A **mucocele cervical** é uma coleção de saliva nas estruturas mais profundas do espaço intermandibular, no ângulo da mandíbula ou na região cervical superior. A **mucocele sublingual (rânula)** é uma coleção de saliva no tecido sublingual caudal às aberturas dos ductos sublingual e mandibular e a **mucocele faríngea** é uma coleção de saliva nos tecidos adjacentes à faringe. A **mucocele zigomática** é uma coleção de saliva ventral ao globo. As **mucoceles complexas**, compostas por dois ou mais tipos, ocorrem em alguns animais. **Marsupialização** é o processo de incisão de uma mucocele e sutura de suas bordas à mucosa. O interior da mucocele supura e gradualmente se fecha por granulação.

CONSIDERAÇÕES GERAIS E FISIOPATOLOGIA CLINICAMENTE RELEVANTE

A ruptura de uma glândula ou ducto salivar provoca o extravasamento de saliva no tecido circundante. As mucoceles salivares não são cistos. Os cistos são cavidades revestidas por epitélio, enquanto o revestimento de tecido de granulação de uma mucocele é produzido de modo secundário à inflamação causada pela saliva livre nos tecidos. A causa das mucoceles salivares raramente é identificada, embora traumas contusos (estrangulamentos), corpos estranhos e sialólitos tenham sido sugeridos. A glândula salivar sublingual é mais comumente acometida. A saliva segue o caminho de menor resistência e tende a se acumular no tecido cranial cervical ou intermandibular (Figura 18.32), no tecido sublingual (Figura 18.33) ou no tecido faríngeo (Figura 18.34). A saliva irrita o tecido e causa inflamação. A princípio, o inchaço pode ser firme e doloroso, mas o animal geralmente é assintomático. O tecido de granulação se forma em resposta à inflamação e impede a migração da saliva. O diagnóstico de mucocele salivar é baseado principalmente no histórico, nos sinais clínicos e nos achados citológicos. As radiografias podem determinar qual glândula está envolvida e o exame histopatológico é diagnóstico.

DIAGNÓSTICO

Apresentação Clínica
Sinais Clínicos

Os cães são mais acometidos do que os gatos. Todas as raças são suscetíveis, mas alguns relatos indicam que Poodles, Pastores-alemães, Dachshunds e Silky terriers australianos são mais comumente afetados. Há uma ligeira predisposição em machos. Animais de qualquer idade podem apresentar mucoceles.

Histórico

Os sinais clínicos dependem da localização da mucocele. A maioria dos cães apresenta mucocele cervical ou intermandibular e é assintomática. Estes animais são geralmente atendidos com histórico de massa indolor, flutuante e de progressão gradual. Os pacientes com mucocele sublingual (i.e., rânula) podem ter preensão anormal e sangramento oral, o qual é causado por trauma durante a mastigação. Angústia respiratória e disfagia são comuns em pacientes com mucoceles faríngeas associadas à glândula salivar sublingual. O aumento de volume na área da orofaringe pode causar movimentos anormais da língua e interferir com a alimentação ou respiração, e o inchaço na área orbital em mucoceles zigomáticas pode causar enoftalmia e estrabismo divergente. Cães com mucoceles faríngeas podem ter mucoceles cervicais concomitantes.[5]

> **NOTA** Pergunte aos proprietários onde eles notaram o inchaço pela primeira vez, porque isso pode ajudar a determinar o lado acometido.

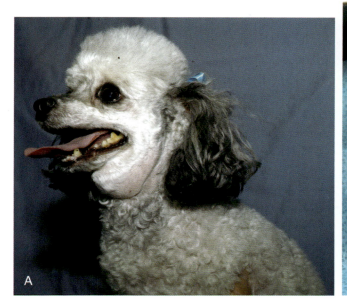
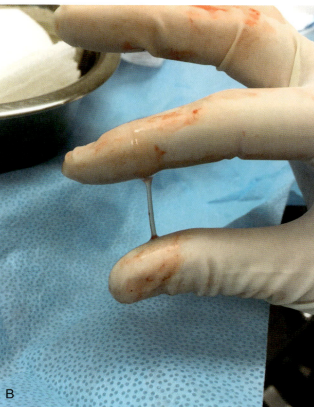

Figura 18.32 Mucocele cervical em um cão. (A) Aparência da mucocele ao exame físico. (B) Viscosidade do material aspirado de uma mucocele cervical.

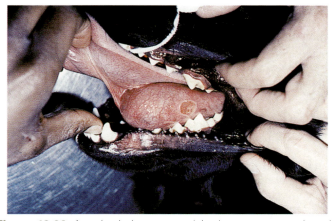

Figura 18.33 Aparência intraoperatória de uma mucocele sublingual (rânula) lateral à língua no tecido sublingual. Note a úlcera pelo aprisionamento da mucosa entre os dentes.

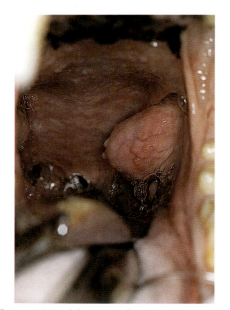

Figura 18.34 Mucocele faríngea em um cão.

Achados de Exame Físico

As glândulas parótidas e mandibulares são facilmente palpáveis. A glândula sublingual é ocasionalmente palpável em pacientes cooperativos ou sedados. Espera-se que a palpação das glândulas seja normal e sem desconforto. A maioria das mucoceles é macia e flutuante, enquanto tumores e abscessos geralmente são firmes. As mucoceles são indolores, exceto durante a fase aguda do inchaço. Às vezes, é difícil identificar o lado acometido quando as mucoceles estão localizadas na linha média ventral ou no espaço intermandibular. O exame destes animais em decúbito dorsal permite que a mucocele gravite para o lado acometido. A palpação de algumas mucoceles cervicais faz com que os tecidos sublinguais inchem no lado afetado. Mucoceles sublinguais e cervicais concomitantes se originam do lado onde a mucocele sublingual é encontrada. A saliva pode estar tingida de sangue em pacientes com mucocele sublingual que é frequentemente traumatizada pelos dentes. Aumento de volume facial periorbital, enoftalmia e dor periocular são sinais de mucocele zigomática. A neuropatia óptica pode ser secundária à pressão das mucoceles zigomáticas.

> **NOTA** Animais com mucocele faríngea geralmente são atendidos em angústia respiratória aguda. Institua a terapia apropriada rapidamente ou eles podem morrer!

Diagnóstico por Imagem

As radiografias simples raramente têm utilidade, exceto em casos com sialólitos, alguns corpos estranhos ou neoplasia. As radiografias torácicas são indicadas para avaliar a presença de metástase em caso de suspeita de neoplasia. A sialografia (i.e., a injeção de um contraste iodado hidrossolúvel em um canal salivar) para confirmar o diagnóstico ou determinar o local de origem é difícil e geralmente desnecessária. Em alguns casos, em especial nas mucoceles faríngeas, a imagem transversal pode ser usada para avaliar melhor a localização e extensão da lesão. Técnicas avançadas de diagnóstico por imagem são importantes para o diagnóstico da doença salivar zigomática.[6] O fluido pode ser diferenciado do tecido e os aspirados podem ser usados para avaliação citológica para diferenciação entre infecção e mucocele.

Achados Laboratoriais

As anomalias laboratoriais são raras. A função da glândula salivar e a permeabilidade do ducto podem ser avaliadas com uma gota de solução oftálmica tópica de atropina na língua para estimular o fluxo de saliva; entretanto, pode ser difícil distinguir o fluxo de ductos individuais. A paracentese deve ser realizada sob condições assépticas para prevenir a infecção da mucocele. A aspiração de um fluido mucoide claro, amarelado ou com sangue e baixa contagem de células é consistente com a saliva (Figura 28.32B). A coloração do esfregaço com corante específico para muco, como o ácido periódico de Schiff, confirma a presença de saliva. A contagem elevada de leucócitos pode indicar sialoadenite concomitante.

DIAGNÓSTICO DIFERENCIAL

Sialoadenite, sialadenose, neoplasia salivar, sialólito (fosfato ou carbonato de cálcio), abscesso cervical, corpo estranho, hematoma, linfonodos císticos ou neoplásicos, cisto tonsilar, cisto tireoglosso, cisto na bolsa de Rathke e cistos branquiais podem causar inchaço na mesma região que as mucoceles. Ocasionalmente, pode ser difícil diferenciar as mucoceles de cistos ou tumores. O exame histopatológico é necessário para diagnosticar tumores da glândula salivar e diferenciar um cisto congênito de uma mucocele. Os cistos congênitos têm revestimento epitelial, enquanto as mucoceles são revestidas por tecido de granulação.

A neoplasia salivar é observada como massa em animais mais velhos e pode estar associada a halitose, perda de peso, disfagia, exoftalmia, síndrome de Horner, espirros e disfonia. A glândula mandibular é mais comumente acometida em gatos e a parótida em cães; o adenocarcinoma simples é o tipo histológico mais comum.

Os animais com abscessos orofaríngeos crônicos geralmente apresentam fístulas, aumento de volume cervical, disfagia e dor oral. Um histórico de briga, trauma penetrante ou mastigação de madeira é comum com abscessos.

MANEJO CLÍNICO

A aspiração de emergência da mucocele pode ser necessária em animais com angústia respiratória (em especial mucoceles faríngeas). A drenagem repetida ou injeção de agentes cauterizantes ou anti-inflamatórios não elimina as mucoceles; no entanto, complica a cirurgia subsequente, levando ao desenvolvimento de abscesso ou fibrose. A injeção de um agente esclerosante na mucocele foi sugerida, mas esse procedimento raramente é realizado.[7] As mucoceles raramente se resolvem sem cirurgia.

TRATAMENTO CIRÚRGICO

A excisão total do complexo glândula-ducto envolvido e a drenagem da mucocele são curativas. O lado de origem da mucocele pode ser determinado por exame oral, palpação, sialografia ou exploração da lesão.

> **NOTA** Se você tiver dificuldades para identificar o lado acometido em um animal com mucocele cervical, coloque-o de costas. O conteúdo da mucocele geralmente gravita para o lado da glândula afetada.

Manejo Pré-cirúrgico

Os animais com mucocele faríngea podem apresentar angústia respiratória aguda com necessidade de intubação rápida. A intubação pela boca nem sempre é possível e uma traqueostomia temporária pode ser necessária. Estes animais tendem a ser estáveis após a intubação, e a excisão cirúrgica das glândulas salivares e a drenagem da mucocele podem ser retardadas, se necessário, enquanto outros exames diagnósticos são realizados. Antibióticos IV podem ser administrados na indução da anestesia, mas não são essenciais.

Anestesia

A maioria dos animais submetidos à excisão de glândulas salivares por causa de mucoceles é saudável e diversos protocolos anestésicos podem ser usados (Tabela 18.1). As recomendações anestésicas gerais para animais submetidos à cirurgia oral (i.e., rânulas ou mucoceles faríngeas) são dadas na p. 331.

A respiração com a boca aberta, a abdução dos membros anteriores, a respiração ofegante e a inquietação indicam dificuldade respiratória moderada a grave que pode exigir terapia de emergência. Contenção de pacientes com dispneia grave deve ser mínima, permitindo a manutenção da posição em que se sentem mais confortáveis. A pré-medicação com qualquer fármaco que cause hipoventilação é contraindicada (Quadro 28.2 na p. 834). Além disso, todo o possível deve ser feito para minimizar o estresse do paciente antes da indução. O suporte com oxigênio, mesmo durante a colocação do cateter IV, pode ser necessário. A oximetria de pulso com um sensor que pode ser fixado à cauda pode ajudar bastante o monitoramento peroperatório de pacientes com angústia respiratória. Antes da indução, o anestesiologista deve estar preparado com dispositivos de vias aéreas, equipamento anestésico e monitores, bem como medicamentos de indução e emergência. A pré-oxigenação do paciente por 3 a 5 minutos antes da indução com sistema *flow-by* ou máscara facial frouxa deve ser seguida pela rápida indução e intubação. O propofol é recomendado para indução por ter rápido início de ação e curta duração. A intubação

CAPÍTULO 18 Cirurgia do Sistema Digestório

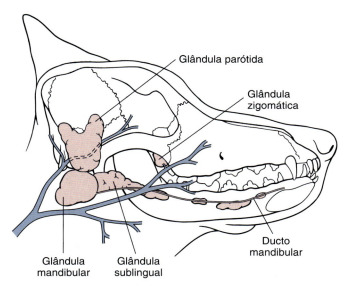

Figura 18.35 Anatomia cirúrgica das glândulas salivares. A glândula parótida repousa ventral ao canal auditivo. A glândula mandibular é ventral à glândula parótida e repousa entre as veias maxilar e linguofacial. A glândula sublingual segue o trajeto rostral do ducto mandibular até a cavidade oral. A glândula zigomática é protegida pelo arco zigomático.

> **QUADRO 18.9** Aberturas Orais dos Ductos das Glândulas Salivares
>
> **Ducto Parotídeo**
> - Mucosa labial à altura do quarto pré-molar superior
>
> **Ducto Mandibular**
> - Papila lateral à borda rostral do frênulo
>
> **Ducto Sublingual**
> - Abre-se com o ducto mandibular, perto do frênulo lingual
>
> **Glândula Zigomática**
> - Lateral ao último molar superior

oral pode ser difícil em pacientes com grandes mucoceles faríngeas (discutidas anteriormente) e a colocação da sonda endotraqueal por traqueostomia geralmente é necessária para permitir a visualização adequada da lesão. Após a intubação, um exame mais completo pode ser feito.

Anatomia Cirúrgica

Cães e gatos têm quatro pares principais de glândulas salivares de significado cirúrgico (Figura 18.35). Estas glândulas são as parótidas, mandibulares, sublinguais e zigomáticas. A glândula parótida é uma glândula serosa de formato triangular, localizada ventral ao canal auditivo horizontal. Numerosas artérias, veias e nervos estão intimamente associados ao aspecto medial da glândula. A papila do ducto parotídeo está localizada na superfície da mucosa da bochecha, à altura do quarto pré-molar superior. A glândula mandibular é grande e ovoide e está dentro de uma cápsula fibrosa, caudal e ventral à glândula parótida. Esta glândula está localizada entre as veias linguofaciais e maxilares quando se fundem para se unirem à veia jugular externa. O ducto mandibular segue com a glândula sublingual em direção ao assoalho da boca e se abre em uma pequena papila lateral à borda rostral do frênulo (Quadro 18.9). A glândula sublingual é dividida em porções monoestomática e poliestomática. A porção monoestomática se origina na borda rostroventral da glândula mandibular. Os ductos desta porção da glândula sublingual seguem com o ducto mandibular, mas geralmente se abrem em papilas separadas. A porção poliestomática é dividida em vários lóbulos frouxamente conectados que circundam o ducto mandibular e ficam imediatamente abaixo da mucosa oral, com secreção direta na cavidade oral. A glândula zigomática, uma glândula de formato ovoide irregular, está localizada no assoalho da órbita ventrocaudal ao olho e medial ao arco zigomático. A glândula zigomática possui vários ductos que correm ventralmente e se abrem em uma dobra da mucosa lateral ao último molar superior. O ducto zigomático principal geralmente pode ser identificado neste local, cerca de 1 cm caudal à papila parótida.

Posicionamento

A excisão da glândula salivar é realizada com o animal em decúbito lateral. O decúbito ventral e a abertura máxima da boca facilitam a marsupialização das mucoceles e rânulas da faringe.

TÉCNICAS CIRÚRGICAS

Excisão das Glândulas Salivares Mandibular e Sublingual

As glândulas salivares mandibular e sublingual são extirpadas em conjunto porque a glândula sublingual está intimamente associada ao ducto da glândula salivar mandibular; a remoção de uma traumatizaria a outra. Tudo o que precisa ser feito para resolução da mucocele é a remoção das glândulas do lado acometido; entretanto, os dois pares de glândulas mandibulares e sublinguais podem ser retirados sem risco de xerostomia. Se o lado de origem da mucocele não for claro, faça uma incisão na mucocele e palpe o lúmen com os dedos. O lado não acometido é arredondado e macio. O lado acometido apresenta um trato ou túnel em direção ao local de extravasamento.

Posicione o paciente em decúbito lateral. Coloque uma almofada sob o pescoço para girar o aspecto ventral dorsalmente e fixar o pescoço em uma posição estendida. Localize a glândula salivar mandibular entre as veias linguofaciais e maxilares ao se unirem à veia jugular externa (Figura 18.36A). Incise a pele, o tecido subcutâneo e o músculo subcutâneo do pescoço do ângulo da mandíbula caudalmente à veia jugular externa para expor a cápsula fibrosa da glândula mandibular (Figura 18.36B). Evitando o ramo do segundo nervo cervical que atravessa a cápsula, incise-a e afaste-a das glândulas salivares sublingual monoestomática e mandibular. Ligue a artéria (ramo da artéria auricular maior) e a veia ao encontrá-las no aspecto dorsomedial da glândula. Continue a dissecção em sentido cranial, seguindo o ducto mandibular, o ducto sublingual e as glândulas sublinguais poliestomáticas em direção à boca (Figura 18.36B). Incise a fáscia entre os músculos masseter e digástrico. Exponha todo o complexo das glândulas salivares mandibular e sublingual, retraindo o músculo digástrico e aplicando tração caudal na glândula mandibular. Se necessário, realize a miotomia do músculo digástrico ou perfure o complexo do ducto sublingual caudal sob o músculo digástrico para melhorar a visualização. Faça a dissecção (digital e aguda) rostralmente até identificar o ramo lingual do nervo trigêmeo e apenas os ductos permanecerem no complexo. Evite

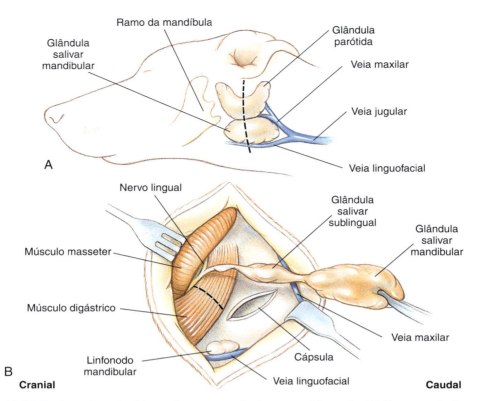

Figura 18.36 Excisão das glândulas salivares mandibulares e sublinguais. (A) Faça uma incisão ventral ao canal auditivo externo e sobre a glândula salivar mandibular na junção das veias linguofacial e maxilar. (B) Disseque a glândula salivar mandibular depois de incisar a cápsula. Aplique tração caudal na glândula mandibular e disseque o ducto e a glândula sublingual até identificar o nervo lingual. Seccione o músculo digástrico *(linha tracejada)* para auxiliar a dissecção, se necessário.

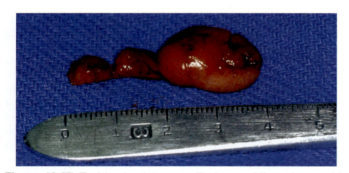

Figura 18.37 Tecido glandular mandibular e sublingual removido do cão mostrado na Figura 18.32.

traumatizar os nervos linguais ou hipoglosso. Tente identificar o defeito do ducto glandular que causa a mucocele, já que a ausência de identificação pode indicar que a mucocele se originou do complexo glândula-ducto contralateral (Figura 18.37). Ligue e seccione o complexo glândula sublingual mandibular-ducto imediatamente caudal ao nervo lingual.

A tração no complexo glândula-ducto pode causar a ruptura dos ductos. Se isso ocorrer perto do ponto de transecção proposto ou do aspecto oral do defeito do ducto, não é necessária mais nenhuma dissecção. No entanto, se a ruptura ocorrer antes do defeito do ducto ou de sua identificação e houver tecido glandular oral à laceração, recomenda-se a ressecção adicional do tecido glandular para evitar recidivas.

Irrigue o sítio cirúrgico antes do fechamento. Justaponha o músculo digástrico se tiver sido incisado com sutura de colchoeiro horizontal ou cruzada. Feche o espaço morto com algumas suturas na cápsula e no tecido profundo. Faça a aposição de rotina dos músculos superficiais, do tecido subcutâneo e da pele. Após a excisão, submeta as glândulas e os ductos ao exame para descartar neoplasias, e uma parte da parede da mucocele para descartar cistos congênitos.

Drene as mucoceles cervicais com uma incisão no ponto mais dependente; se quiser, coloque um dreno de sucção fechada ou de Penrose. Proteja o dreno com uma bandagem absorvente. Troque a bandagem e limpe a secreção do pescoço conforme necessário para evitar a escoriação da pele. Mantenha o dreno por 1 a 5 dias, removendo-o quando a secreção for mínima. Deixe que a incisão cicatrize por segunda intenção. A pele redundante retoma sua aparência normal em algumas semanas. Drene as mucoceles sublinguais (rânulas) por meio da excisão de um fragmento elíptico de espessura total da parede da mucocele. Suture o tecido de granulação que reveste a mucosa sublingual (marsupialização) para estimular a drenagem por vários dias (Figura 18.38). Drene as mucoceles da faringe por aspiração ou marsupialização. Excise o tecido faríngeo redundante para prevenir a obstrução das vias aéreas após a evacuação da mucocele.

As rânulas marsupializadas se contraem e cicatrizam rapidamente por segunda intenção. Após a excisão bilateral das glândulas salivares

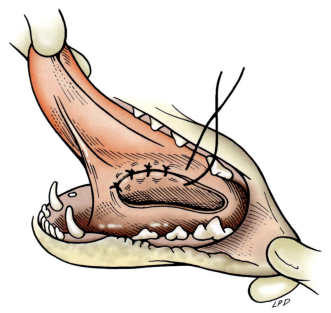

Figura 18.38 Marsupialização de uma rânula. Após a excisão de um fragmento elíptico da mucosa e do tecido de granulação da parede da mucocele, suture a mucosa ao revestimento da mucocele.

mandibular e sublingual, os cães ainda têm saliva suficiente para umedecer adequadamente os alimentos.

Excisão da Glândula Zigomática

 A excisão da glândula zigomática é necessária para o tratamento de mucoceles zigomáticas, infecções não responsivas, doenças inflamatórias e neoplasias.

Posicione o paciente em decúbito lateral ou ventral. Proteja o olho do animal de irritantes com pomada oftálmica. Incise a pele e os tecidos subcutâneos ao longo da borda dorsal do arco zigomático. Incise a fáscia palpebral, o músculo retrator do ângulo do olho e o ligamento orbital e eleve-os dorsalmente com a pele e o globo. Exponha ainda mais a glândula por meio da remoção parcial do arco zigomático com uma cisalha rugina ou por osteotomia. Afaste o globo dorsalmente para expor a gordura periorbital e a glândula zigomática subjacente. Remova a glândula por dissecção romba (a glândula é friável). Evite o ramo anastomótico localizado ventralmente entre as veias oftálmicas profundas faciais e externas. Drene a mucocele, se presente. Se possível, reponha o arco zigomático prendendo o osso com a sutura colocada através de orifícios pré-preparados. Irrigue a área e aplique a fáscia palpebral ao periósteo zigomático com suturas. Feche os tecidos subcutâneos e a pele.

Excisão da Glândula Parótida

A excisão da glândula parótida é ocasionalmente realizada para tratamento de neoplasias, fístulas, infecções crônicas ou mucoceles. A glândula triangular está localizada na base da cartilagem auricular.

Posicione o paciente em decúbito lateral. Incise a pele 1 a 2 cm ventral ao meato acústico externo a um ponto a meia distância entre o ramo da mandíbula e a bifurcação da veia jugular. Incise o músculo subcutâneo do pescoço para expor o músculo parotidoauricular, o canal auditivo vertical e a glândula salivar parotídea. Separe e retraia o músculo parotidoauricular de sua inserção no canal auditivo vertical.

Ligue e divida a veia auricular caudal. Comece a dissecção da glândula parótida em seu ângulo dorsocaudal. Separe a parótida da glândula mandibular ventralmente. Continue a dissecção entre a glândula e o canal auditivo vertical. Evite traumatizar o nervo facial na base do canal auditivo horizontal. Ligue e divida a veia temporal superficial (um ramo da veia maxilar) que atravessa a glândula. Cauterize ou ligue os pequenos vasos na superfície medial da glândula. Ligue e seccione o ducto parotídeo ao sair da glândula. Irrigue a área. Faça a aposição do músculo parotidoauricular. Complete o fechamento pela aposição de tecidos subcutâneos e pele. A ligadura do ducto parotídeo pode ser um tratamento alternativo para mucoceles ou fístulas parotídeas. A ligadura do ducto proximal à ruptura, próximo ao corpo da glândula, causa atrofia glandular.

CUIDADO E AVALIAÇÃO PÓS-CIRÚRGICOS

A avaliação histológica da glândula excisada exclui neoplasias como causa da mucocele. Troque os curativos diariamente em caso de colocação de um dreno de Penrose. Dependendo da quantidade de drenagem, remova o dreno 24 a 72 horas após a cirurgia ou quando o volume for mínimo. Deixe o local do dreno cicatrizar por segunda intenção. Os alimentos moles devem ser oferecidos por 3 a 5 dias após a marsupialização da rânula ou drenagem das mucoceles faríngeas.

COMPLICAÇÕES

As complicações após a ressecção da glândula salivar são incomuns, mas podem incluir formação de seroma, infecção e recidiva da mucocele. Seromas podem se formar no espaço morto criado pela remoção das glândulas; normalmente são reabsorvidos e não requerem aspiração ou drenagem. A infecção é rara se a técnica asséptica for usada. As mucoceles recidivam se o lado da origem da mucocele foi erroneamente diagnosticado ou se uma parte inadequada da glândula foi extirpada. Os linfonodos regionais são ocasionalmente confundidos com glândulas salivares. A dissecção pode ser difícil em caso de infecção ou injeção prévia da mucocele. A atenção aos detalhes anatômicos durante a cirurgia deve minimizar a recidiva e as complicações associadas à excisão da glândula salivar.

PROGNÓSTICO

Em casos raros, uma mucocele é resolvida sem cirurgia. O prognóstico é excelente se a doença for diagnosticada com precisão e a excisão for completa.

TRAUMA OROFARÍNGEO PENETRANTE

DEFINIÇÃO

O **trauma orofaríngeo penetrante** (TOP) é uma lesão da orofaringe, do palato e das estruturas cervicais adjacentes causada por material estranho.

CONSIDERAÇÕES GERAIS E FISIOPATOLOGIA CLINICAMENTE RELEVANTE

Os pedaços de madeira são o material mais comum associado ao TOP em cães, provavelmente por causa do comportamento de brincar. Traumas diretos nas estruturas faríngeas com inoculação bacteriana das estruturas cervicais associadas causam sinais locais de inflamação e infecção, com possível desenvolvimento subsequente de abscesso. Comprometimento das vias aéreas devido à inflamação local ou sinais sistêmicos de choque séptico podem ser observados, dependendo do tempo transcorrido entre a lesão e o atendimento e a gravidade da infecção associada.

DIAGNÓSTICO

Apresentação Clínica

Sinais Clínicos

Os cães são mais suscetíveis ao TOP devido a comportamentos indiscriminados de comer e brincar em comparação aos gatos. Qualquer raça canina pode ser acometida; entretanto, as raças comumente relatadas são Border collie, Springer spaniel inglês e Labrador, além dos animais sem raça definida. Os gatos tendem a brincar e caçar e, por isso, geralmente apresentam como corpos estranhos cordões ou agulhas em vez de ossos. Os corpos estranhos podem ocorrer em animais de qualquer idade, mas são mais comuns nos primeiros 3 anos de vida.

Histórico

Trauma conhecido que causa vocalização aguda, engasgo e ato de bater na boca com as patas.

Achados de Exame Físico

Os sinais clínicos mais comumente observados são ptialismo, depressão e dor à flexão cervical ou abertura da boca; saliva sangrenta e colapso são menos comuns. O acometimento mediastinal pode causar febre, dispneia e taquicardia.

Diagnóstico por Imagem

Enfisema e aumento de volume dos tecidos moles podem ser observados em radiografias (Figuras 18.39 e 18.40). O material de madeira pode não ser facilmente identificado em radiografias, mas a ultrassonografia pode mostrar material linear hiperecogênico com sombreamento.

Achados Laboratoriais

O trauma penetrante e a infecção associada podem causar leucocitose neutrofílica. A hipoglicemia pode ser observada em pacientes jovens que não conseguem se alimentar ou apresentam síndrome da resposta inflamatória sistêmica (SIRS; do inglês, *systemic inflammatory response syndrome*).

DIAGNÓSTICO DIFERENCIAL

Lesões em massa, estenoses, esofagite, disfunção cricofaríngea e outras possibilidades de ptialismo e disfagia devem ser descartadas. As radiografias do tórax devem ser realizadas para descartar pneumomediastino (Figura 18.40), pneumotórax e/ou derrame pleural em caso de suspeita de traumatismo esofágico concomitante.

TRATAMENTO CIRÚRGICO

A exploração cirúrgica da orofaringe e do pescoço é feita pelas vias cervical oral e ventral, respectivamente. Um estudo usou endoscopia rígida para remoção minimamente invasiva de material estranho através do trato de entrada original.[8] A irrigação com fluido foi empregada para dilatação da ferida e trato originais durante a extração de corpo estranho com instrumentos flexíveis através do canal de trabalho do endoscópio. Deve-se ter cuidado para evitar a pressurização da solução de irrigação; o aumento de volume cervical foi observado em um dos nove cães, e o resultado foi bem-sucedido, sem recidivas em nenhum animal.

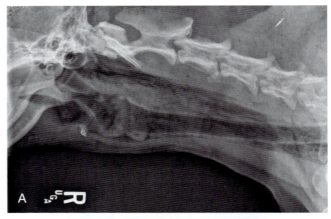

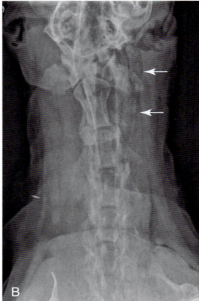

Figura 18.39 Radiografias de um cão com trauma penetrante orofaríngeo conhecido. (A) Imagem lateral mostrando o enfisema ao redor da faringe e do esôfago. (B) Imagem ventrodorsal mostrando o enfisema do lado esquerdo da faringe e do esôfago *(setas)*. R, direito.

Manejo Pré-cirúrgico

A correção terapêutica da desidratação significativa e dos desequilíbrios eletrolíticos e acidobásicos deve ser iniciada antes da cirurgia. Antibióticos profiláticos devem ser administrados (p. 331).

Anestesia

Anestesia geral profunda e/ou relaxantes musculares devem ser considerados, pois a estimulação orofaríngea provoca respostas vigorosas e movimento. Os opioides (p. ex., fentanila, hidromorfona) anulam os reflexos orofaríngeos e também podem ser administrados.

Anatomia Cirúrgica

A anatomia cirúrgica da faringe, da língua e do esôfago é descrita nas pp. 333 e 369.

TÉCNICA CIRÚRGICA

As feridas orais devem ser examinadas e o material estranho presente deve ser removido. O desbridamento, a irrigação e o fechamento subsequentes são feitos em feridas faríngeas; entretanto, nem todas

CAPÍTULO 18 Cirurgia do Sistema Digestório

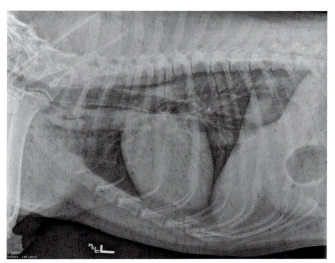

Figura 18.40 Radiografia de tórax em perfil do cão da Figura 18.39 mostrando o enfisema mediastinal cranial.

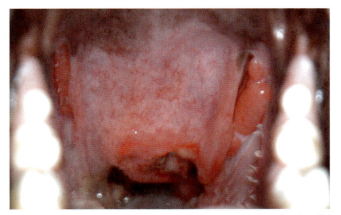

Figura 18.41 Trauma palatino do lado esquerdo do cão das Figuras 18.39 e 18.40.

as feridas palatinas requerem fechamento imediato (Figura 18.41). A formação de abscessos na língua é relatada após a suspeita de penetração de corpo estranho; a drenagem, o desbridamento e a irrigação devem ser feitos considerando a colocação de drenos nos abscessos sublinguais extensos. Explore o enfisema cervical subcutâneo por meio de uma abordagem na linha média ventral, como descrito para corpos estranhos esofágicos (p. 378); deve-se tomar cuidado para avaliar bem a região retrofaríngea. Coloque um dreno de sucção fechada se o espaço morto não puder ser ocluído devido às considerações anatômicas das estruturas neurovasculares. Considere a colocação concomitante de sonda de gastrostomia ou esofagostomia para suporte nutricional pós-operatório.

CUIDADO E AVALIAÇÃO PÓS-CIRÚRGICOS

Todos os pacientes devem ser cuidadosamente observados por 2 a 3 dias quanto a sinais de dor e deiscência. A analgesia com opioides e AINE pode ser benéfica para reduzir a dor e encorajar a ingestão oral de alimentos e água na ausência de uma sonda de gastrostomia. Nesses casos, recomenda-se o oferecimento de pequenas bolas de comida enlatada com necessidade de preensão mínima (representando bolos

---

QUADRO 18.10 Possíveis Doenças Cirúrgicas do Esôfago

- Corpos estranhos
- Tumores
- Perfuração
- Hérnia de hiato
- Fístula[a]
- Intussuscepção gastroesofágica[a]
- Divertículo[a]
- Acalasia cricofaríngea[a]
- Estenoses

[a]Raros(as)

---

alimentícios pré-formados). Repita as radiografias torácicas em animais com alargamento mediastinal ou enfisema, pneumomediastino, pneumotórax e/ou derrame pleural pré-operatório e em casos que não melhoram após a cirurgia.

COMPLICAÇÕES

A infecção persistente ou o material estranho não identificado podem causar fístulas, abscessos e a extensão para o mediastino. A persistência dos sinais clínicos pode indicar a presença de material estranho remanescente e a necessidade de avaliação repetida e possível cirurgia.

PROGNÓSTICO

O diagnóstico precoce e a remoção de material estranho são essenciais e responsáveis pelo prognóstico bom. O acometimento do mediastino pode causar inflamação significativa e ser fatal.

Cirurgia do Esôfago

PRINCÍPIOS GERAIS E TÉCNICAS

DEFINIÇÕES

Esofagotomia é uma incisão no lúmen esofágico; **esofagectomia parcial** é a ressecção parcial do esôfago. **Esofagostomia** é a criação de uma abertura no esôfago para colocação de uma sonda alimentar. **Regurgitação** é a expulsão passiva de alimento não digerido ou fluido da faringe ou do esôfago. **Vômito** é um reflexo de mediação central que causa a expulsão de alimentos ou fluidos do estômago e/ou intestinos.

CONSIDERAÇÕES PRÉ-CIRÚRGICAS

O esôfago transporta comida, água e saliva da faringe para o estômago. Embora menos comum que a obstrução intestinal, a obstrução esofágica associada a corpos estranhos, estenoses ou massas pode ocorrer em cães e gatos. A cirurgia esofágica pode ser indicada em caso de interrupção da função por obstrução ou perfuração (Quadro 18.10).

O diagnóstico de distúrbios esofágicos é baseado no histórico, nos sinais clínicos, nos exames de imagem e/ou na endoscopia. Os sinais clínicos predominantes da patologia esofágica normalmente são regurgitação ou disfagia (Quadro 18.11). O histórico pode ser usado para tentar distinguir o vômito da regurgitação, mas isso nem sempre é fácil. Classicamente, a regurgitação é um processo passivo, enquanto

> **QUADRO 18.11 Sinais Clínicos de Doença Esofágica**
>
> - Regurgitação
> - Tosse
> - Disfagia
> - Dispneia
> - Ptialismo
> - Febre
> - Alteração do apetite
> - Perda de peso

> **QUADRO 18.12 Manejo Pré-cirúrgico de Pacientes com Doenças Esofágicas**
>
> - Jejum: animais adultos, 12-18 horas; animais pediátricos, 4-8 horas
> - Corrija os desequilíbrios hídricos, eletrolíticos e acidobásicos
> - Administre antibióticos profiláticos (p. ex., ampicilina, cefalosporinas), se adequado
> - Suporte nutricional
> - Trate a esofagite e a pneumonia por aspiração

> **QUADRO 18.13 Tratamento da Esofagite**
>
> **Omeprazol**
> 1-2 mg/kg VO q12-24h
>
> **Esomeprazol**
> 1 mg/kg IV q12-24h [a]
>
> **Pantoprazol**
> 1 mg/kg IV q12-24h [a]
>
> **Metoclopramida**
> 0,2-0,4 mg/kg VO, SC ou IV q8h
>
> **Cisaprida (Medicamento Manipulado)**
> 0,1-0,5 mg/kg VO q8-12h
>
> **Sucralfato[b] (Suspensão, Não Comprimidos)**
> 0,5-1 g VO q6-8h
>
> *IV*, Intravenoso; *SC*, subcutâneo; *VO*, via oral.
> [a]A dose é empírica.
> [b]O sucralfato prejudica a absorção e/ou reduz a biodisponibilidade de alguns fármacos; administre em intervalos diferentes.

o vômito tende a ser precedido por salivação, náusea vigorosa e contrações abdominais. O material regurgitado geralmente é composto por alimento e saliva não digeridos, enquanto o material vomitado pode conter bile ou sangue digerido. No entanto, alguns animais vomitam um material que parece regurgitado e nem todos os animais com vômitos têm os sinais listados anteriormente. De modo geral, se um paciente tem os sinais clássicos de vômito, é vômito. No entanto, na ausência destes sinais clássicos, pode ser difícil saber se o animal vomitou ou regurgitou.

Alguns pacientes com doença esofágica apresentam sinais respiratórios (em especial tosse, mas também crepitações pulmonares, secreção nasal mucopurulenta e/ou febre sugestiva de pneumonia aspirativa) sem histórico de regurgitação ou vômito. Sempre que um cão apresenta pneumonia, a aspiração deve ser um diferencial, mesmo que não haja histórico de vômito. Um paciente com doença esofágica pode ter apetite normal, voraz ou deprimido, e alguns indivíduos perdem peso.

A distensão do esôfago cervical pode ser observada em pacientes com fraqueza esofágica grave. Alguns pacientes com fraqueza grave do esôfago cervical apresentam um efeito semelhante a um fole; as expirações são associadas ao balonamento no pescoço quando o esôfago cervical se enche de ar, que é expelido do esôfago torácico. Os mesmos sinais podem ser ocasionalmente observados por meio da compressão do tórax com as narinas ocluídas (essa era uma maneira antiga de diagnosticar o megaesôfago). Anomalias de preensão e deglutição podem ser observadas enquanto o animal se alimenta. Massas e corpos estranhos podem ser palpados no esôfago cervical. Raramente, as perfurações esofágicas podem causar mediastinite séptica, com febre, derrame mediastinal ou pleural, angústia respiratória e morte.

O diagnóstico definitivo da doença esofágica e, em seguida, a definição de seu tipo podem exigir diversas técnicas. As radiografias torácicas e cervicais, com inclusão do esôfago, da porção caudal da cavidade oral até o estômago, devem ser avaliadas para detecção de corpos estranhos, dilatação esofágica por gás ou fluido, opacidades fluidas ou gasosas periesofágicas e pneumonia por aspiração. O esôfago não é radiograficamente visível na maioria dos cães e gatos normais; no entanto, pequenas quantidades de ar deglutido podem ser ocasionalmente vistas no esôfago cervical cranial e torácico cranial de animais normais. Mediastinite, pneumomediastino e/ou derrame pleural sugerem perfuração esofágica. As radiografias com contraste de bário do esôfago costumam ser úteis se as radiografias simples não forem diagnósticas; um número razoável de cães com fraqueza esofágica não apresenta anomalias óbvias em estudos radiográficos simples. O exame contrastado com fluoroscopia do esôfago permite a avaliação da deglutição, da motilidade e da função do esfíncter gastroesofágico. A fluoroscopia é necessária para avaliar melhor a motilidade. A pasta de sulfato de bário pode causar complicações se aspirada. O sulfato de bário líquido é a preparação preferida em esofagogramas e é relativamente seguro se aspirado (exceto em grandes quantidades ou se houver pneumonia preexistente). Os alimentos misturados ao bário podem revelar algumas obstruções parciais que não seriam observadas com o sulfato de bário líquido ou pastoso.

> **NOTA** Use contraste iodado aquoso se houver suspeita de perfuração esofágica. Nestes casos, não use sulfato de bário. Os contrastes iodados não iônicos (como ioexol ou iopamidol) são os mais seguros. O contraste iodado hipertônico pode causar edema pulmonar fulminante se aspirado.

O posicionamento lateral do corpo normalmente usado para contenção durante a esofagografia prolonga o tempo de trânsito no esôfago cervical e diminui a porcentagem de *bolus* que produz ondas peristálticas esofágicas primárias. As ondas secundárias não são afetadas pela posição do corpo. As anomalias funcionais do esôfago são mais bem avaliadas em cães em decúbito esternal durante o exame fluoroscópico das deglutições de bário.

A esofagoscopia é indicada se radiografias simples ou com contraste revelarem uma possível massa ou corpo estranho ou se houver suspeita de obstrução esofágica, tumor, hérnia de hiato ou inflamação. Durante a esofagoscopia, as lesões mucosas podem ser identificadas e biopsiadas e os corpos estranhos podem ser removidos ou avançados para o estômago. A esofagotomia pode ser realizada como um procedimento diagnóstico e terapêutico se o diagnóstico definitivo não puder ser determinado por outros meios (p. 370). Se possível, a esofagectomia e a ressecção/anastomose esofágica devem ser evitadas.

O tratamento da pneumonia por aspiração, da esofagite e da desnutrição deve ser iniciado antes da cirurgia (Quadro 18.12). Nas esofagites brandas, antiácidos (p. ex., inibidores de bomba de prótons; Quadro 18.13) com ou sem procinéticos gástricos (p. ex., metoclopramida; Quadro 18.13) são administrados e o jejum alimentar e hídrico é mantido por 24 a 48 horas para reduzir a irritação esofágica. A água deve ser oferecida primeiramente. Se não houver regurgitação, um mingau com baixo teor de gordura e alto teor de proteína que melhore o tônus da zona de alta pressão do esôfago inferior, acelere o esvaziamento gástrico e reduza o refluxo deve ser ingerido por 3 a 4 dias. O alimento mole deve ser oferecido por mais 5 a 7 dias e, então, o animal deve voltar gradualmente à sua dieta normal. Na esofagite moderada a grave, um inibidor da bomba de prótons (Quadro 18.13) e um procinético gástrico mais potente (p. ex., cisaprida; ver Quadro 18.13) são geralmente necessários. Pode ser necessário suspender a ingestão oral de alimentos e água por dias em caso de esofagite muito grave. A hidratação deve ser mantida com fluidos IV; o suporte nutricional pode exigir uma sonda de gastrostomia (p. 97). A alimentação oral com um mingau com baixo teor de gordura deve ser iniciada como descrito para a esofagite leve e mantida por 10 a 14 dias. A administração oral de suspensão de sucralfato pode ajudar a aliviar o desconforto em pacientes com esofagite de refluxo (Quadro 18.13). Se a dor oral for grave a ponto de o paciente se recusar a engolir saliva, a administração oral de lidocaína viscosa (de venda livre) poderá ajudar. Antibióticos com ação contra contaminantes orais (p. ex., ampicilina, amoxicilina, clindamicina; Quadro 18.14) têm eficácia duvidosa. A terapia concomitante com glicocorticoides (p. ex., prednisolona, 1,1 mg/kg administrado por via oral uma vez ao dia) pode reduzir o risco de obstrução devido à cicatrização secundária à esofagite grave; no entanto, o benefício dessa terapia é incerto.

O tratamento da pneumonia aspirativa deve ser iniciado antes da cirurgia esofágica, a menos que haja um objeto estranho esofágico, que deve ser removido o mais rapidamente possível. Se a aspiração for observada enquanto o animal é anestesiado, as vias aéreas devem ser aspiradas para remoção de substâncias irritantes. A fluidoterapia é indicada em animais com dispneia grave ou em choque. A suplementação com oxigênio nasal deve ser feita em animais dispneicos e a ventilação com pressão positiva pode ser necessária em pacientes que não respondem. Nestes pacientes, os broncodilatadores (teofilina, aminofilina, sulfato de terbutalina) podem reduzir os broncoespasmos e a fadiga muscular ventilatória (Quadro 18.14). Os glicocorticoides, como a dexametasona (0,02 mg/kg IV), são raramente usados e só devem ser considerados se o animal apresentar aspiração aguda e dispneia grave. Os expectorantes (p. ex., a guaifenesina) são ocasionalmente usados em animais com tosse produtiva. A antibioticoterapia sistêmica é indicada em animais com infecção pulmonar ou sepse. Os antibióticos (ou combinações) devem ser de amplo espectro e eficazes contra bactérias Gram-negativas e anaeróbias (p. ex., clindamicina ou ampicilina mais enrofloxacino ou amicacina; Quadro 18.14). Culturas e antibiogramas devem ser solicitados, se possível. A terapia com aerossol e a tapotagem (*coupage*) facilitam a chegada de antibióticos na árvore brônquica e a eliminação do excesso de secreções respiratórias.

CONSIDERAÇÕES ANESTÉSICAS

Os desequilíbrios fluidos, eletrolíticos e acidobásicos devem ser corrigidos antes da indução da anestesia. Se viável, animais maduros devem ser submetidos a jejum de 12 a 18 horas antes da cirurgia esofágica; no entanto, filhotes de cães e gatos podem ficar em jejum por períodos mais curtos (4-8 horas) para evitar a hipoglicemia. Consulte a seção de anestesia no Capítulo 26 (p. 722) para obter informações sobre considerações especiais para pacientes pediátricos. Alguns protocolos anestésicos para pacientes estáveis submetidos à cirurgia esofágica cervical estão listados na Tabela 18.3.

Os procedimentos no esôfago torácico requerem a modificação dos protocolos anestésicos gerais devido ao comprometimento dos sistemas respiratório e cardiovascular. As recomendações gerais para anestesia em pacientes submetidos à cirurgia torácica são mostradas na seção sobre anestesia do Capítulo 29 na p. 884, na Tabela 29.1 e na Tabela 30.3. A aspiração à indução é uma das maiores preocupações (Tabela 18.3). Embora esta seja uma complicação incomum em cães e gatos, a doença esofágica aumenta o risco de sua ocorrência. Muitos desses pacientes já apresentaram aspiração. A indução da anestesia geral com a subsequente redução dos reflexos das vias aéreas aumenta o risco de aspiração. Fique com a sucção ligada e à disposição. Peça para um assistente elevar a cabeça do paciente para ajudar a manter as secreções esofágicas fora da orofaringe até a fixação da sonda endotraqueal, a insuflação do manguito e o acionamento do circuito de anestesia. O paciente deve ser pré-oxigenado por 3 a 5 minutos e imediatamente submetido à indução e intubação. O propofol é recomendado para indução devido ao seu rápido início de ação e curta duração. Ao término da intubação, a cabeça pode ser abaixada. Um ventilador mecânico é recomendado. Se o paciente tiver pneumonia por aspiração, a ventilação com pressão positiva deve ser realizada com volumes correntes menores, pressões normais de ventilação de pico e frequências respiratórias mais altas. O volume corrente (6-10 mL/kg) deve ser adequado para expandir os pulmões durante a toracotomia sem distensão excessiva dos alvéolos. O tempo inspiratório deve ser mantido entre 1 e 1,5 segundo, já que, se prolongado, pode provocar o colapso dos capilares alveolares e impedir o retorno venoso. A frequência respiratória deve ser de 10 a 20 movimentos por minuto. O óxido nitroso (raramente usado) é comparativamente menos solúvel no plasma do que o oxigênio e outros anestésicos inalatórios; portanto, se difunde rapidamente para os alvéolos quando sua administração é interrompida, o que causa hipoxia por difusão se não for desligado 5 a 10 minutos antes

---

QUADRO 18.14 Tratamento da Pneumonia por Aspiração

Broncodilatadores

Aminofilina
Cães: 10 mg/kg VO, IM, IV (a administração IV deve ser lenta, ao longo de 5 minutos) q6-8h
Gatos: 5 mg/kg VO q12h

Teofilina (Liberação Prolongada)
Cães: 10 mg/kg VO q12h, a dose pode variar conforme o produto
Gatos: 20-25 mg/kg VO q24-48h, a dose pode variar conforme o produto

Terbutalina
Cães: 1,25-5 mg/cão VO q8-12h
Gatos: 100-125 mg/gato VO q12h

Antimicrobianos

Ampicilina
22 mg/kg IV, IM, SC q6-12h

Clindamicina
Cães: 11-33 mg/kg VO q8-12h ou 11 mg/kg IV q8-12h horas; por via IV, deve ser administrada diluída e de forma lenta
Gatos: 11-33 mg/kg VO ou SC q12-24h

Enrofloxacino
Cães: 7-20 mg/kg VO, IV q24h (dilua e dê lentamente por 30 minutos)
Gatos: 5 mg/kg VO ou IM q24h

Amicacina
Cães: 15-2 mg/kg IV ou SC q24h
Gatos: 10-14 mg/kg IV ou SC q24h

IM, Intramuscular; *IV*, intravenosa; *SC*, subcutâneo; *VO*, via oral.

TABELA 18.3 Considerações Anestésicas no Paciente com Doença Esofágica

Considerações Pré-operatórias

Doenças associadas	• ± Pneumonia por aspiração
Exames de sangue	• Hemograma completo • Eletrólitos • Ureia • Cr
Exame físico	• Disfagia • Regurgitação • Crepitações ou áreas de som maciço à ausculta do pulmão e febre em caso de pneumonia por aspiração
Outros exames diagnósticos	• Pressão arterial • ECG • Radiografias (cervicais, torácicas, abdominais) • ± Fluoroscopia • ± Bário
Pré-medicações	• Evite a sedação moderada a intensa. O paciente precisa manter fortes reflexos laríngeos até a intubação

Considerações Intraoperatórias

Indução	• Pré-oxigene por 3-5 minutos
	• Esteja preparado para regurgitação; mantenha a sucção ligada e pronta para uso; induza o paciente em decúbito esternal e cabeça para cima; a cabeça pode ser abaixada após a intubação, insuflação do manguito e acionamento do circuito
	• A indução deve ser rápida para que a sonda endotraqueal possa ser colocada logo:
	  • Propofol (4-8 mg/kg) IV *ou*
	  • Alfaxalona (2-5 mg/kg IV) *ou*
	  • Midazolam (0,2 mg/kg) IV seguido por propofol (2-6 mg/kg IV) *ou*
	  • Fentanila (2-10 µg/kg) IV seguida por propofol (2-6 mg/kg IV)

Manutenção	• Isoflurano ou sevoflurano *mais* • Fentanila (2-10 µg/kg IV PRN em cães; 1-4 µg/kg IV PRN em gatos) para analgesia de curta duração *mais* • Hidromorfona[a] (0,05-0,2 mg/kg IV PRN em cães; 0,05-0,1 mg/kg IV PRN em gatos) *ou* • Morfina[b] (0,1-1 mg/kg IV PRN em cães; 0,05-0,2 mg/kg IV PRN em gatos) *ou* • Oximorfona (0,05-0,2 mg/kg IV PRN) *ou* • Buprenorfina[c] (0,005-0,02 mg/kg IV PRN) *mais* • Cetamina (dose baixa) (0,5-1 mg/kg IV) *ou* • Cetamina CRI (dose de ataque de 0,5 mg/kg IV, então 10 µg/kg/min IV) • Em caso de hipotensão (para manter a PAM em 60-80 mmHg), dê fenilefrina, efedrina, norepinefrina ou dopamina conforme necessário
Requerimentos de fluidos	• 10 mL/kg/h mais 3 × PSE
Monitoramento	• Pressão arterial • ECG • Frequência respiratória • SpO$_2$ • EtCO$_2$ • Temperatura • DU

Bloqueios	Se cirurgia torácica, considere:
	• Epidural:
	  • Morfina (0,1 mg/kg sem conservante) *ou*
	  • Buprenorfina (0,003-0,005 mg/kg, diluída em soro fisiológico) *mais*
	• Anestésicos locais (Quadro 30.2 e Capítulo 13)
	  • Bloqueios de nervos intercostais com anestésicos locais (Quadro 30.2 e Capítulo 13) *mais*
	  • Bloqueio incisional com anestésico local (Quadro 30.2 e Capítulo 13)

Considerações Pós-operatórias

Analgesia	• Fentanila CRI (dose de ataque de 1-10 µg/kg IV, então 2-20 µg/kg/h IV) *ou* • Morfina[b] (0,1-1 mg/kg IV ou 0,1-2 mg/kg IM q1-4h em cães; 0,05-0,2 mg/kg IV ou 0,1-0,5 mg/kg IM q1-4h em gatos) *ou* • Hidromorfona[a] (0,05-0,2 mg/kg IV, IM q3-4h em cães; 0,05-0,1 mg/kg IV, IM q3-4h em gatos) *ou* • Hidromorfona CRI (0,025-0,1 mg/kg/h IV em cães) *ou* • Oximorfona (0,05-0,2 mg/kg IV PRN) *ou* • Buprenorfina[c] (0,005-0,02 mg/kg IV, IM q4-8h; 0,01-0,02 mg/kg TMO q6-12h em gatos) *mais* • ± Cetamina CRI (2 µg/kg/min IV. Na ausência de dose de ataque, dê 0,5 mg/kg IV antes da CRI)
Monitoramento	• Pressão arterial • ECG • Frequência respiratória • SpO$_2$ • EtCO$_2$ • Temperatura
Exames de sangue	• HT em caso de perda significativa de sangue • Repita os exames pré-operatórios de resultado anormal
Escore de dor estimado	• Moderada a grave nas cirurgias torácicas abertas

Cr, creatinina; *CRI*, infusão em taxa constante; *DU*, débito urinário; *ECG*, eletrocardiograma; *EtCO$_2$*, CO$_2$ no final da expiração; *HT*, hematócrito; *IM*, intramuscular; *IV*, intravenoso; *PAM*, pressão arterial média; *PRN*, conforme necessário; *PSE*, perda sanguínea estimada; *SpO$_2$*, saturação de hemoglobina com oxigênio; *TMO*, transmucoso oral.
[a]Monitore o desenvolvimento de hipertermia em gatos.
[b]Administre lentamente para prevenir a liberação de histamina.
[c]A buprenorfina é um analgésico melhor do que a morfina em gatos.

da extubação. Concluída a cirurgia, a extubação não deve ser apressada. Succione bem a orofaringe. Certifique-se de que o paciente está acordado e não muito sedado, com respiração adequada e confortável antes da extubação.

Consulte recomendações de analgésicos para pacientes submetidos à toracotomia na Tabela 29.1. Após a indução da anestesia, a aspiração de secreções e da ingesta do esôfago obstruído podem ajudar a prevenir a aspiração e minimizar a contaminação do sítio cirúrgico.

ANTIBIÓTICOS

Antibióticos peroperatórios podem ser administrados para prevenir a infecção dos tecidos periesofágicos. Os antibióticos profiláticos IV devem ser administrados durante a indução da anestesia e novamente 2 a 3 horas mais tarde. Uma terceira dose pode ser administrada 8 horas após a segunda dose. Recomendam-se antibióticos de amplo espectro eficazes contra anaeróbios (i.e., clindamicina, cefoxitina). Animais com perfuração pré-operatória ou traumatismo esofágico grave devem ser submetidos à antibioticoterapia (Quadro 18.14). Amostras coletadas do sítio da cirurgia ou perfuração devem ser submetidas à cultura bacteriana e ao antibiograma. A duração da antibioticoterapia varia conforme a fonte da infecção e os microrganismos contaminantes, mas é geralmente mantida por no mínimo 2 semanas.

ANATOMIA CIRÚRGICA

As porções torácicas cervical e proximal do esôfago ficam à esquerda da linha média; no entanto, o esôfago fica ligeiramente à direita da linha média, desde a bifurcação traqueal até o estômago. As camadas da parede esofágica são a mucosa, a submucosa, a muscular e a adventícia. A submucosa é a camada de sustentação do esôfago e deve ser incorporada em todas as suturas. O esôfago canino normal tem estrias mucosas lineares em todo o seu comprimento. A porção distal do esôfago felino geralmente tem dobras mucosas circulares que formam um padrão em espinha de peixe com contraste positivo.

> **NOTA** Como o esôfago não apresenta camada serosa, a selagem precoce com fibrina nos locais de esofagotomia pode ocorrer mais lentamente do que em outras áreas do trato gastrointestinal.

O suprimento vascular do esôfago cervical é feito por ramos das artérias tireoidiana e subclávia. As artérias broncoesofágicas e os ramos segmentares da aorta suprem o esôfago torácico. O esôfago abdominal é suprido por ramos das artérias gástrica esquerda e frênica esquerda. Os ramos intramurais se anastomosam na camada submucosa. O fluxo sanguíneo colateral das porções cervical e abdominal do esôfago pode fornecer ao esôfago torácico um fluxo sanguíneo adequado caso o sistema vascular esofágico intramural esteja intacto.

TÉCNICAS CIRÚRGICAS

As anomalias do esôfago cervical são abordadas com uma incisão cervical na linha média ventral. As anomalias do esôfago torácico na base do coração são abordadas por toracotomia lateral direita e aquelas craniais ou caudais ao coração, por toracotomia esquerda cranial ou caudal. O esôfago abdominal é abordado através de uma celiotomia mediana ventral. Toda a área cervical ventral deve ser tricotomizada para cirurgia do esôfago cervical e todo o hemitórax, para abordagens ao esôfago torácico. A pele deve ser preparada assepticamente para cirurgia. A técnica atraumática meticulosa deve ser empregada para assegurar a cicatrização rápida sem deiscência ou estenose (Quadro 18.15).

> **QUADRO 18.15 Princípios da Cirurgia Esofágica**
>
> - Use técnica atraumática meticulosa; a cicatrização é dificultada por: ausência de serosa, ausência de omento, suprimento sanguíneo segmentar, movimentação constante, distensão do *bolus* e intolerância do estiramento longitudinal
> - Escolha a melhor abordagem
> - Preserve a vasculatura; faça a dissecção com cuidado
> - Faça a sucção do lúmen antes da incisão
> - Faça a incisão no tecido saudável
> - Faça incisões de esofagotomia longitudinal
> - Inspecione à procura de perfurações contralaterais ou necrose
> - Remova apenas 3 a 5 cm durante a esofagectomia
> - Incorpore a submucosa em todas as suturas
> - Fechamento em uma camada — os nós devem ser extraluminais
> - Fechamento em duas camadas — camada interna: nós intraluminais; camada externa: nós extraluminais
> - Técnicas de alívio de tensão: miotomia circunferencial, avanço gástrico, interrupção do nervo frênico, suturas de pexia
> - Fechamento e suporte com um retalho de omento ou músculo
> - Trate a esofagite com inibidores de bomba de prótons e/ou procinéticos gástricos

Abordagem ao Esôfago Cervical

Coloque o paciente em decúbito dorsal (Figura 18.42A). Incise a pele na linha média, começando na laringe e se estendendo caudalmente até o manúbrio. Incise e afaste o músculo subcutâneo do pescoço e os tecidos subcutâneos. Separe os músculos esterno-hióideos pareados ao longo da linha média para expor a traqueia subjacente (Figura 18.42B). Afaste a veia tireóidea com o músculo esterno-hióideo ou ligue-a. Se o acesso ao esôfago cervical caudal for necessário, separe e afaste os músculos esternocefálicos. Afaste a traqueia para a direita para expor as estruturas anatômicas adjacentes, incluindo o esôfago, a tireoide, os vasos tireoideanos craniais e caudais, o nervo laríngeo recorrente e a bainha carotídea (tronco vagossimpático, artéria carótida e veia jugular interna) (Figura 18.42C). Insira uma sonda gástrica ou estetoscópio esofágico para facilitar a identificação do esôfago e da lesão. Depois de concluir o procedimento definitivo, irrigue o sítio cirúrgico com soro fisiológico estéril aquecido e retorne a traqueia à sua posição normal. Feche a incisão, com aposição dos músculos esterno-hióideos com fio absorvível (3-0 ou 4-0) em padrão simples contínuo. Justaponha os tecidos subcutâneos em padrão simples contínuo com fio absorvível 3-0 ou 4-0. Use sutura não absorvível (monofilamentar 3-0 ou 4-0) e pontos de aproximação para aposição da pele.

Abordagem ao Esôfago Torácico Cranial via Toracotomia Intercostal Lateral

Posicione o paciente em decúbito lateral direito sobre uma toalha enrolada colocada perpendicularmente ao eixo longo do corpo (Figura 18.43A). Escolha a incisão do espaço intercostal apropriado com base na localização radiográfica da anomalia (Figura 18.43B-D). A maioria das anomalias craniais à base do coração pode ser acessada por uma incisão no terceiro ou quarto espaço intercostal esquerdo (a técnica de toracotomia é descrita na p. 889). Identifique o esôfago no mediastino dorsal ao tronco braquiocefálico (Figura 18.43E). A identificação pode ser auxiliada pela passagem de uma sonda gás-

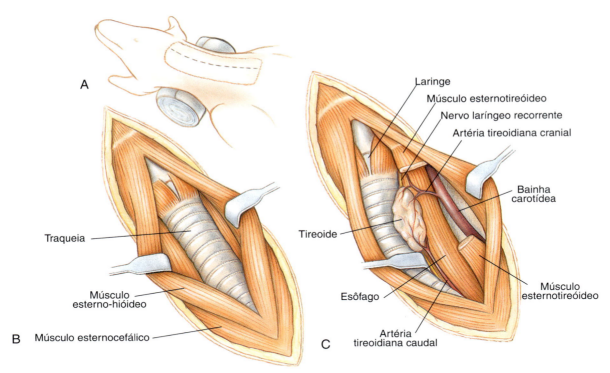

Figura 18.42 Abordagem ao esôfago cervical. (A) Posicione o paciente em decúbito dorsal com o pescoço sobre uma toalha enrolada. (B) Incise a pele da laringe ao manúbrio e separe os músculos esterno-hióideo para expor a traqueia. (C) Afaste a traqueia para a direita para expor o esôfago, a tireoide, a bainha carotídea e o nervo laríngeo recorrente.

trica ou pela palpação da anomalia. Disseque a pleura mediastinal que se sobrepõe ao esôfago, imediatamente acima e abaixo do sítio cirúrgico proposto. Preserve o ramo da veia torácica interna e da veia costocervical, que atravessam o esôfago cranial.

Abordagem ao Esôfago na Base do Coração por Toracotomia Lateral Direita

A abordagem é a mesma usada no esôfago cranial, exceto que a incisão é feita através do quarto ou quinto espaço intercostal direito (Figura 18.44A-B). Identifique o esôfago, localizado imediatamente dorsal à traqueia no mediastino (Figura 18.44C). Disseque e afaste a veia ázigo do esôfago para permitir a exposição adequada. Ligue a veia ázigo, se necessário, para expor bem o esôfago. O fechamento é o mesmo da toracotomia cranial.

Abordagem do Esôfago Caudal por Toracotomia Lateral Caudal

Posicione o paciente em decúbito lateral como já descrito na toracotomia lateral cranial. Realize a toracotomia lateral caudal (Figura 18.45A). Embora o esôfago caudal possa ser abordado através de uma incisão no oitavo ou nono espaço intercostal direito e esquerdo, o nono espaço esquerdo é preferido. Exponha o esôfago caudal por meio da secção do ligamento pulmonar e empurrando os lobos pulmonares caudais em sentido cranial. Identifique o esôfago, que é imediatamente ventral para a aorta (Figura 18.45B). Identifique os ramos dorsais e ventrais do nervo vago no aspecto lateral do esôfago e proteja-os.

Esofagotomia

Separe o esôfago do restante do campo com esponjas umedecidas de laparotomia. Aspire o material do esôfago cranial antes de fazer a incisão da esofagotomia para minimizar a contaminação do sítio cirúrgico. Se a ingesta e as secreções não tiverem sido completamente aspiradas, oclua o lúmen cranial e caudal ao sítio proposto de esofagotomia com os dedos ou pinças atraumáticas. Faça suturas de ancoragem adjacentes ao local proposto da incisão para estabilizar, auxiliar a manipulação e evitar traumas nas bordas do esôfago. Faça uma incisão no lúmen do esôfago e estenda a incisão longitudinalmente, conforme necessário, para remover o corpo estranho ou observar o lúmen. Faça a incisão sobre o corpo estranho se a parede do esôfago parecer normal. Se a parede parecer comprometida, faça a incisão caudal à lesão ou corpo estranho. Remova os corpos estranhos com pinças, com cuidado para evitar maior trauma esofágico (laceração ou perfuração). Examine o lúmen esofágico. Colete amostras para cultura das áreas necróticas e perfuradas. Desbride e feche as perfurações cercadas por tecido saudável que acometam menos de um quarto da circunferência do esôfago. Identifique grandes áreas de necrose ou perfurações extensas e faça a ressecção e anastomose (discutidas adiante).

As incisões de esofagotomia podem ser fechadas em uma ou duas camadas. O fechamento em duas camadas com pontos simples separados faz com que a ferida fique mais resistente e melhora a aposição tecidual e a cicatrização após a esofagotomia, porém é mais demorada do que as técnicas em camada única. Faça cada sutura a aproximadamente 2 mm da borda e 2 mm de distância. Incorpore a mucosa e a submucosa na primeira camada do fechamento em duas camadas com

CAPÍTULO 18 Cirurgia do Sistema Digestório

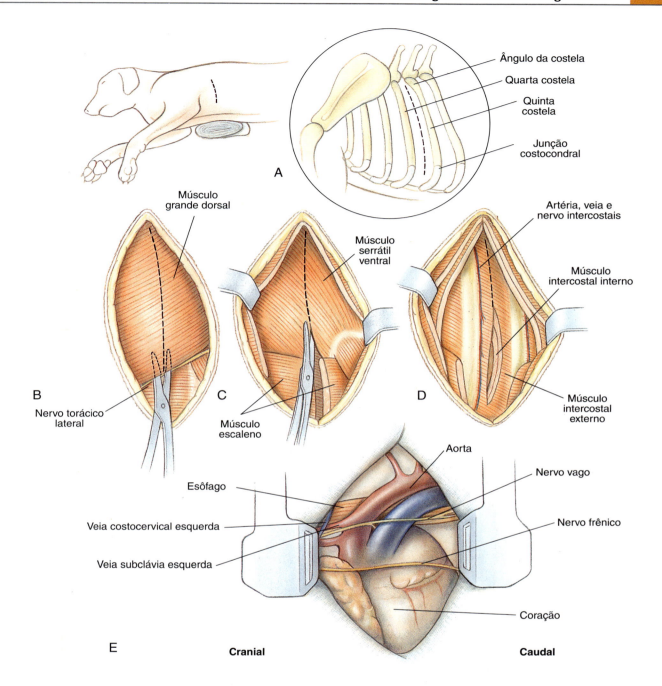

Figura 18.43 Abordagem ao esôfago torácico cranial. (A) Posicione o paciente em decúbito lateral direito sobre uma toalha enrolada e colocada perpendicular ao eixo longo do corpo. Escolha o sítio adequado para incisão com base na localização radiográfica da lesão *(detalhe)*. (B) Identifique e seccione o músculo grande dorsal *(linha tracejada)*. (C) Identifique e seccione ou afaste os músculos serrátil ventral *(linha tracejada)* e escaleno. (D) Exponha e incise os músculos intercostais *(linha tracejada)*. (E) Posicione os afastadores de costela e identifique as vísceras torácicas.

pontos simples separados. Faça as suturas de modo que os nós fiquem dentro do lúmen esofágico (Figura 18.46A-B). Incorpore a adventícia, a muscular e a submucosa na segunda camada de suturas com os nós extraluminais (Figura 18.46C). No fechamento em uma camada, passe cada sutura através de todas as camadas da parede esofágica e amarre os nós na superfície extraluminal. Verifique a integridade do fechamento por meio da oclusão do lúmen, injeção de soro fisiológico, aplicação de pressão e observação de extravasamentos entre os pontos.

Esofagectomia Parcial

A esofagectomia é realizada para remover segmentos esofágicos desvitalizados ou doentes. As estenoses benignas devem ser dila-

Figura 18.44 Abordagem ao esôfago na base do coração. (A) Faça uma incisão no quarto ou quinto espaço intercostal direito. Identifique e seccione ou afaste os músculos grande dorsal, serrátil ventral *(linha tracejada)*, escaleno e oblíquo abdominal externo. (B) Incise os músculos intercostais. (C) Exponha as vísceras torácicas.

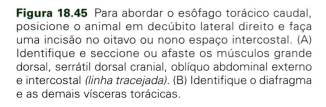

Figura 18.45 Para abordar o esôfago torácico caudal, posicione o animal em decúbito lateral direito e faça uma incisão no oitavo ou nono espaço intercostal. (A) Identifique e seccione ou afaste os músculos grande dorsal, serrátil dorsal cranial, oblíquo abdominal externo e intercostal *(linha tracejada)*. (B) Identifique o diafragma e as demais vísceras torácicas.

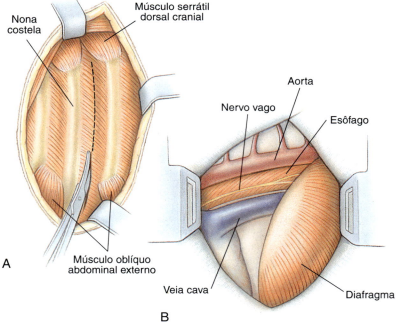

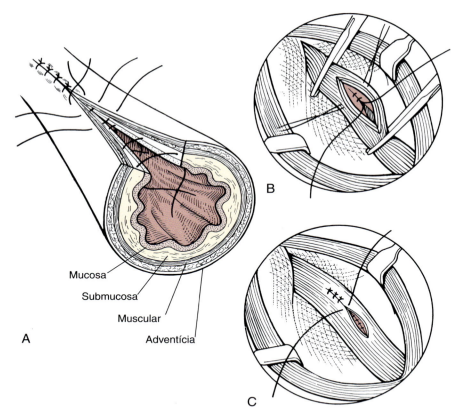

Figura 18.46 Fechamento da esofagotomia. (A-B) Feche a mucosa e a submucosa com pontos simples separados para que os nós sejam intraluminais. (A) e (C) Justaponha a adventícia e a muscular com uma segunda camada de pontos simples separados orientados com nós extraluminais.

tadas por endoscopia, se possível, e a cirurgia é reservada como procedimento de salvamento. Os tecidos periesofágicos devem ser dissecados ao redor da área anormal para permitir a ressecção do tecido doente e a mobilização do esôfago sadio; entretanto, a dissecção extensa deve ser evitada para preservar a vasculatura. A tensão excessiva ao longo da anastomose pode causar deiscência. Embora 20% a 50% do esôfago tenham sido ressecados e anastomosados de maneira primária sem técnicas de alívio de tensão, a ressecção de mais de 3 a 5 cm é associada ao risco de deiscência da anastomose. A miotomia parcial é recomendada para aliviar a tensão anastomótica em caso de ressecção de grandes segmentos do esôfago (Figura 18.47). A miotomia circunferencial é uma miotomia de espessura parcial pelas camadas musculares longitudinais, 2 a 3 cm craniais e caudais à anastomose. As camadas musculares circulares internas não são incisadas para evitar lesões no suprimento sanguíneo da submucosa. A injeção de soro fisiológico no músculo pode auxiliar na identificação das diferentes camadas musculares. O defeito da miotomia cicatriza por segunda intenção sem estenose ou dilatação. A mobilização cranial do estômago pelo hiato esofágico dilatado também pode ajudar a reduzir a tensão na anastomose. Outras técnicas de alívio de tensão são a interrupção do nervo frênico e a colocação de suturas de "pexia" entre o esôfago e a fáscia pré-vertebral. A reconstrução esofágica pode ser necessária após a ressecção de segmentos com mais de 3 a 5 cm. Muitas técnicas de reconstrução foram descritas, incluindo a anastomose microvascular do cólon ou do intestino delgado no esôfago, tubos gástricos, tubos cutâneos e várias próteses. A reconstrução do esôfago requer treinamento, técnicas e equipamentos especializados.

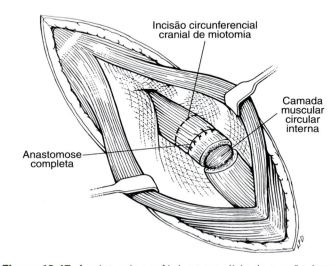

Figura 18.47 A miotomia esofágica com alívio de tensão é realizada 2 a 3 cm craniais e caudais à anastomose.

Na esofagectomia, oclua e estabilize o esôfago com os dedos (fazendo uma tesoura com os dedos médio e indicador) ou pinças atraumáticas. Resseccione a porção doente do esôfago (Figura 18.48). Remova resíduos do lúmen do esôfago remanescente com sucção. Faça três pontos

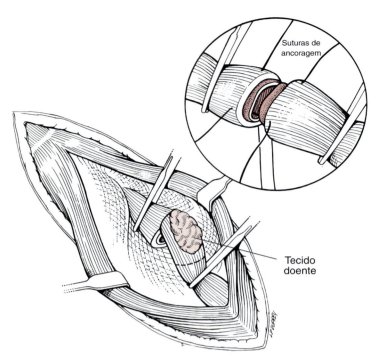

Figura 18.48 Para a esofagectomia parcial, oclua o lúmen esofágico com pinças que não esmaguem o tecido e mobilize e afaste o esôfago doente *(linha tracejada)*. Coloque suturas de ancoragem para manipulação das extremidades do órgão *(detalhe)*. Anastomose as extremidades como mostra a Figura 18.46.

igualmente espaçados em cada extremidade do esôfago remanescente para facilitar o manuseio do esôfago e ajudar a manter a aposição e o alinhamento das extremidades seccionadas (Figura 18.48). Traga as extremidades do esôfago em aposição com suturas de ancoragem e suture as extremidades juntas com fechamento em uma ou duas camadas, como descrito na esofagotomia. Faça as suturas na parede contralateral (distante) primeiramente e, depois, na parede ipsolateral (próxima), mais acessível. No fechamento em duas camadas, faça a aposição do esôfago nas seguintes quatro etapas: (1) aposição da adventícia e da muscular da parede contralateral em torno de aproximadamente metade da circunferência esofágica (Figura 18.49A); (2) aposição da mucosa e da submucosa da parede contralateral (Figura 18.49B); (3) aposição da mucosa e da submucosa da parede ipsolateral (Figura 18.49C); e (4) aposição da adventícia e da muscular da parede ipsolateral (Figura 18.49D). Verifique a integridade do fechamento por meio da oclusão do lúmen, injeção de soro fisiológico, aplicação de pressão e observação de extravasamentos entre os pontos.

Um grampeador circular de ponta a ponta pode reduzir o tempo cirúrgico e a contaminação do campo cirúrgico, mas é possível que essa técnica seja mais associada à formação de estenoses. Faça uma sutura em bolsa de tabaco no esôfago cranial remanescente. Insira a ponta do grampeador e amarre a corda da bolsa ao redor do eixo do dispositivo. Faça uma segunda sutura em bolsa de tabaco ao redor do sítio de ressecção distal e prenda-a. Justaponha as extremidades esofágicas apertando a porca em borboleta do grampeador. Acione o dispositivo e, em seguida, remova-o com um movimento de rotação. Feche a incisão de acesso para a colocação do grampeador com um grampeador linear (p. 445).

Técnicas de Sustentação ou *Patch*

O reforço dos sítios de esofagotomia ou esofagectomia com omento ou músculo pode auxiliar a cicatrização por sustentar, selar e revascularizar o local da cirurgia. Os pedículos musculares dos músculos esterno-hióideo, esternotireóideo, intercostal, diafragma ou epaxial podem ser mobilizados e suturados sobre o reparo primário ou defeito esofágico (Figura 18.50A). Alternativamente, o omento pode ser mobilizado a partir do abdome, trazido através de um orifício no diafragma e suturado sobre o local do esôfago (Figura 18.50B). Pedículos da parede gástrica e do pericárdio também foram utilizados.

Esofagostomia

As sondas alimentares colocadas no esôfago cervical médio são associadas a menos complicações do que a faringostomia ou as sondas nasogástricas. A técnica para colocação da sonda de esofagostomia é descrita na p. 95. A extremidade distal da sonda é posicionada rostralmente à junção gastroesofágica para reduzir o refluxo gastroesofágico. As feridas de ostomia normalmente cicatrizam por segunda intenção após a remoção da sonda, sem estenose ou formação de fístula esofagocutânea.

CICATRIZAÇÃO DO ESÔFAGO

O esôfago está sujeito a movimentos constantes da deglutição e respiração. Esse movimento contínuo pode interferir na cicatrização e deve ser superado com boa técnica cirúrgica. Embora grandes segmentos do esôfago tenham sido removidos com sucesso, o esôfago não tolera bem o estiramento longitudinal e a tensão excessiva pode causar deiscência. As complicações (em especial deiscência, estenose e formação de fístula) são comuns após a cirurgia esofágica. A alta taxa de complicações tem sido atribuída à ausência de cobertura serosa ou de omento, ao suprimento sanguíneo segmentar, ao movimento constante e à distensão pela passagem do bolo alimentar. A técnica cirúrgica cuidadosa e o bom manejo do paciente podem minimizar a maioria dos possíveis fatores complicadores.

CAPÍTULO 18 Cirurgia do Sistema Digestório

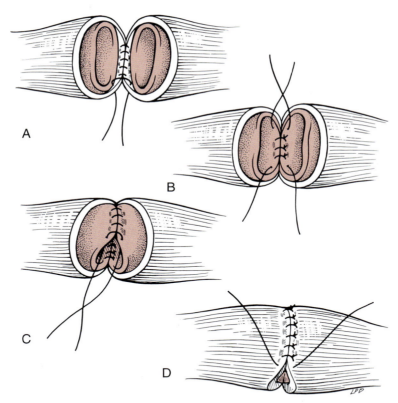

Figura 18.49 Durante a esofagectomia parcial, justaponha as extremidades com duas camadas de suturas em um procedimento em quatro etapas. (A) Primeiramente, justaponha a adventícia e a camada muscular no lado distante com pontos simples separados e nós extraluminais. (B) Em segundo lugar, justaponha a submucosa e a mucosa do lado distante com pontos simples separados e nós intraluminais. (C) Em terceiro, justaponha a submucosa e a mucosa do lado próximo. (D) Por fim, justaponha a muscular e a adventícia do lado próximo.

MATERIAIS DE SUTURA E INSTRUMENTOS ESPECIAIS

Além do material geral, pinças especiais (i.e., pinças Doyen atraumáticas), pinças hemostáticas delicadas (i.e., Adson), tesouras de Metzenbaum, afastadores (Gelpi para a abordagem cervical; Finochietto para a abordagem torácica; maleáveis) e tubos (torácicos, de gastrostomia, gástricos) podem ser necessários. Uma unidade de sucção e almofadas de laparotomia também devem estar à disposição. Grampeadores cirúrgicos (p. ex., grampeador linear, grampeador circular de ponta a ponta, grampeador vascular de ligadura e divisão, grampeador cutâneo) são benéficos, mas opcionais. Suturas monofilamentares absorvíveis (polidioxanona, poligliconato ou poliglecaprona 25 com agulha de ponta cônica prensada) e não absorvíveis (polipropileno, náilon com agulha de reversão) (3-0 ou 4-0) são recomendadas no esôfago.

CUIDADO E AVALIAÇÃO PÓS-CIRÚRGICOS

Após a cirurgia esofágica, analgésicos devem ser administrados conforme descrito na p. 886. Ar e fluido devem ser evacuados através de um tubo de toracotomia ou toracocentese de agulha após os procedimentos torácicos. A menos que uma infecção periesofágica ou torácica seja esperada, os tubos de toracotomia geralmente podem ser removidos 8 a 12 horas após a cirurgia esofágica. A administração nasal de oxigênio pode ser indicada em animais após toracotomia (Tabela 4.4).

A ingestão oral deve ser suspensa por 24 a 48 horas. A administração de fluidos IV deve ser mantida até que a ingestão oral seja retomada. A água pode ser oferecida 24 horas após a cirurgia se o esôfago estiver em boas condições e na ausência de regurgitação ou vômito. Alimentos pastosos (mingau) podem ser oferecidos nas próximas 24 horas desde que não haja vômito ou regurgitação após o consumo de água. A alimentação pastosa deve ser mantida por 5 a 7 dias e, então, o animal deve gradualmente voltar à sua dieta normal durante a próxima semana. Se a ingestão oral não for esperada ou possível em 48 a 72 horas após a cirurgia, a alimentação deve ser feita através de um tubo de gastrostomia (p. 97).

A esofagite e a pneumonia por aspiração devem ser tratadas como descrito em Considerações Pré-Cirúrgicas (p. 365). Os pacientes submetidos à cirurgia esofágica devem ser cuidadosamente monitorados quanto ao desenvolvimento de febre e neutrofilia, que podem indicar infecção secundária a extravasamentos. A ocorrência de disfagia e regurgitação 3 a 6 semanas após a cirurgia pode indicar a formação de estenoses esofágicas. É extremamente importante que os proprietários sejam informados de possíveis complicações antes e após a cirurgia (Quadro 18.16).

COMPLICAÇÕES

Infecção, regurgitação, pneumonia, esofagite, deiscência, fístula, estenose e recidiva da doença são possíveis complicações da cirurgia esofágica. Erros comuns no tratamento de distúrbios esofágicos incluem identificação tardia de corpos estranhos esofágicos, perfuração ou

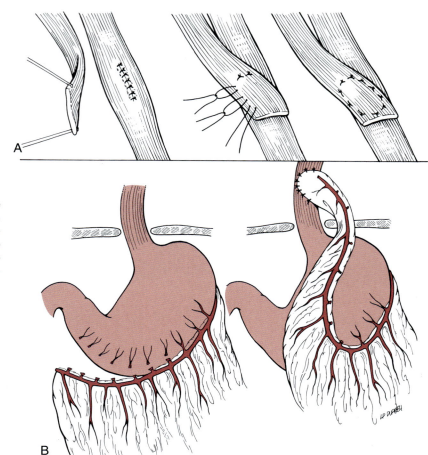

Figura 18.50 Fechamento do esôfago com retalho. (A) Mobilize a musculatura adjacente ao esôfago e suture-a sobre uma incisão esofágica para criar um retalho deste órgão. (B) Alternativamente, mobilize o omento da curvatura maior do estômago, passe-o por uma incisão no diafragma e suture-o sobre o fechamento do esôfago para criar um retalho de omento.

QUADRO 18.16 Educação e Comunicação com o Proprietário de Pacientes Submetidos a Cirurgias Esofágicas

- A regurgitação ou o vômito pode causar pneumonia por aspiração, que pode ser fatal se não controlada.
- A cirurgia pode não resolver todos os sinais clínicos de doença esofágica.
- Pode ser necessário impedir a ingestão oral, usar sonda alimentar ou colocar o alimento em uma plataforma elevada para que o paciente fique quase vertical ao chão.
- A cicatrização esofágica é ruim em comparação a outras partes do trato gastrointestinal; portanto, extravasamento, infecção, deiscência e estenose são mais comuns.
- Corpos estranhos podem perfurar o esôfago ou os grandes vasos durante a extração, com resultados fatais.
- Cães não devem ser alimentados com ossos.

---

pneumonia por aspiração; o não controle da esofagite; abordagem cirúrgica inadequada; e a não utilização de retalho (*patch*) ou outra forma de sustentação adequada do esôfago.

CONSIDERAÇÕES ESPECIAIS RELACIONADAS COM A IDADE

Deve-se ter cuidado ao anestesiar animais jovens para cirurgia esofágica. A cirurgia é frequentemente realizada em animais com persistência do arco aórtico direito (PRAA; do inglês, *persistent right aortic arches*; p. 394) ou hérnias de hiato (p. 386) às 8 a 16 semanas. A hipotermia e hipoglicemia peroperatórias são problemas comuns nesses pacientes pediátricos e podem ser fatais.

DOENÇAS ESPECÍFICAS

CORPOS ESTRANHOS ESOFÁGICOS

DEFINIÇÃO

Corpos estranhos são objetos inanimados que podem obstruir o lúmen esofágico em diversos graus.

CONSIDERAÇÕES GERAIS E FISIOPATOLOGIA CLINICAMENTE RELEVANTE

Os corpos estranhos mais comuns encontrados nos esôfagos de cães e gatos são os ossos, embora objetos metálicos pontiagudos (p. ex., agulhas e anzóis), mordedores de brinquedos de couro cru, bolas, barbante e diversos outros objetos tenham sido observados. Os corpos estranhos se alojam no esôfago porque são grandes demais para passar ou têm bordas pontiagudas que ficam encravadas na mucosa esofágica. Os corpos estranhos são mais comumente encontrados na entrada do tórax, na base do coração ou na área epifrênica (diafragma) porque as estruturas extraesofágicas limitam a dilatação esofágica nesses locais. A persistência de um corpo estranho (atuando como bolo) no esôfago estimula a atividade peristáltica. Se o corpo estranho pressionar o esôfago de maneira excessiva ou permanecer em um local, pode haver necrose por pressão e, em alguns casos, perfuração em 3 a 4 dias. A esofagite pode interferir na motilidade esofágica e na função da zona de alta pressão do órgão. Os alimentos que não ultrapassam a obstrução se acumulam e podem ser regurgitados ou causar distensão esofágica proximal. A distensão prolongada interrompe a função neuromuscular normal e reduz o peristaltismo. A perfuração esofágica e a pneumonia por aspiração (p. 367) são as principais complicações possíveis.

Objetos pontiagudos podem rasgar ou lacerar a mucosa esofágica, causando irritação e inflamação dos tecidos subjacentes (esofagite) ou hemorragia. Objetos pontiagudos também podem perfurar a parede esofágica e permitir a contaminação dos tecidos periesofágicos por bactérias, ingesta e secreções. Ocasionalmente, objetos pontiagudos perfuram a parede esofágica e um dos grandes vasos na base do coração, causando hemorragia grave no mediastino. Os corpos estranhos podem penetrar a parede esofágica e estabelecer uma fístula com a traqueia, os brônquios, o parênquima pulmonar ou a pele (Quadro 18.17).

DIAGNÓSTICO

Apresentação Clínica

Sinais Clínicos

Os animais que se alimentam de forma indiscriminada (cães) são mais comumente acometidos do que aqueles de alimentação mais específica (gatos). Embora cães e gatos de qualquer raça possam apresentar corpos estranhos no esôfago, os cães de raças de pequeno porte são mais afetados devido ao menor tamanho do órgão. Yorkshire terriers e West highland white terriers podem ser excessivamente representados na comparação de populações hospitalares.[9] Os gatos, devido à tendência de brincar e caçar, geralmente apresentam fios ou agulhas como corpos estranhos, não ossos. Os corpos estranhos podem ocorrer em animais de qualquer idade, mas são mais comuns nos primeiros 3 anos de vida.

Histórico

Os animais podem chegar à clínica poucos minutos após a ingestão do corpo estranho (em especial quando a ingestão é testemunhada, como geralmente ocorre com anzóis) ou dias depois. O início agudo de colocação das patas na boca, dor oral ou cervical, disfagia e/ou regurgitação são os sinais mais comuns. Outros sinais podem incluir engasgos, salivação excessiva, náusea, hiporexia, inquietação, depressão, desidratação e dificuldade respiratória. Os sinais clínicos variam conforme a duração, a localização e o tipo de obstrução. Os pacientes com obstruções agudas geralmente apresentam excesso de salivação e vomitam ou regurgitam logo após a ingestão. Perda de peso e emaciação são às vezes observadas em pacientes com obstrução esofágica de longa duração. Os pacientes com obstrução completa regurgitam sólidos e líquidos, enquanto aqueles com obstrução parcial podem reter líquidos. A dor esofágica pode causar anorexia. Os corpos estranhos que colidem com as vias aéreas superiores podem causar angústia respiratória aguda. Corpos estranhos pontiagudos ou aqueles que causaram necrose da parede do esôfago permitem o extravasamento de saliva e ingesta nos tecidos circundantes, o que provoca inflamação e infecção. É provável que esses pacientes apresentem hiporexia, febre e/ou dispneia devido ao derrame pleural. A penetração de um corpo estranho em um grande vaso adjacente ao esôfago pode causar choque hipovolêmico. O histórico de se alimentar com ossos, revirar lixo ou perambular condiz com a ingestão do corpo estranho. A ingestão de anzóis é normalmente óbvia à anamnese.

> **NOTA** Faça o possível para diferenciar vômito de regurgitação; a regurgitação de início agudo é bastante sugestiva da presença de um corpo estranho esofágico.

Achados de Exame Físico

Os pacientes podem estar normais ou apresentar depressão e desidratação ao exame físico. Se o corpo estranho estiver alojado no esôfago cervical, às vezes pode ser palpado. O mau estado geral pode ser observado caso o paciente esteja anoréxico ou regurgite há semanas. Pacientes com pneumonia por aspiração podem apresentar sons pulmonares anormais. Os animais com muita dor podem salivar excessivamente por dificuldade de deglutição.

Diagnóstico por Imagem

A maioria dos corpos estranhos pode ser vista em radiografias simples de boa qualidade (Figura 18.51) desde que radiopacos, mas sua localização no esôfago nem sempre é óbvia. Massas esofágicas e corpos estranhos podem ter densidades pouco demarcadas e

---

QUADRO 18.17 Corpos Estranhos Esofágicos | Pontos Principais

- O histórico de perambular ou comer lixo é uma indicação diagnóstica
- Localização comum: entrada do tórax, base do coração ou diafragma
- Suspeite de perfuração, necrose por pressão, pneumonia por aspiração, fístula
- A maioria é identificada ou suspeitada em radiografias simples
- A maioria dos pacientes com perfurações esofágicas apresenta derrame pleural, pneumotórax ou pneumomediastino; radiografias contrastadas raramente são necessárias
- Ao usar radiografias contrastadas para encontrar perfurações, o contraste deve ser iodado
- A maioria dos corpos estranhos pode ser removida durante a esofagoscopia; não use força
- A penetração da parede por um objeto pontiagudo pode causar hemorragia fatal
- Se a massa não puder ser removida pela boca, o objeto pode ser avançado até o estômago
- Radiografe o paciente após a remoção endoscópica à procura de sinais de perfuração (pneumotórax)
- Sondas alimentares podem ser necessárias
- Estenoses podem ocorrer com ou sem cirurgia

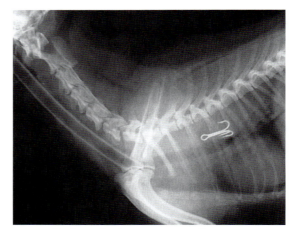

Figura 18.51 Radiografia de tórax em perfil mostrando um corpo estranho no esôfago, um anzol de três pontas, na base do coração de um cão.

semelhantes a massas pulmonares. Os corpos estranhos geralmente são encontrados na entrada do tórax ou cranial a ela, na base do coração (aproximadamente 10%) e no diafragma (aproximadamente 85%). Além do corpo estranho, pode haver uma opacidade do tecido mole adjacente, enfisema subcutâneo cervical e dilatação do esôfago cranial, que é preenchido por ar. A pneumonia e a distorção da traqueia também podem ser observadas. As radiografias devem ser atentamente examinadas quanto a sinais de pneumomediastino, pneumotórax e derrame pleural, que sugerem a ocorrência de uma perfuração esofágica. O derrame pleural deve ser examinado à citologia para verificar se há evidências de inflamação ou infecção.

Os esofagogramas raramente são necessários para identificação de corpos estranhos e perfurações. Radiografias contrastadas para detecção de perfuração esofágica devem ser realizadas com contraste iodado, orgânico, hidrossolúvel ou ioexol. Os contrastes iodados isotônicos são os mais seguros, pois não causam edema pulmonar em caso de aspiração ou fístula broncoesofágica. Os contrastes iodados hipertônicos não devem ser utilizados nessas situações. No entanto, de modo geral, radiografias contrastadas não são realizadas para diagnóstico de perfuração (ver a discussão sobre a endoscopia, a seguir) e a presença de um corpo estranho pode mascarar a identificação desta lesão em um esofagograma. Se houver suspeita de fístula broncoesofágica, não use contraste iodado hipertônico, pois a hipertonicidade pode causar edema pulmonar. Os corpos estranhos também podem ser diagnosticados à endoscopia, que geralmente é o próximo passo após a observação de uma densidade sugestiva em radiografias simples.

> **NOTA** Se puder ser realizada, a endoscopia tende a ser melhor do que as radiografias contrastadas no diagnóstico de corpos estranhos esofágicos porque permite a remoção do objeto durante o procedimento.

Achados Laboratoriais

Os achados laboratoriais são normais em pacientes com obstruções agudas. As perfurações geralmente causam leucocitose neutrofílica. A hipoglicemia pode ser observada em pacientes jovens que não conseguem se alimentar e/ou que apresentam SIRS.

DIAGNÓSTICO DIFERENCIAL

Anomalias do anel vascular, massas extraluminais, neoplasia esofágica, estenoses, esofagite, intussuscepção gastroesofágica, divertículos esofágicos, hérnias de hiato, megaesôfago e disfunção cricofaríngea são outras possíveis causas de regurgitação que devem ser diferenciadas dos corpos estranhos esofágicos. Radiografias de tumores pulmonares e massas esofágicas podem mimetizar perfeitamente radiografias de corpos estranhos esofágicos.

TRATAMENTO CIRÚRGICO

É muito importante fazer uma radiografia antes da indução da anestesia para assegurar a ausência de movimentação do corpo estranho e que não há evidências súbitas de perfuração; isso vale para a endoscopia e a cirurgia.

A maioria dos corpos estranhos esofágicos pode ser removida à endoscopia (Capítulo 14). Os endoscópios rígidos (i.e., colonoscópios) são preferidos, desde que longos o suficiente. Os endoscópios rígidos permitem o uso de pinças rígidas, que, por sua vez, permitem melhor a manipulação e preensão do que as pinças inseridas por meio de endoscópios flexíveis. Os endoscópios rígidos também oferecem certo grau de proteção ao esôfago; o corpo estranho é parcialmente retido no escopo durante a remoção para que não traumatize a mucosa esofágica. A principal vantagem dos endoscópios flexíveis é que alguns corpos estranhos esofágicos estão fora do alcance dos endoscópios rígidos; no entanto, os dispositivos de recuperação usados nos endoscópios flexíveis não oferecem ao cirurgião tanto controle ou potência quanto a pinça rígida endoscópica. A remoção cirúrgica de corpos estranhos esofágicos deve ser escolhida em caso de (1) pneumotórax ou exsudato pleural sugerindo perfuração, (2) impossibilidade de recuperação do corpo estranho por endoscopia ou (3) um anzol profundamente encravado, de modo que a ponta e o gancho atravessem completamente a parede do esôfago e possam lacerar os vasos intratorácicos. Após a remoção do corpo estranho, o esôfago deve ser cuidadosamente reavaliado à endoscopia e o tórax deve ser novamente radiografado à procura de evidências de perfuração (i.e., pneumotórax). Tenha cuidado na insuflação de ar; é possível causar pneumotórax hipertensivo se houver perfuração. As perfurações geralmente devem ser controladas com desbridamento e fechamento cirúrgico (p. 370); no entanto, pequenas perfurações podem fechar por conta própria.

Manejo Pré-cirúrgico

O tratamento para correção da desidratação significativa e dos desequilíbrios eletrolíticos e acidobásicos deve ser iniciado antes da cirurgia. Antibióticos profiláticos devem ser administrados (p. 369).

Anestesia

O manejo anestésico dos pacientes submetidos à cirurgia esofágica é descrito na p. 367 e na Tabela 18.3. A anestesia geral profunda ou os relaxantes musculares que reduzem o tônus esofágico facilitam as manipulações endoscópicas. O óxido nitroso não deve ser usado. A maioria dos animais deve ser pré-oxigenada antes da indução. Em pacientes com pneumonia por aspiração, a ventilação com pressão positiva deve ser realizada com volumes correntes menores, picos normais de pressão de ventilação e frequências respiratórias mais altas.

Anatomia Cirúrgica

A anatomia cirúrgica do esôfago é descrita na p. 369.

TÉCNICA CIRÚRGICA

Os corpos estranhos podem ser removidos por endoscopia com instrumentos de preensão, puxados para fora com cateter tipo balão (p. ex., de Foley), avançados para o estômago, onde podem se dissolver ou ser retirados por gastrotomia (p. 401) ou por esofagotomia (p. 370) ou esofagectomia parcial (p. 371).

Remoção Endoscópica de Corpos Estranhos Esofágicos

A remoção endoscópica de corpos estranhos esofágicos é geralmente preferida, a menos que haja uma boa razão para o contrário; é bem-sucedida na maioria dos animais acometidos. Depois de examinar a radiografia obtida logo antes da indução anestésica, avance cuidadosamente o endoscópio rígido pelo esôfago até o corpo estranho. Quanto maior o diâmetro do endoscópio, melhor a visualização e maior a dilatação do lúmen do esôfago (o que pode auxiliar a remoção do objeto estranho). Posicione o paciente com o pescoço estendido para que o endoscópio não pressione a traqueia ou os vasos próximos (o posicionamento do pescoço não é tão importante ao utilizar um endoscópio flexível). Somente avance o endoscópio enquanto observa através dele para não o empurrar para dentro do objeto estranho e causar mais trauma. Insufle com quantidades mínimas de ar e apenas se necessário; a insuflação excessiva pode romper as áreas enfraquecidas do esôfago, provocar uma dilatação gástrica que não pode ser resolvida com sonda devido à obstrução esofágica ou causar pneumotórax hipertensivo. Ao encontrar o objeto estranho, aspire o fluido ou detritos ao seu redor para melhorar a visualização. Depois de examinar o objeto, segure-o com firmeza e, em seguida, manipule-o com cuidado para soltá-lo do esôfago (normalmente, há pontos em que o objeto estranho se projeta em defeitos da mucosa do esôfago). Uma vez liberado, puxe-o o máximo possível para o interior do endoscópio rígido e, em seguida, remova o equipamento e objeto estranho como uma unidade. Se houver trauma grave na mucosa esofágica, insira um tubo de gastrostomia (p. 97).

O objeto estranho que não pode ser apreendido ocasionalmente pode ser empurrado para o interior do estômago se o endoscopista souber que não há pontas ou estruturas que possam causar perfuração. Se necessário, um lubrificante hidrossolúvel pode ser aplicado ao redor do objeto estranho para facilitar essa manobra. É contraindicado empurrar com força um objeto firmemente embebido na parede esofágica, pois isso pode causar perfuração ou aumentar uma perfuração preexistente. Uma vez no estômago, o objeto estranho pode ser removido por gastrotomia (p. 401) ou, no caso dos ossos, ser deixado para se dissolver. **No entanto, não administre antiácidos ou o estômago não será capaz de dissolver o osso**.

De modo geral, os anzóis podem ser removidos com endoscópios rígidos, dependendo do tamanho dos ganchos (os anzóis com farpas muito grandes normalmente não podem ser removidos da mucosa) e de se sua inserção na parede do esôfago é tal que pode lacerar os vasos torácicos ao serem puxados de volta para o órgão. A técnica varia um pouco, dependendo de se a ponta do gancho está voltada em sentido cranial ou caudal. Se a ponta do gancho estiver voltada em sentido caudal, segure firmemente o gancho ao se curvar, para que, ao ser puxado, a ponta fique para fora, paralelamente ao lúmen esofágico. O gancho rasgará a parede esofágica, deixando um pequeno defeito. Se a ponta do gancho estiver voltada em sentido cranial, segure firmemente o olhal com uma pinça rígida. Em seguida, avance o endoscópio rígido até que sua borda repouse na dobra do gancho. Então, segurando o olhal de modo que o eixo seja paralelo ao lúmen do esôfago e o endoscópio rígido, avance o dispositivo e a pinça rígida como uma única unidade, retirando o gancho da mucosa.

Remoção de Objetos Estranhos com Cateter com Balão

Uma alternativa para a remoção do corpo estranho é o uso de cateter com balão distal ao objeto (Figuras 18.52 e 18.53). O lúmen esofágico é dilatado para além do seu tamanho normal por meio da insuflação do balão e o objeto é solto da parede esofágica por manipulação endoscópica, se necessário, e removido enquanto o cateter é retirado pela boca. Este procedimento é aconselhável apenas para corpos estranhos de contorno relativamente suave. Após a remoção não cirúrgica do corpo estranho, radiografias podem ser feitas para detecção de evidências de perfuração (p. ex., pneumomediastino e pneumotórax).

Remoção Cirúrgica de Corpos Estranhos Esofágicos

Os corpos estranhos podem ser removidos cirurgicamente por esofagotomia (p. 370) ou esofagectomia parcial (p. 371). Os corpos esofágicos distais são ocasionalmente removidos por gastrotomia. Faça uma incisão a meia distância entre a curvatura maior e a curvatura menor, insira a pinça no esôfago distal, apreenda o objeto, puxe para dentro do estômago e remova-o. A esofagotomia ou esofagectomia parcial é realizada caso os corpos estranhos não possam ser removidos por outros meios, quando o risco de per-

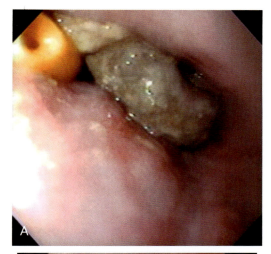
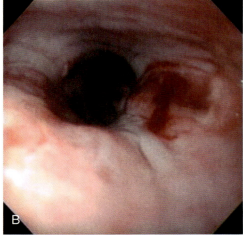

Figura 18.52 (A) Aparência endoscópica de um fragmento de fígado alojado no esôfago. Note a ponta do cateter de Foley, introduzido para retirada do fragmento. (B) Depois da remoção do corpo estranho, a ulceração da mucosa foi observada.

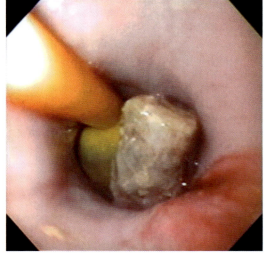

Figura 18.53 Corpos estranhos macios no esôfago podem ser removidos por meio da retração com balão durante a endoscopia. Dilate o esôfago, passe o cateter distal ao corpo estranho, infle o balão e retire o cateter e o corpo estranho.

furação ou laceração esofágica é alto ou na presença de evidências de mediastinite, pleurite ou necrose esofágica. **Desbride todas as rupturas esofágicas, se necessário, e feche-as em uma ou duas camadas, como na esofagotomia.** Comunicações anormais entre o trato alimentar e o trato respiratório (i.e., fístula broncoesofágica ou traqueoesofágica) devem ser fechadas. A lobectomia pulmonar parcial ou completa (p. 894) é necessária em algumas fístulas broncoesofágicas.

MATERIAIS DE SUTURA E INSTRUMENTOS ESPECIAIS

Endoscópios (flexíveis e rígidos, mas preferencialmente rígidos), pinças endoscópicas ou cateteres com ponta em balão (i.e., cateter de Foley) são necessários para a remoção não cirúrgica de corpos estranhos. Os afastadores torácicos são necessários para a remoção cirúrgica de corpos estranhos intratorácicos. Pinças intestinais atraumáticas para oclusão do lúmen do esôfago podem ser necessárias em procedimentos de esofagotomia ou esofagectomia.

CUIDADO E AVALIAÇÃO PÓS-CIRÚRGICOS

Todos os pacientes devem ser cuidadosamente observados por 2 a 3 dias quanto a sinais de extravasamento e infecção esofágica. A esofagite e a pneumonia por aspiração devem ser tratadas como descrito nas pp. 366 a 367. A administração de antibióticos deve ser mantida por vários dias se a mucosa esofágica apresentar erosão ou laceração grave, em especial após a remoção de um anzol. Os fluidos IV devem ser continuados até a alimentação ser retomada. Para evitar atrasos na cicatrização, toda a ingestão oral (alimentos, água, medicamentos) deve ser suspensa por um período mínimo de 24 horas após a remoção de corpos estranhos que tenham causado erosão ou ulceração substancial. Na ausência de regurgitação, água e alimentos pastosos devem ser gradualmente introduzidos. Animais com trauma esofágico mínimo podem receber água em 24 a 48 horas e, a seguir, pequenas refeições pastosas. Após 3 a 7 dias de alimentação pastosa, alimentos macios e úmidos devem ser oferecidos por 5 a 7 dias; a seguir, a dieta deve voltar ao normal de maneira gradual. Em animais com trauma esofágico moderado a grave, a ingestão oral deve ser evitada por 3 a 7 dias. Tubos de gastrostomia para alimentação devem ser colocados em pacientes debilitados ou que precisam ficar sem ingestão oral por mais de 3 dias (p. 97). A esofagite grave deve ser tratada com inibidores da bomba de prótons para redução da acidez gástrica. Caso necessário, sucralfato ou lidocaína viscosa podem ser usados para alívio da dor. Antibióticos eficazes contra anaeróbios orais (ampicilina, amoxicilina, clindamicina; Quadro 18.14) são utilizados e os glicocorticoides podem ajudar a prevenir a formação de estenoses (controverso).

COMPLICAÇÕES

As complicações da remoção de corpo estranho incluem esofagite, necrose isquêmica, deiscência, extravasamento, infecção e formação de fístulas, divertículos esofágicos e estenoses. A perfuração do esôfago pode causar mediastinite, pleurite e/ou piotórax. A duração prolongada dos sinais clínicos e o aumento do número de neutrófilos imaturos podem sugerir perfuração esofágica; entretanto, a melhor forma de diagnosticá-la é radiograficamente. As complicações são mais comuns em cães de porte pequeno (<10 kg) e casos em que material estranho está presente por mais de 3 dias. Cães com corpos estranhos removidos em 24 horas ou menos tendem a apresentar menos complicações.

PROGNÓSTICO

A remoção do corpo estranho é essencial. O prognóstico é bom na ausência de perfuração; no entanto, é reservado se a perfuração causou mediastinite e/ou piotórax. Necrose isquêmica e perfuração do esôfago podem ocorrer após a remoção do corpo estranho. O extravasamento de saliva e a ingesta no mediastino ou na cavidade pleural geralmente causam inflamação grave, infecção e morte. Danos circunferenciais graves na mucosa podem produzir estenose.

ESTENOSES ESOFÁGICAS

DEFINIÇÃO

As **estenoses esofágicas benignas** são bandas de tecido fibroso intraluminal ou intramural que podem obstruir completa ou parcialmente o esôfago.

CONSIDERAÇÕES GERAIS E FISIOPATOLOGIA CLINICAMENTE RELEVANTE

As estenoses esofágicas benignas podem ser causadas por esofagite secundária a corpos estranhos esofágicos, refluxo gastroesofágico durante a anestesia, cirurgia, trauma ou agentes cáusticos (p. ex., doxiciclina, ácido, clindamicina, ciprofloxacino). O risco de desenvolvimento de estenose após um episódio anestésico é baixo (provavelmente menor que 1%), enquanto mais da metade dos animais com estenoses foram recentemente submetidos à anestesia. A maioria das estenoses é única, mas, ocasionalmente, elas são múltiplas; além disso, a maioria ocorre perto da zona inferior de alta pressão esofágica (Quadro 18.18). As estenoses são mais comuns após traumas esofágicos circunferenciais. Para produzir uma estenose, o dano esofágico geralmente deve envolver as camadas musculares e afetar a maior parte da circunferência em uma área focal. O defeito da mucosa é, então, substituído pela migração epitelial. O defeito muscular é preenchido por tecido conjuntivo fibroso e a contração da ferida e o remodelamento do colágeno reduzem a largura da cicatriz. Isso causa estreitamento do lúmen esofágico, o que pode causar obstrução. O grau de obstrução varia conforme a gravidade da lesão original. As ondas peristálticas que transportam o bolo alimentar são interrompidas pela obstrução. Nos casos de obstrução parcial, parte de cada bolo passa a obstrução

QUADRO 18.18 **Estenoses Esofágicas: Pontos Principais**

- As estenoses se formam quando há traumas na mucosa
- Suspeite se houve um episódio anestésico durante o mês anterior ou se o paciente foi tratado com tetraciclina, doxiciclina, anti-inflamatórios não esteroidais ou ciprofloxacino
- Os sinais podem começar imediatamente após a lesão
- Muitas vezes, as estenoses não são observadas em radiografias simples e, ocasionalmente, em radiografias contrastadas
- A esofagoscopia é diagnóstica, mas endoscopistas inexperientes podem não observar as lesões em animais de porte maior ou próximas ao esfíncter esofágico inferior
- As estenoses podem ser únicas ou múltiplas e muito curtas ou com vários centímetros de comprimento
- A maioria ocorre na zona esofágica inferior de alta pressão
- Trate a esofagite e a pneumonia se indicado
- A dilatação com balão tem resultados satisfatórios em muitos pacientes, mas alguns indivíduos (em especial aqueles com estenoses longas) precisam de múltiplos procedimentos e podem não responder bem
- A maioria dos pacientes pode comer alimentos enlatados ou secos após o tratamento
- As estenoses podem recidivar

e desce pelo esôfago. A outra parte do bolo se acumula proximal à obstrução e o esôfago proximal pode ser distendido. A distensão grave pode prejudicar função neuromuscular normal e reduzir o peristaltismo. O alimento e as secreções acumuladas são geralmente regurgitados.

Fatores relacionados com o desenvolvimento e gravidade da esofagite após o refluxo incluem a duração do contato esofágico, a acidez e a presença de enzimas, como a pepsina, a eficácia do *clearance* do esôfago e a resistência da mucosa à lesão. O desenvolvimento da esofagite pode gerar um círculo vicioso em que a inflamação do esôfago diminui o tônus da zona inferior de alta pressão, aumentando a predisposição ao refluxo, o que exacerba a inflamação e assim por diante. O refluxo gastroesofágico pode ocorrer durante a anestesia geral devido à diminuição dos mecanismos de proteção e à perda de tônus do esfíncter gastroesofágico. Não há consenso sobre o que constitui um fator de risco para o refluxo importante associado à anestesia e o subsequente desenvolvimento de estenose. O ácido gástrico pode causar lesões esofágicas graves se não for neutralizado pela saliva ou removido pelo peristaltismo em poucos minutos. Os sinais de regurgitação podem se tornar evidentes em alguns dias ou semanas após a cirurgia devido à formação de estenose.

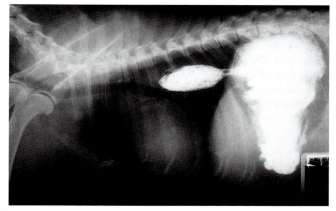

Figura 18.54 Aparência radiográfica de uma estenose esofágica após a administração de bário. Note o acúmulo de contraste no esôfago torácico distal, imediatamente cranial ao diafragma.

DIAGNÓSTICO

Apresentação Clínica
Sinais Clínicos
Cães e gatos de qualquer idade, raça ou sexo podem ser acometidos.

Histórico
A regurgitação é o sinal mais comum e deve-se suspeitar de estenose em animais com regurgitação frequente com histórico de trauma esofágico, cirurgia, anestesia, vômito ou tratamento com vários fármacos (tetraciclinas, AINE, ciprofloxacino, clindamicina). Alguns animais retêm fluidos, mas regurgitam sólidos. O alimento que se aloja na estenose pode causar dor devido às ondas peristálticas esofágicas contundentes. A regurgitação ou o vômito geralmente começa 2 semanas após um episódio anestésico. O vômito e a regurgitação são frequentemente associados à alimentação, ptialismo, engasgos e disfagia. Perda de peso, tosse e aerofagia também podem ser observadas.

Achados de Exame Físico
Embora os animais com estenoses esofágicas possam estar magros e deprimidos, o exame físico geralmente é normal. Ocasionalmente, há dilatação do esôfago cervical. O hálito pode ser pútrido devido à decomposição do material retido no esôfago. Os pacientes com pneumonia por aspiração podem apresentar febre e aumento da frequência e esforço respiratórios, crepitações, sibilos e aumento dos sons pulmonares.

Diagnóstico por Imagem
A identificação radiográfica das estenoses esofágicas requer cuidado. Esofagogramas de contraste positivo são necessários (Figura 18.54). As estenoses parciais são identificadas com mais facilidade pela mistura de bário aos alimentos e análise por fluoroscopia. A dilatação do esôfago proximal a um estreitamento abrupto pode ou não ser observada. A determinação radiográfica da extensão de uma estenose pode ser difícil.

Esofagoscopia
A esofagoscopia permite a visualização da lesão. A mucosa pode apresentar inflamação e erosão ou ser relativamente normal, mas com diâmetro comprometido (Figura 18.55). Ocasionalmente, a estenose é um anel de tecido fibroso branco que reduz o lúmen do esôfago e

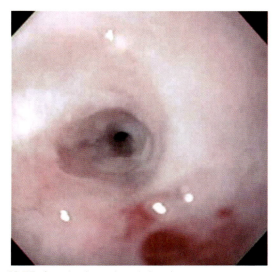

Figura 18.55 Aparência endoscópica de uma estenose esofágica distal subsequente a anestesia e cirurgia para remoção de tumores mamários.

não se distende com a insuflação. Em casos graves, pode ser impossível avançar o endoscópio além da estenose, e a distensão gástrica excessiva pode ser uma complicação significativa da esofagoscopia se o equipamento não puder chegar ao estômago para sugar o ar insuflado no paciente. A biópsia e o exame histológico excluem a estenose secundária à neoplasia.

Achados Laboratoriais
Os animais com estenoses esofágicas não apresentam anomalias laboratoriais específicas, a menos que pneumonia por aspiração esteja presente.

DIAGNÓSTICO DIFERENCIAL
Anomalias do anel vascular, massas extraluminais, neoplasias esofágicas, corpos estranhos, esofagite, intussuscepção gastroesofágica, divertículo esofágico, hérnias de hiato, megaesôfago e disfunção cricofaríngea são outras possíveis causas de regurgitação que devem ser diferenciadas da estenose esofágica.

MANEJO CLÍNICO

O objetivo do tratamento é resolver a regurgitação e manter a nutrição e a hidratação por via oral. Trate a esofagite (p. 366) e a pneumonia por aspiração (p. 367) como já descrito (Quadros 18.13 e 18.14). Às vezes, é possível amolecer o alimento com água até que fique líquido o suficiente para passar pela obstrução. Um tubo de gastrostomia permite a alimentação em casos com estenose grave. Altere o ambiente para evitar corpos estranhos, que podem ficar alojados na estenose.

TRATAMENTO CIRÚRGICO

As estenoses são tratadas por meio da correção da causa e expansão do segmento estreito com dilatação com cateter com balão ou *bougienage*. A dilatação com cateter com balão é preferida devido à menor chance de perfuração, mas os clínicos com treinamento em *bougienage* podem ser tão bem-sucedidos quanto os profissionais que usam balões. A eletrocauterização ou incisão a *laser* do tecido cicatricial em três ou quatro locais equidistantes ao redor da circunferência da estenose, as injeções intralesionais de corticosteroides de efeito prolongado, a aplicação tópica de mitomicina C após a dilatação e a inserção de *stents* e/ou uso de tubos de esofagoscopia com balão podem promover a dilatação eficaz em muitos pacientes. A esofagectomia parcial geralmente não é necessária e nem sempre é possível, dependendo da duração da estenose. As estenoses cervicais resistentes podem ser corrigidas pela criação de um divertículo de tração.

Manejo Pré-cirúrgico

Os animais devem ficar em jejum antes da dilatação esofágica. O tratamento da esofagite e da pneumonia por aspiração deve ser instituído conforme necessário, antes do tratamento de estenose (pp. 366 a 367). A dilatação das estenoses esofágicas está associada à bacteriemia em seres humanos, e a administração de antibióticos antes do procedimento é recomendada apesar da ausência de dados sobre seu efeito em cães e gatos.

Anestesia

A anestesia geral é necessária para dilatação esofágica ou *bougienage*. As recomendações para anestesia em pacientes com distúrbios esofágicos são dadas na p. 367 e na Tabela 18.3.

Anatomia Cirúrgica

A anatomia cirúrgica do esôfago é discutida na p. 369.

Posicionamento

A dilatação com balão e a *bougienage* são geralmente realizadas com o paciente em decúbito lateral.

TÉCNICA CIRÚRGICA

Bougienage

A *bougienage* é a dilatação de uma estenose com dilatadores rombos de tamanhos graduados. Uma sonda cônica lubrificada (dilatador) é empurrada através da estenose. O primeiro dilatador é seguido por uma série graduada de dispositivos sucessivamente maiores até que o lúmen fique do tamanho desejado ou a resistência seja excessiva. Alguns tipos de dilatadores são passados por fios-guia. O esôfago deve ficar o mais reto possível durante o procedimento. Essa técnica é mais bem realizada sob visualização endoscópica direta ou orientação fluoroscópica. A *bougienage* também exerce uma força de cisalhamento longitudinal no local da estenose que pode ser mais traumática do que o usual com a dilatação do balão; no entanto, o sucesso está mais relacionado com o treinamento do endoscopista do que ao tipo de equipamento (*i.e., bougienage* vs. dilatação com balão) utilizado.

> **NOTA** É aconselhável que você treine esta técnica antes de tentar realizá-la, já que é possível perfurar o esôfago ao fazê-la de maneira inadequada.

Dilatação com Balão

Há duas técnicas principais: colocação de um cateter com balão através do canal de biópsia do endoscópio e sua liberação direta ou sobre um fio-guia previamente colocado.

Os fios-guia podem ser colocados por endoscopia ou fluoroscopia. O uso do fio-guia é mais seguro do que a tentativa de avanço do cateter com balão pelo esôfago às cegas. Primeiramente, insira um fio-guia pelo sítio de estenose. Use um fio rígido em uma extremidade e flexível na outra. Ao usar o endoscópio, insira a extremidade flexível do fio pelo canal de biópsia do equipamento e através da estenose. Em seguida, retraia o endoscópio enquanto continua a liberar o fio, removendo assim o endoscópio do paciente enquanto o fio é mantido na estenose. Coloque o balão na estenose liberando-o do cateter sobre o fio com visualização endoscópica. Com o balão posicionado com seu meio próximo ao centro da estenose, infle o balão com fluido ou ar (dependendo do tipo de balão) e esvazie-o após 1 minuto. Se (1) a estenose for muito madura e espessa e o balão não conseguir resolvê-la ou (2) a insuflação do balão for associada a trauma excessivo e nova formação de estenose, pode ser melhor incisar as estenoses fibróticas maduras em três ou quatro locais ao redor da circunferência do esôfago com uma unidade eletrocirúrgica ou *laser* antes da dilatação. Espera-se que isso provoque o rompimento mais uniforme da estenose em três ou quatro pontos, em vez da ruptura maior e profunda em apenas um local.

O balão deve permanecer na estenose durante este processo. O balão posicionado de maneira incorreta sai da estenose ao ser insuflado e a lesão não sofre dilatação. Balões progressivamente maiores podem ser usados até alcançar o grau desejado de dilatação. A quantidade de dilatação necessária é subjetiva e não deve ser excessiva. A maioria dos pequenos animais é funcional com o lúmen esofágico aberto até 10 mm; em animais maiores, a abertura necessária pode ser de até 15 ou 20 mm. Repita a dilatação quantas vezes for necessário para obter um resultado satisfatório. Muitos animais requerem apenas uma dilatação, mas outros precisam de 15 ou mais. Caso haja necessidade de múltiplas dilatações, os procedimentos geralmente são realizados duas a três vezes por semana até que a estenose não volte a se formar.

> **NOTA** Cause o menor trauma possível durante a dilatação para diminuir a probabilidade de recidiva da estenose. Tente não lacerar ou aspirar mais mucosa esofágica do que o absolutamente necessário.

A aplicação tópica de mitomicina C pode inibir a cicatrização e a recidiva da estenose após a dilatação. Reconstitua 5 mg de mitomicina C em 10 mL de água estéril. Mergulhe uma esponja de gaze nesta solução, segure-a com uma pinça endoscópica já colocada no endoscópio e insira o equipamento, a pinça e a esponja no esôfago, com cuidado para minimizar a aplicação da mitomicina em outras partes do órgão. Deixe a gaze embebida com mitomicina por 5 minutos nos locais com laceração da mucosa e na submucosa. Em seguida, remova a esponja e irrigue o local com 50 mL de água estéril, que é então aspirada pelo endoscópio. Siga as precauções de rotina para medicamentos quimioterápicos.

Outra técnica é a injeção de corticosteroides de longa duração (p. ex., acetato de triancinolona). Um cateter com agulha projetado para ser colocado no canal de biópsia do endoscópio é usado para administração de uma dose total de 1 a 2 mL do corticosteroide em três a quatro pontos ao redor da circunferência da lesão. Os corticosteroides podem ser injetados antes ou depois da dilatação. A autora prefere injetá-los após o procedimento de dilatação.

O objetivo é abrir a estenose o suficiente para que o paciente seja funcional e possa comer alimentos leves, não apenas pastosos. Muitas vezes, não é possível eliminar a estenose por completo. Esses pacientes são mais suscetíveis a corpos estranhos esofágicos no local da estenose, já que geralmente há persistência de algum grau de comprometimento luminal.

Os *stents* recobertos e não biodegradáveis foram usados com sucesso em alguns cães. *Stents* biodegradáveis, metálicos e plásticos têm sido descritos no tratamento de estenoses esofágicas caninas refratárias.[10] A colocação de *stents* ocorreu após as tentativas de tratamento com dilatação por balão e utilizou dispositivos de polidioxanona, poliuretano e nitinol. A maioria foi suturada no local para evitar a migração, e as complicações incluíram ptialismo, regurgitação, disfagia, vômitos, megaesôfago, engasgos e migração dos *stents* em curto prazo. Apesar da melhora na pontuação de disfagia, as complicações em longo prazo incluíram reestenose após a dissolução do *stent*, migração, vômito, regurgitação, crescimento de tecido hiperplásico e formação de fístula traqueoesofágica. Metade dos cães foi submetida a eutanásia devido a complicações relacionadas com o *stent*. O insucesso da terapia dilatadora pode exigir a ressecção ou reconstrução esofágica. Uma técnica relativamente nova envolve a colocação de um tubo de esofagostomia que também tem um balão na extremidade distal. Após a dilatação inicial da estenose, o tubo é colocado como qualquer outro tubo de esofagostomia, mas com cuidado para assegurar que o balão esteja na lesão. O cão tem alta e o proprietário infla o balão uma ou duas vezes ao dia por 4 a 6 semanas. Deve-se ter cuidado para escolher os proprietários capazes de realizar as dilatações necessárias e cuidar do tubo.

MATERIAIS DE SUTURA E INSTRUMENTOS ESPECIAIS

A dilatação de uma estenose esofágica deve ser realizada com balões especificamente projetados para o esôfago (p. ex., MaxForce TTS High Performance Balloon Dilatation Catheter®). Existem alças de eletrocauterização e agulhas de injeção para uso com endoscópios (p. ex., Olympus Corp.). *Stents* personalizados para o animal podem ser encomendados (p. ex., Infinity Corp.). Uma unidade eletrocirúrgica adaptável a sítios laparoscópicos ou a uma unidade a *laser* pode auxiliar o tratamento de estenoses fibróticas maduras.

CUIDADO E AVALIAÇÃO PÓS-CIRÚRGICOS

Continue a monitorar a regurgitação e a pneumonia por aspiração. Rupturas mucosas superficiais são esperadas após a dilatação. No entanto, os pacientes devem ser monitorados atentamente quanto a sinais de perfuração, que incluem disfagia, enfisema subcutâneo, pneumotórax, pneumomediastino e mediastinite. O oxigênio nasal pode beneficiar esses animais no período pós-operatório e os analgésicos (Capítulo 13) devem ser administrados se necessário (lesões esofágicas são bastante dolorosas). A suspeita de perfuração deve ser investigada com radiografias torácicas. Uma pequena ruptura pode ser tratada com um tubo de gastrostomia e administração de antibióticos. Rupturas maiores exigem fechamento cirúrgico. Monitore a hemorragia, que, embora rara, pode requerer transfusão. A formação de divertículos é outra complicação que pode se desenvolver (ver discussão adiante).

Se o procedimento tiver provocado uma ruptura substancial da mucosa, o tratamento da esofagite (antiácidos, procinéticos, sucralfato, antibióticos) pode ser instituído (Quadros 18.13 e 18.14). A antibioticoterapia intuitivamente faz sentido, mas não há dados mostrando que influencie o resultado. Os glicocorticoides (p. ex., prednisolona, 1,1 mg/kg por via oral uma vez ao dia) podem ajudar a prevenir reestenoses, mas o efeito do tratamento sistêmico sobre o desfecho é desconhecido, embora alguns dados sugiram a eficácia de corticosteroides intralesionais. A esofagite e a pneumonia por aspiração preexistentes devem ser tratadas como descrito nas pp. 366 a 367. A colocação de um tubo de gastrostomia (p. 97) pode ser benéfica nesses pacientes para evitar a alimentação oral por 7 a 10 dias, mas o indivíduo pode ser mantido em um equilíbrio positivo de nitrogênio durante a cicatrização. Ao retomar a alimentação oral, ofereça refeições pequenas e frequentes, de consistência mole (não pastosa).

PROGNÓSTICO

A maioria dos casos (aproximadamente 85%) de estenose esofágica pode ser resolvida pela dilatação, mas pode haver recidivas. Grande parte dos pacientes é capaz de tolerar alimentos enlatados ou secos sem regurgitação, mas alguns precisam de alimentos pastosos. Estenoses delgadas podem exigir apenas uma única dilatação; entretanto, pacientes com estenoses graves ou longas geralmente requerem múltiplos procedimentos. O prognóstico é mais reservado nas estenoses com vários centímetros de comprimento; se o tecido fibroso for denso, espesso e maduro; ou se a esofagite grave for persistente. O prognóstico é pior se houver perfuração. A ressecção de estenoses longas pode ser associada à deiscência causada por tensão anastomótica excessiva. A técnica de *bougienage* é comumente associada a um bom resultado na maioria dos cães e gatos, mas várias sessões são normalmente necessárias e o resultado pode ser ruim em um quarto a um terço dos animais tratados.

DIVERTÍCULOS ESOFÁGICOS

DEFINIÇÕES

Os **divertículos esofágicos** são dilatações saculares que produzem bolsas na parede do esôfago. Um **divertículo de pulsão** é uma hérnia da mucosa pelas camadas musculares do esôfago. Estes divertículos são produzidos por pressão intraluminal exagerada associada ao peristaltismo regional anormal ou prejudicado por uma obstrução. **Divertículos de tração** são distorções, angulações ou protuberâncias afuniladas de espessura total na parede do esôfago causadas por aderências resultantes de uma lesão externa.

CONSIDERAÇÕES GERAIS E FISIOPATOLOGIA CLINICAMENTE RELEVANTE

Os divertículos esofágicos são raros. Podem ser adquiridos ou congênitos e são mais comuns no esôfago cervical distal cranial à entrada torácica ou no esôfago torácico distal imediatamente cranial ao diafragma (epifrênico). Acredita-se que os *divertículos congênitos* sejam decorrentes de uma fraqueza congênita da parede do esôfago, da separação anormal dos brotos embrionários traqueais e esofágicos ou da formação de vacúolos excêntricos no esôfago. As formas adquiridas são classificadas como divertículos de pulsão ou tração com base em sua causa. Os *divertículos de pulsão* são mais comuns na área epifrênica, mas podem se formar cranial a qualquer segmento esofágico doente. Muitas doenças podem desencadear a formação de divertículos, incluindo esofagite, estenose esofágica, corpos estranhos, anomalias do anel vascular, disfunção neuromuscular e hérnia de hiato. A mucosa esofágica apresenta hérnia secundária ao aumento da pressão intraluminal, acúmulo de alimentos e inflamação esofágica. A parede de um divertículo de pulsão consiste apenas em epitélio esofágico e tecido conjuntivo.

Os *divertículos de tração* ocorrem após um processo inflamatório na traqueia, nos brônquios, nos linfonodos ou em outras estruturas extraesofágicas. A inflamação leva à formação de tecido fibroso entre o esôfago e a estrutura doente. O tecido fibroso amadurece, se contrai e traciona uma área do esôfago para fora, formando uma bolsa. A maioria dos divertículos de tração ocorre no esôfago cranial e torácico medial. A parede de um divertículo de tração é composta por adventícia, músculo, submucosa e mucosa.

DIAGNÓSTICO

Apresentação Clínica
Sinais Clínicos
Cães e gatos de qualquer idade, raça ou sexo podem ser acometidos.

Histórico
Os divertículos pequenos podem ser assintomáticos. Os divertículos multilobulados e extensos geralmente são associados a sinais clínicos. Os divertículos podem provocar impactação esofágica, esofagite crônica e ruptura da parede do divertículo, com desenvolvimento de mediastinite ou formação de uma fístula esofagotraqueobrônquica. Os sinais clínicos podem incluir angústia ou ficar ofegante após a alimentação, regurgitação pós-prandial, anorexia intermitente, febre, perda de peso, dor torácica ou abdominal e angústia respiratória.

Achados de Exame Físico
O exame físico é normal se o divertículo for assintomático. Sons pulmonares anormais podem ser auscultados em pacientes com pneumonia por aspiração.

Diagnóstico por Imagem
Radiografias contrastadas são necessárias. Certifique-se de não confundir a redundância esofágica normal, observada em raças braquicefálicas e Shar-peis, com uma afecção esofágica. Os divertículos são observados como massas cheias de ar ou alimento na área do esôfago. O esofagograma geralmente revela um desvio ou saculação do lúmen esofágico que é parcial ou completamente preenchido pelo contraste. A esofagoscopia auxilia a confirmação do diagnóstico radiográfico e a identificação de esofagite, estenoses ou outras anomalias associadas. A parede esofágica pode ser muito fina e a esofagoscopia deve ser realizada com cuidado.

> **NOTA** Cães e gatos com megaesôfago generalizado tendem a apresentar maior saculação da parede esofágica cranial à base do coração. Os cães braquicéfalos e Shar-peis geralmente têm uma alça de esôfago redundante cranial à base do coração. Não confunda o diagnóstico destes animais com divertículos.

Achados Laboratoriais
Os divertículos esofágicos não produzem anomalias laboratoriais específicas. Achados laboratoriais condizentes com piotórax (p. 949) podem ser observados após o rompimento do divertículo. Neutrofilia pode ocorrer em animais com pneumonia por aspiração.

DIAGNÓSTICO DIFERENCIAL

Hérnia de hiato esofágico, intussuscepção gastroesofágica, estenose, neoplasia, massas extraluminais, anomalias do anel vascular, corpo estranho esofágico, esofagite e megaesôfago são outras possíveis causas de regurgitação.

TRATAMENTO CIRÚRGICO

Causas subjacentes persistentes de divertículos devem ser identificadas e tratadas. Pequenos divertículos assintomáticos podem ser tratados por meio do oferecimento de alimentos macios com o animal em posição ereta, para evitar seu acúmulo na bolsa. Os divertículos extensos devem ser cirurgicamente removidos.

Manejo Pré-cirúrgico
A esofagite e a pneumonia por aspiração devem ser tratadas no período pré-operatório como descrito nas pp. 366 a 367. Antibióticos profiláticos são indicados se a ressecção esofágica for considerada provável.

Anestesia
As recomendações anestésicas para animais submetidos à cirurgia esofágica cervical são discutidas na p. 367 e na Tabela 18.3. As recomendações anestésicas para toracotomia são apresentadas na p. 884, na Tabela 29.1 e na Tabela 30.3.

Anatomia Cirúrgica
A anatomia cirúrgica do esôfago é descrita na p. 369.

Posicionamento
Os pacientes são posicionados em decúbito dorsal ou lateral, dependendo do local do divertículo. As radiografias são importantes para ajudar a determinar a melhor abordagem cirúrgica. Os divertículos no esôfago cervical são abordados por uma incisão na linha média cervical ventral com o animal em decúbito dorsal. Os divertículos torácicos são geralmente abordados por toracotomia lateral. Ocasionalmente, uma esternotomia mediana ou retalho de parede torácica pode ser necessário para abordagem de divertículos na entrada torácica ou no mediastino cranial.

TÉCNICA CIRÚRGICA

Depois de identificar o divertículo, isole-o das estruturas adjacentes com dissecção romba e precisa e prepare-o com esponjas de laparotomia. A lobectomia pulmonar parcial pode ser necessária caso as aderências não possam ser separadas com facilidade. Posicione um grampeador toracoabdominal (TA®; linear) ou GIA® (anastomose gastrointestinal) ao longo da base do divertículo e acione-o. Seccione e remova o divertículo sem contaminar o sítio cirúrgico. Na ausência do equipamento, succione o lúmen esofágico e coloque pinças atraumáticas no local proposto de secção. Remova o divertículo e justaponha as bordas como na esofagotomia, em padrão simples com uma ou duas camadas (p. 370). Irrigue o sítio cirúrgico e, se possível, mobilize e coloque o omento sobre a incisão. Tubos de toracostomia podem ser inseridos em animais com toracotomias para evacuação de ar e fluidos residuais.

CUIDADO E AVALIAÇÃO PÓS-CIRÚRGICOS

Após a cirurgia, esses pacientes devem ser monitorados quanto ao desenvolvimento de esofagite e pneumonia por aspiração e tratados da maneira adequada (pp. 366 a 367). A realização pós-operatória de esofagoscopia e esofagogramas pode ser indicada em caso de problemas. A regurgitação secundária à esofagite persistente é um possível problema. A infecção por contaminação dos tecidos adjacentes durante a cirurgia, a deiscência ou o extravasamento no local da cirurgia são outros possíveis problemas. Analgésicos pós-operatórios devem ser administrados para controle da dor (as recomendações após a toracotomia são dadas na p. 886).

PROGNÓSTICO

Os pacientes assintomáticos geralmente continuam bem sem cirurgia; a alimentação em posição vertical para evitar o acúmulo de alimentos nos divertículos pode ajudar. O controle dos sinais clínicos em pacientes sintomáticos apenas com a terapiaclínica pode ser difícil. Se a cirurgia não for possível, estes pacientes devem ser tratados para esofagite e receber alimentos moles em posição vertical. O prognóstico com correção cirúrgica é bom se a contaminação torácica for evitada e a aposição esofágica for boa.

NEOPLASIA ESOFÁGICA

DEFINIÇÃO

Uma **neoplasia esofágica** é qualquer proliferação anormal e não inflamatória de células no esôfago.

CONSIDERAÇÕES GERAIS E FISIOPATOLOGIA CLINICAMENTE RELEVANTE

A neoplasia esofágica é rara e geralmente maligna. Os tumores costumam ser localmente invasivos e metastatizam por vias linfáticas e hematogênicas. Os tipos mais comuns de tumores são os sarcomas, os CCE e os leiomiomas. Os leiomiomas foram relatados na zona inferior de alta pressão esofágica em Beagles idosos. Esses tumores normalmente estão avançados quando os sinais clínicos são percebidos. Os carcinomas esofágicos primários são de etiologia desconhecida. Os sarcomas esofágicos primários (osteossarcoma, fibrossarcoma) tendem a ser localizados nas proximidades de granulomas parasíticos por *Spirocerca lupi*. No ciclo de vida do *S. lupi*, um besouro coprófago é ingerido pelo cão ou um hospedeiro transportador é subsequentemente comido pelo cão. Tumores da tireoide, do timo, da base do coração ou do pulmão podem invadir o esôfago de maneira secundária.

A princípio, os tumores esofágicos inicialmente causam obstrução parcial do esôfago, o que pode interferir na motilidade e dilatar a porção proximal do órgão. O aumento do tamanho do tumor faz com que os sinais de obstrução esofágica completa se tornem aparentes. A maioria dos tumores esofágicos é localmente invasiva e metastatiza para os linfonodos drenantes.

DIAGNÓSTICO

Apresentação Clínica
Sinais Clínicos

Em gatos, os CCE geralmente ocorrem em fêmeas no terço médio do esôfago, imediatamente caudal à entrada do tórax. A maioria dos tumores esofágicos acomete cães e gatos com mais de 6 a 8 anos.

Histórico

Sinais progressivos crônicos de doença esofágica obstrutiva em animais de meia-idade e idosos sugerem a neoplasia esofágica. Os animais com tumores primários podem ser assintomáticos até que a massa se torne grande o suficiente para causar obstrução quase completa. Estes animais podem apresentar regurgitação, letargia, depressão, salivação, disfagia, anorexia, perda de peso e/ou hálito fétido. Em animais com tumores secundários, os sinais clínicos podem incluir regurgitação, dispneia, massas palpáveis e/ou efeitos tumorais locais e sistêmicos.

Achados de Exame Físico

O exame físico geralmente é normal. Alguns animais são magros e o esôfago cervical dilatado pode ser identificado. Osteopatia hipertrófica e espondilose deformante podem ser observadas, em especial nos sarcomas induzidos por *S. lupi*. Alguns animais apresentam febre, aumento de volume submandibular, palidez de mucosas, melena, salivação, tosse, sinais neurológicos e perda de peso. A estertoração causada pela pneumonia por aspiração pode ser detectada.

Diagnóstico por Imagem

Aerofagia (deglutição de ar), deslocamento do esôfago e megaesôfago podem ser sinais de neoplasia esofágica. As radiografias torácicas podem ser normais ou revelar opacidade de tecidos moles no plano do esôfago ou do mediastino (Figura 18.56). Em alguns casos, é impossível diferenciar essa densidade de um corpo estranho esofágico. O esôfago pode reter ar cranial ao tumor ou o megaesôfago pode ser observado.[11] Os pulmões devem ser avaliados para detecção de lesões metastáticas. Os esofagogramas contrastados podem demonstrar massa intraluminal (irregularidades da mucosa, defeitos de preenchimento ou estenose) em animais com tumores primários ou uma parede mural ou massa extraluminal com margens lisas da mucosa e ausência de defeito de preenchimento naqueles com tumores secundários. Os estudos fluoroscópicos podem revelar mobilidade anormal. Sinais de espondilose e espondilite podem ser detectados no aspecto ventral das vértebras cervicais e torácicas. Cães com infestação por *S. lupi* geralmente apresentam espondilose deformante ou espondilite das vértebras cervicais ou torácicas com

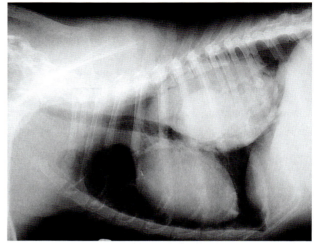

Figura 18.56 Radiografia de tórax em perfil de um cão de 8 anos com um extenso carcinoma esofágico. Note a massa de opacidade de tecido mole no plano do esôfago torácico distal.

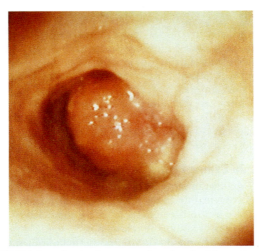

Figura 18.57 Aparência de massa intraluminal à esofagoscopia. Esta técnica permite a biópsia dessas massas.

ou sem osteopatia hipertrófica. A TC pode ajudar a determinar o grau de comprometimento da parede esofágica. A esofagoscopia permite visualização direta de massas intraluminais e biópsia para diagnóstico definitivo (Figura 18.57). Um *S. lupi* adulto é ocasionalmente visto se projetando no lúmen da massa. A identificação de um granuloma com orifício em forma de mamilo é característica da espirocercose. As massas extraluminais não podem ser visualizadas a menos que tenham erodido no lúmen. A insuflação do lúmen obstruído ou invadido por massas extraluminais é difícil.

Achados Laboratoriais

Os achados laboratoriais podem indicar doença crônica ou síndromes paraneoplásicas. Animais com sarcomas associados à espirocercose podem apresentar leucocitose neutrofílica (82%) e anemia microcítica (30%). Os ovos de *S. lupi* podem ser detectados em exame de sedimentação fecal, mas seu achado normalmente é difícil. O diagnóstico histológico de sarcoma esofágico, além de detectar ovos de *S. lupi* nas fezes, granulomas nodulares esofágicos ou espondilite das vértebras torácicas caudais, é considerado diagnóstico de sarcomas associados à espirocercose.

DIAGNÓSTICO DIFERENCIAL

Estenose esofágica, massas extraluminais, anomalias do anel vascular, corpo estranho esofágico, esofagite, intussuscepção gastroesofágica, divertículo esofágico, hérnia de hiato e megaesôfago são outras possíveis causas de regurgitação. Os sinais clínicos de ptialismo, odinofagia e sialoadenopatia associados às lesões por *Spirocerca* parecem semelhantes aos observados em cães com necrose de glândula salivar e síndrome de sialometaplasia necrótica.

TRATAMENTO CIRÚRGICO

O diagnóstico precoce é importante, antes da ocorrência de metástase ou acometimento extenso do esôfago. A esofagectomia parcial com anastomose terminoterminal é indicada quando a aproximação pode ser realizada sem tensão excessiva. A ablação endoscópica da massa foi descrita em uma série de cães.[12] As complicações incluíram perfuração esofágica, ressecção excessiva da mucosa e hemorragia esofágica. O tratamento em curto prazo de um tumor esofágico com *stent* metálico também foi descrito.[13]

Manejo Pré-cirúrgico

Os granulomas esofágicos associados a *S. lupi* geralmente se resolvem após o tratamento com doramectina (200 mg/kg administrados por via subcutânea em intervalos de 14 dias por três tratamentos). A resolução completa dos nódulos esofágicos é possível e os efeitos adversos dos medicamentos não são esperados. Quimioterapia, radioterapia ou terapia fotodinâmica podem ser benéficas em alguns animais.

Anestesia

As recomendações anestésicas para animais submetidos à cirurgia esofágica cervical são dadas na p. 367 e na Tabela 18.3. Alguns protocolos anestésicos para animais submetidos à cirurgia torácica são mostrados na p. 884, na Tabela 29.1 e na Tabela 30.3.

Anatomia Cirúrgica

A anatomia cirúrgica do esôfago é descrita na p. 369.

TÉCNICA CIRÚRGICA

A esofagectomia é descrita na p.371. Veja a descrição do material de sutura e dos instrumentos especiais para cirurgia esofágica na p. 375.

CUIDADO E AVALIAÇÃO PÓS-CIRÚRGICOS

O paciente deve ser monitorado quanto ao desenvolvimento de esofagite e pneumonia por aspiração e tratado como necessário no pós-operatório (pp. 366 a 367). O oxigênio nasal pode ser benéfico e analgésicos devem ser administrados para controle da dor. As recomendações de cuidados pós-operatórios de animais submetidos a cirurgia esofágica são discutidas na p. 375. A deiscência causada por tensão excessiva da anastomose e a recidiva do tumor são possíveis complicações da cirurgia esofágica. Mantenha o tratamento com doramectina em animais com espirocercose.

PROGNÓSTICO

A maioria dos tumores esofágicos está avançada no momento do diagnóstico e não responde bem à radioterapia ou à quimioterapia. A radioterapia pode ser paliativa, mas esofagite induzida pela radiação ou lesões no coração, nos pulmões e nos grandes vasos são sequelas possíveis e pouco toleradas. A terapia fotodinâmica pode ser paliativa em alguns tumores não ressecáveis. A ressecção pode ser curativa nos leiomiomas, mas o prognóstico das outras neoplasias malignas é reservado porque a ressecção é difícil devido à natureza avançada da maioria dos tumores à detecção.

HÉRNIA DE HIATO

DEFINIÇÃO

As **hérnias de hiato** são protrusões do esôfago abdominal, da junção gastroesofágica e, às vezes, de uma porção do fundo gástrico através do hiato esofágico no mediastino caudal cranial ao diafragma.

CAPÍTULO 18 Cirurgia do Sistema Digestório

> **QUADRO 18.19 Hérnia de Hiato: Pontos Principais**
>
> - A maioria é congênita, não adquirida
> - Shar-peis e Buldogues ingleses são mais comumente acometidos
> - Alguns são assintomáticos
> - Os animais sintomáticos geralmente apresentam regurgitação e esofagite
> - As hérnias podem ser intermitentes, o que dificulta o diagnóstico
> - A herniorrafia inclui redução do hiato, esofagopexia e gastropexia esquerda
> - A cirurgia é geralmente mais adequada em animais sintomáticos jovens; nos animais sintomáticos idosos, o tratamento medicamentoso é mais indicado
> - Trate a esofagite antes da cirurgia
> - O prognóstico é geralmente bom após o reparo

CONSIDERAÇÕES GERAIS E FISIOPATOLOGIA CLINICAMENTE RELEVANTE

As hérnias de hiato são geralmente causadas por anomalias congênitas do hiato que permitem o movimento cranial do esôfago abdominal e do estômago (Quadro 18.19). O ligamento frenicoesofágico é frouxo ou alongado e permite o deslocamento da junção gastroesofágica através do hiato até o mediastino caudal. O mau posicionamento ou a ausência de suporte do esfíncter gastroesofágico reduzem a pressão da estrutura e causam refluxo gastroesofágico. O refluxo gastroesofágico e o subsequente desenvolvimento de esofagite e megaesôfago são responsáveis pela maioria dos sinais clínicos. A hérnia de hiato é ocasionalmente secundária a trauma e concomitante ao desconforto respiratório grave. O trauma pode danificar os nervos e músculos diafragmáticos, o que provoca lassidão do hiato e subsequente formação de hérnia. Em pacientes com obstrução respiratória alta, acredita-se que a redução da pressão intratorácica durante a inspiração contribua para o refluxo esofágico e a hérnia visceral. A hérnia de hiato tem sido associada ao tétano.

Nos pacientes com hérnia de hiato, o estômago geralmente entra e sai do tórax. Se a hérnia for grande o suficiente, outras vísceras abdominais também podem se deslocar em sentido cranial até o tórax. Vários tipos de anomalias de hiato têm sido descritos (Figura 18.58). Em pacientes com hérnias de hiato deslizantes ou axiais, a junção gastroesofágica está localizada dentro da cavidade torácica. Em pacientes com hérnias de hiato paraesofágicas ou de rolamento, a junção gastroesofágica geralmente está em posição normal e o fundo gástrico ou outras vísceras abdominais se deslocam através do hiato e chegam ao tórax. Algumas hérnias de hiato são uma combinação de hérnias deslizantes e paraesofágicas, com deslocamento da junção gastroesofágica e do fundo gástrico.

DIAGNÓSTICO

Apresentação Clínica

Sinais Clínicos

A hérnia de hiato pode ocorrer em diversas raças de cães e gatos; no entanto, os machos, Shar-peis e cães braquicefálicos parecem mais predispostos. A hérnia de hiato foi diagnosticada em 76% dos Golden retrievers com distrofia muscular[14] e em um terço dos gatos com disfagia.[15] A maioria dos animais sintomáticos apresenta sinais relacionados com a hérnia de hiato congênita antes de atingir 1 ano, embora o diagnóstico possa ser mais tardio. Os pacientes com hérnias adquiridas podem apresentar sinais em qualquer idade.

Histórico

A regurgitação é o sinal clínico primário em indivíduos sintomáticos, mas muitos pacientes são assintomáticos. Outros sinais podem incluir vômitos, hipersalivação, disfagia, angústia respiratória, hematêmese, anorexia e perda de peso. Dispneia ou trauma grave pode ter ocorrido.

Achados de Exame Físico

Os pacientes acometidos podem ser magros ao exame físico. Sons pulmonares anormais são auscultados em indivíduos com pneumonia por aspiração.

Diagnóstico por Imagem

As hérnias de hiato são geralmente observadas como massa de tecido mole preenchida ou não por gás perto do hiato esofágico na região torácica caudodorsal em radiografias simples (Figura 18.59). No entanto, várias radiografias podem ser necessárias para identificar a hérnia deslizante, que pode ser intermitente. As hérnias intermitentes são bastante comuns em gatos. A presença de gás na porção herniada auxilia a identificação da massa como uma hérnia de estômago. Vários graus de megaesôfago e pneumonia podem ser observados. Um esofagograma de contraste positivo deve mostrar a junção gastroesofágica e/ou pregas rugosas craniais ao hiato. Ocasionalmente, estenoses podem ser identificadas. A fluoroscopia pode demonstrar hipomotilidade, retardo no esvaziamento do esôfago distal ou refluxo gastroesofágico. A compressão do abdome durante a fluoroscopia pode ajudar a identificar as hérnias. Às vezes, a esofagoscopia pode detectar a hérnia (i.e., a mucosa gástrica que entrou na cavidade torácica), bem como a esofagite (inflamação, erosão da mucosa), o refluxo gástrico e as estenoses. Algumas hérnias de hiato são intermitentes (deslizantes) e requerem múltiplas radiografias e/ou fluoroscopia para o diagnóstico. Não confunda as hérnias de hiato com hérnias diafragmáticas peritoniopericárdicas (p. 931) ou traumáticas (p. 926), apesar da ocasional aparência radiográfica semelhante. As hérnias de hiato estão normalmente localizadas no plano do mediastino caudal.

Achados Laboratoriais

Os resultados da hematologia e da bioquímica sérica de animais acometidos não são específicos.

DIAGNÓSTICO DIFERENCIAL

Estenose esofágica, neoplasia, massas extraluminais, anomalias do anel vascular, corpo estranho ou perfuração esofágica, esofagite, intussuscepção esofágica, divertículo esofágico e megaesôfago são outras possíveis causas de regurgitação.

TRATAMENTO CIRÚRGICO

Os pacientes acometidos podem se beneficiar do tratamento medicamentoso para o refluxo gastroesofágico ou esofagite (p. 366) porque as hérnias de hiato podem ser "espectadores inocentes" em um paciente com sintomas causados por outros problemas. A cirurgia é geralmente recomendada em animais jovens e sintomáticos com doença congênita que não responde ao tratamento medicamentoso apropriado. Várias técnicas cirúrgicas foram descritas para correção de hérnias de hiato. A redução diafragmática do hiato e a plicatura, a esofagopexia e a gastropexia fúndica do lado esquerdo são descritas aqui. É provável que a gastropexia seja o passo mais importante no

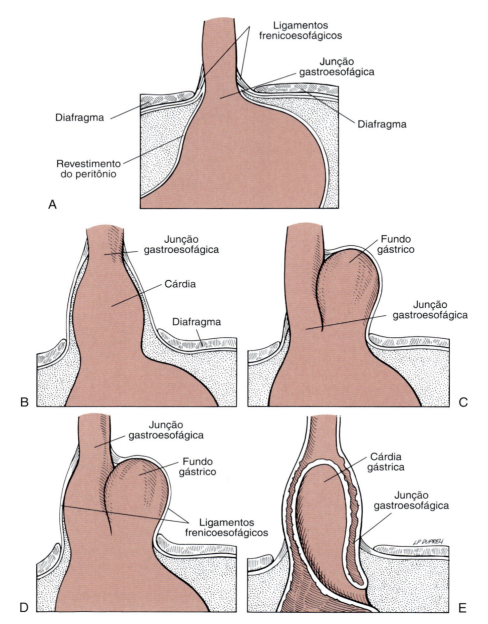

Figura 18.58 Diagramas de (A) uma junção gastroesofágica normal e (B-E) anomalias do hiato. (B) Hérnia de hiato por deslizamento ou axial. (C) Hérnia de hiato paraesofágico ou por rolamento. (D) Hérnia combinada por deslizamento e paraesofágica. (E) Intussuscepção gastroesofágica.

reparo. O deslocamento levemente caudal do esôfago terminal com uma gastropexia do lado esquerdo aumenta a pressão da barreira na junção gastroesofágica e, de modo geral, resolve o refluxo. Se a esofagite for grave e a ingestão oral for suspensa por vários dias, um tubo de gastrostomia (p. 97) permite a alimentação precoce sem mais irritação esofágica. Alguns cirurgiões realizam procedimentos para melhora da função do esfíncter, como a fundoplicatura de Nissen (procedimento antirrefluxo), em vez das técnicas já citadas. No entanto, a fundoplicatura ou outros procedimentos antirrefluxo são indicados apenas em pacientes com evidência de refluxo gastroesofágico. Em cães e gatos, a incompetência primária do esfíncter esofágico caudal não foi documentada em associação à hérnia de hiato; portanto, procedimentos antirrefluxo não são recomendados de maneira rotineira.

Manejo Pré-cirúrgico

A esofagite de refluxo e a pneumonia por aspiração devem ser tratadas antes da indução da anestesia (pp. 366 a 367). Ofereça refeições pequenas e frequentes com alto teor de proteína e baixo teor de gordura. Animais com megaesôfago devem ser alimentados em pé, já que a posição ereta pode reduzir a regurgitação.

Anestesia

A ventilação com pressão positiva pode ser necessária se houver desenvolvimento de pneumotórax durante as manipulações do hiato. Estes pacientes não devem receber óxido nitroso. A pressão intratorácica negativa é restabelecida pela toracocentese ou pela toracostomia com tubo após o término das manipulações do hiato. As recomendações anestésicas para pacientes submetidos à cirurgia esofágica são dadas na p. 367 e na Tabela 18.3, e as recomendações para pacientes submetidos à cirurgia torácica são discutidas na p. 884, na Tabela 29.1 e na Tabela 30.3.

Anatomia Cirúrgica

O hiato esofágico é uma das três aberturas no diafragma. O hiato esofágico tem localização mais central do que o forame côncavo (de localização ventral) ou o hiato aórtico (de localização dorsal). O esôfago passa pelo hiato esofágico com os troncos do nervo vago e os vasos esofágicos. O hiato esofágico é circundado pelo ligamento frenicoesofágico, cujas fibras espessas de colágeno estão enfraquecidas, estiradas ou, de alguma forma, defeituosas nas hérnias de hiato. Espera-se que os últimos 1 a 2 cm do esôfago estejam dentro da cavidade abdominal caudal ao diafragma. A junção esofagogástrica e o esfíncter gastroesofágico, que estão no abdome, regulam o movimento da ingesta entre o esôfago e o estômago.

Posicionamento

Os pacientes são posicionados em decúbito dorsal e o tórax caudal e o abdome ventral são preparados para cirurgia asséptica.

TÉCNICA CIRÚRGICA

Faça uma incisão na linha média ventral cranial com extensão caudal até o umbigo para exposição do diafragma e do estômago. Afaste os lobos esquerdos do fígado em sentido medial para expor o hiato esofágico. Passe uma sonda gástrica (28 a 32 Fr) para ajudar a identificar e manipular o esôfago. Segure o estômago e reduza a hérnia com tração suave. Examine o hiato. Disseque a membrana frenicoesofágica, liberando o esôfago do diafragma ventralmente. Preserve os troncos vagais e os vasos esofágicos durante a dissecção. Coloque uma fita umbilical em volta do esôfago abdominal para deslocá-lo caudalmente e facilitar as manipulações. Realize a plicatura-redução do hiato diafragmático, a esofagopexia e a gastropexia fúndica do lado esquerdo. Faça a plicatura-redução do hiato diafragmático por meio da escoriação ou desbridamento das margens do hiato, e então faça três a cinco suturas (polidioxanona ou polipropileno 2-0) para aposição das bordas e estreitamento do hiato (Figura 18.60).

Realize a plicatura ao redor de uma sonda gástrica grande (28 a 32 Fr) (Figura 18.60). Reduza o hiato para 1 ou 2 cm, um tamanho que permita a passagem de um dedo. Realize a esofagopexia com suturas (polidioxanona ou polipropileno 3-0 ou 2-0) na margem remanescente do hiato através da adventícia e das camadas musculares do esôfago abdominal. Complete o reparo com gastropexia por tubo do lado esquerdo ou gastropexia incisional (pp. 406 a 408). Fixe o fundo com tração caudal leve a moderada para impedir o movimento cranial da junção gastroesofágica no tórax. Evacue o ar do tórax por toracocentese ou tubo de toracostomia e irrigue e feche o abdome.

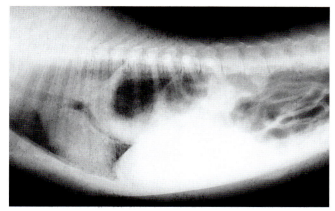

Figura 18.59 Radiografia em perfil de um Shar-pei de 12 anos com hérnia de hiato. Note a massa preenchida por ar (estômago) no tórax caudal.

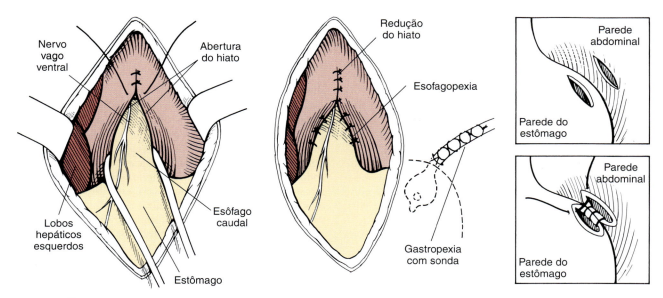

Figura 18.60 Reduza as hérnias de hiato e o tamanho do hiato esofágico com suturas em plicatura. Suture o esôfago ao diafragma (esofagopexia) e realize uma gastropexia com sonda ou incisão *(detalhes)* no fundo.

CUIDADO E AVALIAÇÃO PÓS-CIRÚRGICOS

Os pacientes devem ser monitorados após a cirurgia quanto à dispneia causada pelo pneumotórax e o ar deve ser evacuado do tórax conforme necessário. O oxigênio nasal pode beneficiar os animais dispneicos. Analgésicos devem ser administrados conforme necessário para controle da dor (Tabela 13.2). Os animais acometidos podem continuar a regurgitar após a cirurgia por causa da persistência da esofagite ou do refluxo ou se o reparo causar obstrução na zona inferior de alta pressão esofágica. O tratamento da esofagite e da pneumonia por aspiração deve ser mantido no período pós-operatório (pp. 366 a 367). Ofereça pequenas porções de alimentos com baixo teor de gordura, alto teor de proteína e consistência amolecida ou liquefeita três a cinco vezes por dia. A alimentação em uma plataforma elevada pode ser benéfica em animais com fraqueza esofágica concomitante. A esofagoscopia pós-operatória pode beneficiar os pacientes com sinais clínicos persistentes por meio da identificação de hérnias persistentes, obstruções ou úlceras.

COMPLICAÇÕES

A disfagia é comum por vários dias; no entanto, se continuar além desse período, o hiato pode ter sido excessivamente reduzido, o que requer um novo procedimento cirúrgico. A penetração do lúmen esofágico ou gástrico por suturas ou tubos pode causar infecção. Possíveis problemas após procedimentos antirrefluxo incluem dilatação gástrica, gastrite necrótica e morte aguda.

PROGNÓSTICO

O prognóstico sem cirurgia é bom em pacientes assintomáticos e naqueles que respondem à terapia medicamentosa; entretanto, pacientes sintomáticos que não respondem à terapia clínica e não são submetidos ao reparo cirúrgico podem desenvolver esofagite e estenose graves. O prognóstico é bom; no entanto, a pneumonia por aspiração deve ser controlada para que o desfecho seja favorável. Pacientes com incompetência do esfíncter gastroesofágico podem se beneficiar de outros procedimentos antirrefluxo.

INTUSSUSCEPÇÃO GASTROESOFÁGICA

DEFINIÇÃO

A **intussuscepção gastroesofágica** (*intussuscepção esofágica, invaginação gastroesofágica, invaginação esofágica*) é a invaginação da cárdia gástrica no esôfago distal com ou sem o baço, duodeno, pâncreas e omento.

CONSIDERAÇÕES GERAIS E FISIOPATOLOGIA CLINICAMENTE RELEVANTE

A intussuscepção gastroesofágica é uma doença rara que pode ser confundida com a hérnia de hiato esofágica (Figura 18.58E). A maioria dos relatos na literatura é de casos solitários. A junção gastroesofágica não se move cranialmente para o tórax como na hérnia de hiato deslizante, e a cárdia está no lúmen esofágico, e não externo ao esôfago, como na hérnia de hiato paraesofágica. A intussuscepção gastroesofágica geralmente ocorre em animais imaturos com megaesôfago. A etiologia da intussuscepção gastroesofágica é desconhecida. O megaesôfago idiopático ou a incompetência do mecanismo do esfíncter gastroesofágico ou a motilidade esofágica anormal e a regurgitação subsequente podem ser fatores predisponentes. Vômitos e ânsia causam dilatação do esôfago. O trabalho experimental em cães mostrou que o vômito pode causar invaginação da cárdia para o esôfago. Um hiato esofágico precisa ser grande ou frouxo para que a cárdia gástrica se mova cranialmente para o esôfago. Há aprisionamento ou estrangulamento do estômago invaginado, o que provoca obstrução esofágica, regurgitação contínua e rápida perda de fluidos. O desconforto é causado pelo estiramento dos ligamentos mesentéricos gástricos e pela esofagite. A angústia respiratória grave é provocada pelo grande aumento do esôfago, que comprime o parênquima pulmonar, e/ou pela pneumonia por aspiração. O colapso cardiovascular é secundário à obstrução do retorno venoso e, por fim, do suprimento sanguíneo arterial. Congestão, inflamação e a resultante necrose contribuem para a deterioração do animal. A doença é ainda mais rara em gatos, mas tem associada ao megaesôfago.

DIAGNÓSTICO

Apresentação Clínica

Sinais Clínicos

Apesar do relato de várias raças com intussuscepção gastroesofágica, Pastores-alemães e outros cães de porte grande parecem mais suscetíveis. Mais casos foram relatados em machos do que em fêmeas. A doença é mais comum em cães jovens, geralmente com menos de 3 meses. A intussuscepção gastroesofágica foi relatada em gatos.

Histórico

Na maioria dos casos, há início agudo de sinais clínicos (p. ex., regurgitação, vômito, dispneia, hematêmese, desconforto abdominal) com deterioração rápida e morte em 1 a 3 dias se a doença não for imediatamente tratada. Os sinais podem imitar os da pneumonia por aspiração, o que dificulta o diagnóstico. Cerca de metade dos animais acometidos tem histórico de doença esofágica e alguns apresentam sinais clínicos crônicos e intermitentes, incluindo vômitos e regurgitações recorrentes e letargia. Esses casos crônicos podem ser secundários a uma intussuscepção deslizante.

Achados de Exame Físico

Os animais podem ser magros e sentir dor à palpação abdominal. Sinais de choque podem ser observados (i.e., mau enchimento capilar, palidez de mucosas, dificuldade respiratória, taquicardia e pulso fraco).

Diagnóstico por Imagem

As radiografias mostram o esôfago distal dilatado com massa de tecido mole luminal (Figura 18.61). As pregas da mucosa podem estar associadas à massa de tecido mole. A traqueia pode ser desviada em sentido ventral e os sinais de pneumonia por aspiração podem ser aparentes. A bolha de gás gástrica normal geralmente vista no abdome cranial pode estar ausente ou diminuída em tamanho. A intussuscepção pode ser delineada por estudos de contraste positivos ou negativos; no entanto, sua realização pode ser difícil, já que esses pacientes costumam apresentar dispneia grave. A esofagoscopia revela a dilatação do esôfago e uma grande massa de tecido mole com pregas gástricas no lúmen esofágico distal. A esofagite pode ser aparente. Nem sempre é possível avançar o endoscópio até o esôfago distal ou o estômago.

Achados Laboratoriais

Os achados laboratoriais são inespecíficos e relacionados com desidratação e choque.

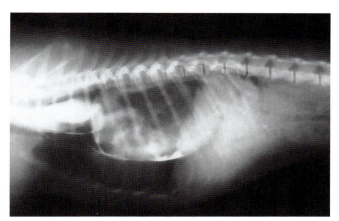

Figura 18.61 Radiografia de um cão com intussuscepção gastroesofágica. Note a massa luminal de tecido mole no esôfago distal dilatado.

DIAGNÓSTICO DIFERENCIAL

Hérnia de hiato esofágico, neoplasia, massas extraluminais, corpo estranho esofágico e divertículo esofágico são diagnósticos diferenciais.

TRATAMENTO CIRÚRGICO

A intervenção cirúrgica deve ser realizada o mais cedo possível após o diagnóstico. Estabilize o paciente e institua o tratamento de choque antes da indução da anestesia; no entanto, o tratamento cirúrgico não deve ser adiado em casos agudos. Há um único relato de redução endoscópica e tratamento com tubo de gastrostomia por endoscopia percutânea em cão.[16]

Manejo Pré-cirúrgico

Antes da indução anestésica, o tratamento de choque deve ser instituído (i.e., fluidoterapia agressiva e antibioticoterapia de amplo espectro) e as anomalias eletrolíticas e acidobásicas devem ser identificadas e corrigidas, se possível. Um ECG também deve ser realizado antes da indução da anestesia.

Anestesia

As recomendações anestésicas para animais submetidos à cirurgia esofágica são dadas na p. 367 e na Tabela 18.3.

Anatomia Cirúrgica

A anatomia cirúrgica do hiato esofágico é discutida na p. 369.

Posicionamento

O animal é posicionado em decúbito dorsal e o tórax caudal e o abdome ventral são preparados para cirurgia asséptica.

TÉCNICA CIRÚRGICA

Faça uma incisão ventral na linha média do abdome do processo xifoide até vários centímetros caudais ao umbigo. Explore o abdome e localize o duodeno e o estômago. Aplique tração suave no duodeno e no estômago para reduzir a intussuscepção. Se necessário, dilate ou amplie digitalmente o hiato esofágico para permitir a redução completa da intussuscepção. Examine o esôfago distal, o estômago e qualquer outra víscera envolvida em busca de evidências de trombose vascular, avulsão, isquemia ou necrose. Remova o tecido desvitalizado. Reduza o tamanho do hiato esofágico para 1 a 2 cm se for muito grande ou frouxo (p. 389). Faça uma gastropexia incisional (p. 408) no fundo gástrico para evitar recidivas. Além da gastropexia fúndica, uma gastropexia incisional direita ou antral pilórica é às vezes realizada. Irrigue e feche o abdome. Coloque uma sonda alimentar se a doença esofágica for grave.

CUIDADO E AVALIAÇÃO PÓS-CIRÚRGICOS

Os fluidos devem ser mantidos após a cirurgia e os desequilíbrios acidobásicos e eletrolíticos devem ser corrigidos. O oxigênio nasal pode beneficiar os animais com dispneia. Analgésicos pós-operatórios devem ser administrados (Tabela 13.2) e, a princípio, a ingestão oral é impedida para estimular a resolução da esofagite e da gastrite (p. 366). Após 24 a 48 horas, a água pode ser oferecida. Na ausência de vômito ou regurgitação, pequenas quantidades de alimento pastoso com baixo teor de gordura e alto teor de proteína podem ser oferecidas várias vezes ao dia. Os animais com megaesôfago devem ser alimentados em posição vertical ou por tubo de gastrostomia. No entanto, a fraqueza esofágica pode não se resolver, em especial em animais jovens. Trate a esofagite conforme necessário (Quadro 18.13). A alimentação por sonda de gastrostomia pode ser necessária. A deterioração e morte podem ocorrer em caso de ausência de diagnóstico e tratamento imediatos. A desvitalização de parte do esôfago ou estômago pode ser decorrente do comprometimento vascular pré-operatório. A disfagia é comum por vários dias após a cirurgia; entretanto, a disfagia pode ser persistente em caso de estreitamento excessivo do hiato. Esses pacientes precisam ser submetidos a uma nova cirurgia.

PROGNÓSTICO

O diagnóstico *antemortem* é raro em casos agudos (a mortalidade é próxima a 95%); portanto, poucos casos de intussuscepção gastroesofágica foram diagnosticados e tratados com sucesso. A recidiva não é esperada se a gastropexia incisional for realizada e a esofagite for controlada. O prognóstico de casos intermitentes crônicos é reservado se a redução for mantida e a doença esofágica puder ser controlada.

ACALASIA CRICOFARÍNGEA

DEFINIÇÃO

A **acalasia cricofaríngea** (*acalasia cricofaríngea congênita, disfagia cricofaríngea, disfunção cricofaríngea, assincronia cricofaríngea*) é um tipo de disfagia faríngea. A doença é caracterizada pela interrupção da passagem do bolo da orofaringe através do esfíncter esofágico cranial para o esôfago cervical porque o esfíncter não se abre ou sua abertura não é coordenada à deglutição orofaríngea.

CONSIDERAÇÕES GERAIS E FISIOPATOLOGIA CLINICAMENTE RELEVANTE

A acalasia cricofaríngea é uma causa rara de disfagia; no entanto, é importante diferenciá-la de outras formas de disfagia orofaríngea, já que é tratável com cirurgia. Existem diversos distúrbios da deglutição e seu tratamento é variável. A etiologia da acalasia cricofaríngea é desconhecida, mas parece ser um distúrbio congênito na coordenação do reflexo da deglutição. A causa é provavelmente neurológica, já que a transecção do ramo faríngeo do décimo nervo craniano pode reproduzir o distúrbio. A acalasia cricofaríngea é caracterizada por relaxamento inadequado do músculo cricofaríngeo e/ou falta de coordenação com as contrações do músculo faríngeo durante a deglutição. Isso altera a fase cricofaríngea da deglutição, fazendo com que o alimento permaneça na faringe e cause engasgos, regurgitação, aspiração e tosse. O animal tenta deglutir várias vezes até que o conteúdo retido na faringe é engolido, regurgitado ou aspirado. Os alimentos que permanecem na faringe podem ser aspirados pela traqueia durante a inspiração, provocando tosse e pneumonia. A pequena quantidade de alimento que consegue passar da orofaringe para o esôfago proximal chega normalmente ao estômago.

Na deglutição normal, os alimentos são apreendidos pelos dentes e os movimentos rápidos da língua formam o bolo alimentar. O bolo é empurrado para cima e para trás pela base da língua na orofaringe. Os músculos hipofaríngeo, pterigofaríngeo e palatofaríngeo se contraem e forçam o bolo alimentar através do esfíncter esofágico superior relaxado (músculos cricofaríngeos e tireofaríngeos) para a porção cervical do esôfago. O músculo cricofaríngeo se contrai após a passagem do bolo. O tônus muscular da região cricofaríngea está ligado à deglutição e ao ciclo respiratório. Durante a deglutição, as vias aéreas são protegidas pelo palato mole (que fecha a nasofaringe) e pela epiglote (que volta para fechar a glote).

DIAGNÓSTICO

Apresentação Clínica

Sinais Clínicos

A doença é rara. Parece mais comum em Springer e Cocker spaniels e Poodles miniaturas, mas é observada em diversas raças. Os sinais de disfagia começam no desmame, embora em casos raros os animais não sejam diagnosticados até mais velhos.

Histórico

A maioria dos cães parece normal até começar a ingerir alimentos sólidos. Nesse momento, as repetidas tentativas malsucedidas de deglutição são observadas, com engasgos, ânsias e expulsão de alimentos cobertos de saliva. A regurgitação ocorre imediatamente após a ingestão. Outros sinais podem incluir aspiração, tosse, salivação excessiva e refluxo nasal durante a refeição. A maioria dos pacientes tem apetite voraz, mas alguns não conseguem se desenvolver, apresentam anorexia e perdem peso.

Achados de Exame Físico

Os animais acometidos podem parecer normais ou pequenos para a idade no momento do exame. Alguns pacientes estão emaciados. É necessário observar o animal comendo e bebendo para confirmar a disfagia e caracterizá-la como oral ou faríngea. Os pacientes com disfagia oral apresentam dificuldade de preensão e formação de bolo. Os indivíduos com disfagia faríngea têm dificuldade em transportar o bolo até o esôfago. Os pacientes com disfagia cricofaríngea geralmente têm mais dificuldade com alimentos sólidos, enquanto aqueles com outros tipos de disfagia faríngea podem ter mais dificuldade (i.e., podem aspirar com mais facilidade) ao engolir líquidos. As tentativas de deglutição podem fazer o animal tossir e engasgar. Um exame neurológico deve ser realizado para descartar *deficits* nos nervos cranianos e anomalias neuromusculares concomitantes. Sinais de pneumonia por aspiração concomitante, rinite, paralisia laríngea ou megaesôfago podem estar presentes.

Diagnóstico por Imagem

As radiografias torácicas devem ser avaliadas quanto à pneumonia por aspiração e ao tamanho esofágico. O diagnóstico definitivo requer a avaliação fluoroscópica ou cinefluoroscópica da deglutição de sulfato de bário. Use bário líquido ou pasta de sulfato de bário misturada aos alimentos, a menos que haja risco elevado de aspiração. Um radiologista experiente pode ser necessário para diferenciar a acalasia cricofaríngea da disfagia faríngea. Os animais acometidos tentam várias vezes forçar o bolo alimentar para a faringe com a língua e apresentam relaxamento inadequado do músculo cricofaríngeo, o que impede a entrada do bolo no esôfago proximal. Em cães normais, o tempo entre o início da deglutição e a abertura do esfíncter esofágico superior após o bolo de bário líquido é de aproximadamente 0,10 segundo; em cães com acalasia cricofaríngea, esse tempo é maior (cerca de 0,17-0,45 segundo). Uma fina faixa de contraste pode ser vista atravessando o esfíncter. Parte do contraste pode ser vista no refluxo para a nasofaringe ou sendo aspirada para as vias aéreas. Os pacientes com acalasia cricofaríngea têm força faríngea adequada para empurrar o bolo alimentar para o esôfago, mas o esfíncter cricofaríngeo permanece fechado ou abre na hora errada durante o reflexo da deglutição. Os pacientes com disfagia faríngea não têm força orofaríngea adequada ou coordenação dos músculos faríngeos para empurrar corretamente o bolo alimentar para o esôfago. O contraste positivo na traqueia ou o delineamento das vias aéreas indicam aspiração. A motilidade esofágica deve ser avaliada durante os estudos fluoroscópicos para identificar problemas concomitantes, pois muitos animais com disfagia faríngea também apresentam disfunção esofágica e, nestes pacientes, a cirurgia cricofaríngea é absolutamente contraindicada. O exame endoscópico da faringe e do esôfago é normal.

Achados Laboratoriais

Os achados laboratoriais são normais, a menos que o paciente esteja gravemente debilitado ou apresente pneumonia por aspiração. Nestes casos, neutrofilia ou hipoproteinemia pode ser observada.

DIAGNÓSTICO DIFERENCIAL

A diferenciação entre a disfagia faríngea causada por contração inadequada da faringe e a acalasia cricofaríngea pode ser muito difícil. A disfagia faríngea tende a ocorrer em cães idosos, enquanto a disfunção cricofaríngea geralmente acomete cães mais jovens, mas a idade é um critério inadequado para distinguir essas duas doenças. Às vezes, mais de uma anomalia contribui para a disfagia. Doença dentária, massas orais, corpo estranho, trauma, estomatite, fissura palatina, hipoplasia do palato e outras anomalias congênitas e esqueléticas também devem ser consideradas. A hipomotilidade esofágica e o megaesôfago também podem estar associados às disfagias faríngeas. Outras considerações incluem anomalias funcionais decorrentes da raiva, doença do sistema nervoso central, neuropatias periféricas, doenças neuromusculares, miopatias e miosite.

MANEJO CLÍNICO

O tratamento clínico com injeção intralesional de toxina botulínica pode ser tentado. Esta terapia só foi recentemente realizada em cães; no momento, sua eficácia é incerta.

TRATAMENTO CIRÚRGICO

A miectomia cricofaríngea normalmente é curativa para a acalasia cricofaríngea congênita. A cirurgia não é necessariamente recomendada para a acalasia cricofaríngea adquirida. Alguns cirurgiões também removem parte do músculo tireofaríngeo. A miectomia da região cricofaríngea em pacientes com outras disfagias faríngeas pode ser desastrosa, pois permite que o alimento retido no esôfago proximal volte à faringe e seja aspirado.

Manejo Pré-cirúrgico

O tratamento de suporte é importante; os pacientes devem estar bem hidratados e nutridos antes da cirurgia. O suporte nutricional pré-operatório deve ser feito com um tubo de gastrostomia, se necessário (p. 97). A alimentação oral deve ter a consistência (alimento seco, enlatado ou pastoso) que é retida melhor pelo animal. A pneumonia por aspiração deve ser tratada com fluidos, antibióticos apropriados e expectorantes. A administração peroperatória de antibióticos é recomendada em pacientes debilitados.

Anestesia

As recomendações anestésicas para cirurgia esofágica são apresentadas na p. 367 e na Tabela 18.3. A hipotermia e a hipoglicemia são problemas graves em pacientes jovens e devem ser prevenidas durante a anestesia e a cirurgia.

Anatomia Cirúrgica

O esôfago cranial está localizado na parte dorsal da laringe e ligeiramente à esquerda da linha média. O músculo cricofaríngeo está na laringe e na faringe imediatamente caudal ao músculo tireofaríngeo (Figura 18.62). Surge da superfície lateral da cartilagem cricoide e passa dorsalmente para se inserir na rafe dorsal mediana. O músculo cricofaríngeo pode ser identificado como um feixe de fibras musculares transversais que convergem na linha média dorsal e se misturam às fibras musculares longitudinais do esôfago cranial. O músculo tireofaríngeo pode ser difícil de diferenciar do músculo cricofaríngeo porque suas fibras musculares têm orientação transversal. O músculo tireofaríngeo é cranial ao músculo cricofaríngeo e é separado dele por um fino septo de tecido conjuntivo. A separação é dorsal à inserção do músculo esternotireóideo. O músculo cricofaríngeo controla a maior parte da função do esfíncter esofágico superior. É inervado por ramos dos nervos glossofaríngeo e vago. O suprimento de sangue para o músculo cricofaríngeo é proveniente principalmente de ramos das artérias tireoideanas craniais.

Posicionamento

O animal é posicionado em decúbito dorsal com as pernas lateralmente ao tórax. O pescoço ventral (do ângulo da mandíbula ao manúbrio) deve ser preparado para cirurgia asséptica. Alternativamente, o animal é posicionado em decúbito lateral e uma incisão lateral é feita.

TÉCNICA CIRÚRGICA

Faça uma incisão cervical na linha média ventral começando cranial à laringe e se estendendo caudalmente até a região cervical média. Separe e afaste lateralmente os músculos esterno-hióideos para expor a traqueia. Gire a laringe e a traqueia lateralmente por tração no músculo esternotireóideo para expor a musculatura cricofaríngea (Figura 18.63A). Faça uma sutura através da lâmina da cartilagem tireoidiano para manter a rotação laríngea e a exposição do músculo cricofaríngeo e do esôfago dorsal. Passe um tubo gástrico no esôfago para auxiliar a identificação da parede esofágica. Identifique os músculos cricofaríngeos. Incise o músculo cricofaríngeo (e, se necessário, o tireofaríngeo) em sua linha média (Figura 18.63B). Eleve as fibras musculares da submucosa esofágica subjacente com

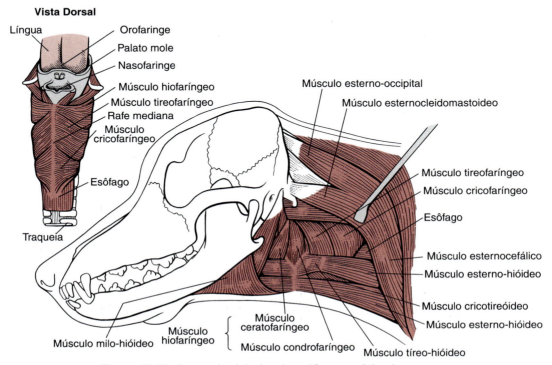

Figura 18.62 Anatomia cirúrgica do esôfago cranial e do pescoço.

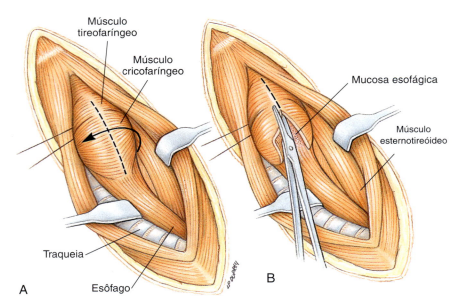

Figura 18.63 Miectomia cricofaríngea. (A) Exponha o esôfago cranial por uma incisão cervical na linha média ventral. Faça uma sutura de ancoragem na lâmina tireóidea e gire o músculo cricofaríngeo para que seja visível. (B) Remova a parte lateral de cada músculo cricofaríngeo.

cuidado para evitar perfurar a parede esofágica. Remova a porção lateral de cada músculo cricofaríngeo (e tireofaríngeo). Inspecione a parede do esôfago à procura de danos e irrigue a área. Deixe a laringe e a traqueia voltarem à sua posição normal. Justaponha os músculos esterno-hióideos com pontos contínuos. Feche os tecidos subcutâneos e a pele da forma rotineira.

CUIDADO E AVALIAÇÃO PÓS-CIRÚRGICOS

Dê analgésicos e trate a pneumonia por aspiração conforme necessário. A deglutição deve melhorar imediatamente após a cirurgia. Quando o animal estiver totalmente recuperado da anestesia, avalie a deglutição, oferecendo uma pequena quantidade de alimentos moles. Uma papa de aveia ou alimento enlatado deve ser oferecido nos primeiros 1 a 2 dias após a cirurgia, e então a alimentação deve gradualmente voltar à consistência normal nos próximos 3 a 4 dias. Se necessário, a administração de fluidos IV deve continuar para manter a hidratação. Continue a alimentação através do tubo de gastrostomia, se necessário, para melhorar o estado geral. O tratamento com antibióticos deve continuar em casos com pneumonia por aspiração. A miectomia inadequada ou unilateral pode não resolver os sinais de acalasia cricofaríngea.

COMPLICAÇÕES

A recidiva da disfagia por fibrose e contração no sítio de miectomia pode ser evitada pela remoção adequada do músculo. Na presença de disfagia faríngea ou disfunção esofágica proximal, a miectomia cricofaríngea piora a disfagia e a pneumonia do paciente. A pneumonia por aspiração pode continuar a ser um problema em pacientes com hipomotilidade esofágica. Outras possíveis complicações são paralisia laríngea, perfuração esofágica e fístula faringocutânea.

PROGNÓSTICO

O prognóstico é bom se a única anomalia for a acalasia cricofaríngea e reservado na presença de outras disfagias ou doenças relacionadas.

Embora a resolução completa dos sinais seja esperada, alguns pacientes apresentam resolução apenas parcial, e em outros há recidiva dos sinais clínicos em 2 a 36 semanas. A regurgitação persistente pode provocar pneumonia por aspiração. O prognóstico sem cirurgia é reservado devido à dificuldade em manter o paciente em bom estado nutricional e controlar a pneumonia.

ANOMALIAS DO ANEL VASCULAR

DEFINIÇÃO

As **anomalias do anel vascular** são malformações congênitas dos grandes vasos e seus ramos que causam constrição do esôfago e sinais de obstrução esofágica. A PRAA, o tipo mais comum de anomalia do anel vascular, também é conhecida como *persistência do quarto arco aórtico direito*.

CONSIDERAÇÕES GERAIS E FISIOPATOLOGIA CLINICAMENTE RELEVANTE

O tipo mais comum de anomalia do anel vascular é a persistência do quarto arco aórtico direito, da raiz aórtica dorsal direita e do ligamento arterioso rudimentar esquerdo (sexto arco esquerdo). A artéria pulmonar esquerda e a aorta descendente estão conectadas pelo ligamento arterioso. O esôfago é cercado pelo ligamento arterioso (ou canal arterial) à esquerda, a base do coração e a artéria pulmonar ventralmente, e o arco aórtico à direita. O esôfago é comprimido por esse "anel" vascular e começa a se dilatar cranialmente devido ao acúmulo de alimento. Os alimentos que não ultrapassam a constrição são regurgitados de forma intermitente. A regurgitação crônica predispõe o animal à pneumonia por aspiração. Cerca de 95% dos animais diagnosticados com anomalias do anel vascular têm PRAA (Quadro 18.20).

A localização anormal dos grandes vasos interfere mecanicamente com o funcionamento do esôfago e, às vezes, da traqueia e de outras estruturas adjacentes. A gravidade dos sinais clínicos e

QUADRO 18.20 Anomalias do Anel Vascular: Pontos Principais

- A regurgitação classicamente começa ao desmame, com a introdução de alimento sólido
- Em alguns pacientes, o diagnóstico leva anos
- A pneumonia por aspiração é um risco concomitante
- 95% dos casos são persistências do arco aórtico direito ± outros vasos aberrantes
- Estas anomalias são diagnosticadas principalmente em Pastores-alemães
- Sinais radiográficos: dilatação esofágica cranial à base do coração e desvio de traqueia para a esquerda
- Técnicas avançadas de diagnóstico por imagem (tomografia computadorizada contrastada) são recomendadas para confirmação do diagnóstico
- Realize a cirurgia logo para prevenir alterações irreversíveis
- Trate a pneumonia e melhore o estado geral antes da cirurgia
- Identifique, isole, oclua e divida os vasos ofensores
- Faça a dissecção das bandas fibrosas ao redor do esôfago
- Dê alimentos pastosos com o animal ereto, apoiado nos membros posteriores; aumente gradualmente a consistência do alimento
- A maioria regurgita menos após a cirurgia; alguns são clinicamente normais

Galgos. Gatos Siameses e Persas foram diagnosticados com mais frequência do que animais de outras raças. Machos e fêmeas são igualmente acometidos. A doença pode afetar vários animais de uma ninhada. As anomalias do anel vascular estão presentes ao nascimento. Os sinais clínicos geralmente são evidentes no momento do desmame e a maioria dos casos é diagnosticada entre 2 e 6 meses; no entanto, a doença pode não ser reconhecida até mais tarde se a obstrução for parcial e os sinais forem brandos ou intermitentes. O diagnóstico precoce e o tratamento da PRAA podem melhorar o prognóstico.

Histórico

A história clássica é o começo agudo da regurgitação no início do oferecimento de alimentos sólidos ou semissólidos. No início da doença, a regurgitação de alimentos não digeridos ocorre logo após a ingestão; mais tarde, pode ocorrer em tempos variáveis (minutos a horas). Os animais acometidos podem crescer de maneira mais lenta do que seus irmãos de ninhada e parecer desnutridos. De modo geral, seu apetite é voraz; alguns imediatamente comem o alimento regurgitado. A tosse com angústia respiratória pode ser decorrente da pneumonia por aspiração ou estenose traqueal secundária ao arco aórtico duplo.

Achados de Exame Físico

Os animais acometidos normalmente são magros e pequenos. Às vezes, o esôfago aumentado pode ser palpado na entrada do tórax e no pescoço. A entrada torácica e a área caudal do pescoço podem inchar quando o tórax é comprimido. Os sopros são raros; alguns animais apresentam sopro contínuo associado à persistência concomitante do ducto arterioso. Febre e crepitações pulmonares sugerem pneumonia.

Diagnóstico por Imagem

As radiografias torácicas podem revelar a dilatação do esôfago cranial ao coração e contendo ar, água ou alimento. O desvio focal para a esquerda da traqueia, próximo à borda cranial do coração, nas radiografias dorsoventrais ou ventrodorsais é fortemente sugestivo de PRAA em cães jovens sintomáticos. A traqueia pode ser deslocada ventralmente e ser sobreposta pelo esôfago. Sinais de pneumonia podem ser identificados. Anomalias incidentais do esqueleto axial, nas vértebras, costelas ou esternébras, foram relatadas em gatos.[17] A radiografia contrastada positiva com sulfato de bário líquido misturado aos alimentos demonstra a constrição esofágica na base do coração e vários graus de dilatação esofágica em sentido cranial (Figura 18.64). No entanto, outras doenças esofágicas podem imitar as anomalias do anel vascular; portanto, o exame contrastado precisa ser avaliado de maneira crítica. A relação entre a área de dilatação esofágica máxima após a administração de sulfato de bário líquido (8 mL/kg de peso corpóreo) e a altura mais estreita da quinta vértebra torácica em cães e gatos normais é ≤1. Considera-se que o animal tem dilatação branda se a relação for ≤2,5, moderada se for ≤4 e grave se >4. O esôfago caudal geralmente tem tamanho normal, embora às vezes seja dilatado. A fluoroscopia auxilia a avaliação da motilidade esofágica. O esôfago dilatado tende a não demonstrar contrações peristálticas normais. A avaliação da TC contrastada é mais importante na identificação de vasculatura anormal do que a angiografia e é recomendada. Um ecocardiograma também pode ser benéfico. O exame endoscópico do esôfago ajuda a descartar outras causas de estenose ou obstrução esofágica e pode revelar a presença de úlcera esofágica. Às vezes, a dilatação do esôfago proximal ao coração se deve à fraqueza focal do órgão, mas mimetiza radiograficamente a PRAA. A esofagoscopia pode determinar se há estenose causada por um anel vascular ou se não há estenose (e, portanto, a área dilatada se

o grau de estenose esofágica dependem das estruturas vasculares envolvidas. Aproximadamente 44% dos animais com PRAA têm anomalias arteriais compressivas coexistentes. Outros tipos de anomalias do anel vascular são: (1) PRAA com persistência da artéria subclávia esquerda, (2) PRAA com persistência do ligamento esquerdo e da artéria subclávia esquerda, (3) arco aórtico duplo, (4) arco aórtico esquerdo normal com persistência do ligamento arterioso direito, (5) arco aórtico esquerdo normal com persistência da artéria subclávia direita e (6) arco aórtico esquerdo normal com persistência do ligamento arterioso direito e da artéria subclávia direita. A persistência de um canal arterial, em vez do ligamento arterioso, ocorre em cerca de 15% dos pacientes com anomalias do anel vascular. Além disso, a persistência da veia cava esquerda ocorre em conjunto com a PRAA em 12% a 40% dos casos e a persistência da veia hemiázigos esquerda, em aproximadamente 6% dos casos.

Seis pares de arcos aórticos envolvem o esôfago e a traqueia no início da vida fetal. O amadurecimento normal e a regressão seletiva desses arcos formam a vasculatura adulta. Todas as anomalias do anel vascular são decorrentes do desenvolvimento anormal dos terceiros, quartos e sextos arcos. O mecanismo da herança é complexo e poligênico, provavelmente com múltiplos genes recessivos. No embrião, os primeiros e segundos arcos aórticos desaparecem e os quintos arcos são incompletos e inconsistentes. O terceiro arco se une ao arco dorsal da aorta e continua anteriormente como as artérias carótidas internas direita e esquerda. O terceiro arco também forma o tronco braquiocefálico. As aortas dorsais desaparecem entre o terceiro e o quarto arco. Normalmente, o quarto arco aórtico esquerdo e a raiz dorsal da aorta persistem para formar o arco aórtico permanente. O sexto arco esquerdo se torna o ducto arterioso e o quarto arco direito contribui para a artéria subclávia direita.

DIAGNÓSTICO

Apresentação Clínica

Sinais Clínicos

As anomalias do anel vascular ocorrem em cães e gatos, mas são mais comuns em cães. Pastor-alemão, Setter irlandês e Boston terrier são as raças mais comumente afetadas. A PRAA pode ser hereditária em

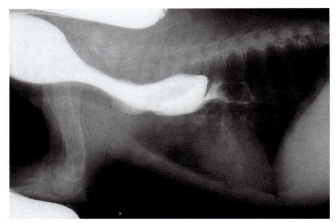

Figura 18.64 Esofagograma por contraste de um cão com persistência do arco aórtico direito. Note o estreitamento do esôfago na base do coração. O esôfago cranial está dilatado.

deve à fraqueza esofágica). A traqueoscopia não é realizada como rotina, mas pode documentar o estreitamento do lúmen traqueal pela compressão externa.

Achados Laboratoriais

Os achados laboratoriais devem ser normais (para a idade do animal), a menos nos casos com debilitação grave ou pneumonia. Os animais com pneumonia podem apresentar neutrofilia e os indivíduos debilitados podem estar hipoproteinêmicos.

DIAGNÓSTICO DIFERENCIAL

Os principais diagnósticos diferenciais são o megaesôfago generalizado e a obstrução causada por corpo estranho, estenose, massa ou hérnia de hiato. A diferenciação radiográfica da dilatação esofágica causada por uma anomalia do anel vascular e uma grande bolsa cranial ao coração associada ao megaesôfago pode ser difícil.

MANEJO CLÍNICO

O tratamento dos pacientes com anomalias do anel vascular é clínico e cirúrgico. A cirurgia deve ser realizada logo após o início dos sinais clínicos para evitar danos progressivos nos músculos e nervos esofágicos. Os proprietários devem ser informados de que o tratamento médico sem cirurgia é, na melhor das hipóteses, paliativo e não recomendado. O tratamento clínico inclui o manejo da pneumonia por aspiração (p. 367) e a melhora do estado nutricional do animal. O animal acometido deve ser alimentado com papas em posição vertical (p. ex., com uma cadeira Bailey). O animal deve ser mantido em posição ereta (em pé sobre as patas traseiras) por 5 a 10 minutos após a ingestão para permitir que a gravidade ajude a esvaziar o esôfago dilatado. A colocação de um tubo de alimentação por gastrostomia pode ser benéfica em pacientes gravemente debilitados, se houver aspiração ou em casos de megaesôfago de longa duração com apresentação tardia para cirurgia.

TRATAMENTO CIRÚRGICO

O tratamento cirúrgico da PRAA é descrito adiante. Outros tipos de anomalias do anel vascular podem ser tratados de maneira similar. A veia cava esquerda persistente geralmente cobre a área ventral esquerda do anel vascular. O ligamento direito arterioso persistente e alguns vasos subclávios direitos aberrantes devem ser abordados do lado direito. Em pacientes com arco aórtico duplo, os angiogramas ajudam a determinar qual arco é dominante e se é possível manter a circulação adequada após a transecção do outro arco. Nem sempre é possível aliviar as constrições causadas pelo arco aórtico duplo. Se o animal estiver gravemente debilitado, um tubo de alimentação gástrica deve ser colocado vários dias antes da cirurgia.

Alguns cirurgiões tentam reduzir o tamanho do lúmen esofágico em caso de dilatação grave sem expectativa de retorno ao tamanho normal. Isso é feito com uma série de suturas não penetrantes de "plicatura" na parede esofágica lateral acessível. Alternativamente, uma parte do esôfago pode ser removida. Essas técnicas não são recomendadas rotineiramente porque aumentam o risco de complicações.

Manejo Pré-cirúrgico

Anomalias de hidratação, eletrolíticas e acidobásicas devem ser corrigidas antes da cirurgia, se possível. Em animais com pneumonia ou debilitação grave, a nutrição deve ser feita através de um tubo de gastrostomia (p. 97) por vários dias a 1 semana. Antibióticos são indicados para animais debilitados e com pneumonia (p. 367).

Anestesia

As recomendações anestésicas para animais submetidos às toracotomias são mostradas na p. 884, na Tabela 29.1 e na Tabela 30.3. As recomendações anestésicas para animais com doença esofágica são encontradas na p. 367 e na Tabela 18.3. Além disso, consulte a seção sobre anestesia geral no Capítulo 26, na p. 722, relativas às questões anestésicas em pacientes pediátricos. Animais com menos de 6 meses devem ser anestesiados com cuidado. Como os estoques hepáticos de glicogênio são rapidamente depletados durante o jejum em cães e gatos filhotes, o jejum de mais de 4 a 6 horas geralmente não é recomendado. Se não for possível monitorar a glicemia, administre fluidos intravenosos com eletrólitos balanceados em solução de dextrose a 2,5% em cirurgias que durem mais de 1 hora ou se a recuperação anestésica for lenta. Os filhotes tendem a apresentar hipotermia durante a cirurgia devido à maior razão entre área superficial e peso corporal, o que aumenta a perda de calor por irradiação e evaporação. A hipotermia pode causar bradicardia, redução do débito cardíaco e hipotensão, o que pode prolongar a eliminação de fármacos e a recuperação anestésica. Os medicamentos que normalmente se redistribuem em músculos ou gordura têm efeitos prolongados em filhotes após a administração repetida. A menor função hepatorrenal também pode prolongar os efeitos dos fármacos. Os tranquilizantes fenotiazínicos devem ser usados com cuidado em animais com menos de 3 meses porque podem causar depressão prolongada do sistema nervoso central. Se usadas, as fenotiazinas devem ser administradas em um quarto a metade da dose para adultos. Opioides podem ser usados em animais jovens, mas devem ser iniciados com metade da dose para adultos e titulados até obtenção do efeito desejado. O Capítulo 26 contém mais informações sobre o manejo e cuidado de pacientes pediátricos.

Anatomia Cirúrgica

A anatomia do esôfago é discutida na p. 369 e a anatomia do coração, na p. 794. Veja também a discussão em Considerações Gerais e Fisiopatologia Clinicamente Relevante na p. 394.

Posicionamento

A maioria dos pacientes com anomalias do anel vascular deve ser posicionada em decúbito lateral direito para uma toracotomia lateral esquerda (p. 889); entretanto, aqueles com persistência do ligamento esquerdo são posicionados em decúbito lateral esquerdo. O posicionamento dos animais com duplos arcos aórticos varia conforme o arco dominante.

TÉCNICA CIRÚRGICA

Recomenda-se a excisão cirúrgica das estruturas responsáveis pela constrição antes que a dilatação esofágica se torne grave. A excisão é viável na maioria das anomalias do anel vascular, à exceção de alguns arcos aórticos duplos. A oclusão das estruturas vasculares também pode ser feita com grampos, em vez de suturas. A divisão assistida por toracoscopia da PRAA é uma abordagem alternativa.

Nos pacientes com PRAA, faça uma toracotomia lateral no quarto (quinto) espaço intercostal esquerdo. Afaste o pulmão cranial em sentido caudal para expor o mediastino dorsal ao coração. Identifique a aorta, a artéria pulmonar, o ligamento arterioso e os nervos vagal e frênico (Figuras 27.3 e 18.43). Identifique a estrutura ou estruturas anômalas. A veia cava cranial esquerda persistente, se presente, deve ser dissecada e afastada para melhorar a visualização. Se a veia hemiázigo for proeminente, disseque-a, ligue-a e divida-a. Se uma artéria subclávia constritiva for identificada, isole-a, ligue-a e excise-a. Se houver um arco aórtico esquerdo atrésico, isole-o, ligue-o e excise-o. Incise o mediastino e disseque e eleve o ligamento arterioso. Faça a ligadura dupla do ligamento arterioso e, depois, excise-o. Se um canal arterial persistente de diâmetro maior estiver presente em vez de um ligamento arterioso, suture as duas extremidades após a excisão. Passe um cateter com balão ou tubo orogástrico grande através do esôfago acometido para auxiliar a identificação de bandas fibrosas constritivas e dilatação do local. Disseque e excise essas bandas fibrosas da parede esofágica. Irrigue a área, reposicione os lobos pulmonares, coloque um tubo de toracostomia e feche o tórax da maneira rotineira.

Ligadura Toracoscópica e Divisão do Ligamento Arterioso

A divisão do ligamento arterioso por toracoscopia foi descrita no tratamento da PRAA em cães. Estabeleça uma porta endoscópica no sétimo espaço intercostal esquerdo na junção costocondral. Coloque três outras portas à mesma altura no terceiro e quinto espaços intercostais para operar o equipamento. Coloque uma quarta porta no aspecto dorsal do quinto espaço intercostal e passe por um afastador pulmonar para manipular o pulmão cranial esquerdo caudalmente e expor o ligamento. Use uma sonda para identificar o ligamento caso não seja visível na junção do esôfago dilatado e normal (Figura 18.65A). Passe um endoscópio ou cateter com balão para auxiliar a identificação, se necessário. Faça a elevação romba do ligamento e coloque hemoclipes dorsal e ventralmente antes da transecção com tesoura de Metzenbaum (Figura 18.65B). Disseque o tecido conjuntivo remanescente da superfície do esôfago, com cuidado para evitar sua camada muscular; a dilatação com balão pode ser feita se necessário.

Uma abordagem caudal alternativa ao ligamento pode ser feita com uma porta do endoscópio posicionada no meio do décimo espaço intercostal com portas de instrumento nos aspectos dorsal e ventral do nono espaço intercostal e uma porta no aspecto ventral do sexto espaço intercostal para retração pulmonar. A visualização e a dissecação procedem de caudal ao cranial, como na abordagem lateral precedente.

CUIDADO E AVALIAÇÃO PÓS-CIRÚRGICOS

Analgésicos pós-operatórios devem ser administrados como descrito na p. 886. O paciente deve ser cuidadosamente monitorado quanto à dispneia e a toracocentese pode ser realizada caso necessário. O oxigênio nasal pode beneficiar pacientes dispneicos. Se um tubo de toracostomia tiver sido colocado, o tórax deve ser aspirado a intervalos regulares (a princípio, a cada 15-30 minutos), e o volume de ar e líquido coletado em cada aspiração deve ser registrado. Os tubos de toracostomia geralmente podem ser removidos no dia da cirurgia ou na manhã seguinte. A administração de antibióticos deve ser continuada em pacientes debilitados com contaminação torácica ou pneumonia.

Pacientes pediátricos devem ser cuidadosamente acompanhados quanto ao desenvolvimento de hipoglicemia no período pós-operatório. A ingestão oral pode ser retomada 12 a 24 horas da cirurgia. A princípio, alimentos enlatados pastosos devem ser oferecidos com o animal em uma postura ereta. Esta postura deve ser mantida por 5 a 10 minutos após a ingestão, para ajudar a prevenir a distensão do esôfago dilatado e restabelecer o tônus muscular e o tamanho do

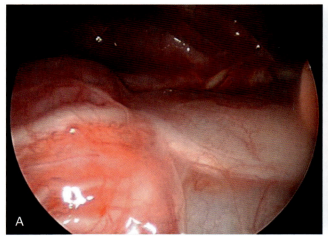
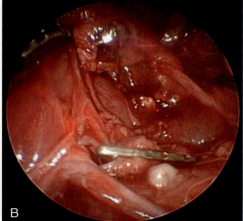

Figura 18.65 (A) Vista toracoscópica de um cão com persistência do arco aórtico direito. O esôfago dilatado cranial ao ligamento arterioso está à esquerda da imagem. O nervo vago é visível na superfície ventrolateral do esôfago. (B) Dissecção do ligamento arterioso após a aplicação do clipe vascular.

órgão. Os proprietários podem reduzir gradualmente a quantidade de água no alimento 2 a 4 semanas após a cirurgia se a regurgitação for mínima. Espera-se que a adição de água possa ser eliminada sem aumento da regurgitação. Os animais que conseguem ingerir alimentos sólidos sem regurgitação podem comer com a tigela no chão, em estação normal. Esta prática de alimentação é mantida a menos que a regurgitação se repita. Por fim, alguns animais podem comer qualquer tipo de alimento em postura normal, enquanto outros devem continuar a comer alimentos pastosos em posição elevada.

Se o paciente ainda apresentar problemas, o esôfago deve ser reavaliado por um esofagograma 1 a 2 meses após a cirurgia para avaliar a persistência da dilatação e a motilidade. Às vezes, o esôfago volta a apresentar tamanho e função normais. Outras vezes, o esôfago continua gravemente dilatado por causa da baixa motilidade. Se houver estenose esofágica no local da cirurgia, a dilatação por balão (p. 382) pode ser benéfica, mas deve-se ter cuidado para evitar a ruptura do órgão. Os proprietários devem ser aconselhados a não reproduzir os animais acometidos, já que a doença é genética.

COMPLICAÇÕES

As complicações cirúrgicas são comuns devido à desnutrição e à debilitação dos animais acometidos e à pneumonia por aspiração concomitante. A regurgitação persistente é o problema pós-operatório mais comum. A educação pré-operatória do cliente deve enfatizar a alta incidência de regurgitação continuada e a necessidade de manejo dietético prolongado. A persistência da regurgitação pode causar pneumonia por aspiração e morte. A ressecção ou imbricação esofágica aumenta o risco de contaminação e infecção secundária a extravasamentos ou deiscência esofágica.

PROGNÓSTICO

A maioria dos animais que sobrevivem à cirurgia melhora; entretanto, a mortalidade peroperatória pode ser alta, de até 8%.[18] Os animais com dilatação esofágica grave (relação esôfago/quinta vértebra torácica >4) antes da cirurgia podem ter desfecho pior em longo prazo do que aqueles com dilatação branda ou moderada. A persistência da dilatação esofágica, no entanto, pode não estar associada à regurgitação contínua ou a um prognóstico adverso em longo prazo. A função esofágica pode não ser completamente normal, mas os animais tendem a regurgitar menos e seu estado geral melhora. Se a cirurgia for realizada logo após o aparecimento dos sinais, o tônus e a função do esôfago podem se normalizar. Quanto maior o tempo até a correção cirúrgica, mais reservado o prognóstico; alguns pacientes apresentam pouca ou nenhuma melhora. O megaesôfago tende a persistir com melhora branda a moderada da motilidade, embora a maioria dos pacientes não regurgite mais. O prognóstico é mau em caso de dilatação esofágica caudal à constrição, porque esta área tende a apresentar hipomotricidade e não recupera o tamanho normal. Sem cirurgia, a regurgitação geralmente continua e piora à medida que o esôfago continua a se dilatar. A pneumonia por aspiração é uma ameaça contínua e o animal pode ter dificuldade em manter a condição corporal adequada. As causas de morte em curto prazo incluem parada cardiorrespiratória, pneumonia por aspiração e eutanásia devido à ausência de melhora. O resultado bom a excelente pode ser esperado em 87% dos casos. Os maus resultados estão relacionados com a necessidade de alimentação especializada ou elevada e à regurgitação recorrente.[18]

Cirurgia de Estômago

PRINCÍPIOS GERAIS E TÉCNICAS

DEFINIÇÕES

Gastrotomia é uma incisão na parede gástrica até o lúmen. **Gastrectomia parcial** é a ressecção de parte do estômago e **gastrostomia** é a criação de uma abertura artificial no lúmen gástrico. A **gastropexia** adere permanentemente o estômago à parede corpórea. A remoção do piloro (**pilorectomia**) e a ligação do estômago ao duodeno (**gastroduodenostomia**) são o procedimento de **Billroth I**. A ligação do jejuno ao estômago (**gastrojejunostomia**) após uma gastrectomia parcial (incluindo pilorectomia) é o procedimento de **Billroth II**. Em uma **piloromiotomia**, uma incisão é feita nas camadas serosa e muscular apenas do piloro. Na **piloroplastia**, uma incisão de espessura total e a reorientação do tecido são realizadas para aumentar o diâmetro do trato de saída do estômago.

CONSIDERAÇÕES PRÉ-CIRÚRGICAS

A cirurgia gástrica é comumente realizada para remover corpos estranhos (p. 413) e para corrigir a dilatação gástrica-vólvulo (DGV; p. 419). Úlcera ou erosão gástrica (p. 427), neoplasia (p. 430) e obstrução benigna do trato de saída do estômago (p. 425) são indicações menos comuns. A doença gástrica pode causar vômito (intermitente ou profuso e contínuo) ou apenas anorexia. Desidratação e hipopotassemia são comuns em pacientes com vômitos e devem ser corrigidas antes da indução da anestesia. A alcalose pode ser secundária à perda de fluido gástrico; entretanto, a acidose metabólica também pode ser observada. A hematêmese pode indicar erosão ou úlcera gástrica ou anomalias da coagulação. A peritonite decorrente da perfuração do estômago causada por necrose ou úlcera é muitas vezes letal se não tratada de forma imediata e agressiva (p. 527). Pneumonia por aspiração ou esofagite também pode ocorrer em animais com vômitos. Se possível, a pneumonia por aspiração grave (p. 367) deve ser tratada antes da indução da anestesia para cirurgia gástrica.

A esofagite leve geralmente pode ser tratada com jejum por 24 a 48 horas (p. 367) e tratamento com inibidores da bomba de prótons. No entanto, pacientes com esofagite grave podem precisar de um tubo de gastrostomia (p. 97). Se a continuação dos vômitos for provável, um tubo de alimentação enteral é preferido (p. 101). O tratamento com inibidores da bomba de prótons (*i.e.*, omeprazol, esomeprazol, pantoprazol; Quadro 18.13) é importante. Suspensões de sucralfato administradas por via oral podem ajudar a aliviar a dor, mas devem ser dadas 1 hora depois de outras medicações (p. 429). A administração de procinéticos (p. ex., cisaprida, eritromicina, metoclopramida, ranitidina) melhora o esvaziamento gástrico e ajuda a minimizar o refluxo.

Quando possível, a alimentação deve ser suspensa por pelo menos 8 a 12 horas antes da cirurgia para garantir que o estômago esteja vazio. Se a gastroscopia for realizada, o jejum deve ser de pelo menos 18 horas e, de preferência, 24 horas antes do procedimento. No entanto, o jejum de apenas 4 a 6 horas pode ajudar a prevenir a hipoglicemia em pacientes pediátricos (ver a discussão sobre o manejo anestésico e cirúrgico de pacientes pediátricos, a seguir). A cirurgia para obstrução gástrica, distensão, mau posicionamento ou úlcera deve ser realizada o mais cedo possível após a estabilização do animal.

CONSIDERAÇÕES ANESTÉSICAS

Numerosos protocolos anestésicos têm sido utilizados em animais estáveis submetidos à cirurgia abdominal (Tabela 19.1). A Tabela 18.4 traz as recomendações anestésicas para pacientes com abdome agudo.

ANTIBIÓTICOS

Antibióticos peroperatórios podem ser usados se o lúmen gástrico for acessado; no entanto, os animais com função imune normal submetidos à gastrotomia simples (i.e., técnica asséptica apropriada e ausência de derrame de conteúdo gástrico) raramente os requerem. Os antibióticos (p. ex., cefazolina; 22 mg/kg por via intravenosa na indução; repetir uma ou duas vezes em intervalos de 90 minutos a 2 horas) devem ser administrados por via intravenosa antes da indução da anestesia e mantidos por até 12 horas no período pós-operatório. À exceção de *Helicobacter*, há poucas bactérias no estômago, em comparação a outras partes do trato gastrointestinal, devido ao baixo pH gástrico.

ANATOMIA CIRÚRGICA

O estômago pode ser dividido em cárdia, fundo, corpo, antro pilórico, canal pilórico e óstio pilórico. O esôfago entra no estômago no óstio da cárdia. O fundo é dorsal ao óstio da cárdia e, embora seja relati-

TABELA 18.4 Considerações Anestésicas no Paciente com Abdome Agudo

Considerações Pré-operatórias

Doenças associadas	• Desidratação • Anomalias eletrolíticas • Hipotensão • Anemia • Arritmias
Exames de sangue	• HT • Eletrólitos • Ureia • Cr • PT • Lactato • Urinálise • Gasometria, se possível
Exame físico	• De modo geral, o paciente é jovem e era saudável • O paciente pode apresentar desidratação, taquicardia ou bradicardia, ânsia, vômito ou hipotermia • O abdome pode estar doloroso ou distendido
Outros exames diagnósticos	• Pressão arterial • ECG • Radiografia (abdominal)

Pré-medicações	• Reidrate por 4-6 horas, se possível; em caso de emergência, pode ser necessário administrar *bolus* com maior rapidez para diminuir o tempo até a cirurgia.
	• Corrija as anomalias eletrolíticas e metabólicas se der tempo.
	• Evite o uso de sedativos em pacientes com depressão ou comprometimento cardiovascular.
	• Evite alfa-2-agonistas e acepromazina.
	• Se o paciente estiver estável e ansioso, dê:
	  • Midazolam (0,2 mg/kg IV, IM) *ou*
	  • Diazepam (0,2 mg/kg IV)
	• Se o paciente não estiver deprimido, dê:
	  • Hidromorfona[a] (0,05-0,2 mg/kg IV, IM em cães; 0,05-0,1 mg/kg IV, IM em gatos) *ou*
	  • Morfina[b] (0,1-0,2 mg/kg IV ou 0,2-0,4 mg/kg IM) *ou*
	  • Buprenorfina[c] (0,005-0,02 mg/kg IV, IM)

Considerações Intraoperatórias

Indução	• Se desidratado ou instável, dê:
	  • Etomidato (0,5-1,5 mg/kg IV) *ou*
	  • Cetamina (5,5 mg/kg IV) e diazepam (0,28 mg/kg IV)
	• Se hidratado e estável, dê:
	  • Propofol (2-6 mg/kg IV) *ou*
	  • Alfaxalona (2-3 mg/kg IV)

Manutenção	• Isoflurano ou sevoflurano *mais*
	  • Fentanila (2-10 µg/kg IV PRN em cães; 1-4 µg/kg IV PRN em gatos) para analgesia de curta duração *mais*
	  • Fentanila CRI (dose de ataque de 1-5 µg/kg IV, então 2-30 µg/kg/h IV) *ou*
	  • Hidromorfona[a] (0,05-0,2 mg/kg IV PRN em cães; 0,05-0,1 mg/kg IV PRN em gatos) *ou*
	  • Oximorfona (0,05-0,2 mg/kg IV PRN) *ou*
	  • Buprenorfina[c] (0,005-0,02 mg/kg IV PRN) *mais*
	  • Cetamina (dose baixa) (0,5-1 mg/kg IV)
	• Em caso de hipotensão (para manter a PAM em 60-80 mmHg), dê fenilefrina, efedrina, norepinefrina ou dopamina conforme necessário

Requerimentos de fluidos	• Dois cateteres cefálicos ou jugulares IV calibrosos • 10-20 mL/kg/h se abdome aberto com perdas evaporativas maiores mais 3 × PSE; taxas maiores de fluidos são necessárias caso a desidratação não seja corrigida antes da cirurgia e o animal apresente hipotensão • Considere a administração de coloides em pacientes com hipotensão persistente

(Continua)

TABELA 18.4	Considerações Anestésicas no Paciente com Abdome Agudo *(Cont.)*
Monitoramento	• Pressão arterial • ECG • Frequência respiratória • SpO$_2$ • EtCO$_2$ • Temperatura • DU
Bloqueios	Epidural: • Morfina (0,1 mg/kg sem conservante) *ou* • Buprenorfina (0,003-0,005 mg/kg diluído em soro fisiológico) • Evite anestésicos locais nos procedimentos espinais ou epidurais Incisional: • Lidocaína (<5 mg/kg em cães; 2-4 mg/kg em gatos) *ou* • Bupivacaína (<2 mg/kg)
Considerações Pós-operatórias	
Analgesia	• Fentanila CRI (dose de ataque de 1-10 µg/kg IV, então 2-20 µg/kg/h IV) *ou* • Morfina[b] (0,1-1 mg/kg IV ou 0,1-2 mg/kg IM q1-4h em cães; 0,05-0,2 mg/kg IV ou 0,1-0,5 mg/kg IM q1-4h em gatos) na ausência de hipotensão *ou* • Hidromorfona[a] (0,05-0,2 mg/kg IV, IM q3-4h em cães; 0,05-0,1 mg/kg IV, IM q3-4h em gatos) *ou* • Hidromorfona CRI (0,025-0,1 mg/kg/h IV em cães) *ou* • Oximorfona (0,05-0,2 mg/kg IV PRN) *ou* • Buprenorfina[c] (0,005-0,02 mg/kg IV, IM q4-8h ou 0,01-0,02 mg/kg TMO q6-12h em gatos) *mais* • ± Cetamina CRI (2 µg/kg/min IV; na ausência de dose de ataque, dê 0,5 mg/kg IV antes da CRI) • Evite AINE em pacientes com hipotensão
Monitoramento	• SpO$_2$ • Pressão arterial • FC • Frequência respiratória • Temperatura • DU • ECG
Exames de sangue	• HT em caso de perda significativa de sangue • Repita os exames com resultados anormais no pré-operatório • Glicemia seriada se necessário • Gasometria se possível
Escore de dor estimado	• Moderada a moderadamente grave

AINE, anti-inflamatório não esteroidal; *Cr*, creatinina; *CRI*, infusão em taxa constante; *DU*, débito urinário; *ECG*, eletrocardiograma; *EtCO$_2$*, CO$_2$ no final da expiração; *FC*, frequência cardíaca; *HT*, hematócrito; *IM*, intramuscular; *IV*, intravenoso; *PAM*, pressão arterial média; *PRN*, conforme necessário; *PSE*, perda sanguínea estimada; *PT*, proteína total; *SpO$_2$*, saturação de hemoglobina com oxigênio.
[a]Monitore o desenvolvimento de hipertermia em gatos.
[b]Dê lentamente para prevenir a liberação de histamina.
[c]A buprenorfina é um analgésico melhor do que a morfina em gatos.

---

vamente pequeno em carnívoros, é fácil identificá-lo em radiografias por ser preenchido com gás. O corpo do estômago (o terço médio) está contra os lobos esquerdos do fígado. O antro pilórico é afunilado e se abre no canal pilórico. O óstio pilórico é o final do canal pilórico que deságua no duodeno.

NOTA A mucosa gástrica é responsável por metade do peso do estômago. Você pode facilmente separar a mucosa da submucosa e da serosa ao elevar retalhos ou fazer incisões de espessura parcial durante a gastropexia ou piloromiotomia.

As artérias gástrica (curvatura menor) e gastroepiploica (curvatura maior) suprem o estômago e são derivadas da artéria celíaca. As artérias gástricas curtas surgem da artéria esplênica e suprem a curvatura maior. A porção do omento menor que passa do estômago para o fígado é o ligamento hepatogástrico. O estômago do Beagle contém mais de 500 mL de líquido quando dilatado (o estômago de um gato adulto pode conter 300-350 mL). O estômago muito distendido pode ser palpado além do arco costal.

NOTA Os vasos gástricos curtos são frequentemente avulsionados em animais com DGV, o que normalmente é responsável pela hemorragia intra-abdominal observada nesses casos (ver também a discussão sobre DGV na p. 423).

TÉCNICAS CIRÚRGICAS

A cirurgia gástrica é bastante realizada em pequenos animais. De modo geral, a realização da gastrotomia é mais segura do que a da esofagotomia ou enterotomia. A peritonite é incomum após a gastrotomia se técnicas adequadas forem utilizadas. Estenoses ou obstruções também são raras. Os procedimentos de Billroth são mais difíceis e podem estar associados a complicações graves.

Gastroscopia

A remoção endoscópica de corpos estranhos é preferível à remoção cirúrgica, mas requer alças endoscópicas apropriadas. Da mesma forma, a endoscopia é mais sensível do que a gastrotomia na detecção de erosões, úlceras, *Physaloptera* e outras pequenas lesões. No entanto, é essencial examinar toda a mucosa gástrica de maneira sistemática, inclusive o fundo e a mucosa esofágica inferior. Da mesma forma, a endoscopia é o método preferido para a biópsia da mucosa gástrica porque permite a obtenção de mais amostras de tecido do que a cirurgia, o que é importante porque as lesões da mucosa gástrica podem ser muito irregulares. Carcinomas cirróticos, pitiose e lesões submucosas são lesões gástricas importantes, mas nem sempre podem ser diagnosticadas à biópsia endoscópica. Raramente, a gastroscopia intraoperatória pode ser realizada para ajudar a encontrar uma lesão na mucosa (p. ex., úlcera) que não seja óbvia na superfície serosa. A polipectomia endoscópica com eletrocirurgia pode ser realizada caso os pólipos causem obstrução do fluxo de saída ou estejam inflamados.

Gastrotomia

A indicação mais comum da gastrotomia em cães e gatos é a remoção de um corpo estranho (p. 416). Faça uma incisão abdominal mediana ventral do xifoide ao púbis. Use afastadores de Balfour para retração da parede abdominal e exposição adequada do trato gastrointestinal. Inspecione todo o conteúdo abdominal antes da incisão do estômago. Para reduzir a contaminação, isole o estômago dos conteúdos abdominais remanescentes com esponjas de laparotomia umedecidas. Faça suturas de ancoragem para facilitar a manipulação do estômago e ajudar a evitar o derramamento do conteúdo gástrico. Faça a incisão gástrica em uma área hipovascular do aspecto ventral do estômago, entre as curvaturas maior e menor (Figura 18.66). Certifique-se de que a incisão não esteja próxima do piloro, já que o fechamento da incisão pode envolver muito tecido no lúmen gástrico, resultando em obstrução do fluxo de saída. Faça uma incisão no lúmen gástrico com bisturi (Figura 18.67A) e amplie-a com tesouras de Metzenbaum (Figura 18.67B). Use sucção para aspirar o conteúdo gástrico e reduzir o derramamento. Feche o estômago com sutura absorvível 2-0 ou 3-0 (p. ex., polidioxanona, poligliconato) em padrão seromuscular invaginante de duas camadas (Figura 18.67C). Inclua a serosa, a muscular e a submucosa na primeira camada com pontos contínuos de Cushing ou simples, e depois prossiga com um padrão de Lembert ou Cushing que incorpore as camadas serosa e muscular (Figura 18.67D). Alternativamente, feche a mucosa com pontos simples contínuos como uma camada separada para reduzir o sangramento pós-operatório. Antes de fechar a incisão abdominal, troque os instrumentos e as luvas contaminadas pelo conteúdo gástrico por material estéril. Sempre que remover um corpo estranho gástrico, certifique-se de verificar todo o trato intestinal quanto à presença de material adicional que possa causar uma obstrução intestinal.

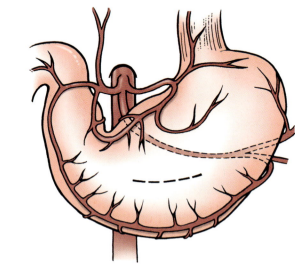

Figura 18.66 Localização preferida das incisões de gastrotomia.

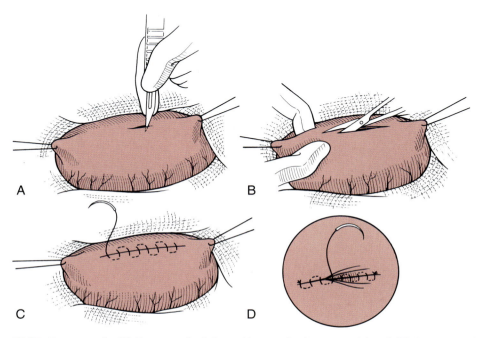

Figura 18.67 Gastrotomia. (A) Faça uma incisão no lúmen gástrico com o bisturi. (B) Aumente a incisão com tesouras de Metzenbaum. (C-D) Feche o estômago com sutura seromuscular invertida em duas camadas.

Gastrectomia Parcial e Invaginação do Tecido Gástrico

A gastrectomia parcial é indicada em caso de acometimento da curvatura maior ou da porção média do estômago por necrose, úlcera ou neoplasia. A necrose da curvatura maior está associada principalmente à DGV e pode ser tratada por ressecção ou invaginação. A invaginação não requer abertura do lúmen gástrico (Figura 18.68); no entanto, a obstrução por excesso de tecido intraluminal e sangramento grave é possível. Avalie a extensão da necrose observando a cor da serosa, a textura da parede gástrica, a permeabilidade vascular e o sangramento na incisão; entretanto, em muitos casos, é difícil determinar a viabilidade tecidual com essas técnicas (os métodos que determinam a viabilidade do tecido são discutidos na p. 436). O tecido necrótico pode ter cor variável, de cinza-esverdeada a preta, e geralmente parece fino. Uma incisão de espessura total pode ser feita no tecido necrótico suspeito para avaliar o sangramento arterial. A coloração com fluoresceína IV não é um método preciso para determinação da viabilidade gástrica em cães com DGV. De modo geral, se a viabilidade do tecido gástrico for questionável, remova-o ou invagine-o. A ausência de remoção ou invaginação do tecido necrótico pode causar perfuração, peritonite e morte. Melena é comumente observada por alguns dias após a invaginação gástrica.

> **NOTA** Não use a coloração da mucosa para prever a viabilidade gástrica; a mucosa é comumente preta em cães com DGV devido à obstrução vascular. As lesões mucosas podem predispor esses animais ao desenvolvimento de úlcera gástrica.

Para remover a curvatura maior do estômago, ligue os ramos dos vasos gastroepiploicos esquerdos e/ou dos vasos gástricos curtos ao longo da seção do estômago a ser removida (Figura 18.69). Excise o tecido necrótico, deixando margem de tecido normal sangrando ativamente para sutura. Feche o estômago em padrão de inversão de duas camadas com fio absorvível 2-0 ou 3-0 (p. ex., polidioxanona, poligliconato). Incorpore as camadas submucosa, muscular e serosa em um padrão contínuo de Cushing ou simples na primeira camada. Em seguida, use um padrão de Cushing ou Lembert para inverter a

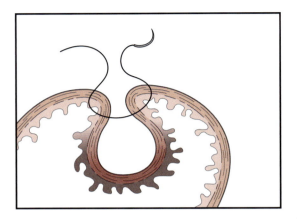

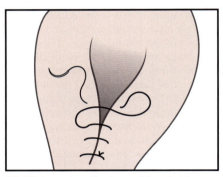

Figura 18.68 Invaginação do tecido gástrico necrótico.

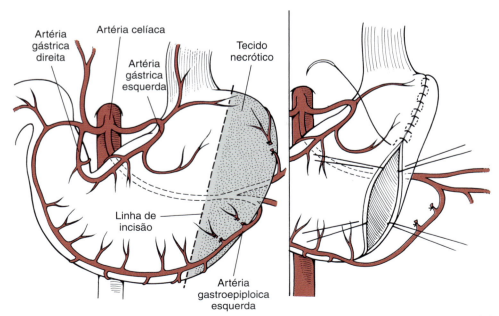

Figura 18.69 Para remover a curvatura maior do estômago, ligue os ramos dos vasos gastroepiploicos e/ou vasos gástricos curtos esquerdos e excise o tecido necrótico. Feche o estômago com sutura invertida em duas camadas.

serosa e a muscular sobre a primeira camada. Alternativamente, use um grampeador TA® para fechar a incisão. Para invaginar o tecido necrótico, faça pontos simples contínuos e, a seguir, um padrão de inversão. Faça as suturas dos dois lados do tecido gástrico saudável a ser invaginado, colocando o tecido saudável em cima do tecido necrótico. Certifique-se de que as suturas sejam feitas nos tecidos saudáveis para evitar deiscência.

A remoção de neoplasias (p. 430) ou úlceras (p. 427) da curvatura maior ou menor é semelhante à descrita para o tecido necrótico. A maioria das neoplasias do corpo gástrico, à exceção dos leiomiomas e dos leiomiossarcomas, tem metástase no momento do diagnóstico. Se houver tecido anormal no aspecto dorsal ou ventral do estômago, uma incisão elíptica envolvendo a lesão e algum tecido normal adjacente é usada. O fechamento é feito como na gastrotomia simples. Ocasionalmente, a extensão da lesão requer a ressecção das paredes dorsal e ventral do estômago. Nestes casos, ligue os ramos da artéria e veia gástricas direita e esquerda (curvatura menor) e da artéria e veia gastroepiploicas esquerdas (curvatura maior) e remova as inserções do omento. Após a remoção dos tecidos suspeitos, realize uma anastomose terminoterminal do estômago em duas camadas. Se as circunferências luminais forem de tamanhos diferentes, a circunferência maior pode ser parcialmente fechada em padrão de sutura de duas camadas (Figura 18.70B). Feche a mucosa e a submucosa da superfície dorsal do estômago com pontos simples contínuos de sutura absorvível 2-0 ou 3-0 (p. ex., polidioxanona, pogliconato) e, então, com a mesma sutura, feche o aspecto ventral. Suture as camadas serosa e muscular em um padrão invaginante (p. ex., Cushing ou Lembert).

Gastrostomia Temporária

A gastrostomia temporária é usada para descomprimir o estômago e ocasionalmente indicada em cães com DGV até que uma cirurgia mais definitiva possa ser realizada, mas raramente é feita.

Pilorectomia com Gastroduodenostomia (Billroth I)

AP A remoção do piloro e a gastroduodenostomia são indicadas em casos de neoplasia (p. 430), obstrução do fluxo de saída causada por hipertrofia muscular pilórica (p. 425) ou úlcera do trato de saída gástrico (p. 427). Se houver neoplasia, pelo menos margens de 1 a 2 cm de tecido normal devem ser removidas com o tecido anormal. As margens do tecido ressecado devem ser avaliadas histologicamente quanto a evidências de neoplasia. Se o ducto biliar comum foi danificado, uma colecistoduodenostomia ou colecistojejunostomia pode ser necessária (p. 574). A ligadura inadvertida de ductos pancreáticos pode exigir a suplementação com enzimas pancreáticas no período pós-operatório.

> **NOTA** Tome muito cuidado ao incisar na área pilórica para evitar danificar o ducto biliar comum no local em que atravessa o omento menor.

Identifique o ducto biliar e os ductos pancreáticos comuns e, em seguida, coloque suturas de ancoragem no duodeno proximal e no antro pilórico. Caso deseje aumentar a retração caudoventral do piloro, identifique e seccione parte do ligamento hepatogástrico. Ligue os ramos da artéria gástrica direita e da artéria e veia gastroepiloicas direitas para os tecidos acometidos e remova as inserções do omento e do mesentério (Figura 18.70A). Alternativamente, use um divisor selador de vasos para seccionar os ramos ao longo do segmento a ser retirado. Use os dedos ou uma pinça atraumática (Doyen) para ocluir o estômago e o duodeno proximal e distalmente à área a ser ressecada. Com a tesoura de Metzenbaum ou uma lâmina de bisturi, excise a área do piloro a ser removida e inspecione as bordas restantes para assegurar a retirada de todo o tecido anormal. Se os lumens gástricos e duodenais tiverem tamanhos muito diferentes, incise o duodeno em ângulo ou feche parcialmente o antro (Figura 18.70B). Realize uma anastomose terminoterminal de uma ou duas camadas do antro pilórico ao duodeno com sutura absorvível 2-0 ou 3-0 (polidioxanona, pogliconato ou poliglecaprona 25) em pontos simples contínuos, de esmagamento ou separados. A prevalência de extravasamento e deiscência incisional no período pós-operatório não parece diferir entre os fechamentos em uma ou duas camadas. Feche o aspecto posterior (dorsal) da incisão primeiramente (Figura 18.70C) e, depois, o aspecto anterior (ventral) (Figura 18.70D). Evite inverter o tecido excessivo, o que pode reduzir o diâmetro da via de saída gástrica.

Gastrectomia Parcial com Gastrojejunostomia (Billroth II)

AP Se a extensão da lesão impedir a anastomose terminoterminal do antro pilórico ao duodeno, considere a realização de um procedimento de Billroth II. Na presença apenas de hipertrofia da mucosa, uma piloroplastia em Y-U (discutida mais adiante) é mais fácil de executar e é eficaz. Antes de iniciar este procedimento, certifique-se de que não há evidência macroscópica de metástase (ver mais informações sobre neoplasias gástricas na p. 430). Na maioria dos casos, uma colecistostomia ou colecistoduodenostomia é necessária, além da gastrojejunostomia (p. 574). A lesão dos ductos pancreáticos pode causar insuficiência exócrina. A insuficiência pancreática exócrina e endócrina (i.e., diabetes melito) ser causada por ressecção do pâncreas ou danos graves no suprimento de sangue para o órgão.

O procedimento é semelhante ao de Billroth I, exceto que o estômago distal e o duodeno proximal são fechados após a pilorectomia e o jejuno é ligado com uma anastomose lateral à superfície diafragmática do estômago. Remova o piloro, antro e duodeno proximal, como descrito anteriormente, ligando os ramos apropriados dos vasos gástricos e gastroepiloicos direito e esquerdo (Figura 18.71A). Feche os cotos do duodeno e do antro pilórico em um padrão de duas camadas. Para a primeira camada, incorpore a mucosa e a submucosa com pontos simples contínuos ou separados de sutura absorvível 2-0 ou 3-0 (Figura 18.71B). Em seguida, use um padrão de sutura invaginante (p. ex., Lembert) na camada seromuscular. Identifique uma área avascular entre a incisão gástrica e a curvatura maior. Traga uma alça de jejuno proximal para o local selecionado e anexe-a ao estômago com suturas de ancoragem. Suture as camadas seromusculares do estômago e do intestino juntas com pontos simples contínuos de sutura absorvível 2-0 ou 3-0 (Figura 18.71C). Faça incisões longitudinais de espessura total nos lumens do estômago e do intestino, perto da linha de sutura (Figura 18.71D). Suture a mucosa e a submucosa do estômago ao intestino em um padrão contínuo com fio absorvível 3-0 ou 4-0 (Figura 18.71E). Em seguida, suture a serosa e a muscular com pontos contínuos. O uso de grampeadores também tem sido descrito no fechamento do coto e criação da gastrojejunostomia.

Piloromiotomia e Piloroplastia

A piloromiotomia e a piloroplastia aumentam o diâmetro do piloro e são usadas para corrigir a obstrução do fluxo gástrico (i.e., hipertrofia crônica da mucosa antral ou estenose pilórica). Esses procedimentos devem ser feitos com cuidado, pois a revisão dos erros pode ser difícil ou impossível. Não devem ser feitos de maneira rotineira em cães sem evidência de disfunção pilórica (p. ex., a maioria dos cães com DGV) porque podem retardar o esvaziamento gástrico. Os procedimentos de escoamento gástrico que aumentam o diâmetro do lúmen pilórico parecem favorecer a passagem precoce do conteúdo gástrico viscoso, não homogêneo e hiperosmolar para o duodeno. Essa passagem precoce pode estimular o reflexo enterogástrico de forma excessiva,

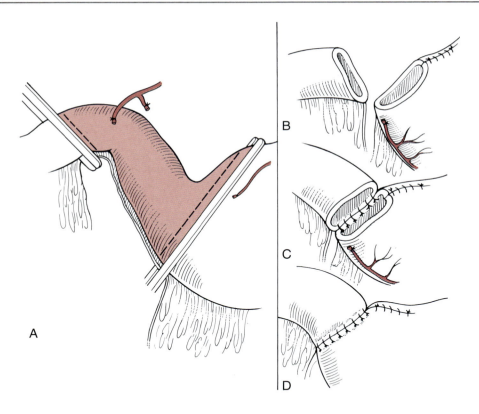
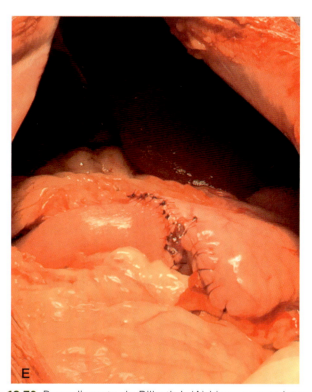

Figura 18.70 Procedimento de Billroth I. (A) Ligue a vasculatura, remova as inserções do omento e do mesentério e excise a área do piloro a ser retirada. (B) Caso os lumens do estômago e do duodeno tenham tamanhos muito diferentes, incise o duodeno em ângulo ou feche parcialmente o antro. (C) Feche o aspecto distante (dorsal) da incisão primeiramente. (D) Feche o aspecto próximo (ventral). (E) Aparência do estômago após o procedimento de Billroth I.

CAPÍTULO 18 Cirurgia do Sistema Digestório

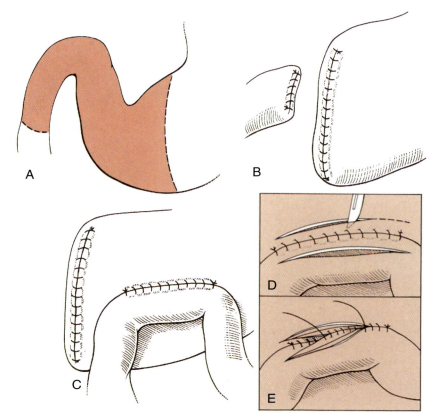

Figura 18.71 Procedimento de Billroth II. (A) Remova o piloro, o antro e o duodeno proximal. (B) Feche os cotos do duodeno e do antro do piloro com sutura em camada dupla. (C) Traga uma alça do jejuno proximal até o estômago e una as camadas seromusculares do estômago e do intestino com suturas. (D) Faça incisões longitudinais em espessura total nos lumens do estômago e do intestino. (E) Suture a mucosa e a submucosa do estômago ao intestino com pontos contínuos.

QUADRO 18.21 FÁRMACOS PROCINÉTICOS

Cisaprida (Medicamento Manipulado)
Cães: 0,1-0,5 mg/kg VO q8-24h
Gatos: 2,5-5 mg/gato VO q8-12h

Ranitidina
Cães: 2 mg/kg IV, VO q8-12h
Gatos: 2,5 mg/kg IV q12h ou 3,5 mg/kg VO q12h

Eritromicina
0,5-1 mg/kg VO ou IV q8-12h

Metoclopramida
0,25-0,5 mg/kg VO, IV ou SC q6-24h

IV, Intravenoso; *SC*, subcutâneo; *VO*, via oral.

---

inibindo prematuramente a atividade motora antral e retardando o esvaziamento gástrico. Além disso, pode haver refluxo gastroduodenal se a função pilórica for alterada pela cirurgia. Metoclopramida, cisaprida, ranitidina ou eritromicina em baixas doses (Quadro 18.21) podem estimular o esvaziamento gástrico.

Piloromiotomia de Fredet-Ramstedt

A piloromiotomia de Fredet-Ramstedt é o mais simples e fácil desses procedimentos. Não permite a inspeção ou a biópsia da mucosa pilórica e é provável que seu benefício seja apenas temporário, já que a cicatrização pode reduzir o tamanho do lúmen.

Segure o piloro entre o dedo indicador e o polegar da mão não dominante. Selecione uma área hipovascular do piloro ventral e faça uma incisão longitudinal através da serosa e muscular, mas não da mucosa (Figura 18.72). Certifique-se de que a camada de músculo seja incisada por completo para permitir a protrusão da mucosa pelo local da incisão. Se a mucosa for inadvertidamente penetrada, feche-a com pontos separados de sutura absorvível 2-0 ou 3-0.

Piloroplastia de Heineke-Mikulicz

A piloroplastia de Heineke-Mikulicz permite a exposição limitada da mucosa pilórica à biópsia e é de fácil execução. Faça uma incisão longitudinal de espessura total na superfície ventral do piloro (Figura 18.73). Faça suturas de tração no centro da incisão e oriente-a em sentido transversal. Suture a incisão transversal em um padrão de camada única (pontos simples separados ou de esmagamento) com fio absorvível 2-0 ou 3-0. Coloque as suturas cuidadosamente para que as bordas da incisão fiquem bem alinhadas, evitando a inversão do tecido.

Piloroplastia em Y-U

A piloroplastia em Y-U permite o maior acesso para a ressecção da mucosa pilórica em cães com hipertrofia da mucosa e, simultaneamente, aumenta o diâmetro luminal da via de saída. Faça uma incisão longitudinal (membro) na serosa sobreposta ao piloro ventral e estenda-a até o estômago com duas incisões (braços) que correm paralelas

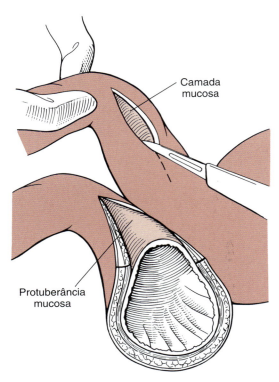

Figura 18.72 Piloromiotomia de Fredet-Ramstedt.

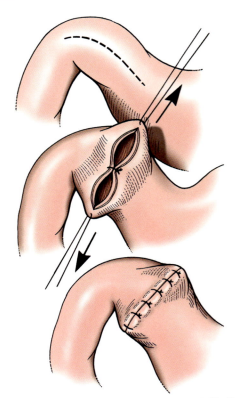

Figura 18.73 Piloroplastia de Heineke-Mikulicz.

à curvatura menor e maior do estômago (criando uma incisão em forma de Y) (Figura 18.74A). Certifique-se de que o ângulo do Y não seja excessivamente estreito, pois pode haver necrose. O membro e os braços da incisão em forma de Y devem ter aproximadamente o mesmo comprimento. Faça uma incisão de espessura total. Inspecione a mucosa e remova-a se necessário. Se a mucosa for removida, justaponha suas bordas remanescentes em padrão contínuo com fio absorvível 3-0 a 4-0 antes de fechar a incisão em Y. Suture a base do retalho antral à extremidade distal da incisão duodenal com pontos simples separados usando sutura absorvível 2-0 ou 3-0, criando um fechamento em U (Figura 18.74B). Feche o restante da incisão (os membros) com pontos simples separados (Figura 18.74C). Certifique-se de que a aproximação do tecido seja adequada para evitar extravasamentos e o envolvimento mínimo de tecido no lúmen pilórico.

> **NOTA** É possível excisar a ponta do Y antes da sutura para reduzir a necrose desta área do retalho de tecido gástrico.

Gastropexia

As técnicas de gastropexia são projetadas para adesão permanente do estômago à parede do corpo. As indicações mais comuns são DGV (antro pilórico na parede corpórea direita) e hérnia de hiato (fundo na parede corpórea esquerda). Várias técnicas de gastropexia foram descritas. Embora a força e a extensão das aderências criadas por essas técnicas sejam diferentes, todas (quando corretamente realizadas) impedem o movimento do estômago. A atenção especial à anatomia e à orientação normal do estômago e do duodeno descendente é importante para evitar anomalias no fluxo gástrico pós-operatório devido ao mau posicionamento do órgão.[19]

> **NOTA** Para que a aderência seja permanente, o músculo gástrico deve estar em contato com o músculo da parede corpórea; a serosa gástrica intacta não forma aderências permanentes em uma superfície peritoneal intacta.

Uma técnica para gastropexia em que o estômago é incorporado na incisão abdominal durante o fechamento (gastropexia da linha média ventral) foi descrita. A taxa de recidiva após este procedimento parece ser similar a outras técnicas de gastropexia, e a preocupação de que a aderência do estômago à incisão abdominal na linha média interfira na celiotomia subsequente não foi confirmada.

Gastropexia com Tubo

A gastropexia com tubo (gastrostomia) é rápida e relativamente simples (Figura 18.75). Além disso, permite a descompressão gástrica pós-operatória e a colocação de medicamentos diretamente no estômago em animais inapetentes. O tubo deve ser mantido por 7 a 10 dias para formar uma aderência permanente. Embora isso possa prolongar o período de internação pós-operatória em comparação a outras técnicas, o tubo pode ser tampado e protegido contra o tronco e o paciente tem alta com alimentação por via oral. O risco de extravasamento é mínimo se a técnica apropriada for usada; no entanto, a colocação incorreta pode causar peritonite.

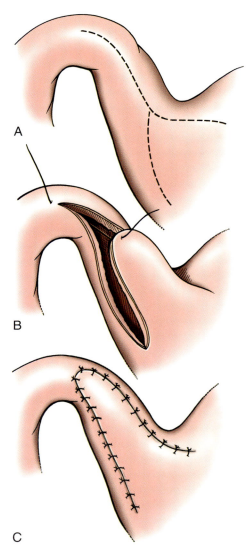

Figura 18.74 Piloroplastia em Y-U. (A) Faça uma incisão em formato de Y no piloro e no antro pilórico. (B) Comece suturando a base do retalho antral ao ponto distal da incisão duodenal. (C) Feche o restante da incisão em formato de U.

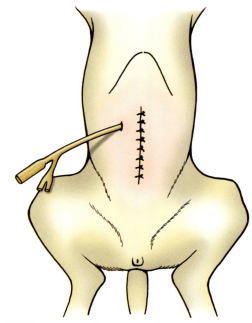

Figura 18.75 Gastropexia com sonda usando cateter de Foley.

Evite penetrar no cateter ou balão ao colocar as suturas. Afaste o estômago para a parede corpórea, colocando tração no cateter e amarre as suturas pré-colocadas (Figura 18.76C). Prenda o tubo à pele com um padrão de sutura chinesa (Figura 30.10), mas evite penetrá-lo. Coloque uma bandagem ao redor do abdome do cão e sobre o tubo para evitar a remoção prematura (use um colar elizabetano se necessário). Mantenha o tubo por 7 a 10 dias, depois esvazie o balão e remova-o. Deixe a incisão cutânea aberta para facilitar a drenagem. Coloque uma bandagem leve sobre a ferida aberta, se desejar.

O padrão de sutura chinesa é preferível às suturas de fricção presas à pele ao longo do trajeto do tubo por ser mais resistente e apresentar maior tendência à deiscência do que ao escorregamento do tubo. O tubo de gastrostomia de silicone é mais resistente do que o de látex.

NOTA Corte a ponta do cateter de Foley para injeção de alimentos ou fluidos viscosos. Insufle o balão com soro fisiológico, não ar.

Faça uma incisão na parede abdominal direita, caudal até a última costela e 4 a 10 cm lateral à linha média. Coloque um cateter de Foley (18-30 Fr) ou um cateter de silicone com ponta em cogumelo através da incisão. Escolha um local em uma região hipovascular da camada seromuscular da face ventral do antro pilórico, onde o balão do cateter não obstrua o fluxo gástrico. Faça uma sutura em bolsa de tabaco com fio absorvível 2-0 (p. ex., polidioxanona, poligliconato) neste local. Faça uma incisão através da sutura em bolsa de tabaco e insira a ponta do cateter no lúmen gástrico (Figura 18.76A). (Observação: o cateter pode ser colocado através do omento antes da entrada no estômago para que o omento fique seguro entre o estômago e a parede corpórea ou o omento pode ser enrolado em torno do local após a fixação do estômago à parede corpórea.) Se estiver usando um cateter de Foley, insufle o bulbo com soro fisiológico (não ar) e prenda a sutura em bolsa de tabaco ao redor do tubo. Prepare três ou quatro suturas absorvíveis entre o antro pilórico e a parede corpórea por onde o tubo sai (Figura 18.76B).

Gastropexia Circuncostal

A gastropexia circuncostal é associada à aderência mais forte do que a maioria das outras técnicas, mas é tecnicamente mais complexa (Quadro 18.22). Como o lúmen do estômago não é penetrado, o risco de extravasamento gástrico e contaminação abdominal é menor em comparação à gastropexia com tubo. Possíveis complicações associadas à gastropexia circuncostal são pneumotórax e fratura de costela.

Faça um retalho articulado de uma ou duas camadas (com aproximadamente 5-6 cm de comprimento em cães grandes) por meio da incisão da camada seromuscular do antro pilórico (Figura 18.77A). Não incise a mucosa gástrica ou entre no lúmen (se isto ocorrer, suture a mucosa com fio absorvível 3-0). Eleve o retalho por dissecção sob o músculo. Ao fazer o retalho articulado, a dobradiça deve ficar na direção da curvatura menor. Faça uma incisão de 5 a 6 cm sobre a 11ª ou 12ª costela à altura da articulação costocon-

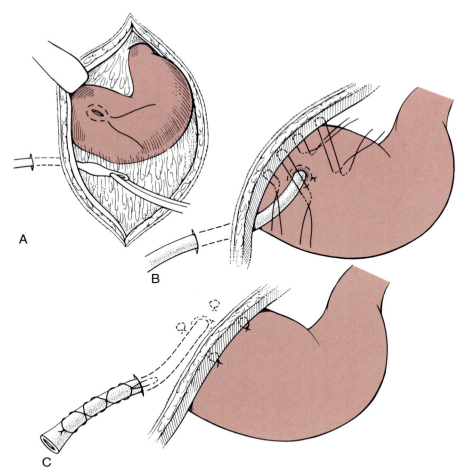

Figura 18.76 Gastropexia com sonda usando cateter de Foley. (A) Insira a ponta do cateter no lúmen gástrico por meio de uma sutura em bolsa de tabaco. (B) Pré-coloque três ou quatro suturas absorvíveis entre o antro pilórico e a parede corpórea por onde a sonda sai. (C) Aproxime o estômago da parede corpórea e prenda as suturas pré-colocadas. Prenda a sonda à pele com sutura em ponto chinês.

QUADRO 18.22 Vantagens e Desvantagens da Gastropexia Circuncostal
Vantagens
• Forte adesão à parede corpórea
• O lúmen gástrico não é aberto
Desvantagens
• Realização mais difícil
• Risco de pneumotórax
• Possibilidade de fraturas de costelas
• Não dá acesso direto ao lúmen gástrico se a descompressão pós-operatória for necessária

dral (Figura 18.77B). *Certifique-se de que a incisão não penetre as inserções diafragmáticas na parede corpórea, o que causaria pneumotórax*. Faça um túnel sob a costela com uma pinça hemostática ou de Carmalt (Figura 18.77C). Coloque as suturas no retalho (na técnica de dois retalhos, faça as suturas naquele mais próximo da curvatura menor). Passe o retalho de antro gástrico craniodorsal sob a costela (Figura 18.77D) e suture com fio absorvível 2-0 até a margem gástrica original (técnica de um retalho; Figura 18.78A) ou o outro retalho (técnica de dois retalhos; Figura 18.78B).

Gastropexia com Retalho Muscular (Incisional)

A gastropexia do retalho muscular (incisional) é mais fácil do que a gastropexia circuncostal e evita as possíveis complicações associadas à gastropexia com tubo (Quadro 18.23). Faça uma incisão na camada seromuscular do antro gástrico. Em seguida, faça uma incisão na parede abdominal ventrolateral direita, incisando o peritônio e a fáscia interna do músculo reto abdominal ou transverso do abdome (Figura 18.79A). Suture as bordas das incisões com pontos simples contínuos de fio absorvível ou não absorvível 2-0 (Figura 18.79B). Certifique-se de que a camada muscular do estômago esteja em contato com o músculo da parede abdominal (Figura 18.79C). Suture a margem cranial primeiramente e depois a margem caudal. Alternativamente, eleve os retalhos no estômago e na parede corpórea para aumentar a extensão do contato muscular entre esses tecidos.

Alternativamente, uma incisão horizontal pode ser feita no antro pilórico (Figura 18.80A), suturado a uma incisão que cruza as fibras do transverso do abdome (Figura 18.80B). A orientação transversal das incisões pode diminuir a dificuldade do procedimento para um

CAPÍTULO 18 Cirurgia do Sistema Digestório

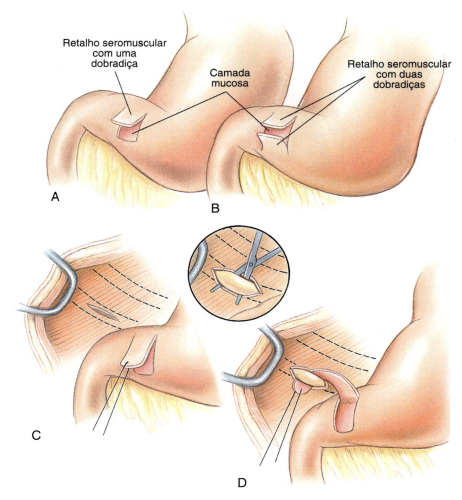

Figura 18.77 Gastropexia circuncostal. (A) Faça um retalho seromuscular em dobradiça e camada única ou dupla no antro pilórico. (B) Faça uma incisão sobre a 11ª ou 12ª costela, à altura da junção costocondral. (C) Forme um túnel sob a costela com uma pinça Carmalt ou hemostática. (D) Passe o retalho de antro gástrico craniodorsal sob a costela e suture-o à margem gástrica original ou ao outro retalho (Figura 18.78).

QUADRO 18.23 Vantagens e Desvantagens do Retalho Muscular e da Gastropexia em Alça de Cinto (Belt-Loop)

Vantagens
- Realização fácil e rápida
- O lúmen gástrico não é aberto

Desvantagens
- Menor força do que a gastropexia circuncostal
- Não dá acesso direto ao lúmen gástrico se a descompressão pós-operatória for necessária

---

cirurgião sem assistente. Suture o aspecto dorsal ou aboral da incisão antral no músculo transverso primeiramente (Figura 18.80C) e, a seguir, o aspecto ventral ou oral da incisão (Figura 18.80D).

Dois estudos mostraram que a gastropexia incisional é adequada para a prevenção de DGV recorrente ou em cães normais; no entanto, não impede a dilatação gástrica.[20,21]

Gastropexia em Alça de Cinto (Belt-Loop)

A gastropexia em alça de cinto (belt-loop) é semelhante a uma gastropexia com retalho muscular, exceto pelo fato de que um único retalho é elevado e passa por baixo de um túnel criado na parede abdominal. É tecnicamente simples e parece gerar boas aderências. Eleve um retalho seromuscular no antro gástrico. Faça duas incisões transversais na parede abdominal ventrolateral até o peritônio e a musculatura abdominal (Figura 18.81A). As incisões devem estar a 2,5 a 4 cm de distância e ter 3 a 5 cm de comprimento. Crie um túnel sob a musculatura abdominal com uma pinça. Faça as suturas na borda do retalho antral e use-as para passá-lo de cranial a caudal sob o retalho muscular (Figura 18.81B). Suture o retalho à margem gástrica original em padrão simples contínuo com fio absorvível ou não absorvível 2-0 (Figura 18.81C) ou grampos cutâneos. É possível fazer mais suturas entre a parede corpórea e o estômago para reduzir a tensão da gastropexia.

Gastrocolopexia

A gastrocolopexia também tem sido descrita como método para prevenir a recidiva de DGV. Nesta técnica, a curvatura maior do

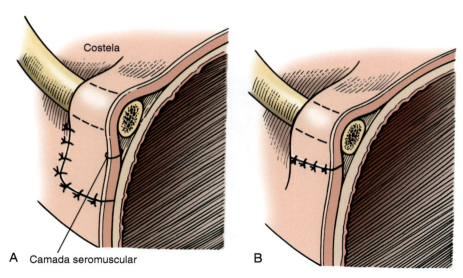

Figura 18.78 (A) Para a técnica com retalho único, suture o retalho circuncostal à margem gástrica original. (B) Para a técnica com retalho duplo, passe o retalho seromuscular sob a costela e suture-o ao segundo retalho.

estômago é suturada ao cólon transverso. Essa técnica pode resultar em taxa de recidiva de até 20%.

Gastropexia Profilática Assistida por Laparoscopia

Esta técnica minimamente invasiva permite a gastropexia rápida. Com o cão em decúbito dorsal, coloque a primeira cânula imediatamente caudal ao umbigo e a segunda cânula a 10 mm à direita da linha média, aproximadamente 2 a 4 cm atrás da última costela (faça esta incisão paralela à costela). (Figura 18.82A). Use a pinça Babcock para segurar o antro, a meio caminho entre as curvaturas maior e menor e a 6 a 8 cm de distância do piloro. Puxe esta parte do estômago até o final da cânula e, em seguida, puxe a cânula, a pinça Babcock e o estômago para fora do abdome como uma unidade até que a parede do estômago possa ser vista saindo da cavidade peritoneal (Figura 18.82B). Amplie a incisão de colocação da cânula em 4 a 5 cm. Segure a parede gástrica com uma pinça Allis ou Babcock e faça suturas entre ela e a parede corpórea (Figura 18.82C). Solte a pinça Babcock endoscópica. Realize a gastropexia como descrito em Gastropexia com Retalho Muscular. Tenha cuidado para não torcer o antro ao trazê-lo para cima e para fora da incisão. Recomenda-se a repetição do exame laparoscópico do estômago antes do fechamento final para assegurar o posicionamento correto.

Gastropexia Assistida por Endoscopia

A gastropexia assistida por endoscopia pode ser realizada em cães. Coloque o cão em um decúbito oblíquo esquerdo de 30 graus. Com o cirurgião em pé em direção à coluna do cão e o endoscopista posicionado no ventre do cão (Figura 18.83), passe o endoscópio flexível para dentro do estômago e insufle até que as dobras de mucosa sejam minimizadas. Um assistente pode ser necessário para obstrução manual do esôfago cervical durante a insuflação. Palpe e afaste a parede corpórea caudal até a 13ª costela e o estômago no local proposto de gastropexia no antro pilórico. Faça uma sutura de polipropileno (0 ou 2-0; Figura 18.83) por via percutânea, em pontos de colchoeiro, através da pele, da parede corpórea, do antro pilórico e de volta pela parede corpórea e pela pele. Aperte temporariamente a sutura com uma pinça hemostática e faça outra sutura da mesma maneira 4 a 5 cm acima da primeira. Estas suturas de ancoragem orientam a abordagem paracostal da gastropexia, realizada como na gastropexia assistida por laparoscopia. Incise a camada seromuscular do antro pilórico e suture-a ao músculo transverso abdominal em dois padrões simples contínuos, evitando as suturas de ancoragem. Remova as suturas de ancoragem e feche o músculo oblíquo abdominal externo em padrão simples contínuo com PDS® 2-0 e feche a pele e o subcutâneo da forma rotineira. Descomprima o estômago e remova o endoscópio.

Gastropexia com Sutura Laparoscópica

Posicione o cão em decúbito dorsal e estabeleça um portal endoscópico na posição umbilical e duas portas de operação de 6 a 7 cm, craniais à porta umbilical à esquerda e à direita da linha média. Introduza e segure o antro pilórico com uma pinça de 5 mm e afaste o estômago para a parede abdominal ventral direita. Use uma sonda de gancho de coagulação para criar quatro pontos coagulados (0,5 segundo, 8 W de potência) na superfície peritoneal com orientação de cranial a caudal, separados por 0,5 a 1 cm. Incise a pele a cerca de 4 cm da região coagulada da parede corpórea sob orientação endoscópica. Faça quatro suturas de PDS® (1 USP) em uma agulha semicircular de 36 mm através da parede corpórea e da camada seromuscular do estômago em um padrão de colchoeiro, saindo da parede corpórea através da incisão cutânea. Coagule a superfície serosa do estômago incorporada pela sutura de colchoeiro horizontal. Faça mais três suturas horizontais de colchoeiro através da parede corpórea e da região coagulada do estômago com 2 a 2,5 cm de distância entre eles. Reduza a insuflação abdominal e proteja as suturas para formar uma gastropexia. Feche os sítios do portal rotineiramente.

Gastropexia Laparoscópica Suturada por Via Intracorpórea

A gastropexia laparoscópica suturada por via intracorpórea pode ser realizada. Coloque a primeira porta do endoscópio em sítio infraumbilical. Estabeleça duas portas de instrumento, uma na linha média ventral a 3 a 4 cm caudal ao processo xifoide e a segun-

CAPÍTULO 18 Cirurgia do Sistema Digestório

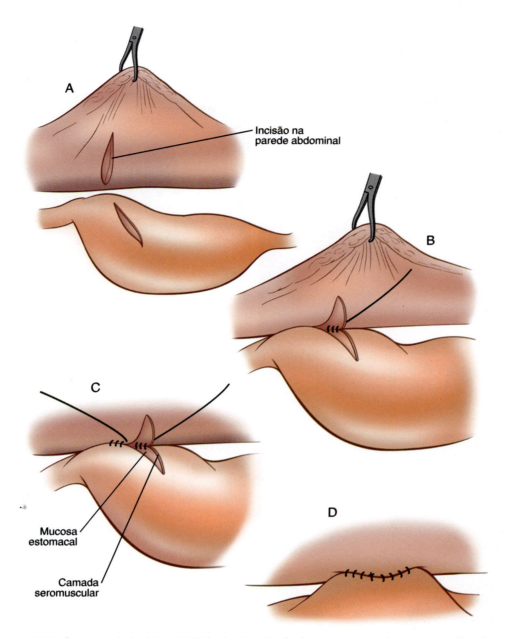

Figura 18.79 Gastropexia incisional. (A) Incise longitudinalmente a camada seromuscular do antro pilórico a meio caminho entre as curvaturas maior e menor. Incise o músculo transverso paralelamente às suas fibras. (B) Suture a metade dorsal das camadas transversais e seromusculares craniais com pontos contínuos. (C) Suture a metade dorsal das camadas transversais e seromusculares caudais com pontos contínuos. (D) Aparência da gastropexia após o fechamento de suas porções ventrais craniais e caudais.

da a meia distância entre as portas estabelecidas na linha média. Mova o endoscópio para a porta do meio. Coloque uma sutura de colchoeiro (monofilamentar e não absorvível 2-0) através da parede corpórea 2 a 3 cm caudais até a última costela e 5 a 8 cm laterais à linha alba no lado direito do abdome. Abarque a espessura total do antro pilórico e saia pela parede corpórea adjacente ao local de entrada. Incise o transverso do abdome e a camada seromuscular do estômago no local da gastropexia. Oriente a incisão paralela à linha alba para facilitar a visualização durante a sutura dos lados aborais e, depois, orais da gastropexia. A gastropexia pode ser feita a mão com nós intracorpóreos ou com dispositivo de sutura automática (p. ex., Endostitch®).

O desenvolvimento da sutura farpada levou à gastropexia endoscópica sem nós.[22,23] A técnica é semelhante à descrita anteriormente; no entanto, a sutura é passada através de um laço na cauda ou pespontada para terminar a linha de fechamento sem amarração. Passe

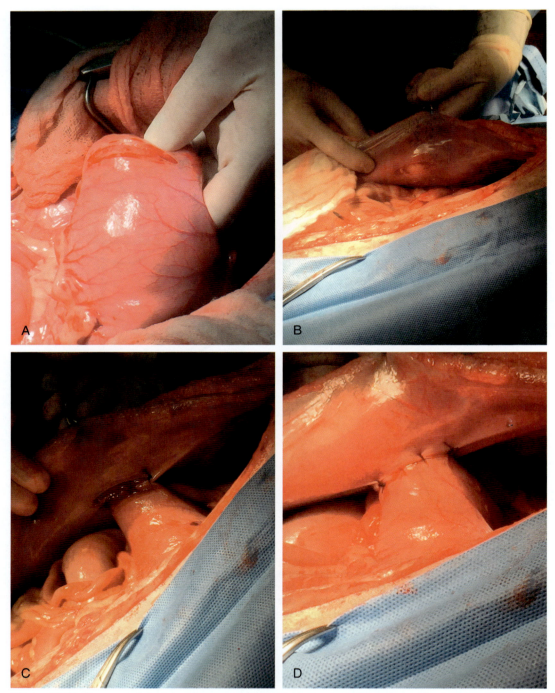

Figura 18.80 Gastropexia incisional transversal. (A) Faça uma incisão transversal pela camada seromuscular do antro pilórico. (B) Faça uma incisão transversal no músculo transverso do abdome adjacente. (C) Suture o aspecto dorsal do músculo transverso e as incisões gástricas com pontos simples contínuos. (D) Complete a gastropexia com a sutura do aspecto ventral das incisões.

CAPÍTULO 18 Cirurgia do Sistema Digestório

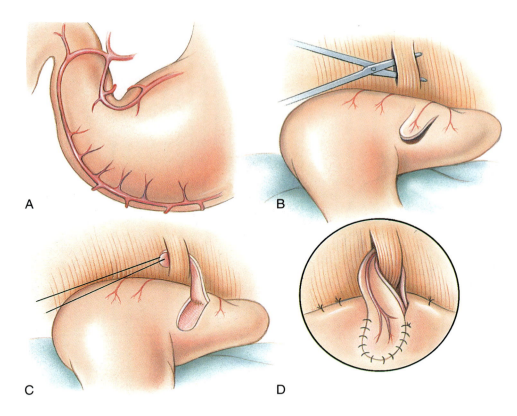

Figura 18.81 Gastropexia em alça de cinto (*belt-loop*). (A) Eleve um retalho seromuscular no antro gástrico. (B) Faça duas incisões transversais na parede abdominal ventrolateral e crie um túnel sob a musculatura abdominal com pinças. Passe o retalho de cranial a caudal sob o retalho muscular. (C-D) Suture o retalho em sua margem gástrica original.

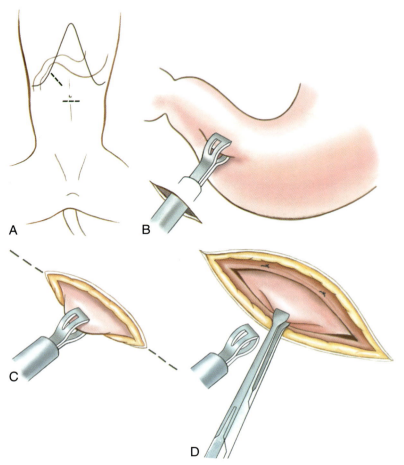

Figura 18.82 Para a gastropexia assistida por laparoscopia, (A) coloque a primeira cânula imediatamente caudal ao umbigo e ponha a segunda cânula imediatamente à direita da linha média, aproximadamente 2 a 4 cm atrás da última costela (faça esta incisão paralela à costela). (B) Puxe o estômago pela incisão. (C) Coloque as suturas de ancoragem entre o órgão e a parede corpórea. (D) Faça a gastropexia como descrito na Figura 18.79.

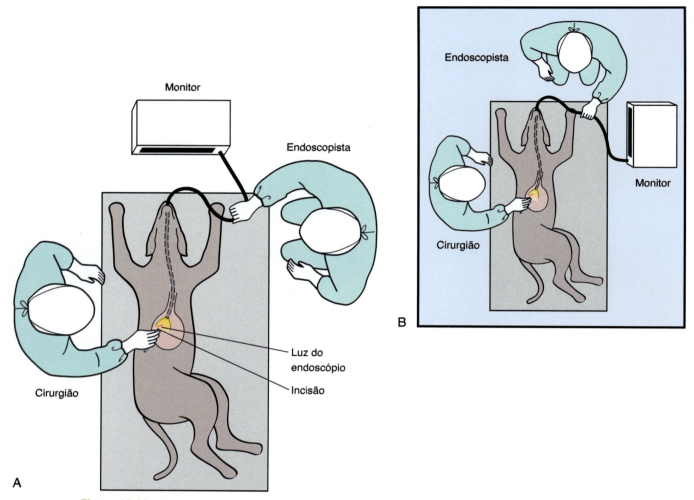

Figura 18.83 (A) Posicionamento para a gastropexia assistida por endoscopia conforme a descrição na literatura, com o endoscopista à esquerda do paciente e o cirurgião no dorso do paciente. (B) Alternativamente, o endoscopista pode ficar perto da cabeça do paciente, com o monitor à esquerda do animal. A adesão estrita à assepsia deve ser mantida, com o monitor posicionado adjacente ao sítio cirúrgico.

a sutura farpada no abdome como descrito antes de posicionar o antro no músculo transverso. Os dois tipos de sutura farpada são a sutura Quill®, que tem farpas bidirecionais e duas agulhas, e a sutura V-Loc®, que tem um laço empunhado em uma extremidade. Para a sutura Quill®, inicie os pontos no centro e faça-os nas duas direções; para a sutura V-Loc®, inicie em uma extremidade e passe-a pela alça antes de suturar o antro ao transverso do abdome.

Gastropexia Laparoscópica com Portal Único

Uma porta endoscópica especializada que permite a inserção do endoscópio e de vários instrumentos laparoscópicos também pode ser usada para a gastropexia incisional em cães.[24-26] A porta multitrocarte é colocada na mesma posição que a porta endoscópica na gastropexia assistida por laparoscopia. Procedimentos intra-abdominais eletivos, geralmente ovariectomia, são normalmente feitos com instrumentos retos ou reticulados, enquanto a porta é usada para apreender o antro pilórico e exteriorizá-lo para gastropexia assistida por laparoscopia. Para usar a porta SILS (Covidien, Inc.), faça uma incisão de 2 a 3 cm na parede corpórea e coloque uma porta de trocarte múltiplo através dela, mantendo a tração externa com suturas de ancoragem nas duas extremidades. Lubrifique e então segure a porta com duas pinças de Rochester Carmalt, escalonadas na porta para inserção através da incisão. Para usar o ENDOCONE® (Karl Storz), uma porta de multitrocartes metálicos reutilizáveis, coloque a porta no local descrito para a gastropexia assistida por laparoscopia. Faça uma incisão de 30 mm, estendendo-se através dos músculos oblíquos. Afaste os músculos oblíquos com um afastador automático e incise o músculo transverso. Use suturas de ancoragem para tração externa antes de incisar o músculo transverso. Avalie digitalmente as aderências antes da inserção da flange na porta e no sentido horário, girando a porta. Use a porta para identificar e apreender o antro pilórico para a realização de gastropexia assistida por laparoscopia (já descrita).

Gastropexia Profilática por Minilaparotomia

Este procedimento pode ser considerado para gastropexia profilática. Coloque o cão em decúbito lateral esquerdo. Faça uma incisão cutânea

CAPÍTULO 18 Cirurgia do Sistema Digestório

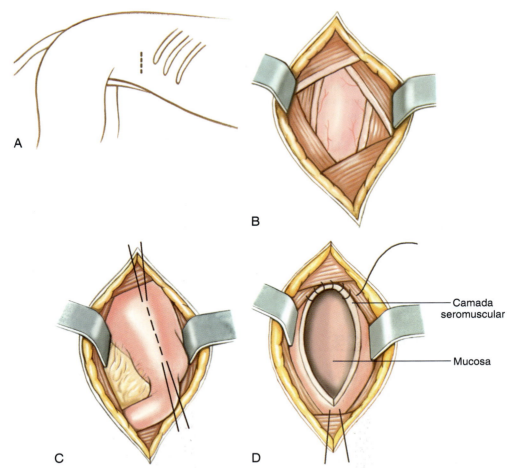

Figura 18.84 Para a minilaparotomia, (A) faça uma incisão cutânea vertical de 6 cm imediatamente caudal e ventral à 13ª costela direita. Faça a dissecção romba dos músculos. (B) Entre no abdome e visualize o estômago. Pegue o estômago com uma pinça intestinal de Babcock e afaste o antro gástrico para o campo cirúrgico. (C) Coloque suturas de ancoragem em cada extremidade da incisão gástrica pretendida para manter o estômago no campo cirúrgico. Deixe o antro gástrico voltar para o abdome. Palpe o piloro para assegurar a localização adequada da incisão gástrica. (C-D) Faça uma incisão longitudinal de 3 cm pelas camadas serosa e muscular do antro gástrico, aproximadamente 5 cm em sentido oral ao piloro. Começando na borda dorsal, suture as bordas da incisão aos músculos abdominais com pontos simples contínuos.

vertical de 6 cm imediatamente caudal e ventral até a 13ª costela (Figura 18.84A). Faça a dissecção romba através dos músculos abdominais oblíquos e transversos externos e internos. Entre no abdome através da dissecção romba e visualize o estômago (Figura 18.84B). Se o estômago não puder ser visualizado, palpe o duodeno e o piloro com dois dedos e localize o antro do estômago. Segure o estômago com uma pinça intestinal Babcock e afaste o antro gástrico para o campo cirúrgico. Identifique o estômago por palpação do piloro e visualização das inserções do omento, dos vasos gástricos direitos e dos vasos gastroepiploicos direitos. Faça suturas de ancoragem em cada extremidade da incisão gástrica pretendida para manter o estômago no campo cirúrgico. Deixe o antro gástrico retornar ao abdome (Figura 18.84C). Palpe o piloro para assegurar a colocação adequada da incisão gástrica. Faça uma incisão longitudinal de 3 cm através das camadas serosa e muscular do antro gástrico aproximadamente 5 cm até o piloro (Figura 18.84C). Começando na borda dorsal, suture as bordas da incisão nos músculos abdominais com pontos simples contínuos (Figura 18.84D). Feche os músculos, os tecidos subcutâneos e a pele rotineiramente.

CICATRIZAÇÃO DO ESTÔMAGO

O suprimento sanguíneo extraordinariamente rico, o menor número de bactérias (devido à acidez gástrica), a regeneração rápida do epitélio e os mecanismos de defesa do omento permitem que as incisões gástricas cicatrizem de maneira veloz. Como o estômago tem paredes mais espessas do que o intestino, pode ser difícil encontrar e ligar vasos com sangramento. A pressão suave aplicada aos tecidos hemorrágicos é geralmente eficaz; grampos ou pinças traumáticas e eletrocautério devem ser evitados.

MATERIAIS DE SUTURA E INSTRUMENTOS ESPECIAIS

As suturas monofilamentares absorvíveis (i.e., polidioxanona [PDS®], poligliconato [Maxon®] ou poliglecaprona 25 [Monocryl®]) são preferidas nas cirurgias gastrointestinais. Essas suturas são fortes, têm mínimo arrasto de tecido e mantêm a resistência à tração por mais de 10 dias. A sutura categute é rapidamente removida por digestão e fagocitose e deve ser evitada. A sutura não absorvível que penetra no lúmen pode causar a formação de úlceras gástricas ao longo da linha de pontos contínuos; portanto, seu uso deve ser evitado no estômago. As agulhas de ponta cônica, afunilada e de diâmetro pequeno são geralmente preferidas na cirurgia gastrointestinal. No entanto, as agulhas traumáticas são às vezes utilizadas porque penetram a submucosa com maior facilidade e requerem menos estabilização do tecido, o que pode diminuir o esmagamento.

Pinças atraumáticas (p. ex., pinça de Doyen ou alguns grampos vasculares) são boas escolhas na oclusão dos cotos gástricos e duodenais durante procedimentos de gastroduodenostomia ou gastrojejunostomia (p. 403). A pinça de Doyen pediátrica tem o tamanho certo para oclusão do lúmen duodenal. Na ausência de uma pinça atraumática, a parte reta de uma pinça Allis pode ser enrolada em uma esponja úmida. As pinças traumáticas, como Carmalt ou Allen, são usadas na oclusão da porção do trato gastrointestinal a ser removida, mas não devem ser colocadas em tecidos que não serão excisados.

A gastropexia endoscópica requer sutura farpada especializada para cirurgia sem nós, e portas laparoscópicas multitrocartes para cirurgia laparoscópica incisional única podem ser feitas com maior eficácia com a instrumentação reticulante.

CUIDADO E AVALIAÇÃO PÓS-CIRÚRGICOS

Os eletrólitos, em especial o potássio, devem ser monitorados no período pós-operatório. Analgésicos devem ser administrados conforme necessário. A administração IV de fluidos continua até que o paciente esteja bebendo quantidades adequadas para manter a hidratação. Se vômitos prolongados ou anorexia forem previstos, a hiperalimentação enteral deve ser feita por meio de um tubo de gastrostomia ou enterostomia (Capítulo 10). Com o planejamento, os tubos de alimentação podem ser colocados na primeira cirurgia fim de evitar um segundo procedimento. Alimentos podem ser oferecidos 12 horas após a cirurgia, se não houver vômitos. Os ECG devem ser monitorados se o paciente apresentar arritmias antes da cirurgia ou se sua ocorrência no período pós-operatório for prevista.

COMPLICAÇÕES

As complicações associadas à cirurgia gástrica podem incluir vômitos, anorexia, peritonite secundária a extravasamentos intra ou pós-operatórios, úlcera em sítios anastomóticos, obstrução da saída gástrica e pancreatite. O posicionamento incorreto do estômago após gastropexia pode causar obstrução do fluxo gástrico e vômito crônico ou dilatação gástrica. As possíveis complicações da gastropexia assistida por endoscopia incluem quebra e perda da agulha e aprisionamento ou dano do órgão durante as suturas de ancoragem. Recomenda-se o uso de polipropileno nº 2 em uma agulha de corte com 76 mm de comprimento para manter o posicionamento da sutura. No pós-operatório, alguns cães podem desenvolver vômitos intermitentes de curta duração (<7 dias) ou diarreia. Na gastropexia de sutura intracorpórea, dificuldades técnicas associadas ao dispositivo automático de sutura (entre outras complicações) podem levar à necessidade de realização de mais pontos em alguns cães. Embora a gastropexia assistida por laparoscopia possa ser mais rápida, os níveis de atividade tendem a ser maiores após a gastropexia com sutura intracorpórea.

CONSIDERAÇÕES ESPECIAIS RELACIONADAS COM A IDADE

Os animais jovens e com emaciação grave e pouca ou nenhuma reserva corporal não devem ficar em jejum por mais de 4 a 6 horas antes da cirurgia e devem ser alimentados logo após a recuperação total da anestesia. Se a alimentação não for possível, a glicemia deve ser monitorada e, se necessário, mantida pela adição de glicose aos fluidos IV (ver a discussão sobre anestesia na p. 399). A sutura de polidioxanona pode causar calcinose circunscrita em cães jovens. Como a pele dos filhotes é delicada e elástica, as suturas cutâneas devem ser frouxas. Os animais idosos podem apresentar retardo da cicatrização de feridas e imunossupressão devido à doença concomitante (p. ex., diabetes melito, doença de Cushing). A sutura resistente e absorvível ou não absorvível deve ser usada e a antibioticoterapia profilática é instituída na indução da anestesia.

PROGNÓSTICO

Avaliação de 24 cães submetidos ao procedimento de Billroth I mostrou que 88% sobreviveram à alta; a morte ou eutanásia menos de 3 meses após a cirurgia está geralmente relacionada com a progressão da doença neoplásica. No pós-operatório, hipoalbuminemia e anemia são comuns, e aproximadamente um terço dos pacientes pode necessitar de hemoderivados. A perda de peso pré-operatória e a neoplasia maligna podem estar associadas à menor sobrevida média. As complicações incluíram hipotensão, pneumonia por aspiração, pancreatite e peritonite séptica decorrente do extravasamento da anastomose.

DOENÇAS ESPECÍFICAS

CORPOS ESTRANHOS GÁSTRICOS

DEFINIÇÕES

Um **corpo estranho gástrico** é qualquer coisa ingerida por um animal que não possa ser digerida (p. ex., pedras, plástico) ou que é digerida de forma lenta (ossos). Os **corpos estranhos lineares** geralmente são pedaços de barbante, lã, linha, tecido ou fio dental.

CONSIDERAÇÕES GERAIS E FISIOPATOLOGIA CLINICAMENTE RELEVANTE

Corpos estranhos gástricos geralmente causam vômitos devido à obstrução do fluxo de saída, distensão gástrica e/ou irritação da mucosa (Quadro 18.24). Ocasionalmente, no entanto, corpos estranhos gástricos são achados incidentais e assintomáticos nas radiografias abdominais. Cães são comedores indiscriminados e

---

QUADRO 18.24 Considerações Importantes a Respeito de Corpos Estranhos Gástricos

- Os primeiros sinais clínicos podem não alertar o proprietário sobre a gravidade do quadro.
- Objetos estranhos lineares devem ser removidos assim que possível para evitar perfurações intestinais e peritonite.
- Nem todos os animais com objetos estranhos gástricos vomitam.
- O achado de um objeto estranho no estômago não garante que seja a causa do vômito.
- Os corpos estranhos lineares são mais comuns em gatos; sempre examine embaixo da língua (isso geralmente requer sedação).
- A maioria dos objetos estranhos gástricos pode ser removida por endoscopia.
- A exploração completa de todo o trato intestinal é obrigatória em pacientes cirúrgicos.
- Sempre repita as radiografias imediatamente antes da cirurgia para ter certeza de que o objeto não se moveu.

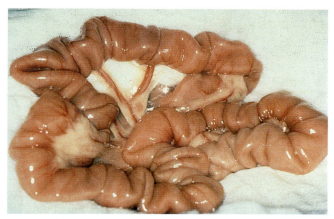

Figura 18.85 Plicatura dos intestinos de um gato, causada por um corpo estranho linear. (Cortesia do Dr. J. Hauptman, Michigan State University, Estados Unidos.)

muitas vezes ingerem pedras, brinquedos de plástico, sacos de cozinha e outros objetos. Os gatos tendem a ingerir material linear (p. ex., fios ou linha de costura presa a uma agulha). Em gatos, os corpos estranhos lineares geralmente são ancorados sob a língua ou no piloro e causam plicatura intestinal (Figura 18.85). Estímulos nocivos ou a distensão do duodeno ou do antro pilórico provocam vômito, mas não a estimulação similar do corpo gástrico. Por isso, o vômito muitas vezes é intermitente e ocorre quando o objeto é forçado no antro pilórico.

> **NOTA** Corpos estranhos podem ocorrer no estômago e no intestino delgado de maneira simultânea; portanto, todo o trato intestinal deve ser explorado minuciosamente em todas as cirurgias para remoção de corpo estranho gástrico.

Se a remoção endoscópica for realizada, examine o intestino delgado o máximo possível e considere radiografar o paciente antes de acordá-lo; o gás que foi insuflado funcionará como um contraste negativo. Corpos estranhos pequenos e rombos podem passar pelo sistema digestivo sem causar danos; no entanto, a maioria deve ser removida quando diagnosticada devido ao risco de obstrução e perfuração distal. Radiografias repetidas são indicadas imediatamente antes da cirurgia, mesmo que apenas algumas horas tenham decorrido desde as primeiras imagens; o objeto pode sair do estômago e estar localizado no intestino delgado ou no cólon. Objetos estranhos no cólon geralmente são eliminados sem dificuldade, a menos que tenham bordas afiadas que se prendam ao ânus. A abertura do cólon raramente é justificada; se um corpo estranho precisar ser removido do cólon, a endoscopia é a técnica preferida.

DIAGNÓSTICO

Apresentação Clínica

Sinais Clínicos

Os corpos estranhos são mais comuns em animais jovens do que idosos e corpos estranhos gástricos ou intestinais devem ser suspeitos em qualquer filhote com vômitos agudos ou persistentes.

Histórico

A maioria dos animais com corpos estranhos gástricos tem vômitos, anorexia e/ou depressão. Um estudo mostrou que 89% dos pacientes com corpos estranhos de agulha de costura exibiam sinais clínicos e o restante não apresentava sinais clínicos associados a agulhas de localização extragastrointestinal.[27] O vômito pode ser intermitente e alguns animais podem continuar a comer e permanecer ativos. De modo geral, não há vômito se o corpo estranho estiver no fundo gástrico e não obstruir o piloro. Ocasionalmente, há dor abdominal. Certifique-se de considerar ao diagnóstico de enterite por parvovírus em animais jovens com vômitos e mal-estar agudo.

Achados de Exame Físico

De modo geral, o exame físico não é digno de nota. O paciente pode estar desidratado; no entanto, muitos animais com corpos estranhos gástricos continuam a beber água. O objeto normalmente não pode ser palpado devido à localização proximal do estômago no abdome. A plicatura intestinal pode ser palpada se houver um objeto estranho linear e a dor pode ser evidente se a perfuração gástrica tiver causado peritonite ou se os intestinos estiverem aglomerados. O exame completo da boca, especialmente da área ventral à língua, é obrigatório em todos os gatos com suspeita de objeto estranho linear. Anestesia geral ou sedação pode ser necessária para avaliação adequada da base da língua.

> **NOTA** Não se esqueça de examinar embaixo da língua de gatos com suspeita de objeto estranho linear.

Diagnóstico por Imagem

Corpos estranhos radiopacos podem ser diagnosticados em radiografias simples, mas muitos corpos estranhos são radiotransparentes. Alguns corpos estranhos radiotransparentes podem ser identificados à ultrassonografia se o estômago estiver cheio de líquido e se a janela acústica for apropriada. Um gastrograma de contraste positivo ou duplo-contraste pode ser utilizado para delinear corpos estranhos radiotransparentes, embora esses estudos tenham sido amplamente substituídos pela endoscopia. Nos estudos de contraste, lembre-se de que o sulfato de bário não deve ser utilizado em caso de suspeita de perfuração gastrointestinal (i.e., pneumoperitônio, derrame abdominal); um contraste iodado hidrossolúvel deve ser usado em tais casos. Qualquer derrame deve ser examinado à citologia; as evidências de sepse são adequadas para recomendar a cirurgia e as radiografias de contraste são desnecessárias. Da mesma forma, assume-se automaticamente que o pneumoperitônio espontâneo indica perfuração e justifica a cirurgia exploratória. Estudos de duplo-contraste com ar e agente positivo (i.e., sulfato de bário) são mais sensíveis do que os procedimentos de contraste positivo, mas sua realização é mais difícil. Os procedimentos de contraste são muito importantes se o objeto estranho absorver ou for revestido pelo contraste. Os achados radiográficos em gatos com corpos estranhos lineares incluem plicatura do intestino delgado, aumento de bolhas gasosas intraluminais e peritonite secundária à perfuração intestinal (p. 528).

Atualmente, os procedimentos de contraste radiográfico são pouco realizados para detecção de objetos estranhos. A gastroduodenoscopia é mais sensível do que as radiografias na localização de objetos estranhos (a menos que o estômago esteja repleto de alimentos) e pode permitir sua remoção simultânea. Além disso, outras lesões gástricas podem ser observadas e submetidas à biópsia (Capítulo 14).

> **NOTA** Não faça uma série gastrointestinal superior com sulfato de bário caso venha a realizar endoscopia nas próximas 24 horas e não use esta substância se houver probabilidade de perfuração!

Gastroduodenoscopia

Ao localizar o corpo estranho, o endoscopista deve primeiramente examiná-lo e estudá-lo para determinar o melhor dispositivo de recuperação a ser usado e a necessidade de algum equipamento especial (p. ex., sobretubo). Se houver arestas ou pontas afiadas, deve-se considerar qual lado do corpo estranho será agarrado. A remoção endoscópica de corpos estranhos lineares provavelmente só deve ser tentada quando presente por um tempo relativamente curto (p. ex., <3-4 dias) e seu aspecto mais profundo estiver alojado no piloro. Pode-se tentar puxar delicadamente o objeto estranho para fora do piloro, mas, se não sair prontamente, essa tática deve ser logo abandonada. Uma técnica melhor é a seguinte: Insira o endoscópio entre o objeto estranho e o piloro e, em seguida, avance a ponta do endoscópio para o mais próximo possível do final do objeto estranho. Isso pode ser entediante, então seja paciente! Em seguida, segure o objeto estranho linear o mais próximo possível da extremidade distal e retire o objeto estranho puxando primeiramente a extremidade distal. Faça uma radiografia abdominal simples para verificar se há pneumoperitônio espontâneo, um sinal de perfuração.

Em casos raros, quando a extremidade oral do objeto estranho linear estiver alojada no piloro, é possível usar o endoscópio para empurrar a extremidade oral para o duodeno, aliviando assim o ponto de fixação. Essa abordagem é semelhante a cortar um corpo estranho linear na base da língua e ver se é eliminado sem incidentes. Isso pode permitir a expulsão de todo o objeto estranho nas fezes. Nestes casos, se o paciente não se sentir claramente melhor em 6 horas, a cirurgia é indicada para remover o objeto estranho.

Achados Laboratoriais

Os achados laboratoriais dependem da gravidade e da duração da obstrução; não podem ser previstos. Os parâmetros laboratoriais podem ser normais ou apenas mostrar as alterações causadas por desidratação (hemoconcentrações, aumento da albumina sérica, azotemia pré-renal). Se o vômito causar perda de secreções gástricas, pode ocorrer alcalose metabólica hipoclorêmica hipopotassêmica com acidúria paradoxal. Por vezes, há acidose metabólica devido à desidratação e subsequente acidose lática.

DIAGNÓSTICO DIFERENCIAL

Neoplasias gástricas às vezes causam defeitos de preenchimento no lúmen gástrico que poderiam ser confundidos com um objeto estranho. No entanto, essas lesões devem permanecer no mesmo local quando o animal é posicionado para as diferentes projeções radiográficas. As radiografias e a endoscopia distinguem animais com objetos estranhos gástricos daqueles com outras causas de obstrução pilórica (p. ex., hipertrofia crônica da mucosa antral ou estenose pilórica; p. 425) ou úlcera gástrica (p. 427).

MANEJO CLÍNICO

Se o objeto for pequeno, com bordas arredondadas, ou for pano, pode-se tentar expulsá-lo induzindo vômitos com apomorfina (cães) ou xilazina (gatos) (Quadro 18.25). No entanto, isso deve ser tentado apenas quando o clínico tiver certeza de que o objeto será expelido sem causar danos. É importante considerar a possibilidade de laceração do esôfago, a probabilidade de o objeto se alojar no esôfago e o risco de aspiração do objeto ou conteúdo gástrico. A cirurgia esofágica é mais perigosa do que a cirurgia gástrica porque o esôfago não cicatriza tão prontamente quanto o estômago (p. 374). O uso indiscriminado de antibióticos pode mascarar sinais clínicos de peritonite ou piotórax e retardar o tratamento.

QUADRO 18.25	Indução de Vômito
Cães	
Apomorfina	
0,02-0,04 mg/kg IV ou IM; 0,1 mg/kg SC	
Gatos	
Xilazina	
0,4-0,5 mg/kg IV	

IM, Intramuscular; *IV*, intravenoso; *SC*, subcutâneo.

TRATAMENTO CIRÚRGICO

Manejo Pré-cirúrgico

Se possível, as anomalias metabólicas e acidobásicas devem ser identificadas e corrigidas e a alimentação deve ser suspensa por 12 horas. As radiografias devem ser realizadas imediatamente antes da cirurgia (em especial antes da endoscopia) para verificar a posição do objeto no trato gastrintestinal. Antibióticos peroperatórios podem ser administrados na indução anestésica e mantidos por até 12 horas no período pós-operatório (p. 399).

Anestesia

Consulte os protocolos anestésicos sugeridos para cães com doenças gástricas na p. 399.

Anatomia Cirúrgica

A anatomia cirúrgica do estômago é discutida na p. 399.

Posicionamento

O animal é colocado em decúbito dorsal e o abdome é preparado para uma incisão ventral na linha média. A área preparada deve se estender do meio do tórax até o púbis para permitir que todo o sistema digestivo seja explorado para detecção de objetos estranhos.

TÉCNICA CIRÚRGICA

A maioria dos corpos estranhos gástricos pode ser facilmente removida através de uma incisão de gastrotomia (p. 401). Inspecione todo o sistema digestório em busca de material que possa causar obstrução ou perfuração. Se um corpo estranho linear for encontrado no piloro e se estender para o trato intestinal, não tente puxá-lo para o estômago, a menos que se mova com facilidade. Em vez disso, faça várias incisões no estômago e intestinos para evitar causar mais danos ao trato intestinal. Inspecione o estômago para detecção de perfuração ou necrose e, dependendo da localização, remova o tecido anormal ou use um retalho (o retalho de serosa é descrito na p. 477). Feche a incisão gástrica como descrito na p. 401.

MATERIAIS DE SUTURA E INSTRUMENTOS ESPECIAIS

Uma sutura absorvível (2-0 ou 3-0) deve ser usada para fechar a incisão da gastrotomia (p. 415). Os instrumentos que auxiliam a realização da cirurgia gástrica são listados na p. 415.

> **QUADRO 18.26 Tratamento do Vômito**[a]
>
> **Maropitanto**
> 1 mg/kg IV ou 2 mg/kg VO q24h por 5 dias se <7 meses; caso contrário, use pelo período desejado
>
> **Ondansetrona**
> 0,1-0,2 mg/kg IV ou SC, q6-8h; 0,5-1,0 mg/kg 30 minutos antes da administração de quimioterápicos

IM, Intramuscular; subcutâneo; *VO*, via oral; *SC*,
[a]A metoclopramida (Quadro 18.21), embora um mau antiemético, pode ser associada a estes fármacos em caso de insucesso da monoterapia.

> **QUADRO 18.27 Recomendações para Cães em Alto Risco de Dilatação Gástrica-Vólvulo**
>
> - Ofereça várias pequenas refeições ao dia em vez de uma refeição grande.
> - Evite estresse durante a alimentação (se necessário, separe os cães em casas com vários animais durante a alimentação).
> - Restrinja exercícios antes e após as refeições (de benefício questionável).
> - Não use vasilha elevada para alimentação.
> - Não cruze cães com um parente em primeiro grau com histórico de dilatação gástrica-vólvulo.
> - Considere a gastropexia profilática nos cães de alto risco.
> - Busque socorro veterinário assim que notar sinais de distensão abdominal.

CUIDADO E AVALIAÇÃO PÓS-CIRÚRGICOS

A hidratação do paciente deve ser monitorada e mantida com fluidos IV no pós-operatório até que o animal volte a beber água. As anomalias eletrolíticas devem ser corrigidas. A ocorrência de hipopotassemia é provável se o animal vomitar, em especial na presença de anorexia. Uma dieta leve deve ser iniciada 12 a 24 horas após a cirurgia se o paciente não estiver vomitando. Se o vômito continuar, antieméticos de ação central, como maropitanto ou ondansetrona (Quadro 18.26), podem ser administrados e o animal deve ficar em jejum hídrico e alimentar. O tratamento das úlceras secundárias a corpos estranhos é discutido na p. 429.

PROGNÓSTICO

O prognóstico é bom se o estômago não tiver sido perfurado e o corpo estranho for removido. Em caso de perfuração, o prognóstico é reservado (ver a discussão sobre peritonite nas pp. 449 e 527).

DILATAÇÃO GÁSTRICA-VÓLVULO

DEFINIÇÕES

O aumento do estômago associado à rotação no seu eixo mesentérico é referido como **dilatação gástrica-vólvulo (DGV)**. O termo **dilatação simples** se refere ao estômago inchado por ar ou espuma, mas não malposicionado. **Dilatação** refere-se a uma condição na qual um órgão ou estrutura é esticado além de suas dimensões normais; dilatação é o ato de esticar uma cavidade ou orifício. A DGV também é chamada de *torção gástrica*.

CONSIDERAÇÕES GERAIS E FISIOPATOLOGIA CLINICAMENTE RELEVANTE

Classicamente, a síndrome de DGV é uma doença aguda com taxa de mortalidade de 20 a 45% em animais tratados. Acredita-se que o aumento gástrico esteja associado a uma obstrução do fluxo gástrico funcional ou mecânico. A causa inicial da obstrução do fluxo é desconhecida; no entanto, após a dilatação do estômago, os meios fisiológicos normais de remoção de ar (i.e., eructação, vômito e esvaziamento pilórico) são impedidos pela obstrução dos portais esofágico e pilórico.

O estômago torna-se aumentado pelo acúmulo de gás e/ou fluido no lúmen. O gás provavelmente vem de aerofagia, embora a fermentação bacteriana de carboidratos, a difusão da corrente sanguínea e as reações metabólicas possam contribuir. A secreção gástrica normal e a transudação de fluidos para o lúmen gástrico secundária à congestão venosa contribuem para o acúmulo de líquido. A causa da DGV é desconhecida, mas sugeriu-se que o exercício após a ingestão de grandes refeições de alimentos altamente processados ou água é um fator contribuinte (o que não é amplamente sustentado por dados clínicos). Os estudos epidemiológicos também não apoiaram uma relação causal entre a ingestão de alimentos secos à base de soja ou cereais e a DGV. No entanto, Setters irlandeses alimentados com um único tipo de ração parecem mais suscetíveis à DGV em comparação àqueles que recebiam uma mistura de tipos de alimentos. Da mesma forma, a adição de comida humana ou alimentos enlatados à dieta de cães de raças grandes e gigantes está associada à diminuição da incidência de DGV. Cães alimentados com um maior volume por refeição podem ser mais suscetíveis à DGV, independentemente do número de refeições diárias; no entanto, o risco de DGV é mais alto em cães alimentados com um volume maior uma vez ao dia. O oferecimento de alimentos secos para cães em que um dos primeiros quatro ingredientes é óleo ou gordura também pode aumentar o risco de DGV. Outras causas contribuintes são predisposição anatômica, íleo, trauma, distúrbios da motilidade gástrica primária, vômitos e estresse. Recomendações para proprietários de animais de alto risco são mostradas no Quadro 18.27. Sexo masculino, maior idade, baixo peso, ingestão de grande volume por refeição, ingestão de uma refeição (em especial de grande volume) por dia, alimentação rápida, alimentação com a tigela em posição elevada e temperamento medroso são fatores predisponentes que podem aumentar o risco de um cão ter DGV. O tórax mais profundo e estreito pode alterar a relação anatômica entre o estômago e o esôfago, prejudicando a capacidade de eructação do cão. O uso de vasilhas elevadas para alimentação pode aumentar o risco de DGV por promover aerofagia. Alguns autores recomendam a gastropexia para prevenir a DGV após a esplenectomia, devido à possível perda de estabilização gástrica pelo ligamento gastroesplênico, mas isso não se mostrou necessário. Finalmente, cães de trabalho militar parecem ter maior probabilidade de desenvolver DGV em novembro, dezembro e janeiro, mas as razões para isso são incertas. Dados atmosféricos foram relacionados com a ocorrência de DGV; a pressão atmosférica mínima e máxima e a pressão atmosférica máxima no dia anterior foram positivamente associadas à DGV.

> **NOTA** Ter um parente de primeiro grau com histórico de dilatação gástrica-vólvulo (DGV) está significativamente associado ao maior risco de DGV. Assim, é bom sugerir que os cães com um parente de primeiro grau com DGV não sejam usados para reprodução.

De modo geral, na DGV, o estômago gira em sentido horário quando visto do ponto de vista do cirurgião (com o cão de costas e o clínico em pé a seu lado, de frente para o aspecto cranial; Figura 18.86). A

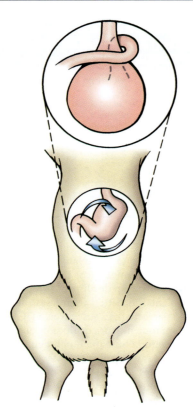

Figura 18.86 Direção da rotação gástrica na maioria dos cães com dilatação gástrica-vólvulo.

rotação pode ser de 90 a 360 graus, mas normalmente é de 220 a 270 graus. O duodeno e o piloro se movem ventralmente e para a esquerda da linha média e se deslocam entre o esôfago e o estômago. O baço tende a se deslocar para o lado ventral direito do abdome.

A compressão da veia cava caudal e da veia porta pelo estômago distendido reduz o retorno venoso e o débito cardíaco, causando isquemia miocárdica. A pressão venosa central, o volume sistólico, as pressões arteriais médias e o débito cardíaco são reduzidos. O choque obstrutivo e a perfusão tecidual inadequada afetam múltiplos órgãos, incluindo os rins, o coração, o pâncreas, o estômago e o intestino delgado. Arritmias cardíacas são observadas em muitos cães com DGV, principalmente naqueles com necrose gástrica. As arritmias podem contribuir para a mortalidade e requerem monitoramento e tratamento adequados (ver discussão em Cuidado e Avaliação Pós-cirúrgicos na p. 423). O fator depressor do miocárdio também foi reconhecido em cães acometidos e o dano cardíaco é comum, como mostra o aumento das concentrações séricas de troponina. A lesão de reperfusão tem sido implicada como causa de grande parte do dano tecidual que, em última instância, provoca morte após a correção da DGV. O tratamento inicial com lidocaína IV (2 mg/kg em *bolus* IV) antes da descompressão seguida de lidocaína em CRI (0,05 mg/kg por minuto) por 24 horas parece diminuir a ocorrência de arritmias cardíacas, lesão renal aguda e hospitalização em cães com DGV, possivelmente por mitigar a lesão de reperfusão.

A DGV pode ser parcial ou crônica, durar semanas a meses, e geralmente é uma síndrome progressiva, mas sem risco de morte, que pode estar associada a vômitos, anorexia e/ou perda de peso. Estes cães podem apresentar sinais crônicos intermitentes e parecem normais entre os episódios. O posicionamento gástrico incorreto pode ser intermitente ou crônico, mas sem dilatação. Radiografias simples ou contrastadas são diagnósticas, mas radiografias repetidas podem ser necessárias em caso de mau posicionamento intermitente do estômago. A avaliação endoscópica tem sido considerada útil no diagnóstico da DGV crônica, mas a natureza intermitente da doença dificulta o diagnóstico.

DIAGNÓSTICO

Apresentação Clínica

Sinais Clínicos

A DGV ocorre principalmente em raças de grande porte e peito profundo (p. ex., Dinamarquês, Weimaraner, São-bernardo, Pastor-alemão, Setter irlandês, Setter gordon, Dobermann pinscher), mas tem sido relatada em gatos e cães de raças pequenas. A incidência em Shar-peis pode ter aumentado em comparação a outras raças de tamanho médio, e Basset hounds podem ser mais suscetíveis à DGV apesar de não serem cães de grande porte. A DGV pode ocorrer em cães de qualquer idade, mas é mais comum em indivíduos de meia-idade ou idosos. A relação profundidade-largura torácica parece estar altamente correlacionada com o risco de dilatação. Em um estudo, cadelas não castradas tiveram o maior risco de DGV.[28]

Histórico

Um cão com DGV pode ter histórico de distensão progressiva e timpanismo abdominal ou o proprietário pode simplesmente encontrar o animal em decúbito, deprimido e com o abdome distendido. O cão pode parecer sentir dor e arquear as costas. Náusea não produtiva, hipersalivação e inquietação são comuns.

Os cães alimentados com ração seca, os ansiosos, os de estimação da família e aqueles que gastam 5 horas ou mais com o proprietário parecem mais suscetíveis à DGV. O menor risco pode estar associado a brincar com outros cães, ser alimentado com suplementos de ovos e passar tempo igual em ambientes fechados e ao ar livre. A esplenectomia tem sido considerada um fator de risco para a DGV; no entanto, não se sabe se isso é verdade. Em um estudo, aproximadamente 8% dos cães submetidos à esplenectomia e 6,4% dos controles submetidos à enterotomia desenvolveram DGV após a primeira cirurgia.[29] Em outro estudo com 453 casos, a probabilidade de DGV em cães com histórico de esplenectomia foi 5,3 vezes maior do que em cães sem este histórico.[29a] Curiosamente, em um estudo retrospectivo, cães de raças grandes ou gigantes com corpo estranho gástrico apresentaram cinco vezes mais chances de desenvolver DGV em comparação àqueles sem corpo estranho; no entanto, uma relação causal não pôde ser estabelecida.[30]

Achados de Exame Físico

A palpação abdominal geralmente revela vários graus de timpanismo ou dilatação abdominal; no entanto, pode ser difícil sentir distensão gástrica em cães de raça grande ou obesos e muito musculosos. A esplenomegalia é ocasionalmente palpada. Sinais clínicos associados ao choque podem estar presentes, incluindo pulsos periféricos fracos, taquicardia, aumento do tempo de enchimento capilar, palidez de mucosas e/ou dispneia.

Diagnóstico por Imagem

Radiografias são necessárias para diferenciar a dilatação simples daquela associada ao vólvulo. Os animais acometidos devem ser submetidos à descompressão antes das radiografias. As projeções radiográficas lateral e dorsoventral direita são preferidas por facilitar o preenchimento do piloro em deslocamento anormal com ar, facilitando sua identificação. O piloro é normalmente localizado ventral ao fundo na projeção lateral e no lado direito do abdome na projeção dorsoventral. Em uma projeção lateral direita de um cão com DGV,

CAPÍTULO 18 Cirurgia do Sistema Digestório

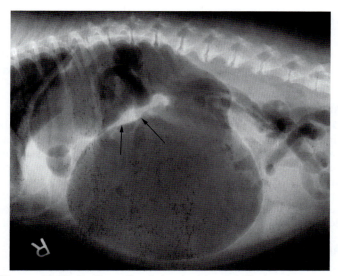

Figura 18.87 Radiografia abdominal lateral direita de um cão com dilatação gástrica-vólvulo mostrando o estômago distendido e cheio de gás. Note o sinal em C inverso ou de "bolha dupla" causado pela saliência de tecido mole *(setas)*. O piloro é dorsal à saliência tecidual.

o piloro se encontra cranial ao corpo do estômago e é separado do resto do órgão por tecido mole (sinal em C reverso ou "bolha dupla") (Figura 18.87). Na projeção dorsoventral, o piloro é uma estrutura cheia de gás à esquerda da linha média (Figura 18.88). O ar abdominal livre sugere ruptura gástrica e o ar dentro da parede do estômago indica necrose, justificando a cirurgia imediata.

> **NOTA** Cuidado! O posicionamento destes animais para projeção ventrodorsal pode levar à aspiração. Lembre-se de que as projeções laterais e dorsoventrais direitas são preferidas ao tentar diagnosticar a DGV.

Achados Laboratoriais

O hemograma raramente é informativo, a menos que a coagulação intravascular disseminada (CID) cause trombocitopenia. As concentrações de potássio podem ser normais ou elevadas, mas a hipopotassemia é mais comum. A estase vascular pode causar aumento do ácido lático e acidose metabólica. No entanto, a alcalose metabólica causada pelo sequestro de íons hidrogênio no lúmen gástrico pode compensar a acidose metabólica, fazendo com que o pH do sangue seja normal (i.e., um distúrbio acidobásico misto). A acidose respiratória pode ser causada por hipoventilação secundária ao impacto gástrico no diafragma e diminuição da complacência ventilatória. Portanto, a administração rotineira de bicarbonato de sódio é inadequada. As concentrações plasmáticas de lactato são prognósticas; valores mais elevados (7,4 mmol/L) foram associados à necrose gástrica e ao mau prognóstico e foram 88% precisos para predizer a necrose. Sua sensibilidade, no entanto, foi de 50%.[31]

DIAGNÓSTICO DIFERENCIAL

A dilatação gástrica simples é comum em filhotes que comem demais e raramente requer tratamento específico. O estômago, embora bastante aumentado por ingesta e gás, não está malposicionado. O vólvulo do intestino delgado é um diagnóstico diferencial porque provoca timpanismo e dilatação abdominal (p. 464); entretanto, a dilatação do trato intestinal é aparente nas radiografias. A torção esplênica pri-

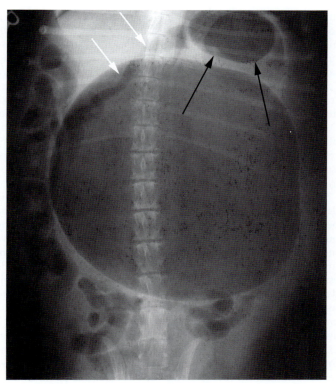

Figura 18.88 Radiografia dorsoventral de um cão com dilatação gástrica-vólvulo. O piloro é observado como uma estrutura cheia de gás à esquerda da linha média *(setas pretas)*. Note o duodeno, que segue do piloro em direção ao abdome direito *(setas brancas)*.

> **QUADRO 18.28 Tratamento Medicamentoso de Dilatação Gástrica-Vólvulo**
> - Fluidos (discutidos no texto)
> - Antibióticos, como a cefazolina (22 mg/kg IV) ou uma combinação de enrofloxacino, 7-15 mg/kg IV (administrado diluído e de forma lenta, por 30 minutos) mais ampicilina, 22 mg/kg IV
>
> *IV, Intravenoso.*

mária (p. 643) geralmente causa dor abdominal aguda; no entanto, a distensão abdominal é ausente a branda. A hérnia diafragmática pode produzir sinais clínicos semelhantes aos da DGV, principalmente se o estômago estiver herniado e o fluxo de saída for obstruído (p. 926). A ascite pode causar distensão abdominal, mas uma onda fluida deve ser sentida ao balotamento, o que a distingue do abdome timpânico encontrado na DGV.

> **NOTA** Você não pode diferenciar a dilatação gástrica-vólvulo da dilatação gástrica sem vólvulo simplesmente por conseguir passar a sonda gástrica. Estas sondas geralmente podem ser introduzidas em cães com torção gástrica.

MANEJO CLÍNICO

Estabilizar a condição do paciente é o objetivo inicial (Quadro 18.28). Um ou mais cateteres IV calibrosos devem ser colocados nas veias jugulares e/ou cefálicas. Fluidos isotônicos (administrados a mais de 90 mL/kg por hora até o efeito desejado), solução salina hipertônica a 7% (4-5 mL/kg em 5-15 minutos), hidroxietilamido (5-10 mL/kg em 10-15 minutos) ou uma mistura de solução salina a 7,5% e hidroxietilamido (diluir a solução salina a 23,4% com 6% de hidroxietilamido para uma solução a 7,5%; administrar a 4 mL/kg durante 5 minutos) são administrados. Ao usar salina hipertônica ou hidroxietilamido, a taxa de administração subsequente de cristaloides deve ser ajustada. O sangue deve ser coletado para gasometria, hemograma completo e bioquímica sérica. Antibióticos de amplo espectro (p. ex., cefazolina, ampicilina e enrofloxacino) devem ser administrados. Em caso de dispneia, a oxigenoterapia pode ser administrada por insuflação nasal (p. 31) ou máscara.

A descompressão gástrica deve ser realizada enquanto a terapia de choque é instituída. O estômago pode ser descomprimido por via percutânea com vários cateteres IV calibrosos ou um pequeno trocarte ou ainda (de preferência) uma sonda gástrica. A sonda gástrica deve medida da ponta do focinho até o processo xifoide e marcada com um pedaço de esparadrapo no comprimento correto. Um rolo de esparadrapo pode ser colocado entre os incisivos e a sonda é inserida pelo orifício central. Deve-se tentar colocar a sonda até o ponto medido. A colocação do animal em posições diferentes (i.e., sentado, em decúbito sobre uma mesa inclinada) pode ajudar se for difícil avançar a sonda até o estômago. Não perfure o esôfago com tentativas excessivamente vigorosas de passagem da sonda. Se estas tentativas forem infrutíferas, a descompressão percutânea do estômago deve ser tentada (Figura 18.89). Isso pode aliviar a pressão na cárdia e permitir a entrada da sonda no estômago. Após a remoção do ar, o estômago deve ser irrigado com água morna. A ausência de irrigação do estômago geralmente provoca a rápida recidiva da dilatação após a retirada da sonda. Se houver sangue no fluido do estômago, a intervenção cirúrgica imediata é necessária devido à possibilidade de necrose gástrica. Se a sonda gástrica ainda não puder ser inserida e a correção cirúrgica imediata não for possível, a descompressão temporária pode ser feita com uma gastrostomia temporária, mas essa técnica não é recomendada. Um cateter de Foley não deve ser colocado no estômago por via percutânea, a menos que o órgão esteja simultaneamente colado à parede corpórea (p. 406) por causa do alto risco de peritonite caso o estômago se afaste do tubo. As desvantagens da gastrostomia temporária são a necessidade de fechamento do estômago durante a gastropexia permanente e o alto risco de contaminação peritoneal. É importante impedir que o estômago volte a se dilatar; no entanto, isso pode não reduzir a necrose gástrica, uma vez que esta última parece estar associada ao mau posicionamento do estômago, e não à dilatação.

TRATAMENTO CIRÚRGICO

A cirurgia deve ser realizada assim que a condição do animal estiver estabilizada, mesmo que o estômago tenha sido descomprimido. A rotação do estômago não dilatado interfere com o fluxo sanguíneo gástrico e pode exacerbar a necrose gástrica.

Manejo Pré-cirúrgico

O animal deve receber fluidos intravenosos e antibióticos antes da cirurgia (ver discussão em Manejo Clínico). Anomalias eletrolíticas e acidobásicas significativas devem ser corrigidas. O estômago muito aumentado pode dificultar a respiração e a ventilação do animal durante a indução da anestesia. O eletrocardiograma deve ser monitorado para detecção de arritmias cardíacas, que devem ser tratadas com lidocaína antes da cirurgia se forem significativas (i.e., ciclos longos de taquicardia ventricular, que podem diminuir o débito cardíaco).

Anestesia

Numerosos protocolos anestésicos foram descritos para cães com DGV. Se o animal foi descomprimido e sua condição é estável, sem arritmias cardíacas significativas, a hidromorfona e o diazepam podem ser administrados por via intravenosa e o paciente, induzido com etomidato, tiobarbiturato, propofol ou alfaxalona (Tabela 18.4). Consulte as seções sobre as considerações pré-operatórias (p. 433) e a anestesia (p. 435) do intestino delgado para uma discussão mais completa sobre o manejo do paciente com doença gástrica aguda. Se o animal estiver deprimido, é provável que a pré-medicação não seja necessária. A pré-oxigenação deve ser seguida pela indução rápida com cetamina mais um benzodiazepínico (p. ex., midazolam, diazepam) ou etomidato. O etomidato é uma boa escolha para a indução se o animal não estiver bem estabilizado, pois mantém o débito cardíaco e não é arritmogênico. A lidocaína e o tiobarbiturato (p. ex., tiopental) podem ser usados em animais com arritmias; 9 mg/kg de cada um são retirados e, a princípio, metade é administrada por via intravenosa. O restante é administrado como necessário para permitir a intubação do cão. De modo geral, não são administrados mais de 6 mg/kg de lidocaína por via intravenosa para evitar toxicidade. Em caso de bradicardia, anticolinérgicos (p. ex., atropina ou glicopirrolato) podem ser administrados. O óxido nitroso não deve ser usado em cães com DGV (p. 435). Isoflurano ou sevoflurano são os anestésicos inalatórios de escolha.

Anatomia Cirúrgica

Normalmente, quando visto do ponto de vista do cirurgião (i.e., com o animal em decúbito dorsal), o piloro está localizado no lado direito

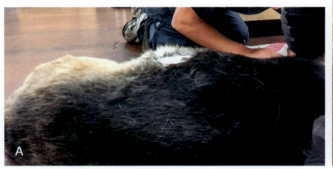 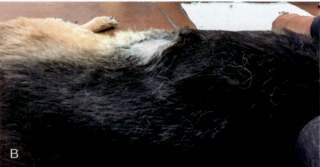

Figura 18.89 Contorno abdominal em um cão com dilatação gástrica-vólvulo. (A) Distensão abdominal significativa causada por dilatação gástrica-vólvulo. (B) Aparência do abdome após a trocaterização.

do cão, e o omento maior surge da curvatura maior do estômago e cobre os intestinos. A artéria gástrica (curvatura menor) e a artéria gastroepiploica (curvatura maior) suprem o estômago e são derivadas da artéria celíaca. As artérias gástricas curtas são originárias da artéria esplênica e suprem a curvatura maior. A ruptura das artérias gástricas curtas em cães com DGV é comum e pode contribuir para perda de sangue e infarto ou necrose gástrica. Oitenta por cento do fluxo arterial é para a mucosa e o restante para a muscular e a serosa; portanto, a observação da coloração da mucosa não é um indicador confiável da viabilidade da parede gástrica. A mucosa tende a ser escurecida devido ao comprometimento vascular, mesmo na ausência de necrose de espessura total.

Posicionamento

O cão é colocado em decúbito dorsal e o abdome é preparado para uma incisão abdominal na linha média. A área preparada deve se estender do meio do tórax até o púbis. Para realização da gastropexia com tubo, a área preparada deve ser estendida cranial e dorsalmente para permitir que o tubo seja exteriorizado atrás da costela direita caudal.

TÉCNICA CIRÚRGICA

O tratamento cirúrgico tem três objetivos: (1) inspeção do estômago e do baço para identificação e remoção de tecidos danificados ou necróticos, (2) descompressão do estômago e correção de qualquer posicionamento incorreto e (3) adesão do estômago à parede corpórea para evitar o mau posicionamento posterior. Ao entrar na cavidade abdominal de um cão com DGV, a primeira estrutura observada é o omento maior, que geralmente cobre o estômago dilatado.

Descomprima o estômago antes do reposicionamento com uma agulha calibrosa (i.e., calibre 14 ou 16) ligada à sucção. Se a agulha ficar ocluída com ingesta, peça para o assistente inserir uma sonda orogástrica no estômago e realize a lavagem gástrica. A manipulação intraoperatória da cárdia geralmente permite a passagem da sonda até o estômago sem dificuldade. Se a descompressão adequada ainda não for alcançada ou não houver assistente, uma pequena incisão de gastrotomia pode ser realizada para remover o conteúdo gástrico. Uma gastrotomia do lado direito pode ser incorporada em uma gastropexia incisional.

Para a rotação em sentido horário, após a descompressão do estômago, gire-o no sentido anti-horário, segurando o piloro (geralmente encontrado abaixo do esôfago) com a mão direita e a curvatura maior com a esquerda. Empurre a curvatura maior, ou o fundo do estômago, em direção à mesa, enquanto simultaneamente eleva o piloro em direção à incisão. Verifique se o baço está normalmente posicionado no quadrante abdominal esquerdo. Se houver necrose esplênica ou infarto significativo, faça uma esplenectomia parcial ou completa (pp. 641 a 642). Remova ou invagine (Figura 18.68) os tecidos gástricos necróticos (Figura 18.90). Se você não tiver certeza de se o tecido gástrico permanecerá viável, invagine ou remova o tecido anormal (p. 402). Verifique se o ligamento gastroesplênico não está torcido e, antes do fechamento, palpe o esôfago intra-abdominal para assegurar a ausência de torção gástrica.

Realize uma gastropexia permanente (pp. 406 a 414). De modo geral, a gastropexia é curativa em cães com DGV parcial ou crônica.

> **NOTA** Para evitar a recidiva de DGV, o estômago deve ser permanentemente aderido à parede corpórea. No entanto, a gastropexia não garante que a dilatação ou o vólvulo não se repitam, apenas diminuem a probabilidade de sua ocorrência. A gastropexia deve sempre ser realizada com a exploração abdominal e a rotação do estômago.

MATERIAIS DE SUTURA E INSTRUMENTOS ESPECIAIS

A gastropexia pode ser feita com sutura absorvível (polidioxanona ou poligliconato) ou não absorvível (polipropileno) (0 ou 2-0). Um cateter de Foley ou um cateter de silicone com ponta em cogumelo é necessário para a gastropexia com tubo. Os afastadores Balfour, manuais (Army-Navy ou maleáveis) e pinças de campo (para colocação na costela durante a gastropexia circuncostal) são utilizados.

CUIDADO E AVALIAÇÃO PÓS-CIRÚRGICOS

O estado eletrolítico, fluido e acidobásico deve ser cuidadosamente monitorado no período pós-operatório. Muitos cães com DGV apresentam hipopotassemia pós-operatória e necessitam de suplementação de potássio (Tabela 4.6). Pequenas quantidades de água e alimentos moles e com baixo teor de gordura devem ser oferecidos 12 a 24 horas após a cirurgia e o paciente deve ser observado quanto à ocorrência de vômitos. A gastrite secundária à isquemia da mucosa é comum e pode estar associada à hemorragia gástrica ou ao vômito. Se o vômito for grave ou contínuo, um antiemético de ação central pode ser administrado (p. 419). Úlceras gástricas secundárias podem ocorrer e exigir tratamento (p. 429). Inibidores da bomba de prótons (omeprazol, pantoprazol; Quadro 18.13) são os medicamentos recomendados para reduzir a acidez gástrica em pacientes com úlcera. A fluidoterapia IV deve continuar até que a ingestão oral de líquidos seja adequada para manter a hidratação. Os pacientes devem ser monitorados quanto ao desenvolvimento de hipoalbuminemia e anemia no período pós-operatório imediato.

> **NOTA** A toxicidade da lidocaína pode ser maior em pacientes concomitantemente tratados com cimetidina.

As arritmias ventriculares são comuns em cães com DGV e geralmente começam 12 a 36 horas após a cirurgia. Sua causa é desconhecida, mas o fator depressor do miocárdio, a redução do débito cardíaco e a isquemia miocárdica podem ser fatores contribuintes. O tratamento de arritmias cardíacas inclui manutenção da hidratação normal e correção de desequilíbrios eletrolíticos. Às vezes, a arritmia pode ser resolvida simplesmente pela correção da hipopotassemia. Alguns antiarrítmicos (como a lidocaína) não são eficazes em animais hipopotassêmicos (Tabela 4.6). Se as arritmias interferirem no débito cardíaco (com redução dos pulsos periféricos), forem multiformes, tiverem batimentos prematuros subsequentes inscritos na onda do complexo anterior (R em T) ou apresentarem frequência ventricular contínua acima de 160 batimentos por minuto, o animal deve ser tratado por via IV. Um *bolus* de teste de lidocaína administrado por via intravenosa (*bolus* de 2 mg/kg, dose total até 8 mg/kg) pode ser usado para determinar a responsividade ao fármaco. Se as arritmias diminuírem ou cessarem, a lidocaína deve ser administrada em infusão IV contínua de 50 a 75 µg/kg por minuto (Quadro 18.29). A princípio, as doses devem ser baixas e aumentadas apenas se necessário. Os sinais de toxicidade da lidocaína incluem tremores musculares, vômitos e convulsões; o tratamento com lidocaína deve ser interrompido em caso de observação destes sinais. Outros antiarrítmicos que podem ser eficazes são a procainamida e o sotalol. A procainamida pode ser administrada em *bolus* IV, por infusão contínua, por via intramuscular ou oral (Quadro 18.29). O sotalol pode ser eficaz em animais que não respondem à lidocaína ou procainamida.

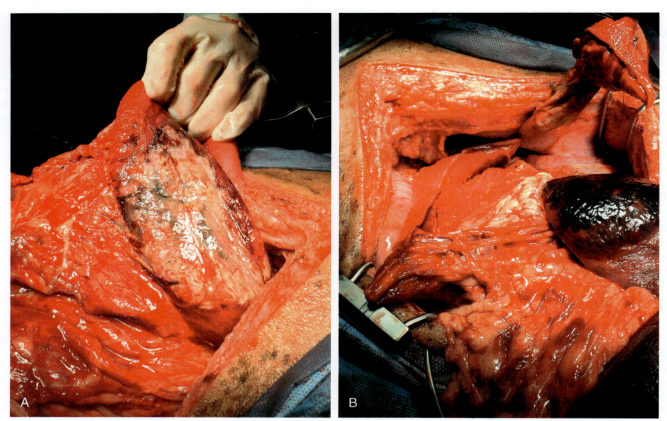

Figura 18.90 Aparência intraoperatória do estômago de um cão com dilatação gástrica-vólvulo. (A) Comprometimento gástrico causado por dilatação gástrica-vólvulo. (B) Aparência do estômago após a ressecção da parte comprometida.

COMPLICAÇÕES

Sepse e peritonite podem ser causadas por necrose ou perfuração gástrica se o tecido desvitalizado não for adequadamente removido. A lavagem peritoneal diagnóstica (p. 534) pode ajudar a diagnosticar a peritonite, a qual requer intervenção cirúrgica imediata. A CID é observada em cerca de um quinto dos cães com DGV. Estes cães são mais propensos a morrer do que aqueles sem CID; portanto, a avaliação dos parâmetros de coagulação e o tratamento adequado com plasma, fluidos e heparina (Quadro 22.7) são importantes para melhorar a sobrevida. As arritmias cardíacas são comuns em cães com DGV (~ 45,5% são acometidos), mas não parecem associadas a um risco maior de morte nesses indivíduos.

PROGNÓSTICO

Taxas de mortalidade de 45% ou mais foram relatadas; no entanto, taxas baixas, de 10%, são mais comuns com a terapia rápida, agressiva e oportuna. A dilatação gástrica sem vólvulo tem um prognóstico melhor do que a DGV; no entanto, o grau de rotação não está associado à sobrevida em cães com DGV. As raças com maior risco de morte podem ser Bloodhound, Pointer alemão de pelos longos e Mastim napolitano. O prognóstico é ruim em caso de necrose ou perfuração gástrica ou ainda se a cirurgia for tardia. A medida pré-operatória da concentração plasmática de lactato pode ser um bom fator preditivo de necrose e do resultado gástrico em cães com DGV. As concentrações plasmáticas de lactato abaixo de 7,4 mmol/L sugerem a ausência de necrose gástrica e, portanto, o prognóstico bom é justificado. Cães com necrose gástrica têm aproximadamente 10 vezes mais chances de morrer do que aqueles sem necrose gástrica. As taxas de recidiva de DGV diferem conforme a técnica utilizada, mas a maioria dos autores relata valores abaixo de 10%. A gastropexia com tubo tem a maior taxa de recidiva relatada, entre 5 e 29%.

Alguns cães com DGV respondem à descompressão tubular e à estabilização médica isolada. Às vezes, o estômago tem posicionamento normal após a remoção de ar, a rotação parcial (menos de 180 graus) ou a dilatação simples. No entanto, esses cães ainda têm alta probabilidade de recidiva e a gastropexia deve ser recomendada mesmo quando o tratamento conservador resolve o mau posicionamento gástrico. As taxas de recidiva relatadas em cães com DGV submetidos à cirurgia com reposicionamento do estômago, mas sem gastropexia, é próxima a 80%.

OBSTRUÇÃO BENIGNA DO TRATO DE SAÍDA DO ESTÔMAGO

DEFINIÇÕES

Estenose pilórica se refere à hipertrofia muscular benigna do piloro. **Hipertrofia crônica da mucosa antral** se refere à hipertrofia benigna da mucosa pilórica que causa obstrução do trato de saída

QUADRO 18.29 Tratamento Antiarrítmico em Cães

Antiarrítmicos Intravenosos — Ventriculares
Lidocaína
Bolus IV (em incrementos de 2 mg/kg até a dose total de 8 mg/kg), então infusão IV a 50 µg/kg/min (500 mg em 500 mL de fluido, administrados em taxa de manutenção [66 mL/kg por dia]). A CRI pode ser aumentada para 75-100 µg/kg/min se clinicamente indicado.
OBSERVAÇÃO: Se o paciente apresentar convulsões, interrompa o fármaco e considere o uso de outro antiarrítmico.

Procainamida
5-25 mg/kg em bolus IV lento, então 25-50 µg/kg/min como CRI

Amiodarona[a]
1 mg/kg IV repetido até a dose cumulativa total de 3 mg/kg; alternativamente, 150 µg/kg/min como CRI.

Antiarrítmicos Intravenosos — Supraventriculares
Diltiazem
1-8 µg/kg/min CRI para TSV aguda

Antiarrítmicos Orais — Ventriculares
Amiodarona[a]
10-20 mg/kg VO q24h por 5-7 dias, então 5-10 mg/kg VO a q24h (pode ser reduzido para q48h)

Mexiletina
4-8 mg/kg VO q8h

Sotalol (Betapace®)
1-3 mg/kg VO q12h

Antiarrítmicos Orais — Supraventriculares
Diltiazem de Liberação Prolongada
2-4 mg/kg VO q12h

Sotalol
1-3 mg/kg VO q12h

Amiodarona[a]
10-20 mg/kg VO q24h por 5-7 dias, então 5-10 mg/kg VO q24h (pode ser reduzido para q48h)

Digoxina
0,005-0,01 mg/kg VO q12h

Atenolol
0,1-2,0 mg/kg VO q12-24h (aumente a dose de forma gradual)

CRI, Infusão em taxa constante; *IV*, intravenosa; *TSV*, taquicardia supraventricular; *VO*, via oral.
[a]Os solventes usados em formulações intravenosas comerciais podem causar reações anafiláticas.

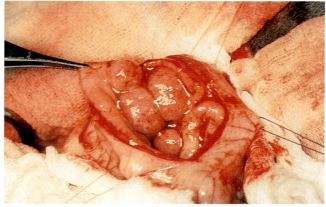

Figura 18.91 Imagem intraoperatória mostrando a hipertrofia mucosa em um cão com gastropatia pilórica hipertrófica crônica.

QUADRO 18.30 Considerações Importantes na Obstrução à Saída Gástrica

- Nem todos os pacientes idosos com massas proliferativas que causam obstrução à saída têm tumores malignos.
- Nem todos os pacientes apresentam alcalose metabólica hipopotassêmica e hipoclorêmica.
- Nem todos os animais com alcalose metabólica hipopotassêmica e hipoclorêmica têm obstrução da saída gástrica.
- A obstrução benigna da saída gástrica geralmente tem prognóstico bom com a terapia adequada.
- A gastroduodenoscopia tende a ser mais adequada do que as radiografias contrastadas; a endoscopia permite a realização de biópsia e a determinação da presença de tumor maligno, além da remoção de objetos estranhos.

(Figura 18.91). **Gastropatia pilórica hipertrófica crônica (GPHC)** é um termo que indica hipertrofia pilórica sem especificar se a mucosa ou o músculo está envolvido. A GPHC tem sido utilizada especificamente para se referir à hipertrofia da mucosa adquirida por alguns autores e à hipertrofia muscular (tipo I) ou mucosa (tipos II e III) por outros. Os **pólipos** são proliferações benignas e adenomatosas que podem ser únicas ou múltiplas. A estenose pilórica também é conhecida como hipertrofia muscular antral benigna, estenose hipertrófica congênita e hipertrofia congênita do músculo pilórico. A hipertrofia da mucosa antral crônica é também chamada de hipertrofia da mucosa pilórica ou gástrica, gastrite hipertrófica crônica, múltiplos pólipos da mucosa gástrica e hipertrofia adquirida.

CONSIDERAÇÕES GERAIS E FISIOPATOLOGIA CLINICAMENTE RELEVANTE

A obstrução da saída gástrica pode ser causada por anomalias pilóricas, distúrbios da motilidade gástrica ou lesões extrínsecas que comprimem a via de saída (p. ex., neoplasia pancreática, duodenal ou hepática; Quadro 18.30). A hipertrofia da mucosa ou do músculo do piloro pode ser isolada ou associada a outras anomalias. Uma síndrome de rins policísticos, doença hepática, polineuropatia e gastropatia hipertrófica foi descrita na raça Drentse patrijshond (Spaniel perdigueiro de Drentse). Pólipos pilóricos hiperplásicos foram relatados em Buldogues franceses com histórico de vômitos crônicos desde o desmame.

A causa da estenose pilórica é desconhecida, mas a produção excessiva de gastrina tem sido sugerida. A gastrina é o principal regulador da secreção ácida gástrica e é trófica para a musculatura lisa e a mucosa gástrica. A estenose pilórica congênita foi produzida em filhotes por meio da administração de gastrina em cadelas gestantes. A disfunção neurogênica também pode ser responsável pela doença. Estresse agudo, doença inflamatória ou traumatismo podem estimular o sistema nervoso simpático, o que reduz a motilidade gástrica e causa retenção. A distensão gástrica prolongada pode aumentar a secreção de gastrina e causar hipertrofia.

DIAGNÓSTICO

Apresentação Clínica

Sinais Clínicos

Em cães, a estenose pilórica é mais comumente observada em raças braquicefálicas (i.e., Boxer, Buldogue e Boston terrier). Também há relatos da doença em gatos Siameses. Os gatos acometidos podem apresentar vômitos (causados pela obstrução da saída gástrica) ou regurgitação (provocada por esofagite secundária e disfunção esofágica). A estenose pilórica é mais comum em animais jovens, embora indivíduos de qualquer idade possam ser afetados. A hipertrofia crônica da mucosa antral é mais comum em cães de raças pequenas (menos de 10 kg), principalmente Lhasa apso, Shih tzu e Maltês. Alguns cães com hipertrofia da mucosa antral crônica foram considerados particularmente excitáveis ou ferozes. A incidência pode ser maior em machos do que em fêmeas. A hipertrofia crônica da mucosa antral é mais comum em cães de meia-idade ou idosos e pode simular neoplasia.

Histórico

Os sinais clínicos são causados pela obstrução do fluxo gástrico. O vômito é o sinal mais comum e pode ser intermitente e/ou tardio após a alimentação. Os gatos geralmente apresentam regurgitação e vômito. Os fluidos tendem a passar pelo piloro; portanto, a desidratação grave é incomum e o vômito pode ocorrer meses a anos antes do diagnóstico. Os animais com estenose pilórica congênita normalmente começam a vomitar quando passam a ingerir alimentos sólidos. A frequência dos vômitos varia de diversas vezes ao dia a uma ou duas vezes por semana.

Achados de Exame Físico

De modo geral, os achados de exame físico não são específicos. Podem incluir perda de peso, anorexia, depressão e/ou desidratação. A dor abdominal é rara. A pneumonia por aspiração e/ou a esofagite por refluxo podem ser secundárias ao vômito crônico.

Diagnóstico por Imagem

As radiografias simples e a ultrassonografia do abdome podem revelar a distensão gástrica (geralmente preenchida por fluido) e auxiliam a eliminação de causas extrínsecas de obstrução pilórica. A ultrassonografia geralmente revela o espessamento da parede pilórica e pode detectar lesões extrínsecas (p. ex., abscessos ou neoplasias) que obstruem a saída gástrica, bem como metástases neoplásicas. As radiografias contrastadas podem mostrar o retardo de esvaziamento, o espessamento da parede pilórica e/ou um defeito de preenchimento no piloro. Entretanto, o esvaziamento normal de bário líquido não exclui a obstrução do fluxo gástrico e pode ser difícil interpretar os estudos com bário misturado à comida. Atualmente, as radiografias contrastadas são pouco utilizadas para detecção da obstrução do fluxo gástrico, já que a endoscopia provavelmente é pelo menos tão sensível quanto a biópsia de qualquer lesão presente. As radiografias e a ultrassonografia não podem distinguir com precisão a inflamação, a hipertrofia ou a neoplasia, mas a endoscopia geralmente pode fazê-lo, o que evita cirurgias desnecessárias.

> **NOTA** A diferenciação visual da doença pilórica neoplásica e da doença benigna que causa hipertrofia normalmente é difícil; a biópsia é imperativa!

Achados Laboratoriais

As alterações hematológicas e bioquímicas em animais com obstrução benigna da saída gástrica geralmente não são específicas. A perda de secreções gástricas pelo vômito pode causar alcalose metabólica hipoclorêmica hipopotassêmica (mas não é invariável). A azotemia pré-renal pode ser observada, assim como a hipoalbuminemia branda em cães jovens com emaciação grave.

DIAGNÓSTICO DIFERENCIAL

Qualquer doença que cause vômito é um diagnóstico diferencial. Corpos estranhos gastrointestinais, pitiose, inflamação, neoplasia e úlcera podem causar obstrução da saída gástrica. Outras causas de vômitos que devem ser eliminados antes da cirurgia são uremia, hipoadrenocorticismo, hipercalcemia, cetoacidose diabética, insuficiência hepática, peritonite, pancreatite, hipertireoidismo felino, insuficiência cardíaca direita em gatos, gastrite e doença inflamatória intestinal (DII).

MANEJO CLÍNICO

A desidratação e as anomalias eletrolíticas e acidobásicas devem ser corrigidas antes da cirurgia ou da endoscopia (p. 398). Os inibidores de bombas de prótons podem ser usados no tratamento da esofagite causada pela exposição frequente do esôfago ao ácido gástrico (Quadro 18.31). Antibióticos podem ser indicados em indivíduos com aspiração (p. 367). Os procinéticos gástricos (p. ex., metoclopramida, cisaprida) não devem ser utilizados em casos com suspeita de obstrução do fluxo de saída.

TRATAMENTO CIRÚRGICO

A cirurgia é recomendada para a obstrução pilórica benigna. O objetivo é remover a obstrução e restabelecer o esvaziamento gástrico normal. Uma biópsia de espessura total deve ser realizada para assegurar que o espessamento é benigno (Figura 18.92). Pólipos benignos devem ser removidos caso obstruam a saída gástrica ou sejam hemorrágicos.

Manejo Pré-cirúrgico

Os animais devem ficar em jejum por 24 horas antes da cirurgia. A endoscopia pré-cirúrgica pode definir a extensão da lesão e, de modo geral, confirmar sua natureza benigna ou maligna por exame histológico ou citológico. Antibióticos profiláticos (p. ex., cefazolina; 22 mg/kg IV, com repetição uma ou duas vezes em intervalos de 2 a 4 horas) podem ser administrados na indução anestésica se a antibioticoterapia ainda não tiver sido instituída, mas não é essencial.

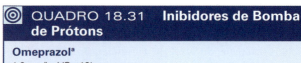

QUADRO 18.31 Inibidores de Bomba de Prótons

Omeprazol[a]
1-2 mg/kg VO q12h

Pantoprazol
1 mg/kg IV q12-24h

IV, Intravenoso; *VO*, via oral.
[a]Inibe as enzimas hepáticas P450 e diminui o fluxo sanguíneo hepático.

CAPÍTULO 18 Cirurgia do Sistema Digestório

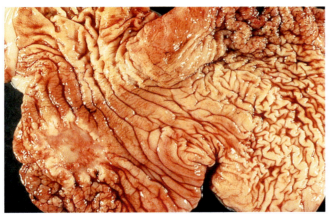

Figura 18.92 Úlcera gástrica associada a um carcinoma gástrico.

Anestesia
Consulte os anestésicos sugeridos em animais com doenças gástricas na p. 399. Veja o manejo de pacientes com risco de aspiração na Tabela 18.3.

Anatomia Cirúrgica
A anatomia cirúrgica do estômago é descrita na p. 399.

Posicionamento
O animal é colocado em decúbito dorsal e o abdome é preparado para incisão ventral na linha média. A área preparada deve se estender do meio do tórax até perto do púbis.

REMOÇÃO ENDOSCÓPICA DE PÓLIPOS
Os pólipos com haste estreita podem ser removidos com alça-armadilha eletrocirúrgica. A área deve estar livre de fluidos e detritos. Cuidadosamente, coloque a alça ao redor da base do pólipo e tracione-a bem. Não encoste a parte metálica da alça em outros aspectos do estômago e segure o pólipo de modo que não fique curvado nem toque a mucosa gástrica. Mantenha a ponta da alça a vários centímetros da ponta do endoscópio para evitar que a corrente volte ao endoscópio e danifique o processador de vídeo. Use uma configuração mista de coagulação/corte ao apertar gradualmente a alça em torno da base do pólipo. Comece com configurações mais baixas e aumente a corrente de maneira gradual, conforme necessário. A aplicação de corrente excessiva de coagulação pode causar uma queimadura elétrica grave e inflamação da mucosa com subsequente anorexia e vômito ou, em casos mais sérios, perfuração. Faça o processo lentamente para ter certeza da coagulação do suprimento vascular do pólipo para que não haja hemorragia. De modo geral, este procedimento só deve ser feito por profissionais treinados em eletrocirurgia endoscópica. Após a secção da massa, envie-a para a histopatologia.

TÉCNICA CIRÚRGICA
Os procedimentos cirúrgicos para correção da obstrução da saída causada por hipertrofia da mucosa e/ou muscular incluem a piloroplastia ou os procedimentos de Billroth I. A piloromiotomia (p. 403) tende a ser ineficaz e não é recomendada. Se houver hipertrofia muscular sem acometimento significativo da mucosa, uma piloroplastia com Heineke-Mikulicz (p. 405) é de fácil execução. No entanto, a exposição da mucosa é limitada e não permite a ressecção adequada da porção hipertrofiada. Em caso de hipertrofia da mucosa, uma piloroplastia em Y-U (p. 405) ou procedimento de Billroth I (p. 403) é preferível. A piloroplastia em Y-U permite a remoção da mucosa hipertrofiada e a ampliação da via de saída (Figura 18.74). O procedimento de Billroth I é mais difícil e é associado a maior risco de deiscência ou extravasamento, mas foi realizado com sucesso em numerosos cães com obstrução benigna do fluxo de saída. O procedimento de Billroth I, em vez da piloroplastia, deve ser considerado quando o espessamento da mucosa ou das camadas musculares faz com que sejam inflexíveis.

Em casos de hipertrofia da mucosa, faça uma piloroplastia em Y-U como descrito na p. 405. Certifique-se de realizar uma biópsia de espessura total e de remover a mucosa hipertrofiada. Aproxime as bordas incisadas da mucosa em padrão contínuo com fio absorvível 3-0 antes do fechamento da piloroplastia.

MATERIAIS DE SUTURA E INSTRUMENTOS ESPECIAIS
A hipoproteinemia ou debilitação grave pode retardar a cicatrização da ferida. A sutura deve ser absorvível e resistente (2-0 ou 3-0); evite a utilização de categute cromado.

CUIDADO E AVALIAÇÃO PÓS-CIRÚRGICOS
Pequenas quantidades de água devem ser administradas no dia seguinte à cirurgia e o paciente, observado quanto a vômitos. Na ausência de vômitos, pequenas quantidades de alimento úmido podem ser administradas às 24 horas pós-operatórias. A fluidoterapia deve ser mantida até que o animal coma e beba normalmente. Anomalias eletrolíticas devem ser monitoradas no período pós-operatório e corrigidas conforme necessário.

PROGNÓSTICO
O prognóstico destas doenças após a correção cirúrgica é bom. Na avaliação em longo prazo, a maioria dos cães apresenta resultados bons ou excelentes. O mau resultado geralmente é decorrente de falhas técnicas (i.e., deiscência ou extravasamento) ou da inadequação da técnica cirúrgica para a lesão.

ÚLCERA E EROSÃO GÁSTRICAS

DEFINIÇÕES
Uma **úlcera** é um defeito da mucosa que se estende através da muscular da mucosa para a submucosa ou para as camadas mais profundas do estômago, enquanto a **erosão** não penetra na muscular da mucosa. **Gastrinomas** são tumores secretores de gastrina do trato alimentar. A **síndrome de Zollinger-Ellison** é uma condição na qual a úlcera duodenal ocorre em consequência da hipersecreção de gastrina de um gastrinoma do pâncreas. Os termos *gastrinoma* e *síndrome de Zollinger-Ellison* são frequentemente usados de forma intercambiável; no entanto, os gastrinomas podem estar localizados em qualquer parte do trato alimentar, enquanto a síndrome de Zollinger-Ellison se refere especificamente a um tumor secretor de gastrina no pâncreas.

CONSIDERAÇÕES GERAIS E FISIOPATOLOGIA CLINICAMENTE RELEVANTE
A úlcera/erosão gástrica (UEG) em pequenos animais geralmente é iatrogênica (i.e., causada por AINE, dexametasona) ou secundária a uma doença subjacente (p. ex., choque, tumor gástrico, insuficiência hepática) (Quadro 18.32).

QUADRO 18.32 Considerações Importantes sobre as Úlceras e Erosões Gastroduodenais

- Os primeiros sinais clínicos (p. ex., anorexia, depressão) podem não alertar o proprietário quanto à gravidade da doença.
- Nem todos os animais com úlceras vomitam e aqueles que o fazem podem não vomitar sangue.
- Os anti-inflamatórios não esteroidais são uma causa muito comum, mas sem o questionamento cuidadoso, o histórico pode não revelar seu uso.
- Busque causas subjacentes; não apenas trate a sintomatologia.
- Sempre que um paciente com doença hepática grave piorar de maneira súbita, considere a úlcera gastroduodenal mesmo na ausência de vômitos.
- A perfuração pode ocorrer de forma inesperada e causar peritonite, que pode ser fatal (pp. 449 e 527).
- Deve-se presumir que qualquer paciente com pneumoabdome espontâneo ou peritonite séptica tenha uma úlcera perfurada; o tratamento deve ser feito de acordo, independentemente da ausência de achados ao histórico que sugiram a presença de úlceras.
- A ressecção cirúrgica deve ser considerada em úlceras resistentes à terapia medicamentosa e naquelas que provocam hemorragia profusa.
- A endoscopia intraoperatória pode auxiliar a localização das úlceras.

Os AINE (p. ex., ácido acetilsalicílico, fenilbutazona, naproxeno, flunixina meglumina, piroxicam, deracoxibe, ibuprofeno) são causas comuns de UEG em cães. Os AINE mais novos inibem principalmente a ciclo-oxigenase (COX)-2 (p. ex., carprofeno, etodolaco, deracoxibe, meloxicam) e são considerados mais seguros do que os AINE tradicionais que inibem a COX-1. No entanto, embora esses novos AINE sejam mais seguros e menos associados a complicações gástricas, ainda podem causar UEG, em especial se usados de maneira inadequada. A administração de doses superiores às aprovadas ou concomitante a outro AINE ou glicocorticoide aumenta o risco de perfuração GI em cães tratados com inibidores de COX-2. É provável que o mecanismo de formação de úlcera secundária a AINE seja multifatorial, mas a inibição da síntese de prostaglandinas é importante. As prostaglandinas exercem um efeito protetor sobre a barreira mucosa, estimulando a produção de muco e bicarbonato. Os agonistas da prostaglandina (p. ex., misoprostol) podem ajudar a prevenir lesões induzidas por AINE. De fato, a inibição da COX-2 retarda a cicatrização de úlceras gástricas.

Os glicocorticoides (principalmente a dexametasona) podem ser ulcerogênicos em cães, em especial quando usados em altas doses. A prednisolona administrada em dosagens apropriadas (1 mg/kg por dia ou menos) raramente causa UEG, a menos que o cão apresente hipoxia (p. ex., anemia hemolítica imunomediada) ou hipoperfusão. A administração crônica de corticosteroides pode reduzir a produção de muco gástrico, diminuir a capacidade de replicação das células da mucosa e aumentar a esfoliação das células da mucosa para o lúmen gástrico. O uso concomitante de corticosteroides e AINE (à exceção do ácido acetilsalicílico em dose ultrabaixa para prevenção de trombose) aumenta claramente a probabilidade de ocorrência de UEG.

A úlcera gástrica pode ser causada por neoplasias (Figura 18.92) como efeito direto ou paraneoplásico. É provável que o adenocarcinoma gástrico e o linfoma sejam os tumores gástricos mais comuns, mas os leiomiomas do corpo do estômago são bastante propensos a ulceração e sangramento. A úlcera paraneoplásica causada por mastocitomas (comuns) ou gastrinomas (raros) ocorre principalmente no duodeno, logo após o piloro. A úlcera gastroduodenal é uma complicação comum da doença mastocitária porque a histamina é um potente estimulador da secreção de ácido gástrico. Os grânulos citoplasmáticos dos mastócitos contêm aminas vasoativas (p. ex., histamina e serotonina) e heparina. A histamina também causa dilatação dos vasos gástricos e altera a permeabilidade endotelial, o que promove trombose intravascular e necrose gástrica.

A gastrina, normalmente secretada pelas células G do antro em resposta à estimulação vagal e à distensão gástrica, é um potente estimulador da secreção ácida gástrica. A síndrome de Zollinger-Ellison é uma doença em que a hipersecreção de gastrina está associada à neoplasia das células não β das ilhotas pancreáticas. A úlcera duodenal grave é associada a esta doença e a remoção da massa pancreática pode ser necessária para alívio dos sinais clínicos (p. 613). Devido ao comportamento biológico agressivo dessa neoplasia maligna, o prognóstico de cura em longo prazo é ruim; no entanto, o tratamento clínico agressivo com omeprazol (1-2 mg/kg por via oral duas vezes ao dia) pode atenuar a doença por 1 ano ou mais.

A doença hepática aguda e crônica pode estar associada à UEG com ou sem sangramento. A doença hepática crônica causa lesão da mucosa gástrica através de diversos mecanismos que são pouco compreendidos. A trombose associada à CID pode reduzir o fluxo sanguíneo gástrico e exacerbar a formação de úlceras.

O choque circulatório, que causa má perfusão gástrica, é uma causa de UEG por "estresse". As úlceras e erosões também podem ser secundárias à SIRS (também conhecida como *choque séptico*), esforço extremo e doença do disco intervertebral. A administração de doses elevadas de glicocorticoide a cães com doença neurológica grave provavelmente contribui para a alta prevalência de UEG nesses pacientes. Outros fatores contribuintes em cães com doença do disco intervertebral são as alterações no fluxo sanguíneo da mucosa, a estimulação simpática e parassimpática do intestino e o estresse fisiológico de cirurgias de grande porte. A perfuração do cólon de cães com doença neurológica está associada à alta mortalidade. Outras doenças associadas à UEG em pequenos animais são refluxo gastroduodenal da bile, cirurgia de grande porte e pitiose.

> **NOTA** Use corticosteroides com cuidado em pacientes com doença neurológica.

O estômago tem uma enorme capacidade de aumento do fluxo sanguíneo local, o que ajuda a remover substâncias cáusticas do lúmen gástrico. Além disso, a rápida taxa de renovação celular da mucosa gástrica ajuda a cicatrização de pequenas erosões em 1 a 2 dias, desde que a causa seja removida. Outras defesas normais que ajudam a prevenir a formação de úlceras são as propriedades que interferem com a absorção de íons hidrogênio (p. ex., membranas fosfolipídicas, complexos de junção de oclusão [*tight junction*]), neutralização do ácido por bicarbonato (secretado pelas mucosas oxínticas, pilóricas e duodenais) e um espesso revestimento de muco alcalino que aprisiona e neutraliza os íons hidrogênio. Para que ocorram danos na mucosa, o pH gástrico geralmente deve ser menor que 3 a 5 (existem outros fatores além do ácido que promovem a úlcera gástrica). As úlceras profundas não cicatrizam rapidamente, mas sim por formação de tecido cicatricial, e não pela reepitelização.

DIAGNÓSTICO

Apresentação Clínica

Sinais Clínicos

As UEG são mais comuns em cães que em gatos. A maioria das úlceras gástricas não pediátricas em cães ocorre em indivíduos de meia-idade ou idosos. Não há predisposição racial.

Histórico

Embora o vômito seja um sinal clínico comum de UEG, alguns cães apresentam anorexia e/ou anemia sem vomitar, e, às vezes, a doença é um achado inesperado em cães sem sinais clínicos. O vômito pode ou não conter sangue digerido, sangue fresco ou coágulos sanguíneos. O sangue digerido parece com borra de café. Os proprietários raramente relatam que as fezes dos cães com úlceras são negras (melena) e que os animais são inapetentes.

Achados de Exame Físico

A maioria dos pacientes não apresenta anomalias ao exame físico, a menos que haja anemia por perda de sangue. Alguns sentem dor abdominal à palpação. O exame retal ocasionalmente revela melena. No entanto, na maioria das vezes, o que as pessoas descrevem como "fezes escuras" são fezes normais, de cor marrom-escura ou verde-escura. A melena são fezes negras que, quando colocadas em papel absorvente branco, podem ser vistas como tendo uma cor vermelha difusa. A melena só ocorre quando houve hemorragia substancial em um curto período; a maioria dos cães com sangramento gástrico não tem melena.

Diagnóstico por Imagem

A radiografia e a ultrassonografia não detectam erosões. As radiografias com contraste positivo ou ultrassonografia podem detectar a úlcera, mas a sensibilidade destes exames é relativamente baixa. A gastroduodenoscopia é o exame mais sensível para diagnóstico de UEG. No entanto, toda a superfície da mucosa deve ser examinada. O paciente não deve receber Carafate® (sucralfato) ou bário por pelo menos 24 horas antes da endoscopia para evitar que as lesões sejam obscurecidas. Se houve sangramento gastrointestinal, prepare-se para irrigar e aspirar repetidas vezes até a remoção dos detritos para que a mucosa possa ser examinada. A visualização de úlceras no interior do piloro é bastante difícil.

Achados Laboratoriais

O hemograma e a bioquímica sérica devem ser realizados em animais com suspeita de UEG para avaliar a gravidade da perda de sangue e proteína e identificar qualquer possível causa subjacente (p. ex., insuficiência hepática). Os animais com UEG podem apresentar anemia e/ou hipoproteinemia. As contagens de plaquetas e os perfis de coagulação devem ser solicitados em caso de sangramento e possibilidade de coagulopatia. Anomalias eletrolíticas e acidobásicas podem ser observadas em indivíduos com vômitos graves (p. ex., alcalose metabólica hipoclorêmica e hipopotassêmica ou acidose metabólica). Os gastrinomas (p. 612) são incomuns, mas, na ausência de outra causa subjacente identificada, os níveis séricos de gastrina podem ser medidos.

DIAGNÓSTICO DIFERENCIAL

As coagulopatias podem mimetizar a UEG. A melhor forma de diferenciação entre a neoplasia gástrica, a gastrite e outras causas de UEG é a biópsia endoscópica. A gastrotomia exploratória é necessária à coleta de biópsias de espessura total de lesões submucosas ou cirróticas e quando o endoscópio flexível não consegue obter uma amostra diagnóstica. As coagulopatias causadas por ingestão de toxinas, CID ou anomalias de coagulação inerentes ocasionalmente causam sangramento gástrico. Os perfis de coagulação devem ser realizados em pacientes com sangramento.

MANEJO CLÍNICO

O tratamento depende da gravidade do sangramento, da profundidade da úlcera, da probabilidade de perfuração, do estado geral do animal e da identificação ou suspeita de uma causa subjacente. O tratamento clínico geralmente é recomendado para controle do sangramento se a perfuração parecer improvável e se a causa da hemorragia for conhecida ou fortemente suspeita. A terapia sintomática (i.e., fluidos, hemoderivados, antieméticos) é normalmente instituída quando se tenta identificar e resolver a causa inicial (p. ex., interrupção de AINE, restabelecimento da perfusão da mucosa, remoção de mastocitomas ou gastrinomas ou tratamento de doença hepática). Os corpos estranhos gástricos inibem a cicatrização da UEG, mesmo que não sejam sua causa. Portanto, devem ser imediatamente removidos para facilitar a cicatrização.

Os fármacos usados no tratamento da UEG são aqueles que diminuem a acidez gástrica e protegem a mucosa gástrica de danos (Quadro 18.33). Omeprazol, esomeprazol, pantoprazol e outros inibidores da bomba de prótons são inibidores mais potentes da secreção ácida gástrica do que os antagonistas dos receptores H_2. Seu efeito máximo requer 2 a 5 dias, mas sua ação inicial tende a ser melhor que a dos antagonistas de receptores H_2. A combinação de antagonistas de receptores H_2 e inibidores da bomba de prótons não é mais eficaz do que destes últimos isoladamente e pode diminuir sua eficácia.[32] Os antiácidos (p. ex., hidróxido de magnésio) estimulam a liberação endógena de prostaglandina, neutralizam ácidos e se ligam a sais biliares. Por serem mais eficazes se administrados com frequência (i.e., até seis vezes por dia), são menos úteis em cães e gatos do que em seres humanos. O misoprostol é um análogo da prostaglandina que ajuda a prevenir úlceras em cães tratados com AINE e pode ser usado em úlceras gástricas. No entanto, os inibidores da bomba de prótons têm menos efeitos colaterais e é provável que sejam igualmente eficazes.

O sucralfato forma uma camada protetora sobre a úlcera ou erosão. No entanto, suas principais ações medicamentosas que contribuem para a cicatrização da úlcera estão relacionadas com a estimulação da defesa da mucosa e dos mecanismos reparadores e aos efeitos antipépticos, que são induzidos por vias dependentes ou não de prostaglandinas. A suspensão é provavelmente mais eficaz que o comprimido. O sucralfato deve ser administrado 1 hora após outros medicamentos orais, pois isso pode interferir em sua absorção. Dentre os fármacos que interagem com o sucralfato, estão as fluoroquinolonas, a tetraciclina, a teofilina, a aminofilina e a digoxina. A principal desvantagem do sucralfato é sua administração oral, o que pode ser problemático em animais com vômitos.

TRATAMENTO ENDOSCÓPICO

O eletrocautério endoscópico pode ser usado para interromper a hemorragia em emergências e permitir a realização da cirurgia em um momento mais oportuno. Após a identificação da lesão hemorrágica, avance uma sonda de eletrocautério com capacidade de sucção até que sua ponta esteja em contato com a lesão. Mantenha a ponta do

---

QUADRO 18.33 Terapia Medicamentosa de Animais com Úlceras Gástricas

Omeprazol
1-2 mg/kg VO q12h

Sucralfato (Use Apenas a Suspensão, Não Comprimidos)
0,5-1 g VO q6-8h

Misoprostol
1-5 µg/kg VO q8-12h

Pantoprazol[a]
1 mg/kg IV q12-24h

IV, Intravenoso; *VO*, via oral.
[a]A dose é empírica.

eletrocautério a vários centímetros da ponta do endoscópio. Se houver líquido, sangue ou detritos, remova-os para que o local fique o mais seco possível e aplique uma corrente de coagulação baixa por 2 a 5 segundos. Se isso não for eficaz, aspire o campo novamente e use mais corrente com configuração de coagulação. No entanto, não aplique a corrente de coagulação por períodos longos, já que isso aumenta o risco de perfuração. A pinça de biópsia "a quente" não deve ser usada por estar associada a um maior risco de complicações. A eletrocirurgia endoscópica só deve ser feita por profissionais treinados em seu uso; caso contrário, danos ao endoscópio e ao paciente podem ocorrer. Alternativamente, é possível usar agulhas de escleroterapia para injeção de álcool ou outros agentes em lesões hemorrágicas, mas não há relatos desta técnica em medicina veterinária.

TRATAMENTO CIRÚRGICO

A ressecção cirúrgica das úlceras é indicada se o tratamento medicamentoso não reduzir substancialmente os sinais clínicos em 6 a 7 dias, se a hemorragia for profusa e com risco de morte ou se a perfuração for considerada iminente.

> **NOTA** As úlceras gástricas, mesmo as muito profundas, não podem ser detectadas de forma confiável a partir da superfície serosa do estômago. A endoscopia pré-operatória (ou intraoperatória) permite a localização precisa de todas as úlceras gástricas importantes.

Manejo Pré-cirúrgico

Se possível, a condição do animal deve ser estabilizada antes da cirurgia. Pacientes com anemia grave (hematócrito inferior a 20%) devem receber transfusão de sangue total. Animais com CID podem receber plasma com ou sem heparina. As anomalias eletrolíticas e acidobásicas devem ser corrigidas e a fluidoterapia deve ser iniciada.

Anestesia

As recomendações anestésicas para animais submetidos à cirurgia gástrica são discutidas na p. 399. Veja as recomendações anestésicas para animais estáveis submetidos à cirurgia abdominal na Tabela 19.1 e para animais com sepse que precisam de cirurgia abdominal na Tabela 19.2.

Anatomia Cirúrgica

A anatomia cirúrgica do estômago é discutida na p. 399.

Posicionamento

O cão é colocado em decúbito dorsal e o abdome é preparado para a incisão na linha média ventral. A área preparada deve se estender do meio do tórax ao púbis.

TÉCNICA CIRÚRGICA

Se possível, remova a úlcera com uma ressecção gástrica de espessura total e submeta o tecido ao exame histopatológico. Avalie os linfonodos regionais e o fígado em busca de evidências de neoplasia metastática ou pitiose e faça uma biópsia caso pareçam anormais. Examine os dois lobos do pâncreas para detecção de massas. Ocasionalmente, a localização da úlcera perto do piloro dificulta a ressecção de espessura total. Se a úlcera estiver localizada no piloro e a perfuração estiver presente ou iminente, realize um retalho de serosa (p. 447) sobre o local para ajudar a evitar extravasamentos e promover a cicatrização da úlcera. A execução do retalho de serosa é mais simples do que a

pilorectomia e gastroduodenostomia (Billroth I; p. 403). Às vezes, um abscesso é observado em casos de úlceras perfuradas e separação do omento ou outras estruturas abdominais do local. Neste caso, drene cuidadosamente o abscesso e remova ou coloque um retalho sobre a úlcera. Considere a endoscopia pré ou intraoperatória para ajudar a localizar úlceras difíceis de discernir na superfície serosa. Em caso de acometimento extenso secundário a uma doença que pode não se resolver com rapidez (p. ex., DII ou insuficiência hepática), coloque uma sonda gástrica para enterostomia (p. 101).

MATERIAIS DE SUTURA E INSTRUMENTOS ESPECIAIS

A hipoproteinemia ou debilitação grave pode retardar a cicatrização da ferida. A polidioxanona, o poligliconato, o ácido poliglicólico ou a poliglactina 910 (2-0 ou 3-0) é preferida no fechamento da incisão de gastrotomia (p. 415). O categute deve ser evitado em cirurgias gástricas.

CUIDADO E AVALIAÇÃO PÓS-CIRÚRGICOS

Pequenas quantidades de água devem ser administradas no dia seguinte à cirurgia e o paciente, observado quanto a vômitos. Na ausência de vômitos, pequenas quantidades de alimentos podem ser administradas 24 horas após a cirurgia. Para ajudar o esvaziamento gástrico, a dieta deve ter pouca gordura e quantidades moderadas de proteínas e carboidratos. Dietas úmidas são geralmente preferíveis às secas. A fluidoterapia deve ser continuada até que o animal possa manter a hidratação por meio da ingestão oral.

PROGNÓSTICO

O prognóstico depende da identificação e do tratamento das doenças subjacentes e da presença de peritonite. O prognóstico é bom se a úlcera for decorrente de uma doença tratável e não houve perfuração; entretanto, a eutanásia ou a morte é comum em cães com perfuração do trato gastrointestinal durante o tratamento com inibidores de COX-2. O prognóstico de pacientes com peritonite é reservado (ver discussão sobre peritonite nas pp. 449 e 527).

NEOPLASIA GÁSTRICA E DOENÇA INFILTRATIVA

DEFINIÇÕES

Os **adenocarcinomas** são originários do tecido glandular ou compostos por células tumorais que formam estruturas glandulares. O termo **linfoma** indica uma neoplasia maligna originária do sistema linfoide. Os **leiomiossarcomas** são tumores malignos e os **leiomiomas** são tumores benignos originários da musculatura lisa. **Pitiose** é uma infecção fúngica causada por *Pythium insidiosum,* que pode provocar uma lesão inflamatória e infiltrativa grave no estômago. **Ficomicose** é um termo mais geral para as micoses causadas por fungos do grupo Phycomycetes. Os termos *linfoma* e *linfossarcoma* são usados como sinônimos para indicar uma neoplasia maligna do sistema linfoide.

CONSIDERAÇÕES GERAIS E FISIOPATOLOGIA CLINICAMENTE RELEVANTE

Os tumores gástricos benignos são mais comuns em cães do que em gatos; no entanto, a maioria das neoplasias gástricas é maligna (Quadro 18.34). O adenocarcinoma é o tumor gástrico canino mais

QUADRO 18.34 Considerações Importantes sobre as Neoplasias Gástricas

- A maioria dos tumores gástricos é maligna.
- A anorexia, e não os vômitos, é o sinal mais comum.
- Alguns pacientes são anêmicos.
- A maioria dos pacientes não vomita até que a neoplasia seja bem avançada ou cause obstrução da saída gástrica.
- A neoplasia é uma possível causa de úlcera em cães e gatos, mas muitos tumores não provocam úlceras.
- Nem todos os pacientes com obstrução apresentam alcalose metabólica hipopotassêmica e hipoclorêmica.
- A gastroduodenoscopia geralmente é mais adequada do que as radiografias contrastadas; a endoscopia permite a realização de biópsia e, muitas vezes (nem sempre), o diagnóstico da neoplasia maligna.

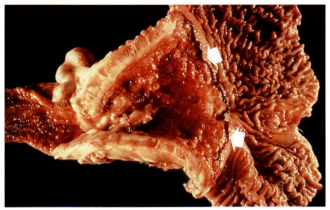

Figura 18.93 Pitiose com acometimento do piloro e do antro do estômago de um cão. Observe a nítida linha de demarcação entre os tecidos normal e anormal *(setas)*.

comum, sendo responsável por aproximadamente 60% a 70% dos casos. Os adenocarcinomas tendem a metastatizar para os linfonodos regionais, o fígado e os pulmões, ou todos os três, e podem ter aparência infiltrativa difusa ou nodular. De modo geral, ocorrem no antro pilórico ou na curvatura menor. A infecção por *Helicobacter pylori* tem sido relacionada com o carcinoma gástrico e ao linfoma associado à mucosa gástrica em seres humanos, mas cães e gatos apresentam outras espécies de *Helicobacter* em seus estômagos. Outros tumores gástricos malignos relatados em cães são o leiomiossarcoma, o linfossarcoma e o fibrossarcoma.

O linfoma é o tumor gástrico mais comum em gatos; os adenocarcinomas são raros. A maioria dos gatos acometidos é negativa para o vírus da leucemia felina (FeLV). O linfoma pode ser solitário ou difuso no estômago e pode ou não afetar simultaneamente o intestino.

Os leiomiomas são o tumor gástrico canino benigno mais comum. Tendem a ser de crescimento lento, submucoso e expansivo. Os sinais clínicos podem não ser aparentes até que os tumores sejam grandes. Os leiomiomas geralmente ocorrem na cárdia e sua excisão cirúrgica completa é possível. Os pólipos adenomatosos são ocasionalmente encontrados em cães. Estas lesões podem ser múltiplas e raramente causam sinais clínicos, mas vômitos e/ou anorexia podem ser observados se os pólipos estiverem no piloro e provocarem obstrução. Outros tumores benignos raramente encontrados em cães são os adenomas, os lipomas e os fibromas.

A pitiose é uma infecção fúngica causada por *P. insidiosum* que pode afetar qualquer parte do trato alimentar, bem como a pele. É observada principalmente no sudeste dos Estados Unidos, em especial perto da Costa do Golfo, mas foi encontrada da Califórnia a Ohio e na costa leste do país. O fungo provoca infiltração submucosa intensiva de tecido conjuntivo fibroso e reação inflamatória grave na mucosa (frequentemente com eosinófilos) e nas camadas mais profundas da parede gástrica (Figura 18.93). O achado do fungo à histologia tende a ser difícil e grandes amostras de tecido com inclusão substancial da submucosa devem ser obtidas.

DIAGNÓSTICO

Apresentação Clínica

Sinais Clínicos

Pastores-belgas e Chow chows podem apresentar incidência maior que o normal de carcinoma gástrico, enquanto os Beagles parecem mais propensos ao leiomioma. Os machos parecem ser mais afetados do que as fêmeas. O adenocarcinoma é mais comum em cães com 7 a 10 anos. O adenocarcinoma gástrico é extremamente raro em gatos.

O linfoma afeta principalmente cães e gatos de meia-idade e idosos (idade média de 6 anos), mas pode ocorrer em indivíduos de qualquer idade. A pitiose pode afetar cães de qualquer idade.

Histórico

Animais com neoplasia gástrica ou outra doença infiltrativa geralmente têm histórico de anorexia. Vômitos, hematêmese, melena, letargia, perda de peso e/ou edema também podem ocorrer. Alguns animais são relativamente assintomáticos até que o tumor se torne grande o suficiente para afetar o esvaziamento gástrico ou comece a sangrar. Os sinais clínicos da pitiose normalmente são decorrentes da obstrução do fluxo gástrico e da estase gástrica.

Achados de Exame Físico

De modo geral, os achados de exame físico em animais com neoplasia gástrica ou pitiose não são específicos (p. ex., perda de peso, anemia e/ou edema). A perda de peso pode ser causada por anorexia, vômito crônico ou caquexia por câncer. Ocasionalmente, uma grande massa pode ser palpada no estômago; no entanto, a palpação detalhada do estômago tende a ser difícil. Pacientes com úlcera ou pancreatite podem sentir dor abdominal.

Diagnóstico por Imagem

Radiografias sem contraste geralmente não são diagnósticas. As radiografias torácicas devem ser realizadas para descartar metástase pulmonar (rara). As radiografias contrastadas podem revelar defeitos de preenchimento, retardo no esvaziamento gástrico, úlcera, perda das pregas mucosas normais, espessamento da mucosa ou perda da complacência da parede gástrica; entretanto, são realizadas com menor frequência devido às vantagens da ultrassonografia e da endoscopia sobre estes procedimentos.

À ultrassonografia, a neoplasia gástrica está associada ao espessamento mural com perda da parede normal e diminuição ou ausência da motilidade local. A ultrassonografia não é sensível à neoplasia gástrica devido às dificuldades inerentes ao exame de uma cavidade oca e móvel preenchida por ar ou alimento. Um aspirado com agulha fina guiado por ultrassom ou biópsia por agulha central pode, às vezes, fornecer o diagnóstico pré-operatório. A ultrassonografia também pode detectar metástases para o fígado ou os linfonodos regionais e ajudar a definição da lesão gástrica.

Endoscopia

A endoscopia é o procedimento diagnóstico preferido, pois detecta quase todos os tumores gástricos, assim como outras doenças da mucosa, além de permitir a biópsia da lesão. No entanto, a biópsia de tumores completamente submucosos ou espinocelulares pode ser difícil. A aparência macroscópica pode ser muito sugestiva e ajudar o proprietário a decidir se a cirurgia é apropriada. O achado de uma úlcera profunda com base necrótica, dura e densa circundada por mucosa elevada ou distorcida é sugestivo de carcinoma espinocelular. Os tumores cirróticos são muito densos e a obtenção endoscópica de um fragmento da lesão para diagnóstico pode ser impossível. Os leiomiomas e os leiomiossarcomas geralmente são massas submucosas com ou sem úlceras. Sua biópsia com pinças endoscópicas flexíveis também é difícil, mas uma amostra diagnóstica normalmente pode ser obtida se o endoscopista for persistente. A pitiose causa inflamação e necrose grave da mucosa; no entanto, é mais fácil encontrar o microrganismo na reação fibrosa dura e densa sob a mucosa doente. Isso dificulta a obtenção endoscópica de uma amostra de tecido para diagnóstico.

Achados Laboratoriais

De modo geral, as alterações clinicopatológicas em animais com neoplasia gástrica não são específicas. A anemia microcítica hipocrômica ou normocítica normocrômica pode ser decorrente da perda de sangue ou da doença crônica. A obstrução da drenagem biliar provoca icterícia. A perda de secreções gástricas devido ao vômito pode provocar alcalose metabólica hipoclorêmica hipopotassêmica com ou sem acidúria paradoxal. A pitiose normalmente pode ser diagnosticada à sorologia.

> **NOTA** A presença de icterícia geralmente indica que a lesão é perto do piloro. Esteja preparado para realizar uma colecistoenterostomia (p. 574).

DIAGNÓSTICO DIFERENCIAL

A anorexia pode estar associada a muitas doenças sistêmicas (p. ex., uremia, hipoadrenocorticismo, insuficiência hepática, hipercalcemia, doença inflamatória). A obstrução da saída gástrica causada por doença não neoplásica (i.e., hipertrofia da mucosa, objeto estranho) pode produzir sinais clínicos similares (p. 425). O exame citológico e/ou histológico dos tecidos é necessário para diferenciar essas doenças. Os corpos estranhos gástricos podem ser diferenciados das neoplasias com exames de imagem ou endoscopia. A pitiose e a neoplasia podem ser diferenciadas pela citologia ou histopatologia (Figura 18.125).

MANEJO CLÍNICO

O tratamento clínico depende da gravidade dos sinais clínicos. Se possível, anomalias eletrolíticas, acidobásicas, de hidratação e coagulação devem ser corrigidas antes da cirurgia.

TRATAMENTO CIRÚRGICO

Manejo Pré-cirúrgico

Os animais devem ficar em jejum 12 horas antes da cirurgia. Antibióticos peroperatórios podem ser administrados na indução da anestesia e mantidos por até 12 horas no período pós-operatório.

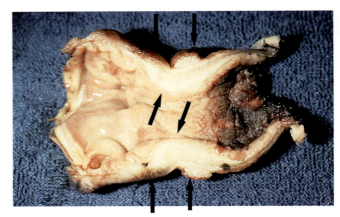

Figura 18.94 Piloro removido de um cão com obstrução da saída gástrica causada por um adenocarcinoma submucoso *(setas)* que não acometeu a mucosa.

Anestesia

Veja os anestésicos sugeridos em cães com doenças gástricas na p. 399. As recomendações anestésicas para animais estáveis ou sépticos submetidos à cirurgia abdominal estão nas Tabelas 19.1 e 19.2, respectivamente.

Anatomia Cirúrgica

A anatomia cirúrgica do estômago é discutida na p. 399.

Posicionamento

O animal é colocado em decúbito dorsal e o abdome é preparado para uma incisão ventral na linha média. A área preparada deve se estender do meio do tórax até o púbis.

TÉCNICA CIRÚRGICA

À exceção do linfoma, a cirurgia é o único tratamento que pode curar a neoplasia gástrica (Figura 18.94). Infelizmente, a maioria dos carcinomas não é diagnosticada até estar avançada a ponto de não ser passível de ressecção. Palpe os linfonodos regionais quanto a evidências de metástase. Inspecione o fígado e outras estruturas abdominais para detecção de metástase ou espessamento e biopsie as lesões suspeitas. Se a lesão parecer localizada no estômago, considere a ressecção gástrica, que pode ser curativa.

Em caso de necessidade de procedimentos de excisão ampla e *bypass*, como gastrojejunostomia e colecistojejunostomia (p. 574), a cirurgia tem valor duvidoso devido à probabilidade de recidiva do tumor, além da morbidade operatória inaceitável. O linfoma gástrico solitário raramente é curado apenas com a cirurgia, e a quimioterapia é apenas paliativa para o linfoma difuso. Da mesma forma, a excisão cirúrgica ampla é hoje a única terapia que pode curar a pitiose; entretanto, a obtenção de margens cirúrgicas amplas é difícil devido à natureza extensa da doença no momento do diagnóstico. A terapia clínica da pitiose raramente é benéfica e quase nunca é curativa se a lesão não puder ser removida.

Se a lesão parecer pequena o suficiente para poder ser removida sem causar morbidade inaceitável, as margens cirúrgicas devem ser amplas (com inclusão de tecido normal) nos pacientes com câncer gástrico e pitiose. O exame citológico dos tecidos obtidos durante o procedimento cirúrgico ou de cortes congelados auxilia a determinar a adequação das margens de tecido. As técnicas cirúrgicas de ressecção gástrica são descritas nas pp. 402 a 403.

MATERIAIS DE SUTURA E INSTRUMENTOS ESPECIAIS

Materiais de sutura absorvíveis, como polidioxanona ou poligliconato (2-0 ou 3-0), devem ser usados. A sutura com categute cromado deve ser evitada.

CUIDADO E AVALIAÇÃO PÓS-CIRÚRGICOS

O estado eletrolítico e fluido do paciente deve ser monitorado no período pós-operatório e as deficiências, corrigidas. O animal pode ser alimentado com dieta pobre em gordura, começando 24 horas após a cirurgia, caso não vomite. Se o vômito continuar, antieméticos de ação central, como maropitant e ondansetron (Quadro 18.26), podem ser benéficos. Uma sonda de alimentação por enterostomia deve ser considerada para ajudar a nutrição no período pós-operatório (p. 101).

PROGNÓSTICO

O prognóstico é reservado na maioria das neoplasias gástricas malignas porque estas não são diagnosticadas até estarem avançadas (impossibilitando a ressecção) e tenham metástases. Apesar da cirurgia agressiva, a maioria dos cães com adenocarcinoma ou leiomiossarcoma gástrico terá recidiva de sinais clínicos e será submetida à eutanásia em menos de 1 ano. Nos animais com lesões benignas, a cirurgia pode ser curativa. O tratamento cirúrgico da pitiose pode ser difícil devido à sua rápida taxa de crescimento e à natureza extensa, mas curas cirúrgicas foram alcançadas em infecções confinadas ao estômago.

Cirurgia do Intestino Delgado

PRINCÍPIOS GERAIS E TÉCNICAS

DEFINIÇÕES

Enterotomia é uma incisão no intestino e **enterectomia** é a remoção de um segmento intestinal. O procedimento de **ressecção intestinal e anastomose** é uma enterectomia com reestabelecimento da continuidade entre as extremidades separadas. **Enteroenteropexia** ou **plicadura intestinal** é a fixação cirúrgica de um segmento intestinal em outro; **enteropexia** é a fixação de um segmento intestinal à parede corpórea ou outra alça do intestino.

CONSIDERAÇÕES PRÉ-CIRÚRGICAS

A cirurgia do intestino delgado é mais frequentemente indicada em casos de obstrução gastrointestinal (p. ex., corpos estranhos, massas). Outras indicações são trauma (p. ex., perfuração, isquemia), mau posicionamento, infecção e procedimentos diagnósticos ou de suporte (p. ex., biópsia, cultura, citologia, sondas de alimentação).

O diagnóstico da doença do intestino delgado é baseado no histórico, sinais clínicos, exame físico, radiografias, ultrassonografias, dados laboratoriais, endoscopia e/ou biópsia. Dieta, medicamentos, eventos estressantes e resposta à terapia prévia devem ser averiguados com os proprietários. Os sinais clínicos da doença do intestino delgado são variados e inespecíficos, embora perda de peso, diarreia, vômito, anorexia e/ou depressão sejam os mais comuns (Tabela 18.5). Dor e choque podem ser causados por trauma, oclusão vascular ou obstrução intestinal completa. Vômitos graves, choque ou abdome agudo sugerem mau posicionamento intestinal, isquemia, perfuração ou obstrução da porção superior do intestino. O exame visual fornece informações sobre o estado mental, o temperamento, o estado nutricional e o conforto do animal. A palpação abdominal pode identificar dor, espessamento intestinal, massas abdominais ou mau posicionamento de órgãos.

Os perfis hematológicos e bioquímicos devem ser realizados em animais com suspeita de anomalias do intestino delgado para ajudar a identificar doença sistêmica concomitante (p. ex., doença renal, doença hepática, hipoadrenocorticismo, hipercalcemia, diabetes melito, pancreatite) e direcionar a terapia pré-operatória (Quadro 18.35). Desidratação, anomalias acidobásicas e desequilíbrio eletrolítico são sequelas comuns de vômitos, diarreia e sequestro de fluidos. Essas anomalias devem ser corrigidas antes da indução da anestesia, se possível. É importante resolver a hipotensão por causa de sua associação à vasoconstrição porta intensa que provoca a quebra da barreira da mucosa intestinal, permitindo a maior absorção de endotoxina. Vômitos profusos geralmente provocam desidratação e podem causar hipocloremia, hipopotassemia e/ou hiponatremia. O vômito duodenal pode causar maiores perdas de sódio, potássio e água do que o vômito gástrico. A alcalose é normalmente provocada pela perda de fluido gástrico; entretanto, a acidose metabólica pode ocorrer devido à depleção de fluidos decorrente de vômitos, perdas insensíveis de água, ausência de ingestão de alimentos e/ou catabolismo das reservas corpóreas. Sangue total ou hemácias compatíveis devem ser administrados em animais com hematócrito inferior a 20%, fracos ou com hipoxia clínica. Os pacientes com anemia e doença crônica devem receber sangue total se estiverem hipovolêmicos e concentrados de hemácias se normovolêmicos. As deficiências de fator de coagulação devem ser corrigidas com sangue total fresco ou plasma fresco ou congelado. O plasma rico em plaquetas ou as transfusões de plaquetas devem ser usados em pacientes com trombocitopenia grave. A administração de plasma (5-20 mL/kg), transfusões de sangue total ou hidroxietilamido várias horas antes da cirurgia deve ser considerada se as concentrações séricas de albumina estiverem abaixo de 1,5 g/dL. Nos pacientes com enteropatia grave e perda de proteínas, a administração de plasma raramente é eficaz na elevação da concentração sérica de albumina, porque a maior parte da molécula é eliminada com rapidez pelo trato gastrointestinal. Portanto, o hidroxietilamido geralmente é preferido. Há algumas evidências de que as transfusões de sangue podem prejudicar a cicatrização intestinal e aumentar a suscetibilidade à sepse intra-abdominal.

QUADRO 18.35 Tratamento Pré-operatório de Pacientes Submetidos à Cirurgia Intestinal

- Obtenha um banco de dados mínimo: hemograma completo, bioquímica sérica, urinálise, perfil de coagulação (se possível), com ou sem eletrocardiograma.
- Localize a lesão com palpação abdominal, radiografias, ultrassonografia e/ou endoscopia.
- Corrija a hidratação e as anomalias eletrolíticas e acidobásicas.
- Faça uma transfusão se o hematócrito for inferior a 20% ou se o animal estiver clinicamente fraco ou debilitado (Quadro 4.1).
- Institua o jejum de 12-18 horas em animais maduros e de 4-8 horas em pacientes pediátricos antes da indução.
- Administre os antibióticos profiláticos se indicados.

TABELA 18.5 — Sinais Clínicos de Doença Intestinal Crônica

Sinal Clínico	Intestino Delgado	Intestino Grosso
Perda de peso	Consistente	Apenas pacientes com doença colônica infiltrativa grave
Apetite	Variável	Geralmente normal; variável
Vômito	Ocasional	Raro
Eructação	Ocasional	Rara
Flatulência e borborigmo	Ocasionais	Ocasionais
Distensão abdominal	Variável	Rara
Quantidade de defecação	Normal a grande	Pequena a normal
Frequência de defecação	Normal a ligeiramente aumentada	Normal a muito frequente
Sangue nas fezes	Se presente, geralmente escuro, enegrecido (melena)	Se presente, geralmente vermelho a vermelho-amarronzado (hematoquezia)
Muco nas fezes	Ausente	Presente ou ausente
Esteatorreia	Ocasional	Ausente
Fecaloma	Ausente	Ocasional
Urgência ou tenesmo	Ausente	Às vezes presente
Disquezia	Ausente	Presente na doença retal
Exame retal	Normal	Pode ser normal ou anormal (sangue, muco, dor, massa)
Dor abdominal	Variável	Variável
Má qualidade do pelame	Variável	Incomum
Depressão	Variável	Incomum

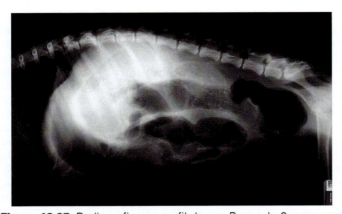

Figura 18.95 Radiografia em perfil de um Boxer de 2 anos com depressão, anorexia e constipação com aumento do volume abdominal. Note a grande distensão intestinal com gás e ingesta. Uma espiga de milho foi removida do jejuno distal.

Radiografias simples podem demonstrar padrões anormais de fluidos gasosos, massas, corpos estranhos, fluido abdominal ou vísceras deslocadas (Figura 18.95). As duas projeções em decúbito lateral e uma projeção ventrodorsal devem ser obtidas. A relação entre o diâmetro máximo do intestino delgado e a altura da placa terminal cranial da segunda vértebra lombar superior a 3 está fortemente associada à obstrução intestinal em gatos, enquanto a razão maior que 4 é quase sempre associada à obstrução. Estudos contrastados podem mostrar corpos estranhos, obstruções, deslocamentos anormais, espessura anormal da parede intestinal, padrões irregulares de mucosa e distorção da parede intestinal. O agente de contraste positivo geralmente usado para radiologia GI é a suspensão de sulfato de bário micropulverizado; no entanto, o contraste iodado ou o ioexol devem ser usados em casos de suspeita de perfuração intestinal, mas a peritonite séptica não pode ser demonstrada à abdominocentese ou lavagem peritoneal diagnóstica (p. 534). No entanto, a ultrassonografia abdominal normalmente é feita antes dos estudos de contraste, pois estabelece o diagnóstico e evita a realização do exame contrastado. Mesmo quando a ultrassonografia não é definitiva, muitos clínicos solicitam uma endoscopia em vez de estudos com contraste do trato gastrointestinal superior.

> **NOTA** Não use sulfato de bário em um estudo radiográfico gastrointestinal se houver suspeita de perfuração intestinal. Em vez disso, documente peritonite por abdominocentese, lavagem peritoneal diagnóstica ou cirurgia exploratória.

De modo geral, a ultrassonografia pode detectar e definir massas intestinais e outras massas abdominais, além de avaliar a espessura da parede intestinal (a parede intestinal normal tem 2 a 3 mm de espessura), a aparência e a simetria das várias camadas da parede, o número de contrações peristálticas, o padrão do conteúdo intestinal (gás: hiperecoico; muco: ecogênico sem sombra acústica; fluido: anecoico), a localização da lesão e a extensão da doença. Cinco camadas são normalmente visíveis à ultrassonografia da parede intestinal: a superfície da mucosa hiperecogênica, a mucosa hipoecoica, a submucosa hiperecogênica, o músculo hipoecoico e a serosa hiperecogênica. O ultrassom ajuda muito a decidir se a biópsia endoscópica ou cirúrgica dos intestinos deve ou não ser realizada. Se a aparência do intestino for mais ou menos igual (mesmo que normal) em todo ou a maior parte de seu comprimento, a biópsia endoscópica geralmente é apropriada (lembre-se de que a ultrassonografia é relativamente insensível à doença GI). No entanto, se a ultrassonografia revelar que as únicas seções do intestino que parecem acometidas estão fora do alcance do endoscópio, a biópsia cirúrgica é preferida.

A gastroduodenoscopia permite a visualização e a biópsia do duodeno (e, às vezes, do jejuno superior), enquanto a colonoileoscopia permite a visualização e a biópsia do íleo. A visualização da mucosa intestinal pode detectar úlceras, erosões, infiltração da mucosa e/ou linfangiectasia não detectada em radiografias ou na ultrassonografia. A endoscopia também permite a obtenção de múltiplas biópsias do intestino delgado e, em especial, possibilita direcionar a biópsia às lesões mucosas óbvias.

Os benefícios da estabilização da condição do animal antes da cirurgia devem ser pesados contra o risco de necrose isquêmica. Explore o animal sem demora se uma ou mais das seguintes afirmativas forem verdadeiras: (1) o animal sofreu uma lesão abdominal penetrante; (2) identificação de um grande número de neutrófilos (>25.000/μL) ou neutrófilos tóxicos na citologia do derrame; (3) presença de bactérias no derrame abdominal; (4) a diferença entre a concentração de glicose no sangue e no fluido peritoneal é maior que 20 mg/dL; (5) a concentração de lactato no fluido peritoneal é maior que 2,5 a 5,5 mmol/L; (6) identificação de bolhas de gás extraluminais (i.e., pneumoperitônio espontâneo) ou vólvulo durante a geração de imagens; (7) identificação de intussuscepção esofágica ou gástrica durante o exame de imagem; ou (8) a cultura bacteriana do fluido é positiva para bactérias patogênicas. Considere a exploração do animal sem demora se os fatores anteriores não forem identificados, mas houver suspeita de uma emergência e um ou mais dos seguintes motivos forem verdadeiros: (1) o fluido peritoneal tem mais de 13.000 células nucleadas/μL; (2) o pH do líquido peritoneal é inferior a 7,2; (3) a pressão parcial de dióxido de carbono no líquido peritoneal é superior a 55 mmHg; (4) a pressão parcial de oxigênio no líquido peritoneal é menor que 50 mmHg; (5) a concentração de glicose no fluido peritoneal é inferior a 50 mg/dL; (6) há uma diferença negativa na concentração de lactato entre o sangue e o fluido; ou (7) o animal apresenta deterioração clínica apesar do tratamento clínico agressivo e obstrução completa, perfuração, estrangulamento, necrose ou sepse (Quadro 18.36).

CONSIDERAÇÕES ANESTÉSICAS

Considerações anestésicas especiais são necessárias em pacientes com obstrução intestinal, isquemia, perfuração, torção ou vólvulo (Tabela 18.4). Esses pacientes podem apresentar desidratação, hipotensão e taquicardia, além de graves anomalias eletrolíticas e acidobásicas. As arritmias cardíacas não são incomuns. As vísceras aumentadas podem comprimir a veia cava, causando comprometimento circulatório e vascular. Além disso, o diafragma pode ser deslocado cranialmente, comprimindo o tórax e diminuindo os volumes pulmonares. Coloque dois cateteres cefálicos calibrosos para facilitar a reidratação; doses de choque de fluidos de 90 mL/kg ou mais podem ser necessárias em cães acometidos (p. ex., aqueles com DGV ou torção intestinal). Muitas vezes, o paciente está deprimido e a pré-medicação é desnecessária. As complicações na indução podem ser associadas ao caráter emergencial do caso e a reposição volêmica pode estar incompleta. Esses pacientes devem ser monitorados quanto a arritmias ou taquicardia. Um ECG, um oxímetro de pulso e medições diretas e indiretas da pressão arterial devem ser monitorados durante toda a cirurgia. A pré-oxigenação desses pacientes deve ser feita por 3 a 5 minutos antes da indução. Devido ao comprometimento cardiovascular, a indução com cetamina e benzodiazepínicos (p. ex., midazolam ou diazepam) ou etomidato pode ser justificada. O propofol deve ser evitado devido à hipotensão acentuada que causa em pacientes hipovolêmicos. Esteja preparado para uma queda na pressão sanguínea durante a indução, mesmo em pacientes submetidos à ressuscitação volumétrica (Quadro 19.6). Para manutenção da anestesia, sevoflurano ou isoflurano podem ter que ser usados em níveis reduzidos. O óxido nitroso aumenta o volume de ar aprisionado nas vísceras e, portanto, deve ser evitado em pacientes com obstrução intestinal, vólvulo ou torção. A manipulação visceral pode induzir bradicardia; no entanto, atropina ou glicopirrolato podem resolvê-la, se necessário. Antecipe grandes mudanças de fluidos. Grandes volumes de soro fisiológico ou solução de Ringer lactato podem precisar ser administrados para correção da hipovolemia e durante a cirurgia devido às perdas contínuas por evaporação e do terceiro espaço. O hidroxietilamido pode ser administrado no pré-operatório, no intraoperatório e/ou no pós-operatório até uma dose total de 20 mL/kg por dia. Monitore cuidadosamente o paciente durante a administração de hidroxietilamido. Às vezes, o hidroxietilamido entra no compartimento extravascular e atrai fluido para o interstício ou para o terceiro espaço. Se possível, os aquecedores de fluido devem ser utilizados no período pré-operatório, bem como na sala de cirurgia. Cuidados extras devem ser tomados para evitar a hipotermia, que tem inúmeras consequências deletérias (coagulopatia, diminuição do metabolismo do fármaco, redução da função renal, má cicatrização, arritmias cardíacas). Deve-se ter cuidados durante a cirurgia para tentar manter a temperatura do corpo do paciente acima de 35 °C.

Alguns protocolos anestésicos para animais com peritonite são mostrados na Tabela 19.2. Os protocolos anestésicos para animais estáveis submetidos a cirurgia abdominal são mostrados na Tabela 19.1.

ANTIBIÓTICOS

O trato gastrointestinal apresenta populações bacterianas. Normalmente, os números bacterianos são menores no duodeno e no jejuno do que no íleo, no cólon e no reto. O cólon tem o maior número de bactérias, tanto aeróbias quanto anaeróbias. Normalmente, menos bactérias com potencial patogênico residem perto da válvula ileocecal, a menos que o peristaltismo seja interrompido por íleo ou obstrução. No entanto, alguns pacientes apresentam números surpreendentes de bactérias (i.e., >10^8/mL de fluido intestinal) no intestino delgado superior, incluindo possíveis patógenos como *Bacteroides, Clostridium, Enterococcus, Staphylococcus* e *Escherichia coli*. As bactérias residentes geralmente proliferam no intestino doente porque o conteúdo luminal estagnado e a parede desvitalizada são excelentes meios de cultura. Seis horas de condições anormais podem permitir que o número de bactérias aumente de 10^4/mL de ingesta para 10^{11}/mL. O jejum reduz o número de bactérias no intestino delgado e

---

QUADRO 18.36 Indicações para Cirurgia de Emergência

Explore sem Demora em Caso de:
Lesão abdominal penetrante
Derrame com bactérias intracelulares
Diferença da concentração de glicose no sangue e no fluido peritoneal >20 mg/dL
Concentração de lactato no fluido peritoneal >2,5-5,5 mmol/L
Os exames de imagem revelam bolhas extraluminais espontâneas de gás ou vólvulo
Identificação de intussuscepção esofágica ou gástrica
Isolamento de bactérias no fluido peritoneal

Considere a Exploração sem Demora em Caso de:
O fluido peritoneal apresentar ≥13.000 células nucleadas/μL
pH do fluido peritoneal <7,2
pCO$_2$ no fluido peritoneal >55 mmHg
pO$_2$ no fluido peritoneal <50 mmHg
Concentração de glicose no fluido peritoneal <50 mg/dL
Lactato sangue-fluido peritoneal é negativo
O animal piora apesar do tratamento medicamentoso agressivo e há suspeita de obstrução completa, perfuração, estrangulamento, necrose ou sepse

pCO$_2$, Pressão parcial de dióxido de carbono; *pO$_2$*, pressão parcial de oxigênio.

QUADRO 18.37	Antibióticos Profiláticos para Animais Submetidos à Cirurgia Intestinal
Cefazolina 22 mg/kg IV	
Cefmetazol 15 mg/kg IV[a]	
Cefoxitina 30 mg/kg IV	

IV, Intravenoso.
[a] A dose é empírica.

QUADRO 18.38 — Princípios da Cirurgia Intestinal

- O diagnóstico precoce e a boa técnica cirúrgica previnem a maioria das complicações.
- Faça a cirurgia assim que a anestesia for possível em pacientes com perfuração, estrangulamento ou obstrução completa.
- A cicatrização ideal requer bom suprimento sanguíneo, aposição precisa da mucosa e trauma cirúrgico mínimo.
- Fatores sistêmicos, como hipovolemia, choque, hipoproteinemia, debilitação e infecção, podem retardar a cicatrização e aumentar o risco de deiscência.
- Use suturas de aproximação: pontos simples separados, Gambee, esmagamento ou pontos simples contínuos; as técnicas com grampos podem ser empregadas.
- Inclua a submucosa em todas as suturas ou grampos.
- Escolha uma sutura sintética absorvível e monofilamentar, como polidioxanona, poligliconato, poliglecaprona 25 ou glicômero 631.
- Cubra os sítios cirúrgicos com retalho de serosa caso haja risco de deiscência.
- Substitua os instrumentos e as luvas contaminadas antes do fechamento do abdome.

no estômago. A terapia antibiótica altera a flora intestinal normal e promove o desenvolvimento de cepas resistentes de bactérias. No entanto, os antibióticos podem ser indicados em animais com lesão grave da mucosa ou doença gastrointestinal aguda associada a febre, leucocitose, leucopenia e/ou choque.

As técnicas cirúrgicas com entrada do lúmen intestinal são classificadas como procedimentos limpos-contaminados ou contaminados, dependendo da quantidade de derramamento (p. 84). O risco de infecção em feridas contaminadas aumenta com o estresse do paciente, a patogenicidade do microrganismo, a suscetibilidade do tecido e o tempo. Os patógenos que mais causam peritonite após a cirurgia intestinal são *E. coli*, *Enterococcus* spp. e *Staphylococcus aureus* coagulase-positivo. Embora isolados com menor frequência, os anaeróbios também são comuns e podem causar peritonite (pp. 449 e 527). Os antibióticos profiláticos são indicados em animais com obstrução intestinal devido ao maior risco de contaminação associada ao supercrescimento bacteriano. Também são indicados quando o tecido está desvascularizado e traumatizado e em cirurgias com mais de 2 a 3 horas de duração. As cefalosporinas de primeira geração (p. ex., cefazolina; Quadro 18.37) devem ser administradas antes da cirurgia do intestino delgado superior e médio, enquanto as cefalosporinas de segunda geração (p. ex., cefoxitina; Quadro 18.37) ou uma penicilina mais um inibidor de betalactamase (p. ex., ampicilina mais sulbactam; piperacilina mais tazobactam; Quadro 18.3) devem ser considerados em procedimentos no intestino delgado distal e no intestino grosso. Os antibióticos devem ser novamente administrados 2 horas após a primeira dose.

ANATOMIA CIRÚRGICA

Os intestinos dos cães têm aproximadamente cinco vezes o comprimento do corpo (da coroa à garupa) e 80% correspondem ao intestino delgado. O duodeno, o jejuno e o íleo formam o intestino delgado. O duodeno é a porção mais fixa, começando no piloro à direita da linha média e estendendo-se por cerca de 25 cm. Continua em sentido dorsocranial por uma curta distância, gira caudalmente na flexura duodenal cranial e continua à direita como duodeno descendente. O duodeno gira cranialmente na flexura duodenal caudal, onde há inserção do ligamento duodenocólico. O duodeno ascendente fica à esquerda da raiz mesentérica. O ducto biliar comum e o ducto pancreático se abrem nos primeiros centímetros do duodeno na papila duodenal principal em cães. O ducto pancreático acessório entra caudal a esta região, na papila duodenal secundária.

O jejuno forma a maior parte das pequenas espirais intestinais no abdome ventrocaudal. É o segmento mais longo e móvel do intestino delgado. Começa à esquerda da raiz mesentérica, onde o duodeno ascendente gira para a direita na flexura duodenojejunal. O íleo tem um vaso antimesentérico e cerca de 15 cm de comprimento. Passa do lado esquerdo para o lado direito em um plano transversal através da região lombar média até a raiz do mesentério e se une ao cólon ascendente à direita da linha média no orifício ileocólico. A raiz do mesentério prende o jejuno e o íleo à parede corpórea dorsal. Ramos das artérias celíaca e mesentérica cranial suprem o intestino delgado. Os linfonodos mesentéricos repousam ao longo dos vasos no mesentério.

As camadas da parede intestinal são a mucosa, submucosa, muscular e serosa. A mucosa é uma importante barreira que separa o ambiente luminal da cavidade abdominal. A saúde da mucosa e o suprimento sanguíneo intestinal são importantes para a secreção e absorção intestinal normal. A camada submucosa tem vasos sanguíneos, vasos linfáticos e nervos. É a camada de maior resistência à tração. A camada muscular é necessária para a motilidade normal. A serosa é importante para a formação rápida de selagem em um sítio de lesão ou incisão.

NOTA Como a submucosa é a camada intestinal que confere resistência mecânica, deve ser incluída na sutura do intestino para fortalecer o fechamento.

TÉCNICAS CIRÚRGICAS

A correção cirúrgica de obstruções mecânicas é preferencialmente realizada nas primeiras 12 horas após o diagnóstico, dando tempo para correção parcial das anomalias fluidas, acidobásicas e eletrolíticas (Quadro 18.38). Os benefícios da estabilização do paciente devem ser pesados contra o risco de necrose isquêmica causada pela ruptura vascular, que aumenta com o tempo. Perfuração, perda da integridade da mucosa e exposição sistêmica a bactérias e toxinas intestinais podem ter resultados fatais. Em casos de feridas abdominais penetrantes, perfuração intestinal, vólvulo ou peritonite, a cirurgia deve ser realizada assim que o diagnóstico for estabelecido.

A necrose isquêmica da parede do intestino pode ocorrer em pacientes com obstrução (completa ou parcial), estrangulamento e trombose. Os critérios de rotina para avaliação da viabilidade intestinal incluem a observação da coloração intestinal (rosa a vermelha, em vez de azul a preta), textura da parede, peristaltismo, pulsação das artérias e sangramento após a incisão. Como esses fatores são subjetivos, a avaliação da viabilidade costuma ser difícil. Banhar o segmento acometido em soro fisiológico morno por alguns minutos pode melhorar a cor e o peristaltismo. No entanto, a aparência normal não garante que o intestino cicatrize após a cirurgia; portanto, o intestino de viabilidade questionável deve ser removido. Várias técnicas têm sido propostas para aumentar a precisão dos critérios clínicos padronizados para avaliar a viabilidade, e seu erro mais comum é a ressecção de intestino viável. As técnicas de avaliação de viabilidade incluem o uso de eletromiografia, microesferas radioativas, sondas de microtemperatura e medidas de pH. Essas técnicas são incômodas, caras e, de modo geral, não adequadas para uso clínico. As sondas de fluxo ultrassônico Doppler têm sido usadas para detectar o fluxo sanguíneo mural pulsátil com uma precisão de 80%. A oximetria de pulso mede a saturação de oxigênio por meio de sondas de pulso e pode ser superior à ultrassonografia com Doppler na determinação da viabilidade intestinal. A oximetria de pulso da parede intestinal, em comparação à saturação periférica de oxigênio, mostrou que o intestino normal permanece a 1 cm da leitura normal. A oximetria de pulso é um meio confiável e reprodutível para avaliação da perfusão arterial do intestino isquêmico, excedendo a precisão geral dos critérios clínicos padronizados ou da ultrassonografia com Doppler em comparação ao corante fluoresceína. A oximetria de pulso não é tão sensível quanto a fluoresceína na detecção da viabilidade em segmentos com oclusão arterial e venosa combinada.

A injeção intravenosa de vários agentes (principalmente da fluoresceína) é prática, mas de precisão limitada (cerca de 95% de precisão na detecção de intestino não viável, menos de 60% de precisão na detecção de intestino viável). A fluoresceína é injetada por via intravenosa (15 a 25 mg/kg) e, depois de 2 a 3 minutos, o intestino é observado com lâmpada de Wood em centro cirúrgico escuro. O intestino viável possui áreas fluorescentes de uma cor verde-dourada uniforme ou um padrão com pequenas manchas, sem áreas de não fluorescência maiores que 3 mm de diâmetro. A fluoresceína pode ser usada apenas uma vez em um período de 24 horas. Corantes como a fluoresceína avaliam apenas a perfusão e não a integridade da mucosa, o que é essencial para manter a barreira mucosa. Embora essa técnica seja um exame de vascularização, mas não de viabilidade, ainda pode ser um complemento valioso para prever esta última.

Técnicas de Biópsia

A biópsia intestinal é indicada ao diagnóstico de doenças intestinais que não foram definidas por outros exames. O intestino delgado pode ser biopsiado durante endoscopia, ultrassonografia, laparoscopia ou laparotomia. Todas as técnicas de biópsia requerem anestesia geral ou sedação.

Biópsia Ultrassonográfica

As principais vantagens da biópsia guiada por ultrassonografia do intestino delgado são (1) sua aplicação ao órgão inteiro, (2) sua segurança, rapidez e capacidade de realização em ambulatório, (3) sua especificidade no diagnóstico de neoplasia ou infecção fúngica e (4) a possibilidade de realização de biópsia de massas abdominais, caso presentes. As principais desvantagens são (1) a insensibilidade da ultrassonografia na detecção de lesões da mucosa, (2) a dificuldade de exame de todo o trato intestinal com a ultrassonografia, o que dificulta a detecção de lesões focais do intestino e (3) o fato de não haver dados sobre a qualidade diagnóstica destas amostras de lesões inflamatórias dos intestinos. A biópsia guiada por ultrassom parece ser o método de escolha em massas intestinais, e caso o diagnóstico não seja estabelecido, a cirurgia é indicada. A biópsia por aspiração com agulha fina, a biópsia por *microcore* ou a biópsia automatizada por *microcore* podem ser realizadas durante o exame ultrassonográfico das lesões intestinais; no entanto, podem ser difíceis em pacientes com infiltração leve ou moderada. Na aspiração por agulha fina de lesões com menos de 2 cm de diâmetro, uma agulha espinal de calibre 23 a 25 e meia polegada ou uma agulha de biópsia Westcott pode ser usada. Se as amostras aspiradas não forem diagnósticas e a lesão tiver mais de 2 cm de diâmetro, uma biópsia automatizada por *microcore* pode ser feita (agulha de biópsia Bard Biopty-Cut®). Alternativamente, uma biópsia de *microcore* pode ser feita com agulha de calibre 20 ou 22 inserida repetidamente na lesão. Uma seringa com uma pequena quantidade de ar é encaixada na agulha e as células são sopradas em uma lâmina. As possíveis complicações são peritonite, hematoma, disseminação de tumor e trauma em órgãos adjacentes.

Localize a lesão com o transdutor e prepare assepticamente a pele sobre este local. Tensione a pele e perfure com a agulha. Com a orientação por ultrassonografia, direcione a agulha para dentro da lesão, mas não através da mucosa. Nas biópsias por aspiração, remova o estilete e aplique sucção com uma seringa de 6 mL três a seis vezes. Depois de liberar a sucção, remova a agulha e a seringa. Colete duas a quatro amostras e avalie as preparações citológicas. Na biópsia com *microcore*, selecione um local o mais distante possível do lúmen intestinal. Com o instrumento de biópsia Tru-Cut® e orientação por ultrassonografia, colete uma ou duas biópsias. Transfira as amostras para os recipientes de biópsia e coloque em formol a 10%. Após a coleta da amostra, examine o local da biópsia com ultrassonografia para detectar a coleção de fluido, sugerindo extravasamento ou hemorragia. A radiografia abdominal pode ser usada para detecção de pneumoperitônio. Monitore a cor da membrana mucosa, o tempo de preenchimento capilar, o pulso e a frequência respiratória durante a recuperação.

Biópsia com Endoscópio Flexível

As principais vantagens da biópsia endoscópica flexível são: (1) a menor invasividade da técnica e a possibilidade de realização em ambulatório; (2) a possibilidade de visualização da mucosa e a biópsia dirigida de lesões mucosas não visíveis em técnicas de diagnóstico por imagem ou à laparotomia; e (3) a capacidade de realização de múltiplas biópsias de cada órgão, o que é importante porque as lesões podem ser muito irregulares, mesmo em animais em estado grave. As principais desvantagens da endoscopia flexível são (1) a incapacidade de alcançar o jejuno, exceto em pacientes de porte pequeno, (2) a inclusão de apenas uma quantidade limitada de submucosa e a ausência de túnica muscular nessas biópsias, e, mais importante, (3) a facilidade de obtenção de amostras tissulares não diagnósticas e de baixa qualidade, a menos que o profissional seja bem treinado. A não ser que atenção cuidadosa seja dada à técnica, a biópsia endoscópica da mucosa duodenal tende a gerar biópsias com artefatos, retorcidas e sem orientação, que dificultam ou impossibilitam a avaliação significativa. O Capítulo 14 descreve uma técnica para obtenção de biópsias do duodeno por endoscopia flexível.

Biópsia Laparoscópica do Intestino Delgado

As principais vantagens da biópsia laparoscópica do intestino delgado são (1) sua relativa não invasividade e capacidade de realização em ambulatório, (2) a possibilidade de realização concomitante às biópsias hepáticas e pancreáticas, (3) a possibilidade de biópsia do jejuno, que geralmente está fora do alcance de endoscópios flexíveis e (4) a obtenção de biópsias de espessura total. As principais desvantagens da biópsia laparoscópica do intestino delgado são: (1) a incapacidade de acesso imediato ao duodeno ou íleo; (2) a limitação do número de biópsias que podem ser obtidas; (3) o exame do abdome de qualidade inferior à laparotomia; e (4) a incapacidade de visualização de lesões mucosas e de direcionamento da biópsia para os pontos acometidos. Realize a rotina de laparoscopia exploratória com duas a três portas. Ao final do procedimento, use uma pinça Babcock para segurar com delicadeza uma seção do jejuno e levá-la até a cânula. Em seguida, puxe a cânula, a pinça Babcock e intestino do abdome como uma única unidade. Os melhores resultados são obtidos com cânula de 10 mm (se necessário, um adaptador de 5 mm pode ser colocado por cima para acomodar instrumentos de menor diâmetro). Se necessário, amplie a incisão cutânea para facilitar a exteriorização da porção do intestino delgado. Faça as suturas no intestino e remova a cânula e a pinça Babcock. Em seguida, faça a biópsia incisional, conforme descrito adiante, em "Enterotomia". Existem variações desta técnica. Alternativamente, use um afastador para ampliar o local da porta para "correr o intestino", exteriorizando-o, e avalie-o visualmente e por meio de palpação. Cada segmento deve ser devolvido ao abdome, pois a exteriorização de todo o intestino delgado não é possível sem comprometer o suprimento sanguíneo. A ferida aumentada é muito pequena para a manutenção do fluxo sanguíneo pela raiz do mesentério.

Enterotomia

As principais vantagens da laparotomia e enterotomia são: (1) a possibilidade de acesso de todo o trato gastrointestinal; (2) a obtenção de biópsias de espessura total, que são importantes em massas submucosas; e (3) a possibilidade de exame e coleta de amostras do restante do abdome ao mesmo tempo. As principais desvantagens da laparotomia são: (1) é a técnica mais cara e mais invasiva (i.e., não é um procedimento ambulatorial); (2) não permite a detecção de lesões na mucosa; (3) não permite a obtenção de tantas amostras de mucosa quanto a endoscopia flexível; e (4) a possibilidade de obtenção de amostras teciduais não diagnósticas se a técnica apropriada não for seguida. A laparotomia deve ser realizada se outras técnicas não forem possíveis ou se outras técnicas não foram ou provavelmente não serão diagnósticas. Deve-se levar em consideração a coleta de amostras de múltiplos segmentos do trato gastrointestinal para inclusão do estômago, do duodeno, do jejuno e do íleo, porque a doença pode não estar presente em todos os segmentos. Amostras do fígado e do linfonodo mesentérico (e, às vezes, do pâncreas felino) devem ser coletadas para identificação da hepatopatia concomitante ou diagnóstico de doenças como o mastocitoma, que pode ser observado apenas em linfonodos.

As incisões de enterotomia longitudinal ou transversal podem ser feitas para coleta de amostras de biópsia. Múltiplas biópsias devem ser realizadas e as amostras devem ser razoavelmente grandes (4-5 mm de diâmetro) e conter quantidades adequadas de mucosa. Todo o abdome deve ser explorado minuciosamente antes da realização das biópsias. As amostras devem ser coletadas dos linfonodos, do fígado ou de outros tecidos antes de procedimentos gástricos ou intestinais para evitar a contaminação cruzada. Outras indicações para enterotomia são a remoção de corpos estranhos e o exame luminal.

Exteriorize e isole o intestino doente ou sua porção desejada do abdome usando campos ou esponjas de laparotomia. Remova delicadamente o quimo (conteúdo intestinal) do lúmen do segmento intestinal identificado. Para minimizar o derramamento de quimo, oclua o lúmen em ambas as extremidades do segmento isolado e peça para um assistente usar uma pinça em formato de tesoura com os dedos indicador e médio a 4 a 6 cm de cada lado do sítio proposto de enterotomia (Figura 18.96A). Na ausência de assistente, use uma pinça intestinal atraumática (Doyen) ou um torniquete de drenagem de Penrose para oclusão do lúmen intestinal. Faça uma incisão de espessura total no lúmen intestinal na borda antimesentérica com uma lâmina de bisturi nº 11. Obtenha amostras de biópsia de espessura total de 2 a 3 mm de largura, seja por meio de uma segunda incisão longitudinal paralela à primeira com a lâmina de bisturi, seja pela remoção de uma elipse da parede intestinal em margem da primeira incisão com tesoura de Metzenbaum (Figura 18.96B-C).

As biópsias podem ser feitas com incisões de enterotomia transversal ou *punch* para biópsia cutânea. Coloque a biópsia do lado seroso

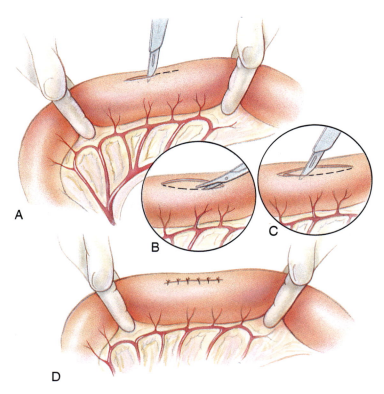

Figura 18.96 Biópsia intestinal. (A) Oclua o lúmen e faça uma incisão com uma lâmina de nº 11. (B) Remova uma elipse de 2 a 3 mm de tecido com tesouras de Metzenbaum ou (C) faça uma segunda incisão aproximadamente paralela à primeira com o bisturi. (D) Feche a incisão com pontos simples separados.

CAPÍTULO 18 Cirurgia do Sistema Digestório 439

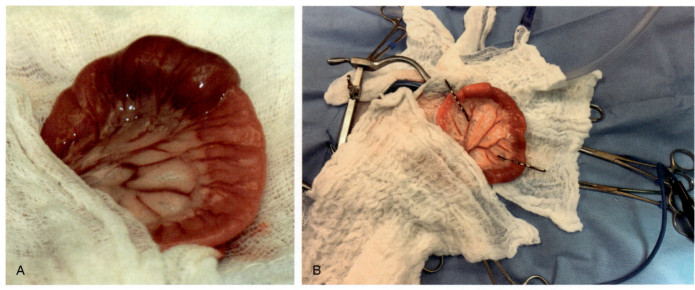

Figura 18.97 Corpo estranho intestinal em um gato. (A) O segmento intestinal foi exteriorizado e preparado separadamente do resto do abdome com esponjas úmidas de laparotomia para manter a assepsia. (B) O intestino foi ocluído proximal e distal ao corpo estranho usando grampos estéreis.

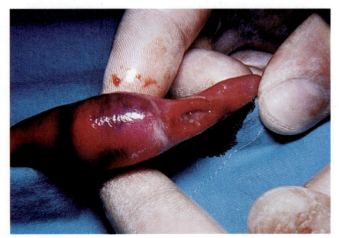

Figura 18.98 Segmento intestinal com um corpo estranho que foi removido por uma enterotomia. Note o intestino proximal dilatado com algumas áreas isquêmicas e que a incisão foi feita no intestino distal, mais saudável.

para baixo em um pedaço de papel-cartão estéril para que a amostra não enrole. Feche a incisão conforme descrito adiante, com pontos simples separados (Figura 18.96D). Suturas simples contínuas ou por esmagamento também podem ser usadas no fechamento da enterotomia. O uso bem-sucedido de grampos cutâneos no fechamento intestinal também foi descrito.

Na presença de um corpo estranho (Figura 18.97), faça a incisão no tecido de aparência saudável distal ao objeto (Figura 18.98). Alongue a incisão pelo eixo maior do intestino com bisturi ou tesoura de Metzenbaum, conforme necessário, para permitir que você remova o corpo estranho sem rasgar o intestino.

Após a biópsia ou remoção do corpo estranho, prepare a incisão para fechamento, aparando a mucosa evertida para que sua borda fique nivelada com a borda serosa (se necessário) ou use uma sutura de Gambee modificada (p. 69). Faça a sucção do lúmen isolado. Feche

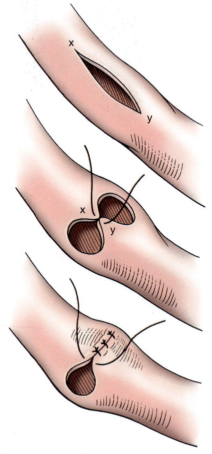

Figura 18.99 As incisões de enterotomia podem ser fechadas de maneira transversal se o lúmen intestinal for pequeno. Una os extremos (x e y) da incisão longitudinal com pontos simples separados para transpô-la em orientação transversal. Faça as demais suturas com 2 a 3 mm de distância.

a incisão com força de aposição suave em direção longitudinal ou transversal com pontos simples separados (Figura 18.99). A enterotomia transversal pode ser feita para amostragem do intestino na ausência de material estranho (Figura 18.100). Faça as suturas em todas as camadas da parede intestinal a 2 mm da borda e a 2 a 3 mm de distância com nós extraluminais. Incline a agulha para que a serosa fique ligeiramente mais afastada da borda do que a mucosa (Figura 18.101), o que ajuda o reposicionamento da mucosa evertida no lúmen. Amarre cada sutura cuidadosamente, sem cortar as camadas da parede intestinal, para aposição delicada de todas as camadas intestinais sem esmagamento do tecido. Use sutura absorvível monofilamentar (polidioxanona 4-0 ou 3-0, poligliconato ou poligleca-prona 25) com agulha de ponta afunilada ou cortante. Considere a sutura monofilamentar de absorção lenta (p. 62) ou mesmo um fio monofilamentar não absorvível (polipropileno 4-0 ou 3-0, náilon ou polibutéster) se a concentração de albumina do paciente for de 2 g/dL ou menor. Mantendo a oclusão luminal perto do sítio de enterotomia, distenda moderadamente o lúmen com soro fisiológico estéril, aplique pressão digital suave e observe se há extravasamento entre as suturas ou através dos furos de agulha (Figura 18.102). Faça mais pontos caso haja extravasamento entre as suturas. Irrigue o intestino isolado e todo o abdome se houver contaminação. Coloque o omento sobre a linha de sutura antes de fechar o abdome. Use um retalho de serosa (p. 447) em vez de omento se a integridade intestinal for questionável ou houver extravasamento nos orifícios das agulhas. Substitua os instrumentos e luvas contaminados antes de fechar o abdome.

Ressecção e Anastomose Intestinais

A ressecção e anastomose intestinais são recomendadas para remoção de segmentos intestinais isquêmicos, necróticos, neoplásicos ou com infecção fúngica. As intussuscepções irredutíveis também são tratadas com ressecção e anastomose. Anastomoses terminoterminais são recomendadas.

Anastomoses Suturadas

Faça uma incisão abdominal suficiente para permitir a exploração do abdome. Explore minuciosamente o abdome e colete quaisquer espécimes não intestinais; então, exteriorize e isole o intestino doente do abdome, usando campos ou esponjas de laparotomia. Analise a viabilidade intestinal e determine a quantidade de intestino que necessita de ressecção. Oclua (por ligadura dupla, grampo ou selagem térmica) e seccione os vasos mesentéricos arcádicos da artéria mesentérica cranial que supre este segmento do intestino (Figura 18.103). Oclua (dupla ligadura, grampo ou selagem térmica) os vasos da arcada terminal e o vaso reto dentro da gordura mesentérica nos pontos de secção intestinal proposta. Delicadamente remova o quimo (conteúdo intestinal)

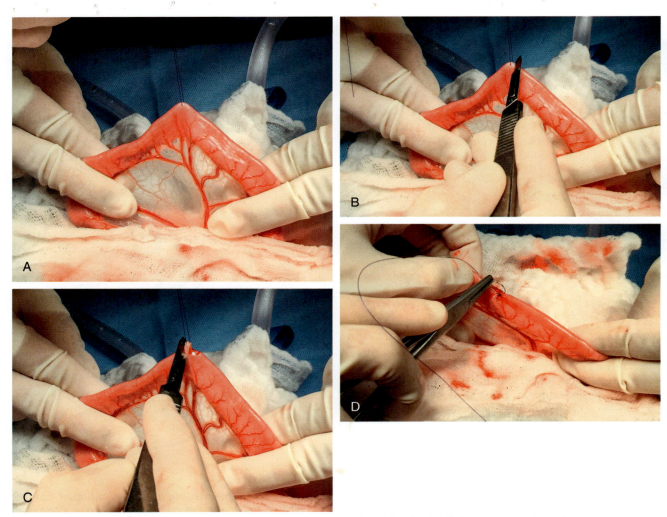

Figura 18.100 Biópsia em cunha transversal do intestino delgado. (A) Coloque uma sutura de ancoragem na superfície antimesentérica. (B) Incise o intestino em um ângulo oral e (C) aboral à sutura para remoção da amostra. (D) Feche o defeito em sentido transversal com pontos simples separados.

do lúmen do segmento intestinal identificado. Use os dedos ou uma pinça intestinal para ocluir o lúmen em ambas as extremidades do segmento para minimizar o derramamento de quimo (como já discutido). Coloque uma pinça em cada extremidade do segmento do intestino doente (essas pinças podem ser atraumáticas ou não, já que esse segmento do intestino será retirado). Seccione o intestino com uma lâmina de bisturi ou uma tesoura de Metzenbaum ao longo do lado de fora da pinça. Faça a incisão perpendicular ou oblíqua ao eixo longo. Use uma incisão perpendicular (ângulo de 75 a 90 graus) em cada extremidade se os diâmetros luminais forem os mesmos. Caso os diâmetros luminais das extremidades intestinais sejam desiguais, use uma incisão perpendicular através do intestino com o maior diâmetro luminal e uma incisão oblíqua (em ângulo de 45 a 60 graus) no intestino com o menor diâmetro luminal para ajudar a corrigir disparidade de tamanho (Figura 18.104). Faça a incisão oblíqua de forma que a borda antimesentérica seja mais curta que a borda mesentérica. Se a maior correção da disparidade de tamanho for necessária, faça as suturas ao redor do lúmen maior um pouco mais distantes do que ao redor do lúmen menor ou remova uma cunha da borda antimesentérica do segmento menor (Figura 18.105). Faça a sucção das extremidades intestinais e remova quaisquer detritos agarrados às bordas seccionadas com gaze umedecida. Apare a mucosa evertida com uma tesoura de Metzenbaum antes de começar a anastomose de ponta a ponta.

Use fio monofilamentar absorvível (polidioxanona, poligliconato ou poliglecaprona 25) 3-0 ou 4-0 com uma agulha de ponta afunilada ou cortante. Em animais com peritonite, considere a utilização de uma sutura monofilamentar de absorção mais lenta (p. 62). Coloque pontos simples separados em todas as camadas da parede intestinal. Incline a agulha de modo que a serosa fique ligeiramente mais afastada da borda do que a mucosa (Figura 18.101A). Isso ajuda a reposicionar a mucosa evertida dentro do lúmen. Amarre cada sutura cuidadosamente para a aposição delicada das bordas do intestino com nós extraluminais.

As suturas malfeitas ou com muita tensão atravessam a serosa, a muscular e a mucosa e esmagam os tecidos. (Figura 18.101B). Alguns cirurgiões preferem essa sutura, mas a maioria prefere pontos simples separados ou contínuos. A tensão excessiva forma bolsas e pode causar estenose significativa. O padrão contínuo ao redor do intestino pode limitar a dilatação no sítio de anastomose e provocar obstrução parcial. Portanto, a sutura simples contínua dividida e modificada é usada para evitar esses efeitos (Figura 18.106). Duas suturas de ancoragem são feitas nas bordas mesentérica e antimesentérica; em seguida, uma sutura simples contínua é colocada entre os pontos de cada lado. Experimentalmente, grampeadores cutâneos podem ser usados com sucesso em vez de pontos separados. A pressão de ruptura das anastomoses intestinais com sutura farpada de glicômero 631 ou glicômero 631 3-0 a 4-0 foi relatada em um estudo

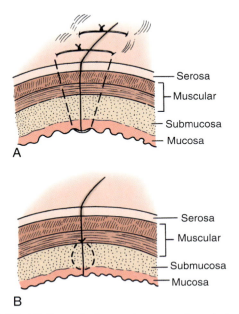

Figura 18.101 (A) Para o fechamento com sutura de aproximação do intestino, faça pontos simples separados a 2 mm da borda e 2 a 3 mm de distância. Abarque um pouco mais de serosa do que mucosa para forçar a mucosa evertida de volta ao lúmen. (B) Faça as suturas de esmagamento de maneira similar, mas aperte-as para cortar todas as camadas, exceto a submucosa, ao dar o nó. De modo geral, este padrão de sutura não é mais recomendado.

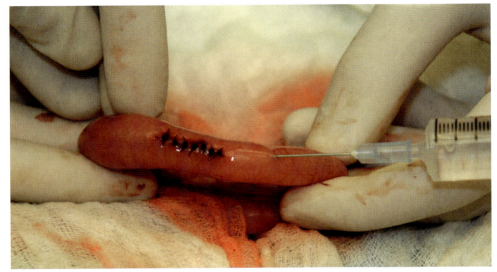

Figura 18.102 Teste de extravasamento do sítio de enterotomia em seu fechamento no intestino.

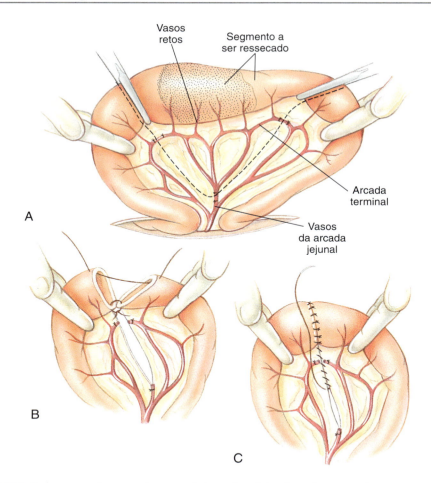

Figura 18.103 Para ressecção e anastomose do intestino delgado, coloque as pinças em sentido transversal no intestino proximal dilatado e em sentido oblíquo no intestino distal. Ligue os vasos como indicado. (A) Oclua o lúmen do intestino normal e então seccione o intestino e o mesentério no local indicado pelas *linhas tracejadas*. (B) Faça a primeira sutura na borda mesentérica e a segunda na borda antimesentérica. (C) Faça mais pontos simples separados para terminar a anastomose. Justaponha o mesentério com pontos simples contínuos.

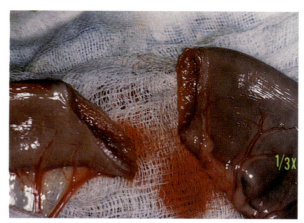

Figura 18.104 Para realizar a anastomose terminoterminal com segmentos intestinais de tamanho díspar, seccione o intestino dilatado em ângulo reto e o segmento menor em ângulo oblíquo (45-60 graus).

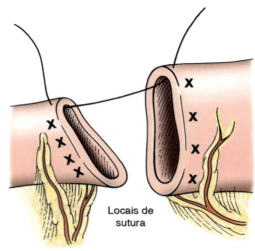

Figura 18.105 Além das incisões em ângulos (Figura 18.104), corrija a disparidade de tamanho ao espaçar mais as suturas ao redor do lúmen maior do que ao redor do lúmen menor.

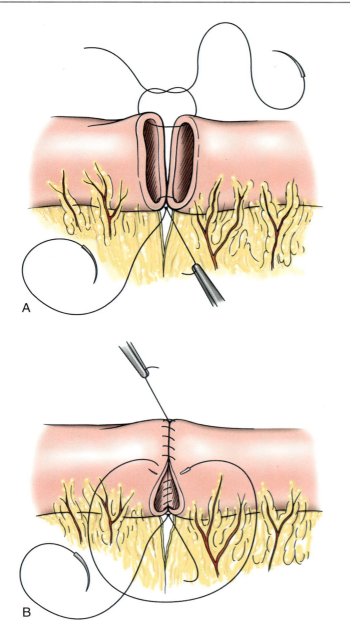

Figura 18.106 Anastomose terminoterminal com pontos simples contínuos modificados. (A) Faça e amarre suturas de justaposição nas bordas mesentéricas e antimesentéricas, deixando a agulha presa. (B) Usando as pontas da sutura como ancoragem para manter a tensão, faça pontos contínuos entre as suturas antimesentéricas e mesentéricas. Reposicione o intestino e comece uma segunda linha de pontos contínuos no lado oposto.

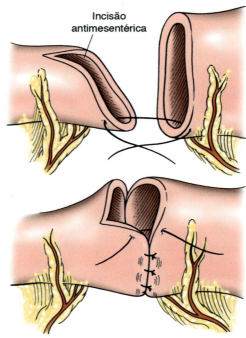

Figura 18.107 Se a angulação da incisão e o espaçamento da sutura não resolverem por completo as diferenças no tamanho luminal, remova uma cunha da borda antimesentérica do intestino distal.

experimental em cães.[33] Neste estudo, o extravasamento da sutura farpada ocorreu em pressão mais alta do que a sutura não farpada, levando os pesquisadores a concluir que a sutura farpada era uma alternativa aceitável à sutura não farpada para o fechamento de enterectomias em cães.

Justaponha as extremidades intestinais e, primeiramente, faça pontos simples separados na borda mesentérica (Figura 18.103); a seguir, faça uma segunda sutura na borda antimesentérica, aproximadamente 180 graus da primeira (isto divide a linha de sutura em metades iguais e permite determinar se o diâmetro das extremidades é similar). A sutura mesentérica é a mais difícil da anastomose devido à gordura mesentérica. É também o local mais comum de extravasamento. Se as extremidades tiverem diâmetro igual, faça suturas adicionais entre as duas primeiras suturas a aproximadamente 2 mm da borda e a 2 a 3 mm de distância (Figura 18.101A). Se ainda houver uma disparidade menor entre os tamanhos do lúmen, espace um pouco mais as suturas ao redor do lúmen maior em comparação aos pontos no intestino com o lúmen menor (Figura 18.105). Para corrigir a disparidade luminal que não pode ser acomodada pelo ângulo das incisões ou pelo espaçamento da sutura, remova uma pequena cunha (1-2 cm de comprimento e 1-3 mm de largura) da borda antimesentérica do intestino com o lúmen menor (Figura 18.107). Isso aumenta o perímetro do estoma, dando-lhe uma forma oval. Não suture as bordas do intestino com o lúmen maior na tentativa de reduzir o tamanho luminal àquele do intestino delgado. O estreitamento do lúmen maior não é recomendado devido à maior tendência à estenose no sítio da anastomose quando o intestino dilatado se contrai ao tamanho normal.

Após a sutura, inspecione a anastomose e verifique se há extravasamentos. Mantendo a oclusão luminal adjacente ao sítio da anastomose, distenda moderadamente o lúmen com soro fisiológico estéril, aplique pressão digital suave e observe se há extravasamento entre as suturas ou através dos orifícios das agulhas (Figura 18.102). Este é um teste subjetivo, porque todas as anastomoses podem vazar, se submetidas à pressão suficiente.

Faça mais pontos se houver extravasamento entre as suturas. Feche o defeito mesentérico com pontos simples contínuos ou separados com fio monofilamentar absorvível 4-0, com cuidado para não penetrar ou traumatizar os vasos arcádicos próximos ao defeito. Irrigue o intestino isolado e todo o abdome se houver contaminação abdominal. Enrole o local da anastomose com o omento antes de fechar o abdome ou use um retalho de serosa (p. 447) se a integridade intestinal for questionável e houver possibilidade de extravasamento.

Anastomoses com Grampos

A ressecção também pode ser realizada com grampos. Há três técnicas de anastomose com grampos: (1) terminoterminal invaginante, (2) inversão terminoterminal e (3) laterolateral ou terminoterminal funcional. O tamanho pequeno do intestino (menos de 20 mm) muitas vezes impede o uso de técnicas de triangulação com eversão e grampeamento com invaginação. Uma anastomose terminoterminal funcional cria um estoma maior que o lúmen intestinal original e é a técnica preferida porque as outras duas técnicas de grampeamento podem reduzir o tamanho do lúmen. As anastomoses com grampos apresentam maior resistência à tração do que as anastomoses suturadas após 7 dias. Sua cicatrização ocorre por primeira intenção com inflamação mínima. Tecidos espessos, inflamados e edematosos podem impedir o acionamento adequado do grampeador, impossibilitando a penetração completa e a colocação dos grampos em configuração em formato de B. A dilatação adelgaça as paredes viscerais e pode tornar os tecidos muito finos para que os grampos sejam eficazes. Anastomoses com grampos não apresentam menor taxa de deiscência quando comparadas às anastomoses suturadas a mão; no entanto, o tempo cirúrgico é de aproximadamente 30 minutos a mais para as anastomoses suturadas a mão.[34] O uso de grampeadores cutâneos descartáveis tem sido relatado em cães.[35] A avaliação cuidadosa da hemorragia durante e após o procedimento é importante e os grampos não devem ser usados no cólon para evitar a estenose do órgão após a cirurgia.

> **NOTA** Os cartuchos de grampos são caros; veja a relação custo-benefício em termos de tempo e da condição do paciente ao escolher qual técnica usar.

A anastomose terminoterminal invaginante é feita com grampeador transversal (TA®) ou descartável. Essa técnica é cara, pois requer três cartuchos de grampos. O grampeador cutâneo é mais econômico e permite a rápida aplicação de grampos retangulares de 4,8 × 3,4 mm. Remova o intestino doente e, depois, faça três suturas para dividir o estoma em três segmentos iguais e justaponha as extremidades intestinais divididas. Use o grampeador TA® em cada segmento com sobreposição parcial à linha anterior de grampos (Figura 18.108). Apare o tecido protuberante antes de remover o instrumento. Cada aplicação do grampeador cria uma linha dupla de grampos. Essa técnica everte as bordas. Inspecione a anastomose quanto a extravasamentos e irrigue-a. Justaponha o mesentério com pontos contínuos.

Com o grampeador cutâneo descartável, aplique tensão entre duas das suturas de triangulação para aposição da serosa e comprima a mucosa no lúmen com uma esponja úmida. Em seguida, posicione o centro do grampeador sobre a junção das duas bordas, aplique pressão firme e acione o instrumento (Figura 18.109). Coloque os grampos a 2 a 3 mm entre as suturas de triangulação. As bordas da parede intestinal serão ligeiramente evertidas.

A anastomose terminoterminal é realizada com um grampeador de anastomose circular invertido (grampeadores EEA®, Premium CEEA® ou ILP®). Esses instrumentos são compostos por um cartucho de grampos com uma lâmina circular presa a uma ponta em formato de domo e uma haste (Figura 18.110). São comercializados em diversos tamanhos para criação de estomas anastomóticos cerca de 10 mm menores do que o tamanho do cartucho (EEA®: 31, 28, 25 e 21 mm; ILP®: 33, 29, 25 e 21 mm). O lúmen intestinal deve ser 0,6 mm de diâmetro maior que o grampeador. O acionamento aplica uma fileira circular dupla de grampos e simultaneamente remove um segmento em formato de rosca da parede intestinal no sítio anastomótico. Os grampeadores terminoterminais são usados com menor frequência no intestino delgado do que em outras áreas do trato gastrointestinal devido ao tamanho pequeno do lúmen deste órgão. Os grampeadores terminoterminais são comumente utilizados em procedimentos de anastomose do Billroth I, do esôfago e do intestino grosso. Não o use em tecido demasiado espesso (i.e., para comprimir mais de 2 mm) ou delgado (i.e., para comprimir até <2 mm), e apenas o utilize se houver tecido suficiente para permitir a inversão apropriada de suas bordas.

Ligue e divida os vasos do intestino doente, como de costume. Disseque o mesentério de cada segmento intestinal (cartucho de 31 mm, 1,5 cm; cartucho de 28 mm, 1 cm; cartucho de 25 ou 21 mm, 0,5 cm) porque esses tecidos ou ligaduras podem interferir com o fechamento do instrumento. Coloque o instrumento de bolsa ao redor do intestino proximal no ponto da secção desejada. Faça a sutura em bolsa e seccione o intestino com o instrumento de bolsa como guia de corte. Faça uma sutura em bolsa de tabaco e a secção distal com a mesma técnica. Insira um dimensionador ovoide lubrificado através de uma enterotomia para determinar o tamanho apropriado do cartucho de grampos e para dilatar o intestino. Insira o cartucho do grampeador no lúmen intestinal por meio de uma enterotomia a 3 a 4 cm do local da secção. Insira a ponta do instrumento na outra extremidade intestinal. Facilite a colocação com três ou quatro suturas na borda do intestino. Usando as suturas de ancoragem, primeiramente puxe a borda mesentérica do intestino sobre a ponta do instrumento e depois sobre a borda antimesentérica. Se parecer que o lúmen do intestino não acomodará com facilidade a ponta do instrumento ou o dimensionador do diâmetro desejado, insira um cateter de Foley de 26 a 30 Fr bem lubrificado com um balão de 30 mL. Lentamente, insufle o balão com água estéril para dilatar o intestino adequadamente. Após a dilatação, insira os componentes do grampeador. Amarre as duas suturas em forma de bolsa de tabaco em torno do eixo do grampeador (Figura 18.110). Torça a porca em borboleta para comprimir os segmentos intestinais entre o cartucho e a ponta do instrumento até que a unidade esteja alinhada. Examine o local da anastomose em busca de evidências de escorregamento intestinal. Solte a trava de segurança e acione o instrumento, apertando as alças. Separe parcialmente a ponta do instrumento e o cartucho, afrouxando a porca em borboleta, e remova o grampeador. Facilite a remoção do instrumento colocando uma sutura de tração ao redor da linha de grampos e levante a borda da linha de grampos sobre a ponta do instrumento enquanto este é suavemente girado. Inspecione o segmento intestinal seccionado e invertido; para evitar vazamentos, verifique se todas as camadas de tecido estão presentes. Inspecione o local da anastomose em busca de hemorragia e analise sua integridade. Feche a enterotomia com suturas ou um grampeador transversal. Feche o defeito mesentérico em padrão contínuo. Irrigue o sítio cirúrgico e coloque um retalho de omento ou serosa (p. 447) antes do fechamento do abdome.

A anastomose laterolateral ou anastomose terminoterminal funcional é criada com um grampeador de corte linear (grampeador GIA®) e um grampeador transversal anastomótico (TA®). Esta é a técnica preferida para a anastomose do intestino delgado porque o estoma resultante é maior que o original, e a disparidade no tamanho luminal é facilmente acomodada. As linhas de grampeamento do dispositivo GIA® devem ser parcialmente compensadas para evitar sua aposição durante o fechamento do grampeador TA® e fornecer maior pressão de extravasamento.[36] Ressecione o intestino doente e use o grampeador de corte linear para unir os segmentos intestinais em suas bordas antimesentéricas, criando uma anastomose laterolateral antiperistáltica. Insira completamente (50 mm) o grampeador de corte linear nos estomas de cada alça intestinal e acione-o (Figura 18.111). O acionamento leva à colocação de duas linhas escalonadas duplas de grampos que une as alças intestinais, enquanto a lâmina simultaneamente incide entre elas. Separe a linha

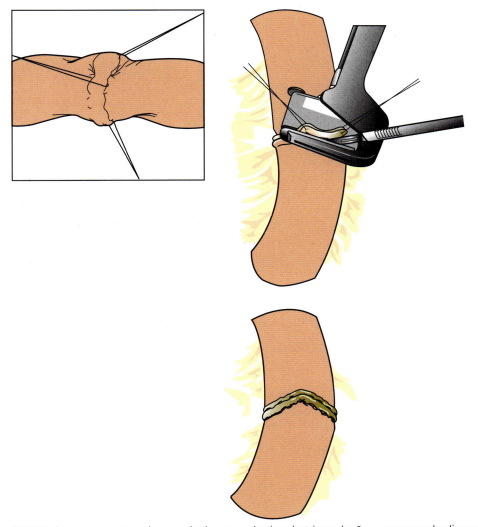

Figura 18.108 Anastomose terminoterminal com a técnica de triangulação e grampeador linear. Faça três suturas de ancoragem que justaponham as extremidades do intestino e divida a circunferência em três partes iguais. Aplique tensão entre duas suturas e acione o grampeador, deixando uma fileira dupla de suturas escalonadas. Aplique tensão entre as duas suturas seguintes e posicione o grampeador para que repouse na ponta da primeira fileira de grampos e acione-o de novo. Estas etapas são repetidas uma terceira vez para completar a anastomose.

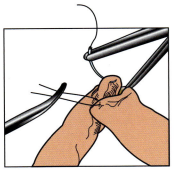 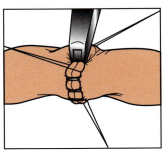 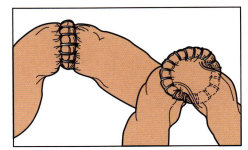

Figura 18.109 Anastomose terminoterminal com a técnica de triangulação e grampeador cutâneo. Faça três suturas de ancoragem que justaponham as extremidades do intestino e divida a circunferência em três partes iguais. Aplique tensão entre duas suturas. Centralize o grampeador cutâneo entre dois segmentos e aplique os grampos com certa pressão, a aproximadamente 2 a 3 mm de distância.

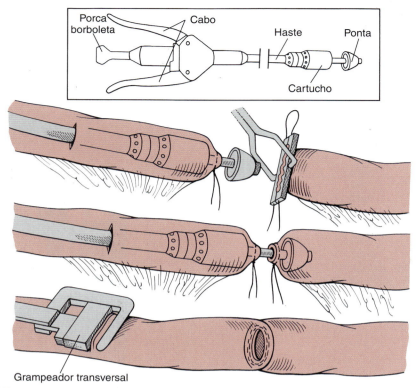

Figura 18.110 Para uma anastomose terminoterminal invaginante, use um grampeador de anastomose terminoterminal e um grampeador transversal. Insira o cartucho do grampeador no lúmen intestinal por uma enterotomia 3 a 4 cm do local de transecção. Insira a ponta do grampeador na outra extremidade intestinal. Faça suturas em bolsa de tabaco ao redor da haste do grampeador. Depois de terminar a anastomose, feche a enterotomia com suturas ou um grampeador transversal.

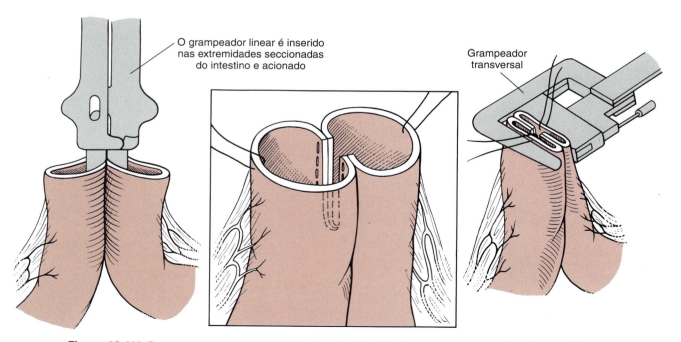

Figura 18.111 Para uma anastomose terminoterminal funcional, use um grampeador de corte linear e um grampeador transversal. Insira totalmente (50 mm) o grampeador de corte linear nos estomas de cada alça intestinal e acione-o. Separe a sutura grampeada e use o grampeador transversal para fechar a anastomose.

de sutura grampeada e aplique o grampeador transversal para fechar a anastomose. O grampeador transversal coloca uma fileira dupla de grampos, mas não tem ação de corte. Seccione a parede intestinal protuberante com o grampeador. Alternativamente, coloque um segundo cartucho no grampeador GIA® e acione-o no intestino, como feito com o grampeador transversal. Remova o grampeador e coloque uma sutura de ancoragem na base da linha de grampos, onde a tensão é maior, para dificultar a retirada do grampo. Feche o defeito mesentérico em padrão contínuo antes de irrigar, colocar um retalho e fechar o abdome. Um método similar de grampeamento, a anastomose funcional de extremidade única fechada, envolve a criação de anastomoses laterolaterais com o grampeador de corte linear, inserindo-o através de pequenas incisões antes da ressecção do intestino doente. Seccione o intestino doente após a aplicação do grampeador transversal.

Retalho de Serosa

O retalho de serosa é a colocação da borda antimesentérica de uma alça de intestino delgado sobre uma linha de sutura ou defeito de órgão e sua fixação com suturas (Figura 18.112). O retalho de serosa dá sustentação, forma um selo de fibrina e confere maior resistência a vazamentos e suprimento de sangue para a área danificada, além de evitar a intussuscepção. Os retalhos são bastante usados após a cirurgia intestinal em caso de integridade questionável do fechamento ou reparo de deiscências. Os retalhos que abrangem defeitos viscerais são cobertos com epitélio de mucosa em 8 semanas. Mais comumente, o jejuno adjacente ao defeito ou a área de viabilidade questionável é usado como retalho seroso. Outras fontes podem incluir o estômago, outros segmentos intestinais, a parede abdominal ou a bexiga. Não foi demonstrado que o retalho seroso protege os cães da peritonite séptica ou previne a mortalidade em cães com peritonite séptica preexistente.[37]

Use uma ou mais alças de intestino para formar o retalho. Use alças delicadas para evitar esticar, torcer ou dobrar o intestino e os vasos mesentéricos. Ao usar mais de uma alça intestinal, suture-as antes da fixação do retalho à área danificada (Figura 18.112). Todas as suturas usadas para criar ou fixar o retalho abarcam a submucosa, a muscular e a serosa; teoricamente, o lúmen intestinal não deve ser penetrado, embora seja improvável que isso cause complicações. Faça pontos contínuos ou separados no tecido saudável para fixação do retalho e isole a área danificada. Alternativamente, para colocar um retalho em uma anastomose, use um pedaço de intestino normal e faça uma alça perpendicular à área de colocação (Figura 18.113A). Certifique-se de que a alça não cause obstrução. Com pontos simples contínuos, suture entre a alça de intestino normal, começando na borda mesentérica e continuando até a borda antimesentérica (Figura 18.113B). Em seguida, suture através da anastomose e de volta para a borda mesentérica do mesmo lado. Repita o processo no lado oposto da anastomose. Tenha cuidado para não comprometer a vasculatura na borda mesentérica com suas suturas.

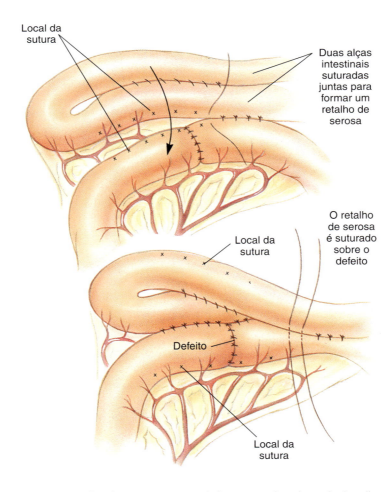

Figura 18.112 Crie um retalho de serosa suturando juntas as alças intestinais adjacentes com pontos simples contínuos ou separados. Suture o retalho sobre o defeito ou a linha de sutura.

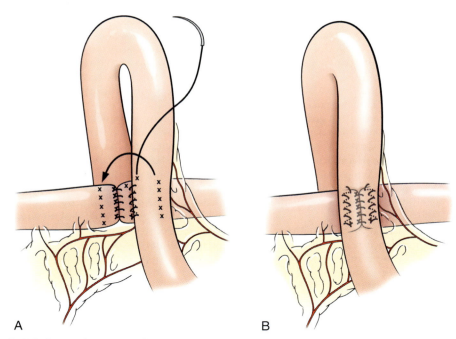

Figura 18.113 Para colocar o retalho sobre uma anastomose, (A) use um pedaço de intestino normal e forme uma alça perpendicular à área a ser reconstruída. Certifique-se de que a alça não cause obstrução. (B) Com pontos simples contínuos, faça uma sutura entre o pedaço em alça de intestino normal, começando na borda mesentérica, e siga até a borda antimesentérica. A seguir, suture a anastomose e volte à borda mesentérica do mesmo lado. Repita o processo no lado oposto da anastomose. Tenha cuidado para não comprometer a vasculatura da borda mesentérica com suas suturas.

A externalização de um sítio anastomótico pode ser considerada em cães com extravasamento após ressecção intestinal e anastomose. O segmento anastomótico pode ser exteriorizado no espaço subcutâneo, permitindo a inspeção visual através do curativo até que o local possa ser recolocado no abdome. Para este procedimento, faça uma incisão paramediana e passe a sutura através da parede corpórea e do mesentério em um padrão de colchoeiro horizontal separado para evitar trauma vascular e compressão. Aperte as suturas para permitir a passagem da ingesta através do lúmen intestinal. Retorne o segmento ao abdome quando a peritonite estiver resolvida.

Plicatura do Intestino

A enteroenteropexia, ou plicatura intestinal, é realizada para prevenir a recidiva da intussuscepção. O intestino delgado do ligamento duodenocólico à junção ileocólica é suturado para diminuir o risco de estrangulamento intestinal. As dobras no intestino são delicadas para impedir a obstrução, e as suturas de plicatura são colocadas em intervalos que evitem o aprisionamento e o estrangulamento de outros segmentos intestinais (Figura 18.114).

> **NOTA** Embora um pequeno estudo tenha sugerido que a enteroplicatura não auxilia a prevenção da recidiva, os autores acreditam de que essa técnica, quando bem realizada, é uma ferramenta importante para impedir uma nova intussuscepção.

Coloque as alças do intestino delgado lado a lado para formar uma série de pequenas voltas do duodeno distal ao íleo distal. Prenda as

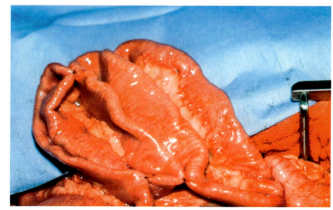

Figura 18.114 A aparência do intestino delgado após a enteroplicatura.

alças com suturas que abarquem a submucosa, a muscular e a serosa a 6 a 10 cm de distância. Use suturas monofilamentares absorvíveis ou não absorvíveis 3-0 ou 4-0, com uma agulha de ponta cônica. Evite o posicionamento das alças intestinais em ângulos agudos para que não haja obstrução intestinal. A entrada no lúmen com suturas teoricamente aumenta o risco de extravasamento e contaminação abdominal.

CICATRIZAÇÃO DO INTESTINO DELGADO

A cicatrização ideal do intestino depende de um bom suprimento sanguíneo, da aposição precisa da mucosa e do trauma cirúrgico mínimo. As suturas de aproximação facilitam a cicatrização rápida.

As suturas de eversão e inversão retardam a cicatrização intestinal e podem aumentar a formação de estenose. A cicatrização é facilitada pelas superfícies serosas e pelo omento adjacente, que ajudam a selar as feridas e contribuem para o suprimento de sangue. A cicatrização do intestino geralmente é rápida, mas pode ser retardada por fatores locais e sistêmicos. Fatores sistêmicos, como hipovolemia, choque, hipoproteinemia, debilitação e infecções concomitantes, podem retardar a cicatrização e aumentar o risco de colapso incisional. A tensão no reparo por acúmulo de ingesta, fluido, gás ou má mobilização do intestino aumenta o risco de ruptura da sutura intestinal. As aderências serosas e peritoneais ocorrem devido a trauma decorrente de manuseio excessivo ou técnica grosseira, material estranho e desidratação durante a cirurgia. A administração de glicocorticoides ou AINE pode inibir as prostaglandinas e aumentar a suscetibilidade do trato gastrointestinal a lesões.

As três fases sobrepostas da cicatrização são a fase *lag*, a fase proliferativa e a fase de maturação. A *fase lag* ocorre durante os dias 0 a 4 e está associada à inflamação e ao edema do intestino em cicatrização. Um selo de fibrina se forma durante as primeiras horas. Embora o coágulo de fibrina contribua para a força da ferida, a maior parte da força da ferida durante esta fase é atribuída às suturas. Durante a fase *lag*, os macrófagos são importantes no desbridamento da ferida e na produção de fatores de crescimento que modulam a fibroplasia e a angiogênese (fator transformador do de crescimento beta, fator de crescimento derivado de plaquetas, fator de crescimento epidérmico e citocinas). A cicatrização é funcionalmente mais fraca no final da fase *lag* por causa da fibrinólise e da deposição de colágeno; portanto, a deiscência é mais comum 3 a 5 dias após a cirurgia intestinal. A inflamação é mais grave e o tempo de cicatrização é mais lento com os padrões de inversão do que com os padrões de aproximação. As anastomoses intestinais com eversão apresentam menor resistência à tração e à ruptura durante a fase *lag* e, portanto, têm maior tendência a extravasamentos. A *fase proliferativa* ocorre entre os dias 3 e 14. Há reparo fibroso, acompanhado por um rápido ganho na força da ferida. A força do local de reparo se aproxima à observada no intestino normal 10 a 17 dias após a cirurgia. A *fase de maturação* ocorre entre 10 e 180 dias. O colágeno é reorganizado e remodelado durante essa fase.

MATERIAIS DE SUTURA E INSTRUMENTOS ESPECIAIS

Os instrumentos recomendados para facilitar a cirurgia intestinal são afastadores abdominais automáticos, afastadores maleáveis, pinças atraumáticas de Doyen, pinça Babcock, tesoura de Metzenbaum, lâmina de bisturi nº 11, drenos de Penrose e sucção. Embora a maioria dos materiais de sutura absorvíveis possa ser usada, os monofilamentos polidioxanona, poligliconato ou poliglecaprona 25 3-0 ou 4-0 são preferidos. A sutura deve ser monofilamentar de longa duração, absorvível (polidioxanona, poligliconato, poliglecaprona 25, glicômero 631) ou não absorvível (náilon, polibutéster ou polipropileno) em pacientes com baixa concentração de albumina. As técnicas de retalho também devem ser consideradas nesses pacientes para reforçar e facilitar a cicatrização do sítio cirúrgico. Alternativamente, o grampeador cirúrgico pode ser usado em alguns procedimentos (i.e., grampeador transversal, grampeador de anastomose terminoterminal, grampeador linear, instrumento de ligadura e divisão e grampeador cutâneo). Outros instrumentos empregados no diagnóstico de doenças digestivas são as agulhas de biópsia Westcott® e Bard Biopty-Cut®.

CUIDADO E AVALIAÇÃO PÓS-CIRÚRGICOS

O cuidado pós-operatório deve ser individualizado para cada paciente e seus problemas. O animal deve ser cuidadosamente monitorado quanto a vômitos durante a recuperação. Analgésicos (p. ex., hidromorfona ou buprenorfina; ver Tabela 13.2) devem ser administrados conforme necessário. O intestino isquêmico produz mediadores inflamatórios e estimula sua liberação ou produção em órgãos distantes, como fígado e pulmão, o que pode causar inflamação sistêmica. Deve-se ter cuidado no monitoramento e tratamento agressivo de casos de isquemia intestinal. A hidratação deve ser mantida com fluidos IV e as anomalias eletrolíticas e acidobásicas devem ser monitoradas e corrigidas. Pequenas quantidades de água podem ser oferecidas 8 a 12 horas após a cirurgia. Se não houver vômito, pequenas quantidades de alimento podem ser oferecidas 12 a 24 horas após a cirurgia. A alimentação precoce é importante, pois preserva ou aumenta o fluxo sanguíneo gastrointestinal, previne o desenvolvimento de úlceras, aumenta as concentrações de IgA, estimula outras defesas do sistema imune e estimula o reparo de feridas. Os animais devem receber dieta leve e com baixo teor de gordura (p. ex., i/d® [Hill's Pet Products] ou arroz cozido, batatas e massas com frango cozido, sem pele, iogurte ou queijo *cottage* com baixo teor de gordura) três ou quatro vezes ao dia. A dieta normal deve ser reintroduzida gradualmente, com início 48 a 72 horas após a cirurgia. Os pacientes debilitados podem precisar de sonda alimentar ou nutrição parenteral. Uma dieta elementar é melhor para pacientes submetidos à alimentação por sonda após a cirurgia gastrointestinal. A administração de antibióticos deve ser interrompida 2 a 6 horas após a cirurgia, a menos que haja suspeita de peritonite. A deambulação precoce e a alimentação devem ser encorajadas para minimizar a ocorrência de íleo.

Após a cirurgia intestinal, os sinais clínicos (p. ex., depressão, febre alta, sensibilidade abdominal excessiva, vômitos e/ou íleo) e a resposta à palpação abdominal devem ser monitorados em busca de evidências de extravasamento e subsequente peritonite ou formação de abscesso. Se houver suspeita de peritonite, devem-se realizar abdominocentese, bioquímica sérica e hemograma completo. O fluido abdominal deve ser submetido a cultura e antibiograma, e a administração de antibióticos (p. ex., cefazolina, cefoxitina, enrofloxacino e ampicilina, clindamicina e enrofloxacino; Quadro 18.39) e a fluidoterapia devem ser instituídas. A manutenção da antibioticoterapia deve ser baseada nos resultados da cultura e do antibiograma.

QUADRO 18.39 Antibióticos para Tratamento da Peritonite Pós-operatória

Cefazolina
22 mg/kg IV q8h

Cefoxitina
30 mg/kg IV q6h

Enrofloxacino
Cães: 10-20 mg/kg IV q24h; administre lentamente, diluída nos fluidos IV, ao longo de 30 minutos

Ampicilina
22 mg/kg IV, IM, SC q6-8h

Amicacina
Cães: 15-22 mg/kg IV q24h
Gatos: 10-14 mg/kg IV q24h

Clindamicina
Cães: 11-33 mg/kg VO q8-12h ou 11 mg/kg IV q8-12h; por via IV, deve ser administrada diluída e de forma lenta
Gatos: 11-33 mg/kg VO ou SC q24h

Ampicilina Sódica & Sulbactam Sódico
15-30 mg/kg IV q6-8h (uso extrabula)

IM, Intramuscular; *IV*, intravenoso; *SC*, subcutâneo; *VO*, via oral.

QUADRO 18.40 Fatores Peroperatórios que Contribuem para o Risco de Extravasamento ou Deiscência

Peritonite
Corpo estranho intestinal
Hipoalbuminemia <2,0-2,5 g/dl
Desnutrição
Perda de peso pré-operatória (>4,5 kg em humanos)
Sepse, infecção concomitante
Obstrução intestinal
Maior idade
Doença sistêmica: diabetes, insuficiência cardíaca, câncer
Alta concentração sérica de ureia
Neutrofilia
Glicocorticoides pré-operatórios
Transfusões de sangue
Nutrição suplementar
Suprimento sanguíneo ou perfusão inadequada
Tensão
Má aposição
Suturas em tecido não viável
Manipulação traumática do tecido
Cirurgia longa
Cirurgia contaminada ou suja
Drenos intra-abdominais
Ressecção de cólon
Aumento dos riscos anestésicos
Hospitalização prolongada
Cirurgia de emergência
Hipovolemia, hipotensão, choque

QUADRO 18.41 Erros Comuns em Pacientes Cirúrgicos com Doenças do Intestino Delgado

- Não diagnosticar e tratar a doença antes da ocorrência de isquemia e necrose
- Não conseguir impedir a contaminação abdominal
- Não conseguir impedir o extravasamento intestinal
- Não conseguir manter a hidratação e a homeostase nutricional

QUADRO 18.42 Alguns Fármacos Usados no Tratamento da Síndrome do Intestino Curto

Loperamida
Cães: 0,1 mg/kg VO q8-12h
Gatos: 0,08-0,16 mg/kg VO q12h

Omeprazol
1-2 mg/kg VO q12h

VO, Via oral.

O abdome deve ser explorado se houver neutrófilos tóxicos com bactérias englobadas ou *debris* intestinais. A peritonite generalizada deve ser tratada de forma agressiva. A drenagem peritoneal pode ser necessária (p. 534). A taxa de deiscência do intestino delgado pode chegar a 16% e a maioria desses pacientes morre. Existe um alto risco de desenvolvimento de extravasamento se dois ou mais dos seguintes fatores forem identificados: peritonite pré-operatória, corpo estranho intestinal ou concentração sérica de albumina menor ou igual a 2,5 g/dL. Em um estudo com avaliação das anastomoses com grampos, a taxa de deiscência de 11% foi observada em média 4 dias após a cirurgia.[38] Esse estudo identificou hipotensão, DII preexistente e grampeamento do cólon como fatores de risco para deiscências; a taxa de mortalidade associada à deiscência naquele estudo foi de 83%. Os grampeadores cutâneos são associados a taxas de complicação semelhantes às observadas em outros métodos de fechamento de anastomoses em cães.[39] Outros fatores também podem contribuir para a deiscência, em especial aqueles que indicam debilidade geral e desnutrição (Quadro 18.40). É importante notar que o efeito dos drenos abdominais no fluido abdominal ainda não foi determinado; no entanto, em um estudo, a probabilidade de o fluido abdominal ser normal foi maior em cães sem drenos abdominais do que naqueles com drenos abdominais.[40]

COMPLICAÇÕES

Choque, extravasamento, íleo, deiscência, perfuração, peritonite, estenose, síndrome do intestino curto (SIC), recidiva e morte são possíveis complicações da cirurgia intestinal (Quadro 18.41). Os cães com hipoalbuminemia têm a mesma taxa de complicações pós-operatórias que aqueles com níveis plasmáticos normais de albumina em alguns estudos, mas apresentam risco maior em outros. As estenoses clinicamente significativas são raras, a menos que sejam utilizadas suturas de inversão ou eversão ou haja tensão excessiva no sítio de ressecção. A obstrução intestinal recorrente pode ocorrer após o uso de sutura de polipropileno em um padrão contínuo de fechamento.

A ressecção de secções excessivamente longas do intestino aumenta o risco de desenvolvimento de SIC. A SIC foi definida de muitas maneiras diferentes. Não é simplesmente a ressecção de um segmento longo do intestino; ao contrário, é a ressecção de tanto intestino que o corpo não pode compensar sem terapia nutricional parenteral/enteral. Embora haja variação considerável entre os pacientes, geralmente não ocorre após a ressecção de menos de 70% a 80% do intestino delgado. Perda de peso, diarreia e desnutrição são os sinais clínicos predominantes. O tratamento é baseado na gravidade dos sinais clínicos e deve ser planejado individualmente e modificado conforme necessário. O objetivo do tratamento é dar suporte nutricional até a ocorrência de adaptação intestinal (1-2 meses) e o controle da diarreia. Os sinais agudos devem ser tratados por meio da correção dos desequilíbrios de hidratação e eletrólitos, o oferecimento de nutrição adequada (i.e., nutrição enteral e/ou parenteral total) e o controle da diarreia. Os inibidores da bomba de prótons (p. ex., omeprazol) podem auxiliar a redução da hipersecreção gástrica, o que contribui para a diarreia e danifica a mucosa duodenal. Antidiarreicos opiáceos (p. ex., loperamida; Quadro 18.42) podem ajudar a diminuir a secreção intestinal e aumentar a absorção intestinal. As populações bacterianas intestinais devem ser controladas com antibióticos (p. ex., tilosina). Os fatores de crescimento administrados imediatamente após a ressecção de grandes segmentos do intestino podem facilitar a adaptação intestinal e minimizar os sinais clínicos.

O aspecto mais importante do tratamento da SIC é o suporte nutricional. Por definição, a SIC requer mais do que apenas uma dieta de alta digestibilidade (p. ex., i/d® [Hill's Pet Products]). A nutrição enteral e parenteral é discutida no Capítulo 10. A maioria dos pacientes com SIC precisa de dietas enterais elementares, pelo menos a princípio. É fundamental que a nutrição enteral seja incluída, mesmo se o paciente necessitar de nutrição parenteral total. O clínico deve estar preparado para realizar o tratamento por 1 a 2 meses, permitindo a adaptação intestinal. Em caso de resposta e possibilidade de interrupção das dietas parenterais e elementares enterais, o paciente deve ser alimentado várias vezes ao dia no início da ingestão oral tradicional. Suplementos vitamínicos e minerais devem ser administrados diariamente. As tentativas cirúrgicas de controle da SIC devem ser feitas apenas em caso de insucesso da terapia médica e dietética.

O prognóstico da SIC depende da extensão e do sítio da ressecção, do grau de adaptação intestinal, da condição pré-operatória e do cuidado pós-operatório, mas é, no melhor dos casos, reservado. Por causa do prognóstico reservado e da dificuldade e dos custos envolvidos, a melhor opção é tentar evitar a SIC de forma proativa. Ao se deparar com um paciente com doença extensa e a possibilidade de ressecção de um segmento longo do intestino, pode ser preferível remover um segmento curto e, então, fazer um segundo procedimento 2 a 3 dias depois, na esperança de que parte do intestino possa ser preservada. Acredita-se que a preservação da válvula ileocólica ajude a impedir que as bactérias do cólon tenham acesso fácil ao intestino delgado superior.

A ressecção de grandes porções do intestino delgado pode resultar em complicações de curto e longo prazo menos graves que a SIC. Um estudo de 2012 sugeriu que a glutamina pode auxiliar a manutenção ou o aumento do peso corpóreo em animais submetidos a 70% de ressecção intestinal.[41]

CONSIDERAÇÕES ESPECIAIS RELACIONADAS COM A IDADE

Os animais jovens geralmente têm infestações parasitárias gastrointestinais ou gastroenterites e intussuscepções induzidas por lixo ou corpo estranho. Estes indivíduos podem rapidamente apresentar hipotermia e hipoglicemia durante a cirurgia e precisam de cuidados especiais. A cicatrização pode ser mais lenta em animais mais velhos devido a problemas concomitantes.

DOENÇAS ESPECÍFICAS

CORPOS ESTRANHOS INTESTINAIS

DEFINIÇÃO

Os **corpos estranhos intestinais** são objetos ingeridos que podem causar obstrução intraluminal completa ou parcial.

CONSIDERAÇÕES GERAIS E FISIOPATOLOGIA CLINICAMENTE RELEVANTE

A abertura orofaríngea é maior que qualquer outro orifício no trato gastrointestinal. Corpos estranhos que atravessam o esôfago e o estômago podem se alojar no intestino de diâmetro menor (Quadro 18.43). Corpos estranhos intestinais comuns incluem ossos, bolas, brinquedos, pedras, espigas de milho, tecidos, objetos metálicos (p. ex., anzóis, agulhas), caroços de pêssego, bolotas, nozes, bolas de pelo, absorventes internos e objetos lineares (p. ex., fio, linha, tecido, meia-calça, plástico, fita-cassete ou fita). Alguns corpos estranhos continuam a se mover lentamente pelo intestino, enquanto outros se alojam em um segmento intestinal, onde causam obstrução completa ou parcial.

A obstrução parcial ou incompleta permite a passagem limitada de fluido ou gás, enquanto a obstrução completa não pode ser ultrapassada por fluido ou gás (Figura 18.115). A progressão clínica e os sinais são mais graves em animais com obstrução intraluminal completa, principalmente obstrução "superior", do que naqueles com obstrução parcial. Na obstrução intraluminal completa, o intestino oral à lesão é distendido por gás e fluido. O gás é uma combinação de ar engolido, dióxido de carbono formado no lúmen por neutralização do bicarbonato e gases orgânicos da fermentação. O acúmulo de fluido é causado tanto pela retenção do fluido ingerido no lúmen intestinal quanto pela secreção (i.e., glândulas salivares, biliares, gástricas, intestinais e pancreáticas) (Figura 18.116). A secreção aumenta e a absorção diminui (as secreções são normalmente reabsorvidas no jejuno e íleo inferiores) durante a obstrução. A absorção é menor devido à congestão linfática e venosa, ao aumento da osmolalidade intraluminal e à diminuição da taxa de renovação dos enterócitos. Após 24 horas de obstrução completa, o intestino distendido pode perder sua capacidade de absorver fluidos e há hipersecreção local. Acredita-se que os principais mecanismos de hipersecreção e redução da absorção provenham de quatro fontes: (1) hipersecreção mediada

> **QUADRO 18.43 Corpos Estranhos Intestinais: Pontos Principais**
>
> - Muitos objetos diferentes podem causar obstrução
> - Os sinais variam conforme a localização e o grau de obstrução
> - A dilatação é proximal à obstrução
> - As técnicas de diagnóstico por imagem detectam a maioria dos corpos estranhos
> - Explore à procura de múltiplos objetos e evidências de peritonite
> - Incise o tecido saudável distal ao objeto para removê-lo
> - Analise a viabilidade do intestino após a remoção do objeto
> - Ressecione o tecido desvitalizado e anastomose se necessário
> - Irrigue copiosamente
> - Cubra o sítio com omento ou crie um retalho de serosa

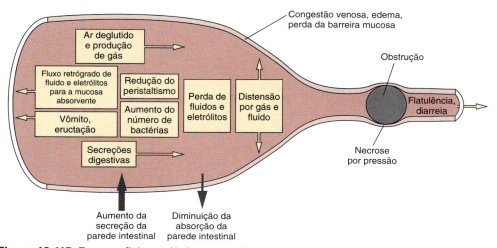

Figura 18.115 Eventos fisiopatológicos associados à obstrução mecânica do lúmen intestinal.

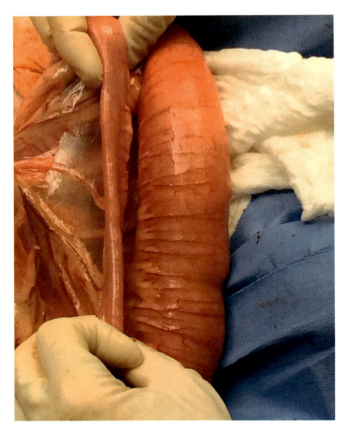

Figura 18.116 Distensão significativa do intestino delgado à direita da imagem, oral ao corpo estranho.

por toxinas entéricas bacterianas secretadas por bactérias patogênicas não invasivas que se ligam a receptores específicos de enterócitos e estimulam a produção de sal e água através de vias de segundo mensageiro, como monofosfato de adenosina cíclica (cAMP) ou monofosfato de guanosina cíclica; (2) aumento das concentrações de bile e ácidos graxos e presença de produtos de isquemia tecidual no sítio de obstrução; (3) aumento do fluxo sanguíneo nas partes proximais do intestino obstruído que podem estimular a atividade secretora; e (4) liberação de serotonina (5-hidroxitriptamina) por células enteroendócrinas que podem ser estimuladas pelo aumento da distensão luminal, o que ativa vias reflexas que aumentam a secreção de íons cloreto. Outras fontes incluem mediadores químicos do sistema nervoso entérico (acetilcolina, polipeptídeo intestinal vasoativo, substância P) que ativam a secreção de fluidos rica em íons cloreto.

A pressão intraluminal proximal à obstrução aumenta gradualmente devido ao acúmulo de fluido e gás. A estase linfática e capilar ocorre quando as pressões intraluminais atingem 30 mmHg (a pressão normal é de 2 a 4 mmHg, com pressões peristálticas de 15 a 25 mmHg); a drenagem venosa diminui quando as pressões chegam a 50 mmHg. O suprimento arterial não é afetado e a pressão hidrostática aumenta no leito capilar, o que produz deslocamento líquido de fluido para o interstício e edema da parede intestinal. Por fim, o fluido muda não apenas para o lúmen, mas também da serosa para a cavidade peritoneal. A uma pressão de 44 mmHg, o segmento intestinal pode ficar tão comprometido que o sangue é desviado dos capilares intestinais para as anastomoses arteriovenosas. A circulação na mucosa e na submucosa é prejudicada, o consumo de oxigênio diminui, há desvio arteriovenoso e a mucosa sofre isquemia. O sítio de obstrução pode sofrer necrose da parede em espessura total. A estase do intestino delgado leva ao supercrescimento bacteriano luminal. Se a barreira mucosa normal é prejudicada pela distensão e isquemia, a permeabilidade pode aumentar, com migração bacteriana e absorção de toxinas para a circulação sistêmica e/ou cavidade peritoneal.

A distensão luminal intestinal aumenta a atividade mioelétrica proximal à obstrução e diminui a atividade distal. Os aglomerados de atividade mioelétrica intensa que migram distalmente são interrompidos por períodos de ausência de atividade motora à medida que a duração da obstrução aumenta. O aumento da atividade mioelétrica proximal à obstrução pode ser mediado por agentes colinérgicos, enquanto a inibição distal de picos de atividade é provavelmente feita por vias não adrenérgicas e não colinérgicas.

Os corpos estranhos extensos pressionam a parede intestinal. Isso pode causar estase venosa e edema, seguidos por comprometimento do fluxo arterial, úlcera, necrose e perfuração.

Obstruções mais proximais e completas causam sinais mais agudos e graves, com maior probabilidade de desidratação, desequilíbrio eletrolítico e choque. Obstruções proximais ou altas (i.e., duodeno ou jejuno proximal) causam vômitos persistentes, perda de secreções gástricas, desequilíbrio eletrolítico e desidratação. Grandes volumes de secreções e fluidos ingeridos não entram em contato com a mucosa ileal e jejunal para reabsorção. A principal causa de mortalidade por obstrução do intestino delgado superior é a hipovolemia grave com distúrbios eletrolíticos. Cães não tratados com obstruções altas e completas geralmente morrem em 3 a 4 dias. Obstruções distais ou baixas (i.e., jejuno distal, íleo ou junção ileocecal) causam vários graus de acidose metabólica. Os sinais clínicos de obstruções distais e incompletas podem ser insidiosos, com anorexia vaga e intermitente, letargia, diarreia e vômitos ocasionais que duram vários dias ou semanas. Os sinais estão associados à má digestão e má absorção de nutrientes. A diarreia pode ser atribuída aos efeitos osmóticos combinados de substâncias não absorvidas no lúmen intestinal e à atividade secretora dos enterócitos. Estes animais geralmente perdem peso, mas podem viver por mais de 3 semanas se tiverem acesso à água. Na obstrução distal completa, as causas de morte são perda de líquido e toxemia relacionada com a proliferação bacteriana.

Diversos objetos podem assumir configuração linear, como corda, linha, fio dental, meias de náilon, tecido, sacos, fita e plástico. Parte do objeto se aloja, geralmente, na base da língua (gatos) ou no piloro (cães e gatos), e o restante avança para o intestino. Conforme as ondas peristálticas tentam levar o objeto para a frente, o intestino o envolve, causando obstrução parcial ou completa (Figura 18.117). Corpos estranhos lineares podem causar obstrução intestinal parcial ou completa, mas o quadro clínico pode mudar. O peristaltismo contínuo pode fazer com que o objeto fique preso, corte a mucosa e, em seguida, lacere a borda mesentérica do intestino, causando peritonite. Múltiplas perfurações podem ocorrer e estão associadas à alta mortalidade. Alguns animais com corpos estranhos lineares apresentam intussuscepções concomitantes.

> **NOTA** Corpos estranhos lineares normalmente perfuram a borda mesentérica do intestino delgado.

DIAGNÓSTICO

Apresentação Clínica
Sinais Clínicos

Não há predisposição racial ou sexual; no entanto, os gatos são mais propensos à ingestão de corpos estranhos lineares do que os cães. A

CAPÍTULO 18 Cirurgia do Sistema Digestório

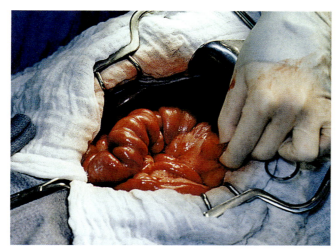

Figura 18.117 Aparência intraoperatória dos intestinos agrupados devido ao corpo estranho, um fio de toalha.

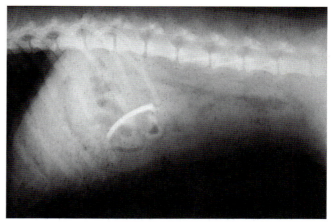

Figura 18.118 Radiografia abdominal lateral de um Labrador retriever fêmea de 3 anos. Note o corpo estranho radiopaco no intestino delgado proximal. As múltiplas massas bem-circunscritas de tecido mole visíveis no abdome caudal são fetos no útero. Um quarto de uma bola de tênis foi removido do duodeno proximal.

maioria dos cães e gatos com corpos estranhos lineares tem menos de 4 anos (nos cães, a idade média é de 4,5 anos e a mediana é de 2 anos; nos gatos, a idade média é de 2,7 anos e a mediana é de 1 ano). Outros tipos de corpos estranhos são mais comumente encontrados em cães. Animais jovens brincalhões parecem mais propensos à ingestão de corpo estranho.

Histórico

O quadro e os sinais clínicos dependem da localização, integridade, duração da obstrução e integridade vascular do segmento acometido. O início agudo de vômitos e anorexia é a queixa mais comum. Depressão, diarreia e dor abdominal são ocasionalmente observadas. Às vezes, o animal é visto engolindo o objeto. Vômitos profusos podem ocorrer em casos de obstrução proximal completa; vômitos com obstruções distais parciais geralmente são intermitentes. A defecação pode estar ausente ou diminuída em frequência e as fezes podem ser sanguinolentas. A diarreia é mais comum em animais com obstrução parcial.

Achados de Exame Físico

O exame físico pode revelar distensão abdominal, diarreia, dor abdominal, postura anormal e/ou choque. Classicamente, animais com obstruções altas tendem a apresentar desidratação grave; aqueles com obstruções baixas normalmente são magros. A palpação abdominal pode identificar uma alça intestinal corrugada, massa anormal de intestinos agrupados ou provocar dor. Corpos estranhos lineares são ocasionalmente visualizados ao redor da base da língua, mas a sedação/anestesia pode ser necessária para visualizar esta área bem o suficiente para detectar cordas ou fios finos. A dor abdominal é comum se os corpos estranhos lineares causaram o agrupamento dos intestinos. A auscultação abdominal pode detectar o ruído da atividade peristáltica ou o silêncio associado ao íleo.

Diagnóstico por Imagem

A radiografia do exame geralmente revela íleo intestinal decorrente de uma obstrução completa ou quase completa e pode permitir a identificação da causa, em especial se houver corpos estranhos radiopacos. Objetos estranhos radiotransparentes às vezes são vistos se cercados por gás. As alças intestinais obstruídas geralmente são distendidas por ar, fluido e/ou ingesta (Figuras 18.118 e 18.119). O "empilhamento" dos intestinos distendidos e as curvas

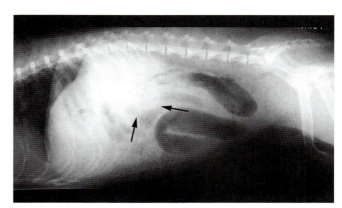

Figura 18.119 Radiografia abdominal lateral de um cão com íleo segmentar. Note o acúmulo de gás e fluido e o corpo estranho circular, de 2,5 cm, radiopaco na porção medial do abdome (setas). Uma avelã foi removida do jejuno.

ou dobras acentuadas no intestino dilatado sugerem íleo anatômico em oposição ao íleo fisiológico. A distensão intestinal pode ser avaliada por um de dois métodos. O diâmetro intestinal máximo é comparado à altura do corpo da quinta vértebra lombar em seu ponto mais estreito. A razão maior que 1,6 indica distensão e aquelas maiores que 2 indicam alta probabilidade de obstrução. Outro método é a comparação do diâmetro intestinal à largura de uma costela; o valor normal é inferior a 2. Corpos estranhos lineares podem fazer com que os intestinos pareçam agrupados ou preguedos juntos, com pequenas bolhas de gás no lúmen (em forma de vírgula) e sem alças intestinais distendidas pelo gás (plicatura). No entanto, alguns pacientes (em especial gatos) com corpos estranhos lineares não apresentam lesões evidentes nas radiografias simples.

Estudos contrastados normalmente podem diferenciar o íleo anatômico do íleo fisiológico, embora, em geral, o íleo anatômico ou mecânico seja focal, enquanto o íleo fisiológico ou funcional é generalizado. A diferenciação destas duas categorias em casos de obstrução distal pode ser difícil. O contraste pode delinear o corpo estranho, revelar defeitos de preenchimento luminal ou mostrar o retardo do tempo de trânsito ou deslocamento de alças intestinais. O maior tempo de trânsito ou a estase completa caracterizam a obstrução simples. No entanto, a definição precisa do íleo grave causado pela obstrução baixa do jejuno/íleo pode ser mais difícil com os estudos de contraste, porque o agente pode ou não atingir a lesão. As radiografias contrastadas são raramente feitas para este fim.

A ultrassonografia pode identificar objetos estranhos que não podem ser observados em radiografias, em especial aqueles com margem hiperecoica com ou sem acúmulo de fluido. No entanto, na presença de grandes quantidades de gases intestinais, o exame ultrassonográfico negativo deve ser visto com ceticismo. A ultrassonografia também permite a avaliação da motilidade e o achado de alças de intestino hipermóveis preenchidas por fluido é muito sugestivo de obstrução. Entretanto, é difícil examinar todo o trato intestinal à ultrassonografia, que não revela alguns objetos estranhos.

Endoscopia

A endoscopia raramente diagnostica corpos estranhos intestinais que não foram detectados por radiografias ou ultrassonografia. Isso ocorre porque o endoscópio raramente pode avançar muito além do duodeno ascendente. No entanto, a endoscopia auxilia o diagnóstico e a remoção de corpos estranhos gástricos e alguns duodenais. Além disso, a endoscopia pode encontrar corpos estranhos lineares alojados no piloro, que, às vezes, podem ser removidos no mesmo procedimento.

> **NOTA** Certifique-se de repetir as radiografias de animais com corpos estranhos gastrointestinais imediatamente antes da cirurgia para assegurar que o objeto ainda esteja no estômago ou no intestino delgado. A maioria dos corpos estranhos que entram no intestino grosso é eliminada nas fezes.

Achados Laboratoriais

Anomalias de fluidos, eletrólitos e acidobásicas são frequentemente identificadas em hemogramas e bioquímicas séricas. O hematócrito e a concentração de proteína total são às vezes aumentados em pacientes desidratados. No entanto, a hipoalbuminemia pode ser decorrente de perdas GI. A leucocitose com desvio à esquerda ou leucopenia degenerativa acompanhada por derrame abdominal séptico indica isquemia intestinal ou perfuração com peritonite. Alterações eletrolíticas e acidobásicas não podem ser previstas em um determinado paciente. De modo geral, o vômito do conteúdo gástrico de qualquer causa pode produzir alcalose hipoclorêmica e hipopotassêmica, enquanto o vômito associado a obstruções duodenais e jejunais proximais pode provocar acidose metabólica branda e desidratação. As obstruções distais são mais comumente associadas à hipopotassemia e à acidose metabólica. Um ligeiro aumento na concentração de alanina aminotransferase, fosfatase alcalina, ureia e creatinina pode ser observado em pacientes com obstrução intestinal.

DIAGNÓSTICO DIFERENCIAL

O diagnóstico diferencial inclui todas as outras causas de obstrução intestinal: intussuscepção, vólvulo ou torção intestinal, encarceramento intestinal, aderências, estenoses, abscessos, granulomas, hematomas, neoplasias ou malformações congênitas. O íleo fisiológico pode ser causado por doenças inflamatórias (p. ex., parvovirose, peritonite, pancreatite).

MANEJO CLÍNICO

Alguns corpos estranhos passam pelo intestino sem precisar de tratamento. O avanço do corpo estranho pode ser monitorado radiograficamente, a menos que o vômito seja grave, o animal esteja debilitado ou haja evidências de peritonite (i.e., dor abdominal, febre, neutrofilia; p. 528). As radiografias devem sempre ser repetidas pouco antes da cirurgia, mesmo que as anteriores tenham sido feitas há várias horas, porque o corpo estranho pode ter passado para o cólon ou ter sido eliminado nas fezes. As bolas de pelo nos gatos são tratadas pela administração de laxantes à base de vaselina semissólida para lubrificação e dieta comercial específica. Corpos estranhos lineares alojados na base da língua felina que são diagnosticados 1 a 3 dias após a ingestão podem ser cortados e, então, monitorados quanto à passagem, dependendo do estado geral do animal. Se o gato não melhorar 6 horas após o corte do corpo estranho da língua, deve ser levado para a cirurgia.

TRATAMENTO CIRÚRGICO

Nos casos de obstrução parcial, a não demonstração radiográfica de movimentos estranhos no intestino por um período de 8 horas ou a não eliminação do objeto em aproximadamente 36 horas indica a necessidade de cirurgia. A cirurgia não deve ser retardada para observação da passagem do objeto pelo trato intestinal se houver dor abdominal, febre, vômitos ou letargia. A maioria dos corpos estranhos pode ser removida por enterotomia, em vez de ressecção e anastomose, a menos que haja necrose ou perfuração intestinal. Um objeto linear presente há muito tempo pode ficar embutido na mucosa, o que requer ressecção intestinal. Múltiplas enterotomias (duas a quatro) são frequentemente necessárias para remoção dos corpos estranhos lineares. A borda mesentérica pode sofrer uma laceração iatrogênica caso a tensão excessiva faça com que o objeto seja visto através da parede antes ou durante a extração.

Manejo Pré-cirúrgico

Deficits fluidos, eletrolíticos e acidobásicos devem ser corrigidos antes da cirurgia, se possível. Os antibióticos profiláticos devem ser administrados de acordo com as recomendações da p. 433.

Anestesia

As recomendações anestésicas para animais submetidos à cirurgia intestinal são dadas na p. 435, na Tabela 19.1 e na Tabela 18.4. O óxido nitroso não deve ser usado em animais com obstruções para evitar o acúmulo de gás no trato intestinal.

Anatomia Cirúrgica

A anatomia cirúrgica do intestino delgado é descrita na p. 436.

Posicionamento

O paciente deve ser posicionado em decúbito dorsal para uma celiotomia mediana ventral. A área preparada cirurgicamente deve se estender do meio do tórax até o períneo.

REMOÇÃO ENDOSCÓPICA DE CORPOS ESTRANHOS

A técnica endoscópica de remoção de corpos estranhos duodenais consiste em avançar o endoscópio até que o corpo estranho seja visualizado e estudado antes de tentar removê-lo. Considere qual dispositivo de recuperação de corpos estranhos (p. ex., cesto de quatro fios, caixa, garras-jacaré, pinças em W para recuperação de moeda W) deve ser usado. Certifique-se sempre de que o corpo estranho possa ser liberado, se necessário (é frustrante pegar em um objeto estranho e não conseguir removê-lo ou soltá-lo). A retirada de corpos estranhos do piloro pode ser difícil. A administração de cetamina como um pré-anestésico pode relaxar o piloro e baixar a zona de alta pressão do esôfago, facilitando a recuperação do objeto após sua captura. A técnica endoscópica para remoção de corpos estranhos lineares é mostrada na p. 418, na seção de Corpos Estranhos Gástricos.

TÉCNICA CIRÚRGICA

Faça uma incisão através da linha alba suficiente para permitir a exploração completa do abdome. Explore todo o abdome e trato gastrointestinal para não negligenciar anomalias concomitantes ou múltiplos corpos estranhos presentes em diferentes partes do trato gastrointestinal. Ao localizar o corpo estranho, isole esta alça intestinal do restante da cavidade abdominal com esponjas de laparotomia ou campos estéreis. As obstruções completas podem causar distensão grave e cianose do intestino; entretanto, a determinação da viabilidade intestinal só deve ser feita após a descompressão do órgão e a remoção do corpo estranho por enterotomia. Irrigue o intestino em soro fisiológico morno por alguns minutos para melhorar sua coloração e peristaltismo. Normalmente, a aparência do intestino melhora rapidamente após a descompressão. Se o segmento intestinal for considerado viável, feche a enterotomia com pontos simples separados ou contínuos, conforme descrito na p. 430. Remova o intestino não viável ou questionável e restabeleça a continuidade do órgão por meio de anastomoses terminoterminais (p. 440). Após a remoção do corpo estranho, examine cuidadosamente o intestino em busca de evidências de perfuração que possam exigir a ressecção dos segmentos acometidos. Crie um retalho seroso em caso de contusão da parede intestinal para evitar extravasamentos.

A remoção de corpos estranhos lineares pode requerer gastrotomia e múltiplas enterotomias. Solte o corpo estranho de onde está alojado. Corte o fio incorporado abaixo da língua ou realize uma gastrotomia. Prenda uma pinça hemostática à extremidade distal do objeto ao remover a massa do piloro. Puxe gentilmente a pinça hemostática e identifique o próximo ponto distal de fixação. Realize uma enterotomia e retire o corpo estranho mais proximal. Mais uma vez, coloque uma pinça hemostática distalmente, seccione o corpo estranho, aplique tensão suave sobre a porção intraluminal restante do objeto e identifique o próximo ponto de fixação. Repita até que todo o corpo estranho linear seja removido. Evite o excesso de tensão no corpo estranho, pois isso pode causar uma laceração de espessura total na borda mesentérica. Feche as enterotomias (p. 438) e inspecione a borda mesentérica à procura de evidências de perfuração.

Uma técnica de cateter de enterotomia simples tem sido descrita para remoção de corpos estranhos lineares. É mais eficaz se o corpo estranho não tiver penetrado a mucosa. Essa técnica pode não ser bem-sucedida em casos crônicos ou com inserção do corpo estranho na borda mesentérica. Faça uma incisão no estômago ou intestino no sítio de fixação do objeto. Suture o objeto linear em um cateter macio e, em seguida, avance completamente o cateter no intestino distal. Feche o sítio de enterotomia e irrigue o cateter e o corpo estranho através do trato intestinal até atravessar o ânus. Esta técnica reduz o número de enterotomias e pode diminuir o risco de extravasamento e deiscência.

MATERIAIS DE SUTURA E INSTRUMENTOS ESPECIAIS

Os instrumentos para enterotomia ou ressecção e anastomose intestinal são discutidos na p. 449. Polidioxanona, poliglecaprona 25, poligliconato e glicômero 631 (3-0 ou 4-0) são os materiais de sutura preferidos para estes procedimentos; entretanto, a sutura não absorvível (náilon ou polipropileno) é ocasionalmente usada em animais com hipoalbuminemia.

CUIDADO E AVALIAÇÃO PÓS-CIRÚRGICOS

O tratamento pós-operatório inclui a correção adicional dos deficits fluidos, eletrolíticos e acidobásicos. Analgésicos devem ser administrados conforme necessário para controle da dor (Tabela 13.2). A antibioticoterapia deve continuar em caso de diagnóstico de peritonite ou contaminação abdominal grave. Se não houver vômito, a água pode ser oferecida de 8 a 12 horas após a cirurgia e alimentos podem ser oferecidos 12 a 24 horas após a cirurgia. Esses pacientes devem ser monitorados quanto a sinais de extravasamento e peritonite (p. 449).

COMPLICAÇÕES

O diagnóstico precoce de corpos estranhos intestinais e a boa técnica cirúrgica são necessários para prevenção de complicações (p. ex., necrose intestinal, perfuração, extravasamento, deiscência, peritonite, choque endotóxico e estenose). O risco de extravasamento da anastomose é maior nos casos de corpo estranho, debilitação e hipoalbuminemia. O risco de peritonite e morte é muito maior se houver gás livre nas radiografias pré-operatórias. A ressecção de grandes segmentos do intestino pode levar ao desenvolvimento de SIC (p. 450) e prognóstico reservado.

PROGNÓSTICO

O prognóstico é bom se a peritonite e ressecções extensas forem evitadas. A mortalidade é maior em animais com sinais clínicos há mais tempo, corpo estranho linear ou aqueles que precisam de mais de uma incisão gastrointestinal. Obstrução crônica, maior comprometimento intestinal, maior tempo cirúrgico, aumento do risco de contaminação e necessidade de múltiplas incisões para remoção de corpos estranhos lineares fazem com que a associação entre o corpo estranho linear e o desfecho ruim seja lógica. A localização do corpo estranho e o grau de obstrução geralmente não estão associados ao desfecho. O prognóstico sem cirurgia é reservado devido ao risco de morte por choque hipovolêmico ou endotóxico, sepse, peritonite ou fome.

NEOPLASIA INTESTINAL

DEFINIÇÃO

A **neoplasia intestinal** é a doença em que tumores surgem em uma das camadas da parede intestinal, suas glândulas ou células e vasos linfáticos associados.

CONSIDERAÇÕES GERAIS E FISIOPATOLOGIA CLINICAMENTE RELEVANTE

Os tumores intestinais ocorrem mais frequentemente no reto canino ou no cólon e no intestino delgado felino (Quadro 18.44). A maioria dos tumores intestinais é maligna. Os tumores intestinais podem causar obstrução mecânica intramural ou intraluminal. De modo geral, invadem a camada muscular da parede intestinal, onde comprometem o diâmetro luminal e reduzem a distensibilidade. O intestino proximal é distendido por fluido e gás e sua função é comprometida como na obstrução por corpo estranho. A doença normalmente é avançada no momento do diagnóstico e a maioria dos tumores malignos tem metástase. Os tumores malignos se propagam por

> **QUADRO 18.44 Neoplasia Intestinal: Pontos Principais**
>
> - A maioria é maligna; mais comuns: adenocarcinoma, linfossarcoma, leiomiossarcoma
> - Causam obstrução mecânica intramural ou intraluminal
> - Ressecione com 4-8 cm de margens de intestino de aparência normal
> - O prognóstico varia conforme o tipo tumoral

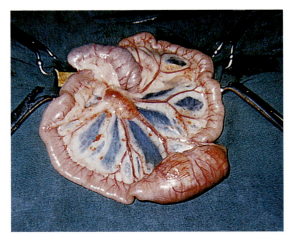

Figura 18.120 Fotografia intraoperatória de um adenocarcinoma que provocava obstrução parcial do jejuno de um gato de 15 anos.

invasão local (p. ex., serosa, mesentério, omento, linfonodos locais) e metástases a distância (em pulmões, fígado e baço). As neoplasias malignas do intestino delgado mais comuns são os adenocarcinomas (Figura 18.120) e os linfossarcomas. Outras neoplasias do intestino delgado são os leiomiomas, os leiomiossarcomas, os fibrossarcomas, os mastocitomas, os hemangiossarcomas, os sarcomas anaplásicos, os carcinoides, os plasmocitomas, os neurolemomas, os adenomas e os pólipos adenomatosos.

Os adenocarcinomas são localmente invasivos e de crescimento lento. Surgem mais comumente no duodeno e no cólon de cães e no jejuno distal e no íleo de gatos. Esses tumores apresentam três formas morfológicas principais: (1) os adenocarcinomas infiltrativos causam uma área estenótica espessa que obstrui o lúmen intestinal; (2) os adenocarcinomas ulcerativos são acompanhados por uma úlcera endurecida profunda da mucosa com bordas elevadas; e (3) os adenocarcinomas proliferativos são massas intraluminais lobuladas e expansíveis. A ulceração mucosa pode causar sangramento crônico, melena e anemia ferropriva. Os tumores se espalham pelas superfícies serosas adjacentes, mesentério, omento e linfonodos regionais por invasão local e podem metastatizar em sítios distantes, como os pulmões e o fígado. Adenocarcinomas intestinais mucinosos se estendem transmuralmente ao mesentério com acúmulo de quantidades variáveis de mucina.

Os linfossarcomas (linfomas) são proliferações neoplásicas de linfócitos. Em gatos, podem ser causados pelo vírus da imunodeficiência felina (FIV) ou FeLV, mas a maioria é provocada por mecanismos desconhecidos. A etiologia em cães é desconhecida. Os animais acometidos podem ter doença multicêntrica. Há dois tipos de linfomas intestinais: difuso e nodular. A infiltração difusa da lâmina própria e da submucosa com linfócitos neoplásicos causa má absorção e, ocasionalmente, ulceração profunda. O linfoma nodular é massa intestinal em expansão que, muitas vezes, mas não invariavelmente, provoca obstrução na área ileococólica. O acometimento de linfonodos regionais e outros órgãos é comum. Os gatos, em particular, podem apresentar linfoma intestinal e nenhuma evidência macroscópica ou ultrassonográfica de doença intestinal. Os cães geralmente têm linfoma linfoblástico, enquanto os gatos podem apresentar várias formas de linfoma, inclusive linfoma de pequenas células, linfoma linfoblástico, linfoma epiteliotrópico e linfoma granular grande.[42]

Os tumores da musculatura lisa do intestino delgado são separados em leiomiomas e tumores do estroma GI (GIST); entretanto, a imunofenotipagem é necessária para distinguir estes tipos de neoplasias; muitos tumores previamente classificados como leiomiossarcomas foram reclassificados como GIST após a análise imuno-histoquímica (KIT, DOG1). O tratamento com mesilato de imatinibe pode ser eficaz em alguns cães com GIST.

Os leiomiossarcomas intestinais são tumores malignos do músculo liso; têm crescimento lento, são observados em cães idosos e geralmente ocorrem no ceco e no jejuno. A disseminação neoplásica se dá por invasão local e o desenvolvimento de metástases é lento. A metástase ocorre no mesentério, nos linfonodos mesentéricos, no peritônio e no fígado. A sobrevida mediana esperada é de aproximadamente 2 anos após a ressecção de uma lesão localizada. Isto também é observado em animais com metástase no momento da cirurgia. Os leiomiomas intestinais são tumores benignos do músculo liso e têm crescimento lento. Os pólipos adenomatosos são encontrados no duodeno felino e no reto canino. A recidiva após a ressecção completa não é esperada.

DIAGNÓSTICO

Apresentação Clínica

Sinais Clínicos

Os adenocarcinomas são mais comuns em cães do que em gatos. Nos cães, o linfoma, o adenocarcinoma e os leiomiossarcomas são os tumores intestinais mais comuns. Boxers, Collies e Pastores-alemães podem ser predispostos a tumores intestinais. Nos gatos, os linfossarcomas são mais comuns, seguidos por adenocarcinomas e tumores mastocitários. Gatos Siameses podem ser predispostos ao desenvolvimento de adenocarcinomas do intestino delgado. Os tumores intestinais geralmente ocorrem em animais mais velhos. Os carcinomas são observados em uma idade média de 9 anos em cães e 10 anos em gatos. Os leiomiossarcomas ocorrem em uma idade média de 11 anos em cães. Os linfossarcomas ocorrem em cães e gatos com uma idade média de 10,6 anos. A idade média dos gatos com mastocitomas intestinais é de 13 anos.

Histórico

A princípio, os pacientes apresentam sinais clínicos vagos de depressão, anorexia e letargia, que podem evoluir para diarreia e/ou vômitos. A perda de peso é progressiva. Outros sinais clínicos podem incluir desidratação, melena, hematêmese, anemia, febre, icterícia, poliúria, polidipsia e/ou derrame abdominal. Sinais de obstrução intestinal, abscesso e má absorção também podem ser observados. A obstrução linfática pode causar esteatorreia por linfangiectasia. Os sinais de acometimento de outros órgãos são secundários à metástase.

Achados de Exame Físico

O animal pode apresentar mau estado geral. A palpação abdominal pode revelar massa abdominal firme, espessamento das alças intestinais ou linfadenomegalia mesentérica.

Diagnóstico por Imagem

Massas, padrões anormais de gases e fluidos, deslocamento visceral e fluido abdominal podem ser vistos nas radiografias simples do abdome. As radiografias contrastadas podem auxiliar o delineamento de regiões de irregularidade da mucosa, estreitamento luminal e infiltração intramural, espessamento ou nodularidade; no entanto, raramente são necessárias se a ultrassonografia puder ser realizada. Animais com suspeita de neoplasia devem ser submetidos a radiografias ou TC de tórax.

A ultrassonografia abdominal frequentemente (mas nem sempre) delineia as massas intestinais ou evidências de metástase e pode facilitar a aspiração percutânea com agulha fina. Os tumores intestinais produzem um amplo espectro de padrões ultrassonográficos. Os achados ultrassonográficos podem incluir espessamento da parede intestinal e perda da distinção das camadas da parede, mas o linfossarcoma pode estar presente apesar da aparência normal do intestino. Os tumores da musculatura lisa podem ser observados como massas excêntricas e pouco ecogênicas com cavidades anecoicas. Íleo, acúmulo de fluido e linfadenomegalia podem ser observados. A concordância geral entre a aspiração por agulha fina guiada por ultrassonografia e o diagnóstico histopatológico é de cerca de 50%; entretanto, a sensibilidade e a especificidade dos aspirados são muito variáveis, dependendo do tipo de tumor.

Endoscopia

A avaliação com endoscópio flexível de tumores intestinais além do duodeno pode ser difícil. Irregularidade da mucosa, inflamação, ulceração e estreitamento do lúmen duodenal ou jejunal podem ser detectados; no entanto, a aparência do intestino pode ser normal. As biópsias de mucosa podem ser diagnósticas em caso de acometimento tumoral desta área.

> **NOTA** A ultrassonografia é preferível à radiografia contrastada nos animais acometidos.

Achados Laboratoriais

De modo geral, os resultados dos perfis hematológicos e bioquímicos são normais. A avaliação laboratorial pode revelar anemia por perda de sangue, anemia ferropriva, leucocitose neutrofílica com ou sem desvio à esquerda, hipoalbuminemia, hipoglicemia e/ou elevação das concentrações séricas de enzimas hepáticas. O diagnóstico definitivo de neoplasia intestinal só pode ser estabelecido por citologia ou histopatologia.

DIAGNÓSTICO DIFERENCIAL

O diagnóstico diferencial inclui todas as outras causas de obstrução intestinal (p. ex., corpos estranhos, intussuscepção, vólvulo ou torção intestinal, aderências, estenoses, abscessos, granulomas, hematomas ou malformação congênita). Outra causa pode ser o íleo fisiológico secundário à inflamação grave (p. ex., parvovirose ou peritonite). Massas eosinofílicas do trato gastrointestinal sem causa subjacente identificável devem ser consideradas no diagnóstico diferencial em cães, em especial naqueles com múltiplas lesões de massa. Essas massas podem ocorrer em qualquer lugar ao longo do trato gastrointestinal e o tratamento cirúrgico isolado está associado ao prognóstico ruim. A terapia anti-helmíntica e a administração de glicocorticoide são necessárias.

MANEJO CLÍNICO

O linfoma intestinal felino de pequenas células tende a responder relativamente bem à quimioterapia. (Consulte um texto sobre oncologia para obter mais informações e protocolos quimioterápicos.) Outros tipos de tumores geralmente respondem de forma modesta a fraca à quimioterapia. A radioterapia é usada principalmente nos tumores na metade distal do reto e do canal anal.

TRATAMENTO CIRÚRGICO

A ressecção cirúrgica é o tratamento de escolha para tumores intestinais focais; no entanto, muitos tumores são avançados demais para permitir a ressecção completa no momento do diagnóstico. Em caso de metástase, a ressecção cirúrgica pode ser paliativa. No entanto, se a ressecção for tentada, é importante suturar o tecido saudável ao tecido saudável; a sutura de tecido com tumores no tecido saudável aumenta a probabilidade de deiscência.

Manejo Pré-cirúrgico

Deficits fluidos, eletrolíticos e acidobásicos devem ser corrigidos antes da cirurgia, se possível. Transfusões devem ser consideradas se o hematócrito for inferior a 20%. Os antibióticos profiláticos devem ser administrados de acordo com as recomendações na p. 435. Sondas de alimentação enteral devem ser colocadas no momento da cirurgia em animais debilitados ou que provavelmente continuarão anoréxicos ou vomitando (p. 101).

Anestesia

As recomendações anestésicas gerais para animais submetidos à cirurgia intestinal são dadas na p. 435, na Tabela 19.1 e na Tabela 18.4.

Anatomia Cirúrgica

A anatomia cirúrgica do intestino delgado é apresentada na p. 436.

Posicionamento

Os pacientes devem ser posicionados em decúbito dorsal para celiotomia mediana ventral. Todo o abdome e o tórax caudal devem ser tricotomizados e preparados para cirurgia asséptica.

TÉCNICA CIRÚRGICA

Faça uma incisão através da linha alba do processo xifoide ao púbis para permitir a exploração completa do abdome. Explore todo o abdome e o trato gastrointestinal para detectar anomalias concomitantes. Colete amostras de biópsia dos linfonodos mesentéricos e de outros órgãos, conforme necessário, antes de incisar o intestino. Remova a massa com margens de 4 a 8 cm de tecido macroscopicamente normal e realize uma anastomose terminoterminal (p. 440). Preste atenção especial à técnica cirúrgica, pois esses pacientes geralmente ficam debilitados. Envie os tecidos para avaliação histopatológica e estadiamento do tumor. Troque as luvas e use instrumentos e suturas não contaminados no fechamento abdominal.

MATERIAIS DE SUTURA E INSTRUMENTOS ESPECIAIS

Os instrumentos para enterotomia ou ressecção e anastomose intestinal são discutidos na p. 449. Polidioxanona, poliglecaprona 25, poligliconato e glicômero 631 (3-0 ou 4-0) são os materiais de sutura preferidos para estes procedimentos; entretanto, a sutura não absorvível (náilon, polipropileno ou polibutéster) pode ser usada em animais com hipoalbuminemia.

CUIDADO E AVALIAÇÃO PÓS-CIRÚRGICOS

Os cuidados pós-operatórios devem ser individualizados de acordo com o estado do paciente e as doenças concomitantes. O suporte de fluidos deve ser mantido até que o animal esteja bebendo o suficiente para manter a hidratação. Os *deficits* eletrolíticos e acidobásicos devem ser corrigidos. Analgésicos devem ser administrados conforme necessário (Tabela 13.2). Em caso de peritonite, contaminação abdominal ou debilitação grave, institua a antibioticoterapia. O suporte nutricional deve ser feito por tubo de enterostomia se houver persistência dos vômitos ou da anorexia (p. 101). A quimioterapia adjuvante tem sido recomendada em alguns tumores intestinais malignos, mas sua eficácia não é comprovada (ver seção Manejo Clínico, anteriormente), exceto nos linfomas. Entretanto, a quimioterapia do linfoma intestinal de grandes células está frequentemente associada à morbidade, direta ou indiretamente relacionada com os fármacos e à destruição de células malignas na parede intestinal. A laparotomia para segundo exame ou a laparoscopia auxilia a avaliação da progressão da doença ou a resposta à terapia adjuvante e permite uma nova biópsia ou ressecção, se indicada.

COMPLICAÇÕES

Extravasamentos, deiscências e peritonites são possíveis complicações e podem ser mais frequentes em pacientes debilitados. A estenose após a ressecção cirúrgica ou recidiva do tumor pode causar sinais recorrentes de obstrução. A SIC (p. 450) é uma complicação possível após a ressecção de grandes porções do intestino.

PROGNÓSTICO

O prognóstico é excelente após a remoção completa de tumores benignos ou pólipos. O prognóstico é bom em pacientes com adenocarcinoma intestinal localizado ou leiomiossarcoma se a ressecção completa for possível. O tempo médio de sobrevida é de 10 meses; a taxa de sobrevida em 1 ano é de 40,5% e a taxa de sobrevida em 2 anos é de 33% em cães com adenocarcinoma ou leiomiossarcoma. Gatos com adenocarcinoma intestinal podem viver mais de 2 anos após a cirurgia. O prognóstico do linfoma nodular solitário é melhor do que do linfoma difuso, que tem prognóstico ruim. O prognóstico associado ao linfoma linfoblástico é ruim; no entanto, o tempo de sobrevida de gatos com linfoma de pequenas células pode ser de anos.[42] O prognóstico do leiomiossarcoma é bom, mesmo com metástase no momento da ressecção (discutida anteriormente). O mastocitoma esclerosante intestinal foi identificado como uma variante do mastocitoma no intestino de gatos que parece ter alto risco de metástase e prognóstico reservado. O prognóstico deve ser reservado a ruim em tumores não passíveis de ressecção, já que outros modos de terapia são ineficazes, de valor questionável ou não aconselhados por causa dos efeitos colaterais graves.

INTUSSUSCEPÇÃO

DEFINIÇÕES

Intussuscepção é a invaginação de um segmento intestinal (**intussuscepto**) no lúmen de um segmento adjacente (**intussuscipiente**) (Figura 18.121A).

CONSIDERAÇÕES GERAIS E FISIOPATOLOGIA CLINICAMENTE RELEVANTE

As intussuscepções do trato GI podem ocorrer em qualquer lugar; no entanto, as intussuscepções ileocólicas e jejunojejunais são mais comuns (Quadro 18.45). As intussuscepções são frequentemente associadas à enterite (i.e., parasitismo, infecção viral ou bacteriana, indiscrição ou mudança dietética, corpos estranhos, massas) ou doença sistêmica; no entanto, a causa da maioria das intussus-

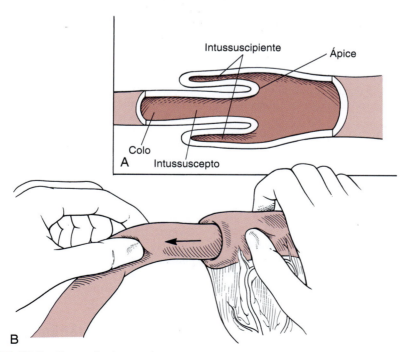

Figura 18.121 (A) Configuração de uma intussuscepção: colo, intussuscepto, ápice, intussuscipiente. (B) Para reduzir uma intussuscepção, tracione o colo enquanto remove o ápice do intussuscipiente. A seta indica a direção da redução do intussuscepto.

CAPÍTULO 18   Cirurgia do Sistema Digestório

> **QUADRO 18.45   Intussuscepção: Pontos Principais**
>
> - Os animais jovens são os mais acometidos, em especial após a enterite parvovirótica.
> - A intussuscepção e os parasitas são as principais causas de enteropatias com perda proteica em cães jovens.
> - Animais mais velhos com intussuscepções geralmente têm massas.
> - Associada à enterite ou doença sistêmica.
> - Os sinais progridem de obstrução parcial a completa.
> - A progressão clínica pode ser de várias semanas.
> - A invaginação geralmente é normógrada, mas pode ser retrógrada.
> - A ultrassonografia revela um padrão em alvo (camadas intestinais concêntricas).
> - Faça a redução manual ou resseccione e anastomose.
> - A enteroenteropexia previne recidivas.

cepções é desconhecida. A presença de uma intussuscepção em um gato é mais provavelmente associada à neoplasia do que em cães; além disso, os gatos acometidos tendem a ser mais velhos do que os cães afetados. As intussuscepções também foram relatadas após mudanças ambientais e cirurgias. A intussuscepção após a cirurgia pode estar associada a íleo, aderências ou mau funcionamento da anastomose. A irritação intestinal que provoca hipermotilidade pode fazer com que uma alça intestinal invagine em outra. A direção da intussuscepção pode ser proximal a distal ou vice-versa. O intussuscepto é comumente o segmento intestinal proximal e o intussuscipiente é o segmento mais distal (i.e., a intussuscepção ocorre na direção do peristaltismo normal; intussuscepção direta ou normógrada). As intussuscepções podem ocorrer em mais de um sítio e, às vezes, são duplas (duas invaginações no mesmo local). O peristaltismo reverso pode aumentar o comprimento do intestino envolvido na intussuscepção. A quantidade de mesentério disponível limita a extensão do acometimento intestinal e o grau de comprometimento vascular.

Acredita-se que a formação de uma intussuscepção se deva à não homogeneidade da parede causada por qualquer anomalia em seu interior que altere a motilidade ou a flexibilidade intestinal local. O número e a densidade média de células ganglionares nos plexos mioentéricos são menores nos segmentos removidos das intussuscepções em comparação ao intestino normal, enquanto o grau de vacuolização dos plexos mioentéricos é maior, sugerindo inervação anormal do intestino. Durante o desenvolvimento da intussuscepção, as contrações longitudinais e circulares do intestino normal em uma área adjacente causam o deslocamento do órgão, formando uma dobra. A dobra intestinal se propagada de maneira circunferencial e a contração longitudinal do músculo completa a invaginação.

A princípio, a invaginação causa obstrução intestinal parcial, que pode progredir à obstrução completa. Os vasos ligados ao intussuscepto colapsam devido ao aumento da pressão intraluminal ou à torção e podem sofrer avulsão. A parede apresenta edema, isquemia e turgor. O sangue extravasa para o lúmen e as fissuras da serosa. A fibrina sela as camadas do intestino e pode ajudar a localizar a peritonite em caso de necrose da parede. Por fim, há desvitalização intestinal, com subsequente contaminação da cavidade abdominal. As intussuscepções podem ser eventos agônicos (i.e., achados incidentais, e não a causa da morte). As intussuscepções agônicas são facilmente reduzidas e estão associadas à inflamação mínima; as paredes intestinais não são edematosas e a fibrina não une as camadas do intestino.

DIAGNÓSTICO

Apresentação Clínica

Sinais Clínicos

As intussuscepções são mais comuns em cães. Os Pastores-alemães e gatos Siameses podem ser mais acometidos do que outras raças. As intussuscepções parecem mais frequentes em animais imaturos (75% têm <1 ano). Deve-se suspeitar de parasitismo ou enterite como causa de intussuscepção em cães jovens e de espessamento ou massas intestinais em adultos. A ocorrência de intussuscepção em gatos pode ser bimodal; indivíduos jovens (<1 ano) apresentam lesões idiopáticas e aqueles com 6 anos ou mais têm DII concomitante ou linfossarcoma.

Histórico

A maioria dos animais está doente, mudou de ambiente ou passou por uma cirurgia recente antes de começar a apresentar os sinais de intussuscepção. A gravidade e o tipo dos sinais clínicos dependem da localização, completude, integridade vascular e duração da obstrução intestinal. Diarreia, vômitos, dor abdominal e massa palpável podem ser observados em indivíduos com intussuscepção. As intussuscepções agudas devem ser consideradas em filhotes com enterite parvovirótica com piora repentina ou persistência do quadro por muito mais tempo do que o esperado. Em particular, o diagnóstico de enterite parvovirótica crônica é muito sugestivo de intussuscepção. Curiosamente, as intussuscepções têm sido associadas à leptospirose. Nos casos crônicos, os sinais clínicos podem ser menos marcantes. Os pacientes com intussuscepção crônica geralmente apresentam diarreia intratável e intermitente e hipoalbuminemia; as intussuscepções e os parasitas são as duas principais causas de enteropatia crônica com perda de proteínas em cães com menos de 8 a 12 meses. Outros sinais clínicos são depressão, anorexia e emaciação.

> **NOTA** Considere a intussuscepção crônica como uma possível razão da diarreia persistente em um filhote com um episódio aparentemente agudo de enterite (p. ex., parvovírus).

Achados de Exame Físico

O diagnóstico presuntivo de intussuscepção pode ser feito pela palpação de uma alça intestinal espessa e alongada (massa em forma de salsicha). As intussuscepções jejunojejunais são mais fáceis de serem palpadas do que as intussuscepções ileocólicas, pois geralmente são mais caudais e ventrais no abdome. Algumas intussuscepções entram e saem do cólon e podem não ser detectadas à palpação. Outras podem se projetar do reto e ser confundidas com um prolapso retal. Para diferenciar o prolapso retal de uma intussuscepção saliente, a área ao redor do tecido protuberante deve ser palpada; a existência de fórnice indica prolapso retal em vez de intussuscepção.

Diagnóstico por Imagem

Às vezes, as radiografias simples de pacientes com intussuscepção revelam a obstrução; no entanto, na maioria dos casos, as radiografias não mostram a patologia. A intussuscepção jejunojejunal tem maior probabilidade de produzir um padrão obstrutivo do que a intussuscepção ileocólica (Figuras 18.122 e 18.123). Massa de tecido mole tubular pode ser identificada. O acúmulo suficiente de gás no segmento intestinal distal pode delinear o ápice da intussuscepção. Um enema com bário ou estudo do trato GI superior pode localizar a obstrução. Uma fita de contraste pode ser vista no intussuscepto aboral ao segmento intestinal dilatado. Um grande defeito de enchimento

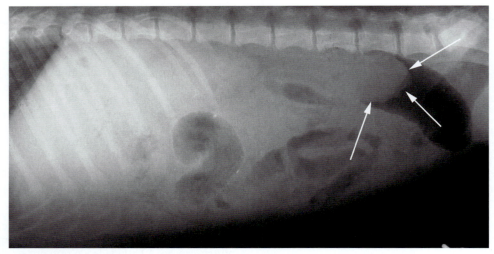

Figura 18.122 Radiografia em perfil de um cão com intussuscepção ileocólica. Note a massa de tecido mole no cólon cheio de ar *(setas)*.

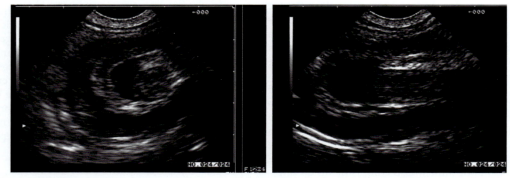

Figura 18.123 Imagem transversal *(à esquerda)* e sagital *(à direita)* de uma intussuscepção. Note a aparência em alvo na projeção transversal.

parecendo uma "mola enrolada" pode ser observado quando o bário intraluminal envolve o intussuscepto. Ocasionalmente, o contraste se acumula no lúmen entre o intussuscepto e o intussuscipiente.

A ultrassonografia é o melhor método para detecção de intussuscepções. O aspecto ultrassonográfico de uma intussuscepção no plano transversal é de uma lesão em alvo com múltiplas camadas (anéis hiperecoicos e hipoecoicos concêntricos com largura total maior que 8 a 9 mm) com acúmulo proximal de fluido e diminuição da motilidade intestinal. A justaposição das camadas da parede do intussuscepto e do intussuscipiente cria mais de 10 anéis hiperecoicos e hipoecoicos concêntricos normais, embora essas camadas possam ser indistintas. Exames longitudinais mostram a aparência em camadas com alternância de linhas hiperecoicas e hipoecoicas paralelas. A identificação de camadas distintas à ultrassonografia é uma indicação de que a intussuscepção pode ser passível de redução. Faça imagens multiplanares; a presença de um centro hiperecoico excêntrico, semilunar ou em formato de G (gordura mesentérica) e a visualização do intussuscepto interno auxiliam na diferenciação entre uma intussuscepção e doenças semelhantes em que lesões em alvo também podem ser identificadas. A ultrassonografia pode identificar anomalias abdominais concomitantes, como linfadenopatia ou lesões intestinais infiltrativas.

Colonoscopia

A colonoscopia ocasionalmente identifica o intestino invaginado que se projeta para o cólon em pacientes com intussuscepção ileocólica ou cecocólica. Nesses casos, a colonoscopia geralmente pode ser realizada com pouco mais que a contenção manual se o endoscopista for gentil e cuidadoso.

Achados Laboratoriais

Achados laboratoriais anormais podem incluir desidratação, leucogramas de estresse, anemia e anomalias eletrolíticas e acidobásicas. A intussuscepção crônica pode causar hipoalbuminemia devido à perda de proteína da mucosa congestionada. O exame fecal às vezes revela infestação parasitária.

DIAGNÓSTICO DIFERENCIAL

Os diagnósticos diferenciais incluem todas as outras causas de obstrução intestinal (p. ex., corpos estranhos, vólvulo ou torção intestinal, encarceramento intestinal, aderências, estenoses, abscessos, granulomas, hematomas, tumores ou malformações congênitas). Outra causa pode ser o íleo fisiológico secundário à inflamação (p. ex., parvovirose ou peritonite).

MANEJO CLÍNICO

Ocasionalmente, a redução manual percutânea da intussuscepção é bem-sucedida e a lesão não se repete. Em casos raros, as intussuscepções se autocorrigem por meio da formação de aderências e descamação do intussuscepto. No entanto, a maioria das intussuscepções requer redução cirúrgica e procedimentos auxiliares para prevenir a recidiva. A terapia medicamentosa deve ser dirigida à correção de desequilíbrios hidroeletrolíticos e determinação da causa subjacente da intussuscepção (p. ex., enterite, parasitismo).

TRATAMENTO CIRÚRGICO

Como a recidiva é comum, as intussuscepções devem ser tratadas por meio de cirurgia, mesmo que possam ser reduzidas manualmente. A biópsia do intestino no momento da correção cirúrgica pode ajudar a identificar a causa da intussuscepção. A ponta do intussuscepto deve ser avaliada para detecção de massas.

Manejo Pré-cirúrgico

Os *deficits* de hidratação, eletrolíticos e acidobásicos devem ser corrigidos antes da cirurgia, se possível. Pacientes pediátricos não devem ser submetidos a jejum por mais de 4 a 8 horas para reduzir as chances de hipoglicemia. Os antibióticos profiláticos devem ser administrados de acordo com as recomendações na p. 435.

Anestesia

As recomendações anestésicas gerais para pacientes comprometidos submetidos a cirurgia GI são dadas na p. 435 e na Tabela 18.4. Veja as recomendações anestésicas para pacientes estáveis com necessidade de cirurgia abdominal na Tabela 19.1.

Anatomia Cirúrgica

A anatomia cirúrgica do intestino delgado é apresentada na p. 436.

Posicionamento

Os animais devem ser posicionados em decúbito dorsal para celiotomia mediana ventral. Todo o abdome e o tórax caudal devem ser tricotomizados e preparados para cirurgia asséptica.

TÉCNICA CIRÚRGICA

Explore o abdome, colete amostras e isole o intestino acometido com esponjas de laparotomia (Figura 18.124). Reduza manualmente as intussuscepções, se possível, com tração suave no pescoço do intussuscepto e retirada de ápice (borda principal) fora do intussuscipiente (Figura 18.121B). Evite a tração excessiva para não lacerar o intestino comprometido. Empurre o intussuscipiente mais do que puxe o intussuscepto. A redução manual só é bem-sucedida se a fibrina não tiver formado aderências serosas firmes. Avalie o intestino reduzido quanto a viabilidade e perfuração. Palpe cuidadosamente a borda anterior do intussuscepto para detectar lesões em massa. Realize a ressecção e anastomose se massa for detectada, a redução manual for impossível, o tecido estiver desvitalizado ou os vasos mesentéricos tiverem sido avulsionados de uma porção do intestino envolvido. Envie as amostras de biópsia do intestino acometido para análise para ajudar a identificação da causa da intussuscepção.

> **NOTA** Considere a realização de uma enteroenteropexia (p. 448) para evitar recidivas (Figura 18.114).

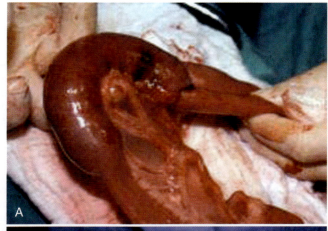
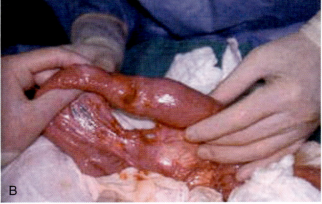

Figura 18.124 (A) Aparência intraoperatória de uma intussuscepção. (B) Após a redução manual parcial desta intussuscepção, a laceração serosa e mesentérica foi observada.

MATERIAIS DE SUTURA E INSTRUMENTOS ESPECIAIS

Os instrumentos para enterotomia ou ressecção e anastomose intestinal são discutidos na p. 449. Polidioxanona, poliglecaprona 25, poligliconato e glicômero 631 (3-0 ou 4-0) são os materiais de sutura preferidos nestes procedimentos; no entanto, a sutura não absorvível (náilon, polibutéster ou polipropileno) pode ser usada em animais com hipoalbuminemia. O categute cromado não deve ser utilizado em animais jovens ou debilitados porque a sutura pode ser rapidamente catabolizada e enfraquecida.

CUIDADO E AVALIAÇÃO PÓS-CIRÚRGICOS

O manejo pós-operatório deve ser individualizado de acordo com o estado do paciente e as doenças concomitantes. As anomalias de hidratação, eletrolíticas e acidobásicas devem continuar a ser corrigidas no pós-operatório até que o animal retorne a ingestão oral adequada. Analgésicos devem ser administrados de acordo com as recomendações do Capítulo 13. A administração de tartarato de butorfanol ou outros opioides pode reduzir a recidiva. A antibioticoterapia deve ser instituída em casos de peritonite, contaminação abdominal ou debilitação grave. O suporte nutricional através de um tubo de enterostomia (p. 101) pode ser necessário se o paciente estiver debilitado ou vomitando ou se continuar com anorexia. Monitore o desenvolvimento de recidiva e peritonite.

PROGNÓSTICO

O prognóstico depende da causa, localização, completude e duração da intussuscepção. Animais com intussuscepções intestinais não tratadas podem morrer em 3 ou 4 dias ou viver por vários meses. De modo geral, a morte é aguda em pacientes com obstruções altas ou enterotoxemia; a morte se deve à hipovolemia e aos desequilíbrios eletrolíticos e acidobásicos. Os animais com intussuscepção podem viver por várias semanas ou meses se a obstrução for parcial ou distal, a vasculatura for funcional e uma ingestão adequada de líquidos for mantida. O prognóstico piora com perfuração do intestino e peritonite. Em casos raros, há autocura pelo fechamento do colo da intussuscepção, formação de uma adesão firme no intussuscipiente e eliminação do intussuscepto com restabelecimento da permeabilidade luminal. O prognóstico com a cirurgia é bom, com cuidados de suporte agressivos e intervenção cirúrgica precoce, presumindo que recidivas e ressecções extensas são evitadas. Sem enteroenteropexia, a recidiva pode ser esperada em aproximadamente um terço dos animais acometidos.

As complicações após o tratamento das intussuscepções incluem recidiva, obstrução intestinal, íleo, deiscência de anastomoses, peritonite e SIC. Extravasamento, deiscência, peritonite e morte são possíveis complicações e ocorrem com maior frequência em pacientes debilitados. A remoção de grandes segmentos do intestino pode levar ao desenvolvimento de estenose e SIC (p. 450). As complicações da enteroeropexia são obstrução intestinal e estrangulamento do intestino entre as suturas de enteroplastia; entretanto, essas complicações são evitáveis com técnica meticulosa.

PITIOSE

DEFINIÇÃO

Enterite é a inflamação do intestino. Microrganismos ou síndromes que causam enterite crônica podem causar obstrução, diarreia e/ou vômitos.

CONSIDERAÇÕES GERAIS E FISIOPATOLOGIA CLINICAMENTE RELEVANTE

A pitiose é uma infecção fúngica comum em algumas áreas dos Estados Unidos. Os fungos das *Pythium* spp. são onipresentes, sendo encontrados na água, no solo, na matéria vegetal e nas fezes. *P. insidiosum* é um microrganismo aquático (oomiceto) ao qual os animais em contato com a água de pântanos são comumente expostos. As altas temperaturas da água podem aumentar o crescimento de *Pythium* e sua reprodução assexuada (zoósporos móveis, biflagelados), predispondo os animais à infecção durante os meses de verão e outono. As lesões causadas por *Pythium* podem afetar qualquer parte do trato GI (i.e., esôfago, estômago, intestinos delgado e grosso, reto e mesentério), bem como os linfonodos cutâneos e mesentéricos. *Pythium* spp. podem invadir o tecido traumatizado (desvitalizado, necrótico ou ulcerado), mas os esporos móveis também podem penetrar na mucosa intacta. Hifas fúngicas invadem a parede intestinal, causando infarto, necrose e reação de tecido granulomatoso. A parede intestinal se espessa e há sinais de obstrução intestinal parcial ou má absorção. A invasão por extensão ocorre ao longo dos vasos sanguíneos, nervos, vasos linfáticos e planos fasciais para outras áreas e órgãos. A invasão nos vasos sanguíneos pode causar trombose e infarto visceral.

Outras causas de inflamação intestinal são DII (como enterite linfocítico-plasmocítica, gastroenterocolite eosinofílica, enterite granulomatosa), enteropatia responsiva a antibióticos (antigamente chamada de *supercrescimento bacteriano intestinal*) e infecções fúngicas (como *Histoplasma capsulatum* e *Pythium* spp.). Neste texto, a DII se refere à inflamação idiopática do intestino, mas, na medicina veterinária atual, não existe um consenso claro a respeito de sua definição. A DII é classificada de acordo com a célula inflamatória predominante e a área do intestino acometida. A forma mais comum é a enterite linfocítico-plasmocítica. A *linfangiectasia* é a dilatação dos vasos linfáticos no intestino e é uma das principais causas de *enteropatia com perda de proteínas*. Os achados de laparotomia em animais com linfangiectasia podem incluir espessamento do intestino delgado, lipogranulomas na parede intestinal ou no seu interior, dilatação de vasos linfáticos, linfadenomegalias e/ou aderências. A gastroduodenoscopia pode ser tão ou mais sensível que a laparotomia no diagnóstico da linfangiectasia. A biópsia intestinal é importante no diagnóstico da DII, mas esta doença não é apenas um diagnóstico histológico. A DII é um diagnóstico de exclusão e, assim, todas as outras causas de doença intestinal (p. ex., parasitas, dieta, bactérias, câncer, fungos, insuficiência pancreática exócrina) e diarreia (p. ex., hipertireoidismo, infecção infecciosa felina peritonite, hipoadrenocorticismo) devem ser descartadas. Consulte discussões sobre estas doenças em um texto médico.

DIAGNÓSTICO

Apresentação Clínica

Sinais Clínicos

A pitiose é mais comum em cães-machos de raças grandes que vivem nos estados do sul do Golfo, mas foi relatada da Califórnia à costa leste até o meio-oeste dos Estados Unidos. A doença é rara em gatos, mas pode causar gastroenterite ulcerativa. Cães jovens (1 a 3 anos) são mais acometidos.

Histórico

Diarreia e perda de peso são as queixas mais comuns. Os sinais clínicos incluem diarreia, vômito, anorexia, depressão e/ou perda de peso progressiva. A ulceração intestinal e a necrose podem causar diarreia sanguinolenta.

Achados de Exame Físico

Animais com doença avançada em geral são magros. Massa abdominal ou espessamento intestinal regional acentuado pode ser detectado na palpação abdominal ou no exame retal digital. Às vezes, pode haver fístulas perto do reto, imitando fístulas perianais.

Diagnóstico por Imagem

Massa abdominal, espessamento intestinal e/ou sinais de obstrução parcial podem ser visualizados em radiografias simples; no entanto, a perda de peso grave e a perda de gordura abdominal podem alterar o contraste radiográfico. A radiografia contrastada pode delinear áreas estenóticas espessadas. O espessamento intestinal e a estratificação anormal da parede são achados comuns à ultrassonografia. A ultrassonografia e a fluoroscopia podem mostrar a ausência de motilidade no segmento acometido.

Endoscopia

A endoscopia mostra o lúmen gástrico ou intestinal estreitado e não passível de distensão, com ou sem necrose e/ou ulceração da mucosa. As biópsias da mucosa com endoscópio rígido são mais propensas a

CAPÍTULO 18 Cirurgia do Sistema Digestório

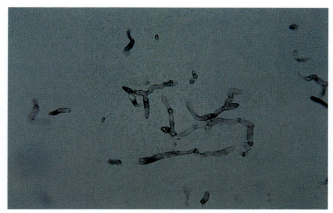

Figura 18.125 Fotomicrografia de hifas de *Pythium,* que apresentam ramos amplos e são não septadas ou esparsamente septadas.

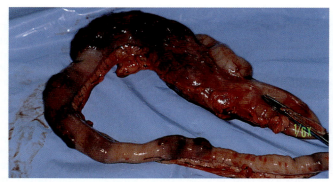

Figura 18.126 Múltiplas pequenas massas firmes que causam obstrução parcial associada à pitiose em um cão.

serem diagnósticas do que aquelas coletadas com endoscópio flexível, pois permitem a obtenção de uma quantidade mais generosa da submucosa fibrosa, onde as hifas são encontradas.

Achados Laboratoriais

Um hemograma completo pode revelar anemia não regenerativa branda a moderada e neutrofilia discreta com ou sem desvio à esquerda. O diagnóstico definitivo depende da identificação de hifas com ramificações amplas, não septadas ou com septação esparsa nos tecidos (Figura 18.125). As hifas são mais facilmente encontradas em granulomas necróticos da submucosa e da camada muscular. As biópsias de linfonodos mesentéricos com aumento de volume geralmente revelam inflamação granulomatosa com infiltrados eosinofílicos substanciais. A lesão intestinal deve ser submetida à cultura para identificação mais específica do fungo. A detecção de anticorpos anti-*P. insidiosum* no soro canino possui altas sensibilidade e especificidade para o diagnóstico e o monitoramento da resposta ao tratamento.

DIAGNÓSTICO DIFERENCIAL

A pitiose deve ser diferenciada de outras causas de obstrução intestinal parcial (especialmente intussuscepção), neoplasia, outras lesões fúngicas e enterite regional. No períneo, a pitiose pode causar lesões semelhantes às fístulas perianais.

MANEJO CLÍNICO

Os agentes antifúngicos não se mostraram eficazes; portanto, a excisão cirúrgica radical é a melhor chance de cura. No entanto, a natureza extensa de muitas lesões limita a ressecção completa. Uma vacina fez com que alguns cães (aproximadamente um terço) apresentassem remissões prolongadas.

TRATAMENTO CIRÚRGICO

Manejo Pré-cirúrgico

Anomalias fluidas, eletrolíticas e acidobásicas devem ser corrigidas antes da cirurgia. Os antibióticos profiláticos devem ser administrados com base nas recomendações fornecidas na p. 435.

Anestesia

As recomendações anestésicas gerais para pacientes comprometidos submetidos a cirurgia GI são dadas na p. 435 e na Tabela 18.4. Veja as recomendações anestésicas para pacientes estáveis com necessidade de cirurgia abdominal na Tabela 19.1.

Anatomia Cirúrgica

A anatomia cirúrgica do intestino delgado é discutida na p. 436.

Posicionamento

O animal deve ser posicionado em decúbito dorsal para celiotomia exploratória. O abdome ventral e o tórax caudal devem ser tricotomizados e preparados para cirurgia asséptica.

TÉCNICA CIRÚRGICA

Exponha o abdome do processo xifoide ao púbis. Explore o abdome; a lesão intestinal pode ser extensa ou multicêntrica e, de modo geral, os linfonodos mesentéricos apresentam aumento de volume. As lesões intestinais são massas firmes e granulomatosas com espessamento mural (Figura 18.126). Colete amostras de biópsia de linfonodos e quaisquer outros tecidos anormais. Remova toda a lesão intestinal com 4 a 8 cm de intestino macroscopicamente normal ao seu redor, pois descobriu-se que as hifas fúngicas se estendem por vários centímetros pelo tecido de aparência normal. Justaponha as extremidades intestinais com uma anastomose terminoterminal (p. 440).

MATERIAIS DE SUTURA E INSTRUMENTOS ESPECIAIS

Os instrumentos para enterotomia ou ressecção e anastomose intestinal são discutidos na p. 449. Polidioxanona, poligliecaprona 25, poligliconato e glicômero 631 (3-0 ou 4-0) são os materiais de sutura preferidos para estes procedimentos. A sutura não absorvível (*i.e.*, náilon, polibutéster ou polipropileno) geralmente deve ser evitada em locais infectados. O categute cromado deve ser evitado em animais com infecções, jovens ou debilitados.

CUIDADO E AVALIAÇÃO PÓS-CIRÚRGICOS

Anomalias fluidas, eletrolíticas e acidobásicas devem ser monitoradas e corrigidas após a cirurgia. Analgésicos devem ser administrados conforme necessário (Tabela 13.2). A antibioticoterapia deve ser instituída caso o animal apresente evidências de peritonite, se ocorrer contaminação abdominal durante a cirurgia ou se houver debilitação grave. O suporte nutricional por meio de sonda enteral ou hiperalimentação parenteral pode ser necessário no período pós-operatório se o paciente estiver debilitado ou não for capaz de comer (Capítulo 10).

A terapia antifúngica adjuvante (p. ex., itraconazol, voriconazol, posaconazol, anfotericina B lipossomal, terbinafina) foi realizada, mas seus resultados não foram encorajadores. Curiosamente, as vacinas feitas de culturas fúngicas têm sido benéficas como terapia adjuvante. Extravasamento, deiscência, peritonite, estenose e SIC são possíveis complicações da cirurgia. Os sinais de pitiose podem recorrer se as margens do tecido não estiverem livres de hifas fúngicas.

PROGNÓSTICO

O prognóstico com ressecção completa é razoável a bom. Alguns cães têm recidiva e outros são clinicamente normais sem terapia adjuvante. O prognóstico é ruim nos casos com doença avançada, trombo em vasos mesentéricos ou invasão de estruturas adjacentes. O prognóstico das lesões não passíveis de ressecção é ruim a reservado, já que a eficácia dos antifúngicos é questionável. A excisão marginal e o manejo clínico com a adição da vacina contra pitiose foram associados ao resultado positivo em um único relato de caso em cão.[43]

VÓLVULO E TORÇÃO INTESTINAIS

DEFINIÇÕES

O **vólvulo intestinal** é a torção do intestino que causa obstrução. A **torção intestinal** ocorre na raiz do mesentério. Os termos *torção* e *vólvulo* são usados de maneira intercambiável. Os termos *vólvulo mesentérico* e *torção mesentérica* também podem ser utilizados.

CONSIDERAÇÕES GERAIS E FISIOPATOLOGIA CLINICAMENTE RELEVANTE

Vólvulo e torção intestinais são incomuns em pequenos animais, que têm ligamentos mesentéricos curtos. O jejuno é mais comumente envolvido. O vólvulo intestinal provoca obstrução mecânica e estrangulamento, uma emergência médica e cirúrgica (Figura 18.127). As áreas do intestino que não são fixadas por inserções no peritônio parietal ou nas vísceras adjacentes são suspensas pelo mesentério, o que proporciona maior liberdade de movimento. O movimento e a torção fisiológica do intestino suspenso ocorrem durante a atividade física e peristaltismo normal. A torção se dá em torno do eixo ou raiz do mesentério. Quando os anexos mesentéricos não conseguem evitar a rotação excessiva, há comprometimento vascular, isquemia tecidual e obstrução luminal. A rotação pode exceder 360 graus no sentido horário ou anti-horário. Em seres humanos, os fatores predisponentes são ausência de gordura mesentérica, raiz mesentérica estreita, comprimento mesentérico excessivo e aumento do comprimento intestinal.

A torção compromete a artéria mesentérica cranial e todos os seus ramos, prejudicando o fluxo sanguíneo para o duodeno distal, jejuno, íleo, ceco, cólon ascendente, cólon transverso e cólon descendente

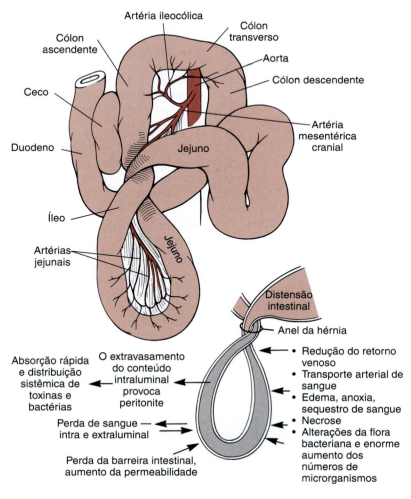

Figura 18.127 Eventos fisiopatológicos associados às obstruções intestinais com estrangulamento.

proximal. A rápida cascata desencadeada por obstrução vascular, anoxia intestinal, choque circulatório, endotoxemia e insuficiência cardiovascular leva à morte na ausência de correção imediata. A torção mesentérica reduz o retorno venoso e a perfusão arterial. As artérias e veias podem sofrer trombose. Edema e congestão da parede intestinal levam à anoxia. Há perda de sangue tanto no lúmen intestinal como na cavidade abdominal. A motilidade é interrompida e a flora bacteriana normal prolifera rapidamente tanto proximal quanto no interior do intestino estrangulado. As concentrações bacterianas no intestino delgado podem aumentar para 10^8 a 10^{11}/mL em 6 horas de estrangulamento. As endotoxinas (principalmente de *E. coli*) e as exotoxinas de *Clostridium* spp. são produzidas. Essas toxinas e as bactérias escapam para o abdome através da barreira mucosa danificada e são absorvidas pela circulação sistêmica. A produção significativa de mediadores inflamatórios localmente e em outros órgãos, como o fígado e o pulmão, promove inflamação sistêmica, levando a comprometimento sistêmico e disfunção orgânica. A morte por obstrução do estrangulamento geralmente é causada por uma combinação de choque hipovolêmico, sepse e produtos de necrose tecidual. A lesão por reperfusão causada por radicais livres derivados do oxigênio após a correção da rotação e a reoxigenação tecidual pode ser grave e contribuir para a mortalidade.

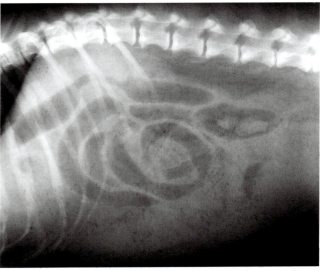

Figura 18.128 Radiografia em perfil de um cão com torção mesentérica. Note a dilatação do intestino delgado e o menor detalhamento visceral condizente com o derrame peritoneal.

DIAGNÓSTICO

Apresentação Clínica

Sinais Clínicos

Cães-machos, de porte médio a grande e raças esportivas ou de trabalho são mais comumente diagnosticados com vólvulo e torção intestinais. Pastores-alemães (com insuficiência pancreática) e Setters ingleses parecem predispostos à doença. Cães adultos jovens (2-4 anos) são mais acometidos.

Histórico

Atividade vigorosa, indiscrição alimentar ou trauma geralmente precede o vólvulo. Outros fatores que podem estar associados ao vólvulo intestinal incluem cirurgia gastrointestinal recente, enterite, infecção parvovirótica, parasitismo, corpos estranhos, intussuscepção, massas obstrutivas, insuficiência pancreática exócrina e DGV concomitante. Alguns animais ficam doentes por vários dias e, de repente, pioram. Outros progridem de normal a quase morte em menos de 6 horas. Os sinais clínicos variam de peragudos a agudos e são comumente associados a obstrução parcial e isquemia. Em cães com vólvulo colônico, em vez de vólvulo de intestino delgado, a progressão dos sinais clínicos pode ser menos aguda. Os sinais incluem dor aguda, choque (taquicardia, palidez ou injeção de mucosas, aumento do tempo de preenchimento capilar, diminuição do pulso) e discreto aumento de volume abdominal. Há um início agudo de náusea, ânsia, vômito, hematoquezia, depressão, fraqueza e/ou decúbito.

Achados de Exame Físico

Os animais acometidos geralmente estão em choque com abdome agudo. A dor e a dilatação das alças do intestino podem ser detectadas à palpação abdominal. Ocasionalmente, há achado de fluido abdominal, em quantidade variável conforme a duração dos sinais clínicos.

Diagnóstico por Imagem

As radiografias simples geralmente são diagnósticas, com distensão uniforme de todo o trato intestinal por gás (Figura 18.128). A distensão intestinal por gás é grave e as alças paralelas repousam entre si. Esses achados, combinados ao quadro clínico e ao histórico, são altamente sugestivos de vólvulo intestinal. Fluido intestinal, fluido abdominal livre e perda generalizada de detalhes da serosa são esperados. O diagnóstico definitivo de vólvulo e torção intestinais é feito à cirurgia ou necropsia.

Achados Laboratoriais

Os achados laboratoriais comuns são hematócrito normal, leucocitose, hipoproteinemia, hipoalbuminemia e hipopotassemia. A abdominocentese pode levar à coleta de fluido serossanguinolento ou exsudato. A princípio, o fluido é um transudato de extravasamento de vasos serosos secundário à congestão linfática e venosa, mas, com a perda de competência da barreira mucosa, há o achado de bactérias (intra e extracelulares) e neutrófilos degenerados.

DIAGNÓSTICO DIFERENCIAL

Qualquer causa sistêmica ou mecânica de abdome agudo deve ser incluída no diagnóstico diferencial. Os diagnósticos diferenciais cirúrgicos incluem DGV, vólvulo cecocólico, torção e ruptura esplênicas, íleo fisiológico, obstrução mecânica, trauma abdominal e peritonite. Doenças sistêmicas podem incluir gastroenterite hemorrágica, enterite viral e pancreatite.

MANEJO CLÍNICO

A terapia de choque (fluidos e antibióticos, com ou sem glicocorticoides; discutida adiante) é essencial, mas não curativa. O diagnóstico e cirurgia imediatos são necessários à sobrevida do paciente.

TRATAMENTO CIRÚRGICO

Manejo Pré-cirúrgico

O tratamento inicial consiste em terapia de choque agressiva e correção de anomalias eletrolíticas e acidobásicas.[44] Doses de choque de fluidos (i.e., 90 mL/kg por hora) devem ser administradas rapidamente; entretanto, a pressão venosa central deve ser monitorada, se possível, para evitar sobrecarga de volume. Alternativamente, solução salina hipertônica ou hidroxietilamido pode ser administrado (p. 32). A antibioticoterapia de amplo espectro deve ser instituída. Transfusões de sangue podem ser necessárias se houver perda maciça de sangue. Os fármacos que bloqueiam a formação de radicais livres de oxigênio (p. ex., superóxido dismutase, alopurinol, dimetilsulfóxido, glicocorticoides, compostos de ouro) podem se revelar benéficos no futuro.

Anestesia
Estes pacientes estão em extremo risco anestésico. As recomendações anestésicas para animais comprometidos submetidos à cirurgia intestinal são dadas na p. 435 e na Tabela 18.4.

Anatomia Cirúrgica
A anatomia cirúrgica do intestino delgado é mostrada na p. 436. A artéria mesentérica cranial se ramifica para formar as artérias pancreatoduodenal caudal, jejunal, ileocólica, cólica direita e cólica média.

Posicionamento
O paciente deve ser posicionado em decúbito dorsal para celiotomia mediana ventral. O tórax caudal e o abdome inteiro devem ser preparados para cirurgia asséptica.

TÉCNICA CIRÚRGICA
Explore rapidamente o abdome para confirmar o diagnóstico e determinar a direção da torção. O intestino estará dilatado, edematoso e descorado, com superfícies serosas de coloração vermelha a preta. Descomprima o intestino, se necessário, para permitir a correção da rotação e o reposicionamento do órgão. Deixe o intestino ser reperfundido e estabilizado enquanto o abdome é completamente explorado. Avalie a viabilidade intestinal e remova o tecido desvitalizado. Irrigue cuidadosamente o abdome com soro fisiológico ou uma solução eletrolítica balanceada em temperatura morna. Realize uma drenagem peritoneal aberta (p. 534) se houver necrose intestinal e peritonite. Alguns recomendaram a gastropexia simultânea do lado direito, a gastrocolopexia e a colopexia do cólon descendente em caso de torção do cólon.

MATERIAIS DE SUTURA E INSTRUMENTOS ESPECIAIS
A sucção auxilia a descompressão do intestino antes da correção e do reposicionamento. O material de sutura para cirurgia do intestino delgado é discutido na p. 449.

CUIDADO E AVALIAÇÃO PÓS-CIRÚRGICOS
Anomalias fluidas, eletrolíticas e acidobásicas devem continuar sendo corrigidas após a cirurgia. Esses pacientes podem ser beneficiados pela administração nasal de oxigênio no período pós-operatório e devem ser monitorados quanto a sinais de desconforto abdominal contínuo. Analgésicos devem ser administrados caso necessário (Tabela 13.2). A continuação da antibioticoterapia peroperatória é razoável, principalmente em caso de necrose de espessura total do intestino. O suporte nutricional deve ser fornecido por hiperalimentação parenteral se o animal tiver propensão à anorexia ou continuar a vomitar.

PROGNÓSTICO
Vômitos, diarreia, choque, necrose intestinal, deiscência e peritonite são comuns e o prognóstico de pacientes com vólvulo do intestino delgado é ruim. Os pacientes que sobrevivem podem desenvolver SIC após a ressecção intestinal extensa (p. 450). A maioria dos animais sobreviventes foi diagnosticada de maneira incidental durante a celiotomia por outro problema, apresentou rotação limitada a 180 graus e foi operada poucas horas após a ocorrência. O vólvulo do intestino grosso está associado a um bom prognóstico e é tratado com reposicionamento e colopexia (p. 469).[44]

Cirurgia do Intestino Grosso

PRINCÍPIOS GERAIS E TÉCNICAS

DEFINIÇÕES
Colopexia é a fixação cirúrgica do cólon. **Colectomia** é a ressecção parcial ou completa do cólon e **tiflectomia** é a ressecção do ceco. **Colostomia** é a criação cirúrgica de uma abertura entre o cólon e a superfície do corpo. **Tenesmo** é a dificuldade de defecar e **disquezia** é a dor ou desconforto à defecação. **Hematoquezia** é a eliminação de fezes com sangue vermelho e **melena** é a eliminação de fezes enegrecidas (*i.e.*, sangue digerido).

CONSIDERAÇÕES PRÉ-CIRÚRGICAS
A cirurgia do intestino grosso é indicada em lesões que causam obstrução, perfuração, inércia colônica ou inflamação crônica. As causas mais comuns de obstrução são tumores, intussuscepções e massas granulomatosas. Corpos estranhos que atingem o cólon geralmente são expelidos com as fezes, a menos que o cólon ou reto distal esteja obstruído ou que o objeto seja pontiagudo.

A diferenciação da doença do intestino grosso dos distúrbios do intestino delgado normalmente é baseada no histórico e no exame físico (Tabela 18.5). A diferenciação das várias causas de distúrbios do intestino grosso é baseada no histórico, no exame físico, no exame fecal, na endoscopia e biópsia e/ou nos ensaios terapêuticos. A cultura bacteriana raramente é apropriada. A terapia clínica pregressa e atual deve ser cuidadosamente considerada, pois alguns medicamentos podem alterar a integridade e a função da mucosa do cólon, predispondo à erosão e ulceração. A maioria dos pacientes com doença do intestino grosso não apresenta perda de peso significativa, exceto aqueles com histoplasmose, pitiose, prototecose, colite ulcerativa histiocítica, megacólon ou tumores. Os pacientes acometidos podem apresentar diarreia ou constipação. Tenesmo, disquezia, sangue fresco e/ou muco nas fezes podem ou não ser observados. Outros sinais clínicos podem incluir vômitos, anorexia, aumento do volume abdominal, dor abdominal, fecalomas, fezes em formato anormal, prolapso retal, depressão e/ou má qualidade do pelame (Tabela 18.5).

Os achados do exame físico são variáveis conforme a doença e sua localização no intestino grosso (Tabela 18.5). O cólon geralmente é palpável no abdome dorsocaudal, exceto em animais obesos. As fezes podem ser diferenciadas das massas (p. ex., tumor) com pressão suave; as fezes normais se deformam, enquanto as fezes de animais com constipação ou obstipação são duras e secas. O aumento dos linfonodos sublombares pode ser ocasionalmente detectado pela palpação do abdome caudal ou pelo exame retal; a linfadenomegalia é sugestiva de neoplasia metastática. O exame retal deve ser feito em todos os pacientes com doença do intestino grosso. O exame retal avalia a forma e a simetria da pelve e a espessura da mucosa. Também pode detectar massas no canal pélvico, massas intraluminais e estenoses distais. O ânus e os sacos anais devem ser verificados quanto a espessamento, aumento de volume e dor. As fezes devem ser examinadas quanto à presença de sangue ou muco e, depois, parasitas.

A maioria dos animais com doença do intestino grosso não apresenta anomalias laboratoriais. Raramente, desidratação, alterações eletrolíticas, anemia ou hipoalbuminemia são observadas. Embora não específica, a elevação da concentração sérica de fosfatase alcalina, creatinina fosfoquinase, desidrogenase lática e transaminase glutâmica oxalacética pode ser observada em animais com isquemia intestinal.

As radiografias simples de cólon raramente têm utilidade em animais com diarreia, mas podem ser informativas naqueles com megacólon. O jejum (24 horas) e a evacuação do cólon melhoram a visualização. As massas luminais podem ser identificadas se houver gás no cólon. A aparência de "mola enrolada" quando o cólon está cheio de ar (ou bário) indica uma possível intussuscepção cecocólica. Os enemas de bário podem identificar dilatações, constrições, espessamento da parede, defeitos de preenchimento, doença infiltrativa, compressão extraluminal, massas intraluminais, intussuscepções, vólvulo ou inversão cecal. No entanto, os enemas de bário são procedimentos trabalhosos e foram quase totalmente substituídos pela colonoscopia. A ultrassonografia é a modalidade de imagem preferida; fornece informações sobre a espessura da parede do intestino grosso, as camadas e a simetria da parede, o peristaltismo e a ecogenicidade do conteúdo intestinal. As biópsias podem ser obtidas com orientação por ultrassonografia. A TC e a RM são benéficas em alguns casos, mas, muitas vezes, não estão disponíveis. A colonoscopia é segura e mais sensível do que as radiografias para o diagnóstico de massas, úlceras, infiltrados e intussuscepções. Permite a visualização direta do lúmen, cultura de material fecal/mucoso, citologia da mucosa e biópsia da mucosa.

Se o paciente não estiver se deteriorando rapidamente, os *deficits* de hidratação, acidobásicos e eletrolíticos devem ser corrigidos antes da indução da anestesia. O sangue total compatível deve ser administrado quando o hematócrito ficar abaixo de 20% ou se o paciente estiver fraco devido à anemia. Os pacientes anêmicos devem receber sangue total em caso de hipovolemia e concentrados de hemácias se normovolêmicos. As deficiências do fator de coagulação devem ser corrigidas com sangue total fresco (Quadro 4.1 e Tabela 4.5) ou plasma fresco ou congelado. A administração de hidroxietilamido (5-20 mL/kg por dia) deve ser considerada se os níveis de albumina estiverem abaixo de 1,5 g/dL (Quadro 18.46). Existem algumas evidências de que as transfusões de sangue podem prejudicar a cicatrização intestinal e aumentar a suscetibilidade à sepse intra-abdominal.

O cólon contém mais bactérias (i.e., mais de 10^{10}/g de fezes) do que o resto do trato gastrointestinal. O esvaziamento e limpeza pré-operatórios do cólon são indicados para reduzir o número de bactérias, a menos que o órgão esteja perfurado ou obstruído. O oferecimento de uma dieta elementar que não requeira digestão (p. ex., glicose, aminoácidos) reduz o número de bactérias do cólon para 10^3/g de fezes. Se possível, uma dieta elementar ou de baixo teor de resíduos, composta por hambúrguer e arroz branco, deve ser oferecida por 2 a 3 dias antes da cirurgia. O jejum também reduz o número de bactérias no cólon. O jejum deve ser realizado por 24 horas antes da cirurgia, mas o acesso livre à água deve ser permitido. Laxantes, catárticos e enemas de água quente devem ser administrados 24 horas antes da cirurgia. As soluções de lavagem do cólon (*i.e.*, solução eletrolítica com polietilenoglicol; Quadro 18.47) são mais eficientes do que os enemas; a única contraindicação ao seu uso é a obstrução. O bisacodil, um laxante estimulante, pode ser administrado para facilitar a evacuação do cólon. Embora as soluções de lavagem do cólon funcionem bem, os enemas facilitam a limpeza completa. Um enema de água quente deve ser feito no dia anterior à cirurgia e um enema de iodopovidona a 10% deve ser administrado 3 horas antes da cirurgia. Os enemas realizados a menos de 3 horas da cirurgia são contraindicados porque liquefazem o conteúdo intestinal e podem aumentar a disseminação de material contaminado durante a cirurgia.

> **NOTA** Seja cuidadoso; os enemas podem deteriorar ainda mais os pacientes debilitados e anoréticos e, em casos raros, podem causar perfuração do cólon. Podem ser ineficazes em gatos com megacólon. Nunca dê enemas de fosfato hipertônico a pacientes pequenos ou constipados.

CONSIDERAÇÕES ANESTÉSICAS

As complicações anestésicas podem ser decorrentes de alterações não corrigidas na hidratação, nos eletrólitos ou no equilíbrio acidobásico. O deslocamento visceral ou as massas extensas podem prejudicar a circulação e a respiração. O óxido nitroso aumenta o volume de ar aprisionado nas vísceras ocas e deve ser evitado em pacientes com obstrução intestinal. A atropina (0,02-0,04 mg/kg administrado por via subcutânea, intramuscular ou IV) ou glicopirrolato (0,005-0,011 mg/kg administrado por via subcutânea, intramuscular ou IV) pode prevenir a bradicardia induzida por manipulação visceral. A evaporação da água das vísceras abdominais expostas é maior; portanto, a administração de fluidos deve ser aumentada para repor essa perda. O calor corpóreo é perdido por causa da vasodilatação e da exposição visceral, que causam hipotermia, reduzindo a necessidade de anestesia. Os pacientes devem ser mantidos secos para minimizar os efeitos da hipotermia. Alguns protocolos para animais em condição estável submetidos a cirurgia de intestino grosso são mostrados na Tabela 19.1.

QUADRO 18.46 Administração de Coloide (Hidroxietilamido[a], Dextranas)

Dose Diária Total:
Cães: 10-20 mL/kg/dia IV
Gatos: 10-15 mL/kg/dia IV

Dose Cirúrgica:
Cães: 0,4-0,8 mL/kg/h CRI
Gatos: 0,2-0,4 mL/kg/h CRI

CRI, Infusão em taxa constante.
[a]A Food and Drug Administration dos Estados Unidos determinou a colocação de uma advertência de tarja preta (categoria *black box*) acerca do uso de hidroxietilamido em seres humanos em estado grave, observando que estudos detectaram o aumento de mortalidade ou o desenvolvimento de lesão renal grave após a administração de hidroxietilamido em pacientes adultos com doença grave, incluindo indivíduos com sepse.

QUADRO 18.47 Preparo Intestinal para Cirurgia de Grande Porte no Intestino Grosso e no Reto

Solução Eletrolítica com Polietilenoglicol
25-30 mL/kg VO via sonda gástrica duas vezes na tarde que antecede o procedimento, com aproximadamente 4-6 horas de intervalo (se necessário, repita no começo da manhã seguinte) e enema na manhã seguinte

Bisacodil
Cães: 5 mg VO q12-24h
Gatos: 2,5-5 mg VO q12-24h

VO, Via oral.

QUADRO 18.48 Uso de Antibióticos Profiláticos em Animais Submetidos à Cirurgia Perineal, Retal ou Colônica

Cefmetazol
15 mg/kg IV; repita q1,5-2h por 2 ou 3 doses[a]

Cefoxitina
15-30 mg/kg IV; repita q1,5-2h por 2 ou 3 doses

Cefotetana
30 mg/kg IV; repita q8h por 24 horas

Neomicina
15 mg/kg VO q8h

Metronidazol
10 mg/kg IV ou VO q8h

Eritromicina[b]
11-22 mg/kg VO q8-12h

Amicacina
Cães: 15-22 mg/kg IV q24h
Gatos: 10-14 mg/kg IV q24h

Ampicilina
22 mg/kg IV q6-8h

IV, Intravenoso; *VO,* via oral.
[a]A dose é empírica.
[b]Vômitos e diarreia são efeitos colaterais comuns devido à atividade procinética do fármaco.

QUADRO 18.49 Comprimentos Aproximados dos Segmentos do Cólon

Cólon Ascendente
Cães: 3 a 9 cm
Gatos: 1 a 2 cm

Cólon Transverso
Cães: 6 a 8 cm
Gatos: 2 a 4 cm

Cólon Descendente
10 a 16 cm; varia conforme o tamanho do animal

ANTIBIÓTICOS

O risco de infecção após a cirurgia colorretal é alto. Embora controverso, o uso de antibióticos em pacientes submetidos à cirurgia colorretal parece reduzir a morbidade e a mortalidade da infecção. Antibióticos peroperatórios sistêmicos eficazes contra anaeróbios e aeróbios Gram-negativos devem ser administrados (Quadro 18.48). Os medicamentos recomendados são as cefalosporinas de segunda geração (p. ex., cefoxitina), dadas no momento da indução. Há cefalosporinas de terceira geração eficazes contra aeróbios Gram-positivos e Gram-negativos e alguns anaeróbios, mas são caras. A amicacina associada à clindamicina pode ser administrada por via intravenosa na indução da anestesia. Aminoglicosídeos (p. ex., neomicina, canamicina) e o metronidazol podem ser administrados por via oral em combinação, começando 24 horas antes da cirurgia. O metronidazol é absorvido pelo trato gastrointestinal e é eficaz contra anaeróbios. Os aminoglicosídeos são eficazes apenas contra bactérias aeróbias. A absorção gastrointestinal de aminoglicosídeos é mínima em pacientes normais, mas pode ser substancial em caso de erosão ou inflamação intestinal. O uso desses antibióticos não absorvíveis tem sido associado ao surgimento de infecções resistentes. Uma combinação de neomicina e eritromicina oral pode ser administrada, começando 24 horas antes da cirurgia, para redução rápida do número de aeróbios e anaeróbios. O metronidazol combinado às cefalosporinas de primeira geração (cefazolina) ou ao aminoglicosídeos também é útil.

ANATOMIA CIRÚRGICA

O ceco, o cólon ascendente, o cólon transverso, o cólon descendente e o reto são segmentos do intestino grosso. O cólon ascendente e o ceco estão localizados no final do íleo. Em cães, o ceco é uma bolsa cega em forma de S localizada à direita da raiz mesentérica; em gatos, é uma bolsa curta, reta e cega. O ceco é ventral ao rim direito, dorsal ao intestino delgado e medial ao duodeno descendente. Um vaso antimesentérico curto ajuda a identificar o cólon ascendente à direita da raiz mesentérica. O cólon ascendente se comunica com o íleo através do orifício ileocólico e com o ceco através do orifício cecocólico (aproximadamente 1 cm caudal ao orifício ileocólico). O cólon ascendente curto gira da direita para a esquerda na flexura cólica direita (flexão hepática) e se torna o cólon transverso, seguindo em sentido cranial até a raiz mesentérica. O cólon gira caudalmente na flexura cólica esquerda (flexura esplênica) e se torna o cólon descendente. O cólon descendente é o segmento mais longo do cólon (Quadro 18.49). Começa à esquerda, onde é dorsal ao intestino delgado, e segue caudalmente até a entrada pélvica. O intestino grosso continua através do canal pélvico até o ânus como o reto. A identificação da junção colorretal é difícil. Os pontos de referência são a borda púbica, a entrada pélvica, a sétima vértebra lombar e o ponto de penetração seromuscular da artéria retal cranial. O mesocólon é a inserção mesentérica curta do cólon à parede do corpo. As camadas da parede do intestino grosso são as mesmas camadas da parede do intestino delgado (mucosa, submucosa, muscular e serosa).

O suprimento de sangue para o intestino grosso é feito pela artéria ileocólica, um ramo da artéria mesentérica cranial, e pela artéria mesentérica caudal. Estes ramos principais seguem paralelos ao intestino, emitindo pequenos vasos retos que penetram a parede intestinal. Os ramos da artéria ileocólica e cólica esquerda se anastomosam. A artéria ileocólica supre o íleo, o ceco e o cólon ascendente e transverso. Dá origem às artérias cólica média e cólica direita. A artéria cólica direita supre o ceco, o cólon ascendente e parte do cólon transverso. A artéria cólica média supre parte do cólon transverso e metade do cólon descendente; anastomosa-se com a artéria cólica esquerda, que supre a metade distal do cólon descendente. A artéria cólica esquerda e a artéria retal cranial são originárias da artéria mesentérica caudal. A artéria retal cranial supre primariamente o reto cranial, mas também envia vários vasos retos para um segmento curto do cólon terminal. A artéria ilíaca interna envia ramos para o reto através da artéria vaginal ou prostática. A drenagem venosa essencialmente reflete o suprimento arterial. A veia mesentérica caudal é curta e entra na veia porta. Os nervos vago e pélvico são responsáveis pela inervação parassimpática do cólon. A inervação simpática é feita pelo tronco simpático paravertebral através dos gânglios simpáticos.

TÉCNICAS CIRÚRGICAS

Os princípios cirúrgicos no intestino grosso são semelhantes aos da cirurgia do intestino delgado (Quadro 18.50), mas há maior probabilidade de deiscência de incisões no intestino grosso do que no

> **QUADRO 18.50 Princípios da Cirurgia no Intestino Grosso**
>
> - Reduza os números de bactérias no cólon por meio da eliminação da ingestão oral, preparo do órgão e administração de antibióticos.
> - O diagnóstico precoce e a boa técnica cirúrgica previnem a maioria das complicações.
> - Faça a cirurgia assim que a anestesia for possível em pacientes com perfuração, estrangulamento ou obstrução completa.
> - A cicatrização ideal requer bom suprimento sanguíneo, aposição precisa da mucosa e trauma cirúrgico mínimo.
> - Fatores sistêmicos (p. ex., hipovolemia, choque, hipoproteinemia, debilitação e infecção) podem retardar a cicatrização e aumentar o risco de deiscência.
> - A deiscência é mais comum em cirurgias do intestino grosso do que do intestino delgado.
> - Use suturas de aproximação: pontos simples separados, Gambee, esmagamento ou pontos simples contínuos.
> - Inclua a submucosa em todas as suturas.
> - Escolha uma sutura sintética absorvível e monofilamentar: polidioxanona, polgliconato, poliglecaprona 25 ou glicômero 631.
> - Cubra os sítios cirúrgicos com retalho de serosa caso haja risco de deiscência.
> - Substitua os instrumentos e as luvas contaminadas antes do fechamento do abdome.

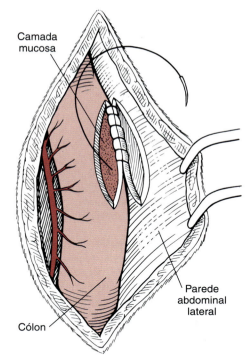

Figura 18.129 Para realizar a pexia do cólon à parede abdominal, faça uma incisão seromuscular de 3 a 5 cm pela borda antimesentérica do órgão. Faça uma incisão similar 2 a 3 cm lateral à linha alba pelo peritônio e músculo subjacente na parede abdominal esquerda. Justaponha as bordas da incisão seromuscular às bordas da incisão na parede abdominal com dois pontos simples contínuos.

intestino delgado. A avaliação da viabilidade intestinal pode ser difícil, mas é importante que as áreas necróticas ou avasculares do cólon sejam removidas durante a cirurgia e que a ressecção desnecessária seja evitada. Por causa do mesocólon curto, a avulsão do suprimento sanguíneo colônico é menos comum que a avulsão do suprimento sanguíneo mesentérico. As técnicas de análise da viabilidade intestinal são mostradas na p. 436.

A ressecção e a anastomose podem ser realizadas com suturas ou grampos. As quatro técnicas de anastomose grampeada são (1) anastomose terminoterminal triangular, (2) anastomose terminoterminal invertida, (3) anastomoses laterolateral ou terminoterminal funcional e (4) anastomose terminolateral. As anastomoses terminoterminais (p. 470) são mais comumente realizadas no cólon. Embora mais caras, as anastomoses com grampos apresentam menor reação tecidual, maior maturidade do tecido conjuntivo fibroso, maior resistência à tração, menor número de mucoceles e áreas necróticas e menor estenose luminal em comparação às técnicas de sutura. Os grampos no cartucho são dobrados contra a ponta do instrumento em formato de B ao serem disparados, proporcionando um grau de hemostasia sem colapso da microcirculação. Tecidos grossos, inflamados e edematosos podem impedir o disparo adequado do grampeador, evitando a penetração completa e a formação dos grampos em formato de B. A dilatação adelgaça as paredes viscerais e, assim, os tecidos podem ser muito finos para que os grampos sejam eficazes. Em tais casos, a anastomose com sutura deve ser realizada. Os grampeadores circulares, invertidos e terminoterminais são frequentemente usados na anastomose do cólon. É mais fácil usar grampeadores terminoterminais no cólon do que em outras áreas do trato gastrointestinal, porque o instrumento pode ser introduzido através do ânus, em vez de uma enterotomia separada ou incisão de gastrotomia. O cólon da maioria dos animais adultos pode acomodar o tamanho dos grampeadores existentes. A introdução transanal do grampeador não é possível em todos os gatos e cães pequenos devido ao menor tamanho do ânus e ao canal pélvico estreito.

Técnicas de Biópsia

A biópsia intestinal é indicada para estabelecimento do diagnóstico de doenças intestinais que não foram detectadas por outros meios. A biópsia do intestino grosso pode ser feita durante a endoscopia, a ultrassonografia ou a laparotomia. A biópsia de espessura total do cólon deve ser evitada, a menos que seja absolutamente necessária. A colonoscopia é o método preferido para a biópsia da mucosa do cólon; endoscópios rígidos permitem a obtenção de biópsias com quantidades generosas de submucosa. As biópsias com endoscópio flexível também incluem rotineiramente a mucosa, mas não são tão extensas quanto aquelas obtidas com os equipamentos rígidos. Os proctoscópios rígidos normalmente permitem biópsias diagnósticas de lesões retais densas e submucosas.

Colopexia

A colopexia é realizada para criação de aderências permanentes entre as superfícies serosas do cólon e da parede abdominal para impedir o movimento caudal do cólon e do reto (Figura 18.129). A colopexia é usada principalmente para prevenir o prolapso retal recorrente. Técnicas incisionais e não incisionais foram descritas, com eficácia similar. A colopexia pode ser realizada por laparoscopia com técnicas semelhantes. Uma possível complicação é a infecção decorrente da penetração da sutura do lúmen do cólon.

Exponha e explore o abdome. Localize o cólon descendente e isole-o do restante do abdome. Tracione o cólon descendente em sentido cranial para redução do prolapso. Para verificar a redução do prolapso, peça para um assistente não estéril inspecionar o ânus visualmente e realizar o exame retal. Faça uma incisão longitudinal de 3 a 5 cm ao longo da borda antimesentérica do cólon descendente distal através apenas das camadas serosa e muscular. Faça uma incisão similar na parede abdominal esquerda vários centímetros (≥ 2,5 cm) em sentido lateral à linha alba através do peritônio e do músculo subjacente. Justaponha cada borda das incisões da parede abdominal e do cólon com duas fileiras de pontos simples separados ou contínuos de fio monofilamentar 2-0 ou 3-0 absorvível (p. ex., polidioxanona, poligliconato ou poliglecaprona 25) ou não absorvível (náilon, polibutéster ou polipropileno) (Figura 18.129). Envolva a submucosa em cada sutura. Irrigue o sítio cirúrgico e envolva-o com o omento antes de fechar o abdome. Alternativamente, escarifique a serosa de um segmento antimesentérico de 8 a 10 cm do cólon descendente com uma lâmina de bisturi ou uma esponja de gaze. Na parede abdominal esquerda oposta ao cólon preparado, escarifique o peritônio da mesma maneira. Prepare e, depois, finalize seis a oito suturas horizontais de colchoeiro entre as duas superfícies escarificadas. Role o cólon em direção à linha média e coloque uma segunda fileira de seis a oito suturas de fio monofilamentar absorvível ou não absorvível 2-0 ou 3-0. Abarque a submucosa nas suturas, mas não penetre a mucosa do cólon. Amarre as suturas sobre as superfícies escarificadas.

Ressecção e Anastomose do Cólon

A colectomia e a ressecção são realizadas principalmente para excisão de massas do cólon ou tratamento do megacólon. Outras indicações cirúrgicas são trauma, perfuração, intussuscepção e inversão cecal. O procedimento é semelhante ao da ressecção e anastomose do intestino delgado (p. 440), à exceção da ligadura vascular.

NOTA Em animais, até 70% do cólon pode ser removido sem efeitos colaterais adversos; os gatos toleram a ressecção colônica melhor que os cães. A colectomia subtotal (i.e., a remoção de 90 a 95% do cólon) é geralmente feita em gatos, mas deve ser evitada em cães. Avise aos proprietários que, após a colectomia subtotal, o gato provavelmente defecará com frequência e que suas fezes serão moles.

Explore todo o abdome através de uma celiotomia mediana ventral. Colete amostras de outros órgãos antes de entrar no lúmen intestinal. Isole cuidadosamente o intestino doente com esponjas de laparotomia ou campos estéreis. Avalie a viabilidade intestinal e determine os sítios de ressecção. Ligue duas vezes todos os vasos retos para o segmento doente (Figura 18.130), mas não os vasos cólicos principais paralelos à borda mesentérica do intestino, exceto na colectomia subtotal. Retire delicadamente o material fecal do lúmen do intestino isolado. Obstrua o lúmen em ambas as extremidades para minimizar a contaminação fecal e peça para um assistente usar uma pega tipo tesoura com os dedos indicador e médio posicionados a 4 a 6 cm do tecido doente na parede do cólon. Uma pinça intestinal atraumática (Doyen) ou um torniquete de drenagem de Penrose também podem ser usados para ocluir o lúmen intestinal. Coloque outro par de pinças (traumáticas [Carmalt] ou atraumáticas [Doyen]) em

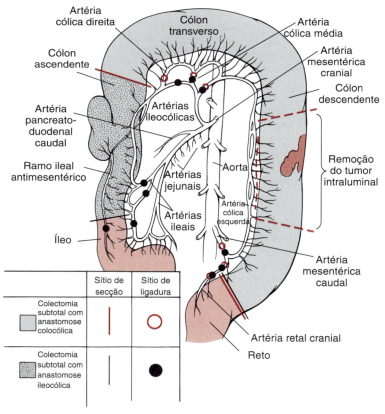

Figura 18.130 Para a colectomia parcial *(linhas tracejadas)*, faça a ligadura dupla dos vasos retos; preserve os vasos cólonicos maiores. Faça a colectomia subtotal, preservando a junção ileocólica por meio da ligação dupla dos pares de artérias e veias *(círculos vermelhos abertos)*. Faça a colectomia subtotal e a anastomose ileocólica por meio da ligadura dupla dos pares de artérias e veias *(círculos escuros sólidos)*. Os sítios de secção são identificados pelo símbolo correspondente. *Em cães, não ligue a artéria retal cranial; ligue os vasos cólicos e retos à esquerda da artéria retal cranial.*

cada extremidade do segmento do intestino doente. Seccione o cólon saudável com uma lâmina de bisturi ou tesoura de Metzenbaum por fora da pinça traumática (Figura 18.103). Se os tamanhos luminais forem aproximadamente iguais, faça a incisão perpendicular ao eixo maior. Caso os diâmetros luminais sejam desiguais, faça uma incisão oblíqua (ângulo de 45 a 60 graus) através do segmento intestinal menor. Angule a incisão de forma que a borda antimesentérica seja menor do que a borda mesentérica. Aspire as extremidades intestinais e remova quaisquer detritos agarrados às bordas seccionadas com uma gaze umedecida. Apare a mucosa evertida com tesoura de Metzenbaum antes de iniciar a anastomose ou use uma sutura de Gambee modificada (p. 69).

Anastomoses com Suturas

Faça a reaposição das extremidades intestinais com uma ou duas camadas de sutura. Use fio monofilamentar absorvível (polidioxanona, poligliconato, poliglecaprona 25) ou não absorvível (náilon, polipropileno, polibutéster) 3-0 ou 4-0 com agulha cônica ou cortante. Faça pontos simples separados em todas as camadas da parede e posicione os nós no ambiente extraluminal no fechamento em uma camada. Incline a agulha para abarcar um pouco mais de serosa do que de mucosa em cada ponto para evitar que a mucosa se projete entre as suturas (Figura 18.101). Comece com uma sutura na borda mesentérica e outra na borda antimesentérica. Se as extremidades intestinais tiverem o mesmo diâmetro, faça mais pontos entre as duas primeiras suturas, a aproximadamente 2 mm da borda e 2 a 3 mm uma da outra. Delicadamente, faça a aposição das bordas do tecido ao amarrar os nós para evitar o estrangulamento tissular e a interrupção do suprimento de sangue. Em caso de persistência de uma disparidade menor entre os tamanhos do lúmen, espace um pouco mais as suturas ao redor do lúmen maior em comparação às suturas no segmento intestinal de lúmen menor (Figura 18.105). A disparidade luminal que não pode ser acomodada pelo ângulo das incisões ou pelo espaçamento da sutura geralmente pode ser corrigida pela ressecção de uma pequena cunha (1-2 cm de comprimento, 1-3 mm de largura) da borda antimesentérica do intestino com o lúmen menor (Figura 18.107). Isso aumenta o perímetro do estoma e dá a ele uma forma oval. Depois de terminar a anastomose, verifique se há extravasamento por meio da distensão moderada do lúmen com soro fisiológico e pressão digital suave. Procure por extravasamentos entre as suturas ou através dos orifícios da agulha. Faça mais pontos se houver extravasamento entre as suturas. Feche o defeito mesentérico. Irrigue o intestino isolado completamente, sem permitir que o fluido penetre na cavidade abdominal. Remova as esponjas de laparotomia e troque as luvas e os instrumentos. Irrigue o abdome com soro fisiológico estéril aquecido e, em seguida, use a sucção para remover o fluido. Enrole o local da anastomose com o omento ou crie um retalho de serosa (p. 447).

A anastomose de duas camadas é ocasionalmente recomendada se houver tensão no local da anastomose. Esta anastomose de duas camadas é realizada da mesma maneira que o fechamento em uma camada, exceto pela aposição das serosas e musculares em uma camada separada. Todas as suturas envolvem a submucosa. A primeira camada de pontos simples separados é feita para recobrir a mucosa e a submucosa, e os nós são amarrados dentro do lúmen. A segunda camada de pontos separados faz a aposição da muscular e da serosa e os nós são posicionados de forma extraluminal.

Anastomoses com Grampos

A anastomose do cólon distal ao íleo ou ao jejuno pode ser realizada com grampos cutâneos ou técnicas de grampeamento terminoterminal invertido, terminoterminal funcional ou terminolateral. As técnicas terminoterminais invertidas e funcionais são realizadas da mesma forma que as anastomoses do intestino delgado (p. 440).

Na técnica terminoterminal, insira primeiro o grampeador terminoterminal (sem ponta do instrumento) através da extremidade aberta do cólon. Avance a haste central pela ferida antimesentérica cercada por uma sutura em bolsa de tabaco. Amarre a sutura e coloque a ponta do instrumento na haste central. Introduza a ponta do instrumento no lúmen do íleo. Amarre a sutura da bolsa ileal, feche o instrumento e dispare os grampos. Gire suavemente e remova o instrumento. Inspecione o local da anastomose para avaliação da hemostasia e da integridade. Feche o cólon seccionado com um grampeador transversal. Irrigue os sítios cirúrgicos e coloque um retalho de omento ou serosa (p. 447).

Tiflectomia

A tiflectomia, ou ressecção cecal, é realizada em caso de impactação, inversão, perfuração, acometimento neoplásico ou inflamação grave do cólon. Comece a tiflectomia do ceco não invertido pela ligadura dupla dos ramos cecais da artéria ileocecal na inserção mesentérica ileocecal (prega ileocecal) (Figura 18.131A). Disseque a prega ileocecal, liberando o ceco do íleo e do cólon (Figura 18.131B). Ponha uma pinça na base do ceco (Figura 18.131C). Remova o conteúdo intestinal do cólon ascendente e do íleo adjacente ao orifício cecocólico e oclua o lúmen. Seccione o ceco ao se unir ao cólon ascendente. Feche o defeito com pontos simples separados. Alternativamente, coloque um grampeador de corte transversal ou linear na base do ceco. Acione o grampeador. Seccione o ceco antes de remover o grampeador transversal. Irrigue e, em seguida, cubra o local da cirurgia com um retalho de omento ou serosa (p. 447).

A localização do ceco invertido pode ser difícil, mas pode ser identificada por uma pequena endentação que permite sua palpação dentro do lúmen do cólon (Figura 18.132). Se possível, reduza manualmente o ceco antes da ressecção. Se a redução manual não puder ser feita, realize uma colotomia antimesentérica e exteriorize o ceco (Figura 18.133). Remova o ceco e feche o orifício cecocólico com suturas ou grampos como já descrito (Figura 18.134).

Osteotomia Púbica e Isquiática Bilateral

Caso haja necessidade de maior exposição, uma osteotomia púbica e isquiática pode ser realizada. Posicione o paciente em decúbito dorsal com um cateter vesical de demora para facilitar a identificação da uretra durante a dissecção. Realize uma laparotomia exploratória completa por meio de uma abordagem da linha média ventral. Nos machos, retraia o pênis lateralmente. Estenda a incisão ventral na linha média e divida os músculos adutores, com cuidado para permanecer na linha média. Eleve os músculos adutores subperiostealmente da pelve ventral e proteja os nervos obturadores, expondo cerca de dois terços dos forames obturadores. Incise o tendão pré-púbico ao longo do aspecto cranial do púbis. Faça perfurações prévias em cada lado dos sítios pretendidos de osteotomia púbica e isquiática e no púbis cranial para reinserção do tendão pré-púbico. Use uma serra sagital para realizar as osteotomias púbicas e isquiáticas, protegendo cuidadosamente os nervos obturadores com um afastador maleável. Eleve o músculo obturador interno de um lado do assoalho pélvico e retraia lateralmente o segmento pélvico ventral. Exponha o segmento retal a ser extirpado, com o cuidado de elevar e proteger os nervos pélvicos em sua superfície. Isole o segmento retal para remoção e ligue individualmente segmentos vasculares penetrantes. Realize a ressecção e a anastomose colorretal e reinsira o tendão púbico, isquiático e pré-púbico com PDS® ou fio e PDS®. Justaponha os músculos adutores, o tecido subcutâneo e a pele.

Colostomia

As colostomias raramente são indicadas em animais, mas podem ser realizadas como tratamento cirúrgico radical de neoplasia ou estenose colorretal obstrutiva ou devido a trauma com extravasamento fecal. No entanto, a incontinência fecal resultante do procedimento

472 **PARTE DOIS** Cirurgia de Tecidos Moles

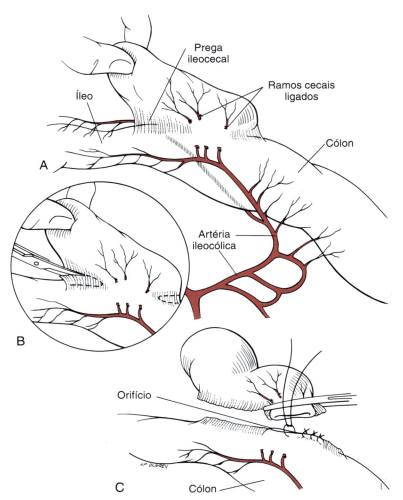

Figura 18.131 Tiflectomia. (A) Faça a ligadura dupla dos ramos cecais dos vasos ileocólicos. (B) Disseque a prega ileocecal do mesentério. (C) Coloque uma pinça na base do ceco, perto do orifício cecocólico, e seccione. Feche o defeito no cólon com pontos simples separados.

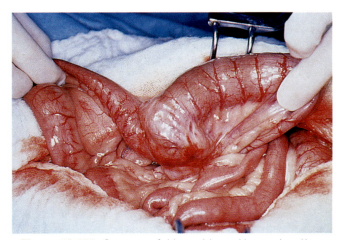

Figura 18.132 Ceco que foi invertido no lúmen do cólon.

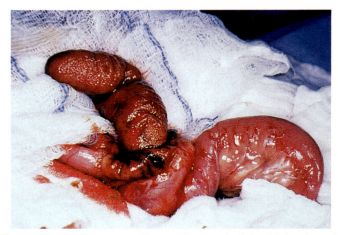

Figura 18.133 Durante a tiflectomia, uma incisão é feita de cada lado da ondulação do ceco e o órgão invertido é exteriorizado.

CAPÍTULO 18   Cirurgia do Sistema Digestório

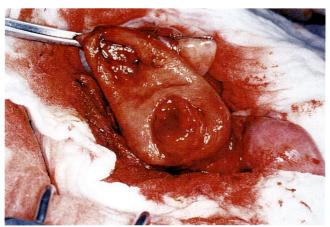

Figura 18.134 O ceco invertido da Figura 18.133 foi excisado, permitindo a visualização dos lumens do íleo e do cólon.

QUADRO 18.51   Bactérias do Cólon

Anaeróbias
- *Bacteroides* spp.
- *Bifidobacterium* spp.
- *Lactobacillus* spp.
- *Clostridium* spp.
- *Fusobacterium* spp.
- *Streptococcus* spp. anaeróbios

Aeróbias
Gram-negativas
- *Escherichia coli*
- *Klebsiella* spp.
- *Proteus* spp.

Gram-positivas
- *Staphylococcus* spp.
- *Corynebacterium* spp.
- *Enterococcus* spp.

dificulta o manejo do animal e a aceitação do proprietário tende a ser ruim. Muitas das técnicas para colostomia terminal ou em alça foram desenvolvidas em animais para uso em humanos. As colostomias de alça geralmente são temporárias; nestes casos, o cólon distal está intacto e permite o fechamento da colostomia após a resolução do problema inicial. A colostomia terminal é realizada após a remoção do cólon distal, o fechamento temporário da incisão ventral na linha média e a rotação do animal em posição de decúbito oblíquo lateral direito.

Colostomia Terminal

Excise um segmento circular de 2 cm de pele em uma área plana do flanco esquerdo. Faça uma incisão em orientação dorsoventral (4 cm) através da musculatura abdominal lateral (músculo oblíquo abdominal externo, oblíquo abdominal interno e transverso do abdome) e entre na cavidade abdominal. Exteriorize o cólon proximal passando-o pela incisão do flanco. Suture a circunferência da superfície serosa do cólon na musculatura abdominal com fio monofilamentar absorvível (polidioxanona, poligliconato, poliglecaprona 25) 3-0. Complete o estoma com a sutura da espessura total da parede do cólon seccionada à borda incisada da pele com fio monofilamentar absorvível 3-0 ou 4-0. Em seguida, através da incisão ventral na linha média, faça uma colopexia perto do estoma para evitar a herniação intestinal. Prenda a flange e a bolsa de colostomia ao estoma para recolher as fezes. Substitua as bolsas e flanges de colostomia conforme necessário e irrigue o cólon como desejado.

Colostomia de Desvio em Alça

Realize uma colostomia de desvio em alça após o preparo asséptico do flanco esquerdo. Em uma área livre de dobras cutâneas, faça uma incisão circular de 4 cm de diâmetro. Remova o círculo de pele. Separe as fibras musculares para permitir a entrada no abdome. Segure o cólon descendente e exteriorize-o através da incisão cutânea. Coloque uma haste de ostomia de alça plástica reta (barra de ostomia de alça de 90 mm) através do mesentério colônico perpendicularmente ao longo eixo do intestino. Crie bolsas subcutâneas dorsais e ventrais à incisão cutânea. Coloque as extremidades da haste nessas bolsas e suture a haste no tecido subcutâneo e na fáscia muscular. Com pontos simples contínuos, suture as camadas seromusculares do cólon ao tecido subcutâneo na borda da incisão cutânea. Crie um estoma com uma incisão longitudinal no lúmen do cólon e, em seguida, faça pontos simples contínuos para aposição das camadas seromusculares do cólon à borda cutânea incisada. Aplique uma flange plástica adesiva de 45 mm (Surfit Flexible®) na pele circundante e coloque o saco de colostomia na flange. Coloque uma bandagem para segurar o saco de coleta contra o flanco. Feche a colostomia quando a derivação fecal não for mais necessária.

CICATRIZAÇÃO DO INTESTINO GROSSO

A cicatrização do cólon é similar à do intestino delgado (p. 448), porém mais lenta. A resistência à tração da ferida é tardia em comparação ao retorno da força no intestino delgado e a probabilidade de deiscência é maior. A cicatrização ideal depende do bom suprimento de sangue, da aposição precisa da mucosa, do trauma cirúrgico mínimo e do fechamento sem tensão. Vários fatores podem retardar a cura. A circulação colateral no intestino grosso é pobre em comparação ao intestino delgado e um grande número de bactérias anaeróbias e aeróbias intraluminais compõe até 10% do peso fecal seco. As contagens bacterianas normais do cólon variam de 10^{10} a 10^{11} bactérias por grama de fezes. Há mais anaeróbios (Quadro 18.51) do que aeróbios no cólon. Além disso, a pressão intraluminal durante a passagem de um bolo fecal sólido é alta. Essa tensão mecânica na linha de sutura pode causar deiscência. O risco de deiscência é alto durante os primeiros 3 a 4 dias porque a lise do colágeno excede a síntese. O uso de antibióticos e de suturas que não estrangulem o tecido pode melhorar a cicatrização.

As anastomoses com grampos têm maior pressão de ruptura durante a fase inicial da cicatrização e maior resistência à tração após 7 dias do que as anastomoses suturadas à mão. A inflamação mínima e a fileira dupla de grampos aumentam a força da ferida. Os grampos em formato de B proporcionam hemostasia sem colapso da microcirculação e seu alinhamento assegura tensão igual ao redor da circunferência da anastomose. No entanto, tecidos não saudáveis não devem ser grampeados.

MATERIAIS DE SUTURA E INSTRUMENTOS ESPECIAIS

Os instrumentos e materiais de sutura para a cirurgia do intestino grosso são os mesmos utilizados na cirurgia do intestino delgado (p. 449).

CUIDADO E AVALIAÇÃO PÓS-CIRÚRGICOS

Os cuidados pós-cirúrgicos devem ser individualizados para cada paciente. Os pacientes devem ser cuidadosamente monitorados quanto a vômito ou regurgitação durante a recuperação para evitar o desenvolvimento de pneumonia por aspiração. Analgésicos

(p. ex., hidromorfona, butorfanol, buprenorfina; Tabela 13.2) devem ser administrados conforme necessário. Anomalias de hidratação, eletrolíticas e acidobásicas devem ser monitoradas e corrigidas. A fluidoterapia IV deve ser continuada até que o animal coma e beba normalmente. Os antibióticos podem ser suspensos 2 a 4 horas após a cirurgia, exceto em pacientes com peritonite. Pequenas quantidades de água podem ser oferecidas 8 a 12 horas após a cirurgia. Na ausência de vômito, pequenas quantidades de alimento podem ser administradas de 12 a 24 horas após a cirurgia. Uma dieta leve e com pouca gordura (i/d®, Hill's Pet Products ou arroz cozido, batatas e massas com frango cozido, sem pele, iogurte ou queijo *cottage* com baixo teor de gordura) pode ser consumida três ou quatro vezes ao dia. A dieta normal do animal pode ser gradualmente reintroduzida a partir de 48 a 72 horas após a cirurgia. Pacientes debilitados podem necessitar de nutrição enteral ou parenteral (Capítulo 10). Laxantes devem ser administrados quando a ingestão oral começar (Quadro 18.52). A administração pode ser feita como suplemento (p. ex., dioctil sulfossuccinato-docusato de sódio, bisacodil, lactulose, sais de magnésio) ou adição aos alimentos (p. ex., psílio, abóbora, farelo de cereais, farelo de trigo grosso). Em alguns gatos, o apetite pode ser estimulado pela administração oral de cipoeptadina (Quadro 18.53). A mirtazapina é preferida ao diazepam como estimulante do apetite felino.

A palpação abdominal e a medição da temperatura corporal devem ser realizadas no período pós-operatório para monitorar o desenvolvimento de peritonite ou abscesso. Depressão, febre alta, sensibilidade abdominal excessiva, vômitos e íleo podem indicar peritonite. Se houver suspeita de peritonite, deve-se realizar abdominocentese ou lavagem peritoneal diagnóstica (p. 534). A deambulação precoce e a ingestão oral devem ser encorajadas para redução do íleo pós-operatório. A presença ou não de sangue fecal (e sua cor e consistência) deve ser observada após a cirurgia. Os animais podem apresentar tenesmo e hematoquezia.

Em gatos, a colectomia subtotal geralmente aumenta a frequência de defecação em 30% a 50%. Fezes amolecidas são observadas por dias ou semanas antes de se tornarem mais semiformes. Após a colostomia, a área paraestomática deve ser mantida limpa e tratada como necessário devido à irritação. Embora a irrigação do cólon não seja necessária após a colostomia, ela reduz a produção fecal e torna o manejo mais prático e econômico.

Os animais submetidos a osteotomia púbica e isquiática bilateral para dissecção pélvica devem voltar a andar 3 dias da cirurgia, mas podem apresentar sinais de claudicação antes de deambularem por completo até 7 dias após o procedimento. Recomenda-se o apoio com toalhas durante o caminhar em pisos lisos devido à exposição e ao possível comprometimento dos nervos obturadores.

COMPLICAÇÕES

Hemorragia e contaminação fecal do abdome são as complicações mais comuns da cirurgia do intestino grosso. Outras possíveis complicações são choque, extravasamento, deiscência, perfuração, peritonite, estenose, incontinência e morte. A contaminação fecal pode ser evitada pelo preparo pré-operatório do cólon ou deslocamento manual de seu conteúdo para longe dos sítios de ressecção por meio do uso adequado de pinças intestinais atraumáticas e irrigação abundante antes do fechamento. A frequência de extravasamento no local da anastomose é semelhante nas técnicas de grampeamento e sutura. O extravasamento pode ser minimizado com um retalho seroso ao redor da anastomose (p. 447). Em seres humanos, o uso prolongado de glicocorticoides está associado a uma alta incidência de formação de abscessos após a anastomose colônica e pode predispor à deiscência. A hemorragia pode ser evitada com a ligadura adequada e inspeção cuidadosa da anastomose.

As estenoses pós-operatórias são raras, a menos que sejam utilizados padrões de sutura de inversão ou eversão ou que haja tensão excessiva no local da ressecção. As estenoses podem ser tratadas por incisão com equipamento eletrocirúrgico ou ablação a *laser*. A dilatação das estenoses por balão ou *bougienage* também pode ser eficaz (p. 382). Se essas técnicas não resolverem os sinais de obstrução, a ressecção cirúrgica pode ser necessária.

A incontinência é raramente associada à colectomia. As complicações associadas à colostomia incluem prolapso do estoma e irritação cutânea.

QUADRO 18.52 Laxantes

Dioctilsulfossuccinato de Sódio ou Docusato de Sódio
Cães: 50-200 mg VO q8-12h
Gatos: 50 mg VO q12-24h

Bisacodil
Cães: 5 mg VO q8-24h
Gatos: 2.5-5 mg VO q12-24h

Lactulose
Cães: comece com 1 mL/4,5 kg VO q12-24h; titule até obter fezes macias e formadas
Gatos: comece com 5 mL/gato VO q8h; titule até obter fezes macias e formadas

Psílio
Cães: 1 colher de sopa/5-10 kg q12h no alimento; titule até obter o efeito desejado
Gatos: 1 colher de sopa/5-10 kg q12h no alimento; titule até obter o efeito desejado

Hidróxido de Magnésio (Dose Catártica)
Cães: 15-50 mL/cão VO q24h
Gatos: 2-6 mL VO q24h

Abóbora em Lata
Gatos: 1-4 colheres de sopa VO q24h

Farelo de Trigo Grosso
Cães: 1-2 colheres de sopa VO q24h
VO, Via oral.

QUADRO 18.53 Estimulantes de Apetite em Gatos

Mirtazapina (Preferido)
1,8-3,7 mg/gato VO q48-72h

Ciproeptadina[a]
2 mg/gato VO q12h

Acetato de Megestrol[b]
2.5-5 mg/gato VO por 1-5 dias

VO, Via oral.
[a]Dê uma hora antes da alimentação.
[b]O megestrol é um potente estimulante do apetite; no entanto, pode causar diabetes melito, piometra e problemas mamários; portanto, deve apenas ser usado em casos extremos (p. ex., cuidado paliativo de pacientes incuráveis) e com assinatura de termo de consentimento livre e esclarecido pelo proprietário.

CONSIDERAÇÕES ESPECIAIS RELACIONADAS COM A IDADE

Os animais jovens são mais propensos ao prolapso retal ou à intussuscepção devido à infestação parasitária ou ingestão de corpo estranho ou lixo. Estes indivíduos são suscetíveis à hipoglicemia e hipotermia durante a cirurgia. As neoplasias são mais comuns em animais idosos.

DOENÇAS ESPECÍFICAS

NEOPLASIA

DEFINIÇÕES

Os tumores que ocorrem no cólon ou no reto são chamados de **neoplasias colorretais**. Os **pólipos** são protrusões macroscopicamente visíveis da superfície mucosa de células neoplásicas ou não.

CONSIDERAÇÕES GERAIS E FISIOPATOLOGIA CLINICAMENTE RELEVANTE

Os tumores intestinais são mais frequentes no reto ou no cólon de cães e no intestino delgado de gatos. Pólipos adenomatosos e adenocarcinomas são as neoplasias colorretais mais comuns. Outros tumores relatados são linfossarcomas, leiomiomas, leiomiossarcomas, plasmocitomas, mastocitomas e carcinoides. Os tumores da parede intestinal geralmente invadem a camada muscular do intestino, causando obstrução devido ao comprometimento luminal e/ou à interferência com o peristaltismo. Fezes, fluidos e/ou gases podem distender o intestino proximal, o que compromete sua função. Sinais clínicos de tenesmo, disquezia e hematoquezia podem ser atribuídos à presença de massa luminal friável que sangra ao ser escarificada pela passagem de fezes. Em alguns animais, o tenesmo e a disquezia são causados por obstrução luminal parcial por massa anular de espessura total. O exame físico (em especial o exame retal digital), endoscopia, ultrassonografia, TC e RM são os principais meios de avaliação das estruturas abdominais e pélvicas com suspeita de neoplasia.

A causa dos pólipos colorretais é desconhecida. A maioria dos pólipos ocorre no reto do cão, perto da junção anorretal, embora ocasionalmente seja encontrada no cólon. A maioria é vermelho-escura ou rosada, macia, friável e hemorrágica. De modo geral, são sésseis ou ligeiramente pedunculados e podem ser únicos ou múltiplos. Massas únicas podem ser tão grandes que parecem ter base ampla, quando, na verdade, apresentam pedúnculo pequeno. A maioria dos pólipos é hiperplásica ou adenomatosa e as alterações epiteliais não atravessam a lâmina muscular; no entanto, alguns têm atipia e são considerados carcinomas *in situ*. Às vezes, o linfoma retal forma um pólipo grande, mas com superfície lisa e relativamente normal (diferente dos pólipos retais mais comuns já descritos).

Os adenocarcinomas do cólon e do reto são raros em gatos; em cães, são mais comuns, embora ainda relativamente raros. Em seres humanos, acredita-se que a maioria desses tumores se origine de pólipos adenomatosos preexistentes. A maioria dos adenocarcinomas do intestino grosso está localizada no reto canino e felino (>50% estão na porção medial do reto). Podem ser anulares (intramurais) ou intraluminais. As massas intraluminais podem ser múltiplas, pedunculadas, nodulares e/ou ulceradas. As massas anulares normalmente infiltram todas as camadas da parede intestinal, causando estreitamento circunferencial. Esses tumores são firmes, branco-acinzentados e frequentemente ulcerados. Os tumores do intestino grosso geralmente crescem de forma lenta e se espalham pelas superfícies serosas adjacentes, mesentério, omento e linfonodos regionais por invasão local. Metástases à distância podem ser observadas em linfonodos, pulmões, fígado, baço, pâncreas, adrenais e superfícies peritoneais.

Os leiomiomas são neoplasias benignas de músculo liso que ocorrem esporadicamente no intestino grosso. São bem encapsulados, circunscritos e de cor clara e superfície lisa e brilhante. Os sinais clínicos (i.e., tenesmo) podem não ser observados até que a massa atinja um tamanho apreciável. De modo geral, não há acometimento da mucosa e, assim, melena e hematoquezia são incomuns, mas alguns tumores ulceram e sangram de maneira profusa. São geralmente removidos por dissecção romba da parede colorretal por meio de abordagem anal, perineal ou abdominal. A recidiva é incomum e a sobrevida em longo prazo é esperada.

Os leiomiossarcomas são tumores musculares lisos invasivos e malignos que, de modo geral, demoram a metastatizar. Os tumores cecais mais relatados são os leiomiossarcomas. Os leiomiossarcomas do ceco são mais comuns em cães idosos de ambos os sexos de raças de grande porte. Alguns pacientes apresentam ruptura cecal e peritonite, enquanto outros têm vômitos, diarreia, hemorragia gastrintestinal, poliúria, polidipsia, letargia e anorexia. Metástases para o mesentério, linfonodos mesentéricos, peritônio e fígado ocorrem em aproximadamente 50% dos indivíduos acometidos. O prognóstico de sobrevida em longo prazo é bom com a ressecção completa precoce. A sobrevida mediana (com ou sem metástase) é de cerca de 2 anos.

DIAGNÓSTICO

Apresentação Clínica

Sinais Clínicos

Os tumores colorretais são mais comuns em cães do que em gatos. A incidência de pólipos é igual em machos e fêmeas; sugere-se a maior prevalência em Poodles, Airedale terriers, Pastores-alemães e Collies. Os carcinomas colônicos são duas a três vezes mais comuns em machos do que em fêmeas. Cães de raças mestiças, Poodles, Pastores-alemães, Collies, West highland white terriers, Airedale terriers e Lhasa apsos parecem mais comumente acometidos. Os leiomiomas e os leiomiossarcomas são mais frequentes em cães de médio a grande porte, sem predileção específica de raça ou sexo. A maioria dos tumores do intestino grosso ocorre em cães de meia-idade e idosos; entretanto, casos em cães com 2 anos foram relatados. A idade média dos pacientes com tumores colorretais é de 7 anos nos casos com pólipos, 11 anos nos com leiomiomas e leiomiossarcomas e 8 a 9 anos nos com carcinomas.

Histórico

A maioria dos cães chega ao consultório porque os proprietários notaram sangue e muco nas fezes. Os sinais clínicos comuns são constipação, esforço para defecar, eliminação de sangue e muco com as fezes, dor à defecação e fezes em formato de fita. Vômitos, anorexia, perda de peso, depressão, peritonite séptica e/ou má absorção podem ser observados. Alguns animais são assintomáticos e as massas são encontradas durante um exame físico de rotina. O tenesmo é frequente e pode causar prolapso da massa ou do reto. Às vezes, o único sinal é o prolapso de massa durante a defecação. Sinais de acometimento de outros sistemas orgânicos podem se desenvolver de forma secundária às metástases e síndromes paraneoplásicas.

Achados de Exame Físico

Os animais com neoplasia colorretal podem ser magros. As massas colorretais são frequentemente identificadas durante a palpação abdominal ou retal. Mais de 60% das massas do canal anal e retal são diagnosticadas durante a palpação retal. As massas podem sangrar e se fragmentar durante a palpação e ser pedunculadas, sésseis, nodulares, firmes, moles ou friáveis. De modo geral, o prolapso da massa é possível, o que permite a inspeção visual. Durante o exame retal, deve-se determinar se a massa é fixa ou móvel e se há aumento de volume dos linfonodos sublombares.

Diagnóstico por Imagem
Radiografias torácicas e abdominais devem ser obtidas para avaliar a extensão da doença. A avaliação do reto e do ânus é difícil em radiografias simples; no entanto, massa pode ser identificada projetando-se no lúmen se estiver cercada por gás intraluminal. A linfadenomegalia sublombar frequentemente indica metástase. Um enema de bário pode ajudar a delinear massa, mas a ultrassonografia costuma ser mais valiosa. Em seres humanos, a ultrassonografia intrarretal parece ser a técnica de imagem mais precisa para o estadiamento de cânceres retais. O estadiamento ajuda a prever o grau de invasão do tumor, permitindo o melhor planejamento do tratamento; no entanto, sua utilidade em animais é incerta. A TC ou RM determina a extensão e a invasividade do tumor se a ressecção radical ou radioterapia for prevista.

Proctoscopia/Colonoscopia
A proctoscopia ou colonoscopia deve ser realizada para identificar lesões difusas ou múltiplas e localizar as lesões. O tamanho, localização, distribuição e multiplicidade das lesões devem ser determinados. O exame pode revelar massa pedunculada ou séssil, estreitamento luminal irregular e/ou ulceração. Todas as lesões devem ser biopsiadas e a submucosa deve ser incluída nas amostras de tecido. As biópsias pré-cirúrgicas são ferramentas importantes de prognóstico que podem ajudar a evitar cirurgias desnecessárias em pacientes com prognóstico ruim. A polipectomia endoscópica é geralmente realizada em seres humanos com massas sésseis menores que 15 mm e massas pediculadas menores que 35 mm; o procedimento pode ser realizado em cães, mas a obtenção de todo o pólipo é difícil (e, portanto, muitos recidivam).

Achados Laboratoriais
Os resultados do hemograma e da bioquímica sérica não são específicos para os tumores colorretais. Casos raros apresentam anemia e hipoproteinemia por sangramento crônico de massa ulcerada. Achados condizentes com perfuração intestinal e peritonite podem ser mais comuns em cães com tumores cecais em comparação a tumores do intestino delgado.

DIAGNÓSTICO DIFERENCIAL
Os diagnósticos diferenciais incluem todas as outras causas de obstrução ou irritação do intestino grosso, como intussuscepção, constipação, obstipação, colite, perfuração, estenose benigna, estenose congênita, granulomas, hematomas ou malformação congênita.

MANEJO CLÍNICO
O linfossarcoma pode responder à quimioterapia. Pólipos tubulopapilares retais podem responder ao tratamento com piroxicam. A resposta da maioria dos outros tumores à quimioterapia é imprevisível. A radioterapia é restrita a massas menores que 3 cm confinadas à parede retal e localizadas na metade distal do reto e no canal anal. O implante de *stent* no cólon distal e no reto tem sido descrito em adenocarcinomas do intestino grosso de gatos.

TRATAMENTO CIRÚRGICO
A ressecção cirúrgica é o tratamento de escolha dos tumores intestinais. Infelizmente, muitos tumores estão avançados demais quando diagnosticados para a ressecção bem-sucedida. A incontinência pode ocorrer após a ressecção.

Manejo Pré-cirúrgico
Anomalias fluidas, eletrolíticas e acidobásicas devem ser corrigidas antes da cirurgia. A transfusão deve ser realizada se o hematócrito do paciente estiver abaixo de 20% (p. 33). Se o animal não tiver obstrução, o número de bactérias pode ser reduzido evacuando o cólon com catárticos orais, enemas e jejum (p. 467). A evacuação manual do reto é recomendada em casos de obstrução. Antibióticos eficazes contra a flora bacteriana aeróbia e anaeróbia devem ser administrados (p. 468).

Anestesia
As recomendações anestésicas gerais para animais submetidos à cirurgia do intestino grosso são dadas na p. 467 e na Tabela 19.1.

Anatomia Cirúrgica
A anatomia cirúrgica do intestino grosso é apresentada na p. 468.

Posicionamento
Tumores do ceco e cólon são abordados por celiotomia ventral com o paciente em decúbito dorsal. Os tumores retais podem ser abordados por celiotomia mediana ventral com osteotomia pélvica, eversão anal ou dissecção perineal. Os tumores do reto de cranial a medial são abordados com o paciente em decúbito dorsal por celiotomia ventral e osteotomia pélvica. Tumores do reto caudal e do canal anal são abordados com o paciente em decúbito ventral em posição DePage e a eversão anal ou abordagem perineal dorsal (p. 486) ou lateral (p. 487). Para a posição de DePage, incline a mesa, coloque almofadas sob os membros posteriores, prenda a cauda nas costas e eleve o períneo.

BIÓPSIA ENDOSCÓPICA
O erro mais comum da biópsia de massas retais submucosas é a obtenção de uma amostra de mucosa sem a quantidade adequada de submucosa. A biópsia com endoscópio rígido pode obter grandes quantidades de submucosa se feita corretamente. As pinças de biópsia com endoscópio rígido que se abrem bem e têm garras grandes são as preferidas. De modo geral, é melhor remover o proctoscópio e orientar a pinça de biópsia até a lesão com os dedos. Depois de direcionar a pinça rígida para uma área obviamente mais espessa (não tenha pressa e certifique-se da localização da pinça de biópsia), empurre-a com força para dentro da massa e, ao mesmo tempo, feche as garras. Essa manobra normalmente gera um som de "trituração" audível. O tecido obtido deve claramente conter a mucosa e a submucosa subjacente.

A extensão da biópsia endoscópica à polipectomia pode ser considerada para a remoção de pólipos retais em cães, com uso de alça de polipectomia e eletrocautério monopolar para excisão de pólipos pedunculados.

TÉCNICA CIRÚRGICA
A ressecção cirúrgica é o tratamento mais comum para a neoplasia do intestino grosso. Recomendam-se margens de 4 a 8 cm para colectomia parcial (p. 470) em pacientes com tumores malignos. Massas anais ou retais não invasivas são frequentemente evertidas pelo ânus e extirpadas com margens limitadas de tecido normal. As lesões benignas previamente diagnosticadas que não podem ser exteriorizadas podem ser submetidas à citorredução com cauterização endoscópica com o auxílio de eletrodo de extremidade esférica; o procedimento está associado a risco de perfuração retal, sepse e hemorragia. Em seres humanos, a excisão local é realizada em tumores retais limitados à submucosa ou muscular, móveis, com

3 cm ou menos e diferenciação boa ou moderada. A ressecção de espessura total do cólon ou reto acometido é necessária em grandes massas sésseis. Os tumores fixos que invadem a serosa ou o tecido perirretal, que apresentam diâmetro de 3 cm ou mais e são pouco diferenciados ou atípicos devem ser excisados por meio de incisão abdominal e retirada pelo reto (p. 485) ou ressecção perineal (p. 484) e excisão de linfonodo. A ressecção abdominal pode exigir uma osteotomia pélvica para remoção de um retalho de osso púbico (p. 471).

Dilate e afaste o ânus para permitir a visualização da massa. Faça as suturas na mucosa retal perto da massa para facilitar a eversão pelo ânus. Use eletrodo eletrocirúrgico, *laser* ou lâmina de bisturi para incisar a mucosa e a submucosa ao redor da massa. Remova a massa e aproxime a mucosa e a submucosa com pontos simples separados de sutura absorvível (polidioxanona, poligliconato, poliglecaprona 25 ou glicômero 631) 4-0. A colostomia pode ser indicada para permitir a ressecção ou terapia mais agressiva.

MATERIAIS DE SUTURA E INSTRUMENTOS ESPECIAIS

A sutura absorvível (i.e., polidioxanona, poligliconato, poliglecaprona 25) é preferida ao remover massas do reto. Sutura absorvível ou não absorvível pode ser usada em colectomias (p. 470), mas os fios absorvíveis são preferíveis.

CUIDADO E AVALIAÇÃO PÓS-CIRÚRGICOS

O cuidado e o tratamento após a cirurgia devem ser individualizados. A hidratação e o equilíbrio eletrolítico são mantidos com fluidoterapia. Analgésicos devem ser administrados conforme necessário. A antibioticoterapia é apropriada em caso de contaminação, peritonite ou debilitação grave. O suporte nutricional (Capítulo 10) pode ser necessário se o paciente estiver debilitado e se recusar a comer. A quimioterapia adjuvante tem sido recomendada em tumores malignos, mas sua eficácia é desconhecida.

COMPLICAÇÕES

Extravasamento, deiscência e peritonite são possíveis complicações. Tenesmo, disquezia e hematoquezia são esperados após cirurgia colorretal. A incontinência pode ser observada em animais após procedimentos de retirada pelo reto. Estenose ou recidiva do tumor pode causar sinais de obstrução intestinal. Um estudo mostrou que complicações do trato retal são frequentes (78%), sendo a incontinência fecal a mais comum (56%).[45] A incontinência pode ser transitória (45%) e durar aproximadamente 2 semanas. A probabilidade de incontinência permanente foi 13 vezes maior com cirurgia de retirada completa pelo reto em comparação ao procedimento parcial. Diarreia (55%), tenesmo (39%), estenose (27%), constipação (12%), sangramento retal (14%), deiscência (10%) e infecção (7%) também foram relatados.

PROGNÓSTICO

O prognóstico é ruim em animais com tumores não passíveis de ressecção, já que outros modos de terapia são ineficazes, de valor questionável ou inutilizáveis por causa de efeitos colaterais graves. Em alguns casos, o linfossarcoma responde bem à quimioterapia. O prognóstico de pacientes com massas benignas geralmente é bom a excelente se a excisão for completa; entretanto, a recidiva é esperada caso a excisão do pólipo seja incompleta. Diferentemente do que ocorre em seres humanos, a maioria dos pólipos colorretais caninos não tem carcinoma *in situ*. O prognóstico de pacientes com tumores malignos é razoável, dependendo do tipo de tumor, localização, estágio e capacidade de ressecção.

Espera-se que a excisão do leiomioma seja curativa. Os pacientes com leiomiossarcoma sobrevivem, em média, quase 2 anos antes de apresentarem sinais de recidiva ou metástase. Os tumores tipo GIST ou semelhantes incluídos na classificação dos tumores da musculatura lisa do ceco são associados ao mesmo período livre de recidiva. A excisão cirúrgica completa dos adenocarcinomas colorretais é curativa; entretanto, o prognóstico é ruim porque a maioria não pode ser completamente extirpada devido à infiltração local, disseminação para os linfonodos e localização no canal pélvico. Cães com adenocarcinomas colorretais geralmente são submetidos à eutanásia devido à ausência de controle da disquezia e da hematoquezia. Cães com massas polipoides, pedunculadas e simples normalmente sobrevivem mais que aqueles com massas nodulares. Os indivíduos com massas anulares que causam estenose sobreviveram por apenas alguns meses. A quimioterapia e/ou a radioterapia adjuvante são sugeridas em pacientes com adenocarcinoma e leiomiossarcoma, mas a eficácia deste tratamento não é comprovada.

Gatos com adenocarcinoma colônico submetidos à colectomia subtotal podem se beneficiar da terapia adjuvante com carboplatina para um possível tempo médio de sobrevida de 269 dias.[46] Em um estudo de 2014 com cães com massas retais, os tumores benignos tratados com cirurgia de retirada pelo reto tiveram uma sobrevida global de 1.150 dias; em pacientes com tumores malignos, a sobrevida foi de 726 dias.[45] O adenocarcinoma foi o tumor mais comumente tratado com retirada pelo reto e, nestes cães, o tempo médio de sobrevida foi de 696 dias (1.006 dias, se o carcinoma foi classificado como *in situ*). Em outro estudo, cães com linfossarcoma retal submetidos à cirurgia e quimioterapia tiveram tempo médio de sobrevida de 2.352 dias.[47]

COLITE

DEFINIÇÕES

Colite é a inflamação do cólon causada por diversos microrganismos, dietas e síndromes. A **DII** é a inflamação idiopática do intestino. Embora os termos *colite, colite aguda, colite crônica, colite ulcerativa* e *DII* sejam usados de forma intercambiável, são diferentes.

CONSIDERAÇÕES GERAIS E FISIOPATOLOGIA CLINICAMENTE RELEVANTE

As causas subjacentes das condições infecciosas e inflamatórias agudas do intestino grosso geralmente não são diagnosticadas por serem autolimitantes. No entanto, a causa de doenças crônicas deve ser determinada para resolução do quadro. Diversos fatores podem causar colite, incluindo bactérias, fungos, parasitas e dieta. A mucosa pode ser infiltrada por várias células inflamatórias (linfócitos, plasmócitos, eosinófilos, neutrófilos ou macrófagos). A colite linfocítico-plasmocítica é a forma mais comum de DII do cólon felino; a DII é menos comum no cólon canino. Uma causa rara de colite é o efeito tardio da irradiação pélvica. Administrar doses menores por fração e evitar potencializadores de radiação sistêmica minimiza estes efeitos no cólon.

A inflamação do cólon altera as funções secretoras e absortivas normais do cólon, aumentando a secreção líquida e diminuindo a absorção de sódio, cloreto e água. Os padrões de motilidade colônica mudam de tal forma que as contrações segmentares, que conferem resistência ao fluxo de fezes, são reduzidas, enquanto as contrações peristálticas são normais ou diminuídas. O cólon geralmente é hipomotor e a diarreia é decorrente da diminuição da resistência ao fluxo, do trânsito acelerado, do aumento da secreção de água e eletrólitos e da urgência acentuada de defecar por causa da irritação da mucosa. A ulceração mucosa e os espasmos de músculo liso podem ser observados e há alteração das populações microbianas.

DIAGNÓSTICO

Apresentação Clínica

Sinais Clínicos

Boxers e Buldogues franceses estão predispostos à colite ulcerativa histiocitária. A doença fúngica infiltrativa é mais frequentemente encontrada em cães jovens e de meia-idade.

Histórico

Os pacientes geralmente chegam ao consultório com histórico de diarreia constante ou intermitente do intestino grosso. A ausência de perda de peso ou piora do estado geral da diarreia crônica é o achado clássico que sugere doença do intestino grosso. Às vezes, estes animais eliminam pequenas quantidades de fezes com frequência, têm urgência em defecar e/ou há acidentes em casa. A hematoquezia, o muco fecal e o tenesmo são achados comuns, mas inconsistentes. Outros sinais menos comuns incluem vômitos, depressão, perda de peso (rara, exceto por infecções fúngicas e neoplasias), disquezia e constipação. A dieta do animal deve ser investigada.

Achados de Exame Físico

Os achados de exame físico são frequentemente normais. Os achados do exame retal podem ser normais ou anormais (p. ex., mucosa rugosa dolorosa).

Diagnóstico por Imagem

Radiografias simples, estudos contrastados e ultrassonografia raramente mostram espessamento da parede intestinal e são pouco indicados nesses pacientes.

Achados Laboratoriais

O exame coproparasitológico pode ser positivo (p. ex., *Trichuris trichiura*, *Tritrichomonas*). Os hemogramas e as bioquímicas séricas geralmente são normais. Os hemogramas podem refletir inflamação crônica, estresse ou anemia. Alguns pacientes com doença infiltrativa grave (p. ex., colite fúngica ou neoplásica) podem apresentar hipoalbuminemia. A colonoscopia com biópsia da mucosa estabelece o diagnóstico definitivo de infecções fúngicas e neoplasias, mas não tem utilidade em causas dietéticas e bacterianas (que são as mais comuns).

DIAGNÓSTICO DIFERENCIAL

Alergia ou intolerância alimentar, neoplasia, *T. trichiura*, *Tritrichomonas*, histoplasmose, prototecose, pitiose, colite por clostrídios, FIV, FeLV e intussuscepção ileocólica ou cecocólica são importantes diagnósticos dfierenciais.

MANEJO CLÍNICO

A princípio, o tratamento da colite aguda é sintomático. O animal deve ficar em jejum por 24 a 48 horas e, então, uma dieta leve, de fácil digestão, com baixo teor de gordura e não alergênica (p. ex., i/d® [Hill's Pet Products] ou dieta caseira com arroz, batatas e carne magra, queijo *cottage* ou ovos) deve ser oferecida. Os anti-helmínticos são indicados se houver parasitas ou suspeitas. A colite por clostrídios é

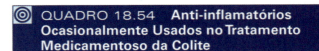

QUADRO 18.54 Anti-inflamatórios Ocasionalmente Usados no Tratamento Medicamentoso da Colite

Prednisolona
1,1-2,2 mg/kg VO q24h

Azatioprina
Cães: 2,2 mg/kg VO q48h
Gatos: Não administre

Clorambucila
Gatos: <3 kg: 1 mg VO duas vezes por semana
Gatos: >3 kg: 2 mg VO duas vezes por semana

Sulfassalazina
Cães: 25 mg/kg VO q12h
Gatos: 10-20 mg/kg VO q12h

Mesalazina
5-10 mg/kg VO q8-12h[a]

Olsalazina
5-10 mg/kg VO q8-12h[a]

VO, Via oral.
[a]As doses são empíricas.

razoavelmente comum e tende a responder bem à terapia com tilosina ou amoxicilina. Os modificadores de motilidade raramente são usados em curto prazo.

Pacientes com doença crônica do cólon, concentrações séricas normais de albumina e sem perda de peso podem, a princípio, ser submetidos a testes terapêuticos com anti-helmínticos, dietas hipoalergênicas, dietas suplementadas com fibras e/ou antibióticos eficazes contra *Clostridium* spp. (tilosina ou amoxicilina). Glicocorticoides e antimetabólitos (azatioprina, clorambucila; Quadro 18.54) normalmente são administrados apenas se a histopatologia revelar DII idiopática grave. Os AINE (sulfassalazina, mesalamina, olsalazina) são normalmente administrados após a biópsia, mas podem receitados sem diagnóstico histológico. Podem ter efeitos colaterais adversos; consulte um texto médico. A ressecção do cólon raramente é necessária ou considerada em cães com doença inflamatória colônica. No entanto, a colectomia parcial ou completa pode raramente ser necessária em casos muito graves (p. ex., descamação subtotal da mucosa).

TRATAMENTO CIRÚRGICO

Biópsia e colectomia podem ser indicadas em animais acometidos.

Manejo Pré-cirúrgico

O manejo pré-cirúrgico deve ser realizado como discutido na p. 466. A administração de fluidos e transfusões deve ser feita antes da cirurgia, se indicado. A antibioticoterapia profilática deve ser instituída antes da cirurgia. Se a cirurgia for indicada, antibióticos eficazes contra aeróbios e anaeróbios do cólon devem ser administrados (p. 468).

Anestesia

As recomendações anestésicas gerais para cirurgia do intestino grosso são dadas na p. 467 e na Tabela 19.1.

Anatomia Cirúrgica

A anatomia cirúrgica do intestino grosso é descrita na p. 468.

Posicionamento

Para realização de colectomia, os pacientes devem ser posicionados em decúbito dorsal para celiotomia mediana ventral. Todo o abdome ventral deve ser tricotomizado e preparado para cirurgia asséptica.

BIÓPSIA POR COLONOSCOPIA

Amostras de biópsia devem ser obtidas por colonoscopia. As técnicas para biópsia do intestino grosso com endoscópio flexível são semelhantes às do intestino delgado (pp. 437 e 469). A biópsia por colonoscopia rígida gera uma amostra tecidual melhor e deve-se tomar cuidado para não perfurar o cólon. Esvazie o cólon e mova o endoscópio para trás e para a frente para liberar as dobras da mucosa. Abra parcialmente a pinça de biópsia rígida e avance-a para agarrar suavemente uma dobra de mucosa, de tal forma que as pontas dos copos (mas não os copos inteiros) sejam preenchidas por mucosa. Antes do fechamento completo da pinça e a secção do tecido, mova suavemente a ponta para a frente e para trás. Se apenas a mucosa se mover, a pinça foi colocada adequadamente ao redor de uma dobra da mucosa; feche completamente a pinça e retire a amostra de biópsia. No entanto, se a parede do cólon se mover, a coleta é muito profunda e deve ser solta para não perfurar o cólon. Então, sem reinflar o cólon, retire o endoscópio alguns centímetros e repita o processo. A exceção é a biópsia de lesões submucosas densas; nesse caso, não force, mas, com muito cuidado, empurre a pinça de biópsia para dentro da lesão enquanto fecha as garras de modo a obter submucosa além da mucosa. Se houver alguma dúvida, é melhor fazer uma biópsia conservadora no início e depois aumentar gradualmente a força usada para empurrar a massa se a primeira biópsia for inadequada. Em geral, devem-se obter seis a oito biópsias do cólon, mas apenas duas a três são necessárias para lesões submucosas densas e focais.

TÉCNICA CIRÚRGICA

A biópsia cirúrgica pode ser necessária para estabelecer a terapia medicamentosa adequada; no entanto, a biópsia de cólon durante a laparotomia exploratória raramente é indicada. A colectomia é descrita na p. 470.

MATERIAIS DE SUTURA E INSTRUMENTOS ESPECIAIS

Os instrumentos para cirurgia intestinal são descritos na p. 449. A sutura de polidioxanona ou poligliconato (3-0 ou 4-0) é preferida na colectomia ou biópsia do cólon; entretanto, a sutura não absorvível (p. ex., náilon ou polipropileno) pode ser usada em animais hipoalbuminêmicos. O categute deve ser evitado em animais jovens ou debilitados, pois a sutura pode rapidamente sofrer catabolismo e enfraquecer. O uso de um anel anastomótico biofragmentável foi avaliado em um pequeno número de gatos; no entanto, uma amostra maior deve ser investigada antes que a técnica seja recomendada. O anel é inserido nos segmentos do intestino grosso após a sutura em bolsa de tabaco com uma pinça Furness. A unidade é fechada por meio de compressão digital e uma sutura seromuscular pode ser necessária para resolver a pequena laceração serosa. A ruptura serosa foi relacionada com o tamanho grande do anel aboral e o uso de papaverina tópica dilatou o segmento, diminuindo a laceração aparente nos casos subsequentes.

CUIDADO E AVALIAÇÃO PÓS-CIRÚRGICOS

Os pacientes gravemente acometidos podem se beneficiar do suporte nutricional enteral ou parenteral após a cirurgia. Analgésicos, antibióticos e fluidos devem ser administrados conforme necessário. Após a cirurgia, os pacientes devem ser monitorados quanto a evidências de peritonite (pp. 449 e 527).

COMPLICAÇÕES

A perfuração do cólon é uma complicação rara da biópsia colonoscópica ou ultrassonográfica e pode haver extravasamento a partir dos sítios de biópsia de colotomia ou colectomia. Estenoses podem ocorrer após a colectomia parcial.

PROGNÓSTICO

Os sinais de colite aguda são frequentemente aliviados pelo jejum de 24 a 36 horas (ver discussão em Manejo Clínico na p. 478). O prognóstico da colite crônica depende da causa subjacente; é ruim em casos de prototecose e pitiose ou neoplasia maligna não passível de ressecção. O tratamento vitalício pode ser necessário em alguns pacientes com colite crônica. O prognóstico de recuperação após a biópsia cirúrgica do intestino grosso é bom se os princípios cirúrgicos apropriados forem seguidos. O paciente pode necessitar de tratamento médico vitalício para a causa subjacente da colite.

MEGACÓLON

DEFINIÇÕES

Megacólon é um termo descritivo para o aumento do diâmetro e a hipomotilidade persistente do intestino grosso, que são associados à constipação grave. O diagnóstico de **megacólon idiopático** é estabelecido se causas mecânicas, neurológicas ou endócrinas não puderem ser identificadas. **Constipação** é a defecação difícil ou infrequente com eliminação de material fecal muito endurecido e ressecado; **obstipação** é a constipação extrema (ausência de eliminação de fezes).

CONSIDERAÇÕES GERAIS E FISIOPATOLOGIA CLINICAMENTE RELEVANTE

O megacólon é mais diagnosticado em gatos (Quadro 18.55). Não é uma doença específica, mas um sinal clínico associado a um problema na eliminação normal das fezes. Pode ser congênito ou adquirido, secundário à inércia e à obstrução da saída do cólon. As causas da inércia colônica podem ser distensão prolongada, trauma neurológico, disfunção congênita, doença endócrina, doença metabólica ou anomalias comportamentais; além disso, a inércia

---

QUADRO 18.55 Megacólon: Pontos Principais

- Mais comum em gatos
- De modo geral, é idiopático; outras causas são obstrução pélvica, neurológica, endócrina, comportamental ou congênita
- O diâmetro do cólon é >1,5 vez o comprimento de L7
- A princípio, o tratamento medicamentoso é recomendado
- A colectomia subtotal é recomendada caso o tratamento medicamentoso não seja satisfatório
- Os gatos geralmente lidam bem com a colectomia subtotal; os cães tendem a não tolerá-la
- Pós-operatório: a frequência de defecação aumenta, a diarreia melhora para fezes amolecidas em 4-6 semanas
- A constipação pode recidivar, mas geralmente pode ser tratada com medicamentos

pode ser idiopática. A má união da fratura pélvica, estenoses ou neoplasias do intestino grosso, atresia ou estenose anal, massas extraluminais compressivas, corpos estranhos ou dieta inadequada podem causar obstrução da saída. O megacólon idiopático pode estar associado a outros processos patológicos, como inflamação intestinal ativa, disautonomia e distúrbios metabólicos, incluindo hipopotassemia grave, hipercalcemia acentuada e hipotireoidismo. Acredita-se que o megacólon idiopático em gatos associado à inércia colônica seja decorrente de uma anomalia da inervação intrínseca ou extrínseca no intestino grosso inferior, e também que os gatos com megacólon idiopático tenham uma disfunção generalizada da musculatura lisa do cólon com alteração da ativação de miofilamentos do músculo liso.

As fezes retidas no cólon por períodos prolongados desidratam e solidificam por causa da contínua absorção de água. Há produção de concreções fecais de eliminação difícil e dolorosa. A massa fecal pode ficar tão grande e dura que a passagem pelo canal pélvico é impossível. Por fim, a distensão colônica grave e prolongada causa alterações irreversíveis no músculo liso e nos nervos do cólon, causando inércia. A absorção de toxinas bacterianas das fezes retidas pode causar depressão, anorexia e fraqueza. O vômito é secundário à obstrução prolongada, absorção de toxinas e/ou estimulação vagal. O líquido pode passar em torno de concreções fecais e causar diarreia. Sangue e muco da irritação da mucosa podem ser vistos nas fezes.

A contração do músculo liso colônico longitudinal dos felinos é dependente de cálcio, calmodulina e quinase da cadeia leve de miosina. A fosforilação da cadeia leve da miosina é necessária para o início da contração do músculo liso do cólon longitudinal felino. Esses fatos podem ser importantes nos distúrbios da motilidade do cólon do gato.

O megacólon é incomum em cães, mas o megacólon hipertrófico foi relatado em cães de raças grandes alimentados com farinha óssea e que faziam pouco exercício. A doença foi considerada hipertrófica por causa do espessamento das duas camadas musculares do cólon removido.

DIAGNÓSTICO

Apresentação Clínica

Sinais Clínicos

O megacólon idiopático é observado principalmente em gatos, mas há casos raros em cães. Não há predisposição sexual, mas os gatos Manx podem estar predispostos. O megacólon secundário a doença neurológica, obstrutiva ou médica pode ser observado em qualquer animal. Gatos de meia-idade ou idosos geralmente apresentam megacólon idiopático (variação de 1-16 anos; idade média de cerca de 5-7,5 anos).

Histórico

Os animais acometidos chegam ao consultório com constipação ou obstipação. Podem apresentar depressão, anorexia, tenesmo, fraqueza, letargia, má qualidade do pelame, vômitos, perda de peso e, ocasionalmente, diarreia aquosa, mucoide ou sanguinolenta. Os sinais clínicos geralmente são graves e crônicos, já que muitos proprietários prestam pouca atenção aos hábitos de defecação de seus animais.

Achados de Exame Físico

A magreza e a má qualidade do pelame podem ser evidentes ao exame físico. Alguns animais estão deprimidos e desidratados. A palpação abdominal revela distensão do cólon. O exame retal revela fezes duras na entrada pélvica.

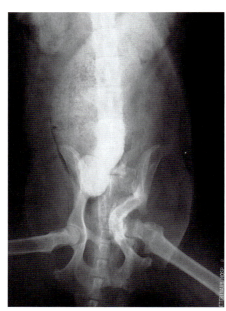

Figura 18.135 Radiografia de um cão com megacólon decorrente da má união de fraturas pélvicas e estreitamento do canal pélvico.

Diagnóstico por Imagem

As radiografias abdominais mostram distensão e impactação do cólon com material fecal. O aumento do diâmetro do cólon além de 1,5 vez o comprimento do corpo da sétima vértebra lombar é considerado megacólon. As radiografias devem ser obtidas para descartar o diagnóstico de doenças obstrutivas (i.e., má união de fratura pélvica, trauma ou deformidades da coluna vertebral sacrocaudal e lesões obstrutivas intramurais ou murais colônicas ou retoanais; Figura 18.135).

Achados Laboratoriais

Alterações inespecíficas no perfil de hemograma e bioquímica podem ser evidentes. O exame histológico de cólons retirados da maioria dos gatos com megacólon idiopático geralmente revela células ganglionares normais na parede do órgão.

DIAGNÓSTICO DIFERENCIAL

O megacólon idiopático deve ser diferenciado da doença por causas congênitas, obstrutivas, neurológicas e sistêmicas. As causas de obstipação/megacólon são consideradas idiopáticas (>50%) ou associadas à estenose do canal pélvico (<25%); causas menos comuns são lesões nervosas ou deformidade da medula espinal sacral do gato Manx. As causas de constipação são fármacos (p. ex., opiáceos, anticolinérgicos, Carafate®, bário), desidratação grave, alterações ambientais, dor perianal (p. ex., por fístulas perianais), dieta inadequada, hérnia perineal, massas colorretais ou estenoses, hipercalcemia, hipopotassemia, hipotireoidismo e lesão da medula espinal ou nervos.

MANEJO CLÍNICO

O tratamento da constipação após o desenvolvimento de megacólon é difícil; entretanto, o tratamento clínico deve ser tentado normalmente antes da colectomia. A princípio, o tratamento inclui correção das anomalias de hidratação, eletrolíticas e acidobásicas

CAPÍTULO 18 Cirurgia do Sistema Digestório

QUADRO 18.56 Fármacos Usados para Constipação em Cães e Gatos

Lactulose
Cães: Comece com 1 mL/4,5 kg VO q8-24h; ajuste a dose para que as fezes fiquem amolecidas, mas não aquosas
Gatos: Comece com 5 mL/gato VO q8h; ajuste a dose para que as fezes fiquem amolecidas, mas não aquosas

VO, Via oral.

em animais gravemente acometidos. O cólon deve ser evacuado com laxantes, enemas e/ou evacuação digital. A anestesia geral frequentemente é necessária para a evacuação manual. Como a evacuação digital pode causar lesão mucosa, a administração de antibióticos pode ser indicada para proteção contra a absorção sistêmica de bactérias e toxinas. Para controlar a constipação, o uso em longo prazo de dietas ricas em fibras, laxantes e/ou enemas pode ser necessário. Laxantes osmóticos (p. ex., lactulose; sorvete ou leite em alguns gatos; Quadro 18.56) e fármacos procinéticos (p. ex., cisaprida) podem ajudar a prevenção de recidivas após a evacuação do cólon com enemas. Se a obstipação recorrente exigir extração fecal frequente, a cirurgia pode ser indicada. Alguns proprietários consideram o tratamento clínico intolerável e optam pela eutanásia se a cirurgia não for possível. No entanto, deve ficar claro para os proprietários que os cães geralmente não se adaptam à colectomia tão bem quanto os gatos e que nem todos os gatos submetidos à colectomia se adaptam bem.

TRATAMENTO CIRÚRGICO

A cirurgia para resolução do megacólon envolve a remoção de todo o cólon, exceto um segmento distal curto necessário para restabelecimento da continuidade intestinal. O megacólon secundário à má união da fratura pélvica deve ser tratado com colectomia subtotal e/ou reconstrução pélvica. A reconstrução pélvica é feita com pelvectomia parcial e reposicionamento ósseo para alargamento do o canal pélvico. Recomenda-se a reconstrução pélvica antes da ocorrência de dano mioneural irreversível secundário à distensão crônica do cólon. A reconstrução deve ser realizada logo após o diagnóstico de estreitamento pélvico e constipação ou obstipação. Os sinais de obstrução geralmente são eliminados pelo alargamento do canal pélvico em 6 meses após a lesão; no entanto, a reconstrução isolada pode não aliviar os sinais clínicos se o megacólon for grave. Nestes pacientes, a colectomia subtotal, além da pelvectomia, pode ser necessária para alívio dos sinais. Deve-se tomar cuidado durante a pelvectomia para proteger as estruturas adjacentes de tecido mole (i.e., a uretra, o reto, os vasos sanguíneos e os nervos). Após a colectomia, o intestino delgado se adapta com o aumento da capacidade fecal e da absorção de água.

Manejo Pré-cirúrgico

O preparo intestinal pré-operatório com múltiplos enemas para evacuação do cólon maior é ineficaz e desnecessário. Antibióticos profiláticos eficazes contra bactérias aeróbias e anaeróbias do cólon devem ser administrados (p. 466).

Anestesia

As recomendações anestésicas gerais para cirurgia do intestino grosso são dadas na p. 467 e na Tabela 19.1.

Anatomia Cirúrgica

A anatomia cirúrgica do intestino grosso é descrita na p. 468.

Posicionamento

O animal deve ser posicionado em decúbito dorsal com todo o abdome ventral tricotomizado e preparado para cirurgia asséptica. A área preparada deve se estender caudalmente até a borda púbica.

TÉCNICA CIRÚRGICA

Colectomia Subtotal

Há controvérsia sobre a remoção ou preservação da junção ileocólica. Acredita-se que a remoção permita que microrganismos do cólon acessem facilmente o intestino delgado e causem má absorção, além de estarem associados à diarreia mais grave. A preservação é feita para minimizar a diarreia pós-operatória, mas pode permitir a recidiva da constipação. Explore o abdome e biopsie os tecidos anormais. Isole o intestino delgado distal, o ceco e o cólon do restante do abdome com várias esponjas úmidas de laparotomia. Identifique os sítios de ressecção no jejuno distal ou no íleo proximal e 1 a 2 cm distais do cólon. Escolha locais que permitam a aposição sem tensão. Ligue e seccione ramos da artéria e veia ileal, artéria e veia ileocólica, artéria e veia mesentérica caudal e artéria e veia retal cranial (Figura 18.130).

Alternativamente, o esfíncter ileocólico pode ser preservado; no entanto, isso dificulta a aposição sem tensão. A anastomose ileocólica é tecnicamente mais fácil e permite a remoção de uma quantidade maior de cólon. Se a válvula ileocólica for preservada, ligue os vasos cólicos direitos, cólicos médios e mesentéricos caudais. Em caso de ressecção parcial ou total do íleo, ligue também os vasos arcádicos ileocólicos e ileais terminais.

NOTA Não ligue a artéria retal cranial de cães. Em vez disso, ligue a artéria cólica esquerda e os vasos retos da artéria retal cranial.

NOTA A introdução transanal do grampeador em gatos nem sempre é possível devido ao tamanho pequeno do ânus e ao canal pélvico estreito.

Remova as fezes do cólon dilatado a ser submetido à ressecção. Coloque uma pinça intestinal proximal e distal ao local da ressecção planejada. Retire o cólon dilatado em sua junção com o intestino delgado ou apenas distal ao ceco. Faça uma anastomose terminoterminal com um grampeador circular ou suturas. Corrija a disparidade de tamanho luminal durante a anastomose com sutura por meio da alteração do ângulo de secção (ângulos oblíquos em pequenos lumens e ângulos perpendiculares em grandes lumens), espaçamento desigual da sutura (mais distante no lúmen maior) e/ou ressecção em cunha na porção antimesentérica do intestino (p. 471).

Ao usar a técnica de grampeamento, faça suturas em bolsa de tabaco em cada extremidade do cólon antes da ressecção. Insira o grampeador no cólon por via transanal ou através de uma incisão antimesentérica no ceco ou no cólon. Irrigue o local da anastomose e feche o defeito mesentérico. Remova as esponjas de laparotomia, irrigue o abdome e cubra o sítio cirúrgico com omento.

MATERIAIS DE SUTURA E INSTRUMENTOS ESPECIAIS

Os instrumentos para cirurgia do intestino grosso são discutidos na p. 473. A sutura absorvível (polidioxanona, poliglecaprona 25, poligliconato ou glicômero 631) (3-0 ou 4-0) é preferida na colectomia; entretanto, a sutura não absorvível (náilon, polibutéster ou polipropileno) pode ser usada em animais debilitados ou com hipoalbuminemia.

CUIDADO E AVALIAÇÃO PÓS-CIRÚRGICOS

A hidratação deve ser mantida com administração IV ou SC de fluidos por 1 a 3 dias após a cirurgia, com analgésicos conforme necessário. A antibioticoterapia profilática deve ser mantida em caso de contaminação abdominal grave ou se o paciente estiver extremamente debilitado. Os pacientes devem ser monitorados frequentemente quanto a sinais de extravasamento anastomótico ou de peritonite devido à contaminação intraoperatória com bactérias anaeróbias e aeróbias. Os alimentos podem ser oferecidos 24 horas após a cirurgia, embora a anorexia possa persistir por 5 dias ou mais. A mirtazapina (Quadro 18.53) pode ser usada para estimular a alimentação em alguns gatos. Pode ser necessário manter os animais em dieta hipocalórica de baixo volume por 10 a 14 dias. Fezes líquidas ou pastosas e escuras, além do tenesmo, geralmente são observadas logo após a cirurgia. O caráter das fezes muda gradualmente de diarreia para fezes moles e formadas em 80% dos gatos cerca de 6 semanas após a cirurgia. Fezes semiformadas e, em casos raros, diarreia persistem em alguns gatos. A frequência de defecação tende a aumentar em 30 a 50% em comparação a gatos normais; no entanto, a maioria dos gatos é continente. A bandeja de areia sanitária deve ser mantida limpa para incentivar a defecação.

COMPLICAÇÕES

Extravasamento, deiscência, peritonite, necrose isquêmica, estenose e formação de abscesso são possíveis complicações da colectomia subtotal. Em alguns casos, a diarreia persiste e, em outros casos, há recidiva da constipação. A diarreia persistente pode ser o resultado do tratamento da diarreia responsiva a antibióticos ou hipersecreção do intestino delgado; alternativamente, pode ser mediada por sais biliares e ácidos graxos. O tratamento da diarreia persistente é feito com agentes antidiarreicos, dieta com baixo teor de gordura, antibióticos orais e/ou agentes de ligação a sais biliares. A constipação após a colectomia subtotal é muitas vezes controlada com dieta e laxantes e, ocasionalmente, extração manual. Os gatos com constipação pós-operatória resistente podem se beneficiar da repetição da colectomia, mas outros são submetidos à eutanásia.

PROGNÓSTICO

Os resultados em longo prazo da colectomia subtotal para tratamento do megacólon idiopático em gatos geralmente são bons a excelentes. O prognóstico é bom a reservado sem cirurgia. O tratamento clínico da constipação crônica é possível; no entanto, a frequência de enemas e a necessidade de evacuação manual muitas vezes se tornam intoleráveis, levando à eutanásia. Os cães não se adaptam tão bem à colectomia subtotal quanto os gatos; entretanto, cães com megacólon hipertrófico podem responder à colectomia subtotal com preservação da junção ileocecocólica.

Cirurgia do Períneo, Reto e Ânus

PRINCÍPIOS GERAIS E TÉCNICAS

DEFINIÇÕES

Ressecção retal é a remoção de uma parte do intestino grosso terminal. **Retirada através do reto** é a ressecção do cólon terminal e/ou do reto médio pela abordagem anal, com ou sem abordagem abdominal. **Saculectomia anal** é a remoção de um ou ambos sacos anais.

CONSIDERAÇÕES PRÉ-CIRÚRGICAS

A cirurgia retal é geralmente realizada para ressecção de massas ou do intestino não funcional e reparo de prolapso, perfuração ou fístulas retais (Quadro 18.57). A cirurgia perineal é mais realizada para tratamento de hérnias perineais, fístulas perianais, doença do saco anal, tumores, fístulas retovaginais ou retouretrais e outras anomalias traumáticas ou congênitas (p. ex., atresia anal, fissura anovaginal). O ato de esfregar a região perianal no chão (*scooting*) ou lambê-la, a constipação, o tenesmo e a disquezia são queixas comuns associadas à doença perineal e retal. O sangue fresco pode ser visto nas fezes ou na região perianal. Os tumores perianais e as fístulas perineais geralmente causam espessamento e ulceração perianal, enquanto o aumento de volume perineal costuma estar associado a hérnias perineais. As fraturas e separações sacroilíacas pélvicas ocasionalmente causam perfuração retal (menos de 1% dos casos). Sangue fresco e omento podem ser encontrados durante o exame retal em animais com laceração ou perfuração retal.

O diagnóstico de doença retal, perianal ou perineal é baseado principalmente no histórico, nos sinais clínicos, no exame físico, incluindo exame de toque retal, exames de imagem (p. ex., radiologia, ultrassonografia, TC, RM), endoscopia e/ou exame histopatológico. Avaliações mielográficas, manométricas e eletrodiagnósticas podem ser necessárias se houver suspeita de comprometimento da inervação anorretal. Muitas doenças podem ser diagnosticadas pelo exame físico, e o exame retal completo é crucial (Quadro 18.58). A anestesia pode ser necessária para o exame retal adequado de animais com dor. A inspeção visual do períneo pode revelar aumento de volume uniou bilateral, massas perianais, ulceração, fístulas, sujidades fecais ou prolapso da mucosa.

Os resultados dos hemogramas e das bioquímicas séricas são inespecíficos. Massas neoplásicas podem estar associadas a hipercalcemia, anemia e outras síndromes paraneoplásicas. Azotemia com ou sem hiperpotassemia pode ocorrer em caso de aprisionamento da bexiga pela hérnia perineal. A hipercalcemia é comum em alguns tumores do saco anal (p. 490) e pode ser reduzida no pré-operatório com fluidos e diuréticos (p. 491).

QUADRO 18.57 Possíveis Indicações para Cirurgia Retal, Anal ou Perineal

- Biópsia diagnóstica
- Doença do saco anal
- Obstrução do cólon
- Hérnia perineal
- Perfuração retal
- Fístula perianal
- Isquemia retal
- Prolapso retal
- Neoplasia
- Incontinência fecal

QUADRO 18.58 Anomalias que Podem Ser Observadas Durante o Exame Retal

- Massas
- Estenoses
- Espessamento perianal
- Aumento de volume do saco anal
- Dor
- Redução do tônus do esfíncter
- Fraqueza do diafragma pélvico
- Desvio ou saculação retal
- Aumento de volume do linfonodo sublombar
- Prostatomegalia
- Distorção do canal pélvico
- Espessamento ou irregularidade da mucosa retal

Radiografias retais e perineais podem confirmar os achados de exame físico. Se possível, o cólon e o reto devem ser evacuados com enemas, laxantes e/ou catárticos antes dos estudos radiográficos. O reto deve ser avaliado quanto a tamanho, localização e massas. A linfadenomegalia sublombar sugere metástase. A próstata pode estar aumentada e malposicionada. A bexiga pode ser identificada no interior de uma hérnia perineal. O reto perfurado pode permitir a entrada de gás nos tecidos moles perineais, intrapélvicos ou retroperitoneais caudais ou ainda na cavidade peritoneal. Estudos gastrointestinais com bário (enema ou oral), uretrogramas e cistogramas às vezes ajudam a avaliar pacientes com hérnias perineais. A proctoscopia/biópsia ajuda a definir a doença retal, mas deve ser combinada à colonoscopia, pois tumores e doenças inflamatórias também podem afetar o cólon (p. 479). Amostras para cultura, citologia e histopatologia devem ser coletadas. O tecido normal deve ser biopsiado, além de dobras espessas, massas, estenoses ou úlceras. A perfuração é uma complicação incomum da proctoscopia.

O preparo pré-operatório do paciente é semelhante ao realizado antes da cirurgia de cólon (p. 466). Compressas quentes devem ser aplicadas em áreas inflamadas ou infectadas duas ou três vezes ao dia e laxantes devem ser usados se a cirurgia for adiada (Quadro 18.52). Os locais das fístulas e tumores devem ser mapeados antes da cirurgia. A menos que haja perfuração ou obstrução do cólon, o esvaziamento mecânico e a limpeza ajudam a reduzir o número de bactérias. A perfuração retal deve ser corrigida assim que for diagnosticada. No mínimo, o reto terminal deve ser evacuado com método digital após a indução anestésica, mas imediatamente antes da cirurgia em todos os pacientes. Algumas cirurgias (p. ex., ressecção retal extensa) requerem o preparo mais completo do paciente. Se possível, uma dieta elementar ou pobre em resíduos (p. ex., hambúrguer e arroz branco) deve ser oferecida por 2 a 3 dias antes da cirurgia. Animais adultos devem ficar em jejum por 24 horas antes da cirurgia (4-8 horas em pacientes pediátricos), mas o acesso livre à água deve ser permitido. O bisacodil, um laxante estimulante, facilita a evacuação do cólon (Quadro 18.52). Laxantes, catárticos e enemas de água quente devem ser administrados 24 horas antes da cirurgia (Quadro 18.52). Colyte® ou GoLytely® deve ser administrado por via oral por sonda gástrica 24 horas e 18 a 20 horas antes da cirurgia na ausência de obstrução (Quadro 18.47). Embora essas soluções de lavagem colônica funcionem bem, os enemas facilitam a limpeza completa. Um enema de água quente deve ser feito no dia anterior à cirurgia e um enema de iodopovidona a 10% deve ser administrado 3 horas antes da cirurgia. Alguns pacientes com doença perianal podem sentir muita dor para permitir enemas pré-operatórios. Além disso, os enemas podem causar perfuração ou trauma, deteriorando ainda mais o estado geral de pacientes anoréxicos debilitados. A realização de enemas a menos de 3 horas da cirurgia é contraindicada porque há liquefação do conteúdo intestinal e possível disseminação de material contaminado durante a cirurgia. Após a evacuação do intestino grosso com laxantes, catárticos e/ou enemas, as fezes podem permanecer em uma área retal desviada ou dilatada, com necessidade de remoção manual.

Após a indução da anestesia, um cateter urinário deve ser colocado para auxiliar a identificação intraoperatória da uretra, o reto deve ser limpo manualmente, se necessário, e os sacos anais devem ser expressos. Todo o períneo, de dorsal à base da cauda e com inclusão da cauda ventral, deve ser tricotomizado e preparado assepticamente para a cirurgia. Se uma celiotomia é planejada, o abdome ventral também deve ser tricotomizado e preparado para a cirurgia asséptica.

CONSIDERAÇÕES ANESTÉSICAS

As complicações anestésicas podem ser decorrentes de alterações não corrigidas na hidratação, nos eletrólitos ou no equilíbrio acidobásico. A administração pré-operatória de laxantes, catárticos e/ou enemas pode fazer com que o paciente fique desidratado. A administração de fluidos deve repor as perdas pré e intraoperatórias. As recomendações para anestesia geral de pacientes submetidos à cirurgia retal podem ser encontradas na Tabela 18.1.

Na ausência de contraindicações (p. ex., sepse, diátese hemorrágica, infecção da ferida no local da epidural, hipovolemia [em epidurais com anestésicos locais]), as anestesias epidurais (Capítulo 13) podem ser usadas em cães para suplementar a anestesia geral. As doses epidurais devem ser reduzidas em pelo menos 25% em caso de achado de líquido cefalorraquidiano durante o uso de anestésicos locais, em pacientes gestantes ou obesos ou se houver lesões com ocupação de espaço no canal vertebral. Os opioides causam perda sensorial sem bloqueio motor ou hipotensão. Como os preparos intestinais geralmente causam alguma desidratação, um opioide epidural costuma ser uma boa escolha. Os anestésicos locais em epidurais podem causar vasodilatação e hipotensão acentuadas; portanto, a desidratação deve ser corrigida antes da realização da epidural.

ANTIBIÓTICOS

O risco de infecção após a cirurgia colorretal é alto. Embora controverso, o uso de antibióticos na cirurgia colorretal parece reduzir a morbidade e a mortalidade. Os antibióticos peroperatórios sistêmicos eficazes contra anaeróbios e aeróbios Gram-negativos devem ser administrados (Quadro 18.48). Os medicamentos recomendados incluem as cefalosporinas de segunda geração (p. ex., cefoxitina) administradas no momento da indução. Há cefalosporinas de terceira geração eficazes contra aeróbios Gram-positivos e Gram-negativos e alguns anaeróbios, mas são caros. A amicacina mais ampicilina ou clindamicina pode ser administrada por via intravenosa durante a indução. Os aminoglicosídeos (i.e., neomicina, canamicina) e o metronidazol podem ser administrados por via oral em combinação, começando 24 horas antes da cirurgia.

O metronidazol é absorvido pelo trato gastrointestinal e é eficaz contra anaeróbios. Os aminoglicosídeos são eficazes apenas contra bactérias aeróbias. A absorção gastrointestinal de aminoglicosídeos é mínima em pacientes normais, mas pode ser substancial em indivíduos com erosão ou inflamação do intestino. O uso desses antibióticos não absorvíveis tem sido associado ao surgimento de infecções resistentes. Uma combinação de neomicina e eritromicina pode ser administrada 24 horas antes da cirurgia para redução rápida de aeróbios e anaeróbios. O metronidazol combinado às cefalosporinas de primeira geração (cefazolina) ou a um aminoglicosídeo (Quadro 18.48) geralmente é eficaz.

ANATOMIA CIRÚRGICA

O reto é o segmento do intestino grosso que percorre o canal pélvico e termina no ânus. A identificação da junção colorretal é difícil. Os marcos usados para estimar a localização da junção colorretal são a borda púbica, a entrada pélvica, a sétima vértebra lombar e o ponto de penetração seromuscular da artéria retal craniana. O reto cranial está ligado ao sacro pelo mesorreto. O mesorreto não cobre todo o reto; o reto terminal é retroperitoneal. À altura da segunda vértebra caudal, o mesorreto se reflete nas laterais da pelve como peritônio parietal, formando uma fossa pararretal em cada lado. A reflexão peritoneal é cranial aos músculos retococcígeos e contém as fibras nervosas autônomas do plexo pélvico que inervam o reto. O plexo pélvico é pareado, composto por nervos pélvicos parassimpáticos e hipogástricos simpáticos e se encontra na direção dorsal da próstata em machos (p. 727). A parte caudal do reto é sustentada lateralmente pelos músculos elevadores do ânus e pelo coccígeo medialmente. O músculo do esfíncter anal externo demarca o limite caudal do reto.

O canal anal é uma continuação do reto até o ânus e tem apenas 1 a 2 cm de comprimento. Está dividido em três zonas: a zona colunar, a zona intermediária e a zona cutânea. A zona mais interna (colunar) tem uma série de cristas mucosas e submucosas longitudinais chamadas *colunas* ou *pilares anais*. As bolsas entre essas colunas são os seios anais, que se estendem caudalmente e terminam em bolsas cegas sob a linha anocutânea. A zona colunar tem 3 a 25 mm de comprimento. A zona intermediária geralmente tem menos de 1 a 2 mm de largura, mas forma uma crista distinta, elevada e circunferencial, denominada *linha anocutânea*. As glândulas anais estão nas zonas colunares e intermediárias. A zona mais externa (cutânea) tem pelos finos, mas possui aparência de pele glabra. Glândulas sebáceas, circum-anais e sudoríparas são encontradas apenas na zona cutânea. O ânus é a abertura externa do canal anal.

A artéria retal cranial é um ramo da artéria mesentérica caudal e é o principal suprimento de sangue para o reto. O suprimento sanguíneo da artéria retal média (do ramo pudendo interno à artéria ilíaca interna) e da artéria caudal retal (do ramo caudal médio à artéria sacral medial ou do ramo pudendo interno à artéria ilíaca interna) varia e é relativamente insignificante. Para assegurar o suprimento sanguíneo anastomótico adequado, a artéria retal cranial em cães deve ser preservada, exceto em caso de ressecção do reto intrapélvico. Os vasos linfáticos do canal anal e do reto drenam cranialmente no linfonodo ilíaco medial.

Os músculos dos esfíncteres interno e externo circundam o reto final e o canal anal para controlar a defecação. Os sacos anais ficam entre esses dois músculos de cada lado do ânus (p. 494). O esfíncter anal interno é um espessamento caudal do músculo liso circular que reveste o canal anal. É um músculo liso involuntário que trabalha com outros músculos da defecação para prevenir a defecação indiscriminada. É inervado pelos ramos parassimpáticos do nervo pélvico (S1-S3), que são inibidores. As fibras motoras dos nervos hipogástricos para o esfíncter anal interno são simpáticas. O esfíncter anal externo é uma faixa grande e circunferencial de músculo esquelético (estriado), responsável principalmente pela continência fecal. É mais largo em sentido dorsal do que ventral, onde suas fibras decussam e se espalham para se inserir na uretra e no músculo bulboesponjoso. O único suprimento nervoso voluntário para o esfíncter anal externo provém dos ramos retais caudais dos nervos pudendos. O suprimento de sangue para o esfíncter anal externo é feito pelas artérias perineais. A anatomia cirúrgica do diafragma pélvico é discutida na p. 499.

> **NOTA** A incontinência fecal geralmente ocorre em caso de ressecção de mais de 4 cm ou do 1,5 cm final do reto terminal, lesão dos nervos perineais ou lesão de mais da metade do esfíncter anal externo.

TÉCNICAS CIRÚRGICAS

Ressecção Retal

A principal indicação para a ressecção retal é a excisão de um segmento retal com neoplasia, necrose, trauma (p. ex., prolapso, fístula ou divertículo) ou estenose. Outras indicações são anomalias congênitas e perfurações ou lacerações. O reto pode ser exposto pela abordagem ventral, dorsal, com retirada pelo reto, lateral ou anal. O reto doente é removido e o restante justaposto ao próprio reto, ao cólon ou ao íleo com as técnicas de colectomia descritas na p. 470.

Abordagem Ventral

Esta abordagem é usada na ressecção de lesões na junção colorretal. A abordagem ventral do reto deve ser acompanhada por uma sinfisiotomia púbica ou osteotomia púbica (Figura 18.136; ver também p. 471) para acesso ao canal pélvico. A exposição conseguida com a sinfisiotomia púbica é mais limitada em comparação à osteotomia

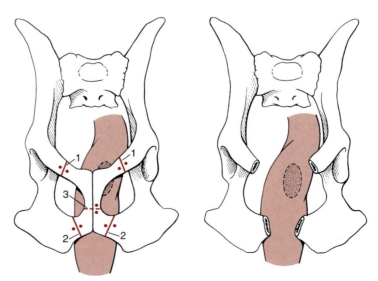

Figura 18.136 Para a abordagem retal ventral, estenda a incisão de celiotomia ventral pela sínfise da pelve. Incise e eleve a aponeurose dos músculos adutor e grácil. Prepare orifícios de cada lado dos sítios propostos de osteotomia. Faça uma osteotomia púbica nos sítios 1 e 2 para expor todo o reto intrapélvico. Faça uma osteotomia nos sítios 1 e 3 se a exposição do reto intrapélvico caudal não for necessária.

púbica. Para a sinfisiotomia púbica, incise toda a extensão da aponeurose do adutor. Divida o púbis e o ísquio na linha média com um osteótomo e martelo ou serra oscilante. Separe o púbis e o ísquio com um afastador autoestático (p. ex., Finochietto pediátrico).

Abordagem Anal

A abordagem anal é adequada para excisão de pequenos pólipos pedunculados não invasivos e massas retais de base ampla que podem ser exteriorizadas pelo ânus. As lesões com acometimento do reto caudal ou do canal anal podem ser exteriorizadas com esta abordagem. As perfurações do reto terminal podem ser justapostas por esta abordagem, embora a abordagem lateral (discutida adiante) permita a irrigação e a drenagem dos tecidos adjacentes contaminados. A junção mucocutânea e a pele devem ser removidas caso doentes, mas a incontinência fecal é uma sequela comum.

Com o paciente em decúbito ventral, dilate o ânus com três ou quatro suturas de ancoragem através da junção mucocutânea (Figura 18.137A-B). Retire a parede retal colocando as suturas (p. ex., náilon ou outro monofilamento 3-0) na mucosa retal cranial ou caudal à massa ou lesão e aplicando tração caudal. Faça mais pontos de ancoragem para retrair ainda mais a massa ou lesão, se necessário (Figura 18.137C). Use eletrocirurgia, *laser* ou bisturi para remover as massas. Faça uma incisão de espessura parcial ou total, dependendo da neoplasia e da necessidade de bordas amplas. Justaponha as bordas seccionadas com pontos simples separados (p. ex., polidioxanona, poligliconato, poliglecaprona 25 ou glicômero 631 3-0 ou 4-0; Figura 18.137D). Remova as suturas de ancoragem e deixe o sítio cirúrgico se retrair dentro do canal pélvico.

Abordagem com Retirada pelo Reto

A indicação primária para a abordagem com retirada pelo reto é a ressecção de uma lesão no cólon distal ou reto medial não acessível pelo abdome e muito grande ou cranial para uma abordagem anal. A estenose pós-operatória é uma grande preocupação após a ressecção de lesões circunferenciais ou quase circunferenciais por essa técnica.

Posicione o animal em decúbito ventral com os posteriores elevados. Realize a eversão do reto com suturas posicionadas cranialmente à junção mucocutânea (1,5 cm ou mais, se possível; Figura 18.138A). Usando as suturas de ancoragem, aplique tração caudal ao reto cranial. Comece uma incisão de 360 graus de espessura total através do reto, deixando um manguito de 1,5 cm de parede retal íntegra anexado ao ânus, se possível. Coloque três ou quatro suturas no manguito retal. Mobilize o reto por dissecção romba ao longo da parede externa (Figura 18.138B). Continue a dissecção o mais cranial possível, até a artéria retal cranial, se necessário. A dissecção cranial à segunda vértebra caudal leva à entrada na cavidade peritoneal. Ligue ou coagule os vasos retais ao encontrá-los. Se a lesão for difusa, divida

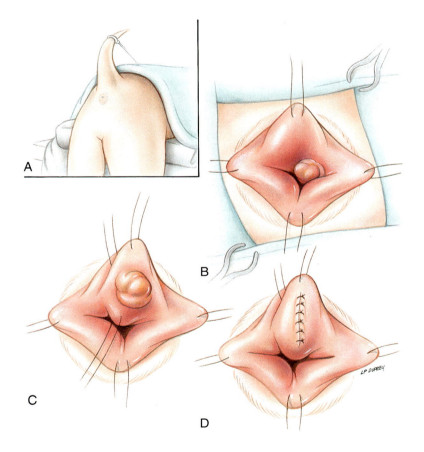

Figura 18.137 Abordagem anal ao reto. (A) Coloque o paciente em posição perineal. (B) Faça suturas de ancoragem ao redor do ânus para dilatá-lo e expor a lesão. (C) Faça mais suturas de ancoragem perto da lesão e aplique tração caudal para exteriorizá-la. (D) Retire a massa e suture o defeito.

486 PARTE DOIS Cirurgia de Tecidos Moles

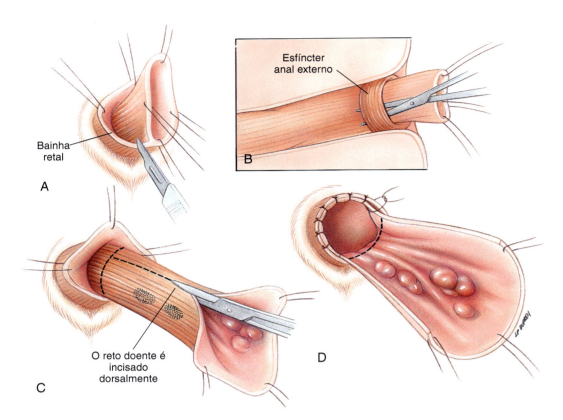

Figura 18.138 Procedimento com tração através do reto. (A) Everta a parede retal pelo ânus com suturas de ancoragem. Faça uma incisão em espessura total pela parede retal, preservando uma bainha de 1,5 cm do reto distal. (B) Mobilize o reto por meio da dissecção diretamente contra a parede retal para separá-la do esfíncter anal externo e tecido adjacente. (C) Puxe o reto mobilizado caudalmente e faça uma incisão longitudinal ao tecido normal. (D) Justaponha a borda de corte do reto cranial normal à bainha retal preservada com pontos simples separados.

o reto longitudinalmente até que o tecido normal seja identificado (Figura 18.138C). Seccione o reto doente em etapas, com 1 a 2 cm de tecido normal em cada extremidade. Seccione um quarto a um terço da circunferência e, em seguida, justaponha a extremidade cranial do reto ao manguito retal caudal com pontos simples separados (p. ex., polidioxanona, poligliconato, poliglecaprona 25 ou glicômero 631 3-0 ou 4-0; Figura 18.138D). Continue a ressecção e aposição até que todo tecido doente tenha sido extirpado.

NOTA Alguns cirurgiões preferem o fechamento de duas camadas; primeiro, justaponha a camada seromuscular e, depois, a camada mucosa-submucosa.

AP O procedimento de Swenson é realizado caso a doença se estenda ao cólon. Para este procedimento, posicione o paciente em decúbito dorsal de forma a usar tanto a abordagem ventral abdominal quanto a abordagem anal. Seccione o cólon proximal à massa. Suture as extremidades do cólon e do reto. Os instrumentos de corte linear ou de grampeamento transversal podem ser usados para reaposição do cólon e do reto.

Ligue os vasos que suprem o cólon distal e o reto (p. 484). Faça as suturas no final do cólon ou íleo e reto remanescentes. Segure as suturas com pinças transanais e everta o reto através do ânus. Avance o cólon ou íleo através do canal pélvico com suturas de ancoragem. Remova a lesão e faça a anastomose do final do cólon ou íleo ao reto terminal, como já descrito. Recoloque delicadamente o intestino no canal pélvico.

Alguns cães apresentam incontinência fecal após este procedimento. Outras complicações comuns incluem hematoquezia e tenesmo autolimitantes, que devem se resolver em cerca de 2 semanas.

Abordagem Dorsal

A abordagem dorsal é usada caso a lesão acometa o reto médio ou caudal, e não o canal anal. Posicione o paciente em decúbito ventral com a pelve elevada e a cauda fixada nas costas. Ponha almofadas no aspecto cranial dos membros posteriores para evitar a pressão sobre os nervos femorais. Faça uma incisão curvilínea de uma tuberosidade isquiática a outra, curvando-se dorsalmente ao ânus (Figura 18.139A). Incise a gordura subcutânea e a fáscia perineal. Localize o reto, o esfíncter anal externo, o músculo elevador do ânus e o músculo coccígeo lateralmente e os músculos retococcígeos dorsalmente. Seccione o par de músculos retococcígeos próximos à sua origem na parede retal ou sua inserção nas vértebras caudais (Figura 18.139B). Eleve o esfíncter anal externo e a borda caudal do elevador do ânus até a altura do nervo retal caudal. Para ressecções retais mais craniais, seccione parcialmente os músculos elevadores do ânus, se necessário. Posicione um afastador automático (i.e., Gelpi ou Weitlaner) para melhorar a visualização, se necessário. Afaste suavemente o reto

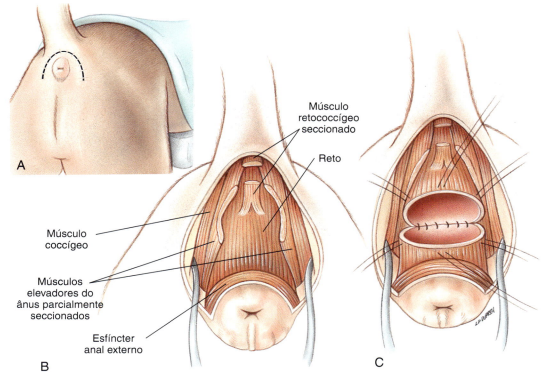

Figura 18.139 Abordagem retal dorsal. (A) Faça uma incisão curvilínea de uma tuberosidade isquiática à outra, curvando-se dorsalmente ao ânus. (B) Identifique os músculos retococcígeo, elevador do ânus e coccígeo. (C) Seccione o músculo retococcígeo e incise parcialmente o elevador do ânus. Remova o reto doente e justaponha as extremidades com uma técnica de sutura triangulada ou grampeador terminoterminal.

em sentido caudal e mobilize o reto cranialmente até o intestino normal. Repare a laceração retal ou remova o intestino doente. Ligue ou cauterize os vasos ao intestino doente. Faça as suturas no intestino cranial antes da transecção. Justaponha as extremidades do intestino com suturas de aposição (p. ex., polidioxanona, poligliconato, poliglecaprona 25 ou glicômero 631 3-0 ou 4-0; Figura 18.139C) ou com grampeador terminoterminal (p. 471). Faça a reaposição do músculo elevador do ânus seccionado com suturas cruzadas ou pontos de colchoeiro. Alguns cirurgiões reconectam os músculos retococcígeos e o esfíncter anal externo à parede retal. *Irrigue cuidadosamente a área e coloque drenos se houver contaminação significativa.* A colocação de um dreno contra o sítio de anastomose pode causar deiscência.

Separadamente, justaponha o tecido subcutâneo e a pele com pontos contínuos ou simples de polidioxanona 3-0 ou 4-0 e náilon ou polipropileno 3-0 ou 4-0, respectivamente.

Abordagem Lateral

A abordagem lateral limita a exposição a um lado do reto e pode ser adequada no reparo de lacerações ou ressecção de um divertículo.

Faça uma incisão curvilínea de 1 a 3 cm lateral ao ânus, começando dorsalmente à base da cauda e em extensão ventral até o ânus (Figura 18.140A). Incise os tecidos subcutâneos para expor o diafragma pélvico. Separe a fáscia entre o esfíncter anal externo e o músculo elevador do ânus. Preserve o nervo retal caudal ao esfíncter anal externo (Figura 18.140B). Repare a laceração com fechamento de uma ou duas camadas de pontos simples separados (p. ex., polidioxanona 3-0 ou 4-0, poligliconato, poliglecaprona 25 ou glicômero 631). Irrigue bem a área e coloque um dreno de sucção fechada em caso de contaminação dos tecidos moles com fezes. Remova os divertículos com um grampeador linear. Faça a reaposição do esfíncter anal externo e dos músculos elevadores do ânus com pontos simples. Coloque mais pontos entre o esfíncter anal externo e o músculo obturador interno se esse plano fascial for interrompido. Feche os tecidos subcutâneos e a pele rotineiramente.

Saculectomia Anal

A saculectomia anal é realizada para remoção de sacos anais, fístulas anais ou neoplasias com infecção crônica ou impactadas. A dissecção deve ser meticulosa para prevenir a incontinência fecal, preservando os músculos e nervos do esfíncter anal. A técnica pode ser fechada ou aberta. A técnica fechada é preferida porque o músculo do esfíncter anal externo não é seccionado e o lúmen do saco anal permanece fechado, impedindo o contato entre as secreções e os tecidos adjacentes. As técnicas abertas e fechadas de saculectomia anal são descritas na p. 495.

NOTA Solicite o exame histopatológico para descartar o diagnóstico de tumores do saco anal.

CICATRIZAÇÃO DO RETO

A cicatrização do reto é afetada pelos mesmos fatores que influenciam a cicatrização do cólon (p. 473). A cicatrização ideal requer um bom suprimento de sangue, aposição precisa da mucosa e trauma cirúr-

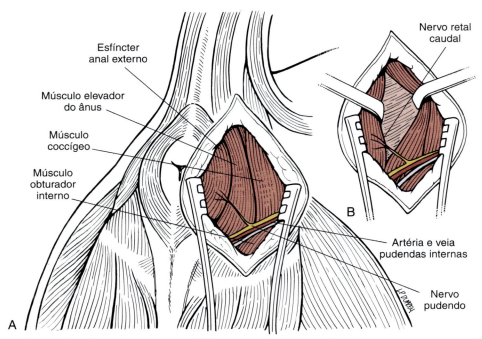

Figura 18.140 Abordagem retal lateral. (A) Faça uma incisão 1 a 3 cm lateral ao ânus. Identifique a artéria e a veia pudenda interna e o nervo pudendo que atravessa o músculo obturador interno. (B) Note o nervo retal caudal ao esfíncter anal externo. Separe a fáscia entre o esfíncter anal externo e os músculos elevadores do ânus para expor o aspecto lateral do reto.

gico mínimo. Fatores sistêmicos que podem retardar a cicatrização e aumentar o risco de deiscência incluem hipovolemia, choque, hipoproteinemia, debilitação e infecção.

MATERIAIS DE SUTURA E INSTRUMENTOS ESPECIAIS

Além dos materiais comuns, são recomendados afastadores abdominais (i.e., Balfour), perineais (p. ex., Gelpi) e pélvicos (p. ex., Finochietto) para ajudar a exposição do campo cirúrgico. As pinças de Doyen, Babcock e Carmalt podem ser necessárias para oclusão ou retração do intestino. As tesouras de Metzenbaum e Íris são indicadas para dissecção. Drenos de sucção fechada são usados em áreas contaminadas. Outros instrumentos ou equipamentos especiais que podem ser necessários em cirurgias retais ou perianais são uma sonda ou tentacânula, unidade de fulguração, unidade de *laser*, elastômero de silicone e grampeador cirúrgico.

Para uma cicatrização ideal, uma sutura monofilamentar absorvível sintética (p. ex., polidioxanona, poligliconato) em padrões de aproximação (i.e., pontos simples separados, Gambee, esmagamento ou simples contínuos) devem ser usados na cirurgia retoanal. Uma sutura monofilamentar não absorvível (p. ex., polipropileno, polibutéster ou náilon) ou absorvível (p. ex., polidioxanona, poligliconato ou poliglecaprona 25) pode ser usada na herniorrafia.

CUIDADO E AVALIAÇÃO PÓS-CIRÚRGICOS

O cuidado pós-cirúrgico é individualizado para o paciente. O animal deve ser cuidadosamente observado durante a recuperação devido ao vômito. Analgésicos (Tabela 13.2) devem ser administrados conforme necessário. A hidratação deve ser mantida com fluidos IV até que o paciente coma e beba normalmente e as anomalias eletrolíticas e acidobásicas tenham sido corrigidas. O incentivo à deambulação e à alimentação precoce pode minimizar o desenvolvimento de íleo. Um colar elizabetano, balde ou barras laterais devem ser usados para proteger o local da cirurgia. Suturas em bolsa de tabaco devem ser removidas imediatamente ou 2 a 3 dias após a cirurgia. A antibioticoterapia profilática geralmente pode ser interrompida 2 a 4 horas após a cirurgia; no entanto, o tratamento deve ser mantido em caso de contaminação (ver a discussão anterior em Antibióticos, na p. 483).

Na ausência de vômitos, a água deve ser oferecida 8 a 12 horas após o procedimento. Um laxante deve ser dado ao começar a ingestão oral (Quadro 18.52) e continuado por 2 semanas ou conforme necessário. Após a cirurgia retal, um alimento leve e com pouca gordura (i/d® [Hill's Pet Products] ou arroz cozido, batatas e massa com frango cozido, sem pele, iogurte ou queijo *cottage* com baixo teor de gordura) deve ser oferecido três ou quatro vezes ao dia. A dieta normal do animal deve ser gradualmente reintroduzida a partir de 48 a 72 horas após a cirurgia. Animais submetidos à cirurgia perineal podem retomar sua dieta normal na primeira alimentação. Animais debilitados podem necessitar de nutrição enteral ou parenteral.

A princípio, compressas frias são aplicadas para reduzir o sangramento residual e a inflamação; a seguir, compressas quentes devem ser usadas. Faça as compressas duas ou três vezes ao dia por 15 a 20 minutos para minimizar o inchaço após a cirurgia perianal ou perineal. O eritema e a dor no local da incisão podem indicar infecção precoce. A função do esfíncter anal, a continência, o inchaço perineal e a drenagem devem ser avaliados diariamente. A presença ou ausência de sangue fecal (e sua cor e consistência, se presentes) deve ser observada. Ressecções colorretais maiores podem aumentar a frequência de defecação. As cirurgias das áreas perianal e perineal são suscetíveis à infecção por causa do alto número de bactérias destas regiões. Depressão, febre alta, sensibilidade abdominal, vômitos, íleo ou inflamação perineal podem indicar infecção ou peritonite. Se houver suspeita de peritonite, a abdominocentese ou lavagem peritoneal diagnóstica (p. 534), a bioquímica sérica e um hemograma completo devem ser realizados e a antibioticoterapia e a fluidoterapia devem ser instituídas. Caso haja presença de neutrófilos tóxicos, bactérias ou *debris* intestinais no fluido abdominal ou na solução de lavagem, o abdome deve ser explorado. O tratamento agressivo da peritonite generalizada por drenagem peritoneal aberta (p. 534) pode ser necessário.

COMPLICAÇÕES

Numerosas complicações são possíveis após as cirurgias retoanais, perianais e perineais (Quadro 18.59). Tenesmo pós-operatório, hematoquezia e incontinência fecal são comuns. O tenesmo e a hematoquezia devem se resolver na maioria dos animais após a remoção ou absorção da sutura. A incontinência associada à ressecção retal extensa é decorrente da perda de nervos aferentes retais ou da ruptura do plexo pélvico na reflexão peritoneal. A remoção do 1,5 cm distal do reto pode causar incontinência fecal, mesmo com a preservação do esfíncter anal externo. A incontinência fecal é incomum em caso de ressecção de 4 cm ou menos do reto e preservação do manguito retal terminal. Ressecções retais mais longas (6 cm ou mais) interrompem a reflexão peritoneal e tendem a causar incontinência. Outras possíveis complicações são prolapso retal, abscessos perirretais, deiscência e estenose.

Estenoses significativas são mais comuns após a ressecção retal do que a ressecção colônica, provavelmente devido à tensão excessiva no local do procedimento. Essas estenoses geralmente podem ser controladas por incisão com ponta eletrocirúrgica ou *laser* ou por dilatação com balão. Se essas técnicas não resolverem a obstrução, a ressecção cirúrgica pode ser necessária. A estenose anal é uma complicação de doença do saco anal, fístula perianal, neoplasia e trauma cirúrgico ou não cirúrgico. Pode ser tratada com anoplastia, dilatação com balão, incisão com eletrocirurgia, *laser* ou bisturi ou ainda ressecção.

As complicações associadas à saculectomia anal podem ser autolimitantes (32%) ou afetar a defecação (14%).[48] Em um estudo de 2014, nenhum cão apresentou incontinência permanente; no entanto, cães com menos de 15 kg ou submetidos à distensão do saco anal com gel foram mais propensos a complicações, como prurido perineal, hematomas, deiscência, constipação, diarreia e sujidade perineal.[48] Um abscesso anterior, a doença recorrente e o tratamento pré-cirúrgico com antibióticos não influenciaram a taxa de complicações.

CONSIDERAÇÕES ESPECIAIS RELACIONADAS COM A IDADE

Animais jovens podem apresentar uma anomalia congênita, como atresia anal ou ânus imperfurado. A neoplasia é mais comum em animais mais velhos.

DOENÇAS ESPECÍFICAS

NEOPLASIA ANAL

DEFINIÇÃO

As **glândulas perianais** são glândulas sebáceas modificadas. Os adenomas da glândula perianal são chamados *tumores circum-anais* e *tumores hepatoides;* os tumores do saco anal são conhecidos como *tumores da glândula apócrina.*

CONSIDERAÇÕES GERAIS E FISIOPATOLOGIA CLINICAMENTE RELEVANTE

Os tumores perianais mais comuns são os adenomas e carcinomas das glândulas perianais e apócrinas. Os tumores da glândula apócrina geralmente envolvem os sacos anais. As glândulas perianais estão localizadas principalmente ao redor do ânus e na base da cauda; no entanto, também são encontrados na coxa, no prepúcio e na linha média dorsal e ventral, da base do crânio até o umbigo. Tumores perianais podem ocorrer em qualquer um desses locais. Os receptores dos hormônios andrógenos e estrógenos e o hormônio do crescimento foram identificados em adenomas e adenocarcinomas da glândula perianal. Os tumores malignos mais comuns são os adenocarcinomas das glândulas perianais e os adenocarcinomas das glândulas apócrinas. Outros tumores comuns estão listados no Quadro 18.60.

Os adenomas perianais são os tumores perianais mais comuns em cães (80%). São o terceiro tumor mais frequente em cães-machos. Ocorrem 12 vezes mais em machos inteiros do que em fêmeas intactas e são mais comuns em fêmeas submetidas à ovário-histerectomia do que em fêmeas não castradas. São dependentes de hormônios e geralmente diminuem de tamanho após a castração. Podem ser únicos ou múltiplos e geralmente são pequenos, elevados, firmes e bem circunscritos; no entanto, alguns são grandes e ulcerados. Muitos cães com adenomas perianais também apresentam tumores de células intersticiais testiculares (p. 773).

Os adenocarcinomas da glândula perianal não podem ser totalmente diferenciados dos adenomas. De modo geral, são solitários,

---

QUADRO 18.59 Possíveis Complicações da Cirurgia Perianal e Retal

- Infecção
- Deiscência
- Tenesmo
- Prolapso retal
- Disquezia
- Hematoquezia
- Incontinência temporária ou permanente
- Estenose anal
- Flatulência
- Hemorragia
- Recidiva
- Metástase
- Lesão em nervo (pudendo, ciático, femoral)
- Obstrução uretral
- Estrangúria
- Disúria
- Incontinência urinária
- Atonia vesical
- Morte

QUADRO 18.60 Tumores Comuns da Região Perianal

- Adenoma da glândula perianal
- Adenocarcinoma da glândula perianal
- Adenocarcinoma da glândula apócrina
- Lipoma
- Leiomioma
- Carcinoma de células escamosas
- Melanoma
- Linfoma
- Mastocitoma
- Outros tumores cutâneos

ulcerados e invasivos localmente e podem ser confundidos com fístulas perianais ou sacos anais com ruptura ou impactação. Esses tumores não são responsivos a hormônios. Os sítios primários e metastáticos crescem de forma mais lenta do que muitos outros tumores malignos. A metástase normalmente acomete os linfonodos intrapélvicos e sublombares. Outros locais de metástase são o fígado, os pulmões, os rins, o baço, o osso e os linfonodos abdominais.

Os adenocarcinomas da glândula apócrina do saco anal (adenocarcinoma do saco anal, adenocarcinoma da glândula apócrina) são responsáveis por aproximadamente 2% dos tumores cutâneos em cães. A maioria dos pacientes tem tumores unilaterais. Esses tumores podem causar hipercalcemia da malignidade com subsequente poliúria, polidipsia, falta de apetite e/ou vômito. A princípio, os adenocarcinomas do saco anal crescem de forma lenta e estão confinados à estrutura; entretanto, o crescimento contínuo leva à invasão dos tecidos adjacentes, do reto e do canal pélvico. A maioria dos casos tem evidências de invasão estromal e linfática. As metástases podem atingir os linfonodos ilíacos, sacrais e sublombares. Metástases a distância podem ocorrer em qualquer lugar, mas os pulmões, o fígado e o baço são os locais mais comuns.

> **NOTA** Suspeite de adenomas da glândula perianal em cães-machos. Suspeite de adenocarcinoma do saco anal em cães com hipercalcemia.

Os CCE anais surgem da linha anocutânea. São normalmente malignos e metastatizam com rapidez. Fístulas extensas ou lesões mucocutâneas e semelhantes a úlceras, frequentemente cobertas por muco, são observadas. A função anal está comprometida e a dor, o tenesmo e a hemorragia são típicos. O prognóstico é ruim devido à natureza maligna. De modo geral, o tratamento é desencorajado.

DIAGNÓSTICO

Apresentação Clínica

Sinais Clínicos

Os tumores perianais são comuns em cães-machos de meia-idade ou idosos, mas raros em fêmeas. A idade mediana de animais com adenocarcinoma da glândula apócrina do saco anal é de aproximadamente 10 anos. Os adenomas são mais prevalentes em Cocker spaniels, Beagles, Buldogues e Samoiedas. Os gatos não possuem glândulas perianais ou circum-anais. Os adenocarcinomas da glândula apócrina geralmente ocorrem em cães mais velhos. Aparentemente, não há predisposição sexual.

Histórico

Os tumores na região perianal causam irritação com subsequentes lamber, esfregar a área no chão (*scooting*) e tenesmo. O crescimento contínuo do tumor ou a escoriação da fina pele perianal causam hemorragia leve, que pode ser observada nas fezes ou onde o animal está sentado. Constipação, obstipação e disquezia podem ocorrer em animais com tumores grandes e invasivos. Alguns tumores são assintomáticos e encontrados de forma incidental em um exame físico. Os tumores benignos geralmente são de crescimento lento e indolor. Os tumores malignos tendem a ser de crescimento rápido, firmes e invasivos e comumente são ulcerados. Os tumores perianais em machos castrados devem ser considerados malignos até prova em contrário. A hipercalcemia paraneoplásica é comum em indivíduos com adenocarcinomas do saco anal (Quadro 18.61); poliúria, polidipsia, anorexia e/ou vômito secundário à insuficiência renal podem ser

> **QUADRO 18.61** **Sinais de Hipercalcemia**
> - Anorexia
> - Perda de peso
> - Vômitos
> - Poliúria
> - Polidipsia
> - Fraqueza muscular
> - Constipação

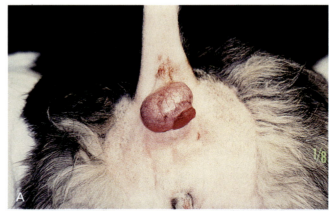
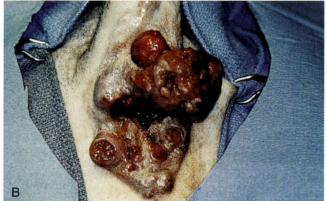

Figura 18.141 Tumores perianais. (A) Um único tumor com epitélio parcialmente intacto. (B) Múltiplos tumores perianais ulcerados.

observados, dependendo da magnitude da hipercalcemia. A incontinência fecal pode ocorrer em tumores agressivos. Outros sinais que podem estar associados a lesões metastáticas são tosse crônica, edema de membros e obstrução uretral e retal. Alguns adenocarcinomas do saco anal são assintomáticos, sendo encontrados de forma incidental durante exames de rotina.

Achados de Exame Físico

Múltiplas massas perianais são frequentemente identificadas ao redor da circunferência do ânus na área sem pelos. Seu tamanho é variável e podem ser cobertas por epitélio ou ulceradas, friáveis e de base ampla (Figura 18.141). A maioria dos adenomas é bem circunscrita, enquanto os carcinomas são invasivos. A palpação cuidadosa dos tecidos perianais durante o exame retal geralmente identifica massas de difícil diferenciação visual do tecido perianal normal. Os tumores do saco anal nem sempre são óbvios à sua palpação.

> **NOTA** Verifique os linfonodos sublombares e outros linfonodos regionais quanto a aumento de volume e assimetria.

Diagnóstico por Imagem

Radiografias do abdome e do tórax são usadas no estadiamento da doença. O aumento de volume de linfonodos sublombares sugere metástase. A ultrassonografia abdominal permite a avaliação dos linfonodos. A TC pode ser usada para determinar o tamanho do tumor e a invasividade.

Achados Laboratoriais

Os estudos citológicos ajudam, mas o exame histológico é necessário para diferenciar os adenomas perianais dos carcinomas. Entretanto, pode ser difícil distinguir tumores benignos e malignos, mesmo com o exame histopatológico. Os tumores do saco anal geralmente esfoliam bem para a avaliação citológica[49] e podem causar hipercalcemia da malignidade (∼30 a 50%) e disfunção renal. A concentração sérica total de cálcio é afetada pelas concentrações séricas de proteína total e albumina. Embora existam fórmulas para corrigir a concentração sérica total de cálcio pelas alterações na concentração sérica de albumina, é muito mais preciso medir o cálcio sérico ionizado. A disfunção renal é comum nesses pacientes hipercalcêmicos e é importante medir a creatinina sérica e realizar um exame de urina no material obtido antes da fluidoterapia. Alguns pacientes com hipercalcemia também apresentam hipofosfatemia.

DIAGNÓSTICO DIFERENCIAL

Os diagnósticos diferenciais de irritação anal e perianal incluem saculite anal, dermatite, endoparasitos, fístula perianal, infecção fúngica ou tumores. Os diagnósticos diferenciais do inchaço perianal incluem hérnia perineal, neoplasia perianal, hiperplasia da glândula perianal, saculite anal, neoplasia do saco anal, atresia anal, pitiose retal e tumores vaginais. Os diagnósticos diferenciais da disquezia incluem corpo estranho retal, hérnia perineal, fístula perianal, estenose anal, estenose retal, abscesso do saco anal, neoplasia retal ou anal, traumatismo anal, dermatite anal, prolapso anorretal, DII, histoplasmose e pitiose.

MANEJO CLÍNICO

Alguns tumores perianais respondem à quimioterapia ou radioterapia, mas poucos relatos documentam a eficácia desses tratamentos. Os adenomas da glândula perianal podem diminuir em tamanho após um curto período de dietilestilbestrol (0,5-1 mg por dia durante 1-2 semanas). A radioterapia ou quimioterapia é recomendada para neoplasias não passíveis de ressecção. Outras recomendações incluem vincristina, doxorrubicina e ciclofosfamida (VAC) ou melfalana, mitoxantrona, carboplatina ou cisplatina. A radioterapia ou quimioterapia pode converter um tumor de capacidade marginal de ressecção em um tumor operável. Consulte um texto sobre oncologia para obter mais informações sobre o tratamento de tumores perianais.

TRATAMENTO CIRÚRGICO

A excisão cirúrgica é o tratamento de escolha dos tumores perianais. De modo geral, as massas perianais que não envolvem os sacos anais são adenomas perianais; portanto, a castração e a ressecção de pequenas massas ou a biópsia de massas múltiplas ou grandes são recomendadas. Os pacientes devem ser reavaliados 4 a 6 semanas após a castração e a biópsia. Neste momento, os adenomas serão menores e poderão ser removidos com menor trauma para o esfíncter anal externo. Alguns adenomas regridem completamente após a castração. Recomenda-se a ressecção ampla e imediata de neoplasias malignas.

Manejo Pré-cirúrgico

Anomalias fluidas, eletrolíticas e acidobásicas devem ser corrigidas antes da cirurgia. Os animais com hipercalcemia branda a moderada devem primeiramente ser reidratados com soro fisiológico e tratados com furosemida. A hipercalcemia causa disfunção renal. Embora a disfunção renal seja inicialmente branda e reversível, pode se tornar grave, oligúrica e irreversível se a terapia não for imediata. Portanto, é importante ter certeza de que o paciente não apresenta oligúria. A prednisolona pode ser administrada (Quadro 18.62) para ajudar a diminuir a concentração sérica de cálcio. Os animais com hipercalcemia grave (concentração sérica total de cálcio superior a 16 mg/dℓ) podem também ser tratados com agentes alcalinizantes (p. ex., bicarbonato de sódio) e inibidores da reabsorção óssea (*i.e.*, pamidronato dissódico). O pamidronato dissódico (1-2 mg/kg IV) tem sido usado em cães com hipercalcemia por diferentes causas e reduz rapidamente as concentrações séricas de cálcio. No entanto, o pamidronato é caro. A diálise peritoneal pode ser realizada em pacientes oligúricos, mas seu valor é incerto. Antibióticos peroperatórios são indicados em pacientes idosos ou debilitados. A antibioticoterapia deve ser feita por via intravenosa na indução da anestesia e interrompida 12 a 24 horas após a cirurgia. Enemas não devem ser feitos no dia do procedimento porque podem aumentar a contaminação do sítio cirúrgico. As fezes restantes podem ser removidas manualmente após a indução, mas antes do preparo do animal para a cirurgia asséptica.

Anestesia

Os pacientes com tumores perianais podem ser idosos e debilitados e ter outros problemas médicos graves que requerem cuidados especiais durante a anestesia. As recomendações anestésicas para animais submetidos à cirurgia perianal são dadas na p. 483 e na Tabela 18.1.

QUADRO 18.62 Tratamento da Hipercalcemia

Furosemida
2-4 mg/kg IV, VO, SC q8-12h ou como CRI (ataque com *bolus* de 0,66 mg/kg, então dê 0,66 mg/kg/h por 4-5 horas; alternativamente, estime a dose IV ou VO a ser dada nas próximas 24 horas e administre-a em CRI por este período); certifique-se da reposição de volume do paciente antes da administração

Prednisolona
1,1-2,2 mg/kg IV, VO, SC q12h

Bicarbonato de Sódio
0,5-4 mEq/kg nos fluidos IV (antes, verifique a gasometria)

Pamidronato Dissódico
Cães: 1-2 mg/kg IV ou SC por 2 horas, uma vez por semana
Gatos: 1-1,5 mg/kg IV por 2 horas, uma vez por semana

Clodronato
20-25 mg/kg IV por 4 horas

Etidronato Dissódico
Cães: 5 mg/kg/dia VO
Gatos: 10 mg/kg/dia VO

Calcitonina de Salmão
4 unidades/kg IV; então 4-6 U/kg SC q8-12h

Mitramicina[a]
25 μg/kg IV por 4 horas, uma vez a cada 2-4 semanas

CRI, Infusão em taxa constante; *IV*, intravenoso; *SC*, subcutâneo; *VO*, via oral.
[a]Este fármaco tem muitos possíveis efeitos colaterais; consulte um texto médico antes de sua administração.

Anatomia Cirúrgica

A anatomia do reto e da região perianal é mostrada na p. 483. Gatos não possuem glândulas perianais ou circum-anais.

Posicionamento

Posicione o paciente em decúbito ventral (preferencial) ou dorsal para permitir o acesso aos tumores e à região escrotal. Fixe a cauda nas costas, eleve a pelve e acolchoe os membros posteriores ao usar a posição perineal.

TÉCNICA CIRÚRGICA

A remoção de metade do esfíncter anal é possível, com algum retorno da continência fecal dentro de algumas semanas. A ressecção de sítios metastáticos (p. ex., linfonodos) de pacientes com adenocarcinomas do saco anal pode ajudar a controlar a hipercalcemia.

Comece com a castração pré-escrotal ou perineal em cães-machos inteiros com adenomas perianais (p. 732). Incise a pele perianal em torno dos adenomas perianais com margens mínimas de tecido normal. Disseque o tumor dos tecidos subcutâneos e do esfíncter anal externo com trauma mínimo. Irrigue cuidadosamente a área. Feche o espaço morto com fio monofilamentar absorvível (p. ex., polidioxanona, poligliconato ou poliglecaprona 25 3-0 ou 4-0) e suture a pele com pontos simples separados (p. ex., náilon, polibutéster ou polipropileno monofilamentar 3-0 ou 4-0). Submeta as massas e os testículos extirpados à avaliação histológica.

Remova os tumores malignos com um mínimo de 1 cm de tecido normal em todas as bordas (Figura 18.142). Isso inclui a ressecção parcial do esfíncter anal externo, do canal anal e dos sacos anais em alguns casos. Faça a aposição das bordas epiteliais para evitar o desenvolvimento de estenose anal.

CUIDADO E AVALIAÇÃO PÓS-CIRÚRGICOS

Administre analgésicos sistêmicos (Tabela 13.2) conforme necessário para controle da dor. A concentração sérica de cálcio deve ser monitorada pelo menos uma vez ao dia nas primeiras 24 horas. A hipercalcemia deve ser tratada até que o nível sérico de cálcio esteja normal. A maioria dos animais apresenta normocalcemia até 24 horas após a ressecção do tumor primário; entretanto, alguns se tornam hipocalcêmicos e requerem suplementação de cálcio para prevenção de tetania. Se necessário, administre gliconato de cálcio a 10% (0,5-1,5 mL/kg de gliconato de cálcio a 10% IV durante 10-20 minutos e monitore o coração; depois, adicione 10 mL de gliconato de cálcio a 10% a 250 mL de solução de Ringer lactato e administre em taxa de manutenção ou dê a dose IV diluída em um volume igual de soro fisiológico por via subcutânea). A área perianal deve ser mantida limpa e um colar elizabetano ou dispositivo de contenção similar deve ser usado para evitar que o paciente lamba os sítios cirúrgicos. Animais que não vomitarem podem receber água e alimento 8 a 12 horas após a cirurgia. Um laxante pode ser adicionado aos alimentos por 2 a 3 semanas (Quadro 18.52). A quimioterapia pode retardar a recidiva e o crescimento do tumor metastático, mas sua eficácia é desconhecida. O reto e a área perianal devem ser palpados quanto a evidências de estenose ou recidiva do tumor no momento de remoção das suturas, em 7 a 10 dias. Os pacientes com neoplasias malignas devem ser reavaliados para detecção de recidiva ou metástase aos 2, 4 e 6 meses e, depois, uma vez ao ano. Palpação retal, medição da concentração sérica de cálcio ionizado e exames de imagem (p. ex., radiografia abdominal, TC ou ultrassonografia) são indicados durante a reavaliação. A recidiva de tumores malignos é frequentemente detectada aos 3 meses após a cirurgia. As possíveis complicações da cirurgia perianal são listadas no Quadro 18.63.

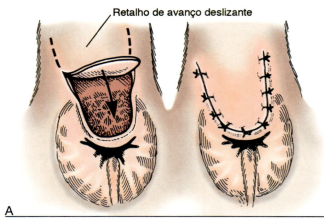
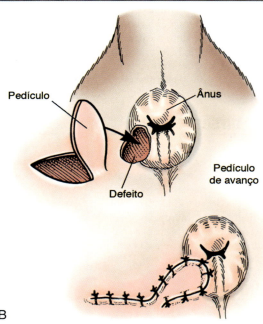

Figura 18.142 Faça a ressecção das massas perianais com o músculo acometido. Para ajudar a prevenir a estenose anal, feche defeitos extensos no esfíncter com (A) um retalho de avanço deslizante ou (B) um retalho pediculado local.

QUADRO 18.63 Possíveis Complicações da Cirurgia para Tumores Perianais

- Infecção
- Deiscência
- Tenesmo
- Prolapso retal
- Disquezia
- Hematoquezia
- Incontinência temporária ou permanente
- Estenose anal
- Recidiva do tumor
- Metástase

NOTA Sempre administre gliconato de cálcio a animais hipocalcêmicos; *nunca* use cloreto de cálcio.

PROGNÓSTICO

A terapia prolongada com estrógeno não é recomendada devido aos seus efeitos mielotóxicos e à sua ação temporária sobre o tamanho do tumor. A radioterapia é uma opção, mas a cirurgia é menos dispendiosa, mais rápida e mais segura. O prognóstico após a cirurgia é bom para tumores benignos perianais, mas reservado a ruim para tumores malignos, embora algumas destas neoplasias possam ser de crescimento lento e tenham metástases tardias. O tratamento paliativo de tumores malignos não passíveis de ressecção pode envolver ressecção parcial, criocirurgia, quimioterapia ou radioterapia. O prognóstico dos adenomas da glândula perianal é bom a excelente após a castração. Ocasionalmente, os adenomas recidivam (<10%) e devem ser submetidos a uma nova biópsia. No início, a excisão completa dos adenocarcinomas da glândula perianal pode ser curativa, mas a maioria dos carcinomas é invasiva ou metastática para os linfonodos. A recidiva é comum, embora possa levar muitos meses; portanto, o prognóstico é ruim.

Os adenocarcinomas de saco anal em cães classicamente apresentam prognóstico ruim por tenderem a ser metastáticos no momento do diagnóstico. A hipercalcemia recorrente sugere recidiva ou metástase. Em caso de metástase, a sobrevida é inferior a 1 ano; no entanto, em um estudo de 2015, o tempo médio de sobrevida foi de 531 dias, com 62% de progressão ou recidiva da doença em uma média de 398 dias.[49] O comprometimento de linfonodos sublombares foi associado à sobrevida menor (422 dias contra 529 dias) no estudo supracitado. Em outro estudo, o uso de radioterapia em cães com adenocarcinoma de saco anal macroscopicamente visível gerou uma resposta parcial em 38% dos indivíduos tratados; dentre os cães com sinais clínicos relacionados com o tumor, 63% apresentaram melhora ou resolução da sintomatologia.[50] Nos cães com hipercalcemia da malignidade, houve resolução em 31% dos indivíduos submetidos à radioterapia isolada e 46% daqueles tratados com radioterapia, prednisona e/ou bifosfonatos. A sobrevida global mediana foi de 329 dias (intervalo, 252-448 dias). A sobrevida mediana livre de progressão foi de 289 dias (intervalo, 224-469). Neste estudo, não houve diferença na sobrevida com base no protocolo de radioterapia, uso de quimioterapia, cirurgia prévia ou estágio avançado.

INFECÇÃO OU IMPACTAÇÃO DO SACO ANAL

DEFINIÇÃO

A **impactação do saco anal** é um acúmulo anormal de secreções do saco anal secundário à inflamação *(saculite anal)*, infecção *(abscesso do saco anal)* ou obstrução do ducto. Os sacos anais são às vezes erroneamente chamados de *glândulas anais*.

CONSIDERAÇÕES GERAIS E FISIOPATOLOGIA CLINICAMENTE RELEVANTE

As doenças do saco anal incluem impactação, infecção, abscesso e neoplasia. Os sacos anais são uma estrutura de anexo cutâneo modificado. São emparelhados, situados entre as fibras do esfíncter anal e revestidos por epitélio escamoso com glândulas apócrinas e sebáceas modificadas. Atuam como reservatórios para suas secreções pastosas e de odor fétido. As excreções são expelidas pelos ductos durante a defecação normal e excitação extrema. Contrações vigorosas do esfíncter são necessárias para o esvaziamento do saco anal.

A saculite anal acomete aproximadamente 10% dos cães e geralmente é causada por infecção ou obstrução do ducto. A obstrução ductal leva à infecção e inflamação. A inflamação aumenta as secreções, que são um meio ideal para o crescimento bacteriano. Elas continuam a se acumular apesar da obstrução ductal, os sacos sofrem impactação e, por fim, se rompem. A distensão causa dor. A persistência da infecção ou obstrução do ducto provoca a formação crônica de fístulas. A saculite anal também ocorre sem obstrução do ducto. Nestes casos, há hipersecreção e a expressão do saco é fácil. As secreções são mais líquidas do que o normal e apresentam grânulos branco-amarelados. Entre os fatores que podem causar hipersecreção crônica, estão mecanismos infecciosos, endócrinos, alérgicos, comportamentais e idiopáticos. O mau funcionamento do mecanismo do esfíncter anal secundário à diarreia crônica, frouxidão anal, constipação e obesidade pode contribuir para a retenção das secreções do saco anal e para o desenvolvimento da saculite anal.

DIAGNÓSTICO

Apresentação Clínica

Sinais Clínicos

A saculite anal pode ocorrer em um animal de qualquer idade, raça ou sexo; no entanto, é mais comum em cães de pequeno e médio portes e rara em gatos. Em alguns animais, a saculite anal pode estar associada à dermatite seborreica ou a outras dermatoses.

Histórico

Muitos animais têm histórico de diarreia recente (1-3 semanas), fezes amolecidas ou estro. De modo geral, apresentam irritação anal (p. ex., lambedura e mordedura da base da cauda ou do ânus). Outras queixas são perseguição da cauda, secreção perianal fétida, dor ou sensibilidade e alteração comportamental. Tenesmo, disquezia, constipação e hematoquezia são ocasionalmente observados. A dermatite generalizada ou em um sítio secundário é às vezes reconhecida.

Achados de Exame Físico

A região do saco anal pode estar inchada e inflamada. Abscessos ou impactação podem causar ruptura do saco anal e criar uma lesão drenante na posição de 4 ou 7 horas. A febre pode acompanhar os casos com abscessos ou saculite grave. A palpação do tecido perianal durante o exame retal pode identificar um saco anal aumentado, firme e, às vezes, doloroso. A expressão digital do saco anal pode expelir secreções normais (líquido seroso, levemente viscoso, granular, de cor amarelo-pálida) ou secreções anormais (de cor cinza-esbranquiçada, marrom, amarela ou verde, sanguinolentas, purulentas, arenosas, turvas, opacas). A expressão do material de sacos doentes pode ser impossível. Os animais com abscesso do saco anal não tratado podem estar debilitados, ter outros abscessos perianais ou retais ou desenvolver estenoses anais. Fístulas perineais são ocasionalmente observadas.

> **NOTA** A palpação de rotina e a expressão dos sacos anais durante o exame físico podem permitir a detecção precoce da doença do saco anal.

A impactação é diagnosticada quando o saco está distendido e levemente doloroso e sua expressão imediata não é possível. A saculite anal é diagnosticada quando a palpação desencadeia dor moderada ou intensa e as secreções são líquidas, amareladas, tingidas de sangue ou purulentas. O diagnóstico de abscesso do saco anal é feito quando há acentuada distensão do saco com um exsudato purulento, celulite dos tecidos circundantes, eritema da pele sobrejacente, dor e febre. A ruptura do saco anal é diagnosticada pelo achado de uma fístula associada ao saco anal.

Diagnóstico por Imagem

Radiografias simples, TC ou RM são recomendadas em caso de suspeita de neoplasia (p. 476). Um fistulograma pode ajudar a determinar a associação de uma fístula à região do saco anal ou algum outro sítio perineal.

Achados de Exames Laboratoriais

As alterações hematológicas e bioquímicas séricas são inespecíficas. A leucocitose com/sem desvio à esquerda pode ser observada em pacientes com abscessos no saco anal. Estudos citológicos de secreções do saco anal doente revelam *debris* celulares, um grande número de leucócitos e numerosas bactérias. A cultura e o antibiograma do saco anal são recomendados. As floras bacterianas normais dos sacos anais incluem micrococos, *E. coli*, *Streptococcus faecalis* e *Staphylococcus* spp. As bactérias normalmente cultivadas a partir de sacos anais doentes são *S. faecalis*, *Clostridium perfringens*, *E. coli*, *Proteus* spp., *Staphylococcus* spp., micrococos e difteroides.

DIAGNÓSTICO DIFERENCIAL

Os principais diagnósticos diferenciais para a saculite anal são alergia a pulgas (pela lambedura e mordedura), tumor perianal (pelo inchaço e ulceração), fístulas perianais ou piodermite na dobra da cauda (devido aos abscessos e às fístulas). Os diagnósticos diferenciais da irritação anal ou perianal incluem saculite anal, dermatite, endoparasitos, fístulas perianais, vaginite ou tumores. Os diagnósticos diferenciais do inchaço perianal são hérnia perineal, neoplasia perianal, hiperplasia da glândula perianal, saculite anal, neoplasia do saco anal, atresia anal, pitiose retal e tumores vaginais. Os diagnósticos diferenciais da disquezia são corpo estranho retal, hérnia perineal, fístulas perianais, estenose anal, estenose retal, abscesso do saco anal, neoplasia retal, neoplasia anal, trauma anal, dermatite anal, pitiose retal e prolapso anorretal.

MANEJO CLÍNICO

O tratamento depende do estágio da infecção. A expressão manual, a lavagem, os antibióticos tópicos e a mudança na dieta controlam bem a maioria dos problemas do saco anal. O tratamento de dermatoses concomitantes facilita a resolução da saculite anal. A saculite ou impactação branda é tratada por meio de expressão, lavagem (com soro fisiológico) e infusão das glândulas com um preparado de antibiótico e glicocorticoide. As secreções secas podem ser amolecidas pela lavagem com soro fisiológico ou infusão de um agente ceruminolítico. Em caso de infecção dos sacos anais, clorexidina a 0,5% ou iodopovidona a 10% podem ser adicionadas às lavagens com soro fisiológico. A adição de fibra (p. ex., w/d® [Hill's Pet Products], abóbora, farelo ou psílio) à dieta torna as fezes volumosas, o que pode distender o ânus durante a defecação, fazendo com que os sacos anais sejam comprimidos e esvaziados. Em casos mais graves, a avaliação, expressão e lavagem semanais com solução antisséptica diluída ou soro fisiológico podem ser necessárias. Casos crônicos podem exigir antibióticos, conforme os resultados do antibiograma. Abscessos do saco anal devem ser lanceados, drenados e lavados. Compressas quentes, aplicadas duas ou três vezes ao dia por 15 a 20 minutos de cada vez, auxiliam o tratamento dos abscessos. Antibióticos orais apropriados devem ser administrados a pacientes com abscessos no saco anal. A cauterização química não é recomendada, pois pode provocar descamação perineal grave (Figura 18.143).

TRATAMENTO CIRÚRGICO

O insucesso do tratamento medicamentoso e a suspeita de neoplasia são indicações para a saculectomia anal. Em caso de persistência de uma fístula após a ruptura do saco anal, a cirurgia deve ser adiada até

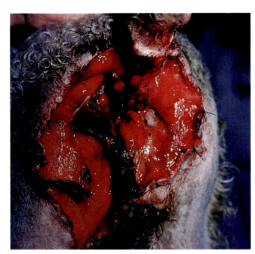

Figura 18.143 Note a extensa ferida perineal causada pela cauterização química usada no tratamento de uma saculite anal. Este cão foi eutanasiado devido à erosão vascular profunda e à hemorragia. A cauterização química não é recomendada no tratamento da saculite anal.

o controle da inflamação. Os dois sacos anais devem ser removidos, mesmo que apenas um esteja obviamente acometido. A técnica usada pode ser aberta ou fechada; no entanto, a técnica aberta acarreta um risco maior de incontinência fecal e infecção local.

> **NOTA** Alerte os proprietários sobre o risco de incontinência após a saculectomia anal.

Manejo Pré-cirúrgico

Saculites, abscessos ou fístulas anais devem ser tratados por vários dias, como já descrito, para reduzir a inflamação antes da cirurgia. A inflamação e fibrose presentes no momento da cirurgia aumentam o risco de lesão do esfíncter anal. As lesões esfinctéricas podem causar incontinência fecal temporária ou permanente secundária.

Anestesia

As recomendações anestésicas para animais submetidos à cirurgia perianal são dadas na p. 483 e na Tabela 18.1.

Anatomia Cirúrgica

O saco anal encontra-se de cada lado do ânus entre os esfíncteres anais internos e externos. O saco anal é um divertículo cutâneo revestido por glândulas microscópicas. As secreções dessas glândulas sebáceas e apócrinas se acumulam no saco anal e normalmente são expelidas pelos ductos durante a defecação ou contração do esfíncter anal. Os ductos dos sacos anais se abrem na zona cutânea aproximadamente nas posições das 4 horas às 5 horas e das 7 às 8 horas. A abertura do ducto nos gatos é mais lateral à linha anocutânea que nos cães. São visíveis lateralmente ao ânus em estado normal contraído.

Posicionamento

Posicione o paciente em decúbito ventral com a cauda fixada dorsalmente nas costas. Eleve a pelve e acolchoe os membros posteriores ao usar a posição perineal.

TÉCNICAS CIRÚRGICAS

Palpe os sacos anais para determinar sua localização e extensão, colocando o dedo indicador ou médio no reto e o polegar sobre o saco. Evacue manualmente as fezes do reto, se presentes. Prepare a área perineal para cirurgia.

Técnica Fechada

Insira uma sonda pequena, pinça hemostática ou cateter com ponta em balão no orifício do canal do saco anal (Figura 18.144A). Avance o instrumento ou insufle o balão com soro fisiológico até que a extensão lateral do saco seja identificada. Alternativamente, cera ou resina sintética pode ser infundida para distensão do saco antes da ressecção.

Faça uma incisão curvilínea sobre o saco anal. Dissecando diretamente contra o saco anal, separe as fibras musculares do esfíncter anal interno e externo do exterior do saco com uma pequena tesoura de Metzenbaum ou íris. Evite remover ou danificar os músculos ou a artéria retal caudal medial ao ducto. Continue dissecando para liberar o saco e o ducto de sua junção mucocutânea no canal anal (Figura 18.144B). A dissecção pode provocar perfuração do saco e contaminação dos tecidos com secreções. Faça uma ligadura ao redor do ducto na junção mucocutânea com sutura absorvível monofilamentar 4-0 (Figura 18.144C). Excise o saco anal e o ducto, depois inspecione a integridade da remoção. Controle a hemorragia com ligaduras, eletrocoagulação ou pressão. Irrigue bem os tecidos. Justaponha os tecidos subcutâneos com pontos simples separados de sutura monofilamentar absorvível 4-0 (polidioxanona, poligliconato ou poliglecaprona 25) e feche a pele com suturas monofilamentares não absorvíveis (náilon, polipropileno ou polibutéster) 3-0 ou 4-0.

Técnica Aberta

Coloque a lâmina de tesoura ou uma tentacânula no ducto do saco anal (Figura 18.145A). Aplique tração medial no ducto enquanto faz a incisão através da pele, tecido subcutâneo, esfíncter anal externo, ducto e saco. Continue a incisão até a extensão lateral do saco anal. Eleve a extremidade seccionada do saco e use uma pequena tesoura de Metzenbaum ou íris para liberar o saco de suas inserções no músculo e no tecido adjacente (Figura 18.145B). Termine o procedimento como na saculectomia fechada (Figura 18.145C).

NOTA O revestimento do saco anal é cinzento e brilhante; é facilmente diferenciado do tecido adjacente.

CUIDADO E AVALIAÇÃO PÓS-CIRÚRGICAS

Analgésicos sistêmicos (Tabela 13.2) devem ser administrados conforme necessário. A área perianal deve ser mantida limpa e um colar elizabetano ou dispositivo de contenção similar deve ser usado para evitar que o animal lamba os sítios cirúrgicos. Alimentos e água podem ser oferecidos 8 a 12 horas após a cirurgia se não houver vômito. Um laxante

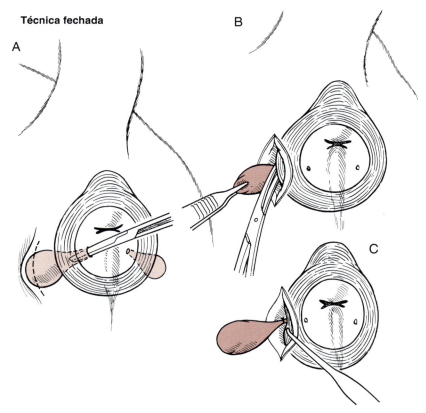

Figura 18.144 Técnica fechada de saculectomia anal. (A) Localize os sacos anais nas posições de 4 a 5 horas e de 7 a 8 horas entre os músculos dos esfíncteres anais interno e externo. Insira uma pequena sonda, pinça hemostática ou cateter com ponta em balão no saco anal. A *linha tracejada* indica a localização da incisão. (B) Faça uma incisão no aspecto lateral do saco anal e cuidadosamente disseque o saco das fibras dos músculos dos esfíncteres. (C) Ligue o ducto perto do orifício.

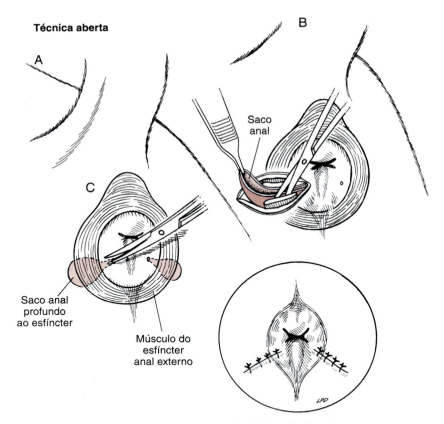

Figura 18.145 Técnica aberta de saculectomia anal. (A) Insira a lâmina das tesouras no saco e faça uma incisão na pele, nos tecidos subcutâneos, no esfíncter anal externo e no saco anal. (B) Eleve a borda de corte do saco e disseque-o do esfíncter anal. (C) Justaponha o esfíncter, os tecidos subcutâneos e a pele.

pode ser adicionado ao alimento por 2 a 3 semanas (Quadro 18.52). O local da cirurgia deve ser monitorado quanto a sinais de infecção ou drenagem e o reto e a área perianal devem ser palpados quanto a evidências de estenose no momento de remoção das suturas, em 7 a 10 dias. A continência fecal pode ser prejudicada durante o processo de cicatrização, mas geralmente retorna ao normal em algumas semanas.

COMPLICAÇÕES

As complicações em curto prazo (em até 14 dias) podem incluir drenagem excessiva, *scooting*, inflamação e formação de seroma. As complicações em longo prazo incluem o comportamento de lamber continuamente o local da cirurgia, incontinência fecal e formação de fístula ou estenose. A incontinência fecal após a saculectomia anal pode ser temporária ou permanente. O desenvolvimento de uma fístula após a cirurgia sugere a persistência de um pedaço do saco anal no sítio cirúrgico. Isso é mais comum com cirurgiões inexperientes ou tecidos inflamados e fibróticos. A excisão cirúrgica é necessária ou a fístula continuará. Outras complicações são infecção, deiscência, tenesmo, prolapso retal, disquezia e hematoquezia.

PROGNÓSTICO

O prognóstico da doença do saco anal não neoplásico é bom se não estiver associado a fístulas perianais. A maioria dos casos de saculite anal pode ser tratada clinicamente caso estes forem reconhecidos logo, manejados da maneira adequada e não associados a neoplasia ou fístulas perianais.

HÉRNIA PERINEAL

DEFINIÇÕES

As **hérnias perineais** ocorrem quando os músculos perineais se separam, permitindo que o reto e o conteúdo pélvico e/ou abdominal desloquem a pele perineal. Dependendo de sua localização, podem ser chamadas de *hérnias caudais*, *hérnias ciáticas*, *hérnias dorsais* ou *hérnias ventrais*.

CONSIDERAÇÕES GERAIS E FISIOPATOLOGIA CLINICAMENTE RELEVANTE

A hérnia perineal ocorre quando os músculos do diafragma pélvico não conseguem apoiar a parede retal, permitindo a distensão retal persistente e prejudicando a defecação. A causa do enfraquecimento do diafragma pélvico é pouco compreendida, mas acredita-se que esteja associada a hormônios masculinos, esforço ao defecar ou atrofia muscular congênita ou adquirida. O diafragma pélvico é mais forte em cadelas do que em machos. A atrofia dos músculos do diafragma pélvico, possivelmente de origem neurológica, foi identificada em alguns animais com hérnias. Qualquer doença que dificulte a defecação pode estressar o diafragma pélvico (Quadro 18.64).

CAPÍTULO 18 Cirurgia do Sistema Digestório

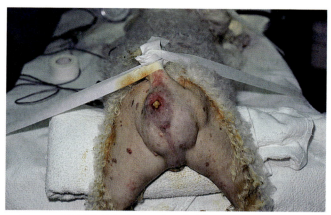

Figura 18.146 Hérnias perineais bilaterais em um cão.

> ### QUADRO 18.64 Doenças que Causam Esforço à Defecação e Podem Predispor à Hérnia Perineal
>
> - Prostatite
> - Cistite
> - Obstrução do trato urinário
> - Obstrução colorretal
> - Desvio ou dilatação retal
> - Inflamação perianal
> - Saculite anal
> - Diarreia
> - Constipação

As hérnias podem ser uni ou bilaterais (Figura 18.146). A maioria das hérnias ocorre entre o elevador do ânus, o esfíncter anal externo e os músculos obturadores internos (hérnia caudal); no entanto, alguns ocorrem entre o ligamento sacrotuberoso e o músculo coccígeo (hérnia ciática), os músculos elevador do ânus e coccígeo (hérnia dorsal) ou isquiouretral, bulbocavernoso e isquiocavernoso (hérnia ventral). Os conteúdos herniários são circundados por uma fina camada de fáscia perineal (saco herniário), tecido subcutâneo e pele. O saco herniário pode conter gordura pélvica ou retroperitoneal, fluido seroso, o reto desviado ou dilatado, um divertículo retal, a próstata, a bexiga ou o intestino delgado (Figura 18.147). Os gatos geralmente têm apenas o reto dentro do saco herniário. Os órgãos deslocados para a hérnia podem ficar obstruídos e estrangulados. A obstrução visceral ou estrangulamento está associada à rápida deterioração, a menos que a obstrução ou o aprisionamento seja corrigido.

DIAGNÓSTICO

Apresentação Clínica

Sinais Clínicos

As hérnias perineais são comuns em cães e raras em gatos. Ocorrem quase exclusivamente em cães-machos intactos (93%). As hérnias perineais em cadelas são frequentemente relacionadas com o trauma. As hérnias perineais felinas geralmente ocorrem em machos castrados; no entanto, as gatas são mais propensas a hérnias perineais do que as cadelas. Cães de cauda curta podem estar predispostos à formação de hérnias. As raças mais comumente acometidas são Boston terrier, Boxers, Corgi galês, Pequinês, Collie, Poodle, Kelpie, Dachshunds, Old english sheepdog e mestiços. A maioria das hérnias perineais ocorre em cães com mais de 5 anos. A idade mediana é de aproximadamente 10 anos em cães e gatos. O risco de ocorrência aumenta com a idade até os 14 anos em cães-machos inteiros.

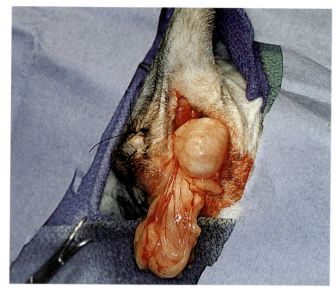

Figura 18.147 Hérnia perineal em um cão. Note a bexiga e a gordura pélvica no interior deste saco herniário.

Histórico

Os animais acometidos geralmente apresentam dificuldade de defecação. Alguns proprietários notam um inchaço lateral ao ânus. Ocasionalmente, os animais são atendidos como emergências por causa da uremia pós-renal associada ao aprisionamento da bexiga ou choque associado ao estrangulamento intestinal. Os sinais clínicos podem incluir inchaço perineal, constipação, obstipação, disquezia, tenesmo, prolapso retal, estrangúria, anúria, vômitos, flatulência e/ou incontinência fecal.

Achados de Exame Físico

O diagnóstico é baseado na descoberta do diafragma pélvico enfraquecido durante o exame retal digital, associado ou não a um inchaço perineal lateral ao ânus (Figura 18.146). Nem todos os cães com hérnias perineais têm inchaço perineal. Quando presente, o inchaço pode parecer envolver o ânus e causar protuberância. Um reto desviado geralmente contém fezes impactadas. Alguns relatórios indicam uma predominância do lado direito. Os gatos tendem a apresentar hérnias bilaterais, que raramente causam inchaço perineal óbvio. A próstata é às vezes encontrada na hérnia. O esforço intenso à defecação pode causar prolapso retal. Alguns animais apresentam doença sistêmica e instabilidade cardiovascular devido ao estrangulamento visceral. Se o balotamento sugerir a presença de líquido e o animal estiver com disúria, uma ultrassonografia ou centese perineal deve ser realizada para determinar a existência de fluido (i.e., urina). Uma hérnia preenchida pela bexiga cheia pode parecer firme e resiliente ao ser palpada, em vez de uma onda fluida. Hérnias inguinais concomitantes foram identificadas em alguns cães com hérnia perineal.

> **NOTA** Um inchaço flutuante na região perineal pode indicar o aprisionamento da bexiga na hérnia. O tratamento imediato pode ser necessário para aliviar a obstrução urinária nesses animais.

Diagnóstico por Imagem

Radiografias simples raramente são necessárias para o diagnóstico; no entanto, ajudam a determinar a presença de bexiga, próstata ou intes-

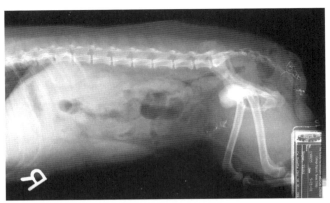

Figura 18.148 Radiografia em perfil de um cão com hérnia perineal. Note os intestinos não estrangulados no saco herniário.

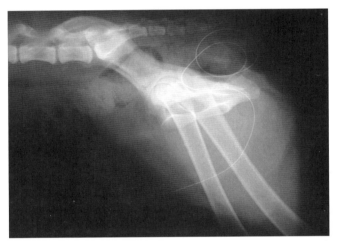

Figura 18.149 Radiografia em perfil de um cão com a bexiga retrofletida na hérnia. Note o cateter urinário na bexiga.

tino delgado na hérnia (Figuras 18.148 e 18.149). A documentação radiográfica da retroflexão da bexiga geralmente requer uretrograma e/ou cistograma ou o uso de ultrassonografia. A administração oral ou retal de bário demonstra a posição do cólon e do reto. A maioria dos cães tem desvio retal e alguns também apresentam dilatação retal. De modo geral, divertículos não são documentados radiograficamente ou na cirurgia.

Achados Laboratoriais
Pacientes com retroflexão da bexiga frequentemente apresentam azotemia, hiperpotassemia, hiperfosfatemia e leucocitose neutrofílica.

DIAGNÓSTICO DIFERENCIAL

Os diagnósticos diferenciais do edema perianal são hérnia perineal, neoplasia perianal, hiperplasia da glândula perianal, saculite anal, neoplasia do saco anal, atresia anal e tumores vaginais. Os diagnósticos diferenciais de disquezia são corpo estranho retal, hérnia perineal, fístula perianal, estenose anal, estenose retal, abscesso do saco anal, neoplasia retal, neoplasia anal, trauma anal, dermatite anal, pitiose retal e prolapso anorretal.

MANEJO CLÍNICO

O objetivo do tratamento é aliviar e prevenir a constipação, a disúria e o estrangulamento de órgãos. Os fatores causais (i.e., obstrução ou infecção do trato urinário, megacólon, hipertrofia prostática, prostatite) devem ser corrigidos. A defecação normal pode às vezes ser mantida com laxantes, mudanças na dieta, enemas periódicos e/ou evacuação retal manual. A bexiga pode ser descomprimida por centese ou cateterismo. No entanto, o uso prolongado desses tratamentos é contraindicado, pois o encarceramento e estrangulamento viscerais podem ser fatais.

TRATAMENTO CIRÚRGICO

A herniorrafia deve ser sempre recomendada. A retroflexão da bexiga e o aprisionamento visceral exigem cirurgia de emergência. A castração, embora controversa, é recomendada durante a herniorrafia, já que há relatos de redução da recidiva. Em cães-machos inteiros, a taxa de recidiva é 2,7 vezes maior do que nos cães castrados.

As duas técnicas mais comumente usadas são (1) a reaposição tradicional, ou anatômica, e (2) a técnica de rolamento (roll-up) ou transposição do obturador interno. O fechamento do aspecto ventral da hérnia com a técnica tradicional é mais difícil. Há deformidade temporária do ânus, bastante pronunciada após herniorrafia bilateral. Esses casos são comumente acompanhados por tenesmo e prolapso retal pós-operatório. A técnica de transposição do obturador interno é mais difícil, principalmente em caso de atrofia grave deste músculo. No entanto, causa menos tensão nas suturas, menor deformidade do ânus e cria um retalho ou apoio ventral para o defeito. Outras técnicas de herniorrafia utilizam os músculos glúteo superficial, semitendinoso ou semimembranoso, a fáscia lata, colocação de tela sintética, submucosa do intestino delgado, colágeno dérmico, ou são combinações de técnicas. A herniorrafia bilateral é possível, mas o desconforto e tenesmo pós-operatórios podem ser maiores do que após procedimentos unilaterais. Se acessível, a próstata com aumento de volume deve ser biopsiada. Uma castração caudal ou pré-escrotal pode ser realizada (p. 732); nenhuma das duas tem alta taxa de complicação.[51] A imbricação retal ou a saculectomia é raramente indicada e aumenta o risco de infecção pós-operatória de maneira significativa. A colopexia pode ajudar a prevenir o prolapso retal recorrente após a herniorrafia. A fixação do ducto deferente pode ajudar a prevenir a recidiva em caso de deslocamento da bexiga ou da próstata para a hérnia perineal. A cistopexia também foi realizada, mas não é rotineiramente recomendada devido ao risco de cistite de retenção.

> **NOTA** Alguns cirurgiões preferem esperar de 4 a 6 semanas antes de realizar a segunda herniorrafia em cães com doença bilateral.

Manejo Pré-cirúrgico
Laxantes (Quadro 18.52) devem ser administrados 2 a 3 dias antes da cirurgia. O intestino grosso deve ser evacuado com laxantes, catárticos, enemas e extração manual (p. 466). Antibióticos profiláticos eficazes contra organismos Gram-negativos e anaeróbios (Quadro 18.48) devem ser administrados por via intravenosa após a indução da anestesia. Em caso de retroflexão da bexiga para a hérnia, um cateter urinário deve ser colocado ou uma cistocentese realizada através do períneo para aliviar o desconforto e evitar a maior deterioração fisiológica.

Anestesia

As recomendações anestésicas para animais submetidos à cirurgia perineal são dadas na p. 483 e na Tabela 18.1. A analgesia epidural pode reduzir a ocorrência de prolapso retal no pós-operatório. Muitos animais acometidos são geriátricos e apresentam anomalias concomitantes que podem influenciar a escolha dos medicamentos.

Anatomia Cirúrgica

O diafragma pélvico é composto pelos pares de músculos coccígeos mediais e elevadores do ânus. O par de músculos elevadores do ânus se origina do assoalho da pelve e do eixo medial do ílio, se espalha pelos lados do reto e, depois, se estreita e se insere ventralmente na sétima vértebra caudal. O par de músculos coccígeos é espesso e lateral aos delgados elevadores do ânus. O coccígeo se origina da coluna isquiática no assoalho pélvico e se insere ventralmente na segunda à quinta vértebra caudal.

O par de músculos retococcígeos é originário da musculatura longitudinal externa do reto caudal aos músculos elevadores do ânus e coccígeos e se insere na superfície ventral da quinta à sexta vértebra caudal. O músculo retococcígeo encurta o reto quando a cauda é levantada durante a defecação. A reflexão peritoneal é cranial aos músculos retococcígeos. O ligamento sacrotuberoso do cão é uma faixa fibrosa que vai do processo transverso da última vértebra sacral e primeira vértebra caudal ao ângulo lateral da tuberosidade isquiática rostral ao diafragma pélvico. Os gatos não têm ligamento sacrotuberoso. O nervo ciático é imediatamente cranial e lateral ao ligamento sacrotuberoso. O músculo obturador interno é um músculo em forma de leque que cobre a superfície dorsal do ísquio. É originário da superfície dorsal do ísquio e da sínfise pélvica. Seu tendão de inserção passa sobre a incisura isquiática menor, ventral ao ligamento sacrotuberoso. A artéria e veia pudendas internas e o nervo pudendo correm caudomedialmente através do canal pélvico na superfície dorsal do músculo obturador interno, lateralmente aos músculos coccígeos e elevadores do ânus. O nervo pudendo é dorsal aos vasos e se divide nos nervos retal e perineal caudais. O nervo obturador passa através do aspecto ventral do elevador do ânus em direção caudolateral.

> **NOTA** Os vasos e nervos perineais podem ser deslocados de sua localização anatômica normal pelo conteúdo herniário. Observação e dissecação cuidadosas são necessárias para preservação dessas estruturas.

Posicionamento

Tricotomize e prepare assepticamente o períneo para cirurgia. A área preparada deve se estender de 10 a 15 cm cranialmente à base da cauda, lateralmente além da tuberosidade isquiática e ventralmente para inclusão do escroto. O animal deve ser posicionado em decúbito ventral com a cauda fixada nas costas, a pelve elevada e os membros posteriores acolchoados. Alternativamente, um suporte perineal bem acolchoado pode ser usado.

TÉCNICAS CIRÚRGICAS

Abordagem

Faça uma incisão curvilínea começando cranial aos músculos coccígeos, curvando-se sobre a protuberância hernial 1 a 2 cm lateral ao ânus e se estendendo 2 a 3 cm ventralmente ao assoalho pélvico (Figura 18.150). Incise o tecido subcutâneo e o saco herniário. Identifique e reduza o conteúdo herniário dissecando os anexos subcutâ-

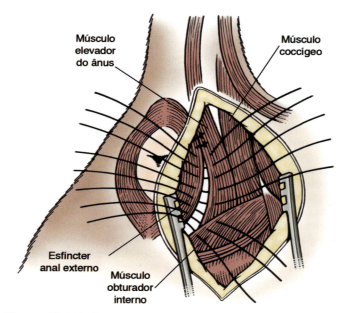

Figura 18.150 Para o reparo da hérnia perineal com a técnica tradicional: faça uma incisão curvilínea 1 a 2 cm lateral ao ânus, de dorsal à base da cauda a ventral ao ânus. Justaponha o esfíncter anal externo aos músculos elevador do ânus e coccígeo combinados (com ou sem o ligamento sacrotuberoso) lateralmente e o esfíncter anal externo e o músculo obturador interno ventralmente.

neos e fibrosos. Colete amostras de biópsia de quaisquer estruturas anormais no interior da hérnia (p. ex., próstata, massas). Mantenha a redução hernial embalando o defeito com uma esponja umedecida e rotulada. Identifique os músculos envolvidos na hérnia, a artéria e veia pudendas internas, o nervo pudendo, os vasos e nervos retais caudais e o ligamento sacrotuberoso. Repare a hérnia com uma das técnicas descritas. Após a herniorrafia, realize a castração caudal através de uma incisão perineal mediana (p. 734).

> **NOTA** Não confunda a próstata com massa nem tente excisá-la.

Herniorrafia Tradicional (Anatômica)

Prepare pontos simples separados de sutura monofilamentar 0 ou 2-0 com uma agulha grande e curva (Figura 18.150). Inicie a colocação da sutura entre o esfíncter anal externo e o músculo elevador do ânus e/ou coccígeo. As suturas devem ser espaçadas a menos de 1 cm de distância. À medida que a colocação progride ventral e lateralmente, incorpore o ligamento sacrotuberoso para o reparo seguro, se necessário. Para evitar o aprisionamento do nervo ciático, faça as suturas *através* do ligamento sacrotuberoso em vez de contorná-lo. Faça suturas ventrais diretas entre o esfíncter anal externo e o músculo obturador interno. Esteja ciente dos vasos e nervos pudendos em todos os momentos para evitar traumas a essas estruturas. Comece a prender as suturas dorsalmente e progrida em sentido ventral. Remova a esponja usada para manter a redução antes de amarrar as últimas suturas. Avalie o reparo; coloque mais pontos se houver fraqueza ou persistência dos defeitos. Irrigue a área. Feche os tecidos subcutâneos em um padrão de justaposição com pontos separados ou contínuos de fio monofilamentar absorvível (polidioxanona, poligliconato, poliglecaprona 25 ou glicômero 631) 3-0 ou 4-0 e feche a pele em padrão de aposição com pontos separados com fio não absorvível (p. ex., náilon 3-0 ou 4-0).

HERNIORRAFIA DE TRANSPOSIÇÃO DO OBTURADOR INTERNO

Incise a fáscia e o periósteo ao longo da borda caudal do ísquio e da origem do músculo obturador interno. Com um elevador periosteal, eleve o periósteo e o músculo obturador interno do ísquio (Figura 18.151A). Faça a transposição dorsomedial ou role o músculo para o defeito para permitir a aposição entre o coccígeo, o elevador do ânus e o esfíncter anal externo. Seccione o tendão obturador interno da inserção, se necessário, para obter a cobertura adequada do defeito. A visualização do tendão obturador interno geralmente é difícil, o que complica a secção. Tome cuidado para evitar a transecção dos vasos glúteos caudais e do nervo perineal. Prepare os pontos simples separados, como na técnica tradicional. Comece a aposição do elevador do ânus e do coccígeo combinados ao esfíncter anal externo dorsalmente. Em seguida, coloque suturas entre o obturador interno e o esfíncter anal externo medialmente e os músculos elevador do ânus e coccígeo lateralmente (Figura 18.151B).

Deferopexia do Ducto

Após a castração e a herniorrafia de cães com retroflexão da bexiga ou da próstata, o ducto deferente pode ser fixado à parede abdominal para impedir o deslocamento caudal recorrente do órgão.

Aborde o abdome através de uma incisão na linha média ventral caudal. Faça a retroflexão da bexiga caudalmente através da incisão para expor o ducto deferente. Separe o ducto deferente ligado da artéria e da veia testicular e puxe-o gentilmente através do anel inguinal. Disseque cada ducto deferente de suas inserções peritoneais à altura da próstata. Puxe a bexiga e a próstata para a frente, aplicando tração moderada no ducto deferente. Em um local adjacente na parede abdominal ventrolateral, faça duas incisões (1,5 a 2 cm de distância) através do peritônio e do músculo transverso do abdome. Prepare um túnel entre essas incisões e passe o ducto deferente através dele. Suture o ducto deferente em si e na parede abdominal com três ou quatro pontos de sutura monofilamentar 3-0. Repita o procedimento no lado oposto para fixar a bexiga e a próstata em uma posição mais cranial.

CUIDADO E AVALIAÇÃO PÓS-CIRÚRGICOS

Analgésicos (Tabela 13.2) devem ser administrados conforme necessário para minimizar o esforço à defecação e o prolapso retal. Em caso de prolapso retal, faça uma sutura em bolsa de tabaco. O prolapso retal recorrente pode ser prevenido pela realização de colopexia. A fluidoterapia deve ser mantida em pacientes urêmicos. As compressas frias aplicadas imediatamente após a cirurgia e duas a três vezes ao dia por 15 a 20 minutos durante as primeiras 48 a 72 horas minimizam a hemorragia e a inflamação. Após 48 a 72 horas, compressas mornas aplicadas ao local cirúrgico duas ou três vezes ao dia por 15 a 20 minutos reduzem o inchaço e a irritação perianal. A administração de antibióticos pode ser interrompida 12 horas após a cirurgia, exceto em casos com tecidos isquêmicos, necróticos ou contaminados presentes antes da cirurgia ou em pacientes debilitados. Após a herniorrafia, os pacientes devem ser monitorados quanto a sinais de infecção da ferida (i.e., vermelhidão, dor, inchaço, exsudação). O tratamento com laxantes (Quadro 18.52) deve ser mantido por 1 a 2 meses. O animal deve receber alimento enlatado rico em fibras.

COMPLICAÇÕES

A taxa geral de complicações é de cerca de 40%.[52] A maioria das complicações pós-operatórias pode ser evitada pela técnica cirúrgica meticulosa. Acredita-se que a castração durante a herniorrafia reduza a recidiva da hérnia ou a ocorrência de hérnia contralateral. A recidiva (20%) está relacionada com a experiência do cirurgião;

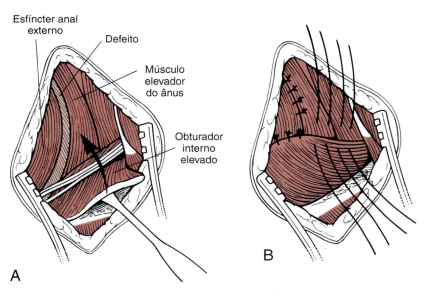

Figura 18.151 Técnica de transposição do obturador interno. (A) Eleve o músculo obturador interno do ísquio. (B) Justaponha o músculo do esfíncter anal externo e os músculos elevador do ânus e coccígeo combinados dorsalmente. Transponha o músculo obturador interno dorsomedialmente para preencher o defeito ventral e suture-o ao músculo do esfíncter anal externo e ao músculo coccígeo e ligamento sacrotuberoso lateralmente.

QUADRO 18.65	Possíveis Complicações da Herniorrafia
• Hemorragia	• Incontinência fecal
• Depressão	• Lesão uretral
• Anorexia	• Disúria
• Tenesmo	• Estrangúria
• Disquezia	• Atonia vesical
• Flatulência	• Necrose vesical
• Hematoquezia	• Incontinência urinária
• Prolapso retal	• Necrose intestinal
• Saculite anal	• Fístula retocutânea ou perineal

profissionais inexperientes têm maiores taxas de recidiva. A infecção e a deiscência geralmente podem ser prevenidas pela profilaxia antibiótica e técnica cirúrgica apropriadas. Dor acentuada, claudicação sem sustentação de peso e perda de propriocepção após a cirurgia sugerem aprisionamento do nervo ciático. Se houver suspeita, a sutura agressora deve ser removida imediatamente por uma abordagem caudolateral do quadril. Outras possíveis complicações estão listadas no Quadro 18.65.

O uso de tecidos sintéticos, aloenxertos ou autólogos para reposição ou aumento da herniorrafia perineal tem sido relatado.[53,54]

PROGNÓSTICO

O manejo médico e dietético facilita a defecação em pacientes acometidos. O perigo do tratamento medicamentoso prolongado é o aprisionamento da bexiga, do intestino ou da próstata na hérnia, com consequências que podem ser fatais. O prognóstico é moderado a bom quando a cirurgia é feita por um cirurgião experiente. Os pacientes com retroflexão da bexiga têm o pior prognóstico. Anomalias neurológicas preexistentes (i.e., incompetência do esfíncter anal ou comprometimento da inervação da bexiga) não são corrigidas pela herniorrafia.

FÍSTULAS PERIANAIS

DEFINIÇÃO

As **fístulas perianais** são fístulas ulceradas supurativas, profundas, progressivas e de recidivas crônicas nos tecidos perianais. Também são chamadas de seios perianais, fístulas perineais, fissuras perianais, furunculose, fístulas pararretais, anusite, fístulas anais e abscessos anorretais.

CONSIDERAÇÕES GERAIS E FISIOPATOLOGIA CLINICAMENTE RELEVANTE

A etiologia das fístulas perianais é desconhecida. Segundo a teoria atual, é um processo multifatorial de doença imunomediada. Outras teorias incluem má conformação, impactação e abscesso das criptas por fecalomas e disseminação da infecção dos sacos anais ou trauma. Acredita-se que a combinação de infecção e abscesso de glândulas e folículos capilares ao redor do ânus, o ambiente anal úmido contaminado e a conformação com cauda de base baixa e ampla contribuam para a formação de fístulas perianais. A colite e gatilhos enterais, como antígenos alimentares, antígenos bacterianos ou superantígenos, podem desencadear a doença. Os Pastores-alemães apresentam maior densidade de glândulas apócrinas na zona cutânea do canal anal do que outras raças, o que pode predispor ao desenvolvimento de fístulas perianais. A infecção bacteriana pode ocorrer após lesões cutâneas. Estudos endócrinos não encontraram anomalias nos cães acometidos.

As fístulas aparecem pela primeira vez como pequenos furos inflamados e hiperpigmentados na pele perianal. À medida que a doença progride, esses pontos aumentam e coalescem, formando grandes áreas de ulceração e granulação. As fístulas podem se estender até os tecidos profundos perirretais e os sacos anais. São normalmente revestidas por epitélio espinocelular e infiltrados por uma mistura de linfócitos, plasmócitos, macrófagos, neutrófilos e eosinófilos. Há hidradenite, inflamação piogranulomatosa necrótica crônica da pele e dos folículos pilosos, celulite, dilatação e inflamação de vasos linfáticos, necrose e fibrose. A estenose retal parcial resultante da infiltração inflamatória pode ser observada.

DIAGNÓSTICO

O diagnóstico é baseado no histórico, no exame físico e na exclusão de outros diferenciais principalmente pelos achados histopatológicos.

Apresentação Clínica
Sinais Clínicos
As fístulas perianais são mais comuns em Pastores-alemães, mas Setters irlandeses também são predispostos. Várias outras raças foram diagnosticadas com esta doença, incluindo Collie, Border collie, Old english sheepdog, Labrador, Buldogues ingleses, Beagles, Bouvier des Flandres, Spaniel e mestiços. A doença parece ser mais comum em machos do que em fêmeas (aproximadamente 2:1), com predomínio em animais inteiros, mas nem todos os estudos identificaram a predileção por sexo. As fístulas perianais são extremamente raras em gatos. Estas fístulas podem ocorrer em qualquer idade; entretanto, a idade média dos cães acometidos é de cerca de 5 anos.

Histórico
Cães com fístulas perianais geralmente apresentam desconforto anal, constipação, diarreia, odor, lambedura, *scooting*, tenesmo, disquezia, ulceração e/ou secreção perianal purulenta. Sinais clínicos de desconforto, lambedura e *scooting* podem estar presentes antes que as fístulas sejam externamente evidentes. Muitos proprietários notam úlceras ou fístulas perianais. A dor pode fazer com que os cães fiquem agressivos durante o exame ou a manipulação da cauda ou do períneo. Perda de peso, redução do apetite e letargia podem ser observadas.

Achados de Exame Físico
Os cães com fístulas perianais geralmente parecem normais; no entanto, alguns são magros e apresentam pelame de má qualidade (Quadro 18.66). A área perianal deve ser examinada para detecção de fístulas, que são ulceradas e acompanhadas por secreção mucopurulenta fétida. O períneo está dolorido e os cães acometidos podem morder ou gritar quando a cauda é levantada. A sedação ou anestesia geral é normalmente necessária para o exame perineal completo. As fístulas podem ser únicas, mas geralmente são múltiplas, de profundidades variadas e revestidas por epitélio (Figura 18.152). A identificação das fístulas pode ser difícil na presença de apenas algumas lesões puntiformes e ulceração mínima. A doença fica mais evidente à medida que as fístulas coalescem e há o desenvolvimento de inchaço e inflamação. Em casos graves, toda a circunferência do ânus pode estar ulcerada. Fístulas ainda não identificadas muitas vezes se tornam óbvias quando o cão é anestesiado e submetido à tricotomia. O exame retal deve determinar a profundidade de acometimento, o

> **QUADRO 18.66 Sinais Clínicos de Fístula Perianal**
>
> - Tenesmo
> - Disquezia
> - Hematoquezia
> - Constipação ou obstipação
> - Fezes em formato de fita
> - Aumento da frequência de defecação
> - Perda de peso
> - Secreção perianal: purulenta, hemorrágica
> - Odor fétido
> - Lambedura perianal
> - Dor perianal
> - Arraste da área perianal no chão (*scooting*)
> - Automutilação
> - Cauda em postura baixa

> **QUADRO 18.67 Objetivos do Tratamento da Fístula Perianal**
>
> **Objetivo 1:** Reduzir os sinais de tenesmo, disquezia, hematoquezia, constipação, diarreia e dor. Reduzir a frequência de defecação. Obtido com a fase de indução do tratamento, que dura de 8 a 20 semanas.
> **Objetivo 2:** Reduzir o diâmetro, a profundidade, a extensão e a recidiva da fístula. Obtido com a terapia de manutenção na menor dose eficaz a cada 24-72 horas; o tratamento pode ser necessário por toda a vida.

revestimento epitelial, enquanto outras envolvem as criptas anais e a mucosa retal. O diagnóstico histopatológico de colite branda a moderada pode ser estabelecido pela biópsia de cólon. Um teste com dieta restritiva ajuda a descartar reações adversas a alimentos. Outros exames diagnósticos que podem ser realizados são coproparasitológicos, cultura fúngica e sorologia para pitiose.

DIAGNÓSTICO DIFERENCIAL

Os estágios iniciais do CCE anal podem ser semelhantes aos das fístulas perianais. Outros diagnósticos diferenciais importantes são tumores perianais, tumores do saco anal ou do reto, fístulas do saco anal, infecções bacterianas atípicas, pitiose e fístulas associadas à piodermite da dobra da cauda.

MANEJO CLÍNICO

O tratamento clínico inclui imunossupressão, higiene e terapia dietética. O manejo das fístulas perianais requer diligência, é frustrante para veterinários e proprietários e é desconfortável para os pacientes. Laxantes podem reduzir a disquezia (Quadro 18.52). A limpeza perianal regular e a antibioticoterapia reduzem a inflamação, mas raramente permitem a cicatrização das fístulas e, assim, a doença pode progredir. No entanto, a administração de imunossupressores (p. ex., tacrolimo, prednisolona, ciclosporina, azatioprina) e antibióticos pode ser eficaz no tratamento da maioria das fístulas perianais. A princípio, o tratamento é necessário por vários meses e pode vir a ser vitalício. Se uma combinação de medicamentos não estiver atingindo a meta terapêutica, outro protocolo pode ser instituído (Quadros 18.67 e 18.68). O tratamento clínico pode ser caro; no entanto, a continência é mantida. O tratamento de doenças concomitantes (p. ex., hipotireoidismo, DII) facilita o controle das fístulas perianais. Cães com fístulas perianais e doença intestinal infiltrativa ou colite podem melhorar com a terapia inicial com prednisolona em altas doses (i.e., 2 mg/kg VO por dia durante 2 semanas). A dose de prednisolona é, então, reduzida (1 mg/kg VO por dia) e mantida por 4 semanas. A terapia com prednisolona dirigida à fístula feita é em dose maior e geralmente associada à azatioprina (Quadro 18.68).

A ciclosporina é eficaz na maioria dos cães. O fármaco afeta a resposta imune, bloqueando a proliferação de linfócitos T ativados (linfócitos T auxiliares). Os efeitos colaterais adversos incluíram hiporexia, vômitos, diarreia, hiperplasia gengival, lesões cutâneas semelhantes a papiloma, hipertricose e aumento da queda de pelos. As formulações de ciclosporina em microemulsão são recomendadas devido à maior biodisponibilidade (Atopia®, Neoral®); no entanto, a absorção é errática entre os cães e o monitoramento terapêutico do fármaco é essencial em animais que não respondem à terapia. A dose inicial recomendada de ciclosporina é mostrada no Quadro 18.68. As concentrações séricas de ciclosporina devem ser medidas 7 a 12 dias após o início da terapia. O tratamento é mantido por, pelo menos, 16 semanas ou 2 semanas além da resolução das fístulas. A dosagem e o

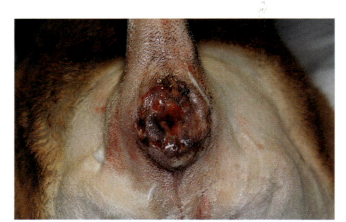

Figura 18.152 Úlceras coalescentes que caracterizam as fístulas perianais de gravidade moderada.

grau de fibrose e a relação dos sacos anais com as fístulas. As lesões devem ser sondadas com um instrumento estéril para determinar sua extensão. A canulação e a lavagem dos sacos anais com soro fisiológico estéril podem demonstrar a comunicação com as fístulas adjacentes. A estenose anal e as fístulas retocutâneas podem ser identificadas durante o exame retal.

> **NOTA** O exame da área perineal estabelece o diagnóstico presuntivo; no entanto, o exame histológico é necessário para descartar CCE, pitiose e outras doenças erosivas.

Diagnóstico por Imagem

Técnicas de diagnóstico por imagem geralmente não são necessárias, a menos que haja suspeita de acometimento neoplásico.

Achados Laboratoriais

Os achados laboratoriais são inespecíficos. A citologia revela inflamação piogranulomatosa com uma população bacteriana mista. As bactérias comumente isoladas de amostras fistulosas perianais profundas intraoperatórias são *E. coli*, *Staphylococcus pseudintermedius*, estreptococos α-hemolíticos e *Proteus mirabilis*. Acredita-se que a contaminação bacteriana ocorra após a ulceração. A biópsia de tecido exclui neoplasia e pitiose. Espera-se inflamação aguda e crônica com fibrose e tecido de granulação. Algumas fístulas apresentam

CAPÍTULO 18 Cirurgia do Sistema Digestório

QUADRO 18.68 Tratamento das Fístulas Perianais em Cães

Terapia Imunossupressiva/Imunomoduladora
Ciclosporina[a] (± Cetoconazol)
3-5 mg/kg (dose inicial) VO 2 horas antes ou após a alimentação, q12h; ajuste esta dose com base no monitoramento terapêutico do fármaco para atingir uma concentração mínima de ciclosporina no sangue total de 300-600 ng/mℓ

Cetoconazol
3-10 mg/kg VO, q24h (neste caso, o cetoconazol é usado para inibir o metabolismo da ciclosporina e, assim, aumentar os níveis no sangue; é muito importante medir a concentração mínima de ciclosporina no sangue total para determinar outros ajustes na dose de ciclosporina e cetoconazol)

Azatioprina (mais Metronidazol)
2,2 mg/kg/dia EOD[b]

Metronidazol (mais Azatioprina)
10-15 mg/kg VO q12h

Prednisolona (± Azatioprina ± Metronidazol)
2 mg/kg VO q24h por 2 semanas, 1 mg/kg VO por dia por 4 semanas, então 1 mg/kg VO q48h para manutenção

Tacrolimo a 0,1%
Filme tópico fino q12h para indução, então q24-72h para manutenção; aplique com mão enluvada

Higienização
Tricotomia e limpeza
Mantenha a área sem pelos
Lave e seque uma ou duas vezes ao dia
Terapia antimicrobiana:
- Oral — até os resultados do antibiograma, use amoxicilina-ácido clavulânico ou metronidazol
- Tópica — mupirocina

Laxante
(Quadro 18.52)

Terapia Dietética
Tente dietas com fontes alternativas de proteína:
- Cordeiro e arroz
- Peixe e batata
- Canguru e aveia
- Vegetariana

Terapia Cirúrgica
Desnudamento e fulguração ou ablação a *laser*
Excisão de fístulas persistentes
Remoção dos sacos anais acometidos

EOD, Em dias alternados; *VO*, via oral.
[a]Não use Sandimmune®.
[b]A administração do medicamento em dias alternados é mais segura do que a posologia diária, mas a observação dos efeitos benéficos pode demorar mais.

custo da ciclosporina podem ser reduzidos pela administração oral de cetoconazol (Quadro 18.68), que altera o metabolismo hepático da ciclosporina. Doses mais baixas de ciclosporina (5 mg/kg a cada 24 horas) podem ser mais baratas, mas apenas diminuir, e não resolver por completo, os sinais clínicos. O monitoramento terapêutico dos fármacos é ainda mais importante ao combinar cetoconazol e ciclosporina.

A terapia combinada com azatioprina e metronidazol (Quadro 18.68) reduz a irritação perianal e a gravidade e extensão das lesões. A azatioprina suprime a imunidade humoral e celular. Os efeitos colaterais são irritação gastrointestinal, supressão da medula óssea, hepatotoxicidade e pancreatite. O metronidazol reduz a colonização bacteriana fecal e é antiprotozoótico. Seus possíveis efeitos colaterais são anorexia, desconforto gastrointestinal e sinais vestibulares centrais. A cirurgia é recomendada se houver platôs de melhora após 4 a 6 semanas de tratamento. A azatioprina e o metronidazol são administrados por 3 a 6 semanas após a cirurgia.

A princípio, o tacrolimo tópico é coadministrado com outros fármacos, a menos que a fístula perianal seja muito discreta. O tacrolimo é um inibidor da calcineurina com ações farmacológicas similares às da ciclosporina, mas 10 a 100 vezes mais potentes. Os possíveis efeitos colaterais são ardência e queimação. Inicialmente, a aplicação é feita duas vezes ao dia, mas, depois, é reduzida para a menor frequência que controla a inflamação.

O monitoramento da terapia clínica requer reavaliação a cada 3 a 5 semanas. O acompanhamento dos sinais e o mapeamento da fístula ajudam a análise da eficácia dos tratamentos e dosagens. As doses são modificadas de acordo com a resposta observada. O monitoramento hematológico e bioquímico pode ser necessário, dependendo dos medicamentos administrados.

TRATAMENTO CIRÚRGICO

As fístulas perianais já foram consideradas uma doença cirúrgica, mas agora o tratamento clínicos é a escolha inicial. A cirurgia é recomendada em fístulas resistentes à terapia medicamentosa e aquelas associadas aos sacos anais. Os objetivos da cirurgia são a eliminação do tecido necrosado ou doente e a estimulação da cicatrização por segunda intenção sem causar incontinência fecal ou estenose anal. Numerosos procedimentos cirúrgicos têm sido usados no tratamento de fístulas perianais, incluindo excisão superficial ou radical, crioterapia, fulguração, ablação a *laser*, cauterização química e amputação da cauda. Procedimentos escalonados podem ser necessários durante os primeiros meses e tratamento e precisar ser repetidos de forma intermitente por toda a vida. Cães com doença de leve a moderada tendem a responder melhor ao tratamento do que aqueles com doença grave.

A ressecção radical é a excisão de toda a pele, tecido subcutâneo, músculo e fáscia doentes. O reto é justaposto à pele remanescente com pontos simples separados bem espaçados. O restante do defeito cicatriza por segunda intenção. A incontinência fecal é um problema comum no período pós-operatório. A ressecção superficial (i.e., a excisão de toda a pele acometida pelo processo inflamatório) é recomendada em fístulas perianais graves ou não responsivas. O desbridamento e a fulguração das fístulas são menos associados à incontinência fecal do que a ressecção extensa, mas tendem a ser ineficazes em casos graves. Alguns cirurgiões recomendam a amputação concomitante da cauda. A saculectomia anal (p. 495) é necessária caso as fístulas envolvam os sacos anais. O desbridamento e a cauterização química (ressecção do epitélio que se une a áreas fistulosas coalescentes, seguida da aplicação de um produto químico irritante ao tecido de granulação subjacente) podem ser realizados com solução forte de iodo. Esta técnica é menos eficaz do que o desbridamento com fulguração ou ablação, mas pode ser escolhida em pacientes com doença branda, no início do retardo da cicatrização ou em caso de identificação de pequenas fístulas após o desbridamento e a fulguração ou ablação. O uso de cauterização química neste momento pode eliminar a necessidade de anestesia geral e nova cirurgia.

A crioterapia das fístulas perianais envolve a aplicação de um agente criogênico para destruição do tecido doente. O tecido congelado necrosa e, em seguida, descama em 1 a 2 semanas. As feridas cicatrizam por segunda intenção. O controle apropriado do congelamento deve ser feito com termopares. No entanto, a criocirurgia não é recomendada devido à dificuldade de controle do congelamento; muitas vezes, músculos e nervos são inadvertidamente destruídos. Até metade dos pacientes apresenta estenose anal grave após criocirurgia. Outras complicações são flatulência, tenesmo, incontinência, diarreia e constipação.

Manejo Pré-cirúrgico

Inicie o tratamento clínico e opere apenas as fístulas persistentes. Os proprietários devem ser informados sobre os resultados esperados do tratamento e seu importante papel pós-operatório deve ser explicado minuciosamente. Os proprietários devem assumir um firme compromisso de capacidade e disposição de prestar os cuidados pós-operatórios em longo prazo. A localização da fístula deve ser mapeada em um gráfico da região perianal. A administração de laxantes deve ser instituída vários dias antes da cirurgia (Quadro 18.52). O cólon deve ser evacuado e o animal deve ficar em jejum desde o dia anterior à cirurgia. Compressas quentes devem ser aplicadas no períneo para ajudar a remover o exsudato e os *debris*. Analgésicos podem ser necessários se o paciente se opuser a manipulações perianais. Antibióticos profiláticos eficazes contra bactérias Gram-negativas e anaeróbias devem ser administrados durante a indução da anestesia.

Anestesia

As recomendações anestésicas para animais submetidos à cirurgia perianal são dadas na p. 483 e na Tabela 18.1.

Anatomia Cirúrgica

A anatomia cirúrgica da região perianal é discutida na p. 483.

Posicionamento

O paciente deve ser posicionado em decúbito ventral com os membros posteriores no final da mesa. A pelve deve ser elevada com acolchoamento e a cauda, presa nas costas. O final da mesa deve ser acolchoado para evitar a pressão sobre os nervos femorais. Alternativamente, um suporte perineal acolchoado pode ser usado.

TÉCNICAS CIRÚRGICAS

A cirurgia raramente é indicada ao tratamento das fístulas perianais.

CUIDADO E AVALIAÇÃO PÓS-CIRÚRGICOS

Analgésicos sistêmicos (Tabela 13.2) ou epidurais (Tabela 13.5) devem ser usados conforme necessário. O períneo deve ser limpo três ou quatro vezes ao dia, em especial após a defecação, com soro fisiológico morno (água) ou solução antisséptica diluída. O uso de mangueira e água morna da torneira é um método conveniente e aceitável de limpeza. Um colar elizabetano, balde ou barras laterais devem ser usados para prevenir a automutilação, e laxantes devem ser administrados para facilitar a eliminação fecal durante as primeiras 3 a 4 semanas (Quadro 18.52). O laxante deve amolecer as fezes, mas não as tornar pegajosas ou pastosas. Uma dieta de baixo volume deve ser oferecida. A administração de antibióticos eficazes contra bactérias Gram-negativas e anaeróbias é indicada, embora não seja essencial. O tamanho das áreas desbridadas deve ser mapeado imediatamente após a cirurgia e a cada reavaliação para permitir o monitoramento preciso. O paciente deve ser reavaliado a cada 2 a 4 semanas e as fístulas não cicatrizadas ou novas devem ser tratadas conforme necessário. Após a resolução das fístulas, os proprietários devem manter o períneo tricotomizado e limpo. Além disso, devem verificar mensalmente se há novas fístulas.

QUADRO 18.69 — Possíveis Complicações da Ressecção Ampla de Fístulas

- Incontinência fecal
- Flatulência
- Diarreia
- Tenesmo
- Disquezia
- Constipação
- Estenose anal
- Recidiva

COMPLICAÇÕES

Incontinência fecal, estenose anal e recidiva algumas vezes precipitam a eutanásia. Estas são complicações comuns de algumas técnicas cirúrgicas. Flatulência, tenesmo, constipação e diarreia também podem ocorrer. As complicações são mais comuns e graves após a ressecção radical (Quadro 18.69) do que após a ressecção superficial ou fulguração e ablação. A perda de pelo e a claudicação podem ser associadas à terapia com ciclosporina, mas se resolvem com a interrupção do tratamento. De modo geral, a recidiva pode ser controlada com um ciclo de ciclosporina por 7 a 14 dias.

PROGNÓSTICO

A terapia medicamentosa com ciclosporina e tacrolimo ou outros imunomoduladores é eficaz na resolução da maioria das fístulas e na redução da gravidade de outras. As fístulas perianais brandas podem ser controladas se os proprietários se comprometerem com o cuidado perianal diário. A área deve ser mantida limpa e seca para prevenir a progressão da doença. O prognóstico após a cirurgia isolada é moderado a ruim, dependendo da gravidade da doença no momento do procedimento e da adesão do proprietário ao tratamento pós-operatório. O diagnóstico precoce e a terapia médica pré-operatória permitem a realização de procedimentos cirúrgicos menos radicais, com menos complicações pós-operatórias. A recidiva é comum em indivíduos submetidos à terapia clínica ou cirúrgica. Muitos animais são sacrificados devido à dor, ausência de resposta ao tratamento, recidiva e/ou frustração do proprietário.

PROLAPSO RETAL

DEFINIÇÃO

Prolapso retal (*prolapso anal*) é uma protrusão ou eversão da mucosa retal pelo ânus.

CONSIDERAÇÕES GERAIS E FISIOPATOLOGIA CLINICAMENTE RELEVANTE

O prolapso retal está associado principalmente ao endoparasitismo ou enterite em animais jovens e tumores ou hérnias perineais em animais de meia-idade e idosos. No entanto, qualquer doença associada ao tenesmo pode provocar prolapso retal (Quadro 18.70). A fraqueza dos tecidos conjuntivos ou músculos perirretais e perianais, a incoordenação das contrações peristálticas e a inflamação ou edema das mucosas retais predispõem os pacientes ao prolapso retal.

O prolapso retal pode ser completo ou incompleto. O prolapso incompleto envolve apenas a mucosa. Qualquer parte de toda a circunferência anorretal pode ser acometida. O prolapso completo envolve todas as camadas da parede retal e toda a circunferência. A quantidade de eversão aumenta com o esforço contínuo para defecação, variando de poucos milímetros a muitos centímetros. O tecido evertido se torna edematoso, impedindo a retração espontânea no

QUADRO 18.70 Doenças Associadas ao Prolapso Retal

- Endoparasitismo
- Enterite
- Corpos estranhos intestinais
- Distocia
- Urolitíase
- Constipação
- Defeitos congênitos
- Lassidão do esfíncter
- Doença prostática
- Cirurgia perineal

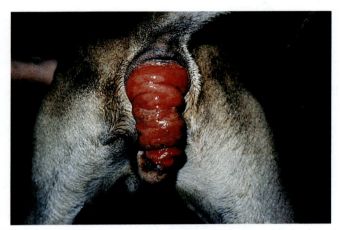

Figura 18.153 Prolapso retal. Note a grande quantidade de reto evertido que deve ser diferenciado de uma intussuscepção.

canal pélvico. A exposição continuada causa escoriação, sangramento, ressecamento e necrose.

DIAGNÓSTICO

Apresentação Clínica

Sinais Clínicos

O prolapso retal ocorre em cães e gatos, sem predisposição de raça documentada. No entanto, pode ser mais frequente em gatos Manx por causa de sua lassidão anal. Animais de qualquer idade podem ser acometidos, mas o prolapso é mais comum em indivíduos jovens.

Histórico

O esforço à defecação ou o histórico de cirurgia perineal recente é comum. Constipação, diarreia, prostatite, infecções do trato urinário, dispneia e distocia podem produzir tenesmo. A irritação perineal ou perianal causada por trauma ou cirurgia também pode causar dificuldade à defecação e prolapso retal.

Achados de Exame Físico

O estado físico do paciente é imprevisível devido às numerosas causas possíveis de prolapso retal. A protrusão da mucosa anorretal é óbvia ao exame físico. O grau de prolapso pode variar de alguns milímetros a vários centímetros (Figura 18.153). O prolapso retal deve ser diferenciado de uma intussuscepção ileocólica que se projeta do ânus (discutida adiante).

Diagnóstico por Imagem

As técnicas de diagnóstico por imagem podem ajudar a identificação da causa do prolapso.

Achados Laboratoriais

Os exames laboratoriais são inespecíficos para o prolapso retal, mas podem identificar a causa e definir o estado fisiológico do paciente. Parasitas e enterites agudas são comuns em animais jovens.

DIAGNÓSTICO DIFERENCIAL

O principal diagnóstico diferencial do prolapso retal é a intussuscepção. A inserção de um dedo (preferido) ou sonda (i.e., termômetro ou tubo liso) ao lado da massa prolapsada é possível em caso de intussuscepção, mas não no prolapso retal.

> **NOTA** Certifique-se de diferenciar o prolapso da intussuscepção. A palpação da superfície externa do prolapso identifica um fórnice.

MANEJO CLÍNICO

O tratamento e o prognóstico dependem da causa, do grau de prolapso, da cronicidade e do caráter recorrente. O prolapso retal agudo é facilmente tratado, mas a doença crônica pode exigir ressecção. A redução manual e a colocação de uma sutura em bolsa de tabaco ao redor do ânus são recomendadas em prolapsos agudos com o mínimo de dano tecidual e edema (Figura 18.154A-B). Lavagens com soro fisiológico morno, massagem e lubrificação (p. ex., com um gel hidrossolúvel) devem ser feitas no tecido evertido antes da redução digital. A administração de um enema de retenção de vários mililitros de Kaopectate® ou sulfato de bário ajuda a aliviar ainda mais o esforço. Uma sutura em bolsa de tabaco, apertada o suficiente para manter a redução do prolapso sem interferir com a passagem de fezes moles, deve ser colocada. A anestesia epidural também pode ajudar a evitar o maior esforço à defecação e a formação de um novo prolapso. A maioria dos pacientes com prolapso retal responde bem à redução manual quando a causa é tratada e resolvida.

TRATAMENTO CIRÚRGICO

Os prolapsos não reduzidos ou com trauma grave requerem amputação. A colopexia deve ser realizada em caso de ocorrência repetida do prolapso retal após a redução manual ou amputação (p. 469).

> **NOTA** Certifique-se de identificar e tratar as possíveis causas subjacentes do prolapso.

Manejo Pré-cirúrgico

A cirurgia deve ser imediata para evitar mais trauma aos tecidos evertidos. O preparo colorretal extenso é desnecessário. Antibióticos profiláticos eficazes contra bactérias Gram-negativas e anaeróbias (Quadro 18.48) devem ser administrados na indução da anestesia. O tecido exposto deve ser lavado com soro fisiológico estéril aquecido e lubrificado com um gel hidrossolúvel.

Anestesia

As recomendações anestésicas para animais submetidos à cirurgia retal e perineal são dadas na p. 483 e na Tabela 18.1.

Anatomia Cirúrgica

A anatomia cirúrgica do reto e do períneo é mostrada na p. 483.

Posicionamento

Após a área perianal ter sido tricotomizada e preparada assepticamente para cirurgia, o tecido evertido deve ser novamente lavado e lubrificado. O paciente deve ser posicionado em decúbito ventral com os membros posteriores no final da mesa. A pelve deve

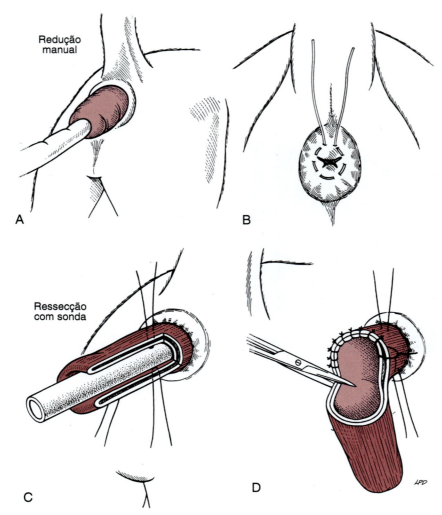

Figura 18.154 (A-B) Faça a redução digital de prolapsos pequenos com mucosa saudável e suture em pontos de bolsa de tabaco ao redor do reto. (C-D) Faça a ressecção de prolapsos irredutíveis ou com traumas. Coloque uma sonda no lúmen retal e três ou quatro suturas de ancoragem na parede retal. Faça uma incisão em espessura total pelo tecido prolapsado de um terço a metade da distância ao redor da circunferência. Justaponha as bordas com pontos simples separados. A seguir, finalize a ressecção.

ser elevada com acolchoamento e a cauda, presa nas costas. O final da mesa deve ser acolchoado para evitar a pressão sobre os nervos femorais. Alternativamente, um suporte perineal pode ser usado.

TÉCNICA CIRÚRGICA

Coloque uma sonda no lúmen retal para servir de guia (Figura 18.154C). Coloque três suturas de colchoeiro horizontal (nas posições de 12, 5 e 8 horas) através de todas as camadas do prolapso, imediatamente cranial ao sítio proposto de secção. Essas suturas devem entrar no lúmen retal com a agulha sendo defletida pela sonda antes de passar novamente pelos tecidos retais. Seccione o tecido traumatizado em estágios caudais às suturas de ancoragem. Após cada estágio da ressecção, faça a aposição anatômica das bordas seccionadas com pontos simples separados (p. ex., sutura monofilamentar absorvível 3-0 ou 4-0; Figura 18.154D). Espace as suturas aproximadamente a 2 mm de distância e a 2 mm da borda de corte. Inspecione a anastomose quanto a lacunas entre as suturas. Remova as suturas de ancoragem e gentilmente recoloque o local da anastomose no canal pélvico ou anal. Faça uma sutura em bolsa de tabaco ao redor do ânus se o tenesmo pós-operatório for esperado.

CUIDADO E AVALIAÇÃO PÓS-CIRÚRGICOS

A causa do prolapso deve ser tratada para prevenir a recidiva. Os enemas de retenção de Kaopectate® ou opioides epidurais podem eliminar o tenesmo pós-operatório por várias horas (p. 505). Analgésicos sistêmicos devem ser administrados, se necessário (Tabela 13.2). Uma dieta pobre em fibras deve ser oferecida enquanto a sutura em bolsa de tabaco for mantida. Esta sutura geralmente pode ser removida 3 a 5 dias após a redução manual e 1 a 2 dias após a ressecção. Laxantes devem ser administrados por 2 a 3 semanas após a ressecção (Quadro 18.52). Os animais submetidos à amputação devem ser monitorados quanto a extravasamentos no sítio cirúrgico.

COMPLICAÇÕES

As possíveis complicações da redução manual dos prolapsos retais são tenesmo, disquezia, hematoquezia e recidiva. Outras complicações da ressecção são hemorragia, extravasamento, estenose anal, infecção, deiscência e incontinência fecal.

PROGNÓSTICO

Prolapsos incompletos que ocorrem durante a defecação podem ser reduzidos de maneira espontânea. O prognóstico do prolapso retal crônico sem redução manual ou cirurgia é ruim. A mucosa retal em exposição crônica é traumatizada por lambeduras, pelo ato de o animal sentar e pela exposição ambiental; assim, sofre necrose com sepse secundária. O prognóstico na maioria dos animais tratados cirurgicamente é bom, desde que a causa principal de tenesmo ou irritação seja tratada da forma adequada.

INCONTINÊNCIA FECAL

DEFINIÇÕES

Incontinência fecal é a incapacidade de controle voluntário da defecação. A **incontinência de reservatório** é decorrente da não adaptação e contenção do conteúdo colorretal pelo intestino grosso. A **incontinência esfinctérica** é a perda do mecanismo de resistência a forças propulsivas do esfíncter no reto e provoca a eliminação involuntária de fezes.

CONSIDERAÇÕES GERAIS E FISIOPATOLOGIA CLINICAMENTE RELEVANTE

A incontinência fecal é incomum em cães e gatos. A continência fecal depende da manutenção da função do reservatório colônico e do controle do esfíncter anal. Os músculos envolvidos na continência fecal são o esfíncter anal interno, o esfíncter anal externo, o retococcígeo, o elevador do ânus e os músculos coccígeos. À medida que o material fecal é propelido distalmente para o reto terminal, o reto se distende e o esfíncter anal interno se dilata, enquanto o esfíncter anal externo e a porção caudal dos músculos elevadores do ânus se contraem. Subsequentemente, as contrações propulsivas diminuem e o tônus de repouso normal é restaurado em 2 a 3 minutos. Assim, o reto distende e se adapta a cada novo bolo para aumentar sua capacidade de armazenamento e há a criação de uma zona de alta pressão anorretal em repouso pelo esfíncter anal interno, esfíncter anal externo e porção caudal dos músculos elevadores do ânus. O esfíncter anal interno contribui com 50 a 80% do tônus em repouso na zona de alta pressão. O esfíncter anal externo é tonicamente ativo, mas contribui pouco com o tônus em repouso; suas contrações curtas resistem às ondas peristálticas. O papel do elevador do ânus é incerto. A postura dos animais aumenta a pressão abdominal, fechando a glote, fixando o diafragma e contraindo a parede abdominal quando a defecação é apropriada. Isso faz com que o esfíncter anal externo relaxe e os músculos retococcígeo, elevador do ânus e coccígeo se contraiam.

A *incontinência de reservatório* (Quadro 18.71) é geralmente caracterizada por defecação consciente e frequente. A perda da continência do reservatório resulta em fezes anormalmente moles, não formadas ou liquefeitas. A perda da continência do reservatório pode ser causada por doença difusa do cólon, resultando em distensibilidade diminuída, ou ser secundária à redução do comprimento do cólon após a ressecção (p. ex., dois terços ou mais). O intestino delgado aumenta a absorção de água e a capacidade após a colectomia subtotal; portanto, muitos animais recuperam a continência do reservatório.

QUADRO 18.71 Causas de Incontinência Fecal

Incontinência de Reservatório
- Doença colônica difusa decorrente da redução da capacidade de distensão
- Redução do comprimento do cólon após a ressecção (p. ex., dois terços ou mais)

Incontinência do Esfíncter
- Ressecção retal (>4 cm do reto terminal)
- Bainha inadequada da mucosa do reto terminal (menos do que cerca de 1,5 cm)
- Lesão dos nervos retais caudais
- Lesões na medula espinal sacral nos segmentos S1-S3 (altura da vértebra L5 em cães e L6 em gatos)
- Lesão no nervo pudendo periférico
- Ruptura física do esfíncter anal externo depois de:
  - Trauma anorretal
  - Prolapso retal
  - Doença perianal grave (p. ex., inflamação, tumores)
  - Ressecção cirúrgica
- Ressecção de mais de metade do esfíncter anal externo

A *incontinência esfinctérica* (Quadro 18.71) pode ser neurogênica ou não neurogênica. A incontinência fecal pode ser parcial devido à falência de apenas um grupo muscular. A perda de receptores sensoriais e do ramo aferente do mecanismo de continência pode ser secundária à ressecção retal. Um manguito adequado de músculo retal deve ser preservado para manter a continência do esfíncter. A lesão de nervos retais caudais leva à perda do controle neural eferente. As lesões dos segmentos S1-S3 da medula espinal sacral (à altura de L5 em cães e L6 em gatos) danificam os corpos celulares do nervo pudendo. A lesão periférica do nervo pudendo pode ocorrer em qualquer lugar da cauda equina distal. A lesão unilateral do nervo pudendo causa incontinência fecal por apenas 3 a 4 semanas por causa da inervação cruzada e da decussação da fibra muscular. A lesão do nervo pudendo bilateral causa incontinência permanente. A incontinência esfinctérica não neurogênica é secundária à ruptura física do esfíncter anal externo após trauma anorretal, prolapso retal, doença perianal grave (inflamação, tumores) ou ressecção cirúrgica. A incidência de incontinência aumenta à medida que a ressecção do esfíncter anal externo se aproxima de 180 graus. A ressecção de mais da metade do esfíncter anal externo geralmente causa incontinência fecal.

DIAGNÓSTICO

Apresentação Clínica
Sinais Clínicos

Qualquer raça ou sexo de cão ou gato pode ter incontinência fecal. Gatos Manx podem ser mais predispostos devido à lassidão anal decorrente da inervação anormal. Cães com fístula perianal (p. 501) e aqueles submetidos à cirurgia da região anal (p. ex., ablação do saco anal) podem desenvolver incontinência fecal. A incontinência fecal pode ocorrer em indivíduos de qualquer idade, embora 50% dos animais acometidos tenham 11 anos ou mais.

Histórico

O histórico é importante para diferenciar a incontinência de reservatório da incontinência esfincteriana e para determinar as possíveis causas. Os animais apresentam defecação inadequada.

Alguns animais acometidos exibem postura e eliminação normais apesar da defecação inapropriada. O bolo fecal pode ser eliminado ao latir, tossir ou levantar de uma posição deitada, sem postura ou reconhecimento do evento. É importante descobrir se o início da incontinência está associado a cirurgia colorretal ou perineal recente, trauma, doença perianal ou doença neurológica. Os sinais de incontinência variam de incontinência ocasional à sujeira perineal e gotejamento fecal. A incontinência de reservatório pode estar associada a defecação frequente, tenesmo, hematoquezia e fezes mucoides.

Achados de Exame Físico

Os pacientes com incontinência fecal têm aparência normal. O exame retal e perineal pode revelar doença colorretal ou perianal. Diminuição do tônus do esfíncter, dilatação do ânus e/ou prolapso da mucosa retal podem ser observados. O abdome deve ser palpado para determinar o tamanho do cólon e do tônus da bexiga, bem como a dificuldade de expressão da bexiga, e um exame neurológico completo deve ser realizado. O trauma cutâneo autoinfligido sugere parestesia. A área lombossacra pode apresentar hiperestesia. Parestesia do membro posterior, incontinência urinária e hiperestesia sugerem síndrome da cauda equina. Um cateter de Foley pode ser insuflado no reto para determinar se o reflexo anal é normal.

Diagnóstico por Imagem

As radiografias simples devem ser avaliadas para detecção de massas do canal colorretal ou pélvico, anomalias vertebrais (p. ex., estenose lombossacra ou fratura) ou fraturas pélvicas. Mielografia, epidurografia, TC ou RM ajuda o diagnóstico de lesões da medula espinal ou da cauda equina. A biópsia endoscópica do cólon e do ânus é indicada se houver suspeita de incontinência de reservatório.

Achados Laboratoriais

Recomenda-se a realização de hemograma, bioquímica sérica, exame de urina e exame de fezes. Os valores hematológicos e bioquímicos séricos podem sugerir a etiologia. A eletromiografia e a manometria podem ajudar a avaliar o complexo do esfíncter anorretal em alguns casos. Esses exames ajudam a diferenciar a incontinência de reservatório da incontinência esfinctérica e a incontinência neurogênica da incontinência não neurogênica. A eletromiografia pode revelar denervação ou miopatia. A manometria mostra os perfis de pressão anal e colorretal e avalia o grau de comprometimento do tônus anorretal e da função do esfíncter interno e externo. A presença de um arco reflexo intacto pode ser determinada de maneira mais simples pela insuflação de um cateter de Foley no reto e observação da resposta.

DIAGNÓSTICO DIFERENCIAL

Os diagnósticos diferenciais e as possíveis causas de incontinência fecal incluem doença anal (p. ex., saculite anal, dermatite, endoparasitose, fístulas perianais ou tumores), doença colorretal (p. ex., colite, neoplasia), dieta inadequada, traumatismos ou denervação dos músculos da continência, danos aos nervos periféricos somáticos (i.e., nervos espinais pudendos ou S2-S3-Cd1), lesões em nervos periféricos autônomos (i.e., plexo pélvico, nervos pélvicos), síndrome da cauda equina, lesão do sistema nervoso central (p. ex., segmentos espinais sacrais, tratos espinotalâmicos, córtex frontal) e anomalias comportamentais. A incontinência fecal também deve ser diferenciada da atresia anal parcial ou de tipo 3 e da fístula retovaginal ou retouretral congênita ou traumática. Nestas doenças, as fezes podem se misturar à urina, causando sujeira perineal e eliminação inadequada de fezes.

QUADRO 18.72 Terapia Farmacológica para Redução do Tempo de Trânsito Intestinal

Cloridrato de Loperamida
Cães: 0,1 mg/kg VO q8-12h
Gatos: 0,08-0,16 mg/kg VO q12h

VO, Via oral.

MANEJO CLÍNICO

A doença ou causa deve ser tratada, se possível. A aceitação do proprietário pode exigir que o animal seja mantido em áreas externas. Muitos pacientes são sacrificados porque os donos não conseguem ou não querem tolerar a incontinência. Os objetivos do tratamento clínico são a redução do conteúdo de água fecal, do volume fecal e do tempo de trânsito e o aumento do tônus do esfíncter anal. O tratamento clínico sintomático inclui mudança na dieta, terapia farmacológica e defecação induzida. Uma dieta com poucos resíduos (i.e., queijo *cottage* e arroz) reduz o volume fecal em até 85% e diminui a frequência de defecação. Opioides (Quadro 18.72) promovem contrações segmentares, retardando o tempo de trânsito intestinal e aumentando a absorção de água. Os enemas e a estimulação retal podem promover a evacuação do cólon em momentos apropriados e ajudar a prevenir a defecação inapropriada.

TRATAMENTO CIRÚRGICO

Os procedimentos para melhorar o esfíncter no tratamento da incontinência fecal em animais não foram adequadamente investigados; as técnicas cirúrgicas descritas devem ser consideradas experimentais. A função do esfíncter anal foi aprimorada com *sling* fascial, elastômero de silicone (Silastic Sheeting® # 501-3) ou mioplastia dinâmica.

Manejo Pré-cirúrgico

O cólon deve ser evacuado com laxantes, catárticos orais e/ou enemas, e qualquer material fecal remanescente deve ser eliminado manualmente após a indução da anestesia. Antibióticos eficazes contra bactérias Gram-negativas e anaeróbias (Quadro 18.48) devem ser administrados após a indução.

Anestesia

A anestesia geral é recomendada. As recomendações anestésicas para animais submetidos à cirurgia retal e perineal são dadas na p. 483 e na Tabela 18.1.

Anatomia Cirúrgica

A anatomia cirúrgica do reto e do períneo é mostrada na p. 483.

Posicionamento

Tricotomize e prepare assepticamente o períneo ou o abdome ventral. O paciente deve ser posicionado em decúbito ventral com os membros posteriores no final da mesa. A pelve deve ser elevada com acolchoamento e a cauda deve ser fixada nas costas. O final da mesa deve ser acolchoado para evitar a pressão sobre os nervos femorais. Alternativamente, um suporte perineal pode ser usado.

TÉCNICAS CIRÚRGICAS

Sling de Fáscia

Colete duas tiras de tensor da fáscia lata (6×0,5 cm) da coxa lateral, una-as com sutura e transfira para o ânus. Feche o defeito fascial e realize a aposição dos tecidos subcutâneos e da pele. Faça uma incisão de 3 a 4 cm em cada lado do ânus, imediatamente lateral à base da cauda. Conecte as duas incisões por divulsão do tecido ventral ao ânus com uma pinça hemostática curva. Posicione a tira fascial ao redor do ânus ventral com pinças hemostásticas curvas. Suture a fáscia do músculo coccígeo na base da cauda de um lado, puxe-a bem e suture-a na base da cauda no lado oposto com fio monofilamentar não absorvível (náilon, polibutéster ou polipropileno) 2-0 ou 3-0. Alternativamente, prenda uma extremidade ao músculo coccígeo e coloque a outra extremidade da tira fascial sobre a base da cauda, puxe-a bem e suture-a na base da cauda. Irrigue a área e justaponha os tecidos subcutâneos e a pele.

IMPLANTE DE ELASTÔMERO DE SILICONE

Faça duas incisões laterais ao ânus, conforme descrito anteriormente (Figura 18.155A). Faça um túnel ventral e dorsal ao ânus com pinças hemostáticas curvas. Insira o implante pelos túneis (Figura 18.155B). Sobreponha as extremidades do implante e puxe-as ao redor do ânus. Para evitar a tensão excessiva, coloque uma sonda de 1 cm no reto ao apertar o implante (Figura 18.155C). Una com sutura as extremidades sobrepostas do implante com fio monofilamentar não absorvível (p. ex., náilon, polibutéster ou polipropileno 2-0 ou 3-0). Irrigue a área e faça a aposição dos tecidos subcutâneos e da pele.

CUIDADO E AVALIAÇÃO PÓS-CIRÚRGICOS

Os analgésicos devem ser administrados conforme necessário e o tratamento com antibióticos deve ser mantido por vários dias para minimizar o risco de infecção do implante. Laxantes devem ser administrados (Quadro 18.52) e uma dieta de baixo resíduo deve ser oferecida. O animal deve ser monitorado quanto à infecção e à eficácia do procedimento. O tenesmo é esperado por vários dias.

COMPLICAÇÕES

As principais complicações associadas a esses procedimentos são o insucesso ou a recidiva da incontinência. Os *slings* geralmente se soltam um pouco após o implante. A correção da incontinência pode ser apenas parcial, com persistência de alguns sinais. Infecção, deiscência e perda do implante são riscos. Tenesmo persistente e obstrução podem ocorrer se o *sling* estiver muito apertado.

PROGNÓSTICO

O prognóstico depende do tipo e da extensão da incontinência. A incontinência completa devido ao neurônio motor inferior é incurável. A função do esfíncter deve melhorar após a cirurgia, embora

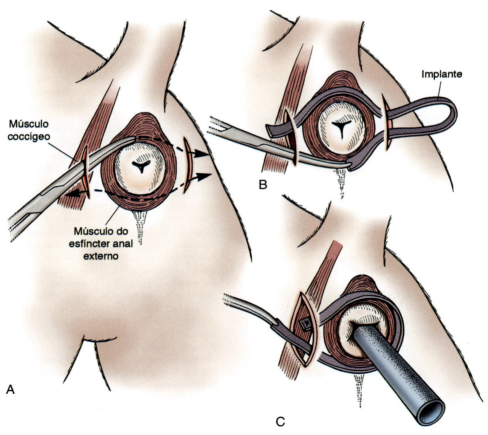

Figura 18.155 A continência fecal pode ser aumentada com a melhora da função do esfíncter anal com um implante. (A) Faça incisões de 3 a 4 cm de cada lado do ânus. Conecte as incisões com um túnel dorsal e ventral ao ânus *(linhas tracejadas)*. (B) Direcione o implante pelos túneis. (C) Prenda o implante ao músculo coccígeo, coloque-o ao redor da sonda e fixe-o.

os sinais possam piorar com o afrouxamento do implante. Trauma muscular ou irritação geralmente causam incontinência parcial ou temporária, que melhora à medida que os músculos cicatrizam.

REFERÊNCIAS BIBLIOGRÁFICAS

1. Henney P. Piezoelectric bone surgery: a review of the literature and potential applications in veterinary oromaxilloofacial surgery. *Front Vet Sci.* 2015;2:1.
2. Arzi B, Cissell DD, Pollard RE, et al. Regenerative approach to bilateral rostral mandibular reconstruction in a case series of dogs. *Front Vet Sci.* 2015;2:1.
3. Peralta S, Nemec A, Fiani N, et al. Staged double-layer closure of palatal defects in 6 dogs. *Vet Surg.* 2015;44:423-431.
4. Coyle VJ, Rassnick KM, Borst LB, et al. Biological behavior of canine mandibular osteosarcoma. A retrospective study of 50 cases (1999-2007). *Vet Comp Oncol.* 2013;13:89-97.
5. Benjamino KP, Birchard SJ, Niles JD, et al. Pharyngeal mucoceles in dogs: 14 cases. *J Am Anim Hosp Assoc.* 2012;8:31-35.
6. Boland L, Gomes E, Bouvy B, et al. Zygomatic salivary gland diseases in the dog. Three cases diagnosed by MRI. *J Am Anim Hosp Assoc.* 2013;49:333-337.
7. Stuckey JA, Miller WW, Almond GT. Use of a sclerosing agent (1% polidocanol) to treat an orbital mucocele in a dog. *Vet Ophthalmol.* 2012;15:188-193.
8. Robinson W, Shales C, White RN. The use of rigid endoscopy in the management of acute oropharyngeal stick injuries. *J Small Anim Pract.* 2014;55:609-614.
9. Jankowski J, Spuzak J, Glinska-Suchocka K, et al. Oesophageal foreign bodies in dogs. *Pol J Vet Sci.* 2013;16:571-572.
10. Lam N, Weisse C, Berent A, et al. Esophageal stenting for treatment of refractory esophageal strictures in dogs. *J Vet Intern Med.* 2013;27:1064-1070.
11. Arnell K, Hill S, Hart J. Persistent regurgitation in four dogs with esophageal neoplasia. *J Am Anim Hosp Assoc.* 2013;49:58-63.
12. Shipov G, Kelmer G, Lavy E, et al. Long-term outcome of transendoscopic oesophageal mass ablation in dogs with *Spirocerca lupi*-associated oesphageal sarcoma. *Vet Rec.* 2015;177:365.
13. Hansen KS, Weisse C, Berent AC, et al. Use of a self-expanding metallic stent to palliate esophageal neoplastic obstruction in a dog. *J Am Vet Med Assoc.* 2012;240:1202-1207.
14. Bedu AS, Labruyere JJ, Thibaud JL, et al. Age-related thoracic radiographic changes in golden and Labrador retriever muscular dystrophy. *Vet Radiol Ultrasound.* 2012;53:492-500.
15. Levine JS, Pollard RE, Marks SL. Contrast fluoroscopic assessment of dysphagic cats. *Vet Radiol Ultrasound.* 2014;55:465-471.
16. Shibly S, Karl S, Hittmair KM, et al. Acute intussusception in a juvenile Australian shepherd dog: endoscopic treatment and long-term follow-up. *BMC Vet Res.* 2014;10:109.
17. Tremolada G, Longeri M, Polli M, et al. Persistent right aortic arch and associated axial skeletal malformations in cats. *J Feline Med Surg.* 2012;15:68-73.
18. Krebs IA, Shaver S, MacPhail C. Short- and long-term outcome of dogs following surgical correction of a persistent right aortic arch. *J Am Anim Hosp Assoc.* 2014;50:181-186.
19. Sutton JS, Steffey MA, Bonadio CM, et al. Gastric malpositioning and chronic, intermittent vomiting following prophylactic gastropexy in a 20-month-old great Dane dog. *Can Vet J.* 2015;56:1053-1056.
20. Benitez ME, Schmiedt CW, Radlinsky MG, et al. Efficacy of incisional gastropexy for prevention of GDV in dogs. *J Am Anim Hosp Assoc.* 2013;49:185-189.
21. Przywara JF, Abel SB, Peacock JT, et al. Occurrence and recurrence of gastric dilatation with or without volvulus after incisional gastropexy. *Can Vet J.* 2014;55:981-984.
22. Spah CE, Dlkins AD, Wehrenberg A, et al. Evaluation of two novel self-anchoring barbed sutures in a prophylactic laparoscopic gastropexy compared with intracorporeal tied knots. *Vet Surg.* 2013;42:932-942.
23. Imhoff DJ, Cohen A, Monnet E. Biomechanical analysis of laparoscopic incisional gastropexy with intracorporeal suturing using knotless polyglyconate. *Vet Surg.* 2015;44:39-43.
24. Runge JJ, Mayhew PD. Evaluation of single port access gastropexy and ovariectomy using articulating instruments and angled telescopes in dogs. *Vet Surg.* 2013;42:807-813.
25. Gonzalez-Gasch E, Monnet E. Comparison of single port access versus multiple port access systems in elective laparoscopy: 98 dogs (2005-2014). *Vet Surg.* 2014;44:895-899.
26. Stiles M, Case JB, Coisman J. Elective gastropexy with a reusable single-incision laparoscopic surgery port in dogs: 14 cases (2012-2013). *J Am Vet Med Assoc.* 2016;249:299-303.
27. Pratt CL, Reineke EL, Drobatz KJ. Sewing needle foreign body ingestion in dogs and cats: 65 cases (2000-2012). *J Am Vet Med Assoc.* 2014;245:302-308.
28. Pipan M, Cimino Brown D, Battaglia CL, et al. An internet-based survey of risk factors for surgical gastric dilatation-volvulus in dogs. *J Am Vet Med Assoc.* 2012;240:1456-1462.
29. Grange AM, Clough W, Casale SA. Evaluation of splenectomy as a risk factor for gastric dilatation-volvulus. *J Am Vet Med Assoc.* 2012;241:461-466.
29a.Sartor AJ, Bentley AM, Brown DC. Association between previous splenectomy and gastric dilatation-volvulus in dogs: 453 cases (2004-2009). *JAVMA.* 2013;242:1381-1384.
30. de Battisti A, Toscano MJ, Fomaggini L. Gastric foreign body as a risk factor for gastric dilatation and volvulus in dogs. *J Am Vet Med Assoc.* 2012;241:1190-1193.
31. Santoro Beer KA, Syring RS, Drobatz KJ. Evaluation of plasma lactate concentration and base excess at the time of hospital admission as predictors of gastric necrosis and outcome and correlation between those variables in dogs with gastric dilatation-volvulus: 78 cases (2004-2009). *J Am Vet Med Assoc.* 2013;242:54-58.
32. Tolbert MK, Odunayo A, Howell RS, et al. Efficacy of intravenous administration of combined acid suppressants in healthy dogs. *J Vet Intern Med.* 2015;29:556-560.
33. Hansen LA, Monnet EL. Evaluation of a novel suture material for closure of intestinal anastomoses in canine cadavers. *Am J Vet Res.* 2012;73:1819-1823.
34. Duell JR, Thieman KM, Rochat MC, et al. Frequency of dehiscence in hand-sutured and stapled intestinal anastomoses in dogs. *Vet Surg.* 2016;45:100-103.
35. Benlloch-Gonzalez M, Gomes E, Bouvy B, et al. Long-term prospective evaluation of intestinal anastomosis using stainless steel staples in 14 dogs. *Can Vet J.* 2015;56:715-722.
36. Hansen LA, Smeak DD. In vitro comparison of leakage pressure and leakage location for various staple line offset configurations in functional end-to-end stapled small intestinal anastomoses of canine tissues. *Am J Vet Res.* 2015;76:644-648.
37. Grimes J, Schmiedt CW, Milovancev M, et al. Efficacy of serosal patching in dogs with septic peritonitis. *J Am Anim Hosp Assoc.* 2013;49:246-249.
38. Snowdon KA, Smeak DD, Chiang S. Factors for dehiscence of stapled functional end-to-end anastomoses in dogs: 53 cases (2001-2012). *Vet Surg.* 2016;45:91-99.
39. Rosenbaum JM, Coolman BR, Davidson BL, et al. The use of disposable skin staples for intestinal resection and anastomosis in 63 dogs: 2000 to 2014. *J Small Anim Pract.* 2016;57:631-636.
40. Mouat EE, Davis GJ, Drobatz KJ, et al. Evaluation of data from 35 dogs pertaining to dehiscence following intestinal resection and anastomosis. *J Am Anim Hosp Assoc.* 2014;50:254-263.
41. Eyarefe OD, Emikpe BO, Akinloye SO, et al. Effects of honey, glutamine and their combination on canine small bowel epithelial cell proliferation following massive resection. *Niger J Physiol Sci.* 2012;27:189-193.
42. Willard MD. Alimentary neoplasia in geriatric dogs and cats. *Vet Clin North Am Small Anim Pract.* 2012;42:693-706.
43. Schmiedt CW, Stratton-Phelps M, Torres BT, et al. Treatment of intestinal pythiosis in a dog with combination of marginal excision, chemotherapy, and immunotherapy. *J Am Vet Med Assoc.* 2012;241:358-363.
44. Davis E, Townsend FI, Bennett JW, et al. Comparison of surgically treated large versus small intestinal volvulus (2009-2014). *J Am Anim Hosp Assoc.* 2016;52:227-233.
45. Nucci DJ, Liptak M, Selmic LE, et al. Complications and outcomes following rectal pull-through surgery in dogs with rectal masses: 74 cases (2000-2013). *J Am Vet Med Assoc.* 2014;245:684-695.
46. Arteaga TA, McKnight J, Bergman PJ. A review of 18 cases of feline colonic adenocarcinoma treated with subtotal colectomies and adjuvant carboplatin. *J Am Anim Hosp Assoc.* 2012;48:399-404.

47. Van den Steen N, Berlato D, Polton G, et al. Rectal lymphoma in 11 dogs: a retrospective study. *J Small Anim Pract.* 2012;53:586-591.
48. Charlesworth TM. Risk factors for postoperative complications following bilateral closed anal sacculectomy in the dog. *J Small Anim Pract.* 2014;55:350-354.
49. Potanas CP, Padgett S, Gamblin RM. Surgical excision of anal sac apocrine gland adenocarcinomas with and without adjunctive chemotherapy in dogs: 42 cases (2005-2011). *J Am Vet Med Assoc.* 2015;246:877-884.
50. McQuown B, Keyerleber MA, Rosen K, et al. Treatment of advanced canine anal sac adenocarcinoma with hypofractionated radiation therapy: 77 cases (1999-2013). *Vet Comp Oncol.* 2017;15:840-851.
51. Snell WL, Orsher RJ, Larenza-Menzies MP, et al. Comparison of caudal and pre-scrotal castration for management of perineal hernia in dogs between 2004 and 2014. *N Z Vet J.* 2015;63:272-275.
52. Shaughnessy M, Monnet E. Internal obturator muscle transposition for treatment of perineal hernia in dogs: 34 cases (1998-2012). *J Am Vet Med Assoc.* 2015;246:321-326.
53. Lee AJ, Chung WH, Kim DH, et al. Use of canine small intestinal submucosa allograft for treating perineal hernias in two dogs. *J Vet Sci.* 2012;13:327-330.
54. Pratummintra K, Chuthatep S, Banlunara W, et al. Perineal hernia repair using an autologous tunica vaginalis communis in nine intact male dogs. *J Vet Med Sci.* 2013;25:337-341.

19

Cirurgia da Cavidade Abdominal

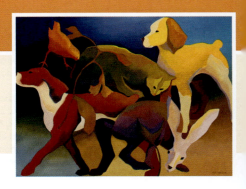

PRINCÍPIOS GERAIS E TÉCNICAS

DEFINIÇÕES

A **celiotomia** é uma incisão cirúrgica na cavidade abdominal; o termo **laparotomia** é muitas vezes usado como sinônimo, embora tecnicamente se refira a uma incisão no flanco. O início súbito de sinais clínicos substanciais referentes à cavidade abdominal (p. ex., distensão abdominal, dor, vômitos) é chamado de **abdome agudo**. **Evisceração abdominal** é a herniação do conteúdo peritoneal pela parede abdominal com exposição das vísceras abdominais.

CONSIDERAÇÕES PRÉ-OPERATÓRIAS

A celiotomia é realizada por vários motivos; pode ser indicada para diagnóstico (p. ex., biópsia de um órgão) e/ou tratamento. Muitos animais submetidos à cirurgia exploratória abdominal têm doença crônica, mas alguns pacientes precisam de cirurgia abdominal de emergência por causa de sinais clínicos agudos. Algumas doenças podem ser fatais (p. ex., dilatação gástrica-vólvulo, perfuração intestinal, hemorragia grave) e o tratamento adequado deve ser instituído imediatamente. As doenças que requerem cirurgia devem ser diferenciadas daquelas que podem ser tratadas com medicamentos. Embora cirurgias desnecessárias devam obviamente ser evitadas, os procedimentos nem sempre podem ser adiados até que se tenha certeza de que o paciente será beneficiado.

A decisão de operar é baseada nos achados da anamnese, do exame físico, dos exames de imagem e das análises laboratoriais. O exame físico pode não ser confiável para prever a gravidade do trauma abdominal. O exame de pacientes com doença abdominal aguda, em especial associada a traumas, tende a ser impreciso por causa do estado geral do paciente naquele momento e pelo fato de que o desenvolvimento de sinais clínicos associados a lesões traumáticas é normalmente lento. Animais deprimidos ou letárgicos podem não apresentar dor à palpação abdominal. Os sinais clínicos de hemorragia geralmente não são aparentes logo após o trauma; intervalos de 3 a 4 horas entre a lesão e o desenvolvimento de choque e colapso são comuns em pacientes com lacerações hepáticas ou esplênicas. Portanto, os animais que sofreram lesões traumáticas devem ser observados com cuidado por pelo menos 8 a 12 horas. Na maioria dos casos, a hemorragia com risco de morte se torna aparente antes disso. No entanto, os animais com peritonite biliar traumática podem não apresentar sinais clínicos por dias ou mesmo semanas. Da mesma forma, a avulsão mesentérica traumática raramente é associada a sinais clínicos até que haja o desenvolvimento de peritonite, geralmente vários dias após a lesão. Exames diagnósticos, como a ultrassonografia abdominal (FAST; do inglês, *focused assessment with sonography for trauma* [avaliação ultrassonográfica focada para trauma], pp. 536 e 29), podem ajudar a identificar pacientes com trauma abdominal e hemoperitônio significativos antes do surgimento de sinais clínicos evidentes.

> **NOTA** Saiba que os sinais clínicos patognomônicos associados a avulsões mesentéricas ou à ruptura do trato biliar podem não ser evidentes por dias a 2 semanas após a lesão.

O manejo pré-cirúrgico da maioria dos animais submetidos à laparotomia exploratória é determinado pela doença abdominal subjacente. Observações gerais incluem a atitude e a postura do animal, a temperatura, a frequência e o esforço respiratório e a frequência e o ritmo cardíaco. Ausculta abdominal, percussão e palpação com exame retal são indicadas. Exames seriados são importantes para detectar tendências ou deterioração do estado do paciente. Um cateter intravenoso deve ser colocado para administração de fluidos e medicamentos e amostras de sangue devem ser coletadas. Os primeiros exames de sangue em um animal com abdome agudo incluem hemograma completo, contagem de plaquetas, concentrações séricas de proteína total, glicemia e concentração sérica de ureia. Outros exames laboratoriais (p. ex., bioquímica sérica, parâmetros de coagulação) podem ser realizados dependendo do estado geral do animal e da doença subjacente suspeita. A urina pode ser coletada por cistocentese ou cateterismo para urinálise. Um cateter vesical de demora pode ser usado para quantificação do débito urinário, se necessário. A radiografia/ultrassonografia abdominal pode detectar líquido peritoneal (p. ex., uroabdome, peritonite) ou acúmulos anormais de ar. Os animais com sinais abdominais agudos de origem incerta podem ser submetidos a um lavado peritoneal diagnóstico (LPD, p. 534) se as radiografias, a ultrassonografia e a tomografia computadorizada (TC) (se disponíveis) não forem diagnósticas. O LPD pode ser mais importante em pacientes hemodinamicamente instáveis com achados indeterminados ou negativos ao exame FAST. As anomalias eletrolíticas e a hidratação devem ser corrigidas antes da cirurgia.

> **NOTA** Caso haja ar livre na cavidade abdominal de um animal que sofreu uma lesão traumática recente, considere a cirurgia exploratória; este achado pode indicar ruptura ou perfuração do trato gastrointestinal (GI).

Cães podem apresentar evisceração abdominal importante secundária à deiscência pós-cirúrgica ou trauma. Os intestinos dos animais acometidos normalmente são eviscerados e podem apresentar contaminação grosseira com sujeira ou outros detritos (p. ex., areia sanitária para felinos). Independentemente da causa incitante, a exposição e a contaminação das vísceras abdominais justificam a intervenção cirúrgica imediata. A evisceração abdominal pós-operatória é mais comumente associada à ovário-histerectomia, provavelmente por ser um dos procedimentos abdominais mais realizados em pequenos animais.

CONSIDERAÇÕES ANESTÉSICAS

O manejo anestésico de animais com doença abdominal depende do processo subjacente. Os animais estáveis podem ser pré-medicados com um benzodiazepínico mais um opioide; um alfa-2-agonista ou alfaxalona mais um opioide (gatos e cães pequenos); ou cetamina, um opioide e um benzodiazepínico (Tabela 19.1). A indução pode ser feita com propofol, cetamina, alfaxalona ou etomidato administrados por via intravenosa (Tabela 19.1). A Tabela 19.2 mostra os protocolos anestésicos sugeridos para animais em choque ou debilitados.

ANTIBIÓTICOS

O uso adequado de antibióticos em pacientes submetidos à cirurgia abdominal depende da doença subjacente, da saúde geral do animal e da duração e do tipo de procedimento cirúrgico (Capítulo 9).

ANATOMIA CIRÚRGICA

A bainha do músculo reto abdominal é composta pelos folhetos externo e interno (Figura 19.1). O folheto externo é formado pela aponeurose do músculo oblíquo abdominal externo e por uma parte da aponeurose do músculo oblíquo abdominal interno. A aponeurose do músculo transverso abdominal se une ao folheto externo próximo ao púbis (Figura 19.1). O folheto interno é formado por uma parte da aponeurose do músculo oblíquo abdominal interno, pela aponeurose do músculo transverso do abdome e pela fáscia transversal. O folheto interno desaparece no terço caudal do abdome, onde a aponeurose do músculo abdominal interno oblíquo se une ao folheto externo, deixando o músculo reto abdominal caudal coberto apenas por uma fina lâmina de fáscia transversal e peritônio (Figura 19.1).

> **NOTA** A linha alba é mais fácil de localizar perto do umbigo porque se torna mais fina ao se aproximar do púbis.

TÉCNICAS CIRÚRGICAS

De modo geral, o abdome é explorado por meio de uma incisão ventral na linha média. Na maioria dos animais, todo o abdome, incluindo as áreas inguinais e o tórax caudal, deve ser preparado para cirurgia asséptica para permitir a extensão da incisão até as cavidades torácicas ou pélvicas, se necessário. O preparo de uma área muito pequena é um erro comum, principalmente para a exploração abdominal em pacientes com trauma. Para visualização adequada de todas as estruturas abdominais, a incisão deve se estender do processo xifoide até o púbis. Para exame de apenas uma estrutura abdominal específica, a incisão pode ser mais curta. A incisão abdominal caudal que se estende do umbigo ao púbis é adequada para a exploração da bexiga; da mesma forma, a incisão abdominal cranial (i.e., do umbigo ao processo xifoide) permite a avaliação do fígado e do estômago. Ocasionalmente, a incisão na linha média é prolongada lateralmente até o processo xifoide (1 cm caudal à última costela) para facilitar a exposição do fígado, do sistema biliar e do diafragma. Uma celiotomia paracostal (paralombar) pode ser usada para expor os rins e as adrenais; esta incisão é mais comumente usada na adrenalectomia unilateral.

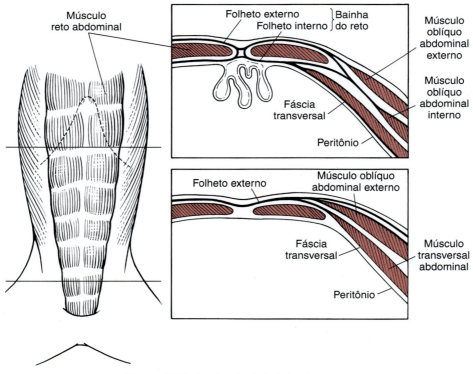

Figura 19.1 Anatomia da bainha do reto.

TABELA 19.1 Considerações Anestésicas no Paciente Estável Submetido a Cirurgia Abdominal

Considerações Pré-operatórias

Doenças associadas	• Mínimas; boa saúde geral
Exames de sangue	• Ht • TP • Em pacientes com mais de 5-7 anos, considere a solicitação de eletrólitos, ureia e Cr
Exame físico	• Animais com hérnia encarcerada podem sentir dor

Pré-medicações	• Se o paciente estiver ansioso, dê:
	  • Diazepam (0,2 mg/kg IV) ou
	  • Midazolam (0,2 mg/kg IV, IM) mais
	  • Hidromorfona[a] (0,05-0,2 mg/kg IV, IM em cães e 0,05-0,2 mg/kg IV, IM em gatos) ou
	  • Oximorfona (0,1-0,2 mg/kg IV, IM) ou
	  • Morfina[b] (0,1-0,5 mg/kg IV, IM) ou
	  • Buprenorfina[c] (0,005-0,02 mg/kg IV, IM) (use apenas caso espere dor moderada)

Considerações Intraoperatórias

Indução	• Se pré-medicado, dê:
	  • Propofol (2-4 mg/kg IV) ou
	  • Alfaxalona (2-3 mg/kg IV)
	• Se não pré-medicado, dê:
	  • Propofol (4-8 mg/kg IV) ou
	  • Alfaxalona (2-5 mg/kg IV) ou
	  • Cetamina (5 mg/kg IV com diazepam ou midazolam como anteriormente)

Manutenção	• Isoflurano ou sevoflurano mais
	  • Hidromorfona[a] (0,05-0,2 mg/kg IV PRN em cães e 0,05-0,2 mg/kg IV PRN em gatos) ou
	  • Morfina (0,1-0,5 mg/kg IV PRN) mais
	  • Fentanila (2-30 μg/kg IV PRN) para alívio da dor em curto prazo ou como CRI mais
	  • Cetamina em dose baixa (0,5-1 mg/kg IV) ou
	  • Cetamina CRI (0,5 mg/kg IV como dose de ataque, então 10 μg/kg/min IV) mais
	  • Lidocaína CRI (1-2 mg/kg IV como dose de ataque, então 1-3 mg/kg/h IV em cães)
	OBSERVAÇÃO: cada CRI pode ser administrada sozinha ou combinada

Requerimentos de fluidos	• 5-10 mL/kg/h mais 3 × PSE
Monitoramento	• Pressão arterial • FC • Frequência respiratória • SpO$_2$ • Temperatura • CO$_2$ expirado
Bloqueios – epidurais	• Morfina (0,1 mg/kg, sem conservantes) ou • Buprenorfina (0,003-0,005 mg/kg diluído em soro fisiológico) OBSERVAÇÃO: pode-se administrar bupivacaína (0,5 mg/kg) combinada a morfina ou buprenorfina para aumentar a duração da ação

Considerações Pós-operatórias

Analgesia	• Fentanila CRI (2-30 μg/kg IV) ou
	• Hidromorfona CRI (0,025-0,1 mg/kg IV em cães) ou
	• Morfina (0,1-1 mg/kg IV, IM q3-4h em cães e 0,1-0,5 mg/kg IV, IM q3-4h em gatos) ou
	• Oximorfona (0,1-0,2 mg/kg IV, IM) ou
	• Hidromorfona[a] (0,05-0,2 mg/kg IV, IM q3-4h em cães e 0,05-0,2 mg/kg IV, IM q3-4h horas em gatos) mais, se necessário
	• Cetamina CRI (2-10 μg/kg/min IV) ou
	• Cães:
	  • Carprofeno (2,2 mg/kg q12h VO) ou
	  • Deracoxibe (3-4 mg q24h VO por <7 dias) ou
	  • Meloxicam (0,1-0,2 mg/kg uma vez, SC ou VO, então 0,1 mg/kg VO q24h)
	• Gatos:
	  • Meloxicam (0,05-0,1 mg/kg VO q24h horas por 1-3 dias) ou
	  • Robenacoxibe (2 mg/kg SC após a cirurgia), então por:
	    • ≤3 dias:
	      se 2,5-6 kg; 6 mg/gato VO q24h;
	      se 6,1-12 kg; 12 mg/gato VO q24h
	    • 3-11 dias: 1 mg/kg VO q24h

Monitoramento	• SpO$_2$ • Pressão arterial • FC • Frequência respiratória • Temperatura
Exames de sangue	Ht e TP em caso de perda intensa de sangue
Pontuação estimada de dor	Pode ser grave, dependendo da fonte de dor e/ou do procedimento. Alguns desses pacientes apresentam dor crônica.

Cr, creatinina; CRI, infusão em taxa constante; ECG, eletrocardiograma; FC, frequência cardíaca; Ht, hematócrito; IM, intramuscular; IV, intravenosa; PRN, conforme necessário; PSE, perda sanguínea estimada; q, a cada; SC, subcutâneo; SpO$_2$, saturação de oxigênio ao oxímetro de pulso; TP, proteína total; VO, via oral.
[a]Monitore o desenvolvimento de hipertermia em gatos.
[b]Administre lentamente para evitar a liberação de histamina.

TABELA 19.2 Considerações Anestésicas no Paciente com Sepse

Considerações pré-operatórias

Doenças associadas	• Desidratação
	• Anomalias eletrolíticas
	• Hipotensão
	   • Glicemia anormal
	   • Anemia

Exames de sangue	• Ht • Eletrólitos • Ureia • Cr • TP • Lactato • Glicemia, geralmente seriada • Urinálise
Exame físico	• De modo geral, paciente jovem e anteriormente saudável • Pode apresentar desidratação, taquicardia ou bradicardia, hipotensão, vômitos e/ou hipotermia • Pode haver dor abdominal
Outros exames diagnósticos	• Pressão arterial • ECG

Pré-medicações	• Reidrate por 4-6h, se possível
	• Corrija anomalias eletrolíticas e a glicemia
	• Evite sedativos em pacientes deprimidos
	• Se o paciente estiver ansioso, dê midazolam (0,2 mg/kg IV ou IM) ou diazepam (0,2 mg/kg IV)
	• Se o paciente não estiver deprimido, dê:
	   • Hidromorfona[a] (0,05-0,2 mg/kg IV, IM em cães e 0,05-0,2 mg/kg IV, IM em gatos) ou
	   • Oximorfina (0,1-0,2 mg/kg IV, IM) ou
	   • Morfina (0,1-0,5 mg/kg IV, IM) ou
	   • Buprenorfina (0,005-0,02 mg/kg IV, IM)

Considerações Intraoperatórias

Indução	• Se desidratado, dê por via IV:
	   • Etomidato (0,5-1,5 mg/kg) (dê o benzodiazepínico antes do etomidato) ou
	   • Propofol (1-4 mg/kg)
	• Se hidratado, dê por via IV:
	   • Propofol (2-6 mg/kg) ou
	   • Alfaxalona (2-5 mg/kg)

Manutenção	• Isoflurano ou sevoflurano *mais* • Hidromorfona (0,05-0,2 mg/kg IV PRN em cães; 0,05-0,2 mg/kg IV PRN em gatos) ou • Morfina (0,1-0,5 mg/kg IV PRN) *mais PRN* • Fentanila (2-10 µg/kg IV PRN em para alívio da dor em curto prazo ou como CRI 2-30 µg/kg IV) ou • Cetamina (dose baixa: 0,5-1 mg/kg IV ou como CRI, 0,6-1,2 mg/kg/h IV) ou • Lidocaína (1-2 mg/kg como dose de ataque, então, CRI a 1-3 mg/kg/h em cães) OBSERVAÇÃO: *As CRI podem ser administradas em infusão única ou combinadas a outras CRI para maior analgesia.* • Em caso de hipotensão (para manter PAM entre 60 e 80 mmHg), dê fenilefrina, efedrina, norepinefrina, vasopressina ou dopamina, conforme necessário
Requerimentos de fluidos	• 5-10 mL/kg/h em caso de PSE e perdas evaporativas mínimas ou 10-20 mL/kg/h se o abdome estiver aberto com perdas evaporativas maiores mais 3 × PSE. Doses maiores de fluidos são necessárias caso a desidratação não tenha sido corrigida antes da cirurgia. • Considere coloides se a hipotensão for persistente • Considere transfusão de sangue em caso de anemia ou perda grave de sangue • Considere plasma se coagulopatia • Dextrose se hipoglicemia
Monitoramento	• Pressão arterial • ECG • Frequência respiratória • SpO$_2$ • CO$_2$ expirado • Temperatura • DU
Bloqueios (epidurais)	• Morfina (0,1 mg/kg, sem conservantes) ou • Buprenorfina (0,003-0,005 mg/kg diluído em soro fisiológico) • Evite anestésicos locais nas raquianestesias ou bloqueios epidurais porque estes agentes aumentam a hipotensão via vasodilatação

(Continua)

TABELA 19.2 Considerações Anestésicas no Paciente com Sepse *(Cont.)*

Considerações Pós-operatórias

Analgesia	• Fentanila CRI (2-30 µg/kg por hora IV, IM) *ou*
	• Morfina (0,1-1 mg/kg IV, IM q3-4h em cães e 0,01-0,5 mg/kg IV, IM q3-4h em gatos) *ou*
	• Oximorfona (0,1-0,2 mg/kg IV, IM) *ou*
	• Hidromorfona[a] (0,1-0,5 mg/kg IV, IM q3-4h em cães e 0,05-0,2 mg/kg IV, IM q2-4h em gatos) *ou*
	• Hidromorfona CRI (0,025-0,1 mg/kg/h IV em cães) *ou*
	• Cetamina CRI (2-10 µg/kg/min IV)
Monitoramento	• SpO₂
	• Pressão arterial
	• Frequência cardíaca
	• Frequência respiratória
	• Temperatura
	• DU
	• ECG se anomalias eletrolíticas
Exames de sangue	• Ht se perda sanguínea significativa
	• Repita os exames de sangue com resultado pré-operatório anormal
	• Glicemia seriada se necessário
Pontuação estimada de dor	Moderada a grave se cirurgia abdominal aberta ou pancreatite subjacente

[a]Monitore o desenvolvimento de hipertermia em gatos.
Cr, creatinina; *CRI*, infusão em taxa constante; *DU*, débito urinário; *ECG*, eletrocardiograma; *Ht*, hematócrito; *FC*, frequência cardíaca; *IM*, intramuscular; *IV*, intravenosa; *PAM*, pressão arterial média; *PRN*, conforme necessário; *PSE*, perda sanguínea estimada; *SpO₂*, saturação de oxigênio ao oxímetro de pulso; *TP*, proteína total.

> **NOTA** Sempre conte as compressas cirúrgicas antes de fazer a incisão e antes do fechamento abdominal para assegurar que nenhuma seja inadvertidamente deixada na cavidade abdominal.

Celiotomia Medial Ventral em Gatos e Cadelas

Com o paciente em decúbito dorsal, faça uma incisão cutânea na linha média ventral, começando perto do processo xifoide e se estendendo caudalmente até o púbis (Figura 19.2A). Faça uma incisão precisa nos tecidos subcutâneos até expor a fáscia externa do músculo reto abdominal. Ligue ou cauterize os pequenos vasos sanguíneos subcutâneos e identifique a linha alba. Levante a parede abdominal e faça uma incisão penetrante na linha alba com uma lâmina de bisturi. Palpe a superfície interior da linha para detecção de aderências. Use uma tesoura para estender a incisão em sentido cranial e/ou caudal até se aproximar da extensão da incisão cutânea. Com os dedos, rompa os anexos de um lado do ligamento falciforme à parede corpórea ou excise-o e remova-o totalmente caso interfira na visualização das estruturas abdominais craniais. Pince a extremidade cranial do ligamento falciforme e ligue ou cauterize os vasos sanguíneos antes de removê-lo.

Celiotomia Medial Ventral em Cães-machos

Com o paciente em decúbito dorsal, coloque uma pinça de campo no prepúcio e prenda-o à pele de um lado do corpo (Figura 19.2B). Prepare a ponta do prepúcio e prenda-o fora do campo cirúrgico. Faça uma incisão medial ventral na pele, começando no processo xifoide e continuando em sentido caudal até o prepúcio. Curve a incisão à esquerda ou à direita do pênis e do prepúcio (i.e., para o lado oposto ao prepúcio preso) e estenda-a até o púbis (Figura 19.2B). Incise os tecidos subcutâneos e as fibras do músculo prepucial à altura da fáscia do reto no mesmo plano da incisão cutânea. Ligue ou cauterize os grandes ramos da veia epigástrica superficial caudal no aspecto cranial do prepúcio. Retraia a pele incisada e os tecidos subcutâneos lateralmente e localize a linha alba e a fáscia externa do músculo reto abdominal. Não tente localizar a linha alba caudal até que os tecidos subcutâneos tenham sido incisados e a fáscia da musculatura

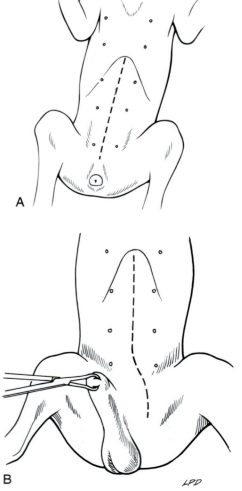

Figura 19.2 Celiotomia mediana ventral em (A) gatos e cadelas e em (B) cães-machos.

abdominal seja identificada. Eleve a parede abdominal e faça uma incisão penetrante na linha alba com uma lâmina de bisturi. Palpe a superfície interior da linha para detecção de aderências. Use uma tesoura para estender a incisão em sentido cranial e/ou caudal até se aproximar da extensão da incisão cutânea.

Celiotomia Paracostal

Posicione o animal em decúbito lateral e coloque uma toalha enrolada ou um saco de areia entre ele e a mesa cirúrgica. Faça uma incisão cutânea da coluna vertebral ventral até perto da linha média ventral. Centralize a incisão a meio caminho entre a asa do ílio e a última costela. Estenda a incisão pelo músculo abdominal oblíquo externo com uma tesoura. Separe as fibras do músculo oblíquo interno e transverso do abdome e exponha a fáscia peritoneal e transversal. Eleve o peritônio e incise-o com uma tesoura de maneira precisa.

EXPLORAÇÃO ABDOMINAL

Explore sistematicamente todo o abdome. Várias técnicas podem ser usadas; entretanto, todo cirurgião deve desenvolver um padrão consistente para garantir a visualização e/ou palpação de toda a cavidade abdominal e de todas as estruturas de cada animal (Quadro 19.1). Use compressas cirúrgicas úmidas de laparotomia para proteger os tecidos do ressecamento durante o procedimento. Se houver infecção generalizada ou contaminação intraoperatória difusa, lave o abdome com grandes quantidades de soro fisiológico estéril aquecido.

Historicamente, muitos antissépticos diferentes (p. ex., iodopovidona, clorexidina) e antibióticos foram adicionados aos fluidos de lavagem. A iodopovidona é o antisséptico mais utilizado; no entanto, esta prática não teve efeitos benéficos em estudos experimentais e clínicos repetidos e pode ser prejudicial em animais com peritonite estabelecida, já que o veículo, polivinilpirrolidona, inibe a quimiotaxia de macrófagos. Embora a adição de antibióticos ao fluido de lavagem abdominal seja recomendada por alguns, não há dados suficientes para determinar seu valor em pacientes submetidos à antibioticoterapia sistêmica adequada. Fluidos de lavagem à temperatura ambiente não devem ser usados em pacientes anestesiados. Os fluidos de lavagem aquecidos auxiliam a aumentar a temperatura de cães.

Remova o fluido de lavagem e o sangue e inspecione a cavidade abdominal antes do fechamento para assegurar a remoção de todos os materiais estranhos e instrumentos cirúrgicos. Conte as compressas cirúrgicas e compare o resultado com a contagem pré-operatória para ter certeza de que nenhuma foi deixada na cavidade abdominal.

Síntese da Parede Abdominal

A linha alba pode ser fechada com pontos simples separados ou um padrão simples de sutura contínua. A técnica contínua simples não aumenta o risco de deiscência quando realizada da maneira adequada (i.e., com nós seguros, material de sutura apropriado) e permite o fechamento rápido. De preferência, suturas absorvíveis e resistentes (p. ex., polidioxanona [PDS®], poligliconato [Maxon®], poliglecaprona 25 [Monocryl®] ou glicômero 631 [Biosyn®]) devem ser usadas nos pontos contínuos, com seis a oito nós no final de cada linha de incisão. Fios monofilamentares e não absorvíveis (p. ex., polibutéster [Novafil®], polipropileno [Prolene®] ou náilon) são associados à exteriorização dos pontos e devem ser evitados. O categute e o fio de aço inoxidável não devem ser usados em suturas contínuas.

Em cada lado da incisão, incorpore 4 a 10 mm de fáscia em cada ponto. Faça pontos simples separados de 5 a 10 mm, dependendo do tamanho do animal. Tracione as suturas o suficiente para a aposição, mas sem estrangulamento do tecido, já que pontos muito apertados prejudicam a cicatrização da ferida. Incorpore segmentos de espessura total da parede abdominal nas suturas caso a incisão esteja na linha média (i.e., na linha alba; Figura 19.3). Não incorpore o ligamento falciforme entre as bordas de fáscia. Se a incisão for lateral à linha alba e o tecido muscular estiver exposto (i.e., incisão paramediana), feche a bainha do reto externo sem inclusão do músculo nas suturas. Não tente incluir o peritônio nas suturas. Feche os tecidos subcutâneos com pontos simples contínuos de fio absorvível e reaproxime as fibras musculares do prepúcio. Use suturas não absorvíveis (pontos simples separados ou contínuos de aposição; Capítulo 8) ou grampos de aço inoxidável para fechar a pele. Faça as suturas cutâneas sem tensão.

QUADRO 19.1 Exploração Sistemática da Cavidade Abdominal

1. Explore o quadrante cranial.
   - Examine o diafragma (incluindo o hiato esofágico) e o fígado inteiro (palpe-o).
   - Inspecione a vesícula biliar e a árvore biliar; expresse a vesícula biliar para determinar a ausência de obstruções.
   - Examine o estômago, o piloro, o duodeno proximal e o baço.
   - Examine os dois lobos do pâncreas (palpe com delicadeza!), a veia porta, as artérias hepáticas e a veia cava caudal.
2. Explore o quadrante caudal.
   - Inspecione o cólon descendente, a bexiga, a uretra e a próstata ou os cornos uterinos.
   - Inspecione os anéis inguinais.
3. Explore o trato intestinal.
   - Palpe o trato intestinal do duodeno ao cólon descendente e observe a vasculatura mesentérica e os linfonodos.
4. Explore as goteiras paracólicas.
   - Use o mesoduodeno para retrair o intestino para a esquerda e examinar a "goteira" direita. Palpe o rim e examine a adrenal, o ureter e o ovário direitos.
   - Use o cólon descendente para retrair o conteúdo abdominal para a direita. Examine o rim, a adrenal, o ureter e o ovário esquerdos.

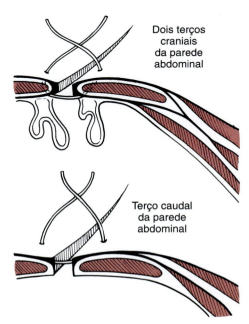

Figura 19.3 Para fechar uma incisão na linha média, incorpore trechos de espessura total da linha alba (ou apenas a bainha externa) nas suturas.

Para a celiotomia paracostal, feche as camadas musculares individuais com fio absorvível sintético em pontos separados ou contínuos. Tente eliminar o espaço morto entre as camadas musculares. Faça a aposição do tecido subcutâneo com pontos separados ou contínuos de fio absorvível e feche a pele com sutura simples separada ou contínua de material não absorvível.

CICATRIZAÇÃO DA PAREDE ABDOMINAL

A capacidade de retenção das suturas sem laceração depende da força do tecido e da orientação de suas fibras de colágeno. A pele e a fáscia são fortes, enquanto músculos e gordura são fracos. A incisão no peritônio cicatriza rapidamente e não contribui para a força da ferida; portanto, o fechamento dessa camada não é benéfico. Estudos experimentais e clínicos em cães sugerem que a sutura do peritônio pode aumentar a incidência de aderências intra-abdominais no pós-operatório.

> **NOTA** Certifique-se de incorporar a fáscia no fechamento da linha alba. Como a camada de retenção das incisões abdominais é a fáscia, e não o músculo, a deiscência é comum se a fáscia do músculo reto abdominal não for incorporada nas suturas.

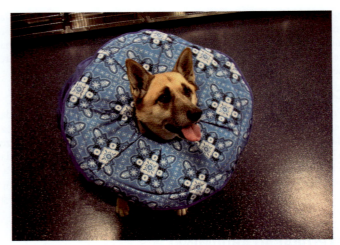

Figura 19.4 Colar macio usado para evitar que os cães mastiguem as suturas. (Cortesia de Laurie Miller, Midwestern University, Glendale, AZ, Estados Unidos.)

MATERIAIS DE SUTURA E INSTRUMENTOS ESPECIAIS

Os instrumentos utilizados na celiotomia são afastadores abdominais de Balfour, pontas de sucção de Poole ou Yankauer, afastadores maleáveis e pinças Mixter (ângulo reto). As compressas de laparotomia e gazes 4 × 4 devem ter marcadores radiopacos. Veja a discussão anterior sobre a síntese da parede abdominal para a escolha do material de sutura.

CUIDADO E AVALIAÇÃO PÓS-CIRÚRGICOS

A incisão abdominal deve ser examinada duas vezes ao dia para detecção de eritema, aumento de volume ou secreção. Caso o animal lamba ou mastigue a incisão, um colar elizabetano convencional ou outro que possa ser mais confortável para o paciente (p. ex., colar ProCollar®, Soft-E-Collar®, BiteNot®, Comfy Cone®, Kong EZ®) deve ser usado para impedir a remoção iatrogênica da sutura (Figura 19.4). Os primeiros sinais de cicatrização alterada da ferida são inflamação e edema. O aumento de volume e a drenagem serossanguinolenta da incisão são sinais compatíveis com a deiscência aguda da incisão. De modo geral, a deiscência ocorre 3 a 5 dias após a cirurgia, quando houve cicatrização mínima e enfraquecimento das suturas; no entanto, pode ocorrer mais cedo se os nós forem feitos de forma inadequada ou se a fáscia não foi incorporada nas suturas. A evisceração normalmente causa sepse e perda grave de sangue secundária à mutilação do intestino exposto; deve ser tratada imediatamente. A evisceração requer a colocação de um curativo no abdome, a instituição de fluidoterapia e do tratamento com antibióticos de amplo espectro enquanto o animal é preparado para a cirurgia. Em caso de suspeita de falha técnica, como má realização dos nós ou da sutura, todos os pontos devem ser removidos e substituídos. O desbridamento das bordas da ferida é desnecessário e retarda a cicatrização. O intestino deve ser cuidadosamente inspecionado quanto à viabilidade e os segmentos danificados devem ser removidos se necessário (p. 440). A cavidade abdominal deve ser lavada copiosamente com soro fisiológico estéril e aquecido. A drenagem abdominal aberta (DAA) (p. 534) ou por sucção pode ser considerada em animais com peritonite generalizada. A reabertura da ferida depois de 10 a 21 dias geralmente causa formação de hérnia, e não evisceração. Nestes animais, o reparo da hérnia pode exigir a excisão de tecidos fibróticos. O fechamento subsequente requer a aposição precisa das camadas de tecido.

COMPLICAÇÕES

A deiscência (hérnias incisionais) e a evisceração abdominal podem ocorrer em caso de uso da técnica cirúrgica inadequada (ver a discussão anterior). As causas mais comuns de deiscência da ferida no período pós-operatório imediato são rompimento da sutura, deslizamento ou desatamento do nó ou o corte do tecido pelas suturas. Uma taxa maior de deiscência pode ser observada em animais com feridas infectadas, desequilíbrio de fluidos ou eletrólitos, anemia, hipoproteinemia grave, algumas doenças metabólicas (p. ex., hiperadrenocorticismo, diabetes melito), imunossupressão (p. ex., vírus da imunodeficiência felina, vírus da leucemia felina) ou distensão abdominal ou ainda naqueles submetidos ao tratamento com corticosteroides, quimioterapia ou radioterapia. A exteriorização da sutura tem sido relatada com fio não absorvível. Tais casos requerem ressecção cirúrgica dos tecidos acometidos e remoção das suturas responsáveis.

CONSIDERAÇÕES ESPECIAIS RELACIONADAS COM A IDADE

A cicatrização pode ser retardada em animais debilitados, muito jovens ou idosos ou hipoproteinêmicos; a sutura com categute cromado não deve ser usada no fechamento da parede abdominal destes pacientes. A sobrevida após a evisceração maior da parede abdominal após a ovário-histerectomia é alta. A baixa mortalidade pode se dever ao fato de que é mais comum em animais jovens e sadios e imediatamente identificada e tratada.

DOENÇAS ESPECÍFICAS

HÉRNIAS UMBILICAIS E ABDOMINAIS

DEFINIÇÕES

As **hérnias abdominais externas** são defeitos na parede externa do abdome que permitem a protrusão do conteúdo abdominal;

as **hérnias abdominais internas** são aquelas que ocorrem através de um anel de tecido confinado ao abdome ou tórax (i.e., hérnia diafragmática, hérnia de hiato). As hérnias abdominais externas podem ocorrer em qualquer parte da parede abdominal que não seja o umbigo, o anel inguinal, o canal femoral ou o escroto. As **hérnias umbilicais** ocorrem através do anel umbilical. O conteúdo das **hérnias verdadeiras** geralmente está incluso em um saco peritoneal; as **hérnias falsas** permitem a protrusão de órgãos fora de uma abertura abdominal normal e, portanto, o conteúdo raramente é contido em um saco peritoneal. As **onfaloceles** são grandes defeitos da pele da linha média umbilical.

As hérnias abdominais podem ser definidas de acordo com sua localização: ventral, pré-púbica, subcostal, hipocondral, paracostal ou lateral. O ligamento púbico cranial era anteriormente chamado de *tendão pré-púbico*.

CONSIDERAÇÕES GERAIS E FISIOPATOLOGIA CLINICAMENTE RELEVANTE

De modo geral, as hérnias abdominais são secundárias a traumatismos, como acidentes veiculares ou feridas por mordedura; no entanto, são ocasionalmente lesões congênitas. As hérnias abdominais craniais congênitas (i.e., craniais ao umbigo) foram associadas a hérnias diafragmáticas peritoniopericárdicas em cães e gatos. As hérnias abdominais são hérnias falsas, já que não contêm saco herniário. Após traumas contusos, surgem devido à ruptura da parede interna causada pelo aumento da pressão intra-abdominal enquanto os músculos abdominais estão contraídos. Os locais mais comuns de hérnias abdominais traumáticas são a região pré-púbica e o flanco. As hérnias do ligamento púbico cranial tendem a ser associadas a fraturas púbicas (Figura 19.5). As hérnias paracostais podem permitir a migração do conteúdo abdominal pela parede torácica (Figura 19.5). Em casos raros, o conteúdo abdominal entra no tórax por meio de defeitos nos músculos intercostais. Quase metade dos animais com hérnias abdominais traumáticas também apresenta lesões graves concomitantes, inclusive ortopédicas (p. ex., da pelve) e dos tecidos moles; assim, todos os animais acometidos devem ser submetidos a um exame físico minucioso.

As hérnias umbilicais geralmente são congênitas e causadas por defeitos na embriogênese (Figura 19.5). Os vasos umbilicais, o ducto vitelino e o talo alantoide passam através do anel umbilical no feto, mas essa abertura se fecha ao nascimento, deixando uma cicatriz umbilical. Se a abertura não se contrair, for muito grande ou malformada, há o desenvolvimento de hérnia. Estas hérnias são revestidas por um saco peritoneal e consideradas hérnias verdadeiras. A causa de hérnias umbilicais raramente é conhecida, mas a maioria é considerada hereditária. Muitos cães-machos com hérnias umbilicais também apresentam criptorquidia. As onfaloceles permitem que os órgãos abdominais se projetem para fora (evisceração). A princípio, o conteúdo abdominal é coberto por tecido amniótico, mas esse revestimento da membrana se rompe com facilidade. A maioria dos recém-nascidos acometidos morre ou é eutanasiada ao nascer.

DIAGNÓSTICO

Apresentação Clínica
Sinais Clínicos

A maioria dos animais com hérnias umbilicais ou abdominais é jovem. Acredita-se que as hérnias umbilicais sejam hereditárias em algumas raças (p. ex., Airedale, Basenji e Pequinês). As hérnias abdominais ventrais craniais associadas a hérnias diafragmáticas peritoniopericárdicas podem ser hereditárias em Weimaraners.

Histórico

O histórico de trauma é comum em hérnias abdominais. A princípio, a hérnia pode ser ignorada enquanto lesões mais óbvias ou com risco de morte são tratadas. As hérnias umbilicais pequenas não são percebidas até que o animal seja examinado para a castração. Se houver estrangulamento ou obstrução intestinal, o animal pode apresentar vômitos, dor abdominal, anorexia e/ou depressão.

Achados de Exame Físico

A presença de estruturas abdominais (órgãos ou omento) no espaço subcutâneo ou entre as camadas musculares geralmente causa assimetria do contorno abdominal. O tamanho do aumento de volume pode não corresponder ao tamanho da hérnia, principalmente se o intestino tiver migrado para seu interior. O aumento de volume deve ser cuidadosamente palpado para discernir o conteúdo da hérnia (p. ex., intestino, bexiga ou baço) e localizar o defeito abdominal. Esses pacientes devem ser examinados minuciosamente para determinar a existência de uma lesão ou anomalia abdominal ou torácica concomitante. De modo geral, é difícil palpar a ruptura do ligamento púbico cranial devido ao inchaço subcutâneo e à dor.

As hérnias umbilicais normalmente se manifestam como uma massa abdominal ventral macia na cicatriz umbilical. A palpação profunda do aumento de volume revela o tamanho do anel umbilical e ajuda a caracterizar o conteúdo herniário. O anel herniário não é palpável em alguns animais porque se fecha subsequentemente à hérnia de gordura falciforme ou omento. Ocasionalmente, intestinos ou outras estruturas abdominais podem ser palpados; de modo geral, podem ser reduzidos na cavidade abdominal. Se o saco umbilical estiver quente ou dolorido e o conteúdo for irredutível, deve-se suspeitar de estrangulamento ou obstrução intestinal.

> **NOTA** Certifique-se de avaliar os cães com hérnias congênitas para detecção de outros defeitos (p. ex., criptorquidia em animais com hérnias umbilicais, defeitos do septo ventricular e hérnias diafragmáticas pericárdicas em indivíduos com hérnias abdominais craniais).

Diagnóstico por Imagem

Os animais com hérnia abdominal devem ser radiografados. Projeções dorsais ventrais e laterais de rotina podem mostrar a lesão abdominal ou torácica associada (p. ex., fluido abdominal, hérnia diafragmática). As radiografias abdominais podem ajudar a confirmar uma hérnia (p. ex., alças intestinais subcutâneas e perda da faixa

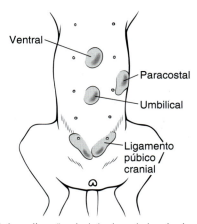

Figura 19.5 Localização de hérnias abdominais e umbilicais.

abdominal ventral) caso o defeito da parede abdominal não possa ser palpado devido ao aumento de volume ou à dor. As radiografias normalmente não são indicadas em hérnias umbilicais pequenas. A ultrassonografia também pode ajudar a definir o conteúdo das hérnias.

Achados Laboratoriais

Anomalias laboratoriais são incomuns em pacientes com hérnias umbilicais, a menos na presença de estrangulamento ou obstrução intestinal. As anomalias associadas às hérnias abdominais variam conforme a gravidade das lesões internas concomitantes.

DIAGNÓSTICO DIFERENCIAL

A maioria das hérnias é diagnosticada ao exame físico. Os diagnósticos diferenciais de aumentos de volume no abdome incluem abscessos, celulite, hematomas ou seromas e neoplasias.

MANEJO CLÍNICO

O manejo inicial de animais com hérnias abdominais é direcionado ao diagnóstico e tratamento do choque e das lesões internas com risco de morte.

TRATAMENTO CIRÚRGICO

A maioria das hérnias abdominais pode ser reparada por meio da sutura das bordas musculares rasgadas ou aposição da borda da parede abdominal rompida ao púbis, às costelas ou à fáscia adjacente. Em raros casos, deve-se usar malha sintética para reparo do defeito. Algumas hérnias (p. ex., estrangulamento intestinal, obstrução urinária, trauma orgânico concomitante) requerem correção cirúrgica de emergência. No entanto, a princípio, a extensão do músculo desvitalizado pode não ser aparente e o retardo da cirurgia em pacientes estáveis até a avaliação precisa do dano muscular facilita a correção cirúrgica. As complicações cirúrgicas mais comuns são a recidiva da hérnia e a infecção da ferida. As hérnias abdominais secundárias a feridas por mordedura geralmente são contaminadas; a infecção da ferida e a deiscência da pele e/ou do reparo da hérnia são comuns. Estas hérnias não devem ser tratadas com malhas e as feridas devem ser drenadas. O tratamento de feridas infectadas inclui culturas, drenagem, antibióticos e/ou lavagem. A exploração abdominal deve ser realizada na herniorrafia para diagnóstico de lesões concomitantes nos órgãos abdominais (p. ex., avulsão mesentérica, perfuração gástrica ou intestinal, hérnia diafragmática, ruptura da bexiga).

Muitas hérnias umbilicais se resolvem espontaneamente em animais jovens ou são pequenas e não são corrigidas até a castração do animal. O fechamento espontâneo pode ocorrer até os 6 meses. A probabilidade de ocorrência de estrangulamento intestinal é maior quando o defeito herniário tem aproximadamente o tamanho do intestino e o saco herniário é grande. A probabilidade é menor caso os defeitos sejam muito pequenos ou grandes. Se as vísceras abdominais na hérnia não puderem ser reduzidas, a cirurgia deve ser realizada o mais rápido possível.

Manejo Pré-cirúrgico

Os cuidados pré-operatórios dependem do estado do animal e das lesões concomitantes. A hidratação e as anomalias eletrolíticas devem ser corrigidas antes da cirurgia.

Anestesia

Na ausência de lesões abdominais ou doenças concomitantes, diversos protocolos anestésicos podem ser usados (Tabela 19.1). A Tabela 19.2 mostra o manejo anestésico de animais em choque ou debilitados. Consulte os capítulos subsequentes para obter informações detalhadas sobre o manejo anestésico de pacientes com doenças específicas (p. ex., renal, pancreática, hepática).

Anatomia Cirúrgica

A parede abdominal é composta por quatro camadas musculares (os músculos oblíquos abdominais externos e internos, o músculo reto abdominal e o músculo transverso do abdome). As hérnias abdominais podem ocorrer em inserções ou anexos destes músculos ou através dos próprios ventres musculares. No cão, o ligamento púbico cranial (tendão pré-púbico) é uma faixa de fibras transversais que prende os músculos abdominais ventrais à borda cranial do púbis. Nos gatos, não há tendão pré-púbico distinto; em vez disso, os músculos abdominais se ligam diretamente à borda pélvica (Figura 19.6).

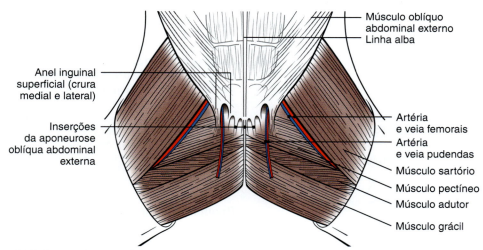

Figura 19.6 Anatomia normal dos anexos da musculatura pré-púbica de gatos. (Modificada de Beittenmiller MR, Mann FA, Constantinescu GM, et al. Clinical anatomy and surgical repair of prepubic hernia in dogs and cats. *J Am Anim Hosp Assoc.* 2009;45:284-290.)

Posicionamento

Nas hérnias ventrais, o animal é colocado em decúbito dorsal e a área ao redor da lesão é preparada para cirurgia asséptica. O reparo de rupturas do ligamento púbico cranial pode ser facilitado pela colocação do animal em decúbito dorsal com os membros posteriores flexionados e tracionados em sentido cranial.

TÉCNICAS CIRÚRGICAS

Hérnia Abdominal

Para a maioria das hérnias abdominais, faça uma incisão abdominal na linha média ventral para permitir a exploração de todo o abdome. Avalie a extensão da hérnia visceral. Reduza os conteúdos herniados e ampute ou extirpe o tecido necrótico ou desvitalizado ao redor da hérnia. Feche as camadas musculares da hérnia com pontos simples separados ou contínuos. Se uma grande área de tecido desvitalizado for removida, use uma malha sintética, como Marlex® ou Prolene®, para fechar o defeito (não coloque malhas em locais infectados). Dobre as bordas da malha e suture as bordas dobradas ao tecido viável com pontos simples separados. O reparo de lesões no ligamento púbico cranial pode ser difícil. Se necessário, faça orifícios no osso púbico para ancorar as suturas.

Hérnias Paracostais

Faça uma incisão na linha média ou diretamente sobre a hérnia. Explore a hérnia e suture as bordas rasgadas dos músculos oblíquos abdominais transversos, internos e externos. Incorpore uma costela na sutura em caso de avulsão do músculo do arco costal.

Hérnias do Ligamento Púbico Cranial (Pré-púbico)

Em cães, faça uma incisão na pele da linha média ventral e identifique o tendão rompido e sua inserção púbica. Avalie os anéis inguinais e a lacuna vascular; essas hérnias podem se estender até a região femoral devido à ruptura do ligamento inguinal. Em gatos, inspecione a crura do anel inguinal superficial e a aponeurose do músculo oblíquo abdominal externo quanto a danos. Reconecte a borda livre da parede abdominal ao ligamento púbico cranial com pontos simples separados, cruzados ou de colchoeiro com fio monofilamentar não absorvível (p. ex., polibutéster [Novafil®], polipropileno [Prolene®] ou náilon) ou absorvível (ver adiante). Na presença de uma hérnia inguinal ou femoral, reconecte o tendão pré-púbico ao púbis primeiro, antes de reparar os outros defeitos.

Alternativamente, suture o tendão remanescente na fáscia e no periósteo do músculo cobrindo o púbis ou prendendo-o ao púbis por meio de orifícios no osso púbico para passagem dos pontos (Figura 19.7). Se a hérnia se estender até a região femoral, a sutura da parede corpórea na fáscia medial dos músculos adutores pode ser necessária. Ao fazê-lo, tenha cuidado para não danificar os vasos ou nervos femorais.

Um retalho de músculo sartório cranial também pode ser usado no reparo de lesões no tendão pré-púbico. Separe a parte cranial do músculo de sua porção ventre caudal e do músculo quadríceps femoral. Em seguida, seccione a parte cranial do músculo na sua inserção distal na face medial da patela e eleve-o à altura do pedículo vascular proximal (Figura 19.8). Gire o retalho 180 graus em direção ao defeito e prenda-o com pontos simples separados. Use o retalho no reparo de hérnias inguinais ou femorais concomitantes, caso presentes.

Hérnias Umbilicais

Nas hérnias umbilicais, palpe o anel herniário, reduza o conteúdo abdominal, se possível, e incise a pele sobre o umbigo. Se a hérnia contiver apenas gordura ou omento, ligue o istmo herniário e extirpe

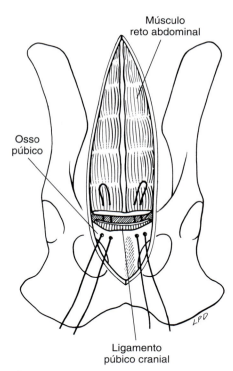

Figura 19.7 O reparo de lesões no ligamento púbico cranial pode requerer sua ancoragem ao púbis por meio de orifícios no osso púbico, através dos quais as suturas podem ser feitas.

o saco e seu conteúdo. Alternativamente, se não houver aderências, inverta o saco e seu conteúdo para a cavidade abdominal. Não desbride as margens da ferida. Suture as bordas do defeito com fio monofilamentar, sintético e absorvível (p. ex., polidioxanona [PDS®], poligliconato [Maxon®], poliglecaprona 25 [Monocryl®] ou glicômero 631 [Biosyn®]) em pontos simples separados. Se o conteúdo herniário não puder ser reduzido, faça uma incisão elíptica em torno do aumento de volume para evitar danificar o conteúdo. Incise o saco herniário e recoloque o conteúdo na cavidade abdominal. Se o conteúdo for irredutível ou houver estrangulamento ou obstrução intestinal, estenda o defeito abdominal na linha média. Explore o abdome e inspecione os intestinos para determinação da viabilidade antes do fechamento do defeito. O reparo da hérnia umbilical raramente requer implantação de malha.

MATERIAIS DE SUTURA E INSTRUMENTOS ESPECIAIS

Suturas fortes e absorvíveis (polidioxanona [PDS®], poligliconato [Maxon®], poliglecaprona 25 [Monocryl®] ou glicômero 631 [Biosyn®]) ou suturas não absorvíveis (p. ex., polibutéster [Novafil®], polipropileno [Prolene®] ou náilon) devem ser usadas no reparo de hérnias abdominais ou ventrais. A sutura não absorvível pode ser preferível à absorvível por manter a resistência à tração por mais de 1 ano (p. 62); entretanto, o reparo bem-sucedido com sutura absorvível foi relatado. As malhas sintéticas Marlex® e Prolene® podem ser usadas no reparo de alguns defeitos extensos.

CUIDADO E AVALIAÇÃO PÓS-CIRÚRGICOS

O cuidado pós-cirúrgico desses pacientes é determinado pela presença de lesões ou doenças concomitantes. O paciente deve ficar em repouso

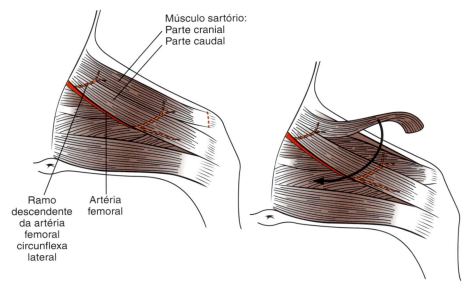

Figura 19.8 Retalho do músculo sartório em um gato. Seccione o músculo sartório distalmente em sua inserção na face medial da patela e eleve-o à altura do pedículo vascular proximal. (Modificada de Beittenmiller MR, Mann FA, Constantinescu GM, et al. Clinical anatomy and surgical repair of prepubic hernia in dogs and cats. *J Am Anim Hosp Assoc.* 2009;45:284-290.)

e a ferida deve ser frequentemente inspecionada quanto à infecção ou deiscência. Vômitos, febre e/ou leucocitose podem indicar peritonite (p. 527).

PROGNÓSTICO

O prognóstico geralmente é bom e recidivas são incomuns. As recidivas são normalmente observadas alguns dias após a cirurgia. A maioria dos animais tem excelentes resultados em longo prazo depois do uso de técnicas apropriadas.

HÉRNIAS INGUINAIS, ESCROTAIS E FEMORAIS

DEFINIÇÕES

As **hérnias inguinais** são protrusões de órgãos ou tecidos através do canal inguinal adjacente ao processo vaginal. As **hérnias escrotais** ocorrem quando os defeitos do anel inguinal permitem que o conteúdo abdominal se projete para o processo vaginal adjacente ao cordão espermático. As **hérnias femorais** ocorrem através de um defeito no canal femoral.

CONSIDERAÇÕES GERAIS E FISIOPATOLOGIA RELEVANTE

As hérnias inguinais podem ser decorrentes de uma anomalia congênita do anel inguinal ou ser causadas por um trauma (Figura 19.9). O defeito do anel inguinal permite que o conteúdo abdominal (p. ex., intestino, bexiga, útero) entre em espaços subcutâneos. As hérnias congênitas podem estar associadas a outras anomalias, como hérnias umbilicais, hérnias perineais e criptorquidia. Não se sabe se hérnias inguinais são hereditárias na maioria das raças; a esterilização é recomendada em cães com hérnias não traumáticas até que a genética dessa doença seja determinada.

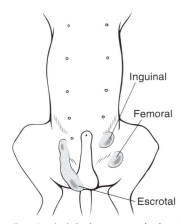

Figura 19.9 Localização de hérnias escrotais, inguinais e femorais.

As causas da hérnia inguinal em pequenos animais são pouco compreendidas. Cães-machos e fêmeas castrados ou não podem desenvolver hérnias inguinais não traumáticas. Estas hérnias podem ser uni ou bilaterais; as hérnias inguinais unilaterais são mais comuns do lado esquerdo. Os hormônios sexuais foram incriminados na formação de hérnias inguinais em camundongos, mas seu papel em cães não é claro. A prenhez e a obesidade podem estar associadas à formação de hérnias inguinais. As hérnias inguinais traumáticas podem ser decorrentes de uma fraqueza congênita da musculatura ou anomalia do anel inguinal.

As hérnias escrotais são raras e indiretas (Figura 19.9). De modo geral, são unilaterais e o estrangulamento do conteúdo abdominal é comum. Pouco se sabe sobre a causa e a hereditariedade. Um defeito congênito ou trauma pode predispor alguns cães à formação de hérnia. A maior incidência de tumores testiculares foi associada às hérnias escrotais.

As hérnias femorais são raras em cães e gatos. Ocorrem quando o conteúdo abdominal ou a gordura se projeta através do canal femoral, caudomedial aos vasos femorais (Figura 19.9). Podem ser confundidas com hérnias inguinais. As hérnias femorais podem ocorrer após trauma e avulsão do ligamento púbico cranial ou ainda ser causadas pela secção do músculo pectíneo do púbis durante a miectomia pectínea subtotal.

DIAGNÓSTICO

Apresentação Clínica

Sinais Clínicos

As hérnias inguinais não traumáticas são mais relatadas em cadelas inteiras de meia-idade ou em cães-machos jovens (< 2 anos). Acredita-se que as hérnias inguinais surjam em cães-machos jovens porque a descida testicular tardia retarda o fechamento do anel inguinal. As raças predispostas a estas hérnias são Pequinês, Cairn terrier, Basset hound, Basenji e West highland white terrier. As cadelas mais velhas podem ser predispostas ao desenvolvimento de hérnias inguinais porque o anel tem diâmetro relativamente grande e o canal é curto. As hérnias inguinais são raras em gatos. Hérnias escrotais são mais comuns em cães condrodistróficos. Nenhuma raça ou predisposição sexual foi associada às hérnias femorais.

Histórico

Os animais com hérnias inguinais podem apresentar aumento de volume indolor na região inguinal ou vômitos, letargia, dor e/ou depressão em caso de encarceramento do conteúdo herniário. As hérnias pequenas geralmente passam despercebidas, a menos que aprisionadas ou encarceradas. O omento é o órgão mais comumente presente nas hérnias inguinais caninas. O útero é frequentemente observado em hérnias de fêmeas inteiras. De modo geral, estas hérnias são crônicas e não causam sinais clínicos até a ocorrência de prenhez ou piometra.

Os animais com hérnias escrotais e femorais geralmente são atendidos para avaliação do aumento de volume do escroto ou da região medial das coxas, respectivamente, ou por apresentarem vômitos e dor em caso de encarceramento intestinal.

Achados de Exame Físico

As características físicas do aumento de volume variam de acordo com o conteúdo herniário e o grau da obstrução vascular associada. De modo geral, o aumento de volume é pequeno, indolor, uni ou bilateral na região inguinal. Nos casos com estrangulamento intestinal ou presença de útero gravídico ou bexiga na hérnia, o aumento de volume pode ser grande, flutuante e doloroso. A perda de viabilidade do intestino delgado é mais comum em cães-machos jovens (< 2 anos) com hérnias não traumáticas do que em animais mais velhos. A obstrução vascular e/ou a linfática associada podem causar edema testicular e do cordão espermático. Anomalias concomitantes podem ser observadas, como hérnia perineal ou criptorquidia. As hérnias inguinais unilaterais são mais comuns do que as hérnias bilaterais. As hérnias bilaterais são mais frequentes em cães jovens e recomenda-se a palpação cuidadosa da região inguinal contralateral para detecção de hérnias ocultas em todos os cães.

A hérnia escrotal geralmente é uma massa firme, semelhante a um cordão, que se estende até o aspecto caudal do escroto. O estrangulamento intestinal pode causar dor e alteração da cor do tecido para preto-azulado. As hérnias femorais causam aumento de volume no aspecto medial da coxa que pode se estender até a região inguinal. O aumento de volume é caudal ao ligamento inguinal e ventrolateral à borda pélvica.

Diagnóstico por Imagem

As radiografias abdominais podem ajudar a identificar a hérnia de um útero gravídico, intestino ou bexiga em uma hérnia inguinal. A perda da faixa abdominal caudal pode ser observada nos animais acometidos. Nas hérnias escrotais, a ultrassonografia auxilia a avaliação da viabilidade do fluxo sanguíneo testicular e a determinação da presença de torção do cordão espermático ou hidrocele.

Achados Laboratoriais

Anomalias laboratoriais são incomuns, a menos que tenha ocorrido encarceramento intestinal.

DIAGNÓSTICO DIFERENCIAL

A diferenciação de tumores mamários, lipomas, linfadenopatia, hematomas, abscessos e/ou cistos mamários de hérnias inguinais é facilitada pela colocação do animal de costas e tentativa de redução do conteúdo do aumento de volume. O encarceramento do intestino pode impedir a redução e dificulta a diferenciação dessas anomalias. Os diagnósticos diferenciais das hérnias escrotais incluem trauma, neoplasia testicular ou escrotal, orquite e inflamação ou aumento de volume grave do escroto. Os diagnósticos diferenciais das hérnias femorais incluem neoplasia, abscessos e linfadenopatia. As hérnias femorais e inguinais podem ser difíceis de distinguir umas das outras antes da cirurgia.

> **NOTA** Não confunda o coxim de gordura abdominal caudal em gatos obesos com uma hérnia inguinal.

MANEJO CLÍNICO

O estado geral do animal deve ser estabilizado antes da cirurgia.

TRATAMENTO CIRÚRGICO

A correção cirúrgica imediata é recomendada para evitar complicações associadas ao estrangulamento intestinal ou à prenhez. Os testículos criptorquídicos devem ser removidos durante o reparo da hérnia inguinal. A necrose dos testículos descendentes ipsolaterais pode ser secundária à obstrução vascular e requer orquiectomia. Se o útero gravídico estiver contido na hérnia inguinal, o animal pode ser esterilizado, ou se o feto for viável e a interrupção da prenhez não for desejada, pode-se tentar reduzir o útero e fechar o anel inguinal. No entanto, o parto ou o aumento de volume do útero podem estar associados a recidivas.

> **NOTA** Castre os animais com hérnias inguinais. Alerte os proprietários de cadelas inteiras de que a hérnia pode recidivar caso o animal emprenhe ou desenvolva piometra.

Manejo Pré-cirúrgico

Se houver suspeita de encarceramento ou estrangulamento intestinal, antibióticos devem ser administrados antes da cirurgia.

Anestesia

Se o animal estiver saudável, diversos protocolos anestésicos podem ser usados com segurança (Tabela 19.1). Para os pacientes com intestino não viável, consulte a Tabela 19.2. Outras recomendações anestésicas para animais submetidos a cirurgia intestinal já foram

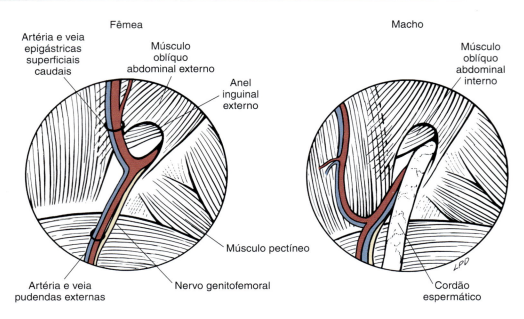

Figura 19.10 Componentes do canal inguinal.

discutidas (p. 513). Os protocolos anestésicos para animais prenhes podem ser encontrados na p. 725.

Anatomia Cirúrgica
O canal inguinal é uma fenda sagital na parede abdominal caudoventral por onde passa o ramo genital do nervo, da artéria e da veia genitofemoral, o vaso pudendo externo e o cordão espermático (em machos) ou o ligamento redondo (em fêmeas) (Figura 19.10). As estruturas vasculares estão localizadas no aspecto caudomedial do canal. O canal inguinal é delimitado pelos anéis inguinais internos e externos. O anel inguinal interno é formado pela borda caudal do músculo oblíquo abdominal interno (cranial), pelo músculo reto abdominal (medial) e pelo ligamento inguinal (lateral e caudal); o anel inguinal externo é uma fenda longitudinal na aponeurose do músculo oblíquo abdominal externo. As hérnias diretas ocorrem quando a evaginação peritoneal ocorre em uma saída separada e distinta do processo vaginal; as hérnias indiretas são protrusões através da evaginação normal do processo vaginal.

Posicionamento
O animal é posicionado em decúbito dorsal e as áreas abdominais e inguinais caudais são preparadas para a cirurgia asséptica.

Técnicas Cirúrgicas
O objetivo da cirurgia é reduzir o conteúdo abdominal e fechar o anel inguinal externo para que a hérnia não volte a ocorrer. A abordagem para hérnias inguinais depende de ser uni ou bilateral; se o conteúdo pode ser reduzido; e se há estrangulamento intestinal ou trauma abdominal concomitante. Embora a incisão possa ser feita paralelamente à prega do flanco, diretamente sobre o aspecto lateral do aumento de volume, a incisão na linha média tende a ser preferida em cadelas porque permite a palpação e o fechamento dos dois anéis inguinais através de uma única incisão cutânea. De modo geral, as hérnias inguinais podem ser fechadas sem o uso de materiais protéticos. Às vezes, o reparo de defeitos traumáticos recorrentes ou extensos requer a colocação de malha sintética (p. 521) ou retalho

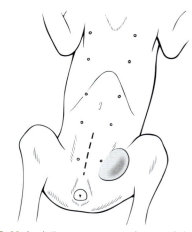

Figura 19.11 Incisão para reparo de uma hérnia inguinal.

de músculo sartório cranial (p. 229). A orquiectomia bilateral é recomendada em animais com hérnias escrotais para diminuir as recidivas.

Hérnias Inguinais
Em cadelas, faça uma incisão na pele da linha média abdominal caudal, cranial à borda da pelve (Figura 19.11). Aprofunde a incisão através dos tecidos subcutâneos até a bainha ventral do reto. Exponha o saco herniário com uma dissecção romba abaixo do tecido mamário e identifique o saco e o anel herniário (Figura 19.12A). Reduza o conteúdo abdominal, torcendo o saco e passando seu conteúdo através do anel; ou, se necessário, abra o saco herniário e faça uma incisão no aspecto craniomedial do anel para ampliá-lo (Figura 19.12B). Depois de reduzir o conteúdo abdominal, ampute a base do saco herniário e feche-o com pontos horizontais de colchoeiro em um padrão simples de

CAPÍTULO 19 Cirurgia da Cavidade Abdominal

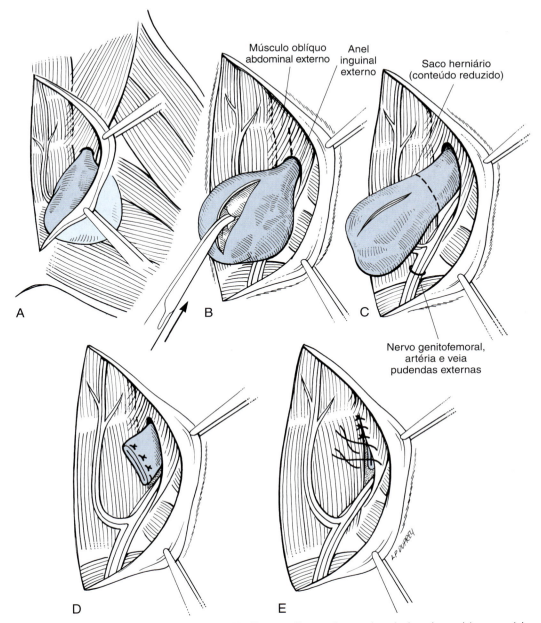

Figura 19.12 Reparo de hérnia inguinal. (A) Faça a dissecção romba abaixo do tecido mamário e identifique o saco herniário e o anel. (B) Se necessário, incise o saco herniário. (C) Reduza o conteúdo herniário e ampute a base do saco. Feche (D) o saco e (E) o anel inguinal.

sutura contínua ou um padrão de sutura invertida (i.e., Cushing mais Lembert) (Figura 19.12C e D). Feche o anel inguinal com pontos simples separados de sutura sintética absorvível ou não (Figura 19.12E). Evite comprometer os vasos pudendos externos e o nervo genitofemoral, que saem do aspecto caudomedial do anel (ou do cordão espermático em cães-machos inteiros). Palpe o anel contralateral e feche-o, se necessário, antes do fechamento da pele.

Se o conteúdo herniário não puder ser reduzido, realize uma celiotomia e explore o conteúdo abdominal. Exponha o anel inguinal como já descrito e reduza o conteúdo herniário (aumente o anel inguinal se necessário). Ressecte o intestino não viável ou realize uma ovário-histerectomia e feche o anel inguinal (ou anéis inguinais).

Hérnias Escrotais

Incise a pele sobre anel inguinal ou lateral a ele e paralela à prega do flanco (Figura 19.13). Exponha o saco herniário e reduza o conteúdo abdominal (incise o saco herniário, se necessário). Se o reparo da hérnia for realizado junto com a orquiectomia (preferível), abra o saco herniário e ligue o conteúdo do cordão espermático (Figura 19.14A). Remova o testículo após romper o ligamento da cauda do epidídimo e ligue o saco herniário à altura do anel inguinal interno (Figura 19.14B). Se a castração não for realizada, faça uma incisão no saco herniário (túnica vaginal parietal) e avalie o conteúdo herniário (Figura 19.14C). Reduza o conteúdo herniado e faça uma ligadura transfixante ou vários pontos horizontais de colchoeiro no saco herniário para reduzir o tamanho do

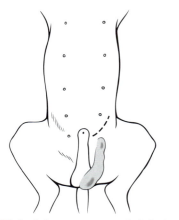

Figura 19.13 Incisão para reparo de hérnia escrotal.

orifício vaginal (Figura 19.14D). Feche parcialmente o anel inguinal externo com pontos simples separados (Figura 19.14E). Não comprometa o cordão espermático ou estruturas vasculares no aspecto caudomedial do anel.

Se o conteúdo herniário não puder ser reduzido ou em caso de estrangulamento e necrose das vísceras, faça uma celiotomia na linha média, como já descrito. Após a ressecção do intestino, exponha o anel inguinal e repare a hérnia. Realize uma ablação escrotal se houver contaminação grave do processo vaginal e do escroto.

Hérnias Femorais

Incise a pele paralelamente ao ligamento inguinal e exponha o saco herniário. Reduza o conteúdo e ligue o saco herniário o mais alto possível no canal femoral. Se o ligamento inguinal estiver intacto, feche o canal femoral com suturas entre o ligamento inguinal e a fáscia pectínea. Não danifique nem comprometa as estruturas neurovascu-

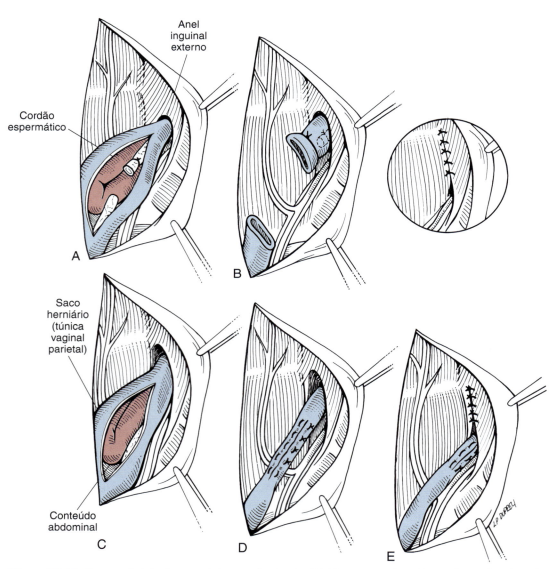

Figura 19.14 Reparo de hérnia escrotal e orquiectomia. (A) Abra o saco herniário e faça a ligadura do conteúdo do cordão espermático. (B) Retire o testículo e faça a ligadura do saco herniário à altura do anel inguinal interno. Se a castração não for realizada, (C) faça uma incisão no saco herniário, reduza o conteúdo e (D) diminua o tamanho do orifício vaginal. (E) Feche parcialmente o anel inguinal externo.

CAPÍTULO 19 Cirurgia da Cavidade Abdominal

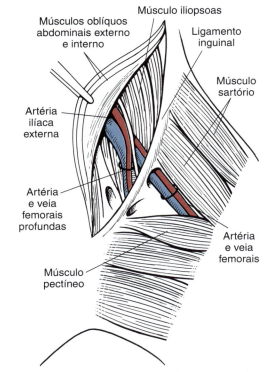

Figura 19.15 Estruturas neurovasculares do canal femoral.

lares do canal femoral (Figura 19.15). Feche os tecidos subcutâneos e a pele. Em caso de estrangulamento dos órgãos abdominais, realize uma celiotomia na linha média. Reduza o conteúdo abdominal, inverta e ligue o saco. Faça uma dissecção lateral à incisão da pele até o canal femoral e feche o defeito do canal femoral como já descrito.

MATERIAIS DE SUTURA E INSTRUMENTOS ESPECIAIS

Fios monofilamentares absorvíveis (p. ex., polidioxanona [PDS®], poligliconato [Maxon®], poliglecaprona 25 [Monocryl®], ou glicômero 631 [Biosyn®]) ou não absorvíveis (p. ex., polibutéster [Novafil®], polipropileno [Prolene®] ou náilon) devem ser usados no fechamento do anel herniário. Suturas multifilamentares não absorvíveis podem ser associadas a uma maior incidência de infecção da ferida. A malha pode ser usada como revestimento para reforço do reparo primário da hérnia (p. 521).

CUIDADO E AVALIAÇÃO PÓS-CIRÚRGICOS

O uso de rotina de drenos não é recomendado; no entanto, os locais de hérnia devem ser avaliados após a cirurgia quanto a evidências de infecção ou a formação de hematoma ou seroma. Os exercícios devem ser restritos a caminhadas em coleira por várias semanas. Um colar elizabetano pode ser necessário para evitar que o animal lamba o local da cirurgia. O aumento de volume testicular pós-operatório pode indicar comprometimento da drenagem linfática e/ou vascular do testículo. Os animais com hérnias femorais podem precisar de aparelhos de contenção para evitar a abdução do membro durante a cicatrização e a função do nervo femoral deve ser avaliada no período pós-operatório. *Deficits* neurológicos ou dor intensa podem indicar comprometimento do nervo femoral durante o reparo; nestes casos, a realização de um novo procedimento é justificada.

PROGNÓSTICO

O prognóstico é excelente, a menos que haja extravasamento e perfuração intestinal. A taxa geral de complicações de hérnias inguinais tende a ser muito baixa, com mortalidade associada mínima ou nula.

PERITONITE

DEFINIÇÕES

A **peritonite generalizada primária** é uma inflamação espontânea do peritônio sem qualquer razão intra-abdominal óbvia para o extravasamento de bactérias. A **peritonite generalizada secundária** é concomitante a uma razão intra-abdominal para a inflamação/infecção e pode ainda ser classificada como infecciosa ou não infecciosa.

CONSIDERAÇÕES GERAIS E FISIOPATOLOGIA RELEVANTE

A peritonite generalizada secundária é a forma predominante da doença em cães e, de modo geral, é causada por bactérias. A maioria dos casos é provocada por contaminação do trato GI, normalmente secundária à deiscência de ferida cirúrgica ou neoplasia GI. Outras causas importantes são perfuração, ruptura ou necrose da vesícula biliar; perfuração por corpos estranhos gástricos ou intestinais; intussuscepção; avulsão mesentérica; dilatação gástrica-vólvulo ; colecistite necrótica; abscessos prostáticos; ruptura GI iatrogênica por gastroscopia ou penetração de corpo estranho na parede corpórea. Em um estudo de 2014, a perfuração GI foi encontrada em 1,6% dos gatos e 0,1% dos cães submetidos à endoscopia durante um período de 17 anos (1993 a 2010).[1] Os fatores de risco sugeridos para a perfuração foram a doença infiltrativa do intestino delgado em gatos e a úlcera GI preexistente em gatos e cães. A *peritonite por Candida* foi relatada em cães e associada à perfuração duodenal devido à administração de anti-inflamatórios não esteroidais; extravasamento após ressecção e anastomose intestinal ou remoção de corpo estranho intestinal; e após a colecistectomia por ruptura da vesícula biliar e deiscência de locais de biópsia intestinal.[2]

A **peritonite primária** é definida como uma infecção da cavidade peritoneal, sem fonte intraperitoneal identificável de infecção ou histórico de lesão peritoneal penetrante. A peritonite séptica primária de origem desconhecida (apesar da cirurgia exploratória) é ocasionalmente observada em gatos e cães. Os microrganismos Gram-negativos são mais comumente isolados do abdome séptico de cães e gatos com peritonite secundária e refletem a alta incidência de ruptura GI nesses animais. Microrganismos Gram-positivos são mais comumente obtidos no abdome de cães e gatos com peritonite primária. Enquanto as infecções associadas à peritonite secundária tendem a ser polibacterianas, as infecções associadas à peritonite primária geralmente são monobacterianas. A diferenciação da peritonite primária e secundária é importante porque a cirurgia não é rotineiramente indicada na primeira, mas é necessária na última; no entanto, muitas vezes é muito difícil fazer essa distinção sem cirurgia.

A **peritonite esclerosante encapsulante** (PEE) é uma síndrome clínica associada à esclerose irreversível da membrana peritoneal. Em seres humanos, pode ser secundária à diálise peritoneal ambulatorial, à peritonite bacteriana ou fúngica aguda grave, a infecções crônicas, trauma abdominal contuso e administração intraperitoneal de fármacos e substâncias químicas, como a clorexidina. As causas relatadas em cães e gatos incluem corpos estranhos abdominais, esteatite, ingestão de fibra de vidro, peritonite bacteriana e leishmaniose. A doença geralmente é fatal em cães e está associada à perda crônica de peso e a derrame peritoneal. À cirurgia, uma membrana fibrosa espessa pode ser encontrada encapsulando os órgãos abdominais. Não há consenso entre os especialistas se o tratamento de escolha deve ser cirúrgico ou conservador e não há estudos clínicos que comparem as diferentes abordagens terapêuticas. O tratamento médico baseado em glicocorticoides, metotrexato e tamoxifeno tem sido recomendado. O tamoxifeno é utilizado por demonstrar eficácia em outras doenças fibróticas, inclusive a fibrose retroperitoneal. Apesar da existência de poucos dados que apoiem o efeito positivo de qualquer uma das opções terapêuticas citadas, o tratamento bem-sucedido desta doença em um cão Pastor-alemão foi composto por enterólise, lavagem abdominal aberta, antibióticos, metilprednisolona (1 mg/kg VO, duas vezes ao dia de forma intermitente por 3 a 4 meses), protetores GI e tamoxifeno (1 mg/kg VO todos os dias por 5 meses; ver a seguir).[3]

A falência múltipla de órgãos é comum em pacientes com peritonite; o pulmão é o órgão mais comumente acometido. Em humanos, a peritonite grave provoca a expressão pulmonar precoce de quimiotáticos no pulmão, criando um gradiente para o sequestro e a ativação de neutrófilos pulmonares. Esses parâmetros estão associados à expressão de apoptose no pulmão, causando lesão pulmonar aguda e síndrome da angústia respiratória aguda. O influxo e a ativação de neutrófilos pulmonares são maiores em pacientes com peritonite que não sobrevivem em comparação àqueles sobrevivem à doença.

DIAGNÓSTICO

Apresentação Clínica
Sinais Clínicos
Cães ou gatos de qualquer idade, sexo ou raça podem desenvolver peritonite. A doença é bastante comum em animais jovens com corpos estranhos perfurantes e naqueles que sofreram lesão abdominal, como trauma veicular ou ferimentos por mordedura. A idade mediana dos gatos com peritonite é de aproximadamente 3 anos e a maioria dos pacientes tem menos de 5 anos.

Histórico
De modo geral, o histórico não é específico. O animal pode não apresentar sinais de doença por vários dias após o episódio traumático. As avulsões mesentéricas normalmente não causam sinais clínicos de peritonite por 5 a 7 dias após a lesão. Os animais com peritonite biliar traumática podem ser assintomáticos por dias a semanas após a lesão. A cirurgia GI prévia com deiscência é um achado histórico comum nos animais acometidos. A maioria dos animais apresenta letargia, anorexia, vômito, diarreia e/ou dor abdominal. Em gatos com peritonite, a letargia, a depressão e a anorexia podem ser sinais mais comuns do que a dor abdominal ou os vômitos. Os sinais clínicos da PEE são vagos e não específicos (p. ex., anorexia, vômitos, letargia, perda de peso, ascite).

> **NOTA** Certifique-se de avaliar todas as cadelas não castradas e doentes para descartar a presença de piometra.

Achados de Exame Físico
A palpação abdominal geralmente causa dor nos cães acometidos. A dor pode ser localizada, mas a dor generalizada é mais comum, e o animal muitas vezes tensiona ou "torce" o abdome durante a palpação. Gatos com peritonite séptica podem ser menos propensos a demonstrar evidências de dor à palpação abdominal do que os cães afetados de forma semelhante. Os animais podem apresentar vômitos e diarreia. Pode haver distensão abdominal em caso de acúmulo suficiente de fluido. Mucosas pálidas, aumento do tempo de preenchimento capilar e taquicardia podem indicar que o animal está em choque. Desidratação e arritmias também podem ocorrer.

Diagnóstico por Imagem
A avaliação de pacientes em estado crítico normalmente é difícil por causa das lesões, redução do nível de consciência, insuficiência respiratória ou cardíaca ou outra patologia significativa que prejudique a obtenção de imagens. A TC é considerada o teste diagnóstico mais importante em pacientes humanos com infecções intra-abdominais, à exceção de lesões do trato biliar, em que a ultrassonografia geralmente é mais utilizada. Uma orientação diagnóstica para o manejo de animais com peritonite é mostrada na Figura 19.16.

O achado radiográfico clássico em animais com peritonite é a perda de detalhes viscerais com aparência focal ou generalizada em "vidro fosco" (Figura 19.17). O trato intestinal pode estar dilatado com ar e/ou fluido. O ar abdominal livre pode ser decorrente da ruptura de um órgão oco e, às vezes, da infecção por bactérias anaeróbias produtoras de gás. A peritonite localizada pode ser secundária à pancreatite e pode fazer com que o duodeno pareça fixo e elevado (uma alça sentinela). A ultrassonografia auxilia a localização do acúmulo de fluido e a obtenção de uma amostra para análise. A radiografia e a ultrassonografia abdominal devem ser realizadas antes do LPD (p. 534). A ultrassonografia também é uma ferramenta valiosa na avaliação do abdome e do sítio cirúrgico de cães. A maioria dos órgãos abdominais pode ser avaliada por ultrassonografia 24 horas após a cirurgia; o fator limitante para análise dos animais acometidos geralmente é a dor.

Achados Laboratoriais
O achado laboratorial mais comum em animais com peritonite é a leucocitose acentuada; no entanto, em alguns casos, a contagem de neutrófilos pode ser normal ou baixa. O tipo de célula predominante é o neutrófilo e o desvio à esquerda é observado com frequência. Outras anomalias observadas são anemia, trombocitopenia, desidratação, hipoglicemia ou hiperglicemia, hiperbilirrubinemia e/ou anomalias eletrolíticas e acidobásicas. Os níveis de lactato no momento do diagnóstico podem ser um indicador prognóstico importante em gatos com peritonite, já que a concentração sérica desta molécula é significativamente maior nos indivíduos não sobreviventes do que naqueles que sobrevivem. A atividade de proteínas anticoagulantes circulantes (proteína C total e antitrombina) tende a ser significativamente menor em cães com sepse.[4] A proteína C-reativa e a pró-calcitonina são biomarcadores extensivamente estudados em humanos com peritonite séptica; a pró-calcitonina pode ser um biomarcador superior à proteína C-reativa em pessoas com sepse. As deficiências de atividades de proteína C total e antitrombina e a hipercoagulabilidade são características consistentes da sepse em cães.[4] Os tromboelastogramas de cães com peritonite séptica que sobreviveram foram diferentes daqueles que não sobreviveram, uma vez que a amplitude máxima pré-operatória, o ângulo α e o índice de coagulação foram significativamente maiores (indicando hipercoagulabilidade) em não sobreviventes em comparação aos sobreviventes.[4] Neste estudo, a amplitude máxima foi o fator preditivo mais específico de sobrevida. Concentrações de lactato superiores a 2,5 mmol/L em cães com peritonite séptica foram associadas à mortalidade em um estudo de 2015; a incapacidade de normalização da concentração plasmática de lactato também está associada à não sobrevida.[5] No estudo supracitado, um *clearance* de lactato menor que 21% às 6 horas apresentou sensibilidade de 54% e especificidade de 91% para a ausência de sobrevida; o *clearance* de lactato inferior a 42% às 12

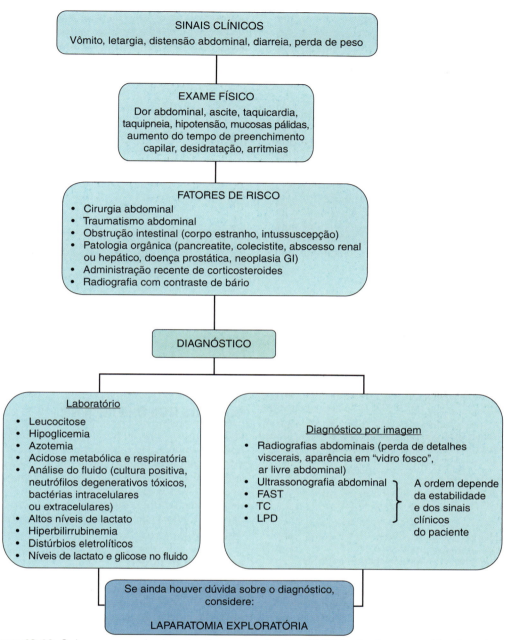

Figura 19.16 Guia para manejo de animais com peritonite. *FAST*, Avaliação sonográfica focada para trauma; *GI*, gastrointestinal; *LPD*, lavado peritoneal diagnóstico; *TC*, tomografia computadorizada.

horas teve sensibilidade de 82% e especificidade de 100% para a não sobrevida. A peritonite biliar geralmente causa elevação das concentrações de fosfatase alcalina, alanina transaminase e bilirrubina total (p. 582). As anomalias laboratoriais associadas ao uroabdome são discutidas na p. 699.

Há pouco ou nenhum derrame abdominal no início dos casos de peritonite. Se houver derrame, deve-se realizar abdominocentese (p. 534) com coleta do fluido para análise. A análise de fluidos de animais com uroabdome e peritonite biliar é discutida, respectivamente, nas pp. 698 e 581. Neutrófilos degenerativos tóxicos com bactérias intra ou extracelulares são indicativos de peritonite bacteriana, assim como o material vegetal (das fezes). A morfologia dos leucócitos e a presença de bactérias são mais importantes do que o número de leucócitos. Para contagem total de células nucleadas, o fluido deve ser colocado em tubo com ácido etilenodiaminotetracético (tampa roxa) (Quadro 19.2). Às vezes, o achado de bactérias em pacientes com peritonite bacteriana é muito difícil, principalmente durante a antibioticoterapia. A diferenciação entre esses derrames e aqueles devidos à pancreatite pode ser difícil, já que ambos apresentam um grande número de leucócitos degenerativos. A diferença superior a 20 mg/dL entre a glicemia e a concentração de glicose no fluido peritoneal diferencia de forma confiável os derrames peritoneais sépticos ou não em cães e gatos. Os níveis de lactato no fluido peritoneal acima de 2,5 mmol/L ou a diferença menor que −2 mmol/L entre os níveis de lactato no sangue e no líquido peritoneal são indicativos de peritonite séptica em cães. Os níveis de lactato não são precisos na detecção de derrames peritoneais sépticos em gatos. A determinação da diferença entre a glicemia e a concentração de glicose no fluido

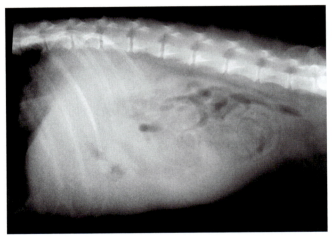

Figura 19.17 Radiografia lateral de um animal com derrame peritoneal. Observe a ausência de detalhes viscerais.

TABELA 19.3 Diretrizes de Suplementação Intravenosa de Potássio

Potássio Sérico[a] (mEq/L)	mEq KCl/L do Fluido	Taxa Máxima de Infusão[b] (mL/kg/h)
<2,0	80	6
2,1-2,5	60	8
2,6-3,0	40	12
3,1-3,5	28	16

[a]Se não for possível determinar a concentração sérica de potássio, adicione o microelemento a uma concentração total de 20 mEq/L.
[b]Não exceda 0,5 mEq/kg/h.

QUADRO 19.3 Terapia com Bicarbonato de Sódio

1-2 mEq/kg administrados por via intravenosa; repita somente se indicado com base na avaliação do equilíbrio acidobásico e da concentração de potássio.
A seguinte fórmula também pode ser usada:
0,3 × Deficit de base (mEq) × Peso corporal (kg)
Administre metade dessa dose por via intravenosa por 10 a 15 minutos e reavalie. Se o restante for necessário, administre durante 4 a 6 horas.

QUADRO 19.2 Estimativa da CTCN e da Quantidade de Sangue no Fluido Abdominal

A contagem total de células nucleadas (CTCN) do fluido abdominal pode ser estimada pela seguinte fórmula:

$$X = NC \times OP^2$$

em que:
X = CTCN
NC = número de células nucleadas por campo microscópico
OP = poder de aumento da objetiva. O aumento escolhido deve permitir a visualização de 1 a 10 células por campo microscópico.

A quantidade de sangue na cavidade abdominal pode ser estimada pela seguinte fórmula:

$$X = \frac{L \times V}{P - L}$$

em que:
X = Quantidade de sangue na cavidade abdominal
L = Hematócrito do fluido de lavagem coletado
V = Volume do fluido de lavagem infundido na cavidade abdominal
P = Hematócrito do sangue periférico antes da infusão intravenosa de fluidos

peritoneal com glicosímetro veterinário no ponto de atendimento não auxiliou a identificação de todos os cães com peritonite séptica.[6] No entanto, no mesmo estudo, a diferença de 38 mg/dL ou mais entre a glicemia e a concentração de glicose no fluido peritoneal ou em seu sobrenadante foi associada ao diagnóstico preciso de peritonite séptica em cães com derrame peritoneal. O pH, a pressão parcial de O_2 e a pressão parcial de CO_2 são significativamente diferentes no fluido peritoneal de cães com peritonite bacteriana ou de diferentes causas (p. ex., neoplasia, doença hepática ou renal).[7] O aumento no acúmulo de fibrina causado pela peritonite bacteriana diminui a oferta de oxigênio, aumentando a pressão parcial de CO_2 e o pH e reduzindo a pressão parcial de O_2 em comparação ao fluido não infectado. Em última análise, o metabolismo não oxidativo da glicose é predominante, o que causa diminuição no pH, acidose e crescimento de bactérias anaeróbias. O uso do teste de esterase leucocitária em tiras reagentes de urinálise pode ajudar a identificação dos casos em que a infecção bacteriana é improvável (o resultado negativo pode sugerir um diagnóstico alternativo, enquanto o resultado positivo indica a necessidade de mais exames diagnósticos).[8]

DIAGNÓSTICO DIFERENCIAL

O diagnóstico de peritonite avançada com acúmulo significativo de fluido abdominal não é difícil. De modo geral, a dificuldade se refere à determinação da etiologia do derrame ou infecção. A peritonite em estágio inicial, antes dos sinais clínicos evidentes, é difícil de diagnosticar e pode exigir a realização de LPD (p. 534). Se a peritonite primária puder ser diagnosticada no período pré-operatório, a cirurgia não é indicada e pode agravar a doença subjacente e, assim, aumentar a morbidade.

MANEJO CLÍNICO

Os objetivos do tratamento de animais com peritonite são a eliminação da causa da contaminação, a resolução da infecção e a normalização dos equilíbrios de fluidos e eletrólitos. A alimentação deve ser interrompida em caso de vômitos. A terapia de reposição de fluidos por via intravenosa deve ser instituída o mais rápido possível, principalmente se o animal estiver desidratado ou parecer estar em choque (em cães, 60-90 mL/kg por hora; em gatos, 40-60 mL/kg por hora). Coloides sintéticos, como Hetastarch® e pentamido (p. 32), podem ser benéficos, principalmente na presença de vasculite. O paciente pode apresentar hipopotassemia (Tabela 19.3) e hiponatremia, que requerem suplementação intravenosa. A hipoglicemia é comum em animais com síndrome da resposta inflamatória sistêmica (SIRS; formalmente chamada de *choque séptico*) e pode haver necessidade de adição de glicose aos fluidos (i.e., dextrose a 2,5%-5%). A terapia de choque padrão deve ser instituída (i.e., reposição de fluidos e antibióticos). A administração de bicarbonato pode ser prejudicial e deve ser usada somente se a acidose for grave a ponto de significar risco imediato de morte (Quadro 19.3). A administração de albumina sérica humana a 25% aumentou a concentração de albumina e proteína total e a pressão osmótica coloide em um estudo em cães com peritonite séptica; além disso, níveis pós-operatórios mais elevados de albumina foram associados à maior sobrevida.[9] A albumina canina específica pode ser mais segura do que a albumina sérica humana e causou um aumento

QUADRO 19.4 Terapia Antibiótica em Animais com Peritonite

Ampicilina
22 mg/kg IV três a quatro vezes ao dia

Enrofloxacino
10-20 mg/kg IV uma vez ao dia; administre lentamente, diluído em fluidos IV, por 30 minutos

Amicacina
20-25 mg/kg IV uma vez ao dia (dilua e administre lentamente)

Clindamicina
11 mg/kg IV três vezes ao dia

Metronidazol
10 mg/kg IV três vezes ao dia

Cefoxitina
30-40 mg/kg IV quatro vezes ao dia

IV, Intravenoso.

QUADRO 19.5 Terapia Adjuvante em Cães com Peritonite[a]

Heparina
50-70 U/kg SC duas a três vezes ao dia

Heparina (Baixo Peso Molecular)
100-150 U/kg SC uma a três vezes ao dia

Plasma Ativado por Heparina
Incube 5 a 10 U de heparina/kg de peso corporal com 1 U de plasma fresco por 30 minutos. Dê 10 mL/kg por via intravenosa.
Coloque a primeira dose de heparina (75-100 U/kg) no plasma e incube durante 30 minutos antes da administração. Quando os níveis de antitrombina III (ATIII) estiverem acima de 60%, continue a heparina por via subcutânea. Se houver necessidade de mais plasma, a incubação com heparina não é necessária.

SC, subcutâneo.
[a]O tratamento da coagulação intravascular disseminada é discutido no Quadro 22.7.

persistente da molécula às 24 horas em cães com peritonite séptica.[10] A administração de corticosteroides já foi considerada padrão para pacientes com SIRS. Depois, foi quase universalmente rejeitada. Hoje, há indicação para o uso criterioso de corticosteroides em pacientes sépticos em SIRS que não respondem à terapia padrão de ressuscitação.

A antibioticoterapia de amplo espectro deve ser instituída logo após o diagnóstico. *Escherichia coli*, *Clostridium* spp. e *Enterococcus* spp. são comumente isolados de animais com peritonite e, de modo geral, a ampicilina associada à enrofloxacina (Quadro 19.4) é uma combinação antimicrobiana eficaz. No entanto, a amicacina associada à clindamicina ou ao metronidazol (Quadro 19.4) pode ser necessária. As cefalosporinas de segunda geração (p. ex., cefoxitina [Quadro 19.4]) também têm espectro Gram-negativo e anaeróbio razoável. Em caso de comprometimento renal em um animal com infecção bacteriana resistente, o imipenem pode ser considerado, mas deve ser administrado apenas como último recurso. A antibioticoterapia inicial deve ser alterada de acordo com os resultados da cultura aeróbia e anaeróbia do fluido de lavagem ou das amostras obtidas durante a cirurgia. A peritonite séptica normalmente causa coagulação intravascular disseminada e é provável que a administração de plasma para reposição dos fatores de coagulação seja uma das terapias mais benéficas nesses pacientes.

A heparina em dose baixa (Quadro 19.5) aumenta a sobrevida e reduz significativamente a formação de abscessos na peritonite experimental. O processo inflamatório da peritonite está associado à liberação de um exsudato fibroso que causa a loculação intra-abdominal de bactérias. As bactérias loculadas ficam protegidas dos mecanismos de defesa do hospedeiro e dos antibióticos que podem não conseguir penetrar nos coágulos de fibrina. Embora o mecanismo exato de seu efeito benéfico ainda seja desconhecido, a heparina parece indicada em pacientes com peritonite grave. A heparina também pode ser incubada com plasma e administrada a animais com coagulação intravascular disseminada (Quadro 19.5). A heparina de baixo peso molecular (enoxaparina, dalteparina) difere da heparina não fracionada em seu mecanismo de ação e pode ser mais eficaz (p. 887); no entanto, não há estudos clínicos de grande porte. A administração intraoperatória de uma infusão de lidocaína em cães com peritonite séptica pode melhorar a sobrevida em curto prazo (48 horas) após a cirurgia.[11] Um recente estudo retrospectivo de 75 cães com peritonite séptica comparou a sobrevida de cães tratados apenas com um opioide ou lidocaína (50 μg/kg por minuto IV) além do opioide durante a cirurgia. A proporção de cães que sobreviveram por 48 horas após a cirurgia foi significativamente maior no grupo que recebeu lidocaína em comparação ao grupo tratado apenas com opioide.

O tamoxifeno pode ser uma boa terapia adjuvante em cães com PEE. No tecido mamário, o tamoxifeno atua como um antiestrogênio para controle do crescimento de células tumorais. Também parece causar a reexpressão de um gene supressor tumoral conhecido como *maspin* que inibe a invasão tumoral e a metástase. Seus mecanismos de ação na PEE são desconhecidos; no entanto, estimula o fator transformador do crescimento beta 1 (TGF-β1), que tem efeito estimulador sobre as metaloproteinases 2 e 9. A metaloproteinase 9 degrada os colágenos tipo IV e desnaturados; assim, a produção de TGF-β1 pode favorecer a cicatrização mesotelial por facilitar a remoção do colágeno desnaturado.

TRATAMENTO CIRÚRGICO

A abdominocentese (discutida a seguir) é a remoção percutânea de fluido da cavidade abdominal, geralmente para fins diagnósticos, embora também possa ser terapêutica. Suas indicações incluem choque sem causa aparente, doença não diagnosticada com sinais de acometimento da cavidade abdominal, suspeita de deiscência GI pós-operatória, lesões abdominais contusas ou penetrantes (p. ex., ferimentos a bala, mordeduras de cães, lesões veiculares), derrames abdominais e dor abdominal não diagnosticada. O uso de cateter multifenestrado aumenta a coleta de fluidos. Os exames físicos e radiográficos devem preceder a abdominocentese para detectar casos em que o procedimento não seja seguro e orientar a colocação da agulha. A paracentese de quatro quadrantes pode ser realizada caso a abdominocentese simples não seja bem-sucedida na recuperação de fluidos. É semelhante à abdominocentese simples, exceto pela avaliação de vários sítios abdominais por meio da divisão do abdome em quatro quadrantes através do umbigo e percussão de cada uma dessas áreas. Alternativamente, a ultrassonografia pode ser usada na identificação de pequenas quantidades de fluido e permitir a coleta de uma amostra para avaliação. O LPD deve ser realizado em animais com suspeita de peritonite se os métodos anteriores não forem bem-sucedidos na obtenção de fluido para análise (p. 534) e não houver possibilidade de realização de ultrassonografia (FAST, p. 536) ou TC.

A cirurgia exploratória é indicada quando a causa da peritonite não pode ser determinada ou em caso de suspeita de ruptura intestinal, obstrução intestinal (p. ex., encarceramento intestinal, neoplasia) ou avulsão mesentérica. A terapia cirúrgica para a doença subjacente é focada no reparo ou remoção da causa desencadeante. O tamponamento e a plicatura serosa podem reduzir a incidência de extravasamento intestinal, deiscência ou intussuscepção repetida (p. 447). Os animais que precisam de cirurgia e apresentam peritonite secundária a trauma intestinal (interrupção do suprimento de sangue mesentérico, perfuração do intestino, intussuscepção crônica, corpo estranho) normalmente têm hipoproteinemia. O papel dos níveis proteicos na cicatrização das incisões intestinais não é compreendido. Contudo, a maioria dos cirurgiões acredita que a cicatrização de pacientes com hipoproteinemia pode não ser tão rápida quanto naqueles com níveis proteicos normais, apesar das taxas de complicações semelhantes entre indivíduos euproteinêmicos e hipoproteinêmicos. A maioria das evidências experimentais mostra que o retardo na cicatrização de feridas só é observado em deficiências proteicas graves (< 1,5-2 g/dL).

Embora a lavagem da cavidade abdominal de animais com peritonite seja controversa,[12] o procedimento é geralmente indicado em casos de peritonite difusa. A lavagem deve ser feita com cuidado em animais com peritonite localizada para evitar a disseminação da infecção. Durante a lavagem, a maior quantidade possível de fluido deve ser removida, já que inibe a capacidade de combate de infecção, provavelmente pela inibição da função dos neutrófilos (opsonização e quimiotaxia). Historicamente, diversos agentes foram adicionados aos fluidos de lavagem, em especial antissépticos e antibióticos. A iodopovidona é o antisséptico mais utilizado; entretanto, pode ser contraindicado em casos de peritonite estabelecida. Além disso, nenhum efeito benéfico desse agente foi demonstrado em repetidos estudos experimentais e clínicos em animais. Embora muitos antibióticos tenham sido adicionados aos fluidos de lavagem ao longo dos anos, não há evidências substanciais que beneficiem pacientes submetidos à antibioticoterapia sistêmica apropriada. O soro fisiológico aquecido é o fluido de lavagem mais adequado (~200 mL/kg). A lavagem peritoneal não demonstrou ser benéfica em pacientes com pancreatite grave.

Há controvérsia sobre o benefício da drenagem pós-operatória em animais com peritonite séptica. A DAA pode auxiliar o tratamento de animais com peritonite. Entre as vantagens relatadas, estão a melhora do estado metabólico do paciente devido ao aumento da drenagem, menor formação de aderências e abscessos abdominais e acesso para inspeção e exploração repetidas do abdome. As desvantagens incluem hipoalbuminemia, hipoproteinemia, anemia e infecções nosocomiais. Nesta técnica, uma pequena parte do abdome permanece aberta e curativos estéreis são colocados ao redor da ferida. A frequência das trocas de curativos depende da quantidade de fluido drenado e da contaminação externa. As complicações da DAA são perda persistente de fluidos, hipoalbuminemia, perda de peso, aderência de vísceras abdominais ao curativo e contaminação da cavidade peritoneal por microrganismos cutâneos. A DAA raramente é realizada devido ao esforço e tempo exigidos; apesar disso, em derrames altamente exsudativas, a DAA pode ser mais eficaz do que a drenagem com sucção fechada. No entanto, a drenagem por aspiração a vácuo (p. ex., Jackson-Pratt) normalmente é eficaz em cães e gatos com peritonite generalizada (em especial se o derrame tiver natureza serosa) e é bem mais rápida e fácil. As desvantagens dos drenos ativos são semelhantes às da DAA e incluem infecção nosocomial ascendente, hipoproteinemia e desequilíbrios eletrolíticos. Além disso, o dreno pode ser removido e ocluído de maneira prematura.

Manejo Pré-cirúrgico

Animais com peritonite que estão em choque devem ser estabilizados antes da cirurgia. O manejo pré-cirúrgico da peritonite é semelhante ao descrito na discussão anterior sobre o manejo clínico. O manejo nutricional de animais com peritonite é extremamente importante; se o paciente estiver debilitado, vomitando ou provavelmente não volte a comer por vários dias após a cirurgia, deve-se considerar a hiperalimentação enteral ou parenteral (Capítulo 10). Um estudo associou o suporte nutricional precoce à diminuição do tempo de internação de cães com peritonite séptica.[13]

Anestesia

Os animais com peritonite geralmente apresentam endotoxemia e hipotensão. Pequenas quantidades de endotoxinas são normalmente absorvidas pelo intestino e transportadas através do sistema porta até o fígado, onde são removidas e destruídas pelos hepatócitos; entretanto, em cães, a hipotensão está associada à intensa vasoconstrição porta. Essa vasoconstrição leva à perda da continuidade da barreira da mucosa intestinal, permitindo a maior absorção intestinal de endotoxinas. Em caso de comprometimento da função hepática (o que é comum em animais com sepse), pequenas doses de endotoxina que normalmente seriam inofensivas podem ser letais. Portanto, a hipotensão deve ser corrigida antes e evitada durante e após a cirurgia em animais com peritonite.

Os animais com menos de 4 g/dL de proteína total ou 1,5 g/dL de albumina podem se beneficiar da administração de coloides no período peroperatório. Os coloides (p. ex., hidroxietilamido [Hetastarch®]) podem ser administrados no período pré, intra ou pós-operatório até a dose total de 20 mL/kg por dia (cão) ou 10 a 15 mL/kg por dia (gato). Os coloides, como o Hetastarch®, são menos propensos a alterar a coagulação do que os produtos mais antigos (p. ex., dextranas). No entanto, em caso de administração de grandes volumes de cristaloides ou coloides, os fatores de coagulação podem ser diluídos. Os perfis de coagulação, o hematócrito (Ht) e os sólidos totais devem ser verificados com frequência, independentemente da terapia de reposição de volume usada, durante o tratamento de desidratação grave, hipotensão, perda de fluidos e perda de sangue. O plasma fresco congelado deve ser considerado em caso de prolongamento dos tempos de coagulação (Tabela 4.5). A transfusão de sangue deve ser considerada quando o Ht estiver abaixo de 20 (Quadro 4.1).

> **NOTA** A Food and Drug Administration dos Estados Unidos emitiu uma advertência sobre o uso de Hetastarch® em pessoas em estado crítico, observando que estudos mostraram aumento da mortalidade e/ou lesão renal grave associado a seu uso em pacientes adultos com doenças graves, incluindo sepse.

A dopamina (Quadro 19.6) estimula receptores dopaminérgicos, β-adrenérgicos e α-adrenérgicos em várias taxas de infusão, de 2 a 10 µg/kg por minuto IV, e por isso é utilizada em pacientes com débito cardíaco baixo, hipotensão, aumento das pressões de enchimento atrial e baixo débito urinário. Essa combinação ocorre após a cirurgia de revascularização do miocárdio; assim, a dopamina ainda é usada nesta situação na medicina humana. No entanto, é raramente usada sozinha após a cirurgia de revascularização do miocárdio, mas sim administrada com outros vasopressores (p. ex., norepinefrina, fenilefrina e/ou vasopressina). Se o débito cardíaco continuar insuficiente, a dose de dopamina não é aumentada. Nesse caso, um inibidor da fosfodiesterase (p. ex., milrinona ou anrinona) é adicionado. A dopamina é usada no período intraoperatório durante a fase isquêmica dos

> **QUADRO 19.6 Suporte Inotrópico e Vasopressor de Animais Hipotensos**
>
> **Dobutamina**
> 2-10 μg/kg/min IV
>
> **Dopamina**
> 2-10 μg/kg/min IV
>
> **Efedrina**
> 0,06-0,2 mg/kg bolus IV
>
> **Epinefrina**
> 0,1-1 μg/kg/min IV
>
> **Norepinefrina**
> 0,05-2 μg/kg/min IV
>
> **Fenilefrina**
> 0,5-5 μg/kg/min IV
> 20-200 μg bolus IV

IV, Intravenoso.

transplantes renais, mas sua administração é controversa, já que não há comprovação de que proteja os rins. Em pacientes que recebem dopamina antes da "injúria renal", há um claro efeito diurético, mas nenhuma evidência de alteração do *clearance* de creatinina. Uma das maiores desvantagens do uso de dopamina como vasopressor é a necessidade de administração de altas doses. Isso aumenta significativamente a incidência de arritmias cardíacas. Em pacientes sépticos que já apresentam taquicardia, os efeitos β-adrenérgicos da dopamina aumentam ainda mais a frequência cardíaca, causam arritmias e aumentam o trabalho cardíaco e os requerimentos de oxigênio. Um estudo em pacientes humanos de unidades de terapia intensiva mostrou que a dopamina é um fator preditivo independente da mortalidade, seja o choque causado por sepse ou não. Curiosamente, a epinefrina também foi associada à maior mortalidade em 30 dias, mas não a norepinefrina e a dobutamina.

A dobutamina, em taxas de infusão de 2 a 10 μg/kg por minuto IV, é um β-1-agonista com pequena atividade de β-2 (Quadro 19.6). Por isso, aumenta o débito cardíaco por aumentar a contratilidade cardíaca e a frequência cardíaca, mas a atividade β-2 impede que eleve a pressão arterial de maneira significativa. A dobutamina é o fármaco de escolha em pacientes com insuficiência circulatória por diminuição da contratilidade. No entanto, não é recomendada como terapia única de primeira linha em pacientes com sepse e hipotensão. Como a dopamina, é frequentemente usada com um vasopressor, como a norepinefrina. Associada à norepinefrina em pacientes humanos com SIRS (choque séptico), aumenta a perfusão da mucosa gástrica. Há controvérsias sobre o uso de altas doses de dobutamina; efeitos prejudiciais têm sido observados quando os resultados cardíacos aumentam e passam a ser supranormais. Portanto, de modo geral, recomenda-se o uso de dobutamina como agente de segunda linha, em doses mais baixas e com norepinefrina, após a ressuscitação com fluidos para melhora da perfusão.

A norepinefrina é o fármaco de escolha para a ressuscitação (Quadro 19.6). A norepinefrina é um α-1-agonista muito potente, com atividade β-1 moderada e β-2 nula em taxas de infusão de 0,1 a 1 μg/kg por minuto IV. Como α-agonista, produz vasoconstrição arterial e venosa em todos os leitos vasculares. Os pacientes sépticos apresentam hipotensão sistêmica que normalmente não responde à fluidoterapia agressiva. A vasodilatação generalizada é responsável por essas pressões sanguíneas perigosamente baixas; a terapia com norepinefrina é direcionada a esses leitos vasculares. Altas doses de fenilefrina e norepinefrina podem causar constrição da artéria renal; no entanto, em múltiplos estudos, doses terapêuticas de norepinefrina aumentaram o fluxo sanguíneo renal. Assim, esses medicamentos não devem ser administrados em altas doses sem a ressuscitação volêmica adequada.

A fenilefrina, um potente α-1-agonista, é um dos fármacos mais comuns para neutralização da vasodilatação causada por agentes inalatórios (Quadro 19.6). É fácil de usar em *bolus* pequenos ou infusão em taxas contínuas de 0,5 a 3 μg/kg por minuto IV. De modo geral, a administração de fenilefrina pode ser interrompida no final da cirurgia, com a retirada do agente inalatório e término de suas propriedades vasoativas. Às vezes, a fenilefrina é usada para manutenção da pressão arterial até que o volume possa ser restaurado. Não deve ser um substituto da ressuscitação volumétrica, mas sim uma ponte até a parada do sangramento e o término da reexpansão do volume. Uma das propriedades da fenilefrina que a torna uma medicação tão útil é seu efeito na vasculatura venosa. Causa maior vasoconstrição venosa do que arterial e, assim, aumenta mais a pré-carga do que a pós-carga. A fenilefrina não provoca estimulação beta e, assim, há bradicardia reflexa temporária após sua administração. Este fármaco deve ser usado com cautela, pois a vasoconstrição intensa pode diminuir a perfusão tecidual.

A efedrina é um α e β-agonista que aumenta, direta e indiretamente, a pressão arterial e a frequência cardíaca por meio da norepinefrina (Quadro 19.6). A administração repetida causa taquifilaxia devido à depleção dos estoques de norepinefrina. A efedrina pode ser administrada em *bolus* IV (0,06 a 0,2 mg/kg) ou injeção IM. A absorção da injeção IM (0,1 mg/kg) é muito retardada e, portanto, o efeito é lento e prolongado. A efedrina não é usada em infusão contínua.

A necrose hepática ocorre durante a sepse, reduzindo a função do órgão. A patogênese da necrose hepática é incerta, mas pode estar associada à hipotensão e hipoxia. Os pacientes com necrose hepática podem ter menor capacidade de metabolizar fármacos, o que aumenta a duração de ação ou altera sua função. A acepromazina não deve ser usada em animais com peritonite se houver hipotensão ou disfunção hepática. O midazolam administrado com um opioide é uma boa pré-medicação intravenosa em pacientes com disfunção hepática (p. 131). Os benzodiazepínicos (diazepam, midazolam) sofrem metabolismo hepático e, portanto, podem ter efeito prolongado em pacientes com disfunção hepática; no entanto, seu efeito pode ser revertido. Além disso, devem ser administrados com cuidado em pacientes com hipoalbuminemia devido ao possível aumento da concentração de fármaco ativo livre. A maioria dos opioides tem pouco ou nenhum efeito adverso no fígado; no entanto, a morfina pode causar congestão hepática secundária à liberação de histamina após a administração IV rápida. A hipotensão causada pela morfina pode ser revertida com pequenos *bolus* de fenilefrina ou efedrina; na ausência de resposta, um anti-histamínico pode ser administrado. Embora alguns analgésicos opioides possam ter ação prolongada em pacientes com redução da função hepática, seus efeitos podem ser antagonizados.

A pré-oxigenação antes da indução é recomendada para redução da hipoxia secundária à depressão respiratória. Os protocolos anestésicos para pacientes relativamente saudáveis com peritonite são mostrados na Tabela 19.1. A Tabela 19.2 traz recomendações para pacientes sépticos. O propofol pode causar hipotensão secundária à vasodilatação e à diminuição do débito cardíaco. *Bolus* de fenilefrina e efedrina precisam estar à disposição em qualquer indução com propofol, em especial em pacientes doentes propensos à hipotensão; a dopamina e a norepinefrina também podem ser utilizadas, já que é possível titulá-las segundo o efeito, o que permite evitar a bradicardia reflexa que pode ser observada após a administração de fenilefrina em *bolus*. A abordagem de indução balanceada com pré-medicações IV permite o uso de uma dose menor de propofol, minimizando seus efeitos hipotensores. A medetomidina é contraindicada por causar vasoconstrição e diminuição secundária da perfusão para órgãos vitais, mesmo em doses muito baixas. A cetamina pode ter efeitos cardiodepressores diretos associados à baixa contratilidade, redução do débito cardíaco e hipotensão em pacientes debilitados. O etomidato deve ser usado com cautela em pacientes em terapia intensiva, pois uma única dose de indução desse agente pode causar supressão adrenal prolongada. O etomidato também pode causar hemólise e dor no local de injeção devido ao propilenoglicol. Estes efeitos podem ser reduzidos pela administração de etomidato em uma veia calibrosa com fluidos e pela não administração de doses altas ou repetidas. A hemólise causada pelo etomidato pode ser um problema maior em gatos do que em cães.

Anatomia Cirúrgica
A anatomia cirúrgica da cavidade abdominal é descrita na p. 513.

Posicionamento
Para abdominocentese e lavado diagnóstico, o abdome deve ser tricotomizado e preparado de maneira asséptica. Estes procedimentos podem ser realizados com o animal em decúbito lateral ou em estação.

TÉCNICAS CIRÚRGICAS

Abdominocentese
Insira um cateter plástico sobre a agulha de calibre 18 ou 20 e 38 mm (1,5 polegada) (com orifícios laterais) na cavidade abdominal, na parte mais comprometida do abdome. Não use seringa; em vez disso, deixe o fluido escorrer pela agulha e recolha-o em um tubo estéril. Se uma quantidade suficiente de fluido for obtida, coloque-a em um tubo sem anticoagulante e um tubo com EDTA, envie amostras para culturas aeróbias e anaeróbias e prepare quatro a seis esfregaços para análise. Se o fluido não for obtido, faça uma sucção leve com uma seringa de 3 mL.

É difícil perfurar o intestino com este método porque as alças móveis do intestino se afastam da ponta da agulha à medida que a atingem. As perfurações criadas por uma agulha deste tamanho geralmente cicatrizam sem complicações. A principal desvantagem da paracentese com agulha é ser insensível ao obter pequenos volumes de líquido intraperitoneal; o resultado negativo pode não ter significado. Na maioria dos casos, a cavidade abdominal dos cães deve apresentar pelo menos 5 a 6 mL de fluido por quilograma de peso corporal (PC) para obtenção de resultados positivos com esta técnica.

Lavado Peritoneal Diagnóstico
Faça uma incisão cutânea de 2 cm imediatamente caudal ao umbigo e ligue os vasos sanguíneos para evitar resultados falso-positivos. Afaste os tecidos subcutâneos soltos e faça uma pequena incisão na linha alba. Segure as bordas da incisão com uma pinça durante a inserção do cateter de lavado peritoneal (p. ex., Stylocath®) sem o trocarte na cavidade abdominal (Figura 19.18). Direcione o cateter caudalmente para a pelve. Posicione o cateter e aplique sucção leve. Se não for possível aspirar sangue ou fluido, conecte o cateter a um frasco de soro fisiológico estéril quente e infunda 20 mL/kg na cavidade abdominal. Após a administração do volume calculado de fluido, role o paciente gentilmente de um lado para o outro, coloque o frasco no chão, ventile-o e recolha o fluido por drenagem por gravidade. Não se surpreenda caso não recupere todo o fluido, principalmente em animais desidratados.

Alternativamente, coloque um cateter sobre a agulha no abdome como já descrito e infunda uma solução cristaloide. Remova o cateter e palpe delicadamente o abdome. Trinta minutos depois, faça a abdominocentese em um ou quatro quadrantes.

> **NOTA** Esta técnica não descarta a presença de lesão retroperitoneal significativa ou hemorragia de forma confiável.

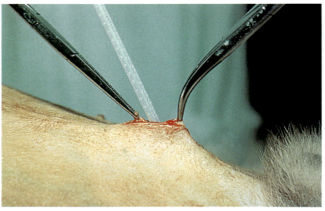

Figura 19.18 Lavado peritoneal diagnóstico.

Laparotomia Exploratória
Faça uma incisão ventral na linha média desde o processo xifoide até o púbis (pp. 513 a 517). Obtenha uma amostra de fluido para cultura e análise. Explore e inspecione todo o abdome. Encontre a fonte da infecção e corrija-a. Rompa as aderências que podem dificultar a drenagem. Lave o abdome com grandes quantidades de soro fisiológico estéril aquecido se a infecção for generalizada. Remova a maior quantidade possível de detritos necróticos e fluido. Feche o abdome rotineiramente ou faça a DAA.

Drenagem Abdominal Aberta ou de Sucção Fechada
A DAA e a drenagem por sucção fechada têm sido preconizadas no tratamento da peritonite generalizada em cães e gatos. Esta última tem a vantagem de reduzir o risco de infecção nosocomial e os cuidados pós-operatórios devido à possível diminuição da hospitalização. A desvantagem é a possibilidade de obstrução dos drenos. No fluido séptico de natureza mais serosa, a drenagem com sucção fechada pode ser mais indicada, enquanto o tratamento de fluidos altamente exsudativos, com grande quantidade de material fibrinoso, pode ser melhor com a drenagem peritoneal aberta.

Drenagem Abdominal Aberta
Após o término do procedimento abdominal, deixe parte da incisão abdominal (normalmente aquela mais comprometida) aberta para drenagem. De modo geral, a abertura deve ser apenas grande o suficiente para permitir a inserção da mão enluvada. Feche os aspectos cranial e caudal da incisão com fio monofilamentar em pontos contínuos. Coloque uma compressa de laparotomia estéril sobre a abertura e, então, cubra-a com um curativo estéril. A princípio, troque o curativo pelo menos duas vezes ao dia com o animal em estação; a sedação é raramente necessária (use curativos e luvas estéreis). O volume de drenagem determina o número necessário de trocas de curativo. Rompa as aderências à incisão que podem interferir com a drenagem. A lavagem abdominal pode ser tentada, mas raramente é necessária. Coloque uma fralda sobre o curativo para reduzir a contaminação por urina. Avalie o fluido diariamente quanto aos números de bactérias e a morfologia celular. Quando o número de bactérias diminuir e a morfologia dos neutrófilos for normal (não degenerativa), feche a incisão (geralmente em 3 a 5 dias). Se abertura for pequena, pode cicatrizar por segunda intenção.

Drenagem de Sucção Fechada
Coloque um dreno (p. ex., Jackson-Pratt; Figura 19.19) no abdome antes do fechamento. Em gatos e cães pequenos, coloque um dreno

CAPÍTULO 19 Cirurgia da Cavidade Abdominal

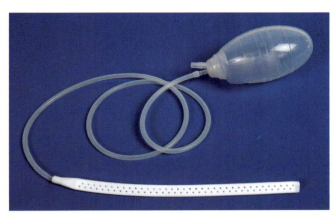

Figura 19.19 Cateter de drenagem de Jackson-Pratt.

entre o fígado e o diafragma; em cães grandes, coloque um segundo dreno no abdome ventral caudal. O(s) tubo(s) de drenagem deve(m) sair pela parede corpórea através de uma incisão paramediana e ser suturado(s) à pele abdominal em ponto chinês (p. 923). Feche o abdome rotineiramente e conecte-o ao bulbo do reservatório de sucção com o vácuo aplicado. Coloque um curativo protetor estéril ao redor da interface tubo-pele. Esvazie o bulbo com técnica asséptica e registre o volume de fluido. Remova o dreno cortando a sutura e aplicando tração suave.

MATERIAIS DE SUTURA E INSTRUMENTOS ESPECIAIS

A sutura sintética monofilamentar não absorvível (p. ex., polibutéster [Novafil®], polipropileno [Prolene®] ou náilon) ou de absorção lenta deve ser usada no fechamento do abdome de animais com peritonite. Suturas trançadas (Dacron®, seda, náilon trançado) ou de degradação rápida (categute) não devem ser utilizadas.

CUIDADO E AVALIAÇÃO PÓS-CIRÚRGICOS

A fluidoterapia deve ser mantida no pós-operatório da maioria dos animais com peritonite e é obrigatória naqueles que estão sendo tratados com o abdome aberto. Os eletrólitos, o estado acidobásico e a concentração sérica de proteína devem ser avaliados no período pós-operatório e corrigidos conforme necessário. A suplementação de oxigênio com máscara nasal pode beneficiar animais sépticos. De modo geral, é difícil assegurar que a ingestão calórica pós-operatória dos pacientes com peritonite seja adequada. Os requerimentos de energia de um animal são muito maiores após lesões ou doenças do que em repouso. Normalmente, o requerimento energético basal (REB) de cães e gatos com peso inferior a 2 kg é REB = 70 × (PC em kg)^{0,75}; para animais com peso igual ou superior a 2 kg, REB = (30 × (PC em kg) + 70. No período pós-operatório, a taxa metabólica de cães e gatos é 25% a 35% maior em relação aos níveis de repouso. Com trauma brando, o aumento na necessidade de energia é de 35% a 50%; com sepse, 50% a 70% mais calorias podem ser necessárias. O fator de 1,5 foi usado para estimar o requerimento energético de cães e gatos doentes ou feridos. O atendimento destes requerimentos calóricos em cães com doença intestinal é bastante difícil e pode requerer suporte nutricional enteral (ou, raramente, parenteral) (Capítulo 10). Se a hipoproteinemia se agravar, transfusões de plasma podem ser consideradas. A analgesia pós-operatória é recomendada (Capítulo 13).

PROGNÓSTICO

O prognóstico para animais com peritonite generalizada é reservado; entretanto, muitos sobrevivem com o tratamento apropriado e agressivo. O prognóstico depende de uma série de fatores, inclusive da causa subjacente e de se seu tratamento eficaz é possível, da saúde do paciente e da agressividade e adequação do tratamento médico e cirúrgico. Em um estudo retrospectivo de 2013 com 44 cães e 11 gatos submetidos ao tratamento cirúrgico da peritonite séptica devido à perfuração GI, a mortalidade geral foi de 63,6%.[14] Em outro estudo de 20 cães com peritonite séptica de origem GI confirmada e submetidos à drenagem por sucção fechada, 85% dos animais sobreviveram à alta.[15] Vários estudos veterinários analisaram fatores que podem predizer a sobrevida. No estudo supracitado, não houve associação entre a idade, a duração dos sinais clínicos ou a realização prévia de cirurgia abdominal e o desfecho.[15] Os animais com histórico de tratamento com anti-inflamatórios apresentaram probabilidade significativamente maior de perfuração do piloro (73,3%) do que aqueles que não receberam esses medicamentos. Em um estudo retrospectivo de 55 cães com peritonite séptica secundária, não houve associação entre o desfecho e o tempo entre a hospitalização e o controle da cirúrgico da fonte.[16] Os fatores que influenciaram a sobrevida neste estudo foram idade, necessidade de vasopressores, níveis de lactato, Ht pré-operatório, fosfatase alcalina sérica, bilirrubina total sérica e albumina sérica pós-operatória. A taxa de sobrevida dos cães com peritonite séptica recorrente ($n = 41$) em um estudo de 2016 foi de 43,9%.[17] A avaliação do sangue periférico e das variáveis dos fluidos abdominais como fatores preditivos da falência do local cirúrgico intestinal em cães com peritonite séptica após a celiotomia e a colocação de dreno abdominal de sucção fechada não identificou quaisquer indicadores objetivos para os animais que desenvolvem peritonite séptica pós-operatória ou que se recuperam sem problemas.[18] Os cães com peritonite séptica submetidos à sucção fechada a vácuo ou à DAA são propensos ao desenvolvimento de infecção nosocomial e hipoproteinemia. Nestes casos, a administração de albumina e/ou a intervenção nutricional precoce são frequentemente necessárias após a cirurgia (como discutido em Cuidado e Avaliação Pós-cirúrgicos).[19] A peritonite biliar séptica tem prognóstico mais reservado do que a peritonite séptica de origem não biliar (p. 581). A peritonite biliar estéril está associada a um bom prognóstico.

HEMOPERITÔNIO

DEFINIÇÕES

Hemoperitônio ou hemoabdome é o acúmulo anormal de sangue na cavidade peritoneal.

CONSIDERAÇÕES GERAIS E FISIOPATOLOGIA CLINICAMENTE RELEVANTE

O hemoperitônio é associado a muitas doenças. A determinação da causa do derrame requer o exame cuidadoso do animal e a consideração de possíveis diagnósticos. O trauma (por acidentes veiculares, quedas, chutes) é uma causa comum em cães e gatos. A neoplasia é a causa mais comum de hemoabdome não traumática em cães e gatos. A neoplasia esplênica (p. 645) é bastante comum em cães, embora a ruptura de outros tumores (p. ex., carcinoma hepatocelular) também possa causar hemoabdome. O hemoperitônio está fortemente associado ao hemangiossarcoma esplênico em cães (p. 646). A ruptura atraumática de tumores da adrenal foi relatada em cães e pode estar associada à hemorragia com risco de morte. As doenças não malignas associadas ao hemoperitônio não traumático são neoplasias benignas, doença hepatobiliar primária, dilatação gástrica-vólvulo (p. 419), torção esplênica (p. 643), torção do lobo hepático (p. 568) e intoxicação por antagonistas da vitamina K.

DIAGNÓSTICO

Apresentação Clínica

Sinais Clínicos

Cães jovens sem raça definida são mais propensos a apresentar traumas; cães mais velhos são mais propensos a neoplasias subjacentes. Os achados são semelhantes em gatos.

Histórico

Um histórico de trauma pode estar presente. Em neoplasias, o histórico geralmente não é específico. Deve-se verificar a existência de um histórico prévio de hemorragia. Outros achados importantes à anamnese incluem cirurgia ou procedimentos diagnósticos anteriores, a presença de massas abdominais previamente diagnosticadas, o acesso a toxinas ou rodenticidas e a administração de medicamentos. Gatos com hemoabdome espontâneo normalmente apresentam letargia, anorexia e vômitos.[20]

Achados de Exame Físico

O animal deve ser cuidadosamente examinado para detecção de sinais externos de trauma. Outros achados podem incluir distensão abdominal (talvez com onda fluida), sensibilidade abdominal, descoloração ou hematomas da parede abdominal e/ou abaulamento do umbigo. A hemorragia intra-abdominal pode causar choque hemorrágico grave; no entanto, o animal pode parecer clinicamente normal. Achados comuns no exame físico em gatos com hemoabdome espontâneo são hidratação inadequada e hipotermia.[20]

Diagnóstico por Imagem

O achado radiográfico clássico em animais com hemoabdome é a perda do detalhe abdominal com aparência focal ou generalizada em "vidro fosco". As projeções laterais e ventrodorsais são recomendadas para ajudar na detecção de massas abdominais. A ultrassonografia geralmente é mais sensível do que as radiografias em casos com pequenas quantidades de fluido. A ultrassonografia também auxilia a localização do acúmulo de fluido e pode facilitar a recuperação de fluidos, a avaliação do aumento de volume dos órgãos abdominais (p. ex., neoplasia) e a observação de evidências de trauma. A presença de doença metastática também pode ser determinada à ultrassonografia.

Uma técnica ultrassonográfica rápida para detecção de fluido abdominal livre após acidentes automobilísticos foi relatada. O exame FAST foi defendido em pacientes com trauma abdominal contuso e instabilidade hemodinâmica para determinar a gravidade de sua doença e se são candidatos cirúrgicos, já que permite a avaliação rápida das lesões (Figura 4.1 e Quadro 4.2). AFAST é um termo usado para descrever exames FAST abdominais em medicina veterinária, que são análogos ao exame FAST realizado em medicina humana. É um exame ideal de triagem para a identificação precoce de sangue intraperitoneal por ser rápido, não invasivo, seguro, portátil e poder ser repetido em caso de mudança no estado geral do paciente.[21] A definição de AFAST foi expandida em medicina veterinária para que o "T" signifique trauma, triagem e rastreamento.[3] Portanto, a ultrassonografia abdominal repetida pode ser uma ferramenta valiosa para verificar o desenvolvimento de fluido abdominal, em especial após a correção do estado volumétrico do paciente. Recomenda-se a realização do AFAST com escore de fluidos abdominais (AFS; do inglês, *abdominal fluid score*) a cada 4 horas em pacientes estáveis e antes naqueles instáveis. Projeções transversais e longitudinais são obtidas em cada um dos quatro locais (imediatamente caudal ao processo xifoide, na linha média sobre a bexiga e nas regiões esquerda e direita do flanco). A técnica é simples e rápida e pode ser realizada por médicos veterinários com mínima experiência ultrassonográfica prévia. O AFS é calculado com base no número de locais de hemorragia positiva: AFS 0 (sem sítios positivos), AFS 1 (positivo em qualquer sítio), AFS 2 (positivo em dois sítios), AFS 3, (positivo em três sítios) e AFS 4 (a pontuação máxima, positiva em todos os quatro sítios). Um aumento de AFS ao longo do tempo sugere hemorragia intra-abdominal em curso. Consulte revisões sobre AFAST para obter mais informações sobre a técnica.

Animais com suspeita ou confirmação de neoplasias devem ser submetidos a radiografias torácicas. Nos animais com trauma, as radiografias torácicas devem ser feitas para detecção de hérnia diafragmática (p. 926) ou outro traumatismo torácico. A TC auxilia a detecção de neoplasias e é considerada o padrão-ouro no diagnóstico de carcinomatose em humanos; no entanto, a ultrassonografia é capaz de detectar massas menores do que a TC.

Foi sugerido que a TC seria mais sensível no diagnóstico de lesão em traumatismos abdominais contusos do que a AFAST e deve ser usada em pacientes com estabilidade hemodinâmica. A eficácia da TC no diagnóstico da lesão intestinal (em comparação à hemorragia) é controversa (Figura 19.20). O "sinal de coágulo sentinela" à TC pode auxiliar a identificação da fonte de sangramento em cães com hemoabdome.[22]

Achados Laboratoriais

O hemoperitônio é diagnosticado pelo achado de fluido sanguinolento não coagulado no abdome à abdominocentese (p. 534) ou LPD (p. 534). A hemorragia pode ser suspeitada com base em um exame de AFAST ou TC de pacientes com trauma contuso (Figura 19.20). O fluido, caso coletado, deve ser submetido à análise de Ht e sólidos totais, além de bactérias ou células neoplásicas. A observação de bactérias ou neutrófilos degenerativos justifica a solicitação de cultura microbiana (e cirurgia exploratória). Outros parâmetros que podem ser importantes são a concentração sérica de creatinina, bilirrubina, lactato, lipase e glicemia. Os derrames não neoplásicos normalmente apresentam concentrações menores de lactato e níveis maiores de glicose do que os derrames neoplásicos.

O sangue periférico deve ser avaliado para detecção de anemia, mas o hemograma completo pode não refletir o grau de sangramento por várias horas após o trauma. A maioria dos cães com hemoabdome não traumático agudo apresenta anemia e hipoalbuminemia. O perfil de coagulação deve ser realizado em animais com hemorragia não traumática. Cães com hemoperitônio espontâneo apresentam evidências de hipocoagulabilidade, deficiência de proteína C e hiperfibrinólise.[23] Perfis hemostáticos anormais são comuns em cães com hemangiossarcoma esplênico (p. 645) e podem ser observados em animais com outros tipos de neoplasias malignas, assim como coagulopatias.

Após a abdominocentese ou LPD, a quantidade de sangue na cavidade abdominal pode ser estimada pela observação da amostra do lavado. A cor vermelha reflete a presença de hemácias e a cor vermelha profunda geralmente indica hemorragia grave. Se não for possível ler um texto através do tubo plástico, a hemorragia é significativa; se o texto puder ser visto através do tubo, a hemorragia é moderada ou mínima. A quantidade de sangue na cavidade abdominal pode ser estimada pela equação mostrada no Quadro 19.2. A intervenção cirúrgica é indicada quando o Ht das amostras do lavado obtidas com intervalos de 5 a 20 minutos uma da outra aumenta substancialmente ou se o animal em choque não responde à fluidoterapia agressiva (Quadro 19.7).

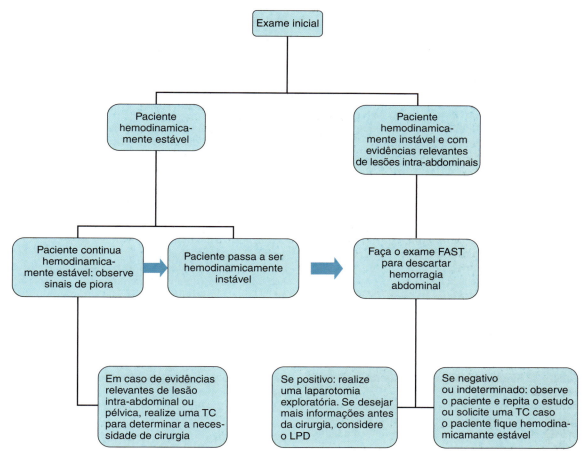

Figura 19.20 Avaliação do paciente com trauma contuso. *FAST*, Avaliação sonográfica focada para trauma; *LPD*, lavado peritoneal diagnóstico; *TC*, tomografia computadorizada.

QUADRO 19.7 Indicações para Cirurgia Abdominal após Trauma Contuso

- Hemorragia intra-abdominal hemodinamicamente significativa
- Evidência de extravasamento intra-abdominal de bile
- Peritonite séptica
- Hérnia de parede corpórea; ruptura do tendão pré-púbico[a]
- Hérnia diafragmática[a]
- Uroabdome[a]

[a]A cirurgia de emergência pode não ser indicada.

NOTA As anomalias clinicopatológicas em cães com hemoabdome tendem a ser similares, independentemente da causa do sangramento abdominal.

DIAGNÓSTICO DIFERENCIAL

O hemoabdome deve ser diferenciado de outras causas de derrame peritoneal (p. ex., peritonite, já citada) com base nos resultados da análise de fluidos (conforme a discussão anterior e a p. 529). Após o diagnóstico do hemoabdome, a causa subjacente deve ser determinada. O LPD, introduzido em 1965, é um exame rápido e sensível para detecção da hemorragia intra-abdominal após traumatismos, mas, por causa de sua invasividade e baixa especificidade, gera um alto índice de laparotomias não terapêuticas. Assim, seu uso tem caído.

Entre os motivos comuns para resultados falso-negativos estão as lesões confinadas ao retroperitônio e a ruptura do diafragma.

A ultrassonografia (AFAST) está rapidamente substituindo o LPD como exame diagnóstico da hemorragia associada a traumatismo contuso. Este exame tem altas sensibilidade, especificidade e precisão; no entanto, a desvantagem é a falta de especificidade sobre a origem do sangramento e a gravidade do dano orgânico. Embora a AFAST seja uma boa ferramenta para a avaliação primária de pacientes politraumatizados para descarte de lesões intra-abdominais de alto grau, sua sensibilidade diagnóstica geral pode subestimar a lesão e as complicações tardias. Assim, em pacientes hemodinamicamente estáveis com trauma abdominal, a rápida realização da TC (Figura 19.20) deve ser considerada.

MANEJO CLÍNICO

De modo geral, a ação deve ser rápida para salvar a vida de um animal com hemoabdome. A terapia de reposição de fluidos por via intravenosa (p. 32) deve ser instituída o mais cedo possível, principalmente se o animal estiver em choque (em cães, 60 a 90 mL/kg por hora; em gatos, 40 a 60 mL/kg por hora). Em um estudo, a reposição volumétrica limitada de fluidos com solução salina hipertônica e fluidos hiperosmóticos (hidroxietilamido) em cães com hemoperitônio espontâneo levou à estabilização cardiovascular mais rápida do que a ressuscitação convencional com grandes volumes de cristaloides isotônicos (90 mL/kg).[24] A colocação de um curativo ou compressa abdominal apertada pode ajudar a atenuar ou interromper o sangramento; no entanto, é improvável que a hemorragia arterial ou hepática seja resolvida por esse método. As compressas abdominais só devem ser usadas por curtos períodos, durante a estabilização do animal e realização de outras medidas definitivas. A oxigenoterapia via cateter nasal ou máscara deve ser considerada para melhora da oxigenação tecidual (p. 29).

Transfusões de sangue podem ser necessárias caso o Ht fique abaixo de 20%. Sangue tipado e compatível deve estar à disposição para transfusão, se necessário (p. 33). Numa situação de emergência em que a tipagem sanguínea não seja possível, os cães podem receber sangue negativo para o antígeno eritrocitário 1.1. Todos os gatos devem ser submetidos à tipagem sanguínea antes da transfusão devido ao risco de reações fatais por administração de sangue não específico (p. 34). Na ausência de fontes de sangue, a transfusão de sangue autólogo pode ser considerada.[25] As complicações da transfusão de sangue autólogo podem incluir hipocalcemia, aumento dos tempos de coagulação e hemólise. Os pacientes com trauma e hemoabdome que se estabilizam após o tratamento médico geralmente não precisam de cirurgia.

TRATAMENTO CIRÚRGICO

A cirurgia é indicada quando a fonte de sangramento não pode ser determinada ou bem controlada ou em caso de necessidade de avaliação e remoção da neoplasia intra-abdominal (Quadro 19.7). Uma incisão ventral abdominal de rotina deve ser realizada. A sucção auxilia a remoção de sangue e a identificação dos sítios de sangramento ativo. Embora a transfusão de sangue aspirado de volta ao paciente tenha sido feita, o uso de um sistema de proteção celular é recomendado por remover coágulos e hemocomponentes ativos das hemácias, permitindo a recuperação do sangue e a autotransfusão segura. Os rins, o fígado e o baço devem ser cuidadosamente examinados quanto à presença de trauma. O sangramento grave do baço ou evidência de neoplasia esplênica é uma indicação para a esplenectomia (p. 637). A nefrectomia (p. 655) pode ser necessária se houver sangramento grave do rim. Agentes coagulantes, como gel de plaquetas ou produtos comerciais, podem ajudar a controlar o sangramento do fígado. Em caso de insucesso, a hepatectomia parcial pode ser necessária (p. 544).

Manejo Pré-cirúrgico

Animais com hemoabdome e choque devem ser estabilizados antes da cirurgia (como já discutido). Todo o possível deve ser feito para corrigir anomalias fluidas, acidobásicas, eletrolíticas e cardiovasculares antes da indução da anestesia. Transfusões de sangue devem ser feitas se o Ht seja inferior a 20%, o animal apresentar hipoxia devido à anemia ou o sangramento contínuo for esperado.

Anestesia

A pré-oxigenação desses pacientes é recomendada para redução da hipoxia secundária à depressão respiratória ou anemia. Os princípios anestésicos são semelhantes aos discutidos para a peritonite (p. 513).

Anatomia Cirúrgica

A anatomia cirúrgica da cavidade abdominal é descrita na p. 513.

Posicionamento

O animal é colocado em decúbito dorsal para celiotomia exploratória medial. Todo o abdome e o tórax caudal devem ser preparados para cirurgia asséptica.

TÉCNICAS CIRÚRGICAS

O procedimento de laparotomia exploratória é discutido na p. 534. Se houver suspeita de neoplasia, uma amostra de biópsia ou toda a massa deve ser submetida à histopatologia.

MATERIAIS DE SUTURA E INSTRUMENTOS ESPECIAIS

A sutura monofilamentar sintética absorvível deve ser usada no fechamento do abdome destes animais.

CUIDADO E AVALIAÇÃO PÓS-CIRÚRGICOS

A fluidoterapia deve ser mantida no pós-operatório da maioria dos animais. Os eletrólitos, parâmetros acidobásicos e a concentração sérica de proteína devem ser avaliados no período pós-operatório e corrigidos conforme necessário. A analgesia pós-operatória é recomendada (Capítulo 13).

PROGNÓSTICO

O prognóstico de animais com hemoabdome depende da doença subjacente. Os fatores associados à morte e à ausência de alta hospitalar em cães incluem taquicardia, necessidade de transfusão maciça de hemoderivados e desenvolvimento de doença respiratória secundária ao tromboembolismo pulmonar ou síndrome da angústia respiratória aguda. A intervenção cirúrgica para o tratamento do hemoperitônio, independentemente da etiologia, levou à alta hospitalar de 70 dos 83 (84%) cães em um estudo de 2013.[26] A fonte de sangramento foi restrita ao baço em 75 dos 83 (90%) cães deste estudo; uma fonte esplênica de hemorragia foi considerada um fator preditivo positivo de sobrevida para alta hospitalar. Gatos com hemoperitônio espontâneo são propensos ao desenvolvimento de doenças neoplásicas (principalmente hemangiossarcoma esplênico) ou não.[20]

REFERÊNCIAS BIBLIOGRÁFICAS

1. Irom S, Sherding R, Johnson S, Stromberg P. Gastrointestinal perforation associated with endoscopy in cats and dogs. *J Am Anim Hosp Assoc*. 2014;50:322.
2. Bradford K, Meinkoth J, McKiernen K, Love B. Candida peritonitis in dogs: report of 5 cases. *Vet Clin Pathol*. 2013;42:227.
3. Etcheparaeborde S, Heimann M, Cohen-Solal A, Hamaide A. Use of tamoxifen in a German shepherd dog with sclerosing encapsulating peritonitis. *J Small Anim Pract*. 2010;51:649.
4. Bentley AM, Mayhew PD, Culp WT, Otto CM. Alterations in the hemostatic profiles of dogs with naturally occurring septic peritonitis. *J Vet Emerg Crit Care (San Antonio)*. 2013;23:14.
5. Cortellini S, Seth M, Kellett-Gregory LM. Plasma lactate concentrations in septic peritonitis: a retrospective study of 83 dogs (2007-2012). *J Vet Emerg Crit Care (San Antonio)*. 2015;25:388.
6. Koenig A, Verlander LL. Usefulness of whole blood, plasma, peritoneal fluid, and peritoneal fluid supernatant glucose concentrations obtained by a veterinary point-of-care glucometer to identify septic peritonitis in dogs with peritoneal effusion. *J Am Vet Med Assoc*. 2015;247:1027.
7. Glińska-Suchocka K, Sławuta P, Jankowski M, et al. An analysis of pH, pO2 and pCO2 in the peritoneal fluid of dogs with ascites of various etiologies. *Pol J Vet Sci*. 2016;19:141.
8. Thomovsky EJ, Johnson PA, Moore GE. Diagnostic accuracy of a urine reagent strip to identify bacterial peritonitis in dogs with ascites. *Vet J*. 2014;202:640.
9. Horowitz FB, Read RL, Powell LL. A retrospective analysis of 25% human serum albumin supplementation in hypoalbuminemic dogs with septic peritonitis. *Can Vet J*. 2015;56:591.
10. Craft EM, Powell LL. The use of canine-specific albumin in dogs with septic peritonitis. *J Vet Emerg Crit Care (San Antonio)*. 2012;22:631.
11. Bellini L, Seymour CJ. Effect of intraoperative constant rate infusion of lidocaine on short-term survival of dogs with septic peritonitis: 75 cases (2007-2011). *J Am Vet Med Assoc*. 2016;248:422.
12. Swayne SL, Brisson B, Weese JS, Sears W. Evaluating the effect of intraoperative peritoneal lavage on bacterial culture in dogs with suspected septic peritonitis. *Can Vet J*. 2012;53:971.

13. Liu DT, Brown DC, Silverstein DC. Early nutritional support is associated with decreased length of hospitalization in dogs with septic peritonitis: a retrospective study of 45 cases (2000-2009). *J Vet Emerg Crit Care (San Antonio)*. 2012;22:453.
14. Dayer T, Howard J, Spreng D. Septic peritonitis from pyloric and non-pyloric gastrointestinal perforation: prognostic factors in 44 dogs and 11 cats. *J Small Anim Pract*. 2013;54:625.
15. Adams RJ, Doyle RS, Bray JP, Burton CA. Closed suction drainage for treatment of septic peritonitis of confirmed gastrointestinal origin in 20 dogs. *Vet Surg*. 2014;43:843.
16. Bush M, Carno MA, St Germaine L, Hoffmann DE. The effect of time until surgical intervention on survival in dogs with secondary septic peritonitis. *Can Vet J*. 2016;57:1267.
17. Barfield DM, Tivers MS, Holahan M, et al. Retrospective evaluation of recurrent secondary septic peritonitis in dogs (2000-2011): 41 cases. *J Vet Emerg Crit Care (San Antonio)*. 2016;26:281.
18. Guieu LV, Bersenas AM, Brisson BA, et al. Evaluation of peripheral blood and abdominal fluid variables as predictors of intestinal surgical site failure in dogs with septic peritonitis following celiotomy and the placement of closed-suction abdominal drains. *J Am Vet Med Assoc*. 2016;249:515.
19. Cioffi KM, Schmiedt CW, Cornell KK, Radlinsky MG. Retrospective evaluation of vacuum-assisted peritoneal drainage for the treatment of septic peritonitis in dogs and cats: 8 cases (2003-2010). *J Vet Emerg Crit Care (San Antonio)*. 2012;22:601.
20. Culp WT, Weisse C, Kellogg ME, et al. Spontaneous hemoperitoneum in cats: 65 cases (1994-2006). *J Am Vet Med Assoc*. 2010;236:978.
21. Boysen SR, Lisciandro GR. The use of ultrasound for dogs and cats in the emergency room: AFAST and TFAST. *Vet Clin North Am Small Anim Pract*. 2013;43:773.
22. Specchi S, Auriemma E, Morabito S, et al. Evaluation of the computed tomographic "sentinel clot sign" to identify bleeding abdominal organs in dogs with hemoabdomen. *Vet Radiol Ultrasound*. 2017;58:18.
23. Fletcher DJ, Rozanski EA, Brainard BM, et al. Assessment of the relationships among coagulopathy, hyperfibrinolysis, plasma lactate, and protein C in dogs with spontaneous hemoperitoneum. *J Vet Emerg Crit Care (San Antonio)*. 2016;26:41.
24. Hammond TN, Holm JL, Sharp CR. A pilot comparison of limited versus large fluid volume resuscitation in canine spontaneous hemoperitoneum. *J Am Anim Hosp Assoc*. 2014;50:159.
25. Higgs VA, Rudloff E, Kirby R, Linklater AK. Autologous blood transfusion in dogs with thoracic or abdominal hemorrhage: 25 cases (2007-2012). *J Vet Emerg Crit Care (San Antonio)*. 2015;25:731.
26. Lux CN, Culp WT, Mayhew PD, et al. Perioperative outcome in dogs with hemoperitoneum: 83 cases (2005-2010). *J Am Vet Med Assoc*. 2013;242:1385.

20

Cirurgia do Fígado

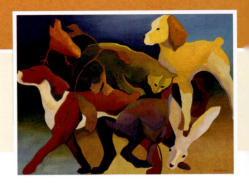

PRINCÍPIOS GERAIS E TÉCNICAS

DEFINIÇÕES

A **hepatectomia** é a remoção de todo o fígado (**hepatectomia total**) ou de uma parte do fígado (**hepatectomia parcial**).

CONSIDERAÇÕES PRÉ-OPERATÓRIAS

O fígado é a maior glândula do corpo. É o principal local de destoxificação de muitas substâncias e desempenha um papel central no metabolismo de proteínas, gorduras e carboidratos. Infelizmente, os sinais clínicos da doença hepática podem não ser aparentes até que seja avançada e irreversível. A insuficiência hepática pode afetar muitos outros sistemas orgânicos, inclusive o sistema nervoso central (SNC), os rins, os intestinos e o coração. A classificação de animais submetidos à biópsia hepática para diagnóstico de hepatite crônica com base na presença ou não de ascite, hipoglobulinemia, encefalopatia hepática, hipoalbuminemia, hiperbilirrubinemia e sinais clínicos pode estar relacionada com sobrevida. A ascite em Labrador retriever com hepatite crônica também pode ser associada ao menor tempo de sobrevida.

O fígado produz a maioria das proteínas plasmáticas (i.e., albumina, α e β-globulinas, fibrinogênio, protrombina). A hipoalbuminemia e a hipocolesterolemia são comuns em pacientes com insuficiência hepática. A fluidoterapia pode diluir ainda mais a albumina sérica; assim, pacientes gravemente acometidos podem precisar de infusões de coloides (Capítulo 4). Níveis de albumina abaixo de 2 g/dL podem estar associados ao retardo na cicatrização de feridas. Anomalias na concentração de potássio são comuns em pacientes com doença hepática. As coagulopatias podem ser decorrentes da diminuição da síntese de fatores de coagulação ou de seu consumo. O perfil de coagulação, principalmente o tempo de sangramento da mucosa, deve ser avaliado no período pré-operatório; transfusões de sangue total fresco podem reduzir a hemorragia intraoperatória em alguns pacientes selecionados. Alguns indivíduos com doença hepática são anêmicos devido a deficiências nutricionais, anomalias da coagulação e/ou hemorragia gastrointestinal. Animais com hematócrito abaixo de 20% e animais com anemia, hipoxia clínica ou fraqueza devem receber transfusões de sangue antes da cirurgia (Tabela 4.5 e Quadro 4.1). Muitos pacientes com doença hepática apresentam anorexia e alguns requerem suplementação nutricional pré-operatória (Capítulo 10). A hipoglicemia é ocasionalmente associada à insuficiência hepática grave; pode ser necessário monitorar a glicemia antes, durante e após o procedimento. Os pacientes com ascite grave podem apresentar dispneia porque a pressão sobre o diafragma restringe a expansão pulmonar; a remoção de parte do fluido abdominal antes da indução da anestesia é às vezes indicada para prevenção da hipoventilação e da hipoxia. Caso a ascite impeça que o paciente fique deitado em decúbito dorsal, há necessidade de ventilação durante a cirurgia, que pode ser difícil. Como as altas pressões do ventilador reduzem o fluxo sanguíneo hepático, é importante diminuí-las com a remoção de parte do fluido; se houver tempo, talvez seja melhor fazê-lo de forma gradual, ao longo de alguns dias. A biópsia hepática laparoscópica pode ser feita na presença de ascite e, de modo geral, não requer a remoção de todo o fluido. Após a remoção, o fluido volta a se formar em animais com ascite. Os pacientes com encefalopatia hepática grave devem ser submetidos ao tratamento sintomático (p. ex., dieta com proteína controlada, antibióticos, enemas de limpeza, fluidos, lactulose; p. 555) para diminuição ou eliminação dos sinais clínicos antes da cirurgia.

> **NOTA** A localização cranial do fígado pode dificultar a biópsia hepática, principalmente em animais de raças de grande porte e peito profundo ou caso o fígado seja anormalmente pequeno. Nestes animais, as amostras podem ser obtidas por laparoscopia; alternativamente, a incisão pode ser estendida em sentido cranial pela cartilagem xifoide e uma ou duas esternebras caudais para facilitar a exposição do fígado durante a laparotomia.

CONSIDERAÇÕES ANESTÉSICAS

O objetivo do manejo de pacientes com hepatopatias é a preservação da função hepática presente, evitando fármacos ou outros fatores que possam ser prejudiciais. Muitos medicamentos normalmente administrados durante a anestesia sofrem metabolismo hepático. Em pacientes com disfunção moderada a grave, esses medicamentos devem ser evitados ou usados em doses bastante reduzidas. Além disso, muitos medicamentos são altamente ligados a proteínas. A hipoalbuminemia reduz a porcentagem de fármaco ligado e aumenta a quantidade livre no plasma, gerando efeitos mais profundos com doses normais dos medicamentos. Além disso, em pacientes com doença grave, as alterações na barreira hematoencefálica aumentam os efeitos depressores dos medicamentos anestésicos (Tabela 20.1). Os medicamentos a serem evitados em animais com disfunção hepática incluem (mas não estão limitados a) acepromazina, alfa-2-agonistas, pancurônio, vecurônio e telazol. As pré-medicações não devem ser administradas a pacientes deprimidos. O midazolam (Capítulo 12) é o benzodiazepínico preferido em pacientes alertas que precisam de certa sedação. O diazepam possui metabólitos ativos com ação possivelmente muito longa. Deve ser usado apenas em pacientes com disfunção hepática leve a moderada e sem depressão do SNC. Como o etomidato e o propofol dependem de redistribuição em vez de metabolismo hepático para o início da recuperação do efeito do medicamento, são os agentes indutores de escolha. O etomidato, o metoexital e a cetamina diminuem o limiar convulsivo. Se a recidiva de convulsões for um risco, o propofol deve ser administrado para indução devido ao seu efeito antiepiléptico. A alfaxalona pode ser

CAPÍTULO 20 Cirurgia do Fígado

TABELA 20.1 Considerações Anestésicas em Animais com Doença Hepática[a]

Considerações Pré-operatórias

Doenças associadas	• Dependem da gravidade e origem • Anemia • Coagulopatia • Função renal alterada • Cálculos urinários • Anomalias eletrolíticas • Gastrite/erosões gástricas • Desnutrição e perda de peso • Hipotensão • Ascite (devido à hipoalbuminemia) • Dispneia (devido à hipoalbuminemia) • Convulsões
Exames de sangue	• HT • TP • Eletrólitos • Ureia • Cr • Glicemia • Albumina • +/− Bilirrubina • +/− Ácidos biliares • +/− Proteína C • +/− Perfil de coagulação • +/− Gasometria • +/− Cálcio (em caso de transfusões de sangue)
Exame físico	• O indivíduo pode apresentar icterícia, ascite palpável, hipotermia, depressão do SNC, magreza, dificuldade respiratória • Animais mais jovens podem apresentar deficiência de crescimento, magreza, fígado pequeno e sinais de encefalopatia hepática
Outros exames diagnósticos	• Pressão arterial • ECG • Radiografia (abdominal) • Ultrassonografia (abdominal) • +/− Biópsia hepática

Pré-medicações	• Remova o fluido abdominal se o paciente apresentar dispneia ou não puder tolerar a posição ventrodorsal quando acordado
	• Transfusão de sangue se HT < 20% em cães e < 18% em gatos
	• PFC em caso de coagulopatia
	• Corrija as anomalias eletrolíticas
	• Evite sedativos em pacientes doentes ou deprimidos
	• Administre um protetor GI, de preferência um inibidor de bomba de prótons
	• Se o paciente estiver ansioso, dê midazolam (0,1-0,2 mg/kg IV, IM)
	• Se o paciente não estiver deprimido, dê:
	   • Hidromorfona[b] (0,05-0,2 mg/kg IV, IM em cães; 0,025-0,05 mg/kg IV, IM em gatos) *ou*
	   • Oximorfona (0,1-0,2 mg/kg IV, IM) *ou*
	   • Buprenorfina[c] (0,005-0,01 mg/kg IV, IM)
	• Ao usar etomidato para indução, administre um benzodiazepínico imediatamente antes do etomidato para evitar mioclonia
	   • Diazepam 0,25 mg/kg IV
	   • Midazolam 0,25 mg/kg IV

Considerações Intraoperatórias

Indução	• Pré-oxigenação por 3-5 minutos • Propofol (2-6 mg/kg IV) *ou* • Etomidato (0,5-1 mg/kg IV); dê um benzodiazepínico como descrito anteriormente para prevenção da mioclonia

Manutenção	• Isoflurano ou sevoflurano *mais*
	   • Fentanila (1-10 μg/kg IV PRN em cães; 1-4 μg/kg IV PRN em gatos) *mais* PRN
	   • Fentanila CRI (2-15 μg/kg/h IV após uma dose de ataque de 1-5 μg/kg IV) *ou*
	   • Hidromorfona[b] (0,05-0,2 mg/kg IV PRN em cães; 0,05-0,1 mg/kg IV PRN em gatos) *ou*
	   • Oximorfona (0,1-0,2 mg/kg IV, IM) *ou*
	   • Buprenorfina[c] (0,005-0,02 mg/kg IV PRN) *mais*
	   • Cetamina (dose baixa; 0,5-1 mg/kg IV) *ou*
	   • Cetamina CRI (dose de ataque 0,5 mg/kg IV, então 10 μg/kg/min IV)
	• Em caso de hipotensão (para manter a PAM entre 60 e 80 mmHg), dê fenilefrina, efedrina, dopamina, norepinefrina ou vasopressina, como necessário
	• Para relaxamento muscular, dê (há necessidade de ventilação com pressão positiva)
	   • Cisatracúrio (0,1 mg/kg IV) ou
	   • Atracúrio (0,1-0,25 mg/kg IV)

Requerimentos de fluidos	• 5-20 mL/kg/h para reposição de perdas por evaporação. Coloque dois cateteres IV nos membros anteriores em caso de possibilidade de grande perda de sangue. Tenha sangue e coloides à disposição para repor a perda de sangue • Dê dextrose em caso de hipoglicemia

(Continua)

TABELA 20.1 Considerações Anestésicas em Animais com Doença Hepática[a] (Cont.)

Monitoramento	• Pressão arterial • ECG • Frequência respiratória • SpO₂ • EtCO₂ • Temperatura • DU • +/− Acesso arterial • +/− PVC • HT seriado em caso de perda moderada a alta de sangue • Glicemia em caso de hipoglicemia
Bloqueios	• Não recomendados em caso de coagulopatia

Considerações Pós-operatórias

Analgesia	• Fentanila CRI (dose de ataque de 1-10 µg/kg IV, então 2-10 µg/kg/h IV) ou • Morfina[d] (0,1-0,5 mg/kg IV ou 0,1-1 mg/kg IM q2-8h em cães; 0,025-0,2 mg/kg IV ou 0,05-0,3 IM q2-8h em gatos) se não houver hipotensão ou • Hidromorfona[a] (0,05-0,2 mg/kg IV, IM q3-8h em cães; 0,025-0,1 mg/kg IV, IM q3-8h em gatos) ou • Hidromorfona CRI (0,025-0,05 mg/kg/h IV em cães) ou • Oximorfona (0,1-0,2 mg/kg IV, IM) ou • Buprenorfina[c] (0,005-0,02 mg/kg IV, IM q4-8h ou 0,01-0,02 mg/kg TMO q6-12h em gatos) Observação: AINE são contraindicados
Monitoramento	• SpO₂ • Pressão arterial • Frequência cardíaca • Frequência respiratória • Temperatura • DU
Exames de sangue	• HT • Eletrólitos • Glicemia • Resultados anormais nos exames pré-operatórios • +/− Gasometria
Pontuação estimada de dor	• Moderadamente intensa

SNC, sistema nervoso central; *AINE*, anti-inflamatórios não esteroidais; *Cr*, creatinina; *CRI*, infusão em taxa constante; *DU*, débito urinário; *ECG*, eletrocardiograma; *EtCO₂*, CO₂ no final da expiração; *GI*, gastrointestinal; *HT*, hematócrito; *IM*, intramuscular; *IV*, intravenoso; *PAM*, pressão arterial média; *PFC*, plasma fresco congelado; *PRN*, conforme necessário; *PVC*, pressão venosa central; *SpO₂*, saturação de hemoglobina com oxigênio; *TMO*, transmucosa oral; *TP*, proteína total.
[a]Os pacientes com doença hepática podem apresentar hipoalbuminemia com menor ligação e também menor *clearance* de muitos fármacos. Recomenda-se começar com doses baixas e titular lentamente até o efeito desejado.
[b]Monitore o desenvolvimento de hipertermia em gatos.
[c]A buprenorfina é um analgésico melhor do que a morfina em gatos.
[d]Administre lentamente para prevenir a liberação de histamina.

---

usada na indução, mas sofre metabolismo hepático; os metabólitos são eliminados pelas vias hepática, fecal e renal. A estimulação simpática da cetamina faz com que seja um agente de indução menos desejável, mas seu uso em doses baixas pode ajudar a reduzir os requerimentos de opioides. Os barbitúricos devem ser usados apenas em doses muito reduzidas. Da mesma forma, os opioides são depressores do SNC e devem ser usados em dosagens menores. O opioide de escolha durante a cirurgia e no período pós-operatório é a fentanila, pois pode ser facilmente titulada em infusão contínua (Capítulo 13). Estudos iniciais com morfina em doses cinco a 10 vezes superiores às doses analgésicas recomendadas mostraram diminuição do fluxo sanguíneo porta hepático. No entanto, em doses normais e nas doses reduzidas necessárias na disfunção hepática, isso não é um problema. A morfina causa liberação de histamina com subsequente hipotensão, geralmente 5 minutos após a administração intravenosa (IV). Se a morfina for administrada, a hipotensão deve ser esperada e tratada com vasopressor. De modo geral, uma a duas doses são suficientes, já que a hipotensão é de curta duração. A hidromorfona e a oximorfona também são bons analgésicos e não provocam liberação de histamina quando administrados por via intravenosa. Além disso, se os efeitos depressores dos opioides agonistas mu forem pronunciados, podem ser parcialmente revertidos com butorfanol (0,1 mg/kg IV).

Como todos os anestésicos são depressores do SNC, doses IV menores devem ser usadas em pacientes com disfunção hepática. Os anestésicos inalatórios sevoflurano e isoflurano geralmente são considerados os fármacos de manutenção de escolha. Ambos mantêm o fluxo sanguíneo arterial hepático enquanto aumentam o fluxo porta, elevando, assim, a oxigenação hepática. Por outro lado, o halotano reduz o fluxo sanguíneo hepático por vasoconstrição e não deve ser utilizado. O óxido nitroso tem efeito hepático mínimo e pode ser administrado a esses pacientes. Seu uso deve ser equilibrado com a necessidade de aumento da concentração inspirada de oxigênio. Não é incomum que seja necessário usar quantidades menores de anestésicos inalatórios. Dependendo do paciente, às vezes, é necessário apenas metade a três quartos da concentração alveolar mínima.

Como a preservação da oxigenação hepática tem se mostrado extremamente importante em pacientes com disfunção hepática, o fluxo sanguíneo hepático deve ser mantido. Fatores conhecidos por reduzir o fluxo sanguíneo hepático, como hipotensão, estimulação simpática excessiva (p. ex., controle inadequado da dor) e pressões elevadas nas vias aéreas devem ser evitados. Se possível, a remoção pré-operatória da ascite é benéfica, pois permite a melhora do retorno venoso associado a menor compressão venosa. A compressão venosa da ascite é exagerada quando o animal é anestesiado e colocado em decúbito dorsal; a remoção súbita da ascite com sucção cirúrgica pode causar hipotensão profunda devido à descompressão venosa rápida. Para aumentar a oxigenação, pré-oxigene antes da indução, mantenha o oxigênio inspirado alto durante a cirurgia e não apresse a extubação. Os pacientes geralmente precisam de oxigênio suplementar no período pós-operatório. A hipotensão precisa ser tratada prontamente com vasopressores e/ou inotrópicos (Quadro 19.6). Em pacientes com doença hepática crônica e diminuição da massa hepática, o sistema circulatório pode ficar em estado hiperdinâmico. O débito cardíaco aumenta e depende da pré-carga e da vasodilatação sistêmica/pulmonar. Em caso de ascite crônica, pode haver alguma disfunção renal subjacente e comprometimento do *clearance* da água livre. Devido à hipoalbuminemia, a administração de coloides, em vez de grandes *bolus* de cristaloides, é indicada. A manutenção de fluidos precisa ser individualizada com base nas causas subjacentes, gravidade da disfunção hepática e renal, grau de anemia e hipoalbuminemia, perda de sangue durante a cirurgia e perdas por evaporação devido ao tamanho da incisão. Como regra geral, reponha as perdas por evaporação com cristaloides e a perda de sangue com coloides para auxiliar a manutenção da pressão arterial adequada.

O monitoramento de pacientes com disfunção hepática moderada a grave é extremamente importante. Se a cirurgia for longa ou houver alto risco de perda de sangue, é importante medir as pressões arteriais. Além disso, o monitoramento da pressão venosa central pode auxiliar a reposição de volume. Os pacientes correm risco de descompensação no período pós-operatório. Portanto, o monitoramento cuidadoso deve ser mantido por 24 a 48 horas. Monitore os pacientes com disfunção hepática grave quanto ao desenvolvimento de coagulopatias e verifique a necessidade de administração de plasma fresco congelado.

As recomendações para manejo anestésico de animais com *shunts* (desvios) portossistêmicos (SPS) são discutidas na p. 556.

ANTIBIÓTICOS

Bactérias aeróbias e anaeróbias normalmente residem no fígado, mas podem proliferar devido à isquemia ou hipoxia hepática. Portanto, a administração profilática de antibióticos é justificada em pacientes com doença hepática grave submetidos a cirurgias no fígado (que não a simples biópsia). A farmacocinética dos antibióticos pode estar alterada nesses pacientes por depressão do metabolismo hepático, modificações no fluxo sanguíneo arterial ou porta hepático, hipoalbuminemia ou reduções na excreção biliar. Os antibióticos são especificamente indicados no tratamento da encefalopatia hepática (p. 555), da colangite/colângio-hepatite bacteriana e do abscesso hepático. Antibióticos de amplo espectro eficazes contra anaeróbios (p. ex., derivados da penicilina, metronidazol, clindamicina) são apropriados e relativamente seguros em pacientes com comprometimento hepatocelular (Quadro 20.1). Antibióticos com potencial hepatotóxico (p. ex., doxiciclina, clortetraciclina, eritromicina) devem ser evitados, se possível.

> **NOTA** O metronidazol administrado em doses acima de 40 a 50 mg/kg de peso corporal por dia pode causar sinais neurológicos graves (p. ex., sinais vestibulares centrais, como ataxia, nistagmo, inclinação da cabeça e convulsões) em cães e gatos.

ANATOMIA CIRÚRGICA

A superfície diafragmática (superfície parietal) do fígado é convexa e fica principalmente em contato com o diafragma. A superfície

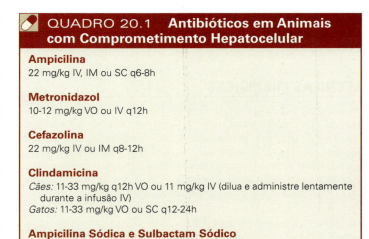

QUADRO 20.1 Antibióticos em Animais com Comprometimento Hepatocelular

Ampicilina
22 mg/kg IV, IM ou SC q6-8h

Metronidazol
10-12 mg/kg VO ou IV q12h

Cefazolina
22 mg/kg IV ou IM q8-12h

Clindamicina
Cães: 11-33 mg/kg q12h VO ou 11 mg/kg IV (dilua e administre lentamente durante a infusão IV)
Gatos: 11-33 mg/kg VO ou SC q12-24h

Ampicilina Sódica e Sulbactam Sódico
15-30 mg/kg IV q6-8h, uso extrabula

IM, Intramuscular; *IV,* intravenosa; *SC,* subcutânea; *VO,* via oral.

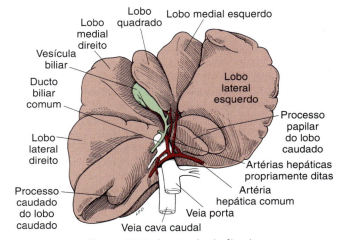

Figura 20.1 Anatomia do fígado.

visceral está voltada caudoventralmente e para a esquerda e entra em contato com o estômago, o duodeno, o pâncreas e o rim direito. Há seis lobos hepáticos (Figura 20.1). As bordas do fígado são normalmente pontiagudas, mas parecem mais arredondadas em animais jovens e naqueles com infiltração, congestão ou cicatriz hepática. O fígado tem dois suprimentos de sangue aferente: um sistema porta de baixa pressão e um sistema arterial de alta pressão. A veia porta drena o estômago, os intestinos, o pâncreas e o baço e supre quatro quintos do sangue que entra no fígado. O restante do suprimento sanguíneo aferente é derivado das artérias hepáticas apropriadas. Essas artérias são ramos da artéria hepática comum e podem ser entre duas e cinco. A drenagem eferente do fígado se dá pelas veias hepáticas. No feto de cão, o ducto venoso desvia o sangue da veia umbilical para o sistema venoso hepático. O ducto venoso sofre fibrose após o nascimento e é conhecido como *ligamento venoso*. A bile, formada no fígado, é liberada nos canalículos biliares entre os hepatócitos. Esses canalículos se unem para formar ductos interlobulares que, por fim, se fundem para formar os ductos lobares ou biliares (p. 572). A veia porta, os ductos biliares, a artéria hepática, os vasos linfáticos e os nervos estão contidos em uma porção rendilhada e sem sustentação do omento menor, chamada *ligamento hepatoduodenal*.

NOTA Tenha cuidado durante a dissecção ao redor do piloro para evitar danificar o ducto biliar comum.

TÉCNICAS CIRÚRGICAS

A abordagem-padrão para a cirurgia hepática é uma incisão abdominal na linha média ventral cranial. O aspecto caudal do esterno pode ser dividido se houver necessidade de maior exposição. A cirurgia do fígado é complicada pelo fato de o tecido hepático ser friável. Devido à escassez de proteína fibrosa no fígado, a dissecção aguda é difícil e provoca a retração dos vasos sanguíneos e dos ductos biliares no estroma friável. A ligadura de estruturas (p. ex., vasos sanguíneos, ductos biliares) depois da secção é extremamente difícil. O uso de compressas firmes o suficiente para obtenção de hemostasia pode causar isquemia e necrose do fígado. A manutenção do suprimento sanguíneo hepático é importante porque o fígado normalmente abriga anaeróbios que podem ser patogênicos. Por estas razões, a cirurgia do fígado requer técnicas diferentes daquelas usadas na maioria dos outros órgãos abdominais.

As biópsias de fígado são comumente indicadas em pacientes com suspeita de doença hepática. As biópsias podem ser obtidas por via percutânea, laparoscopia (p. 545) ou cirurgia. As hepatectomias parciais são menos realizadas, mas podem ser indicadas em neoplasias focais ou traumas. Várias raças são associadas a hepatopatias, inclusive Bedlington terrier, Doberman pinscher, Cocker spaniel, West highland white terrier, Dálmata, Skye terrier e Labrador retriever. A hepatite crônica dos Labradores retrievers ocorre em cães de meia-idade a idosos; não é sintomática ou causa sinais clínicos vagos e é provavelmente associada ao acúmulo de cobre. É mais comum em fêmeas do que machos e pode estar relacionada com uma anomalia genética no metabolismo hepático do cobre, embora a causa exata seja desconhecida. Anorexia, hipoglobulinemia e aumento do tempo de tromboplastina parcial (TTP) podem estar associados à menor sobrevida; no entanto, a sobrevida média é de aproximadamente 1 ano e alguns cães acometidos chegam aos 8 anos.

NOTA A biópsia de fígado é indicada a pacientes com sinais clínicos de doença hepática e animais clinicamente normais com anomalias laboratoriais ou alterações de imagem consistentes com doença hepática.

Biópsia Hepática Percutânea

As biópsias centrais percutâneas e as aspirações com agulha fina são técnicas relativamente baratas e fáceis que podem ser sensíveis e específicas para o diagnóstico de lesões **focais** (p. ex., tumores, como carcinomas e linfossarcoma) quando realizadas com orientação ultrassonográfica. No entanto, à exceção da lipidose hepática felina, essas técnicas percutâneas são insensíveis e pouco confiáveis em pacientes com doença hepática **difusa** (p. ex., inflamação, fibrose, cirrose, necrose) e naqueles que podem ter *shunts* vasculares congênitos; sua realização não é recomendada em caso de suspeita destas doenças. As amostras adequadamente obtidas por via laparoscópica ou cirúrgica são melhores do que as coletadas por via percutânea e são recomendadas para o diagnóstico de doença hepática difusa.[1] De modo geral, os animais com sangramento clínico, trombocitopenia grave (i.e., menos de 20.000 plaquetas/μL), aumento do tempo de sangramento da mucosa, lesões altamente vasculares (determinadas à ultrassonografia) ou lesões cavitárias não devem ser submetidos a biópsias percutâneas devido ao risco de hemorragia incontrolável ou infecção abdominal. Também se recomenda cautela durante a aspiração com agulha fina nesses pacientes.

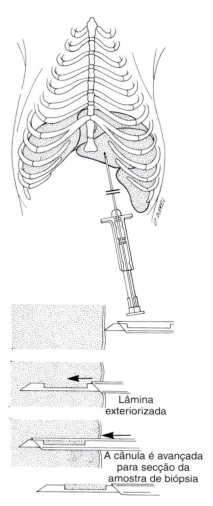

Figura 20.2 Biópsia tecidual central.

As biópsias do núcleo tecidual podem ser obtidas com agulha cortante (Tru-Cut®, Cardinal Health, Estados Unidos) (Figura 20.2), uma agulha de grande calibre ou um dispositivo de biópsia automatizado (p. ex., instrumento Bard Biopsy®, Estados Unidos). Este último não deve ser usado em gatos devido ao risco de morte associado à onda de choque causada pelo acionamento do dispositivo. Para amostras histopatológicas, a agulha Tru-Cut® deve ser removida da seringa ou pistola e colocada em formalina. Após a fixação, a amostra deve ser removida da agulha para processamento. A biópsia central deve ser realizada com a agulha de maior calibre que possa ser usada com segurança no paciente, normalmente de calibre 14. Recomenda-se a obtenção de pelo menos duas ou três amostras, cada uma com 2 cm de comprimento. De modo geral, as biópsias centrais são feitas em apenas um lobo hepático (i.e., o lobo hepático esquerdo para minimizar a chance de laceração dos ductos biliares ou da vesícula biliar, que ficam do lado direito). No entanto, esta é uma limitação significativa porque as lesões podem estar em apenas alguns dos lobos hepáticos. O alcance da agulha é de pelo menos 2 cm, podendo lacerar vasos relativamente grandes, e deve-se ter muito cuidado para assegurar que a agulha de biópsia central não ultrapasse o fígado e danifique estruturas (p. ex., veias, estômago, intestinos, diafragma, pulmões, coração) sob o lobo hepático submetido ao exame.

Os aspirados com agulha fina podem ser obtidos por meio de duas técnicas diferentes. **Na primeira técnica, conecte uma seringa ou pistola de aspiração com seringa a uma agulha de calibre 20 a**

25 e de 2,5 a 7,6 cm de comprimento. Insira a agulha na área a ser examinada, aspire 5 a 10 mL duas ou três vezes (i.e., puxe rapidamente o êmbolo para trás e solte-o imediatamente, repetindo duas ou três vezes), retire a agulha da seringa, aspire 5 mL de ar, reconecte a agulha e sopre seu conteúdo sobre uma lâmina de vidro. Em caso de entrada de sangue ou fluido no canhão da agulha durante o processo de aspiração, interrompa-o imediatamente. Na segunda técnica, passe repetidamente a agulha (sem a seringa conectada) através do fígado sem aplicação de sucção. Depois de três a cinco passagens, prenda a agulha a uma seringa e sopre o conteúdo em uma lâmina de vidro.

É mais provável que a aspiração com agulha fina seja diagnóstica em pacientes com neoplasia hepática difusa (p. ex., linfossarcoma), causas infecciosas (p. ex., histoplasmose) e lipidose hepática idiopática felina. No entanto, a incapacidade de diagnóstico destas doenças em um aspirado com agulha fina não as exclui ou mesmo diminui a probabilidade de sua presença a ponto de descartá-las. Além disso, mesmo que uma dessas doenças seja encontrada, pode haver outras anomalias não diagnosticadas. Esta última possibilidade é muito importante em gatos, já que quase todos os felinos doentes e anoréxicos apresentam alguns vacúolos gordurosos nos hepatócitos. Portanto, antes do diagnóstico de doença clínica por lipidose hepática, deve-se determinar que a gordura nos hepatócitos é suficiente para causar disfunção do fígado. Além disso, o diagnóstico de lipidose hepática não garante a *ausência* de outra doença hepática não detectada pela técnica com agulha fina. A avaliação citológica dos aspirados com agulha fina guiada por ultrassom tem maior probabilidade de concordar com os achados histopatológicos quando o animal apresenta hepatopatia vacuolar; no entanto, esta doença não tem importância clínica como causa de disfunção ou insuficiência hepática. A concordância geral entre a citologia e a histopatologia em cães e gatos tende a ser baixa. A concordância com amostras de biópsia em cunha é igualmente baixa. Os clínicos devem estar cientes das limitações do diagnóstico da doença hepática em cães e gatos por técnicas percutâneas.

> **NOTA** Resultados falso-negativos (a perda de um diagnóstico) são muito mais comuns do que os resultados falso-positivos (a categorização de um animal saudável como doente); portanto, se seu índice clínico de suspeita for alto, considere o uso de outra técnica na biópsia do fígado.

As biópsias percutâneas podem ser realizadas sob tranquilização ou sedação profunda. Aproximadamente metade dos gatos necessita de anestesia injetável para a realização de biópsia com agulha. As amostras são obtidas por abordagem transtorácica ou transabdominal; entretanto, para evitar a laceração do fígado durante a respiração, a primeira deve ser utilizada somente se a última (descrita aqui) não for possível.

Biópsia Percutânea Cega

Com o animal em decúbito dorsal, tricotomize a área ao redor do processo xifoide e prepare-a para a cirurgia asséptica. Faça uma pequena incisão na pele do lado esquerdo entre o arco costal e o processo xifoide. Insira a agulha de biópsia através da incisão cutânea em direção craniodorsal, inclinando-a ligeiramente para a esquerda da linha média. Avance a agulha até que a orientação ultrassonográfica mostre a agulha a ser posicionada na superfície do fígado. Avance a agulha de biópsia pelo tecido hepático e colete a amostra (Figura 20.2).

Biópsia Percutânea com Orientação Ultrassonográfica

Três métodos guiados por ultrassonografia podem ser usados para biópsia ou aspiração de estruturas ou lesões hepáticas. Qualquer uma dessas técnicas pode ser utilizada para obtenção de amostras do fígado. Se houver suspeita de doença difusa, amostras do lado esquerdo do fígado devem ser obtidas para evitar as principais estruturas biliares. Deve-se ter muito cuidado para assegurar a ausência de grandes estruturas biliares ou vasculares na área de 2 cm necessária para o avanço da agulha. A primeira técnica é chamada *método de orientação indireta* e, de modo geral, não é recomendada. A ultrassonografia é utilizada para encontrar a estrutura de interesse e, em seguida, a sonda é removida. A agulha é inserida às cegas na área de interesse. Esta técnica é aplicável somente quando o alvo é extremamente grande e a visualização direta da agulha não é necessária durante sua passagem pela estrutura a ser biopsiada ou aspirada.

As outras duas técnicas permitem a visualização direta da agulha durante sua passagem pelo fígado. É fundamental que a agulha passe em ângulo oblíquo em relação ao feixe de ultrassom para que seja vista na imagem. Uma agulha que passe paralela ao feixe não cria ecos úteis. A segunda técnica é a *técnica a mão livre*. Este método requer uma boa coordenação dos olhos e da mão e seu domínio requer prática. Muitos ultrassonografistas preferem esta técnica por dar mais opções na abordagem da estrutura. Manuseie o transdutor com uma das mãos (geralmente a mão não dominante) e a agulha com a mão oposta. Use o transdutor para visualizar a estrutura de interesse, depois atravesse-a com a agulha e obtenha a biópsia.

A última técnica é a *técnica com guia de agulha*. Muitos aparelhos de ultrassonografia têm um guia de agulha que encaixa no transdutor. Este equipamento orienta a agulha em um ângulo predefinido e mantém a orientação com o transdutor. O *software* do aparelho projeta o caminho da agulha na tela, permitindo seu posicionamento preciso. Um problema dessa é que a guia de agulha geralmente é volumosa e, assim, a escolha de abordagens pode ser limitada, em especial em animais pequenos. Como a agulha passa pela guia, a técnica estéril é essencial. Esterilize a guia antes de usar. Coloque uma cobertura estéril no transdutor (uma luva cirúrgica estéril é uma boa opção). Coloque o gel de acoplamento na luva e encaixe-o sobre o transdutor. Encaixe a guia. Passe a agulha pelo guia da agulha e obtenha a biópsia.

Há complicações associadas a dispositivos automatizados de biópsia com agulha, principalmente em gatos. O grande aumento no tônus vagal devido à força do dispositivo automatizado pode causar bradicardia grave, redução dos pulsos periféricos, comprometimento respiratório, perda de consciência e parada cardíaca. Um dispositivo semiautomatizado para biópsia com agulha para obtenção da amostra pode ser preferível.

Biópsia Hepática por Laparoscopia

A laparoscopia (Capítulo 14) tem várias vantagens em relação a outras técnicas de biópsia hepática. Primeiramente, a laparoscopia pode encontrar lesões não detectadas pela ultrassonografia, permitindo que o clínico biopsie áreas claramente anormais que não seriam vistas à técnica percutânea. Em segundo lugar, as amostras obtidas com a laparoscopia são melhores do que as coletadas com as técnicas percutâneas (uma quantidade suficiente de tecido hepático pode ser facilmente recuperada para histopatologia, análise mineral e cultura; além disso, a laparoscopia permite a obtenção de amostras de múltiplos lobos hepáticos (diferentemente das técnicas com agulha, em que as amostras são coletadas de apenas um lobo). A biópsia laparoscópica com uma pinça de biópsia de 5 mm de "colher dupla" ou "concha de marisco" deve obter aproximadamente 45 mg de tecido. Comparativamente, o Tru-Cut® de calibre 18 obtém cerca de 5 mg de tecido e o Tru-Cut® de calibre 14, 15 a 20 mg de tecido. Ao mesmo tempo, o endoscopista pode examinar rapidamente o abdome e o peritônio, o omento, o estômago, o pâncreas, os intestinos e/ou os rins para avaliar a presença de outras doenças não suspeitas. Finalmente, a laparoscopia pode ser feita rapidamente por um laparoscopista experiente (em menos de 15 minutos) e, de modo geral, o paciente recebe alta algumas horas após a conclusão do procedimento. As coagulopatias não são uma contraindicação absoluta, a menos que sejam graves; o eletrocautério e os materiais que estimulam a coagulação podem ser usados, mas raramente são necessários. A quantidade de dano tecidual colateral deve ser considerada ao determinar o tamanho necessário da amostra em caso de uso de métodos de coagulação, já que as amostras sofrem fragmentação por coagulação e cavitacional.

O melhor instrumento para realização da biópsia hepática laparoscópica é a pinça tipo colher dupla. Na ausência de anomalias focais, abra a pinça e coloque-a ao redor da borda do lobo do fígado. Empurre a pinça no lobo até que toda a colher seja preenchida por tecido hepático. Não insira a pinça além do ponto de união das duas garras, pois isso pode lacerar o lobo hepático. Feche bem a pinça, segure por 10 segundos e retire a amostra do lobo. Se quiser biopsiar uma área diferente do lobo, abra a pinça e empurre a garra inferior até o local desejado. A seguir, feche a garra superior e remova a amostra de tecido. As amostras também podem ser obtidas de forma semelhante das partes centrais do lobo hepático. Antes da remoção da insuflação de dióxido de carbono, avalie cada local e certifique-se da coagulação de qualquer sangue presente passando a pinça através da área ensanguentada adjacente a cada sítio amostrado.

> **NOTA** É importante que o endoscopista seja capaz de ver tudo o que está sendo pego pela pinça; nunca pegue nada que você não possa ver.

Alternativamente, use um bisturi harmônico para coletar amostras de fígado. Colete uma amostra de 2 × 1 cm de fígado com um bisturi harmônico com lâmina de trabalho de 15 mm de comprimento e potência igual a 3.

As hemorragias são comuns durante a coleta da amostra do fígado, mas saiba que o laparoscópio exacerba qualquer sangramento ocorrido. Normalmente, a perda de sangue durante a biópsia é inferior a 1 a 5 mL. A hemorragia pode ser menor com o uso de bisturi harmônico; entretanto, o aumento significativo da necrose de coagulação, da fragmentação cavitária e da fibrose exige a obtenção de amostras um pouco maiores para compensar o dano tecidual. A coleta de amostras das regiões centrais do fígado com o bisturi harmônico pode depender da coagulação natural, e não da selagem do vaso. As biópsias com agulha tendem a gerar amostras inadequadas para avaliação histopatológica.

Biópsia Hepática Cirúrgica

As biópsias de fígado devem ser rotineiramente realizadas durante a laparotomia exploratória de animais com suspeita de doença hepática. O procedimento cirúrgico permite a inspeção e palpação completa do fígado e a biópsia de lesões focais para exame histopatológico, cultura ou análise de cobre. Além disso, a hemorragia no local de biópsia pode ser imediatamente identificada e controlada com a técnica adequada. Em caso de doença hepática generalizada, as amostras podem ser retiradas do local mais acessível (amostras marginais de biópsia). Na doença focal, todo o fígado deve ser cuidadosamente palpado para detecção de nódulos ou cavidades intraparenquimatosas e obtenção de amostras representativas.

Uma amostra de localização central do parênquima hepático pode ser obtida com um *punch* de biópsia de Baker. O tamanho recomendado para a coleta de pelo menos seis a oito tríades de portal é 6 mm de diâmetro. Pressione o *punch* contra a área a ser amostrada e avance-o com movimentos de torção em sentido horário e anti-horário. Use uma tesoura de Metzenbaum para separar a margem profunda da amostra da ligação ao parênquima. Se necessário, insira uma esponja de gelatina hemostática no defeito para ajudar a hemostasia.

A biópsia da margem hepática pode ser obtida pelo método da "guilhotina". Coloque um laço de sutura ao redor da margem saliente de um lobo hepático. Puxe a ligadura com firmeza para que esmague o parênquima hepático antes de prendê-la (Figura 20.3A). A sutura rompe o tecido mole hepático ao mesmo tempo que liga os vasos e os ductos biliares. Segure o fígado suavemente entre os dedos, se necessário, e corte o tecido hepático aproximadamente 5 mm distal à ligadura (deixando coto de tecido esmagado com a ligadura) com uma lâmina afiada. Para não esmagar a amostra de biópsia e causar artefatos, não a manuseie com a pinça. Use a embalagem da sutura como uma "tábua de corte" para reduzir o manuseio da amostra. Coloque parte da amostra em formalina para exame histológico; reserve o restante para cultura e citologia. Verifique o local da biópsia para detecção de hemorragia. Se a hemorragia persistir, coloque um pedaço de espuma de gelatina absorvível sobre o local. Alternativamente, em caso de amostragem de uma área focal (não marginal) do fígado, faça a biópsia por *punch* ou Tru-Cut® (Figura 20.2) ou várias suturas de guilhotina sobrepostas em torno da margem da lesão e corte-a (Figura 20.3B). Tome cuidado durante a biópsia por *punch* para evitar a penetração por mais de metade da espessura do fígado a cada biópsia. Pressione o local até a interrupção do sangramento. Se a hemorragia persistir, coloque uma esponja de gelatina absorvível sobre o local.

Lobectomia Parcial

A lobectomia parcial pode ser indicada em alguns casos em que a doença acomete apenas uma parte do lobo hepático (p. ex., fístula arteriovenosa [AV] periférica, neoplasia focal, abscesso hepático, trauma). A lobectomia parcial pode ser um desafio devido à dificuldade de hemostasia e deve ser feita com extremo cuidado em animais com diáteses hemorrágicas. Grampeadores são usados em lobectomias parciais e completas, mas deve-se ter cuidado, já que pode haver hemorragia caso os grampos não comprimam adequadamente o tecido hepático. Isto é muito importante em gatos; em um estudo, 14 de 18 indivíduos precisaram de outros métodos para estabelecimento de hemostasia.[2]

Determine a linha de separação entre o parênquima hepático normal e aquele a ser removido e faça uma incisão aguda no local escolhido na cápsula do fígado (Figura 20.4A). Frature o fígado com os dedos (Figura 20.4B) ou a extremidade romba de um cabo de bisturi Bard-Parker e exponha os vasos parenquimatosos. Ligue os vasos maiores (podem ser usados hemoclipes) e eletrocoagule os pequenos vasos encontrados durante a dissecção (Figura 20.4C). Alternativamente, use um grampeador (p. ex., AutoSuture TA® 90, 55 ou 30) na base do lobo e coloque os grampos. Excise o parênquima hepático distal às ligaduras ou grampos. Antes de fechar o abdome, verifique se a superfície do fígado está seca e sem hemorragia. Em cães pequenos e gatos, várias suturas de guilhotina sobrepostas (como já descrito) podem ser colocadas por toda a linha de demarcação (Figura 20.5). Assegure-se de incluir toda a largura do parênquima hepático nas suturas. Depois de apertar as suturas firmemente, use uma lâmina afiada para cortar o tecido hepático distal à ligadura, deixando um pedaço de tecido esmagado com a ligadura.

A lobectomia parcial em cães de até 50 kg pode ser feita com uma única ligadura em alça pré-preparada de copolímero de glicolida-lactida 0, um dispositivo de selagem de vasos (p. 78), ou um bisturi harmônico.[3] A hemorragia intraoperatória pode ocorrer com essas alças e o bisturi harmônico, com necessidade de outra ligadura ou

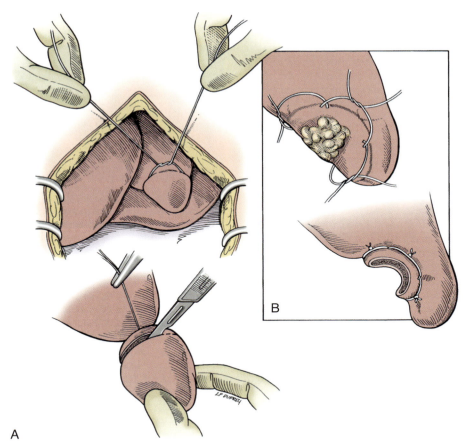

Figura 20.3 Biópsia da margem hepática pelo método da guilhotina. (A) Coloque um laço de sutura ao redor da margem saliente de um lobo do fígado. Puxe a ligadura firmemente e deixe-a esmagar o parênquima hepático antes de amarrá-la. Com uma lâmina afiada, corte o tecido hepático aproximadamente 5 mm distal à ligadura. (B) Alternativamente, coloque várias suturas de guilhotina sobrepostas ao redor da margem da lesão e excise-a.

colocação de clipe. Nenhum dos três métodos causa hemorragia clinicamente evidente.[3]

Lobectomia Completa

A lobectomia completa pode ser indicada em algumas lesões focais em um ou dois lobos hepáticos (p. ex., lacerações traumáticas do fígado, fístulas AV hepáticas). A anatomia vascular do fígado é variável em e entre as espécies;[4,5] no entanto, os lobos esquerdos (i.e., medial esquerdo e lateral esquerdo) mantêm sua separação perto do hilo em grau maior do que os demais lobos. Portanto, os lobos esquerdos muitas vezes podem ser removidos em cães pequenos e gatos com uma única ligadura ao redor de sua base.

Nos lobos laterais e caudados direitos, a dissecção cuidadosa ao redor da veia cava caudal hepática geralmente é necessária. **Antes da dissecção, passe a fita umbilical em torno da veia porta, artéria celíaca, artérias mesentéricas craniais e veia cava caudal na frente e atrás do fígado.** Passe a fita por um tubo de borracha e use-o para ocluir o suprimento de sangue hepático em caso de hemorragia incontrolável. **Nos lobos esquerdos de cães pequenos e gatos, esmague o parênquima próximo ao hilo com os dedos ou uma pinça. Coloque uma ligadura circundante em torno da área esmagada e amarre.**

Nos lobos esquerdos de cães maiores e nos lobos direito e caudado, cuidadosamente disseque, se necessário, o lobo da veia cava caudal. Isole os vasos sanguíneos e os ductos biliares perto do hilo e ligue-os. Faça ligaduras duplas ou suture as extremidades dos grandes vasos. Resseque o tecido parenquimatoso, deixando um coto de tecido distal às ligaduras para evitar a retração do tecido hepático e subsequente hemorragia.

Cada lobo hepático pode ser submetido à dissecção para excisão seletiva. Cada um pode ser drenado por mais de uma veia hepática e a identificação cuidadosa da drenagem venosa pode ser obtida com cânula interna de um tubo de sucção Poole. A(s) veia(s) hepática(s) associada(s) ao lobo medial esquerdo ou lateral esquerdo pode(m) ser fechada(s) com um grampeador toracoabdominal após a ligadura e transecção da artéria hepática e do ducto biliar associado ao lobo a ser removido. O processo geral primeiramente identifica e liga o suprimento arterial hepático e a drenagem biliar, e, a seguir, liga ou grampeia as veias que drenam o(s) lobo(s) dissecado(s).

Lobo Hepático Lateral Esquerdo

Para dissecção específica do lobo hepático lateral esquerdo, isole, ligue e divida a artéria hepática lobar lateral esquerda e o ducto biliar. Retraia o

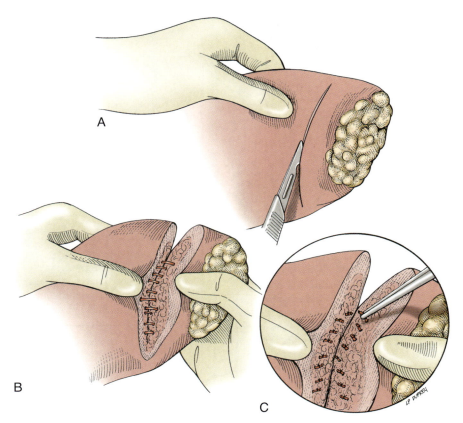

Figura 20.4 Lobectomia parcial. (A) Determine a linha de separação entre o parênquima hepático normal e aquele a ser removido e faça uma incisão aguda na cápsula do fígado ao longo do local escolhido. (B) Frature o fígado de forma romba e exponha os vasos parenquimatosos. (C) Ligue os grandes vasos e eletrocoagule os pequenos vasos sanguíneos.

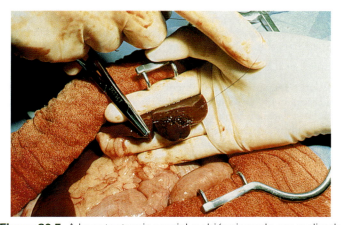

Figura 20.5 A hepatectomia parcial ou biópsia pode ser realizada colocando-se uma sutura ao redor da parte do fígado a ser removida e puxando-a com força, de forma que o parênquima seja esmagado e os vasos sejam ligados.

lobo lateral esquerdo lateralmente e o lobo medial esquerdo medialmente. Exponha a veia porta lateral esquerda e a(s) veia(s) hepática(s), esta(s) última(s) cranial(is) e à esquerda. Isole, ligue e divida a veia porta lobar esquerda e separe o parênquima do lobo lateral esquerdo da veia hepática esquerda com a cânula interna do tubo de sucção de Poole. Divida o ligamento triangular e ligue e divida a veia hepática lobar lateral esquerda.

Lobo Hepático Medial Esquerdo

Para dissecção específica do lobo hepático medial esquerdo, use retração cranial para exposição hilar. Isole, ligue e seccione a veia porta lobar medial esquerda. Isole, ligue e seccione a artéria hepática lobar medial esquerda e o ducto biliar de maneira individual, onde estão localizados, no tecido fibroso dorsal à veia porta seccionada. Afaste o lobo hepático medial esquerdo para a esquerda e o lobo quadrado para a direita para dissecar o parênquima das veias hepáticas com a cânula interna do tubo de sucção de Poole. Por meio de ligadura e cauterização, separe os vasos que se estendem do lobo lateral esquerdo. Retraia o lobo medial hepático esquerdo cranioventralmente e continue a separar o parênquima hepático. Ligue a(s) veia(s) hepática(s) à medida que for(em) identificada(s).

Divisão Central do Fígado

A divisão central do fígado pode ser removida após a colecistectomia ou sem ela. Use o fórceps de vesícula biliar de Lahey para dissecção romba da base do lobo quadrado. Isole e divida a veia porta, a artéria e o ducto biliar do lobo quadrado, ligue-os e faça a divisão em bloco. Faça a mesma dissecção e secção da veia porta, da artéria e do ducto biliar do lobo medial direito. Faça a separação romba do parênquima entre os lobos quadrado e medial direito com a cânula interna do tubo de sucção de Poole. Retraia os lobos para expor a superfície diafragmática; a divisão dos ligamentos triangulares auxilia a exposição.

A veia hepática direita acessória é identificada à direita da veia porta lobar medial direita. Isole a veia hepática direita acessória com dissecção romba na superfície diafragmática do fígado e ligue-a. Afaste o lobo quadrado para a direita e separe o parênquima que o une ao lobo hepático medial esquerdo para localizar, isolar e seccionar a veia hepática central. Se a vesícula biliar não tiver sido removida, suture-a no diafragma ou no lobo hepático medial esquerdo para evitar torções.

Lobo Hepático Lateral Direito

Exponha o lobo hepático lateral direito por meio de retração do duodeno e da divisão central do fígado para a esquerda. Seccione o ligamento triangular esquerdo e crie uma janela no peritônio; isole, ligue e seccione a veia porta lobar, a artéria lobar e o ducto biliar do lobo lateral direito, com o cuidado de evitar a veia porta da divisão central. Alternativamente, a veia porta, a artéria e o ducto biliar do lobo lateral direito podem ser individualmente isolados, ligados e divididos. Aborde a(s) veia(s) hepática(s) do lobo lateral direito no fígado cranioventral para ligadura.

Processo Caudado do Lobo Caudado do Fígado

Aborde este lobo por meio da incisão do ligamento hepatorrenal. Crie uma janela no peritônio hilar sobrejacente e ligue a artéria e o ducto biliar drenante. Isole, ligue e seccione a veia porta após sua ramificação da veia porta direita. Identifique a veia hepática lobar caudada cranial e dorsal à veia porta e isole-a por dissecção romba para ligadura por sutura ou grampeador toracoabdominal. Aborde o processo papilar do lobo caudado do fígado após a abertura da bolsa do omento. Afaste o estômago caudalmente e ligue a artéria lobar papilar ventral à veia porta lobar papilar. Identifique, isole e ligue, com cuidado, a veia porta lobar papilar e evite a veia porta esquerda ao atravessar o processo papilar. Identifique, ligue e seccione o ducto biliar papilar lobar e, em seguida, separe as inserções parenquimatosas ao processo caudado de forma romba. Exponha e ligue a veia hepática associada.

CICATRIZAÇÃO DO FÍGADO

O fígado é único entre os órgãos viscerais em suas propriedades de cicatrização. Tem relativamente pouco estroma de tecido conjuntivo, é altamente suscetível a pequenas alterações no fluxo sanguíneo e apresenta enorme capacidade regenerativa. A regeneração possibilita que a função hepática seja adequada mesmo após a remoção ou destruição de 80% do órgão. As lacerações hepáticas devem ser fechadas somente em caso de sangramento profuso. A sutura de lacerações deve ser feita de maneira a não criar uma bolsa interna de bile ou sangue nem causar isquemia das células circundantes. A própria artéria hepática pode ser ligada em caráter emergencial para controle da hemorragia de lacerações hepáticas extensas. Fraturas complexas e contusões graves devem ser tratadas por lobectomia se a hemostasia não for alcançada com a ligadura da artéria hepática localizada.

MATERIAIS DE SUTURA E INSTRUMENTOS ESPECIAIS

As biópsias por guilhotina geralmente são realizadas com categute ou poliglactina 910 (0 ou 2-0). A sutura com boa segurança dos nós (p. ex., seda) pode facilitar a hepatectomia parcial. Fios absorvíveis podem ser usados na ligadura de vasos nas lobectomias completas e parciais.

CUIDADO E AVALIAÇÃO PÓS-CIRÚRGICOS

A recuperação da anestesia deve ser cuidadosamente monitorada em animais com disfunção hepática grave. Devido ao aumento da meia-vida de alguns medicamentos em pacientes com disfunção hepática, a recuperação pode ser demorada. Fluidos IV devem ser administrados até que o paciente consiga manter a hidratação, mas com o cuidado de evitar a hidratação excessiva de indivíduos com hipoalbuminemia. A glicemia deve ser monitorada; hipoglicemia transitória é comumente observada após a remoção de grandes porções do fígado. A hipofosfatemia pode ocorrer após a lobectomia e exigir a suplementação de fosfato de potássio nos fluidos IV. Os níveis de albumina devem ser monitorados. Em caso de hipoalbuminemia grave (< 2 g/dL) ou piora substancial do acúmulo de fluido no terceiro espaço, deve-se considerar a administração de plasma, sangue total ou coloides sintéticos (p. ex., hidroxietilamido [Hetastarch®]). Os tempos de coagulação podem ser avaliados em caso de hemorragia ou petéquias. Os antibióticos administrados durante a cirurgia devem ser mantidos por 2 a 3 dias após a hepatectomia parcial. Alguns pacientes podem precisar de suplementação nutricional no período pós-operatório imediato, principalmente em caso de anorexia, vômitos ou diarreia grave (Capítulo 10).

Os pacientes devem receber analgésicos (p. ex., hidromorfona, oximorfona, butorfanol, buprenorfina) após a cirurgia (Tabela 13.2). Uma combinação de fentanila-lidocaína-cetamina, administrada em infusão constante, pode ser indicada em caso de dor intensa (Quadro 13.3). Cães com hepatite aguda podem progredir para hepatite crônica e cirrose; a repetição da biópsia deve ser considerada para avaliação da resposta à terapia.

COMPLICAÇÕES

As amostras de biópsia podem ser inúteis para a histopatologia se a amostra de tecido for esmagada, fragmentada ou muito pequena ou ainda se contiver predominantemente sanguíneas ou áreas necróticas de lesões de massa. Pode haver peritonite biliar por penetração inadvertida da vesícula biliar ou de ductos biliares. A taxa de complicações em animais submetidos à biópsia guiada por ultrassonografia de estruturas abdominais é inferior a 1,5%. O problema mais importante é a propensão ao diagnóstico incorreto durante o uso desta técnica (como já discutido).

A complicação mais comum e grave das cirurgias hepáticas é a hemorragia. A hemorragia pode ser causada pelo escorregamento das ligaduras pelo tecido hepático friável. Deve-se ter cuidado para assegurar a manutenção de um coto de tecido distal à ligadura durante o uso de suturas circundantes para biópsia ou hepatectomia parcial. O trauma hepático pode levar à proliferação de bactérias anaeróbias em porções hipóxicas do fígado, o que causa sepse; portanto, antibióticos de amplo espectro devem ser administrados a pacientes com trauma hepático grave e naqueles submetidos à cirurgia hepática. Em um único relato, 13% dos pacientes submetidos à ressecção hepática maior apresentaram complicações.[6] As complicações podem incluir hipertensão porta, ascite, febre, hemorragia, hipofosfatemia ou drenagem biliar persistente. Em cães com ascite submetidos à biópsia hepática, o tempo médio de sobrevida pode ser menor do que naqueles sem ascite. Icterícia, hipoalbuminemia, desvio à esquerda no leucograma e aumento de volume de linfonodos portais podem estar associados à menor sobrevida em cães com hepatite primária. Em cães com letargia, taquipneia ou complicações anestésicas, o risco de mortalidade é maior após a lobectomia hepática por neoplasia.[6]

CONSIDERAÇÕES ESPECIAIS RELACIONADAS COM A IDADE

A ligadura de SPS (p. 558) é geralmente realizada em animais jovens que são bastante propensos à hipoglicemia; a glicemia deve ser cuidadosamente monitorada. A hipotermia, também um problema importante em pacientes jovens, reduz a concentração alveolar mínima dos agentes inalatórios usados na manutenção anestésica.

DOENÇAS ESPECÍFICAS

ANOMALIAS VASCULARES PORTOSSISTÊMICAS

DEFINIÇÕES

Os **SPS**, também chamados de **anomalias vasculares portossistêmicas**, são vasos anômalos que permitem que o sangue porta normal drenado do estômago, dos intestinos, do pâncreas e do baço entre diretamente na circulação sistêmica sem antes passar pelo fígado. O termo *shunt portocava* é bastante usado; no entanto, este termo tecnicamente se refere a um tipo específico de anomalia vascular (i.e., veia porta na veia cava caudal). Os *shunts* **extra-hepáticos** são anomalias vasculares localizadas fora do parênquima hepático; podem ser ***shunts* portossistêmicos extra-hepáticos congênitos** (CEPSS; do inglês, *congenital extrahepatic portosystemic shunts*) ou adquiridos. Os ***shunts* portossistêmicos intra-hepáticos congênitos** (IHPSS; do inglês, *congenital intrahepatic portosystemic shunts*) estão localizados no fígado. A **displasia microvascular hepática** (DMH) é às vezes chamada **hipoplasia da veia porta**; infelizmente, não há uniformidade na terminologia. A DMH é caracterizada por vasos porta intra-hepáticos pequenos ou ausentes e hiperplasia arteriolar porta associada ao *shunt* microscópico de sangue através do fígado, sem SPS macroscópico.

CONSIDERAÇÕES GERAIS E FISIOPATOLOGIA CLINICAMENTE RELEVANTE

Quando o sangue porta não entra no fígado, muitas substâncias normalmente metabolizadas ou excretadas pelo órgão chegam à circulação sistêmica. Além disso, substâncias hepatotróficas importantes do pâncreas (p. ex., insulina) e dos intestinos não atingem o fígado, causando atrofia hepática ou redução do crescimento normal do órgão. A insuficiência hepática ou a encefalopatia hepática é observada com frequência. A encefalopatia hepática é uma síndrome clínica de alteração funcional do SNC decorrente da insuficiência hepática. Acredita-se que diversas substâncias (p. ex., amônia, metionina/mercaptana, ácidos graxos de cadeia curta, alterações na relação entre os níveis circulantes de aminoácidos de cadeia ramificada e aromáticos, ácido γ-aminobutírico) causam falsos neurotransmissores.

Os SPS são amplamente classificados como congênitos ou adquiridos e intra-hepáticos ou extra-hepáticos. Os *shunts* extra-hepáticos congênitos são normalmente vasos anômalos únicos que permitem o fluxo sanguíneo anormal da veia porta diretamente para a circulação sistêmica; raramente, há dois ou mais vasos anômalos. O CEPSS é responsável por aproximadamente 65% dos *shunts* únicos em cães e também ocorre em gatos. Muitos tipos diferentes de CEPSS foram descritos em cães, incluindo (1) veia porta para veia cava caudal, (2) veia porta para veia ázigo, (3) veia gástrica esquerda para veia cava caudal, (4) veia esplênica para veia caudal cava, (5) veia gástrica esquerda, mesentérica cranial, mesentérica caudal ou gastroduodenal para veia cava caudal e (6) combinações destes tipos (Figura 20.6). Os gatos geralmente têm um único vaso grande que deságua diretamente na veia cava pré-hepática; no entanto, podem ter conexões atípicas de CEPSS e o *shunt* pode fluir para qualquer vaso sistêmico, inclusive as veias renais, frenicoabdominais, ázigo ou torácicas internas. Os *shunts* intra-hepáticos normalmente são congênitos, singulares e decorrentes do não fechamento do ducto venoso após o nascimento ou ser secundários a outras anastomoses da veia cava hepática ou da veia cava caudal. Os IHPSS congênitos constituem aproximadamente 35% dos *shunts* únicos em cães e cerca de 10% em gatos.

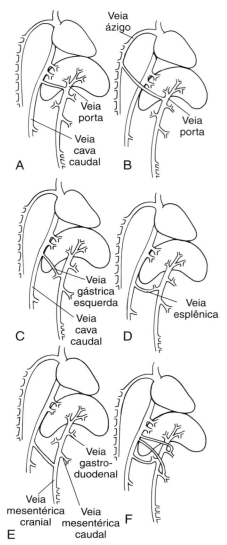

Figura 20.6 *Shunts* portossistêmicos descritos em cães e gatos. (A) Veia porta a veia cava caudal. (B) Veia porta a veia ázigo. (C) Veia gástrica esquerda a veia cava caudal. (D) Veia esplênica a veia cava caudal. (E) Veia gástrica esquerda, veia mesentérica cranial, veia mesentérica caudal ou veia gastroduodenal a veia cava caudal. (F) Combinações das descrições anteriores.

Os *shunts* extra-hepáticos adquiridos normalmente são múltiplos e representam aproximadamente 20% de todos os SPS caninos. Surgem em parte devido à maior resistência ao fluxo sanguíneo porta, o que causa hipertensão porta com um gradiente de pressão entre a circulação porta e a circulação sistêmica. Essa hipertensão faz com que conexões microvasculares normais e não funcionais, presentes ao nascimento, entre a veia porta e as veias sistêmicas se tornem funcionais. Os *shunts* múltiplos são mais comumente associados à doença hepática crônica grave (i.e., cirrose), mas foram relatados como secundários à fibrose hepatoporta em cães jovens. A doença hepática veno-oclusiva é relatada como causa de múltiplos SPS em Cocker spaniels jovens. Os *shunts* múltiplos são mais comuns na área renal esquerda e na raiz do mesentério (Figura 20.7), geralmente com conexões com a veia cava caudal ou a veia ázigo. Os gatos com SPS adquirido normalmente desenvolvem conexões entre as veias gástricas esquerdas e as veias frenicoabdominais e a veia cólica esquerda e a veia gonadal ipsolateral.

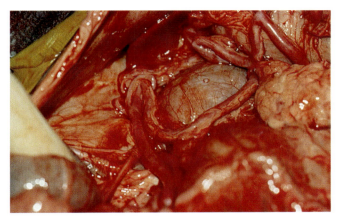

Figura 20.7 Múltiplos *shunts* próximos ao rim esquerdo em um cão com doença hepática e hipertensão porta.

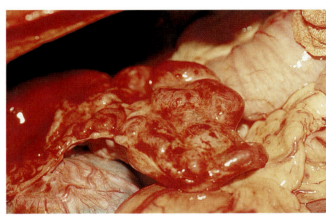

Figura 20.8 Fístula arteriovenosa hepática em um Labrador de 1 ano. Observe os vasos dilatados no parênquima hepático. A fístula foi encontrada durante a cirurgia para remoção de um corpo estranho gástrico.

Hoje, a DMH (às vezes chamada *hipoplasia da veia porta*) é considerada uma doença congênita caracterizada por vasos porta intra-hepáticos pequenos ou ausentes e hiperplasia arteriolar porta que permite a comunicação anormal entre a circulação porta e a circulação sistêmica. Ocasionalmente, é difícil diferenciá-la do SPS congênito, já que o aumento das concentrações séricas de ácidos biliares é similar nas duas doenças. Além disso, as lesões histológicas do SPS congênito e da DMH são idênticas e esta última é comum em algumas raças mais suscetíveis ao SPS congênito. A maioria dos cães com DMH é assintomática e não apresenta micro-hepatia óbvia, mas há exceções. Em particular, existe a preocupação de que a DMH progrida e cause hipertensão porta não cirrótica e/ou fibrose hepato-porta em alguns pacientes. Atualmente, a DMH é diagnosticada pela histologia hepática e pela eliminação de *shunts* macroscópicos. Os resultados de portogramas mesentéricos, tomografia computadorizada (TC) com contraste e cintigrafia nuclear em cães com DMH devem ser normais.

As fístulas AV são responsáveis por aproximadamente 2% dos *shunts* únicos e podem ser congênitas ou adquiridas. As fístulas AV adquiridas são secundárias a traumas, tumores, procedimentos cirúrgicos ou processos degenerativos que provocam a ruptura de artérias nas veias adjacentes. As fístulas normalmente são comunicações macroscópicas que se formam entre os ramos da artéria hepática e da veia porta; no entanto, suspeita-se que existam fístulas AV hepáticas microscópicas. Como lesões congênitas, acredita-se que se desenvolvam devido à não diferenciação do plexo capilar embrionário comum em artéria ou veia. Os animais acometidos geralmente apresentam hipertensão porta e múltiplos vasos de *shunt* colateral, levando ao início agudo de ascite transudativa com baixo teor proteico entre 2 e 18 meses (Figuras 20.8 e 20.9). Por outro lado, os cães com SPS congênito raramente têm ascite.

DIAGNÓSTICO

Apresentação Clínica

Sinais Clínicos

Cães de raça pura são mais suscetíveis ao CEPSS. Gatos domésticos de pelo curto são mais comumente acometidos, embora essas aberrações também ocorram em indivíduos de raças puras (p. ex., Himalaia). Os SPS únicos geralmente são congênitos e diagnosticados

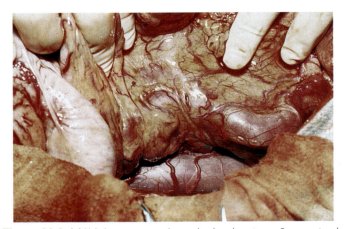

Figura 20.9 Múltiplos vasos colaterais de *shunt* no cão mostrado na Figura 20.8.

em animais com menos de 2 a 3 anos, embora cães com mais de 10 anos tenham sido diagnosticados. Os *shunts* extra-hepáticos são mais diagnosticados em cães de raças miniaturas e *toy* (p. ex., Yorkshire terrier, Maltês, Silky terrier, Schnauzer miniatura, Poodle, Lhasa apso, Bichon frise, Jack russell terrier, Shih tzu, Pequinês). São hereditários em Yorkshire terriers e Malteses e podem ser genéticos em outras raças, bem como em terriers, raças *toy* e cães de trabalho.[7,8] É interessante notar que havia mais fêmeas com *shunts* portoázigos do que portocavas em um estudo.[9] Os IHPSS são mais comuns em cães de raças grandes (p. ex., Pastor-alemão, Golden retriever, Doberman pinscher, Labrador retriever, Setter irlandês, Samoieda, Wolfhound irlandês). Os cães de raças pequenas com maior propensão a IHPSS são Poodles *toy* e miniaturas. O IHPSS pode ter base hereditária em Wolfhounds irlandeses. CEPSS e IHPSS foram relatados em gatos. Nenhuma predisposição sexual convincente destas anomalias foi observada em ambas as espécies.

> **NOTA** De modo geral, os cães de raças pequenas são mais propensos a *shunts* extra-hepáticos e os cães de raças grandes são mais propensos a IHPSS.

Os *shunts* múltiplos adquiridos são mais comumente diagnosticados em animais entre 1 e 7 anos; no entanto, o SPS adquirido secundário à fibrose hepatoporta ou à doença infiltrativa foi relatada em cães com apenas 4 meses. As raças mais comumente acometidas são Pastor-alemão, Doberman pinscher e Cocker spaniel, mas qualquer uma pode ser afetada. Múltiplos *shunts* adquiridos foram descritos em gatos.

A maioria dos cães com fístula AV hepática é jovem (com menos de 1,5 ano) no momento do diagnóstico. As fístulas AV hepáticas congênitas raramente são relatadas em gatos.

Histórico

A história clínica de animais com SPS congênito é bastante variável. Os animais acometidos geralmente são avaliados devido à deficiência de crescimento, baixa estatura corporal ou perda de peso. Outras anomalias comuns são anorexia intermitente, depressão, vômitos, polidipsia ou poliúria, ptialismo (principalmente em gatos), pica, amaurose e alterações comportamentais. Alguns animais apresentam disfunção urinária (i.e., hematúria, disúria, polaciúria, estrangúria, obstrução uretral) associada à urolitíase de urato (discutida adiante). Os sinais de encefalopatia hepática podem ser muito variáveis, de extremamente brandos e difíceis de identificar como uma anomalia significativa (p. ex., letargia, estar "cansado", estar "lento") a alterações graves (p. ex., ataxia, fraqueza, estupor, pressionar a cabeça contra superfícies duras, andar em círculos, amaurose, andar compulsivo, convulsões, coma). Esses sinais podem ser constantes ou intermitentes e, às vezes, mas nem sempre, piorar após a alimentação (principalmente de dieta rica em proteínas de origem animal). A encefalopatia hepática também pode piorar após hemorragias gastrointestinais (p. ex., causadas por parasitas ou úlceras). A maioria dos cães acometidos apresenta sinais neurológicos e aproximadamente 40% dos indivíduos têm sinais urinários.[10] Além do ptialismo, os gatos acometidos normalmente apresentam cegueira central episódica. Alguns pacientes assintomáticos são fortuitamente diagnosticados pela descoberta de micro-hepatia ou hipoalbuminemia durante a avaliação de outro problema.

> **NOTA** Suspeite de SPS congênito em qualquer animal jovem com resposta prolongada a anestésicos ou tranquilizantes dependentes de metabolismo hepático para *clearance*. Estas podem ser as primeiras anomalias observadas em alguns animais acometidos.

O sinal mais comum em cães com fístula AV hepática congênita é o início súbito de depressão, ascite e vômito. Apesar da natureza crônica desta doença, os sinais gastrointestinais ou neurológicos geralmente começam de maneira aguda. A ascite normalmente é um transudato puro de baixo teor proteico apesar da concentração sérica de albumina superior a 1,8 g/dL.

> **NOTA** Animais com fístula AV hepática podem ser trazidos ao consultório para avaliação de corpos estranhos gastrointestinais. É possível que a irritação gástrica provoque pica nestes animais.

Achados de Exame Físico

A maioria dos animais com SPS congênito tem micro-hepatia e os rins podem parecer proeminentes ou inchados. Uma cor dourada ou acobreada na íris foi observada em muitos gatos com SPS. Anomalias neurológicas podem ser observadas (como já discutido). O ptialismo é um achado comum em gatos, mas é raro em cães. Os animais com fístula AV hepática podem apresentar fígado palpável aumentado (raro) ou ascite. Um sopro audível pode ser ocasionalmente auscultado no abdome cranial dos animais acometidos.

Diagnóstico por Imagem

As radiografias abdominais são uma parte importante da triagem para diagnóstico de SPS congênito. A micro-hepatia é observada na maioria dos cães com SPS congênito e pode variar de branda a grave. Entretanto, cães com SPS congênito às vezes têm fígados de tamanho normal ou até mesmo hepatomegalia se apresentarem problemas concomitantes, como hepatopatia por esteroides. A micro-hepatia não é tão comum em gatos com SPS congênito. As radiografias abdominais são mais sensíveis na detecção de micro-hepatia do que a ultrassonografia abdominal.

O diagnóstico definitivo de SPS congênito requer a identificação do *shunt* por ultrassonografia, TC contrastada (angiografia por TC), cintigrafia nuclear, portografia intraoperatória de contraste positivo ou localização cirúrgica. Várias técnicas de contraste positivo foram descritas, incluindo esplenoportografia, portografia arterial mesentérica cranial, arteriografia celíaca, cateterismo porta transesplênico, portografia da veia jejunal e angiografia por TC.[11] A portografia da veia jejunal é uma técnica portográfica simples e eficaz que pode ser feita durante a ligadura do *shunt* (discutida adiante); no entanto, com o uso crescente dos constritores ameroides e dos procedimentos com bandas de celofane, é menos realizada. A esplenoportografia guiada por ultrassonografia pode ser feita em cães de raças de grande porte.

> **NOTA** A angiografia por TC dá os melhores detalhes gerais da morfologia do *shunt* e é indicada em animais com sinais clínicos persistentes após a cirurgia ou anomalias bioquímicas importantes (ver adiante).

A ultrassonografia é uma ferramenta diagnóstica comum para obtenção de imagens do SPS congênito e adquirido. Esta técnica pode identificar *shunts* intra e extra-hepáticos; no entanto, um exame de ultrassonografia inconclusivo não exclui o diagnóstico de SPS congênito. O diagnóstico do CEPSS por ultrassonografia depende da experiência do operador e do tempo atribuído ao exame do paciente. Ocasionalmente, observa-se um vaso intra-hepático dilatado ou a comunicação de um *shunt* intra-hepático com a veia cava caudal (Figura 20.10). Os *shunts* extra-hepáticos podem ser obscurecidos pelo intestino sobrejacente, mas o fígado pequeno com poucas veias hepáticas ou porta detectáveis pode ser observado.

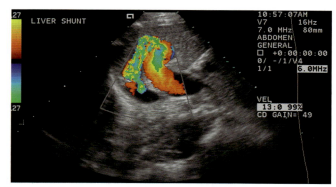

Figura 20.10 Imagem de ultrassonografia com Doppler colorido mostrando um *shunt* intra-hepático grande e tortuoso.

O aumento da detecção arterial hepática pelo Doppler também é um achado comum. A bexiga e as pelves renais devem ser avaliadas para detecção de cálculos, já que os acúmulos de urato geralmente são radiotransparentes e de difícil observação nas radiografias abdominais. A determinação ultrassonográfica do volume hepático pode ser correlacionada com a capacidade de ligadura completa do CEPSS. A avaliação ultrassonográfica também auxilia a identificação de vasos anecoicos e tortuosos associados às fístulas AV hepáticas. A ultrassonografia com Doppler de onda pulsada pode ajudar o diagnóstico das fístulas AV hepáticas; a visualização do fluxo pulsátil retrógrado (hepatofugal) no ramo anormal da veia porta e na veia porta principal pode permitir a diferenciação do lobo acometido e sua ressecção.

A cintigrafia nuclear é um método rápido e não invasivo de documentação do fluxo sanguíneo hepático anormal. O pertecnetato de sódio de tecnécio-99m (^{99m}Tc) é normalmente utilizado em estudos cintigráficos para detecção do SPS congênito. Após a administração colônica de ^{99m}Tc, o tempo para observação de atividade na região do fígado pela primeira vez é comparado ao tempo para observação de atividade na região do coração (Figura 20.11). De modo geral, os animais com intervalos fígado-coração superiores a 12 segundos são considerados clinicamente normais. Às vezes, a interpretação de estudos realizados em animais muito pequenos pode ser difícil devido à proximidade do fígado e do coração e alguns exames devem ser repetidos caso o ^{99m}Tc não seja rapidamente absorvido pelo cólon. Se houver necessidade de repetição, o novo estudo deve ser feito no dia seguinte para permitir que o corpo elimine o tecnécio do exame inválido. Resultados falso-positivos não foram relatados; entretanto, resultados falso-negativos podem ocorrer se houver um pequeno *shunt* com acometimento somente da porção periférica do sistema porta. Em animais com DMH, o estudo cintigráfico é normal, o que a diferencia do SPS congênito. A cintigrafia porta transesplênica utiliza orientação ultrassonográfica para injetar uma pequena quantidade de ^{99m}Tc no parênquima do baço. A imagem da fase dinâmica da drenagem da veia esplênica produz um angiograma nuclear do sistema porta e auxilia a detecção de *shunts* extra-hepáticos únicos ou múltiplos. Uma vantagem dessa técnica é a utilização de quantidade muito pequena de radioatividade; assim, o animal pode ser liberado do isolamento de radiação logo após o procedimento, dependendo dos critérios locais. Além disso, os autores descobriram que a cintigrafia porta transesplênica produz imagens de qualidade melhor do que a cintigrafia transretal.

A angiografia por TC é o padrão-ouro para o diagnóstico de distúrbios vasculares associados ao fígado. As reconstruções tridimensionais melhoram a compreensão da anatomia e o planejamento cirúrgico e podem identificar anomalias vasculares concomitantes. Além disso, a TC permite calcular a perfusão hepática. A angiografia ultrapassou a capacidade da ultrassonografia na detecção e definição da anatomia dos *shunts* em cães.[12] Também se mostrou superior à portografia mesentérica intraoperatória.[13] A angiografia por TC foi mais capaz de descrever o suprimento porta para o fígado; entretanto, a oclusão temporária do *shunt* durante a portografia mesentérica foi útil e deve ser considerada se a presença de suprimento porta normal ao fígado for questionável durante a cirurgia.[13] A TC também pode ser usada para documentar o volume do fígado e demonstrar a melhora deste parâmetro após a atenuação do *shunt*, enquanto a angiografia por TC pode mostrar o retorno à perfusão arterial hepática normal após a atenuação do *shunt*.[14]

> **NOTA** A cintigrafia nuclear, uma ferramenta útil e não invasiva para o diagnóstico de *shunts* congênitos ou adquiridos, os diferencia da displasia microvascular hepática.

Achados Laboratoriais

O exame hematológico, a bioquímica sérica e a urinálise de animais com SPS congênito pode revelar várias anomalias, mas cães podem apresentar SPS congênito sem anomalias no hemograma completo, na bioquímica sérica ou no exame de urina. As anomalias hematológicas podem incluir microcitose com eritrócitos normocrômicos, anemia não regenerativa branda, células em alvo ou poiquilocitose. Baixas concentrações séricas de ferro parecem causar microcitose em cães com SPS congênito. Os exames bioquímicos frequentemente revelam uma redução nas concentrações séricas de albumina, colesterol e/ou ureia. A albumina sérica baixa é um achado comum em cães; no entanto, alguns cães (e a maioria dos gatos) com SPS congênito apresentam níveis normais de albumina. A hipocolesterolemia geralmente é concomitante à hipoalbuminemia. A baixa concentração de ureia é decorrente da menor conversão de amônia no ciclo hepático, mas a poliúria-polidipsia observada em muitos pacientes pode contribuir para sua ocorrência. Outras anomalias são ocasionais aumentos discretos a intensos na concentração sérica de alanina aminotransferase. As concentrações de manganês normalmente são elevadas em cães com SPS congênito em comparação a cães normais ou com doença não hepática. O manganês é normalmente excretado via conjugação hepática e pode atuar no desenvolvimento da encefalopatia hepática; no entanto, a resolução da encefalopatia hepática não está necessariamente relacionada com a melhora dos níveis de manganês.[15] De modo geral, a concentração sérica de bilirrubina é normal. A hipoglicemia em jejum é rara. O tempo de protrombina, o tempo parcial de tromboplastina ativada e o tempo de coagulação ativada geralmente são normais, mas os níveis de antitrombina III tendem a espelhar as concentrações séricas de albumina. A urinálise de rotina pode revelar a presença de urina diluída ou cristais de biurato de amônio. A hiperuricemia e a hiperamonemia aumentam a excreção urinária de urato e amônia, promovendo a precipitação urinária de cristais de

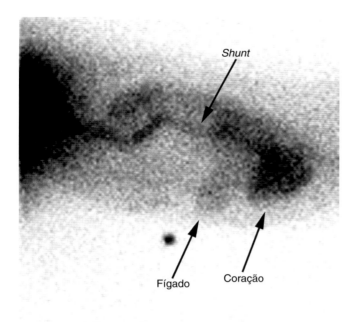

Figura 20.11 Imagem composta de cintigrafia porta transretal. A cabeça do cão está à direita da imagem. Observe a grave ausência de incorporação pelo fígado; isso apoia o diagnóstico de *shunt* portossistêmico. Este estudo permite a identificação do vaso do *shunt*.

biurato de amônio. Hematúria, piúria e proteinúria podem ocorrer em caso de formação de cálculos de urato. Os perfis hematológicos e bioquímicos das fístulas AV hepáticas caninas podem ser semelhantes aos de cães com SPS congênito ou adquirido.

Os exames de função hepática são importantes na triagem do SPS congênito. Os ácidos biliares séricos compõem o exame-padrão de função hepática em cães e gatos há anos, mas hoje se sabe que têm algumas limitações. Em primeiro lugar, é essencial medir as concentrações séricas de ácidos biliares pré e pós-prandiais; aproximadamente 20% dos cães apresentam valor pré-prandial maior. Em segundo lugar, alguns cães com concentrações séricas de ácido biliar muito altas (> 150 µmol/L) não têm doença hepática clinicamente importante, mas alguns cães com SPS congênito apresentam concentrações séricas de ácidos biliares apenas modestamente maiores (p. ex., 50-60 µmol/L; o normal é inferior a 30 µmol/L). Em casos muito raros, os cães com SPS congênito têm concentrações séricas normais de ácido biliar em jejum/pós-prandial. Em terceiro, diferentemente do esperado na maioria das determinações bioquímicas, as concentrações séricas de ácidos biliares podem variar diariamente de forma substancial (até 100% ou mais). Cães com SPS congênito podem ter concentrações normais de ácidos biliares em jejum, mas a concentração normal de ácido biliar em jejum teve valor preditivo negativo de 96%.[16] Os ácidos biliares urinários parecem ser tão úteis quanto os ácidos biliares séricos, mas podem ter a vantagem de serem mais fáceis de coletar (i.e., o proprietário pode trazer uma amostra de urina em vez de trazer o paciente), em especial em gatos. A medida dos ácidos biliares após a estimulação da contração da vesícula biliar com um análogo sintético da colecistocinina (ceruletida) pode ser mais sensível do que as determinações pós-prandiais dos ácidos biliares séricos em cães com doença hepática, inclusive SPS congênito. Os efeitos colaterais da ceruletida podem incluir pancreatite, distensão gástrica, vômitos e dor; ainda não foram relatados em cães, mais pesquisas são necessárias.

A proteína C é um teste sensível para insuficiência hepática, e cães com SPS congênito normalmente têm níveis mais baixos de proteína C do que cães sem *shunt* macroscópico. Cães com insuficiência hepática apresentam as menores concentrações de proteína C dentre todos os cães com doença hepatobiliar. Estas diferenças podem auxiliar a diferenciação dos casos de insuficiência hepática, SPS congênito e DMH. A interleucina-6 (IL-6) foi observada em níveis mais elevados em cães com *shunt* portossistêmico e pode participar da fisiopatologia da encefalopatia hepática;[17] as concentrações de IL-6 também foram maiores em cães com doença hepática.[18] No mesmo estudo, os níveis de IL-2, IL-8 e fator de necrose tumoral alfa não diferiram entre cães com *shunt* portossistêmico e cães normais.

A hiperamonemia é muito específica para a insuficiência hepática, mas a simples medição da amônia sanguínea em repouso é insensível, mesmo em pacientes com encefalopatia hepática; um estudo mostrou que seu valor preditivo negativo é de 52%.[16] O teste de tolerância à amônia é muito sensível (100% em um estudo),[16] mas pode ter desvantagens (p. ex., muitos animais vomitam ou defecam a amônia administrada). A medida das concentrações sanguíneas de amônia 6 a 8 horas após a alimentação parece ser mais sensível do que em jejum, mas é menos sensível do que o teste de tolerância à amônia. A combinação da concentração do ácido biliar em jejum e da amônia em jejum foi associada a uma especificidade de 97% e valor preditivo positivo de 97%.[16] A maior desvantagem da medida de amônia no sangue é a facilidade de obtenção de valores artificiais se as instruções sobre coleta, armazenamento e preparo do sangue não forem seguidas à risca. Este exame deve ser executado internamente; não pode ser enviado para um laboratório externo. A hiperamonemia transitória por possível deficiência enzimática no ciclo da ureia pode ser observada em cães Wolfhound irlandeses normais. Uma hiperamonemia semelhante é encontrada em casos de SPS congênito foi identificada em filhotes de 6 a 8 semanas; no entanto, não foi acompanhada por concentrações elevadas de ácido biliar e houve normalização aos 3 a 4 meses. Acredita-se que esta hiperamonemia seja causada por uma deficiência congênita no metabolismo da ureia. As concentrações séricas de ácidos biliares eram altas em um filhote com SPS congênito. Portanto, a triagem da raça para detecção de SPS congênito deve ser feita conforme a idade do paciente e incluir o exame sérico de ácido biliar em caso de identificação de hiperamonemia.

DIAGNÓSTICO DIFERENCIAL

O SPS congênito deve ser diferenciado de outras doenças que causam insuficiência hepática (p. ex., cirrose) e anomalias neurológicas (p. ex., hidrocefalia, epilepsia). As radiografias abdominais (para detecção de micro-hepatia) e os exames de função hepática (geralmente a determinação da concentração sérica pré e pós-prandial de ácidos biliares) são os principais meios de triagem do SPS congênito. Se os resultados de qualquer um desses exames forem normais, o SPS congênito ainda é possível, mas é menos provável, e outras doenças devem ser seriamente consideradas.

MANEJO CLÍNICO

A cirurgia parece ser o tratamento de escolha em animais sintomáticos com SPS congênito. O tratamento clínico de pacientes com SPS congênito sintomático foi associado a uma taxa de mortalidade de 48%, com aproximadamente 30% de óbitos por doenças relacionadas com o *shunt* em comparação a 12% de mortalidade e 10% de mortes relacionadas com o SPS nos casos cirurgicamente tratados.[19] No entanto, hoje, o melhor tratamento para cães assintomáticos com SPS congênito é incerto, assim como para cães com mais de 5 a 7 anos que apresentam poucos sinais clínicos. Nesses pacientes, a taxa de mortalidade de 5 a 7% associada à cirurgia corretiva deve ser considerada em relação à probabilidade de deterioração substancial caso a cirurgia não seja realizada.[19] A melhor abordagem para pacientes assintomáticos é incerta, mas, intuitivamente, parece que se esses animais apresentarem alterações discretas na bioquímica sérica e micro-hepatias brandas nas radiografias abdominais, podem ser bons candidatos ao tratamento medicamentoso em longo prazo (embora devam ser monitorados anualmente quanto à progressão da doença, que pode levar à indicação de cirurgia corretiva). Se as alterações histológicas (p. ex., fibrose hepática em ponte, hiperplasia biliar em ponte, formação maciça de lipogranuloma) parecerem aumentar a probabilidade de desenvolvimento pós-operatório de hipertensão porta, o tratamento médico deve ser preferido à cirurgia. No entanto, a cirurgia é desejável porque a restauração dos fatores hepatotróficos no período pós-operatório deve promover a regeneração do fígado. O tratamento clínico deve ser iniciado antes da intervenção cirúrgica em animais com sinais substanciais de encefalopatia hepática (alguns acreditam que isso deva ser rotina; veja mais adiante em Manejo Pré-cirúrgico).

Os objetivos da terapia clínica são a identificação e correção dos fatores predisponentes à encefalopatia hepática (i.e., reduzir a absorção de toxinas produzidas por bactérias intestinais, diminuir a interação entre bactérias entéricas e substâncias nitrogenadas e evitar fármacos que predisponham ao desenvolvimento de encefalopatia) e, talvez, a redução do dano oxidativo aos hepatócitos. Os fatores precipitantes para a encefalopatia hepática são a alimentação rica em proteínas (principalmente carne), infecções bacterianas (em especial do trato urinário, com bactérias produtoras de urease), sangramento gastrointestinal, transfusões de sangue, terapia medicamentosa inadequada e anomalias eletrolíticas/acidobásicas (especialmente a alcalose). Os cuidados gerais de suporte do paciente com encefalopatia hepática devem incluir fluidoterapia (cloreto de sódio a 0,9% ou

QUADRO 20.2 Fármacos Utilizados no Tratamento de *Shunts* Portossistêmicos

Neomicina
10-20 mg/kg VO q6-12h

Metronidazol
10 mg/kg VO q12h

Amoxicilina
22 mg/kg VO, IV, IM ou SC q12h

Lactulose
2,5-25 mL VO q8-12h, para que o animal evacue fezes amolecidas (mas não líquidas) duas a três vezes ao dia
Cães: de modo geral, comece com 0,5 mL/kg VO q8h
Gatos: de modo geral, comece com 2,5-5 mL/gato ou 1 mL/4,5 kg VO q8h

IM, Intramuscular; *IV*, intravenosa; *SC*, subcutânea; *VO*, via oral.

---

cloreto de sódio a 0,45% e dextrose a 2,5%), normalização dos distúrbios acidobásicos e suplementação de potássio como necessário. Uma dieta de alta digestibilidade, em que a principal fonte de calorias seja composta por carboidratos, deve ser oferecida. Para o manejo dietético de longo prazo, ofereça a dieta mais rica em proteínas (de preferência proteína vegetal ou queijo *cottage*) tolerada pelo animal. As dietas com restrição moderada de proteínas e altos níveis de aminoácidos de cadeia ramificada e arginina são frequentemente usadas, mas não há boas evidências sugerindo que a alimentação preferencial com aminoácidos de cadeia ramificada em vez de aminoácidos aromáticos beneficie cães com SPS congênito.

Os antibióticos (Quadro 20.2) são usados para reduzir a flora entérica que produz muitas das toxinas (i.e., amônia) consideradas causadoras da encefalopatia hepática. A neomicina oral é frequentemente usada com esta finalidade, mas deve ser evitada, pois pequenas quantidades são às vezes absorvidas pelo intestino. O metronidazol ou a ampicilina (oral ou parenteral) também reduz as concentrações de amônia intestinal. A rifaximina é usada em seres humanos e começa a ser utilizada em medicina veterinária; entretanto, sua vantagem sobre o metronidazol em cães e gatos, se existe, é desconhecida. A lactulose é um dissacarídeo sintético que acidifica o conteúdo do cólon e retém íons amônio no lúmen (Quadro 20.2). É também um catártico osmótico que reduz o tempo de trânsito intestinal e a produção e absorção de amônia. A lactulose pode ser administrada por via oral ou como enema de retenção. Os efeitos colaterais da administração de lactulose podem incluir diarreia, vômitos, anorexia e aumento da perda gastrointestinal de potássio e água. O tratamento de animais em coma hepático deve ser rápido e agressivo; enemas de limpeza (água morna) e enemas de retenção com neomicina ou lactulose (ou ambos) devem ser administrados. Anomalias acidobásicas e eletrolíticas e a hipoglicemia devem ser identificadas e corrigidas. O diazepam é frequentemente ineficaz em cães encefalopáticos com convulsões; o fenobarbital pode ser mais eficaz, e alguns pacientes devem ser anestesiados com propofol. Mais recomendações sobre o manejo do coma devido à encefalopatia hepática devem ser obtidas em um texto médico.

Cães com SPS congênito podem sofrer danos oxidativos nos hepatócitos. Os antioxidantes podem ajudar a proteger a membrana dos hepatócitos. A S-adenosil-L-metionina e a silibina são antioxidantes bastante usados, mas seu verdadeiro valor clínico nesses pacientes é desconhecido. Consulte um texto de medicina para mais detalhes sobre a terapia de suporte hepático com estes medicamentos.

Um estudo de 2014 avaliou a sobrevida em longo prazo e a qualidade de vida em 97 cães submetidos à cirurgia e 27 cães submetidos ao tratamento medicamentoso com *shunts* portossistêmicos congênitos.[19] Catorze dos cães clinicamente tratados apresentaram *shunt* portossistêmico intra-hepático; 78% dos cães tratados clinicamente tinham *shunt* portossistêmico extra-hepático. A taxa de mortalidade foi de 89% ($n = 24$) nos indivíduos submetidos ao tratamento medicamentoso e de 22% ($n = 21$) nos cães tratados cirurgicamente. O tempo mediano de sobrevida de cães submetidos ao tratamento medicamentoso foi de 836 dias. Devido ao grande número de cães cirurgicamente tratados que estavam vivos no momento do relato, o tempo médio de sobrevida deste grupo não foi descrito. A mortalidade aguda associada à cirurgia foi de 4%.[19] A pontuação de qualidade de vida baseada em sinais neurológicos, gastrointestinais e urinários foi melhor em todos os tempos de acompanhamento no grupo submetido à cirurgia em comparação ao grupo de tratamento clínico. No entanto, é importante notar que todos os pacientes eram claramente sintomáticos devido a seus *shunts* e que não houve controle sobre a distribuição dos casos em categorias cirúrgicas ou não.

TRATAMENTO CIRÚRGICO

Apenas pacientes com SPS congênito (e não adquirido) são candidatos cirúrgicos. O objetivo da cirurgia é identificar e ocluir ou atenuar o vaso anormal. Os constritores ameroides (Figura 20.12) ou bandas de celofane são agora comumente usados em animais com *shunts* extra-hepáticos para oclusão lenta do vaso acometido. Com o constritor ameroide, a constrição inicial do *shunt* é afetada pelo aumento de volume do material higroscópico que compõe a porção interna do dispositivo (Figura 20.12); a maior oclusão do *shunt* ocorre à medida que a fibrose se desenvolve ao redor do vaso. É importante notar que a velocidade de oclusão vascular pode influenciar a propensão individual de desenvolvimento posterior de *shunts* adquiridos. A concentração plasmática de proteínas pode afetar a taxa de fechamento dos constritores ameroides e a aplicação de silicone no dispositivo pode retardar seu fechamento. A oclusão completa do vaso pode não ocorrer e aproximadamente metade dos gatos pode apresentar *shunt* persistente 8 a 10 semanas após a colocação de constritores ameroides. Aproximadamente um quinto dos cães apresenta persistência do *shunt* 6 a 10 semanas após a colocação do ameroide. Em alguns cães, a oclusão vascular pode ser causada pela formação de trombos.

As bandas de celofane provocam uma resposta inflamatória aguda seguida por uma reação tecidual crônica de corpo estranho de baixo grau. A atenuação vascular associada às bandas de celofane pode ser mais lenta e menos completa do que a alcançada com os constritores ameroides; no entanto, os sinais clínicos atribuídos ao *shunt* portossistêmico se resolvem ou são substancialmente atenuados na maioria dos animais que sobrevivem ao procedimento. Como observado com

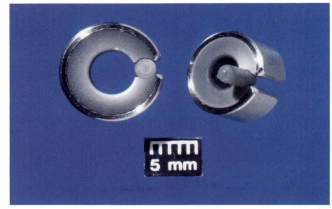

Figura 20.12 Constritor ameroide.

os constritores ameroides, múltiplos *shunts* adquiridos podem se formar após esse procedimento.

Em caso de identificação dos *shunts* durante a exploração abdominal, a portografia de contraste positivo geralmente é desnecessária. No entanto, se o *shunt* não for identificado visualmente, a portografia mesentérica ou retrógrada pode ser usada para ajudar a determinar sua localização e natureza. Às vezes, a colocação de um cateter através do *shunt* durante a portografia retrógrada (p. 559) permite que o cirurgião encontre algumas anomalias de identificação especialmente difícil.

Manejo Pré-cirúrgico

Os pacientes com encefalopatia devem ser estabilizados antes da cirurgia. O valor do pré-tratamento de candidatos cirúrgicos com anticonvulsivantes é incerto. O brometo de potássio (cães), o fenobarbital (gatos) e o levetiracetam são normalmente usados na tentativa de diminuição da incidência de convulsões pós-operatórias. Acredita-se que o levetiracetam (20 mg/kg VO a cada 8 horas) administrado antes da cirurgia reduza ou talvez evite convulsões em animais com SPS. Devido à alta incidência de convulsões pós-ligadura em gatos, o pré-tratamento com este fármaco deve ser fortemente considerado. Os desequilíbrios de fluidos e eletrólitos devem ser corrigidos antes da cirurgia. Antibióticos peroperatórios (p. ex., cefalosporinas) são recomendados para pacientes com SPS. Veja outras recomendações na seção anterior sobre Manejo Clínico.

Anestesia

Deve-se ter cuidado ao anestesiar um animal com SPS. Devido à redução da função hepática e do fluxo sanguíneo hepático anormal, a absorção, o metabolismo e o *clearance* do medicamento diminuem bastante (veja as recomendações anestésicas para pacientes com doença hepática na p. 540). O tamanho pequeno desses pacientes e sua pouca idade tendem a dificultar a anestesia, pois aumentam o risco de hipotermia, hipoglicemia, toxicidade medicamentosa, hipervolemia e hipovolemia. Até mesmo pequenas perdas de sangue podem ser significativas e causar hipotensão, hipovolemia e anemia. Durante a cirurgia, os pacientes geralmente ficam bem até a oclusão parcial do implante (isso, entretanto, não costuma acontecer com o anel ameroide ou a faixa de celofane). Nesse momento, a pré-carga pode ser muito reduzida, diminuindo o débito cardíaco e a pressão arterial sistêmica. Como isso não é provocado pela incapacidade de contração do coração, o paciente pode não responder a inotrópicos (p. ex., dobutamina, dopamina). Em vez disso, o retorno do fluxo sanguíneo para o coração precisa ser aumentado pelo ajuste da ligadura. As medidas de pressão venosa central podem auxiliar a avaliação das consequências da ligadura. Recomenda-se que as pressões venosas centrais não diminuam mais de 1 cmH$_2$O a partir de seu valor inicial aproximadamente 3 minutos após a ligadura.

Anatomia Cirúrgica

A veia porta canina tem de 3 a 8 cm de comprimento, dependendo do tamanho do animal. Em um estudo de contraste radiográfico do sistema porta normal, sua origem geralmente está à altura da primeira vértebra lombar (Figura 20.13). O conhecimento da anatomia dos sistemas venoso porta e hepático é essencial na localização dos *shunts*, principalmente intra-hepáticos (Figura 20.14). A veia porta é formada pela confluência das veias mesentéricas cranial e caudal e da veia esplênica. A veia esplênica entra na veia porta à altura da junção toracolombar. As veias frenicoabdominais terminam na veia cava caudal aproximadamente 1 cm cranial às veias renais. Qualquer veia que entre na veia cava caudal cranial às veias frenicoabdominais (antes das veias hepáticas) pode ser considerada uma estrutura anômala.

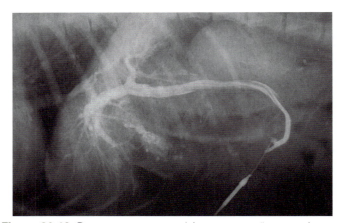

Figura 20.13 Portograma mesentérico em um cão com sistema porta normal. O sistema porta se origina à altura da primeira vértebra lombar. Observe a vasculatura hepática.

Anomalias da veia cava caudal, incluindo a aplasia segmentar da veia cava caudal, foram identificadas em cães com SPS congênito. A avaliação cuidadosa de todo o sistema venoso abdominal é importante, já que a atenuação do SPS não é possível caso o sistema porta não se comunique com o fígado.

> **NOTA** Examine a veia cava caudal com cuidado. Os únicos vasos que devem entrar na veia cava caudal entre as veias renais e as veias hepáticas são as pequenas veias frenicoabdominais.

Posicionamento

Uma celiotomia mediana ventral padrão é realizada a partir da cartilagem xifoide caudalmente e o sistema porta é examinado. Em casos de IHPSS e fístula AV, pode ser necessário estender a incisão em sentido cranial através do processo xifoide e das estérnebras caudais.

TÉCNICAS CIRÚRGICAS

Os objetivos da cirurgia são: identificar o(s) vaso(s) anormal(is), verificar a presença de ramificação porta intacta no fígado, melhorar o fluxo sanguíneo pelo vaso anormal e coletar amostras do fígado para avaliação histopatológica. Os CEPSS únicos geralmente são tratados com um constritor ameroide ou faixa de celofane para oclusão gradual. Como a oclusão do vaso é lenta, a hipertensão porta é rara; a maioria dos cirurgiões não avalia mais as pressões porta durante este procedimento. Em comparação à ligadura cirúrgica, o tempo de procedimento e as complicações intra e pós-operatórias são menores com os constritores ameroides. Em casos raros, os animais com IHPSS podem ser submetidos à colocação de um constritor ameroide ou faixa de celofane no vaso ou ramo porta que alimenta o *shunt*; contudo, de modo geral, o IHPSS requer ligadura. Outras duas técnicas — a oclusão intravascular em espiral e a colocação de um venoenxerto portacava de veia jugular (com um constritor ameroide) com ligadura completa do *shunt* intra-hepático — foram usadas na oclusão do *shunt* intra-hepático. A última técnica foi associada a uma incidência inaceitavelmente alta de múltiplos *shunts* extra-hepáticos adquiridos no acompanhamento em longo prazo. A embolização transvenosa em espiral foi realizada em cães com CEPSS.

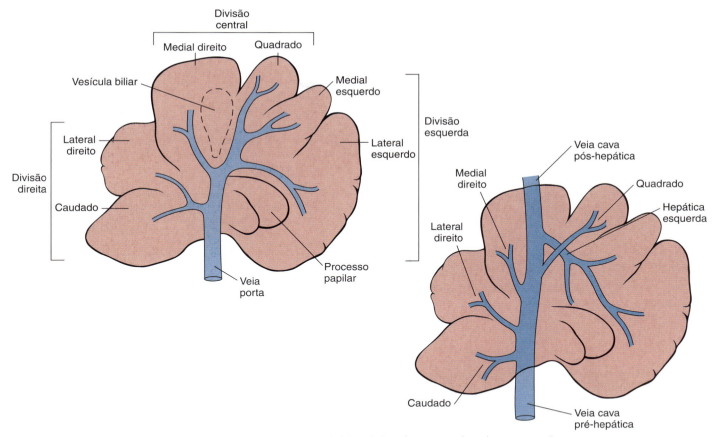

Figura 20.14 Anatomia lobar e divisional da veia porta e da veia cava no cão.

De modo geral, os animais com SPS congênito devem ser submetidos à biópsia hepática quando o *shunt* é atenuado para descartar uma hepatopatia concomitante. No entanto, se a aparência macroscópica do fígado for claramente anormal (p. ex., áspera, irregular), a biópsia deve ser feita e o laudo histológico, recebido antes da atenuação do *shunt*. Cães Malteses parecem ter alta incidência de alterações parenquimatosas hepáticas em comparação a outras raças; pode ser prudente fazer a biópsia antes da correção do *shunt*. Pacientes com SPS congênitos e alterações crônicas fibróticas ou biliares hiperplásicas podem ser mais suscetíveis à hipertensão porta após a atenuação do *shunt*.

Animais com múltiplos SPS adquiridos secundários à doença hepática adquirida podem ser beneficiados pelo tratamento medicamentoso direcionado à causa da patologia (p. ex., anti-inflamatórios, antifibróticos, antioxidantes) e da ascite e encefalopatia subsequentes (p. ex., restrição dietética de proteína e sal, diuréticos), dependendo da gravidade da lesão hepática. O bom cuidado médico pode aumentar a sobrevida e a qualidade de vida em longo prazo; a hipertensão porta não cirrótica, em especial, pode responder bem. Sugeriu-se que a bandagem da veia cava caudal eleva a pressão venosa sistêmica no abdome até o sistema venoso porta ou um pouco acima, mas isso é incerto e a técnica raramente é realizada. Os múltiplos SPS adquiridos geralmente são evidentes à laparotomia exploratória. Dentre os achados que podem ser observados, estão o ingurgitamento das veias mesentéricas, o aumento da veia porta e conexões anômalas entre o sistema venoso porta e a circulação venosa sistêmica. O local mais comum de desenvolvimento dos SPS adquiridos múltiplos é a área do rim esquerdo; entretanto, conexões venosas anômalas entre a circulação mesentérica e a veia cava caudal ou suas tributárias podem ser vistas em todo o abdome (Figura 20.15). Conexões portoázigos também foram observadas em aproximadamente 25% dos casos clínicos.[9] Em pacientes com suspeita de SPS, a incisão na parede abdominal deve ser feita com muito cuidado, pois o ligamento falciforme e/ou o omento maior podem conter vasos grandes e dilatados. Lesões destes vasos na entrada abdominal podem causar hemorragia significativa. A dissecção do ligamento falciforme geralmente requer ligadura ou cauterização de múltiplos vasos. Como muitos pacientes com SPS múltipla adquirida têm ascite, a sucção deve estar à disposição durante a entrada no abdome para evacuação do fluido ascítico.

> **NOTA** Se você encontrar vários *shunts* em um animal, certifique-se de fazer a biópsia do fígado.

As fístulas AV são tratadas pela remoção do lobo hepático acometido ou, em casos raros, pela ligadura direta das fístulas. As pressões porta devem ser medidas durante a oclusão do IHPSS ou a bandagem da veia cava. A pressão porta normal em cães é de 8 a 13 cmH$_2$O, que é 7 a 8 cmH$_2$O maior do que a pressão venosa sistêmica (Quadro 20.3). No entanto, em animais com SPS congênito, a pressão porta de repouso tende a ser mais parecida com a pressão venosa sistêmica. A pressão venosa porta excessiva pode causar congestão esplâncnica, hipertensão porta e morte.

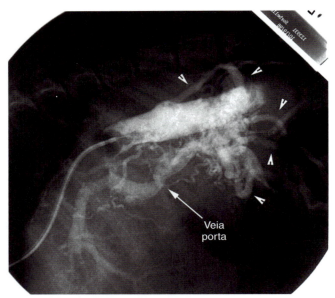

Figura 20.15 Portograma retrógrado transvenoso em um cão com múltiplos *shunts* adquiridos *(pontas de setas)*. (Cortesia do Dr. Matt Miller, VETMED Consultants, Phoenix, AZ, Estados Unidos.)

QUADRO 20.3   Pressões Normais em Cães

Pressões Porta
8-13 cm H₂O
6-10 mmHg

Pressões Venosas Sistêmicas
0-6 cm H₂O
0-4 mm Hg

Colocação do Constritor Ameroide em *Shunts* Extra-hepáticos

Faça uma incisão abdominal na linha média. Identifique a veia porta, afastando o duodeno para a esquerda e em sentido ventral. Localize a veia cava caudal, as veias renais, as veias frenicoabdominais e a veia porta (ventral à veia cava caudal no aspecto mais dorsal do mesoduodeno). Observe quaisquer veias que entrem na veia cava caudal proximal às veias frenicoabdominais. Se o *shunt* não foi identificado, abra a bolsa do omento e retraia o estômago cranialmente, o duodeno à direita e ventralmente e o lobo esquerdo do pâncreas caudalmente. Identifique os *shunts* que se comunicam com a veia cava caudal através do forame epiploico por meio da observação das tributárias anormais da veia porta, da veia gástrica esquerda ou da veia esplênica. Após a identificação do *shunt*, escolha o constritor ameroide de tamanho apropriado. De modo geral, use um ameroide de 3,5 ou 5 mm na maioria dos cães pequenos com *shunts* extra-hepáticos; o uso de constritores ameroides com mais de 5 mm pode estar associado a maior taxa de fluxo residual através do dispositivo.[20] Faça a dissecção ao redor do vaso do *shunt* para permitir a colocação do dispositivo, mas evite atingir uma grande área próxima ao vaso. A dissecção excessiva pode permitir o movimento do ameroide no vaso e predispor seu dobramento prematuro. Coloque o vaso na abertura do ameroide para que fique no espaço circular interno do dispositivo. Se necessário, coloque várias alças de sutura multifilamentar pequena (2-0) ao redor do vaso e use-as para achatar o vaso e facilitar sua manipulação na abertura do ameroide. Depois de posicionar o vaso no ameroide, insira a chave na fenda do dispositivo. Avalie os intestinos em busca de evidências de congestão (rara) e feche a incisão abdominal da forma rotineira. Faça a dissecção com cuidado para evitar hemorragia, que pode ser grave.

Em cães com IHPSS divisional esquerdo, a ligadura parcial pode ser superior à colocação de constritor ameroide na veia hepática esquerda, porque esta última técnica é associada ao desenvolvimento de múltiplos *shunts*, fluxo persistente ou recanalização do vaso circundado pelo dispositivo.

> **NOTA** O ameroide deve encaixar no vaso sem comprometer o lúmen; no entanto, evite ameroides muito grandes, porque o peso do dispositivo pode fazer o vaso se dobrar, obstruindo o fluxo de maneira prematura.

Banda de Celofane em *Shunts* Extra-hepáticos

Dobre uma tira de celofane de 10 cm de comprimento × 1,2 cm de largura (comprado em uma loja e esterilizado ou celofane de grau MS 350) em sentido longitudinal para formar uma tira de três camadas com cerca de 4 mm de largura. O celofane pode ser fixado de duas maneiras: (1) de modo a causar obstrução parcial do *shunt* no momento da colocação ou (2) de modo a inicialmente não provocar oclusão do *shunt*. A segunda técnica é mais fácil, elimina a necessidade de monitoramento das pressões porta e tem resultado mais favorável do que a primeira.

Para a primeira técnica, passe o celofane ao redor do *shunt*, insira um pino de tamanho predeterminado e coloque um clipe de titânio na tira. Para determinar o tamanho dos pinos em cães com peso inferior a 10 kg (para determinar o diâmetro da faixa de celofane), avalie as alterações na frequência cardíaca, pressão arterial, cor e motilidade intestinal e cor do pâncreas após a oclusão total do *shunt* ou meça as pressões porta (ver adiante). Se as elevações na frequência cardíaca forem mínimas (< 10 batimentos/minuto) e a pressão arterial sistólica não diminuir em mais de 10 mmHg, use um pino de 2 mm para determinar o diâmetro final da banda. Se as alterações forem moderadas, use um pino de 2,5 mm; se parecerem graves, use um pino de 3 mm. Prenda a faixa de celofane com dois Ligaclips® de titânio.

Para a segunda técnica, prepare o celofane como descrito anteriormente e coloque-o ao redor do vaso sem ocluir o *shunt*. Prenda o celofane com hemoclipes.

Ligadura de *Shunts* Extra-hepáticos Únicos

Se a colocação de um constritor ameroide não for possível, o vaso pode ser ligado ou atenuado; no entanto, deve-se ter extremo cuidado para não causar hipertensão porta. Identifique o vaso anômalo, isole-o e passe uma sutura de seda 2-0 ao seu redor (Figura 20.16). Se a portografia jejunal não foi realizada (ver adiante), exteriorize um segmento do jejuno e insira um cateter de calibre 20 a 22 (p. ex., Angiocath®) em uma veia jejunal. Não danifique a artéria jejunal correspondente. Meça as pressões porta basais. Oclua temporariamente o *shunt* e observe as pressões porta durante esta manipulação. A oclusão do *shunt* deve provocar o rápido aumento da pressão porta, o que ajuda a confirmação de que é um vaso anômalo. Verifique as pressões porta cuidadosamente antes e durante a ligadura do *shunt*. Caso não tenha certeza se deve tentar a ligadura completa, atenue o

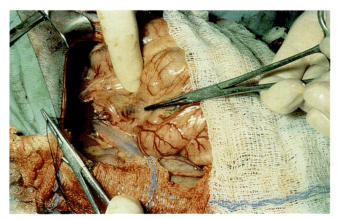

Figura 20.16 Para identificar a veia porta, retraia o duodeno para a esquerda e ventralmente. Observe quaisquer vasos que entrem na veia cava caudal proximal às veias frenicoabdominais (hemostato). A sutura é feita em torno de um *shunt* portocava.

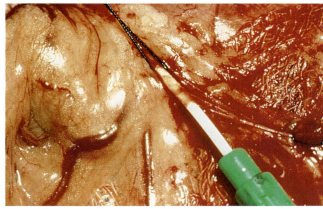

Figura 20.17 Para cateterizar uma veia jejunal, faça uma ou duas suturas ao redor do vaso escolhido. Insira um cateter sobre agulha de calibres 20 a 22 na veia e use as suturas pré-colocadas para prendê-lo ao vaso.

shunt. Se não tiver certeza se o vaso ocluído é o *shunt*, realize a portografia jejunal.

Depois da identificação positiva do *shunt*, aperte lentamente a ligadura enquanto monitora a pressão porta. Se possível, oclua completamente o vaso do *shunt*, mas não deixe que as pressões porta pós-ligadura fiquem mais de 10 cmH$_2$O (8 mmHg) acima das pressões basais ou 20 a 23 cmH$_2$O (15-18 mmHg). Se houver possibilidade de fazer a ultrassonografia com Doppler durante a cirurgia, depois do estabelecimento do fluxo hepatopetal na veia porta cranial e no *shunt*, não o oclua mais. Você pode apenas atenuar o vaso. Observe as vísceras em busca de evidências de congestão esplâncnica por 5 a 10 minutos. Se a congestão esplâncnica for excessiva, solte a sutura. Na ausência de congestão esplâncnica, remova o cateter da veia jejunal e ligue a veia de onde o cateter foi removido. Examine os rins e bexiga para detecção de cálculos. Se houver cálculos císticos e o paciente estiver estável, remova-os durante a cirurgia de ligadura do *shunt*. Se o tempo operatório for longo ou se houver cálculos renais, pode ser melhor programar uma segunda cirurgia. Faça uma biópsia hepática (p. 546) antes de fechar o abdome.

Portografia Jejunal

As radiografias com contraste positivo podem determinar se o *shunt* é extra ou intra-hepático. Se a extensão caudal do SPS congênito for cranial a T13, o *shunt* provavelmente é intra-hepático. Se a extensão caudal do *shunt* for caudal a T13, é provavelmente extra-hepático. A sensibilidade desse procedimento pode ser menor em decúbito dorsal e lateral direito do que lateral esquerdo.

Exteriorize uma alça de jejuno. Identifique uma veia jejunal perto da borda mesentérica do intestino e coloque uma ou duas suturas ao redor do vaso. Insira um cateter sobre agulha de calibre 20 a 22 no vaso (Figura 20.17) e use as suturas pré-colocadas para prendê-lo ao vaso. Anexe um conjunto de extensão heparinizado e uma torneira tripla. Injete um contraste hidrossolúvel (p. ex., Renovist®) (2 mL/kg de peso corporal) como *bolus* no cateter e faça uma exposição durante a injeção do último mililitro. Se necessário, faça projeções laterais e ventrodorsais para definição total da localização do *shunt* (Figura 20.18). O cateter também pode ser usado para medir a pressão.

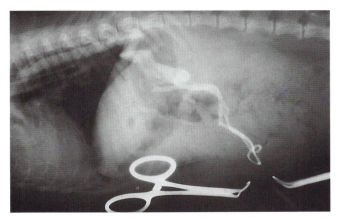

Figura 20.18 Portograma em um cão com *shunt* portoázigo. Observe a ausência de preenchimento com contraste no sistema porta hepático. Em vez disso, o contraste flui por um *shunt* tortuoso para a veia ázigo.

Em pacientes com múltiplos SPS adquiridos, a confirmação radiográfica dos *shunts* raramente é necessária. Nestes indivíduos, a técnica de portografia mesentérica intraoperatória é a mesma utilizada em SPS únicos, exceto pelo retardo das exposições por aproximadamente 3 ou 4 segundos após o início da injeção do contraste para permitir o preenchimento dos vasos dos *shunts*.

Portografia Retrógrada Transvenosa

A portografia retrógrada transvenosa é um método de identificação e caracterização de *shunts* sem necessidade de cirurgia abdominal; entretanto, a angiografia por TC hoje é mais comumente realizada. Esta técnica é mais utilizada em cães submetidos à oclusão do *shunt* por meios intravasculares (p. ex., espirais); no entanto, também pode ajudar a identificar o IHPSS durante a cirurgia. O cateter, depois de colocado, pode ficar no *shunt* durante o procedimento; a palpação pode ajudar o cirurgião a identificar a localização do *shunt* no interior do lobo hepático.

Coloque o paciente em decúbito lateral esquerdo e prepare o sulco da jugular direita de forma asséptica. Em pacientes com menos de 10 kg, cateterize a veia jugular pela técnica percutânea. Se o paciente pesar mais de 10 kg, seccione a jugular para facilitar a inserção de um cateter calibroso. Este cateter é necessário em cães de grande porte para oclusão total da veia cava caudal.

> **NOTA** Em pacientes com menos de 10 kg, use um cateter com balão de fluxo de duplo-lúmen de 5,5 French (Swan-Ganz); em pacientes com mais de 10 kg, use cateteres de dilatação por balão de vários tamanhos para facilitar a oclusão da veia cava caudal.

Após a inserção no local do introdutor ou da venotomia, direcione o cateter de oclusão pela veia cava cranial e, em seguida, em direção dorsal até a veia ázigo. Avance o cateter na veia ázigo o mais possível sem resistência. Insufle o balão apenas o suficiente para ocluir a veia.

Ocasionalmente, quando cateteres com balões maiores são usados, a insuflação é desnecessária porque o próprio cateter pode ocluir o lúmen o suficiente para permitir o enchimento retrógrado da veia ázigo. Isso parece acontecer principalmente quando a veia ázigo é normal. Faça uma injeção manual vigorosa de contraste (1 a 2 mL/kg) durante a avaliação fluoroscópica. Esta injeção normalmente provoca o enchimento retrógrado dos vasos intercostais e vertebrais. O fluxo retrógrado de contraste na veia cava abdominal é comumente observado. Grave toda a injeção em vídeo. Se necessário, faça outra injeção caso uma cópia impressa do estudo seja necessária. Faça as primeiras imagens em projeção lateral; as projeções ventrodorsais ou oblíquas devem ser feitas quando indicado. Após a primeira injeção na veia ázigo, retire o cateter no átrio direito; depois, avance-o caudalmente pelo átrio direito e pela veia cava caudal. Avance o cateter até uma posição imediatamente cranial ao diafragma. Com o cateter posicionado, insufle o balão o suficiente para oclusão completa da veia cava caudal. Depois da oclusão da veia cava caudal, faça uma injeção manual vigorosa de contraste (1 a 2 mL/kg) durante a avaliação fluoroscópica (Figuras 20.19 e 20.20). A oclusão da veia cava caudal resulta em enchimento retrógrado da veia cava abdominal e do *shunt*.

Em alguns casos, o preenchimento retrógrado do *shunt* é abaixo do ideal. Nesses pacientes, a ventilação com pressão positiva (20 cmH$_2$O por 5 a 8 segundos) durante a injeção geralmente melhora o enchimento retrógrado do *shunt*.

> **NOTA** É essencial que a oclusão da veia cava caudal e a subsequente injeção de contraste sejam feitas imediatamente cranial ao diafragma. Se o balão de oclusão estiver à altura do diafragma ou caudal a ele, os óstios dos *shunts* que surgem na posição cranial podem ser ocluídos pelo balão, gerando um resultado falso-negativo.

Após a identificação do *shunt*, tente seu cateterismo seletivo. O cateterismo seletivo com um balão direcionado conforme o fluxo permite a opacificação mais específica do *shunt*, com obtenção de informações anatômicas mais detalhadas. Além disso, a configuração do cateter com balão dirigido pelo fluxo permite a medição da pressão porta com o *shunt* aberto ou obstruído pela insuflação. Além disso, o cateterismo seletivo do *shunt* permite a manutenção do cateter em seu lúmen, facilitando a identificação intraoperatória do vaso anômalo. Remova o cateter após a identificação e o isolamento do vaso. Remova o introdutor e aplique pressão local ou sacrifique (ligue) a veia jugular e feche a pele da forma rotineira. O momento da remoção do introdutor e dos cateteres depende da vontade do cirurgião de deixar o dispositivo no lúmen do *shunt* durante a cirurgia.

Ligadura ou Atenuação de *Shunts* Intra-hepáticos

Métodos intra e extravasculares de ligadura de IHPSS foram descritos. A ligadura do IHPSS pode ser bastante complicada, já que a localização do vaso geralmente é difícil. Às vezes, o *shunt* pode ser identificado como uma depressão palpável ou um ponto sensível no lobo hepático ou ser visto entrando na veia cava caudal caso não completamente circundado pelo tecido parenquimatoso do fígado. A ultrassonografia intraoperatória ajuda a identificar o *shunt* no tecido hepático, mas nem sempre é bem-sucedida. Os *shunts* intra-hepáticos podem ser classificados como esquerdo, central ou direito. Os *shunts* divisionais esquerdos e centrais são responsáveis pela maioria dos casos (Figura. 20.14). O IHPSS do lado esquerdo (ducto venoso patente) é normalmente

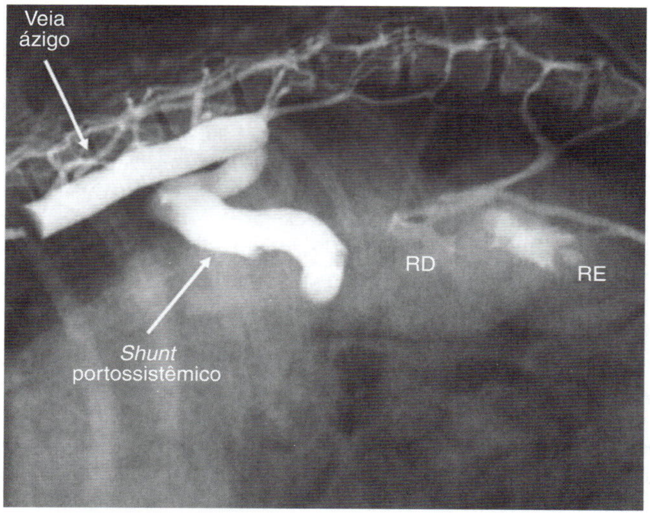

Figura 20.19 Portograma retrógrado transvenoso (projeção lateral) em cão com *shunt* portoázigo. *RE*, rim esquerdo; *RD*, rim direito. (Cortesia do Dr. Matt Miller, VETMED Consultants, Phoenix, AZ, Estados Unidos.)

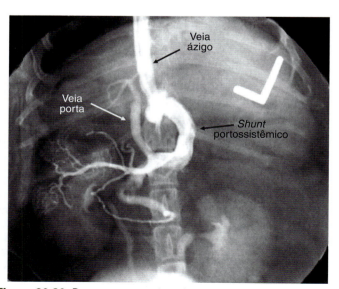

Figura 20.20 Portograma retrógrado transvenoso (projeção ventrodorsal) em um cão com *shunt* portoázigo. (Cortesia do Dr. Matt Miller, VETMED Consultants, Phoenix, AZ, Estados Unidos.)

localizado nos lobos hepáticos lateral ou medial esquerdo. Estes animais podem ser submetidos à ligadura ou atenuação da veia hepática esquerda. Os *shunts* centrais geralmente são encontrados no lobo medial direito e os *shunts* direitos estão no lobo lateral ou caudado direito. Uma técnica intravascular com oclusão vascular hepática temporária associada à venotomia cava caudal foi descrita para a oclusão do *shunt* intra-hepático; no entanto, como esse procedimento é tecnicamente difícil e demorado, muitos cirurgiões preferem as técnicas extravasculares. O isolamento e a obstrução do ramo específico da veia porta que supre o IHPSS foram descritos. A passagem indireta de sutura para ligadura do IHPSS do lado direito foi recentemente relatada. A ligadura deve envolver o ramo porta direito aproximadamente 4 mm lateral à sua bifurcação da veia parental (ver adiante).

> **NOTA** Avise os proprietários de que a ligadura dos *shunts* portossistêmicos intra-hepáticos é complicada devido à dificuldade de identificá-los à cirurgia.

Isolamento e Ligadura do *Shunt* Portossistêmico Intra-hepático com Acometimento dos Lobos Hepáticos Esquerdos Medial ou Lateral

 Muitos *shunts* podem ser craniais ao fígado. Estenda a incisão abdominal proximalmente até a estérnebra caudal. Incise o diafragma, se necessário. Incise o ligamento triangular esquerdo e libere o lobo lateral hepático esquerdo para que possa ser afastado para a direita. Use uma combinação de dissecção aguda e romba para isolar o vaso anômalo em sua junção com a veia hepática. Coloque uma única ligadura de seda ao redor do vaso e atenue o fluxo durante a medição das pressões porta. Alternativamente, ligue ou atenue a artéria hepática esquerda em sua entrada no fígado enquanto mede as pressões porta.

Isolamento e Ligadura do *Shunt* Portossistêmico Intra-hepático do Lado Direito

 Se necessário, ligue o ducto hepático direito. Passe uma pinça Carmalt da direita para a esquerda do cão sobre a superfície dorsal da veia porta principal, imediatamente caudal a sua bifurcação, mas cranial ao término da veia gastroduodenal (Figura 20.21). Pegue uma ponta da sutura de seda 2-0 e puxe-a de volta sobre a veia porta. Em seguida, passe a pinça da direita para a esquerda do cão, dorsal à veia porta esquerda e a 5 mm de sua bifurcação com a veia porta principal. Pegue a extremidade oposta da sutura e puxe-a de volta pela veia.

Oclusão Hidráulica do *Shunt* Portossistêmico Intra-hepático

Os dispositivos de oclusão hidráulica podem ser colocados na veia porta que leva ao IHPSS. Faça uma laparotomia medial ventral com dissecção pré-hepática para identificação do ramo da veia porta que leva ao IHPSS. Verifique a adequação da vasculatura porta, hepática e cava caudal. Meça o diâmetro do ramo da veia porta, evitando a compressão, e escolha o dispositivo de oclusão hidráulica de tamanho apropriado (que não comprima o vaso). Faça a dissecção do ramo da veia porta, coloque fio de sutura de polipropileno 0 através dos ilhós do dispositivo e passe-o em torno do ramo. Justaponha a sutura para fechar o dispositivo e passe o tubo pela parede corpórea, no tecido subcutâneo, através de uma incisão distinta para um local 5 cm lateral à linha média e 3 a 5 cm

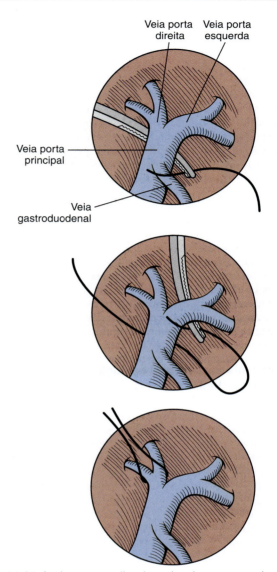

Figura 20.21 Isolamento e ligadura do *shunt* portossistêmico intra-hepático do lado direito.

caudal às costelas. Conecte o tubo à porta subcutânea e prenda-o na parede corpórea. Lentamente, injete uma pequena quantidade de soro fisiológico (p. ex., a cada 2 semanas) até verificar a oclusão total do *shunt* ou a ocorrência dos efeitos colaterais que possam impossibilitá-la.

O projeto dos dispositivos de oclusão hidráulica foi refeito devido a complicações do procedimento. De modo geral, a oclusão é feita a cada 2 semanas em incrementos de 25% do volume total. Adições de 10% a 20% podem ser feitas para assegurar a oclusão completa.

Oclusão Intravascular do *Shunt* Portossistêmico Intra-hepático

A oclusão intravascular do IHPSS é realizada com um *stent* autoexpansível de nitinol (Infiniti Medical) na veia cava caudal sobre o orifício do *shunt*. Com o *stent* posicionado, o cateter é avançado pelos interstícios do dispositivo até o *shunt*, o mais perto possível. A caracterização da anatomia do *shunt* por ultrassonografia abdominal, angiografia por TC e/ou portografia retrógrada

(p. 559) é importante para determinar a localização da anomalia e o tamanho apropriado do *stent*. Esses exames diagnósticos também podem assegurar a ausência de aplasia ou hipoplasia da vasculatura hepática, o que pode ser uma contraindicação ao procedimento.

Com o paciente em decúbito dorsal (*shunts* divisionais esquerdos ou direitos) ou decúbito lateral (*shunts* divisionais centrais), faça uma incisão na veia jugular e posicione um introdutor intravascular de tamanho apropriado para o *stent* (normalmente 8-11 Fr) na veia.[21] Avance um cateter diagnóstico pela veia cava caudal e pelo *shunt*, injete o contraste não iônico diluído (0,5-1 mL/kg) 1:1 em soro fisiológico estéril e faça uma projeção lateral esquerda ou ventrodorsal para determinar o tamanho da veia cava durante a ventilação com pressão positiva de 20 cmH$_2$O, que distende a veia cava caudal ao máximo. Implante um *stent* de tamanho apropriado (10% a 25% maior do que o diâmetro medido da veia cava caudal) sobre a abertura do *shunt* na veia cava. O *stent* deve ser pelo menos 20 mm mais longo em sentido cranial e caudal ao *shunt*. Insira um cateter através dos interstícios do *stent* no *shunt*; use este cateter para implantar espirais (p. ex., espirais de embolização de aço inoxidável) no *shunt* e meça as pressões porta antes e depois de cada implante. As pressões porta não devem aumentar mais de 6 a 7 mmHg, mais do que dobrar, ou a pressão máxima ficar perto de 16 mmHg.

Hepatectomia Parcial para Remoção de Fístula Arteriovenosa Hepática

O tratamento de uma fístula AV hepática envolve a remoção dos lobos acometidos e das estruturas vasculares anormais; entretanto, a embolização com espiral de uma grande fístula AV no abdome foi descrita em cão e pode ser possível em fístulas AV hepáticas.[11] Isso foi feito com ou sem oclusão vascular hepática temporária. Ao fazer a oclusão vascular temporária, as pinças vasculares e as ligaduras oclusivas devem ser liberadas em 15 minutos.

Estenda a incisão abdominal cranialmente até a estérnebra caudal e incise o diafragma e parcialmente ao redor do hiato da veia cava caudal. Coloque fitas umbilicais umedecidas ao redor da porção torácica da veia cava caudal, a porção abdominal da veia cava caudal (entre o fígado e as veias renais) e a veia porta (imediatamente proximal ao primeiro ramo hepático). Passe as fitas umbilicais por um tubo de borracha (torniquete de Rumel). Identifique, isole e ligue as veias frenicoabdominais e isole a artéria celíaca e a artéria mesentérica cranial. Coloque uma sutura em bolsa de tabaco na veia porta ou uma tributária esplênica e introduza um cateter de 3,5 ou 5 Fr no vaso para monitoramento das pressões porta. Monitore a pressão arterial com cuidado durante a cirurgia; a manipulação e a ligadura da fístula podem causar flutuações súbitas e graves. Isole os lobos acometidos por meio da dissecção dos ligamentos triangular, coronário e hepatorrenal e dos ligamentos do omento menor. Identifique o ramo arterial hepático que supre o lobo acometido e oclua-o temporariamente para ver se há diminuição da pressão na fístula. Faça uma ligadura dupla do suprimento arterial da fístula com sutura não absorvível (p. ex., seda 2-0). Isole o ramo porta e os ductos biliares do lobo acometido e faça sua ligadura dupla. Oclua temporariamente a vasculatura, apertando as ligaduras pré-colocadas de fita umbilical e colocando pinças vasculares na artéria celíaca e na artéria mesentérica cranial. Faça a dissecção aguda do parênquima hepático para ressecção do lobo acometido. Ligue quaisquer estruturas vasculares ainda não ocluídas e controle a hemorragia, comprimindo a área por vários minutos. Às vezes, a parte afetada do fígado pode ser removida por hepatectomia parcial sem oclusão vascular, como descrito aqui.

MATERIAIS DE SUTURA E INSTRUMENTOS ESPECIAIS

De modo geral, constritores ameroides de 3,5 e 5 mm são usados para a oclusão de *shunts* extra-hepáticos únicos. Pinças de ponta romba, ângulo reto ou Mixter são utilizadas na dissecção ao redor das estruturas venosas. A ligadura do *shunt* é normalmente realizada com fio de seda devido à relativa segurança do nó que esta sutura oferece. A cicatrização retardada da ferida pode ser um problema em pacientes com hipoproteinemia. Para evitar a deiscência, uma sutura absorvível de longa duração, como polidioxanona, ou um fio não absorvível deve ser usado no fechamento da linha alba.

> **NOTA** Os constritores ameroides são comercializados pela Research Instruments Northwest (Lebanon, OR, Estados Unidos).

As pinças retas (p. ex., Mixter, de vesícula biliar, de ducto biliar ou fórceps torácico) são disponibilizadas por muitos fabricantes e fornecedores de instrumentos cirúrgicos.

CUIDADO E AVALIAÇÃO PÓS-CIRÚRGICOS

De modo geral, os animais podem ter alta no dia seguinte à colocação de um constritor ameroide. O tratamento médico contínuo e a dieta com restrição proteica podem ser necessários até a oclusão do *shunt* e a regeneração do parênquima hepático. Esses pacientes são normalmente reavaliados 2 a 3 meses após a cirurgia e submetidos a exames para confirmação da melhora da função hepática (p. ex., albumina sérica normal, colesterol sérico normal); no entanto, qualquer que seja o resultado, se forem assintomáticos, raramente há justificativa para outra cirurgia. A avaliação da amônia sanguínea é provavelmente mais importante em um animal que continua a apresentar alteração da função hepática devido à possibilidade de desenvolvimento de cálculos de urato de amônio. A medicação é gradualmente interrompida e a dieta é normalizada quando a função hepática for considerada razoável.

O monitoramento do paciente após a cirurgia de SPS deve ser intensivo devido às possíveis complicações com risco de morte. O monitoramento rigoroso da hipertensão porta e das convulsões é importante independentemente do tipo de cirurgia realizada. Os cães com SPS também são suscetíveis à hipoglicemia, apesar da infusão IV de dextrose. *Bolus* de dextrose podem melhorar a hipoglicemia em alguns casos; no entanto, os pacientes que não respondem à dextrose podem se beneficiar da administração IV de dexametasona. O motivo da resposta à dexametasona não foi determinado com clareza.

Após a ligadura ou atenuação do *shunt*, a terapia intensiva e a observação atenta do paciente são extremamente importantes, já que a hipertensão porta pode se desenvolver várias horas após o procedimento. Hipertensão e congestão esplâncnica podem se manifestar como dor abdominal, diarreia hemorrágica, choque endotóxico e morte. Muitos pacientes com *shunt* têm dor abdominal durante o período pós-operatório imediato; isso dificulta o reconhecimento da hipertensão porta com risco de morte. No entanto, em caso de sinais de choque endotóxico ou diarreia hemorrágica ou outros sinais de deterioração, a cirurgia de emergência para remover ou soltar a ligadura em torno do vaso do *shunt* é aconselhável. A trombose da veia porta pode ocorrer em casos congênitos de SPS únicos submetidos à ligadura parcial do *shunt*; é uma complicação que pode ser fatal. Em caso de ligadura apenas parcial de um *shunt*, alguns autores recomendam uma dose anticoagulante única de heparina comum no momento da atenuação. A ascite pode ocorrer após a ligadura de um *shunt* simples; geralmente é autolimitante, com resolução em 1 a 3 semanas. Diuréticos e dieta com baixo teor de sal podem ser usados se houver drenagem no local da incisão ou se o animal apresentar dispneia ou desconforto devido à distensão abdominal.

Convulsões (normalmente em salvas) podem ocorrer após a ligadura do SPS congênito. De modo geral, estas convulsões são observadas pela primeira vez 2 a 3 dias após a ligadura do *shunt*; sua origem é desconhecida. Esta complicação parece mais comum em gatos, tanto que alguns recomendam o pré-tratamento rotineiro de felinos submetidos à cirurgia de SPS congênito com fenobarbital (mas não brometo de potássio, que pode causar problemas respiratórios nesta espécie). O diazepam não é recomendado nesses pacientes; o propofol em infusão contínua e o suporte com fluidos IV parecem ser a terapia mais eficaz. O paciente é anestesiado por 24 horas e, depois, despertado. Em caso de repetição das convulsões, o paciente é novamente anestesiado e despertado após mais 24 horas. Este ciclo é repetido até o controle. A terapia anticonvulsivante em longo prazo pode ser necessária. Os proprietários devem ser informados sobre a possível ocorrência de anomalias neurológicas permanentes, como cegueira (principalmente em gatos). O tratamento clínico da encefalopatia hepática deve continuar no pós-operatório até que o parênquima hepático se regenere; isso pode levar vários meses. Se os sinais clínicos não melhorarem em 2 a 3 meses, a repetição da TC com contraste ou outras técnicas (p. ex., cintigrafia nuclear, portografia jejunal) deve ser considerada.

PROGNÓSTICO

A mortalidade geral é estimada em 2% a 25% em cães submetidos à cirurgia de SPS, com óbito de aproximadamente um quarto desses animais no período pós-operatório imediato. O resultado é bom a excelente na maioria dos cães que recebem constritores ameroides. A principal complicação da colocação do constritor ameroide é a persistência do fluxo através do dispositivo; no entanto, a fração de *shunt* é insignificante na maioria desses animais. A mortalidade associada à bandagem de celofane é inferior a 10%; suas possíveis complicações são hemorragia, ascite, convulsões e/ou coagulopatias. A hipertensão porta pode ser secundária ao dobramento do *stent*; a limitação da dissecção ao redor do vaso pode reduzir essa complicação. A causa das convulsões nesses pacientes não é bem compreendida. Alguns acreditam que o edema cerebral desempenha um papel significativo. O risco de morte após a cirurgia é maior em animais com convulsões tipo grande mal do que naqueles que apresentam crises parciais caracterizadas por desorientação, hiperestesia, vocalização, salivação e/ou cerrar da mandíbula. Até 12% dos cães desenvolvem sinais neurológicos até 6 dias após a atenuação cirúrgica de *shunts* extra-hepáticos congênitos. O tratamento profilático com fenobarbital não parece reduzir significativamente a incidência de sequelas neurológicas, mas pode diminuir a gravidade das convulsões; no entanto, o levetiracetam pode diminuir a incidência de convulsões no período pós-operatório (como já discutido). Além disso, a oclusão de SPS congênito com qualquer técnica pode levar ao desenvolvimento de múltiplos *shunts* adquiridos. Com a ligadura, a mortalidade cirúrgica é relativamente alta, um fato que reflete as muitas variáveis e fatores desconhecidos que existem em relação à fisiologia porta e sua dinâmica.

Os pacientes que toleram apenas a oclusão parcial do *shunt* e têm persistência de sinais clínicos no pós-operatório requerem manejo dietético e médico. Nesses animais, a repetição da cirurgia e a oclusão total do *shunt* são recomendadas. Os cães que toleram a ligadura completa do *shunt* tendem a apresentar menos sinais clínicos do que aqueles que toleram apenas a oclusão parcial na cirurgia. Dentre os fatores que parecem ser preditivos significativos de *shunt* portossistêmico contínuo, estão as baixas concentrações de albumina no período pré-operatório, a alta pressão porta durante a oclusão completa temporária do SPS e a alta diferença de pressão porta. Os fatores preditivos do insucesso em longo prazo incluem a menor concentração de albumina no período pré-operatório, a leucocitose, a alta pressão porta durante a oclusão completa temporária do SPS, convulsões pós-operatórias e *shunt* contínuo. O resultado após a colocação das bandas de celofane parece ser semelhante ao obtido com constritores ameroides.

Hemorragia, hipotensão e congestão hepática aguda são possíveis complicações durante a correção cirúrgica do IHPSS em cães. O hematócrito e a concentração de proteína total podem ser indicadores prognósticos positivos da sobrevida em longo prazo de cães com IHPSS, enquanto o baixo peso corporal (< 15 kg) e a baixa concentração de proteína total, albumina e ureia podem ser fatores prognósticos negativos. O prognóstico em longo prazo é bom em cães com fístulas AV hepáticas que sobrevivem à cirurgia.

Aproximadamente 60% dos gatos desenvolvem sinais neurológicos após a correção cirúrgica do SPS congênito e cerca de 30% têm convulsões. As convulsões podem ser tratadas com sucesso na maioria desses gatos com fenobarbital; no entanto, alguns indivíduos podem necessitar de terapia IV com propofol. Os sinais neurológicos parecem correlacionados com o grau de fluxo sanguíneo porta em portogramas intraoperatórios, bem como à idade do animal e à duração e resposta ao tratamento médico antes da cirurgia e ao nível de ácidos biliares depois do procedimento. Animais com fluxo sanguíneo hepático menos desenvolvido são mais propensos a apresentar sinais neurológicos após a cirurgia. As convulsões pós-operatórias são muito menos comuns em cães do que em gatos.

O tratamento da fístula AV hepática em cães com cirurgia tradicional, embolização com cola ou técnicas intervencionistas está associado a um bom prognóstico de sobrevida em longo prazo. As complicações imediatas relacionadas com a ligadura ou remoção da fístula são trombose venosa porta ou mesentérica, derrame peritoneal, icterícia, hemorragia e encefalopatia hepática. Alguns cães podem precisar de uma nova cirurgia caso a fístula não seja totalmente ocluída ou removida e complicações graves (p. ex., ascite persistente, sinais neurológicos, melena) podem levar à eutanásia. Os resultados dos exames de função hepática podem não normalizar após a cirurgia.

LESÕES HEPÁTICAS CAVITÁRIAS

DEFINIÇÕES

As **lesões hepáticas cavitárias** geralmente são cistos ou abscessos, embora, ocasionalmente, grandes lesões neoplásicas, como hemangiomas e adenomas, possam formar cavidades. Os **abscessos hepáticos** são coleções localizadas de pus no parênquima hepático. Os **cistos hepáticos** são sacos fechados, cheios de fluido, revestidos por epitélio secretor.

CONSIDERAÇÕES GERAIS E FISIOPATOLOGIA CLINICAMENTE RELEVANTE

Os abscessos hepáticos são raros em cães e gatos e geralmente associados à infecção extra-hepática (p. ex., infecção ascendente do trato biliar, infecção hematogênica pela veia porta ou artéria hepática ou ainda extensão direta de áreas adjacentes ao fígado), trauma hepático (p. ex., biópsia cirúrgica, feridas penetrantes, trauma contuso) ou neoplasia. Isso ocorre apesar da presença normal de bactérias no fígado canino e pode ser o resultado de um sistema de defesa local bem desenvolvido, proporcionado pelo rico suprimento sanguíneo do órgão e pela capacidade fagocítica das células reticuloendoteliais. O diabetes melito é associado a abscessos hepáticos. Pequenos abscessos podem não causar sinais clínicos e ser reabsorvidos sem tratamento.

Os abscessos hepáticos são mais reconhecidos como uma complicação da onfaloflebite em filhotes de cão e geralmente diagnosticados à necropsia.

Os cistos hepáticos geralmente são achados incidentais, mas, em casos raros, se tornam grandes o suficiente para interferir na função dos órgãos adjacentes. O cisto hepático pode ser único ou vários cistos podem ser observados no mesmo lobo ou em diferentes lobos. A doença renal policística simultânea foi relatada em gatos. Em caso de presença de cistos hepáticos em um animal com evidência clínica de disfunção hepática, a biópsia do fígado geralmente é necessária para determinar a causa.

DIAGNÓSTICO

Apresentação Clínica

Sinais Clínicos
Nenhuma predisposição sexual ou racial foi associada aos abscessos ou cistos hepáticos.

Histórico
Os sinais clínicos de abscesso hepático são variáveis e podem incluir anorexia, letargia, perda de peso, vômitos e dor abdominal intermitente. A maioria dos animais com cistos hepáticos é assintomática; no entanto, alguns cistos causam distensão abdominal. As infecções secundárias de cistos hepáticos podem causar sinais clínicos semelhantes aos observados em animais com abscessos hepáticos.

Achados de Exame Físico
Os achados de exame físico de pacientes com abscesso hepático normalmente incluem febre persistente, hepatomegalia e aumento do volume abdominal. A palpação de massa abdominal firme e a distensão abdominal acentuada podem ser observadas em alguns animais com cistos hepáticos. Os sinais clínicos tendem a ser vagos (p. ex., anorexia, letargia, perda de peso). Os sinais clínicos de sepse são comuns em gatos com abscessos multifocais pequenos ou microabscessos.

Diagnóstico por Imagem
Os pequenos cistos hepáticos normalmente são achados radiográficos e ultrassonográficos incidentais. De modo geral, os cistos hepáticos grandes são estruturas radiopacas bem definidas no abdome cranial (Figura 20.22). Radiografias abdominais podem mostrar hepatomegalia em animais com abscessos hepáticos, mas uma massa hepática bem definida raramente é evidente. Às vezes, há gás no parênquima hepático; isso sugere fortemente um abscesso causado por bactérias formadoras de gás. A ultrassonografia é o melhor exame diagnóstico para definição de abscessos e cistos hepáticos em cães e gatos. Os abscessos hepáticos são vistos como estruturas hipoecoicas ou anecoicas com ecogenicidades mistas, dependendo da celularidade. Os abscessos podem ser solitários, multifocais e pequenos, ou ser microabscessos. A cintigrafia, a TC e a ressonância magnética (RM) também são altamente sensíveis no diagnóstico de lesões hepáticas, mas são usadas com menos frequência do que a ultrassonografia. Aspirações com agulha fina guiada por ultrassom de abscessos hepáticos podem ser realizadas antes da cirurgia; no entanto, há o risco de rompimento do abscesso ou drenagem no abdome, o que causa peritonite difusa. O fluido removido dos cistos durante a aspiração por agulha fina geralmente é transudativo.

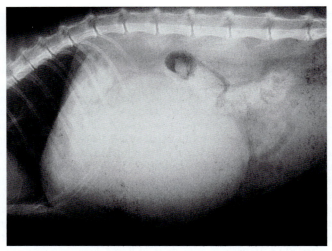

Figura 20.22 Radiografia abdominal de um gato de 2 anos com um grande cisto hepático. O gato era assintomático. Radiograficamente, uma grande massa de tecido mole proveniente do fígado pode ser observada. O diagnóstico de um cisto exigiria exame de ultrassonografia.

> **NOTA** Avalie os rins para diagnóstico de doença cística em gatos com cistos hepáticos. As duas doenças podem ser concomitantes.

Achados Laboratoriais
Anomalias laboratoriais raramente são associadas aos cistos hepáticos. São variáveis em animais com abscessos hepáticos, mas podem incluir leucograma inflamatório e anemia não regenerativa. As anomalias na bioquímica sérica podem incluir hipoalbuminemia, hipopotassemia, hiperglicemia e aumento da concentração de enzimas hepáticas; no entanto, a elevação da atividade da alanina transaminase não é um achado consistente. *E. coli* é o microrganismo mais comumente isolado de gatos com abscessos hepáticos. Os microrganismos mais isolados de abscessos hepáticos em cães são *E. coli* e *Clostridium* spp.

DIAGNÓSTICO DIFERENCIAL

Cistos, abscessos, neoplasias, neoplasias císticas e lesões parasitárias devem ser diferenciados. De modo geral, os abscessos hepáticos são difíceis de diagnosticar por produzirem sinais não específicos que podem ser mascarados por outras doenças associadas. As lesões hepáticas neoplásicas grandes podem sofrer necrose e infecção secundária. Cistos hepáticos também podem ser infectados. Portanto, a avaliação histológica do tecido cirurgicamente removido é importante.

MANEJO CLÍNICO

O tratamento clínico dos abscessos hepáticos envolve a administração de fluidoterapia/eletrólitos/terapia acidobásica e a antibioticoterapia adequada. A drenagem assistida por ultrassom percutâneo e a alcoolização com etanol a 95% podem ser consideradas.

Para realizar essa técnica, posicione uma agulha espinal presa ao tubo de extensão e uma seringa no abscesso usando a orientação por ultrassom; drene o fluido. Use uma seringa com o dobro do volume da quantidade estimada de exsudato na lesão. Antes de remover a agulha, injete um volume de álcool igual à metade do volume de exsudato removido. Deixe o etanol na cavidade do abscesso por 3 minutos e, em seguida, remova-o com cuidado. Envie o exsudato para cultura e antibiograma. Continue a antibioticoterapia apropriada por mais 30 dias.

Caso se decida pela cirurgia, a ressecção dos abscessos hepáticos é indicada assim que risco anestésico do animal for aceitável. A antibioticoterapia pré-operatória pode ser baseada nos resultados da cultura e do antibiograma em caso de realização de aspiração por agulha fina; alternativamente, antibióticos com atividade bactericida contra anaeróbios e bactérias Gram-negativas (p. ex., ampicilina/sulbactam e enrofloxacino, cefoxitina, clindamicina e enrofloxacino, ampicilina/sulbactam mais amicacina; Quadro 20.4) podem ser utilizados de maneira empírica. A administração parenteral de antibióticos é indicada no período peroperatório. A terapia combinada pode ser necessária, principalmente se vários microrganismos forem isolados. A drenagem percutânea de cistos hepáticos e a esclerose do revestimento do cisto não foram relatadas em cães ou gatos.

TRATAMENTO CIRÚRGICO

Não está claro se os cistos hepáticos devem ser removidos caso diagnosticados em animais assintomáticos. Embora possam aumentar ou ser infectados e causar sinais clínicos, há poucas informações sobre o acompanhamento em longo prazo de grandes cistos hepáticos não submetidos à ressecção cirúrgica em cães ou gatos. Os cistos hepáticos associados a sinais clínicos e abscessos hepáticos devem ser imediatamente retirados.

Manejo Pré-cirúrgico

Os animais sintomáticos devem estar em condição estável antes da cirurgia. A administração de antibióticos pode ser instituída antes da cirurgia, ou, em alguns animais, deve ser iniciada após a obtenção intraoperatória de culturas.

Anestesia

O manejo anestésico de animais com doença hepática é discutido na p. 540.

Anatomia Cirúrgica

A anatomia cirúrgica do fígado é discutida na p. 543.

Posicionamento

O animal é posicionado em decúbito dorsal para incisão abdominal medial. A área preparada deve se estender do meio do tórax até o púbis.

TÉCNICA CIRÚRGICA

Os abscessos e cistos hepáticos geralmente são tratados por hepatectomia parcial (p. 546). Se a hepatectomia não puder ser realizada com segurança e o cisto, removido por completo, este pode ser omentalizado. Embora haja menor preocupação com o derramamento de conteúdo cístico no abdome, aconselha-se tentar remover o cisto sem entrar no lúmen. A cultura de cistos hepáticos é opcional, mesmo que o fluido não pareça infectado à citologia, porque alguns cistos podem desenvolver infecção bacteriana secundária.

Prepare a área ao redor do fígado com esponjas de laparotomia umedecidas para diminuir a contaminação intraoperatória em caso de penetração do lúmen do abscesso ou cisto. Se possível, remova a porção acometida do fígado sem entrar na lesão. Solicite uma cultura da lesão e envie-a para exame histológico. Palpe o restante do parênquima hepático para detecção de outros nódulos e explore a cavidade abdominal para diagnóstico de infecção ou doença associada.

Para a omentalização, identifique um segmento do omento que se estenda até a cavidade do cisto. Remova o máximo possível da parede do cisto e espalhe o omento sobre o cisto restante e o fígado adjacente. Encaixe-o delicadamente na cápsula cística remanescente.

MATERIAIS DE SUTURA E INSTRUMENTOS ESPECIAIS

As recomendações sobre as opções de sutura durante hepatectomia parcial são mostradas na p. 549.

CUIDADO E AVALIAÇÃO PÓS-CIRÚRGICOS

Em pacientes com abscessos hepáticos, a fluidoterapia deve ser mantida até que o animal ingira água normalmente. A antibioticoterapia deve continuar por 7 a 10 dias. O animal deve ser monitorado quanto ao desenvolvimento de peritonite (p. ex., leucocitose, febre, fluido abdominal, dor abdominal) em caso de contaminação abdominal. A maioria dos animais com cistos hepáticos requer cuidados pós-operatórios mínimos.

PROGNÓSTICO

O prognóstico de animais com abscesso hepático depende da rapidez de seu diagnóstico, da presença concomitante de peritonite e da saúde

---

QUADRO 20.4 Antibióticos Usados no Tratamento de Abscessos Hepáticos

Amoxicilina Mais Clavulanato
Cães: 12,5-25 mg/kg VO q12h
Gatos: 62,5 mg VO q12h

Enrofloxacino[a]
Cães: 7-20 mg/kg VO ou IV[a] q24h, lentamente por 20-30 minutos
Gatos: 5 mg/kg VO q24h; não exceda 5 mg/kg q24h devido ao risco de cegueira

Cefoxitina
30 mg/kg IV q6-8h

Cefazolina
22 mg/kg IV, IM ou SC q8-12h

Clindamicina
Cães: 11-33 mg/kg q12h VO ou 11 mg/kg IV (dilua e administre lentamente durante a infusão IV)
Gatos: 11-33 mg/kg VO ou SC q12-24h

Metronidazol
10-12 mg/kg VO ou IV (deve ser diluído e administrado lentamente) q8h

Amicacina
Cães: 15-22 mg/kg IV (diluída e administrada lentamente) q24h
Gatos: 10-14 mg/kg IV (diluída e administrada lentamente) q24h

Ampicilina Sódica e Sulbactam Sódico
10-50 mg/kg IV q12-24h; uso extrabula

IM, Intramuscular; *IV,* intravenosa; *SC,* subcutânea; *VO,* via oral.
[a]Doses >5 mg/kg podem estar associadas à cegueira em gatos.

geral do animal; no entanto, a taxa de mortalidade geral é alta e o prognóstico geralmente é reservado. O prognóstico de animais com cistos hepáticos (com ou sem cirurgia) é bom, a menos que exista doença hepática ou renal concomitante.

NEOPLASIA HEPATOBILIAR

DEFINIÇÕES

Os **tumores hepatocelulares** são originários de hepatócitos; as **neoplasias colangiocelulares** são originárias do epitélio do ducto biliar intra ou extra-hepático. Historicamente, o termo *hepatoma* se refere a adenomas hepatocelulares. No entanto, hoje acredita-se que esses hepatomas ou adenomas devem ser considerados tumores malignos de baixo grau; portanto, o **carcinoma hepatocelular** é agora o termo preferido para essas massas. Os carcinomas colangiocelulares são também conhecidos como *carcinomas do ducto biliar*.

CONSIDERAÇÕES GERAIS E FISIOPATOLOGIA CLINICAMENTE RELEVANTE

As neoplasias hepáticas primárias são incomuns em cães e gatos. Podem ser de origem epitelial ou mesenquimal (Quadro 20.5). Os carcinomas hepatocelulares e os carcinomas colangiocelulares são os tumores hepáticos primários mais comumente diagnosticados em cães.[6] Os carcinomas hepatocelulares podem acometer um único lobo hepático ou ser nodulares ou difusos, envolvendo múltiplos lobos. Nos gatos, os adenomas colangiocelulares são o tumor primário mais comum. Os carcinoides hepáticos são tumores raros originários de células neuroectodérmicas no fígado. Os cistoadenomas biliares são tumores hepáticos benignos e incomuns de gatos idosos que podem ser lesões císticas focais ou multifocais. Massas hepáticas benignas (i.e., adenomas ou cistos) geralmente são achados incidentais à necropsia. Podem ser mais comuns do que os tumores malignos em ambas as espécies, mas muitas vezes não são diagnosticados porque raramente causam sinais clínicos. Os carcinomas colangiocelulares são originários principalmente do epitélio do ducto biliar intra-hepático; as neoplasias do ducto biliar extra-hepático e da vesícula biliar são raras.

De modo geral, os tumores hepáticos primários malignos são considerados altamente metastáticos; no entanto, a sobrevida em longo prazo é comum após a lobectomia em casos de carcinoma hepatocelular. O tempo médio de sobrevida em gatos submetidos à cirurgia para carcinoma hepatocelular foi de 2,5 anos em um estudo de 2016.[22] Esses tumores podem metastatizar por extensão direta a outros lobos hepáticos ou órgãos adjacentes ou ainda chegar a sítios distantes pelos vasos linfáticos ou sanguíneos. Os tumores epiteliais tendem a metastatizar para os linfonodos regionais e os pulmões. As metástases de tumores mesenquimais geralmente atingem o baço.

A neoplasia metastática é mais comum no fígado do que os tumores primários. O fígado é um local comum de metástase porque atua como um filtro entre os órgãos abdominais e a circulação sistêmica. O linfossarcoma é o tumor hepático secundário mais comum. Outros tumores que comumente metastatizam para o fígado são os adenocarcinomas pancreáticos, os hemangiossarcomas, os insulinomas e os tumores do trato gastrintestinal e do trato urinário.

DIAGNÓSTICO

Apresentação Clínica

Sinais Clínicos

A neoplasia hepática primária geralmente é uma doença de cães e gatos idosos. Nenhuma predisposição racial é conhecida. Os carcinomas hepatocelulares podem ser mais comuns em cães-machos, enquanto os carcinomas colangiocelulares podem ser mais comuns em gatos e cadelas. Cães com câncer de fígado metastático podem ser um pouco mais jovens (média de 7,8 anos) do que aqueles com tumores malignos hepáticos primários (média de 10 anos).

Histórico

Os animais com neoplasia hepática primária geralmente têm sinais associados à insuficiência hepática. O animal pode apresentar letargia, fraqueza, anorexia, perda de peso ou vômitos ou ainda poliúria ou polidipsia. Os sinais clínicos associados à neoplasia hepática metastática são muito variáveis. Os tumores hepáticos primários e os hemangiossarcomas metastáticos podem se romper e sangrar, causando sinais de choque.

Achados de Exame Físico

O achado mais significativo de exame físico da maioria dos pacientes com tumores hepáticos primários é o aumento de volume do fígado; no entanto, os carcinoides hepáticos podem não causar hepatomegalia significativa. Outros achados são icterícia e ascite. Os hemangiossarcomas e os adenomas hepatocelulares podem se romper, causando hemoperitônio, choque e palidez de mucosas orais. A hepatomegalia grave é menos comum nos casos de neoplasia metastática; entretanto, o linfossarcoma tende a causar aumento hepático difuso.

Diagnóstico por Imagem

As radiografias simples ajudam a localizar a massa no fígado (Figura 20.23) e podem revelar metástases extra-hepáticas. As radiografias torácicas são indicadas sempre que houver suspeita de neoplasia hepática devido à possibilidade de metástase pulmonar.[6] A ultrassonografia geralmente localiza e define a extensão da doença. As biópsias guiadas por ultrassonografia permitem o diagnóstico pré-cirúrgico (p. 545), mas esses tumores tendem a ser altamente vasculares e podem sangrar com profusão. Embora a ultrassonografia convencional possa detectar o aumento de volume dos linfonodos, ajudando a definir a metástase em cães com neoplasia hepática, o Doppler e a ultrassonografia com contraste podem ser exames diagnósticos mais sensíveis. A ultrassonografia com contraste (p. ex., contraste de perfluoropropano em emulsão lipídica) pode ajudar a distinguir os nódulos hepáticos benignos dos malignos e ainda permite a avaliação em tempo real da perfusão do tumor sem anestesia; no entanto, esta técnica precisa ser mais investigada.

QUADRO 20.5 Neoplasia Hepática Primária em Cães e Gatos

Epiteliais
- Carcinoma hepatocelular
- Adenoma hepatocelular
- Carcinoma colangiocelular
- Adenoma colangiocelular
- Carcinoides hepáticos

Mesenquimatosas
- Hemangiossarcoma
- Fibrossarcoma
- Osteossarcoma extraesquelético
- Leiomiossarcoma

NOTA A ultrassonografia é bastante utilizada em animais com ascite. As radiografias tendem a mostrar poucos detalhes abdominais em animais com ascite.

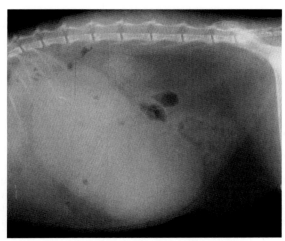

Figura 20.23 Radiografia abdominal lateral de um cão com grande tumor hepático maligno. Observe as semelhanças entre a aparência radiográfica desse tumor e o cisto hepático benigno na Figura 20.22. Massas hepáticas benignas e malignas não podem ser diferenciadas radiograficamente.

A TC com contraste foi estudada na diferenciação de lesões hepáticas em cães. A TC de fase dupla não teve grande valor em um estudo.[23] Os achados gerais da TC incluíram realce central e marginal durante a fase arterial no carcinoma hepatocelular, hipoatenuação na fase porta e grandes lesões semelhantes a cisto.[24] O realce difuso foi observado em adenomas hepatocelulares e hiperplasias nodulares. No entanto, nem mesmo a TC helicoidal de fase tripla foi capaz de determinar o diagnóstico definitivo do tipo de tumor.[25] A RM também foi avaliada em cães. A capacidade de detecção de múltiplas lesões à RM com gadoxetato dissódico foi variável em um estudo.[26]

Achados Laboratoriais

A neutrofilia e as anomalias bioquímicas compatíveis com a doença hepática (p. ex., elevação da concentração sérica de alanina transaminase, aspartato transaminase, fosfatase alcalina) são esperadas na maioria dos pacientes, mas podem estar ausentes em animais com neoplasia hepática.[6] Estes achados não são específicos, mas sua detecção pode levar à maior avaliação do sistema hepatobiliar. A anemia branda a moderada é menos comumente associada à neoplasia hepática. As concentrações séricas de bilirrubina podem estar elevadas, principalmente se houver obstrução biliar extra-hepática. Ocasionalmente, a hipoglicemia causa sinais clínicos. Os níveis de albumina costumam ser normais em pacientes com neoplasia hepática primária. As anomalias bioquímicas raramente são correlacionadas com a extensão do acometimento hepático por tumores primários ou metastáticos.

> **NOTA** As anomalias laboratoriais geralmente não ocorrem até que a neoplasia seja grande o suficiente para dificultar a excisão cirúrgica.

DIAGNÓSTICO DIFERENCIAL

Os tumores hepatobiliares primários devem ser diferenciados de nódulos regenerativos, abscessos, hematomas e cistos. A avaliação histológica e/ou citológica dos aspirados com agulha fina ou amostras de biópsia é necessária para distinção definitiva destas lesões (p. 544), mas pode ser difícil distinguir os carcinomas hepatocelulares bem diferenciados e de baixo grau dos nódulos regenerativos. As biópsias percutâneas não devem ser realizadas em animais com distúrbios hemorrágicos clínicos ou caso as lesões pareçam cavitárias ou altamente vasculares. A avaliação citológica do fluido abdominal raramente ajuda a diferenciação dessas lesões. Uma classificação proposta de tumores em gatos incluía a hiperplasia nodular (única ou múltipla; 10%), colangiocelular (41%) ou hepatocelular (34%).[27] Os tumores hepatocelulares foram subdivididos em adenoma hepatocelular bem diferenciado, carcinomas hepatocelulares pouco diferenciados e carcinoma de pequenas células ou carcinoides.

MANEJO CLÍNICO

A excisão cirúrgica de tumores hepáticos primários malignos é o tratamento de escolha. Infelizmente, esses tumores podem não ser diagnosticados até que sejam grandes e a metástase tenha ocorrido. Por serem geralmente diagnosticados em animais mais velhos, problemas cardíacos, renais ou metabólicos concomitantes são comuns. O objetivo do tratamento médico deve ser a correção de desequilíbrios hidroeletrolíticos e o oferecimento de nutrição para melhorar as chances de sobrevida à cirurgia (Capítulo 10).

TRATAMENTO ONCOLÓGICO INTERVENCIONISTA

A embolização com espiral foi relatada no tratamento de um gato com carcinoma hepatocelular e a quimioembolização foi proposta como terapia para grandes tumores hepáticos em pacientes veterinários por reduzir a exposição sistêmica a agentes quimioterápicos, com posterior diminuição da morbidade associada a esses fármacos.[28,29] A quimioembolização é usada no tratamento do carcinoma hepatocelular difuso em seres humanos e foi realizada em cães em que a cirurgia não pôde ser realizada ou não teve sucesso.[30] No entanto, há poucos equipamentos necessários para mapeamento intra-arterial altamente seletivo e embolização em medicina veterinária. Além disso, a síndrome de pós-embolização (mal-estar, febre, dor), infarto hepático, abscesso hepático, insuficiência renal aguda e lesão do parênquima normal são possíveis efeitos colaterais desta modalidade terapêutica.

TRATAMENTO CIRÚRGICO

Se o tumor estiver localizado em um único lobo ou confinado à vesícula biliar, a ressecção cirúrgica pode ser curativa. A hepatectomia parcial e a colecistectomia são descritas nas pp. 547 e 574, respectivamente. A ultrassonografia é frequentemente usada no rastreamento de metástases, mas não é uma maneira muito sensível de detectar tais lesões, principalmente se as metástases estiverem em superfícies serosas. Embora não seja tão sensível quanto a laparotomia exploratória, a laparoscopia é mais sensível que a ultrassonografia no achado de metástases e pode-se primeiramente realizar a laparoscopia para procurar evidências maiores de metástase antes de proceder à cirurgia para ressecção do tumor. Além disso, exames de imagem com fluorescência quase infravermelha e administração de indocianina verde podem vir a ser utilizados na avaliação da extensão das lesões de massa no fígado.[31]

As biópsias cirúrgicas devem ser realizadas em todos os animais com hepatomegalia ou nodularidade, pois a diferenciação das lesões requer avaliação histopatológica. O achado de múltiplas massas hepáticas não é patognomônico da doença metastática. Algumas lesões benignas podem se apresentar como múltiplos nódulos hepáticos (p. ex., nódulos regenerativos associados à cirrose ou colapso lobar) e os tumores hepáticos primários podem se disseminar para outras porções do fígado. Se houver suspeita de neoplasia, os linfonodos drenantes e os órgãos adjacentes devem ser cuidadosamente avaliados quanto à presença de metástase. Os tumores hepatocelulares são mais comumente encontrados no lobo medial esquerdo e lateral esquerdo.

Manejo Pré-cirúrgico

Se possível, o animal deve ser estabilizado antes da cirurgia. Os *deficits* de fluido e os desequilíbrios eletrolíticos devem ser corrigidos. Transfusões de sangue (Tabela 4.5) devem ser feitas em animais com anemia grave (i.e., hematócrito inferior a 20%), principalmente se houver tendência a sangramento (p. ex., petéquias, equimoses ou hemorragia). Se houver evidência clínica de coagulopatia significativa no tempo de sangramento da mucosa (> 5 minutos) ou trombocitopenia grave (< 20.000 plaquetas/μL), considere a realização de transfusões de plasma ou sangue total. Muitos pacientes com tempo prolongado de protrombina em um estágio e TTP não apresentam problemas de sangramento durante a cirurgia, mas devem ser monitorados para tal antes, durante e após a cirurgia. Se o paciente apresentar ascite substancial, a remoção lenta de parte do fluido antes da indução da anestesia pode ajudar a prevenir a hipoventilação associada ao posicionamento do paciente durante o preparo para a cirurgia.

Anestesia

A ventilação de pacientes com ascite requer suporte (i.e., ventilação com pressão positiva intermitente). A compressão da veia cava caudal em pacientes com grandes massas hepáticas ou ascite maciça pode diminuir o retorno venoso e reduzir o débito cardíaco. O manejo anestésico de pacientes com doença hepática é discutido na p. 540.

Anatomia Cirúrgica

A anatomia cirúrgica do fígado é discutida na p. 543.

Posicionamento

A exploração do fígado é geralmente realizada por meio de uma incisão abdominal medial cranial ventral (p. 516). Prepare o paciente para a esternotomia caudal e incisão diafragmática, o que pode ajudar na abordagem de grandes massas. Alternativamente, a incisão pode ser prolongada em sentido paracostal para permitir a visualização e a manipulação de tumores extensos. A área preparada deve se estender do meio do tórax até o púbis.

TÉCNICA CIRÚRGICA

As técnicas cirúrgicas de hepatectomia parcial e colecistectomia são descritas, respectivamente, nas pp. 547 e 574.

MATERIAIS DE SUTURA E INSTRUMENTOS ESPECIAIS

A sutura absorvível é usada nas biópsias hepáticas (p. 549). A ligadura do ducto cístico para colecistectomia geralmente é feita com sutura não absorvível (p. 574).

CUIDADO E AVALIAÇÃO PÓS-CIRÚRGICOS

Pacientes com neoplasias hepáticas normalmente precisam de suporte nutricional pós-operatório (Capítulo 10). Os tumores hepáticos primários não passíveis de ressecção raramente respondem à quimioterapia ou à radioterapia. A quimioterapia pode reduzir o linfossarcoma hepático. Outras considerações em animais submetidos a hepatectomia parcial são discutidas na p. 540.

PROGNÓSTICO

O prognóstico de cães e gatos com neoplasias hepatobiliares primárias geralmente é mau; no entanto, alguns cães podem viver 1 ano ou mais com a terapia agressiva. Em um estudo de 2015 com relato de lobectomia de massas hepáticas, 23% dos animais morreram ou foram submetidos à eutanásia.[6] A eutanásia normalmente ocorreu devido a metástase e invasividade da massa, desenvolvimento de insuficiência hepática ou ocorrência de hemoabdome. Em gatos com doença hepatobiliar maligna não linfomatosa submetidos à cirurgia, a sobrevida geralmente é de alguns dias a meses. Devido à alta taxa de metástase e ao grau de invasão, é improvável que a ressecção cirúrgica seja curativa na maioria dos pacientes. Os tumores benignos podem ser cirurgicamente removidos e a sobrevida em longo prazo de pacientes com tumores hepáticos benignos é relatada. A sobrevida de gatos com cistoadenomas hepatobiliares variou de 12 a 44 meses após a cirurgia.

TORÇÃO DO LOBO HEPÁTICO

DEFINIÇÕES

A **torção do lobo hepático** ocorre quando um lobo do fígado gira em torno de seu eixo.

CONSIDERAÇÕES GERAIS E FISIOPATOLOGIA CLINICAMENTE RELEVANTE

As torções do lobo hepático são raras em cães e gatos. A torção do lobo lateral ou medial esquerdo parece ser mais comum, talvez devido à maior mobilidade, tamanho e separação relativa dos lobos adjacentes. Na maioria dos animais, a causa é desconhecida, mas, de modo geral, há suspeita de ausência congênita ou ruptura traumática dos ligamentos hepáticos. Ao se torcer em seu eixo, o lobo hepático cria obstrução venosa, o que aumenta a pressão hidrostática e causa ascite e trombose. O lobo hepático acaba sofrendo necrose.

Apresentação Clínica

Sinais Clínicos

Nenhuma predisposição racial ou sexual foi identificada na torção do lobo hepático em cães ou gatos. A maioria dos cães acometidos é de meia-idade e de raça de grande porte.

Histórico

Os sinais clínicos de torção do lobo hepático geralmente não são específicos e podem incluir depressão, letargia, vômitos, diarreia, anorexia, colapso e/ou distensão abdominal com 1 a vários dias de duração. O animal pode sofrer descompensação aguda ou morrer, mas progressões clínicas crônicas foram documentadas.

Achados de Exame Físico

Os achados de exame físico podem incluir dor à palpação abdominal, taquicardia, desidratação, redução dos pulsos femorais, arritmia cardíaca e ascite. O animal deve ser cuidadosamente examinado quanto a sinais de trauma.

Diagnóstico por Imagem

As radiografias simples podem mostrar efeito de massa, distensão do estômago e do intestino e ascite, e devem ser revistas para detecção de sinais de trauma associado (p. ex., hérnia diafragmática). A ultrassonografia auxilia a definição da lesão e a avaliação ultrassonográfica com Doppler geralmente identifica a diminuição do fluxo sanguíneo para o segmento hepático acometido.

Achados Laboratoriais

As anomalias em exames de sangue não são específicas e não ajudam a identificação da torção do lobo hepático. Neutrofilia sem desvio à esquerda e leucocitose podem ser observadas e anomalias bioquímicas compatíveis com doenças hepáticas (elevação das concentrações séricas de alanina transaminase, aspartato transaminase e fosfatase alcalina) são comuns. O perfil de coagulação pode revelar prolongamentos, mas a dificuldade de coagulação não é frequente.

DIAGNÓSTICO DIFERENCIAL

A torção do lobo hepático deve ser diferenciada das lesões de massa e doenças não cirúrgicas do fígado, como a hepatite.

MANEJO CLÍNICO

A excisão cirúrgica dos lobos hepáticos com torção é justificada. O animal deve ser estabilizado antes de ser submetido à cirurgia.

TRATAMENTO CIRÚRGICO

A ressecção cirúrgica do lobo desvitalizado é indicada. A técnica de lobectomia hepática é descrita na p. 547.

Manejo Pré-cirúrgico

O animal deve ser estabilizado antes da cirurgia, se possível. A fluidoterapia deve ser iniciada e os desequilíbrios eletrolíticos, corrigidos. Se o paciente tiver ascite maciça, a remoção lenta de parte do fluido antes da indução anestésica pode auxiliar a prevenção da hipoventilação associada ao posicionamento do paciente durante seu preparo para a cirurgia.

Anestesia

A ventilação de pacientes com ascite pode requerer suporte (*i.e.*, ventilação com pressão positiva intermitente). Outros comentários sobre o manejo anestésico de pacientes com doença hepática são encontrados na p. 540.

Anatomia Cirúrgica

O lobo hepático é sustentado por uma série de ligamentos, inclusive os ligamentos triangulares laterais esquerdo e direito, que se estendem dos lobos hepáticos laterais direito e esquerdo até a porção muscular do diafragma; os ligamentos coronarianos lateral esquerdo e direito, que ligam os lobos direito e esquerdo à porção tendinosa central do diafragma; e o ligamento falciforme, que se liga ao fígado, à parede abdominal e à porção esternal do diafragma.

Posicionamento

A exploração do fígado é geralmente realizada por meio de uma incisão abdominal medial cranial ventral (p. 516). A área preparada deve se estender do meio do tórax até o púbis.

TÉCNICA CIRÚRGICA

A técnica cirúrgica usada na remoção de um lobo hepático é descrita na p. 547. A avaliação histológica do lobo hepático excisado deve ser realizada porque a massa desvitalizada pode ter aparência similar à de um tumor hepático.

MATERIAIS DE SUTURA E INSTRUMENTOS ESPECIAIS

A lobectomia hepática é feita com sutura absorvível (p. 549).

CUIDADO E AVALIAÇÃO PÓS-CIRÚRGICOS

A p. 549 traz informações sobre os cuidados do paciente após a ressecção do lobo hepático. Cães com hérnias diafragmáticas associadas ou outro trauma devem ser cuidadosamente observados em busca de evidências de dificuldade respiratória após a cirurgia. O suporte de fluidos deve ser mantido até que o animal coma e beba o suficiente por conta própria. A medicação para a dor deve ser administrada no período pós-operatório (p. 549). As arritmias podem requerer tratamento e há relatos de resposta à terapia com lidocaína.

COMPLICAÇÕES

As possíveis complicações após a cirurgia incluem anemia, arritmia, hipoalbuminemia e vômitos, levando à pneumonia por aspiração. A hemorragia grave é incomum, mas os animais devem ser cuidadosamente monitorados após a cirurgia para detecção de sangramentos.

PROGNÓSTICO

O prognóstico de cães e gatos com torção do lobo hepático é bom se a doença subjacente for identificada e puder ser tratada de forma eficaz. A lobectomia hepática em cães com torção do lobo hepático sem doença primária identificável tem prognóstico excelente.

REFERÊNCIAS BIBLIOGRÁFICAS

1. Kemp SD, Zimmerman DL, Monroe WE, et al. A comparison of liver sampling techniques in dogs. *J Vet Intern Med.* 2015;5: 51-57.
2. Pavia PR, Kovak-McClaran J, Lamb K. Outcome following liver lobectomy using thoracoabdominal staplers in cats. *J Small Anim Pract.* 2014;55:22-27.
3. Cuddy LC, Risselada M, Ellison GW. Clinical evaluation of a pre-tied ligating loop for liver biopsy and liver lobectomy. *J Small Anim Pract.* 2013;54:61-66.
4. Oishi Y, Tani K, Nakazawa H, et al. Anatomical evaluation of hepatic vascular system in healthy beagles using X-ray contrast computed tomography. *J Vet Med Sci.* 2015;77:925-929.
5. Hall JL, Mannion P, Ladlow JF. Canine intrahepatic vasculature: is a functional anatomic model relevant to the dog? *Vet Surg.* 2015;44: 27-34.
6. Kinsey JR, Gilson SD, Hauptman J, et al. Factors associated with long-term survival in dogs undergoing liver lobectomy as treatment for liver tumors. *Can Vet J.* 2015;56:598-604.
7. Oberbauer AM, Belanger JM, Bellmori T, et al. Ten inherited disorders in purebred dogs by functional breed groupings. *Canine Genet Epidemiol.* 2015;2:9.
8. O'Leary CA, Parslow A, Malik R, et al. The inheritance of extra-hepatic portosystemic shunts and elevated bile acid concentrations in Maltese dogs. *J Small Anim Pract.* 2014;55:14-21.
9. Van den Bossche L, Steeenbeek FG, Favier RP, et al. Distribution of extrahepatic congenital portosystemic shunt morphology in predisposed dog breeds. *BMC Vet Res.* 2012;8:112.
10. Falls EL, Milovancev J, Hunt GB, et al. Long-term outcome after surgical ameroid ring placement for treatment of single extrahepatic portosystemic shunts in dogs. *Vet Surg.* 2013;42:951-957.
11. Nakata TM, Hamabe TL, Yoshiyuki R, et al. Transarterial coil embolization of an abdominal aortocaval fistula in a dog. *J Vet Intern Med.* 2014;28:656-660.
12. Kim SE, Giglio RF, Reese DJ, et al. Comparison of computed tomographic angiography and ultrasonography for the detection and characterization of portosystemic shunts in dogs. *Vet Radiol Ultrasound.* 2013;54:569-574.

13. Parry AT, White RN. Comparison of computed tomographic angiography and intraoperative mesenteric portovenography for extrahepatic portosystemic shunts. *J Small Anim Pract*. 2016;58:49-55.
14. Zwingenberger AL, Daniel L, Steffey MA, et al. Correlation between liver volume, portal vascular anatomy, and hepatic perfusion in dogs with congenital portosystemic shunt before and after placement of ameroid constrictors. *Vet Surg*. 2014;43:926-934.
15. Gow AG, Frowde PE, Elwood CM, et al. Surgical attenuation of spontaneous congenital shunts in dogs resolves hepatic encephalopathy but not hypermanganesemia. *Metab Brain Dis*. 2015;30:1285-1289.
16. van Straten G, Spee B, Rothuizen J, et al. Diagnostic value of the rectal ammonia tolerance test, fasting plasma ammonia and fasting plasma bile acids for canine portosytemic shunting. *Vet J*. 2015;204:282-286.
17. Kilpatrick S, Gow AG, Foale RD, et al. Plasma cytokine concentrations in dogs with a congenital portosystemic shunt. *Vet J*. 2014;200:197-199.
18. Neumann S, Kaup FJ, Scheulen S, Interleukin-6. (IL-6) serum concentrations in dogs with hepatitis and hepatic tumors compared with those with extra-hepatic inflammation and tumours. *Comp Clin Path*. 2012;21:539-544.
19. Greenhalgh SN, Reeve JA, Johnstone T, et al. Long-term survival and quality of life in dogs with clinical signs associated with a congenital portosystemic shunt after surgical or medical treatment. *J Am Vet Med Assoc*. 2014;245:527-533.
20. Hunt GB, Culp WTN, Mayhew KN, et al. Evaluation of *in vivo* behavior of ameroid constrictors in dogs with congenital extrahepatic portosystemic shunts using computed tomography. *Vet Surg*. 2014;43:834-842.
21. Weisse C, Berent AC, Todd K, et al. Endovascular evaluation and treatment of intrahepatic portosystemic shunts in 100 cases (2001-2011). *J Am Vet Med Assoc*. 2014;244:78-94.
22. Goussev SA, Center SA, Randolph JF, et al. Clinical characteristics of hepatocellular carcinoma in 19 cats from a single institution. *J Am Anim Hosp Assoc*. 2016;52:36-41.
23. Jones ID, Lamb CR, Drees R, et al. Associations between dual-phase computed tomography features and histopathologic diagnoses in 52 dogs with hepatic or splenic masses. *Vet Radiol Ultrasound*. 2016;57:144-153.
24. Fukushima K, Kanemoto H, Ohno K, et al. CT characteristics of primary mass lesions in dogs. *Vet Radiol Ultrasound*. 2012;53:252-257.
25. Kutara K, Seki M, Ishikawa C, et al. Triple-phase helical computed tomography in dogs with hepatic masses. *Vet Radiol Ultrasound*. 2014;55:7-15.
26. Constant C, Hecht S, Craig LE, et al. Gadoxetate disodium (GD-EOB-DTPA) contrast enhanced magnetic resonance imaging characteristics of hepatocellular carcinoma in dogs. *Vet Radiol Ultrasound*. 2016;57:594-600.
27. van Sprundel RGHM, van den Ingh TSGAM, Guscetti F, et al. Classification of primary hepatic tumours in the cat. *Vet J*. 2014;202:255-266.
28. Iwai S, Okano S, Chikazawa S, et al. Transcatheter arterial embolization for treatment of hepatocellular carcinoma in a cat. *J Am Vet Med Assoc*. 2015;247:1299-1302.
29. Weisse C. Veterinary interventional oncology: from concept to clinic. *Vet J*. 2015;205:198-203.
30. Weisse C, Berent A, Soulen M. Comparison of serum doxorubicin levels following different DEB chemoembolization techniques as well as systemic administration in the same canine patients with naturally-occurring hepatocellular carcinoma. *J Vasc Interv Radiol*. 2013;24:S413.
31. Iida G, Asano K, Ishigaki K, et al. Intraoperative identification of canine hepatocellular carcinoma with indocyanine green fluorescent imaging. *J Small Anim Pract*. 2013;54:594-600.

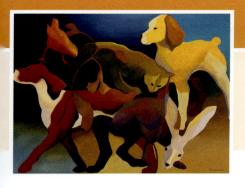

Cirurgia do Sistema Biliar Extra-hepático

PRINCÍPIOS GERAIS E TÉCNICAS

DEFINIÇÕES

A **colecistotomia** é a criação de uma abertura na vesícula biliar para exploração, biópsia e/ou drenagem; **colecistectomia** é a remoção da vesícula biliar. A **coledocotomia** é uma incisão do ducto biliar comum para exploração ou remoção de um cálculo. A **coledocoduodenostomia** é um procedimento raramente indicado em cães e gatos para anastomose cirúrgica do ducto biliar comum até o duodeno. **Colecistoenterostomia** é um termo usado para descrever a derivação biliar em que a vesícula biliar é aberta e suturada a uma parte do intestino. **Colecistoduodenostomia** e **colecistojejunostomia** são anastomoses cirúrgicas da vesícula biliar no duodeno e no jejuno, respectivamente. Cálculos podem se formar na vesícula biliar (**colelitíase**) ou no ducto biliar (**coledocolitíase**). **Colangite** é a inflamação dos ductos biliares intra-hepáticos; **colângio-hepatite** é a inflamação concomitante dos ductos biliares e do parênquima hepático adjacente.

QUESTÕES PRÉ-OPERATÓRIAS

A doença biliar pode ser causada por obstrução extra-hepática do trato biliar (EHBO; do inglês, *extrahepatic biliary tract obstruction*), neoplasia, cálculos, infecção ou trauma. As lesões que causam EHBO podem ser extra ou intraluminais. A obstrução extraluminal pode ser causada por pancreatite, neoplasia pancreática, neoplasia duodenal ou pilórica, neoplasia hepática ou biliar, hérnia diafragmática, anomalias congênitas ou abscessos pancreáticos. A obstrução intraluminal é menos comum, mas pode ser associada a colelitíase, coledocolitíase, bile, mucocele, tumor ou fasciolose (gatos). A doença pancreática é a causa mais comum de EHBO em cães e também pode ser importante em gatos. Cicatrizes podem se formar no interior ou ao redor do ducto, que também pode ser comprimido por tecido pancreático fibrótico ou inflamado. Abscessos e cistos pancreáticos raramente podem causar obstrução biliar.

As anomalias eletrolíticas e fluidas de animais com EHBO devem ser corrigidas antes da cirurgia. A EHBO prolongada pode prejudicar a absorção de vitamina K, o que causa deficiências dos fatores VII, IX e X. Os animais com evidências clínicas de sangramento ou aumento do tempo de sangramento da mucosa devem receber vitamina K$_1$ (por via SC [subcutânea], não intravenosa [IV] ou intramuscular [IM]) por 24 a 48 horas antes da cirurgia (Quadro 21.1) ou sangue total fresco (p. 33). No entanto, alguns animais com EHBO apresentam hipercoagulabilidade, demonstrada pela tromboelastografia.[1] A obstrução biliar parcial ou completa pode permitir o desenvolvimento de infecções aeróbias e anaeróbias ascendentes e, subsequentemente, bacteriemia; portanto, a antibioticoterapia peroperatória é indicada (Capítulo 9). O achado de *hemobilia* (sangramento do trato gastrointestinal superior, originário da árvore biliar) e *hemocolecisto* (acúmulo de sangue ou coágulo no interior da vesícula biliar) associado à neoplasia da vesícula biliar pode não ser acompanhado por coagulopatia, mas o perfil de coagulação deve ser analisado.

A lesão biliar extra-hepática pode ser causada por trauma contuso ou penetrante. Lacerações no ducto biliar comum, na vesícula biliar, no ducto cístico ou no ducto hepático podem causar peritonite biliar ou, se o extravasamento for "delimitado", um processo inflamatório localizado com aderência aos órgãos adjacentes. A colecistite necrótica é causada pela desvitalização da parede da vesícula biliar por bactérias, o que geralmente provoca derrame peritoneal de bile (Figura 21.1). Isso comumente leva ao desenvolvimento de peritonite séptica grave e generalizada. Às vezes, a bile resseca antes do rompimento da vesícula biliar e o derramamento da massa gelatinosa e relativamente espessa no abdome cranial causa peritonite localizada. Aderências ou fístulas são ocasionalmente observadas ao redor da vesícula biliar. O manejo pré-cirúrgico de animais com peritonite biliar é discutido na p. 583.

A EHBO deve ser diferenciada da colestase intra-hepática que causa obstrução parcial; a primeira raramente requer cirurgia, mas a segunda quase nunca exige correção cirúrgica. As indicações para cirurgia exploratória em animais com suspeita de obstrução biliar extra-hepática não são bem definidas. A evidência ultrassonográfica de EHBO com aumento da concentração sérica de bilirrubina por 7 a 10 dias na ausência de sinais de doença hepática ou pancreatite pode ser uma indicação para cirurgia. Se uma causa não puder ser encontrada, a pancreatite é a etiologia mais provável, mesmo na ausência de evidências bioquímicas ou ultrassonográficas. Nesse caso, é uma boa ideia repetir a ultrassonografia e o teste de imunorreatividade da lipase pancreática felina. Cães com EHBO devido à pancreatite quase nunca precisam de cirurgia, embora raríssimos pacientes que não respondem à terapia médica apropriada possam precisar de um procedimento de drenagem. A descompressão percutânea guiada por ultrassonografia da vesícula biliar tem sido feita em cães com pancreatite aguda, mas seu valor é questionável. A aspiração de bile pode ser necessária mais de uma vez e não elimina a necessidade de cirurgia em todos os casos. Uma complicação observada em um pequeno número de cães é o pequeno extravasamento de bile no sítio de aspiração. Os leitores devem consultar textos de medicina para uma discussão aprofundada do tratamento da pancreatite. A cintigrafia nuclear pode auxiliar o diagnóstico de obstrução biliar extra-hepática completa (ver Diagnóstico por Imagem na p. 573).

CONSIDERAÇÕES ANESTÉSICAS

Os requerimentos e as questões anestésicas em pacientes com doença biliar são semelhantes àqueles para pacientes com doença hepática

QUADRO 21.1 — Dose de Vitamina K₁

0,5-2,0 mg/kg SC[a] q24h

SC, subcutânea.
[a]Não administre por via intravenosa ou intramuscular.

QUADRO 21.2 — Antibióticos Comumente Usados no Tratamento da Doença Biliar

Amoxicilina
22 mg/kg VO, IM, SC q8-12h

Cefazolina
22 mg/kg IV, IM, SC q8-12h

Clindamicina
Cães: 11-33 mg/kg q12h VO ou 11 mg/kg IV (dilua e administre lentamente durante a infusão IV)
Gatos: 11-33 mg/kg VO, SC q12-24h

Enrofloxacino[a]
Cães: 7-20 mg/kg VO, IM, IV (dilua e administre lentamente por 30 min) q24h
Gatos: 5 mg/kg VO, IM q24h

Amicacina
Cães: 15-22 mg/kg IV q24h
Gatos: 10-14 mg/kg IV q24h

IM, intramuscular; *IV*, intravenosa; *SC*, subcutânea; *VO*, via oral.
[a]Doses >5 mg/kg podem ser associadas à cegueira em gatos.

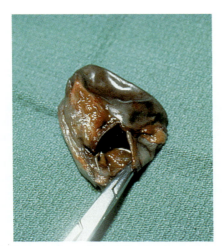

Figura 21.1 Ruptura da vesícula biliar em um cão com colecistite necrótica.

(p. 540) e complicações similares foram documentadas em cães que necessitaram de colecistectomia em comparação a outras cirurgias.[2] Outra preocupação em pacientes com doença biliar obstrutiva está relacionada com o efeito de agonistas mu (p. ex., hidromorfona, morfina) no tônus da musculatura lisa. Em seres humanos com obstrução biliar, estes fármacos aumentam o tônus do esfíncter e a dor. Os antagonistas-agonistas mistos (p. ex., butorfanol; ver Tabelas 12.1 e 13.2 Tabelas 12.1 e 13.2) podem ser preferíveis como pré-medicações e analgésicos nesses pacientes. Após a cirurgia corretiva da obstrução biliar, os mu-agonistas podem ser utilizados na analgesia pós-operatória.

ANTIBIÓTICOS

Antibióticos profiláticos são recomendados em pacientes submetidos à cirurgia biliar devido aos efeitos prejudiciais da infecção bacteriana sobre a cicatrização. A antibioticoterapia para infecção biliar deve ser baseada nos resultados da cultura e do antibiograma do parênquima hepático e/ou da bile. Os microrganismos mais isolados da infecção biliar são *Escherichia coli*, *Klebsiella* spp., *Enterobacter* spp., *Proteus* spp. e *Pseudomonas* spp. Os antibióticos excretados em forma ativa na bile, comumente usados no tratamento de doenças biliares, são a amoxicilina, a cefazolina e a enrofloxacino (Quadro 21.2).

NOTA O cloranfenicol é metabolizado pelo fígado; não use em pacientes com disfunção hepática grave.

ANATOMIA CIRÚRGICA

Os ductos hepáticos e císticos, o ducto biliar (também chamado *ducto biliar comum*) e a vesícula biliar formam o sistema biliar extra-hepático (Figura 21.2). A bile é drenada pelos ductos hepáticos até o ducto biliar e é armazenada e concentrada na vesícula biliar. A vesícula biliar fica entre o lobo quadrado do fígado, medialmente, e o lobo medial direito, lateralmente. É um órgão em forma de pera que, em cães de tamanho médio, possui aproximadamente 15 mL de bile. A extremidade arredondada é o fundo. Entre o colo da vesícula biliar (i.e., a extremidade afilada que leva ao ducto cístico) e o fundo está o corpo, ou porção média, da vesícula biliar.

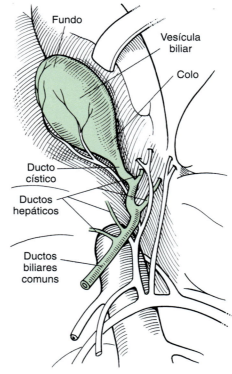

Figura 21.2 Anatomia do sistema biliar extra-hepático.

O ducto cístico se estende do colo da vesícula biliar até a junção com o primeiro afluente do fígado. Deste ponto até a abertura do sistema biliar no duodeno, o ducto é chamado de *ducto biliar*. O ducto biliar atravessa o omento menor por aproximadamente 5 cm e entra na parede mesentérica do duodeno. O ducto biliar de cães geralmente tem cerca de 3 mm de diâmetro, enquanto o de gatos tem 2 a 2,5 mm. Por outro lado, o ducto biliar humano tem aproximadamente 10 mm de diâmetro. O ducto biliar canino termina no duodeno, perto da abertura do ducto pancreático menor. Esta abertura combinada do ducto pancreático menor (acessório) e do ducto biliar é a papila duodenal principal. O ducto biliar felino geralmente se une ao ducto pancreático principal antes de entrar no duodeno. Assim, os gatos com doenças intestinal e hepática podem ser mais suscetíveis à pancreatite causada por infecção ascendente.

Diagnóstico por Imagem

Os achados radiográficos em pacientes com obstrução biliar extra-hepática geralmente não são específicos. Hepatomegalia e distensão da vesícula biliar podem ser observadas. As opacidades minerais no quadrante abdominal cranial direito podem ser indicativas de cálculos colecísticos (p. 579); no entanto, na maioria dos animais, os cálculos biliares não são radiopacos e, mesmo quando presentes, geralmente são achados incidentais. O baixo detalhamento da serosa no quadrante superior direito ou difuso em todo o abdome pode ser observado em animais com ou sem ruptura da vesícula biliar, mas muitos cães sem ruptura apresentam diminuição local ou difusa dos detalhes abdominais. A ultrassonografia pode ser específica na detecção da ruptura da vesícula biliar, mas é bastante insensível. A administração retrógrada de contraste no ducto biliar por duodenoscopia pode ser realizada, mas é difícil.[3,4]

A avaliação ultrassonográfica às vezes ajuda a distinguir causas intra e extra-hepáticas de obstrução biliar. A identificação de pancreatite grave ou de uma massa na região do pâncreas pode levar à suspeita de EHBO. A ligadura experimental do ducto biliar provoca distensão da vesícula biliar em 24 horas e distensão dos ductos biliares extra-hepáticos em 48 a 72 horas. A dilatação dos ductos intra-hepáticos demora mais (aproximadamente 1 semana). Lembre-se de que a dilatação decorrente de um episódio obstrutivo anterior pode não se resolver; assim, pode ser difícil discernir se a dilatação atual se deve à doença recente ou passada.

A cintigrafia hepatobiliar é usada na avaliação do lúmen do ducto biliar. Com a ultrassonografia, pode ser difícil discernir se a dilatação do ducto biliar comum na ausência de uma obstrução óbvia (p. ex., cálculo, massa) está associada à obstrução biliar completa ou parcial. A utilidade dos parâmetros bioquímicos séricos e dos estudos cintigráficos na diferenciação de animais com EHBO completa ou obstrução parcial é questionável. Aqueles que não apresentam radioatividade intestinal em 3 a 4 horas devem ser submetidos a nova aquisição de imagens (em até 24 horas) para diagnóstico de EHBO completa. As obstruções parciais retardam a chegada do material radioativo e geram menor radioatividade no intestino. A reavaliação desses animais em 24 horas pode aumentar a especificidade. A cintigrafia hepatobiliar parece ser um exame com pouca acurácia para doença hepatobiliar estrutural (p. ex., colângio-hepatite).

A tomografia computadorizada e a ressonância magnética foram avaliadas em animais com colangite e pancreatite.[5,6] A via biliar é hiperintensa nas imagens ponderadas em T2 e hipointensa nas imagens ponderadas em T1. As anomalias incluem hiperintensidade, realce da parede da vesícula biliar e aumento da espessura da parede. Mais estudos são necessários para elucidação completa da utilidade de técnicas avançadas de diagnóstico por imagem do trato biliar.

TÉCNICAS CIRÚRGICAS

A laparotomia exploratória deve ser realizada em caso de suspeita de extravasamento de bile para o abdome e quando a obstrução biliar parece ser causada por neoplasia (trato biliar, intestinal ou pancreático), cálculos biliares ou doença parasitária. Durante a exploração, o lúmen do ducto biliar comum deve ser assegurado pela expressão manual da vesícula biliar ou pelo cateterismo do ducto, seja retrógrado (i.e., a partir do duodeno, como discutido adiante) ou, em alguns casos, normógrado (i.e., a partir da vesícula biliar).

O tratamento de animais com EHBO secundária à pancreatite é clínico e agressivo. Na ausência de melhora clínica ou laboratorial (não necessariamente resolução) 10 a 14 dias após a instituição da terapia apropriada ou se houver deterioração clínica apesar do tratamento clínico excelente, a colecistoduodenostomia ou a colecistojejunostomia pode ser considerada apesar das altas morbidade/mortalidade associadas ao procedimento. Em pacientes com obstrução biliar e estado grave que não podem ser submetidos à exploração cirúrgica, a descompressão temporária da vesícula biliar pode ser realizada por aspiração guiada por ultrassonografia, *stent* em tubo de colédoco (ducto biliar) ou cateter de Foley ou de autorretenção.

Stent em Tubo de Colédoco

O implante de *stent* no ducto biliar pode ser considerado em casos de doença reversível (p. ex., pancreatite, lesões inflamatórias do trato biliar do duodeno) para permitir a estabilização antes do tratamento cirúrgico definitivo e melhor reparo do ducto biliar (discutido adiante em Reparo de Lesões no Ducto Biliar Comum). O implante de *stent* cronicamente pode estar associado à infecção ascendente.

Após a exploração abdominal, realize uma duodenotomia longitudinal da borda antimesentérica do duodeno sobre a papila duodenal maior. Lave o trato biliar conforme necessário e trate a doença primária (colecistotomia, colecistectomia, reparo do ducto biliar). Passe um segmento de 5 a 10 cm de cateter fenestrado de borracha vermelha até o ducto biliar comum através da papila duodenal de modo que cerca de metade do *stent* repouse no ducto biliar comum e a outra metade fique no lúmen duodenal. Suture o *stent* na submucosa do duodeno aboral à papila duodenal com fio absorvível. Os *stents* devem ser eliminados nas fezes em 1 a 11 meses ou podem ser removidos à endoscopia se houver suspeita de inflamação ou infecção.

Colecistotomia

A colecistotomia é raramente indicada para remoção de alguns colélitos (p. 579) ou em caso de ressecamento do conteúdo da vesícula biliar, impedindo sua aspiração com seringa. No entanto, em quase todos os casos, a colecistectomia, com menor taxa de morbidade/mortalidade, é a técnica preferida.

Prepare a área ao redor da vesícula biliar com esponjas estéreis umedecidas de laparotomia. Faça suturas na vesícula biliar para facilitar a manipulação e reduzir o derramamento. Faça uma incisão no fundo da vesícula biliar (Figura 21.3). Remova o conteúdo da vesícula biliar e envie para cultura. Lave a vesícula biliar com soro fisiológico estéril aquecido. Cateterize o ducto biliar comum através do ducto cístico com um cateter macio de 3,5 ou 5 Fr e irrigue-o para assegurar sua desobstrução. Feche a incisão com uma ou duas camadas de pontos invertidos com fio absorvível (3-0 a 5-0).

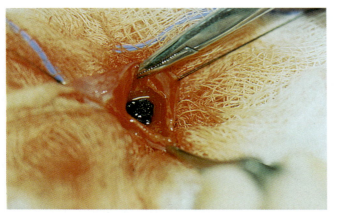

Figura 21.3 Antes da colecistotomia, suture a vesícula biliar para facilitar a manipulação e reduzir o derramamento. Em seguida, faça uma incisão no fundo da vesícula biliar.

> **NOTA** Certifique-se de que o ducto biliar comum esteja desobstruído antes da realização da colecistectomia. Deve haver um caminho para a drenagem biliar no trato intestinal.

Colecistostomia Assistida por Laparoscopia

A derivação biliar de curto prazo (temporária) assistida por laparoscopia foi descrita em cães.[7] A cirurgia definitiva foi recomendada após a remoção do cateter para evitar extravasamento biliar, já que a maturação do trato entre a vesícula biliar e a parede corpórea não foi relatada no período de 25 dias do estudo.

Posicione o cão em decúbito dorsal e coloque um portal endoscópico 1 cm cranial ao umbigo. Coloque um segundo portal 4 cm caudal e lateral ao processo xifoide. Segure e estabilize a vesícula biliar com a pinça de Babcock e introduza um cateter *pigtail* por meio de uma incisão separada à direita do processo xifoide. Insira o cateter na vesícula biliar; prenda o mecanismo de travamento e suture o cateter na pele. Uma colecistografia com contraste positivo pode ser realizada para avaliar a colocação.

Colecistectomia

O melhor tratamento para a colecistite não responsiva ou que recidiva após a antibioticoterapia, a mucocele biliar, a ruptura espontânea e a colelitíase associada à doença (muitos casos são assintomáticos) é a colecistectomia. A colecistectomia também pode ser indicada em casos de neoplasia primária ou ruptura traumática da vesícula biliar.

Exponha a vesícula biliar e use uma tesoura de Metzenbaum para incisar o peritônio visceral ao longo da junção da vesícula biliar e do fígado (Figura 21.4A). Aplique tração suave à vesícula biliar e faça uma dissecção romba para liberá-la do fígado. Libere o ducto cístico de sua junção com o ducto biliar comum. Certifique-se de identificar o ducto biliar comum e evite danificá-lo durante o procedimento. Se necessário, identifique o ducto biliar comum com um cateter macio de 3,5 ou 5 Fr no ducto através da papila duodenal. Faça uma pequena enterotomia no duodeno proximal, localize a papila duodenal e coloque um pequeno tubo de borracha vermelha no ducto biliar comum (Figura 21.4B). Irrigue o ducto para assegurar sua desobstrução. Pince e faça a ligadura dupla do ducto cístico e da artéria cística (Figura 21.4C) com sutura não absorvível (2-0 a 4-0). Separe o ducto distal às ligaduras e remova a vesícula biliar. Envie uma parte da parede e da bile para cultura se houver suspeita de infecção. Submeta o restante da vesícula biliar à análise histológica, se indicado (em caso de colecistite ou neoplasia). Feche a incisão duodenal com pontos simples separados de fio absorvível (2-0 a 4-0).

Colecistectomia Laparoscópica

A colecistectomia laparoscópica foi realizada em cães com mucoceles não complicadas da vesícula biliar, colecistite ou hiperplasia cística da mucosa.[8] Os casos devem ser cuidadosamente escolhidos e não apresentar evidências bioquímicas ou em técnicas de diagnóstico por imagem de obstrução ou ruptura do trato biliar.

Estabeleça um portal endoscópico aproximadamente 1 cm caudal ao umbigo e explore o abdome. Triangule outros três portais; coloque-os sob visualização direta. Coloque um portal à esquerda, 3 a 5 cm cranial e 5 a 8 cm lateral ao umbigo. Coloque dois portais à direita, 3 a 5 cm e 5 a 8 cm lateral ao umbigo. Um único portal laparoscópico multicanal para passagem de múltiplos instrumentos pode ser feito no abdome caudal, com uso de instrumentos articulados no procedimento. Retraia a vesícula biliar com um afastador em leque para exposição do ducto cístico (Figura 21.5). Faça a dissecção do ducto cístico com pinças curvas e retas. Ligue o ducto cístico com três nós Roeder modificados extracorpóreos de polidioxanona 0 ou 2-0 (PDS®) e seccione o ducto com uma tesoura, deixando duas das ligaduras com a porção do ducto remanescente no paciente. Alternativamente, grampeie o ducto cístico duas vezes com grampeador endoscópico, seccione o ducto cístico entre os grampos com uma tesoura e ligue a porção do ducto que permanece no abdome com uma alça pré-preparada. Segure o ducto ou cauda de sutura da porção do ducto cístico a ser removida com a vesícula biliar. Retraia o ducto e a vesícula biliar e remova-os da fossa com um bisturi harmônico. Coloque a vesícula biliar em uma bolsa de coleta de amostras e retraia-a parcialmente por um dos portais cirúrgicos. Aspire a bile até que a bolsa e a vesícula biliar possam ser extraídas. Avalie a fossa da vesícula biliar e o sítio de ligadura quanto a hemorragia e extravasamento, respectivamente, e recolha amostras de fígado para exame histopatológico, cultura, antibiograma e análise de metais, conforme necessário.

Coledocotomia

A incisão direta do ducto biliar deve ser realizada somente em animais com dilatação ductal extensa, como aqueles com obstrução crônica, e nos quais a obstrução pode ser removida (p. ex., coledocolitíase, lama biliar). Primeiramente, deve-se tentar remover a obstrução por lavagem do ducto biliar comum com um cateter colocado por enterotomia ou colecistotomia. Os melhores tratamentos para a obstrução extraluminal ou estenose do ducto são as técnicas de derivação biliar (discutidas adiante).

Prepare a área ao redor do ducto biliar comum com esponjas estéreis umedecidas de laparotomia. Faça suturas de tração no ducto distendido. Faça uma pequena incisão no ducto e remova a obstrução (Figura 21.6). Lave o ducto com grandes quantidades de soro fisiológico estéril aquecido e passe um cateter macio de 3,5 a 5 Fr da vesícula biliar ao duodeno para garantir a desobstrução. Feche a incisão com pontos simples contínuos ou separados de fio absorvível (4-0 ou 5-0). Se houver possibilidade de extravasamento, passe um cateter no ducto através de uma incisão no duodeno proximal (como já discutido). Trate pequenos extravasamentos com implantes de cateter macio de 3,5 a 5 Fr na incisão (consulte a discussão sobre o reparo de lesões comuns no ducto biliar).

Derivação Biliar

A derivação biliar é indicada quando o tratamento medicamentoso não puder resolver a obstrução do ducto biliar comum em tempo

CAPÍTULO 21 Cirurgia do Sistema Biliar Extra-hepático 575

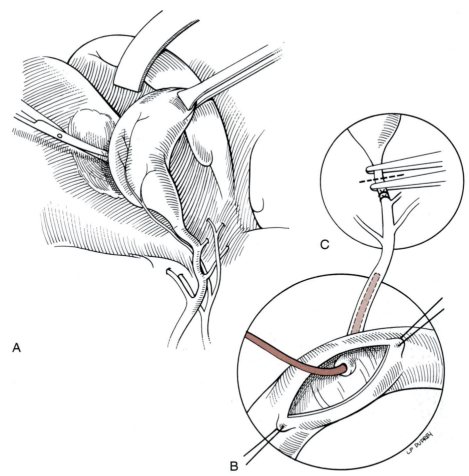

Figura 21.4 Colecistectomia. (A) Exponha a vesícula biliar e, em seguida, use uma tesoura de Metzenbaum para incisar o peritônio visceral ao longo da junção da vesícula biliar e do fígado. (B) Identifique o ducto biliar comum; tome cuidado para não o danificar durante o procedimento. Se necessário, canule o ducto através da papila duodenal. (C) Pince e faça a ligadura dupla do ducto cístico e da artéria cística.

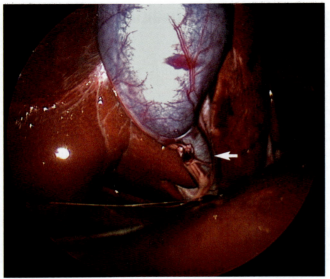

Figura 21.5 Aparência laparoscópica da vesícula biliar imediatamente antes da dissecção, que começa no ducto cístico *(seta)*.

hábil ou em caso de trauma grave ao ducto sem acometimento direto da vesícula biliar. As alterações hepáticas devidas à EHBO normalmente são reversíveis, a menos que a obstrução persista por 5 a 6 semanas, quando pode haver o desenvolvimento de alterações irreversíveis, como a cirrose biliar. A colecistoenterostomia (i.e., colecistojejunostomia ou colecistoduodenostomia) é preferível à coledocoduodenostomia em cães e gatos porque o pequeno tamanho do ducto biliar comum nessas espécies muitas vezes dificulta o sucesso deste último procedimento. Se a colecistojejunostomia for realizada, o jejuno proximal deve ser usado para redução da incidência de má digestão pós-operatória de lipídeos. Em cães, foi recomendado que o estoma entre o intestino e a vesícula biliar tenha pelo menos 2,5 cm de comprimento para minimizar o potencial de obstrução do fluxo biliar ou retenção do conteúdo intestinal na vesícula biliar. O estoma muito pequeno é mais suscetível à colecistite ascendente ou crônica do que o estoma muito grande.

> **NOTA** Se possível, evite a derivação biliar em cães com pancreatite. Quase todos os animais acometidos melhoram com o tratamento clínico, tornando desnecessária essa técnica possivelmente perigosa.

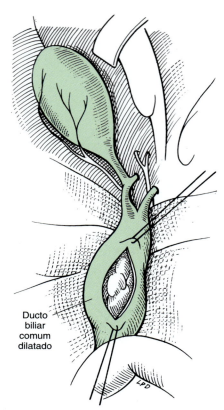

Figura 21.6 Coledocotomia.

Mobilize a vesícula biliar do fígado como descrito para a colecistectomia. Faça suturas permanentes a aproximadamente 3 cm de distância na vesícula biliar. Traga a vesícula biliar em aposição com a superfície antimesentérica do duodeno descendente para que a tensão sobre a vesícula biliar ou o intestino seja mínima ou nula. Prepare a área ao redor da vesícula biliar e do duodeno com esponjas de laparotomia estéreis umedecidas. Faça uma sutura contínua de fio absorvível (2-0 a 4-0) entre a serosa da vesícula biliar e a serosa do duodeno, próxima ao mesentério (chamada sutura original; Figura 21.7A). Faça uma sutura 3 a 4 cm de comprimento. Deixe as pontas da sutura longas e use-as para manipular o intestino e a vesícula biliar. Drene a vesícula biliar e faça uma incisão de 2,5 a 3 cm, paralela à sutura pré-colocada (Figura 21.7B). Peça para o assistente ocluir o duodeno proximal e distal ao sítio proposto de incisão. Faça uma incisão paralela similar na superfície antimesentérica do duodeno (Figura 21.7C). Faça uma sutura contínua de fio absorvível (2-0 a 4-0) da mucosa da vesícula biliar para a mucosa do duodeno, começando com as bordas mais próximas da sutura original (Figura 21.7D). A seguir, use o mesmo material para suturar as bordas da mucosa do estoma mais distantes da sutura original (Figura 21.7E). Complete o estoma suturando as bordas serosas da vesícula biliar e do intestino sobre seu lado mais próximo (i.e., o lado mais distante da sutura original; Figura 21.7F).

> **NOTA** Se você não conseguir identificar a mucosa da vesícula biliar e suturá-la como uma camada separada, faça uma anastomose de duas camadas do lado oposto, seguida de uma anastomose de duas camadas do lado mais próximo.

Reparo de Lesões no Ducto Biliar Comum

A técnica cirúrgica usada no reparo de lacerações do ducto biliar comum depende da localização e gravidade da lesão. O reparo de ductos com lesões graves é bastante difícil, principalmente quando há extravasamento de bile ou formação de aderência. Deiscência incisional, extravasamento e formação de estenoses são comuns. Se a lesão for distal à entrada dos ductos hepáticos, o ducto biliar deve ser ligado proximal e distal à lesão, com realização de derivação biliar (i.e., colecistoduodenostomia ou colecistojejunostomia, já discutidas). Em caso de secção limpa do ducto e diâmetro luminal superior a 4 a 5 mm (o que é raro), a sutura primária e a anastomose são possíveis. Da mesma forma, lacerações ou perfurações proximais podem ser tratadas com sutura primária. A reposição da mucosa do ducto biliar deve ser precisa. Suturas pequenas devem ser feitas, sem tensão. O uso de cateteres com *stents* no ducto biliar é controverso, mas a derivação biliar temporária pode permitir a cicatrização de lesões do ducto biliar que, caso contrário, apresentaria deiscências, extravasamentos ou estenoses (já discutidos). O tubo descomprime a árvore biliar e minimiza o extravasamento local de bile durante a cicatrização. As desvantagens da colocação de tubos no ducto biliar são o maior risco de formação de estenose devido à presença de um corpo estranho no sítio da lesão, obstrução do tubo e infecção ascendente. Em caso de colocação de *stent* no ducto biliar, um tubo macio de diâmetro menor deve ser usado para minimizar a irritação na parede ductal. O uso de tubos de borracha ou cateteres que entram no duodeno e tubos T que saem do ducto e são exteriorizados pela parede abdominal foi descrito na literatura veterinária. O uso de um cateter reto (p. ex., sonda alimentar Sovereign, cateter Dover de borracha vermelha de Robinson) foi aqui descrito.

A identificação do ducto biliar comum pode ser facilitada pela passagem de um cateter em seu interior a partir do duodeno (como discutido na colecistectomia). Cuidado para não interferir com o suprimento de sangue para o ducto durante a manipulação. Desbride cuidadosamente as extremidades seccionadas do ducto, mas certifique-se de deixar o comprimento do ducto adequado para evitar tensão na sutura durante a reposição. Reaproxime as extremidades do ducto com pontos simples separados de fio absorvível (4-0 a 6-0). Coloque um cateter macio de 3,5 a 5 Fr no ducto do duodeno para apoiar a sutura (Figura 21.8). Suture a extremidade distal do cateter ao lúmen duodenal com categute (3-0 ou 4-0). À medida que a sutura se dissolver, o peristaltismo fará com que o cateter entre no lúmen intestinal, de onde será eliminado pelas fezes.

CICATRIZAÇÃO DO TRATO BILIAR

Estudos mostraram que, se apenas uma pequena faixa da parede do ducto biliar comum permanecer intacta, o ducto se regenera. No entanto, a tensão longitudinal na sutura de um ducto biliar reparado causa estenose grave. Além de promover a estenose do ducto, sugere-se também que os tubos intraluminais possam interferir na drenagem biliar normal, levando ao desenvolvimento de colangite. Devido às incertezas quanto à cicatrização do ducto na presença de infecção, extravasamento ou tensão, procedimentos de drenagem, como a colecistojejunostomia, em vez do reparo direto do ducto biliar comum (já discutido), são comumente realizados.

MATERIAIS DE SUTURA E INSTRUMENTOS ESPECIAIS

A sutura absorvível deve ser usada na vesícula biliar ou no ducto biliar porque os fios não absorvíveis podem atuar como nichos para a formação de cálculos. A cirurgia do ducto biliar é realizada com

CAPÍTULO 21 Cirurgia do Sistema Biliar Extra-hepático

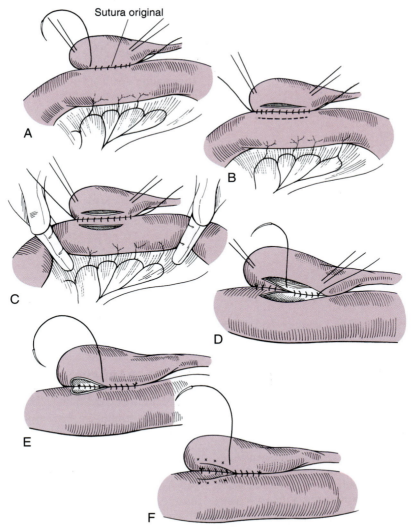

Figura 21.7 Para a colecistoduodenostomia (ou colecistojejunostomia), coloque a vesícula biliar em aposição com a superfície antimesentérica do duodeno descendente. (A) Faça uma sutura contínua de 3 a 4 cm entre a serosa da vesícula biliar e a serosa do duodeno (sutura original). (B) Drene a vesícula biliar e faça uma incisão de 2,5 a 3 cm, paralela à sutura pré-colocada. (C) Peça para o assistente ocluir o duodeno proximal e distal ao local proposto de incisão e faça uma incisão paralela na superfície antimesentérica do duodeno. (D) Faça uma sutura contínua da mucosa da vesícula biliar até a mucosa do duodeno, começando pelas bordas mais próximas da sutura original. (E) Suture as bordas da mucosa do estoma mais longe da sutura original. (F) Complete o estoma, suturando as bordas serosas da vesícula biliar e do intestino no lado mais próximo a ele.

instrumentos pequenos, como os usados em cirurgias oftálmicas. Na cirurgia de derivação biliar, a vesícula biliar deve ser esvaziada com seringa e agulha ou uma agulha ligada à sucção antes da manipulação cirúrgica para redução do derramamento de bile durante o procedimento.

CUIDADO E AVALIAÇÃO PÓS-CIRÚRGICOS

A fluidoterapia deve ser realizada até que o animal consiga manter a hidratação com fluidos orais. Os eletrólitos e o estado acidobásico devem ser avaliados e corrigidos durante o período pós-operatório. Muitos pacientes com peritonite biliar estão debilitados antes da cirurgia e a suplementação nutricional e a derivação biliar temporária podem ser benéficas (Capítulo 10). A antibioticoterapia deve ser mantida por 7 a 10 dias em caso de colecistite ou extravasamento de bile antes ou durante a cirurgia. A drenagem abdominal aberta pode ser considerada em pacientes com peritonite biliar generalizada. A analgesia pós-operatória de pacientes com peritonite biliar é mostrada na Tabela 13.2. A cirurgia de derivação biliar em gatos é comumente associada à hipotensão e à anemia intrao e pós-operatória, muitas vezes significativa a ponto de precisar de tratamento. O monitoramento cuidadoso desses casos durante a cirurgia é altamente recomendado.

PROGNÓSTICO

A cirurgia biliar em cães está associada a uma mortalidade de aproximadamente 15% a 25%; os indivíduos que sobrevivem ao pós-operatório imediato geralmente apresentam bons resultados em longo

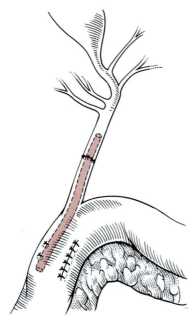

Figura 21.8 As lacerações no ducto biliar comum podem ser suturadas sobre um *stent* colocado por meio de duodenotomia.

prazo, embora infecções sejam comuns após a realização de colecisto-enterostomia. As técnicas de derivação biliar têm pior prognóstico que a colecistectomia. O desenvolvimento de dispneia e hipotensão no período pós-operatório pode estar associado à diminuição da sobrevida.

O prognóstico de gatos com EHBO é reservado, independentemente da presença de neoplasia (pancreática ou biliar) ou doença não neoplásica; no entanto, o tempo médio de sobrevida de gatos com doença inflamatória é significativamente maior do que o de gatos com neoplasias. A derivação biliar em gatos pode estar associada à alta mortalidade precoce e os indivíduos sobreviventes podem apresentar vômitos e anorexia crônicos. O vômito normalmente é de natureza transitória e responde a antibióticos. Assim, a derivação biliar deve ser evitada, a menos que não existam outras alternativas viáveis. O prognóstico após a derivação biliar em cães também é reservado e pode haver sangramento no local do estoma e infecções ascendentes.

COMPLICAÇÕES

A cirurgia da árvore biliar extra-hepática requer competência técnica, destreza manual e bom senso cirúrgico para prevenir complicações graves. As possíveis complicações após a colecistectomia (principalmente na presença de perfuração) incluem peritonite generalizada, choque, sepse, hipoglicemia, hipoproteinemia e hipopotassemia. O monitoramento rigoroso dos sinais clínicos, pressão arterial, hemograma completo, bioquímica sérica e perfil de coagulação durante o período pós-operatório permite o diagnóstico e o tratamento ao primeiro sinal de sepse ou síndrome de resposta inflamatória sistêmica. Estenoses, extravasamento de bile e deiscência podem ocorrer após a cirurgia do ducto biliar comum. A colângio-hepatite ascendente pode ser observada em alguns animais submetidos à derivação biliar, principalmente se o estoma da anastomose enterobiliar for muito pequeno e o conteúdo intestinal permanecer no lúmen da vesícula biliar por períodos longos. A antibioticoterapia intermitente pode ser necessária nesses animais. As complicações em longo prazo após

a descompressão biliar incluem colângio-hepatite, recidiva da obstrução e perda crônica de peso.

Em um estudo, a conversão para cirurgia aberta durante a colecistectomia laparoscópica ocorreu em quase um terço dos casos devido à identificação de ruptura da vesícula biliar, anatomia grande ou anormal do ducto cístico, extravasamento durante a dissecção ou dificuldade de visualização.[7]

CONSIDERAÇÕES ESPECIAIS RELACIONADAS COM A IDADE

Deve-se suspeitar de trauma em animais jovens com peritonite biliar. A obstrução secundária à pancreatite ou neoplasia é mais comum em animais de meia-idade ou idosos.

DOENÇAS ESPECÍFICAS

COLELITÍASE

DEFINIÇÕES

Os cálculos encontrados na vesícula biliar são **colélitos**; os encontrados no ducto biliar comum são **coledocólitos**. Os cálculos geralmente são chamados de *cálculos biliares*.

CONSIDERAÇÕES GERAIS E FISIOPATOLOGIA CLINICAMENTE RELEVANTE

Os colélitos geralmente são achados fortuitos à necropsia ou exames de imagem, como radiografia ou ultrassonografia. Estes cálculos tendem a ser clinicamente silenciosos; no entanto, podem estar associados à colecistite e/ou a colângio-hepatite, vômitos, anorexia, icterícia, febre ou dor abdominal. Os seres humanos normalmente desenvolvem cálculos biliares de colesterol, induzidos pela dieta, enquanto cálculos de colesterol, bilirrubina e mistos são relatados em cães e gatos. A relativa raridade da colelitíase canina pode ser causada por (1) menores concentrações de colesterol na bile canina, (2) absorção de cálcio ionizado da vesícula biliar, o que limita a quantidade deste íon livre na bile e (3) não reconhecimento dos colélitos. Os sais de cálcio são os principais componentes dos cálculos biliares de pigmento; portanto, a disponibilidade de cálcio ionizado pode ser importante na formação de cálculos biliares em cães. Os cálculos biliares de pigmento podem ser experimentalmente produzidos em cães após 6 semanas de dieta deficiente em metionina ou com dieta rica em colesterol deficiente em taurina. Os cálculos biliares de pigmento também podem ser secundários à superprodução de bilirrubina durante a hemólise. Os colélitos de carbonato de cálcio e mistos (carbonato de cálcio, bilirrubina de cálcio e colesterol) são os mais comuns em gatos.

> **NOTA** A maioria dos colélitos é assintomática; o tratamento é indicado apenas quando os cálculos estão associados a sinais clínicos.

DIAGNÓSTICO

Apresentação Clínica
Sinais Clínicos

Cadelas idosas de pequeno porte parecem mais suscetíveis ao desenvolvimento de colélitos. Gatos-machos de meia-idade ou idosos podem ser mais comumente acometidos.

Histórico

A maioria dos animais com colélitos é assintomática; no entanto, pode haver febre, vômito, icterícia ou dor abdominal em caso de colecistite ou obstrução biliar. Os sinais clínicos podem ser brandos e intermitentes em alguns animais. Os sinais clínicos mais comuns em gatos com colelitíase são vômitos progressivos, desidratação, anorexia, icterícia e letargia.

Achados de Exame Físico

A obstrução biliar ou colangite ascendente causada pelo cálculo pode causar icterícia. Dor abdominal e vômito também podem ser observados. Em casos raros, os colélitos foram associados à perfuração da vesícula biliar ou do ducto biliar comum (p. 582).

Diagnóstico por Imagem

Os cálculos biliares raramente são radiopacos (Figura 21.9), mas são facilmente identificados à ultrassonografia. Um foco hiperecoico com sombra acústica originária do lúmen da vesícula biliar pode ser observado (Figura 21.10). Se houver obstrução, a dilatação do ducto biliar comum ou dos ductos intra-hepáticos também pode ser detectada. Radiografias contrastadas da árvore biliar raramente são úteis em pacientes com icterícia. A pancreatografia retrógrada endoscópica é tecnicamente difícil e raramente realizada em cães ou gatos. A injeção direta de contraste nos ductos biliares dilatados por meio da colocação transabdominal de uma agulha "fina" foi realizada em seres humanos, mas é raramente feita em cães.

Achados Laboratoriais

Anomalias são incomuns; no entanto, os animais com doença clínica normalmente apresentam anomalias compatíveis com EHBO. Os cães tendem a apresentar aumento acentuado das concentrações séricas de fosfatase alcalina e colesterol, assim como uma elevação mais discreta no nível de alanina aminotransferase (ALT). A hiperbilirrubinemia é típica da obstrução parcial ou completa e da colangite ascendente. Os perfis de coagulação geralmente são normais. Os achados em gatos são semelhantes, mas as elevações séricas de fosfatase alcalina são inferiores às observadas em cães e o aumento de ALT pode ser acentuado. A urinálise pode ser muito importante em gatos porque a bilirrubinúria é sempre anormal nessa espécie e, muitas vezes, indica hiperbilirrubinemia.

DIAGNÓSTICO DIFERENCIAL

Evidências de colecistite concomitante devem ser pesquisadas em animais sintomáticos com colélitos. Em alguns animais, a diferenciação entre a lama biliar e os cálculos verdadeiros pode ser difícil antes da cirurgia. A colecistocentese percutânea guiada por ultrassonografia, com citologia e cultura de bile, parece ser o exame mais sensível para diagnóstico da colecistite.

MANEJO CLÍNICO

A dissolução medicamentosa de cálculos biliares em cães e gatos não foi relatada e provavelmente não é confiável devido ao conteúdo esperado da maioria destes cálculos. O tratamento clínico de animais com obstrução biliar é discutido na p. 571. A colecistite concomitante deve ser tratada com os antibióticos apropriados.

TRATAMENTO CIRÚRGICO

Como os colélitos podem estar associados à colecistite e causar vômitos, anorexia, icterícia, febre ou dor abdominal, devem ser removidos caso encontrados em um paciente com doença do trato biliar.

Manejo Pré-cirúrgico

O tratamento pré-operatório de pacientes com obstrução biliar é discutido na p. 571. As bactérias isoladas de animais com colélitos normalmente são sensíveis a aminoglicosídeos e fluoroquinolonas.

Anestesia

O manejo anestésico de pacientes com doença biliar hepática e obstrutiva é discutido nas pp. 540 e 571, respectivamente.

Anatomia Cirúrgica

A anatomia cirúrgica do trato biliar é descrita na p. 572.

Posicionamento

Os colélitos são geralmente removidos através de uma incisão abdominal medial cranial.

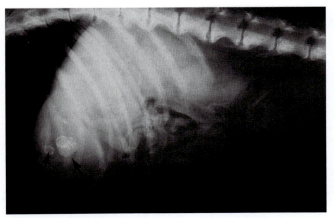

Figura 21.9 Radiografia abdominal lateral em cão com colelitíase radiopaca (setas).

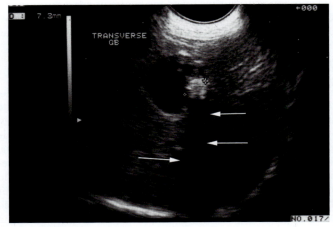

Figura 21.10 Ultrassonografia abdominal mostrando um cálculo no lúmen da vesícula biliar. Note que o cálculo é hiperecoico e projeta uma sombra acústica (setas).

TÉCNICA CIRÚRGICA

A colecistectomia (p. 574) é o tratamento cirúrgico de escolha em cães com sinais clínicos secundários à colelitíase. Na presença de cálculos, o ducto biliar comum pode ser cateterizado pelo duodeno e a irrigação leva os cálculos para a vesícula biliar (p. 574). Alternativamente, se o ducto biliar estiver aumentado, pode ser incisado (coledocotomia) para remoção direta dos cálculos; no entanto, deve-se ter cuidado ao suturar o ducto biliar comum para evitar a formação de estenoses (p. 574). Estudos clínicos descobriram que a mortalidade é muito maior em pacientes humanos com colelitíase submetidos à coledocotomia em comparação à colecistectomia. A colecistoenterostomia (p. 574) deve ser realizada caso a obstrução ductal não possa ser resolvida. A bile deve ser enviada para cultura.

MATERIAIS DE SUTURA E INSTRUMENTOS ESPECIAIS

A vesícula biliar e o ducto biliar comum devem ser suturados com fio absorvível para reduzir a probabilidade de que a sutura sirva como nicho para a formação de cálculos.

CUIDADO E AVALIAÇÃO PÓS-CIRÚRGICOS

O tratamento pós-operatório de pacientes com distúrbios biliares obstrutivos é discutido na p. 577. Pacientes com colangite ou colângio-hepatite devem ser submetidos à terapia antibiótica agressiva combinada à terapia antioxidante (p. ex., com S-adenosil-L-metionina, silibina). O ácido ursodesoxicólico (15 mg/kg administrados por via oral uma vez ao dia) também ajuda a proteger as membranas dos hepatócitos, mas deve ser usado somente se não houver obstrução.

PROGNÓSTICO

O prognóstico é excelente quando a obstrução ductal pode ser resolvida e a colecistectomia é realizada.

MUCOCELES DA VESÍCULA BILIAR

DEFINIÇÕES

A **mucocele da vesícula biliar** é uma dilatação ou distensão preenchida por muco da vesícula biliar que está associada à disfunção de células secretoras de muco na mucosa do órgão. O conteúdo da vesícula biliar é tão espesso que não pode ser excretado pelo ducto biliar.

CONSIDERAÇÕES GERAIS E FISIOPATOLOGIA CLINICAMENTE RELEVANTE

As mucoceles da vesícula biliar perdem apenas para a pancreatite como causa mais comum de obstrução biliar extra-hepática em cães. É provável que sejam o diagnóstico mais comum com necessidade de cirurgia biliar. São raramente relatadas em gatos. À histologia, as mucoceles são caracterizadas por hiperplasia de glândulas secretoras de muco na mucosa da vesícula biliar, levando ao acúmulo anormal de muco espesso em seu lúmen. Podem ser causadas por obstrução do ducto biliar comum ou ser associadas a uma obstrução funcional por alteração da contratilidade da parede da vesícula biliar. Hiperadrenocorticismo, hipotireoidismo, excesso de andrógenos e anomalias do metabolismo lipídico parecem ser fatores de risco para o desenvolvimento de mucoceles. A fisiopatologia é desconhecida, mas, segundo alguns, a hipertrigliceridemia ou a hipercolesterolemia podem estar associadas à formação de mucoceles devido à maior dislipidemia. A EHBO pode ocorrer de forma secundária devido à extensão do muco para os ductos biliares comuns e/ou os ductos císticos e hepáticos. A pressão intraluminal do conteúdo espessado pode comprometer a perfusão da parede da vesícula biliar e causar sua ruptura, com subsequente peritonite biliar (p. 581) ou derrame transudativo modificado. Suspeita-se que a colecistite ou a colecistite necrosante é uma causa predisponente; no entanto, a histopatologia normalmente não indica uma origem inflamatória ou bacteriana na maioria dos animais acometidos.

DIAGNÓSTICO

Apresentação Clínica

Sinais Clínicos

Cães-fêmeas e machos idosos são mais comumente acometidos. Shetland sheepdogs, Cocker spaniels, Scottish terriers e Schnauzers miniaturas podem ser predispostos a distúrbios da vesícula biliar e mucoceles biliares.

Histórico

Alguns animais com mucocele da vesícula biliar são assintomáticos; no entanto, podem apresentar sinais de doença sistêmica com dias a semanas de duração. Os sinais clínicos em animais sem obstrução não são específicos e podem incluir vômitos, anorexia, letargia, poliúria e polidipsia, febre, diarreia e distensão abdominal.

Achados de Exame Físico

Os achados do exame físico incluem sinais de desconforto abdominal à palpação, depressão, icterícia, taquipneia, febre e/ou taquicardia. A distensão abdominal também pode ser observada em caso de ruptura da vesícula biliar.

Diagnóstico por Imagem

As radiografias abdominais não auxiliam o diagnóstico de mucoceles da vesícula biliar; no entanto, podem indicar a presença de fluido abdominal. As mucoceles maduras da vesícula biliar têm aspecto clássico à ultrassonografia. Normalmente, o ultrassom revela material ecogênico no lúmen da vesícula biliar, que não é dependente da gravidade e tem aparência clássica estrelada ou em "kiwi" (Figura 21.11). A classificação das mucoceles com base na ultrassonografia tem sido relatada da seguinte forma: tipo 1, bile imóvel ecogênica que ocupa a vesícula biliar; tipo 2, padrão estrelado incompleto; tipo 3, padrão estrelado típico; tipo 4, padrão combinado em kiwi e estrelado; tipo 5, padrão em kiwi com bile central ecogênica residual; tipo 6, padrão em kiwi sem bile ecogênica central.[9] A vesícula biliar pode ou não parecer distendida e a parede pode ou não ser espes-

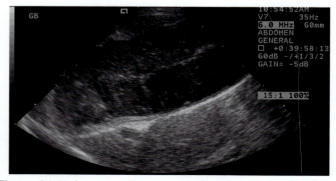

Figura 21.11 Imagem ultrassonográfica de uma mucocele da vesícula biliar. Observe as estrias hiperecogênicas típicas no lúmen da vesícula biliar (aparência em "kiwi").

sada. A ruptura da vesícula biliar pode ser suspeitada na ultrassonografia com base no achado de fluido abdominal livre, ausência de continuidade da parede da vesícula biliar e presença de gordura abdominal cranial hiperecogênica. A aparência trilaminada também pode ser indicativa de ruptura.[9] No entanto, a ultrassonografia pode não ser sensível para detectar a gravidade da doença nos animais acometidos e pode não diagnosticar a peritonite focal e as aderências. Um estudo mostrou que a avaliação ultrassonográfica com contraste teve 100% de sensibilidade e especificidade na detecção de necrose e ruptura, enquanto a ultrassonografia tradicional teve 75% de sensibilidade e 81% de especificidade.[10] O amplificador do sinal de eco, hexafluoreto de enxofre, foi administrado por via intravenosa seguido por soro fisiológico e causou o realce espesso em borda dupla da vesícula biliar intacta, mas sem contraste nos casos de necrose/ruptura. A motilidade da vesícula biliar foi avaliada à ultrassonografia e a hipomotilidade tem sido sugerida como fator de risco para a formação de mucocele.

Achados Laboratoriais

As anomalias comuns incluem atividades elevadas de ALT, fosfatase alcalina (ALP), aspartato aminotransferase e gamaglutamiltransferase. A concentração sérica de bilirrubina total é elevada de forma inconsistente nos animais acometidos. Leucocitose, neutrofilia e monocitose podem ser observadas ao exame hematológico. As elevações nos níveis séricos de ALP, aspartato aminotransferase, gamaglutamiltransferase e bilirrubina normalmente são maiores em cães com ruptura da vesícula biliar em comparação aos animais com o órgão íntegro. Os altos níveis venosos de lactato também podem indicar ruptura biliar. Se justificado pelos sinais clínicos concomitantes, recomenda-se a realização de exames para diagnóstico de hipotireoidismo e hiperadrenocorticismo.

DIAGNÓSTICO DIFERENCIAL

A documentação definitiva de uma mucocele da vesícula biliar pode exigir cirurgia. Outras doenças que causam EHBO parcial ou completa devem ser consideradas.

MANEJO CLÍNICO

O tratamento medicamentoso (p. ex., ácido ursodesoxicólico, S-adenosil-L-metionina) deve ser considerado em cães assintomáticos. A celiotomia exploratória e a colecistectomia geralmente são recomendadas em animais sintomáticos. Como a ruptura da vesícula biliar é comum nos animais acometidos, os animais clinicamente tratados devem ser submetidos a exames seriados e a intervenção cirúrgica deve ser considerada se houver evidências de obstrução biliar. Cães assintomáticos clinicamente tratados e reavaliados não apresentaram alterações (quatro de sete), melhoraram (dois de sete) ou tiveram dilatação assintomática do ducto biliar (um de sete) em um estudo.[9]

TRATAMENTO CIRÚRGICO

A colecistectomia ou colecistoenterostomia devem ser realizadas e as culturas da vesícula biliar e/ou do fluido peritoneal devem ser submetidas ao antibiograma.

Manejo Pré-cirúrgico

O manejo pré-cirúrgico de pacientes com obstrução biliar foi discutido na p. 571. Em caso de ruptura da vesícula biliar, o animal pode estar debilitado; a cirurgia imediata e agressiva é indicada. A antibioticoterapia perioperatória é indicada, mas, em alguns casos, sua instituição pode aguardar os resultados das culturas. As bactérias mais comumente isoladas do abdome de cães com mucocele da vesícula biliar são *Streptococcus* e *E. coli*; no entanto, culturas negativas são comuns.

Anestesia

O manejo anestésico de pacientes com doença biliar hepática e obstrutiva, é discutido, respectivamente, nas pp. 540 e 571.

Anatomia Cirúrgica

A anatomia cirúrgica do trato biliar é descrita na p. 572.

Posicionamento

A colecistectomia e colecistoenterostomia são realizadas através de uma incisão abdominal medial cranial.

TÉCNICA CIRÚRGICA

A colecistectomia (p. 574) é o tratamento cirúrgico de escolha em animais com ruptura da vesícula biliar, principalmente quando a parede do órgão é inviável. Em animais com vesícula biliar viável, a colecistoenterostomia pode ser considerada. A cirurgia é indicada em caráter de emergência em cães com ruptura da vesícula biliar; nos animais com vesícula biliar intacta, a cirurgia geralmente pode ser realizada de forma eletiva. A obtenção de biópsias hepáticas (p. 546) é indicada.

MATERIAIS DE SUTURA E INSTRUMENTOS ESPECIAIS

A sutura monofilamentar não absorvível deve ser usada no ducto cístico durante a colecistectomia (p. 576).

CUIDADO E AVALIAÇÃO PÓS-CIRÚRGICOS

O tratamento pós-operatório de pacientes com distúrbios biliares obstrutivos é discutido na p. 577. Informações sobre a peritonite biliar são encontradas na p. 583.

PROGNÓSTICO

O prognóstico é excelente em animais que sobrevivem ao período pós-operatório (73%) e um estudo mostra o tempo médio de sobrevida de 19 meses.[11] Esses cães geralmente apresentam resolução completa de seus sinais clínicos, sem recidiva. A intervenção cirúrgica imediata em cães com ruptura da vesícula biliar normalmente tem resultado bom ou excelente; entretanto, se a peritonite biliar for grave, a mortalidade tende a ser alta (p. 584). No estudo supracitado, três dos 43 (7%) cães morreram nas primeiras 2 semanas após a colecistectomia. Dois desses cães morreram durante a internação: um por falência múltipla de órgãos e tromboembolismo pulmonar e um por hipotensão e anemia. Um terceiro cão foi sacrificado após a alta hospitalar devido à recidiva dos sinais.[11] Sete cães viveram mais de 2 semanas após a cirurgia, mas menos de 2 meses; quatro cães foram submetidos a eutanásia devido a uma possível doença hepática. A elevação da concentração de lactato e a hipotensão pós-operatórias afetaram a sobrevida de forma negativa; no entanto, a ruptura da vesícula biliar não influenciou o resultado.

PERITONITE BILIAR

DEFINIÇÃO

A **peritonite biliar** é uma inflamação do peritônio causada pelo extravasamento de bile no abdome. Esta doença também é conhecida como *ascite biliar*.

CONSIDERAÇÕES GERAIS E FISIOPATOLOGIA CLINICAMENTE RELEVANTE

O abdome agudo (i.e., choque e/ou dor causados por doença abdominal grave) pode ser provocado por extravasamento de bile na cavidade abdominal, principalmente com peritonite séptica concomitante. O extravasamento de bile na cavidade abdominal pode ser decorrente da ruptura traumática de qualquer parte da árvore biliar extra-hepática ou ser secundário à colecistite necrosante ou à obstrução crônica (rara).

A peritonite biliar não tratada geralmente é fatal; portanto, o diagnóstico precoce é imperativo. Se a ruptura estiver associada à infecção do trato biliar, o desenvolvimento de sinais clínicos de peritonite biliar pode ser rápido. Cães com peritonite biliar estéril (i.e., ruptura causada por trauma) podem apresentar apenas ascite e icterícia por semanas. A bile na cavidade abdominal causa peritonite química, que, a princípio, pode não estar associada a sinais clínicos evidentes; entretanto, alterações na permeabilidade da mucosa intestinal podem levar à infecção bacteriana secundária ao derrame. Em caso de diagnóstico tardio de ruptura do trato biliar, o reparo é complicado por necrose tecidual e aderências. A lavagem peritoneal diagnóstica (p. 534) pode auxiliar o diagnóstico precoce da peritonite biliar (antes do início dos sinais clínicos) em animais que sofreram trauma abdominal.

> **NOTA** O reparo de rupturas da vesícula biliar ou do ducto biliar comum deve ser feito o mais rápido possível. O retardo da cirurgia fará com que o animal fique mais debilitado e que a fibrose e as aderências nas áreas dificultem o procedimento.

A ruptura dos ductos biliares extra-hepáticos ou da vesícula biliar pode ser causada por trauma abdominal contuso, colecistite necrosante ou obstrução secundária a cálculos, neoplasias ou parasitas. O trauma geralmente provoca ruptura do ducto biliar comum, e não da vesícula biliar. A ruptura ductal é provavelmente causada por uma força aplicada adjacente à vesícula biliar, suficiente para seu esvaziamento rápido, combinada a uma força de cisalhamento no ducto. Em seres humanos, a ruptura do ducto biliar tem sido relatada em indivíduos já submetidos à colecistectomia, sugerindo que o cisalhamento do ducto, por si só, às vezes é suficiente. O local mais comum de ruptura ductal parece ser o ducto biliar comum, distalmente à entrada do último ducto hepático; no entanto, a ruptura pode ocorrer no ducto biliar comum distal, no ducto cístico (raro) ou nos ductos hepáticos. A ruptura da vesícula biliar é provocada principalmente por colecistite necrosante (por infecção ou mucocele) ou colelitíase, mas também foi relatada como secundária a ferimentos por arma de fogo. Muitos cães com colecistite necrosante apresentam obstrução do ducto biliar comum; no entanto, a ruptura pode ser causada por necrose e perfuração apenas da parede da vesícula biliar.

DIAGNÓSTICO

Apresentação Clínica

Sinais Clínicos

A ruptura traumática do ducto biliar comum ou da vesícula biliar pode ocorrer em animais de qualquer idade. A colecistite necrosante é mais comum em animais de meia-idade ou idosos.

Histórico

O animal pode ter sofrido trauma várias semanas antes da consulta. Os sinais clínicos podem progredir de forma lenta ou ser agudos em caso de infecção da bile (discutida adiante).

Achados de Exame Físico

Os sinais clínicos de peritonite biliar dependem da presença de bactérias e da natureza difusa ou localizada da peritonite. Os animais com peritonite biliar infectada geralmente estão em choque e apresentam dor abdominal aguda, febre, vômitos e anorexia. De modo geral, o estado geral dos animais com peritonite localizada secundária à bile ressecada não é tão mal quanto dos indivíduos com peritonite difusa. A dor pode, às vezes, ser localizada no abdome anterior. Alguns animais são diagnosticados antes da ruptura da vesícula biliar e, nesse caso, os sinais são semelhantes aos observados na peritonite localizada.

> **NOTA** Realize a lavagem peritoneal diagnóstica para ajudar a identificação da peritonite biliar em cães que sofreram traumas antes do início dos sinais clínicos.

Diagnóstico por Imagem

As radiografias de animais com peritonite biliar podem mostrar perda generalizada de detalhes viscerais se a peritonite for difusa ou uma opacidade de tecido mole mal definida no abdome cranial se a infecção for localizada. As radiografias de triagem raramente revelam cálculos biliares radiopacos ou a presença de ar na parede ou no lúmen da vesícula biliar. A ultrassonografia também pode delinear a localização de lesões em massa e avaliar a vesícula biliar e os ductos biliares. Os achados anormais à ultrassonografia incluem fluido peritoneal ecogênico, espessamento da parede da vesícula biliar e ecogenicidade da fossa biliar. A ausência de contraste na ultrassonografia pode auxiliar o diagnóstico de ruptura/necrose.[10] A reação na fossa da vesícula biliar e o fluido localizado ou difuso no exame ultrassonográfico não indicam ruptura; 55% dos cães com vesícula biliar intacta apresentaram um ou mais destes achados. A laparotomia exploratória é indicada em qualquer paciente com peritonite biliar e não requer exames diagnósticos extensos.

Achados Laboratoriais

A comparação das concentrações de bilirrubina no soro e no fluido abdominal é 100% eficaz no diagnóstico de extravasamento de bile. Nos derrames biliares, as concentrações de bilirrubina são maiores (normalmente, o dobro) do que aquelas encontradas no soro. A neutrofilia é frequentemente observada se a peritonite for generalizada; no entanto, a contagem de leucócitos pode ser normal em casos de infecção localizada. A contagem normal ou quase normal de leucócitos periféricos, além do baixo número de neutrófilos imaturos e a ausência de evidências de toxicidade, pode estar associada à maior sobrevida. A ruptura da vesícula biliar é positivamente correlacionada com o aumento da contagem de leucócitos e neutrófilos. A presença de ruptura pode ser negativamente correlacionada com perfis normais de coagulação. Dentre as anomalias bioquímicas séricas comumente observadas em cães com peritonite biliar, estão hiperbilirrubinemia, aumento de ALP e ALT, hipoalbuminemia e hiponatremia. Outros achados são inconsistentes e dependem da gravidade da peritonite. No derrame biliar séptico, múltiplos tipos de bactérias Gram-negativas são normalmente encontrados nas culturas bacterianas e antibiogramas.

DIAGNÓSTICO DIFERENCIAL

O derrame biliar é óbvio porque o fluido parece bile; de modo geral, é fácil distingui-lo de derrames por outras causas que foram corados pela bilirrubina. No entanto, as concentrações simultâneas de bilirrubina no soro e no derrame devem ser comparadas (como já discutido).

> **NOTA** Para diagnosticar a peritonite biliar, compare a concentração de bilirrubina no fluido e no soro. De modo geral, há pelo menos o dobro de bilirrubina nos derrames biliares em comparação ao soro.

MANEJO CLÍNICO

Os animais com peritonite biliar podem apresentar anemia, hipoproteinemia, desidratação ou desequilíbrio eletrolítico. Os efeitos irritantes da bile no peritônio causam inflamação e transudação de fluido na cavidade abdominal e o animal pode apresentar síndrome da resposta inflamatória hipovolêmica e/ou sistêmica. A fluidoterapia agressiva pode ser necessária e os desequilíbrios eletrolíticos devem ser corrigidos. Antibióticos de amplo espectro devem ser administrados antes, durante e após a cirurgia. Transfusões de sangue total (Tabela 4.5 e Quadro 4.1) podem ser indicadas (i.e., hematócrito < 20%). A administração de vitamina K_1 (Quadro 21.1) ou plasma fresco congelado deve ser considerada em caso de detecção de anomalias da coagulação (a má absorção de vitamina K e a coagulação intravascular disseminada são possíveis complicações).

TRATAMENTO CIRÚRGICO

As opções de tratamento cirúrgico para a ruptura do ducto biliar comum incluem reparo ductal e derivação biliar (p. 576). O reparo pode ser realizado em caso de diagnóstico precoce da ruptura, mas é mais difícil após o desenvolvimento de aderências. A colecistoduodenostomia ou a colecistojejunostomia geralmente são mais fáceis e seguras. A ruptura de um ducto hepático pode ser tratada por ligadura. A ruptura da vesícula biliar secundária a processos infecciosos deve ser tratada por colecistectomia (p. 574).

O tratamento da colecistite necrótica inclui a exploração cirúrgica precoce após a estabilização do animal. O tratamento é composto por colecistectomia, antibioticoterapia e manejo adequado da peritonite. De modo geral, as tentativas de salvar a vesícula biliar por fechamento do defeito são inadequadas por causa da necrose da parede. Certifique-se de que o ducto biliar comum não esteja ligado quando a vesícula biliar for removida. O diagnóstico tardio provavelmente contribui para a alta mortalidade associada à colecistite necrótica.

> **NOTA** Os animais com colecistite necrótica têm bile infectada; portanto, os sinais clínicos geralmente começam logo após a ruptura da vesícula biliar. A menos que o diagnóstico e a intervenção cirúrgica sejam imediatos, a mortalidade é alta.

Manejo Pré-cirúrgico

A cirurgia deve ser realizada logo após a estabilização do animal. Anomalias eletrolíticas e fluidas devem ser corrigidas antes da cirurgia. Veja também a seção anterior sobre Manejo Clínico de pacientes com peritonite biliar.

Anestesia

A indução de cães com hipovolemia, sepse ou choque pode ser feita com hidromorfona e diazepam ou midazolam IV (Quadro 21.3) titulados de acordo com o efeito. Se a intubação não for possível, etomidato, propofol ou alfaxalona podem ser administrados; se o paciente não estiver vomitando, use máscara de indução com iso-

---

QUADRO 21.3 Protocolo Anestésico para Cães com Doença Biliar

Indução
- Hidromorfona (0,1 mg/kg IV) *ou*
- Oximorfona (0,1 mg/kg IV) *ou*
- Fentanila (2-5 µg/kg, IV) *mais*
  - Diazepam (0,2 mg/kg IV) ou
  - Midazolam (0,2 mg/kg IV)

Administre em Doses Crescentes; Intube se Possível
Se necessário, forneça (até obter o efeito desejado):
- Etomidato (0,5-1,5 mg/kg IV) (administre um benzodiazepínico antes do etomidato) *ou*
- Propofol (4-6 mg/kg IV) *ou*
- Alfaxalona (2-5 mg/kg IV)

Manutenção
Isoflurano ou sevoflurano
Forneça anticolinérgicos conforme necessário.

IV, intravenoso.

---

flurano ou sevoflurano. O manejo anestésico de pacientes estáveis com doença hepatobiliar já foi discutido (p. 540).

Anatomia Cirúrgica

A anatomia cirúrgica do sistema biliar extra-hepático já foi discutida (p. 572).

Posicionamento

A vesícula biliar geralmente é exposta através de uma incisão abdominal medial cranial (p. 516). O tórax caudal e todo o abdome devem ser preparados para cirurgia asséptica.

TÉCNICA CIRÚRGICA

A colecistectomia é discutida na p. 574. A laceração ou secção dos ductos biliares pode ser tratada por meio de reparo primário (p. 576) ou derivação biliar (p. 574). O ducto hepático danificado pode ser ligado porque haverá o desenvolvimento de vias alternativas para a drenagem biliar de um único lobo hepático. Amostras do fluido abdominal e do local de ruptura ou perfuração devem ser coletadas durante a cirurgia para cultura. Após a identificação e a correção do sítio de extravasamento, o abdome deve ser lavado com grandes quantidades de fluidos estéreis aquecidos. A drenagem abdominal aberta (p. 534) pode ser considerada em caso de presença de peritonite generalizada.

MATERIAIS DE SUTURA E INSTRUMENTOS ESPECIAIS

Uma cânula de aspiração Poole auxilia a remoção do fluido abdominal e a identificação do local do extravasamento. Também é usada para remover o fluido instilado no abdome durante a lavagem.

CUIDADO E AVALIAÇÃO PÓS-CIRÚRGICOS

A fluidoterapia deve ser realizada até que o animal consiga manter a hidratação por conta própria. Os eletrólitos e o *status* acidobásico devem ser monitorados. Muitos pacientes com peritonite biliar estão extremamente debilitados antes da cirurgia. Animais com peritonite biliar sentem muita dor. A analgesia pós-operatória pode ser feita com hidromorfona (Tabela 13.2) ou infusão constante de fentanila-lidocaína-cetamina (Tabela 13.2 e Quadro 13.4). O butorfanol também é eficaz, mas a analgesia tem duração menor do que a obtida com a hidromorfona. A suplementação nutricional por meio de jejunostomia por cateter agulhado ou via parenteral é benéfica nesses pacientes (Capítulo 10). A antibioticoterapia baseada na cultura da bile deve ser mantida por pelo menos 7 a 14 dias após a cirurgia.

PROGNÓSTICO

O prognóstico de pacientes com peritonite biliar difusa é reservado. Sem tratamento cirúrgico agressivo, muitos desses pacientes morrem. O prognóstico é melhor se a doença for diagnosticada e tratada de maneira precoce e em indivíduos com elevações menores no número de leucócitos. A sobrevida de cães e gatos com peritonite biliar não asséptica é alta. A hipotensão (pré, intra ou pós-operatória) e a coagulação intravascular disseminada podem ser indicadores prognósticos negativos.

COLECISTITE

DEFINIÇÃO

A colecistite é uma inflamação da vesícula biliar que pode causada por obstrução do ducto cístico por cálculos ou secundária à infecção bacteriana. Pode ser acompanhada por colangite ou infecção da árvore biliar.

CONSIDERAÇÕES GERAIS E FISIOPATOLOGIA RELEVANTE

As bactérias podem entrar na árvore biliar através de infecção ascendente do ducto biliar ou por uma via hematogênica da vasculatura porta. Normalmente, a infecção ascendente é impedida por pressões na papila duodenal principal, irrigação dos ductos durante o fluxo da bile e ação bacteriostática dos sais biliares. As células de Kupffer, a imunoglobulina A secretora e o muco do fígado conferem proteção imunológica contra o sangue porta como fonte de infecção. O risco de infecção bacteriana pode ser maior caso haja estase biliar, aumento da inoculação porta ou tratamento imunossupressor. As mucoceles biliares podem ser infectadas e outras doenças (p. ex., colelitíase, calcificação da vesícula biliar) podem sofrer infecção secundária. As doenças gastrointestinais que alteram a anatomia ou a função do duodeno proximal podem predispor ao desenvolvimento de infecção ascendente (p. ex., doença inflamatória intestinal, pancreatite).

DIAGNÓSTICO

Apresentação Clínica

Os dados demográficos, os sinais clínicos e o tratamento de animais com colecistite foram relatados em um estudo de 2016.[12] Cães de qualquer idade e diversos tamanhos (2,3-38 kg) foram acometidos. As queixas à primeira consulta foram vômitos (89%), anorexia (70%), letargia (67%) e diarreia (44%). Achados menos comuns à anamnese foram poliúria e polidipsia. Os sinais clínicos foram evidentes por 1 dia a meses antes da consulta. Sinais agudos eram observados em aproximadamente um terço dos casos; nos demais, os sinais eram intermitentes.

Exame Físico

No estudo supracitado, os achados mais comuns ao exame físico foram icterícia (56%), desconforto abdominal (56%) e febre (33%). A ascite foi observada em 18% dos casos.

Diagnóstico por Imagem

Os achados mais comuns à ultrassonografia abdominal são dilatação do ducto biliar (38%), espessamento da parede da vesícula biliar (35%), distensão da vesícula biliar (35%) e lama biliar (35%).[12] O derrame abdominal foi observado em 31% dos cães deste estudo e tinha natureza biliar ou exsudativa. Uma mucocele foi diagnosticada em 24% dos indivíduos e um pequeno número de animais apresentava ruptura da vesícula biliar. Raramente havia gás na vesícula biliar e aumento do volume hepático. Colélitos foram encontrados em 15% dos cães.

Achados Laboratoriais

A hiperbilirrubinemia é um achado comum e presente na maioria dos casos (83%) do estudo supracitado; outros achados comuns são neutrofilia e hiperglobulinemia.

Uma amostra de bile para cultura pode ser obtida por orientação ultrassonográfica percutânea. Neste procedimento, a evacuação da vesícula biliar deve ser completa para minimizar o risco de extravasamento. A cultura biliar foi positiva em 96% dos cães acometidos em uma série multicêntrica retrospectiva de 2016, com 27 cães com colangite bacteriana e/ou colecistite.[12] Neste estudo, 100% e 33% das culturas da vesícula biliar e do fígado, respectivamente, foram positivas. *E. coli* foi o microrganismo mais frequentemente isolado, mas outros patógenos incluíram *Enterococcus* spp., *Clostridium perfringens* e, às vezes, *Enterobacter cloacae*, *Klebsiella*, *Proteus* e *Bacteroides* spp. A infecção multibacteriana foi observada em 26% dos cães. Em outro estudo com 140 amostras de bile de cães e gatos submetidos à colecistocentese, as culturas foram positivas em 30% dos cães e 22% dos gatos e havia inflamação concomitante em 5% e 19% dos animais, respectivamente.[13] Como no estudo anterior, as espécies de *E. coli* e *Enterococcus* foram mais comumente isoladas. Um aumento na imunorreatividade da lipase pancreática canina foi associado à presença de bactérias e inflamação da bile.

DIAGNÓSTICO DIFERENCIAL

Os sinais clínicos de dor abdominal e icterícia observados na colecistite são semelhantes àqueles associados a muitas doenças hepáticas, como hepatopatia crônica, mucocele biliar e colelitíase. A ausência de anomalias gastrointestinais óbvias à radiografia, combinada à ultrassonografia abdominal, geralmente auxilia o diagnóstico de colecistite; no entanto, casos crônicos podem exigir exames diagnósticos específicos.

MANEJO CLÍNICO

Os cuidados de suporte podem incluir administração IV de fluidos, terapia antimicrobiana e analgésicos. *E. coli* pode ser resistente aos antibióticos normalmente usados em animais com doença hepática, como clavulanato de amoxicilina e, talvez, as fluoroquinolonas; portanto, culturas e antibiogramas são recomendados nesses animais. O uso concomitante de suporte hepático (S-adenosil-L-metionina, silibina) e ácido ursodesoxicólico é recomendado em muitos animais.

TRATAMENTO CIRÚRGICO

A colecistectomia pode ser considerada nos animais acometidos, principalmente em casos crônicos ou que não respondam ao tratamento clínico; é obrigatória na presença de mucocele (p. 580), colélitos ou ruptura da vesícula biliar.

Manejo Pré-cirúrgico

Sempre que possível, o animal deve ser estabilizado antes da cirurgia. Alguns animais com doença crônica foram tratados com antibióticos e suporte hepático antes da primeira consulta.

Anestesia

O manejo anestésico de animais com doenças hepáticas e biliares já foi discutido (pp. 540 e 571).

Anatomia Cirúrgica

A anatomia do trato biliar já foi discutida (p. 572).

Posicionamento

O paciente é colocado em decúbito dorsal para exploração abdominal, colecistectomia, biópsia hepática e avaliação da árvore biliar.

TÉCNICA CIRÚRGICA

Na maioria dos animais, faça uma colecistectomia (p. 574) e uma biópsia hepática (p. 546). Avalie a árvore biliar e a lavagem e, se necessário, implante um *stent*. Envie amostras de bile, parede da vesícula biliar e parênquima hepático para cultura aeróbia e anaeróbia e antibiograma. Isso é importante devido à natureza resistente das bactérias envolvidas e também porque muitos desses pacientes estão ou já estiveram sob antibioticoterapia.

CUIDADO E AVALIAÇÃO PÓS-CIRÚRGICOS

Veja os cuidados pós-operatórios após a colecistectomia na p. 577. A administração de antibióticos (com base nos resultados da cultura e do antibiograma), o suporte hepático e o tratamento com ácido ursodesoxicólico devem ser mantidos após a cirurgia.

REFERÊNCIAS BIBLIOGRÁFICAS

1. Mayhew PD, Savigny MR, Otto CM, et al. Evaluation of coagulation in dogs with partial or complete extrahepatic biliary tract obstruction by means of thromboelastography. *J Am Vet Med Assoc.* 2013;242:778-785.
2. Burns BR, Hofmeister EH, Brainard BM. Anesthetic complications in dogs undergoing hepatic surgery: cholecystectomy versus non-cholecystectomy. *Vet Anaesth Analg.* 2014;41:186-190.
3. Spillmann T, Willard MD, Ruhnke I, et al. Feasibility of endoscopic retrograde cholangiopancreatography in healthy cats. *Vet Radiol Ultrasound.* 2014;55:85-91.
4. Berent A, Weisse C, Schattner M, et al. Initial experience with endoscopic retrograde cholangiography and endoscopic retrograde biliary stenting for treatment of extrahepatic bile duct obstruction in dogs. *J Am Vet Med Assoc.* 2015;246:436-446.
5. Marolf AJ. Computed tomography and MRI of the hepatobiliary system and pancreas. *Vet Clin North Am Small Anim Pract.* 2016;46:481-497.
6. Marolf AJ, Kraft SL, Dunphy TR, et al. Magnetic resonance (MR) imaging and MR cholangiopancreatography findings in cats with cholangitis and pancreatitis. *J Feline Med Surg.* 2012;15:285-294.
7. Murphy SM, Rodriguez JD, McAnulty JF. Minimally invasive cholecystostomy in the dog: evaluation of placement techniques and use in extrahepatic biliary obstruction. *Vet Surg.* 2007;36:675.
8. Scott J, Singh A, Mayhew PD, et al. Perioperative complications and outcome of laparoscopic cholecystectomy in 20 dogs. *Vet Surg.* 2016;45:49-59.
9. Choi J, Kim A, Keh S, et al. Comparison between ultrasonographic and clinical findings in 43 dogs with gallbladder mucoceles. *Vet Radiol Ultrasound.* 2014;55:202-207.
10. Bargellini P, Orlandi R, Paloni C, et al. Evaluation of contrast-enhanced ultrasonography as a method for detecting gallbladder necrosis or rupture in dogs. *Vet Radiol Ultrasound.* 2016;57:611-620.
11. Malek S, Sinclair E, Hosgood G, et al. Clinical findings and prognostic factors in dogs undergoing cholecystectomy for gallbladder mucocele. *Vet Surg.* 2013;42:418-426.
12. Tamborini A, Jahns H, McAllister H, et al. Bacterial cholangitis, cholecystitis, or both in dogs. *J Vet Intern Med.* 2016;30:1046-1055.
13. Peters LM, Glanemann B, Garden OA, et al. Cytological findings of 140 bile samples from dogs and cats and associated clinical pathological data. *J Vet Intern Med.* 2016;30:123-131.

22

Cirurgia do Sistema Endócrino

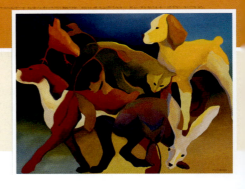

Cirurgia das Glândulas Adrenais e Hipófise

PRINCÍPIOS GERAIS E TÉCNICAS

DEFINIÇÕES

A **adrenalectomia** é a remoção de uma ou ambas as glândulas adrenais. A **hipofisectomia** é a remoção da glândula hipófise (pituitária). O **hiperadrenocorticismo** (HAC) é um distúrbio multissistêmico causado pelo excesso de glicocorticoides. A **síndrome de Cushing** refere-se ao HAC causado por um adenoma hipofisário. A **doença de Addison** é causada por uma deficiência de glicocorticoides, mineralocorticoides, ou de ambos.

MANEJO PRÉ-CIRÚRGICO

A insuficiência adrenocortical pode ser primária, secundária a outras doenças ou iatrogênica (i.e., devido à administração de glicocorticoides, progestinas, ou fármacos que suprimam as glândulas adrenais [p. ex., trilostano, mitotano, etomidato]). O histórico do paciente deve incluir as doses de glicocorticoides ou outros fármacos administrados, tipo de glicocorticoides, duração de administração e período desde a última dose. É mais fácil inibir a secreção de glicocorticoides do que mineralocorticoides (ver a discussão sobre a anatomia na p. 587). Quando a secreção de glicocorticoides for severamente suprimida, o paciente pode ter depressão, inapetência, letargia, colapso e/ou fraqueza sem anormalidades eletrolíticas. Se a secreção mineralocorticoide estiver suprimida, hiponatremia, hiperpotassemia, acidose e/ou azotemia podem ocorrer. A diminuição da capacidade de reter sódio resulta em depleção volêmica, diminuição do débito cardíaco e redução do tônus vascular, o que pode causar colapso vascular agudo. Distúrbios gastrointestinais e êmese prolongada podem contribuir para as anormalidades eletrolíticas e depleção volêmica. Concentrações eletrolíticas devem ser corrigidas antes da cirurgia. Alguns cães com hipoadrenocorticismo estão hipoalbuminêmicos. Uma liberação esteroide protetora normalmente ocorre durante a cirurgia para impedir o colapso circulatório; entretanto, animais com hipoadrenocorticismo podem ser incapazes de responder apropriadamente e com frequência necessitam de suplementação de glicocorticoide antes e durante a cirurgia. Quando cirurgias eletivas menores são realizadas em animais com insuficiência adrenocortical, a terapia com glicocorticoide pode ser administrada por via intravenosa antes da indução da anestesia (Quadro 22.1). A mesma dose pode ser administrada por via intravenosa ou intramuscular após recuperação da anestesia, e o animal retorna à terapia com glicocorticoide de manutenção oral no dia após a cirurgia. Um protocolo semelhante é utilizado para cirurgias maiores, exceto pelo fato de que a terapia com glicocorticoide é mantida com aproximadamente uma dose cinco vezes maior do que a de manutenção durante 2 a 3 dias (Quadro 22.2). As doses de manutenção normais são então reinstituídas. Assim que o animal estiver se alimentando, as medicações podem ser fornecidas por via oral (Quadro 22.3).

O HAC é observado principalmente em cães; é raro em gatos. O HAC iatrogênico é o tipo mais comum. O HAC espontâneo é usualmente causado pela secreção hipofisária excessiva de hormônio adrenocorticotrópico (ACTH), resultando em hiperplasia adrenocortical bilateral ou hiperadrenocorticismo hipófise-dependente (HHD) (80%-90% dos casos não iatrogênicos). Tumores adrenocorticais funcionais (hiperadrenocorticismo adreno-dependente [HAD]) são menos comuns (10%-20% dos casos não iatrogênicos). A diferenciação entre HHD e HAD é potencialmente complexa, e o leitor é encaminhado a um texto médico para informações adicionais.

Pacientes com HAC estão em catabolismo e frequentemente possuem depleção proteica; isso pode afetar adversamente a cicatrização da ferida. Eles podem ter anormalidades do tecido conjuntivo e desgaste muscular, resultando em uma aparência de abdome abaulado, redistribuição de gordura, e pele delgada e frágil. Piodermites são comuns em cães afetados, o que pode causar comprometimento da cicatrização da linha de sutura pós-operatória. Cães afetados podem estar ofegantes em razão de seu estado catabólico, mas a deposição de gordura intra-abdominal mais a fraqueza muscular abdominal algumas vezes causa anormalidades ventilatórias. Hipernatremia, hipopotassemia e alcalose podem estar presentes; anormalidades substanciais devem ser corrigidas antes da cirurgia. Anormalidades concomitantes (p. ex., insuficiência cardíaca congestiva, diabetes melito [DM]) aumentam o risco anestésico do paciente. Anormalidades cardiovasculares podem ocorrer secundariamente à hipervolemia e hipertensão; um minucioso exame pré-cirúrgico cardíaco, incluindo aferição da pressão sanguínea, é apropriado.

Animais com HAC possuem maior risco de tromboembolismo pulmonar (TEP) pós-cirúrgico. Se houver suspeita de hipercoagulabilidade, medidas preventivas podem ser indicadas antes da cirurgia. Para prevenção de TEP, animais podem ser submetidos à administração de heparina durante a cirurgia e mantidos no período pós-cirúrgico (Quadro 29.1), ou podem ser tratados com clopidogrel (2-3 mg/kg por dia em cães); entretanto, estudos prospectivos são necessários para determinar o benefício relativo destas terapias. Vários animais com HAC têm infecções do trato urinário clinicamente silenciosas; portanto, a urocultura é indicada em todos os pacientes, independentemente dos achados da urinálise.

ANESTESIA

Uma série de protocolos anestésicos pode ser utilizada em animais com insuficiência adrenocortical ou hiperadrenocorticismo. O etomidato causa supressão adrenal transitória e deve ser evitado

> **QUADRO 22.1 Protocolo para Administração de Glicocorticoides em Animais com Insuficiência Adrenocortical Submetidos a Procedimentos Eletivos Simples**
>
> 1. Antes da cirurgia administre o dobro da dose de manutenção de glicocorticoides orais.
> 2. Se a suplementação oral não for confiável ou viável, então administre:
>   - Succinato sódico de prednisolona 1 mg/kg IV *ou*
>   - Succinato sódico de hidrocortisona 2 mg/kg IV
> 3. Assim que o paciente puder confiavelmente ingerir medicações orais, repita a prednisolona oral.

Dexametasona é mais ulcerogênica do que outros esteroides e deve ser utilizada com precaução.

> **QUADRO 22.2 Protocolo para Administração de Glicocorticoides em Animais com Insuficiência Adrenocortical Submetidos a Procedimentos Eletivos Complexos**
>
> 1. Administre esteroides pré-cirúrgicos conforme descrito no Quadro 22.1.
> 2. Administre dexametasona (0,05-0,1 mg/kg IV) durante a cirurgia.
> 3. Reduza a dose de dexametasona em 0,02 mg/kg (*bolus* IV) a cada 12 horas (mas não administre <0,02 mg/kg).
> 4. Assim que o paciente puder confiavelmente ingerir medicações orais, repita a prednisolona oral (Quadro 22.3).

> **QUADRO 22.3 Terapia Pós-operatória com Medicamentos após Adrenalectomia em Cães**
>
> **Acetato de Fludrocortisona**[a]
> 0,2 mg/kg VO q12h durante 1-2 semanas no período pós-cirúrgico
>
> **Dexametasona**
> Ver Quadro 22.2
>
> **Prednisolona**
> 0,5 mg/kg q12h durante 2-3 dias, então diminua lentamente a dose a cada 3 semanas até a menor dose tolerada
>
> *IV*, intravenoso; *SC*, subcutâneo; *VO*, via oral;
> [a]Fludrocortisona é muito menos confiável do que o pivalato de desoxicorticosterona para a normalização das concentrações séricas de eletrólitos; entretanto, os efeitos da fludrocortisona duram somente 1 dia, enquanto uma injeção de acetato de desoxicorticosterona dura 28 dias.

em pacientes com hipoadrenocorticismo e naqueles nos quais o hipoadrenocorticismo pós-cirúrgico seja esperado. A reposição esteroide deve ser fornecida em animais que demonstrem sinais de insuficiência adrenal. A manutenção das concentrações eletrolíticas e glicêmicas é importante. A suplementação com glicocorticoide é frequentemente necessária em animais com insuficiência adrenocortical submetidos à cirurgia (ver discussão prévia). A terapia com glicocorticoide deve ser instituída antes da cirurgia em pacientes com HAC que serão submetidos à adrenalectomia. Por conta da íntima associação entre as adrenais e a veia cava caudal, a retração desta é frequentemente necessária para a realização da adrenalectomia. As pressões vasculares devem ser minuciosamente monitoradas durante a cirurgia, e a retração deve ser realizada cuidadosamente a fim de evitar a obstrução do retorno venoso. Considerações anestésicas especiais são necessárias para animais com feocromocitomas a fim de prevenir complicações associadas à secreção excessiva de catecolaminas (p.594).

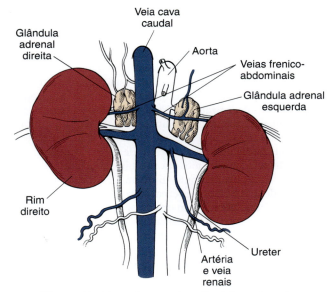

Figura 22.1 Localização das glândulas adrenais.

ANTIBIÓTICOS

Animais com HAC possuem risco maior de desenvolvimento de infecções pós-cirúrgicas devido aos altos níveis de glicocorticoides circulantes. Antibióticos profiláticos peroperatórios são recomendados para estes pacientes.

ANATOMIA CIRÚRGICA

As glândulas adrenais estão próximas ao polo craniomedial dos rins (Figura 22.1). A glândula adrenal esquerda é discretamente maior do que a direita. A glândula esquerda está situada ventral ao processo lateral da segunda vértebra lombar; a adrenal direita é mais cranial, situada ventral do processo lateral da última vértebra torácica. Em razão da proximidade da adrenal direita à veia cava caudal, a remoção cirúrgica de glândulas neoplásicas pode ser difícil. Os vasos frenicoabdominais (abdominais craniais) cruzam a superfície ventral da adrenal. As glândulas adrenais são compostas de duas regiões funcionais e estruturalmente diferentes. O *córtex externo* produz mineralocorticoides (p. ex., aldosterona), glicocorticoides e pequenas quantidades de hormônios androgênicos. Os mineralocorticoides regulam as concentrações de sódio e potássio. A aldosterona ocasiona o transporte de sódio e potássio através das paredes tubulares renais, e faz com que o íon hidrogênio seja transportado.

A *medula adrenal* está funcionalmente relacionada com o sistema nervoso simpático e secreta epinefrina e norepinefrina em resposta ao estímulo simpático. A epinefrina e a norepinefrina possuem quase os mesmos efeitos que a estimulação simpática direta (p. ex., vasoconstrição, resultando em aumento da pressão arterial; inibição do trato gastrointestinal; midríase; taxas aumentadas de metabolismo celular em todo o corpo), exceto pelo fato de que seus efeitos duram significativamente mais porque são removidos lentamente da circulação.

TÉCNICA CIRÚRGICA

Adrenalectomia é geralmente realizada para tumores adrenais. A adrenalectomia bilateral para HHD é controversa e realizada incomumente, mas já se mostrou efetiva em casos de HHD felina. Uma das duas abordagens abertas pode ser utilizada, ou alternativamente uma abordagem laparoscópica pode ser realizada. Uma abordagem na linha média ventral permite que todo o abdome seja explorado, na busca por metástases, e que a adrenalectomia bilateral seja realizada com uma única incisão cirúrgica caso necessário. Entretanto, a exposição e dissecção da adrenal podem ser difíceis por esta abordagem, particularmente em cães grandes. Uma incisão paracostal fornece melhor acesso à glândula adrenal, mas não permite avaliação de metástases hepáticas ou em outros órgãos. Pode ser considerada em animais com lesões unilaterais sem evidências de metástases à ultrassonografia, tomografia computadorizada (TC) ou ressonância magnética (RM). DM concomitante pode ser uma contraindicação para adrenalectomia bilateral, pois a ausência de catecolaminas endógenas pode tornar difícil a regulação do diabetes. Em casos de adrenalectomia laparoscópica, os cães são posicionados em decúbito lateral, com a glândula adrenal a ser removida no ponto superior. Os cães também podem ser posicionados em decúbito esternal, com elevação do tórax e pelve, tal que o abdome não tenha contato com a mesa cirúrgica.[1] Isso permite o deslocamento gravitacional das vísceras abdominais e melhor visualização da glândula adrenal afetada.

Adrenalectomia por Abordagem em Linha Média Abdominal

Prepare todo o abdome ventral e tórax caudal para cirurgia asséptica. Faça uma incisão abdominal na linha média ventral que se estenda desde a cartilagem xifoide até próximo ao púbis. Identifique a glândula adrenal afetada e cuidadosamente inspecione todo o abdome, incluindo a outra glândula adrenal, na busca por anormalidades ou evidências de metástases. Palpe o fígado buscando evidências de nodulações e faça a biópsia se for indicado. Palpe a veia cava caudal próximo às glândulas adrenais para evidências de invasão tumoral ou trombose. Se for necessária exposição adicional para adrenalectomia, estenda a incisão na direção paracostal no lado da glândula afetada, pela incisão da fáscia do músculo reto abdominal e fibras dos músculos oblíquo abdominal externo, oblíquo abdominal interno e abdominal transverso, respectivamente. Utilize afastadores para melhorar a visualização da cavidade abdominal. Retraia o fígado, baço e estômago cranialmente, o rim caudalmente, e a veia cava caudal medialmente a fim de expor toda a glândula adrenal. Identifique o suprimento sanguíneo e ureter do rim ipsolateral, e evite estas estruturas durante a dissecção. Ligue a veia frenicoabdominal e a divida entre as suturas. Utilizando uma combinação de dissecção pontiaguda e romba, disseque cuidadosamente a glândula adrenal dos tecidos circundantes (Figura 22.2). Diversos vasos podem ser encontrados. Obtenha hemostasia pela utilização do eletrocautério, um dispositivo que sele vasos, ou por pinças hemostáticas. Se possível, não invada a cápsula adrenal. Remova inteiramente a adrenal, se possível, a fim de reduzir as chances de deixar pequenos pedaços de tecido neoplásico na cavidade abdominal. Se houver trombose tumoral na veia cava caudal, mas não houver metástase extensa aparente, oclua temporariamente a veia cava utilizando torniquetes Rumel (p. 562 e 795). Faça a incisão longitudinal na veia e remova o trombo. Suture a veia cava em um padrão contínuo com fio vascular 5-0 ou 6-0, e feche o abdome rotineiramente (ver discussão sobre o material de sutura na p. 589). Se uma incisão paracostal foi realizada, comece a sutura aproximando a parede abdominal na junção das incisões ventral e paracostal combinadas. Após fechar a linha alba, suture cada camada muscular da incisão paracostal com um padrão contínuo de fios sintéticos absorvíveis. Feche a pele e tecido subcutâneo rotineiramente.

Adrenalectomia por Abordagem Paralombar

Posicione o paciente em decúbito lateral com uma toalha enrolada ou saco de areia entre o abdome e mesa cirúrgica. Prepare o hemitórax caudal e abdome lateral para cirurgia asséptica. Faça uma incisão caudal à 13ª costela, estendendo-a desde os processos vertebrais laterais até 3 a 4 cm dento da linha média ventral (a incisão terá aproxima-

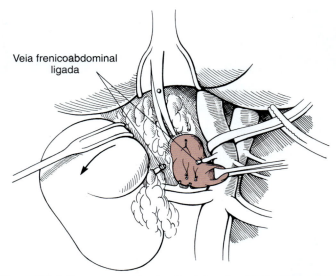

Figura 22.2 Para ressecção da glândula adrenal direita, retraia a veia cava medialmente. Ligue a veia frenicoabdominal e a divida entre suturas. Disseque cuidadosamente a glândula adrenal do tecido circundante.

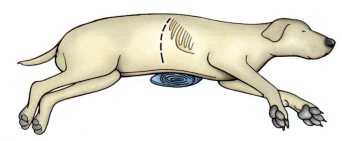

Figura 22.3 Adrenalectomia pode ser realizada por uma abordagem paralombar. Posicione o animal em decúbito lateral com uma toalha enrolada ou saco de areia entre o abdome e a mesa cirúrgica. Faça uma incisão caudal à 13ª costela, que se estende desde os processos vertebrais laterais até 3 a 4 cm em direção à linha média ventral.

damente 10-14 cm de comprimento, dependendo do tamanho do animal; Figura 22.3). Incise os músculos abdominais individualmente e identifique a glândula adrenal cranial ao rim. Retraia o rim ventralmente e ligue quaisquer estruturas vasculares que cruzem sua superfície. Disseque a glândula do tecido circundante (Figura 22.4). Suture cada camada muscular da incisão paracostal em um padrão de sutura contínuo com material sintético absorvível (i.e., 2-0 ou 3-0). Feche a pele e tecido subcutâneo rotineiramente.

Adrenalectomia Laparoscópica

Quando não houver evidência encontrada de envolvimento da veia cava caudal, a adrenalectomia laparoscópica pode ser uma opção. A adrenalectomia laparoscópica já foi descrita em pacientes veterinários; entretanto, o procedimento é desafiador e requer cuidadosa seleção do paciente. A remoção da glândula adrenal direita em cães é especialmente desafiadora, pois a cápsula da glândula adrenal pode estar contínua com a túnica externa da veia cava caudal. Imagens diagnósticas pré-cirúrgicas são importantes na avaliação de massas adrenais e são a base da decisão sobre a viabilidade da abordagem laparoscópica. As dimensões da massa são vitais, assim como as relações aos órgãos circundantes e estruturas vasculares. Aproximadamente 25% das neoplasias adrenais invadem a veia cava caudal, veias frenicoabdominais ou vasculatura renal; feo-

CAPÍTULO 22 Cirurgia do Sistema Endócrino

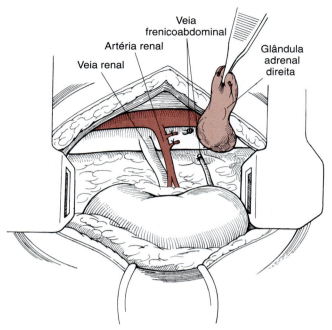

Figura 22.4 Para expor a glândula adrenal por uma abordagem paralombar, retraia o rim ventralmente e ligue quaisquer estruturas vasculares que cruzem sua superfície.

cromocitomas são mais provavelmente invasivos do que tumores adrenocorticais. A invasão vascular é uma indicação para abordagem cirúrgica aberta. Ultrassonografia e TC são utilizadas mais frequentemente como modalidades de imagem pré-cirúrgicas. A ultrassonografia possui sensibilidade e especificidade de aproximadamente 80% e 90%, respectivamente, para detecção de trombos tumorais. Um estudo de 2015 encontrou excelente correlação entre sinais de invasão vascular em imagens de TC e achado de invasão vascular na cirurgia ou necropsia com sensibilidade, especificidade e correlação de 92%, 89% e 94%, respectivamente.[2] Animais com tumores funcionais que causam sinais clínicos e aqueles com tumores que medem mais de 2 cm os quais não exibam invasão vascular podem ser candidatos para adrenalectomia laparoscópica. Animais que estejam sistemicamente instáveis e aqueles que possuam distúrbios metabólicos ou acidobásicos incontrolados, coagulopatias incontroladas, arritmias severas não tratadas ou hipertensão devem ser submetidos à abordagem aberta. Animais que possam ser pouco tolerantes a pneumoperitônio (p.ex., doença cardiorrespiratória severa, herniação diafragmática) são também maus candidatos para abordagem laparoscópica. A invasão vascular da massa em direção aos vasos circundantes e grandes massas (maiores que 7 cm) são indicações de adrenalectomia aberta. Um limite superior de 5 a 7 cm de diâmetro máximo da massa adrenal tem sido recomendado para remoção laparoscópica de tumores adrenocorticais.[3]

Posicione o animal em decúbito lateral com elevação da coluna vertebral ou decúbito esternal com elevação do tórax e pelve. Utilize uma técnica de três entradas na fossa paralombar, caudal à última costela, triangulando a posição aproximada da glândula adrenal. Posicione uma entrada adicional dorsalmente se houver necessidade de retração adicional. Isole a glândula adrenal por dissecção cuidadosa do peritônio e tecido periadrenal dorsolateral à glândula. Utilize grandes pinças hemostáticas ou um dispositivo selante vascular para ligar a veia frenicoabdominal. Disseque cuidadosamente a glândula adrenal do espaço retroperitoneal utilizando fórceps de dissecção, eletrocautério ou um dispositivo selante vascular, mantendo intacta a cápsula adrenal. Após conclusão da dissecção, posicione a glândula adrenal em uma bolsa coletora de amostras e a remova do corpo. Feche os locais de entrada rotineiramente após evacuação do pneumoperitônio.

CICATRIZAÇÃO DAS GLÂNDULAS ADRENAIS E HIPÓFISE

Existe pouca informação disponível sobre a cicatrização destas glândulas após a cirurgia, pois biópsias adrenais ou hipofisárias são raramente realizadas.

MATERIAIS DE SUTURA E INSTRUMENTOS ESPECIAIS

A HAC pode causar atraso da cicatrização de feridas; portanto, o fechamento abdominal deve ser realizado com material de sutura resistente, lentamente absorvido ou não absorvível (p. ex., polidioxanona, poligliconato, polipropileno, náilon). Afastadores, como os afastadores abdominais de Balfour, são recomendados para melhorar a visualização abdominal. Afastadores maleáveis cobertos com compressas umedecidas são utilizados para retrair vísceras das glândulas adrenais. A hemostasia é mais fácil de alcançar com dispositivos selantes vasculares, eletrocautério e pinças hemostáticas do que com a ligação de vasos com fios (Capítulo 7).

CUIDADO E AVALIAÇÃO PÓS-CIRÚRGICOS

Após adrenalectomia, o estado de hidratação do paciente e o balanço eletrolítico devem ser monitorados cuidadosamente e corrigidos conforme necessário. A adrenalectomia bilateral causa insuficiência adrenal permanente, e estes animais necessitam de reposição por toda a vida de glicocorticoides (p. ex., prednisolona) e/ou mineralocorticoides (p. ex., desoxicorticosterona) (Quadro 22.3). Os animais devem ser intimamente monitorados com relação ao colapso hipoadrenocortical. Eles mais provavelmente desenvolverão crise adissoniana após terem sido liberados aos cuidados dos proprietários. Os proprietários devem ser aconselhados para observar apatia, inapetência, êmese, fraqueza e outros sinais clínicos que sugiram descompensação. A insuficiência adrenal temporária ocorre após remoção unilateral de tumores adrenais funcionais porque o tumor suprimiu a função da adrenal contralateral. Glicocorticoides devem ser suplementados no período pós-operatório (Quadro 22.3), mas podem ser descontinuados quando a adrenal remanescente começa a funcionar normalmente, conforme determinado pelos resultados de um teste de estimulação por ACTH.

O TEP é uma complicação potencialmente severa da cirurgia adrenal, particularmente em cães com neoplasia adrenal. Angústia respiratória pós-cirúrgica severa e súbita pode indicar TEP. Exames que demonstram a perfusão pulmonar podem ajudar a identificar regiões pulmonares que estão sendo mal perfundidas. Para ajudar a prevenir tal situação, faça com que o cão caminhe a cada 2 a 3 horas para promover a circulação. Analgésicos suficientes devem ser fornecidos para que o cão possa ser persuadido a caminhar 4 horas após acordar. O tratamento com restrição em gaiola, oxigênio, anticoagulantes (p. ex., clopidogrel, ácido acetilsalicílico, heparina), e agentes trombolíticos (p. ex., estreptoquinase, ativador de plasminogênio tecidual) já foi proposto no passado, mas o valor destes agentes farmacológicos é incerto (Quadro 29.1). Animais tratados para TEP com trombolíticos devem ser avaliados frequentemente com relação a evidências de hemorragias, e o hematócrito deve ser verificado a cada 2 horas. Se o volume globular (VG) cair ou for notada hemorragia, a infusão trombolítica deve ser descontinuada.

COMPLICAÇÕES

As principais complicações da adrenalectomia são hemorragias, desequilíbrio hidroeletrolítico, pancreatite, infecção da ferida, atraso da cicatrização da ferida e tromboembolismo. A hemorragia pós-cirúrgica usualmente associada à oclusão incompleta de pequenos vasos ao redor de um tumor grande e altamente vascularizado. O uso criterioso de dispositivos selantes vasculares, eletrocautério e pinças hemostáticas previne esta complicação. O atraso na cicatrização da ferida é frequentemente encontrado em animais com HAC em razão dos efeitos adversos de esteroides sobre a cicatrização de feridas; portanto, deve haver cuidado com o fechamento abdominal nestes animais (ver discussão prévia). Fios fortes monofilamentares absorvíveis (p. ex., polidioxanona ou poligliconato) ou não absorvíveis (p. ex., polipropileno) devem ser utilizados.

CONSIDERAÇÕES ESPECIAIS RELACIONADAS COM A IDADE

Animais com neoplasia adrenal são em geral mais velhos e frequentemente têm anormalidades concomitantes, como hipertensão ou problemas cardiovasculares; portanto, deve ser exercido extremo cuidado durante a cirurgia. Estes animais também necessitam de monitoramento pós-cirúrgico intensivo. Se o animal estiver debilitado, anoréxico ou apresentar êmese, a colocação de um tubo de alimentação enteral durante a cirurgia (p. 101) ou nutrição parenteral (p. 94) é aconselhada.

DOENÇAS ESPECÍFICAS

NEOPLASIA ADRENAL

DEFINIÇÕES

Carcinomas adrenais são tumores malignos autonomicamente funcionais do córtex adrenal; **adenomas adrenais** são tumores adrenocorticais benignos. **Feocromocitomas** são tumores secretores de catecolaminas do tecido cromafim, que usualmente surgem no tecido medular adrenal. Feocromocitomas também são conhecidos como *paragangliomas*. "Incidentalomas" (massas adrenais incidentais) são massas adrenais que são fortuitamente encontradas durante exames de imagem em animais que não possuem suspeita de doença adrenal. Eles podem ser carcinomas ou feocromocitomas, ou podem ser massas indefinidas não funcionais.

CONSIDERAÇÕES GERAIS E FISIOPATOLOGIA CLINICAMENTE RELEVANTE

Tumores da glândula adrenal incluem adenomas, carcinomas e feocromocitomas adrenais. A maioria dos tumores adrenais é não funcional, e os sinais clínicos são causados por invasão local do tumor em direção ao tecido circundante, metástases distantes ou ambas. Tumores corticais funcionais secretam quantidades excessivas de cortisol ou aldosterona. Em cães, tumores funcionais tipicamente secretam cortisol, o que inibe a secreção hipofisária de ACTH e causa atrofia da adrenal contralateral. Adenomas e carcinomas adrenocorticais parecem ocorrer com igual frequência. Eles são geralmente unilaterais, embora neoplasias adrenocorticais bilaterais raramente ocorram. Histórico, exame físico e achados laboratoriais não diferenciam neoplasias adrenais bilaterais de unilaterais. A avaliação ultrassonográfica das adrenais frequentemente identifica adrenomegalia em um lado e atrofia adrenal no outro, o que localiza o tumor. A perfuração colônica é uma rara sequela de secreção de glicocorticoide excessiva. Corticosteroides podem inibir a síntese de colágeno e aumentar a lise dele. Eles também podem causar ruptura da barreira mucosa e inibir respostas imunes normais.

> **NOTA** A maioria dos animais com hiperadrenocorticismo tem tumores hipofisários (em vez de adrenais).

Tumores adrenais uni ou bilaterais também podem ocorrer em gatos. Em um estudo de 2016 com 33 tumores adrenais felinos, 17 eram carcinomas, 13 eram adenomas e três eram feocromocitomas.[4] Foi observado que 19 destes gatos tinham tumores funcionais, sendo que 16 dos 19 causavam secreção excessiva de aldosterona. Sinais clínicos comuns incluem fraqueza (mais frequentemente devido à significativa hipopotassemia), cegueira, questões respiratórias e sinais gastrointestinais.

Feocromocitomas são tumores da medula adrenal que secretam quantidades excessivas de catecolaminas (principalmente norepinefrina, mas também epinefrina e dopamina) e outros peptídeos vasoativos (p. ex., polipeptídeo intestinal vasoativo, somatostatina, encefalina, corticotropina). Os níveis excessivos de catecolaminas e peptídeos vasoativos podem ser manifestados como distúrbios cardiovasculares, respiratórios ou do sistema nervoso central (SNC). Embora estes tumores tenham sido classicamente relatados como benignos, relatos recentes sugerem que a invasão regional e metástases distantes (fígado, linfonodos regionais, pulmões, baço, ovários, diafragma e vértebras) ocorrem em até 50% dos cães afetados. A invasão da veia cava caudal, artéria ou veia frenicoabdominal (abdominal cranial), artéria ou veia renal, ou veia hepática pode causar sinais de ascite, edema ou distensão venosa. Feocromocitomas são usualmente unilaterais, embora tumores bilaterais ocorram. Estas massas possuem geralmente coloração avermelhada, são multilobadas, firmes ou friáveis, e podem estar completa ou parcialmente encapsuladas. Ocasionalmente, feocromocitomas podem estar associados à transformação neoplásica de tecidos endócrinos múltiplos de origem neuroectodérmica (p. ex., adenomas hipofisários, adrenocorticais ou tireoidianos; ou tumores de células das ilhotas pancreáticas). Feocromocitomas extra-adrenais já foram relatados em cães e gatos. Outros tumores raramente surgem da medula adrenal incluem neuroblastoma e ganglioneuroma.

DIAGNÓSTICO

Apresentação Clínica
Sinais Clínicos

Tumores adrenocorticais geralmente ocorrem em cães idosos de raças de grande porte, e parecem ser diagnosticados mais comumente em fêmeas. Uma predisposição racial definitiva ainda não foi identificada. Feocromocitomas usualmente ocorrem em cães idosos, mas já foram relatados em cães de até 1 ano; ambos os gêneros parecem ser igualmente afetados.

Histórico

É fundamental compreender que o HAC pode ser diagnosticado somente em animais com sinais clínicos consistentes do HAC. Para diagnosticá-lo, deve haver anormalidades (p. ex., poliúria-polidipsia, polifagia, abdome pendulosos [i.e., "abdome abaulado"], alopecia endócrina, hiperpigmentação e/ou calcinose cutânea) que são típicas de HAC. Podem também ocorrer caquexia muscular, fraqueza, letargia e/ou ofegância em alguns pacientes, mas não são fortemente sugestivas de HAC. Nenhum achado de imagem ou laboratorial (incluindo testes de função adrenal) permitem o diagnóstico de HAC na ausência de sinais clínicos óbvios. Feocromocitoma e tumores não funcionais não causarão estes sinais.

A êmese foi associada à perfuração intestinal em um cão com adenoma adrenocortical, mas isso é raro. Altos níveis circulantes de glicocorticoides podem tornar difícil o diagnóstico de perfuração intestinal, porque os sinais de peritonite (desconforto abdominal, inquietude, ofegância, fraqueza e/ou dispneia) são inicialmente ocultos. Gatos relatados com hiperaldosteronismo primário são atendidos com histórico de fraqueza, êmese, inapetência, desidratação, diarreia e ventroflexão cervical.

Feocromocitomas podem causar sinais vagos e intermitentes de fraqueza ou ofegância devido a hipertensão e taquicardia episódicas. Várias vezes eles são achados incidentais na TC, ultrassonografia ou necropsia. Sinais de tumores adrenocorticais não funcionais podem incluir anorexia, aumento abdominal, dor abdominal, diarreia, êmese e letargia; entretanto, eles também podem ser achados incidentais na TC, ultrassonografia ou necropsia. Em um estudo com 270 cães submetidos à TC abdominal por razões outras que doenças da glândula adrenal, as massas adrenais incidentais foram identificadas em 9,3%.[5]

Achados de Exame Físico

Achados clínicos em animais com tumores adrenocorticais dependem de se os tumores são funcionais. Cães com HAD devem ter sinais óbvios de HAC (ver discussão prévia). Ascite, dor abdominal, edema, diarreia e êmese são mais comuns em tumores não funcionais, embora muitos sejam assintomáticos. Gatos com hiperaldosteronismo podem ter fraqueza de membros pélvicos, ventroflexão cervical ou postura plantígrada. Para gatos que tenham cegueira, pode haver hifema, descolamento de retina ou hemorragia intraocular. Uma massa abdominal palpável também pode ser notada em gatos.

Achados clínicos em animais com feocromocitomas podem incluir taquicardia ou arritmia cardíaca, colapso agudo, hiperpneia, ofegância, tosse, letargia, anorexia, dispneia, fraqueza, distensão abdominal, insuficiência cardíaca congestiva, ataxia, incoordenação, poliúria-polidipsia e alopecia. Hipertensão (paroxística ou sustentada) está frequentemente presente também. Entretanto, feocromocitomas podem ser achados incidentais em cães que não tenham sinais clínicos associados ao tumor.

Diagnóstico por Imagem

Tumores adrenais são difíceis de detectar radiograficamente a menos que estejam associados a aumento adrenal significativo (maior ou igual a 20 mm) ou calcificação. A alimentação deve ser removida durante 24 horas antes da radiografia a fim de permitir que o trato gastrointestinal esvazie. Em alguns cães, a mineralização do tecido cranial ao rim pode ser observada em radiografias simples, e pode ou não estar associada ao aumento adrenal óbvio. Este achado é sugestivo de neoplasia adrenocortical (adenoma ou carcinoma). A mineralização não neoplásica das glândulas adrenais é rara em cães; entretanto, a calcificação adrenal bilateral pode ocorrer em casos de HHD. Ao contrário, a mineralização da glândula adrenal é considerada um achado incidental em gatos (Figura 22.5). Hepatomegalia, calcinose cutânea ou osteoporose podem ser observadas em casos de HHD e HAD. O ganho de contraste abdominal causado pelo aumento de gordura abdominal pode ocorrer. Cães com HAC terão mais provavelmente urólitos que contêm cálcio do que cães sem evidência clínica de HAC. Embora feocromocitomas possam ser detectados em radiografias se suficientemente grandes, ultrassonografia e TC são mais sensíveis.

> **NOTA** Se você notar mineralização radiográfica de uma glândula adrenal em um cão, considere a possibilidade de neoplasia.

A ultrassonografia é útil para avaliação do tamanho da adrenal, a ecogenicidade e o formato da glândula, e se já ocorreu invasão de estruturas adjacentes. O tamanho normal da glândula adrenal canina em cães adultos é dependente do tamanho corporal. Vários métodos podem ser utilizados para avaliar ultrassonograficamente o tamanho da glândula adrenal. Um método envolve comparar o diâmetro máximo com o comprimento da glândula; esta deve ser menor do que aproximadamente 30%. De maneira alternativa, o diâmetro da

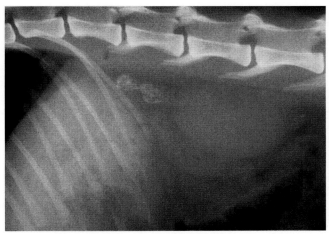

Figura 22.5 Radiografia abdominal lateral de um gato com glândula adrenal mineralizada. (Cortesia de L. Homco, Ithaca, NY.)

glândula não deve ser maior do que o diâmetro da aorta adjacente. Aferições absolutas também já foram relatadas (p. ex., a adrenal canina deve ser menor que 7,4 mm; a adrenal felina deve ser menor do que 4,3 mm), mas recentemente a espessura adrenal no polo caudal foi avaliada no contexto com peso corporal, sexo e idade do cão.[6] Para doenças que não envolvam a glândula adrenal, a espessura adrenal é significativamente menor em cães que pesam menos do que 12 kg e esta medida não deve exceder 0,62 cm, enquanto a espessura adrenal em cães com mais de 12 kg não deve exceder 0,72 cm.

Ambas as adrenais devem ser rotineiramente visualizadas em cães com HAC porque a existência de uma glândula adrenal normal não exclui a possibilidade de existência de um tumor adrenocortical funcional contralateral. Tumores adrenocorticais bilaterais são raros. Já foi relatado que feocromocitomas possuem padrões ecogênicos mistos e não podem ser definitivamente diferenciados de tumores adrenocorticais. Embora o aumento adrenal bilateral seja sugestivo de HHD, a atrofia da glândula adrenal contralateral em cães com tumores adrenocorticais funcionais pode não ser aparente na ultrassonografia. Em gatos, massas adrenais uni ou bilaterais podem ser identificadas pela ultrassonografia abdominal.

> **NOTA** Não é possível diferenciar definitivamente lesões adrenais benignas e malignas pela utilização somente de critérios ultrassonográficos, a menos que tenha ocorrido invasão da veia cava.

A TC e a RM permitem a localização precisa da neoplasia adrenal, mas não a diferenciação do tipo tumoral. Carcinomas adrenais podem surgir como massas bem demarcadas e homogêneas, ou podem ser mal demarcados, com textura irregular e ganho de contraste. Massas que são mal demarcadas, de formato irregular e não homogêneas com mineralização são geralmente carcinomas. A ultrassonografia pode detectar a invasão da veia cava, mas a TC contrastada é mais sensível. A administração de agentes de contraste em pacientes com feocromocitoma pode causar hipertensão severa; dessa forma, deve ser realizada com precaução. Se a TC contrastada e a ultrassonografia não forem realizadas, a angiografia da veia cava caudal (ver precauções na discussão prévia) pode ser considerada antes da cirurgia se houver suspeita de trombose da veia cava caudal (Figura 22.6). A urografia excretora pode ajudar a identificar a invasão tumoral que necessite de nefrectomia (p. ex., obstrução ureteral ou invasão renal).

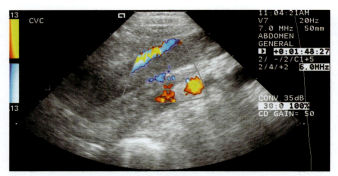

Figura 22.6 Avaliação por Doppler colorido da veia cava caudal. Massa hiperecoica é observada dentro do lúmen da cava pela invasão de um tumor adrenal. Note o distúrbio no fluxo sanguíneo ao redor da massa *(azul)*.

> **NOTA** TC e RM não diferenciam adenomas, carcinomas ou feocromocitomas adrenais. Sinais clínicos, exames bioquímicos e uma amostra tecidual são necessários para um diagnóstico definitivo.

Achados Laboratoriais

Nenhuma alteração laboratorial é observada de maneira confiável em todos os animais com HAC; entretanto, anormalidades laboratoriais comuns incluem aumento substancial da fosfatase alcalina sérica, leucocitose neutrofílica, linfopenia, eosinopenia, discreta policitemia, aumento moderado da alanina aminotransferase, hipofosfatemia e hipercolesterolemia. Discretas hipernatremia e hipopotassemia são raramente observadas. Anormalidades do trato urinário podem incluir hipostenúria (densidade urinária < 1,007) ou isostenúria (1,008-1,012). Infecções do trato urinário são comuns, mesmo quando não houver bacteriúria e piúria.

O diagnóstico de HAC requer sinais clínicos consistentes com a doença. Resultados anormais de testes de função adrenal na ausência de sinais clínicos não são diagnósticos de HAC. O teste de estimulação por ACTH (Quadro 22.4) e o teste de supressão por baixa dose de dexametasona (SBDD) são os testes de função adrenal primários utilizados. O teste de estimulação por ACTH é fácil e rápido de realizar, e é o melhor teste para confirmação de HAC iatrogênico (Quadro 22.5). Entretanto, o teste de estimulação por ACTH possui desvantagens. Cães com HAD pode ter quaisquer respostas (i.e., normal, exagerada ou diminuída) ao ACTH, e vários cães clinicamente doentes sem HAC possuem resultados de teste exagerados que mimetizam HAC. Classicamente, podem ser aferidas as concentrações de cortisol antes e após a administração de ACTH, mas também podem ser aferidos os esteroides sexuais (p. ex., 17-hidroxiprogesterona). A sensibilidade e a especificidade das concentrações de esteroides sexuais para o diagnóstico de HAC são incertas. O teste de SBDD precisa de 8 horas para ser realizado, mas é um melhor teste para confirmar HAC espontâneo. Ademais, o teste de SBDD frequentemente permite a diferenciação entre HHD e HAD.

Carcinomas adrenocorticais funcionais podem causar diminuição das concentrações de aldosterona e aumento das concentrações de desoxicorticosterona na presença de hipopotassemia. Foi demonstrado que estas anormalidades metabólicas cessam após ressecção do carcinoma. Níveis séricos elevados de aldosterona foram observados em todos os gatos com hiperaldosteronismo secundário a um tumor adrenal. Outros achados laboratoriais incluem hipopotassemia, aumento da creatinoquinase, alcalemia, hiperglicemia, hipofosfatemia e hiponatremia, assim como evidências de doença renal crônica.

QUADRO 22.4 Estimulação com Hormônio Adrenocorticotrópico em Cães

1. Obtenha soro para determinar a concentração de cortisol antes do teste.
2. Administre 2,2 UI/kg de gel de ACTH ou 5 μg/kg de ACTH sintético IM ou IV
3. Obtenha soro para testar 1 hora após administração de ACTH.

ACTH, hormônio adrenocorticotrópico; *IM*, intramuscular; *IV*, intravenoso.

QUADRO 22.5 Padrões de Testes de Estimulação por Hormônio Adrenocorticotrópico (Cortisol Pós-hormônio Adrenocorticotrópico)[a]

<24 μg/dL: sugestivo de hiperadrenocorticismo[b]
19-24 μg/dL: suspeita de hiperadrenocorticismo
8-18 μg/dL: normal
<4 μg/dL: potencialmente consistente com doença de Cushing iatrogênica
<1 μg/dL: consistente com hipoadrenocorticismo, espontâneo ou iatrogênico

[a] Variação substancial entre laboratórios pode ocorrer. Para converter μg/dL para nmol/L, multiplique μg/dL × 27,59.
[b] Doença não adrenal severa pode estar associada a estresse, causando valores altos ou maiores; hiperadrenocorticismo não é diagnosticado simplesmente pela realização de um teste de função adrenal.

É de extrema importância notar que o HAC não pode ser diagnosticado simplesmente pela realização de um exame de função adrenal; estes testes podem ser substancialmente alterados por doenças não adrenais ou fármacos. Resultados exagerados de testes frequentemente ocorrem em cães em estresse crônico ou doentes. Em particular, animais com testes de função adrenal anormais, mas glândulas adrenais de tamanho normal, devem ser cuidadosamente analisados antes do início da terapia. HHD e HAD muito raramente coexistem. Em razão da complexidade do diagnóstico de HAC e diferenciação entre HHD e HAD, os leitores são encaminhados a um texto clínico para informações adicionais.

Anormalidades laboratoriais são inconsistentes e inespecíficas em animais com feocromocitomas. Entretanto, a aferição de catecolaminas urinárias e plasmáticas tem sido utilizada para ajudar a diferenciar cães com HAC e cães com feocromocitomas. Cães com feocromocitomas classicamente possuem relações de normetanefrina-metanefrina e creatinina urinárias significativamente maiores, e concentrações de normetanefrina plasmáticas total e livre e de metanefrina livre significativamente maiores, quando comparados a cães com HAC e cães com doença não adrenal.[7]

DIAGNÓSTICO DIFERENCIAL

Feocromocitomas e tumores adrenocorticais devem ser diferenciados, pois o manejo cirúrgico é diferente. Geralmente, a análise dos sinais clínicos e laboratoriais permite a diferenciação pré-cirúrgica (ver discussão prévia). Na cirurgia, feocromocitomas podem ser identificados macroscopicamente pela aplicação da solução de Zenker (dicromato ou iodeto de potássio), que oxida catecolaminas, formando um pigmento marrom-escuro dentro de 10 a 20 minutos após aplicação à superfície de um tumor recém-seccionado. Embora carcinomas adrenais sejam suscetíveis a serem grandes e invasivos, a diferenciação entre adenomas e carcinomas é impossível sem histopatologia. Lesões metastáticas aparentes no fígado ou linfonodos drenantes podem sugerir malignidade, mas deve haver cuidado para diferenciar nódulos hepáticos benignos e doença neoplásica.

NOTA Garanta que a glândula adrenal seja enviada para exame histológico. O diagnóstico definitivo de tumores adrenais requer histopatologia.

MANEJO CLÍNICO

O bloqueio adrenérgico (p. ex., fenoxibenzamina, fentolamina, prazosina) é utilizado para controlar a pressão sanguínea em pacientes com feocromocitoma. Estes fármacos também são utilizados nos períodos pré e intraoperatório (ver discussões sobre Manejo Pré-cirúrgico e Anestesia na p. 586). Se houver taquicardias ou arritmias cardíacas, o bloqueio β-adrenérgico pode ser utilizado; entretanto, o β-bloqueio sem oposição pode causar hipertensão severa, com risco de morte. O β-bloqueio não deve ser iniciado até que o bloqueio α-adrenérgico tenha sido determinado como adequado. Em um estudo, cães tratados com fenoxibenzina submetidos à adrenalectomia por feocromocitoma tiveram diminuição significativa da taxa de mortalidade quando comparados a cães não tratados (13% versus 48%, respectivamente).[8] De forma geral, é recomendado tratar previamente cães durante 2 semanas com fenoxibenzamina (p.594) antes da cirurgia para feocromocitoma.

A terapia clínica para HAC é potencialmente complexa e pode ter efeitos colaterais significativos. Portanto, o leitor é encaminhado a um texto clínico atual para uma discussão mais completa. Trilostano inibe uma das enzimas sintéticas, bloqueando assim a produção do cortisol e outros esteroides adrenais; ele usualmente não causa necrose adrenal. O trilostano parece ser tão seguro ou talvez ainda mais do que outros fármacos utilizados para tratar HAC, e é eficaz na maioria dos pacientes (Quadro 22.6). As principais desvantagens são o fato de necessitar de administração diária e os ocasionais efeitos colaterais (p. ex., hipoadrenocorticismo, necrose adrenal).

O mitotano (o,p′-DDD) destrói o córtex adrenal de modo dose-dependente. Foi o principal fármaco utilizado para tratar o HAC canino antes do advento do trilostano. O mitotano pode controlar frequentemente os sinais clínicos em animais com HAD; entretanto, os tumores são mais resistentes aos efeitos adrenocorticolíticos do mitotano do que os córtex adrenais normais ou hiperplásicos. Doses maiores (Quadro 22.6) são frequentemente necessárias para obter e manter o controle em cães com HAD do que com HHD, e efeitos colaterais maiores (p. ex., irritação gástrica, êmese) podem ser esperados. As principais vantagens do mitotano incluem as seguintes: (1) é eficaz, e (2) após terapia de indução (usualmente 4-14 dias), a terapia de manutenção consiste em uma a duas administrações por semana. As principais desvantagens são: (1) pode facilmente destruir toda a glândula adrenal, resultando em hipoadrenocorticismo temporário ou permanente (ou morte), (2) alguns cães são resistentes a seus efeitos, e (3) alguns cães são muito sensíveis a seus efeitos. As últimas duas desvantagens significam que há uma variação substancial no modo que os pacientes respondem. Alguns pacientes respondem bem e são fáceis de tratar, enquanto outros são extremamente difíceis de controlar utilizando mitotano. Por esta razão, o trilostano se tornou mais popular para a terapia do HAC.

O cetoconazol causa inibição reversível da produção esteroidal adrenal e possui pouco efeito sobre a produção mineralocorticoide. Portanto, o cetoconazol pode ser utilizado (1) em cães com HAD que não sejam candidatos à cirurgia, (2) antes da cirurgia a fim de reduzir os riscos anestésicos e cirúrgicos em animais com HAC descontrolado, e (3) como um ensaio diagnóstico em cães nos quais resultados equívocos de testes tornam difícil o diagnóstico de HAC. Se utilizado para fins diagnósticos, o fármaco deve ser administrado por um mínimo de 4 a 8 semanas. As principais vantagens do cetoconazol incluem as seguintes: (1) é relativamente seguro e (2) é muito efetivo. As principais desvantagens são: (1) ele funciona somente enquanto houver níveis sanguíneos do fármaco, (2) é relativamente caro, e (3) é tão efetivo em diminuir as concentrações de cortisol que é fácil fazer com que pacientes se sintam mal ao iniciar a administração do medicamento. Ademais, as reações adversas ao cetoconazol (p. ex., anorexia, depressão, êmese, diarreia, icterícia) podem ocorrer, necessitando que o fármaco seja interrompido ou que a dose seja reduzida. Se houver suspeita de superdosagem causando doença aguda ou colapso, devem ser administrados glicocorticoides e o cetoconazol deve ser interrompido. Conforme previamente observado, ele é raramente utilizado para HAC desde a introdução do trilostano.

Anlodipino, espironolactona e gliconato de potássio são utilizados no tratamento clínico do hiperaldosteronismo primário associado a tumores adrenais em gatos. A aldosterona é liberada das glândulas adrenais pela ação do sistema renina-angiotensina-aldosterona. A aldosterona estimula a reabsorção renal de sódio, resultando em expansão volêmica. Sinais de hiperaldosteronismo tipicamente resultam de hipertensão sistêmica. A aldosterona também estimula a excreção de potássio e pode resultar em miopatia hipopotassêmica.

TRATAMENTO CIRÚRGICO

A saúde geral do animal, a presença de metástases não ressecáveis e a aparente invasividade do tumor (i.e., evidência de trombose da veia cava caudal na TC ou ultrassonografia) devem ser consideradas quando for determinada a pertinência da cirurgia de tumores adrenais. A sobrevida em longo prazo (superior a 1 ano) pode ser possível, mesmo em cães com lesões metastáticas disseminadas. Se o tumor parecer invasivo, uma abordagem na linha média abdominal é preferida por permitir a avaliação da veia cava caudal e de outras estruturas abdominais. A remoção de trombos pode necessitar de que a incisão na linha média seja estendida em direção ao tórax caudal por meio de uma abordagem por esternotomia mediana caudal (p. 891). Os trombos mais comumente ocorrem em razão da extensão intraluminal pela veia adrenal ou renal, e menos comumente por invasão direta. Trombos na veia cava ocorrem em aproximadamente um quarto de cães com tumores da glândula adrenal. Eles são mais comuns em casos de feocromocitoma do que em tumores adrenocorticais, mas podem ocorrer em ambos. A venotomia pode ser utilizada

---

QUADRO 22.6 Terapia Clínica para Tumores Adrenais

Trilostano (Principal Fármaco Utilizado para Tumores Adrenais)
1. Inicie com 1 mg/kg bid ou 2 mg/kg uma vez por dia (duas vezes por dia é provavelmente mais efetivo). Se aquela dose for insuficiente, então aumente gradativamente a dose oral com alimento. Observe sinais de letargia, êmese, diarreia ou inapetência.
2. Realize um exame clínico, perfil bioquímico sérico e estimulação por ACTH 4-6 horas após a administração da manhã nos dias 10-14.
3. Aumente a dose até o tutor relatar uma boa resposta clínica e o nível sérico de cortisol pós-ACTH ser <9 µg/dL.

Mitotano[a]
1. Administre 50-75 mg/kg uma vez por dia com alimento mais 0,2 mg/kg de prednisolona/dia. Observe sinais de letargia, êmese, diarreia ou inapetência. Reavalie o cão dentro de 10-14 dias. Se não houver resposta, então aumente a dose em 50 mg/kg/dia.
2. Realize o teste de estimulação por ACTH. A resposta apropriada é do cortisol estimulado por ACTH <1 µg/dL. Se o paciente estiver respondendo, diminua o mitotano para 75-100 mg/kg/semana e mantenha a prednisolona. Se não houver resposta com 14 dias, então aumente o mitotano em 50 mg/kg/dia (mantenha a prednisolona) por outros 14 dias e reavalie.

ACTH, hormônio adrenocorticotrópico.
[a]Uma dose total acumulada de até 3.000 a 5.000 mg/kg pode ser necessária. O tratamento para ablação geralmente é de 10 dias a 11 semanas (média, 24 dias). Dois terços dos cães eventualmente sofrem recidiva.

para remover tumores que se estendam em direção à veia cava caudal. Se a venotomia não puder ser realizada, a oclusão gradativa da veia cava caudal pode permitir a remoção de tumores de glândula adrenal com invasão vascular que seriam outrora difíceis ou impossíveis de ressecar; a ressecção em bloco da veia cava caudal durante a remoção do feocromocitoma também pode ser realizada. Pequenos tumores e aqueles que não parecem invasivos podem ser removidos por uma abordagem paralombar (p. 588). A adrenalectomia laparoscópica também já foi realizada em cães e gatos (p. 588).

Manejo Pré-cirúrgico

O manejo pré-cirúrgico de um tumor adrenal funcional que causa hiperadrenocorticismo deve incluir 3 a 4 semanas de terapia com trilostano (Quadro 22.6). A função renal deve ser determinada antes da cirurgia em caso de necessidade de nefrectomia ipsolateral. Anormalidades eletrolíticas ou acidobásicas substanciais, glicemias maiores que 200 mg/dL, e hipertensão devem ser corrigidos antes da cirurgia, se possível. A fluidoterapia deve ser iniciada antes da indução de anestesia. Animais com HAC possuem maior risco de TEP pós-cirúrgica (p. 586). Transfusões de plasma fresco congelado, ácido acetilsalicílico e/ou plasma incubado com heparina podem ser indicados em pacientes com coagulação intravascular disseminada (CID) (Quadro 22.7). Ácido acetilsalicílico, heparina e clopidogrel têm sido utilizados no período pré-cirúrgico em pacientes com tumor adrenocortical para prevenir tromboembolismo (Quadro 22.7), mas o valor destas medidas preventivas é controverso. A heparina (75-100 U/kg) pode ser adicionada ao plasma durante a cirurgia, com continuidade do tratamento com heparina durante 3 a 4 dias. A heparina de baixo peso molecular (150 U/kg) pode ser mais efetiva do que a heparina não fracionada, mas requer monitoramento diferente do que esta (Quadro 22.7). Antibióticos peroperatórios devem ser administrados e mantidos no período pós-cirúrgico imediato em animais com hiperadrenocorticismo. Não administre esteroides a animais com tumores adrenais funcionais antes da cirurgia, já que podem aumentar a pressão sanguínea e promover TEP. Aguarde até a cirurgia para administrar esteroides a estes animais.

Ênfase particular deve ser colocada no exame pré-cirúrgico do sistema cardiovascular buscando evidências de arritmias ou insuficiência cardíaca congestiva em animais com feocromocitomas. Se houver arritmias cardíacas, um β-bloqueador pode ser adicionado, mas somente após a determinação da dose adequada de fenoxibenzamina (ver na seção Anestesia) e do retorno da pressão sanguínea ao normal. Ambos bloqueios, α e β, permitirão o retorno à volemia normal; entretanto, eles podem desmascarar insuficiência renal e anemia. O bloqueio α-adrenérgico demonstrou reduzir drasticamente a incidência de hipertensão peroperatória grave, reduzindo, dessa forma, a mortalidade (Tabela 22.1).

Anestesia

Complicações anestésicas são comuns durante adrenalectomia por feocromocitoma, e amplas flutuações na frequência cardíaca (FC) e pressão sanguínea são típicas em animais não bloqueados. Mesmo se a hipertensão estiver bem controlada, pode ser bem difícil manejar os pacientes sob anestesia. A monitoração apropriada é crítica e inclui ritmo cardíaco, pressão sanguínea arterial, dióxido de carbono corrente final ($EtCO_2$) e oximetria de pulso. É recomendado o tratamento durante várias semanas antes da cirurgia com um bloqueador α-adrenérgico (p. ex., fenoxibenzamina; Tabela 22.1). Uma dose inicial de fenoxibenzamina de 0,25 mg/kg administrada por via oral a cada 12 horas é gradativamente aumentada a cada 2 a 3 dias até que a pressão sanguínea esteja dentro da variação normal. Este processo pode durar de 1 a 2 semanas antes que o paciente seja adequadamente bloqueado. A dose máxima é de 2 mg/kg. A FC pode ser controlada com um β-bloqueador (p. ex., metoprolol, esmolol); entretanto, este tratamento não deve ser iniciado até que tenha sido estabelecido o

QUADRO 22.7 Terapêutica para Coagulação Intravascular Disseminada

Plasma (Fresco Congelado)[a]
10-20 mL/kg, então reavalie a atividade plasmática da ATIII. Repita conforme necessário até aumentar ATIII a concentrações próximas do normal.
NOTA: Grandes quantidades de PFC podem ser necessárias para aumentar ATIII, mas supostamente níveis adequados de ATIII são críticos nestes pacientes.

Ácido Acetilsalicílico[b]
0,5 mg/kg VO q24h (eficácia não comprovada em cães ou gatos)

Clopidogrel
Dose de ataque de 2-3 mg/kg (alguns sugerem até 10 mg/kg), então 1-2 mg/kg q24h (eficácia não comprovada em cães ou gatos)

Plasma Ativado por Heparina[c]
Coloque a primeira dose de heparina (50-100 U/kg) no plasma e incube durante 30 minutos antes da administração. Assim que os níveis de ATIII estiverem acima de 60%, mantenha a heparina por via subcutânea. Se for necessário mais plasma, incubação com heparina não é necessária (eficácia não comprovada em cães e gatos).

Heparina (Não Fracionada)[c,d]
50-300 U/kg SC q8-12h; ajuste a dose com base na monitoração

Heparina de Baixo Peso Molecular (Dalteparina)[c]
100-150 U/kg SC q8-24h (cães)
180 U/kg SC q6h (gatos)

ATIII, antitrombina III; *CID*, coagulação intravascular disseminada; *PFC*, plasma fresco congelado; *SC*, subcutâneo.
[a]A substituição de fatores de coagulação e ATIII é provavelmente a melhor terapia para CID; entretanto, grandes doses de PFC são necessárias para elevar ATIII. Assim, a eficácia deste tratamento tem sido questionada.
[b]Supostamente é efetiva na CID associada à anemia hemolítica imunomediada; eficácia na CID causada por outras doenças não comprovada.
[c]Heparina é controversa no tratamento da CID. A heparina de baixo peso molecular é provavelmente mais efetiva do que a heparina não fracionada, mas sua eficácia para o tratamento da CID é questionável. Diferenças substanciais foram notadas entre as duas formas, incluindo diferenças na monitoração da efetividade da terapia. Assim que surgirem mais informações sobre as heparinas de baixo peso molecular, esta recomendação de dose poderá mudar.
[d]Heparina não é mais considerada como o melhor tratamento para CID. Não existem publicações adequadamente desenvolvidas na medicina veterinária que avaliem minuciosamente a terapia com heparina em pacientes com CID. De maneira correta ou errada, o pensamento atual no momento em que este texto foi escrito é que a heparina não deve ser utilizada para pacientes com CID que tenham condições inflamatórias concomitantes, aqueles que estejam com hemorragias ativas ou aqueles que pareçam hipocoaguláveis. Embora a heparina pareça benéfica em pacientes com risco de tromboembolismo, não existe estudo que confirme esta hipótese. Os leitores são encaminhados para um texto clínico para avanços no tratamento da CID.

adequado bloqueio α (i.e., pressão sanguínea normal). O β- bloqueio intraoperatório com esmolol (Tabela 22.1) é preferível em razão de sua curta meia-vida e pode ser administrado como *bolus* ou taxa de infusão em taxa constante (CRI; do inglês, *constant-rate infusion*). Arritmias cardíacas podem ser tratadas com lidocaína (Quadro 22.8) ou esmolol (Tabela 22.1). A hipertensão pode resultar da manipulação do tumor e pode ser minimizada pelo isolamento do suprimento sanguíneo do tumor antes da manipulação deste. A hipertensão pode ser tratada com fentolamina administrada como *bolus* intravenoso (IV) (Tabela 22.1). Nitroprussiato de sódio ou nitroglicerina pode também ser infundido se houver hipertensão. A hipotensão frequentemente ocorre após a remoção do tumor; grandes doses de cristaloides devem ser administradas para repor perdas sanguíneas estimadas, assim como a perda de fluido no terceiro espaço. Se persistir a hipotensão, a dobutamina pode ser administrada (2-10 μg/kg por minuto IV). Em pacientes humanos com feocromocitoma, os vasopressores de escolha são a fenilefrina e a norepinefrina. Como a remoção do tumor inicia a cessação da liberação de norepinefrina na corrente sanguínea,

CAPÍTULO 22 Cirurgia do Sistema Endócrino   595

TABELA 22.1 Considerações Anestésicas no Paciente Canino com Feocromocitoma

Considerações Pré-operatórias

Condições associadas	<ul><li>Anemia (pode ser oculta)</li><li>Hipovolemia</li><li>Hipertensão</li><li>Taquiarritmias</li><li>Ectopia ventricular</li><li>Disfunção cardíaca</li><li>Insuficiência renal (pode ser oculta)</li><li>Edema pulmonar cardiogênico</li></ul>
Exames de sangue	<ul><li>HT</li><li>Eletrólitos</li><li>Ureia</li><li>Creatinina</li><li>PT</li><li>Urinálise</li></ul>
Exame físico	Podem estar hipovolêmicos, taquicárdicos e hipertensos se não tratados com fenoxibenzamina. Podem ter hipotensão ortostática se tratados.
Outros exames	<ul><li>Pressão sanguínea é essencial</li><li>ECG</li><li>Radiografias (torácica, abdominal)</li><li>Ultrassom</li></ul>
Pré-medicações	Dê:<ul><li>Fenoxibenzamina até a manhã da cirurgia</li><li>Diazepam (0,2 mg/kg IV), *ou*</li><li>Midazolam (0,2 mg/kg IV, IM), *mais*</li><li>Hidromorfona (0,05-0,2 mg/kg IV, IM), *ou*</li><li>Oximorfina (0,1-0,2 mg/kg IV, IM), *ou*</li><li>Morfina[a] (0,1-0,2 mg/kg IV ou 0,2-0,4 mg/kg IM)</li><li>Evite cetamina, xilazina, medetomidina, dexmedetomidina, atropina, glicopirrolato e acepromazina</li></ul>

Considerações Intraoperatórias

Indução	<ul><li>Titule propofol (2-4 mg/kg IV se sedado ou 4-8 mg/kg IV se não sedado), *ou*</li><li>Dê alfaxalona (2-3 mg/kg IV se sedado ou 3-5 mg/kg IV se não sedado)</li><li>Se em ICC, titule etomidato (0,5-1,5 mg/kg)</li></ul>
Manutenção	<ul><li>Isoflurano ou sevoflurano *mais*<ul><li>Fentanila (2-10 μg/kg IV PRN) para alívio da dor em curto prazo, *mais*</li><li>Fentanila CRI (1-5 μg/kg IV dose de ataque, então 2-30 μg/kg/h IV), *ou*</li><li>Hidromorfona (0,05-0,2 mg/kg IV PRN), *ou*</li><li>Oximorfona (0,1-0,2 mg/kg IV PRN), *ou*</li><li>Morfina[a] (0,1-0,2 mg/kg IV ou 0,2-0,4 mg/kg IM) se houver hipotensão mínima, *mais*</li></ul></li><li>Para hipertensão (para manter a PAM entre 70 e 90 mmHg)<ul><li>Fentolamina (0,02-0,1 mg/kg IV) *bolus* e/ou CRI (0,5-3 μg/kg/min IV) *e*</li><li>Nitroprussiato (0,5-5 μg/kg/min IV) *ou*</li><li>Nitroglicerina (1-5 μg/kg/min IV) *e*</li><li>Esmolol (0,05-0,25 mg/kg IV) *bolus* a cada 2-5 min até fazer efeito e/ou CRI (50-200 μg/kg/min IV) até manter a frequência cardíaca normal</li></ul></li><li>Para hipotensão (para manter a PAM entre 70 e 90 mmHg)<ul><li>Fenilefrina (20-200 μg IV *bolus* e/ou CRI 0,1-1 μg/kg/min IV), *ou*</li><li>Norepinefrina CRI (0,05-2 μg/kg/min IV), *ou*</li><li>Dopamina (5-15 μg/kg/min IV)</li></ul></li><li>Para hipotensão com ICC<ul><li>Epinefrina (0,1-1 μg/kg/min IV) *ou*</li><li>Dobutamina (2-15 μg/kg/min IV)</li></ul></li></ul>
Necessidades de fluido	5-10 mL/kg/h para repor perdas evaporativas mais 3 × PSE Se em ICC, então 5-10 mL/kg e reposição mais lenta de perdas de fluido durante 3-4h se necessário
Monitoração	<ul><li>PAS: essencial</li><li>ECG</li><li>Frequência respiratória</li><li>SpO$_2$</li><li>EtCO$_2$</li><li>Temperatura</li><li>Acesso arterial</li><li>DU</li></ul>
Bloqueios	Epidural:<ul><li>Morfina (0,1 mg/kg livre de preservativos) *ou*</li><li>Buprenorfina (0,003-0,005 mg/kg diluído em salina)</li></ul>Incisional:<ul><li>Lidocaína (<5 mg/kg), *ou*</li><li>Bupivacaína (<2 mg/kg)</li></ul>

(Continua)

TABELA 22.1 Considerações Anestésicas no Paciente Canino com Feocromocitoma (Cont.)

Considerações Pós-operatórias

Analgesia	• Fentanila CRI (1-10 µg/kg dose de ataque, então 2-20 µg/kg/h IV), ou • Morfina[a] (0,1-1 mg/kg IV ou 0,1-2 mg/kg IM q1-4h) se houver hipotensão mínima ou • Hidromorfona (0,05-0,2 mg/kg IV, IM q3-4h), ou • Hidromorfona CRI (0,025-0,1 mg/kg/h IV), ou • Oximorfona (0,1-0,2 mg/kg IV q2-4h)
Monitoração	• SpO$_2$ • Pressão sanguínea é essencial • ECG • FC • Frequência respiratória • Temperatura • DU
Exames de sangue	• HT • PT • Ureia/Cr seriadas pelas próximas 2-4 semanas
Escore de dor estimado	Moderada a severa

Cr, creatinina; CRI, infusão em taxa constante; DU, débito urinário; ECG, eletrocardiograma; EtCO$_2$, CO$_2$ corrente final; FC, frequência cardíaca; HT, hematócrito; ICC, insuficiência cardíaca congestiva; IM, intramuscular; IV, intravenoso; PAM, pressão arterial média; PAS, pressão arterial sistêmica; PRN, conforme necessário; PSE, perda sanguínea estimada; PT, proteína total; SpO$_2$, saturação de hemoglobina com oxigênio.
[a]Administre lentamente para prevenir a liberação de histamina.

QUADRO 22.8 Administração de Lidocaína para Arritmias Ventriculares

Cães
Administre IV (2 mg/kg *bolus*, até 8 mg/kg como dose total) até determinar a resposta a este fármaco. Se as arritmias diminuírem ou cessarem, a lidocaína deve ser administrada por CRI IV de 50-75 µg/kg/min (para 50 µg/kg/min, coloque 500 mg de lidocaína em 500 mL de fluidos e administre na taxa de manutenção [66 mL/kg/dia]).

Gatos
Administre IV (1 mg/kg *bolus*, até 4 mg/kg como dose total); se necessário, administre 25-50 µg/kg/min por CRI.

CRI, infusão em taxa constante; IV, intravenoso.

---

a infusão de um alfa-1-agonista (fenilefrina ou norepinefrina) causa vasoconstrição confiável. Estes tumores tendem a ser altamente vascularizados, e hemorragia intraoperatória significativa pode necessitar de transfusões sanguíneas, particularmente se for realizada venotomia da veia cava caudal a fim de remover um trombo.

Atropina, glicopirrolato, xilazina, medetomidina, dexmedetomidina e cetamina não devem ser utilizados em pacientes com suspeita de feocromocitoma. Como anticolinérgicos, a atropina e o glicopirrolato bloqueiam as vias parassimpáticas, permitindo que o sistema nervoso simpático não tenha oposição. Taquiarritmias e hipertensão severa são potenciais efeitos colaterais, especialmente em pacientes com feocromocitoma. Xilazina, medetomidina e dexmedetomidina são primariamente alfa-2- agonistas. Elas tipicamente causam hipertensão transitória seguida por hipotensão prolongada. Embora possam aumentar a sensibilidade miocárdica às catecolaminas, alterações na pressão sanguínea tornam os alfa-2-agonistas uma adição indesejável ao protocolo anestésico. A cetamina deve ser evitada porque aumenta a FC, a pressão sanguínea e os níveis circulantes de catecolaminas. Como um aumento no CO$_2$ arterial causa um aumento na liberação de catecolaminas, o monitoramento do EtCO$_2$ e a prevenção de hipoventilação diminuem a chance de resposta adicional de catecolaminas. Se o etomidato for utilizado em pacientes com arritmias, a necessidade de reposição esteroidal peroperatória deve ser antecipada. Quando o etomidato for utilizado, as vantagens da estabilidade cardiovascular devem ser balanceadas contra a possibilidade de supressão adrenal transitória, a qual pode ocorrer em pacientes submetidos à adrenalectomia unilateral. Isoflurano e sevoflurano são os agentes inalatórios de escolha porque não sensibilizam o miocárdio a arritmias induzidas por epinefrina; o halotano deve ser evitado. Ademais, fármacos que liberam histamina, como morfina e meperidina, devem ser evitados. Outros opioides, como a hidromorfona e/ou a fentanila, fornecem bom controle da dor sem liberação de histamina.

Anatomia Cirúrgica

Ver p. 587 para a discussão da anatomia cirúrgica da glândula adrenal.

Posicionamento

O animal é posicionado em decúbito dorsal ou em decúbito lateral com o lado afetado para cima, dependendo da abordagem cirúrgica escolhida. Com tumores grandes ou invasivos, uma área generosa deve ser tricotomizada e preparada para cirurgia para permitir a realização de toracotomia caudal (esternotomia mediana), se necessário.

TÉCNICA CIRÚRGICA

A adrenalectomia por uma abordagem abdominal na linha média ou paralombar é descrita nas pp. 587 a 588. A adrenalectomia laparoscópica é discutida na p. 588. A nefrectomia concomitante pode ser necessária em alguns pacientes com tumores invasivos. A ressecção cirúrgica de tumores adrenais deve ser agressiva para garantir a remoção completa do tumor. A resecção em bloco deve ser realizada, se possível, para prevenir a permanência de pequenos fragmentos de tecido neoplásico. O suprimento vascular a feocromocitomas deve ser isolado antes da manipulação do tumor a fim de reduzir a liberação de catecolaminas e ajudar a prevenir a disseminação de células tumorais. A venotomia pode ser necessária para remover trombos tumorais. Todo o abdome deve ser explorado, com atenção especial à bexiga, ao canal pélvico, aos rins e à aorta próxima à junção da artéria mesentérica caudal, onde é relatada a ocorrência de neoplasias extra-adrenais.

MATERIAIS DE SUTURA E INSTRUMENTOS ESPECIAIS

Deve haver cuidado ao selecionar o fio apropriado, pois o atraso da cicatrização de feridas pode ocorrer em qualquer animal debilitado (p. 589). Afastadores autoestáticos (p. ex., afastadores abdominais de Balfour) e afastadores maleáveis são úteis para melhorar a visualização das glândulas adrenais. Com tumores vasculares, a hemostasia é obtida mais facilmente com eletrocautério, Ligasure® e pinças hemostáticas do que com ligaduras com fios de vasos.

CUIDADO E AVALIAÇÃO PÓS-CIRÚRGICOS

Animais com HAC causada por HHD frequentemente desenvolvem hipoadrenocorticismo no período pós-cirúrgico como resultado da atrofia da glândula contralateral. Estes animais necessitam de terapia com glicocorticoide no período pós-cirúrgico (ver discussão sobre cuidado pós-cirúrgico na p. 589). Se o HAC permanecer no período pós-cirúrgico, a terapia clínica deve ser considerada. A fluidoterapia deve ser continuada até que o animal seja capaz de manter a hidratação. Pressão sanguínea, FC e ritmo cardíaco devem ser monitorados cuidadosamente após a cirurgia. Transfusões sanguíneas podem ser necessárias no período intra ou pós-operatório em alguns pacientes. Os cães devem ser reavaliados periodicamente pela recidiva tumoral. As complicações mais comuns após a remoção do tumor adrenal incluem dispneia, hemoperitônio, arritmias ventriculares, insuficiência renal aguda anúrica e coagulopatias. Cães com tumores adrenocorticais possuem maior risco de desenvolverem tromboembolismo (p. 586).

PROGNÓSTICO

Embora possa haver significativas complicações peroperatórias, a sobrevida média para cães que sobrevivem até receberem alta excede 10 meses. Em um estudo com 52 cães submetidos à adrenalectomia, o tempo de sobrevida foi significativamente mais curto em cães com carcinoma, tumores com comprimento de eixo principal maior do que 5 cm, trombose, metástase e quando a adrenalectomia foi combinada a outro procedimento cirúrgico abdominal.[9] Cães neste estudo tinham uma sobrevida média de 953 dias, sendo que mais de 65% viveram por mais de 1 ano.

A mortalidade peroperatória varia de 10 a 20%. Os fatores de risco que já foram identificados para uma baixa sobrevida em curto prazo (morte com menos de 14 dias após a cirurgia) incluem invasão da veia cava, extensão da invasão (extensão além do hilo hepático), recebimento de transfusão intraoperatória, cães com feocromocitoma e complicações pós-cirúrgicas, como CID, pancreatite, hipotensão, hipoxemia e insuficiência renal.[10] Em um estudo com nove cães submetidos à adrenalectomia bilateral, a sobrevida média dos oito cães que sobreviveram até a alta hospitalar foi de 525 dias; nenhum cão morreu de doença metastática ou por complicações do hipoadrenocorticismo.[11]

Os resultados após adrenalectomia laparoscópica foram relatados em vários estudos. Ao comparar as taxas de morbidade e mortalidade peroperatórias da adrenalectomia laparoscópica e aberta em cães com tumores adrenocorticais não invasivos, a adrenalectomia laparoscópica foi associada a menores tempos cirúrgicos e de hospitalização, sem mortes no período peroperatório.[3] Em um estudo com 10 cães submetidos à remoção laparoscópica de feocromocitomas não invasivos, somente um cão necessitou de uma conversão para uma abordagem aberta.[2] Fatores prognósticos para aumento da sobrevida em casos de feocromocitoma incluem a utilização peroperatória de fenoxibenzamina, idades mais jovens, ausência de arritmias intraoperatórias e diminuição do tempo cirúrgico.[13]

O tratamento cirúrgico de tumores da glândula adrenal em gatos possui boa sobrevida em longo prazo independentemente do tipo tumoral. A mortalidade peroperatória (morte com menos de 14 dias após a cirurgia) foi de 23% em um estudo de 2016; o tempo de sobrevida médio foi de 50 semanas.[4]

> **NOTA** Avise aos proprietários que animais com feocromocitoma podem morrer subitamente como resultado de arritmias e hipertensão.

NEOPLASIA HIPOFISÁRIA

DEFINIÇÕES

Tumores hipofisários surgem da hipófise na **sela turca. Hipofisectomia** é a remoção cirúrgica da glândula hipófise. A glândula hipófise também é chamada de *pituitária*.

CONSIDERAÇÕES GERAIS E FISIOPATOLOGIA CLINICAMENTE RELEVANTE

Tumores hipofisários funcionais são a causa mais comum de HAC canino. Entretanto, 40% dos tumores hipofisários são não funcionais. Os sinais clínicos são usualmente causados pela hipersecreção de ACTH a partir de tumores na *pars distalis* (adeno-hipófise) ou *pars intermedia*. Grandes tumores hipofisários frequentemente crescem em direção dorsal ao cérebro porque o diafragma da sela é incompleto. Tais tumores podem causar sinais clínicos por invadir o tecido cerebral adjacente (p. ex., quiasma óptico, hipotálamo, tálamo, recesso infundibular e terceiro ventrículo). O tamanho do tumor e o desenvolvimento de sinais neurológicos nem sempre estão correlacionados. Adenomas e carcinomas podem surgir a partir do tecido hipofisário; entretanto, carcinomas representam menos de 3% de todas as neoplasias hipofisárias. Adenomas são geralmente classificados como microadenomas (menores que 1 cm de diâmetro) ou macroadenomas (maiores que 1 cm de diâmetro). Microadenomas são mais comuns, correspondendo a quase 70% de todos os tumores pituitários.

DIAGNÓSTICO

Apresentação Clínica

Sinais Clínicos

Poodles, Malteses, Teckels e Boxers podem ser predispostos ao HHD. Cães de meia-idade e idosos são mais comumente afetados; entretanto, cães jovens podem ocasionalmente desenvolver tumores hipofisários.

Histórico

A maioria dos cães é levada para atendimento para avaliação de sinais típicos de HAC (poliúria, polidipsia, polifagia, abaulamento abdominal, alopecia endócrina, caquexia muscular, fraqueza, letargia, ofegância e/ou hiperpigmentação). Sinais neurológicos concomitantes (p. ex., convulsões, *deficits* visuais, ataxia, incordenação, hemiplegia facial, inclinação da cabeça, sonolência, andar compulsivo, depressão) podem ser notados. A diversidade de sinais neurológicos em cães com tumores hipofisários é provavelmente resultado da compressão de várias partes do cérebro responsáveis por funções diversas. Depressão mental e estupor foram relatados como as anormalidades mais comuns nos dois estudos que descreveram cães com grandes tumores hipofisários. Em animais com macroadenomas funcionais ou carcinomas, sinais neurológicos podem ser a única anormalidade presente, e alguns tutores relatam somente anorexia sem nenhuma anormalidade óbvia de SNC.

Gatos com DM resistente à insulina secundário a adenoma hipofisário apresentam apetite voraz, aumento do peso corporal, poliúria/polidipsia e pelame opaco.

> **NOTA** Grandes tumores hipofisários não funcionais podem causar anormalidades neurológicas. Tumores funcionais usualmente causam hiperadrenocorticismo, mas também podem causar sinais neurológicos.

Achados de Exame Físico

Sinais típicos de HAC (ver discussão prévia) são esperados em animais com tumores hipofisários funcionais. Anormalidades neurológicas

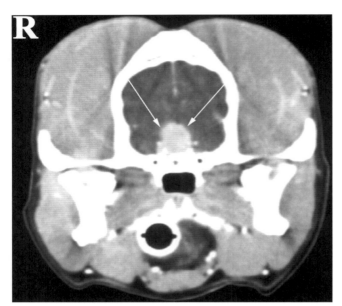

Figura 22.7 Tomografia computadorizada contrastada de um cão com macroadenoma da glândula hipófise *(setas)*.

(p. ex., edema papilar, ataxia, incordenação) e inapetência ocasionalmente ocorrem como os únicos sinais.

Diagnóstico por Imagem

O diagnóstico de neoplasia hipofisária é mais bem realizado com TC ou RM (Figura 22.7). Adenomas hipofisários e carcinomas não podem ser diferenciados pela TC; entretanto, animais com microadenomas, os quais podem ser beneficiados pela hipofisectomia, podem ser diferenciados de animais com macroadenomas; estes raramente se beneficiam da cirurgia. O aumento adrenal bilateral é usualmente indicativo de HHD.

Achados Laboratoriais

Anormalidades laboratoriais são geralmente consistentes com HAC. Pequenos tumores não funcionais hipofisários raramente causam anormalidades laboratoriais. Grandes tumores podem causar aumento da pressão intracraniana. Ver p. 592 para diferenciação de HHD e HAD. Em um gato diabético com resistência insulínica secundária a adenoma hipofisário somatotrófico, as concentrações plasmáticas de hormônio de crescimento (51 μg/L, valores de referência 0,8-7,2 μg/L) e fator de crescimento semelhante à insulina-1 (3.871 μg/L, valores de referência 39-590 μg/L) estavam bastante elevadas.

DIAGNÓSTICO DIFERENCIAL

Animais com HHD devem ser diferenciados daqueles com HAC iatrogênico ou HAD (p. 592). Assim que for confirmado o diagnóstico de disfunção hipofisária, neoplasias hipofisárias devem ser diferenciadas de outras lesões que possam surgir na hipófise (p. ex., cistos, abscessos e craniofaringiomas); entretanto, tais lesões são raras.

MANEJO CLÍNICO

Sinais clínicos de HAC podem ser tratados de forma medicamentosa (p. 593). A radioterapia (RT) com feixe externo parece ser um tratamento efetivo para grandes tumores hipofisários quando combinada à terapia supressora adrenal (p. ex., trilostano, mitotano, cetoconazol). A sobrevida em longo prazo pode ser possível com RT. A radiocirurgia em fração única modificada é uma abordagem segura e eficaz para o tratamento de tumores hipofisários em gatos. Em um estudo, 11 gatos de proprietários levados para atendimento por tumor hipofisário que estava causando sinais neurológicos ou DM descompensado secundário à acromegalia ou HAD hipófise-dependente foram submetidos à RM de cérebro para planejar manualmente a RT.[14] A radiocirurgia modificada foi realizada pela administração de uma única grande dose (15 ou 20 Gy) de radiação ao manter um feixe de radiação gerada por acelerador linear ao redor da cabeça do gato com a massa hipofisária no centro do feixe. Oito gatos foram tratados uma vez, dois gatos foram tratados duas vezes e um gato foi submetido a três tratamentos. Cinco de nove gatos com DM mal regulado tiveram melhores respostas à insulina, e ambos os gatos com sinais neurológicos apresentaram melhora clínica. Não foram relatados efeitos adversos agudos ou tardios da radiação. A sobrevida média geral foi de 25 meses (variação, 1-60 meses), e três gatos ainda estavam vivos no momento do relato.

RT em cães com massas hipofisárias pode aumentar a sobrevida e controlar os sinais neurológicos. Em um estudo retrospectivo, 19 cães com massas hipofisárias identificadas na TC ou RM foram irradiados com 48 Gy administrados em frações de 3 Gy em doses diárias.[15] Vinte e sete cães com massas hipofisárias que não receberam RT foram utilizados para comparação. O tempo de sobrevida médio no grupo tratado foi de 1.405 dias (variação, 1.053-1.757 dias) com 1, 2 e 3 anos de sobrevida estimada de 93%, 87% e 55%, respectivamente. A sobrevida média no grupo não irradiado foi de 359 dias (variação, 48-916 dias), com média de 551 dias (variação, 271-829 dias). A sobrevida estimada de 1, 2 e 3 anos foi de 45%, 32% e 25%, respectivamente. Cães que receberam RT para seus tumores hipofisários tiveram tempos de sobrevida significativamente mais longos do que cães não tratados. Cães tratados com tumores menores (com base na relação máxima entre a altura da hipófise e cérebro ou entre a área do tumor e a área do cérebro) tiveram sobrevida mais longa do que aqueles com tumores maiores ($P < 0,001$). Radiocirurgia estereotática e radioterapia estereotática demonstraram ser tratamentos efetivos para redução do volume do tumor, particularmente em cães com tumores hipofisários.[16]

TRATAMENTO CIRÚRGICO

A hipofisectomia pode ser realizada em animais com microadenomas hipofisários e hiperplasia adeno-hipofisária funcional (rara); entretanto, é raramente realizada por cirurgiões veterinários. Defensores deste procedimento sugerem que a maioria dos cães com HHD é candidata cirúrgica para hipofisectomia, e que esta técnica é preferível com relação ao tratamento médico em longo prazo. A abordagem paramediana transoral para a glândula hipófise foi defendida para remover tumores hipofisários, mesmo que certa parte de tecido normal possa ser deixada para trás. Cães com glândulas hipófises de tamanho normal pode ter menores complicações pós-cirúrgicas do que cães com glândulas hipófises aumentadas. Entretanto, se estiverem presentes sinais neurológicos concomitantes, ou se o tumor sofreu extensão em direção intracraniana ou transfenoidal, a hipofisectomia não é indicada. A hipofisectomia não deve ser considerada em animais destinados a propósitos de reprodução, pois os torna inférteis. A crio-hipofisectomia transfenoidal tem sido realizada com segurança e eficácia em gatos. Gatos podem ser atendidos com acromegalia causada por elevação do hormônio de crescimento e DM resistente à insulina.

> **NOTA** A hipofisectomia deve ser realizada somente por cirurgiões familiarizados com a anatomia regional e com experiência nesta técnica.

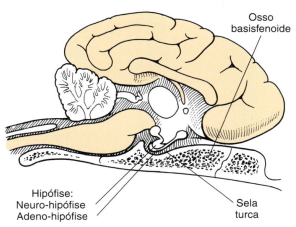

Figura 22.8 Localização da glândula hipófise.

> **QUADRO 22.9 Terapia Medicamentosa Pós-operatória após Hipofisectomia**
>
> **Acetato de Desmopressina**[a]
> Preparação nasal: administre 1-4 gotas de 100 µg/mL intranasal ou na conjuntiva q12-24h
> Forma parenteral: administre 0,5-2 µg/cão SC ou IV q12-24h
> Comprimidos: 0,05-0,1 mg/kg q12h VO; pode aumentar até 0,2 mg/kg se necessário
>
> **Hidrocortisona ou Prednisolona**
> Hidrocortisona: 1 mg/kg IV q6h
> Prednisolona: 0,2 mg/kg q24h
>
> **Levotiroxina**
> 18-22 µg/kg VO q12h

IV, intravenoso; *SC*, subcutâneo; *VO*, via oral.
[a]Pode frequentemente ser descontinuada 2 semanas após cirurgia.

Manejo Pré-cirúrgico

Se a cirurgia for considerada em virtude de uma neoplasia hipofisária, uma extensa pesquisa pré-cirúrgica é indicada para confirmar e localizar a lesão. A TC ou RM da fossa hipofisária (incluindo uma imagem contrastada) é utilizada para determinar a altura e o diâmetro da glândula hipófise e para localizar pontos de referência pertinentes. Animais com HAC possuem maior risco de desenvolver infecções pós-cirúrgicas em razão dos altos níveis circulantes de glicocorticoides. Antibióticos profiláticos peroperatórios são recomendados. Ver p. 594 para comentários adicionais sobre o manejo pré-cirúrgico de animais com HAC.

Anestesia

A maioria dos animais com tumores hipofisários não necessita de considerações anestésicas especiais; entretanto, pacientes com grandes massas que aumentam a pressão intracraniana necessitam de precauções especiais. A fluidoterapia deve ser restrita ao volume necessário para manter a circulação adequada. O isoflurano e o sevoflurano são os inalantes de escolha, pois interferem menos com a autorregulação do fluxo sanguíneo cerebral do que o halotano. A recuperação mais rápida que o sevoflurano oferece fornece certa vantagem sobre o isoflurano. Pacientes com aumento da pressão intracraniana devem ser modestamente hiperventilados (EtCO$_2$ aproximadamente de 30 mmHg) durante a cirurgia. Para maiores discussões sobre aumento das pressões intracranianas, manejo pré-cirúrgico e considerações anestésicas, ver Capítulo 39, pp. 1338-1342, e Tabela 39.2.

Anatomia Cirúrgica

A hipófise é um pequeno apêndice do diencéfalo (Figura 22.8). Ela ocupa um recesso raso e oval no osso basifenoide, chamado de *sela turca*. A glândula varia amplamente com relação ao tamanho entre as raças de cães e dentro da mesma raça, mas usualmente tem 1 cm aproximadamente de comprimento. A hipófise é composta pela adeno-hipófise e neuro-hipófise, e a primeira é ainda subdividida em *pars proximalis*, *pars intermedia* e *pars distalis*. O suprimento arterial da hipófise é oriundo das artérias carótidas e artérias comunicantes caudais.

TÉCNICA CIRÚRGICA

 Abordagens transfenoidais, intracranianas e perifaríngeas já foram descritas para hipofisectomia.

MATERIAIS DE SUTURA E INSTRUMENTOS ESPECIAIS

Cicatrização retardada de feridas pode ocorrer em animais com HAC; portanto, incisões devem ser fechadas com fios de sutura fortes, de absorção lenta ou não absorvíveis (p. ex., polidioxanona, poligliconato, polipropileno, náilon).

CUIDADO E AVALIAÇÃO PÓS-CIRÚRGICOS

Ver p. 597 para o manejo pós-cirúrgico de animais com HAC. Ver também Quadro 22.9.

COMPLICAÇÕES

Sinais semelhantes aos de diabetes insípido foram relatados após hipofisectomia em cães, embora estes sintomas tendam a desaparecer em aproximadamente 2 semanas. Ainda é incerto se o retorno da secreção de vasopressina-arginina está envolvido. A presença de maior concentração de ACTH após hipofisectomia é um fator de risco para recidiva de HAC.

PROGNÓSTICO

A sobrevida em longo prazo é possível após hipofisectomia, RT associada à quimioterapia ou somente quimioterapia em cães com HHD causado por microadenomas. A sobrevida em longo prazo também já foi relatada em cães com grandes tumores funcionais após RT. A radioterapia eficaz para o tratamento de tumores hipofisários já foi relatada em gatos. Em um estudo com 306 cães com HHD submetidos à hipofisectomia transfenoidal, a sobrevida média foi de 781 dias e o intervalo médio livre da doença foi de 951 dias.[17]

Cirurgia do Pâncreas

PRINCÍPIOS GERAIS E TÉCNICAS

DEFINIÇÕES

A **pancreatectomia** é a remoção cirúrgica de todo ou parte do pâncreas. **Insulinoma** é um tumor funcional de células β das ilhotas pancreáticas; a produção excessiva de insulina comumente causa hipoglicemia em animais afetados (p. 609). A síndrome de **Zollinger-Ellison** é uma condição causada por tumores que não são oriundos das células β das ilhotas, na qual é secretado excesso de gastrina.

MANEJO PRÉ-CIRÚRGICO

Embora o início agudo de anorexia, a êmese e a dor abdominal na região anterior tenham sido considerados os principais pontos da pancreatite canina, cães afetados podem ter uma ampla variação de sinais clínicos, que possuem evolução hiperaguda a crônica, e incluem ascite, choque, dispneia e melena. Sinais clínicos em gatos são ainda mais variáveis, sendo que os sinais primários são letargia, inapetência e desidratação; a êmese é muito menos comum ou muito menos notável nesta espécie. É importante tentar diagnosticar a pancreatite antes da cirurgia porque (1) estes animais frequentemente não necessitam ou se beneficiam de cirurgia se a pancreatite for o principal problema (cães com abscessos podem ser diferentes; ver discussão posterior) e (2) baixa perfusão visceral devido à anestesia e/ou manipulação desnecessária do pâncreas durante a cirurgia podem exacerbar a doença.

A ultrassonografia abdominal tem sido uma ferramenta importante para o diagnóstico da pancreatite. A ultrassonografia é útil para diagnosticar doenças pancreáticas (especialmente pancreatite e abscessos pancreáticos) e para guiar citologias aspirativas e biópsias. A sensibilidade sugerida está situada na faixa de 40 a 60%. Entretanto, é importante salientar que a aparência ultrassonográfica do pâncreas em um cão com pancreatite pode ser alterada de forma marcante em horas; portanto, a repetição da ultrassonografia 1 dia depois pode aumentar sua sensibilidade. Pancreatite, pseudocistos, abscessos, lesões neoplásicas, hiperplasia nodular, insuficiência pancreática exócrina (IPE), pancreatolitíase, anomalias congênitas e edema pancreático não podem ser sempre diferenciados de maneira confiável.

A TC é a técnica de escolha para o diagnóstico de pancreatite em seres humanos. Em um estudo piloto de 2015, a angiografia por TC abdominal foi realizada em 10 cães sedados para confirmar a suspeita clínica de pancreatite.[18]

A imunorreatividade da lipase pancreática sérica, aferida pela LPc Spec (canina) ou LPf Spec (felina), é amplamente utilizada para o diagnóstico de pancreatite. A sensibilidade da LPc Spec é relatada entre 64% e 94%, enquanto a sensibilidade da LPf Spec varia de 54% a 100%. O leitor é encaminhado a um texto clínico para uma discussão mais detalhada sobre o diagnóstico de pancreatite.

> **NOTA** Os exames de LPc Spec e LPf Spec são sensíveis o suficiente para detectar a pancreatite histológica sem importância clínica; portanto, não se deve utilizar estes testes como decisivos.

Animais com êmese frequentemente necessitam de correção das anormalidades hidroeletrolíticas e acidobásicas antes da cirurgia. Animais diabéticos podem ser predispostos à pancreatite e são frequentemente anestesiados para procedimentos eletivos e não eletivos. Os diabéticos devem ser minuciosamente avaliados antes da cirurgia, incluindo hemograma, painel bioquímico sérico (incluindo glicose em jejum, ureia e creatinina), urinálise e urocultura. Hiperglicemia severa (maior que 300 mg/dL), cetoacidose, anormalidades eletrolíticas importantes (p. ex., hipopotassemia, hipofosfatemia) e infecções do trato urinário devem ser corrigidas antes da cirurgia. Animais com tumores pancreáticos podem ter uma ampla variedade de distúrbios metabólicos.

ANESTESIA

Vários protocolos já foram descritos para o manejo anestésico de animais diabéticos. As glicemias devem preferencialmente ser mantidas entre 100 e 300 mg/dL durante a cirurgia. Pode ocorrer hipoglicemia se os animais forem submetidos à administração da dose normal de insulina e se estiverem em jejum antes da cirurgia; entretanto, o estresse da cirurgia usualmente resulta em hiperglicemia. Os animais devem ser alimentados com sua dieta normal no dia anterior à cirurgia, e sua dose normal de insulina deve ser administrada. A alimentação deve ser retirada 6 a 8 horas antes da cirurgia, ou uma pequena refeição deve ser dada após a administração da manhã da insulina. A cirurgia deve ser realizada pela manhã. As glicemias devem ser aferidas na manhã da cirurgia. Uma a 2 horas antes da cirurgia, se a glicemia estiver entre 150 e 300 mg/dL, o animal deve receber metade de sua dose usual de insulina da manhã pela via subcutânea. A glicemia deve ser verificada durante a indução e a cada 1 hora depois. Se a glicemia estiver baixa, uma solução de 0,45% de salina e 2,5% de dextrose (10-15 mL/kg durante a primeira hora, e depois 5 mL/kg se as perdas sanguíneas e evaporativas forem pequenas) deve ser administrada. Se a glicemia estiver normal, administre solução de Ringer lactato (na mesma taxa). Os fluidos devem ser alterados para 5% de dextrose e uma pequena dose adicional de insulina regular, administrada se a glicemia for maior que 300 mg/dL. A chave para o manejo do paciente diabético são as aferições frequentes da glicemia e apreciação da variabilidade de respostas do paciente à insulinoterapia.

> **NOTA** Garanta que uma perfusão excelente seja mantida durante a cirurgia a fim de prevenir pancreatite pós-cirúrgica.

Protocolos anestésicos selecionados para animais com doenças pancreáticas que estão em condição estável são fornecidos na Tabela 22.2. Estes animais podem ser pré-medicados com um anticolinérgico e opioide, induzidos com tiopental ou propofol, e mantidos com isoflurano ou sevoflurano. Se o animal estiver em choque, desidratado ou hipovolêmico, a anestesia deve ser induzida e mantida com maior cuidado. Protocolos anestésicos sugeridos são fornecidos na Tabela 22.3. Como uma alternativa, animais que não estejam apresentando êmese podem ser induzidos com uma máscara ou colocados em uma câmara, ou podem ser submetidos à administração com tiopental ou propofol em doses reduzidas. Se a cetamina não for contraindicada, doses reduzidas de diazepam e cetamina podem ser utilizadas.

> **NOTA** É importante registrar que a desidratação frequentemente não é percebida ou é subestimada, especialmente em animais obesos.

ANTIBIÓTICOS

Antibióticos não demonstraram benefícios em cães com pancreatite, a qual é quase que exclusivamente uma doença asséptica. Eles são frequentemente administrados em uma tentativa de prevenir infecções secundárias no tecido pancreático e peripancreático necrosado, mas não existem evidências que sugiram que eles beneficiem o paciente. Entretanto, a antibioticoterapia profilática (p. ex., cefazolina 22 mg/kg IV) é frequentemente administrada em animais submetidos à biópsia pancreática ou pancreatectomia parcial a fim de prevenir a formação de abscessos pancreáticos. O tratamento com imipeném ou ciprofloxacino demonstrou reduzir as complicações pancreáticas sépticas precoces e tardias, além de aumentar a sobrevida na pancreatite experimental em ratos; entretanto, não existem evidências indicando que estes fármacos beneficiem cães ou gatos com pancreatite. A antibioticoterapia deve ser baseada nos resultados de cultura e testes de sensibilidade do tecido infectado em animais com abscessos pancreáticos sépticos.

TABELA 22.2 Considerações Anestésicas no Paciente Estável com Doença Pancreática

Considerações Pré-operatórias

Condições associadas	• +/− Diabetes • Geralmente pacientes saudáveis antes da doença pancreática
Exames de sangue	• HT • Eletrólitos • Ureia • Cr • PT • Glicemia, geralmente aferições seriadas da glicose • Urinálise
Exame físico	• Geralmente pacientes de meia-idade ou idosos • Abdominalgia
Outros exames	• Pressão sanguínea • ECG
Pré-medicações	• Midazolam (0,2 mg/kg IV, IM), *ou* • Diazepam (0,2 mg/kg IV), *mais* • Hidromorfona[a] (0,05-0,2 mg/kg IV, IM em cães; 0,05-0,1 mg/kg IV, IM em gatos), *ou* • Oximorfona (0,1-0,2 mg/kg IV, IM), *ou* • Morfina[b] (0,1-0,2 mg/kg IV ou 0,2-0,4 mg/kg IM), *ou* • Buprenorfina[c] (0,005-0,02 mg/kg IV, IM)

Considerações Intraoperatórias

Indução	• Se pré-medicado, administre:
	  • Propofol (2-4 mg/kg IV), *ou*
	  • Alfaxalona (2-3 mg/kg IV), *ou*
	  • Etomidato (0,5-1,5 mg/kg IV)
	• Se não for administrada pré-medicação, então:
	  • Propofol (4-8 mg/kg IV), *ou*
	  • Alfaxalona (3-5 mg/kg IV), *ou*
	  • Cetamina (5,5 mg/kg IV) com diazepam (0,28 mg/kg IV)

Manutenção	• Isoflurano ou sevoflurano *mais*
	  • Fentanila (2-10 µg/kg IV PRN em cães; 1-4 µg/kg IV PRN em gatos) para alívio da dor em curto prazo, *mais*
	  • Hidromorfona[a] (0,05-0,2 mg/kg IV PRN em cães; 0,05-0,1 mg/kg IV PRN em gatos), *ou*
	  • Morfina[b] (0,1-1 mg/kg IV PRN em cães; 0,05-0,2 mg/kg IV PRN em gatos), *ou*
	  • Buprenorfina[c] (0,005-0,02 mg/kg IV PRN), *mais*
	  • Cetamina (dose baixa) (0,5-1 mg/kg IV uma vez), *ou*
	  • Cetamina CRI (0,5 mg/kg IV dose de ataque, então 10 µg/kg/min IV)
	• Para hipotensão (para manter a PAM entre 60 e 80 mmHg), administre fenilefrina, efedrina ou dopamina, conforme necessário

Necessidades de fluido	• 5-10 mL/kg/h se houver mínima PSE e mínimas perdas evaporativas, ou 10-20 mL/kg/h se o abdome estiver aberto com perdas evaporativas maiores, mais 3 × PSE
Monitoramento	• Pressão sanguínea • ECG • Frequência respiratória • SpO_2 • $EtCO_2$ • Temperatura • DU
Bloqueios	Epidural: • Morfina (0,1 mg/kg livre de preservativos) *ou* • Buprenorfina (0,003-0,005 mg/kg diluído em salina) Incisional: • Lidocaína (<5 mg/kg em cães; 2-4 mg/kg em gatos), *ou* • Bupivacaína (<2 mg/kg)

Considerações Pós-operatórias

Analgesia	• Fentanila CRI (1-10 µg/kg IV dose de ataque, então 2-20 µg/kg/h IV), *ou* • Morfina[b] (0,1-1 mg/kg IV ou 0,1-2 mg/kg IM q1-4h em cães; 0,05-0,2 mg/kg IV ou 0,1-0,5 mg/kg IM q1-4h em gatos), *ou* • Hidromorfona[a] (0,05-0,2 mg/kg IV, IM q3-4h em cães; 0,05-0,1 mg/kg IV, IM q3-4h em gatos), *ou* • Hidromorfona CRI (0,025-0,1 mg/kg/h IV em cães), *ou* • Oximorfona (0,1-0,2 mg/kg IV, IM), *ou* • Buprenorfina[c] (0,005-0,02 mg/kg IV, IM q4-8h; 0,01-0,02 mg/kg OTM q6-12h in gatos), *mais* • +/− Cetamina CRI (2 µg/kg/min IV). Se não houver dose de ataque prévia, administre 0,5 mg/kg IV antes da CRI

(Continua)

TABELA 22.2 Considerações Anestésicas no Paciente Estável com Doença Pancreática (Cont.)

Monitoração	• SpO₂ • Pressão sanguínea • FC • Frequência respiratória • Temperatura • DU • ECG se houver anormalidades eletrolíticas
Exames de sangue	• HT se houver significativa perda sanguínea • Repita exames de sangue pré-cirúrgicos anormais • Aferições glicêmicas seriadas se necessário
Escore de dor estimado	Moderada a severa se houver cirurgia abdominal aberta ou se houver pancreatite subjacente

Cr, creatinina; *CRI*, infusão em taxa constante; *DU*, débito urinário; *ECG*, eletrocardiograma; *EtCO₂*, CO₂ corrente final; *FC*, frequência cardíaca; *HT*, hematócrito; *IM*, intramuscular; *IV*, intravenoso; *OTM*, oral transmucosa; *PAM*, pressão arterial média; *PRN*, conforme necessário; *PSE*, perda sanguínea estimada; *PT*, proteína total; *SpO₂*, saturação de hemoglobina com oxigênio. .
[a]Monitore hipertermia em gatos.
[b]Administre lentamente para prevenir liberação de histamina.
[c]Buprenorfina é melhor analgésico do que a morfina em gatos.

TABELA 22.3 Considerações Anestésicas no Paciente Comprometido com Doença Pancreática

Considerações Pré-operatórias

Condições associadas	• Desidratação • Anormalidades eletrolíticas • Hipotensão • Glicemia anormal • Supressão adrenal pode estar presente no paciente crítico
Exames de sangue	• HT • Eletrólitos • Ureia • Cr • PT • Glicemia, frequentemente aferições glicêmicas seriadas • Urinálise
Exame físico	• Geralmente pacientes idosos • Pode estar desidratado, taquicárdico ou bradicárdico, hipotenso e/ou hipotérmico • Abdominalgia se houver pancreatite
Outros exames	• Pressão sanguínea • ECG

Pré-medicações	• Reidrate durante 4-6 horas se possível; se emergencial, pode administrar *bolus* mais rápidos para ganhar tempo até a cirurgia
	• Corrija anormalidades eletrolíticas
	• Evite sedativos em pacientes doentes
	• Evite alfa-2-agonistas e acepromazina
	• Se o paciente estiver ansioso, administre:
	  • Midazolam (0,1-0,2 mg/kg IV, IM) *ou*
	  • Diazepam (0,1-0,2 mg/kg IV)
	• Se o paciente não estiver deprimido, então administre:
	  • Hidromorfona[a] (0,05-0,2 mg/kg IV, IM em cães; 0,05-0,1 mg/kg IV, IM em gatos), *ou*
	  • Morfina[b] (0,1-0,2 mg/kg IV ou 0,2-0,4 mg/kg IM), *ou*
	  • Oximorfona (0,1-0,2 mg/kg IV, IM), *ou*
	  • Buprenorfina[c] (0,005-0,02 mg/kg IV, IM)

Considerações Intraoperatórias

Indução	• Se desidratado, administre o seguinte:
	  • Etomidato (0,5-1,5 mg/kg IV); se possível, evite sua utilização em pacientes críticos, *ou*
	  • Propofol (1-4 mg/kg IV) lentamente, *ou*
	  • Alfaxalona (2-3 mg/kg IV)
	• Se hidratado, administre o seguinte:
	  • Propofol (2-6 mg/kg), *ou*
	  • Alfaxalona (3-5 mg/kg IV)

Manutenção	• Isoflurano ou sevoflurano *mais*
	  • Fentanila (2-10 μg/kg IV PRN em cães; 1-4 μg/kg IV PRN em gatos) para alívio da dor em curto prazo, mais PRN
	  • Fentanila CRI (1-5 μg/kg IV dose de ataque, então 2-30 μg/kg/h IV), *ou*
	  • Hidromorfona[a] (0,05-0,2 mg/kg IV PRN em cães; 0,05-0,1 mg/kg IV PRN em gatos), *ou*
	  • Buprenorfina[c] (0,005-0,02 mg/kg IV PRN), *mais*
	  • Cetamina (dose baixa) (0,5-1 mg/kg IV), *ou*
	  • Cetamina CRI (0,5 mg/kg IV dose de ataque, então 10 μg/kg/min IV)
	• Para hipotensão (para manter a PAM entre 60 e 80 mmHg), administre fenilefrina, efedrina ou dopamina conforme necessário

(Continua)

TABELA 22.3 Considerações Anestésicas no Paciente Comprometido com Doença Pancreática *(Cont.)*

Necessidades de fluido	• 5-10 mL/kg/h se houver mínima PSE e perdas evaporativas mínimas, ou 10-20 mL/kg/h se abdome estiver aberto com perdas evaporativas maiores, mais 3 × PSE • Considere coloides se houver hipotensão persistente
Monitoração	• Pressão sanguínea • ECG • Frequência respiratória • SpO$_2$ • EtCO$_2$ • Temperatura • DU
Bloqueios	Epidural: • Morfina (0,1 mg/kg livre de preservativo) *ou* • Buprenorfina (0,003-0,005 mg/kg diluído em salina) • Evite anestésicos locais para bloqueios espinais e epidurais em pacientes hipotensos Incisional: • Lidocaína (<5 mg/kg em cães; 2-4 mg/kg em gatos), *ou* • Bupivacaína (<2 mg/kg)
Considerações Pós-operatórias	
Analgesia	• Fentanila CRI (1-10 μg/kg IV dose de ataque, então 2-20 μg/kg/h IV), *ou* • Morfina[b] (0,1-1 mg/kg IV ou 0,1-2 mg/kg IM q1-4h em cães; 0,05-0,2 mg/kg IV ou 0,1-0,5 mg/kg IM q1-4h em gatos) se não houver hipotensão, *ou* • Hidromorfona[a] (0,05-0,2 mg/kg IV, IM q3-4h em cães; 0,05-0,1 mg/kg IV, IM q3-4h em gatos), ou hidromorfona CRI (0,025 a 0,1 mg/kg/h IV em cães), *ou* • Oximorfona (0,1-0,2 mg/kg IV, IM), *ou* • Buprenorfina[c] (0,005-0,02 mg/kg IV, IM q4-8h; 0,01-0,02 mg/kg OTM q6-12h em gatos), *mais* • +/− Cetamina CRI (2 μg/kg/min IV). Se não houver dose de ataque prévia, administre 0,5 mg/kg IV antes da CRI • Evite AINE em pacientes com hipotensão
Monitoração	• SpO$_2$ • Pressão sanguínea • FC • Frequência respiratória • Temperatura • DU • ECG se houver anormalidades eletrolíticas
Exames de sangue	• HT se houver perdas sanguíneas significativas • Repita os exames de sangue pré-cirúrgicos anormais • Aferições glicêmicas seriadas, se necessário
Escore de dor estimado	Moderada a severa, se cirurgia abdominal aberta ou se houver pancreatite subjacente

AINE, anti-inflamatórios não esteroidais; *Cr*, creatinina; *CRI*, infusão em taxa constante; *DU*, débito urinário; *ECG*, eletrocardiograma; *EtCO$_2$*, CO$_2$ corrente final; *FC*, frequência cardíaca; *HT*, hematócrito; *IM*, intramuscular; *IV*, intravenoso; *OTM*, oral transmucosa; *PAM*, pressão arterial média; *PRN*, conforme necessário; *PSE*, perda sanguínea estimada; *PT*, proteína total; *SpO$_2$*, saturação de hemoglobina com oxigênio.
[a]Monitore hipertermia em gatos.
[b]Administre lentamente para prevenir liberação de histamina.
[c]Buprenorfina é melhor analgésico do que a morfina em gatos.

ANATOMIA CIRÚRGICA

O pâncreas de cães e gatos é composto de um lobo direito e um esquerdo, e um pequeno corpo central (Figura 22.9). O lobo direito do pâncreas está situado dentro do mesoduodeno e está intimamente associado ao duodeno, particularmente em seu aspecto cranial. O aspecto dorsal do lobo pancreático direito é visualizado após a retração do duodeno na direção ventral e da linha média; o aspecto ventral do lobo pancreático direito é examinado pela retração lateral do duodeno. O corpo pancreático (ângulo) está situado na curvatura formada pelo piloro e duodeno. O lobo pancreático esquerdo é visualizado dentro do folheto profundo do omento maior, após retração cranial do estômago e caudal do cólon transverso.

> **NOTA** Visualize o lobo esquerdo do pâncreas pesquisando o folheto profundo do omento maior, enquanto retrai o estômago na direção cranial.

O suprimento sanguíneo principal ao lobo pancreático esquerdo é fornecido por ramos da artéria esplênica; entretanto, ramos oriundos das artérias hepática comum e gastroduodenal também irrigam porções dele. Os principais vasos do lobo direito do pâncreas são os ramos pancreáticos das artérias pancreatoduodenal cranial e caudal, que sofrem anastomose na glândula. A artéria pancreatoduodenal cranial é um ramo terminal da artéria hepática; a pancreatoduodenal caudal surge do vaso mesentérico cranial. Estes vasos também fornecem ramos que irrigam o duodeno. Como eles estão intimamente associados à porção proximal do lobo direito do pâncreas, deve haver cuidado para não lesar estes vasos durante cirurgia pancreática; caso contrário, pode haver desvitalização do duodeno.

> **NOTA** A proximidade e a irrigação sanguínea compartilhada do pâncreas e duodeno tornam a ressecção do duodeno difícil caso a função pancreática tenha que ser mantida.

O pâncreas possui funções endócrinas (insulina) e exócrinas (secreções digestivas). Secreções digestivas adentram o duodeno por um de dois ductos. Estes ductos se comunicam dentro da glândula ou podem se cruzar. Quando os dois ductos não se comunicam, o *ducto pancreático* drena o lobo direito e o *ducto pancreático acessório*

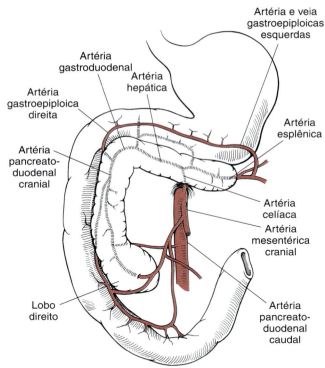

Figura 22.9 Suprimento sanguíneo ao pâncreas.

drena o lobo esquerdo. O ducto pancreático acessório é o maior ducto pancreático excretor em cães. Ele desemboca no duodeno pela *papila duodenal menor*. O ducto pancreático menor está ocasionalmente ausente; este adentra o duodeno pela *papila duodenal maior*, adjacente ao ducto biliar comum. O ducto pancreático é o principal e certas vezes o único ducto em gatos.

NOTA A obstrução biliar extra-hepática pode ocorrer secundariamente a edema ou massas pancreáticas em razão da compressão do ducto biliar comum, conforme adentra a papila duodenal maior. A tentativa de ressecção destas massas é tipicamente contraindicada, pois pode facilmente resultar em laceração e/ou ruptura do ducto biliar.

TÉCNICA CIRÚRGICA

Uma incisão abdominal ventral na linha média é feita, desde a cartilagem xifoide caudal até a cicatriz umbilical, e o pâncreas é examinado pela utilização de uma combinação de palpação suave e inspeção visual. A porção livre do omento maior é retraída cranialmente e é coberta por esponjas úmidas. O folheto omental sobrejacente ao pâncreas pode ser separado cuidadosamente a fim de permitir a visualização direta do pâncreas esquerdo. Quando houver suspeita de neoplasia, os linfonodos que estão situados ao longo dos vasos esplênicos e veia porta e aqueles no hilo hepático e cabeça do pâncreas devem ser examinados, buscando evidências de metástases.

NOTA Manipule gentilmente o pâncreas para evitar pancreatite.

A biópsia pancreática e a pancreatectomia parcial são realizadas em cães e gatos. Em razão da dificuldade no diagnóstico da pancreatite felina, a biópsia pode ser indicada mais frequentemente do que a atualmente realizada. A biópsia laparoscópica do pâncreas canino e felino é geralmente bem tolerada. A biópsia pancreática é ocasionalmente realizada em cães para diferenciar condições pancreáticas benignas (p. ex., pancreatite, fibrose pancreática) de doenças neoplásicas. Embora biópsias guiadas por ultrassom de grandes lesões pancreáticas possam ser possíveis, a laparotomia exploratória e a visualização direta do tecido pancreático são usualmente indicadas. A pancreatectomia parcial é indicada em animais com tumores secretores de insulina ou gastrina, e naqueles com adenocarcinoma pancreático (p. 613). A pancreatectomia total é infrequentemente realizada em pacientes veterinários. A remoção do pâncreas sem a duodenectomia requer que o tecido pancreático seja cuidadosamente dissecado dos vasos pancreatoduodenais sem danos aos ramos que irrigam o duodeno. Isso é difícil em animais com doença pancreática em razão de aderências, fibrose e edema. Portanto, a pancreatectomia total é usualmente realizada em conjunto com a ressecção e anastomose do duodeno proximal (*i.e.*, procedimento de Billroth II), ligadura do ducto biliar comum e colecistojejunostomia (p. 574), e está associada a altos níveis de morbidade e mortalidade. A drenagem pancreática ou omentalização é indicada em condições (p. ex., grandes abscessos ou cistos) nas quais a pancreatectomia não seja viável.

NOTA A pancreatectomia total é difícil porque usualmente necessita de colecistoenterotomia e remoção do duodeno.

Biópsia Pancreática Laparoscópica

Esta é geralmente realizada durante uma laparoscopia com dois portais. Conforme previamente observado, o diagnóstico da pancreatite em gatos pode ser mais difícil do que em cães; portanto, a biópsia pancreática é mais comumente realizada em gatos. Utilize um fórceps de biópsia do tipo *"punch"* (ao contrário do fórceps de "concha dupla"). Obtenha biópsias da margem do pâncreas e tome cuidado para avaliar ambos os lados (uma grande veia tipicamente segue sob o pâncreas, próxima à margem). Se você visualizar o tecido pancreático obviamente lesado, retire uma amostra para biópsia; entretanto, alguns gatos com pancreatite não têm tecido pancreático macroscopicamente doente. Como a pancreatite canina pode ser uma lesão focal ou multifocal, retire várias amostras para biópsia de tais animais.

Biópsia Pancreática Cirúrgica

Se houver uma doença pancreática difusa óbvia, uma biópsia é mais bem obtida pela remoção de uma pequena porção do aspecto caudal do lobo pancreático direito (ver a discussão sobre Pancreatectomia Parcial na próxima seção). Lesões focais próximas à extremidade do pâncreas podem ser removidas de maneira semelhante. Se não for observado nenhum tecido doente óbvio, então várias biópsias devem ser obtidas, já que a pancreatite pode ser uma doença localizada ou multifocal. Para lesões focais dentro do parênquima hepático, utilize uma agulha TruCut® (Cardinal Health®) ou Vim-Silverman® (p. 544), ou remova uma porção da lesão utilizando uma ligadura em guilhotina com fio absorvível a fim de obter uma pequena amostra de tecido pancreático. Tome cuidado para não lesar vasos sanguíneos adjacentes ou ductos pancreáticos.

Pancreatectomia Parcial

Lesões focais próximas à extremidade do pâncreas podem ser removidas pela técnica de fratura com sutura. Incise o mesoduodeno ou omento em cada lado do pâncreas (Figura 22.10A). Passe o fio de sutura absorvível (3-0 a 4-0) desde um lado do pâncreas até o outro, através das incisões, até que o fio esteja proximal à lesão a ser excisada. Aperte a sutura e permita que ela esmague o parênquima, o que liga

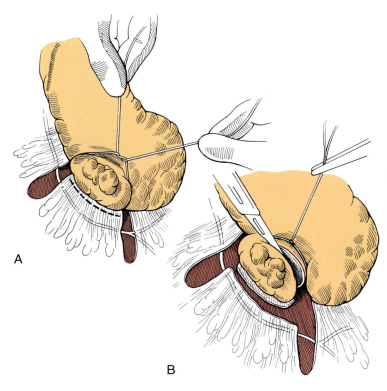

Figura 22.10 Lesões focais próximas à extremidade do pâncreas podem ser removidas pela técnica de fratura por sutura. (A) Incise o mesoduodeno ou omento (*linha tracejada*) e passe o fio não absorvível de um lado do pâncreas ao outro através das incisões. (B) Aperte a sutura e permita que ela esmague o parênquima.

vasos e ductos (Figura 22.10B). Excise o espécime distal à ligadura. Feche qualquer orifício no mesoduodeno com fio absorvível.

A pancreatectomia parcial foi realizada utilizando um dispositivo selante vascular (Ligasure®) em oito cães e comparada a um grupo-controle histórico em que a pancreatectomia parcial foi realizada utilizando uma técnica de fratura por sutura tradicional. Cães no grupo que utilizaram Ligasure® tiveram tempos cirúrgicos e de hospitalização mais curtos, e nenhum desenvolveu sinais clínicos no período pós-cirúrgico consistentes com pancreatite.[19]

A separação cuidadosa dos lóbulos pancreáticos e a ligadura de ductos podem ser realizadas para lesões em qualquer lugar do pâncreas. Com pequenas lesões, pode ser possível identificar e preservar os ductos pancreáticos. Identifique a lesão a ser removida e incise gentilmente o mesoduodeno ou omento sobrejacente a ela (Figura 22.11A). Para lesões que envolvam o corpo pancreático ou aspecto proximal do lobo direito, utilize compressas de gazes para dissecar cuidadosamente o tecido pancreático dos vasos pancreatoduodenais. Ligue ou cauterize pequenos vasos pancreáticos, mas tome cuidado para não lesar os vasos pancreatoduodenais. Utilize pinças Mosquito de Halsted ou Q-tips® estéreis, separe os lóbulos afetados do tecido adjacente por dissecção grosseira (Figura 22.11B). Identifique os vasos sanguíneos e ductos que suprem a porção do pâncreas a ser removida, e ligue-os (Figura 22.11C). Excise o tecido pancreático afetado e feche qualquer orifício no mesoduodeno.

> **NOTA** Ligue os ductos pancreáticos com fio absorvível. Se houver ou puder haver pancreatite substancial, é geralmente uma ideia sábia colocar uma sonda de alimentação enteral (p. 94) durante o procedimento.

CICATRIZAÇÃO DO PÂNCREAS

O estroma fibroso do pâncreas permite que a cicatrização ocorra por síntese de proteínas, epitelialização e polimerização da fibrina. A obstrução do ducto pancreático é raramente causada por contração da ferida; em vez disso, o edema ou obstrução parenquimatosa na papila duodenal é geralmente a causa. A principal preocupação associada à cicatrização pancreática após a cirurgia é o efeito da cicatrização sobre o fluxo e drenagem das secreções pancreáticas. Se o ducto até a porção remanescente é mantido intacto, até 80% do pâncreas pode ser removido sem causar diminuições deletérias na função exócrina ou endócrina.

MATERIAIS DE SUTURA E INSTRUMENTOS ESPECIAIS

A ligadura do ducto é realizada com fios de sutura absorvíveis (p. ex., polidioxanona, poligliconato, glicômero 631, ou poliglecaprona 25) em animais com condições inflamatórias, assépticas ou neoplásicas; materiais de sutura trançados devem ser evitados.

CUIDADO E AVALIAÇÃO PÓS-CIRÚRGICOS

O tratamento clínico da pancreatite canina e felina é repleto de opiniões, mas, conforme este texto, nenhum estudo controlado, prospectivo e bem delineado já foi realizado. As seguintes recomendações estão geralmente de acordo, mas o leitor é encaminhado a um texto clínico atual para uma discussão mais completa. Classicamente, a alimentação enteral tem sido retirada durante 2 a 5 dias após realização de cirurgia pancreática extensa ou se houver pancreatite. Atualmente é de comum acordo que manter cães com pancreatite em jejum alimentar e em balanço de nitrogênio negativo é deletério. Pacientes com pancreatite devem ser alimentados assim que possam tolerar alimentação enteral (por boca ou através de sonda de esofagostomia). A alimentação deve ser iniciada com pequenas quantidades de alimentos leves (p. ex., arroz, carne de frango sem gordura ou peru sem pele) com baixos teores de gordura (provavelmente menos que 2 a 3 g de gordura/100 kcal). Animais com pancreatite severa ou prolongada que não podem aceitar a nutrição enteral sem tornarem

Figura 22.11 A separação cega dos lóbulos pancreáticos e a ligação de ductos podem ser realizadas para lesões em qualquer lugar do pâncreas. (A) Identifique a lesão a ser removida e incise delicadamente o mesoduodeno ou omento sobrejacente. (B) Separe os lóbulos afetados do tecido adjacente por dissecção cega utilizando *swabs* estéreis de algodão ou pinças hemostáticas Halsted Mosquito. (C) Ligue os vasos sanguíneos e ductos que suprem a porção do pâncreas a ser removida.

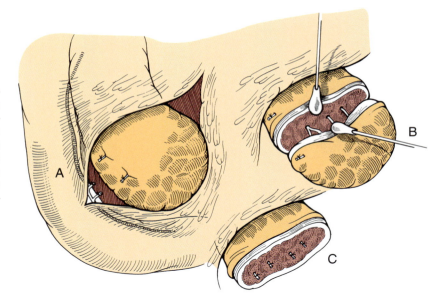

obviamente pior sua condição clínica, podem se beneficiar de nutrição parenteral (Capítulo 10). A hidratação e eletrólitos (especialmente potássio) devem ser mantidos por fluidoterapia IV porque a perfusão pancreática é provavelmente fundamental para a cicatrização do pâncreas doente. A perfusão visceral pode ser inadequada em animais que parecem subjetivamente hidratados; a desidratação, com frequência, não é clinicamente óbvia. A pressão oncótica plasmática deve ser mantida pela administração de coloides (p. ex., hidroxietilamido (*hetastarch*) ou *pentastarch*) caso ocorra hipoalbuminemia (i.e., albumina sérica menor que 2 g/dL) (Capítulo 4). O plasma é muito menos efetivo para elevar a pressão oncótica plasmática. O tratamento de pacientes com CID consiste em manter uma pressão sanguínea adequada e também a pressão de perfusão, assim como substituir fatores de coagulação com transfusões de plasma fresco congelado; a terapia com heparina pode ser administrada em adição. Há um consenso geral de que a intervenção precoce em animais com CID aumenta suas chances de sobreviver. Antieméticos e analgésicos podem ser administrados conforme necessário. Se for identificada sepse, a antibioticoterapia apropriada deve ser geralmente mantida durante 10 a 14 dias após a cirurgia, mas isso é extremamente raro em cães.

COMPLICAÇÕES

A complicação mais comum da cirurgia pancreática é a pancreatite; isso pode ser minimizado pela manutenção de uma boa perfusão visceral e manipulação suave do tecido. Em um estudo sobre complicações pós-cirúrgicas após biópsia pancreática em cães e gatos, a pancreatite pós-cirúrgica ocorreu em 11,6% dos pacientes.[20] Curiosamente, a octreotida (1-2 μg/kg administrados por via subcutânea antes da cirurgia) tem sido utilizada para tentar prevenir a pancreatite pós-cirúrgica.

A pancreatite severa e aguda coloca o paciente em risco de mortalidade por insuficiência múltipla de órgãos. A IPE pode ocorrer se a drenagem pancreática for completamente obstruída. A IPE é tratada com suplementos pancreáticos de extrato pancreático comercial (p. ex., Viokase®; Quadro 22.10) e fornecimento de refeições altamente digeríveis com baixos níveis de gordura. A insuficiência pancreática endócrina (DM) pode ocorrer quando mais de 80 a 90% do tecido

QUADRO 22.10 Terapia da Insuficiência Pancreática Exócrina com Enzimas Pancreáticas

Pancrezyme®
Até 2 colheres de chá em cada refeição

Viokase®
1 a 2 colheres de chá em cada refeição
Se ocorrerem lesões orais (estomatite, glossite), cesse a preparação durante 3-5 dias, então reinicie com metade da dose.

pancreático for removido. A suplementação com insulina pode ser necessária.

CONSIDERAÇÕES ESPECIAIS RELACIONADAS COM A IDADE

A doença pancreática é usualmente observada em animais idosos ou de meia-idade. Deve haver cuidado especial para atender as necessidades nutricionais e metabólicas de pacientes geriátricos, particularmente quando a doença pode ter causado inapetência ou episódios crônicos de êmese. A hiperalimentação parenteral pode ser necessária antes e após a cirurgia nestes pacientes.

DOENÇAS ESPECÍFICAS

ABSCESSOS E PSEUDOCISTOS PANCREÁTICOS

DEFINIÇÕES

Abscessos pancreáticos são um acúmulo de material purulento e tecido necrótico dentro do parênquima pancreático e que se estende a partir dele. **Pseudocistos pancreáticos** são acúmulos de secreções pancreáticas e *debris* celulares enclausurados dentro de uma parede de tecido de granulação ou saco fibroso que não possui parede epitelial. Pseudocistos pancreáticos também são chamados de *cistos pancreáticos*.

CONSIDERAÇÕES GERAIS E FISIOPATOLOGIA CLINICAMENTE RELEVANTE

Abscessos pancreáticos (Figura 22.12) são acúmulos pancreáticos ou peripancreáticos de tecido purulento, necrótico e hemorrágico que provavelmente ocorrem como consequência de uma pancreatite aguda. Abscessos pancreáticos podem também ocorrer em seres humanos como consequência de obstrução crônica de ductos.

Pseudocistos pancreáticos (Figura 22.13) são uma complicação comum de pancreatite aguda em seres humanos, mas raramente diagnosticados em pequenos animais. Eles podem estar associados a crises recorrentes de pancreatite ou trauma. O líquido nos cistos é uma combinação de sangue, líquidos pancreáticos e enzimas. Estes não são cistos verdadeiros porque supostamente o líquido extravasa de ductos pancreáticos e vasos lesados, em vez de ser secretado pelo epitélio do cisto. Pseudocistos pancreáticos podem ser achados incidentais ou estar associados a sinais abdominais inespecíficos, como dor e êmese. Complicações, como infecções, ruptura ou hemorragia aguda, podem ocorrer em pessoas e estão associadas a uma alta taxa de mortalidade.

> **NOTA** Grandes massas pancreáticas em animais sintomáticos e assintomáticos podem ser pseudocistos ou abscessos estéreis; câncer é um evento muito menos comum. Não recomende eutanásia com base somente em um achado radiográfico de massa abdominal.

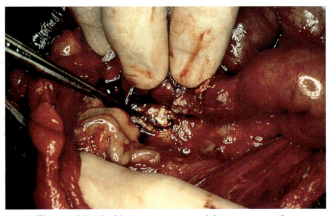

Figura 22.12 Abscesso pancreático em um cão.

DIAGNÓSTICO

Apresentação Clínica

Sinais Clínicos

Abscessos/pseudocistos pancreáticos provavelmente surgem após pancreatite aguda; portanto, os sinais destes animais intimamente se assemelham àqueles de animais diagnosticados com pancreatite aguda (p. 600). A maioria dos animais é composta por pacientes de meia-idade ou idosos, e os cães são mais comumente afetados do que gatos.

Histórico

Animais com abscessos/pseudocistos pancreáticos podem ter um histórico prévio de início agudo de anorexia, depressão, diarreia ou êmese; alguns foram previamente tratados para gastroenterite, que provavelmente era pancreatite. Outros achados clínicos podem incluir ataxia, anorexia, dor abdominal ou pirexia. Estes pacientes podem ter sinais agudos dramáticos, ou sinais crônicos, vagos e insidiosos, ou podem ser assintomáticos.

Achados de Exame Físico

Achados típicos de abscessos/pseudocistos pancreáticos podem incluir dor à palpação abdominal, depressão, icterícia, pirexia, massa abdominal cranial palpável ou distensão abdominal. Alguns animais podem estar fracos ou ter relutância em permanecer em estação. A pirexia é um achado incomum. Entretanto, alguns animais são assintomáticos.

Diagnóstico por Imagem

O achado mais consistente de abscessos/pseudocistos pancreáticos nas radiografias abdominais simples é um aumento mal definido na densidade de tecidos moles no quadrante abdominal cranial direito. Se houver peritonite, um aumento generalizado na opacidade de tecidos moles e perda do detalhamento visceral no quadrante direito ou disseminado por todo o abdome podem ser observados. A ultrassonografia abdominal é mais sensível e usualmente revela massa na área do pâncreas. A distensão da vesícula biliar e ducto biliar podem também ser notada. A ultrassonografia também pode identificar pancreatite (Figura 22.14). A obstrução da via de saída gástrica é raramente observada em estudos contrastados do trato gastrointestinal superior. A ultrassonografia é a melhor ferramenta para identificação de abscessos/pseudocistos pancreáticos; entretanto, a diferenciação de pseudocistos de outras massas preenchidas por fluido não é possível

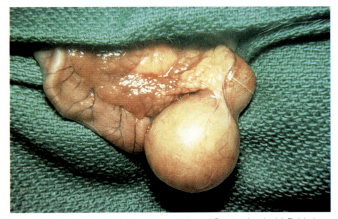

Figura 22.13 Pseudocisto pancreático. (Cortesia de H.P. Hobson, Texas A&M University.)

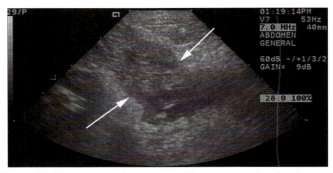

Figura 22.14 Imagem ultrassonográfica parassagital do pâncreas. Ele está hipoecoico *(setas)*, aumentado e circundado por gordura hiperecoica, consistente com pancreatite.

sem a avaliação do líquido. A aspiração percutânea por agulha fina de massas é razoável em cães por causa da incidência extremamente baixa de pancreatite séptica nesta espécie. O risco deve ser balanceado contra a vantagem do diagnóstico pré-cirúrgico. A resolução de abscessos/pseudocistos pancreáticos após drenagem percutânea guiada por ultrassom é possível.

> **NOTA** A aspiração por agulha fina de massas pancreáticas cavitárias pode envolver certo risco. Realize-a com precaução e observe esses animais cuidadosamente após o procedimento.

Achados Laboratoriais

Achados hematológicos e bioquímicos séricos em casos de abscessos/pseudocistos pancreáticos são inconsistentes, mas podem incluir leucocitose, neutrofilia com ou sem desvio à esquerda, linfopenia ou monocitose. Anormalidades bioquímicas séricas podem incluir hiperbilirrubinemia e altos níveis séricos de fosfatase alcalina causados por colestase extra-hepática, alanina aminotransferase alta, hipocolesterolemia, hiponatremia, hipocloremia e hipocalemia. A lipase sérica e amilase sérica são insensíveis e hipopotassemia; elas não devem ser solicitadas. A bilirrubinúria está frequentemente presente.

> **NOTA** A ausência de neutrofilia não exclui a possibilidade de abscesso pancreático.

DIAGNÓSTICO DIFERENCIAL

Abscessos/pseudocistos pancreáticos devem ser diferenciados de outras causas de êmese e dor abdominal cranial (p. ex., pancreatite, corpos estranhos gástricos, corpos estranhos intestinais, gastrite, colecistite, neoplasia pancreática, neoplasia gastrointestinal). A avaliação ultrassonográfica do pâncreas é o teste mais útil para a diferenciação entre estas anormalidades no período pré-cirúrgico; entretanto, a cirurgia exploratória pode ser necessária em alguns animais para confirmar o diagnóstico definitivo.

MANEJO CLÍNICO

Abscessos/pseudocistos pancreáticos classicamente foram considerados como doenças cirúrgicas. Entretanto, nós agora percebemos que em alguns pacientes eles podem ser resolvidos por drenagem percutânea, e em outros (tipicamente aqueles fortuitamente diagnosticados pela ultrassonografia abdominal por alguma outra razão) podem não precisar de tratamento. Estas lesões são quase que invariavelmente estéreis em cães, mas abscessos sépticos podem ocorrer em gatos. A taxa de mortalidade em seres humanos com abscessos pancreáticos é próxima de 100% quando a terapia clínica sem drenagem é utilizada; com tratamento cirúrgico, a mortalidade foi reduzida. Estudos semelhantes não foram relatados ainda em cães ou gatos. Alguns abscessos/pseudocistos pancreáticos podem melhorar espontaneamente sem terapia.

TRATAMENTO CIRÚRGICO

Cães sintomáticos com abscessos ou pseudocistos provavelmente são beneficiados por procedimentos de drenagem; entretanto, vários cães com pancreatite têm áreas hipoecoicas no pâncreas que não representam acúmulos de fluido que possam ser drenados. Peritonite generalizada e estéril ocorre em alguns cães com abscessos/pseudocistos pancreáticos; se houver peritonite ou pancreatite séptica, uma pesquisa minuciosa deve ser feita em busca de uma causa primária, como perfuração duodenal. Ao abrir o abdome, uma massa é observada com origem no pâncreas na porção cranial do abdome. A massa pode ser firme e fibrosada, ou friável. Várias aderências no omento e alças adjacentes do intestino delgado ou grosso estão frequentemente presentes. Estas lesões podem parecer malignas; entretanto, uma vasta maioria de lesões pancreáticas e massas é inflamatória sem malignidade, independentemente de quão más elas pareçam. Aderências podem estar presentes se a lesão já rompeu e foi reformada. Se o abscesso ou pseudocistos forem cirurgicamente resolvidos, a omentalização é preferida sobre a drenagem externa (ver discussão posterior).

Manejo Pré-cirúrgico

Se houver pancreatite clinicamente aparente, o tratamento clínico deve ser iniciado antes da cirurgia (drenagem percutânea pode ser realizada, se considerada importante). Ver a discussão na p. 606 para informações sobre o tratamento de pancreatite. Um antibiótico de amplo espectro pode ser administrado por via intravenosa antes de cirurgia se houver possibilidade de presença de sepse, mas isso é raramente necessário. Se a infecção for observada por citologia ou cultura, os antibióticos então devem ser utilizados por pelo menos 10 a 14 dias no período pós-cirúrgico.

Anestesia

Ver a discussão sobre o manejo anestésico de animais com doença pancreática na p. 600.

Anatomia Cirúrgica

Ver a discussão sobre anatomia cirúrgica do pâncreas na p. 603.

Posicionamento

O animal é posicionado em decúbito dorsal, e o tórax caudal e todo o abdome são preparados para cirurgia asséptica.

TÉCNICA CIRÚRGICA

Abscessos/Pseudocistos Pancreáticos

Realize uma laparotomia na linha média abdominal que se estenda desde a cartilagem xifoide em direção caudal até a porção distal à cicatriz umbilical. Explore delicadamente o abdome. Localize a massa pancreática e obtenha culturas do tecido infectado. Gentilmente desfaça as aderências no intestino e omento conforme necessário para visualizar a lesão. Preserve os ductos pancreáticos, ductos biliares comuns e estruturas vasculares adjacentes durante a dissecção. Desbride áreas necróticas ou purulentas do pâncreas utilizando uma combinação de dissecção perfurante e cega. Resseque a maior área possível de pâncreas necrótico sem lesar vasos sanguíneos ou tecidos adjacentes. Assim que a lesão for desbridada, posicione um pedaço do omento nela e fixe-o com suturas. Se possível, enrole o omento através de um túnel no tecido pancreático e suture ele em si próprio. Determine a patência do ducto biliar comum pressionando com delicadeza a vesícula biliar. Se o ducto biliar comum não estiver patente, cateterize o ducto e tente obter fluxo ou realize uma colecistoenterostomia (p. 574). Tenha certeza de que não ligou o ducto biliar comum. Se houver peritonite generalizada, lave minuciosamente o abdome com solução salina estéril ou Ringer lactato. Se houver peritonite próxima ao abdome, insira um dreno ou deixe aberto para drenagem (p. 534).

MATERIAIS DE SUTURA E INSTRUMENTOS ESPECIAIS

Material de sutura absorvível deve ser utilizado para pancreatectomia parcial em animais com abscessos/pseudocistos pancreáticos. *Swabs* para cultura aeróbica e anaeróbica devem estar disponíveis. Quantidades abundantes de fluidos aquecidos devem estar disponíveis para lavagem abdominal; a sucção permite a remoção completa do fluido instilado e facilita a diluição de fluidos infectados na cavidade abdominal.

CUIDADO E AVALIAÇÃO PÓS-CIRÚRGICOS

O paciente deve ser tratado para pancreatite, conforme descrito previamente. A antibioticoterapia deve ser mantida se for observada infecção. Os animais devem ser monitorados no período pós-cirúrgico, buscando sinais de piora da inflamação. A avaliação clínica destes pacientes (p. ex., presença ou ausência de febre, dor abdominal, anorexia, êmese e icterícia) é mais importante do que o hemograma ou a aparência ultrassonográfica. Novas cirurgias podem ser necessárias ocasionalmente. Hemoculturas são necessárias se houver suspeita de bacteriemia. A pancreatite é uma complicação potencial de qualquer cirurgia que envolva o pâncreas (p. 606).

> **NOTA** Avise os proprietários de que novas cirurgias podem ser necessárias em alguns animais com abscessos/pseudocistos pancreáticos.

PROGNÓSTICO

O prognóstico em animais com lesões pancreáticas inflamatórias é reservado. As taxas de mortalidade parecem ser maiores com lesões em massa necróticas do pâncreas e abscessos pancreáticos do que com pseudocistos pancreáticos. Gatos submetidos à cirurgia em razão de obstrução biliar extra-hepática secundária à pancreatite aguda severa que não responde ao tratamento médico podem ter um bom prognóstico. Complicações pós-cirúrgicas que já foram descritas incluem progressão da DM, peritonite séptica, inflamação local do orifício da sonda de gastrostomia, infecção local do orifício da sonda de gastrostomia e reação discreta dérmica ao fio de sutura.

INSULINOMAS

DEFINIÇÃO

Insulinomas são tumores funcionais de células β das ilhotas de Langerhans. Estes tumores secretam insulina apesar da presença de hipoglicemia. Eles também foram chamados de *tumores pancreáticos de células* β, *adenomas* ou *adenocarcinomas de ilhotas pancreáticas*.

CONSIDERAÇÕES GERAIS E FISIOPATOLOGIA CLINICAMENTE RELEVANTE

Insulinomas são tumores das células das ilhotas pancreáticas que secretam quantidades excessivas de insulina, causando hipoglicemia. Eles são mais comumente reconhecidos em cães do que em gatos. Ao contrário de seres humanos, nos quais até 90% dos insulinomas são benignos, tumores malignos predominam em cães. Eles tipicamente sofrem metástases aos linfonodos regionais, fígado e omento. Ocasionalmente, nódulos podem ser encontrados nos pulmões. Eles são tumores de crescimento lento que comprimem o parênquima pancreático adjacente. Como eles são tipicamente bem delineados e encapsulados, a excisão cirúrgica paliativa frequentemente aumenta a sobrevida. O estado tumoral pode estar correlacionado com o tempo de sobrevida após a cirurgia e tratamento clínico (ver seção Prognóstico).

> **NOTA** Mais de 90% dos insulinomas caninos são malignos. Eles quase sempre sofrem metástases, mesmo que possam não ter critérios histológicos de malignidade.

DIAGNÓSTICO

Apresentação Clínica

Sinais Clínicos

Insulinomas geralmente ocorrem em cães de meia-idade ou idosos; não foi observada até hoje predileção sexual. Cães de raças de médio ou grande porte (p. ex., Setter irlandês, Pastor-alemão, Labrador retriever, Poodle standard, Boxer) parecem ser mais comumente afetadas.

Histórico

Os sinais clínicos são atribuídos à hipoglicemia e incluem tremores musculares, fraqueza muscular, ataxia, obnubilação, desorientação, colapso e/ou convulsões. Cães podem estar facilmente agitados e podem ter períodos de excitabilidade e inquietude. Estes sinais clínicos sugerem hipoglicemia por qualquer causa, e não somente por insulinoma. Os proprietários podem notar sinais clínicos durante meses antes de levar os animais para avaliação. Os sinais clínicos são intermitentes ao início, mas ocorrem com maior frequência conforme a doença progride. Os proprietários geralmente relatam que os sinais clínicos diminuem ou cessam após alimentação. Animais são algumas vezes tratados para convulsões com agentes anticonvulsivantes antes da confirmação do diagnóstico.

> **NOTA** Avise os proprietários que hipoglicemia crônica e severa pode causar anormalidades neurológicas.

Achados de Exame Físico

Os achados de exame físico podem revelar um animal normal ou atáxico, fraqueza muscular (usualmente observada como tremores ou colapso em membros pélvicos), obnubilação ou desorientação. Cães afetados estão usualmente normais entre episódios hipoglicêmicos, um fato que pode ajudar a diferenciar um insulinoma de outras causas de hipoglicemia. O jejum alimentar antes e durante a avaliação pode precipitar convulsões em animais afetados. A desmielinização neuronal e degeneração axonal pode resultar da hipoglicemia crônica. Embora a causa não seja certamente conhecida, efeitos tóxicos diretos da hipoglicemia sobre nervos periféricos ou uma neoplasia paraneoplásica têm sido postulados. Sinais de polineuropatia periférica, como ataxia e fraqueza, podem continuar apesar da terapia apropriada.

Diagnóstico por Imagem

Radiografias torácicas e abdominais não contribuem para o diagnóstico; entretanto, a localização do tumor no pâncreas pode algumas vezes ser determinada pela utilização do ultrassom. Infelizmente, massas tumorais são frequentemente tão pequenas que sua identificação se torna difícil. A ultrassonografia pode revelar metástases para o fígado e linfonodos regionais em alguns animais afetados. Radiografias torácicas são indicadas para pesquisar metástases, embora metástases pulmonares sejam raras. TC abdominal e torácica podem ser utilizadas para identificar metástases torácicas e em linfonodos, mas a identificação de lesões falso-positivas é possível. Portanto, a inspeção e a palpação intraoperatória do pâncreas são superiores à TC. A tomografia/TC por emissão de pósitrons pode ser mais efetiva do que a ultrassonografia ou TC para identificação de insulinomas caninos, mas isso ainda tem de ser completamente avaliado.

> **QUADRO 22.11 Tríade de Whipple**
>
> - Sinais clínicos associados à hipoglicemia (usualmente anormalidades neurológicas)
> - Glicemia em jejum ≤40 mg/dL
> - Alívio dos sinais neurológicos após alimentação ou administração de glicose

> **QUADRO 22.12 Agentes Hiperglicemiantes Orais**
>
> **Prednisolona**
> 0,25-2 mg/kg q12h
>
> **Diazóxido**
> Inicie com 5 mg/kg q12h com refeições; pode aumentar gradativamente até 60 mg/kg divididos q12h; administração concomitante de hidroclorotiazida pode aumentar os efeitos do diazóxido

Achados Laboratoriais

Uma tentativa de diagnóstico é baseada na demonstração da tríade de Whipple (Quadro 22.11). Glicemias em jejum ou não estão frequentemente abaixo de 70 mg/dL. Se as glicemias inicialmente estiverem dentro da faixa normal, a maioria dos cães afetados pode estar hipoglicêmica pelo jejum de 12 a 24 horas. As glicemias devem ser determinadas a cada 2 a 3 horas nestes animais até que a hipoglicemia seja detectada. A frutosamina sérica pode ser útil para diagnosticar a hipoglicemia crônica e oculta.

Assim que a hipoglicemia for confirmada, o sangue para aferição da insulina sérica deve ser obtido imediatamente. Se o alimento for retirado do animal para induzir hipoglicemia, as concentrações séricas de insulina devem ser aferidas na primeira amostra hipoglicêmica (i.e., menor que 55 mg/dL). As concentrações normais de imunorreatividade sérica da insulina em jejum variam de 5 a 26 µUI/mL, enquanto os níveis de insulina em animais afetados frequentemente excedem 70 µUI/mL. A avaliação da concentração absoluta de insulina quando o paciente estiver hipoglicêmico enquanto se considera o histórico, exame físico e outros dados patológicos clínicos é a melhor abordagem. Em alguns casos, o diagnóstico definitivo de insulinoma pode necessitar de cirurgia exploratória.

DIAGNÓSTICO DIFERENCIAL

Os insulinomas devem ser considerados um diagnóstico diferencial em qualquer cão com convulsões persistentes e progressivas. Assim que a hipoglicemia for verificada, estes tumores devem ser diferenciados de outras causas de hipoglicemia, incluindo neoplasias extrapancreáticas, hipoglicemia em cães de caça, sepse, insuficiência hepática, hipoadrenocorticismo, distúrbios de armazenamento do glicogênio (muito raros) e hipopituitarismo.

MANEJO CLÍNICO

Cães com insulinoma devem ser alimentados com refeições frequentes e pequenas. Três a seis refeições por dia com uma dieta rica em proteínas e carboidratos complexos, mas com baixos teores de açúcar refinado, reduzem os sinais clínicos. A restrição de exercícios pode ajudar a aliviar os sinais clínicos. A terapia com glicocorticoides (Quadro 22.12) pode ajudar a prevenir a hipoglicemia causada por tumores de células das ilhotas pelo aumento da produção de glicose hepática e diminuição da captação celular de glicose. A menor dose possível que controle a hipoglicemia deve ser utilizada para prevenir o HAC iatrogênico (p. ex., polifagia, polidipsia, alopecia bilateral simétrica, epiderme delgada). Se ocorrerem sinais clínicos de HAC, a terapia com glicocorticoide pode ser reduzida e fármacos alternativos, utilizados; entretanto, o HAC pode ser preferível com relação à hipoglicemia. O diazóxido (Quadro 22.12) é um agente hiperglicêmico oral que inibe a secreção pancreática de insulina e captação de glicose pelos tecidos. Ele elevou as concentrações glicêmicas em alguns cães com insulinoma; entretanto, efeitos colaterais, como anorexia, êmese, anemia aplásica, catarata, supressão da medula óssea, trombocitopenia, anorexia, diarreia, taquicardia e retenção de fluido, podem ocorrer. O diazóxido deve ser utilizado com precaução em animais com disfunção hepática. Se a hipoglicemia for severa e irresponsiva, a administração IV de dextrose a 5% ou a 10% pode ser necessária para manter a glicemia na faixa normal até que a cirurgia possa ser realizada. O aloxano e um análogo da somatostatina (octreotida) têm sido utilizados em alguns poucos cães com insulinoma; entretanto, muito pouca informação está disponível atualmente para recomendar sua utilização.

A estreptozotocina pode ser eficaz em cães com insulinoma que possuem metástases. Foi sugerido que pode ser administrada com segurança em cães na dose de 500 mg/m^2 IV a cada 3 semanas quando combinada a um protocolo para indução de diurese. Administre NaCl a 0,9% em uma taxa de 18,3 mL/kg por hora IV durante 3 horas antes da administração de estreptozotocina. Dilua a estreptozotocina em um volume apropriado e administre durantes 2 horas na mesma taxa da administração da fluidoterapia. Então administre NaCl a 0,9% por 2 horas adicionais. Para reduzir os episódios de êmese, podem ser dados butorfanol ou antieméticos por via intramuscular imediatamente após a administração de estreptozotocina; entretanto, estes fármacos são usualmente ineficazes. Repita o tratamento a cada 3 semanas até que a progressão do tumor seja evidente (i.e., o tumor aumenta significativamente de tamanho), recidiva da hipoglicemia seja observada, ou toxicidade (p. ex., renal, hepática) irresponsiva ao tratamento de suporte seja notada. Outras anormalidades que podem ocorrer em associação à administração de estreptozotocina incluem neutropenia, trombocitopenia, anorexia, diarreia e DM.

TRATAMENTO CIRÚRGICO

Manejo Pré-Cirúrgico

A fluidoterapia com glicose a 5% deve ser iniciada 12 a 24 horas antes da cirurgia. O alimento é retirado 6 a 8 horas antes da cirurgia. As glicemias devem ser aferidas imediatamente antes da cirurgia e mais glicose administrada se a concentração estiver abaixo de 75 a 100 mg/dL.

Anestesia

O objetivo da cirurgia é manter a glicemia acima de 75 a 200 mg/dL. Tiopental, propofol ou alfaxalona podem ser utilizados para indução da anestesia, pois eles reduzem o metabolismo cerebral de glicose. O etomidato deve ser evitado porque pode causar supressão adrenal. Após intubação, a anestesia deve ser mantida com isoflurano ou sevoflurano. O isoflurano e o sevoflurano reduzem a taxa metabólica cerebral mais do que o halotano. As glicemias devem ser monitoradas regularmente durante a cirurgia (i.e., a cada 20-40 minutos) para prevenir hipoglicemia transcirúrgica.

Anatomia Cirúrgica

Ver a discussão sobre a anatomia cirúrgica do pâncreas na p. 603.

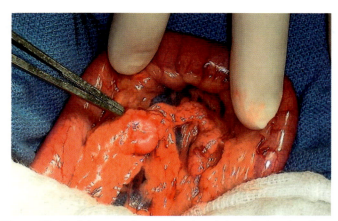

Figura 22.15 Adenocarcinoma funcional das células das ilhotas em um cão.

> **QUADRO 22.13 Administração de Azul de Metileno**
>
> Dilua 3 mg/kg de azul de metileno a 1% em 250 mL de salina estéril a 0,9% e administre pela via intravenosa durante 30-40 min.

Posicionamento

O animal é posicionado em decúbito dorsal, e o tórax caudoventral e todo o abdome são preparados para cirurgia asséptica.

TÉCNICA CIRÚRGICA

Explore a cavidade abdominal cranial minuciosamente buscando evidências de neoplasia. Palpe cuidadosa e gentilmente todo o pâncreas buscando evidências de nódulos tumorais. A maioria dos cães tem nódulos solitários (Figura 22.15). Os tumores são observados com igual frequência nos lobos esquerdo e direito do pâncreas e no corpo. Metástases são notadas em aproximadamente 50% dos casos no momento da cirurgia. Metástases usualmente ocorrem para os linfonodos regionais e fígado; entretanto, metástases duodenais, mesentéricas e omentais também podem ser notadas. Realize uma pancreatectomia parcial (p. 605), removendo nódulos tumorais com a mais ampla margem de tecido normal possível. Submeta lesões excisadas ao exame histopatológico. Excise nódulos metastáticos, se possível.

Se o tumor não puder ser identificado, o azul de metileno pode ser administrado por via intravenosa (Quadro 22.13). O azul de metileno pode corar células neoplásicas das ilhotas, ajudando a diferenciá-las do tecido normal circundante. A coloração máxima ocorre dentro de 30 minutos. Um efeito colateral comum da administração de azul de metileno é anemia hemolítica resultante da formação de corpúsculos de Heinz.

> **NOTA** A anemia fatal por corpúsculos de Heinz em cães já foi relatada após utilização do azul de metileno.

MATERIAIS DE SUTURA E INSTRUMENTOS ESPECIAIS

Afastadores abdominais de Balfour são úteis para exploração abdominal. Pinças hemostáticas finas ou Q-tips® estéreis são úteis para separação do tecido pancreático durante a pancreatectomia parcial. A ligadura dos ductos é realizada utilizando fio de sutura 3-0 ou 4-0 não absorvível (p. 605). O azul de metileno pode ser administrado por via intravenosa a fim de ajudar a identificar nódulos primários e metastáticos (ver discussão anterior).

CUIDADO E AVALIAÇÃO PÓS-CIRÚRGICOS

As glicemias devem ser aferidas frequentemente durante as primeiras 24 horas após a cirurgia. A pancreatite pode ocorrer pela manipulação cirúrgica do pâncreas e deve ser tratada de maneira agressiva, conforme descrito na p. 605. Pequenas quantidades de água podem ser administradas no dia após a cirurgia, e se não ocorrer êmese, pode ser iniciada a administração de refeições pequenas e frequentes. Assim que a glicemia estabilizar em 75 a 100 mg/dL ou mais, a infusão de glicose pode ser descontinuada (Quadro 22.14). Se hipoglicemia persistente for mantida, a terapia clínica (glicocorticoides, diazóxido; Quadro 22.12) deve ser iniciada. Hipoglicemia prolongada pode causar necrose laminar cerebral. Sinais neurológicos (p. ex., ataxia, comportamento bizarro, coma, convulsões) podem persistir em tais animais apesar da normoglicemia. A hiperglicemia transitória ocasionalmente ocorre e pode persistir durante anos após a cirurgia. A insulinoterapia pode ser indicada se glicemias acima de 180 mg/dL persistirem por mais de 3 a 5 dias.

> **QUADRO 22.14 Recomendações Pós-operatórias para Manutenção das Glicemias em Pacientes com Insulinoma**
>
> - Inicialmente monitore a glicemia a cada 1-2 h.
> - Continue fornecendo fluidos que contenham glicose até que a glicemia esteja >75 mg/dL, então afira a cada 2-4 h, dependendo de quão alta esteja.
> - Se a hipoglicemia persistir, administre esteroides ou diazóxido.

COMPLICAÇÕES

Complicações da cirurgia em animais com insulinomas incluem hipoglicemia persistente, pancreatite, DM, epilepsia e polineuropatia difusa. As causas mais comuns de hipoglicemia pós-cirúrgica são metástases não reconhecidas ou que não podem sofrer ressecção, e tumores primários diversos ou que sofreram ressecção incompleta. A hiperglicemia persistente ocorre em até um terço dos cães submetidos à remoção cirúrgica de insulinomas, e supostamente é resultado da supressão de células β normais pela insulina do tumor, resultando em perda da produção de insulina.

PROGNÓSTICO

Os tempos de sobrevida médios para cães com insulinoma variaram de 12,3 a 18,2 meses, mas os tempos de sobrevida entre os estudos são difíceis de comparar em razão das diferenças de tratamento e dados relatados (Tabela 22.4). Em um estudo de 28 cães com insulinoma, o tempo de sobrevida médio foi de 547 dias.[21] A sobrevida média de 19 cães submetidos à pancreatectomia parcial foi de 785 dias, e para aqueles que receberam subsequentemente terapia com prednisona na recidiva, a sobrevida média foi de 1.316 dias. A sobrevida média de cães com insulinoma tratados somente com a terapia média foi de 196 dias.

Biomarcadores prognósticos têm sido estudados para facilitar o melhor manejo do paciente. O índice Ki67 mostrou ser significativo do ponto de vista prognóstico, tanto para o intervalo livre da doença como para tempo de sobrevida geral. Além dos fatores conhecidos, como tamanho e estágio tumoral, o Ki67 pode atuar como biomar-

TABELA 22.4 Tempos de Sobrevida Relatados para Cães com Insulinoma

Referência	Número de Casos	Tempo de Sobrevida Média Aproximado (Meses[a])	Comentários
Kruth et al., 1982[34]	25	12,3	Tempo de sobrevida médio; casos tratados clínica e cirurgicamente; taxa de perimortalidade associada a tutores que submeteram os cães a eutanásia devido à presença de lesões inoperáveis ou presença de lesões metastáticas presumidas
Mehlhaff et al., 1985[35]	35	14,2	Tempo de sobrevida médio; casos tratados clínica e cirurgicamente; taxa de perimortalidade associada a tutores que submeteram os cães a eutanásia devido à presença de lesões inoperáveis ou presença de lesões metastáticas presumidas
Leifer et al., 1986[36]	18	14,5	Casos que sobreviveram à cirurgia, sem recidiva
Caywood et al., 1988[37]	47	18	Estágio I[a]; casos tratados cirúrgica e clinicamente
Tobin et al., 1999[38]	26	12,7	Casos tratados cirurgicamente somente
Polton, 2006[21]	28	18,2	Casos tratados cirúrgica e clinicamente
	19	16,5	Tempo médio pós-cirúrgico até a remissão
Northrup et al., 2013[39]	19	10,3	Manejo clínico com estreptozotocina bissemanal; eventos adversos sérios relatados

[a]Estatisticamente significativo.

cador de insulinoma que pode ser utilizado para predizer o resultado clínico.

> **NOTA** Se não houver metástase aparente durante a cirurgia, um tempo de sobrevida maior que 1 ano pode ocorrer, mesmo que a cura seja improvável.

GASTRINOMAS

DEFINIÇÕES

Gastrinomas são tumores que secretam gastrina em excesso. A **síndrome de Zollinger-Ellison** é o termo utilizado para descrever uma síndrome de hipersecreção de ácido gástrico, ulceração gastrointestinal e tumores pancreáticos de células não β. Gastrinomas também são chamados de *tumores de células não β* e *tumores secretores de gastrina*. Os termos *gastrinoma* e *síndrome Zollinger-Ellison* são frequentemente utilizados de maneira intercambiável; entretanto, gastrinomas podem surgir em outras partes do trato alimentar. A síndrome de Zollinger-Ellison refere-se especificamente a gastrinomas que surgem no pâncreas.

CONSIDERAÇÕES GERAIS E FISIOPATOLOGIA CLINICAMENTE RELEVANTE

Gastrinomas são tumores raros em cães e gatos. Eles são derivados de células ectópicas que contêm descarboxilase e são captadoras de precursores de amina no pâncreas, produzindo um excesso de hormônio gastrina. A gastrina é normalmente secretada por células das mucosas antral e duodenal em resposta à distensão antral e à estimulação de aminoácidos. O excesso de gastrina causa hiperacidez, o que leva a diversas ulcerações e/ou erosões duodenais. Tumores pancreáticos secretores de gastrina são em geral invasivos localmente em direção ao parênquima adjacente e frequentemente sofrem metástases para os linfonodos regionais, fígado ou ambos.

DIAGNÓSTICO

Apresentação Clínica

Sinais Clínicos

Cães e gatos podem ser afetados. Pouquíssimos casos foram relatados para determinar predileção racial ou sexual. Animais afetados usualmente são adultos a idosos.

Histórico

A maioria dos animais tem sinais clínicos de anorexia, êmese (que ocasionalmente tem sangue), regurgitação, diarreia intermitente, perda de peso e/ou desidratação. Sinais clínicos podem estar presentes durante vários dias ou meses antes do diagnóstico. Animais podem ter sido tratados para úlceras gástricas durante meses, com resposta ruim.

Achados de Exame Físico

Achados clínicos são inespecíficos e podem incluir desidratação, diarreia, melena, hematêmese (aparência de "borra de café"), esteatorreia e/ou perda de peso. Dor abdominal é inconsistente. A perfuração por úlcera gástrica pode causar peritonite generalizada (p. 527).

Diagnóstico por Imagem

Radiografias e ultrassonografia não são diagnósticas para gastrinomas porque massas pancreáticas são geralmente muito pequenas para serem visualizadas. A endoscopia é a técnica mais útil para o diagnóstico de esofagite, hipertrofia mucosa gástrica ou ulceração duodenal em cães com sinais clínicos sugestivos. Úlceras estão mais comumente localizadas no duodeno proximal.

Endoscopia

Na endoscopia, pacientes tipicamente têm esofagite (em razão da êmese profusa de ácido) e úlceras duodenais ou erosões. Biópsias duodenais tipicamente demonstram mínima inflamação. A ulceração gástrica é muito menos comum, mas erosões e/ou hipertrofia mucosa podem ser observadas.

Achados Laboratoriais

Anormalidades laboratoriais inespecíficas notadas em animais com gastrinoma incluem anemia, hipoproteinemia, elevação da atividade sérica da fosfatase alcalina e/ou leucocitose. Anormalidades eletrolíticas e acidobásicas (p. ex., hipocloremia, hipopotassemia, alcalose metabólica, acidose metabólica) podem ocorrer se os episódios de êmese forem severos. O diagnóstico pré-cirúrgico do gastrinoma é baseado na demonstração de hipergastrinemia. Amostras sanguíneas para análise da gastrina sérica devem ser obtidas após jejum de 12 horas e antes do tratamento com qualquer medicamento antiácido. Os níveis séricos de gastrina de animais com a síndrome Zollinger-Ellison podem exceder 1.000 pg/mL.

DIAGNÓSTICO DIFERENCIAL

Gastrinomas devem ser diferenciados de outras causas de ulceração do trato gastrointestinal, incluindo anti-inflamatórios não esteroidais, dexametasona, neoplasia local, doença infiltrativa, mastocitomas, CID, insuficiência hepática, choque circulatório e choque séptico (ver também p. 427). Outras causas de hipergastrinemia incluem insuficiência renal, obstrução da via de saída gástrica, gastrite crônica e terapia recente com inibidores da bomba de prótons.

MANEJO CLÍNICO

Em razão do comportamento biológico agressivo desta neoplasia maligna, o prognóstico para cura em longo prazo é reservado; entretanto, a terapia clínica agressiva inclui a utilização de inibidores da bomba de prótons (Quadro 22.15). Os inibidores da bomba de prótons (p. ex., omeprazol) são os mais potentes inibidores de secreção ácida gástrica conhecidos. Outros agentes que podem ser utilizados para auxiliar no tratamento de úlceras em cães com gastrinomas incluem aqueles que protegem a mucosa gástrica de lesões (Quadro 22.15). A efetividade destes fármacos em animais com gastrinoma pode ser limitada, e efeitos benéficos variam de curtos a longos períodos de tempo.

O sucralfato forma uma cobertura protetora sobre a úlcera ou erosão (Quadro 22.15). Cimetidina, ranitidina e famotidina são bloqueadores de receptores H_2 que reduzem a secreção ácida; eles são muito menos efetivos que os inibidores da bomba de prótons.

TRATAMENTO CIRÚRGICO

A laparotomia exploratória é frequentemente necessária para confirmar o diagnóstico. A ressecção cirúrgica da massa pancreática pode ocasionar cura se não houver presença de metástase. Se houver metástases, a remoção cirúrgica da massa e de lesões metastáticas operáveis pode aumentar a eficácia da terapia clínica e prolongar a sobrevida. O trato gastrointestinal deve ser minuciosamente inspecionado durante a cirurgia, buscando evidências de ulcerações que podem perfurar. Quaisquer lesões devem ser removidas ou ter uma cobertura serosa (p. 447). A gastrectomia total tem sido recomendada em animais nos quais a condição é irresponsiva à terapia clínica; entretanto, em razão das complicações em longo prazo (p. ex., desnutrição, disfagia, refluxo biliar), este procedimento é raramente realizado.

Manejo Pré-cirúrgico

Se possível, a condição do animal deve ser estabilizada antes da cirurgia. O sangue total deve ser administrado se o animal estiver severamente anêmico (*i.e.*, HT menor que 20% Quadro 4.1 e Tabela 4.5, e animais anêmicos devem ser oxigenados antes da indução da anestesia. Anormalidades eletrolíticas e acidobásicas devem ser corrigidas e fluidoterapia, iniciada antes da cirurgia.

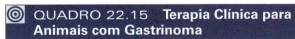

QUADRO 22.15 **Terapia Clínica para Animais com Gastrinoma**

Omeprazol[a]
Cães: 1-2 mg/kg VO q12h

Pantoprazol
Cães: 1 mg/kg (dose empírica) IV q24h

Sucralfato (Suspensão, Não Comprimidos)
Cães: 0,5-1 g/cão VO q6-8h
Gatos: 0,25 g/gato VO q8-12h

IV, intravenoso, *VO,* via oral.
[a]Demora 2-5 dias até alcançar efeito máximo.

Anestesia

Ver p. 600 para recomendações anestésicas para animais submetidos à cirurgia pancreática. A ressuscitação volêmica pré-cirúrgica pode ser necessária.

Anatomia Cirúrgica

Ver p. 603 para discussão sobre a anatomia cirúrgica do pâncreas, e p. 399 para discussão sobre a anatomia cirúrgica do estômago.

Posicionamento

O animal é posicionado em decúbito dorsal, e o abdome é preparado para uma incisão ventral na linha média. O tórax caudal e todo o abdome ventral devem ser preparados para cirurgia asséptica.

TÉCNICA CIRÚRGICA

Realize uma exploração abdominal minuciosa. Inspecione os linfonodos drenantes, fígado, duodeno e mesentério, buscando evidências de metástases. Inspecione todo o pâncreas, buscando uma lesão em massa. Realize uma pancreatectomia parcial (p. 605) e realize a ressecção de lesões metastáticas que sejam acessíveis. Submeta os tecidos excisados à avaliação histopatológica.

MATERIAIS DE SUTURA E INSTRUMENTOS ESPECIAIS

Se o animal estiver severamente hipoproteinêmico ou anêmico, a cicatrização da ferida pode ser retardada. Em tais casos, o fio de polidioxanona ou poligliconato é preferido para fechar a gastrotomia e incisões abdominais (p. 415). Estes fios também podem ser utilizados para realizar uma cobertura serosa.

CUIDADO E AVALIAÇÃO PÓS-CIRÚRGICOS

Animais anêmicos se beneficiam de oxigênio administrado por via nasal no período pós-cirúrgico. O paciente deve ser monitorado, e se sinais de pancreatite forem observados, terapia agressiva é indicada (p. 605 para o tratamento de pancreatite). Pequenas quantidades de água devem ser administradas no dia após a cirurgia, e deve ser observado se o paciente apresenta êmese. Se não ocorrer êmese, pequenas quantidades de alimento podem ser fornecidas 24 horas após a cirurgia. A dieta deve conter baixos níveis de gordura e fibras, e apresentar quantidades moderadas de proteína e carboidrato para auxiliar o esvaziamento gástrico. A fluidoterapia deve ser mantida até que o animal esteja se alimentando e ingerindo água. A terapia clínica para úlceras deve ser mantida até que os sinais clínicos cessem. A terapia clínica em longo prazo pode ser necessária para controlar a hipersecreção gástrica causada por hipergastrinemia e reduzir a incidência e severidade de úlceras.

PROGNÓSTICO

Em razão da natureza maligna deste tumor e da alta propensão para metástases, o prognóstico em longo prazo é geralmente grave.

NEOPLASIA PANCREÁTICA EXÓCRINA

DEFINIÇÃO

Carcinomas pancreáticos exócrinos são tumores malignos que surgem de células epiteliais acinares ou ductais. Eles também são chamados de *adenocarcinomas pancreáticos*.

CONSIDERAÇÕES GERAIS E FISIOPATOLOGIA CLINICAMENTE IMPORTANTE

Tumores pancreáticos exócrinos são discretamente mais comuns do que tumores das células das ilhotas pancreáticas em cães e gatos. Tumores pancreáticos são mais comuns em seres humanos do que em cães, e estão associados a uma taxa extremamente alta de mortalidade (aproximadamente 90% após 1 ano do diagnóstico). A maioria dos tumores pancreáticos é maligna (adenocarcinoma); eles são tumores agressivos com invasão local e sofrem metástase prontamente. Os locais mais comuns para metástase são fígado, pulmões, peritônio e linfonodos regionais. Carcinoma pancreático metastático já foi diagnosticado em um cão com diabetes insípido. Tumores pancreáticos benignos (i.e., adenomas) são raros.

> **NOTA** A maioria das massas pancreáticas é causada por pancreatite, e não por neoplasia. Nunca realize eutanásia de um paciente com massa pancreática sem um diagnóstico histológico, independentemente de quão "má" a massa pareça macroscopicamente.

DIAGNÓSTICO

Apresentação Clínica
Sinais Clínicos

Adenocarcinomas pancreáticos ocorrem mais comumente em animais idosos; foi relatado que Airedale terriers e Boxers possuem maior risco de ocorrência deste tumor. Uma predisposição sexual ainda não foi comprovada em cães, embora o carcinoma pancreático pareça ser mais comum em machos.

> **NOTA** Sinais clínicos ou aparência macroscópica não ajudam a diferenciar adenocarcinomas pancreático de doença pancreática benigna.

Histórico

Animais com adenocarcinomas pancreáticos podem ter êmese, dor abdominal, perda de peso, letargia, distensão abdominal e/ou diarreia. A evolução pode ser aguda ou crônica. Adenomas são usualmente achados incidentais na cirurgia ou necropsia e não estão associados a sinais clínicos.

Achados de Exame Físico
Os achados de exame físico de carcinomas pancreáticos exócrinos podem incluir dor abdominal à palpação e/ou ascite que ocorrem secundariamente à compressão da veia porta ou de outros vasos, ou como resultado de metástases abdominais disseminadas. Alguns animais podem ter uma massa abdominal palpável; outros podem ter icterícia secundária à obstrução do ducto biliar comum.

Diagnóstico por Imagem
Um aumento mal definido de opacidade de tecidos moles no quadrante abdominal cranial direito pode ser notado em radiografias abdominais simples. Se houver ascite, a perda de detalhamento visceral por todo o abdome pode ser observada. A ultrassonografia abdominal frequentemente revela massa na área do pâncreas, mas não é necessariamente fácil distinguir da pancreatite. Distensão da vesícula biliar e dos ductos biliares pode ser notada pela obstrução do trato biliar extra-hepático. A obstrução da via de saída gástrica pode ser observada em estudos contrastados do trato gastrointestinal superior.

Achados Laboratoriais
Anormalidades laboratoriais ainda não foram bem definidas em animais com neoplasia pancreática exócrina. Anormalidades consistentes com colestase extra-hepática (i.e., elevação da fosfatase alcalina e hiperbilirrubinemia) estão frequentemente presentes. Alguns animais podem demonstrar discreta leucocitose, desidratação e hemoconcentração. Valores extremamente altos de lipase sérica podem sugerir carcinoma pancreático, mas o exame não é geralmente recomendado.

DIAGNÓSTICO DIFERENCIAL

O carcinoma pancreático exócrino deve ser diferenciado de doenças pancreáticas benignas e metastáticas. A hiperplasia pancreática nodular, uma condição observada em animais idosos, é caracterizada por múltiplas lesões pequenas e brancas que sofrem mínima protrusão a partir da superfície pancreática. Adenomas são geralmente pequenas massas que podem conter cistos. Estas condições não estão associadas a sinais clínicos. Carcinomas pancreáticos estão geralmente bem avançados no momento do diagnóstico, e pode ser difícil determinar o local de origem de massas neoplásicas.

MANEJO CLÍNICO

Embora diversos tratamentos tenham sido utilizados em seres humanos em uma tentativa de aumentar a sobrevida de pacientes com adenocarcinoma pancreático, somente aqueles com lesões que podem sofrer ressecção no momento da laparotomia têm um prognóstico reservado. Agentes quimioterápicos não prolongaram a vida de pessoas ou animais com este tumor.

TRATAMENTO CIRÚRGICO

A ressecção cirúrgica é o tratamento de escolha; entretanto, vários animais são atendidos com doença avançada e a ressecção cirúrgica não é possível.

Manejo Pré-cirúrgico
A condição do animal deve ser estabilizada antes da cirurgia pela administração de fluidos IV e correção das anormalidades acidobásicas e eletrolíticas.

Anestesia
Ver a discussão sobre manejo anestésico de animais com doença pancreática na p. 600.

Anatomia Cirúrgica
A anatomia cirúrgica do pâncreas é descrita na p. 603.

Posicionamento
O animal é preparado para um procedimento exploratório na linha média ventral. Todo o abdome e o tórax caudal devem ser preparados para cirurgia asséptica.

TÉCNICA CIRÚRGICA

Faça uma incisão abdominal que se estenda a partir da cartilagem xifoide até o mais caudal possível, conforme necessário para permitir exploração completa da cavidade abdominal. Após identificação da massa pancreática (Figura 22.16), explore os órgãos abdominais, peritônio e linfonodos regionais, buscando evidências de metástases. Eutanásia deve ser considerada em animais com metástases disseminadas. Realize uma pancreatectomia parcial, se possível. Confirme a patência do ducto biliar comum antes de fechar o abdome.

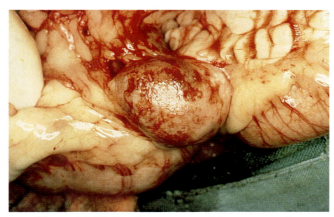

Figura 22.16 Carcinoma pancreático em um cão.

MATERIAIS DE SUTURA E INSTRUMENTOS ESPECIAIS

Um conjunto padrão para tecidos moles ou de cirurgia geral é tudo que é necessário. Ver p. 605 para requerimentos de uma pancreatectomia parcial.

CUIDADO E AVALIAÇÃO PÓS-CIRÚRGICOS

Estes animais podem ter pancreatite secundária ao tumor no momento do diagnóstico, e isso pode necessitar de tratamento (p. 605). Animais atendidos para tratamento que tenham carcinomas pancreáticos estão geralmente debilitados e necessitam de atenção especial para garantir que suas necessidades nutricionais sejam atingidas no período pós-cirúrgico. A hiperalimentação enteral ou parenteral deve ser considerada. Ver também p. 605 para o cuidado pós-cirúrgico de pacientes com doença pancreática.

PROGNÓSTICO

O prognóstico é extremamente pobre para animais com carcinomas pancreáticos. A maioria tem doença disseminada no momento do diagnóstico, e vários são submetidos a eutanásia na cirurgia. A sobrevida de menos de 3 meses deve ser esperada para a maioria dos animais restantes.

Cirurgia da Tireoide e Glândulas Paratireoides

PRINCÍPIOS GERAIS E TÉCNICAS

DEFINIÇÕES

A **tireoidectomia** é a remoção de uma glândula tireoide. O **hipotireoidismo** é a secreção deficiente de tiroxina. O **hipotireoidismo bociogênico** é causado por captação anormal de iodo ou por defeitos na captação de iodo, organificação ou formação de tireoglobulina. O **hipotireoidismo não biociogênico** é o hipotireoidismo espontâneo que pode ser imunomediado (i.e., tireoidite linfocítica) ou pode resultar de atrofia idiopática. O **hipertireoidismo** é a secreção excessiva de tiroxina. O **hiperparatireoidismo primário** é a secreção excessiva de hormônio paratireóideo (PTH) por uma ou mais glândulas paratireoides anormais.

> **QUADRO 22.16 Tratamento do Hipotireoidismo Canino**
>
> **Manutenção**
> Levotiroxina 18-22 µg/kg VO q12h
>
> **Antes da Cirurgia (Se Não Estiver na Terapia de Manutenção, Que É Preferida)**
> 1. Oral: liotironina (T₃) 4,4 µg/kg VO q6-8h, *ou*
> 2. Intravenoso: L-tiroxina 4-5 µg/kg (1 dose) (utilize com precaução)
>
> *VO*, via oral.

MANEJO PRÉ-CIRÚRGICO

O hipotireoidismo é uma endocrinopatia comum em cães. Ocorre usualmente devido à disfunção tireoidiana (hipotireoidismo primário), embora causas hipofisárias e hipotalâmicas sejam ocasionalmente diagnosticadas. A administração de trimetoprima-sulfametoxazol durante 3 semanas (14,1-16 mg/kg por via oral, duas vezes por dia) diminuirá as concentrações de tiroxina total e tiroxina livre, e elevará as concentrações de hormônio tireoestimulante (TSH), mimetizando hipotireoidismo. Os testes de função tireoidiana devem ser interpretados cuidadosamente em cães que estejam recebendo glicocorticoides, fenobarbital e carprofeno. A secreção dos hormônios tireoidianos tri-iodotironina (T_3) e tiroxina (T_4) pela tireoide é controlada por um mecanismo de *feedback* entre o hipotálamo, a hipófise e a glândula tireoide. A tireotropina (TSH) é produzida na porção distal da glândula hipófise. Ela estimula a síntese e liberação de tireoglobulina, um precursor de T_3 e T_4, assim como das próprias T_3 e T_4. A liberação de tireotropina é controlada por um neuropeptídeo produzido no hipotálamo chamado de *hormônio liberador de tireotropina* (TRH). A secreção de TRH é inibida por altos níveis circulantes de glicocorticoides (p. ex., HAC) ou hormônio tireoidiano. O hipotireoidismo primário é geralmente causado por atrofia folicular idiopática ou tireoidite linfocítica. Cães com tireoidite linfocítica frequentemente têm anticorpos antitireoglobulina circulantes que formam complexos antígeno-anticorpos na glândula, fazendo com que tecido glandular funcional seja substituído por tecido fibroso. O hipotireoidismo felino é usualmente causado por tireoidectomia, interrupção do suprimento sanguíneo durante paratireoidectomia ou destruição por terapia com iodo-131 (I^{131}). O hipotireoidismo congênito pode ocorrer em gatos Abissínios. A doença é hereditária como um traço autossômico recessivo e parece ser resultado de um defeito na organificação de iodo. O hipotireoidismo congênito também foi relatado em cães.

O hipotireoidismo pode ser manifestado como letargia, intolerância ao exercício, ganho de peso, constipação, alopecia simétrica não pruriginosa, neuropatias periféricas (p. ex., paralisia laríngea, *deficits* vestibulares), distúrbios reprodutivos, alterações cardiovasculares (i.e., bradicardia e choque de ponta fraco) e/ou coagulopatias. O hipotireoidismo pode resultar também em diminuição da atividade do fator VIII ou do antígeno relacionado com o fator VIII, o que pode predispor animais com doença de von Willebrand (vWD) a hemorragias espontâneas ou hemorragias severas durante a cirurgia. A concentração média do fator/antígeno de von Willebrand (vWF) em cães hipotireóideos demonstrou estar reduzida significativamente quando comparada àquelas de cães eutireóideos. Aparentemente aquelas concentrações reduzidas de vWF plasmático podem ser observadas na vWD congênita ou vWD adquirida por hipotireoidismo. Animais com hipotireoidismo severo não tratado e tendências hemorrágicas submetidos a procedimentos emergenciais devem fazer uso da L-tri--iodotironina oral (Quadro 22.16) três a quatro vezes por dia, ou de uma única dose IV de L-tiroxina. Procedimentos eletivos devem ser adiados até que a terapia de reposição tenha sido administrada por um mínimo de 2 semanas. Se for notada hemorragia excessiva, apesar da suplementação tireoidiana, devem ser administrados sangue total, plasma ou crioprecipitado (Quadro 4.1 e Tabela 4.5).

> **NOTA** Animais hipotireóideos podem sangrar excessivamente durante a cirurgia. Monitore cuidadosamente a hemostasia.

Animais com hiperparatireoidismo são frequentemente trazidos por conta de sinais causados por hipercalcemia. PTH é sintetizado por células principais das glândulas paratireoides. O PTH estimula a reabsorção renal de cálcio, mobiliza cálcio do osso e promove a reabsorção intestinal de cálcio. O PTH também controla a hidroxilação de 25-hidroxivitamina D_3 em 1,25-di-hidroxivitamina D_3 nos túbulos renais proximais. A 1,25-di-hidroxivitamina D_3 regula a secreção de PTH por um mecanismo de *feedback* negativo. PTH é sintetizado e secretado em resposta a diminuições nos níveis circulantes de cálcio. Neoplasias paratireoidianas funcionais (hiperparatireoidismo primário; ver p. 625) causam hipercalcemia pela secreção excessiva de PTH; isso causa aumento da reabsorção renal de cálcio e da excreção renal de fósforo, aumento da liberação de cálcio e fósforo a partir do osso, e aumento da absorção intestinal de cálcio e fósforo. O manejo pré-cirúrgico de animais com tumores paratireoidianos funcionais é descrito na p. 616. O hipoparatireoidismo primário é raro em cães e gatos. Ele afeta principalmente cadelas de meia-idade, ocorrendo secundariamente à paratireoidite linfocítica. A maioria dos animais afetados possui histórico de anormalidades neurológicas (principalmente convulsões) ou doença neuromuscular.

Lesões císticas tireoidianas e paratireoidianas já foram relatadas em gatos idosos, mas são incomuns. Estas lesões podem ser benignas (cistos ou cistoadenomas tireoidianos) ou malignas (adenocarcinomas paratireoidianos). A ressecção cirúrgica pode ser curativa, e a sobrevida em longo prazo é excelente. Diagnósticos diferenciais para uma massa cervical ventral devem incluir cistos branquiais, cisto tireoglosso, cistoadenoma tireoidiano, cisto paratireoidiano, cistoadenoma paratireoidiano, carcinoma tireoidiano, mucocele salivar e abscesso.

ANESTESIA

O hipotireoidismo pode prolongar a recuperação da anestesia. As doses das pré-medicações e anestésicos devem ser reduzidas e tituladas até o efeito em animais moderada ou severamente sedados. Pressão sanguínea e hematócrito devem ser intimamente monitorados durante a anestesia e no período pós-cirúrgico inicial. Sangue deve estar disponível em caso de hemorragia excessiva durante o período intraoperatório. Hipotermia pode ser uma grande preocupação nestes pacientes em razão da sua incapacidade em regular normalmente a temperatura corporal; deve haver cuidado para manter a temperatura corporal durante a cirurgia e reaquecer estes pacientes após a cirurgia. Ver pp. 621 e 628 para recomendações anestésicas para animais submetidos à tireoidectomia.

> **NOTA** Anestesie animais hipotireóideos com precaução; estes pacientes podem necessitar de menores dores de anestésicos.

ANTIBIÓTICOS

As diretrizes para uso apropriado de antibióticos peroperatórios devem ser seguidas em pacientes hipotireóideos (Capítulo 9). Antibioticoterapia profilática deve ser considerada em animais que

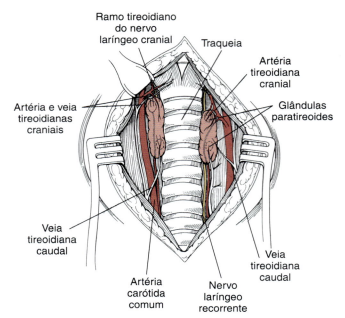

Figura 22.17 A glândula tireoide está lateral e discretamente ventral ao quinto a oitavo anéis cartilaginosos.

estejam debilitados ou obesos, tenham piodermite ou tenham HAC concomitante.

ANATOMIA CIRÚRGICA

A glândula tireoide (com dois lobos) é uma estrutura alongada vermelho-escura, ligada à superfície externa da porção proximal da traqueia (Figura 22.17). Os lobos estão usualmente posicionados lateral e discretamente ventrais ao quinto a oitavo anéis cartilaginosos. O lobo esquerdo está geralmente localizado um a três anéis traqueais caudalmente ao lobo direito. Em cães adultos, eles têm aproximadamente 5 cm de comprimento e 1,5 cm de largura; em gatos, eles possuem 2 cm de comprimento e 0,3 cm de largura. Ocasionalmente, os lobos direito e esquerdo estão conectados por um istmo ventral. Ao contrário da maioria dos órgãos glandulares, eles podem frequentemente ser palpados quando aumentados. As secreções tireoidianas (T_4, T_3 e calcitonina) exercem um efeito importante sobre o metabolismo. O hormônio tireoidiano é sintetizado pelas células foliculares, armazenado entre células e liberado na circulação. Em adultos, causa um aumento na taxa metabólica geral; em jovens, estimula o crescimento. A calcitonina (formada pelas células parafoliculares C) diminui o cálcio sanguíneo pela estimulação da captação de cálcio. O tecido tireoidiano acessório funcional é comum ao longo da traqueia, entrada torácica, mediastino e porção torácica da aorta descendente. Células foliculares tireoidianas surgem de uma evaginação da linha média conhecida como *divertículo tireoidiano* no assoalho faríngeo ventral. As conexões faringianas do divertículo em geral separam-se completamente; entretanto, uma conexão persistente que possui epitélio glandular funcional e cistos ao longo de seu trajeto pode permanecer (*ducto tireoglosso*).

As artérias tireoidianas cranial e caudal são o suprimento sanguíneo principal da tireoide. A artéria tireoidiana cranial é originada a partir da artéria carótida comum; a artéria tireoidiana caudal tipicamente surge da artéria braquiocefálica. As artérias tireoidianas cranial e caudal sofrem anastomose na superfície dorsal da glândula, onde enviam diversos vasos que irrigam a glândula. A artéria tireoidiana cranial em cães usualmente envia um ramo que irriga

CAPÍTULO 22 Cirurgia do Sistema Endócrino

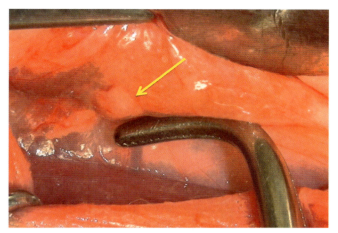

Figura 22.18 Glândula paratireoide externa aumentada e nodular *(seta)* em um cão com hipercalcemia.

a glândula paratireoide externa antes de adentrar o parênquima tireoidiano. Em gatos, o ramo que irriga a glândula paratireoide externa pode surgir a partir da artéria tireoidiana cranial após ter perfurado a cápsula. Artérias tireoidianas caudais podem não estar presentes em gatos. A inervação da tireoide é fornecida pelo nervo tireoidiano, que é formado a partir do gânglio cranial e nervo laríngeo cranial.

As glândulas paratireoides são discos pequenos elipsoides que usualmente ocorrem como quatro glândulas estruturalmente independentes em associação íntima à glândula tireoide. As glândulas paratireoides externas (assim chamadas por estarem situadas fora da cápsula tireóidea) são normalmente observadas na superfície dorsolateral cranial da respectiva tireoide (Figura 22.18). As glândulas paratireoides internas estão incrustadas dentro do parênquima tireoidiano, geralmente no polo caudomedial.

TÉCNICA CIRÚRGICA

A tireoidectomia pode ser realizada por uma abordagem intra ou extracapsular. A abordagem extracapsular é utilizada em cães com tumores tireoidianos malignos (p. ex., carcinomas; ver p. 628), e não é realizada tentativa de poupar as glândulas paratireoides ipsolaterais. Abordagens intracapsular e extracapsular modificada já foram descritas para tireoidectomia em gatos (pp. 621-623). Estas técnicas poupam as glândulas paratireoides externas em uma tentativa de prevenir complicações associadas ao hipoparatireoidismo. Uma modificação da abordagem intracapsular original, desenvolvida para reduzir a incidência de hipertireoidismo pós-tireoidectomia, envolve a excisão da maior parte da cápsula tireoidiana após a remoção do tecido tireoidiano. A recidiva de hipertireoidismo em gatos após tireoidectomia supostamente é resultado da hipertrofia de pequenos agrupados de tecido tireoidiano funcional conectados à cápsula e não removidos.

CICATRIZAÇÃO DAS GLÂNDULAS TIREOIDE E PARATIREOIDES

O tecido tireoidiano anormal (i.e., tecido adenomatoso) parece regenerar-se e hipertrofiar-se após tireoidectomia felina incompleta. O tecido paratireoidiano pode ser capaz de sofrer revascularização e recobrar a função, mesmo que tenha sido totalmente separado de seu suprimento sanguíneo. Portanto, a maioria dos cirurgiões recomenda a implantação de uma glândula paratireoide inadvertidamente excisada na musculatura circundante em vez de descartá-la. Tecido paratireoidiano ectópico pode hipertrofiar-se após remoção de glândulas paratireoides, resultando em função paratireoidiana normal.

MATERIAIS DE SUTURA E INSTRUMENTOS ESPECIAIS

O retardo na cicatrização da ferida por ocorrer em animais com hipotireoidismo; deve haver cuidado ao fechar as feridas cirúrgicas nestes pacientes. Ver pp. 623, 626 e 628 para uma instrução sobre os instrumentos para tireoidectomia e paratireoidectomia, respectivamente.

CUIDADO E AVALIAÇÃO PÓS-CIRÚRGICOS

O cuidado e avaliação pós-cirúrgicos de animais submetidos à tireoidectomia por hipertireoidismo ou neoplasia são descritos nas pp. 627 e 629, respectivamente.

DOENÇAS ESPECÍFICAS

HIPERTIREOIDISMO FELINO

DEFINIÇÕES

Hipertireoidismo é uma doença multissistêmica que resulta da produção e secreção excessiva de T_4. **Bócio** é um aumento da glândula tireoide. A **doença de Graves** descreve um distúrbio autoimune de seres humanos no qual autoanticorpos circulantes estimulam o tecido tireoidiano. É a causa mais comum de hipertireoidismo humano.

CONSIDERAÇÕES GERAIS E FISIOPATOLOGIA CLINICAMENTE RELEVANTE

O hipertireoidismo pode ocorrer em cães ou gatos; entretanto, é muito mais comum em gatos, nos quais está geralmente associado à hiperplasia adenomatosa de um ou ambos os lobos da glândula tireoide. Aproximadamente 90% dos gatos afetados têm envolvimento bilateral de lobos tireoidianos, embora o aumento seja geralmente assimétrico. Em 5% a 10% dos gatos, a massa tireoidiana é ectópica (i.e., na entrada torácica ou no mediastino cranial). O hipertireoidismo felino secundário ao carcinoma tireoidiano maligno é raro. A causa do hipertireoidismo felino é desconhecida. Causas sugeridas têm incluído imunoglobulinas tireoestimulantes circulantes, imunoglobulinas estimulantes da glândula tireoide séricas, bociogênicos da dieta e causas virais.[40,41] Estudos sugerem que gatos que (1) consumam alimentos embalados em latas, (2) tenham dietas que contenham peixe, (3) comam mais de 50% de comida úmida para gatos, ou (4) utilizem caixa de areia possuem maior risco de hipertireoidismo. Foi sugerido que níveis de iodo de alimentos comerciais para gatos no passado possam ter contribuído de forma inadvertida à epidemia recente de hipertireoidismo felino, pois alterações na concentração recomendada de iodo de alimentos podem ter resultado em uma redução na suplementação de iodo desde o final da década de 1970. Alimentos enlatados podem predispor ao hipertireoidismo porque substâncias químicas tóxicas, como o bisfenol-A, são liberados no alimento por revestimentos plastificados colocados nas latas durante o processo de enlatamento. A exposição a fertilizantes, herbicidas, pesticidas de plantas, produtos contra insetos e fumaça não pareceu estar associada a um maior risco desta doença. A idade avançada é um fator de risco, e gatos de raça pura possuem menor risco de desenvolvimento de hipertireoidismo.

T_4 circulante em excesso causa disfunção orgânica multissistêmica. A tireotoxicose aumenta a taxa metabólica e sensibilidade a

> **QUADRO 22.17 Anormalidades Neurológicas em Gatos Hipopotassêmicos e Hipertireóideos**
>
> - Fraqueza generalizada
> - Ventroflexão cervical
> - Fadiga
> - Tremores musculares
> - Ataxia
> - Incoordenação
> - Incapacidade de pular
> - Atrofia muscular
> - Falta de ar (devido à fraqueza de músculos intercostais)
> - Colapso

catecolaminas, e causa significativas anormalidades cardiovasculares e metabólicas. Até 80% dos gatos afetados pode ter cardiopatias tireotóxicas; aproximadamente 20% destes podem ter insuficiência cardíaca congestiva. A hipertensão é algumas vezes identificada, mas não parece ser tão comum como a cardiopatia. Mecanismos multifatoriais podem causar disfunção neuromuscular e de SNC em alguns gatos hipertireóideos. Sinais neurológicos associados ao hipertireoidismo felino estão listados no Quadro 22.17. T_4 e T_3 se ligam aos locais de receptores no sarcoplasma, o que aumenta a produção de calor pela musculatura esquelética e consumo de oxigênio mitocondrial. O estado hipertireóideo pode reduzir a contração muscular por desacoplamento da fosforilação oxidativa. Hormônios tireoidianos podem diminuir o limiar para ativação do tecido cerebral, podem alterar a atividade de algumas enzimas cerebrais e interagir com catecolaminas para alterar o estado mental de alguns animais afetados. Anormalidades do SNC podem incluir hiperexcitabilidade, irritabilidade, agressividade, convulsões e estupor.

DIAGNÓSTICO

Apresentação Clínica

Sinais Clínicos

O hipertireoidismo geralmente afeta gatos com mais de 8 anos de idade (idade média, 13 anos); entretanto, pode raramente ocorrer em gatos jovens. Não foi notada predisposição sexual. Gatos Siameses e Himalaios podem ter menor risco de desenvolvimento de hipertireoidismo. Gatos que consomem principalmente com alimentos enlatados e aqueles que utilizam areia para gatos podem ter maior risco. Gatos que preferem comer alimentos de peixe para gatos ou fígado e sabor de miúdos podem ter maior risco de desenvolvimento desta condição.

Histórico

A maioria dos gatos afetados é levada para atendimento em razão de perda de peso apesar de apetite normal ou voraz, inquietude e/ou hiperatividade. Ocasionalmente, uma pequena massa é notada na região cervical ventral. Êmese, diarreia, poliúria, polidipsia, agressividade e/ou pelame de má qualidade podem ocorrer. A frequência de defecação está algumas vezes aumentada. A temperatura corporal pode estar discretamente aumentada. Aproximadamente 10% dos gatos hipertireóideos estão deprimidos, letárgicos, inapetentes e/ou fracos (i.e., hipertireoidismo "apático").

Achados de Exame Físico

Uma massa cervical palpável está presente na maioria dos gatos afetados. O peso da glândula afetada frequentemente faz com que ela se desloque em direção ventral porque a tireoide está frouxamente ligada à fáscia traqueal. Ocasionalmente, a glândula pode descender em direção à entrada torácica, onde pode não ser mais palpada. Achados de exame físico adicionais podem incluir emaciação, um pelame fino e/

Figura 22.19 Cintigrafia tireoidiana pode ser utilizada para identificar o tecido tireoidiano funcional. Compare esta visão ventral normal da região cervical neste gato com aquela do gato hipertireóideo na Figura 22.20.

ou duro e anormalidades cardíacas (p. ex., taquicardia, ritmos de galope, sopros, bloqueio fascicular anterior esquerdo e/ou taquiarritmias atriais e ventriculares). Anormalidades eletrocardiográficas podem incluir taquicardia, prolongamento da duração do QRS, aumento das amplitudes da onda R na derivação II e pré-excitação ventricular.

Diagnóstico por Imagem

Uma cardiomegalia consistente com cardiomiopatia hipertrófica é frequentemente observada em radiografias torácicas e ecocardiogramas. Se o gato estiver em insuficiência cardíaca congestiva, efusão pleural ou edema pulmonar (ou ambos) podem ocorrer. Tecido tireoidiano ectópico é raramente visível em radiografias. A cintigrafia tireoidiana é o melhor teste diagnóstico porque pode identificar definitivamente o hipertireoidismo e localizar tecido tireoidiano ectópico funcional. Após este procedimento, o técnico-99m é administrado por via intravenosa ou intramuscular. O radionuclídeo é aprisionado no tecido tireoidiano funcional, mas não é organificado. A imagem da fase tardia do corpo utilizando uma câmera gama fornece localizações anatômicas funcionais e rudimentares do tecido tireoidiano hiperfuncional (Figuras 22.19 e 22.20). Uma relação da coaptação no tecido tireoidiano comparado com aquela nas glândulas salivares maior que 2 é diagnóstica de hipertireoidismo.

> **NOTA** Aproximadamente 20% dos gatos hipertireóideos possuem múltiplas áreas de tecido tireoidiano hiperfuncional e/ou tecido tireoidiano hiperfuncional intratorácico em que a tireoidectomia cirúrgica não seria curativa. Avise os tutores sobre a possibilidade de tecido tireoidiano ectópico ao realizar a tireoidectomia.

> **NOTA** Antes de anestesiar animais para uma tireoidectomia, realize ecocardiograma e obtenha radiografias torácicas a fim de identificar cardiopatia tireotóxica.

Achados Laboratoriais

A maioria dos gatos afetados tem concentrações séricas altas de T_4 total (TT4) e T_4 livre (fT4) pela diálise por equilíbrio. Entretanto, o diagnóstico de hipertireoidismo não pode ser excluído com base

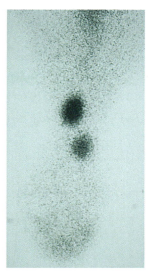

Figura 22.20 Cintigrafia da tireoide de um gato com adenomas tireoidianos bilaterais.

QUADRO 22.18   Teste de Supressão por T₃ᵃ

Dia 1
Obtenha as concentrações séricas basais de T₄ e T₃ pela manhã.

Dias 1 e 2
Administre liotironina sódica, 25 µg/gato VO q8h durante 2 dias.

Manhã do Dia 3
Administre a última dose de liotironina sódica pela manhã, espere 2-4 h, então afira T₄ e T₃ séricas.

T₃, tri-iodotironina; *T₄*, tiroxina; *VO*, via oral.
ᵃVer também o texto.

---

em uma concentração normal de TT4, e gatos sem hipertireoidismo podem ter aumento das concentrações de fT4. De forma geral, fT4 é aferida somente se um gato em que se suspeita de ter hipertireoidismo possui níveis normais de TT4. O hipertireoidismo aumenta a taxa de filtração glomerular (TFG), o que pode diminuir a azotemia, mascarando assim sinais de doença renal crônica (DRC). Isso é importante porque a terapia efetiva de hipertireoidismo pode resultar em manifestação clínica da DRC. Ao mesmo tempo, a DRC pode diminuir as concentrações séricas de TT4 (i.e., síndrome do eutireóideo doente) para valores dentro da faixa de referência, tornando o diagnóstico mais difícil. A aferição combinada de fT4 e TT4 pode ser necessária ao se tentar determinar se gatos com DRC moderada a severa têm hipertireoidismo.

Outras anormalidades podem incluir discretas elevações no número de hemácias, aumento do HT, leucocitose neutrofílica, eosinopenia, linfopenia e elevação da alanina aminotransferase e fosfatase alcalina. Concentrações séricas de creatinina e de cálcio ionizado sanguíneo estão geralmente diminuídas, e as concentrações séricas de fósforo, aumentadas.

Se as concentrações séricas basais de hormônio tireoidiano estiverem normais em um gato com sinais clínicos apropriados, ou se uma massa cervical ventral for palpável, as concentrações séricas de TT4 e fT4 devem ser aferidas novamente em 3 a 4 semanas, ou cintigrafia nuclear deve ser realizada. Como uma alternativa, um teste de supressão por T₃ (Quadro 22.18) ou um teste de estimulação por TRH podem ser realizados. Em gatos normais, a concentração sérica de T₄ deve diminuir em mais de 50% após administração da liotiroxina sódica (i.e., menor que 1,5 mg/dL), enquanto em gatos hipertireóideos, uma diminuição mínima na concentração sérica de T₄ é observada. A concentração de T₃ deve aumentar tanto em gatos hipertireóideos como em eutireóideos se a medicação for administrada de maneira apropriada. Para o teste com TRH, as concentrações séricas de T₃ e T₄ são aferidas antes e 4 horas após a administração IV de TRH (0,1 mg/kg). Gatos hipertireóideos usualmente possuem aumento relativo no T₄ menor que 50%; gatos normais demonstram aumento relativo maior que 50%. Como alternativa, a resposta a fármacos antitireoidianos orais pode ajudar a confirmar o diagnóstico.

> **NOTA** Se T₄ total falhar em diagnosticar o hipertireoidismo, a aferição de T₄ livre deve ser solicitada.

Gatos com hipertireoidismo geralmente têm aumento da TFG quando comparados a gatos normais; a resolução do hipertireoidismo pode reduzir a TFG, resultando em sinais de insuficiência renal. Alterações significativas na função renal tipicamente ocorrem dentro de 4 semanas após o tratamento, mas são normais depois. A aferição da TFG e/ou densidade específica urinária e TT4 sérico pode ajudar a identificar aqueles animais que desenvolverão evidências de azotemia renal após o tratamento. Se houver dúvida com relação à segurança da tireoidectomia ou terapia com ¹³¹I, é possível primeiramente administrar um período de metimazol e monitorar as concentrações séricas de creatinina e ureia para ver como o paciente tolerará o eutireoidismo. Para gatos que desenvolvem insuficiência renal evidente após estabelecimento de eutireoidismo, a remoção do metimazol deve resultar em melhor da função renal. Hipopotassemia e fraqueza muscular concomitante podem ocorrer em gatos com hipertireoidismo.

DIAGNÓSTICO DIFERENCIAL

Gatos levados para atendimento com perda de peso ou êmese causadas por hipertireoidismo devem ser diferenciados daqueles com linfoma intestinal ou doença inflamatória intestinal. Aqueles com sinais neurológicos devem ser diferenciados de gatos com anormalidades primárias do SNC. A disfunção cardíaca que ocorre secundariamente ao hipertireoidismo deve ser diferenciada daquela resultante de outras causas adquiridas ou congênitas.

MANEJO CLÍNICO

O tratamento do hipertireoidismo felino pode incluir administração em longo prazo de fármacos antitireoidianos (ver Manejo Pré-cirúrgico adiante) ou ¹³¹I, ou remoção cirúrgica das glândulas afetadas. A escolha do tratamento para cada gato depende da idade e condição do animal (i.e., presença de doença cardiovascular ou renal) e das terapias disponíveis para o veterinário.

A propiltiouracila é um fármaco antitireoidiano efetivo em gatos; entretanto, não é recomendado em razão dos efeitos colaterais severos (i.e., anemia hemolítica autoimune e trombocitopenia imunomediada). A administração em longo prazo do metimazol ou carbimazol (indisponível nos Estados Unidos) pode causar remissão; entretanto, sinais clínicos retornam assim que o medicamento for descontinuado. O metimazol inibe vários passos na síntese do hormônio tireoidiano e é efetivo para restaurar o estado eutireóideo na maioria dos gatos; entretanto, até 20% dos gatos sofrem distúrbios gastrointestinais durante o tratamento (Quadro 22.19). Em

QUADRO 22.19 Possíveis Efeitos Colaterais da Terapia com Metimazol[a]

- Anorexia
- Êmese
- Prurido
- Letargia

Poliartrite
- Desenvolvimento de anticorpos antinucleares séricos
- Hepatopatia
- Trombocitopenia com ou sem hemorragia

Anemia
- Agranulocitose
- Leucopenia
- Resultado de teste de Coombs positivo

[a]Menos efeitos adversos são observados ao se utilizar gel transdérmico em vez da administração oral. Ver também o texto.

QUADRO 22.20 Terapia Medicamentosa Pré-operatória para Gatos com Hipertireoidismo

Metimazol
1,25-2,5 mg/gato VO q12h durante 7-14 dias. Se necessário, aumente a dose em 2,5 mg/dia até que o controle seja obtido até 5-10 mg/gato VO q12h.[a]
Aplicação transdérmica (na área glabra da pina) também está disponível.[b]

Carbimazol
5 mg/gato VO q8-12h, então ajuste para 5 mg/gato q12h conforme necessário

Carbimazol (Formulação de Comprimido de Liberação Controlada)[c]
15 mg/gato VO q24h, então ajuste conforme necessário (10-25 mg/gato)

Propranolol[d]
2,5-5 mg/gato (0,4-1,2 mg/kg) VO q8-12h

T_4, tiroxina; VO, via oral.
[a]Utilize doses menores em animais pequenos ou debilitados. Se a administração em longo prazo for considerada, esta dose deve ser ajustada para manter a concentração de T_4 dentro da faixa normal.
[b]A eficácia geral do metimazol transdérmico pode não ser tão alta quanto o fármaco é administrado por via oral; entretanto, isso está associado a menos efeitos adversos gastrointestinais.
[c]Vidalta®, Merck Animal Health, Intervet International, Países Baixos. Carbimazol não está disponível nos Estados Unidos, mas é encontrado em farmácias de manipulação.
[d]Propranolol deve ser utilizado com cuidado em gatos hipertireóideos. A administração de propranolol a gatos hipopotassêmicos pode causar morte súbita.

raros casos, a hepatopatia induzida por medicamentos, trombocitopenia e agranulocitose ocorrem com a terapia em longo prazo. Embora de forma geral o medicamento seja bem tolerado e vários efeitos colaterais sejam resolvidos após continuação da terapia, a administração de um composto oral pode ser difícil em gatos que não cooperam e naqueles com tutores incapacitados ou idosos. Uma formulação plurônica de um gel orgânico para aplicação transdérmica foi recentemente oferecida. A incidência de sinais gastrointestinais adversos é menor pela aplicação transdérmica; entretanto, a eficácia desta via de administração não parece ser tão alta quanto da via oral. O momento da coleta de sangue após administração oral de metimazol não parece ser um fator importante ao se avaliar a resposta à terapia com metimazol. Se houver suspeita de carcinoma tireoidiano, a terapia clínica com fármacos antitireoidianos pode aliviar os sinais clínicos ao mesmo tempo que permite o crescimento tumoral. A segurança e eficácia de uma nova formulação de liberação controlada de carbimazol (um precursor do metimazol) têm sido avaliadas. O tratamento foi iniciado com 15 mg uma vez por dia; a resposta foi avaliada após 10 dias e 3, 5, 8, 26 e 53 semanas depois; e a dose foi ajustada. A dose média utilizada nestes gatos foi de 10 e 15 mg uma vez por dia após 3 e 53 semanas, respectivamente.[22]

[131]I é um método seguro e efetivo para o tratamento do hipertireoidismo; porém, é necessário que os locais manuseiem com segurança o isótopo. O gato deve ser confinado por dias a semanas (dependendo das leis estaduais específicas), durante o período no qual seja um perigo à saúde pública. É importante detectar outras doenças antes do tratamento com ^{131}I, para que o mínimo contato com o gato seja necessário durante o tratamento. O iodo radioativo é aprisionado na glândula tireoide e causa destruição tecidual. Entretanto, o tecido tireoidiano normal é poupado porque está suprimido e, assim, não capta o iodo radioativo. No passado, foi proposto que a administração recente de medicamentos antitireoidianos diminuía a eficácia da terapia com iodo radioativo em razão da diminuição da captação. Em gatos normais, o metimazol pode causar um aumento da coaptação como resultado do *feedback* sobre a liberação de TSH. Uma conclusão definitiva necessitará da avaliação em gatos hipertireóideos. Se houver carcinoma, maiores doses de ^{131}I podem ser necessárias, necessitando de maiores períodos de isolamento.

NOTA A ablação por etanol percutâneo de nódulos tireoidianos bilaterais não é recomendada como tratamento de hipertireoidismo em gatos.

TRATAMENTO CIRÚRGICO

O tratamento cirúrgico do hipertireoidismo envolve a tireoidectomia. As complicações da cirurgia tireoidiana incluem hemorragia intraoperatória e sinais clínicos associados à lesão aos nervos laríngeos recorrentes, suprimento sanguíneo paratireoidiano ou paratireoidectomia.

A principal complicação da tireoidectomia bilateral é o hipoparatireoidismo, que ocorre secundariamente à remoção ou dano das glândulas paratireoides. O procedimento deve ser realizado cuidadosamente a fim de prevenir esta complicação. Se a glândula paratireoide for removida de maneira inadvertida, deve ser transferida a um ventre muscular próximo (p. ex., músculo esterno-hióideo) para que possa sofrer revascularização e se torne novamente funcional (autotransplante da glândula paratireoide). Para prevenir a complicação de hipocalcemia, alguns cirurgiões recomendam um procedimento em dois estágios no qual um lobo tireoidiano é removido e sua paratireoide associada é reimplantada na musculatura adjacente durante a primeira cirurgia. Após 2 a 3 semanas, o outro lobo tireoidiano é removido e sua paratireoide associada é reimplantada de maneira semelhante. Embora isso possa reduzir o risco de hipocalcemia pós-cirúrgica, o risco adicional de um segundo evento anestésico é introduzido.

Manejo Pré-cirúrgico

Anormalidades metabólicas e cardiovasculares associadas ao hipertireoidismo tornam a anestesia arriscada; portanto, gatos devem ser tornados eutireóideos no período pré-cirúrgico pela administração de metimazol (Quadro 22.20). Geralmente, a administração 1 a 3 semanas antes da cirurgia é suficiente; entretanto, a aferição da concentração de TT4 deve ser repetida para garantir que esteja dentro da faixa normal antes da realização da cirurgia (ver comentário sobre os efeitos colaterais anteriormente). Se a terapia pré-cirúrgica com metimazol não for tolerada, o propranolol, um β1 e β2-bloqueador, pode ser administrado durante 1 a 2 semanas antes da cirurgia (Quadro 22.20) para reduzir a FC. O propranolol pode ser descontinuado 24 a 48 horas antes da cirurgia por seus efeitos β-bloqueadores, o que pode interferir com o tratamento da hipotensão; entretanto, isso aumenta o risco de taquicardia e hipertensão, especialmente durante a indução. Outra escolha pré-anestésica seria a utilização de metoprolol, um β1-bloqueador específico, e manter a terapia anti-hipertensiva até a manhã da cirurgia. Embora o atenolol (β-bloqueador) reduza efetivamente a FC na maioria dos gatos com hipertireoidismo, a elevação da pressão sanguínea sistêmica é mal controlada, e a adição de outro vasodilatador, como a anlodipina ou um inibidor da enzima conversora de angiotensina, é frequentemente necessária para tratar a hipertensão associada. A hipotensão secundária à vasodilatação induzida pelos anestésicos inalatórios pode ser tratada com pequenos *bolus* de fenilefrina.

Como as anormalidades cardíacas são comuns, um eletrocardiograma, aferições da pressão sanguínea e radiografias torácicas devem ser obtidos antes da cirurgia. Um ecocardiograma precisa ser realizado se for auscultado um sopro cardíaco. Muitos gatos hipertireóideos têm doença renal concomitante, hipopotassemia e/ou azotemia. Se os sinais clínicos do hipertireoidismo não foram resolvidos pela administração pré-cirúrgica de metimazol, a hipovolemia pode persistir secundariamente ao aumento da produção de catecolaminas. Estes gatos devem ser submetidos à administração de fluidos antes, durante e após a cirurgia, e deve haver cuidado para que a uremia não ocorra durante a cirurgia (ver a discussão sobre o manejo anestésico de animais com doença renal na p. 650) ou após a cirurgia, quando o débito cardíaco cai porque o gato se torna eutireóideo. A fluidoterapia deve ser ajustada se o gato estiver em insuficiência cardíaca congestiva.

Anestesia

Gatos com cardiomiopatia podem ser pré-medicados com butorfanol ou buprenorfina (Tabela 22.5). Assim que um cateter IV for inserido, diazepam ou midazolam podem ser administrados para minimizar o estresse do paciente. Como a indução pela máscara pode estressar o animal e causar aumento da liberação de catecolaminas, sua utilização geralmente não é recomendada; o animal pode ser reoxigenado mantendo o final do circuito próximo da face do animal. Estes pacientes têm alto requerimento de oxigênio, e a oxigenação adequada deve ser mantida durante todo o período peroperatório. A anestesia pode ser induzida com propofol ou etomidato. Cetamina e tiopental podem causar taquicardia e devem ser evitados durante a indução. Um par de gotas de lidocaína administradas por uma seringa de tuberculina pode ajudar a intubação e reduzir as elevações na FC e pressão sanguínea associadas à intubação. A manutenção com isoflurano ou sevoflurano com oxigênio deve ser utilizada; o halotano deve ser evitado. Taquiarritmias usualmente podem ser controladas pela administração intravenosa de esmolol. Se a elevação da FC e/ou da pressão sanguínea permanecer, baixas doses de metoprolol podem ser tituladas até fazer efeito. Se as arritmias possuírem origem ventricular, a lidocaína pode ser administrada como um *bolus* IV (Quadro 22.8).

É importante repetir que estes pacientes geralmente têm alta produção de catecolaminas com hipovolemia subjacente e insuficiência renal, anemia mascarada, débito cardíaco anormal. Taquiarritmias e aumento das taxas metabólicas, metabolismo de fármacos e consumo de oxigênio. Portanto, eles precisam ser sedados com benzodiazepínicos e devem ser adequadamente hidratados antes da cirurgia. A elevação da pressão sanguínea e FC precisa ser controlada com β-bloqueadores. Se a hipotensão surgir durante a cirurgia e as perdas sanguíneas forem mínimas, pequenos *bolus* de fenilefrina são usualmente suficientes para manter pressões arteriais médias entre 60 e 80 mmHg. As taxas de fluidoterapia intraoperatórias podem precisar ser de 5 mL/kg por hora em pacientes que possuem diminuição da função cardíaca, e 10 mL/kg por hora em pacientes com função cardíaca normal. A *tempestade tireoidiana* é uma condição causada pela produção excessiva de hormônios tireoidianos devido à liberação excessiva de catecolaminas. Sinais clínicos de tempestade tireoidiana podem incluir elevações marcantes na FC, pressão sanguínea e temperatura, assim como arritmias cardíacas e choque.

Anatomia Cirúrgica

Ver p. 616 para uma descrição da anatomia cirúrgica da glândula tireoide.

Posicionamento

O animal está posicionado em decúbito dorsal com o pescoço discretamente hiperestendido e membros torácicos direcionados para trás. Todo o pescoço ventral e o tórax cranioventral devem ser preparados para cirurgia asséptica.

TÉCNICA CIRÚRGICA

Tireoidectomia Intracapsular

Realize uma incisão desde a laringe até um ponto cranial ao manúbrio. Separe por dissecção romba os músculos esterno-hióideo e esterno-tireóideo. Utilize um afastador (p. ex., Gelpi) para manter a exposição. Identifique a glândula tireoide aumentada e a glândula paratireoide externa (Figura 22.21). Faça uma incisão sobre a superfície caudoventral da glândula em uma área avascular (Figura 22.22), e estenda-a cranialmente com pequenas tesouras (p. ex., tesouras íris). Utilizando uma combinação de dissecção romba e perfurante, remova cuidadosamente o tecido tireoidiano da cápsula. Realize a dissecção cuidadosamente a fim de prevenir dano à glândula paratireoide ou ao seu suprimento sanguíneo. Utilize cautério bipolar para obter hemostasia, mas evite lesar o suprimento sanguíneo da glândula. Após remoção do parênquima tireoidiano, excise a maior parte da cápsula tireoidiana; entretanto, não excise a cápsula que estiver intimamente associada à glândula paratireoide externa. Se a glândula paratireoide for inadvertidamente excisada, ou se houver lesão ao seu suprimento sanguíneo, transplante a glândula para um ventre muscular próximo (p. 613). Feche o tecido subcutâneo em um padrão de sutura simples contínua (p. ex., 3-0 ou 4-0 absorvível). Feche a pele em um padrão contínuo simples ou interrompido simples (p. ex., 3-0 não absorvível).

> **NOTA** *Swabs* estéreis com ponta de algodão são úteis para ajudar a separar a glândula da cápsula.

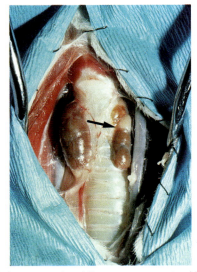

Figura 22.21 Aumento tireoidiano em um gato. Note a glândula paratireoide no polo cranial da glândula tireoide esquerda *(seta)*.

TABELA 22.5 Considerações Anestésicas no Paciente Felino Hipertireóideo

Considerações Pré-operatórias

Condições associadas
- Anemia (pode ser oculta)
- Hipovolemia
- Hipertensão
- Taquiarritmias
- Ectopia ventricular
- Disfunção cardíaca
- Insuficiência renal (pode ser oculta)
- Cardiomiopatia

Exames de sangue
- HT
- Eletrólitos
- Ureia
- Cr
- PT
- Urinálise

Exame físico
Pode estar hipovolêmico, taquicárdico e hipertenso se não tratado com metimazol

Outros exames
- Pressão sanguínea é essencial
- ECG
- Radiografias (torácicas)
- Ecocardiograma

Pré-medicações
Administre:
- Diazepam (0,2 mg/kg IV), ou
- Midazolam (0,2 mg/kg IV, IM), mais
- Buprenorfina[a] (0,005-0,02 mg/kg IV, IM) ou
- Butorfanol (0,2-0,4 mg/kg IV, IM) ou
- Morfina[b] (0,1-0,2 mg/kg IV ou 0,2-0,4 mg/kg IM)
- Evite cetamina, xilazina, medetomidina, dexmedetomidina, atropina, glicopirrolato e acepromazina

Considerações Intraoperatórias

Indução
- Titule propofol (2-6 mg/kg IV), ou
- Dê alfaxalona (2-3 mg/kg IV)
- Se houver ICC, titule etomidato (0,5-1,5 mg/kg IV)

Manutenção
- Isoflurano ou sevoflurano mais
  - Fentanila (1-4 µg/kg IV PRN) para alívio da dor em curto prazo, mais
  - Buprenorfina[a] (0,005-0,02 mg/kg IV PRN), ou
  - Hidromorfona[c] (0,05-0,1 mg/kg IV PRN), ou
  - Morfina[b] (0,05-0,2 mg/kg IV PRN se houver hipotensão mínima
- Para hipertensão (para manter PAM entre 70 e 90 mmHg)
  - Esmolol (0,05-0,25 mg/kg IV) bolus a cada 2-5 min até fazer efeito e/ou CRI (50-200 µg/kg/min IV) até manter a frequência cardíaca normal, mais
  - Nitroprussiato (0,5-5 µg/kg/min IV) ou
  - Nitroglicerina (1-5 µg/kg/min IV)
- Para hipotensão (para manter a PAM entre 60 e 80 mmHg), administre fenilefrina ou dopamina conforme necessário

Necessidades de fluido
- 5-10 mL/kg/h se houver mínima perda sanguínea

Monitoração
- PAS: essencial
- ECG
- Frequência respiratória
- SpO₂
- EtCO₂
- Temperatura
- +/– Acesso arterial

Considerações Pós-operatórias

Analgesia
- Buprenorfina[a] (0,005-0,02 mg/kg IV, IM q4-8h ou 0,01-0,02 mg/kg OTM q6-12h)

Monitoração
- SpO₂
- Pressão sanguínea
- ECG
- FC
- Frequência respiratória
- Temperatura
- DU

Exames de sangue
- Cálcio sérico durante 48-72 h
- Ureia/Cr sérica durante 2-4 semanas

Escore de dor estimado
Discreta; entretanto, estes pacientes necessitam ter o mínimo estresse e devem ser mantidos livres de dor por aproximadamente 24h para ajudar a evitar a tempestade tireoidiana (ver o texto)

Cr, creatinina; *CRI*, infusão em taxa constante; *DU*, débito urinário; *ECG*, eletrocardiograma; *EtCO₂*, CO₂ corrente final; *FC*, frequência cardíaca; *HT*, hematócrito; *ICC*, insuficiência cardíaca congestiva; *IM*, intramuscular; *IV*, intravenoso; *OTM*, oral transmucosa; *PAM*, pressão arterial média; *PAS*, pressão arterial sistêmica; *PRN*, conforme necessário; *PT*, proteína total; *SpO₂*, saturação de hemoglobina com oxigênio.

[a]Buprenorfina é um melhor analgésico do que a morfina em gatos.
[b]Administre lentamente para prevenir liberação de histamina.
[c]Monitore hipertermia.

Abordagem Extracapsular Modificada para Tireoidectomia

Posicione o animal conforme previamente descrito. Localize a glândula tireoide conforme descrito anteriormente, e ligue ou cauterize a veia tireoidiana caudal. Utilizando fórceps de cautério bipolar de pontas finas (Figura 22.23A), cauterize a cápsula tireoidiana aproximadamente 2 mm a partir da glândula paratireoide externa. Com tesouras finas e pequenas, corte a glândula na área cauterizada, e utilize dissecção cega e perfurante para remover a glândula da glândula paratireoide (Figura 22.23B). Disseque cuidadosamente toda a glândula tireoide do tecido circundante e glândula paratireoide (Figura 22.23C). Não lese a artéria tireoidiana cranial ou seus ramos à glândula paratireoide externa. Se a glândula paratireoide for excisada de maneira inadvertida, ou se seu suprimento sanguíneo for lesado, transplante a glândula para um ventre muscular próximo (p. 613). Feche conforme previamente descrito.

> **NOTA** Para prevenir hipocalcemia, tome cuidado especial para evitar lesão à artéria tireoidiana cranial.

Abordagem Intracapsular Modificada para Tireoidectomia

Posicione o animal conforme previamente descrito. Localize a glândula tireoide e remova a glândula conforme previamente descrito na seção de tireoidectomia intracapsular. Utilizando uma lâmina de bisturi nº 15 ou tesoura fina, crie uma península de tecido capsular que contenha somente a glândula paratireoide e seu vaso sanguíneo. Excise o restante da cápsula. Se a glândula paratireoide for inadvertidamente excisada, ou se seu suprimento sanguíneo for lesado, transplante a glândula para um ventre muscular próximo (p. 613). Feche conforme previamente descrito.

MATERIAIS DE SUTURA E INSTRUMENTOS ESPECIAIS

Instrumentos pequenos e finos, como tesoura íris e fórceps de Bishop-Harmon, facilitam a remoção da glândula tireoide. As pinças de cauterização bipolar são vantajosas para obter hemostasia porque permitem controle mais fino da coagulação do que pinças unipola-

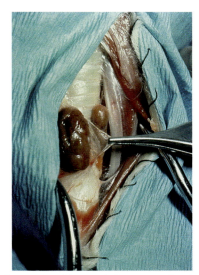

Figura 22.22 Para a tireoidectomia intracapsular, faça uma incisão na superfície caudoventral da glândula em uma área avascular e estenda-a cranialmente com tesouras pequenas (p. ex., tesouras íris). Utilizando uma combinação de dissecção cega e perfurante, remova cuidadosamente o tecido tireoidiano da cápsula.

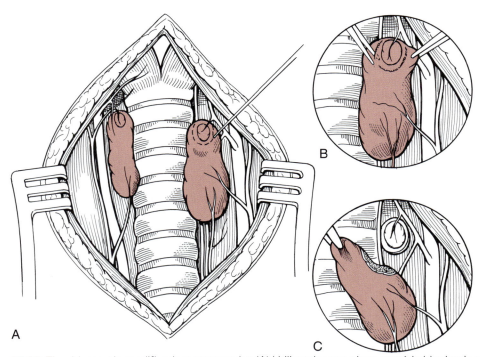

Figura 22.23 Tireoidectomia modificada extracapsular. (A) Utilizando uma pinça cautério bipolar de pontas finas, cauterize a cápsula tireoidiana aproximadamente 2 mm a partir da glândula paratireoide externa. (B) Com tesouras pequenas e finas, corte a glândula na área cauterizada e remova da glândula paratireoide. (C) Disseque cuidadosamente toda a glândula tireoide do tecido circundante e glândula paratireoide.

res. Q-tips® estéreis são úteis para dissecção de glândula tireoide de glândulas paratireoides.

CUIDADO E AVALIAÇÃO PÓS-CIRÚRGICOS

Complicações podem incluir hipocalcemia, hipotireoidismo, recidiva do hipertireoidismo, piora da doença renal, síndrome de Horner e/ou paralisia laríngea. Hipocalcemia (nível sérico de cálcio menor que 9 mg/dL em cães adultos e menor que 8,5 mg/dL em gatos adultos) é a complicação da tireoidectomia mais importante, aguda e com risco de morte. Hipocalcemia pode ocorrer devido à remoção ou trauma às glândulas paratireoides ou ao seu suprimento sanguíneo. Hipocalcemia transitória pode ser causada por edema local da glândula paratireoide associada a trauma (incluindo utilização de eletrocautério) à irrigação vascular da glândula. Hipocalcemia parece ocorrer em 6% dos gatos submetidos à tireoidectomia bilateral; a experiência do cirurgião pode ser um fator importante para determinar a possibilidade de ocorrência da hipocalcemia. A maioria dos animais não desenvolve sinais clínicos até que o nível sérico de cálcio esteja abaixo de 7,5 mg/dL, dependendo do estado acidobásico. Os animais devem ser intimamente observados durante 2 a 4 dias para sinais de hipocalcemia (p. ex., ofegância, nervosismo, fricção facial, tremores musculares, ataxia, convulsões). Em gatos, os sinais precoces podem incluir letargia, anorexia, ofegância e fricção facial. Os sinais clínicos são geralmente notados dentro de 24 a 96 horas, embora sinais tardios tenham sido relatados até 5 a 6 dias depois. Sinais agudos de hipocalcemia podem ser tratados com gliconato de cálcio a 10% IV; cloreto de cálcio nunca deve ser administrado. O gliconato de cálcio a 10% deve ser administrado lentamente por via intravenosa (Quadro 22.21), e a frequência e ritmo cardíacos devem ser monitorados durante a administração. A administração de cálcio deve ser descontinuada se ocorrer bradicardia. O gliconato de cálcio também pode ser adicionado aos fluidos, ou a dose IV pode ser diluída em um volume igual de salina (ou para maior segurança, dilua 1:3 ou 1:4) e administrada por via subcutânea a cada 6 a 8 horas (Quadro 22.21) até que o animal esteja se alimentando e possa receber medicamentos orais. A administração de gliconato de cálcio não diluído pode estar associada à formação de abscesso (Figura 22.24). A administração subcutânea ou IV de cálcio deve ser descontinuada quando o nível sérico de cálcio estiver acima de 8 mg/dL.

A terapia de manutenção consiste na administração de cálcio e vitamina D por via oral (Quadro 22.21). A forma da vitamina D mais comumente utilizada é o di-hidrotaquisterol. Ela não é acumulada na gordura e possui início de ação mais rápido do que a vitamina D_3. Os níveis séricos de cálcio devem ser monitorados semanalmente e a dose do cálcio, alterada de acordo. A suplementação de vitamina D pode geralmente ser descontinuada assim que a glândula paratireoide sofrer revascularização. Alguns animais devem ser mantidos com a vitamina D durante meses antes que a dose possa ser reduzida; outros necessitam de terapia por toda a vida.

A recidiva do hipertireoidismo está provavelmente associada à presença de tecido tireoidiano hiperplásico ectópico (TTHE). Em um estudo com 2.096 gatos submetidos à cintigrafia tireoidiana, tecido tireoidiano ectópico foi observado em 81 (3,9%).[23] Isso reforça a importância da realização de cintigrafia tireoidiana pré-cirúrgica em gatos afetados.

NOTA Não administre cloreto de cálcio (especialmente intravenoso); você pode causar superdosagem ao animal muito facilmente.

PROGNÓSTICO

Hipocalcemia devido a hipoparatireoidismo iatrogênico pode ser permanente ou temporária. A hipocalcemia persistente pode ocorrer se todas as quatro glândulas paratireoides forem removidas, ou se seu suprimento sanguíneo for irreversivelmente lesado. Hipocalcemia temporária ou transitória é geralmente causada por distúrbio no suprimento sanguíneo da paratireoide, que pode estar associado ao edema e inchaço da glândula ou de seu suprimento sanguíneo. Hipocalcemia não deve ocorrer após tireoidectomia unilateral. O hipertireoidismo recidivante pode resultar da hipertrofia de tecido adenomatoso não removido durante a tireoidectomia ou por alterações adenomatosas no TTHE (ver anteriormente). O hipertireoidismo pode ocorrer após meses ou anos em uma pequena porção de gatos submetidos à tireoidectomia bilateral. Se possível, a cintigrafia tireoidiana deve ser realizada para localizar tecido hiperfuncional nestes animais antes que a cirurgia seja repetida.

NOTA A hipocalcemia é extremamente rara após tireoidectomia unilateral para hipertireoidismo felino.

QUADRO 22.21 Tratamento de Hipocalcemia após Tireoidectomia

Tratamento dos Sinais Agudos

Administre 0,5-1,5 mL/kg de gliconato de cálcio a 10% lentamente IV (durante 10-20 min) e monitore o coração; então adicione 10 mL de gliconato de cálcio a 10% a 250 mL de solução de Ringer lactato, e goteje na taxa de manutenção ou administre como dose IV diluída em salina[a] (1:3-1:4) SC (em vários locais). Monitore o cálcio sérico frequentemente (q8-12h se necessário).

Terapia de Manutenção

1. Suplementação oral com cálcio (gatos necessitam de 0,5-1,0 g de cálcio/gato/dia): diferentes preparações orais contêm diferentes quantidades de cálcio. O lactato de cálcio possui 13% de cálcio com 1 g = 6,5 mEq de cálcio (comprimido de 325 mg tem 42 mg de cálcio); gliconato de cálcio possui 9% de cálcio com 1 g = 4,5 mEq de cálcio (comprimido de 325 mg tem 30 mg de cálcio). Administre lactato de cálcio 0,2-3,0 g/gato/dia em doses divididas VO e reavalie.
2. Forneça vitamina D, seja como[b]:
   - Di-hidrotaquisterol na dose de 0,02-0,03 mg/kg/dia VO durante 3-5 dias; então 0,02 mg/kg/dia durante 4 dias; então 0,005 mg/kg/dia durante 1-4 meses; ou
   - Calcitriol na dose de 0,02-0,03 µg/kg/dia durante 2-4 dias, então manutenção em 0,005-0,015 µg/kg/dia.

IV, intravenoso; *SC*, subcutâneo; *VO*, via oral.
[a] É importante diluir o gliconato de cálcio quando for administrado SC.
[b] É importante administrar di-hidrotaquisterol OU calcitriol, mas não ambos.

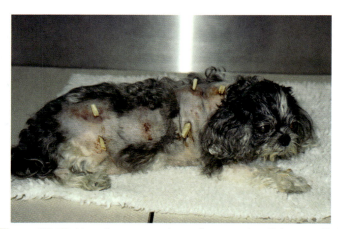

Figura 22.24 Um cão que recebeu gliconato de cálcio não diluído por via subcutânea e desenvolveu necrose cutânea e perda tecidual.

Em um estudo com 101 gatos hipertireóideos submetidos à tireoidectomia, dois gatos morreram dentro de 72 horas após a cirurgia, um por laringospasmo e outro por causas desconhecidas.[23] Em gatos tratados com ^{131}I, metimazol, ou ambos, aqueles com doença renal preexistente demonstraram ter tempos de sobrevida significativamente menores do que gatos sem nefropatias preexistentes.[24] Quando gatos com doença renal preexistente foram excluídos, o tempo de sobrevida médio para gatos tratados somente com metimazol foi de 2 anos, e o tempo de sobrevida médio para gatos tratados somente com ^{131}I foi de 4 anos. O tratamento com ambos resultou em uma sobrevida média de 5,3 anos. Idade, doença renal preexistente e tipo de tratamento afetaram os tempos de sobrevida.

Em outro estudo, foi observado que o hipotireoidismo iatrogênico pareceu contribuir para o desenvolvimento de azotemia após tratamento do hipertireoidismo.[25] No estudo mencionado, gatos com azotemia tiveram tempo de sobrevida reduzido quando comparados a gatos com função renal normal. Os autores sugeriram que a restauração do eutireoidismo em gatos hipotireóideos pode ter normalizado a função renal e aumentado a sobrevida.

HIPERPARATIREOIDISMO

DEFINIÇÃO

Hiperparatireoidismo primário é um distúrbio resultante da secreção excessiva de PTH pela(s) glândula(s) paratireoide(s).

CONSIDERAÇÕES GERAIS E FISIOPATOLOGIA CLINICAMENTE RELEVANTE

O hiperparatireoidismo primário é incomum em cães e raro em gatos. É usualmente causado por adenomas paratireoidianos, embora carcinomas paratireoidianos e hiperplasia paratireoidiana também tenham sido relatados. Adenomas paratireoidianos são tipicamente tumores pequenos e bem encapsulados que parecem marrons ou vermelhos e estão localizados próximo à glândula tireoide; entretanto, adenomas ectópicos podem estar localizados próximos à entrada torácica ou no mediastino cranial. Os sinais clínicos são causados pelo aumento da absorção de cálcio e excreção de fósforo nos rins e aumento da reabsorção óssea exercidos pelo PTH. O resultado final é um aumento nos níveis séricos de cálcio e diminuição nos níveis séricos de fósforo. Anormalidades clínicas causadas por hipercalcemia podem incluir calcificação distrófica, alteração da capacidade de concentração dos túbulos renais, insuficiência renal e nefrolitíase e urolitíase por oxalato de cálcio.

DIAGNÓSTICO

Apresentação Clínica

Sinais Clínicos

Tumores paratireoidianos usualmente ocorrem em cães idosos. Não foi observada predisposição sexual. Keeshonden (e possivelmente Pastores-alemães e Elkhounds noruegueses) podem ser predispostos ao distúrbio. A hiperplasia primária da glândula já foi relatada em cães jovens.

Histórico

Cães podem ser assintomáticos ou podem ser atendidos em razão de poliúria-polidipsia ou sinais inespecíficos (p. ex., êmese, fraqueza, constipação, letargia, inapetência). Sinais clínicos podem ser inicialmente insidiosos. Os sinais clínicos mais comuns em gatos com hiperparatireoidismo primário são anorexia, letargia, êmese, fraqueza e perda de peso; poliúria e polidipsia são menos comuns em gatos do que em cães. Ocasionalmente, dor e fraturas patológicas ósseas e articulares podem ocorrer secundariamente à desmineralização esquelética. Cálculos vesicais podem ocorrer secundariamente à hipercalcemia.

> **NOTA** Considere hiperparatireoidismo primário como diagnóstico diferencial em animais com hipercalcemia, calcificação distrófica, urolitíase por oxalato de cálcio e/ou nefrolitíase.

Achados de Exame Físico

Os achados de exame físico usualmente são inespecíficos. A glândula paratireoide aumentada pode raramente ser palpada em cães; entretanto, uma massa cervical pode ser palpada em alguns gatos.

Diagnóstico por Imagem

Radiografias cervicais raramente identificam a neoplasia. Desmineralização notável do esqueleto, nefrolitíase e/ou nefrocalcinose podem ser observadas radiograficamente. A ultrassonografia é uma excelente modalidade para avaliar as glândulas paratireoides. A detecção ultrassonográfica de uma glândula paratireoide com mais de 4 mm de diâmetro é altamente suspeita de adenoma ou carcinoma paratireoidiano. A cintigrafia paratireoidiana não parece ser um indicador sensível ou específico para identificação definitiva de glândulas paratireoides anormais em cães com hipercalcemia.

Achados Laboratoriais

Anormalidades bioquímicas séricas em cães com hiperparatireoidismo primário incluem hipercalcemia e hipofosfatemia. A hipercalcemia é o achado mais consistente em gatos afetados. A aferição do PTH em animais com função renal normal é um teste sensível. Concentrações séricas no limite superior ou aumentadas de PTH em animais hipercalcêmicos com função renal normal são altamente sugestivas de hiperparatireoidismo. Outras causas de hipercalcemia (ver discussão posterior) estão usualmente associadas a níveis baixos ou no limite inferior de PTH. A disfunção renal, que pode ocorrer secundariamente à hipercalcemia ou ser um distúrbio primário, pode também elevar as concentrações séricas de PTH. Se a função renal estiver anormal, as concentrações séricas de PTH devem ser avaliadas em conjunto com a concentração sérica de cálcio ionizado. Níveis séricos de cálcio ionizado estão aumentados em casos de hiperparatireoidismo, mas estão geralmente diminuídos ou no limite inferior em casos de insuficiência renal (Tabela 22.6). O diagnóstico definitivo de hiperparatireoidismo primário requer exploração cirúrgica das glândulas paratireoides. Cães podem ter doença uni ou multiglandular. Concentrações sistêmicas e locais de PTH diminuem em mais de 50% em todos os cães após excisão da(s) glândula(s) paratireoide(s), e a concentração sérica de cálcio eventualmente retorna ao normal, embora hipocalcemia de rebote seja comum.

O exame físico cuidadoso (incluindo exame retal), radiografias torácicas e abdominais, ultrassonografia abdominal, radiografia esquelética, exames de sangue de rotina e/ou aspirados de linfonodos

TABELA 22.6 Níveis Séricos de Hormônio Paratireóideo e Cálcio em Casos de Hiperparatireoidismo Primário e Nefropatia

	PTH	Ca^{2+a}
HPTH	↑	↑
Insuficiência renal	↑	↓

Ca^{2+}, cálcio; HPTH, hiperparatireoidismo; PTH, hormônio paratireóideo.
[a] Cálcio ionizado sérico.

devem ser realizados em animais hipercalcêmicos a fim de identificar causas neoplásicas de hipercalcemia maligna (p. ex., linfossarcoma, adenocarcinoma de glândula apócrina) antes que o diagnóstico de hiperparatireoidismo seja pesquisado. Outras causas de hipercalcemia incluem doença granulomatosa, insuficiência renal crônica, hipoadrenocorticismo e hipervitaminose D. Cistos tireoglossos (formados quando o ducto tireoglosso embrionário é preenchido por líquido) podem ser confundidos com massas paratireoidianas à palpação.

> **NOTA** A hipercalcemia maligna paraneoplásica é uma causa mais comum de hipercalcemia do que o hiperparatireoidismo primário. A hipercalcemia maligna pode rapidamente causar insuficiência renal se o diagnóstico e a terapia forem adiados, mas a hipercalcemia causada por hiperparatireoidismo frequentemente não é tão severa como aquela observada no hiperparatireoidismo primário e menos provavelmente causará insuficiência renal.

MANEJO CLÍNICO

A hipercalcemia pode ser tratada por diurese (ver discussão posterior em Manejo Pré-cirúrgico). A remoção cirúrgica do tecido paratireoidiano neoplásico é o tratamento definitivo do hiperparatireoidismo primário. A terapia com glicocorticoide é transitoriamente eficaz para diminuição da concentração sérica de cálcio em animais com linfossarcoma, e pode também diminuir a concentração de cálcio em animais com outros distúrbios. Em casos confusos, a administração de L-asparaginase pode ser utilizada como um teste terapêutico para descartar linfossarcoma oculto como causa de hipercalcemia.

TRATAMENTO CIRÚRGICO

A paratireoidectomia é o tratamento de escolha para hiperparatireoidismo causado por neoplasia paratireoidiana e hiperplasia primária. Se as glândulas paratireoides estiverem uniformemente aumentadas, deve haver suspeita de hiperparatireoidismo secundário e outros testes diagnósticos realizados para identificar a causa (p. ex., hiperparatireoidismo secundário renal); entretanto, o aumento de todas as quatro glândulas pode ocorrer em casos de hiperplasia primária. Se uma ou várias glândulas estiverem discretamente aumentadas, deve haver suspeita de adenomas paratireoidianos ou hiperplasia primária. A maioria dos cães com hiperparatireoidismo primário tem um único adenoma paratireoidiano. Se as glândulas paratireoides parecerem normais, tecido paratireoidiano ectópico pode estar localizado adjacente à tireoide ou até caudal à base do coração. Alternativas à paratireoidectomia cirúrgica incluem ablação percutânea por etanol guiada por ultrassom e ablação percutânea por calor guiada por ultrassom.

> **NOTA** Se você não puder encontrar qualquer outra causa de hipercalcemia em um paciente com aumento das concentrações de PTH, e se a glândula paratireoide parecer normal, pesquise tecido paratireoidiano ectópico.

Manejo Pré-cirúrgico

Antes da indução da anestesia, a diurese deve ser instituída com solução salina a 0,9% para ajudar a diminuir as concentrações séricas de cálcio (Quadro 22.22). Na hipercalcemia severa, a calcitonina de salmão pode ser utilizada para diminuir o cálcio sérico. Fluidos devem ser utilizados com precaução em animais com disfunção renal severa. Assim que o animal tenha sido apropriadamente hidratado,

> **QUADRO 22.22 Diurese de Cães Hipercalcêmicos**
>
> **Solução Salina Fisiológica a 0,9%**
> 90 mL/kg/dia IV
>
> **Furosemida**
> 2-4 mg/kg IV q8-12h, ou pode administrar como CRI (carga com *bolus* de 0,66 mg/kg, então administre 0,66 mg/kg/h durante 4-5 h; alternativamente, pode estimar a dose IV ou VO a ser administrada durante o período das próximas 24h, então forneça a quantidade como CRI durante 24h. Tenha certeza de que o paciente esteja normovolêmico antes da administração), ou administre a dose diária total como CRI.

CRI, infusão em taxa constante; *IV*, intravenoso; *VO*, via oral.

a administração de furosemida pode promover calciurese adicional. Eletrólitos devem ser monitorados para prevenir hipopotassemia iatrogênica. O estado volêmico e eletrolítico deve estar normal antes da anestesia.

Anestesia

Teoricamente, hipercalcemia severa pode causar bradicardia, vasoconstrição periférica e hipertensão. Hipotensão pode ocorrer durante anestesia associada ao relaxamento do tônus vascular periférico. A hipercalcemia também pode predispor a arritmias cardíacas. Agentes anestésicos que potencializam arritmias (p. ex., tiobarbitúricos, halotano) devem ser evitados. A acidose respiratória e metabólica deve ser evitada, pois elevações no pH aumentarão a fração livre de cálcio, piorando a hipertensão e a bradicardia.

Anatomia Cirúrgica

Uma discussão sobre a anatomia das glândulas paratireoides é fornecida na p. 616.

Posicionamento

O animal é posicionado em decúbito dorsal com o pescoço discretamente hiperestendido e membros torácicos puxados em direção caudal. Todo o pescoço ventral e tórax cranioventral devem ser preparados para cirurgia asséptica.

TÉCNICA CIRÚRGICA

Todas as quatro glândulas paratireoides devem ser cuidadosamente inspecionadas. Se a glândula paratireoide externa estiver envolvida, ela pode ser removida sem remoção da glândula tireoide; entretanto, a remoção da glândula paratireoide interna requer que a tireoidectomia seja realizada (p. 617). A glândula paratireoide externa deve ser poupada quando houver neoplasia na glândula paratireoide interna, se possível. A visualização da glândula paratireoide anormal pode ser facilitada pela infusão IV de azul de metileno em solução salina (Quadro 22.13). O tecido paratireoidiano anormal pode ser corado em azul-escuro após este procedimento. Um efeito colateral importante da administração de azul de metileno é anemia hemolítica causada pela formação de corpúsculos de Heinz. Anemia severa e ocasionalmente fatal por corpúsculos de Heinz foi relatada após a utilização de azul de metileno. Se houver suspeita de carcinoma com base na invasão aparente do tumor, a tireoidectomia completa e remoção de linfonodos drenantes são indicadas.

MATERIAIS DE SUTURA E INSTRUMENTOS ESPECIAIS

Instrumentos pequenos e delicados, como tesoura Íris e pinças de Bishop-Harmon, facilitam a remoção das glândulas paratireoides.

Cautérios bipolares são vantajosos para ocasionar hemostasia porque permitem o controle mais fino da coagulação do que a pinça unipolar. Q-tips® estéreis são úteis para dissecção das glândulas paratireoides e glândula tireoide.

CUIDADO E AVALIAÇÃO PÓS-CIRÚRGICOS

Hipocalcemia é a complicação pós-cirúrgica mais comum em cães; pode ser menos comum em gatos. A hipocalcemia pode ocorrer após remoção de um único adenoma paratireoidiano, pois o *feedback* negativo pelos altos níveis circulantes de PTH suprime a função nas outras glândulas normais. O PTH possui meia-vida funcional de 20 minutos; portanto, níveis de PTH caem rapidamente assim que o tecido neoplásico é removido. A hipocalcemia pode ser mais pronunciada em animais com níveis séricos pré-cirúrgicos de cálcio mais altos e naqueles com notável desmineralização esquelética. Entretanto, a previsão sobre a severidade da hipocalcemia pós-cirúrgica utilizando fatores pré-cirúrgicos demonstrou ser desafiadora.[26,27] O tratamento da hipocalcemia é apresentado no Quadro 22.21; o tratamento crônico não deve ser necessário nestes pacientes. A função renal deve ser monitorada no período pós-cirúrgico em pacientes com hipercalcemia.

PROGNÓSTICO

O prognóstico para sobrevida em longo prazo após paratireoidectomia por hiperparatireoidismo secundário a adenomas ou hiperplasia é excelente se não tiver ocorrido dano renal severo. Após remoção cirúrgica de carcinomas paratireoidianos, as taxas de sobrevida de 1, 2 e 3 anos foram estimadas em 72%, 37% e 30%, respectivamente.[28] Em estudos recentes, a ablação percutânea por radiofrequência de calor guiada por ultrassom foi eficaz em 69% dos cães, enquanto a ablação percutânea por etanol guiada por ultrassom foi eficaz em 85% dos cães.[29,30]

CARCINOMAS TIREOIDIANOS EM CÃES

DEFINIÇÕES

Neoplasias tireoidianos podem ser carcinomas (malignos) ou adenomas (benignos). **Carcinomas** podem surgir a partir de células foliculares e podem ser classificados como foliculares, compactos, papilares ou mistos, ou podem surgir a partir das células parafoliculares ou C (carcinomas tireoidianos medulares).

CONSIDERAÇÕES GERAIS E FISIOPATOLOGIA CLINICAMENTE RELEVANTE

Neoplasias tireoidianas correspondem a um pouco mais de 1% de todas as neoplasias caninas. Carcinomas tireoidianos caninos são mais comuns do que adenomas, enquanto adenomas funcionais prevalecem em gatos (ver a discussão sobre hipertireoidismo felino na p. 617). Carcinomas e adenocarcinomas representam quase que 90% das neoplasias tireoidianas; adenomas representam aproximadamente 9% em cães. Carcinomas são ainda divididos em carcinomas de células foliculares diferenciados e carcinomas tireoidianos medulares, embora os resultados após remoção cirúrgica sejam comparáveis entre os dois.[31] Carcinomas são tumores geralmente de crescimento rápido e altamente invasivos que frequentemente sofrem metástases aos linfonodos drenantes e pulmões. Segundo relatos, grandes tumores (i.e., aqueles maiores que 100 cm³) estão tipicamente associados à metástase pulmonar. Embora a classificação histológica de tumores tireoidianos baseada no padrão microscópico predominante tenha sido feita (p. ex., celular compacto ou sólido, folicular, folicular sólido misto, anaplásico), o padrão histológico supostamente se correlaciona pouco com o prognóstico. Entretanto, carcinomas tireoidianos medulares são mais aptos a estar circunscritos e ressecáveis, e têm características macroscópicas e histológicas de uma natureza menos maligna quando comparados a outros carcinomas tireoidianos. Tumores tireoidianos ectópicos já foram relatados na base cardíaca, mediastino caudal e língua.

> **NOTA** Avise aos tutores que a excisão cirúrgica de tumores tireoidianos caninos é usualmente difícil em razão da invasividade dos tumores e tendência à hemorragia substancial.

Tumores que surgem a partir de remanescentes císticos do ducto tireoglosso são raramente relatados em cães. Eles são usualmente aumentos bem circunscritos, flutuantes e móveis na linha média da região cervical ventral. Histologicamente, eles são carcinomas papilares bem diferenciados. Como mais de um terço dos cães com carcinomas tireoidianos possui várias neoplasias, o estadiamento minucioso deve ser realizado antes da cirurgia.[32]

DIAGNÓSTICO

Apresentação Clínica

Sinais Clínicos

Cães entre 10 e 15 anos de idade possuem chance significativamente maior de desenvolverem câncer de tireoide. As raças mais comumente afetadas são Golden retrievers, Beagles e Huskies siberianos. Não há aparente predisposição sexual.

Histórico

Animais afetados são geralmente atendidos para avaliação de um aumento cervical palpável, disfagia, dispneia, tosse, alteração da fonação e/ou intolerância ao exercício. Anormalidades respiratórias podem ser resultado da compressão traqueal ou metástase pulmonar, e a regurgitação pode ser causada por compressão e/ou invasão do esôfago. Em raros casos, hipertireoidismo (i.e., polidipsia, poliúria, fraqueza, inquietude e propensão de buscar lugares frios) é causado por carcinomas tireoidianos caninos.

Achados de Exame Físico

Massa cervical ventral é frequentemente palpável. Carcinomas usualmente parecem firmes e mal encapsulados; adenomas são tipicamente pequenos e livremente móveis. Sons pulmonares anormais podem ocorrer secundariamente à metástase pulmonar. Ptose e prolapso bilateral da membrana nictitante podem estar associados à paralisia de músculos extra e intraoculares, secundários à invasão dos seios cavernosos pelo adenocarcinoma tireoidiano em cães.

Diagnóstico por Imagem

Radiografia ou ultrassonografia cervical podem revelar edema cervical difuso e edema caudal à mandíbula adjacente à traqueia. A massa pode estar parcialmente mineralizada. Radiografias torácicas devem ser obtidas para identificar metástases pulmonares. A imagem da tireoide (p. 618) pode revelar captação anormal da glândula tireoide (coaptação heterogênea com regiões "quentes" e "frias" comparada à captação normal da tireoide ou glândula salivar) e acúmulos focais de radiofarmacêuticos nos pulmões, indicativos de metástases pulmonares. A angiografia por TC pode ser benéfica na diferenciação entre massas cervicais tireoidianas e não tireoidianas, e é utilizada para determinar o grau de invasividade a fim de auxiliar o planejamento cirúrgico.

Achados Laboratoriais

A avaliação citológica de aspirado por agulha fina da massa cervical pode revelar células pleomórficas bizarras consistentes com neoplasia. Amostras não diagnósticas podem ser obtidas se a amostra for contaminada com sangue ou estiver em hipocelularidade. Adicionalmente, células epiteliais foliculares neoplásicas são frágeis e se rompem com frequência durante a preparação da amostra. Hipertireoidismo e hipotireoidismo estão ocasionalmente associados a carcinomas tireoidianos; portanto, a aferição das concentrações séricas de fT4 e TSH canino endógeno é necessária. Resultados hematológicos e bioquímicos séricos estão frequentemente normais. A hipocalcemia já foi relatada em um cão com carcinoma medular tireoidiano.

DIAGNÓSTICO DIFERENCIAL

O edema cervical causado por neoplasia tireoidiana deve ser diferenciado de abscessos, linfadenopatia e sialoadenopatia. Isso usualmente pode ser feito por avaliação citológica de aspirados por agulha fina.

MANEJO CLÍNICO

Em cães com carcinomas tireoidianos, particularmente se hipertireóideos, o iodo radioativo (^{131}I) pode ser usado como paliativo; entretanto, doses muito maiores de ^{131}I parecem ser necessárias em cães do que em gatos com adenomas tireoidianos, e esta opção não é utilizada rotineiramente. A quimioterapia com doxorrubicina pode beneficiar animais nos quais a excisão completa é impossível. A RT por feixe externo parece benéfica para redução do volume tumoral em animais após procedimentos cirúrgicos; entretanto, doses altas são necessárias. A RT fracionada definitiva utilizando várias doses moderadas de radiação pode ser efetiva para fornecer controle local de carcinomas tireoidianos invasivos em cães. Aceleradores lineares substituíram a terapia por cobalto para tratamento destes tumores.

TRATAMENTO CIRÚRGICO

A excisão cirúrgica de adenomas tireoidianos é o tratamento de escolha. A remoção cirúrgica de carcinomas tireoidianos é geralmente difícil em razão da natureza invasiva e vascularização pronunciada (Figura 22.25), mas deve ser considerada se não houver metástases evidentes e se a lesão for localizada. A excisão marginal (i.e., do lado de fora da pseudocápsula tumoral) em tumores que são livremente móveis resulta em complicações menores do que a ressecção mais extensa e não parece afetar a taxa de recidiva local. RT e/ou quimioterapia adjuvante pode ser necessária após excisão marginal, ou se a excisão cirúrgica completa for impossível. A quimioterapia pode ser indicada se um procedimento cirúrgico for realizado em animais com metástases.

> **NOTA** Tenha sangue disponível durante a cirurgia porque a hemorragia é frequentemente excessiva.

Manejo Pré-cirúrgico

Anormalidades eletrolíticas e acidobásicas substanciais devem ser corrigidas antes da cirurgia. A fluidoterapia deve ser iniciada antes da cirurgia em pacientes geriátricos com redução da função renal e naqueles que estejam desidratados.

Anestesia

Em seres humanos, tempestades tireoidianas com risco de morte são relatadas nos períodos intra e pós-operatórios em casos de tumores tireoidianos. Sinais clínicos de taquicardia ou arritmias podem ocorrer em razão da liberação de catecolaminas, e o tratamento deve ser antecipado. Pode ser sensato evitar fármacos que sejam arritmogênicos (p. ex., barbitúricos, halotano) nestes pacientes. Esta complicação é mais provável em gatos do que em cães. A maioria dos tumores tireoidianos é não secretora; entretanto, é benéfico estar preparado para tratar a hipertensão e taquicardia com β-bloqueadores no período peroperatório.

Anatomia Cirúrgica

A anatomia cirúrgica da glândula tireoide é discutida na p. 616. Importantes estruturas que podem aderir ou circundar o tumor incluem a artéria carótida, a veia jugular interna, o nervo laríngeo recorrente e o esôfago. Estas estruturas devem ser identificadas e preservadas, se possível, durante a dissecção.

Posicionamento

O animal é posicionado em decúbito dorsal com o pescoço discretamente hiperestendido. Os membros torácicos devem ser mantidos para trás, longe do pescoço. Todo o pescoço, tórax cranial e espaço intermandibular caudal devem ser tricotomizados e preparados para cirurgia asséptica.

TÉCNICA CIRÚRGICA

Faça uma incisão na linha média ventral sobre a glândula tireoide. Identifique a massa neoplásica e estruturas adjacentes. Se necessário, ligue a artéria carótida e veia jugular. Remova a massa (glândulas tireoide e paratireoide) por uma combinação de dissecção perfurante e cega. Identifique e remova linfonodos cervicais anormais. Utilize eletrocautério, pinças vasculares, Ligasure® e/ou ligadura para obter hemostasia. Inspecione a tireoide contralateral e realize biópsia ou a remova se indicado. Feche a incisão rotineiramente. Submeta o tecido à avaliação histológica (Figura 22.26).

MATERIAIS DE SUTURA E INSTRUMENTOS ESPECIAIS

Estes tumores são frequentemente muitos vascularizados, e o eletrocautério é útil para obtenção da hemostasia.

CUIDADO E AVALIAÇÃO PÓS-CIRÚRGICOS

Uma bandagem com leve pressão pode ser utilizada no período pós-cirúrgico a fim de ajudar a reduzir a hemorragia e edema; entretanto, deve ser colocada com cuidado e monitorada a fim de impedir a obstrução das vias aéreas. O hematócrito deve ser monitorado no perío-

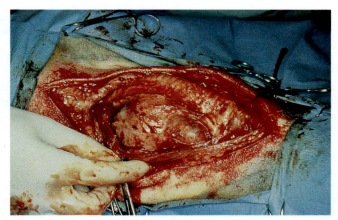

Figura 22.25 Carcinoma tireoidiano em um cão. Note a invasividade do tumor.

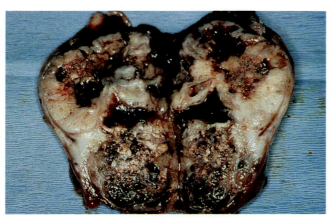

Figura 22.26 Um carcinoma tireoidiano bem encapsulado em um cão. Note as áreas de necrose na glândula.

do pós-cirúrgico e transfusões devem ser realizadas se necessário. Se for realizada a tireoparatireoidectomia unilateral, o animal deve ser observado com relação à hipocalcemia ou ao hipotireoidismo, mas a suplementação não é geralmente necessária. Se for realizada a tireoparatireoidectomia bilateral, a suplementação com vitamina D, cálcio e tireoidiana deve ser iniciada no período pós-cirúrgico (p. 624).

PROGNÓSTICO

O prognóstico é bom após tratamento cirúrgico de tumores tireoidianos móveis e radiação de carcinomas tireoidianos fixos, com tempos médios de sobrevida maiores que 3 anos. O tempo de sobrevida médio para cães com tumores locais ou regionais (i.e., estágio II ou III) foi significativamente maior (839 dias) do que o tempo de sobrevida médio para cães com metástases (366 dias). A invasão vascular, seja macroscópica ou histológica, demonstrou ser um preditor negativo para o intervalo livre da doença.[31] Após tireoidectomia bilateral simultânea para tumores tireoidianos discretos e móveis, a sobrevida média relatada foi de 38,3 meses; o tecido da glândula paratireoide foi preservado ou reimplantado em 40% dos cães.[33]

REFERÊNCIAS BIBLIOGRÁFICAS

1. Naan EC, Kirpensteijn J, Dupré GP, et al. Innovative approach to laparoscopic adrenalectomy for treatment of unilateral adrenal gland tumors in dogs. *Vet Surg*. 2013;42:710-715.
2. Gregori T, Mantis P, Benigni L, et al. Comparison of computed tomographic and pathologic findings in 17 dogs with primary adrenal neoplasia. *Vet Radiol Ultrasound*. 2015;56:153-159.
3. Mayhew PD, Culp WT, Hunt GB, et al. Comparison of perioperative morbidity and mortality rates in dogs with noninvasive adrenocortical masses undergoing laparoscopic versus open adrenalectomy. *J Am Vet Med Assoc*. 2014;245:1028-1035.
4. Daniel G, Mahony OM, Markovich JE, et al. Clinical findings, diagnostics and outcome in 33 cats with adrenal neoplasia (2002-2013). *J Feline Med Surg*. 2016;18:77-84.
5. Baum JI, Boston SE, Case JB. Prevalence of adrenal gland masses as incidental findings during abdominal computed tomography in dogs: 270 cases (2013-2014). *J Am Vet Med Assoc*. 2016;249:1165-1169.
6. Bento PL, Center SA, Randolph JF, et al. Associations between sex, body weight, age, and ultrasonographically determined adrenal gland thickness in dogs with non-adrenal gland illness. *J Am Vet Med Assoc*. 2016;248:652-660.
7. Salesov E, Boretti FS, Sieber-Ruckstuhl NS, et al. Urinary and plasma catecholamines and metanephrines in dogs with pheochromocytoma, hypercortisolism, nonadrenal disease and in healthy dogs. *J Vet Intern Med*. 2015;29:597-602.
8. Herrera MA, Mehl ML, Kass PH, et al. Predictive factors and the effect of phenoxybenzamine on outcome in dogs undergoing adrenalectomy for pheochromocytoma. *J Vet Intern Med*. 2008;22:1333-1339.
9. Massari F, Nicoli S, Romanelli G, et al. Adrenalectomy in dogs with adrenal gland tumors: 52 cases (2002-2008). *J Am Vet Med Assoc*. 2011;239:216-221.
10. Barrera JS, Bernard F, Ehrhart EJ, et al. Evaluation of risk factors for outcome associated with adrenal gland tumors with or without invasion of the caudal vena cava and treated via adrenalectomy in dogs: 86 cases (1993-2009). *J Am Vet Med Assoc*. 2013;242:1715-1721.
11. Oblak ML, Bacon NJ, Covey JL. Perioperative management and outcome of bilateral adrenalectomy in 9 dogs. *Vet Surg*. 2016;45:790-797.
12. Pitt KA, Mayhew PD, Steffey MA, et al. Laparoscopic adrenalectomy for removal of unilateral noninvasive pheochromocytomas in 10 dogs. *Vet Surg*. 2016;45(S1):O70-O76.
13. Millard RP, Pickens EH, Wells KL. Excessive production of sex hormones in a cat with an adrenocortical tumor. *J Am Vet Med Assoc*. 2009;234:505-508.
14. Sellon RK, Fidel J, Houston R, et al. Linear-accelerator-based modified radiosurgical treatment of pituitary tumors in cats: 11 cases (1997-2008). *J Vet Intern Med*. 2009;23:1038-1044.
15. Kent MS, Bommarito D, Feldman E, et al. Survival, neurologic response, and prognostic factors in dogs with pituitary masses treated with radiation therapy and untreated dogs. *J Vet Intern Med*. 2007;21:1027-1033.
16. Zwingenberger AL, Pollard RE, Taylor SL, et al. Perfusion and volume response of canine brain tumors to stereotactic radiosurgery and radiotherapy. *J Vet Intern Med*. 2016;30:827-835.
17. van Rijn SJ, Galac S, Tryfonidou MA, et al. The influence of pituitary size on outcome after transsphenoidal hypophysectomy in a large cohort of dogs with pituitary-dependent hypercortisolism. *J Vet Intern Med*. 2016;30:989-995.
18. Adrian AM, Twedt DC, Kraft SL, et al. Computed tomographic angiography under sedation in the diagnosis of suspected canine pancreatitis: a pilot study. *J Vet Intern Med*. 2015;29:97-103.
19. Wouters EG, Buishand FO, Kirk M, et al. Use of a bipolar vessel-sealing device in resection of canine insulinoma. *J Small Anim Pract*. 2011;52:139-145.
20. Pratschke KM, Ryan J, McAlinden A, et al. Pancreatic surgical biopsy in 24 dogs and 19 cats: postoperative complications and clinical relevance of histological findings. *J Small Anim Pract*. 2015;56:60-66.
21. Polton GA, White RN, Brearley MJ, et al. Improved survival in a retrospective cohort of 28 dogs with insulinoma. *J Small Anim Pract*. 2007;48:151-156.
22. Frenais R, Rosenberg D, Burgaud S, et al. Clinical efficacy and safety of a once-daily formulation of carbimazole in cats with hyperthyroidism. *J Small Anim Pract*. 2009;50:510-515.
23. Naan EC, Kirpensteijn J, Kooistra HS, Peeters ME. Results of thyroidectomy in 101 cats with hyperthyroidism. *Vet Surg*. 2006;35:287-293.
24. Milner RJ, Channell CD, Levy JK, Schaer M. Survival times for cats with hyperthyroidism treated with iodine 131, methimazole, or both: 167 cases (1996-2003). *J Am Vet Med Assoc*. 2006;228:559-563.
25. Williams TL, Elliott J, Syme HM. Association of iatrogenic hypothyroidism with azotemia and reduced survival time in cats treated with hyperthyroidism. *J Vet Intern Med*. 2010;24:1086-1092.
26. Arbaugh M, Smeak D, Monnet E. Evaluation of preoperative serum concentrations of ionized calcium and parathyroid hormone as predictors of hypocalcemia following parathyroidectomy in dogs with primary hyperparathyroidism: 17 cases (2001-2009). *J Am Vet Med Assoc*. 2012;241:233-236.
27. Milovancev M, Schmiedt CW. Preoperative factors associated with postoperative hypocalcemia in dogs with primary hyperparathyroidism that underwent parathyroidectomy: 62 cases (2004-2009). *J Am Vet Med Assoc*. 2013;242:507-515.
28. Sawyer ES, Northrup NC, Schmiedt CW, et al. Outcome of 19 dogs with parathyroid carcinoma after surgical excision. *Vet Comp Oncol*. 2012;20:57-64.
29. Bucy D, Pollard R, Nelson R. Analysis of factors affecting outcome of ultrasound-guided radiofrequency heat ablation for treatment of primary hyperparathyroidism in dogs. *Vet Radiol Ultrasound*. 2017;58:83-89.
30. Guttin T, Knox VW, 4th, Diroff JS. Outcomes for dogs with primary hyperparathyroidism following treatment with percutaneous ultrasound-guided ethanol ablation of presumed functional parathyroid nodules: 27 cases (2008-2011). *J Am Vet Med Assoc*. 2015;247:771-777.
31. Campos M, Ducatelle R, Rutteman G, et al. Clinical, pathologic, and immunohistochemical prognostic factors in dogs with thyroid carcinoma. *J Vet Intern Med*. 2014;28:1805-1813.

32. Rebhun RB, Thamm DH. Multiple distinct malignancies in dogs: 53 cases. *J Am Anim Hosp Assoc.* 2010;46:20-30.
33. Tuohy JL, Worley DR, Withrow SJ. Outcome following simultaneous bilateral thyroid lobectomy for treatment of thyroid gland carcinoma in dogs: 15 cases (1994-2010). *J Am Vet Med Assoc.* 2012;241:95-103.
34. Kruth SA, Feldman EC, Kennedy PC. Insulin-secreting islet cell tumors: establishing a diagnosis and the clinical course for 25 dogs. *J Am Vet Med Assoc.* 1982;181:54-58.
35. Mehlhaff CJ, Petersen ME, Patnaik AK, et al. Insulin-producing islet call neoplasms: surgical considerations and general management in 35 dogs. *J Am Hosp Assoc.* 1985;21:607-612.
36. Leifer CE, Peterson ME, Matus RE. Insulin-secreting tumor: diagnosis and medical and surgical treatment in 55 dogs. *J Am Vet Med Assoc.* 1986;188:60-64.
37. Caywood DD, Klausner JS, O'Leary TP, et al. Pancreatic insulin –secreting neoplasms: clinical, diagnostic and prognostic factors in 73 dogs. *J Am Anim Hosp Assoc.* 1988;24:577-584.
38. Tobin RL, Nelson RW, Lucroy MD, et al. Outcome of surgical versus medical treatment of dogs with beta cell neoplasia: 39 cases (1990-1997). *J Am Vet Med Assoc.* 1999;215:226-230.
39. Northrup NC, Rassnick KM, Gieger TL, et al. Prospective evaluation of biweekly streptozotocin in 19 dogs with insulinoma. *J Vet Intern Med.* 2013;27:483-490.
40. Wakeling J, Everard A, Brodbelt D, et al. Risk factors for feline hyperthyroidism in the UK. *J Small Anim Pract.* 2009;50:406-414.
41. van Hoek I, Hesta M, Biourge V. A critical review of food-associated factors proposed in the etiology of feline hyperthyroidism. *J Feline Med Surg.* 2015;17:837-847.

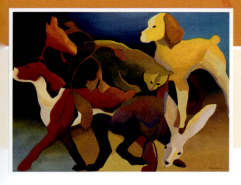

23

Cirurgia do Sistema Hemolinfático

Cirurgia do Sistema Linfático

PRINCÍPIOS GERAIS E TÉCNICAS

DEFINIÇÕES

O aumento de linfonodos periféricos é mais precisamente denominado de **linfadenomegalia**, mas *linfadenopatia* é frequentemente utilizado. O tecido para exame histopatológico de linfonodos pode ser obtido pela remoção de todo o linfonodo (**linfadenectomia**) ou pela excisão de uma porção dele. **Linfangiomas** são tumores benignos de linfáticos periféricos; **linfangiossarcomas** são tumores malignos de linfáticos periféricos. **Linfangiomatose** é uma condição de múltiplos tumores (linfangiomas) ou cistos que crescem no sistema linfático.

MANEJO PRÉ-CIRÚRGICO

A linfadenomegalia é uma das anormalidades linfáticas mais comuns de cães e gatos, e pode ser causada por infecções, inflamação asséptica, neoplasias (metastáticas ou primárias), ou diversas outras doenças sistêmicas. É importante distinguir a linfadenomegalia generalizada da doença localizada (regional). Em casos de linfadenomegalia localizada, áreas drenadas pelo linfonodo devem ser examinadas buscando evidências de infecções, inflamações ou neoplasias. Ao contrário, deve-se lembrar que o tamanho dos linfonodos não está necessariamente correlacionado com a importância da doença, e células neoplásicas podem ser obtidas a partir de linfonodos de tamanho normal. Embora a citologia do linfonodo e aspirados esplênicos seja muito *específica* para doenças neoplásicas e fúngicas (i.e., você pode confiar no diagnóstico se encontrar tais células), ela não é *sensível* (i.e., o fato de não encontrar câncer ou organismos nunca elimina tais doenças). Entretanto, a aspiração por agulha fina (AAF) e/ou biópsias por agulha devem ser realizadas antes da biópsia incisional ou excisional de linfonodos ou esplênica, porque o achado de células neoplásicas ou de elementos fúngicos por estas técnicas menos invasivas torna as técnicas mais invasivas desnecessárias. A citologia por AAF de linfonodos aumentados é relativamente não invasiva e barata. Embora a maioria das amostras de citologia seja corada com coloração rotineiras de Diff-Quick ou Wright-Giemsa, certas vezes colorações especiais, imunofenotipagem por citometria de fluxo ou reação em cadeia de polimerase para rearranjo do receptor do antígeno podem ser úteis para maior avaliação. O leitor é encaminhado a um texto clínico relevante para uma discussão aprofundada sobre citologia de linfonodos.

> **NOTA** Se diversos linfonodos estiverem aumentados, evite a biópsia de linfonodos mandibulares porque estes tendem a estar reativos.

Os linfonodos mandibular, cervical superficial (pré-escapular), inguinal superficial e poplíteos são palpáveis na maioria dos animais (Figura 23.1). As tonsilas podem ser visualizadas na cavidade oral, e linfonodos faciais podem ser observados em alguns animais normais. Em cães, os linfonodos maxilar, axilar acessório, cervical, femoral e retrofaríngeo são usualmente palpáveis somente quando aumentados; entretanto, o linfonodo axilar pode ser localizado prontamente em gatos, mesmo quando estiver apenas moderadamente aumentado. A menos que o animal esteja extremamente magro ou caquético, os linfonodos sublombares e mesentéricos devem estar pelo menos moderadamente aumentados para serem detectados por palpação retal ou abdominal. A textura do linfonodo aumentado e sensibilidade à pressão ou manipulação devem ser notadas. O aumento agudo (i.e., linfadenite supurativa) pode estar associado a dor, mas neoplasias linfoides geralmente causam aumento indolor. Neoplasias metastáticas e infecções fúngicas algumas vezes fazem com que os linfonodos se tornem aderidos ao tecido circundante. Os sinais clínicos podem ocorrer pela linfadenomegalia (p. ex., tosse causada por compressão traqueal por linfonodos hilares aumentados, constipação resultante de linfadenomegalia sublombar).

Linfangiomas são anormalidades raras e não malignas originadas de capilares linfáticos, que ocorrem como espaços ou massas preenchidos por fluido na pele ou tecidos mais profundos. Em seres humanos, eles são geralmente diagnosticados antes dos 2 anos e são mais comumente observados na cabeça e pescoço. Linfangiomas já foram relatados tanto em cães jovens como em idosos. Eles tipicamente são de desenvolvimento e estão associados à incapacidade de os sacos linfáticos primitivos estabelecerem comunicações venosas; entretanto, linfangiomas traumáticos ocorrem.[1] Na forma de desenvolvimento, brotos endoteliais continuam a crescer e se infiltram nos tecidos circundantes, causando pressão e necrose subsequente. Isso resulta em formação de estruturas císticas que são manifestadas como grandes edemas flutuantes, os quais são observados incidentalmente ou porque interferem com estruturas normais conforme crescem. Em cães, eles foram identificados com origem na pele, tecido subcutâneo, nasofaringe e espaço retroperitoneal; em gatos, eles foram observados no fígado e mediastino. O tratamento do linfangioma consiste em excisão cirúrgica completa ou marsupialização; entretanto, a injeção do agente esclerosante Picibanil® (OK-432), uma mistura liofilizada de *Streptococcus pyogenes* do grupo A, tem obtido sucesso para o tratamento de linfangiomas humanos.[2] A linfangiomatose foi

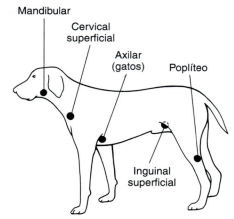

Figura 23.1 Localização de linfonodos palpáveis.

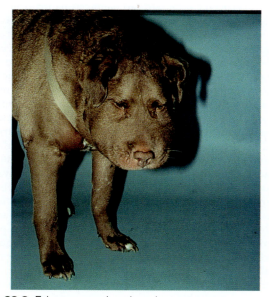

Figura 23.2 Edema massivo de cabeça e pescoço em um cão com linfangiossarcoma difuso.

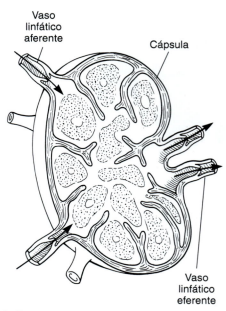

Figura 23.3 Estrutura de um linfonodo, revelando drenagem aferente e eferente.

relatada em um Teckel miniatura macho castrado, de 13 anos, que foi atendido com edema simétrico bilateral nas pinas e articulações cárpicas, cubitais e társicas, e edema na cauda.[3] O tratamento com prednisolona melhorou os sintomas.

Linfangiossarcomas (Figura 23.2) são tumores malignos que surgem a partir dos capilares linfáticos. Eles são localmente agressivos, e foram relatadas metástases aos linfonodos regionais, pulmões, baço, rins e medula óssea. Mesmo sem metástase, a invasividade local deste tumor pode necessitar de amputação ou eutanásia.[4] Relatados mais frequentemente em cães de raças médias e grandes, eles podem ser observados em cães e gatos de qualquer tamanho ou idade. A maioria dos cães afetados foi levada para atendimento por conta de massa e/ou edema nas regiões cervical, de tronco ou de membros.[5] Biópsias teciduais são recomendadas para lesões progressivas e edematosas de origem desconhecida. Em cães com linfangiossarcoma, a melhora clínica é tipicamente observada após terapia multimodal; entretanto, os tempos de sobrevida podem não ser prolongados. Em um estudo, a sobrevida variou de 60 a 876 dias para cães com tratamento paliativo ($n = 3$); 90 dias somente com prednisona ($n = 1$); 182 dias somente com quimioterapia ($n = 1$); 240 a 941 dias com cirurgia ($n = 5$); e 574 dias com cirurgia, radiação e quimioterapia ($n = 1$).[5] Em outro estudo, o tratamento com doxorrubicina resultou em um intervalo livre de recidiva de 6 meses em um cão afetado. Durante a recidiva, o cão foi tratado com quimioterapia metronômica utilizando clorambucila e meloxicam, a qual não conseguiu controlar adequadamente a doença. O fosfato de toceranibe resultou em uma regressão quase completa da massa.[6] O linfangiossarcoma com metástases sistêmicas foi relatado em um gato jovem.[7]

O diagnóstico pode ser confirmado por histopatologia, microscopia eletrônica, imunohistoquímica, cultura tecidual e/ou expressão endotelial de glicoconjugados. Histologicamente, linfangiomas e linfangiossarcomas são compostos por espaços vasculares revestidos por células endoteliais e por agregados linfoides focais divididos por estroma de tecido conjuntivo. Ao contrário de hemangiomas, os espaços císticos destes tumores não são preenchidos por sangue.

ANESTESIA

Linfonodos superficiais (p. ex., poplíteos) podem ser excisados pela utilização de anestesia local e sedação, se necessário; entretanto, a anestesia geral de curta duração usualmente facilita a extirpação.

ANTIBIÓTICOS

Antibióticos peroperatórios são raramente indicados em animais submetidos à biópsia ou remoção de linfonodos.

ANATOMIA CIRÚRGICA

Linfonodos são estruturas com formato de feijão com superfície convexa e pequeno hilo achatado ou côncavo (Figura 23.3). Eles usualmente são vistos enclausurados na gordura em ângulos flexores ou articulações, no mediastino e mesentério, e no ângulo formado pela origem dos maiores vasos sanguíneos.

DIAGNÓSTICO POR IMAGEM

Radiografias simples podem detectar linfadenomegalia interna. Filmes torácicos devem ser examinados para evidências de linfadenomegalias mediastinal, hilar e esternal; radiografias abdominais podem revelar desvio ventral do cólon descendente causado por linfadenomegalia sublombar ou efeitos de massa mal definidos no abdome médio causados por linfadenopatia mesentérica. Imagens de tomografia computadorizada (TC) podem identificar linfonodos aumentados no tórax, abdome ou ambos. Imagens de ressonância magnética (RM) podem ter valor para diferenciação de linfadenopatias benignas e malignas mediastinais. O escaneamento por tomografia por emissão de pósitrons (PET; do inglês, *positron-emission tomography*) não é útil como ferramenta de triagem porque ambas as condições, benignas e malignas, podem causar captação intensa; entretanto, escaneamentos PET possuem benefícios para estadiar linfomas assim que o diagnóstico for confirmado.

A ultrassonografia é útil para a detecção de linfadenomegalias mesentérica, gástrica e hepática. Os parâmetros que podem ser avaliados utilizando ultrassonografia incluem tamanho dos linfonodos, além de margens, ecotextura e ecogenicidade, presença e distribuição de fluxo vascular, índices de fluxo vascular e transmissão acústica. Avanços recentes na tecnologia ultrassonográfica (p. ex., ultrassonografia contrastada, ultrassonografia endoscópica contrastada e elastografia em tempo real) demonstram potencial em pessoas para melhora da acurácia de diferenciação entre linfonodos benignos e malignos.[8]

TÉCNICA CIRÚRGICA

A biópsia de linfonodos é fácil e relativamente barata, e fornece informações valiosas. Não são conhecidas contraindicações absolutas da biópsia de linfonodos. Distúrbios hemorrágicos significativos devem ser corrigidos se possível no período pré-cirúrgico, e deve haver cuidado para ligar apropriadamente os vasos sanguíneos.

A seleção de um linfonodo para biópsia é baseada nos achados clínicos. Em casos de linfadenomegalia generalizada, os linfonodos poplíteos, inguinais e pré-escapulares são os locais preferidos; as biópsias devem ser obtidas a partir de pelo menos dois linfonodos. Linfonodos mandibulares e que drenam o trato gastrointestinal podem ser diagnósticos, mas são indesejáveis porque sua aparência morfológica é frequentemente distorcida por hiperplasia reativa causada por exposição antigênica constante.

Aspiração por Agulha Fina

Duas técnicas principais podem ser utilizadas. A primeira envolve conectar uma agulha de calibres 23 a 25 a uma seringa de 6 ou 12 mL. Insira a agulha no linfonodo e brevemente puxe de volta o êmbolo a 5 ou 10 mL de pressão negativa várias vezes (pare se sangue for observado no canhão da agulha). Então coloque o conteúdo do canhão da agulha em uma lâmina de vidro limpa. Faça preparações de esfregaços na horizontal e vertical.

A segunda técnica envolve espetar uma agulha de calibres 23 a 25 repetidamente em um linfonodo. Então conecte a agulha a uma seringa preenchida por 5 mL de ar e coloque o conteúdo em uma lâmina de vidro limpa. A segunda técnica menos provavelmente envolve contaminação por sangue e deve ser realizada se a primeira técnica não obtiver sucesso. Também é a técnica preferida para aspiração de massas esplênicas.

Ambas as técnicas podem ter de ser modificadas, dependendo do paciente e do tecido. Alguns linfossarcomas possuem células muito frágeis que prontamente serão rompidas. O fato de ser menos agressivo durante a aspiração ou passagem da agulha pelo linfonodo, e/ou

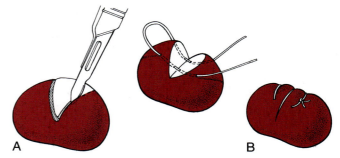

Figura 23.4 (A) Biópsia incisional (em cunha) de linfonodos ocasionalmente é realizada. Utilize uma lâmina de bisturi nº 15 para remover o corte em formato de cunha do parênquima. (B) Realize uma sutura em colchoeiro horizontal com fio de sutura absorvível para fechar a incisão.

de ser mais delicado e cuidadoso ao realizar o esfregaço citológico, pode permitir que se obtenha um esfregaço diagnóstico com uma agulha de calibre 20.

Biópsia por TruCut®

Se o linfonodo for grande o suficiente, uma agulha de calibres 14 a 16 tipo TruCut® pode ser utilizada para obter uma amostra de tecido.

> **NOTA** Tenha certeza de considerar a profundidade da amostra a ser obtida e do que está por trás do linfonodo, para que você não traumatize ou lacere estruturas do outro lado do linfonodo.

Biópsia Incisional

A biópsia incisional (em cunha) de linfonodos é indicada quando houver a possibilidade de a linfadenectomia ser difícil por conta do tamanho ou localização do linfonodo (p. ex., linfonodos que estejam localizados próximo a vasos ou nervos importantes). Utilize uma lâmina de bisturi nº 15 para remover uma amostra em formato de cunha do parênquima (Figura 23.4A) e coloque a amostra em uma solução de formalina tamponada. Para obter hemostasia, faça uma sutura em colchoeiro horizontal com fio absorvível (p. ex., categute crômico 3-0; Monocryl®, Biosyn®, ou Caprosyn®) para fechar a incisão (Figura 23.4B).

Linfadenectomia

Prepare a pele sobrejacente ao linfonodo para cirurgia asséptica. Imobilize o linfonodo em uma mão, e faça uma incisão na pele sobrejacente. Disseque de modo rombo o linfonodo do tecido circundante. Geralmente, um vaso próximo ao hilo do linfonodo requer ligação, a fim de impedir hemorragia pós-cirúrgica. Manuseie o linfonodo delicadamente a fim de prevenir dano e distorção do tecido do linfonodo. Corte o linfonodo para obtenção de amostras para culturas aeróbias e anaeróbias, culturas fúngicas, e avaliações histopatológicas e citológicas. Faça *imprints* após secar levemente a margem de corte do linfonodo com papel absorvente e encoste a amostra gentilmente em uma lâmina de vidro antes de colocá-lo na formalina. Feche o espaço morto e suture a pele como rotineiramente.

CICATRIZAÇÃO DO SISTEMA LINFÁTICO

Os linfáticos tendem a cicatrizar rapidamente. O linfedema é raro após linfadenectomia porque são formadas vias colaterais. Se ocorrer linfedema, é, em geral, transitório e raramente necessita de terapia específica. Frequentemente, a obstrução prolongada de linfáticos pode causar a abertura ou o surgimento de anastomoses linfaticovenosas, ocasionando uma via alternativa para o fluxo linfático.

MATERIAIS DE SUTURA E INSTRUMENTOS ESPECIAIS

Instrumentos especiais não são necessários para biópsia ou remoção de linfonodos. Fios absorvíveis devem ser utilizados no parênquima do linfonodo.

CUIDADO E AVALIAÇÃO PÓS-CIRÚRGICOS

Após linfadenectomia, o paciente deve ser observado com relação ao edema do local cirúrgico. O edema está usualmente associado à formação de hematoma como resultado de hemostasia inadequada ou à formação de seroma se o espaço morto não for obliterado.

COMPLICAÇÕES

A manipulação de um tumor durante procedimentos de biópsia pode aumentar transitoriamente o número de células neoplásicas presentes nos sistemas linfático e vascular; entretanto, a observação de células cancerígenas em um linfonodo tipicamente significa que uma neoplasia difusa (p. ex., linfoma) está presente ou que já ocorreu metástase. A metástase causada por biópsia de linfonodos raramente foi substanciada. Um hematoma pode ocorrer se os vasos não forem ligados adequadamente.

CONSIDERAÇÕES ESPECIAIS RELACIONADAS COM A IDADE

A idade e a condição física de animais com linfadenomegalia devem ser consideradas. O aumento do tamanho de linfonodos pode ser esperado em animais jovens como parte de uma resposta imunológica adequada. Conforme um animal envelhece, os linfonodos geralmente diminuem de tamanho, fazendo com que se tornem difíceis de palpar. A perda de gordura que normalmente circunda os linfonodos em pacientes caquéticos pode fazer com que os linfonodos fiquem proeminentes.

DOENÇAS ESPECÍFICAS

LINFEDEMA

DEFINIÇÕES

Linfedema é um acúmulo de fluido no espaço intersticial. O **linfedema primário** é causado por uma anormalidade ou doença de vasos linfáticos ou linfonodos; o **linfedema secundário** ocorre como resultado de obstrução linfática dos linfonodos ou vasos por neoplasias, filaríase, distúrbios linfoproliferativos ou alguns outros processos infiltrativos ou cirurgia.

CONSIDERAÇÕES GERAIS E FISIOPATOLOGIA CLINICAMENTE RELEVANTE

O linfedema resulta de um distúrbio do equilíbrio entre a quantidade de líquido no espaço intersticial que precisa ser drenada (filtrado capilar) e a capacidade dos sistemas linfático e venoso removerem este fluido. Possíveis causas incluem (1) sobrecarga do sistema linfático, (2) coleção inadequada de brotos terminais linfáticos, (3) contratilidade linfática anormal, (4) linfáticos insuficiente, (5) obstrução de linfonodos e (6) defeitos de vasos centrais (i.e., ducto torácico). Independentemente da causa, ocorre edema quando a filtração capilar excede as capacidades reabsortivas combinadas dos sistemas venoso e linfático. Este edema é relativamente rico em proteínas (2-5 g/dL). Em razão da alta pressão osmótica resultante, mais fluido é puxado em direção ao espaço intersticial, piorando o edema. Se o sistema linfático não puder drenar adequadamente este fluido intersticial, podem ocorrer depósito de colágeno e fibrose. Assim, embora os estágios iniciais sejam reversíveis, o edema crônico está associado a espessamento e fibrose do tecido, tornando difícil o tratamento. A espécie doméstica mais comumente relatada como predisposta ao linfedema é o cão.

Linfedema primário é causado por uma anormalidade ou doença de vasos linfáticos ou linfonodos. Em seres humanos, a maioria dos pacientes que desenvolvem linfedema primário não possui histórico de linfedema ou conhecimento sobre desenvolvimento linfático anormal antes do início do edema; entretanto, uma forma hereditária de linfedema, a doença de Milroy, foi identificada. Exames genéticos para esta doença e outros distúrbios (linfedema-distiquíase) estão disponíveis, e o tratamento preventivo é ocasionalmente iniciado antes do desenvolvimento de sinais clínicos evidentes. Dois Whippets irmãos jovens foram relatados com quilotórax e linfedema idiopáticos, sugerindo a possibilidade de origem congênita ou hereditária do distúrbio nestes cães.[9]

Linfedema secundário ocorre como resultado de obstrução linfática de linfonodos ou vasos por neoplasias, infecções (p. ex., filaríase), distúrbios proliferativos ou alguns outros processos infiltrativos ou cirurgia. A filaríase (p. ex., por *Wuchereria bancrofti*) é a causa mais comum de linfedema secundário em pessoas de locais com clima tropical. A extirpação de linfonodos e/ou a radiação de leitos de linfonodos associada à neoplasia são as causas mais comuns em países desenvolvidos. Tentativas de poupar linfonodos durante cirurgias para neoplasias e de protegê-los de danos incidentais durante a radioterapia reduziram o linfedema em quase 80% em pessoas. A celulite recorrente pode ser a causa, ou resultado, de linfedema. O linfedema maligno secundário já foi relatado após mastectomia em dois cães.[10] Ambos os cães tinham grandes lesões edematosas associadas à claudicação no membro pélvico direito após cirurgia. A obstrução do fluxo de linfa nos linfáticos dos membros pélvicos direitos foi observada pela linfangiografia em um cão e linfocintigrafia no outro.

A distinção entre linfedema primário e secundário é difícil. A obstrução de linfonodos, embora mais comumente associada a linfedema secundário, tem sido associada a linfedema primário. Muitos dos cães relatados com linfedema primário tinham anteriormente linfonodos pequenos ou ausentes. Talvez o defeito inicial em alguns cães com linfedema seja a fibrose dos linfonodos, o que leva a alterações obstrutivas secundárias nos vasos linfáticos. Conforme os vasos se dilatam, eles perdem contratilidade, e as valvas linfáticas se tornam permanentemente não funcionais. O linfedema secundário pode ser causado por condições que aumentem a taxa de formação de fluido intersticial como resultado da alteração da permeabilidade capilar (p. ex., trauma, calor, radiação ou infecção). A congestão venosa (p. ex., em razão de insuficiência cardíaca) pode também causar linfedema por reduzir a reabsorção de fluido.

O linfedema permanece sendo um desafio terapêutico frustrante e complexo para clínicos e tutores. Apesar de avanços recentes na compreensão clínica da doença, assim como novos desenvolvimentos com relação à base genética e molecular do linfedema em seres humanos, pouco se sabe com relação à causa em cães. Em ambas as espécies, a condição permanece incurável. Felizmente, vários animais podem ser tratados de forma conservadora.

DIAGNÓSTICO

Apresentação Clínica

Sinais Clínicos

A idade de início dos sinais clínicos não ajuda a distinguir entre linfedema primário e secundário, pois animais de meia-idade podem ter sinais agudos de linfedema que ocorrem secundariamente a anormalidades linfáticas congênitas. Embora o linfedema primário seja geralmente observado ao nascimento ou logo após, animais idosos podem desenvolver linfedema associado a anormalidades congênitas. Nestes animais, o sistema linfático funciona normalmente até que uma causa precipitante (p. ex., infecção, trauma ou cirurgia) sobrecarregue o sistema linfático marginal. Linfedema congênito e hereditário foi relatado em Buldogues e Poodles. Não é evidente predisposição sexual.

Histórico

A idade de início, a progressão da doença, a extensão do envolvimento (uniou bilateral, membro pélvico ou torácico), e o histórico de cirurgia prévia, trauma ou exposição a agentes infecciosos devem ser determinados. O linfedema tipicamente se manifesta como um edema espontâneo e indolor das extremidades com pontos de edema. O início pode ser insidioso. Os membros posteriores são mais comumente afetados, e o edema pode ser unilateral. O linfedema usualmente começa na extremidade distal e progride proximalmente. Em animais severamente afetados, todos os quatro membros e o tronco podem estar edematosos. Embora o paciente possa estar menos ativo do que o normal por conta do peso do membro, ou possa arrastar o membro ao andar, claudicação e dor são incomuns sem aumento massivo ou celulite.

Achados no Exame Físico

O diagnóstico de linfedema é usualmente confirmado com base nos sinais clínicos (Figura 23.5). O membro em geral não está excessivamente quente ou frio. Embora a condição seja geralmente bilateral, o grau do edema é com frequência maior em um membro. Ocasionalmente, o edema pode ser precipitado por pequenos traumas ou infecções cutâneas superficiais. A fibrose ocorre conforme o edema se torna crônico, e o edema tende a drenar menos até que ela esteja ausente. Após edema crônico, massagem e repouso não reduzem de maneira apreciável o tamanho do membro.

Achados Laboratoriais

Não são observadas anormalidades laboratoriais específicas em casos de linfedema. É importante notar que estes animais não são hipoalbuminêmicos; a hipoalbuminemia é sempre um importante diferencial para edema, mesmo que seja localizado.

DIAGNÓSTICO DIFERENCIAL

O principal diagnóstico diferencial é a anormalidade do sistema venoso, como estase venosa ou fístula arteriovenosa. Os sinais clínicos são geralmente adequados para diferenciar linfedema de edema causado por obstrução venosa. Alterações típicas por edema causado por obstrução venosa incluem varizes, hiperpigmentação por estase, e ulceração cutânea. Fístulas arteriovenosas são anormalidades vasculares nas quais uma comunicação direta existe entre uma artéria e veia adjacentes. Elas podem ser congênitas ou adquiridas (p. ex., após trauma, neoplasia, infecção ou ligação iatrogênica de uma artéria e veia juntas). Sinais clínicos por fístulas arteriovenosas variam dependendo da localização; entretanto, a palpação de fortes vasos pulsáteis, frequentemente de frêmito ou vibração, e a auscultação de um sopro de maquinaria (i.e., obstrução arterial) são achados clássicos. A angiografia é necessária para confirmar o diagnóstico e determinar o tamanho, extensão e localização da fístula. O exame físico deve eliminar causas sistêmicas de edema bilateral, incluindo insuficiência cardíaca, insuficiência renal, cirrose e hipoproteinemia. Outros diagnósticos diferenciais incluem trauma, neoplasia e corpos estranhos.

DIAGNÓSTICO POR IMAGEM

A ferramenta diagnóstica clássica para linfedema tem sido a linfografia direta, embora a linfocintigrafia possa agora ser mais comum na medicina veterinária. Meios de contraste oleosos são contraindicados em pacientes com linfedema primário porque o alto volume de meio de contraste necessário para visualizar os vasos linfáticos e a propensão para extravasamento podem lesar ainda mais os linfáticos existentes. A linfocintigrafia envolve a injeção intradérmica de coloides radiomarcados de alto peso molecular. A câmera gama é utilizada para obter imagens do membro afetado com o passar do tempo, a fim de observar a progressão da radioatividade através dos linfáticos. O linfedema primário tipicamente demonstra absorção lenta do radiofarmacêutico, visualização menor dos vasos linfáticos e linfonodos, e nenhuma atividade intersticial. O linfedema secundário tipicamente revela vasos linfáticos primários mal visualizados e vasos linfáticos secundários dilatados. Há também significativa atividade intersticial. Estas técnicas raramente fornecem informação que ajude a tratar animais com linfedema espontâneo, mas ocasionalmente definem as anormalidades linfáticas subjacentes (p. ex., hipoplasia, aplasia ou hiperplasia de linfáticos). Elas são ferramentas que devem ser correlacionadas com outros achados de histórico e exame físico. A técnica para linfangiografia é descrita na p. 637.

MANEJO CLÍNICO

Nos estágios iniciais de linfedema, antes do desenvolvimento de fibrose, a terapia não cirúrgica pode reduzir o edema e fazer com que o

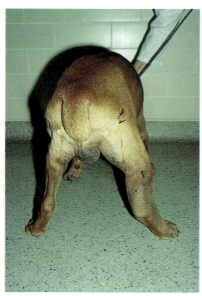

Figura 23.5 Um Boxer com 2 anos com linfedema. Note o edema massivo do membro pélvico direito.

paciente fique mais confortável. A terapia não cirúrgica consiste em bandagens que exercem leve pressão sobre o membro, cuidado meticuloso da pele para prevenir infecções, controle de peso e utilização apropriada de antibióticos para tratar e prevenir celulite e linfangite. Fármacos que têm sido utilizados para tratar pacientes humanos com linfedema incluem esteroides, diuréticos, anticoagulantes e inibidores da fibrinolisina. Para a maior parte dos autores, os benefícios propostos destes fármacos ainda não foram substanciados. A terapia em longo prazo do linfedema com diuréticos é contraindicada. Diuréticos atuam pela remoção de fluido do tecido; proteínas que não são reabsorvidas se tornam cada vez mais concentradas, lesando ainda mais os tecidos.

A massoterapia clássica é geralmente contraindicada em extremidades afetadas por linfedema porque aumenta o fluxo sanguíneo arterial. Isso resulta em um aumento na pressão capilar sanguínea e subsequente incremento na ultrafiltração de água na área dos capilares, o que leva ao acúmulo de fluido no espaço intersticial e aumento da carga linfática. Além disso, linfáticos superficiais são vulneráveis à pressão externa, e técnicas tradicionais de massagem podem causar dano focal aos filamentos ancorados e revestimento endotelial dos vasos linfáticos.

A drenagem linfática manual, que é uma técnica em que os tecidos afetados são gentilmente pressionados de maneira que se mova o fluido em direção ao coração, pode ser utilizada em combinação com a terapia de compressão e cuidado da pele. Se aplicada corretamente, a drenagem linfática manual aumenta a atividade de vasos linfáticos e movimenta o líquido intersticial, exerce pouca pressão sobre a pele e não causa aumento no fluxo sanguíneo arterial local.

Benzopironas (Quadro 23.1) são um grupo de fármacos que têm sido utilizados para tratar com sucesso o linfedema experimental em cães e linfedema espontâneo em seres humanos. Todos os medicamentos neste grupo parecem reduzir o edema por alta proteína. Sua principal ação parece ser a estimulação de macrófagos, o que promove proteólise. Fragmentos de proteína podem então ser reabsorvidos para o sangue. Estes fármacos são ativos por vias oral e tópica, são baratos e relativamente livres de efeitos colaterais. Incluídos nesta categoria de medicamentos estão cumarina (5,6 benzo-[a]-pirona), O-(β-hidroxi-etil)-rutosídeos, diosmina e rutina.

> **NOTA** A terapia clínica é, em geral, ineficaz em reduzir substancialmente o edema causado por linfedema; entretanto, o tratamento clínico tem recebido pouca atenção na medicina veterinária. A amputação é uma alternativa razoável para linfedema unilateral, particularmente quando interfere com a função do membro e quando o tratamento clínico inicial é ineficaz.

TRATAMENTO CIRÚRGICO

Exceto pela amputação, nenhum tratamento cirúrgico atual oferece cura para linfedema. Diversas terapias têm sido descritas em pacientes humanos, incluindo linfangioplastia, procedimentos de derivação, desvios linfaticovenosos, transposição omental, anastomoses superficiais a profundas e excisão (com ou sem enxerto cutâneo). Estas técnicas não foram adequadamente avaliadas em cães com linfedema espontâneo. Amostras de biópsia de tecidos afetados devem ser submetidas porque foi relatado que linfangiossarcomas (ver anteriormente) ocorreram em seres humanos com linfedema em longo prazo.

Manejo Pré-cirúrgico

Antibióticos peroperatórios são indicados em pacientes submetidos à linfangiografia porque o risco de linfangite subsequente é alto. Antes da realização de outros procedimentos pré-cirúrgicos, injete 1 mL de corante azul de Evans a 3% entre o segundo e terceiro ou terceiro e quarto dígitos para ajudar na visualização e canulação dos linfáticos.

Anestesia

Anestesia geral é necessária para linfangiografia direta.

Anatomia Cirúrgica

O sistema linfático dos membros pode ser dividido em duas partes: linfáticos superficiais e profundos (i.e., muscular). O sistema superficial parece ser o mais comumente envolvido no linfedema. Este é o sistema de linfáticos observado durante a linfangiografia podal (Figura 23.6). Estes linfáticos drenam em um grupo com valvas de vasos observados na junção da derme e tecido subcutâneo. A linfa então é drenada para os linfáticos aferentes na gordura subcutânea. Os linfáticos superficiais do membro pélvico consistem em um grupo medial maior e um grupo lateral menor. Os linfáticos seguem os ramos da veia safena média e drenam em direção aos linfonodos inguinais superficiais. Linfáticos eferentes a partir dos linfonodos drenam para os ductos linfáticos maiores. Os linfáticos mais profundos drenam os planos fasciais ao redor dos músculos esqueléticos (linfáticos não são encontrados nos feixes de músculo esquelético), articulações e sinóvia. Vasos coletores linfáticos profundos acompanham os vasos sanguíneos principais

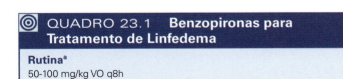

QUADRO 23.1 Benzopironas para Tratamento de Linfedema

Rutina[a]
50-100 mg/kg VO q8h

VO, via oral.
[a]Este é um fármaco da família das benzopironas; outros fármacos podem ser tão ou mais efetivos. A dose é uma extrapolação daquela utilizada em seres humanos; efeitos colaterais parecem raros, mas estudos controlados ainda não foram realizados.

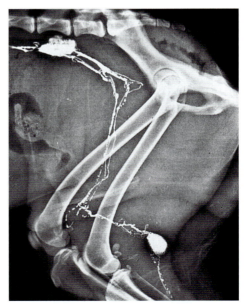

Figura 23.6 Linfangiograma podal em um cão. O sistema linfático superficial está preenchido por contraste.

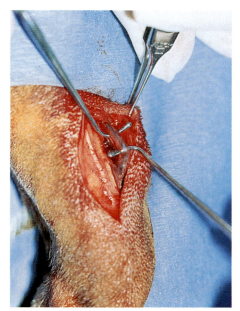

Figura 23.7 Linfangiografia podal. O corante azul de Evans é injetado entre dígitos antes da linfangiografia podal. Uma incisão longitudinal de 5 cm é feita no aspecto dorsomedial do metatarso, e uma combinação de dissecção perfurante e romba é utilizada para identificar o vaso linfático metatársico superficial corado por azul. Utilize pequenas sondas rombas para limpar meticulosamente o sistema de vasos linfáticos de todo tecido subcutâneo.

dos membros. Existe ainda controvérsia sobre a comunicação dos dois sistemas linfáticos (superficial e profundo); entretanto, comunicações usualmente parecem ser resultado de uma condição patológica linfática ou resposta ao fluxo linfático anormal. Os troncos linfáticos lombares recebem vasos oriundos dos membros pélvicos, linfonodos abdominais e intestinos antes de se unirem para formar a cisterna do quilo.

Posicionamento

Posicione o animal na mesa radiológica em decúbito lateral com o membro afetado para baixo e o membro oposto retraído distante do campo radiográfico. Prepare e cubra o aspecto dorsomedial do metatarso para cirurgia asséptica.

TÉCNICA CIRÚRGICA

Linfangiografia Direta

Faça uma incisão de 5 cm sobre a região dorsomedial média. Utilize dissecção perfurante e romba até que o vaso linfático metatársico superficial de coloração azul seja identificado (Figura 23.7). Disseque meticulosamente o linfático do tecido circundante com sondas de dissecção finas e rombas, e canule o linfático utilizando um cateter de ducto linfático ou cateter de calibre 27 ou 30. Injete uma pequena quantidade de salina estéril no cateter ou canulador a fim de verificar a patência. Então infunda manualmente um agente de contraste radiográfico aquoso no vaso linfático. Realize radiografias imediatamente após a injeção (Figura 23.8); radiografias adicionais podem ser obtidas, dependendo da velocidade de transporte linfático do agente de contraste, o que varia de paciente para paciente. Após a conclusão do linfangiograma, remova o cateter, ligue o vaso linfático e feche a incisão de maneira rotineira.

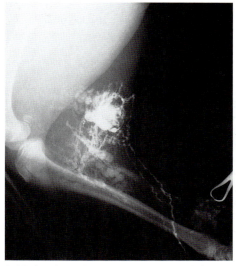

Figura 23.8 Linfangiografia de um cão com linfedema. Note os linfáticos dilatados e tortuosos. Compare com a linfangiografia de um cão normal na Figura 23.6.

MATERIAIS DE SUTURA E INSTRUMENTOS ESPECIAIS

Um canulador comercial de ductos linfáticos, como o canulador de ductos linfáticos Tegtmeyer®, pode facilitar a cateterização do vaso linfático.

CUIDADO E AVALIAÇÃO PÓS-CIRÚRGICOS

Se os linfáticos parecem anormais com relação a características ou quantidade, ou se não for observada obstrução óbvia no linfangiograma, devem ser consideradas terapia clínica ou amputação. O paciente deve ser observado com relação à edema ou piora do edema após o procedimento.

PROGNÓSTICO

O linfedema primário raramente melhora de modo espontâneo. Alterações neoplásicas em tecidos linfademastosos crônicos já foram relatadas em cães.

Cirurgia do Baço

PRINCÍPIOS GERAIS E TÉCNICAS

DEFINIÇÕES

Esplenomegalia é o aumento do baço que ocorre por qualquer causa. **Esplenectomia** é a remoção cirúrgica do baço. **Esplenose** é a presença congênita ou traumática de diversos nódulos de tecido esplênico normal no abdome. **Placas sideróticas** são depósitos de coloração marrom ou enferrujada de ferro e cálcio que podem ser observadas na superfície esplênica (Figura 23.9). **Esplenorrafia** é a sutura de um baço rompido.

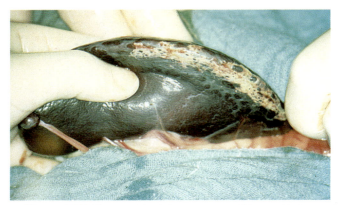

Figura 23.9 Placas sideróticas na superfície esplênica.

MANEJO PRÉ-CIRÚRGICO

Animais com doenças cirúrgicas do baço frequentemente possuem esplenomegalia difusa ou focal. A esplenomegalia difusa (simétrica) pode ser atribuída à congestão (p. ex., torção esplênica, insuficiência cardíaca congestiva direita, dilatação gástrica-vólvulo [DGV], fármacos) ou infiltração devido a infecção (p. ex., fúngica, bacteriana, riquétsial), corpo estranho esplênico, doença imunomediada (p. ex., trombocitopenia imunomediada, anemia hemolítica imunomediada), ou neoplasia (p. ex., linfossarcoma, sarcoma histiocítico, mastocitose felina).

Esplenomegalia focal (assimétrica) pode ser causada por processos benignos (p. ex., regeneração nodular, hematoma [p. 646], trauma) ou processos neoplásicos (p. ex., hemangiossarcoma [p. 645], linfoma). A esplenomegalia infiltrativa resultante de neoplasia é uma das causas mais comuns de esplenomegalia espontânea (não iatrogênica) em cães e gatos.

Anemia pode estar presente em razão de hemorragia aguda associada a trauma esplênico, ruptura de um hematoma, ou hemorragia por uma doença subjacente (p. ex., infecção crônica, doença imunomediada ou coagulação intravascular disseminada [CID]). Perfis hemostáticos devem ser realizados em animais com hemorragia que supostamente não seja decorrente de trauma. Sangue total ou papa de hemácias devem estar disponíveis quando for realizada esplenectomia, já que vários cães afetados necessitam de transfusões; em um estudo de cães com massas esplênicas, transfusões foram administradas a 240 de 542 cães (44%).[11] Animais normalmente hidratados com hematócrito abaixo de 20% ou nível de hemoglobina menor que 5 a 7 g/dL podem se beneficiar de transfusões sanguíneas pré-cirúrgicas (Quadro 4.1 e Tabela 4.5, respectivamente) ou administração de hemoglobina purificada; esta pode estar disponível em alguns países (p. ex., Oxyglobin®). Se houver suspeita de CID, a administração de plasma com ou sem terapia com heparina pode ser útil (Quadro 23.2). Fluidoterapia intravenosa deve ser administrada a animais desidratados antes da cirurgia.

ANESTESIA

Pacientes anêmicos devem ser submetidos à oxigenoterapia antes da indução da anestesia e durante a recuperação. Fármacos anticolinérgicos podem ser utilizados para prevenir bradicardia. Barbitúricos causam congestão esplênica e devem ser evitados. A acepromazina deve também ser evitada nestes pacientes em razão da possibilidade de sequestro de hemácias, hipotensão e impacto sobre a função plaquetária. Ao realizar uma esplenectomia laparoscópica, é vantajoso evitar aumento esplênico. Acepromazina, tiopental e propofol demonstraram causar aumento esplênico; entretanto, hidromorfona e dexmedetomidina não causam. Agentes de indução, como cetamina-diazepam ou alfaxalona, podem ser considerados nestes pacientes. Se o propofol for utilizado, pré-medicação com hidromorfona associada com midazolam ou com dexmedetomidina diminuirá a quantidade necessária de propofol. Um episódio hipotensivo pode ocorrer como resultado da depleção volêmica após esplenectomia, e a pressão arterial sistêmica deve ser monitorada cuidadosamente durante a cirurgia. Ver as seções sobre anestesia para DGV na p. 422 e para cirurgia do intestino delgado na p. 435 para recomendações anestésicas. Ver também Tabela 18.4 para recomendações anestésicas para abdome agudo.

ANTIBIÓTICOS

A antibioticoterapia em animais com doença esplênica é ditada pela natureza da doença subjacente. O mérito da antibioticoterapia profilática peroperatória para esplenectomia em cães é incerto e depende da idade do animal e da doença concomitante, além da duração da cirurgia. Antibióticos peroperatórios em animais saudáveis são usualmente desnecessários, mas podem ser administrados durante a indução da anestesia e descontinuados dentro de 24 horas (Capítulo 9). Antibioticoterapia prolongada pode ser necessária em

---

> **QUADRO 23.2 Terapêutica para Coagulação Intravascular Disseminada**
>
> **Plasma (Fresco Congelado)[a]**
> 10-20 mL/kg, então reavalie a atividade plasmática de ATIII. Repita conforme necessário para aumentar a ATIII até concentrações próximas do normal.
>
> **Ácido acetilsalicílico[b]**
> 0,05-2,0 mg/kg VO q24h
>
> **Plasma Ativado por Heparina[c]**
> Adicione a primeira dose de heparina (50-100 U/kg) ao plasma e incube durante 30 minutos antes da administração. Assim que os níveis de ATIII estiverem acima de 60%, continue a heparina por via subcutânea. Se for necessário plasma adicional, a incubação com heparina não será necessária.
> *Nota:* Níveis adequados de ATIII são críticos nestes pacientes.
>
> **Heparina (Não Fracionada)[c]**
> Dose inicial: 35-200 U/kg SC q8-12h (35 U/kg é para profilaxia; 200 U/kg é para o tratamento de CID estabelecida. Doses subsequentes dependem da monitoração.)
>
> **Heparina de Baixo Peso Molecular — Dalteparina[c]**
> *Cães:* 100-150 U/kg SC q8h
> *Gatos:* 150-175 U/kg SC q4h ou 180 U/kg SC q6h
> *Nota:* Heparina não é mais considerada como a melhor terapia para CID. Leitores são encaminhados a um texto clínico relevante para avanços no tratamento da CID.
>
> **Heparina de Baixo Peso Molecular — Enoxaparina[c]**
> *Cães:* 0,8 mg/kg SC q6h
> *Gatos:* 1,0 mg/kg SC q12h até 1,25 mg/kg SC q6h
>
> *ATIII*, antitrombina III; *SC*, subcutâneo; *VO*, via oral.
> [a] A reposição de fatores de coagulação e ATIII é provavelmente a melhor terapia para CID.
> [b] Tem sido efetiva na CID associada à anemia hemolítica imunomediada; eficácia na CID causada por outras doenças não foi comprovada. Altas doses podem estar associadas à toxicidade em gatos.
> [c] Heparina é controversa no tratamento da CID. A heparina de baixo peso molecular é provavelmente mais efetiva do que a heparina não fracionada. Diferenças substanciais têm sido notadas entre as duas formas. O leitor é encaminhado a um texto clínico relevante para uma discussão mais completa, incluindo diferenças no monitoramento da efetividade da terapia.

animais imunossuprimidos ou severamente debilitados. Abscessos múltiplos, septicemia e morte associados à esplenectomia realizada em conjunto com limpeza dentária e extração já ocorreram em cães.

ANATOMIA CIRÚRGICA

O baço está situado no quadrante abdominal cranial esquerdo, usualmente paralelo à curvatura maior do estômago; entretanto, sua localização exata depende do tamanho e posição de outros órgãos abdominais. Quando o estômago está contraído, o baço usualmente está situado dentro da caixa torácica. Entretanto, em casos de aumento gástrico importante, pode ser observado no abdome caudal. A cápsula esplênica é composta por fibras elásticas e musculares lisas. O parênquima consiste em polpa branca (tecido linfoide) e polpa vermelha (seios venosos e tecido celular preenchendo os espaços intravasculares). Grande número de receptores α-adrenérgicos é responsável pela contração esplênica. Quando o baço está contraído, ele possui consistência firme. O baço é normalmente vermelho, mas placas sideróticas (Figura 23.9) ou depósitos de fibrina podem alterar sua aparência.

O suprimento arterial do baço é fornecido pela artéria esplênica, um ramo da artéria celíaca. A artéria esplênica geralmente tem mais que 2 mm de diâmetro e dá origem de três a cinco ramos primários longos conforme cursa no omento maior em direção ao terço ventral do baço. O primeiro ramo usualmente vai ao pâncreas e é o suprimento principal do membro esquerdo este órgão. Os dois ramos restantes seguem em direção à metade proximal do baço, onde dão origem a 20 a 30 ramos esplênicos que adentram o parênquima. Os ramos então continuam no ligamento gastroesplênico até a curvatura maior do estômago, onde formam as artérias gástricas curtas (que irrigam o fundo) e a artéria gastroepiploica esquerda (que irriga a curvatura maior do estômago) (Figura 23.10). Outros ramos suprem o ligamento esplenocólico e o omento maior. A drenagem venosa ocorre pela veia esplênica na veia gastroesplênica, que esvazia na veia porta.

TÉCNICA CIRÚRGICA

O baço é tipicamente abordado por uma incisão abdominal na linha media ventral que se estende desde o xifoide até um ponto caudal à cicatriz umbilical ou por laparoscopia. Para a primeira, a incisão pode necessitar ser alongada para lesões grandes ou para permitir exploração abdominal completa. A exploração abdominal completa deve ser realizada em qualquer animal com suspeita de neoplasia.

Aspiração Esplênica

Posicione o animal em decúbito lateral direito ou dorsal, utilizando contenção manual ou sedação leve. Evite utilizar tranquilizantes fenotiazínicos ou barbitúricos porque a congestão esplênica resultante pode resultar em uma amostra inconclusiva como resultado da diluição do sangue. Prepare cirurgicamente uma pequena área do lado esquerdo do abdome e isole o baço. Penetre a parede abdominal com uma agulha pequena (calibre 23 ou 25, 2,54-3,81 cm [1,1,5 polegada]) e passe a agulha pelo baço várias vezes, com cuidado para não lacerar artérias esplênicas. Se você começar a ver sangue no canhão da agulha, pare. Remova a agulha do abdome e ejete o conteúdo da agulha em uma lâmina de vidro limpa. Embora incomuns, hemorragias importantes podem ocorrer após AAF do baço (não somente hemangiossarcomas, mas também baços com linfossarcoma difuso). A ultrassonografia pode ser utilizada para guiar a colocação da agulha.

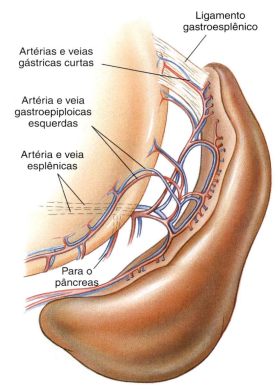

Figura 23.10 Vasculatura esplênica. Note as artérias gástricas curtas, que frequentemente são avulsionadas em cães com dilatação gástrica-vólvulo.

> **NOTA** Quando lesões cavitárias são identificadas por ultrassonografia, a AAF deve ser realizada com cuidado ou deve ser evitada. Lesões cavitárias podem romper-se durante a aspiração, o que pode ser fatal, especialmente em animais com coagulopatias.

Biópsia Esplênica

Biópsias esplênicas são indicadas para determinar a causa de esplenomegalia clinicamente significativa ou suspeita de lesões metastáticas no baço. Elas podem ser obtidas por via percutânea (i.e., AAF ou biópsia em bloco) laparoscopicamente, ou durante cirurgia. Alguns autores já sugeriram que a combinação de AAF guiada por ultrassom e biópsia em bloco pode ser complementar em cães com suspeita de neoplasia esplênica.[12] Biópsias guiadas pelo ultrassom aumentam a probabilidade de obtenção de amostras diagnósticas por via percutânea. Biópsias percutâneas são geralmente diagnósticas para lesões difusas (p. ex., mastocitose, linfossarcoma); entretanto, lesões focais ou nodulares podem não ser observadas. A AAF pode ser específica (p. ex., se células malignas ou formas de levedura forem observadas), mas não é particularmente sensível. A citologia por aspiração é muito menos sensível para lesões esplênicas do que para lesões em linfonodos, e é particularmente insensível para diferenciar hemangiossarcomas de hematomas (p. 647). A biópsia laparoscópica do parênquima esplênico pela utilização de pinças rígidas de biópsia é frequentemente tolerada; tal biópsia de massas esplênicas está associada a riscos adicionais, que devem ser pesados contra os benefícios potenciais.[13]

Amostras teciduais maiores devem ser colocadas em 10 volumes de formalina para uma parte de tecido para exame histopatológico rotineiro. Conservantes especiais podem ser necessários se técnicas de coloração adicionais são desejáveis (p. ex., fixador de Bouin é preferido para identificação de inclusões virais). Amostras maiores do que 5 cm devem ser seccionadas (cortadas) antes da colocação em formalina para permitir que as amostras sejam fixadas apropriadamente. Grandes massas esplênicas devem ser seccionadas em vários locais, mas mantidas intactas para permitir orientação de toda a lesão pelo patologista. Se isso não for possível, várias amostras representativas devem ser submetidas a partir de vários locais, incluindo a margem de tecidos de aparência anormal e normal. Se a lesão for cavitária (p. ex., massa esplênica, cisto ou abscesso), deve ser rompida antes de ser colocada em formalina.

Biópsia Laparoscópica

Estabeleça um pneumoperitônio com CO_2 (10-12 mmHg) utilizando uma agulha Veress ou posicione a primeira porta de acesso por meio da técnica de Hassan. Inicialmente, insira um trocarte parcialmente rosqueado até que adentre o abdome sobre a cicatriz umbilical ou próximo dela (Figura 23.11A), então insira um telescópio laparoscópico a 30 graus para avaliar o abdome. Depois, posicione duas portas acessórias sob guia laparoscópica; insira uma na linha média e outra 1 cm cranial ao prepúcio (Figura 23.11B). Após rotacionar o cão para o seu lado direito, insira um portal aproximadamente 3 a 5 cm lateral e caudal ao segundo acesso. Introduza uma pinça de preensão atraumática através do primeiro acesso e um LigaSure V® através do segundo acesso. Localize imediatamente a massa esplênica, se presente, para evitar a laceração dela durante a manipulação esplênica. Eleve a cauda esplênica utilizando pinças de preensão e observe o aspecto ventral. Utilize pinças de biópsia laparoscópicas para apreender e torça a cápsula esplênica a fim de permitir o acesso à porção a ser avaliada. Então utilize a pinça de preensão para obter a amostra. Coloque uma esponja de gelatina no local da biópsia para obter hemostasia.[13] Feche cada local de acesso em três camadas.

Biópsia Cirúrgica

Durante a celiotomia, biópsias de lesões focais podem ser obtidas por AAF ou por TruCut® (p. 544), agulhas de biópsia de Jamshidi, Franklin-Silverman modificada ou trépano. Para remover lesões focais próximas ao centro do baço, faça uma incisão retangular ou oval através da cápsula e em direção ao parênquima, de profundidade suficiente para remover a lesão. Feche o defeito pela realização de suturas simples interrompidas ou de colchoeiro, com fio absorvível (3-0 ou 4-0) na cápsula esplênica. A esplenectomia parcial pode ser realizada se houver lesões mais difusas (ver discussão posterior).

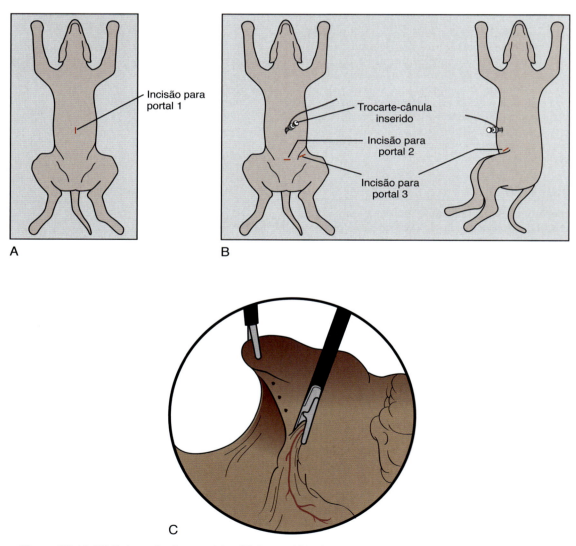

Figura 23.11 (A) Colocação de portal 1 e (B) 2 para biópsia esplênica laparoscópica ou esplenectomia parcial. (C) Insira pinças de preensão e um LigaSure® através do portal 3.

Reparo de Lacerações e Ruptura Esplênica

Ruptura/laceração esplênica associada a trauma (p. ex., devido a trauma veicular) tipicamente é resolvida sem a necessidade de reparo ou esplenectomia. Laceração esplênica iatrogênica (p. ex., devido à colocação de agulhas Veress e trocartes/cânulas laparoscópicas [p. 642]) é geralmente autolimitante e raramente necessita de intervenção (a menos que seja macroscopicamente excessiva, como pelo empalamento completo do baço por trocarte/cânula de montagem). Se a hemorragia for excessiva, a transfusão de sangue fresco total ou papa de hemácias é tipicamente suficiente para resolver o problema. Uma exceção importante é o paciente com esplenomegalia associada à hipertensão porta. Um baço ingurgitado em um paciente hipertenso pode ter uma cápsula particularmente frágil que não pode facilmente ser suturada, pois as suturas tendem a abrir, causando mais sangramento. Algumas vezes a aplicação de pressão ao local causará maior ruptura capsular. Até mesmo pequenos defeitos podem resultar em hemorragia sustentada e incontrolável, e podem necessitar de esplenectomia para cessar a hemorragia.

A esplenorrafia é indicada para ocasionar hemostasia em lesões traumáticas superficiais da cápsula esplênica. Explore a lesão e ligue qualquer vaso grande traumatizado. Realize suturas interrompidas ou em colchoeiro com fio absorvível (3-0 ou 4-0) na cápsula esplênica. Espumas de gel (Gelfoam®) podem ser aplicadas sobre lacerações menores. Aplique pressão leve sobre a área durante vários minutos. Se a hemorragia persistir, ligue os ramos esplênicos que irrigam a lesão o mais próximo possível do hilo do baço. Pequenas áreas de isquemia sofrem revascularização como resultado da colateralização.

O sistema selante de vasos LigaSure® (Covidien) é um dispositivo cirúrgico que aplica pressão e energia bipolar ao tecido, causando fechamento do vaso. Colágeno e elastina nas paredes do vaso se fundem em uma única estrutura, obliterando o lúmen do vaso. Um LigaSure® pode ser utilizado com sucesso para cauterizar vasos menores que 7 mm. Pode ser uma forma rápida e eficiente para controle de hemorragias em um baço rompido.

Esplenectomia Parcial Cirúrgica

A esplenectomia parcial é indicada em animais com lesões traumáticas ou focais do baço para preservar a função esplênica. Defina a área do baço a ser removida, ligue-a duplamente e incise os vasos hilares que irrigam a área (Figura 23.12A). Note a extensão da isquemia que ocorre, e utilize isso como uma diretriz para a ressecção. Esprema o tecido esplênico nesta linha entre os dedos polegar e indicador, e ordenhe a polpa esplênica em direção à área esplênica. Posicione pinças na porção achatada e divida o baço entre a pinça (Figura 23.12B). Feche a superfície de corte do baço adjacente à pinça em um padrão contínuo utilizando um fio absorvível (3-0 ou 4-0) (Figura 23.12C). Como uma alternativa, posicione duas fileiras de suturas em colchoeiro de modo sobreposto contínuo na linha de demarcação. Se a hemorragia persistir, reforce a sutura contínua no final do baço com fio de sutura absorvível.

Dispositivos de grampeamento automatizados (p. ex., grampeadores transversos de anastomose) podem também ser utilizados para esplenectomia parcial; entretanto, há alguns riscos de os grampos não fixarem quantidade suficiente de tecido e de haver posterior afrouxamento deles, o que permite que a hemorragia ocorra a partir do coto esplênico. É recomendado que se utilizem grampos de aço inoxidável de tamanho 3,5 ou 4,8. Quando realizado apropriadamente, o grampeamento cirúrgico para esplenectomia parcial reduz significativamente o tempo cirúrgico e a adesão do omento ao baço.

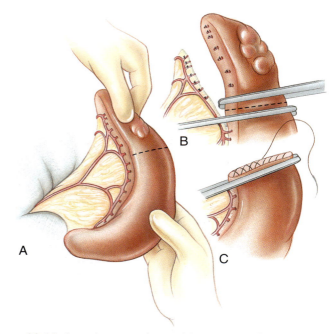

Figura 23.12 A esplenectomia parcial preserva a função esplênica em animais com lesões traumáticas ou focais. (A) Defina a área do baço a ser removida, ligue duplamente e incise os vasos hilares que irrigam a área. (B) Transeccione o baço entre as pinças. (C) Feche a superfície de corte em um padrão de sutura contínua.

Esplenectomia Parcial Laparoscópica

Posicione os acessos conforme previamente descrito para biópsia esplênica laparoscópica. Disseque os ligamentos esplênicos, selando e dividindo os ligamentos e vasos o mais próximo possível do parênquima. Coloque um saco de remoção de amostra (p. ex., Endo Catch®) por um segundo acesso. Coloque somente a porção do baço com a massa no saco de remoção de amostra em razão do tamanho dele. Descontinue a insuflação, remova o acesso e aumente a incisão para facilitar a retirada do saco de remoção de amostra. Submeta o baço à avaliação histológica. Feche as incisões em três camadas.

Esplenectomia Total

A esplenectomia total é mais comumente realizada em animais com neoplasia esplênica, torção (gástrica ou esplênica), ou trauma severo que esteja causando hemorragias com risco de morte que não podem ser interrompidas. A esplenectomia foi previamente sugerida para distúrbios hematológicos imunomediados refratários à terapia clínica (p. ex., trombocitopenia, anemia hemolítica). A esplenectomia pode ser associada a melhores resultados em cães selecionados com trombocitopenia imunomediada ou anemia hemolítica imunomediada refratárias ao tratamento clínico. Fármacos imunossupressores (p. ex., ciclosporina, azatioprina) e corticosteroides reduziram a necessidade de esplenectomia; entretanto, a esplenectomia é aceitável se a terapia medicamentosa não obtiver sucesso ou causar efeitos colaterais inaceitáveis.

O baço normalmente contém um reservatório de hemácias, possui capacidade hematopoiética, tem importantes funções fagocitárias e é útil para a manutenção da imunocompetência; a esplenectomia total elimina estas ações benéficas. A esplenectomia eletiva já foi realizada em cães utilizados como doadores de sangue, o que faz com que infecções subclínicas por agentes infecciosos (p. ex., *Anaplasma*, *Babesia*, *Bartonella*) se tornem óbvias, e o cão possa ser eliminado do

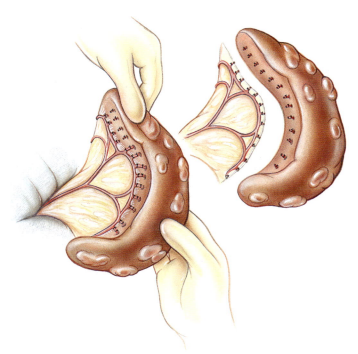

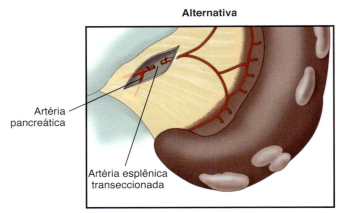

Figura 23.14 A esplenectomia pode ser realizada pela ligação dupla da artéria esplênica distal aos ramos que irrigam o lobo esquerdo do pâncreas.

Figura 23.13 Para esplenectomia total, ligue duplamente e transeccione todos os vasos no hilo esplênico. Se possível, preserve os ramos gástricos curtos que irrigam o fundo gástrico.

abdominal tenha sido aprisionado entre o anel e a parede corporal. Avalie o trato gastrintestinal pela exteriorização e reposicionamento de cada segmento através do retrator da ferida.

> **NOTA** É incerto se cães submetidos à esplenectomia apresentam maior risco de DGV. Em um estudo, 219 cães submetidos à esplenectomia por razões distintas da torção esplênica, na qual uma gastropexia não foi realizada (172 cães), foram comparados a cães-controle (47 cães submetidos à enterotomia). Não houve diferença observada no desenvolvimento subsequente de DGV entre grupos nesse estudo.[16] Em outro estudo, foi observado que cães com esplenectomia prévia tinham 5,3 vezes mais chance de desenvolver DGV.[17]

programa. Cães e gatos utilizados como doadores de sangue devem ser examinados para patógenos transmitidos ou não por vetores.[14] Embora a sepse com risco de morte tenha ocorrido em pessoas esplenectomizadas, isso não foi ainda observado em cães. Entretanto, a esplenectomia parcial pode ser preferível com relação à esplenectomia total quando possível. A esplenectomia é contraindicada em pacientes com hipoplasia da medula óssea nos quais o baço seja o principal local de hematopoiese.

Após explorar o abdome, exteriorize o baço e coloque compressas abdominais umedecidas ou almofadas de laparotomia ao redor da incisão sob o baço. Ligue duplamente e transeccione todos os vasos no hilo esplênico com fio de sutura absorvível (preferível) ou não absorvível (Figura 23.13), ou utilize um dispositivo selante de vasos, como o LigaSure® (Capítulo 8). Se possível, preserve os ramos gástricos curtos que irrigam o fundo gástrico.

Como uma alternativa, abra a bolsa omental e isole a artéria esplênica. Identifique o ramo ou ramos que irrigam o membro esquerdo do pâncreas. Ligue duplamente e transeccione a artéria esplênica distal a este vaso (ou estes vasos) (Figura 23.14).

Esplenectomia Assistida por Laparoscopia

A esplenectomia assistida por laparoscopia é viável em cães. Após posicionamento do acesso (múltiplos acessos laparoscópicos ou um único acesso multicanal), uma minilaparotomia é realizada e um dispositivo de retração de ferida é inserido com exteriorização progressiva do baço e fechamento de vasos hilares.[15] Posicione um acesso multicanal ou acesso laparoscópico padrão caudal à cicatriz umbilical, e então insufle o abdome. Para facilitar a exploração abdominal, se for utilizado um acesso padrão, posicione um segundo acesso cranial e lateral ao primeiro acesso. Reposicione o acesso inicial com um dispositivo de retração de ferida (p. ex., retrator de ferida Alexis) para dilatar circunferencialmente a incisão abdominal. Alongue a incisão na linha alba, insira o anel flexível no abdome contra a parede corporal e garanta que nenhum tecido

MATERIAIS DE SUTURA E INSTRUMENTOS CIRÚRGICOS ESPECIAIS

Além do material geral para tecidos moles, instrumentos especiais não são necessários para procedimentos cirúrgicos do baço; entretanto, um grande número de pinças deve estar disponível para esplenectomia. Fio de sutura absorvível, dispositivos selantes bipolares ou pinças vasculares podem ser utilizados para ligar os vasos esplênicos. Se houver peritonite generalizada, fio de sutura monofilamentar e sintético deve ser utilizado para ligar os vasos.

CUIDADO E AVALIAÇÃO PÓS-CIRÚRGICOS

Após biópsia esplênica ou esplenectomia, o animal deve ser cuidadosamente observado durante 24 horas para evidências de hemorragia. O hematócrito deve ser avaliado em intervalos de poucas horas até que o animal esteja estável. Oxigenoterapia nasal deve ser administrada a pacientes anêmicos (Capítulo 4) e fornecidos analgésicos se necessário (Tabelas 13.1 e 13.2). Hemorragias podem indicar falhas técnicas ou CID (que pode estar associada a lesões neoplásicas ou baços torcidos). A fluidoterapia deve ser mantida até que o animal seja capaz de manter sua própria hidratação, e as anormalidades eletrolíticas e acidobásicas devem ser corrigidas. Discreta leucocitose pós-operatória pode ocorrer após esplenectomia em cães porque o baço influencia a produção leucocitária da medula óssea; entretanto, elevações abruptas ou prolongadas podem indicar infecção (p. ex., abscesso esplênico ou peritonite). Um aumento no número de corpúsculos de Howell-Jolly, eritrócitos nucleados, esferócitos e/

ou plaquetas pode ser notado após esplenectomia, mas não é causa de preocupação.

COMPLICAÇÕES

A principal complicação da cirurgia esplênica é a hemorragia. Esse é um problema mais comum em casos de biópsia esplênica ou esplenectomia parcial do que na esplenectomia total, desde que a técnica apropriada para ligação de vasos seja utilizada. Complicações relatadas da esplenectomia em cães incluem abscedação, pancreatite traumática e fistulação gástrica devido à interrupção do fluxo sanguíneo gástrico. O risco de complicações sépticas após esplenectomia parece ser significativo somente em animais que estejam imunossuprimidos antes da cirurgia (p. ex., aqueles submetidos à terapia imunossupressora para anemia hemolítica imunomediada). Infecções subclínicas prévias por hemoparasitas (p. ex., *Babesia*, *Ehrlichia*, *Mycoplasma*) podem se tornar óbvias após esplenectomia. A interferência com o fluxo sanguíneo através do ramo pancreático da artéria esplênica pode causar isquemia pancreática e pancreatite. Após esplenectomia assistida por laparoscopia, complicações são tipicamente limitadas a discretas hemorragias intraoperatórias.

CONSIDERAÇÕES ESPECIAIS RELACIONADAS COM A IDADE

A cirurgia esplênica é mais comumente realizada em animais de meia-idade e idosos. Deve-se ter cuidado especial para atender as necessidades metabólicas e nutricionais destes pacientes. Exames físicos e análises laboratoriais devem ser minuciosos para determinar se doenças concomitantes existem e possam influenciar a cirurgia ou cuidado pós-cirúrgico.

DOENÇAS ESPECÍFICAS

TORÇÃO ESPLÊNICA

DEFINIÇÃO

Torção esplênica é a rotação do baço em seu pedículo vascular.

CONSIDERAÇÕES GERAIS E FISIOPATOLOGIA CLINICAMENTE RELEVANTE

A torção esplênica ocorre mais frequentemente em associação a DGV; a torção esplênica isolada ocorre raramente em cães (Figura 23.15) e em nosso conhecimento nunca foi relatada em gatos. De maneira importante, a torção esplênica está raramente associada a neoplasias. Tipicamente, a veia esplênica de parede delgada é ocluída, embora a artéria esplênica permaneça patente, resultando em esplenomegalia congestiva. A trombose vascular (particularmente da veia esplênica) pode ocorrer. Em alguns cães, os sinais clínicos são agudos; em outros, a torção é presumivelmente intermitente, e anormalidades são observadas semanas antes do diagnóstico.

A causa da torção esplênica isolada é incerta. Pode estar relacionada com anormalidades congênitas ou rupturas traumáticas do ligamento gastroesplênico ou esplenocólico. Também já foi aventada a hipótese de que a torção esplênica possa ocorrer após torção gástrica parcial (i.e., um estômago intermitentemente mal posicionado), caso no qual o baço permanece rotacionado apesar do reposicionamento do estômago. A torção esplênica primária pode ser aguda ou crônica. A forma crônica é difícil de diagnosticar porque os sinais clínicos são frequentemente vagos e podem ser intermitentes; entretanto, a torção esplênica crônica foi recentemente relatada em dois cães que tinham tido sinais clínicos entre 2 semanas e 4 meses; os sinais clínicos desapareceram nestes cães após esplenectomia.[18]

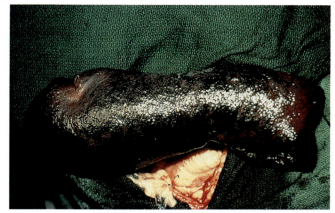

Figura 23.15 Torção de baço em um cão com colapso cardiovascular e choque. Note a aparência escura e congesta do baço.

O infarto esplênico pode ser associado a outras doenças, como hepatopatias, nefropatias, hiperadrenocorticismo, neoplasias ou trombose associada à doença cardiovascular. Nestes casos, o infarto esplênico parece ser um sinal de alteração do fluxo sanguíneo e coagulação, em vez de doença primária. Em tais pacientes, a esplenectomia deve ser reservada para animais com complicações com risco de morte, como hemoabdome ou sepse. Se a bactéria obtiver acesso ao baço torcido, elas poderão rapidamente se proliferar no tecido desvitalizado e necrótico. Se a infecção não for resolvida, septicemia e resposta inflamatória sistêmica podem ocorrer.

> **NOTA** A torção esplênica pode ser aguda e causar risco de morte, necessitando de diagnóstico e tratamento imediatos.

DIAGNÓSTICO

Apresentação Clínica

Sinais Clínicos

A torção esplênica é mais comumente relatada em cães de raças grandes e gigantes, de tórax profundo, particularmente Dogues-alemães e Pastores-alemães, mas Buldogues ingleses podem também fazer parte do grupo de animais mais acometidos. Em um estudo de 2016 com 102 cães afetados, estas três raças corresponderam a 50% dos casos.[19] Este mesmo estudo observou que machos castrados são mais comumente afetados do que fêmeas ou machos inteiros.

Histórico

A maioria dos animais é levada para atendimento em razão de certa combinação de êmese, fraqueza ou depressão, icterícia, hematúria ou hemoglobinúria, dor abdominal e/ou diarreia. Os sinais clínicos podem ser agudos ou crônicos. Alguns tutores relataram sinais intermitentes crônicos até 3 semanas antes da avaliação. A torção tem sido atribuída a uma hérnia diafragmática que ocorreu vários anos antes. A torção aguda pode causar sinais de colapso cardiovascular e choque.

Achados de Exame Físico

O achado de exame físico mais proeminente é a esplenomegalia ou uma massa abdominal. Dor abdominal, febre, desidratação, palidez de mucosas ou icterícia (ou todos estes) são algumas vezes observados. Cães com colapso cardiovascular e choque têm taquicardia, mucosas pálidas, tempos de preenchimento capilar prolongados e/ou pulsos periféricos fracos.

Diagnóstico por Imagem

Os achados radiográficos mais comuns são diminuição do detalhamento visceral associada à efusão peritoneal e ao deslocamento de intestino delgado pela esplenomegalia. O delineamento esplênico é geralmente de difícil discernimento. Algumas vezes, a esplenomegalia óbvia é observada. Se a extremidade dorsal (cabeça) ou o corpo do baço não forem observados em sua posição normal, a torção esplênica é sugerida. Ocasionalmente, bolhas de gás estão presentes dentro do parênquima esplênico, presumivelmente formadas por bactérias produtoras de gás (p. ex., *Clostridium* spp.) no baço desvitalizado. A dilatação gástrica pode ocorrer.

Na visualização ultrassonográfica, o parênquima esplênico pode estar normal, hipoecoico ou anecoico, com ecos lineares entremeados; entretanto, um baço hipoecoico é mais comumente observado.[19] O achado de um baço notavelmente aumentado que esteja difusamente hipoecoico, com ecos lineares separando grandes áreas anecoicas (Figura 23.16), pode ser único à torção esplênica. O aumento de vasos esplênicos hilares pode também sugerir esta condição. A avaliação em modo B das veias esplênicas para ecos luminais e avaliação espectral ou por Doppler colorido para fluxo de velocidade ausente podem ser avaliações importantes a serem feitas em cães com torção esplênica e/ou infarto. Ecogenicidades intraluminais visíveis de veias esplênicas compatíveis com trombos podem ser observadas ultrassonograficamente em cães com torção esplênica que tenham congestão e compressão vasculares, além de trombose da veia esplênica. A imagem por Doppler espectral e Doppler colorido da veia esplênica demonstrará ausência de fluxo em cães afetados.

Achados Laboratoriais

A análise laboratorial pode revelar anemia, leucocitose, hemoglobinúria, elevação da atividade sérica da fosfatase alcalina, trombocitopenia e/ou elevação da atividade sérica da alanina aminotransferase. O monitoramento pró-ativo de parâmetros de coagulação que permita o reconhecimento precoce de sinais de coagulopatia e administração imediata de terapia apropriada pode ajudar a diminuir a taxa de mortalidade associada a esta condição.[19]

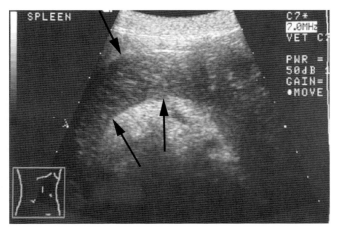

Figura 23.16 Imagem ultrassonográfica do baço em um cão com torção esplênica. Note a aparência hipoecoica do parênquima esplênico com linhas hiperecoicas através dele (*setas*).

DIAGNÓSTICO DIFERENCIAL

Diagnósticos diferenciais incluem outras causas de esplenomegalia (p. ex., neoplasia, trauma, hematoma, abscesso ou doença imunomediada), efusão peritoneal (p. ex., peritonite ou ascite), outras massas no abdome médio (p. ex., gastrointestinais, pancreáticas, renais ou aumento de linfonodos) e DGV.

MANEJO CLÍNICO

Torção esplênica é uma doença cirúrgica; o manejo clínico é usualmente limitado a estabilizar o animal para cirurgia (ver discussão posterior sob "Manejo Pré-cirúrgico"). Se o animal estiver em choque, fluidoterapia e antibioticoterapia intravenosa devem ser iniciadas.

TRATAMENTO CIRÚRGICO

O momento da terapia cirúrgica é influenciado pelo estado do animal à apresentação. Um animal levado para atendimento com sinais de choque deve ser operado o mais rápido possível após a estabilização da condição. A cirurgia pode razoavelmente ser adiada por um curto período em animais com doença crônica; entretanto, a intervenção cirúrgica imediata é recomendada.

Manejo Pré-cirúrgico

Se possível, *déficit* hidroeletrolíticos e acidobásicos devem ser corrigidos antes da cirurgia. A administração de sangue total ou papa de hemácias é justificada em animais com hematócrito abaixo de 20% (Quadro 4.1). A antibioticoterapia peroperatória (p. ex., cefazolina 22 mg/kg IV) é recomendada porque oclusão vascular e necrose podem permitir proliferação de bactérias no baço. Eletrocardiogramas são justificados para determinar se estão presentes arritmias cardíacas que necessitem possivelmente de terapia antes da indução da anestesia ou durante a cirurgia. A transfusão de hemocomponentes deve estar disponível porque o baço aumentado e congesto pode romper pelo manuseio, causando hemorragia abdominal.

Anestesia

Ver as seções sobre anestesia para DGV na p. 422 e cirurgia do intestino delgado na p. 435 para recomendações anestésicas. Ver também Tabela 19.1 para recomendações anestésicas para abdome agudo.

Anatomia Cirúrgica

Ver p. 639 para anatomia cirúrgica do baço.

Posicionamento

Para laparotomia, o animal é posicionado em decúbito dorsal, e todo o abdome ventral é preparado para cirurgia asséptica. A incisão ventral deve ser estendida desde o xifoide e deve ser longa o suficiente para permitir que o baço aumentado seja manipulado e exteriorizado.

TÉCNICA CIRÚRGICA

A esplenectomia (p. 641) é o tratamento de escolha em cães com torção esplênica aguda, já que nenhuma forma de manter o baço em sua posição normal é conhecida e a torção pode ocorrer novamente. Ademais, desfazer a rotação do baço pode permitir que debris necróticos e toxinas adentrem a circulação sistêmica e não é recomendado; assim, a esplenectomia é a única opção viável em animais com torção crônica, e é recomendada naqueles com torção aguda.

MATERIAIS DE SUTURA E INSTRUMENTOS ESPECIAIS

Ver p. 642 para materiais de sutura e instrumentos especiais utilizados para esplenectomia.

CUIDADO E AVALIAÇÃO PÓS-CIRÚRGICOS

A maioria dos animais se recupera rapidamente após a remoção do baço torcido. A fluidoterapia intravenosa deve ser continuada até que o animal seja capaz de manter sua própria hidratação. Êmese pode ocorrer no período pós-cirúrgico, associada a isquemia pancreática e pancreatite. A irrigação sanguínea ao membro esquerdo do pâncreas surge a partir da artéria esplênica, e a obstrução vascular pode se estender até este ramo pancreático. Infecções subclínicas prévias por hemoparasitas (p. ex., *Babesia*, *Ehrlichia*, *Mycoplasma* hemotrópico [previamente *Haemobartonella*]) podem se tornar óbvias após esplenectomia.

PROGNÓSTICO

O prognóstico é geralmente bom após tratamento cirúrgico da torção esplênica. O diagnóstico tardio pode resultar em necrose esplênica, sepse, peritonite e/ou CID. Fatores de risco peroperatórios que podem aumentar o risco de morte antes da alta hospitalar incluem presença de peritonite séptica no exame inicial, hemorragia intraoperatória e desenvolvimento pós-cirúrgico de angústia respiratória.[19] Dispositivos selantes vasculares bipolares podem diminuir o tempo cirúrgico, reduzir a perda sanguínea e permitir menor manipulação do baço, o que pode diminuir as taxas de complicação.[20]

NEOPLASIA ESPLÊNICA

DEFINIÇÕES

Hemangiossarcomas (HSA) são neoplasias malignas que surgem a partir dos vasos sanguíneos; **hemangiomas** são tumores benignos de vasos sanguíneos dilatados. Um **hematoma** é um edema ou massa de sangue (usualmente coagulado) confinado a um órgão, tecido ou espaço e é seja causado por qualquer razão. HSA é também conhecido como *angiossarcoma* e *hemangioendotelioma*.

CONSIDERAÇÕES GERAIS E FISIOPATOLOGIA CLINICAMENTE RELEVANTE

O baço é composto por uma série de tecidos, e neoplasias esplênicas podem surgir de vasos sanguíneos, tecido linfoide, musculatura lisa ou do tecido conjuntivo que forma o estroma fibroso. Em um estudo de 2012 com 249 cães com massas esplênicas, foi observado que quase metade tinha doença não maligna.[21] O tumor esplênico mais comum em cães é o HSA; este tumor é mais comumente diagnosticado em cães grandes (>27,8 kg) do que em cães pequenos.[22] A patogênese do HSA canino pode estar relacionada com a desregulação do miRNA.[23] Outros tumores malignos do baço em cães incluem lipossarcoma, nódulos fibro-histiocíticos, linfoma, blastoma e adenocarcinoma (Quadro 23.3 e Figura 23.17). Massas não malignas incluem hiperplasia nodular, hemangioma, hematoma e esplenite (Quadro 23.3 e Figura 23.18). Cães com hemoperitônio têm maior frequência de neoplasias esplênicas; de maneira semelhante, gatos com hemoperitônio comumente possuem neoplasias abdominais, e o HSA é o tumor esplênico maligno mais comum em gatos.

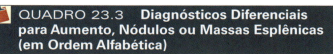

QUADRO 23.3 Diagnósticos Diferenciais para Aumento, Nódulos ou Massas Esplênicas (em Ordem Alfabética)

Doença Neoplásica
Benigna
Fibroma
Hemangioma
Lipoma
Mielolipoma

Maligna
Condrossarcoma
Fibrossarcoma
Hemangiossarcoma
Histiocitose
Lipossarcoma
Linfossarcoma
Mastocitoma
Mesenquimoma
Mixossarcoma
Neoplasia metastática
Osteossarcoma
Rabdomiossarcoma
Sarcoma indiferenciado/anaplásico

Doença Não Neoplásica
Abscesso
Aumento devido à hipertensão portal
Hematoma
Hematopoiese extramedular
Iatrogênica (fármacos)
Torção
Trombose/infarto

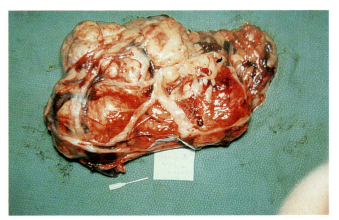

Figura 23.17 Leiomiossarcoma esplênico em um cão sem raça definida de 6 anos.

NOTA Incidentalmente encontrados, massas esplênicas não rompidas ou nódulos sem hemoperitônio associado são mais comumente benignos.[24] A cirurgia é justificada nestes cães e o prognóstico é frequentemente reservado ou bom.

O HSA esplênico canino pode ser encontrado em mais de um terço dos cães atendidos com hemoabdome atraumático agudo. Como HSA surgem a partir de vasos sanguíneos, eles podem ocorrer em vários locais diferentes no corpo (p. ex., baço, átrio direito, tecido subcutâneo, fígado). A incidência de HSA esplênico e atrial direito concomitantes é desconhecida, mas foi recentemente relatada como

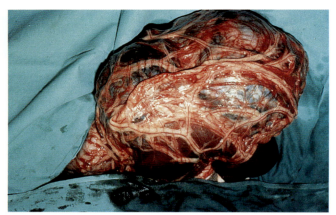

Figura 23.18 Hematoma esplênico em um Labrador retriever de 10 anos. Note a aparência semelhante desta massa benigna com o tumor maligno na Figura 23.17.

tão baixa quanto 8,7%.[25] HSA esplênicos são tumores agressivos que frequentemente sofrem metástase ao fígado, omento, mesentério e cérebro. A maioria dos cães com HSA tem evidências macroscópicas de doença metastática no atendimento inicial.

Hematomas esplênicos variam de tamanho e são massas preenchidas por sangue e fibrina encapsuladas, que são, com frequência, macroscópica e ultrassonograficamente indistinguíveis de HSA. Histologicamente, as cavidades são delimitadas por congestão, fibrose e áreas de necrose. Eles podem ocorrer por trauma, espontânea ou secundariamente a outras doenças (p. ex., hiperplasia nodular). Hemangiomas e HSA podem ser difíceis de distinguir histologicamente, mas como o prognóstico para estas lesões é muito diferente, é importante que sejam precisamente diferenciados. Massas esplênicas com evidências de proliferação de células endoteliais neoplásicas malignas podem ser facilmente identificadas como HSA. Entretanto, vários cortes de uma massa maligna podem ser estudados sem o achado de células malignas. De maneira mais importante, uma proliferação de agrupados de células endoteliais que lembra endotélio neoplásico, mas não possui evidências de atividade mitótica, pode ser diagnosticada erroneamente como HSA. Nódulos hiperplásicos também são um achado comum na necropsia.

Mastocitomas, linfossarcomas, doenças mieloproliferativas e HSA são as neoplasias mais comuns do baço felino. O envolvimento esplênico é um achado consistente em gatos com mastocitose sistêmica não cutânea. Não está associado à leucemia viral felina e é primariamente uma doença de gatos idosos. Infiltrados de mastócitos podem ser reconhecidos em outros órgãos (p. ex., fígado, linfonodos e medula óssea), e mastocitose circulante pode estar presente em 50% dos gatos afetados. A esplenomegalia é um dos achados macroscópicos mais comuns no mastocitoma felino, que é usualmente diagnosticado pelo achado de células neoplásicas ou exame da medula óssea. O HSA esplênico é menos comumente reconhecido em gatos do que em cães. Metástases extra-abdominais de mastocitomas, particularmente ao miocárdio, parecem ser comuns.

DIAGNÓSTICO

Apresentação Clínica

Sinais Clínicos

Tumores esplênicos podem ocorrer em cães de raças grandes ou pequenas. Cães que pesam menos que 27,8 kg menos provavelmente serão diagnosticados com HSA do que cães maiores.[22] Existem relatos conflitantes sobre o efeito do sexo na prevalência da doença. HSA esplênicos caninos ocorrem principalmente em animais idosos. Uma predisposição é descrita para Pastores-alemães e Labradores retrievers; Boxers, cães Bernês montanhês, Pointers alemães de pelo curto e Retrievers de pelo liso podem também ter um risco relativamente alto.[26] Não foi relatada predisposição racial ou sexual em cães com sarcomas esplênicos não angiogênicos e não linfomatosos. A idade média de ocorrência de HSA em cães vai de 8 a 13 anos e de 8 a 10,5 anos em gatos.

Histórico

Cães com HSA podem ser atendidos em razão de aumento abdominal, anorexia, letargia, depressão e/ou êmese, ou podem ter sinais agudos de fraqueza, depressão, anorexia e choque hipovolêmico causados por ruptura esplênica e hemorragia. Os sinais clínicos de hematoma esplênico são semelhantes, exceto pelo fato de que é menos comum que a ruptura leve a colapso e anorexia, pois grandes massas frequentemente se tornam aparentes antes da ocorrência da ruptura. Os sinais clínicos mais comuns da doença com outros tipos de sarcomas incluem inapetência, distensão abdominal (como resultado de efusão peritoneal ou massa tumoral, ou de ambas), polidipsia, êmese e/ou letargia. Em contraste a cães com HSA, ruptura esplênica e hemorragia são incomuns em cães com tumores esplênicos não angiogênicos e não linfomatosos. Os sinais clínicos mais comuns ao atendimento em gatos são massa abdominal palpável e anorexia.

Achados de Exame Físico

Os achados de exame físico incluem letargia, fraqueza, distensão abdominal e possivelmente esplenomegalia ou massa esplênica. Se for palpada uma massa esplênica, ela deve ser manipulada gentilmente para prevenir ruptura iatrogênica. Se houver efusão abdominal, não é sempre possível palpar o baço aumentado. Se ocorrer ruptura, o animal pode ter sinais de choque hipovolêmico (taquicardia, palidez de mucosas e pulsos periféricos fracos). Hemoabdome está mais comumente associado com HSA do que com hemangiomas ou hematomas. De fato, cães com massas esplênicas não rompidas ou nódulos, sem hemoperitônio associado, mais provavelmente terão lesões esplênicas benignas do que tumores malignos.[24] Alguns cães com HSA terão metástases cutâneas (massa escura roxo-avermelhada). Algumas vezes, um sopro é auscultado em pacientes com HSA no átrio direito; efusão pericárdica devido ao tal HSA pode causar abafamento de bulhas cardíacas ou pulso jugular.

Diagnóstico por Imagem

Massas abdominais são usualmente detectadas radiograficamente em cães com HSA, além de sarcomas não angiogênicos e não linfomatosos; entretanto, líquido peritoneal pode tornar a localização da lesão difícil no baço. Massas que envolvem a cauda do baço são tipicamente identificadas no abdome ventral cranial na projeção radiográfica lateral (Figura 23.19). Radiografias torácicas (ou TC torácica) devem ser obtidas em animais com massas esplênicas para detecção de neoplasias pulmonares ou torácicas.

A ultrassonografia é mais definitiva do que a radiografia para a localização de lesões no baço e para a detecção de metástases abdominais; entretanto, a diferenciação de hematomas e lesões neoplásicas não é confiável. O achado de septação interna e encapsulamento ou metástases aparentes pode ajudar a diferenciar hematomas e HSA. A ultrassonografia contrastada pode melhorar a caracterização de lesões focais ou multifocais do baço. O critério mais útil foi a ecogenicidade da lesão na fase de eliminação, combinada com a presença de vasos aferentes tortuosos, o que é observado em associação à malignidade. A ressonância magnética pode ser uma

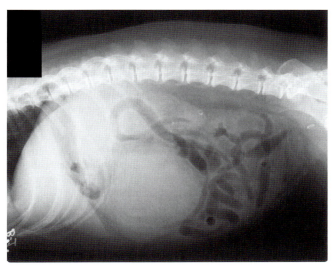

Figura 23.19 Radiografia lateral de um cão com uma grande massa de tecidos moles no abdome ventral cranial. Esta massa surgiu a partir da cauda do baço.

ferramenta útil para diferenciação entre lesões esplênicas benignas e malignas em cães. A TC e a PET/TC (Capítulo 14) podem também ser modalidades de imagem diagnósticas úteis para avaliação de massas esplênicas caninas focais.

> **NOTA** Antes da cirurgia, pode ser indicado obter um ecocardiograma para observar HSA atrial direito em cães com massas esplênicas.

Achados Laboratoriais

Leucocitose neutrofílica pode estar presente em alguns cães. Anemia discreta ou moderada associada à doença crônica ou a hemoperitônio também é comum. Outras anormalidades hematológicas causadas pelo HSA podem incluir diversas hemácias nucleadas (números inapropriados para o grau de anemia), corpúsculos de Howell-Jolly, poiquilocitose, acantocitose, esquistocitose e/ou trombocitopenia. Cães com hemoabdome e HSA podem ter concentrações de sólidos totais e contagens plaquetárias menores à admissão do que cães com outras causas de hemoabdome. Distúrbios hemostáticos, particularmente trombocitopenia causada por CID, são comuns em cães com tumores esplênicos. A efusão abdominal é geralmente serossanguinolenta ou hemorrágica. A análise citológica do fluido abdominal raramente revela células tumorais.

DIAGNÓSTICO DIFERENCIAL

Hematoma esplênico e hemangioma devem ser diferenciados de HSA e outras doenças neoplásicas do baço (ver comentários anteriores e Quadro 23.3). Foi observado que a elastografia e a TC de fase dupla não diferenciam entre tumores esplênicos benignos e malignos; entretanto, a timidinoquinase 1, um biomarcador solúvel associado à síntese de DNA no soro, pode ajudar a discriminar entre doença benigna e HSA em cães com hemoabdome e uma massa esplênica.[27] Se lesões cavitárias forem identificadas ultrassonograficamente, a AAF deve ser realizada cautelosamente ou ser evitada. O diagnóstico de HSA é difícil pela AAF porque as células esfoliam pouco. Ademais, a diferenciação citológica entre hematoma e HSA com amostras obtidas por AAF é geralmente impossível por conta do grande número de células neoplásicas frequentemente necessárias para realizar um diagnóstico preciso. Além disso, lesões cavitárias podem romper durante a aspiração, e isso pode ser fatal. A cirurgia exploratória é usualmente indicada; entretanto, é difícil diferenciar estas lesões por visualização direta. Embora a presença de nódulos hepáticos possa indicar metástase e malignidade em cães com massas esplênicas, nódulos hepáticos podem também representar hematopoiese extramedular ou hiperplasia nodular em animais com tumores benignos ou malignos. Se desejado, pode ser realizada laparoscopia inicialmente para observar a presença visível de metástases hepáticas, omentais ou peritoneais antes de decidir sobre a realização da cirurgia. Esta é uma técnica potencialmente específica para o achado de doença metastática indetectável por imagem, mas sua sensibilidade depende do tamanho das lesões metastáticas. Outras causas de hemoperitônio incluem carcinoma hepatocelular, intoxicação por rodenticidas e trauma. A TC pode não diferenciar massas hepáticas ou esplênicas malignas e não malignas.

> **NOTA** O diagnóstico histológico de HSA esplênico pode necessitar de revisão de vários cortes da massa.

MANEJO CLÍNICO

A ressecção cirúrgica é o pilar da terapia em cães com HSA esplênico; entretanto, a quimioterapia pós-cirúrgica ou a imunoterapia podem prolongar a sobrevida. Os leitores são encaminhados a um texto oncológico para discussão de protocolos e regimes terapêuticos utilizados em cães com HSA.

TRATAMENTO CIRÚRGICO

A esplenectomia é o tratamento de escolha para animais com hematoma esplênico e hemangioma. É também o tratamento de escolha para animais com HSA nos quais as evidências de metástases extensas ou outras insuficiências de órgãos não excluem os benefícios em curto prazo da remoção do baço aumentado ou rompido. A laparoscopia é um método mais sensível para detecção de metástases viscerais de HSA do que exames de imagem, e pode ser realizada antes da cirurgia para decidir se ela é apropriada para determinado paciente. A esplenectomia pode não ser necessária em cães com tumor atrial direito concomitante; portanto, a avaliação pré-cirúrgica minuciosa (p. ex., ecocardiograma) de pacientes é necessária. Cães com linfoma esplênico e sinais clínicos associados à esplenomegalia importante, ruptura esplênica e hemoperitônio podem também se beneficiar da esplenectomia. A gastropexia pode ser realizada concomitantemente (ver discussão prévia sobre esplenectomia).

> **NOTA** De forma importante, grandes massas esplênicas podem mais provavelmente ser benignas do que malignas. Cães com massas esplênicas benignas frequentemente possuem baços maiores e mais pesados do que cães com HSA.

Manejo Pré-cirúrgico

Animais anêmicos podem necessitar de transfusões sanguíneas (Quadro 4.1) antes da cirurgia e devem ser submetidos à oxigenoterapia prévia. Um eletrocardiograma deve ser realizado para determinar se existem arritmias ventriculares que necessitem de terapia pré-cirúrgica ou intraoperatória. Arritmias ventriculares estão presentes em alguns cães com massas esplênicas, e anemia e hemoabdome podem estar fortemente associados ao desenvolvimento de arritmias. Anormalidades de hidratação, eletrolíticas e acidobásicas devem ser corrigidas antes da indução da anestesia, mas deve ser lembrado que a fluidoterapia pode resultar em piora da anemia previamente discreta; o hematócrito deve ser reexaminado logo após a anestesia. Antibióticos peroperatórios (p. ex., cefazolina 22 mg/kg IV) podem ser indicados em alguns animais submetidos à esplenectomia (p. 638).

Anestesia
Ver as seções sobre anestesia para cirurgia de DGV na p. 422 e intestino delgado na p. 435 para recomendações anestésicas. Ver também Tabela 18.4 para recomendações anestésicas para o abdome agudo.

Anatomia Cirúrgica
Ver p. 639 para anatomia cirúrgica do baço.

Posicionamento
O animal é posicionado em decúbito dorsal para celiotomia na linha média ventral (p. 516).

TÉCNICA CIRÚRGICA
Esplenectomia é descrita na p. 641. A esplenectomia total, em vez da esplenectomia parcial, é necessária em animais com tumores malignos ou grandes massas benignas. A laparoscopia tem sido utilizada para remover o HSA esplênico; entretanto, somente cirurgiões proficientes em laparoscopia intervencionista devem tentar este procedimento (ver p. 642 para uma descrição da técnica). Uma biópsia hepática (p. 546) provavelmente terá pouco rendimento em um cão com HSA que possua um fígado de aparência normal. Em um estudo, nenhum cão com fígado macroscopicamente normal teve metástases detectadas na patologia hepática; entretanto, nódulos (sejam múltiplos, de coloração escura e/ou com hemorragias ativas) foram altamente associados à malignidade.[28]

> **NOTA** É difícil diferenciar HSA de hematomas. Várias amostras da massa devem ser submetidas para avaliação histopatológica.

MATERIAIS DE SUTURA E INSTRUMENTOS ESPECIAIS
Instrumentos cirúrgicos para doenças do baço estão descritos na p. 642. Pacientes com neoplasia (particularmente animais debilitados) podem ter uma má cicatrização; portanto, deve haver cuidado ao fechar as incisões abdominais, utilizando material de sutura forte, monofilamentar, absorvível ou não absorvível.

CUIDADO E AVALIAÇÃO PÓS-CIRÚRGICOS
Animais com HSA esplênico devem ser intimamente observados para CID após esplenectomia. A fluidoterapia deve ser mantida até que o animal possa manter sua própria hidratação. O hematócrito deve ser monitorado e transfusões sanguíneas, realizadas, se o hematócrito cair abaixo de 20%. Complicações sépticas após esplenectomia parecem ser raras, e a antibioticoterapia pode ser descontinuada dentro de 24 horas na maioria dos animais.

> **NOTA** Esteja preparado para tratar arritmias cardíacas, particularmente se houver hemoabdome, anemia ou ambos.

PROGNÓSTICO
A expectativa de vida em cães com massas esplênicas, como é esperado, é determinada principalmente pela característica benigna ou maligna da massa. Em um estudo, a expectativa de vida média de cães com lesões benignas e malignas foi de 436 e 110 dias, respectivamente.[24] No estudo mencionado, a expectativa de vida média de cães com HSA foi de 132 dias; somente sete destes 18 cães receberam quimioterapia adjuvante. Tumores vasculares de malignidade intermediária, chamados de *hemangioendoteliomas*, parecem ter melhor prognóstico do que HSA. Como a maioria dos tumores de baço não pode ser diferenciada por inspeção macroscópica somente, e a sobrevida de cães com hematomas é muito maior do que de cães com lesões associadas ao HSA, a cirurgia não deve ser negada para cães nos quais um diagnóstico definitivo de HSA não tenha sido confirmado.

A sobrevida de cães com HSA pode ser influenciada pelo estágio clínico; cães com hemoperitônio no momento do diagnóstico podem ter uma sobrevida mais curta. Cães que estejam anêmicos ou trombocitopênicos no momento do atendimento, ou que desenvolvam arritmias ventriculares durante a cirurgia, podem ter um prognóstico pior.[29] Cães afetados tipicamente morrem por hemorragia descontrolada por lesões metastáticas e distúrbios trombóticos e de coagulação. Embora o padrão histológico de crescimento pareça não afetar a sobrevida, cães com tumores cavernosos possuem sobrevida menor em razão da maior propensão de ruptura e sangramento destes tumores.[26]

O tempo de sobrevida médio de cães com HSA esplênico tratados somente com esplenectomia foi de 1,6 mês em um estudo de 2015.[30] Quando todo o período de acompanhamento foi considerado, não houve diferença significativa no tempo de sobrevida entre cães tratados somente com cirurgia e cães tratados com cirurgia e quimioterapia. Entretanto, durante os 4 primeiros meses de acompanhamento, após ajuste para os efeitos do estágio clínico, o tempo de sobrevida foi significativamente prolongado entre cães que receberam qualquer tipo de quimioterapia e entre cães que receberam tanto quimioterapia convencional como metronômica.[30]

Mais de 50% dos cães com linfoma esplênico tratados somente por esplenectomia sobreviverão pelo menos 1 ano, e é improvável que animais que sobreviveram este período morram por conta desta doença. O linfoma de zona marginal e linfoma de células do manto foram os subtipos de linfoma de células B histológicos mais comuns em um estudo.[31] A quimioterapia pré ou pós-cirúrgica adjuvante pouco provavelmente fornecerá benefícios com relação à sobrevida.[31]

O tempo de sobrevida médio após esplenectomia em gatos foi de 197 dias, com variação de 2 a 1.959 dias em um estudo.[32] A perda de peso pré-cirúrgica foi o único fator que teve significado prognóstico para sobrevida após esplenectomia no estudo mencionado. Para gatos com perda de peso, o tempo foi de 3 dias; para aqueles sem perda de peso, o tempo foi de 293 dias.

REFERÊNCIAS BIBLIOGRÁFICAS
1. Kwon SD, Chun KA, Kong EJ, Cho IH. Fluorine-18 fluorodeoxyglucose positron emission tomography/computed tomography findings of post traumatic lymphangioma in a young adult male. *Vasc Specialist Int.* 2016;32:137-139.
2. Rebuffini E, Zuccarino L, Grecchi E, et al. Picibanil (OK-432) in the treatment of head and neck lymphangiomas in children. *Dent Res J (Isfahan).* 2012;9(2):S192-S196.
3. Maeda S, Fujino Y, Tamamoto C, et al. Lymphangiomatosis of the systemic skin in an old dog. *J Vet Med Sci.* 2013;75:187-190.
4. Mineshige T, Sugahgara G, Ohmuo T, et al. Lymphangiosarcoma with bone formation of the auricle in a dog. *J Vet Med Sci.* 2015;77:739-742.
5. Curran KM, Halsey CHC, Worley DR. Lymphangiosarcoma in 12 dogs: a case series (1998-2013). *Vet Comp Oncol.* 2016;14:181-190.

6. Marcinowska A, Warland J, Brearley M, Dobson J. A novel approach to treatment of lymphangiosarcoma in a boxer dog. *J Small Anim Pract.* 2013;54:334-337.
7. Thongtharb A, Chambers JK, Uchida K, et al. Lymphangiosarcoma with systemic metastases in a Japanese domestic cat. *J Vet Med Sci.* 2015;77:371-374.
8. Cui X-W, Jenssen C, Saftoiu A, et al. New ultrasound techniques for lymph node evaluation. *World J Gastroenterol.* 2013;19:4850-4860.
9. Schuller S, Le Garrérès A, Remy I, Peeters D. Idiopathic chylothorax and lymphedema in 2 whippet littermates. *Can Vet J.* 2011;52:1243-1245.
10. Kang JH, Lee JY, MO IP, et al. Secondary malignant lymphoedema after mastectomy in two dogs. *J Small Anim Pract.* 2007;48:579.
11. Lynch AM, O'Toole TE, Hamilton J. Transfusion practices for treatment of dogs undergoing splenectomy for splenic masses: 542 cases (2001-2012). *J Am Vet Med Assoc.* 2015;247:636-642.
12. Watson AT, Penninck D, Knoll JS, et al. Safety and correlation of test results of combined ultrasound-guided fine-needle aspiration and needle core biopsy of the canine spleen. *J Vet Radiol Ultrasound.* 2011;52:317-322.
13. Radhakrishnan A, Mayhew PD. Laparoscopic splenic biopsy in dogs and cats: 15 cases (2006-2008). *J Am Anim Hosp Assoc.* 2013;49:41-45.
14. Wardrop KJ, Birkenheuer A, Blais MC, et al. Update on canine and feline blood donor screening for blood-borne pathogens. *J Vet Intern Med.* 2016;30:15-35.
15. Wright T, Sighn A, Mayhew PD, et al. Laparoscopic-assisted splenectomy in dogs: 18 cases (2012-2014). *J Am Vet Med Assoc.* 2016;248:916-922.
16. Grange AM, Clough W, Casale SA. Evaluation of splenectomy as a risk factor for gastric dilatation-volvulus. *J Am Vet Med Assoc.* 2012;241:461-466.
17. Sartor AJ, Bentley AM, Brown DC. Association between previous splenectomy and gastric dilatation-volvulus in dogs: 453 cases (2004-2009). *J Am Vet Med Assoc.* 2013;242:1381-1384.
18. Reinhart JM, Sherwood JM, KuKanich KS, et al. Chronic splenic torsion in two dogs. *J Am Anim Hosp Assoc.* 2015;51:185-190.
19. DeGroot W, Giuffrida MA, Rubin J, et al. Primary splenic torsion in dogs: 102 cases (1992-2014). *J Am Vet Med Assoc.* 2016;248:661-668.
20. Monarski CJ, Jaffe MH, Kass PH. Decreased surgical time with a vessel sealing device versus a surgical stapler in performance of canine splenectomy. *J Am Anim Hosp Assoc.* 2014;50:42-45.
21. Eberle N, von Babo V, Nolte I, et al. Splenic masses in dogs. Part 1: epidemiologic, clinical characteristics as well as histopathologic diagnosis in 249 cases (2000-2011). *Tierarztl Prax Ausg K Kleintiere Haustiere.* 2012;40:250-260.
22. Sherwood JM, Haynes AM, Klocke E, et al. Occurrence and clinicopathologic features of splenic neoplasia based on body weight: 325 dogs (2003-2013). *J Am Anim Hosp Assoc.* 2016;52:220-226.
23. Grimes JA, Prasad N, Levy S, et al. A comparison of microRNA expression profiles from splenic hemangiosarcoma, splenic nodular hyperplasia, and normal spleens of dogs. *BMC Vet Res.* 2016;12:272.
24. Cleveland MJ, Casale S. Incidence of malignancy and outcomes for dogs undergoing splenectomy for incidentally detected nonruptured splenic nodules or masses: 105 cases (2009-2013). *J Am Vet Med Assoc.* 2016;248:1267-1273.
25. Boston SE, Higginson G, Monteith G. Concurrent splenic and right atrial mass at presentation in dogs with HSA: a retrospective study. *J Am Anim Hosp Assoc.* 2011;47:336-341.
26. Goritz M, Muller K, Krastel D, et al. Canine splenic haemangiosarcoma: influence of metastases, chemotherapy and growth pattern on post-splenectomy survival and expression of angiogenic factors. *J Comp Path.* 2013;149:30-39.
27. Thamm DH, Kamstock DA, Sharp CR, et al. Elevated serum thymidine kinase activity in canine splenic hemangiosarcoma. *Vet Comp Oncol.* 2012;10:292-302.
28. Clendaniel DC, Sivakolunthu RK, Sorenmo KU, et al. Association between macroscopic appearance of liver lesions and liver histology in dogs with splenic hemangiosarcoma: 79 cases (2004-2009). *J Am Anim Hosp Assoc.* 2014;50:6-10.
29. Wendelburg KM, O'Toole TE, McCobb E, et al. Risk factors for perioperative death in dogs undergoing splenectomy for splenic masses: 539 cases (2001-2012). *J Am Vet Med Assoc.* 2014;245:1382-1390.
30. Wendelburg KM, Price LL, Burgess KE, et al. Survival time of dogs with splenic hemangiosarcoma treated by splenectomy with or without adjuvant chemotherapy: 208 cases (2001-2012). *J Am Vet Med Assoc.* 2015;247:393-403.
31. van Stee LL, Boston SE, Singh A, et al. Outcome and prognostic factors for canine splenic lymphoma treated by splenectomy (1995-2011). *Vet Surg.* 2015;44:976-982.
32. Gordon SS, McClaran JK, Bergman PJ, et al. Outcome following splenectomy in cats. *Feline Med Surg.* 2010;12:256-261.

24

Cirurgia dos Rins e Ureteres

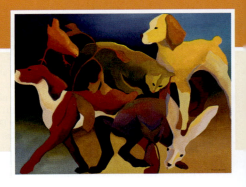

PRINCÍPIOS GERAIS E TÉCNICAS

DEFINIÇÕES

Nefrectomia é a excisão do rim; **nefrotomia** é a incisão cirúrgica no rim. **Nefrostomia** é a criação de uma fístula permanente que leva à pelve do rim; tubos temporários de nefrostomia (**nefropielostomia**) são ocasionalmente utilizados para desviar urina quando ocorre uropatia obstrutiva ou quando o ureter proximal sofreu avulsão a partir do rim. **Pielolitotomia** é uma incisão realizada na pelve renal e ureter proximal para remover cálculos; uma **ureterotomia** é uma incisão no ureter. **Neoureterostomia** é um procedimento cirúrgico realizado para corrigir ureteres ectópicos intramurais; **ureteroneocistostomia** envolve a implantação de um ureter ressecado na bexiga. **Nefropatia** se refere à existência de lesões morfológicas ou funcionais em um ou ambos os rins; não se refere à severidade ou extensão. **Doença renal crônica** (DRC), a doença renal mais comum de cães e gatos, refere-se a pacientes com perda permanente de néfrons funcionais que passaram por dano renal prévio, com ou sem diminuição da taxa de filtração glomerular (TFG) durante pelo menos 3 meses, ou que tiveram uma redução de 50% da TFG por pelo menos 3 meses. Um sistema de estadiamento para DRC canina e felina foi proposto pela International Renal Interest Society (Quadro 24.1), refletindo graus de concentração de creatinina com subestágios com relação à proteinúria e pressão sanguínea. **Insuficiência renal** ocorre quando os rins não são capazes de manter a função excretora, regulatória e/ou endócrina, com subsequentes retenção de produtos de degradação e anormalidades na homeostase hidroeletrolítica e/ou acidobásica. Isso geralmente ocorre quando 75% ou mais dos néfrons se tornam não funcionais. **Azotemia** é definida como um aumento da concentração de produtos de degradação do nitrogênio no sangue. **Uremia** é a síndrome clínica associada à perda suficiente de néfrons funcionais. **Insuficiência renal crônica** (IRC) é uma doença progressiva que ocorre em pacientes com DRC com sinais clínicos significativos (poliúria, polidipsia, perda de peso, inapetência) e achados laboratoriais (azotemia, anemia, proteinúria). **Insuficiência renal aguda** (também denominada como **lesão renal aguda** [LRA]) se refere a pacientes que têm um declínio abrupto da função renal, o que leva à retenção de catabólitos nitrogenados. A insuficiência renal aguda é usualmente causada por insultos isquêmicos, tóxicos ou infecciosos. Algumas vezes isso se torna confuso; animais com IRC ou DRC podem se tornar piores de forma aguda se as razões para a lesão aguda forem sobrepostas à condição crônica (i.e., insuficiência renal crônica agudizada).

MANEJO PRÉ-CIRÚRGICO

Doença renal, ureteral ou uretral pode causar LRA ou DRC, ou doença nestes órgãos pode estar associada à LRA ou DRC por outras causas. A base de dados mínima para pacientes com disfunção urinária inclui a aferição de hematócrito, ureia, fósforo, cálcio, creatinina, proteína total, albumina, eletrólitos, níveis totais de dióxido de carbono, urinálise e pressão sanguínea, e um eletrocardiograma (ECG) se valores de eletrólitos não estiverem prontamente disponíveis. Pacientes renais podem ter distúrbios metabólicos significativos além da azotemia. A DRC e especialmente a LRA podem estar associadas a variados graus de desidratação. A oligúria pode estar presente na LRA ou na DRC severa; entretanto, tanto a LRA como a DRC podem estar associadas à poliúria. Fluidoterapia intravenosa (IV) pré-cirúrgica é necessária para restaurar a volemia circulante e produção de urina; entretanto, fluidos devem ser administrados cautelosamente para impedir sobrecarga destes pacientes. Diuréticos também podem ser úteis para aumento da produção de urina em animais que estejam adequadamente hidratados. A produção de urina de animais hidratados em fluidos de manutenção que não tenham perdas extrarrenais anormais deve ser pelo menos de 50 mL/kg por dia ou maior que 2 mL/kg por hora.

Diversas anormalidades eletrolíticas e acidobásicas podem ocorrer, dependendo da severidade e duração da doença renal, uretral ou ureteral. Hiperpotassemia pode estar presente na LRA devido a distúrbios obstrutivos, uroabdome e disfunção parenquimatosa, assim como em pacientes com IRC severa em estágio final. Hipopotassemia pode ocorrer em casos de DRC e terapia diurética. Hiperpotassemia e hipopotassemia predispõem o paciente a arritmias cardíacas e devem ser tratadas antes da cirurgia. Hipermagnesemia e hipomagnesemia severas podem causar distúrbios de condução cardíaca e aberrações do sistema nervoso central. Hipocalcemia de importância clínica é ocasionalmente associada à LRA. Hipercalcemia pode causar LRA ou ocorrer devido à DRC. A acidose metabólica pode estar presente em animais com doença renal aguda ou DRC, mas tende a ser pior em casos de lesão aguda.

> **NOTA** Anormalidades no nível sérico de potássio podem levar a arritmias cardíacas e morte; corrija estas anormalidades antes da cirurgia.

Animais em estágios tardios da DRC estão tipicamente anêmicos devido à diminuição da produção renal de eritropoietina. Concentrações circulantes elevadas de paratormônio também têm um efeito negativo sobre as concentrações de eritropoietina. Gastrite com hemorragia ou aumento da fragilidade de hemácias pode ocorrer em pacientes anêmicos. Os perfis de coagulação são justificados em animais com doença renal severa. Animais normalmente hidratados com hematócrito menor que 20% ou nível de hemoglobina menor que 5 g/dL podem se beneficiar de transfusões sanguíneas pré-cirúrgicas (Quadro 4.1).

CONSIDERAÇÕES ANESTÉSICAS

Animais com DRC podem impor desafios singulares à anestesia. O paciente em DRC pode ter anormalidades eletrolíticas crônicas que devem ser corrigidas lentamente. A hipopotassemia predispõe

QUADRO 24.1 Sistema de Estadiamento para Doença Renal Crônica

Passo 1: O Estadiamento É Inicialmente Baseado no Nível Plasmático de Creatinina em Jejum Avaliado em pelo menos Duas Ocasiões no Paciente Estável

Canino
- Estágio 1 (100% da função renal remanescente) = creatinina plasmática menor que 125 µmol/L ou menor que 1,4 mg/dL
- Estágio 2 (33% da função renal remanescente) = creatinina plasmática = 125-179 µmol/L ou 1,4-2,0 mg/dL
- Estágio 3 (25% da função renal remanescente) = creatinina plasmática = 180-439 µmol/L ou 2,1-5,0 mg/dL
- Estágio 4 (menos que 10% da função renal remanescente) = creatinina plasmática maior ou igual a 440 µmol/L ou maior ou igual a 5,0 mg/dL

Felino
- Estágio 1 (100% da função renal remanescente) = creatinina plasmática menor que 140 µmol/L ou menor que 1,6 mg/dL
- Estágio 2 (33% da função renal remanescente) = creatinina plasmática = 140-249 µmol/L ou 1,6-2,8 mg/dL
- Estágio 3 (25% da função renal remanescente) = creatinina plasmática = 250-439 µmol/L ou 2,9-5,0 mg/dL
- Estágio 4 (menos que 10% da função renal remanescente) = creatinina plasmática maior ou igual a 440 µmol/L ou maior ou igual a 5,0 mg/dL

Passo 2: Casos São Então Subestagiados com Base na Proteinúria e Pressão Sanguínea

Relação Proteína/Creatinina Urinária
- Não proteinúrico = 0-0,2
- Proteinúria limítrofe = 0,2-0,5 (cães), 0,2-0,4 (gatos)
- Proteinúrico maior que 0,5 (cães), maior que 0,4 (gatos)

Risco de Lesão a Órgãos-alvo por Hipertensão (Pressão Sanguínea Sistólica)

Estágio 0: Risco mínimo = 130-149 mmHg
Estágio 1: Risco moderado = 150-159 mmHg
Estágio 2: Risco moderado = 160-179 mmHg
Estágio 3: Risco alto maior que 180 mmHg

---

mamente importantes para determinação do estado eletrolítico do animal e antecipação da resposta do animal à anestesia.

Diversas generalidades podem ser feitas sobre pacientes com nefropatias. Inicialmente, o paciente descompensado que esteja hipovolêmico e deprimido geralmente necessita de mínima ou nenhuma pré-medicação. Opioides podem precisar ser administrados para fazer efeito durante a cirurgia, em vez de utilizados como pré-medicações. Em segundo lugar, vários fármacos (p. ex., agentes de indução, analgésicos) têm de ser administrados lentamente e em doses menores do que seriam em animais saudáveis. Terceiro, quando possível, corrija lentamente anormalidades eletrolíticas, hipovolemia, anemia e hipotermia antes da cirurgia. Pacientes devem ser diligentemente monitorados no período intraoperatório e pós-cirúrgico, incluindo saturação de oxigênio por oximetria de pulso, pressão sanguínea, ECG, frequência respiratória e temperatura. Ademais, a monitoração de dióxido de carbono corrente final é muito útil para o desmame de narcóticos no período intraoperatório e para avaliar a adequação da ventilação.

Pacientes com anemia severa devem ser transfundidos se o hematócrito estiver baixo (menor que 18% em gatos; menor que 20% em cães) antes da indução da anestesia; estes animais serão beneficiados pelo oxigênio antes, durante e após anestesia (p. 29). Fármacos anticolinérgicos devem ser administrados conforme necessidade para prevenir ou tratar bradicardia. Medicamentos que devem ser evitados em pacientes com comprometimento renal incluem anti-inflamatórios não esteroidais, aminoglicosídeos e alguns agentes de contraste radiográficos IV. O composto A, um bioproduto do sevoflurano, causa insuficiência renal em ratos; entretanto, a pesquisa não identificou este achado em cães, gatos e seres humanos. Na literatura humana, é recomendado utilizar sevoflurano a uma taxa de fluxo de oxigênio maior que 2 L/min para proteção contra nefrotoxicidade em pacientes comprometidos, ou utilizar isoflurano. A cetamina em doses baixas ou em uma baixa taxa de infusão contínua geralmente não é contraindicada em animais com doença renal. Entretanto, em pacientes cronicamente doentes ou comprometidos, a cetamina pode causar problemas quando utilizada em doses de indução. A cetamina estimula o sistema nervoso simpático e inibe a receptação de norepinefrina. O efeito da cetamina depende de estoques adequados de catecolaminas para manter a pressão sanguínea durante a indução. Em pacientes cronicamente doentes ou comprometidos, os estoques de catecolamina podem estar em depleção, resultando em hipotensão marcante e bradicardia quando este medicamento for utilizado.

A pressão sanguínea arterial sistêmica deve ser mantida entre 70 e 80 mmHg para garantir adequada perfusão renal, e o débito urinário deve ser monitorado durante a cirurgia, com objetivo de manter o débito urinário em pelo menos 0,5 mL/kg por hora. Em razão das propriedades intrínsecas de autorregulação do rim, o fluxo sanguíneo renal tende a permanecer constante apesar de variações na pressão arterial sistêmica entre 75 e 160 mmHg. Entretanto, hipotensão durante a cirurgia pode causar vasoconstrição renal, diminuição do fluxo sanguíneo renal e subsequente lesão renal. Fármacos hipotensores (p. ex., acepromazina) não devem ser utilizados em animais com distúrbio renal. Se um gato estiver oligúrico, mas normotenso, manitol na dose de 0,25 a 0,5 g/kg IV pode ser utilizado. Se houver oligúria e hipotensão, dopamina (cães: 5-20 µg/kg por minuto IV; gatos: 2 µg/kg por minuto IV) ou dobutamina (2 microgramas/quilograma por minuto IV) podem ser administrados. Assim que a oligúria for estabelecida, a dopamina é minimamente efetiva para levar a um estado poliúrico. O isoflurano é o agente inalatório de escolha em pacientes arrítmicos. Se a nefrectomia for realizada, a função no rim remanescente deve ser protegida, garantindo fluxo sanguíneo adequado durante e após a cirurgia.

Os seguintes princípios anestésicos gerais devem ser considerados em animais com doença renal (Tabela 24.1). O paciente pode

---

a arritmias cardíacas. A hipopotassemia muito severa pode causar alterações eletrocardiográficas (p. ex., ondas T achatadas, ondas U) e fraqueza muscular esquelética. Hipomagnesemia severa algumas vezes causa disritmias, fraqueza ou hipotensão. Pacientes podem estar taquicárdicos devido à hipovolemia, o que pode mascarar hipertensão ou anemia concomitantes. Animais afetados podem estar desnutridos e hipoproteinêmicos, o que pode afetar a forma como respondem aos medicamentos. Alteração de pH e hipoproteinemia em pacientes azotêmicos podem alterar a ligação a fármacos, assim como a barreira hematoencefálica; dessa forma, eles são geralmente particularmente suscetíveis a medicações que causam sedação. Portanto, deve ser utilizada a dose no limite inferior de fármacos.

Pacientes com LRA devido à obstrução ureteral aguda estão frequentemente saudáveis. O animal discretamente afetado pode ser tratado de forma semelhante a um paciente outrora sadio, exceto pela atenção especial que deve ser dada à limitação de fluidos IV antes de aliviar a obstrução urinária. O paciente obstruído com LRA pode ter distúrbios de sódio e potássio, além de alterações eletrocardiográficas possivelmente graves associadas a hiperpotassemia, hipovolemia, hipotensão, fraqueza e hipotermia. Estes pacientes podem usualmente tolerar somente doses limitadas de fármacos que causam sedação ou hipotensão adicional. Outro grupo de pacientes com LRA consiste naqueles com DRC que têm doença aguda sobreposta e, portanto, são atendidos em uma crise de LRA. Dados laboratoriais são extre-

TABELA 24.1 Considerações Anestésicas para Animais com Doença Renal[a]

Considerações Pré-cirúrgicas

Condições associadas	• Anemia • Desidratação • Anormalidades eletrolíticas • Gastrite/erosões gástricas • Desnutrição • Hipertensão • Arritmias • Ascite/edema (devido à hipoalbuminemia)
Exames de sangue	• HT • Eletrólitos • Ureia • Cr • PT • Albumina • Cálcio • Fósforo • Hemogasometria
Exame físico	• Pode estar desidratado, taquicárdico ou bradicárdico, hipotenso ou hipertenso e/ou hipotérmico
Outros exames	• Pressão sanguínea • ECG

Pré-medicações	• Reidrate durante 4-6h, se possível
	• Transfusão sanguínea se HT menor que 20% em cães, menor que 18% em gatos
	• Corrija anormalidades eletrolíticas
	• Evite sedativos em pacientes doentes
	• Evite alfa-2-agonistas e acepromazina
	• Se o paciente estiver ansioso, administre (0,1-0,2 mg/kg IV, IM)
	• Se o paciente não estiver descompensado, administre:
	   • Hidromorfona[b] (0,05-0,2 mg/kg IV, IM em cães; 0,025-0,1 mg/kg IV, IM em gatos), ou
	   • Morfina[c] (0,1-0,2 mg/kg IV, ou 0,2-0,4 IM), ou
	   • Oximorfona (0,1-0,2 mg/kg IV, IM), ou
	   • Buprenorfina[d] (0,005-0,02 mg/kg, IV, IM)

Considerações Intraoperatórias

Indução	• Se desidratado, administre o seguinte:
	   • Etomidato (0,5-1,5 mg/kg IV), ou
	   • Propofol (1-4 mg/kg IV) lentamente, ou
	   • Alfaxalona (2-3 mg/kg IV)
	• Se hidratado, administre o seguinte:
	   • Propofol (2-6 mg/kg IV), ou
	   • Alfaxalona (3-5 mg/kg IV)

Manutenção	• Isoflurano mais
	   • Fentanila (1-10 µg/kg IV PRN em cães; 1-4 µg/kg IV PRN em gatos), mais PRN
	   • Fentanila CRI (1-5 µg IV dose de carga, então 1-10 µg/kg/h IV), ou
	   • Hidromorfona[b] (0,05-0,2 mg/kg IV PRN em cães; 0,025-0,1 mg/kg IV PRN em gatos), ou
	   • Buprenorfina[d] (0,005-0,02 mg/kg IV PRN), ou
	   • Cetamina (baixa dose) (0,5-1 mg/kg IV)
	   • Para hipotensão (para manter PAM entre 60 e 80 mmHg), administre fenilefrina, efedrina, dopamina, conforme necessário

Necessidades de fluido	• 20 mL/kg na primeira hora se não estiver anúrico, então 5-10 mL/kg/h mais 3 × PSE
Monitoramento	• Pressão sanguínea • ECG • Frequência respiratória • SpO_2 • $EtCO_2$ • Temperatura • DU
Bloqueios	Epidural: • Morfina[c] (0,1 mg/kg livre de preservativos), ou • Buprenorfina[d] (0,003-0,005 mg/kg diluída em salina) • Evite anestésicos locais para bloqueios espinais e epidurais em pacientes hipotensos Incisional: • Lidocaína (menos que 5 mg/kg em cães; 2-4 mg/kg em gatos), ou • Bupivacaína (menos que 2 mg/kg)

TABELA 24.1 Considerações Anestésicas para Animais com Doença Renal[a] (Cont.)

Considerações Pós-cirúrgicas

Analgesia	• Fentanila CRI (1-5 μg/kg IV dose de carga, então 2-15 μg/kg/h IV), *ou* • Morfina[c] (0,1-0,5 mg/kg IV ou 0,1-1 mg/kg IM q2-8h em cães; 0,025-0,2 mg/kg IV ou 0,05-0,3 mg/kg IM q2-8h em gatos se não houver hipotensão), *ou* • Hidromorfona[b] (0,05-0,2 mg/kg IV, IM q3-8h em cães; 0,025-0,1 mg/kg IV, IM q3-8h em gatos), *ou* • Hidromorfona CRI (0,025-0,1 mg/kg/h IV em cães), *ou* • Oximorfona (0,1-0,2 mg/kg IV, IM q2-4h), *ou* • Buprenorfina[d] (0,005-0,02 mg/kg IV, IM q4-8h ou 0,01-0,02 mg/kg TMO q6-12h em gatos) • AINE são contraindicados
Monitoração	• SpO_2 • Pressão sanguínea • FC • Frequência respiratória • Temperatura • DU
Exames de sangue	• HT • Eletrólitos • Ureia • Cr • +/− Hemogasometria
Escore de dor estimada	Moderada a severa

AINE, anti-inflamatórios não esteroidais; *Cr*, creatinina; *CRI*, infusão em taxa contínua; *DU*, débito urinário; *ECG*, eletrocardiograma; *EtCO₂*, CO₂ corrente final; *FC*, frequência cardíaca; *HT*, hematócrito; *IM*, intramuscular; *IV*, intravenoso; *PAM*, pressão arterial média; *PRN*, conforme necessário; *PSE*, perda de sangue estimada; *PT*, proteína total; *SpO₂*, saturação de hemoglobina com oxigênio; *TMO*, transmucosa oral.

[a]Pacientes com doença renal podem ter volume diminuído de distribuição e menor *clearance* de vários fármacos. É recomendado iniciar com baixas doses e titular gradativamente até fazer efeito.
[b]Monitore hipertermia em gatos.
[c]Administre lentamente a fim de prevenir a liberação de histamina.
[d]Buprenorfina é um melhor analgésico do que a morfina em gatos.

ser pré-medicado com um anticolinérgico se estiver bradicárdico (i.e., atropina ou glicopirrolato) e um opioide. Se o animal tiver o mínimo comprometimento renal, propofol ou alfaxalona podem ser utilizados para indução. A cetamina deve ser evitada em cães e gatos cronicamente doentes com comprometimento renal. Se um cão estiver severamente deprimido, hidromorfona mais diazepam (Tabela 24.1) pode permitir a intubação. Se mais fármacos forem necessários (Tabela 24.1), uma dose reduzida de etomidato, propofol ou alfaxalona pode ser administrada IV.

A água não deve ser retirada no período pré-cirúrgico em pacientes com doença renal, e deve haver atenção especial com relação ao estado de hidratação. Fluidos IV devem ser administrados a quase todos os animais com doença renal.

ANTIBIÓTICOS

Animais com cálculos renais, ureteres ectópicos ou obstrução do trato urinário podem ter infecções concomitantes e devem ser submetidos à antibioticoterapia apropriada com base na urocultura e testes de suscetibilidade; de forma alternativa, antibióticos podem ser suspensos até que culturas intraoperatórias apropriadas sejam obtidas. Antibióticos potencialmente nefrotóxicos (i.e., aminoglicosídeos, tetraciclina [exceto doxiciclina] e sulfonamidas) devem ser evitados. Penicilinas e cefalosporinas (p. ex., ampicilina, amoxicilina, cefazolina, cefalexina; Quadro 24.2) são concentrados na urina. Elas são efetivas contra a maioria dos organismos Gram-positivos; cefalosporinas também possuem espectro maior contra Gram-negativos. Fluorquinolonas (p. ex., enrofloxacino; Quadro 24.2) possuem ampla atividade contra bactérias aeróbias Gram-negativas. As doses ou posologia dos fármacos devem ser alteradas conforme necessário pelo grau de comprometimento renal.

ANATOMIA CIRÚRGICA

Os rins estão situados no espaço retroperitoneal lateral à aorta e veia cava caudal. Eles possuem uma cápsula fibrosa e são mantidos em sua localização por tecido conjuntivo subperitoneal. O polo cranial do rim direito repousa aproximadamente sobre a altura da 13ª costela, oposto às três primeiras vértebras lombares. O terço cranial é coberto pelo processo caudado do lobo caudado do fígado. O polo cranial do rim esquerdo está situado oposto à segunda à quarta vértebras lombares, mais caudal do que o rim direito por aproximadamente metade do comprimento do rim. A pelve renal é a estrutura em formato de funil que recebe a urina e a direciona para o ureter. Geralmente, cinco ou seis divertículos se curvam em direção externa a partir da pelve renal. A artéria renal normalmente sofre bifurcação em ramos dorsais e ventrais; entretanto, variações

QUADRO 24.2 Antibióticos Selecionados para Utilização em Animais com Doença Renal[a]

Ampicilina
22 mg/kg IV, IM, SC q8h

Amoxicilina mais Clavulanato
Cães: 12,5-25 mg/kg VO q12h
Gatos: 62,5 mg VO q12h

Cefazolina
22 mg/kg IV ou IM q8-12h

Cefalexina
22 mg/kg VO q8h

Enrofloxacino
5 mg/kg VO ou IV q24h para ITU simples
Cães: 7-20 mg/kg VO ou IV q24h para pielonefrite[a]
Gatos: 5 mg/kg VO q24h; não exceda 5 mg/kg/dia devido ao risco de cegueira

IM, intramuscular; *ITU*, infecção do trato urinário; *IV*, intravenoso; *SC*, subcutâneo; *VO*, via oral.
[a]Se administrar enrofloxacino IV, dilua 1:1 com salina e administre lentamente durante 20-30 minutos.

nas artérias e veias renais são comuns. O ureter começa na pelve renal e adentra a superfície dorsal da bexiga obliquamente através de dois orifícios semelhantes a fendas. A irrigação sanguínea ao ureter é fornecida pela artéria ureteral cranial (oriunda da artéria renal) e artéria ureteral caudal (oriunda da artéria prostática ou vaginal).

Ureteres circuncavais são malformação embriológica incomum que resulta no deslocamento dorsal do ureter até a veia cava caudal. Embora supostamente seja uma anormalidade rara, evidências recentes sugerem que é comum em gatos e pode estar associada à obstrução ureteral benigna.[1,2]

> **NOTA** A anatomia da vasculatura renal varia consideravelmente, então tenha cuidado ao ligar estes vasos durante nefrectomia.

TÉCNICA CIRÚRGICA

Para alcançar o rim, uma incisão abdominal na linha media ventral é realizada desde o xifoide até caudal à cicatriz umbilical. Se o ureter distal for transeccionado (i.e., nefrectomia), ou se for necessária uma cistotomia, a incisão deve ser estendida até o púbis. Retratores de Balfour são utilizados para retrair a parede abdominal e expor o rim. Todo o conteúdo abdominal deve ser inspecionado antes da exploração do trato urinário. O rim direito é exposto pela elevação do duodeno e deslocamento de outras alças do intestino em direção ao lado esquerdo do animal. De maneira semelhante, o rim esquerdo é exposto pela elevação do mesocólon, o que faz com que o intestino delgado seja retraído em direção ao lado direito do animal. O rim pode ser isolado do conteúdo abdominal restante com compressas umedecidas de laparotomia.

Biópsia Renal

A biópsia renal pode ser indicada para determinar um diagnóstico definitivo em cães e gatos com doença renal, ou para fornecer uma estimativa da severidade ou reversibilidade da lesão renal. Pode ser realizada durante a cirurgia, ou pode ser feita por via percutânea por ultrassonografia, laparoscopia, ou digitalmente utilizando uma incisão abdominal do tamanho do buraco de uma fechadura. Biópsias guiadas por ultrassom ou laparoscópicas são as técnicas percutâneas preferidas. A biópsia renal deve ser evitada em pacientes com distúrbios hemorrágicos, grandes cistos intrarrenais, abscessos perirrenais, hidronefrose severa e uropatia obstrutiva. A administração de fluidos antes, durante a após a biópsia para iniciar e manter uma diurese discreta pode reduzir a formação de coágulos sanguíneos na pelve renal, o que poderia causar obstrução e maior perda da TFG. Agulhas de biópsia com mola e dispositivos automáticos ou manuais (p. ex., Tru-Cut®) podem ser utilizados para obter uma amostra, mas dispositivos manuais não são recomendados porque podem facilmente causar fragmentação de amostras teciduais. As vantagens dos dispositivos com mola são que podem ser manipulados com uma mão e frequentemente obtêm melhores amostras com menos artefatos, especialmente quando guiados por ultrassom. Agulhas de calibre 16 são frequentemente utilizadas, mas agulhas de calibre 18 são tipicamente adequadas e podem ser de mais fácil utilização em pacientes menores. A atenção a detalhes é fundamental; uma amostra de boa qualidade obtida com agulha de calibre 18 é mais útil do que uma amostra fragmentada oriunda de agulha de calibre 16. Biópsias por agulha são frequentemente inadequadas quando doenças renais de início juvenil (i.e., displasia renal) são avaliadas, em razão da distribuição não uniforme de lesões; biópsias em cunha são preferidas em tais casos.

> **NOTA** É extremamente fácil obter amostras teciduais que não sejam diagnósticas porque elas consistem primariamente em tecido medular, são muito pequenas, possuem muito poucos glomérulos ou têm artefatos demais.

Para pacientes com doença glomerular, pelo menos duas amostras maiores que 10 mm ou três amostras menores que 10 mm são recomendadas. Estas amostras devem ser divididas e colocadas em soluções próprias para microscopia por luz, imunofluorescência e microscopia eletrônica imediatamente após sua obtenção. Considere a submissão de amostras para nefropatologistas experientes, uma subespecialidade em desenvolvimento, para obter um diagnóstico preciso em animais com glomerulonefropatias. Um centro atualmente disponível que fornece tais serviços é o International Veterinary Renal Pathology Service, uma colaboração conjunta da Texas A&M University e The Ohio State University. Os números mínimos de glomérulos considerados necessários para o diagnóstico preciso da doença glomerular são os seguintes: cinco a 10 para microscopia por luz, um a dois para microscopia eletrônica, e três a cinco para imunofluorescência. O menor número é adequado se todos os glomérulos estiverem semelhantes, mas um número maior é necessário se eles não forem similares (uma situação comum). Para pacientes com LRA, duas amostras maiores que 7 mm submetidas em formalina para microscopia por luz são suficientes. A obtenção de várias biópsias do rim não parece causar mais dano do que uma biópsia com somente uma única passagem, desde que a agulha de biópsia permaneça no tecido cortical.

Biópsia Percutânea Guiada por Ultrassom

As biópsias percutâneas guiadas por ultrassom necessitam de sedação profunda ou preferivelmente anestesia geral. Posicione o paciente em decúbito ventral. Se houver suspeita de doença difusa, como ocorre na doença glomerular, o rim direito é o lado preferido para uma biópsia porque é tecnicamente mais fácil de realizar. Entretanto, ambos os rins podem ser utilizados como fontes de amostra por esta posição. Faça a tricotomia sobre o local da biópsia e prepare assepticamente. Posicione uma capa estéril sobre a *sonda* do ultrassom. Utilizando gel de ultrassom asséptico, identifique e examine o rim. Assim que o local de entrada para a biópsia tiver sido determinado, faça uma incisão perfurante na pele utilizando uma lâmina de bisturi Bard-Parke nº 15. A abordagem mais segura é passar o instrumento de biópsia através do aspecto mais lateral do córtex renal; esta é a área mais distante da vasculatura principal. Insira o dispositivo de biópsia (p. ex., uma agulha de biópsia com mola de calibre 18 ou 16 [p. ex., E-Z Core Single Action Biopsy Device®] ou um dispositivo de biópsia automático [p. ex., instrumento de biópsia descartável de único uso Bard Biopty® ou Monopty®]) através da incisão cutânea, e avance ele até que penetre a cápsula renal (Figura 24.1A). Posicione a agulha de biópsia de tal modo que uma biópsia seja obtida do tecido glomerular no córtex renal, em vez do tecido medular (Figura 24.1B). Posicione a ponta da agulha através da cápsula renal antes da ativá-la, a fim de impedir o deslizamento da agulha ao longo da cápsula e prevenir a ruptura da cápsula. Dispare o dispositivo de biópsia e retraia a agulha através da pele. Manipule gentilmente a amostra oriunda da agulha de biópsia e coloque em uma lâmina de vidro com solução salina fisiológica. Corte a amostra em três secções; coloque uma em solução de formalina a 10% tamponada para microscopia óptica, uma em glutaraldeído para microscopia eletrônica, e congele uma para imunofluorescência.

> **NOTA** Não posicione a agulha de biópsia muito profundamente no rim ou muito poucos glomérulos podem ser obtidos na amostra. O risco de transecção de um grande vaso arqueado é uma possibilidade também (Figura 24.1C).

CAPÍTULO 24 Cirurgia dos Rins e Ureteres

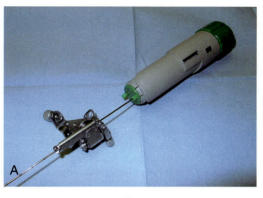

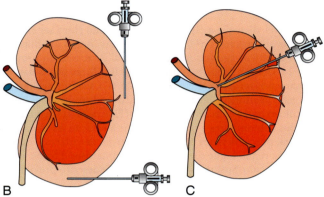

Figura 24.1 (A) Agulha de biópsia Monopty® (Bard Medical) com guia de biópsia conectado. (B) Para obter uma biópsia do rim, avance o instrumento de bioósia até que penetre a cápsula. Posicione uma agulha de biópsia para obter uma biópsia do córtex renal. (C) Não avance muito profundamente a fim de evitar a transecção do grande vaso arqueado.

Biópsia Guiada por Laparoscopia

A laparoscopia para biópsia renal requer anestesia geral. A laparoscopia com uma cânula única é suficiente para insuflação e visualização; entretanto, cânulas duplas fornecerão um portal de instrumento que facilita a manipulação das vísceras e estabilização do rim durante a biópsia.

Utilizando uma lâmina de bisturi Bard-Parker nº 15, faça uma terceira incisão cutânea pequena para penetração de uma agulha de biópsia central de calibres 14, 16 ou 18. Utilize o instrumento de manipulação para posicionar e fixar o rim, posicione uma agulha de biópsia de dupla mola contra a cápsula renal e direcione-a tangencialmente antes do disparo. Após a biópsia, remova a agulha e aplique pressão pelos instrumentos de manipulação. Esteja certo de que as amostras consistam em tecido cortical e possuam comprimento suficiente, e então processe conforme descrito anteriormente.

Um instrumento de biópsia em cálice é uma alternativa à agulha de biópsia central para biópsia renal laparoscópica, e demonstrou ter risco mínimo e possibilidade de coleta de mais glomérulos do que uma agulha de biópsia de calibre 16 em cães saudáveis.[3]

Biópsia Cirúrgica

Biópsias cirúrgicas podem ser realizadas pela utilização de um instrumento automático de biópsia (ver discussão prévia), um dispositivo manual (Tru-Cut® ou agulha de biópsia de Vim-Silverman modificada por Franklin), ou uma ressecção em cunha com lâmina de bisturi (Figura 24.2). Dispositivos de mola são recomendados porque são mais fáceis de utilizar do que dispositivos manuais, podem

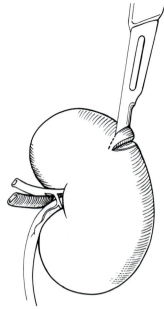

Figura 24.2 Biópsias em cunha fornecem amostras maiores do que biópsias por agulha.

ser manipulados com uma das mãos, e frequentemente resultam em melhores amostras. A ressecção em cunha permite que uma amostra maior possa ser obtida pela utilização de agulhas ou pistolas. Com qualquer técnica, é importante garantir que quantidades adequadas de tecido cortical sejam obtidas.

Biópsia por Agulha

Realize uma biópsia com um instrumento tipo Tru-Cut®, posicionando a ponta do instrumento na cápsula renal com a haste obturadora de espécime completamente retraída dentro da cânula externa. Posicione a agulha de biópsia conforme descrito anteriormente (Figura 24.1). Empurre a haste do espécime em direção à lesão, avançando o cabo plástico ou pelo mecanismo de disparo. Com dispositivos manuais, avance a bainha externa da agulha em direção ao tecido para remover a amostra da biópsia. Remova a agulha com a bainha externa sobre a haste do espécime. Aplique pressão digital ao local para controlar a hemorragia. Esteja certo de que a amostra seja grande o suficiente (ver discussão prévia) e contenha principalmente tecido cortical. Processe a amostra conforme descrito anteriormente.

> **NOTA** Evite retirar a biópsia próximo da pelve renal para prevenir o extravasamento de urina. Para ter certeza de que obteve uma amostra diagnóstica, posicione o dispositivo de biópsia através do córtex, conforme indicado anteriormente.

Biópsia em Cunha

Para uma biópsia em cunha, faça uma incisão no parênquima renal com uma lâmina de bisturi nº 11 ou 15. Faça outra incisão em um ângulo com relação à primeira incisão para remover uma peça em formato de cunha do parênquima (Figura 24.2) e aplique pressão digital. Esteja certo de ter incluído o córtex na amostra. Feche a incisão com uma sutura em colchoeiro de material de sutura absorvível 3-0 ou 4-0 através da cápsula.

Nefrectomia

Nefrectomia (ureteronefrectomia) é indicada em casos de neoplasia renal, hemorragia renal incontrolável, extravasamento persistente de urina, pielonefrite resistente à terapia clínica (p. ex., associada a nefrólitos), hidronefrose e anormalidades ureterais que desafiam a reparação cirúrgica (p. ex., avulsão, constrição, ruptura, obstrução devido a cálculos). Antes da nefrectomia, a função renal no rim oposto deve ser avaliada pela determinação da TFG por meio da administração de um marcador exógeno ou por cintigrafia nuclear. A disfunção renal bilateral pode justificar um prognóstico reservado. Se houver suspeita de neoplasia renal, a radiografia ou tomografia computadorizada (TC) (torácica e abdominal) e ultrassonografia devem ser utilizadas para descartar metástases, incluindo no rim oposto.

> **NOTA** Para evitar a transecção não intencional, o ureter oposto deve sempre ser identificado antes que o rim afetado seja removido; isso é particularmente importante quando grandes neoplasias são removidas.

Envolva o peritônio sobre o rim e o incise. Utilizando uma combinação de dissecção romba e perfurante, libere o rim de seus ligamentos sublombares. Eleve o rim e retraia-o medialmente até localizar artéria e veia renais na superfície dorsal do hilo renal (Figura 24.3). Identifique todos os ramos da artéria renal. Ligue duplamente a artéria renal com fios absorvíveis (p. ex., polidioxanona, poligliconato, glicômero 631, poliglecaprona 25) ou fios não absorvíveis (p. ex., fio de seda cardiovascular) próximo à aorta abdominal para garantir que todos os ramos tenham sido ligados. Considere a colocação de uma sutura de transfixação se a artéria for maior do que 3 a 4 mm de diâmetro. Identifique a veia renal e ligue-a de forma semelhante. As veias ovariana e testicular esquerdas drenam em direção à veia renal e não devem ser ligadas em cães inteiros. Evite ligar junto a artéria e veia renais, para evitar a formação de uma fístula arteriovenosa. Ligue o ureter próximo à bexiga com uma ligadura circundante simples. Remova o rim e o ureter e, após buscar espécimes adequados para cultura, submeta os mesmos ao exame histológico.

Ureteronefrectomia laparoscópica transperitoneal foi relatada em nove cães com hidronefrose, displasia renal e massas renais; a conversão à laparotomia aberta foi necessária em dois casos devido à hemorragia incontrolável ou à má visualização anatômica do ureter distal.[4]

Nefrectomia Parcial

A nefrectomia parcial é ocasionalmente justificada em lesões renais focais, em particular se a preservação da função renal for necessária em razão de disfunção renal bilateral. Entretanto, na maioria dos casos a nefrectomia total é geralmente mais fácil e leva a menor risco de hemorragia pós-cirúrgica. Se a nefrectomia parcial for realizada, a eletrocoagulação de vasos em hemorragia deve ser evitada por causar dano parenquimatoso excessivo. Evite a nefrectomia parcial em animais com coagulopatias clinicamente significativas; a perda sanguínea excessiva pode ocorrer após este procedimento.

Se possível, disseque a cápsula renal da área do rim a ser excisada. Utilize fios absorvíveis (n° 0 ou 1) com duas longas agulhas retas ligadas. Penetre as agulhas no rim no local de ressecção proposto (Figura 24.4A e B). Amarre os fios em três ligaduras separadas, mas evite lesar vasos renais ou ureter (Figura 24.4C). Excise o tecido renal distal a estas ligaduras. Ligue qualquer vaso em hemorragia, suture o divertículo exposto com fios absorvíveis (Figura 24.4D) e ancore-os aos tecidos sublombares a fim de prevenir a rotação do rim. Como alternativa, pince os vasos renais com pinças vasculares e excise o parênquima renal. Ligue os vasos parenquimatosos e feche a pelve renal e divertículo. Suture a cápsula conforme descrito previamente e remova as pinças dos vasos renais.

Nefrotomia

Nefrotomia é ocasionalmente realizada para remoção de cálculos (p. 672) alojados na pelve renal, mas também pode ser útil para explorar a pelve renal em busca de neoplasias ou hematúria. A nefrotomia deve ser evitada em pacientes com hidronefrose severa, pois grande parte do parênquima pode não estar disponível para prevenir o extravasamento urinário pós-cirúrgico. Ademais, a nefrotomia pode diminuir temporariamente a função renal em 25% a 50%. Embora nefrotomias bilaterais possam ser realizadas, isso pode precipitar LRA se a função renal estiver suficientemente comprometida no período pré-cirúrgico. Procedimentos graduais são indicados em tais pacientes. A nefrotomia pode ser realizada pela bissecção do rim ou pela utilização de uma abordagem intersegmentar na qual o plano de dissecção segue os ramos terminais das artérias renais posterior e anterior. As artérias interlobares não são transeccionadas; isso teoricamente minimiza a destruição de néfrons. Nenhuma das técnicas afeta a TFG em cães normais, mas a abordagem de bissecção requer menores manipulação e tempo cirúrgico, e por isso é a técnica preferida.

As incisões da nefrotomia podem ser fechadas sem suturas ou por suturas em colchoeiro horizontal transparenquimatosas. A última pode causar maior estrangulamento vascular, necrose por pressão, infarto e hemorragia pós-cirúrgica. Adesivos de cianoacrilato fornecem hemostasia rápida; entretanto, se o adesivo adentrar o divertículo renal podem ocorrer cálculos.

Localize os vasos renais e oclua-os temporariamente com pinças vasculares, um torniquete ou com os dedos do auxiliar. Mobilize o rim até expor a superfície lateral convexa. Faça uma incisão perfurante ao longo da linha média da margem convexa da cápsula renal, e então disseque rombamente através do parênquima renal, ligando os vasos renais se necessário (Figura 24.5). Examine a pelve renal. Remova os cálculos e lave o rim com salina aquecida ou solução de Ringer lactato. Avalie a patência do ureter pela colocação de um cateter de borracha macia de 3,5 Fr no ureter e lavagem com

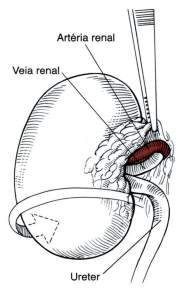

Figura 24.3 Durante a nefrectomia, eleve o rim e o retraia medialmente para localizar artéria e veia renais na superfície dorsal do hilo renal.

CAPÍTULO 24 Cirurgia dos Rins e Ureteres

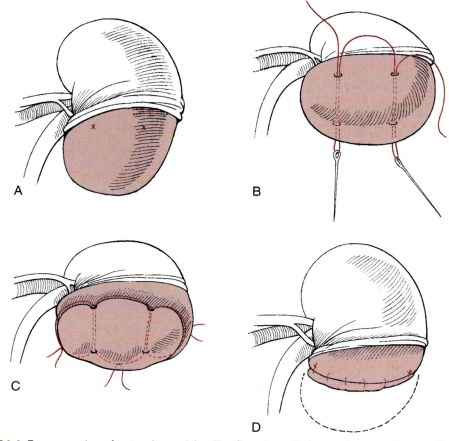

Figura 24.4 Em casos de nefrectomia parcial, utilize fios absorvíveis grandes com duas agulhas longas e retas ligadas. (A-B) Incise as agulhas no rim no local de ressecção proposto. (C) Amarre as agulhas em três ligaduras separadas, mas evite lesar os vasos renais ou ureter. Excise o tecido renal distal a estes ligamentos. (D) A fim de prevenir a rotação do rim, aproxime a cápsula sobre o fim do rim e ancore ele ao tecido sublombar.

fluidos aquecidos. Feche a nefrotomia pela aposição dos tecidos cortados e aplique pressão digital durante aproximadamente 5 minutos enquanto é restaurado o fluxo sanguíneo através dos vasos renais (técnica sem sutura). Como uma alternativa, aponha a cápsula com um padrão contínuo de fio absorvível (Figura 24.5). Se não for alcançada hemostasia adequada, ou se houver preocupação com relação ao extravasamento de urina, utilize fios absorvíveis através do córtex no padrão de colchoeiro horizontal (ver comentários prévios e Figura 24.5). Então, suture a cápsula em padrão contínuo com fio absorvível. Reposicione o rim em sua localização original. Suturas podem ser posicionadas no peritônio, onde o rim foi elevado, para ajudar a estabilizá-lo.

Pielolitotomia

Pielolitotomia pode ser realizada para remover cálculos renais se o ureter proximal e a pelve renal estiverem suficientemente dilatados. Este procedimento previne traumas ao parênquima renal associados à nefrotomia. A pielolitotomia é extremamente difícil se o ureter não estiver dilatado. Disseque o rim a partir de seus ligamentos sublombares e exponha a superfície dorsal. Identifique o ureter e os vasos renais (Figura 24.6A). Faça uma incisão sobre a pelve dilatada e ureter proximal e remova os cálculos (Figura 24.6B). Lave a pelve renal e divertículo com salina aquecida para remover pequenos debris. Depois, lave o ureter para garantir sua patência.

Feche a incisão em padrão contínuo com fio absorvível 5-0 ou 6-0 (Figura 24.6C).

Ureterotomia

A ureterotomia é ocasionalmente realizada para remover cálculos obstrutivos. O procedimento possui risco de extravasamento pós-cirúrgico e formação de constrição, e deve ser realizado com cuidado. Se não houver obstrução, a dissolução dietética de cálculos de estruvita pode ser tentada. Entretanto, a remoção de cálculos é indicada se ocorrer obstrução ou se esta parecer provável (p. ex., hidroureter, hidronefrose). Dependendo do tamanho do animal, a remoção de pedras por ureteroscopia pode ser possível. Alguns cálculos no ureter distal podem ser empurrados ou trazidos para a bexiga por meio de uma cistotomia, tornando desnecessária a ureterotomia. Embora a mucosa ureteral sofra regeneração sobre um cateter se a mucosa não tiver sido completamente lesada, a utilização de cateteres distensores é controversa porque pode promover formação de constrição e infecção. Se cateteres forem utilizados, eles devem ser menores do que o diâmetro do ureter. Em alguns animais, cateteres podem ser colocados de tal forma que a extremidade seja visualizada na saída do orifício uretral e que sejam suturados ao exterior. Incisões transversas ou longitudinais podem ser realizadas no ureter; entretanto, a tensão em ureterotomias transversas pode ser menor e, portanto, elas podem cicatrizar mais rapidamente.

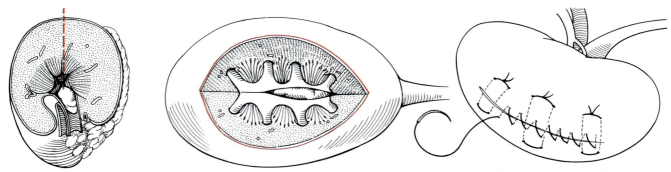

Figura 24.5 A nefrotomia é usualmente realizada para remoção de cálculos alojados na pelve renal. Faça uma incisão perfurante ao longo da cápsula da margem convexa do rim e disseque rombamente o parênquima renal até a pelve renal. Remova os cálculos e feche a nefrotomia pela aposição da superfície de corte e sutura da cápsula em um padrão contínuo com fio de sutura absorvível (ver texto para técnica sem sutura). Se hemostasia adequada não for obtida, ou se houver preocupação com relação ao extravasamento de urina, posicione suturas absorvíveis através do córtex em sutura de colchoeiro horizontal. Então, suture a cápsula em padrão contínuo com fio de sutura absorvível.

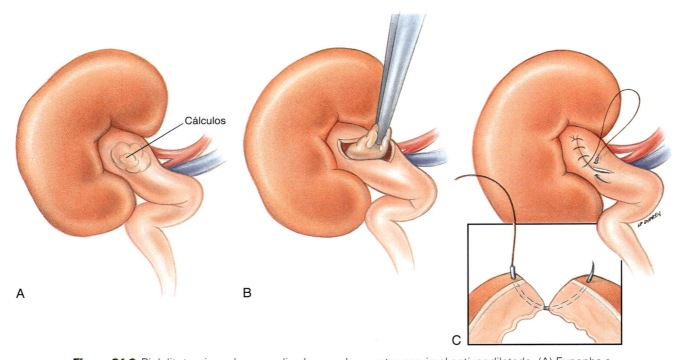

Figura 24.6 Pielolitotomia pode ser realizada quando o ureter proximal estiver dilatado. (A) Exponha a superfície dorsal do rim e identifique o ureter e vasos renais. (B) Faça uma incisão sobre a pelve dilatada e o ureter proximal e remova o cálculo. (C) Feche a incisão em um padrão contínuo com fios absorvíveis.

Faça uma incisão transversa ou longitudinal no ureter dilatado proximal aos cálculos e remova-os (Figura 24.7A). Coloque um pequeno cateter de borracha macia no ureter proximal e distal à incisão, e lave o ureter com fluido aquecido. Esteja certo de que todos os cálculos tenham sido removidos e de que o ureter esteja patente. Feche a incisão em um padrão simples interrompido com fio absorvível 5-0 a 7-0 (Figura 24.7B). Como uma alternativa, se o ureter não estiver dilatado e se a formação de constrição parecer provável, faça uma incisão longitudinal sobre os cálculos e feche a incisão de modo transverso (Figura 24.7C). Caso o ureter tenha sido lesado, realize uma ressecção e anastomose (p. 657) ou um desvio urinário proximal através de uma sonda de nefropielostomia (p. 660).

> **NOTA** Ureterotomia, reimplantação ureteral e anastomose ureteral são amplamente facilitadas pela utilização de lupas para aumento ou pela utilização de microscópio cirúrgico.

Reimplantação Ureteral

O diâmetro do ureter felino é de aproximadamente 0,4 mm na altura da bexiga, e as técnicas-padrão de ureteroneocistotomia frequentemente ocasionam obstrução ureteral. Técnicas microcirúrgicas podem ser necessárias para prevenir obstrução uretral em gatos, particularmente quando o ureter não estiver técnica, toda a papila ureteral, incluindo um coxim de 2 a 3 mm da parede vesical, é coletada do doador e implantada no receptor. Os benefícios propostos desta técnica são que a anastomose é tecnicamente menos desafiadora e que há um menor risco de obstrução ureteral e extravasamento de urina.

Para realizar uma técnica extravesical com padrão de sutura interrompido, faça uma incisão de espessura parcial através da muscular e submucosa do aspecto ventral do ápice da bexiga urinária até exposição da mucosa (Figura 24.8A). Faça uma incisão espatulada na extremidade distal do ureter, e faça uma incisão de mesmo comprimento da incisão espatulada no ureter através da mucosa vesical no aspecto caudal da incisão muscular. Realize uma sutura interrompida simples (náilon 6-0 ou 8-0) entre o ureter proximal na extremidade da espatulação e o aspecto cranial da incisão da mucosa da bexiga, e uma segunda sutura interrompida entre a extremidade distal do ureter e o aspecto caudal da incisão da mucosa vesical (Figura 24.8B). Posicione um cateter de polipropileno 4-0 no lúmen do ureter para garantir a patência. Coloque o cateter após amarrar as duas suturas e o remova antes de realizar a sutura final da camada mucosa. Coloque duas suturas interrompidas adicionais entre as mucosas ureterais e vesicais em cada lado da incisão (Figura 24.8C). Feche a incisão seromuscular (Figura 24.8D).

Anastomose Ureteral

A anastomose ureteral é difícil tecnicamente em pacientes pequenos (i.e., pequenos cães e gatos) e tem alta taxa de obstrução pós-cirúrgica. Se o ureter sofrer transecção ou danos próximo à bexiga, a ureteroneocistostomia pode ser realizada (p. 667). Se o ureter sofrer avulsão a partir da pelve renal, a drenagem urinária pode ser realizada pela implantação de um cateter através do parênquima renal em direção ao ureter (Figura 24.9), com a extremidade do cateter exteriorizada através da parede corporal. Entretanto, se a função do rim contralateral estiver adequada, a nefrectomia parece resultar em menores taxas de morbidade e morte do que o reparo ureteral, e pode ser considerado que previne extravasamento, constrição ou infecção. Na preparação para anastomose ureteral, dissecção mínima deve ser realizada ao redor do ureter a fim de prevenir o comprometimento de seu suprimento sanguíneo. Suturas devem ser colocadas para manipulação, e pinças traumáticas devem ser evitadas para prevenir o dano ao ureter. A quantidade de tensão que pode ser colocada no ureter sem causar a formação de constrição é desconhecida; portanto, tensão sobre o local da anastomose deve ser evitada. Diversos materiais sintéticos têm sido utilizados para substituir o ureter, mas a maioria é inaceitável porque promove fibrose, formação de cálculo e/ou infecção. Uma ureteroplastia com retalho de bexiga foi descrita para trauma ureteral próximo à bexiga (Figura 24.10). Com esta técnica, um retalho é elevado a partir da superfície ventral da bexiga e o ureter é reimplantado no retalho. O retalho é então fechado como um tubo. Assim como na ureterotomia, cateteres devem ser utilizados com precaução porque podem promover formação de constrição.

Para a anastomose ureteral, suture o ureter diretamente ou espatule-o pela realização de uma incisão longitudinal em lados opostos de cada extremidade do ureter (Figura 24.11A). Coloque previamente fios monofilamentares absorvíveis (6-0 a 8-0) no ápice das incisões espatuladas e alinhe as extremidades ureterais (Figura 24.11B). Oponha as extremidades ureterais em um padrão interrompido simples utilizando as suturas pré-colocadas. Feche o restante do ureter com suturas interrompidas simples (Figura 24.11C). Garanta que as extremidades do ureter não estejam torcidas e que suturas suficientes tenham sido colocadas a fim de impedir extravasamento (Figura 24.11D).

A tensão na anastomose pode ser aliviada pela liberação do rim de seus ligamentos peritoneais e reposicionamento mais caudal. O

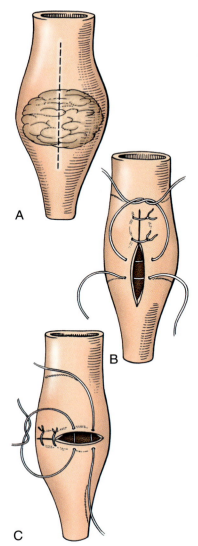

Figura 24.7 A ureterotomia é ocasionalmente realizada para remoção de cálculos obstrutivos. (A) Faça uma incisão transversa ou longitudinal no ureter proximal dilatado aos cálculos e remova-os. (B) Feche a incisão em um padrão simples interrompido com fio absorvível. (C) Como uma alternativa, faça uma incisão longitudinal sobre os cálculos e feche a incisão em um padrão transverso com fio absorvível.

dilatado devido à doença (p. ex., transplante renal). Uma técnica "informal" foi originalmente descrita para ureteroneocistostomia de gatos submetidos a transplante renal; entretanto, a formação de granulomas e hemorragias foi comum. Técnicas extravesicais substituíram amplamente técnicas intravesicais em seres humanos. Estudos em gatos têm sugerido que a utilização de padrão de sutura simples interrompido é preferível com relação à técnica extravesical com padrão de sutura contínuo ou técnica de aposição da mucosa intravesical. Embora todas as três técnicas tenham resultado na dilatação da pelve renal, a dilatação foi resolvida mais rapidamente pela técnica extravesical com padrão interrompido simples, e esta técnica foi associada a concentrações séricas de creatinina consistentemente menores durante a primeira semana pós-cirúrgica.

Outra técnica para ureteroneocistostomia em gatos submetidos a transplante renal é a remoção da papila renal e transplante.[5] Nesta

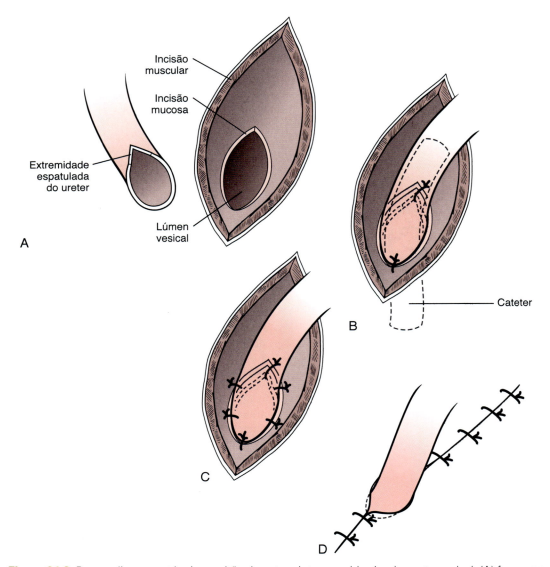

Figura 24.8 Para realizar uma técnica padrão de sutura interrompida simples extravesical, (A) faça uma incisão de espessura parcial através da muscular e submucosa do aspecto ventral do ápice da bexiga até expor a mucosa. Espatule a extremidade distal do ureter e faça uma incisão de mesmo comprimento da incisão de espatulação no ureter através da mucosa vesical no aspecto caudal da incisão muscular. (B) Faça uma sutura interrompida simples (náilon 6-0 ou 8-0) entre o ureter proximal na extremidade da espatulação e o aspecto cranial da incisão da mucosa vesical, e uma segunda sutura interrompida entre a extremidade distal do ureter e aspecto caudal da incisão na mucosa vesical. Posicione um cateter de polipropileno 4-0 no lúmen do ureter para garantir a patência. Posicione o cateter após amarrar as duas primeiras suturas, e remova-o antes de amarrar as suturas finais da camada mucosa. (C) Posicione duas outras suturas interrompidas entre a mucosa ureteral e vesical em um lado da incisão. (D) Feche a incisão seromuscular.

rim então é submetido a pexia à parede corporal a fim de prevenir torção renal. De forma alternativa, o ápice da bexiga pode ser movimentado cranial e lateralmente em direção ao rim e suturado dorsalmente ao músculo psoas. Se necessário, coloque um tubo de nefrostomia.

Colocação de Tubo de Nefrostomia

Tubos de nefrostomia podem ser colocados percutaneamente (p. 671) ou durante a cirurgia. Tubos de nefrostomia são predispostos a má drenagem, deslocamento do tubo e extravasamento de urina; assim, sua utilização deve ser reservada para casos nos quais o extravasamento de urina seja considerado altamente provável após ureterotomia ou anastomose ureteral. Um tubo especificamente desenvolvido para utilização como tubo de nefrostomia que tenha ou a extremidade flangeada ou em duplo J (rabo de porco) provavelmente permanecerá de forma mais adequada na pelve renal do que um tubo de borracha (cateter em duplo J *locking-loop*).

Após ureterotomia proximal, insira um cateter tipo *over-the-needle* (sobre a agulha) IV de calibre 20 através da incisão de ureterotomia, e avance-o através da pelve renal. De maneira alternativa, insira uma pinça hemostática pequena e incise sobre a ponta com uma lâmina de bisturi (Figura 24.9A). Remova o cateter ou pinça hemostática através

CAPÍTULO 24 Cirurgia dos Rins e Ureteres 661

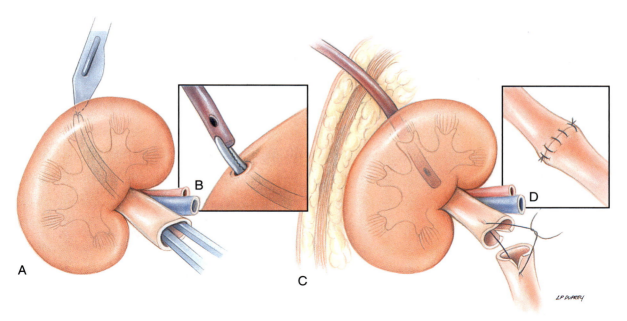

Figura 24.9 A drenagem urinária pode ser realizada pela colocação de um cateter através do parênquima renal em direção à pelve renal. (A) Coloque uma pinça hemostática em direção à pelve renal através do ureter e incise sobre sua ponta com uma lâmina de bisturi. (B) Agarre um cateter com a pinça hemostática. (C) Puxe o cateter em direção à pelve renal. (D) Realize a anastomose das extremidades ureterais rompidas.

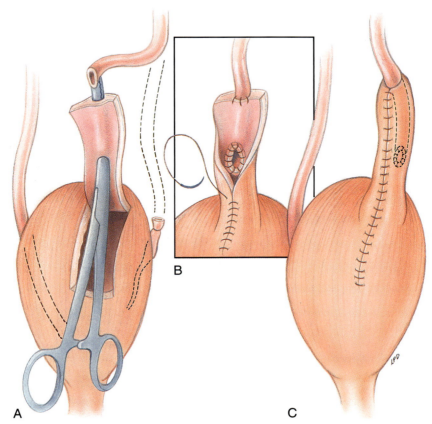

Figura 24.10 Uma ureteroplastia com retalho vesical pode ser realizada quando ocorre traumatismo ureteral próximo à bexiga. (A) Eleve um retalho a partir da superfície ventral da bexiga. (B) Reimplante o ureter no retalho. (C) Feche o retalho como um tubo.

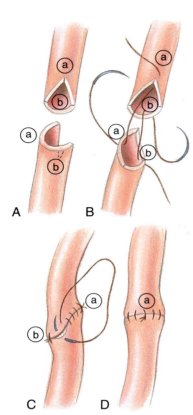

Figura 24.11 Para a anastomose ureteral, suture o ureter diretamente ou (A) espatule-o pela realização de uma incisão longitudinal nos lados opostos de cada extremidade do ureter. (B) Pré-posicione suturas absorvíveis no ápice das incisões espatuladas e alinhe as extremidades ureterais. Justaponha as extremidades ureterais com suturas absorvíveis simples interrompidas utilizando suturas pré-posicionadas. (C-D) Feche o restante do ureter com suturas interrompidas simples.

do córtex renal. Amarre um pedaço de fio de sutura a um cateter de borracha ou sonda de Foley de 5 Fr e passe a outra extremidade do fio através do cateter IV. Remova lentamente o cateter e suture, puxando a ponta do tubo de nefrostomia em direção à incisão de ureterotomia. Se utilizar uma pinça hemostática, apreenda a extremidade do tubo e puxe em direção ao córtex renal (Figura 24.9B e C). Corte a sutura e posicione a ponta do cateter na pelve renal. Realize uma nefropexia posicionando suturas entre a cápsula renal e a parede corporal onde o tubo sai. Fixe o tubo à pele e à musculatura subjacente, e conecte-o ao sistema fechado de drenagem.

De forma alternativa, utilize um tubo de nefrostomia com extremidade flangeada ou em duplo J. Posicione o cateter utilizando o dilatador e estilete fornecido no *kit*. Fixe-o conforme descrito previamente.

Sistema de Derivação Ureteral Subcutânea

Um dispositivo de derivação ureteral subcutânea (SUB; do inglês, *subcutaneous ureteral bypass*) é um sistema permanente e implantável desenvolvido para contornar a obstrução ureteral em gato e cães (p. 673).

Neoureterostomia

Neoureterostomia (p. 667) é realizada para casos de ureteres ectópicos intramurais. Embora alguns ureteres ectópicos se desviem completamente da bexiga, a maioria segue sob a mucosa vesical antes de sair e desembocar na uretra ou vagina.

Ureteroneocistostomia

Ureteroneocistostomia é realizada para ureteres ectópicos extraluminais e para reparo de ureteres lesados próximos à bexiga. O ureter sofre ressecção ou desbridação e é reimplantado no lúmen vesical (p. 667).

CICATRIZAÇÃO DE RIM E URETER

Contusões ou fraturas discretas do parênquima renal cicatrizam principalmente pela síntese de tecido conjuntivo fibroso. Embora a produção de cicatrizes ocorra e possa obliterar alguns néfrons funcionais, a contração da ferida é usualmente mínima. Entretanto, a pelve renal e ductos coletores podem sofrer contração da ferida e formação de tecido cicatricial, resultando em constrições. O uroepitélio possui enorme potencial proliferativo e pode selar uma área lesada dentro de 48 horas. Se pelo menos 50% da circunferência ureteral permanecer íntegra, o ureter cicatrizará por epitelialização, síntese de tecido conjuntivo e contração longitudinal da ferida em vez de circunferencial. O peristaltismo está ausente no segmento distal de um ureter que sofreu transecção por pelo menos 10 dias após o reparo. Isso pode causar hidroureter no segmento proximal e subsequente hidronefrose. A imobilização do ureter às estruturas circundantes também inibe o peristaltismo e diminui o fluxo urinário. Defeitos ureterais que medem 5 cm cicatrizarão sobre um cateter; entretanto, o ureter é tipicamente estreito, e a parede é composta por tecido fibroso.

> **NOTA** O uroepitélio possui enorme capacidade regenerativa, mas técnicas impróprias podem resultar em constrições.

MATERIAIS DE SUTURA E INSTRUMENTOS ESPECIAIS

Fios de sutura absorvíveis, como polidioxanona (PDS®), poligliconato (Maxon®), poliglecaprona 25 (Monocryl®), ou glicômero 631 (Biosyn®) devem ser utilizados no rim, ureter e bexiga. Fios de sutura não absorvíveis podem promover formação de cálculos e infecções. Embora o PDS® e o Maxon® mantenham a força de tensão e sejam mais lentamente absorvidos do que o desejado para a maioria das cirurgias urinárias, eles causam menor arrasto tecidual do que fios multifilamentares. A utilização de instrumentos pediátricos ou oftálmicos facilita a cirurgia do ureter. Estes instrumentos tendem a ser menores e mais delicados, e podem causar menor trauma tecidual do que instrumentos maiores. Lupas cirúrgicas ou microscópio cirúrgico são recomendados para cirurgia ureteral, principalmente em gatos e em pequenos cães.

CUIDADO E AVALIAÇÃO PÓS-CIRÚRGICOS

O hematócrito deve ser monitorado no período pós-cirúrgico e a abdominocentese guiada por ultrassom, realizada se houver suspeita de hemorragia ou extravasamento. De forma alternativa, um dreno peritoneal pode ser implantado durante a cirurgia para facilitar a monitoração do líquido abdominal. Hemorragia significativa pode necessitar de transfusões sanguíneas (Quadro 4.1) ou de uma nova cirurgia. Animais com anemia severa devem ser submetidos à oxigenoterapia nasal durante o período de recuperação anestésica.

A pressão venosa central e o débito urinário podem ser monitorados para avaliar a hidratação no período pós-cirúrgico. Cateteres urinários permanentes permitem a aferição do débito urinário. Pacientes devem ser intimamente monitorados para obstrução uretral após reparo de ureteres ectópicos ou após ureteroneocistostomia realizada por outras razões. A obstrução ureteral pode ocorrer como resultado de edema cirúrgico ou estenose estomal; entretanto, a menos que a cirurgia tenha sido realizada bilateralmente, isso passa despercebido a menos que radiografias abdominais ou ultrassonografias documentem hidroureter ou hidronefrose significativos. Extravasamento urinário pode ser diagnosticado por abdominocentese e subsequente comparação dos níveis de creatinina e potássio do líquido e séricos. Em casos de uroperitônio, os níveis de creatinina e potássio no líquido abdominal são maiores do que os níveis séricos (p. 699). Anormalidades eletrolíticas e acidobásicas devem ser monitoradas e corrigidas no período pós-cirúrgico. Analgésicos pós-cirúrgicos devem ser administrados conforme necessário (Tabela 13.2).

COMPLICAÇÕES

As principais complicações da cirurgia do rim são insuficiência renal, hemorragia e extravasamento urinário. O extravasamento ou a obstrução urinária devido à estenose ou constrição são mais comuns após cirurgia ureteral. Complicações da biópsia renal não causam tipicamente risco de morte, mas têm variado em frequência de 1 a 18%, sendo que a hemorragia severa é a mais comum. Pacientes idosos, pacientes que pesam menos de 5 kg ou aqueles com azotemia severa podem ter maior probabilidade de complicações. Outras complicações incluem hematúria microscópica, hematúria evidente, formação de fístulas arteriovenosas, formação de cistos, hematoma perirrenal, hematoma intrarrenal, laceração de artéria ou veia renal, hemorragia intra-abdominal causada por laceração de um órgão ou vaso, infarto ou trombose, infecções, formação de cicatrizes ou fibrose, ou hidronefrose que ocorre secundariamente à formação de coágulos sanguíneos na pelve renal. A hemorragia severa que requeira transfusão sanguínea pode ocorrer em alguns animais.

CONSIDERAÇÕES ESPECIAIS RELACIONADAS COM A IDADE

Animais idosos frequentemente possuem certo grau de comprometimento renal e necessitam de monitoração cuidadosa durante qualquer procedimento cirúrgico. A hipotensão deve ser evitada durante a cirurgia e no período pós-cirúrgico a fim de impedir maior dano renal. Se houver doença cardíaca, a fluidoterapia deve ser utilizada com precaução a fim de prevenir hiper-hidratação ao mesmo tempo que o fluxo sanguíneo renal é mantido.

DOENÇAS ESPECÍFICAS

URETER ECTÓPICO

DEFINIÇÕES

Ureter ectópico, ou *ectopia ureteral*, é uma anomalia congênita na qual um ou ambos os ureteres são esvaziados fora da bexiga. **Ureteres ectópicos extraluminais (extramurais)** são aqueles que se desviam completamente da bexiga; **ureteres ectópicos intraluminais (intramurais)** seguem pela submucosa na bexiga até desembocarem na uretra ou vagina. **Ureteroceles** são dilatações focais e císticas do ureter distal que podem ser ectópicas ou intravesicais (ortotópicas).

CONSIDERAÇÕES GERAIS E FISIOPATOLOGIA CLINICAMENTE RELEVANTE

O ureter normalmente adentra a superfície caudal dorsolateral da bexiga e desemboca no trígono após um trajeto intramural curto (Figura 24.12). Ureteres ectópicos são a causa congênita mais comum de incontinência urinária em cães e resultam do posicionamento anormal do ducto metanéfrico ao longo do ducto mesonéfrico no útero. O gatilho para este desenvolvimento anormal é desconhecido. Anormalidades na embriogênese do sistema urinário podem também causar anormalidades associadas (p. ex., incompetência do esfíncter uretral, hipoplasia vesical, agenesia renal, aplasia renal, displasia renal, hidroureter, anormalidades vestibulovaginais e/ou ureteroceles; Figura 24.13). A correção

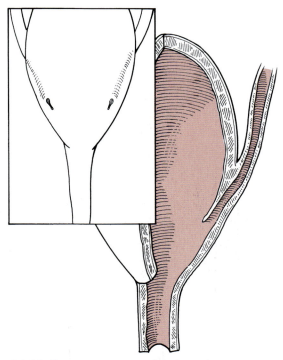

Figura 24.12 Os ureteres normalmente adentram a superfície caudal dorsolateral da bexiga e desembocam no trígono após um curto trajeto intramural.

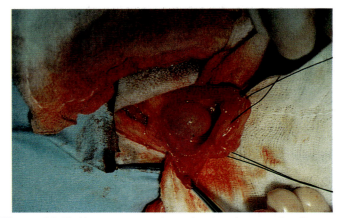

Figura 24.13 Uma ureterocele na bexiga de um cão. O ureter contralateral era ectópico.

anatômica da ectopia ureteral é recomendada; entretanto, a presença de outras anormalidades aumenta a probabilidade de continuidade de incontinência pós-cirúrgica.

A localização mais comum para desembocadura de ureteres ectópicos é na uretra, embora possa ocorrer no útero e vagina. Ureteres ectópicos são classificados como *intramurais* (o ureter adentra a parede vesical em uma posição anatômica normal, mas uma porção do ureter se estende pela submucosa dentro da parede vesical antes de adentrar o lúmen uretral; Figura 24.14A) ou *extramurais* (o ureter se desvia da bexiga até adentrar o lúmen uretral; Figura 24.14B). Ureteres ectópicos bilaterais ocorrem em mais de um terço dos cães (alguns relatos já sugeriram mais de 90%). Outras anormalidades observadas em alguns cães incluem aberturas ureterais duplas (i.e., onde o ureter desemboca na bexiga e também mais distalmente; Figura 24.14C) e orifícios ureterais (Figura 24.14D). A ectopia ureteral é muito menos comum em gatos.

Infecções do trato urinário (ITU) superior e inferior são comuns em cães com ectopia ureteral. Rins pequenos podem ser causados pela pielonefrite em estágio final, displasia congênita ou doença cística congênita. A hidronefrose pode ser causada por pielonefrite crônica ou obstrução ureteral (p. ex., estenose ou ausência de abertura funcional). Hidroureter, a anormalidade urogenital mais comum em cães com ectopia ureteral, pode ser causado por infecção crônica, obstrução da via de saída urinária ou ausência primária de peristaltismo ureteral. Bexigas hipoplásicas ou intrapélvicas podem ser congênitas ou resultar da ausência de preenchimento normal da bexiga. Em casos de ectopia unilateral, hidroureter e hidronefrose podem ocorrer no ureter contralateral como resultado de ITU ascendentes crônicas.

DIAGNÓSTICO

Apresentação Clínica

Sinais Clínicos

Ureteres ectópicos são mais comumente diagnosticados em cães-fêmeas do que em machos. Cães-machos também são afetados, mas podem ser menos comumente diagnosticados em razão de a abertura do ureter ectópico ser mais próxima da bexiga do que da ponta do pênis, e pressões uretrais distais podem impedir o extra-

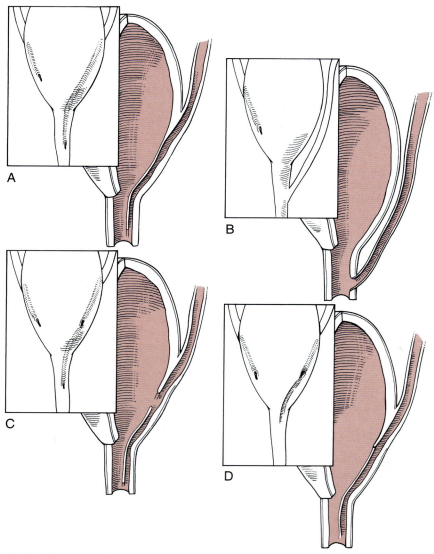

Figura 24.14 Os diferentes tipos de ectopia ureteral. (A) Intramural. (B) Extramural. (C) Aberturas ureterais duplas. (D) Calhas ureterais.

vasamento de urina. Cães-fêmeas são usualmente diagnosticadas jovens (idade média, 10 meses); entretanto, machos com ureteres ectópicos tendem a ser mais velhos no momento do diagnóstico (12-24 meses). Huskies siberianos, Golden retrievers, Labradores retrievers, Terras-novas, Buldogues ingleses, Poodles miniatura, cães Suíços da montanha (em particular, Entlebuchers e Appenzellers), Fox terriers, e Wheaten terriers de pelo macio parecem ter maior incidência. Deve haver suspeita de ectopia ureteral em qualquer animal jovem que tenha histórico de incontinência (intermitente ou contínua) desde o nascimento ou desmame; entretanto, esta doença deve ser incluída como diferencial em animais idosos com incontinência urinária durante longos períodos de vida, assim como naqueles que respondam mal aos medicamentos para incontinência. Existem também relatos isolados de ureteres ectópicos observados em cães adultos e continentes. Ureteroceles ectópicas também causam incontinência urinária ou podem estar associadas à ITU recorrente sem incontinência; ureteroceles têm sido intermitentemente relatadas em cães e gatos.

> **NOTA** Ureteres ectópicos não devem ser excluídos como diagnóstico possível mesmo se a incontinência urinária for intermitente ou se o animal aparentemente urinar volumes normais. Cães afetados com ureteres ectópicos que desembocam próximo ao esfíncter podem ter alguma resposta ao tratamento clínico, mimetizando cães com incontinência urinária adquirida.

Histórico

A incontinência urinária é classicamente descrita como constante, mas algumas vezes possui uma resposta parcial aos medicamentos ou pode ser intermitente. Vários animais afetados são capazes de urinar normalmente, em particular se a condição for unilateral, ou se os ureteres desembocarem próximos ao trígono e ocorrer preenchimento retrógrado da bexiga, ou ainda se a bexiga tiver tamanho suficiente para atuar como um reservatório. Alguns animais com ectopia bilateral podem ter micção normal associada à incontinência urinária intermitente. Cães com ureteroceles ectópicas tipicamente possuem histórico semelhante ao daqueles com ureteres ectópicos. Cães com ureteroceles intravesiculares podem ter incontinência, disúria hematúria, ITU crônicas, e obstrução urinária completa ou parcial, ou podem ser achados incidentais em animais sem sinais clínicos.

Achados de Exame Físico

Os achados de exame físico incluem umidade de pelos perivulvares, odor e irritação, ou assadura por urina da pele circundante. Alguns cães podem ter hímen persistente que é detectado digitalmente ou por vaginoscopia. Outros achados são inexistentes, a menos que exista pielonefrite.

Diagnóstico por Imagem

O tamanho e formato dos rins, bexiga e próstata devem ser avaliados por radiografias abdominais simples e ultrassom abdominal. Ultrassonografistas experientes podem ser capazes de diagnosticar ureteres ectópicos pela identificação e acompanhamento do ureter ou ureteres após a altura do trígono (Figura 24.15). A urografia excretora foi historicamente utilizada como o método principal para confirmação de ureteres ectópicos (Figura 24.16) e definição de anormalidades urogenitais associadas (i.e., hidronefrose, hidroureter, bexiga hipoplásica e ureteroceles; Figura 24.13). Radiografias devem ser obtidas logo após e tardiamente depois da administração de contraste porque a ectopia extramural é mais bem identificada antes do preenchimento completo da bexiga pelo contraste. De maneira alternativa, um pneumocistograma pode ser realizado

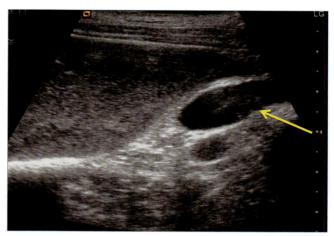

Figura 24.15 Ultrassonografia abdominal caudal identificando um ureter ectópico extramural *(seta)* em um cão de 9 meses.

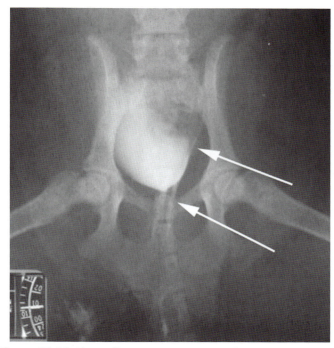

Figura 24.16 Urografia excretora em um cão com ureter ectópico. Note o ureter preenchido por contraste adjacente ao colo da bexiga e que se estende até após o trígono *(setas)*. Este é o ureter ectópico.

antes da urografia excretora para facilitar a visualização dos ureteres quando estiverem preenchidos por contraste positivo. O cólon deve ser esvaziado para melhorar a visualização dos ureteres e o local que desembocam. Entretanto, a radiografia contrastada pode não identificar precisamente todos os ureteres ectópicos e frequentemente não consegue diferenciar entre lesões intramurais e extramurais. Cistografia retrógrada, pneumocistografia (com o animal na posição dorsoventral para permitir que o contraste do gás seja elevado adjacente aos ureteres) e vaginoscopia podem ajudar a definir corretamente a morfologia do ureter ectópico.

A cistoscopia é provavelmente um método confiável, sensível e específico para o diagnóstico de ureteres ectópicos em fêmeas (Figu-

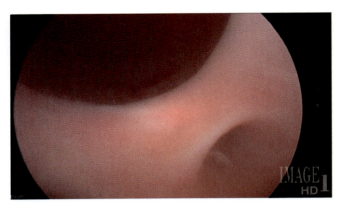

Figura 24.17 Identificação cistoscópica de ectopia ureteral unilateral.

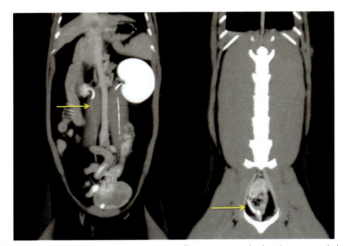

Figura 24.18 Imagem de tomografia computadorizada coronal de ectopia ureteral em um gato de 6 meses *(setas)*.

ra 24.17). A cistoscopia é também benéfica porque permite que sejam visualizados o vestíbulo e a mucosa geniturinária na busca por outras anormalidades.

A urografia excretora por TC é o método mais sensível para o diagnóstico de ureteres ectópicos e, se disponível, deve ser considerada a modalidade de imagem de escolha (Figura 24.18). Em um estudo recente que comparou achados de TC com achados cistoscópicos e/ou cirúrgicos, os observadores identificaram corretamente 20 de 20 (100%) ureteres como normais ou ectópicos com base nos achados de TC.[6] Anormalidades comuns observadas em cães com ureteres ectópicos intramurais incluem ausência de junção ureterovesicular normal, localização do orifício uretroureteral e ausência de divergência ureteral.

A avaliação urodinâmica pré-cirúrgica (perfil de pressão uretral) pode ser útil para prever a probabilidade de continência pós-cirúrgica. A chance de incontinência persistente após a cirurgia é de aproximadamente 50%. Esta informação pode ser útil para determinar a necessidade de realização de procedimentos adicionais (p. ex., colpossuspensão, cistouretropexia) no momento da cirurgia, ou para aconselhamento dos tutores sobre tratamento médico para incontinência após a cirurgia.

NOTA Urografia excretora não é tão sensível como a cistoscopia ou TC, e não diferencia precisamente todas as lesões intramurais e extramurais.

QUADRO 24.3 Fármacos Utilizados para Incontinência do Esfíncter Urinário

Fenilpropanolamina[a]
Cães: 1-2 mg/kg VO q8-12h[a]
Gatos: 1 mg/kg VO q12h

Efedrina
Cães: Inicie na dose de 0,4 mg/kg e gradativamente aumente até 4 mg/kg VO q8-12h[b]
Gatos: 2-4 mg/gato VO q8-12h

Dietilestilbestrol
Cães: 0,1-1 mg/kg VO q24h (dose proporcional ao tamanho do cão), então a mesma dose a cada 3-7 dias conforme necessário, com a dose máxima de 0,2 mg/kg/semana[c]

VO, via oral.
[a]Fenilpropanolamina pode estar disponível por meio de indústrias farmacêuticas veterinárias selecionadas; é melhor começar com uma dose baixa e aumentar gradativamente.
[b]Intoxicação tipicamente ocorre com a dose de 5 mg/kg, e a morte pode ocorrer prontamente na dose de 10 mg/kg.
[c]Se não for notado benefício após 5 dias de terapia diária, então é improvável que mais administrações beneficiarão o paciente, e outros fármacos devem ser utilizados.

Achados Laboratoriais

Hemograma, perfil bioquímico sérico e urinálise (com cultura microbiana aeróbia) devem ser realizados. A ITU concomitante é comum. Insuficiência renal pode estar presente em razão de pielonefrite crônica, uropatia obstrutiva ou anormalidades congênitas concomitantes (p. 650).

DIAGNÓSTICO DIFERENCIAL

A ectopia ureteral deve ser seriamente considerada em qualquer animal jovem atendido por incontinência, ou em qualquer animal idoso que tenha tido incontinência desde que foi jovem. A incontinência comportamental é também comum em animais jovens em razão de submissão excessiva. Outras causas de incontinência incluem incontinência por urgência em urinar (associada à inflamação ou infecção), distúrbios neurogênicos (p. ex., distúrbios de neurônios motores superiores ou inferiores, ou dissinergia reflexa), obstrução anatômica da via de saída (p. ex., incontinência paradoxal), e incontinência do esfíncter uretral (p. ex., incontinência responsiva a hormônios). Incontinência comportamental, por urgência, neurogênica e responsiva a hormônios devem ser eliminadas antes que exames para ectopia sejam considerados em animais idosos.

MANEJO CLÍNICO

A incontinência pode persistir após correção cirúrgica se a incompetência concomitante do esfíncter uretral for um fator. Agonistas alfa-adrenérgicos (p. ex., fenilpropanolamina) ou dietil-estilbestrol (Quadro 24.3) podem ser utilizados para aumentar o tônus do esfíncter uretral. A pseudoefedrina pode ser menos efetiva do que a fenilpropanolamina para o tratamento da incontinência urinária em cães-fêmeas. Ver também Capítulo 25.

TRATAMENTO CIRÚRGICO

A correção cirúrgica é o tratamento de escolha para ureteres ectópicos mesmo se ocorrer melhora discreta pelo tratamento clínico. A cirurgia deve ser realizada o mais precocemente possível para limitar anormalidades secundárias (i.e., hidroureter e hidronefrose) causadas por ITU ascendentes ou obstrução da via de saída. Ureteres ectópicos intramurais podem ser corrigidos por neoureterostomia, ureteroneocistostomia ou ablação por *laser*. A ablação por *laser* cistoscópico utilizando um *laser* diodo ou *laser* de hólmio:ítrio-alumínio-granada tem sido utilizada para o tratamento de ureteres ectópicos tanto em cães-fêmeas como em machos, com resultados comparáveis aos procedimentos cirúrgicos; entretanto, equipamentos avançados e treinamento são necessários para realização deste procedimento. Se o ureter estiver extraluminal, a ureteroneocistostomia deve ser realizada pela ressecção do ureter o mais distal possível e pela reimplantação no lúmen vesical. A nefroureterectomia pode ser realizada para ureteres ectópicos unilaterais se houveranormalidades significativas morfológicas ou funcionais do rim e ureter.

Manejo Pré-cirúrgico

Anormalidades hidroeletrolíticas e acidobásicas devem ser corrigidas antes da cirurgia (p. 650). Antibióticos apropriados devem ser administrados conforme indicado pela urocultura e testes de suscetibilidade. Se a antibioticoterapia não foi iniciada antes da cirurgia, antibióticos (p. ex., cefazolina) devem ser administrados após obtenção de culturas transcirúrgicas. A função renal individual deve ser determinada antes da cirurgia se a hidronefrose ou fibrose renal estiverem presentes. Rins não funcionais devem ser removidos se houver segurança para tal (ver discussão posterior).

> **NOTA** Esteja certo em determinar a função de cada rim antes da cirurgia se a nefroureterectomia estiver sendo considerada, mesmo se o rim a ser removido parecer não funcional.

Anestesia

Se não houver distúrbio renal, vários regimes anestésicos diferentes podem ser utilizados com segurança. Se houver transtorno renal, ver p. 650 para protocolos anestésicos sugeridos.

Anatomia Cirúrgica

A anatomia cirúrgica do rim e ureter é descrita na p. 653.

Posicionamento

O animal é posicionado em decúbito dorsal, e o abdome é preparado para uma incisão ventral na linha média. A área preparada deve ser estendida desde o xifoide até abaixo do púbis.

TÉCNICA CIRÚRGICA

Todo o sistema urinário deve ser explorado antes que o ureter seja reparado. Rins não funcionais e seus ureteres devem ser removidos; caso contrário, o ureter e o rim devem ser preservados. Se for considerada a realização da nefrectomia, a ectopia bilateral deve ser descartada inicialmente. Se for realizada nefrectomia, o final do ureter ectópico deve ser ligado o mais próximo possível de sua terminação.

Neoureterostomia

Manuseie o tecido vesical com extremo cuidado e utilize suturas de ancoragem sempre que possível. Assim que a bexiga for esvaziada de urina, utilize *swabs* de algodão estéreis em vez de compressas para absorver urina, a fim de prevenir a abrasão da superfície mucosa. Instrumentos pediátricos podem ajudar a reduzir o trauma tecidual. Edema ou hiperemia tornam difícil a localização de ureteres sob a mucosa. Faça uma incisão na bexiga ventral próximo à uretra (Figura 24.19A). Realize suturas de ancoragem para facilitar a retração das margens da parede vesical. Inspecione o trígono em busca de aberturas ureterais. Identifique um edema da submucosa ou crista dentro da parede vesical. Isso pode ser facilitado pela oclusão digital da uretra até causar dilatação ureteral. Utilize uma lâmina de bisturi nº 11 ou 15 para fazer uma incisão longitudinal de 3 a 5 mm através da mucosa vesical em direção ao lúmen ureteral. Utilizando fio de sutura absorvível 5-0 a 7-0, suture a mucosa ureteral à bexiga em um padrão interrompido simples (Figura 24.19B). Coloque um cateter de 3,5 ou 5 Fr no ureter distal (Figura 24.19C). Logo distal ao novo estoma, passe uma ou duas suturas não absorvíveis (3-0 ou 4-0) desde a superfície serosa circunferencialmente ao redor do tubo, fazendo com que fiquem sob a mucosa (Figura 24.19D). Esteja certo de que a sutura não penetre o lúmen vesical. Utilize esta sutura para ligar o ureter distal após remoção do cateter. De forma alternativa, o segmento uretral distal pode sofrer ressecção; entretanto, isso não demonstrou diminuir a incidência de incontinência pós-cirúrgica. Uma técnica nova para abordar o segmento ureteral distal envolve a neoureterostomia com transecção do ureter distal, deixando o ureter distal *in situ*.[7]

Feche a uretra proximal com suturas simples em camada única interrompida ou simples, mas garanta que o diâmetro uretral não seja comprometido. Feche a bexiga de tal maneira que garanta vedação adequada à água (i.e., padrão contínuo simples ou invertido, ver p. 685).

Ureteroneocistostomia

Se o ureter estiver extraluminal, ou se o túnel submucoso de ureteres ectópicos intramurais for difícil de identificar, o ureter sofre ressecção e é reimplantado no lúmen vesical. Em cães, o ureter pode ser implantado na bexiga pela utilização de sutura transversa simples ou túnel intramural (o comprimento do túnel com relação ao diâmetro do orifício ureteral é de 3:1). A última técnica pode causar menor fibrose e retorno mais rápido da função ureteral normal.

Realize uma cistotomia ventral conforme descrito previamente para neoureterostomia. Ligue o ureter e faça transecção dele, preservando o maior comprimento possível (Figura 24.20). Realize uma sutura de ancoragem na extremidade proximal do ureter que sofreu transecção. Incise a mucosa vesical e crie um túnel de submucosa oblíquo e curto na parede vesical. Utilize a sutura de ancoragem para trazer o ureter até o lúmen vesical a fim de prevenir danos ao ureter. Assim que o ureter estiver dentro do lúmen vesical, a extremidade distal deve ser excisada; a extremidade remanescente do ureter deve ser espatulada e então suturada à mucosa vesical, utilizando fio absorvível sintético 5-0 (p. ex., poliglecaprona 25, glicômero 631) em um padrão aposicional simples interrompido.

Ablação a *Laser* Guiada por Cistoscopia

Com o cão em decúbito dorsal, examine a vagina e o trato urinário inferior utilizando um cistoscópio rígido de tamanho apropriado com fluxo passivo de salina a 0,9%. Após identificação de ureteres ectópicos uni ou bilaterais, utilize um *laser* diodo ou um dispositivo cirúrgico de radiofrequência para transecção do tecido que separa o segmento ectópico uretral da uretra e bexiga. Incise o tecido a partir do orifício ureteral se estendendo cranialmente em direção ao lúmen vesical.

MATERIAIS DE SUTURA E INSTRUMENTOS ESPECIAIS

Fios de sutura absorvíveis, como a polidioxanona (PDS®), poliglicoconato (Maxon®), poliglecaprona 25 (Monocryl®), ou glicômero 631 (Biosyn®) devem ser utilizados na bexiga porque materiais não absorvíveis podem promover formação de cálculo ou infecção. Fios multifilamentares podem ser rapidamente degradados na urina infectada. Fios pequenos (i.e., 4-0 ou 5-0) são preferíveis para suturar o ureter à mucosa vesical. Fios não absorvíveis poderiam ser considerados para

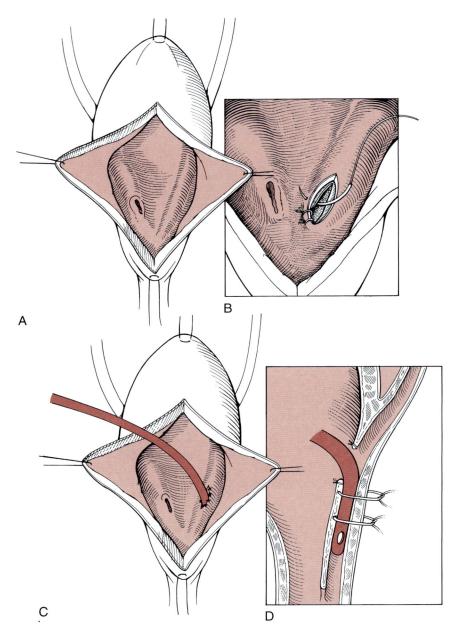

Figura 24.19 Neoureterostomia é realizada para ureteres ectópicos intramurais. (A) Realize uma cistotomia e faça uma incisão longitudinal de 3 a 5 mm através da mucosa vesical em direção ao lúmen ureteral. (B) Utilizando fio de sutura absorvível, suture a mucosa ureteral à bexiga em um padrão interrompido simples. (C) Posicione um cateter de 3,5 ou 5 Fr em direção ao ureter distal. (D) Distal ao novo estoma, passe um ou dois fios não absorvíveis a partir da superfície serosa circunferencialmente ao redor do tubo, permanecendo sob a mucosa.

ligação do ureter distal, pois a incontinência pode recidivar como resultado da recanalização.

CUIDADO E AVALIAÇÃO PÓS-CIRÚRGICOS

O animal deve ser observado atentamente após a cirurgia para sinais de obstrução ou extravasamento urinário. Se ocorrer obstrução ureteral em decorrência de edema pós-cirúrgico, um cateter urinário permanente deve ser colocado durante 3 a 4 dias até que ocorra micção normal. Se a ectopia bilateral for corrigida durante a mesma cirurgia (ou se existir distúrbio renal significativo no rim contralateral após cirurgia unilateral), o animal deve ser monitorado para insuficiência renal devido a edema ureteral e subsequente obstrução. O ácido dietilenotriamina pentacético marcado com tecnécio-99m (^{99m}Tc-DTPA) pode ser um auxílio útil para avaliação da função ureteral em cães após ureteroneocistostomia. Se a incontinência persistir por mais de 2 a 3 meses no período pós-cirúrgico, uma urografia excretora, cistoscopia, TC ou avaliação urodinâmica devem ser realizados. Ocasionalmente, a extremidade distal do ureter ligado está patente, ou uma ectopia bilateral não foi percebida.

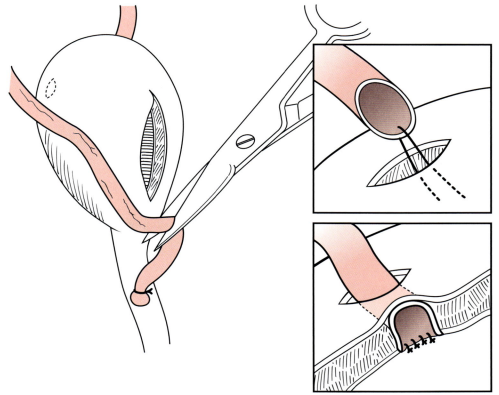

Figura 24.20 Ureteroneocistostomia é realizada quando o ureter for extraluminal. Ligue o ureter e realize a transecção dele. Posicione uma sutura de ancoragem na extremidade proximal do ureter que sofreu transecção. Incise a mucosa vesical e crie um túnel submucoso oblíquo e curto na parede vesical. Espatule a extremidade do ureter e o suture à mucosa vesical com fio absorvível.

NOTA O edema do estoma ureteral é provavelmente comum após esta cirurgia e pode causar certa obstrução ao fluxo urinário, mas geralmente não é detectado e é resolvido sem terapia.

PROGNÓSTICO

Relatos passados sugerem que cerca de 30% dos pacientes estão completamente continentes no período pós-cirúrgico; entretanto, 72% dos cães-machos e fêmeas com ureteres ectópicos corrigidos cirurgicamente estavam continentes em um estudo de 2012.[8] Labradores retrievers parecem ter melhor prognóstico quando comparados a outras raças. Vários cães com ureteres ectópicos possuem anormalidades funcionais da bexiga urinária ou uretra. A obtenção de aferições da pressão uretral antes da cirurgia e após início da terapia com dietilestilbestrol, estriol ou fenilpropanolamina (p. 666) pode ajudar a prever a probabilidade de continência após a cirurgia. Huskies siberianos são particularmente predispostos à incontinência pós-cirúrgica em razão da alta incidência de incompetência concomitante do esfíncter uretral. Estes cães podem responder ao dietilestilbestrol, estriol, agonistas alfa-adrenérgicos ou imipramina. Se houver hipoplasia vesical, a incontinência pode persistir até que a bexiga aumente e funcione apropriadamente como um reservatório. Cães com ductos ureterais podem ter um prognóstico pior do que cães com ureteres ectópicos intramurais não distendidos. A incapacidade de resseccionar uma ureterocele pode resultar em incontinência prolongada e ITU.

CÁLCULOS RENAIS E URETERAIS

DEFINIÇÕES

Urolitíase se refere à condição de ter cálculos urinários ou urólitos (rim, ureter, bexiga ou uretra). A condição de ter cálculos renais ou ureterais (i.e., **nefrólitos** ou **ureterólitos**) é chamada de **nefrolitíase** ou **ureterolitíase**, respectivamente. **Nefrolitotomia** é realizada para remover cálculos renais da pelve renal, pela incisão através do parênquima renal; **pielolitotomia** é uma incisão na pelve renal e ureter proximal. **Ureterolitotomia** é a remoção de cálculos do ureter por incisão (**ureterotomia**). Um **cálculo dendrítico** é aquele que ocorre na pelve renal e se estende em direção ao divertículo. Nefrolitotomia é também conhecida como *litonefrotomia*.

CONSIDERAÇÕES GERAIS E FISIOPATOLOGIA CLINICAMENTE RELEVANTE

Menos que 5% dos urólitos caninos são encontrados nos rins e ureteres. Entretanto, a incidência de pedras ureterais felinas cresceu de forma marcante durante os últimos 15 a 20 anos, 90 a 100% das quais consistindo em oxalato de cálcio. Nefrólitos representam um desafio diagnóstico e terapêutico único porque podem ser clinicamente silenciosos, ou os animais afetados podem ter dor, febre e/ou insuficiência renal atribuível à obstrução da via de saída urinária, fibrose ou infecção. Os sinais clínicos de ureterólitos também podem ser inespecíficos e descobertos incidentalmente. Cálculos renais e ureterais podem ser uni ou bilaterais. Cálculos renais ou ureterais bilaterais podem estar presentes em até 25% dos gatos afetados e 20% dos cães. Menos de 10% dos gatos tipicamente possuem cálculos vesicais associados.

Urólitos de estruvita (fosfato amônio magnesiano) e oxalato de cálcio são os tipos mais comuns em cães; outros tipos incluem pedras de urato, silicato, cistina e mistas. Nefrólitos e ureterólitos de oxalato de cálcio são os tipos mais comuns em gatos. A patogenia dos urólitos de oxalato de cálcio é mal compreendida, mas uma alta associação já foi observada entre nefroureterólitos de oxalato de cálcio e DRC.

A decisão sobre remoção de todas as pedras renais e ureterais é controversa. A remoção deve ser considerada se os cálculos renais estiverem associados à infecção ou hematúria, ou se cálculos ureterais estiverem causando obstrução completa. A remoção de pedras não infeccionadas do rim pode resultar em maior dano do que aquele causado pelos cálculos por si sós. Outros fatores a serem considerados ao decidir sobre a cirurgia incluem a efetividade da terapia médica para dissolução do cálculo, função renal no rim afetado e contralateral, o estado geral de saúde do animal e a presença de uropatia obstrutiva (i.e., hidronefrose, hidroureter ou insuficiência renal).

Embora a remoção não cirúrgica de cálculos renais seja comum em pessoas (i.e., litotripsia), estas técnicas são menos disponíveis e efetivas em cães e gatos. A litotripsia tem sido utilizada para fragmentar ureterólitos em cães; entretanto, não é recomendada em gatos, pois o rim felino é mais sensível à lesão induzida por onda de choque. A dissolução clínica pode ser efetiva em alguns cálculos, mas nefrólitos e ureterólitos de oxalato de cálcio não são sensíveis à dissolução. Qualquer cálculo que seja cirurgicamente removido deve ser submetido à análise (Figura 24.21) porque o conhecimento da composição mineral do cálculo direciona a terapia apropriada para ajudar a prevenir recidivas. Em razão da relação entre infecção e cálculos, uroculturas microbianas aeróbias (e do cálculo, se disponível) são obrigatórias para pacientes com urólitos. Fatores que contribuem para a formação de urólitos incluem pH urinário favorável, infecções, altas concentrações de cristaloides na urina e concentrações diminuídas de inibidores da cristalização de urina (ver p. 701 para uma discussão mais detalhada sobre a formação e tratamento de cálculos). De forma geral, é difícil ou impossível eliminar ITU se houver cálculos.

DIAGNÓSTICO

Apresentação Clínica

Sinais Clínicos

Alguns animais têm maior incidência de urolitíase em razão de predisposições raciais, anormalidades metabólicas ou processos mórbidos subjacentes (Capítulo 25). Raças com maior risco de desenvolvimento de cálculos renais incluem Schnauzers miniatura, Shih tzus, Lhasa apsos, Yorkshire terriers e Pugs-fêmeas. Também em alto risco estão Dálmatas-machos e Basset hounds-machos. Dentre as raças de pequeno porte, fêmeas possuem geralmente maior risco de desenvolvimento de cálculos renais do que machos. Animais de meia-idade ou idosos possuem maior taxa de urolitíase de trato superior do que animais jovens. A idade média de gatos com ureterólitos foi relatada como sendo de 7 anos, mas gatos jovens também podem ser afetados. Não foi notada predisposição racial ou sexual aparente em gatos.

Histórico

A informação do histórico varia, dependendo de se a pedra causou obstrução ou se há infecção. Com frequência nefroureterólitos são observados incidentalmente. Sinais clínicos podem ser intermitentes, particularmente se o animal já foi tratado com antibióticos. Estrangúria, hematúria e polaciúria são sinais relativamente comuns. Um histórico prévio de urolitíase é comum se a análise do cálculo não foi realizada ou se a terapia apropriada não foi instituída após cirurgia prévia. Os sinais clínicos mais comuns em gatos com cálculos ureterais são inespecíficos (p. ex., anorexia ou inapetência, êmese, perda de peso, poliúria, polidipsia). Outros sinais clínicos menos comuns podem incluir estrangúria, hematúria, polaciúria, sinais de dor abdominal e sialorreia.

> **NOTA** Pode ser importante realizar radiografias simples em todos os gatos com doença mal definida, independentemente de haver evidências de doença renal aguda ou DRC, pois os sinais clínicos em gatos com ureterólitos são tipicamente inespecíficos.

Achados de Exame Físico

Cálculos renais podem ser assintomáticos, ou podem estar associados à hematúria, sinais de ITU (p. ex., polaciúria, estrangúria), sinais de DRC ou LRA (i.e., anorexia, depressão, êmese e poliúria-polidipsia), dor no flanco e/ou renomegalia. Hematúria é frequentemente o sinal clínico observado em gatos com nefrolitíase; estes gatos podem ser erroneamente diagnosticados como portadores de cistite idiopática felina. Poliúria-polidipsia, letargia, depressão, febre e anorexia são consistentes com pielonefrite. A infecção pode causar destruição renal substancial e uremia (p. ex., anoréxico, deprimido, desidratado e vomitando). Disúria ou estrangúria podem ocorrer com ITU inferior concomitante. Sinais associados a cálculos ureterais são usualmente causados por pielonefrite concomitante ou uropatia obstrutiva (i.e., uremia). Achados de exame físico em gatos com cálculos ureterais podem ser inespecíficos (p. ex., dor à palpação abdominal e perda de peso), ou anormalidades do trato urinário (p. ex., hematúria, estrangúria, polaciúria) podem ser observadas.

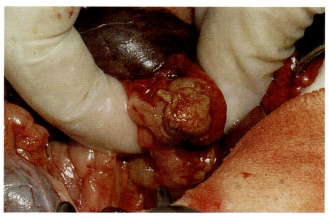

Figura 24.21 Cálculo renal em um cão.

CAPÍTULO 24 Cirurgia dos Rins e Ureteres

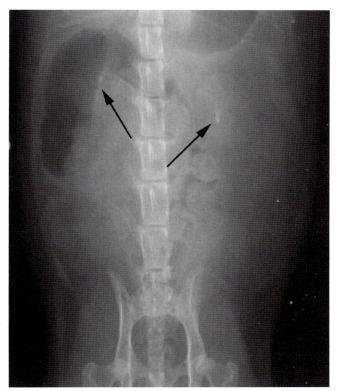

Figura 24.22 Cálculos renais radiopacos em um gato *(setas)*.

Diagnóstico por Imagem

Cálculos renais e ureterais podem ser achados incidentais radiográficos e ultrassonográficos. A maioria dos cálculos renais e ureterais é radiopaca e surge como aumento de opacidades na pelve renal ou ureter (Figura 24.22). Os ureteres, bexiga e uretra devem ser examinados atentamente para cálculos sempre que nefrólitos são encontrados. Anormalidades associadas (p. ex., hidronefrose ou hidroureter) podem ser avaliadas por ultrassonografia (preferível) ou urografia excretora (p. 665). A maioria dos gatos com cálculos ureterais também possui cálculos renais, e, alguns casos, vesicais. A maioria dos gatos com cálculos ureterais tem evidências de obstrução ureteral (p. ex., dilatação do ureter e/ou pelve renal) na avaliação ultrassonográfica.

Técnicas avançadas de imagem (TC ou ressonância magnética) também podem ser úteis para avaliação de obstrução ureteral em gatos. A urografia excretora é menos eficaz para identificação de obstrução devido à má qualidade do exame, pois o grau de opacificação é dependente da TFG e da capacidade de concentração renal, as quais estão frequentemente anormais em animais com cálculos ureterais. A pielografia anterógrada percutânea tem sido descrita como uma alternativa à urografia excretora tradicional e pode ser mais sensível; entretanto, o extravasamento de contraste e o potencial de hemorragias tornam esta modalidade de imagem pior do que o ultrassom ou técnicas de imagem avançadas.

Achados Laboratoriais

Hemograma, perfil bioquímico sérico, urinálise e urocultura devem ser realizados. A ITU concomitante é comum. A insuficiência renal pode ser causada por pielonefrite crônica ou uropatia obstrutiva (p. 650). Evidências de hepatopatias ou *shunt* portossistêmico (p. ex., ureia baixa, hipocolesterolemia, hipoalbuminemia, aumento dos ácidos biliares séricos, hiperamonemia) podem estar presentes em animais com cálculos de urato. A ureterolitíase felina está comumente associada a azotemia, hiperfosfatemia, anemia e hiperpotassemia. Ocasionalmente, hipercalcemia é observada, porém hipocalcemia é mais comum. A ureterolitíase unilateral está frequentemente associada a azotemia e hiperfosfatemia em gatos, sugerindo transtorno da função renal no rim contralateral.

DIAGNÓSTICO DIFERENCIAL

Urólitos são possíveis em qualquer animal atendido com LRA, DRC, uroabdome, ITU, hematúria, estrangúria ou polaquiúria.

MANEJO CLÍNICO

Possíveis causas subjacentes de cálculos renais ou ureterais devem ser identificadas e tratadas (p. ex., ITU). Alguns cálculos podem ser tratados com terapia dietética ou agentes farmacológicos (ver a discussão sobre cálculos vesicais, p. 701). A diurese por fluidoterapia apenas ou em combinação a fármacos diuréticos pode resolver causas intraluminais de obstrução. Em gatos, tem sido empiricamente sugerido que o glucagon (0,1 mg/gato IV duas vezes por dia) pode causar relaxamento da musculatura lisa ureteral e promover passagem de cálculos ureterais, mas pode haver efeitos colaterais adversos, e sua utilização não é recomendada. Se a terapia dietética for utilizada para dissolução de cálculos renais, as pedras podem se tornar pequenas o suficiente para adentrar o ureter e causar obstrução; estes animais devem ser monitorados atentamente para evidências de obstrução ureteral durante tal terapia. Em gatos severamente doentes com obstrução ureteral, a implantação percutânea de um tubo de nefropielostomia pode permitir o tratamento da azotemia antes da cirurgia. Esta técnica pode também ajudar a determinar se o rim obstruído possui qualquer função remanescente antes da cirurgia.

Tubos de Nefropielostomia Percutâneos

Utilizando guia por ultrassom, coloque um cateter de calibre 16 através da parede corporal, de lateral a medial adjacente ao rim, e passe através do rim em direção à pelve renal. Corte a ponta de um cateter de borracha de 3,5 Fr e passe através do cateter IV. Posicione a ponta na pelve renal. Remova o cateter IV e coloque-o sobre o eixo do cateter de borracha. Fixe o tubo de nefrostomia com uma sutura profunda que incorpore pele e musculatura subjacente para minimizar o deslocamento. Conecte o cateter a um sistema de drenagem fechado.

TRATAMENTO CIRÚRGICO

A remoção cirúrgica de cálculos renais e ureterais deve ser considerada quando eles estiverem infectados ou causarem obstrução. Para prevenir o dano renal irreversível, a cirurgia deve ser realizada assim que possível, contanto que a condição do animal já tenha sido estabilizada. Entretanto, vários animais com pielonefrite devido à nefrolitíase têm doença renal crônica, e existem tantos riscos anestésicos e cirúrgicos que o manejo clínico paliativo crônico pode ser escolhido. Alternativas à remoção cirúrgica de cálculos ureterais incluem cateterismo ureteral e implantação de SUB.

Se possível, anormalidades hidroeletrolíticas e acidobásicas devem ser corrigidas antes da cirurgia. Antibióticos apropriados devem ser administrados conforme indicado por urocultura e testes de suscetibilidade. Se a antibioticoterapia não tiver sido iniciada antes da cirurgia, devem ser administrados antibióticos (p. ex., cefazolina) após obtenção de culturas transcirúrgicas. A função renal de ambos os rins deve ser determinada antes da cirurgia. A nefrectomia, em vez da remoção dos cálculos, é indicada em rins não funcionais; caso contrário, o rim e o ureter devem ser preservados.

> **NOTA** Tenha certeza de determinar o quão funcional esteja cada rim antes da cirurgia. Algumas vezes um rim que macroscopicamente parece em estágio final é aquele com a maior parte da função remanescente.

Anestesia

Se não houver distúrbio renal, vários regimes anestésicos podem ser utilizados com segurança. Se houver substancial disfunção renal, ver p. 650 para protocolos anestésicos sugeridos. Previna hipotensão para proteger o fluxo sanguíneo ao rim remanescente durante a nefrectomia.

Anatomia Cirúrgica

A anatomia cirúrgica do rim e ureter é discutida na p. 653.

Posicionamento

O animal é posicionado em decúbito dorsal, e o abdome é preparado para uma incisão na linha média ventral. A área preparada deve ser estendida desde abaixo do xifoide até caudal ao púbis. Se for realizada nefrectomia, a incisão deve ser estendida caudalmente até permitir que o ureter seja ligado próximo à bexiga.

TÉCNICA CIRÚRGICA

Todo o sistema urinário, incluindo o rim contralateral e o ureter, deve ser explorado antes da remoção dos cálculos. Ocasionalmente, vários cálculos ureterais e renais são encontrados. Cálculos também podem ser encontrados na bexiga ou uretra. Cálculos renais podem ser removidos por nefrotomia (p. 656) ou pielolitotomia (p. 657). Se a pelve renal e o ureter estiverem suficientemente dilatados, uma pielolitotomia é preferível, pois evita incisão ao parênquima renal e subsequente dano. Entretanto, se a pedra for grande e envolver o divertículo e a pelve, a nefrotomia pode usualmente ser necessária. Ocasionalmente, pedras menos rígidas podem ser esmagadas e removidas através da pelve renal, mas é necessário cuidado para impedir dano ureteral que possa causar subsequente formação de constrições.

> **NOTA** Sempre submeta as pedras a análise e cultura.

A nefrotomia bilateral coloca o paciente em risco de insuficiência renal pós-cirúrgica. Se possível, procedimentos gradativos devem ser considerados. A pelve renal ou o ureter devem ser cultivados. Pedras devem ser analisadas e cultivadas. Elementos fúngicos são raramente observados pela análise citológica do material (material arenoso, exsudato) encontrado na pelve renal, mas quando presentes sugerem aspergilose sistêmica, uma doença severa potencialmente fatal.

A ureterotomia pode ser realizada em animais com cálculos ureterais; entretanto, uma combinação de técnicas microcirúrgicas e cuidado pós-cirúrgico intensivo é necessária para minimizar a morbidade. Se cálculos forem localizados nos dois terços distais do ureter, eles podem ser removidos por ureterectomia parcial e ureteroneocistostomia (p. 667). Se estiverem localizados no terço proximal do ureter, são removidos por ureterotomia. Ureterólitos muito proximais podem ser alcançados através de pielotomia. Se a ureterotomia for realizada, um tubo de nefrostomia pode diminuir o extravasamento de urina pós-cirúrgico, mas complicações importantes estão associadas a este procedimento. De forma alternativa, um dreno peritoneal pode ser colocado para abordar o extravasamento urinário transitório.

MATERIAIS DE SUTURA E INSTRUMENTOS ESPECIAIS

Fios de sutura absorvíveis, como polidioxanona (PDS®), poligliconato (Maxon®), poliglecaprona 25 (Monocryl®) ou glicômero 631 (Biosyn®) devem ser utilizados no rim e ureter. Instrumentos pediátricos ou oftálmicos, assim como lupas ou microscópio cirúrgico, podem facilitar a cirurgia ureteral

CUIDADO E AVALIAÇÃO PÓS-CIRÚRGICOS

O animal deve ser observado atentamente após a cirurgia para sinais de obstrução ou extravasamento urinário. A insuficiência renal pode ocorrer se foi realizada nefrotomia bilateral ou se transtorno renal significativo estava presente no rim contralateral antes da cirurgia. Ver p. 662 para cuidado pós-cirúrgico de pacientes com nefropatia.

COMPLICAÇÕES

As principais complicações da cirurgia renal são insuficiência renal, hemorragia e extravasamento urinário. O extravasamento ou obstrução urinária causada por estenose ou constrição é comum após cirurgia ureteral. A nefrotomia é infrequentemente associada ao extravasamento de urina, hematúria persistente, dilatação da pelve renal, mineralização renal, nefrolitíase, pielite supurativa, ITU bacteriana e/ou hidronefrose.

CONSIDERAÇÕES ESPECIAIS RELACIONADAS COM A IDADE

Vários animais (especialmente aqueles com mais de 5 anos) possuem certo grau de doença renal e necessitam de monitoramento cuidadoso durante qualquer procedimento anestésico. Hipotensão deve ser prevenida durante e após a cirurgia a fim de evitar maiores danos renais. Se houver cardiopatia, fluidos devem ser utilizados com precaução a fim de prevenir hiper-hidratação ao mesmo tempo que o fluxo sanguíneo renal é mantido.

PROGNÓSTICO

A maioria dos urólitos recidiva se a doença subjacente, infecção ou anormalidade metabólica não for tratada, frequentemente dentro de poucos meses, mas algumas vezes dentro de semanas. O efeito da nefrotomia sobre a função renal é inconsistente. A nefrotomia pode diminuir a função renal como resultado de uma combinação de dano direto aos néfrons mais as alterações causadas por oclusão vascular (i.e., inflamação, edema, formação de cicatrizes e dano isquêmico). O efeito da nefrotomia sobre a TFG em cães e gatos é mal compreendido.

O tratamento cirúrgico de cálculos ureterais em gatos pode ocasionar um prognóstico melhor do que o tratamento clínico. A sobrevida média em gatos após cirurgia ureteral é relatada como sendo de 1.519 dias, com taxa de mortalidade peroperatória de 8%.[9] O prognóstico para recuperação da função renal após remoção de cálculos é dependente do grau e da duração da obstrução. A melhora na capacidade de concentração renal pode ser esperada após obstrução ureteral unilateral completa se a obstrução for resolvida dentro de 1 semana após o início do quadro.

CATETERISMO URETERAL

A implantação de cateteres ureterais uni ou bilaterais é uma forma de desviar da obstrução, particularmente em gatos, independentemente da localização da obstrução ou do número de cálculos presentes no rim ou ureter. Cateteres comumente utilizados para obstrução

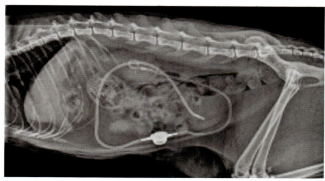

Figura 24.24 Radiografia lateral após dispositivo de derivação ureteral subcutânea em um gato de 9 anos.

QUADRO 24.4	Tipos de Tumores Renais Caninos
Malignos	
Carcinomas	
Carcinomas de células escamosas	
Carcinomas indiferenciados	
Fibrossarcomas	
Hemangiossarcomas	
Leiomiossarcomas	
Nefroblastomas	
Benignos	
Adenomas	
Hemangiomas	
Teratoma	

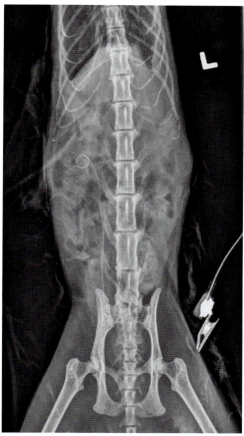

Figura 24.23 Radiografia ventrodorsal após implante de cateter ureteral em um gato de 6 anos.

ureteral felina são os de poliuretano duplo J de 2,5 Fr (Vet-Stent-Ureter®, Infiniti Medical) (Figura 24.23). Cateteres permitem a dilatação ureteral passiva, restabelecimento do fluxo urinário e recuperação potencial do rim afetado. A implantação de cateteres ureterais pode ser realizada endoscopicamente por guia cistoscópico e/ou fluoroscópico com colocação do cateter através da junção ureterovesicular, ou a partir de uma abordagem da linha média ventral. A partir de uma abordagem aberta, os cateteres podem ser implantados por via normógrada por pielocentese, retrógrada por cistotomia através da junção ureterovesicular, ou retrógrada através de incisão de ureterotomia. Complicações associadas aos cateteres ureterais incluem migração do cateter, fratura do cateter, obstrução recorrente, ITU recidivante e doença crônica do trato urinário. Em um estudo, 27% dos gatos necessitaram de reimplantação do cateter devido a uma série de complicações.[10]

Em comparação direta de gatos submetidos à cirurgia ureteral com ou sem implantação de cateter ureteral, gatos com cateteres ureterais tiveram menor taxa de mortalidade peroperatória (8% *vs.* 22%) e mais provavelmente tiveram resolução da azotemia antes da alta hospitalar.[11] Em um estudo separado, as taxas de mortalidade peroperatória e tempos de sobrevida médios foram semelhantes entre gatos com cateteres ureterais (9%; 1.575 dias) e gatos sem cateteres ureterais (8%; 1.519 dias).[9]

DISPOSITIVO DE DERIVAÇÃO URETERAL SUBCUTÂNEO

Um dispositivo SUB é um sistema implantável permanente desenvolvido para contornar a obstrução ureteral em gatos e cães. O sistema conecta um tubo de nefrostomia em duplo J fixado a um tubo de cistotomia fenestrado e com coxim através de um acesso de titânio implantado por via subcutânea (Figura 24.24). O propósito do acesso é permitir a lavagem e amostragem do sistema conforme necessário, o que contribui para a patência em longo prazo. Os acessos necessitam de lavagem a cada 3 ou 4 meses inicialmente a fim de prevenir incrustação e obstrução. A dilatação pélvica renal de pelo menos 5 mm é necessária para a implantação do tubo de nefrostomia. Complicações incluem extravasamento urinário em qualquer ponto do sistema; hemorragia durante a implantação do tubo de nefrostomia; oclusão do sistema por coágulos sanguíneos, *debris* ou cálculos; dobras do equipo; e ITU. Grandes estudos sobre os resultados com relação à utilização de SUB em gatos com obstrução ureteral não estão atualmente disponíveis; entretanto, dados iniciais demonstram que a frequência de complicações peroperatórias, taxa de mortalidade peroperatória e potencial para sobrevida em longo prazo são comparáveis a outros métodos cirúrgicos para tratamento de obstruções ureterais.[12]

NEOPLASIAS RENAIS E URETERAIS

DEFINIÇÃO

Nefroblastomas são tumores mistos malignos de rápido desenvolvimento, que surgem de elementos embrionários do rim. Eles são também chamados de *adenomiossarcoma embrionário, nefroma,* e *tumor de Wilms.*

CONSIDERAÇÕES GERAIS E FISIOPATOLOGIA CLINICAMENTE RELEVANTE

Tumores renais primários são incomuns em cães e gatos. Aproximadamente 85% dos tumores renais são malignos, e doenças metastáticas torácicas são comuns. Tumores renais possuem quatro origens distintas (tipos): tubular renal, de células transicionais, nefroblásticos e não epiteliais. Em cães, carcinomas (também conhecidos como *carcinoma tubular renal* e *adenocarcinoma tubular renal*) são mais comuns, seguidos por sarcomas (Quadro 24.4). *Linfoma* é a neoplasia renal mais comum em gatos e pode ser primária ou metastática (associada a linfoma alimentar). Quase 10% dos gatos desenvolvem tumores malignos (especialmente linfoma) após transplante renal e imunossupressão. A dermatofibrose nodular generalizada, um distúrbio cutâneo observado em cães Pastores-alemães, está associada a cistoadenocarcinomas renais e outras neoplasias. *Nefroblastomas* são tumores raros de cães jovens e adultos que estão associados à osteopatia hipertrófica (p. 1297). A maioria é maligna, e estes tumores supostamente surgem a partir de tecido embrionário ou blastema metanéfrico (i.e., tecido que forma os componentes proximais do néfron desde o glomérulo até o túbulo contorcido distal) que tenha persistido em um estado primitivo sem diferenciação completa em tecido funcional.

O envolvimento renal bilateral pode ocorrer em até 30% dos cães com neoplasia renal primária. Metástases ao fígado, glândulas adrenais, pulmões, linfonodos, ossos e cérebro são comuns em casos de tumores renais. A metástase pulmonar é detectada radiograficamente em quase metade dos cães com carcinoma renal. Metástases pulmonares ocorrem em alguns nefroblastomas, mas é infrequente em casos de tumores de células transicionais. A metástase renal de outros tumores abdominais primários é comum. A neoplasia renal pode causar sinais locais ou manifestações sistêmicas de insuficiência renal. Tumores que surgem a partir da pelve renal são mais aptos de causar hematúria ou hidronefrose do que sinais de insuficiência renal. Se o rim contralateral estiver normal, o dano renal unilateral pode não causar insuficiência renal mesmo que este rim se torne não funcional. Grandes neoplasias renais podem comprimir ou invadir a veia cava caudal, causando obstrução vascular. A circulação colateral geralmente se desenvolve em tais casos, impedindo sinais de obstrução (p. ex., edema de membros posteriores ou ascite).

> **NOTA** A neoplasia renal primária pode ocorrer bilateralmente.

Tumores ureterais são muito incomuns; somente 17 casos já foram documentados na literatura veterinária. A maioria dos tumores ureterais é benigna; entretanto, existem três relatos de sarcoma ureteral em cães.

DIAGNÓSTICO

Apresentação Clínica

Sinais Clínicos

Cães com tumores renais são tipicamente animais idosos de raças grandes (idade média, 8,1 anos; peso médio, 24,9 kg). Não foi observada até hoje predileção racial, com exceção de cistoadenocarcinomas renais multifocais em cães Pastores alemães. Embora estudos prévios tenham observado que carcinomas renais acometem mais comumente cães-machos do que fêmeas, o estudo mais recente não identificou uma predisposição sexual. Entretanto, dentre cães com sarcomas renais, machos foram afetados menos comumente do que fêmeas. Nefroblastomas e sarcomas renais indiferenciados ocorrem mais comumente em cães e gatos jovens; entretanto, eles também podem ocorrer em animais idosos. Teratomas são raros, mas podem ocorrer nos rins de cães jovens.

Histórico

Animais com tumores renais primários frequentemente possuem sinais vagos e inespecíficos. Os sinais clínicos mais comuns relatados são hematúria, inapetência, letargia e perda de peso. O aumento abdominal devido a uma massa renal pode ser o único sinal. A insuficiência renal é observada principalmente em casos de envolvimento bilateral (p. ex., linfoma em gatos). Dispneia relacionada com metástases pulmonares é ocasionalmente notada.

Achados de Exame Físico

Massa abdominal é geralmente palpada em cães e gatos com neoplasia renal. O rim pode parecer aumentado, firme ou nodular. Outros achados são frequentemente inespecíficos e podem incluir perda de peso, inapetência, letargia, anemia, dispneia e pirexia. Claudicação tem sido associada a metástase óssea e osteopatia hipertrófica.

Diagnóstico por Imagem

O aumento renal pode ser identificado em radiografias abdominais simples; entretanto, a ultrassonografia é mais sensível e específica. A urografia excretora pode localizar a neoplasia e definir o envolvimento parenquimatoso. Se houver suspeita de envolvimento vascular, a angiografia seletiva pode detectar lesões intra ou extravasculares (compressivas). Imagens com cortes transversais (i.e., TC e ressonância magnética) podem ser empregadas para avaliar massas renais. Radiografias torácicas devem ser obtidas porque quase 20% dos cães com tumores renais possuem evidências de metástases pulmonares.

Achados Laboratoriais

Achados laboratoriais são frequentemente inespecíficos; entretanto, anemia e azotemia são comuns. Hemograma (incluindo contagem plaquetária), perfil bioquímico sérico e urinálise são indicados. Policitemia é raramente observada. Hematúria evidente pode ocorrer em casos de tumores mesenquimais (p. ex., sarcomas anaplásicos, fibromas, hemangiossarcomas, linfossarcomas) e tumores de células transicionais; entretanto, a hematúria microscópica é mais comum. Pode ser notada proteinúria.

DIAGNÓSTICO DIFERENCIAL

Neoplasia renal deve ser diferenciada de outras causas de renomegalia (p. ex., hidronefrose, doença policística, abscesso) ou aumento abdominal (p. ex., neoplasia esplênica ou hepática). Animais com *shunts* portossistêmicos congênitos podem ter renomegalia bilateral não patológica. A ultrassonografia abdominal é a ferramenta diagnóstica mais útil para casos de neoplasias renal e ureteral. A biópsia guiada por ultrassom (p. 654) pode ser realizada se o rim não parecer preenchido por líquido; entretanto, a biópsia pode causar peritonite ou hemorragia incontrolável, ou pode inocular células tumorais no abdome.

Pseudocistos perirrenais têm sido relatados em gatos e são formados quando há acúmulo de líquido entre o parênquima do rim e a cápsula renal, devido à doença parenquimatosa subjacente. A ressecção da parede do pseudocistos é efetiva em eliminar sinais, mas não necessariamente cessa a progressão da doença renal. O prognóstico para gatos com pseudocistos está relacionado com o grau de disfunção renal no momento do diagnóstico.

MANEJO CLÍNICO

O tratamento clínico pré-cirúrgico de animais com neoplasia renal é necessário se houver insuficiência renal ou se a anemia for severa (i.e., hematócrito menor que 20%). O tratamento clínico de animais com insuficiência renal é discutido na p. 650.

TRATAMENTO CIRÚRGICO

A nefrectomia é indicada para tumores renais malignos se eles forem unilaterais e não houver evidências de metástases (Figura 24.25).

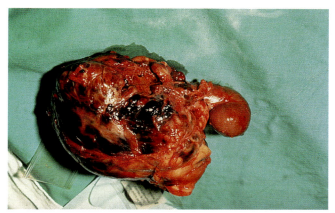

Figura 24.25 Hemangioendotelioma renal em um cão de 6 anos.

Cães com carcinoma renal ocasionalmente vivem durante anos após a remoção do rim afetado. Entretanto, metástases estão tipicamente presentes no momento do diagnóstico em razão do início tardio dos sinais clínicos. A quimioterapia adjuvante ou radioterapia pode prolongar as vidas de cães e gatos com neoplasia renal maligna, mas poucos dados estão disponíveis para basear recomendações. Gatos com linfoma renal podem responder à quimioterapia por períodos de tempo variáveis.

Manejo Pré-cirúrgico

Anormalidades hidroeletrolíticas e acidobásicas devem ser corrigidas antes da cirurgia, se possível. A antibioticoterapia peroperatória é indicada em alguns pacientes (i.e., pacientes com grandes neoplasias que podem estar secundariamente infeccionadas, ou naqueles que estejam imunossuprimidos ou cronicamente debilitados). Animais com ITU preexistentes devem ser tratados pré-cirurgicamente com antibióticos. Se o paciente estiver substancialmente anêmico, a pré-oxigenação é benéfica. Transfusões sanguíneas pré-cirúrgicas devem ser consideradas em pacientes moderada a severamente anêmicos, e deve haver sangue disponível para transfusões transoperatórias e pós-cirúrgicas, se necessário.

Anestesia

Se não houver distúrbios renais, vários regimes anestésicos podem ser utilizados com segurança. Se houver transtornos renais, ver p. 650 para protocolos anestésicos sugeridos.

Anatomia Cirúrgica

A anatomia cirúrgica do rim e ureter é discutida na p. 653.

Posicionamento

O animal é posicionado em decúbito dorsal, e o abdome é preparado para uma incisão na linha média ventral. A área preparada deve ser estendida desde acima do xifoide até abaixo do púbis.

TÉCNICA CIRÚRGICA

Todo o abdome deve ser explorado em busca de metástases antes da realização de nefrectomia (p. 517). O outro rim deve ser palpado e biópsias, realizadas, se houver suspeita de envolvimento bilateral. Citologias transoperatórias ou exame de cortes congelados são úteis para determinar a malignidade do tumor. O ureter adjacente deve ser localizado para garantir que não seja ligado inadvertidamente. Ocasionalmente, o tumor invadirá o tecido circundante (p. ex., musculatura sublombar, veia cava caudal), tornando a remoção completa difícil. Todo o ureter deve ser removido com o rim. O manuseio cuidadoso do rim neoplásico e a ligação da veia renal podem ajudar a prevenir a inoculação de células neoplásicas pela vasculatura ou diretamente no tecido adjacente. Biópsias hepáticas e de linfonodos devem ser realizadas rotineiramente.

MATERIAIS DE SUTURA E INSTRUMENTOS ESPECIAIS

Fios de sutura absorvíveis, como a poliglactina 910 (Vicryl®), polidioxanona (PDS®), poligliconato (Maxon®), poliglecaprona 25 (Monocryl®), ou glicômero 631 (Biosyn®), ou seda cardiovascular não absorvível, podem ser utilizados para ligar vasos renais e ureter.

CUIDADO E AVALIAÇÃO PÓS-CIRÚRGICOS

Ver p. 652 para cuidado pós-cirúrgico de pacientes com doença renal.

COMPLICAÇÕES

As principais complicações da nefrectomia são hemorragia e extravasamento urinário. Se o animal tiver DRC preexistente, LRA pode ocorrer no período pós-cirúrgico. Em casos de grandes tumores renais, a ligação inadvertida do ureter oposto é possível se não houver cuidado para determinar sua localização no período transcirúrgico.

CONSIDERAÇÕES ESPECIAIS RELACIONADAS COM A IDADE

Animais idosos geralmente possuem certo grau de DRC no rim contralateral e necessitam de monitoramento cuidadoso durante o procedimento cirúrgico. Ademais, vários animais podem ter neoplasias renais bilaterais. A neoplasia renal não deve ser excluída como um diagnóstico possível em animais jovens com renomegalia.

PROGNÓSTICO

Como a maior parte dos tumores renais é agressivamente maligna, eles são raramente diagnosticados antes que tenham sofrido metástases, tornando o prognóstico ruim. Entretanto, se a nefrectomia for realizada antes da ocorrência de metástases, a sobrevida em longo prazo é possível. A sobrevida média para cães com carcinoma renal é relatada como sendo de 16 meses (variação, 0-59 meses), 9 meses para cães com sarcomas (variação, 0-70 meses) e 6 meses para cães com nefroblastomas (variação, 0-6 meses).[13] Embora a sobrevida em longo prazo (i.e., maior que 2 anos) em casos de nefroblastomas seja possível, cães com tumores renais que recebem quimioterapia adjuvante não sobrevivem por um período significativamente mais longo do que cães que não recebem quimioterapia. Em casos de neoplasias benignas, a nefrectomia é usualmente curativa.

ABSCESSOS RENAIS E PERIRRENAIS

DEFINIÇÕES

Abscessos **perirrenais,** ou *perinéfricos,* são abscessos localizados fora da cápsula renal na fáscia perinéfrica. Estas infecções frequentemente resultam de extensão de um abscesso intrarrenal. Abscessos **renais,** ou *intrarrenais,* ocorrem dentro do parênquima renal. **Pionefrose,** ou *pielonefrose* ou *abscessos pélvicos renais,* ocorre quando há dilatação da pelve renal com material purulento e está mais frequentemente associada à obstrução da vida de saída ureteral.

CONSIDERAÇÕES GERAIS E FISIOPATOLOGIA CLINICAMENTE RELEVANTE

Infecções renais focais são classificadas como intra ou perirrenais. Abscessos intrarrenais são divididos ainda em abscessos corticais renais e abscessos corticomedulares renais. A incidência de abscessos intra e perirrenais em humanos varia de um a 10 casos por 10.000 admissões hospitalares. A incidência de abscessos perirrenais em cães e gatos é desconhecida, mas eles parecem raros. Antes do advento de antibióticos, a maioria dos casos de abscessos renais em humanos resultou de inoculação hematógena do rim a partir de um foco distante de infecção. Machos jovens sem histórico antecedente de doença renal foram predominantemente afetados. Entretanto, atualmente machos e fêmeas são afetados de forma igual, e a maioria dos casos é uma complicação de obstrução do trato urinário. Embora poucos casos tenham sido relatados em cães, abscessos renais têm sido associados a pielonefrite, hiperadrenocorticismo, diabetes melito e biópsia renal. A maioria dos abscessos corticais renais é unilateral e *Staphylococcus* spp. são o agente causador mais comumente isolado em cães e gatos. Alguns abscessos corticais renais rompem através da cápsula renal, formando assim um abscesso perinéfrico. Abscessos corticomedulares renais geralmente resultam de bacteriúria e infecção ascendente em pacientes com anormalidades subjacentes do trato urinário. Bacilos Gram-negativos aeróbios entéricos (p. ex., *Escherichia coli*, *Proteus* spp., *Klebsiella* spp.) parecem mais comuns.

DIAGNÓSTICO

Apresentação Clínica

Sinais Clínicos
Não foi identificada predisposição racial ou sexual em cães ou gatos para ambas as condições. Cães e gatos de qualquer idade podem ser afetados.

Histórico
O histórico de animais com abscessos renais ou perirrenais varia de dor aguda e febre a sinais inespecíficos crônicos, discretos e intermitentes. Ocasionalmente, a única anormalidade notada é aumento abdominal associado à massa renal.

Achados de Exame Físico
Animais com abscessos renais ou perirrenais tipicamente demonstram dor à palpação abdominal. O rim pode parecer aumentado, macio e flutuante. Outros achados são frequentemente inespecíficos e podem incluir perda de peso, anorexia e pirexia. Achados de exame físico não conseguem diferenciar abscessos renais de perirrenais.

Diagnóstico por Imagem
O aumento renal pode ser identificado em radiografias abdominais simples; entretanto, a ultrassonografia é mais sensível e específica para detecção de massas focais. Ultrassonografia e TC podem diferenciar entre abscessos renais e perirrenais. Pseudocistos perirrenais e hematomas subcapsulares podem tipicamente ser diferenciados por modalidades de imagem mais avançadas.

Achados Laboratoriais
Achados laboratoriais são frequentemente inespecíficos; entretanto, leucocitose e azotemia renal podem ser observados. Hemograma (incluindo uma contagem plaquetária), perfil bioquímico sérico, urinálise e urocultura devem ser realizados. ITU é comum em casos de abscessos renais.

DIAGNÓSTICO DIFERENCIAL

Abscessos peri e intrarrenais devem ser diferenciados de neoplasia renal e outras causas de renomegalia (p. ex., hidronefrose, doença policística; ver p. 674).

MANEJO CLÍNICO

O tratamento de abscessos renais e perirrenais tradicionalmente requer intervenção cirúrgica. Em pessoas, algumas entidades (p. ex., abscessos corticais renais, nefrite bacteriana focal aguda) são agora tratadas com antibióticos e geralmente não necessitam de procedimentos de drenagem. Assim, pode ser razoável tentar um teste intensivo com antibioticoterapia apropriada antes de considerar a drenagem cirúrgica ou nefrectomia para lesões localizadas no parênquima renal. Do contrário, a resolução da nefrite bacteriana multifocal aguda geralmente requer certa forma de procedimento de drenagem para pacientes com abscessos grandes ou para aqueles que respondem lentamente somente aos antibióticos. A drenagem percutânea, em vez da drenagem cirúrgica aberta, pode ser possível em alguns pacientes, mas deve ser realizada com precaução a fim de prevenir a peritonite. A drenagem percutânea guiada por ultrassom da pionefrose pode ser realizada em cães. Um estudo de 2015 descreveu a utilização bem-sucedida de cateterismo ureteral com cateter duplo J endoscópico e guiado por fluoroscopia, e lavagem pélvica renal para tratamento conservador renal em casos de pionefrose obstrutiva.[14]

A drenagem cirúrgica precoce de abscessos perinéfricos é imperativa porque somente a antibioticoterapia é inadequada e deve ser tida como um tratamento adjuvante à drenagem. Em pacientes humanos, abscessos perinéfricos têm sido drenados por implantação de tubo percutâneo, aspiração de pus e irrigação antibiótica antes da cirurgia definitiva (nefrectomia), mas a nefrectomia é tipicamente indicada. Pacientes com um abscesso renal ou perirrenal necessitam de cursos prolongados de antibioticoterapia, geralmente com duração de 4 a 6 semanas.

TRATAMENTO CIRÚRGICO

A drenagem cirúrgica pode ser indicada em alguns pacientes com função reduzida no rim contralateral; entretanto, abscessos renais e perirrenais geralmente requerem nefrectomia (ver discussão prévia na seção Manejo Clínico).

Manejo Pré-cirúrgico
Anormalidades hidroeletrolíticas e acidobásicas devem ser corrigidas antes da cirurgia, se possível. A antibioticoterapia peroperatória é indicada na maioria dos pacientes. Se o paciente estiver anêmico, a pré-oxigenação é benéfica.

Anestesia
Ver p. 650 para protocolos anestésicos sugeridos para animais com distúrbio renal.

Anatomia Cirúrgica
A anatomia cirúrgica do rim e ureter é discutida na p. 653.

Posicionamento
O animal é posicionado em decúbito dorsal, e o abdome é preparado para uma incisão na linha média ventral. A área preparada deve se estender desde acima do xifoide até abaixo do púbis.

TÉCNICA CIRÚRGICA

A nefrectomia (p. 655) pode ser realizada para abscessos renais e perirrenais se o outro rim estiver suficientemente normal para manter a função renal após a cirurgia. Todo o abdome deve ser explorado para outras evidências de infecções, e o rim contralateral deve ser palpado e determinado como normal antes que o rim doente seja removido. Os ureteres devem ser palpados para evidências de doenças obstrutivas (p. ex., ureterólitos) que podem ter sido predispostas a infecções. O tecido renal deve ser cultivado e submetido para histopatologia. Uma amostra de urina deve ser submetida para cultura no momento da cirurgia.

MATERIAIS DE SUTURA E INSTRUMENTOS ESPECIAIS

Fios de sutura absorvíveis, como a poliglactina 910 (Vicryl®), polidioxanona (PDS®), poligliconato (Maxon®), poliglecaprona 25 (Monocryl®), ou glicômero 631 (Biosyn®), ou seda cardiovascular não absorvível, podem ser utilizados para ligar vasos renais e ureter.

CUIDADO E AVALIAÇÃO PÓS-CIRÚRGICOS

Ver p. 662 para o cuidado pós-cirúrgico de pacientes com doença renal.

COMPLICAÇÕES

Complicações importantes da nefrectomia são hemorragia e extravasamento urinário. Se o animal tinha disfunção renal preexistente, a LRA pode ocorrer no período pós-cirúrgico. Após drenagem percutânea, a peritonite é uma complicação possível e séria.

CONSIDERAÇÕES ESPECIAIS RELACIONADAS COM A IDADE

Animais idosos podem ter certo grau de DRC no rim contralateral e necessitam de monitoramento cuidadoso durante o procedimento cirúrgico.

PROGNÓSTICO

Abscessos perinéfricos estão associados à significativa mortalidade apesar de drenagem agressiva do abscesso, intervenção cirúrgica e antibióticos, possivelmente em razão do frequente atraso do diagnóstico. O diagnóstico imediato pela nefrectomia do rim com abscesso pode levar a um resultado positivo.

REFERÊNCIAS BIBLIOGRÁFICAS

1. Bélanger R, Shmon CL, Gilbert PJ, et al. Prevalence of circumcaval ureters and double caudal vena cava in cats. *Am J Vet Res.* 2014;75:91-95.
2. Steinhaus J, Berent AC, Weisse C, et al. Clinical presentation and outcome of cats with circumcaval ureters associated with a ureteral obstruction. *J Vet Intern Med.* 2015;29:63-70.
3. Park J, Lee J, Lee HB, Jeong SM. Laparoscopic kidney biopsy in dogs: comparison of cup forceps and core needle biopsy. *Vet Surg.* 2017;46:226-232.
4. Mayhew PD, Mehler SJ, Mayhew KN, et al. Experimental and clinical evaluation of transperitoneal laparoscopic ureteronephrectomy in dogs. *Vet Surg.* 2013;42:565-571.
5. Sutherland BJ, McAnulty JF, Hardie RJ. Ureteral papilla implantation as a technique for neoureterocystostomy in cats undergoing renal transplantation: 30 cases. *Vet Surg.* 2016;45:443-449.
6. Fox AJ, Sharma A, Secrest SA. Computed tomographic excretory urography features of intramural ectopic ureters in 10 dogs. *J Small Anim Pract.* 2016;57:201-213.
7. Volstad NJ, Beck J, Burgess DM. Correction of intramural ureteral ectopia by ureteral transection and neoureterostomy with the distal ureter left in situ. *Aust Vet J.* 2014;92:81-84.
8. Reichler IM, Eckrich Specker C, Hubler M, et al. Ectopic ureters in dogs: clinical features, surgical techniques and outcome. *Vet Surg.* 2012;41:515-522.
9. Wormser C, Clarke DL, Aronson LR. Outcomes of ureteral surgery and ureteral stenting in cats: 117 cases (2006-2014). *J Am Vet Med Assoc.* 2016;248:518-525.
10. Berent AC, Weisse CW, Todd K, et al. Technical and clinical outcomes of ureteral stenting in cats with benign ureteral obstruction: 69 cases (2006-2010). *J Am Vet Med Assoc.* 2014;244:559-576.
11. Culp WT, Palm CA, Hsueh C, et al. Outcome in cats with benign ureteral obstructions treated by means of ureteral stenting versus ureterotomy. *J Am Vet Med Assoc.* 2016;249:1292-1300.
12. Horowitz C, Berent A, Weisse C, et al. Predictors of outcome for cats with ureteral obstructions after interventional management using ureteral stents or a subcutaneous ureteral bypass device. *J Feline Med Surg.* 2013;15:1052-1062.
13. Bryan JN, Henry CJ, Turnquist SE, et al. Primary renal neoplasia of dogs. *J Vet Intern Med.* 2006;20:1155-1160.
14. Kuntz JA, Berent AC, Weisse CW, et al. Double pigtail ureteral stenting and renal pelvic lavage for renal-sparing treatment of obstructive pyonephrosis in dogs: 13 cases (2008-2012). *J Am Vet Med Assoc.* 2015;246:216-225.

25

Cirurgia de Bexiga e Uretra

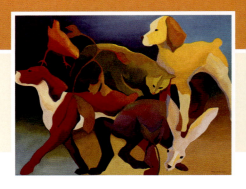

PRINCÍPIOS GERAIS E TÉCNICAS

DEFINIÇÕES

Cistotomia é uma incisão cirúrgica na bexiga urinária, enquanto **uretrotomia** é uma incisão na uretra. **Cistectomia** é a remoção de uma porção da bexiga urinária. **Cistolitíase** e **cistolitectomia** se referem aos cálculos da bexiga urinária e suas remoções, respectivamente. O **trígono** da bexiga é uma porção triangular lisa da membrana mucosa na base da bexiga (i.e., próximo da uretra) onde o ureter desemboca. **Cistostomia** é a criação de uma abertura na bexiga; **cateterização pré-púbica** (p. ex., cistostomia temporária, cistostomia de dreno) é geralmente realizada para fornecer desvio urinário cutâneo em animais com obstrução uretral ou trauma. **Uroabdome** (uroperitônio) é a presença de urina na cavidade abdominal; a urina pode estar extravasando a partir dos rins, ureteres, bexiga ou uretra. **Uretrostomia** é a criação de uma fístula permanente na uretra; é geralmente realizada em casos de constrição uretral irreparável ou recorrente, ou para prevenir obstruções repetidas (p. ex., cistite idiopática felina [CIF]).

MANEJO PRÉ-CIRÚRGICO

Cistolitíase, neoplasia e ruptura são as anormalidades mais comuns da bexiga em pequenos animais. A obstrução urinária pode ocorrer se cálculos estiverem alojados na uretra ou se um tumor obstruir a uretra proximal ou trígono. Gatos-machos com CIF podem desenvolver obstrução da uretra peniana (p. 717). A obstrução do fluxo urinário pode causar distensão vesical, azotemia pós-renal e hiperpotassemia. A ruptura vesical ocorre primariamente após trauma por veículo motorizado, mas também pode ser causada por bexiga necrótica (p. ex., após dano ao seu suprimento sanguíneo ou obstrução uretral prolongada) ou como uma complicação de cirurgia vesical (Figura 25.1). O extravasamento urinário na cavidade abdominal eventualmente causa uremia, desidratação, hipovolemia, hiperpotassemia e morte se não diagnosticado ou tratado. Obstrução urinária e uroperitônio são emergências clínicas, e não emergências cirúrgicas. A hiperpotassemia associada a estas condições torna o animal predisposto a arritmias cardíacas; portanto, anormalidades hidroeletrolíticas devem ser corrigidas antes da anestesia.

A hiperpotassemia pode causar ondas T "largas" ou espiculadas, ausência ou achatamento de ondas P, prolongamento do intervalo P-R, alargamento de complexos QRS e/ou bradicardia, além de predisposição a arritmias cardíacas. Concentrações de potássio maiores que 7 mEq/L podem causar ritmos idioventriculares irregulares, e concentrações de potássio maiores que 9 mEq/L comumente causam parada atrial. Hiperpotassemia discreta ou moderada pode ser tratada com fluidos intravenosos (i.e., salina a 0,9% para diluição; Quadro 25.1). O tipo de fluido não parece ter impacto clínico sobre a resolução de anormalidades metabólicas e eletrolíticas, uma vez que estudos já demonstraram que a solução de Ringer lactato (SRL), Normosol®-R e salina a 0,9% foram efetivos para resolução da acidose metabólica, hiperpotassemia e azotemia pós-renal associadas à obstrução uretral em gatos; entretanto, a salina a 0,9% foi menos eficiente em restaurar distúrbios acidobásicos e eletrolíticos, tanto experimentalmente como em um estudo retrospectivo.[1,2] Se o animal tiver hiponatremia concomitante, solução de dextrose a 5% e salina hipotônica devem ser evitadas. A correção hídrica deve ser iniciada imediatamente após colocação do cateter IV a fim de prover suporte ao volume vascular, diluir o potássio sérico e corrigir anormalidades acidobásicas, particularmente em gatos severamente afetados.

A hiperpotassemia por uroabdome responde bem à drenagem abdominal associada à fluidoterapia intravenosa. A hiperpotassemia causada por obstrução uretral responde bem à fluidoterapia intravenosa associada à eliminação da obstrução (p. ex., cateterização uretral ou cistocentese descompressiva). Embora raramente necessária, a hiperpotassemia com risco de morte pode ser tratada com administração intravenosa de bicarbonato de sódio. A terapia com bicarbonato direciona o potássio para dentro das células em troca de íons hidrogênio. Pacientes com hiperpotassemia em níveis com risco de morte estão frequentemente moribundos e muito pouco responsivos. Algumas vezes estes pacientes podem ter acidose respiratória associada à má ventilação, casos nos quais eles podem ser entubados e hiperventilados para correção da acidose respiratória. Semelhante à administração de bicarbonato, a hiperventilação do paciente eleva o pH e leva o potássio para o meio intracelular. De forma alternativa, a hiperpotassemia com risco de morte pode ser tratada pela administração de insulina e dextrose (Quadro 25.1). A insulina facilita a coaptação celular de potássio, enquanto a dextrose previne a hipoglicemia após administração de insulina. Se a hiperpotassemia parecer imediatamente com risco de morte, o gluconato de cálcio a 10% pode ser administrado lentamente pela via intravenosa enquanto se observa o eletrocardiograma (ECG); isso pode proteger o coração até que outras terapias diminuam as concentrações plasmáticas de potássio.

Prevenir a reabsorção de eletrólitos e produtos catabólicos por drenagem abdominal, cateterização urinária e fluidoterapia IV é a melhor forma de tratar hiperpotassemia e azotemia em animais com uroperitônio. Sistemas fechados (p. ex., cateter de calibre 14) são preferidos para drenagem abdominal porque podem ser conectados a um frasco de fluido vazio, permitindo a realização de um sistema fechado e quantificação de fluido abdominal retirado para medir a quantidade de reposição hídrica IV (Figura 25.2). O objetivo da drenagem abdominal nestes pacientes é normalizar os eletrólitos séricos e diminuir a azotemia, tornando o animal um melhor candidato para anestesia geral. Fluidoterapia, cateterização uretral e drenagem abdominal durante 6 a 12 horas são frequentemente adequadas para este propósito. Diálise peritoneal ou hemodiálise podem ser úteis ao tratar pacientes com disfunção renal concomitante.

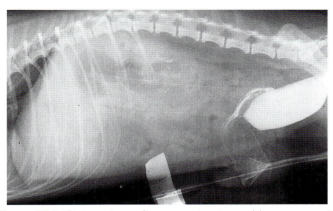

Figura 25.1 Cistouretrografia por contraste positivo em um cão 3 dias após realização de cistotomia. Note o extravasamento de contraste a partir da incisão no aspecto dorsal da bexiga.

> **QUADRO 25.1 Tratamento de Hiperpotassemia em Gatos**
>
> 1. Dilua pela administração de solução salina a 0,9% IV, ou assim que a obstrução for aliviada, SRL IV.
> 2. Se necessário diminuir imediatamente o potássio, administre bicarbonato de sódio (Quadro 4.1) ou insulina regular 0,2-0,4 UI/kg IV mais dextrose (2 g/UI de insulina).
> 3. Se a hiperpotassemia representar risco iminente de morte, pode-se administrar gliconato de cálcio a 10% (0,2-1,5 mL/kg) para proteção transitória cardíaca. Administre lentamente (durante 5-10 min) enquanto monitora o ECG do paciente.
> 4. Intube e forneça hiperventilação controlada para reduzir rapidamente a acidose respiratória.

ECG, Eletrocardiograma; *IV*, intravenoso; *SRL*, solução de Ringer lactato.

Trauma uretral (p. ex., ferida por arma de fogo ou mordedura, ruptura causada por acidente automobilístico, obstrução por cálculos) ou neoplasias podem resultar em obstrução urinária. Se a uretra prostática ou peniana estiver rompida, extravasamento subcutâneo de urina pode ocorrer. A ruptura espontânea da uretra é incomum, mas pode ocorrer em cães (Figura 25.3). Sinais iniciais de extravasamento subcutâneo de urina são hematomas e/ou edema, especialmente do tecido inguinal de cães-machos. A pele e tecido subcutâneo podem eventualmente se tornar necróticos se deixados sem tratamento. O manejo pré-cirúrgico de pacientes com ruptura uretral pode necessitar da implantação de sonda urinária permanente e/ou desvio urinário cutâneo (tubo de cistostomia; ver p. 685).

ANESTESIA

Pacientes com obstrução aguda estão muitas vezes saudáveis (Tabela 25.1). Eles podem ser atendidos no início ou tardiamente no curso da obstrução urinária; assim, sinais clínicos podem variar desde um gato que esteja desconfortável e estressado, mas com perfil bioquímico sérico normal, até um paciente em decúbito em lesão renal aguda e muito doente. No gato com exames de sangue relativamente normais, fluidos IV devem ser limitados antes da desobstrução urinária. No paciente obstruído em insuficiência renal aguda que possua importantes distúrbios do sódio e potássio com alterações eletrocardiográficas com possível risco de morte devido a hiperpotassemia, hipovolemia, hipotensão, fraqueza e/ou hipotermia, somente doses limitadas de

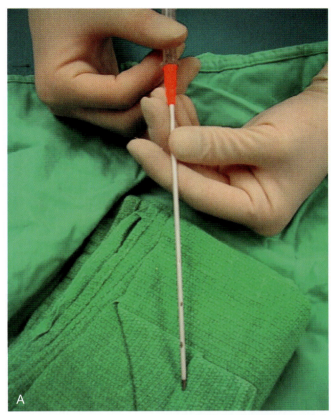

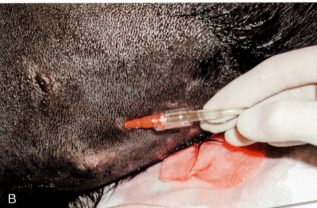

Figura 25.2 (A) Cateter de calibre 14 com fenestrações adicionais (B) posicionado na cavidade abdominal de um Rottweiler de 8 anos de idade com uroabdome.

fármacos podem ser tipicamente toleradas sem causar sedação ou hipotensão adicional (Tabela 25.2). No paciente obstruído (deprimido ou em decúbito), o exame de sangue é extremamente importante para determinar o estado eletrolítico e para antecipar a resposta do paciente à anestesia.

Anormalidades eletrolíticas (i.e., hiperpotassemia) e acidose em pacientes com obstrução urinária ou extravasamento devem ser corrigidas antes da indução anestésica (ver discussão prévia nas pp. 699 e 718). Fluidos IV são administrados para restaurar a hidratação e combater a diurese pós-obstrutiva; o alívio da obstrução sem fluidos parenterais apropriados pode resultar em hipovolemia e possivelmente morte. Um ECG deve ser monitorado antes, durante e após a cirurgia em busca de arritmias cardíacas. Se o animal estiver

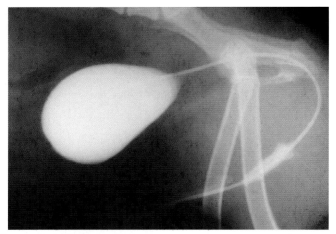

Figura 25.3 Radiografia de um cão com ruptura uretral espontânea associada à infecção do trato urinário. Note o extravasamento de contraste no tecido logo proximal ao osso peniano.

hiperpotassêmico (potássio >7 mEq/L), salina a 0,9% deve ser utilizada para fluidoterapia. Se o potássio sérico estiver normal, uma solução com eletrólitos balanceada deve ser administrada.

Anticolinérgicos não são rotineiramente recomendados como pré-medicação para pacientes traumatizados porque podem aumentar a frequência cardíaca e o consumo de oxigênio, e podem causar uma predisposição a arritmias cardíacas (Tabela 25.3). Se analgesia for necessária, butorfanol, hidromorfona, oximorfona ou buprenorfina podem ser administrados em doses pequenas e cada vez maiores (Tabela 13.2). Acepromazina não é recomendada como pré-medicação rotineira e deve ser utilizada somente se a reposição volêmica tiver sido adequada e se for improvável a ocorrência de choque ou hemorragia severa. Combinações de opioides e benzodiazepínicos (p. ex., diazepam, midazolam) não causam vasodilatação severa ou depressão miocárdica, e são úteis para indução anestésica apesar da hipovolemia (Tabelas 25.2 e 25.3). Etomidato pode ser utilizado para indução porque mantém a estabilidade cardiovascular e não é arritmogênico. Alternativamente, propofol ou alfaxalona podem ser administrados em doses reduzidas.

TABELA 25.1 Considerações Anestésicas no Gato Obstruído sem Comprometimento

Considerações Pré-cirúrgicas

Condições associadas	• Mínimas; usualmente sadio
Exames de sangue	• HT • PT • Eletrólitos • Ureia • Cr
Exame físico	• Pode estar ansioso e cansado • Desidratação mínima
Pré-medicações	Se o paciente estiver ansioso, administre os seguintes: • Diazepam (0,2 mg/kg IV), ou • Midazolam (0,2 mg/kg IV, IM), mais • Hidromorfona[a] (0,05-0,2 mg/kg IV, IM), ou • Oximorfona (0,05-0,2 mg/kg IV, IM), ou • Morfina[b] (0,1-0,2 mg/kg IV ou 0,2-0,4 IM), ou • Buprenorfina[c] (0,005-0,02 mg/kg IV, IM)

Considerações Intraoperatórias

Indução	• Se pré-medicado, administre:
	  • Propofol (2-4 mg/kg IV), ou
	  • Alfaxalona (2-3 mg/kg IV)
	• Se não pré-medicado, então:
	  • Propofol (4-8 mg/kg IV), ou
	  • Alfaxalona (2-5 mg/kg IV), ou
	  • Cetamina (5,5 mg/kg IV) com diazepam (0,28 mg/kg IV)

Manutenção	• Isoflurano ou sevoflurano mais
	  • Fentanila (1-4 μg/kg IV PRN) para alívio da dor em curto prazo, mais PRN
	  • Buprenorfina[b] (0,005-0,02 mg/kg IV PRN), mais
	  • Oximorfona (0,05-0,1 mg/kg IV PRN), ou
	  • Hidromorfona (0,05-0,2 mg/kg IV PRN), ou
	  • Cetamina (baixa dose) (0,5-1 mg/kg IV uma vez)

Necessidades de fluido	5-10 mL/kg na primeira hora
Monitoramento	• Pressão sanguínea • FC • Frequência respiratória • SpO$_2$ • Temperatura • EtCO$_2$
Bloqueios	Sacrococcígeo: • Lidocaína a 2% (0,1-0,2 mL/kg), ou • Bupivacaína 0,5% (0,1-0,2 mL/kg), ou • Lidocaína a 2% (0,05-0,1 mL/kg) com bupivacaína a 0,5% (0,05-0,1 mL/kg)

CAPÍTULO 25 Cirurgia de Bexiga e Uretra **681**

TABELA 25.1 Considerações Anestésicas no Gato Obstruído sem Comprometimento (Cont.)

Considerações Pós-cirúrgicas	
Analgesia	• Morfina[b] (0,05-0,2 mg/kg IV ou 0,1-0,5 mg/kg IM q1-4h), *ou* • Hidromorfona[a] (0,05-0,2 mg/kg IV, IM q3-4h), *ou* • Oximorfona (0,05-0,2 mg/kg IV, IM q3-4h), *ou* • Troque para medicações orais analgésicas (p. ex., butorfanol 0,5-2 mg/kg VO q6-8h *ou* buprenorfina[b] 0,01-0,02 mg/kg TMO q6-12h) OBSERVAÇÃO: AINE são contraindicados em pacientes com hipotensão, hipovolemia ou comprometimento renal
Monitoramento	• SpO_2 • Pressão sanguínea • FC • Frequência respiratória • Temperatura • DU
Exames de sangue	Repita exames de sangue previamente anormais
Escore de dor estimada	Geralmente discreta a moderada assim que a obstrução for aliviada

AINE, anti-inflamatórios não esteroidais; *Cr*, creatinina; *DU*, débito urinário; *EtCO₂*, dióxido de carbono corrente final; *FC*, frequência cardíaca; *HT*, hematócrito; *IM*, intramuscular; *IV*, intravenoso; *PRN*, conforme necessário; *PT*, proteína total; *SpO₂*, saturação de oxigênio por oximetria de pulso; *TMO*, transmucosa oral; *VO*, via oral.
[a]Pode causar hipertermia em gatos.
[b]Administre lentamente para prevenir a liberação de histamina.
[c]Buprenorfina é um analgésico melhor do que a morfina em gatos.

TABELA 25.2 Considerações Anestésicas no Gato Obstruído e Comprometido

Considerações Pré-cirúrgicas	
Condições associadas	• Desidratação • Anormalidades eletrolíticas • Hipotensão • Arritmias
Exame de sangue	• HT • Eletrólitos • Ureia • Cr • PT
Exame físico	• Em geral, pacientes sadios inicialmente • Podem estar desidratados, taquicárdicos ou bradicárdicos, hipotensos e/ou hipotérmicos
Outros exames	• Pressão sanguínea • ECG

Pré-medicações	• Reidrate durante 4-6h se possível; se em situação emergencial, pode ter de administrar *bolus* mais rápidos para ganhar tempo até a cirurgia
	• Corrija anormalidades eletrolíticas
	• Evite sedativos em pacientes doentes ou deprimidos
	• Evite alfa-2-agonistas e acepromazina
	• Se o paciente estiver ansioso, administre midazolam (0,1-0,2 mg/kg IV, IM)
	• Se o paciente não estiver deprimido, então administre:
	  • Hidromorfona[a] (0,05-0,2 mg/kg IV, IM em cães; 0,05-0,1 mg/kg IV, IM em gatos), *ou*
	  • Oximorfona (0,05-0,2 mg/kg IV, IM), *ou*
	  • Morfina[b] (0,1-0,2 mg/kg IV e 0,02-0,4 mg/kg IM), *ou*
	  • Buprenorfina[c] (0,005-0,02 mg/kg IV, IM)

Considerações Intraoperatórias	

Indução	• Se desidratado, administre os seguintes:
	  • Etomidato (0,5-1,5 mg/kg IV); forneça após administrar um benzodiazepínico [0,25 mg/kg IV] ou midazolam [0,25 mg/kg IV]) para evitar mioclonia, *ou*
	  • Propofol (1-4 mg/kg IV) lentamente, *ou*
	  • Alfaxalona (2-3 mg/kg IV) lentamente
	• Se hidratado, administre os seguintes:
	  • Propofol (4-8 mg/kg IV), *ou*
	  • Alfaxalona (2-5 mg/kg IV), *ou*
	  • Cetamina (5,5 mg/kg IV) com midazolam (0,28 mg/kg IV)

Manutenção	• Isoflurano *mais*:
	  • Fentanila (2-10 μg/kg IV PRN em cães; 1-4 μg/kg IV PRN em gatos) para alívio da dor em curto prazo, *mais*
	  • Hidromorfona[a] (0,05-0,2 mg/kg IV PRN em cães; 0,05-0,1 mg/kg IV PRN em gatos), *ou*
	  • Oximorfona (0,05-0,2 mg/kg IV, PRN), *ou*
	  • Buprenorfina[c] (0,005-0,02 mg/kg IV PRN), *mais*
	  • Cetamina (baixa dose) (0,5-1 mg/kg IV)
	• Para hipotensão (para manter a PAM entre 60 e 80 mmHg) administre fenilefrina, efedrina, dopamina ou vasopressina conforme necessário

(Continua)

682 PARTE DOIS Cirurgia de Tecidos Moles

TABELA 25.2 Considerações Anestésicas no Gato Obstruído e Comprometido (Cont.)

Necessidades de fluido	• 5-10 mL/kg/h se PSE mínimas e mínimas perdas evaporativas
Monitoramento	• Pressão sanguínea
	• ECG
	• Frequência respiratória
	• SpO$_2$
	• EtCO$_2$
	• Temperatura
	• DU
Bloqueios	Epidural:
	• Morfina (0,1 mg/kg livre de preservativos), ou
	• Buprenorfina (0,003-0,005 mg/kg diluído em solução salina)
	• Evite anestésicos locais para bloqueios espinais e epidurais em pacientes hipotensos
Considerações Pós-cirúrgicas	
Analgesia	• Morfina[b] (0,1-1 mg/kg IV ou 0,1-2 mg/kg IM q1-4h em cães; 0,05-0,2 mg/kg IV ou 0,1-0,5 mg/kg IM q1-4h em gatos) se não estiver hipotenso, ou
	• Hidromorfona[a] (0,05-0,2 mg/kg IV, IM q3-4h em cães; 0,05-0,1 mg/kg IV, IM q3-4h em gatos), ou
	• Oximorfona (0,05-0,2 mg/kg IV, IM q3-4h), ou
	• Buprenorfina[c] (0,005-0,02 mg/kg IV, IM q4-8h ou 0,01-0,02 mg/kg TMO q6-12h em gatos)
	OBSERVAÇÃO: Evite AINE
Monitoramento	• SpO$_2$
	• Pressão sanguínea
	• FC
	• Frequência respiratória
	• Temperatura
	• DU
	• ECG se houver anormalidades eletrolíticas
Exames de sangue	• HT
	• Eletrólitos
Escore de dor estimada	Moderada

AINE, anti-inflamatórios não esteroidais; *Cr*, creatinina; *DU*, débito urinário; *ECG*, eletrocardiograma; *EtCO₂*, dióxido de carbono corrente final; *FC*, frequência cardíaca; *HT*, hematócrito; *IM*, intramuscular; *IV*, intravenoso; *PAM*, pressão arterial média; *PRN*, conforme necessário; *PSE*, perdas sanguíneas estimadas; *PT*, proteína total; *SpO₂*, saturação de oxigênio por oximetria de pulso; *TMO*, transmucosa oral.
[a]Monitore hipertermia em gatos.
[b]Administre lentamente para prevenir a liberação de histamina.
[c]Buprenorfina é melhor analgésico do que morfina em gatos.

TABELA 25.3 Considerações Anestésicas no Paciente Traumatizado

Considerações Pré-cirúrgicas	
Condições associadas	• Anemia
	• Desidratação
	• Anormalidades eletrolíticas
	• Hipotensão
	• Arritmias
	• Presença de outros traumas (p. ex., pélvico, abdominal, torácico)
Exames de sangue	• HT
	• Eletrólitos
	• Ureia
	• Cr
	• PT
	• Albumina
	• +/− Hemogasometria
Exame físico	• Podem estar desidratados, em choque, hipotensos, taquicárdicos ou bradicárdicos e hipotérmicos
	• Haverá ausência de sons pulmonares na parede torácica lateral dorsal à auscultação se houver pneumotórax; ausência de sons pulmonares na parede torácica ventral e bulhas cardíacas abafadas se houver hemitórax; o abdome pode estar dolorido se o animal tiver uroabdome ou hemoabdome
Outros exames	• Pressão sanguínea
	• ECG
	• Radiografias
	• SpO$_2$
	• +/− Ultrassonografia
	• +/− Toracocentese

CAPÍTULO 25 Cirurgia de Bexiga e Uretra | **683**

TABELA 25.3 Considerações Anestésicas no Paciente Traumatizado *(Cont.)*

Pré-medicações	• Oxigênio por máscara ou sonda
	• Administre dose de choque de fluidos se necessário para estabilizar
	• Administre transfusão sanguínea se HT <20% em cães, <18% em gatos (p. 32)
	• Evite sedativos em pacientes deprimidos
	• Evite todos os depressores respiratórios em pacientes dispneicos, incluindo, mas não limitados a, opioides, xilazina, medetomidina e dexmedetomidina
	• Se hipotenso, evite acepromazina, xilazina, medetomidina e dexmedetomidina
	• Se taquicárdicos, evite atropina, glicopirrolato e doses de indução de cetamina
	• Administre protetores GI de escolha
	• Em pacientes ansiosos, administre midazolam (0,2 mg/kg IV, IM)
	• Em pacientes que não estejam deprimidos ou dispneicos, administre os seguintes:
	    • Hidromorfona[a] (0,05-0,2 mg/kg IV, IM em cães, 0,05-0,1 mg/kg IV, IM em gatos), *ou*
	    • Oximorfona (0,05-0,2 mg/kg IV, IM), *ou*
	    • Morfina[b] (0,1-0,2 mg/kg IV ou 0,2-0,4 mg/kg IM), *ou*
	    • Buprenorfina[c] (0,005-0,02 mg/kg, IV, IM)
	• Após a administração de um benzodiazepínico, mas antes da indução, faça a tricotomia da área cirúrgica

Considerações Intraoperatórias

Indução	Oxigene previamente durante 3-5 min com máscara ou sonda
	• Se desidratado, administre os seguintes:
	    • Etomidato (0,5-1,5 mg/kg IV) (forneça após administrar um benzodiazepínico: diazepam [0,25 mg/kg IV] ou midazolam [0,25 mg/kg IV] para evitar mioclonia)
	• Se hidratado, administre os seguintes:
	    • Propofol (2-6 mg/kg IV); se dispneico, administre rapidamente para acelerar a intubação e ventilação, *ou*
	    • Alfaxalona (2-5 mg/kg IV)

Manutenção	• Isoflurano ou sevoflurano *mais*
	    • Fentanila (2-10 µg/kg IV PRN em cães; 1-4 µg/kg IV PRN em gatos) para alívio da dor em curto prazo, *mais*
	    • Fentanila CRI (1-5 µg/kg IV dose de ataque, então 2-30 µg/kg/h IV), *ou*
	    • Hidromorfona[a] (0,05-0,2 mg/kg IV PRN em cães; 0,05-0,1 mg/kg IV PRN em gatos), *ou*
	    • Oximorfona (0,05-0,2 mg/kg IV, IM), *ou*
	    • Buprenorfina[c] (0,005-0,02 mg/kg IV PRN), *mais*
	    • Cetamina (baixa dose) (0,5-1 mg/kg IV), *ou*
	    • Cetamina CRI (0,5 mg/kg IV dose de ataque, então 10 µg/kg/min IV)
	• Para hipotensão (para manter a PAM entre 60 e 80 mmHg), administre fenilefrina, efedrina, dopamina, norepinefrina ou vasopressina conforme necessário
	• Se houver envolvimento pulmonar, parâmetros de ventilação:
	    • SpO_2 >95%
	    • Pequenos volumes correntes: 5-7 mL/kg
	    • Frequência respiratória: 10-30
	    • Pressões de pico nas vias aéreas <12-15 mmHg se capaz de obter volumes correntes adequados

Necessidades de fluido	• 5-10 mL/kg/h se houver perdas evaporativas mínimas • Mais 3× PSE • Considere coloides se a hipotensão for persistente
Monitoramento	• PS • ECG • Frequência respiratória • SpO_2 • $EtCO_2$ • Temperatura • +/− Acesso arterial • DU
Bloqueios	Epidural: • Morfina[b] (0,1 mg/kg livre de preservativos), *ou* • Buprenorfina (0,003-0,005 mg/kg diluído em solução salina) • Evite anestésicos locais para bloqueios espinais e epidurais em pacientes hipotensos. Incisional: • Lidocaína (<5 mg/kg em cães; 2-4 mg/kg em gatos), *ou* • Bupivacaína (<2 mg/kg)

Considerações Pós-cirúrgicas

Analgesia	• Fentanila CRI (1-10 µg/kg IV dose de ataque, então 2-20 µg/kg/h IV), *ou* • Morfina[b] (0,1-1 mg/kg IV ou 0,1-2 mg/kg IM q1-4h em cães; 0,05-0,2 mg/kg IV ou 0,1-0,5 mg/kg IM q1-4h em gatos) se não houver hipotensão, *ou* • Buprenorfina[c] (0,005-0,02 mg/kg IV, IM q4-8h ou 0,01-0,02 mg/kg TMO q8-12h em gatos), *ou* • Hidromorfona[a] (0,05-0,2 mg/kg IV, IM q3-4h em cães; 0,05-0,1 mg/kg IV, IM q3-4h em gatos), *ou* • Oximorfona (0,05-0,2 mg/kg IV, IM q3-4h), *ou* • Hidromorfona CRI (0,025-0,1 mg/kg/h IV em cães), *mais* • +/− Cetamina CRI (2 µg/kg/min IV); se não for feita dose de ataque prévia, administre 0,5 mg/kg IV antes da CRI • Evite AINE se hipotenso

(Continua)

TABELA 25.3   Considerações Anestésicas no Paciente Traumatizado *(Cont.)*

Monitoramento	• SpO_2 • Pressão sanguínea • ECG • FC • Frequência respiratória • Temperatura • DU
Exames de sangue	• HT • PT • Eletrólitos • +/− Hemogasometria • +/− Albumina
Escore de dor estimada	Moderada a severa

PS, pressão sanguínea; *AINE*, anti-inflamatórios não esteroidais; *Cr*, creatinina; *CRI*, infusão em taxa contínua *DU*, débito urinário; *ECG*, eletrocardiograma; *EtCO₂*, dióxido de carbono corrente final; *FC*, frequência cardíaca; *GI*, gastrointestinal; *IM*, intramuscular; *IV*, intravenoso; *HT*, hematócrito; *PAM*, pressão arterial média; *PRN*, conforme necessário; *PSE*, perdas sanguíneas estimadas; *PT*, proteína total; *SpO₂*, saturação de oxigênio por oximetria de pulso; *TMO*, transmucosa oral.
ᵃMonitore hipertermia em gatos.
ᵇAdministre lentamente para prevenir a liberação de histamina.
ᶜBuprenorfina é melhor analgésico do que morfina em gatos.

Gatos podem ser pré-medicados utilizando baixas doses de butorfanol, buprenorfina, oximorfona ou hidromorfona e induzidos com etomidato. A cetamina deve ser evitada ou utilizada em doses menores se houver obstrução urinária ou disfunção renal, pois gatos excretam a forma ativa dela em sua urina. Isoflurano e sevoflurano no oxigênio são os anestésicos inalatórios menos cardiodepressores e podem ser utilizados para manutenção anestésica. O Composto A, um subproduto do sevoflurano, causa insuficiência renal em ratos, mas não parece causar em cães, gatos ou seres humanos. Entretanto, na literatura humana, é recomendado que o sevoflurano seja utilizado em uma taxa de fluxo de oxigênio maior que 2 L/min para diminuir a possibilidade de nefrotoxicidade em pacientes com comprometimento renal. A alternativa é utilizar isoflurano e evitar a possibilidade teórica de piora da função renal.

ANTIBIÓTICOS

A antibioticoterapia deve ser considerada em animais com obstrução ou extravasamento urinário, pois a infecção prolonga a cicatrização e promove a formação de constrições. Animais com cálculos vesicais ou uretrais frequentemente possuem infecções concomitantes e devem ser tratados com antibióticos apropriados com base na urocultura e antibiograma, ou antibióticos podem ser retirados até que culturas transcirúrgicas sejam obtidas. Quando a urocultura obtida por cistocentese for negativa, culturas aeróbias de biópsia da mucosa vesical e/ou cálculos vesicais devem ser obtidas. Foi observado que a *Escherichia coli* é a bactéria isolada mais comumente em cães com infecções recidivantes ou persistentes do trato urinário (ITU); entretanto, infecções bacterianas mistas são comuns. Antibióticos potencialmente nefrotóxicos (p. ex., aminoglicosídeos) devem ser evitados em pacientes com obstrução urinária ou possível pielonefrite (p. 653).

> **NOTA** Organismos podem ser cultivados a partir da mucosa vesical ou de um urólito em cães com urolitíase dos quais um resultado negativo da urocultura tenha sido previamente obtido; portanto, animais submetidos à cistotomia devem ter culturas da mucosa vesical e urólitos.

ANATOMIA CIRÚRGICA

A localização da bexiga varia dependendo da quantidade de urina que contenha atualmente; quando vazia, ela está situada primariamente dentro da cavidade pélvica. Em um cão de 12 kg, a bexiga armazena até 120 mL de urina sem se tornar severamente distendida. A bexiga é dividida em trígono, que a conecta à uretra, e o corpo. A bexiga recebe seu suprimento sanguíneo das artérias vesicais cranial e caudal, que são ramos das artérias umbilical e urogenital, respectivamente. A inervação simpática é oriunda dos nervos hipogástricos, enquanto a inervação parassimpática é oriunda do nervo pélvico. O nervo pudendo fornece a inervação somática ao esfíncter vesical externo e musculatura estriada da uretra (p. 653). A uretra em cães e gatos-machos é dividida em porções prostática, membranosa (pélvica) e peniana (Figura 25.4).

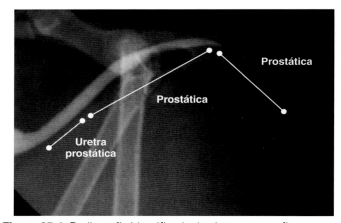

Figura 25.4 Radiografia identificada de cistouretrografia com contraste positivo normógrada em um gato, demonstrando as regiões anatômicas da uretra felina.

TÉCNICA CIRÚRGICA

Para a bexiga, uma incisão abdominal é feita desde caudal à cicatriz umbilical até o púbis (Figura 25.5). A uretra proximal (i.e., uretra prostática) pode ser alcançada por esta abordagem; entretanto, a osteotomia pélvica (p. 689) ou sinfisiotomia é necessária para exposição adequada da uretra membranosa (i.e., desde a margem caudal da próstata até o arco isquiático; Figuras 25.6 e 25.7). A uretra peniana começa no arco isquiático e se estende até o orifício peniano uretral externo. A uretra peniana pode ser abordada na região perineal (uretrotomia perineal) ou escrotal (uretrotomia

Cistotomia

Cistotomia pode ser realizada para remoção de cálculos vesicais e uretrais (p. 700), identificação e biópsia de massas (p. 707), reparo de ureteres ectópicos (p. 663), ou avaliação de ITU resistente ao tratamento. A incisão longitudinal é geralmente realizada na superfície ventral ou dorsal do corpo da bexiga, distante da uretra; entretanto, a exposição ventral é preferida devido à facilidade de acesso e deve ser realizada se a identificação ou cateterização das aberturas ureterais for necessária. O objetivo do fechamento da cistotomia é obter vedação impermeável que não promoverá a formação de cálculos. Isso tem sido tradicionalmente alcançado utilizando um padrão aposicional de camada única ou dupla, ou por padrões de sutura invertidas utilizando fio de sutura absorvível. O fechamento aposicional em camada única é sempre preferível se a parede vesical estiver espessa. Mesmo em bexigas normais, um padrão de sutura aposicional em camada única (simples contínuo [preferido] ou simples interrompido) é adequado. Um estudo retrospectivo não observou diferenças nas taxas de complicação entre bexigas urinárias fechadas com padrão invaginante em camada dupla e padrão aposicional em camada simples.[3] A penetração luminal é comum em bexigas de parede delgada, mas supostamente isso não está associado à formação de cálculos se for utilizado fio monofilamentar absorvível. Se for esperada hemorragia severa, pode ser considerado suturar a mucosa vesical como uma camada separada (em padrão de sutura simples contínuo) para diminuição da hemorragia pós-cirúrgica (ver p. 696 para discussão sobre materiais de sutura).

Isole a bexiga do resto da cavidade abdominal pela colocação de compressas úmidas abaixo dela. Posicione suturas de ancoragem no ápice e trígono vesicais para facilitar a manipulação (Figura 25.8A). Faça uma incisão longitudinal no aspecto ventral da bexiga, distante dos ureteres e uretra, e entre os principais vasos sanguíneos. Remova urina por sucção ou realize cistocentese transcirúrgica antes da cistotomia se não houver disponibilidade de sucção. Excise uma pequena porção da mucosa vesical adjacente à incisão para submeter para cultura aeróbia. Verifique a presença de um divertículo no ápice da bexiga, e o retire se necessário. Examine a mucosa em busca de defeitos ou lesões, e passe um cateter através da uretra para verificar a patência. Feche a bexiga em camada única utilizando padrão de sutura contínuo com fio de sutura absorvível (ver discussão prévia e Figura 25.8B). Se o cão tiver tendências hemorrágicas severas, considere suturar a mucosa como uma camada separada com padrão de sutura simples contínuo.

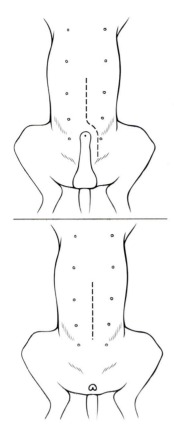

Figura 25.5 Para expor a bexiga, faça uma incisão desde a cicatriz umbilical até o púbis.

> **NOTA** Ao remover cálculos vesicais, tenha certeza de cateterizar a uretra e lavá-la até que esteja livre de cálculos. Deixar cálculos na uretra é um erro comum. Realize radiografias abdominais pós-cirúrgicas após remoção de urólitos radiodensos para confirmar que não tenham sido deixados cálculos.

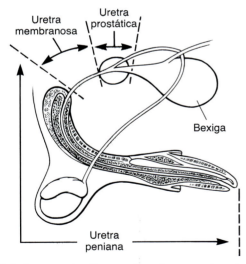

Figura 25.6 A uretra de cães-machos é composta pelas porções prostática, membranosa (pélvica) e peniana.

Cistostomia (Cateterização Pré-púbica)

Cistostomia temporária ou cateterização pré-púbica é realizada para ocasionar desvio urinário cutâneo em animais com obstrução urinária ou com uretras traumatizadas ou reparadas cirurgicamente. Também pode ser aconselhável para animais com atonia vesical secundária à doença neurológica ou para prevenção de distensão excessiva da bexiga após a cirurgia. Cistostomia pode ser realizada pela colocação de uma sonda de Foley (diâmetro 6-20 Fr, dependendo do tamanho do animal) através de uma pequena incisão abdominal na linha média, por uma abordagem inguinal de divisão do músculo, por laparoscopia ou por via percutânea. Cateteres de

escrotal), ou entre o escroto e o orifício uretral externo (uretrotomia pré-escrotal). A pele sobrejacente ao local é preparada para cirurgia asséptica da maneira padrão antes da realização de qualquer abordagem. Se o prepúcio tem de ser deixado no campo cirúrgico, um lavado prepucial com clorexidina ou iodopovidona diluída deve fazer parte da preparação cirúrgica.

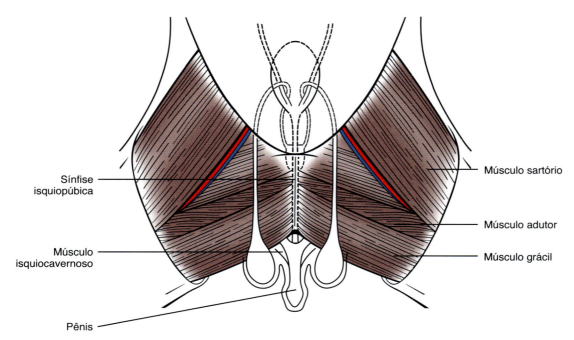

Figura 25.7 Anatomia de bexiga, uretra e sistema reprodutor em gatos-machos.

Stamey Malecot (10-14 Fr) são utilizados para implantação percutânea; entretanto, a remoção prematura deste cateter pode ocorrer. Portanto, sondas de Foley cirurgicamente posicionadas são preferíveis para cateterização em longo prazo em pacientes ambulatoriais. Utilização de sondas de gastrostomia de baixo perfil para cistostomia em longo prazo ou permanente em cães e gatos tem sido descrita e parece ser bem tolerada. Sondas regulares de gastrostomia (Pezzer; ver p. 98) também têm sido utilizadas como sondas pré-púbicas. Todos os tipos de sondas podem ser posicionados utilizando analgesia local com ou sem sedação, dependendo da estabilidade do animal; entretanto, a implantação cirúrgica é preferível. O cateter de Stamey Malecot pode ser removido por tração suave dentro de 3 ou 4 dias após implantação sem risco de extravasamento urinário; entretanto, é recomendado que uma sonda de Foley seja mantida por pelo menos 5 a 7 dias.

Para colocar uma sonda de Foley (Figura 25.9A), faça uma pequena incisão na linha média caudal à cicatriz umbilical em fêmeas ou adjacente ao prepúcio em machos. Alternativamente, considere uma abordagem inguinal oblíqua de 2 a 3 cm diretamente sobre a bexiga. Localize a bexiga e posicione suturas de ancoragem e sutura em bolsa de tabaco na parede da bexiga (Figura 25.10A). Posicione a ponta da sonda de Foley na cavidade abdominal através de uma incisão perfurante separada na bexiga (Figura 25.10B). Faça uma pequena incisão na bexiga (dentro da sutura em bolsa de tabaco), e posicione uma sonda de Foley no lúmen vesical. Infle o balão com solução salina e fixe o cateter dentro do lúmen amarrando a bolsa de tabaco (Figura 25.10C). Realize a pexia da bexiga à parede corporal com várias suturas absorvíveis interrompidas (Figura 25.10D). Feche a incisão inicial e fixe a sonda à pele utilizando uma sutura em sandália romana (Figura 30.10).

Para um cateter de Stamey Malecot (Figura 25.9B), posicione o cão em decúbito lateral direito ou esquerdo e prepare o aspecto ventrolateral da parede abdominal caudal. Não evacue a bexiga antes da colocação do cateter. Faça uma pequena incisão cutânea sobre a bexiga, e com o mandril fixado de maneira segura dentro do cateter (com as asas Malecot torcidas), direcione-o através da incisão. Empurre o cateter em direção ao lúmen vesical, garantindo que toda porção bordeada do cateter esteja dentro do lúmen vesical (assim que a urina for obtida, avance o cateter 1 cm mais distante). Libere a seringa de Luer para abrir as asas de Malecot e remova o obturador. Fixe o cateter à pele.

Anastomose Uretral Intrapélvica

A uretra intrapélvica pode ser rompida secundariamente à fratura pélvica ou a outro trauma, ou pode ser lesada durante cateterização ou cirurgia. A uretrectomia associada à prostatectomia inadvertida é uma complicação incomum após criptorquidectomia abdominal, e requer anastomose uretral para reparação. O reparo por sutura primário de uma uretra que sofreu transecção completa é indicado sempre que possível. Dependendo do tamanho, pequenas lacerações ou rupturas parciais podem cicatrizar se a urina for desviada através de um cateter uretral ou tubo de cistostomia durante 7 a 21 dias.

Realize uma incisão abdominal na linha média ventral caudal e, se necessário, uma sinfisiotomia púbica ou osteotomia púbica e isquiática bilateral (ver posteriormente). Localize as extremidades que sofreram transecção da uretra e realize o desbridamento. Minimize a dissecção ao redor da uretra e bexiga a fim de prevenir lesão ao suprimento vascular ou nervoso a estas estruturas (Figura 25.11). Suture as extremidades com seis a oito suturas interrompidas com fios absorvíveis sobre um cateter transuretral (preferivelmente uma sonda de Foley ou outro cateter flexível). Deixe o cateter posicionado durante 7 a 10 dias. Se os tecidos uretrais não mantiverem os fios por conta do extravasamento urinário prolongado e subsequente necrose tecidual, o adiamento do reparo é indicado. Coloque um cateter transuretral para desviar o fluxo urinário durante 5 a 7 dias. Se um cateter não puder ser colocado a partir do orifício peniano na bexiga, passe um cateter a partir da bexiga em direção ao tecido traumatizado, amarre-o a outro cateter posicionado desde o orifício uretral peniano, e utilize-o para tracionar o cateter peniano em direção à bexiga. Se a uretra não cicatrizar completamente em 7 a 10 dias, ou se ocorrer constrição, resseccione as extremidades uretrais e suture-as sobre um cateter, conforme descrito para o reparo primário.

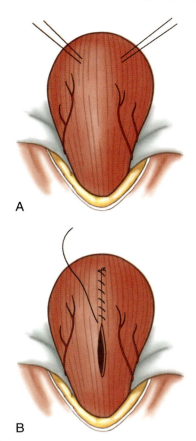

Figura 25.8 Cistotomia é indicada para remover cálculos, reparar traumas, resseccionar ou biopsiar neoplasias, ou corrigir anormalidades congênitas. (A) Isole a bexiga e posicione suturas nela para facilitar a manipulação. Faça a incisão no aspecto dorsal ou ventral da bexiga. (B) Utilize uma sutura simples contínua para fechar a incisão. Se a bexiga estiver delgada e se ocorrer extravasamento, um fechamento em duas camadas pode ser utilizado, mas isso é raramente necessário.

A cateterização pré-púbica (tubo de cistostomia) pode ser também utilizada para ocasionar desvio urinário contínuo enquanto a uretra está cicatrizando, mas deve-se garantir que não ocorra distensão vesical, ou ocorrerá fluxo uretral de urina.

A exposição adequada pode ser obtida em alguns cães pela divisão da sínfise púbica na linha média. Em outros cães, o aspecto cranial do púbis pode precisar ser removido. A osteotomia púbica e isquiática bilateral permite a exposição de todo o trato urogenital em cadelas. Faça uma incisão na linha média ventral desde a cicatriz umbilical até a vulva. Realize uma celiotomia desde a cicatriz umbilical até o púbis, então separe os músculos adutores na linha média do púbis e ísquio. Na região do subperiósteo, eleve os músculos adutores até que os nervos obturadores e metade do forame obturador sejam expostos (Figura 25.12A). Realize a transecção do tendão pré-púbico ao longo do púbis esquerdo até o local proposto da osteotomia púbica. Faça previamente orifícios no púbis e ísquio em ambos os lados dos quatro locais propostos de osteotomia e craniocaudalmente ao longo do púbis esquerdo (Figura 25.12B). Realize a osteotomia do púbis e eleve o músculo obturador interno a partir do púbis esquerdo e ísquio, permitindo reflexão de toda a placa óssea central até a direita (Figura 25.12C). Para fechar os locais da osteotomia, posicione antecipadamente o fio ortopédico através dos orifícios previamente feitos no lado direito. Então, antes de reposicionar a placa óssea, posicione fios através dos orifícios no púbis e ísquio esquerdos, através do músculo

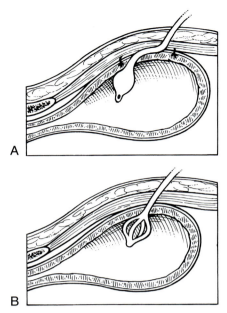

Figura 25.9 Cistotomia temporária ou cateterização pré-púbica pode ser realizada pela colocação (A) de um cateter de Foley ou (B) cateter de Stamey Malecot na bexiga.

obturador interno esquerdo, e de volta através dos orifícios adjacentes no púbis ou ísquio. Posicione o fio ortopédico através dos locais de osteotomia do lado esquerdo, e então fixe os fios posicionados previamente e suturas (Figura 25.12D). Coloque novamente em aposição os músculos adutores e o tendão pré-púbico antes de fechar a linha alba.

Uretrotomia

Uretrotomia é realizada em cães-machos para remoção de cálculos uretrais que não puderam sofrer retro-hidropropulsão em direção à bexiga (p. 703) e para facilitar a colocação de cateteres na bexiga. Ocasionalmente, a uretrotomia é realizada para biópsia de lesões obstrutivas (i.e., constrições, tecido cicatricial e neoplasias). A uretrotomia pré-escrotal ou perineal pode ser realizada dependendo do nível de lesão obstrutiva.

> **NOTA** Para impedir possível constrição uretral pós-cirúrgica, a cistotomia é preferível com relação à uretrotomia se os cálculos puderem ser avançados de volta para a bexiga por retro-hidropropulsão.

Uretrotomia Pré-escrotal

A uretrotomia pré-escrotal (Figura 25.13) é utilizada para remoção de cálculos da uretra peniana distal em cães, ou para posicionar sondas de Foley na bexiga se o cateter for de comprimento suficiente e se a obstrução for distal à incisão proposta da uretrotomia. Ocasionalmente, a uretrotomia pode ser realizada sob anestesia local com sedação por opioides em pacientes severamente deprimidos ou urêmicos. Uretrotomias pré-escrotais podem ser deixadas para cicatrização por segunda intenção; entretanto, deve ser esperada hemorragia do local da incisão durante 3 a 5 dias (particularmente durante a micção). Portanto, o fechamento primário é preferível se a mucosa estiver saudável e se a aposição adequada da mucosa uretral puder ser obtida, já que isso diminui o sangramento pós-cirúrgico.

Com o cão em decúbito dorsal, posicione um cateter estéril na uretra peniana até o escroto ou até a obstrução. Faça uma incisão na linha

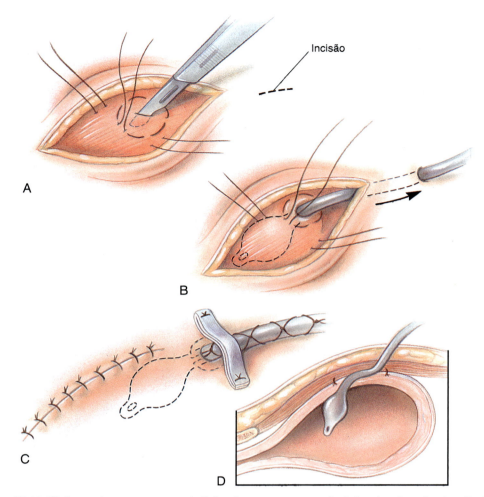

Figura 25.10 (A) Para colocar um cateter de Foley, faça uma pequena incisão e localize a bexiga. Posicione suturas de ancoragem e uma sutura em bolsa de tabaco na bexiga. Posicione a ponta do cateter de Foley na cavidade abdominal através de uma incisão separada na parede abdominal. (B) Faça uma pequena incisão na bexiga e posicione o cateter de Foley no lúmen vesical. (C) Insufle o balão com solução salina e fixe o cateter dentro do lúmen, amarrando a sutura em bolsa de tabaco ao redor dele com uma sutura de sandália romana (Figura 30.10). (D) Fixe a bexiga à parede corporal com vários fios absorvíveis.

média ventral através da pele e tecido subcutâneo entre o aspecto caudal do osso peniano e o escroto. Identifique, mobilize e retraia o músculo retrator do pênis lateralmente até expor a uretra (Figura 25.14). Utilizando uma lâmina de bisturi nº 11 ou 15, faça uma incisão no lúmen uretral sobre o cateter (Figura 25.15). Utilize tesouras íris para estender a incisão, se necessário. Remova os cálculos com pinças, e lave gentilmente a uretra com solução salina aquecida. Deixe a incisão cicatrizar por segunda intenção, ou preferivelmente feche a uretra com fios absorvíveis com sutura aposicional simples interrompida ou contínua (4-0 ou 5-0). Posicione a primeira camada na mucosa uretral e corpo esponjoso, então coloque em aposição tecido subcutâneo e pele com suturas simples interrompidas ou padrão de sutura subcuticular contínua.

Remova o cateter urinário após a cirurgia, independentemente do modo que a uretra tiver sido suturada.

Uretrotomia Perineal

Uretrotomia perineal (Figura 25.16) é ocasionalmente utilizada para remover cálculos alojados no arco isquiático e para posicionar cateteres na bexiga de grandes cães-machos. A uretrotomia perineal é comumente menos indicada do que a uretrotomia em outros locais. Este local da uretrotomia deve ser fechado a fim de prevenir extravasamento subcutâneo de urina.

Posicione uma sutura em bolsa de tabaco no ânus. Coloque um cateter estéril na uretra na altura da bexiga ou local da obstrução. Com o cão em decúbito esternal e membros posteriores pendurados sobre a margem da mesa, faça uma incisão na linha média sobre a uretra, entre o escroto e o ânus. Identifique o músculo retrator do pênis, eleve-o e retraia-o (Figura 25.17A). Separe os músculos bulboesponjosos pareados em sua rafe para expor o corpo esponjoso, então incise o corpo esponjoso para acessar o lúmen uretral (Figura 25.17B–C). Feche a incisão conforme descrito para uretrotomia pré-escrotal (Figura 25.17D).

Uretrostomia

Uretrostomia é indicada para (1) cálculos obstrutivos recorrentes que não podem ser tratados clinicamente; (2) cálculos que não podem ser removidos por retro-hidropropulsão ou uretrotomia; (3) constrição uretral; (4) neoplasia uretral ou peniana, ou trauma severo; e (5) neoplasia prepucial que requeira amputação peniana. Dependendo do local da lesão, a uretrostomia pode ser pré-escrotal, escrotal, perineal ou pré-púbica em cães. A uretrostomia escrotal é preferida se a castração for uma opção e se a lesão for distal ao escroto. A uretrostomia perineal é rotineiramente realizada em gatos; entretanto, procedimentos de uretrostomia pré-púbicos e subpúbicos também são descritos.

Uretrostomia Pré-escrotal

A uretrostomia pré-escrotal é realizada de maneira semelhante à uretrotomia pré-escrotal, exceto pelo fato de que a mucosa uretral é suturada à pele. Faça uma incisão de 3 a 4 cm na mucosa uretral conforme descrito na p. 688. O comprimento da incisão uretral deve ser seis a oito vezes maior do que seu diâmetro uretral. Suturas periuretrais podem ser posicionadas no tecido subcutâneo utilizando um padrão de sutura simples contínuo com fio de material absorvível. Posicione suturas simples interrompidas com fios absorvíveis (3-0 a 5-0) desde a mucosa uretral até a pele, começando no aspecto caudal da incisão. Suture o restante da mucosa uretral à pele com suturas simples interrompidas ou contínuas (Figura 25.18). Suture a pele em qualquer extremidade da incisão com suturas simples interrompidas.

Uretrostomia Escrotal

A uretrostomia escrotal (Figura 25.19) é preferível com relação à uretrostomia perineal ou pré-púbica porque a uretra é mais larga e mais superficial, e está cercada por menos tecido cavernoso aqui do que em outros locais. Portanto, hemorragia pós-cirúrgica é frequentemente menor do que com outras técnicas, e a constrição é menos provável.

Se o animal for inteiro, castre-o e excise o escroto; de modo contrário, realize uma ablação escrotal (Figura 25.20A). Posicione um cateter estéril na uretra até a altura do arco isquiático ou além. Faça uma incisão na linha média sobre a uretra através do tecido subcutâneo. Identifique o músculo retrator do pênis, mobilize-o e retraia-o lateralmente até expor a uretra. Utilizando uma lâmina de bisturi nº 11 ou 15, faça uma incisão de 3 a 4 cm no lúmen uretral sobre o cateter (Figura 25.20B). Suture a uretra conforme descrito anteriormente para uretrostomia pré-escrotal (Figura 25.20C).

Uretrostomia Perineal Canina

Uretrostomia perineal frequentemente causa assaduras inaceitáveis por urina e é utilizada somente em cães que possuam problemas

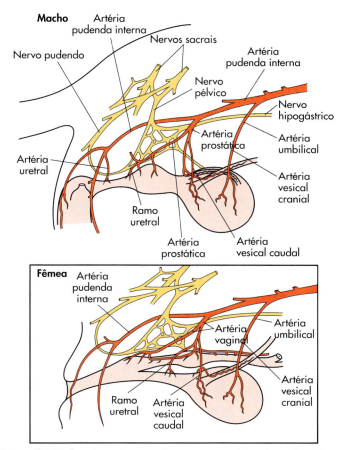

Figura 25.11 Suprimento vascular e nervoso à bexiga e à uretra.

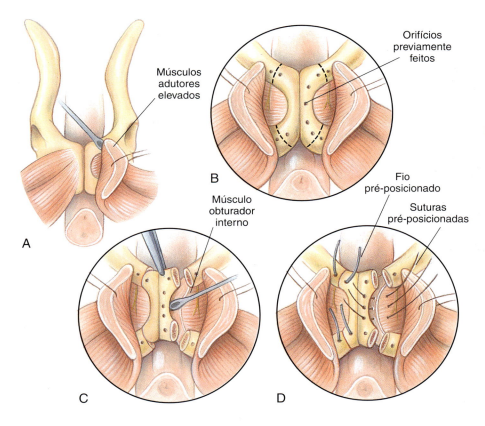

Figura 25.12 (A) Para osteotomia púbica e isquiática bilateral, eleve os músculos adutores até que os nervos obturadores e metade do forame obturador sejam expostos. (B) Faça previamente orifícios no púbis e ísquio em ambos os lados dos quatro locais propostos da osteotomia e craniocaudalmente ao longo do púbis esquerdo. (C) Realize a osteotomia do púbis e eleve o músculo obturador interno a partir do púbis esquerdo e ísquio, permitindo que seja rebatida toda a placa óssea central. (D) Feche a osteotomia com fios ortopédicos.

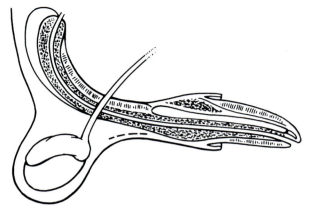

Figura 25.13 Uretrotomia pré-escrotal.

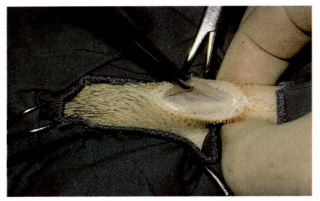

Figura 25.14 Para uretrotomia pré-escrotal, faça uma incisão na linha média ventral através dos tecidos cutâneo e subcutâneo, entre o aspecto caudal do osso peniano e o escroto. Identifique, mobilize e retraia o músculo retrator do pênis lateralmente até expor a uretra.

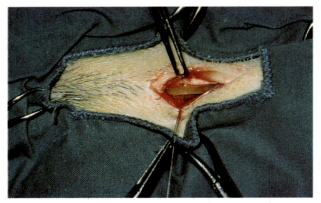

Figura 25.15 Utilize uma lâmina de bisturi nº 11 ou 15 para realizar uma incisão no lúmen uretral sobre o cateter.

urinários que não serão resolvidos por uretrostomia escrotal ou pré-escrotal. O tecido cavernoso circundante é abundante nesta localização, e a hemorragia pode ser profusa. Ademais, a uretra é menos superficial aqui, e a sua mobilização pode resultar em tensão excessiva da linha de sutura, causando deiscência.

Faça uma incisão de 4 a 6 cm na pele e tecido sobrejacente, e incise a uretra perineal conforme descrito para uretrotomia peri-

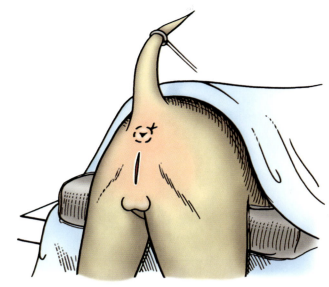

Figura 25.16 Uretrotomia perineal.

neal. A incisão uretral deve ter comprimento de 1,5 a 2 cm. Suture a mucosa uretral à pele, conforme descrito para uretrostomia pré-escrotal (Figura 25.21).

Uretrostomia Perineal Felina

A uretrostomia perineal é indicada para prevenir a recidiva de obstrução em gatos-machos ou para tratar a obstrução que não pode ser eliminada por cateterização. É também útil para o tratamento de constrições secundárias à obstrução uretral e cateterização.

Posicione uma sutura em bolsa de tabaco no ânus e cateterize o pênis, se possível. Posicione o gato em decúbito dorsal ou ventral. Se o gato estiver posicionado em decúbito dorsal, tracione os membros pélvicos para a frente para melhorar o acesso à região perineal. Decúbito dorsal permite a realização de cistotomia e uretrostomia perineal sem ter de reposicionar o gato. Faça uma incisão elíptica ao redor do escroto e prepúcio, e excise-os. Posicione uma pinça de Allis na extremidade do prepúcio ou ao redor do cateter para ajudar a manipular o pênis. Libere o pênis e a uretra distal do tecido circundante em ambos os lados (Figura 25.22A). Estenda a dissecção ventral e lateralmente em direção aos ligamentos penianos no arco isquiático. Eleve o pênis dorsalmente e corte o ligamento peniano ventral. Então, transeccione os músculos isquiocavernosos (Figura 25.22B) e os músculos isquiouretrais em sua inserção no ísquio para evitar lesão dos ramos dos nervos pudendos e minimizar a hemorragia. Rebata o pênis ventralmente para expor a superfície dorsal. Localize as glândulas bulbouretrais proximal e dorsal ao músculo bulboesponjoso e cranial aos músculos isquiocavernoso e isquiouretral cortados (Figura 25.22C). Evite dissecção dorsal excessiva a fim de prevenir dano aos nervos e vasos que suprem o músculo uretral. Eleve e remova o músculo retrator do pênis sobre a uretra, e incise longitudinalmente a uretra peniana utilizando uma lâmina nº 11 ou tesouras finas de tenotomia. Continue a incisão uretral proximal à uretra pélvica até a altura da extensão cranial das glândulas bulbouretrais. Passe uma pinça hemostática mosquito fechada até a uretra para garantir que o diâmetro uretral esteja adequado. A pinça hemostática deve ser capaz de ser passada até a altura das suturas sem resistência. Alternativamente, um cateter flexível de 5 a 8 Fr pode ser passado através da incisão de uretrostomia. Suture a mucosa uretral à pele utilizando um fio agulhado absorvível 4-0 ou 5-0 (polidioxanona [PDS®], poligliconato [Maxon®]) ou não absorvível

CAPÍTULO 25 Cirurgia de Bexiga e Uretra 691

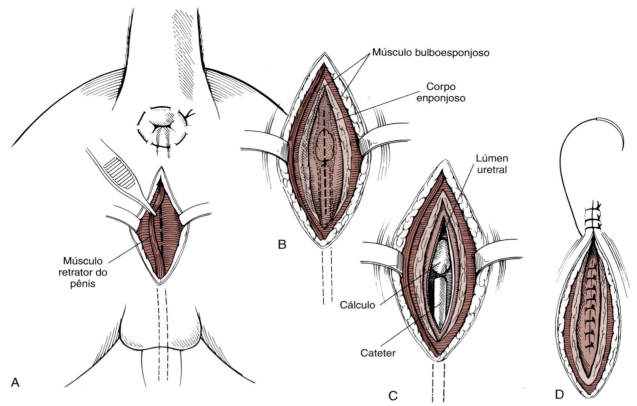

Figura 25.17 Para uretrotomia perineal, faça uma incisão na linha média sobre a uretra, na distância média entre o escroto e o ânus. (A) Identifique o músculo retrator do pênis, eleve-o e retraia-o. (B) Separe os músculos bulboesponjosos pareados em sua rafe para expor o corpo esponjoso. (C) Incise o corpo esponjoso para adentrar o lúmen uretral. (D) Feche a uretra com suturas simples interrompidas absorvíveis. Posicione a primeira camada na mucosa uretral e corpo esponjoso; aposicione o tecido subcutâneo e pele com suturas simples interrompidas ou padrão de sutura subcuticular contínuo.

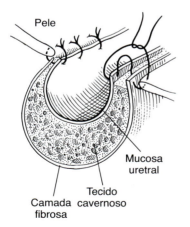

Figura 25.18 Para uretrostomia, posicione suturas simples interrompidas absorvíveis desde a mucosa uretral até a pele. Para melhorar a hemostasia, evite incorporar o tecido cavernoso nas suturas.

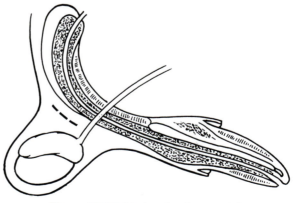

Figura 25.19 Uretrostomia escrotal.

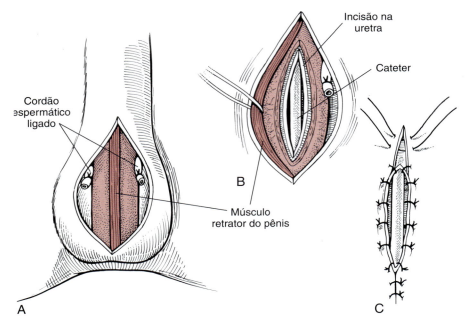

Figura 25.20 Uretrostomia escrotal é preferível com relação a outros locais porque causa menos hemorragia. Realize uma ablação escrotal. (A) Faça uma incisão na linha média sobre a uretra através do tecido subcutâneo. Identifique o músculo retrator do pênis, mobilize-o e retraia-o lateralmente para expor a uretra. (B) Utilizando uma lâmina de bisturi nº 11 ou 15, faça uma incisão de 3 a 4 cm no lúmen uretral sobre o cateter. (C) Suture a mucosa uretral à pele com suturas simples interrompidas.

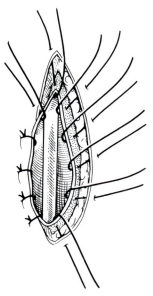

Figura 25.21 Para uretrostomia, posicione suturas simples interrompidas absorvíveis desde a mucosa uretral até a pele, começando no aspecto caudal da incisão. Suture o restante da mucosa uretral à pele com suturas simples interrompidas. Suture a pele em cada extremidade da incisão com suturas simples interrompidas.

(náilon [p. ex., Monosof®], polipropileno [Prolene®]) em padrão de sutura simples interrompido ou contínuo. Esteja certo de que suturou a mucosa uretral à pele (algumas vezes é difícil identificar a mucosa). Primeiramente, posicione as suturas mais proximais em um ângulo de 45 graus com a pele, então posicione o restante das suturas (Figura 25.22D). Suture os dois terços proximais da uretra peniana à pele e ampute a extremidade distal posicionando uma sutura em colchoeiro horizontal através dos tecidos cutâneos e penianos, seccionando o pênis distal a esta ligadura. Feche o restante da pele com suturas simples interrompidas (Figura 25.23).

Uretrostomia Pré-púbica

Uretrostomia pré-púbica (antepúbica) é um procedimento de resgate incomum realizado quando o dano à uretra membranosa ou peniana é irreparável, ou quando a remoção destes tecidos é necessária (i.e., neoplasia). A menos que ocorra lesão ao nervo (p. ex., após prostatectomia), a maioria dos animais está continente após este procedimento.

Faça uma incisão na linha média ventral desde a cicatriz umbilical até o púbis. Libere a uretra intrapélvica a partir do assoalho pélvico utilizando dissecção romba. Tenha certeza de que preservou a artéria uretral e seus ramos. Seccione o aspecto distal da uretra intrapélvica. Pode ser necessário dissecar cuidadosamente a próstata da uretra para garantir que grande porção da uretra esteja disponível para ser exteriorizada em alguns cães-machos. Preserve o suprimento sanguíneo ao colo da bexiga. Em cães-machos, exteriorize a uretra através de uma pequena incisão 2 a 3 cm lateral ao prepúcio ou dentro do prepúcio. Em fêmeas, exteriorize a uretra através da incisão da linha média ventral ou 2 a 3 cm lateral à linha alba (Figura 25.24A). Espatule a extremidade distal da uretra para aumentar o diâmetro luminal (Figura 25.24B), então suture a mucosa uretral à pele com suturas interrompidas com fio monofilamentar absorvível ou não absorvível. Esteja certo de que haja pouca tensão no local da uretrostomia e que a uretra não tenha sido dobrada consideravelmente.

Uretrostomia Subpúbica

Uretrostomia subpúbica é semelhante à uretrostomia pré-púbica, exceto pelo fato de que a uretra é exteriorizada caudal a sínfise do púbis. Em gatos, este procedimento menos provavelmente causa

CAPÍTULO 25 Cirurgia de Bexiga e Uretra   693

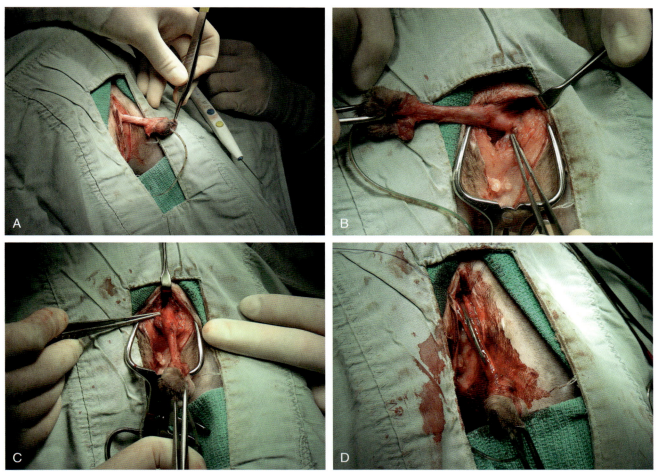

Figura 25.22 Uretrostomia perineal pode ser realizada em gatos-machos com obstrução urinária. (A) Libere o pênis e a uretra distal dos tecidos circundantes. (B) Identifique e transeccione os músculos isquiocavernosos e os músculos isquiouretrais em sua origem no ísquio para evitar danos aos ramos dos nervos pudendos e minimizar a hemorragia. (C) Localize as glândulas bulbouretrais para utilizar como referência para a altura da extensão proximal da incisão uretral. (D) Identifique a mucosa uretral e suture o aspecto mais dorsal à pele inicialmente; então posicione suturas adicionais desde os dois terços proximais da uretra peniana à pele.

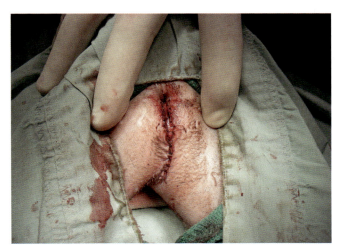

Figura 25.23 Aparência de uma uretrostomia perineal concluída em um gato.

constrição pós-cirúrgica, ITU recidivante ou dermatite por assadura crônica por urina. É indicada quando ocorre constrição repetida após uretrostomia perineal.

Realize este procedimento de maneira semelhante à descrita previamente, mas retraia a pele caudalmente após a sínfise do púbis. Exponha o limite medial do forame obturador elevando o músculo adutor e a porção cranial do músculo grácil a partir do periósteo do púbis. Incise parcialmente o tendão pré-púbico e rebata-o lateralmente para expor o ramo púbico (Figura 25.25). Realize a osteotomia do ramo púbico 1,5 cm lateral à sínfise púbica. Faça uma incisão transversa através do corpo do osso púbico, cruzando a sínfise púbica. Rotacione o retalho púbico ventralmente para visualizar a uretra intrapélvica. Transeccione a uretra cranial à lesão (i.e., constrição) e reposicione o retalho púbico (Figura 25.26A). Coloque novamente em aposição as aponeuroses musculares dos músculos grácil e adutor com suturas em colchoeiro interrompidas ou horizontais. Faça uma incisão de 1 cm, 3 cm distal à extensão caudal da incisão abdominal. Tunelize através do tecido subcutâneo e exteriorize a uretra (Figu-

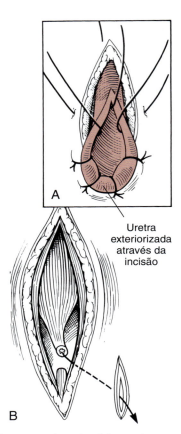

Figura 25.24 Uretrostomia pré-púbica pode ser realizada quando lesões uretrais estiverem presentes. (A) Corte o aspecto distal da uretra intrapélvica e exteriorize-a através de uma pequena incisão 2 a 3 cm lateral à linha alba. (B) Espatule a extremidade distal da uretra para aumentar o diâmetro luminal e suture a mucosa uretral à pele com suturas interrompidas.

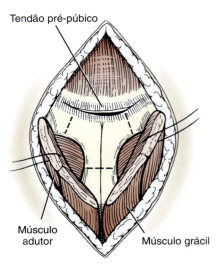

Figura 25.25 Para osteotomia púbica, incise parcialmente o tendão pré-púbico e rebata-o lateralmente para expor o ramo púbico. Realize a osteotomia do ramo púbico 1,5 cm lateral à sínfise púbica. Faça uma incisão transversa através do corpo do osso púbico e ao longo da sínfise púbica.

ra 25.26B). Espatule a extremidade uretral e suture-a à pele com fio de sutura 4-0. Feche a incisão abdominal, mas deixe a incisão 1 cm caudal à linha alba aberta para prevenir o enrugamento da uretra, já que ela passa sobre o retalho púbico. Se indicado, o local de uretrostomia perineal constrito é resseccionado, e os tecidos são fechados ou mantidos abertos para cicatrização por segunda intenção.

Uretrostomia Transpélvica

Uma técnica alternativa para uretrostomia pré-púbica ou subpúbica em gatos-machos envolve a remoção de uma porção do ísquio para exteriorizar a uretra ventralmente. Boas taxas de sucesso têm sido relatadas em um número limitado de casos.

Posicione o gato em decúbito dorsal com as patas traseiras amarradas à mesa cirúrgica em uma posição cranial. Faça uma celiotomia mediana ventrocaudal pequena e exponha a bexiga 2 cm cranial à margem púbica cranial. Faça uma pequena incisão na bexiga, aspire urina dela e lave a bexiga com solução salina estéril. Passe uma sonda urinária de 6 Fr na bexiga e avance-a em direção à uretra proximal ao local de obstrução. Fixe a sonda à parede vesical com uma sutura em bolsa de tabaco temporária. Excise o escroto e prepúcio utilizando uma incisão cutânea elíptica que se estenda até a margem cranial do púbis. Estenda o pênis caudalmente e desnude sua superfície ventral. Remova a gordura até expor os aspectos caudal e ventral da sínfise púbica (Figura 25.27). Eleve os músculos de medial a lateral em ambos os lados do ísquio até expor seu aspecto ventral (aproximadamente 1,5 cm de largura e 1,5 cm de comprimento). Utilize ruginas ósseas para remover o ísquio em uma direção caudocranial até a criação de uma área de osteotomia de aproximadamente 10 mm de largura e 12 mm de comprimento. Tenha cuidado para evitar danos aos tecidos moles subjacentes. Palpe o cateter uretral alojado e faça uma incisão uretral longitudinal ventral sobre o cateter desde as glândulas bulbouretrais até um ponto 2 a 3 mm distante da margem cranial da ostectomia. Posicione suturas simples interrompidas com fio monofilamentar 4-0 a partir da mucosa uretral até as margens cutâneas. Ampute a porção do pênis distal às glândulas bulbouretrais. Posicione suturas cutâneas adicionais para fechar a ferida remanescente. Remova o cateter urinário e passe-o pela uretrostomia para garantir a patência. Feche as incisões da cistotomia e celiotomia rotineiramente.

Desvio Urinário Permanente

 O desvio urinário permanente pode ser indicado quando a neoplasia envolve o trígono vesical. Após a cistectomia, os ureteres podem sofrer anastomose até um conduto ou reservatório intestinal isolado, ou até o cólon, jejuno, íleo, vagina, prepúcio, uretra remanescente ou pele abdominal ventral (Figura 25.28).[4-6] Complicações associadas à anastomose ureteral no intestino incluem reabsorção de eletrólitos e compostos nitrogenados, ITU superior e disfunção neurológica. Azotemia, hiperamonemia, hipercloremia e acidose metabólica também são comuns após estes procedimentos. Como é um procedimento de resgate comumente associado a complicações com risco de morte, tais reconstruções devem ser evitadas sempre que possível. A implantação de *stents* é tipicamente realizada para evitar esta técnica. A implantação de *stent* uretral tem sido relatada em cães, tanto em obstruções benignas como malignas (Figura 25.29).[7,8] A complicação mais comum após implantação do *stent* é incontinência urinária, embora a migração do *stent* e o crescimento tecidual através do *stent* também possam ocorrer.

A anastomose ureterocolônica é a técnica mais comumente realizada para desvio urinário permanente. O paciente deve ser mantido em jejum por 48 horas, e enemas com solução salina devem ser administrados 12 a 24 horas antes da cirurgia. Antibióticos profiláticos são

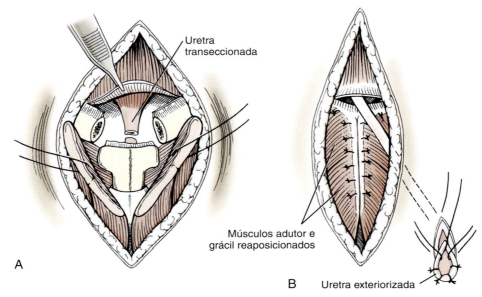

Figura 25.26 Para uretrostomia subpúbica, realize uma osteotomia púbica (Figura 25.24) e rotacione o retalho púbico ventralmente para visualizar a uretra intrapélvica. (A) Transeccione a uretra cranial à lesão e substitua o retalho púbico. (B) Exteriorize a uretra através da incisão, espatule a extremidade uretral e suture-a à pele.

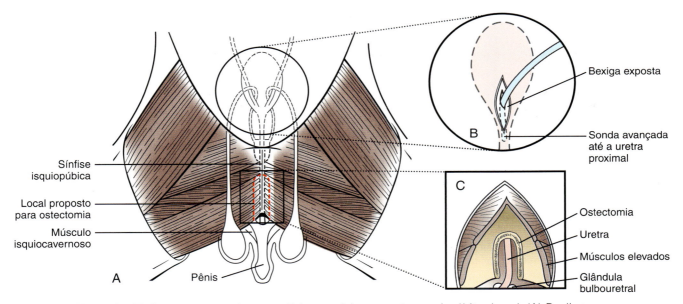

Figura 25.27 Para uretrostomia transpélvica, posicione o gato em decúbito dorsal. (A) Realize uma laparotomia abdominal caudal para expor a bexiga e estenda a incisão até acessar o aspecto ventral da pelve. (B) Faça uma pequena incisão na bexiga para facilitar a passagem normógrada de uma sonda urinária. (C) Exponha o ísquio elevando os músculos em ambos os lados e realize uma ostectomia para acessar a uretra abaixo.

administrados e devem ser mantidos por pelo menos 8 semanas após a cirurgia.

Excise a bexiga e a uretra proximal (1-2 cm distal à área suspeita de neoplasia) e ligue e realize a transecção dos ureteres. Disseque os ureteres dos seus ligamentos retroperitoneais. Determine o comprimento dos ureteres e escolha um local para cada um ser implantado no cólon. Alterne os locais para anastomose dos ureteres direito e esquerdo para que eles estejam em sítios diferentes no cólon. Ordenhe as fezes do local proposto para as anastomoses ureterais e posicione pinças atraumáticas no cólon. Faça um retalho colônico seromuscular de três lados para cada ureter (Figura 25.30A), então crie um defeito circular de 4 mm na mucosa colônica com tesouras de tenotomia (Figura 25.30B). Realize a transecção da extremidade do ureter, espatule-a e tunelize os ureteres através do retalho seromuscular em direção ao lúmen colônico. Suture o ureter à mucosa colônica com suturas simples interrompidas (fio de sutura absorvível;

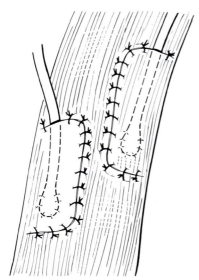

Figura 25.28 Desvio urinário permanente pode ser realizado pela anastomose dos ureteres no cólon, jejuno ou íleo intactos.

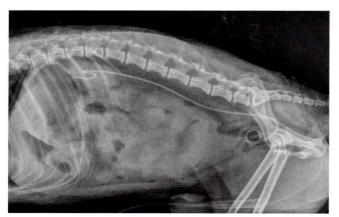

Figura 25.29 Radiografia lateral de um cão de 12 anos de idade após colocação de *stent* uretral para obstrução maligna.

Figura 25.30C). Feche o retalho sobre o ureter, mas tenha certeza de evitar o comprometimento do lúmen ureteral (Figura 25.30D).

CICATRIZAÇÃO DE BEXIGA E URETRA

Comparada a outros órgãos, a bexiga cicatriza rapidamente, recuperando 100% da força do tecido normal em 14 a 21 dias. A reepitelização completa da bexiga ocorre em 30 dias. Porções substanciais da bexiga podem sofrer ressecção seguramente. Contanto que o trígono não seja lesado, a bexiga expandirá (devido à regeneração epitelial, formação de tecido cicatricial e remodelamento, hipertrofia e proliferação de musculatura lisa) até que retome as funções como um reservatório eficiente em algumas semanas. Embora diversos materiais tenham sido descritos para substituição da bexiga, a utilização de enxertos da submucosa de intestino delgado porcino para substituição de grandes porções da bexiga tem sido associada à boa taxa de sucesso e mínimas complicações.

Se a continuidade uretral não for completamente perdida, a uretra pode cicatrizar por regeneração da mucosa uretral em até 7 dias. O extravasamento de urina (particularmente se contaminada) atrasa a cicatrização da ferida e promove fibrose e constrição periuretral. O desvio urinário através de um cateter uretral ou tubo de cistostomia é, portanto, indicado para pequenas lacerações uretrais (p. 685). Diferenças não são tipicamente notadas quando um cateter transuretral permanente, um cateter de cistostomia ou uma combinação dos dois é utilizada para desvio urinário após transecção e anastomose da uretra intrapélvica. Quando ocorre a transecção completa da uretra, a proliferação de tecido fibroso é evidente nos espaços entre as extremidades cortadas. A contração do tecido fibroso frequentemente leva a constrição e obstrução urinária. A anastomose primária sobre um cateter permanente (ou desvio urinário proximal) deve ser realizada para diminuir a probabilidade de formação de constrição. O cateter deve ser mantido no local durante 3 a 5 dias.

MATERIAIS DE SUTURA E INSTRUMENTOS ESPECIAIS

Fios de sutura absorvíveis (p. ex., polidioxanona [PDS®], poligliconato [Maxon®], poliglactina 910 [Vicryl®], poliglecaprona 25 [Monocryl®], glicômero 631 [Biosyn®], poliglitona 6211 [Caprosyn®]) são preferidos para cirurgia vesical e uretral. A maioria dos fios parece perder força de tensão mais rapidamente em urinas alcalinas (como em aquelas observadas com infecções por *Proteus*) do que em urinas ácidas contaminadas ou urina estéril. Ácido poliglicólico, poliglactina 910 e poliglecaprona 25 são rapidamente degradados em urinas contaminadas; polidioxanona, poligliconato e glicômero 631 são aceitáveis para utilização em bexigas estéreis e naquelas infectadas por *E. coli*. Entretanto, a utilização de qualquer fio que seja degradado por hidrólise pode ser arriscada quando a bexiga está infectada por *Proteus* spp. (ver também p. 61) porque foi demonstrado que suturas com fios monofilamentares degradam dentro de 7 dias em urinas inoculadas com *Proteus mirabilis in vitro*.

> **NOTA** Fios não absorvíveis devem ser evitados na bexiga ou uretra porque podem promover formação de cálculos.

CUIDADO E AVALIAÇÃO PÓS-CIRÚRGICOS

A micção deve ser minuciosamente monitorada em pacientes após cirurgia uretral para detectar obstrução causada por edema tecidual, fibrose ou necrose. Após remoção da obstrução urinária, a fluidoterapia intravenosa deve ser mantida até que a diurese pós-obstrutiva cesse. Eletrólitos devem ser monitorados (particularmente potássio) porque a hipopotassemia pode ocorrer secundariamente à diurese ou terapia clínica da hiperpotassemia. Pacientes devem ser monitorados com relação à dor pós-cirúrgica e analgésicos devem ser fornecidos conforme necessário (Capítulo 13). Colares elizabetanos devem ser utilizados em pacientes com cateteres urinários permanentes, uretrotomias ou uretrostomias para impedir a remoção precoce do cateter ou automutilação. Pacientes com uretrotomias e uretrostomias devem ser observados em busca de hemorragia pós-cirúrgica. Pressão digital sobre o local da cirurgia pode ser necessária para cessar a hemorragia imediatamente após a cirurgia ou após micção (durante 3-5 dias). A atonia vesical pode ocorrer logo após 12 horas de obstrução se o animal estiver sedado ou for submetido à administração de analgésicos narcóticos no período pós-cirúrgico, ou não urinar em razão de dor. A bexiga deve ser mantida descomprimida por expressão manual ou por cateterização até que o paciente esteja urinando normalmente.

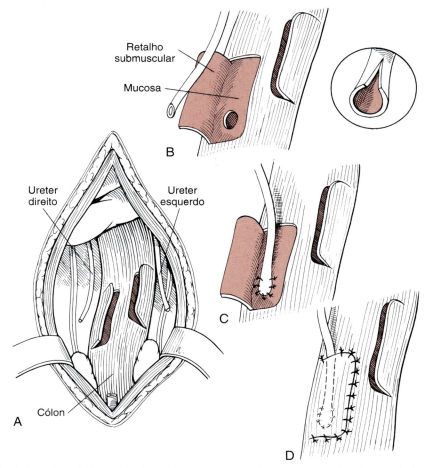

Figura 25.30 Desvio urinário colônico. (A) Faça um retalho seromuscular de três lados para cada ureter. (B) Crie um defeito circular de 4 mm na mucosa colônica com tesouras de tenotomia. Realize a transecção da extremidade do ureter, espatule-a e tunelize os ureteres através do retalho seromuscular em direção ao lúmen colônico. (C) Suture o ureter à mucosa colônica com suturas simples interrompidas. (D) Feche o retalho sobre o ureter, mas evite comprometer o lúmen ureteral.

Para gatos com uretrostomias, papel em vez de cascalho deve ser utilizado até que a ferida esteja cicatrizada, e uroculturas devem ser realizadas para verificar a possibilidade de ITU. Um cateter permanente pode promover a formação de constrições e ITU em gatos após a cirurgia; portanto, a utilização do cateter não é recomendada nesta situação. Animais com anastomoses ureterocolônicas devem ser acompanhados regularmente para pielonefrite. Inapetência em pacientes com anastomoses ureterocolônicas pode causar aumento da absorção de urina como resultado da ausência de bolo fecal; portanto, animais devem ser encorajados a comer o mais precocemente possível após a cirurgia.

COMPLICAÇÕES

As principais complicações após cistotomias rotineiras são incomuns, embora 37 a 50% dos animais possam ter hematúria e disúria transitória.[3] As complicações mais comuns do reparo da ferida uretral são formação de constrições e extravasamento urinário. Cateteres permanentes podem permitir infecções bacterianas ascendentes ou causar fibrose e constrição. Cateteres de tamanho exagerado (aqueles que distendem a uretra) devem ser evitados. Complicações da cateterização pré-púbica (cistostomia temporária) podem incluir perfuração intestinal por implantação percutânea imprópria, ITU, hematúria transitória, uroabdome, remoção prematura do cateter e quebra ou remoção incompleta do cateter. A formação de constrições em gatos após uretrostomia perineal é geralmente resultado de estoma muito pequeno (i.e., realização do estoma na uretra peniana proximal em vez da uretra pélvica distal) ou de extravasamento urinário subcutâneo pós-cirúrgico e formação de tecido de granulação subsequente (p. 690). Incontinência urinária e fecal pode ocorrer se os nervos forem lesados durante dissecção ao redor da uretra pélvica. A uretrostomia perineal está associada à alta prevalência de ITU pós-cirúrgica. Uretrostomias pré-púbicas, subpúbicas e transpélvicas devem ser consideradas somente como procedimentos de resgate porque estão associadas a várias complicações, incluindo ITU, irritação ou necrose cutânea peristomal, e incontinência urinária. O prolapso retal também já foi relatado após uretrostomia perineal em gatos. Pielonefrite, insuficiência renal causada por doença renal em estágio final, disfunção neurológica, acidose metabólica hiperclorêmica e diarreia com subsequente irritação perineal são complicações comuns do desvio urinário ureterocolônico (p. 694).

CONSIDERAÇÕES ESPECIAIS RELACIONADAS COM A IDADE

Animais idosos podem ter disfunções cardíacas ou renais preexistentes e devem ser monitorados intimamente. Animais jovens podem ter uretras muito pequenas, tornando difícil o reparo cirúrgico de transecções completas.

DOENÇAS ESPECÍFICAS

UROABDOME

DEFINIÇÕES

Uroabdome ou *uroperitônio* é um acúmulo de urina na cavidade peritoneal. A urina pode extravasar a partir do rim, ureter, bexiga e/ou uretra proximal.

CONSIDERAÇÕES GERAIS E FISIOPATOLOGIA CLINICAMENTE RELEVANTE

A ruptura vesical é a causa mais comum do uroabdome em cães e gatos. Pode ocorrer espontaneamente (associada a tumores, cistite severa ou obstrução uretral), pode ser causada por trauma abdominal contuso ou penetrante, ou pode ser iatrogênica após cistocentese, cateterização vesical, ou compressão manual da bexiga. O extravasamento do trato urinário pode ser também uma complicação da cirurgia. Animais trazidos para atendimento após trauma veicular devem ser avaliados em busca de possíveis traumas do trato urinário. O impacto da colisão pode causar ruptura, avulsão ou necrose da bexiga, uretra ou ureter. Extremidades pontiagudas de fraturas pélvicas podem lacerar a uretra. O diagnóstico pode ser tardio porque sinais clínicos raramente estão presentes durante o atendimento inicial (ver adiante). A avaliação inicial da cavidade abdominal realizada pelo protocolo FAST (do inglês, *focused assessment using sonography for trauma* — avaliação focada utilizando ultrassonografia em casos de trauma; ver p. 536) pode detectar líquido abdominal livre antes que o animal desenvolva sinais clínicos.

A cirurgia imediata é contraindicada em animais com uroabdome que estejam hiperpotassêmicos ou urêmicos. De forma geral, a cirurgia emergencial é raramente apropriada para animais diagnosticados com uroabdome. Pacientes devem, a princípio, ser tratados clinicamente para normalizar os eletrólitos e desequilíbrios acidobásicos e para diminuir os compostos nitrogenados circulantes. Fluidos intravenosos devem ser administrados, e drenagem abdominal e cateterização uretral, realizadas (p. 699). Um cateter grande (calibre 14) pode ser posicionado no abdome ventral após anestesia local (sedação, se necessário) para permitir a drenagem durante 6 a 12 horas. Isso estabilizará a maioria dos animais com função renal previamente normal.

Quando a urina extravasa para a cavidade abdominal, alguns compostos nitrogenados e eletrólitos são reabsorvidos pela membrana peritoneal e adentram novamente a circulação. A reabsorção das moléculas dependerá de seu tamanho. A ureia rapidamente se equilibra através da superfície peritoneal, enquanto moléculas maiores (p. ex., creatinina) não podem ultrapassar novamente para a circulação sistêmica e permanecem concentradas no fluido abdominal. As concentrações de creatinina no líquido abdominal devem exceder substancialmente as concentrações séricas (>2:1) para confirmação do diagnóstico de uroabdome (Quadro 25.2). Como a ureia rapidamente se equilibra através do peritônio, a ureia sérica (BUN) pode ser aproximadamente a mesma tanto no líquido abdominal como no soro, independentemente da causa da efusão abdominal. Potássio também é útil para o diagnóstico do uroabdome. Uma relação de potássio entre o líquido abdominal e o sangue maior do que 1,4 para 1 é preditiva de uroabdome em cães.

> **NOTA** Creatinina não se equilibra através da superfície peritoneal, enquanto a ureia o faz. Compare as concentrações de creatinina ou potássio no líquido e soro para o diagnóstico de uroabdome.

QUADRO 25.2 Diagnóstico de Uroabdome em Cães e Gatos

Diagnóstico
Creatinina: Fluido abdominal: sangue periférico ≥2

Sugestivo
Creatinina: Fluido abdominal: sangue periférico >1, mas < 2
Potássio: Fluido abdominal > sangue periférico

DIAGNÓSTICO

Apresentação Clínica

Sinais Clínicos

A ruptura da bexiga tem sido sugerida como mais frequente em cães-machos do que em fêmeas pelo fato de que a uretra longa e estreita dos machos não pode sofrer rápida dilatação; entretanto, bexigas rompidas são comuns em fêmeas que sofreram trauma veicular. Ruptura uretral traumática em cães-fêmeas é incomum. Cães e gatos-machos com obstrução devido a cálculos ou CIF possuem maior risco de ruptura vesical se a obstrução não for aliviada prontamente (pp. 701 e 717).

Histórico

Sinais clínicos de trauma do trato urinário são frequentemente vagos e podem ser mascarados por outros sinais de trauma. Traumas urinários frequentemente não são detectados em vários cães com trauma pélvico e trauma do trato urinário concomitante; um estudo de 2016 com cães com fraturas pélvicas traumáticas observou uroabdome concomitante em 3,6%, enquanto hemoabdome concomitante foi observado em 32,5%.[9] Um animal pode ter uremia (p. ex., êmese, anorexia, depressão e letargia) ou hematúria, disúria, dor abdominal e/ou abaulamento abdominal. Hematomas abdominais e perineais são comuns em casos de trauma veicular, particularmente se ocorrerem fraturas pélvicas. Hematomas nestas regiões, entretanto, podem também indicar extravasamento urinário subcutâneo. É importante lembrar que animais com bexiga rompida ou trauma ureteral unilateral podem urinar com volumes normais, sem hematúria óbvia. Se a ruptura estiver localizada dorsalmente ou for pequena, o extravasamento pode ocorrer somente quando a bexiga se tornar distendida. De forma semelhante, a capacidade de recuperar líquido ao realizar cateterização vesical não invalida o diagnóstico de ruptura vesical.

> **NOTA** Não descarte ruptura vesical em animais que urinam normalmente.

Achados de Exame Físico

A palpação abdominal deve ser realizada para determinar o tamanho e formato da bexiga. O animal deve ser intimamente acompanhado em busca de abaulamento abdominal ou acúmulo de fluido. A quantidade e característica da urina (p. ex., hematúria e disúria) e hematoma no abdome ventral ou períneo devem ser monitorados.

Diagnóstico por Imagem

Radiografias simples podem demonstrar bexiga de tamanho reduzido ou ausente, diminuição do detalhamento visceral e/ou aumento do tamanho do espaço retroperitoneal. A ultrassonografia FAST identificará líquido abdominal livre e guiará a abdominocentese para recuperação de fluido (p. 536). Se houver suspeita de ruptura vesical,

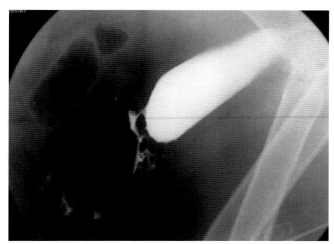

Figura 25.31 Cistouretrografia por contraste positivo em um cão com ruptura de bexiga. A radiografia foi obtida enquanto o contraste estava sendo injetado e revela uma lesão em "jato" de agente de contraste a partir da bexiga.

uma cistografia com contraste positivo pode ser realizada; entretanto, extravasamento do meio de contraste no espaço peritoneal durante a cistografia não significa necessariamente que o animal necessita de cirurgia exploratória. Se o extravasamento for pequeno e não houver evidência clínica de uroabdome, o manejo conservador do paciente pode ser apropriado, já que pequenas rupturas podem cicatrizar espontaneamente.

Na *cistografia*, um cateter com balão na extremidade é posicionado na bexiga; para uma *cistouretrografia* em um cão-macho, o cateter é posicionado na uretra distal (até logo após o osso peniano), e o balão é então inflado. Enquanto a bexiga é palpada em busca de distensão, aproximadamente 2,2 mL/kg de meio de contraste iodado orgânico aquoso (uma parte de meio de contraste para duas partes de salina estéril) é injetado pelo cateter. Uma radiografia é obtida conforme os últimos poucos mililitros de contraste estão sendo injetados. A fluoroscopia é vantajosa para determinar a distensão da bexiga. É fundamental distender adequadamente a bexiga antes de determinar que o exame está normal, pois pequenas lesões podem não apresentar extravasamento enquanto a parede vesical estiver flácida. Ademais, deve haver cuidado para evitar a oclusão completa do colo da bexiga pelo bulbo do cateter, pois isso pode impedir o extravasamento de uma ruptura nesta área. A obtenção de uma radiografia enquanto o meio de contraste está sendo injetado pode demonstrar uma lesão em "jato" do agente oriunda da bexiga (Figura 25.31). Agente de contraste livre na cavidade abdominal cobrirá e destacará órgãos abdominais. Se uma lesão não for identificada na bexiga após distensão adequada da uretra, e se o animal estiver bem hidratado, uma urografia excretora pode ser realizada (p. 665). Extravasamento de contraste no espaço retroperitoneal (para lesões proximais) ou abdome (para lesões distais) ocorre por ruptura ou laceração ureteral (Figura 25.32). Se ocorreu fibrose periureteral, obstrução, em vez de extravasamento, pode ser observada. O extravasamento de contraste a partir da cápsula renal pode ser visto em casos de trauma do parênquima renal. O trauma do parênquima do rim direito deve ser sugerido em cães com uroabdome e fratura da 13ª costela direita.

Achados Laboratoriais

Hemograma e perfil bioquímico sérico com eletrólitos devem ser realizados. Hiperpotassemia, acidose e azotemia podem ser obser-

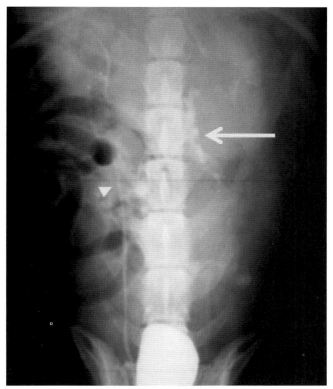

Figura 25.32 Urografia excretora em um cão com ruptura de ureter. Note o acúmulo de contraste ao redor do polo caudal do rim esquerdo *(seta)* com ureter direito normal *(ponta de seta)*.

vadas. A análise do líquido abdominal deve ser realizada se houver suspeita de ruptura do trato urinário. Em casos de uroabdome, os níveis de creatinina do líquido abdominal serão o dobro dos níveis séricos (Quadro 25.2). Pode haver insuficiência renal se a obstrução precede a ruptura (p. 650). A ruptura vesical secundária à ITU causa peritonite séptica (p. 527).

DIAGNÓSTICO DIFERENCIAL

Outras causas de efusão abdominal ou azotemia devem ser consideradas. A peritonite pode causar êmese, desidratação e azotemia pré-renal. A êmese pode ser causada por anormalidades pancreáticas, peritoneais, renais, esplênicas, hepatobiliares ou gastrointestinais. Em animais com efusão abdominal subsequente ao trauma, hemoabdome, uroabdome, peritonite biliar e peritonite séptica devem ser considerados.

MANEJO CLÍNICO

Se o animal não estiver hiperpotassêmico ou azotêmico (p. ex., uroabdome é diagnosticado dentro de 12-18 horas após a ruptura), a fluidoterapia IV com solução salina a 0,9%, SRL ou Normosol®-R é instituída, e o reparo cirúrgico imediato pode ser considerado. Ocasionalmente, traumas concomitantes (p. ex., miocardite traumática, contusões pulmonares) adiarão a cirurgia. Em tais pacientes, a drenagem abdominal e/ou o desvio urinário (i.e., cateter uretral e/ou tubo de cistostomia; ver p. 685) podem ser necessários até que o animal esteja mais estável. Com o retardo no diagnóstico, a correção de eletrólitos, hidratação e equilíbrio acidobásico deve ser realizada antes da cirurgia. Antibióticos podem ser administrados com base nos resultados da cultura ou se a morfologia bacteriana de uma ITU estiver presente, ou profilaticamente se forem implantados drenos abdominais.

> **NOTA** Animais com anormalidades acidobásicas e eletrolíticas são maus candidatos à anestesia. Estas anormalidades são facilmente corrigidas antes da cirurgia.

TRATAMENTO CIRÚRGICO

O trauma uretral pode ser reparado por anastomose primária (imediata ou adiada) ou pode ser permitido que a uretra cicatrize sobre um cateter urinário se não houver transecção completa. A ruptura ureteral pode ser reparada por anastomose (p. 659) ou reimplantação na bexiga (p. 658), dependendo da localização da lesão. A ruptura vesical geralmente ocorre próxima ao ápice. Embora pequenas rupturas possam cicatrizar se a bexiga for mantida descomprimida, a exploração cirúrgica e reparo são indicados na maioria dos pacientes. Todo o abdome deve ser explorado para determinar a razão da ruptura e/ou para identificar trauma concomitante. Se a ruptura vesical for secundária a cistite severa, tumor ou obstrução, a bexiga pode estar extremamente friável, ou grandes áreas podem estar necróticas, tornando a excisão e o fechamento primário do defeito difíceis. Em tais casos, o desvio urinário prolongado pode ser benéfico. Se houver cistite ou tumor, uma biópsia da mucosa vesical deve ser submetida para cultura e exame histológico. Em animais com ruptura causada por obstrução pelos cálculos, a uretra deve ser cuidadosamente analisada em busca de cálculos e ter sua patência verificada antes que o defeito vesical seja reparado. Também se deve verificar a cavidade peritoneal em busca de cálculos livres.

Manejo Pré-cirúrgico

Um ECG deve ser avaliado em busca de arritmias. Se possível, anormalidades hidroeletrolíticas e acidobásicas devem ser corrigidas antes da cirurgia (pp. 678 e 699). Se a antibioticoterapia não tiver sido iniciada antes da cirurgia, antibióticos peroperatórios (p. ex., cefazolina, ampicilina) podem ser administrados durante a indução.

Anestesia

Se não houver distúrbios renais, vários protocolos anestésicos podem ser utilizados com segurança. Se houver distúrbio renal, ver p. 650 para protocolos anestésicos sugeridos. Se o animal estiver vomitando, evite máscara ou câmara de indução.

Anatomia Cirúrgica

Siga para a p. 684 para anatomia cirúrgica da bexiga e uretra.

Posicionamento

O animal é posicionado em decúbito dorsal e o abdome é preparado para uma incisão na linha média ventral. Em casos de ruptura de bexiga, todo o abdome ventral deve ser preparado para permitir sua exploração completa.

TÉCNICA CIRÚRGICA

A cistotomia é descrita na p. 685.

Excise tecido vesical desvitalizado ou necrótico e suture o defeito em um padrão de sutura simples contínua. Se os tecidos estiverem friáveis, e se não puder ser obtida impermeabilidade, utilize um retalho seroso sobre a linha de incisão (p. 447).

MATERIAIS DE SUTURA E INSTRUMENTOS ESPECIAIS

Material de sutura absorvível (p. ex., polidioxanona [PDS], poligliconato [Maxon®], poliglactina 910 [Vicryl®], poliglecaprona 25 [Monocryl®], glicômero 631 [Biosyn®], poliglitona 6211 [Caprosyn®]) são preferíveis para cirurgias vesicais e uretrais (p. 696).

CUIDADO E AVALIAÇÃO PÓS-CIRÚRGICOS

Fluidos intravenosos devem ser administrados até que o animal seja capaz de ingerir adequadamente líquidos para manter a hidratação. O paciente deve ser observado intimamente após a cirurgia em busca de sinais de obstrução urinária ou peritonite. Se houver atonia vesical, a bexiga deve ser mantida descomprimida por cateterização urinária intermitente ou por compressão manual assim que a incisão vesical tenha cicatrizado. A ITU é comum em casos de cateterização permanente ou repetida. Um alfabloqueador (p. ex., fenoxibenzamina; Tabela 25.4) e/ou relaxante muscular somático (p. ex., diazepam) podem ajudar a diminuir o tônus do esfíncter uretral. Betanecol é um fármaco colinérgico que aumenta a contratilidade do músculo detrusor e pode auxiliar a micção, mas efeitos colaterais são severos, dependendo da dose administrada. Cisaprida pode fornecer alguns benefícios com relação à melhora do tônus vesical. A bexiga deve ser manualmente comprimida após a cirurgia (particularmente em pacientes com bexiga friável secundária à infecção ou obstrução); isso deve ser feito cuidadosamente para evitar a ruptura da linha de sutura.

> **NOTA** Tenha certeza de que não haja resistência excessiva ao efluxo urinário ou fecal antes de utilizar o betanecol. Tenha cuidado ao comprimir uma bexiga na qual você realizou recentemente uma cistotomia.

COMPLICAÇÕES

A principal complicação da cirurgia vesical é o extravasamento urinário, especialmente se não for alcançada impermeabilidade ou se tecidos desvitalizados forem suturados e sofrerem subsequente deiscência. Ocasionalmente, peritonite pode ocorrer por infecção urinária ou secundária à contaminação induzida pela cirurgia.

PROGNÓSTICO

O prognóstico é excelente para animais com ruptura vesical traumática. Entretanto, se o uroabdome não for percebido, a morte pode ocorrer em até 3 dias. Ocasionalmente, a ruptura secundária à obstrução pode ter um prognóstico reservado se a maior parte da bexiga estiver necrótica.

CÁLCULOS VESICAIS E URETRAIS

DEFINIÇÕES

Quando a urina se torna supersaturada com sais dissolvidos, os sais podem precipitar até formar cristais (**cristalúria**). Se os cristais não forem excretados, eles podem ser agregados em concreções sólidas conhecidas como *cálculos*. **Urolitíase** é um termo que se refere à presença de cálculos urinários ou urólitos nos rins, ureteres, bexiga ou uretra. **Cistolitíase** e **cistolitectomia** se referem especificamente a cálculos da bexiga e à sua remoção, respectivamente. **Cistotomia**

TABELA 25.4 Fármacos Utilizados para Melhorar a Micção

Fármaco	Mecanismo de Ação	Contraindicações/Precauções
Fenoxibenzamina Cães: 0,25 mg/kg VO q8-12h[a] Gatos: 0,5 mg/kg VO q12h (pode causar hipotensão); tipicamente 1,25-2,5 mg/gato	Bloqueia o receptor alfa-1 na musculatura lisa, causando relaxamento; potente vasodilatador	Pode causar hipotensão prolongada em animais; utilize com cuidado em animais com comprometimento cardiovascular
Diazepam Cães: 2-5 mg/cão VO q8h Gatos: 1-2,5 mg/gato VO q8h (duração de ação é de 1-2 h quando administrado por via oral)	Depressor do SNC; funciona como relaxante muscular no trato urinário	Necrose hepática fatal idiopática relatada em gatos
Betanecol[b] Cães: 5-15 mg/cão VO q8-12h[c] Gatos: 1,25-5 mg/gato VO q8-12h[c]	Agonista colinérgico muscarínico; utilizado para aumentar a contração vesical	Não deve haver obstruções no trato urinário ou gastrointestinal, ou o fármaco poderá causar dor severa ou até mesmo ruptura; não deve ser utilizado em animais hipertireóideos; o fármaco pode causar êmese, ptialismo e/ou desconforto abdominal; pode causar depressão circulatória em animais sensíveis
Cisaprida (farmácia de manipulação) Cães: 0,1-0,5 mg/kg, VO q8-12h Gatos: 2,5-5,0 mg/gato, VO q8-12h	Agonista colinérgico; utilizado para tratar megacólon e aumentar o tônus do esfíncter esofágico inferior; pode ter certa eficácia no tratamento de atonia vesical	Mínimos efeitos colaterais associados à administração deste fármaco

SNC, sistema nervoso central; VO, via oral.
[a] Pode tentar administrar 0,5 mg/kg uma vez por dia, mas é melhor iniciar com 0,25 mg/kg q12h para ver se o fármaco será eficaz.
[b] Garanta que não haja resistência ao efluxo urinário ou fecal antes de utilizar este fármaco.
[c] Como este é um poderoso estimulante, é melhor iniciar em uma dose baixa, observar os efeitos e aumentar lentamente a dose durante vários dias, se necessário. Doses maiores podem ser tentadas, mas devem ser utilizadas com precaução.

é uma incisão cirúrgica na bexiga urinária, enquanto **uretrotomia** é uma incisão na uretra.

CONSIDERAÇÕES GERAIS E FISIOPATOLOGIA CLINICAMENTE RELEVANTE

A maioria dos urólitos caninos é encontrada na bexiga ou uretra. Cálculos de estruvita (fosfato de amônio de magnésio) e oxalato de cálcio são os urólitos caninos mais comuns, seguidos por urato, silicato, cistina e tipos mistos. Durante os últimos 20 anos, foi observado um aumento em longo prazo na proporção de cálculos urinários caninos que contêm oxalato de cálcio, em conjunto com a diminuição em longo prazo na proporção de cálculos urinários caninos que contêm estruvita.[10] Uma tendência semelhante foi notada anteriormente em gatos.

ITU por bactérias produtoras de urease são uma importante causa de cálculos de estruvita em cães. Estas bactérias quebram a ureia em amônia e dióxido de carbono. A hidrólise da amônia forma íons amônio e hidroxila, que alcalinizam a urina e diminuem a solubilidade da estruvita. A cistite bacteriana também aumenta os debris orgânicos, que servem como um núcleo para cristalização. Cães-fêmeas tendem a ter mais cálculos que contenham estruvita do que cães-machos, provavelmente devido à propensão a ITU. A formação de estruvita em felinos usualmente ocorre sem ITU.

Cálculos de oxalato de cálcio ocorrem mais comumente em cães com hipercalcemia e hipercalciúria transitória e pós-prandial. Vários cães afetados possuem concentrações séricas baixas a normais de paratormônio. Embora raros, estes cálculos podem também ocorrer em cães com reabsorção tubular defeituosa de cálcio, hiperparatireoidismo primário, linfoma, intoxicação por vitamina D, diminuição das concentrações urinárias de citrato ou aumento do oxalato dietético. A ITU concomitante é rara. A urina ácida favorece a formação de cristais de oxalato de cálcio. Foi observado que cães que se alimentam de dietas úmidas com alta quantidade de carboidratos possuíam maior risco de formação de urólitos de oxalato de cálcio; cães alimentados com dietas secas formuladas com altas concentrações de proteína, cálcio, fósforo, magnésio, sódio, potássio e cloreto aparentemente tiveram menos cálculos de oxalato de cálcio.

> **NOTA** Cálculos de estruvita em cães estão frequentemente associados a infecções; assegure-se de ter realizado a cultura da urina, parede vesical e/ou cálculo. Culturas da mucosa podem ser positivas em alguns pacientes quando as uroculturas forem negativas.

Cálculos de urato são usualmente compostos por ácido úrico amônio derivado da degradação metabólica de ribonucleotídeos endógenos da purina e ácidos nucleicos dietéticos. Dálmatas possuem transporte defeituoso hepático de ácido úrico, resultando em produção diminuída de alantoína e aumento da excreção urinária de ácido úrico. Dálmatas também possuem diminuição da reabsorção tubular proximal e secreção tubular distal de ácido úrico, tornando a urolitíase por urato comum nesta raça. Cães com insuficiência hepática (p. ex., *shunts* portossistêmicos congênitos) podem formar ácido úrico amônio como resultado do aumento da excreção renal de uratos de amônio. ITU secundária pode ocorrer como resultado da irritação mucosa.

Urólitos de silicato possuem frequentemente formato de paralelepípedo e estão provavelmente relacionados com o aumento da ingestão dietética de silicatos, ácido silícico ou silicato de magnésio (Figura 25.33). Cães Pastores-alemães-machos e Pastores-ingleses possuem maior risco de formação de cálculos urinário que contenham sílica. Urólitos de cistina ocorrem em razão de um distúrbio hereditário de transporte tubular renal. Cálculos de cistina usualmente ocorrem em urinas ácidas.

Embora a dissolução de alguns cálculos seja possível, a remoção cirúrgica é frequentemente necessária inicialmente para permitir o diagnóstico do tipo de cálculo. O manejo clínico apropriado pode ajudar a diminuir a recidiva de urólitos caninos (Tabela 25.5). A supersaturação da urina com sais parece ser o fator primário que favorece a formação de cálculos. Outros fatores (p. ex., presença de um núcleo no qual o cálculo pode ser formado, diminuição das concentrações de inibidores da cristalização urinária) também parecem contribuir para a formação de cálculos.

TABELA 25.5 Tratamento e Prevenção de Urolitíase Canina

Tipo de Urólito	Opções Terapêuticas	Prevenção
Estruvita	• Remoção cirúrgica (controle infecção inicialmente, se possível) • Dissolva cálculos fornecendo dieta Hill's s/d® • Esvaziamento por hidropropulsão se os cálculos forem pequenos o suficiente	• Forneça dieta Hill's c/d® ou Waltham Canine S/O Lower Urinary Support® • Monitore o pH e sedimento urinário, **DEVE PREVENIR** infecção do trato urinário e eliminar qualquer infecção que ocorra o mais rapidamente possível • Mantenha o pH urinário <6,5, ureia <10 mg/dL, e densidade urinária <1,020
Oxalato de cálcio	• Remoção cirúrgica • Esvaziamento por hidropropulsão se os cálculos forem pequenos o suficiente	• Forneça Waltham Canine S/O Lower Urinary Support Diet®, Hill's u/d® ou Hill's w/d®; não suplemente vitaminas C ou D • Aumente o consumo hídrico
Urato	• Remoção cirúrgica • Esvaziamento por hidropropulsão se os cálculos forem pequenos o suficiente • Dissolva cálculos por alcalinização com bicarbonato de sódio ou citrato de potássio; forneça dieta Hill's u/d®; administre alopurinol	• Forneça dieta Hill's u/d® • Alopurinol se necessário (não para cães com DPS) • Corrija DPS congênito ou diminui as concentrações sanguíneas de amônia
Silicato	• Remoção cirúrgica	• Previna o consumo de lixo
Cistina	• Remoção cirúrgica • Dissolva cálculos pelo fornecimento de dieta Hill's u/d® e administração de D-penicilamina ou N-(2-mercaptopropionil)-glicina (MPG)	• Forneça dieta Hill's u/d® • Administre fármacos que contenham tiol, se necessário

DPS, desvio portossistêmico.

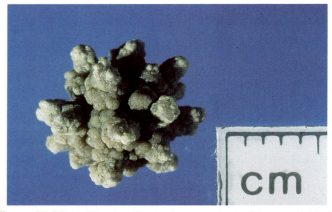

Figura 25.33 Urólito de silicato de um gato de 12 anos de idade com hematúria crônica.

NOTA É necessário remover e analisar cálculos para determinação do tipo; o manejo clínico subsequente é importante para prevenir recidivas.

DIAGNÓSTICO

Apresentação Clínica

Sinais Clínicos

Cálculos de estruvita são mais comuns em cães-fêmeas do que em machos, pois fêmeas mais comumente desenvolvem ITU; entretanto, a obstrução uretral por cálculos é mais comum em machos (Quadro 25.3). Urólitos podem ocorrer em cães de qualquer idade, porém são mais frequentemente observados em cães de meia-idade. Cálculos em cães com menos de 1 ano de idade são frequentemente compostos por estruvita, secundários à ITU. Urólitos de oxalato de cálcio são mais comuns em cães-machos, particularmente Schnauzers miniatura, Shih tzus, Spitz alemães, Yorkshire terriers e Malteses. Cães de meia-idade

QUADRO 25.3 Predisposição Racial, Sexual e Etária para Cálculos Urinários

Estruvita
- Schnauzers miniatura, Bichon frises, Cocker spaniels, Shih tzus, Poodles miniatura, Lhasa apsos
- Fêmeas mais do que machos; cães de meia-idade
- Infecção do trato urinário com bactérias produtoras de urease (p. ex., *Proteus, Staphylococcus*)

Oxalato de Cálcio
- Schnauzers miniatura, Shih tzus, Spitz alemães, Yorkshire terriers, Malteses, Lhasa apsos, Bichon frises, Cairn terriers, Poodles miniatura
- Machos, machos castrados mais do que machos inteiros, cães de meia-idade a idosos, cães obesos

Fosfato de Cálcio
- Yorkshire terriers

Urato
- Dálmatas e Buldogues ingleses
- Cães com desvio portossistêmico congênito (Yorkshire terriers, Schnauzers miniatura, Pequineses)

Silicato
- Pastores-alemães, Pastores-ingleses
- Machos, cães de meia-idade

Cistina
- Teckels, Basset hounds, Buldogues ingleses, Terras-novas, Chihuahuas, Pinschers miniatura, Welsh corgis, Mastiffs Pastores-australianos
- Machos, cães de meia-idade

a idosos são mais comumente afetados. Em gatos, urólitos de oxalato de cálcio agora ocorrem quase tão frequentemente como urólitos de estruvita. Aproximadamente um terço dos gatos com urólitos de oxalato de cálcio também possui aumento das concentrações séricas de cálcio total.

Urólitos de urato mais comumente ocorrem em Dálmatas; entretanto, uma predisposição em Buldogues ingleses também já foi reco-

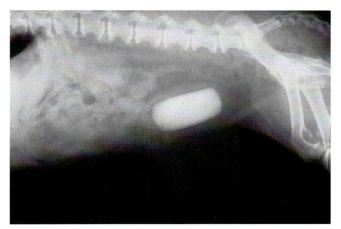

Figura 25.34 Um grande cálculo radiopaco de estruvita na bexiga de um cão com cistite crônica.

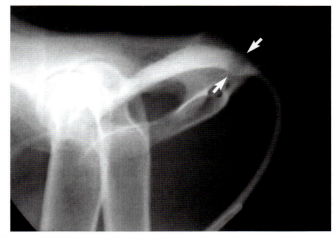

Figura 25.35 Um cálculo radiolucente *(setas)* identificado por uretrografia por contraste positivo.

nhecida. Outras raças comumente relatadas para urolitíase de urato são aquelas predispostas a *shunts* portossistêmicos congênitos (i.e., Yorkshire terriers, Schnauzers miniatura, Pequineses, Lhasa apsos). Cães Pastores-alemães de meia-idade e Pastores-ingleses parecem ter maior risco de urolitíase por silicato, embora estes cálculos ocorram em pequenas raças também. Urólitos de cistina mais frequentemente ocorrem em Teckle-machos de meia-idade. Outras raças que parecem ter maior risco para urolitíase por cistina incluem Basset hounds, Buldogues ingleses, Terras-novas, Chihuahuas, Pinschers miniatura e Welsh corgis.

Histórico

Sinais clínicos de ITU (p. ex., hematúria, polaciúria e estrangúria) são comuns em cães com cálculos vesicais ou uretrais. Pequenos cálculos alojados na uretra de cães-machos podem causar obstrução parcial ou completa. Distensão vesical, dor abdominal, estrangúria, incontinência perceptível devido à obstrução parcial e/ou sinais resultantes da azotemia pós-renal (p. ex., anorexia, êmese e depressão) podem ocorrer. Ocasionalmente a bexiga se rompe, causando uroabdome (p. 698).

Achados de Exame Físico

A parede vesical está frequentemente espessada, e cálculos são ocasionalmente palpáveis. Sinais consistentes com ITU podem ser notados. Dor abdominal, anorexia, êmese e/ou depressão podem ser observados se ocorrer obstrução do trato urinário.

Diagnóstico por Imagem

Radiografias abdominais simples ou ultrassonografia são indicadas em qualquer animal com urolitíase. Além de definir o número e localização dos cálculos vesicais e uretrais, estes procedimentos podem detectar cálculos no rim e/ou ureter. Urólitos que contêm cálcio (i.e., fosfato de cálcio e oxalato de cálcio) são os mais radiopacos, enquanto urólitos de cistina e urato são os menos radiopacos. Cálculos de estruvita são normalmente radiopacos e, em geral, são observados em radiografias simples (Figura 25.34). O tamanho e o número de cálculos são mais bem avaliados em estudos radiográficos. Cistografia por contraste duplo e/ou uretrografia retrógrada podem identificar cálculos radiolucentes na bexiga ou uretra (Figura 25.35); entretanto, a ultrassonografia pode detectar cálculos e pode avaliar os rins e ureteres em busca de anormalidades concomitantes.

> **NOTA** Cistografia/uretrografia por contraste duplo é provavelmente o método mais sensível para encontrar cálculos (melhor até que a ultrassonografia).

Achados Laboratoriais

Hemograma, perfil bioquímico sérico (incluindo eletrólitos), urinálise e urocultura devem ser realizados. ITU é comum, mesmo quando piúria, hematúria, proteinúria e bacteriúria estão ausentes. Insuficiência renal pode ocorrer devido à pielonefrite crônica ou uropatia obstrutiva (p. 650). Achados sugestivos de insuficiência hepática (p. ex., ureia baixa, hipocolesterolemia, hipoalbuminemia, aumento dos ácidos biliares séricos) podem estar presentes em alguns animais com cálculos de urato.

> **NOTA** Sempre identifique e trate infecções concomitantes do trato urinário.

DIAGNÓSTICO DIFERENCIAL

Urólitos devem ser considerados em qualquer animal que apresente ITU crônica, hematúria, estrangúria, polaciúria, uropatia obstrutiva ou incontinência urinária. Outros diferenciais incluem neoplasia e inflamação granulomatosa.

MANEJO CLÍNICO

A obstrução uretral deve ser aliviada e/ou deve ser realizada a descompressão vesical, se necessário. A utilização de um dedo inserido no reto e de massagem de um urólito uretral em direção à vagina pode deslocar o urólito em cadelas. *Retro-hidropropulsão* pode ser utilizada para propelir cálculos uretrais de volta à bexiga, tanto em cães-machos como em fêmeas (Figura 25.36A). Um cateter é posicionado na uretra distal ao cálculo, e solução salina estéril ou uma combinação de salina estéril e uma pequena quantidade de lubrificante cirúrgico estéril (1:5) é infundida forçadamente enquanto a uretra entre o cálculo e a bexiga é ocluída por um dedo no reto (ou vagina em fêmeas) (Figura 25.36B). Assim que a uretra for dilatada, a pressão digital é removida na esperança de levar o cálculo em direção à bexiga (Figura 25.36C). Um cateter uretral é deixado no local até que o animal possa ser submetido à cirurgia para cistotomia. Cálculos que não podem sofrer hidropropulsão em direção à bexiga são removidos por uretrotomia (p. 687).

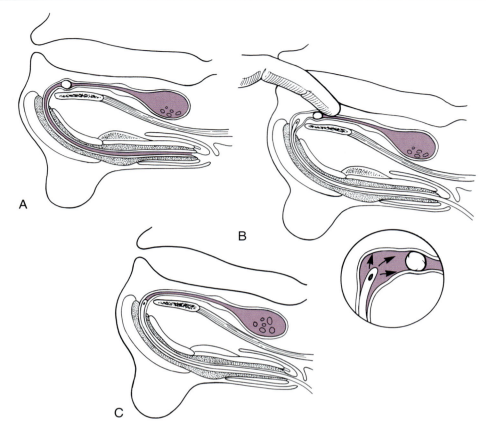

Figura 25.36 (A) Retro-hidropropulsão pode ser utilizada para impulsionar os cálculos uretrais de volta para a bexiga. (B) Posicione um cateter na uretra distal ao cálculo e injete solução salina estéril enquanto a uretra é ocluída por um dedo no reto (ou vagina nas fêmeas). (C) Assim que a uretra estiver dilatada, remova o dedo, permitindo que o cálculo seja empurrado para a bexiga *(detalhe)*.

Uro-hidropropulsão por micção pode remover pequenos cistólitos em cães-machos e fêmeas. Sob anestesia geral, um cateter uretral é posicionado e a bexiga é preenchida por salina estéril. O cão é então mantido em posição vertical por vários minutos para permitir que os cálculos se acomodem no trígono e uretra proximal. A bexiga é então comprimida forçadamente. *Recuperação cistoscópica* utilizando um endoscópio flexível pode ser realizada para pequenos cálculos em cães-machos e fêmeas, mas seu uso é dependente do tamanho do animal e da disponibilidade do equipamento. *Litotripsia a laser* por cistoscopia utilizando um *laser* Ho:YAG foi relatada como eficaz para remoção de urólitos em 82% dos cães.[11] Cistólitos e uretrólitos são fragmentados utilizando o *laser*, e então os fragmentos são removidos pelo endoscópio ou hidropropulsão por micção.

NOTA Sempre tente empurrar os cálculos uretrais em direção à bexiga para que a cistotomia (em vez da uretrotomia) possa ser realizada.

TRATAMENTO CIRÚRGICO

A cirurgia deve ser considerada se houver anormalidades anatômicas concomitantes ou predisponentes (p. ex., divertículo uracal), se a dissolução clínica não for possível ou não for aconselhável, se a cultura da mucosa vesical for necessária, ou se os cálculos forem grandes o suficiente para que a tentativa da hidropropulsão por micção provavelmente cause obstrução uretral. Embora a dissolução clínica de cálculos de estruvita, urato e cistina seja possível, a remoção cirúrgica de cálculos de oxalato de cálcio, fosfato de cálcio e silicato é necessária. Desvantagens da dissolução clínica podem incluir custo, necessidade de retornos frequentes, possível obstrução uretral em machos e pouco comprometimento dos tutores em manter um regime dietético viável. Cistotomia (p. 685) deve ser realizada preferencialmente em detrimento da ureterotomia se os cálculos puderem ser empurrados em direção à bexiga no período pré-cirúrgico ou durante a cirurgia. Cistotomia associada à uretrostomia escrotal (p. 689) pode ser o tratamento mais efetivo para prevenção de recidivas dos sinais clínicos em Dálmatas com cálculos de urato. A recidiva é comum quando somente a cistotomia é realizada.

NOTA Cálculos devem ser enviados para análise (e geralmente cultura) para direcionar o manejo pós-cirúrgico e auxiliar na prevenção de recidivas. Pode não ser possível diagnosticar o tipo de cálculo com base nos cristais observados na urina (p. ex., é possível ter um núcleo de oxalato com porção externa de estruvita por conta de ITU secundária à cristalúria de estruvita).

Cistoscopia Assistida por Laparoscopia

Um cistoscópio rígido pode ser utilizado para auxiliar a remoção de cálculos da bexiga e uretra. Uma minilaparotomia a partir do local da implantação do trocarte na linha média é realizada para manter o aspecto cranial da bexiga com relação à parede abdominal. Uma pequena cistotomia é realizada e um cistoscópio rígido (1,9-2,7 mm) é inserido no lúmen vesical. Cálculos são visualizados e então removidos por uma pinça ou dispositivos de remoção.[12]

Manejo Pré-cirúrgico

Azotemia pós-renal e hiperpotassemia devem ser tratadas antes da cirurgia (p. 678). Fluidoterapia deve ser iniciada para promover a diurese. Um ECG deve ser avaliado em busca de arritmias. A ITU deve ser controlada antes da cirurgia, e antibióticos peroperatórios devem ser considerados se o animal já não estiver recebendo antibióticos. Entretanto, antibióticos profiláticos podem ser suspensos até depois da excisão da mucosa vesical para cultura em animais com uroculturas negativas.

> **NOTA** Se possível, erradique infecções concomitantes do trato urinário antes da cirurgia. De forma contrária, envie a mucosa vesical e cálculos para cultura.

Anestesia

Se não houver distúrbios renais, vários protocolos anestésicos diferentes podem ser utilizados com segurança. Se houver distúrbio renal, ver p. 679 para protocolos anestésicos sugeridos. Evite máscaras ou câmara de indução se o paciente estiver apresentando episódios de êmese.

Anatomia Cirúrgica

Siga para p. 684 para anatomia cirúrgica da bexiga e uretra.

Posicionamento

O animal é posicionado em decúbito dorsal, e o abdome é preparado para uma incisão na linha média ventral. A área preparada deve se estender desde abaixo do púbis proximalmente até o tórax.

TÉCNICA CIRÚRGICA

Cálculos vesicais são removidos por cistotomia (p. 685). Realize uma cistotomia e incise uma pequena porção da bexiga para cultura e possível exame histológico. Remova os cálculos vesicais e verifique cuidadosamente a uretra em busca de outros cálculos. Também examine a bexiga em busca do divertículo uracal e o retire, se necessário. Em cães-machos, posicione um cateter na uretra a partir do orifício peniano e oclua a abertura vesicouretral com um dedo a partir de dentro do lúmen vesical. Peça a um assistente que oclua gentilmente a uretra peniana ao redor do cateter com os dedos para minimizar o extravasamento de líquido. Lave o cateter com solução salina estéril para dilatar ao máximo a uretra (i.e., quando mais solução salina não puder ser injetada pelo cateter). Enquanto o líquido ainda estiver sendo injetado pelo cateter, remova o dedo da abertura vesicouretral. Repita este procedimento até que tenha certeza de que não existem cálculos no lúmen uretral. Adicionalmente, um cateter pode ser passado a partir da bexiga para a abertura da uretra, e esta lavada no sentido normógrado para garantir que não existam cálculos que não foram percebidos. Submeta os cálculos para análise mineral e possivelmente para cultura microbiana. Radiografias abdominais pós-cirúrgicas confirmarão a remoção completa dos cálculos radiodensos.

Cálculos alojados dentro da uretra que causam obstrução e não podem sofrer hidropropulsão para a bexiga são removidos por uretrotomia (p. 687).

MATERIAIS DE SUTURA E INSTRUMENTOS ESPECIAIS

Material de sutura absorvível (p. ex., polidioxanona [PDS®], poligliconato [Maxon®], poliglactina 910 [Vicryl®], poliglecaprona 25 [Monocryl®], glicômero 631 [Biosyn®], ou poliglitona 6211 [Caprosyn®]) é preferível para cirurgias vesicais e uretrais (p. 696).

QUADRO 25.4 Fármacos Utilizados no Tratamento de Cálculos Urinários

Alopurinol[a]
Cães:
- Para prevenir a formação de novos cálculos de urato: 7-10 mg/kg VO q8h e então diminua para q24h[b]
- Para dissolver cálculos de urato: 15 mg/kg VO q12h

D-Penicilamina
- Para dissolver cálculos de cistina: 10-15 mg/kg VO q12h[c]

N-(2-Mercaptopropionil)-Glicina (MPG)
- Para dissolver cálculos de cistina[c]:
  - 15 mg/kg VO q12h com dieta restrita em proteína, alcalinizante (U/D ou UC)
  - 30-40 mg/kg VO q12h sem alterar a dieta — mas precisará alcalinizar a urina com citrato de potássio
- Para prevenção de cálculos de cistina:
  - 10-15 mg/kg VO q12h com dieta restrita em proteína
  - 30 mg/kg VO q12h sem alterar a dieta

VO, Via oral.
[a]Utilize com precaução em cães com insuficiência renal. Ademais, o fármaco pode causar urólitos de xantina se utilizado com uma dieta restrita em purina.
[b]Dose deve ser ajustada com base na excreção de ácido úrico.
[c]Vários efeitos colaterais já foram relatados. Busque um texto clínico para maiores informações.

CUIDADO E AVALIAÇÃO PÓS-CIRÚRGICOS

O animal deve ser monitorado intimamente em busca de obstrução urinária ou extravasamento após a cirurgia. O sedimento urinário e pH devem ser monitorados com regularidade e ITU, tratada prontamente. Terapia específica com relação ao tipo do cálculo deve ser implementada para ajudar a prevenir a recidiva dos cálculos (Quadro 25.4). D-Penicilamina pode inibir a cicatrização da ferida e não deve ser iniciada antes de 2 semanas após a cirurgia. Os leitores são encaminhados para outras fontes para recomendações específicas com relação à terapia clínica e prevenção de urolitíase.

COMPLICAÇÕES

Complicações associadas à cistotomia são incomuns; entretanto, o extravasamento urinário é possível. A complicação mais comum após cistotomia é a falha em remover todos os cálculos, o que é relatado em 20% dos casos.[13] Esta complicação pode ser evitada por lavagem minuciosa da uretra e realização de radiografias abdominais pós-cirúrgicas. A principal complicação da ureterotomia é a hemorragia, que pode persistir por até 7 dias no período pós-cirúrgico. A constrição uretral é incomum.

PROGNÓSTICO

A taxa de recidiva para formação de cálculos pode chegar até 12% a 25%. A recorrência é mais comum em cães com cálculos de cistina e urato do que naqueles com pedras de fosfato. O manejo clínico apropriado (i.e., prevenção de ITU) é necessário para diminuir a recidiva de cálculos de estruvita.

PROLAPSO URETRAL

DEFINIÇÕES

Prolapso uretral é uma protrusão da mucosa uretral para além da extremidade do pênis.

CONSIDERAÇÕES GERAIS E FISIOPATOLOGIA CLINICAMENTE RELEVANTE

Prolapso uretral é incomum. Pode ocorrer após excitação sexual excessiva ou masturbação, ou pode estar associado à infecção geniturinária.

DIAGNÓSTICO

Apresentação Clínica

Sinais Clínicos

Buldogues ingleses jovens são mais comumente afetados, mas também já foi relatado em Boston terriers, Yorkshire terriers e várias outras raças. É duas vezes mais comum em machos inteiros do que em machos castrados.[14]

Histórico

O tutor pode notar uma protrusão avermelhada na ponta do pênis e/ou hemorragia peniana intermitente, o que pode piorar quando o cão se torna excitado ou após a micção. O prolapso pode ser intermitente, ocorrendo somente quando o cão tem ereção. Alguns cães afetados lambem o orifício prepucial e podem traumatizar a mucosa uretral exposta.

> **NOTA** A hemorragia peniana pode ser intermitente (p. ex., durante ereção).

Achados de Exame Físico

Uma pequena massa avermelhada pode ser visível protruindo da ponta do pênis quando este é exposto a partir do orifício prepucial (Figura 25.37). Ereção peniana pode causar a piora da protrusão. A necrose da uretra prolapsada pode ocorrer secundariamente à perda de hidratação local ou ao autotraumatismo. O prepúcio deve ser avaliado em busca de balanopostite ou neoplasia.

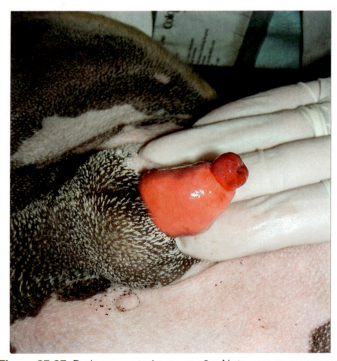

Figura 25.37 Prolapso uretral em um cão. Note a pequena massa avermelhada (uretra) protruída a partir da ponta do pênis. (Cortesia de H.P. Hobson, Texas A&M University.)

Achados Laboratoriais

A anemia pode ocorrer em cães com hemorragia intermitente ou crônica. Urinálise ou urocultura deve ser realizada para excluir a possibilidade de ITU. Exclusão de uma coagulopatia em cães com prolapso intermitente pode ser indicada.

DIAGNÓSTICO DIFERENCIAL

O prolapso uretral pode ser diferenciado de outras causas de hemorragia prepucial pela exposição do pênis e exame do orifício uretral. Uretrite, fratura do osso peniano, cálculos uretrais e constrição uretral podem estar associados a hematúria e/ou hemorragia prepucial. Outras possíveis causas de hemorragia peniana incluem neoplasia prepucial, peniana ou uretral e lesões prostáticas.

MANEJO CLÍNICO

A infecção concomitante do trato geniturinário deve ser tratada. Se a mucosa uretral não estiver necrótica, o prolapso poderá ocasionalmente ser reduzido pela manipulação gentil com um *swab* estéril ou pela colocação de um cateter lubrificado no orifício uretral. Uma sutura em bolsa de tabaco com fio 5-0 ou 6-0 pode ser feita no pênis ao redor do orifício e ajustada para impedir a recidiva do prolapso sem obstrução da micção. A sutura deve ser removida após 5 dias e o paciente, monitorado por conta de recidivas. A recuperação espontânea ainda não foi relatada.

TRATAMENTO CIRÚRGICO

A ressecção cirúrgica da uretra prolapsada é usualmente o tratamento de escolha. Se o prolapso puder ser reduzido, a colocação de diversas suturas em colchoeiro a partir do lúmen uretral e a fixação delas na superfície peniana externa podem ocasionar fibrose e prevenir recidivas (uretropexia). As suturas devem ser mantidas durante 2 a 3 semanas. Alternativa ou concomitantemente, a ressecção da mucosa prolapsada é indicada. A orquiectomia bilateral deve ser realizada, particularmente em cães com prolapso associado à ereção ou excitação sexual.

Manejo Pré-cirúrgico

O animal deve ser impedido de traumatizar a uretra antes da cirurgia.

Anestesia

Vários diferentes protocolos anestésicos podem ser utilizados seguramente se o animal estiver sadio.

Anatomia Cirúrgica

Anatomia cirúrgica da uretra é discutida na p. 684.

Posicionamento

O animal é posicionado em decúbito dorsal ou lateral, e o pênis é exposto e limpo gentilmente com solução diluída de clorexidina. A tricotomia dos pelos prepuciais não é necessária e pode contribuir para irritação pós-cirúrgica.

TÉCNICA CIRÚRGICA

Uretras prolapsadas podem ser tratadas pela ressecção do tecido prolapsado ou pela realização de uretropexia.

Ressecção

Posicione suturas de ancoragem na mucosa uretral e aplique tração suave para comprimir o tecido prolapsado. Posicione uma ou duas agulhas retas através do tecido peniano (Figura 25.38) ou utilize suturas de ancoragem na mucosa uretral distal ao local proposto de transecção para impedir que

CAPÍTULO 25 Cirurgia de Bexiga e Uretra

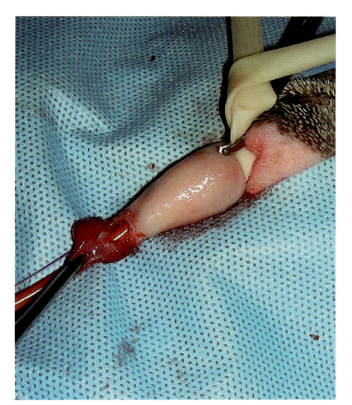

Figura 25.38 Para resseccionar um prolapso uretral, posicione suturas de ancoragem na mucosa uretral e aplique tração leve para encurtar o tecido prolapsado. Utilize um dreno de Penrose ou grande fita umbilical (1,2 cm [0,5 polegada]) para impedir a retração do pênis de volta ao prepúcio.

a uretra sofra retração para dentro do pênis. Realize a transecção da uretra ao longo de sua circunferência, e suture-a ao pênis com fio absorvível monofilamentar 4-0 a 6-0 em padrão simples contínuo (Figura 25.39).

Uretropexia

Estenda manualmente o pênis e posicione um cateter sulcado no orifício uretral para reduzir a mucosa uretral prolapsada. Passe o cateter até o aspecto distal do osso peniano. Se isso não resultar em redução de toda mucosa uretral, peça a um auxiliar que segure o pênis em sua base e aplique tração distal para inverter a mucosa (Figura 25.40A–B). Utilizando fio absorvível monofilamentar 2-0 ou 3-0 com uma agulha de raio grande, passe o fio por toda a espessura do pênis a partir da superfície externa na região mais proximal possível do pênis que a curvatura da agulha permita. A partir da superfície intraluminal, direcione a agulha distalmente para fora do orifício uretral (Figura 25.40C). Utilize o cateter sulcado como uma superfície receptora da agulha a fim de prevenir a penetração da parede oposta do lúmen uretral. Então passe a agulha de forma reversa desde o orifício uretral até a superfície externa do pênis e saia 0,5 cm distal ao local de entrada inicial da agulha (Figura 25.40D). Amarre a sutura para que crie uma discreta depressão no tecido circundante (Figura 25.40E). Posicione duas a quatro suturas igualmente espaçadas. Passe uma sonda uretral de 8 ou 10 Fr para garantir a patência uretral. Não remova as suturas.

MATERIAIS DE SUTURA E INSTRUMENTOS ESPECIAIS

Fios de sutura absorvíveis monofilamentares (p. ex., polidioxanona [PDS®], poligliconato [Maxon®], poliglecaprona 25 [Monocryl®], glicômero 631 [Biosyn®]) podem ser utilizados.

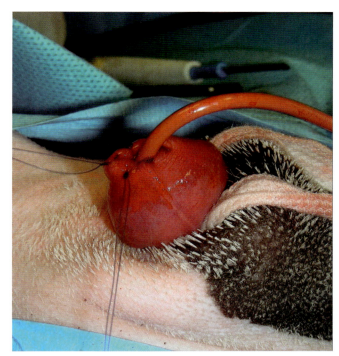

Figura 25.39 Após ressecção da uretra prolapsada, suture a mucosa uretral ao pênis com suturas simples interrompidas.

CUIDADO E AVALIAÇÃO PÓS-CIRÚRGICOS

Um colar elizabetano deve ser utilizado no período pós-cirúrgico para impedir que o cão lamba o ferimento. Tranquilizantes podem ser úteis para impedir hemorragia pós-cirúrgica, mas devem ser utilizados somente em pacientes nos quais a dor tenha sido tratada de maneira apropriada. Suturas não absorvíveis devem ser removidas em 7 a 10 dias.

COMPLICAÇÕES

Hemorragia a partir do local da ferida cirúrgica pode ocorrer durante 7 a 14 dias. O cão deve ser impedido de se tornar excitado durante o período pós-cirúrgico inicial.

PROGNÓSTICO

Sem cirurgia, o prolapso não melhorará espontaneamente. Um estudo de 2014 observou uma taxa de recorrência de 57%; a probabilidade de recidiva foi reduzida quando a sedação pós-cirúrgica foi utilizada (p. ex., acepromazina ou butorfanol).[14] Hemorragias pós-cirúrgicas ocorreram em 39% dos cães; a hemorragia foi menos comum quando um padrão de sutura simples contínuo foi utilizado em vez de simples interrompido.

NEOPLASIAS VESICAIS E URETRAIS

DEFINIÇÕES

Carcinomas de células transicionais (CCT) são tumores malignos que surgem a partir de um tipo transicional do epitélio estratificado e usualmente afetam a bexiga. **Rabdomiossarcomas** são tumores altamente malignos, incomuns, da musculatura estriada, que podem se desenvolver a partir de células-tronco pluripotentes da crista urogenital primitiva; eles são remanescentes dos ductos de Müller ou Wolff.

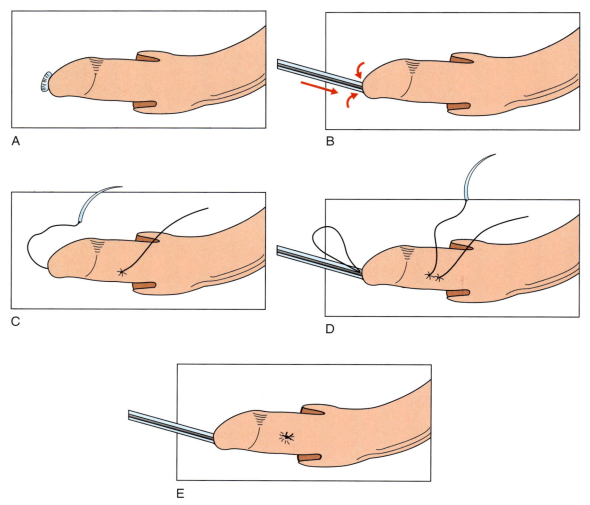

Figura 25.40 (A) Uretropexia para prolapso uretral. (B) Passe um cateter sulcado até o aspecto distal do osso peniano. (C) Utilizando um fio monofilamentar absorvível 2-0 ou 3-0 em uma agulha atraumática, passe o fio por toda a espessura através do pênis desde a superfície externa, o mais proximal possível no pênis conforme a curvatura da agulha permitir. Direcione a agulha distalmente para fora do orifício uretral. Utilize o cateter sulcado como uma superfície receptora para a agulha a fim de impedir a penetração da parede oposta do lúmen uretral. (D) Então passe a agulha de modo reverso desde o orifício uretral até a superfície externa do pênis, e saia 0,5 cm distal ao local de entrada inicial da agulha. (E) Amarre a sutura para que crie uma discreta depressão no tecido circundante. Posicione duas a quatro suturas igualmente espaçadas. Passe um cateter urinário de 8 ou 10 Fr para garantir a patência uretral.

CONDIÇÕES GERAIS E FISIOPATOLOGIA CLINICAMENTE RELEVANTE

A neoplasia vesical ocorre mais frequentemente do que neoplasias do restante do sistema urinário em cães. Em gatos, linfomas renais são mais comuns do que neoplasias vesicais. Foi sugerido que a variação da prevalência de tumores vesicais entre cães e gatos ocorre em razão de diferenças no metabolismo do triptofano e seus metabólitos intermediários carcinogênicos. Embora cães excretem metabólitos aromáticos de amina de triptofano em quantidades apreciáveis em sua urina, a urina felina é quase isenta deles. O contato prolongado da mucosa vesical com tais substâncias carcinogênicas pode ser importante no desenvolvimento do tumor. Ciclofosfamida pode também causar neoplasia vesical em cães. A maioria dos tumores vesicais é maligna, e metástases aos linfonodos ilíacos mediais e pulmões são comuns. A extensão local aos ureteres e/ou uretra também é comum.

CCT são os tumores mais comuns em bexigas caninas e felinas; outros tumores vesicais malignos incluem carcinoma de células escamosas, adenocarcinoma, fibrossarcoma, leiomiossarcoma, neurofibrossarcoma, rabdomiossarcoma e hemangiossarcoma. Fibroma, leiomioma, hemangioma, rabdomioma, mixoma e neurofibroma são tumores vesicais benignos. Pólipos vesicais inflamatórios são ocasionalmente observados. A metástase de outros tumores à bexiga é incomum, embora a extensão de tumores prostáticos ou uretrais possa ocorrer. Cães com tumores vesicais comumente têm outros tumores primários concomitantes em outros locais. Fibromas são tumores mesenquimais benignos que podem ocorrer na bexiga. Eles podem ser achados incidentais ou causar sinais clínicos semelhantes àqueles de ITU. Frequentemente, eles são pedunculados; a excisão cirúrgica única ou múltipla é frequentemente curativa. Papilomas vesicais únicos ou múltiplos podem ocorrer em cães idosos e causar hematúria quando ulcerados.

CCT são as neoplasias uretrais caninas mais comuns; tumores uretrais são extremamente raros em felinos. Outros tumores uretrais incluem carcinoma de células escamosas e adenocarcinomas. Estes tumores podem ser massas uretrais primárias, ou podem ser extensões de neoplasias prostáticas ou vesicais. Tumores uretrais malignos são, com frequência, localmente invasivos e podem metastatizar aos linfonodos ilíacos mediais e pulmões. Uretrite proliferativa e inflamação granulomatosa da uretra em cadelas podem causar sinais clínicos semelhantes àqueles de neoplasias uretrais (p. ex., estrangúria, hematúria, polaciúria, secreção vaginal e/ou obstrução urinária). Neoplasias e inflamações granulomatosas podem ser diferenciadas pela avaliação citológica dos aspirados uretrais ou biópsias cirúrgicas. A causa da uretrite granulomatosa é desconhecida. Cães afetados podem responder favoravelmente à terapia imunossupressora (p. ex., prednisona ou prednisona mais ciclofosfamida) mais antibióticos.

> **NOTA** A inflamação granulomatosa pode causar sinais clínicos semelhantes àqueles de tumores uretrais. Estas lesões devem ser diferenciadas.

DIAGNÓSTICO

Apresentação Clínica

Sinais Clínicos

Tumores vesicais são mais comuns em cães do que em gatos. Cães idosos com peso superior a 10 kg são mais comumente afetados; entretanto, o rabdomiossarcoma botrioide (um tumor raro) pode ocorrer em cães de grande porte jovens e gatos. Cadelas e gatos-machos possuem maior risco de desenvolvimento de câncer vesical. Pastores de Shetland, Beagles, Collies e várias raças terrier (especialmente Scottish terriers) parecem predispostos ao CCT. A idade média de cães e gatos afetados é de aproximadamente 10 anos. Tumores uretrais são mais comuns em cadelas idosas.

Histórico

A maioria dos cães com tumores vesicais ou uretrais é examinada por conta de hematúria, polaciúria, estrangúria e/ou disúria. Outros sinais incluem incontinência perceptível devido à obstrução parcial, poliúria-polidipsia, claudicação e dispneia. A claudicação pode ocorrer devido à metástase óssea ou osteopatia hipertrófica. O sinal clínico mais comum em gatos é hematúria intermitente ou persistente. Se o tumor causar obstrução uretral ou vesical, sinais de uremia (i.e., êmese, anorexia e depressão) podem ocorrer. O prolapso retal raramente foi associado ao CCT da bexiga em felinos.

Achados de Exame Físico

Os achados de exame físico mais comuns incluem massa uretral ou abdominal caudal, prostatomegalia, distensão vesical, dor abdominal, fraqueza, linfadenopatia, tosse ou dispneia e/ou claudicação. A claudicação pode estar associada à osteopatia hipertrófica por síndrome paraneoplásica em cães com CCT. O envolvimento uretral e prostático é comum em cães com CCT da bexiga; portanto, além da palpação abdominal cuidadosa, o exame retal deve ser realizado. Massas uretrais em fêmeas podem ser palpadas por via retal ou por exame digital da vagina. Os achados de exame físico são normais em aproximadamente um terço dos cães com neoplasia vesical.

Diagnóstico por Imagem

Radiografias abdominais simples são raramente diagnósticas, mas podem ajudar a excluir prostatopatias ou urolitíase. Os linfonodos ilíacos mediais, pelve e vértebras devem ser examinados em busca de aumento ou lise óssea devido a possíveis metástases. O espessamento difuso ou calcificação da parede vesical é observado ocasionalmente. A cistografia por contraste duplo, e uretrografia por contraste positivo e ultrassonografia são as ferramentas mais úteis para o diagnóstico de neoplasias uretrais ou vesicais (Figura 25.41). A ultrassonografia é limitada pela janela acústica acessível. A urografia excretora pode revelar hidroureter e/ou hidronefrose e defeitos de preenchimento irregulares na bexiga. A cistografia por contraste duplo é mais efetiva para delinear a parede vesical e massas luminais. A uretrografia retrógrada (p. 709) pode ser realizada em cães com suspeita de neoplasia uretral para determinar a extensão do tumor e verificar evidências de envolvimento do trígono. Radiografias torácicas devem ser realizadas para identificar metástases pulmonares. Ultrassonografia é útil para observar metástases abdominais. Modalidades avançadas de imagem são sempre benéficas para determinar a extensão de doenças locais e metastáticas. Embora aspirados com agulha fina possam fornecer um diagnóstico pré-cirúrgico, eles podem ocasionar semeadura do tumor ao longo do trajeto da agulha.

Cistoscopia Retrógrada

Dependendo do tamanho e do sexo do paciente, *sondas* rígidas ou flexíveis podem ser utilizadas para visualizar a lesão e facilitar a biópsia. É importante em ambos os casos lavar com salina estéril a ponta da *sonda* para facilitar a visualização.

Achados Laboratoriais

Hemograma, perfil bioquímico sérico, urinálise e urocultura devem ser realizados em animais com tumores vesicais. Parâmetros hemato-

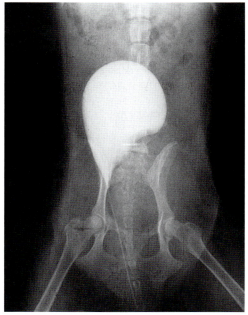

Figura 25.41 Cistouretrografia em um cão com carcinoma de células transicionais grande. Note o defeito de preenchimento próximo ao trígono vesical.

lógicos e bioquímicos estão usualmente normais; entretanto, elevações na creatinina e ureia séricas podem ocorrer em casos de obstrução parcial do trato urinário inferior ou ureter. Anemia é comum em gatos com tumores vesicais. Hipereosinofilia já foi relatada em um gato com CCT da bexiga. Hematúria, piúria, proteinúria e bacteriúria são comuns. Embora células malignas possam ser observadas no sedimento urinário em alguns cães com tumores vesicais ou uretrais, elas tipicamente não são detectadas na maioria dos gatos com neoplasias vesicais. Deve haver cuidado para evitar confundir células neoplásicas e displásicas; células transicionais atípicas são comuns em animais com cistite. Ademais, a exposição prolongada à urina pode tornar a interpretação de células anormais difícil. O esvaziamento da bexiga e a avaliação citológica de um lavado com solução salina podem ser úteis em alguns animais.

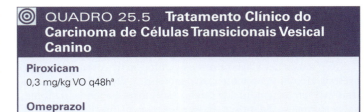

Biópsia Transuretral

A biópsia transuretral pela utilização de cateter urinário estéril é frequentemente diagnóstica. Primeiramente, insira um dedo no reto. Então, avance o maior cateter urinário que passe facilmente através da uretra até que a ponta seja sentida pelo dedo até avançar bem no ponto onde o espessamento ou massa seja palpada. Neste ponto, aplique pressão negativa. Se for obtida urina, esvazie a bexiga. Após o esvaziamento da bexiga, ou se houver pressão negativa no início, estabeleça 8 a 12 mL de pressão negativa com uma seringa repleta de 10 mL de salina estéril, ao mesmo tempo que puxa a ponta do cateter de volta através da área espessada. Assim que a ponta do cateter estiver claramente fora da área afetada, remova o cateter da uretra, coloque a ponta em um tubo de coagulação, e insira os fragmentos teciduais na ponta, forçando a saída com solução salina através do cateter. Examine o líquido recolha fragmentos teciduais e utilize-os para fazer preparações citológicas por *esmagamento*. No caso de cadelas com obstrução severa da uretra distal, o máximo possível é inserir um pequeno cateter rígido de polipropileno alguns milímetros na uretra (que é o mais distante possível em vários casos), aplicar sucção e então inserir os fragmentos teciduais, conforme descrito previamente.

Uma versão veterinária do teste rápido de aglutinação em salina no bastão (teste do antígeno do tumor vesical) foi avaliada para utilização em cães com CCT do trato urinário inferior.[15] Os testes de sensibilidade foram de 88%, 87%, e 85% para todos os cães com CCT suspeito e confirmado, cães com CCT confirmado em qualquer local, e cães com CCT confirmado da bexiga, respectivamente. O teste realizado é discretamente melhor com amostras de urina centrifugadas do que em amostras de urina não centrifugadas.

DIAGNÓSTICO DIFERENCIAL

Outras causas de hematúria e/ou bacteriúria (p. ex., urolitíase, doença prostática, cistite polipoide) devem ser excluídas. Vários gatos com neoplasias do trato urinário inferior são tratados presuntivamente para cistite estéril com antibióticos, acidificantes urinários e/ou alterações dietéticas durante meses antes do diagnóstico. Doenças uretrais infiltrativas não neoplásicas (granulomatosas) devem ser diferenciadas de neoplasias por citologia e/ou histopatologia. A cistite polipoide é uma doença incomum da bexiga em cães, caracterizada por inflamação, proliferação epitelial e desenvolvimento de uma massa polipoide ou massas sem evidências histológicas de neoplasias. Estas lesões devem ser diferenciadas de massas neoplásicas. Uma massa não é observada em alguns animais com cistite polipoide, e o espessamento difuso da bexiga é notado. A maioria dos cães afetados é formada por fêmeas, que são tipicamente atendidas por conta de hematúria ou ITU recorrentes. *Proteus* spp., *E. coli*, *Staphylococcus* e *Enterococcus* são comumente isolados. A maior parte das massas está localizada cranioventralmente na bexiga em vez de no colo ou trígono vesical. A cirurgia com a remoção de todos os pólipos é tipicamente eficaz.

MANEJO CLÍNICO

Se houver obstrução urinária parcial ou completa, o animal deve ser estabilizado antes da cirurgia com fluidos e desvio urinário subcutâneo (cateter uretral ou tubo de cistostomia). Anormalidades eletrolíticas e acidobásicas devem ser corrigidas, e ITU concomitante, tratada com antibióticos apropriados. Um ECG deve ser avaliado em busca de arritmias. O tratamento de tumores vesicais malignos com excisão e/ou quimioterapia adjuvante também foi relatado. Piroxicam (Quadro 25.5) tem sido utilizado para tratar CCT sem possibilidade de ressecção da bexiga de cães. A remissão completa pode ocorrer em alguns cães, enquanto outros podem ter melhora subjetiva da qualidade de vida apesar da ausência da remissão tumoral. O mecanismo exato da atividade antitumoral do piroxicam é desconhecido; entretanto, a ciclo-oxigenase (COX)-2 é altamente expressa em células de CCT, e foi sugerido que esta isoforma pode estar envolvida no crescimento de células tumorais. Assim, a inibição da COX-2 pode ser o mecanismo pelo qual fármacos anti-inflamatórios não esteroidais exercem seus efeitos antineoplásicos. A atividade anti-inflamatória também pode ser importante. O efeito colateral mais comum da administração do piroxicam é a irritação gastrointestinal (i.e., anorexia, melena e/ou êmese). O uso concomitante do misoprostol pode ajudar a prevenir ulceração/erosão gástrica em casos selecionados (Quadro 25.5).

TRATAMENTO CIRÚRGICO

A terapia cirúrgica é difícil porque o local mais comum em casos de neoplasia vesical é o trígono. Embora os ureteres possam sofrer transecção e ser implantados no ápice da bexiga após cistectomia parcial, a incontinência tipicamente ocorre se o trígono for removido. De forma semelhante, a implantação dos ureteres em um local distante (i.e., o cólon) após cistectomia completa tipicamente causa pielonefrite e/ou incontinência (p. 694). A disseminação tumoral além da localização primária é comum. O transplante do CCT para o tecido subcutâneo da incisão cirúrgica foi relatado em cães; portanto, os instrumentos utilizados para biópsia ou ressecção de um tumor vesical não devem ser utilizados em outros tecidos. A colocação do cateter de cistostomia também pode ser considerada (p. 685). A excisão cirúrgica de lesões neoplásicas pode ser curativa se o tumor for benigno (Figura 25.42).

A ressecção de lesões focais da uretra é possível por uma abordagem cirúrgica transpúbica, e ressecção uretral e anastomose (p. 686). A uretrostomia pré-púbica (p. 692) com ressecção de tecidos neoplásicos pode ser realizada se houver envolvimento da uretra distal. Tumores

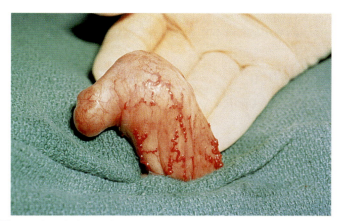

Figura 25.42 Leiomioma da bexiga. Excisão cirúrgica de tumores benignos ou daqueles localizados no ápice vesical pode ser curativa.

uretrais que envolvem todo o comprimento da uretra ou trígono vesical são geralmente inoperáveis.

A implantação paliativa de *stent* em obstruções uretrais malignas tem sido descrita e foi eficaz em restaurar a patência luminal durante um período de tempo.

Manejo Pré-cirúrgico
Ver a discussão sobre manejo clínico na p. 710.

Anestesia
Se não houver distúrbios renais, vários protocolos anestésicos podem ser utilizados. Se houver distúrbios renais, ver p. 650 para protocolos anestésicos sugeridos.

Anatomia Cirúrgica
Leia a p. 684 para a anatomia cirúrgica da bexiga e uretra.

Posicionamento
O animal é posicionado em decúbito dorsal, e o abdome é preparado para uma incisão na linha média ventral. Em casos de neoplasia vesical, a incisão deve ser estendida desde acima da cicatriz umbilical até o aro da pelve. Em casos de neoplasia uretral, a incisão deve ser estendida caudalmente para permitir a realização de osteotomia púbica.

TÉCNICA CIRÚRGICA

Examine os linfonodos sublombares, ureteres e outros órgãos abdominais em busca de evidências de extensão tumoral ou metástases. Em casos de neoplasia vesical, localize a entrada dos ureteres no trígono e excise o tumor, removendo pelo menos 1 cm de tecido normal. Garanta evitar lesão aos ureteres. Se uma grande porção da bexiga for removida, posicione um cateter urinário e suture a bexiga com padrão de sutura aposicional contínuo.

Se o trígono vesical for envolvido, considere a implantação paliativa do tubo de cistostomia (p. 685), desvio urinário ureterocolônico (p. 694), quimioterapia ou eutanásia.

Em casos de neoplasia uretral, verifique evidências de neoplasias no trígono, ureteres, linfonodos sublombares e outros tecidos abdominais. Realize uma osteotomia pélvica e examine cuidadosamente toda a uretra. Se o tumor não envolver toda a uretra ou trígono, realize uma ressecção uretral e anastomose (p. 686). Se somente houver envolvimento da uretra distal, e se houver possibilidade de ressecção de tecido neoplásico, considere uma uretrostomia pré-púbica (p. 692).

Em raras situações, um tumor uretral pedunculado benigno pode ser removido por incisão de uretrotomia (p. 687).

MATERIAIS DE SUTURA E INSTRUMENTOS ESPECIAIS

Material de sutura absorvível (p. ex., polidioxanona [PDS®], poligliconato [Maxon®], poliglactina 910 [Vicryl®], poliglecaprona 25 [Monocryl®], glicômero 631 [Biosyn®], ou poliglitona 6211 [Caprosyn®]) é preferível para cirurgias vesicais e uretrais (p. 696).

CUIDADO E AVALIAÇÃO PÓS-CIRÚRGICOS

O animal deve ser observado com relação à possibilidade de extravasamento urinário ou obstrução após a cirurgia. Em casos de anastomose ureterocolônica, fluidos IV devem ser mantidos durante 24 a 72 horas para garantir a diurese. O animal deve ser encorajado a comer no dia após a cirurgia. Os rins devem ser monitorados com relação à função e infecções pós-cirúrgicas. Se ocorrer disfunção neurológica, os níveis sanguíneos de amônia devem ser aferidos e o animal, tratado apropriadamente. Após este procedimento, a adição de 0,5 a 2 g de bicarbonato de sódio à alimentação duas vezes por dia pode melhorar os sinais clínicos associados à hipercloremia e acidose metabólica. A utilização de vaselina no períneo pode ajudar a prevenir as assaduras pela urina. Após cistectomia total e reimplantação do ureter na vagina ou prepúcio, os animais devem ser monitorados em busca de evidências de deiscência e obstrução uretral.

COMPLICAÇÕES

As complicações mais comuns da cirurgia vesical e uretral são extravasamento e obstrução urinária (pp. 696 e 697). Pielonefrite, insuficiência renal, disfunção neurológica, anormalidades eletrolíticas, acidose metabólica e diarreia com subsequente irritação perineal são complicações possíveis da cistectomia total com desvio urinário e desvio urinário ureterocolônico (p. 694). A ITU é uma complicação comum de implantação do tubo de cistostomia.

PROGNÓSTICO

Por conta da natureza maligna da maioria dos tumores do trato urinário inferior, o prognóstico é reservado. Tempos de sobrevida médio relatados não excedem 1 ano, independentemente da modalidade terapêutica. Em casos de cirurgia agressiva, tumores uretrais podem ter melhor prognóstico do que tumores vesicais. A quimioterapia pode permitir que cães com tumores vesicais sobrevivam por períodos significativamente maiores do que quando são submetidos à cirurgia. Deracoxibe e vimblastina demonstraram ter atividade antitumoral contra CCT em cães.[16,17] Para a maioria dos tutores, o piroxicam como monoterapia ou em conjunto com outros agentes pode ser a terapia clínica mais apropriada. Os benefícios da radioterapia e terapia fotodinâmica em cães ainda estão sendo avaliados. A implantação do tubo de cistostomia em cães com CCT suspeitado ou confirmado tipicamente resolve a estrangúria, e a maioria dos tutores fica satisfeita com o procedimento. As ITU são uma complicação comum.

Os resultados da anastomose ureterocolônica em muitos cães ainda não foram relatados, mas com técnicas melhores e prevenção dos efeitos deletérios da pielonefrite sobre a função renal, a sobrevida em longo prazo pode ser possível. No futuro, métodos terapêuticos mais modernos, como a terapia fotodinâmica, podem melhorar o prognóstico de animais com tumores vesicais.

Em um estudo de casos com 10 cães que foram submetidos à cistectomia total com desvio urinário ao prepúcio ou vagina, a sobrevida média foi de 385 dias, e eles tiveram menores complicações gastrointestinais e neurológicas associadas à anastomose ureterocolônica.[4]

A sobrevida média em gatos com CCT da bexiga foi relatada em 241 dias; foi demonstrado maior prevalência em gatos-machos, embora a condição por si só seja incomum.[18]

INCONTINÊNCIA URINÁRIA

DEFINIÇÕES

Incontinência urinária ocorre devido à falha do controle voluntário dos esfíncteres vesicais e ureterais, com constante ou frequente passagem involuntária de urina. A incontinência pode ser causada por anormalidades neurogênicas ou obstrução anatômica do efluxo (incontinência paradoxal ou por excesso de fluxo), pode ser responsiva a hormônios (incontinência do mecanismo de esfíncter uretral), ou pode ocorrer devido à inflamação (incontinência por urgência), anormalidades congênitas (p. ex., ureteres ectópicos, incontinência congênita do esfíncter uretral), ou problemas comportamentais.

CONSIDERAÇÕES GERAIS E FISIOPATOLOGIA CLINICAMENTE RELEVANTE

A incontinência urinária foi relatada em até 20% dos cães castrados, embora um estudo de 2013 tenha observado uma prevalência de incontinência urinária adquirida de 5,12%[19] em cães castrados.

Não existe nenhum esfíncter vesical verdadeiro na cadela, o que faz com que a continência seja mantida por diversos fatores interativos. Fraco tônus uretral, hipoplasia uretral marcante, posicionamento intrapélvico da bexiga, ovário-histerectomia, obesidade e anormalidades congênitas foram implicados como causas potenciais de incontinência do mecanismo de esfíncter urinário em cadelas. A incontinência congênita do mecanismo de esfíncter uretral também já foi descrita em cães e gatos. Alguns animais respondem à suplementação por estrógeno ou fármacos simpatomiméticos, particularmente estimulantes α-adrenérgicos (p. ex., fenilpropanolamina, efedrina), que aumentam o tônus do esfíncter uretral. Alternativas cirúrgicas para melhorar a resistência uretral incluem colpossuspensão, cistouretropexia, injeções periuretrais de politetrafluoroetileno ou colágeno, *slings* uretrais, esfíncteres uretrais artificiais e procedimentos de alongamento uretral. Como estas técnicas não são uniformemente eficazes, e uma vez que o sucesso não foi ainda bem documentado de forma consistente em um grande número de animais com incontinência urinária, o tratamento cirúrgico (a não ser por anormalidades congênitas, como ureteres ectópicos; ver p. 663) é frequentemente reservado para animais que não respondem ao tratamento clínico (ver discussão posterior), que têm reações adversas aos medicamentos, ou quando os tutores não consideram a terapia medicamentosa em longo prazo.

> **NOTA** Considere ureteres ectópicos (p. 663) como um diferencial em qualquer animal que desenvolva incontinência urinária em uma idade jovem, incluindo aqueles que respondem à terapia medicamentosa.

Estrógenos provavelmente exercem seus efeitos benéficos pela melhora da contratilidade da musculatura lisa e sensibilidade à inervação α-adrenérgica, embora o mecanismo exato seja desconhecido. A posição do colo vesical pode afetar a continência; incrementos na pressão intra-abdominal são transmitidos à bexiga e uretra proximal em cadelas com colo vesical intra-abdominal. Entretanto, cães com bexigas mais caudais (pélvicas) têm essa pressão transmitida à bexiga, mas não à uretra. Experimentalmente, uma elevação na pressão intra-abdominal leva ao encurtamento do comprimento uretral funcional, o que pode aumentar o efeito adverso da posição do colo vesical nestes cães, piorando assim a incontinência.

DIAGNÓSTICO

Apresentação Clínica
Sinais Clínicos
Cães de porte médio e grande, particularmente Doberman pinschers, Pastores-ingleses e Springer spaniels, parecem ser mais predispostos. Em um estudo de prevalência de 2013, cães com mais de 15 kg tinham sete vezes mais probabilidade de desenvolverem incontinência urinária do que cães com menos de 15 kg.[17] Dentre cães de pequeno porte, Poodles miniatura podem ser mais predispostos. A incontinência pode ser inicialmente observada em qualquer idade, dependendo da causa.

Histórico
Animais podem ter histórico de incontinência urinária por toda a vida, ou esta pode ocorrer após ovário-histerectomia. A incontinência pode ser contínua, pode ser intermitente, ou pode ocorrer somente quando o animal estiver excitado ou dormindo. Um histórico de "molhar a cama" é provavelmente um dos achados mais importantes do histórico que sugerem incontinência. As únicas razões pelas quais um cão urina em si próprio enquanto dorme são incontinência, estupor/coma, e fraqueza ou dor que fazem com que eles se tornem incapazes e/ou não queiram levantar quando precisam urinar.

Achados de Exame Físico
Achados de exame físico são geralmente de pouca importância. Em algumas ocasiões, a bexiga está deslocada caudalmente na cavidade abdominal. Sinais de ITU concomitante (p. ex., hematúria, disúria ou estrangúria) podem ser notados. Em gatos com hipoplasia uretral, aplasia vaginal é comum, com desembocadura dos cornos uterinos na porção caudal da parede dorsal da bexiga.

Diagnóstico por Imagem
Radiografias abdominais e ultrassonografia são úteis para descartar outras causas de sinais clínicos urinários (cálculos, massas) ou anormalidades congênitas concomitantes (p. ex., hidronefrose, hidroureter, aplasia renal). A ultrassonografia pode algumas vezes observar urina ejetada a partir dos orifícios ureterais em uma localização não esperada. A administração de furosemida durante o exame pode auxiliar o ultrassonografista a encontrar os ureteres ectópicos.

A urografia excretora pode localizar a terminação dos ureteres na uretra, diagnosticando assim ureteres ectópicos; entretanto, é fácil ter um estudo não diagnóstico. A junção vesicouretral pode parecer arredondada e dilatada de forma anormal, ou a uretra pode parecer anormalmente curta. Em gatos com aplasia vaginal, evidências radiográficas de comunicação entre o lúmen do útero e a bexiga podem ser notadas.

A cistoscopia retrógrada é sensível e específica para o diagnóstico e definição de ureteres ectópicos (Figuras 25.43 e 25.44). A maioria das cadelas com ureteres ectópicos possui anormalidades vestibulovaginais, o que pode tornar difícil a observação do orifício uretral. Ureteres ectópicos são facilmente identificados uma vez que podem avançar até a uretra, durante a infusão de solução salina; entretanto, alguns estão localizados na junção da uretra e bexiga, tornando a visualização difícil. Observe pregas ou fendas suspeitas no tecido em busca de golfadas esporádicas de urina amarela para confirmar a visualização de abertura ureteral. A cistoscopia também é benéfica porque permite

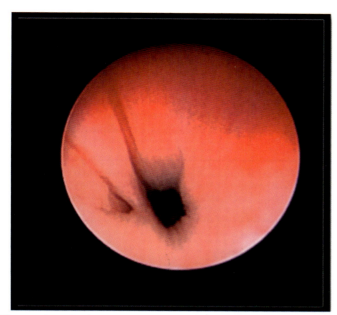

Figura 25.43 Vista cistoscópica de um ureter ectópico que desemboca na uretra, próximo ao trígono.

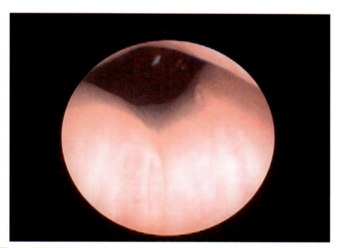

Figura 25.44 Vista cistoscópica da abertura de um ureter ectópico *(canto direito inferior)* na uretra distal, próximo ao orifício uretral.

que sejam visualizados o vestíbulo e a mucosa geniturinária em busca de outras anormalidades.

A urografia excretora por tomografia computadorizada (TC) é o método mais sensível para diagnóstico de ureteres ectópicos, e quando disponível, deve ser considerada como modalidade de imagem de escolha. Anormalidades comuns observadas em cães com ureteres ectópicos intramurais incluem ausência de junção ureterovesical normal, localização do orifício uretroureteral e ausência de divergência ureteral.

Achados Laboratoriais

Além de achados consistentes com ITU superior ou inferior em alguns animais, os achados laboratoriais são irrepreensíveis. Uroculturas devem ser realizadas em todos os animais com incontinência, mesmo se a urinálise não for sugestiva de ITU.

Outros Exames

Testes urodinâmicos, especificamente o perfil de pressão uretral, podem ser úteis para prever incontinência após correção cirúrgica de ureteres ectópicos. Um cateter uretral que se aproxime do tamanho do diâmetro é colocado na bexiga. Solução salina é instilada através do cateter urinário enquanto a resistência contra o fluxo da solução é aferida. Conforme o cateter é removido, um traçado da pressão da uretra é gerado. Entretanto, devido à interferência sobre os resultados por inflamação (associada à ITU) ou espasmo uretral, assim como em virtude da falta de disponibilidade do equipamento e treinamento formal, a praticabilidade desta técnica em cães com suspeita de ureteres ectópicos ou incompetência do mecanismo de esfíncter uretral é baixa.

DIAGNÓSTICO DIFERENCIAL

Várias causas de incontinência urinária devem ser diferenciadas. A incontinência por urgência secundária à infecção vesical ou uretral e/ou à inflamação deve ser excluída (p. ex., resposta à utilização de antibióticos apropriados). Ureteres ectópicos devem ser detectados e corrigidos cirúrgica ou endoscopicamente (p. 663). A incontinência paradoxal (p. ex., fluxo excessivo causado por obstrução parcial devido a cálculos, neoplasias ou constrições uretrais) e incontinência neurogênica devem ser diferenciadas de incompetência do mecanismo de esfíncter uretral com base em imagens, exame neurológico e/ou cateterização. A profilometria e cistometria do esfíncter uretral podem determinar as pressões do tônus do esfíncter uretral e esvaziamento vesical, mas estes testes são raramente necessários.

MANEJO CLÍNICO

Cães com suspeita de incompetência do mecanismo do esfíncter uretral devem ser tratados com estrógeno e/ou fármacos simpatomiméticos inicialmente, e ITU concomitantes devem ser tratadas. Dietilestilbestrol (DES), estriol e/ou agonistas α-adrenérgicos (i.e., fenilpropanolamina ou efedrina; Quadro 25.6) podem ser utilizados para aumentar o tônus do esfíncter uretral. Se o animal responder ao DES (usualmente dentro de 5-7 dias), a frequência de administração deve ser diminuída à menor dose efetiva (usualmente 1 mg administrado uma vez por semana). DES é um estrógeno relativamente seguro, raramente ocasionando problemas quando utilizado de modo apropriado. Doses inapropriadamente altas de DES podem causar sinais semelhantes ao estro, toxicidade da medula óssea e/ou alopecia; portanto, a administração frequente e/ou doses maiores que 1 mg diárias devem ser evitadas e outros medicamentos, utilizados. Estriol (Incurin®) foi aprovado pela Food and Drug Administration dos Estados Unidos em 2011 para o tratamento da incontinência urinária em cães, embora venha sendo utilizado em todo o mundo desde 2000. A dose é iniciada uma vez por dia em 2 mg (independentemente do peso corporal) e então diminuída até a menor dose efetiva. O fabricante relata que 93% dos cães que recebem Incurin® melhoraram ou estavam continentes em 6 semanas. Relatos de reações adversas são raros.

A utilização de agonistas α-adrenérgicos com DES ou estriol podem permitir que doses menores sejam utilizadas. Fenilpropanolamina é utilizada mais frequentemente do que a efedrina porque possui menores efeitos colaterais (p. ex., hiperexcitabilidade, ofegância e/ou anorexia) e maior eficácia com o passar do tempo. Uma desvantagem da fenilpropanolamina é que ela deve ser administrada duas a três vezes por dia (*versus* diariamente com estriol ou uma a duas vezes por semana com DES).

Embora o DES e a fenilpropanolamina possam ser utilizados para tratar machos com incontinência urinária responsiva a hormônios, a suplementação com testosterona é algumas vezes mais efetiva. Esta condição é incomum, o que faz com que outras causas de incontinência devam ser investigadas minuciosamente. Formulação de liberação lenta

QUADRO 25.6 Fármacos Utilizados no Tratamento da Incontinência Urinária

Fenilpropanolamina[a]
Cães: 1-2 mg/kg VO q8-12h[b]
Gatos: 1 mg/kg VO q12h

Efedrina
Cães: Inicie em 0,4 mg/kg, e aumente gradativamente até 4 mg/kg VO q8-12h[c]
Gatos: 2-4 mg/gato VO q8-12h

Dietilestilbestrol (DES)
Cães: 0,1-1 mg/cão VO q24h (a dose é proporcional ao tamanho do cão) durante 3-5 dias, então mesma dose a cada 5-7 dias conforme necessário, com máximo de 0,2 mg/kg/semana[d]

Estriol
2 mg/cão VO q24h durante 7 dias, então diminua em intervalos semanais até que a dose semanal de 0,5 mg por cão seja alcançada

Cipionato de Testosterona
Cães: 1,1-2,2 mg/kg IM, a cada 2-4 semanas

Imipramina
Cães: 2-4 mg/kg VO q12-24h

IM, intramuscular; *VO*, via oral.
[a]Proin® (PRN Pharmacal) agora é aprovado pela Food and Drug Administration para utilização em cães.
[b]Melhor iniciar com a menor dose e aumentar gradativamente, se necessário.
[c]Toxicidade tipicamente começa com 5 mg/kg, e morte pode ocorrer imediatamente com 10 mg/kg.
[d]Se não for observada melhora após 5 dias de terapia diária, então é improvável que a manutenção da administração beneficiará o paciente, e outros fármacos deverão ser utilizados.
[e]Pode ser combinado à fenilpropanolamina.

---

de testosterona (cipionato; ver Quadro 25.6) é administrada pela via intramuscular, mas efeitos colaterais comuns incluem agressividade e hiperplasia prostática, que usualmente são resolvidos quando o medicamento é descontinuado. O cipionato de testosterona não deve ser utilizado em uma frequência maior do que uma vez a cada 4 semanas. Devido ao seu potencial de uso abusivo em seres humanos, a testosterona é uma substância controlada.

TRATAMENTO CIRÚRGICO

Ver p. 666 para o tratamento cirúrgico de ureteres ectópicos.

Atualmente, não existe um procedimento cirúrgico único que curará a incontinência em todas as cadelas com incontinência do mecanismo de esfíncter uretral. Colpossuspensão tem sido realizada em um grande número de pacientes, e mais da metade se tornaram continentes após a cirurgia. Cistouretropexia resulta em continência na maioria das cadelas imediatamente após a cirurgia; entretanto, a incontinência recidiva em um grande número de cães tratados. Cistopexia pode ser mais útil em cães com hérnias perineais do que naqueles com incontinência. Em animais com hipoplasia uretral notável, a reconstrução do colo vesical pode eliminar ou diminuir a incontinência (ver discussão posterior). Um procedimento de *sling* utilizando uma banda de poliéster passada através do forame obturador, ao redor da uretra e fixada fora da pelve, resultou em menos de 25% de continência em cães. Outras técnicas incluem a implantação de fita vaginal transobturadora e prostatopexia e deferentopexia para cães-machos. Mais recentemente, a implantação de um esfíncter uretral artificial hidráulico, ajustável por via percutânea (AUS; do inglês, *artificial urethral sphincter*), tem sido descrita e utilizada com sucesso para estabelecimento de continência em vários estudos de resultados.

A injeção de politetrafluoroetileno (Teflon®) na submucosa da uretra proximal tem sido utilizada em cães, mas a rejeição ao Teflon® resultou em incontinência recorrente na maioria dos cães. A injeção submucosa de colágeno demonstrou ter maior sucesso em alcançar a continência, sem incitação de qualquer reação inflamatória ou retenção urinária. O retorno da incontinência pode ser causado por achatamento dos depósitos de colágeno e subsequente perda de efeito.

> **NOTA** Descarte outras causas de incontinência e determine a eficácia do tratamento clínico antes de tentar a correção cirúrgica. ITU pode causar ineficácia da terapia clínica que, de outro modo, funcionaria.

Manejo Pré-cirúrgico
ITU concomitantes devem ser tratadas antes da cirurgia.

Anestesia
Se não houver distúrbios renais, vários protocolos anestésicos diferentes podem ser utilizados com segurança. Se houver distúrbios renais, ver p. 650 para protocolos anestésicos sugeridos.

Anatomia Cirúrgica
Ver p. 684.

Posicionamento
O animal é posicionado em decúbito dorsal, e o abdome é preparado para uma incisão na linha média ventral. A área preparada deve ser suficiente para permitir que a incisão seja estendida desde o púbis, na direção proximal, até a cicatriz umbilical.

TÉCNICA CIRÚRGICA

Embora diversas técnicas tenham sido descritas para corrigir incontinência do mecanismo de esfíncter uretral, somente colpossuspensão, cistouretropexia, injeção de colágeno, AUS e reconstrução do trígono são descritos aqui.

Colpossuspensão
Colpossuspensão é a cirurgia mais comumente utilizada para tratar a incompetência do mecanismo de esfíncter uretral em cadelas. Este procedimento envolve a colocação de suturas desde a vagina cranial até o tendão pré-púbico no outro lado da uretra proximal, posicionando a uretra proximal dentro do abdome e colocando pressão sobre a uretra, conforme ela atravessa a sínfise púbica.

Antes da realização da cirurgia, coloque um cateter grande. Realize uma abordagem abdominal na linha média caudal e identifique a vagina dorsal à uretra. Utilize suturas de ancoragem ou pinças atraumáticas para manipular a vagina cranialmente. Posicione duas suturas de grosso calibre (0 a 2-0) com fio monofilamentar não absorvível através da parede vaginal em ambos os lados da uretra até o tendão pré-púbico, em ambos os lados da linha média. Utilize o cateter uretral para impedir o aperto excessivo das suturas, que pode resultar em obstrução uretral. Feche o abdome rotineiramente.

Cistouretropexia
A razão por trás da realização da cistouretropexia é semelhante à da colpossuspensão, pois este procedimento realoca o trígono em uma posição intra-abdominal mais cranial. A cistouretropexia envolve a

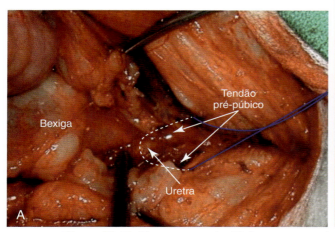
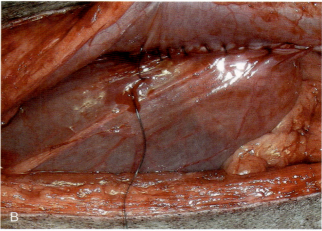

Figura 25.45 Cistouretropexia. (A) Para uretropexia, posicione duas suturas entre o tendão pré-púbico e a camada seromuscular da parede uretral proximal ventral. (B) Para a cistopexia, posicione uma ou duas fileiras de linhas de sutura em padrão simples contínuo em espessura parcial entre a parede vesical ventral e a parede corporal em ambos os lados da linha média.

fixação permanente da bexiga em uma direção mais proximal, enquanto a parede ventral da uretra proximal é suturada ao tendão pré-púbico. Pela fixação da bexiga e uretra proximal dentro da cavidade abdominal, o trígono e uretra proximal são expostos à pressão intra-abdominal, que pode aumentar o tônus do esfíncter uretral superior.

Para realizar esta cirurgia, passe o maior cateter possível pela uretra. Faça uma abordagem na linha média abdominal caudal e exponha a sínfise púbica. Posicione uma sutura de ancoragem no ápice da bexiga, facilitando a tração cranial, e identifique a uretra proximal. Passe um fio (fio monofilamentar não absorvível 0 a 2-0) a partir de um tendão pré-púbico, transversalmente até a camada seromuscular da uretra proximal ventral, e então através do outro tendão pré-púbico (Figura 25.45A). Antes de amarrar a sutura, passe um segundo fio de forma idêntica 3 a 5 mm cranial ao primeiro. Amarre ambas as suturas gentilmente para fechar efetivamente o aspecto caudal da parede abdominal.

Posicione uma sutura de ancoragem no ápice da bexiga para facilitar a manipulação e o posicionamento da bexiga. Posicione a bexiga cranialmente no abdome sem tensão excessiva. Utilize uma lâmina de bisturi nº 15 para escarificar gentilmente a parede vesical ventral na maior parte do comprimento do corpo. Crie uma área escarificada de tamanho semelhante na parede ventral do corpo logo à direita ou esquerda da linha média.

Não incorpore a parede vesical no fechamento da parede abdominal. Posicione uma ou duas fileiras de suturas utilizando um padrão contínuo simples em espessura parcial (fio absorvível monofilamentar 3-0 ou 4-0) para fixar a bexiga à parede corporal (Figura 25.45B). Após a remoção da sutura de ancoragem, feche a parede abdominal, o tecido cutâneo e a pele rotineiramente.

Injeção Endoscópica de Colágeno

Posicione o cão em decúbito dorsal com os membros estendidos cranialmente. Passe um cistoscópio pela uretra através do orifício externo. Injete colágeno (aproximadamente 2 mL/cão) nas posições de 2, 6 e 10 horas do relógio (três aplicações) aproximadamente 1,5 cm caudal ao colo da bexiga, até que o lúmen da uretra pareça fechado pelos depósitos de colágeno (Figura 25.46). Se a hemorragia

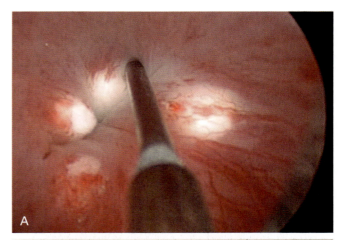
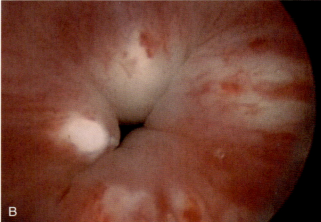

Figura 25.46 (A) Imagem cistoscópica durante injeção inicial de colágeno no trígono vesical em um Buldogue inglês de 1 ano que ainda estava incontinente após correção cirúrgica de ureteres ectópicos bilaterais. (B) Aparência do trígono após injeção de colágeno.

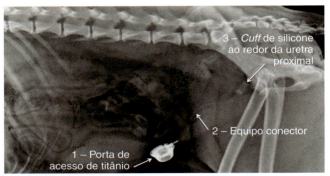

Figura 25.47 Radiografia abdominal lateral de um cão de grande porte de 9 anos ilustrando os três componentes de um esfíncter uretral artificial. *1*, Porta de acesso de titânio com canhão de silicone; *2*, tubo do cateter de silicone conectando o acesso ao *cuff*; *3*, *cuff* de silicone posicionado ao redor da uretra proximal.

dificultar a visão através do cistoscópio, uma laparotomia pode ser realizada e o colágeno é injetado sob visualização direta, embora isso seja raramente necessário.

Implantação de Esfíncter Uretral Artificial

AUS são dispositivos implantados cirurgicamente, permanentes, que podem ser ajustados por via percutânea para fornecer melhora da continência urinária, tanto em cães e gatos-machos ou fêmeas. O sistema consiste de um *cuff* de silicone e cateter conectados a uma porta de acesso de titânio (Figura 25.47). O *cuff* é posicionado ao redor da uretra proximal e o acesso é colocado por via subcutânea no abdome caudal ou porção interna da coxa. Utilizando uma agulha de Huber, o *cuff* é preenchido com quantidades variáveis de solução salina a partir da porta de acesso para fornecer resistência ao fluxo urinário através da uretra. Frequentemente, a presença do dispositivo por si só ao redor da uretra proximal resultará em melhora da continência. O diâmetro do lúmen uretral é estimado no período pré-cirúrgico pela utilização de ultrassonografia.

Faça uma abordagem da linha média abdominal caudal e exponha a sínfise púbica. Posicione uma sutura de ancoragem no ápice da bexiga, facilitando a tração cranial, e identifique a uretra proximal. Isole um segmento de 2 cm da uretra proximal da gordura periuretral utilizando dissecção romba. Afira a circunferência uretral utilizando um pedaço de fio, fita umbilical ou dreno de Penrose. Selecione um cateter oclusor que seja igual ou maior que a circunferência da uretra. Passe o cateter através de uma incisão na parede abdominal e tunelize-o lateral ao reto abdominal em frente à prega do flanco cranial. Conecte o cateter à porta de acesso e fixe esta à fáscia superficial da parede abdominal, utilizando fio não absorvível monofilamentar. Antes de colocar o *cuff* ao redor da uretra, preencha completamente o sistema com solução salina, avalie vazamentos e registre o volume de preenchimento. Esvazie o sistema e coloque o *cuff* ao redor da uretra, fixando no local com dois fios não absorvíveis monofilamentares 2-0 (p. ex., polipropileno [Prolene®] ou polibutéster [Novafil®]) através dos orifícios do *cuff*. Feche a parede abdominal, o tecido subcutâneo e a pele rotineiramente.

RECONSTRUÇÃO DE URETRA HIPOPLÁSICA POR RETALHO VESICAL

Realize uma cistotomia ventral que se estenda em direção ao aspecto proximal da uretra hipoplásica. Identifique as aberturas ureterais. Além de permitir a sutura, faça duas incisões na parede vesical caudal e lateral ao estoma ureteral, com a distância entre as incisões representando a circunferência desejada do novo tubo uretral

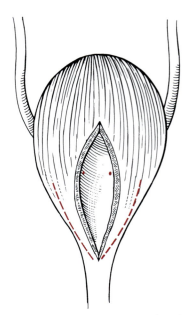

Figura 25.48 Para reconstrução de uretra hipoplásica por retalho vesical, faça duas incisões na parede vesical caudal e lateral ao estoma ureteral, e então faça dois retalhos de espessura completa.

(Figura 25.48). Um cateter de 3,5 ou 5 Fr (gatos) ou 8 Fr (cães) deve passar facilmente pelo novo tubo uretral criado. Utilize tesouras para estender a incisão em direção à uretra, criando dois retalhos de espessura total. Rebata os retalhos cranialmente (Figura 25.49A). Suture o defeito a partir da extremidade uretral para formar o tubo uretral (Figura 25.49B) com um padrão de sutura simples contínuo em duas camadas ou simples contínuo e Cushing. Utilize material de sutura absorvível (2-0 a 4-0). Se o lúmen uretral estiver comprometido pelo posicionamento de duas camadas de suturas, suture o tubo uretral com um padrão aposicional em camada única, com cuidado para garantir aposição suficiente de suturas de tal forma que não ocorra extravasamento de urina. Suture os retalhos em conjunto.

MATERIAIS DE SUTURA E INSTRUMENTOS ESPECIAIS

Material de sutura absorvível (p. ex., polidioxanona [PDS®], poligliconato [Maxon®], poliglecaprona 25 [Monocryl®], glicômero 631 [Biosyn®], ou poliglitona 6211 [Caprosyn®]) é preferível para cirurgias vesicais e uretrais (p. 696). O colágeno de origem bovina pode ser utilizado para injeções de colágeno (p.ex., Zyplast®).

CUIDADO E AVALIAÇÃO PÓS-CIRÚRGICOS

O animal deve ser observado com relação à possibilidade de extravasamento urinário ou obstrução após a cirurgia. Se ocorrer obstrução urinária, um cateter urinário permanente deve ser colocado e mantido durante 3 a 5 dias. Os animais devem ser monitorados com relação à possibilidade de ITU periodicamente após a cirurgia.

COMPLICAÇÕES

Se o lúmen uretral tiver largura insuficiente, ou se houver edema excessivo, pode ocorrer obstrução urinária. Outras complicações

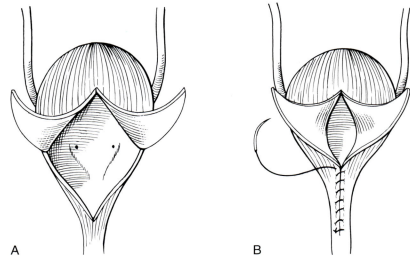

Figura 25.49 (A) Utilize tesouras para estender as incisões ilustradas na Figura 25.48 em direção à uretra, criando dois retalhos de espessura completa. (B) Rebata os retalhos cranialmente e suture o defeito a partir da extremidade uretral cranialmente para formar um tubo uretral.

incluem o retorno da incontinência e extravasamento urinário. A formação de seroma também é possível após colocação de AUS.

PROGNÓSTICO

Independentemente da técnica cirúrgica escolhida, as taxas de incontinência (completa ou melhorada) variam ao redor de 60 a 70% no período pós-cirúrgico. O estudo retrospectivo mais recente em cães que receberam esfíncteres uretrais artificiais descreveu melhora marcante dos níveis de continência em 92% dos cães.[20] Entre diversos estudos, a insuflação do *cuff* não foi necessária em 33 a 45% dos cães para atingir a continência.[20-22]

CISTITE IDIOPÁTICA FELINA

DEFINIÇÕES

CIF é atualmente o termo aceito para descrever o processo inflamatório idiopático da bexiga e uretra felina que algumas vezes resulta em obstrução uretra parcial ou completa. *Cistite intersticial felina* é essencialmente intercambiável com *cistite idiopática felina*. Outras terminologias no passado incluíram *síndrome urológica felina*, *doença do trato urinário inferior de felinos* (DTUIF), *cistite estéril* e *uropatia obstrutiva felina*. A DTUIF é mais precisamente um termo que compreende os sinais clínicos associados a diversas doenças específicas do trato urinário inferior felino e deve ser evitado.

CONSIDERAÇÕES GERAIS E FISIOPATOLOGIA CLINICAMENTE RELEVANTE

Gatos com CIF podem corresponder a até 10% de todas as internações felinas em hospitais veterinários. A maioria dos gatos com CIF tinha doença neuroendócrina na qual os sinais clínicos podem ser iniciados por estresse e fatores ambientais.

> **NOTA** Cristais de estruvita nem sempre estão associados a sinais de CIF, e a maioria dos gatos com CIF não possui cristais ou cálculos de estruvita.

DIAGNÓSTICO

Apresentação Clínica

Sinais Clínicos

Gatos em sobrepeso podem ser predispostos à CIF. Machos e fêmeas são igualmente afetados; entretanto, gatos-machos mais provavelmente estarão obstruídos em razão do pequeno diâmetro de suas uretras. Gatos de meia-idade são mais comumente afetados, e gatos que vivem dentro de casa são mais predispostos.

Histórico

Gatos não obstruídos são usualmente trazidos para avaliação de polaciúria, estrangúria, hematúria e/ou micção inapropriada. Gatos com obstrução podem parecer desconfortáveis ou ansiosos e inquietos, podem tentar urinar frequentemente, podem lamber suas genitálias e ter dor abdominal. Se a obstrução estiver em curso por mais de 36 a 48 horas, anorexia, desidratação, êmese, colapso, estupor, hipotermia e/ou bradicardia podem ser notados (p. 678).

Achados de Exame Físico

Se o gato estiver obstruído, a bexiga será sentida distendida e firme (a menos que esteja rompida) e não pode ser comprimida. A palpação abdominal pode causar dor. Deve haver cuidado ao palpar a bexiga de gatos obstruídos para impedir a ruptura iatrogênica. Se o gato não estiver obstruído, a bexiga estará vazia, rígida e frequentemente dolorida quando palpada.

Achados Laboratoriais

Os achados laboratoriais podem estar normais ou revelar evidências de azotemia severa, acidose metabólica e/ou hiperpotassemia.

DIAGNÓSTICO DIFERENCIAL

Outras causas de obstrução uretral (p. ex., cálculos, ITU, neoplasias, trauma) devem ser excluídas com base nos sinais clínicos, achados de exame físico e histórico.

MANEJO CLÍNICO

Para gatos obstruídos, a fluidoterapia deve ser iniciada antes que os exames laboratoriais sejam liberados. Fluidos devem ser administrados por via intravenosa para restaurar a hidratação normal, melhorar a perfusão e tratar a hiperpotassemia (p. 679). A solução salina fisiológica, SRL ou Normosol®-R devem ser utilizados no caso de o gato estar hiperpotassêmico. Em todos os gatos, com exceção daqueles mais doentes, isso será adequado para diluir a hiperpotassemia e reverter a cardiotoxicidade. Se depois for observado que os níveis séricos de potássio estão normais, uma solução eletrolítica balanceada deve ser administrada.

A obstrução deve ser prontamente aliviada por cateterização uretral ou massagem peniana delicada, se possível. Se o gato estiver severamente deprimido, contenção mínima pode ser necessária. Em outros gatos, a anestesia geral pode ser necessária (ver discussão posterior). Fluidos isotônicos estéreis devem ser utilizados para empurrar plugues ou cálculos em direção à bexiga. Sondas não metálicas, flexíveis e bem lubrificadas são preferidas para minimizar o trauma uretral. Se a sonda não puder ser avançada, a cistocentese pode ser útil e pode ser indicada como um passo inicial de descompressão vesical se o gato estiver em uma condição séria. Se um jato normal não estiver presente após cateterização, ou se houver atonia do detrusor, um cateter urinário permanente e flexível pode ser fixado no local; entretanto, isso predispõe o gato à ITU. O gato deve ser estabilizado antes de considerar a realização de uretrostomia perineal. CIF é provavelmente a causa de obstrução uretral em gatos-machos adultos jovens quando a inserção de um cateter de borracha vermelha na bexiga for fácil no momento do atendimento, e quando uma grande quantidade de urina hemorrágica for recolhida no sistema de coleta. Alguns destes gatos urinarão espontaneamente quando anestesiados para cateterização.

O uso rotineiro de antimicrobianos em gatos com CIF não é recomendado. A utilização de antiespasmódicos, glicosaminoglicanos e anti-inflamatórios é difundida para estes casos; entretanto, evidências que apoiem a eficácia em prevenir a recorrência são limitadas. Infusões intravesicais com vários agentes (p. ex., lidocaína, polissulfato sódico de pentosana) não foram também recompensadores, embora um pequeno estudo tenha observado 0% de recidiva em gatos que receberam glicosaminoglicanos intravesicais.[23]

TRATAMENTO CIRÚRGICO

A uretrostomia perineal pode ser realizada para impedir a recorrência de obstrução de gatos-machos que tiveram episódios repetidos de CIF, ou para tratar a obstrução que não possa ser eliminada por cateterização. É útil também tratar constrições que ocorram após obstrução e cateterização uretral. Com terapia não cirúrgica apropriada de gatos obstruídos, este procedimento pode geralmente ser evitado. ITU bacterianas pós-cirúrgicas após uretrostomia são possíveis devido a alterações anatômicas do meato uretral, comprometimento de mecanismos de defesa intrínsecos e uropatia subjacente. Vários gatos têm perda permanente de função do esfíncter uretral estriada após este procedimento, embora a incontinência seja rara.

Manejo Pré-cirúrgico

Anormalidades eletrolíticas (i.e., hiperpotassemia) e acidobásicas devem ser corrigidas antes da indução anestésica (p. 678). Fluidos devem ser administrados por via intravenosa para restaurar a hidratação normal e combater a diurese pós-obstrutiva. Gatos que estavam severamente urêmicos com frequência terão diurese pós-obstrutiva substancial durante a qual necessitam de grandes volumes (i.e., algumas vezes maior que duas a três vezes das necessidades de manutenção) de fluidos IV para prevenir hipovolemia severa. A diurese pós-obstrutiva ocorre em 46% dos gatos após alívio da obstrução.[24] As concentrações séricas de potássio devem ser monitoradas para prevenir a hipopotassemia.

Anestesia

Um ECG deve ser monitorado antes, durante e após a cirurgia em busca de arritmias cardíacas. Se o gato estiver adequadamente estabilizado (i.e., hidratação e potássio normais), diazepam seguido por propofol ou alfaxolona pode ser utilizado para indução (Tabela 25.1). Tiobarbitúricos são arritmogênicos e, portanto, devem ser evitados ou utilizados com precaução em animais com arritmias preexistentes. Isoflurano e sevoflurano no oxigênio são os anestésicos inalatórios menos cardiodepressores e devem ser utilizados para manutenção. Pacientes em choque, desidratados ou hipovolêmicos frequentemente não necessitam de pré-medicações e devem ser induzidos com etomidato-benzodiazepínicos, ou com doses muito baixas de propofol ou alfaxolona (Tabela 25.2). Opioides podem ser administrados no período intraoperatório até alcançarem efeito para prevenir dor pós-cirúrgica. Como a cetamina é excretada pelos rins na sua forma ativa, deve ser evitada ou utilizada com muita precaução e em doses baixas em gatos com obstrução urinária. A indução por máscara não deve ser utilizada se o gato estiver com êmese.

Anatomia Cirúrgica

Para uma descrição da anatomia cirúrgica da uretra, ver a p. 684.

Posicionamento

O gato é posicionado em decúbito esternal com elevação discreta da região do períneo. A ventilação pode precisar ser assistida quando o gato é posicionado desta maneira.

TÉCNICA CIRÚRGICA

Uretrostomia perineal é descrita na p. 690.

MATERIAIS DE SUTURA E INSTRUMENTOS ESPECIAIS

Um cateter urinário é posicionado na uretra para ajudar a localizá-la durante a cirurgia. Fios absorvíveis monofilamentares (polidioxanona [PDS®], poligliconato [Maxon®], poliglecaprona 25 [Monocryl®] ou glicômero 631 [Biosyn®]) ou não absorvíveis (polipropileno [Prolene®] ou náilon [Monosof®]) são preferíveis. Se forem utilizados fios não absorvíveis, as suturas devem ser removidas 10 a 14 dias após a cirurgia. Tesouras de tenotomia e pinças atraumáticas pequenas são úteis.

CUIDADO E AVALIAÇÃO PÓS-CIRÚRGICOS

Papel em vez de areia deve ser utilizado até que a ferida esteja cicatrizada. Uroculturas devem ser realizadas periodicamente para verificar a possibilidade de ITU. Cateteres permanentes não devem ser utilizados rotineiramente após a cirurgia porque promovem formação de constrições e/ou ITU.

> **NOTA** A formação de constrições após uretrostomia perineal usualmente resulta da realização de um estoma muito pequeno, mais comumente por não estender a incisão em direção à uretra pélvica distal (membranosa) na altura das glândulas bulbouretrais.

COMPLICAÇÕES

A complicação mais séria da uretrostomia perineal é a formação de constrição. A formação de constrições em gatos após uretrostomia perineal é geralmente resultado da realização de um estoma muito pequeno devido à dissecção inadequada até as glândulas bulbouretrais, ou como resultado do extravasamento de urina subcutâneo pós-cirúrgico e da subsequente formação de tecido de granulação por inadequada aposição entre mucosa e pele (p. 697). A incontinência urinária e fecal pode ocorrer se nervos forem lesados durante dissecção agressiva ao redor da uretra pélvica (p. 697). A uretrostomia perineal pode contribuir para a ITU no período pós-cirúrgico. Cateteres permanentes podem permitir infecções bacterianas ascendentes e/ou causar fibrose e constrição. Embora a incontinência seja rara, alguns gatos possuem perda permanente da função do esfíncter uretral estriado após este procedimento. O prolapso retal foi relatado após uretrostomia perineal em gatos.

NOTA Avalie gatos com uretrostomia perineal periodicamente por conta de infecções do trato urinário.

PROGNÓSTICO

A taxa de mortalidade de gatos obstruídos pode chegar a até 20%. Esta alta taxa ocorre frequentemente como resultado de recidiva, incapacidade de identificar e tratar a doença vesical primária subjacente, e restrições financeiras de tutores relutantes em financiar hospitalizações múltiplas ou prolongadas. A recidiva de obstrução tem sido historicamente relatada em 20 a 35% dos casos, independentemente da causa de obstrução. Em um estudo retrospectivo de 2013, houve recidiva de 11% em 24 horas e de 24% em 30 dias.[25] Fatores de risco associados à recorrência neste estudo incluíram a utilização de cateteres uretrais maiores (5 Fr *versus* 3,5 Fr) e a utilização de fenoxibenzamina em vez de prazosina. Em um estudo retrospectivo de 2013, houve recidiva de 14,7% em até 30 dias, mais comumente associada a gatos idosos.[26]

O prognóstico é geralmente bom após uretrostomia perineal. Um estudo retrospectivo de 2012 relatou um tempo de sobrevida médio de 3,5 anos, sendo que 47 de 86 gatos ainda estavam vivos no momento do estudo.[27] A recidiva dos sinais clínicos de CIF foi relatada em 10,7% dos casos.

REFERÊNCIAS BIBLIOGRÁFICAS

1. Cunha MG, Freitas GC, Carregaro AB, et al. Renal and cardiorespiratory effects of treatment with lactated Ringer's solution or physiologic saline (0.9% NaCl) solution in cats with experimentally induced urethral obstruction. *Am J Vet Res.* 2010;71:840-846.
2. Drobatz KJ, Cole SG. The influence of crystalloid type on acid-base and electrolyte status of cats with urethral obstruction. *J Vet Emerg Crit Care.* 2008;18:355-361.
3. Thieman-Mankin KM, Ellison GW, et al. Comparison of short-term complication rates between dogs and cats undergoing appositional single-layer or inverting double-layer cystotomy closure: 144 cases (1993-2010). *J Am Vet Med Assoc.* 2012;240:65-68.
4. Saeki K, Fujita A, Fujita N, et al. Total cystectomy and subsequent urinary diversion to the prepuce or vagina in dogs with transitional cell carcinoma of the trigone area: a report of 10 cases (2005-2011). *Can Vet J.* 2015;56:73-80.
5. Bacon N, Souza CH, Franz S. Total cysto-prostatectomy: Technique description and results in 2 dogs. *Can Vet J.* 2016;57:141-146.
6. Ricardo Huppes R, Crivellenti LZ, Barboza De Nardi A, et al. Radical Cystectomy and Cutaneous Ureterostomy in 4 Dogs with Trigonal Transitional Cell Carcinoma: Description of Technique and Case Series. *Vet Surg.* 2017;46:111-119.
7. Hill TL, Berent AC, Weisse CW. Evaluation of urethral stent placement for benign urethral obstructions in dogs. *J Vet Intern Med.* 2014;28:1384-1390.
8. Blackburn AL, Berent AC, Weisse CW, et al. Evaluation of outcome following urethral stent placement for the treatment of obstructive carcinoma of the urethra in dogs: 42 cases (2004-2008). *J Am Vet Med Assoc.* 2013;2422:59.
9. Hoffberg JE, Koenigshof AM, Guiot LP. Retrospective evaluation of concurrent intra-abdominal injuries in dogs with traumatic pelvic fractures: 83 cases (2008-2013). *J Vet Emerg Crit Care.* 2016;26:288-294.
10. Low WW, Uhl JM, Kass PH, et al. Evaluation of trends in urolith composition and characteristics of dogs with urolithiasis: 25,499 cases (1985-2006). *J Am Vet Med Assoc.* 2010;236:193-200.
11. Lulich JP, Osborne CA, Albasan H, et al. Efficacy and safety of laser lithotripsy in fragmentation of urocystoliths and urethroliths for removal in dogs.. *J Am Vet Med Assoc.* 2009;234:1279-1285.
12. Rawlings CA, Mahaffey MB, Barsanti JA, et al. Use of laparoscopic-assisted cystoscopy for removal of urinary calculi in dogs. *J Am Vet Med Assoc.* 2003;222:759-761.
13. Grant DC, Harper SA, Werre SR. Frequency of incomplete urolith removal, complications, and diagnostic imaging following cystotomy for removal of uroliths from the lower urinary tract in dogs: 128 cases (1994-2006). *J Am Vet Assoc.* 2010;236:763-766.
14. Carr JG, Tobias KM, Smith L. Urethral prolapse in dogs: a retrospective study. *Vet Surg.* 2014;43:574-580.
15. Henry CJ, Tyler JW, McEntee MC, et al. Evaluation of a bladder tumor antigen test as a screening test for transitional cell carcinoma of the lower urinary tract in dogs. *Am J Vet Res.* 2003;64:1017-1020.
16. McMillan SK, Boria P, Moore GE, et al. Antitumor effects of deracoxib treatment in 26 dogs with transitional cell carcinoma of the urinary bladder. *J Am Vet Med Assoc.* 2011;239:1084-1089.
17. Arnold EJ, Childress MO, Fourez LM, et al. Clinical trial of vinblastine in dogs with transitional cell carcinoma of the urinary bladder. *J Vet Intern Med.* 2011;25:1385-1390.
18. Wilson HM, Chun R, Larson VS, et al. Clinical signs, treatments, and outcome in cats with transitional cell carcinoma of the urinary bladder: 20 cases (1990-2004). *J Am Vet Med Assoc.* 2007;231:101-106.
19. Forsee KM, Davis GJ, Mouat EE, et al. Evaluation of the prevalence of urinary incontinence in spayed female dogs: 566 cases (2003-2008). *J Am Vet Med Assoc.* 2013;242:959-962.
20. Reeves L, Adin C, McLoughlin M, et al. Outcome after placement of an artificial urethral sphincter in 27 dogs. *Vet Surg.* 2013;42:12-18.
21. Delisser PJ, Friend EJ, Chanoit GP, et al. Static hydraulic urethral sphincter for treatment of urethral sphincter mechanism incompetence in 11 dogs. *J Small Anim Pract.* 2012;53:338-343.
22. Currao RL, Berent AC, Weisse C, et al. Use of a percutaneously controlled urethral hydraulic occluder for treatment of refractory urinary incontinence in 18 female dogs. *Vet Surg.* 2013;42:440-447.
23. Bradley AM, Lappin MR. Intravesical glycosaminoglycans for obstructive feline idiopathic cystitis: a pilot study. *J Feline Med Surg.* 2014;16:504-506.
24. Francis BJ, Wells RJ, Rao S, et al. Retrospective study to characterize post-obstructive diuresis in cats with urethral obstruction. *J Feline Med Surg.* 2010;12:606-608.
25. Hetrick PF, Davidow EB. Initial treatment factors associated with feline urethral obstruction recurrence rate: 192 cases (2004-2010). *J Am Vet Med Assoc.* 2013;243:512-519.
26. Eisenberg BW, Waldrop JE, Allen SE, et al. Evaluation of risk factors associated with recurrent obstruction in cats treated medically for urethral obstruction. *J Am Vet Med Assoc.* 2013;243:1140-1146.
27. Ruda L, Heiene R. Short- and long-term outcome after perineal urethrostomy in 86 cats with feline lower urinary tract disease. *J Small Anim Pract.* 2012;53:693-698.

26

Cirurgia dos Sistemas Reprodutor e Genital

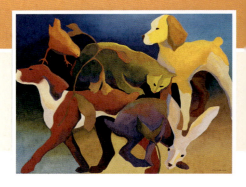

PRINCÍPIOS GERAIS E TÉCNICAS

DEFINIÇÕES

Castrar refere-se a **ovário-histerectomia (OHE)** (remoção cirúrgica dos ovários e útero), **ovariectomia (OVE)** (remoção cirúrgica dos ovários somente) ou **orquiectomia** (remoção cirúrgica dos testículos). A **cirurgia que poupa os ovários** envolve remoção completa do útero (**histerectomia**) ao deixar os ovários intactos. **Vasectomia** é a ligação e transecção dos ductos deferentes. **Castração** refere-se à remoção dos órgãos masculinos ou femininos, porém é mais comumente utilizada para denominação de orquiectomia. **Mastectomia** é a excisão de uma ou mais glândulas mamárias ou tecido mamário. **Episiotomia** é a incisão do orifício vulvar para exposição da vulva e vagina, enquanto **episioplastia** ou **vulvoplastia** é a reconstrução da vulva. **Prostatectomia** é a remoção de toda ou porção da próstata. **Histerotomia** é a incisão cirúrgica no útero (p. ex., secção cesariana).

MANEJO PRÉ-CIRÚRGICO

A cirurgia reprodutiva compreende uma série de técnicas desenvolvidas para alterar a capacidade de reprodução do animal, auxiliar o parto, ou tratar e prevenir doenças de órgãos reprodutivos (Quadro 26.1). A indicação primária para cirurgia do trato reprodutivo é limitar a reprodução, mas também pode ser realizada para aliviar distocias, prevenir ou tratar tumores influenciados por hormônios reprodutivos (p. ex., tumores mamários, tumores testiculares, adenomas perianais), controlar determinadas enfermidades do trato reprodutivo (p. ex., piometra, metrite, prostatite, tumor, abscessos prostáticos), e ajudar a estabilizar doenças sistêmicas (p. ex., diabetes, epilepsia). A castração é realizada em alguns animais para prevenir ou alterar anormalidades comportamentais e para reconstruir tecidos traumatizados, doentes ou malformados. O diagnóstico de doenças do trato reprodutivo é baseado no histórico, sinais clínicos, achados de exame físico, diagnóstico por imagem (p. ex., radiografias, ultrassonografia, tomografia computadorizada [TC], ressonância magnética [RM], escaneamento ósseo), endoscopia, citologia, microbiologia, exames hormonais, hematologia, perfil bioquímico sérico, urinálise e outros exames laboratoriais.

Histórico

O histórico e sinais clínicos de animais que necessitam de cirurgia reprodutiva dependem do sexo e da enfermidade. A maioria dos animais trazida para cirurgias reprodutivas eletivas (p. ex., castração, OVE, OHE) é saudável. Animais assintomáticos com neoplasias podem ter uma massa encontrada incidentalmente pelo tutor. Aqueles com infecções do trato genital podem estar severamente doentes e ter febre, toxemia, incontinência e/ou obstrução. A doença prostática é comum em cães-machos, especialmente em cães-machos inteiros, embora os sinais clínicos possam ser inespecíficos (p. ex., febre, apatia, êmese, desidratação, dor abdominal caudal, anormalidades de marcha). Hematúria causada pelo refluxo de sangue oriundo da uretra prostática em direção à bexiga e/ou infecções concomitantes do trato urinário podem ocorrer. Secreção uretral (gotejamento prepucial/uretral) é causada por liberação passiva de sangue, pus ou fluido prostático em direção à uretra prostática. A estrangúria ocorre quando a próstata comprime ou obstrui a uretra, ou se há inflamação causada por infecção do trato urinário. A incontinência urinária (p.712) pode ser causada por compressão prostática sobre os nervos pélvicos. O aumento prostático que comprime o reto pode causar tenesmo ou fezes menores do que o normal. A constipação pode ocorrer secundariamente à obstrução ou dor durante a defecação.

Fêmeas

Exame Físico

O exame físico deve incluir inspeção e palpação do abdome, vulva e glândulas mamárias. A palpação abdominal pode revelar aumento uterino, massa, deslocamento de vísceras e/ou dor. Pregas cutâneas, conformação, secreção ou aumento vulvares anormais podem ser notados. Durante o estro e proestro, a vulva está edemaciada duas a três vezes acima do tamanho normal, parece túrgida e possui secreção hemorrágica à coloração palha. Edema e turgidez diminuem durante o estro e diestro. Uma avaliação vaginal é recomendada quando for detectada secreção ou aumento vaginal. O vestíbulo e vagina devem ser visualizados e palpados digitalmente. Se a vagina for muito pequena para permitir avaliação vaginal, então um exame retal pode permitir que o clínico palpe anormalidades que de outro modo seriam inacessíveis durante o exame físico. As glândulas mamárias devem ser inspecionadas com relação a simetria, textura, tamanho, mobilidade, secreção e presença de massas.

Patologia Clínica

Se forem identificadas massas, a citologia dos aspirados ou secreções pode ajudar a diferenciar inflamações de neoplasias. Culturas vaginais, uterinas ou de glândulas mamárias são recomendadas se houver suspeita de infecção. A citologia vaginal deve ser consistente com o ciclo estral da cadela. A flora vaginal normal inclui diversas bactérias aeróbias e anaeróbias (Quadro 26.2). O crescimento puro de bactérias oriundas de amostras vaginais pode ser normal, a menos que acompanhado por sinais de doença do trato reprodutivo. Secreção vaginal persistente é uma indicação para o teste de brucelose.

Concentrações Hormonais

A avaliação dos níveis hormonais é ocasionalmente útil para o diagnóstico de distúrbios reprodutivos femininos. Em cadelas, os níveis de

QUADRO 26.1 Procedimentos Cirúrgicos do Trato Reprodutivo

Ovário-histerectomia
Castração
Cesariana
Castração criptorquídica
Mastectomia
Ablação escrotal
Episiotomia
Vasectomia
Episioplastia
Drenagem prostática
- Omentalização
- Marsupialização
Prostatectomia
Amputação peniana
Reconstrução prepucial
Falopexia
Biópsia

QUADRO 26.2 Flora Vaginal Normal: Microrganismos Comuns

Streptococcus spp. α e β-hemolíticas
Staphylococcus spp.
Proteus spp.
Escherichia coli
Bacillus spp.
Bacteroides spp.
Pasteurella spp.
Enterococos anaeróbios
Mycoplasma

TABELA 26.1 Métodos para Determinar o Risco de Prenhez após Cruzamento

Exame	Resultado
Citologia vaginal dentro de 48h: • *Swab* umedecido em salina na vagina durante 1 min • Incube o *swab* em um tubo-teste com 0,5 mL de salina durante 10 min • Comprima o *swab* contra o tubo e centrifugue em 2.000 rpm durante 10 min • Estenda o sedimento sobre uma lâmina e utilize coloração diff-Quik™	Detecta espermatozoides
Níveis de progesterona	Baixo risco com níveis <2 ng/mL Alto risco com níveis >10 ng/mL

TABELA 26.2 Métodos para Determinação de Prenhez

Palpação abdominal	Realize com 26-28 dias, mas antes de 30 dias, após reprodução para detectar aumentos uterinos de aproximadamente 3-5 cm de diâmetro
Ultrassonografia transabdominal	Canina: • Detecta vesículas embrionárias 19-20 dias após o pico de LH • Detecta embrião e movimentação cardíaca nos dias 23-25 após o pico de LH • Detecta o movimento fetal e frequência cardíaca fetal nos dias 31-32 após o pico de LH Felina: • Detecta aumento do útero gravídico 4-14 d após o coito • Detecta a bolsa gestacional 11-14 d após o coito • Detecta o polo fetal 15-17 d após o coito
Teste ELISA para relaxina	Positivo 21 dias após a reprodução
Radiografia abdominal	• Detecta aumento do útero canino 31-38 d após pico de LH • Detecta mineralização fetal canina 45 d após o pico de LH • Detecta aumento do útero felino 25-35 d após pico de LH • Detecta mineralização fetal felina geral 25-29 d antes do parto ou 25-35 d após pico de LH; primeira evidência de mineralização é observada na coluna com 22-27 d, crânio com 21-27 d, costelas com 20-25 d, escápula com 17-24 d, úmero com 20-24 d, fêmur com 19-23 d, rádio com 15-22 d, tíbia com 15-21 d, ulna com 5-21 d, pelve com 8-20 d, fíbula com 0-17 d, cauda com 8-16 d, metatarsos e metacarpos com 3-14 d, falanges com 0-11 d, calcâneos com 0-10 d, e dentes com 1-6 d antes do parto

ELISA, ensaio imunossorvente ligado à enzima; *LH*, hormônio luteinizante.

estradiol são de 10 pg/mL ou menos durante o final do anestro, 10 pg/mL ou mais no início do proestro, e 50 a 100 pg/mL no final do proestro. Os níveis de progesterona são de 0,5 a 1 ng/mL durante o anestro e proestro, 2 a 5 ng/mL durante o pico do hormônio luteinizante (LH); o pico dos níveis ocorre em 15 a 90 ng/mL após 15 a 30 dias e diminui lentamente depois até 2 ng/mL ou menos em fêmeas prenhes (média, 63 dias) ou em cadelas na fase de diestro não prenhes (50–100 dias) (Tabela 26.1). Níveis de progesterona maiores do que 2 ng/mL são necessários para manter a gravidez. A progesterona deve cair abaixo de 2 ng/mL para o início do parto; uma queda dos níveis de progesterona para menos que 1 a 2 ng/mL durante 2 dias consecutivos tipicamente encerrará a prenhez. A aferição do LH ajuda a distinguir entre cadelas ou gatas castradas ou inteiras, síndrome do ovário remanescente e administração de esteroides sexuais exógenos. O conhecimento do momento do pico de LH (>1 ng/mL) é útil para determinação dos momentos de cruza e previsão do parto.

Diagnóstico por Imagem

A vaginografia por contraste positivo pode ajudar a avaliar anomalias, massas ou lesões vaginais se a avaliação digital não definir adequadamente o problema. A vaginografia por contraste positivo utilizando um cateter de Foley e agente de contraste iodado hidrossolúvel é facilmente realizada. A endoscopia da vagina é a melhor técnica para visualização direta quando realizada apropriadamente. Um otoscópio ou espéculo vaginal permite inspeção visual do vestíbulo e vagina caudal; entretanto, um endoscópio mais longo é necessário para avaliação da vagina cranial e cérvix. A insuflação de ar ou água distenderá as pregas mucosas e permitirá avaliação minuciosa.

Radiografias torácicas e abdominais e ultrassonografia, TC ou RM podem ser necessárias se houver suspeita de tumores do trato reprodutivo. Radiografias simples incomumente identificam o útero normal não gravídico. Radiograficamente, um útero aumentado gravídico pode ser detectado dentro de 31 a 38 dias e a mineralização esquelética fetal, em 45 dias após o pico de LH (dentro de uma média de 0,5 dia após o início do estro) (Tabela 26.2). Em gatos, é difícil saber quando o pico de LH ocorreu porque o estro comportamental é variável (1-21 dias); portanto, a mineralização esquelética fetal, que é inicialmente detectada com 25 a 29 dias antes do parto, é utilizada para prever quando o parto ocorrerá. Massas ovarianas e alterações foliculares podem ser detectadas no período periovulatório utilizando ultrassonografia. O útero não gravídico normal pode ser identificado utilizando um transdutor de alta frequência (>10 MHz). A utilização da bexiga urinária distendida por líquido como uma janela acústica pode revelar cornos distendidos por fluido e uma parede uterina espessada. A prenhez e viabilidade fetal podem ser detectadas ultrassonograficamente em até 19 a 20 dias após o pico de LH em cães, ou 15 a 17 dias após o coito em gatos, mas o diagnóstico de prenhez pela ultrassonografia é menos complicado com 30 dias de gestação (Tabela 26.2). Sinais ultrassonográficos de aborto ou ausência de viabilidade fetal incluem alterações na anatomia fetal, descolamento de placenta ou reabsorção fetal; entretanto, avaliações seriadas podem ser necessárias. A ultrassonografia também pode detectar cistos uterinos, massas ou líquido; separação placentária prematura; e parede uterina espessada.

Outros Exames
Cistometrografias e perfis de pressão uretral podem ocasionalmente ajudar a avaliar cães com incontinência (Capítulo 25), mas não são comumente realizados. A avaliação histológica é geralmente necessária para confirmar o diagnóstico de distúrbios reprodutivos femininos e permite um prognóstico mais preciso com a maioria das condições.

Machos
Exame Físico
A palpação abdominal e retal minuciosa é necessária para avaliar tamanho, simetria, textura e mobilidade prostática; e tamanho dos linfonodos ilíacos mediais. A palpação prostática algumas vezes ocasiona dor em animais com prostatite. O escroto deve ser examinado com relação a tamanho, simetria, espessamento, massas, sensibilidade e aderências escrotais. Os testículos devem ser palpados avaliando tamanho, consistência, contorno, simetria e sensibilidade. O prepúcio e pênis são observados por conta de sinais de trauma, feridas, massas, irritação e anormalidades congênitas. O pênis deve ser completamente exposto a partir do prepúcio para avaliação minuciosa.

Patologia Clínica
Citologia do líquido prostático é um dos exames mais informativos para avaliar o sistema reprodutor masculino. O fluido prostático é mis bem obtido por ejaculação, mas um lavado prostático ou aspirado por agulha fina são algumas vezes aceitáveis. O fluido obtido por massagem prostática ou ejaculação em cães normais possui poucas células transicionais, raros neutrófilos e números variáveis de eritrócitos. A citologia por aspiração com agulha fina mais provavelmente demonstrará células neoplásicas, aumento do número de neutrófilos, bactérias e outros *debris*. Urina e líquido prostático devem ser cultivados para detectar infecções bacterianas. A avaliação citológica deve ser realizada em todas as massas acessíveis. Uma biópsia é necessária para diagnosticar de forma definitiva massas prostáticas, testiculares, penianas, prepuciais ou escrotais.

Concentrações Hormonais
A aferição das concentrações séricas hormonais pode auxiliar a determinar se um cão-macho foi castrado ou possui algum tumor produtor de hormônios; entretanto, a liberação episódica de gonadotropinas torna a interpretação dos exames hormonais difícil, e os valores de referência variam entre laboratórios. Em cães-machos inteiros, as concentrações séricas de testosterona variam entre 0,5 e 9 ng/mL, enquanto as concentrações séricas de estrógeno são geralmente menores do que 15 pg/mL. O achado de níveis de testosterona menores do que 100 pg/mL em cães indica que eles foram castrados. Em gatos, a secreção de testosterona é episódica sem o ritmo diurno. Em gatos normais, as concentrações de testosterona em repouso variam de indetectáveis até 1 a 6 ng/mL (81,5 nmol/L), e em gatos castrados as concentrações são menores do que 0,5 ng/mL.

Diagnóstico por Imagem
Radiografias abdominais definem tamanho, formato e localização prostática. Radiograficamente, a próstata normal pode estar próxima à borda cranial do púbis e não deve deslocar o cólon ou bexiga. Seu contorno deve ser liso e simétrico. Próstatas anormais podem ser assimétricas, irregulares e/ou deslocar vísceras adjacentes. Linfonodos ilíacos mediais, vértebras lombares e a pelve óssea devem ser avaliados para evidências de metástases. Uma cistouretrografia por contraste positivo ajuda a avaliar a posição prostática com relação à bexiga, ao tamanho uretral, contorno da mucosa e refluxo prostático. A ultrassonografia define a homogeneidade do parênquima, contorno, distribuição da doença e diâmetro uretral. Amostras de citologia e biópsia podem ser coletadas tendo o ultrassom como guia. Um escaneamento ósseo e radiografias torácicas podem ajudar a estadiar neoplasias prostáticas. Ocasionalmente, a radiografia pode ajudar a avaliar fraturas do osso peniano e extensão uretral da doença. A ultrassonografia pode ser utilizada para avaliar edema escrotal e detectar anormalidades testiculares, incluindo criptorquidismo, torção testicular e neoplasias. A arquitetura testicular normal é grosseira, mas homogênea, com o mediastino testicular representado como a faixa hiperecoica central. O epidídimo é anecoico a hipoecoico, com relação ao parênquima testicular.

Outros Exames
A avaliação de incontinência urinária por cistometrografia e perfil de pressão uretral é possível, mas realizada incomumente (p.713).

ANESTESIA
Diversos protocolos anestésicos podem ser utilizados para cirurgia eletiva em animais saudáveis. Assim como em qualquer outra cirurgia, uma técnica balanceada é recomendada para fornecer anestesia e analgesia adequadas. Protocolos anestésicos sugeridos para animais saudáveis submetidos à cirurgia eletiva são fornecidos na Tabela 26.3. Ademais, siga para o Capítulo 12 para uma discussão sobre a variedade de medicamentos que podem ser utilizados para anestesiar animais saudáveis (Tabela 12.1 para medicamentos anestésicos, suas doses, utilizações e precauções, e início de ação; e Figura 12.1 para uma lista de pontos a serem verificados para segurança da anestesia).

A castração tradicionalmente tem sido recomendada com 6 a 12 meses. A castração precoce (6-16 semanas) causa bons resultados se precauções forem tomadas para prevenir hipoglicemia, hipotermia e hemorragias. Pacientes pediátricos, com menos de 16 semanas, são metabolicamente diferentes de adultos por uma série de motivos. Conforme diversos sistemas ainda são imaturos, a administração de fármacos requer cuidado e considerações especiais. O sistema cardiovascular possui reserva limitada por conta de incapacidade de aumentar a função miocárdica, e o débito cardíaco é dependente da frequência. O sistema nervoso simpático é imaturo, tornando um filhote de cão ou gato suscetível à bradicardia e hipotensão. Ademais, a volemia circulante possui reserva limitada, e a desidratação é um risco pela restrição hídrica prolongada. Pacientes pediátricos possuem volumes pulmonares relativamente pequenos quando comparados a adultos, mas uma maior taxa metabólica com subsequente maior requerimento de oxigênio. Seu peso corporal possui porcentagem maior de água, o que altera o volume de distribuição de vários medicamentos. O metabolismo hepático não é maduro até aproximadamente 12 semanas. Adicionalmente, a secreção tubular renal pode não ser madura até 8 semanas. O metabolismo hepático e renal imaturo em conjunto com a hipoalbuminemia e maior volemia circulante torna pacientes pediátricos sensíveis aos medicamentos anestésicos. As ações dos medicamentos podem ser mais pronunciadas e prolongadas. Em pacientes neonatos com menos de 6 semanas, isso é piorado pelo aumento da permeabilidade da barreira hematoencefálica. Por último, estes pacientes jovens possuem risco de hipoglicemia, hipotermia e anemia.

Evite a administração de acepromazina e fármacos anti-inflamatórios não esteroidais (AINE) em animais com menos de 16 semanas. Embora alfa-2-agonistas sejam aprovados para utilização em cães com 12 semanas ou mais, doses menores devem ser consideradas em pacientes pediátricos. Em razão dos metabólitos ativos do diazepam, o midazolam é uma escolha muito melhor para pré-medicação. A cetamina pode ser utilizada, mas doses na faixa inferior são mais apropriadas por conta do maior volume de distribuição. Propofol, alfaxalona, sevoflurano e isoflurano são excelentes anestésicos para pacientes pediátricos. Assim como em outras faixas etárias, opioides devem ser gradativamente introduzidos até obterem efeito; entretanto, doses menores são usualmente necessárias para atingir analgesia adequada. A buprenorfina é geralmente uma boa escolha por conta de sua duração prolongada de ação e efeitos colaterais mínimos. Como estes pacientes possuem sistemas nervosos simpáticos imaturos, eles devem ser pré-medicados com um anticolinérgico (p. ex., atropina, glicopirrolato), ou este deve estar disponível no centro cirúrgico para o tratamento de bradicardias.

TABELA 26.3 Considerações Anestésicas em um Paciente Saudável para Cirurgias de Rotina

Considerações Pré-operatórias

Condições associadas	• Mínimas; usualmente sadio
Exames de sangue	• HT
	• PT
	• Em pacientes >5-7 anos, considere eletrólitos, enzimas hepáticas, ureia e Cr

Exame Físico	**Normal**
Pré-medicações	• Se o paciente estiver ansioso, administre:
	• Diazepam (0,2 mg/kg IV), ou
	• Midazolam (0,2 mg/kg IV, IM), mais
	• Hidromorfona[a] (0,05-0,2 mg/kg IV, IM em cães; 0,05-0,1 mg/kg IV, IM em gatos), ou
	• Morfina[b] (0,1-0,2 mg/kg IV ou 0,2-0,4 mg/kg IM), ou
	• Oximorfona (0,1-0,2 mg/kg IV, IM), ou
	• Buprenorfina[c] (0,005-0,02 mg/kg IV, IM) se dor moderada for antecipada

Considerações Intraoperatórias

Indução	• Se pré-medicado, administre:
	• Propofol (2-4 mg/kg IV), ou
	• Cetamina (5 mg/kg IV com diazepam ou midazolam como descrito), ou
	• Alfaxalona (2-3 mg/kg IV)
	• Se não foi pré-medicado, administre:
	• Propofol (4-8 mg/kg) IV), ou
	• Alfaxalona (2-5 mg/kg IV), ou
	• Cetamina (5,5 mg/kg IV) com diazepam (0,28 mg/kg IV), ou
	• Dexmedetomidina[d] (33 µg/kg IM) mais butorfanol (0,66 mg/kg IM), mais cetamina (6,6 mg/kg IM); utilize metade de todas as doses se administrado IV
Manutenção	• Isoflurano ou sevoflurano, mais
	• Fentanila (2-10 µg/kg IV PRN em cães; 1-4 µg/kg IV PRN em gatos) para alívio da dor em curto prazo, mais PRN
	• Hidromorfona[a] (0,05-0,2 mg/kg IV PRN em cães; 0,05-0,1 mg/kg IV PRN em gatos), ou
	• Oximorfona (0,1-0,2 mg/kg IV, IM), ou
	• Morfina[b] (0,1-1 mg/kg IV PRN em cães; 0,05-0,2 mg/kg IV PRN em gatos), ou
	• Buprenorfina[c] (0,005-0,02 mg/kg IV PRN), ou
	• Dexmedetomidina[d] (baixa dose; 0,5-1 µg/kg IV), ou
	• Medetomidina[d] (baixa dose; 1-2 µg/kg IV), mais
	• Cetamina (baixa dose; 0,5-1 mg/kg IV), ou
	• Cetamina CRI (0,5 mg/kg IV dose de ataque, e então 10 µg/kg/min IV)
Necessidades de fluido	• 5-10 mL/kg/h mais 3× PSE
	• 10-20 mL/kg/h mais 3× PSE se abdome aberto
Monitoramento	• Pressão sanguínea
	• FC
	• ECG
	• Frequência respiratória
	• SpO$_2$
	• Temperatura
	• EtCO$_2$
Bloqueios	• Em casos de cirurgia abdominal, então realize epidural com:
	• Morfina (0,1 mg/kg livre de preservativo), ou
	• Buprenorfina (0,003-0,005 mg/kg diluído em salina)
	NOTA: pode combinar com bupivacaína (0,5 mg/kg) para aumentar a duração

(Continua)

TABELA 26.3 Considerações Anestésicas em um Paciente Saudável para Cirurgias de Rotina *(Cont.)*

Considerações Pós-operatórias

Analgesia
- Fentanila CRI (1-10 μg/kg IV dose de ataque, então 2-20 μg/kg/h IV), *ou*
- Hidromorfona CRI (0,025-0,1 mg/kg por hora IV em cães), *ou*
- Morfina[b] (0,1-1 mg/kg IV ou 0,1-2 mg/kg IM q1-4h em cães; 0,05-0,2 mg/kg IV ou 0,1-0,5 mg/kg IM q1-4h em gatos), *ou*
- Hidromorfona[a] (0,1-0,2 mg/kg IV, IM q3-4h em cães; 0,05-0,1 mg/kg IV, IM q3-4h em gatos), *ou*
- Oximorfona (0,1-0,2 mg/kg IV, IM), *ou*
- Buprenorfina[c] (5-20 μg/kg IV, IM, SC q4-8h), *mais*
- +/− Cetamina CRI (2 μg/kg/min IV; se não foi feita dose de ataque, administre 0,5 mg/kg IV antes da CRI), *mais*
- Em cães:
  - Carprofeno (2,2 mg/kg q12h VO), *ou*
  - Deracoxibe (3-4 mg/kg q24h durante <7 dias VO), *ou*
  - Meloxicam (0,1-0,2 mg/kg uma vez SC, VO então 0,1 mg/kg VO q24h)
- Em gatos:
  - Meloxicam[e] 0,15 mg/kg SC uma vez; aprovado para doses de até 0,3 mg/kg SC (ver também Tabela 34.3), *ou*
  - Buprenorfina[c] (0,01-0,02 mg/kg TMO q6-12h)

Monitoramento
- SpO$_2$
- Pressão sanguínea
- FC
- Frequência respiratória
- Temperatura

Exames de sangue HT e PT se houver grande perda de sangue
Escore de dor estimado Depende do procedimento

Cr, creatinina; *CRI*, infusão em taxa constante; *ECG*, eletrocardiograma; *EtCO$_2$*, CO$_2$ corrente final; *FC*, frequência cardíaca; *HT*, hematócrito; *IM*, intramuscular; *IV*, intravenoso; *PRN*, conforme necessário; *PSE*, perda sanguínea estimada; *PT*, proteína total; *SC*, subcutâneo; *SpO$_2$*, saturação da hemoglobina com oxigênio; *TMO*, transmucosa oral; *VO*, via oral.
[a]Monitore hipertermia em gatos.
[b]Administre lentamente para impedir a liberação de histamina.
[c]Buprenorfina é um melhor analgésico do que a morfina em gatos.
[d]Utilize somente em animais jovens.
[e]Aviso de tarja preta adicionado pela Food and Drug Administration em outubro de 2010 identificou casos de insuficiência renal e morte em gatos com usos repetidos de meloxicam. O meloxicam é aprovado somente para utilização única em gatos nos Estados Unidos.

Pacientes que necessitam de uma cesariana geralmente apresentam maiores riscos anestésicos por conta da hipovolemia, hipoglicemia e hipocalcemia. A cadela ou gata prenhe possui diversas alterações metabólicas, incluindo aumento da volemia circulante, débito cardíaco, frequência cardíaca e consumo de oxigênio. Adicionalmente, ocorrem diminuições no hematócrito, volumes pulmonares e esvaziamento gástrico. O objetivo anestésico primário é anestesiar de maneira segura e adequada a mãe sem causar perigos aos fetos. Fármacos que deprimem a mãe também deprimem os fetos. Assim, poucas medicações pré-cirúrgicas são utilizadas. A paciente deve ser hidratada se indicado. A pré-oxigenação é recomendada na maioria das pacientes prenhes durante aproximadamente 3 minutos. A paciente é então rapidamente induzida e intubada. Propofol e alfaxalona são excelentes agentes de indução associados à indução rápida e tranquila da anestesia sem depressão neonatal residual. Alfaxalona demonstrou estar associada à melhora da viabilidade fetal nos primeiros 60 minutos após o parto quando comparada ao propofol.[1] Fentanila pode ser administrada com a indução e aumentado até obter efeito antes da remoção dos filhotes. A manutenção deve ser feita com isoflurano ou sevoflurano com oxigênio. O óxido nítrico cruza a barreira placentária, mas níveis menores são encontrados mais no feto do que na mãe. O óxido nítrico possui 50% menos chances de causar hipoxemia neonatal, mas se utilizado, o oxigênio deve ser fornecido aos neonatos após o parto por máscara facial ou câmara de oxigênio. Se o tempo permitir, uma epidural com fentanila auxiliará a diminuir o requerimento anestésico da mãe. Isso pode ser alcançado imediatamente após a indução e antes da preparação do abdome. Antes de realizar a incisão cutânea, uma linha de bloqueio com lidocaína pode ser utilizada em gatas (em doses reduzidas) e cadelas. É recomendado minimizar os medicamentos administrados antes da remoção dos fetos. Assim que isso for concluído, outros opioides (p. ex., hidromorfona, morfina, buprenorfina) e cetamina podem ser administrados. Tenha glicopirrolato e naloxona disponíveis no centro cirúrgico, e administre glicopirrolato se a mãe se tornar bradicárdica devido à manipulação uterina. A naloxona pode ser fornecida em doses de uma a duas gotas sublinguais aos neonatos se houver suspeita de depressão respiratória secundária à fentanila. Protocolos anestésicos sugeridos para cesariana são fornecidos na Tabela 26.4. Ver pp. 735 a 738 para técnicas relacionadas com cesariana e cuidado neonatal.

ANTIBIÓTICOS

Antibióticos peroperatórios não são necessários para OVE, OHE ou castração eletivas. A escolha antibiótica deve ser baseada na cultura e antibiograma ou em patógenos esperados em pacientes com piometra, metrite ou prostatite bacteriana. Até que os resultados de cultura estejam disponíveis, antibióticos utilizados para tratar piometra devem ser eficazes contra *Escherichia coli*, pois esse é o patógeno mais comum. Aminoglicosídeos são nefrotóxicos e devem ser evitados quando possível por conta da disfunção renal observada na piometra. A escolha de antibióticos profiláticos para cirurgia que envolva tumores ou trauma depende da condição do paciente e da preferência do cirurgião (Capítulo 9).

A seleção de antibióticos para doenças prostáticas deve ser baseada nos resultados de cultura e penetração esperada na barreira hematoprostática. Antibióticos devem ser lipossolúveis (geralmente não ionizados), não ligados a proteínas e com alto pKa (grau de ionização do fármaco; alto pKa = mais básico). Aqueles com alto grau de solubilidade lipídica são melhores para cruzar a barreira hematoprostática. Antibióticos com alto pKa são menos ionizados em condições fisiológicas e se concentram na próstata. Infecções prostáticas levam à formação de fluido prostático ácido, que ajuda a aprisionar antibióticos no líquido. Antibióticos básicos que se concentram na próstata incluem eritromicina, clindamicina e trimetoprima (Quadro 26.3). Enrofloxacino e doxiciclina atingem altas concentrações no líquido prostático e são efetivas contra alguns patógenos urogenitais Gram-negativos resistentes.

ANATOMIA CIRÚRGICA

Trato Reprodutor Feminino

O trato reprodutor feminino inclui os ovários, ovidutos, útero, vagina, vulva e glândulas mamárias. Os ovários estão localizados dentro de um saco peritoneal de paredes delgadas; a bolsa ovariana está localizada caudal ao polo de cada rim. A tuba uterina ou ovidutos seguem através da parede da bursa ovariana. O ovário direito está situado ainda mais cranial do que o esquerdo. O ovário direito localiza-se dorsalmente ao duodeno descendente, e o ovário esquerdo está dorsal ao cólon descendente e lateral ao baço. A retração medial do mesoduodeno ou mesocólon expõe o ovário em cada lado. Cada ovário está conectado pelo ligamento próprio ao corno uterino e pelo ligamento suspensório à fáscia transversa medial à última ou às duas últimas costelas. O pedículo ovariano (mesovário) inclui o ligamento suspensório com sua artéria e veia, artéria e veia ovarianas, e quantidades variáveis de gordura e tecido conjuntivo. Pedículos ovarianos caninos contêm mais gordura do que os pedículos ovarianos felinos, tornando a visualização de sua vasculatura mais difícil.

TABELA 26.4 Considerações Anestésicas na Paciente Submetida à Cesariana

Considerações Pré-operatórias

Condições associadas	• FC, volemia, consumo de oxigênio e débito cardíaco aumentados • Diminuição do volume pulmonar, do esvaziamento gástrico e do HT
Exames de sangue	• HT • PT • Glicose • Cálcio • Em pacientes > 5-7 anos, considere eletrólitos, enzimas hepáticas, ureia e Cr
Exame físico	• Fêmea prenhe, frequentemente em parto ativo

Pré-medicações	• Se a paciente estiver ansiosa, administre:
	  • Fentanila (2-10 µg/kg IV em cadelas, 1-4 µg/kg IV em gatas)
	• Se a paciente não estiver taquicárdica, administre:
	  • Glicopirrolato (0,005-0,01 mg/kg IV)

Considerações Intraoperatórias

Indução	• Pré-oxigene 3-5 min • Propofol (4-8 mg/kg IV), *ou* • Alfaxalona (2-5 mg/kg IV), *ou* • Etomidato (0,5-1,5 mg/kg IV); administre após fornecer midazolam (0,25 mg/kg IV) para prevenir mioclonia

Manutenção	• Isoflurano ou sevoflurano, *mais*
	• Fentanila (2-10 µg/kg IV PRN em cadelas, 1-4 µg/kg IV PRN em gatas) para alívio da dor em curto prazo
	• Se for necessário relaxamento muscular, administre:
	  • Atracúrio (0,2 mg/kg IV), *ou*
	  • Vecurônio (0,01-0,02 mg/kg IV), *ou*
	  • Cisatracúrio (0,1 mg/kg IV)
	NOTA: Ventilação com pressão positiva intermitente e sucessão de quatro monitoramentos são necessários ao utilizar relaxantes musculares para monitorar a profundidade do bloqueio e para conhecer quando o bloqueio já perdeu efeito suficientemente para permitir ventilação espontânea adequada durante a recuperação.
	NOTA: Relaxantes musculares não fornecem analgesia ou anestesia.
	• Glicopirrolato (0,005-0,01 mg/kg IV) se houver bradicardia após manipulação uterina
	• Após remoção dos neonatos, administre:
	  • Fentanila (2-10 µg/kg IV PRN em cadelas; 1-4 µg/kg IV PRN em gatas) para alívio da dor em curto prazo, *mais*
	  • Hidromorfona[a] (0,05-0,2 mg/kg IV PRN em cadelas; 0,05-0,1 mg/kg IV PRN em gatas), *ou*
	  • Oximorfona (0,1-0,2 mg/kg IV, IM), *ou*
	  • Morfina[b] (0,1-1 mg/kg IV PRN em cadelas; 0,05–0,2 mg/kg IV PRN em gatas), *mais*
	  • Cetamina (baixa dose) (0,5-1 mg/kg IV)
	  • Tenha naloxona disponível no centro cirúrgico; administre 1-2 gotas sublinguais para reversão da depressão respiratória induzida por opioides

Necessidades de fluido	• 10-20 mL/kg/h mais 3× PSE
Monitoramento	• Pressão sanguínea • FC • ECG • Frequência respiratória • SpO$_2$ • Temperatura • EtCO$_2$
Bloqueios	Epidural: • Morfina (0,075 mg/kg livre de preservativos) *ou* • Buprenorfina (0,002-0,004 mg/kg diluída em salina) Incisional: • Lidocaína (<5 mg/kg em cadelas; 2-4 mg/kg em gatas), *ou* • Bupivacaína (<2 mg/kg)

(Continua)

TABELA 26.4 Considerações Anestésicas na Paciente Submetida à Cesariana (Cont.)

Considerações Pós-operatórias

Analgesia	• Fentanila CRI (1-10 μg/kg IV dose de ataque, então 2-20 μg/kg/h IV), *ou*
	 • Hidromorfona[a] CRI (0,025-0,1 mg/kg/h IV em cadelas), *ou*
	 • Morfina[b] (0,1-1 mg/kg IV ou 0,1-2 mg/kg IM q1-4h em cadelas; 0,05-0,2 mg/kg IV ou 0,1-0,5 mg/kg IM q1-4h em gatas), *ou*
	 • Hidromorfona[a] (0,05-0,2 mg/kg IV, IM q3-4h em cadelas; 0,05-0,1 mg/kg IV, IM q3-4h em gatas), *ou*
	 • Oximorfona (0,1-0,2 mg/kg IV, IM), *ou*
	 • Buprenorfina[c] (5-20 μg/kg IV, IM, SC q4-8h) *mais*
	 • Em cadelas:
	     • Carprofeno (2,2 mg/kg VO), *ou*
	     • Deracoxibe (3-4 mg/kg VO), *ou*
	     • Meloxicam (0,1-0,2 mg/kg SC, VO, uma vez)
	 • Em gatas:
	     • Meloxicam[d] 0,15 mg/kg SC uma vez; aprovado para doses de até 0,3 mg/kg SC (ver também Tabela 34.3), *ou*
	     • Buprenorfina (0,01-0,02 mg/kg TMO)

Monitoramento	• SpO$_2$ • Pressão sanguínea • FC • Frequência respiratória • Temperatura
Exames de sangue	HT e PT se houver grande perda de sangue
Escore de dor estimado	Moderadamente severa

Cr, creatinina; *CRI*, infusão em taxa constante; *ECG*, eletrocardiograma; *EtCO$_2$*, CO$_2$ corrente final; *FC*, frequência cardíaca; *HT*, hematócrito; *IM*, intramuscular; *IV*, intravenoso; *PRN*, conforme necessário; *PSE*, perda sanguínea estimada; *PT*, proteína total; *SC*, subcutâneo; *SpO$_2$*, saturação da hemoglobina com oxigênio; *TMO*, transmucosa oral; *VO*, via oral.
[a]Monitore hipertermia em gatos.
[b]Administre lentamente para impedir a liberação de histamina.
[c]Buprenorfina é melhor analgésico do que a morfina em gatos.
[d]Aviso de tarja preta adicionado pela Food and Drug Administration em outubro de 2010 identificou casos de insuficiência renal e morte em gatos com usos repetidos de meloxicam. O meloxicam é aprovado somente para utilização única em gatos nos Estados Unidos.

QUADRO 26.3 Antibióticos para Tratamento de Distúrbios Reprodutivos

Cefazolina
22 mg/kg IV, IM q8h

Cefoxitina
Cães: 30 mg/kg IV q6-8h
Gatos: 22-33 mg/kg IV, IM q8h

Amoxicilina mais Clavulanato
Cães: 12,5-25 mg/kg VO q12h
Gatos: 62,5 mg/gato VO q12h

Ampicilina mais Sulbactam
50 mg/kg IV q8h

Ampicilina
22 mg/kg IV, IM, ou SC q6-8h

Eritromicina
10-20 mg/kg VO q8-12h

Clindamicina
Cães: 11-33 mg/kg VO q12h, *ou* 11 mg/kg IV (dilua e dê lentamente quando administrar IV)
Gatos: 11-33 mg/kg VO, ou SC q12-24h

Doxiciclina
5 mg/kg VO q12h

Enrofloxacino[a]
Cães: 7-20 mg/kg VO, IM, SC, ou IV, q24h (dilua e administre lentamente durante 30 minutos se realizado IV)
Gatos: 5 mg/kg VO q24h

IM, intramuscular; *IV*, intravenoso; *SC*, subcutâneo; *VO*, via oral.
[a]Doses maiores que 5 mg/kg por dia podem causar cegueira em gatos.

Os vasos ovarianos tomam um trajeto tortuoso dentro do pedículo. As artérias ovarianas se originam da aorta. A veia ovariana esquerda drena para a veia renal esquerda; a veia renal direita drena para a veia cava caudal. O ligamento suspensório é uma faixa rígida e esbranquiçada de tecido que diverge conforme segue desde o ovário até se conectar às duas últimas costelas. O ligamento largo (mesométrio) é a prega peritoneal que suspende o útero. O ligamento redondo segue na margem livre do ligamento largo desde o ovário através do canal inguinal com o processo vaginal. O útero possui corpo curto e cornos estreitos e longos. As artérias e veias uterinas levam sangue ao útero. A cérvix é a porção constrita do útero e é mais espessa do que o corpo uterino e vagina. Está orientado em uma posição quase vertical com abertura uterina dorsal. A vagina é longa e conecta-se com o vestíbulo vaginal na entrada uretral. O clitóris é largo, achatado, vascularizado, infiltrado por gordura, e está situado no assoalho do vestíbulo próximo à vulva. A fossa do clitóris é uma depressão no assoalho do vestíbulo que algumas vezes é confundida com o orifício uretral. A vulva é a abertura externa do trato genital. Os lábios vulvares são espessos e formam uma comissura pontiaguda. Os músculos constritor da vulva e constritor do vestíbulo circundam a vulva e vestíbulo. Ver p. 748 para uma descrição sobre a anatomia das glândulas mamárias.

> **NOTA** Se o ligamento largo contiver quantidade excessiva de gordura, os vasos dentro dele podem necessitar de ligadura.

Trato Reprodutor Masculino

Os principais componentes do trato genital masculino são os testículos, pênis e próstata. A próstata circunda completamente o colo da bexiga e início da uretra. Em cães com menos de 4 anos, a próstata está geralmente localizada na cavidade pélvica na crista do púbis. A próstata começa a aumentar durante a puberdade, tornando sua localização intra-abdominal. Ela varia amplamente com relação ao tamanho durante a vida adulta. A próstata é encapsulada por tecido fibromuscular e é bilobada com sulco médio dorsal proeminente. O sulco dorsal continua em direção ao parênquima prostático como septo mediano. As superfícies ventrolateral da próstata são cobertas por um coxim de gordura. O parênquima é lobulado por glândulas tubuloalveolares que drenam através de pequenos ductos (12-20 ductos) em direção à uretra prostática. O ducto deferente adentra a superfície craniodorsal da próstata e segue caudoventralmente até acessar a uretra no colículo seminal. A irrigação sanguínea e a inervação (nervos pélvico e hipogástrico) estão localizadas nos pedículos laterais (reflexão peritoneal), adentrando a próstata nas posições de 10 horas e 2 horas do relógio quando visualizadas em um plano transverso. As artérias prostáticas se originam da artéria urogenital (ramo da artéria ilíaca interna) e enviam ramos para o ducto deferente, uretra, bexiga e reto. Os nervos hipogástrico (simpático) e pélvico (parassimpático) seguem a vasculatura e são essenciais para a micção e continência (Figura 26.1). O nervo pudendo envia ramos ao longo da superfície ventral da uretra que se estendem até o colo vesical. O nervo pudendo inerva o músculo esquelético do esfíncter uretral externo. Os linfonodos ilíacos drenam a próstata. Em gatos, as glândulas bulbouretrais são encontradas caudais à próstata no arco isquiático.

> **NOTA** Scottish terriers geralmente possuem próstatas maiores do que outras raças de tamanho semelhante.

O pênis possui uma raiz, corpo e glande. A raiz do pênis é formada pelos pilares direito e esquerdo, que se originam da tuberosidade isquiática. Cada pilar é composto pelo corpo cavernoso do pênis que é cercado pela túnica albugínea. Os dois corpos se estendem lado a lado, separados por um septo mediano, ao longo do comprimento do corpo peniano até o osso peniano na glande peniana. A extremidade distal do pênis ou glande peniana é coberta pelo prepúcio, uma prega de tegumento revestida por mucosa. A extremidade distal do pênis do cão está direcionada cranial e localizada ventral à parede abdominal. A extremidade distal do pênis do gato está direcionada caudal e ventral no períneo. A glande do pênis felino está coberta por espinhas cornificadas direcionadas caudalmente, que são mais proeminentes em machos inteiros e regridem dentro de 6 semanas após a castração. O osso peniano felino é muito pequeno, enquanto em cães é um osso rígido, longo e sulcado. A uretra segue através da fissura ventral no osso peniano e pênis. O corpo esponjoso circunda a uretra. O músculo isquiocavernoso surge a partir da tuberosidade isquiática e tem sua inserção no pilar. Os músculos retratores do pênis se originam a partir da superfície ventral do sacro ou das primeiras duas vértebras caudais e se estendem distalmente sobre a superfície ventral do pênis, até se inserirem na altura da glande. Os músculos retrator e esfíncter anal externo compartilham as fibras musculares. O músculo bulboesponjoso possui uma saliência entre os músculos isquiocavernosos ventral ao esfíncter anal externo.

> **NOTA** Cirurgia do pênis geralmente está associada à hemorragia significativa em razão da natureza vascularizada do tecido cavernoso.

O escroto está localizado entre a região inguinal e o ânus. Em cães, a pele escrotal é delgada e com pelos esparsos. O escroto felino é mais dorsal e com pelos densos em comparação ao escroto canino. O escroto é uma bolsa membranosa com septo na linha média que abriga os testículos, epidídimo e cordões espermáticos distais. Os testículos, epidídimo, ductos deferentes, e vasos e nervos associados são cobertos por túnicas vaginais viscerais e parietais e fáscia espermática. Os testículos são relativamente pequenos e ovoides. O epidídimo é grande, convoluto e ligado à lateral dos testículos. A cabeça do epidídimo se comunica com os testículos, e a extremidade caudal ou cauda é contínua com o ducto deferente. A cauda está ligada ao testículo pelo ligamento próprio dos testículos. O ligamento da cauda do epidídimo liga o epidídimo à túnica vaginal e fáscia espermática. O ducto deferente circunda o ureter conforme segue a partir do anel inguinal, adentra a próstata dorsal, e termina na uretra prostática. O ureter está localizado dorsalmente com relação ao ducto deferente. O cordão espermático começa no anel inguinal onde a artéria testicular, veias testiculares (plexo pampiniforme), linfáticos, plexo nervoso autonômico testicular, ducto deferente e sua artéria e veia, musculatura lisa e camada visceral da túnica vaginal chegam juntos. O músculo cremaster segue ao longo da superfície externa da túnica parietal. O cremaster é uma extensão delgada e achatada do músculo oblíquo abdominal interno.

> **NOTA** O epidídimo pode ser palpado em cães com epididimite.

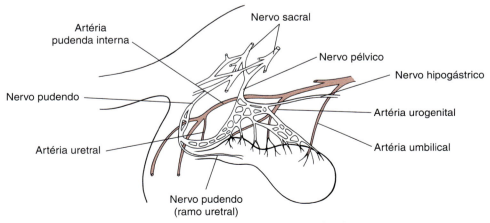

Figura 26.1 Inervação de próstata e bexiga.

TÉCNICA CIRÚRGICA

Antes das cirurgias eletivas, a alimentação deve ser removida de adultos durante 12 a 18 horas, e de pacientes pediátricos, durante 4 a 6 horas. O abdome ventral deve ser tricotomizado e preparado assepticamente para qualquer procedimento que necessite de celiotomia. A bexiga deve ser esvaziada se o paciente não urinou imediatamente antes da indução. Em cães, a área pré-escrotal deve ser tricotomizada e preparada para cirurgia asséptica; entretanto, traumas ao escroto (p. ex., por meio de tricótomos, sabonetes antissépticos ou soluções) devem ser evitados. A pele escrotal canina é sensível e sofre edema após trauma e irritação mínimos. Em gatos, o pelo pode ser arrancado ou puxado do escroto. O prepúcio ou vestíbulo devem ser lavados com soluções antissépticas diluídas antes de procedimentos que envolvam essas áreas. Para alguns procedimentos que envolvem o períneo, próstata ou pênis, a colocação de um cateter uretral ajuda a identificar a uretra.

> **NOTA** Diversas técnicas são utilizadas para castração de cães e gatos; entretanto, os objetivos são os mesmos — remover os ovários, com ou sem os cornos uterinos e corpo, ou testículos, com ligadura segura.

Tecidos pediátricos são mais frágeis do que tecidos adultos e devem ser manuseados gentilmente. Em animais jovens, fios 3-0 a 5-0 devem ser utilizados. A castração precoce retarda o fechamento da placa de crescimento em uma média de 8 a 9 semanas, resultando em maior comprimento ósseo em cães e gatos-machos e fêmeas. Vulva e glândulas mamárias ou pênis, prepúcio e osso peniano infantis persistem após castração precoce. Cadelas têm maior risco de desenvolvimento de incontinência urinária se a OHE for realizada antes dos 3 meses (Quadro 26.4). Cães de grande porte castrados antes dos 6 meses possuem maior risco de desenvolvimento de angulamento excessivo do platô tibial. Entretanto, a castração precoce afeta o ganho de peso, consumo alimentar diário e nível de atividade no mesmo grau que a castração após a puberdade.

O método tradicional de esterilização cirúrgica de cadelas saudáveis, particularmente nos Estados Unidos, tem sido a OHE; entretanto, a OVE, comumente realizada em países europeus, está ganhando cada vez mais aceitação nos Estados Unidos. A avaliação da literatura científica não observou diferença significativa nas complicações pós-cirúrgicas entre OHE e OVE, incluindo o desenvolvimento de incompetência do mecanismo de esfíncter uretral, endometrite ou piometra. Ademais, tumores uterinos são incomuns, sendo que a maioria é de natureza benigna (85%-90%). Um estudo prospectivo de 2011 não observou diferenças no tempo cirúrgico total, escores de dor ou escores da ferida entre cães submetidos à OHE versus OVE.[2] Entretanto, para cirurgiões novatos, a OHE é tecnicamente mais complicada e consome mais tempo, enquanto a OVE pode ser realizada mais rapidamente e através de uma incisão abdominal menor (ou por laparoscopia) com menor tração do trato genital. Portanto, tanto a OHE quanto a OVE são consideradas procedimentos apropriados para a castração de cadelas saudáveis.

Ovário-histerectomia/Ovariectomia

A razão mais comum para realização de OHE ou OVE é impedir o estro e ninhadas indesejadas. Métodos alternativos para inibir a reprodução estão listados no Quadro 26.5. Outras razões para OHE incluem prevenção de tumores mamários ou anomalias congênitas; prevenção e tratamento de piometra, metrite, neoplasia (p. ex., ovariana, uterina ou vaginal), cistos (Figuras 26.2 e 26.3), trauma, torção uterina, prolapso uterino, subinvolução dos anexos placentários, prolapso vaginal e hiperplasia vaginal; e controle de algumas anormalidades endócrinas (p. ex., diabetes e epilepsia) e dermatoses (p. ex., *Demodex* generalizado). Diversas variações técnicas da OHE têm sido descritas, incluindo abordagens pelo flanco e laparoscópicas,

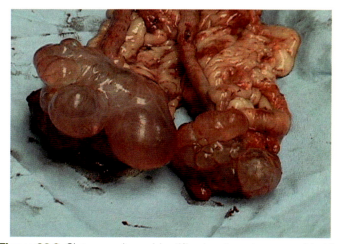

Figura 26.2 Cistos ovarianos identificados durante uma ovário-histerectomia eletiva.

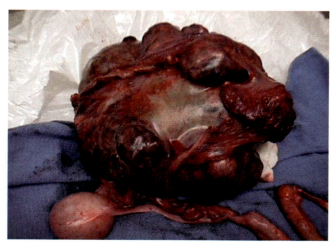

Figura 26.3 Aparência de um grande cistoadenocarcinoma ovariano.

QUADRO 26.4 Expectativas da Gonadectomia em Animais Jovens

- A gonadectomia precoce é segura em cães e gatos >7 semanas
- Cadelas possuem maior risco de incontinência urinária se a ovário-histerectomia for realizada antes dos 3 meses
- Fechamento de placa de crescimento é adiada em 8 a 9 semanas, resultando em aumento do comprimento de ossos longos
- Maior risco de angulamento excessivo do platô tibial em cães de raças grandes
- Pênis, prepúcio e vulva podem parecer pequenos e infantis se castrados com 6 a 8 semanas
- Não associada ao aumento da obesidade, quantidade de consumo diário alimentar, nível de atividade, doença do trato urinário inferior, fraturas de ossos longos, artrite, imunossupressão ou uretra pequena
- Associada a menor morbidade e recuperação anestésica mais rápida

QUADRO 26.5 Opções para Prevenção ou Interrupção de Prenhez

Prevenção ou Interrupção Cirúrgica
- Ovário-histerectomia
- Ovariectomia (prevenção somente)
- Castração (prevenção somente)
- Vasectomia (prevenção somente)

Prevenção Clínica
Acetato de Megestrol
Cadelas: 0,55 mg/kg VO q24h durante 32 d para cadelas em anestro; 2,2 mg/kg VO q24h durante 8 d para cadelas em proestro

Interrupção Clínica
Prostaglandina F$_{2\alpha}$
Cadelas: 0,1 mg/kg SC, q8h durante 2 d, então 0,2 mg/kg SC q8h até que o aborto seja concluído; pode demorar >9 d[a]
Gatas: 2 mg/gato IM q24h durante 5 d, iniciando pelo menos 30 d após a reprodução

Cloprostenol
Cadelas: 1-2 µg/kg SC, q24h durante 5–7 d, iniciando pelo menos 30 d após a reprodução ou 1 µg/kg SC q48h para três doses combinadas com cabergolina (5 µg/kg VO) q24h durante 9 d[b,c]

Cabergolina
Cadelas: 1,65 µg/kg SC, q48h durante 5 d (eficácia depende do momento do pico de LH)

Bromocriptina
Cadelas: 0,1 mg/kg/d VO durante 6 d iniciando no dia 35 de gestação ou 0,03 mg/kg VO q12h durante 4 d após dia 30 de gestação[d]

Mifepristona
Cadelas: 2,5 mg/kg VO diariamente durante 4-5 d começando no dia 32 da gestação

Aglepristona
Cadelas: 10 mg/kg SC, administrados duas vezes q24h ou 0,15 mg/kg SC administrado duas vezes q24h
Gatas: 15 mg/kg SC, q24h durante 2 d, iniciando no dia 33

Compostos Estrogênicos[e]

IM, intramuscular; LH, hormônio luteinizante; SC, subcutâneo; VO, via oral.
[a]Técnicas recomendadas. De maneira ideal, inicie os fármacos no dia 25 após o pico de LH ou 20 a 28 d após a primeira cópula. Monitore o aborto por ultrassonografia ou aferição do nível plasmático de progesterona. Níveis de progesterona <1-2 ng/mL durante 2 dias consecutivos indicam término da prenhez.
[b]Efeitos colaterais podem incluir sialorreia, êmese, defecação, micção e dilatação pupilar seguida por constrição. Considere internar o animal durante a administração.
[c]Cloprostenol 250 µg/mL deve ser diluído em salina em uma relação de 1:9 (1 mL de cloprostenol para 9 mL de salina). Não reutilize a solução.
[d]Este fármaco pode ter efeitos colaterais severos e não é recomendado.
[e]Não recomendado devido aos efeitos colaterais perigosos de aplasia medular, metrite, piometra, cistos ovarianos, comportamento semelhante a estro e infertilidade irreversível.
Modificado de Wiebe VJ, Howard JP. Pharmacologic advances in canine and feline reproduction. *Top Companion Anim Med.* 2009;24:71–99.

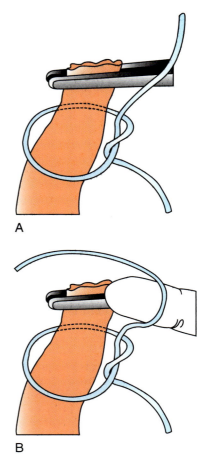

Figura 26.4 Um nó de Miller ou "volta do fiel" é preferido por alguns cirurgiões para ocluir os pedículos. (A) Posicione uma ligadura no pedículo e fixe com nó simples. Tenha uma extremidade da sutura relativamente curta e outra longa. (B) Posicione seu dedo entre a extremidade longa da sutura e a ligadura (palma da mão para cima). Agarre a extremidade longa do fio com um porta-agulha e traga ao redor do pedículo uma segunda vez. (C) Insira a extremidade através do espaço reservado por seu dedo. Adicione dois nós duplos para finalizar a ligadura.

e utilização de equipamento grampeador, lâmina ultrassônica, dispositivos selantes de vasos, ligaduras por transfixação ou nós de Miller (Figura 26.4). Somente uma técnica para OHE será descrita aqui.

> **NOTA** Em cães, faça a incisão imediatamente caudal à cicatriz umbilical para facilitar a ligadura dos pedículos ovarianos. Faça a incisão mais caudal em gatos para facilitar a ligadura do corpo uterino.

Tricotomize e prepare cirurgicamente o abdome ventral desde o xifoide até o púbis. Identifique a cicatriz umbilical e divida visualmente o abdome caudal em terços. Em cães, faça a incisão caudal à cicatriz umbilical no terço cranial do abdome caudal. Incisões mais caudais tornam a exteriorização dos ovários caninos mais difícil. Em cães de tórax profundo ou naqueles com útero aumentado, estenda a incisão cranial ou caudalmente para permitir a exteriorização do trato sem tração excessiva. Em filhotes pré-púberes, fazer a incisão no terço médio do abdome caudal facilita a ligadura do corpo uterino. Em gatos, o corpo do útero é mais caudal e difícil de exteriorizar; portanto, faça a incisão no terço médio do abdome caudal. Faça uma incisão de 4 a 8 cm através da pele e tecido subcutâneo para exposição da linha alba. Pegue a linha alba ou bainha do reto ventral, puxe-a e faça uma incisão perfurante na cavidade abdominal. Estenda a incisão da linha alba cranial e caudal à incisão com tesouras Mayo. Eleve a parede abdominal esquerda agarrando a linha alba ou bainha externa do reto com pinças. Deslize o gancho de OVE (p. ex., Covault ou Snook) contra a parede abdominal, 2 a 3 cm caudal ao rim (Figura 26.5A). Vire o gancho medialmente para englobar o corno uterino, ligamento largo ou ligamento redondo, e eleve-o delicadamente a partir do abdome. Anatomicamente confirme a identificação do corno uterino seguindo a bifurcação uterina ou ovário. Se o corno uterino não puder ser localizado com o gancho, realize a retroflexão da bexiga através da incisão e localize o corpo uterino e cornos entre o cólon e a bexiga. Com a tração caudal e medial no corno uterino, identifique o ligamento suspensório pela palpação da banda fibrosa tensa na margem proximal do pedículo ovariano (Figura 26.5B). Estire ou rompa o ligamento suspensório próximo ao rim sem laceração dos vasos ovarianos para permitir a exteriorização do ovário. Para obter isso, utilize o dedo indicador para aplicar tração caudolateral sobre o ligamento suspensório enquanto mantém a tração caudomedial sobre o corno uterino (Figura 26.5C).

Faça um orifício no ligamento largo caudal ao pedículo ovariano. Posicione uma, duas ou três pinças Mosquito, Crile ou Rochester-Carmalt no pedículo ovariano proximal (profundo) ao ovário (Figura 26.5D). A pinça proximal (profunda) serve como uma fissura para a ligadura, a pinça média segura o pedículo para ligadura, e a pinça distal impede o fluxo retrógrado de sangue após a transecção. Ao utilizar duas pinças, a pinça do pedículo ovariano serve tanto para manter o pedículo quanto para formar uma fissura para a ligadura. Ao utilizar uma única pinça, ela é posicionada proximal ao ovário para impedir o fluxo retrógrado do sangramento.

Posicione uma ligadura circundante ou em oito proximal (abaixo) das pinças do pedículo ovariano (Figura 26.5E). Escolha um material de sutura absorvível para as ligaduras (i.e., polidioxanona [PDS®], poligliconato [Maxon®], poligliecaprona 25 [Monocryl®], glicômero 631 [Biosyn®], ou poliglactina 910 [Vicryl®] 2-0 a 4-0). Para ligaduras em forma de oito, comece direcionando a extremidade romba da agulha através do meio do pedículo, faça um nó ao redor de um lado do pedículo, então redirecione a agulha através do orifício original a partir da mesma direção e passe a ligadura ao redor da outra metade do pedículo. Amarre de forma segura a ligadura. Remova uma pinça ou "afrouxe" uma única pinça ao mesmo tempo que aperta a ligadura para permitir a compressão do pedículo. Posicione uma segunda ligadura circunferencial proximal (abaixo) da primeira para controlar a hemorragia que pode ocorrer pela punção de um vaso conforme a agulha atravessa o pedículo. Alguns cirurgiões preferem colocar a ligadura circunferencial ou nó de Miller (Figura 26.4) antes da ligadura de transfixação para eliminar hemorragias se um vaso for puncionado durante a transfixação.

Posicione uma pinça hemostática Mosquito no ligamento suspensório próximo ao ovário (Figura 26.5F). Realize a transecção do pedículo ovariano entre as duas pinças remanescentes ou proximal à pinça mais distal. Remova a pinça do pedículo ovariano e observe se há hemorragia. Reposicione a pinça e ligue novamente o pedículo se for notada hemorragia. Realize o procedimento idêntico no outro lado.

Para OVE, posicione uma ou duas ligaduras circundantes com material de sutura absorvível caudal ao ligamento próprio na ponta do corno uterino. Realize a transecção do mesovário e ligamento próprio e remova o ovário. Abra a bolsa ovariana e examine o ovário para garantir que tenha sido completamente removido.

Para OHE, siga o corno uterino até o corpo uterino. Pegue o outro corno uterino e siga até o ovário oposto. Posicione pinças e ligaduras conforme já descrito. Faça uma janela no ligamento largo adjacente ao corpo uterino e a artéria e veia uterinas. Posicione uma pinça Carmalt no ligamento largo em cada lado e realize a transecção (Figura 26.5G). Aplique uma ligadura ao redor do ligamento largo se a paciente estiver no estro ou prenhe, ou se o ligamento largo estiver gravemente infiltrado por vasos ou gordura. Aplique tração cranial sobre o útero e ligue o corpo uterino cranial à cérvix.

Posicione uma sutura em forma de oito (fio absorvível 0 a 3-0) através do corpo utilizando a ponta da agulha e circundando os vasos uterinos em cada lado. Posicione uma ligadura circunferencial, nó modificado de Miller, ou nó estrangulante o mais próximo possível da cérvix (Figura 26.5H). Posicione uma pinça Carmalt no corpo uterino cranial às ligaduras. Realize a transecção do corpo uterino cranial às ligaduras. Tracione a parede uterina com pinças ou hemostáticas Mosquito cranial às ligaduras. Realize a transecção do corpo uterino e observe a presença de hemorragias. Ligue novamente se for observada hemorragia. Alguns cirurgiões posicionam uma a três pinças Carmalt no corpo uterino antes da ligadura. Em gatos, as pinças podem cortar em vez de esmagar um útero friável ou ingurgitado e causar transecção antes do posicionamento da ligadura. Uma alternativa às ligaduras é a utilização de uma lâmina ultrassônica, selante vascular ou grampos. Reposicione o coto uterino no abdome antes de liberar as pinças. Feche a parede abdominal em três camadas (fáscia/linha alba, tecido subcutâneo e pele).

Ovário-histerectomia ou Ovariectomia Assistida por Laparoscopia

Diversas variações de técnicas minimamente invasivas para esterilização cirúrgicas têm sido descritas, incluindo OHE intracorpórea *versus* assistida por laparoscopia, OHE *versus* OVE e diferenças no número de acessos utilizados (um, dois ou três). Uma técnica com três acessos para OHE assistida por laparoscopia e técnicas com dois acessos ou único para OVE por laparoscopia são descritas aqui.

Com a paciente em decúbito dorsal e após criação de um pneumoperitônio, posicione o acesso do laparoscópio caudal à cicatriz umbilical. Posicione dois acessos cirúrgicos, um deles 3 a 5 cm cranial à cicatriz umbilical e outro 3 a 5 cm cranial ao púbis. Incline ligeiramente o animal para um lado e utilize uma *sonda* romba ou pinças laparoscópicas de Babcock ou Kelly no acesso cirúrgico caudal para retração das alças intestinais na direção medial e localização do ovário. Pince o ligamento próprio do ovário e eleve o ovário distante das vísceras abdominais e parede corporal. Realize a transecção do ligamento suspensório, ligamento largo do útero e o pedículo vascular ovariano utilizando um dispositivo selante vascular (p. ex., LigaSure®) posicionado através do acesso de instrumentos cranial. Observe a possibilidade de qualquer sangramento do pedículo ovariano. Remova as pinças do ligamento próprio e incline o animal na direção oposta. Realize o procedimento idêntico no ovário remanescente, exceto por deixar a pinça conectada ao ligamento próprio. Estenda a incisão do acesso caudal e remova a pinça e cânula como uma única unidade para facilitar a exteriorização dos ovários e útero. Complete a OHE pela ligação dos vasos uterinos e transecção do corpo uterino, conforme descrito previamente. Remova a instrumentação, garanta a evacuação completa do pneumoperitônio e feche as incisões rotineiramente.

Alternativamente, posicione o acesso do laparoscópio caudal à cicatriz umbilical e um único acesso para instrumentos no ponto médio entre a cicatriz umbilical e o púbis. Incline o animal para um lado e utilize uma *sonda* romba ou pinças laparoscópicas de Babcock ou Kelly no acesso de instrumentos para retração das alças intestinais na direção medial e localização do ovário. Pince o ligamento próprio do ovário e eleve o ovário distante das vísceras abdominais,

CAPÍTULO 26 Cirurgia dos Sistemas Reprodutor e Genital

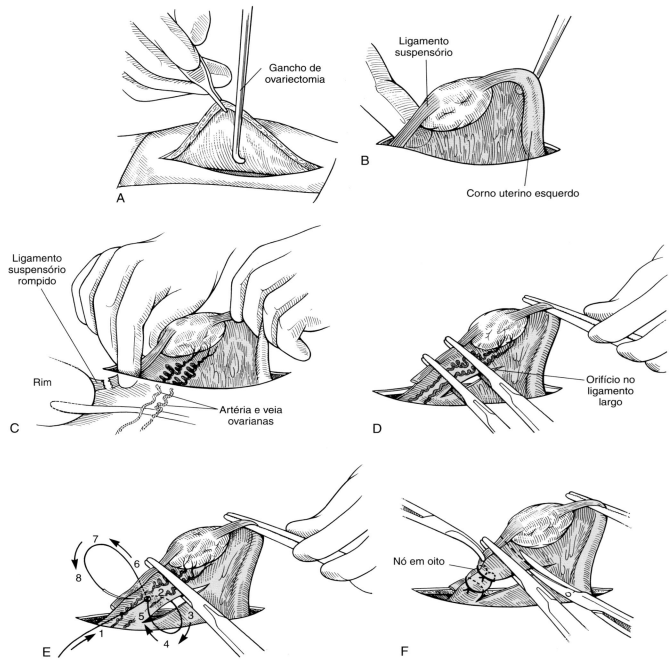

Figura 26.5 (A) Para ovário-histerectomia, eleve a parede abdominal com pinças de dedo e deslize o gancho de ovariectomia contra a parede abdominal, 2-3 cm caudal ao rim. (B) Exteriorize o corno uterino com o gancho e identifique o ligamento suspensório na margem cranial do pedículo ovariano. (C) Estique ou rompa o ligamento suspensório para permitir a exteriorização do uvário utilizando o dedo indicador para aplicar tração caudolateral sobre o ligamento suspensório enquanto mantém tração caudomedial sobre o corno uterino. (D) Posicione duas pinças Carmalt no pedículo ovariano proximal ao ovário e uma no ligamento próprio (ou posicione três pinças proximais ao ovário). Remova a pinça mais proximal e posicione uma ligadura em oito neste local. (E) Direcione a extremidade romba da agulha através do meio do pedículo (*1* a *2*), envolva a sutura ao redor de um lado do pedículo (*3* a *4*), então redirecione a agulha através do orifício original a partir da mesma direção (*5* a *6*) e envolva o fio ao redor da outra metade do pedículo (*7* a *8*). Amarre de maneira segura o nó (*1* a *8*). (F) Posicione um nó circunferencial proximal ao primeiro nó, então posicione uma pinça hemostática sobre o ligamento suspensório próximo ao ovário. Realize a transecção do pedículo ovariano distal à pinça através do pedículo ovariano.

(Continua)

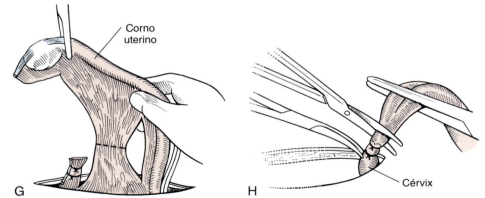

Figura 26.5 (Cont.) (G) Separe o ligamento largo do corno uterino. Pince e ligue o ligamento largo *(linha tracejada)* se parecer vascularizado. (H) Para ligar o útero, posicione uma sutura em oito através do corpo uterino próximo à cérvix. Posicione um segundo nó circunferencial mais próximo à cérvix, posicione uma pinça Carmalt distal aos nós e realize a transecção entre a pinça Carmalt e os nós. Inspecione o coto uterino em busca de hemorragias (utilize uma pinça hemostática Mosquito ligada à parede uterina para impedir a retração do útero em direção ao abdome).

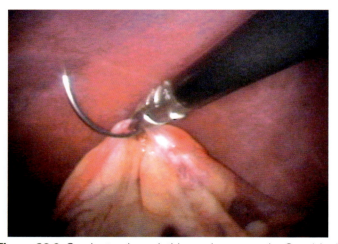

Figura 26.6 Ovariectomia assistida por laparoscopia. O ovário é temporariamente fixado à parede corporal por uma agulha transabdominal através do ligamento próprio.

mas contra a parede corporal. Introduza uma grande agulha curva através da parede corporal próxima ao local onde o ovário está sendo mantido (Figura 26.6). Direcione a agulha através do ligamento próprio sob visualização laparoscópica direta e então de volta através da parede corporal. Ancore a agulha com uma pinça hemostática para manter o ovário suspenso das vísceras abdominais. Remova a pinça laparoscópica do ligamento próprio e substitua esse instrumento por um dispositivo selante vascular bipolar através do acesso de instrumentos. Realize a transecção do ligamento suspensório, pedículo vascular ovariano e ligamento próprio. Incline o animal na direção oposta e repita o procedimento no ovário remanescente. Remova cada ovário da cavidade abdominal através do acesso de instrumentos imediatamente após a transecção, ou retenha o primeiro ovário contra a parede corporal utilizando a agulha transabdominal até que todo o procedimento seja concluído, a fim de facilitar a remoção mais fácil de ambos os ovários. Remova os instrumentos remanescentes, complete a evacuação do pneumoperitônio e feche as incisões rotineiramente.

Uma técnica de um único acesso para OVE pode ser realizada utilizando um acesso de cirurgia laparoscópica de uma única incisão ou um laparoscópio com canal de trabalho.

ORQUIECTOMIA

A castração reduz a superpopulação por inibir a fertilidade masculina e diminui a agressividade, perambulação e comportamento indesejável de micção dos machos. Ela ajuda a prevenir doenças relacionadas com os andrógenos, incluindo doenças prostáticas, adenomas perianais e hérnias perineais. Outras indicações para castração incluem anormalidades congênitas, anormalidades testiculares ou epididimárias, neoplasias escrotais, traumas ou abscessos, herniorrafia inguinoescrotal, uretrostomia escrotal, controle de epilepsia e controle de anormalidades endócrinas.

Castração Canina

Tanto uma abordagem pré-escrotal como uma perineal podem ser utilizadas para castração. Uma abordagem pré-escrotal é mais comum e realizada mais facilmente. Os testículos são mais difíceis de exteriorizar pela abordagem perineal, mas esta pode ser selecionada para evitar o reposicionamento e preparação asséptica de um segundo local cirúrgico quando o paciente estiver em uma posição perineal para outro procedimento cirúrgico (p. ex., reparo de hérnia perineal). Incisões escrotais são algumas vezes utilizadas ao castrar filhotes pré-púberes, e esta técnica está se tornando cada vez mais comum em clínicas com alto volume de castrações devido à sua eficiência.

Castração Pré-escrotal Aberta

Posicione o paciente em decúbito dorsal. Verifique a presença de ambos os testículos no escroto. Tricotomize e prepare assepticamente o abdome caudal e porção medial dos membros posteriores. Evite a irritação do escroto com tricótomos ou antissépticos. Isole a área cirúrgica para excluir o escroto do campo. Aplique pressão sobre o escroto para avançar um testículo o mais distante possível em direção à área pré-escrotal. Incise a pele e tecido subcutâneo ao longo da rafe mediana sobre o testículo deslocado (Figura 26.7A). Continue a incisão através da fáscia espermática para exteriorizar o testículo.

CAPÍTULO 26 Cirurgia dos Sistemas Reprodutor e Genital

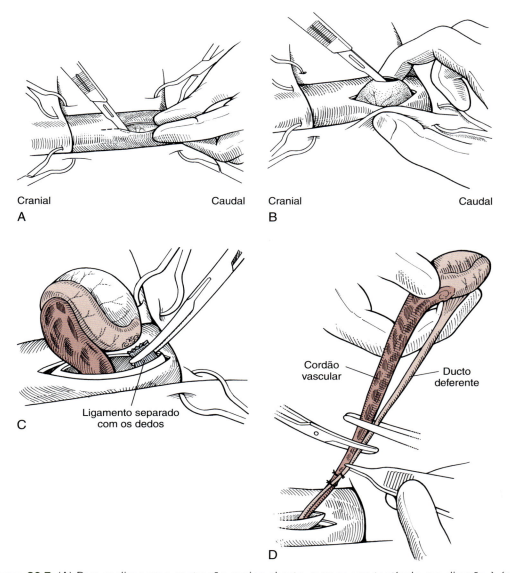

Figura 26.7 (A) Para realizar uma castração canina aberta, avance um testículo em direção à área pré-escrotal aplicando pressão sobre o escroto. Faça uma incisão sobre o testículo. (B) Incise a fáscia espermática e túnica vaginal parietal. (C) Posicione uma pinça hemostática sobre a túnica onde se liga ao epidídimo e separe com os dedos o ligamento da cauda do epidídimo e a túnica. (D) Ligue ducto deferente e cordão vascular individualmente, e então circunde ambos com um nó circunferencial proximal. Aplique uma pinça Carmalt distal aos nós e realize a transecção entre a pinça e nós.

Incise a túnica vaginal parietal sobre o testículo (Figura 26.7B). Não incise a túnica albugínea porque isso exporia o parênquima testicular. Posicione uma pinça hemostática na túnica vaginal onde esta se liga ao epidídimo. Separe digitalmente o ligamento da cauda do epidídimo da túnica enquanto aplica tração com a pinça hemostática sobre a túnica (Figura 26.7C). Exteriorize ainda mais o testículo aplicando tração na direção caudal e externa.

Identifique as estruturas do cordão espermático. Ligue individualmente o cordão vascular e ducto deferente, e então posicione uma ligadura circundante ao redor de ambos. Vários cirurgiões ligam o ducto deferente e plexo pampiniforme juntos. Utilize fios absorvíveis 2-0 ou 3-0 (p. ex., poliglactina 910 [Vicryl®], polidioxanona [PDS®], poliglecaprona 25 [Monocryl®], poligliconato [Maxon®], ou glicômero 631 [Biosyn®]) para as ligaduras. Posicione uma pinça hemostática no cordão próximo ao testículo. Pince o ducto deferente acima da ligadura e realize a transecção do ducto deferente e cordão vascular entre a hemostática e as ligaduras (Figura 26.7D). Inspecione o cordão por conta de hemorragias e reposicione o cordão dentro da túnica. Circunde o músculo cremaster e túnica com uma ligadura. Avance o segundo testículo em direção à incisão, incise a fáscia que o cobre e remova o testículo conforme descrito. Aponha a fáscia densa incisada em ambos os lados do pênis com suturas interrompidas ou contínuas. Feche o tecido subcutâneo com um padrão contínuo. Aponha a pele com padrão de sutura intradérmico ou simples interrompido externo na pele.

Castração Pré-escrotal Fechada

A castração fechada é realizada de maneira semelhante à técnica aberta já descrita, com exceção da não incisão das túnicas vaginais parietais.

Exteriorize ao máximo o cordão espermático rebatendo a gordura e fáscia da túnica parietal com uma compressa. Tracione o testículo para romper os ligamentos fibrosos entre o cordão espermático e o escroto. Posicione uma pinça hemostática no cordão distal ao testículo. Posicione uma ligadura circundante (p. ex., 2-0 ou 3-0 absorvível) ao redor de todo o cordão espermático e túnicas. Passe a agulha de uma segunda ligadura através do músculo cremaster, ou entre estruturas dentro da túnica, para uma ligadura de transfixação proximal ou distal à primeira. Realize a transecção do cordão entre a ligadura mais distal e a pinça hemostática, e inspecione a presença de hemorragias. Avance o segundo testículo em direção à incisão e remova-o conforme descrito previamente. Feche o tecido subcutâneo com um padrão contínuo. Aponha a pele com padrão de sutura intradérmico ou simples interrompido externo na pele.

Castração Perineal

A castração perineal é realizada utilizando as mesmas técnicas descritas para castração pré-escrotal aberta. É mais difícil deslocar os testículos em direção a uma incisão caudal do que em direção à incisão pré-escrotal. Uma técnica aberta deve ser utilizada.

Faça uma incisão na linha média cutânea e no tecido subcutâneo dorsal ao escroto no períneo ventral ao ânus. Avance um testículo até a incisão e incise a fáscia espermática e túnica. Exteriorize o testículo e ligue o cordão espermático conforme descrito para uma castração pré-escrotal aberta ou fechada.

Ablação Escrotal

A ablação escrotal é necessária para doenças escrotais neoplásicas e para castração realizada em conjunto com a uretrostomia escrotal em cães e uretrostomia perineal em gatos. Outras indicações incluem trauma escrotal severo, abscessos ou isquemia. A ablação escrotal pode melhorar a aparência após a castração de cães se eles tiverem escroto pendular. O tempo cirúrgico é, de certa forma, mais longo quando a ablação escrotal é realizada.

Eleve o escroto e testículos da parede corporal. Faça uma incisão cutânea elíptica na base do escroto, com cuidado para não excisar muita pele. Controle a hemorragia com eletrocoagulação, ligadura dos vasos ou pressão. Incise as túnicas vaginais e remova os testículos conforme descrito para castração aberta, ou alternativamente realize uma castração fechada. Remova o escroto após incisão do septo mediano. Aponha os tecidos subcutâneos com um padrão de sutura simples contínuo (p. ex., fio absorvível 3-0). Aponha as margens cutâneas com suturas interrompidas aproximantes (p. ex., fios não absorvíveis 3-0 ou 4-0) ou pela utilização de um padrão intradérmico.

Castração Felina

Arranque os pelos do escroto em vez de raspar (Figura 26.8A). Em filhotes com menos de 16 a 20 semanas, o arrancamento de pelos escrotais pode ser difícil. Utilize tricótomos para remover gentilmente o pelo escrotal nestes animais.

Posicione o gato em decúbito dorsal ou lateral com os membros posteriores tracionados na direção cranial. Mobilize um testículo no escroto pela aplicação de pressão com os dedos polegar e indicador na base do escroto. Faça uma incisão de 0,5 a 1 cm sobre cada testículo na extremidade do escroto, de cranial a caudal (Figura 26.8B). Incise a túnica vaginal parietal sobre o testículo e exteriorize-o. Separe digitalmente a conexão do ligamento da cauda do epidídimo à túnica vaginal (Figura 26.8C). Faça um nó duplo no cordão espermático com fio absorvível 3-0 ou grampos hemostáticos, ou remova o ducto deferente do testículo e amarre-o com os vasos (discutido posteriormente).

Alternativamente, utilize um nó em forma de oito (p.729). Realize a transecção do cordão, inspecione se há hemorragia, e reposicione-o dentro da túnica. Excise o segundo testículo de maneira semelhante. Ressecione qualquer porção de tecido em protrusão do escroto. Permita que a incisão escrotal cicatrize por segunda intenção.

Alternativamente, para ligar o ducto deferente com os vasos, separe o ducto deferente do testículo. Utilizando o restante do cordão espermático (vasos testiculares e testículo) como um fio e o ducto deferente como o outro, amarre dois ou três nós (cinco a seis voltas) (Figura 26.8D). Corte os vasos com o testículo e ducto deferente ligados distalmente ao nó. Inspecione a presença de hemorragia.

Para um nó de mão ou em forma de oito, o cordão espermático é amarrado em si próprio com o auxílio de uma pinça hemostática Mosquito curva. Preferivelmente a túnica vaginal parietal é separada do epidídimo antes de amarrar o nó. Posicione a pinça hemostática no topo do cordão (Figura 26.9A). Envolva a extremidade distal (testículo) do cordão somente uma vez sobre a hemostática (Figura 26.9B). Direcione a pinça hemostática envolta na direção ventral ao cordão enquanto segura o testículo com a outra mão (Figura 26.9C). Abra a pinça hemostática e pince a extremidade distal do cordão (Figura 26.9D). Realize a transecção do cordão espermático próximo ao testículo e manipule a extremidade cortada do cordão através de nós ao redor da pinça hemostática (Figura 26.9E). Ajuste o nó, ressecione o excesso do cordão, inspecione a presença de hemorragia e reposicione o cordão dentro da túnica antes de liberá-lo (Figura 26.9F).

Castração de Criptórquios

O criptorquidismo é uma falha congênita da descida do(s) testículo(s) em direção ao escroto. Os testículos são normalmente tracionados em direção ao escroto logo após o nascimento pela fibrose e contração do gubernáculo. Cães e gatos são considerados criptórquidos se não ocorrer a descida dos testículos até os 2 meses. Um ou ambos os testículos podem estar em uma posição anormal, embora o criptorquidismo unilateral seja mais comum. A agenesia testicular (falha no desenvolvimento dos testículos [um, monorquismo; dois, anorquismo]) é rara. Testículos criptórquios são frequentemente pequenos, macios e proporcionalmente disformes. Eles podem estar na área inguinal ou cavidade abdominal. A castração bilateral é recomendada para animais criptórquios porque supostamente a condição é autonômica recessiva ligada ao sexo em cães. Testículos caninos retidos são predispostos a neoplasias (seminomas e tumores das células de Sertoli). Se o testículo estiver na região inguinal, ele pode frequentemente ser palpado entre o anel inguinal e o escroto assim que o animal for anestesiado; entretanto, grandes coxins inguinais de gordura podem ocultar os testículos nesta área.

Avance testículos inguinais móveis e unilaterais até a incisão pré-escrotal e remova. Remova testículos não móveis pela realização de uma incisão sobre o anel inguinal. Disseque através da gordura subcutânea e mobilize e remova o testículo. Submeta os testículos à avaliação histológica para verificar a remoção do tecido testicular e descartar neoplasias.

Testículos não palpáveis devem ser localizados por laparotomia exploratória ou laparoscopia. Faça uma incisão na linha média ventral desde a cicatriz umbilical até o púbis ou uma incisão paramediana adjacente ao prepúcio quando for realizada uma laparotomia exploratória. Ache o(s) testículo(s) pela retroflexão da bexiga, localizando o ducto deferente dorsal ao colo da bexiga e seguindo o ducto deferente até o testículo. Se o ducto deferente seguir em direção ao anel inguinal e o testículo não puder ser manipulado em direção ao abdome, realize uma incisão inguinal. Realize a avulsão do ligamento da cauda do epidídimo. Faça um nó duplo na artéria e veia testiculares, e no ducto deferente separadamente. Realize a transecção e remova o testículo. Inspecione possíveis hemorragias e feche o abdome em três camadas.

CAPÍTULO 26 Cirurgia dos Sistemas Reprodutor e Genital

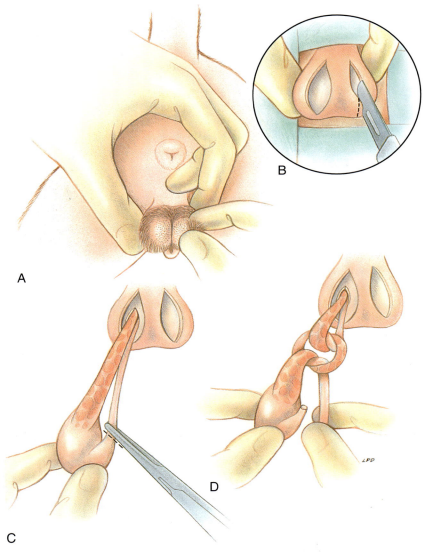

Figura 26.8 (A) Para castração felina, arranque os pelos do escroto e prepare assepticamente o escroto para cirurgia. (B) Faça incisões cutâneas craniais a caudais sobre cada testículo. (C) Incise e separe a túnica parietal do testículo, e então realize a transecção do ducto deferente próximo ao testículo. (D) Faça dois a três nós duplos sobre o ducto deferente e vasos espermáticos.

NOTA A castração de um animal criptórquio pode também ser realizada por laparoscopia ou procedimento assistido por laparoscopia (Figura 26.10).

Vasectomia

A vasectomia inibe a fertilidade masculina ao mesmo tempo que os padrões comportamentais dos machos são mantidos. Os andrógenos continuam a ser produzidos porque as células de Leydig não são alteradas de maneira significativa. A técnica é raramente recomendada porque a perambulação, agressividade e demarcação territorial por micção persistem, enquanto a redução de doenças associadas aos hormônios não ocorre. A maioria dos cães se torna azoospérmica em até 1 semana após a oclusão do vaso; entretanto, os espermatozoides podem persistir nos ejaculados caninos durante 3 semanas e felinos durante 7 semanas após a vasectomia. Em cães, o lavado do ducto deferente no momento da vasectomia diminui o período de tempo para azoospermia. Machos vasectomizados devem ser avaliados após o procedimento para documentar ejaculados azoospérmicos antes do contato com fêmeas inteiras. Esta técnica deve ser desencorajada como método de controle populacional.

Faça uma incisão de 1 a 2 cm sobre o cordão espermático entre o escroto e o anel inguinal (Figura 26.11A-B). Localize o cordão espermático, incise a túnica vaginal e isole o ducto deferente por dissecção romba (Figura 26.11B). Faça um nó duplo no ducto deferente e realize a secção de 0,5 cm do ducto entre as ligaduras (Figura 26.11C). Repita o procedimento no cordão espermático contralateral.

Cesariana

O objetivo da cesariana (histerotomia) é remover todos os fetos do útero gravídico o mais rapidamente possível. As indicações primárias para cesariana são distocia verdadeira ou possível (i.e., fetos de tamanho excessivo, mal posicionados ou mal desenvolvidos;

736 PARTE DOIS Cirurgia de Tecidos Moles

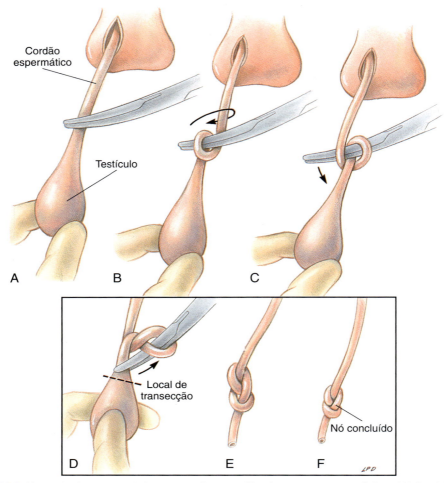

Figura 26.9 Uma técnica com nó de mão pode ser utilizada para castração felina. (A) Posicione uma pinça hemostática curva no topo do cordão e enrole o cordão espermático sobre ele. Direcione a ponta da pinça (B) dorsalmente e então (C) ventralmente ao redor do cordão oposto ao testículo. (D) Agarre o cordão próximo ao testículo. (E) Realize a transecção do testículo e tracione a extremidade do cordão através do envoltório. (F) Ajuste o nó com os dedos.

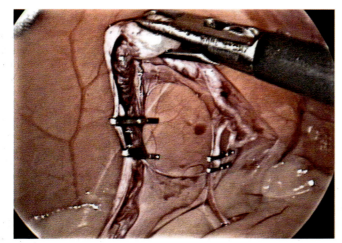

Figura 26.10 Este pequeno e macio testículo criptorquídico está sendo removido por laparoscopia. Note os grampos sobre os vasos testiculares e ducto deferente.

tamanho pequeno do canal pélvico; inércia uterina) ou putrefação fetal. Cesarianas eletivas são frequentemente agendadas para raças braquicefálicas e outros animais com histórico de distocia ou aqueles com má união de fratura pélvica. Raças associadas à alta frequência de cesariana incluem, mas nãose limitam a, Boston terriers, Buldogues ingleses e franceses, Mastiffs e Scottish terriers. Histerotomias para distocia são mais comuns em cães pequenos e raças braquicefálicas. Animais com distocia geralmente possuem anormalidades hidroeletrolíticas que devem ser corrigidas antes da cirurgia. Embora seja tipicamente um problema pós-parto, a eclâmpsia pré-parto causa hipocalcemia. Antibióticos profiláticos (p. ex., cefazolina, 22 mg/kg por via intravenosa [IV]) deve ser administrada se houver suspeita de morte fetal ou infecção uterina. Anestesie estes animais com cuidado (p. 725 e Tabela 26.4); depressão fetal e diminuição da viabilidade são diretamente proporcionais ao grau de depressão materna.

OHE pode ser realizada com segurança em conjunto com a cesariana se o paciente receber fluidoterapia adequada. A cesariana pode ser realizada conforme descrito e seguida pela OHE, ou uma ressecção em bloco pode ser realizada. A OHE em bloco é realizada antes da histerotomia (incisão uterina) e remoção dos neonatos. A sobrevivência

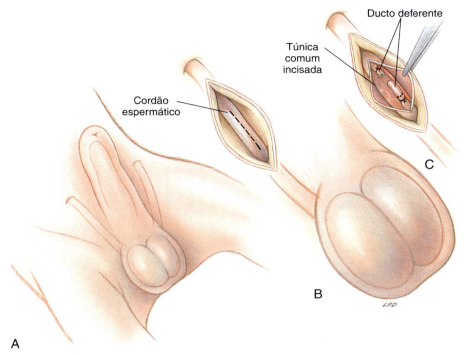

Figura 26.11 Vasectomia. (A) O ducto deferente está localizado lateral ao prepúcio e pênis entre os anéis inguinais e escroto. (B) Incise a pele sobre o cordão espermático entre o anel inguinal e escroto. A *linha tracejada* indica o local de incisão na túnica vaginal. (C) Incise a túnica vaginal e isole o ducto deferente. Ligue o ducto deferente e remova um pequeno segmento.

neonatal após ressecção em bloco é semelhante àquela para outras técnicas de tratamento de distocia; entretanto, este procedimento não é recomendado se os fetos estiverem estressados, bradicárdicos ou hipóxicos. Alterações na pressão sanguínea e hematócrito são mínimas após OHE em bloco, e a maternidade e lactação são normais. A remoção em bloco do útero gravídico pode ser eletiva ou necessária devido à morte fetal ou integridade ou saúde uterina questionáveis. As vantagens da OHE em bloco do útero gravídico incluem tempo anestésico mínimo, potencial mínimo para contaminação abdominal, e controle populacional sem a necessidade de uma segunda cirurgia. As desvantagens desta técnica são que uma segunda equipe é necessária para recolher e então ressuscitar os neonatos, e que o útero deve ser removido em menos de 60 segundos para minimizar o evento hipóxico aos neonatos.

Cesariana sem Ovário-histerectomia

Tricotomize e realize uma preparação abdominal preliminar antes da indução anestésica para minimizar o tempo entre a indução e o parto. Pré-oxigene a cadela ou gata se possível antes da indução. Anestesie o animal utilizando um protocolo geral ou regional que seja apropriado para ele e minimize a depressão neonatal (ver a discussão sobre anestesia na p. 725 e Tabela 26.4). Posicione a paciente em decúbito dorsal. Uma posição reversa de Trendelberg pode ser utilizada (altura da cabeça acima da cauda 15 a 30 graus) para remover a pressão sobre o diafragma e minimizar a contaminação da cavidade abdominal. Aplique uma última assepsia no abdome ventral. Faça uma incisão na linha média ventral desde cranial à cicatriz umbilical até próximo ao púbis. Eleve a bainha do músculo reto externo antes de realizar uma incisão perfurante através da linha alba para impedir a laceração inadvertida do útero. Exteriorize os cornos uterinos gravídicos elevando-os cuidadosamente, em vez de puxá-los para fora do abdome

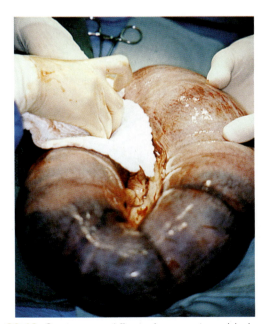

Figura 26.12 Cornos gravídicos devem ser cuidadosamente exteriorizados do abdome para evitar ruptura da parede ou vasos uterinos.

(Figura 26.12), já que vasos uterinos sofrem facilmente avulsão e a parede uterina rompe prontamente. Isole o útero do restante do abdome com toalhas estéreis ou panos de campo de laparotomia. Eleve, como uma tenda, e então incise o corpo uterino ventral, para prevenir a laceração do neonato. Estenda a incisão com tesouras

Metzenbaum, seja na direção longitudinal ao longo do aspecto ventral do corpo uterino, seja em uma incisão em forma de U de um corno uterino para o outro. A incisão deve ser longa o suficiente para impedir a ruptura durante a extração do feto.

Esvazie cada corno apertando de modo gentil (ordenhando) cranialmente a cada feto para movê-lo em direção à incisão, e então segurando e delicadamente puxando-o do útero (Figura 26.13). Rompa o saco amniótico e pince o cordão umbilical com duas pinças Mosquito curvas, e então corte entre as duas conforme cada neonato é apresentado. Evite a contaminação do abdome e campo cirúrgico com fluidos amnióticos. Passe assepticamente cada neonato para um auxiliar (ver adiante para o cuidado neonatal). A termo, a placenta é frequentemente expelida com o neonato; entretanto, se a placenta não tiver sido separada, tracione-a delicadamente a partir do endométrio. Não separe forçadamente a placenta da parede uterina, ou pode ocorrer severa hemorragia. Palpe o canal pélvico e remova qualquer feto desta localização. A contração uterina usualmente começa quando os fetos são removidos. Administre ocitocina ou maleato de ergonovina (Quadro 26.6) se não tiver ocorrido contração. Administre ocitocina e comprima as paredes uterinas se a hemorragia endometrial for severa. Lave a porção externa do útero para remover *debris*. Feche a incisão uterina com fio absorvível 3-0 a 4-0 utilizando um padrão aposicional de sutura simples contínua em camada única, fechamento aposicional em camada dupla (mucosa e submucosa seguidas pela muscular e serosa), ou fechamento aposicional seguido por padrão invaginante na segunda camada (Cushing ou Lembert). Lave o local cirúrgico e substitua campos, compressas, instrumentos e luvas contaminados. Inspecione avulsões de vasos uterinos e controle hemorragias. Lave o abdome se tiver ocorrido contaminação ou derramamento de conteúdo uterino. Cubra a incisão uterina com o omento. Aposicione a parede abdominal em três camadas (fáscia do reto, tecido subcutâneo e pele). Utilize um fechamento cutâneo intradérmico para eliminar pontas de suturas que possam irritar neonatos. Remova todos antissépticos, sangue e *debris* do abdome ventral e glândulas mamárias.

Para cesariana com OHE, os fetos são removidos individualmente conforme descrito anteriormente e então uma OHE de rotina é realizada conforme descrito na p.728.

Ressecção em Bloco

Realize a OHE em bloco do útero gravídico pela exteriorização inicial e isolamento dos pedículos ovarianos e separação do ligamento largo do útero até a ponta da cérvix. Manipule os fetos na vagina ou cérvix no corpo uterino. Realize rapidamente a transecção entre as pinças e remova os ovários e útero. Dê o útero a uma equipe de auxiliares para abrir e ressuscitar os neonatos. O tempo entre o pinçamento do útero até a remoção dos neonatos deve ser menor que 60 segundos. Realize nós duplos nos pedículos ovarianos e uterino. Inspecione a presença de hemorragias e feche o abdome.

Cuidados Neonatais

Ver Figura 26.14.

Aspire delicadamente as narinas e nasofaringe. Forneça oxigênio por fluxo ou pequenas máscaras de oxigênio. Esfregue vigorosamente e seque cada neonato até estimular o ímpeto respiratório. Se necessário, antagonize opioides colocando uma gota de naloxona sob a língua. Estimule a respiração utilizando uma agulha hipodérmica longa de calibre 25, 5/8 de polegada (1,5 cm); posicione-a 2 a 4 mm de profundidade na linha média do aspecto mais dorsal da área entre o lábio superior e o nariz, e rotacione até que faça contato com o osso. A utilização de doxapram para ressuscitação neonatal é controversa, pois sabidamente aumenta a demanda por oxigênio; o aumento da demanda por oxigênio em um paciente hipoxêmico ou bradicárdico é contraindicado.

Ligue, realize a transecção e desinfete o cordão umbilical. Inspecione cada neonato em busca de anomalias congênitas ou de desenvolvimento (i.e., fenda palatina, deformidade de membro, hérnia, ânus imperfurado). Posicione os neonatos em um ambiente aquecido (32 °C) até que sua mãe seja capaz de cuidar deles. Permita a amamentação tão logo a mãe seja extubada para garantir a ingestão de colostro. Observe intimamente a mãe e seu comportamento com relação aos neonatos durante as primeiras horas; algumas mães rejeitarão ou matarão seus filhotes. Libere a cadela ou gata e os neonatos do hospital o mais rapidamente possível para reduzir o estresse e a exposição a patógenos potenciais.

Mastectomia

A mastectomia ou remoção da(s) glândula(s) mamária(s) é realizada usualmente para remover tumores. Uma glândula (mastectomia simples), várias glândulas (mastectomia regional) ou toda uma cadeia (mastectomia unilateral completa) podem ser excisadas e o defeito, fechado. A remoção simultânea de ambas as cadeias mamárias (mastectomia bilateral completa) causa significativa tensão na linha de sutura e deve ser evitada se possível. Procedimentos em diversos estágios são aconselhados para facilitar o fechamento do defeito e reduzir o desconforto do paciente quando a mastectomia bilateral é necessária. OHE durante a mesma anestesia é realizada antes da mastectomia para impedir a semeadura do abdome com células tumorais. Se o tumor cruzar a linha média, entretanto, pode ser excisado inicialmente. Instrumentos e luvas limpas devem ser utilizados para a OHE. A técnica para mastectomia é descrita na p.749.

Episiotomia

Uma episiotomia é uma incisão do orifício vulvar para permitir acesso ao vestíbulo e vagina. É indicada para explorar cirurgicamente a

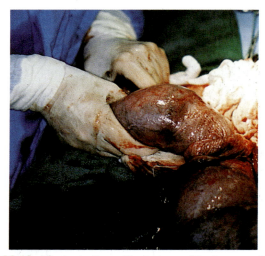

Figura 26.13 "Ordenhe" gentilmente os filhotes em direção à incisão uterina espremendo a região cranial a eles.

QUADRO 26.6 Dose de Ocitocina para Iniciar a Contração Uterina

Ocitocina

Cadelas: 2 U/kg até 20 U IM

Gatas: 2-3 U IM ou IV com um máximo de 3 U/gato (repetir até três vezes a cada 30-60 min) 20 min após administrar 1-2 mL de gliconato de cálcio a 10%; se isso falhar, então administre 2 mL de dextrose a 50% IV somente e repita a ocitocina uma terceira e última vez

IM, Intramuscular; *IV,* intravenoso.

CAPÍTULO 26 Cirurgia dos Sistemas Reprodutor e Genital

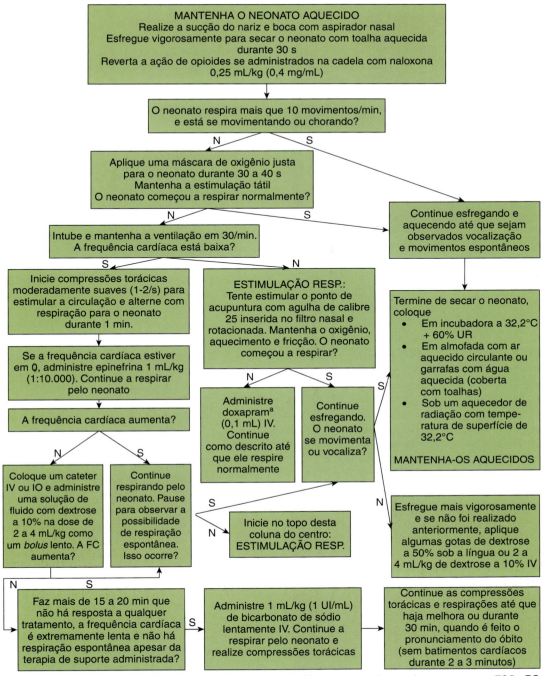

Figura 26.14 Fluxograma de ressuscitação neonatal. [a]Ver a nota sobre o doxapram na p.738. *FC*, Frequência cardíaca; *IO*, intraósseo; *IV*, intravenoso; *Resp.*, respiratório; *UR*, umidade relativa.

vagina, excisar massas vaginais (Figura 26.15), reparar lacerações, modificar defeitos ou constrições congênitas, expor a papila uretral e facilitar a extração manual dos fetos.

Com o animal em posição perineal, coloque uma pinça atraumática (p.ex., Doyen) com uma haste na vagina em cada lado da linha média perineal (Figura 26.16A). Faça uma incisão cutânea na linha média através da comissura dorsal dos lábios vulvares distal ao músculo do esfíncter externo do ânus com uma lâmina de bisturi. Continue a incisão através do músculo e parede vaginal com tesouras Mayo (Figura 26.16A). Controle a hemorragia com hemostáticos, eletrocoagulação e ligaduras. Posicione duas ou três suturas de ancoragem em colchoeiro horizontal na espessura completa através da pele e mucosa vaginal em cada lado da incisão para facilitar a retração e hemostasia. Então remova as pinças Doyen e posicione um afastador autoestático (p. ex., Gelpi) para melhorar a exposição, se necessário. Avalie a vagina e vestíbulo, e realize qualquer procedimento necessário. Feche a incisão da episiotomia em três camadas. Posicione previamente uma sutura interrompida para realinhar e reposicionar a comissura vulvar dorsal. Inicialmente, reposicione a mucosa vaginal com suturas simples interrompidas ou contínuas (p.ex., polidioxanona [PDS®] ou poligliconato [Maxon®]) 3-0 a 4-0, amarrando os nós no lúmen (Figura 26.16B). Então, reposicione os músculos e tecido subcutâneo em um padrão contínuo (Figura 26.16C). Finalmente, reposicione a pele com suturas interrompidas aposicionais (p. ex.,

740 PARTE DOIS Cirurgia de Tecidos Moles

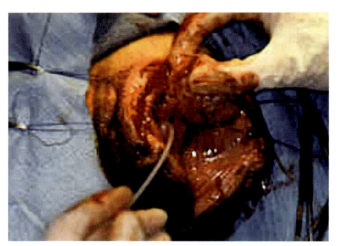

Figura 26.15 Leiomioma vaginal.

náilon ou polipropileno 3-0 ou 4-0). Coloque um colar elisabetano, cone ou barras laterais após a cirurgia para impedir o autotraumatismo. Para reduzir a inflamação e o edema, aplique compressas frias imediatamente após a cirurgia e durante dois a três dias, e então compressas quentes durante dois a três dias.

Episioplastia

A episioplastia (vulvoplastia) é um procedimento reconstrutivo mais comumente realizado para excisar o excesso de pregas cutâneas ao redor da vulva, que causam dermatite perivulvar e infecções urinárias recorrentes (p. 684). A piodermite de pregas cutâneas deve ser tratada clinicamente antes da reconstrução cirúrgica.

Coloque o animal em uma posição perineal (esternal) com quantidade apropriada de acolchoamento sob os membros pélvicos. Para raças de cães grandes ou gigantes, suporte os membros para evirar pressão excessiva sobre os nervos femorais (Figura 26.17). Posicione uma sutura em bolsa de tabaco no orifício anal para minimizar a contaminação do local cirúrgico. Avalie a quantidade de pele a ser

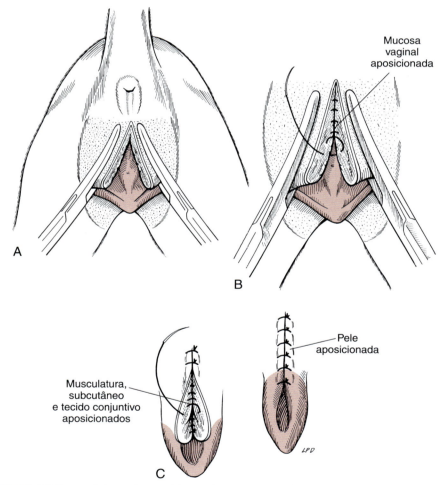

Figura 26.16 (A) Para episiotomia, posicione pinças atraumáticas em cada lado do local proposto de incisão. Faça uma incisão em espessura completa a partir da comissura vulvar dorsal até próximo ao músculo do esfíncter anal externo. Explore a vagina e o vestíbulo. (B) Aposicione a mucosa vaginal com um padrão de sutura simples contínuo. (C) Aposicione musculatura, subcutâneo e tecido conjuntivo com uma segunda camada de suturas e pele com uma terceira camada de suturas aposicionais.

CAPÍTULO 26   Cirurgia dos Sistemas Reprodutor e Genital

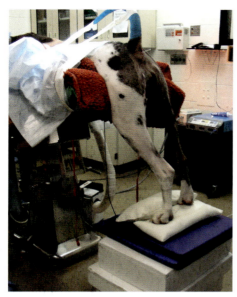

Figura 26.17 Dogue alemão com 1 ano colocado em posição perineal (esternal) com membros apoiados.

excisada pela elevação da prega cutânea e analisando a tensão esperada (Figura 26.18A). Iniciando próximo à comissura vulvar ventral, faça uma incisão em forma de lua crescente ao redor da vulva nas margens lateral e dorsal propostas da ressecção. Faça uma segunda incisão em forma de lua crescente medial e paralela à primeira para delimitar a elipse de pele a ser removida (Figura 26.18B). Excise o segmento delimitado de pele e tecido subcutâneo em excesso (Figura 26.18C). Posicione suturas interrompidas nas posições de 3 horas, 9 horas e 12 horas do relógio para avaliar a efetividade da ressecção (Figura 26.18D). Realize a ressecção de mais pele ao longo da margem externa se a vulva ainda estiver recuada ou se persistirem as pregas cutâneas. Traga as margens cutâneas para aproximá-las, inicialmente pela aposição dos tecidos subcutâneos utilizando suturas interrompidas com nós sepultados (p .ex., fio absorvível monofilamentar 3-0 ou 4-0). Posicione as primeiras suturas nas posições de 12 horas, 3 horas e 9 horas do relógio para alinhar simetricamente as margens. Aposicione as margens cutâneas com suturas simples interrompidas (p. ex., náilon, polibutéster [Novafil®], ou polipropileno [Prolene®] 3-0 ou 4-0; Figura 26.18E). Alternativamente, utilize padrões intradérmicos para aposicionar as margens cutâneas a fim de evitar suturas externas que possam causar irritação à pele do animal.

Posicione um colar elisabetano ou cone sobre a cabeça para impedir lambedura ou mordeduras no local da cirurgia. Continue os antibióticos se necessário para controlar a piodermite.

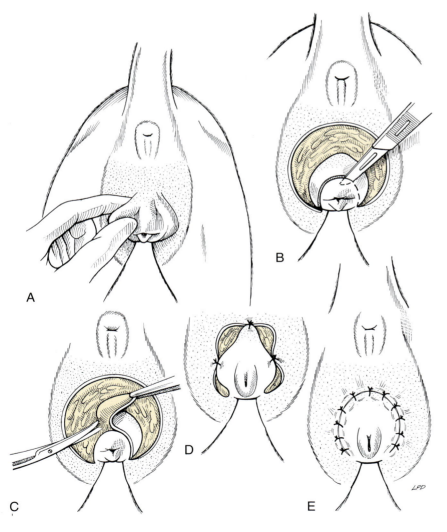

Figura 26.18 (A) Episioplastia é realizada após avaliação da quantidade de pele a ser excisada. (B) Faça duas incisões paralelas em formato de lua crescente em volta da vulva e (C) excise o segmento delimitado da pele e tecidos subcutâneos subjacentes. (D) Aposicione margens cutâneas posicionando suturas iniciais nas posições de 12 horas, 3 horas e 9 horas do relógio. (E) Aposicione a pele remanescente com suturas simples interrompidas.

Biópsia Testicular

A biópsia testicular pode ser realizada em animais valiosos para reprodução para ajudar a determinar a causa da infertilidade ou redução da fertilidade. Biópsias são obtidas utilizando uma agulha de biópsia direcionada através da pele escrotal ou por ressecção em cunha. A biópsia percutânea guiada por ultrassom é necessária quando uma massa não palpável é identificada profundamente dentro do parênquima. Uma amostra em cunha de tecido é coletada pela realização de uma incisão pré-escrotal e então por incisão da fáscia espermática e túnicas. Grandes vasos sanguíneos devem ser evitados para minimizar a hemorragia.

Faça uma incisão de 1 cm através da túnica albugínea de um testículo com uma lâmina de bisturi nº 11 ou 15. Excise uma amostra em cunha do parênquima testicular com a lâmina. Aposicione a túnica albugínea com fio de sutura absorvível monofilamentar 4-0 a 6-0 (i.e., polidioxanona [PDS®], poliglecaprona 25 [Monocryl®], poligliconato [Maxon®], ou glicômero 631 [Biosyn®]). Aposicione as margens cutâneas com suturas intradérmicas (subcuticulares) ou simples interrompida. A melhor preservação do detalhamento arquitetural é obtida pela colocação da amostra em fixadores de Bouin, Zenker ou Stevie em vez da formalina.

Biópsia Prostática

A biópsia prostática é necessária para diagnosticar definitivamente algumas doenças prostáticas. Técnicas percutâneas são preferidas porque são menos invasivas, menos dispendiosas e causam menor morbidade. Entretanto, técnicas cirúrgicas permitem a coleta de amostras maiores de locais mais específicos. A uretra prostática não deve ser lesada, e as amostras devem ser submetidas tanto à histologia como à cultura microbiológica. Biópsias percutâneas são realizadas com agulhas de biópsia Tru-Cut®, Biopty®, ou Franklin-Silverman®. Elas podem ser guiadas porque isso facilita o direcionamento da agulha a áreas anormais. A biópsia não deve ser realizada se houver suspeita de abscessos ou cistos.

Biópsia Guiada por Ultrassom

Posicione o paciente em decúbito dorsal ou lateral e avalie ultrassonograficamente a próstata. Prepare assepticamente a parede abdominal na área em que a agulha de biópsia será inserida. Corte a pele (incisão de 3 a 5 mm) com uma lâmina de bisturi no local de inserção da agulha. Identifique o local desejado da biópsia pela ultrassonografia e visualize a colocação da agulha na próstata. A agulha deve estar paralela ao feixe do ultrassom para ser visualizada. Colete duas a três amostras de biópsia com agulha/instrumento Biopty®. Observe a próstata com relação a hemorragias ou extravasamento de fluido com o ultrassom.

Biópsia Guiada pela Palpação

Coloque o paciente em uma posição perineal com a cauda presa nas costas. Prepare assepticamente o períneo ao redor do ânus. Mobilize e reposicione a próstata em uma posição mais caudal tendo um auxiliar que aplique pressão suave dorsal e caudal sobre a região caudal do abdome. Faça uma incisão (3-5 mm) discretamente lateral à linha média, no ponto médio entre o ânus e a tuberosidade isquiática. Confirme a localização da próstata pelo exame retal. Insira a agulha através do tecido mole ventral ao reto. Guie a agulha até a próstata digitalmente por palpação retal. Penetre a cápsula na margem caudal da próstata com a agulha em uma posição fechada, e então insira completamente a cânula interna em direção ao parênquima prostático. Avance rapidamente a cânula externa sobre a cânula interna estacionária, ou dispare o gatilho ao utilizar o instrumento automático para cortar a amostra. Remova a agulha da próstata em uma posição fechada. Avalie o tamanho do espécime e colete amostras adicionais se necessário.

Aspirado Transretal por Agulha Fina

Com a ponta de um dedo enluvado cobrindo a ponta da agulha (o dedo deve estar sobre o bisel da agulha para ajudar a impedir a perfuração do seu dedo), insira cuidadosamente o dígito em direção ao reto até que a próstata seja sentida na ponta do dedo. Deslize cuidadosamente a agulha pelo dedo, através da parede retal, e em direção à próstata. Realize um aspirado por agulha fina assim como em qualquer outro órgão. Existem dispositivos que são desenvolvidos para ajudá-lo na tarefa, mas eles não são necessários.

Biópsia Aberta

Colete biópsias prostáticas durante a laparotomia exploratória com uma agulha de biópsia ou excisão em cunha. Através de incisão abdominal na linha média caudal, retraia a bexiga cranialmente utilizando suturas de ancoragem. Isole a próstata do restante do abdome com compressas estéreis de laparotomia. Palpe a próstata e selecione o local da biópsia. Disseque a gordura periprostática do local desejado. Excise uma amostra em cunha do tecido prostático utilizando uma lâmina de bisturi nº 11. Aposicione as margens do defeito utilizando fios absorvíveis monofilamentares em padrão cruzado ou simples contínuo (p. ex., polidioxanona [PDS®], poliglecaprona 25 [Monocryl®], glicômero 631 [Biosyn®], ou poligliconato [Maxon®] 3-0 ou 4-0) na cápsula prostática. Lave o(s) local(is) da cirurgia e reposicione a gordura periprostática. Feche o abdome em três camadas.

Prostatectomia

Prostatectomia Total

AP A prostatectomia total pode ser utilizada em pacientes com tumores que não sofreram metástase; é raramente realizada para casos de trauma severo ou doença prostática crônica que não foram responsivas a outras terapias. O procedimento é infrequentemente realizado porque em geral ocorre incontinência, e as taxas de metástase de tumores prostáticos no momento do diagnóstico são muito altas.

Exponha a próstata através de uma celiotomia na linha média ventral caudal e osteotomia púbica (pp. 516 e 1215). Coloque uma sonda uretral. Retraia a bexiga cranialmente com suturas de ancoragem. Disseque os pedículos laterais e gordura periprostática diretamente a partir da cápsula sem lesionar o plexo dorsal de vasos e nervos (Figura 26.19A). Controle a hemostasia por ligaduras e eletrocoagulação. Ligue e divida os vasos prostáticos e ducto deferente o mais próximo possível da próstata. Disseque a próstata da bexiga e uretra extrapélvica. Realize a transecção da uretra em ambas as extremidades o mais próximo possível da próstata (Figura 26.19B). Evite o trígono e o colo da bexiga. Remova a próstata. Avance a sonda uretral em direção à bexiga. Aproxime as extremidades uretrais com suturas simples interrompidas utilizando fios absorvíveis monofilamentares sintéticos 4-0 a 6-0 (i.e., polidioxanona [PDS®], poligliconato [Maxon®], poliglecaprona 25 [Monocryl®], glicômero 631 [Biosyn®]) em uma agulha atraumática. Posicione as duas primeiras suturas nas posições de 12 horas e 6 horas do relógio, deixando as extremidades para auxiliar a rotação da uretra durante a sutura (Figura 26.19C). Posicione a sutura dorsal primeiro. A distância entre as suturas deve ser de 2 mm e de 1,5 a 2 mm a partir da margem. Posicione um tubo de cistostomia (p. 685) ou sonda transuretral de Foley para desviar a urina durante 5 a 7 dias. Colete uma biópsia do linfonodo ilíaco medial ou sublombar, assim como do fígado, para avaliação de possíveis metástases. Substitua instrumentos e luvas contaminados. Lave o local da cirurgia e abdome. Posicione o omento ao redor da anastomose. Reposicione o segmento púbico com cerclagem. Realize o fechamento da parede abdominal em três camadas. Coloque um colar elisabetano, cone ou barras laterais após a cirurgia para impedir o deslocamento da sonda e traumatismo ao local da cirurgia.

Prostatectomia Parcial

A prostatectomia parcial é raramente indicada em cães de reprodução valiosos em casos de hiperplasia prostática benigna (HPB) no lugar

CAPÍTULO 26 Cirurgia dos Sistemas Reprodutor e Genital

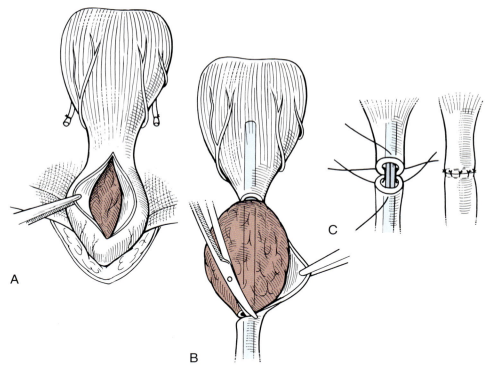

Figura 26.19 (A) Para realizar uma prostatectomia total, separe gordura, fáscia, vasos e nervos da próstata pela dissecção diretamente contra a cápsula. (B) Disseque as margens cranial e caudal da próstata desde a uretra e realize a transecção da uretra o mais próximo possível da próstata. (C) Sonde a uretra com um cateter e aposicione as extremidades com suturas de aposição.

da castração, ou em cães estáveis com abscessos ou cistos em vez de procedimentos de drenagem. A prostatectomia parcial intracapsular utilizando eletrocautério ou *laser* Nd:YAG já foi realizada em um pequeno número de cães com câncer prostático como uma opção paliativa razoável, apresentando incidência marcantemente diminuída de incontinência urinária quando comparada à prostatectomia total. A próstata é abordada e exposta como na prostatectomia total (ver discussão prévia). Alternativamente, abordagens laparoscópicas, transretais ou transuretrais já foram descritas. Uma sonda urinária deve ser colocada para auxiliar na identificação uretral. Até 85% do parênquima prostático pode ser removido com manutenção da continência urinária. Submeta o tecido excisado à avaliação histológica.

Prostatectomia Parcial com Capsulectomia

Isole e ligue ou cauterize todos os vasos conforme adentram a cápsula prostática. A oclusão temporária da aorta cranial à sua bifurcação em artérias ilíacas externas é algumas vezes recomendada. Excise a próstata dentro 5 mm da uretra utilizando tesouras, uma unidade eletrocirúrgica, aspirador ultrassônico ou *laser* (Figura 26.20A). Posicione um tubo de cistostomia se a sonda uretral for removida (p. 685). Avalie a hemostasia e lave o local da cirurgia. Circunde a uretra prostática com omento ou gordura prostática. Feche o abdome rotineiramente.

Prostatectomia Parcial Intracapsular

Incise o septo mediano ventral. Prolongue a incisão através do parênquima em direção à uretra ventral. Utilizando um eletrocautério ou unidade de radiofrequência, ressecione todo o parênquima, com exceção de uma camada de 2 a 3 mm ligada à cápsula (Figura 26.20B). Ressecione toda a uretra com exceção de uma faixa dorsal de 3 a 5 mm. Lave a camada prostática e feche a cápsula sobre uma sonda uretral posicionada na bexiga. Utilize um padrão de aproximação para a primeira camada e um padrão invertido para a segunda camada de fechamento (p. ex., polidioxanona [PDS®], poliglecaprona 25 [Monocryl®], glicômero 631 [Biosyn®], ou poligliconato [Maxon®] 3-0 ou 4-0). Mantenha a sonda durante 10 dias. Alternativamente, utilize um *laser* ou aspirador cirúrgico ultrassônico para remover o parênquima e preservar a uretra.

CICATRIZAÇÃO DOS SISTEMAS REPRODUTOR E GENITAL

Órgãos reprodutores cicatrizam como outros tecidos viscerais. Incisões no parênquima testicular podem causar uma resposta imunológica e subsequente granuloma espermático. A cicatrização do útero pode inibir a placentação. Para diminuir as aderências uterinas, o omento pode ser colocado sobre as incisões. A falha da involução uterina pós-parto pode ser causada por quebra excessiva de colágeno como resultado da atividade da colagenase uterina. A cicatrização ideal requer um bom suprimento sanguíneo, aposição precisa da mucosa e mínimo trauma cirúrgico. Fatores sistêmicos (p. ex., hipovolemia, choque, hipoproteinemia, debilidade e infecções) podem adiar a cicatrização e aumentar o risco de deiscência.

MATERIAIS DE SUTURA/INSTRUMENTOS ESPECIAIS

Os instrumentos necessários para cirurgia reprodutiva incluem um gancho de OHE (p. ex., Covault, Snook), afastadores (p. ex., Balfour [procedimentos abdominais], Gelpi ou Weitlaner [procedimentos perineais], Finochietto [procedimentos pélvicos], espéculo vaginal ou otoscópio [procedimentos vaginais]), tesouras (p. ex., Metzenbaum, Mayo), pinças (p. ex., Doyen, Carmalt, e Mosquito curva), instrumentos de biópsia (agulha de biópsia Biopty-cut® com instrumentos de biópsia Bard®) e drenos. Instrumentos ortopédicos são necessários se

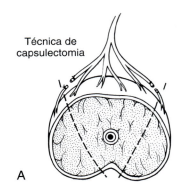
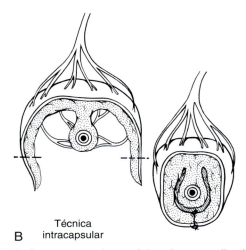

Figura 26.20 Prostatectomia parcial pode ser realizada utilizando-se técnicas de (A) capsulectomia ou (B) intracapsular.

QUADRO 26.7 Recomendações de Sutura para Cirurgia Reprodutiva

- Selecione um fio absorvível, monofilamentar e sintético para fechamento visceral (polidioxanona [PDS®], poligliconato [Maxon®], poliglecaprona 25 [Monocryl®], ou glicômero 631 [Biosyn®])
- Selecione um fio absorvível para ligaduras (polidioxanona, poligliconato, poliglactina 910 [Vicryl®], poliglecaprona 25 ou glicômero 631)

---

uma osteotomia pélvica for realizada. Uma unidade eletrocirúrgica ou de radiofrequência, aspirador ultrassônico, unidade de *laser*, bisturi ultrassônico, selante vascular, e equipamentos e instrumentos laparoscópicos são algumas vezes benéficos.

Fios absorvíveis e não absorvíveis monofilamentares são recomendados para a maioria dos procedimentos reprodutivos (i.e., polidioxanona [PDS®], poligliconato [Maxon®], poliglecaprona 25 [Monocryl®], glicômero 631 [Biosyn®], polibutéster [Novafil®], polipropileno [Prolene®] ou náilon 2-0 a 6-0) (Quadro 26.7). Grampeadores (transversos, ligado e dividido, e cutâneos) são algumas vezes utilizados.

CUIDADO E AVALIAÇÃO PÓS-CIRÚRGICOS

Animais submetidos à cirurgia do trato reprodutivo devem ser monitorados no período pós-cirúrgico por conta de dor, hemorragia e infecção. Analgésicos pós-cirúrgicos são indicados (ver Capítulo 13 e Tabelas 13.2 e 13.3 para as doses de opioides). O local de incisão deve ser avaliado duas vezes por dia em busca de vermelhidão, edema ou presença de secreção. A atividade deve ser limitada ao acesso à rua controlado até que as suturas sejam removidas (geralmente 10-14 dias).

QUADRO 26.8 Amolecedores de fezes

Dioctil Sulfossuccinato Sódico ou Docusato de sódio
 Cães: 50-200 mg VO q8-12h
 Gatos: 50 mg VO q12-24h

Lactulose
 Cães: Inicie com 1 mL/4,5 kg VO q8h e ajuste até que as fezes estejam moles e formadas, mas não aquosas
 Gatos: Inicie com 5 mL/gato VO q8h e ajuste até ter efeito

Psílio
 Cães: Inicie com 1 colher de chá/5-10 kg q12h no alimento e ajuste até que o efeito desejado seja obtido
 Gatos: Inicie com 1 colher de chá/gato q12h e ajuste até que o efeito desejado seja obtido

VO, via oral.

QUADRO 26.9 Erros Comuns na Cirurgia Reprodutiva

- Falha de suporte em pacientes em sepse ou debilitados com fluidos, antibióticos ou nutrição
- Falha de resseccionar completamente os tumores
- Falha em obter um diagnóstico histológico
- Falha em prevenir automutilação no local da cirurgia

A água é geralmente oferecida 4 a 6 horas após a cirurgia, a menos que ocorra êmese. Se o animal não apresentar êmese, alimentos podem ser fornecidos 6 a 12 horas após a cirurgia.

Procedimentos não eletivos são geralmente realizados em animais doentes com anormalidades hidroeletrolíticas e acidobásicas; estas anormalidades requerem monitoramento e tratamento contínuos no período pós-cirúrgico. Antibióticos terapêuticos devem ser mantidos em pacientes com infecções pré-cirúrgicas. Os locais da cirurgia devem ser protegidos pela utilização de colar elisabetano, cones, barras laterais ou bandagem para evitar o autotraumatismo. Laxantes podem ser administrados após cirurgia prostática ou perineal para minimizar o desconforto durante a defecação (Quadro 26.8). Aplique compressas frias duras a três vezes por dia durante 2 a 3 dias; então aplique compressas quentes durante 2 a 3 dias adicionais para minimizar a hemorragia e edema após cirurgia perineal.

COMPLICAÇÕES

A maioria das complicações associadas à cirurgia reprodutiva pode ser prevenida pela utilização de uma boa técnica cirúrgica (i.e., manuseio tecidual suave, boa hemostasia e técnica asséptica) (Quadros 26.9 e 26.10). OHE é difícil em cães maiores e está associada a maiores complicações. A hemorragia primariamente ocorre a partir dos pedículos ovarianos, vasos uterinos ou parede uterina quando as ligaduras são posicionadas de maneira imprópria; ela raramente ocorre a partir de vasos que acompanham o ligamento suspensório ou aqueles dentro do ligamento largo. A hemorragia excessiva pode ocorrer quando a OHE for realizada durante o estro. A ligadura do ureter ou trauma podem ocorrer ao ligar um pedículo ovariano caído ou hemorrágico quando a exposição do polo renal caudal for inadequada. O ureter também pode ser ligado se a bexiga estiver distendida e o trígono e junção ureterovesical estiverem deslocados cranialmente. A hidronefrose que necessita de ureteronefrectomia ocorre, a menos que a ligadura problemática seja prontamente removida. O estro pode ocorrer novamente se tecido ovariano permanecer na cavidade abdominal. Se isso acontecer, a exploração abdominal durante o estro pode ajudar na identificação do tecido ovariano. Tratos fistulosos e granulomas podem ser formados se fios de sutura multifilamentares

CAPÍTULO 26   Cirurgia dos Sistemas Reprodutor e Genital

> ### QUADRO 26.10   Complicações Potenciais após Cirurgia Reprodutiva
>
> **Ovário-histerectomia**
> - Dor, hemorragia, infecções, deiscência, incontinência urinária, remanescente ovariano, ligadura ureteral, fístula, aderências
>
> **Castração**
> - Hemorragia, hematoma escrotal, contusão escrotal, infecções, deiscência, incontinência urinária, alteração comportamental, síndrome eunucoide
>
> **Vasectomia**
> - Granuloma, edema escrotal, problemas incisionais
>
> **Cesariana**
> - Hemorragia, feto retido, aderências, cicatrização uterina, problemas incisionais, choque, hipotermia, hipocalcemia, agalactia, metrite, êmese, anorexia
>
> **Mastectomia**
> - Dor, inflamação, hemorragia, formação de seroma, infecções, necrose isquêmica, autotraumatismo, deiscência, edema de membro, recorrência do tumor
>
> **Episiotomia**
> - Dor, edema, inflamação, hemorragia, infecções, deiscência, autotraumatismo
>
> **Episioplastia**
> - Inflamação, edema, infecções, deiscência, dermatite perivulvar recorrente
>
> **Biópsia Testicular**
> - Hemorragia, infecções, hipertermia local, formação de cicatriz, aderências, orquite imunomediada, atrofia testicular, redução da contagem espermática (temporária)
>
> **Biópsia Prostática**
> - Hemorragia, hematúria, extravasamento de urina, infecções, disseminação tumoral
>
> **Prostatectomia**
> - Hemorragia, infecções, problemas incisionais, deslocamento da sonda urinária, extravasamento de urina, disúria, constrição uretral, incontinência urinária, disseminação tumoral

não absorvíveis forem utilizados para ligadura. Estas fístulas estão geralmente localizadas no flanco, mas podem também ocorrer ao longo da porção medial da coxa ou região inguinal. Elas drenam intermitentemente secreção tingida por sangue ou exsudato mucopurulento. A secreção pode diminuir durante a antibioticoterapia, mas recidivar quando os antibióticos forem descontinuados. Estas fístulas não melhorarão até que o material de sutura seja removido. Deve ser exercida precaução durante a dissecção porque pode haver aderências à veia cava ou a outras estruturas vitais.

A incontinência urinária pós-OHE é incomum (prevalência de aproximadamente 5%), mas, quando ocorre, pode acontecer após a cirurgia ou em cadelas idosas. Estudos prévios observaram maior incidência de incontinência urinária em fêmeas castradas antes dos 3 meses (aproximadamente 13%), ainda que um estudo mais recente não tenha observado diferença significativa na idade no momento da OHE entre grupos incontinentes e continentes.[3] Entretanto, cães com peso corporal maior que 15 kg tiveram sete vezes maior probabilidade de desenvolverem incontinência urinária adquirida quando comparados a cães com menos de 15 kg. Causas de incontinência urinária incluem baixos níveis de estrógeno, aderências do coto uterino ou granulomas na bexiga, e fístulas vaginoureterais. Apesar da crença de que a OHE leva à obesidade, a alimentação apropriada e exercícios em animais castrados devem evitar o ganho de peso excessivo. O comportamento e genitália externa juvenis podem persistir em animais castrados muito jovens (6-12 semanas). Hipotermia, hipoglicemia, perda sanguínea e problemas de manuseio tecidual ocorrem mais comumente em casos de OHE pré-púbere. Outras possíveis complicações da OHE são incomuns, mas incluem autotraumatismo, edema incisional, seroma, infecções, retardo da cicatrização, deiscência, trauma às alças intestinais ou ao baço, piometra cervical, alopecia endócrina, obstrução colônica, alteração comportamental e *síndrome eunucoide* (com as características de um macho castrado; características sexuais secundárias não se desenvolvem). Um estudo com 1.880 cães submetidos à OHE documentou uma taxa de complicação geral de 7,5%; o peso crescente do paciente e a duração do tempo de anestesia foram observados como fatores de risco para o desenvolvimento de complicações.[4]

Complicações sérias após castrações realizadas de maneira apropriada são raras, mas incluem problemas incisionais (p. ex., edema, formação de seroma, celulite, infecções, autotraumatismo, deiscência), hemorragia, hematoma escrotal, injúrias escrotais, abscessos, granulomas, incontinência urinária, alopecia endócrina, alterações comportamentais, síndrome eunucoide e constrição do cólon. Traumas ao pênis e uretra podem ocorrer durante a dissecção, especialmente após ablação escrotal. Embora improvável, uma gravidez indesejada pode ocorrer se um macho recentemente castrado copular com uma fêmea no estro, porque os espermatozoides persistem no ducto deferente por até 21 dias em cães e 49 dias em gatos. A prostatectomia inadvertida ocorreu durante criptorquiectomia.

As complicações da cesariana, com ou sem OHE, incluem hemorragia, hipovolemia, hipocalcemia, anorexia, anemia, agalactia, metrite e êmese. Hemorragia severa pode necessitar de OHE. Os níveis de cálcio devem ser monitorados se houver suspeita de eclâmpsia; cães afetados usualmente possuem níveis de cálcio ionizado menores ou iguais a 6 mg/dL. A eclâmpsia mais comumente ocorre em cães de pequeno porte com grandes ninhadas. A eclâmpsia pode ocorrer em qualquer momento durante o primeiro mês pós-parto, e nem todos os animais afetados possuem sinais típicos (p. ex., tremores musculares, tetania e convulsões). Uma secreção ou lóquio inodoro, que vai da coloração marrom-avermelhada escura à serosa, é esperada durante 4 a 6 semanas após o parto. Complicações incisionais como edema, infecções, seroma, autotraumatismo ou deiscência podem ocorrer. A cicatrização uterina pode impedir futuras placentações, e aderências podem interferir com a motilidade uterina. A mortalidade neonatal está mais comumente associada a cirurgias emergenciais, grandes ninhadas, cadelas braquicefálicas e más escolhas anestésicas.

Embora raras, complicações podem ocorrer após mastectomia (p.749), episiotomia, episioplastia, biópsia testicular e biópsia prostática (Quadro 26.10). A deiscência após episioplastia pode ocorrer se a ressecção cutânea causar tensão excessiva da linha de sutura; entretanto, a dermatite perivulvar persistirá ou recidivará se for excisada pele inadequada.

Complicações pós-cirúrgicas iniciais da prostatectomia incluem hemorragia, extravasamento de urina, infecções e deslocamento da sonda uretral; complicações tardias incluem deiscência, constrição uretral e incontinência urinária. A incontinência urinária é esperada em mais de 85% dos cães após prostatectomia, a menos que a próstata esteja em seu tamanho normal e a dissecção não traumatize a inervação ou vascularização do trígono.

A incontinência causada pela diminuição do tônus do esfíncter uretral pode ser tratada com agonistas alfa-adrenérgicos (fenilpropanolamina, imipramina ou efedrina), que aumentam o tônus do esfíncter uretral, ou com dietilestilbestrol (preferido), estriol, ou repositol testosterona (raramente utilizado) (Quadro 26.11). Fenilpropanolamina é utilizada mais frequentemente do que a efedrina

QUADRO 26.11 Tratamento da Incontinência Urinária

Fenilpropanolamina[a]
  Cães: 1-2 mg/kg VO q8-12h[b]
  Gatos: 1 mg/kg VO q12h

Efedrina
  Cães: Inicie com 0,4 mg/kg, e aumente gradativamente para 4 mg/kg VO q8-12h[c]
  Gatos: 2-4 mg/gato VO q8-12h

Dietilestilbestrol
  Cães: 0,1-1 mg/cão VO q24h (a dose é proporcional ao tamanho do cão) durante 3-5 d, então (se a incontinência urinária estiver controlada) administre a mesma dose uma vez a cada 3-7 d conforme necessário, com um máximo de 0,2 mg/kg/semana[d]

Estriol[e]
  2 mg/cão VO q24h durante 7 d, então diminua em intervalos semanais até que a dose semanal de 0,5 mg/cão seja alcançada

Cipionato de Testosterona
  Cães: 1,1-2,2 mg/kg IM uma vez a cada 2-4 semanas

Imipramina (Tofranil®)
  Cães: 2-4 mg/kg VO q12-24h *ou* 5-15 mg/cão VO q12h

IM, intramuscular; *VO*, via oral.
[a]Proin® agora é aprovado para utilização em cães pela Food and Drug Administration.
[b]Melhor iniciar com a dose na margem inferior e aumentar gradativamente, se necessário.
[c]Toxicidade tipicamente começa com 5 mg/kg e morte pode ocorrer prontamente com 10 mg/kg.
[d]Se não for notado benefício após 5 dias de terapia diária, então é improvável que a administração mantida beneficiará o paciente, e outros fármacos devem ser utilizados.
[e]Pode ser combinado com fenilpropanolamina.

---

porque possui menores efeitos colaterais (p. ex., hiperexcitabilidade, ofegância, anorexia) e maior eficácia com o passar do tempo (ver também p.713).

CONSIDERAÇÕES ESPECIAIS RELACIONADAS COM A IDADE

A castração eletiva é mais vantajosa quando o animal tiver menos que 1 ano. Comportamentos indesejáveis geralmente não foram aprendidos até esta idade, e alguns tumores (p. ex., adenocarcinoma mamário) podem ser inibidos. Tecidos pediátricos são mais frágeis do que tecidos adultos e devem ser manuseados gentilmente. O crescimento de ossos longos aumenta discretamente após gonadectomia pré-púbere. O desenvolvimento do ângulo excessivo do platô tibial pode ocorrer em cães de raças grandes castrados antes dos 6 meses. Tumores, piometra e infecções prostáticas são mais comuns em pacientes geriátricos.

Cirurgia do Trato Reprodutor Feminino

DOENÇAS ESPECÍFICAS

NEOPLASIA MAMÁRIA

DEFINIÇÕES

Lumpectomia é a remoção de massa ou parte da mama; **mastectomia simples** é a excisão de toda a glândula, e **mastectomia regional** é a excisão da glândula envolvida e glândulas adjacentes. **Mastectomia unilateral** é a remoção de todas as glândulas mamárias, tecido subcutâneo e linfáticos associados em um lado da linha média, enquanto **mastectomia bilateral** é a remoção simultânea de ambas as cadeias mamárias.

QUADRO 26.12 Massas Mamárias Caninas

Tumores benignos mistos
Carcinomas
- Carcinomas sólidos
- Adenocarcinomas tubulares
- Adenocarcinomas papilares
- Carcinomas anaplásicos

Hiperplasia
- Adenomas
- Tumores malignos mistos
- Sarcomas
- Mioepiteliomas

CONSIDERAÇÕES GERAIS E FISIOPATOLOGIA CLINICAMENTE RELEVANTE

Tumores mamários são incomuns em cães-machos, mas são os tumores mais comuns de cadelas. Eles são menos comuns em gatos, mas ainda correspondem a quase um terço de todos os tumores em felinos. Aproximadamente 35 a 50% dos tumores mamários caninos e 90% dos tumores mamários felinos são malignos. Os tipos de tumores mamários caninos estão listados no Quadro 26.12. Tumores mamários malignos são disseminados através dos vasos linfáticos e sanguíneos aos linfonodos regionais e pulmões. Outros locais de metástase menos comuns incluem as glândulas adrenais, rins, coração, fígado, osso, cérebro e pele.

A causa da neoplasia da glândula mamária é desconhecida; entretanto, várias são hormônio-dependentes, e a maioria pode ser prevenida se a OHE for realizada antes de 1 ano. O risco de tumores mamários para cães castrados antes do primeiro cio é de 0,05%. Este risco aumenta para 8% após um ciclo estral e 26% após o segundo cio. Gatas ovariectomizadas antes dos 6 meses possuem uma redução de 91% do risco de desenvolvimento de carcinoma mamário quando comparados a gatas inteiras; aquelas ovariectomizadas entre 6 e 12 meses possuem 86% de redução do risco. De forma geral, cães e gatos inteiros possuem sete vezes maior risco de desenvolvimento de tumores mamários do que animais castrados. Os receptores de estrógeno e/ou progesterona são encontrados em 50% dos tumores mamários caninos malignos e 70% dos benignos. Cães com tumores que contêm receptores de estrógeno ou progesterona vivem mais do que aqueles sem. Receptores de progesterona são encontrados em alguns tumores mamários felinos. A administração de progesterona pode estar associada ao desenvolvimento de tumores mamários malignos em gatos e tumores benignos em cães. Cães com tumores mamários benignos possuem um risco mais de três vezes maior de desenvolvimento de tumores mamários malignos.

Em cães, tumores benignos são geralmente classificados como tumores benignos mistos (fibroadenomas), adenomas, ou tumores mesenquimais benignos (Figura 26.21). A maioria dos tumores mamários malignos compreende carcinomas (Quadro 26.12); entretanto, sarcomas (<5%) e carcinossarcomas (tumores malignos mistos) ocorrem. Sarcomas sofrem metástases mais prontamente do que carcinomas. Alguns tumores mamários "malignos" não recidivam ou se disseminam após a cirurgia. Carcinomas papilares ou tubulares possuem melhor prognóstico do que carcinomas sólidos ou anaplásicos. Carcinomas inflamatórios são carcinomas pobremente diferenciados, com extensos infiltrados celulares mono e polimor-

CAPÍTULO 26 Cirurgia dos Sistemas Reprodutor e Genital

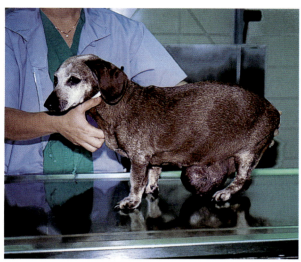

Figura 26.21 Um grande tumor mamário em Dachshund-fêmea de 13 anos.

 QUADRO 26.13   Tumores Mamários: Pontos-chave

- A maioria dos tumores mamários é prevenida por ovário-histerectomia no primeiro ano de vida.
- Tumores mamários masculinos são raros, mas se comportam de maneira semelhante àqueles em fêmeas.
- Todos os tumores mamários devem ser avaliados quando inicialmente identificados.
- Tumores em cães são benignos ou malignos; 90% dos tumores em gatos são malignos.
- O prognóstico é primariamente dependente do tipo histológico.
- Cada massa mamária pode ser um tumor diferente; portanto, remova todas elas.
- Desde que margens livres de tumor sejam obtidas, a técnica de excisão tumoral não afeta a sobrevida em cães; realize a mastectomia em cadeia em gatos.
- Não excise carcinomas inflamatórios; o prognóstico é bastante reservado.
- A terapia adjuvante não é rotineiramente recomendada para tumores malignos.

fonucleares. Pode ser difícil diferenciar mastites de carcinomas inflamatórios ao exame físico ou pela citologia. Estes tumores crescem rapidamente, invadindo vasos linfáticos cutâneos e causando edema marcante, inflamação e dor. Cães provavelmente estarão anoréxicos e fracos, e sofrem com a perda de peso. Os tumores são pouco demarcados, firmes, frequentemente ulcerados e podem envolver ambas as cadeias mamárias. Algumas áreas de envolvimento parecem com erupções cutâneas.

Aproximadamente 90% dos tumores mamários felinos são adenocarcinomas; entretanto, outros tipos de carcinomas e sarcomas ocorrem ocasionalmente (Quadro 26.12). Tumores mamários felinos crescem rapidamente e sofrem metástases aos linfonodos locais e pulmões no início da evolução da doença. Tumores mamários felinos não são tão bem circunscritos como seus homólogos caninos; eles são firmes e frequentemente ulcerados. Carcinomas mamários em gatos-machos se comportam de maneira semelhante àqueles de fêmeas, mas são menos comuns (Quadro 26.13). Tumores mamários felinos devem ser diferenciados de hiperplasia lobular e hiperplasia fibroepitelial. A hiperplasia está frequentemente associada à administração exógena de progesterona, mas tanto tumores benignos como malignos foram relatados em gatos-machos e fêmeas submetidos à suplementação de progesterona. Uma mastectomia unilateral é recomendada para remoção de tumores mamários felinos porque a recidiva local é comum após procedimentos menos radicais. Gatos com tumores mamários malignos geralmente sobrevivem menos de 1 ano.

DIAGNÓSTICO

Apresentação Clínica

Sinais Clínicos

Tumores mamários são comuns em cães e gatos-fêmeas. A maior frequência de tumores mamários é observada em Poodles, Boston terriers, Fox terriers, Airedale terriers, Teckels, cão Montanhês dos Pirineus, Samoiedas, Keeshonden e raças esportivas (Pointers, Retrievers, Setters e spaniels). Quase todos os tumores mamários felinos (99%) ocorrem em fêmeas intactas. A maioria dos tumores mamários ocorre em animais de meia-idade ou idosos; eles são raros em animais jovens. A incidência de tumores mamários aumenta bastante após os 6 anos. Cães desenvolvem tumores mamários em uma idade média de 10 a 11 anos, enquanto carcinomas felinos ocorrem mais frequentemente entre 8 e 12 anos. Cães mais jovens mais provavelmente terão tumores benignos do que cães idosos, e eles são raros em animais com menos de 5 anos.

Histórico

Vários tumores mamários são descobertos durante o exame físico de rotina. Animais podem ser trazidos por conta de um nódulo e/ou secreção anormal das mamas. Um atraso de vários meses é comum antes que um veterinário avalie o animal. Ocasionalmente, um animal com doença avançada é trazido para atendimento por dispneia ou claudicação secundária à metástase pulmonar ou óssea, respectivamente.

Achados de Exame Físico

Massas mamárias podem ter tamanhos variados (2-3 mm a 8 cm), mas tumores malignos são significativamente maiores do que tumores benignos. O local mais comum dos tumores mamários caninos são as glândulas mamárias caudais, mas 66% dos cães são atendidos com mais de um tumor. Diversas massas podem ser encontradas em uma ou ambas as cadeias mamárias. A maioria das massas é bastante móvel, mas ocasionalmente elas estão aderidas à musculatura ou fáscia subjacente. As massas podem ser sésseis ou pedunculadas, sólidas ou císticas, ulceradas ou cobertas com pele e pelo. Deve haver suspeita de carcinoma inflamatório ou mastite se as glândulas estiverem difusamente edemaciadas com pouca delimitação entre tecido normal e anormal. Carcinomas inflamatórios são geralmente ulcerados. O aumento de linfonodos axilares ou inguinais pode ser palpável, e o aumento dos linfonodos sublombares pode ser detectado ao exame retal. A claudicação ou edema de membros sugere a presença de metástases. Fraqueza, anorexia, perda de peso e/ou dor na região mamária e membros são comuns em casos de carcinoma inflamatório.

Diagnóstico por Imagem

Radiografias torácicas (três projeções) devem ser avaliadas em busca de metástases pulmonares. Metástases torácicas ocorrem em 25 a 50% dos cães com tumores mamários malignos no momento do diagnóstico. A efusão pleural pode ocorrer em gatos com doença pulmonar metastática. Radiografias abdominais devem ser avaliadas em busca de aumento de linfonodos ilíacos em casos de tumores caudais. A ultrassonografia abdominal pode detectar metástases abdominais. Imagens de TC e RM podem facilitar a avaliação de tumores invasivos e metástases.

Achados Laboratoriais

Os resultados de exames mínimos (hemograma, perfil bioquímico, urinálise) são inespecíficos em casos de neoplasia mamária, mas importantes para identificação de problemas geriátricos concomitantes ou síndromes paraneoplásicas. A citologia por aspiração ou esfoliativa ajuda a distinguir massas inflamatórias, benignas e malignas. A detecção de células neoplásicas em aspirados de linfonodos ajuda a estadiar a doença. A efusão pleural deve ser avaliada citologicamente. Escaneamentos ósseos ajudam a confirmar metástases ósseas. O diagnóstico definitivo é dependente da histopatologia do tecido biopsiado ou excisado. Cada massa deve ser avaliada histologicamente porque diferentes tipos tumorais podem ocorrer no mesmo indivíduo. A análise imuno-histoquímica de espécimes histológicas pode fornecer informação prognóstica útil.

DIAGNÓSTICO DIFERENCIAL

Hipertrofia mamária, mastite, granulomas, ectasia de ductos, tumores cutâneos ou corpos estranhos (p. ex., projéteis de chumbinho) são diagnósticos diferenciais. A hipertrofia mamária por estimulação endógena ou exógena de progesterona comumente ocorre em gatas-fêmeas inteiras jovens 2 a 4 semanas após o estro (quando as concentrações de progesterona estão elevadas). A hipertrofia pode usualmente ser descartada com base nos achados do histórico e citológicos. A mastite ocorre após o estro, parto ou pseudociese; o edema é usualmente mais localizado do que em casos de carcinoma inflamatório.

MANEJO CLÍNICO

Relatos da eficácia das modalidades terapêuticas com relação à cirurgia são escassos. A quimioterapia pode ser benéfica para o controle de determinados tumores malignos. A quimioterapia adjuvante pós-cirúrgica não demonstrou melhorar os resultados ou tempos de sobrevida em cães ou gatos. De forma geral, a quimioterapia, a radioterapia e a terapia hormonal não são rotineiramente recomendadas como adjuvantes à cirurgia.

TRATAMENTO CIRÚRGICO

A excisão é o tratamento de escolha para todos os tumores mamários, com exceção de carcinomas inflamatórios. A excisão permite o diagnóstico histológico e pode ser curativa, melhorar a qualidade de vida ou modificar a progressão da doença. Carcinomas inflamatórios são extremamente agressivos, e a cirurgia não possui valor para o controle ou atenuação da doença. A seleção de uma técnica cirúrgica para a remoção do tumor e de quantidades variáveis de tecido mamário depende do tamanho do tumor, da localização e consistência, do estado do paciente e da preferência do cirurgião. A sobrevida não é influenciada pela técnica, a menos que a ressecção incompleta seja realizada. Entretanto, a recidiva local é menor em gatos quando a mastectomia unilateral é realizada em vez da lumpectomia. Uma combinação de diferentes técnicas pode ser selecionada se o animal possuir diversas massas em ambas as cadeias. Todos os tumores devem ser excisados porque cada massa pode ser um diferente tipo tumoral. Se a excisão completa for impossível com uma única cirurgia, um segundo procedimento deve ser adiado 3 a 4 semanas para permitir a cicatrização e relaxamento da pele esticada. A OHE pode ser realizada quando o tumor mamário for removido. A OHE deve ser feita antes da mastectomia para impedir a inoculação da cavidade abdominal com células tumorais. Embora a OHE provavelmente pouco impeça o desenvolvimento de outros tumores mamários, prevenirá doenças uterinas (p. ex., piometra e metrite) e eliminará a influência de hormônios femininos sobre os tumores existentes. Entretanto, em um estudo, cães com carcinoma mamário de grau 2, tumores positivos para receptores de estrógeno (RE) ou concentração peroperatória maior de estradiol sérico (E2) tiveram menor risco de recidiva quando submetidos à OHE no momento da remoção dos tumores mamários quando comparados a cães que não foram submetidos a este procedimento.[5]

Lumpectomia ou *mamectomia parcial* é a excisão de uma massa e margem circundante de tecido mamário macroscopicamente normal (≥1 cm). É utilizada quando a massa for pequena (<5 mm), encapsulada, não invasiva e na periferia da glândula. O extravasamento de leite e linfa do tecido mamário incisado na ferida pode causar inflamação pós-cirúrgica e desconforto. *Mastectomia simples* é a excisão de toda a glândula que contém o tumor. É utilizada quando o tumor envolver a área central da glândula ou a maioria da glândula. A remoção de toda a glândula pode ser mais fácil do que a incisão do tecido mamário e impede problemas pós-cirúrgicos pelo extravasamento de leite e linfa. A *mastectomia regional* envolve a excisão das glândulas envolvidas e adjacentes. Esta técnica é selecionada quando vários tumores ocorrem em glândulas adjacentes na cadeia ou quando a massa ocorre entre duas glândulas. É algumas vezes tecnicamente mais fácil remover as glândulas abdominais caudais e inguinais confluentes do que uma delas somente. A *mastectomia unilateral* é realizada quando diversos tumores ocorrem disseminados por toda a cadeia ou em gatos com uma única massa, pois a recidiva local é comum. Uma mastectomia unilateral pode tomar menos tempo e ser menos traumática do que diversas lumpectomias ou mastectomias. A *mastectomia bilateral* pode ser realizada quando diversas massas ocorrem em ambas as cadeias; entretanto, o fechamento da pele pode ser extremamente difícil ou impossível. Portanto, não é recomendada. Em vez disso, mastectomias unilaterais em estágios são preferidas.

> **NOTA** Massas mamárias separadas no mesmo cão podem ser de tipos histológicos diferentes; portanto, excise todas as massas e submeta-as à avaliação histológica. Marque-as para que possa determinar qual massa foi originada de cada local quando o resultado da biópsia retornar.

Manejo Pré-cirúrgico

Um painel completo para determinar o estágio da doença e identificar outros problemas que possam alterar o prognóstico é importante. Massas ulceradas e infeccionadas devem ser tratadas com compressas quentes e antibióticos durante vários dias antes da cirurgia, a fim de reduzir a inflamação e permitir que as margens macroscópicas do tumor sejam mais precisamente avaliadas. Antibióticos pré-cirúrgicos são necessários somente em pacientes severamente debilitados ou naqueles com evidências de infecção. Se houver doença renal (p. ex., secundária à hipercalcemia ou neoplasias), fluidos pré-operatórios devem ser administrados. Todo o abdome ventral e tórax caudal devem ser tricotomizados. Cada cadeia mamária deve ser cuidadosamente palpada e a localização de cada massa, mapeada. Massas adicionais são frequentemente identificadas assim que o pelo for removido.

Anestesia

Uma variedade de protocolos anestésicos pode ser utilizada em animais com massas mamárias (Tabela 26.3). Anestésicos gerais são usualmente menos estressantes ao paciente do que anestésicos locais, mesmo quando pequenos nódulos devem sofrer ressecção. Considere a administração de um opioide epidural nos períodos pré e pós-cirúrgicos se uma grande área de tecido for removida.

Anatomia Cirúrgica

Cães geralmente possuem cinco pares de glândulas mamárias; gatos possuem quatro. As glândulas mamárias são glândulas

CAPÍTULO 26 Cirurgia dos Sistemas Reprodutor e Genital

> **QUADRO 26.14 Principais Vasos Sanguíneos que Suprem as Glândulas Mamárias de Cães e Gatos**
>
> **Glândulas Mamárias 1 e 2**
> Ramos ventral e lateral dos vasos intercostais, torácicos internos e torácicos laterais
>
> **Glândulas Mamárias 2 e 3**
> Vasos epigástricos superficiais craniais
>
> **Glândulas Mamárias 4 e 5**
> Vasos epigástricos superficiais caudais

compostas, tubuloalveolares, apócrinas. As artérias e veias epigástricas superficiais caudais suprem as glândulas caudais (Quadro 26.14). A artéria epigástrica superficial caudal surge a partir da artéria pudenda externa próxima ao linfonodo inguinal superficial. Ramos das artérias epigástricas superficiais cranial e caudal sofrem anastomose. As mamas torácicas craniais são irrigadas pelo quarto, quinto e sexto vasos cutâneos ventrais e laterais, e nervos (a partir dos intercostais) e ramos dos vasos torácicos laterais (a partir da artéria axilar). As mamas torácicas caudais são supridas pelo sexto e sétimo nervos cutâneos, e vasos e ramos dos vasos epigástricos superficiais craniais. Os vasos epigástricos superficiais craniais irrigam a mama abdominal cranial e pele sobre o músculo reto do abdome. O linfonodo axilar drena as três glândulas craniais, e o linfonodo inguinal drena as duas glândulas caudais. Entretanto, existem conexões linfáticas entre as glândulas e que atravessam a linha média.

Posicionamento

Posicione o paciente em decúbito dorsal com os membros torácicos fixados cranialmente e os membros pélvicos fixados caudalmente em uma posição relaxada. Todo o abdome ventral, tórax caudal e áreas inguinais devem ser tricotomizados e preparados para cirurgia asséptica.

TÉCNICA CIRÚRGICA

Faça uma incisão elíptica ao redor da(s) glândula(s) mamária(s) envolvida(s), em uma distância no mínimo de 1 cm do tumor (Figura 26.22A). Continue a incisão através do tecido subcutâneo até a fáscia da parede abdominal externa. Evite a incisão do tecido mamário; entretanto, isso é geralmente impossível porque o tecido mamário pode estar confluente entre glândulas adjacentes. A separação da linha média entre cadeias mamárias é distinta.

Controle a hemorragia superficial com eletrocoagulação, pinças hemostáticas ou ligaduras. Realize uma excisão em bloco pela elevação de uma margem da incisão e dissecção do tecido subcutâneo da fáscia peitoral e do reto utilizando movimentação deslizante suave da tesoura (Figura 26.22B). Utilize tração sobre o segmento cutâneo elevado para facilitar a dissecção.

Glândulas abdominais e inguinais são frouxamente ligadas por gordura e tecido conjuntivo, e facilmente separadas da fáscia do reto. Glândulas torácicas estão aderidas aos músculos peitorais subjacentes por pouca gordura ou tecido conjuntivo interveniente.

Realize a ressecção do coxim gorduroso inguinal e linfonodo(s) com a glândula mamária inguinal. O linfonodo axilar não é incluído na ressecção em bloco das glândulas torácicas. Excise a fáscia se o tumor tiver invadido o tecido subcutâneo. Algumas lesões neoplásicas invadirão a musculatura abdominal, e a excisão deve incluir uma porção da parede abdominal.

Continue a dissecção deslizando a tesoura até que os principais vasos (i.e., epigástricas superficiais craniais e epigástricas superficiais caudais) para a glândula sejam encontrados. Isole e ligue estes vasos (Figura 26.22C). Ligue o vaso epigástrico superficial cranial onde penetra o reto do abdome entre as glândulas mamárias torácica caudal e abdominal cranial (terceira) (Quadro 26.14). Ligue o vaso epigástrico superficial caudal adjacente ao coxim gorduroso inguinal próximo ao anel inguinal (Quadro 26.14). Ligue ramos que irrigam a primeira e segunda glândulas mamárias torácicas conforme eles são encontrados penetrando os músculos peitorais. Lave a ferida e avalie tecidos anormais. Divulsione as margens da ferida e avance a pele em direção ao centro do defeito com suturas móveis (ver Fig. 15.22). Se o espaço morto for extenso, coloque sucção fechada ou dreno de Penrose para ajudar a impedir o acúmulo de fluido. Aposicione margens cutâneas com padrão de sutura subcutânea ou subcuticular (Figura 26.22E). Utilize fios absorvíveis monofilamentares 3-0 ou 4-0 (polidioxanona [PDS®], poliglecaprona 25 [Monocryl®], glicômero 631 [Biosyn®], ou poligliconato [Maxon®]) em uma agulha atraumática em padrão interrompido ou contínuo.

A aposição cutânea é mais difícil na região torácica porque a pele é menos móvel e as costelas tornam a área menos compressível do que o abdome.

Utilize um retalho cutâneo axilar ou de prega do flanco para fechar o defeito se a tensão for excessiva (pp. 218–220). Utilize fios cutâneos não absorvíveis monofilamentares aposicionais (p. ex., náilon, polibutéster [Novafil®], ou polipropileno [Prolene®] 3-0 ou 4-0) ou grampos. Coloque uma bandagem circunferencial acolchoada para comprimir o espaço morto, mobilizar o tecido e dar suporte à ferida.

CUIDADO E AVALIAÇÃO PÓS-CIRÚRGICOS

Analgésicos (Capítulo 13 e Tabelas 13.2 e 13.3 para doses de opioides) e cuidado de suporte devem ser administrados conforme a necessidade. Uma bandagem abdominal deve dar suporte à ferida, comprimir o espaço morto e absorver fluido. Bandagens são trocadas diariamente durante os primeiros 2 a 3 dias, ou conforme necessário para mantê-las secas. A ferida deve ser inspecionada por conta de inflamação, edema, drenagem, seroma, deiscência e necrose. Qualquer dreno deve ser removido quando a drenagem diminuir a uma quantidade mínima (geralmente dentro de 3 a 5 dias). Bandagens e suturas são geralmente removidas 5 a 7 dias e 7 a 10 dias no período pós-cirúrgico, respectivamente. Pacientes com tumores malignos devem ser reavaliados por conta de recidiva local e metástase a cada 3 ou 4 meses.

COMPLICAÇÕES

Complicações incluem dor, inflamação, hemorragia, formação de seroma, infecções, necrose isquêmica, autotraumatismo, deiscência, edema de membros pélvicos e recidiva do tumor. Em cães, a recidiva local ocorre dentro de 2 anos e varia de 20 a 73%.

PROGNÓSTICO

Fatores prognósticos significativos em cães são listados no Quadro 26.15. Fatores prognósticos significativos em gatos são o tamanho do tumor, extensão da cirurgia e graduação histológica. O risco de doença metastática aumenta e o tempo de sobrevida diminui em casos de tumores primários de maior tamanho. O prognóstico para cães com tumores benignos é bom após a cirurgia. O prognóstico para cães com tumores malignos é variável e depende de vários fatores, incluindo tipo tumoral, estadiamento tumoral, tamanho do tumor, estado da OHE e a presença de metástases. A maioria dos cães com tumores malignos sem metástase óbvia no momento da cirurgia morre ou é eutanasiada por problemas relacionados com o tumor

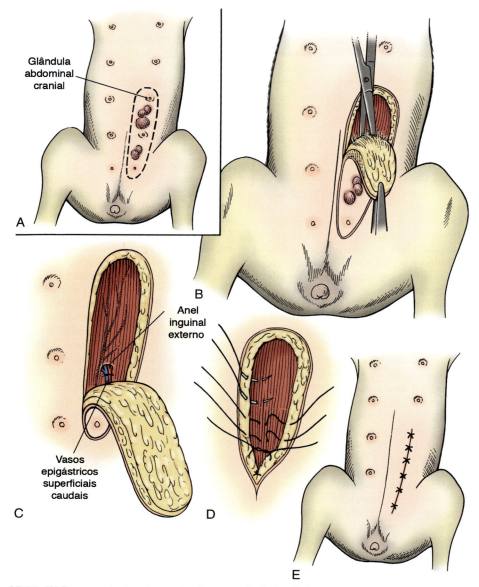

Figura 26.22 (A) Para mastectomia caudal, faça uma incisão elíptica ao redor da glândula a ser excisada. (B) Incise o tecido subcutâneo para expor a fáscia abdominal. Eleve a margem cranial do segmento e separe o tecido subcutâneo da fáscia deslizando tesouras ao longo da fáscia abdominal. (C) Ligue e divida os vasos epigástricos superficiais caudais próximos ao anel inguinal. (D) Avance as margens cutâneas até o centro do defeito com suturas subcuticulares ambulantes e suturas subcuticulares. (E) Aposicione as margens cutâneas com suturas de aposição.

QUADRO 26.15 Fatores Prognósticos Significativos para Tumores Mamários em Cães

- Tipo histológico e características imuno-histoquímicas
- Grau de invasão
- Grau de diferenciação nuclear e ploidia de DNA
- Evidência de reatividade celular linfoide
- Tamanho tumoral
- Envolvimento de linfonodos
- Atividade de receptores de hormônios
- Presença de ulceração
- Fixação
- Taxa em fase S

dentro de 1 a 2 anos. Aqueles com doença metastática no momento do diagnóstico possuem tempo de sobrevida médio mais curto (5 meses *versus* 28 meses). Cães com tumores menores do que 3 cm possuem melhor prognóstico (35% recidiva com 2 anos; sobrevida de 22 meses) do que tumores maiores do que 3 cm de diâmetro (80% recidiva com 2 anos; 14 meses de sobrevida).

Em gatos, tumores com menos de 2 cm possuem menor chance de recidiva local do que aqueles com mais de 2 a 3 cm. Gatos com carcinomas mamários maiores que 3 cm possuem sobrevida média de 6 meses, enquanto aqueles com tumores menores do que 2 cm possuem sobrevida média de aproximadamente 3 anos. Gatas com tumores menores do que 2 cm possuem sobrevida média de aproximadamente 3 anos. Gatas com tumores menores ou iguais a 8 cm³ de volume possuem os mais longos tempos de intervalo livre da doença e de sobrevida média (4,5 anos após a cirurgia). Gatas com doença local quando comparadas àquelas com invasão tumoral vascular ou linfática tiveram sobrevidas mais longas (22 meses *versus* 13 meses, respectivamente). Da mesma forma, um baixo índice mitótico teve melhor prognóstico do que um alto índice (22 meses *versus* 12 meses, respectivamente), e um baixo índice AgNOR foi mais favorável do que um alto índice (22 meses *versus* 14 meses, respectivamente). A presença de múltiplos tumores não afeta o prognóstico em cães, mas diminui a sobrevida em gatos.

Adenocarcinomas confinados ao epitélio do ducto podem ter bom prognóstico após a cirurgia. O prognóstico piora quando as células neoplásicas se estendem além do sistema de ductos e é pior ainda quando células neoplásicas são encontradas no sangue ou vasos linfáticos. Adenocarcinomas pouco diferenciados possuem taxa de recidiva de 90% 2 anos após a cirurgia. A taxa de recidiva para tumores moderadamente diferenciados *versus* bem diferenciados é de 68% *versus* 24%, respectivamente, 2 anos após a cirurgia. O tempo de sobrevida médio para cães com carcinomas anaplásicos é de 2,5 meses comparados a 21 meses para casos de adenocarcinoma, 16 meses para carcinoma sólido, e 14 meses para outros tumores malignos. Sarcomas de glândulas mamárias e carcinomas inflamatórios possuem prognóstico muito pobre.

OHE no momento da remoção do tumor melhorou a sobrevida em alguns estudos, mas em outros não afetou a sobrevida ou taxa de recidiva. Um estudo de 2016 observou que cães com carcinoma mamário de grau 2, tumores positivos para RE ou aumento da concentração sérica de E2 no período peroperatório tiveram menor risco de recidiva quando submetidos à OHE no momento da remoção do tumor mamário quando comparados a cães que não foram submetidos à OHE.[5] As modalidades terapêuticas que não a cirurgia podem desacelerar a progressão do tumor, mas poucos dados estão disponíveis para prever de maneira precisa sua efetividade.

NEOPLASIA UTERINA

DEFINIÇÕES

Leiomioma e **leiomiossarcoma** são tumores de musculatura lisa benigno e maligno, respectivamente, que podem ocorrer no útero. **Adenocarcinomas uterinos** são tumores malignos das glândulas uterinas.

CONSIDERAÇÕES GERAIS E FISIOPATOLOGIA CLINICAMENTE RELEVANTE

A neoplasia uterina é rara no cão, com incidência relatada em 0,4% de todos os tumores caninos, e é ainda menos comum em gatos (0,29%). A maioria dos tumores é um achado incidental à necropsia ou durante exploração abdominal. Tumores uterinos são mais comuns em gatos do que outros tumores do trato reprodutivo. Tumores que podem ocorrer no útero estão listados no Quadro 26.16. Eles podem ocorrer no restante do corpo uterino após OHE e podem ter tumores mamários concomitantes. Condições patológicas concorrentes podem incluir ovários císticos, hiperplasia endometrial cística (HEC) e piometra, sugerindo uma influência hormonal comum.

A maioria dos tumores uterinos em cães (85%-90%) compreende leiomiomas com origem no miométrio (Figura 26.23). Leiomiomas são benignos e geralmente não invasivos e de crescimento lento. Eles podem sofrer protrusão em direção ao lúmen uterino, como um pedúnculo, ou causar uma protuberância externa da parede. Cães Pastores-alemães possuem uma síndrome caracterizada por múltiplos leiomiomas uterinos, cistoadenocarcinomas renais bilaterais

QUADRO 26.16	Tumores Uterinos
Leiomioma	
Fibroma	
Leiomiossarcoma	
Adenoma	
Adenocarcinoma	
Fibrossarcoma	
Lipoma	

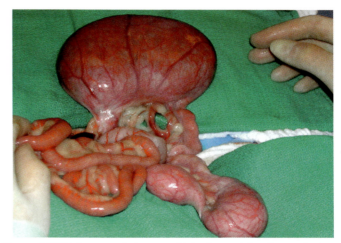

Figura 26.23 Imagem intraoperatória de um leiomioma uterino e piometra em um Yorkshire terrier de 6 anos.

e dermatofibrose nodular. Os tumores malignos mais comuns de cadelas e gatas são leiomiossarcomas e adenocarcinoma endometrial, respectivamente. Os leiomiossarcomas são de difícil distinção macroscópica dos leiomiomas. Eles são tumores invasivos, usualmente lentos para metastatizar. Adenocarcinomas causam a formação de espessamento e nódulos no endométrio. O tumor pode ser sólido ou cístico, séssil, ou polipoide, e pode obliterar o lúmen uterino. Adenocarcinomas multicêntricos foram relatados A metástase está geralmente presente no momento do diagnóstico e pode envolver o cérebro, olhos, ovários, glândulas adrenais, tireoide, pulmões, fígado, rins, bexiga, alças intestinais, pâncreas, pericárdio, miocárdio, diafragma ou linfonodos regionais.

DIAGNÓSTICO

Apresentação Clínica

Sinais Clínicos

Não foi relatada predileção racial. A maioria dos animais afetados é de meia-idade ou idosa.

Histórico

A maioria dos tumores uterinos não causa sinais clínicos a menos que eles sejam grandes e comprimam os tratos gastrintestinal ou urinário. Animais podem ter ciclos estrais anormais e/ou secreção vaginal mucoide ou hemorrágica por conta da irritação do tumor e erosão vascular. Tumores uterinos podem obstruir a cérvix e causar piometra; portanto, sinais clínicos presentes podem incluir uma secreção vaginal purulenta, pirexia, anorexia, êmese, polidipsia e/ou poliúria. O crescimento tumoral pode comprimir o cólon, bexiga ou uretra, causando tenesmo ou obstrução. Outros sinais podem incluir distensão abdominal, disúria, hematúria, dispneia e/ou perda de consciência.

Achados de Exame Físico
O exame físico é frequentemente normal, embora grandes massas possam ser palpadas. Uma secreção vaginal hemorrágica pode ser notada. Algumas massas uterinas são palpáveis durante o exame retal. Linfonodos sublombares aumentados e assimétricos podem ser palpados se o tumor já sofreu metástase. O exame vaginal digital está usualmente normal. Animais com piometra podem estar deprimidos, febris e sensíveis à dor durante a palpação abdominal, e podem ter secreção vaginal purulenta (p. 755).

Diagnóstico por Imagem
Radiografia e ultrassonografia podem revelar massa na área uterina. A ecogenicidade de massas uterinas é variável. Biópsias guiadas por ultrassonografia podem fornecer informações com relação ao tipo de tumor. Radiografias abdominais, TC e RM devem ser avaliadas em busca de evidências de aumento dos linfonodos ou metástase visceral, e radiografias torácicas (três projeções) devem ser avaliadas por conta de metástases.

Vaginoscopia
A vaginoscopia pode revelar secreção anormal. Células neoplásicas podem ser identificadas a partir de espécimes obtidas por canulação uterina transcervical endoscópica se o tumor invadir ou envolver o endométrio.

Achados Laboratoriais
Os resultados do perfil hematológico e bioquímico sérico são inespecíficos. A paciente pode estar anêmica se houver secreção hemorrágica crônica ou síndrome paraneoplásica. Células neoplásicas são raramente identificadas na citologia vaginal. O diagnóstico definitivo requer histopatologia.

DIAGNÓSTICO DIFERENCIAL
Diagnósticos diferenciais para massas uterinas incluem corpos estranhos intestinais, lesões tumorais ou fúngicas, massas do trato urinário ou aumento de linfonodos secundário a neoplasias ou inflamação. Diagnósticos diferenciais para casos de secreção vaginal incluem estro, parto, aborto, placentite, lóquio normal, vaginite, metrite, piometra, subinvolução placentária, mucometra, torção uterina ou trauma.

MANEJO CLÍNICO
A efetividade da quimioterapia e radioterapia em massas uterinas é desconhecida.

TRATAMENTO CIRÚRGICO
A OHE é o tratamento de escolha para tumores uterinos.

Manejo Pré-cirúrgico
Anormalidades hidroeletrolíticas e acidobásicas devem ser corrigidas antes da cirurgia. Pacientes com elevação das concentrações de ureia ou creatinina devem ser submetidas à administração de diuréticos antes da cirurgia. Se houver piometra, a antibioticoterapia deve ser iniciada (Quadro 26.3). Pacientes adultas devem estar em jejum durante 12 a 18 horas antes da indução anestésica.

Anestesia
Uma série de protocolos anestésicos pode ser utilizada em animais com tumores uterinos se não estiverem debilitados e não tiverem piometra concomitante. Recomendações anestésicas para animais com piometra são fornecidas na Tabela 26.5.

Anatomia Cirúrgica
A anatomia cirúrgica do trato reprodutivo é discutida na p. 725.

Posicionamento
Pacientes são posicionados em decúbito dorsal para uma celiotomia na linha média ventral. Todo o abdome ventral e tórax caudal devem ser tricotomizados e preparados para cirurgia asséptica.

TÉCNICA CIRÚRGICA
Realize uma celiotomia na linha média ventral. Explore o abdome em busca de evidências de metástases ou outras anormalidades. Colete uma biópsia ou excise estruturas anormais. Realize uma OHE (p.728), removendo a cérvix se estiver invadindo 1 a 2 cm do tumor. Faça a cultura do útero se houver suspeita de metrite ou piometra.

CUIDADO E AVALIAÇÃO PÓS-CIRÚRGICOS
A fluidoterapia deve ser mantida se o paciente estava desidratado ou azotêmico, e analgésicos pós-cirúrgicos (Capítulo 13) devem ser fornecidos conforme necessidade (Tabelas 13.2 e 13.3 para doses de analgésicos). Antibióticos são desnecessários a menos que uma infecção uterina tenha sido identificada. Radiografias torácicas e abdominais devem ser avaliadas periodicamente (p. ex., 1-2 meses, 6 meses) se havia um tumor maligno. Complicações da OHE são discutidas na p.744. O tumor pode recidivar localmente ou metastatizar.

PROGNÓSTICO
O prognóstico para tumores benignos assintomáticos sem cirurgia é bom a menos que a massa cresça e comprima os tratos gastrointestinal ou urinário. O prognóstico após OHE é excelente para casos de tumores benignos e bom para tumores malignos sem evidências de metástases ou infiltração local. O prognóstico para adenocarcinomas uterinos é reservado por conta de sua propensão para metastatizar antes do diagnóstico. A efetividade de outras modalidades terapêuticas para tumores uterinos é desconhecida.

PIOMETRA
DEFINIÇÕES
Piometra é um acúmulo de material purulento dentro do útero. A piometra é algumas vezes denominada *complexo hiperplasia endometrial cística-piometra*. Distensão uterina com fluido estéril é chamada de **hidrometra** (secreções aquosas), **mucometra** (secreções mucoides), ou **hemometra** (secreções sanguinolentas). Uma **piometra de coto** é o acúmulo de material purulento no vestígio do útero que permanece após a OHE.

CONSIDERAÇÕES GERAIS E FISIOPATOLOGIA CLINICAMENTE RELEVANTE
A piometra é uma condição que potencialmente causa risco de morte associada à HEC. A HEC e a piometra ocorrem durante o estro. Ocasionalmente o diagnóstico é retardado e não reconhecido até o anestro. Em cadelas, o período de diestro de uma fêmea normal que não esteja prenhe dura aproximadamente 70 dias. O útero é influenciado pela progesterona produzida pelos corpos lúteos

TABELA 26.5 Considerações Anestésicas na Paciente em Septicemia com Piometra

Considerações Pré-operatórias

Condições associadas	• Desidratação • Anormalidades eletrolíticas • Hipotensão • Glicemia anormal • Anemia • Arritmias • Geralmente pacientes idosas com comorbidades • Pode haver supressão adrenal na paciente criticamente doente
Exames de sangue	• HT • Eletrólitos • Ureia • Cr • PT • Lactato • Glicemia, geralmente verificações seriadas da glicose • Urinálise
Exame físico	• Pode estar desidratada, taquicárdica ou bradicárdica, hipotensa, vomitanda ou hipotérmica • Pode haver abdome doloroso • +/− Secreção vaginal
Outros exames	• Pressão sanguínea • ECG • SpO$_2$ • Radiografias • +/− Ultrassom

Pré-medicações	• Reidrate durante 4-6h se possível; em casos de piometra fechada, pode ter de administrar *bolus* mais rápidos para diminuir o tempo para a cirurgia
	• Corrija anormalidades eletrolíticas e glicêmicas
	• Evite sedativos em pacientes deprimidas
	• Evite alfa-2-agonistas e acepromazina
	• Se a paciente estiver ansiosa, administre:
	  • Midazolam (0,1-0,2 mg/kg IV, IM), *ou*
	  • Diazepam (0,1-0,2 mg/kg IV)
	• Se a paciente não estiver deprimida, então administre:
	  • Hidromorfona[a] (0,05-0,2 mg/kg IV, IM em cadelas; 0,05-0,1 mg/kg IV, IM em gatas), *ou*
	  • Oximorfona (0,1-0,2 mg/kg IV, IM), *ou*
	  • Morfina[b] (0,1-0,2 mg/kg IV ou 0,2-0,4 mg/kg IM) *ou*
	  • Buprenorfina[c] (0,005-0,02 mg/kg IV, IM)

Considerações Intraoperatórias

Indução	Pré-oxigene 3-5 minutos
	• Se desidratada, administre:
	  • Etomidato (0,5-1,5 mg/kg IV); (administre após utilizar um benzodiazepínico), quando possível evite sua utilização em pacientes críticas, *ou*
	  • Propofol (1-4 mg/kg IV) lentamente, *ou*
	  • Alfaxalona (2-3 mg/kg IV)
	• Se hidratada, administre:
	  • Propofol (2-6 mg/kg IV), *ou*
	  • Alfaxalona (2-5 mg/kg IV)

Manutenção	• Isoflurano ou sevoflurano, *mais*
	  • Fentanila (2-10 μg/kg IV PRN em cadelas; 1-4 μg/kg IV PRN em gatas) para alívio da dor em curto prazo, *mais*
	  • Fentanila CRI (1-5 μg/kg IV dose de ataque, então 2-30 μg/kg/h IV), *ou*
	  • Hidromorfona[a] (0,05-0,2 mg/kg IV PRN em cadelas; 0,05-0,1 mg/kg IV PRN em gatas), *ou*
	  • Buprenorfina[c] (0,005-0,02 mg/kg IV PRN), *mais*
	  • Cetamina (baixa dose) (0,5-1 mg/kg IV), *ou*
	  • Cetamina CRI (0,5 mg/kg IV dose de ataque, então 10 μg/kg/min IV)
	• Para hipotensão (para manter PAM entre 60 e 80 mmHg) administre fenilefrina, efedrina, norepinefrina ou dopamina conforme necessário

Necessidades de fluido	• 10-20 mL/kg/h mais 3× PSE; taxas maiores de fluidos são necessários se a desidratação não for corrigida no período pré-cirúrgico • Considere coloides se a hipotensão for persistente
Monitoramento	• Pressão sanguínea • ECG • Frequência respiratória • SpO$_2$ • EtCO$_2$ • Temperatura • DU

(Continua)

TABELA 26.5	Considerações Anestésicas na Paciente em Septicemia com Piometra *(Cont.)*
Bloqueios	Epidural: • Morfina (0,1 mg/kg livre de preservativos) *ou* • Buprenorfina (0,003-0,005 mg/kg diluído em salina) NOTA: Evite anestésicos locais para bloqueios espinais e epidurais em pacientes hipotensas Incisional: • Lidocaína (<5 mg/kg em cadelas, 2-4 mg/kg em gatas), *ou* • Bupivacaína (<2 mg/kg)
Considerações Pós-operatórias	
Analgesia	• Fentanila CRI (1-10 µg/kg IV dose de ataque, então 2-20 µg/kg/h IV), *ou* • Morfina[b] (0,1-1 mg/kg IV ou 0,1-2 mg/kg IM q1-4h em cadelas; 0,05-0,2 mg/kg IV ou 0,1-0,5 mg/kg IM q1-4h em gatas) se não houver hipotensão, *ou* • Buprenorfina (0,005-0,02 mg/kg IV, IM, SC q4-8h ou 0,01-0,02 mg/kg TMO q6-12h em gatas), *ou* • Hidromorfona[a] (0,05-0,2 mg/kg IV, IM q3-4h em cadelas; 0,05-0,1 mg/kg IV, IM q3-4h em gatas), *ou* • Oximorfona (0,1-0,2 mg/kg IV), *ou* • Hidromorfona CRI (0,025-0,1 mg/kg/h IV em cadelas), *mais* • +/− Cetamina CRI (2 µg/kg/min IV. Se não foi realizada dose de ataque, administre 0,5 mg/kg IV antes da CRI) NOTA: Evite AINE
Monitoramento	• SpO₂ • Pressão sanguínea • FC • Frequência respiratória • Temperatura • DU • ECG se houver anormalidades eletrolíticas
Exames de sangue	• HT se houver perda sanguínea significativa • Repita exames de sangue pré-operatórios anormais • Verificações seriadas de glicemia se necessário
Escore de dor estimado	Moderado a severo

AINE, anti-inflamatórios não esteroidais; *Cr*, creatinina; *CRI*, infusão em taxa constante; *DU*, débito urinário; *ECG*, eletrocardiograma; *EtCO₂*, CO₂ corrente final; *FC*, frequência cardíaca; *HT*, hematócrito; *IM*, intramuscular; *IV*, intravenoso; *PAM*, pressão arterial média; *PRN*, conforme necessário; *PSE*, perda sanguínea estimada; *PT*, proteína total; *SC*, subcutâneo; *SpO₂*, saturação da hemoglobina com oxigênio; *TMO*, transmucosa oral; *VO*, via oral.
[a]Monitore hipertermia em gatos.
[b]Administre lentamente para impedir a liberação de histamina.
[c]Buprenorfina é melhor analgésico do que a morfina em gatos.

---

ovarianos. A progesterona estimula o crescimento e atividade secretória das glândulas endometriais e reduz a atividade miometrial. A HEC é uma resposta uterina anormal que ocorre durante o diestro (fase lútea do ciclo) quando há alta ou prolongada produção ovariana de progesterona ou administração exógena desta. A influência excessiva da progesterona ou resposta exagerada a ela faz com que o tecido glandular uterino se torne cístico, edemaciado, espessado e infiltrado por linfócitos e plasmócitos. Ocorre acúmulo de líquido nas glândulas endometriais e lúmen uterino em casos de HEC. A drenagem uterina é dificultada pela inibição da contratilidade miométrica pela progesterona. Este ambiente uterino anormal permite que a colonização bacteriana cause piometra. A administração de estrógeno aumenta o risco de piometra durante o diestro. O risco de uma cadela inteira desenvolver piometra antes dos 10 anos é de aproximadamente 25%.

O estrógeno aumenta o número de receptores uterinos de progesterona, o que pode explicar a maior incidência de piometra após administração de estrógenos para impedir a prenhez. Tumores uterinos algumas vezes obstruem o efluxo de secreções uterinas e podem contribuir para o desenvolvimento da piometra. A piometra felina é menos frequente do que a piometra canina porque o desenvolvimento do tecido lúteo requer a cópula ou ovulação artificialmente induzida; entretanto, gatos tratados com progestágenos para doenças cutâneas possuem maior incidência de piometra.

A infecção causa a morbidade e mortalidade associadas à piometra. A resposta dos leucócitos às bactérias é inibida em um útero no auge da atuação da progesterona. *E. coli* é o organismo mais comumente identificado na piometra canina e felina, mas infecções mistas também

QUADRO 26.17 Microrganismos Mais Comumente Cultivados de Cadelas com Piometra

Escherichia coli
Staphylococcus aureus[a]
Streptococcus spp.[a]
Pseudomonas spp.[a]
Proteus spp.[a]
Pasteurella spp.
Klebsiella spp.
Haemophilus spp.
Serratia spp.
Moraxella spp.

[a]Também encontrado como flora vaginal normal.

são comuns. *E. coli* possui afinidade pelo endométrio e miométrio. A invasão bacteriana supostamente é oportunista porque os organismos mais comumente isolados fazem parte também da flora vaginal normal (Quadros 26.2 e 26.17). A virulência bacteriana está associada ao sorotipo, presença de antígeno K e fator necrosante citotóxico. A ascensão da flora fecal em direção ao útero é a via primária de infecção com base nas características bioquímicas da bactéria. Outras fontes bacterianas incluem o trato urinário ou bacteriemia transitória. A secreção vaginal ocorre se a cérvix estiver patente ou "aberta". Uma cérvix fechada impede a secreção do fluido infectado e causa uma doença mais séria. Animais podem se tornar desidratados e toxêmicos. Septicemia e endotoxemia podem ocorrer se a piometra não for tratada. A compressão ou distensão excessiva do útero pode permitir

CAPÍTULO 26 Cirurgia dos Sistemas Reprodutor e Genital

QUADRO 26.18 Anormalidades Potenciais em Animais com Piometra

Hipoglicemia
Disfunção renal
Disfunção hepática
Anemia
Arritmias cardíacas
Anormalidades de coagulação

QUADRO 26.19 Critérios para Diagnóstico de Síndrome da Resposta Inflamatória Sistêmica[a]

Frequência cardíaca: >160 batimentos/min
Temperatura: > 40 °C ou <38 °C
Respiração: >20 movimentos/min ou pressão parcial de CO_2 < 32 mmHg
Contagem de leucócitos: >12.000/µL, < 4.000/µL, ou >10% de neutrófilos segmentados

[a]Diagnóstico é confirmado se dois dos quatro critérios estiverem presentes.

que o conteúdo uterino infectado extravase dos ovidutos e cause peritonite. A torção do útero distendido também pode ocorrer.

Anormalidades concomitantes em animais com piometra podem incluir hipoglicemia, disfunção renal e hepática, anemia e/ou anormalidades cardíacas (Quadro 26.18). Piometra está frequentemente associada à síndrome da resposta inflamatória sistêmica (SIRS, do inglês, *systemic inflammatory response syndrome*) causada pela produção e liberação de mediadores inflamatórios com efeitos sistêmicos (Quadro 26.19). Hipoglicemia é comum em casos de piometra canina. Sepse e SIRS depletam os estoques de glicogênio, aumentam a utilização de glicose periférica e diminuem a gliconeogênese. A hiperglicemia transitória ocasionalmente ocorre por causa da liberação excessiva de catecolaminas e glucagon. A produção de hormônio de crescimento induzida pela progesterona pode causar hiperglicemia persistente e glicosúria. A insulinoterapia criteriosa pode ser necessária em pacientes com hiperglicemia persistente (i.e., maior do que 300 mg/dL) após tratamento clínico e cirúrgico apropriados.

Pacientes com piometra podem ter azotemia pré-renal, doença glomerular primária, redução da capacidade de concentração tubular, doença tubular intersticial, redução da filtração glomerular e/ou doença renal concomitante não relacionada com a piometra. Azotemia pré-renal ocorre devido à má perfusão, desidratação e choque. A doença glomerular primária ocorre secundariamente à glomerulonefrite por imunocomplexos. Antígenos bacterianos também interferem com a capacidade de concentração tubular renal. Assim que o antígeno bacteriano for removido, estas alterações tipicamente cessam e a função renal retorna ao normal. A redução da capacidade de concentração tubular ocorre pela inibição do hormônio antidiurético a nível do túbulo renal por endotoxinas bacterianas, sobrecarga obrigatória de solutos pela diminuição da taxa de filtração glomerular e outros fatores desconhecidos. A capacidade de concentração tubular normal usualmente retorna 2 a 8 semanas após a OHE. A injúria hepatocelular pode ser secundária à colestase intra-hepática e retenção de pigmentos biliares, toxicidade pela sepse e endotoxemia, e/ou má perfusão.

A anemia pode ser causada por inflamação crônica que suprime eritropoiese, perda de hemácias pelo lúmen uterino, hemodiluição ou perda sanguínea durante a cirurgia. Anemia não regenerativa deve resolver-se espontaneamente dentro de algumas semanas após a OHE. *Deficits* de coagulação infrequentemente ocorrem de forma secundária a desbalanços metabólicos concomitantes. Arritmias cardíacas resultam de efeitos tóxicos da piometra, choque, acidose e distúrbio eletrolítico.

DIAGNÓSTICO

Apresentação Clínica

Sinais Clínicos

Piometra afeta cadelas inteiras mais comumente do que gatas. Algumas raças supostamente predispostas à piometra incluem Rottweilers, Golden retrievers, Collies, São-bernardos, Chow chows, Schnauzer miniatura, Irish terriers, Leonbergers, Airedale terriers, Cavalier King Charles spaniels, cães Bernês montanhês e Cocker spaniels ingleses; entretanto, outros estudos não encontraram predisposição racial. Gatos domésticos de pelo curto e Siameses são afetados mais comumente do que outras raças. Piometra geralmente ocorre em cadelas e gatas inteiras idosas (0,75-14 anos; mediana, 7,9 anos); entretanto, pode ocorrer em animais mais jovens que foram submetidos à administração exógena de estrógenos (cadelas) ou progestágenos (gatas). Cadelas nulíparas possuem risco moderadamente maior de piometra do que cadelas primíparas e multíparas, mas este achado não é consistente entre raças com maior risco.

Histórico

Piometra usualmente ocorre várias semanas (1-4 semanas em gatos, 4-8 semanas em cães [média, 5,7 semanas]) após o estro, ou após injeções contra acasalamento ou administração exógena de progestágenos. O animal pode ter secreção vaginal purulenta ou sanguinolenta. Outros possuem distensão abdominal óbvia, febre, anorexia parcial ou completa, letargia, poliúria, polidipsia, êmese, diarreia e/ou perda de peso. Animais com piometra fechada mais comumente possuem êmese e diarreia, e geralmente estão muito doentes no primeiro atendimento.

Achados de Exame Físico

Uma secreção vaginal purulenta tingida com sangue pode ocorrer se a cérvix estiver aberta. O aumento uterino pode ser detectado durante a palpação abdominal. A desidratação é frequente. Animais com endotoxemia ou septicemia podem estar em choque, hipotérmicos e/ou moribundos. A febre não é frequente.

Diagnóstico por Imagem

Um útero preenchido por fluido deve ser detectado em radiografias abdominais (Figura 26.24) e/ou ultrassonografia (Figura 26.25). O útero aumentado está localizado no abdome caudal e pode deslocar alças intestinais cranial e dorsalmente. Piometra aberta ou ruptura uterina podem fazer com que haja tanta secreção que o útero não seja detectado radiograficamente. O deslocamento das alças intestinais com uma colher de pau ou compressa abdominal pode melhorar a visualização uterina, mas deve ser realizada com precaução porque um útero significativamente distendido pode romper. Sinais de ruptura uterina e peritonite (i.e., pouco detalhamento visceral) devem ser notados.

A ultrassonografia abdominal é o método preferido de imagem, uma vez que fornece informações mais detalhadas sobre os tecidos uterinos e fluido dentro do lúmen. Ademais, as velocidades do fluxo sanguíneo uterino podem ser utilizadas para ajudar a diferenciar entre HEC e HEC com piometra.[6]

É importante descartar prenhez. A confirmação radiográfica da piometra pode não ser possível até 41 a 43 dias após ovulação. Radiograficamente, a calcificação fetal pode ser identificada após aproxi-

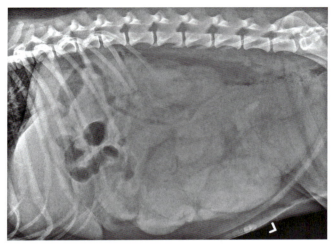

Figura 26.24 Radiografia abdominal lateral de cadela com piometra. Note o útero aumentado no abdome caudoventral deslocando as vísceras cranial e dorsalmente.

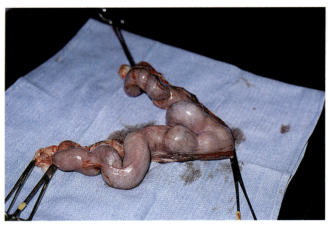

Figura 26.26 Um útero aumentado e friável em um animal com piometra. Compare este com o útero aumentado em um animal com mucometra na Figura 26.27. Os dois não podem ser diferenciados radiograficamente.

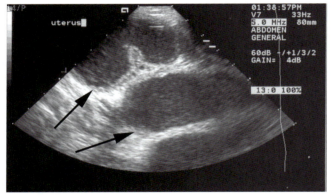

Figura 26.25 Imagem ultrassonográfica parassagital do abdome caudal de cadela com piometra. Note o útero aumentado e preenchido por líquido *(setas)*, que está contorcido. O líquido dentro do lúmen do útero está discretamente ecogênico.

madamente 45 dias de gestação. Ultrassonografia pode identificar estruturas fetais (Tabela 26.2), avaliar viabilidade fetal, identificar líquido uterino e determinar a espessura e irregularidades da parede uterina.

Achados Laboratoriais

Anormalidades clinicopatológicas metabólicas podem ocorrer. Os achados mais comuns do hemograma são neutrofilia com desvio à esquerda, monocitose e toxicidade de leucócitos. O número de leucócitos usualmente excede 30.000/μL em casos de piometra fechada e podem chegar até 100.000 a 200.000/μL. Entretanto, números normais de leucócitos são geralmente observados em casos de piometra aberta. Leucopenia pode indicar infecção descontrolada e sepse ou sequestro uterino de neutrófilos, e demonstrou estar associada a um aumento de 18 vezes da probabilidade de peritonite em cadelas com piometra.[7] A alta porcentagem de segmentação na maioria das piometras ajuda a diferenciá-las da HEC com mucometra. Discreta anemia normocítica normocrômica arregenerativa ou anemia microcítica hipocrômica arregenerativa podem ocorrer. Anormalidades de coagulação e coagulação intravascular disseminada podem ocorrer em pacientes severamente afetadas.

> **NOTA** Não descarte piometra em animais com leucopenia ou contagens normais de leucócitos. O sequestro de neutrófilos no útero aumentado pode causar neutropenia apesar da infecção severa.

Anormalidades bioquímicas comuns incluem hiperproteinemia, hiperglobulinemia e azotemia. Hiponatremia e hiperpotassemia podem ocorrer em casos de êmese ou diarreia severas, mimetizando hipoadrenocorticismo. Anormalidades menos comuns incluem hiperbilirrubinemia e aumento das atividades da alanina aminontransferase e fosfatase alcalina (secundário ao dano hepatocelular e colestase induzidos pela toxemia). Hiperglicemia ou hipoglicemia podem estar associadas a diabetes ou sepse concomitante. Embora elevações da proteína C reativa ajudem a diferenciar piometra da HEC com mucometra, o teste não tem estado prontamente disponível. Entretanto, um método automatizado comercialmente disponível para aferição da proteína C reativa canina foi recentemente validado.[8] Níveis sanguíneos de lactato não parecem estar correlacionados com a severidade dos sinais clínicos. A urinálise pode revelar isostenúria, proteinúria e/ou bacteriúria. A fim de prevenir a punção uterina e contaminação abdominal, a cistocentese não deve ser realizada se houver suspeita de piometra. Piometras abertas (e algumas piometras fechadas) possuem exsudato vaginal séptico (i.e., neutrófilos, muitos degenerados, com bactérias). A cultura bacteriana aeróbia e anaeróbia e antibiograma são essenciais para seleção de antibióticos apropriados.

DIAGNÓSTICO DIFERENCIAL

Diagnósticos diferenciais incluem mucometra, hidrometra, hemometra, piovaginite, prenhez, metrite, placentite, torção uterina e peritonite (Figuras 26.26 e 26.27). Por conta da alta porcentagem de neutrófilos segmentados, elevação da proteína C reativa, elevação da fosfatase alcalina e evidências de doença clínica, a piometra é mais provável do que a mucometra.

MANEJO CLÍNICO

A evacuação clínica do útero por terapia com prostaglandinas (prostaglandina $F_{2\alpha}$ [$PGF_{2\alpha}$]) é inapropriada para pacientes em estado crítico porque a evacuação não é imediata nem completa.

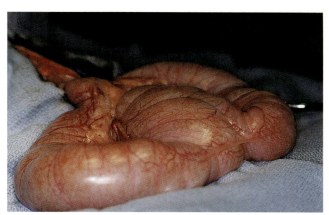

Figura 26.27 Aparência intraoperatória do útero em um animal com mucometra.

> **QUADRO 26.20 Terapia Medicamentosa para Piometra**[a]
>
> Antibióticos durante 2-3 semanas (Quadro 26.21)
>
> **Prostaglandina F$_{2\alpha}$**
> 0,1 mg/kg SC uma vez no dia 1, 0,2 mg/kg SC uma vez no dia 2, 0,25 mg/kg SC uma vez por dia nos dias 3-7, *ou*
> 0,15 mg/kg administrado por via intravaginal, eleve os membros posteriores durante 3-5 min, *ou*
>
> **Aglepristona**
> 10 mg/kg SC nos dias 0, 2, 5, 8, *ou*
> 10 mg/kg SC nos dias 1, 2 e 7
>
> **Com Cloprostenol**
> 1 µg/kg SC nos dias 3 e 7, *ou*
>
> **Cloprostenol**
> 1 µg/kg SC q24h durante 7-14 d ou a cada 3 dias
>
> **Com Cabergolina**
> 5 µg/kg VO q24h durante 7-10 d
> Reprodução deve ser tentada durante o próximo estro.
>
> SC, subcutâneo.
> [a]Doses e eficácia do tratamento não estão definitivamente estabelecidas.

> **QUADRO 26.21 Antibióticos Selecionados para Utilização em Animais com Piometra**
>
> **Cefazolina**
> 22 mg/kg IV, SC, IM q8h
>
> **Cefoxitina**
> *Cadelas:* 30 mg/kg IV q6-8h
> *Gatas:* 22-33 mg/kg IV, IM q8h
>
> **Amoxicilina mais Clavulanato**
> *Cadelas:* 12,5-25 mg/kg VO q12h
> *Gatas:* 62,5 mg/gata VO q12h
>
> **Ampicilina mais Sulbactam**
> 50 mg/kg IV q8h
>
> **Ampicilina**
> 22 mg/kg IV, IM, SC q6-8h
>
> **Enrofloxacino**
> *Cadelas:* 7-20 mg/kg VO, IV q24h (dilua e administre lentamente durante 30 min se realizada IV)
> *Gatas:* 5 mg/kg VO q24h

IM, intramuscular; *IV*, intravenoso; *SC*, subcutâneo; *VO*, via oral.

Diversos protocolos já foram descritos para o tratamento clínico da piometra. A terapia medicamentosa com antibióticos durante 2 a 3 semanas e com PGF$_{2\alpha}$ ou preferivelmente aglepistrona (antiprogestágeno) somente ou combinada com cloprostenol (prostaglandina sintética), ou combinação de cabergolina (agonista da dopamina) com cloprostenol (Quadro 26.20) são métodos seguros e efetivos para animais de reprodução valiosos e metabolicamente estáveis. Mais recentemente, um protocolo modificado de administração de aglepristona (administração nos dias 0, 2, 5 e 8) teve 100% de sucesso em 47 cães, sem recidiva em um período de acompanhamento de 24 meses.[9] A terapia medicamentosa é mais apropriada para animais com piometra aberta. Mais de uma série de injeções de prostaglandina podem ser necessárias. Tutores devem ser informados que a terapia com PGF$_{2\alpha}$ não é aprovada para utilização em cães e gatos, e complicações sérias (p. ex., ruptura uterina ou extravasamento de conteúdo intraluminal no abdome e sepse) são possíveis. Efeitos colaterais em curto prazo (30-60 minutos) incluem ofegância, sialorreia, êmese, defecação, micção, midríase, nidificação, tenesmo, lordose, vocalização e lambedura excessiva. Altas doses de prostaglandina podem causar ataxia, colapso, choque hipovolêmico, angústia respiratória ou morte. A terapia com PGF$_{2\alpha}$ pode causar diminuição da fertilidade. A secreção vulvar aumenta e os sinais clínicos começam a melhorar dentro de 24 a 48 horas após a injeção inicial de aglepristona. A inclusão de um antilipopolissacarídeo para reduzir endotoxinas pode ser benéfica. A cópula deve ocorrer durante o próximo ciclo estral. Espere que a piometra recidive em 20% dos animais durante ciclos estrais subsequentes.

TRATAMENTO CIRÚRGICO

O tratamento (OHE) não deve ser adiado por mais tempo que o absolutamente necessário. Morbidade e mortalidade estão associadas a anormalidades metabólicas concomitantes e disfunção de órgãos (ver discussão prévia). A drenagem cirúrgica do útero sem OHE não é recomendada, mas tem tido sucesso em alguns casos. Os corpos lúteos são removidos e cada corno é lavado e succionado. Drenos permanentes são colocados através da cérvix para permitir a lavagem diária com antissépticos diluídos. A OHE assistida por laparoscopia em casos de piometra demonstrou ser viável em determinados casos.[10,11]

Manejo Pré-cirúrgico

A cirurgia não deve ser adiada por mais de algumas horas enquanto a terapia medicamentosa (i.e., fluidoterapia) é instituída, especialmente em pacientes com piometra fechada. Débito urinário, glicose e arritmias devem ser monitorados no período pré-cirúrgico. Desequilíbrios hidroeletrolíticos e acidobásicos devem ser corrigidos antes da cirurgia, se possível (o prognóstico é melhor quando a azotemia é corrigida antes da cirurgia). Um antibiótico de amplo espectro efetivo contra *E. coli* (p. ex., cefazolina, cefoxitina, enrofloxacino, ampicilina mais sulbactam e ticarcilina mais clavulanato; Quadro 26.21) deve ser administrado IV enquanto se aguardam os resultados do antibiograma. Aminoglicosídeos são nefrotóxicos e não recomendados por conta da prevalência de disfunção renal em casos de piometra. A administração de fluidos e o débito urinário devem ser monitorados para ajudar a avaliar a função

> **QUADRO 26.22** **Terapia Diurética**
>
> **Manitol**[a]
> 0,25-1 g/kg IV durante 15 min
>
> **Furosemida**
> 2-4 mg/kg IV, VO, SC q8-12h ou como CRI (dose em *bolus* de 0,66 mg/kg, então administre 0,66 mg/kg/h durante 4-5h; alternativamente, pode-se estimar a dose IV ou VO a ser administrada durante o período das próximas 24h e então administrar essa quantidade como uma CRI durante as 24h seguintes). Tenha certeza de que o paciente esteja normovolêmico antes da administração.

CRI, infusão em taxa constante; *IV*, intravenoso; *SC*, subcutâneo; *VO*, via oral.
[a]Esse é um fármaco potencialmente perigoso porque não é metabolizada se não for excretada (consulte um especialista em medicina interna ou texto clínico antes de utilizar).

renal. Diuréticos (p. ex., furosemida [Quadro 26.22], 2-4 mg/kg IV, intramuscular [IM], ou subcutâneos ou 20% de dextrose IV) podem ser administrados em pacientes com sobrecarga volêmica com redução da produção urinária. A administração de antiarrítmicos pode ocasionalmente ser necessária.

Anestesia

Protocolos anestésicos variam amplamente dependendo do estado do paciente. Animais que apresentem comprometimento sistêmico precisam ser intimamente monitorados durante a anestesia (Tabela 26.5). Para uma discussão sobre as recomendações anestésicas em pacientes sépticos, ver pp. 515 e 532. O manejo anestésico de animais estáveis submetidos à cirurgia abdominal é encontrado na Tabela 19.1.

Posicionamento

Posicione o paciente em decúbito dorsal para uma celiotomia na linha média ventral. Todo o abdome ventral deve ser tricotomizado e preparado para cirurgia asséptica.

Anatomia Cirúrgica

Anatomia cirúrgica do trato reprodutivo está descrita na p. 725.

TÉCNICA CIRÚRGICA

Exponha o abdome através de uma incisão na linha média ventral começando 2 a 3 cm caudal ao processo xifoide, estendendo-se em direção ao púbis. Explore o abdome e localize o útero distendido. Observe possíveis evidências de peritonite (p. ex., inflamação serosa, aumento do líquido abdominal, petéquias). Obtenha líquido abdominal para cultura, evacue a bexiga por cistocentese e colete uma amostra de urina para cultura e análise caso isso não tenha sido feito. Exteriorize cuidadosamente o útero sem aplicação de pressão ou tração excessiva. Um útero preenchido por líquido está frequentemente friável; portanto, eleve em vez de tracionar o útero para fora do abdome.

> **NOTA** Não utilize um gancho de castração para localizar e exteriorizar o útero porque ele pode romper-se. Não corrija a torção uterina porque isso liberará bactérias e toxinas.

Isole o útero do abdome com compressas de laparotomia ou toalhas estéreis. Posicione pinças e ligaduras conforme previamente descrito para OHE, exceto pelo fato de que a cérvix pode sofrer ressecção em adição aos ovários, cornos uterinos e corpo uterino. Ligue os pedículos e vasos aumentados dentro do ligamento largo

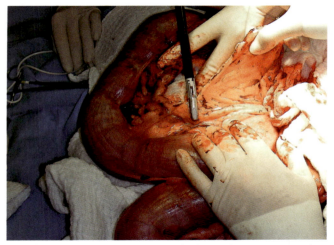

Figura 26.28 Imagem intraoperatória de um útero aumentado em um Golden retriever de 7 anos com piometra. Pedículos e vasos ovarianos dentro do ligamento largo foram ligados utilizando um dispositivo selante vascular bipolar (LigaSure®; Medtronic).

com material de sutura monofilamentar absorvível (polidioxanona [PDS®], poligliconato [Maxon®], poliglecaprona 25 [Monocryl®], ou glicômero 631 [Biosyn®] 2-0 ou 3-0), e realize a transecção na junção da cérvix e vagina. Alternativamente, utilize um dispositivo selante vascular bipolar nos pedículos ovarianos e ligamento largo (Figura 26.28). Lave minuciosamente o coto vaginal, mas não reforce a sutura da margem cortada. Cultive o conteúdo do útero sem contaminar o campo cirúrgico. Remova as compressas de laparotomia e substitua instrumentos, luvas e campos contaminados. Lave o abdome e feche a incisão rotineiramente a menos que haja peritonite (p. 534). Submeta a peça à avaliação patológica.

CUIDADO E AVALIAÇÃO PÓS-CIRÚRGICOS

Forneça analgésicos conforme necessário (Capítulo 13; para doses de opioides, ver Tabelas 13.2 e 13.3). Estes pacientes devem ser monitorados intimamente durante 24 a 48 horas por conta da possibilidade de sepse e choque, desidratação e distúrbios eletrolíticos/acidobásicos. Hipoproteinemia ou anemia severas podem necessitar de transfusão de plasma ou sangue, respectivamente. A fluidoterapia deve ser mantida no período pós-cirúrgico, até que o animal esteja ingerindo alimentos e líquidos normalmente. A antibioticoterapia com base nos resultados da cultura e antibiograma devem ser mantidos durante 10 a 14 dias. Diuréticos (Quadro 26.22) podem ser administrados no período pós-cirúrgico se a produção de urina estiver reduzida. Evidências de desconforto abdominal, temperatura elevada ou dor sugerem peritonite.

COMPLICAÇÕES

Complicações associadas à OHE eletiva podem também ocorrer após OHE em casos de piometra (p. 744). Septicemia, endotoxemia, peritonite (devido à ruptura uterina), e piometra de cérvix ou coto podem ocorrer. A piometra de coto pode estar associada à presença de tecido ovariano remanescente. Nestes casos, o coto remanescente deve ser excisado e o tecido ovariano remanescente, removido. Outras complicações incluem infecções do trato urinário, infecção da ferida cirúrgica, arritmias cardíacas, lesão múltipla de órgãos, uveíte e doença tromboembólica.

PROGNÓSTICO

A morte usualmente ocorre sem terapia cirúrgica ou clínica. A mortalidade total já foi relatada em 10%, incluindo pacientes que foram eutanasiadas; no mesmo estudo, houve uma taxa de mortalidade de 1% em cadelas que foram submetidas à cirurgia, menor do que as taxas de mortalidade históricas de 5% a 8%.[7] Alguns poucos animais se recuperam espontaneamente após a regressão do corpo lúteo e drenagem uterina, mas a recorrência da piometra no diestro subsequente é comum. A piometra persiste ou recidiva após a terapia medicamentosa em aproximadamente 20% dos cães. Entretanto, 40 a 74% das cadelas e 81% das gatas têm uma ninhada normal após terapia com prostaglandina.

O prognóstico após a cirurgia é bom se for evitada a contaminação abdominal, choque e sepse forem controlados, e o dano renal, revertido pela fluidoterapia e eliminação do antígeno bacteriano. A morte pode ocorrer quando as anormalidades metabólicas são severas e não respondem à terapia apropriada.

TUMOR/HIPERPLASIA/PROLAPSO VAGINAL

DEFINIÇÃO

Hiperplasia/prolapso vaginal ocorre durante o estro ou proestro como resultado do aumento edematoso do tecido vaginal. **Prolapso vaginal** envolve a protrusão de 360 graus da mucosa, enquanto a **hiperplasia vaginal** pode ser originada de um pedúnculo de mucosa no assoalho da vagina, ambos usualmente craniais à papila uretral. *Hipertrofia vaginal, edema vaginal, prolapso da prega vaginal, eversão estral* e *hipertrofia estral* também já foram utilizados para descrever esta condição.

CONSIDERAÇÕES GERAIS E FISIOPATOLOGIA CLINICAMENTE RELEVANTE

Hiperplasia/hipertrofia vaginal ocorre de maneira incomum, geralmente durante o proestro e estro. A mucosa não está verdadeiramente hiperplásica, mas aumenta em razão do edema. A estimulação estrogênica normal faz com que a mucosa vaginal se torne hiperêmica, edemaciada e queratinizada. Estes efeitos normais são acentuados pelo prolapso/hiperplasia vaginal, fazendo com que a mucosa edematosa sofra eversão durante o proestro e estro, e ocasionalmente ao final do diestro ou próximo ao parto. O prolapso pode ocorrer pelo hiperestrogenismo ou fraqueza do tecido conjuntivo vaginal. A quantidade de edema e eversão é extremamente variável. O edema severo faz com que o tecido vaginal sofra protrusão a partir da vulva. Embora a massa em protrusão possa ser grande, a origem da massa é geralmente pequena (aproximadamente 1 cm) e localizada no assoalho vaginal cranial ao orifício uretral. A largura da massa varia de um simples pedúnculo até envolver todo o assoalho vaginal. O tecido em protrusão promove o estiramento, o que aumenta ainda mais a quantidade de tecido prolapsado. O tecido edematoso obstrui mecanicamente e interfere com o sangramento normal. O tecido em protrusão entre os lábios vulvares sofre frequentemente traumas por abrasão, lambedura ou secura. O trauma ocasiona ulceração em sangramento. A massa pode comprimir as estruturas circundantes, causando estrangúria, hematúria ou tenesmo. Cadelas em período pré-parto podem ter prolapso concomitante de suas bexigas. Embora o edema melhore espontaneamente quando a fase folicular do ciclo e produção ovariana de estrógeno terminam, o prolapso pode recidivar em cada ciclo estral seguinte.

> **NOTA** Hiperplasia/prolapso vaginal parece ser uma condição familiar. Animais afetados não devem reproduzir-se.

DIAGNÓSTICO

Apresentação Clínica

Sinais Clínicos

Embora raro, o prolapso/hiperplasia vaginal é mais comum em raças de grande porte. Ele mais comumente ocorre em cadelas jovens (≤2 anos) durante um de seus primeiros três ciclos estrais. O prolapso/hiperplasia vaginal é extremamente raro em gatos.

Histórico

A protrusão de uma massa a partir da vulva, secreção vulvar, ou hemorragia são típicas. As cadelas se recusam a permitir a penetração durante a cópula ou têm sinais referíveis de dificuldades fecais ou urinárias. O histórico deve indicar se o animal está em estro, proestro ou prenhe (raramente). Outros sinais de doença vaginal incluem lambedura perineal frequente, polaciúria, disúria e aumento e edema vaginal.

Achados de Exame Físico

Massa pode ser observada em protrusão entre os lábios vulvares, ou pode haver uma protuberância na região perineal. O prolapso agudo e casos de prolapso sem protrusão são caracterizados por uma superfície mucosa rósea-clara, brilhante e edemaciada. Prolapsos crônicos têm a aparência de couro (seco e opaco), rugosa, e algumas vezes ulcerada ou fissurada. A massa deve ser examinada cuidadosamente para determinar a origem, tamanho na base, localizações do lúmen vaginal e abertura uretral, e a extensão do dano tecidual. A palpação vaginal deve identificar uma massa que tenha origem do assoalho ventral vaginal. Áreas vaginais que não aquelas logo craniais ao orifício uretral devem parecer normais. Tumores vaginais podem causar dor severa, tornando o exame vaginal impossível sem contenção química.

Diagnóstico por Imagem

Radiografias são desnecessárias a menos que exista a suspeita de neoplasia ou herniação visceral. A herniação concomitante da bexiga ou alças intestinais em direção ao tecido prolapsado pode necessitar de exames com contraste positivo para confirmação.

Achados Laboratoriais

A citologia vaginal deve confirmar a estimulação estrogênica (i.e., hemácias na ausência de células epiteliais vaginais queratinizadas). A citologia por aspiração ajuda a diferenciar o prolapso da neoplasia.

DIAGNÓSTICO DIFERENCIAL

O prolapso uterino (p.761) e tumores vaginais são mais difíceis de diferenciar de hiperplasia/prolapso vaginal (Figuras 26.15 e 26.29). Os tipos mais comuns de tumores vulvovaginais são fibroleiomioma, lipoma, leiomiossarcoma, carcinoma de células escamosas e tumor venéreo transmissível (TVT). A maioria dos tumores vulvovaginais acomete fêmeas inteiras idosas (≥10 anos). Tumores vulvovaginais benignos são mais comuns e respondem à excisão local e OHE. O fibroleiomioma é o tumor benigno mais comum. Fibroleiomiomas são originados ao redor da papila uretral e são usualmente pedunculados, lisos, firmes e pálidos. Os tumores malignos mais comuns são os TVT. Estes tumores tendem a ter base ampla e são irregulares, friáveis e sangram facilmente. Tumores vulvovaginais malignos são geralmente invasivos localmente e metastatizam inicialmente para os linfonodos locais. Os diferenciais não neoplásicos incluem cistos vaginais hidrocolpos, e septos ou malformações congênitas.

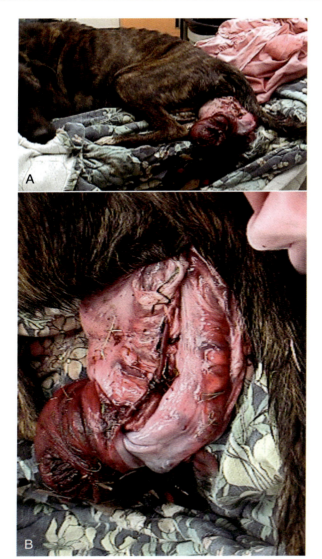

Figura 26.29 (A) Prolapso uterino e ruptura após parto. (B) Imagem aproximada do prolapso demonstrando contaminação e ruptura.

MANEJO CLÍNICO

Se a protrusão não for circunferencial, o prolapso vaginal melhorará espontaneamente quando a influência estrogênica diminuir. O estro pode ser encurtado pela administração do hormônio liberador de gonadotropina (50 μg/18 kg) ou gonadotropina coriônica humana (500-1.000 UI, IM) a fim de induzir a ovulação. Animais com hiperplasia/prolapso vaginal não devem ser utilizados para reprodução porque a doença possui predisposição familiar. A inseminação artificial pode ser considerada quando uma cadela valiosa não permitir a penetração e os tutores insistirem na reprodução. TVT podem ser tratados com vincristina (0,025 mg/kg até 1 mg ou 0,5 mg/m² IV, semanalmente durante 3-6 semanas) ou por combinação de quimioterápicos. TVT também respondem à excisão local, radioterapia e imunoterapia, e algumas vezes regridem espontaneamente.

TRATAMENTO CIRÚRGICO

A OHE é recomendada para prevenir a recidiva e lesão à mucosa evertida. Grandes massas em protrusão podem necessitar de redução manual por episiotomia e suturas vulvares para impedir um novo prolapso até que o tecido edemaciado diminua. A ressecção do tecido em protrusão sem OHE não é recomendada porque o procedimento está associado à hemorragia significativa e não previne a recidiva durante ciclos estrais subsequentes. A ressecção do tecido em protrusão é recomendada quando estiver severamente lesado ou necrosado. A redução ou ressecção sem OHE pode necessitar de histeropexia, cistopexia e/ou colopexia para prevenir recidivas do prolapso e herniação, respectivamente. A OHE e excisão da massa ou biópsia são recomendadas para todos os tumores vaginais, com exceção dos TVT. Vários tumores vaginais estão sob influência hormonal e regridem após a OHE.

Manejo Pré-cirúrgico

A mucosa em protrusão deve ser lavada com salina aquecida ou água para remover *debris* e tecido necrótico. Um unguento à base de antibióticos ou antibióticos/esteroides pode ser aplicado ao tecido exposto e a massa, reposicionada dentro da vagina ou vestíbulo, se possível. Um colar elisabetano, cone ou barras laterais são indicados para impedir autotraumatismo antes da cirurgia.

Anestesia

Recomendações anestésicas para animais estáveis submetidos à cirurgia reprodutiva estão na Tabela 26.3.

Anatomia Cirúrgica

Anatomia dos sistemas reprodutores masculino e feminino é descrita nas pp. 725 e 726, respectivamente. A drenagem linfática vaginal é feita pelos linfonodos ilíacos internos.

Posicionamento

O paciente é posicionado em decúbito dorsal para OHE. Todo o abdome ventral e períneo devem ser tricotomizados e preparados para cirurgia asséptica. Episiotomia requer que eles sejam recolocados em uma posição perineal (i.e., decúbito ventral, membros pélvicos sobre a margem de uma mesa acolchoada, e a cauda fixada dorsalmente sobre as costas [Figura 26.17]).

TÉCNICA CIRÚRGICA

Realize uma OHE (p. 728) e colete uma biópsia da massa para descartar a possibilidade de neoplasias. Realize uma episiotomia se necessário para permitir a biópsia. Reposicione a massa em protrusão na vagina ou vestíbulo. Lave, lubrifique e reduza o tecido prolapsado por manipulação digital. Mantenha a redução colocando duas a três suturas em colchoeiro horizontal (p. ex., náilon ou polipropileno 2-0) entre os lábios vulvares.

Se a ressecção de tecido necrótico ou severamente traumatizado for necessária, coloque a paciente em uma posição perineal e realize uma episiotomia para expor a massa. Posicione e mantenha uma sonda uretral durante o procedimento. Em estágios, incise a base do tecido edematoso. Controle a hemorragia com pressão, ligaduras ou eletrocoagulação. Aposicione as margens mucosas adjacentes com suturas aproximantes (p. ex., polidioxanona [PDS®], poliglecaprona 25 [Monocryl®], glicômero 631 [Biosyn®], ou poligliconato [Maxon®] 3-0 ou 4-0). O edema deve melhorar dentro de 5 a 7 dias após a OHE.

CUIDADO E AVALIAÇÃO PÓS-CIRÚRGICOS

Pacientes devem receber suporte no período pós-cirúrgico com fluidos e analgésicos (Capítulo 13; para doses de opioides, ver Tabelas 13.2 e 13.3), conforme necessário. Compressas frias devem ser aplicadas imediatamente após a episiotomia durante 2 a 3 dias, seguidas por compressas quentes durante 2 a 3 dias para reduzir a inflamação e o edema. O autotraumatismo resultante do desconforto abdominal associado a episiotomia ou suturas vulvares pode causar deiscência; um colar elisabetano, cone ou barras laterais devem ser utilizados no período pós-cirúrgico. A vagina deve ser palpada 5 a 7 dias após a redução da massa ou OHE, e as suturas vulvares removidas se a eversão do tecido tiver regredido após mínimo risco da nova protrusão. Pode ocorrer hemorragia após amputação do tecido edematoso em protrusão, mas é autolimitante se for empregada uma boa técnica cirúrgica.

PROGNÓSTICO

O prognóstico é excelente após OHE; de outro modo, a recorrência durante o estro subsequente e a difícil concepção são comuns. O edema cessará quando os níveis de estrógeno diminuírem no final do estro. A ninhada pode estar predisposta a esta condição.

PROLAPSO UTERINO

DEFINIÇÕES

Prolapso uterino *(eversão uterina)* é uma eversão e protrusão de uma porção do útero através da cérvix em direção à vagina durante ou próximo ao parto.

CONSIDERAÇÕES GERAIS E FISIOPATOLOGIA CLINICAMENTE RELEVANTE

O prolapso uterino é raro. É semelhante a hiperplasia/prolapso vaginal associado ao estro (p. 759); entretanto, o prolapso uterino está associado ao parto e envolve toda a circunferência vaginal. A cérvix deve estar dilatada para que ocorra o prolapso uterino. Um ou ambos os cornos uterinos podem sofrer prolapso e estar situados na vagina cranial ou estar evertidos através da vulva. O prolapso uterino usualmente ocorre após partos prolongados. O tecido evertido possui formato de rosquinha e é descolorido por congestão venosa, trauma e *debris*. O prolapso uterino pode causar a ruptura do ligamento largo e artéria uterina. A hemorragia pode levar a choque hipovolêmico, a menos que seja controlada rapidamente.

DIAGNÓSTICO

Apresentação Clínica

Sinais Clínicos

A condição é rara, mas pode ocorrer próxima ou durante o parto. Não existe predisposição reconhecida de faixa etária. Embora rara, a condição ocorre mais comumente em gatos do que em cães.

Histórico

O prolapso uterino está associado ao estiramento excessivo durante o parto. Massa mucosa é geralmente notada em protrusão a partir da vulva. Sinais vagos de desconforto abdominal e tenesmo podem ser notados. Sinais de choque hemorrágico podem ocorrer caso tenha havido ruptura dos vasos ovarianos ou uterinos. Outros sinais podem incluir inquietude, postura anormal, dor, protuberância em região perineal, lambedura e disúria.

Achados de Exame Físico

O prolapso uterino é diagnosticado com base no exame físico por avaliação digital da vagina ou observação visual (Figura 26.29). Pode ocorrer protuberância da região perineal. A mucosa evertida pode sofrer protrusão através da vulva ou ser digitalmente palpada na vagina. Um fórnix pode ser identificado pela inserção de uma *sonda* ou dedo ao longo da massa em protrusão se for massa vaginal ou prolapso, mas não se for um prolapso uterino. O animal pode estar estável ou demonstrar sinais de choque hemorrágico (p. ex., mucosas pálidas, taquicardia e pulsos fracos).

Diagnóstico por Imagem

Um útero gravídico ou pós-parto pode ser identificado em radiografias ou ultrassonografia. A vaginoscopia pode ser utilizada para confirmar o diagnóstico.

Achados Laboratoriais

Anormalidades laboratoriais específicas não são observadas. A anemia pode ocorrer se a artéria uterina rompeu.

DIAGNÓSTICO DIFERENCIAL

Diagnósticos diferenciais incluem hiperplasia/prolapso vaginal (p.759), tumor vaginal (p. 759) e torção uterina.

MANEJO CLÍNICO

O tratamento clínico raramente é eficaz. O choque deve ser tratado com fluidos (com ou sem glicocorticoides) e distúrbios acidobásicos e eletrolíticos corrigidos. A massa em protrusão deve ser lavada com salina aquecida e gentilmente massageada para reduzir o edema. A lavagem com solução hipertônica de dextrose pode reduzir o edema. A massa deve ser lubrificada com um gel hidrossolúvel e manualmente reposicionada pela utilização de pressão externa e lavagem com fluido estéril sob pressão em direção ao corno uterino. Após o reposicionamento, a administração de ocitocina (5-10 U) promove involução uterina e, em conjunto com o fechamento da cérvix, ajuda a prevenir recidivas.

TRATAMENTO CIRÚRGICO

Os objetivos do tratamento são reposicionar o útero (ver discussão prévia sob a seção Manejo Clínico) e prevenir infecções. As opções terapêuticas incluem redução manual, redução manual com OHE imediata, redução durante celiotomia, e amputação da massa. A OHE deve ser realizada se o tecido estiver necrótico ou irredutível, ou se romperam os vasos do ligamento largo. A laparotomia pode ser necessária para facilitar a redução manual pela aplicação de tração cranial sobre o ligamento largo ou útero. Ocasionalmente, a amputação uterina é necessária para permitir a redução. O tecido uterino evertido pode ser amputado de maneira semelhante àquela descrita para casos de hiperplasia/prolapso vaginal (p. 760); entretanto, as artérias uterinas devem ser ligadas. Após amputação uterina, deve ser realizada uma OHE. A vaginopexia pode ser realizada durante cesariana ou celiotomia, ou quando a paciente estiver estável.

> **NOTA** Sonde a uretra durante a amputação uterina para impedir seu traumatismo ou da papila uretral.

Manejo Pré-cirúrgico

Pacientes em choque devem ser submetidas à cirurgia assim que estiverem estabilizados. O choque deve ser tratado com fluidos (com ou sem glicocorticoides) e os distúrbios acidobásicos e eletrolíticos devem ser corrigidos. Antibióticos profiláticos são indicados quando o prolapso estiver contaminado ou traumatizado. O pelo deve ser removido do abdome, períneo e as áreas preparadas para cirurgia asséptica. A viabilidade do tecido prolapsado deve ser avaliada, e se o tecido parecer saudável, a massa deve ser lavada e reposicionada. Utilize técnicas descritas na seção Manejo Clínico.

Anestesia

Recomendações anestésicas para animais submetidos à cirurgia reprodutiva estão listadas na p. 722. Animais em choque necessitam de atenção especial durante a indução e anestesia. Protocolos anestésicos para pacientes debilitados e em choque são fornecidos na Tabela 26.5. A anestesia epidural (Tabela 13.5) pode facilitar a redução do prolapso e reduzir o estiramento pós-cirúrgico. Anestésicos locais não devem ser utilizados para epidurais, a menos que a depleção volêmica tenha sido corrigida.

Posicionamento

A redução manual pode ser alcançada com o paciente em decúbito ventral, dorsal ou lateral. Uma posição perineal é recomendada para episiotomia e decúbito dorsal para celiotomia.

Anatomia Cirúrgica

A anatomia cirúrgica do trato reprodutivo está disponível nas pp. 725 e 726.

TÉCNICA CIRÚRGICA

Reduza manualmente os casos de prolapsos agudos. Lave o tecido em protrusão com salina aquecida ou água e antisséptico diluído. Agentes hipertônicos (p. ex., açúcar) podem reduzir o edema e facilitar a redução. Comprima suavemente a massa para reduzir o edema enquanto é tentada a redução do prolapso. Se necessário, realize uma episiotomia para auxiliar a redução. Insira uma sonda uretral. Posicione suturas em colchoeiro horizontal entre os lábios vulvares para manter a redução e prevenir a recidiva. Se necessário, realize a celiotomia para facilitar a redução por tração uterina cranial, garantir o alinhamento apropriado dos cornos uterinos e avaliar a integridade da vasculatura.

CUIDADO E AVALIAÇÃO PÓS-CIRÚRGICOS

Choque, desidratação e perda sanguínea devem ser tratados e analgésicos fornecidos conforme necessário (Capítulo 13; para doses de opioides, ver Tabelas 13.2 e 13.3). A micção deve ser monitorada porque edema e dor podem causar obstrução uretral. Se houver a possibilidade de disúria ou anúria, uma sonda urinária deve ser posicionada. Antibióticos devem ser mantidos no período pós-cirúrgico se o útero parecer moderada a severamente traumatizado e a OHE não for realizada. Complicações incluem hemorragia, choque, desidratação, infecções, necrose, obstrução uretral, recidivas e morte.

PROGNÓSTICO

O prolapso uterino completo não regredirá espontaneamente. A sobrevida após redução manual bem-sucedida de prolapsos uterinos é comum, mas infertilidade e distocia podem ocorrer em reproduções subsequentes. O prognóstico após a OHE é excelente se choque e hemorragia forem tratados de maneira apropriada.

Cirurgia do Trato Reprodutor Masculino

DOENÇAS ESPECÍFICAS

HIPERPLASIA PROSTÁTICA

DEFINIÇÕES

Hiperplasia prostática é um aumento benigno da próstata. O maior número de células prostáticas ocorre secundariamente à estimulação por hormônios androgênicos.

CONSIDERAÇÕES GERAIS E FISIOPATOLOGIA CLINICAMENTE RELEVANTE

A HPB é o distúrbio prostático mais comum em cães; relacionada com a idade, ela ocorre em 95% dos cães-machos aos 9 anos. Causas potenciais de HPB incluem uma relação anormal entre andrógenos e estrógenos, maior número de receptores de andrógenos e maior sensibilidade tecidual aos andrógenos. O principal andrógeno que promove hiperplasia é a di-hidrotestosterona, que é irreversivelmente convertida a partir da testosterona. A conversão ocorre nas células epiteliais pela ação da 5-alfarredutase. A di-hidrotestosterona aumenta o crescimento tanto dos componentes estromais como glandulares da próstata. A testosterona diminui com o envelhecimento, mas os níveis de estrógeno permanecem os mesmos e induzem os receptores nucleares de di-hidrotestosterona, que podem aumentar a sensibilidade da próstata à di-hidrotestosterona. Outros hormônios, incluindo estrógeno, prolactina e hormônio do crescimento, supostamente estão envolvidos. A HPB pode ser uma alteração normal do envelhecimento não associada aos sinais clínicos; entretanto, o aumento substancial pode causar constipação, tenesmo, alteração do formato das fezes e/ou disúria. O aumento prostático raramente causa obstrução urinária; as glândulas caninas se expandem para fora, e não para dentro como em seres humanos. A pressão sobre o diafragma pélvico pode contribuir para o desenvolvimento de uma hérnia perineal.

A hiperplasia pode ser glandular ou mista. A hiperplasia glandular afeta cães de até 1 ano, com pico de ocorrência aos 5 a 6 anos. Há uma proliferação uniforme de estruturas secretórias com hiperplasia glandular, e a consistência da glândula é normal. A hiperplasia mista é observada em cães de até 2 anos, mas ocorre predominantemente entre 8 e 9 anos. Alvéolos dilatados císticos estão presentes com células epiteliais heterogêneas, que variam de células cuboides normais a afuncionais. Os ácinos estão preenchidos por material eosinofílico, e plasmócitos e linfócitos estão presentes no estroma hiperplásico.

DIAGNÓSTICO

Apresentação Clínica

Sinais Clínicos

Cães-machos inteiros são afetados. Doberman pinschers, Scottish terriers, Bouvier des Flandres, Rottweilers, cães Bernês montanhês e Pointers alemães podem ser predispostos à HPB. A doença é observada na maioria dos cães-machos inteiros após os 6 anos. A idade média de diagnóstico é de 8,6 anos para a maioria das doenças prostáticas.[12]

Histórico

Cães podem ter tenesmo, hematúria e/ou hemorragia uretral. Os tutores podem observar fezes em fita.

Achados de Exame Físico

A palpação retal revela próstata aumentada de forma simétrica e indolor, a qual está macia e possui contorno liso. A fissura mediana está preservada. A próstata pode estar de duas a seis vezes maior do que o normal.

Diagnóstico por Imagem

Radiograficamente, a próstata parece simetricamente aumentada. A próstata é considerada aumentada se for maior que 70% da distância entre o promontório sacral e o púbis em radiografias laterais. O cólon pode estar deslocado dorsalmente e a bexiga, cranialmente. A ultrassonografia é útil para avaliação do tamanho prostático somente quando está sendo utilizada para comparações seriadas no mesmo cão. Valores normais não estão disponíveis para ultrassonografia da próstata. Ultrassonograficamente, a hiperplasia é observada como um envolvimento prostático difuso e simétrico, geralmente com vários e pequenos cistos. A ecogenicidade geral da glândula está normal a aumentada. Pequenas áreas de diminuição de ecogenicidade podem ser observadas se houver hiperplasia cística.

Características típicas observadas nas imagens por TC da HPB incluem prostatomegalia simétrica e parênquima prostático heterogêneo. O diagnóstico da HPB deve ser considerado quando as relações entre as dimensões prostáticas (altura, largura, comprimento) e a sexta vértebra lombar excedem 2,94, 3,38 e 3,05, respectivamente.[13]

> **NOTA** Aspirados ou biópsias devem ser coletados durante a ultrassonografia para estabelecer um diagnóstico de HPB.

Achados Laboratoriais

O volume ejaculado é reduzido, mas a contagem espermática total e fertilidade não são afetadas. O ejaculado revela hemorragia e inflamação discreta sem sepse. Células epiteliais prostáticas, eritrócitos e alguns poucos leucócitos são identificados. A urinálise pode identificar sangue. O diagnóstico definitivo da HPB requer histopatologia, mas tipicamente um diagnóstico presuntivo é feito com base nas informações do histórico, achados de exame físico e avaliação ultrassonográfica.

DIAGNÓSTICO DIFERENCIAL

Diagnósticos diferenciais incluem metaplasia escamosa prostática, cistos prostáticos (p. 768), cistos paraprostáticos (p. 768), prostatite (p.764), neoplasia prostática (p.771) e abscessos prostáticos (p. 764) (Quadro 26.23 e Tabela 26.6). O aspirado ou biópsia prostática (p. 742) é necessário para diferenciar entre aumento prostático benigno e maligno. A ultrassonografia pode diferenciar aumento parenquimatoso de alterações císticas.

MANEJO CLÍNICO

Fármacos estrogênicos, progestágenos, esteroides sintéticos e antiestrogênicos têm sido utilizados por seus efeitos antiandrogênicos, mas recidivas ocorrem após interrupções do tratamento (Tabela 26.7). Finasterida é um esteroide sintético inibidor da 5-alfarredutase tipo II que diminui significativamente a di-hidrotestosterona (aproximadamente 58%) sem afetar a testosterona sérica ou qualidade do sêmen, e reduz o diâmetro (aproximadamente 20%) e o volume

QUADRO 26.23 Doença Prostática | Pontos-chave

- A maioria dos cães com doença prostática apresenta-se com aproximadamente 8 anos; aqueles com tumores usualmente têm ≥10 anos.
- Próstatas aumentadas podem contribuir para a formação de hérnia perineal.
- A maioria dos cães-machos inteiros idosos possui hiperplasia prostática benigna, mas frequentemente isso não leva a sinais clínicos.
- Próstatas hiperplásicas são aumentadas, indolores e simétricas.
- Castração é o melhor tratamento para hiperplasia prostática benigna, mas cães reprodutores valiosos podem responder à finasterida.
- Cistos prostáticos podem estar associados à hiperplasia prostática benigna. Cistos estão dentro ou fora do parênquima (paraprostáticos).
- Próstatas císticas possuem características à palpação semelhantes àquelas com hiperplasia, a menos que tenham cistos paraprostáticos; estas estão aumentadas, flutuantes e usualmente são indolores e assimétricas.
- Drene ou excise cistos prostáticos e castre.
- Sertoliomas predispõem a próstata à metaplasia escamosa, o que pode levar a cistos prostáticos que podem, então, formar abscessos.
- *Escherichia coli* é o organismo mais comum isolado a partir de próstatas com abscessos.
- Próstatas com abscessos estão aumentadas, flutuantes, usualmente doloridas e assimétricas.
- Próstatas com abscessos podem concomitantemente ser neoplásicas.
- Drene, administre antibióticos apropriados e castre cães com abscessos prostáticos.
- Cães-machos castrados atendidos com doença prostática apresentam alto risco de neoplasia.
- Carcinomas prostáticos são o tumor mais comum; a maioria é originada do tecido ductal/urotelial e não é sensível a andrógenos.
- Próstatas neoplásicas podem ter tamanho normal, mas elas estão geralmente aumentadas, assimétricas, nodulares, firmes e imóveis.
- Tumores prostáticos são invasivos e estão avançados no momento do diagnóstico; portanto, o tratamento é paliativo. O tempo de sobrevida é maior se tratado com AINE (piroxicam, carprofeno).
- Espere incontinência urinária se for realizada prostatectomia total.

AINE, anti-inflamatórios não esteroidais.

TABELA 26.6 Sinais Clínicos de Doença Prostática

	DIAGNÓSTICO			
Sinais	Hiperplasia	Infecção/Abscesso	Cisto	Neoplasia
Prostatomegalia	+	+	+	±
Aumento prostático simétrico	+	±	±	±
Dor à palpação prostática	−	±	−	±
Próstata flutuante	−	±	±	±
Linfadenomegalia	−	±	−	±
Ultrassom	Ecogenicidade normal ou ↓	Cavidades hipoecoicas a anecoicas	Cavidades anecoicas	Uretra irregular heterogênea
Citologia	Hemorragia	Hemorragia, inflamação, bactéria	Hemorragia	Células atípicas ± inflamação e bactéria
Leucocitose periférica	−	±	±	±
Piúria	Rara	+	Rara	±
Sinais sistêmicos	±	±	±	±

+, Presente; −, ausente; ±, variável.

TABELA 26.7 Fármacos Utilizados para Tratamento Clínico do Aumento Prostático Benigno

Fármaco	Dose	Expectativa
Finasterida	0,1-0,5 mg/kg VO q24h durante 2-3 meses[a] ou 5,0 mg VO q24h para cães pesando entre 5 e 50 kg[a]	Diminui di-hidrotestosterona, diâmetro prostático e volume Sem efeitos adversos no sêmen ou níveis de testosterona Seguro
Dietilestilbestrol[b]	0,2-1 mg VO a cada 2-3 d durante 3-4 semanas	Potencialmente causa infertilidade, mielossupressão (anemia, trombocitopenia, pancitopenia) e metaplasia escamosa prostática, levando à formação de abscessos; não recomendado
Progestágenos: Acetato de medroxiprogesterona[b]	3 mg/kg (dose mínima de 50 mg) IM ou SC; repetir a dose em 4-6 semanas se os sinais persistirem 1,25-2,5 mg/kg VO q24h durante 15 dias	53% têm redução do tamanho prostático Monitore ganho de peso, hipotireoidismo, diabetes melito, nódulos mamários; possível degeneração dos testículos e diminuição dos níveis séricos de testosterona e LH
Acetato de ciproterona	1-3 mg/kg SC a cada mês	
Acetato de clormadinona[c]	2,0 mg/kg VO q24h durante 7 d	
Acetato de osaterona[c]	0,25 mg/kg VO q24h durante 7 d	

IM, intramuscular; *LH,* hormônio luteinizante; *SC,* subcutâneo; *VO,* via oral.
[a]A dose é incerta; estas são duas dosagens que já foram sugeridas.
[b]Não deve ser utilizado para tratar cães com doença prostática.
[c]Dados disponíveis limitados com relação ao seu uso.

(aproximadamente 43%) prostáticos (Tabela 26.7); é atualmente o medicamento de escolha em cães nos quais a castração não é uma opção. A terapia estrogênica reduz o tamanho prostático, mas não é recomendada porque causa infertilidade, metaplasia escamosa, formação de abscessos e anemia aplásica. O acetato de medroxiprogesterona atenua os sinais de hiperplasia dentro de 4 a 6 semanas na maioria (84%) dos cães; entretanto, eles sofrem recidiva após 13,6 meses em média. Os efeitos colaterais potenciais dos progestágenos incluem aumento do apetite, ganho de peso, neoplasia e displasia mamária, e diabetes melito. O acetato de osaterona e acetato de delmadinona (antiandrogênicos) demonstraram melhorar os sinais clínicos e induzir a remissão clínica com efeitos adversos discretos, sendo que a osaterona reduz o volume prostático mais rapidamente do que a delmadinona.[14]

TRATAMENTO CIRÚRGICO

Animais assintomáticos não necessitam de terapia. A castração é o melhor tratamento para cães com doença clínica. A castração causa a involução permanente da próstata dentro de 3 a 12 semanas. A prostatectomia parcial é uma opção possível para animais de reprodução valiosos (p. 742).

Manejo Pré-cirúrgico
Constipação, tenesmo e retenção urinária devem ser tratados sintomaticamente. Laxantes podem facilitar a defecação (Quadro 26.8).

Anestesia
Recomendações anestésicas para animais submetidos à cirurgia reprodutiva eletiva são fornecidas na p. 722 (Tabela 26.3).

Anatomia Cirúrgica
A anatomia cirúrgica da próstata é fornecida na p. 727.

Posicionamento
O animal é posicionado em decúbito dorsal para castração pré-escrotal (p. 732) e em posição perineal para castração perineal (p. 734). Ver p. 732 para recomendações de tricotomia e preparação cirúrgica para castração. Posicione o animal em decúbito dorsal para prostatectomia parcial (p. 742).

TÉCNICA CIRÚRGICA
A castração é descrita na p. 732. A prostatectomia parcial é descrita na p. 742.

CUIDADO E AVALIAÇÃO PÓS-CIRÚRGICOS
Analgésicos devem ser administrados para dor (Capítulo 13; para doses de opioides, ver Tabelas 13.2 e 13.3), se necessário. O tratamento sintomático para constipação, tenesmo e retenção urinária pode ser necessário até que a involução diminua os sinais clínicos. A involução prostática pode ser avaliada ultrassonograficamente. Uma redução de 50% no tamanho prostático é esperada dentro de 3 semanas e de 70% após 9 semanas após a castração.

COMPLICAÇÕES
Complicações da castração são encontradas na p. 745. A complicação mais comum da HPB é a infecção bacteriana secundária que causa prostatite. Hérnias perineais são complicações menos comuns. Fármacos utilizados para tratamento clínico estão listados na Tabela 26.7.

PROGNÓSTICO
O prognóstico após a castração é excelente. Embora a terapia medicamentosa sintomática sozinha possa inicialmente ser útil, os sinais clínicos recidivam ou pioram sem a castração.

ABSCESSOS PROSTÁTICOS
DEFINIÇÕES
Abscessos prostáticos são acúmulos localizados de material purulento dentro do parênquima prostático. **Prostatite** é uma infecção da próstata, com ou sem formação de abscessos.

CONSIDERAÇÕES GERAIS E FISIOPATOLOGIA CLINICAMENTE RELEVANTE
A prostatite é comum em cães, mas rara em gatos. A infecção ocorre quando as bactérias colonizam o parênquima prostático. O epitélio

QUADRO 26.24 Mecanismos de Defesa Prostáticos Normais contra Infecções
Produção local de fator antibacteriano prostático IgA e IgG Lavagem uretral mecânica durante micção Zona de alta pressão uretral Peristaltismo uretral Características da superfície da mucosa uretral

IgA, imunoglobulina A; *IgG*, imunoglobulina G.

! QUADRO 26.25 Sinais Clínicos em Cães com Abscessos Prostáticos
Depressão/letargia Tenesmo para urinar ou defecar Hematúria Êmese Desconforto ou dor Poliúria/polidipsia

prostático cria uma barreira hematoprostática por conta de sua dupla camada lipídica. Uma alta concentração de secreção prostática de zinco provavelmente fornece atividade antibacteriana e função espermática normal. A colonização bacteriana da próstata é reduzida pelos mecanismos normais de defesa (Quadro 26.24). A infecção uretral ascendente é típica, mas a infecção hematógena é possível. Fatores predisponentes à infecção incluem transtorno da arquitetura parenquimatosa normal, doença uretral, infecções do trato urinário, alteração do fluxo urinário, alteração de secreções prostática e redução da imunidade do hospedeiro. A hiperplasia cística prostática, metaplasia escamosa e cistos aumentam o risco de infecções. Hormônios androgênicos são necessários para secreções prostáticas; hormônios estrogênicos diminuem a atividade secretória e podem causar metaplasia escamosa prostática, levando à formação de cistos e, subsequentemente, de abscessos. Microabscessos formam e coalescem, ocasionando a formação de grandes abscessos se não tratados de maneira apropriada. O aumento prostático pode comprimir o cólon (e raramente a uretra), causando obstrução. A ruptura de abscessos pode causar sepse, peritonite e colapso cardiovascular. A pressão sobre o diafragma pélvico associada a grandes abscessos prostáticos ou cistos pode contribuir para o surgimento de hérnias perineais.

DIAGNÓSTICO

Apresentação Clínica

Sinais Clínicos

Os abscessos ocorrem principalmente em machos idosos e inteiros com prostatite, metaplasia escamosa ou cistos. Embora abscessos prostáticos possam ocorrer em cães com 2 anos, a maioria acometida tem mais de 8 anos. Infecções prostática felinas são raras.

Histórico

Cães podem ter infecções recorrentes ou irresponsivas de trato urinário. Animais são geralmente trazidos para atendimento por conta de início agudo de depressão ou letargia, uma tendência de esforço ao urinar ou defecar, hematúria, êmese, desconforto ou dor, e poliúria ou polidipsia (Quadro 26.25). Outros sinais clínicos incluem febre, anorexia, diarreia e desidratação. Sinais clínicos resultam da compressão de estruturas adjacentes ou infecções.

Achados de Exame Físico

Próstatas com abscessos estão geralmente aumentadas, dolorosas e assimétricas com áreas flutuantes (Quadro 26.26; ver também Tabela 26.6). A palpação retal é frequentemente dolorosa; dor abdominal caudal, dor lombar e/ou rigidez de membros pélvicos podem ser observadas. A peritonite pode causar distensão abdominal. O escroto e testículos devem ser palpados em busca de massas, aumento ou maior sensibilidade. Alguns animais possuem hérnias perineais, edema subcutâneo e/ou feminilização. Depressão, febre, anorexia, êmese, diarreia e desidratação estão associadas a infecções severas. Adicionalmente, sinais de taquicardia, membranas pálidas ou congestas, tempo de preenchimento capilar prolongado e/ou pulsos fracos sugerem sepse e choque.

QUADRO 26.26 Achados de Exame Físico à Palpação Retal em Cães com Abscessos Prostáticos
Prostatomegalia Dor Assimetria com áreas flutuantes

QUADRO 26.27 Alterações Radiográficas em Cães com Abscessos Prostáticos
Prostatomegalia Margens prostáticas indistintas

Diagnóstico por Imagem

Achados radiográficos incluem prostatomegalia, margens indistintas e mineralização ocasional (Quadro 26.27). O enfisema prostático é raro. A perda de detalhamento de vísceras abdominais sugere peritonite (p.528). A avaliação ultrassonográfica pode revelar alterações na ecogenicidade, e espaços preenchidos por líquido com margens irregularmente definidas podem ser observados. Líquido dentro da lesão pode ter ecogenicidade mista ou aparência floculenta.

> **NOTA** A aspiração guiada por ultrassonografia geralmente estabelece o diagnóstico, mas deve ser realizada com precaução, já que as paredes delgadas dos abscessos podem romper-se secundariamente à aspiração.

Achados Laboratoriais

Leucocitose neutrofílica com desvio à esquerda, neutrófilos tóxicos e monocitose podem ocorrer. Anormalidades adicionais podem incluir elevação das atividades séricas da fosfatase alcalina e alanina aminotransferase, azotemia, hiperglobulinemia, hipoglicemia e hipopotassemia. Hematúria, piúria e bacteriúria são comuns. O lavado prostático ou citologia por aspiração com agulha fina resultam em esfregaços com alta celularidade com grande número de neutrófilos e menor número de macrófagos e células epiteliais. Metaplasia escamosa, hiperplasia ou células epiteliais normais podem ser detectadas. As bactérias mais comumente isoladas estão listadas no Quadro 26.28. Ocasionalmente, microrganismos anaeróbios ou *Mycoplasma* são isolados. A urocultura, em adição à cultura do fluido prostático, é indicada porque infecções concomitantes são comuns. A sensibilidade antimicrobiana deve ser determinada para todos os patógenos. A avaliação histológica pode demonstrar inflamação localizada ou difusa; os lumens glandulares estão tipicamente preenchidos por neutrófilos, bactérias e *debris* necróticos. Fibrose, atrofia e acúmulos

QUADRO 26.28 Bactérias Mais Comumente Isoladas em Animais com Abscessos Prostáticos
Escherichia coli *Pseudomonas* spp. *Staphylococcus* spp. *Streptococcus* spp. *Proteus* spp.

estromais de linfócitos e plasmócitos são encontrados em casos de prostatite crônica.

DIAGNÓSTICO DIFERENCIAL

Diagnósticos diferenciais incluem prostatite, cistos prostáticos, cistos paraprostáticos, neoplasias prostáticas, hiperplasia prostática, massa retal e massas intrapélvicas (Tabela 26.6 e Quadro 26.23).

MANEJO CLÍNICO

Prostatite e pequenos abscessos prostáticos são tratados com antibióticos, fluidoterapia e suporte nutricional. Se o animal estiver em SIRS (p. 530), a fluidoterapia para reposição deve ser iniciada o mais rápido possível. Se houver hipopotassemia (Tabela 4.6) e hiponatremia, a suplementação IV é necessária. A hipoglicemia é comum na SIRS, e a suplementação com glicose pode ser necessária (i.e., fluidos que contenham dextrose a 2,5%-5%) ou administrada como um *bolus* IV lento (p. ex., dextrose a 10%) se for necessária reposição rápida. O débito urinário deve ser monitorado (débito urinário normal é maior que 1-2 mℓ/kg por hora). A administração de glicocorticoides em pacientes com SIRS é controversa. Durante um período de tempo, glicocorticoides eram rotineiramente administrados; depois, esteroides foram considerados inefetivos nestes pacientes. Atualmente, existem suposições de que pacientes selecionados que não foram ressuscitados com sucesso por meio de fluidos e vasopressores podem responder a doses fisiológicas de glicocorticoides.

A antibioticoterapia de amplo espectro deve ser iniciada assim que o diagnóstico for confirmado. Existem diversas combinações que são geralmente efetivas (p. ex., ampicilina mais sulbactam e enrofloxacino, enrofloxacino e clindamicina [p. 726]). Uma cefalosporina de segunda geração (p. ex., cefoxitina sódica) pode ser utilizada como um agente único (p. 531). Se houver uma infecção bacteriana resistente em um animal com comprometimento renal, piperacilina mais tazobactam podem ser considerados (p. 80) enquanto se aguarda o resultado da cultura e antibiograma. A antibioticoterapia inicial deve ser alterada com base nos resultados dos testes de sensibilidade.

Em casos selecionados (cães com sinais clínicos discretos a moderados, sem evidências de peritonite), a drenagem prostática percutânea guiada por ultrassom pode ser seguramente realizada. Este procedimento está associado a um bom resultado; entretanto, várias drenagens são necessárias para resolução do quadro. A castração também deve ser realizada, usualmente após a drenagem inicial.

Após sedação pesada ou durante anestesia geral, insira uma agulha espinal de calibre 22 com um conjunto de extensão conectado e seringa de 20 mL na cavidade preenchida por líquido guiado por ultrassom (Figura 26.30). Se necessário, peça a um auxiliar que desloque a próstata cranialmente por manipulações digitais retais. Evacue completamente o líquido e envie amostras para avaliação de citologia, cultura e antibiograma. Após drenagem, forneça cuidados de suporte e monitore intimamente o animal em busca de sinais de extravasamento

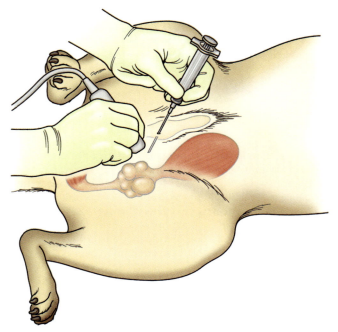

Figura 26.30 Técnica para drenagem prostática percutânea guiada por ultrassom.

oriundo da punção prostática ou lesão a estruturas adjacentes durante 24 a 48 horas. Dois a quatro procedimentos de drenagem adicionais podem ser necessários.

TRATAMENTO CIRÚRGICO

A prostatite bacteriana aguda e abscessos prostáticos causam potenciais riscos de morte. A terapia para o choque deve ser iniciada imediatamente (ver discussão prévia). Grandes abscessos devem ser drenados e a castração, realizada quando o paciente estiver estável. A castração pode reduzir a duração da infecção. A biópsia prostática (p. 742) deve ser realizada durante drenagem ou ressecção. A prostatectomia parcial (p. 742) é indicada em pacientes estáveis para abscessos ou cistos recorrentes que não responderam aos procedimentos de drenagem. Raramente, a prostatectomia total (p. 742) é realizada para infecções prostáticas recorrentes.

Manejo Pré-cirúrgico

O animal deve ser estabilizado antes da cirurgia (ver discussão prévia). Coloque uma sonda uretral antes da cirurgia para facilitar a identificação intraoperatória da uretra.

Anestesia

Recomendações anestésicas para animais em choque são listadas na Tabela 19.2. Recomendações anestésicas para animais estáveis submetidos à cirurgia abdominal são fornecidas na Tabela 19.1.

Anatomia Cirúrgica

Anatomia cirúrgica da próstata é fornecida na p. 727.

Posicionamento

O abdome ventral e a porção medial das coxas devem ser tricotomizados e preparados assepticamente para cirurgia, e o prepúcio, lavado com solução de iodopovidona a 0,1% ou uma diluição 1:40 de solução de clorexidina a 2%. O paciente é posicionado em decúbito dorsal para celiotomia na linha média.

TÉCNICA CIRÚRGICA

Grandes abscessos ou cistos devem ser drenados. A escolha dos procedimentos de drenagem depende do tamanho e da localização do abscesso ou cisto. A marsupialização (p. 769) é uma opção se o abscesso ou cisto puder ser mobilizado até a parede abdominal ventral e se a cápsula puder manter as suturas. É mais comumente utilizada para cistos do que para abscessos. A omentalização prostática é atualmente o tratamento de escolha para drenagem de abscessos e requer menores cuidados pós-cirúrgicos. A implantação de vários drenos deve ser considerada somente se a omentalização não for possível. A prostatectomia parcial é uma opção se os abscessos recidivarem. Independentemente do método de drenagem do abscesso, realize a castração antes de proceder à exploração abdominal.

Omentalização

Coloque uma sonda uretral. Exponha a próstata através de uma celiotomia na linha média ventral desde a cicatriz umbilical até o púbis. Estenda a incisão caudalmente e realize uma osteotomia púbica, se necessário, para expor adequadamente a próstata (pp. 692 e 694). Coloque afastadores Balfour para facilitar exposição. Explore o abdome e isole a bexiga e próstata com compressas de laparotomia. Posicione suturas de tração através da parede vesical para retração cranial da próstata. Faça incisões bilateralmente nos aspectos laterais da próstata e remova o material purulento por sucção. Explore e rompa digitalmente qualquer abscesso loculado dentro do parênquima. Identifique a uretra prostática pela palpação da sonda uretral previamente posicionada. Aumente as incisões por ressecção do tecido capsular lateral. Submeta o tecido excisado à avaliação histopatológica. Introduza o omento através de uma ferida de capsulotomia com pinças introduzidas através da ferida contralateral (Figura 26.31A). Passe o omento ao redor da uretra prostática, remova-o através da mesma incisão, e ancore-o em si próprio com suturas em colchoeiro com fios absorvíveis (Figura 26.31B). Coloque um dreno de sucção fechada dentro da cavidade abdominal caudal. Feche o abdome rotineiramente. Alternativamente, o omento pode ser inserido através de ambas as incisões capsulares.

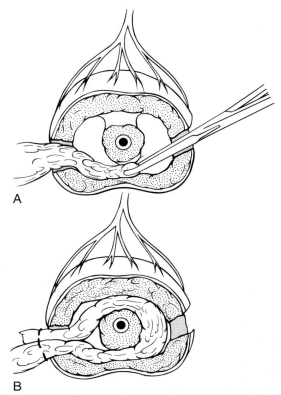

Figura 26.31 Omentalização de um abscesso prostático. Após realizar uma incisão bilateralmente nos aspectos laterais da próstata — succionando, explorando e lavando a cavidade do abscesso —, introduza o omento através de uma incisão da capsulotomia com pinça. (A) O omento é introduzido através da incisão contralateral. (B) Então passe o omento ao redor da uretra prostática, remova-o através da incisão de acesso e ancore-o em si próprio com suturas em colchoeiro com fios absorvíveis.

CUIDADO E AVALIAÇÃO PÓS-CIRÚRGICOS

Analgésicos devem ser administrados conforme necessidade (Capítulo 13; para doses de opioides, ver Tabelas 13.2 e 13.3) e o paciente deve ser monitorado por conta da possibilidade de sepse, choque e anemia. O suporte hídrico e nutricional deve ser fornecido até que o paciente esteja estável e seja capaz de se alimentar. Antibióticos apropriados devem ser administrados durante 2 a 3 semanas. Idealmente, cultura de urina ou líquido prostático deve ser realizada 3 a 5 dias após o início de antibióticos e 2 a 3 dias após descontinuação deles. O abdome deve ser envolto por bandagens para proteger os drenos, e um colar elisabetano ou barras laterais devem ser utilizados para impedir o autotraumatismo e remoção do dreno. Infecções recorrentes ou persistentes devem ser identificadas pela cultura do líquido prostático e realização de ultrassonografia a cada 3 a 4 meses durante 1 ano.

COMPLICAÇÕES

As complicações em curto prazo mais comuns após omentalização estão listadas no Quadro 26.29. A prostatectomia parcial pode causar choque, extravasamento de urina e incontinência urinária. Morte e incontinência urinária são mais comuns após prostatectomia parcial do que após procedimentos de omentalização.

Complicações em longo prazo após omentalização incluem prostatite recorrente, abscessos, infecções do trato urinário, incontinência

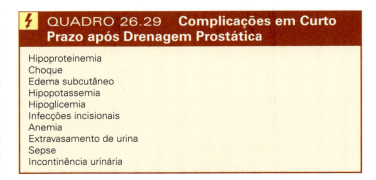

urinária, formação de fístulas uretrocutâneas e formação de cistos paraprostáticos. As taxas de recorrência são de aproximadamente 18% para doença prostática, 33% para infecções do trato urinário e 46% para incontinência urinária.

PROGNÓSTICO

Antibióticos e terapia de suporte podem resolver casos de pequenos abscessos. Abscessos grandes e não tratados eventualmente causarão sepse, toxemia e morte. A mortalidade pós-cirúrgica imediata pode chegar a 25%; se o abscesso prostático rompeu, a mortalidade chega a 50%. Resultados moderados a excelentes são esperados se o paciente estiver vivo 2 semanas após a cirurgia. A peritonite pode ocorrer após ruptura do abscesso ou contaminação cirúrgica. O prognóstico após omentalização parece bom se for posicionado omento suficiente dentro da próstata. A prostatectomia parcial por aspirador ultrassônico possui bom prognóstico porque fornece resolução da doença em longo prazo.

CISTOS PROSTÁTICOS

DEFINIÇÕES

Um **cisto prostático** é uma cavidade asséptica preenchida por líquido dentro ou ligada à próstata. Incluídos estão **cistos parenquimatosos** associados à hiperplasia prostática ou **cistos paraprostáticos (periprostáticos)**, que estão ligados à próstata e podem se comunicar com ela.

CONSIDERAÇÕES GERAIS E FISIOPATOLOGIA CLINICAMENTE RELEVANTE

Cistos prostáticos parenquimatosos ocorrem dentro ou possuem comunicação física com o parênquima prostático (Figura 26.32). Eles são comuns em cães e podem estar associados à HPB (p. 762). Sua etiologia é desconhecida, mas alguns são congênitos. Sertoliomas ou administração exógena de estrógenos podem causar metaplasia escamosa, o que causa oclusão de ductos, levando à estase secretória com dilatação acinar progressiva. Cistos coalescem conforme crescem e são cercados por colágeno denso que pode sofrer ossificação. Pequenos cistos frequentemente se tornam confluentes, formando cavidades maiores. Cistos parenquimatosos são tipicamente encontrados por toda a glândula. Cistos prostáticos parenquimatosos são revestidos por epitélio comprimido (transicional, cuboide ou escamoso) e preenchidos por material secretório e *debris* celulares.

Cistos paraprostáticos (periprostáticos) são raros quando comparados a outros tipos de doença prostática, e são adjacentes e ligados à próstata, mas raramente se comunicam com o parênquima. Eles podem ser originados a partir do útero masculino, uma estrutura embrionária derivada do sistema de ductos de Müller e ligados à linha média prostática dorsal. Estes cistos são frequentemente grandes e se estendem em direção à fossa perineal ou abdome. Eles podem deslocar-se e comprometer vísceras adjacentes e suas funções. Cistos paraprostáticos são geralmente preenchidos por líquido amarelo-claro a alaranjado; a hemorragia altera a coloração para marrom-avermelhado. Histologicamente, a parede de um cisto prostático se assemelha à parede de um cisto parenquimatoso (epitélio comprimido e colágeno denso). Algumas paredes são calcificadas. Cistos prostáticos podem se tornar infeccionados e formar abscessos. Pressão sobre o diafragma pélvico pode contribuir para o desenvolvimento de uma hérnia perineal.

DIAGNÓSTICO

Apresentação Clínica

Sinais Clínicos

Cistos prostáticos são mais comuns em cães-machos, inteiros, idosos, de raças de grande porte.

Histórico

Cães são frequentemente assintomáticos até que os cistos se tornam grandes o suficiente para causar obstrução retal, vesical ou uretral. As queixas existentes incluem depressão, inapetência, estrangúria, disúria, incontinência, tenesmo ou secreção peniana sanguinolenta.

Achados de Exame Físico

Sinais clínicos e achados de exame físico resultantes de cistos prostáticos são semelhantes àqueles causados por hiperplasia prostática (p. 763). Entretanto, cistos paraprostáticos são assimétricos, flutuantes e algumas vezes causam distensão abdominal. O achado de exame físico mais comum é uma massa abdominal palpável. Cistos prostáticos estéreis não são dolorosos. O escroto e testículos devem ser palpados em busca de massas concomitantes, aumento ou maior sensibilidade, todos indicativos de sertolioma. Protuberância perineal ou distensão abdominal podem ocorrer em casos de grandes cistos. O períneo é palpado para detecção de hérnias.

Diagnóstico por Imagem

Cistos prostáticos e cistos paraprostáticos podem ser difíceis de diferenciar da bexiga sem uma cistouretrografia. A mineralização da próstata ou da parede do cisto pode ser detectada em radiografias simples. A ultrassonografia ajuda a detectar e definir alterações cavitárias (Figura 26.33). Cistos parenquimatosos prostáticos tipicamente

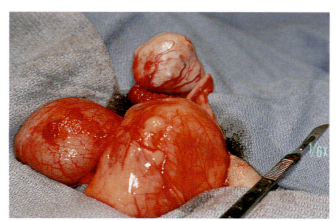

Figura 26.32 Aparência intraoperatória de um grande cisto prostático com metaplasia escamosa. Note o testículo criptorquídico nodular e aumentado (dorsal), no qual um sertolioma foi diagnosticado histologicamente.

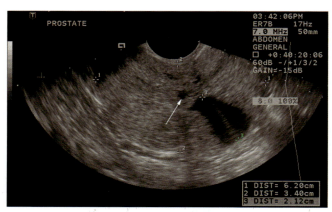

Figura 26.33 Imagem ultrassonográfica transversa transretal da próstata de um cão, que está aumentada por conta de hipertrofia benigna. Note a uretra no centro *(seta)*. Há um cisto de 2 cm de diâmetro dentro do lobo esquerdo da próstata (região anecoica). Este cisto é típico de prostatomegalia resultante de hipertrofia benigna.

QUADRO 26.30 Tipos de Tumores Prostáticos

Adenocarcinoma
Carcinomas de células de transição
Carcinoma indiferenciado
Carcinoma de células escamosas
Leiomiossarcoma
Hemangiossarcoma

surgem como lesões cavitárias anecoicas com margens mais regularmente definidas do que abscessos. Entretanto, este achado não é 100% específico, e a citologia do líquido é necessária para um diagnóstico definitivo. Cistos paraprostáticos são usualmente estruturas grandes anecoicas com septos internos. Alguns se comunicam com grandes cavidades anecoicas dentro do parênquima prostático.

NOTA Aspirados guiados por ultrassom podem ser obtidos; entretanto, tenha cuidado para impedir peritonite iatrogênica se infecções forem prováveis.

Achados Laboratoriais

Anormalidades laboratoriais específicas são raras. A aspiração de um líquido estéril, de coloração amarela a serossanguinolenta com inflamação mínima sugere um cisto paraprostático. A avaliação citológica revela células epiteliais prostáticas e alguns leucócitos, porém mais eritrócitos e hemossiderófagos do que em casos de hiperplasia prostática. Diversas células epiteliais escamosas sugerem metaplasia escamosa.

DIAGNÓSTICO DIFERENCIAL

Diagnósticos diferenciais incluem abscessos prostáticos, metaplasia escamosa, neoplasia (Quadro 26.30) ou hiperplasia.

MANEJO CLÍNICO

A terapia medicamentosa inclui o tratamento da constipação e retenção urinária. Laxantes (p.744) podem ser fornecidos e a bexiga, drenada por centese ou cateterização conforme necessidade. A drenagem percutânea por centese é paliativa, mas pode causar a formação de abscessos (p.742).

TRATAMENTO CIRÚRGICO

O tratamento para pequenos cistos parenquimatosos é a castração. Cães com grandes cistos devem ser castrados e o cisto, drenado, resseccionado ou remoção parcial. A ressecção incompleta pode ser necessária para prevenir incontinência.

Manejo Pré-cirúrgico

Animais com cistos prostáticos estão geralmente estáveis. Antibióticos peroperatórios são razoáveis se a marsupialização ou cirurgia prolongada for antecipada.

Anestesia

Recomendações anestésicas para animais submetidos à cirurgia reprodutiva são fornecidas na Tabela 26.3.

Posicionamento

O abdome ventral, períneo ventral e porção medial das coxas são tricotomizados e preparados para cirurgia asséptica. O cão é posicionado em decúbito dorsal para uma celiotomia na linha média.

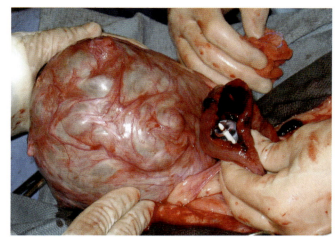

Figura 26.34 Este grande cisto paraprostático é originado a partir do aspecto dorsolateral da próstata e causou obstrução uretral e ruptura da bexiga.

TÉCNICA CIRÚRGICA

A castração deve ser realizada e grandes cistos, removidos ou drenados (Figura 26.34). O líquido cístico deve ser cultivado e uma biópsia, colhida da próstata (p. 742). Cistos que não podem sofrer ressecção podem ser drenados por omentalização (Figura 26.35), marsupialização ou com vários drenos. A prostatectomia parcial (p. 742) pode ser apropriada para cistos recorrentes.

Omentalização

A omentalização de um grande cisto prostático parenquimatoso é realizada de maneira semelhante à omentalização de um abscesso. A omentalização de cistos paraprostáticos difere de certa forma da omentalização de um abscesso (p.767).

Exponha a próstata através de uma celiotomia abdominal caudal. Identifique o cisto, faça uma única incisão e aspire o conteúdo. Obtenha amostras para cultura, citologia e histopatologia. Disseque e ressecione a parede do cisto sem lesar a inervação ou vasculatura da próstata e bexiga (Figura 26.35A). Preencha o remanescente cístico com omento e fixe-o com suturas absorvíveis em colchoeiro horizontal (Figura 26.35B). Lave e feche o abdome rotineiramente.

Marsupialização

Exponha e isole a próstata conforme descrito na p. 767 para omentalização. Faça uma segunda incisão (5-8 cm) através da parede abdominal lateral ao prepúcio sobre o abscesso ou cavidade do cisto (Figura 26.36A). Excise 0,5 a 1 cm do músculo abdominal (Figura 26.36B). Suture a cápsula ou parede do cisto à fáscia externa do reto (Figura 26.36C). Utilize sutura contínua ou interrompida com fios absorvíveis monofilamentares 3-0 a 4-0 (polidioxanona [PDS®], poliglecaprona 25 [Monocryl®], glicômero 631 [Biosyn®], ou poligliconato [Maxon®]). Facilite a sutura por meio da elevação da próstata por um auxiliar em direção à parede abdominal. Incise o abscesso ou parede do cisto e aspire o conteúdo. Posicione uma segunda camada de suturas simples contínuas ou interrompidas (p. ex., náilon ou polipropileno 3-0 ou 4-0) entre a margem da pele e a cápsula ou margem do cisto (Figura 26.36D-E). Obtenha uma biópsia do parênquima prostático. Rompa as trabéculas e bandas fibrosas com os dedos para criar uma cavidade confluente. Lave a cavidade e local da cirurgia, posicione omento ao redor da marsupialização e feche o abdome em três camadas.

Uma técnica alternativa é incisar o aspecto ventrolateral da parede do cisto ou abscesso e aspirar a cavidade antes de suturá-la à fáscia

Figura 26.35 Omentalização de um cisto paraprostático. (A) Após a exposição do cisto, faça uma incisão única no cisto e aspire seu conteúdo. Obtenha amostras para cultura, citologia e histopatologia. Disseque e resseccione a parede do cisto sem lesionar a inervação ou vasculatura de próstata e bexiga. (B) Preencha o remanescente cístico com omento e fixe-o com suturas em colchoeiro horizontal com fios absorvíveis.

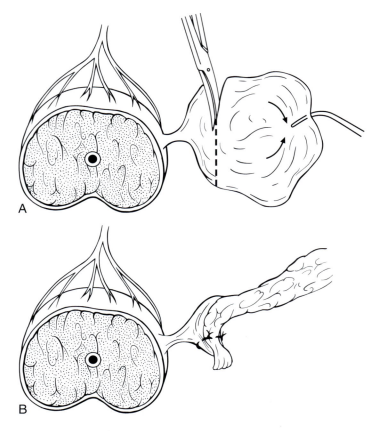

Figura 26.36 (A) Para marsupializar um cisto ou abscesso prostático, faça uma incisão longitudinal lateral ao prepúcio sobre a massa aumentada. (B) Excise uma elipse de músculo abdominal. (C) Suture a cápsula prostática à bainha externa do reto abdominal. (D-E) Faça uma incisão através da cápsula prostática e suture a margem da cápsula à pele.

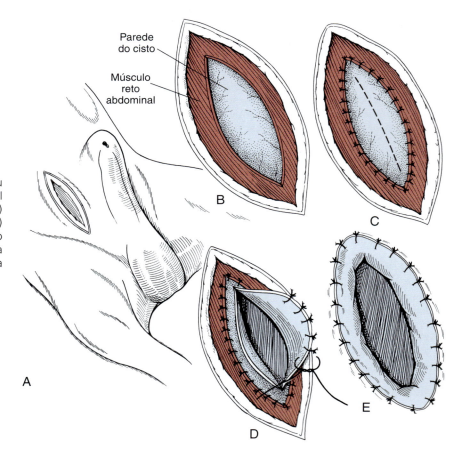

do reto do abdome. A cápsula ou parede do cisto é então suturada 5 mm distante da margem incisada da cavidade à fáscia do reto. Esta variação possui maior risco de contaminação abdominal.

CUIDADO E AVALIAÇÃO PÓS-CIRÚRGICOS

Analgésicos (Capítulo 13; para doses de opioides, ver Tabelas 13.2 e 13.3) e cuidado de suporte (p. ex., fluidos e eletrólitos) devem ser administrados conforme necessidade. Monitore intimamente o paciente por conta de choque e infecções. A terapia medicamentosa pode ser utilizada para o tratamento da retenção urinária, constipação e desconforto. Ver p. 767 para o cuidado pós-cirúrgico e complicações potenciais após implantação de dreno prostático ou cístico. Drenos devem ser mantidos durante 1 a 3 semanas. A marsupialização pode causar uma fístula permanente ou fechar prematuramente. A urina pode ser removida por marsupialização durante alguns dias se houver erosão uretral. Aderências após omentalização são minimizadas se o parênquima exposto dentro da cápsula prostática for suturado e coberto pelo omento.

PROGNÓSTICO

O prognóstico é bom a reservado após a castração e drenagem cirúrgica. Alguns cistos prostáticos e paraprostáticos recidivam e necessitam de novas drenagens, mas isso é raro se o cão for castrado. A recidiva após prostatectomia parcial ou omentalização é incomum. A ressecção demasiadamente zelosa pode causar atonia do detrusor, incontinência ou isquemia da bexiga. A infecção do cisto pode ocorrer após marsupialização.

NEOPLASIA PROSTÁTICA

DEFINIÇÕES

Tumores prostáticos podem ser originados do tecido epitelial (**carcinomas**), tecido muscular liso (**leiomiossarcoma**), ou estruturas vasculares (**hemangiossarcoma**).

CONSIDERAÇÕES GERAIS E FISIOPATOLOGIA CLINICAMENTE RELEVANTE

Embora neoplasias prostáticas sejam a doença prostática mais comum em cães-machos castrados, ainda são incomuns em cães (0,2%-0,6%) e raras em gatos. A castração é considerada um fator de risco para o desenvolvimento da neoplasia prostática, particularmente carcinomas de células de transição prostáticas (CCT). Hormônios testiculares supostamente não causam tumores prostáticos, mas hormônios adrenais e hipofisários podem exercer influência. A maioria dos tumores prostáticos é originada das células basais da próstata e menos do epitélio acinar. Tipos de tumores prostáticos são listados no Quadro 26.30. Adenocarcinomas bem diferenciados são observados mais frequentemente em cães sexualmente inteiros, enquanto tipos histológicos com maior anaplasia e CCT são mais comuns em cães castrados. Em 68 amostras de biópsia prostática em cães com carcinoma prostático, seis padrões de crescimento distintos foram observados: papilar, cribriforme, sólido, acinar/ductal pequeno, anel em sinete, mucinoso.[15] A expressão da ciclo-oxigenase (COX)-1 está presente em 94,1% e a expressão de COX-2, em 88,2% dos cães com carcinomas prostáticos. Como a COX-2 não é expressa em próstatas normais, ela pode estar envolvida na patogênese do carcinoma prostático canino. Carcinomas prostáticos são localmente invasivos e metastatizam inicialmente aos linfonodos regionais (ilíacos, pélvicos e sublombares), pulmão e osso. Eles frequentemente invadem osso, bexiga, cólon e tecido circundante por extensão direta. Outros locais de metástase incluem o fígado, baço, rim, coração, glândulas adrenais, músculo esquelético e tecido subcutâneo. O envolvimento ósseo pode causar dor ou fraturas patológicas. A osteopatia hipertrófica ocasionalmente tem sido associada a tumores prostáticos. O aumento prostático causa compressão e obstrução parcial do cólon, reto e, algumas vezes, da uretra. O edema dos membros pélvicos pode ocorrer secundariamente à invasão linfática. A maioria dos tumores envolve o trígono e uretra e já sofreu metástase no momento do diagnóstico. O comportamento dos tumores prostáticos felinos é desconhecido.

DIAGNÓSTICO

Apresentação Clínica

Sinais Clínicos

Neoplasia prostática ocorre tanto em machos inteiros como castrados, mas é mais comum em machos castrados. Cães de médio a grande porte, como Doberman pinschers, Pastor de Shetland, Beagles, Pointers alemães de pelo curto, Airedale terriers e Elkhounds noruegueses são os principais acometidos. A idade média de ocorrência é de 10 anos. Tumores prostáticos são muito raros em gatos.

Histórico

Sinais podem incluir perda de peso, claudicação de membros pélvicos, fraqueza, ou edema, tenesmo, disquezia, retenção ou incontinência urinária, estrangúria, disúria, poliúria, polidipsia, hematúria e dor abdominal, pélvica ou lombar. Neoplasias prostáticas podem causar emaciação ou debilidade substanciais. Metástases podem causar outros sinais (p. ex., dispneia). Cães castrados atendidos com doença prostática mais provavelmente terão neoplasias do que outros tipos de doença prostática. O intervalo entre a castração e o início da doença é altamente variável.

Achados de Exame Físico

O animal pode estar debilitado e fraco. Infiltração de linfonodos e obstrução linfática podem causar edema de membro pélvico. A próstata pode ter tamanho normal, mas com frequência está assimetricamente aumentada. Dor, consistência firme, imobilidade e irregularidade nodular são características de neoplasias prostáticas. O aumento de linfonodos ilíacos mediais pode ser detectado durante o exame retal. A palpação esquelética algumas vezes ocasiona dor secundária à metástase óssea.

Diagnóstico por Imagem

Radiografias torácicas devem ser avaliadas em busca de metástases. Radiografias abdominais e pélvicas devem avaliar o tamanho e mineralização prostática, aumento de linfonodos, deslocamento de cólon e lesões vertebrais ou pélvicas osteolíticas ou proliferativas. A uretrocistografia retrógrada pode determinar o tamanho uretral, a característica da mucosa, e a simetria prostática. A maioria dos tumores prostáticos envolve a uretra e trígono da bexiga. A ultrassonografia pode definir a massa prostática como cística ou sólida e pode ser utilizada para avaliar linfonodos abdominais em busca de metástases. O achado de mineralização prostática em cães castrados é altamente sugestivo de neoplasia prostática; cães inteiros pouco provavelmente terão neoplasias se não for observada mineralização. O aspirado e a biópsia prostática são facilitados quando guiados por ultrassom (p. 742). A cintigrafia pode ser utilizada para localizar locais de metástases que envolvam os ossos.

Achados Laboratoriais

Exames hematológicos, perfil bioquímico sérico, urinálise, urocultura e eletrocardiograma são indicados. Resultados são inespecíficos em

QUADRO 26.31 Critérios Citológicos Adicionais de Malignidade

Variação no tamanho nuclear e nucleolar
Relação entre núcleo e citoplasma variável e aumentada
Modelagem nuclear
Figuras mitóticas anormais
Cromatina grosseiramente frouxa

---

casos de neoplasia prostática, embora síndromes paraneoplásicas e distúrbios concomitantes possam ser identificados. Anemia, hematúria ou piúria podem ser detectados. Concentrações elevadas de fosfatase ácida total (21,4 ± 18,9 UI/L) e fosfatase ácida prostática (11,9 ± 2,8 UI/L) podem indicar câncer prostático.

Citologia ou histopatologia são necessários para diagnóstico definitivo. O aspirado por agulha fina de neoplasias prostáticas pode resultar em uma amostra com moderada celularidade e células epiteliais anormais; entretanto, este procedimento deve ser utilizado com precaução, já que há risco de disseminação de células tumorais ao longo do trajeto da agulha em cães com CCT. Células epiteliais com aparência neoplásica possuem núcleos grandes, proeminentes e múltiplos, com diversos nucléolos e vacuolização citoplasmática. Critérios citológicos adicionais para malignidade são listados no Quadro 26.31. Lavados prostáticos são menos confiáveis para obtenção de células neoplásicas. A biópsia transuretral pode ser diagnóstica se o tumor já invadiu a uretra.

DIAGNÓSTICO DIFERENCIAL

Diagnósticos diferenciais incluem hiperplasia prostática, abscessos, cistos, cistos paraprostáticos, prostatite, massas retais ou pélvicas. Pode ser difícil diferenciar neoplasias de hiperplasia prostática associada à prostatite (Tabela 26.6).

MANEJO CLÍNICO

Protocolos quimioterápicos não são eficazes no tratamento de neoplasias prostáticas. A radioterapia pode ser utilizada para diminuir o tamanho prostático, mas não melhora o tempo de sobrevida. Inibidores da COX (p. ex., piroxicam 0,3 mg/kg VO [via oral] q24-48h ou carprofeno 2,2 mg/kg VO a cada 12 h) demonstraram melhorar a sobrevida em cães com carcinomas prostáticos, provavelmente por conta de sua ligação com receptores da COX. A administração concomitante do omeprazol (1-2 mg/kg VO q12h), pantoprazol (1 mg/kg IV a cada 12-24 h) ou misoprostol (2-5 µg/kg VO q8-12h) pode ajudar a amenizar os efeitos adversos associados à utilização crônica de AINE. Inibidores da bomba de prótons podem ter menores efeitos colaterais do que o misoprostol e são provavelmente tão efetivos quanto.

TRATAMENTO CIRÚRGICO

O tratamento é raramente eficaz. Os protocolos terapêuticos que combinam cirurgia, quimioterapia e radioterapia estão sendo investigados, mas sua eficácia é atualmente desconhecida.

Manejo Pré-cirúrgico

Tricotomize e prepare assepticamente o abdome ventral, períneo ventral e coxas mediais.

Anestesia

Recomendações anestésicas para animais submetidos à cirurgia reprodutiva são fornecidas na Tabela 26.3.

Anatomia Cirúrgica

Anatomia cirúrgica do trato reprodutivo masculino é fornecida na p. 726.

Posicionamento

O paciente é posicionado em decúbito dorsal para uma celiotomia na linha média. Todo o abdome ventral e área inguinal devem ser tricotomizados e preparados para a cirurgia asséptica.

TÉCNICA CIRÚRGICA

A castração pode retardar temporariamente o crescimento do tumor. A prostatectomia pode ser curativa se o tumor for diagnosticado precocemente. Infelizmente, a maioria dos tumores está avançada quando diagnosticada, tornando a preservação da inervação do trígono impossível. Tais cães frequentemente não são aceitos após prostatectomia por conta da incontinência urinária. A atenuação dos sinais clínicos pode ocorrer após prostatectomia parcial intracapsular, realizada por eletrocautério ou *laser* Nd:YAG, com diminuição marcante da incidência de incontinência urinária e maior tempo de sobrevida quando comparada à prostatectomia total. A ressecção transuretral do carcinoma prostático pode obter sucesso em relação ao alívio dos sinais clínicos. De maneira semelhante, *stents* transuretrais (expansíveis por balão ou autoexpansíveis) podem atenuar os sinais clínicos. Tubos de cistostomia podem também ser considerados como uma opção paliativa (p. 685).

CUIDADO E AVALIAÇÃO PÓS-CIRÚRGICOS

Analgésicos (Capítulo 13; para doses de opioides, ver Tabelas 13.2 e 13.3) e fluidos devem ser administrados conforme necessidade. A bexiga deve ser descomprimida durante 4 a 5 dias com sonda urinária ou tubo de cistostomia após prostatectomia (p. 742). Pacientes devem ser monitorados por conta de extravasamento urinário, incontinência ou infecção. A reavaliação em intervalos frequentes em busca de recorrência local e metástase é recomendada. Complicações e tratamento de animais após prostatectomia são descritos na p. 744.

PROGNÓSTICO

O prognóstico é desfavorável por conta de metástases, recidiva e má qualidade de vida associada à incontinência urinária. A terapia hormonal não tem sido útil em cães. A maioria dos cães não tratados é eutanasiada dentro de 1 a 3 meses em razão dos sinais clínicos progressivos.

NEOPLASIA TESTICULAR E ESCROTAL

DEFINIÇÕES

Células de Sertoli são células alongadas de suporte de túbulos seminíferos que nutrem as espermátides. **Células de Leydig** são células de tecido intersticial que supostamente são responsáveis pela secreção interna de testosterona.

CONSIDERAÇÕES GERAIS E FISIOPATOLOGIA CLINICAMENTE RELEVANTE

Tumores escrotais são mais comumente mastocitomas (MCT; 54,6%). Mastócitos são células normais do sistema imune e são importantes em respostas inflamatórias a traumas teciduais. Grânulos citoplasmáticos em mastócitos contêm heparina, histamina, fator ativador de plaqueta e fator quimiotático eosinofílico. O número e tipo de grânulos em MCT dependem do grau de diferenciação tumoral. MCT bem diferenciados contêm mais heparina, enquanto tumores indiferenciados possuem mais histamina. A causa dos MCT é desconhecida, embora áreas cronicamente inflamadas tenham sido relatadas com maior risco para desenvolvimento tumoral. Em cães, 50% dos MCT são malignos, especialmente aqueles em áreas prepuciais, inguinais e perineais. Linfonodos regionais, baço, fígado e medula óssea são locais comuns de metástase. MCT não possuem aparência distinta. Eles podem ser salientes, sem pelo, ulcerados, eritematosos, bem definidos, ou espessamentos cutâneos difusos. A manipulação de MCT pode causar degranulação, eritema e formação de pápulas. A administração de esteroides pode causar degranulação. Úlceras gastroduodenais ocorrem em até 80% dos cães com MCT por conta da liberação de histamina. Úlceras podem causar anorexia, êmese, diarreia ou melena (p. 428). A liberação de heparina e enzimas proteolíticas pode prolongar a coagulação e retardar a cicatrização da ferida após ressecção.

Outros tumores escrotais relatados incluem melanocitoma, melanoma maligno, hamartoma vascular, hemangiossarcoma, hemangioma e histiocitomas cutâneos.[16] Melanomas se originam a partir de melanócitos e melanoblastos, células de origem neuroectodérmica. Massas podem ser marrons a enegrecidas, ou ocasionalmente não pigmentadas. Melanomas são mais comuns em cães do que em gatos. Tumores que se originam na pele tendem a ser benignos. A recorrência local e metástases distantes são comuns em casos de melanomas malignos. A metástase a linfonodos usualmente ocorre inicialmente, e então aos pulmões.

As neoplasias testiculares mais comuns (p. ex., sertoliomas, tumores de células intersticiais [Leydig], seminomas e tumores mistos estromais e de células germinativas) ocorrem com igual frequência. Outros tumores testiculares são raros (Quadro 26.32). Muitos cães idosos possuem vários tumores em um ou ambos os testículos. Tumores que envolvem testículos escrotais são usualmente benignos, enquanto aqueles em testículos criptorquídicos podem ser malignos. Metástases possuem crescimento lento, mas ocasionalmente são detectadas em linfonodos lombares, inguinais profundos e ilíacos externos. A metástase visceral é rara. Tumores de células intersticiais extratesticulares e sertoliomas foram relatados em um pequeno número de cães e gatos previamente castrados. Tumores testiculares em gatos são muito incomuns.

Tumores testiculares interferem com a função testicular, invadindo ou comprimindo túbulos seminíferos, ou produzindo estrógeno ou testosterona em excesso. Tumores de células intersticiais com produção excessiva de testosterona podem contribuir para adenomas perianais, hérnia perineal e HPB. Sertoliomas que produzem estrógenos em excesso podem causar metaplasia escamosa da próstata, feminização e/ou mielotoxicidade.

Sertoliomas surgem a partir de células de sustentação. Células de Sertoli normais e neoplásicas produzem hormônios estrogênicos. Sertoliomas são usualmente solitários, mas podem ser múltiplos e bilaterais. Eles são mais comuns em testículos criptorquídicos do que escrotais. Tumores são discretos, com crescimento expansivo, comprimindo e destruindo o tecido testicular circundante. Tumores grandes podem causar distensão ou destruição da túnica, e o crescimento pode se estender ao longo do cordão espermático. Eles são firmes, multilobulados e branco-acinzentados, com áreas de necrose, hemorragia ou cistos. Cães com sertoliomas frequentemente apresentam sinais de hiperestrogenismo (Quadro 26.33), especialmente aqueles com grandes tumores. Os sinais regridem com castração e remoção do tumor. A persistência ou recorrência dos sinais clínicos sugere metástases que produzem estrógeno. Sertoliomas possuem maior taxa de metástase do que outros tumores testiculares.

Tumores de células intersticiais (Leydig) ocorrem em testículos escrotais como formas múltiplas ou solitárias, e frequentemente coexistem com sertoliomas. A maioria dos tumores de células intersticiais é benigna, macia, encapsulada e raramente excede 1 a 2 cm de diâmetro. Tumores de células intersticiais podem causar aumento testicular, mas são difíceis de palpar. Nas superfícies de corte, eles são massas discretas, arredondas, de coloração bronzeada a amarelo-alaranjada, com focos de hemorragia ou espaços císticos. Cães com tumores de células intersticiais podem ser inférteis. Estes tumores produzem andrógenos ou contribuem para desequilíbrio de hormônios androgênicos. Hérnia perineal, adenomas perianais e hiperplasia, e doença prostática têm sido associados a tumores de células intersticiais.

Seminomas surgem de células germinativas testiculares e ocorrem comumente em testículos criptorquídicos e escrotais. Eles são geralmente solitários, mas podem ser múltiplos, bilaterais e coexistir com outros tipos de tumor. Seminomas podem ser grandes, substituindo a maior parte de tecido testicular. Eles são mais macios do que sertoliomas, com superfície de corte brilhante, róseo-acinzentada, multilobulada e não encapsulada. Sinais de feminização raramente ocorrem. Eles raramente sofrem metástases.

DIAGNÓSTICO

Apresentação Clínica
Sinais Clínicos

Tumores escrotais e testiculares são mais comuns em cães do que em gatos. Eles usualmente ocorrem em cães com mais de 10 anos; entretanto, tumores em animais criptorquídicos podem ocorrer antes. O criptorquidismo predispõe a sertoliomas e seminomas. Cães criptorquídicos possuem 13,6 vezes mais probabilidade de desenvolvimento

---

QUADRO 26.32 Tumores Escrotais e Testiculares

Tumores Escrotais
- Mastocitomas
- Melanomas

Tumores Testiculares
- Sertolioma
- Leydigocitoma
- Seminoma
- Carcinoma embrionário
- Lipoma
- Fibroma
- Hemangioma
- Condroma
- Teratoma

! QUADRO 26.33 Sinais de Hiperestrogenismo

- Alopecia bilateral simétrica
- Pelo quebradiço
- Dificuldade de repilação
- Pele delgada
- Hiperpigmentação
- Alongamento do mamilo
- Aumento mamário
- Atrofia peniana
- Edema e flacidez prepuciais
- Micção em cócoras
- Libido reduzida
- Atração masculina
- Atrofia testicular
- Atrofia prostática ou aumento cístico
- Anemia
- Trombocitopenia ou neutropenia

de tumores testiculares do que cães normais. Cães com hérnias inguinais possuem 4,6 vezes mais probabilidade. Todas as raças são suscetíveis ao desenvolvimento de tumores testiculares, embora uma predisposição particular em cães Malteses tenha sido relatada. Cães predispostos a MCT escrotais incluem Buldogues ingleses, Bull terriers ingleses, Boxers, Boston terriers e American pit bull terriers.[14]

Histórico

Animais assintomáticos e afetados podem ser trazidos para avaliação de uma massa observada ou sentida nas áreas escrotal ou inguinal, ou por anormalidades endócrinas (p. ex., alterações no pelame, infertilidade, letargia, feminilização [Quadro 26.33], tumores perianais ou doença prostática).

Achados de Exame Físico

A pele escrotal deve ser examinada em busca de inflamação, nódulos, massas e ulceração, e deve ter espessura uniforme. Ambos os testículos devem ser avaliados com relação à simetria, consistência, irregularidades, aderências escrotais e sensibilidade. Tumores testiculares intraparenquimatosos pequenos ou profundos não são detectáveis à palpação, mas os testículos podem estar firmes e rígidos, ou um testículo pode estar firme e o outro, atrofiado. Se o animal for criptorquídico, a área inguinal deve ser verificada em busca de um testículo retido e o abdome em busca de massa. Linfadenomegalia sublombar e prostatomegalia podem ser detectados por exame retal. O abdome deve ser palpado em busca de esplenomegalia, hepatomegalia, aumento de linfonodos e sinais de metástases (i.e., com MCT). Sertoliomas e seminomas podem causar feminilização (Quadro 26.33).

Diagnóstico por Imagem

Testículos intra-abdominais podem ser observados radiograficamente como massas abdominais caudais. Radiografias também ajudam a identificar linfadenomegalia e organomegalia intra-abdominais. A ultrassonografia pode delinear neoplasias escrotais e testiculares, abscessos, isquemia, torção testicular e hérnia escrotal. Tumores testiculares possuem ecogenicidade variável ao exame ultrassonográfico.

Achados Laboratoriais

Exames hematológicos, painel bioquímico sérico e urinálise são indicados em animais com tumores escrotais ou testiculares. Anemia arregenerativa, leucopenia e trombocitopenia podem estar associadas a hiperestrogenismo e mielotoxicidade. A citologia por aspirado com agulha fina de lesões escrotais e testiculares ajuda a identificar células neoplásicas, elementos fúngicos, espermatozoides anormais, bactérias e inflamação. O aspirado por agulha fina do testículo é raramente realizado, mas pode ajudar a diferenciar neoplasias de abscessos ou granulomas. A citologia da mucosa prepucial pode revelar cornificação secundária à produção de estrógeno de um sertolioma. A citologia por aspirado com agulha fina é usualmente diagnóstica para MCT, mas mastócitos degranulados ou com poucos grânulos podem ser difíceis para citologistas novatos. Esfregaços da capa leucocitária raramente revelam mastocitemia. Anemia microcítica hipocrômica ou uma anemia regenerativa mais hipoalbuminemia sugerem hemorragia gastrointestinal. Mais de 10 mastócitos por 1.000 células nucleadas na medula óssea são um achado normal. A histopatologia do tumor é necessária para graduar o tumor e determinar o prognóstico. A citologia de melanomas usualmente revela células redondas a fusiformes, frequentemente contendo grânulos marrons a negros. É fácil confundir melanomas amelanóticos com fibrossarcoma na citologia.

Infecções por *Brucella canis* podem ser diagnosticadas por sorologia ou hemocultura. A avaliação do sêmen para determinar a fertilidade é raramente realizada quando neoplasias são diagnosticadas. Os níveis séricos de testosterona estão algumas vezes elevados em casos de tumores de células intersticiais. Sertoliomas e seminomas algumas vezes aumentam as concentrações séricas de estradiol.

DIAGNÓSTICO DIFERENCIAL

Outros diferenciais para massas testiculares incluem granuloma espermático, fibrose, hematoma, espermatocele, varicocele, orquite e epididimite. Outros diagnósticos diferenciais para doenças escrotais incluem dermatite, autotraumatismo, queimaduras químicas e laceração. A infecção por *B. canis* deve ser considerada em animais que tenham dermatite escrotal, orquite, incapacidade reprodutiva, epididimite, discoespondilite ou atrofia testicular. A biópsia testicular é discutida na p. 741.

> **NOTA** Realize testes em busca de infecções por *Brucella canis* em cães com doença escrotal ou testicular inexplicada.

MANEJO CLÍNICO

MCT podem responder à quimioterapia ou radioterapia. A eficácia da quimioterapia ou radioterapia para outros tumores escrotais ou testiculares é desconhecida.

TRATAMENTO CIRÚRGICO

A excisão do tumor oferece a melhor chance para um bom prognóstico. A remoção de ambos os testículos é recomendada em casos de neoplasia testicular. A castração é descrita na p. 732. Se o tutor insistir em preservar o potencial de reprodução, a castração unilateral do testículo neoplásico pode ser realizada. Os testículos devem ser submetidos à avaliação histológica. A ablação escrotal (p. 734) e castração são recomendadas para tratar tumores escrotais e tumores testiculares com aderências escrotais. Mesmo MCT discretos podem se estender profundamente em direção ao tecido circundante; portanto, margens de 3 cm em todos os lados são recomendadas.

Manejo Pré-cirúrgico

Poucos pacientes com tumores testiculares estão debilitados, exceto aqueles com mielossupressão, torção testicular ou doenças concomitantes (Figura 26.37). A supressão de medula óssea pode necessitar de transfusões sanguíneas e antibióticos. Um anti-histamínico (p. ex., difenidramina, 0,5-4 mg/kg IV, lentamente) e inibidores da

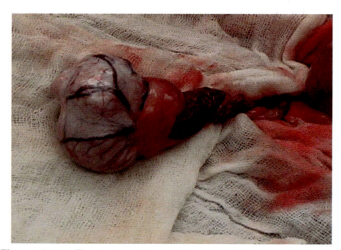

Figura 26.37 Testículo criptorquídico neoplásico e nodular com torção testicular. Note a torção no cordão espermático.

bomba de prótons (p. ex., omeprazol, 1-2 mg/kg VO, a cada 12 h ou pantoprazol 1 mg/kg IV) devem ser administrados no período pré-cirúrgico para pacientes com MCT para proteção contra ulceração gastroduodenal (Quadro 18.33). Estes fármacos podem ser administrados imediatamente IV antes da cirurgia, mas devem ser injetados lentamente para evitar hipotensão. A suspensão de sucralfato pode ser administrada para úlceras existentes (p. 429). O sucralfato deve ser fornecido 1 hora após a administração de outras medicações orais porque pode interferir com sua absorção.

Anestesia

Recomendações anestésicas para animais submetidos à cirurgia reprodutiva são fornecidas na Tabela 26.3.

Posicionamento

Posicione o paciente em decúbito dorsal para uma castração pré-escrotal ou laparotomia exploratória. Todo o abdome ventral deve ser tricotomizado e preparado para laparotomia exploratória; ver p. 732 para recomendações de preparação cirúrgica em animais submetidos à castração.

TÉCNICA CIRÚRGICA

Castração e ablação escrotal estão descritas nas pp. 732 a 734.

CUIDADO E AVALIAÇÃO PÓS-CIRÚRGICOS

Analgésicos (Capítulo 13; para doses de opioides, ver Tabelas 13.2 e 13.3) e terapia de suporte devem ser fornecidos conforme necessidade. Pacientes com MCT devem ser mantidos com inibidores da bomba de prótons ou protetores se ocorrer ulceração gastrointestinal. A terapia adjuvante para tumores malignos pode se provar benéfica. Pacientes com tumores malignos devem ser reavaliados a cada 3 a 4 meses por conta de recorrências ou metástases. Complicações associadas a síndromes paraneoplásicas e metástases podem se tornar evidentes ou persistir após a castração.

PROGNÓSTICO

A cirurgia é curativa para a maioria dos tumores testiculares. O prognóstico para tumores de células intersticiais, sertoliomas sem metástase ou mielotoxicidade e seminomas sem sinais de hiperestrogenismo é excelente. A mielotoxicidade pode ser fatal apesar da terapia apropriada, mas usualmente melhora dentro de 2 a 3 semanas da remoção do tumor. A quimioterapia pode ser instituída se sertoliomas ou seminomas já sofreram metástases. MCT escrotais de baixo grau menos provavelmente recidivarão ou sofrerão metástase. MCT que não podem sofrer ressecção ou que são resseccionados incompletamente podem responder à radioterapia ou quimioterapia. A eficácia das modalidades terapêuticas não cirúrgicas para outros tumores é desconhecida.

HIPOSPADIA

DEFINIÇÃO

Hipospadia é uma anomalia de desenvolvimento em machos na qual a uretra abre ventral e caudal ao orifício normal.

CONSIDERAÇÕES GERAIS E FISIOPATOLOGIA CLINICAMENTE RELEVANTE

A hipospadia é rara, mas muitos animais afetados possuem outras anomalias congênitas ou de desenvolvimento. Ela ocorre como resultado da incapacidade de as pregas genitais e tumefações genitais se fundirem normalmente durante o desenvolvimento fetal. Isso causa o desenvolvimento anormal da uretra peniana, pênis, prepúcio e/ou escroto. A hipospadia é acompanhada pela hipoplasia do corpo cavernoso da uretra. A uretra possui uma abertura em qualquer ponto ao longo de seu trajeto em uma ou mais localizações. A hipospadia é classificada com base na localização da abertura uretral em glandular, peniana, escrotal, perineal ou anal. O prepúcio é afetado de forma semelhante e incompleto ventralmente. Em alguns casos, o pênis pode estar subdesenvolvido e anormal (desvio ventral ou caudal e grosseiro) e o escroto pode estar dividido. A urina pode se acumular dentro do prepúcio, causando irritação e infecção do pênis e revestimento prepucial (balanopostite).

> **NOTA** Não utilize animais com hipospadia para reprodução.

DIAGNÓSTICO

Apresentação Clínica

Sinais Clínicos

A predisposição racial ainda não foi documentada, mas uma predisposição familiar foi sugerida em Boston terriers. O defeito está presente ao nascimento.

Histórico

Pequenos defeitos e aqueles que ocorrem na glande podem não causar problemas. Alguns pacientes com hipospadia da glande e desenvolvimento anormal do prepúcio podem ser avaliados em razão de um pênis cronicamente exposto. Aberturas uretrais maiores e mais caudais causam represamento de urina dentro do prepúcio ou dermatite como resultado do contato com a urina. Pode ocorrer secreção prepucial. Pode haver histórico de incontinência ou infecção urinária.

Achados de Exame Físico

Irritação cutânea ou inflamação prepucial podem ser identificadas. A abertura prepucial pode estar formada incompletamente e o escroto, dividido. O pênis deve ser completamente exposto e examinado. Uma banda fibrosa pode ser notada seguindo desde a glande até a abertura uretral, com desvio do pênis (frênulo persistente) (Figura 26.38). A abertura uretral é identificada no aspecto ventral do pênis ao longo do trajeto uretral normal.

Diagnóstico por Imagem

Radiografias são desnecessárias para o diagnóstico, mas elas ocasionalmente identificam outras anomalias congênitas.

Achados Laboratoriais

A urocultura pode ser positiva. Outros resultados laboratoriais são inespecíficos.

DIAGNÓSTICO DIFERENCIAL

Diagnósticos diferenciais incluem pseudo-hermafroditismo, hermafroditismo verdadeiro, fístula ou trauma uretral, frênulo peniano persistente e hipoplasia peniana.

MANEJO CLÍNICO

A queimadura por urina deve ser tratada com banhos frequentes e aplicação de unguentos impermeáveis à água próxima à abertura

PARTE DOIS   Cirurgia de Tecidos Moles

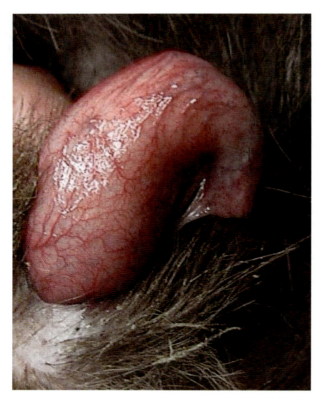

Figura 26.38 Um frênulo persistente está desviando ventralmente a glande do pênis. Note a delgada faixa de tecido fibroso.

uretral. A mucosa peniana deve ser mantida úmida com pomadas. Se ocorrer represamento de urina, o prepúcio deve ser lavado diariamente com solução salina fisiológica.

TRATAMENTO CIRÚRGICO

Aberturas uretrais anormais próximas à ponta do pênis podem não necessitar de cirurgia. Em outros casos, a reconstrução (com ou sem amputação peniana) é aconselhável. A reconstrução prepucial é necessária em pacientes com um orifício prepucial incompletamente formado e hipospadia na glande. O fechamento do orifício prepucial até sua extensão normal impede a exposição peniana constante. Pequenos defeitos uretrais podem ser reparados primariamente. A excisão da genitália externa (por uretrostomia; p. 688) é recomendada para defeitos importantes de desenvolvimento que envolvem a uretra, prepúcio e pênis. A amputação peniana é também indicada em casos de trauma severo e neoplasia. A castração de animais afetados é recomendada.

Manejo Pré-cirúrgico

Uma sonda uretral colocada no período pré-cirúrgico facilita a identificação uretral.

Anestesia

A cirurgia eletiva em pacientes pediátricos deve ser retardada até que eles tenham aproximadamente 8 semanas. Recomendações para manejo anestésico de tais pacientes para cirurgia reprodutiva são fornecidas na p. 722, na seção de anestesia geral deste capítulo.

Anatomia Cirúrgica

A anatomia cirúrgica do pênis é detalhada na p. 727.

Posicionamento

O decúbito dorsal é recomendado a menos que a uretra tenha sua abertura nas regiões perineal ou anal, nas quais uma posição perineal é preferida. O abdome ventral, coxas mediais e períneo ventral devem ser tricotomizados e preparados para cirurgia asséptica.

TÉCNICA CIRÚRGICA

Reconstrução do Prepúcio

Incise a junção mucocutânea no aspecto caudoventral do prepúcio (Figura 26.39). Separe a mucosa da pele. Reaposicione a mucosa começando em uma localização mais cranial com suturas absorvíveis monofilamentares em padrão simples interrompido (p. ex., polidioxanona [PDS®], poliglecaprona 25 [Monocryl®], glicômero 631 [Biosyn®], ou poligliconato [Maxon®] 4-0 a 6-0). Aposicione a pele com uma segunda camada de suturas simples interrompidas (p. ex., náilon, polibutéster [Novafil®], ou polipropileno [Prolene®] 3-0 a 4-0). Se isso criar um orifício que seja muito pequeno para permitir a exposição peniana, incise o aspecto dorsocranial do prepúcio e suture a mucosa à pele em cada lado com suturas interrompidas (p. ex., náilon, polibutéster ou polipropileno 4-0).

Reconstrução Uretral

Exponha o defeito pela exposição do pênis a partir do prepúcio ou por prepuciotomia na linha média. Feche pequenos defeitos uretrais pela incisão das margens do defeito e aposição das margens uretrais sobre uma sonda uretral. Utilize fio absorvível monofilamentar 4-0 a 6-0 (p. ex., polidioxanona [PDS®], poligliconato [Maxon®], poliglecaprona 25 [Monocryl®] ou glicômero 631 [Biosyn®]) em um padrão simples interrompido ou contínuo. Feche a pele sobre o reparo uretral com fio não absorvível 3-0 a 4-0 (p. ex., náilon ou polipropileno) utilizando um padrão aposicional.

Amputação Peniana Subtotal

Faça uma incisão elíptica ao redor do prepúcio, pênis e escroto, preservando pele adequada para o fechamento (Figura 26.40A). Disseque o pênis da parede corporal de cranial para caudal (Figura 26.40B). Ligue ou cauterize vasos prepuciais. Realize uma castração como na ablação escrotal (p.734). Localize e ligue os vasos penianos dorsais caudais ao local desejado de amputação. Realize uma uretrostomia; a uretrostomia escrotal (p.689) é preferida. Rebata ou realize a transecção do músculo retrator do pênis. Faça uma incisão na linha média uretral sobre a sonda. Posicione uma ligadura circunferencial ao redor do pênis caudal ao local proposto de amputação e cranial ao local da uretrostomia. Ampute o pênis em um padrão em cunha (Figura 26.40C). Aposicione a túnica albugínea para fechar a extremidade do pênis com fio monofilamentar absorvível 3-0 ou 4-0 (p. ex., polidioxanona [PDS®], poliglecaprona 25 [Monocryl®], glicômero 631 [Biosyn®] ou poligliconato [Maxon®]). Aposicione a mucosa uretral à pele no local da uretrostomia com fios absorvíveis ou não absorvíveis monofilamentares 4-0 a 6-0 em padrão simples interrompido (p. ex., polidioxanona, poligliconato, poliglecaprona 25, glicômero 631, polibutéster [Novafil®], polipropileno [Prolene®] ou náilon) (Figura 26.40D). Feche o tecido subcutâneo e a pele cranial e caudal à uretrostomia em duas camadas (Figura 26.40E).

CUIDADO E AVALIAÇÃO PÓS-CIRÚRGICOS

Analgésicos devem ser administrados conforme necessidade (Capítulo 13; para doses de opioides, ver Tabelas 13.2 e 13.3) e a micção, monitorada pela observação de um jato irrestrito de urina. A hemorragia pode ocorrer oriunda do tecido cavernoso durante vários dias, especialmente durante excitação ou micção.

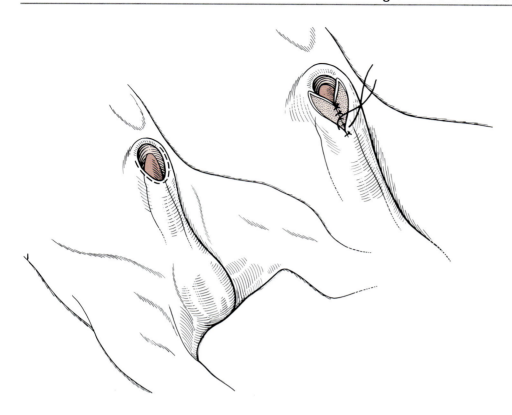

Figura 26.39 Reconstrução prepucial para estreitar o orifício é obtida pela incisão da junção mucocutânea *(linha tracejada)* e reaposição da mucosa e pele em camadas separadas, iniciando em uma localização mais cranial.

A hemorragia pode ser minimizada mantendo o animal quieto e calmo durante o período pós-cirúrgico inicial. Um colar elisabetano ou barras laterais devem ser utilizados para impedir o autotraumatismo. Hemorragia, extravasamento de urina, infecções, seroma e deiscência são potenciais complicações do local de incisão. A reconstrução uretral ou prepucial pode causar formação de constrições. A constrição uretral pode interferir com o fluxo urinário e causar obstrução. A constrição prepucial pode impedir a exposição peniana.

PROGNÓSTICO

A hipospadia não causa risco de morte; entretanto, a exposição peniana e dermatite induzida pela urina causam desconforto. A cirurgia geralmente recupera o *status* de animal doméstico, melhora a estética e reduz a dermatite induzida pela urina.

FIMOSE

DEFINIÇÃO

Fimose é a incapacidade de o pênis ser protraído a partir do prepúcio ou bainha.

CONSIDERAÇÕES GERAIS E FISIOPATOLOGIA CLINICAMENTE RELEVANTE

A fimose é rara. É usualmente o resultado de uma abertura prepucial muito pequena ou inexistente, e pode ser um distúrbio de desenvolvimento ou resultado de trauma e estenose prepucial. Pode também ocorrer secundariamente à neoplasia peniana ou prepucial, ou celulite prepucial. A incapacidade de expor o pênis causa irritação prepucial e infecção secundária ao represamento de urina dentro do prepúcio. A balanopostite causa secreção prepucial.

DIAGNÓSTICO

Apresentação Clínica

Sinais Clínicos

Não há predisposição racial conhecida. A fimose congênita é reconhecida em neonatos, mas pode passar despercebida durante meses. A estenose congênita já foi relatada em Bouvier des Flandres, Pastores-alemães, Labrador retrievers, Golden retrievers e cães sem raça definida. A fimose adquirida pode ocorrer em qualquer idade.

Histórico

Animais afetados podem reter urina, apresentar gotejamento de urina ou ser incapazes de copular. Animais sem uma abertura prepucial não podem urinar apropriadamente e têm edema prepucial. Casos adquiridos possuem histórico de lacerações e cicatrização, sucção do prepúcio do filhote por seus pares de ninhada ou lambedura pela cadela, ou neoplasia.

Achados de Exame Físico

Animais afetados possuem abertura prepucial pequena ou inexistente. Pode haver evidências de trauma prepucial prévio, e secreção prepucial purulenta ou hemorrágica é comum. O prepúcio pode estar distendido por urina, inflamado e infeccionado. A extrusão manual ou palpação do pênis pode revelar massa que impede o avanço do pênis.

Diagnóstico por Imagem

Exames de imagem são desnecessários, a menos que haja suspeita de neoplasia.

Achados Laboratoriais

Resultados de exames laboratoriais são inespecíficos. A citologia prepucial pode revelar inflamação e infecção. Bactérias podem ser cultivadas oriundas do prepúcio.

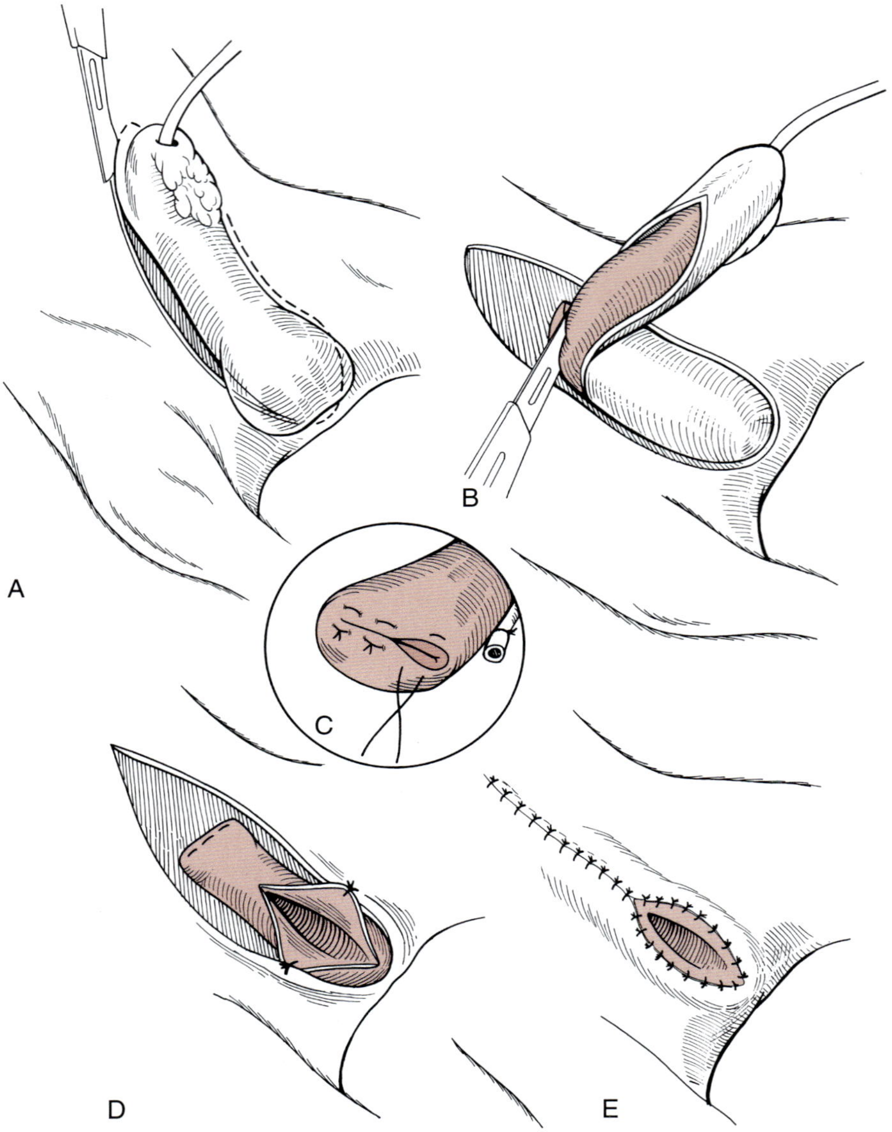

Figura 26.40 Neoplasias, traumas ou anomalias congênitas penianas podem ser tratados por amputação peniana parcial e uretrostomia escrotal. **(A)** Faça uma incisão elíptica ao redor da base do escroto e prepúcio e remova os testículos. **(B)** Separe o pênis da parede abdominal externa caudal ao osso peniano. **(C)** Ampute o pênis distal e aposicione a túnica albugínea sobre o tecido cavernoso. **(D-E)** Incise a uretra na área escrotal e suture a mucosa uretral à pele.

DIAGNÓSTICO DIFERENCIAL

Diagnósticos diferenciais incluem hipoplasia peniana, frênulo persistente e hermafroditismo.

MANEJO CLÍNICO

A fimose causada por uma doença inflamatória ou infecciosa pode ser aliviada por compressas quentes, antibioticoterapia e desvio da urina com uma sonda. O prepúcio deve ser lavado diariamente com solução salina fisiológica para reduzir as queimaduras pela urina.

TRATAMENTO CIRÚRGICO

A fimose causada por uma anomalia de desenvolvimento ou constrição é tratada pela reconstrução do orifício prepucial. O objetivo da cirurgia é alargar o orifício prepucial e permitir movimento irrestrito do pênis para dentro e para fora do prepúcio.

> **NOTA** Recomende a castração de animais com pequenas aberturas prepuciais.

Manejo Pré-cirúrgico

O prepúcio deve ser lavado com solução antisséptica diluída antes da cirurgia e uma sonda urinária é posicionada para desviar a urina.

Anestesia

Recomendações anestésicas para animais submetidos à cirurgia reprodutiva são fornecidas na Tabela 26.3.

Anatomia Cirúrgica

A anatomia cirúrgica do sistema reprodutor masculino é fornecida na p. 726.

Posicionamento

O paciente é posicionado em decúbito dorsal e a extremidade do prepúcio é tricotomizada e preparada para cirurgia asséptica.

TÉCNICA CIRÚRGICA

Aumente a abertura prepucial realizando uma incisão em espessura completa no aspecto craniodorsal do prepúcio. Determine o comprimento e largura desejados da incisão prepucial com base na severidade da fimose. Remova uma pequena cunha (3-5 mm) do prepúcio com a base na junção mucocutânea (Figura 26.41A). Aposicione a mucosa à margem cutânea ipsolateral em cada lado com um padrão de sutura simples interrompido (p. ex., polidioxanona [PDS®], poliglecaprona 25 [Monocryl®], glicômero 631 [Biosyn®] ou poligliconato [Maxon®] 4-0 a 6-0) (Figura 26.41B-C). Realize a extrusão completa do pênis para examinar outros possíveis defeitos de desenvolvimento, lesões ou massas.

Ampute a ponta do prepúcio se a estenose for muito longa para ser aliviada por incisão e se o comprimento prepucial adequado puder ser mantido. Amputação pode causar encurtamento do prepúcio, permitindo protrusão e exposição peniana crônica. Identifique o local de ressecção e ampute a extremidade prepucial (Figura 26.42A). Aposicione circunferencialmente a mucosa prepucial à pele com um padrão de sutura simples interrompido ou contínuo (p. ex., polidioxanona, poliglecaprona 25, glicômero 631, ou poligliconato) (Figura 26.42B-C). Castre animais afetados.

CUIDADO E AVALIAÇÃO PÓS-CIRÚRGICOS

Analgésicos e terapia de suporte devem ser fornecidos conforme necessidade. Compressas quentes e antibióticos podem ser utilizados para o tratamento de balanopostite. Um colar elisabetano, cone ou barras laterais devem ser utilizados para impedir o autotraumatismo. A fimose pode persistir se o prepúcio ventrocaudal for incisado. O autotraumatismo pode causar deiscência e formação de constrição.

PROGNÓSTICO

Sem cirurgia, a balanopostite pode se tornar severa e causar desconforto. Um segundo procedimento cirúrgico pode ser necessário após envelhecimento do animal.

PARAFIMOSE

DEFINIÇÃO

Parafimose é a incapacidade de retrair o pênis em direção à bainha ou prepúcio. **Priapismo** é a ereção persistente do pênis sem excitação sexual. **Falopexia** é um procedimento para criação de uma aderência permanente entre o corpo do pênis e mucosa prepucial.

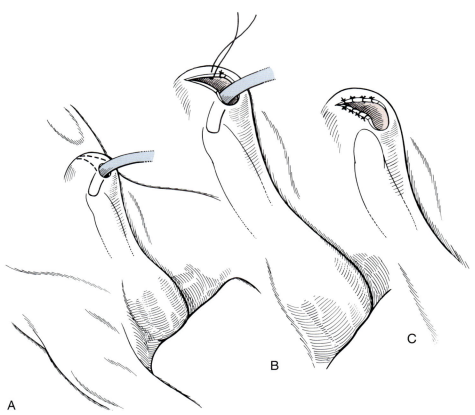

Figura 26.41 (A) Em casos de fimose, aumente o orifício prepucial pela ressecção em cunha de espessura completa a partir do aspecto craniodorsal *(linha tracejada)*. (B-C) Aposicione a mucosa à margem cutânea ipsolateral em cada lado.

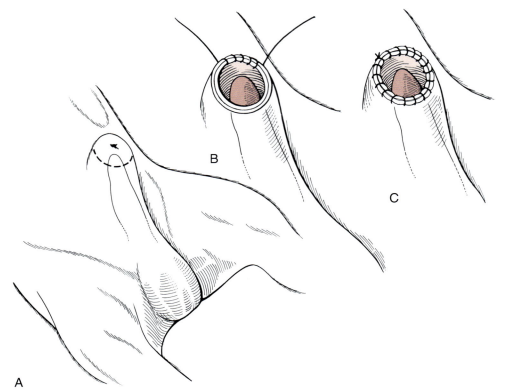

Figura 26.42 (A) Para aumentar o orifício prepucial, resseccione a ponta do prepúcio e (B-C) suture a mucosa prepucial à pele.

CONSIDERAÇÕES GERAIS E FISIOPATOLOGIA CLINICAMENTE RELEVANTE

A parafimose pode estar associada a copulação, masturbação, trauma, hematoma peniano, neoplasia, corpos estranhos, pseudo-hermafroditismo, *deficits* neurológicos ou constrição por pelos prepuciais (Figura 26.43). Pode ser inviável retrair o pênis dentro do prepúcio porque as margens do prepúcio se enrolam para dentro ou o orifício prepucial é muito pequeno para acomodar o pênis edemaciado ou engorgitado. Inicialmente, o pênis parece normal. Entretanto, quando o pênis não pode ser retraído, é facilmente traumatizado e a circulação é comprometida. A circulação comprometida faz com que o pênis se torne edemaciado, o que compromete ainda mais a circulação (Figura 26.44). O ingurgitamento vascular pode progredir para trombose do corpo esponjoso e necrose. Um pênis protraído crônica e moderadamente comprometido se tornará seco, fissurado e cornificado.

DIAGNÓSTICO

Apresentação Clínica

Sinais Clínicos

A condição ocorre mais frequentemente em cães do que em gatos. A hiperatividade sexual que precede a parafimose pode ser notada em cães jovens.

Histórico

A parafimose pode ocorrer por priapismo, masturbação ou atividade sexual excessiva. Parafimose canina ocorre mais comumente após uma ereção. Pode ocorrer em gatos de pelo longo se o pênis ficar aprisionado em pelos. Também pode estar associada à paralisia posterior ou incapacidade de os músculos prepuciais tracionarem o prepúcio sobre o pênis após uma ereção.

Achados de Exame Físico

A parafimose é diagnosticada por inspeção visual. O pênis exposto e edemaciado está dolorido (Figura 26.44). O pênis traumatizado pode estar fissurado, lacerado e/ou com hemorragia. O animal pode necessitar de sedação ou anestesia antes da avaliação peniana. A severidade do trauma peniano e o comprometimento vascular devem ser determinados. O prepúcio deve ser avaliado para determinar se é muito curto ou se o orifício é muito pequeno ou muito grande. O pênis retraído deve normalmente ser coberto por, pelo menos, 1 cm de prepúcio cranial ao seu final.

Diagnóstico por Imagem

Exames de imagem são necessários, a menos que haja suspeita de trauma uretral.

Achados Laboratoriais

Achados laboratoriais são inespecíficos.

DIAGNÓSTICO DIFERENCIAL

A parafimose deve ser diferenciada do priapismo, trombose vascular, uretrite crônica, estiramento ou fraqueza dos músculos retratores do pênis e músculos prepuciais hipoplásicos ou danificados cirurgicamente. Deve haver suspeita de causas mecânicas, vasculares ou nervosas quando o pênis for facilmente recolhido.

CAPÍTULO 26 Cirurgia dos Sistemas Reprodutor e Genital

MANEJO CLÍNICO

Inicialmente, o prepúcio deve ser retraído até que seja desdobrado e a junção mucocutânea prepucial seja identificada. Isso permite a restauração da circulação peniana e resolução do edema. O pênis deve ser examinado cuidadosamente em busca de corpos estranhos que causem constrição, e o pênis exposto e edemaciado, limpo com solução salina fisiológica aquecida ou água. Para reduzir o edema, massageie suavemente o pênis e aplique um agente hipertônico ou higroscópico (p. ex., açúcar cristal ou dextrose). Glicocorticoides e diuréticos podem reduzir o edema após melhora da constrição. Quando o edema diminuir, o prepúcio deve ser lavado com um sabão antisséptico leve ou lubrificante, e as margens prepuciais, dilatadas ou retraídas, permitindo assim que o pênis retorne para dentro do prepúcio.

TRATAMENTO CIRÚRGICO

Pacientes com parafimose aguda são frequentemente tratados de maneira conservadora. Outros podem necessitar de reconstrução prepucial, falopexia ou amputação peniana. Uma prepuciotomia pode ser necessária para permitir a retração do pênis em direção ao prepúcio se as medidas conservadoras forem ineficazes. Se o prepúcio tiver comprimento adequado e o orifício for muito grande, estreite-o (Figura 26.39). Aumente a abertura prepucial se o prepúcio tiver comprimento adequado e o orifício for muito pequeno (Figuras 26.41 e 26.42). Quando o prepúcio for muito curto, pode ser alongado ou o pênis pode ser amputado (Figura 26.40). Deficiências prepuciais menores do que 1 a 2 cm podem ser corrigidas por avanço cranial do prepúcio. A amputação parcial do pênis é indicada em casos de trauma severo ou anormalidades do pênis ou prepúcio, neoplasia, prolapso uretral recorrente e parafimose recidivante. A amputação peniana parcial e aplicável quando o local da transecção é cranial à extremidade caudal do osso peniano. A castração é recomendada para prevenir a recorrência da parafimose por conta da atividade sexual. A falopexia é indicada em casos de parafimose recorrente ou como terapia cirúrgica inicial.

> **NOTA** A castração pode prevenir parafimose recorrente causada por atividade sexual.

Manejo Pré-cirúrgico

Ver a discussão sobre o tratamento clínico apresentada anteriormente.

Anestesia

Recomendações anestésicas para animais com distúrbios reprodutivos estão listadas na Tabela 26.3.

Anatomia Cirúrgica

O prepúcio cobre o pênis não ereto em cães e gatos. O prepúcio do cão deve normalmente se estender aproximadamente 1 cm além da extremidade do pênis.

Posicionamento

Posicione o paciente em decúbito dorsal. Tricotomize o prepúcio e a pele circundante, e prepare-os para cirurgia asséptica.

TÉCNICA CIRÚRGICA

Prepuciotomia

Faça uma incisão de espessura completa linear dorsal ou ventral no prepúcio. Se o orifício prepucial tiver tamanho normal, reposicione

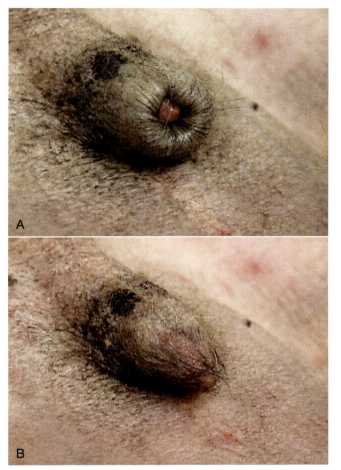

Figura 26.43 Parafimose discreta. (A) A ponta da glande está protraída a partir do prepúcio e incapaz de ser retraída como resultado da inversão da pele. (B) A redução foi alcançada pela tração caudal sobre o prepúcio para desenrolar a pele invertida.

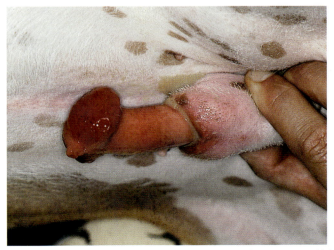

Figura 26.44 Trauma peniano, inflamação e edema secundário à parafimose.

782 PARTE DOIS Cirurgia de Tecidos Moles

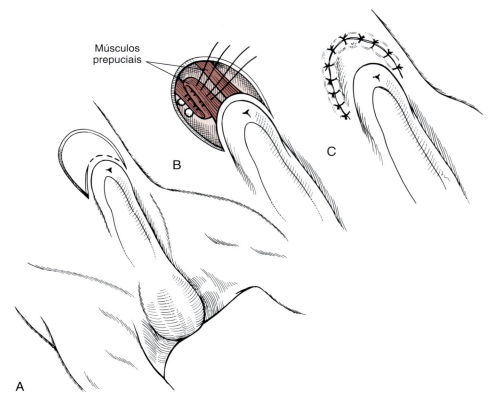

Figura 26.45 (A) Alongue o prepúcio pela remoção de uma porção de pele em forma de lua crescente cranial ao prepúcio, (B) encurtando os músculos prepuciais e (C) avançando o prepúcio cranialmente.

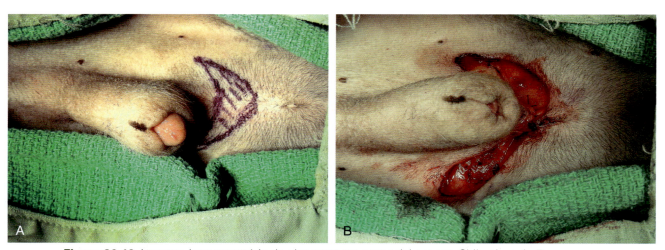

Figura 26.46 Imagem intraoperatória de alongamento prepucial em um Chihuahua de 7 anos com parafimose discreta. (A) Incisão proposta. (B) Encurtamento dos músculos prepuciais.

anatomicamente a mucosa (p. ex., polidioxanona [PDS®], poliglecaprona 25 [Monocryl®], glicômero 631 [Biosyn®], ou poligliconato [Maxon®] 4-0 a 6-0, com suturas aposicionais) e pele (p. ex., náilon, polibutéster [Novafil®] ou polipropileno [Prolene®] 3-0 ou 4-0 com suturas de aposição) em camadas separadas.

Alongamento Prepucial

Alongue ou transloque o prepúcio cranialmente pela ressecção de uma peça em formato de lua crescente da pele a partir da parede corporal cranial ao prepúcio (Figuras 26.45A e 26.46A). Preserve os vasos prepuciais. Identifique os músculos prepuciais e encurte-os pela sobreposição e sutura ou por excisão segmentar e reaposição (Figuras 26.45B e 26.46B). Feche o tecido subcutâneo e pele em duas camadas para avançar ainda mais a pele cranialmente (Figura 26.45C).

Alternativamente, o prepúcio pode ser alongado com um procedimento em dois estágios no qual a mucosa oral é transplantada cranial ao prepúcio e depois enrolada em um tubo para cobrir a extremidade do pênis.

Amputação Peniana Parcial

Coloque uma sonda uretral para facilitar a orientação e impedir o trauma uretral. Exponha o pênis a partir do prepúcio e mantenha esta posição pelo fechamento firme do orifício prepucial ao redor do pênis com uma pinça de compressa. Coloque um torniquete com dreno Penrose caudal ao local proposto de amputação. Faça uma incisão lateral em formato de V através da túnica albugínea e tecido cavernoso em cada lado da uretra e osso peniano (Figura 26.47A). Realize a transecção do osso peniano com serras ósseas o mais caudalmente possível, com cuidado para não traumatizar a uretra (Figura 26.47B). Realize a transecção da uretra 1 a 2 cm cranial à transecção peniana e espatule o aspecto dorsal. Identifique e ligue a artéria dorsal do pênis após afrouxamento do torniquete. Dobre a uretra espatulada sobre a extremidade que sofreu transecção do pênis (Figura 26.47C). Aposicione a mucosa uretral à túnica albugínea; inclua certa porção do tecido cavernoso em cada ponto (Figura 26.47D). Utilize fios absorvíveis monofilamentares 4-0 a 6-0 (i.e., polidioxanona [PDS®], poliglecaprona 25 [Monocryl®], glicômero 631 [Biosyn®] ou poligliconato [Maxon®]) com uma agulha atraumática cilíndrica em um padrão simples interrompido ou contínuo. Encurte o prepúcio se a nova ponta peniana não puder ser exposta a partir do prepúcio; o prepúcio deve se estender aproximadamente 1 cm cranial ao pênis retraído.

Realize a ressecção de uma elipse do prepúcio aproximadamente do mesmo comprimento da quantidade amputada do pênis (Figura 26.47E). Faça uma incisão elíptica transversa de espessura completa na porção média do prepúcio (começando aproximadamente 2 cm caudal à junção cranial do prepúcio e parede corporal). Remova esta pele ventral e segmento de mucosa, rebata o pênis caudalmente e

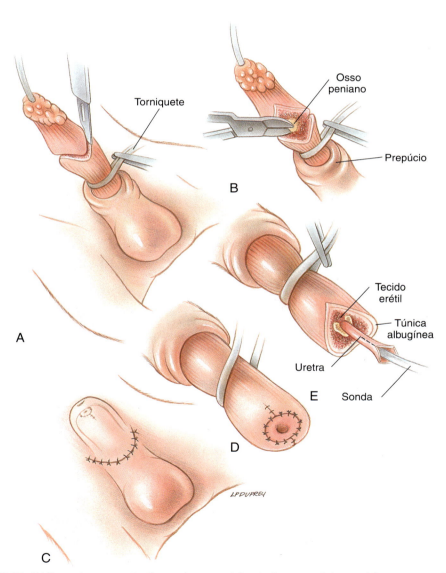

Figura 26.47 (A) Durante a amputação peniana parcial, retraia o prepúcio, posicione um torniquete ao redor do pênis e faça uma incisão lateral em formato de V através da túnica albugínea e tecido cavernoso. (B) Realize a transecção do osso peniano o mais caudal possível. (C) Realize a transecção da uretra 1 a 2 cm cranial à transecção peniana e espatule a extremidade. (D) Aposicione a mucosa uretral à túnica albugínea. (E) Encurte o prepúcio para permitir a extrusão do pênis distal pela remoção de segmento em espessura completa a partir da secção média.

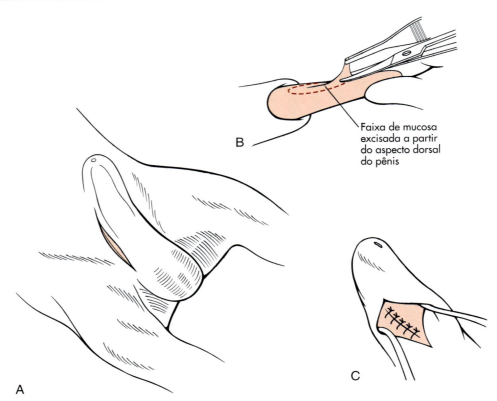

Figura 26.48 Falopexia. (A) Realize uma prepuciotomia, iniciando 2,5 cm caudal ao orifício prepucial, fazendo uma incisão em espessura completa no prepúcio na junção dele com a parede corporal. Estenda a incisão caudalmente 2 a 3 cm. (B) Após excisão da faixa de mucosa prepucial a partir da linha média dorsal do lúmen prepucial, exteriorize o corpo peniano através do orifício prepucial e excise uma faixa de 0,5 cm de largura e 1,5 cm de comprimento a partir da linha média dorsal da porção média da glande do pênis, começando 2 cm caudal à ponta. (C) Reposicione o pênis dentro do prepúcio e aposicione as incisões penianas e prepuciais com suturas absorvíveis monofilamentares 3-0 ou 4-0 em padrão simples interrompido.

ressecione um segmento semelhante de mucosa prepucial dorsal. Feche o defeito pela aposição inicial da mucosa prepucial dorsal e depois ventral com fios monofilamentares absorvíveis 4-0 ou 5-0 (p. ex., polidioxanona, poliglecaprona 25, glicômero 631 ou poligliconato) em um padrão simples interrompido ou contínuo. Então aposicione a pele com suturas não absorvíveis 3-0 a 4-0 de aposição (p. ex., náilon, polipropileno [Prolene®] ou polibutéster [Novafil®]).

Falopexia

A falopexia impede a exteriorização completa da glande, eliminando, assim, o risco de parafimose recorrente e subsequente trauma peniano. Realize uma prepuciotomia iniciando 2,5 cm caudal ao orifício prepucial, com uma incisão de espessura completa no prepúcio, na junção dele com a parede corporal (Figura 26.48A). Estenda a incisão caudalmente 2 a 3 cm. Retraia o pênis lateralmente. Iniciando 3 cm caudal à abertura prepucial, excise uma faixa de mucosa prepucial com 0,5 cm de largura e 1,5 cm de comprimento a partir da linha média dorsal do lúmen prepucial. Então exteriorize o corpo peniano através do orifício prepucial e excise uma faixa de mucosa com 0,5 cm de largura e 1,5 cm de comprimento a partir da linha média dorsal da porção média da glande do pênis, começando 2 cm caudal à extremidade (Figura 26.48B). Deve haver cuidado para prevenir a incisão da porção longa da glande. Reposicione o pênis dentro do prepúcio e aposicione as incisões peniana e prepucial com fios absorvíveis monofilamentares 3-0 ou 4-0 em padrão simples interrompido. Posicione as suturas mais craniais inicialmente, e então retraia o prepúcio caudalmente para determinar se a glande pode ser exteriorizada. Se a exteriorização for possível, remova as suturas, estenda a excisão da mucosa prepucial caudalmente e comece suturando em uma localização mais caudal. Complete a pexia posicionando seis a oito suturas entre as margens incisadas da mucosa peniana e prepucial (Figura 26.48C). Feche a incisão da prepuciotomia em camadas: mucosa prepucial, tecido subcutâneo e pele. Realize a castração (p. 732).

CUIDADO E AVALIAÇÃO PÓS-CIRÚRGICOS

Analgésicos devem ser fornecidos conforme necessidade; um colar elisabetano, cone ou barras laterais devem ser utilizados para impedir o autotraumatismo. Evite a exposição que provocará excitação ou estimulação sexual. A hemorragia usualmente ocorre durante micção ou excitação durante vários dias após amputação peniana. A lambedura persistente e sinais de desconforto não são observados após cicatrização das falopexias, e a balanopostite não foi relatada posteriormente a este procedimento.

COMPLICAÇÕES

Deiscência, constrição, infecção, hemorragia, retenção de urina e recorrência são complicações potenciais. Incisões prepuciais ventrais podem levar à exposição crônica da glande peniana. Avanços prepuciais podem ser obtidos no período pós-cirúrgico, permitindo que o pênis distal seja reexposto.

PROGNÓSTICO

O prognóstico após redução manual ou reconstrução mais castração é bom; entretanto, a recorrência é comum se o animal não for castrado. O prognóstico após falopexia é bom.

TRAUMA E NEOPLASIA PENIANOS E PREPUCIAIS

DEFINIÇÕES

Um hematoma peniano é uma coleção localizada de sangue que se acumula secundariamente à laceração ou punção do tecido cavernoso.

CONSIDERAÇÕES GERAIS E FISIOPATOLOGIA CLINICAMENTE RELEVANTE

O prepúcio e o pênis podem ser traumatizados por mordidas de animais, acidentes veiculares ou diversos e ataques humanos (Figura 26.49). O trauma pode causar hematomas penianos ou fratura do osso peniano. O edema pelo hematoma pode causar protrusão do pênis. Lacerações ou punções podem sangrar por dias.

Neoplasias comumente encontradas na pele ocorrem no prepúcio (Quadro 26.34). Neoplasias do pênis e revestimento mucoso do prepúcio incluem TVT, carcinomas de células escamosas, hemangiossarcomas e papilomas. TVT são contagiosos e são disseminados por contato sexual ou lambedura. Eles são verrucosos, friáveis e sangram facilmente (Figura 26.50).

DIAGNÓSTICO

Apresentação Clínica

Sinais Clínicos

Traumas e tumores são mais comuns em machos inteiros. Animais jovens são mais comumente traumatizados; animais idosos mais comumente possuem tumores.

Histórico

Sinais de doença peniana ou prepucial incluem secreção prepucial serossanguinolenta, hemorrágica ou purulenta, incapacidade ou falta de desejo de copular, ou dor. Alguns animais têm fimose (p. 777) ou parafimose (p. 779). A uretra pode estar obstruída ou lacerada, o que causa disúria, anúria ou extravasamento de urina. Vários cães são assintomáticos.

Achados de Exame Físico

Uma lesão ou massa anormal pode ser detectada ao exame físico. O prepúcio pode parecer edemaciado, inflamado, nodular, lacerado, isquêmico e/ou necrótico. Pode haver edema inguinal difuso por conta do extravasamento de urina a partir da uretra em direção ao tecido circundante. Anormalidades que envolvem a pele prepucial são usualmente aparentes; lesões da mucosa prepucial podem ser detectadas somente pela palpação. Pode ser impossível exteriorizar o pênis se houver massa dentro do prepúcio ou no pênis. Em outros casos, a parafimose está presente em razão da lesão que causa inflamação, edema e ingurgitamento (ou massa que impeça a retração peniana). O desvio peniano pode ocorrer secundariamente a fraturas traumáticas do osso peniano. A palpação retal pode revelar linfadenomegalia ilíaca medial.

Diagnóstico por Imagem

Radiografias abdominais e torácicas são indicadas para estadiamento de tumores. Radiografias simples podem revelar fraturas do osso peniano. Uma uretrografia pode ajudar a avaliar o envolvimento uretral em casos de trauma ou tumores penianos. A ultrassonografia pode ser útil para fornecer informações se o pênis não puder ser exteriorizado.

Achados Laboratoriais

Resultados laboratoriais são inespecíficos em casos de trauma ou neoplasia peniana. A citologia de secreções prepuciais pode demonstrar neutrófilos tóxicos, excesso de bactérias, fungos ou materiais estranhos, mas estes achados podem ser observados em animais

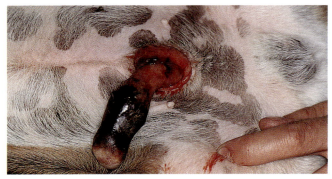

Figura 26.49 Necrose peniana que ocorreu após trauma, exigindo amputação peniana parcial e reconstrução prepucial.

QUADRO 26.34 Tumores Prepuciais
Benignos
Hemangiomas
Papilomas
Histiocitomas
Malignos
Melanomas
Mastocitomas
Hemangiossarcomas
Carcinomas de células escamosas

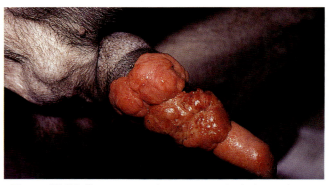

Figura 26.50 Tumores venéreos transmissíveis penianos.

normais. A citologia de massas prepuciais ou penianas pode ajudar a identificar o tipo tumoral. TVT possuem células redondas grandes com diversas figuras mitóticas.

DIAGNÓSTICO DIFERENCIAL

Hematomas, abscessos, granulomas e infecções fúngicas podem causar lesões semelhantes.

MANEJO CLÍNICO

Algumas lesões cicatrizam espontaneamente. Hematomas penianos devem ter resolução espontânea a menos que causem parafimose persistente. TVT são tratados com vincristina (0,5 mg/m^2 IV ou 0,025 mg/kg até 1 mg IV) semanalmente durante 3 a 6 semanas. Alternativamente, a radioterapia é efetiva contra TVT resistentes à quimioterapia e em locais metastáticos.

TRATAMENTO CIRÚRGICO

TVT respondem bem à quimioterapia ou radioterapia; entretanto, outros tumores devem ser resseccionados. A amputação peniana parcial ou completa é necessária para lesões severamente traumatizadas, necrosadas ou neoplásicas (pp. 776 e 783). Hematomas que causam parafimose persistente podem ser cirurgicamente expostos e evacuados; entretanto, eles podem recidivar. Fraturas de osso peniano com deslocamento mínimo não necessitam de cirurgia. Fraturas deslocadas podem ser imobilizadas com uma sonda uretral de polipropileno permanente abrangendo o osso peniano suturada à ponta da uretra. Fraturas mais cominutivas podem ser estabilizadas com pequenas placas, ou o pênis pode ser amputado.

Manejo Pré-cirúrgico

O prepúcio e o pênis devem ser lavados com soluções antissépticas diluídas. Antibióticos devem ser fornecidos se houver dano severo ou necrose no tecido peniano ou prepucial.

Anestesia

O manejo anestésico de animais submetidos à cirurgia reprodutiva é fornecido na Tabela 26.3.

Anatomia Cirúrgica

A anatomia cirúrgica do trato reprodutivo masculino é fornecida na p. 726.

Posicionamento

Posicione o paciente em decúbito dorsal. O abdome ventral, o períneo ventral e as coxas mediais devem ser tricotomizados e preparados para cirurgia asséptica.

TÉCNICA CIRÚRGICA

Lacerações Prepuciais

Desbride, lave e aposicione lacerações prepuciais. Feche as lesões de espessura completa em duas camadas, inicialmente pela aposição da mucosa prepucial (p. ex., polidioxanona [PDS®], poliglecaprona 25 [Monocryl®], glicômero 631 [Biosyn®], ou poligliconato [Maxon®] 4-0 a 6-0), tecido subcutâneo (absorvível monofilamentar 3-0 ou 4-0) e então a pele (p. ex., náilon, polibutéster [Novafil®] ou polipropileno [Prolene®] 3-0 ou 4-0) com suturas em aposição. Hematomas que causam parafimose persistente podem ser expostos cirurgicamente e evacuados. Incise a túnica albugínea sobre o hematoma. Remova os coágulos sanguíneos e fibrina. Lave a cavidade e aposicione firmemente a túnica albugínea.

Tome cuidado para manter um diâmetro e comprimento do orifício prepucial adequados ao reconstruir lacerações prepuciais.

Lacerações ou Punções Penianas

Suture a túnica albugínea para fechar lacerações ou punções penianas e minimizar a hemorragia durante excitação ou micção. Utilize fios absorvíveis monofilamentares 4-0 a 6-0 (p. ex., poligliconato [Maxon®], poliglecaprona 25 [Monocryl®], glicômero 631 [Biosyn®] ou polidioxanona [PDS®]) em padrão simples interrompido com agulha atraumática. A hemorragia a partir de pequenas punções ou lacerações penianas durante ingurgitamento peniano é minimizada pela sutura da túnica albugínea.

CUIDADO E AVALIAÇÃO PÓS-CIRÚRGICOS

Analgésicos e antibióticos devem ser administrados conforme necessidade, e o animal, monitorado por conta de hemorragias e extravasamento de urina. Aplique compressas frias após o tratamento do trauma ou hematomas para reduzir hemorragias. Um colar elisabetano, cone ou barras laterais são utilizados para impedir autotraumatismo. A reavaliação para recorrência do tumor ou metástase deve ser realizada a cada 3 a 4 meses durante 1 ano. Hemorragias, seroma, infecções, extravasamento de urina, deiscência, constrição, recorrência e metástase são potenciais complicações. A obstrução uretral pode ocorrer por conta da formação de calos após fraturas do osso peniano.

COMPLICAÇÕES

Algumas lesões cicatrizam por intenção secundária sem complicações; entretanto, lacerações prepuciais não suturadas podem fistular. Em outros casos, hemorragia persistente, extravasamento de urina, infecções e constrição podem causar morbidade.

PROGNÓSTICO

O prognóstico é bom após tratamento cirúrgico apropriado para a maioria das lesões. O prognóstico após excisão tumoral depende do comportamento biológico do tumor e do estadiamento tumoral durante o atendimento.

REFERÊNCIAS BIBLIOGRÁFICAS

1. Doebeli A, Michel E, Bettschart R, et al. Apgar score after induction of anesthesia for canine cesarean section with alfaxalone versus propofol. *Theriogenology.* 2013;80:850-854.
2. Peeters ME, Kirpensteijn J. Comparison of surgical variables and short-term postoperative complications in healthy dogs undergoing ovariohysterectomy or ovariectomy. *J Am Vet Med Assoc.* 2011;238:189-194.
3. Forsee KM, Davis GJ, Mouat EE, et al. Evaluation of the prevalence of urinary incontinence in spayed female dogs: 566 cases (2003-2008). *J Am Vet Med Assoc.* 2013;242:959-962.
4. Muraro L, White RS. Complications of ovariohysterectomy procedures performed in 1880 dogs. *Tierarztl Prax Ausg K Kleintiere Heimtiere.* 2014;42:297-302.
5. Kristiansen VM, Peña L, Díez Córdova L, et al. Effect of ovariohysterectomy at the time of tumor removal in dogs with mammary carcinomas: a randomized controlled trial. *J Vet Intern Med.* 2016;30:230-241.
6. Batista PR, Gobello C, Rube A, et al. Uterine blood flow evaluation in bitches suffering from cystic endometrial hyperplasia (CEH) and CEH-pyometra complex. *Theriogenology.* 2016;85:1258-1261.
7. Jitpean S, Ström-Holst B, Emanuelson U, et al. Outcome of pyometra in female dogs and predictors of peritonitis and prolonged postoperative hospitalization in surgically treated cases. *BMC Vet Res.* 2014;10:6.
8. Hillström A, Hagman R, Tvedten H, et al. Validation of a commercially available automated canine-specific immunoturbidimetric method for measuring canine C-reactive protein. *Vet Clin Pathol.* 2014;43:235-243.

9. Contri A, Gloria A, Carluccio A, et al. Effectiveness of a modified administration protocol for the medical treatment of canine pyometra. *Vet Res Commun.* 2015;39:1-5.
10. Wallace ML, Case JB, Singh A, et al. Single incision, laparoscopic-assisted ovariohysterectomy for mucometra and pyometra in dogs. *Vet Surg.* 2015;44(Suppl 1):66-70.
11. Adamovich-Rippe KN, Mayhew PD, Runge JJ, et al. Evaluation of laparoscopic-assisted ovariohysterectomy for treatment of canine pyometra. *Vet Surg.* 2013;42:572-578.
12. Polisca A, Troisi A, Fontaine E, et al. A retrospective study of canine prostatic diseases from 2002 to 2009 at the Alfort Veterinary College in France. *Theriogenology.* 2016;85:835-840.
13. Pasikowska J, Hebel M, Niżański W, et al. Computed tomography of the prostate gland in healthy intact dogs and dogs with benign prostatic hyperplasia. *Reprod Domest Anim.* 2015;50:776-783.
14. Albouy M, Sanquer A, Maynard L, et al. Efficacies of osaterone and delmadinone in the treatment of benign prostatic hyperplasia in dogs. *Vet Rec.* 2008;163:179-183.
15. Palmieri C, Lean FZ, Akter SH, et al. A retrospective analysis of 111 canine prostatic samples: histopathological findings and classification. *Res Vet Sci.* 2014;97:568-573.
16. Trappler MC, Popovitch CA, Goldschmidt MH, et al. Scrotal tumors in dogs: a retrospective study of 676 cases (1986-2010). *Can Vet J.* 2014;55:1229-1233.

27

Cirurgia do Sistema Cardiovascular

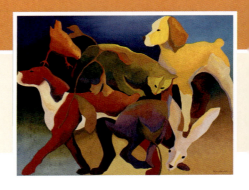

PRINCÍPIOS GERAIS E TÉCNICAS

DEFINIÇÕES

A cirurgia cardíaca inclui procedimentos realizados no pericárdio, ventrículos cardíacos, átrios, veias cavas, aorta e artéria tronco pulmonar. **Procedimentos cardíacos fechados** (i.e., aqueles que não necessitam da abertura das principais estruturas cardíacas) são os mais comumente realizados; entretanto, algumas condições requerem **cirurgia cardíaca aberta** (i.e., uma estrutura cardíaca importante deve ser aberta para conclusão do reparo). A cirurgia cardíaca aberta necessita que a circulação seja interrompida durante o procedimento pela oclusão do influxo ou derivação cardiopulmonar. **Oclusão do influxo venoso** ocasiona breve parada circulatória, o que permite que procedimentos curtos (<4 minutos) sejam realizados. Procedimentos cardíacos abertos mais longos requerem estabelecimento de circulação extracorpórea por **derivação cardiopulmonar** para manter a perfusão aos órgãos durante a cirurgia.

MANEJO PRÉ-CIRÚRGICO

Animais que necessitam de cirurgia cardíaca frequentemente têm comprometimento cardiovascular prévio, que deve ser corrigido ou controlado de forma medicamentosa, quando possível, antes da indução anestésica (Quadro 27.1). Insuficiência cardíaca congestiva (ICC), particularmente edema pulmonar, deve ser tratada com diuréticos (p. ex., furosemida) e inibidores da enzima conversora de angiotensina (ECA) (p. ex., enalapril, benazepril, lisinopril) e um inodilatador (pimobendana) antes da cirurgia. Arritmias cardíacas devem ser reconhecidas e tratadas (ver também a discussão na seção Cuidado e Avaliação Pós-cirúrgicos). Taquicardias ventriculares devem ser suprimidas antes da cirurgia com fármacos antiarrítmicos de classe I (i.e., lidocaína e procainamida). Outros fármacos antiarrítmicos a serem considerados incluem sotalol e amiodarona. Lidocaína é efetiva para o tratamento de taquiarritmias ventriculares durante e imediatamente após a cirurgia. Taquicardias supraventriculares podem necessitar de bloqueadores β-adrenérgicos (p. ex., esmolol, propranolol, atenolol) ou bloqueadores dos canais de cálcio (p. ex., diltiazem) antes da cirurgia. A fibrilação atrial deve ser controlada antes da cirurgia com um β-bloqueador ou bloqueador dos canais de cálcio, com ou sem digoxina para diminuir a taxa de resposta ventricular para menos de 140 batimentos/min. De forma alternativa, a amiodarona pode ser utilizada para controlar a taxa de resposta ventricular, e em uma pequena porcentagem dos casos, para converter a fibrilação atrial em ritmo sinusal normal. Animais com bradiarritmias devem ser submetidos ao teste de resposta à atropina ou glicopirrolato antes da cirurgia. Se a bradicardia não responder à atropina ou glicopirrolato, marca-passos transvenosos temporários ou infusão intravenosa (IV) constante de isoproterenol (ver tratamento da bradicardia na p. 828) podem ser necessários.

Todos os animais devem ser submetidos à avaliação ecocardiográfica completa antes da cirurgia cardíaca; um diagnóstico incompleto ou impreciso pode ter consequências devastadoras. Com a disponibilidade do ecocardiograma por Doppler, a cateterização cardíaca é raramente necessária antes da cirurgia.

ANESTESIA

A anestesia do paciente com comprometimento cardíaco possui riscos que variam, dependendo da causa da doença subjacente. Por exemplo, o protocolo anestésico mais seguro para o paciente com regurgitação mitral pode ser perigoso para o paciente com estenose aórtica (EA). A fisiopatologia da condição cardíaca do paciente precisa ser completamente compreendida. Da mesma forma, o veterinário necessita ter conhecimento prático da farmacologia dos medicamentos utilizados para manipular a frequência cardíaca e a pressão sanguínea. Embora a cirurgia cardíaca seja tipicamente realizada em hospitais-escola veterinários e instituições de referência, veterinários de uma série de especialidades são necessários para anestesiar o paciente cardiopata. Ver p. 800 para uma discussão sobre a anestesia de pacientes com regurgitação mitral e p. 810 para informações sobre a anestesia no paciente com estenose subaórtica (Tabelas 27.1 a 27.3). Ver também a discussão sobre anestesia do paciente com tamponamento cardíaco na p. 821.

A medicação pré-anestésica é apropriada para a maioria dos animais submetidos à cirurgia cardíaca. Opioides parenterais (i.e., hidromorfona, oximorfona, butorfanol, buprenorfina e fentanila) induzem sedação com mínimos efeitos cardiovasculares; entretanto, todos os opioides podem causar depressão respiratória e/ou bradicardia. Alfa-2-agonistas (p. ex., dexmedetomidina) e acepromazina devem ser evitados em pacientes cardiopatas devido a alterações significativas em parâmetros hemodinâmicos associados à sua administração. Anticolinérgicos (i.e., atropina e glicopirrolato) devem ser administrados somente conforme necessário. Considere cuidadosamente se a elevação da frequência cardíaca ajudará ou dificultará o fluxo de sangue em determinado paciente. Benzodiazepínicos (p. ex., diazepam 0,2 mg/kg, midazolam 0,2 mg/kg) possuem mínimos efeitos cardiopulmonares e melhoram a sedação quando administrados isoladamente ou combinados com opioides. Alguns pacientes podem ter uma resposta comportamental imprevisível (p. ex., excitação, agressividade) à administração de benzodiazepínicos; portanto, eles são frequentemente utilizados em combinação com um opioide.

A indução da anestesia deve ser realizada com precaução em animais com comprometimento cardiopulmonar. O propofol causa rápida indução, mas uma depressão cardíaca dose-dependente. A adição de fentanila diminui as necessidades de propofol em cães saudáveis com menor alteração nos parâmetros cardiovasculares. A indução por alfaxalona, com ou sem adição de fentanila, possui menor efeito cronotrópico negativo do que a fentanila.[1] Um estudo

QUADRO 27.1 Fármacos Selecionados para o Tratamento de Animais Cardiopatas

Diuréticos

Furosemida
2-4 mg/kg VO, IV, SC q6-24h conforme necessário, ou pode administrar como CRI (1-2 mg/kg/h) na insuficiência cardíaca severa

Espironolactona
1-2 mg/kg VO q12-24h, não excedendo 4 mg/kg/dia

Anti-hipertensivos

Anlodipino
0,25-0,75 mg/kg VO q24h

Benazepril
Cães: 0,25-0,5 mg/kg VO q12-24h
Gatos: 0,25-0,5 mg/kg VO q24h

Diltiazem
Cães: 0,5-1,5 mg/kg VO q8h
  Liberação prolongada 2-4 mg/kg VO q12h
Gatos: 1,75-2,4 mg/kg VO q8h com formulação de liberação imediata
  Formulação para uma única administração 10 mg/kg VO

Esmolol
0,05-0,1 mg/kg bolus IV lento q3-5 min ou 50-200 µg/kg/min CRI

Atenolol
Cães: 0,1-2,0 mg/kg VO q12-24h (aumente gradativamente a dose)
Gatos: 0,5-5 mg/kg VO q12-24h

Antiarrítmicos

Fármacos Antiarrítmicos Intravenosos: Ventriculares

Lidocaína
Bolus IV (2 mg/kg com incrementos até dose total de 8 mg/kg) então gotejamento IV em 50 µg/kg/min (500 mg em 500 mL de fluido, administrados em taxa de manutenção [66 mL/kg/dia]); CRI pode ser aumentada em até 75-100 µg/kg/min se indicado clinicamente.
NOTA: Se ocorrerem convulsões, cesse o medicamento e considere a utilização de outro agente antiarrítmico.

Procainamida
5-25 mg/kg em bolus IV lento, então 25-50 µg/kg/min como CRI

Amiodarona[a]
1 mg/kg IV repetido até uma dose cumulativa total de 3 mg/kg; de forma alternativa, 150 µg/kg/min como CRI.

Fármacos Antiarrítmicos Intravenosos: Supraventriculares

Diltiazem
1-8 µg/kg/min IC para TSV agudas

Fármacos Antiarrítmicos Orais: Ventriculares

Amiodarona[a]
15-20 mg/kg VO q24h durante 5-7 dias, então 10 mg/kg VO q24h (pode ser capaz de reduzir para q48h)

Mexiletina
4-8 mg/kg VO q12h

Sotalol
1-3 mg/kg VO q8h

Fármacos Antiarrítmicos Orais: Supraventriculares

Diltiazem de liberação prolongada
2-5 mg/kg VO q12h

Sotalol
1-3 mg/kg VO q12h

Amiodarona[a]
15-20 mg/kg VO q24h durante 5-7 d, então 10 mg/kg VO q24h (pode ser capaz de reduzir para q48h)

Digoxina
0,005-0,01 mg/kg VO q12h

Atenolol (Tenormin®)
0,1-2,0 mg/kg VO q12h (aumentar gradativamente a dose)

Inotrópicos

Pimobendana
0,25-0,3 mg/kg VO q12h (pode aumentar para q8h em casos refratários)

Dobutamina
Cães: 5-15 µg/kg/min IV CRI
Gatos: 2,5-5 µg/kg/min IV CRI

Dopamina
5-15 µg/kg/min IV CRI

Anrinona
1-3 mg/kg IV durante 5 min, então 10-100 µg/kg/min IV CRI

Vasopressores

Efedrina
0,03-0,1 mg/kg IV, bolus intermitente PRN (inicie em uma dose baixa e aumente conforme necessário)

Fenilefrina
0,1-1 µg/kg/min IV CRI
20-200 µg IV bolus intermitente PRN

Norepinefrina
0,05-2 µg/kg/min IV CRI para hipotensão aguda
0,1-2 µg/kg/min IV CRI para hipotensão profunda

Epinefrina
0,01-0,1 µg/kg/min IV CRI para hipotensão
0,1-0,2 mg/kg IV para parada cardíaca

Vasodilatadores

Hidralazina
0,5-3 mg/kg VO q12h
0,5-1 mg/kg IV

Nitroglicerina
1-5 µg/kg/min IV até ter efeito

Nitroprussiato
1-5 µg/kg/min IV até ter efeito

CRI, infusão em taxa contínua; IM, intramuscular; IV, intravenoso; PRN, conforme necessário; SC, subcutâneo; TSV, taquicardia supraventricular; VO, via oral.
[a]Solventes utilizados nas formulações intravenosas comerciais podem resultar em reações anafiláticas agudas.

TABELA 27.1 Parâmetros Cardiovasculares para Pacientes com Regurgitação Mitral, Estenose Subaórtica ou Tamponamento

Parâmetro	Regurgitação Mitral	Estenose Subaórtica	Tamponamento Cardíaco
Pré-carga do VE	Normal a ↑	↑	↑
Frequência cardíaca	↑	Lenta normal a ↓	↑
Ritmo	Mantém RSN	Mantém RSN	Mantém RSN
Contratilidade	Mantém	Mantém	Mantém
RVS	↓	Modestamente ↑	↑
RVP	Evite ↓	Evite ↓	Mantém

RSN, ritmo sinusal normal; *RVP*, resistência vascular pulmonar; *RVS*, resistência vascular sistêmica; *VE*, ventricular esquerdo.
Modificada de Jaffe RA, Samuels SI. *Anesthesiologist's Manual of Surgical Procedures.* 4th ed. Philadelphia: Lippincott Williams & Wilkins; 2009.

TABELA 27.2 Considerações Anestésicas no Paciente com Regurgitação Mitral[a]

Considerações Pré-cirúrgicas

Condições associadas	• Sobrecarga volêmica crônica • Hipertensão • Taquiarritmias • Ectopia ventricular • Disfunção cardíaca relativa ao grau de fração regurgitante mitral • Insuficiência renal (pode estar oculta) • Congestão hepática • Congestão pulmonar
Exames de sangue	• HT • Eletrólitos • Ureia • Cr • PT • Urinálise • +/− TP/TTPA[b]
Exame físico	• Frequentemente paciente idoso com comorbidades • Sopro holossistólico no ápice cardíaco esquerdo • Dispneia e ortopneia podem ocorrer • Se houver crepitações que indiquem edema pulmonar e ICC, reconsidere a necessidade imediata de anestesia • +/− Hepatomegalia
Outros exames	• Pressão sanguínea • ECG • SpO$_2$ • Ecocardiograma • Radiografias, torácica ± abdominal

Pré-medicações	• Mantenha o animal calmo
	• Evite sedativos em pacientes dispneicos ou deprimidos
	• Se o paciente estiver ansioso, administre:
	  • Midazolam (0,1-0,2 mg/kg IV, IM) *ou*
	  • Diazepam (0,1-0,2 mg/kg IV)
	• Se o paciente não estiver deprimido ou dispneico, administre:
	  • Hidromorfona[c] (0,05-0,2 mg/kg IV em cães; 0,05-0,1 mg/kg IV em gatos), *ou*
	  • Oximorfona (0,05-0,2 mg/kg IV, IM), *ou*
	  • Morfina[d] (0,1-0,2 mg/kg IV ou 0,2-0,4 mg/kg IM), *ou*
	  • Buprenorfina[e] (0,005-0,02 mg/kg IV, IM)
	• Evite alfa-2-agonistas e doses de indução de cetamina; evite acepromazina em casos de regurgitação mitral moderada a severa.

Considerações Intraoperatórias

Indução	• Se a regurgitação mitral for discreta, administre:
	  • Etomidato (0,5-1,5 mg/kg IV), forneça após administrar um benzodiazepínico para evitar mioclonia, *ou*
	  • Propofol (1-4 mg/kg IV), *ou*
	  • Alfaxalona (2-5 mg/kg IV)
	• Se a regurgitação mitral for moderada ou severa, administre etomidato (0,5-1,5 mg/kg IV)

CAPÍTULO 27 Cirurgia do Sistema Cardiovascular

TABELA 27.2 Considerações Anestésicas no Paciente com Regurgitação Mitral[a] (Cont.)

Manutenção	• Isoflurano ou sevoflurano, *mais*
	  • Fentanila (2-10 μg/kg IV PRN em cães e 1-4 μg/kg IV PRN em gatos) para alívio da dor em curto prazo, *mais* PRN
	  • Fentanila CRI (1-5 μg/kg IV dose de ataque, então 2-30 μg/kg/h), *ou*
	  • Hidromorfona[c] (0,05-0,2 mg/kg IV PRN em cães; 0,05-0,1 mg/kg IV PRN em gatos), *ou*
	  • Oximorfona (0,05-0,2 mg/kg IV PRN), *ou*
	  • Buprenorfina[e] (0,005-0,02 mg/kg IV PRN)
	• Para hipotensão (para manter a PAM em 60 mmHg), administre efedrina, dobutamina, norepinefrina, vasopressina ou epinefrina conforme necessário; fenilefrina somente em baixas doses
	• Para hipertensão (para manter a PAM em 60 mmHg), administre nitroglicerina CRI (0,5-5 μg/kg/min) IV ou nitroprussiato CRI (1-5 μg/kg/min) IV ou *bolus* de fentanila para dor
	• Mantenha a frequência cardíaca alga dentro da faixa normal. Em casos de bradicardia, administre:
	  • Glicopirrolato (0,005-0,01 mg/kg IV), *ou*
	  • Atropina (0,02-0,04 mg/kg IV)
	• Evite óxido nítrico, hipoxemia, hipercarbia e acidose

Necessidades de fluido	• 5-10 mL/kg/h se PSE mínimas e perdas evaporativas mínimas, ou 10-20 mL/kg/h se abdome/tórax aberto com maiores perdas evaporativas, mais 3 × PSE. Taxas maiores de fluidos podem ser necessárias para manter a pré-carga alta. Tenha sangue disponível no CC se a PSE for alta. • Recomendados dois cateteres grandes IV se for esperada perda sanguínea
Monitoramento	• Pressão sanguínea • ECG • Frequência respiratória • SpO$_2$ • EtCO$_2$ • Temperatura • DU • +/Acesso arterial[b] • +/PVC[b] • +/TP/TTPA[b] • Hemogasometria[b]

Bloqueios	• Epidural:
	  • Morfina (0,1 mg/kg sem preservativos), *ou*
	  • Buprenorfina (0,003-0,005 mg/kg diluída em salina) se apropriada
	• Bloqueios de nervos intercostais, se apropriados
	• Bloqueio incisional:
	  • Lidocaína (<5 mg/kg em cães; 2-4 mg/kg em gatos), *ou*
	  • Bupivacaína (<2 mg/kg)

Considerações Pós-cirúrgicas	

Analgesia	• Fentanila CRI (1-10 μg/kg IV dose de ataque, então 2-20 μg/kg/h IV), *ou*
	• Morfina[d] (0,1-1 mg/kg IV ou 0,1-2 mg/kg IM q1-4h em cães; 0,05-0,2 mg/kg IV ou 0,1-0,5 mg/kg IM q1-4h em gatos) se não estiver hipotenso, *ou*
	• Buprenorfina[e] (0,005-0,02 mg/kg IV, IM q4-6h ou 0,01-0,02 mg/kg TMO q6-12h em gatos), *ou*
	• Hidromorfona[c] (0,05-0,2 mg/kg IV, IM q3-4h em cães; 0,05-0,1 mg/kg IV, IM q3-4h em gatos), *ou*
	• Oximorfona (0,05-0,2 mg/kg IV, IM q3-4h), *ou*
	• Hidromorfona CRI (0,025-0,1 mg/kg/h IV em cães) *mais* PRN
	• Para sedação, administre:
	  • Midazolam (0,1-0,2 mg/kg IV, IM PRN), *ou*
	  • Diazepam (0,1-0,2 mg/kg IV PRN)
	• Evite AINE se o comprometimento cardíaco for suficiente para causar diminuição da perfusão renal e hepática

Monitoramento	• SpO$_2$ • Pressão sanguínea • FC • Frequência respiratória • Temperatura • DU • ECG • +/− Acesso arterial[b] • +/− PVC[b] • +/− Hemogasometria, TP, TTPA[b]
Exames de sangue	• HT se houver perda sanguínea significativa • Repita exames pré-cirúrgicos anormais • +/− Hemogasometria, TP, TTPA[b]
Escore de dor estimada	Depende do tipo de cirurgia realizada

AINE, anti-inflamatórios não esteroidais; *CC*, centro cirúrgico; *Cr*, creatinina; *DU*, débito urinário; *ECG*, eletrocardiograma; *EtCO$_2$*, CO$_2$ corrente final; *FC*, frequência cardíaca; *HT*, hematócrito; *CRI*, infusão em taxa contínua; *ICC*, insuficiência cardíaca congestiva; *IM*, intramuscular; *IV*, intravenoso; *PAM*, pressão arterial média; *PRN*, conforme necessário; *PSE*, perda sanguínea estimada; *PT*, proteína total; *PVC*, pressão venosa central; *SpO$_2$*, saturação da hemoglobina com oxigênio; *TMO*, transmucosa oral; *TP*, tempo de protrombina; *TTPA*, tempo de tromboplastina parcial ativada.

[a]Pacientes com débito cardíaco comprometido têm tempos de latência dos fármacos mais longos. Tenha paciência e espere o tempo de circulação adequada antes de repetir uma dose.
[b]Deve ser considerado em cirurgias abdominais/torácicas invasivas e outros procedimentos longos.
[c]Monitore hipertermia em gatos.
[d]Administre lentamente para impedir a liberação de histamina.
[e]Buprenorfina é um analgésico melhor do que a morfina em gatos.

TABELA 27.3 Considerações Anestésicas no Paciente com Estenose Aórtica ou Estenose Subaórtica[a]

Considerações Pré-cirúrgicas

Condições associadas	• Histórico de síncope • Hipertrofia ventricular esquerda • Ectopia ventricular • Disfunção cardíaca relativa ao grau de estenose • Insuficiência renal (pode estar oculta) • Congestão hepática • Congestão pulmonar • Disfunção plaquetária
Exames de sangue	• HT • Eletrólitos • Ureia • Cr • PT • Urinálise • +/− TP/TTPA[b]
Exame físico	• Frequentemente paciente mais jovem • Sopro sistólico na base cardíaca esquerda • Fraqueza após atividade • Se crepitações presentes indicarem edema pulmonar e ICC, reconsidere a necessidade imediata de anestesia • +/− Hepatomegalia • +/− Pulsos fracos
Outros exames	• Pressão sanguínea • ECG • Ecocardiograma • Radiografia, torácica, +/− abdominal • SpO_2

Pré-medicações	• Mantenha o animal calmo
	• Evite sedativos em pacientes dispneicos ou deprimidos
	• Se o paciente estiver excitado, administre:
	   • Midazolam (0,1-0,2 mg/kg IV, IM), *ou*
	   • Diazepam (0,1-0,2 mg/kg IV)
	• Espere para administrar opioides
	• Evite alfa-2-agonistas, acepromazina, atropina, glicopirrolato e cetamina

Considerações Transcirúrgicas

Indução	• Etomidato (0,5-1,5 mg/kg IV); forneça após administrar um benzodiazepínico para evitar mioclonia

Manutenção	• Isoflurano ou sevoflurano em 0,5 a 1 CAM, *mais*
	   • Fentanila (2-10 μg/kg IV PRN em cães; 1-4 μg/kg IV PRN em gatos) para alívio da dor em curto prazo, *mais*
	   • Fentanila CRI (1-5 μg/kg IV dose de ataque, então 2-30 μg/kg por hora IV), *ou*
	   • Hidromorfona[b] (0,05-0,2 mg/kg IV PRN em cães; 0,05-0,1 mg/kg IV PRN em gatos), *ou*
	   • Oximorfona (0,05-0,2 mg/kg IV PRN), *ou*
	   • Buprenorfina[d] (0,005-0,02 mg/kg IV PRN)
	• Para hipotensão (para manter a PAM >60 mmHg), administre:
	   • Fenilefrina (20-200 μg em *bolus* ou 0,1-1 μg/kg/min IV CRI), *ou*
	   • Norepinefrina (0,05-2 μg/kg/min IV CRI)
	• Mantenha a frequência cardíaca em uma faixa normal inferior. Em casos de taquicardia, administre:
	   • Esmolol (0,05-0,25 μg/kg IV) *bolus* a cada 2-5 min até ter efeito e/ou CRI (50-200 μg/kg/min IV) para manter a frequência cardíaca normal a níveis inferiores normais
	   • *Bolus* de fentanila para dor

Necessidades de fluido	• Evite óxido nítrico, hipoxemia, hipercarbia e acidose • 5-10 mL/kg/h se PSE mínimas e perdas evaporativas mínimas, ou 10-20 mL/kg/h se abdome/tórax aberto com maiores perdas evaporativas, mais 3 × PSE. Taxas maiores de fluidos podem ser necessárias para manter a pré-carga alta. Tenha sangue disponível no CC se a PSE for alta. • Recomendados dois cateteres grandes IV se for esperada perda sanguínea[b]
Monitoramento	• Pressão sanguínea • ECG • Frequência respiratória • SpO_2 • $EtCO_2$ • Temperatura • DU • +/− Acesso arterial[b] • +/− PVC[b] • +/− TP/TTPA[b] • Hemogasometria[b]

TABELA 27.3 Considerações Anestésicas no Paciente com Estenose Aórtica ou Estenose Subaórtica[a]

Bloqueios	• Epidural: 　• Morfina (0,1 mg/kg sem preservativos), ou 　• Buprenorfina (0,003-0,005 mg/kg diluído em salina) se apropriada • Anestésicos locais para bloqueios espinais ou epidural são contraindicados • Bloqueios de nervos intercostais se apropriados • Bloqueio incisional: 　• Lidocaína (<5 mg/kg em cães; 2-4 mg/kg em gatos), ou 　• Bupivacaína (<2 mg/kg)
Considerações Pós-cirúrgicas	
Analgesia	• Fentanila CRI (1-10 μg/kg IV dose de ataque, então 2-20 μg/kg/h IV), ou • Hidromorfona[c] (0,05-0,2 mg/kg IV, IM q3-4h em cães; 0,05-0,1 mg/kg IV, IM q3-4h em gatos), ou • Oximorfona (0,05-0,2 mg/kg IV, IM q3-4h), ou • Hidromorfona CRI (0,025-0,1 mg/kg/h IV em cães), ou • Buprenorfina[d] (0,005-0,02 mg/kg IV, IM q4-8h ou 0,01-0,02 mg/kg TMO q6-12h em gatos), mais PRN • Para sedação: 　• Midazolam (0,1-0,2 mg/kg IV, IM PRN), ou 　• Diazepam (0,1-0,2 mg/kg IV PRN) • Evite AINE se houver comprometimento cardíaco suficiente para causar diminuição da perfusão renal e hepática
Monitoramento	• SpO$_2$ • Pressão sanguínea • FC • Frequência respiratória • Temperatura • DU • ± ECG[b] • ± Acesso arterial[b] • ± PVC[b] • ± Hemogasometria, TP, TTPA[b]
Exames de sangue	• HT se houver perda sanguínea significativa • Repita exames pré-cirúrgicos anormais • ± Hemogasometria, TP, TTPA[b]
Escore de dor estimada	• Depende do tipo de cirurgia realizada

[a]Pacientes com débito cardíaco comprometido têm tempos de latência dos fármacos mais longos. Tenha paciência e espere o tempo de circulação adequada antes de repetir uma dose.
[b]Deve ser considerado em cirurgias abdominais/torácicas invasivas e outros procedimentos longos.
[c]Monitore hipertermia em gatos.
[d]Buprenorfina é um analgésico melhor do que a morfina em gatos.
AINE, anti-inflamatórios não esteroidais; CAM, concentração alveolar mínima; CC, centro cirúrgico; Cr, creatinina; CRI, infusão em taxa constante; DU, débito urinário; ECG, eletrocardiograma EtCO$_2$, CO$_2$ corrente final; FC, frequência cardíaca; HT, hematócrito; ICC, insuficiência cardíaca congestiva; IM, intramuscular; IV, intravenoso; PAM, pressão arterial média; PRN, conforme necessário; PSE, perda sanguínea estimada; PT, proteína total; PVC, pressão venosa central; SpO$_2$, saturação da hemoglobina com oxigênio; TMO, transmucosa oral; TP, tempo de protrombina; TTPA, tempo de tromboplastina parcial ativada.

anestésico em cães doentes demonstrou que a indução da anestesia com alfaxalona resultou em efeitos cardiorrespiratórios semelhantes quando comparada à combinação fentanila-diazepam-propofol, e foi tido como um agente de indução clinicamente aceitável.[2] Cetamina combinada com diazepam pode ser apropriada para indução de pacientes comprometidos. Ela deve ser evitada em animais com insuficiência mitral, pois aumenta a fração regurgitante pelo aumento da resistência vascular periférica. Entretanto, é o agente de indução de escolha em animais com constrição pericárdica. Opioides podem ser utilizados para indução de cães muito doentes e comprometidos; porém, tais agentes não induzem hipnose, o que torna a intubação possivelmente mais difícil. O etomidato não é arritmogênico, mantém o débito cardíaco e oferece rápida indução, embora esteja associado a recuperações mais longas e piores. A indução por máscara é desencorajada em todos os pacientes com distúrbios cardiopulmonares porque o reduzido débito cardíaco do paciente causará maior tempo para obter a indução adequada. Adicionalmente, agentes inalatórios causam hipotensão marcante, o que é frequentemente indesejável. Uma abordagem anestésica balanceada utilizando benzodiazepínico, opioides e modestas quantidades de agentes inalatórios é geralmente muito mais segura. Atracúrio (Quadro 27.2) é um relaxante muscular de curta ação que não é dependente do metabolismo ou excreção

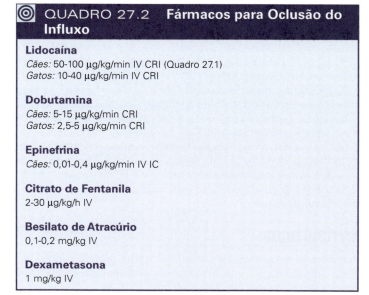

QUADRO 27.2 Fármacos para Oclusão do Influxo

Lidocaína
Cães: 50-100 μg/kg/min IV CRI (Quadro 27.1)
Gatos: 10-40 μg/kg/min IV CRI

Dobutamina
Cães: 5-15 μg/kg/min CRI
Gatos: 2,5-5 μg/kg/min CRI

Epinefrina
Cães: 0,01-0,4 μg/kg/min IV IC

Citrato de Fentanila
2-30 μg/kg/h IV

Besilato de Atracúrio
0,1-0,2 mg/kg IV

Dexametasona
1 mg/kg IV

CRI, infusão em taxa contínua; IV, intravenoso;

para terminar sua ação; pode ser utilizado se for necessário maior relaxamento muscular, mas precisa da utilização de ventilação por pressão positiva intermitente (VPPI).

A cirurgia torácica sempre requer ventilação controlada. A ventilação controlada pode ser obtida pela compressão manual do balão ou pela conexão do ventilador mecânico ao aparelho anestésico. De maneira ideal, a ventilação mecânica deve alcançar um volume corrente de 6 a 10 mL/kg de peso corporal em uma pressão inspiratória menor que 20 cm H_2O. A garantia de ventilação adequada é obtida pela otimização do volume corrente, pressão inspiratória e frequência respiratória para alcançar a ventilação com menor risco de causar lesão pulmonar ou comprometimento cardiovascular. Finalmente, o objetivo da ventilação mecânica é manter a normocapnia. A ventilação pode ser monitorada pela aferição do CO_2 corrente final por capnografia, ou pelo CO_2 arterial pela hemogasometria.

A oclusão eficaz do influxo requer anestesia meticulosa. O cuidado transcirúrgico e pós-cirúrgico pode ser complicado e necessitar de várias medicações vasoativas. Para maior discussão sobre técnicas anestésicas para estes pacientes, encaminhe-se para um texto de anestesia de cardiopatas. Técnicas anestésicas balanceadas que minimizam agentes anestésicos inalatórios são indicadas (p. ex., citrato de fentanila mais besilato de atracúrio combinados ao isoflurano [Quadro 27.2]). Administração de uma única dose de dexametasona (Quadro 27.2) após indução pode ser benéfica para redução do dano cardíaco e melhora dos resultados pós-cirúrgicos. Hipotermia discreta (32°-34 °C) reduz a taxa metabólica basal, permitindo o alongamento do tempo de oclusão; entretanto, hipotermia moderada (<32 °C) está associada à fibrilação ventricular espontânea. Animais devem ser hiperventilados durante 5 minutos antes da oclusão do influxo. A ventilação é descontinuada durante a oclusão do influxo e reiniciada imediatamente após o reestabelecimento do fluxo sanguíneo. Fármacos e equipamentos para ressuscitação cardíaca completa devem estar disponíveis imediatamente após a oclusão do influxo. Massagem cardíaca gentil pode ser necessária após oclusão do influxo para reestabelecer a função cardíaca. A oclusão digital da aorta descendente durante este período auxilia a direcionar o débito cardíaco disponível ao coração e cérebro. Se ocorrer fibrilação ventricular, a desfibrilação interna imediata é necessária assim que a oclusão do influxo for descontinuada. A infusão IV constante de lidocaína (Quadro 27.2) deve ser iniciada antes da oclusão do influxo e continuada conforme necessário. Epinefrina, administrada como uma infusão em taxa constante, deve ser fornecida conforme o animal estiver sendo desmamado da oclusão do influxo ou de uma bomba (Quadro 27.2). Se for necessário suporte inotrópico em longo prazo, dobutamina ou anrinona devem ser fornecidas (Quadros 27.1 e 27.2, e Tabelas 27.1 a 27.3).

O ecocardiograma transesofágico (ETE) pode ser uma ferramenta valiosíssima para avaliação tanto da função cardíaca como do estado volêmico no paciente cardiopata. A utilização do ETE no período transcirúrgico e imediatamente pós-cirúrgico pode direcionar a escolha da intervenção farmacológica e auxiliar na avaliação da efetividade da terapia. Aferições da pressão venosa central demonstraram pobre correlação com o estado volêmico. Quando o ETE é utilizado, o preenchimento ventricular pode ser visualizado e a reposição volêmica, modificada de acordo.

ANTIBIÓTICOS

Antibióticos peroperatórios são indicados para procedimentos cardíacos que durem mais de 90 minutos. Cefalosporinas de primeira geração (p. ex., cefazolina) podem ser administradas por via intravenosa durante a indução e repetidas uma ou duas vezes (Quadro 27.3). Para procedimentos cardíacos que envolvam parada circulatória ou

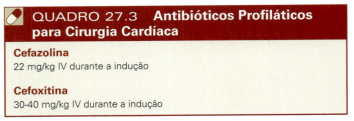

QUADRO 27.3 Antibióticos Profiláticos para Cirurgia Cardíaca

Cefazolina
22 mg/kg IV durante a indução

Cefoxitina
30-40 mg/kg IV durante a indução

IV, Intravenoso.

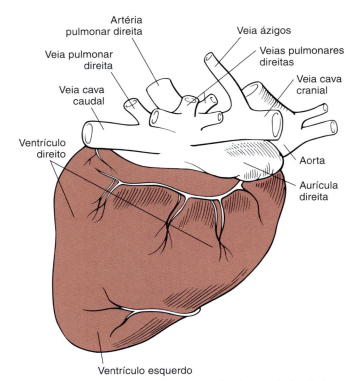

Figura 27.1 Anatomia cardíaca visualizada pelo lado direito.

derivação cardiopulmonar, a cefoxitina IV é uma boa escolha para ser administrada antes da cirurgia e mantida durante 24 horas após a cirurgia devido a distúrbios das defesas humorais do hospedeiro associados a estes procedimentos (Quadro 27.3).

ANATOMIA CIRÚRGICA

O coração é o maior órgão mediastinal. Ele geralmente se estende desde a terceira costela até a margem caudal da sexta costela; entretanto, variações são observadas entre raças e indivíduos. A base cardíaca (i.e., o aspecto craniodorsal [de onde os grandes vasos se originam]) está voltada dorsocranialmente, enquanto o ápice (i.e., formado pelos músculos do ventrículo esquerdo) aponta caudoventralmente. Exceto por uma porção do lado direito do coração (incisura cardíaca), a maioria de sua superfície é coberta pelo pulmão. A parede ventricular direita corresponde a aproximadamente 22% de todo o peso cardíaco; a parede ventricular esquerda corresponde a quase 40%.

O átrio direito recebe sangue da circulação sistêmica. O seio coronariano adentra o aspecto caudal esquerdo do átrio, ventral à veia cava caudal. A veia cava caudal traz sangue das vísceras abdominais, membros pélvicos e uma porção da parede abdominal (Figura 27.1). A veia cava cranial retorna o sangue ao coração proveniente da cabeça, pescoço, membros torácicos e parede torácica ventral, e de uma porção da parede abdominal. A veia ázigo usualmente desemboca na veia cava cranial; ela carreia sangue oriundo das regiões lombares e parede torácica caudal. O tronco braquicefálico é a primeira grande artéria oriunda do arco aórtico. As artérias carótidas comuns geralmente surgem dela como vasos separados. A artéria subclávia esquerda surge a partir do arco aórtico distal ao tronco braquicefálico (a subclávia direita é um ramo do tronco braquicefálico). As artérias vertebrais, tronco costocervical, artérias torácicas internas e artérias axilares são ramos dos vasos subclávios.

O pericárdio é um saco espesso com duas camadas, a fibrosa externa e a serosa interna. A cavidade pericárdica está localizada entre duas camadas (visceral e parietal) de pericárdio seroso e normalmente contém uma pequena quantidade de fluido. O pericárdio fibroso se une à adventícia dos grandes vasos, e seu ápice forma o ligamento esterno-pericárdico. Nervos frênicos estão situados em uma prega estreita de pleura adjacente ao pericárdio na base do coração. A pericardiectomia completa requer que estes nervos sejam elevados para evitar incisá-los. Os nervos vagos estão situados dorsais ao nervo frênico. Eles se dividem para formar ramos dorsais e ventrais que ficam sobre o esôfago no tórax caudal. O nervo laríngeo recorrente esquerdo deixa o vago e contorna o arco aórtico distal ao ligamento arterioso, até seguir cranialmente em conjunto com a superfície traqueal ventrolateral.

TÉCNICA CIRÚRGICA

A cirurgia cardíaca não é fundamentalmente diferente de outros tipos de cirurgia geral, e princípios semelhantes de boa técnica cirúrgica (i.e., manuseio atraumático dos tecidos, boa hemostasia e nós seguros) se aplicam. Consequências da má técnica cirúrgica são geralmente devastadores. A cirurgia cardíaca difere de outras cirurgias pela maior dificuldade técnica para realização destes procedimentos oriunda da movimentação ocasionada pela ventilação e contrações cardíacas. Abordagens que fornecem acesso limitado às estruturas dorsais (p. ex., esternotomia média; ver p. 891) requerem que os cirurgiões incisem, suturem e/ou liguem estruturas localizadas profundamente dentro do tórax. A colocação de ligaduras utilizando amarras com as mãos (ver p. 73) é útil em tais situações, e a capacidade de posicionar nós feitos com as mãos (*versus* instrumentos) deve ser considerada uma habilidade fundamental para cirurgiões cardíacos. Nós seguros são criticamente importantes para obtenção de sucesso em cirurgias cardíacas. A realização dos com as mãos é mais rápida e produz nós mais firmes e seguros do que com instrumentos. A técnica de amarrar nós com uma das mãos (p. 74) é mais compatível com fios finos utilizados na cirurgia cardíaca. Nós mais justos são facilitados pela realização dos primeiros dois ou três lances na mesma direção antes de concluir com nós duplos por segurança.

O fechamento de estruturas cardiovasculares requer técnicas de sutura precisas e boas habilidades de manuseio de instrumentos para minimizar a hemorragia. São importantes a utilização de fios finos com agulhas atraumáticas (ver discussão sobre materiais de sutura na p. 796) e o acompanhamento cuidadoso do contorno da agulha ao suturar (para minimizar o tamanho dos trajetos da agulha). Segurar as pinças com a palma das mãos é uma boa habilidade para suturas rápidas, mas deve ser evitada ao suturar dentro da cavidade torácica. O controle mais preciso é obtido segurando instrumentos com os dedos.

Oclusão do Influxo

A oclusão do influxo é uma técnica utilizada para cirurgia cardíaca aberta na qual todo o fluxo venoso ao coração é interrompido temporariamente. Como a oclusão do influxo resulta em parada

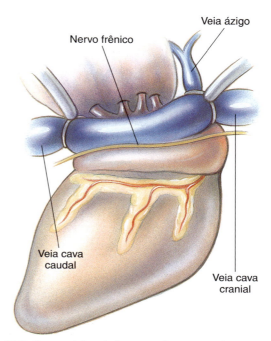

Figura 27.2 Para ocluir o influxo cardíaco a partir do lado direito do tórax, passe fitas ao redor da veia cava caudal e na drenagem comum da veia ázigo e veia cava cranial. Implante torniquetes como descrito na Figura 27.3.

circulatória completa, ela permite tempo limitado para realização de procedimentos cardíacos. Idealmente, a parada circulatória em um paciente normotérmico deve ser menor do que 2 minutos, mas pode ser estendida até 4 minutos, se necessário. O tempo de parada circulatória pode ser estendido por até 8 minutos com hipotermia discreta de todo o corpo (32°-34 °C). Temperaturas abaixo de 32 °C podem predispor à fibrilação ventricular espontânea e devem ser evitadas. A vantagem da oclusão do influxo é que não requer equipamento especializado; entretanto, o tempo limitado disponível para realização da cirurgia necessita que o procedimento seja bem planejado e executado com rapidez e habilidade.

Dependendo do procedimento cardíaco escolhido, realize uma toracotomia do lado esquerdo ou direito (p. 890) ou esternotomia mediana (p. 891). Em uma toracotomia direita ou esternotomia mediana, oclua as veias cavas cranial e caudal, e a veia ázigo com pinças vasculares ou torniquetes de Rumel (Figura 27.2). Faça um torniquete de Rumel passando uma fita umbilical ao redor do vaso, então passe a fita através de um pedaço de equipo de borracha com 2,5-7,5 cm (1 a 3 polegadas) de comprimento. Quando a fita umbilical tiver sido absolutamente apertada para ocluir o vaso, posicione uma pinça acima do equipo de borracha para mantê-lo fixo no local. Tenha cuidado para não lesionar o nervo frênico direito durante o posicionamento das pinças ou torniquetes. Para toracotomia esquerda, passe diferentes torniquetes ao redor das veias cavas cranial e caudal. Então, ao dissecar a região dorsal do esôfago e aorta, oclua a veia ázigo pela colocação de um torniquete ao redor dela (Figura 27.3).

Derivação Cardiopulmonar

A derivação cardiopulmonar é um procedimento em que um sistema extracorpóreo fornece fluxo de sangue oxigenado ao paciente enquanto o sangue é desviado para longe do coração e pulmões. Isso estende amplamente o tempo disponível para cirurgia cardíaca aberta. Diversos avanços (i.e., desenvolvimento de oxigenadores de membrana, melhora dos métodos de proteção miocárdica, aumento

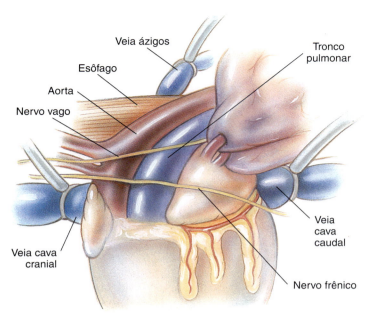

Figura 27.3 Durante a oclusão do influxo a partir do lado esquerdo do tórax, passe fitas ao redor da veia cava cranial e caudal e da veia ázigo. Implante torniquetes para oclusão do influxo, passando fitas pelo equipo de borracha.

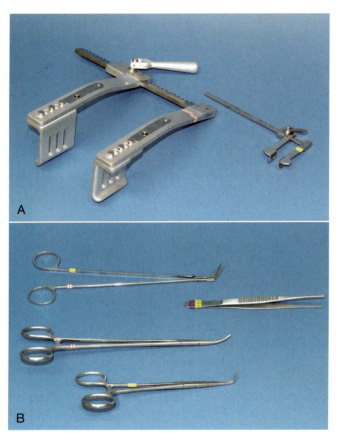

Figura 27.4 Instrumentos para cirurgia cardiovascular. (A) Afastadores de Finochietto grandes e pequenos. (B) *De cima para baixo*, tesouras de Potts, pinças teciduais DeBakey, pinças torácicas anguladas (45 e 90 graus). A pinça de 90 graus é também chamada de *pinça em ângulo reto* ou *Mixter*; a pinça em 45 graus é também chamada de *pinça de artérias torácicas de Julian* ou *pinças Mixter*.

da disponibilidade de tecnologias de monitoramento, e melhora dos cuidados intensivos veterinários) tornaram a derivação cardiopulmonar cada vez mais viável em cães. A derivação cardiopulmonar pode ser utilizada para tratar cães com defeitos cardíacos congênitos ou adquiridos. Os desafios da derivação cardiopulmonar em cães e gatos incluem, mas não estão limitados a, variações na posição cardíaca dentro da cavidade torácica entre diferentes raça e em diferentes idades; a variação no tamanho e conformação corporal entre diferentes animais; a volemia limitada em pacientes menores; problemas com coagulação, anticoagulação e hemostasia; e a disponibilidade limitada e custo dos hemocomponentes.[3] Consulte um texto sobre cirurgia cardiovascular para detalhes da realização da derivação cardiopulmonar.

CICATRIZAÇÃO DAS ESTRUTURAS CARDIOVASCULARES

Estruturas vasculares cicatrizam rapidamente, formando vedação de fibrina dentro de minutos. A epitelialização e regeneração endotelial inicial ocorrem em veias utilizadas como enxertos. A trombose comumente ocorre em pequenas veias que foram ocluídas traumaticamente durante curtos períodos de tempo; entretanto, a trombose de grandes veias ocluídas durante procedimentos de oclusão do influxo ou derivação cardiopulmonar não tem sido reconhecida como um problema clínico. Para prevenir a trombose de estruturas vasculares, elas devem ser manuseadas gentilmente, pois o trauma pode levar à deposição de plaquetas, fibrina e hemácias na camada íntima. Se a íntima rompida for elevada, um retalho pode se desenvolver, ocluindo parcial ou completamente o lúmen distal. Isso, por sua vez, pode levar ao acúmulo de sangue dentro da parede do vaso, ao aumento da viscosidade dentro do vaso e à trombose.

MATERIAIS DE SUTURA E INSTRUMENTOS ESPECIAIS

Polipropileno (p. ex., Prolene®, Surgipro®) e poliéster trançado (p. ex., Ticron®, Mersilene®) são os fios-padrão utilizados para procedimentos cardiovasculares. Os tamanhos mais comumente utilizados são de 3-0 a 5-0, embora tamanhos menores possam ser necessários para anastomoses vasculares. Os fios devem estar disponíveis com agulhas atraumáticas em diversos tamanhos. Alguns procedimentos requerem que o fio possua agulhas em ambas as extremidades. Compressas de Teflon® são úteis para suturas de colchoeiro no miocárdio ventricular ou grandes vasos.

O sucesso da cirurgia cardíaca requer instrumentação cirúrgica apropriada. A maior parte dos instrumentos básicos necessários para cirurgia geral pode ser utilizada para cirurgia cardíaca; entretanto, alguns poucos instrumentos especializados são desejáveis para cirurgia torácica. O afastador torácico padrão é o retrator Finochietto (Figura 27.4A). É importante ter afastadores de pelo menos dois tamanhos para acomodar animais de diferentes tamanhos. Afastadores ortopédicos autorretentores podem ser utilizados como afastadores torácicos em cães pequenos e gatos. A pinça-padrão para a cirurgia torácica é a pinça de DeBakey (Figura 27.4B). Pelo menos duas pinças de DeBakey devem estar disponíveis, e é útil se uma tiver uma superfície de carbureto para prender as agulhas de sutura. Tesouras Metzenbaum são as tesouras cirúrgicas padronizadas para cirurgias cardíacas. Tesouras Metzenbaum curvas são mais versáteis do que as retas. Tesouras de Potts (ângulo de 45 graus) são desejáveis para alguns procedimentos de cirurgia cardíaca (Figura 27.4B). Porta-agulhas devem ser longos e estar disponíveis em diferentes tamanhos para acomodar uma série de tamanhos de agulhas. Porta-agulhas Mayo-Hegar, Crile-Wood e Castroviejo representam uma

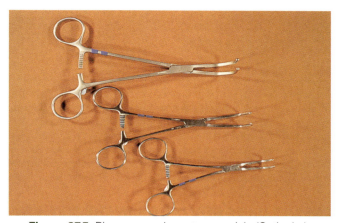

Figura 27.5 Pinças vasculares tangenciais (Satinsky).

boa seleção de tamanhos para cirurgia cardíaca e devem estar disponíveis (Figura 27.4B). Pinças vasculares são pinças atraumáticas utilizadas para oclusão temporária de estruturas cardiovasculares e pulmonares. Elas existem em diversos tamanhos e formatos, incluindo retas, curvas e tangenciais (Figura 27.5). O formato mais versátil para a maioria dos procedimentos de cirurgia cardíaca é a pinça tangencial de largura média.

CUIDADO E AVALIAÇÃO PÓS-CIRÚRGICOS

O monitoramento e o cuidado pós-cirúrgico do paciente são os pilares do sucesso da cirurgia cardíaca. O nível de cuidado de suporte depende do paciente e do procedimento cirúrgico realizado. Um conhecimento prático da função cardiopulmonar e habilidades para boa observação do paciente são tão importantes para o sucesso do manejo do paciente quanto os dispositivos modernos de monitoramento.

A avaliação da ventilação é importante após qualquer cirurgia torácica. Esforços ventilatórios ruins podem ser inicialmente observados no período após a cirurgia, quando a influência de fármacos anestésicos ainda está presente, mas o suporte ventilatório foi descontinuado. A hipoventilação pode também resultar da dor incontrolável. A ventilação total pode ser avaliada diretamente pela aferição do volume de gás expirado com um respirômetro. O volume corrente deve ser pelo menos de 10 mL/kg de peso corporal. Finalmente, a aferição mais precisa da ventilação alveolar é a pressão parcial de CO_2 arterial ($PaCO_2$). A hipoventilação alveolar está presente quando a $PaCO_2$ está elevada acima de 40 mmHg. O tratamento da hipoventilação deve ser direcionado à correção da causa subjacente, se possível. Fármacos que sabidamente deprimem a ventilação (i.e., opioides e relaxantes musculares) devem ser utilizados com precaução no período peroperatório, e o risco de depressão ventilatória, equilibrado contra o risco de hipoventilação devido à dor (p. 886 para analgesia após toracotomia). Ar ou líquido pleural devem ser removidos se presentes. Lesão ou disfunção do aparelho ventilatório neuromuscular devem ser corrigidas, se possível. Se a hipoventilação for severa e a causa não for imediatamente corrigível, é indicada a ventilação por pressão positiva. Se necessário, mantenha o animal intubado e ventilado no período pós-cirúrgico até que a pressão parcial de oxigênio arterial (PaO_2), $PaCO_2$, pH, pressão sanguínea e frequência cardíaca indiquem que o paciente esteja estável suficiente para ser extubado. Infusões contínuas de fentanila e propofol podem ajudar a manter o paciente confortável até que as complicações, como desequilíbrio significativo da relação ventilação/perfusão ($\dot{V}/\dot{Q}$) ou acidose, tenham melhorado. Se necessário, vasopressores podem ser administrados para corrigir a hipotensão causada pelo propofol.

Sob condições fisiológicas, a troca gasosa entre o alvéolo e o sangue capilar pulmonar é eficiente, e a tensão de oxigênio alveolar (PAO_2) e tensão de oxigênio arterial (PaO_2) são quase que iguais. Em pacientes com distúrbio na troca gasosa, a hipoxemia ocorre porque a PAO_2 e a PaO_2 não são iguais. A causa mais comum de problemas na troca gasosa pulmonar no período pós-cirúrgico é o desequilíbrio da relação entre ventilação/perfusão alveolar ($\dot{V}_A/\dot{Q}$) com formação de desvios pulmonares secundários ao colapso pulmonar. A importância de relações V/Q está relacionada com quão bem os pulmões saturam novamente o sangue venoso com O_2 e eliminam CO_2. Durante procedimentos que envolvem parada circulatória ou derivação cardiopulmonar, a ventilação é temporariamente interrompida e o restante do oxigênio é absorvido, resultando em alvéolos colapsados (atelectasia por absorção). Com a reperfusão dos tecidos pulmonares colapsados, o sangue passa através dos pulmões sem se tornar oxigenado. O resultado pode ser a formação de grandes desvios de sangue desoxigenado que retornam ao lado esquerdo do coração. Pacientes com desvios não são responsivos a grandes concentrações de oxigênio. Em vez disso, eles necessitam de ventilação assistida e pressão expiratória final positiva (PEEP; do inglês, *positive end-expiratory pressure*). Portanto, a resposta à oxigenoterapia suplementar deve ser avaliada individualmente, preferivelmente pela análise da hemogasometria arterial. O objetivo terapêutico da oxigenoterapia suplementar deve ser manter a PaO_2 acima de 80 mmHg. Ventilação e PEEP são indicadas para pacientes com distúrbio severo da troca gasosa que não seja responsivo somente a oxigenoterapia suplementar.

A manutenção de PaO_2 adequada em um paciente é importante porque é o oxigênio solúvel que cruza a membrana. O conteúdo total de oxigênio do sangue é a soma do oxigênio em solução (PaO_2) mais aquele carreado pela hemoglobina. O principal determinante da saturação de oxigênio da hemoglobina (SaO_2) é a hemoglobina. SaO_2 pode ser aferida pela oximetria de pulso. O objetivo terapêutico deve ser manter SaO_2 em 90% ou acima. O conteúdo de oxigênio do sangue é uma função da SaO_2 e da concentração de hemoglobina. Assim, a manutenção do conteúdo adequado de oxigênio requer não somente a função pulmonar adequada, mas também uma concentração adequada de hemoglobina. Manutenção do hematócrito acima de 30% é um importante objetivo terapêutico para animais submetidos à cirurgia cardíaca, especialmente se houver comprometimento cardiopulmonar.

A pressão sanguínea sistêmica é diretamente proporcional ao débito cardíaco e à resistência vascular sistêmica (RVS). A aferição da pressão sanguínea fornece uma boa avaliação da função cardiovascular, especialmente durante e imediatamente após a cirurgia. Técnicas indiretas para aferição da pressão sanguínea incluem método oscilométrico, que serve como a base de monitores, como o Dinamap®, ou Doppler. A técnica Doppler fornece somente a pressão sistólica, mas é útil para avaliação de tendências da pressão sanguínea durante e após a cirurgia. Métodos indiretos de avaliação da pressão sanguínea são menos invasivos, mas também menos precisos do que as aferições diretas. A aferição direta da pressão sanguínea requer a colocação de um cateter arterial. Cateteres arteriais possuem a vantagem adicional de fornecer acesso para análise de hemogasometria arterial. Um cateter arterial é tipicamente colocado por via percutânea em uma artéria podal dorsal. A aferição direta da pressão sanguínea também requer um transdutor de pressão e um monitor, ou manômetro. O objetivo terapêutico é manter uma pressão sanguínea média acima de 65 mmHg e pressão sanguínea sistólica acima de 90 mmHg. A pressão sanguínea pode ser elevada pelo aumento do débito cardíaco ou RVS. Em várias situações (dependendo da causa), uma estratégia terapêutica mais apropriada para corrigir a hipotensão é aumentar o débito cardíaco. A manutenção do volume vascular adequado é o aspecto mais importante para manutenção de débito cardíaco adequado.

A pressão venosa central deve ser mantida entre 5 e 10 cmH$_2$O. Se houver ecocardiograma disponível, a avaliação do preenchimento ventricular é um método mais confiável para detectar hipovolemia. Indicações para terapia pressora arterial são raras. O suporte inotrópico e pressor pode ser obtido pela infusão contínua IV de epinefrina (Quadro 27.2). O suporte inotrópico em longo prazo é mantido com a dobutamina (Quadro 27.2).

O monitoramento do eletrocardiograma (ECG) em busca de distúrbios no ritmo cardíaco é importante para animais submetidos à cirurgia cardíaca. A taquicardia sinusal é o distúrbio de ritmo mais comum em pacientes encaminhados para cirurgia. A terapia para a taquicardia sinusal deve ser direcionada para correção de sua causa subjacente (p. ex., hipovolemia, dor, ansiedade, acidose, hipotensão, anemia, hipoxemia, induzida por fármacos) e melhora do débito cardíaco. Arritmias ventriculares, incluindo complexos ventriculares prematuros (CVP) e taquicardia ventricular sustentada ou não sustentada, são frequentemente encontradas durante e após a cirurgia cardíaca. CVP frequentes, particularmente quando ocorre com um intervalo de acoplamento curto (i.e., fenômeno R em T), e taquicardias ventriculares rápidas devem ser suprimidos no período peroperatório. A infusão contínua IV de lidocaína é efetiva na maioria das situações. A fibrilação ventricular é uma forma de parada cardíaca que requer imediata desfibrilação elétrica. Se a cirurgia cardíaca for realizada, equipamento para desfibrilação deverá estar disponível. Recomendações para analgésicos pós-cirúrgicos são listadas no Capítulo 13 (Tabelas 13.2 e 13.3).

COMPLICAÇÕES

A principal complicação associada à cirurgia cardíaca é a hemorragia. A hemorragia severa pode ser observada no período transoperatório e pós-cirúrgico. Materiais para transfusão sanguínea devem estar disponíveis (Tabela 4.5 e Quadro 4.1). O sangue fresco total deve ser coletado o mais próximo possível ao momento no qual será necessário e não deve ser resfriado, pois isso pode reduzir a contagem plaquetária. Se possível, um doador compatível deve ser identificado pela reação cruzada com o paciente antes da cirurgia. Sistemas de recuperação de sangue autólogo Cell Saver 5+ (Haemonetics®) estão disponíveis para coleta e processamento de sangue para procedimentos nos quais podem ocorrer rápida hemorragia ou perda sanguínea de grande volume. Eles também podem ser utilizados para sequestrar plaquetas e plasma de um paciente imediatamente antes da cirurgia, reduzindo assim a necessidade do sangue do doador.

CONSIDERAÇÕES ESPECIAIS RELACIONADAS COM A IDADE

A maioria dos animais submetidos à cirurgia por conta de defeitos cardíacos congênitos é jovem. Deve ser dado cuidado especial a estes animais durante e após a cirurgia. Animais jovens não devem ser mantidos em jejum por mais de 4 a 6 horas antes da cirurgia e devem ser alimentados assim que estiverem totalmente recuperados da anestesia. Se eles não puderem ser alimentados, a glicemia deve ser mantida pela adição de dextrose aos fluidos IV; as glicemias devem ser monitoradas no período transoperatório. A hipotermia é comum em pacientes jovens durante a toracostomia e podem ser protetora durante procedimentos cardíacos. Entretanto, a temperatura deve ser monitorada de perto, e os pacientes devem ser reaquecidos ativamente no período pós-cirúrgico.

> **NOTA** Lembre-se: a hipotermia diminui a concentração alveolar mínima de anestésicos inalatórios utilizados para manutenção.

DOENÇAS ESPECÍFICAS
REGURGITAÇÃO MITRAL
DEFINIÇÕES

A regurgitação mitral ocorre quando o sangue extravasa em fluxo retrógrado pela valva mitral em direção ao átrio esquerdo durante a contração do ventrículo esquerdo. Sinonímias incluem *doença valvar mitral degenerativa* (DVMD) e *insuficiência mitral*. A regurgitação mitral ocorre mais frequentemente devido à endocardiose da valva mitral, que também é conhecida como *degeneração valvar mixomatosa* (DVM), *doença mixomatosa da valva mitral*, *DMVD* e *cardiopatia valvar crônica*.

CONSIDERAÇÕES GERAIS E FISIOPATOLOGIA CLINICAMENTE RELEVANTE

A regurgitação mitral é a forma mais comum de cardiopatia adquirida em cães. Aproximadamente 75% dos cães com cardiopatia crônica possuem regurgitação mitral atribuída à DVM. Ela comumente ocorre como resultado da degeneração mixomatosa da valva e pode estar associada a um ou mais dos seguintes: espessamento e crescimento dos folhetos, dilatação do ânulo mitral, espessamento e alongamento ou ruptura de cordoalhas tendíneas, e achatamento dos músculos papilares com dilatação ventricular esquerda. Alterações morfológicas associadas à DVM em cães são semelhantes àquelas observadas em seres humanos com prolapso da valva mitral. O edema tecidual ocorre na margem dos folhetos valvares, cordoalhas tendíneas e junção entre as cordoalhas e músculos papilares. Danos ao endotélio complexo da valva são distribuídos de forma desigual. Em raras ocasiões, a dilatação anular e a regurgitação mitral ocorrem sem doença significativa das cordoalhas ou folhetos. A displasia valvar congênita e a cardiomiopatia dilatada são outras causas de regurgitação mitral.

A apresentação clínica e a progressão da DVM são variáveis. A maioria dos cães permanece assintomática durante toda a vida. Para cães com progressão da doença, a sobrecarga volêmica do ventrículo esquerdo ocorre quando o sangue regurgita através da valva mitral, causando hipertrofia atrial e ventricular esquerda. Conforme ocorre dilatação do ânulo da valva mitral, a regurgitação mitral tipicamente se torna mais severa, e ocorre a ICC esquerda. A fibrilação atrial pode estar associada à dilatação atrial esquerda, especialmente em raças grandes e gigantes de cães com massa atrial suficiente para sustentar a arritmia. Um sistema de classificação foi proposto (Quadro 27.4) para auxiliar a identificação de cães com cardiopatias e para associar a extensão com recomendações terapêuticas e de monitoramento apropriadas.

DIAGNÓSTICO

Apresentação Clínica
Sinais Clínicos

A DVM tipicamente ocorre em cães idosos de pequeno porte (<15 kg), enquanto a displasia congênita da valva mitral ocorre mais comumente em gatos e cães de raças grandes e gigantes. Quando cães de grande porte são afetados por DVM, a progressão da doença parece ser mais rápida do que em cães de pequeno porte. Cavalier King Charles spaniels são uma raça predisposta bem reconhecida que tipicamente desenvolve DVM em uma idade relativamente jovem (5-7 anos). Cães-machos são afetados 1,5 vez mais frequentemente do que fêmeas. A cardiomiopatia dilatada pode estar associada à regurgitação mitral secundária conforme a dilatação do ânulo da valva com disfunção do músculo papilar causa incompetência valvar.

> **QUADRO 27.4 Sistema de Classificação para Cães Afetados por Degeneração Valvar Mixomatosa**
>
> **Estágio A**
> Cães em alto risco (p. ex., Cavalier King Charles spaniel) sem distúrbio estrutural cardíaco identificável
>
> **Estágio B1**
> Cães com DVM sem sinais clínicos e poucas ou nenhuma evidência radiográfica ou ecocardiográfica de remodelamento cardíaco
>
> **Estágio B2**
> Cães com DVM sem sinais clínicos, mas com evidências radiográficas ou ecocardiográficas de remodelamento cardíaco
>
> **Estágio C**
> Cães com DVM com sinais clínicos atuais ou passados de insuficiência cardíaca associados a remodelamento estrutural cardíaco
>
> **Estágio D**
> Cães com DVM e insuficiência cardíaca congestiva refratária à terapia medicamentosa padrão

DVM, degeneração valvar mixomatosa.
Dados de Atkins C, Bonagura J, Ettinger S, et al. Guidelines for the diagnosis and treatment of canine chronic valvular heart disease. *J Vet Intern Med*. 2009;23:1142–1150.

Histórico

Vários animais são assintomáticos. Animais afetados podem ter histórico de intolerância ao exercício, tosse e/ou respirações superficiais. Um sopro associado à regurgitação mitral pode ser auscultado no exame físico em um animal assintomático.

Achados de Exame Físico

Animais afetados tipicamente possuem sopro holossistólico mais bem auscultado no ápice cardíaco esquerdo. A intensidade do sopro pode estar correlacionada com a severidade da doença em alguns cães (usualmente raças pequenas). Crepitação pulmonar pode ser auscultada se houver edema. Evidências eletrocardiográficas de sobrecarga atrial esquerda e/ou ventricular esquerda podem ser manifestadas por duração de onda P maior que 0,04 segundo (P mitral) ou ondas R altas (>2-2,5 mV), respectivamente, na derivação II.

Diagnóstico por Imagem

As diretrizes de consenso do American College of Veterinary Internal Medicine relacionadas com cães com DVM recomendam radiografias torácicas para todos os cães com suspeita de DVM, a fim de avaliar o significado hemodinâmico do sopro, assim como para obter uma imagem basal quando o cão for assintomático. O ecocardiograma deve ser realizado para confirmar a causa da suspeita de um sopro identificado e documentar a presença ou ausência de aumento da câmara cardíaca. Há cada vez mais evidências do valor do ecocardiograma em cães com doença pré-clínica.

A sobrecarga atrial esquerda e ventricular esquerda pode ser evidente em radiografias torácicas. Quando a ICC ocorre, características radiográficas adicionais incluem congestão venosa pulmonar e infiltrado parenquimatoso pulmonar, tipicamente com distribuição peri-hilar ou caudal e dorsal.

Ecocardiograma

Além das alterações características na valva mitral (espessamento e irregularidade discretos a moderados), achados ecocardiográficos tipicamente incluem dilatação atrial esquerda e dilatação ventricular esquerda. Inicialmente, índices de função sistólica (fração de encurtamento) estão dentro dos limites normais e comumente acima do normal em cães com importante regurgitação volumétrica. Evidências ecocardiográficas da insuficiência sistólica miocárdica são indicativas de doença avançada. Ocasionalmente, o ecocardiograma documenta a ruptura de cordoalhas ou efusão pericárdica secundária à ruptura atrial ou insuficiência cardíaca direita concomitante.

Achados Laboratoriais

Anormalidades laboratoriais tipicamente não existem, a menos que o débito cardíaco esteja reduzido de modo suficiente para reduzir a perfusão de órgãos (p. ex., azotemia pré-renal). Evidências de doença renal crônica podem ser observadas em vários animais afetados. Cavalier King Charles spaniels com DMV mitral parecem ter aumento da concentração plasmática de fibrinogênio e baixo fator de von Willebrand plasmático. A última ocorre provavelmente devido à destruição por estresse espoliativo no sangue. O risco de estas alterações aumentarem o risco tromboembólico é desconhecido.

DIAGNÓSTICO DIFERENCIAL

Outras causas de insuficiência cardíaca e sopro cardíaco em cães adultos incluem cardiomiopatia dilatada e cardiopatias congênitas previamente não diagnosticadas ou não tratadas (ducto arterioso patente [DAP], defeito de septo ventricular [DSV], displasia mitral, estenose subvalvar aórtica [ESA]). Diferenciais principais incluem bronquite crônica, dirofilariose, colapso traqueal, pneumonia e neoplasia pulmonar primária ou metastática.

MANEJO CLÍNICO

Os benefícios da intervenção medicamentosa antes do início dos sinais clínicos são controversos; entretanto, dados recentes sugerem que a administração de pimobendana antes do início da ICC em cães com DVM e cardiomegalia resulta em prolongamento do período pré-clínico por aproximadamente 15 meses.[4] Assim que a ICC for documentada, o tratamento com diuréticos (p. ex., furosemida; ver Quadro 27.1), inibidores da ECA (p. ex., enalapril, benazepril; ver Quadro 27.1), e inodilatadores (p. ex., pimobendana; ver Quadro 27.1) é indicado. Diuréticos adicionais (p. ex., espironolactona, hidroclorotiazida) e vasodilatadores (p. ex., hidralazina, anlodipino) são frequentemente utilizados em casos refratários. A utilização de β-bloqueadores em cães com DVM é controversa, já que podem exacerbar ICC instáveis, embora eles possam aumentar a qualidade de vida e melhorar a classe funcional em determinados cães sem afetar variáveis ecocardiográficas. O controle inadequado da fibrilação atrial em cães de raças maiores demonstrou aumentar a taxa de mortalidade.[5] Neste estudo, a administração de diltiazem e digoxina aumentou o tempo de sobrevida médio quando comparado somente ao diltiazem (130 *versus* 35 dias).

TRATAMENTO CIRÚRGICO

Reposição e reparo da valva mitral foram relatados em cães. Para a reposição da valva mitral, uma valva cardíaca mecânica ou biológica é tipicamente utilizada. Desvantagens destas valvas são que o animal deve ser submetido à terapia anticoagulante pelo resto da vida, e que a formação precoce de *pannus* e calcificação ocorre em valvas biológicas. A reposição valvar requer derivação cardiopulmonar. O reparo valvar mitral pode oferecer vantagens sobre a reposição valvar pelo fato de que a anticoagulação em longo prazo não é necessária e a função miocárdica é mais bem preservada. Entretanto, resultados são variáveis e altamente dependentes da experiência do cirurgião.

NOTA Técnicas para reparo da valva mitral que utilizam a derivação cardiopulmonar são provavelmente mais seguras do que aquelas que não utilizam, particularmente em animais com insuficiência cardíaca severa. Entretanto, procedimentos de derivação são caros e não são prontamente disponíveis na medicina veterinária.

Manejo Pré-cirúrgico

Arritmias pré-cirúrgicas devem estar controladas antes da cirurgia. Animais afetados tipicamente possuem sinais de ICC, e o tratamento com inotrópicos positivos (p. ex., pimobendana), vasodilatadores (p. ex., hidralazina, enalapril ou anlodipino), e diuréticos (p. ex., furosemida, espironolactona) é indicado (ver discussão sob o tópico Manejo Clínico).

Anestesia

O objetivo do tratamento do paciente com regurgitação mitral enquanto sob anestesia é maximizar o fluxo normógrado de sangue e minimizar a fração regurgitante (Tabelas 27.1 e 27.2). Para que isso seja alcançado, a frequência cardíaca precisa ser mantida em valores no limite superior normal e a pressão sanguínea, normal a 20% abaixo do normal. Uma frequência cardíaca mais lenta permite maiores volumes de preenchimento, potencialmente levando à distensão ventricular esquerda e à dilatação do ânulo mitral. Isso pode resultar em uma fração regurgitante maior. Trate a bradicardia com anticolinérgicos (p. ex., atropina, glicopirrolato). Pacientes com doença discreta ou moderada usualmente possuem função ventricular esquerda adequada e pressões ventriculares diastólicas finais normais. Portanto, eles são capazes de perfundir o miocárdio com pressões sanguíneas sistêmicas de baixas a normais. Com a diminuição da RVS, o gradiente de pressão através da valva aórtica favorece o fluxo normógrado do sangue em direção à aorta. Isso reduz a fração regurgitante, aumenta o débito cardíaco e aumenta a pressão sanguínea. Altas pressões sanguíneas sistêmicas devem ser evitadas. Se isso de fato ocorrer, a hipertensão deve ser tratada imediatamente pelo aprofundamento do plano anestésico com um agente inalatório e administração de um opioide de rápida ação (p. ex., fentanila). Se o tratamento inicial estiver inadequado, nitroglicerina ou nitroprussiato podem ser titulados até fazer efeito como uma infusão contínua.

Vários fármacos devem ser evitados em pacientes com regurgitação mitral. Os alfa-2-agonistas são contraindicados em animais afetados. A hipertensão pode causar um aumento marcante na fração de regurgitação, resultando em diminuição do débito cardíaco e potencialmente colapso cardiovascular. Embora a acepromazina cause diminuição da RVS, vários destes pacientes são geriátricos e possuem congestão hepática, e seu metabolismo pode ser prolongado. Portanto, a acepromazina deve ser utilizada com muito cuidado e provavelmente apenas em pacientes com doença valvar discreta. O propofol causa diminuição da RVS que é responsável por parte da hipotensão observada com seu uso. Entretanto, ele também causa uma diminuição na contratilidade miocárdica. Isso é indesejável em pacientes com regurgitação mitral moderada a severa. Em pacientes com discreta disfunção valvar, propofol ou alfaxalona podem ser titulados lentamente até causar efeito como um agente de indução. Como a cetamina mantém o tônus simpático e, desta forma, a RVS, é uma escolha ruim para indução em pacientes com regurgitação mitral.

Se a hipotensão precisa ser tratada enquanto o paciente está anestesiado, efedrina (0,1-0,25 mg/kg IV) é uma boa escolha. Como a efedrina causa estimulação de receptores beta no coração, ela também causa discreto aumento na contratilidade e frequência cardíaca. A fenilefrina em baixas doses causa venoconstrição com subsequente incremento na pré-carga. Entretanto, em doses maiores, o aumento na

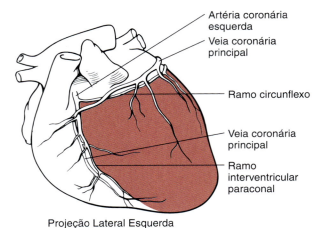
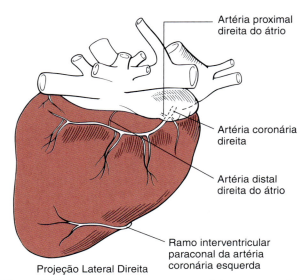

Figura 27.6 Anatomia dos vasos coronários em um cão.

RVS causado pela fenilefrina é indesejável. Por esta razão, a epinefrina é frequentemente o vasopressor de escolha. Ela causa menos efeitos sobre a RVS e maior efeito tanto na frequência cardíaca como na contratilidade.

Para evitar incrementos na resistência vascular pulmonar (RVP) e piora do quadro de hipertensão pulmonar, evite acidose, óxido nítrico, hipoxemia, hipoventilação e hipercarbia. Consulte as Tabelas 27.1 e 27.2 para recomendações anestésicas para pacientes com regurgitação mitral submetidos a procedimentos cardíacos ou não cardíacos.

Anatomia Cirúrgica

Os vasos coronarianos direito e esquerdo (Figura 27.6) têm origem no bulbo aórtico imediatamente distal à valva aórtica. A artéria coronariana direita surge do seio direito da aorta e se curva para a direita e ventrocranialmente, situada na gordura do sulco coronário. Sua porção inicial é limitada pelo tronco pulmonar e infundíbulo cardíaco craniolateralmente; dorsalmente é coberta pela aurícula direita. A artéria coronariana esquerda é um tronco curto de aproximadamente 5 mm de comprimento e largura semelhante. Ela termina nos ramos circunflexo e paraconal interventricular. O ramo circunflexo está situado no sulco coronário e se estende para o lado esquerdo. Ao atingir o sulco interventricular dorsal, ele se curva em direção ao ápice do coração e é conhecido como *ramo interventricular subsinuoso*. O comprimento combinado dos ramos circunflexo e subsinuoso é de aproximadamente 8 cm no cão. O ramo interventricular paraconal possui aproximadamente 1,5 mm de largura e 7 cm de comprimento. Ele segue oblíqua e distalmente, do lado esquerdo para o direito sobre a superfície esternocostal do coração no sulco interventricular paraconal.

Posicionamento

O reparo ou substituição da valva mitral pode ser feito por toracotomia do lado direito ou esquerdo. Todo o tórax é preparado para cirurgia asséptica.

TÉCNICA CIRÚRGICA

 Para uma descrição do reparo ou substituição da valva mitral, os leitores são encaminhados para um livro-texto de cirurgia cardíaca e literatura recente.[6]

CUIDADO E AVALIAÇÃO PÓS-CIRÚRGICOS

Dor pós-cirúrgica deve ser tratada com opioides sistêmicos (Capítulo 13) e técnicas com anestésicos locais (Quadro 30.2). Animais devem ser monitorados por conta de edema pulmonar após a cirurgia; caso este ocorra, deve ser tratado com furosemida (Quadro 27.1). A insuficiência ventricular esquerda deve ser tratada conforme descrito na seção Manejo Clínico.

PROGNÓSTICO

A DVM é uma condição cardíaca comum, mas a maioria dos cães permanece assintomática durante toda a vida. Para cães com doença progressiva e insuficiência cardíaca, o prognóstico está relacionado com o tamanho cardíaco e à severidade da regurgitação mitral, ao tipo de fármacos e à terapia adjuvante, caquexia cardíaca, complicações, incluindo arritmias e hipertensão pulmonar, e a outras doenças concomitantes.

A reposição da valva mitral com prótese mecânica foi realizada com tempo de sobrevida médio de 4,5 meses após a cirurgia.[7] Embora a maioria dos cães sobreviva à cirurgia, uma alta incidência de trombose da prótese foi relatada, o que limita a aplicação desta técnica. Em 48 cães de raças pequenas submetidos a reparo da valva mitral (p. ex., anuloplastia circunferencial, implantação de cordoalhas artificiais), 93% sobreviveram até a alta hospitalar com melhora dos sinais clínicos, e todos sobreviveram por pelo menos 5 meses após a cirurgia.[6] Neste mesmo estudo, 17 cães sobreviveram 18 a 24 meses, e 12 cães sobreviveram por mais de 3 anos.

DUCTO ARTERIOSO PATENTE

DEFINIÇÕES

O **ducto arterioso** é um vaso fetal que conecta a artéria pulmonar principal e a aorta descendente. Durante o desenvolvimento, ele desvia sangue, evitando os pulmões fetais colapsados. Normalmente ele é fechado logo após o nascimento durante a transição da vida fetal para extrauterina. A continuidade da patência do ducto arterioso por mais do que alguns dias é chamada de **ducto arterioso patente (DAP).**

CONSIDERAÇÕES GERAIS E FISIOPATOLOGIA CLINICAMENTE RELEVANTE

DAP é um dos defeitos cardíacos congênitos mais comuns de cães; ele ocorre de maneira infrequente em gatos. O DAP tipicamente causa um desvio (*shunt*) da esquerda para a direita que resulta em sobrecarga volêmica do ventrículo esquerdo e produz dilatação ventricular esquerda. A dilatação ventricular esquerda progressiva distende o ânulo da valva mitral, causando regurgitação secundária e sobrecarga ventricular adicional. Esta sobrecarga volêmica severa leva a ICC esquerda e edema pulmonar, usualmente dentro do primeiro ano de vida. A fibrilação atrial pode ocorrer como uma sequela tardia por conta da notável dilatação atrial esquerda.

Ocasionalmente, animais com DAP desenvolvem hipertensão pulmonar suprassistêmica que reverte a direção do fluxo através do desvio, causando hipoxemia severa e cianose (fisiologia de Eisenmenger). DAP da direita para a esquerda pode ocorrer como sequela tardia (6 meses) por conta de DAP não tratado. Quando DAP da direita para a esquerda for observado em animais muito jovens, pode ser causado por hipertensão pulmonar persistente após o nascimento. A reversão do DAP da direita para a esquerda diminui os riscos de desenvolvimento de insuficiência cardíaca esquerda progressiva, mas causa hipoxemia sistêmica debilitante severa, intolerância ao exercício e policitemia progressiva.

> **NOTA** Animais com DAP não devem ser utilizados para reprodução, independentemente da raça.

DIAGNÓSTICO

Apresentação Clínica

Sinais Clínicos

Cães de raças pequenas (p. ex., Bichon frisé, Chihuahua, Poodle, Spitz alemão, Yorkshire terrier) são mais comumente afetados; entretanto, o DAP também acomete comumente cães Pastores-alemães e Pastores de Shetland. Yorkshire terriers foram a raça de cães pura mais comumente relatada em um grande estudo retrospectivo.[8] Fêmeas são mais afetadas do que machos. No estudo anteriormente mencionado, a idade média no momento do diagnóstico foi de 5,1 meses.

Embora o DAP seja uma condição relativamente rara em gatos, ela ocorre. Machos e fêmeas parecem ter risco semelhante e gatos domésticos de pelo curto são mais comumente afetados. Em um estudo retrospectivo de 2017 com 50 gatos com DAP, a idade média de apresentação clínica foi de 6 meses.[9]

Histórico

A maioria dos cães jovens com DAP não apresenta sinais clínicos; entretanto, em cães clinicamente afetados, as queixas mais comuns são tosse, respiração curta ou ambas como resultado do edema pulmonar. Animais com DAP da direita para a esquerda ou reverso pode não ter clínica ou ter intolerância ao exercício e paresia de membros pélvicos durante o exercício. A maioria dos gatos com DAP tem sopro cardíaco, mas é assintomática durante o atendimento.

Achados de Exame Físico

O achado físico mais proeminente associado ao DAP é um sopro característico contínuo (maquinaria) auscultado melhor na base cardíaca esquerda alta ou região axilar esquerda. O impulso apical esquerdo é proeminente e está deslocado caudalmente, e um "frêmito" cardíaco palpável está frequentemente presente. Pulsos femorais são fortes ou hipercinéticos (pulso em martelo d'água) devido à ampla pressão de pulso causada pelo escoamento diastólico de sangue através do ducto. Ondas R altas (>2,5 mV na derivação II) ou ondas P amplas na derivação II do ECG são base do diagnóstico, mas nem sempre estão presentes. Fibrilação atrial ou ectopia ventricular pode ocorrer em casos avançados.

Achados de exame físico em animais com DAP da direita para a esquerda ou reverso diferem daqueles de desvios da esquerda para a direita. Cianose diferencial está tipicamente presente (i.e., mais aparente em membranas mucosas caudais), mas a cianose também pode ser notada na metade cranial do corpo em alguns animais. A cianose ocorre como resultado da mistura de sangue não oxigenado (oriundo da artéria pulmonar) com sangue aórtico oxigenado. Pulsos femorais são normais. Um sopro cardíaco sistólico, em vez de sopro de maquinaria, pode estar presente. Entretanto, um sopro pode não ser auscultado se houver policitemia, se as pressões dos lados esquerdo e direito estiverem quase iguais, e se o desvio de sangue através do ducto for mínimo.

Em um estudo em gatos, sopros contínuos foram observados em 55% dos casos, enquanto 45% tinham sopros sistólicos.[9] Hipertensão pulmonar foi relatada em quase metade dos gatos afetados; de forma importante, anomalias cardíacas concomitantes podem ser observadas em 25 a 50% dos casos.[9,10]

Diagnóstico por Imagem

Radiografias torácicas tipicamente demonstram aumento atrial e ventricular esquerdo, congestão da vasculatura pulmonar e dilatação característica da aorta descendente e algumas vezes da artéria pulmonar principal na projeção dorsoventral. Em casos de DAP da direita para a esquerda, radiografias torácicas demonstram evidências de aumento biventricular, dilatação notável do segmento da artéria pulmonar principal e aumento e tortuosidade das artérias pulmonares lobares. A cintigrafia pode ser utilizada para quantificar desvios da esquerda para a direita e para diagnosticar desvios da direita para a esquerda.

Ecocardiograma

O ecocardiograma fornece informações que confirmam a existência do DAP e ajuda a excluir defeitos cardíacos concomitantes, mas não é invariavelmente necessário para estabelecer o diagnóstico. Os achados ecocardiográficos que dão base ao diagnóstico de DAP incluem aumento atrial esquerdo, dilatação ventricular esquerda, dilatação da artéria pulmonar, aumento das velocidades de fluxo transaórtico e transmitral, e um padrão de fluxo reverso pelo Doppler característico na artéria pulmonar. Características ecocardiográficas do DAP da direita para a esquerda tipicamente incluem dilatação e espessamento ventricular direito, dilatação da artéria pulmonar principal e achatamento do septo interventricular. Um DAP da direita para a esquerda pode ser documentado pela realização do ecocardiograma com microbolhas em salina. A observação de microbolhas na aorta descendente, mas não em qualquer câmara cardíaca esquerda, confirma o diagnóstico.

Angiografia

Estudos angiográficos determinam a morfologia e diâmetro mínimo do DAP (Quadro 27.5). Esta informação é útil para prever a viabilidade do procedimento com *stents* intravasculares ou oclusores de ducto.

Achados Laboratoriais

Anormalidades laboratoriais são incomuns em animais com DAP com desvio da esquerda para a direita; entretanto, animais com desvio da direita para a esquerda são comumente policitêmicos. A policitemia ocorre em resposta ao aumento da produção de eritropoietina devido à hipoxemia crônica.

DIAGNÓSTICO DIFERENCIAL

Os achados de exame físico característicos (i.e., sopro contínuo e pulsos arteriais limitados) fazem com que o diagnóstico de DAP se torne simples na maioria dos animais afetados. Raramente, uma combinação de EA e/ou insuficiência aórtica (p. 807) ou DSV e/ou

QUADRO 27.5 Classificação Angiográfica da Morfologia do Ducto Arterioso Patente

Tipo I
Diâmetro do ducto diminui gradativamente de tamanho desde a aorta até a artéria pulmonar

Tipo IIA (Mais Comum)
Paredes do ducto paralelas com diminuição abrupta no diâmetro do ducto no óstio pulmonar

Tipo IIB
Diâmetro do ducto diminui de forma marcante de tamanho desde a aorta até a artéria pulmonar

Tipo III
O ducto é tubular com pouca ou nenhuma alteração do diâmetro por todo seu comprimento

DAP, ducto arterioso patente.
De Miller MW, Gordon SG, Saunders AG, et al. Angiographic classification of patent ductus arteriosus morphology in the dog. *J Vet Cardiol*. 2006;8:109–114.

insuficiência aórtica causa um sopro em "serrote" que pode ser difícil de diferenciar de sopros contínuos do DAP. Em animais nos quais o componente diastólico do sopro do DAP é difícil de detectar, outros diferenciais incluiriam estenose subaórtica, estenose pulmonar (EP), defeito septal atrial (DAS) e DSV. Diferenciais para cães com DAP da direita para a esquerda incluem tetralogia de Fallot (TDF), desvio da direita para a esquerda, DAS ou DSV, e outras formas complexas raras de cardiopatias cianóticas.

MANEJO CLÍNICO

Animais com edema pulmonar devem ser tratados com furosemida (Quadro 27.1) por 24 a 48 horas antes da cirurgia. Se houver fibrilação atrial, a velocidade de resposta ventricular deve ser controlada com um bloqueador β-adrenérgico ou bloqueador dos canais de cálcio (com ou sem digoxina) ou amiodarona antes da cirurgia. Se houver arritmias significativas do ponto de vista hemodinâmico, elas também devem ser controladas. A resolução completa dos sinais clínicos de ICC pode ser difícil ou impossível somente com o tratamento medicamentoso. O tratamento clínico em longo prazo de cães com DAP com desvio da direita para a esquerda foi descrita somente em um pequeno número de cães utilizando flebotomia ou hidroxiureia.

TRATAMENTO CIRÚRGICO

Stents intravasculares, plugues vasculares e oclusores de ductos são agora utilizados rotineiramente para fechamento de DAP (Figura 27.7). Estas técnicas possuem a vantagem de não necessitar de toracotomia e de apresentar menores riscos de complicações importantes; entretanto, as taxas de mortalidade são comparáveis entre a oclusão arterial transcateter e a ligadura cirúrgica. A oclusão do ducto é mais comumente realizada a partir de acesso pela artéria femoral, embora a embolização por *stent* através da artéria carótida tenha sido descrita, assim como uma abordagem transvenosa através da veia femoral. O(s) *stent*(s), plugues ou oclusores são posicionados no ducto sob guia fluoroscópico, e a extensão da oclusão é verificada pela injeção de meio de contraste na aorta (Figura 27.8).

Plugues vasculares Amplatzer® e oclusor de ducto Amplatzer Canine® (ACDO; Figura 27.9) são dispositivos de nitinol com múltiplas camadas que se expandem e demonstraram ocluir com eficácia uma

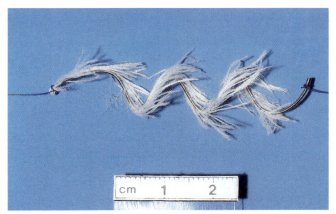

Figura 27.7 *Stent* intravascular utilizado para oclusão de ducto arterioso patente. *Stents* intravasculares foram amplamente substituídos por oclusores de ducto (Figura 27.9). (Cortesia de Dr. M. Miller, VetMed, Phoenix, AZ.)

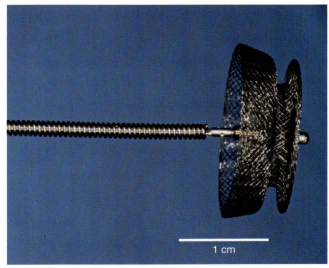

Figura 27.9 Oclusor de ducto Amplatzer Canine®. (Cortesia de Dr. M. Miller, VetMed, Phoenix, AZ.)

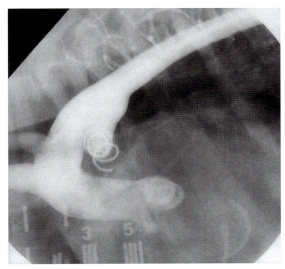

Figura 27.8 Radiografia obtida após implantação de *stent* em um ducto. O contraste foi injetado na aorta no local da implantação do *stent* para verificar a oclusão do ducto. (Cortesia de Dr. M. Miller, VetMed, Phoenix, AZ.)

ampla variação de formatos e tamanhos de ductos com melhores resultados do que a ligadura cirúrgica e outros métodos de oclusão transcateter. Um estudo comparando dispositivos e abordagens de oclusão observou que a ACDO por uma abordagem transarterial foi de mais fácil realização, possui complicações menos significativas e maior plenitude de obstrução.[11] O tamanho do paciente foi o único fator limitante observado para este dispositivo; entretanto, a oclusão bem-sucedida de DAP foi alcançada em pequenos cães (1,5-4,2 kg) utilizando um protótipo ACDO de baixo perfil.[12]

A correção cirúrgica de DAP é mais comumente alcançada pela ligadura circunferencial do ducto arterioso. A ligadura do DAP é considerada curativa e deve ser realizada o mais precocemente possível após o diagnóstico. A regurgitação mitral secundária usualmente regride após a cirurgia devido à redução da dilatação ventricular esquerda. A ligadura pode ser realizada pela utilização de uma técnica de dissecção-padrão, uma abordagem intrapericárdica ou método Jackson-Henderson (p. 804). Esta última técnica possui maior risco de fluxo residual e deve ser utilizada somente quando hemorragia ou ruptura associada à dissecção-padrão impedirem sua utilização.

A ruptura involuntária do ducto durante a dissecção é a complicação mais séria associada ao reparo de DAP. O risco desta complicação diminui com cirurgiões mais experientes. Pequenas rupturas, especialmente aquelas no aspecto medial do ducto, frequentemente respondem ao tamponamento gentil, mas rupturas podem aumentar e piorar se a dissecção prosseguir. Se ocorrer hemorragia, o nitroprussiato sódico (5-25 µg/kg por minuto IV até obter efeito) pode ser administrado para diminuir a pressão arterial média sistêmica para 50 a 65 mmHg dentro de 5 a 10 minutos, e aí o procedimento pode ser continuado. Se a hemorragia for severa, pinças vasculares podem ser necessárias para ocluir a aorta enquanto o ducto é ligado. Assim que a hemorragia for controlada, deve ser decidido se a cirurgia deve ser mantida caso o ducto não tenha sido ligado ou se deve ser interrompida para que o reparo seja feito posteriormente. Reoperações são mais difíceis devido às aderências no local da cirurgia, o que faz com que a oclusão completa deva ser o objetivo durante o procedimento inicial, se possível. A ligadura simples do ducto frequentemente não é possível após ocorrência de ruptura. Em tais situações, alternativas cirúrgicas incluem fechamento do ducto com suturas em colchoeiro ou divisão do ducto e fechamento entre pinças vasculares. As extremidades do ducto dividido são fechadas com sutura em colchoeiro contínua reforçada com padrão simples contínuo. O fechamento do ducto sem divisão é mais seguro do que a divisão cirúrgica, mas a recanulação do ducto pode ocorrer. Como a divisão do ducto requer conhecimento técnico especializado, somente cirurgiões experientes devem realizar este procedimento.

A colocação de grampos hemostáticos no ducto para tornar desnecessária a dissecção medial foi descrita. A hemorragia ocorre com a mesma frequência que os métodos de ligadura e está associada à dissecção do aspecto cranial do ducto.

Manejo Pré-cirúrgico

Arritmias pré-cirúrgicas devem ser controladas antes da cirurgia. Se o animal tiver sinais de ICC, o tratamento com inodilatadores (p. ex., pimobendana), vasodilatadores (p. ex., hidralazina ou enalapril) e diuréticos (p. ex., furosemida; ver Quadro 27.1) deve ser iniciado no período pré-operatório. Diuréticos e/ou vasodilatadores em excesso podem causar hipotensão e devem ser evitados.

Anestesia
Bradicardia ocorre ocasionalmente durante ligadura do DAP. Um anticolinérgico (p. ex., atropina ou glicopirrolato) deve estar disponível e ser administrado se a frequência cardíaca cair abaixo de 60 batimentos/min no cão. Deve haver sangue disponível para transfusão se ocorrer hemorragia excessiva durante o procedimento cirúrgico. Técnicas para manejo anestésico de pacientes cardiovasculares são discutidas na p. 788. Bupivacaína pode ser injetada por via intercostal durante a cirurgia para suplementar a analgesia (pp. 152 e 918).

Anatomia Cirúrgica
O ducto arterioso em cães e gatos é usualmente amplo (aproximadamente 1 cm), mas relativamente curto (<1 cm). Está localizado entre a aorta e a artéria pulmonar principal, caudal à origem das artérias braquicefálica e subclávia esquerda. O nervo vago esquerdo sempre passa sobre o ducto arterioso e deve ser identificado e retraído durante a dissecção. Frequentemente o nervo laríngeo recorrente pode ser identificado conforme contorna ao redor do ducto.

Posicionamento
O animal é posicionado em decúbito lateral direito, e o tórax esquerdo é preparado para cirurgia asséptica.

TÉCNICA CIRÚRGICA

Abordagem-padrão
Realize uma toracotomia no quarto espaço intercostal esquerdo (p. 889). Identifique o nervo vago esquerdo conforme ele cursa sobre o ducto arterioso e isole-o utilizando dissecção na altura do ducto.

Posicione um fio macio (p. ex., fio absorvível multifilamentar ou seda) ou fita umbilical ao redor do vaso, tracionando suavemente (Figura 27.10). Isole o ducto arterioso pela dissecção romba ao redor dele sem abrir o saco pericárdico. Passe uma pinça angulada por trás do ducto, paralela ao seu plano transverso, para isolar o aspecto caudal do ducto. Então disseque o aspecto cranial do ducto, angulando a pinça caudalmente, em um ângulo de aproximadamente 45 graus (Figura 27.11). Disseque completamente o ducto pela passagem da pinça, de medial até o ducto em direção caudal para cranial. Agarre um pedaço de fio (seda 2-0, 0, ou 1) com pinças anguladas. Puxe lentamente o fio sob o ducto. Se o fio não deslizar facilmente ao redor do ducto, não force. Agarre novamente o fio e repita o processo, com cuidado para não incluir o tecido mole circundante na pinça. Passe um segundo fio utilizando a mesma manobra. O fio também pode ser passado como um nó duplo, e o fio, cortado, para que o cirurgião tenha dois pedaços (Figura 27.12) em vez de passar por trás do ducto duas vezes. Aperte lentamente o fio o mais próximo possível da aorta inicialmente. Então aperte o restante da sutura.

De forma alternativa, utilize uma abordagem intrapericárdica. Faça uma incisão através do pericárdio e pleura mediastinal perpendicular ao ducto na altura onde o ducto adentra a artéria pulmonar. A vantagem proposta desta abordagem é que ela leva subjetivamente a maiores exposição e acesso aos aspectos cranial e caudal do DAP para desenvolvimento de planos de dissecção.[13]

Abordagem de Jackson-Henderson
Aborde o ducto conforme descrito previamente. Com tesouras, incise a pleura mediastinal dorsal à aorta a partir da origem da artéria subclávia esquerda cranialmente até a origem da primeira artéria intercostal caudalmente. Disseque de forma romba o tecido areolar frouxo no aspecto medial da aorta. Insira uma pinça angulada imediatamente cranial ao ducto e passe ao redor da aorta, desde ventral a dorsal, enquanto eleva delicadamente o arco aórtico com um dedo. Passe um nó de ligadura desde o aspecto dorsomedial da aorta até o aspecto cranial do ducto, ventral à aorta. Então insira a pinça angulada imediatamente caudal ao ducto e passe-a ao redor da aorta, de ventral a dorsal, para pinçar dois pedaços livres de fio. Puxe os fios na direção ventral ao redor do

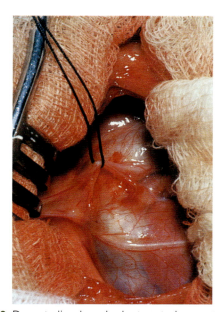

Figura 27.10 Durante ligadura de ducto arterioso patente, eleve e retraia o nervo vago esquerdo para exposição do ducto arterioso. O nervo laríngeo recorrente esquerdo pode ser observado conforme se separa do nervo vago e segue caudalmente ao redor do ducto arterioso.

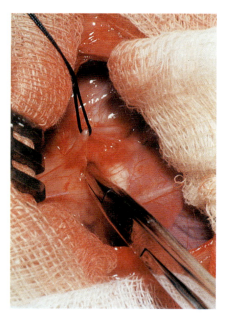

Figura 27.11 Isole o aspecto craniomedial do ducto arterioso pela dissecção romba com pinça angulada. A pinça deve ser direcionada em um ângulo de 45 graus a partir do plano transverso.

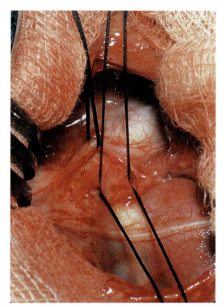

Figura 27.12 Ligue o ducto arterioso patente passando dois nós ao redor do ducto arterioso. Amarre os nós separadamente.

ducto e divida o nó para formar dois fios individuais. Amarre o nó conforme descrito anteriormente.

MATERIAIS DE SUTURA E INSTRUMENTOS ESPECIAIS

Fios de seda (nº 2-0, 0, ou 1) e fita umbilical são materiais viáveis para ligadura do ducto. Grandes pinças hemostáticas também têm sido utilizadas. Pinças anguladas são melhores opções para dissecção romba de DAP e para passar os fios. Pinças vasculares anguladas ou tangenciais são necessárias para divisão cirúrgica do DAP e para reparo de rupturas inadvertidas. Suturas em colchoeiro com polipropileno (3-0 a 4-0), reforçadas com compressa de Teflon®, são utilizadas para reparo de DAP rompido.

CUIDADO E AVALIAÇÃO PÓS-CIRÚRGICOS

A dor pós-cirúrgica deve ser tratada com opioides sistêmicos e técnicas anestésicas locais. Animais jovens devem ser alimentados assim que estejam completamente recuperados da cirurgia. Tubos de toracostomia são ocasionalmente colocados antes do fechamento torácico (p. ex., se ocorreu hemorragia transoperatória). Eles podem geralmente ser removidos dentro de 4 a 24 horas após a cirurgia.

COMPLICAÇÕES

A complicação mais séria da ligadura de DAP é a ruptura. A ruptura do ducto e outras complicações importantes ocorrem em 6 a 15% dos casos, com taxas de mortalidade que variam de 0 a 5,6%. Em um grande estudo retrospectivo, a taxa de mortalidade dentro dos primeiros 3 dias de 456 cães foi de 2,6% ($n = 12$) e não foi significativamente diferente entre a correção com cateter (cinco de 276, 1,8%) e cirúrgica (cinco de 178, 2,8%; $P = 0,5$).[8] O desvio residual pode também ser uma complicação, mas é mais comum pela abordagem cirúrgica de Jackson-Henderson e com *stents* transarteriais. A embolização pulmonar de *stents* ou outros dispositivos utilizados para embolia de DAP ocasionalmente ocorre, mas não parece causar complicações em curto ou longo prazo. A infecção de implantes cardiovasculares é incomum.

PROGNÓSTICO

Cães com DAP não tratado usualmente desenvolvem ICC esquerda progressiva e edema pulmonar. A maioria dos cães com DAP não tratado morre antes do primeiro ano de vida, enquanto a taxa de mortalidade dentro dos primeiros 3 dias em 456 cães foi de 2,6% ($n = 12$).[8] Excluindo dois cães que morreram antes do início de qualquer procedimento, a taxa de mortalidade não foi significativamente diferente entre procedimentos com cateter (cinco de 276, 1,8%) e cirúrgico (cinco de 178, 2,8%; $P = 0,5$). Cães com regurgitação mitral antes da cirurgia têm tempos de sobrevida semelhantes aos de cães sem regurgitação mitral; entretanto, animais idosos e aqueles com dilatação atrial esquerda em radiografias pré-cirúrgicas menos provavelmente sobreviverão. Cães com DAP também podem desenvolver hipertensão pulmonar suprassistêmica que reverte a direção do desvio, causando severa hipoxemia, cianose e intolerância ao exercício. A ligação de um DAP completamente revertido é contraindicada.

Embora o DAP seja uma condição cardíaca congênita incomum em gatos quando comparados a cães, existem várias diferenças notáveis entre as espécies. Há maior prevalência de anormalidades cardíacas concomitantes (32%-55%) e hipertensão pulmonar concomitante (37%-46%) em gatos.[9,10,14] A presença destas condições concomitantes pode afetar a sobrevida em longo prazo.

ESTENOSE PULMONAR

DEFINIÇÕES

EP é um estreitamento congênito da valva pulmonar, artéria pulmonar ou via de saída ventricular direita. Sinonímias incluem *displasia da valva pulmonar* e *obstrução da via de saída ventricular direita*.

CONSIDERAÇÕES GERAIS E FISIOPATOLOGIA CLINICAMENTE RELEVANTE

EP foi historicamente o terceiro defeito cardíaco congênito mais comum em cães após DAP e ESA; é incomum em gatos. Entretanto, estudos retrospectivos observaram que a EP é o defeito cardíaco congênito mais comum.[15,16] Em cães, a condição é usualmente valvar, embora defeitos supra e subvalvares tenham sido relatados. A estenose subvalvar pode ocorrer como um defeito isolado primário, porém mais frequentemente ocorre a partir de hipertrofia infundibular secundária à estenose valvar primária. A estenose valvar pode ser simples, consistindo em separação incompleta dos folhetos valvares, ou pode ocorrer devido à displasia valvar caracterizada por ânulo valvar hipoplásico e folhetos valvares espessados imóveis. Mais de 80% dos cães com EP valvar possuem certo grau de displasia valvar. Com base em sua anatomia valvar ecocardiográfica e relação anular entre aórtica e pulmonar, cães afetados podem ser classificados como **EP tipo A** (diâmetro normal do ânulo e relação aórtica-pulmonar ≤1,2) ou **EP tipo B** (hipoplasia do ânulo pulmonar e relação aórtica-pulmonar >1,2). Esta classificação também está associada ao resultado após valvoplastia.

A EP causa sobrecarga de pressão e hipertrofia do ventrículo direito. A hipertrofia ventricular direita frequentemente agrava a obstrução da via de saída ventricular direita pelo estreitamento dela. O estreitamento da via de saída ventricular direita é maior durante a sístole, causando uma obstrução dinâmica que contribui para a manutenção da estenose. A estenose dinâmica possui implicações importantes para reparo cirúrgico de EP. Cães com obstrução discreta a moderada podem permanecer assintomáticos, enquanto cães com obstrução severa podem demonstrar intolerância ao exercício, síncope, ICC direita progressiva ou morte súbita.

DIAGNÓSTICO

Apresentação Clínica

Sinais Clínicos

Buldogues ingleses, Scottish terriers, Fox terriers de pelo duro, Beagles, Schnauzers miniatura, Cocker spaniels, Samoiedas e Mastiffs possuem maior risco de desenvolvimento de EP. Buldogues ingleses e Boxers possuem alta incidência concomitante de aberração da artéria coronária esquerda (causada por uma artéria coronária direita única), o que causa importantes implicações cirúrgicas. Buldogues ingleses-fêmeas e Bull mastiffs-machos são mais comumente afetados; uma predisposição sexual não foi identificada em outras raças. Uma forma hereditária de displasia da valva pulmonar foi observada em Beagles e Boykin spaniels.

Histórico

Animais jovens com EP são frequentemente assintomáticos. Casos avançados podem apresentar intolerância ao exercício, síncope ou distensão abdominal por ascite.

Achados de Exame Físico

O achado de exame físico predominante é um sopro de ejeção sistólico mais bem auscultado na base esquerda cardíaca. O ECG pode revelar ondas S proeminentes nas derivações I, II, III e aVF, indicativas de desvio de eixo direito e hipertrofia ventricular direita.

Diagnóstico por Imagem

Radiografias torácicas demonstram graus variados de aumento ventricular direito e aumento do segmento da artéria pulmonar principal. O diagnóstico de EP pode ser confirmado por ecocardiograma. A cateterização cardíaca é geralmente necessária somente se houver suspeita de anatomia coronária anormal ou se for realizado um procedimento intervencionista (p. ex., valvoplastia percutânea com balão).

Ecocardiograma

Achados ecocardiográficos incluem hipertrofia ventricular direita, dilatação pós-estenótica da artéria pulmonar principal, malformação e redução da mobilidade da valva pulmonar e alta velocidade de fluxo pulmonar. Um gradiente de pressão sistólico através da estenose pode ser aferido diretamente por cateterização ventricular direita ou ser calculado pelo pico de velocidade de fluxo pulmonar sistólico derivado do Doppler utilizando a equação de Bernoulli modificada ($\Delta P = 4 V^2$, em que ΔP é o gradiente de pressão instantâneo e V é a velocidade).

Achados Laboratoriais

Anormalidades laboratoriais específicas não são observadas em animais com EP.

DIAGNÓSTICO DIFERENCIAL

Diagnósticos diferenciais incluem ESA, DSV, DSA e TDF.

MANEJO CLÍNICO

Nenhuma terapia medicamentosa específica para EP é conhecida, a não ser o tratamento sintomático para ICC, se ocorrer.

TRATAMENTO INTERVENCIONISTA

A valvoplastia percutânea com balão é uma alternativa não cirúrgica para correção de EP moderada a severa, desde que instalações e equipe qualificada para cateterização cardíaca estejam disponíveis. A EP valvar simples é mais receptiva à valvoplastia por balão do que a displasia severa de valva pulmonar ou EP severa com obstrução dinâmica. A valvoplastia por balão se tornou o tratamento de escolha para lesões receptivas (displasia valvar). Cães com estenose tipo A mais provavelmente se beneficiarão da valvoplastia por balão. A valvoplastia por balão não é recomendada para pacientes com EP supravalvar, pacientes com anomalias das artérias coronárias ou pacientes com hipoplasia substancial anular.

Buldogues ingleses com EP impõem um dilema terapêutico por conta da possibilidade de concomitante artéria coronária esquerda aberrante. Em cães com este defeito, a artéria coronária esquerda segue através da via de saída ventricular direita e possui risco de lesão em casos de dilatação valvar. A morte súbita devido à ruptura da artéria coronária já ocorreu durante valvoplastia por balão. A valvoplastia por balão conservadora (utilizando um balão do tamanho do ânulo pulmonar ou menor) foi realizada com sucesso em quatro Buldogues ingleses; alterações mínimas no gradiente de pressão foram alcançadas, mas relações de tempo de velocidade integral entre artéria pulmonar e aorta (indicador de progressão de EP) melhoraram.[17]

TRATAMENTO CIRÚRGICO

A terapia para EP é baseada no grau de severidade e tipo de lesão presente. A severidade é julgada pela presença de sinais, extensão de hipertrofia ventricular direita e a magnitude do gradiente de pressão sistólico. Gradientes de pressão sistólica derivados do Doppler aferidos em animais que não foram sedados ou anestesiados são considerados discretos quando menores que 50 mmHg, moderados quando estão entre 50 e 75 mmHg, e severos quando maiores que 75 mmHg. Animais com EP sem sinais, hipertrofia discreta e gradiente de pressão menor que 50 mmHg geralmente não necessitam de intervenção cirúrgica. Se o gradiente de pressão for maior que 50 mmHg, e se a hipertrofia ventricular direita for significativa, a correção deve ser considerada.

Opções cirúrgicas para correção de EP incluem dilatação valvar e valvoplastia por enxerto de retalho. Com o advento da valvoplastia por balão, a dilatação valvar cirúrgica é raramente indicada. Animais com hipoplasia anular severa, lesões valvares displásicas ou hipertrofia severa menos provavelmente responderão à dilatação valvar. A artéria coronária esquerda aberrante inviabiliza a valvoplastia por enxerto de retalho. Em tais casos, um conduto valvulado ou não valvulado colocado entre o ventrículo direito e a artéria pulmonar é uma opção cirúrgica possível para esta condição. Valvotomia aberta, comissurotomia da valva pulmonar e enxerto com biomembrana sob derivação cardiopulmonar foram relatados em nove pequenos cães com EP severa.[18] A implantação paliativa de *stent* na via de saída ventricular direita utilizando balão expansível foi relatada em dois cães com estenose displásica da valva pulmonar e defeitos intracardíacos de desvios da direita para a esquerda.[19]

Manejo Pré-cirúrgico

ICC direita ou arritmias cardíacas devem ser tratadas de forma medicamentosa antes da realização da cirurgia. Veja o manejo pré-cirúrgico de animais com doença cardiovascular na p. 788.

Anestesia

Consulte a p. 788 para manejo anestésico de pacientes cardiopatas.

Anatomia Cirúrgica

A valva pulmonar é abordada através de toracotomia no quarto ou quinto espaço intercostal esquerdo ou esternotomia média. Esta valva consiste em cúspides semilunares direita, esquerda e intermediária. Sons associados a lesões da valva pulmonar podem ser mais bem auscultados no quarto espaço intercostal, logo abaixo de uma linha traçada pelo ponto do ombro. Ver comentários anteriores sobre artérias coronárias esquerdas aberrantes concomitantes.

Posicionamento

Animais são posicionados em decúbito lateral direito, e todo o hemitórax esquerdo é preparado para cirurgia asséptica.

TÉCNICA CIRÚRGICA

A valvoplastia por enxerto de retalho é indicada para EP severa, particularmente se houver suspeita de hipertrofia infundibular marcante e estenose dinâmica. A valvoplastia por enxerto de retalho pode ser utilizada também com eficácia para aliviar EP supravalvar concomitante ou isolada. Pode ser realizada com ou sem oclusão do influxo (com discreta hipotermia: 32°-34 °C) ou utilizando derivação cardiopulmonar. Se a oclusão do influxo for utilizada, o tempo de parada circulatória deve ser menor do que 5 minutos.

Correção por Enxerto de Retalho Aberta
Com Oclusão do Influxo

Realize uma toracotomia no quinto espaço intercostal esquerdo. Passe torniquetes ao redor da veia cava e veia ázigo (ver Oclusão do Influxo na p. 795). Faça uma incisão de espessura parcial na via de saída ventricular direita (Figura 27.13A). Suture um enxerto pericárdico autógeno ou sintético na incisão da ventriculotomia e aspecto cranial da artéria pulmonar (Figura 27.13B). Inicie a oclusão do influxo venoso e faça incisões de espessura completa na artéria pulmonar e ventrículo direito (Figura 27.13C). Incise ou excise folhetos displásicos da valva pulmonar conforme necessário. Complete suturando a artéria pulmonar ao enxerto e descontinue a oclusão do influxo (Figura 27.13 D e E). Ressuscite o coração.

É importante remover o ar do coração pela descontinuação da oclusão do influxo antes de fechar a última sutura.

MATERIAIS DE SUTURA E INSTRUMENTOS ESPECIAIS

Fios de polipropileno (p. ex., 3-0 Prolene® ou Surgipro®) reforçados com compressas de Teflon® são viáveis para dilatação valvar transventricular. A dilatação valvar pode ser alcançada com instrumento de dilatação valvar Cooley ou Tubbs ou com pinças hemostáticas de tamanho apropriado. Materiais sintéticos, como politetrafluoroetileno (PTFE) ou pericárdio autógeno, podem ser utilizados para procedimento de enxerto por retalho. O fio de polipropileno (4-0) é apropriado para sutura do enxerto.

CUIDADO E AVALIAÇÃO PÓS-CIRÚRGICOS

A dor pós-cirúrgica deve ser tratada como opioides sistêmicos e técnicas anestésicas locais (ver p. 886 para analgesia após a toracotomia). Animais devem ser monitorados no período pós-cirúrgico em busca de complicações associadas à insuficiência por baixo débito devido à redução da função do ventrículo direito.

PROGNÓSTICO

O prognóstico para cães com EP depende de sua severidade. Animais com gradientes de pressão sistólica maiores que 60 mmHg mais provavelmente sofrerão insuficiência cardíaca ou morte súbita logo. Em um estudo com 55 cães com EP que não foram submetidos à valvoplastia por balão ou cirurgia, 13% tiveram uma causa cardíaca de morte dentro do período de tempo do estudo (acompanhamento médio = 1.096 dias; variação interquartil = 648-1.926 dias); cães neste estudo com regurgitação tricúspide concomitante tiveram 16 vezes maior risco de morte por causas cardíacas.[20] Em um estudo separado, cães com EP severa que não foram submetidos à valvoplastia por balão ou cirurgia tiveram taxa de mortalidade de 53% em 1 ano.[21]

A valvoplastia por balão está associada a risco mínimo de complicações e possui baixas taxas de mortalidade cirúrgicas, e pode ser benéfica mesmo em cães com EP severa. O tipo de lesão da EP pode afetar o resultado com ou sem dilatação por balão, já que cães com lesões tipo B possuem menor sobrevida. A valvoplastia por balão resulta em melhora clínica em aproximadamente 80% dos casos que tinham clínica anteriormente, mas a sobrevida geral é pior quando comparada a cães sem sinais clínicos.

O enxerto por retalho é eficaz para alívio da EP severa, mas não permite erros técnicos durante a cirurgia. A mortalidade cirúrgica para este procedimento é de aproximadamente 15% a 20% nas mãos de um cirurgião experiente e aumenta para 30% em cães pequenos.[22] O problema mais comum é a incapacidade de ressuscitar o coração após a oclusão do influxo. A valvoplastia por enxerto de retalho bem-sucedida resulta em substancial insuficiência da valva pulmonar, mas isso causa consequências mínimas, contanto que a valva tricúspide esteja competente e não haja hipertensão pulmonar. Se as instalações permitirem, a derivação cardiopulmonar pode levar a um melhor resultado, particularmente se o cão tiver evidências de insuficiência ventricular direita.

ESTENOSE AÓRTICA

DEFINIÇÕES

EA é um estreitamento congênito da valva aórtica, aorta ou via de saída ventricular esquerda. A estenose pode ser supravalvar, valvar ou subvalvar.

CONSIDERAÇÕES GERAIS E FISIOPATOLOGIA CLINICAMENTE RELEVANTE

A EA é o defeito cardíaco congênito mias comum que afeta cães de grande porte e ocorre incomumente em gatos. A ESA corresponde a mais de 90% dos casos de cães e ocorre com morfologia e severidade amplamente diversas. A lesão típica é um anel fibroso subvalvar discreto que cruza o septo ventricular e rebate no folheto anterior da valva mitral. Esta lesão é frequentemente complicada por variados graus de hipertrofia septal muscular e fibrose difusa da via de saída. As lesões mais severas estão associadas à imobilidade do folheto valvar mitral que resulta efetivamente em estenose semelhante a um túnel. Na maioria dos casos, a ESA está associada a certo grau de insuficiência aórtica; entretanto, essa é geralmente discreta. A insuficiência valvar mitral concomitante também ocorre.

A ESA causa sobrecarga de pressão no ventrículo esquerdo. Graus variados de hipertrofia ventricular esquerda concêntrica podem ocorrer, dependendo da severidade. Cães com ESA moderada a severa possuem risco substancial de morte súbita, presumivelmente como resultado de isquemia miocárdica e arritmias ventriculares malignas. Cães com ESA podem também desenvolver ICC, particularmente se houver insuficiência mitral concomitante. Finalmente, cães com ESA possuem maior risco de endocardite bacteriana da valva aórtica devido ao fluxo sanguíneo turbulento e dano valvar resultante.

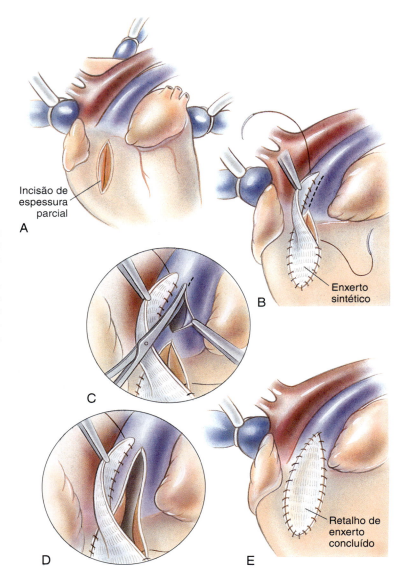

Figura 27.13 Para implante de retalho transvalvar para estenose pulmonar, passe fitas para oclusão do influxo conforme descrito na Figura 27.3. (A) Incise parcialmente a via de saída ventricular direita ventral à valva pulmonar. (B) Suture um retalho sintético ou pericárdico à ventriculotomia e aspecto cranial da artéria pulmonar. (C) Inicie a oclusão do influxo e incise a artéria pulmonar, estendendo a incisão através da valva pulmonar. (D) Faça uma incisão de espessura total para ventriculotomia. (E) Termine suturando o retalho do enxerto à artéria pulmonar.

DIAGNÓSTICO

Apresentação Clínica

Sinais Clínicos

Terras-novas, Boxers, Golden retrievers, Rottweillers, Pastores-alemães, Samoiedas e Dogues de Bordeaux possuem maior risco de desenvolvimento de ESA. Uma base genética para ESA foi estabelecida em Terranovas. A expressão fenotípica da ESA pode ocorrer pouco tempo após o nascimento. O defeito pode não ser clinicamente aparente até o animal ter várias semanas de idade. A ESA deve ser considerada uma lesão progressiva até a idade adulta.

Histórico

Cães com ESA podem ser assintomáticos ou exibir intolerância ao exercício, colapso ou síncope. A ausência de sinais clínicos não é uma razão apropriada para adiar a avaliação diagnóstica, pois a primeira evidência clínica de ESA pode ser morte súbita.

Achados de Exame Físico

O achado de exame físico predominante em animais com ESA é um sopro de ejeção sistólica mais bem auscultado na base cardíaca esquerda. O sopro irradia bem para a base direita e entrada torácica. Em casos moderados a severos, pulsos femorais são notavelmente fracos ou hipocinéticos, a menos que haja insuficiência aórtica concomitante substancial. ECG podem demonstrar desvio de eixo cranial esquerdo ou ectopia ventricular, mas estes achados são, em geral, inexistentes.

Diagnóstico por Imagem

Radiografias torácicas podem revelar silhueta cardíaca normal ou discreto aumento ventricular esquerdo ou atrial esquerdo. O aumento da aorta ascendente é frequentemente evidente.

Ecocardiograma

O diagnóstico definitivo da ESA é obtido pelo ecocardiograma. O ecocardiograma em modo M demonstra espessamento variável da parede livre ventricular esquerda e septo, dependendo da severidade. Em casos de doença moderada a severa, o diâmetro ventricular esquerdo é pequeno, a menos que haja insuficiência aórtica ou mitral concomitante. A movimentação anterior sistólica da valva mitral é indicativa de componente dinâmico à obstrução e pode causar insuficiência mitral. O fechamento precoce da valva aórtica sugere que existe obstrução dinâmica. O ecocardiograma em duas dimensões fornece visualização direta de diversos componentes morfológicos da lesão. As velocidades aórticas aferidas pelo Doppler estão aumentadas. O pico do gradiente de pressão sistólica através da valva aórtica pode ser calculado pelo pico de velocidade aórtico ($\Delta P = 4V^2$). Gradientes sistólicos obtidos a partir da posição subxifoide de 25 a 50 mmHg são discretos, de 50 a 75 mmHg são moderados, e maiores que 75 mmHg são severos quando aferidos em animais que não estejam sedados ou anestesiados.

Achados Laboratoriais

Cães com ESA podem ter anormalidades na função plaquetária e distribuição do multímero do fator de von Willebrand. Uma forma de disfunção plaquetária detectada em altas velocidades de turbilhonamentos foi associada a regurgitação mitral e ESA em cães; ambas são doenças nas quais os fluxos sanguíneos de alta velocidade e turbulentos são observados. O significado clínico disso é desconhecido.

DIAGNÓSTICO DIFERENCIAL

EA deve ser diferenciada de outras condições que causam sopro sistólico (p. ex., EP, DSV, TDF). Sopros sistólicos fisiológico (fluxo/inocentes) são comumente detectados em cães de grande porte, mas geralmente são de baixo grau (i.e., I ou II/VI).

MANEJO CLÍNICO

A terapia com bloqueadores β-adrenérgicos com propranolol ou atenolol (Quadro 27.1) pode reduzir o risco de morte súbita pela diminuição das necessidades de oxigênio pelo miocárdio e supressão de arritmias ventriculares durante o exercício. Entretanto, um estudo de 2014 observou que o tratamento com β-bloqueadores não influenciou a sobrevida em cães com ESA severa.[23] O tratamento sintomático (p. ex., furosemida, enalapril; ver Quadro 27.1) para ICC é indicado caso ela ocorra. Outros fármacos para o tratamento de ICC são listados no Quadro 27.6. A valvoplastia por balão pode ser benéfica em animais com ESA moderada se instalações para cateterização cardíaca estiverem disponíveis; entretanto, embora diminuições significativas nos gradientes de pressão possam ser alcançadas, a sobrevida não é significativamente diferente daquela de cães que recebem somente a terapia medicamentosa. A intervenção mais agressiva utilizando balões de corte e de alta pressão pode melhorar os resultados com procedimentos por cateterização.

QUADRO 27.6 Manejo Clínico da Insuficiência Cardíaca Congestiva

Benazepril
0,25-0,5 mg/kg VO q12-24h

Enalapril
0,25-0,5 mg/kg VO q12-24h

Furosemida
2-4 mg/kg VO, IV, SC q6-24h conforme necessário

Pimobendana
0,25-0,3 mg/kg VO q12h

Espironolactona
1-2 mg/kg VO q12h

IV, intravenoso; *SC,* subcutâneo; *VO,* via oral;

TRATAMENTO CIRÚRGICO

A intervenção cirúrgica pode ser considerada para cães com hipertrofia ventricular esquerda substancial e gradientes sistólicos acima de 75 mmHg. Se a cirurgia for realizada, ela deve ser feita precocemente para minimizar alterações miocárdicas degenerativas. Opções cirúrgicas para cães com ESA incluem dilatação valvar e ressecção aberta. A ressecção aberta durante derivação cardiopulmonar pode ser considerada em cães com ESA severa; entretanto, os benefícios em longo prazo deste procedimento ainda não foram estabelecidos (ver adiante sob a seção Prognóstico). A visualização direta do defeito através de aortotomia, excisão do anel fibroso discreto e miectomia septal pode ser realizada (Figura 27.14A). A correção cirúrgica da ESA por ventriculotomia direita e ressecção septal (Figura 27.14B) foi descrita em um cão com benefícios em longo prazo; entretanto, muito poucos cães foram submetidos a este procedimento para que seus verdadeiros benefícios sejam conhecidos.

Manejo Pré-cirúrgico

Arritmias devem ser controladas antes da cirurgia com fármacos antiarrítmicos apropriados (i.e., atenolol, procainamida, amiodarona e sotalol) (p. 789). O bloqueio β-adrenérgico deve ser mantido até o

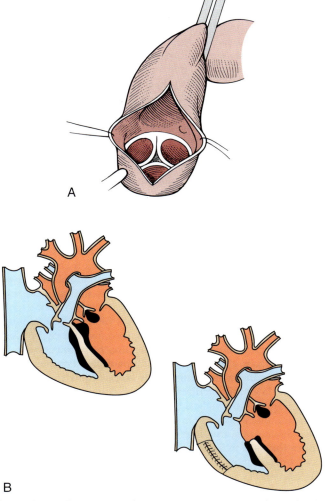

Figura 27.14 Ressecção aberta para estenose aórtica subvalvar pode ser alcançada (A) através de uma aortotomia ou (B) por ventriculotomia direita durante derivação cardiopulmonar.

dia da cirurgia. Administre a dose normal ou uma dose ligeiramente menor (uma redução não maior que 50%) na manhã do procedimento.

Anestesia

O objetivo do tratamento de um paciente com estenose aórtica ou subaórtica é permitir tempo suficiente ao coração para ejetar a maior quantidade possível de sangue através da pequena abertura valvar (Tabelas 27.1 e 27.3). Isso significa que o controle da frequência é extremamente importante e frequências elevadas devem ser evitadas. Ao contrário da regurgitação mitral, nas quais as elevações na pressão sanguínea sistêmica podem diminuir o fluxo sanguíneo normal, a via de saída ventricular está impedindo o fluxo normógrado. Portanto, a diminuição da pressão sanguínea sistêmica não ajuda a movimentar o sangue para fora do coração. De fato, baixas pressões sanguíneas podem ser catastróficas porque o miocárdio ventricular está frequentemente espessado e as pressões diastólicas finais são altas, o que significa que pressões sistêmicas devem ser mantidas altas o suficiente para perfusão do miocárdio durante a diástole. Quando a frequência cardíaca está elevada e a pressão sanguínea cai, o miocárdio não recebe fluxo sanguíneo e oxigênio suficientes. Se isso ocorrer, uma rápida queda no débito cardíaco e colapso cardiovascular podem ocorrer. Adicionalmente, baixas pressões arteriais sistêmicas podem predispor ao desenvolvimento ou piora da obstrução dinâmica da via de saída ventricular esquerda.

Pacientes com ESA devem ser mantidos calmos. Para diminuir a ansiedade e excitabilidade, um benzodiazepínico (p. ex., midazolam, diazepam) pode ser administrado. Como estes pacientes são muito sensíveis à hipotensão, é melhor não administrar opioides como pré-medicação, mas, em vez disso, administrá-los no período transcirúrgico ao mesmo tempo que a pressão sanguínea é minuciosamente monitorada. Se o benzodiazepínico causar certa excitação, então pequenas doses de opioides podem ser administradas. Evite a acepromazina por conta da profunda hipotensão que pode causar. Adicionalmente, evite alfa-2-agonistas por conta do potencial de causar hipotensão em segundo estágio. Não pré-medique com anticolinérgicos (p. ex., atropina, glicopirrolato), e note que a cetamina é provavelmente melhor quando evitada.

O paciente deve ser cuidadosamente induzido com etomidato. O propofol pode causar vasodilatação e diminuição da contratilidade, uma combinação potencialmente devastadora, e não é recomendado em pacientes com ESA. Monitores devem estar prontamente disponíveis e ser colocados antes ou imediatamente após a indução. A pressão sanguínea e a frequência cardíaca devem ser monitoradas cuidadosamente. A indução é um momento crítico, e estes pacientes podem descompensar rapidamente. Esteja preparado com fenilefrina, fentanila e esmolol para alterações cardiovasculares. Se a pressão sanguínea cair, a fenilefrina é usualmente o fármaco de escolha. Outros vasopressores podem causar graus variados de aumento da frequência cardíaca; eles geralmente não são necessários. Se ocorrer taquicardia, trate com *bolus* de fentanila ou esmolol (Quadro 27.1 e Tabela 27.1). Se apropriado, aprofunde o plano anestésico pelo aumento da concentração do agente inalatório. Dependendo da severidade da estenose e do tipo de procedimento a ser realizado, vários pacientes são beneficiados pelo uso de uma técnica anestésica balanceada que se baseia em doses maiores de opioides e menos agentes inalatórios, usualmente metade da concentração alveolar mínima. Consulte as Tabelas 27.1 e 27.3 para recomendações anestésicas para pacientes com estenose aórtica ou subaórtica submetidos a procedimentos cardíacos ou não cardíacos.

Anatomia Cirúrgica

A valva aórtica consiste em cúspides semilunares direita, esquerda e não coronária. Os três seios aórticos são dilatações da aorta no lado do vaso da valva; as artérias coronárias direita e esquerda deixam os seios direito e esquerdo. O bulbo aórtico é um alargamento da base da aorta ascendente formado pelos seios aórticos.

A ESA usualmente consiste em um anel fibroso discreto localizado 1 a 3 mm abaixo dos folhetos valvares aórticos. Este anel geralmente se estende através do septo e rebate em direção ao folheto valvar mitral anterior. O sistema de condução (feixe de His) segue através do septo na junção dos folhetos aórticos direito e não coronário.

Posicionamento

A ressecção aberta da EA é realizada por toracotomia do quarto espaço intercostal direito.

TÉCNICA CIRÚRGICA

 Os benefícios em longo prazo da correção cirúrgica da ESA são desconhecidos até hoje. A derivação cardiopulmonar fornece a melhor oportunidade para ressecção da área de estenose. Com maior experiência, a ressecção do septo e o enxerto do retalho podem se provar benéficos para redução das pressões transaórticas em longo prazo em cães afetados.

MATERIAIS DE SUTURA E INSTRUMENTOS ESPECIAIS

A derivação cardiopulmonar é necessária para reparo aberto de ESA. Um enxerto pericárdico fixado em glutaraldeído pode ser suturado no defeito causado por ressecção da porção que obstrui o septo.

CUIDADO E AVALIAÇÃO PÓS-CIRÚRGICOS

A ventilação deve ser monitorada cuidadosamente no período póscirúrgico inicial. Esforços ventilatórios insuficientes podem estar associados a pneumotórax residual, hemorragia, agentes anestésicos ou dor. Frequência e ritmo cardíacos devem ser monitorados no período pós-cirúrgico durante 48 a 72 horas, e arritmias hemodinamicamente significativas devem ser tratadas. A pressão sanguínea deve ser aferida por meios diretos ou indiretos até que o animal esteja completamente recuperado da anestesia. Analgésicos (técnicas anestésicas locais e opioides sistêmicos) devem ser administrados para diminuição do desconforto pós-cirúrgico (Quadro 30.2 e Tabelas 13.2 e 13.3). O débito urinário deve ser intimamente monitorado, especialmente se ocorreu hipotensão durante ou após a cirurgia.

PROGNÓSTICO

Cães com gradientes sistólicos acima de 75 mmHg possuem risco substancial de morte súbita nos primeiros anos de vida. A dilatação valvar pode ser realizada em uma idade jovem com baixa mortalidade cirúrgica e sem derivação cardiopulmonar. Entretanto, poucas evidências sugerem que a dilatação valvar resulta em redução sustentada do gradiente de pressão sistólica. O benefício em longo prazo deste procedimento é questionável (ver discussão prévia sob a seção Manejo Clínico). A redução modesta do gradiente (30%-40%) foi alcançada em aproximadamente 33% dos cães submetidos à dilatação valvar por cateter com balão. É incerto se a dilatação valvar reduz o risco de morte súbita.

A ressecção aberta da ESA sob derivação cardiopulmonar pode resultar em redução substancial do gradiente de pressão sistólica que é sustentada por pelo menos alguns anos após a cirurgia. Entretanto, em cães submetidos à correção cirúrgica aberta de ESA, um benefício positivo sobre a sobrevida não foi observado, apesar da redução do gradiente de pressão sistólica. Estes cães parecem permanecer com alto risco de morte súbita associada à vasodilatação reflexa profunda e bradicardia, ou arritmias ventriculares fatais. Em casos de valvoplastia por balão, nenhum benefício claro foi observado em cães com ESA severa submetidos a este procedimento, apesar de diminuição significativa do pico de gradiente de pressão sistólica.

DEFEITO DE SEPTO VENTRICULAR

DEFINIÇÕES

DSV é um defeito congênito que resulta da insuficiência ou desenvolvimento incompleto do septo interventricular membranoso ou muscular.

CONSIDERAÇÕES GERAIS E FISIOPATOLOGIA CLINICAMENTE RELEVANTE

O DSV é o segundo defeito cardíaco congênito mais comum em gatos e corresponde a 5% a 10% de defeitos cardíacos congênitos em cães. A causa do DSV não é completamente compreendida, mas há a suspeita de existir um componente genético. Foi demonstrado que o DSV tem um traço poligênico em Keeshond. A maioria dos DSV em pequenos animais ocorre no septo membranoso. Defeitos perimembranosos estão localizados no septo membranoso, mediais ao folheto septal da tricúspide e inferiores à crista supraventricular. Defeitos infundibulares ou supracristais estão localizados na via de saída direita, superior à crista supraventricular.

A fisiopatologia do DSV depende do tamanho do defeito e do RVP. O DSV tipicamente causa um desvio da esquerda para a direita. Um DSV típico sobrecarrega o ventrículo esquerdo e, dependendo do tamanho e localização, pode sobrecarregar o ventrículo direito também. Um grande DSV pode progredir para ICC esquerda. A circulação excessiva crônica aos pulmões pode causar remodelamento vascular pulmonar progressivo, levando à severa hipertensão pulmonar e ao desvio da direita para a esquerda do sangue (fisiologia de Eisenmenger). Morar em altas altitudes provavelmente acelera o desenvolvimento de hipertensão pulmonar.

A insuficiência aórtica é uma anormalidade secundária relativamente comum associada ao DSV, particularmente o DSV infundibular. A insuficiência aórtica resulta do prolapso do folheto aórtico coronário direito em direção ao defeito. Este prolapso ocorre devido ao efeito de Venturi associado ao fluxo do DSV e à perda de suporte do ânulo aórtico. A insuficiência aórtica aumenta a sobrecarga de volume ventricular esquerdo; é comumente progressiva e pode aumentar o risco de desenvolvimento de endocardite do paciente. Anormalidades concomitantes ao DSV são comuns; com baseem um estudo retrospectivo de 2015, defeitos solitários ocorrem em 48,6% dos cães e gatos.[24] O defeito concomitante mais comum é a EP, seja como um defeito isolado ou parte do complexo TDF. Animais com defeitos solitários frequentemente são subclínicos, com baixas relações de fluxo pulmonar e sistêmico.

DIAGNÓSTICO

Apresentação Clínica

Sinais Clínicos
Não foi determinada claramente predisposição racial para DSV; entretanto, Buldogues franceses, Cocker spaniels e raças terrier podem ter incidência maior do que a esperada.

Histórico
Animais jovens com DSV são frequentemente assintomáticos no atendimento inicial. Animais com DSV importante podem ter sinais de ICC esquerda (i.e., tosse e respiração superficial).

Achados de Exame Físico
O achado de exame físico mais proeminente associado ao DSV é um sopro sistólico com ponto de máxima intensidade no esterno direito. O sopro também é auscultado bem na base cardíaca esquerda. Quando o defeito está na posição supracristal, o sopro pode ser mais alto de fato na base cardíaca esquerda. O sopro é de ejeção, se o defeito for pequeno, e regurgitante, se o defeito for grande. Um sopro diastólico na base cardíaca esquerda pode dar ao sopro uma qualidade contínua ou de "serrote" e sugere a presença de insuficiência aórtica concomitante. Animais com DSV da direita para a esquerda podem não apresentar sopro devido à policitemia.

Diagnóstico por Imagem
Radiografias torácicas revelam graus variados de aumento ventricular esquerdo ou biventricular, dependendo do tamanho e posição do defeito. O grau de aumento vascular pulmonar pela circulação excessiva também depende do tamanho do defeito, desvio volumétrico e RVP.

Ecocardiograma
Um DSV maior do que 5 mm pode ser visualizado diretamente no ecocardiograma bidimensional. O Doppler de fluxo colorido é particularmente útil para detecção de defeitos pequenos. A direção e velocidade do fluxo do desvio podem ser determinadas por Doppler espectral. Um desvio de alta velocidade da esquerda para a direita sugere que o DSV é "restritivo" ou hemodinamicamente insignificante e garante um bom prognóstico. Grandes defeitos estão usualmente associados a menores velocidades de desvio e sugerem que o animal possui risco de desenvolvimento de insuficiência cardíaca progressiva ou hipertensão pulmonar. A relação do fluxo pulmonar e sistêmico pode ser calculada por análise por Doppler de fluxos aórtico e pulmonar. Relações de fluxo pulmonar e sistêmico (Qp:Qs) maiores que 2:1 são indicativas de DSV hemodinamicamente significativa.

Achados Laboratoriais
Policitemia pode ocorrer em cães com desvios da direita para a esquerda.

DIAGNÓSTICO DIFERENCIAL

Diagnósticos diferenciais incluem ESA, EP, TDF, DAS e defeitos septais atrioventriculares (AV).

MANEJO CLÍNICO

O tratamento clínico do DSV consiste no tratamento sintomático da ICC. Fármacos úteis para ICC incluem inibidores da ECA (p. ex., enalapril, benazepril e lisinopril), diuréticos (p. ex., furosemida ou espironolactona; ver Quadro 27.1), e inodilatadores (p. ex., pimobendana). Nenhum tratamento clínico efetivo para a fisiologia de Eisenmenger é conhecido. A terapia vasodilatadora geralmente causa aumento do desvio da direita para a esquerda devido à dilatação preferencial de vasos sistêmicos sobre vasos pulmonares remodelados. Flebotomias periódicas e reposição com fluidos cristaloides podem ser necessárias para manter o hematócrito abaixo de 60%. O ácido acetilsalicílico em baixa dose (1-2 mg/kg uma vez por dia) ou clopidogrel (2-3 mg/kg por via oral uma vez por dia) são recomendados para prevenir complicações tromboembólicas.

TRATAMENTO CIRÚRGICO

A intervenção cirúrgica pode ser considerada em casos de DSV hemodinamicamente significativo. A insuficiência aórtica concomitante é usualmente progressiva e constitui uma indicação para a intervenção cirúrgica. A bandagem da artéria pulmonar tem sido utilizada com sucesso para tratamento paliativo de cães e gatos com DSV. O objetivo da bandagem da artéria pulmonar é aumentar a pressão sistólica ventricular direita, diminuindo assim o fluxo do desvio.

O fechamento definitivo do retalho do DSV pode ser alcançado com auxílio da derivação cardiopulmonar em cães que pesam mais de 4 kg. Um DSV perimembranoso é corrigido a partir do lado direito por abordagem de atriotomia direita. Um DSV infundibular é corrigido por ventriculotomia direita a partir de toracotomia esquerda ou abordagem por esternotomia média. A oclusão percutânea de um DSV utilizando um oclusor Amplatzer® muscular de DSV foi relatada em casos isolados.[25]

Manejo Pré-cirúrgico
Se houver insuficiência cardíaca, devem ser feitas tentativas de controlá-la de forma medicamentosa. Ver também p. 788 para manejo pré-cirúrgico de animais cardiopatas.

Anestesia
O manejo anestésico de animais submetidos à cirurgia cardíaca é descrito na p. 788.

Anatomia Cirúrgica
O septo interventricular é composto por uma porção membranosa dorsal e delgada e uma grande porção muscular ventral. A porção membranosa é formada pela fusão dos coxins atrioventriculares. Quando os coxins não se fundem, surge o DSV. O nó AV e seu feixe estão intimamente associados à margem caudal de um DSV perimembranoso.

Posicionamento
O animal é posicionado em decúbito lateral direito para bandagem da artéria pulmonar. Todo o tórax esquerdo é preparado para cirurgia asséptica.

TÉCNICA CIRÚRGICA

Bandagem da Artéria Pulmonar
Realize uma toracotomia no quarto espaço intercostal esquerdo. Abra o pericárdio e suture-o à incisão da toracotomia. Separe a artéria pulmonar da aorta utilizando uma combinação de dissecção aguda e romba. Passe um grande algodão ou fita de Teflon® ao redor da artéria pulmonar distal à valva pulmonar (Figura 27.15). Aperte a fita para reduzir a circunferência da artéria pulmonar. Realize uma sutura em bolsa de tabaco na parede da artéria pulmonar distal à ligadura e insira um cateter na artéria pulmonar para aferição das pressões. Realize a constrição da artéria pulmonar até que a pressão da artéria pulmonar distal à faixa seja menor do que 30 mmHg. Além disso, monitore as pressões arteriais sistêmicas, que devem aumentar durante a bandagem. A bandagem bem realizada ocorre quando o aumento nas pressões arteriais sistêmicas alcança um platô.

MATERIAIS DE SUTURA E INSTRUMENTOS ESPECIAIS

Um grande pedaço de algodão ou fita de Teflon® é utilizado para bandagem da artéria pulmonar. Um enxerto vascular de PTFE é utilizado para fechamento definitivo de um DSV.

CUIDADO E AVALIAÇÃO PÓS-CIRÚRGICOS

Animais devem ser intimamente observados por conta de piora da insuficiência cardíaca secundária a anestesia, cirurgia ou arritmias. Hipoxemia ou cianose sugere que a banda pode ter tido implantada de forma muito apertada, revertendo potencialmente o desvio.

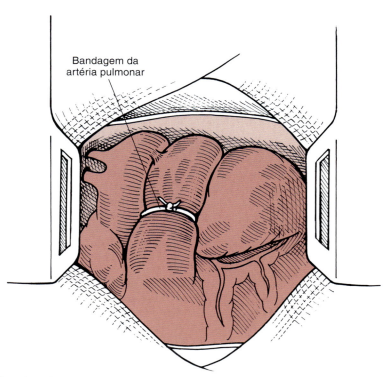

Figura 27.15 Para bandagem da artéria pulmonar, passe uma fita ao redor da artéria pulmonar principal. Aperte a fita até que a pressão da artéria pulmonar distal à faixa seja menor do que 30 mmHg e a pressão arterial sistêmica aumente e estabilize.

A dor pós-cirúrgica deve ser tratada com opioides sistêmicos (Tabelas 13.2 e 13.3) e técnicas anestésicas locais (Capítulo 13 e Quadro 30.2).

PROGNÓSTICO

O prognóstico para animais com DSV depende do tamanho do defeito. Animais com defeitos pequenos, restritivos e isolados podem tolerá-los sem sinais clínicos, com tempo de sobrevida longo. De 37 animais afetados de forma subclínica, nenhum desenvolveu sinais clínicos e a idade média da morte por qualquer causa foi de 12 anos.[24]

Grandes defeitos (i.e., Qp:Qs maior do que 2:1) provavelmente resultarão no desenvolvimento de insuficiência cardíaca progressiva ou hipertensão pulmonar. A bandagem da artéria pulmonar é um procedimento razoavelmente efetivo para tratamento paliativo das consequências de um DSV hemodinamicamente significativo, tanto em cães como em gatos. O fechamento definitivo de um DSV sob derivação cardiopulmonar é considerado curativo. A insuficiência aórtica adiciona uma carga volêmica no ventrículo esquerdo e geralmente indica prognóstico ruim.

DEFEITO DO SEPTO ATRIAL

DEFINIÇÕES

DSA é um defeito congênito que resulta da falha ou desenvolvimento incompleto do septo atrial.

CONSIDERAÇÕES GERAIS E FISIOPATOLOGIA CLINICAMENTE RELEVANTE

O DSA é considerado um raro defeito congênito em cães; entretanto, pode ser mais comum do que previamente se acreditava, em particular em determinadas raças (p. ex., Poodles standard). A prevalência do DSA felino é desconhecida, mas pode ser mais comum do que em cães, mais notavelmente como uma porção de um canal AV ou defeito do coxim endocárdico. A causa do DSA não é completamente compreendida, mas supostamente possui componente genético; portanto, indivíduos afetados e seus familiares não devem ser utilizados para reprodução. Irmãos devem ser cuidadosamente testados por ecocardiograma para determinar se são afetados.

Quatro tipos de DSA são descritos de acordo com a localização do defeito septal. O tipo mais comum de DSA é o *óstio secundário*, que está localizado dorsalmente no septo (região da fossa oval) (Figura 27.16). Um DSA de *óstio primário* está localizado na porção inferior do septo interatrial e é originado pela fusão alterada entre o septo primário e o coxim endocárdico. Estes defeitos são geralmente grandes e podem estar associados a anormalidades concomitantes, resultando em um canal AV comum entre as câmaras ventriculares esquerda e direita. Raros defeitos incluem um defeito do seio venoso e do seio coronário. Um DSA de *seio venoso* envolve a porção dorsal do septo interatrial, próximo à junção com a veia cava cranial e veias pulmonares; um defeito do seio coronário é originado a partir da falha na formação da parede entre o seio coronário e o átrio esquerdo.

A fisiopatologia do DSA depende do tamanho do defeito e da complacência cardíaca. Como o átrio direito tipicamente possui maior complacência do que o átrio esquerdo, os DSA em geral resultam em desvio da esquerda para a direita. Dependendo do tamanho do defeito, o desvio pode sobrecarregar o lado direito do cora-

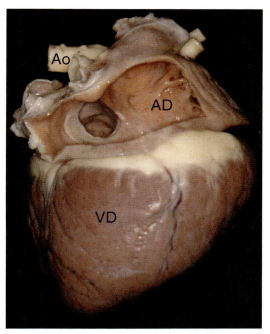

Figura 27.16 O coração de um cão com grande defeito septal atrial com óstio secundário. *Ao,* Aorta; *AD,* átrio direito, *VD,* ventrículo direito. (Cortesia de Dr. M. Miller, VetMed, Phoenix, AZ.)

ção e, eventualmente, se o defeito for grande, causar insuficiência cardíaca direita.

DIAGNÓSTICO

Apresentação Clínica

Sinais Clínicos

Não foi claramente determinada predisposição racial pra DSA; entretanto, Poodles standard, Boxers, Doberman pinschers, Samoiedas e Old English sheepdogs podem ter maior risco.

Histórico

Animais jovens com DSA são frequentemente assintomáticos no primeiro atendimento. Animais com DSA grande podem apresentar intolerância ao exercício ou síncope, ou podem ter sinais de ICC, dependendo do tamanho do defeito.

Achados de Exame Físico

DSA podem estar associados a sopro de ejeção mediossistólico suave, que é mais bem auscultado na área pulmonar. A divisão da segunda bulha pode ser audível. Distensão jugular e ascite podem ser observadas em cães com grandes defeitos e resultante insuficiência ventricular direita.

Diagnóstico por Imagem

Radiografias torácicas podem estar normais em casos de desvios pequenos. Aumento cardíaco direito e circulação pulmonar excessiva são comuns em casos de desvios maiores. O grau de aumento vascular pulmonar pela circulação excessiva depende do tamanho do defeito e de RVP. Um ECG pode estar normal ou revelar sobrecarga ventricular direita e possivelmente sobrecarga atrial direita. Ondas S profundas nas derivações I, II, III e aVF, o desvio do eixo direito do QRS, e condução ventricular retardada são os principais achados no ECG em cães com DSA. O bloqueio de feixe direito parcial ou completo é comum. Fibrilação atrial pode ser notada ocasionalmente.

Ecocardiograma

Um DSA maior do que 5 mm pode usualmente ser visualizado diretamente no ecocardiograma bidimensional. Dilatação atrial e ventricular direita, aumento da artéria pulmonar principal, aumento atrial esquerdo, e tamanho aórtico e ventricular esquerdo reduzido ou normal são sugestivos de DSA no ecocardiograma bidimensional e em modo M. O Doppler de fluxo colorido é particularmente útil para detecção de pequenos defeitos. A direção e velocidade do fluxo do desvio podem ser determinadas pelo Doppler espectral. A relação entre o fluxo pulmonar e sistêmico pode ser calculada pela análise por Doppler dos fluxos aórtico e pulmonar. Relações entre fluxo pulmonar e sistêmico (Qp:Qs) maiores do que 2:1 são indicativas de DSA hemodinamicamente significativo; relações maiores do que 2,5:1 podem indicar a necessidade de cirurgia ou oclusão por cateter.

> **NOTA** Os padrões de preenchimento complexos por fluxo colorido por Doppler dos átrios esquerdo e direito, acoplados com a queda falsa de ecos do septo interatrial na área da fossa oval, comumente resultam em um diagnóstico errôneo de defeito do septo atrial por ecocardiografistas inexperientes.

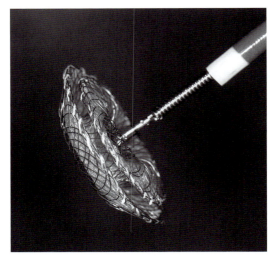

Figura 27.17 Dispositivo Amplatzer® para fechamento transcateter de um defeito septal atrial. (Cortesia de Dr. M. Miller, VetMed, Phoenix, AZ.)

Achados Laboratoriais
Anormalidades laboratoriais não estão tipicamente presentes.

DIAGNÓSTICO DIFERENCIAL
Diagnósticos diferenciais incluem ESA, EP, TDF e defeitos septais AV.

MANEJO CLÍNICO
O tratamento clínico do DSA consiste no tratamento sintomático da ICC. Fármacos úteis para ICC incluem inibidores da ECA (p. ex., enalapril), diuréticos (p. ex., furosemida, espironolactona; ver Quadro 27.1), e inodilatadores (p. ex., pimobendana).

TRATAMENTO CIRÚRGICO
A intervenção cirúrgica deve ser considerada para casos de DSA hemodinamicamente significativos. Dependendo da conformação do defeito (ele deve ter um aro de tecido ao redor de pelo menos 75% da margem do defeito para ligação do oclusor), um dispositivo oclusor septal (p. ex., Amplatzer Septal Occluder®) pode ser utilizado para fechar o defeito (Figuras 27.17 e 27.18). Se o defeito não tiver um aro apropriado de tecido para um oclusor septal, o fechamento definitivo com retalho pode ser obtido com o auxílio de derivação cardiopulmonar (Figura 27.19). A correção cirúrgica de um DSA é tipicamente realizada por toracotomia do lado direito através de incisão de atriotomia direita.

Manejo Pré-cirúrgico
Se houver insuficiência cardíaca significativa, devem ser feitas tentativas de controlá-la de forma medicamentosa. Ver também p. 788 para o manejo pré-cirúrgico de animais cardiopatas.

Anestesia
O manejo anestésico de animais submetidos à cirurgia cardíaca é descrito na p. 788.

Anatomia Cirúrgica
Durante o desenvolvimento cardíaco, os átrios e os ventrículos são unidos como uma câmara comum. O forame oval é uma passagem semelhante a uma fenda no septo atrial que persiste entre os átrios

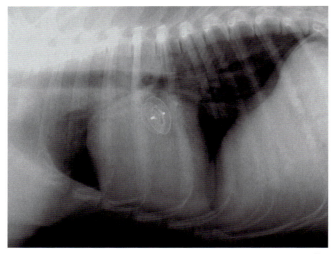

Figura 27.18 Radiografia de um cão no qual o dispositivo na Figura 27.17 foi posicionado para fechar um defeito do septo atrial hemodinamicamente significativo. (Cortesia de Dr. M. Miller, VetMed, Phoenix, AZ.)

para permitir o desvio atrial da direita para a esquerda no feto. O forame oval fecha no neonato assim que a pressão atrial esquerda aumenta. Eventualmente, a porção inferior do septo atrial se conecta ao septo ventricular superior pela diferenciação do coxim endocárdico. O nó AV está situado adjacente à margem anterior do defeito e deve ser evitado quando as suturas são posicionadas para fechar o defeito.

Posicionamento
O animal é posicionado em decúbito lateral esquerdo para o fechamento definitivo do defeito por atriotomia direita. Todo o tórax do lado direito é preparado para cirurgia asséptica.

TÉCNICA CIRÚRGICA
O fechamento definitivo com retalho do DSA pode ser alcançado com auxílio de derivação cardiopulmonar em cães que pesem mais de 4 kg. Um DSA secundário é corrigido a partir do lado direito por

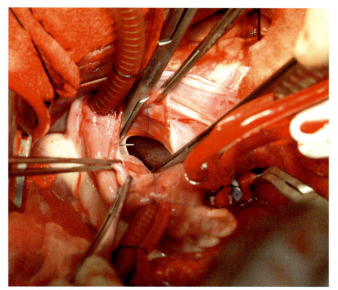

Figura 27.19 Suturas sendo posicionadas em um enxerto pericárdico para fechar um grande defeito do septo atrial.

abordagem de atriotomia direita. O fechamento percutâneo por cateter de DSA utilizando um Amplatzer Atrial Septal Occluder® obteve sucesso em 10 de 13 cães nos quais foi tentado.[26]

MATERIAIS DE SUTURA E INSTRUMENTOS ESPECIAIS

Um enxerto pericárdico fixado em glutaraldeído pode ser utilizado para fechar o defeito caso ele seja muito grande para uma técnica de sutura direta. Um Amplatzer Septal Occluder® pode ser utilizado para fechamento do defeito pela abordagem transcateter.

CUIDADO E AVALIAÇÃO PÓS-CIRÚRGICOS

O cuidado pós-cirúrgico destes pacientes difere dependendo da técnica utilizada para o fechamento. Após o fechamento transcateter, animais são geralmente liberados do hospital dentro de 24 horas após o procedimento. O reparo cirúrgico aberto do defeito requer um maior período de recuperação pós-cirúrgico. Animais devem ser intimamente observados por conta de piora da insuficiência cardíaca secundária a anestesia, cirurgia ou arritmias. A dor pós-cirúrgica deve ser tratada com opioides sistêmicos (Tabelas 13.2 e 13.3) e técnicas anestésicas locais (Capítulo 13 e Quadro 30.2).

PROGNÓSTICO

O prognóstico para animais com DSA depende do tamanho do defeito. Animais com pequenos defeitos restritivos tipicamente toleram o defeito sem sinais clínicos. Grandes defeitos (i.e., Qp:Qs >1,5-2:1) provavelmente resultarão no desenvolvimento de insuficiência cardíaca progressiva ou hipertensão pulmonar. O fechamento definitivo de um DSA sob derivação cardiopulmonar ou por oclusão transcateter é considerado curativo.

TETRALOGIA DE FALLOT

DEFINIÇÃO

TDF é um defeito cardíaco congênito complexo que consiste em EP, DSV, dextroposição da aorta e hipertrofia ventricular direita.

CONSIDERAÇÕES GERAIS E FISIOPATOLOGIA CLINICAMENTE RELEVANTE

TDF é o defeito cardíaco congênito mais comum que causa cianose em pequenos animais. Ela ocorre em gatos e em uma série de raças caninas. A TDF pode ser simplificada em dois defeitos fisiologicamente significativos: EP e DSV. As consequências fisiopatológicas da tetralogia dependem da magnitude relativa destes dois defeitos. Se houver um grande DSV e EP hemodinamicamente insignificante, o resultado funcional é um desvio da esquerda para a direita e sobrecarga volêmica do ventrículo esquerdo semelhante a um DSV grande e isolado. Em casos de EP severa, pressões ventriculares direitas suprassistêmicas, e um desvio da direita para a esquerda, o resultado é cianose moderada a severa, intolerância ao exercício e policitemia progressiva. Um tempo de vida mais curto é esperado nestes animais por conta de complicações do tromboembolismo induzido por hiperviscosidade ou morte súbita (causadas pela policitemia). Animais com EP e DSV que estejam de certa forma compensados são semelhantes funcionalmente a aqueles com DSV e bandagem de artéria pulmonar realizada (p. 812). Animais com desvio predominantemente da esquerda para a direita são chamados *acianóticos* ou com *tetralogia rósea* e podem ter a função cardíaca razoavelmente boa, contanto que o fluxo do desvio seja insuficiente para causar insuficiência ventricular esquerda. A progressão da EP devido à hipertrofia infundibular é possível e pode fazer com que animais acianóticos se tornem cianóticos conforme envelhecem.

DIAGNÓSTICO

Apresentação Clínica

Sinais Clínicos

Raças mais comumente relatadas com TDF incluem Keeshond, Buldogues ingleses, Poodles, Schnauzers, Terriers, Collies e Pastores de Shetland. Em Keeshond, a TDF é transmitida geneticamente como parte do espectro de defeitos conotruncais.

Histórico

Achados clínicos durante o atendimento de um caso típico de TDF incluem intolerância ao exercício moderada a severa, taquipneia por esforço físico, colapso e síncope.

Achados de Exame Físico

Achados físicos em animais com TDF incluem cianose não responsiva à oxigenoterapia e sopros sistólicos auscultados bem na base ventricular esquerda e região esternal direita. Entretanto, alguns animais podem não ter sopro.

Diagnóstico por Imagem

Radiografias torácicas tipicamente revelam evidências de aumento ventricular direito, em geral sem aumento da artéria pulmonar principal. Vasos pulmonares são usualmente pequenos, sugerindo diminuição da circulação pulmonar. O ECG usualmente revela desvio de eixo para a direita no plano frontal, sugestivo de hipertrofia ventricular direita.

Ecocardiograma

O ecocardiograma bidimensional demonstra todos os elementos da TDF, incluindo hipertrofia ventricular direita, EP, DSV e dextroposição de aorta. A investigação por Doppler da via de saída pulmonar e do defeito septal é útil para determinar a direção e a magnitude do desvio.

Achados Laboratoriais

Policitemia (i.e., hematócrito >55%) frequentemente ocorre por conta de hipoxemia crônica.

DIAGNÓSTICO DIFERENCIAL

Diferenciais incluem DSV com desvio da direita para a esquerda, DSA, defeitos septais AV, cardiopatias cianóticas complexas e DAP.

MANEJO CLÍNICO

Flebotomias periódicas com reposição de fluido cristaloide podem ser necessárias para manter o hematócrito abaixo de 60% em animais com cianose severa e policitemia severa. Deve haver cuidado durante este procedimento para evitar a introdução IV de ar, causando embolia gasosa. Ácido acetilsalicílico em baixa dose (1-2 mg/kg uma vez por dia) ou clopidogrel (2-3 mg/kg VO uma vez por dia) também são recomendados para reduzir o risco de complicações tromboembólicas.

A terapia com bloqueio β-adrenérgico com propranolol ou atenolol tem sido indicada como tratamento paliativo de TDF (Quadro 27.1). Possíveis efeitos benéficos incluem redução da obstrução dinâmica da via de saída, diminuição da frequência cardíaca, aumento da RVS e diminuição da demanda miocárdica por oxigênio.

TRATAMENTO CIRÚRGICO

Cirurgia deve ser considerada em animais severamente cianóticos para diminuição dos sinais clínicos e prolongamento da vida. Animais com saturação arterial de oxigênio em repouso menor que 70% devem ser considerados candidatos à cirurgia. Cirurgias paliativas para TDF incluem correção isolada da EP ou criação de um desvio sistêmico-pulmonar (p. ex., desvio Blalock-Taussig; ver discussão posterior). A correção da EP pode colocar em risco a hipercorreção da estenose e um desvio da esquerda para a direita fulminante. Por esta razão, a dilatação valvar (p. 806), realizada cirurgicamente ou por dilatação por balão, é preferível em relação a um procedimento mais definitivo, como o enxerto por retalho (p. 807). O reparo definitivo de TDF pode ser realizado em cães de médio a grande porte por derivação cardiopulmonar. O fechamento por retalho do DSV e a derivação por retalho da via de saída pulmonar são realizados por meio de abordagem por ventriculotomia direita.

Manejo Pré-cirúrgico

Embora arritmias sejam incomuns, um ECG deve ser realizado e arritmias hemodinamicamente significativas, controladas antes da cirurgia. Policitemia severa deve ser corrigida antes da cirurgia.

Anestesia

Recomendações para manejo anestésico de animais submetidos à cirurgia cardíaca são discutidas na p. 788.

Anatomia Cirúrgica

Em casos de TDF, a porção parietal do septo infundibular se liga mais cranial e à esquerda do que o normal, resultando em estreitamento da via de saída ventricular direita e dextroposição da aorta. A magnitude deste desvio determina qual tipo de fisiologia associada a este defeito. O DSV está usualmente localizado em uma região alta do septo infundibular, na altura da crista supraventricular, embora defeitos septais supracristais ocorram.

Posicionamento

O animal deve ser posicionado em decúbito lateral direito para a cirurgia de desvio de Blalock-Taussig. Todo o hemitórax esquerdo é preparado para cirurgia asséptica.

TÉCNICA CIRÚRGICA

 Vários tipos de desvios sistêmico-pulmonares têm sido utilizados para tratamento paliativo de TDF. Um desvio modificado de Blalock-Taussig é alcançado pela utilização da artéria subclávia esquerda como um enxerto autógeno livre, implantando-a entre a aorta e a artéria tronco pulmonar (Figura 27.20). De maneira alternativa, um segmento da artéria carótida ou tubo de PTFE expandido tem sua extremidade suturada na parede lateral, entre a artéria subclávia esquerda e a artéria pulmonar principal.

Realize uma toracotomia no quarto espaço intercostal esquerdo. Recolha um enxerto arterial autógeno pela ligação e divisão da artéria subclávia esquerda proximal. Abra o pericárdio e suture na incisão da toracotomia. Posicione pinças vasculares tangenciais na artéria pulmonar e aorta ascendente. Faça incisões em ambos os vasos, realizando uma incisão longitudinal na parede do vaso mantida pela pinça. Interponha o enxerto entre a aorta e a artéria pulmonar com anastomoses terminolaterais, utilizando padrões de sutura contínuas simples. Garanta que o enxerto não tenha dobras. Libere as pinças e verifique a hemostasia nos pontos de sutura. A primeira pinça a ser liberada deve ser a da artéria pulmonar.

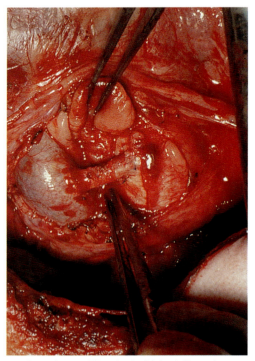

Figura 27.20 Desvio modificado de Blalock-Taussig para tetralogia de Fallot.

MATERIAIS DE SUTURA E INSTRUMENTOS ESPECIAIS

Fios de polipropileno (p. ex., 5-0 Prolene® ou Surgipro®) são utilizados para anastomoses vasculares do desvio de Blalock-Taussig. Duas pinças vasculares tangenciais são necessárias para controlar a hemorragia durante a cirurgia.

CUIDADO E AVALIAÇÃO PÓS-CIRÚRGICOS

A dor pós-cirúrgica deve ser tratada com opioides sistêmicos (Tabela 13.2) e técnicas anestésicas locais (Capítulo 13 e Quadro 30.2). O cuidado pós-cirúrgico de pacientes submetidos à cirurgia cardíaca é descrito na p. 797.

PROGNÓSTICO

Animais com TDF acianótica razoavelmente compensada devem ser monitorados em busca da progressão da doença, mas, sob os demais aspectos, não necessitam de cirurgia. Estes animais possuem um prognóstico relativamente bom. Em um estudo retrospectivo de 2016 com cães e gatos com TDF, a idade média da morte relacionada com a cardiopatia foi de 23,4 meses, sem diferenças significativas entre cães e gatos.[27] O tempo de sobrevida médio desde o momento do diagnóstico à morte relacionada com a cardiopatia foi mais breve para animais sem sopro ou com sopro de baixo grau (3,4 meses) do que para aqueles com sopro cardíaco de graus maiores (16,4 meses).

O prognóstico para animais com TDF cianótica depende da fração de desvio, da magnitude da hipoxemia e do grau de policitemia. Alguns animais podem viver vários anos sem intervenção cirúrgica, apesar de intolerância ao exercício moderada a severa. Animais com hipoxemia severa e policitemia progressiva provavelmente sucumbirão aos efeitos da doença ou sofrerão morte súbita ainda quando jovens. Desvios modificados de Blalock-Taussig são razoavelmente efetivos para reduzir a magnitude da hipoxemia e atenuar as consequências da TDF.

EFUSÃO E CONSTRIÇÃO PERICÁRDICAS

DEFINIÇÕES

O **pericárdio** é um envelope fibrosseroso que se localiza no coração e nos grandes vasos. **Efusão pericárdica** é um acúmulo anormal de fluido dentro do saco pericárdico. **Tamponamento cardíaco** se refere à fase descompensada da compressão cardíaca que resulta de uma elevação não tratada na pressão de fluido intrapericárdico. **Constrição pericárdica** resulta de fibrose restritiva do pericárdio parietal e/ou visceral que interfere com a função diastólica do coração. **Alternância elétrica** é uma variação da voltagem de cada batimento do complexo QRS ou ST-T. *Tamponamento pericárdico* é uma sinonímia para tamponamento cardíaco; a constrição pericárdica é uma sinonímia para *pericardite constritiva*.

CONSIDERAÇÕES GERAIS E FISIOPATOLOGIA CLINICAMENTE RELEVANTE

Doenças que afetam primariamente o pericárdio correspondem a aproximadamente 1% das cardiopatias. Embora a doença pericárdica primária represente uma pequena porcentagem do número total de doenças cardíacas em pequenos animais, é uma importante causa de ICC direita. Doenças pericárdicas são incomuns em gatos e estão mais frequentemente relacionadas com a ICC. Vários tipos de doenças pericárdicas primárias e secundárias podem ocorrer, sendo que as mais comuns são aquelas que resultam no acúmulo de efusão pericárdica. A efusão pericárdica pode ser um transudativa, exsudativa (inflamatória) ou sanguinolenta. Causas de transudato pericárdico incluem ICC direita, hipoproteinemia severa e encarceramento de um lobo hepático dentro da cavidade pericárdica (hérnia diafragmática peritônio-pericárdica; ver p. 931). Efusões pericárdicas transudativas são usualmente subclínicas.

A pericardite infecciosa é uma causa incomum de efusão pericárdica em cães e gatos, usualmente causando um exsudato purulento ou fibrinoso. Uma variedade de microrganismos fúngicos e bacterianos aeróbios e anaeróbios tem sido associada à pericardite infecciosa. A pericardite bacteriana pode surgir de feridas por mordedura no tórax, corpos estranhos migratórios ou disseminação hematógena. A coccidioidomicose é uma importante causa de efusão pericárdica em regiões endêmicas. Peritonite infecciosa felina (PIF) e toxoplasmose são causas potenciais de efusões inflamatórias felinas.

As causas mais comuns de efusão pericárdica em cães são efusões neoplásicas e idiopáticas benignas. Neoplasias que causam efusões pericárdicas em cães incluem hemangiossarcomas, quemodectomas, mesoteliomas, carcinomas tireoidianos ectópicos (base cardíaca), linfoma e carcinoma metastático ao coração. Hemangiossarcomas podem ser multicêntricos, com envolvimento simultâneo esplênico ou hepático (p. 645). Tumores do corpo aórtico (quemodectomas, paragangliomas não cromafins) algumas vezes invadem a base cardíaca e causam efusão pericárdica. Linfomas, mesoteliomas e carcinomas metastáticos têm sido implicados em gatos com efusão pericárdica. Efusões pericárdicas neoplásicas são geralmente sanguinolentas.

Efusões pericárdicas idiopáticas (benignas) são comuns em cães, mas ainda não foram relatadas em gatos. A efusão usualmente tem aparência sanguinolenta e deve ser diferenciada de efusões neoplásicas. Coagulopatias e ruptura atrial esquerda secundária à insuficiência mitral crônica raramente causam hemorragia pericárdica aguda.

Alterações fisiopatológicas associadas à efusão pericárdica dependem da velocidade e do volume de acúmulo de fluido, além da distensibilidade ou complacência do pericárdio. Se a efusão for acumulada lentamente, o pericárdio expandirá para acomodar o fluido, a pressão intrapericárdica não aumentará inicialmente, e o preenchimento cardíaco não será comprometido. O acúmulo progressivo lento de fluido pericárdico permite a compensação. Primeiramente, o pericárdio fibroso pode sofrer estiramento e remodelamento com o passar do tempo para acomodar o maior volume de fluido somente com um incremento modesto na pressão intrapericárdica. Em segundo lugar, mecanismos neuro-humorais são evocados, levando à retenção de volume vascular e ao aumento das pressões de preenchimento diastólico intracardíacas. Embora o último mecanismo compensatório atrase o início do tamponamento cardíaco, ele leva à ICC direita progressiva, incluindo distensão venosa jugular, ascite, edema periférico e/ou efusão pleural. O tamponamento cardíaco eventualmente ocorre apesar de mecanismos compensatórios, levando ao colapso circulatório.

Por outro lado, o acúmulo rápido ou súbito de fluido (p. ex., hemorragia pericárdica) causa tamponamento cardíaco agudo. O rápido acúmulo de fluido no espaço pericárdico comprime os ventrículos, restringe o preenchimento ventricular e reduz o débito cardíaco. Embora volumes significativos de fluido sejam usualmente necessários para elevar a pressão pericárdica inicialmente, pequenos volumes adicionais podem aumentar substancialmente a pressão intrapericárdica e impedir de forma importante o preenchimento ventricular. As paredes delgadas e baixas pressões do átrio direito e ventrículo tornam estas câmaras particularmente vulneráveis à compressão cardíaca. Pressões diastólicas (i.e., pressão pulmonar em cunha, pressões diastólicas finais ventriculares esquerda e direita, e pressão atrial direita média) em ambos os lados do coração se equilibram.

A constrição pericárdica ocorre quando as camadas pericárdicas visceral e/ou parietal se tornam fundidas, espessadas, densamente fibrosadas ou inelásticas e formam um invólucro rígido ao redor do coração. O espaço pericárdico pode se tornar totalmente obliterado ou conter pequenas quantidades de fluido (doença efusivo-constritiva). A doença pericárdica constritiva pode ocorrer assimetricamente, o que faz com que um ventrículo seja mais afetado do que o outro; entretanto, os dois ventrículos são geralmente afetados quase que da mesma forma. Uma "batida pericárdica" audível pode ser auscultada durante o preenchimento diastólico inicial e é atribuída a vibrações produzidas pela desaceleração súbita do sangue conforme bate na parede ventricular enclausurada não distensível. Conforme piora a constrição, o débito cardíaco diminui mesmo que a função sistólica seja mantida. A retenção de fluido iniciada pela redução crônica do débito cardíaco contribui ainda mais para a congestão venosa, que é mais comumente manifestada como hepatomegalia e acúmulo de ascite.

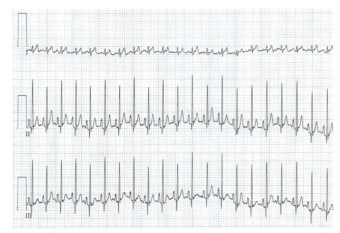

Figura 27.21 Eletrocardiograma de um cão com alternância elétrica com efusão pericárdica. Note o pequeno tamanho do complexo geral e a amplitude variável da onda R. (Cortesia de Dr. M. Miller, VetMed, Phoenix, AZ.)

DIAGNÓSTICO

Apresentação Clínica

Sinais Clínicos

Efusões pericárdicas benignas idiopáticas e neoplásicas são mais comumente observadas em cães de portes grande e gigante. Hemangiossarcoma atrial direito é especialmente comum em cães Pastores-alemães e Golden retrievers (p. 823). A efusão pericárdica idiopática tem sido relatada mais comumente em Golden retrievers, Pastores-alemães e outras raças de cães de grande porte. Tumores do corpo aórtico são mais comuns em cães braquicefálicos idosos. Cães de meia-idade de médio a grande portes são mais comumente afetados por doença pericárdica constritiva; entretanto, a condição é incomum.

Histórico

As queixas ao atendimento associadas à efusão pericárdica incluem fraqueza, letargia, intolerância ao exercício e/ou colapso. Pacientes frequentemente possuem congestão do lado direito, ascite e/ou efusão pleural. A queixa mais comum dos tutores de cães com pericardite constritiva é aumento abdominal. Dispneia, taquipneia, fraqueza, síncope e/ou perda de peso são observadas menos frequentemente. Ocasionalmente, um histórico prévio de efusão pericárdica idiopática é relatado.

Achados de Exame Físico

Achados clínicos estão relacionados com as consequências do tamponamento cardíaco e ICC direita. A tríade clássica de sinais de tamponamento cardíaco (p. ex., pulso arterial rápido e fraco, veias jugulares distendidas e abafamento de bulhas cardíacas) está geralmente presente. Distensão venosa jugular ou refluxo hepatojugular positivo são comumente negligenciados. A aferição da pressão venosa central documentará hipertensão venosa sistêmica e frequentemente excede 10 cmH$_2$O (normal, <5-6 cm H$_2$O). Sons pulmonares (em especial ventralmente) podem estar diminuídos se houver efusão pleural. Outras anormalidades auscultatórias (p. ex., ritmos de galope, sopros cardíacos, arritmias) são incomuns. Ascite, hepatomegalia e/ou edema periférico também podem ser notados.

Embora não sejam observados achados eletrocardiográficos patognomônicos em casos de doenças pericárdicas, várias anormalidades podem ocorrer. A alternância elétrica pode ser registrada em até 50% dos pacientes com efusão pericárdica (Figura 27.21).

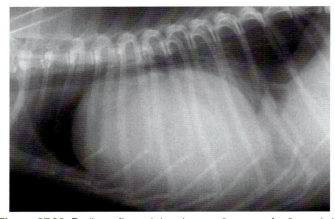

Figura 27.22 Radiografia torácica de um cão com efusão pericárdica. Note o grande coração globoide.

Se presente, a alternância elétrica é fortemente sugestiva de efusão pericárdica. É causada pelo balanço do coração dentro de grandes efusões pericárdicas, e não por alterações na condução dentro do coração, e mais provavelmente ocorrerá em frequências cardíacas entre 90 e 144 batimentos/min. Outros achados que suportam a presença de efusão pericárdica em ECG são diminuição das amplitudes de QRS e elevação do segmento ST. A taquicardia sinusal é o ritmo predominante, embora taquicardias ventriculares não sustentadas possam ocorrer.

Diagnóstico por Imagem

Achados de radiografias torácicas em cães com efusão pericárdica não são sensíveis ou específicos para o diagnóstico de tamponamento cardíaco.[28] A radiografia torácica usualmente demonstra graus variados de aumento globoide (i.e., a silhueta cardíaca perde seus ângulos e cintura e adquire formato globoso) da silhueta cardíaca (Figura 27.22). Evidências radiográficas de congestão ou edema pulmonar, que ajudam a distinguir efusão pericárdica da cardiomiopatia dilatada, não são esperadas. A diminuição da circulação pulmonar é frequentemente observada. Se ocorreu congestão do lado direito, a distensão da veia cava caudal, hepatomegalia, ascite e efusão pleural são usualmente evidentes. Tumores da base cardíaca podem desviar a traqueia, tipicamente cranial à carina, causando um efeito de massa. Achados radiográficos anormais em animais com pericardite constritiva são sutis; a silhueta cardíaca pode estar arredondada. A dilatação da veia cava caudal pode ser evidente.

Fluoroscopia pode demonstrar redução da movimentação cardíaca em animais com efusão pericárdica. A pneumopericardiografia pode ajudar a identificar lesões em massa intrapericárdica, embora esta técnica não seja mais utilizada com o advento do ecocardiograma. A angiografia usualmente demonstrará defeitos de preenchimento ou vascularidade do tumor se a neoplasia for a causa da efusão; ademais, a angiografia demonstrará aumento da distância entre endocárdio e pericárdio típica da efusão pericárdica. Embora estas modalidades sejam confiáveis quando utilizadas apropriadamente, o ecocardiograma suplantou a maioria das indicações de suas utilizações.

A projeção diafragmático-hepática da avaliação focada abdominal e torácica por ultrassonografia para triagem é clinicamente útil no diagnóstico de efusão pericárdica.[29] A aspiração por agulha fina transtorácica guiada por ultrassom de massas cardíacas foi descrita em seis cães com diagnóstico definitivo e somente com complicações discretas.[30]

Ecocardiograma
O diagnóstico definitivo da efusão pericárdica é obtido prontamente pelo ecocardiograma. O pericárdio fibroso é facilmente identificado como uma estrutura ecodensa delgada, e qualquer grau de separação ou espaço livre de ecos entre o pericárdio e estruturas cardíacas subjacentes no ecocardiograma bidimensional ou em modo M é diagnóstico de efusão pericárdica. Ecocardiograma é o procedimento mais confiável para identificação de neoplasias cardíacas primárias; foi observado que a sensibilidade e especificidade para detecção de massas atrial direita ou na base cardíaca foram de 82% e 100%, respectivamente.[31] O diagnóstico específico do tipo tumoral cardíaco com base na localização anatômica ecocardiográfica possui somente precisão moderada.[32] O achatamento do endocárdio ventricular esquerdo durante a diástole e a movimentação septal diastólica (entalhe precoce) e sistólica são frequentemente observados em pacientes com pericardite constritiva. A diferenciação de doença pericárdica constritiva e miopatia restritiva pode ser difícil pelo ecocardiograma.

Achados Laboratoriais
O hemograma pode revelar inflamação, e números elevados de hemácias nucleadas circulantes ou grande número de acantócitos são sugestivos de hemangiossarcoma cardíaco ou esplênico. Anemia e trombocitopenia são também achados comuns e parecem ser mais ainda em cães com efusão pericárdica devido ao hemangiossarcoma. Discretas elevações nas atividades das enzimas hepáticas são a anormalidade bioquímica mais comum.

Enzimas cardíacas podem estar elevadas por conta de isquemia ou invasão miocárdica. Foi observado que a troponina I cardíaca plasmática estava mais elevada em cães com hemangiossarcoma em relação a cães com hemangiossarcomas em outros locais, cães com outros tumores e cães com efusão pericárdica por outras causas. Outras anormalidades podem estar associadas à doença primária ou ICC. Títulos séricos fúngicos (coccidioidomicose) ou testes de ensaio imunoabsorvente ligado à enzima para o vírus da leucemia felina (gatos) podem ser positivos quando a pericardite estiver relacionada com estas infecções. A congestão venosa sistêmica crônica associada à efusão ou constrição pericárdica pode causar disfunção esplênica (hipoesplenismo funcional) e enteropatia perdedora de proteína (linfangiectasia intestinal). O hipoesplenismo pode causar aumento do número de plaquetas ativadas, enquanto a enteropatia perdedora de proteínas pode exacerbar a disfunção esplênica e reduzir os níveis circulantes de antitrombina III. Ambas as condições promovem um estado de hipercoagulabilidade e podem tornar animais afetados predispostos a tromboembolismo pulmonar (TEP). Ácido acetilsalicílico (1-2 mg/kg uma vez por dia), clopidogrel (2-3 mg/kg por via oral uma vez por dia) e heparina de baixo peso molecular (dalteparina; 150 U/kg por via subcutânea a cada 8-12 horas) têm sido utilizados para prevenir TEP em cães com risco, mas seu valor é incerto (Quadro 29.1).

> **NOTA** O tromboembolismo pulmonar deve ser considerado provável em cães com doença pericárdica com efusão, particularmente aqueles com constrição, que exibem angústia respiratória súbita e severa.

A análise citológica e microbiológica deve ser realizada no líquido pericárdico. Um exsudato inflamatório no exame citológico sugere pericardite infecciosa. O organismo causador pode ser visível no exame citológico ou ser identificado por culturas bacterianas ou fúngicas. Pode haver forte suspeita de PIF com base na sorologia ou reação em cadeia da polimerase por transcrição reversa realizada no líquido pericárdico (e não no sangue).

> **NOTA** Avise o laboratório se houver suspeita de coccidioidomicose, pois é perigosa a tentativa de cultivo deste organismo.

Efusões neoplásicas são usualmente sanguinolentas (i.e., caracterizadas por grande número de hemácias e números variáveis de neutrófilos e células mononucleares). A citologia não é confiável para identificação de efusões neoplásicas porque tanto falso-positivos como falso-negativos ocorrem; a reatividade de células mesoteliais é observada em cães com pericardite idiopática e naqueles com mesotelioma. A efusão pericárdica idiopática causa uma efusão sanguinolenta que é difícil de distinguir de efusões neoplásicas somente pela análise do líquido. A análise do líquido identificou uma causa específica em somente 20 de 250 (7,7%) cães com efusão pericárdica; entretanto, a utilidade diagnóstica da citologia aumentou para 20,3% quando o hematócrito do líquido era <10%.[33] A utilização do pH do líquido para diferenciar entre efusões pericárdicas neoplásicas e idiopáticas tem sido sugerida; entretanto, foi observado que é um indicador pouco confiável na maioria dos estudos. A cirurgia exploratória ou toracoscopia e histopatologia podem ser necessárias para diagnosticar definitivamente efusões pericárdicas neoplásicas ou idiopáticas.

DIAGNÓSTICO DIFERENCIAL
Além da efusão pericárdica, diferenciais para um coração com aparência globoide em radiografias torácicas incluem cardiomiopatia dilatada e hérnia diafragmática peritônio-pericárdica (p. 931). A última pode estar associada à efusão pericárdica, particularmente quando o fígado estiver herniado. A ultrassonografia é utilizada para detectar incongruidades na silhueta diafragmática e identificar conteúdo abdominal dentro do saco pericárdico. O ecocardiograma diferencia aumento cardíaco generalizado de efusão pericárdica. Se não houver disponibilidade do ecocardiograma, a angiografia não seletiva pode ser utilizada.

MANEJO CLÍNICO
A pericardiocentese é o tratamento de escolha para a estabilização inicial de cães e gatos com efusão pericárdica e tamponamento cardíaco. Quando realizada apropriadamente, a pericardiocentese está associada a complicações mínimas. Deve ser tentada em animais sintomáticos com suspeita de efusão pericárdica, mesmo se o ecocardiograma não estiver disponível para confirmar o diagnóstico.

> **NOTA** Monitore o eletrocardiograma durante a pericardiocentese, pois o contato inadvertido com o coração usualmente causa complexos ventriculares prematuros.

QUADRO 27.7 Sedação Durante Pericardiocentese em Cães

Hidromorfona
0,05-0,2 mg/kg IV PRN

Oximorfona
0,1-0,2 mg/kg IV PRN

Fentanila
0,005-0,01 mg/kg IV PRN

Midazolam[a]
0,2 mg/kg IV
Evite acepromazina, propofol e alfa-2-agonistas.

[a]Considere adicionar um opioide se o paciente ainda estiver ansioso.
IV, intravenoso; PRN, conforme necessário.

Raspe e prepare cirurgicamente uma grande área do hemitórax direito (esterno até o meio do tórax, terceira à oitava costela). Realize um bloqueio local com lidocaína e, se necessário, sede o animal (p. ex., hidromorfona, fentanila; Quadro 27.7). Infiltre a pleura com lidocaína, já que a penetração pleural causa desconforto significativo. Posicione o animal em decúbito esternal (preferivelmente) ou lateral, dependendo de seu comportamento. Pericardiocentese pode ser realizada no animal em estação, mas a contenção adequada é essencial para prevenir punção cardíaca ou laceração pulmonar. Determine o local de punção com base na localização do coração em radiografias torácicas. Ele está localizado mais comumente entre o quarto e quinto espaços intercostais na altura da junção costocondral. Conecte uma agulha de calibres 14 a 18 ou cateter a uma torneira de três vias, equipo e seringa para permitir constante pressão negativa aplicada durante a inserção e drenagem. Assim que o cateter for inserido através da pele, aplique pressão negativa. Se houver efusão pleural, esta será notada imediatamente ao se adentrar a cavidade torácica. A efusão pleural associada à cardiopatia é usualmente de coloração clara a amarela pálida. Avance o cateter até que tenha contato com o pericárdio e seja notada uma sensação de arranhar. Então avance levemente o cateter para penetrar o pericárdio. Pare de avançar o cateter assim que for obtido líquido. Remova a agulha imediatamente se houver contato com o epicárdio e se a movimentação cardíaca for sentida através da agulha.

O guia ultrassonográfico é raramente necessário quando a pericardiocentese é realizada, a menos que o volume de fluido seja pequeno ou se estiver compartimentalizado; entretanto, dada a ampla disponibilidade desta modalidade, é sugerida a aspiração do saco pericárdico guiada por ultrassom. A pericardiocentese causa melhora clínica imediata em animais com tamponamento cardíaco. O pulso fica mais lento e forte conforme é removido volume adequado de efusão. A efusão pericárdica pode usualmente ser diferenciada de sangue periférico pelo fato de raramente coagular e pelo hematócrito ser significativamente inferior ao do sangue periférico. Aproximadamente 50% dos cães com efusão idiopática são tratados com sucesso por uma ou mais pericardiocenteses; outras causas podem necessitar de pericardiectomia. A efusão pode reacumular rapidamente (dentro de alguns dias) ou não recorrer por meses ou até vários anos. Em pacientes que necessitem de mais de duas centeses dentro de alguns poucos meses, a pericardiectomia subfrênica é usualmente indicada. Embora doses anti-inflamatórias de prednisolona e diuréticos sejam comumente administradas a cães com efusão pericárdica idiopática, nenhum estudo controlado confirmou a eficácia destas terapias. A terapia diurética pode colocar o animal em risco maior, pela diminuição da pré-carga, se houver a possibilidade de recidiva de tamponamento cardíaco. A pericardiectomia subtotal é usualmente curativa em cães com efusão pericárdica idiopática. Efusões ou constrição pericárdica recorrentes são possíveis sequelas tardias de efusões idiopáticas se não for realizada a pericardiectomia.

Recentes pesquisas sobre a utilização de Yunnan Baiyao (erva chinesa utilizada para redução de hemorragias) e ácido épsilon-aminocaproico (antifibrinolítico) em cães com massas atriais direitas e efusão pericárdica não observaram atraso significativo na recorrência dos sinais clínicos ou melhora da sobrevida.[34]

TRATAMENTO CIRÚRGICO

Embora alívio temporário do tamponamento cardíaco seja ocasionado pela pericardiocentese, o alívio em longo prazo da efusão pericárdica frequentemente requer pericardiectomia. A pericardiectomia pode ser realizada por toracotomia intercostal (p. 890) ou esternotomia média (p. 891), ou ser realizada por toracoscopia. As preocupações de que a remoção de somente uma pequena porção do pericárdio pudesse permitir que o pericárdio restante aderisse ao coração e causasse recidiva da efusão pericárdica não foram levantadas em casos de pericardiectomia por toracoscopia. Em um estudo de 2013, cães com efusão pericárdica idiopática tratados com pericardiectomia subtotal por toracotomia tiveram intervalo livre da doença e tempo de sobrevida bem mais longos quando comparados a cães tratados por procedimento de janela pericárdica por toracoscopia.[35] Entretanto, um estudo menor mais recente observou que a criação toracoscópica de uma janela pericárdica em cães com efusão pericárdica idiopática forneceu bom controle em longo prazo com tempo de sobrevida médio de 635 dias.[36]

Em casos de toracotomia aberta, é tecnicamente mais fácil realizar uma pericardiectomia através de esternotomia média porque o acesso a ambos os lados do coração e ambos os nervos frênicos é fornecido por esta abordagem. Se houver suspeita de hemangiossarcoma atrial direito, uma toracotomia no quinto espaço intercostal direito ou esternotomia média devem ser utilizados. A remoção de tumores do átrio direito pode ser obtida igualmente bem com ambas abordagens (p. 825) e também foi alcançada por toracoscopia.[37] Quemodectomas podem surgir na base cardíaca esquerda ou direita. A pericardiectomia nestes casos deve ser realizada através de toracotomia no lado onde houver a suspeita da localização da maior parte do tumor. Se não for identificada neoplasia cardíaca antes da cirurgia, e se houver suspeita de efusão pericárdica idiopática, então deve ser realizada pericardiectomia através de toracotomia direita ou esternotomia média, para que o átrio direito possa ser avaliado e ressecconado, se necessário. Embora a pericardiectomia total possa ser realizada, a pericardiectomia subfrênica é usualmente adequada para animais com efusão pericárdica. A pericardiectomia total pode ser indicada em alguns animais com neoplasia ou processos infecciosos do pericárdio. A pericardiectomia total é mais bem realizada a partir de uma abordagem por esternotomia média.

A pericardiectomia é a terapia de escolha para pericardite constritiva. Complicações associadas à cirurgia incluem o desenvolvimento de arritmias (mais notavelmente fibrilação atrial ou taquicardia ventricular). O resultado com cirurgia depende da severidade da causa subjacente. Se o pericárdio visceral (epicárdio) estiver envolvido de forma significativa, o resultado cirúrgico é menos favorável. A decorticação epicárdica pode ser necessária.

Manejo Pré-cirúrgico

Se houver quantidades hemodinamicamente significativas de efusão pericárdica (i.e., tamponamento cardíaco evidenciado por distensão da veia jugular, ascite e/ou efusão pleural), o animal deve ser submetido à pericardiocentese pré-cirúrgica. Causas metabólicas de efusão pericárdica (p. ex., hipoproteinemia) devem ser descartadas. Anormalidades eletrolíticas e acidobásicas (p. ex., associadas a altas doses de diuréticos) devem ser corrigidas antes da indução anestésica.

Anestesia

Consulte a p. 788 para o manejo anestésico de pacientes cardiopatas. Antes da anestesia, a pericardiocentese melhorará substancialmente os sinais clínicos. Como a efusão pericárdica não pode ser removida completamente e pode retornar de modo rápido, deve ser lembrado que estes pacientes ainda estão comprometidos (Tabela 27.1). Seu débito cardíaco é muito dependente da frequência cardíaca, e deve haver cuidado para evitar quedas na frequência cardíaca e pressão sanguínea. A bradicardia deve ser tratada com um anticolinérgico (i.e., atropina, glicopirrolato), e a pressão sanguínea deve ser tratada com *bolus* de efedrina. Se necessário, epinefrina, dobutamina ou isoproterenol podem ser utilizados em pacientes severamente comprometidos e instáveis com constrição pericárdica. A cetamina é uma excelente escolha para indução por conta de sua estimulação simpática. O propofol deve ser evitado devido à hipotensão e à diminuição na contratilidade miocárdica que ele causa. A fentanila e o midazolam são pré-medicações excelentes. A fentanila em infusão contínua pode ser mantida nos períodos trans e pós-cirúrgicos. Deve haver cuidado quando o coração for manipulado porque podem ocorrer arritmias ou hipotensão. No paciente instável, evite ventilação mecânica se possível. A ventilação por pressão positiva destes pacientes pode adicionar a pressão necessária à cavidade torácica para diminuir a pré-carga. Durante a pericardiocentese ou antes da abertura do tórax, se o paciente for capaz de respirar espontaneamente, deixe ele fazê-lo. Ademais, evite a PEEP. Esta é uma das poucas situações em que é contraindicada; ela não deve ser utilizada até que a pressão ao redor do coração seja resolvida. A intubação brônquica unilateral ou ventilação alternante de um pulmão pode ser feita em casos de pericardiectomia toracoscópica realizada por uma abordagem lateral. Evite a administração de alfa-agonistas e acepromazina.

Anatomia Cirúrgica

O pericárdio envolve o coração em um saco resistente com extensões que encobrem as origens da aorta ascendente, artéria pulmonar, veias pulmonares distais e veias cavas. A adventícia das grandes artérias se mistura ao tecido fibroso do pericárdio, formando fortes ligamentos. O pericárdio está firmemente conectado ao diafragma pelo ligamento pericardiofrênico. O pericárdio é composto por duas camadas: uma camada externa fibrosa e uma membrana serosa interna composta por uma camada única de células mesoteliais. A camada serosa interna forma o epicárdio ou pericárdio visceral. Ele volta sobre si mesmo para delinear a camada fibrosa externa, e em conjunto formam o pericárdio parietal.

A cavidade pericárdica é preenchida por uma quantidade variável de líquido pericárdico. Este líquido é um ultrafiltrado do soro que contém entre 1,7 e 3,5 g/dL de proteínas e possui pressão osmótica coloidal de aproximadamente 25% daquela do soro. O volume de fluido pericárdico presente em cães normais varia de 1 a 15 mL. A drenagem linfática do pericárdio é semelhante àquela do miocárdio, sendo que a maior parte da drenagem é realizada por vasos linfáticos epicárdicos, e não pelo pericárdio parietal. Funções atribuídas ao pericárdio incluem a capacidade de manter o coração anatomicamente e impedir movimentação excessiva associada a alterações na posição corporal, redução na fricção entre o coração e estruturas circundantes, e prevenção de extensão de infecções ou neoplasias oriundas do espaço pleural.

Posicionamento

O animal deve ser posicionado em decúbito lateral para toracotomia intercostal ou em decúbito dorsal para esternotomia média. Uma área suficientemente grande deve ser preparada para permitir a implantação transcirúrgica de um tubo de toracostomia.

TÉCNICA CIRÚRGICA

Pericardiectomia parcial, subtotal ou total pode ser realizada, dependendo da causa subjacente e da abordagem cirúrgica (toracotomia, esternotomia ou toracoscopia) escolhida.

Pericardiectomia Subfrênica (Subtotal) por Toracotomia Direita

Após abrir o tórax, abra o pericárdio e submeta amostras do fluido para avaliação microbiológica, cultura fúngica e/ou citologia, se indicado. Faça uma incisão em formato de T no pericárdio a partir da base cardíaca até o ápice e através da base cardíaca ventral ao nervo frênico (Figura 27.23A). Estenda a incisão circunferencial na base cardíaca ao redor da veia cava, com cuidado para não violar as paredes do vaso (Figura 27.23B). Peça para um auxiliar elevar o coração e retraí-lo conforme a incisão circunferencial é estendida até o lado oposto (Figura 27.23C). Tenha cuidado para não lesar o nervo frênico contralateral. Divida o ligamento pericardiofrênico por cautério ou entre nós (Figura 27.23D). Verifique os remanescentes do pericárdio para garantir que não haja hemorragia. Submeta o pericárdio a análises histológicas. Posicione um tubo de toracostomia antes do fechamento do tórax. Pode ser necessário somente remover o pericárdio em um lado bem abaixo do nervo frênico. A remoção de grandes quantidades de pericárdio parece ser somente necessária se o pericárdio estiver comprometido.

Pericardiectomia Total

Utilizando dissecção romba, eleve cuidadosamente os nervos frênicos a partir do saco pericárdico. Faça uma incisão longitudinal no saco pericárdico e realize a ressecção do pericárdio o mais próximo possível da base do coração. Implante um tubo de toracostomia antes do fechamento do tórax.

Pericardiectomia Toracoscópica

A pericardiectomia por toracoscopia requer assistência por vídeo e pode ser realizada por abordagem lateral ou subxifoide; a última é descrita a seguir. Posicione o paciente em decúbito dorsal, inclinando algumas vezes 10 a 15 graus para a esquerda, ou em decúbito lateral esquerdo, dependendo da sua preferência. Tipicamente, posicione o acesso para observação na região subesternal (paraxifoide), acessando o tórax no lado direito do paciente. Se o paciente for grande o suficiente, a colocação de um telescópio cirúrgico (i.e., um telescópio com 10 mm de diâmetro com canal de biópsia de 5 mm através dele) nesta posição permite que o acesso seja utilizado simultaneamente para observar e manipular o pericárdio. Usualmente posicione dois acessos auxiliares no lado direito, mas um pode ser colocado na direita e outro, na esquerda (a última requer a realização

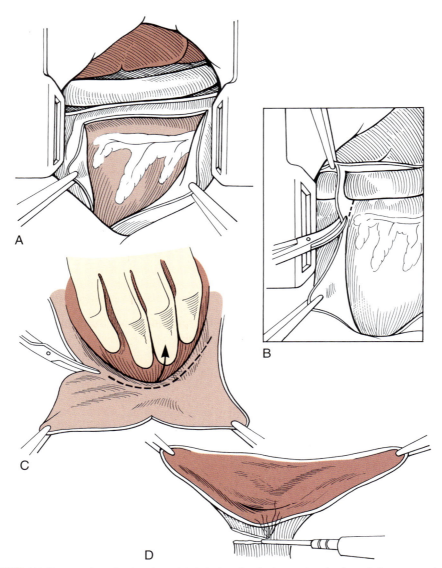

Figura 27.23 (A) Para pericardiectomia subtotal através de toracotomia do quinto espaço intercostal direito, incise o epicárdio vertical e horizontalmente ventral ao nervo frênico direito. (B) Estenda a incisão ao redor da veia cava, com cuidado para identificar a parede do vaso ao realizar a incisão. (C) Retraia gentilmente o coração e estenda a incisão através do lado esquerdo, ventral ao nervo frênico esquerdo. (D) Divida o ligamento pericardiofrênico com cautério ou entre ligaduras. A remoção de porções menores do pericárdio pode ser igualmente efetiva.

de uma grande janela no mediastino). É útil posicionar acessos na altura da junção costocondral ou acima dela (a partir da perspectiva do endoscopista) (i.e., ventral à junção costocondral a partir da perspectiva do cão) para minimizar a chance de dificuldade de visualização pelos pulmões inflados. Posicione os acessos ao redor do sexto e nono espaços intercostais (isso pode variar, com base nas necessidades de determinado animal). Utilize pinças Babcock, hemostática, tesouras, eletrocautério e/ou dispositivo de vedação de vasos bipolar para realizar uma grande abertura no mediastino caso seja necessário melhorar a visualização, puxar o pericárdio e incisar e ressecionar uma porção (3 × 3 cm) de pericárdio (Figura 27.24). Se possível, abra o pericárdio suficientemente até que possa visualizar o átrio direito e ver massas atriais que não tenham sido previamente detectadas ou proliferações intrapericárdicas difusas. Tenha cuidado para evitar cortar o nervo frênico. Posicione um tubo de toracostomia após o procedimento.

MATERIAIS DE SUTURA E INSTRUMENTOS ESPECIAIS

Eletrocautério ou um dispositivo de vedação de vasos (p. ex., LigaSure®, Medtronic®) são úteis para pericardiectomia a fim de diminuir a hemorragia trans e pós-cirúrgica. O pericárdio inflamado frequentemente possui número maior de vasos sanguíneos, e hemorragia importante pode ocorrer após pericardiectomia caso estes vasos não sejam cauterizados ou ligados.

CUIDADO E AVALIAÇÃO PÓS-CIRÚRGICOS

O tubo de toracostomia deve ser aspirado a cada hora inicialmente e o volume de efusão pleural, quantificado. Após 4 a 6 horas, a frequência de drenagem pode ser diminuída a cada 2 a 4 horas. Assim que a efusão pleural diminuir a níveis consistentes com aqueles

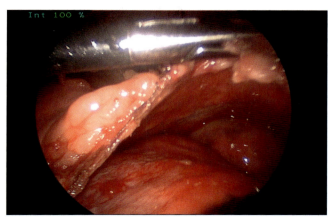

Figura 27.24 Visão toracoscópica subxifoide da criação de uma janela pericárdica em um cão com efusão pericárdica devido à massa na base cardíaca; o saco pericárdico é pinçado com pinças Babcock.

causados pelo tubo de toracostomia, este pode ser removido. Se o paciente desenvolver angústia respiratória aguda sem evidências de efusão pleural ou infiltrados pulmonares significativos sugestivos de edema pulmonar, deve haver a suspeita de TEP. A oxigenoterapia pode ser benéfica em tais casos. Se for diagnosticado TEP, agentes trombolíticos podem ser utilizados, mas seu valor terapêutico é incerto (Quadro 29.1). A dor pós-cirúrgica deve ser tratada com opioides sistêmicos (Tabelas 13.2 e 13.3) e técnicas anestésicas locais (Capítulo 13 e Quadro 30.2).

PROGNÓSTICO

Pericardiectomia é paliativa em casos de efusão pericárdica neoplásica e curativa para casos de efusão pericárdica idiopática. A taxa de metástase é de 50 a 66% independentemente do tipo de tumor, mas a terapia paliativa em longo prazo é possível para tumores que não sejam hemangiossarcomas. Cães com mesotelioma que foram submetidos à pericardiectomia subfrênica sobrevivem em 80% dos casos por mais de 1 ano. A quimioterapia intracavitária pode ser considerada como terapia adjuvante em casos de mesotelioma para possíveis tempos de remissão mais longos.

Quemodectomas são tumores de crescimento lento, e a terapia paliativa em longo prazo com pericardiectomia e excisão da massa primária é possível. Independentemente da presença ou ausência de efusão pericárdica no momento da cirurgia, cães com tumores de corpo aórtico sobrevivem significativamente por mais tempo se uma pericardiectomia for realizada (sobrevida média, 730 dias) do que se não for feita (sobrevida média, 42 dias).

Para cães com hemangiossarcomas cardíacos, a sobrevida média é de aproximadamente 4 meses com pericardiectomia, com ou sem ressecção do tumor auricular direito. Cães que apresentam colapso possuem tempos de sobrevida significativamente mais curtos que aqueles que não apresentam.

NEOPLASIA CARDÍACA

DEFINIÇÕES

Neoplasia cardíaca inclui qualquer condição neoplásica que envolva o coração, grandes vasos ou pericárdio. Sinonímias para hemangiossarcomas incluem *angiossarcomas* e *hemangioendoteliomas malignos*. Tumores que surgem a partir de quemorreceptores dos corpos aórticos também têm sido denominados como *quemodectomas, tumores da base cardíaca, adenomas ou carcinomas de corpos aórticos,* ou *parangangliomas não cromafins*.

CONSIDERAÇÕES GERAIS E FISIOPATOLOGIA CLINICAMENTE RELEVANTE

Neoplasias cardíacas são relativamente incomuns em pequenos animais. As neoplasias cardíacas mais importantes em cães são o hemangiossarcoma atrial direito e quemodectoma da base cardíaca. Hemangiossarcoma é o tumor cardíaco mais comum, ocorrendo quase 10 vezes com maior frequência do que o segundo tumor mais comum, o tumor de corpo aórtico. Uma variedade de neoplasias primárias intramurais e intracavitárias foi relatada em cães, incluindo hemangiossarcoma, fibrossarcoma, condrossarcoma, rabdomiossarcoma, carcinoma tireoidiano ectópico, fibroma e mixoma. Linfossarcoma e neoplasias metastáticas são as causas mais frequentes de neoplasia cardíaca em gatos.

O átrio direito é um local primário comum de hemangiossarcomas e corresponde a 40% a 50% dos casos caninos de hemangiossarcomas. Outros locais cardíacos primários relatados para hemangiossarcoma incluem a parede livre ventricular direita, o septo interventricular e a artéria pulmonar principal. Hemangiossarcomas cardíacos primários não foram ainda descritos em gatos, mas a metástase ao coração já foi relatada.

Quemodectomas podem surgir a partir de corpos aórticos na base do coração (p. ex., entre aorta e artéria pulmonar, entre aorta e átrio direito, entre artéria pulmonar e átrio esquerdo) ou a partir de corpos carotídeos no pescoço. Quemodectomas de corpo aórtico correspondem a aproximadamente 80% dos quemodectomas e ocorrem em cães idosos. Quemodectomas acometem raramente gatos. Morar em altas altitudes e hipoxia crônica provavelmente aumentam o risco de desenvolvimento destes tumores. Quemodectomas podem causar efusão pericárdica, o que provavelmente é responsável pela apresentação clínica mais comum desta doença. Entretanto, quemodectomas frequentemente ocorrem como achado incidental em cães idosos submetidos à radiografia torácica ou ecocardiograma por outras razões. Adenomas tireoidianos ectópicos e carcinomas correspondem a aproximadamente 5 a 10% de todos os tumores da base cardíaca em cães.

DIAGNÓSTICO

Apresentação Clínica

Sinais Clínicos

Cães Pastores-alemães e Golden retrievers foram identificados como tendo maior risco de desenvolvimento de hemangiossarcoma. Boxers, Buldogues ingleses e Boston terriers são as raças mais predispostas ao desenvolvimento de quemodectomas.

Histórico

Animais com neoplasias cardíacas podem ser trazidos para atendimento para avaliação de dispneia, tosse, síncope ou ICC, ou podem ser assintomáticos.

Achados de Exame Físico

A apresentação clínica mais comum em casos de hemangiossarcoma atrial direito é o tamponamento cardíaco agudo ou crônico, resultado da hemorragia intrapericárdica (ver a seção sobre efusão pericárdica, p. 817). Animais com quemodectomas podem ser levados para atendimento para avaliação de ICC, sinais de tamponamento cardíaco ou efusão pleural, ou podem ser assintomáticos.

Diagnóstico por Imagem

Radiografias torácicas de animais com quemodectomas podem revelar elevação dorsal da traqueia terminal, efusão pleural ou pericárdica, edema pulmonar ou aumento da densidade peri-hilar. A angiografia seletiva identificou quemodectomas caninos. O ecocardiograma possui altas sensibilidade e especificidade para identificação de massas no átrio direito e base cardíaca (Figura 27.25). Entretanto, o diagnóstico específico presuntivo do tipo de tumor cardíaco com base na localização anatômica ecocardiográfica é apenas moderadamente preciso.[31] A tomografia computadorizada com ou sem reconstrução tridimensional pode ser útil para identificar a extensão da doença, assim como para facilitar o planejamento da radioterapia (Figura 27.26).

Achados Laboratoriais

Anormalidades laboratoriais específicas não são observadas em casos de neoplasia cardíaca. A análise citológica do fluido pericárdico não diferencia de maneira confiável efusões pericárdicas neoplásicas de idiopáticas p. 817).

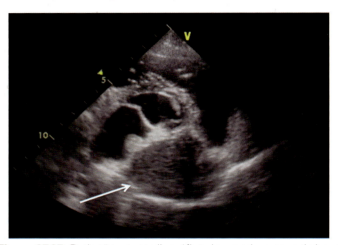

Figura 27.25 Projeção ecocardiográfica de grande massa da base cardíaca (seta) em um Labrador retriever de 9 anos.

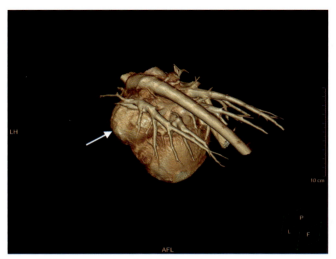

Figura 27.26 Reconstrução tridimensional por tomografia computadorizada do coração do mesmo cão da Figura 27.25; a massa da base cardíaca está designada pela seta.

DIAGNÓSTICO DIFERENCIAL

Neoplasias cardíacas devem ser diferenciadas de outras causas de efusão pericárdica (p. 819), ICC e arritmias cardíacas. A biópsia endomiocárdica pode ser utilizada para confirmar um diagnóstico definitivo de neoplasia intracardíaca. Diferenciais para massas radiográficas próximas à base cardíaca incluem linfadenopatia hilar, aumento atrial esquerdo, tecido tireoidiano ou paratireoidiano aberrante, e pleurite fibrosante ou pericardite.

MANEJO CLÍNICO

Diversas estratégias quimioterápicas podem ser utilizadas em casos de neoplasias cardíacas (como terapia primária ou como adjuvante da cirurgia). Doxorrubicina mais ciclofosfamida e vincristina têm sido utilizadas na tentativa de terapia paliativa em casos de hemangiossarcoma cardíaco, mas tiveram efeitos mínimos na sobrevida.

TRATAMENTO CIRÚRGICO

Pericardiectomia e excisão de tumor atrial direito são paliativos para hemangiossarcomas atriais (ver discussão posterior na seção Prognóstico). Pericardiectomia subtotal toracoscópica e ressecção de massa atrial direita já foram relatadas em cães.[36] Quemodectomas são altamente vascularizados, de crescimento lento e moderadamente invasivos. A excisão cirúrgica de quemodectomas de corpo aórtico é possível dependendo do tamanho, da localização e do grau de invasividade do tumor. Entretanto, vários animais com quemodectomas e sinais clínicos associados à efusão pericárdica são beneficiados pela pericardiectomia sem excisão tumoral.

A excisão cirúrgica de tumores cardíacos primários intramurais ou intracavitários foi tentada raramente em pequenos animais. A excisão cirúrgica de tumores cardíacos primários bem definidos utilizando oclusão do influxo ou derivação cardiopulmonar é possível em casos selecionados. Entretanto, por conta da alta incidência de malignidade da maioria dos tumores cardíacos primários, achados ecocardiográficos, angiográficos e da biópsia endomiocárdica devem ser considerados cuidadosamente quando casos apropriados forem selecionados para cirurgia.

Manejo Pré-cirúrgico

Radiografias ou ultrassonografias abdominais devem ser realizadas antes da cirurgia para detectar neoplasias intra-abdominais concomitantes (especialmente hemangiossarcomas esplênicos). Se quantidades hemodinamicamente significativas de efusão pericárdica estiverem presentes (p. ex., tamponamento cardíaco evidenciado por distensão da veia jugular, ascite e/ou efusão pleural), a pericardiocentese deve ser realizada antes da cirurgia.

Anestesia

Consulte a p. 788 para manejo anestésico de pacientes cardiopatas.

Anatomia Cirúrgica

Consulte a p. 794 para anatomia cirúrgica do coração.

Posicionamento

O animal é posicionado em decúbito dorsal para esternotomia média (p. 891) ou em decúbito lateral para toracotomia intercostal (p. 890). Uma área suficientemente generosa deve ser preparada para permitir implantação transcirúrgica de um tubo de toracostomia.

TÉCNICA CIRÚRGICA

Hemangiossarcoma Atrial Direito

Realize uma esternotomia média ou toracotomia em quarto espaço intercostal. Pince o apêndice atrial com uma pinça vascular tangencial e excise o apêndice (Figura 27.27). Feche a incisão da atriotomia com um padrão de sutura em colchoeiro contínuo. Remova a pinça vascular e reforce a sutura da incisão com um padrão de sutura contínuo simples. Realize uma pericardiectomia se houver efusão pericárdica (p. 821). De forma alternativa, o apêndice atrial direito pode ser excisado com um instrumento de grampeamento toracoabdominal ou um grampeador Endo GIA® por toracoscopia.

Quemodectoma

A abordagem cirúrgica para remoção de quemodectomas depende da localização suspeita do tumor.

Disseque o tumor das paredes dos grandes vasos e átrios. Tenha cuidado para impedir a ruptura destas estruturas durante a dissecção. Utilize eletrocautério para diminuir a hemorragia durante a excisão destes tumores altamente vascularizados. Realize uma pericardiectomia subtotal (p. 821) independentemente da presença ou não de efusão pericárdica.

MATERIAIS DE SUTURA E INSTRUMENTOS ESPECIAIS

Uma pinça vascular tangencial é útil para excisão de hemangiossarcomas atriais direitos. O fechamento do átrio direito pode ser alcançado com fios de polipropileno (p. ex., 4-0 Prolene® ou Surgipro®).

CUIDADO E AVALIAÇÃO PÓS-CIRÚRGICOS

O animal deve ser monitorado cuidadosamente por conta de hemorragias pós-cirúrgicas (efusão pleural). Arritmias são comuns, e o eletrocardiograma deve ser monitorado durante 36 a 72 horas no período pós-cirúrgico. A dor pós-cirúrgica deve ser tratada com opioides sistêmicos (Tabelas 13.2 e 13.3) e técnicas anestésicas locais (Capítulo 13 e Quadro 30.2).

PROGNÓSTICO

O prognóstico para casos de hemangiossarcoma atrial direito é geralmente pobre; entretanto, cirurgia mais quimioterapia adjuvante melhorou a sobrevida. Micrometástases são consideradas presentes em virtualmente todos os casos no momento do diagnóstico. Pericardiectomia e excisão do átrio direito são paliativas. A sobrevida média após somente cirurgia é de aproximadamente 4 meses.

A sobrevida em longo prazo de até vários anos é possível após remoção cirúrgica de um quemodectoma de corpo aórtico. Em animais idosos com quemodectoma assintomático incidental, os riscos da excisão cirúrgica devem ser pesados contra a probabilidade de que o tumor terá crescimento lento e pode permanecer assintomático durante um longo tempo.

BRADICARDIA

DEFINIÇÕES

Bradicardia é a frequência cardíaca que está mais lenta do que o normal. Bradicardia pode ser fisiológica (p. ex., bradicardia sinusal) ou resultar de uma série de distúrbios patológicos, incluindo síndrome do nó doente, parada atrial ou bloqueio AV com escape ventricular.

CONSIDERAÇÕES GERAIS E FISIOPATOLOGIA CLINICAMENTE RELEVANTE

A bradicardia pode resultar de causas extrínsecas, tais como tônus vagal exacerbado ou desequilíbrio eletrolítico, ou de distúrbios degenerativos intrínsecos do coração. A bradicardia sinusal resulta de um predomínio da influência parassimpática (algumas vezes associada à doença craniana ou abdominal) e é frequentemente acompanhada por outros ritmos mediados pela via parassimpática (p. ex., arritmia sinusal, marca-passo migratório, bloqueio AV de segundo grau de baixo grau). É geralmente considerada um ritmo fisiológico em vez de patológico.

A parada atrial (Figura 27.28A) ocorre quando os átrios falham em conduzir um impulso elétrico. O impulso cardíaco pode surgir no nó sinusal e ser conduzido até o nó AV por vias internodais nos átrios (i.e., ritmo sinoventricular), ou um ritmo de escape pode

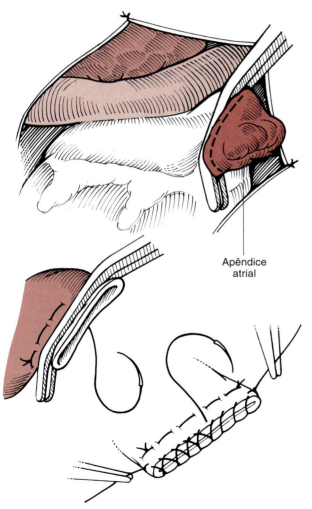

Figura 27.27 Para ressecção de hemangiossarcoma atrial direito, coloque a pinça vascular tangencial através da base da aurícula direita e excise tumor e aurícula. Realize suturas em colchoeiro horizontais contínuas por trás da pinça vascular. Remova a pinça e reforce a sutura sobre a incisão com sutura simples contínua.

826 **PARTE DOIS** Cirurgia de Tecidos Moles

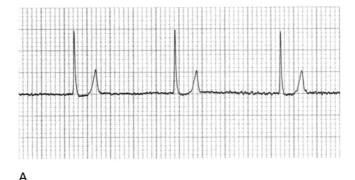

A

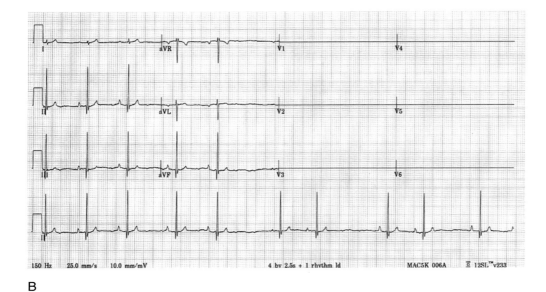

B

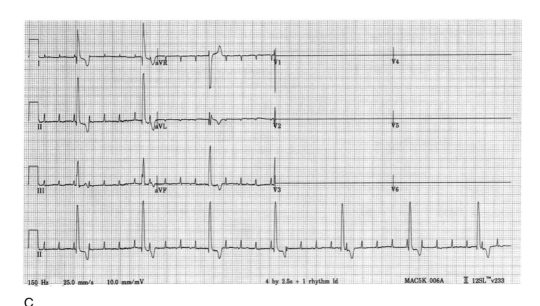

C

Figura 27.28 Eletrocardiogramas de cães com (A) parada atrial, (B) bloqueio atrioventricular (AV) de primeiro grau, (C) bloqueio AV de terceiro grau, e

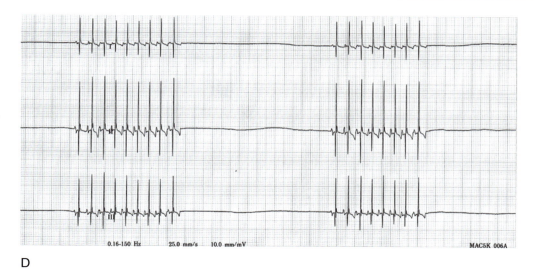

Figura 27.28 (Cont.) (D) bradicardia-taquicardia associada à síndrome do nó doente. (Cortesia de Dr. M. Miller, VetMed, Phoenix, AZ.)

ocorrer. A parada atrial transitória é causada por hiperpotassemia. A parada atrial persistente ocorre como resultado da síndrome da distrofia muscular hereditária envolvendo os átrios cardíacos, ventrículos e músculos esqueléticos escapuloumerais.

O bloqueio é resultado de um atraso ou bloqueio de condução do impulso cardíaco através do nó AV. O bloqueio AV de primeiro grau, que ocorre como prolongamento da condução através do nó AV, usualmente resulta da influência parassimpática exagerada no nó AV (Figura 27.28B). O bloqueio AV de segundo grau (incompleto) é caracterizado por falha intermitente da condução do impulso através do nó AV. O bloqueio AV de segundo grau de baixo grau (infrequente) usualmente resulta de influência parassimpática exacerbada sobre o nó AV. O bloqueio AV de segundo grau de alto grau (frequente) é mais provavelmente resultado de doença intrínseca do nó AV. O bloqueio AV de terceiro grau (completo) (Figura 27.28C) é observado como uma falha completa de condução através do nó AV e implica fortemente doença degenerativa intrínseca ou infiltrativa do nó AV. O bloqueio AV de terceiro grau causa dissociação AV completa e desenvolvimento de ritmo de escape ventricular lento. O resultado é um débito cardíaco baixo e não responsivo.

Pausas sinusais frequentes e longas podem resultar de degeneração e mau funcionamento do nó sinusal (Figura 27.28D). *Síndrome do nó doente,* que é o resultado clínico do mau funcionamento do nó sinusal, é caracterizada por episódios frequentes de síncope ou quase síncope. A síndrome do nó doente pode também ser acompanhada por taquicardia supraventricular frequente.

DIAGNÓSTICO

Apresentação Clínica

Sinais Clínicos

Springer spaniels ingleses e gatos Siameses são predispostos à parada atrial persistente. Cães de raças pequenas, particularmente Schnauzers miniatura, são predispostos à síndrome do nó doente. O bloqueio AV de terceiro grau ocorre em todas as raças. O Labrador retriever é a raça que mais comumente recebe marca-passo artificial.

Histórico

Sinais devido à bradicardia incluem fraqueza, intolerância ao exercício, colapso e síncope. A duração relativamente curta dos episódios

> **QUADRO 27.8 Teste de Resposta à Atropina ou ao Glicopirrolato**
>
> Administre 0,02-0,04 mg/kg de atropina SC ou IM; espere 15-20 min, então verifique novamente o ritmo cardíaco, *ou*
> Administre 0,01 mg/kg de glicopirrolato SC ou IM; espere 15-20 min, então verifique novamente o ritmo cardíaco

IM, intramuscular; *SC,* subcutâneo.

de síncope (usualmente apenas alguns segundos) e a ausência de atividade motora tônico-clônica ou sinais de pós-ictais podem ajudar a distinguir a síncope de convulsões neurológicas. Entretanto, episódios de síncope e neurológicos podem algumas vezes ser difíceis de distinguir, necessitando, em algumas ocasiões, de monitoramento por ECG para o diagnóstico definitivo.

Achados de Exame Físico

A bradicardia sinusal é reconhecida no ECG como um ritmo normal, mas lento, com complexos P-QRS-T normais. É frequentemente acompanhada por outras alterações mediadas vagalmente (i.e., arritmia sinusal, marca-passo migratório, e bloqueio AV de segundo grau de baixo grau). A bradicardia sinusal é abolida por exercício ou pela administração de atropina ou glicopirrolato (Quadro 27.8).

Eletrocardiograma

Anormalidades eletrocardiográficas associadas à parada atrial transitória por hiperpotassemia apresentam bradicardia, ondas P pequenas ou ausentes, e complexos QRS mais curtos e largos (Figura 27.28A). As principais causas de hiperpotassemia são uropatia obstrutiva, insuficiência renal aguda, uroabdome, insuficiência adrenocortical e intoxicação iatrogênica por potássio. Anormalidades eletrocardiográficas associadas à parada atrial persistente são semelhantes (p. ex., ausência de ondas P, ritmo de escape supraventricular ou ventricular lento).

Achados eletrocardiográficos associados à síndrome do nó doente incluem bradicardia severa intermitente, pausas sinusais que duram vários segundos, complexos de escape supraventriculares e taquicardia supraventricular ocasionalmente paroxística (Figura 27.28D). A síndrome do nó doente causa frequentes episódios de síncope, mas raramente causa morte súbita. A síndrome do nó doente usualmente não é responsiva à administração aguda de atropina.

> **QUADRO 27.9 Bloqueio Atrioventricular de Primeiro Grau**
>
> *Cães:* intervalo PR >0,14 segundo
> *Gatos:* intervalo PR >0,09 segundo

O bloqueio AV de primeiro grau (Quadro 27.9) é reconhecido pelo prolongamento do intervalo P-R no ECG (Figura 27.28B). O bloqueio AV de segundo grau é a falha intermitente da condução do impulso através do nó AV. É reconhecido no ECG como uma onda P que não é seguida por um complexo QRS-T. O bloqueio AV de segundo grau de baixo grau é caracterizado por "complexos ausentes" ocasionais após vários complexos normais e usualmente é abolido por atropina. O bloqueio AV de segundo grau de alto grau é caracterizado por mais complexos ausentes que são observados com complexos conduzidos e usualmente não responde à atropina. O bloqueio AV de terceiro grau é reconhecido no ECG pela dissociação completa das ondas P e complexos QRS-T e por um ritmo de escape ventricular lento (Figura 27.28C). O bloqueio AV de terceiro grau não responde à atropina.

Diagnóstico por Imagem
Radiografias torácicas são usualmente normais ou revelam discreta a moderada cardiomegalia generalizada.

Ecocardiograma
Em casos de parada atrial transitória, o ecocardiograma demonstra ausência de movimentação atrial. O ecocardiograma também é utilizado para descartar anormalidades valvares ou congênitas concomitantes.

Achados Laboratoriais
Hiperpotassemia pode causar parada atrial transitória; entretanto, a parada atrial persistente está usualmente associada a concentrações normais séricas de potássio. Outras anormalidades laboratoriais específicas não são observadas.

DIAGNÓSTICO DIFERENCIAL
Causas não cardiogênicas de bradicardia (p. ex., hiperpotassemia, aumento do tônus vagal por doença do sistema nervoso central [pressão intracraniana] ou doença abdominal) devem ser diferenciadas de disfunções do sistema de condução intrínseco.

MANEJO CLÍNICO
Terapia para parada atrial secundária à hiperpotassemia deve ser direcionada para diminuição imediata dos níveis séricos de potássio e correção da causa de base da hiperpotassemia. Fluidoterapia IV agressiva com solução salina fisiológica diluirá a hiperpotassemia, o que é tipicamente suficiente. Se o animal apresentar hiponatremia concomitante, soluções de dextrose a 5% (i.e., D5W) e soluções salinas diluídas devem ser evitadas. Hiperpotassemia muito severa raramente precisa de terapia adicional (p. ex., terapia com bicarbonato de sódio [Quadro 27.10]) que direciona potássio para as células em troca de íons hidrogênio; ou, insulina (Quadro 27.10) e dextrose (2 g por unidade de insulina) simultaneamente administradas para facilitar a captação celular de potássio). Se a hiperpotassemia parece causar risco de morte, gliconato de cálcio a 10% administrado lentamente por via intravenosa pode proteger o coração até que outras terapias diminuam a concentração plasmática de potássio.

> **QUADRO 27.10 Terapia para Hiperpotassemia**
>
> **Administração IV Agressiva de Solução Salina Fisiológica (0,9%)**
> Para diluir o potássio e aumentar a excreção renal
>
> **Bicarbonato de Sódio**[a]
> 1-2 mEq/kg IV (administre durante 10-20 min)
>
> **Insulina**[a]
> 0,2-0,4 UI/kg de insulina regular IV mais dextrose (2 g/UI de insulina)
>
> **Gliconato de Cálcio a 10%**[b]
> 0,5-1 mL/kg durante 5-15 min IV até fazer efeito com monitoramento por ECG

ECG, eletrocardiograma; *IV*, intravenoso.
[a]Utilizado para hiperpotassemia grave.
[b]Medida temporária para manter o animal enquanto outros métodos diminuem a concentração sanguínea de potássio (i.e., este fármaco não afeta a concentração sanguínea de potássio por si só); monitore o ECG enquanto administra o fármaco. Se ocorrer bradicardia, cesse a infusão. Administre somente em pacientes críticos e que possam morrer em breve por hiperpotassemia.

> **QUADRO 27.11 Fármacos Utilizados para Aumentar a Frequência Cardíaca em Animais com Bradicardia Não Responsiva**
>
> **Isoproterenol**
> 0,01-0,08 µg/kg/min IV
>
> **Brometo de Propantelina**
> 0,25-0,5 mg/kg VO q6-8h

IV, intravenoso; *VO*, via oral.

> **NOTA** Nunca administre cloreto de cálcio por via intravenosa.

Animais que possuem bradicardia severa com risco de morte podem necessitar de terapias emergenciais para aumentar a frequência cardíaca. A terapia anticolinérgica em curto prazo com atropina ou glicopirrolato pode ser tentada, mas várias bradicardias clinicamente relevantes não ocorrem devido a mecanismos parassimpáticos e não são responsivas a estes fármacos. A terapia adrenérgica IV com isoproterenol (Quadro 27.11) é algumas vezes efetiva como uma medida em curto prazo para aumento da frequência cardíaca associado à parada atrial persistente ou bloqueio AV de terceiro grau.

O método mais confiável para aumento da frequência cardíaca em animais com bradicardia não responsiva é a implantação transvenosa temporária de marca-passo. Isso é alcançado pela implantação jugular percutânea ou pela veia safena lateral de um eletrodo de marca-passo no lado direito do coração sob sedação e anestésicos locais (ver discussão posterior sob a seção Anestesia). O eletrodo é então conectado a um gerador de pulsos externo. A terapia anticolinérgica oral em longo prazo com brometo de propantelina (Quadro 27.11) é algumas vezes sugerida para diversas bradicardias. Entretanto, este fármaco é raramente efetivo para bradicardias clinicamente relevantes e causa efeitos colaterais indesejáveis. Animais com síndrome do nó doente podem requerer tratamento de taquicardias supraventriculares com digoxina, bloqueio β-adrenérgico, ou bloqueadores dos canais de cálcio após implantação do marca-passo.

Marca-passos endocárdicos transvenosos permanentes oferecem uma opção terapêutica razoável para cães com bradicardia sintomática; esta é a via mais comum para implantação de marca-passos. Marca-passos epicárdicos transdiafragmáticos são utilizados menos frequentemente, mas são eleitos quando não há experiência e/ou equipamentos para implantação transvenosa, ou quando pacientes possuem predisposições metabólicas subjacentes à trombose venosa (p. ex., nefropatia perdedora de proteína e condições adquiridas no hospital).

TRATAMENTO CIRÚRGICO

A terapia com marca-passo cardíaco é indicada para bradicardias causadas por cardiopatias intrínsecas que não sejam responsivas à atropina e que estejam causando sinais clínicos.

Manejo Pré-cirúrgico

A maioria das bradicardias é exacerbada por fármacos anestésicos. Portanto, determinadas instalações para manutenção de um ritmo cardíaco aceitável durante a implantação de um marca-passo permanente são usualmente necessárias. A medicação pré-anestésica com um fármaco anticolinérgico (p. ex., atropina, glicopirrolato) é indicada, mas é raramente suficiente para prevenir a piora da bradicardia durante a anestesia. O marca-passo transvenoso temporário é o método mais confiável para manutenção de frequência cardíaca adequada durante implantação do marca-passo. A infusão IV contínua de isoproterenol (Quadro 27.11) é um método menos confiável para manutenção da frequência durante a implantação de marca-passo permanente. A antibioticoterapia peroperatória (p. ex., cefazolina) durante implantação do marca-passo é indicada para reduzir os riscos de infecções associadas ao implante.

Anestesia

Marca-passos migratórios podem ser implantados em cães sob cetamina mais diazepam (Quadro 27.12) administrados por via intravenosa para sedar; um anestésico local é utilizado para colocar o marca-passo temporário. Assim que o animal tiver o marca-passo implantado, cetamina mais diazepam podem ser utilizados para indução. A anestesia deve ser mantida com isoflurano ou sevoflurano e oxigênio.

Anatomia Cirúrgica

Consulte a p. 794 para anatomia cirúrgica do coração.

Posicionamento

O animal é posicionado em decúbito dorsal para implantação de marca-passo transdiafragmático. Todo o abdome e tórax caudal são preparados para cirurgia asséptica.

TÉCNICA CIRÚRGICA

A implantação de marca-passo epicárdico em pequenos animais é alcançada através de incisão diafragmática para celiotomia na linha média. A abordagem transdiafragmática possui várias vantagens, incluindo evitar uma toracotomia e implantar o gerador no abdome.

Realize uma celiotomia que se estenda cranialmente até a altura do xifoide (Figura 27.29A). Faça uma incisão vertical na linha média no diafragma e exponha o ápice cardíaco. Abra o pericárdio e retraia-o delicadamente com pinças para exposição do ápice do ventrículo esquerdo (Figura 27.29B). Implante um eletrodo no ápice ventricular esquerdo girando a ponta do eletrodo pelo número de vezes especificado pelo fabricante (ver o manual de instruções que acompanha o marca-passo), geralmente duas voltas e meia (Figura 27.30A). De forma alternativa, suture diretamente a(s) derivação(ões) ao epicárdio utilizando fios monofilamentares não absorvíveis 3-0 ou 4-0 (p. ex., polipropileno [Prolene®], polibutéster [Novafil®]) (Figura 27.30B). Traga o fio até a cavidade abdominal através da incisão diafragmática e conecte-o ao gerador de pulsos utilizando uma pequena chave de fenda ou o mecanismo de travamento fornecido pelo fabricante. Posicione o gerador de pulsos em um bolsão criado entre os músculos abdominal transverso e oblíquo abdominal interno (Figura 27.29C). Não suture o pericárdio. Posicione um tubo de toracostomia. Feche o diafragma e abdome de forma rotineira (Figura 27.29D).

> **NOTA** Se for utilizado um sistema unipolar, o gerador de pulsos não começa a funcionar até que o invólucro do gerador esteja em contato com o paciente para completar o circuito elétrico.

MATERIAIS DE SUTURA E INSTRUMENTOS ESPECIAIS

Geradores modernos de pulsos cardíacos são compactos, possuem bateria de longa duração, são programáveis após implantação e geralmente são capazes de uma série de modos sofisticados de marca-passo. Um código de três letras identifica o local planejado de sensibilidade cardíaca, o local planejado do marca-passo cardíaco e o modo do marca-passo. O modo do marca-passo mais comumente utilizado em pequenos animais é o VVI, que significa sensibilidade ventricular, marca-passo ventricular, modo inibido. Isso significa que se pretende que o marca-passo estimule os ventrículos cardíacos, mas sentirá impulsos ventriculares de ocorrência natural e inibirá sua própria descarga quando eles ocorrerem. Esta função impede que ritmos competitivos entre o coração e o marca-passo ocorram em casos de atividade ventricular intrínseca espontânea. Os modelos de geradores de pulso mais recentes são energizados por células de lítio que possuem tempo de duração de 8 a 12 anos. Marca-passos que excederam seu tempo útil para implantação em seres humanos, mas ainda têm vários anos de vida útil de bateria, podem frequentemente ser obtidos por um custo muito menor do que marca-passos novos. Marca-passos modernos são programáveis por radiofrequência após implantação para vários parâmetros (p. ex., velocidade do marca-passo, voltagem do estímulo, voltagem de sensibilidade). Cardiologistas e representantes técnicos do marca-passo podem usualmente fornecer programadores apropriados para ajuste dos parâmetros do gerador de pulsos antes e após a cirurgia. Cães são ajustados para uma frequência de 70 a 110 batimentos por minuto, dependendo do tamanho e da natureza do animal. De forma ideal, a voltagem do estímulo deve ser aproximadamente duas vezes o limiar de captura do estímulo aferido. Uma voltagem de 4 a 5 V é geralmente adequada.

Os eletrodos do marca-passo podem ser endocárdicos (transvenosos) ou epicárdicos. Eletrodos endocárdicos podem ser uni ou bipolares, e a implantação é prevista no ventrículo direito pela veia jugular. Eletrodos endocárdicos podem ser utilizados em casos de marca-passo cardíaco temporário ou permanente. Eletrodos endocárdicos oferecem a vantagem de implantação menos invasiva, mas requer instalações para cateterização cardíaca e possuem maior incidência de deslocamento do cateter. O emprego de eletrodos endocárdicos permanentes

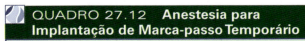

QUADRO 27.12 Anestesia para Implantação de Marca-passo Temporário

Cetamina (5,5 mg/kg) Mais Diazepam (0,27 mg/kg)
Administre IV até ter efeito para sedação
Utilize um anestésico local no sítio de inserção do marca-passo
Mantenha a anestesia com isoflurano ou sevoflurano e oxigênio[a]

IV, Intravenoso.
[a] Não é um procedimento particularmente doloroso; baixas doses de agentes inalatórios são usualmente adequadas.

830 **PARTE DOIS** Cirurgia de Tecidos Moles

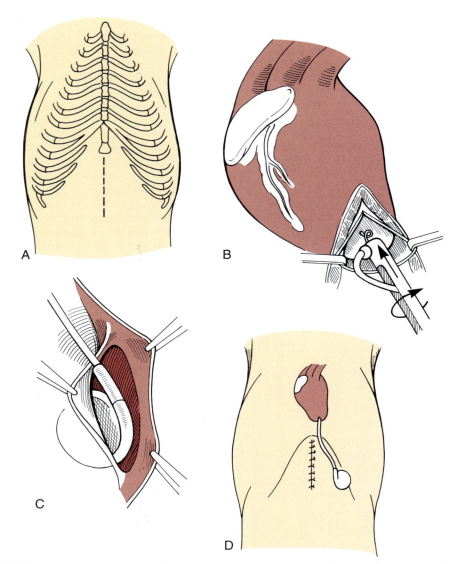

Figura 27.29 (A) Implantação transdiafragmática de marca-passo pode ser realizada por celiotomia na linha média. (B) Incise o diafragma em sua linha média, abra e retraia o pericárdio para exposição do ápice cardíaco. Implante um eletrodo no ápice ventricular esquerdo girando o eletrodo por um número especificado de rotações. (C) Traga o fio-guia através da incisão diafragmática e conecte-o ao gerador de pulsos. Posicione o gerador em um bolsão criado entre os músculos abdominal transverso e oblíquo abdominal interno. (D) Feche o diafragma e abdome rotineiramente.

requer a implantação do gerador de pulsos no pescoço. Derivações epicárdicas são unipolares e requerem cirurgia torácica aberta para implantação na superfície epicárdica. O eletrodo epicárdico possui a vantagem de não necessitar de suturas epicárdicas e permitir mínima abordagem torácica para implantação (Figura 27.31).

CUIDADO E AVALIAÇÃO PÓS-CIRÚRGICOS

A função do marca-passo deve ser monitorada minuciosamente durante as primeiras 48 horas no período pós-cirúrgico, e depois a cada 3 a 6 meses. O reconhecimento da função normal do marca-passo é um aspecto importante do seu manejo após a cirurgia. Marca-passos por demanda (VVI) devem ser monitorados tanto para sua capacidade de estimular ou capturar o coração quanto para sua capacidade de sentir impulsos cardíacos intrínsecos e inibir suas descargas quando ocorrerem ritmos intrínsecos. A falha de alguma destas funções pode causar sérios problemas para o paciente. Batimentos estimulados pelo marca-passo são reconhecidos no ECG pela presença de um artefato de estímulo logo antes do QRS-T. Um artefato de estímulo estará presente no ECG, independentemente de o estímulo capturar o coração.

A *falha em estimular* é reconhecida no ECG pela presença de um artefato de estímulo que não é seguido por um QRS-T. A avaliação de batimentos estimulados por conta da presença de uma onda T é importante, pois artefatos que mimetizam o complexo QRS podem estar presentes e ser enganosos. A falha em estimular é também reconhecida por sua incapacidade de gerar um pulso arterial. A incapacidade inicial em estimular pode ser causada por voltagem inadequada do estímulo ou por conexão problemática entre o eletrodo e o gerador. A incapacidade tardia em estimular pode ser causada por depleção da bateria do gerador, quebra ou deslocamento do eletrodo, ou fibrose, levando ao aumento da impedância na interface eletrodo-miocárdio.

CAPÍTULO 27 Cirurgia do Sistema Cardiovascular

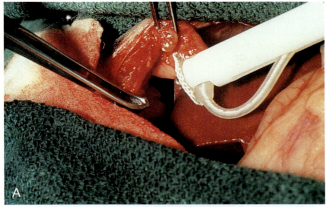

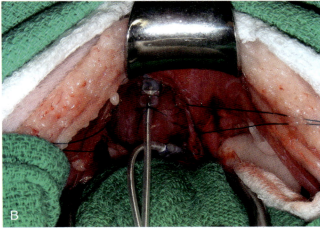

Figura 27.30 Implantação de eletrodo pericárdico transdiafragmática. (A) Eletrodo epicárdico. (B) Eletrodos epicárdicos suturados.

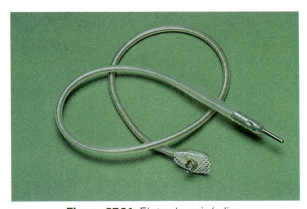

Figura 27.31 Eletrodo epicárdico.

A incapacidade de estimular pode ser corrigível pelo ajuste da voltagem do estímulo de marca-passo do gerador. Radiografias são úteis para avaliação da quebra do fio, desconexão ou deslocamento.

Incapacidade de sentir impulsos cardíacos intrínsecos pode levar a ritmos competitivos entre o coração e o marca-passo. Ritmos competitivos são prejudiciais porque resultam em taquicardia e colocam o paciente em risco de fibrilação ventricular. A incapacidade de sentir é reconhecida no ECG pela presença de um impulso cardíaco intrínseco entre dois impulsos do marca-passo com intervalo normal entre estes. A incapacidade de sentir pode ou não estar acompanhada por incapacidade de acelerar o ritmo. A incapacidade de sentir pode ser causada por uma falha na bateria do gerador ou por aumento da impedância na interface eletrodo-miocárdio. A incapacidade de sentir pode ser corrigível pelo ajuste do limiar da sensibilidade da voltagem do gerador.

CVP são frequentemente observados no período pós-cirúrgico imediato após implantação do marca-passo. A origem dos complexos ventriculares é usualmente consistente com o local de implantação do eletrodo. A ectopia ventricular é usualmente autolimitada e não é um problema importante, contanto que o marca-passo esteja sentindo os complexos prematuros. Taquicardias ventriculares que excedem 150 batimentos por minuto devem ser suprimidas com terapia por lidocaína.

PROGNÓSTICO

Animais que demonstram sinais clínicos de intolerância ao exercício severa ou síncope como resultado de bradicardia possuem riscos de morte súbita ou desenvolvimento de ICC. A terapia com marca-passos é extremamente efetiva para prevenir estas consequências e restaurar a atividade razoavelmente normal em animais com bradicardias clinicamente relevantes. Taxas de complicação importantes e tempo de sobrevida são semelhantes entre animais que recebem implantação transvenosa e epicárdica de marca-passos.

REFERÊNCIAS BIBLIOGRÁFICAS

1. Okushima S, Vettorato E, Corletto F. Chronotropic effect of propofol or alfaxalone following fentanyl administration in healthy dogs. *Vet Anaesth Analg*. 2015;42:88-92.
2. Psatha E, Alibhai HI, Jimenez-Lozano A, et al. Clinical efficacy and cardiorespiratory effects of alfaxalone, or diazepam/fentanyl for induction of anaesthesia in dogs that are a poor anaesthetic risk. *Vet Anaesth Analg*. 2011;38:24-36.
3. Pelosi A, Anderson LK, Paugh J. Challenges of cardiopulmonary bypass-a review of the veterinary literature. *Vet Surg*. 2013;42:119-136.
4. Boswood A, Häggström J, Gordon SG, et al. Effect of pimobendan in dogs with preclinical myxomatous mitral valve disease and cardiomegaly: the EPIC study-a randomized clinical trial. *J Vet Intern Med*. 2016;30:1765-1779.
5. Jung SW, Sun W, Griffiths LG, et al. Atrial fibrillation as a prognostic indicator in medium to large-sized dogs with myxomatous mitral valvular degeneration and congestive heart failure. *J Vet Intern Med*. 2016;30:51-57.
6. Uechi M, Mizukoshi T, Mizuno T, et al. Mitral valve repair under cardiopulmonary bypass in small-breed dogs: 48 cases (2006-2009). *J Am Vet Med Assoc*. 2012;240:1194-1201.
7. Orton EC, Hackett TB, Mama K, et al. Technique and outcome of mitral valve replacement in dogs. *J Am Vet Med Assoc*. 2005;226:1508-1511.
8. Saunders AB, Gordon SG, Boggess MM, et al. Long-term outcome in dogs with patent ductus arteriosus: 520 cases (1994-2009). *J Vet Intern Med*. 2014;28:401-410.
9. Bascuñán A, Thieman Mankin KM, et al. Patent ductus arteriosus in cats (Felis catus): 50 cases (2000-2015). *J Vet Cardiol*. 2017;19:35-43.
10. Hutton JE, Steffey MA, Runge JJ, et al. Surgical and nonsurgical management of patent ductus arteriosus in cats: 28 cases (1991-2012). *J Am Vet Med Assoc*. 2015;247:278-285.
11. Singh MK, Kittleson MD, Kass PH, et al. Occlusion devices and approaches in canine patent ductus arteriosus: comparison of outcomes. *J Vet Intern Med*. 2012;26:85-92.
12. Stauthammer CD, Olson J, Leeder D, et al. Patent ductus arteriosus occlusion in small dogs utilizing a low profile Amplatz canine duct occluder prototype. *J Vet Cardiol*. 2015;17:203-209.
13. Selmic LE, Nelson DA, Saunders AB, et al. An intrapericardial technique for PDA ligation: surgical description and clinical outcome in 35 dogs. *J Am Anim Hosp Assoc*. 2013;49:31-40.
14. Wustefeld-Janssens BG, Burrow R, Mõtsküla P, et al. Clinical findings and treatment outcomes for cats diagnosed with patent ductus arteriosus in the UK: a retrospective study of 19 cases (2004-2012). *Vet Rec*. 2016;179:17.

15. Schrope DP. Prevalence of congenital heart disease in 76,301 mixed-breed dogs and 57,025 mixed-breed cats. *J Vet Cardiol.* 2015;17:192-202.
16. Oliveira P, Domenech O, Silva J, et al. Retrospective review of congenital heart disease in 976 dogs. *J Vet Intern Med.* 2011;25:477-483.
17. Fonfara S, Martinez Pereira Y, Swift S, et al. Balloon valvuloplasty for treatment of pulmonic stenosis in English bulldogs with an aberrant coronary artery. *J Vet Intern Med.* 2010;24:354-359.
18. Fujiwara M, Harada K, Mizuno T, et al. Surgical treatment of severe pulmonic stenosis under cardiopulmonary bypass in small dogs. *J Small Anim Pract.* 2012;53:89-94.
19. Scansen BA, Kent AM, Cheatham SL, et al. Stenting of the right ventricular outflow tract in 2 dogs for palliation of dysplastic pulmonary valve stenosis and right-to-left intracardiac shunting defects. *J Vet Cardiol.* 2014;16:205-214.
20. Francis AJ, Johnson MJ, Culshaw GC, et al. Outcome in 55 dogs with pulmonic stenosis that did not undergo balloon valvuloplasty or surgery. *J Small Anim Pract.* 2011;52:282-288.
21. Locatelli C, Spalla I, Domenech O, et al. Pulmonic stenosis in dogs: survival and risk factors in a retrospective cohort of patients. *J Small Anim Pract.* 2013;54:445-452.
22. Tanaka R, Shimizu M, Hoshi K, et al. Efficacy of open patch-grafting under cardiopulmonary bypass for pulmonic stenosis in small dogs. *Aust Vet J.* 2009;87:88-93.
23. Eason BD, Fine DM, Leeder D, et al. Influence of beta blockers on survival in dogs with severe subaortic stenosis. *J Vet Intern Med.* 2014;28:857-862.
24. Bomassi E, Misbach C, Tissier R, et al. Signalment, clinical features, echocardiographic findings, and outcome of dogs and cats with ventricular septal defects: 109 cases (1992-2013). *J Am Vet Med Assoc.* 2015;247:166-175.
25. Saunders AB, Carlson JA, Nelson DA, et al. Hybrid technique for ventricular septal defect closure in a dog using an Amplatzer Duct Occluder II. *J Vet Cardiol.* 2013;15:217-224.
26. Gordon SG, Miller MW, Roland RM, et al. Transcatheter atrial septal defect closure with the Amplatzer atrial septal occluder in 13 dogs: short- and mid-term outcome. *J Vet Intern Med.* 2009;23:995-1002.
27. Chetboul V, Pitsch I, Tissier R, et al. Epidemiological, clinical, and echocardiographic features and survival times of dogs and cats with tetralogy of Fallot: 31 cases (2003-2014). *J Am Vet Med Assoc.* 2016;249:909-917.
28. Côté E, Schwarz LA, Sithole F. Thoracic radiographic findings for dogs with cardiac tamponade attributable to pericardial effusion. *J Am Vet Med Assoc.* 2013;243:232-235.
29. Lisciandro GR. The use of the diaphragmatico-hepatic (DH) views of the abdominal and thoracic focused assessment with sonography for triage (AFAST/TFAST) examinations for the detection of pericardial effusion in 24 dogs (2011-2012). *J Vet Emerg Crit Care (San Antonio).* 2016;26:125-131.
30. Pedro B, Linney C, Navarro-Cubas X, et al. Cytological diagnosis of cardiac masses with ultrasound guided fine needle aspirates. *J Vet Cardiol.* 2016;18:47-56.
31. MacDonald KA, Cagney O, Magne ML. Echocardiographic and clinicopathologic characterization of pericardial effusion in dogs: 107 cases (1985-2006). *J Am Vet Med Assoc.* 2009;235:1456-1461.
32. Rajagopalan V, Jesty SA, Craig LE, et al. Comparison of presumptive echocardiographic and definitive diagnoses of cardiac tumors in dogs. *J Vet Intern Med.* 2013;27:1092-1096.
33. Cagle LA, Epstein SE, Owens SD, et al. Diagnostic yield of cytologic analysis of pericardial effusion in dogs. *J Vet Intern Med.* 2014;28:66-71.
34. Murphy LA, Panek CM, Bianco D, Nakamura RK. Use of Yunnan Baiyao and epsilon aminocaproic acid in dogs with right atrial masses and pericardial effusion. *J Vet Emerg Crit Care (San Antonio).* 2017;27:121-126.
35. Case JB, Maxwell M, Aman A, et al. Outcome evaluation of a thoracoscopic pericardial window procedure or subtotal pericardectomy via thoracotomy for the treatment of pericardial effusion in dogs. *J Am Vet Med Assoc.* 2013;242:493-498.
36. Atencia S, Doyle RS, Whitley NT. Thoracoscopic pericardial window for management of pericardial effusion in 15 dogs. *J Small Anim Pract.* 2013;54:564-569.
37. Ployart S, Libermann S, Doran I, et al. Thoracoscopic resection of right auricular masses in dogs: 9 cases (2003-2011). *J Am Vet Med Assoc.* 2013;242:237-241.

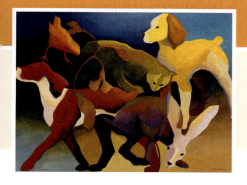

28

Cirurgia do Sistema Respiratório Superior

PRINCÍPIOS GERAIS E TÉCNICAS

DEFINIÇÕES

Rinotomia é uma incisão na cavidade nasal. **Traqueotomia** é uma incisão através da parede traqueal. **Traqueostomia** é a criação de uma abertura temporária ou permanente na traqueia para facilitar o fluxo de ar. A abertura permanente de traqueostomia é chamada de **traqueostoma**. **Ressecção traqueal e anastomose** consistem na remoção de um segmento da traqueia e reaposição das extremidades traqueais divididas. **Ventriculocordectomia** *(desvocalização)* é a ressecção das cordas vocais.

MANEJO PRÉ-CIRÚRGICO

Procedimentos nas vias aéreas superiores são realizados para remover, reparar ou desviar de áreas de obstrução, lesão ou doença (Quadro 28.1). Animais afetados podem ter discreta a grave dispneia. Pacientes discreta ou moderadamente dispneicos devem ser examinados inicialmente a distância para impedir a exacerbação da condição. Respiração ofegante, membros torácicos abduzidos, respiração dificultosa e inquietude indicam dispneia moderada a severa que pode necessitar de terapia emergencial. Contenção mínima deve ser utilizada em pacientes severamente estressados, e deve ser permitido que eles mantenham a posição na qual se sintam mais confortáveis. A oxigenoterapia suplementar pode ser fornecida por sonda nasal, tubo ou sonda de traqueostomia, intubação endotraqueal, por fluxo, máscara facial (incluindo um colar elisabetano que tenha uma faixa de plástico colocada sobre ele para criar um ambiente rico em oxigênio [Figura 4.4]), ou gaiola de oxigênio (p. 29). Glicocorticoides, sedação e/ou resfriamento podem ajudar a aliviar um pouco da dispneia. A sedação discreta pode ser benéfica em pacientes ansiosos (especialmente aqueles com obstrução das vias aéreas superiores) com dispneia moderada a severa (Capítulo 12). Combinações de fármacos intravenosos (IV) são comumente administradas; hidromorfona ou butorfanol e acepromazina ou diazepam são frequentemente utilizados em cães (Quadro 28.2). Em gatos, buprenorfina ou midazolam são recomendados (Quadro 28.3). Para resfriar animais estressados, um ventilador pode ser direcionado ao paciente; pacotes de gelo podem ser aplicados à cabeça, axila, área inguinal e aos membros; e/ou fluidos resfriados podem ser administrados por via intravenosa. Monitore intimamente a temperatura para evitar o resfriamento muito rápido do animal.

> **NOTA** Em cães, você pode observar certa ofegância após administração de opioides agonistas mu (i.e., hidromorfona); dessa forma, o butorfanol pode ser preferível.

O diagnóstico de doença respiratória superior é inicialmente baseado no histórico e em sinais clínicos, além dos achados de exame físico. A doença das vias aéreas superiores tipicamente se manifesta como um padrão de respiração obstrutivo, que é relativamente lento e profundo quando comparado ao padrão de respiração restritivo rápido e superficial (Figura 28.1). Exames adicionais podem incluir parâmetros hematológicos e bioquímicos séricos, hemogasometria, oximetria, radiografias cervicais e torácicas, fluoroscopia, endoscopia, estudos citológicos, cultura e/ou biópsia. O histórico e sinais clínicos podem incluir ruídos respiratórios anormais (p. ex., tosse, estridor inspiratório e sibilos), intolerância ao exercício, hipertermia, taquipneia, dispneia, cianose, inquietude e/ou colapso. Engasgos e regurgitação de secreções são comuns em anormalidades nasofaríngeas, laríngeas e algumas traqueais. Secreções nasais mucopurulentas ou sanguinolentas são comuns em casos de doenças nasais obstrutivas ou infecciosas. Alteração da fonação pode ocorrer em casos de paralisia laríngea, e disfagia pode ser notada em casos de obstrução supraglótica. Enfisema subcutâneo (SC) ocorre em casos de lesão laringotraqueal ou nasal penetrante. Sinais clínicos podem ser intensificados ou precipitados por excitação, estresse, ingestão de alimentos, ingestão hídrica ou altas temperaturas ambientes. Dados laboratoriais devem ser avaliados para detecção de doenças metabólicas subjacentes e determinação da conveniência da anestesia geral.

Animais com neoplasia nasal, infecção fúngica ou corpos estranhos podem ser tornar anêmicos pela epistaxe. Animais afetados devem ser cuidadosamente avaliados por conta de anormalidades de coagulação pela avaliação do número de plaquetas, hemorragia dos locais de punção, ou presença de equimoses, petéquias, melena, hematúria ou hemorragia retinal. Se disponível, a capacidade de coagulação pode ser avaliada pela determinação do tempo de coagulação ativado, tempo de protrombina, tempo de tromboplastina parcial ativada e/ou tempo de sangramento de mucosa oral. Transfusões sanguíneas devem ser consideradas antes da cirurgia se o hematócrito for de 20% ou inferior (Quadro 4.1). Hemorragia durante rinotomia pode ser severa, necessitando de transfusão sanguínea transoperatória, ligadura da artéria carótida, ou ambas.

Uma única dose anti-inflamatória pré-cirúrgica de um glicocorticoide (p. ex., fosfato sódico de dexametasona 0,1-0,5 mg/kg IV) pode reduzir o edema nasofaríngeo e das vias aéreas superiores secundário a manipulações cirúrgicas ou diagnósticas. Inicie com uma dose baixa e utilize a dose mais alta somente se a dose baixa não tiver reduzido o edema e se este for suficientemente severo para que o animal não consiga respirar. Grandes doses ou administração repetida de glicocorticoides algumas vezes causam erosão/ulceração gastrointestinal, com ou sem hemorragia. Glicocorticoides são rotineiramente administrados para procedimentos nasofaríngeos e laríngeos intraluminais, já que não existem contraindicações conhecidas para administração.

833

QUADRO 28.1 Indicações para Cirurgia do Trato Respiratório Superior

Síndrome braquicefálica
Desvocalização
Colapso laríngeo
Trauma laringotraqueal
Paralisia laríngea
Colapso traqueal
Massas laríngeas
Massas traqueais
Massas ou infecções nasais
Trauma nasal
Corpos estranhos
Anormalidades congênitas

ANESTESIA

Pacientes com obstrução ou lesão das vias aéreas superiores são candidatos de extremo risco anestésico. Os períodos de maior perigo são durante a indução da anestesia e durante a recuperação (ver discussão na seção Cuidado e Avaliação Pós-cirúrgicos). Para avaliação laríngea, evite fármacos que inibam a função laríngea. Se o animal já foi sedado (ver discussão prévia), um fármaco anticolinérgico (atropina ou glicopirrolato; Tabela 28.1) deve ser administrado se o paciente apresentar aumento das secreções orais ou bradicardia. A pré-oxigenação do paciente durante 3 a 5 minutos antes da indução é recomendada. Se o procedimento for mais extenso do que uma avaliação laríngea, um opioide (p. ex., hidromorfona, butorfanol, buprenorfina) pode também ser administrado durante a indução (butorfanol pode ser

QUADRO 28.2 Sedação de Cães Severamente Dispneicos

1. Reconsidere a necessidade de sedação de um paciente severamente dispneico.
2. Forneça oxigênio, seja por fluxo ou sonda nasal.
3. Mantenha uma sala calma, quieta, bem ventilada, que não seja quente nem úmida. Dependendo da raça, um ar-condicionado pode ser necessário.
4. Permita que o cão assuma uma postura que facilite a respiração. Se o cão tiver dificuldades, afaste-se e deixe o paciente acalmar.
5. Tenha disponível e verificado o equipamento para intubação antes de administrar qualquer sedativo. Não hesite em intubar se a dispneia não melhorar ou piorar.
6. Sedação:
   - Butorfanol, 0,2-0,4 mg/kg IV, IM, SC, ou
   - Midazolam, 0,1-0,2 mg/kg IV, IM, ou
   - Diazepam, 0,1-0,2 mg/kg IV

IM, intramuscular; *IV*, intravenoso; *SC*, subcutâneo.

QUADRO 28.3 Sedação de Gatos Severamente Dispneicos

1. Reconsidere a necessidade de sedação em um paciente severamente dispneico.
2. Forneça oxigênio por fluxo.
3. Mantenha uma sala calma, quieta e bem ventilada que não seja úmida.
4. Permita que o gato encontre uma postura que seja mais confortável. Tenha bastante cuidado para evitar a contenção excessiva de um gato. Não segure o paciente de qualquer forma que possa comprometer excursões torácicas. Caso o gato se estresse, afaste-se e espere que ele se acalme.
5. Tenha disponível e verificado o equipamento para intubação antes de administrar qualquer sedativo. Não hesite em intubar se a dispneia não melhorar ou piorar.
6. Benzodiazepínicos podem tornar um gato ansioso e dispneico mais difícil de manusear.
7. Sedação:
   - Butorfanol, 0,2-0,4 mg/kg IV, IM, SC, ou
   - Buprenorfina, 0,005-0,02 mg/kg IV, IM, SC

IM, intramuscular; *IV*, intravenoso; *SC*, subcutâneo.

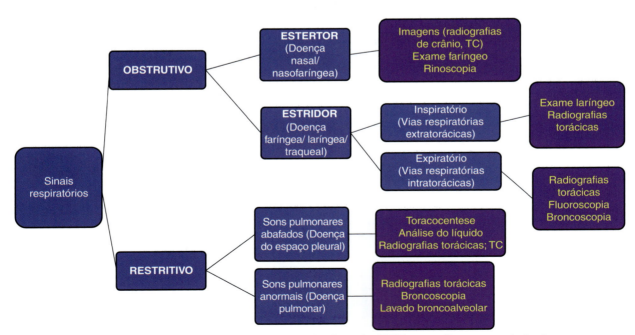

Figura 28.1 Algoritmo para o diagnóstico de dispneia. *TC*, Tomografia computadorizada.

TABELA 28.1 Considerações Anestésicas para Avaliação das Vias Aéreas Superiores

Considerações Pré-operatórias

Condições associadas	• Raças braquicefálicas afetadas são geralmente jovens e saudáveis sob os demais aspectos • Pacientes com massas nasais ou em seios nasais, ou colapso de traqueia são frequentemente pacientes idosos com comorbidades • Podem ser obesos
Exames de sangue	• HT • PT • Hemograma e perfil bioquímico em pacientes idosos
Exame físico	• Respiração com estridor • Respiração com a boca aberta ou ofegante • Sialorreia • Inquietude e ansiedade • Pode apresentar postura ortopneica • Podem ser facilmente estressados e se tornar extremamente dispneicos com mínima atividade
Outros exames	• SpO$_2$ • Pressão sanguínea • +/− ECG • +/− Radiografias, torácicas/cervicais

Pré-medicações	• Oxigênio por fluxo ou máscara facial
	• Evite sedação em pacientes severamente dispneicos
	• Glicopirrolato (0,005-0,01 mg/kg IV, IM, SC), ou atropina (0,04 mg/kg IM, SC ou 0,02 mg/kg IV) *mais*
	• Dexametasona (0,5-2 mg/kg IV, IM, SC); inicie com a menor dose e utilize a maior dose somente se a dose baixa não tiver reduzido o edema, e se este for suficientemente severo para dificultar a ventilação, *mais*
	• Em pacientes ansiosos, administre:
	  • Midazolam (0,1-0,2 mg/kg IV, IM), *ou*
	  • Diazepam[a] (0,1-0,2 mg/kg IV), *ou*
	  • Butorfanol (0,2-0,4 mg/kg IV, IM, SC)
	• Antes da indução em pacientes extremamente dispneicos, evite depressores respiratórios, incluindo, mas não se limitando a, xilazina, medetomidina e dexmedetomidina. Evite fármacos de longa ação, como a acepromazina.

Considerações intraoperatórias Pode necessitar de oxigenoterapia até que esteja completamente recuperado

Indução	• Pré-oxigene durante 3-5 min com máscara facial ou fluxo • Se a função cardíaca estiver normal, administre propofol (4-8 mg/kg IV) lentamente para manter a ventilação espontânea, *ou* • Se a função cardíaca estiver deprimida, administre etomidato (0,5-1,5 mg/kg IV) Nota: administre um benzodiazepínico (p. ex., midazolam, diazepam) antes de usar o etomidato

Manutenção	• Realize o exame assim que o paciente estiver suficientemente anestesiado para permitir que a boca seja aberta. Monitore SpO$_2$ e intube quando o exame terminar ou quando a SpO$_2$ cair <95%.
	• Utilize isoflurano ou sevoflurano, se necessário
	• Parâmetros de ventilação:
	  • SpO$_2$ >95%
	  • Frequência respiratória 10-20/min
	  • Pressões de pico nas vias aéreas <20-25 mmHg (quando intubados, avaliar EtCO$_2$)

Necessidades de fluido	• Geralmente não necessário nestes pacientes
Monitoramento	• PS • ECG • Frequência respiratória • SpO$_2$ • EtCO$_2$ • Temperatura se a anestesia durar mais do que 30 minutos

Considerações pós-operatórias Pode necessitar de oxigenoterapia até que esteja completamente recuperado

Analgesia	• Se o procedimento for somente uma avaliação sob anestesia, a analgesia pós-cirúrgica não é necessária
Monitoramento	• SpO$_2$ • FC • Frequência respiratória
Escore de dor estimado	Nenhum

ECG, eletrocardiograma; *EtCO$_2$*, CO$_2$ corrente final; *FC*, frequência cardíaca; *HT*, hematócrito; *IM*, intramuscular; *IV*, intravenoso; *PS*, pressão sanguínea; *PT*, proteína total; *SC*, subcutâneo; *SpO$_2$*, saturação da hemoglobina com oxigênio.
[a]Para um procedimento curto e minimamente doloroso, o midazolam é melhor escolha do que o diazepam por conta da meia-vida muito maior do diazepam e de seus metabólitos ativos.

preferível, já que está associado a menor ofegância e é antiemético). O propofol é recomendado para indução pelo seu rápido início de ação e curta duração de ação. Deve ser administrado em pequenas doses incrementais para tentar manter a função laríngea (Tabela 28.2). Mesmo se a função laríngea for suprimida temporariamente com um *bolus* rápido de propofol, o retorno à função usualmente ocorre dentro de vários minutos. Enquanto isso, o paciente pode ser intubado e submetido à oxigenoterapia, e outra busca na orofaringe pode ocorrer em alguns minutos. Em pacientes que possuem menor comprometimento respiratório, combinações, como diazepam e cetamina ou fentanila e diazepam, podem ser utilizadas para indução, já que estes fármacos mantêm a função laríngea. A administração de doxapram (1-2,2 mg/kg IV) durante a avaliação laríngea aumenta a mobilidade laríngea intrínseca e ajuda a diferenciar cães normais daqueles com doença laríngea funcional. Oxigênio deve ser suplementado durante a avaliação, e a saturação de oxigênio deve ser monitorada por oximetria de pulso e pela observação da coloração de mucosas. Assim que o exame da laringe for concluído, o paciente deve ser intubado e a anestesia, mantida com agente inalatório e oxigênio para exames adicionais ou cirurgia, ou para facilitar uma recuperação mais tranquila.

> **NOTA** Para fornecer oxigênio suplementar durante a avaliação laríngea, conecte um cateter de borracha à saída de gás do aparelho de anestesia, com um fluxo de oxigênio de 2 a 3 L/min, e prenda-o com uma fita na lâmina do laringoscópio.

A anestesia geral é preferível para a maioria dos procedimentos do trato respiratório superior porque garante uma via aérea patente, permite ventilação controlada, facilita a assepsia e é menos estressante para os pacientes. A anestesia local pode permitir a colocação de um tubo de traqueostomia quando paciente estiver comatoso, não puder tolerar anestesia geral ou não puder ser intubado. Pacientes pneumopatas devem ser manejados com extremo cuidado até que a intubação tenha sido concluída e a ventilação possa ser assistida. A pré-medicação com qualquer fármaco que cause hipoventilação é contraindicada em pacientes moderada ou severamente estressados. Ademais, toda tentativa deve ser feita para minimizar o estresse ao paciente antes da indução. A oximetria de pulso com sensor que possa ser fixado à cauda pode ser especialmente útil em casos de monitoramento peroperatório do paciente em dispneia. Antes do

TABELA 28.2 Considerações Anestésicas para Pacientes com Síndrome Braquicefálica

Considerações Pré-operatórias

Condições associadas	• Geralmente jovens e saudáveis sob os demais aspectos • Podem ser obesos
Exames de sangue	• HT • PT
Exame físico	• Respiração com estridor • Respiração com a boca aberta ou ofegante • Sialorreia • Inquietude e ansiedade • Pode apresentar postura ortopneica • Podem ser facilmente estressados e se tornar severamente dispneicos com atividade mínima
Outros exames	• SpO₂ • Pressão sanguínea • +/− Radiografias, torácicas

Pré-medicações	• Oxigênio por fluxo ou máscara facial
	• Evite sedação em pacientes severamente dispneicos
	• Glicopirrolato (0,005-0,01 mg/kg IV, IM, SC) ou atropina (0,04 mg/kg IM, SC ou 0,02 mg/kg IV), *mais*
	• Dexametasona (0,5-2 mg/kg IV, IM, SC); inicie com a menor dose e utilize a maior dose somente se a dose baixa não tiver reduzido o edema, e se este for suficientemente severo para dificultar a ventilação, *mais*
	• Em pacientes ansiosos, administre:
	  ○ Midazolam (0,1-0,2 mg/kg IV, IM), *ou*
	  ○ Diazepam[a] (0,1-0,2 mg/kg IV), *ou*
	  ○ Butorfanol (0,2-0,4 mg/kg IV, IM, SC) *ou*
	  ○ Buprenorfina[b] (0,005-0,015 mg/kg IV, IM, SC)
	Antes da indução em pacientes extremamente dispneicos, evite depressores respiratórios, incluindo, mas não se limitando a, xilazina, medetomidina e dexmedetomidina.

Considerações Intraoperatórias

Indução	• Pré-oxigene durante 3-5 min com máscara facial ou por fluxo • Propofol (4-8 mg/kg IV) administrado rapidamente para facilitar a intubação e ventilação manual/mecânica

Manutenção	• Isoflurano ou sevoflurano, *mais*
	  ○ Fentanila (2-10 μg/kg IV PRN em cães e 1-4 μg/kg IV PRN em gatos) para alívio da dor em curto prazo, *mais*
	  ○ Hidromorfona[c] (0,05-0,2 mg/kg IV PRN em cães; 0,05-0,1 mg/kg IV PRN em gatos), *ou*
	  ○ Oximorfona (0,1-0,2 mg/kg IV PRN), *ou*
	  ○ Buprenorfina[b] (0,005-0,015 mg/kg IV PRN), *mais*
	  ○ Cetamina (baixa dose) (0,5-1 mg/kg IV)
	• Parâmetros de ventilação:
	  ○ SpO₂ >95%
	  ○ Frequência respiratória 10-20/min
	  ○ Pressões de pico nas vias aéreas <20-25 mmHg (quando intubados, avaliar EtCO₂)

Necessidades de fluido	• 5-10 mL/kg/h
Monitoramento	• PS • ECG • Frequência respiratória • SpO₂ • EtCO₂ • Temperatura

CAPÍTULO 28   Cirurgia do Sistema Respiratório Superior   837

TABELA 28.2   Considerações Anestésicas para Pacientes com Síndrome Braquicefálica *(Cont.)*

Considerações Pós-operatórias	Pode necessitar de oxigenoterapia até que esteja completamente recuperado

Analgesia	• Oxigênio por fluxo ou máscara facial se o paciente demonstrar sinais de sedação
	• Considere a utilização de AINE como terapia analgésica principal para minimizar o potencial de obstrução das vias aéreas devido à sedação
	• Em cães:
	  • Carprofeno (2,2 mg/kg q12h VO), *ou*
	  • Deracoxibe (3-4 mg/kg q24h for <7 dias VO), *ou*
	  • Meloxicam (0,1-0,2 mg/kg uma vez SC ou VO, então 0,1 mg/kg VO q24h), *ou*
	  • Tramadol (2-5 mg/kg VO q6-8h)
	• Em gatos:
	  • Meloxicam[d] (0,05-0,1 mg/kg SC ou VO uma vez), *ou*
	  • Buprenorfina[b] (0,005-0,02 mg/kg IV, IM q4-8h ou 0,01-0,02 mg/kg TMO q6-12h)
	• Butorfanol (0,2-0,4 mg/kg IV, IM q1-3h) se a dor for leve, *ou*
	• Hidromorfona[c] (0,05-0,2 mg/kg IV, IM q3-4h em cães; 0,05-0,1 mg/kg IV, IM q3-4h em gatos) somente se houver dor moderada a severa, *ou*
	• Oximorfona (0,1-0,2 mg/kg IV, IM q2-4h), *mais*
	• Cetamina CRI (2 μg/kg/min IV. Se não for utilizada dose de ataque prévia, administre 0,5 mg/kg IV antes da IC) se houver dor moderada a severa

Monitoramento	• SpO_2 • FC • Frequência respiratória • Temperatura
Escore de dor estimado	Discreto a moderado

AINE, anti-inflamatórios não esteroidais; *CRI*, infusão em taxa contínua; *ECG*, eletrocardiograma; *EtCO₂*, CO₂ corrente final; *FC*, frequência cardíaca; *HT*, hematócrito; *IM*, intramuscular; *IV*, intravenoso; *PRN*, conforme necessário; *PS*, pressão sanguínea; *PT*, proteína total; *SC*, subcutâneo; *SpO₂*, saturação da hemoglobina com oxigênio; *TMO*, transmucosa oral; *VO*, via oral.
[a]Para um procedimento curto e minimamente doloroso, o midazolam é melhor escolha do que o diazepam por conta da meia-vida muito mais longa do diazepam e de seus metabólitos ativos.
[b]Buprenorfina é melhor analgésico do que a morfina em gatos.
[c]Monitore a hipertermia em gatos.
[d]Tarja preta (*black box*) adicionada pela Food and Drug Administration em outubro de 2010 por terem sido identificados casos de insuficiência renal e morte em gatos com doses repetidas de meloxicam. Meloxicam é aprovado para uma única dose em gatos nos Estados Unidos.

---

momento da indução, o anestesiologista deve estar preparado com dispositivos para vias aéreas, aparelho anestésico, monitores e fármacos de indução e emergenciais. A pré-oxigenação do paciente durante 3 a 5 minutos geralmente fornece reserva adequada de oxigênio para um período de intubação mais seguro. Deve ser permitido que o animal permaneça em decúbito esternal, e o oxigênio é fornecido por máscara facial, fluxo ou sonda nasal se o animal tolerar (Capítulo 4). A indução deve ser rápida (p. ex., propofol, alfaxalona, etomidato), e a intubação deve ser realizada imediatamente. A indução por máscara não é recomendada. Um benzodiazepínico deve ser utilizado antes da administração do etomidato para evitar rigidez muscular (Capítulo 12). A anestesia deve ser mantida com um agente inalatório e oxigênio. Procedimentos laríngeos ou traqueais podem necessitar de retração temporária do tubo endotraqueal do local da cirurgia, implantação de um tubo endotraqueal distal ao local da cirurgia através de traqueotomia ou utilização de fármacos anestésicos injetáveis. Quando respirar espontaneamente durante a cirurgia, o animal pode ser estimulado a "suspirar" (i.e., uma respiração muito profunda) a cada 5 minutos para reexpandir as vias aéreas distais. A saturação de oxigênio ou hemogasometria (ou ambas) devem ser monitoradas desde a indução até a recuperação, e até que as anormalidades tenham sido corrigidas. Protocolos anestésicos selecionados são listados na Tabela 28.2.

ANTIBIÓTICOS

Como o trato respiratório possui flora bacteriana normal, antibióticos profiláticos (p. ex., cefazolina; Quadro 28.4) são frequentemente administrados antes da cirurgia. Entretanto, animais com função imune normal submetidos a procedimentos curtos (p. ex., ressecção das narinas, ressecção de sáculos laríngeos, cordectomia vocal) podem não necessitar deles. Estreptococos, *Escherichia coli*, *Pseudomonas* spp., *Klebsiella* spp., e *Bordetella bronchiseptica* são as bactérias mais comumente isoladas de cães normais. A maioria das culturas traqueais é estéril, enquanto a maior parte das culturas faríngeas não o é.

Organismos Gram-negativos que causam a maioria das infecções do trato respiratório em cães são frequentemente resistentes aos antibióticos comumente utilizados. A seleção de fármacos antimicrobianos é mais bem baseada em resultados citológicos e de cultura de secreções traqueobrônquicas, do parênquima pulmonar e/ou pleurais. A terapia branda por aerossol (p. ex., salina a 0,9% estéril) ajuda a fluidificar as secreções e facilita a remoção em cães com traqueostomias; a adição de antibióticos ao aerossol é geralmente desnecessária. Entretanto, antibióticos intratraqueais ou aerossolizados podem ser efetivos em alguns cães com infecção respiratória crônica. Antibióticos lipossolúveis que contêm anel benzeno alcançam os níveis mais altos na traqueia normal e brônquio; entretanto, o aumento da permeabilidade associado à inflamação permite que diversos antibióticos alcancem altos níveis durante a infecção. Antibióticos comumente recomendados para o tratamento de doenças respiratórias superiores incluem ampicilina, fluoroquinolonas, cefalosporinas, doxiciclina, azitromicina e sulfonamidas potencializadas (Quadro 28.4).

ANATOMIA CIRÚRGICA

A cavidade nasal se estende desde as narinas até o meato nasofaríngeo, e é separada em duas metades pelo *septo nasal* (Figura 28.2). A maior parte do septo é cartilaginosa, mas também possui porções ósseas e membranosas. As *conchas nasais* são desenvolvidas a partir das paredes laterais e dorsais da cavidade nasal. Passagens de ar entre as conchas são conhecidas como *meatos*. Os *seios paranasais* incluem um

QUADRO 28.4 Escolhas Antibióticas para Infecções do Trato Respiratório Superior

Ampicilina
22 mg/kg IV, IM, SC q8h

Amoxicilina
22 mg/kg VO, IM q12h

Cefazolina
22 mg/kg IV, IM, SC q8h

Enrofloxacino[a]
Cães: 7-20 mg/kg VO, IV (administre lentamente uma solução diluída, durante 30 min) q24h
Gatos: 5 mg/kg VO q24h

Doxiciclina
5 mg/kg VO, IV q12h[b]

Azitromicina
Cães: 5-10 mg/kg VO q24h ou q12h durante 5-20 d
Gatos: 5-15 mg/kg VO q24-48h a q12h durante 3-5 d

IM, intramuscular; IV, intravenoso; SC, subcutâneo; VO, via oral.
[a]Doses >5 mg/kg podem estar associadas à cegueira em gatos.
[b]Não administre com produtos lácteos. Tenha certeza de que o paciente ingeriu líquidos ou alimentos após receber a medicação; se o comprimento ficar preso no esôfago, pode causar esofagite severa.

recesso maxilar, seio frontal e um seio esfenoidal. O *seio frontal* ocupa o processo supraorbital do osso frontal (Figura 28.2). Os dois lados são separados por um septo médio, e em cães cada lado é dividido em compartimentos rostral, medial e lateral.

A *cartilagem tireóidea* forma as paredes ventral e lateral da laringe (Figura 28.3). Ela circunda o aspecto lateral da cartilagem cricoide e é articulada em sua margem dorsolateral. Cranialmente, os ossos tíreo-hióideos se articulam com a cartilagem tireóidea, enquanto ventralmente, o ligamento cricotireóideo une a margem caudal da cartilagem tireóidea à cartilagem cricoide. A *cartilagem cricoide* é um anel completo que é cinco vezes mais largo dorsalmente do que ventralmente (Figura 28.3). Ela forma a parede dorsal da laringe e está situada cranialmente dentro das asas da cartilagem tireóidea. A cartilagem cricoide se articula em sua margem cranial dorsolateral com o par de *cartilagens aritenoides* (Figura 28.3). Na entrada da glote (entrada laríngea), as cartilagens aritenoides possuem dois *processos cuneiformes* ventralmente e dois processos corniculados dorsalmente. As *pregas vocais* se conectam ao processo vocal das cartilagens aritenoides em seu aspecto ventral. Os processos musculares das cartilagens aritenoides são dorsolaterais ao aspecto caudal da aritenoide.

A *glote* (entrada laríngea) consiste em pregas vocais, processos vocais das cartilagens aritenoides e a rima da glote (Figura 28.3). As pregas vocais se estendem dorsalmente a partir dos processos vocais

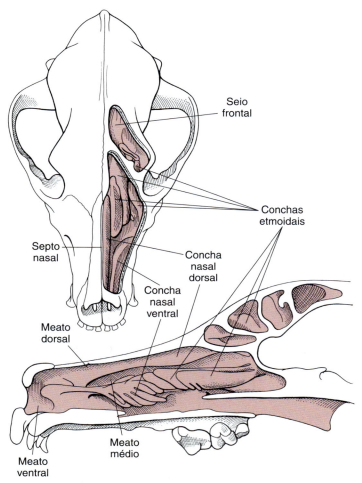

Figura 28.2 Anatomia da cavidade nasal canina.

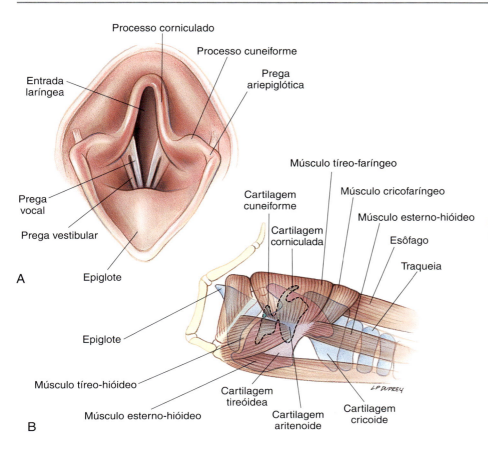

Figura 28.3 Anatomia laríngea. (A) Visão oral. (B) Visão lateral.

das aritenoides até a cartilagem tireóidea ventralmente. Rostrais e laterais às pregas vocais estão os sáculos laríngeos (ventrículos). Os sáculos laríngeos são divertículos mucosos limitados lateralmente pela cartilagem tireóidea e medialmente pela cartilagem aritenoide. A prega vestibular (falsa corda vocal) forma a margem rostral do sáculo laríngeo e se conecta ao processo cuneiforme.

Os músculos intrínsecos da laringe do cão são inervados por axônios eferentes somáticos oriundos do nervo vago. Alguns axônios deixam o vago no *nervo laríngeo cranial* para inervar o músculo cricotireóideo; outros fornecem inervação sensorial à mucosa. O *nervo laríngeo recorrente,* um ramo do vago, termina como nervo laríngeo caudal, que inerva os músculos intrínsecos restantes da laringe. O *nervo laríngeo caudal* segue ao longo da superfície dorsolateral da traqueia e continua sobre a superfície lateral do músculo dorsal cricoaritenóideo antes de desviar para a superfície medial da lâmina da cartilagem tireóidea. A *artéria laríngea cranial,* um ramo da artéria carótida externa, segue com o nervo laríngeo cranial. É a principal irrigação sanguínea à laringe. A veia laríngea cranial desemboca no arco venoso hióideo e então na veia jugular externa. Os vasos linfáticos drenam para o linfonodo retrofaríngeo.

A *traqueia* é um tubo semirrígido flexível que se estende desde a cartilagem cricoide até o brônquio principal, aproximadamente na altura da quarta ou quinta vértebra torácica. Trinta e cinco a 45 cartilagens hialinas com formato de C incompleto, unidas por ligamentos anulares ventral e lateralmente, e pelo músculo traqueal (*membrana traqueal dorsal*) dorsalmente, formam a traqueia. Os vasos traqueais e nervos encontrados nos pedículos laterais suprem a traqueia de maneira segmentar. Tecido conjuntivo areolar frouxo circunda a traqueia e forma os pedículos laterais. As artérias e veias tireóideas cranial e caudal, as artérias e veias broncoesofágicas, e as veias jugulares internas suprem os ramos vasculares à traqueia. A inervação é fornecida pelo sistema nervosa autônomo. Fibras simpáticas oriundas do gânglio cervical médio e o tronco simpático inibem a contração do músculo traqueal e secreções glandulares, enquanto as fibras parassimpáticas oriundas dos nervos vago e laríngeo recorrente causam contração muscular traqueal e secreções glandulares.

TÉCNICA CIRÚRGICA

Técnicas cirúrgicas para o tratamento de animais com doenças do trato respiratório superior incluem rinotomia (adiante), traqueotomia (p. 842), traqueostomia (p. 842), ressecção e anastomose traqueal (p. 844), ventriculocordectomia (p. 845), traqueoplastia (p. 871), lateralização da cartilagem aritenoide (p. 861), laringectomia parcial (p. 867) e cirurgia para narinas estenosadas (p. 854), alongamento de palato mole (p. 854) e eversão de sáculos laríngeos (p. 855).

Rinotomia

A cavidade nasal pode ser verificada por abordagens dorsal, ventral ou lateral. A abordagem dorsal é mais comumente utilizada para exploração e biópsia; entretanto, a abordagem ventral pode ser utilizada para explorar a região caudal até os turbinados etmoides e o aspecto ventral dos turbinados. Abordagens laterais são limitadas a lesões no aspecto rostral da cavidade nasal. Recentemente, uma abordagem rostrolateral combinada (vestibulotomia) foi descrita para o tratamento de carcinoma de células escamosas do septo nasal rostral.[1]

Abordagem Dorsal à Cavidade Nasal e aos Seios Paranasais

Com o animal em decúbito ventral, faça uma incisão cutânea na linha média dorsal desde o aspecto caudal do plano nasal até o canto medial da órbita. Um ou ambos os lados da cavidade nasal podem ser acessados através de uma incisão única cutânea na linha média. Para explorar o seio frontal, estenda a incisão caudal à linha que conecta os processos zigomáticos do osso frontal. Incise o tecido SC e periósteo na linha média. Eleve o periósteo e rebata-o lateralmente em um ou ambos os lados da cavidade nasal. Utilize uma serra óssea para criar e então elevar um retalho de osso sobre o local proposto de entrada na cavidade nasal (Figura 28.4A). Guarde o retalho ósseo (se viável) e substitua-o após a exploração da cavidade nasal. Como alternativa, faça um orifício em um lado do septo nasal com um pino de Steinmann. Utilize goivas para alargar o orifício e descarte os fragmentos ósseos. Se necessário, estenda a remoção óssea bilateralmente. Lave gentilmente as passagens nasais e remova o tecido anormal. Submeta os tecidos para avaliação histológica e cultura. Utilize cautério, salina resfriada e/ou pressão digital para controlar a hemorragia. Se a persistência da hemorragia for um problema, preencha a cavidade nasal com compressa de algodão (p. 848). Se um retalho ósseo foi feito, suture com fio não absorvível 3-0 ou 4-0 ou fio de calibres 20 a 22 posicionado através dos orifícios realizados previamente no retalho ósseo e osso adjacente (Figura 28.4B). Não utilize fios para repor o retalho ósseo se for planejada radioterapia. Feche o periósteo e tecidos SC com material de sutura absorvível em padrão simples contínuo. Feche a pele rotineiramente. Se tiverem sido utilizadas goivas, feche o periósteo e tecidos SC, deixando um estoma no aspecto caudal da incisão. Feche a pele de forma semelhante, deixando um estoma (Figura 28.4C).

Abordagem Ventral à Cavidade Nasal

Com o animal em decúbito dorsal (Figura 28.5), faça uma incisão na linha média no palato duro. Eleve o mucoperiósteo do palato duro lateralmente até a crista alveolar. Tenha cuidado para manter os nervos e vasos palatinos, pois eles emergem do forame palatino maior. Incise o mucoperiósteo e ligamentos do palato duro à margem caudal do osso palatino e estenda a incisão o mais caudalmente necessário em direção ao palato mole (espessura total). Retraia as margens da incisão com suturas de ancoragem. Remova o osso palatino com uma lima motorizada ou goiva e descarte-o (Figura 28.6A). Explore a cavidade nasal e remova os tecidos anormais. Submeta os tecidos para avaliação histológica e cultura. Feche a mucosa nasal do palato mole com fio absorvível em padrão simples contínuo ou simples interrompido. Então feche a submucosa do periósteo do palato duro com fio absorvível em um padrão interrompido (Figura 28.6B). Finalmente, feche a mucosa oral dos palatos duro e mole com fios não absorvíveis monofilamentares em um padrão simples contínuo.

Abordagem Lateral à Cavidade Nasal Rostral

Esta abordagem dá acesso ao vestíbulo nasal. Posicione o animal em decúbito lateral ou dorsal.

Faça uma incisão com bisturi ou tesouras Mayo. Ao utilizar tesouras, insira uma lâmina na narina e posicione-a para que a incisão

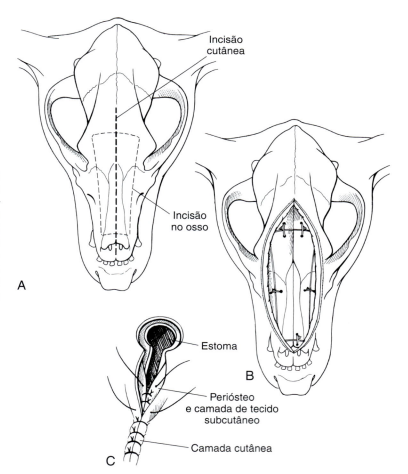

Figura 28.4 Abordagem dorsal à cavidade nasal. (A) Faça uma incisão cutânea a partir do aspecto caudal do plano nasal até o canto medial da órbita *(linha tracejada em negrito)*. Eleve um retalho ósseo *(retângulo tracejado)* ou utilize goivas para remoção do osso. (B) Se foi feito um retalho ósseo, suture-o em sua posição com fios ou suturas através de orifícios feitos previamente no retalho ósseo e osso adjacente. (C) Se goivas tiverem sido utilizadas para remover o osso, feche o periósteo e tecido subcutâneo, deixando um estoma no aspecto caudal da incisão. Feche a pele de forma semelhante, deixando um estoma.

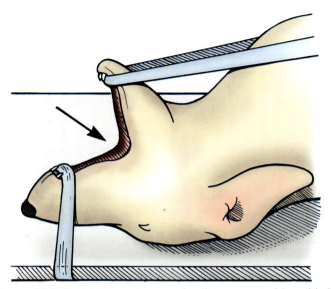

Figura 28.5 Posicionamento para abordagem ventral à cavidade nasal.

seja feita ventral ao plano nasal e cartilagem nasal dorsal lateral (Figura 28.7). Angule a incisão na direção dorsocaudal em direção à incisura nasomaxilar. Incise todas as camadas e rebata o tecido dorsalmente para expor o vestíbulo. Explore e resseccione ou colete material para biópsia de tecidos anormais. Aposicione a mucosa nasal com fios absorvíveis monofilamentares 3-0 ou 4-0. Posicione duas a quatro suturas na camada musculocartilaginosa (absorvível monofilamentar 3-0 ou 4-0), e então reposicione a pele (não absorvível monofilamentar 3-0 ou 4-0).

Abordagem Intraoral à Cavidade Nasal Rostral

Esta abordagem tem sido utilizada para remoção de corpos estranhos e pode ser útil para remoção ou biópsia de massas nasais rostrais. Palpe a crista ao longo do aspecto rostrolateral do osso nasal e incisivo direito (ou esquerdo) (Figura 28.8). Incise a mucosa alveolar ao longo desta crista desde o osso nasal até a extremidade rostral da sutura interincisiva. Utilizando um elevador periosteal, rebata a mucosa destes ossos. Então rebata a cartilagem nasal dorsal e lateral e a cartilagem nasal ventral e lateral medialmente. Penetre a mucosa nasal e explore a cavidade nasal rostral. Realize biópsia de tecidos anormais e lave a área. Feche a mucosa gengival e bucal com fios absorvíveis monofilamentares 3-0 ou 4-0.

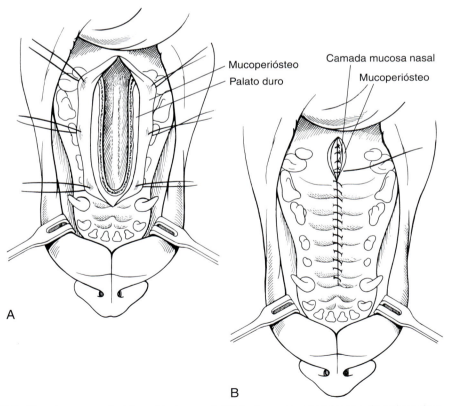

Figura 28.6 Abordagem ventral à cavidade nasal. (A) Incise o mucoperiósteo do palato duro. Remova o osso palatino com um esmeril motorizado ou goivas, e descarte-o. (B) Feche a mucosa nasal do palato mole e a submucosa-periósteo do palato duro com fio absorvível em um padrão interrompido ou contínuo. Feche a mucosa oral dos palatos duro e mole com fio monofilamentar não absorvível em um padrão simples contínuo.

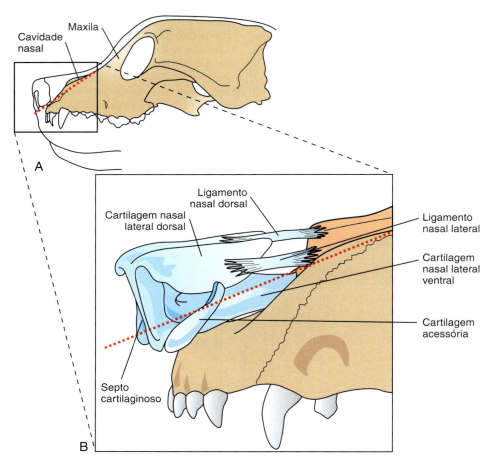

Figura 28.7 Abordagem lateral à cavidade nasal rostral. (A) Faça a incisão para rinotomia lateral em uma direção dorsocaudal a partir do plano nasal em direção à incisura nasomaxilar. (B) Direcione a incisão entre a cartilagem nasal dorsal lateral e a cartilagem nasal lateral ventral. A transecção da cartilagem acessória não pode ser evitada.

Traqueotomia

Traqueotomia é realizada para obter acesso ao lúmen traqueal a fim de remover obstruções, coletar espécimes ou facilitar o fluxo de ar. A incisão traqueal pode ser fechada ou pode ser tentada a cicatrização por segunda intenção. Posicione o paciente conforme descrito na p. 871.

Aborde a traqueia cervical por meio de incisão na linha média cervical ventral. Estenda a incisão desde a laringe até o esterno conforme necessário para permitir exposição adequada. Separe os músculos esterno-hioides ao longo de sua linha média e rebata-os lateralmente (Figura 28.9A). Disseque o tecido conjuntivo peritraqueal desde a superfície ventral da traqueia no local proposto da traqueotomia. Tenha cuidado para impedir traumas aos nervos laríngeos recorrentes, artéria carótida, tronco vagossimpático, veia jugular, vasos tireóideos ou esôfago. Imobilize a traqueia entre o polegar e o dedo indicador. Faça uma incisão horizontal ou vertical através da parede da traqueia (Figura 28.9A). Com uma incisão horizontal, posicione suturas que circundem a cartilagem (polipropileno 2-0 [Prolene®] ou polibutéster [Novafil®]) ao redor das cartilagens adjacentes para separar as margens e permitir a inspeção do lúmen ou inserção do tubo. Realize sucção de sangue, secreções e *debris* do lúmen traqueal. Após conclusão do procedimento, aposicione as extremidades traqueais com suturas simples interrompidas com polipropileno 3-0 ou 4-0, ou deixe a traqueia cicatrizar por segunda intenção. Para fechar a incisão traqueal, posicione suturas através dos ligamentos anulares que circundam as cartilagens adjacentes ou somente através dos ligamentos anulares. Lave o local da cirurgia com solução salina. Aposicione os músculos esterno-hioides com padrão de sutura simples contínuo com fios absorvíveis 3-0 ou 4-0 (p.ex., polidioxanona [PDS®], poligliconato [Maxon®], poliglecaprona 25 [Monocryl®], glicômero 631 [Biosyn®], poliglactina 910 [Vicryl®]). Aposicione tecidos SC e pele rotineiramente.

Traqueostomia

A traqueostomia permite que o ar adentre a traqueia distal ao nariz, boca, nasofaringe e laringe. Uma traqueotomia é realizada para inserir um tubo (traqueostomia temporária) ou criar um estoma (traqueostomia permanente) para facilitar o fluxo de ar. Um tubo não reativo que não seja maior que metade do tamanho da traqueia deve ser selecionado. Tubos de silicone, prata ou náilon com *cuff* ou canulados autoclaváveis são recomendados. Em uma situação emergencial, um tubo endotraqueal padrão pode ser utilizado, mas tenha certeza que o tubo não seja inserido muito perto da árvore respiratória e que o *cuff* não esteja inflado. Tubos de cloreto de polivinila e de borracha são irritantes e devem ser evitados. Se o animal for colocado em um ventilador, um tubo com *cuff* é necessário.

Traqueostomia Temporária

Uma traqueostomia temporária é mais comumente realizada para fornecer uma via de fluxo aéreo alternativa durante a cirurgia ou como um procedimento emergencial em pacientes severamente dispneicos.

CAPÍTULO 28 Cirurgia do Sistema Respiratório Superior 843

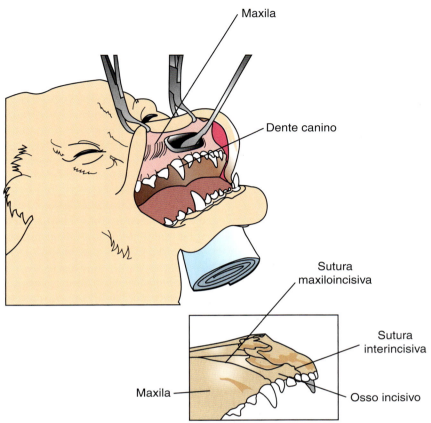

Figura 28.8 Abordagem oral à cavidade nasal rostral. Eleve o lábio e incise ao longo da crista no aspecto rostrolateral do osso nasal direito (ou esquerdo) até a extremidade rostral da sutura interincisiva. Utilizando um elevador periosteal, rebata a mucosa a partir destes ossos. Retraia a cartilagem nasal lateral dorsal e a cartilagem nasal lateral ventral medialmente. Feche as mucosas gengival e bucal com fios absorvíveis monofilamentares 3-0 ou 4-0.

Tubos de traqueostomia são usualmente mantidos somente por um curto período (12-72 horas).

Faça uma incisão na linha média ventral desde a cartilagem cricoide, que se estenda 2 a 3 cm caudalmente. Separe os músculos esterno-hióideos e realize uma traqueotomia horizontal (transversa) através do ligamento anular entre a terceira e quarta ou quarta e quinta cartilagens traqueais (Figura 28.9A). Não estenda a incisão a mais da metade da circunferência da traqueia. Como uma alternativa, faça uma traqueotomia vertical através da linha média ventral da terceira a quinta cartilagens. Posicione suturas que circundam a cartilagem (polipropileno [Prolene®] 2-0 ou polibutéster [Novafil®]) ao redor das cartilagens adjacentes para separar as margens e permitir a inserção do tubo. Realize sucção de sangue e muco do lúmen, amplie a incisão, se necessário, e insira um tubo de traqueostomia. Facilite a colocação do tubo pela abertura de uma pinça hemostática na incisão, ou deprima as cartilagens craniais à incisão horizontal (Figura 28.9B). De forma alternativa, coloque tensão na sutura caudal para abrir a incisão (Figura 28.9C). Aponha os músculos esterno-hióideos, tecido SC e pele cranial e caudal ao tubo. Fixe o tubo, suturando-o à pele ou prendendo-o às compressas mantidas ao redor do pescoço.

Traqueostomia Permanente

A traqueostomia permanente é a criação de um estoma na parede traqueal ventral pela sutura da mucosa traqueal à pele. Traqueostomias são mantidas por toda a vida, ou até que o estoma seja fechado cirurgicamente. Tubos de traqueostomia não são necessários para manter a patência do lúmen após este procedimento. Traqueostomias permanentes são recomendada para animais com obstrução das vias aéreas superiores que causam dispneia moderada a severa (p. ex., paralisia laríngea, colapso laríngeo, neoplasias de vias aéreas superiores) que não podem ser tratadas com sucesso por outros métodos. Tutores devem ser avisados de que estes animais não devem nadar, que a vocalização será menor ou ausente após este procedimento, e que o paciente possui maior risco de infecções respiratórias. Ademais, o cuidado contínuo do local será necessário para mantê-lo limpo.

Exponha a traqueia cervical proximal com uma incisão na linha média cervical ventral. Crie um túnel dorsal à traqueia na área da terceira à sexta cartilagens traqueais. Tenha cuidado para prevenir traumas aos nervos laríngeos recorrentes, artéria carótida, tronco vagossimpático, veia jugular, vasos tireóideos ou esôfago. Utilizando este túnel, aposicione os músculos esterno-hioódeos dorsais à traqueia com suturas em colchoeiro horizontais (fio monofilamentar não absorvível 2-0 ou 3-0) para criar um cordão muscular a fim de reduzir a tensão das suturas entre mucosa e pele (Figura 28.10A). Iniciando com a segunda ou terceira cartilagem traqueal, delimite um segmento retangular de parede traqueal com largura de três a quatro cartilagens e com um terço da circunferência da traqueia de largura. Incise a cartilagem e ligamentos anulares até a mucosa traqueal (Figura 28.10A). Eleve a margem da cartilagem com pinças e disseque o segmento da cartilagem da mucosa. Se houver

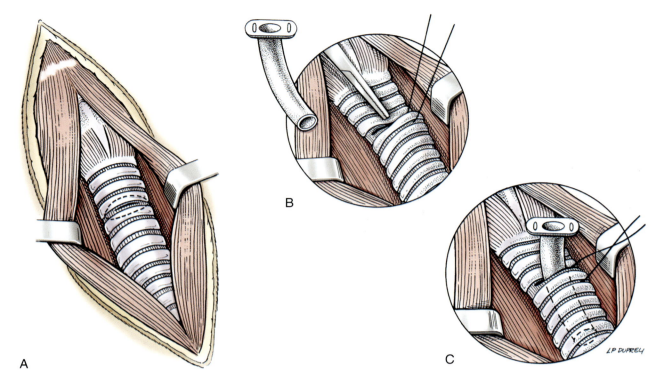

Figura 28.9 Tubo de traqueostomia. (A) Faça uma incisão transversa através do ligamento anular. Excise uma elipse pequena de cada cartilagem traqueal adjacente à incisão da traqueotomia para minimizar a irritação do tubo *(linha tracejada)*. Facilite a implantação do tubo pela (B) depressão das cartilagens proximais com uma pinça hemostática e (C) elevação das cartilagens distais com sutura circular. Insira um tubo de traqueostomia que não preencha completamente o lúmen.

preocupações sobre a fraqueza das cartilagens traqueais e tendência a colapso, posicione uma ou duas próteses de anéis traqueais cranial e caudal ao estoma (p. 871). Excise um segmento semelhante de pele adjacente ao estoma (excise segmentos maiores de pele se o animal possuir pregas cutâneas frouxas ou abundante gordura SC). Faça uma incisão em formato de I ou H na mucosa. Dobre a mucosa sobre as margens da cartilagem e suture-a às margens da pele com suturas de aproximação para concluir o traqueostoma (Figura 28.10B). Utilize suturas simples interrompidas nos cantos e simples contínua para aposicionar ainda mais a pele e a mucosa (fio monofilamentar 4-0) (Figura 28.10B). De forma alternativa, faça uma incisão em forma de H com espessura total na traqueia ventral para criar dois retalhos traqueais que são rebatidos cranial e caudalmente e suturados diretamente à pele.

Ressecção e Anastomose Traqueais

A remoção de um segmento traqueal pode ser necessária para tratar um tumor traqueal, estenose, avulsão ou trauma. Dependendo da extensão da lesão, lacerações na parede traqueal que ocorrem como consequência de feridas por mordedura ou intubação endotraqueal podem ser fechadas espontaneamente, fechadas por primeira intenção, ou podem sofrer ressecção e ter as extremidades traqueais anastomosadas. Dependendo do grau de elasticidade e tensão traqueal, aproximadamente 20 a 50% da traqueia em um cão adulto (aproximadamente oito a 10 anéis) pode sofrer ressecção e anastomose direta. A técnica de divisão da cartilagem é preferível porque é de mais fácil realização e resulta em alinhamento anatômico mais preciso, com menor estenose luminal do que várias outras técnicas. A anastomose imprecisa e tensão através da linha de sutura são fatores de risco consideráveis no desenvolvimento da estenose traqueal. A técnica cirúrgica precisa e meticulosa é crucial para reconstrução da traqueia. A traqueia acometida que excede os limites da ressecção e anastomose pode ser tratada com traqueostomia permanente, tubos intraluminais de silicone ou próteses com sucesso variável.

Exponha a traqueia envolvida através de uma incisão na linha média cervical ventral, toracotomia lateral (p. 890) ou esternotomia mediana (p. 891). Mobilize somente traqueia suficiente para permitir que a anastomose seja realizada sem tensão. Preserve a maior quantidade possível de irrigação sanguínea segmentar e suprimento nervoso. Posicione suturas de ancoragem ao redor das cartilagens craniais e caudais aos locais de ressecção antes da transecção da traqueia. Ressecione a traqueia doente pela divisão de uma cartilagem saudável circunferencialmente em cada extremidade ou pela incisão dos ligamentos anulares adjacentes às cartilagens intactas (Figura 28.11A). Utilize uma lâmina n° 11 para dividir as cartilagens traqueais no ponto médio. Realize a transecção da membrana traqueal dorsal com tesouras Metzenbaum. Posicione previamente e então amarre três ou quatro suturas simples interrompidas (polipropileno 3-0 ou 4-0 [Prolene®], polibutéster [Novafil®], polidioxanona [PDS®], ou poligliconato [Maxon®]) na membrana traqueal dorsal (Figura 28.11B). Retraia o tubo endotraqueal na traqueia proximal durante a ressecção e o posicionamento de suturas na membrana traqueal dorsal. Remova os coágulos sanguíneos e secreções do lúmen e avance o tubo distal à anastomose após posicionamento das suturas na membrana traqueal dorsal. Complete a anastomose pela aposição das metades das cartilagens divididas ou cartilagens adjacentes intactas com suturas simples interrompidas, começando no ponto médio ventral da traqueia. Separe suturas adicionais com espaço de 2 a 3 mm. Posicione três ou quatro suturas de retenção para ajudar a aliviar a tensão na anastomose. Posicione e amarre estas suturas para

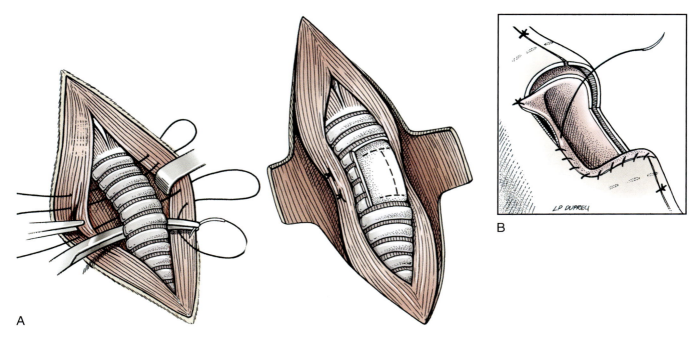

Figura 28.10 Traqueostomia permanente. (A) Desvie a traqueia ventralmente pela aposição dos músculos esterno-hióideos com suturas em colchoeiro dorsais à traqueia. Excise um segmento retangular da parede traqueal ventral sem penetrar a mucosa. Note a linha tracejada onde a incisão em formato de I é feita após o segmento de cartilagem ser removido. Excise a pele frouxa adjacente ao estoma. (B) Utilize suturas intradérmicas para aposicionar a pele aos ligamentos anulares e tecidos peritraqueais *(linhas tracejadas)*. Aposicione a mucosa traqueal à pele com três ou quatro suturas interrompidas; complete a sutura em um padrão simples contínuo.

que elas circundem uma cartilagem intacta cranial e caudal à anastomose, cruzando externamente ao local da anastomose (Figura 28.11C). Lave a área e aposicione os músculos esterno-hióideos em um padrão simples contínuo. Feche os tecidos SC e pele rotineiramente. De forma alternativa, considere um padrão simples contínuo para anastomose, uma vez que este demonstrou ter força biomecânica semelhante à do padrão simples interrompido reforçado com suturas circundantes nos anéis cartilaginosos vizinhos.

Se suturas de alívio de tensão não atuarem adequadamente na anastomose, mobilize ainda mais a traqueia pela realização de incisões de espessura parcial através dos ligamentos anulares proximais e distais à anastomose, ou restrinja o movimento da cabeça e pescoço após a cirurgia. Impeça a extensão completa do pescoço posicionando uma sutura a partir do focinho até o manúbrio, ou pela fixação de uma mordaça a uma correia para manter a flexão cervical discreta a moderada. Mantenha a mordaça durante 2 a 3 semanas.

Ventriculocordectomia

Ventriculocordectomia é a remoção das cordas vocais a fim de alterar a vocalização, remover massas ou aumentar a glote ventral para cães com paralisia laríngea. As diretrizes da American Veterinary Medical Association com relação à desvocalização canina é que somente deve ser realizada por veterinários qualificados e licenciados com alternativa final à eutanásia após falha da modificação comportamental para corrigir vocalização excessiva e após discussão de complicações potenciais desse procedimento com o tutor. A ventriculocordectomia pode ser realizada por uma abordagem oral ou ventral (laringotomia). A abordagem ventral é recomendada. A anestesia é mantida pela utilização de um tubo de traqueostomia, manipulando-se o tubo endotraqueal para o lado contralateral da laringe, ou pela utilização de agentes anestésicos injetáveis. A ventriculocordectomia realizada para alargar a glote ventral requer que mais cordas vocais sofram ressecção do que é necessário para a desvocalização.

Abordagem Oral

Posicione o paciente em decúbito ventral com o pescoço estendido. Suspenda a maxila e puxe a mandíbula ventralmente para abrir a boca ao máximo. Estenda a língua a partir da boca para obter exposição máxima da glote. Retraia as bochechas lateralmente para melhorar a visualização. Evite colocar preenchimentos ou mãos na região da laringe, pois isso pode distorcer a nasofaringe. Remova a margem central da corda vocal para desvocalização com pinças laríngeas ou de biópsia uterina (Figura 28.12A). Para alargar a glote, utilize tesouras Metzenbaum compridas e remova a maior quantidade possível de pregas vocais que se estendem na direção do lúmen laríngeo (Figura 28.12B). Em ambas as técnicas, mantenha 1 a 2 mm de mucosa nos aspectos dorsal e ventral das cordas vocais. Controle a hemorragia com pressão. Remova coágulos sanguíneos e secreções com sucção ou compressas. Permita que a incisão cicatrize por segunda intenção.

Abordagem por Laringotomia Ventral

Posicione o paciente em decúbito dorsal com o pescoço estendido sobre uma tolha enrolada (Figura 28.13). Exponha a laringe utilizando uma abordagem cervical na linha média ventral, começando rostral ao osso basi-hioide e se estendendo caudalmente até a traqueia proximal. Separe e retraia os músculos esterno-hióideos pareados. Identifique a linha média da cartilagem tireóidea. Ligue e divida a veia laríngea ímpar se necessário. Incise o ligamento cricotireóideo com uma lâmina nº 15 ou nº 11. Estenda

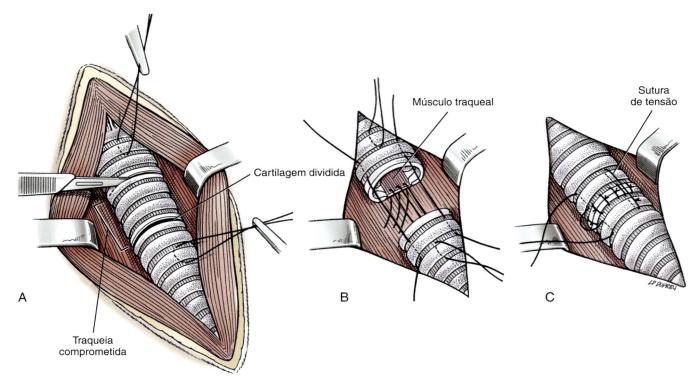

Figura 28.11 Ressecção e anastomose traqueais. (A) Posicione suturas de ancoragem craniais e caudais aos locais de ressecção. Divida as cartilagens com uma lâmina nº 11 e realize a transecção do músculo traqueal com tesouras Metzenbaum. (B) Aposicione o músculo traqueal com três ou quatro suturas interrompidas, e então aproxime as cartilagens divididas. (C) Posicione três ou quatro suturas para aliviar a tensão ao redor das cartilagens adjacentes à anastomose.

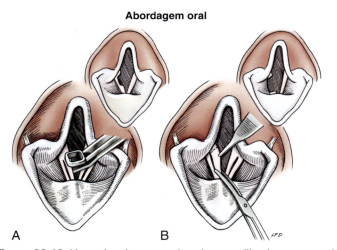

Figura 28.12 Uma abordagem oral pode ser utilizada para ventriculocordectomia. (A) Remova a porção central da prega vocal com pinças laríngeas ou pinças de biópsia uterina. (B) Em casos de paralisia laríngea ou desvocalização, remova a maioria das pregas vocais com tesouras Metzenbaum. As comissuras dorsal e ventral permanecem intactas.

a incisão ao longo da linha média da cartilagem tireóidea conforme necessário para expor as cordas vocais. Excise toda a corda vocal desde a cartilagem aritenoide dorsalmente e cartilagem tireóidea ventralmente com tesouras Metzenbaum (Figura 28.13). Feche o defeito pela aposição da mucosa em um padrão aposicional simples contínuo utilizando fio monofilamentar rapidamente absorvível 4-0 a 5-0 (poliglecaprona 25 ou glicômero 631). Aposicione o ligamento cricotireóideo e cartilagem tireóidea com suturas simples interrompidas. Aposicione os músculos esterno-hióideos em um padrão simples contínuo com fios absorvíveis monofilamentares 3-0 ou 4-0. Feche os tecidos SC e a pele rotineiramente.

CICATRIZAÇÃO DO TRATO RESPIRATÓRIO

Feridas laríngeas cicatrizam por reepitelialização se as margens mucosas estiverem em aposição. Células epiteliais nas margens da ferida se estendem e disseminam-se sobre a ferida até que estejam cobertas. A movimentação constante associada à respiração e ao movimento da cabeça inibe a cicatrização primária. As feridas laríngeas com espaços cicatrizam por segunda intenção, inicialmente preenchidas por tecido de granulação e então sofrendo reepitelialização. A cicatrização por segunda intenção pode causar a formação de cicatriz na glote. A cirurgia restrita a um lado da laringe e que mantém intacto o epitélio nas comissuras dorsal e ventral pode impedir a cicatrização.

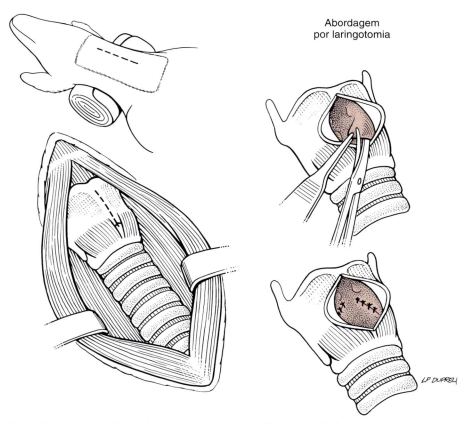

Figura 28.13 Para a ventriculocordectomia por uma abordagem por laringotomia, posicione o paciente em decúbito dorsal com o pescoço estendido sobre uma toalha enrolada. Exponha a laringe, identifique a linha média da cartilagem tireóidea e o ligamento cricotireóideo, e então incise com uma lâmina de bisturi *(linhas tracejadas)*. Exponha as pregas vocais e excise-as. Feche o defeito pela aposição da mucosa em um padrão de sutura aposicional simples contínuo.

O epitélio traqueal responde imediatamente à irritação ou doença pelo aumento da produção de muco. Se o insulto continuar, células descamam e ocorre hiperplasia das células caliciformes para aumentar a camada mucosa protetora. Feridas superficiais cicatrizam por reepitelialização. A cicatrização começa dentro de 2 horas após escarificação de células superficiais. As células colunares ciliadas intactas que circundam o defeito se tornam achatadas, perdem seus cílios e migram sobre a ferida. A mitose começa aproximadamente 48 horas após a lesão nas células ciliadas colunares e epiteliais basais. A organização e diferenciação começam após 4 dias. Células escamosas substituem células ciliadas e caliciformes se houver recorrência da lesão sem cicatrização. Feridas da mucosa traqueal de espessura completa com espaço entre as margens mucosas são preenchidas por tecido de granulação antes da reepitelialização. Feridas de espessura completa podem cicatrizar com tecido de cicatrização que sofre protrusão em direção ao lúmen. O tecido cicatricial estreita o lúmen e pode interferir com o transporte de muco. Uma redução de 20% no diâmetro do lúmen pode reduzir o *clearance* mucociliar em mais de 50%.

MATERIAIS DE SUTURA E INSTRUMENTOS ESPECIAIS

É importante ter uma série de instrumentos de cabo longo disponíveis. Ganchos cutâneos, pinças laríngeas ou de biópsia uterina e próteses traqueais (p. 871) são necessários para alguns procedimentos. A rinotomia requer uma serra oscilante, cisalha e martelo, ou goivas, assim como elevadores periosteais e curetas. Fios monofilamentares não reativos (p. ex., polipropileno [PDS®], polibutéster [Novafil®], polidioxanona [PDS®], poligliconato [Maxon®], poliglecaprona 25 [Monocryl®], glicômero 631 [Biosyn®]) são recomendados para cirurgia do trato respiratório superior.

CUIDADO E AVALIAÇÃO PÓS-CIRÚRGICOS

Pacientes devem ser intimamente monitorados durante a recuperação anestésica por conta de hemorragias, tosse, engasgos ou aspiração. Eles devem ser mantidos intubados pelo maior período possível e reintubados, ou ter colocado um tubo de traqueostomia se ocorrer dispneia após extubação. Ao reintubar estes pacientes, considere a utilização de um tubo endotraqueal que tenha metade do tamanho do tubo inicialmente utilizado para tornar a intubação mais fácil se houver edema das vias aéreas. A suplementação com oxigênio deve ser fornecida se necessário durante a recuperação, e excitação e dor devem ser minimizadas por analgésicos pós-cirúrgicos (Tabela 13.2). A inserção de uma sonda nasal de oxigênio no momento da conclusão da cirurgia facilita o fornecimento de oxigênio (Quadro 4.4). De forma alternativa, o animal pode ser posicionado em uma gaiola de oxigênio. O posicionamento do paciente em decúbito esternal pode facilitar a respiração. Glicocorticoides pós-cirúrgicos (p. ex., fosfato sódico de dexametasona 0,1-0,5 mg/kg IV) podem reduzir o edema nasofaríngeo e das vias aéreas superiores secundário às manipulações cirúrgicas ou diagnósticas. Inicie com a menor dose e utilize a dose maior somente se a menor dose não conseguiu reduzir o edema ou se este for suficientemente severo para que o animal não consiga respirar. Doses grandes únicas ou administração repetida de dexametasona tipicamente causam erosões gastrointestinais, úlceras e/ou hemorragia. Antibióticos profiláticos podem ser descontinuados imediatamente após a cirurgia. Água pode ser oferecida 6 a 12 horas após a cirurgia; alimentos úmidos feitos com bolas de carne podem ser oferecidos 12 a 24 horas após a cirurgia se não ocorrerem engasgos, regurgitação ou êmese. Bolas de carne devem ser fornecidas uma por vez 7 a 14 dias após procedimentos nasofaríngeos ou laríngeos para tornar a ingestão mais lenta. Exercícios devem ser restritos durante 2 a 4 semanas. Coleiras peitorais devem ser utilizadas durante o resto da vida para prevenir traumas incisionais, traqueais ou laríngeos.

Após rinotomia, os animais devem ser recuperados com a cabeça ligeiramente inclinada para baixo, mantidos quietos, e devem ser esperados alguns espirros. Sons respiratórios são tipicamente aumentados e ressonantes após este procedimento. Inicialmente, espera-se que a secreção nasal seja sanguinolenta, mas gradativamente deve se tornar serosa e diminuir de volume após reepitelialização da cavidade nasal (geralmente dentro de 1 semana). Se persistir a hemorragia após a cirurgia, a cavidade nasal deve ser preenchida por compressas estéreis. Se forem utilizadas faixas ou fitas umbilicais (p. 840), a extremidade da faixa ou fita pode sair pela narina ou estoma dorsal e suturada a um lado da face. O preenchimento é removido 1 a 2 dias após a cirurgia. Uma transfusão sanguínea pode ser necessária se a hemorragia for significativa (Quadro 4.1). A movimentação do retalho cutâneo que cobre o defeito ósseo é esperada após rinotomia dorsal, e enfisema SC pode ocorrer, mas deve ser autolimitado. Há acúmulo de ar no SC se o retalho ósseo não for posicionado adequadamente, ou se não for deixado estoma adequado nos tecidos SC e pele para saída de ar. O acúmulo de ar no SC geralmente não é um problema se for mantido um estoma adequado. O estoma sofrerá contração e cicatrizará dentro de 5 a 10 dias. Não permita que o animal mastigue objetos rígidos por pelo menos 3 a 4 semanas após rinotomia ventral até que a incisão do palato esteja cicatrizada. Forneça alimentos umedecidos por pelo menos 7 a 14 dias após a cirurgia. Animais podem ocasionalmente estar deprimidos e anoréxicos por alguns dias; em tais casos, considere a colocação de um tubo de alimentação enteral (p. ex., esofagostomia; p. 95).

O cuidado intensivo pós-cirúrgico é necessário após implantação de tubo de traqueostomia. O animal deve ser intimamente observado para impedir asfixia secundária à obstrução do tubo ou deslocamento. O *clearance* do muco está inibido nestes animais, e a irritação mucosa leva ao aumento da produção de muco. A limpeza do tubo pode ser necessária a cada 15 minutos, particularmente em animais menores. Técnicas estéreis (i.e., luvas e instrumentos) devem ser utilizadas para limpar os tubos de traqueostomia. Secreções podem ser removidas pela inserção de uma cânula de sucção estéril no lúmen do tubo e traqueia distal. Quando tubos canulados (duplo-lúmen) forem utilizados, a cânula interna pode ser removida e limpa enquanto o tubo externo é succionado. A nebulização e injeção de salina estéril (1 mL) no tubo alguns minutos antes da sucção ajudam a fluidificar as secreções. Um novo tubo deve ser utilizado se estas técnicas não removerem adequadamente as secreções. Tubos de traqueostomia podem ser removidos quando forem estabelecidas uma via aérea adequada e ventilação espontânea. Ocasionalmente, o tubo pode ser ocluído e o paciente, observado enquanto respira ao redor do tubo para determinar se este pode ser removido. Isso não deve ser feito em animais com tubos com *cuff* ou naqueles que possuam tubos grandes que preencham o lúmen traqueal. Após remoção do tubo, deve ser permitido que o local da traqueostomia cicatrize por segunda intenção.

O manejo da traqueostomia permanente em curto prazo usualmente demanda menos do que o manejo do tubo de traqueostomia, mesmo que ainda necessite de observação hospitalar diligente pelos primeiros 3 a 5 dias. Inicialmente, o tubo de traqueostomia deve ser inspecionado a cada 1 a 3 horas, por conta do acúmulo de muco. Quando o muco começa a ocluir o traqueostoma, ou quando o esforço respiratório aumenta, o local deve sofrer sucção conforme previamente descrito para o tubo de traqueostomia. Muco no estoma pode ser removido por aspiração ou por remoção gentil com compressa ou bastão aplicador. É esperado que somente uma quantidade moderada de muco se acumule durante os primeiros 7 a 14 dias após a cirurgia, a menos que o animal tenha traqueíte severa. Em 7 dias, o intervalo de limpeza geralmente aumenta para cada 4 a 6 horas, e após 30 dias, a limpeza do estoma duas vezes por dia é suficiente. Entretanto, fumaça e outros estímulos nocivos aumentam a produção de muco e necessitam de limpeza mais frequente. O pelo deve ser removido conforme necessário ao redor do estoma para impedir a aglomeração de pelo e muco. Exercício e o alojamento devem ser restritos a áreas limpas.

Após ressecção traqueal e anastomose, exercício e extensão do pescoço devem ser restritos durante 2 a 4 semanas. Animais devem ser mantidos quietos e observados por conta de sinais de dispneia após ventriculocordectomia. Alguns animais engasgam e tossem. A vocalização deve ser desencorajada durante 6 a 8 semanas.

COMPLICAÇÕES

A obstrução respiratória aguda causada por edema de mucosas, irritação e aumento da produção de muco e/ou colapso laríngeo ou traqueal pode ocorrer após cirurgia do trato respiratório superior e deve ser tratada imediatamente (Quadro 28.5). A infecção pode ser um problema, pois a cavidade nasal, nasofaringe, laringe e traqueia possuem flora bacteriana residente. A utilização de uma técnica asséptica estrita e a lavagem de tecidos contaminados geralmente previnem infecções. A lesão ao nervo laríngeo recorrente pode causar espasmos laríngeos, paresia ou paralisia, levando à pneumonia por aspiração. A estase do muco pode ocorrer após lesão do nervo. O manuseio gentil do tecido, dissecção apropriada e retração cuidadosa tecidual previnem o dano ao nervo.

Complicações associadas à rinotomia incluem perda sanguínea excessiva, enfisema SC, engasgos, tosse e/ou êmese associados à aspiração de sangue e exsudatos. Retalhos ósseos que foram implantados após rinotomia podem ter sequestro ou abrigar organismos infecciosos ou células tumorais, levando à recorrência da doença. A estenose das cóanas caudais pode ocorrer após rinite severa associada à infecção ou após extenso desbridamento do epitélio nasal. Sinais incluem aqueles de obstrução nasal, com secreção nasal mínima e estridor. Estas lesões estenóticas podem ser de difícil resolução; entretanto, o tecido cicatricial pode ser perfurado e então dilatado com um cateter com balão, ou excisado e coberto com um retalho mucoso. A maioria dos pacientes necessitarão, em último caso, da implantação de um *stent*.

QUADRO 28.5 Erros Comuns no Manejo de Animais com Doença do Trato Respiratório Superior

- Incapacidade de diagnosticar e tratar doenças do trato respiratório superior antes que ocorram distúrbios secundários (i.e., pneumonia por aspiração)
- Incapacidade de reconhecer colapso laríngeo
- Traumas aos nervos laríngeos recorrentes
- Manuseio rude ou excessivo do tecido, causando edema excessivo
- Incapacidade de monitorar o paciente de forma intensiva após a cirurgia

O monitoramento intensivo de um paciente com tubo de traqueostomia temporário é necessário para evitar complicações com risco de morte, particularmente em animais menores. Complicações associadas ao tubo de traqueostomia incluem engasgos, êmese, tosse, obstrução do tubo, deslocamento do tubo, enfisema, estenose traqueal, malacia traqueal e fístulas traqueocutâneas ou traqueoesofágicas. Alguns animais ocluem o tubo de traqueostomia quando o pescoço é flexionado e quando dormem sobre cobertas. Complicações importantes (p. ex., oclusão, deslocamento) foram relatadas em 44% dos gatos com traqueostomias temporárias.[2] Tubos de traqueostomia com *cuff* e tubos endotraqueais podem causar necrose por pressão da mucosa traqueal ou cartilagens, que podem resultar em constrições traqueais.

Animais com traqueostomia permanente possuem altas taxas de complicação e mortalidade, principalmente causadas por oclusão do estoma pelo muco, sangue ou constrição. Tanto cães quanto gatos possuem risco de oclusão aguda e morte súbita, mas isso é mais notável em gatos. Os tempos de sobrevida médios após traqueostomia permanente em cães e gatos são de 328 e 20,5 dias, respectivamente.[3,4] A principal complicação em longo prazo da traqueostomia permanente é a oclusão do estoma pelo acúmulo de muco, pregas cutâneas ou estenose, o que pode necessitar da revisão do traqueostoma. Animais também terão risco de pneumonia por aspiração por toda a vida.

Complicações após ressecção traqueal e anastomose podem incluir hemorragia, alteração da fonação, formação de fístulas e malacia cartilaginosa. A malacia é incomum. As outras complicações são tratáveis. A deiscência ocorre após anastomose traqueal se houver tensão pós-cirúrgica excessiva ou movimento do pescoço. Enfisema SC, dispneia aguda, hemoptise e edema SC sugerem deiscência. A tensão anastomótica excessiva e cicatrização por segunda intensão podem causar estenose traqueal. A dissecção excessiva pode causar necrose isquêmica da traqueia remanescente. O traumatismo aos nervos laríngeos recorrentes pode causar laringospasmo, paresia laríngea ou paralisia laríngea.

Após a ventriculocordectomia, o tecido cicatricial pode ser formado dentro da laringe e traqueia, causando obstrução semanas após a cirurgia. Sinais clínicos de obstrução não são usualmente aparentes até que o comprometimento luminal alcance 50%. O tecido cicatricial é formado na laringe como resultado de dano à mucosa ou pela cicatrização por segunda intenção próxima às comissuras dorsal e ventral. Outras complicações incluem edema, hemorragia, tosse, engasgo, estenose e alteração da vocalização. O edema mucoso pode obstruir parcialmente a glote e pode ser reduzido pelo tratamento prévio com glicocorticoides. A estenose pode ocorrer nas comissuras dorsal ou ventral da glote após ventriculocordectomia se a mucosa intacta não for preservada nestas áreas, e a cicatrização ocorre por segunda intenção. É esperado que a ventriculocordectomia altere o latido normal, tornando-o mais abafado e rude. O retorno a um latido próximo do normal pode ocorrer dentro de meses após a remoção somente da margem da prega vocal e cicatrização por segunda intenção.

CONSIDERAÇÕES ESPECIAIS RELACIONADAS COM A IDADE

As cartilagens traqueais e laríngeas de animais muito jovens possuem um alto conteúdo hídrico, e estas cartilagens podem não manter bem as suturas. Portanto, um comprimento menor da traqueia pode sofrer ressecção em animais jovens (20%-25%) do que em animais idosos. Anormalidades congênitas que envolvam o trato respiratório devem ser tratadas precocemente na vida do animal (dentro do primeiro ano) para prevenir dispneia progressiva e melhorar a qualidade de vida do animal. Animais idosos podem ter cartilagens ossificadas, inelásticas e quebradiças, que são difíceis de manipular durante a cirurgia.

DOENÇAS ESPECÍFICAS

SÍNDROME BRAQUICEFÁLICA

DEFINIÇÕES

Síndrome braquicefálica refere-se à combinação de condições tratadas cirurgicamente de estenose de narinas, alongamento de palato mole, eversão de sáculos laríngeos e colapso laríngeo, que causam obstrução das vias aéreas superiores em raças braquicefálicas; é também denominada **síndrome obstrutiva das vias aéreas dos braquicefálicos** ou **síndrome das vias aéreas dos braquicefálicos**. *Narinas estenóticas* são narinas com aberturas anormalmente estreitas, fazendo com que pareçam comprimidas uma à outra. Um **palato mole alongado** é aquele que se estende mais de 1 a 3 mm caudal à ponta da epiglote. **Sáculos laríngeos evertidos** são protrusões dos divertículos mucosos rostrais às pregas vocais; o quadro também é referido como *eversão de sáculos laríngeos* ou *colapso laríngeo estágio I*.

CONSIDERAÇÕES GERAIS E FISIOPATOLOGIA CLINICAMENTE RELEVANTE

A síndrome braquicefálica refere-se à obstrução das vias aéreas superiores atribuível a uma combinação de anormalidades anatômicas observadas em cães braquicefálicos (Quadros 28.6 e 28.7). Hipoplasia traqueal, tonsilas evertidas, turbinados nasofaríngeos e outras anormalidades concomitantes frequentemente contribuem para a dispneia. Animais braquicefálicos tipicamente possuem uma face comprimida com narinas mal desenvolvidas e nasofaringe distorcida. O formato da cabeça é o resultado de um defeito de desenvolvimento hereditário nos ossos da base do crânio. Estes ossos crescem até uma largura normal, mas possuem comprimento reduzido. Os tecidos moles da cabeça não são proporcionalmente reduzidos e frequentemente parecem redundantes.

Narinas estenóticas são malformações congênitas das cartilagens nasais que resultam em colapso medial e oclusão parcial das narinas externas (Figuras 28.14 e 28.15). O fluxo de ar na cavidade nasal é restrito e é necessário maior esforço inspiratório, causando dispneia discreta a severa. A resistência ao fluxo de ar através da cavidade nasal em cães normais é de 76 a 80% da resistência total, dependendo do volume do fluxo de ar. Conforme aumenta a pressão negativa exercida para respirar, pressões intratraqueais e intrafaríngeas podem se tornar altas o suficiente para causar colapso dos tecidos circundantes.

O palato mole alongado é o componente mais comum da síndrome braquicefálica e é frequentemente diagnosticado em cães braquicefálicos (Figura 28.16). O palato mole alongado é puxado na direção caudal durante a inspiração, obstruindo o aspecto dorsal da glote. Ele é algumas vezes posicionado entre os processos corniculados das cartilagens aritenoides, o que aumenta o esforço

---

QUADRO 28.6 Raças Caninas Comumente Afetadas pela Síndrome Braquicefálica

Buldogue inglês
Buldogue francês
Pug
Boston terrier
Shar-pei
Cavalier King Charles spaniel
Lhasa apso
Shih tzu
Boxer
Pequinês

QUADRO 28.7 Anormalidades das Vias Aéreas Superiores Associadas a Raças Braquicefálicas

Componentes Clássicos da Síndrome Braquicefálica
- Palato mole alongado
- Narinas estenosadas
- Sáculos laríngeos evertidos

Achados Concomitantes Comuns
- Traqueia hipoplásica
- Colapso ariepiglótico

Outros Achados
- Colapso corniculado
- Colapso traqueal
- Eversão de tonsilas
- Turbinados nasofaríngeos
- Macroglossia
- Colapso faríngeo
- Colapso epiglótico

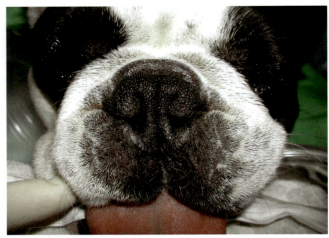

Figura 28.14 Boston terrier de 4 anos com narinas estenóticas.

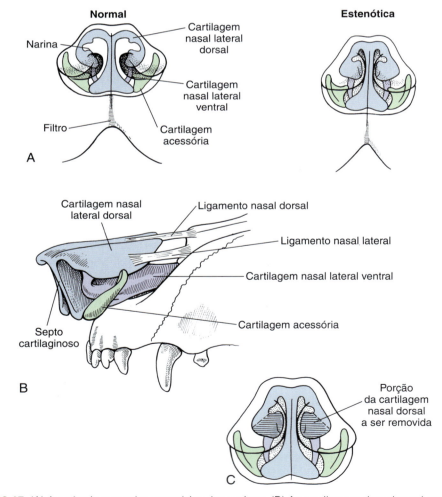

Figura 28.15 (A) Aparência normal e estenótica das narinas. (B) As cartilagens dorsolateral, ventrolateral e acessória formam as narinas. (C) Para alargar as narinas, resseccione uma porção das cartilagens nasais dorsolaterais.

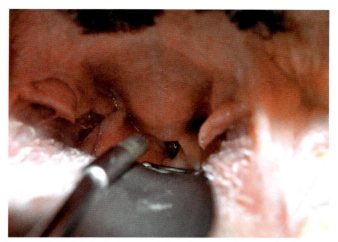

Figura 28.16 Visão laringoscópica de um palato mole alongado.

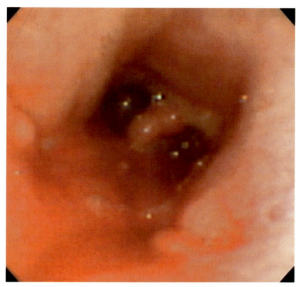

Figura 28.18 Visão endoscópica retroflexionada dos turbinados nasofaríngeos em um Buldogue de 2 anos.

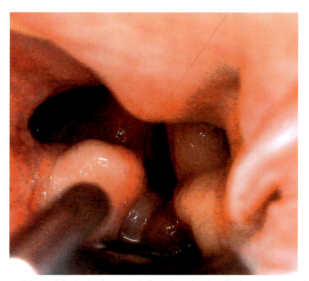

Figura 28.17 Visão laringoscópica de sáculos laríngeos evertidos em um Buldogue de 6 anos.

inspiratório e faz com que o fluxo de ar se torne mais turbulento. A mucosa laríngea se torna inflamada e edemaciada, estreitando ainda mais a via aérea. A ponta do palato mole é empurrada para a nasofaringe durante a expiração. Cães afetados podem ter problemas para deglutir porque a oclusão normal das vias aéreas durante a deglutição compromete a ventilação. A deglutição afuncional pode causar pneumonia por aspiração. Alguns animais afetados com problemas gastrointestinais concomitantes (p. ex., esofagite, hérnia de hiato) melhoraram após tratamento cirúrgico da síndrome braquicefálica.

A eversão dos sáculos laríngeos (Figura 28.17) é diagnosticada menos frequentemente do que o alongamento do palato mole ou estenose de narinas, mas foi relatada em mais da metade dos cães com síndrome braquicefálica. É incomum ter a eversão dos sáculos laríngeos como a única anormalidade em cães braquicefálicos, e é considerada o primeiro estágio do colapso laríngeo. O aumento da resistência ao fluxo de ar e da pressão negativa gerado para movimentar o ar pelas áreas obstruídas (narinas estenóticas, glote dorsal) puxa os sáculos de suas criptas, fazendo com que sofram edema. Assim que evertidos, os sáculos são continuamente irritados pelo fluxo de ar turbulento e se tornam cada vez mais edemaciados. Os sáculos obstruem o aspecto ventral da glote e inibem ainda mais o fluxo de ar. Pode ser difícil para um examinador inexperiente diferenciar entre sáculos laríngeos evertidos e cordas vocais por conta de sua íntima proximidade. Sáculos evertidos ocultam parcialmente ou completamente as pregas vocais, e podem ser uni ou bilaterais.

Além dos componentes já descritos, tonsilas evertidas, colapso ariepiglótico, colapso dos processos corniculados, eversão de tonsilas, pregas faríngeas redundantes, colapso nasofaríngeo, macroglossia, turbinados nasofaríngeos (Figura 28.18) e colapso laríngeo podem contribuir para a severidade da dispneia. O colapso laríngeo como doença primária foi relatado em Bull terriers ingleses, Terriers norueguenses e outros cães de pequeno porte.[5-7]

DIAGNÓSTICO

Apresentação Clínica

Sinais Clínicos

Raças braquicefálicas (principalmente Buldogues ingleses, Boston terriers, Pugs, Pequineses, Buldogues franceses e Cavalier King Charles spaniels) são predominantemente afetadas. Cães são mais comumente afetados do que gatos (p. ex., Himalaias e Persas). A condição pode afetar ambos os sexos. Embora animais afetados possam ter certas anormalidades desde o nascimento, vários deles são levados para atendimento entre 2 e 4 anos.

Histórico

Pacientes com obstrução das vias aéreas superiores geralmente possuem respiração ruidosa, com estridor, particularmente durante a inspiração, com graus variados de dispneia. Alguns animais são trazidos para avaliação por conta de regurgitação ou engasgos frequentes. Cães podem ter dificuldade de deglutição causada pela produção de secreções salivares espessas e pelo fato de que a oclusão normal das vias aéreas durante a deglutição compromete a ventilação. Alguns animais possuem sinais gastrointestinais concomitantes, como disfagia, ptialismo, regurgitação e êmese. Intolerância ao exercício, cianose, sono agitado (respiração com distúrbios durante o sono) e colapso são frequentemente relatados. Excitação, estresse e aumento do calor e umidade tornam os sinais clínicos piores.

Achados de Exame Físico

A auscultação faríngea e laríngea revela ronco proeminente (estertor) e estridor inspiratório que ocultam outros sons respiratórios. Sinais de aumento do esforço inspiratório incluem retração das comissuras labiais, respiração com a boca aberta ou ofegância constante, abdução dos membros torácicos e uso exagerado dos músculos abdominais. O movimento paradoxal do tórax e abdome, recrutamento de músculos respiratórios acessórios, colapso dos espaços intercostais e da entrada torácica para dentro, e postura ortopneica (cabeça e pescoço estendidos e relutância em deitar) podem ser aparentes. As membranas mucosas possuem coloração normal em casos de dispneia discreta a moderada, mas estão pálidas ou cianóticas em casos de dispneia severa. Animais afetados estão frequentemente inquietos e ansiosos, especialmente quando contidos. Animais podem estar hipertérmicos como resultado de resfriamento ineficaz. A auscultação torácica cuidadosa é difícil em razão dos ruídos referidos das vias aéreas superiores. A distensão do trato gastrointestinal pode ocorrer secundariamente à aerofagia associada à respiração com a boca aberta.

Narinas estenóticas são identificadas ao exame físico. As narinas podem estar discreta, moderada ou severamente desviadas em direção medial. Durante a inspiração, as narinas podem ser trazidas para a direção medial ou podem permanecer relativamente estacionárias em vez de abduzidas. O fluxo de ar através das narinas pode ser avaliado objetivamente mantendo-se uma lâmina de vidro ou pedaço de algodão próximo às narinas. É difícil de visualizar a orofaringe e laringe em animais braquicefálicos porque suas línguas são espessas, e a contenção pode acentuar a dispneia.

Diagnóstico por Imagem

Radiografias torácicas devem ser avaliadas para detecção de anormalidades cardiopulmonares concomitantes (p. ex., cardiomegalia, edema pulmonar, pneumonia) ou outras condições (p. ex., traqueia hipoplásica, hérnia de hiato, tumor da base cardíaca). Radiografias cervicais laterais permitem a avaliação da nasofaringe, palato mole, laringe e todo o comprimento da traqueia. Um palato mole alongado pode parecer espessado (Figura 28.19). Massas nasofaríngeas, laríngeas e traqueais podem ser identificadas (Figura 28.20).

A traqueia hipoplásica é uma estenose traqueal congênita que afeta todo o comprimento da traqueia (Figura 28.21). Ademais, cartilagens traqueais rígidas estão apostas ou sobrepostas, e a membrana traqueal dorsal é estreita ou oculta. A hipoplasia traqueal pode estar associada à dispneia contínua, tosse e traqueíte recorrente, mas pode ser tolerada na ausência de doenças respiratórias ou cardiovasculares concomitantes. A hipoplasia traqueal pode ser diagnosticada radiograficamente pela determinação das relações dos diâmetros da traqueia e da entrada torácica (Quadro 28.8). Nenhum tratamento definitivo para traqueia hipoplásica é conhecido, somente a terapia sintomática e correção de outros defeitos anatômicos para alívio dos sinais clínicos. A extensão na qual a traqueia hipoplásica contribui para a severidade dos sinais clínicos em cães com síndrome das vias aéreas dos braquicefálicos é desconhecida.

> **QUADRO 28.8 Diagnóstico Radiográfico da Traqueia Hipoplásica**
>
> - Relação entre o diâmetro do lúmen traqueal na entrada torácica e o diâmetro da entrada torácica (TD/TI) <0,2
> - Relação entre o diâmetro do lúmen traqueal no ponto médio entre a entrada torácica e carina e a largura da terceira costela (TT/3R) <3

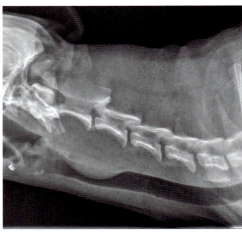

Figura 28.20 Radiografia lateral cervical demonstrando massa de tecidos moles comprimindo a traqueia proximal em um cão-d'água-português de 6 anos.

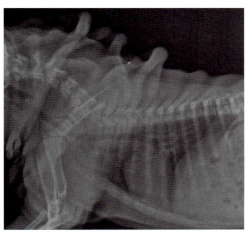

Figura 28.19 Radiografia cervical lateral demonstrando palato mole alongado em um Shar-pei de 14 semanas.

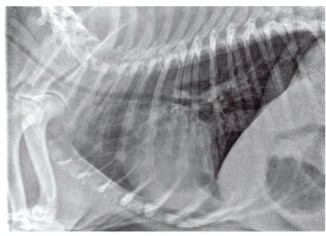

Figura 28.21 Radiografia torácica lateral demonstrando traqueia hipoplásica em um Buldogue inglês de 2 anos.

A tomografia computadorizada (TC) tem sido utilizada para avaliar casos de hipoplasia traqueal, colapso laríngeo e outras formas de obstrução das vias aéreas superiores. Um estudo de 2015 comparou dimensões traqueais pela TC com aferições radiográficas e escores de traqueoscopia em um grupo de Buldogues ingleses clinicamente normais.[8] As aferições por TC foram em média 19% melhores do que as aferições radiográficas, mas nenhuma foi comparável aos escores de traqueoscopia porque as alterações hipoplásicas foram identificadas em todos os cães. A TC, em conjunto com a rinoscopia anterior e posterior, é também útil para avaliação de turbinados nasofaríngeos ou protrusão de turbinados aberrantes caudais excessiva. No mesmo grupo de Buldogues ingleses clinicamente saudáveis descritos anteriormente, a prevalência de turbinados nasais aberrantes caudais foi de 100%.[9]

Faringoscopia/Laringoscopia

Anestesia geral é necessária para avaliar a faringe e laringe (p. 834). Essa é inicialmente realizada com um laringoscópio rígido. Um palato mole alongado está sobreposto à epiglote por pelo menos alguns poucos milímetros, mas frequentemente por mais de 1 cm (Figura 28.16). O palato mole está frequentemente espessado e possui uma ponta enrijecida e inflamada. O deslocamento dorsal do palato mole com um depressor de língua melhora a visualização das cartilagens aritenoides. As aritenoides estão frequentemente inflamadas e edemaciadas. As tonsilas podem estar inflamadas e evertidas de suas criptas. Sáculos laríngeos evertidos surgem como protrusões esféricas de tecido que impedem a visualização das pregas vocais (Figura 28.17). A avaliação funcional da laringe descarta a possibilidade de paralisia laríngea concomitante (p. 860), e a anatomia laríngea deve ser avaliada em busca de outros sinais de colapso (p. 857).

Endoscopia Flexível

Um endoscópio flexível permite avaliação completa da nasofaringe (para avaliar turbinados nasofaríngeos, turbinados nasais aberrantes caudais, oclusão de cóanas, massas), traqueia (para avaliar hipoplasia traqueal ou colapso traqueal [p. 869]) e árvore brônquica. Anormalidades brônquicas estão frequentemente presentes em cães braquicefálicos, ainda que colapso ou estenose brônquica não pareçam afetar os resultados em longo prazo. De forma semelhante, sinais clínicos e lesões de trato gastrointestinal superior são frequentemente identificados em cães com síndrome braquicefálica. A endoscopia do trato gastrointestinal superior deve ser considerada em cães braquicefálicos com sinais de engasgos, regurgitação ou êmese.

Achados Laboratoriais

Achados hematológicos e de bioquímica sérica são usualmente normais. A avaliação da hemogasometria pode revelar hipoxemia e alcalose respiratória. A saturação de oxigênio que cai de forma aguda para abaixo de 80% pode causar síncope e colapso. Policitemia pode ocorrer por hipoxia crônica moderada a severa. Em um pequeno estudo que comparou cães braquicefálicos com mesocefálicos ou dolicocefálicos, os primeiros mais provavelmente tinham pressão parcial de oxigênio arterial inferior, maior pressão parcial de dióxido de carbono e maiores pressões sanguíneas arteriais.[10]

DIAGNÓSTICO DIFERENCIAL

Outras anormalidades que podem causar ou contribuir para a obstrução do trato respiratório superior em cães braquicefálicos incluem colapso traqueal, traqueia hipoplásica, obesidade, paralisia laríngea, massas que obstruam a glote, laringe ou traqueia, e lesão traumática das vias aéreas.

MANEJO CLÍNICO

Um programa de redução de peso deve ser instituído para animais em sobrepeso ou obesos. A restrição de exercícios e eliminação de causas precipitantes podem ser benéficas quando os sinais clínicos forem discretos. Sedação (Quadro 28.2), glicocorticoides, oxigenoterapia (Tabela 4.4), e resfriamento podem ser necessários em casos de dispneia moderada a severa. Uma dose anti-inflamatória de um glicocorticoide (p. ex., fosfato sódico de dexametasona 0,1-0,5 mg/kg IV) pode reduzir o edema nasofaríngeo e das vias aéreas superiores secundário a manipulações cirúrgicas ou diagnósticas. Inicie com a menor dose e utilize a maior dose somente se a dose baixa não reduzir o edema, e se este for suficientemente severo para que o animal não consiga respirar. Grandes doses ou administração repetida de dexametasona tipicamente causam erosão/ulceração gastrointestinal.

TRATAMENTO CIRÚRGICO

Vários procedimentos (p. ex., ressecção de narinas estenóticas, ressecção do palato mole alongado, ressecção dos sáculos laríngeos) são geralmente necessários para atenuar os sinais da síndrome braquicefálica. Animais com obstrução das vias aéreas superiores são riscos anestésicos e pós-cirúrgicos (pp. 834 e 847). A ressecção de narinas estenosadas deve ser realizada o mais precocemente possível, assim que o animal puder ser anestesiado com segurança, e quando os tecidos nasais do animal forem maduros o suficiente para manter as suturas (com 3-4 meses). A ressecção de um palato mole alongado é mais bem realizada quando o animal é jovem (i.e., 4-24 meses), antes que as cartilagens laríngeas sejam deformadas e sofram colapso. Se presentes, sáculos laríngeos evertidos são geralmente excisados no mesmo procedimento em que a correção do palato mole é realizada, embora alguns cirurgiões escolheram deixá-los em cães jovens com sinais clínicos discretos a moderados.

Manejo Pré-cirúrgico

Estes animais devem ser monitorados cuidadosamente por conta de descompensação e dispneia progressiva. A terapia emergencial (p. ex., traqueostomia temporária; ver p. 842) pode ser necessária se a dispneia piorar de forma aguda. Animais submetidos a procedimentos laríngeos ou nasofaríngeos concomitantes podem ser tratados com doses anti-inflamatórios de glicocorticoides (p. ex., fosfato sódico de dexametasona 0,1-0,5 mg/kg IV), que podem reduzir edema nasofaríngeo e das vias aéreas superiores secundário a manipulações cirúrgicas ou diagnósticas. Um tubo de traqueostomia pode ser implantado antes da cirurgia; entretanto, isso é usualmente desnecessário a menos que o animal tenha edema ou colapso faríngeo e laríngeo severos. Ademais, tubos de traqueostomia estão associados a complicações significativas (p. ex., obstrução do tubo, deslocamento do tubo, pneumonia por aspiração e edema do estoma), e Buldogues ingleses mais provavelmente terão resultados piores quando comparados a outras raças.[11]

Anestesia

Anestesia ou sedação devem ser realizadas cuidadosamente nestes animais (p. 834). Virtualmente todos os sedativos e agentes anestésicos relaxam as vias aéreas superiores dilatando músculos, ao mesmo tempo que permitem que o diafragma continue contraindo. Isso permite que as vias aéreas superiores sofram colapso. Adicionalmente, a maioria dos sedativos atua centralmente para diminuir o estímulo respiratório. O colapso das vias aéreas piora pela pressão inspiratória negativa que leva as paredes faríngeas na direção medial. Anestésicos também relaxam os músculos utilizados pelos animais braquicefálicos para facilitar a respiração (p. ex., gênio-hióideo, genioglosso, esterno-hióideo). A saturação de oxigênio pode cair rapidamente durante a anestesia ou sedação; portanto, a oximetria de pulso deve ser monitorada após a pré-medicação e durante a indução, exame oral, anestesia e recuperação anestésica. A pré-oxigenação destes animais antes da indução durante 3 a 5 minutos por máscara facial, fluxo contínuo ou sonda nasal é usualmente necessária. A anestesia deve ser rapidamente induzida e o animal, intubado o mais rapidamente possível, se um exame laríngeo não for necessário. Estar preparado com uma série de tamanhos de tubos endotraqueais é útil, especialmente se houver hipoplasia traqueal. Como estes pacientes podem diminuir a saturação rapidamente ou se tornar bradicárdicos, equipamento de monitoração, aparelhos anestésicos e para intubação e fármacos emergenciais devem estar preparados de antemão. Recomendações anestésicas gerais e protocolos anestésicos selecionados para animais com doença do trato respiratório superior são listados na p. 834.

Anatomia Cirúrgica

As cartilagens nasais laterais dorsal e ventral se unem lateralmente até criar um tubo cartilaginoso, formando a narina (Figura 28.15A e B). As narinas são suportadas medial e ventralmente pelo septo nasal e dorsalmente pelas cartilagens nasais laterais dorsais. A cartilagem lateral dorsal também forma a parede lateral da narina. A cartilagem acessória lateral contribui para o suporte ventral das narinas.

O palato mole se estende desde o palato duro até a ponta da epiglote, separando efetivamente a orofaringe da nasofaringe. O músculo palatino, que é coberto pela mucosa e inervado pelo plexo faríngeo (nervos cranianos IX e X), encurta o palato mole durante a contração. As glândulas palatinas mantêm a mucosa úmida. O suprimento sanguíneo é fornecido pelo vaso palatino. A epiglote é uma cartilagem curva e triangular na entrada da laringe. O ápice da epiglote aponta para a orofaringe e está situada dorsal ao palato mole (Figura 28.3). O aspecto lingual da base da epiglote está ligado ao osso basi-hioide. A mucosa liga os aspectos laterais da epiglote ao processo cuneiforme da cartilagem aritenoide, formando a prega ariepiglótica (Figura 28.3). A epiglote está ligada ao corpo da cartilagem tireóidea.

O final do palato mole cobre apenas a ponta da epiglote em um cão normal. Ele geralmente não passa do meio até o aspecto caudal da cripta tonsilar. A extremidade distal em um cão normal é côncava; entretanto, a extremidade distal de um palato mole alongado é frequentemente sugada para a laringe, dando a ela uma aparência mais pontiaguda ou estreita.

O sáculo laríngeo é uma depressão dorsoventral discreta entre as pregas vestibulares e vocais (Figura 28.3). Sáculos evertidos estão situados rostrais às pregas vocais e não devem ser confundidos com as cordas vocais. A anatomia cirúrgica da laríngea é descrita na p. 838.

Posicionamento

O paciente é posicionado em decúbito esternal com a boca completamente aberta. A maxila deve ser suspensa por uma barra posicionada vários pés acima da mesa cirúrgica e a mandíbula, fixada ventralmente com uma fita. O focinho não deve ser mantido em repouso na mesa ou almofadas. Para máxima visualização, as bochechas devem ser retraídas lateralmente e a língua, puxada rostralmente (Figura 28.22). A cavidade oral deve ser lavada gentilmente com soluções antissépticas diluídas, e compressas devem ser posicionadas ao redor do tubo endotraqueal na glote para impedir que os fluidos adentrem as vias aéreas. Para prevenir a irritação e edema, as superfícies mucosas não devem ser esfregadas.

Alternativamente, a correção do palato mole alongado e sáculos laríngeos evertidos pode ser realizada com o animal em decúbito dorsal.

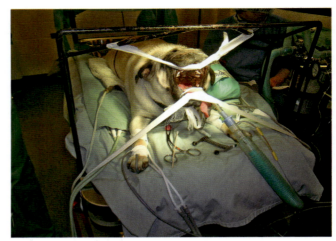

Figura 28.22 Para ressecção de um palato mole alongado, posicione o paciente em decúbito esternal com a maxila suspensa e a boca bem aberta.

Para correção somente das narinas estenóticas posicione o paciente em decúbito esternal com o focinho repousando sobre uma almofada. Fixe a cabeça à mesa com uma fita para impedir a rotação. O plano nasal deve ser gentilmente esfregado com sabonete e soluções antissépticos.

TÉCNICA CIRÚRGICA

Ressecção de Narinas Estenóticas (Rinoplastia)

Narinas estenóticas são facilmente corrigidas. Diversas técnicas são utilizadas, e todas possuem o mesmo resultado: aumento permanente das narinas externas. Uma lâmina de bisturi nº 11 é preferida para realização de cortes profundos e iguais na asa da narina; entretanto, a correção pode também ser realizada com um *punch* de biópsia cutânea ou unidades de eletrocirurgia ou radiofrequência com lâmina de ponta fina ou *laser*. Procedimentos cirúrgicos descritos para tratar narinas estenóticas incluem amputação das narinas (Figura 28.15C), ressecção em cunha e alapexia.

Segure a margem das narinas com uma pinça Brown-Adson. Enquanto mantém a margem segura, faça uma incisão em formato de V ao redor da pinça com uma lâmina de bisturi nº 11, aproximadamente 1 a 3 mm em direção à prega alar. Faça a primeira incisão medialmente e a segunda lateralmente. Remova a cunha vertical de tecido (Figura 28.23). Controle a hemorragia com pressão digital e pela reaposição das margens cortadas. Alinhe a margem ventral das narinas e a junção mucocutânea e faça três ou quatro suturas simples interrompidas utilizando material sintético rapidamente absorvível (p. ex., poliglecaprona 25 [Monocryl®], glicômero 631 [Biosyn®], poliglactina 910 [Vicryl®] 3-0 ou 4-0) para reposição dos tecidos. Repita o procedimento no lado oposto, com cuidado para excisar uma cunha de tecido do mesmo tamanho.

Ressecção de Palato Mole Alongado (Estafilectomia)

A ressecção do palato mole pode ser realizada com tesouras, *laser* por dióxido de carbono, eletrocirurgia ou dispositivo de vedação bipolar (p. ex., LigaSure®), embora a eletrocirurgia possa aumentar o edema pós-cirúrgico. A eletrocirurgia e *lasers* podem causar incêndios com o oxigênio se precauções de segurança não forem tomadas. O tempo cirúrgico para a ressecção a *laser* é significativamente mais curto do que o tempo para ressecção tradicional com tesouras; entretanto, nenhuma diferença com relação aos resultados foi observada entre os dois métodos. A hemorragia é geralmente discreta a moderada após

CAPÍTULO 28 Cirurgia do Sistema Respiratório Superior

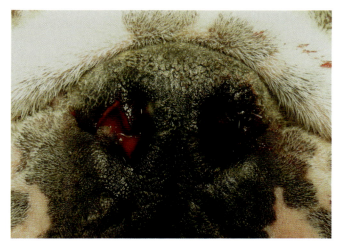

Figura 28.23 Imagem intraoperatória de um Buldogue inglês de 2 anos após ressecção em cunha vertical da cartilagem nasal direita.

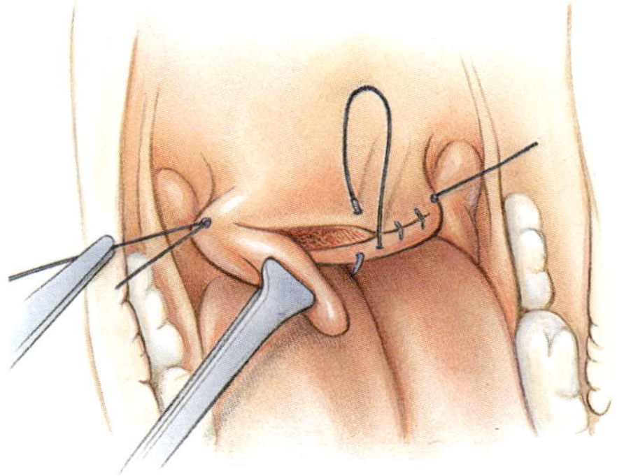

Figura 28.24 Para encurtar o palato mole, posicione suturas de ancoragem no local proposto de ressecção. Realize a transecção de um terço do palato, e então aposicione a mucosa com suturas. Continue alternando excisão e sutura até que a ressecção seja concluída.

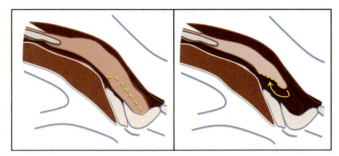

Figura 28.25 Palatoplastia com retalho dobrado. A linha tracejada demonstra a porção do palato mole espessado que sofre ressecção, permitindo que a margem caudal do palato seja dobrada na direção rostral, encurtando e adelgaçando, assim, o palato mole caudal.

a ressecção e pode ser controlada com pressão suave. A margem caudal do palato mole deve ser encurtada para que tenha contato com a ponta da epiglote, e quando puxada para a direção dorsal, mantenha contato com o teto da nasofaringe. A ressecção de uma porção muito pequena não alivia de forma ótima a dispneia, enquanto a ressecção de uma porção muito grande de palato mole pode resultar em regurgitação nasal, rinite e sinusite. Mais recentemente tem sido recomendado realizar a ressecção do palato mole até a altura do aspecto caudal da tonsila ou até a altura da comissura cranial da cripta tonsilar, de tal modo que não exista interação entre o palato mole e a ponta da epiglote.

Marque visualmente o local da ressecção proposta utilizando a ponta da epiglote e a margem caudal ou ponto médio das tonsilas como pontos de referência. Manuseie delicadamente o palato mole e o mínimo possível para prevenir edema excessivo da mucosa. Agarre a ponta da linha média do palato mole com pinças de dedos ou pinças teciduais de Allis, ou posicione uma sutura de ancoragem. Posicione suturas de ancoragem adicionais no local proposto de ressecção nas margens direita e esquerda do palato. Posicione pinças hemostáticas nestas suturas e tenha um auxiliar que aplique tração lateral. Realize a transecção através de um terço a metade da largura do palato mole com tesouras curvas Metzenbaum. Inicie um padrão de sutura simples contínuo (fio monofilamentar absorvível 4-0) na margem do palato, com aposição das mucosas orofaríngea e nasofaríngea (Figura 28.24). Continue a transecção e sutura até que o excesso de palato tenha sido removido. Alternativamente, o palato pode sofrer transecção completa antes do início da sutura; a visualização da mucosa nasofaríngea será mais desafiadora.

Alternativamente, uma palatoplastia com retalho dobrado tem sido descrita para cães que possuam comprimento e espessura excessivos do palato mole. Nesta técnica, o palato mole fica mais delgado pela excisão de uma porção da mucosa orofaríngea, tecidos moles subjacentes e parte do músculo elevador do véu palatino. O palato é deixado mais curto pela tração da margem caudal do palato na direção rostral, que se dobra sobre si próprio até que a abertura nasofaríngea caudal seja prontamente visível pela via transoral (Figura 28.25).

Sáculos Laríngeos Evertidos

A ressecção dos sáculos laríngeos evertidos é relativamente simples; entretanto, pode ser debatida a necessidade de ressecção dos sáculos em cães com síndrome braquicefálica. Como as complicações pela ressecção são possíveis (p. ex., edema laríngeo, aprisionamento laríngeo, recrescimento) tem sido recomendado que os sáculos sejam somente removidos quando há a suspeita de que eles que contribuam significativamente para a obstrução.[12] O desafio da técnica está na boa visualização da laringe e glote e no manuseio mínimo dos tecidos. A manipulação excessiva pode causar edema obstrutivo local pós-cirúrgico. Tenha cuidado extremo se forem utilizadas excisão por *laser* ou eletrocirurgia, a fim de impedir traumas aos tecidos circundantes e explosão de gases inflamáveis.

Retraia o tubo endotraqueal dorsomedialmente para que o sáculo em um lado possa ser mais bem visualizado. Agarre o sáculo evertido com pinças de cabos longos ou gancho. Posicione a ponta de tesouras curvas longas Metzenbaum na base do tecido evertido e realize a transecção (Figura 28.26). Pinças de biópsia ou laríngeas podem também ser utilizadas. Controle a hemorragia com pressão suave. Repita o procedimento no lado oposto. Manuseie os tecidos delicadamente.

Turbinectomia Assistida por *Laser*

A remoção de tecidos turbinados nasais obstrutivos utilizando um *laser* diodo como parte de uma cirurgia em várias etapas para síndrome das vias aéreas do braquicefálico foi recentemente descrita.[13] Conchas nasais rostral, ventral e caudalmente são removidas até formar uma via aérea nasal patente.

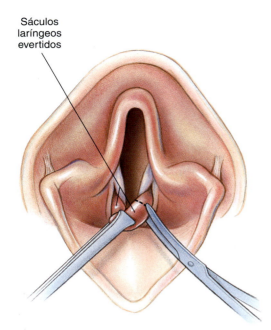

Figura 28.26 Para a remoção de sáculos laríngeos evertidos, pince o sáculo em protrusão e realize a ressecção com tesouras Metzenbaum.

CUIDADO E AVALIAÇÃO PÓS-CIRÚRGICOS

Estes pacientes requerem constante monitoramento durante a recuperação anestésica (p. 847) e devem ser intimamente observados por conta de sinais de dispneia até que estejam completamente acordados. Extubação deve ser retardada o máximo possível, e o tubo endotraqueal não deve ser removido até que o paciente tenha claramente voltado a si. É útil recuperar o animal em um ambiente calmo enquanto a saturação de oxigênio é monitorada por oximetria de pulso. De forma ideal, o animal deve ser posicionado em decúbito esternal com membros torácicos estendidos para os lados e para a frente. Além disso, a cabeça e o pescoço devem ser posicionados em extensão com a língua tracionada para a frente para ajudar na abertura das vias aéreas. Antes da extubação, fármacos de indução, laringoscópio, tubo endotraqueal e oxigênio devem estar imediatamente disponíveis. Quando o paciente não tolerar mais o tubo endotraqueal, ele pode ser removido; entretanto, a reintubação deve ser considerada se a saturação de oxigênio permanecer abaixo de 90%. Oxigênio pode ser administrado por sonda nasal (Quadro 4.4). Hemorragia discreta oriunda dos locais de ressecção pode levar a tosse, engasgos e hematêmese. Edema pós-cirúrgico pode causar severa obstrução laríngea. A reintubação ou colocação de um tubo de traqueostomia pode ser necessária se ocorrer obstrução respiratória ou dispneia. Glicocorticoides podem ser administrados no período pós-cirúrgico se o edema for severo e se a obstrução respiratória persistir. Fluidos IV devem ser mantidos até que a ingestão oral retorne. O animal é mantido em observação hospitalar durante 24 a 72 horas após a cirurgia. O edema mucoso excessivo pode causar asfixia. Tosse e engasgos no período pós-cirúrgico são comuns. Água, água gelada ou pedaços de gelo podem ser oferecidos quando o animal estiver completamente recuperado da anestesia; entretanto, a comida deve ser evitada durante 12 a 24 horas (p. 848). O oferecimento de alimento logo após a cirurgia pode traumatizar tecidos edemaciados, levando a edema, obstrução das vias aéreas, aspiração ou todos esses.

COMPLICAÇÕES

Se as narinas estenóticas forem a única anormalidade do paciente, as complicações são mínimas. A deiscência pode ocorrer se o paciente lamber ou esfregar frequentemente seu focinho; a cicatrização então ocorre por segunda intenção, o que pode ocasionar uma cicatriz rosa. A dispneia pode persistir se outras áreas das vias aéreas estiverem obstruídas (especialmente pelo edema pós-cirúrgico) ou se uma porção insuficiente do palato sofrer ressecção. A hemorragia transcirúrgica transitória é uma complicação comum da turbinectomia assistida por *laser*. O recrescimento de tecido turbinado obstrutivo é também possível e tipicamente ocorre dentro de 6 meses após a cirurgia. Dispneia aguda e morte após a cirurgia são possíveis dado o alto risco anestésico destes cães.

PROGNÓSTICO

A correção cirúrgica da síndrome braquicefálica atenuará os sinais de dispneia e melhorará a qualidade de vida na maioria dos cães. O resultado é dependente da idade do animal no momento da cirurgia e o quão severamente o cão está afetado antes da cirurgia. Estudos recentes descrevem um resultado em longo prazo bom a excelente na maioria dos cães; complicações importantes, incluindo morte ou eutanásia, ocorrem em aproximadamente 5% dos casos. O resultado mais benéfico da cirurgia em múltiplas etapas para obstrução das vias aéreas em cães braquicefálicos é a redução marcante nos eventos que causam risco de morte por engasgo e colapso.[14] Foi observado que Buldogues ingleses tiveram resposta pior à cirurgia quando comparados a todas as outras raças combinadas, e mais provavelmente desenvolverão pneumonia por aspiração no período pós-cirúrgico. Sem a cirurgia, o prognóstico para cães com síndrome das vias aéreas do braquicefálico é reservado, pois os sinais respiratórios e colapso laríngeo progridem com o passar do tempo. Se ocorrer colapso laríngeo avançado, o prognóstico é frequentemente ruim, a menos que outra cirurgia seja considerada.

COLAPSO LARÍNGEO

DEFINIÇÕES

Colapso laríngeo é uma forma de obstrução das vias aéreas superiores causada pela perda de rigidez da cartilagem, que permite o desvio medial das cartilagens laríngeas. O colapso do processo cuneiforme da cartilagem aritenoide é denominado *colapso ariepiglótico* ou *colapso laríngeo em estágio 2*. O colapso do processo corniculado da cartilagem aritenoide é denominado colapso corniculado ou *colapso laríngeo em estágio 3*.

CONSIDERAÇÕES GERAIS E FISIOPATOLOGIA CLINICAMENTE RELEVANTE

O colapso laríngeo mais comumente ocorre de modo secundário à obstrução crônica ou trauma das vias aéreas superiores. O trauma pode causar fratura ou lesão das cartilagens laríngeas e permite o colapso medial. O colapso laríngeo é mais frequentemente causado pela obstrução crônica das vias aéreas crônicas (p. ex., síndrome braquicefálica, paralisia laríngea) e fadiga ou degeneração cartilaginosa. A obstrução causa aumento da resistência das vias aéreas, aumento da pressão negativa luminal intraglótica, e aumento da velocidade do ar. Estas forças deslocam as estruturas laríngeas medialmente, com deformação permanente da cartilagem, e também fadiga das cartilagens. O aumento do esforço inspiratório irrita a mucosa, causando inflamação e edema. Isso obstrui ainda mais as vias aéreas, causando maior resistência ao fluxo de ar e aumento do esforço respiratório.

O colapso laríngeo é descrito em três estágios: o estágio 1 é comumente referido como *eversão de sáculos laríngeos* (p. 851); o colapso em estágio 2 é o desvio medial da cartilagem cuneiforme e prega ariepiglótica ou colapso ariepiglótico; o colapso em estágio 3 é o desvio medial do processo corniculado das cartilagens aritenoides, ou colapso corniculado. Os estágios 2 e 3 são estágios avançados do colapso laríngeo.

O diagnóstico do colapso laríngeo que ocorre concomitantemente a outras anormalidades do trato respiratório superior (i.e., palato mole alongado [p. 849] e narinas estenóticas [p. 849]) pode facilmente ser subestimado durante a avaliação oral e laríngea. A incidência de colapso laríngeo em cães braquicefálicos varia amplamente e pode estar relacionada com diferenças regionais e avaliação subjetiva do colapso laríngeo. Se a resposta ao tratamento é menor do que a esperada após a cirurgia apropriada para estas anormalidades, o colapso laríngeo pode estar presente.

DIAGNÓSTICO

Apresentação Clínica

Sinais Clínicos

Animais com síndrome braquicefálica (p. 849) ou paralisia laríngea (p. 858) são predispostos ao colapso laríngeo. O colapso laríngeo avançado usualmente ocorre em animais com mais de 2 anos; entretanto, pode ser observado em animais mais jovens (<6 meses) com obstrução severa das vias aéreas superiores. Paralisia laríngea e colapso laríngeo concomitantes foram relatados em um pequeno grupo de raças de pequeno porte não braquicefálicas.[7] O colapso laríngeo como doença primária foi relatado em Bull terriers ingleses, Norwich terriers e outras raças de cães de pequeno porte.[5-7]

Histórico

Estridor inspiratório, estertor e outros sinais de obstrução das vias aéreas superiores usualmente estão presentes em animais afetados durante anos, mas podem piorar gradativamente ou de forma aguda. Deve haver suspeita de colapso laríngeo em pacientes que responderam bem à cirurgia de obstrução das vias aéreas superiores, mas depois sofreram com recidivas com dispneia moderada a severa.

Achados de Exame Físico

Respiração dificultosa com estridor é o achado mais consistente. Animais com colapso laríngeo avançado (estágio 2 ou estágio 3) usualmente possuem dispneia moderada a severa (i.e., retração de comissuras labiais, respiração com a boca aberta ou ofegância constante, abdução de membros torácicos, uso exagerado de músculos abdominais, movimento paradoxal do tórax e abdome, recrutamento de músculos respiratórios acessórios, colapso para dentro dos espaços intercostais e da entrada torácica e postura ortopneica). Ver também p. 852.

Diagnóstico por Imagem

O tórax e o pescoço devem ser avaliados por conta de evidências de anormalidades concomitantes (p. 853). Uma radiografia cervical lateral pode demonstrar ossificação das cartilagens laríngeas, fratura de cartilagens ou massas faríngeas, laríngeas ou traqueais.

Laringoscopia

A avaliação laríngea requer anestesia geral (p. 834 para anestesia geral durante avaliação laríngea). Um laringoscópio rígido é mais compatível para este exame. Pacientes com colapso laríngeo possuem redução da abertura do lúmen da glote. O colapso laríngeo em estágio 1 (eversão do sáculo lateral) é reconhecido como mucosa

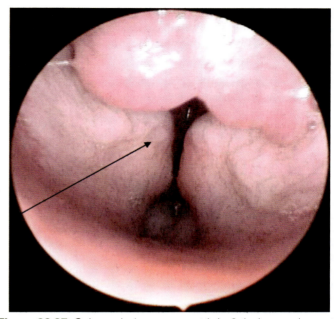

Figura 28.27 Colapso laríngeo em estágio 2 é observado neste jovem Buldogue inglês, em conjunto com alongamento de palato mole e sáculos laríngeos evertidos. Processos cuneiformes nas pregas ariepiglóticas colapsam medialmente em casos de colapso laríngeo em estágio 2 *(seta)*.

prolapsada e edemaciada rostral às cordas vocais no aspecto ventral da glote (p. 851). O colapso laríngeo em estágio 2 está presente quando uma ou ambas pregas ariepiglóticas estão desviadas medialmente e obstruem o aspecto ventral da glote (Figura 28.27). O colapso laríngeo em estágio 3 ocorre quando os processos corniculados das cartilagens aritenoides estão desviados medialmente a partir de sua posição paramediana normal e não são adequadamente abduzidas durante a inspiração. As cartilagens frequentemente possuem aparência flácida.

O endoscópio flexível pode ser utilizado para avaliação da nasofaringe, traqueia e árvore brônquica em busca de doenças concomitantes.

Achados Laboratoriais

Achados hematológicos e bioquímicos séricos estão geralmente normais (p. 853).

DIAGNÓSTICO DIFERENCIAL

Diagnósticos diferenciais incluem obstrução laríngea ou traqueal causada por massas, paralisia, sáculos laríngeo evertidos, palato mole alongado e narinas estenóticas.

MANEJO CLÍNICO

A terapia medicamentosa é recomendada para atenuar a dispneia aguda. Um programa de redução de peso deve ser instituído para animais obesos. A restrição de exercícios e a eliminação de causas precipitantes podem ser benéficas quando os sinais clínicos forem discretos.

A sedação (Quadro 28.2), glicocorticoides, oxigenoterapia (Tabela 4.4) e o resfriamento podem ser necessários para dispneia moderada a severa. Uma única dose anti-inflamatória pré-cirúrgica de um glicocorticoide (p. ex., fosfato sódico de dexametasona 0,1-0,5 mg/

kg IV) pode reduzir edema nasofaríngeo e das vias aéreas superiores secundário às manipulações cirúrgicas ou diagnósticas. Inicie com a menor dose e utilize a maior dose somente se a dose baixa não reduzir o edema e se este for suficientemente severo para que o animal não consiga respirar. Note que grandes doses ou a administração repetida de dexametasona tipicamente causam erosão/ulceração gastrointestinal. A terapia medicamentosa prolongada por conta dos sinais respiratórios pode permitir a progressão das alterações laríngeas degenerativas.

TRATAMENTO CIRÚRGICO

Em pacientes estáveis, o primeiro passo no tratamento do colapso laríngeo é tratar anormalidades concomitantes (p. ex., ressecção de narinas estenóticas [p. 854], palato mole alongado [p. 854], e sáculos laríngeos evertidos [p. 855]). Ressecção da prega ariepiglótica (discussão posterior) pode ser realizada em pacientes com colapso laríngeo em estágio 2 discreto a moderado, mas é raramente necessária. A traqueostomia permanente (p. 843) é recomendada para pacientes com colapso laríngeo avançado e dispneia moderada a severa, que não respondem ou não se espera melhora pela ressecção. Procedimentos de laringectomia parcial (p. 861) ou lateralização (p. 861) são raramente benéficos, pois as cartilagens enfraquecidas geralmente continuam a colapsar medialmente. A criação de uma fissura laríngea castelada modificada que alarga a glote ventral é um procedimento alternativo proposto por alguns. A laringoplastia aritenoide unilateral (i.e., lateralização cricoaritenoide combinada à lateralização caudal tireoaritenoide) tem sido relatada com resultados razoáveis em longo prazo em um pequeno número de cães braquicefálicos com colapso laríngeo, mas esta técnica deve ser utilizada com cuidado, já que a cartilagem oposta pode continuar a colapsar medialmente.[7]

Manejo Pré-cirúrgico

Estes pacientes devem ser estabilizados antes da cirurgia (discussão na seção Manejo Clínico) e observados intimamente por conta da piora de dispneia. O tratamento prévio com uma dose anti-inflamatória de um glicocorticoide (p. ex., fosfato sódico de dexametasona 0,1-0,5 mg/kg IV) pode reduzir o edema nasofaríngeo e das vias aéreas superiores secundário às manipulações cirúrgicas ou diagnósticas. Inicie com a menor dose e utilize a maior dose somente a se baixa dose não conseguiu reduzir o edema e se este for suficientemente severo para impedir que o animal respire.

Anestesia

Anestesia de animais com síndrome braquicefálica é descrita na p. 853. Recomendações anestésicas gerais para animais com doença do trato respiratório superior são listadas na p. 834. Anestésicos recomendados para avaliação laríngea são listados na Tabela 28.1.

Anatomia Cirúrgica

A anatomia cirúrgica da laringe é discutida na p. 838.

Posicionamento

Para ressecção do palato mole, sáculos laríngeos e prega ariepiglótica, o animal deve ser posicionado em decúbito esternal com a maxila suspensa e a boca bem aberta. A traqueostomia permanente é realizada com o animal em decúbito dorsal (p. 843).

TÉCNICA CIRÚRGICA

A ressecção da prega ariepiglótica é alcançada por uma abordagem oral. É realizada unilateralmente em conjunto com a ressecção das narinas, palato mole e sáculos laríngeos evertidos. Agarre e estabilize a prega com a pinça. Realize a transecção da prega e processo cuneiforme com tesouras Mayo ou pinças de biópsia uterina. Permita cicatrização por segunda intenção.

A lateralização aritenoide unilateral é descrita na p. 861.

CUIDADO E AVALIAÇÃO PÓS-CIRÚRGICOS

Estes pacientes devem ser monitorados continuamente durante a recuperação anestésica por conta de sinais de obstrução das vias aéreas. Veja as recomendações pós-cirúrgicas para animais com síndrome braquicefálica na p. 856. Pacientes com colapso laríngeo avançado podem desenvolver obstrução respiratória aguda após a cirurgia. Traqueostomas devem ser tratados conforme descrito na p. 848 para impedir a oclusão do estoma por muco.

PROGNÓSTICO

Dispneia moderada a severa persistirá sem intervenção cirúrgica. A inflamação aguda pode causar cianose, colapso e parada respiratória. O prognóstico para a melhora do colapso laríngeo em estágio 3 após a cirurgia é ruim se a ressecção das narinas, palato mole e sáculos laríngeos não for realizada concomitantemente, mas pode ser reservado a bom em animais com colapso em estágio 2. O prognóstico no colapso laríngeo avançado (estágio 3) é reservado a bom se for realizada a traqueostomia permanente concomitante.

PARALISIA LARÍNGEA

DEFINIÇÃO

Paralisia laríngea é a incapacidade completa ou parcial de as cartilagens aritenoides e pregas vocais abduzirem durante a inspiração.

CONSIDERAÇÕES GERAIS E FISIOPATOLOGIA CLINICAMENTE RELEVANTE

Paralisia laríngea causa obstrução das vias respiratórias superiores e dispneia discreta a severa. Ela ocorre pela disfunção dos músculos laríngeos, nervos laríngeos recorrentes ou vagos, ou anquilose cricoaritenoide; causas neurológicas adquiridas ou congênitas são mais comuns. Os músculos abdutor e adutor laríngeos intrínsecos são inervados pelos nervos laríngeos recorrentes (p. 839). A atrofia do músculo cricoaritenóideo dorsal faz com que a cartilagem permaneça em uma posição paramediana durante a inspiração, impedindo a inalação máxima de ar e aumentando a resistência ao fluxo de ar. A rima da glote mais estreita aumenta a resistência ao fluxo de ar e cria turbulência, o que dá origem ao estridor laríngeo. Para manter a mesma velocidade de fluxo através da laringe paralisada como é observada no restante do trato respiratório, a velocidade do fluxo de ar através da laringe deve aumentar. Consequentemente, a pressão intraglótica cai, e as cartilagens aritenoides e cordas vocais são sugadas na direção medial, aumentando ainda mais a obstrução laríngea. A adução e o fechamento laríngeos ineficazes durante a deglutição predispõem o paciente à aspiração de alimentos e secreções, resultando em pneumonia por aspiração subsequente.

A paralisia laríngea congênita hereditária ocorre em Bouviers des Flandres, Bull terriers, Huskies siberianos e Pastores-alemães de capa branca. A paralisia laríngea em Bouviers ocorre devido à degeneração do núcleo ambíguo. Um complexo congênito paralisia laríngea-polineuropatia associado à degeneração de nervos perifé-

CAPÍTULO 28 Cirurgia do Sistema Respiratório Superior

> **QUADRO 28.9 Etiologias Propostas da Paralisia Laríngea**
>
> **Congênitas**
> Traço genético
> Paralisia laríngea: polineuropatia complexa
>
> **Trauma Acidental**
> Feridas penetrantes cervicais
> Trauma estrangulante
>
> **Trauma Cirúrgico Iatrogênico**
> Cirurgia torácica cranial
> Tireoidectomia/paratireoidectomia
> Cirurgia traqueal
> Fenda ventral
>
> **Neoplasia Cervical/Intratorácica**
> Linfoma
> Timoma
> Carcinoma tireóideo/carcinoma tireóideo ectópico
>
> **Doença Neuromuscular**
> Síndrome da polineuropatia e paralisia laríngea geriátrica
> Endocrinopatia (hipotireoidismo, hipoadrenocorticismo)
>
> **Imunomediadas**
> Infecciosas
> Miastenia grave
> Polimiopatia
>
> **Lúpus Eritematoso Sistêmico**
> Toxinas (chumbo; organofosforados)

ricos foi reconhecido em Dálmatas, Rottweilers, cães Leonberger e Pireneus.

A paralisia laríngea adquirida é causada pela lesão ao nervo laríngeo recorrente ou aos músculos laríngeos intrínsecos mais frequentemente atribuída a polineuropatia, polimiopatia, trauma acidental ou iatrogênico, ou massas intratorácicas ou extratorácicas, embora várias outras causas tenham sido propostas (Quadro 28.9). Tem sido demonstrado que vários cães que supostamente teriam paralisia laríngea adquirida idiopática desenvolvem sinais neurológicos sistêmicos dentro de 1 ano após o diagnóstico de paralisia laríngea, o que é consistente com neuropatia generalizada progressiva.[15] Anormalidades nos resultados dos testes eletrodiagnósticos e análise histopatológica de amostras de biópsia do nervo e músculo refletindo polineuropatia generalizada foram documentadas em um pequeno número de cães com paralisia laríngea adquirida.[16] Portanto, tem sido proposto que cães que previamente teriam paralisia laríngea idiopática podem de fato ter uma polineuropatia generalizada progressiva.[17,18] A abreviação PPLIG (polineuropatia com paralisia laríngea de início geriátrico) tem sido proposta como um termo mais preciso para cães com paralisia laríngea adquirida, em que outras causas foram descartadas.[15]

DIAGNÓSTICO

Apresentação Clínica
Sinais Clínicos
A paralisia laríngea é mais comum em cães de raças de grande porte do que de pequeno porte. Machos são afetados duas a quatro vezes mais frequentemente do que fêmeas. A paralisia laríngea idiopática adquirida é mais comum em cães de meia-idade ou idosos. O Labrador retriever é de longe a raça mais comumente relatada, mas Golden retrievers, São-bernardos, Terras-novas, Setters irlandeses e Brittany spaniels são bastante representados. Deve haver suspeita de paralisia laríngea congênita em cães de grande porte jovens (<1 ano) com obstrução das vias aéreas superiores (ver discussão prévia).

A paralisia laríngea é uma condição incomum no gato. A apresentação clínica é semelhante àquela do cão; entretanto, gatos com paralisia laríngea unilateral podem apresentar sinais clínicos importantes, ao contrário de cães, os quais são raramente sintomáticos. Uma prevalência de paralisia laríngea unilateral do lado esquerdo foi notada em gatos, semelhante à observada em seres humanos e equinos. A causa específica da paralisia laríngea em gatos é desconhecida, mas diversos casos têm sido associados a traumas, invasão neoplásica e dano iatrogênico.

Histórico
A paralisia laríngea frequentemente causa estridor inspiratório progressivo, alteração da fonação e intolerância ao exercício. Estes animais também podem ter aumento do estridor, dispneia, cianose, tosse, engasgos, êmese, inquietude e ansiedade. Alguns animais são assintomáticos em repouso. Obesidade, exercícios, excitação e altas temperaturas ambientes podem exacerbar os sinais clínicos. A paralisia laríngea ocorre em aproximadamente um terço dos cães com colapso traqueal. Todos os animais com paralisia laríngea possuem risco de aspiração de alimentos e saliva.

Achados de Exame Físico
Achados de exame físico são inespecíficos em casos de paralisia laríngea. O animal pode ter respiração dificultosa (por obstrução das vias aéreas superiores e/ou edema pulmonar), ofegância constante e/ou hipertermia (pelo aumento do esforço respiratório). O estridor inspiratório é frequentemente óbvio. Pacientes com paralisia laríngea adquirida podem ter outros sinais neurológicos e evidências de perda de massa muscular e fraqueza. O exame neurológico deve ser realizado a fim de detectar anormalidades concomitantes. Distúrbios cardíacos, neurológicos, gastrointestinais e metabólicos coexistentes podem ser reconhecidos, tornando o tratamento mais difícil.

Diagnóstico por Imagem
Radiografias cervicais e torácicas laterais devem ser avaliadas por conta de anormalidades, a fim de descartar outras causas de ruídos respiratórios anormais e dispneia. O edema pulmonar pós-obstrução pode ocorrer em cães e pode ser reconhecido como um padrão intersticial (algumas vezes com padrão coalescente a alveolar) em radiografias torácicas. A paralisia laríngea não pode ser diagnosticada radiograficamente. Animais com paralisia laríngea possuem risco de pneumonia por aspiração. A ultrassonografia pode também ser utilizada para avaliar a função laríngea.

A cirurgia corretiva em animais com disfunção esofágica proximal pode causar aspiração com graves consequências; portanto, é fundamental definir a função esofágica no período pré-cirúrgico. Radiografias simples do esôfago são raramente adequadas. Cães podem ter disfunção esofágica importante sem histórico de regurgitação ou evidências em radiografias simples de dilatação esofágica. Esofagogramas com contraste de bário utilizando fluoroscopia podem ser realizados em cães com sinais clínicos (disfagia, regurgitação) compatíveis com disfunção esofágica. Entretanto, a obtenção de informações pelo esofagograma deve ser balanceada com o risco potencial de respiração.

Laringoscopia

A laringoscopia requer a indução de anestesia geral leve (p. ex., propofol [preferido], alfaxalona, diazepam mais cetamina; p. 834). A avaliação transnasal é possível em cães grandes cooperativos, utilizando somente sedação e lidocaína tópica, e a ecolaringografia pode ser realizada em cães conscientes; entretanto, nenhuma técnica é tão efetiva como a observação laríngea direta. A movimentação laríngea aparente deve ser comparada com a fase da respiração para interpretação. A intubação deve ser postergada até que a laringe tenha sido examinada, pois a colocação do tubo endotraqueal impede a visualização.

A avaliação laríngea é usualmente mais bem realizada com um laringoscópio rígido, mas pode ser realizada com sondas flexíveis também. Em cães afetados, as cartilagens laríngeas estão localizadas em uma posição paramediana e não abduzem durante a inspiração. A vibração das pregas vocais e cartilagens aritenoides durante o fluxo de ar turbulento não deve ser confundida com abdução proposital. O movimento paradoxal das pregas vocais pode ocorrer e ser confundido com o movimento normal; entretanto, uma laringe normal abduz de forma máxima durante a inspiração, e não durante a expiração. O diagnóstico pode ser ainda mais desafiador pela presença do movimento paradoxal das aritenoides, resultando em um resultado falso-negativo. Nesta situação, as cartilagens aritenoides se movimentam para dentro durante a inspiração devido à pressão negativa intraglótica que é criada pela respiração contra a obstrução da glote. As cartilagens então retornam passivamente à sua posição original durante a fase expiratória, o que dá a impressão de abdução. Em casos questionáveis, aplique doxapram (1-2,2 mg/kg IV) para estimular a movimentação laríngea se a estimulação tópica para a excitação da atividade reflexa não obtiver sucesso, e tenha um auxiliar para confirmar a fase da ventilação durante a laringoscopia para ajudar a distinguir a movimentação normal da anormal.

Achados Laboratoriais

Achados hematológicos e bioquímicos séricos são geralmente normais. A neuropatia hipotireóidea (p. 615) deve ser excluída pela avaliação das concentrações séricas de tiroxina total (T_4) e hormônio tireoestimulante canino endógeno; aproximadamente 30 a 40% dos cães com paralisia laríngea adquirida possuem hipotireoidismo concomitante. A miastenia grave adquirida pode ser diagnosticada pela aferição dos anticorpos circulantes contra os receptores de acetilcolina. A administração de cloreto de edrofônio pode ser diagnosticada para miastenia generalizada, mas o teste não é tão sensível ou específico quanto a aferição dos anticorpos contra os receptores de acetilcolina (Quadro 28.10). O clínico deve estar ciente sobre as possíveis complicações associadas à utilização de edrofônio (p. ex., paralisia).

Exames Diagnósticos Adicionais

A eletromiografia utilizando eletrodos concêntricos bipolares em agulhas pode detectar a denervação dos músculos laríngeos (cricoaritenóideo dorsal, ventricular e tireoaritenóideo). Os estudos de condução nervosa ajudam a identificar a doença neuromuscular generalizada. A histopatologia pode revelar perda de fibras nervosas de grande calibre e degeneração axonal na biópsia de nervos e atrofia neurogênica em amostras de músculos, consistente com polineuropatia generalizada.[16]

DIAGNÓSTICO DIFERENCIAL

Outras obstruções do trato respiratório superior devem ser descartadas (p. ex., síndrome braquicefálica, colapso laríngeo, colapso traqueal, massas ou traumas que envolvam as vias aéreas superiores).

MANEJO CLÍNICO

Para cães levados para atendimento em dispneia aguda, o tratamento inicial é direcionado para melhorar a ventilação, reduzir o edema laríngeo e minimizar o estresse do animal. Um regime terapêutico típico envolve oxigenoterapia e administração de glicocorticoides de curta ação (p. ex., fosfato sódico de dexametasona) e sedativos (p. ex., acepromazina). A administração adicional de buprenorfina ou butorfanol também pode ser considerada (Quadro 28.11). Estes cães frequentemente também estão hipertérmicos, e procedimentos de resfriamento apropriados devem também ser instituídos. Se a dispneia não puder ser resolvida, intubação ou traqueostomia temporária devem ser consideradas. Entretanto, a utilização de um tubo de traqueostomia temporária em cães com paralisia laríngea demonstrou ser um indicador prognóstico negativo após a cirurgia, já que cães que foram submetidos à traqueostomia temporária no período pré-cirúrgico mais provavelmente sofrerão complicações importantes. A presença de um tubo dentro do lúmen traqueal causa erosão epitelial, inflamação submucosa e inibição do aparelho mucociliar desde a altura da traqueostomia até a bifurcação. A produção de mucosa aumenta de forma dramática, e o tubo deve ser succionado ou limpo em intervalos muito frequentes para prevenir a sua oclusão. Portanto, o monitoramento intensivo de um paciente com tubo de traqueostomia temporária é necessário para evitar complicações que causem risco de morte. Estes pacientes podem também ter edema pulmonar pós-obstrução, caso no qual a furosemida pode ser útil. Alguns cães podem ter pneumonia por aspiração, o que necessita de antibioticoterapia agressiva (Quadro 18.3).

Cães discretamente afetados por paralisia laríngea com frequência não necessitam de tratamento se mantiverem um estilo de vida sedentário e evitarem ganho de peso excessivo e estresse. Cães pequenos são tratados de forma mais eficaz com a terapia medicamentosa do que cães grandes. O tratamento clínico é recomendado para atenuar a dispneia aguda. Um programa de redução de peso deve ser instituído em animais obesos. A restrição a exercícios e a eliminação de causas precipitantes podem ser benéficas

---

QUADRO 28.10 Teste do Cloreto de Edrofônio para Miastenia Grave Generalizada

Cloreto de Edrofônio[a]
Cães: 0,1-0,2 mg/kg IV
Gatos: 2,5 mg/gato IV

IV, intravenoso.
[a]Utilize com precaução. Tenha oxigênio disponível em casos de parada respiratória. Alguns sugerem o tratamento prévio com glicopirrolato.

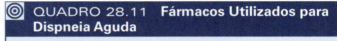

QUADRO 28.11 Fármacos Utilizados para Dispneia Aguda

Para Diminuir o Edema Laríngeo:
Fosfato sódico de dexametasona: 0,1-1,0 mg/kg IV

Para Diminuir a Ansiedade:
Acepromazina 0,01-0,02 mg/kg IV
Buprenorfina 0,0005-0,001 mg/kg IV
Butorfanol 0,1-0,25 mg/kg IV
Dexmedetomidina 1-2 µg/kg IV

quando os sinais clínicos forem discretos. Hipotireoidismo deve ser tratado apropriadamente; entretanto, não deve ser esperada nenhuma melhora com relação aos sinais clínicos associados à paralisia laríngea.

TRATAMENTO CIRÚRGICO

O tratamento cirúrgico é recomendado para pacientes com paralisia laríngea que possuam sinais moderados a severos de dispneia. O objetivo do tratamento é aumentar a glote sem promover aspiração de alimentos ou saliva. A intervenção cirúrgica é indicada em cães severamente afetados por paralisia laríngea. Diversas técnicas têm sido descritas para o tratamento da paralisia laríngea. A lateralização aritenoide unilateral é a técnica atual de escolha para a maioria dos cirurgiões, mas vários tipos de laringectomia parcial (ressecção bilateral das pregas vocais, aritenoidectomia parcial) também são realizados. A lateralização aritenoide bilateral não é recomendada, já que resulta em morbidade inaceitável. Outras técnicas incluem a laringofissura acastelada, reinervação da musculatura laríngea e traqueostomia permanente. A laringofissura acastelada é realizada raramente em razão da dificuldade técnica do procedimento e dos resultados inconsistentes. A reinervação não fornece alívio clínico imediato, o que a torna, portanto, uma opção terapêutica pouco prática em cães. A traqueostomia permanente é considerada um procedimento de resgate em cães em risco de pneumonia por aspiração, mas está associada a altas taxas de complicações importantes e menores, e requer diligente cuidado pós-cirúrgico e em longo prazo.

Manejo Pré-cirúrgico

Estes pacientes devem ser observados intimamente antes da cirurgia por conta de dispneia progressiva. Eles devem ser mantidos resfriados, calmos e quietos. O tratamento prévio com uma dose anti-inflamatória de um glicocorticoide (p. ex., fosfato sódico de dexametasona 0,1-0,5 mg/kg IV) imediatamente antes da cirurgia pode ser considerado. A utilização transoperatória de modificadores da motilidade gastrointestinal é frequentemente sugerida a fim de reduzir a incidência de pneumonia por aspiração pós-cirúrgica. Entretanto, dois estudos de 2016 não observaram benefícios pela utilização de metoclopramida para diminuir a incidência de complicações pós-cirúrgicas.[19,20]

Anestesia

Recomendações anestésicas gerais para animais com doença do trato respiratório superior são listadas na p. 834. Ver, na Tabela 28.1, recomendações anestésicas para a avaliação laríngea.

Anatomia Cirúrgica

O cricoaritenóideo dorsal é o músculo abdutor da laringe. Ele se estende a partir do processo muscular da cartilagem aritenoide na direção dorsomedial até a cartilagem cricoide. A anatomia cirúrgica da laringe é descrita na p. 838.

Posicionamento

Para a lateralização da cartilagem aritenoide, o animal deve ser posicionado em decúbito lateral ou dorsal, com o pescoço sobre uma toalha enrolada e rotacionada para elevar a mandíbula ipsolateral. A cabeça é estabilizada fixando-a à mesa. Para laringectomia parcial por uma abordagem oral, o paciente é posicionado em decúbito esternal com a cabeça suspensa pela maxila e a mandíbula mantida aberta por um auxiliar ou fixada à mesa com uma fita. Para laringectomia parcial por uma abordagem ventral, o animal deve ser posicionado em decúbito dorsal com a cabeça estendida e fixada à mesa cirúrgica.

Para lateralização da cartilagem aritenoide e laringectomia parcial por laringotomia ventral, toda a área cervical deve ser tricotomizada e preparada para cirurgia asséptica.

TÉCNICA CIRÚRGICA

Lateralização Aritenoide Unilateral

Diversas variações da lateralização aritenoide unilateral têm sido descritas, incluindo diferenças no número e posicionamento das suturas, variações no grau de desarticulação, e alterações na quantidade de abdução. A técnica mais comum envolve a sutura da cartilagem cricoide ao processo muscular da cartilagem aritenoide. Isso mimetiza a tração direcional do músculo cricoaritenóideo dorsal e rotaciona a cartilagem aritenoide lateralmente.

Faça uma incisão cutânea ventral à veia jugular, iniciando-a no ângulo caudal da mandíbula e estendendo-a sobre o aspecto dorsolateral da laringe até 1 a 2 cm caudal à laringe (Figura 28.28A). Incise e retraia os tecidos SC e músculos platisma e parotidoauricular. Retraia o músculo esternocefálico e a veia jugular na direção dorsal e o músculo esterno-hióideo ventralmente para expor a área laríngea. Palpe a margem dorsal da cartilagem tireóidea. Incise o músculo tireofaríngeo ao longo da margem dorsolateral da lâmina da cartilagem tireóidea. Posicione uma sutura de ancoragem através da lâmina da cartilagem tireóidea para retrair e rotacionar a laringe lateralmente. Identifique e realize a transecção do músculo cricoaritenóideo dorsal. Desarticule a articulação cricotireóidea com uma lâmina nº 11 ou tesouras (Figura 28.28B); entretanto, este passo geralmente é desnecessário. Palpe, identifique e desarticule a articulação cricoaritenóidea no processo muscular. Posicione um fio monofilamentar não absorvível (p. ex., polipropileno [Prolene®] ou polibutéster [Novafil®] 2-0 a 0) a partir do terço caudal da cartilagem cricoide, próximo à linha dorsal média até o processo muscular da cartilagem aritenoide para mimetizar a direção do músculo cricoaritenóideo dorsal (Figura 28.28C). Um estudo *in vitro* de 2014 observou que a colocação de uma sutura cricoaritenóidea através da cartilagem cricoide na margem caudal da articulação cricoaritenoide foi apropriada para reduzir suficientemente a resistência das vias aéreas laríngeas sem aumentar o risco de pneumonia por aspiração através da abdução excessiva da cartilagem aritenoide.[21] Como uma alternativa ou em adição, uma sutura pode ser posicionada através do aspecto mais caudodorsal da cartilagem tireóidea e processo muscular. Suturas entre o processo muscular e a cartilagem tireoide tendem a tracionar lateralmente a aritenoide, enquanto suturas entre o processo muscular e cartilagem cricoide tendem a rotacionar lateralmente a aritenoide.

Amarre a sutura com tensão suficiente para abduzir moderadamente a cartilagem aritenoide. Peça a um auxiliar que verifique a abdução por visualização intraoral da laringe. Se a abdução for insuficiente, a sutura pode ser reposicionada para obter melhor abdução. Lave o local da cirurgia. Aposicione o músculo tireofaríngeo em um padrão cruzado ou simples contínuo com fio absorvível 3-0. Aposicione os tecidos SC e pele rotineiramente.

Laringectomia Parcial

A laringectomia parcial pode ser realizada por uma abordagem oral ou por laringotomia ventral; entretanto, em cães com paralisia laríngea, a abordagem ventral é recomendada. A ressecção bilateral das pregas vocais (ventriculocordectomia) sozinhas ou em conjunto com a ressecção unilateral dos processos corniculado, cuneiforme e vocal da cartilagem aritenoide pode ser realizada; entretanto, somente a ressecção bilateral das pregas vocais resulta em menores complicações e melhor resultado pós-cirúrgico do que outras técnicas de laringectomia parcial.

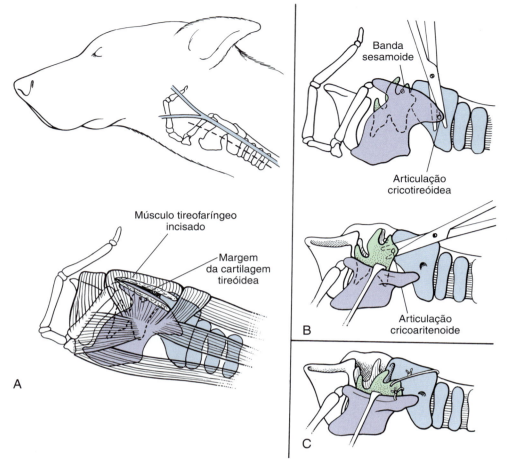

Figura 28.28 (A) A laringe é exposta através de uma abordagem cervical lateral durante a lateralização aritenoide. Incise a pele e tecido subcutâneo ventral à veia jugular. Então incise o músculo tireofaríngeo na margem dorsal da cartilagem tireóidea. (B) Separe as articulações cricotireóidea (se inclinada) e cricoaritenoide. (C) Posicione uma sutura a partir do processo muscular da aritenoide até o aspecto dorsocaudal da cartilagem cricoide ou tireóidea.

Ventriculocordectomia Bilateral via Laringotomia Ventral

Faça uma incisão na linha média ventral sobre a laringe. Separe os músculos esterno-hióideos e incise a membrana cricotireóidea e cartilagem tireóidea na linha média, a fim de expor o lúmen laríngeo. Retraia as margens da cartilagem tireóidea com pequenos afastadores Gelpi ou Weitlaner para visualizar as pregas vocais. Excise a prega vocal e músculo vocal em um lado. Suture o defeito da mucosa com fio monofilamentar rapidamente absorvível 4-0 a 5-0 em um padrão simples contínuo. Repita o procedimento no lado oposto. Reaposicione a cartilagem tireóidea com suturas interrompidas de espessura parcial de fios monofilamentares que não penetrem o lúmen laríngeo. Feche o músculo, tecidos SC e pele rotineiramente.

CUIDADO E AVALIAÇÃO PÓS-CIRÚRGICOS

No período pós-cirúrgico, estes animais devem ser monitorados intimamente por conta de dispneia causada por obstrução das vias aéreas. Analgésicos devem ser administrados conforme necessidade. Engasgos e tosse podem ocorrer no período pós-cirúrgico inicial. O desconforto para deglutir pode ocorrer, e pode persistir distúrbio na função da glote. Fluidos IV devem ser mantidos até que o animal esteja ingerindo líquidos. Alimentos úmidos em formato de almôndegas podem ser oferecidos logo após o procedimento, mas o animal deve ser observado por conta de evidências de aspiração (tosse, dispneia). A restrição a exercícios deve ser aplicada durante 6 a 8 semanas e os latidos, minimizados. Tosse ocasional ocorre na maioria dos cães. Espera-se que o latido seja baixo e rouco.

COMPLICAÇÕES

Complicações iniciais da sutura para lateralização incluem formação de hematomas, desconforto para deglutir, distúrbio temporário da glote, questões incisionais e tosse após ingestão de alimentos e líquidos. Estas complicações usualmente cessam dentro de alguns dias, a menos que ocorra aspiração. Tosse e engasgos após a cirurgia podem indicar irritação da mucosa ou aspiração. Embora a lateralização bilateral da aritenoide aumente a glote em uma extensão maior do que a lateralização unilateral, ela não é rotineiramente recomendada porque tosse, pneumonia e morte após a cirurgia ocorrem com maior frequência. Inflamação e edema severos da mucosa são raros após lateralização; portanto, a dispneia aguda é improvável. As cartilagens de animais congenitamente afetados podem ser insuficientemente mineralizadas para manter as suturas. Cartilagens mineralizadas de cães idosos podem sofrer fraturas ou avulsão do processo muscular, causando falha da abdução e recidiva dos sinais clínicos. Se estes eventos ocorrerem, o procedimento pode ser repetido no lado oposto da laringe.

A pneumonia por aspiração ocorre em aproximadamente 10% a 20% dos cães após cirurgia de paralisia laríngea. Pode ocorrer em qualquer momento após a cirurgia. Fatores associados ao alto risco de desenvolvimento de pneumonia por aspiração incluem idade avançada, traqueostomia temporária, doença neurológica progressiva, megaesôfago pós-cirúrgico, doença esofágica, doença neoplásica concomitante e administração pós-cirúrgica de opioides.

PROGNÓSTICO

Animais com sinais clínicos discretos ou ausentes em repouso permanecem bem sem a cirurgia; entretanto, aqueles com sinais clínicos moderados a severos podem desenvolver colapso laríngeo e obstrução respiratória aguda. O prognóstico após lateralização unilateral é bom; mais de 90% dos pacientes têm menos dispneia e melhora da tolerância ao exercício. Taxas de sobrevida em 1, 2, 3 e 4 anos foram de 93,6%, 89,1%, 84,4% e 75,2%, respectivamente, após lateralização aritenoide unilateral.[20]

RETROVERSÃO EPIGLÓTICA

DEFINIÇÕES

Retroversão epiglótica é a retroflexão espontânea da epiglote durante a inspiração, causando obstrução da rima da glote. *Epiglotopexia* é um método para adesão da epiglote, seja temporária ou permanentemente, à base da língua para prevenir a obstrução laríngea. *Epiglotectomia subtotal* é a remoção de parte da epiglote.

CONSIDERAÇÕES GERAIS E FISIOPATOLOGIA CLINICAMENTE RELEVANTE

A retroversão epiglótica tem sido uma causa infrequente de obstrução das vias aéreas superiores, mas está sendo reconhecida mais comumente. Com base em informações em seres humanos e equinos, as teorias sobre a etiologia em cães incluem neuropatia periférica associada ao hipotireoidismo, fratura ou malacia da epiglote e denervação do nervo hipoglosso ou nervo glossofaríngeo, ou de ambos. A avaliação desta condição observou que quase 80% dos cães diagnosticados com retroversão epiglótica tinham distúrbios das vias aéreas superiores concomitantes ou históricos.[18] Portanto, a retroversão epiglótica pode mais provavelmente ocorrer secundariamente ao aumento crônico das pressões inspiratórias nas vias aéreas que pode ocorrer por outras causas de obstrução das vias aéreas superiores.

DIAGNÓSTICO

Apresentação Clínica
Sinais Clínicos
A raça mais comumente relatada acometida pela retroversão epiglótica é o Yorkshire terrier. De forma geral, raças mesocefálicas e braquicefálicas de pequeno e médio portes têm sido mais frequentemente relatadas com esta condição. Cães tendem a apresentar os sinais com 8 anos ou mais, embora tenham sido relatados em cães com menos de 3 anos.

Histórico
Cães apresentam sinais agudos ou crônicos de obstrução das vias aéreas superiores: dispneia causada por estridor inspiratório. Os sinais podem ser intermitentes, sendo que os cães estão clinicamente normais entre os episódios. A dispneia pode ser precipitada por estresse ou exercícios. Em alguns cães, os sinais clínicos podem piorar quando o animal estiver dormindo.

Achados de Exame Físico
Os achados de exame físico são inespecíficos em casos de retroversão epiglótica. Estridor inspiratório pode ser óbvio, mas já que pode ocorrer como uma condição esporádica, evidências de obstrução das vias aéreas superiores podem não estar aparentes na avaliação inicial.

Achados Laboratoriais
Achados hematológicos e bioquímicos séricos são usualmente normais. A neuropatia hipotireóidea (p. 615) deve ser excluída, já que uma baixa associação foi relatada em dois cães, embora nenhum dos cães testados no estudo mais recente fosse hipotireóideo.[22,23]

Diagnóstico por Imagem
Radiografias torácicas devem ser avaliadas em busca de anormalidades para descartar outras causas de ruídos respiratórios anormais e dispneia, assim como descartar pneumonia por aspiração concomitante ou edema pulmonar cardiogênico. A avaliação fluoroscópica da laringe pode ser utilizada para diagnosticar retroversão epiglótica, demonstrando o aprisionamento da epiglote durante a inspiração.

Laringoscopia
A laringoscopia requer indução de anestesia geral leve (p. ex., propofol [preferido], alfaxalona, diazepam mais cetamina; p. 834). Doxapram (1-2,2 mg/kg IV) pode ser utilizado para estimular a respiração. A retroversão epiglótica é diagnosticada quando se observa que a epiglote se movimenta na direção caudal durante a inspiração, resultando em obstrução da rima da glote. O achatamento da epiglote e a perda da concavidade epiglótica também podem ser observados. Em casos severamente afetados, a epiglote pode necessitar de manipulação manual para retornar à sua posição normal. Cães também devem ser avaliados por conta de paralisia laríngea, colapso laríngeo, palato mole alongado, colapso traqueal e colapso brônquico.

DIAGNÓSTICO DIFERENCIAL

Outras obstruções do trato respiratório superior devem ser descartadas (p. ex., síndrome braquicefálica, colapso laríngeo, colapso traqueal, massas ou trauma que envolvam as vias aéreas superiores).

MANEJO CLÍNICO

A terapia sintomática pode diminuir a frequência ou severidade dos sinais clínicos em cães com sinais clínicos discretos ou quando a retroversão epiglótica for diagnosticada como um achado incidental. A terapia medicamentosa concomitante pode também melhorar a resposta à intervenção cirúrgica. Tais terapias incluem supressão da tosse, terapia antimicrobiana, proteção gástrica, terapia glicocorticoide anti-inflamatória e sedação.

TRATAMENTO CIRÚRGICO

O tratamento cirúrgico é recomendado para a maioria dos pacientes diagnosticados com retroversão epiglótica. Intervenções cirúrgicas incluem epiglotopexia temporária, epiglotopexia permanente e epiglotectomia subtotal. *Epiglotopexia temporária* é mais frequentemente recomendada para cães com obstrução concomitante das vias aéreas superiores que podem ser tratadas com sucesso. *Epiglotopexia permanente* pode ser utilizada em animais sem condições concomitantes das vias aéreas, ou quando a fixação temporária melhorou de forma marcante os sinais clínicos, mas só durante um período de tempo. *Epiglotectomia subtotal* é um procedimento de resgate que pode ser considerado quando a epiglotopexia falha.

Manejo Pré-cirúrgico

Estes pacientes devem ser manejados conforme descrito previamente para animais com dispneia. O tratamento prévio com uma dose anti-inflamatória de um glicocorticoide (p. ex., fosfato sódico de dexametasona 0,1-0,5 mg/kg IV) imediatamente antes da cirurgia pode ser considerado. Ver p. 861.

Anestesia

Recomendações anestésicas gerais para animais com doença do trato respiratório superior são listadas na p. 834. Ver, na Tabela 28.1, recomendações anestésicas para avaliação laríngea.

Anatomia Cirúrgica

A anatomia cirúrgica da laringe é descrita na p. 838.

Posicionamento

O animal deve ser posicionado em decúbito esternal com a cabeça suspensa pela maxila e a mandíbula mantida aberta por um auxiliar ou fixada à mesa com uma fita.

TÉCNICA CIRÚRGICA

Em casos de epiglotopexia temporária, posicione dois a seis fios monofilamentares absorvíveis ou não absorvíveis em um padrão em colchoeiro horizontal entre a superfície lingual da epiglote e a base da língua. Garanta que cada sutura envolva a cartilagem epiglótica. Para epiglotopexia permanente, realize o procedimento conforme descrito para epiglotopexia temporária, exceto pela remoção de uma cunha em formato de lua crescente da mucosa a partir da superfície lingual da epiglote antes da fixação da sutura. Você também pode remover uma porção correspondente de tecido da base da língua.

Em casos de epiglotectomia subtotal, utilize tesouras Metzenbaum, uma unidade cirúrgica por radiofrequência, ou um *laser* por dióxido de carbono para transecção da epiglote em sua porção mais ampla, aproximadamente 0,5 a 1 cm a partir da ponta da epiglote. Feche as margens da mucosa incisada utilizando fios rapidamente absorvíveis 3-0 a 4-0 em um padrão simples contínuo para cobrir a cartilagem exposta.

COMPLICAÇÕES

A epiglotopexia, temporária ou permanente, está associada a uma alta taxa de falha devido a ruptura, queda ou afrouxamento da sutura. A falha cirúrgica resulta em retorno dos sinais clínicos, ou potencialmente uma crise respiratória. Com base em um número relativamente pequeno de casos, a ocorrência de pneumonia por aspiração pós-cirúrgica foi relatada dentro de 2 a 270 dias após a cirurgia em aproximadamente 33% dos cães.[22] Nos poucos casos relatados de epiglotectomia subtotal, nenhum episódio de pneumonia por aspiração pós-cirúrgica ocorreu.

PROGNÓSTICO

Após a cirurgia, a melhora marcante dos sinais clínicos ocorreu em 52% dos casos; a sobrevida média geral foi de 875 dias.[22]

TUMORES LARÍNGEOS E TRAQUEAIS

DEFINIÇÃO

Oncocitomas surgem a partir de células epiteliais chamadas *oncócitos*, das quais pequeno número é observado em diversos órgãos, tais como laringe, tireoide, hipófise e traqueia.

CONSIDERAÇÕES GERAIS E FISIOPATOLOGIA CLINICAMENTE RELEVANTE

Tumores de laringe são incomuns no cão e gato. Diversos tipos de tumores foram relatados em cães, incluindo rabdomiossarcoma, carcinoma de células escamosas, adenocarcinoma, osteossarcoma, condrossarcoma, condroma, mixocondroma, lipoma, fibrossarcoma, carcinoma indiferenciado, plasmocitoma extramedular e mastocitoma. O carcinoma de células escamosas e o linfoma são os tumores mais comuns da laringe no gato, mas já foram relatados adenocarcinoma e outros tumores de células redondas pouco diferenciados (Quadro 28.12). Rabdomiomas e oncocitomas são tumores laríngeos que parecem histologicamente semelhantes pela microscopia por luz; a microscopia eletrônica e imuno-histoquímica são necessárias para distingui-los. Oncocitomas foram relatados em cães jovens e justificam considerações especiais, pois a sobrevida em longo prazo de pacientes sem metástase foi relatada após ressecção cirúrgica (Figura 28.29).

A doença laríngea inflamatória é uma condição não neoplásica incomum das cartilagens aritenoides da laringe que foi relatada tanto em cães como em gatos. Pode ter natureza granulomatosa, linfocítico-plasmocítica ou eosinofílica, com múltiplos fatores que provavelmente contribuem para o desenvolvimento da doença. Casos severos podem resultar em estenose laríngea e obstrução significativa das vias aéreas superiores. A biópsia da massa laríngea é crucial para diferenciar esta doença de neoplasias, embora seja ainda possível que as alterações inflamatórias possam representar uma resposta secundária à neoplasia subjacente. O tratamento da doença laríngea inflamatória é paliativo e consiste na remoção da massa, terapia esteroidal ou traqueostomia permanente. Cistos laríngeos benignos têm sido descritos em casos felinos isolados. Cistos possuem origem tipicamente epitelial e surgem a partir do aspecto ventral da laringe.

Tumores traqueais são ainda menos comuns do que massas laríngeas. Tumores traqueais malignos e benignos já foram relatados (Quadro 28.13). Osteocondromas traqueais podem ocorrer em cães

---

QUADRO 28.12 Tumores Laríngeos

Malignos
Carcinoma de células escamosas
Linfoma
Osteossarcoma
Fibrossarcoma
Rabdomiossarcoma
Melanoma
Mastocitoma
Outros sarcomas
Mioblastoma de células granulares
Adenocarcinoma
Carcinoma indiferenciado

Benignos
Lipoma
Oncocitoma
Rabdomioma

CAPÍTULO 28 Cirurgia do Sistema Respiratório Superior

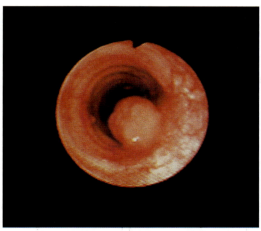

Figura 28.29 Oncocitoma traqueal em um Basset hound de 7 anos, trazido para atendimento por dispneia aguda.

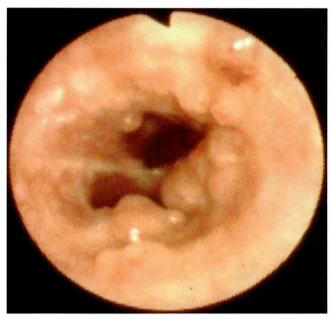

Figura 28.30 Nódulos de *Oslerus osleri (Filaroides osleri)* na carina da traqueia.

QUADRO 28.13 Tumores Traqueais

Malignos
Osteossarcoma
Condrossarcoma
Linfoma
Mastocitoma
Adenocarcinoma
Carcinoma de células escamosas
Rabdomiossarcoma
Carcinoma indiferenciado
Melanoma

Benignos
Osteocondroma
Oncocitoma
Leiomioma
Condroma
Plasmocitoma extramedular
Pólipo

com menos de 1 ano. Estas massas provavelmente refletem uma disfunção da osteogênese e são benignas. É esperado que o crescimento cesse após maturidade esquelética. Em gatos, carcinomas de células escamosas, adenocarcinomas e linfomas traqueais já foram relatados. Carcinomas tireóideos metastáticos, melanomas, linfomas e rabdomiossarcomas faríngeos também podem envolver a laringe e a traqueia. A incidência de metástase de tumores laríngeos e traqueais em cães e gatos é desconhecida.

Oslerus osleri (Filaroides osleri) é um nematódeo que forma nódulos de aparência neoplásica na traqueia e brônquio principal canino (Figura 28.30). O diagnóstico sem endoscopia da filaroidose (i.e., o achado de larvas pelo exame fecal de Baermann) é difícil porque as larvas são eliminadas intermitentemente nas fezes. O diagnóstico é mais preciso pelo achado de larvas ou adultos por citologia traqueal. A terapia anti-helmíntica e a ressecção cirúrgica obtiveram sucesso variado. Larvas aberrantes de *Cuterebra* e trauma tecidual associado podem obstruir o lúmen laríngeo ou traqueal. Outros diferenciais não neoplásicos para massas traqueais incluem nódulos inflamatórios, incluindo inflamação linfoplasmocítica, hiperplasia linfoide e traqueíte granulomatosa. Todas estas lesões devem ser diferenciadas de lesões neoplásicas.

Massas laríngeas e traqueais causam obstrução luminal pela ocupação de espaço ou compressão externa do lúmen. Conforme diminui o tamanho do lúmen, sinais de dispneia se tornam aparentes (p. 870). Dispneia aguda, cianose ou colapso (ou todos esses) podem ocorrer se excitação, estresse, altas temperaturas ou infecções causam edema da mucosa de um lúmen já comprometido.

DIAGNÓSTICO

Apresentação Clínica

Sinais Clínicos

Tumores laríngeos e traqueais ocorrem mais frequentemente em animais de meia-idade a idosos (i.e., 5-15 anos), com idade média de 12 anos para gatos e 10 anos para cães, com exceção de osteocondromas, que geralmente ocorrem antes dos 2 anos. Tumores que surge em animais idosos mais provavelmente são malignos; entretanto, oncocitomas laríngeos e osteocondromas traqueais podem ocorrer em animais jovens. Tumores osteocartilaginosos traqueais benignos (osteocondromas) são mais comuns em animais com ossificação osteocondral ativa; eles crescem com o resto do sistema musculoesquelético e podem ser reconhecidos antes de 1 ano. Gatos Siameses podem ser predispostos a linfomas.

Histórico

Animais com tumores laríngeos ou traqueais podem ter histórico agudo ou progressivo de obstrução das vias respiratórias superiores. Sinais podem incluir disfonia, estridor, dispneia, tosse, diminuição da tolerância a exercícios, alteração da fonação, hipertermia, ptialismo, engasgos, disfagia, cianose ou síncope, ou todos estes. Perda de peso ou letargia também podem ser relatados. Desenvolvimento de uma massa na região ventral do pescoço pode ser relatado.

Achados de Exame Físico

Além das dificuldades respiratórias, o exame físico é usualmente normal, a menos que doenças ou anormalidades concomitantes

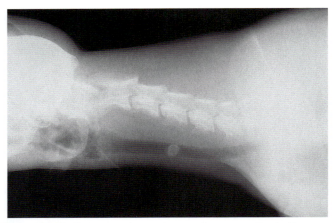

Figura 28.31 Osteocondroma traqueal em um cão de 6 meses.

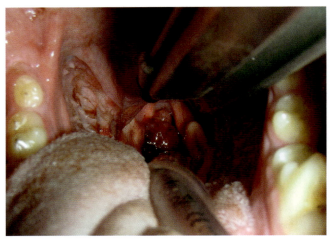

Figura 28.32 Visão laringoscópica de um carcinoma de células escamosas em um cão.

estejam presentes. Ocasionalmente, massas extraluminais podem ser palpadas ao longo do pescoço ventral, e a palpação traqueal pode ocasionar tosse ou piora da dispneia. Uma alteração da fonação pode ser observada em animais com massas laríngeas. Linfonodos aumentados acessíveis devem ser aspirados ou uma biópsia, obtida (p. 633) para ajudar a estadiar a doença. Os linfonodos retrofaríngeos mediais drenam a laringe e traqueia proximal, mas são geralmente inacessíveis.

Diagnóstico por Imagem

Radiografias faríngeas e cervicais devem ser avaliadas para determinar a localização e extensão do tumor. Massas laríngeas e traqueais podem surgir como densidades de tecidos moles nas vias respiratórias (Figura 28.31). Distorção laríngea, diminuição da marginação de estruturas laríngeas e diminuição do espaço laríngeo (estenose) podem também ser observadas. As massas extraluminais podem comprimir o lúmen traqueal.

Radiografias torácicas devem ser avaliadas em busca de metástase e broncopneumonia. Em casos raros, os pulmões podem parecer hiperinflados se uma massa traqueal ou brônquica for grande o suficiente para atuar como uma valva de uma via. Ocasionalmente, esofagogramas contrastados ou esofagoscopia são necessários para descartar o envolvimento esofágico. A ultrassonografia cervical também pode ser utilizada para avaliar massas e linfonodos regionais nesta região e guiar a aspiração por agulha fina ou biópsia. Espera-se que a TC e ressonância magnética (RM) demonstrem de forma mais precisa a massa e sua invasividade.

Laringoscopia

A laringoscopia é preferida para avaliação e biópsia das massas faríngeas e laríngeas. Se uma massa ou estrutura anormal for observada (Figura 28.32), ela pode ser aspirada ou escovada, ou uma biópsia pode ser obtida por pinça do tipo *punch*. A hemorragia pode ser controlada por pressão direta.

Traqueoscopia

Para massas traqueais, deve ser utilizado broncoscópio flexível com diâmetro externo pequeno o suficiente para permitir que o paciente respire facilmente ao redor dele, minimizando assim a probabilidade de obstrução ou traumatismo da traqueia. Se o paciente tiver risco de hipoxia, ou se o procedimento demorar mais do que alguns minutos, um tubo pode ser conectado a partir do aparelho anestésico até a porta da biópsia no broncoscópio, para que o oxigênio possa ser insuflado durante o procedimento. É fundamental que se utilize uma taxa de fluxo criteriosa para não causar barotrauma. Alternativamente, pode-se inserir e retirar repetidamente a sonda até que uma avaliação adequada tenha sido realizada.

> **NOTA** Se for utilizado eletrocautério através do endoscópio, ar ambiente deve ser utilizado para a insuflação em vez de oxigênio, para impedir que a mucosa seja queimada.

A maioria dos tumores laríngeos e traqueais são massas róseas inflamadas ou edemaciadas que se projetam em direção ao lúmen (Figura 28.32); entretanto, alguns tumores laríngeos surgem como um espessamento difuso. O tamanho e consistência do tumor e a natureza de seus ligamentos à parede traqueal devem ser notados. A biópsia pode ser realizada utilizando pinças de biópsia ou escovas de citologia. É usualmente aconselhável tentar inicialmente a citologia com escova porque é mais rápida e menos arriscada. Se a citologia não for diagnóstica, pode ser coletada a biópsia da massa; entretanto, alguém deve inspecionar a massa primeiramente e notar o suprimento sanguíneo. Se numerosos vasos forem observados na massa, então há maior risco de hemorragia, e a sucção (usualmente através do endoscópio) deve estar prontamente disponível.

Achados Laboratoriais

Hemograma, perfil bioquímico sérico e urinálise são indicados para avaliar o estado geral do paciente e pesquisar síndromes paraneoplásicas. Se houver suspeita de linfoma, um aspirado de medula óssea e (em gatos) exames para leucemia viral felina são justificados.

DIAGNÓSTICO DIFERENCIAL

Diagnósticos diferenciais incluem obstrução da laringe causada por palato mole alongado, colapso laríngeo, paralisia laríngea, pólipos nasofaríngeos, corpos estranhos, inflamação, cistos, massas granulomatosas e parasitas (*O. osleri*). Lesões inflamatórias incluem massas linfoplasmocíticas e hiperplásicas linfoides. Outras causas de obstrução traqueal incluem colapso traqueal ou hipoplasia, corpos estranhos, malformações congênitas, cistos, inflamação, massas granulomatosas, amiloidose nodular e secreções respiratórias excessivas.

MANEJO CLÍNICO

A radioterapia pode ajudar a tratar carcinomas de células escamosas, mastocitomas e linfomas, mas existem poucas informações disponíveis. Alguns tumores (p. ex., linfomas, mastocitomas, adenocarcinomas) frequentemente respondem à quimioterapia. A traqueostomia permanente (p. 843) pode atenuar os sinais de dispneia durante a terapia medicamentosa.

TRATAMENTO CIRÚRGICO

A excisão cirúrgica pode ser curativa se o tumor for benigno, localizado e pequeno. Pequenas lesões podem sofrer ressecção da mucosa ou laringectomia parcial por laringotomia ventral. Excisão de tumores cartilaginosos (p. ex., condroma ou condrossarcoma) pode ser realizada com razoável sucesso. A intervenção cirúrgica agressiva envolve a laringectomia completa com traqueostomia permanente, mas foi relatada somente em casos isolados. A traqueostomia permanente (p. 843) é uma opção paliativa para massas laríngeas obstrutivas.

Para remoção de tumores traqueais, a ressecção traqueal e anastomose entre as extremidades são necessárias (p. 844). Dependendo de sua elasticidade, 20 a 50% da traqueia (i.e., geralmente oito a 10 anéis) podem sofrer ressecção. A ressecção de grandes tumores com um mínimo de 1 cm de traqueia normal em ambos os lados da massa nem sempre é possível. Quando for muito difícil obter a ressecção muito extensa, anastomose entre as extremidades, substituição traqueal ou próteses poderão ser consideradas, mas são raramente eficazes. A ressecção de um segmento de parede traqueal sem transecção completa (i.e., ressecção em cunha) com reaposição das margens cortadas não é recomendada, pois estreita ou dobra a traqueia, o que interfere com o fluxo de ar e transporte mucociliar.

Manejo Pré-cirúrgico

O animal deve ser mantido calmo para prevenir dispneia progressiva; a sedação pode ser necessária em alguns animais (p. 834). Uma dose anti-inflamatória de glicocorticoides pode ser administrada se a dispneia for severa (p. ex., fosfato sódico de dexametasona 0,1-0,5 mg/kg IV). Animais estressados devem ser oxigenados antes da cirurgia. Uma traqueostomia de emergência pode ser necessária em animais severamente dispneicos (p. 842).

Anestesia

Animais com massas laríngeas podem requerer intubação por incisão de faringostomia ou traqueotomia (p. 842). A intubação e a ventilação de pacientes com massas traqueais intraluminais podem necessitar da inserção de um tubo de pequeno diâmetro ou traqueostomia distal à obstrução. Recomendações anestésicas específicas para animais com doença respiratória são listados na p. 834.

Anatomia Cirúrgica

A anatomia cirúrgica da laringe e traqueia é discutida nas pp. 838 e 839.

Posicionamento

Pacientes que necessitam de laringotomia ou ressecção traqueal cervical devem ser posicionados em decúbito dorsal com o pescoço desviado ventralmente, com almofada posicionada dorsalmente (Figura 28.13). Toda a área mandibular caudal, pescoço ventral e tórax cranial devem ser preparados para cirurgia asséptica. A laringectomia parcial é realizada com o paciente em decúbito dorsal. A laringectomia total pode ser realizada com o paciente inicialmente posicionado em decúbito ventral para incisão da mucosa orofaríngea e então reposicionado em decúbito dorsal para permitir a remoção da laringe e traqueostomia permanente.

TÉCNICA CIRÚRGICA

Laringectomia Parcial

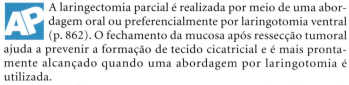

A laringectomia parcial é realizada por meio de uma abordagem oral ou preferencialmente por laringotomia ventral (p. 862). O fechamento da mucosa após ressecção tumoral ajuda a prevenir a formação de tecido cicatricial e é mais prontamente alcançado quando uma abordagem por laringotomia é utilizada.

Utilizando dissecção, remova a massa com margem de tecido normal. Se possível, preserve a margem lateral do processo corniculado para permitir proteção epiglótica apropriada da glote. Evite lesão bilateral das comissuras laríngeas dorsal e ventral para reduzir o risco de estenose glótica pós-cirúrgica.

Laringectomia Completa ou Total

A laringectomia requer a criação de uma traqueostomia permanente. É um procedimento difícil que não é frequentemente realizado. Exponha a laringe por uma incisão cervical da linha média ventral. Realize a transecção dos músculos esterno-hióideos direito e esquerdo a partir de inserção no osso basi-hioide. Desarticule o aparelho hioide entre as articulações querato-hióidea e basi-hióidea com os ossos tíreo-hióideos. Realize a dissecção dorsolateralmente e excise os músculos tireofaríngeo e cricofaríngeo bilateralmente a partir de suas inserções na cartilagem tireóidea. Incise a mucosa faríngea na base da epiglote, preservando a maior porção possível da mucosa, ao mesmo tempo que mantém margens livres do tumor. Libere a laringe pela transecção entre a cartilagem cricoide e a primeira cartilagem traqueal ou entre a primeira e segunda cartilagens traqueais. Remova tecido adicional conforme necessário para obter uma ressecção em bloco. Lave o campo cirúrgico. Inicie a reconstrução pelo fechamento da mucosa faríngea em um padrão contínuo com fio absorvível 3-0 (p. ex., polidioxanona [PDS®], poligliconato [Maxon®]). Esta linha de sutura estará sob tensão. Conecte os músculos esterno-hióideos ao osso basi-hioide dorsal à traqueia. Posicione um sistema fechado de sucção ou dreno de Penrose se o espaço morto não for completamente eliminado. Como uma alternativa, incise e aposicione a mucosa faríngea através de uma abordagem oral.

A técnica para traqueostomia permanente deve ser variada quando uma laringectomia completa for realizada. Este procedimento é raramente realizado e pode ser desafiador. Feche a extremidade da traqueia proximal com uma série de suturas horizontais interrompidas e então realize uma traqueostomia permanente conforme descrito na p. 843, ou desvie e incorpore a traqueia proximal que sofreu transecção para criação de um traqueostoma.

Para fechar a extremidade da traqueia proximal, posicione uma série de suturas em colchoeiro interrompidas horizontais a partir do ligamento anular ou cartilagem traqueal através da membrana traqueal dorsal. Como alternativa, preserve um retalho de membrana traqueal dorsal durante a ressecção, dobre-o sobre a extremidade da traqueia e fixe com suturas interrompidas. Para incorporar a traqueia proximal no traqueostoma, crie este pela aposição inicial dos músculos esterno-hióideos dorsais à traqueia. Remova o terço ventral de quatro a seis cartilagens traqueais, com cuidado para preservar a mucosa traqueal subjacente. Eleve a membrana traqueal dorsal, pela aposição e sutura dela diretamente à pele proximalmente, utilizando fio não absorvível 4-0. Excise o excesso de pele ao redor do estoma e posicione suturas intradérmicas a partir da pele até os tecidos peritraqueais para criar aderências e prevenir retalhos cutâneos. Incise a mucosa e suture-a lateral e distalmente à pele em um padrão de sutura simples contínuo.

MATERIAIS DE SUTURA E INSTRUMENTOS ESPECIAIS

Laringoscópio, broncoscópio, pinça jacaré para biópsia, instrumento de biópsia com agulha e pinça de biópsia endoscópica são utilizados para biópsia laríngea e traqueal. Instrumentos e materiais de sutura para cirurgia laríngea e traqueal são discutidos na p. 847.

CUIDADO E AVALIAÇÃO PÓS-CIRÚRGICOS

No período pós-cirúrgico, estes pacientes devem ser monitorados cuidadosamente por conta de sinais de obstrução das vias aéreas. Oxigenoterapia e glicocorticoides podem ser fornecidos se necessário. Água deve ser oferecida 6 a 12 horas no período pós-cirúrgico e alimentos 18 a 24 horas após a cirurgia se não ocorrerem engasgos, regurgitação ou êmese. O animal deve ser mantido quieto sem exercícios durante 2 a 4 semanas. A reavaliação endoscópica é recomendada com 4 a 8 semanas para identificar possíveis recidivas tumorais ou estenose. A estenose maior que 20% leva a estase do muco e infecções, enquanto uma diminuição do tamanho do lúmen de aproximadamente 50% causa dispneia. A avaliação física e radiográfica periódica é recomendada para verificar metástases ou recidivas.

COMPLICAÇÕES

Disfagia, engasgos e deiscência faríngea podem ocorrer após laringectomia completa. Alguns pacientes são beneficiados pela implantação de sonda de nutrição esofágica (preferida) ou gástrica (pp. 95 e 97, respectivamente). Vocalização está ausente após laringectomia. Traqueostomas devem ser monitorados intimamente para manter a patência e impedir o autotraumatismo (p. 848). Outras complicações da laringectomia incluem fístulas secundárias à deiscência faríngea, hipoparatireoidismo secundário à isquemia e recidiva ou metástase tumoral.

Deiscência pode ocorrer após anastomose traqueal se a tensão for excessiva e se a movimentação da cabeça e pescoço não for restrita. Para aliviar a tensão, o pescoço deve ser mantido discreta a moderadamente ventroflexionado, amarrando uma mordaça a um cinto com uma guia ou posicionando uma sutura desde o focinho ao manúbrio durante 2 semanas. O enfisema SC pode ser evidente em casos de deiscência ou extravasamento da anastomose. Infecções ou formação de fístulas são possíveis. A estenose discreta (<20%) é esperada pela técnica de divisão de cartilagens, na qual a tensão da anastomose é mínima.

PROGNÓSTICO

Embora indubitavelmente relacionado com o tipo histológico do tumor, o prognóstico é excelente em determinados tumores traqueais (p. ex., oncocitomas, osteocondromas). O prognóstico para tumores laríngeos é reservado porque a maioria dos casos está avançada no momento do diagnóstico; somente casos isolados de sucesso terapêutico foram relatados. Poucas informações estão disponíveis sobre o comportamento biológico dos tumores laríngeos; entretanto, o prognóstico em longo prazo é geralmente ruim. Sem a cirurgia, a obstrução completa do lúmen traqueal ou laríngeo e a subsequente asfixia podem ocorrer. A radioterapia pode ser um adjuvante valioso após a cirurgia de pacientes com tumores malignos.

COLAPSO TRAQUEAL

DEFINIÇÃO

Colapso traqueal é uma forma de obstrução traqueal causada pela flacidez e achatamento das cartilagens. O colapso traqueal é algumas vezes erroneamente denominado em relatos mais antigos como *estenose traqueal congênita*.

CONSIDERAÇÕES GERAIS E FISIOPATOLOGIA CLINICAMENTE RELEVANTE

A causa do colapso traqueal é desconhecida e provavelmente multifatorial. Causas propostas incluem fatores genéticos, fatores nutricionais, alérgenos, deficiência neurológica, doenças das vias aéreas menores e degeneração das matrizes cartilaginosas. Cartilagens traqueais afetadas se tornam hipocelulares, e suas matrizes sofrem degeneração. A cartilagem hialina normal é substituída por fibrocartilagem e fibras colágenas, e as quantidades de glicoproteína e glicosaminoglicanos estão diminuídas. As cartilagens perdem sua rigidez e sua capacidade de manter a conformação traqueal normal durante o ciclo respiratório. O colapso traqueal pode estar confinado a um segmento isolado ou envolver toda a traqueia e árvore brônquica. O colapso tipicamente ocorre em uma direção dorsoventral conforme as cartilagens enfraquecem e a membrana traqueal dorsal sofre adelgaçamento e estiramento; entretanto, o colapso lateral das paredes traqueais foi relatado. O colapso na traqueia cervical e entrada torácica classicamente ocorre durante a inspiração conforme a pressão dentro do lúmen cai e as paredes são suscetíveis à pressão atmosférica; a traqueia intratorácica colapsa durante a expiração. Embora a pressão dentro da traqueia diminua durante a inspiração, a pressão luminal ainda excede a pressão intrapleural, o que mantém as vias aéreas abertas. Durante a expiração, a pressão intrapleural se torna menos negativa e excede a pressão intraluminal. Cães com cartilagens enfraquecidas não possuem força suficiente para suportar a pressão intrapleural maior. A entrada torácica é a mais suscetível ao colapso traqueal porque este é o local do ponto de pressão igual: onde a pressão intrapleural iguala a pressão intraluminal das vias aéreas, e onde a transição entre a pressão intrapleural e a atmosférica ocorre (Figura 28.33).

O colapso reduz o tamanho do lúmen e interfere com o fluxo de ar aos pulmões. Ruídos respiratórios anormais, intolerância ao exercício, engasgos e graus variados de dispneia ocorrem em casos de colapso traqueal. A inflamação crônica da mucosa traqueal causa tosse, o

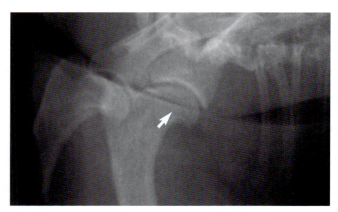

Figura 28.33 Radiografia lateral de um Yorkshire terrier de 2 anos com colapso traqueal *(seta)* na entrada torácica.

que exacerba a inflamação. A inflamação persistente leva à metaplasia escamosa do epitélio respiratório e interfere com o *clearance* mucociliar; portanto, a tosse se torna um importante mecanismo de limpeza traqueobrônquica.

DIAGNÓSTICO

Apresentação Clínica

Sinais Clínicos

Tipicamente, o colapso traqueal ocorre em cães de raças *toy* e miniatura, mais comumente Poodles *toy*, Yorkshire terriers, Spitz alemães, Malteses e Chihuahuas. Machos e fêmeas são igualmente afetados. O colapso traqueal em cães maiores está usualmente associado a traumas, deformidades ou massas intra ou extraluminais, e não deve ser igualado ao colapso traqueal em cães de raças *toy*. O colapso traqueal é classicamente descrito em animais de raças *toy* de meia-idade ou idosos (média, 6-8 anos). Entretanto, é frequentemente diagnosticado em cães com problemas respiratórios entre 6 meses e 5 anos.

Histórico

O início dos sinais clínicos frequentemente ocorre antes de 1 ano. Sinais clínicos frequentemente progridem com a idade e incluem ruídos respiratórios anormais, dispneia, intolerância ao exercício, cianose e síncope. Alguns cães nunca sofrem dispneia, e outros morrem por asfixia. Os sinais clínicos são mais severos em animais obesos. Os ruídos respiratórios incluem sibilos, pigarros, tosse e respiração com estridor. Alguns cães não fazem ruídos respiratórios anormais. A tosse pode ser produtiva ou não produtiva, mas classicamente é uma tosse de "grasnar de ganso". A tosse frequentemente se torna cíclica e paroxística. Engasgos após a tosse podem ocorrer em até 50% dos casos. Os sinais podem ser ocasionados ou exacerbados por infecção traqueal, compressão traqueal, exercício, excitação, alimentação, ingestão hídrica, ou tempo quente e úmido. Estímulos nocivos (i.e., fumaça e outros irritantes respiratórios) podem também precipitar os sinais clínicos.

Cães com colapso traqueal podem sofrer de uma série de problemas concomitantes. Quase 50% dos cães sofrem de um grau de obesidade que piorará os sinais clínicos. Paresia ou paralisia laríngea foi relatada em 20% a 30% dos cães, e um terço dos cães possui sopro cardíaco sistólico concomitante com insuficiência valvar mitral. Sinais de trato respiratório superior podem ser agravados por aumento do átrio esquerdo colocando pressão sobre a carina e brônquio principal. Pelo menos 40% dos cães supostamente têm certo grau de doença dental ou periodontal. A aspiração de bactérias orais em vias aéreas doentes hipoteticamente contribui para a exacerbação dos sinais clínicos causados por aumento da inflamação das vias aéreas ou da tosse.

Hepatomegalia e hepatopatia concomitantes são comuns em cães com colapso traqueal. A razão para esta associação é incerta, embora teorias especulativas incluam congestão hepática passiva e necrose de hepatócitos centrolobulares secundária à hipoxia crônica.

Achados de Exame Físico

Cartilagens traqueais flácidas com margens laterais proeminentes são ocasionalmente evidentes durante a palpação da traqueia cervical. A palpação pode ocasionar tosse paroxística. A auscultação pode localizar ruídos respiratórios anormais e identificar doença valvar mitral. Um ruído de clique suave ao final da expiração próximo à parede traqueal pode ser auscultado em cães com colapso traqueal intratorácico. Bulhas cardíacas anormais podem estar associadas a cardiopatias concomitantes. Hepatomegalia tem sido associada a esta síndrome em alguns pacientes e pode resultar da congestão venosa causada por *cor pulmonale* ou alteração gordurosa.

Diagnóstico por Imagem

Radiografias laterais do pescoço e tórax durante a inspiração e expiração são diagnósticas em aproximadamente 60% dos pacientes com colapso traqueal severo (>50% do lúmen). É esperado que a traqueia cervical colapse durante a inspiração e a traqueia torácica, durante a expiração. Radiografias torácicas frequentemente revelam cardiomegalia e doença pulmonar também; bronquiectasia foi notada em 30% das radiografias torácicas de cães com colapso traqueal. A fluoroscopia facilita a avaliação do movimento dinâmico da traqueia e brônquio principal através de todas as fases da respiração e confirma vários casos que passam despercebidos por radiografias simples. Entretanto, a fluoroscopia não confirmará o colapso da traqueia na dimensão lateral. A confirmação da presença ou ausência do colapso traqueal ou brônquico pode necessitar de várias modalidades de imagem, assim como da broncoscopia.[24]

Laringoscopia

Laringoscopia (Tabela 28.1 e p. 860) deve usualmente ser realizada ao mesmo tempo que a traqueoscopia, pois a paralisia ou colapso laríngeo estão presentes em aproximadamente 30% dos cães com colapso traqueal.

Traqueoscopia/Broncoscopia

A traqueobroncoscopia é indicada para animais com suspeita de colapso de traqueia para confirmar o grau de severidade do colapso, avaliar toda a árvore traqueobrônquica e coletar amostras das vias aéreas para citologia e cultura. Deve ser utilizado broncoscópio rígido ou flexível com um diâmetro externo pequeno o suficiente para permitir que o paciente respire facilmente ao redor dele, minimizando assim a probabilidade de obstrução ou trauma à traqueia. Se o paciente estiver em risco de hipoxia, ou se o procedimento demorar mais do que alguns minutos, um tubo pode ser conectado a partir do aparelho anestésico ao acesso da biópsia no broncoscópio, para que o oxigênio possa ser insuflado durante o procedimento. Entretanto, é fundamental utilizar uma taxa de fluxo criteriosa para não ocasionar barotrauma. Alternativamente, a sonda pode ser inserida e removida repetidamente até que uma avaliação adequada tenha sido realizada. Citologia e culturas realizadas durante a traqueobroncoscopia são úteis para o clínico selecionar antibióticos e determinar terapia medicamentosa adicional.

A conformação traqueal deve ser avaliada para determinar a localização e severidade do colapso. É geralmente mais fácil inserir a sonda na carina e então avaliar a traqueia conforme ela vai sendo retirada, mas isso pode não ser possível em pacientes em estado crítico. Toda a traqueia pode estar colapsada; entretanto, uma área da traqueia é geralmente mais severamente afetada e é utilizada para propósitos de classificação (Quadro 28.14). O colapso traqueal grau I é uma redução de 25% do diâmetro do lúmen, sendo que o músculo traqueal está discretamente penduloso e as cartilagens mantêm um formato um pouco circular. O colapso grau II é uma redução de 50% no diâmetro do lúmen, com estiramento do músculo traqueal, o qual está penduloso, e início de achatamento das cartilagens. O colapso grau III é uma redução de 75% do diâmetro do lúmen, sendo que o músculo traqueal está mais estirado e penduloso, e as cartilagens, quase achatadas (Figura 28.34). O colapso grau IV significa que o lúmen está essencialmente obliterado, e as cartilagens traqueais estão completamente achatadas e podem ser invertidas até contactar o músculo traqueal. O colapso do brônquio principal e broncomalacia foram identificados pela broncoscopia em 50% dos cães com colapso traqueal.

> **QUADRO 28.14 Esquema de Graduação do Colapso Traqueal**
>
> **Grau 1**
> Anatomia relativamente normal da cartilagem traqueal; membrana traqueal dorsal redundante diminui o diâmetro luminal em até 25%
>
> **Grau 2**
> Achatamento discreto a moderado das cartilagens traqueais; perda de 50% do diâmetro luminal
>
> **Grau 3**
> Achatamento severo das cartilagens traqueais; perda de 75% do diâmetro luminal
>
> **Grau 4**
> Obstrução completa; lúmen traqueal está obliterado

traqueal é um estreitamento anormal do lúmen traqueal causado pela malformação congênita ou cicatriz pós-trauma. Traumas (p. ex., feridas penetrantes ou obtusas, corpos estranhos, tubos permanentes) ou cirurgias podem causar estenose traqueal segmentar quando a ferida cicatriza por segunda intenção, quando fibrose e cicatrização excessivas causam estreitamento luminal, ou quando as cartilagens traqueais cicatrizam com um formato anormal. A estenose traumática é tratada por dilatação com balão ou ressecção e anastomose. O tratamento da hipoplasia traqueal consiste em terapia medicamentosa sintomática (i.e., antibióticos e supressores de tosse) e correção de outras obstruções de vias aéreas (p. ex., ressecção de narinas, palato e sáculos).

MANEJO CLÍNICO

O tratamento clínico é recomendado para todos os animais com sinais clínicos discretos e para aqueles com menos de 50% de colapso, pois resulta em melhora dos sinais clínicos na maioria dos cães. A perda de peso é crítica para o sucesso de outras terapias medicamentosas. Modificações ambientais, como a utilização de peitoral em vez da coleira convencional e a criação de um ambiente de não fumante, podem ajudar alguns cães, assim como o manejo de condições subjacentes concomitantes. A terapia medicamentosa para cães com colapso traqueal inclui antitussígenos (p. ex., tartarato de butorfanol, bitartarato de hidrocona, e difenoxilato; Quadro 28.15), antibióticos (p. ex., ampicilina, cefazolina, clindamicina e enrofloxacino), broncodilatores (p. ex., teofilina de liberação prolongada, aminofilina, albuterol e terbutalina) e/ou agentes anti-inflamatórios (i.e., prednisolona). Sedação com acepromazina (0,025-0,1 mg/kg [máximo, 1 mg] IV, intramuscular [IM], ou SC q8h) e/ou diazepam (0,2 mg/kg IV q12h) e oxigenoterapia (Tabela 4.4) podem ser necessários em pacientes severamente dispneicos. Inaladores pediátricos com espaçadores e máscaras faciais podem ser utilizados em cães cooperativos para administração de broncodilatadores em aerossol (i.e., albuterol) e corticosteroides. Mucolíticos e nebulização de solução salina podem beneficiar aqueles com produção excessiva de muco e infecções. A resposta à terapia medicamentosa é usualmente transitória, e a doença tipicamente progride.

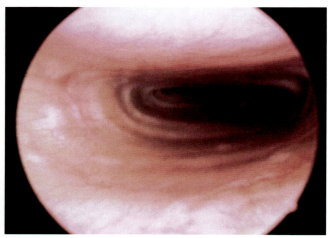

Figura 28.34 Visão endoscópica de colapso traqueal dorsoventral grau III.

Achados Laboratoriais

Achados hematológicos e bioquímicos séricos são geralmente normais ou insignificantes a menos que exista uma doença sistêmica concomitante. Vários cães possuem aumentos discretos a moderados na atividade sérica da fosfatase alcalina. Culturas traqueobrônquicas positivas são observadas em mais de 50% dos animais com colapso traqueal. A infecção bacteriana das vias aéreas é geralmente acompanhada pela evidência citológica de inflamação supurativa e bactérias intracelulares detectáveis. A infecção também é sugerida pelo crescimento substancial de uma única espécie bacteriana no meio de cultura. O eletrocardiograma (ECG) pode revelar arritmia sinusal, *cor pulmonale* ou sobrecarga ventricular esquerda.

DIAGNÓSTICO DIFERENCIAL

Outras causas de tosse crônica ou dispneia incluem síndrome braquicefálica, tonsilite, colapso laríngeo, paralisia laríngea, bronquite, traqueobronquite, alergias, dirofilariose, pneumopatias, cardiopatias (especialmente insuficiência valvar mitral), traqueia hipoplásica, estenose traqueal e neoplasia ou massa traqueal.

Embora os sinais clínicos possam ser semelhantes, o colapso traqueal não deve ser confundido com *estenose traqueal*. A estenose

TRATAMENTO CIRÚRGICO

A cirurgia é recomendada para todos os cães com sinais clínicos moderados a severos, redução de 50% ou mais do lúmen traqueal, ou sinais clínicos refratários ao tratamento. Cães trazidos para tratamento com paralisia ou colapso traqueal, cardiomegalia generalizada, colapso brônquico, pneumopatia crônica ou colapso concomitante de brônquio principal são maus candidatos à cirurgia. Não é esperado que a tosse e dispneia causadas por doenças laríngeas, pulmonares ou cardíacas melhorem sem a terapia apropriada. Dispneia e morte podem ocorrer em animais com disfunção laríngea severa ou doença broncopulmonar.

O objetivo da cirurgia é manter o suporte às cartilagens traqueais e músculo traqueal, ao mesmo tempo que é preservada a maior quantidade possível de irrigação sanguínea e inervação à traqueia. Embora outras técnicas tenham sido descritas, os objetivos cirúrgicos para o colapso traqueal são atualmente alcançados pela utilização de próteses de anéis extraluminais ou *stents* endoluminais. Próteses de anéis traqueais extraluminais podem ser implantados em cães com colapso traqueal cervical ou colapso traqueal intratorácico proximal. Os *stents* intraluminais podem tratar o colapso em qualquer nível, e a implantação envolve menor risco de interrupção da inervação e irrigação sanguínea; entretanto, implantes são caros, requerem implantação fluoroscópica ou endoscópica, e estão associados a complicações sérias. Atualmente, *stents* intraluminais são mais bem

CAPÍTULO 28 Cirurgia do Sistema Respiratório Superior

QUADRO 28.15 Fármacos Utilizados no Tratamento do Colapso Traqueal

Tartarato de Butorfanol
0,5-1,0 mg/kg VO q6-12h ou 0,055 mg/kg SC q6-12h

Bitartarato de Hidrocodona
0,2-0,5 mg/kg VO q8h

Difenoxilato com Atropina
(2,5 mg de hidrocloreto de difenoxilato + 0,025 mg atropina por 5 mL ou por comprimido oral)
0,2-0,5 mg/kg difenoxilato VO q8-12h

Ampicilina
22 mg/kg IV, IM, SC q8h

Amoxicilina
22 mg/kg VO q12h

Cefazolina
22 mg/kg IV, IM, SC q8h

Clindamicina
Cães: 11-33 mg/kg q12h VO, ou 11 mg/kg IV (dilua e administre lentamente ao administrar IV)
Gatos: 11-33 mg/kg VO, SC q12-24h

Doxiciclina[a]
5 mg/kg VO q12h

Aminofilina[b]
Cães: 10 mg/kg VO, IM, IV q8h (se administrado IV, faça lentamente durante 5 min)
Gatos: 5 mg/kg VO q12h

Teofilina (Liberação Prolongada)
Cães: 10 mg/kg VO q12h (a dose pode variar de acordo com a preparação)
Gatos: 25 mg/kg VO q24h (a dose pode variar de acordo com a preparação)

Fosfato Sódico de Dexametasona
0,2 mg/kg IV, IM, SC q12h; pode administrar até 5 mg/kg para tratamento emergencial[c]

Prednisolona
1,1-2,2 mg/kg VO q12-24h

IM, intramuscular; *IV*, intravenoso; *SC*, subcutâneo; *VO*, via oral. [a]Não forneça comprimidos de doxiciclina sem líquido para gatos; siga a administração com pelo menos 6 mL de água ou utilize solução.
[b]Não administre como *bolus* rápido IV.
[c]Doses altas ou repetidas estão tipicamente associadas a erosão, ulceração e/ou hemorragia gastrointestinal.

utilizados como um procedimento de resgate para o colapso traqueal severo e refratário envolvendo a traqueia torácica. Pacientes com paralisia laríngea ou colapso laríngeo podem também necessitar de lateralização aritenoide (p. 861) ou traqueostomia permanente (p. 843), respectivamente.

Manejo Pré-cirúrgico

Estes pacientes devem ser observados intimamente por conta de sinais de dispneia progressiva após hospitalização. Antibióticos profiláticos (p. ex., cefazolina 22 mg/kg IV, repetida a cada 90 minutos a 2 horas até a conclusão da cirurgia) devem ser administrados no momento da indução. Glicocorticoides podem ser fornecidos a cães com traqueias muito pequenas (i.e., aqueles que pesam menos de 2-4 kg) para minimizar o edema da mucosa traqueal.

Anestesia

Estes pacientes devem ser pré-oxigenados e ser induzidos e intubados rapidamente. A manipulação do tubo endotraqueal por um auxiliar é necessária durante a colocação de próteses em anel para garantir que as suturas não sejam posicionadas no tubo endotraqueal ou *cuff*. A extubação deve ser retardada o máximo possível após a cirurgia. A paralisia laríngea pode ocorrer secundariamente à lesão do nervo laríngeo recorrente (p. 858). A suplementação com oxigênio por sonda nasal (Tabela 4.4) é benéfica, particularmente se ocorrerem paralisia laríngea ou inflamação traqueal severa. As recomendações anestésicas gerais para animais com doenças do trato respiratório superior são listadas na p. 834.

Anatomia Cirúrgica

A anatomia cirúrgica da traqueia é discutida na p. 839. O suprimento sanguíneo e nervoso segmentar à traqueia segue nos pedículos laterais em cada lado da traqueia. A mínima mobilização da traqueia é necessária para manter uma boa irrigação sanguínea após a cirurgia. O nervo laríngeo recorrente esquerdo está localizado no pedículo lateral; o direito está algumas vezes localizado dentro da bainha carotídea.

Posicionamento

Para a colocação de um anel extraluminal, o animal deve ser posicionado em decúbito dorsal com o pescoço estendido e elevado sobre uma almofada (para desviar ventralmente a traqueia). A área mandibular caudal, pescoço ventral e tórax cranial devem ser tricotomizados e preparados para cirurgia asséptica.

TÉCNICA CIRÚRGICA

Stents Extraluminais

Próteses de anéis ou espirais traqueais são feitas pelo corte de seringas de polipropileno de 3 mL. Para criar anéis individuais, alicates podem ser utilizados para dividir a seringa em cilindros de 5 a 8 mm de largura. Cinco ou mais orifícios escalonados devem ser furados em cada anel para a colocação da sutura, e o anel deve ser dividido ventralmente para permitir a implantação. As margens rígidas dos anéis podem ser amolecidas com fogo ou aparagem com lâmina nº 11 ou lima. Os anéis devem ser autoclavados antes da implantação. A esterilização gasosa é possível, mas os anéis devem ser aerados por pelo menos 72 horas para impedir reações teciduais tóxicas e necrose traqueal. Anéis dentados mais estreitos de diâmetros variáveis são preferidos por alguns cirurgiões e estão disponíveis comercialmente.

Incise a pele e tecidos SC ao longo da linha média cervical ventral desde a laringe até o manúbrio. Separe os músculos esterno-hióideo e esternocefálico ao longo de suas linhas médias até expor a traqueia cervical. Examine a traqueia em busca de evidências de colapso e deformidade (Figura 28.35). Identifique e proteja os nervos laríngeos recorrentes. Posicione a primeira prótese traqueal uma a duas cartilagens distais à laringe. Disseque os tecidos peritraqueais e crie um túnel imediatamente ao redor da traqueia somente nas áreas de implantação das próteses dos anéis. Direcione e posicione uma prótese de anel através do túnel e ao redor da traqueia com uma pinça hemostática longa e curva (Figura 28.36A e B). Posicione a prótese com a divisão no aspecto ventral da traqueia. Condrotomia é ocasionalmente necessário para permitir que as cartilagens deformadas e rígidas se adéquem à prótese. Fixe a prótese com suturas ventral, lateral e dorsalmente (Figura 28.36.C). Posicione três a seis suturas (polipropileno [Prolene®], polibutéster [Novafil®] ou polidioxanona [PDS®] 3-0 ou 4-0) para fixação de cada prótese. Direcione as suturas ao redor das cartilagens, e não através delas, e inclua o músculo traqueal em pelo menos uma sutura. Posicione quatro a seis próteses de anel adicionais 5 a 8 mm distantes ao longo da traqueia (Figura 28.37). A tração cranial nas próteses ao redor da traqueia cervical permite que um ou dois anéis sejam posicionados na entrada torácica ou além. Preserve os vasos sanguíneos e nervos entre os anéis. Manipule o tubo endotraqueal ou traqueia após a colocação de cada prótese para garantir que o *cuff* do tubo não tenha sido incorporado à sutura. Posicione um marcador radiopaco no último anel para identificar radiograficamente sua localização no período pós-cirúrgico, se desejado. Lave o local da cirurgia com salina estéril. Aposicione os músculos esterno-hióideos e esternocefálicos com suturas simples contínuas (polidioxanona 3-0 ou 4-0), e aposicione os tecidos SC e pele rotineiramente.

Implantação de *Stent* Endoluminal

A técnica minimamente invasiva utilizada para a implantação da prótese intraluminal varia de acordo com o tipo de implante elástico autoexpansível selecionado. *Stents* são colocados sob anestesia geral utilizando traqueoscopia ou fluoroscopia. A seleção do tamanho do implante deve ser precisa e pode ser determinada pelas aferições

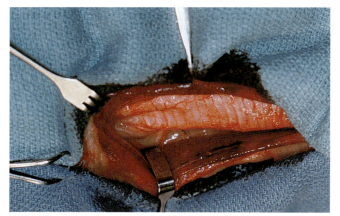

Figura 28.35 Aparência intraoperatória de um colapso traqueal grau IV.

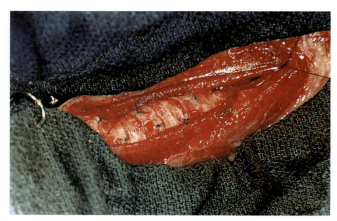

Figura 28.37 Aparência da traqueia após implantação de seis próteses de anel traqueal.

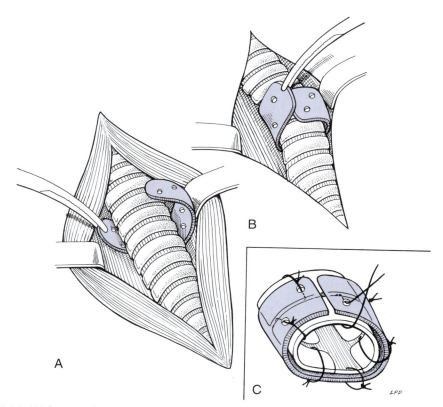

Figura 28.36 (A) Para posicionar próteses de anel na traqueia, disseque um túnel ao redor da traqueia em cada local de implantação, e então guie a prótese através do túnel. (B) Rotacione a prótese ao redor da traqueia. (C) Fixe a prótese com diversas suturas.

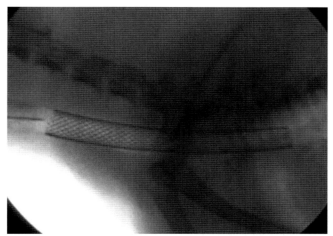

Figura 28.38 Aparência radiográfica de um Yorkshire terrier de 2 anos após implantação de *stent* endoluminal.

obtidas durante a traqueoscopia ou exames de imagem. Entretanto, um estudo demonstrou que as aferições obtidas por imagens de TC em cães saudáveis tinham um diâmetro consistentemente maior quando comparadas às aferições por fluoroscopia.[25] Mais estudos devem ser realizados a fim de determinar se a TC é a modalidade de imagem de escolha para aferições traqueais para implantação de *stents* endoluminais.

> **NOTA** Posicione uma régua de medida radiopaca sob o paciente para considerar o erro de magnificação quando as aferições forem obtidas por radiografias.

O implante deve permanecer aproximadamente 10 mm distante da laringe e carina na maioria dos casos para prevenir excesso de irrigação e granulação (Figura 28.38). Se o *stent* estiver próximo da entrada torácica, o movimento constante naquele ponto leva à fratura precoce do *stent*. Algumas pessoas têm recomendado a aferição do diâmetro dos filmes capturados ao mesmo tempo que a insuflação das vias aéreas por pressão positiva até que 10 mmHg (20 cmH$_2$O) sejam aplicados, com a extremidade do tubo posicionada ao final da laringe. Implantes abertos ou em malha são preferidos porque promovem cobertura do *stent* pelo epitélio traqueal.

Após a seleção do implante, anestesie o cão, insira o implante e coloque-o de acordo com as instruções do fabricante, com auxílio de guia fluoroscópico ou endoscópico. Posicione vários *stents* se necessário. O reposicionamento de *stents* usualmente não é possível após implantação.

> **NOTA** Como os *stents* intraluminais não podem ser facilmente recuperados e várias complicações importantes estão associadas à sua utilização, estes *stents* geralmente não são recomendados no manejo inicial do colapso traqueal.

CUIDADO E AVALIAÇÃO PÓS-CIRÚRGICOS

Estes animais devem ser monitorados continuamente durante a recuperação. A dispneia aguda pode ocorrer no período pós-cirúrgico secundariamente a inflamação, edema, e/ou paresia ou paralisia laríngea. Animais com paralisia laríngea podem necessitar de cirurgia para alargar a glote (p. 861), e aqueles com colapso podem necessitar de traqueostomia permanente (p. 843) dentro das primeiras 24 horas para alívio da dispneia. A sonda nasal com oxigênio e uma dose anti-inflamatória de glicocorticoides podem ser benéficos em animais com edema e inflamação. Mucolíticos e nebulização com solução salina podem ser apropriados para aqueles com inflamação severa. Antibióticos devem ser mantidos durante 7 a 10 dias se houver traqueíte bacteriana. Antitussígenos, broncodilatadores, analgésicos e sedativos podem ser fornecidos conforme necessário para controle da tosse e excitação (Quadro 28.15). Estes animais devem ter restrição estrita a exercícios (gaiola de contenção) durante 3 a 7 dias. Após, o exercício pode ser gradativamente incrementado. Uma coleira peitoral em vez da convencional deve ser utilizada para caminhadas. A redução de peso é importante em pacientes obesos. Traqueoscopia é recomendada 1 a 2 meses após a cirurgia e posteriormente, se os sinais respiratórios piorarem.

A melhora imediata nos sinais clínicos pode ser imediata em casos de implantação de *stents* extras endoluminais; entretanto, tosse e ausência de melhora marcante dos sinais clínicos devem ser esperados durante várias semanas após a cirurgia por conta de traqueíte, edema peritraqueal e irritação da sutura. Entretanto, melhora clínica significativa (p. ex., diminuição do ruído respiratório, menor esforço respiratório, aumento da tolerância a exercícios, menores infecções traqueobrônquicas) deve ser notada dentro de 2 a 3 semanas de cirurgia. Alguns animais apresentam remissão quase completa dos sinais clínicos após a cirurgia, enquanto outros continuam a ter episódios de tosse ou outros ruídos respiratórios. A qualidade de vida melhora na maioria dos pacientes, mas nem a cirurgia nem a implantação de *stents* curam esta condição.

COMPLICAÇÕES

A morte pode ocorrer se a traqueia for obstruída por inflamação severa ou for lesada por infecção severa ou necrose após implantação de próteses extra ou intraluminais. A tosse após a cirurgia é esperada até que a inflamação ceda. A infecção é um problema possível porque a traqueia contém bactérias que são albergadas em implantes.

Hematomas e edema cervical discreto são esperados no período pós-cirúrgico após implantação de próteses extraluminais. O dano ao nervo laríngeo recorrente pode ocasionar laringospasmo paresia ou paralisia laríngea. A necrose traqueal pode ocorrer se uma dissecação muito extensa comprometer o suprimento sanguíneo da traqueia, ou se próteses inapropriadamente aeradas (esterilizadas por gás) forem implantadas.

A implantação ou determinação do tamanho incorretas dos implantes intraluminais podem resultar em morte. A incapacidade de englobar toda a traqueia envolvida com o *stent* tipicamente resulta em colapso proximal e/ou distal ao *stent*. Um *stent* que seja muito estreito pode migrar, enquanto outro muito largo pode causar necrose por pressão. *Stents* posicionados muito próximos à laringe podem causar laringospasmos intratáveis. A obstrução traqueal causada por formação de granulomas, que pode ser responsiva a esteroides, ocorre em aproximadamente 20% a 30% dos casos. Outras complicações relatadas incluem tosse, expectoração, hemorragia traqueal, enfisema, pneumomediastino, infecções, obstrução por muco, ruptura traqueal, metaplasia escamosa e ulceração do epitélio traqueal, encurtamento do implante, fratura do implante e colapso ou deformação do implante. Independentemente, o relato mais recente sobre a incidência das complicações principais entre *stents* extra e endoluminais observou que elas são semelhantes (42%-43%).[26]

PROGNÓSTICO

Os sinais clínicos podem algumas vezes ser controlados de forma medicamentosa se o colapso traqueal não for severo, se os pacientes não se tornarem obesos e se um estilo de vida sedentário for colocado em prática. O prognóstico é mais dependente de problemas respiratórios concomitantes, como paralisia ou colapso laríngeo e doença brônquica, do que da localização ou severidade do colapso traqueal. Estudos sobre os resultados são bastante variáveis com relação às diferenças entre *stents* extra e endoluminais. Tempos de sobrevida médios recentemente relatados para cães que receberam *stents* extraluminais variaram de 1.460 a 1.680 dias.[26,27] Tempos de sobrevida em cães que receberam *stents* endoluminais parecem ser muito mais curtos; entretanto, quando considerados os efeitos da idade, não houve diferenças significativas. Independentemente do tipo de tratamento, a presença de colapso do brônquio principal está associada a tempos de sobrevida mais curtos.[26]

TUMORES NASAIS

DEFINIÇÕES

Tumores nasais ou tumores sinonasais são tumores que surgem da cavidade nasal ou seios paranasais. **Rinotomia** é uma incisão na cavidade nasal.

CONSIDERAÇÕES GERAIS E FISIOPATOLOGIA CLINICAMENTE RELEVANTE

Neoplasias da cavidade nasal e seios paranasais são raras na maioria das espécies domésticas; a incidência relatada varia de 0,3% a 2,4% dos tumores caninos. Eles ocorrem mais comumente em cães do que em gatos. Tumores sinonasais podem ser classificados histologicamente como epiteliais, não epiteliais ou mistos (Quadro 28.16). Neoplasias de origem epitelial são mais comuns, sendo que o adenocarcinoma é o diagnóstico histológico mais frequente em cães. Tumores não epiteliais de origem esquelética (p. ex., condrossarcoma e osteossarcoma) correspondem a aproximadamente um quinto dos tumores nasais caninos. Em gatos, tumores linfoproliferativos e epiteliais são mais prevalentes.

A taxa metastática de tumores nasais tradicionalmente é considerada baixa, sendo que as metástases ocorrem tardiamente no curso natural destes tumores; entretanto, vários cães com tumores sinonasais possuem metástases. O local mais comum de metástase é o cérebro, seguido em ordem decrescente de frequência pelos linfonodos regionais, pulmões e fígado. Estesioneuroblastomas e tumores neuroendócrinos da cavidade nasal mais provavelmente sofrem metástases para o cérebro, enquanto tumores epiteliais usualmente metastatizam para linfonodos regionais e pulmões. Tumores ósseos nesta região possuem baixa incidência de metástases. Tempos de sobrevida prolongados em gatos com tumores nasais linforreticulares têm sido relatados após radioterapia, sugerindo que a metástase destes tumores é lenta.

DIAGNÓSTICO

Apresentação Clínica

Sinais Clínicos

Cães e gatos-machos parecem ter maior incidência de neoplasias sinonasais do que fêmeas, independentemente do diagnóstico histológico. Tumores intranasais geralmente ocorrem em animais idosos, com idade média de aproximadamente 10 anos em cães e gatos. Entretanto, a idade média varia de acordo com o diagnóstico histológico; a idade média de cães com condrossarcoma (7 anos) é menor do que a de cães com outros tipos tumorais (9 anos). Em cães de 1 a 4 anos, condrossarcomas são mais comumente diagnosticados do que todos os outros tipos tumorais. Tumores de tecidos moles que envolvem a cavidade nasal foram até mesmo relatados em cães com menos de 1 ano.

Histórico

A maioria dos cães afetados é trazida para avaliação de secreção nasal, frequentemente com epistaxe. Tumores podem causar espirros paroxísticos (que podem ser violentos o suficiente para causar epistaxe). Provavelmente menos de 10% dos cães afetados não possuem secreção nasal óbvia ou possuem somente algumas crostas nas narinas. Os sinais clínicos em gatos são semelhantes; a maioria é avaliada por conta de espirros e secreção nasal, e ocasionalmente epistaxe. A duração dos sinais clínicos varia, mas a maioria dos animais possui sinais por mais de 1 mês e muitos por mais de 6 meses antes do diagnóstico definitivo. Os sinais clínicos são intermitentes inicialmente e gradativamente se tornam persistentes conforme o tumor progride. Infecções associadas aos tumores nasais com frequência respondem transitoriamente a antibióticos e outros fármacos, retardando o diagnóstico definitivo.

Achados de Exame Físico

Achados clínicos em cães com tumores nasais incluem epistaxe, edema da região facial (incluindo exoftalmia), secreção nasal, crostas nas narinas, espirros ou congestão nasal, dispneia, secreção ocular e/ou hemorragia oriunda da cavidade oral. Sinais neurológicos (p. ex., convulsões, alterações comportamentais, obnubilação, paresia, ataxia, andar em círculos, *deficits* visuais e/ou *deficits* proprioceptivos) podem ser preponderantes. Sinais clínicos podem variar de acordo com o tipo histológico do tumor. Convulsões são mais comuns em cães com carcinoides e estesioneuroblastomas do que naqueles com tumores de origem epitelial, presumivelmente por conta das diferenças nos padrões metastáticos. A dispneia pode ser mais típica em casos de neoplasias epiteliais, e os espirros foram relatados mais comumente em casos de condrossarcoma.

Diagnóstico por Imagem

A radiografia torácica é indicada para avaliação de metástases. Imagens cranianas requerem anestesia geral para obter posicionamento satisfatório. A boa qualidade de radiografias nasais ajuda a definir a extensão e localização da doença e o exame deve ser realizado

---

QUADRO 28.16 Classificação Histológica de Neoplasias Sinonasais

Epitelial
Carcinoma de células escamosas
- Não queratinizante
- Queratinizante

Não epitelial
Esquelético
- Condrossarcoma
- Osteossarcoma

Tecidos moles
- Linfossarcoma
- Fibrossarcoma
- Hemangiossarcoma
- Origem muscular
- Histiocitoma fibroso
- Maligno de bainha nervosa

Diversos
Adenocarcinoide
Estesioneuroblastoma
Carcinoide
Melanoma

antes da rinoscopia (ver seção posterior sobre endoscopia das cóanas e narinas para exceção a esta regra), lavagens nasais e biópsias cirúrgicas. Projeções lateral, dorsoventral, ventrodorsal com a boca aberta e do seio frontal são sugeridas. Projeções oblíquas podem ser necessárias ocasionalmente para delimitar lesões mascaradas ou sobrepostas por estruturas ósseas. A projeção ventrodorsal com a boca aberta fornece consistentemente maiores informações por permitir a visualização de toda a região dos turbinados e reduzir a sobreposição das mandíbulas. Radiografias devem ser avaliadas por conta de aumento da opacidade de tecidos moles da cavidade nasal ou seios frontais, lise óssea, destruição do padrão normal dos turbinados, neoformação óssea e corpos estranhos (Figuras 28.39 e 28.40). Tumores nasais iniciais são frequentemente difíceis de reconhecer radiograficamente por conta de sua similaridade com alterações inflamatórias. A destruição óssea usualmente sugere neoplasias, embora infecções fúngicas ou bacterianas severas possam ser responsáveis. O aumento da opacidade de tecidos moles pode ocorrer tanto em doenças neoplásicas como inflamatórias. A extensão em direção ao seio frontal ou cavidade nasal contralateral e a destruição do palato duro indicam um processo agressivo. O aumento da opacidade de tecidos moles no seio frontal sem erosão óssea não deve ser interpretado como extensão neoplásica no seio frontal, pois a obstrução da via de saída secundária a um tumor nasal frequentemente resulta em acúmulo de fluido nesse local. A destruição da placa cribriforme pode indicar extensão ao cérebro e um prognóstico ruim.

A TC e a RM são superiores a radiografias para avaliação da extensão de doenças nasais em animais com tumores nasais, tanto para o prognóstico como para o planejamento da radioterapia. Entretanto, nenhum benefício clinicamente relevante é obtido pela utilização de uma modalidade e não por outra: imagens por TC fornecem bom detalhamento anatômico dos tecidos ósseos (Figura 28.41), e imagens contrastadas podem fornecer detalhes com relação às anormalidades de tecidos moles. Cães com envolvimento intranasal unilateral sem destruição óssea além dos ossos turbinados possuem tempos médios de sobrevida longos; o envolvimento da placa cribriforme possui mau prognóstico.

As imagens por RM podem ser melhores para avaliação de estruturas de tecidos moles e pesquisa de pequenas quantidades de fluido. Em cães com efeito de massa nasal, a evidência de erosões da placa cribriforme, lise do osso vômer, destruição do osso paranasal, invasão do seio esfenoide ou invasão nasofaríngea é útil para distinção de neoplasias e massas não neoplásicas. TC e RM são também úteis em

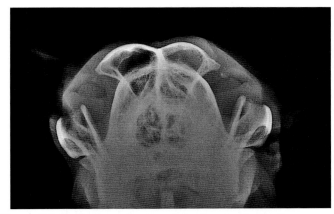

Figura 28.40 Radiografia de crânio de um cão de 8 anos com adenocarcinoma nasal. Note o aumento da densidade e perda do detalhamento dos turbinados na cavidade nasal esquerda *(lado direito da imagem)*.

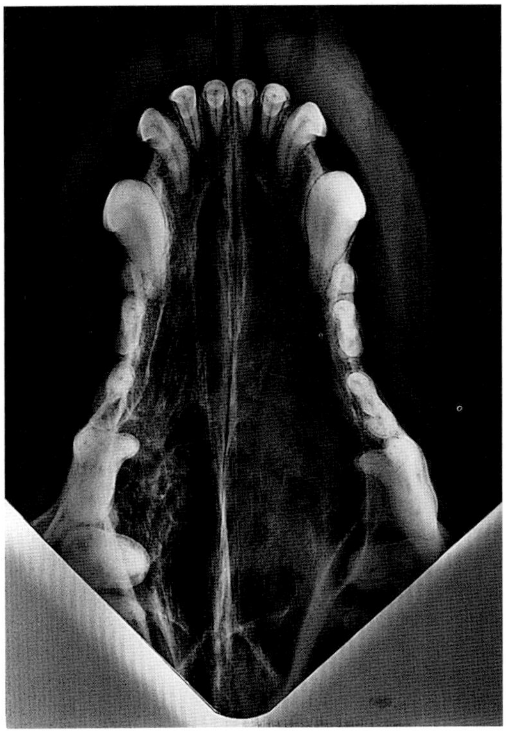

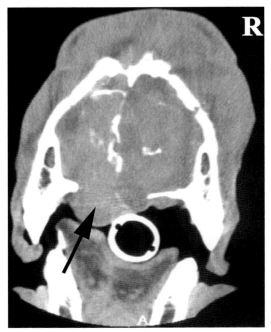

Figura 28.39 Visão do seio frontal do cão na Figura 28.39. Note o aumento da densidade do seio frontal à direita. Isso pode representar neoplasia ou acúmulo de fluido que ocorreu secundariamente à obstrução da drenagem causada por doença nasal.

Figura 28.41 Imagem de tomografia computadorizada axial não contrastada do aspecto médio da cavidade nasal em um cão com neoplasia. Note a destruição dos turbinados em ambas as cavidades nasais e extensão da massa tumoral através do palato duro *(seta)*.

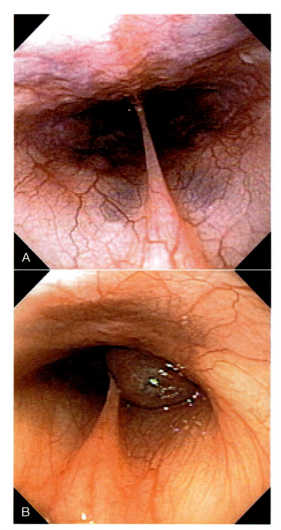

Figura 28.42 Visão endoscópica de (A) cóana normal e (B) outra com um tumor nasal em protrusão. O tumor era um carcinoma que foi diagnosticado por biópsia endoscópica.

pacientes com sinais neurológicos mínimos, mas com evidências de destruição da porção rostral do calvário.

Endoscopia de Cóanas e Narinas

A endoscopia para possíveis tumores nasais inclui a avaliação das cóanas e narinas anteriores (Figura 28.42A). Embora uma porcentagem relativamente pequena de tumores nasais se estenda caudalmente em direção à nasofaringe, este é um procedimento endoscópico útil, pois é de realização bastante fácil e rápida (i.e., <2 minutos). Se os tutores decidiram não tentar cirurgia ou radioterapia caso uma neoplasia seja diagnosticada por amostras obtidas por endoscopia, então esta técnica é mais bem realizada antes dos exames de imagem porque um diagnóstico confirmado aqui negará a necessidade para técnicas de imagem mais dispendiosas.

O paciente deve estar em um plano anestésico profundo porque esta técnica estimulará demais o reflexo de engasgo. Uma forte mordaça oral é fundamental. Com o paciente em decúbito esternal e a língua tracionada para a frente, avance a ponta de uma *sonda* flexível de diâmetro relativamente pequeno por 1 cm ou mais após a margem caudal do palato mole. Então flexione ao máximo a ponta para cima (i.e., pelo menos 180 graus) para que esteja acima do palato mole e direcionada cranialmente. As cóanas devem ser facilmente visualizadas. Se necessário, empurre a sonda caudal ou cranialmente para obter melhor visualização. Utilize a sonda de menor diâmetro; isso funciona porque a utilização de uma sonda de menor diâmetro diminui a estimulação do reflexo de engasgo e minimiza o trauma (e subsequente hemorragia) conforme a ponta da sonda é friccionada contra a faringe dorsal enquanto é flexionada. Se massa for observada em protrusão a partir das cóanas (Figura 28.42B), avance cuidadosamente a pinça de biópsia através da sonda e obtenha uma biópsia da massa sob visão direta. Tenha cuidado para forçar minimamente a pinça de biópsia através do canal maximamente flexionado, para que este não seja rompido. Se necessário, posicione previamente a pinça de biópsia antes da flexão da sonda sobre o palato mole. Alternativamente, realize uma citologia por escova da massa (mas a biópsia é geralmente preferida).

A massa raramente representa um tumor que tenha impulsionado o epitélio normal sobre ele, e não pode ser feito um diagnóstico definitivo. Entretanto, a maioria destas massas pode ser identificada definitivamente. O achado de massa que não seja fúngica (p. ex., criptococose) é altamente sugestivo de neoplasia. Biópsias destas massas são algumas vezes associadas à hemorragia, e um tubo endotraqueal com *cuff* é fundamental. A hemorragia tipicamente cessa dentro de 5 minutos, mas a parte caudal da faringe deve ser limpa manualmente antes da remoção do tubo endotraqueal. Tumores raros (p. ex., linfoma intravascular) podem causar hemorragias severas que levam a risco de morte.

Rinoscopia

A rinoscopia algumas vezes localiza os tumores nasais, mas vários pacientes apresentam substancial secreção nasal e/ou hemorragia, o que torna difícil visualizar a massa. A rinoscopia é apropriada porque é um excelente método para diagnosticar aspergilose nasal, uma doença que mimetiza intimamente neoplasias nasais. O paciente deve estar em um plano anestésico profundo ou o procedimento pode causar espirros, o que pode traumatizar o focinho, causando hemorragia que obscurece ainda mais a visualização. Este procedimento é mais difícil e consome mais tempo do que a avaliação das cóanas; portanto, deve ser realizado após exames de imagem.

Sondas flexíveis e rígidas podem ser utilizadas. Cistoscópios rígidos com cânulas externas permitem que se removam os *debris* com salina resfriada durante o procedimento, melhorando, dessa forma, a visualização. Pode se tentar fazer o mesmo através de um canal de biópsia ou sonda flexível.

Tenha cuidado e examine metodicamente todas as passagens. Se a ponta da sonda for empurrada contra a mucosa, tipicamente ocorre hemorragia. Se massa for observada, faça uma biópsia. É bastante frequente não conseguir visualizar a massa; portanto, utilize exames de imagem para posicionar de maneira cega uma pinça de biópsia tipo *punch* o mais próximo possível da lesão. Abra as mandíbulas e avance a pinça até que seja sentida resistência (tome cuidado para não perfurar a placa cribriforme), e então feche as mandíbulas e recolha a amostra.

Esta técnica frequentemente obtém sucesso, e a coleta de amostras durante a rinoscopia fornece um diagnóstico definitivo na maioria dos pacientes. Tenha em mente que as biópsias podem causar hemorragia profusa, e um tubo endotraqueal com *cuff* é indispensável. Se a hemorragia for preocupante, insira um tampão nasal na narina afetada durante 10 a 15 minutos. Tenha certeza de a hemorragia ter cessado antes de acordar o paciente, e limpe a faringe antes da remoção do tubo endotraqueal.

Achados Laboratoriais

Anormalidades laboratoriais são incomuns. Em casos raros, epistaxe severa pode causar anemia e hipoalbuminemia. As contagens de leucócitos raramente estão elevadas, mesmo com infecção bacteriana secundária. Trombocitopenia ou tempo de tromboplastina parcial ativada prolongado podem sugerir uma coagulopatia (especialmente em pacientes com hemorragia nos locais de venopunção, equimoses, petéquias, melena, hematúria e/ou hemorragia retinal). A epistaxe profusa pode causar trombocitopenia, então se deve ter cuidado para decidir sobre a causa e efeito. Gatos devem ser avaliados por conta de leucemia viral felina e imunodeficiência viral felina. Exames citológicos por *imprint* ou escova de lesões nasais podem ajudar a diferenciar inflamação de tumores e auxiliar na identificação do tipo tumoral. A citologia do exsudato nasal raramente ajuda, pois a maioria dos animais tem neutrófilos presentes, fato ocasionado por infecções bacterianas secundária. Entretanto, *Cryptococcus* é ocasionalmente identificado. O achado de hifas fúngicas no exsudato nasal não é diagnóstico de aspergilose, pois elas podem ocasionalmente ser encontradas em cães normais. A flotação fecal pode detectar ovos de parasitas nasais. A sorologia pode descartar causas riquetsiais de trombocitopenia e determinadas micoses (p. ex., criptococose e possivelmente aspergilose). A cultura do material do nariz raramente é útil porque a flora normal é abundante (p. ex., *E. coli*, *Streptococcus* spp., *Pasteurella* spp.), e a maioria dos casos de rinite bacteriana ocorre secundariamente a outras causas (p. ex., tumor nasal, aspergilose, corpo estranho).

DIAGNÓSTICO DIFERENCIAL

Tumores nasais usualmente causam epistaxe unilateral ou secreção nasal, embora alguns tumores somente causem a presença relativamente discreta de crostas. Entretanto, em dado momento, secreção bilateral tipicamente ocorre. Rinite bacteriana ou fúngica causa secreção unilateral inicialmente; entretanto, estes distúrbios frequentemente não são diagnosticados até que a secreção se torne bilateral. Doenças fúngicas nasais bilaterais (p. ex., aspergilose e peniciliose em cães; criptococose em gatos) podem ser diagnosticadas pela identificação de placas fúngicas e hifas e/ou leveduras em tecidos, ou pelo achado de títulos diagnósticos. Corpos estranhos, fístulas oronasais, abscessos em alvéolos dentários e diáteses hemorrágicas podem estar associados à secreção nasal unilateral. A obstrução nasal pode ser causada por corpos estranhos, pólipos nasofaríngeos ou estenose nasofaríngea ou das cóanas caudais. Ácaros nasais (p. ex., *Pneumonyssoides caninum*) podem causar rinite, espirros, espirro reverso e distúrbios no olfato. Eles são diagnosticados durante rinoscopia pela observação de ácaros de 1 a 1,5 mm, de coloração amarelo-clara, nas narinas ou cóanas, ou quando os ácaros saem das narinas durante a anestesia. Outros parasitas nasais (raros) que causam rinite incluem nematódeos nasais (p. ex., *Capillaria aerophila*, *Eucoleus boehmi* [1,5-4 cm de comprimento]) e o artrópode *Linguatula serrata*. Outros organismos que podem causar epistaxe incluem *Cuterebra* e *Leishmania* (protozoários sistêmicos). Defeitos hemostáticos, erliquiose, trombocitopenia imunomediada, rinite linfocítico-plasmocítica, mieloma múltiplo, hipertensão sistêmica, policitemia vera e síndrome da hiperviscosidade podem causar epistaxe e secreção nasal, e devem ser descartados. Embora raras, a estenose nasofaríngea e atresia de cóanas causam obstrução nasal que mimetiza neoplasias. A deformidade facial, que algumas vezes é observada em casos de tumores, deve ser diferenciada de um trato drenante associado a um cisto no seio dermoide nasal.

MANEJO CLÍNICO

A terapia para tumores nasais é direcionada ao controle da doença local. Opções terapêuticas relatadas incluem remoção cirúrgica, remoção cirúrgica combinada à radioterapia, somente radioterapia, implantes de irídio, quimioterapia, imunoterapia, criocirurgia e terapia fotodinâmica com ablação a *laser*. A radioterapia parece ser o tratamento mais efetivo para carcinomas nasais. A maioria dos estudos investigou a radiação por ortovoltagem (125-400 keV), embora outros estudos tenham relatado a utilização da radiação X por megavoltagem (>1 keV), radiação por cobalto e radioterapia de intensidade modulada. Os melhores protocolo, dose e método de administração ainda não foram determinados. A utilização de radiocirurgia estereotáxica em cone para tumores sinonasais caninos parece promissora, já que é atualmente associada a um tempo de sobrevida médio geral de 8,5 meses.[28]

A radioterapia de tumores nasais em gatos parece efetiva como em cães, mas com um menor nível de efeitos colaterais agudos. A radioterapia hipofracionada paliativa foi recentemente associada a uma sobrevida média geral de 432 dias. Complicações agudas foram comuns, mas manejáveis e aceitáveis aos tutores.[29]

É controversa a opção pela combinação da radioterapia com a remoção cirúrgica. Uma razão para realizá-la é a melhora do estado clínico do cão antes da radioterapia. A cirurgia prévia pode reduzir a dispneia pela obstrução da cavidade nasal, secreção nasal e epistaxe durante a radioterapia.

A criocirurgia ou a imunoterapia não possuem tempos de sobrevida apreciavelmente prolongados em cães com tumores nasais. A terapia adjuvante com quimioterapia (p. ex., cisplatina) em combinação com a radioterapia pode melhorar os tempos de sobrevida médios. A administração de piroxicam pode aliviar os sinais em alguns cães com tumores nasais inoperáveis, mas devem ser observadas erosões e/ou úlceras gástricas.

TRATAMENTO CIRÚRGICO

A cirurgia como tratamento único para cães com tumores nasais não prolongou o tempo de sobrevida. A pobre resposta de cães com tumores nasais à cirurgia ocorre devido à natureza avançada da maioria dos tumores no momento do diagnóstico, a uma propensão para invasão óssea por estes tumores que os tornam inacessíveis ou sem possibilidade de remoção cirúrgica, e à ausência de encapsulamento apreciável; cada um destes fatores torna quase impossível a remoção completa do tumor. Entretanto, a cirurgia pode aliviar os sinais clínicos em alguns cães por atenuar a obstrução e epistaxe. A cirurgia pode ter valor em pacientes com recidiva após radioterapia. A traqueostomia permanente (p. 843) pode beneficiar alguns cães que possuem severas dificuldades respiratórias e nos quais outras opções terapêuticas não são viáveis.

Gatos possuem baixa tolerância à rinotomia para tumores intranasais; a cirurgia como tratamento único está associada à rápida velocidade de recidiva tumoral. A ressecção cirúrgica do carcinoma de células escamosas do plano nasal oferece a maior possibilidade de cura.

Manejo Pré-cirúrgico

Avalie os parâmetros de coagulação e realize a reação cruzada com animais antes da cirurgia, em antecipação à necessidade de transfusão sanguínea. Animais anêmicos podem ser beneficiados por transfusão sanguínea pré-cirúrgica (ver discussão na seção Manejo Pré-cirúrgico) e devem ser pré-oxigenados. Antibióticos peroperatórios podem ser fornecidos durante a indução da anestesia e mantidos por 12 horas após a cirurgia, mas eles são geralmente desnecessários e podem inibir o crescimento bacteriano do tecido obtido durante a cirurgia.

Anestesia

Protocolos anestésicos selecionados para animais submetidos à cirurgia nasal estão listados na p. 834. A biópsia e a rinotomia são realizadas sob anestesia geral. Um tubo endotraqueal com *cuff* é fundamental para impedir a aspiração de sangue ou fluidos pelas vias aéreas. Sangue, coloides e/ou salina hipertônica devem estar disponíveis em caso de ocorrência de hemorragia severa (Capítulo 4). A avaliação da pressão sanguínea, do ECG e da oximetria de pulso durante a cirurgia é justificada, e acepromazina e alfa-2-agonistas devem ser evitados. Antes da extubação, a boca e a região orofaríngea devem sofrer sucção para remoção de sangue e secreções na maior quantidade possível. É útil recuperar o paciente em um ambiente calmo, com o paciente em decúbito esternal e a cabeça e o pescoço estendidos. A cabeça deve estar voltada para a frente e, se possível, abaixo do nível do tórax. O animal deve ser extubado com o *cuff* discretamente inflado para ajudar a remover qualquer porção de sangue e muco que esteja acima do *cuff*. Se o paciente estiver tossindo e engasgando após a extubação, esteja preparado para realizar a sucção da boca e orofaringe novamente para limpar as vias aéreas de sangue e secreções.

Anatomia Cirúrgica
Ver p. 837.

Posicionamento
Para uma abordagem dorsal à cavidade nasal, o animal é posicionado em decúbito esternal com uma toalha enrolada sob o pescoço. Toda a cabeça e área nasal devem ser tricotomizadas e preparadas para cirurgia asséptica. Para uma abordagem ventral à cavidade nasal, o animal é posicionado em decúbito dorsal com a boca amarrada aberta ao máximo (Figura 28.5). Para uma abordagem oral à cavidade nasal rostral, o animal é posicionado em decúbito lateral. A cavidade oral é lavada com salina estéril, e o palato é esfregado com solução de iodopovidona diluída ou clorexidina.

TÉCNICA CIRÚRGICA

Tumores nasais podem ser diagnosticados por biópsia às cegas com pinça jacaré, por rinoscopia anterior com biópsia, ou por avaliação endoscópica das cóanas e biópsia das massas em protrusão.

Biópsia
Biópsias endoscópicas foram descritas anteriormente sob as seções Diagnóstico por Imagem e Endoscopia das Cóanas e Narinas (pp. 874–876).

Biópsias Transnarinas
Biópsias transnarinas podem ser obtidas pela utilização de um protetor externo de um cateter Sovereign com a extremidade cortada em um ângulo agudo, ou pinça jacaré. Para prevenir a penetração inadvertida da placa cribriforme, o cateter ou pinça devem ser medidos com a ponta posicionada no canto medial do olho; estes instrumentos não devem ser avançados além deste ponto. Esta técnica é traumática e raramente é realizada nos dias atuais.

Conecte o cateter (após remoção do mandril) a uma seringa de 12 mL. Identifique a localização da lesão por radiografias e avance o cateter através do tumor diversas vezes enquanto aplica pressão negativa na seringa. Após remoção do cateter das narinas, remova o êmbolo da seringa e adicione uma pequena quantidade de ar na seringa. Utilize este ar para impulsionar a amostra tecidual forçadamente do canhão da seringa em uma lâmina microscópica ou em um recipiente preenchido por formalina. Repita a coleta em diversos ângulos até que quantidade suficiente de tecido seja obtida. Ao obter a biópsia de massas na cavidade nasal caudal, tenha certeza que ajustou o comprimento do cateter para prevenir a perfuração da placa cribriforme.

Lavados Nasais
Lavados nasais podem ser realizados pela utilização do mesmo cateter, conforme descrito para as biópsias transnarinas. Hemorragia pode ocorrer após o procedimento, mas geralmente é discreta e transitória. Para impedir a entrada inadvertida na calota craniana em pacientes com lise óssea da placa cribriforme, meça a distância a partir do canto medial do olho até a narina externa e marque o cateter para corresponder a este comprimento. Posicione compressas sobre o palato mole e sob as narinas externas para coletar fluido e tecidos deslocados durante a lavagem. Conecte uma seringa de 35 mL ao cateter e lave vigorosamente a cavidade nasal com 150 a 300 mL de salina, com a maior rapidez e força possíveis. Avalie as compressas por conta da presença de tecido e *debris*. Examine os tecidos citologicamente e guarde amostras para avaliação microbiológica, incluindo culturas fúngicas e bacterianas. Se quantidades suficientes forem obtidas, coloque amostras em formalina para avaliação histopatológica.

Biópsia Guiada por Exames de Imagem Avançados
Modalidades mais avançadas de imagem, como a TC, podem ser utilizadas para auxiliar a guiar a localização das biópsias nasais; entretanto, nenhuma vantagem foi demonstrada com relação a técnicas de biópsia guiadas por rinoscopia ou às cegas em um estudo de 2014.[30] Novas biópsias são frequentemente necessárias para o diagnóstico definitivo. Atualmente, a utilização de um sistema de biópsia estereotáxica guiada por TC sem moldura foi descrita para obtenção de amostras das passagens nasais e dos seios de cinco cães.[31] Este sistema permitiu o diagnóstico definitivo nestes cães, o que não foi obtido por outros métodos de biópsia.

Rinotomia
Quando as técnicas já mencionadas não permitem o diagnóstico, a exploração cirúrgica e biópsia podem ser necessárias. Geralmente em tais casos, procedimentos diagnósticos e terapêuticos (rinotomia e remoção cirúrgica) são combinados. A avaliação citológica ou por secções congeladas transcirúrgicas dos tecidos (ou ambas) é útil. Embora a rinotomia possa não estender de maneira apreciável a vida de pacientes com tumores nasais, frequentemente faz com que fiquem mais confortáveis. Alguns cirurgiões preferem realizar a ligadura temporária da artéria carótida antes da rinotomia para diminuir a hemorragia (p. 334 para esta técnica). A maioria dos tumores nasais é abordada pela utilização de rinotomia dorsal, pois a maior exposição dos seios e cavidade nasal caudal é possível (p. 840). A rinotomia ventral através do palato duro ou mole é preferível para algumas lesões (p. 840).

Ressecção do Plano Nasal
Este procedimento é realizado mais comumente em gatos com carcinoma de células escamosas do plano nasal. Todo o plano nasal ou parte dele é excisado. O procedimento pode ser combinado com a maxilectomia rostral se o tumor invadir ou tiver origem na cavidade oral (p. 335). A técnica básica é descrita aqui; outras técnicas reconstrutivas podem ser realizadas também para melhorar a estética.

> **NOTA** É aconselhável mostrar aos tutores fotos de animais que passaram por procedimentos semelhantes, para que eles possam apreciar completamente seu efeito estético. Nem todos os tutores aceitarão este procedimento (Figura 28.43).

Posicione o animal em decúbito dorsal. Faça uma incisão na pele em uma distância aceitável da lesão, continuando ao redor ou através do plano nasal (Figura 28.44A). Continue a incisão através das cartilagens nasais, osso e turbinados. Controle a hemorragia e inspecione o aspecto rostral da cavidade nasal por conta de invasão tumoral. Se necessário, reconstrua o lábio criando um retalho labial a partir de um ou ambos os lados do defeito. Aposicione a mucosa gengival e bucal com fios absorvíveis monofilamentares 3-0 ou 4-0. Alinhe anatomicamente e suture a margem labial, e então aposicione os músculos labiais e pele. Posicione uma sutura em bolsa de tabaco na pele ao redor da abertura nasal e aperte para aproximar o tamanho do defeito (Figura 28.44B).

CAPÍTULO 28 Cirurgia do Sistema Respiratório Superior

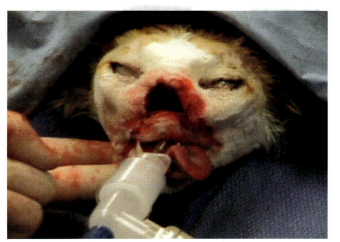

Alternativamente, crie orifícios nos ossos nasais ao redor da abertura com um pino e mandril ou furadeira, e ao utilizar estes orifícios, suture a pele ao osso.

MATERIAIS DE SUTURA E INSTRUMENTOS ESPECIAIS

Dispositivos de sucção a vácuo e ponta de aspiração são extremamente úteis durante a rinotomia. Sem dispositivos de sucção, a hemorragia é geralmente severa o suficiente para impedir a visualização de tecidos anormais. Uma serra oscilante é preferível se um retalho ósseo for removido; caso contrário, um pino de Steinmann e goivas podem ser utilizados. Compressas estéreis (p. ex., tiras Plain Nu-Gauze®, 25 cm × 3,2 metros) podem ser utilizadas para preencher o focinho após a conclusão do procedimento.

CUIDADO E AVALIAÇÃO PÓS-CIRÚRGICOS

A via aérea deve sofrer sucção para remover sangue e fluidos antes da extubação, e os pacientes devem ser recuperados com suas cabeças

Figura 28.43 Aparência de um gato após maxilectomia rostral bilateral e ressecção de plano nasal com avanço de retalho labial de espessura completa para reconstrução do lábio.

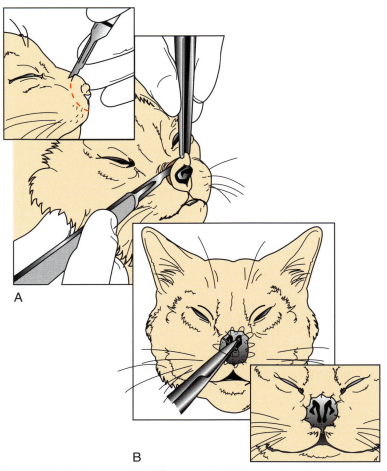

Figura 28.44 Ressecção do plano nasal. (A) Faça uma incisão ao redor do plano nasal através da pele, cartilagens nasais e turbinados. (B) Aposicione a pele ao defeito nasal com uma sutura em bolsa de tabaco.

voltadas para baixo, a fim de reduzir a aspiração de sangue. Estes animais devem ser intimamente monitorados por conta de epistaxe após a cirurgia ou biópsia.

O hematócrito deve ser avaliado durante e após a cirurgia, e transfusões devem ser realizadas se o hematócrito estiver abaixo de 20% (Manejo Pré-cirúrgico, p. 877). Pacientes devem ser impedidos de bater suas cabeças na gaiola durante a recuperação. Analgésicos (p. ex., um opioide, lidocaína ou infusão contínua de cetamina) podem ser administrados se os animais parecerem excitados ou com dor durante a recuperação (Tabela 13.1). Acepromazina (0,025-1 mg/kg IV, IM, SC até uma *dose máxima* de 2 mg em cães e 1 mg em gatos, dose total) pode ser administrada se o paciente estiver normovolêmico, não apresentar hemorragia, e não tiver analgesia adequada (Capítulo 13). Alternativamente, em animais com recuperações disfóricas, a dexmedetomidina em baixa dose (1-2 μg/kg IV) proverá sedação e analgesia. A função neurológica deve ser avaliada no período pós-cirúrgico.

Ar pode ser acumulado no SC após abordagem dorsal à cavidade dorsal se o retalho ósseo não for posicionado adequadamente, ou se um estoma de tamanho adequado não for deixado nos tecidos SC e pele para saída de ar. Geralmente, se um estoma adequado for mantido, o acúmulo de ar no SC não é um problema. O estoma contrai e cicatriza dentro de 5 a 10 dias. Alimentos úmidos devem ser fornecidos durante vários dias após abordagem ventral e o animal deve ser impedido de mastigar objetos rígidos durante 3 a 4 semanas até que a incisão do palato esteja cicatrizada.

PROGNÓSTICO

O prognóstico para cães com tumores nasais geralmente é ruim. Em pacientes não tratados e naqueles tratados com cirurgia, quimioterapia, imunoterapia ou criocirurgia, o tempo de sobrevida médio é geralmente de 3 a 6 meses. A melhora no período de sobrevida foi obtida pela combinação da radioterapia, com ou sem remoção cirúrgica (ver discussão prévia), com tempos de sobrevida médios relatados de 8 a 25 meses. Animais com metástases em linfonodos ou pulmonares tiveram tempos de sobrevida médios mais curtos. O prognóstico para carcinoma é melhor do que para o sarcoma, e o adenocarcinoma parece ter melhor prognóstico geral. É improvável que a terapia resulte na cura na maioria dos cães, e o controle local mais efetivo pode levar ao aumento da detecção de metástases. Controversamente, o prognóstico para gatos com neoplasias linfoides da cavidade nasal parece bom.

ASPERGILOSE NASAL

DEFINIÇÕES

Aspergilose nasal (**aspergilose sinonasal**) é caracterizada pela infecção da cavidade nasal e frequentemente do seio frontal por grandes colônias de hifas fúngicas. Massas formadas por hifas fúngicas são algumas vezes denominadas **aspergilomas. Trepanação** é a remoção de um pedaço circular do osso, especialmente do crânio.

CONSIDERAÇÕES GERAIS E FISIOPATOLOGIA CLINICAMENTE RELEVANTE

A aspergilose nasal é uma doença relativamente comum em cães em algumas áreas, e clinicamente pode mimetizar neoplasias nasais (Figura 28.45). É a segunda causa mais comum de secreção nasal crônica em cães, após as neoplasias nasais. A aspergilose nasal não deve ser confundida com a aspergilose sistêmica; esta possui um prognóstico muito ruim. A forma nasal usualmente permanece confinada à cavidade nasal ou seios paranasais, onde causa destruição marcante

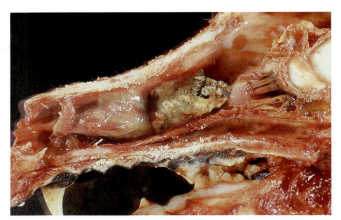

Figura 28.45 Espécime de necropsia de um cão com aspergilose nasal. Note o grande aspergiloma e a destruição associada dos turbinados.

dos turbinados. A invasão da abóbada craniana também pode ocorrer. A aspergilose nasal usualmente ocorre sem doenças neoplásicas ou imunossupressoras concomitantes.

DIAGNÓSTICO

Apresentação Clínica

Sinais Clínicos

Cães com aspergilose nasal tendem a ser mais jovens (1-7 anos) do que cães com neoplasia nasal, mas ocorre sobreposição. A aspergilose é rara em raças braquicefálicas e gatos. Cães-machos e fêmeas parecem ser igualmente afetados, mas vários estudos observaram uma predisposição em machos.

Histórico

Cães afetados são tipicamente trazidos para tratamento de secreção nasal crônica, em geral com epistaxe. Tutores podem também notar ulceração das narinas externas.

Achados de Exame Físico

Cães podem ter erosão do plano nasal associada à secreção nasal crônica. A secreção nasal pode ser uni ou bilateral, e ser sanguinopurulenta, mucopurulenta ou hemorrágica. Embora a maioria dos cães tenha secreção nasal profusa, alguns poucos possuem secreção nasal relativamente esparsa. Outros sinais clínicos incluem espirro, espirro reverso, epistaxe, depressão e diminuição do apetite.

Diagnóstico por Imagem

Cães afetados usualmente têm destruição óbvia dos turbinados e áreas de aumento da radiolucência, mimetizando o que pode ser observado em neoplasias. A osteomielite do seio frontal é comumente notada. TC e RM são melhores do que radiografias nasais para determinar a extensão da doença. Imagens de TC são melhores para detecção de lesões ósseas corticais, enquanto a RM é mais útil para diferenciação entre mucosa espessada e secreções ou colônias fúngicas.

Rinoscopia

Na rinoscopia, áreas cavernosas causadas por destruição marcante dos turbinados são frequentemente identificadas, e amostras são obtidas para citologia, histopatologia e cultura. Ademais, a rinoscopia provém uma via para desbridamento guiado por endoscopia (p. 876).

Revestimentos óbvios de hifas fúngicas (i.e., placas "felpudas") ou aspergilomas (p. ex., massas que se assemelham a muco espesso, mas podem estar descoloridas pelos fungos) podem ser evidentes. Como a aspergilose causa destruição marcante dos turbinados, muito mais espaço está geralmente presente no focinho, tipicamente tornando o diagnóstico endoscópico da aspergilose relativamente fácil; entretanto, a endoscopia sozinha não pode definir a extensão do processo mórbido.

Sinoscopia
Trepanação (p. 882) e sinoscopia do seio frontal podem ajudar a diagnosticar aspergilose nasal, já que é possível que alguns cães tenham placas fúngicas somente no seio frontal.

Achados Laboratoriais
Resultados falso-positivos e falso-negativos ocorrem pela citologia, cultura e sorologia. Portanto, é geralmente recomendado que pelo menos dois dos seguintes critérios sejam atendidos: (1) características radiográficas típicas de rinite fúngica (ver discussão prévia); (2) placas fúngicas na mucosa nasal ou dos seios; (3) presença de *Aspergillus* ou *Penicillium* na avaliação microbiológica, citológica ou histológica; e (4) imunodifusão por ágar gel, contraimunoeletroforese, ensaio por reação imunoabsorvente ligada à enzima ou reação em cadeia da polimerase positivos. Diferentes testes sorológicos variam com relação às sensibilidade e especificidade. A visualização de placas fúngicas durante a rinoscopia em um cão com destruição severa dos turbinados nasais é essencialmente diagnóstica. A avaliação citológica do exsudato ou tecido fúngico coletado por escova ou *squash* de amostras de biópsia mucosa durante visualização rinoscópica direta é precisa para o diagnóstico de aspergilose nasal; amostras de secreção nasal e *swabs* às cegas possuem baixo valor diagnóstico.

> **NOTA** O achado de poucas hifas ou organismos *Aspergillus* em crescimento a partir de um lavado nasal não indica de forma confiável que o cão tenha aspergilose clínica. Um pequeno número de hifas pode ser encontrado em cães com sinais clínicos não associados à aspergilose.

DIAGNÓSTICO DIFERENCIAL
Tumores, rinite alérgica, corpos estranhos nasais, rinite linfocítico-plasmocítica e abscessos na raiz dentária são outras causas de secreção nasal crônica que devem ser diferenciadas da aspergilose nasal. A maioria destes cães terá rinite bacteriana secundária, mas a rinite bacteriana primária parece ser incomum em cães.

MANEJO CLÍNICO
A administração oral de agentes antifúngicos azóis é efetiva em somente 43 a 70% dos casos, requer meses de tratamento e é dispendiosa. Por outro lado, o clotrimazol pode ser infundido nas vias nasais e seios frontais de cães por cateteres posicionados endoscopicamente. Este método está associado a uma taxa de sucesso de 80 a 90%; entretanto, consome tempo e pode ter complicações significativas (incluindo morte) se realizado incorretamente. Em vários pacientes, uma única aplicação é curativa, mas alguns cães precisam repetir o tratamento. A TC é necessária para garantir que a placa cribriforme esteja intacta antes de tal tratamento. O desbridamento rinoscópico de placas fúngicas seguido pela infusão de enilconazol é descrito como efetivo em alguns animais. Um pequeno número de cães com aspergilose nasal severa ou recorrente tem sido tratado com sucesso por rinotomia (p. 839) e desbridamento cirúrgico de placas nasais, seguidos pela infusão de enilconazol.

> **NOTA** Procedimentos de infusão devem ser realizados com cuidado, pois o extravasamento de clotrimazol para os pulmões pode causar pneumonia fatal.

TRATAMENTO CIRÚRGICO
A rinotomia com ressecção dos turbinados afetados e tecidos moles associados é raramente indicada e não cura a aspergilose. Rinostomas têm sido criados para permitir o desbridamento e tratamento tópico repetido durante várias semanas; este tratamento é traumático ao animal, dispendioso e trabalhoso. Conforme previamente observado, alguns cães com aspergilose nasal têm sido tratados com sucesso por rinotomia, desbridamento e infusão de um agente antifúngico, mas o número é pequeno.

A aspergilose nasal canina é tratada de forma mais apropriada pela aplicação tópica de clotrimazol. Embora a implantação de tubos através do aspecto dorsal dos ossos nasais tenha sido descrita para instilação de fármacos antifúngicos no passado, a instilação através dos tubos posicionados na cavidade oral e narinas provou ser eficaz e elimina a necessidade de remoção cirúrgica ou trepanação (p. 882) do osso nasal. A colocação através da cavidade oral e narinas é descrita posteriormente. Em casos onde somente o seio frontal está envolvido, a trepanação (p. 882) do osso frontal para desbridamento e tratamento tópico do seio tem sido recentemente sugerida e tem levado a resultados favoráveis com redução significativa do tempo sob anestesia geral.

Manejo Pré-cirúrgico
Complicações e morte podem ocorrer se a placa cribriforme não estiver intacta; portanto, uma imagem por TC deve ser realizada antes da administração da terapia com clotrimazol.

Anestesia
O cão é colocado em anestesia geral, e o *cuff* do tubo endotraqueal é verificado para garantir que esteja completamente inflado; isso previne extravasamento da solução infundida para a traqueia.

Anatomia Cirúrgica
A anatomia cirúrgica da cavidade nasal está descrita na p. 837.

TÉCNICA CIRÚRGICA
Técnica para Administração de Clotrimazol
Com o cão em decúbito lateral ou dorsal, posicione um cateter de Foley (24 Fr) na boca de tal forma que sua a ponta esteja dorsal ao palato mole (Figura 28.46). Este processo pode ser auxiliado agarrando-se a ponta do cateter com um par de pinças em ângulo reto ou porta-agulhas de cabo longo, para que a ponta do cateter seja direcionada rostralmente. Se necessário, posicione uma mordaça na boca e tracione a língua rostralmente para melhorar a visualização durante a colocação do cateter. Avance o cateter até que o balão esteja dorsal à junção entre os palatos duro e mole. Infle o balão do cateter de Foley para oclusão da nasofaringe. Palpe o balão através do palato mole para confirmar sua posição caudal ao palato duro. Coloque compressas umedecidas na faringe para impedir que o cateter migre caudalmente e para absorver qualquer infusão que possa extravasar ao redor do balão. Remova a mordaça e avance o cateter de infusão de polipropileno (10 Fr) através de cada narina. Começando dorsomedialmente, avance cada cateter em direção ao meato nasal dorsal

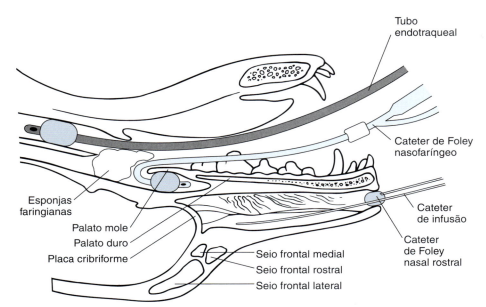

Figura 28.46 Para implantação de tubos para instilação nasal de clotrimazol, posicione um cateter de Foley (24 Fr) na boca, para que a sua ponta esteja dorsal ao palato mole. Coloque compressas umedecidas na faringe. Remova a mordaça da boca e avance o cateter de infusão de polipropileno (10 Fr) através de cada narina. Então insira um cateter de Foley (12 Fr) em cada narina e infle os balões para que fiquem caudais e ocluam-nas.

até a altura do canto medial da fissura palpebral ipsolateral. Então insira um cateter de Foley (12 Fr) em cada narina e infle os balões para que eles estejam caudais e ocluam as narinas. Com o cão em decúbito dorsal, posicione uma compressa adicional caudal às incisões superiores entre o tubo endotraqueal e a papila incisiva para controlar o extravasamento de clotrimazol através dos ductos incisivos.

Divida igualmente 100 mL de uma solução de clotrimazol a 1% com base de polietilenoglicol entre duas seringas de 60 mL. Infunda lentamente o clotrimazol durante 1 hora (50 mL por cateter de infusão). Mantenha os cateteres de polipropileno em posição horizontal, paralelos à mesa, durante toda a infusão. Rotacione a cabeça do cão para garantir que o fármaco mantenha contato com todas as superfícies nasais. Após 1 hora, posicione o cão em decúbito esternal e remova os cateteres e compressas, permitindo que o clotrimazol seja drenado rostralmente. Succione a faringe e o esôfago proximal e permita que o cão se recupere da anestesia.

Trepanação

Posicione o cão em decúbito esternal. Pontos de referência para trepanação no seio frontal incluem o processo zigomático do osso frontal lateralmente, a linha média do crânio medialmente e o arco orbital ventralmente. Faça uma incisão cutânea de 1 cm no centro do triângulo limitado por esses pontos de referência. Utilize um trépano Michel (Figura 28.47) ou pino de Steinmann grande (p. ex., 5/32 polegada [0,4 cm]) para acessar o seio frontal. Passe um endoscópio através do orifício da trepanação para visualizar as placas fúngicas e comece o desbridamento. Quando o procedimento for concluído, deixe o defeito ósseo aberto e feche a incisão cutânea de forma rotineira.

CUIDADO E AVALIAÇÃO PÓS-CIRÚRGICOS

Após tratamento com clotrimazol, o animal deve ser observado cuidadosamente por conta de convulsões ou dificuldade respiratória.

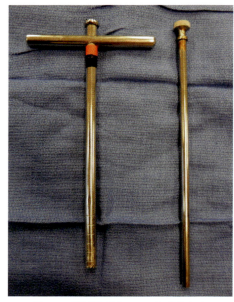

Figura 28.47 Trépano de Michel.

Convulsões e algumas vezes morte ocorrem se a placa cribriforme sofrer erosões. Pneumonia pode ocorrer se o clotrimazol for aspirado. Alguns cães com doença avançada podem necessitar de infusões de 1 hora. Na maioria dos cães, dor e secreção nasal são rapidamente resolvidas, e a erosão nasal cicatriza depressa. A incapacidade de curar a doença é um problema com alguns agentes antifúngicos. Alguns animais com rinite severa podem desenvolver estenose das cóanas caudais.

PROGNÓSTICO

Embora a doença fúngica possa ser erradicada, alguns cães continuam a ter sinais clínicos associados à perda da estrutura normal dos turbinados. Os tutores devem ser avisados de que secreção nasal discreta a moderada pode permanecer nestes cães apesar da melhora dos sinais clínicos. A rinite bacteriana pode ocorrer em até 25% dos cães após o tratamento, mas tipicamente responde à antibioticoterapia apropriada. A recidiva da aspergilose não parece ser um problema comum.

REFERÊNCIAS BIBLIOGRÁFICAS

1. Ter Haar G, Hampel R. Combined rostrolateral rhinotomy for removal of rostral nasal septum squamous cell carcinoma: long-term outcome in 10 dogs. *Vet Surg.* 2015;44:843-851.
2. Guenther-Yenke CL, Rozanski EA. Tracheostomy in cats: 23 cases (1998-2006). *J Feline Med Surg.* 2007;9:451-457.
3. Stepnik MW, Mehl ML, Hardie EM, et al. Outcome of permanent tracheostomy for treatment of upper airway obstruction in cats: 21 cases (1990-2007). *J Am Vet Med Assoc.* 2009;234:638-643.
4. Occhipinti LL, Hauptman JG. Long-term outcome of permanent tracheostomies in dogs: 21 cases (2000-2012). *Can Vet J.* 2014;55:356-360.
5. Spaull RF, Friend EJ. Laryngeal collapse as a primary disease in English bull terriers. *Vet Rec.* 2014;22:175.
6. Johnson LR, Mayhew PD, Steffey MA, et al. Upper airway obstruction in Norwich terriers: 16 cases. *J Vet Intern Med.* 2013;27:1409-1415.
7. Nelissen P, White RA. Arytenoid lateralization for management of combined laryngeal paralysis and laryngeal collapse in small dogs. *Vet Surg.* 2012;41:261-265.
8. Kaye BM, Boroffka SA, Haagsman AN, et al. Computed tomographic, radiographic, and endoscopic tracheal dimensions in English bulldogs with grade 1 clinical signs of brachycephalic airway syndrome. *Vet Radiol Ultrasound.* 2015;56:609-616.
9. Vilaplana Grosso F, Haar FT, Boroffka SA. Gender, weight, and age effects on prevalence of caudal aberrant nasal turbinates in clinically healthy English bulldogs: a computed tomographic study and classification. *Vet Radiol Ultrasound.* 2015;56:486-493.
10. Hoareau GL, Jourdan G, Mellema M, et al. Evaluation of arterial blood gases and arterial blood pressures in brachycephalic dogs. *J Vet Intern Med.* 2012;26:897-904.
11. Nicholson I, Baines S. Complications associated with temporary tracheostomy tubes in 42 dogs (1998 to 2007). *J Small Anim Pract.* 2012;53:108-114.
12. Dupré G, Heidenreich D. Brachycephalic syndrome. *Vet Clin North Am Small Anim Pract.* 2016;46:691-707.
13. Oechtering GU, Pohl S, Schlueter C, et al. A novel approach to brachycephalic syndrome. 2. Laser-assisted turbinectomy (LATE). *Vet Surg.* 2016;45:173-181.
14. Pohl S, Roedler FS, Oechtering GU. How does multilevel upper airway surgery influence the lives of dogs with severe brachycephaly? Results of a structured pre- and postoperative owner questionnaire. *Vet J.* 2016;210:39-45.
15. Stanley BJ, Hauptman JG, Fritz MC, et al. Esophageal dysfunction in dogs with idiopathic laryngeal paralysis: a controlled cohort study. *Vet Surg.* 2010;39:139-149.
16. Thieman KM, Krahwinkel DJ, Sims MH, et al. Histopathological confirmation of polyneuropathy in 11 dogs with laryngeal paralysis. *J Am Anim Hosp Assoc.* 2010;46:161-167.
17. Jeffery ND, Talbot CE, Smith PM, et al. Acquired idiopathic laryngeal paralysis as a prominent feature of generalised neuromuscular disease in 39 dogs. *Vet Rec.* 2006;158:17.
18. Shelton GD. Acquired laryngeal paralysis in dogs: evidence accumulating for a generalized neuromuscular disease. *Vet Surg.* 2010;39:137-138.
19. Milovancev M, Townsend K, Spina J, et al. Effect of metoclopramide on the incidence of early postoperative aspiration pneumonia in dogs with acquired idiopathic laryngeal paralysis. *Vet Surg.* 2016;45:577-581.
20. Wilson DM, Monnet E. Risk factors for the development of aspiration pneumonia after unilateral arytenoid lateralization in dogs with laryngeal paralysis: 232 cases (1987-2012). *J Am Vet Med Assoc.* 2016;248:188-194.
21. Gauthier CM, Monnet E. In vitro evaluation of anatomic landmarks for the placement of suture to achieve effective arytenoid cartilage abduction by means of unilateral cricoarytenoid lateralization in dogs. *Am J Vet Res.* 2014;75:602-606.
22. Skerrett SC, McClaran JK, Fox PR, et al. Clinical features and outcome of dogs with epiglottic retroversion with or without surgical treatment: 24 cases. *J Vet Intern Med.* 2015;29:1611-1618.
23. Flanders JA, Thompson MS. Dyspnea caused by epiglottic retroversion in two dogs. *J Am Vet Med Assoc.* 2009;235:1330-1335.
24. Johnson LR, Singh MK, Pollard RE. Agreement among radiographs, fluoroscopy and bronchoscopy in documentation of airway collapse in dogs. *J Vet Intern Med.* 2015;29:1619-1626.
25. Williams JM, Krebs IA, Riedesel EA, et al. Comparison of fluoroscopy and computed tomography for tracheal lumen diameter measurement and determination of intraluminal stent size in healthy dogs. *Vet Radiol Ultrasound.* 2016;57:269-275.
26. Tinga S, Thieman Mankin KM, Peycke LE, et al. Comparison of outcome after use of extra-luminal rings and intra-luminal stents for treatment of tracheal collapse in dogs. *Vet Surg.* 2015;44:858-865.
27. Becker WM, Beal M, Stanley BJ, et al. Survival after surgery for tracheal collapse and the effect of intrathoracic collapse on survival. *Vet Surg.* 2012;41:501-506.
28. Kubicek L, Milner R, An Q, et al. Outcomes and prognostic factors associated with canine sinonasal tumors treated with curative intent cone-based stereotactic radiosurgery (1999-2013). *Vet Radiol Ultrasound.* 2016;57:331-340.
29. Fujiwara-Igarashi A, Fujimori T, Oka M, et al. Evaluation of outcomes and radiation complications in 65 cats with nasal tumours treated with palliative hypofractionated radiotherapy. *Vet J.* 2014;202:455-461.
30. Harris BJ, Lourenco BN, Dobson JM, et al. Diagnostic accuracy of three biopsy techniques in 117 dogs with intranasal neoplasia. *J Small Anim Pract.* 2014;55:219-224.
31. Kuhlman GM, Taylor AR, Thieman-Mankin KM, et al. Use of a frameless computed tomography-guided stereotactic biopsy system for nasal biopsy in five dogs. *J Am Vet Med Assoc.* 2016;248:929-934.

29

Cirurgia do Sistema Respiratório Inferior: Pulmões e Parede Torácica

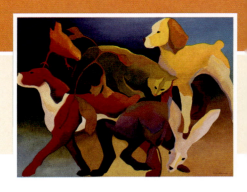

PRINCÍPIOS GERAIS E TÉCNICAS

DEFINIÇÕES

Toracotomia é a incisão cirúrgica da parede torácica; pode ser realizada pela incisão entre as costelas (**intercostal** ou **lateral**) ou pela divisão do esterno (**esternotomia mediana**). A **lobectomia** pulmonar é a remoção de um lobo pulmonar (**completa**) ou uma porção de um lobo pulmonar (**parcial**). **Pneumonectomia** é a remoção de todos os tecidos pulmonares em um lado da cavidade torácica.

MANEJO PRÉ-CIRÚRGICO

Animais com lesões traumáticas que dificultam a respiração (p. ex., tórax instável) ou aqueles com distúrbio respiratório agudo (i.e., bula rompida ou abscesso pulmonar rompido) frequentemente necessitam de estabilização emergencial (p. ex., estabilização de segmentos de costela, toracocentese e oxigenoterapia) antes da cirurgia. O equipamento para toracocentese e implantação de tubo por toracostomia deve estar prontamente disponível, e os clínicos devem estar familiarizados com estas técnicas (pp. 920–924). O tórax é uma das regiões mais comumente lesadas após trauma fechado. Aproximadamente três quartos dos animais que sofreram traumas fechados terão lesões torácicas, e aproximadamente metade terá lesões abdominais e torácicas concomitantes.

> **NOTA** Ausculte cuidadosamente o tórax de todos os pacientes traumatizados. Muitos terão contusões pulmonares, e o achado de sons anormais durante a auscultação torácica tipicamente está bem correlacionado com o achado de sinais radiográficos de trauma torácico.

Em casos de lesões neoplásicas grandes, o posicionamento do animal em decúbito esternal ou em decúbito lateral com o lado afetado para baixo e o fornecimento concomitante de suplementação por oxigênio (i.e., insuflação nasal ou gaiola de oxigênio) são frequentemente benéficos (Quadro 4.4). A hemogasometria ou avaliação por oximetria de pulso é justificada no período pré-cirúrgico em pacientes submetidos à cirurgia torácica para detectar e definir a severidade do distúrbio respiratório. Anormalidades inexplicáveis devem ser investigadas porque distúrbios ventilatórios causados por doenças não cirurgicamente corrigíveis (i.e., micrometástase difusa) são ocasionalmente identificados. Se possível, a anemia significativa deve ser corrigida antes da cirurgia (p. 27).

ANESTESIA

Pacientes com problemas respiratórios devem ser tratados com extremo cuidado até que a intubação seja realizada e a ventilação possa ser assistida. A pré-medicação com qualquer fármaco que cause hipoventilação é contraindicada (Tabela 30.3). Adicionalmente, toda tentativa deve ser feita a fim de minimizar o estresse ao paciente antes da indução. O suporte com oxigênio, mesmo durante a colocação de um cateter intravenoso, pode ser necessário. A oximetria de pulso com sensor que possa ser fixado à cauda pode ser especialmente útil para monitoração peroperatória de pacientes em angústia respiratória. Antes da indução, o anestesista deve estar preparado com dispositivos de vias aéreas, aparelho de anestesia e monitores, assim como medicamentos de indução e emergenciais. A pré-oxigenação do paciente durante 3 a 5 minutos antes da indução (p.29) deve ser seguida por uma rápida indução e intubação. A intubação do brônquio em vez da traqueia pode ser desastrosa em animais comprometidos; portanto, ambos os lados da cavidade torácica devem ser auscultados e a sonda endotraqueal, palpada na entrada torácica a fim de garantir a colocação apropriada. Confirmação deve ser feita pela presença de CO_2 corrente final ($EtCO_2$).

Animais com cavidades torácicas abertas (incluindo aqueles com hérnias diafragmáticas) necessitam de ventilação intermitente de pressão positiva. $EtCO_2$ é a aferição do CO_2 nos gases respiratórios exalados. $EtCO_2$ é aferido por capnografia e serve como estimativa de CO_2 arterial. Assim, a capnografia é um método não invasivo de aferição do metabolismo sistêmico, débito cardíaco, perfusão pulmonar e ventilação; sua aferição pode ser útil para identificação de situações que causam potencial risco de morte (p. ex., hipoventilação, obstrução das vias aéreas, hipotensão, disfunções ventilatórias ou intubação esofágica). O CO_2 arterial normal em um animal acordado e saudável é de 35 a 45 mmHg. Se a ventilação e perfusão estiverem bem equiparadas, o $EtCO_2$ é geralmente 2 a 5 mmHg menor do que a pressão parcial arterial de CO_2 ($PaCO_2$).

Se possível, ventilação por pressão positiva deve ser realizada com volumes correntes menores, menores picos de pressão de ventilação e maiores frequências respiratórias. Isso diminuirá o extravasamento de ar através de alvéolos danificados se houver pneumotórax. Entretanto, se o animal tiver uma hérnia diafragmática ou efusão pleural, volumes correntes podem ser mantidos baixos, mas o pico de pressões nas vias aéreas pode necessitar ser maior para ventilar adequadamente o paciente. Se pressões externas exercidas sobre o tecido pulmonar estiverem comprimindo completamente os alvéolos, bronquíolos e brônquios, podem ser necessárias maiores pressões para ventilar até que o tórax seja aberto. Quando possível, entretanto, volumes correntes menores, maiores frequências respiratórias e menores picos de pressão em vias aéreas devem ser utilizados. Cães e gatos com insuficiência respiratória devem ser mantidos com anestésicos inalatórios (p. ex., isoflurano ou sevoflurano; Tabela 29.1). A anestesia inalatória é vantajosa porque permite a rápida recuperação e controle mais preciso da profundidade anestésica do que a anestesia mantida com anestésicos intravenosos de mais longa ação. O óxido nítrico não deve ser utilizado em pacientes com pneumotórax ou hérnias diafragmáticas porque ele é rapidamente difundido em espaços preenchidos por ar (p. ex., cavidade pleural ou órgãos preenchidos por gás) causando

CAPÍTULO 29 Cirurgia do Sistema Respiratório Inferior: Pulmões e Parede Torácica

TABELA 29.1 Considerações Anestésicas para Toracotomia

Considerações Pré-operatórias

Condições associadas	• Pode ser séptico se houver efusão purulenta com desidratação, hipotensão, anormalidades eletrolíticas e glicemia anormal • Em pacientes idosos, pode haver outras comorbidades • Supressão adrenal pode ocorrer no paciente criticamente doente • Anemia
Exames de sangue	• HT • Eletrólitos • Ureia • Cr • PT • +/− Lactato • +/− Glicemia • +/− Hemogasometria
Exame físico	• Pode estar estressado de forma marcante e extremamente dispneico • Sons pulmonares ausentes, dependendo da etiologia • Pode ter sons cardíacos abafados • Hipotensão, desidratação, taquicardia ou bradicardia no paciente criticamente doente
Outros exames	• Toracocentese se houver efusão pleural • Pressão sanguínea • ECG • SpO_2 • Radiografias (torácica e +/− abdominal) • +/− Ultrassonografia • +/− TC

Pré-medicação	• Oxigênio por sonda ou máscara
	• Evite sedativos em pacientes deprimidos ou dispneicos
	• Em pacientes que têm comprometimento respiratório mínimo, administre o seguinte se estiver ansioso:
	  • Midazolam (0,2 mg/kg IV, IM), *ou*
	  • Diazepam (0,2 mg/kg IV), *ou*
	  • Buprenorfina (0,005-0,02 mg/kg IV, IM)
	  • Butorfanol (0,2-0,4 mg/kg IV, IM)
	• Antes da indução, evite todos os depressores respiratórios, incluindo, mas não se limitando a, opioides, xilazina, medetomidina, dexmedetomidina; se hipotensos, evite acepromazina, xilazina, medetomidina, dexmedetomidina.
	• Após a administração de um benzodiazepínico, mas antes da indução, remova os pelos do tórax; isso pode usualmente ser feito com o paciente em estação ou em decúbito lateral; não posicione o paciente em posição ventrodorsal até intubação.

Considerações Intraoperatórias

Indução	• Oxigene previamente durante 3-5 min com máscara de oxigênio ou sonda
	• Se a função cardíaca estiver normal, administre:
	  • Propofol (4-8 mg/kg IV); administre rapidamente para agilizar a intubação e ventilação, *ou*
	  • Alfaxalona (2-5 mg/kg IV)
	• Se a função cardíaca estiver deprimida, administre:
	  • Etomidato (0,5-1,5 mg/kg IV); se possível, evite sua utilização em pacientes criticamente doentes. Administre um benzodiazepínico antes do etomidato para evitar atividade mioclônica.

Manutenção	• Isoflurano ou sevoflurano, *mais*
	  • Fentanila (2-10 µg/kg IV PRN em cães; 1-4 µg/kg IV PRN em gatos) para alívio da dor em curto prazo, *mais*
	  • Fentanila CRI (1-5 µg IV dose de carga, então 2-30 µg/kg/h IV), *ou*
	  • Hidromorfona[a] (0,05-0,2 mg/kg IV PRN em cães; 0,05-0,1 mg/kg IV PRN em gatos), *ou*
	  • Oximorfona (0,1-0,2 mg/kg IV), *ou*
	  • Buprenorfina[b] (0,005-0,02 mg/kg IV PRN) *mais*
	  • Cetamina (baixa dose) (0,5-1 mg/kg IV), *ou*
	  • Cetamina CRI (0,5 mg/kg IV dose de carga, então 10 µg/kg/min IV)
	• Se hipotenso (para manter PAM 60-80 mmHg), administre fenilefrina, efedrina, dopamina, norepinefrina, ou fluidos conforme necessário
	• Evite óxido nítrico
	• Manter SpO_2 >95%
	• Parâmetros de ventilação:
	  • Pequenos volumes correntes: 6 mL/kg
	  • Frequência respiratória: 10-30
	  • Pressões de pico nas vias aéreas: <12-15 mmHg se capaz de manter volumes correntes adequados
	• Se incapaz de manter tais parâmetros, pressões maiores de pico podem ser necessárias inicialmente; conforme a pressão intratorácica é reduzida, diminua as pressões de pico nas vias aéreas e volumes correntes de acordo; expanda lentamente os pulmões enquanto ventila manualmente e observa visualmente a expansão pulmonar. Considere PEEP.

Necessidades de fluido	• 5-20 mL/kg/h para repor perdas evaporativas mais 3 × PSE; considere coloides para reposição de PSE em uma relação 1:1

(Continua)

TABELA 29.1	Considerações Anestésicas para Toracotomia (*Cont.*)
Monitoração	• PS • ECG • Frequência respiratória • SpO₂ • EtCO₂ • Temperatura • +/− Acesso arterial • DU

Bloqueios	• Epidural:
	   • Morfina (0,1 mg/kg livre de preservativos), *ou*
	   • Buprenorfina (0,003-0,005 mg/kg diluída em salina), *mais*
	   • Anestésicos locais (Capítulo 13)
	   • Bloqueios de nervo intercostal com anestésicos locais (Quadro 30.2), *mais*
	   • Bloqueio incisional com anestésico local

Considerações Pós-operatórias	
Analgesia	• Fentanila CRI (1-10 μg/kg IV dose de carga, então 2-20 μg/kg/h IV), *ou* • Morfina[c] (0,1-1 mg/kg IV ou 0,1-2 mg/kg IM q1−4h em cães; 0,1-0,2 mg/kg IV ou 0,1-0,5 mg/kg IM q1-4h em gatos) se não houver hipotensão, *ou* • Hidromorfona[a] (0,05-0,2 mg/kg IV, IM q3-4h em cães; 0,05-0,1 mg/kg IV, IM q3-4h em gatos), *ou* • Oximorfona (0,1-0,2 mg/kg IV, IM q2-4h), *ou* • Hidromorfona CRI (0,025-0,1 mg/kg/h IV em cães), *ou* • Buprenorfina[b] (0,005-0,02 mg/kg IV, IM q4-8h *ou* 0,01-0,02 mg/kg TMO q6-12h em gatos), *mais* • +/− Cetamina CRI (2 μg/kg/min IV; se não for feita dose de carga prévia, administre 0,5 mg/kg IV antes da CRI) • Evite AINE em pacientes idosos, hipotensos e criticamente doentes
Monitoramento	• SpO₂ • Pressão sanguínea • ECG • FC • Frequência respiratória • Temperatura • DU • Tubos torácicos
Exames de sangue	• HT • PT • Eletrólitos • Hemogasometria • +/− Albumina • +/− Glicemia
Escore estimado de dor	Severo

PS, pressão sanguínea; *AINE*, anti-inflamatórios não esteroidais; *Cr*, creatinina; *CRI*, infusão em taxa constante; *DU*, débito urinário; *ECG*, eletrocardiograma; *ETCO₂*, CO₂ corrente final; *FC*, frequência cardíaca; *HT*, hematócrito; *IM*, intramuscular; *IV*, intravenoso; *TMO*, transmucosa oral; *PAM*, pressão arterial média; *PEEP*, pressão expiratória final positiva; *PRN*, conforme necessário; *PSE*, perda sanguínea estimada; *SpO₂*, saturação da hemoglobina com oxigênio; *PT*, proteína total; *TC*, tomografia computadorizada.
[a]Monitore hipertermia em gatos.
[b]Buprenorfina é um analgésico melhor em gatos do que a morfina.
[c]Administre lentamente para impedir a liberação de histamina.

---

compressão pulmonar adicional ou aumento de órgãos. Ademais, o óxido nítrico é comparativamente menos solúvel no plasma do que o oxigênio e outros agentes inalatórios; portanto, ele é rapidamente difundido em direção aos alvéolos quando é descontinuado, resultando em hipoxia por difusão se a inalação do óxido nítrico não for interrompida 5 a 10 minutos antes da intubação. Assim que a cirurgia for concluída, a intubação não deve ser apressada. Tenha certeza de que o paciente esteja acordado e não excessivamente sedado, a respiração seja adequada, e o paciente esteja confortável antes da intubação.

Para recomendações anestésicas específicas para animais com tórax instável ou *pectus excavatum*, ver pp. 899 e 910, respectivamente.

NOTA Não utilize máscara ou câmara de indução em animais com disfunção respiratória. Utilize anestésicos que permitam rápida intubação e controle das vias aéreas do paciente.

A toracoscopia é mais bem realizada sem insuflação; o estabelecimento simples de um pneumotórax é suficiente para quase todos os casos. Se a insuflação intratorácica for necessária para toracoscopia, ela pode ter efeitos profundos sobre os parâmetros cardiopulmonares. Se as pressões de insuflação excederem as pressões venosas centrais, o retorno do fluxo sanguíneo venoso ao coração diminui, causando uma queda significativa no débito cardíaco e na pressão sanguínea sistêmica. Se a frequência cardíaca também diminuir, isso pode ser um sinal ameaçador de colapso cardiovascular. Portanto, a toracoscopia assistida por insuflação deve ser realizada com cuidado pela utilização da menor pressão inspiratória possível. A utilização de pressão expiratória final positiva (PEEP) de 5 cm H₂O aumenta a pressão parcial arterial de oxigênio (PaO₂) pela diminuição da fração de desvio e espaço morto em cães com ventilação em um pulmão, mas não afeta o débito cardíaco. Portanto, a PEEP é recomendada com ventilação em um pulmão.

Procedimentos de toracotomia frequentemente causam dor substancial, e terapia analgésica multimodal é indicada (Capítulos 13 e 30). A realização de bloqueios de nervos intercostais antes da extubação pode ocasionar analgesia significativa no período pós-cirúrgico imediato (Quadro 30.2). Analgésicos injetáveis podem também ser utilizados (p. ex., hidromorfona, butorfanol ou buprenorfina; Tabelas 13.2 e 13.3). Embora opioides sejam depressores respiratórios, os efeitos analgésicos destes fármacos frequentemente superam os efeitos respiratórios negativos. Se ocorrer hipoventilação após administração de opioides, o oxigênio deve ser fornecido por insuflação nasal (Capítulo 4). A administração epidural de morfina possui efeito analgésico efetivo em pacientes submetidos a procedimentos torácicos e deve ser considerada em qualquer paciente submetido à toracotomia (Tabela 13.5). Há um retardo no início da analgesia torácica de aproximadamente 6 a 8 horas. Isso coincide com o término da ação dos bloqueios de nervos intercostais. Quando utilizados concomitantemente, bloqueios de nervo e morfina epidural podem fornecer alívio substancial da dor pelas primeiras 12 a 24 horas no período pós-cirúrgico. A administração epidural somente de morfina não causa usualmente alterações significativas nos parâmetros cardiorrespiratórios, mas estes pacientes devem ser monitorados cuidadosamente durante 24 horas pela depressão respiratória tardia, especialmente quando opioides intravenosos (IV) são também administrados.

NOTA Se morfina epidural tiver sido administrada no período peroperatório, butorfanol e buprenorfina não devem ser administrados por conta de suas propriedades antagônicas.

O edema pulmonar por reexpansão (EPR), embora incomum, pode ocorrer em animais após reexpansão de lobos pulmonares cronicamente colapsados e não está associado a cardiopatias. Em ovinos, caprinos e ratos, o EPR pode ocorrer após colapso pulmonar que dure 3 dias ou mais. É possível que o EPR ocorra em qualquer tipo de pulmão colapsado cronicamente que possa sofrer reexpansão. Portanto, estratégias ventilatórias para proteção pulmonar são recomendadas para qualquer cirurgia de reexpansão pulmonar (p. ex., hérnia diafragmática, *pectus excavatum*, efusão pleural, pneumotórax, grandes neoplasias pulmonares). O EPR é caracterizado por líquido dentro dos alvéolos, edema intersticial e membranas basais espessadas. Acredita-se que o EPR seja um edema pulmonar por permeabilidade associado à lesão de microvasos pulmonares.

Existem duas causas principais de EPR. Uma é a anormalidade de microvasos pulmonares causada pelo colapso crônico. A microvasculatura se torna espessada, menos flexível e mais suscetível à lesão. A segunda é o estresse mecânico causado por reexpansão abrupta. Durante anos, o barotrauma foi discutido como a principal causa de estresse mecânico. Entretanto, pesquisas mais recentes sobre lesão pulmonar induzida pela ventilação e síndrome da angústia respiratória aguda revelaram que existem múltiplos aspectos para a lesão pulmonar, sendo que o barotrauma possui um papel menor do que inicialmente se acreditava. O estresse mecânico de volutrauma (a hiperdistensão dos alvéolos) pode ocorrer sempre que pulmões cronicamente colabados são reexpandidos. Quando um dado volume corrente for fornecido, ele vai a áreas do pulmão que estejam mais complacentes, as quais geralmente não são a área que está doente ou colapsada. Se volumes correntes normais forem utilizados, estas regiões saudáveis e complacentes se tornam excessivamente distendidas com subsequente ruptura das paredes alveolares e destruição da microvasculatura pulmonar. Esta hiperdistensão e iniciação de uma cascata inflamatória pode ter severas consequências sistêmicas. Outro estresse mecânico, atelectrauma, ocorre pela abertura e fechamento repetitivos dos alvéolos colapsados. Estes alvéolos instáveis podem sofrer abertura e fechamento em cada ciclo respiratório. Este estresse rápido e repetitivo da parede também destrói microvasos pulmonares, contribuindo para o edema pulmonar observado pela reexpansão de pulmões colapsados.

Para evitar EPR, existem dois conceitos gerais a serem considerados. O primeiro é o recrutamento lento do pulmão colapsado pela utilização de PEEP. Uma PEEP de 5 a 10 ajuda a prevenir o recolabamento dos alvéolos e o atelectrauma associado. A segunda estratégia é ter muito cuidado para não distender excessivamente os pulmões saudáveis. Isso pode ser desafiador porque a maioria dos aparelhos de anestesia veterinários não possui demonstrativos de volume corrente aferido. Portanto, a observação cuidadosa dos pulmões dentro do campo cirúrgico é imperativa. Utilize volumes correntes estimados menores que 6 mL/kg, com cuidado para não inflar excessivamente o tecido pulmonar normal. Não tente recrutar rapidamente o pulmão colapsado porque isso somente danificará o pulmão complacente e saudável. Para obter oxigenação adequada, volumes pulmonares necessitarão ser pequenos e a frequência respiratória, maior. Não administre "suspiros", já que quase que certamente causarão hiperdistensão. Assim que o tubo torácico estiver posicionado e o fechamento do tórax estiver sendo concluído, não distenda os pulmões para remover o ar do espaço pleural. Corrija lentamente o pneumotórax pela remoção incremental de pequenas porções durante várias horas. O objetivo é reduzir gradativamente o pneumotórax a fim de evitar trauma pulmonar, em vez da rápida redução. Embora não seja de fácil realização, a prevenção do EPR é muito mais fácil do que o tratamento. Glicocorticoides possuem pouco valor para o tratamento do EPR, uma vez que ele já tenha ocorrido. Em casos severos de EPR, a ventilação prolongada utilizando baixos volumes correntes, maiores frequências respiratórias e PEEP são geralmente necessárias. Outras terapias que almejam radicais livres liberados podem ser pensadas, mas atualmente o melhor tratamento do EPR é a cuidadosa prevenção.

Obstrução do fluxo sanguíneo na vasculatura pulmonar por um trombo ou êmbolo formado no sistema venoso sistêmico ou lado direito do coração é chamado de *tromboembolismo pulmonar* (TEP). Pode ocorrer como uma complicação de uma série de doenças (p. ex., neoplasia, cardiopatia, sepse, anemia hemolítica imunomediada, hiperadrenocorticismo, trombocitopenia induzida por heparina e nefropatia ou enteropatia perdedora de proteínas). É difícil diagnosticar *antemortem* pela ausência de sinais específicos. Se ocorrer enquanto o animal estiver anestesiado, um decréscimo rápido no $EtCO_2$ pode ocorrer. Isso é seguido por uma queda significativa na pressão sanguínea, elevação na frequência cardíaca e declínio da saturação de hemoglobina pelo oxigênio (SpO_2). Sinais clínicos associados ao TEP em felinos incluem letargia, anorexia, perda de peso e dispneia. Em cães, êmese, melena, febre, dificuldade para respirar e letargia já foram relatadas. Fatores de risco para TEP incluem administração de corticosteroides, agentes quimioterápicos ou sangue; cateteres permanentes; e cirurgias recentes. Deve haver suspeita de TEP em animais com alterações radiográficas torácicas sugestivas de distribuição desigual de fluxo sanguíneo entre os lobos pulmonares ou densidades intersticiais irregulares; cintigrafia de perfusão pulmonar ou angiografia por tomografia computadorizada (TC) podem ajudar a confirmar o diagnóstico. O tratamento do TEP inclui terapias anticoagulantes e trombolíticas, além de suporte hemodinâmico e respiratório (Quadro 29.1). A heparina atua principalmente para limitar a conversão de fibrinogênio em fibrina pela aceleração da ação da antitrombina III inibindo fatores de coagulação ativados (II, IX, X, XI e XII). A heparina não fracionada (HNF) tem sido mais comumente utilizada em razão da sua ampla disponibilidade e baixo custo. Ela deve ser dosada até prolongar o tempo de tromboplastina parcial ativada (TTPa) 1,5 a 2 vezes do valor basal. Heparinas fracionadas ou de baixo peso molecular (LMWH; do inglês, low-molecular-weight heparin; p. ex., enoxaparina, dalteparina) diferem da HNF pelo fato de atuarem mais especificamente no fator X e por serem provavelmente

QUADRO 29.1 Fármacos Utilizados no Tratamento Clínico do Tromboembolismo Pulmonar

Heparina não Fracionada
Cães: Inicie com 200-400 U/kg SC q6h[a]
Gatos: Inicie com 300-500 U/kg SC q8h[a]

Heparina Fracionada — Dalteparina[b]
Cães: 100-150 U/kg SC q8h
Gatos: 100-150 U/kg SC q4h ou 180 U/kg SC q6h

Heparina Fracionada — Enoxaparina[b]
Cães: 0,8 mg/kg SC q6h
Gatos: 1,0 mg/kg SC q12h até 1,25 mg/kg SC q6h

Ácido acetilsalicílico
Cães: 0,5-2 mg/kg VO q24h
Gatos: 20 mg/gato VO q3d

Clopidogrel
Cães: Dose de carga de 10 mg/kg, então 2-3 mg/kg VO q24h
Gatos: 18,75 mg/gato q24h

Estreptoquinase[c]
90.000 U administradas IV durante 30-60 min, então 45.000 U/h CRI

Ativador de Plasminogênio Tecidual
Cães: 1 mg/kg IV durante 15 min q 60-80 min até que resolvida
Gatos: 1 mg/kg IV até uma dose total de 6 mg; administre 10% da dose como *bolus* e o restante como CRI durante 60 min

IV, intravenoso; *SC*, subcutâneo; *TP*, tempo de protrombina; *TTPa*, tempo de tromboplastina parcial ativada; *VO*, oral.
[a]Dose a ser ajustada com base nos resultados de TTPa (objetivo é prolongá-lo até 1,5-2 vezes do basal).
[b]Estas são doses supostamente apropriadas atualmente; entretanto, até esta publicação, houve pouca pesquisa publicada sobre a utilização deste produto em animais doentes.
[c]Há mínima experiência com este fármaco na medicina veterinária, e efeitos colaterais sérios são possíveis. Sua utilização não é recomendada, exceto por intensivistas com experiência e treinamento com este medicamento.

QUADRO 29.2 Cálculo da Relação Normalizada Internacional (INR) para Terapia com Varfarina[a]

$$INR = \left(\frac{TPpaciente}{TPcontrole}\right)^{ISI}$$

- O índice de padronização internacional (ISI) é fornecido pelo fabricante.
- ISI é uma medida da responsividade de um tromboplástico específico comparado à população de referência.
- INR deve ser avaliada diariamente até que a variação terapêutica seja obtida.[b]
- INR é então verificada pelo menos duas vezes por semana durante 1 a 2 semanas, e então menos frequentemente, dependendo da estabilidade dos resultados.

TP, tempo de protrombina.
[a]Ver www.easycalculation.com/medical/inr.php.
[b]Em seres humanos, a variação normal de INR é de 0,8-1,2. A faixa terapêutica para anticoagulação é de 2-3. Valores menores que 0,5 indicam alto risco para formação de coágulos; valores maiores que 3,5 indicam um alto risco de hemorragia.

---

mais eficazes. Elas também requerem monitoração diferente da HNF e são mais caras. O prolongamento do TTPa não ocorre em doses terapêuticas de LMWH, mas os pacientes podem ser monitorados pelo acompanhamento dos sinais clínicos e avaliação da atividade anti-Xa. A administração de baixas doses de ácido acetilsalicílico para inibição da atividade plaquetária pode ser considerada, mas deve haver cuidado para garantir que o ácido acetilsalicílico não cause complicações renais ou gastrointestinais, especialmente em pacientes que recebem esteroides ou outros fármacos nefrotóxicos.

A varfarina previne a formação de fatores de coagulação dependentes de vitamina K (II, VII, IX e X). Também inibe a produção de proteína C. A terapia por varfarina é monitorada utilizando o tempo de pró-trombina (TP) e a relação normalizada internacional (INR) calculada. O limite tradicional da terapia por varfarina é um TP de 1,5 a 2 vezes acima do valor basal; entretanto, devido a variações nos testes de TP, a padronização do TP é mais bem alcançada utilizando a INR (Quadro 29.2). A faixa terapêutica da varfarina é de uma INR de 2,0 a 3,0. Devido à estreita janela terapêutica e à alta incidência de efeitos adversos, a utilização de varfarina na medicina veterinária não é rotineiramente recomendada.

Agentes tromboprofiláticos mais novos incluem o inibidor plaquetário clopidogrel e inibidores diretos do fator Xa, como apixabana e rivaroxabana. A informação científica com relação à utilização destes fármacos na medicina veterinária é limitada, embora sejam frequentemente prescritos em cães e gatos com risco de tromboembolismo (p. ex., anemia hemolítica imunomediada, cardiomiopatia hipertrófica felina).

ANTIBIÓTICOS

Animais com pneumopatias subjacentes ou trauma (i.e., contusões pulmonares) possuem maior risco de desenvolvimento de infecções pulmonares. Estes pacientes devem ser monitorados cuidadosamente, e antibióticos profiláticos (p. ex., cefazolina, 22 mg/kg IV ou amoxicilina/sulbactam, 30 mg/kg IV durante a indução; repita uma ou duas vezes em intervalos de 90 minutos a 2 horas) devem ser fornecidos, ou antibioticoterapia deve ser iniciada no sinal mais precoce de infecções (i.e., leucocitose e/ou febre). Até que a cultura e antibiograma sejam realizados, ampicilina, clindamicina ou enrofloxacino são outras escolhas racionais para o tratamento de suspeitas de doenças do trato respiratório inferior infecciosas dos cães.

A utilização apropriada de antibióticos profiláticos depende da duração da cirurgia, do tipo de cirurgia a ser realizada, do estado imune do animal e do processo mórbido subjacente. Animais debilitados submetidos à toracotomia para remoção de grandes lesões neoplásicas (que podem conter áreas focais de necrose) provavelmente serão beneficiados pela antibioticoterapia profilática. Antibióticos profiláticos devem ser administrados por via intravenosa durante a indução da anestesia e geralmente descontinuados imediatamente após a cirurgia ou dentro de 12 a 24 horas (Capítulo 9).

ANATOMIA CIRÚRGICA

As cavidades torácicas de cães e gatos são comprimidas lateralmente; portanto, a maior dimensão é dorsoventral. As costelas, o esterno e a coluna vertebral formam o esqueleto torácico. O esterno é composto por oito ossos não pareados e forma o assoalho do tórax (Figura 29.1). As primeiras e últimas esternebras são conhecidos como *manúbrio* e *xifoide*, respectivamente. Existem geralmente 13 pares de costelas. A décima, a 11ª e a 12ª não se articulam com o esterno, mas, em vez disso, formam bilateralmente o arco costal. A porção cartilaginosa da 13ª costela termina livre na musculatura. O espaço entre as costelas, conhecido como o *espaço intercostal*, é geralmente duas a três vezes mais amplo do que as costelas adjacentes. O suprimento

CAPÍTULO 29   Cirurgia do Sistema Respiratório Inferior: Pulmões e Parede Torácica

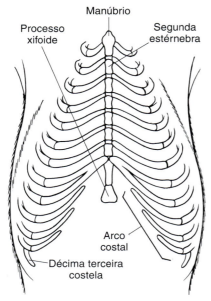

Figura 29.1 Anatomia esternal.

TABELA 29.2 Espaços Intercostais Recomendados para Toracotomia[a]

	Esquerdo	Direito
Coração	4, 5	4, 5
DAP	4 (5)	
AADP	4	
Valva pulmonar	4	
Pulmões	4-6	4-6
Lobo cranial	4, 5	4, 5
Lobo médio		5
Lobo caudal	5 (6)	5 (6)
Esôfago		
Cranial	3, 4	
Caudal	7-9	7-9
Veia cava cranial	(4)	4
Veia cava caudal	(6-7)	6-7

AADP, arco aórtico direito persistente; *DAP*, ducto arterioso patente.
[a]Números entre parênteses indicam locais cirúrgicos alternativos.

sanguíneo à parede torácica é fornecido pelas artérias intercostais, que estão situadas caudais à costela adjacente em conjunto com uma veia satélite e um nervo. Um típico nervo intercostal começa onde o ramo dorsal do nervo torácico se divide e segue distalmente dentre as fibras do músculo intercostal interno. Na maioria dos espaços intercostais, os vasos e nervos intercostais são cobertos medialmente somente pela pleura.

Os músculos do tórax não somente servem como uma função estrutural, mas também são importantes durante a respiração. Os músculos mais profundos da parede torácica são os músculos intercostais. As fibras do *músculo intercostal externo* têm origem na margem caudal de cada costela e seguem caudoventralmente até a margem cranial da próxima costela. Este músculo é importante principalmente durante a inspiração. Os *músculos intercostais internos*, por outro lado, seguem a partir da margem cranial de uma costela à margem caudal da costela precedente, funcionando principalmente para auxiliar a expiração. Outros músculos inspiratórios são o escaleno, serrátil dorsal cranial, elevador das costas e diafragma. Músculos expiratórios adicionais incluem o reto abdominal, oblíquo abdominal externo, oblíquo abdominal interno, transverso abdominal, serrátil dorsal caudal, transverso das costas e iliocostal.

Os pulmões de cães e gatos possuem fissuras profundas que criam lobos distintos, o que permite que os pulmões alterem seu formato em resposta a mudanças no formato da cavidade torácica pelo movimento diafragmático, ou flexão ou extensão da coluna. Estas fissuras também permitem que lobos individuais sejam removidos sem comprometimento da integridade dos lobos circundantes. O pulmão esquerdo é dividido em um lobo cranial, com porção cranial e caudal, e um lobo caudal (Figura 29.2). O pulmão direito é maior do que o esquerdo e é dividido em lobos cranial, médio, caudal e acessório (Figura 29.2). A *incisura cardíaca* é uma pequena área sobrejacente ao coração onde o tecido pulmonar não está interposto entre o coração e a parede corporal. Está usualmente localizada no aspecto ventral do quarto espaço intercostal e é maior no lado direito.

As artérias pulmonares carreiam sangue não oxigenado oriundo do ventrículo direito do coração aos pulmões, e as veias pulmonares retornam o sangue oxigenado oriundo dos pulmões ao átrio esquerdo. A artéria pulmonar esquerda está situada cranial ao brônquio esquerdo, enquanto as veias pulmonares esquerdas são ventrais a ele. No lado direito, a artéria pulmonar está situada dorsal e discretamente caudal ao brônquio direito, e as veias pulmonares estão situadas craniodorsais e ventrais a ele.

TÉCNICA CIRÚRGICA

Toracotomia

A toracotomia pode ser realizada pela incisão entre as costelas ou pela divisão do esterno. A abordagem utilizada depende da exposição necessária e do processo mórbido subjacente. Independentemente do tipo de toracotomia realizada, uma grande área deve ser preparada para cirurgia asséptica que permita a extensão da incisão, se necessário. Dependendo do local onde o lobo esquerdo está afetado, uma toracotomia lateral esquerda no quarto, quinto ou sexto espaço intercostal fornece exposição adequada para lobectomia (Tabela 29.2). Uma toracotomia no quarto espaço intercostal esquerdo permite a exposição da via de saída ventricular direita, artéria pulmonar principal e ducto arterioso. A remoção bilateral do saco pericárdico pode ser difícil por esta abordagem. Uma toracotomia intercostal direita fornece exposição do lado direito do coração (aurícula, átrio e ventrículo), veia cava cranial e caudal, lobos pulmonares direitos e veia ázigo. A esternotomia mediana oferece exposição a ambos os lados da cavidade torácica. A lobectomia parcial e bilateral é facilmente realizada a partir de esternotomia mediana; entretanto, a lobectomia completa pode ser desafiadora. A veia cava caudal, artéria pulmonar e ambos os lados do saco pericárdico podem ser isolados e manipulados através desta abordagem.

> **NOTA** Tenha certeza de contar as compressas cirúrgicas no início do procedimento cirúrgico e antes do fechamento do tórax. Isso ajuda a garantir que você não deixe uma compressa na cavidade torácica.

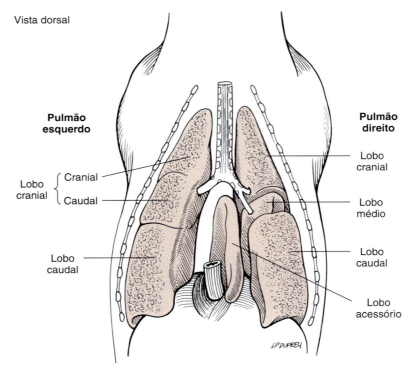

Figura 29.2 Subdivisões dos lobos pulmonares canino e felino.

Toracotomia Intercostal

Com o cão em decúbito lateral, selecione o local da incisão. Localize o espaço intercostal aproximado e incise pele, tecido subcutâneo e músculo cutâneo do tronco. A incisão deve se estender desde logo acima dos corpos vertebrais até próximo ao esterno. Aprofunde a incisão através do grande dorsal com tesoura (Figura 29.3A), então palpe a primeira costela posicionando a mão cranialmente sob o músculo grande dorsal. Conte desde a primeira costela para verificar o espaço intercostal correto.

As costelas craniais à incisão intercostal são mais facilmente retraídas do que as costelas caudais; portanto, escolha o espaço mais caudal se você precisar escolher entre dois espaços intercostais adjacentes. Transeccione os músculos escaleno e peitoral com tesoura perpendicular às suas fibras, então separe as fibras musculares do músculo serrátil ventral no espaço intercostal selecionado (Figura 29.3B). Próximo à junção costocondral, posicione uma lâmina da tesoura sob as fibras do músculo intercostal externo e direcione a tesoura dorsalmente no centro do espaço intercostal até incisar o músculo (Figura 29.3C). Incise o músculo intercostal interno de maneira semelhante. Notifique o anestesista que você está prestes a adentrar a cavidade torácica e, após identificação dos pulmões e pleura, utilize tesouras fechadas ou um instrumento rombo para penetrar a pleura. Isso permite que o ar adentre o tórax, fazendo com que os pulmões colapsem distante da parede corporal. Estenda a incisão dorsal e ventralmente até obter a exposição desejada. Identifique e evite a incisão dos vasos torácicos internos, conforme eles seguem subpleurais próximos ao esterno. Umedeça as compressas de laparotomia e coloque-as nas margens expostas da incisão do tórax. Utilize um afastador de Finochietto para afastar as costelas (Figuras 29.3D e 29.4). Se exposição adicional for necessária, uma costela adjacente à incisão pode ser removida; entretanto, isso é raramente necessário.

Posicione um tubo de toracostomia através de um espaço intercostal um a dois espaços caudais à incisão antes de fechar o tórax.

De forma alternativa, remova o ar residual da cavidade torácica utilizando um cateter após aposição das costelas e fechamento da musculatura.

Feche a toracotomia pela colocação prévia de quatro a oito suturas de fio de sutura absorvível ou não absorvível monifilamentar pesado (3-0 a nº 2, dependendo do tamanho do animal) ao redor das costelas adjacente à incisão (Figura 29.5A). Aproxime as costelas com um aproximador de costelas ou peça para o auxiliar cruzar dois fios para apor as costelas (Figura 29.5B), então amarre as suturas remanescentes. Amarre todas as suturas antes de remover o aproximador de costelas. Suture os músculos serrátil ventral, escaleno e peitoral em um padrão contínuo com fio de sutura absorvível. Aponha as margens do músculo grande dorsal de maneira semelhante. Remova o ar residual da cavidade torácica utilizando o tubo de toracostomia pré-posicionado ou um cateter (pp. 920–924). Feche o tecido subcutâneo e a pele de forma rotineira.

Uma técnica que poupa a musculatura também pode ser realizada em gatos e pequenos cães. Aqui, em vez da incisão do músculo grande dorsal, o músculo é separado ao longo de seus ligamentos fasciais ventrais e elevado. Filhotes podem ter mais vontade de deambular logo após a toracotomia se o músculo grande dorsal não foi incisado. Um estudo de 2015 com 20 cães observou que a técnica que poupa a musculatura foi associada a uma recuperação menos dolorosa durante os 7 primeiros dias após a cirurgia quando comparada à técnica tradicional.[1] Além disso, a técnica que poupa a musculatura não comprometeu a exposição das vísceras torácicas.

Suturas transcostais também foram relatadas para o fechamento de toracotomias intercostais; pequenos orifícios são feitos na costela caudal através da qual o fio é passado para evitar o aprisionamento do nervo intercostal contra a costela. Este método de fechamento parece resultar em dor pós-cirúrgica marcantemente menor; entretanto, é uma técnica que consome tempo e pode estar associada à fratura de costela em animais menores.

CAPÍTULO 29 Cirurgia do Sistema Respiratório Inferior: Pulmões e Parede Torácica

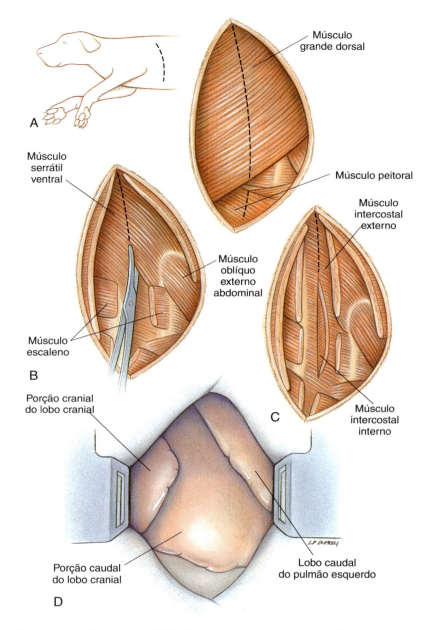

Figura 29.3 Toracotomia intercostal. (A) Incise agudamente a pele, tecidos subcutâneos e músculo cutâneo do tronco. Aprofunde a incisão através do músculo grande dorsal com tesouras. (B) e (C) Realize a transecção dos músculos escaleno, peitoral, serrátil ventral e intercostal. (D) Utilize um retrator Finochietto para afastar as costelas.

Esternotomia Mediana

Ao realizar a esternotomia mediana, duas ou três estérnebras devem ser mantidas intactas cranial ou caudalmente (dependendo da localização da lesão) para redução da dor pós-cirúrgica e prevenção do retardo da cicatrização causado pelo desvio de estérnebras. Se a exposição dos pulmões ou coração for necessária (i.e., em cães com pneumotórax espontâneo ou para pericardiectomia), a esternotomia deve se estender desde a cartilagem xifoide cranialmente até a segunda ou terceira estérnebra. Se a exposição do mediastino cranial for desejada, a esternotomia deve ser estendida desde o manúbrio caudalmente à sexta ou sétima estérnebra.

Em cães grandes, esternotomias fechadas com fio de cerclagem podem ser mais estáveis, já que a cicatrização está associada à ponte condral ou osteocondral. Entretanto, recentes estudos cadavéricos observaram que o fechamento de esternotomias com fios de sutura (polidioxanona ou náilon) são mecanicamente comparáveis à cerclagem.[2,3] Padrões em figura de oito únicas ou duplas centralizadas entre duas estérnebras estão associados com menor deslocamento durante carga biomecânica, enquanto a cerclagem dupla deve ser evitada devido à alta taxa de falha sob carga.

Com o cão em decúbito dorsal, incise a pele na linha média sobre o esterno. Exponha o esterno por uma combinação de incisão perfurante e dissecção romba da musculatura sobrejacente. Transeccione as estérnebras longitudinalmente na linha média com uma serra esternal (Figura 29.6), serra óssea (Figura 29.7), ou formão e osteótomo. Uma serra esternal possui um guia que jaz sob o esterno, tornando o corte do esterno muito mais fácil e sem lesão do coração ou pulmões subjacentes. Em animais jovens, tesouras retas podem ser adequadas; entretanto, evite o esmagamento do osso. A divisão das estérnebras na linha média facilita o fechamento. Ao utilizar a serra óssea ou formão, tenha precaução extra para garantir que o pulmão subjacente e o coração não sejam danificados ao concluir a esternotomia. Assim que o xifoide for dividido, um retrator maleável (em fita) pode ser posicionado no tórax sob o esterno a fim de proteger as vísceras subjacentes. Coloque compressas de laparotomia umedecidas nas margens incisadas das estérnebras e retraia as margens com um retrator de costelas Finochietto. Se um tubo de toracostomia for colocado, o faça antes de fechar a esternotomia. Não remova o tubo entre as estérnebras; retire-o entre as costelas ou através do diafragma. Feche a esternotomia com fios de cerclagem (cães com mais de 15 kg aproximadamente) ou fios maiores (gatos e cães com menos de 15 kg aproximadamente) posicionados ao redor das estérnebras em um padrão em figura de oito (Figura 29.8). Suture o tecido subcutâneo em um padrão contínuo simples com fio absorvível. Remova o ar residual da cavidade torácica e feche a pele rotineiramente.

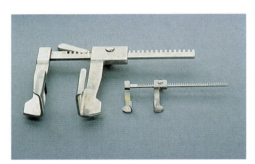

Figura 29.4 Retratores Finochietto.

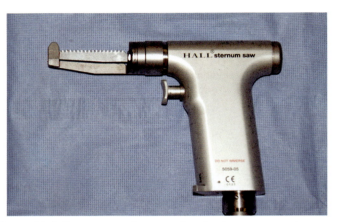

Figura 29.6 Serra esternal para realização de esternotomia mediana.

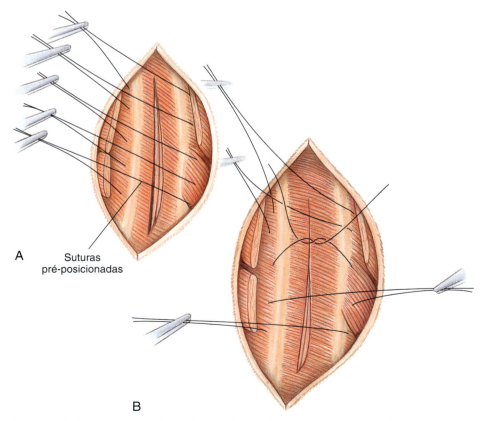

Figura 29.5 (A) Feche a toracotomia posicionando previamente quatro a oito fios monofilamentares pesados ao redor das costelas, adjacentes à incisão. (B) Aproxime as costelas com pinças ou aproximadores de costela, ou tenha um assistente que cruze dois fios para apor as costelas. Amarre os fios restantes.

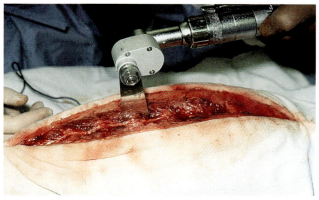

Figura 29.7 Ao realizar uma esternotomia mediana, transeccione as estérnebras longitudinalmente na linha média com uma serra óssea, cinzel e osteótomo, ou cortadores de ossos.

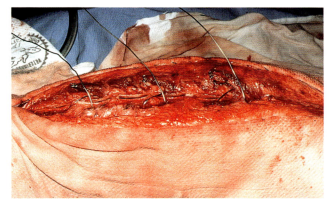

Figura 29.8 Dependendo do tamanho do animal, feche uma esternotomia com cerclagem ou fios pesados posicionados ao redor das estérnebras.

Toracoscopia

A cirurgia torácica assistida por vídeo ou toracoscopia é uma técnica minimamente invasiva para procedimentos diagnósticos e terapêuticos da cavidade torácica. A toracoscopia é realizada tanto em decúbito dorsal, com a câmera portal posicionada em uma posição paraxifoide, como em decúbito lateral, com a câmera e instrumentos portais posicionados através dos espaços intercostais. Para melhorar a visualização e espaço de trabalho para cirurgia, a ventilação em um único pulmão ou bloqueio do brônquio principal pode ser realizada (Anestesia na p. 886). Procedimentos que podem ser realizados por toracoscopia incluem, mas não estão limitados à, toracotomia exploratória (p. ex., piotórax); biópsias do pulmão, mediastino ou pleura; pericardiectomia; lobectomia pulmonar; correção de anomalias do anel vascular; remoção de timoma; e ligadura de ducto torácico. A cirurgia pulmonar assistida por toracoscopia foi descrita para lobectomia pulmonar parcial e completa que não necessita de ventilação para um pulmão.[4] Uma minitoracotomia é realizada utilizando visualização toracoscópica direta a fim de permitir exteriorização e ressecção do pulmão afetado. A toracoscopia está associada a menos dor pós--cirúrgica, menores complicações da ferida, diminuição do tempo de recuperação, períodos de hospitalização mais curtos e retorno mais rápido à função. Ver também Capítulo 14.

Biópsia Pulmonar

Aspiração por Agulha Fina

Esta técnica é mais adequada para lesões nodulares que estão próximas à parede torácica ou infiltrados pulmonares difusos. A aspiração por agulha fina pode ser realizada cegamente ou guiada por ultrassom ou fluoroscopia. A utilização de ultrassonografia ou fluoroscopia para direcionar o aspirado aumenta substancialmente as chances de posicionamento preciso da agulha em lesões focais; pode ser fácil deixar passar tais lesões ao determinar o posicionamento da agulha por radiografias. Certas vezes, a presença de ar nos pulmões torna as lesões pulmonares difíceis de detectar pela ultrassonografia. No caso de nódulos profundos no parênquima pulmonar, o paciente pode ser anestesiado e colocado em uma unidade fluoroscópica, para que as respirações sejam controladas e a agulha, precisamente posicionada. Radiografias podem ajudar a determinar o melhor local para posicionamento da agulha se não houver disponibilidade de ultrassonografia ou fluoroscopia. Ademais, aspirados guiados por TC podem ser realizados se esta modalidade estiver disponível. No caso de lesões difusas, é usualmente melhor aspirar os maiores lobos caudais para se distanciar do coração e vasos principais. Há sempre o risco de pneumotórax após tal procedimento. Apesar de o risco ser pequeno, pacientes já morreram por complicações de aspirados, e os clínicos devem estar preparados para implantar um tubo de toracostomia e/ou realizar uma toracotomia para cessar o extravasamento de ar. Após identificação do ponto apropriado para punção da parede torácica, remova os pelos e prepare a área. Se o paciente for permanecer parado, nenhuma sedação ou anestésico são necessários. Entretanto, a anestesia é geralmente recomendada para garantir que o animal não se movimente durante o procedimento. Para lesões superficiais, utilize tipicamente uma agulha hipodérmica de diâmetro 25; para lesões profundas, uma agulha espinal de diâmetro 25 com mandril é preferida. Assim que a agulha supostamente estiver no ponto correto, aplique vários disparos de 5 a 8 mL de pressão negativa, e então remova a agulha sem manter a pressão negativa. Se houver sangue adentrando o canhão, pare o procedimento e remova a agulha. Sangue é indesejável porque dilui a amostra e pode tornar a análise citológica mais difícil. Realize o procedimento rapidamente para que o movimento respiratório não cause laceração pulmonar. Após realização do procedimento, observe cuidadosamente o paciente pelos próximos 30 a 60 minutos para garantir que o pneumotórax não cause comprometimento clínico.

Biópsia pela Técnica do Buraco de Fechadura

Identifique o espaço intercostal apropriado e realize uma abordagem de toracotomia intercostal de 3 a 7 cm (ver discussão prévia) para expor o pulmão. Posicione um pequeno retrator de costelas Finochietto no espaço para obter exposição da cavidade torácica. Exteriorize o lobo pulmonar e obtenha uma biópsia pulmonar utilizando uma ligadura circundante ou grampeador toracoabdominal (TA) (p. 894). Inspecione o coto remanescente após a biópsia, buscando evidências de hemorragia, e avalie o extravasamento de ar pelo preenchimento da cavidade torácica com solução salina estéril aquecida e observação de bolhas de ar. Evacue o líquido por sucção. Coloque um tubo de toracostomia, se necessário, ou feche o tórax rotineiramente (ver discussão prévia) e aspire o ar da cavidade torácica com agulha ou cateter (pp. 920–924).

Biópsia por Toracoscopia

Uma janela de observação paraxifoide ou substernal é usualmente a melhor escolha para este procedimento, embora um acesso lateral possa funcionar também. Examine os lobos pulmonares minuciosamente em busca de anormalidades. Estas biópsias são geralmente realizadas nas pontas ou margens dos lobos pulmonares. Após identificação do local a ser biopsiado, existem duas técnicas básicas (ver a seguir).

Biópsia Intratorácica

Posicione um nó de ligação disponível comercialmente (p. ex., 18 polegadas [46 cm], Endoloop ligature®; 21 polegadas [53 cm] Surgitie Ligating Loop®) no espaço intrapleural e passe uma pinça através do nó. De maneira alternativa, utilize um nó modificado de Roeder. Pince a margem da porção afetada do pulmão e puxe o tecido pulmonar em direção ao nó de ligação. Aperte o nó ao redor da base do espécime de biópsia ou porção do pulmão a ser removida. Assim que o nó estiver firme, transeccione o tecido pulmonar (deixando a alça no pulmão). Para biópsias maiores, utilize um grampeador toracoscópico (p. ex., EndoGIA 45-2.5®). Evidências conflitantes existem com relação à segurança dos dispositivos selantes de vasos (p. ex., Ligasure®) para biópsias pulmonares. Um pequeno estudo cadavérico observou vedação inconsistente do tecido pulmonar, assim como vazamento em pressões medianas inferiores na via aérea mediana quando comparado a outros métodos.[5] Entretanto, um estudo experimental em cães saudáveis não teve nenhuma complicação com vazamento de ar dos locais de biópsia.[6] Investigações adicionais são necessárias para avaliação dos dispositivos selantes de vasos para biópsia do pulmão doente.

Biópsia pela Técnica em Buraco de Fechadura Dirigida

Determine o melhor local para realização de uma incisão de 1 polegada (2,5 cm) no tórax, tipicamente dois a três espaços intercostais craniais ao local onde a extremidade do pulmão se estende durante a inspiração. Após realizar a incisão, insira uma pinça de Babcock, pince a extremidade do lobo pulmonar a partir do qual a biópsia será obtida, e puxe para fora do tórax. Posicione um nó ao redor da extremidade e realize a ressecção, deixando o nó no pulmão. Verifique possíveis vazamentos no local, e então posicione o pulmão de volta no tórax.

Biópsia Cirúrgica

Realize uma toracotomia intercostal e identifique o lobo pulmonar afetado. Palpe cada pulmão em busca de nódulos adicionais e obtenha uma biópsia do linfonodo hilar para propósitos de estadiamento. Realize uma lobectomia parcial (ver discussão posterior) caso o tumor esteja localizado na margem periférica do lobo; caso contrário, realize uma lobectomia completa. Submeta o tecido excisado para avaliação citológica e histológica. Se a lesão for cavitária, ou se houver evidência de piotórax preexistente, envie a massa para cultura. Coloque um tubo de toracostomia antes de fechar o tórax se houver evidências de infecções ou se houver possibilidade de pneumotórax ou hemorragia no período pós-cirúrgico. Remova o ar residual do espaço pleural após o fechamento.

Lobectomia Parcial

A lobectomia parcial pode ser realizada para remover uma lesão focal que envolva a metade ou dois terços periféricos do lobo pulmonar ou para biópsia. A lobectomia parcial pode ser realizada por toracotomia lateral no quarto ou quinto espaço intercostal ou por esternotomia mediana.

Identifique o tecido pulmonar a ser removido e coloque um par de pinças no lobo proximal à lesão (Figura 29.9A). Realize um padrão de sobreposição contínuo com fio absorvível (2-0 a 4-0) 4 a 6 mm proximal à pinça (Figura 29.9B). Se necessário, posicione uma segunda fileira de suturas de forma semelhante. Excise o pulmão entre a(s) linha(s) de sutura e pinça, deixando margem de 2 a 3 mm de tecido distal às suturas (Figura 29.9C). Suture o pulmão em padrão contínuo simples com fio absorvível (3-0 a 5-0; Figura 29.9D). Reposicione o pulmão na cavidade torácica e a preencha com solução salina estéril aquecida. Infle os pulmões e verifique vazamentos de ar nos brônquios. Remova o líquido antes de fechar o tórax.

A lobectomia parcial pode também ser realizada com grampeadores (p. ex., grampeador TA®; Figura 29.10). Existem diversos tamanhos dos grampos, que resultam em linhas de 30, 55 ou 90 mm de comprimento. Selecione o tamanho do grampo com base na largura do pulmão, para que a linha se estenda por toda a largura do pulmão a ser removido, mas não além das margens. Se for notado vazamento de ar ou hemorragia, realize um padrão contínuo simples com fio absorvível ao longo da margem pulmonar. Os grampeadores comprimem o tecido a uma espessura de 1,0 mm (grampos de 2,5 mm; 30 mm de comprimento somente), 1,5 mm (grampos de 3,5 mm), ou 2 mm (grampos de 4,8 mm). Evite grampear tecido pulmonar excessivamente espesso ou fibrótico, pois isso pode resultar em grande vazamento de ar ou hemorragia. Verifique vazamentos no pulmão e feche conforme previamente descrito.

Lobectomia Completa

A lobectomia completa é mais bem realizada por meio de uma toracotomia lateral. Se o pulmão contiver uma grande quantidade de material purulento, impeça a drenagem excessiva de fluido em direção aos brônquios principais e traqueia pinçando o brônquio próximo ao hilo antes de manipular o lobo. De maneira semelhante, lobos pulmonares torcidos devem ser removidos sem distorcer o pedículo (o que poderia liberar material necrótico aprisionado no pulmão) (p. 906). Cães podem sobreviver à perda aguda de até 50% do seu volume pulmonar; entretanto, acidose respiratória transitória e intolerância ao exercício podem ocorrer. Complicações respiratórias importantes pela pneumectomia foram recentemente documentadas em cães e gatos, e consistiram em efusão pleural persistente, dependência de oxigênio, taquipneia persistente e tosse.[7] Um estudo separado documentado estimou o tempo de sobrevida média em cães após pneumectomia em 1.868 dias.[8] A pneumectomia causa alterações compensatórias no pulmão contralateral e miocárdio mesmo em cães normais. Embora o volume pulmonar residual, capacidade vital e capacidade respiratória máxima substancialmente diminuam inicialmente após a pneumectomia, o volume pulmonar residual aumenta significativamente após 3 meses.

Identifique o lobo ou lobos afetados e os isole dos lobos remanescentes com compressas úmidas (laparotomia ou 4 × 4s, dependendo do tamanho do animal). Identifique a vasculatura e brônquio ao lobo (Figura 29.11A). Utilizando dissecção romba, isole a artéria pulmonar que irriga o lobo afetado e passe um nó com fio não absorvível ou absorvível (2-0 ou 3-0) ao redor da extremidade proximal do vaso. Não comprometa o lúmen do vaso principal a partir do qual este vaso surge. Posicione um segundo nó de maneira semelhante distal ao local onde o vaso sofrerá transecção. Uma sutura transfixante pode ser realizada entre estas suturas proximal ao local da transecção a fim de impedir que a primeira sutura seja deslocada inadvertidamente. Transeccione a artéria entre os dois nós distais. Ligue a veia pulmonar de maneira semelhante. Identifique o brônquio principal que supre o lobo e pince-o com duas pinças Satinsky ou proximal e distal ao local selecionado para transecção (Figura 29.11B). Seccione o brônquio entre as pinças e remova o pulmão. Suture o brônquio proximal à pinça remanescente em um padrão de colchoeiro horizontal contínuo (Figura 29.11C) ou, em gatos e cães pequenos, posicione um nó transfixado ao redor do brônquio. Antes de remover a pinça, fixe uma sutura no brônquio distal à pinça. Após remoção da pinça, suture a extremidade do brônquio em um padrão de sutura contínua simples (Figura 29.11D). Preencha a cavidade torácica com solução salina estéril aquecida. Infle os pulmões e verifique vazamentos de ar no brônquio. Antes do

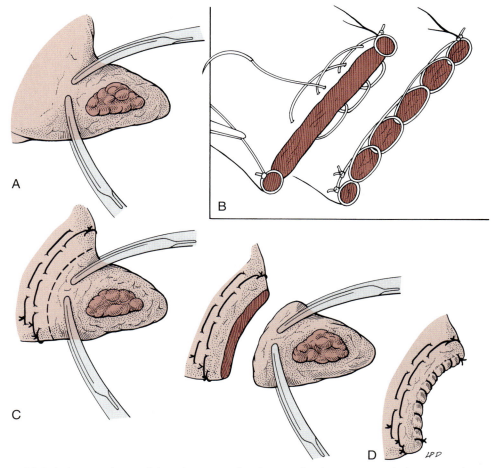

Figura 29.9 Lobectomia parcial pode ser realizada através de toracotomia intercostal ou esternotomia mediana. (A) Identifique o tecido pulmonar a ser removido e posicione um par de pinças proximal à lesão. (B) Posicione um padrão de sutura sobreposto e contínuo proximal à pinça. (C) Excise o pulmão entre as linhas de sutura e pinças. (D) Suture o pulmão em um padrão simples contínuo com fio absorvível.

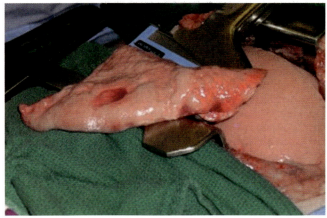

Figura 29.10 Imagem intraoperatória de uma lobectomia parcial utilizando um grampeador toracoabdominal (TA).

fechamento, verifique os lobos que foram "deixados" para confirmar se eles podem ser reinflados e se não estão torcidos. Remova o fluido e feche o tórax conforme descrito previamente.

Um nó de Miller (Figura 26.4) ou sutura de transfixação pode ser utilizado com sucesso para ligar os vasos e brônquios em vários animais. Grampeadores (p. ex., grampeador TA® 30 mm, cartucho branco [grampos de 2,5 mm]) podem também ser utilizados para lobectomia completa, mas tenha certeza de que o brônquio e vasos estão adequadamente ligados pelos grampos.

CICATRIZAÇÃO DOS PULMÕES E ESTERNO

Após lobectomias múltiplas ou lobectomia parcial de vários lobos, a expansão do pulmão remanescente pode ocorrer em uma tentativa de restaurar o volume pulmonar normal; portanto, a intolerância ao exercício pode declinar em alguns animais com o passar do tempo após a pneumectomia. A cicatrização de esternotomias medianas tem sido uma questão de preocupação; entretanto, estas

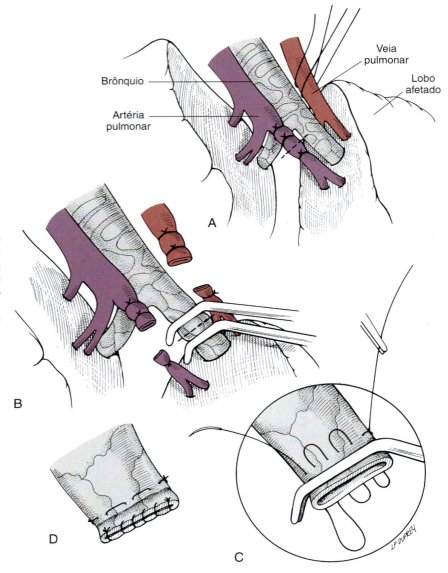

Figura 29.11 Lobectomia completa. (A) Ligue e transeccione a vasculatura ao lobo afetado. (B) Pince o brônquio principal com um par de pinças Satinsky ou hemostáticas; separe o brônquio entre as pinças e remova o pulmão. (C) Suture o brônquio em um padrão de colchoeiro contínuo horizontal. (D) Suture a extremidade em um padrão de sutura simples contínuo.

incisões cicatrizam prontamente e sem complicações em animais com piotórax, caso várias estérnebras sejam deixadas intactas e se o fechamento for realizado apropriadamente.

MATERIAIS CIRÚRGICOS E INSTRUMENTOS ESPECIAIS

Material de sutura absorvível ou não absorvível pode ser utilizado para lobectomia completa; entretanto, fios trançados, multifilamentares e não absorvíveis (p. ex., seda) devem ser utilizados se houver infecção. Afastadores Finochietto, pinças Satinsky (para pinçar o brônquio) e pinças em ângulo reto (como a pinça Mixter [também conhecida como pinça de vesícula biliar, ducto biliar ou torácica]) são úteis em cirurgias torácicas (Figura 29.12). Uma serra esternal ou serra óssea é recomendada para esternotomia mediana, particularmente em cães de médio ou grande porte. Dispositivos de

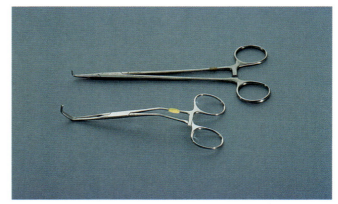

Figura 29.12 Pinças em ângulo reto *(em cima)* e Satinsky *(embaixo)*.

sucção a vácuo facilitam a remoção de líquido colocado no tórax para identificar vazamentos de ar. Grampeadores TA® também são úteis para lobectomias.

CUIDADO E AVALIAÇÃO PÓS-CIRÚRGICOS

A respiração deve ser monitorada intimamente assim que o animal comece a ventilar por si só. Se excursões respiratórias forem inadequadas, o tórax deve ser avaliado para verificar se o ar residual foi removido após fechamento do tórax. Se houver qualquer dúvida, radiografias torácicas devem ser examinadas em busca de pneumotórax (p. 939). A hemogasometria pode ajudar a avaliar a adequação da ventilação; animais hipoxêmicos devem receber oxigênio por insuflação nasal ou em uma gaiola de oxigênio (Capítulo 4). Animais com hipoxemia severa ou progressiva devem ser avaliados para edema pulmonar. A ventilação inadequada pode ocorrer devido à dor em alguns animais. A esternotomia mediana pode causar diminuição da ventilação quando comparada àquela observada em casos de toracotomia intercostal. A analgesia multimodal é necessária em todos os pacientes submetidos a procedimentos de toracotomia (p. 886). Hipotermia é comum após cirurgia torácica; garrafas de água quente e água corrente ou cobertores de ar aquecidos devem ser utilizados para reaquecer estes pacientes.

> **NOTA** Se o animal estiver em hipoventilação no período pós-cirúrgico, radiografias torácicas são indicadas para descartar pneumotórax, hemotórax e edema pulmonar.

COMPLICAÇÕES

Complicações pós-cirúrgicas são relatadas em 39% dos casos cirúrgicos torácicos, em sua maioria consistindo em complicações da ferida e problemas com o dreno torácico. A incidência de piotórax após cirurgia torácica foi de 6,5% em um estudo com 232 cães com taxa de mortalidade de 67%.[9] O acúmulo de líquido subcutâneo no aspecto ventral da incisão da toracotomia ocasionalmente ocorre, mas pode ser evitado pelo fechamento cuidadoso da musculatura distal (i.e., músculos serrátil ventral e peitoral). A principal complicação da lobectomia parcial ou completa é o vazamento de ar ou hemorragia (ou ambos). Discretos vazamentos de ar usualmente são selados, mas vazamentos de ar massivos ou hemorragia severa necessitam de nova cirurgia. Em casos de esternotomia média, o fechamento adequado e a manutenção de diversas estérnebras intactas previnem o atraso da cicatrização ou não união das estérnebras; entretanto, complicações da ferida são ainda comuns. No período pós-cirúrgico, a claudicação associada à dor e ruptura do músculo grande dorsal podem ocorrer, mas geralmente melhora dentro de 1 a 2 dias.

> **NOTA** Monitore intimamente esses animais no período pós-cirúrgico inicial em busca de pneumotórax, hemitórax ou ambos.

CONSIDERAÇÕES ESPECIAIS RELACIONADAS COM A IDADE

A captação de agentes inalatórios em pacientes pediátricos (i.e., menor que 12 semanas de idade) pode ser mais rápida do que em adultos, e o nível de anestesia flutua mais prontamente nestes pacientes; portanto, cuidado extra deve ser tido ao anestesiá-los. Animais jovens são particularmente predispostos à hipotermia quando a cavidade torácica é aberta. Regulação da temperatura, necessidades da glicemia e reposição hidroeletrolítica devem ser agressivamente controladas nestes pacientes. Pacientes geriátricos com função pulmonar comprometida e/ou diminuição da capacidade cardiovascular podem também ter captação anormal de anestésicos inalatórios.

DOENÇAS ESPECÍFICAS

TRAUMA DA PAREDE TORÁCICA

DEFINIÇÃO

O **tórax instável** ocorre quando várias costelas em ambos os lados do ponto de impacto são fraturadas, de modo que o segmento fraturado se movimenta paradoxalmente com a respiração.

CONSIDERAÇÕES GERAIS E FISIOPATOLOGIA CLINICAMENTE RELEVANTE

A lesão da parede torácica pode ocorrer devido a trauma contuso (p. ex., acidentes com veículos motorizados ou coice de um cavalo) ou trauma penetrante. As causas mais comuns de injúrias penetrantes do tórax em cães são feridas por mordedura e lesões por armas de fogo. Tanto traumas contusos como penetrantes podem causar extensa lesão a tecidos moles da parede torácica (Figura 29.13). Embora o dano aos tecidos moles seja raramente a causa de morbidade ou mortalidade importante, ele pode ser a única evidência externa de trauma torácico severo em alguns animais. A dor associada a lacerações musculares pode causar alteração da respiração porque o animal não deseja respirar profundamente. A menos que esteja associada a dano parenquimatoso pulmonar, a hipoxia resultante de alterações ventilatórias raramente ocorre por trauma da parede torácica.

O enfisema subcutâneo pode ocorrer tanto por traumas contusos como penetrantes, mas é geralmente insignificante. Isso ocorre quando o ar é forçado em direção ao tecido subcutâneo e disseca os planos

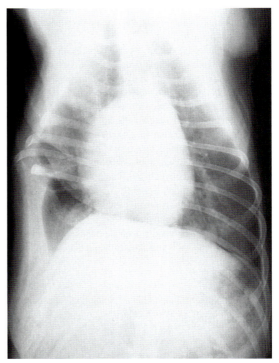

Figura 29.13 Radiografia torácica de um cão que foi chutado por um equino. Note o grande defeito entre as costelas no lado direito do tórax e o sinal extrapleural criado pelo trauma à parede torácica.

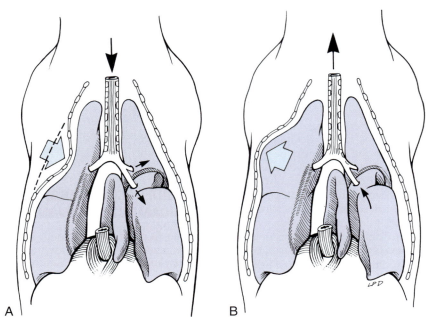

Figura 29.14 Em casos de tórax instável, o movimento paradoxal da parede torácica ocorre durante a respiração em razão das alterações de pressão intrapleural; o segmento fraturado se movimenta (A) para dentro durante a inspiração e (B) para fora durante a expiração.

muscular e fascial. O ar pode alcançar o tecido subcutâneo através de rupturas da pleura e músculos intercostais, por comunicação direta com uma ferida externa, ou como uma extensão de enfisema mediastinal. O tratamento de ar subcutâneo deve ser direcionado à sua causa de base. De maneira semelhante, fraturas isoladas de costelas estão raramente associadas a morbidades importantes. Ocasionalmente, fraturas de costelas resultam em fragmentos pontiagudos que podem lesar um vaso importante ou lacerar o pulmão. Fraturas de costela podem interferir com a ventilação se o animal colocar uma tala no tórax em uma tentativa de reduzir a dor pela diminuição da movimentação dos fragmentos.

O tórax instável ocorre quando várias costelas em ambos os lados do ponto de impacto estão fraturadas, de tal forma que segmentos intervenientes de costela perdem sua continuidade com o restante do tórax (Figura 29.14). Movimentos paradoxais da parede torácica ocorrem durante a respiração como resultado de alterações da pressão intrapleural; o segmento fraturado se move para dentro durante a inspiração e para fora durante a expiração. Anormalidades respiratórias em pacientes com tórax instável podem ser severas e podem incluir diminuição da capacidade vital, redução da capacidade residual funcional, hipoxemia, diminuição da complacência, aumento da resistência das vias aéreas e aumento do esforço respiratório. Estes parâmetros respiratórios anormais eram supostamente causados primariamente pelo movimento do segmento instável; entretanto, agora se acredita que o dano pulmonar de base e a hipoventilação pela dor torácica são fatores mais importantes para o desenvolvimento da insuficiência respiratória.

DIAGNÓSTICO

Apresentação Clínica
Sinais Clínicos
O trauma à parede torácica pode ocorrer em cães ou gatos de qualquer idade, mas é mais comum em jovens predispostos a traumas. Feridas por mordedura torácicas são mais frequentemente observadas em cães de pequeno porte.

Histórico
Um histórico de trauma pode ou não ser obtido. O animal pode ser atendido para avaliação de dispneia, relutância em movimentar-se em razão de dor, depressão, letargia e/ou anorexia.

Achados de Exame Físico
Pode haver pouca ou nenhuma evidência externa de trauma torácico. Examine o animal minuciosamente em busca de pequenas feridas penetrantes e áreas de enfisema subcutâneo. O tórax instável é diagnosticado pela observação de movimentos paradoxais de um segmento da parede torácica. Animais em dispneia severa podem estar cianóticos.

Animais com trauma torácico devem ser examinados por conta de arritmias cardíacas de início tardio. Arritmias cardíacas, particularmente contrações ventriculares prematuras e taquicardia ventricular, podem ocorrer após traumas torácicos contusos ou penetrantes. Estas arritmias podem não surgir até 12 a 72 horas após o trauma e podem estar associadas a contusão miocárdica, isquemia miocárdica que ocorre secundariamente ao choque, ou lesões neurogênicas que resultam em estimulação excessiva simpática. Contusões cardíacas são frequentemente subestimadas em pacientes traumatizados porque (1) a atenção é direcionada para lesões visualmente óbvias, (2) não existem evidências externas de trauma torácico, ou (3) não há evidências de trauma torácico na avaliação inicial. A função cardíaca, portanto, deve ser avaliada frequentemente na maioria dos pacientes traumatizados.

Diagnóstico por Imagem
Radiografias torácicas são recomendadas em todos os animais que sofrem traumas contusos ou penetrantes. Um estudo de 2015 com base em traumas torácicos por mordedura observou que 22% dos cães e gatos com padrões respiratórios normais tinham lesões aparentes em radiografias torácicas.[10] Radiografias torácicas devem ser minuciosamente avaliadas em busca de contusões pulmonares, pneumotórax (p. 936), efusão pleural (p. 927) e hérnias diafragmáticas (p. 927). Fraturas de costela passam facilmente

despercebidas em radiografias torácicas se não for dada atenção especial ao contorno da costela, em particular se o segmento fraturado estiver minimamente deslocado. Projeções radiográficas ortogonais devem ser avaliadas. Evidências de outros traumas ósseos devem ser procuradas pelo exame minucioso das vértebras, escápulas e membros torácicos proximais. A TC de corpo inteiro deve ser considerada em vez de radiografias múltiplas se houver suspeita de lesões múltiplas.

> **NOTA** Avalie radiografias torácicas de animais dispneicos cuidadosamente para diferenciar dano intraparenquimatoso (i.e., contusão) de pneumotórax.

Achados Laboratoriais

Achados laboratoriais são inespecíficos. A hemogasometria pode revelar hipoxemia e acidose respiratória (resultante de hipoventilação) ou alcalose (resultante de hiperventilação).

DIAGNÓSTICO DIFERENCIAL

Fraturas de costela podem ocorrer secundariamente a neoplasia ou processos infecciosos; entretanto, estas lesões são geralmente acompanhadas por lise ou proliferação do osso adjacente.

MANEJO CLÍNICO

A maioria dos animais com trauma da parede torácica pode ser estabilizada sem cirurgia. A antibioticoterapia é indicada em pacientes com contusão ou hemorragia pulmonar notável. O pneumotórax concomitante deve ser identificado e tratado (p. 933). Se o animal estiver dispneico, deve ser fornecida oxigenoterapia. Em casos de tórax instável, o segmento da costela pode inicialmente ser imobilizado pelo posicionamento do paciente com o lado afetado para baixo. A ventilação mecânica, em vez da cirurgia, é o tratamento de escolha em seres humanos com contusões pulmonares e tórax instável; entretanto, a ventilação mecânica em longo prazo pode não ser possível ou prática em diversos pacientes veterinários. A estabilização pode impedir danos adicionais às estruturas intratorácicas, melhorar a ventilação pulmonar, e reduzir a dor associada ao movimento de fragmentos; entretanto, seu benefício é incerto (discutido posteriormente na seção Prognóstico).

TRATAMENTO CIRÚRGICO

A exploração cirúrgica de feridas torácicas por mordedura é recomendada a fim de desbridar tecido necrótico e reduzir o grau de contaminação. A terapia da ferida por pressão negativa foi recentemente descrita para o manejo eficaz de uma ferida torácica perfurante por mordedura em um cão.[11]

Indicações para toracotomia exploratória incluem lesões penetrantes, mais de três lesões radiográficas ou ambas.[10] Fraturas de costela raramente necessitam de terapia cirúrgica; entretanto, fraturas múltiplas de costelas podem causar um defeito de continuidade da parede torácica (i.e., concavidade) que requer reparo cirúrgico. A estabilização aberta de fraturas de costela pode ser indicada se o trauma intratorácico concomitante necessitar de cirurgia. O tórax instável pode ser tratado pelo posicionamento de uma tala externa sobre o tórax a fim de estabilizar o segmento fraturado (ver discussão posterior).

Manejo Pré-cirúrgico

Se possível, animais com contusões pulmonares devem estar em condição estável antes do reparo cirúrgico das fraturas de costela. O tratamento de choque (i.e., fluidos e antibióticos, com ou sem corticosteroides) deve ser iniciado se necessário. A oxigenoterapia pode ser benéfica (Capítulo 4), e antibióticos são indicados se houver contusões pulmonares ou hemorragia. Se houver um segmento instável, pode ser benéfico posicionar o animal com o lado afetado para baixo.

Anestesia

Uma tala pode ser aplicada ao segmento instável de alguns animais utilizando um bloqueio de nervos intercostais (p. 918) em vez de anestesia geral. Ver as recomendações anestésicas na p. 884 para animais com distúrbios respiratórios. Se for necessária anestesia geral, consulte a Tabela 30.3 em busca da recomendação anestésica para o paciente com trauma agudo.

Posicionamento

Para fraturas de costela e tórax instável, o tórax lateral que compreende as costelas fraturadas é tricotomizado e preparado assepticamente.

TÉCNICA CIRÚRGICA

Fraturas de Costela

Posicione um pino intramuscular pequeno através do fragmento proximal em direção ao canal medular. Reduza a fratura e direcione o pino ao segmento distal. Atravesse o córtex com o pino e dobre discretamente as extremidades para ajudar a impedir a migração. Como alternativa, utilize fios de cerclagem ou pinos cruzados.

Tórax Instável

Estabilize as costelas afetadas com uma folha de material plástico (p. ex., Orthoplast®) que tenha sido moldada para conformar a parede torácica (Figura 29.15). Utilizando um pino de Steinmann, posicione orifícios no material da tala grandes o suficiente para passar o fio selecionado (ver discussão posterior) através deles. Posicione fios circunferencialmente em relação às costelas afetadas. Passe as extremidades dos fios através dos orifícios previamente furados e amarre firmemente. Como alternativa, bastões de alumínio, abaixadores de língua ou placas Lubra podem ser utilizados como substitutos do material plástico da tala.

MATERIAIS DE SUTURA E INSTRUMENTOS ESPECIAIS

Para aplicação de uma tala em animais com tórax instável, utilize fios grandes monofilamentares (2-0 a nº 2, dependendo do tamanho do animal) com uma grande agulha curva. Um pino de Steinmann e um mandril também são necessários. Para reparo de fraturas de costela, pequenos pinos intramedulares e fios de cerclagem são necessários.

CUIDADO E AVALIAÇÃO PÓS-CIRÚRGICOS

Animais com trauma torácico devem ser monitorados intimamente no período pós-cirúrgico por conta de hipoventilação e pneumotórax (p. 933). Analgésicos são fundamentais nestes animais (p. 886).

PROGNÓSTICO

O prognóstico para animais com trauma da parede torácica geralmente depende da quantidade de trauma pulmonar ou cardíaco e do desenvolvimento de complicações pós-cirúrgicas da ferida; uma

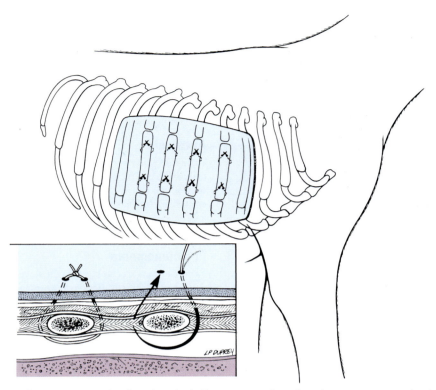

Figura 29.15 Para o reparo do tórax instável, fixe as costelas afetadas a uma camada de material plástico da tala. Posicione suturas circunferencialmente ao redor das costelas afetadas e através de orifícios no material da tala.

taxa de mortalidade de 15% em cães e gatos com feridas torácicas por mordedura já foi relatada.[10] A maioria das fraturas de costela cicatriza sem cirurgia, e não há diferença nos resultados se um segmento instável foi ou não estabilizado. Gatos com fraturas de costela secundárias a trauma geralmente possuem bom prognóstico, mas este é pior se houver tórax instável, efusão pleural ou hérnias diafragmáticas.

NEOPLASIA PULMONAR

DEFINIÇÃO

Neoplasias pulmonares primárias se originam no tecido pulmonar e podem surgir como uma massa solitária ou, em raros casos, ser multicêntricas.

CONSIDERAÇÕES GERAIS E FISIOPATOLOGIA CLINICAMENTE RELEVANTE

Neoplasias primárias pulmonares são menos comuns do que neoplasias metastáticas em cães e gatos. Os lobos diafragmáticos são mais frequentemente envolvidos, sendo que os lobos pulmonares direitos são mais frequentemente afetados do que os esquerdos. A localização anatômica específica da origem do tumor nem sempre é possível, e mais de um tipo tumoral pode estar presente; portanto, a classificação dos tumores pulmonares primários é usualmente baseada no padrão histológico predominante. Adenocarcinoma é o tipo histológico mais comum observado em cães e gatos; o carcinoma de células escamosas e carcinomas anaplásicos são menos comuns. Tumores pulmonares primários com origem no tecido conjuntivo (p. ex., osteossarcoma, fibrossarcoma e hemangiossarcoma) são raros. Embora a maioria dos tumores pulmonares seja maligna, tumores benignos (p. ex., adenoma papilar, adenoma bronquial, fibroma, mixocondroma e plasmocitoma) ocorrem. Neoplasias pulmonares são altamente agressivos e tendem a sofrer metástases precocemente. A maioria dos carcinomas anaplásicos e carcinomas de células escamosas já sofreu metástase no momento do diagnóstico, enquanto aproximadamente metade dos adenocarcinomas já o fez. A metástase ocorre frequentemente ao próprio pulmão ou a linfonodos regionais, ou a ambos.

A neoplasia pulmonar metastática é um importante diagnóstico diferencial para doenças pulmonares nodulares. Tumores com alta probabilidade de causar metástases pulmonares incluem carcinomas mamários, carcinomas tireoideanos, hemangiossarcoma, osteossarcoma, carcinoma de células transicionais, carcinoma de células escamosas e melanomas orais e digitais.

A síndrome digitopulmonar felina é um padrão incomum de metástase em gatos com adenocarcinomas bronquiais ou broncoalveolares primários. Metástases são observadas em falanges distais de vários dígitos e em vários membros. Dígitos que suportam peso supostamente são mais comumente afetados.

DIAGNÓSTICO

Apresentação Clínica
Sinais Clínicos

A idade média de cães e gatos com tumores pulmonares primários é acima de 10 anos. Carcinomas anaplásicos tendem a ocorrer em animais discretamente mais jovens (8-9 anos) do que adenocarcinomas. Não parece haver predileção sexual ou racial, embora Boxers possam ser mais acometidos. A idade média de apresentação em gatos é de 12 anos, sem predisposição sexual ou racial aparente.

Histórico

Quase 25% dos cães com neoplasias pulmonares são assintomáticos no momento do diagnóstico (i.e., neoplasias pulmonares são um achado incidental quando radiografias torácicas são avaliadas para um problema não relacionado). Se houver sinais clínicos, o tutor pode relatar que eles estiveram aparentes por semanas a meses.

Achados de Exame Físico

O achado clínico mais comum em cães com neoplasia pulmonar primária é uma tosse não produtiva; outros sinais incluem hemoptise, febre, letargia, intolerância ao exercício, perda de peso, disfagia e anorexia. Claudicação pode estar associada à metástase ao osso ou músculo esquelético ou com desenvolvimento de osteopatia hipertrófica ou da síndrome digitopulmonar felina. Hiporexia, perda de peso, letargia, dispneia e tosse são sinais clínicos comuns em gatos com tumores pulmonares primários; sinais respiratórios podem ocorrer em até um terço dos gatos afetados.

Diagnóstico por Imagem

Radiografias torácicas devem ser obtidas em animais com suspeita de neoplasia pulmonar (Figura 29.16). O achado mais comum em casos de neoplasia pulmonar primária em cães é uma densidade nodular solitária na periferia de um lobo pulmonar dorsocaudal (Figura 29.17). Lesões miliares múltiplas são menos comuns (Figura 29.18). O padrão radiográfico pode ser classificado como nodular solitário, nodular múltiplo ou infiltrativo-disseminado. Lesões discretas múltiplas dentro de um único lobo ou diversos usualmente representam neoplasias metastáticas em vez de neoplasias primárias multicêntricas. O carcinoma broncoalveolar felino pode surgir como um padrão broncoalveolar misto, uma massa alveolar mal definida, ou uma massa com cavitação. Doença brônquica é tipicamente observada em gatos afetados (p. ex., padrão broncointersticial, coxins peribrônquicos, ou bronquiectasia) e pode representar metástase em vias aéreas. Como os sinais radiográficos de neoplasias pulmonares em gatos são inespecíficos (várias doenças inflamatórias causarão alterações semelhantes), aspirados pulmonares por agulha fina podem ser a ferramenta diagnóstica mais útil.

> **NOTA** Por conta da ausência de sinais respiratórios em vários animais com tumores pulmonares, obtenha radiografias torácicas ao atender um gato ou cão com sinais clínicos crônicos e inexplicados.

A avaliação torácica deve incluir um estudo radiográfico em três projeções (projeções laterais opostas e uma posição ortogonal). Lesões pulmonares podem passar despercebidas em radiografias laterais em decúbito quando o pulmão afetado é dependente, em razão da atelectasia de decúbito que ocorre. Radiografias torácicas são indicadores relativamente insensíveis de neoplasias pulmonares, pois os nódulos devem ter aproximadamente 0,5 a 1 cm de diâmetro para serem reconhecidos de maneira confiável. Radiografias também devem ser avaliadas com relação à linfadenopatia esternal ou hilar e/ou efusão pleural. Pode ser difícil diferenciar neoplasias pulmonares metastáticas de metástases pulmonares de um tumor pulmonar primário. Comparados a lesões primárias, tumores metastáticos são geralmente menores e mais bem circunscritos, e estão geralmente localizados nas porções periféricas ou média do pulmão. Vários nódulos associados a tumores pulmonares primários geralmente

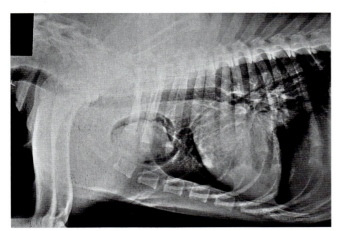

Figura 29.16 Radiografia torácica de um cão Pastor-alemão de 2 anos com cisto broncogênico no lobo pulmonar cranial esquerdo. A excisão cirúrgica foi realizada através de uma abordagem por esternotomia mediana.

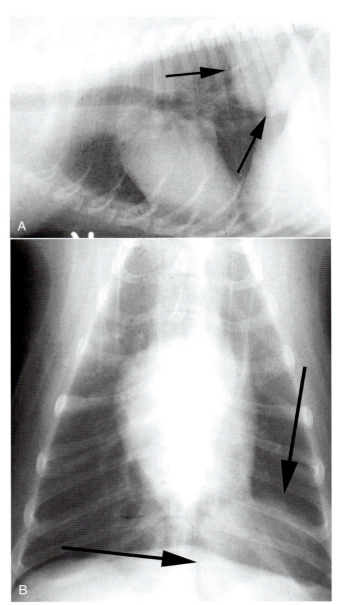

Figura 29.17 Radiografias (A) lateral direita e (B) ventrodorsal de um cão com uma grande massa no lobo pulmonar caudal esquerdo. Note a massa bem definida de tecidos moles *(setas)*. O diferencial principal é uma neoplasia pulmonar primária.

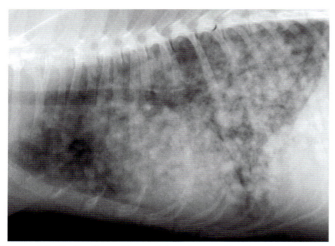

Figura 29.18 Radiografia torácica de um Husky siberiano de 7 anos com neoplasia metastática. Note o padrão nodular miliar no pulmão. O outro diferencial importante para este padrão é de pneumonia fúngica.

consistem em uma grande massa e nódulos secundários menores. Quando múltiplos nódulos são metástases, existem usualmente várias grandes massas e uma série de lesões menores. A TC contrastada é o meio mais sensível para detecção de lesões pulmonares. A TC foi mais sensível do que as radiografias em três projeções para detecção de nódulos pulmonares, particularmente em raças grandes e gigantes.[12] Em gatos, focos adicionais de doença pulmonar compatíveis com doença metastática foram observados em 53% dos gatos que foram submetidos à TC torácica, enquanto a efusão pleural foi observada em 30%.[13]

> **NOTA** Para melhorar a probabilidade de diagnóstico de neoplasias pulmonares primárias ou metastáticas, obtenha projeções ventrodorsal e em ambos os decúbitos laterais ou realize uma TC. Sempre avalie radiografias de animais com neoplasias pulmonares em busca de múltiplas massas, linfadenopatia e/ou efusão pleural.

Aspirados guiados por ultrassom e TC de massas torácicas podem ser realizados (p.893).

Diagnósticos obtidos por citopatologia por aspiração por agulha fina (guiada por ultrassom ou cega) refletem precisamente o diagnóstico obtido pelo exame histopatológico. Aspirados por agulha fina intratorácicos guiados por TC e biópsias também são diagnosticamente precisos. Complicações incluem pneumotórax e hemorragias pulmonares que incomumente necessitam de terapia. A utilização de agulhas de pequeno calibre (calibre 25 ou 27) pode reduzir as complicações.

A ultrassonografia endoscópica com a ponta do endoscópio no esôfago pode ser útil para avaliação de lesões intratorácicas detectadas radiograficamente que não permitam avaliação ultrassonográfica em razão de sua localização e sobreposição de estruturas preenchidas por gás. Biópsias teciduais guiadas por ultrassom podem ser realizadas durante o exame.

Achados Laboratoriais

Anormalidades laboratoriais são inespecíficas, mas podem incluir anemia arregenerativa, leucocitose e hipercalcemia.

DIAGNÓSTICO DIFERENCIAL

Neoplasias pulmonares devem ser diferenciadas de abscessos ou granulomas (p. ex., fúngicos ou por dirofilariose). Amostras podem ser coletadas para avaliação citológica por biópsia cirúrgica, aspiração percutânea por agulha fina, lavado transtraqueal, toracoscopia e/ou broncoscopia. A citologia por aspirado por agulha fina é uma ferramenta diagnóstica útil e não invasiva se a agulha puder ser direcionada ao nódulo. A biópsia pulmonar por toracoscopia pode frequentemente obter espécimes de biópsia de maneira segura e minimamente invasiva, dependendo da localização da lesão.

> **NOTA** A distinção entre doença fúngica severa e neoplasia miliar pode ser difícil radiograficamente.

MANEJO CLÍNICO

A remoção cirúrgica de neoplasias pulmonares primárias é o tratamento de escolha em pequenos animais. A quimioterapia é rotineiramente utilizada para algumas neoplasias pulmonares em seres humanos; a quimioterapia adjuvante pode ser benéfica em pacientes veterinários. Busque um texto oncológico para informações com relação à quimioterapia para neoplasias pulmonares.

TRATAMENTO CIRÚRGICO

A ampla ressecção cirúrgica é o tratamento de escolha para nódulos solitários ou massas múltiplas que envolvem um único lobo se não houver evidência de metástases distantes ou envolvimento extrapleural. A ressecção cirúrgica é ocasionalmente indicada para metástases pulmonares de um tumor primário distante (p. ex., osteossarcoma de membro). Uma toracotomia intercostal é preferível com relação à esternotomia mediana porque fornece exposição adequada para lobectomia e biópsia de linfonodos (p. 890). A lobectomia parcial deve ser realizada somente quando o tumor estiver localizado na periferia do lobo pulmonar; do contrário, a lobectomia total deve ser feita. A toracoscopia pode ajudar a determinar se há metástases pulmonares antes da toracotomia, particularmente se a presença de metástases for um importante fator para determinar a ressecção da massa pulmonar. A lobectomia pulmonar por toracoscopia ou assistida por toracoscopia bem-sucedida para tumores pulmonares primários já foi descrita.[4,14,15] Quando comparada à toracotomia aberta, a única diferença significativa foi o maior tempo cirúrgico pela toracoscopia, enquanto a conclusão da excisão, o tempo de hospitalização, a taxa de complicação, a sobrevida em longo prazo e os tempos de sobrevida médios foram semelhantes.[15]

Manejo Pré-cirúrgico

O manejo pré-cirúrgico de pacientes com neoplasias pulmonares e dispneia é semelhante àquele de outros animais com doenças respiratórias (p. 884). Se a massa for grande, o posicionamento do animal com o lado afetado para baixo pode melhorar a ventilação.

Anestesia

Ver o manejo anestésico de pacientes com anormalidades respiratórias na p. 884.

Anatomia Cirúrgica

Ver a descrição anatômica dos lobos pulmonares na p. 889.

Posicionamento

O tórax lateral deve ser preparado para cirurgia asséptica, já que a maioria das neoplasias é removida através de toracotomia intercostal.

> **NOTA** Tenha cuidado com o posicionamento de cães com grandes massas pulmonares durante a indução e preparação. Cães podem não ser capazes de ventilar se posicionados em decúbito lateral com o pulmão normal (não afetado) para baixo, pois o peso da massa pode impedir a insuflação pulmonar. A tricotomia cirúrgica pode precisar ser realizada com estes pacientes em decúbito ventral ou dorsal.

TÉCNICA CIRÚRGICA

Biópsia por Toracoscopia ou Lobectomia Parcial

A técnica dependerá do tamanho e da localização da massa. Examine os lobos pulmonares minuciosamente em busca de anormalidades. Para pequenos nódulos na periferia de um lobo, remova-os conforme descrito previamente para biópsia pulmonar (p. 894).

Para massas maiores que necessitem de lobectomias parciais, utilize toracoscopia para determinar a melhor posição para realizar uma incisão de minitoracotomia (fechadura) (lobectomia parcial assistida por toracoscopia). O tamanho da incisão dependerá do tamanho da lesão e do lobo pulmonar a ser exteriorizado. Segure o lobo pulmonar afetado com a pinça de Babcock e puxe-o para fora do tórax até que um grampeador (p. ex., grampeador TA®, TA-30® ou TA-55®) possa ser posicionado entre a massa e o hilo. Grampeie e ressecione a porção afetada. Verifique possíveis vazamentos da local da incisão, e então reposicione o pulmão no tórax.

Lobectomia Toracoscópica

Pulmões com lesões localizadas próximas à periferia podem ser removidas por toracoscopia. Lesões ou massas grandes localizadas próximas ao hilo pulmonar são de remoção desafiadora por esta técnica, em razão da visualização prejudicada e difícil manipulação do pulmão afetado. A ventilação de um pulmão é recomendada para otimizar o espaço de trabalho operatório.

Posicione o animal em decúbito lateral oblíquo para melhorar a visualização do hilo. Coloque um acesso para o endoscópio e dois a três acessos cirúrgicos utilizando triangulação (p. 893). Manipule o pulmão afetado com pinças atraumáticas e realize uma dissecção perfurante cuidadosa para exposição do hilo. Insira um grampeador endoscópico (EndoGIA®, 45-65 mm de comprimento; cartucho de 3,5 mm) perpendicularmente através do hilo. Após acionar o grampeador, posicione o pulmão que sofreu ressecção em uma bolsa de coleta para impedir a disseminação nos tecidos da parede torácica até a remoção. Estenda um dos acessos cirúrgicos até que permita a remoção do pulmão. Biopsie ou remova qualquer linfonodo hilar aumentado. Observe a linha de grampos em busca de qualquer hemorragia ou extravasamento de ar. Posicione um tubo de toracostomia e feche todos os locais de acesso rotineiramente.

Lobectomia Parcial ou Completa Cirúrgica

Ver p. 894.

MATERIAIS DE SUTURA E INSTRUMENTOS ESPECIAIS

Evita fios trançados não absorvíveis (p. ex., seda) se houver evidência de infecção (ver também p. 896).

CUIDADO E AVALIAÇÃO PÓS-CIRÚRGICOS

O animal deve ser monitorado no período pós-cirúrgico para avaliação de dispneia. Oxigênio deve estar disponível. Analgésicos pós-cirúrgicos devem ser administrados (p. 886). A avaliação da ventilação pela análise dos parâmetros da hemogasometria ou oximetria de pulso é útil. A angústia respiratória súbita pode ocorrer devido a hemorragia ou pneumotórax.

COMPLICAÇÕES

As principais complicações da lobectomia pulmonar para remoção de tumores em cães são hemorragia e pneumotórax (p. 933). A taxa de conversão de toracoscopia para toracotomia varia de 9 a 23%.

PROGNÓSTICO

O prognóstico é favorável para cães com tumores pulmonares primários, bem diferenciados e sem metástases que não possuem sinais clínicos associados. Cães com tumores no pulmão periférico ou próximos à base de um pulmão possuem melhores tempos de sobrevida do que aqueles nos quais o tumor envolva um lobo inteiro. O fator prognóstico mais importante relacionado com sobrevida em cães após a cirurgia é a ocorrência ou não de metástases para linfonodos. A taxa de sobrevida em 2 anos após lobectomia pulmonar em cães é de aproximadamente 50%.[14]

O prognóstico para a maioria dos gatos com tumores pulmonares primários é frequentemente reservado em razão da natureza avançada da doença no momento do diagnóstico e do comportamento metastático agressivo dos tumores. Em um estudo, o tempo de sobrevida médio geral em gatos foi de 156 dias; o envolvimento de linfonodos é também prognóstico (65 dias com aumento de linfonodos *versus* 498 dias sem aumento de linfonodos). Gatos com tumores de grau baixo ou intermediário tiveram tempo de sobrevida médio de 730 dias comparados a 105 dias para gatos com tumores de alto grau.[16] Em um estudo separado, o tempo de sobrevida médio foi de somente 11 dias após correlação dos seguintes fatores com o tempo de sobrevida reduzido: sinais clínicos no momento do diagnóstico, efusão pleural, estágio M1 e tipo tumoral pobremente diferenciado.[17] Gatos sem sinais clínicos ao atendimento tiveram tempo de sobrevida médio de 578 dias.

ABSCESSOS PULMONARES

DEFINIÇÃO

Um **abscesso pulmonar** é uma coleção localizada de pus que frequentemente causa cavitação no pulmão.

CONSIDERAÇÕES GERAIS E FISIOPATOLOGIA CLINICAMENTE RELEVANTE

Abscessos pulmonares são raros, mas podem ocorrer como complicações de corpos estranhos, neoplasia, pneumonia bacteriana, pneumonia por aspiração, infecções fúngicas ou parasitas. Abscessos secundários a neoplasias podem ser estéreis ou contaminados. Os organismos mais comuns cultivados de abscessos associados à pneumonia necrosante em cães são *Escherichia coli*, *Pseudomonas* spp. e *Klebsiella* spp. A ruptura de abscessos pulmonares pode resultar em piotórax (p. 947), pneumotórax (p. 933), ou ambos. Em algumas partes do país, abscessos pulmonares ocorrem secundariamente à inalação ou penetração torácica de materiais de plantas (p. ex., capim rabo-de-raposa) que migram através do pulmão.

DIAGNÓSTICO

Apresentação Clínica
Sinais Clínicos

Abscessos pulmonares podem ocorrer em cães ou gatos de qualquer idade, raça ou sexo.

Histórico

O animal pode ser trazido para tratamento de uma febre persistente de baixo grau, graus variados de angústia respiratória, perda de peso, letargia e/ou anemia. A duração da doença pode variar de horas a dias, ou até mesmo semanas. A ruptura do abscesso frequentemente causa pneumotórax e dispneia.

Achados de Exame Físico

Os achados de exame físico variam dependendo da presença ou não de pneumotórax ou efusão pleural (ou ambos) (pp. 935 e 937). A maioria dos animais está febril, e crepitações inspiratórias podem ser auscultadas sobre a massa.

Diagnóstico por Imagem

Abscessos pulmonares geralmente surgem como lesões radiopacas nodulares ou cavitárias em radiografias torácicas. As paredes do abscesso são geralmente mal definidas. Se houver efusão pleural, a toracocentese pode ser necessária antes de um diagnóstico definitivo ser confirmado. A avaliação ultrassonográfica de massas torácicas pode ajudar a diferenciar lesões não cavitárias das cavitárias se houver uma janela acústica apropriada disponível. A imagem por TC também pode ser benéfica para diferenciar abscessos pulmonares de neoplasias (Figura 29.19).

Achados Laboratoriais

O leucograma pode estar normal ou ter leucocitose com ou sem desvio à esquerda degenerativo. Se a infecção for crônica, uma anemia arregenerativa pode estar presente.

DIAGNÓSTICO DIFERENCIAL

Abscessos devem ser diferenciados de outras lesões pulmonares nodulares ou cavitárias (p. ex., granulomas, infecção por *Paragonimus* e neoplasias) por avaliação citológica e/ou histológica de amostras obtidas por aspirado por agulha fina ou cirurgia. A aspiração pré-cirúrgica da massa pode ajudar a distinguir entre estas lesões e fornecer amostras para cultura; entretanto, deve haver cuidado para prevenir a ocorrência de piotórax. A ultrassonografia é frequentemente útil para localização do local apropriado para aspiração. Algumas lesões não neoplásicas podem ser tratadas sem cirurgia (p. ex., infecção por *Paragonimus*); entretanto, um diagnóstico definitivo pode necessitar de biópsias cirúrgicas.

MANEJO CLÍNICO

A terapia inicial almeja estabilizar animais dispneicos. A toracocentese deve ser realizada se houver líquido ou ar pleural. Um antibiótico de amplo espectro com bom espectro anaeróbio deve ser escolhido (p. 949) e depois modificado, com base nos exames de cultura e antibiograma. A antibioticoterapia deve ser mantida durante 3 a 6 semanas. Se houver piotórax, tubos de toracostomia devem ser implantados e o tórax, lavado (ver Piotórax na p.947). Alguns animais respondem ao tratamento clínico e o abscesso regride. A intervenção cirúrgica é justificada se não for observada melhora nos sinais clínicos, expansão pulmonar ou fluido pleural, ou se a efusão pleural estiver loculada e não for resolvida após vários dias.

TRATAMENTO CIRÚRGICO

Um abscesso pulmonar solitário que não regride pela terapia clínica é mais bem tratado por lobectomia parcial ou completa do pulmão doente realizada através de toracotomia intercostal (p. 890). Uma abordagem por esternotomia mediana (p. 891) é preferida, se houver diversas opacidades que envolvam ambos os lados do tórax ou se estiver presente efusão pleural.

Manejo Pré-cirúrgico

Se o animal estiver dispneico, a toracocentese deve ser realizada antes da cirurgia. A antibioticoterapia deve ser iniciada após cultivo da massa ou espaço pleural (ou ambos), se não antes.

Anestesia

Siga os comentários e protocolos anestésicos para animais com disfunção respiratória na p. 884. Ver também comentários específicos com relação ao manejo anestésico de animais com pneumotórax na p. 937.

Anatomia Cirúrgica

A anatomia cirúrgica do tórax está descrita na p. 888.

Posicionamento

Ver pp. 890 e 892 para posicionamento de animais para toracotomia intercostal ou mediana.

TÉCNICA CIRÚRGICA

Identifique o lobo acometido antes de manuseá-lo e pince o pedículo a fim de impedir a drenagem de material purulento nos lobos pulmonares dependentes. Realize uma lobectomia completa ou parcial, dependendo do tamanho e localização do abscesso (p. 894). Submeta o pulmão a culturas bacterianas ou fúngicas (ou ambas) e à avaliação histológica. Explore o restante da cavidade torácica em busca da presença de corpos estranhos. Palpe todos os lobos pulmonares que

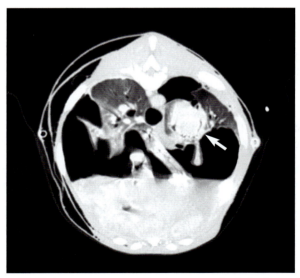

Figura 29.19 Imagem tomográfica transversa isolada de um Pointer alemão de pelo curto de 5 anos com um abscesso pulmonar do lobo pulmonar caudal esquerdo *(seta)*, pneumotórax severo e efusão pleural.

possam ser alcançados a fim de identificar outras lesões pulmonares. Libere os lobos pulmonares remanescentes de aderências até que todos os lobos possam ser mobilizados, e remova áreas loculadas de exsudato. Remova placas de fibrina que cubram os lobos pulmonares. Coloque um tubo torácico antes do fechamento torácico.

MATERIAIS DE SUTURA E INSTRUMENTOS ESPECIAIS

Fios trançados, multifilamentares e não absorvíveis (p. ex., seda) devem ser evitados se houver infecção.

CUIDADO E AVALIAÇÃO PÓS-CIRÚRGICOS

A antibioticoterapia apropriada deve ser mantida por pelo menos 3 a 6 semanas se houver infecção. O piotórax deve ser tratado com lavagem torácica (p. 949). Analgésicos pós-cirúrgicos devem ser fornecidos (p. 886).

PROGNÓSTICO

O prognóstico para animais com abscessos pulmonares depende da causa subjacente. Com tratamento apropriado, o prognóstico para animais com abscessos associados à doença não neoplásica é bom.

TORÇÃO DO LOBO PULMONAR

DEFINIÇÃO

A **torção do lobo pulmonar (TLP)** é uma rotação do lobo pulmonar ao redor do seu eixo longo, com torção do brônquio e vasos pulmonares no hilo.

CONSIDERAÇÕES GERAIS E FISIOPATOLOGIA CLINICAMENTE RELEVANTE

Qualquer mecanismo que aumente a mobilidade de um lobo pulmonar parece favorecer a torção (Quadro 29.3). O colapso parcial do pulmão com doença pulmonar ou trauma o libera de suas relações espaciais normais com a parede torácica, mediastino e lobo pulmonares adjacentes. Isso pode aumentar a mobilidade. Efusão pleural ou pneumotórax, em conjunto com subsequente atelectasia dos lobos pulmonares, pode permitir o aumento do movimento de um lobo, predispondo à torção. Embora a TLP tenha sido relatada como causadora de quilotórax em cães, pode ter sido o quilotórax que causou a TLP. A TLP já foi relatada como sendo secundária à cirurgia torácica prévia na qual lobos pulmonares foram manipulados e permaneceram parcialmente colapsados após fechamento torácico. A TLP pode ocorrer em qualquer lobo, mas foi relatada mais comumente no lobo pulmonar direito médio em cães de grande porte, e no lobo cranial esquerdo em cães pequenos.

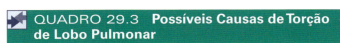

QUADRO 29.3 Possíveis Causas de Torção de Lobo Pulmonar

Atelectasia associada com os seguintes:
- Pneumonia
- Trauma
- Pneumotórax
- Efusão pleural
- Espontânea
- Manipulação cirúrgica
- Não retornar o lobo a sua própria relação após cirurgia torácica

A TLP causa congestão venosa do lobo afetado; entretanto, as artérias permanecem pelo menos parcialmente patentes, permitindo a entrada de sangue. Conforme fluido e sangue adentram os alvéolos, a consolidação pulmonar ocorre e o lobo adquire coloração escura e se torna firme, semelhante em formato ao fígado. O formato do lobo afetado está frequentemente alterado, e pode parecer deslocado de sua localização normal no tórax radiograficamente. O fluido pleural usualmente é acumulado em razão da congestão venosa mantida.

DIAGNÓSTICO

Apresentação Clínica

Sinais Clínicos

Cães de grande porte e tórax profundo, particularmente Afghan hounds, são mais comumente afetados; entretanto, a TLP frequentemente ocorre em cães de raças pequenas e *toy*. Especificamente, Pugs jovens machos parecem ser predispostos à TLP. A TLP em Afghan hounds pode estar associada a quilotórax p. 941). Em outros cães de raças grandes e Pugs, a TLP ocorre espontaneamente sem histórico prévio de doença ou trauma. A TLP em outras raças pequenas é frequentemente secundária à efusão pleural primária, cirurgia torácica ou trauma. A TLP é rara em gatos. Cães de meia-idade são mais comumente afetados, mas a TLP pode ocorrer em animais de qualquer idade. Recentemente, sete cães com menos de 12 meses de idade (atendidos mais comumente por dispneia e letargia) foram diagnosticados com TLP.[19]

Histórico

Cães com TLP apresentam tosse e hemoptise. Alguns animais podem estar anoréxicos e deprimidos. Em casos de efusão pleural significativa, os cães podem ser trazidos para atendimento em angústia respiratória severa. Pode haver um histórico prévio de pneumotórax, pneumonia e/ou trauma.

Achados de Exame Físico

A efusão pleural está consistentemente presente em animais com TLP; portanto, achados frequentemente incluem sons cardíacos e pulmonares abafados. Outros achados podem incluir depressão, anorexia, tosse, febre, dispneia, hemoptise, hematêmese e/ou êmese.

Diagnóstico por Imagem

As alterações da radiografia torácica variam dependendo do volume de fluido pleural, da presença ou ausência de doença preexistente, e da duração da torção. O achado mais consistente é efusão pleural acompanhada por um lobo pulmonar opacificado. Inicialmente, broncogramas aéreos estão presentes no lobo torcido e podem seguir em uma direção anormal. Broncogramas aéreos eventualmente desaparecem conforme fluido e sangue preenchem o lúmen bronquial. A presença de um lobo pulmonar radiopaco não insuflado que persiste após remoção do fluido pleural deve aumentar a suspeita sobre TLP (Figura 29.20). Pequenas bolhas de ar dispersas são frequentemente observadas dentro do lobo afetado (padrão pulmonar vesicular). Os brônquios lobares podem ser difíceis de observar, mas, se localizados, frequentemente parecem irregulares, estreitos ou diminuídos focalmente, ou deslocados. Desvio mediastinal, traqueia curvada e deslocada dorsalmente, e rotação axial da carina também são comumente observados. Radiografias posicionais utilizando feixes horizontais (decúbito lateral ou ventrodorsal vertical) são geralmente úteis. O fluido pleural que ocorre secundariamente à TLP pode persistir ao redor do lobo afetado em vez de cair para o lado dependente. A incapacidade de reinsuflação do lobo no hemitórax "superior" ou não dependente é uma indicação inespecífica de TLP. A ultrassonografia torácica tipicamente observa o pulmão afetado grande e hipoecoico,

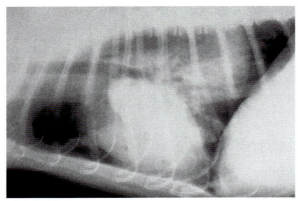

Figura 29.20 Radiografia torácica lateral de um cão com torção do lobo pulmonar médio direito. A efusão pleural foi removida antes da realização da radiografia. Note a massa de tecidos moles sobrejacente à silhueta cardíaca.

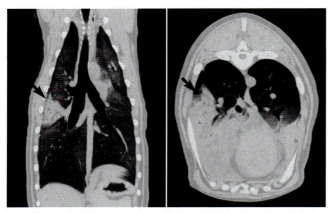

Figura 29.21 Imagens tomográficas coronal e transversa isolada de um cão sem raça definida de 3 anos com uma torção do lobo pulmonar médio direito (setas).

com focos reverberantes localizados centralmente, consistentes com gás. Frequentemente os achados nas radiografias torácicas e ultrassonografia são inespecíficos, e outros exames são indicados antes da cirurgia.

Tomografia Computadorizada

Os achados da TC em cães com TLP incluem efusão pleural e um brônquio de terminação abrupta, assim como aumento, consolidação e enfisema do lobo afetado (Figura 29.21). Lobos pulmonares rotacionados não apresentam ganho de contraste após administração intravenosa de meio de contraste, enquanto pulmões próximos ou aerados contrastam. A reconstrução de imagens de TC para gerar uma visão interna da traqueia e brônquios (broncoscopia virtual) pode ajudar a realizar um diagnóstico mais definitivo de TLP.

Broncoscopia

A broncoscopia tipicamente revela um brônquio que está ocluído e parece rotacionado. Algumas vezes o tecido no local parece edemaciado. Pode ou não haver sangue nos brônquios (Figura 29.22).

> **NOTA** A torção do lobo pulmonar usualmente causa efusão pleural importante. Um pulmão torcido pode não ser observado em radiografias até que o fluido pleural seja removido.

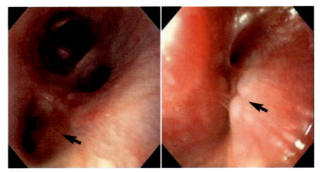

Figura 29.22 Broncoscopia de um cão sem raça definida de 7 anos com torção de lobo pulmonar. *Setas* apontam em direção ao brônquio torcido e ocluído.

Achados Laboratoriais

Achados laboratoriais em casos de TLP são variáveis. A análise do fluido pode revelar uma efusão inflamatória estéril ou quilo, ou o líquido pode ser sanguinolento. A efusão pleural de qualquer etiologia, entretanto, pode iniciar uma TLP secundária, tornando os resultados da análise da efusão pleural variáveis e confusos. O surgimento de sangue em um líquido pleural previamente não hemorrágico pode indicar TLP. Um leucograma inflamatório pode estar presente; entretanto, estas alterações podem refletir o processo mórbido inicial em vez de TLP.

DIAGNÓSTICO DIFERENCIAL

Pneumonia, tromboembolismo pulmonar, contusão, neoplasia, atelectasia, hemotórax, hérnia diafragmática e piotórax podem mimetizar alterações radiográficas observadas em casos de TLP. A demonstração de TLP durante a cirurgia fornece o diagnóstico definitivo.

MANEJO CLÍNICO

A terapia inicial almeja estabilizar a condição do animal e aliviar a angústia respiratória antes da cirurgia. A toracocentese deve remover o fluido pleural (p. 920), mas efusão pleural persistente ou importante pode justificar a colocação de um tubo torácico (p. 922). A oxigenoterapia fornecida em gaiola ou sonda nasal é benéfica para alguns animais. Doenças subjacentes, como pneumonia, devem ser identificadas e tratadas com antibioticoterapia apropriada. A fluidoterapia intravenosa é benéfica antes e durante a cirurgia a fim de manter a hidratação.

> **NOTA** A resolução espontânea da torção do lobo pulmonar é extremamente incomum. Essa é uma condição cirúrgica.

TRATAMENTO CIRÚRGICO

A correção espontânea de um lobo pulmonar torcido é incomum por conta de edema do lobo e rápida formação de aderências. O tratamento de escolha para TLP é lobectomia do lobo afetado. A menos que a TLP seja diagnosticada rapidamente (i.e., imediatamente após um procedimento cirúrgico), danos ao parênquima pulmonar são geralmente severos o suficiente para que tentativas de salvar o lobo não sejam justificadas. A recidiva foi relatada após correção cirúrgica onde não foi realizada a lobectomia.

Manejo Pré-cirúrgico

Antibióticos profiláticos são justificados em animais com TLP. A efusão pleural deve ser removida antes da indução da anestesia em animais com comprometimento da ventilação.

Anestesia

Ver p. 884 para manejo anestésico de animais com anormalidades respiratórias.

Posicionamento

O tórax lateral afetado deve ser preparado para toracotomia intercostal (p. 890).

TÉCNICA CIRÚRGICA

Antes de tentar desfazer a rotação do pedículo afetado, pince-o com uma pinça não traumática a fim de impedir a liberação de toxinas na corrente sanguínea ou fluidos nos lobos dependentes. Desfazer a torção do lobo antes de sua remoção pode facilitar a identificação das estruturas vasculares e brônquio para ligadura; entretanto, em vários casos o lobo não pode ser facilmente recolocado em sua posição normal em razão de aderências extensas. Uma sutura de transfixação ou nó de Miller podem ser frequentemente utilizados em tais casos para ligar os vasos e brônquios. Alternativamente, utilize um grampeador cirúrgico (grampeador TA®) para remover o lobo. Verifique a posição e expansão normal dos lobos remanescentes. Cultive o parênquima pulmonar após remoção do lobo. Submeta o tecido excisado à avaliação histológica a fim de ajudar a determinar as causas subjacentes (p. ex., pneumonia ou neoplasia). Posicione um tubo de toracostomia antes de fechar a cavidade torácica.

MATERIAIS DE SUTURA E INSTRUMENTOS ESPECIAIS

Evite fios trançados e multifilamentares por conta do risco de infecção. Pinças grandes, como as pinças Satinsky (p. 896), são úteis para pinçar o brônquio.

CUIDADO E AVALIAÇÃO PÓS-CIRÚRGICOS

Antibióticos devem ser mantidos se houver evidência de infecção, e analgésicos pós-cirúrgicos devem ser fornecidos (p. 886). O tubo de toracostomia deve ser removido quando a efusão diminuir a menos que 2,2 mL/kg por dia de peso corporal (p. 924). A oxigenoterapia pode ser justificada em alguns pacientes no período pós-cirúrgico, particularmente se houver pneumopatia subjacente, como pneumonia. Se a dispneia persistir após a cirurgia, radiografias torácicas são indicadas para descartar a recidiva de TLP.

PROGNÓSTICO

O prognóstico é bom para a maioria dos animais com TLP se a cirurgia for realizada. A efusão pleural usualmente cessa dentro de poucos dias de cirurgia, a menos que o animal tenha quilotórax concomitante.

PECTUS EXCAVATUM

DEFINIÇÕES

Pectus excavatum (PE) é uma deformidade do esterno e cartilagens costais que resulta em estreitamento dorsal a ventral do tórax. *Pectus carinatum* é uma protrusão do esterno que ocorre muito menos frequentemente do que o PE. Sinonímias para *pectus excavatum* incluem *tórax em funil, peito em quilha, peito de sapateiro* e *tórax escavado*.

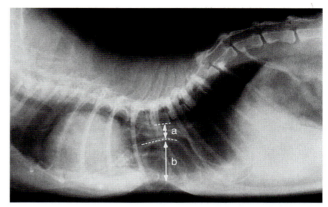

Figura 29.23 Radiografia torácica lateral de um gato com *pectus excavatum* (PE) severo. A quantidade de depressão é subjetivamente avaliada com base na distância mínima entre a coluna vertebral e o aspecto dorsal do esterno *(a)* ou a profundidade da concavidade *(b)*. Note que no PE severo, a cartilagem costal está também deformada. (De Fossum TW, et al. Pectus excavatum in eight dogs and six cats. *J Am Anim Hosp Assoc.* 1989;25:595.)

CONSIDERAÇÕES GERAIS E FISIOPATOLOGIA CLINICAMENTE RELEVANTE

A causa ou causas de PE em animais são desconhecidas (Figura 29.23). Teorias propostas incluem encurtamento do tendão central do diafragma, anormalidades de pressão intrauterina e deficiência congênita da musculatura na porção cranial do diafragma. Gradientes respiratórios anormais parecem desempenhar um papel no desenvolvimento desta doença em alguns animais, pois cães braquicefálicos são mais comumente afetados, muitos dos quais possuem traqueias hipoplásicas concomitantes. *Pectus excavatum* pode estar associado à síndrome do cão nadador, que é uma doença pouco caracterizada de cães neonatos na qual os membros tendem a se deslocar lateralmente, prejudicando a ambulação. Anormalidades das articulações dos membros e ossos longos podem também ocorrer.

Pacientes com PE podem ter anormalidades de funções respiratória e cardiovascular. Distúrbios circulatórios em animais com PE podem ocorrer como resultado de posicionamento cardíaco anormal, o que causa dobras de grandes veias e distúrbios de retorno venoso; compressão do coração, predispondo a arritmias (particularmente as aurículas); restrição da capacidade ventricular; e diminuição da reserva respiratória. Anormalidades cardíacas são comuns (ver a seção Diagnóstico Diferencial apresentada posteriormente).

DIAGNÓSTICO

Apresentação Clínica

Sinais Clínicos

Pectus excavatum é uma anormalidade congênita em cães e gatos. Em animais sintomáticos, os sinais clínicos estão usualmente presentes ao nascimento e logo após. O PE pode ocorrer em qualquer raça, mas cães braquicefálicos parecem ser predispostos. Uma predisposição sexual ainda não foi identificada.

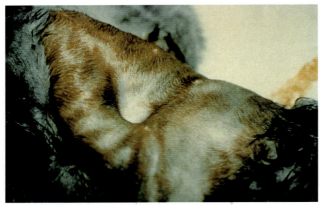

Figura 29.24 *Pectus excavatum* em um gato. A cabeça está voltada para o lado esquerdo, e uma grande depressão é evidente no esterno caudal. (De Fossum TW, et al. Pectus excavatum in eight dogs and six cats. *J Am Anim Hosp Assoc.* 1989;25:595.)

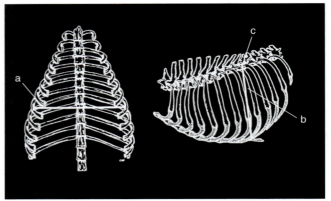

Figura 29.25 O índice frontossagital é a relação entre a largura do tórax no décimo corpo vertebral torácico *(a)* e a distância entre o centro da superfície ventral do corpo da décima vértebra torácica e o ponto mais próximo no esterno *(b)*. O índice vertebral é a relação entre a distância a partir do centro da superfície dorsal do décimo corpo vertebral até o ponto mais próximo no esterno *(b e c)* e o diâmetro dorsoventral do corpo vertebral na mesma altura *(c)*. (De Fossum TW, et al. Pectus excavatum in eight dogs and six cats. *J Am Anim Hosp Assoc.* 1989;25:595.)

Histórico

Vários animais com PE são assintomáticos; entretanto, o defeito é geralmente palpável, e isso pode levar os tutores a buscarem prontamente cuidado veterinário apesar da ausência de sinais clínicos (Figura 29.24). Animais sintomáticos podem ser atendidos para avaliação de intolerância a exercícios, perda de peso, hiperpneia, infecções pulmonares recorrentes, cianose, êmese, tosse persistente e produtiva, inapetência e/ou episódios discretos de doença do trato respiratório superior. Uma correlação entre a severidade dos sinais clínicos e a severidade de anormalidades anatômicas ou fisiológicas ainda não foi observada.

> **NOTA** Embora a causa de PE seja incerta, vários animais em algumas ninhadas têm sido afetados. Não reproduza animais afetados; castre-os.

Achados de Exame Físico

A deformidade esternal é usualmente palpável. Outros achados de exame físico podem incluir sopros cardíacos e sons respiratórios exacerbados. Dispneia é variável, mas respirações rápidas e superficiais podem ser notadas.

> **NOTA** Não presuma que sopros cardíacos em animais com PE ocorram devido à cardiopatia. Eles podem ocorrer devido ao posicionamento anormal do coração em razão de deformidade esternal.

Diagnóstico por Imagem

Radiografias torácicas demonstram elevação anormal do esterno no tórax caudal. A avaliação objetiva da deformidade pode ser determinada pela aferição dos índices frontossagitais e vertebrais em radiografias torácicas (Quadro 29.4). O índice frontossagital é calculado pela obtenção da largura do tórax na décima vértebra torácica, aferida em uma radiografia dorsoventral ou ventrodorsal, e a distância entre o centro da superfície ventral da décima vértebra torácica e o ponto mais próximo no esterno (Figura 29.25). O índice vertebral é calculado como a relação da distância entre o centro da superfície dorsal do corpo vertebral selecionado até o ponto mais próximo do esterno e o diâmetro dorsoventral do centro do mesmo corpo vertebral (Figura 29.25). A severidade do PE pode ser caracterizada como discreta, moderada ou severa com base nos índices frontossagital e vertebral (Tabela 29.3). Esta determinação pode ajudar na avaliação objetiva da melhora dos diâmetros torácicos após a cirurgia.

Radiografias torácicas devem ser avaliadas para evidências de anormalidades concomitantes (i.e., hipoplasia traqueal, anormalidades cardíacas e pneumonia). A maioria dos animais com PE possui corações posicionados de forma anormal (Figura 29.26), o que pode fazer com que o coração pareça aumentado radiograficamente; dessa

---

QUADRO 29.4 Índices Normais Frontossagital e Vertebral

Frontossagital
Cães não braquicefálicos: 0,8-1,4
Cães braquicefálicos: 1-1,5
Gatos: 0,7-1,3

Vertebral
Cães não braquicefálicos: 11,8-19,6
Cães braquicefálicos: 12,5-16,5
Gatos: 12,6-18,8

TABELA 29.3 Caracterização de *Pectus Excavatum* em Cães e Gatos com Base nos Índices Frontossagital (FS) e Vertebral (Vert)

PE	ÍNDICE FS	Vert
Discreto	≤2	>9
Moderado	2-3	6-8,99
Severo	>3	<6

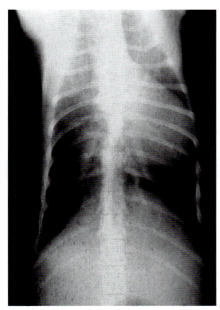

Figura 29.26 Radiografia torácica de um cão com *pectus excavatum*. Note o deslocamento do coração causado pela anormalidade esternal. (De Fossum TW, et al. Pectus excavatum in eight dogs and six cats. *J Am Anim Hosp Assoc*. 1989;25:595.)

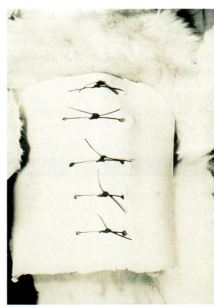

Figura 29.27 Aplicação de uma tala externa no aspecto ventral do tórax em um cão jovem com *pectus excavatum*. (De Fossum TW, et al. Pectus excavatum in eight dogs and six cats. *J Am Anim Hosp Assoc*. 1989;25:595.)

forma, o verdadeiro aumento cardíaco não pode sempre ser distinguido do aumento aparente como resultado da posição cardíaca anormal.

Achados Laboratoriais

Anormalidades laboratoriais são incomuns.

DIAGNÓSTICO DIFERENCIAL

O diagnóstico de PE é direto; entretanto, anormalidades associadas podem ser mais difíceis de diagnosticar. Sopros cardíacos são comuns em pacientes com PE e parecem estar associados ao mau posicionamento cardíaco. Estes sopros frequentemente desaparecem após correção cirúrgica do defeito ou alteração na posição do paciente. Sopros sistólicos em alguns pacientes parecem estar relacionados com a dobradura da artéria pulmonar ou exacerbação das vibrações normais arteriais causada por sua proximidade à parede torácica. Animais com PE e sopros sistólicos inocentes devem ser diferenciados daqueles que possuem defeitos cardíacos subjacentes, como estenose pulmonar ou defeitos de septo atrial.

MANEJO CLÍNICO

Animais com apenas tórax instável podem retornar a uma configuração normal ou próxima dela sem intervenção cirúrgica. Entretanto, tutores devem ser encorajados a realizar regularmente compressão medial a lateral do tórax nestes animais jovens. Animais com elevação severa do esterno não serão beneficiados por esta técnica ou por talas que simplesmente causam compressão medial a lateral e não corrigem o esterno mal posicionado. Outras terapias clínicas incluem tratamento de infecções do trato respiratório e, se o animal estiver severamente dispneico, oxigenoterapia.

TRATAMENTO CIRÚRGICO

A aplicação de uma tala externa ao aspecto ventral do tórax é a técnica mais comum utilizada para corrigir este defeito em animais (Figura 29.27). O tratamento definitivo do PE utilizando talas externas é possível em razão da pouca idade dos pacientes afetados no momento do diagnóstico. As cartilagens costais e o esterno são flexíveis nestes animais jovens, e o tórax pode ser reformatado pela aplicação de tração ao esterno utilizando suturas que são posicionadas ao redor do esterno e através de uma tala rígida. Tecidos moles que possam estar anormais e possuem um papel no desenvolvimento desta enfermidade estão provavelmente estirados ou rompidos quando o esterno for puxado na direção ventral. Talas circulares em forma de V e de U que podem ser moldadas ao formato de um tórax normal já foram descritas. Não se sabe se a correção cirúrgica do defeito deve ser realizada em pacientes assintomáticos com PE moderado ou severo. Pacientes sintomáticos que não possuem anormalidades cardíacas associadas serão beneficiados pela cirurgia. O reparo pela utilização de um pino intraesternal e tala externa já foi relatado em cães, assim como talas internas utilizando uma placa óssea aplicada ao lado ventral do esterno para correção em um gato jovem com esterno não complacente.

Manejo Pré-cirúrgico

Infecções respiratórias devem ser tratadas antes da cirurgia. Se o animal estiver severamente dispneico, o oxigênio deve ser fornecido por sonda nasal, máscara ou em uma gaiola até que a cirurgia seja realizada. A antibioticoterapia profilática pode ser fornecida; entretanto, antibióticos provavelmente não prevenirão infecções cutâneas ao redor da tala. A infecção intratorácica secundária à cirurgia é incomum.

Anestesia

O manejo anestésico nestes animais jovens deve incluir atenção às vias aéreas, ventilação, temperatura corporal e glicemia. Animais devem ser intubados; ventilação deve ser assistida ou controlada; uma alta fração de oxigênio inspirado deve ser utilizada; fluidos intravenosos devem ser aquecidos; e fluidos devem conter glicose se a glicemia não puder ser monitorada (Tabela 29.4). Ademais, o animal deve ser isolado do ambiente cirúrgico frio. A tala deve ser formada e moldada antes da anestesia a fim de reduzir a duração da anestesia. Não utilize óxido nítrico nestes pacientes em razão do risco de pneumotórax. A analgesia pós-cirúrgica deve ser administrada em filhotes de cães e gatos com fentanil, hidromorfona ou buprenorfina (Tabela 29.4). Não utilize câmara ou máscara de indução se o animal estiver dispneico.

Anatomia Cirúrgica
A anatomia cirúrgica do tórax é descrita na p. 888.

Posicionamento
O paciente é posicionado em decúbito dorsal, e o tórax ventral é preparado para cirurgia asséptica.

TÉCNICA CIRÚRGICA
Molde um pedaço retangular de material modelável para confecção da tala em forma de U (Figura 29.28) e molde-o para se adequar

TABELA 29.4 Considerações Anestésicas para Reparo de *Pectus Excavatum*

Considerações Pré-operatórias	
Condições associadas	• Pode haver outras comorbidades
Exames de sangue	• HT • Glicemia • Eletrólitos • Ureia • Cr • PT
Exame físico	• Pode estar estressado de forma marcante e extremamente dispneico; pode ter sopros cardíacos; possíveis anormalidades ortopédicas
Outros exames	• Pressão sanguínea • ECG • Radiografias (tórax) • +/− Ecocardiograma

Pré-medicações	• Oxigênio por sonda ou máscara facial
	• Evite sedativos em pacientes deprimidos ou dispneicos
	• Em pacientes que tenham comprometimento respiratório mínimo, administre o seguinte:
	  • Midazolam (0,2 mg/kg IV, IM), *ou*
	  • Diazepam (0,2 mg/kg IV)
	Antes da indução, evite todos os depressores respiratórios, incluindo, mas não se limitando a, opioides, xilazina, medetomidina, dexmedetomidina; evite acepromazina, xilazina, medetomidina e dexmedetomidina, se hipotenso.

Considerações Intraoperatórias	

Indução	• Oxigene previamente durante 3-5 min com máscara facial ou sonda
	• Se a função cardíaca estiver normal, administre:
	  • Propofol (4-8 mg/kg IV); administre rapidamente para agilizar a intubação e ventilação
	  • Alfaxalona (2-5 mg/kg IV)
	• Se houver comprometimento cardíaco marcante, administre:
	  • Etomidato (0,5-1,5 mg/kg IV); administre um benzodiazepínico antes do etomidato para evitar atividade mioclônica

Manutenção	• Isoflurano ou sevoflurano, *mais*
	  • Fentanila (2-10 µg/kg IV PRN em cães; 1-4 µg/kg IV PRN em gatos) para alívio da dor em curto prazo, *mais*
	  • Hidromorfona[a] (0,05-0,2 mg/kg IV PRN em cães; 0,05-0,1 mg/kg IV PRN em gatos), *ou*
	  • Oximorfona (0,1-0,2 mg/kg IV), *ou*
	  • Morfina[b] (0,1-1 mg/kg IV PRN em cães; 0,05-0,2 mg/kg IV PRN em gatos), *ou*
	  • Buprenorfina[c] (0,005-0,02 mg/kg IV PRN), *mais*
	  • Cetamina (baixa dose) (0,5-1 mg/kg IV)
	• Evite óxido nítrico
	• Parâmetros de ventilação:
	  • SpO_2 >95%
	  • Pequenos volumes correntes <6 mL/kg
	  • Frequência respiratória: 10-30
	  • Pressões de pico nas vias aéreas <12-15 mmHg se capaz de manter volumes correntes adequados
	  • Tenha certeza de manter pequenos volumes correntes para evitar trauma pulmonar
	• Se incapaz de manter os parâmetros citados, considere PEEP

Necessidades de fluido	• 5-20 mL/kg/h para repor perdas evaporativas mais 3× PSE; considere coloides para reposição de PSE em relação 1:1
Monitoração	• PS • ECG • Frequência respiratória • SpO_2 • $EtCO_2$ • Temperatura • DU

CAPÍTULO 29 Cirurgia do Sistema Respiratório Inferior: Pulmões e Parede Torácica

TABELA 29.4 Considerações Anestésicas para Reparo de *Pectus Excavatum* (Cont.)

Considerações Pós-operatórias	
Analgesia	• Morfina[b] (0,1-1 mg/kg IV ou 0,1-2 mg/kg IM q1-4h em cães; 0,05-0,2 mg/kg IV ou 0,1-0,5 mg/kg IM q1-4h em gatos), *ou* • Hidromorfona[a] (0,05-0,2 mg/kg IV, IM q3-4h em cães; 0,05-0,1 mg/kg IV, IM q3-4h em gatos), *ou* • Oximorfona (0,1-0,2 mg/kg IV, IM q2-4h), *ou* • Buprenorfina[c] (0,005-0,02 mg/kg IV, IM ou 0,01-0,02 mg/kg TMO em gatos) • AINE contraindicados em pacientes com menos de 3 semanas[d]
Monitoração	• SpO_2 • Temperatura • FC • Frequência respiratória • DU
Exames de sangue	• HT • PT • Glicemia, possivelmente seriada nos mais jovens
Escore de dor estimado	Moderado

AINE, anti-inflamatórios não esteroidais; *Cr*, creatinina; *DU*, débito urinário; $ETCO_2$, CO_2 corrente final; *FC*, frequência cardíaca; *HT*, hematócrito; *IM*, intramuscular; *IV*, intravenoso; *TMO*, transmucosa oral; *PAM*, pressão arterial média; *PEEP*, pressão expiratória final positiva; *PRN*, conforme necessário; *PS*, pressão sanguínea; *PSE*, perda sanguínea estimada; *PT*, proteína total; SpO_2, saturação da hemoglobina com oxigênio; *TC*, tomografia computadorizada.
[a]Monitore hipertermia em gatos.
[b]Buprenorfina é um analgésico melhor em gatos do que a morfina.
[c]Administre lentamente para impedir a liberação de histamina.
[d]A segurança da maioria dos AINE ainda não foi avaliada nos pacientes caninos muito jovens. Antes da utilização de um determinado AINE em pacientes pediátricos com menos de 6 meses de idade, verifique as recomendações da idade para aquele AINE.

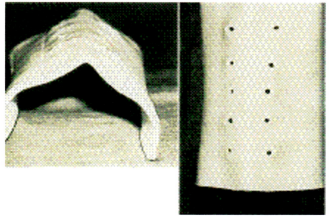

Figura 29.28 Tala externa para correção de *pectus excavatum*. Posicione duas fileiras paralelas de quatro a seis orifícios na tala com um pequeno pino de Steinmann. (De Fossum TW, Boudrieau RJ, Hobson P, Rudy RL. Surgical correction of pectus excavatum using external splintage in two dogs and a cat. *J Am Vet Med Assoc*. 1989;195:91.)

ao aspecto ventral do tórax. Aplique uma pequena quantidade de adesivo à margem cranial e superfície interna da tala, ou, como alternativa, um forro para gesso após posicionamento da tala. Posicione duas fileiras paralelas de quatro a seis orifícios na tala com um pequeno pino de Steinmann (Figura 29.28). Posicione os orifícios para que a distância entre os buracos adjacentes seja discretamente maior do que a largura do esterno. Passe o fio selecionado (ver discussão posteriormente na seção Materiais de Sutura e Instrumentos Especiais) ao redor do esterno, manobrando a agulha cegamente na margem lateral do esterno. Como uma alternativa, passe a agulha ao redor da estérnebra em um ângulo de 45 graus para incorporar a cartilagem costal e reduzir possivelmente a chance de o fio puxar o osso mole da estérnebra (Figura 29.29). As suturas devem ser posicionadas ao redor do esterno, e não no subcutâneo. Adicionalmente, as suturas devem ser posicionadas na área de maior concavidade. Se as suturas forem colocadas proximais à área com a maior depressão, o esterno não pode ser tracionado em uma posição normal, resultando em uma correção subótima do defeito. Mantenha a agulha o mais próximo possível do aspecto dorsal do esterno a fim de prevenir a perfuração do coração ou pulmões. Deixe os fios longos e amarre-os. Quando todas as suturas tiverem sido posicionadas, passe as extremidades através dos orifícios feitos previamente na tala e amarre-os de forma segura no aspecto ventral (Figura 29.28). Dois fios podem ser posicionados e amarrados uns aos outros para que a tala possa ser ajustada sem substituição de fios ou utilização de anestesia.

MATERIAIS DE SUTURA E INSTRUMENTOS ESPECIAIS

É recomendada uma agulha de ponta fina; se o fio de sutura acoplado a uma agulha não estiver disponível, deve ser selecionada uma agulha grande com orifício na ponta (para impedir dobras e possível ruptura conforme passar pelo esterno). Fios grandes (i.e., n°s 0 a 2) monofilamentares absorvíveis ou não são recomendados (p. ex., polidioxanona [PDS®], poligliconato [Maxon®], ou fio de náilon).

CUIDADO E AVALIAÇÃO PÓS-CIRÚRGICOS

O animal deve ser avaliado no período pós-cirúrgico inicial em relação a hemorragias intratorácicas por conta da possibilidade de perfuração do coração, pulmão ou vasos torácicos internos, conforme a agulha transpassa o esterno. O posicionamento do animal em decúbito dorsal, com especial atenção à fase de respiração, e a manutenção da agulha o mais próximo possível ao esterno ajudam a prevenir tais complicações. A tala deve ser mantida 10 a 21 dias se possível, embora menor período de tempo possa também ser efetivo.

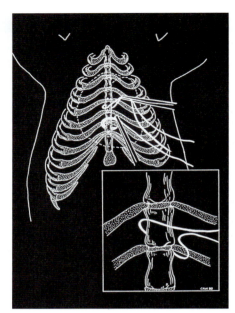

Figura 29.29 Suturas posicionadas ao redor das estérnebras podem ser horizontais ao eixo longo ou em um ângulo de 45 graus. (De Fossum TW, Boudrieau RJ, Hobson P, Rudy RL. Surgical correction of pectus excavatum using external splintage in two dogs and a cat. *J Am Vet Med Assoc.* 1989;195:91.)

COMPLICAÇÕES

Abscessos nos pontos de sutura, dermatite superficial discreta e abrasões cutâneas são comuns, mas são geralmente discretos e cicatrizam rapidamente após remoção da tala. O acolchoamento adequado da tala pode prevenir abrasões. O edema pulmonar por reexpansão fatal (p. 887) já foi relatada em um filhote após correção PE.

PROGNÓSTICO

O prognóstico é excelente para animais sem doenças subjacentes nos quais a cirurgia é realizada em uma idade jovem. Animais mais velhos com esterno menos maleável podem não responder tão favoravelmente à tala externa. A esternectomia parcial pode beneficiar tais animais (p.913).

NEOPLASIAS DA PAREDE TORÁCICA

DEFINIÇÕES

Neoplasias de parede torácica podem surgir a partir das costelas, musculatura ou pleura. **Condrossarcomas** são tumores que surgem a partir da cartilagem, enquanto **osteossarcomas** surgem dos ossos.

CONSIDERAÇÕES GERAIS E FISIOPATOLOGIA CLINICAMENTE RELEVANTE

Tumores primários da costela possuem alta taxa metastática e são incomuns em cães ou gatos. Osteossarcomas são a neoplasia mais comum da costela de cães, seguidos pelo condrossarcoma; a junção costocondral é o local usual de origem destes tumores. Hemangiossarcoma e fibrossarcoma também já foram relatados. Tumores metastáticos e primários do esterno já foram raramente relatados em cães. Tumores esternais primários de cães incluem condrossarcoma e osteossarcoma.

DIAGNÓSTICO

Apresentação Clínica

Sinais Clínicos

Tumores primários de costela geralmente ocorrem em cães jovens e de meia-idade. Tumores de costela devem ser considerados como um possível diagnóstico diferencial para massas que envolvem a parede torácica, mesmo em cães jovens.

Histórico

Animais com tumores de costela podem ser trazidos para atendimento por conta de dispneia ou massa indolor em parede torácica. Animais com neoplasias esternais são frequentemente atendidos para avaliação de uma massa esternal palpável.

Achados de Exame Físico

A maioria dos tumores de costela causa um edema localizado da parede torácica; entretanto, a efusão pleural sem evidências de uma massa torácica ocasionalmente ocorre em cães com pequenos tumores primários de costela e lesões pulmonares metastáticas. Outros sinais clínicos de tumores em costela são perda de peso e dispneia. Tumores esternais usualmente causam edema localizado, mas podem estar associados à dispneia se eles sofrerem metástases aos pulmões.

Diagnóstico por Imagem

Tumores de costela são geralmente massas expansivas que causam destruição e proliferação óssea. Eles tipicamente causam um sinal extrapleural (protrusão de uma lesão infecciosa, neoplásica ou traumática medialmente a partir da parede torácica, causando um efeito de massa intratorácico amplo); ademais, a maior parte da massa está frequentemente dentro da cavidade torácica. Tumores esternais também podem causar lise das estérnebras e costelas adjacentes. Radiografias torácicas de animais com neoplasias de costelas ou esterno devem ser avaliadas em busca de metástases pulmonares, envolvimento e linfonodos e/ou efusão pleural. TC torácica contrastada provavelmente terá maior valor para estadiamento e planejamento cirúrgico.

Achados Laboratoriais

Achados laboratoriais são inespecíficos. A hemogasometria pode demonstrar hipoxemia e acidose ou alcalose respiratória (em razão da hiperventilação). O aumento da atividade sérica da fosfatase alcalina está associado à diminuição da sobrevida em cães com osteossarcoma de ossos planos, incluindo costelas e esterno.[18]

DIAGNÓSTICO DIFERENCIAL

Neoplasias do esterno ou costelas devem ser diferenciadas de osteomielite, infecções fúngicas ou abscessos, com base nos achados citológicos ou histológicos. Um diagnóstico presuntivo do tipo celular pode usualmente ser feito por aspiração por agulha fina da massa. O diagnóstico definitivo usualmente requer exame histológico de um espécime de biópsia. Embora a efusão pleural seja comum em cães com tumores de costela, células neoplásicas são raramente observadas no fluido.

MANEJO CLÍNICO

O tratamento clínico de animais com tumores de costela ou esternais (i.e., toracocentese se houver efusão pleural e oxigenoterapia para dispneia), em geral, é somente paliativo. Desvios pleuroperitoneais são utilizados em seres humanos com efusão pleural causada por neoplasias terminais; entretanto, tal utilização não foi relatada em

CAPÍTULO 29 Cirurgia do Sistema Respiratório Inferior: Pulmões e Parede Torácica

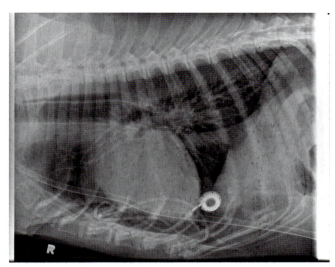

Figura 29.30 Radiografia torácica lateral de um cão Pastor-alemão de 9 anos com efusão pleural neoplásica e Pleuralport® unilateral (Norfolk Veterinary Products).

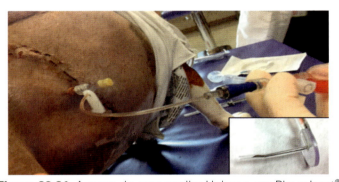

Figura 29.31 Acesso de uma agulha Huber a um Pleuralport® (Norfolk Veterinary Products) em um Buldogue inglês de 6 anos com efusão pleural crônica.

cães ou gatos. Em vez disso, um Pleuralport® (Norfolk Veterinary Products) pode ser implantado para tratar a efusão pleural e fornecer acesso para quimioterapia intracavitária (Figura 29.30). O dispositivo consiste em um tubo de toracostomia multifenestrado radiopaco de silicone que é conectado a um acesso de drenagem que está situado fora do tórax no tecido subcutâneo. O acesso é feito percutâneo utilizando uma agulha de ponto Huber (não cortante) para permitir drenagens torácicas repetidas (Figura 29.31). Vantagens relatadas deste dispositivo incluem maior conforto, diminuição do risco de infecções, diminuição do risco de complicações associadas a toracocenteses repetidas, diminuição do risco de remoção acidental, e potencial tratamento de efusão torácica em um ambiente doméstico. O dispositivo é implantado utilizando uma pequena incisão de toracotomia.

TRATAMENTO CIRÚRGICO

A ressecção cirúrgica de tumores da parede torácica é o tratamento de escolha. A ressecção total ou em bloco de três ou mais costelas em casos de neoplasia de parede torácica requer reconstrução cirúrgica para reestabelecer a continuidade da parede torácica. A remoção de mais de seis costelas geralmente não é recomendada. Em casos de tumores de tórax caudal, a extensão do diafragma cranial até as costelas resseccionadas reduz a necessidade de fixação rígida da parede torácica. Uma tela sintética pode ser utilizada para preencher outros defeitos. Uma possível complicação da tela de polipropileno é a formação de fístulas secundárias a aderências; a utilização do omento ou músculo autólogo bem vascularizado (músculo grande dorsal ou peitoral profundo) sobre o implante pode reduzir as complicações pós-cirúrgicas. A ressecção de grandes tumores pode necessitar de um retalho composto de músculo e pele para fechar o defeito resultante. Um retalho miocutâneo do grande dorsal demonstrou criar um fechamento selado após ressecção de condrossarcomas em cinco cães. A esternectomia parcial ou completa pode ser curativa em cães com neoplasia esternal primária. Embora a instabilidade temporária do tórax possa ocorrer após grandes ressecções esternais, isso não parece causar qualquer disfunção respiratória permanente ou significativa.

Manejo Pré-cirúrgico
A toracocentese deve ser realizada antes da indução da anestesia em cães com efusão pleural associada à neoplasia de parede torácica.

Anestesia
Ver recomendações anestésicas para animais com doença respiratória na p. 884.

Posicionamento
Em casos de neoplasias de parede torácica ou esternais, uma área generosa ao redor do tumor deve ser preparada para cirurgia asséptica.

TÉCNICA CIRÚRGICA

Ressecção em Bloco de Neoplasias da Parede Torácica
Remova a parede torácica que contenha a neoplasia e margem de tecido normal, deixando um defeito quadrado ou retangular. Corte um pedaço da tela de polipropileno um pouco maior do que o defeito. Dobre as margens da tela e suture a espessura dupla da tela ao lado pleural do defeito (Figura 29.32). Estique a tela sobre o defeito ao suturar, para impedir a movimentação paradoxal durante a respiração. Se mais de quatro ou cinco costelas forem removidas, suporte as costelas com placas espinais plásticas ou enxertos de costela. Mobilize e avance a musculatura da parede torácica (Figura 29.33) sobre o defeito ou, se houver musculatura insuficiente, exteriorize um retalho de pedículo omental através de uma abordagem paracostal e tunelize-o até o defeito pelo tecido subcutâneo. Como alternativa, exteriorize o retalho omental através do diafragma. Posicione o retalho omental sobre a tela e suture a pele sobre o defeito.

Para tumores de costelas caudais, a extensão do diafragma pode ser realizada após ressecção em bloco da massa e tecido circundante. A reconstrução sintética da cadeia torácica é raramente necessária.

Esternectomia Parcial
A esternectomia parcial deve ser considerada somente em casos de neoplasias esternais pequenas e localizadas que não pareçam causar envolvimento intratorácico.

A esternectomia tem sido utilizada com sucesso em casos de extensa osteomielite esternal. Todo o esterno pode ser removido em pequenos animais. Incise através da pele sobrejacente à neoplasia (se houver suspeita de envolvimento cutâneo, ressecione a pele). Identifique as articulações da costela no esterno. Utilize pinças do tipo rugina para remoção das esternebras afetadas e costelas. Se possível, remova uma esternebra caudal e uma cranial à lesão. Avalie a cavidade torácica em busca de envolvimento. Evite laceração das artérias torácicas internas; ligue-as se necessário. Aponha as costelas e músculos intercostais com um fio monofilamentar grande (p. ex., nº 1) em um padrão de colchoeiro interrompido ou

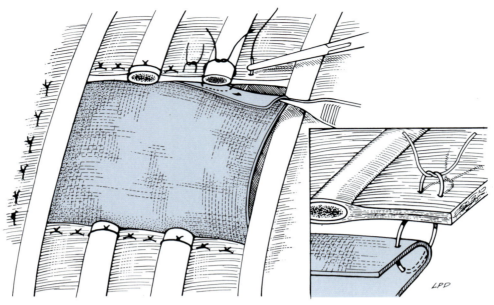

Figura 29.32 Alguns tumores torácicos podem ser removidos por ressecção em bloco da parede torácica. Remova a parede torácica contendo a neoplasia e margem de tecido normal. Dobre as margens de um pedaço de tela e suture a espessura dupla da tela ao lado pleural do defeito.

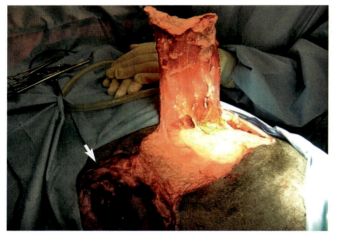

Figura 29.33 Imagem intraoperatória da elevação do músculo grande dorsal para reconstrução do defeito da parede torácica após esternectomia parcial *(seta)*.

horizontal. Utilize um padrão de sutura simples contínuo para apor os remanescentes do músculo reto abdominal sobre a junção das extremidades das costelas. Minimize o espaço morto colocando em aposição a pele e o tecido subjacente com suturas móveis. Posicione um tubo de toracostomia e evacue o ar da cavidade torácica. Posicione uma bandagem leve sobre o tórax para proteger a incisão e tubo de toracostomia.

MATERIAIS DE SUTURA E INSTRUMENTOS ESPECIAIS

A reconstrução de defeitos de parede torácica deve ser realizada com fios não absorvíveis monofilamentares (p. ex., polipropileno ou náilon). A tela de polipropileno (Marlex®) pode ser utilizada para reconstrução da parede torácica.

CUIDADO E AVALIAÇÃO PÓS-CIRÚRGICOS

Animais com defeitos de parede torácica cirurgicamente criados devem ser monitorados intimamente no período pós-cirúrgico por conta de hipoventilação ou desenvolvimento de pneumotórax (ou ambos). A terapia analgésica é justificada nestes animais (Capítulo 13; para doses de opioides, Tabelas 13.2 e 13.3). Ver p. 897 para comentários adicionais sobre o manejo pós-cirúrgico de animais com distúrbios respiratórios.

COMPLICAÇÕES

Complicações pós-cirúrgicas associadas à reconstrução da parede torácica e esternal incluem formação de seroma, infecção da ferida, efusão pleural, edema periférico e falha do retalho muscular. Complicações mais provavelmente ocorrerão em casos de reconstrução esternal e defeitos de parede torácica reconstruídos com tela protética.

PROGNÓSTICO

O prognóstico para cães com osteossarcoma de costelas é reservado, já que uma sobrevida média de aproximadamente 300 dias foi relatada após ressecção cirúrgica ampla e quimioterapia adjuvante. Ao contrário, cães com condrossarcoma primário de costelas possuem bom prognóstico apenas com a cirurgia. Foi relatado que muito poucos tumores esternais definiram o prognóstico em animais afetados.

REFERÊNCIAS BIBLIOGRÁFICAS

1. Yoon HY, Lee S, Jeong SW. Intercostal thoracotomy in 20 dogs: muscle-sparing versus traditional techniques. *J Vet Sci*. 2015;16:93-98.
2. Gines JA, Friend EJ, Vives MA, et al. Mechanical comparison of median sternotomy closure in dogs and cats using polydioxanone and wire sutures. *J Small Anim Pract*. 2011;52:582-586.
3. McCready DJ, Bell JC, Ness MG, et al. Mechanical comparison of monofilament nylon leader and orthopaedic wire for median sternotomy closure. *J Small Anim Pract*. 2015;56:510-515.

4. Wormser C, Singhal S, Holt DE. Thoracoscopic-assisted pulmonary surgery for partial and complete lung lobectomy in dogs and cats: 11 cases (2008-2013). *J Am Vet Med Assoc.* 2014;245:1036-1041.
5. Marvel S, Monnet E. Ex vivo evaluation of canine lung biopsy techniques. *Vet Surg.* 2013;42:473-477.
6. Mayhew PD, Culp WT, Pascoe PJ, et al. Use of the Ligasure vessel-sealing device for thoracoscopic peripheral lung biopsy in healthy dogs. *Vet Surg.* 2012;41:523-528.
7. Wavreille V, Boston SE, Souza C, et al. Outcome after pneumonectomy in 17 dogs and 10 cats: a Veterinary Society of Surgical Oncology case series. *Vet Surg.* 2016;45:782-789.
8. Majeski SA, Steffey MA, Mayhew PD, et al. Postoperative respiratory function and survival after pneumonectomy in dogs and cats. *Vet Surg.* 2016;45:775-781.
9. Meakin LB, Salonen LK, Baines SJ, et al. Prevalence, outcome and risk factors for postoperative pyothorax in 232 dogs undergoing thoracic surgery. *J Small Anim Pract.* 2013;54:313-317.
10. Cabon Q, Deroy C, Ferrnad FX, et al. Thoracic bite trauma in dogs and cats: a retrospective study of 65 cases. *Vet Comp Orthop Traumatol.* 2015;28:448-454.
11. Nolff MC, Pieper K, Meyer-Lindenberg A. Treatment of a perforating thoracic bite wound in a dog with negative pressure wound therapy. *J Am Vet Med Assoc.* 2016;249:794-800.
12. Armbrust LJ, Biller DS, Bamford A, et al. Comparison of three-view thoracic radiography and computed tomography for detection of pulmonary nodules in dogs with neoplasia. *J Am Vet Med Assoc.* 2012;240:1088-1094.
13. Aarsvold S, Reetz JA, Reichle JK, et al. Computed tomographic findings in 57 cats with primary pulmonary neoplasia. *Vet Radiol Ultrasound.* 2015;56:272-277.
14. Bleakley S, Duncan CG, Monnet E. Thoracoscopic lung lobectomy for primary lung tumors in 13 dogs. *Vet Surg.* 2015;44:1029-1035.
15. Mayhew PD, Hunt GB, Steffey MA, et al. Evaluation of short-term outcome after lung lobectomy for resection of primary lung tumors via video-assisted thoracoscopic surgery or open throracotomy in medium- to large-breed dogs. *J Am Vet Med Assoc.* 2013;243:681-688.
16. Nunley J, Sutton J, Culp W, et al. Primary pulmonary neoplasia in cats: assessment of computed tomography findings and survival. *J Small Anim Pract.* 2015;56:651-666.
17. Maritato KC, Schertel ER, Kennedy SC, et al. Outcome and prognostic indicators in 20 cats with surgically treated primary lung tumors. *J Feline Med Surg.* 2014;16:979-984.
18. Kruse MA, Holmes ES, Balko JA, et al. Evaluation of clinical and histopathologic prognostic factors for survival in canine osteosarcoma of the extracranial flat and irregular bones. *Vet Pathol.* 2013;50:704-708.
19. Latimer CR, Lux CN, Sutton JS, Culp WTN. Lung lobe torsion in seven juvenile dogs. *J Am Vet Med Assoc.* 2017;15(251):1450-1456.

30

Cirurgia do Sistema Respiratório Inferior: Cavidade Pleural e Diafragma

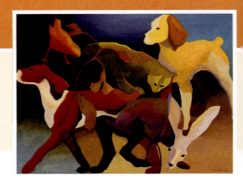

PRINCÍPIOS GERAIS E TÉCNICAS

DEFINIÇÕES

As **pleuras** são as membranas serosas que cobrem os pulmões e delimitam a cavidade torácica, compreendendo completamente um espaço potencial conhecido como **cavidade pleural**. As **pleuras parietais** são as porções da pleura que revestem as paredes da cavidade torácica, enquanto a **pleura visceral**, ou **pulmonar**, reveste os pulmões e delimita suas fissuras, separando completamente os diferentes lobos. **Toracocentese** (ou **toracentese**) é uma punção cirúrgica da parede torácica para remover ar (**pneumotórax**) ou líquido (**efusão pleural**) do espaço pleural. **Pleurodese** é a criação de aderências entre as pleuras visceral e parietal pela instilação de agentes irritantes na cavidade pleural ou lesão mecânica da pleura durante a cirurgia.

CONSIDERAÇÕES PRÉ-CIRÚRGICAS

A função respiratória deve ser cuidadosamente monitorada em pacientes com anormalidades da cavidade pleural ou diafragmática. Avaliações qualitativas da função respiratória incluem monitoramento da frequência respiratória e padrão respiratório, além do tempo de preenchimento capilar e coloração de mucosas (Tabela 30.1 e Quadro 30.1). Animais com doença da cavidade pleural usualmente possuem padrão respiratório restritivo (i.e., respirações rápidas e superficiais). A análise da hemogasometria arterial pode aumentar a informação qualitativa sobre a efetividade da ventilação e hematose (Tabela 30.2). A oximetria de pulso não invasiva afere a hemoglobina do sangue e assim fornece informações quantitativas sobre a oxigenação. Parâmetros cardiovasculares (p. ex., frequência cardíaca e ritmo) devem também ser avaliados (Tabela 30.1). Um eletrocardiograma (ECG) deve ser realizado em todos os pacientes traumatizados a fim de detectar arritmias resultantes de miocardite traumática. Fluidos intravenosos devem ser fornecidos para animais desidratados ou para aqueles que estejam ingerindo líquidos insuficientes para manter a hidratação. Deve haver cuidado para evitar a hidratação excessiva e edema pulmonar, que pioram ainda mais a respiração. Monitoramento da pressão venosa central pode ser útil em alguns pacientes.

Animais severamente dispneicos com forte suspeita de pneumotórax ou efusão pleural devem ser submetidos à toracocentese (Figura 30.1) antes da realização de radiografias. A remoção mesmo de pequenas quantidades de efusão pleural ou ar pode melhorar significativamente a ventilação, permitindo manipulação mais segura do paciente para procedimentos radiográficos. Se o paciente não estiver severamente dispneico, é mais seguro obter inicialmente uma radiografia torácica dorsoventral, pois a laceração pulmonar durante toracocentese causa pneumotórax e piora a dispneia. A maioria dos animais dispneicos permite a toracocentese com contenção mínima; anestésicos gerais são contraindicados. Deve ser permitido que o animal permaneça em decúbito esternal, e se eles tolerarem, oxigênio deve ser fornecido por uma máscara facial ou sonda (Capítulo 4). O fato de não obter nada não descarta efusão pleural ou pneumotórax (p. ex., o fluido pode estar em bolsões, pode haver exsudato obstruindo a agulha ou a agulha pode ser muito curta). Se não houver evidências de doença do terceiro espaço ou se a remoção de fluido ou ar não ajudar a aliviar a dispneia, então deve haver a suspeita de doença pulmonar subjacente (p. ex., pneumonia, edema pulmonar, contusões pulmonares, neoplasia pulmonar) ou pleurite fibrosante severa (discutida posteriormente). A suplementação de oxigênio nasal ou o posicionamento do animal em uma gaiola com oxigênio podem ser benéficos enquanto o tratamento da pneumopatias é iniciado (p. 29).

> **NOTA** Não tente implantar tubos de toracostomia ou obter radiografias em animais com efusão pleural conhecida que estejam extremamente dispneicos — realize inicialmente a toracocentese!

A implantação de um tubo de toracostomia não deve ser tentada em animais com angústia respiratória severa. Geralmente, a estabilização e melhora da ventilação podem inicialmente ser alcançadas pela remoção de certa quantidade de ar ou fluido pleural pela toracocentese com agulha. Em pacientes criticamente doentes, tubos de toracostomia de grande diâmetro podem ser colocados sem a utilização de anestesia geral; anestesia local (i.e., infiltração anestésica local ou um bloqueio de nervos intercostais) pode ser suficiente (Quadro 30.2). Entretanto, isso deve ser evitado se possível, porque animais com doença da cavidade pleural são beneficiados por ventilação intermitente por pressão positiva (VIPP) e suplementação de oxigênio durante a implantação do tubo. O controle das vias respiratórias do animal (por intubação endotraqueal e ventilação por pressão positiva) e oxigenoterapia devem ser realizados rapidamente (discutido posteriormente). A utilização de drenos torácicos guiados por fio de pequeno calibre (p. ex., calibre 14) utilizando uma técnica de Seldinger modificada também pode ser considerada, e estes cateteres podem ser colocados em alguns animais somente com sedação. Para preocupações pré-cirúrgicas de pacientes com hérnias diafragmáticas, ver p. 928.

> **NOTA** A pré-oxigenação de cães com oxigênio em vez de ar ambiente durante 3 minutos aumenta significativamente o tempo para dessaturação em cães saudáveis, assim como naqueles com comprometimento respiratório. Assim, se possível, pré-oxigene animais com doença da cavidade pleural antes da anestesia ou sedação.

CAPÍTULO 30 Cirurgia do Sistema Respiratório Inferior: Cavidade Pleural e Diafragma

TABELA 30.1 Frequência Cardíaca e Frequência Respiratória Normais em Cães e Gatos Conscientes

	FC (batimentos/min)	FR (respirações/min)
Cão	70-140	20-40
Gato	145-200	20-40

FC, frequência cardíaca; FR, frequência respiratória.

QUADRO 30.1 Tempo de Preenchimento Capilar Normal

<1-2 segundos

TABELA 30.2 Valores de pH e Hemogasometria Normais em Ar Ambiente

	Valor	Variação
pH	7,4	(7,35-7,45)
PaO_2	95 mmHg	(80-110)
PvO_2	40 mmHg	(35-45)
$PaCO_2$	40 mmHg	(35-45)
$PvCO_2$	45 mmHg	(40-48)
HCO_3^-	24 mEq/L	(22-27)

PaO_2, pressão parcial de oxigênio arterial; PvO_2, concentração venosa de oxigênio; $PaCO_2$, pressão parcial de dióxido de carbono; $PvCO_2$, concentração venosa de dióxido de carbono; HCO_3^-, bicarbonato.

Avalie paciente em busca de evidências de anormalidades respiratórias, cardíacas ou neurológicas. Verifique o estado hemodinâmico; forneça oxigênio; intube e ventile, se necessário

Avalie o paciente em busca de evidências de pneumotórax. Se houver suspeita de pneumotórax, realize toracocentese

Se o animal estiver estável: colete sangue para hemograma, bioquímica sérica e hemogasometria. Inicie fluidoterapia

Se o animal permanecer dispneico: repita a toracocentese e, caso o animal esteja suficientemente estável, realize radiografias

Se o animal estabilizar   Se o animal não estabilizar

Considere exploração torácica imediata

Também considere exploração torácica imediata em pacientes com:

- Grandes feridas abertas com evidências de trauma torácico severo
- Diversas fraturas de costelas deslocadas e pneumotórax
- Trauma penetrante profundo com provável trauma visceral

Administre medicamentos analgésicos, considere antibioticoterapia profilática

Realize radiografias torácicas

Se o pneumotórax persistir ou necessitar de repetidas toracocenteses em um curto período de tempo, considere a colocação de um tubo torácico

Tricotomize e avalie a área do trauma e/ou ferida por mordedura; limpe as feridas e cubra as feridas abertas com bandagem estéril; realize culturas se indicado

Explore cirurgicamente e desbride as feridas por mordedura dentro de 24 horas

Figura 30.1 Algoritmo para manejo de animais dispneicos com feridas torácicas por mordedura.

QUADRO 30.2 Pontos-chave para Localização de Bloqueios Intercostais e Bloqueios Incisionais

- Determine a dose máxima de bupivacaína a ser utilizada em 2 mg/kg durante 6 a 8h.
- Dilua em solução salina ou Ringer lactato para criar uma solução a 0,125% e divida a solução aproximadamente na metade (para 0,5% [5 mg/mL] de bupivacaína, adicione 3 mL salina para cada mililitro de anestésico local).
- Para analgesia intercostal, bloqueie seletivamente os nervos intercostais que suprem o local de incisão da toracotomia pelo bloqueio de dois nervos craniais ao local da incisão e dois nervos caudais à incisão, assim como no nervo da incisão. Utilize uma agulha de calibre 22 e bloqueie cinco nervos caudais às costelas o mais dorsalmente possível (p. 152).
- Pegue o restante da bupivacaína, e com uma agulha de calibre 22, injete por via subcutânea ao longo de cada lado da incisão, seguindo por toda linha de incisão.
- Se a bupivacaína for instilada no tubo de toracostomia, faça-o com cuidado e enquanto o animal estiver dormindo. Qualquer quantidade de bupivacaína colocada no tubo de toracostomia deve ser considerada parte da dose máxima total de bupivacaína. Para cada mL de 0,5% de bupivacaína, dilua-a em 5 a 10 mL de salina. Então injete esta solução no tubo de toracostomia. Vire o animal para que o tubo de toracostomia fique para baixo, espere por 2 a 3 minutos e vire o animal para o outro lado, se necessário. Espere outros 2 a 3 minutos e remova qualquer fluido remanescente. Então acorde o animal e extube-o. **Não existem benefícios em colocar anestésico local no tubo de toracostomia se houver sangue ou secreção purulenta na cavidade pleural.**
- Bloqueios por espalhamento possuem pouco valor e são um desperdício de anestésico local valioso.

A maioria das estruturas do tórax pode ser visualizada por imagens de tomografia computadorizada (TC) na configuração de tecidos moles. A TC permite a reconstrução tridimensional e eliminação de sobreposição de estruturas sobrejacentes, possibilitando, assim, uma caracterização mais precisa de anormalidades antes da intervenção cirúrgica do que obtida radiograficamente. Por exemplo, a avaliação por TC de linfonodos traqueobrônquicos em cães com linfadenopatias frequentemente está correlacionada com metástase ou linfadenite granulomatosa severa, e a TC contrastada pode ser utilizada para o diagnóstico de tromboembolismo pulmonar.

CONSIDERAÇÕES ANESTÉSICAS

Pacientes com comprometimento respiratório devem ser tratados com cuidado extremo até que sejam intubados e a ventilação possa ser assistida. A pré-medicação com qualquer fármaco que cause hipoventilação é contraindicada (Tabela 30.3). Adicionalmente, toda tentativa deve ser feita para minimizar o estresse ao paciente antes da indução. A oxigenoterapia, mesmo ao colocar um cateter intravenoso, pode ser necessária. A oximetria de pulso com um sensor que possa ser fixado à cauda pode ser especialmente útil no monitoramento peroperatório do paciente com angústia respiratória. Antes da indução, o anestesiologista deve estar preparado com dispositivos de vias aéreas, aparelho anestésico e monitores, assim como fármacos de indução e emergenciais. Pré-oxigenar o paciente durante 3 a 5 minutos antes da indução (p.29) deve ser acompanhado por rápidas indução e intubação. Se possível, a ventilação por pressão positiva deve ser realizada por volumes correntes inferiores, menores picos de pressão ventilatória e maiores frequências respiratórias. Isso diminuirá o extravasamento de ar por alvéolos lesados se houver pneumotórax. Entretanto, se o diagnóstico for de hérnia diafragmática ou efusão pleural, volumes correntes podem ser mantidos baixos, mas pressões de pico nas vias aéreas podem necessitar de maiores elevações para alcançar ventilação adequada. Se pressões externas exercidas sobre o tecido pulmonar estiverem comprimindo completamente os alvéolos, bronquíolos e brônquios, podem ser necessárias pressões maiores para ventilar até que o tórax seja cirurgicamente aberto. Quando possível, entretanto, volumes correntes menores, maiores frequências respiratórias e pressões de pico nas vias aéreas inferiores devem ser utilizados. Cães e gatos com insuficiência respiratória devem ser mantidos com anestésicos inalatórios (p. ex., isoflurano ou sevoflurano) (Tabela 30.3). Analgesia precisa ser fornecida para diminuir a quantidade de agentes inalatórios necessária, já que altas concentrações destes podem levar à hipotensão. A anestesia inalatória é vantajosa, pois permite rápida recuperação e controle mais preciso da profundidade anestésica do que a manutenção por anestésicos intravenosos de longa ação. O óxido nítrico não deve ser utilizado em pacientes com pneumotórax ou hérnias diafragmáticas porque rapidamente se difunde para espaços preenchidos por ar (i.e., cavidade pleural ou órgãos preenchidos por gás), causando maior compressão pulmonar ou organomegalia. Ademais, o óxido nítrico é comparativamente menos solúvel no plasma do que o oxigênio e outros anestésicos inalatórios; portanto, ele rapidamente se difunde para os alvéolos quando é descontinuado, resultando em hipoxia por difusão se o óxido nítrico não for desligado 5 a 10 minutos antes da extubação. Assim que a cirurgia for concluída, a extubação não deve ser apressada. Garanta que o paciente esteja acordado e não excessivamente sedado, que a respiração esteja adequada, e que o paciente esteja confortável antes da extubação. Para recomendações anestésicas específicas para animais com pneumotórax e hérnias diafragmáticas, ver pp. 937 e 928, respectivamente. Ver também Capítulo 29.

NOTA Não utilize máscaras ou câmara de indução em pacientes com angústia respiratória; intube o mais rápido possível utilizando agentes inalatórios injetáveis.

ANTIBIÓTICOS

A toracocentese por agulha realizada com técnica asséptica apropriada improvavelmente induzirá infecções em pacientes com função imune normal; portanto, antibióticos profiláticos não são indicados. Antibióticos profiláticos em pacientes com tubos de toracostomia são de benefícios dúbios. Estudos em seres humanos não demonstram diminuir as taxas de infecção quando pacientes com tubos de toracostomia são submetidos à antibioticoterapia profilática. Entretanto, tubos de toracostomia devem ser mantidos e manuseados com precauções apropriadas (p. ex., luvas estéreis e seringas, bandagens torácicas) para reduzir o potencial de contaminação iatrogênica. Bactérias Gram-negativas e anaeróbias são isoladas comumente em animais com doença respiratória. Um estudo de 2016 com cães normais avaliados por TC e análise de fluido demonstrou desenvolvimento de piotórax em seis de oito cães entre 4 e 6 dias após implantação de um tubo de toracostomia.[1] Terapia para piotórax deve ser baseada em resultados de cultura e antibiograma, se possível, pois a sensibilidade antibiótica imprevisível é comum com os microrganismos observados nesta condição. Para recomendações antibióticas específicas para pacientes com piotórax, ver p. 948.

ANATOMIA CIRÚRGICA

Cada cavidade pleural é somente um espaço potencial a não ser que haja coleção de ar ou líquido entre as pleuras parietal e visceral, impedindo a expansão pulmonar normal. Em um animal normal, somente um filme capilar de fluido existe para umedecer as células mesoteliais que revestem sua superfície pleural. Portanto, exceto por este fluido capilar, a pleura visceral está em contato com o revestimento pleural da parede torácica. As pleuras

CAPÍTULO 30 Cirurgia do Sistema Respiratório Inferior: Cavidade Pleural e Diafragma

TABELA 30.3 Considerações Anestésicas para Toracotomia do Paciente com Trauma Agudo

Considerações Pré-operatórias

Condições associadas	• Anemia • Desidratação • Anormalidades eletrolíticas • Hipotensão • Arritmias; frequentemente ventriculares • Presença de outros traumas (p. ex., pélvico, abdominal, torácico)
Exames de sangue	• HT • Eletrólitos • Ureia • Cr • PT • Albumina • +/− Hemogasometria
Exame físico	• Pode estar desidratado, em choque, hipotenso, taquicárdico ou bradicárdico e hipotérmico • Ausência de sons pulmonares no tórax lateral dorsal pela auscultação se houver pneumotórax; ausência de sons pulmonares no tórax ventral e bulhas abafadas se houver hemotórax; o abdome pode estar dolorido se o animal tiver uroabdome ou hemoabdome
Outros exames	• Pressão sanguínea • ECG • Radiografias (torácica e abdominal) • +/− TC • Ultrassonografia • Toracocentese • SpO_2

Pré-medicações	• Oxigênio por sonda nasal ou máscara facial
	• Administre dose de choque de fluidos, se necessário para estabilizar. Reconsidere a necessidade de cirurgia se o paciente estiver instável.
	• Administre transfusão sanguínea se o HT <20% em cães, <18% em gatos (pp. 27 e 33)
	• Evite sedativos em pacientes deprimidos ou dispneicos
	• Administre protetores gastrointestinais de escolha
	• Em pacientes com comprometimento respiratório mínimo, administre
	    • Midazolam (0,1-0,2 mg/kg IV, IM), *ou*
	    • Diazepam (0,1-0,2 mg/kg IV)
	• Antes da indução, evite todos depressores respiratórios, incluindo, mas não se limitando a, opioides, xilazina, medetomidina e dexmedetomidina; se hipotensos, evite acepromazina, xilazina, medetomidina e dexmedetomidina; se taquicárdicos, evite atropina, glicopirrolato e doses de indução de cetamina.
	• Após administração de um benzodiazepínico, mas antes da indução, realize a tricotomia da área cirúrgica; isso pode usualmente ser realizado com o paciente em estação ou decúbito lateral; não coloque o paciente em posição ventrodorsal até depois da intubação.

Considerações Intraoperatórias

Indução	• Pré-oxigene durante 3-5 min com máscara facial ou sonda com oxigênio
	• Se desidratado, administre:
	    • Etomidato (0,5-1,5 mg/kg IV); forneça após administrar um benzodiazepínico para prevenir mioclonia
	• Se o animal estiver hidratado, administre:
	    • Propofol (2-6 mg/kg IV), *ou*
	    • Alfaxalona (2-5 mg/kg IV)
	• Se dispneico, administre rapidamente para acelerar a intubação e ventilação

Manutenção	• Isoflurano ou sevoflurano, *mais*
	    • Fentanila (2-10 μg/kg IV PRN em cães; 1-4 μg/kg IV PRN em gatos) para alívio da dor em curto prazo, *mais*
	    • Fentanila CRI (1-5 μg/kg IV dose de ataque, então 2-30 μg/kg/h IV), *ou*
	    • Hidromorfona[a] (0,05-0,2 mg/kg IV PRN em cães; 0,05-0,1 mg/kg IV PRN em gatos), *ou*
	    • Oximorfona (0,05-0,2 mg/kg IV, IM), *ou*
	    • Buprenorfina[b] (0,005-0,02 mg/kg IV PRN), *mais*
	    • Cetamina (dose baixa) (0,5-1 mg/kg IV), *ou*
	    • Cetamina CRI (0,5 mg/kg IV dose de ataque, então 10 μg/kg/min IV)
	• Se hipotenso (para manter a PAM entre 60 e 80 mmHg), administre fenilefrina, efedrina, dopamina, norepinefrina, vasopressina ou fluidos conforme necessário
	• Tenha o cirurgião pronto para preparar e realizar a incisão quando posicionar o paciente ventrodorsalmente
	• Parâmetros de ventilação:
	    • SpO_2 >95%
	    • Pequenos volumes correntes: 5-7 mL/kg
	    • Frequência respiratória: 10-30
	    • Pressões de pico em vias aéreas: <12-15 mmHg se capaz de atingir volumes correntes adequados
	• Expanda lentamente os pulmões ao ventilar manualmente e observe visualmente a expansão pulmonar.
	• Considere PEEP

(Continua)

TABELA 30.3	Considerações Anestésicas para Toracotomia do Paciente com Trauma Agudo (Cont.)
Necessidades de fluido	• 5-20 mL/kg/h para repor perdas evaporativas mais 3 × PSE; considere coloides ou sangue para reposição de PSE em uma relação 1:1
Monitoramento	• PS • ECG • Frequência respiratória • SpO$_2$ • EtCO$_2$ • Temperatura • +/− Acesso arterial • DU

Bloqueios	Epidural:
	• Morfina (0,1 mg/kg sem preservativos), ou
	• Buprenorfina (0,003-0,005 mg/kg diluída em salina), mais
	• Anestésicos locais (Quadro 30.2 e Capítulo 13):
	  • Bloqueios de nervos intercostais com anestésicos locais, mais
	  • Bloqueio incisional com anestésico local
	• Bupivacaína diluída em salina pode ser instilada no tubo de toracostomia, mas deve ser feita somente quando o paciente estiver dormindo e ainda intubado

Considerações Pós-operatórias	
Analgesia	• Fentanila CRI (1-10 μg/kg IV dose de ataque, então 2-20 μg/kg/h IV), ou • Morfina[c] (0,1-1 mg/kg IV ou 0,1-2 mg/kg IM q1-4h em cães; 0,05-0,2 mg/kg IV ou 0,1-0,5 mg/kg IM q1-4h em gatos) se não houver hipotensão, ou • Hidromorfona[a] (0,05-0,2 mg/kg IV, IM q3-4h em cães; 0,05-0,1 mg/kg IV, IM q3-4h em gatos), ou • Hidromorfona CRI (0,025-0,1 mg/kg/h IV em cães), ou • Oximorfona (0,1-0,2 mg/kg IV, IM), ou • Buprenorfina[b] (0,005-0,02 mg/kg IV, IM q4-8h ou 0,01-0,02 mg/kg TMO q6-12h em gatos), mais • +/− Cetamina CRI (2 μg/kg/min IV; sem dose de ataque prévia, administre 0,5 mg/kg IV antes da CRI)
Monitoramento	• SpO$_2$ • Pressão sanguínea • ECG • FC • Frequência respiratória • Temperatura • DU • Tubos de toracostomia
Exames de sangue	• HT • PT • Eletrólitos • Hemogasometria • +/− Albumina
Escore de dor estimada	Severa

Cr, creatinina; *CRI*, infusão em taxa contínua; *DU*, débito urinário; *ECG*, eletrocardiograma; *EtCO$_2$*, CO$_2$ corrente final; *FC*, frequência cardíaca; *HT*, hematócrito; *IM*, intramuscular; *IV*, intravenoso; *PAM*, pressão arterial média; *PEEP*, pressão expiratória final positiva; *PRN*, conforme necessário; *PS*, pressão sanguínea; *PSE*, perdas sanguíneas estimadas; *PT*, proteína total; *SpO$_2$*, saturação da hemoglobina com o oxigênio; *TC*, tomografia computadorizada; *TMO*, transmucosa oral.
[a]Monitore hipertermia em gatos.
[b]Buprenorfina é melhor analgésico do que a morfina em gatos.
[c]Administre lentamente para impedir liberação de histamina.

de cães contêm fibras musculares lisas e uma rede de fibras elásticas e são mais delicadas do que em outros animais domésticos. A subserosa é composta por fibras de colágeno e elásticas, que na pleura visceral se comunicam com o pulmão subjacente. O fluido secretado na cavidade pleural é normalmente reabsorvido por vasos linfáticos subjacentes à pleura parietal. O espessamento da pleura (i.e., pleurite fibrosante) pode impedir a reabsorção de fluido, resultando em efusão pleural.

Fibras do diafragma surgem a partir dos ligamentos na superfície ventral das vértebras lombares, costelas e esterno, e irradiam em direção ao centro tendinoso (Figura 30.2). O diafragma é composto por uma porção tendinosa central e uma porção muscular externa. A porção costal do diafragma se liga à superfície interna das últimas costelas, e a porção central se estende cranialmente em direção à cavidade torácica.

TÉCNICAS CIRÚRGICAS

O tratamento de doenças da cavidade pleural varia, dependendo da etiologia subjacente. Para casos de pneumotórax traumáticos (p. 933), a toracocentese intermitente por agulha pode ser suficiente em alguns animais para prevenir a dispneia enquanto o pulmão cicatriza, mas tubos de toracostomia são ocasionalmente necessários. Com certos tipos de efusão pleural (*i.e.*, piotórax; p. 947), tubo de toracocentese e lavagem torácica são melhores no tratamento primário de vários animais afetados.

Toracocentese por Agulha

A toracocentese por agulha é realizada com uma agulha Butterfly de pequeno calibre (nº 19 a nº 23) conectada a uma torneira de três vias e seringa, ou um cateter conectado a um equipo extensor, torneira

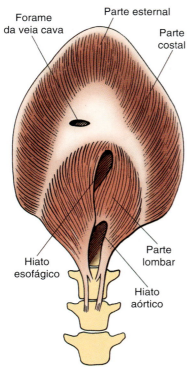

Figura 30.2 Anatomia do diafragma.

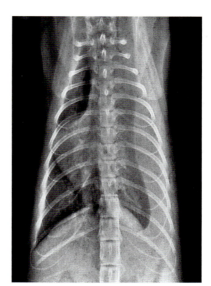

Figura 30.4 Radiografia torácica de um gato com efusão pleural unilateral que ocorreu secundariamente a quilotórax crônico. Note a retração do pulmão esquerdo (lado direito da imagem), distante da parede torácica.

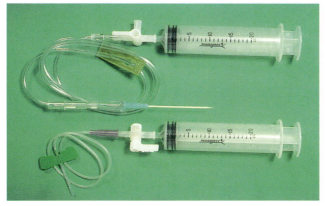

Figura 30.3 Um *scalp* pequeno *(embaixo)* ou um cateter conectado a um tubo extensor *(em cima)*, e uma torneira de três vias e seringa são utilizados para toracocentese.

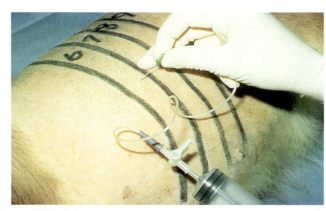

Figura 30.5 A toracocentese é realizada no sexto, sétimo ou oitavo espaço intercostal, próximo à altura da junção costocondral.

de três vias e seringa (Figura 30.3). Garanta que a agulha seja longa o suficiente para penetrar o espaço pleural em animais grandes ou obesos. Em tais animais, um cateter pode ser necessário em vez de uma agulha Butterfly. O local apropriado para toracocentese deve ser selecionado com base no exame físico ou, se disponível, radiografias ou ultrassonografia. O mediastino em cães e gatos é delgado e permeável a fluidos, e a aspiração de um lado do tórax drena adequadamente o hemitórax contralateral. Em certas enfermidades, particularmente quilotórax e piotórax, efusões unilaterais podem ocorrer como resultado do espessamento do mediastino associado à inflamação crônica (Figura 30.4).

A menos que exista uma razão para ser feita em qualquer outro local, realize a toracocentese no sexto, sétimo ou oitavo espaço intercostal, próximo à altura da junção costocondral (Figura 30.5). Tricotomize a área selecionada e realize um bloqueio anestésico local se necessário (esse é raramente o caso). Prepare assepticamente o local e introduza a agulha no meio do espaço intercostal selecionado. Evite cuidadosamente grandes vasos associados ao aspecto posterior das margens da costela. Avance a agulha em direção ao espaço pleural. Aspire fluido enquanto a agulha estiver sendo avançada para permitir o imediato reconhecimento da profundidade adequada da colocação da agulha. Se você sentir o coração batendo ou pulmões esfregando na ponta da agulha, remova-a e reavalie a situação. Com o bisel da agulha voltado para dentro, oriente a agulha contra a cadeia torácica para prevenir dano à superfície pulmonar. Aspire suavemente o fluido e coloque amostras de 5 mL em um tubo de ácido etilenediaminotetracético (EDTA) e tubo de coagulação para uma contagem celular e parâmetros bioquímicos, respectivamente. Ademais, faça seis a oito esfregaços diretos para avaliação citológica. Envie as amostras para culturas aeróbias e anaeróbias.

Implantação de Tubo de Toracostomia

Tubos de toracostomia incorretamente posicionados ou inapropriadamente manejados são extremamente perigosos. Se precauções forem tomadas para garantir que o animal não possa remover o tubo prematuramente ou para prevenir que o animal mastigue o tubo, um pneumotórax não deve ocorrer. Tubos de toracostomia simplificam o manejo de alguns animais com efusão pleural ou pneumotórax. Determine qual o lado a colocar o tubo de toracostomia pela avaliação das radiografias. Ocasionalmente, tubos de toracostomia bilaterais podem ser necessários; entretanto, a maioria dos cães e gatos possui mediastino permeável a fluido ou ar, permitindo a drenagem de ambos os hemitórax através de um único tubo. A exceção a isso pode ser um quilotórax ou piotórax (discutido previamente).

O equipamento necessário para a implantação de um tubo de toracostomia inclui um tubo de toracostomia, um aparato para conectar o tubo a uma seringa ou a um dispositivo de sucção contínua, e um dispositivo para coletar o material drenado (seringa ou frasco de coleta). Tubos comercialmente disponíveis de grande calibre são usualmente fabricados com cloreto de polivinil ou borracha de silicone e são menos reativos do que tubos de alimentação de borracha. Tubos comerciais vêm com um mandril de metal que simplifica a sua colocação, mas podem aumentar o risco de perfuração do tecido pulmonar, quando comparados a tubos de alimentação de borracha. Os tubos de alimentação de borracha são usualmente inseridos utilizando uma grande pinça hemostática ou Carmalt. Tubos de toracostomia comerciais vêm em vários tamanhos, variando de 14 a 40 Fr. Tanto tubos de toracostomia de grande como de pequeno calibre têm sido sugeridos na literatura veterinária. Ao utilizar tubos de maior calibre, o tamanho do tubo de toracostomia deve geralmente se aproximar do diâmetro do brônquio principal; tubos menores podem ser adequados para remoção de ar, enquanto tubos maiores talvez sejam necessários para efusões mais viscosas (Quadro 30.3). Se um tubo comercial for utilizado, conecte-o a um adaptador (p. ex., conector cinco em um, adaptador tipo árvore-de-natal) até uma torneira de três vias ou equipo de um dispositivo de sucção contínua. As extremidades dos tubos de alimentação de borracha podem ser cortadas para acomodar uma torneira de três vias; a conexão destes tubos a um dispositivo de sucção contínua geralmente não é recomendada por conta da tendência em colapsar (Quadro 30.4). Pequenos tubos (calibres 14 e 12), como o cateter MILA, são posicionados utilizando um fio-guia com sedação e bloqueio local (ver posteriormente). As vantagens destes tubos sobre tubos maiores podem ser menores complicações de inserção e infecções quando comparados a tubos maiores.

QUADRO 30.3 Diretrizes para Estimativa do Tamanho do Tubo de Toracostomia de Grande Calibre e Trocarte

Gatos e Cães <7 kg
14-16 Fr

Cães 7-15 kg
18-22 Fr

Cães 16-30 kg
22-28 Fr

Cães >30 kg
28-36 Fr

Complicações potenciais da implantação do tubo de toracostomia (calibre grande ou pequeno) incluem pneumotórax, dobras ou mau posicionamento do tubo, piotórax, hemorragia dos vasos intercostais, extravasamento ao redor do cateter e dano ou remoção prematura do tubo pelo animal. Pneumotórax, dobras e mau posicionamento são as complicações mais comuns associadas à utilização de cateteres de pequeno calibre.

Uma porta de acesso vascular subcutâneo (PAV) conectada a um dreno intratorácico é um meio eficaz de remoção de efusão pleural em cães nos quais a remoção crônica (meses a anos) pode ser necessária. A PAV pode ser conectada a um tubo de toracostomia regular ou um tubo de dreno Jackson-Pratt (Figura 30.6). Portas de acesso pleural, como o dispositivo PleuralPort®, foram utilizadas no tratamento de cães com pneumotórax espontâneo recorrente e efusão pleural.[2,3] Em um estudo com 10 animais com efusão pleural, no qual PleuralPorts® foram utilizadas (nove tinham efusão quilosa; um tinha carcinomatose pleural), quarto animais desenvolveram complicações (obstrução em três animais, pneumotórax em um gato).[3] Excluindo um gato que desenvolveu pneumotórax e foi eutanasiado, a duração média da função da porta foi de 20 dias (variação, 1-391 dias), e a duração média de implantação da porta foi de 391 dias (variação, 6-723 dias). Não foi relatada significativa migração da porta, irritação ou infecção do dispositivo neste estudo.

QUADRO 30.4 Pontos-chave ao Posicionar Trocartes e Tubos de Toracostomia de Grande Calibre

- Ao colocar orifícios adicionais nos tubos comerciais, garanta que o ultimo orifício esteja acima da linha radiopaca.
- Implemente o tubo de toracostomia dorsalmente em vez de no meio do tórax para minimizar o extravasamento de líquido ou ar ao redor do tubo.
- Agarre firmemente o tubo 1-2 cm acima da parede corporal ao inseri-lo.
- Pince o tubo antes de remover o mandril (trocarte) para prevenir pneumotórax.
- Fixe firmemente todos os conectores ao tubo para impedir deslocamento inadvertido.

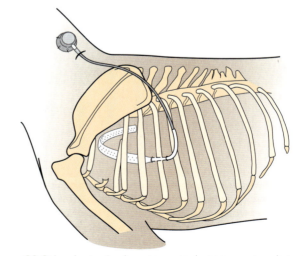

Figura 30.6 Implantação de uma porta de acesso vascular e dreno Jackson-Pratt para o tratamento de efusão pleural em um cão (projeções do lado esquerdo). Note a localização subcutânea cervical do acesso e a localização intratorácica do dreno Jackson-Pratt. (De Cahalane AK, Flanders JA, Steffey MA, Rassnick KM. Use of vascular access ports with intrathoracic drains for treatment of pleural effusion in three dogs. *J Am Vet Med Assoc*. 2007;230(4):527–531.)

CAPÍTULO 30 Cirurgia do Sistema Respiratório Inferior: Cavidade Pleural e Diafragma   923

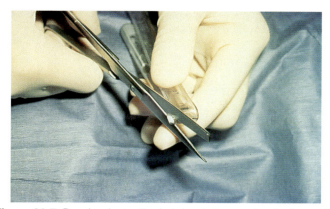

Figura 30.7 Para implantação do tubo de toracostomia, faça orifícios adicionais no tubo, curvando-o e removendo um entalhe com tesouras estéreis.

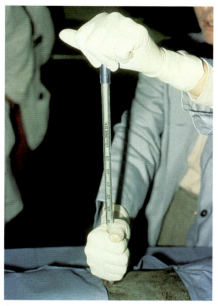

Figura 30.8 Ao utilizar um tubo trocarte, agarre firmemente o tubo 2 a 4 cm a partir da parede corporal com uma das mãos, ao mesmo tempo que utiliza a outra mão para avançar o tubo através da musculatura intercostal e pleura. Certifique-se de que a mão que segura o tubo esteja firme; caso contrário, isso pode resultar em avanço muito distante do tubo de maneira inadvertida na cavidade torácica e punção dos pulmões ou coração.

Trocartes e Tubos de Toracostomia de Grande Calibre

Tricotomize e prepare a área do tórax lateral para cirurgia asséptica. Para permitir drenagem suficiente, posicione orifícios adicionais no tubo, dobrando-o e removendo uma parte com um par de tesouras estéreis (Figura 30.7). Garanta que os orifícios não sejam maiores do que um terço da circunferência do tubo. Tenha certeza de que todos os orifícios serão encaixados facilmente dentro da cavidade torácica. Se utilizar um tubo comercial com uma linha radiopaca, posicione o último orifício através da linha para permitir a identificação de sua posição em uma radiografia torácica. Faça uma pequena incisão cutânea do terço dorsal da parede torácica lateral na altura do décimo ou décimo primeiro espaço intercostal. Avance o tubo através do espaço subcutâneo em uma direção cranioventral por três a quatro espaços intercostais, e introduza o tubo através do músculo e pleura, utilizando um mandril ou grande pinça hemostática. Ao utilizar um tubo com trocarte, agarre firmemente o tubo 1 a 2 cm distante da parede corporal com uma das mãos, enquanto utiliza a outra mão para "empurrar" o tubo através da musculatura intercostal e pleura (Figura 30.8). Isso impede que o tubo seja inadvertidamente empurrado além do que antecipado no tórax, lesando, dessa forma, o pulmão ou outras estruturas torácicas. Empurre o tubo na direção cranioventral até um ponto predeterminado; antes de remover completamente o trocarte, pince o tubo com uma hemostática. Para maior segurança, quando a cavidade torácica não estiver sendo succionada, pince o tubo de onde ele sai da parede corporal com uma pinça hemostática ou dispositivo de pinçamento do tubo (Figura 30.9). O último dispositivo é preferível, já que não danificará o tubo e é mais confortável para o paciente do que uma pinça hemostática. Posicione uma sutura em bolsa de tabaco na pele ao redor do tubo (não invada o lúmen do tubo), e deixe ambas as extremidades do fio longas. Utilize este fio para realizar uma sutura em bailarina ou sandália romana (Figura 30.10). Conecte o tubo de toracostomia a uma torneira de três vias para aumentar a facilidade da drenagem torácica. Utilize um adaptador ou Luer-Lok® fêmea (com pequenos tubos) entre o tubo e a torneira de três vias para garantir vedação ao ar. Utilize suturas para fixar o tubo aos dispositivos conectores para que não sejam inadvertidamente deslocados, resultando em pneumotórax (Figura 30.11). Verifique a colocação apropriada do dreno torácico radiograficamente (Figura 30.12) antes de cobrir com uma bandagem frouxa. Em casos selecionados (p. ex., aderências múltiplas, fluido loculado), pode ser vantajoso colocar tubos de toracostomia sob guia toracoscópica.

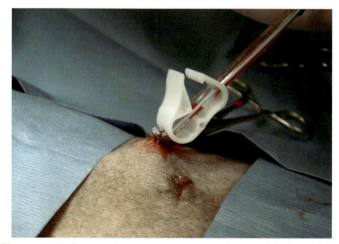

Figura 30.9 Para maior segurança, quando a cavidade torácica não estiver sofrendo sucção, pince o tubo onde ele sai da parede corporal com uma pinça hemostática ou do tubo (preferível).

Tubos de Toracostomia de Pequeno Calibre Guiados por Fio

Tricotomize e prepare o tórax lateral para cirurgia asséptica. Faça uma pequena incisão cutânea no terço dorsal da parede torácica lateral na altura do nono ou décimo espaço intercostal (Figura 30.13A). Tunelize o cateter introdutor até o sétimo ou oitavo espaço intercostal e insira-o no aspecto cranial da costela em direção à cavidade torácica (Figura 30.13B e C). Avance o introdutor em direção ao tórax sobre o mandril e introduza um fio J através do cateter. Avance o fio em direção cranioventral até que haja resistência (Figura 30.13D). Remova o cateter sobre o fio-guia, deixando este no local. Insira um cateter de pequeno calibre na cavidade torácica sobre o guia. Aspire gentilmente o dreno para avaliar o posicionamento preciso. Fixe o dreno à pele

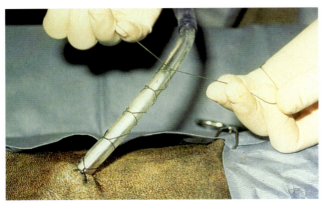

Figura 30.10 Fixe o tubo com sutura bailarina ou em sandália romana.

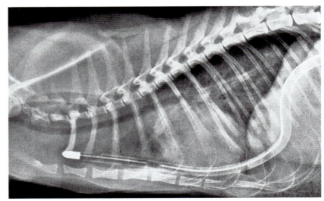

Figura 30.12 Verifique a implantação apropriada do tubo de toracostomia radiograficamente antes de cobri-lo com uma bandagem frouxa.

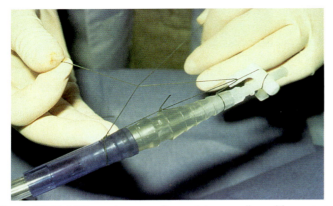

Figura 30.11 Utilize sutura para fixar o tubo aos dispositivos conectados, para que não sejam inadvertidamente deslocados.

através dos orifícios de sutura no cateter. Se o tubo não puder ser completamente inserido na cavidade torácica (p. ex., em gatos ou cães pequenos), fixe a porção externa do tubo à pele utilizando uma sutura em bailarina (Figura 30.10).

Se utilizar uma PAV, a combinação entre PAV-dreno pode ser implantada por toracotomia intercostal regular no momento da exploração cirúrgica da cavidade torácica ou por uma pequena minitoracotomia (Figura 30.6).

A drenagem pode ser tanto intermitente como contínua. Geralmente, a drenagem pleural intermitente é adequada; entretanto, em algumas situações a sucção contínua é preferível (p. ex., grandes volumes de ar, pleurodese). As válvulas de Heimlich devem ser utilizadas somente em cães de médio a grande porte, pois pequenos cães e gatos podem não desenvolver pressão expiratória suficiente para drenagem efetiva. Ademais, estas válvulas são predispostas a mau funcionamento se fluido for aspirado no aparato. "Ordenhar" os tubos de toracostomia para impedir obstrução do tubo por coágulos tem sido recomendado na literatura veterinária; entretanto, estas técnicas geram altas pressões intrapleurais e podem causar danos pulmonares.

Remoção dos Tubos de Toracostomia

Como o tubo é um corpo estranho, ele ocasionará maior produção de fluido na maioria dos animais (geralmente 2,2 mL/kg de peso corporal por dia). Em casos de efusão pleural, os tubos podem geralmente ser removidos quando o volume de fluido for compatível com aquele no qual pode ser tratado por toracocentese intermitente. O tubo pode ser removido em pacientes com pneumotórax assim que a pressão negativa for alcançada durante 12 a 24 horas. Realize culturas da extremidade do tubo após remoção se o tubo estiver implantado durante vários dias ou se o animal demonstrar sinais de infecção. Feche a incisão cutânea com uma ou duas suturas simples interrompidas.

Sucção Torácica Contínua

Se houver acúmulo de líquido tão rapidamente que a drenagem intermitente não seja prática, a sucção contínua pode ser utilizada. É também comumente utilizada após cirurgia cardíaca aberta para monitorar a hemorragia torácica. Sistemas com dois ou três reservatórios e unidades de sucção comerciais estão disponíveis para uso veterinário, e são econômicos e de fácil utilização. Uma pressão negativa contínua de 10 a 15 cm no tórax efetivamente aspira pneumotórax, aumentando a probabilidade de vedação espontânea de grandes defeitos pulmonares. Pressões discretamente maiores podem ser necessárias (até 20 cmH$_2$O) quando fluido viscoso estiver sendo drenado. Conecte o tubo de toracostomia a um dispositivo de sucção contínua comercial (Figura 30.14). Se um dispositivo comercial de sucção contínua não estiver disponível, utilize um sistema com três frascos. Conecte o tubo de toracostomia a um frasco que sirva como vedação submersa (preenchido com 2 a 3 cm de água estéril), que por sua vez é conectado a um frasco de sucção (também parcialmente preenchido com água) ligado a um dispositivo de sucção (Figura 30.15). Varie a quantidade de sucção pela elevação ou diminuição do nível de água no frasco de sucção.

Um tubo plástico rígido que serve como respiro aberto ao ar ambiente permite que o ar seja aspirado para o frasco conforme vácuo é aplicado. Um terceiro frasco interposto entre o tubo de toracostomia e o frasco submerso de vedação coleta fluido e impede que o nível seja elevado no frasco vedado conforme o líquido é drenado a partir do tórax. O terceiro frasco é desnecessário em animais com pneumotórax.

CICATRIZAÇÃO DA PLEURA

As pleuras em cicatrização ou lesadas são predispostas à formação de aderências em algumas espécies; entretanto, cães e gatos parecem resistentes à pleurodese química. Eles podem ter maior capacidade fibrinolítica do que outras espécies (p. ex., coelhos ou seres humanos). A pleurite fibrosante foi relatada em cães e gatos secundariamente a efusões exsudativas ou sanguinolentas prolongadas. Em animais com fibrose, a pleura está espessada por tecido fibroso

CAPÍTULO 30 Cirurgia do Sistema Respiratório Inferior: Cavidade Pleural e Diafragma

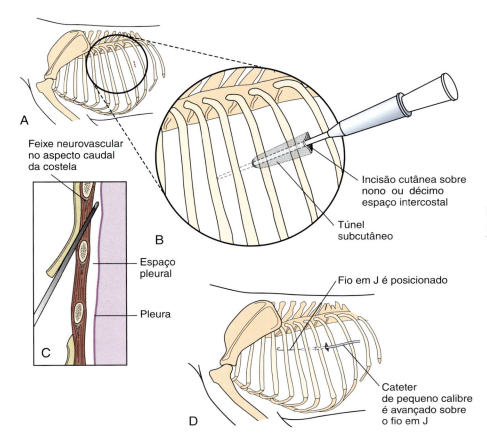

Figura 30.13 Implantação de um cateter de pequeno calibre com guia para drenagem torácica.

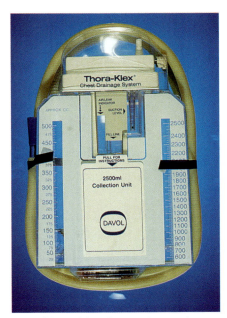

Figura 30.14 Dispositivo de sucção contínua comercial.

difuso, que restringe a expansão pulmonar normal (os pulmões não aderem à parede corporal nestes pacientes; Figura 30.16). Exsudatos são caracterizados por uma alta taxa de formação de fibrina e degradação, pois a inflamação crônica induz alterações nos aspectos morfológicos de células mesoteliais que causam aumento da permeabilidade, descamação de células mesoteliais e desencadeamento de ambas as vias da cascata de coagulação. As células mesoteliais descamadas também demonstraram produzir colágeno tipo III em culturas celulares, promovendo fibrose. Adicionalmente, a presença crônica de efusão pleural pode levar a distúrbios na degradação da fibrina.

MATERIAIS DE SUTURA E INSTRUMENTOS ESPECIAIS

Tubos de toracostomia (p. ex., Teleflex®, Redax®, ou trocartes torácicos Argyle®) e dispositivos de sucção contínua (p. ex., sistemas de drenagem torácica Pleur-Evac® ou Thora-Seal®) (Figura 30.14) podem ser adquiridos por várias fontes comerciais. Pinças de equipo, adaptadores e cateteres com guia de pequeno calibre podem ser comprados em fontes comerciais.

CUIDADO E AVALIAÇÃO PÓS-CIRÚRGICOS

Se a dispneia persistir após toracocentese por agulha ou implantação do tubo de toracostomia, a oxigenoterapia (sonda nasal ou gaiola de oxigênio) pode ser benéfica (Capítulo 4). Radiografias torácicas devem ser obtidas para avaliar a remoção de fluido ou ar e/ou o posicionamento do tubo de toracostomia. Animais com tubos de toracostomia devem ser monitorados continuamente para prevenir o deslocamento iatrogênico ou dano ao tubo ou aos conectores, o que resultaria em pneumotórax (discutido adiante sob o tópico Complicações). Deve haver cuidado ao manusear os tubos para prevenir a contaminação torácica. Tubos de toracostomia devem ser aspirados gentilmente para que o tecido pulmonar não seja succionado pelas portas de drenagem do tubo.

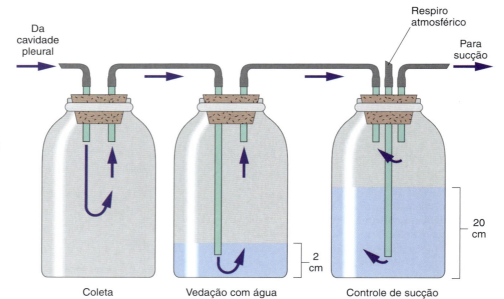

Figura 30.15 Sistema com três frascos para drenagem pleural contínua.

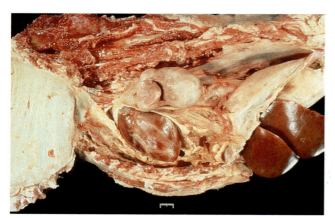

Figura 30.16 Espécime de necropsia de um cão com quilotórax crônico e pleurite fibrosante severa. Note os pulmões pequenos e consolidados e a pleura espessada.

COMPLICAÇÕES

Embora a penetração e dano pulmonar sejam possíveis pela toracocentese por agulha, o risco é mínimo se a técnica apropriada for utilizada. A principal complicação associada aos tubos de toracostomia é o pneumotórax causado por dano ao tubo pelo paciente (p. ex., mordedura ou arranhadura) ou afrouxamento das conexões do tubo aos adaptadores. O risco destas complicações pode ser minimizado pela colocação de uma pinça próximo à saída do tubo (Figura 30.9), fixando o tubo aos adaptadores (Figura 30.11), e pela bandagem apropriada do tórax e tubo. A vigília constante de animais com um tubo de toracostomia é recomendada. Outras complicações associadas à implantação do tubo de toracostomia são raras, mas incluem perfuração pulmonar, empiema, laceração de um vaso intercostal e lesão pulmonar causada por aspiração de uma porção do pulmão para uma porta de drenagem do tubo. O risco de perfuração pulmonar está relacionado com o tipo de tubo colocado e doença pleuropulmonar subjacente. Se a toracocentese ou ultrassonografia sugerir que o fluido esteja severamente loculado ou que existam extensas aderências, a implantação cirúrgica ou toracoscópica de um tubo de toracostomia pode ser aconselhável.

CONSIDERAÇÕES ESPECIAIS RELACIONADAS COM A IDADE

A correção cirúrgica de anormalidades respiratórias em animais jovens requer atenção especial às suas necessidades anestésicas (p. 722). O reparo de hérnias diafragmáticas é comumente realizado em animais jovens porque são predispostos a traumas que causam tais lesões. Hérnias diafragmáticas peritoniopericárdicas (HDPP) são geralmente diagnosticadas em animais mais jovens (<1 ano), e anormalidades cardíacas concomitantes podem estar presentes, complicando o manejo anestésico destes pacientes (p. 931). Animais geriátricos podem ter condições pulmonares ou cardíacas subjacentes concomitantes severas que complicam o manejo da doença da cavidade pleural, e o monitoramento cuidadoso é necessário.

DOENÇAS ESPECÍFICAS

HÉRNIA DIAFRGMÁTICA TRAUMÁTICA

DEFINIÇÃO

Uma **hérnia diafragmática** ocorre quando a continuidade do diafragma é corrompida, tal que os órgãos abdominais podem migrar para a cavidade torácica.

CONSIDERAÇÕES GERAIS E FISIOPATOLOGIA CLINICAMENTE RELEVANTE

Hérnias diafragmáticas são comumente reconhecidas por clínicos de pequenos animais e podem ser congênitas ou ocorrer secundariamente a traumas. Hérnias pleuroperitoneais congênitas são raramente diagnosticadas em pequenos animais, pois muitos deles morrem ao nascimento ou logo após (discutido posteriormente sob

CAPÍTULO 30 Cirurgia do Sistema Respiratório Inferior: Cavidade Pleural e Diafragma

o tópico Hérnia Diafragmática Peritoniopericárdica). A maioria das hérnias diafragmáticas em cães e gatos é causada por trauma, particularmente por acidentes por veículos motorizados. O aumento abrupto na pressão intra-abdominal que é acompanhado pela movimentação forçosa da parede abdominal faz com que os pulmões desinflem rapidamente (se a glote estiver aberta), produzindo um grande gradiente de pressão pleuroperitoneal. Alternativamente, o gradiente de pressão que ocorre entre o tórax e o abdome pode causar a ruptura do diafragma. As rupturas ocorrem nos pontos mais fracos do diafragma, geralmente nas porções musculares. A localização e tamanho da(s) ruptura(s) dependem da posição do animal no momento do impacto e da localização das vísceras. Hérnias diafragmáticas traumáticas estão frequentemente associadas à dificuldade respiratória significativa; entretanto, hérnias diafragmáticas crônicas em animais assintomáticos não são incomuns. Hérnias diafragmáticas também podem ocorrer em animais com distúrbios de tecido conjuntivo ou outras doenças em que a integridade estrutural do diafragma ou de seus ligamentos seja comprometida.

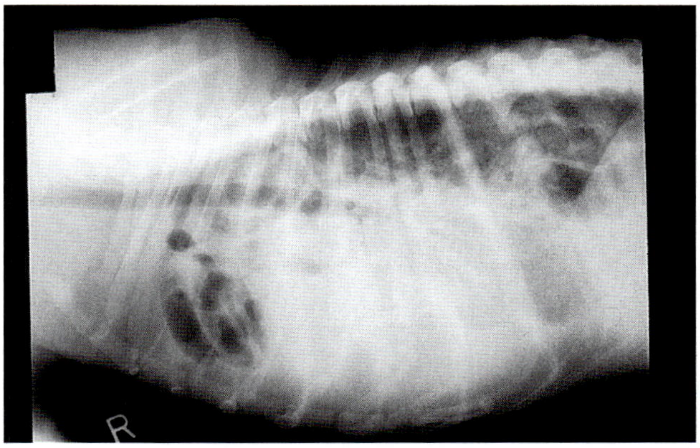

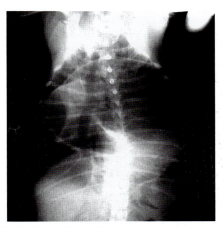

Figura 30.17 Radiografia torácica lateral de um cão com hérnia diafragmática. Note as alças intestinais preenchidas por ar na cavidade torácica.

DIAGNÓSTICO

Apresentação Clínica

Sinais Clínicos

Não há predisposição racial para hérnias diafragmáticas traumáticas. Machos jovens historicamente têm sido mais comumente afetados; entretanto, estudos mais recentes não identificaram uma predileção sexual.

Histórico

A duração de hérnias diafragmáticas pode variar de horas a anos. Várias (15%-25%) são diagnosticadas semanas após a lesão. Os animais podem ser atendidos em choque logo após o trauma (discutido posteriormente), ou a hérnia pode ser um achado incidental. Animais traumatizados frequentemente sofrem das lesões associadas (p. ex., fraturas). Em casos de hérnia diafragmática crônica, os sinais clínicos são mais frequentemente referidos como respiratórios (p. ex., dispneia, intolerância ao exercício) ou gastrointestinais (p. ex., anorexia, êmese, diarreia, perda de peso, dor após ingestão de alimentos); ou eles podem ser inespecíficos (p. ex., depressão). Muitos animais com hérnias crônicas não estão dispneicos no momento do diagnóstico.

Figura 30.18 Radiografia torácica dorsoventral de um cão com estômago herniado e dilatado.

Achados de Exame Físico

Animais com hérnias diafragmáticas traumáticas recentes frequentemente estão em choque quando atendidos em busca de tratamento; portanto, os sinais clínicos podem incluir mucosas pálidas ou cianóticas, taquipneia, taquicardia e/ou oligúria. Arritmias cardíacas são comuns e associadas à morbidade significativa. Outros sinais clínicos dependem de quais órgãos foram herniados e podem ser atribuídos aos sistemas gastrointestinal, respiratório ou cardiovascular. O fígado é o órgão mais comumente herniado, uma condição frequentemente associada a hidrotórax causado por aprisionamento e oclusão venosa; entretanto, qualquer órgão pode ser herniado, incluindo o rim.

Diagnóstico por Imagem

O diagnóstico definitivo de hérnias diafragmáticas pleuroperitoneais é usualmente confirmado pela ultrassonografia. Se houver efusão pleural significativa, a toracocentese pode ser necessária para radiografias diagnósticas. Sinais radiográficos de hérnias diafragmáticas podem incluir perda da linha diafragmática, perda da silhueta cardíaca, deslocamento dorsal ou lateral dos campos pulmonares, presença de gás ou bário preenchendo o estômago ou intestinos na cavidade torácica, efusão pleural, e/ou incapacidade de observar o estômago ou fígado no abdome (Figuras 30.17 e 30.18). Pode ser difícil diagnosticar hérnias diafragmáticas radiograficamente se somente uma pequena porção do fígado estiver herniada. O exame ultrassonográfico da silhueta diafragmática pode ajudar quando a herniação não for óbvia radiograficamente (i.e., herniação hepática, efusão pleural). A ultrassonografia demonstra precisamente a hérnia diafragmática na maioria dos pacientes, e pode ser particularmente difícil se houver contusões pulmonares severas (que tornam os pulmões semelhantes ao fígado ultrassonograficamente), se somente o omento estiver herniado ou se houver aderências entre o fígado e o pulmão. Deve-se ter cuidado para não confundir um artefato normal de imagem em espelho (usualmente observado como parênquima hepático aparente no lado torácico da linha diafragmática) com um fígado herniado. Se a ultrassonografia não for diagnóstica, a *celiografia por contraste positivo* tem sido recomendada; entretanto, a TC contrastada é mais comumente realizada.

Achados Laboratoriais

Anormalidades laboratoriais específicas são incomuns. Os valores de alanina-aminotransferase sérica e fosfatase alcalina sérica podem estar elevados em casos de herniação hepática.

DIAGNÓSTICO DIFERENCIAL

Qualquer distúrbio que cause anormalidades respiratórias (p. ex., efusão pleural, pneumotórax, pneumonia) deve ser um diagnóstico diferencial de hérnias diafragmáticas traumáticas. A presença concomitante de efusão pleural em vários animais com herniação hepática pode tornar o diagnóstico de hérnia diafragmática difícil (discutido anteriormente).

MANEJO CLÍNICO

Se o animal estiver dispneico, o oxigênio deve ser fornecido por máscara, sonda nasal ou gaiola de oxigênio (Capítulo 4). O posicionamento do animal em decúbito esternal com os membros posteriores elevados pode ajudar a ventilação. Se houver efusão pleural moderada ou severa, a toracocentese (p. 920) deve ser realizada. Fluidoterapia e antibióticos devem ser administrados se o animal estiver em choque.

TRATAMENTO CIRÚRGICO

Hérnias diafragmáticas crônicas podem ter maior taxa de mortalidade do que hérnias diafragmáticas agudas; entretanto, o prognóstico em ambos os grupos é bom a excelente com a cirurgia (discutido sob o tópico Prognóstico). Se as contusões pulmonares forem severas, o reparo cirúrgico de hérnias diafragmáticas deve ser adiado até que a condição do paciente tenha sido estabilizada; entretanto, a herniorrafia não deve ser adiada desnecessariamente. Animais com herniação gástrica devem ser avaliados cuidadosamente em busca de distensão gástrica e devem ser operados tão logo possam ser anestesiados com segurança, pois a distensão gástrica aguda dentro do tórax pode causar distúrbio respiratório fatal e rápido. Raramente, grandes defeitos diafragmáticos requerem transposição muscular (p. ex., retalho do pedículo do músculo reto abdominal) ou inserção de uma malha.[4]

> **NOTA** Não adie a cirurgia desnecessariamente em animais com condição estável. Se o estômago estiver herniado na cavidade torácica, realize a cirurgia o mais rapidamente possível (i.e., emergencial).

> **NOTA** Esteja preparado para realizar a ressecção de órgãos (p. ex., lobectomia parcial, ressecção intestinal e anastomose) se a hérnia for crônica. Esteja alerta de que o edema por reexpansão pulmonar pode ocorrer em pacientes com hérnias diafragmáticas crônicas, mas é raro.

Manejo Pré-cirúrgico

A antibioticoterapia profilática deve ser administrada 30 minutos antes da realização da incisão cirúrgica em animais com herniação hepática. Toxinas podem ser liberadas na circulação em casos de estrangulamento hepático ou comprometimento vascular. Pré-medicar tais pacientes com esteroides pode ser benéfico. Um ECG deve ser realizado em todos os pacientes traumatizados antes da cirurgia.

Anestesia

Por conta da ventilação já comprometida do animal, fármacos com mínimos efeitos depressores respiratórios devem ser utilizados (Tabela 30.4). A pré-medicação em pacientes severamente dispneicos pode não ser aconselhável. Pacientes com dispneia mínima podem ser submetidos à administração de um benzodiazepínico (p. ex., midazolam, diazepam). A suplementação com oxigênio antes da indução melhora a oxigenação miocárdica, e a pré-oxigenação durante 3 a 5 minutos permite uma indução mais segura. A câmara ou máscara de indução deve ser evitada em animais com hérnia diafragmática (p. 918). O manuseio gentil e calmo do animal pode permitir a tricotomia antes da indução, minimizando o atraso do tempo de indução até a incisão cirúrgica.

> **NOTA** Tenha em mãos todos os dispositivos para vias aéreas, equipamento de monitoramento de anestesia, aparelho anestésico e fármacos de emergência e indução prontos e disponíveis imediatamente antes da indução da anestesia nestes pacientes.

Anestésicos injetáveis que permitem a rápida intubação são preferíveis (p. 884). Anestésicos inalatórios devem ser utilizados para manutenção da anestesia; a analgesia precisa ser administrada para evitar altos níveis de agentes inalatórios que podem levar à hipotensão. VPPI deve ser realizada, e altas pressões inspiratórias devem ser evitadas se possível. Entretanto, assim que o animal for colocado em uma posição dorsal causando deslocamento de órgãos abdominais em direção ao tórax, pressões maiores podem ser necessárias para otimizar a ventilação. É importante compreender que com a compressão severa dos pulmões, os alvéolos são colabados e os bronquíolos e brônquios também podem ser comprimidos. Nesta situação, as estruturas das vias aéreas que sofrem pressões ventilatórias maiores são principalmente a árvore bronquial. Assim que o tórax for aberto, permitindo espaço para a expansão pulmonar, pressões de pico nas vias aéreas devem imediatamente ser diminuídas e os pulmões, lentamente expandidos. Esta lenta expansão ajuda a reduzir a chance de edema pulmonar por reexpansão (EPR; p. 887). O óxido nítrico é contraindicado em pacientes com hérnia diafragmática (p.918). Fármacos, tais como a metilprednisolona, podem ser benéficos para a prevenção de EPR em animais com hérnia diafragmática crônica. O manejo adequado da dor é especialmente importante em pacientes com comprometimento respiratório. No período pós-cirúrgico, estes pacientes precisam ser capazes de respirar profunda e lentamente; entretanto, um paciente em dor terá respirações rápidas e superficiais. Bloqueios de nervos intercostais, epidurais, bloqueio local incisional e opioides intravenosos podem ser utilizados em combinação para minimizar a dor (Quadro 30.2 e Tabela 30.3).

Posicionamento

O animal é posicionado em decúbito dorsal para uma incisão abdominal na linha média. Todo o abdome e metade a dois terços caudais da cavidade torácica devem ser preparados para cirurgia asséptica. Como o comprometimento ventilatório agudo pode ocorrer durante o posicionamento, estes animais devem ser cuidadosamente monitorados.

> **NOTA** Certifique-se de preparar uma área adequada para que a incisão possa ser estendida em direção ao esterno caudal para acesso torácico, se necessário.

TÉCNICA CIRÚRGICA

Faça uma incisão abdominal na linha média; se for necessária maior exposição, estenda a incisão cranialmente através do esterno. Reposicione os órgãos abdominais na cavidade abdominal (se necessário, aumente o defeito diafragmático). Se houver aderências, disseque os tecidos delicadamente a partir das estruturas para prevenir pneumotórax ou hemorragias. Em casos de hérnias crônicas, desbride a margem do defeito antes do fechamento. Feche o defeito diafragmático com um padrão

CAPÍTULO 30   Cirurgia do Sistema Respiratório Inferior: Cavidade Pleural e Diafragma

TABELA 30.4   Considerações Anestésicas para o Paciente com Hérnia Diafragmática

Considerações Pré-operatórias

Condições associadas	• Podem ser muito jovens, com outros defeitos congênitos • Em pacientes idosos pode haver evidências de traumas antigos • Se houver trauma recente, ver Tabela 30.3
Exames de sangue	• HT • Eletrólitos • Ureia • Cr • PT • +/− Hemogasometria • +/− Glicemia
Exame físico	• Ausência de sons pulmonares ventralmente à auscultação; pode auscultar borborigmos intestinais no tórax; usualmente unilateral, a menos que haja envolvimento mediastinal/pericárdico, o que pode torná-lo bilateral; bulhas abafadas
Outros exames	• Pressão sanguínea • ECG • Radiografias (torácica +/− abdominal) • +/− TC • Ultrassonografia • Realize toracocentese com cuidado para evitar puncionar conteúdo abdominal

Pré-medicações	• Oxigênio por sonda ou máscara facial
	• Evite sedativos em pacientes deprimidos ou dispneicos
	• Em pacientes com comprometimento respiratório mínimo, administre:
	  • Midazolam (0,1-0,2 mg/kg IV, IM), *ou*
	  • Diazepam (0,1-0,2 mg/kg IV)
	• Antes da indução, evite todos os depressores respiratórios, incluindo, mas não se limitando a, opioides, xilazina, medetomidina e dexmedetomidina; evite acepromazina, xilazina, medetomidina e dexmedetomidina se o paciente estiver hipotenso.
	• Após administração de um benzodiazepínico, mas antes da indução, remova os pelos do abdome e tórax; isso pode usualmente ser realizado com o animal em estação ou decúbito lateral; não coloque o paciente em posição ventrodorsal até depois da intubação.

Considerações Intraoperatórias

Indução	• Pré-oxigene durante 3-5 min com máscara facial ou sonda com oxigênio
	• Se a função cardíaca estiver normal, administre:
	  • Propofol (2-4 mg/kg IV) se sedado, *ou*
	  • Propofol (4-8 mg/kg IV) se não sedado, *ou*
	  • Alfaxalona (2-5 mg/kg IV)
	• Se houver comprometimento cardíaco marcante, administre:
	  • Etomidato (0,5-1,5 mg/kg IV); forneça após administrar um benzodiazepínico para evitar mioclonia

Manutenção	• Isoflurano ou sevoflurano, *mais*
	  • Fentanila (2-10 μg/kg IV PRN em cães; 1-4 μg/kg IV PRN em gatos) para alívio da dor em curto prazo, *mais*
	  • Fentanila CRI (1-5 μg/kg IV dose de ataque, então 2-30 μg/kg/h IV), *ou*
	  • Hidromorfona[a] (0,05-0,2 mg/kg IV PRN em cães; 0,05-0,1 mg/kg IV PRN em gatos), *ou*
	  • Morfina[b] (0,1-1 mg/kg IV PRN em cães; 0,1-0,2 mg/kg IV PRN em gatos) se não estiver hipotenso, *ou*
	  • Oximorfona (0,05-0,2 mg/kg IV, IM), *ou*
	  • Buprenorfina[c] (0,005-0,02 mg/kg IV PRN), *mais*
	  • Cetamina (baixa dose 0,5-1 mg/kg IV), *ou*
	  • Cetamina CRI (0,5 mg/kg IV dose de ataque, então 10 μg/kg/min IV)
	• Se hipotenso (para manter a PAM entre 60 e 80 mmHg), administre fenilefrina, efedrina, dopamina, norepinefrina, vasopressina ou fluidos conforme necessário
	• Tenha o cirurgião pronto para preparar e realizar a incisão ao posicionar o paciente ventrodorsalmente
	• Parâmetros de ventilação:
	  • SpO_2 >95%
	  • Pequenos volumes correntes: 5-7 mL/kg
	  • Frequência respiratória: 10-30
	  • Pressões de pico nas vias aéreas: <12-15 mmHg se possível
	• Se incapazes de atingir estes parâmetros, pressões de pico maiores podem ser necessárias inicialmente; conforme órgãos abdominais são removidos do tórax, diminua as pressões de pico nas vias aéreas e volumes correntes imediatamente; expanda lentamente os pulmões ao ventilar manualmente e observe visualmente a expansão pulmonar. Considere pressão expiratória final positiva.

Necessidades de fluido	• 5-20 mL/kg/h para repor perdas evaporativas mais 3 × PSE; considere coloides para reposição das PSE em uma relação 1:1

(Continua)

TABELA 30.4 Considerações Anestésicas para o Paciente com Hérnia Diafragmática (Cont.)

Monitoramento	• PS • ECG • Frequência respiratória • SpO₂ • EtCO₂ • Temperatura • +/– Acesso arterial • DU
Bloqueios	Epidural: • Morfina (0,1 mg/kg sem preservativos), *ou* • Buprenorfina (0,003-0,005 mg/kg diluída em salina), *mais* Anestésicos locais (Quadro 30.2 e Capítulo 13): • Bloqueios de nervos intercostais com anestésicos locais se a toracotomia for realizada e o tubo de toracostomia, implantado, *mais* • Bloqueio incisional com anestésico local
Considerações Pós-operatórias	
Analgesia	• Fentanila CRI (1-10 µg/kg IV dose de ataque, então 2-20 µg/kg/h IV), *ou* • Morfina[b] (0,1-1 mg/kg IV ou 0,1-2 mg/kg IM q1-4h em cães; 0,1-0,2 mg/kg IV *ou* 0,1-0,5 mg/kg IM q1-4h em gatos) se não estiver hipotenso, *ou* • Hidromorfona[a] (0,05-0,2 mg/kg IV, IM q3-4h em cães; 0,05-0,1 mg/kg IV, IM q3-4h em gatos), *ou* • Hidromorfona CRI (0,025-0,1 mg/kg/h IV em cães), *ou* • Oximorfona (0,1-0,2 mg/kg IV, IM), *ou* • Buprenorfina[c] (0,005-0,02 mg/kg IV, IM q4-8h ou 0,01-0,02 mg/kg TMO q6-12h em gatos), *mais* • +/– Cetamina CRI (2 µg/kg/min IV); se não for utilizada dose de ataque, administre 0,5 mg/kg IV antes da CRI
Monitoramento	• SpO₂ • Pressão sanguínea • ECG • FC • Frequência respiratória • Temperatura • DU • Tubos de toracostomia
Exames de sangue	• +/– Glicemia • HT • PT • Eletrólitos • Hemogasometria • +/– Albumina
Escore de dor estimada	Severa

Cr, creatinina; *CRI*, infusão em taxa constante; *DU*, débito urinário; *ECG*, eletrocardiograma; *EtCO₂*, CO₂ corrente final; *FC*, frequência cardíaca; *HT*, hematócrito; *IM*, intramuscular; *IV*, intravenoso; *PAM*, pressão arterial média; *PEEP*, pressão expiratória final positiva; *PRN*, conforme necessário; *PS*, pressão sanguínea; *PSE*, perdas sanguíneas estimadas; *PT*, proteína total; *SpO₂*, saturação da hemoglobina com o oxigênio; *TC*, tomografia computadorizada; *TMO*, transmucosa oral.
[a]Monitore hipertermia em gatos.
[b]Administre lentamente para impedir a liberação de histamina.
[c]Buprenorfina é melhor analgésico do que a morfina em gatos.

---

de sutura simples contínuo. Se o diafragma tiver sofrido avulsão das costelas, incorpore uma costela na sutura contínua para maior tensão (Figura 30.19). Remova ar da cavidade pleural após fechar o defeito. Se a permanência de pneumotórax ou efusão for provável, coloque um tubo de toracostomia (p. 922). Explore toda a cavidade abdominal em busca de lesões associadas (i.e., comprometimento da vasculatura ao intestino ou trauma esplênico, renal ou vesical), e repare quaisquer defeitos.

> **NOTA** Se o defeito diafragmático for particularmente grande, material sintético, como a cobertura Silastic®, pode ser utilizado para fechá-lo; entretanto, isso é raramente necessário.

Um enxerto de retalho abdominal tem sido relatado para o reparo de hérnias diafragmáticas crônicas em cães. O enxerto é obtido do peritônio e musculatura abdominal transversa caudal ao diafragma. O enxerto é elevado, colocado sobre o defeito, e suturado ao diafragma.

MATERIAIS DE SUTURA E INSTRUMENTOS ESPECIAIS

Para fechar o diafragma, utilize fios não absorvíveis (p. ex., polipropileno) ou absorvíveis (p. ex., polidioxanona, poligliconato).

CUIDADO E AVALIAÇÃO PÓS-CIRÚRGICOS

Os pacientes devem ser monitorados no período pós-cirúrgico por conta de hipoventilação, e o oxigênio deve ser fornecido se necessário. O EPR é uma possível complicação associada à rápida expansão pulmonar após reparo de uma hérnia diafragmática (p. 887). Analgésicos

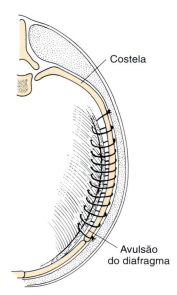

Figura 30.19 Para o reparo de avulsão diafragmática da parede torácica, incorpore uma costela na linha de sutura.

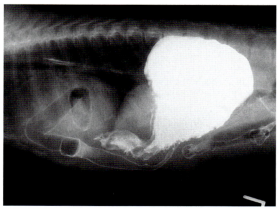

Figura 30.20 Radiografia torácica lateral de um cão com hérnia diafragmática peritoniopericárdica. Note a hérnia abdominal cranial.

pós-cirúrgicos devem ser administrados (Capítulo 13; para doses de opioides, Tabela 13.2).

COMPLICAÇÕES

A complicação mais comum após reparo cirúrgico de hérnias diafragmáticas é o pneumotórax, especialmente se houver hérnias crônicas e aderências. O EPR pode ocorrer em pulmões que tenham sido colabados cronicamente (discutido previamente).

PROGNÓSTICO

O prognóstico é geralmente excelente se o animal sobreviver ao período pós-cirúrgico inicial (i.e., 12-24 horas), e a recorrência é incomum com a técnica apropriada. Em um estudo de 2017 com 96 animais (79 cães, 17 gatos) com hérnias diafragmáticas traumáticas agudas, 79,2% e 83,3% dos cães e gatos, respectivamente, sobreviveram à alta.[5] Dos casos crônicos, 100% dos gatos ($n = 5$) e 80,6% ($n = 25$) dos cães sobreviveram à alta. De forma interessante, uma associação entre o momento do trauma e a realização de cirurgia não pareceu afetar a sobrevida, nem o tempo entre o traumatismo e a admissão, ou admissão e cirurgia foi associado à sobrevida. A maior duração da anestesia e o maior tempo para o procedimento cirúrgico foram associados à maior mortalidade. Animais com lesões concomitantes tiveram menor chance de sobrevivência. A dependência de oxigênio peroperatório foi associada à maior mortalidade.

HÉRNIA DIAFRAGMÁTICA PERITONIOPERICÁRDICA

DEFINIÇÃO

Uma **HDPP** ocorre quando uma comunicação congênita existe entre o abdome e o saco pericárdico. Sinonímias incluem *hérnia diafragmática pericárdica* e *hérnia congênita*. Uma **hérnia diafragmática verdadeira** é uma malformação diafragmática congênita que é distinta da HDPP e também da herniação de conteúdo abdominal na cavidade pleural. Em uma hérnia diafragmática verdadeira há uma ruptura diafragmática incompleta na qual a comunicação direta entre cavidades pleural e peritoneal é impedida por uma serosa intacta na superfície torácica do diafragma.

CONSIDERAÇÕES GERAIS E FISIOPATOLOGIA CLINICAMENTE RELEVANTE

HDPP são menos comumente reconhecidas por clínicos de pequenos animais do que hérnias diafragmáticas traumáticas. Embora HDPP estejam frequentemente associadas a desconforto respiratório, a HDPP assintomática é comum. A HDPP pode ocorrer como resultado de trauma em seres humanos (nos quais o diafragma forma uma parede do saco pericárdico); entretanto, estas hérnias são sempre congênitas em cães e gatos porque não existe comunicação direta entre as cavidades pericárdica e peritoneal após o nascimento. A teoria mais amplamente aceita com relação à embriogênese deste defeito é que a hérnia ocorre por conta do desenvolvimento errôneo ou lesão pré-natal do septo transverso. Isso poderia ser resultado de defeito teratogênico genético ou lesão pré-natal. Hérnias diafragmáticas verdadeiras, embora raras, têm sido relatadas em cães.

Anormalidades cardíacas e deformidades esternais frequentemente ocorrem concomitantemente com HDPP. A combinação de defeitos congênitos da parede abdominal cranial, esternal caudal, diafragmática e pericárdica já foi relatada em cães, frequentemente associada a defeitos de septo ventricular ou outros defeitos intracardíacos (Figura 30.20). Não é sabido se esta condição é hereditária; entretanto, várias predisposições raciais já foram reconhecidas (discutidas posteriormente). Rins policísticos foram relatados em associação à HPDD em gatos.

> **NOTA** Se você identificar um defeito da parede abdominal cranial em um animal jovem, considere que também pode haver HDPP, uma anormalidade cardíaca congênita, ou ambas.

DIAGNÓSTICO

Apresentação Clínica
Sinais Clínicos

Embora a HDPP seja congênita, não é incomum que o diagnóstico seja confirmado quando o animal estiver na meia-idade ou idoso, pois os sinais clínicos variam e podem ser intermitentes. Weimaraners e Cocker spaniels podem ter maior risco. Gatos domésticos de pelo longo e Himalaias podem ser predispostos.

A HDPP é um dos defeitos cardíacos congênitos mais comuns diagnosticados em gatos de 2 anos ou mais. Não há predisposição sexual em gatos ou cães.

Histórico

Os sinais clínicos podem estar associados aos sistemas gastrointestinal, cardíaco ou respiratório, e incluem anorexia, depressão, êmese, diarreia, perda de peso, estertores, dispneia, intolerância ao exercício e/ou dor após comer, ou o animal pode ser assintomático. Taquipneia e dispneia são os sinais clínicos mais comuns no atendimento em gatos, enquanto sinais gastrointestinais são mais prevalentes em cães. Sinais neurológicos podem ocorrer como resultado de encefalopatia hepática. A HDPP é frequentemente um achado incidental, tanto em cães como em gatos.[6]

Achados de Exame Físico

Achados de exame físico em animais com HDPP podem incluir bulhas cardíacas abafadas, ascite, sopros causados por deslocamento cardíaco por órgãos viscerais ou por defeitos intracardíacos, e defeitos concomitantes da parede abdominal ventral. O órgão mais comumente herniado é o fígado, e efusão pericárdica associada é recorrente.

Diagnóstico por Imagem

Uma tentativa de diagnóstico de HDPP pode ser feita com base no histórico, sinais e exame físico, mas a radiografia, a ultrassonografia ou a TC são essenciais para um diagnóstico pré-cirúrgico definitivo. O Quadro 30.5 lista os sinais radiográficos de HDPP (Figura 30.21). Estudos contrastados (i.e., angiografia não seletiva, estudo contrastado por bário) são raramente necessários e devem ser realizados somente se um diagnóstico definitivo não puder ser feito com base nas radiografias simples (Figura 30.22), ou por ultrassonografia ou por técnicas de imagem avançadas. Uma radiopacidade curvilínea distinta tem sido identificada entre a silhueta cardíaca e o diafragma na radiografia torácica lateral em gatos com HDPP. Este achado radiográfico tem sido chamado de *remanescente mesotelial peritoniopericárdico dorsal*; entretanto, nem sempre é aparente em radiografias dos gatos afetados. A ultrassonografia é útil porque há frequentemente uma descontinuidade do delineamento diafragmático, e, de forma mais importante, órgãos abdominais podem ser visualizados no saco pericárdico. A herniação hepática é usualmente evidente. O ecocardiograma deve ser realizado em animais com sopros.

Achados Laboratoriais

Anormalidades laboratoriais específicas são incomuns.

DIAGNÓSTICO DIFERENCIAL

Os diagnósticos diferenciais mais comuns para HDPP são efusão pericárdica e cardiomegalia. A ultrassonografia e o ecocardiograma são úteis para a distinção entre estas anormalidades e HDPP.

QUADRO 30.5 Sinais Radiográficos da Hérnia Diafragmática Peritoniopericárdica
Aumento da silhueta cardíaca
Elevação dorsal da traqueia
Sobreposição do coração e margens diafragmáticas
Descontinuidade do diafragma
Estruturas preenchidas por gás no saco pericárdico
Defeitos esternais
Remanescente mesotelial peritoniopericárdico dorsal

MANEJO CLÍNICO

Se o animal estiver dispneico, o oxigênio deve ser fornecido por máscara facial, sonda nasal ou gaiola de oxigênio (Capítulo 4). O posicionamento em decúbito esternal com membros posteriores elevados pode auxiliar a ventilação.

TRATAMENTO CIRÚRGICO

O reparo cirúrgico deve ser realizado o mais precocemente possível para reduzir a probabilidade de aderências e para maximizar o potencial de ter pele, músculos, esterno e cadeia torácica maleáveis, o que facilita o fechamento de grandes defeitos. A correção precoce da HDPP pode prevenir a descompensação aguda e o possível desenvolvimento de edema pulmonar pós-cirúrgico agudo (p. 887). Se a hérnia não for diagnosticada até que o animal seja idoso, o tratamento conservador ou cirúrgico pode ser utilizado; entretanto, a satisfação do tutor pode ser maior em animais operados do que em animais tratados de maneira conservadora. Alguns animais que são inicialmente tratados de forma medicamentosa podem ter progressão dos sinais clínicos, necessitando de intervenção cirúrgica ou resultando em morte.

Embora a suplementação com materiais protéticos, retalhos musculares, enxertos autógenos ou materiais de engenharia de

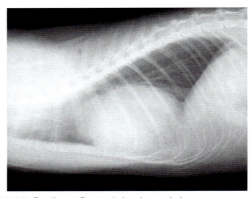

Figura 30.21 Radiografia torácica lateral de um gato com hérnia diafragmática peritoniopericárdica. Note a aparência grande e globoide da silhueta cardíaca.

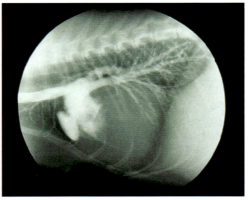

Figura 30.22 Angiografia não seletiva em um gato com hérnia diafragmática peritoniopericárdica. Note o tamanho do coração em comparação com a silhueta cardíaca. O fígado está dentro do saco pericárdico. (Cortesia de M. Miller, VetMed, Phoenix AZ.)

tecidos seja raramente necessária em cães e gatos, a submucosa do intestino delgado (SID) tem sido avaliada experimentalmente para reparo de hérnias diafragmáticas congênitas onde o fechamento é difícil. O reparo de SID em oito camadas de defeitos diafragmáticos parecer ser superior à SID de quatro camadas, já que o primeiro é mais durável e persiste por um período mais longo. A aderência do órgão ocorrerá e parece ser necessária para neovascularização do composto SID.

Manejo Pré-cirúrgico

Antibióticos profiláticos devem ser administrados 30 minutos antes da realização da incisão cirúrgica em animais com herniação hepática. Em animais com estrangulamento hepático ou comprometimento vascular, o reposicionamento do fígado na cavidade abdominal pode causar uma liberação massiva de toxinas na circulação sanguínea; a pré-medicação de tais pacientes com esteroides pode ser benéfica.

Anestesia

Ver sobre anestesia sob o tópico Hérnia Diafragmática Traumática (p. 928).

Posicionamento

O animal é posicionado em decúbito dorsal para uma incisão abdominal na linha média. Todo o abdome e dois terços caudais da cavidade torácica devem ser preparados para cirurgia asséptica.

TÉCNICA CIRÚRGICA

Faça uma incisão abdominal na linha média ventral. Se for necessária maior exposição, estenda a incisão cranialmente através do esterno. Aumente o defeito diafragmático se necessário e reposicione os órgãos abdominais na cavidade abdominal. Se houver aderências, disseque delicadamente os tecidos a partir das estruturas torácicas, resseccionando ou desbridando tecido necrótico conforme necessário. Desbride as margens do defeito e feche com padrão de sutura simples contínuo. Não feche o saco pericárdico. Remova ar do saco pericárdico ou da cavidade pleural, ou de ambos, após fechar o defeito. Se for provável a manutenção do pneumotórax ou efusão, insira um tubo de toracostomia (p. 922). Repare defeitos esternais ou da parede abdominal concomitantes.

MATERIAIS DE SUTURA E INSTRUMENTOS ESPECIAIS

Para fechar o diafragma, utilize tanto fios não absorvíveis (p. ex., polipropileno) quanto absorvíveis (p. ex., polidioxanona ou poligliconato).

CUIDADO E AVALIAÇÃO PÓS-CIRÚRGICOS

Estes pacientes devem ser monitorados no período pós-cirúrgico por conta de hipoventilação, e o oxigênio deve ser fornecido se necessário. O EPR é uma complicação possível associada à rápida reexpansão pulmonar após reparo da hérnia diafragmática (p. 887). Pacientes com HDPP podem também ter hipoplasia pulmonar, o que contribui para o desenvolvimento de altas pressões intrapleurais e EPR. Analgésicos pós-cirúrgicos devem ser fornecidos Capítulo 13 para doses de opioides; Tabela 13.2). Hipertermia transitória pode ocorrer em gatos após reparo de HDPP.

PROGNÓSTICO

Se o animal sobreviver ao período pós-cirúrgico inicial (i.e., 12-24 horas), o prognóstico é excelente, e a recorrência é incomum com a técnica apropriada. As taxas de mortalidade pós-cirúrgicas de cães com HDPP são de aproximadamente 10%; em gatos, podem ser menores 5%. A ventilação controlada precisa pela utilização de ventilador mecânico é recomendada durante anestesia para animais submetidos à correção cirúrgica de HDPP. O prognóstico é pior em pacientes com HDPP que possuem anormalidades cardíacas concomitantes. Embora complicações sejam raras em animais com HDPP, um cisto pericárdico e pericardite constritiva foram relatados em um gato após reparo de HDPP.[7,8]

PNEUMOTÓRAX

DEFINIÇÕES

Pneumotórax é o acúmulo de ar ou gás no espaço pleural. **Pneumotórax traumático** pode ser classificado como aberto ou fechado. Um **pneumotórax aberto** é aquele em que há comunicação livre entre o espaço pleural e o ambiente externo. Em um **pneumotórax fechado**, o ar se acumula por conta de extravasamento a partir do parênquima, árvore brônquica ou esôfago. Um **pneumotórax por tensão** ocorre quando um retalho de tecido atua como uma válvula de uma via, o que faz com que haja influxo contínuo de ar em direção à cavidade pleural durante a inspiração, que não retorna ao pulmão durante a expiração. **Pneumotórax espontâneo** ocorre como resultado de extravasamento de ar a partir do pulmão, mas sem ter o trauma como causa precipitante. **Cistos** são cavidades fechadas ou sacos delimitados por epitélio que são geralmente preenchidos por fluido ou material semissólido. **Bolhas** são cavidades não epitelizadas produzidas pela ruptura de septos intra-alveolares (Figura 30.23). Uma **vesícula** é uma coleção localizada de ar contido dentro da pleura visceral (Figura 30.23). Em casos de pneumotórax não traumático, os termos *pneumotórax espontâneo* e *pneumotórax idiopático* têm sido utilizados como sinônimos.

CONSIDERAÇÕES GERAIS E FISIOPATOLOGIA CLINICAMENTE RELEVANTE

Pneumotórax traumático é o tipo mais comum de pneumotórax em cães. Mais frequentemente ocorre como resultado de trauma obtuso (p. ex., acidentes veiculares, chutes) que causa dano pulmonar parenquimatoso ao pulmão e pneumotórax fechado. Quando o tórax é forçadamente comprimido contra uma glote fechada, o pulmão ou árvore brônquica pode romper. Em outros casos, parênquima pulmonar pode ser rompido como resultado das forças de cisalhamento sobre o pulmão. O trauma pulmonar ocasionalmente resulta na formação de vesículas subpleurais, semelhantes àquelas observadas em casos de pneumotórax espontâneo (discutido posteriormente; Figura 30.24). O pneumotórax aberto é menos comum, mas frequentemente causado por trauma (p. ex., arma de fogo, férias por mordedura ou esfaqueamento, lacerações secundárias a fraturas de costela). A exploração torácica imediata de pacientes com trauma torácico severo e pneumotórax pode ser necessária (Figura 30.1). Algumas lesões penetrantes são chamadas de *feridas torácicas sugadoras* porque grandes defeitos no tórax permitem um influxo de ar para o espaço pleural quando o animal inspira. Estas feridas torácicas abertas podem permitir que quantidade de ar suficiente entre no espaço pleural e cause colapso pulmonar e redução marcante da ventilação. Pressões atmosféricas e intrapleurais se equilibram rapidamente através do defeito, interferindo com a função mecânica normal dos espaços torácicos, o que normalmente ocasiona o gradiente de pressão necessário para troca de ar. O pneumomediastino pode estar associado a pneumotórax ou defeitos traqueais, brônquicos ou esofágicos, ou pode ocorrer

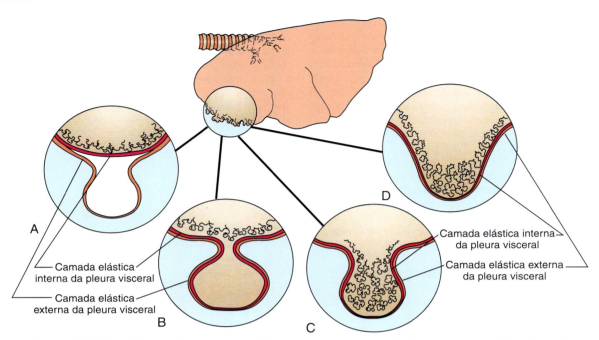

Figura 30.23 Localização típica e formas diferentes de vesículas e bolhas pulmonares *(detalhe)*. (A) Vesículas pulmonares. (B) Uma bolha com paredes delgadas com conexão estreita com o parênquima pulmonar. (C) Uma bolha subpleural que está conectada ao pulmão por uma haste de tecido enfisematoso. (D) Uma grande bolha que se estende profundamente em direção ao parênquima pulmonar. (Modificada de Lipscomb VJ, Hardie RJ, Dubielzig RR. Spontaneous pneumothorax caused by pulmonary blebs and bullae in 12 dogs. *J Am Anim Hosp Assoc.* 2003;39[5]:435–445.)

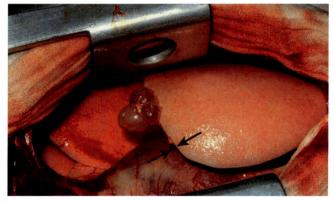

Figura 30.24 Vesículas subpleurais rompidas *(setas)* e intactas em um cão com pneumotórax espontâneo.

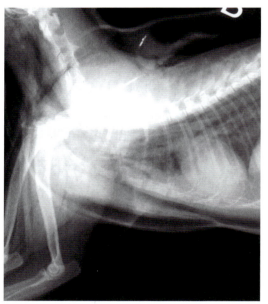

Figura 30.25 Radiografia torácica lateral de um gato com pneumomediastino e enfisema subcutâneo associado à ruptura traqueal.

devido à migração de ar subcutâneo ao longo dos planos fasciais na entrada torácica.

Ruptura traqueal pode ocorrer por conta de trauma (Capítulo 28). Os sinais primários de ruptura traqueal são pneumomediastino e enfisema subcutâneo; pneumotórax é menos pronunciado (Figura 30.25). **Pneumomediastino** em gatos está mais comumente associado à insuflação excessiva do *cuff* da sonda endotraqueal;[1] entretanto, pode também estar associado a dano traqueal devido à punção por mandril durante a intubação. Outras causas de pneumomediastino em gatos incluem trauma e corpos estranhos traqueais. Barotrauma associado à insuflação excessiva do pulmão, particularmente em animais com patologia pulmonar severa, mais provavelmente levará à pneumotórax do que pneumomediastino. A traqueoscopia é raramente necessária para documentar/localizar ruptura traqueal. É importante distinguir a ruptura traqueal sem pneumotórax daquela que esteja causando o pneumotórax. Ruptura traqueal sem pneumotórax é mais bem tratada pelo repouso em gaiola; traqueoscopia é desnecessária e frequentemente apenas torna a ruptura pior. A ruptura traqueal com pneumotórax, na qual o clínico esteja planejando cirurgia, pode ser beneficiada pela realização inicial de traqueoscopia para localizar a(s) lesão(ões). Entretanto, pode ser difícil encontrar o local da ruptura por endoscopia ou até mesmo durante a cirurgia. Felizmente, a cirurgia é raramente indicada, já que a maioria das lesões cicatriza espontaneamente com o tratamento medicamentoso (p. ex., gaiola de repouso e oxigenoterapia).

O pneumotórax espontâneo ocorre em animais previamente sadios sem trauma antecedente e pode ser primário (sem evidência de doença pulmonar subjacente) ou secundário (com doença subjacente, como pneumonia, abscesso pulmonar, neoplasia, infecção granulomatosa crônica ou infecção parasitária pulmonar, como por *Paragonimus* spp.). Com base na aparência histológica da lesão pulmonar, tanto cistos como bolhas já foram relatados em cães. O pneumotórax espontâneo primário em cães pode ocorrer devido à ruptura de vesículas subpleurais; o tecido pulmonar remanescente pode parecer normal. Estas vesiculas estão mais comumente localizadas nos ápices dos pulmões. A expressão excessiva de metaloproteinases de matriz e o desequilíbrio entre proteinases e antiproteinases têm sido sugeridos como possível causa em seres humanos.

O pneumotórax espontâneo secundário é mais comum em cães do que a forma primária. Nestes animais, as vesículas subpleurais estão associadas a enfisema difuso ou outras lesões pulmonares. A tensão volumétrica por pressão expansiva no pulmão demonstrou aumentar desproporcionalmente no ápice conforme aumenta a altura. A maioria dos seres humanos afetada é fumante, sugerindo que a doença pulmonar subjacente poderia ser resultado de interferência com a função normal do inibidor da α_1-proteinase em inibir a elastase. Acredita-se que inibidores de α_1-proteinase são inativados em pessoas que fumam, permitindo aumento da destruição induzida pela elastase do parênquima pulmonar.

> **NOTA** Tenha certeza de diferenciar pneumotórax traumático e espontâneo, pois o primeiro usualmente responde ao tratamento clínico, enquanto o último tipicamente requer cirurgia.

Pneumotórax espontâneo secundário em gatos está frequentemente associado a patologias pulmonares subjacentes, particularmente asma; entretanto, em alguns gatos outras condições associadas com pneumopatias (p. ex., neoplasia pulmonar, dirofilariose, abscessos pulmonares, infecção por vermes pulmonares) podem ser observadas.[9] A apresentação clínica de gatos com pneumotórax espontâneo associado à asma e a outras causas não é diferente e o manejo clínico de suporte é mais apropriado, exceto em raros casos com anormalidades congênitas focais que podem se beneficiar de intervenção cirúrgica.[9]

O pneumotórax pode ocorrer como resultado de lobectomia pulmonar. Se uma lobectomia parcial (p. 894) tiver sido realizada e houver extravasamento na linha de grampos cirúrgicos ou área suturada, um selante de fibrina e lã (TachoSil®) pode ser aplicado sobre a área de extravasamento e demonstrou resultar em redução do vazamento de ar quando comparado a técnicas padronizadas. Ele consiste em uma esponja de colágeno, feita a partir de tensões de equinos, coberta com fibrinogênio e trombina humanos. Relatos recentes sugerem que é seguro e eficaz em cães quando aplicado a rupturas pleurais experimentais.[10]

DIAGNÓSTICO

Apresentação Clínica

Sinais Clínicos

O pneumotórax traumático é mais comum em cães jovens porque eles são mais predispostos a acidentes veiculares ou traumas que resultem em danos pulmonares. Por razões semelhantes, machos podem ser mais comumente afetados do que fêmeas. O pneumotórax traumático é menos comum em gatos. O pneumotórax espontâneo usualmente ocorre em raças grandes e de tórax profundo; entretanto, pode ocorrer em cães pequenos. Cães de raças puras, principalmente Huskies siberianos, podem ser mais comumente afetados do que cães sem raça definida. Cães de qualquer idade podem desenvolver pneumotórax espontâneo. Cães-machos e fêmeas parecem ser igualmente afetados. Gatos com pneumotórax espontâneo secundário associado à asma são mais comumente gatos domésticos de pelo curto, e em um estudo a idade média foi de 8 anos (variação, 7 semanas-17 anos), sem predileção sexual.[9]

Histórico

Pneumotórax como resultado de trauma usualmente causa dispneia aguda. O trauma frequentemente não é relatado, tornando difícil a diferenciação entre pneumotórax traumático e espontâneo. Embora o histórico de cães com pneumotórax espontâneo varie dependendo da etiologia subjacente, a maioria dos animais possui início agudo de dispneia. Alguns cães podem ter sinais inespecíficos (p. ex., letargia, anorexia, depressão, tosse, intolerância ao exercício), e sinais respiratórios podem não ser notados por vários dias até que o pneumotórax piore. Ocasionalmente, uma tosse crônica ou febre podem ser notadas. A recorrência da dispneia em um animal previamente tratado para pneumotórax sugere pneumotórax espontâneo em vez de traumático.

Achados de Exame Físico

Animais com pneumotórax moderado a severo tipicamente possuem doença bilateral e um início agudo de dispneia severa. Outras evidências de trauma (p. ex., fraturas de costelas, fraturas de membros, miocardite traumática, contusões pulmonares) podem ser evidentes em animais com pneumotórax induzido por trauma. A maioria dos animais com pneumotórax demonstra um padrão respiratório restritivo (i.e., respirações rápidas e superficiais). Se a hipoventilação causar hipoxemia, eles podem parecer cianóticos, e os sons cardíacos e pulmonares estão geralmente abafados dorsalmente. Cães são inicialmente capazes de tolerar pneumotórax massivo pelo aumento da expansão torácica. Entretanto, a respiração se torna ineficaz em animais com pneumotórax por tensão conforme o tórax adquire formato de barril e é mantido em máxima extensão. Esta condição ocasiona risco de morte. O enfisema subcutâneo é ocasionalmente observado em animais com pneumomediastino e pneumotórax. Sons respiratórios fracos, especialmente no tórax dorsal, podem ser evidentes à auscultação. O ar pode migrar do espaço mediastinal até a entrada torácica e pode ser notável sob a pele da região do pescoço e tronco.

Os sinais mais comuns em gatos com pneumomediastino são taquipneia, aumento do esforço respiratório e enfisema subcutâneo. Em um estudo com 45 gatos com pneumomediastino, pneumotórax concomitante foi identificado em 21 de 45 (47%) gatos, efusão pleural em 10 de 45 (22%) e pneumoretroperitônio em 21 de 45 (47%).[11]

> **NOTA** O pneumotórax por tensão é uma condição que ocasiona risco de morte, e deve ser reconhecida e tratada imediatamente.

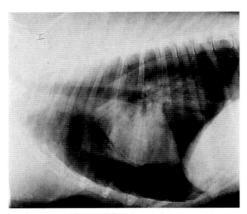

Figura 30.26 Radiografia torácica lateral de um cão com pneumotórax espontâneo. Note a elevação aparente do coração a partir do esterno.

Diagnóstico por Imagem

Radiografias torácicas devem ser adiadas até depois da toracocentese em animais severamente dispneicos (p. 938) nos quais há forte suspeita de dispneia. Pneumotórax em geral ocorre bilateralmente em animais, pois o ar se difunde através do fino mediastino. Pneumotórax causa grandes espaços preenchidos por ar na cavidade pleural. Em uma radiografia torácica em decúbito lateral, o pulmão sofre colapso e se retrai distante da parede torácica, e o coração usualmente parece elevado, distante do esterno (Figura 30.26). Esta elevação aparente do coração não é notável em uma radiografia lateral em estação. Lobos pulmonares parcialmente colapsados (atelectásicos) parecem radiopacos quando comparados ao espaço pleural preenchido por ar. O padrão vascular não se estende até a parede torácica, uma vez que os pulmões estão colapsados. Isso pode ser particularmente notável no tórax caudal em uma projeção ventrodorsal.

As radiografias devem ser cuidadosamente avaliadas em busca de pneumopatias subjacentes (p. ex., abscesso, neoplasia) ou traumas associados (p. ex., fraturas de costela, contusão pulmonar). Vesículas pulmonares observadas em alguns animais com pneumotórax espontâneo são raramente visíveis radiograficamente, embora a TC seja mais sensível para o achado destas lesões. Isso ocorre provavelmente porque as vesículas grandes romperam, levando ao pneumotórax. A TC pode ser útil para identificação de bolhas. Se as imagens não identificarem a lesão, a identificação cirúrgica ou toracoscópica das bolhas é indicada. Bolhas preenchidas por ar podem ser achados incidentais em radiografias torácicas de alguns animais. Pneumomediastino é caracterizado pela capacidade de visualizar estruturas torácicas (p. ex., aorta, traqueia torácica, veia cava, esôfago) que geralmente não estão aparentes em radiografias torácicas. Técnicas de imagem melhores para bolhas seriam úteis para o planejamento cirúrgico de animais afetados; entretanto, em um estudo de 2013 a sensibilidade e o valor preditivo positivo da TC para detecção de bolhas foram baixos.[12] Neste estudo, a TC foi determinada como técnica diagnóstica pré-cirúrgica ineficaz em cães com pneumotórax espontâneo causado por ruptura de bolhas, pois as lesões não eram notadas ou eram incorretamente diagnosticadas em vários animais, a menos que fossem grandes. Diagnósticos falso-positivos também são comuns.

> **NOTA** Lembre-se de que as bolhas podem não ser observadas em cães com pneumotórax porque elas frequentemente já se romperam. Adicionalmente, ar na cavidade torácica pode tornar difícil a visualização de outras bolhas (não rompidas).

Achados Laboratoriais

Anormalidades laboratoriais específicas são incomuns em animais com pneumotórax; entretanto, desarranjos de gases sanguíneos podem ocorrer.

DIAGNÓSTICO DIFERENCIAL

Qualquer anormalidade que cause angústia respiratória (p. ex., hérnia diafragmática, efusão pleural, edema pulmonar) é um diagnóstico diferencial para pneumotórax. Como o tratamento de animais com pneumotórax primário e espontâneo difere, assim que a condição do animal for estabilizada, a causa do pneumotórax deve ser determinada.

MANEJO CLÍNICO

O tratamento clínico de pneumotórax consiste em dispneia inicialmente aliviada pela toracocentese (p. 920). Se o ar pleural se acumula rapidamente ou não pode ser removido efetivamente pela toracocentese, um tubo de toracostomia deve ser colocado (p. 922). O tubo de toracostomia é tipicamente necessário em animais com pneumotórax espontâneo. A drenagem pleural intermitente ou contínua pode ser utilizada, dependendo da velocidade pela qual o ar é acumulado. A drenagem contínua pode permitir resolução mais rápida do pneumotórax em animais com defeitos grandes e traumáticos. O fornecimento de um ambiente enriquecido com oxigênio pode ser benéfico, particularmente em animais com trauma pulmonar concomitante (p. ex., contusão ou hemorragia pulmonar). A administração de analgésicos a animais com costelas fraturadas ou dano severo de tecidos moles pode melhorar a ventilação (p. 886). A pleurodese com sangue (5-10 mL/kg de sangue total) pode ser considerada em cães com pneumotórax persistente que não responderam ao tratamento conservador ou cirúrgico. Em um estudo de 2014, o procedimento obteve sucesso em sete de oito cães com pneumotórax persistente, embora vários procedimentos tenham sido necessários em alguns cães.[13] O sangue deve ser coletado assepticamente e injetado no tórax sem aditivos em alíquotas de 25 a 50 mL. A intervenção cirúrgica é raramente necessária em animais com pneumotórax traumático; entretanto, dano severo ao parênquima pulmonar com grande ruptura levando a pneumotórax e efusão pleural foi relatado em dois cães após um tornado.[14] Ambos os cães foram submetidos à cirurgia para remoção do pulmão afetado. Toracocentese deve ser realizada conforme necessário para prevenir a dispneia enquanto a lesão pulmonar cicatriza, usualmente dentro de 3 a 5 dias. A recorrência é incomum. Ao contrário, animais com pneumotórax espontâneo comumente apresentam pneumotórax recorrente se a cirurgia não for realizada.

Uma ferida aberta torácica deve ser coberta imediatamente com qualquer material prontamente disponível (Figura 30.1). Uma bandagem oclusiva estéril deve ser aplicada assim que possível e ar intrapleural, evacuado por toracocentese ou tubo de toracostomia.

TRATAMENTO CIRÚRGICO

O tratamento cirúrgico de animais com pneumotórax traumático é raramente necessário (discutido previamente). Entretanto, o manejo não cirúrgico do pneumotórax espontâneo usualmente resulta em um resultado insatisfatório. O tratamento toracoscópico de enfisema bolhoso já foi relatado em cães. *Pleurodese mecânica* dos pulmões (discutida posteriormente) pode reduzir a recorrência de pneumotórax em animais submetidos à cirurgia para pneumotórax espontâneo. A pleurodese mecânica danifica a pleura, causando seu espessamento.

CAPÍTULO 30 Cirurgia do Sistema Respiratório Inferior: Cavidade Pleural e Diafragma

Manejo Pré-cirúrgico
Um ECG e toracocentese devem ser realizados antes da indução da anestesia. A pré-oxigenação nestes animais é frequentemente benéfica (p. 916). Antibióticos peroperatórios são raramente justificados e podem prevenir a cultura de bactérias do tecido pulmonar infectado durante a cirurgia.

Anestesia
Deve haver cuidado ao anestesiar e ventilar animais com pneumotórax e/ou bolhas pulmonares. VPPI pode romper bolhas intactas ou acelerar o extravasamento de ar do pulmão ou árvore brônquica lesados. Por estas razões, a pressão inspiratória não deve exceder 10 a 12 cm H_2O nestes animais até que a cavidade torácica seja aberta. A adequação de pressões ventilatórias deve então ser reavaliada. Como a VPPI pode induzir um pneumotórax por tensão, o tratamento imediato desta condição (p. ex., toracocentese por agulha, tubo de toracostomia, colocação de tubo) pode ser necessário e deve ser antecipado. A utilização de óxido nítrico é contraindicada em pacientes com pneumotórax. Ver p. 884 para protocolos anestésicos selecionados para utilização em animais com disfunção respiratória.

Anatomia Cirúrgica
Ver a discussão sobre a anatomia cirúrgica do espaço pleural na p. 918 e a descrição anatômica dos pulmões em cães e gatos na p. 889.

Posicionamento
Ver toracotomia intercostal, p. 890, ou esternotomia mediana, p. 891.

TÉCNICA CIRÚRGICA
Se uma lesão pulmonar subjacente for prontamente identificada (i.e., abscessos ou neoplasias pulmonares) e puder ser localizada em um hemitórax, uma toracotomia intercostal (p. 890) permite a realização da lobectomia mais prontamente do que uma abordagem por esternotomia mediana. Entretanto, cães com pneumotórax espontâneo geralmente possuem doença pulmonar difusa e bilateral com múltiplas bolhas. Uma esternotomia mediana permite a visualização de todos os lobos pulmonares e ressecção parcial de quaisquer lobos doentes (p. 891). A pleurodese mecânica pode ser benéfica em cães com pneumotórax espontâneo para diminuir a recorrência (discutido posteriormente).

Identifique e remova o pulmão acometido. Se a fonte do ar pleural não for evidente, preencha o tórax com solução salina estéril e aquecida e busque por bolhas de ar quando o anestesista ventilar o animal. Se múltiplas lobectomias parciais forem necessárias, utilize um grampeador automático para reduzir o tempo cirúrgico. Realize abrasão pleural (pleurodese mecânica) utilizando uma compressa seca. Realize a abrasão delicada de toda a superfície do pulmão. Antes do fechamento, preencha a cavidade torácica com fluido aquecido e pesquise bolhas de ar quando o animal for ventilado para garantir que não existam outros vazamentos de ar. Coloque um tubo de toracostomia e remova o ar residual antes de recuperar o animal.

> **NOTA** Em animais com pneumotórax aberto, o fechamento definitivo de grandes defeitos da parede torácica pode requerer a mobilização de músculos adjacentes para permitir a vedação.

MATERIAIS DE SUTURA E INSTRUMENTOS ESPECIAIS
Em animais com pneumotórax espontâneo (nos quais várias bolhas pulmonares podem existir), grampeadores permitem que lobectomias parciais sejam realizadas rapidamente (p. 894). Dispositivos de sucção contínua estão comercialmente disponíveis, ou sistemas com três frascos podem ser feitos (p. 924).

CUIDADO E AVALIAÇÃO PÓS-CIRÚRGICOS
O animal deve ser observado no período pós-cirúrgico por conta de dor ou hipoventilação, ou ambas. Sondas nasais são benéficas na maioria dos pacientes, mas são especialmente indicadas naqueles com pneumopatias subjacentes ou nos que tiveram porções significativas pulmonares removidas. A terapia analgésica deve ser utilizada para todos os animais submetidos à toracotomia (p. 886).

PROGNÓSTICO
Com monitoramento e cuidado apropriados, o prognóstico é excelente para animais com pneumotórax traumático nos quais a terapia é iniciada antes que ocorram dispneia extrema ou parada respiratória. A maioria dos cães com pneumotórax espontâneo que são tratados por toracocentese somente ou com tubos de toracostomia terá extravasamento de ar permanente ou recorrência do pneumotórax, enquanto a maioria dos cães submetidos à toracotomia e lobectomia (com ou sem pleurodese mecânica) para pneumotórax não apresenta recorrências. A mortalidade é geralmente maior em cães com pneumotórax espontâneo que são tratados de maneira conservadora (*versus* por cirurgia) na experiência do autor. O prognóstico para gatos com pneumomediastino com tratamento de suporte é bom a excelente.

EFUSÃO PLEURAL
DEFINIÇÕES
Efusão pleural refere-se ao excesso de fluido no espaço potencial entre a **pleura visceral** do pulmão e a **pleura parietal** da parede torácica.

CONSIDERAÇÕES GERAIS E FISIOPATOLOGIA CLINICAMENTE RELEVANTE
Pode haver acúmulo de líquido no espaço pleural por conta de diminuição da pressão oncótica (p. ex., transudato puro causado por hipoalbuminemia [concentrações séricas de albumina usualmente menores do que 1,6 g/dL]), aumento da pressão hidrostática (p. ex., transudato modificado causado por doença cardíaca, hérnia diafragmática, tumor, torção do lobo pulmonar), aumento da permeabilidade (p. ex., infecções, tumor, torção do lobo pulmonar), ou hemorragia (p. ex., coagulopatia, tumor, trauma). Quilotórax (p. 941) e piotórax (p. 947) são discutidos separadamente da efusão.

DIAGNÓSTICO
Apresentação Clínica
Sinais Clínicos
Cães de qualquer idade, raça ou sexo podem ser afetados.

Histórico
O histórico de animais afetados tipicamente depende da causa subjacente. A maioria dos tutores nota que o animal tem intolerância ao exercício, se não angústia respiratória.

Achados de Exame Físico
O achado de exame físico mais comum em animais com efusão pleural é dispneia. A dispneia pode ser marcada por uma inspiração forçosa

com expiração retardada, fazendo com que aparentemente o animal esteja prendendo a respiração. Este padrão respiratório é particularmente notável em gatos. O aumento dos sons broncovesiculares pode ser auscultado dorsalmente. Sons pulmonares podem estar ausentes ventralmente (em geral bilaterais, mas ocasionalmente unilateral). Outros achados de exame físico em cães afetados podem incluir bulhas abafadas e perda de peso.

Diagnóstico por Imagem

Se o animal não estiver severamente dispneico, radiografias torácicas devem ser obtidas para confirmar o diagnóstico de efusão pleural. A obtenção de projeções radiográficas dorsoventrais (em vez de projeções ventrodorsais) e "lateral em estação", minimizando o manuseio, e suplementação de oxigênio por máscara durante os procedimentos radiográficos ajudam a prevenir maior comprometimento da respiração. Se o animal não estiver dispneico e houver suspeita de pequenas quantidades de fluido, projeções ventrodorsais e expiratórias podem ajudar a delinear a efusão. Sinais radiográficos associados à efusão pleural incluem opacidade de tecidos moles causando um sinal de silhueta com o coração e diafragma, visualização de linhas de fissura interlobares com opacidade de tecidos moles, abaulamento das margens pulmonares nos ângulos costofrênicos, alargamento do mediastino, separação das margens pulmonares a partir da parede torácica por uma opacidade de tecidos moles, e perda de definição das margens pulmonares na borda esternal (Figuras 30.27 e 30.28). A presença de efusão pleural frequentemente previne a avaliação radiográfica da cavidade torácica. A visualização adequada de todo o tórax é necessária para descartar massas mediastinais craniais (p. ex., linfoma, timoma); portanto, radiografias devem ser repetidas após remoção da maior parte do líquido pleural. Quando disponível, a ultrassonografia deve ser utilizada para avaliar o mediastino antes da remoção da efusão pleural, já que o líquido serve como uma janela acústica. Ultrassonografia pode ser utilizada para avaliar a função cardíaca, lesões e função valvares, anormalidades cardíacas congênitas, presença de efusão pericárdica e massas mediastinais.

> **NOTA** Espere para realização de radiografias torácicas até depois da toracocentese em animais com efusão pleural que estejam severamente dispneicos.

Toracoscopia

A toracoscopia pode ser utilizada para determinar a etiologia da efusão pleural.

Achados Laboratoriais

O líquido pleural deve ser colocado em um tubo sem anticoagulante para estudos bioquímicos e em um tudo com EDTA para exame citológico, e uma parte deve ser guardada em uma seringa estéril para cultura. É importante analisar o fluido com relação a concentração proteica, contagem de células nucleadas e diferencial de células nucleadas. A efusão pleural pode ser cultivada por conta de células de mesotelioma por laboratórios de pesquisa.

As concentrações séricas de albumina e eletrólitos devem ser determinadas. A hipoalbuminemia severa ($\leq 1,6$ g/dL) pode causar efusão pleural, mas o sequestro de albumina na efusão pleural (ou qualquer distúrbio de terceiro espaço) pode causar discreta hipoalbuminemia (usualmente >2 g/dL). A remoção frequente de grandes volumes de efusão pleural pode causar hiponatremia e/ou hiperpotassemia, assim como a diminuição da concentração sérica de albumina.

DIAGNÓSTICO DIFERENCIAL

Qualquer causa de angústia respiratória ou tosse deve ser considerada como um diagnóstico diferencial.

MANEJO CLÍNICO

Para o tratamento clínico do quilotórax e piotórax, ver pp. 943 e 949, respectivamente. O tratamento de animais com torção do lobo pulmonar é descrito nas pp. 905 a 907. Para o tratamento clínico de vários outros distúrbios que causam efusão pleural, consulte um livro-texto clínico. Se o animal estiver severamente hiperpotassêmico, a terapia sintomática com fluidos sem potássio pode ser necessária até que a efusão seja controlada.

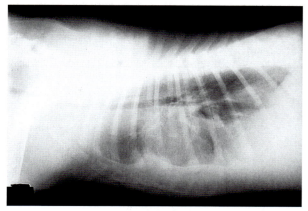

Figura 30.27 Radiografia torácica lateral de um cão com efusão pleural. Note a aparência abaulada do aspecto ventral dos pulmões ao longo do esterno.

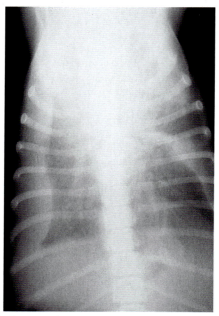

Figura 30.28 Radiografia torácica dorsoventral de um cão com efusão pleural. Note as linhas de fissura interlobares, o abaulamento das margens pulmonares nos ângulos costofrênicos e a separação das margens pulmonares da parede torácica.

TRATAMENTO CIRÚRGICO

Se a causa dos transudatos modificados ou exsudatos não puder ser confirmada pelos exames laboratoriais de rotina, podem ser necessários exames de imagem e/ou toracoscopia, e a toracotomia exploratória. Se o paciente tiver uma efusão bicavitária (especialmente tórax e abdome) que não seja explicada por hipoalbuminemia, então cardiopatias, neoplasias e doenças infecciosas são os principais diagnósticos diferenciais.

Manejo Pré-cirúrgico

O manejo pré-cirúrgico de animais submetidos à toracotomia é apresentado na p. 884.

Anestesia

Ver p. 884 para protocolos anestésicos selecionados para animais com pneumopatias. Se o animal tiver efusão pleural moderada ou severa, o tórax deve ser puncionado antes da indução da anestesia. Recomendações anestésicas para pacientes com efusão pleural submetidos à toracotomia são fornecidas na Tabela 30.5.

Anatomia Cirúrgica

A anatomia cirúrgica da cavidade torácica é apresentada na p. 888.

Posicionamento

Ver pp. 890 e 892.

TÉCNICA CIRÚRGICA

A toracotomia pode ser realizada por esternotomia mediana (p. 891) se não houver lesão discernível e o cirurgião desejar examinar todo o tórax, ou por toracotomia lateral (p. 890) se uma lesão foi identificada e for prevista a lobectomia pulmonar.

CUIDADO E AVALIAÇÃO PÓS-CIRÚRGICOS

Ver p. 897 para o cuidado pós-cirúrgico de pacientes que foram submetidos à toracotomia.

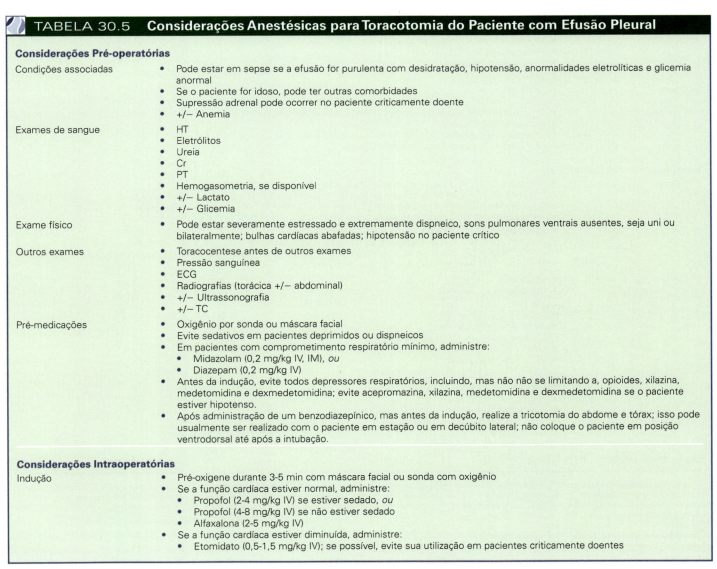

TABELA 30.5 — Considerações Anestésicas para Toracotomia do Paciente com Efusão Pleural

Considerações Pré-operatórias

- Condições associadas
  - Pode estar em sepse se a efusão for purulenta com desidratação, hipotensão, anormalidades eletrolíticas e glicemia anormal
  - Se o paciente for idoso, pode ter outras comorbidades
  - Supressão adrenal pode ocorrer no paciente criticamente doente
  - +/− Anemia

- Exames de sangue
  - HT
  - Eletrólitos
  - Ureia
  - Cr
  - PT
  - Hemogasometria, se disponível
  - +/− Lactato
  - +/− Glicemia

- Exame físico
  - Pode estar severamente estressado e extremamente dispneico, sons pulmonares ventrais ausentes, seja uni ou bilateralmente; bulhas cardíacas abafadas; hipotensão no paciente crítico

- Outros exames
  - Toracocentese antes de outros exames
  - Pressão sanguínea
  - ECG
  - Radiografias (torácica +/− abdominal)
  - +/− Ultrassonografia
  - +/− TC

- Pré-medicações
  - Oxigênio por sonda ou máscara facial
  - Evite sedativos em pacientes deprimidos ou dispneicos
  - Em pacientes com comprometimento respiratório mínimo, administre:
    - Midazolam (0,2 mg/kg IV, IM), ou
    - Diazepam (0,2 mg/kg IV)
  - Antes da indução, evite todos depressores respiratórios, incluindo, mas não não se limitando a, opioides, xilazina, medetomidina e dexmedetomidina; evite acepromazina, xilazina, medetomidina e dexmedetomidina se o paciente estiver hipotenso.
  - Após administração de um benzodiazepínico, mas antes da indução, realize a tricotomia do abdome e tórax; isso pode usualmente ser realizado com o paciente em estação ou em decúbito lateral; não coloque o paciente em posição ventrodorsal até após a intubação.

Considerações Intraoperatórias

- Indução
  - Pré-oxigene durante 3-5 min com máscara facial ou sonda com oxigênio
  - Se a função cardíaca estiver normal, administre:
    - Propofol (2-4 mg/kg IV) se estiver sedado, ou
    - Propofol (4-8 mg/kg IV) se não estiver sedado
    - Alfaxalona (2-5 mg/kg IV)
  - Se a função cardíaca estiver diminuída, administre:
    - Etomidato (0,5-1,5 mg/kg IV); se possível, evite sua utilização em pacientes criticamente doentes

(Continua)

TABELA 30.5	Considerações Anestésicas para Toracotomia do Paciente com Efusão Pleural (Cont.)

Manutenção	• Isoflurano ou sevoflurano, mais
	  • Fentanila (2-10 μg/kg IV PRN em cães; 1-4 μg/kg IV PRN em gatos) para alívio da dor em curto prazo, mais
	  • Fentanila CRI (1-5 μg/kg IV dose de ataque, então 2-30 μg/kg/h IV), ou
	  • Hidromorfona[a] (0,05-0,2 mg/kg IV PRN em cães; 0,05-0,1 mg/kg IV PRN em gatos), ou
	  • Oximorfona (0,05-0,2 mg/kg IV PRN), ou
	  • Buprenorfina[b] (0,005-0,02 mg/kg IV PRN) mais
	  • Cetamina (baixa dose) (0,5-1 mg/kg IV uma vez), ou
	  • Cetamina CRI (0,5 mg/kg IV dose de ataque, então 10 μg/kg/min IV)
	• Se estiver hipotenso (para manter a PAM entre 60 e 80 mmHg) administre fenilefrina, efedrina, dopamina, norepinefrina, vasopressina ou fluidos conforme necessário
	• Tenha o cirurgião pronto para preparar e realizar a incisão ao posicionar o paciente ventrodorsalmente
	• Parâmetros de ventilação:
	  • SpO_2 >95%
	  • Pequenos volumes correntes : 5-7 mL/kg
	  • Frequência respiratória: 10-30
	  • Pressões de pico nas vias aéreas: <12-15 mmHg, se possível
	  • Expanda lentamente os pulmões ao ventilar manualmente e observe visualmente a expansão pulmonar
	• Se incapazes de atingir os parâmetros citados, pressões de pico maiores podem ser necessárias inicialmente; conforme a pressão intratorácica é reduzida, diminua as pressões de pico nas vias aéreas e volumes correntes de acordo; expanda lentamente os pulmões ao ventilar manualmente e observe visualmente a expansão pulmonar. Considere a pressão expiratória final positiva.

Necessidades de fluido	• 5-20 mL/kg/h para repor perdas evaporativas mais 3 × PSE; considere coloides para reposição da PSE em uma relação 1:1
Monitoramento	• PS • ECG • Frequência respiratória • SpO_2 • $EtCO_2$ • Temperatura • +/− Acesso arterial • DU

Bloqueios	• Epidural:
	  • Morfina (0,1 mg/kg sem preservativos), ou
	  • Buprenorfina (0,003-0,005 mg/kg diluída em salina), mais
	Anestésicos locais (Quadro 30.2 e p. 144):
	• Bloqueios de nervos intercostais com anestésico local, mais
	  • Bloqueio incisional com anestésico local

Considerações Pós-operatórias	
Analgesia	• Fentanila CRI (1-10 μg/kg IV dose de ataque, então 2-20 μg/kg/h IV), ou • Morfina[c] (0,1-1 mg/kg IV ou 0,1-2 mg/kg IM q1-4h em cães; 0,1-0,2 mg/kg IV ou 0,1-0,5 mg/kg IM q1-4h em gatos), ou • Hidromorfona[a] (0,05-0,2 mg/kg IV, IM q3-4h em cães; 0,05-0,1 mg/kg IV, IM q3-4h em gatos), ou • Hidromorfona CRI (0,025-0,1 mg/kg/h IV em cães), ou • Oximorfona (0,1-0,2 mg/kg IV, IM), ou • Buprenorfina[b] (0,005-0,02 mg/kg IV), IM q4-8h ou 0,01-0,02 mg/kg TMO q6-12h em gatos) mais • +/− Cetamina CRI (2 μg/kg/min IV); se não foi administrada dose de ataque prévia, administre 0,5 mg/kg IV antes da CRI NOTA: Evite AINE em pacientes hipotensos, idosos e críticos
Monitoramento	• SpO_2 • Pressão sanguínea • ECG • FC • Frequência respiratória • Temperatura • DU • Tubos de toracostomia
Exames de sangue	• HT • PT • Eletrólitos • Hemogasometria • +/− Albumina • +/− Lactato • +/− Glicemia
Escore de dor estimada	Severa

AINE, anti-inflamatórios não esteroidais; Cr, creatinina; CRI, infusão em taxa contínua; DU, débito urinário; ECG, eletrocardiograma; $EtCO_2$, CO_2 corrente final; FC, frequência cardíaca; HT, hematócrito; IM, intramuscular; IV, intravenoso; PAM, pressão arterial média; PEEP, pressão expiratória final positiva; PRN, conforme necessário; PS, pressão sanguínea; PSE, perdas sanguíneas estimadas; PT, proteína total; SpO_2, saturação da hemoglobina com o oxigênio; TC, tomografia computadorizada; TMO, transmucosa oral.
[a]Monitore hipertermia em gatos.
[b]Buprenorfina é melhor analgésico do que a morfina em gatos.
[c]Administre lentamente para impedir a liberação de histamina.

PROGNÓSTICO

O prognóstico para animais com efusão pleural depende da causa subjacente. Ver pp. 907, 947 e 950 para o prognóstico em animais com torção do lobo pulmonar, quilotórax e piotórax, respectivamente.

QUILOTÓRAX

DEFINIÇÕES

Quilo é o termo utilizado para denotar líquido linfático que tem origem no intestino e, portanto, contém grande quantidade de gordura. **Quilotórax** é um acúmulo de quilo no espaço pleural. Quilotórax é denominado **idiopático** quando uma causa subjacente não pode ser identificada.

CONSIDERAÇÕES GERAIS E FISIOPATOLOGIA CLINICAMENTE RELEVANTE

Na maioria dos animais, o fluxo ou pressões anormais no ducto torácico (DT) supostamente levam à exsudação de quilo a partir de vaso linfáticos intactos, porém dilatados (uma condição conhecida como *linfangiectasia torácica*; Figura 30.29). Estes vasos linfáticos dilatados podem ocorrer em resposta ao aumento do fluxo linfático (causado por aumento da formação de linfa hepática), diminuição da drenagem linfática para o sistema venoso como resultado de altas pressões venosas, ou ambos fatores simultaneamente que aumentem o fluxo linfático e reduzam a drenagem. Qualquer doença ou processo que aumente as pressões venosas sistêmicas (p. ex., insuficiência cardíaca direita, neoplasia mediastinal, trombos na veia cava cranial, ligadura da veia braquicefálica esquerda ou granulomas) pode causar quilotórax (Quadro 30.6). Trauma é uma causa reconhecida incomumente de quilotórax em cães e gatos, pois o DT cicatriza rapidamente após lesão, e a efusão é resolvida dentro de 1 a 2 semanas sem tratamento.

Possíveis causas/associações de quilotórax incluem massas mediastinais anteriores (p. ex., linfoma mediastinal, timoma), cardiopatias (p. ex., cardiomiopatia, efusão pericárdica, dirofilariose, corpos estranhos, tetralogia de Fallot, displasia tricúspide, ventrículo direito com duas câmaras, ou *cor triatriatum dexter*), granulomas fúngicos, trombos venosos, HDPP causando compressão intrapericárdica do coração, e anormalidades congênitas do DT. Pode ocorrer em associação a anormalidades linfáticas difusas, incluindo linfangiectasia intestinal, linfangiectasia generalizada com extravasamento quiloso subcutâneo e linfedema[15] (p. 634). A etiologia subjacente não é determinada na maioria dos animais (p. ex., quilotórax idiopático) apesar de exames diagnósticos extensos. Como o tratamento desta doença varia consideravelmente dependendo da etiologia subjacente, é imperativo que os clínicos identifiquem processos mórbidos concomitantes antes da instituição da terapia definitiva.

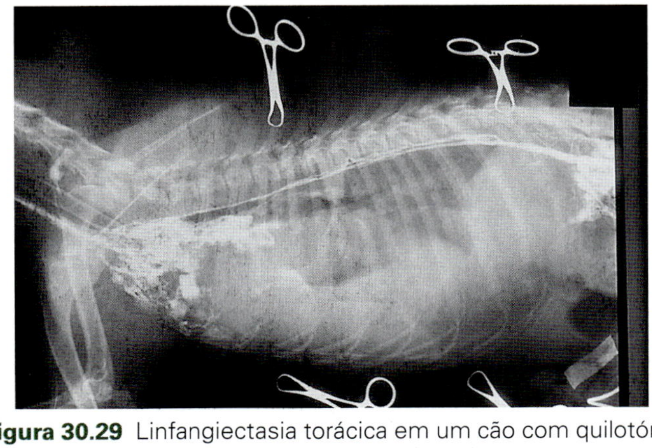

DIAGNÓSTICO

Apresentação Clínica

Sinais Clínicos

Qualquer raça de cão ou gato pode ser afetada; entretanto, houve suspeita durante vários anos de uma predisposição racial no Afghan hound. Foi sugerido que a raça Shiba inu poderia também ser predisposta. Dentre os gatos, raças orientais (p. ex., Siameses e Himalaias) parecem ter maior prevalência. Quilotórax pode afetar animais de qualquer idade; entretanto, gatos idosos são mais predispostos a desenvolverem do que jovens. Este achado supostamente indica uma associação entre quilotórax e neoplasia. Afghan hounds parecem desenvolver esta doença na meia-idade, mas Shiba inus afetados podem ter menos de 1 ano. Uma predileção sexual ainda não foi identificada.

Histórico

Tosse é frequentemente a primeira anormalidade (e ocasionalmente a única) até que o animal se torne dispneico. Vários tutores relatam que a tosse começou meses antes de levar o animal para atendimento; portanto, animais que tossem e não respondem ao tratamento-padrão de problemas respiratórios inespecíficos devem ser avaliados para quilotórax. A tosse pode ocorrer devido à irritação causada pela efusão ou pode estar relacionada com o processo mórbido subjacente (p. ex., cardiomiopatia, neoplasia torácica).

> **NOTA** A tosse pode ser o único sinal clínico em animais com efusão pleural. Portanto, radiografias torácicas são justificadas em qualquer animal com tosse crônica não responsiva.

Achados de Exame Físico

A maioria dos animais com quilotórax tem temperatura corporal normal, a menos que estejam extremamente excitados ou severamente deprimidos. Achados adicionais podem incluir bulhas abafadas,

Figura 30.29 Linfangiectasia torácica em um cão com quilotórax idiopático. Note os vasos linfáticos dilatados e tortuosos no mediastino cranial.

QUADRO 30.6 Anormalidades Associadas ao Quilotórax em Cães e Gatos

Cardiomiopatia
Linfoma mediastinal ou timoma
Trombo na veia cava cranial
Dirofilariose
Granulomas fúngicos
Efusão pericárdica/tumores na base cardíaca
Corpos estranhos
Tetralogia de Fallot
Displasia tricúspide
Cor triatriatum dexter
Anormalidades congênitas do ducto torácico
Linfangioleiomiomatose
Hérnia diafragmática peritoniopericárdica

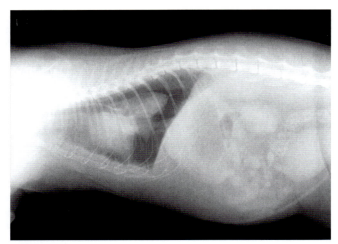

Figura 30.30 Radiografia lateral de um gato com pleurite fibrosante secundária a quilotórax crônico. Note as margens arredondadas dos lobos pulmonares.

depressão, anorexia, perda de peso, membranas mucosas pálidas, arritmias, sopros e efusão pericárdica.

Diagnóstico por Imagem

Os sinais radiográficos de efusão pleural são detalhados na p. 938. Deve haver suspeita de doença pleural ou parenquimatosa pulmonar subjacente em animais que têm pulmões colapsados e que não reexpandem após remoção do quilo ou outro fluido pleural, tal como pleurite fibrosante (Figura 30.30). Embora a etiologia da fibrose seja incomum, ela aparentemente pode ocorrer subsequente a qualquer efusão exsudativa ou sanguinolenta prolongada. Diagnóstico de pleurite fibrosante é difícil. Os lobos atelectásicos podem ser confundidos com neoplasia pulmonar metastática ou primária, torção do lobo pulmonar ou linfadenopatia hilar. Evidências radiográficas de parênquima pulmonar que não se reexpande após remoção de efusão pleural devem ser consideradas como possível atelectasia com fibrose associada. A pleurite fibrosante deve também ser considerada em animais com dispneia persistente em face da presença mínima de efusão pleural.

> **NOTA** Gatos com pleurite fibrosante são frequentemente confundidos como tendo efusão pleural pós-cirúrgica com base em radiografias. Realize um exame ultrassonográfico nesses gatos antes de realizar a toracocentese para garantir que haja fluido; toracocentese nesses gatos frequentemente causa pneumotórax severo!

A linfangiografia por TC pode ser capaz de identificar ramos do DT de forma mais precisa do que a linfangiografia radiográfica padronizada; entretanto, seu valor em animais submetidos à ligadura de DT permanece a ser substanciada. A injeção de 60 mg/kg de ioexol no linfonodo poplíteo de cães permitiu TC de qualidade sem extravasamento extranodal. A injeção de contraste em um linfonodo mesentérico pode ser realizada por via percutânea com guia ultrassonográfico, por uma pequena incisão paracostal, ou por laparoscopia. Recentemente, a visualização do DT foi relatada utilizando TC após a injeção de um agente de contraste no tecido subcutâneo ao redor do ânus.[16]

TABELA 30.6 Características de Efusões Quilosas

Característica	Gatos	Cães
Coloração	Branca ou rósea (ocasionalmente vermelha)	Mesma
Limpidez	Opaca, permanece opaca quando centrifugada	Mesma
Densidade urinária	1,019-1,050	1,022-1,037
PT	2,6-10,3	2,5-6,2
Leucócitos	Média = 7.987	Média = 6.167

PT, proteína total (g/dL); leucócitos expressos em células por microlitro.

QUADRO 30.7 Outras Características de Efusões Quilosas

Concentração de triglicerídeos maiores do que a sérica
Concentração de colesterol menor ou igual à sérica
Quilomícrons presentes
Tipo celular predominante pode ser de linfócitos ou neutrófilos
Glóbulos de gordura sudanofílicos presentes[a]
Clarifica com éter[a]

[a]Estes exames são raramente realizados.

Achados Laboratoriais

O fluido recuperado por toracocentese deve ser colocado em um tubo de EDTA para avaliação citológica. A colocação do líquido em um tubo de EDTA em vez de tubo sem anticoagulante permite a realização de contagens celulares. Embora efusões quilosas sejam rotineiramente classificadas como exsudatos, as características físicas do fluido podem ser consistentes com um transudato modificado (Tabela 30.6). A coloração varia dependendo do conteúdo de gordura na dieta e da presença de hemorragia concomitante. O conteúdo proteico é variável e frequentemente impreciso por conta da interferência com o índice refratário pelo alto conteúdo lipídico do fluido. A contagem total de células nucleadas está usualmente abaixo de 10.000/µL e consiste principalmente em pequenos linfócitos ou neutrófilos com pequenas quantidades de macrófagos com gotículas de gordura.

Efusões quilosas crônicas podem conter pequenas quantidades de linfócitos pequenos em razão da incapacidade corporal de compensar a perda contínua de linfócitos. Neutrófilos não degenerados podem predominar com perda prolongada de linfócitos ou caso diversas toracocenteses terapêuticas tenham induzido inflamação. Neutrófilos degenerados e sepse são achados incomuns por conta dos efeitos bacteriostáticos de ácidos graxos, mas podem ocorrer iatrogenicamente como resultado de aspirações repetidas. Para ajudar a determinar se a efusão pleural é verdadeiramente quilosa, vários testes têm sido recomendados, incluindo a comparação dos níveis de triglicerídeos do fluido e do soro, coloração Sudan III para gotículas de gordura, e o teste de *clearance* pelo éter. O teste diagnóstico mais preciso é a comparação dos níveis de triglicerídeos entre o soro e fluido (Quadro 30.7). Efusões quilosas possuem maior concentração de triglicerídeos do que o soro coletado simultaneamente.

DIAGNÓSTICO DIFERENCIAL

Assim que a efusão pleural tiver sido identificada, diagnósticos diferenciais incluem doenças que causam efusão pleural exsudativa, como o piotórax. Embora efusões quilosas geralmente tenham aparência característica, as características físicas de efusões quilosas e outras

CAPÍTULO 30 Cirurgia do Sistema Respiratório Inferior: Cavidade Pleural e Diafragma

efusões exsudativas podem ser semelhantes. Ademais, a aparência e populações celulares de efusões quilosas podem ser alteradas pela dieta e cronicidade.

Efusão pseudoquilosa é um termo que caiu em desuso na literatura veterinária para descrever efusões que parecem com quilo, mas com as quais não é observada ruptura do DT. Dadas as conhecidas causas de quilotórax em cães e gatos, este termo deve ser reservado para efusões nas quais o colesterol do líquido pleural é maior do que a concentração sérica de colesterol, e que o triglicerídeo da efusão pleural é menor ou igual às concentrações séricas de triglicerídeos. Efusões pseudoquilosas são extremamente raras em pacientes veterinários, mas podem estar associadas à tuberculose.

MANEJO CLÍNICO

Se uma causa subjacente for diagnosticada, deve ser tratada, e a efusão quilosa, manejada por toracocenteses intermitentes. Se a doença de base for efetivamente tratada, a efusão frequentemente será resolvida; entretanto, a resolução completa pode levar vários meses. A intervenção cirúrgica deve ser considerada somente em animais com quilotórax idiopático ou naqueles que não respondem ao tratamento clínico.[17] Tubos de toracostomia devem ser colocados somente em animais com suspeita de quilotórax traumático (muito raro) com rápido acúmulo de líquido ou ocasionalmente após cirurgias. Eletrólitos devem ser monitorados; hiponatremia e hiperpotassemia podem ocorrer em cães com quilotórax submetidos a diversas toracocenteses. Uma dieta com baixos níveis de gordura pode reduzir a quantidade de gordura na efusão, o que pode melhorar a capacidade do animal em reabsorver fluido da cavidade torácica.

> **NOTA** Animais com quilotórax traumático se curam e resolvem a efusão dentro de algumas semanas; entretanto, o quilotórax traumático é extremamente raro.

Dietas comerciais com baixos índices de gordura são preferíveis a dietas caseiras; entretanto, se dietas comerciais forem recusadas, dietas caseiras são uma alternativa razoável (Tabelas 30.7 e 30.8; o conteúdo de gordura destas dietas usualmente varia de 1,7-2,5 g gordura/100 kcal). Triglicerídeos de cadeia média (antes supostamente absorvidos diretamente no sistema porta, desviando do DT) são transportados pelo DT em cães; portanto, eles não são mais considerados úteis. É improvável que a terapia dietética por si só cure esta enfermidade, mas pode ajudar no tratamento de animais com quilotórax crônico. Tutores devem ser informados que na forma idiopática desta doença, o único tratamento cirúrgico que provavelmente cessará a efusão é a ligadura do DT. Entretanto, a condição pode ser resolvida espontaneamente em alguns animais após várias semanas ou meses de tratamento clínico.

> **NOTA** Não espere que dietas com baixos teores de gordura curem o quilotórax; entretanto, o quilo com menor percentual de gordura pode ser mais facilmente reabsorvido do espaço pleural.

Fármacos do grupo das benzopironas têm sido utilizados para o tratamento de linfedema em seres humanos durante anos. Ainda se desconhece se estes fármacos são eficazes na redução da efusão pleural em animais com quilotórax; entretanto, achados preliminares sugerem que alguns animais tratados com rutina (Quadro 30.8) têm resolução completa da efusão 2 meses após o início da terapia. Não se sabe se a melhora da efusão é espontânea nestes animais ou se está associada à terapia medicamentosa.

TABELA 30.7 Dieta Caseira com Baixos Teores de Gordura para Cães[a]

Ingrediente	Quantidade
Arroz branco cozido	2⅔ xícaras
Frango cozido	150 g
Fosfato dicálcico[b]	1¼ colher de chá
GNC Ca-Mg® (250 mg cálcio, 155 mg magnésio/comprimido)[c]	2 comprimidos
Morton Lite Salt®	1 colher de chá
Zinco (50 mg zinco/comprimido)[d]	½ comprimido
Pet Tab®	1 comprimido
Radiant Valley Natural Selenium® (100 µg Se/comprimido)[e]	1 comprimido
GNC Copper® (2 mg cobre/comprimido)[c]	1 comprimido

Instruções: Cozinhe o arroz sem sal. Ferva o frango sem pele. Esmague os comprimidos até se tornarem um pó fino. Combine todos os ingredientes e misture bem. Refrigere porções não utilizadas.
[a]Cálculos baseados na média publicada do conteúdo de nutrientes de cada ingrediente indicam que esta dieta atinge ou excede as necessidades de nutrientes para manutenção de cães adultos publicadas pela Association of American Feed Control Officials. Esta receita rende aproximadamente 680 g de alimento que contém 910 kcal de energia metabolizável.
[b]Fosfato dicálcico: 18,5% de fósforo, 22% a 24% de cálcio, disponível em lojas agropecuárias e de alimentos.
[c]Disponível no General Nutrition Centers® (GNCs).
[d]Disponível na maioria dos supermercados.
[e]Disponível na maioria dos supermercados ou lojas de alimentos saudáveis.

TABELA 30.8 Dieta Caseira com Baixos Teores de Gordura para Felinos[a]

Ingrediente	Quantidade
Arroz branco cozido	3⅔ xícaras
Frango cozido	227 g
Fosfato dicálcico[b]	1½ colher de chá
GNC Ca-Mg® (600 mg cálcio/comprimido)[c]	1½ comprimido
Morton Lite Salt®	1 colher de chá
Comprimidos de taurina (500 mg taurina/comprimido)[d]	3 comprimidos
Zinco (50 mg zinco/comprimido)[e]	½ comprimido
Pet Tab Felino®	3 comprimidos
Radiant Valley Natural Selenium® (100 µg Se/comprimido)[e]	½ comprimido
Nature Made Balanced B-50 Complex®[e]	½ comprimido
GNC Choline® (250 mg colina/comprimido)[c]	1 comprimido

Instruções: Cozinhe o arroz sem sal. Ferva o frango sem pele. Esmague os comprimidos até se tornarem um pó fino. Combine todos os ingredientes e misture bem. Refrigere porções não utilizadas.
[a]Cálculos baseados na média publicada do conteúdo de nutrientes de cada ingrediente indicam que esta dieta atinge ou excede as necessidades de nutrientes para manutenção de gatos adultos publicadas pela Association of American Feed Control Officials. Esta receita rende aproximadamente 1 quilo de alimento que contém 1.293 kcal de energia metabolizável.
[b]Fosfato dicálcico: 18,5% de fósforo, 22 a 24% de cálcio, disponível em lojas agropecuárias e lojas de alimentos.
[c]Disponível no General Nutrition Centers® (GNCs).
[d]Comprimidos de taurina podem ser comprados na maioria das lojas de alimentos saudáveis e cooperativas em apresentações de 500 e 1.000 mg.
[e]Disponível na maioria dos supermercados.

QUADRO 30.8 Benzopironas para o Tratamento do Quilotórax[a]

Rutina[b] 50-100 mg/kg, administrada por via oral q8h

[a]Eficácia não foi provada até o momento; estudos clínicos são necessários.
[b]Obtido, nos Estados Unidos, em lojas de alimentação saudável.

A somatostatina é uma substância de ocorrência natural que possui meia-veia extremamente curta. Ela inibe secreções gástricas, pancreáticas e biliares (i.e., glucagon, insulina, ácido gástrico, amilase, lipase e tripsina) e prolonga o tempo de trânsito gastrointestinal, diminui a secreção jejunal e estimula a absorção gastrointestinal de água. Nos últimos anos, análogos da somatostatina têm sido utilizados para tratar efetivamente quilotórax traumático ou pós-cirúrgico em seres humanos. Nestes pacientes, a redução de secreções gastrointestinais pode auxiliar a cicatrização do DT pela diminuição do fluxo linfático do DT. Também tem sido relatado que causa diminuição precoce da drenagem e fechamento precoce de fístulas em cães com transecção experimental do DT. O mecanismo pelo qual o quilotórax não traumático pode ser beneficiado por este tratamento é incerto; entretanto, a resolução da efusão pleural (quilo e efusão serossanguinolenta pós-cirúrgica) ocorreu após administração de octreotida tanto em cães como em gatos. Octreotida (10 μg/kg por via subcutânea três vezes por dia durante 2 a 3 semanas) é um análogo sintético da somatostatina que possui meia-vida prolongada e efeitos colaterais mínimos.[18,19] Fezes amolecidas que melhoram após remoção do fármaco podem ocorrer. O tratamento prolongado deve ser desencorajado porque pessoas tratadas por mais de 4 semanas possuem risco de cálculos biliares.

TRATAMENTO CIRÚRGICO

A intervenção cirúrgica é justificada em animais que não possuem doença subjacente e nos quais a terapia clínica se tornou pouco prática ou ineficaz. Opções cirúrgicas incluem ligadura do DT mais pericardiectomia (com ou sem linfangiografia mesentérica), desvio pleuroperitoneal passivo, desvio pleuroperitoneal ou pleurovenoso ativo, pericardiectomia, drenagem omental, embolização por cola do DT, ablação da cisterna do quilo e pleurodese. Somente a ligadura do DT, pericardiectomia, linfangiografia mesentérica, ablação da cisterna do quilo e desvio pleuroperitoneal ativo são recomendados pelo autor e são descritos aqui. O mecanismo pelo qual a ligadura do DT é apregoada como forma de trabalhar é que as anastomoses linfaticovenosas abdominais são formadas após ligadura do DT, o que permite o transporte do quilo ao sistema venoso. O quilo desvia do DT, e a efusão cessa. Realizada apropriadamente, a ligadura do DT resolve a efusão em mais de 80% dos cães e gatos. A produção contínua de uma efusão não quilosa (por linfáticos pulmonares) pode ocorrer em alguns animais após a cirurgia.

A linfangiografia mesentérica pode ser particularmente difícil de realizar em gatos. Embora a linfangiografia mesentérica não seja essencial, a cateterização de um linfático mesentérico e a injeção de azul de metileno tornam a identificação do DT e de seus ramos muito mais fácil. A ligadura do DT tem sido realizada pela utilização da toracoscopia.[20,21] A embolização do DT por cola tem sido relatada para o tratamento de dois cães com quilotórax recorrente, mas seu valor ainda não foi substanciado.[22] A ablação da cisterna do quilo por laparotomia ou por toracoscopia pela abordagem abdominal ou transdiafragmática pode ser benéfica em animais com quilotórax.[23,24]

Vários animais com quilotórax possuem pericárdio espessado ou tecido espesso sobrejacente ao pericárdio. A irritação crônica pelo quilo supostamente é a causa deste espessamento. Acredita-se que o tecido espessado possa elevar as pressões venosas sistêmicas, e estas pressões venosas anormais podem impedir a drenagem do quilo para a veia cava cranial, ao mesmo tempo que aumentam o fluxo linfático através do DT. Quando o pericárdio ou tecidos sobrejacentes estão espessados ou anormais em animais com desarranjos no fluxo linfático (seja quilotórax ou fluxo serossanguinolento contínuo após ligadura do DT), a pericardiectomia pode atuar para diminuir as pressões venosas do lado direito. Tal normalização das pressões venosas poderia ser suficiente para permitir que o animal direcione o fluido linfático através de canais normais. Pericardiectomia pode ser realizada sozinha ou em conjunto com a ligadura do DT em uma série de animais; na maior parte destes animais, a efusão foi resolvida. Portanto, a pericardiectomia é recomendada em conjunto com a ligadura do DT.

A ligação em bloco do DT tem sido sugerida como uma alternativa à dissecção do ducto e pode ser realizada após toracotomia lateral direita ou por toracoscopia.[20,21] Para esta técnica, um trajeto é dissecado pelo mediastino imediatamente dorsal à aorta e abaixo do aspecto ventral das vértebras torácicas e músculo hipoaxiais. O mediastino é incisado adjacente e paralelo à parede dorsolateral da aorta torácica caudal com um comprimento de 1 a 2 cm. Se o DT for visualizado por toracoscopia, ele pode ser ligado com pinças. Se múltiplos, grandes pinças são utilizadas aos tecidos em massa, ou ligaduras com seda são passadas através do mediastino imediatamente dorsal à aorta e de volta através do mediastino imediatamente ventral às vértebras torácicas. Deve haver cuidado para garantir que os ductos que estejam laterais ou até mesmo ventrais à aorta sejam ligados se presentes.[22] Uma única abordagem paracostal tem sido relatada para ocasionar excelente exposição da cisterna do quilo, DT caudal e vasos linfáticos intestinais, eliminando a necessidade de toracotomia intercostal e reposicionamento durante ligadura do DT combinada à ablação da cisterna do quilo.[25]

> **NOTA** A maioria das falhas na ligadura do ducto torácico ocorre por erros técnicos: a ligadura completa do ducto torácico não é alcançada. Isso é particularmente comum em animais com pleurite restritiva severa e em gatos nos quais o(s) ducto(s) é(são) de visualização mais difícil por conta de seu pequeno tamanho.

Manejo Pré-cirúrgico

O alimento é retirado 12 horas antes da cirurgia. Cremes e/ou óleos podem ser fornecidos antes da cirurgia (i.e., fornecidos a cada hora até a indução da anestesia, começando 3-4 horas antes da cirurgia) para ajudar o clínico a visualizar os linfáticos. Azul de metileno pode ser injetado em um linfonodo durante a cirurgia se a absorção de creme ou óleo não for suficiente.

Anestesia

Ver Tabela 30.5 para recomendações anestésicas para pacientes com efusão pleural submetidos à toracotomia.

Anatomia Cirúrgica

O DT é a continuação cranial da cisterna do quilo e geralmente começa entre o pilar do diafragma (Figura 30.31). Em gatos, o DT está situado entre a aorta e a veia ázigo no lado esquerdo do mediastino. Em cães está situado um pouco mais para o lado direito do mediastino, até que alcança a quinta ou sexta vértebra, e então cruza para o lado esquerdo. O DT termina no sistema venoso do pescoço (veia jugular externa esquerda ou ângulo jugulossubclávio).

Posicionamento

Se uma abordagem torácica ao DT for utilizada (discutida posteriormente), o lado esquerdo (gatos) ou o lado direito (cães) do tórax e abdome são preparados para cirurgia asséptica. Se for utilizada abordagem transdiafrgmática, o abdome cranial e o tórax caudal são preparados.

CAPÍTULO 30 Cirurgia do Sistema Respiratório Inferior: Cavidade Pleural e Diafragma

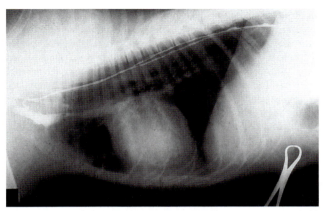

Figura 30.31 Linfangiografia mesentérica de um cão normal. Note os múltiplos ramos do ducto torácico.

TÉCNICAS CIRÚRGICAS

Linfangiografia Mesentérica

Para abordagem torácica, faça uma incisão paracostal (ou para abordagem transdiafragmática, realize uma incisão abdominal na linha média cranial), exteriorize o ceco e localize um linfonodo adjacente.

> **NOTA** O ducto torácico é difícil de abordar por via transdiafragmática em cães de tórax profundo. Esta abordagem pode ser utilizada em cães pequenos e gatos, mas deve ser evitada em cães maiores. Uma abordagem intercostal ao ducto torácico é preferida em raças médias e grandes, e pode ser utilizada em qualquer animal.

Se necessário, injete uma pequena quantidade (i.e., 0,5-1 mL de azul de metileno diluído (i.e., uma parte de azul de metileno mais cinco a 10 partes de salina) no linfonodo para aumentar a visualização linfática. Evite doses repetidas de azul de metileno por conta do risco de induzir anemia com corpúsculos de Heinz ou insuficiência renal. Encontre um vaso linfático próximo ao linfonodo para cateterizar, pela dissecção delicada do mesentério. Canule o vaso linfático com um cateter de calibres 20 a 25 e conecte uma torneira de três vias e um tubo extensor (preenchido por salina heparinizada) ao cateter com uma sutura (seda 3-0). Posicione uma sutura adicional ao redor do tubo extensor e através de um segmento do intestino, para impedir o deslocamento do cateter. Ou injete uma pequena quantidade de azul de metileno diluído diretamente no cateter, ou se for preferível uma radiografia contrastada, injete 1 mL/kg de meio de contraste hidrossolúvel diluído (diluído a 50% com salina estéril) (p. ex., Renovist®) no cateter e realize uma radiografia torácica lateral no momento em que o último mililitro é injetado no cateter. Utilize o linfangiograma para ajudar a identificar o número e a localização de ramos do DT que precisam ser ligados (Figura 30.31). Se desejado, repita o linfangiograma ou injeção de azul de metileno após ligadura do DT (discutida posteriormente) para identificar ramos que não tenham sido ocluídos.

> **NOTA** O autor raramente realiza linfangiografia contrastada, mas a cateterização de um vaso linfático mesentérico para injeção de azul de metileno é extremamente útil para localização dos ductos e garantia de sua ligadura completa.

Embolização do DT com cianoacrilato injetado através de cateter linfático mesentérico foi relatada em cães. As vantagens da embolização do DT são que a visualização direta do DT não é necessária, o que elimina a necessidade de toracotomia ou incisão diafragmática. Desvantagens deste procedimento são as mesmas da linfangiografia mesentérica e ligadura do DT (i.e., nem todos os ramos podem ser preenchidos pela mistura de cianoacrilato, e colateralização pode ocorrer após a obstrução).

Ligadura do Ducto Torácico

Realize uma toracotomia intercostal (lado direito para cães, lado esquerdo para gatos) no oitavo, nono ou décimo espaços intercostais, ou faça uma incisão no diafragma (ver a Nota prévia). Localize o(s) DT(s) e utilize pinças hemostáticas e/ou fio de seda (2-0 ou 3-0) para ligá-lo(s) (discutido posteriormente). A visualização do DT é mais bem alcançada pela injeção de azul de metileno no cateter linfático (discutido previamente). Realize uma pericardiectomia subtotal avançando sob a cadeia torácica.

Ligadura Toracoscópica do Ducto Torácico

Tricotomize todo o tórax desde o manúbrio até a altura da segunda vértebra lombar. Posicione o animal em decúbito esternal, inclinado discretamente para a esquerda, e prepare assepticamente e cubra o hemitórax direito em cães (hemitórax esquerdo em gatos). Estabeleça três acessos toracoscópicos para introdução dos instrumentos cirúrgicos. Faça uma incisão cutânea de 1 a 2 cm no meio do tórax no décimo espaço intercostal para implantação do acesso do toracoscópio pela dissecção romba dos tecidos com pinças de Kelly. Após criar um pneumotórax, posicione um conjunto de obturador rombo de 5 mm/acesso flexível (p. ex., Endopath TT012®) no tórax. Introduza um telescópio rígido 30I, de diâmetro externo de 5 mm, através do portal. Após exame do hemitórax direito, utilize o toracoscópio para facilitar a implantação dos dois acessos adicionais. Insira um conjunto trocarte/acesso de 5 mm (p. ex., Endopath 355®) no terço dorsal de um espaço intercostal para passagem de instrumentos cirúrgicos diretamente perpendicular à aorta, evitando as artérias intercostais que se originam dorsalmente. Então insira um conjunto de obturador rombo/acesso flexível de 15 mm (p. ex., Flexipath FP015®) no terço dorsal de um espaço intercostal caudal para passagem de instrumentos e aplicação de pinças hemostáticas (p. ex., aplicador de pinça Microline® 10 mm) perpendicular à aorta (cruzando diretamente, desde um hemitórax ao outro, evitando as artérias intercostais). Após estabelecer os três acessos toracoscópicos, posicione uma pinça reta através do acesso caudal e utilize-a para retrair a pleura mediastinal lateralmente em direção ao toracoscópio. Passe microtesouras através do acesso cranial e utilize-as para incisar a pleura mediastinal longitudinalmente, ventrolateral à aorta, estabelecendo um plano de dissecção ventralmente e seguindo dorsalmente ao longo do aspecto lateral e dorsal da aorta em direção ao hemitórax contralateral. A retração ventral da aorta permite a entrada no hemitórax contralateral ventral aos ramos contralaterais do DT. A toracoscopia bilateral pode aumentar as chances de dissecção ventral adequada no hemitórax contralateral para inclusão dos ramos localizados ventralmente do DT. Então, incise a pleura mediastinal ventral à cadeia simpática de forma semelhante para estabelecer o plano dorsal de dissecção em direção ao hemitórax contralateral e disseque rombamente até que o hemitórax contralateral seja acessado, frequentemente por visualização do movimento dos pulmões durante ventilação. Utilize pinças retas para retrair e estabilizar o mediastino durante estas incisões. A retração ventral significativa da aorta utilizando pinças curvas e fechadas pode ser necessária para auxiliar a dissecção ventrolateral à aorta e, desta forma, ventral ao DT bilateralmente. Utilize pinças de dissecção curvas para dissecar o mediastino logo dorsal à aorta, e então disseque ventrolateralmente para incluir ramos aberrantes do DT. Então, disseque dorsalmente ao DT em um plano de dissecção ventral ao tronco simpático. Assim que o DT e seus ramos forem isolados, reposicione a pinça no acesso com um aplicador de pinça hemostática de 10 mm. Utilize pinças de dissecção curvas no acesso de instrumentos para retração ventral da aorta, para observação de estruturas antes da colocação das pinças. Aplique pinças com pressão interna sobre os ramos visíveis do DT. Se você não puder identificar ramos individuais, posicione as pinças no tecido dissecado em bloco. Se possível, verifique a ligadura completa do DT após aplicação das pinças por linfangiografia de um vaso linfático mesentérico (p. 945) ou coloração de linfonodo poplíteo com azul de metileno. Para esta, incise a pele e subcutâneo sobre o linfonodo poplíteo, permitindo acesso à superfície aferente, ou convexa, do linfonodo. Utilize um *scalp* (cateter Butterfly) e uma seringa com azul de metileno diluído (1:60 com salina) para infundir lentamente os vasos linfáticos. Posicione a agulha na medula do linfonodo e injete gradativamente o azul de metileno até que o DT seja dilatado e corado de azul. Pince ou ligue com suturas os ramos notados para se desviar do local da ligadura. Realize um pericardiectomia parcial. Feche as incisões rotineiramente.

NOTA Use lupas e lâmpadas para ajudar a visualizar o ducto torácico e seus pequenos ramos!

Shunt Pleuroperitoneal ou Pleurovenoso Ativo

Cateteres de *shunt* (desvio) fabricados comercialmente (seção Materiais de Sutura e Instrumentos Especiais) estão disponíveis e podem ser utilizados para bombear líquido pleural no abdome (Figura 30.32) ou veia (i.e., jugular, ázigo ou veia cava caudal). Dois tipos de *shunts* estão disponíveis: um *shunt* pleuroperitoneal (Quadro 30.9) e um *shunt* de ascite (peritoniovenoso) (Quadro 30.10). Este último tende a bombear líquido do abdome para uma veia e não requer bombeamento manual (i.e., funciona de forma ativa). Este *shunt* pode ser implantado a partir do espaço pleural para uma veia (pleurovenoso); quando utilizado desta maneira, o bombeamento manual é necessário (o *shunt* não funcionará de forma ativa). A observação íntima destes pacientes durante várias semanas após a implantação do *shunt* pleurovenoso é necessária, e a heparinização pré-cirúrgica e manutenção da heparina, ácido acetilsalicílico ou outros anticoagulantes podem ser justificadas. Outras complicações são discutidas posteriormente. Ambos os tipos de cateteres são colocados sob anestesia geral.

QUADRO 30.9 Especificações para *Shunt* Pleuroperitoneal

Extremidade pleural fenestrada de 27 cm
Duas valvas de uma via
Cateter peritoneal fenestrado de 49 cm
Cada bomba completa da cúpula do reservatório transferindo 1,5 mL de efusão

Dados de Denver Biomaterials®, Inc.

QUADRO 30.10 Especificações para *Shunt* Pleurovenoso (Peritoniovenoso)[a]

- Extremidade pleural fenestrada de 27 cm
- Valvas únicas ou duplas de uma via
- Cateter venoso fenestrado de 66 cm
- Dupla-valva: comercializada em uma velocidade de fluxo padronizada (26-40 mL/min em 10 cm de nível de água) e uma velocidade de fluxo baixa (<26 mL/min em 10 cm de nível de água)

[a]Este *shunt* existe na forma de uma única valva ou dupla; o cateter de dupla-valva é indicado quando o *shunt* deve ser implantado de forma pleurovenosa.
Dados de Denver Biomaterials®, Inc.

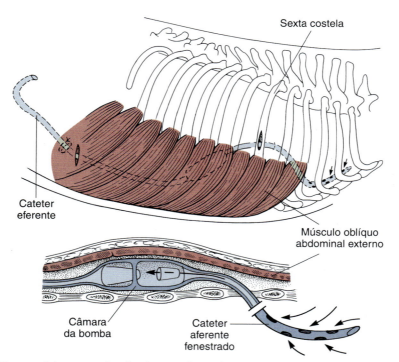

Figura 30.32 Para posicionar um desvio pleuroperitoneal, coloque a extremidade aferente do cateter na cavidade torácica e a extremidade eferente na cavidade abdominal. Garanta que a câmara da bomba fique sobre uma costela, para que a câmara possa ser comprimida efetivamente. Setas demonstram a direção do fluxo do fluido.

Posicione a câmara e os tubos da bomba em uma cuba com salina esterilizada e heparinizada. Arme a bomba comprimindo repetidamente a valva até que o sistema seja preenchido com fluido e o fluxo seja estabelecido. Expulse qualquer ar remanescente dos tubos ou valva. Faça uma incisão vertical sobre o meio da sexta, sétima e oitava costelas. Insira cegamente a extremidade pleural do cateter do desvio na cavidade torácica. Para um *shunt* pleuroperitoneal, utilize dissecção romba para criar um túnel sob o músculo oblíquo abdominal externo e puxe a câmara da bomba através do túnel. Posicione a extremidade eferente (peritoneal) do cateter na cavidade abdominal logo caudal ao arco costal através de uma pequena incisão cutânea e uma sutura em bolsa de tabaco posicionada previamente na musculatura abdominal. Para um *shunt* pleurovenoso, tunelize a extremidade eferente (venosa) do cateter sobre o ombro até a região cervical ventral. Faça uma pequena incisão sobre a veia jugular e insira a extremidade venosa do cateter na veia. Utilizando fluoroscopia, posicione a extremidade distal do cateter no aspecto caudal da veia cava cranial, logo proximal ao átrio direito (a extremidade venosa do cateter pode ser encurtada, se necessário). Como alternativa, a extremidade venosa do cateter pode ser implantada na veia ázigo ou veia cava caudal através de incisão abdominal. Certifique-se de que a câmara da bomba esteja acima de uma costela para que ela possa ser efetivamente comprimida.

MATERIAIS DE SUTURA E INSTRUMENTOS ESPECIAIS

A vantagem da utilização de pinças hemostáticas é que elas podem ser usadas como pontos de referência em radiografias subsequentes se forem necessárias ligaduras adicionais. Entretanto, é melhor ligar também o ducto com fios não absorvíveis (p. ex., seda) se pinças hemostáticas forem utilizadas. *Shunts* para drenagem ativa incluem os *shunts* pleurovenosos e pleuroperitoneais de duas válvulas Denver®.

CUIDADO E AVALIAÇÃO PÓS-CIRÚRGICOS

Se o quilotórax for resolvido espontaneamente ou após cirurgia, a reavaliação periódica durante vários anos é necessária para detecção de recidivas. Pleurite fibrosante é a complicação sérica mais comum do quilotórax crônico (p. 942). A imunossupressão pode ocorrer em pacientes submetidos a toracocenteses repetidas e frequentes por conta da depleção de linfócitos.

COMPLICAÇÕES

A complicação mais comum da ligadura do DT é a permanência da efusão quilosa ou serossanguinolenta. Com a técnica apropriada, a incidência da continuação da efusão quilosa é mínima. Infelizmente, quando uma efusão serossanguinolenta ocorre após a cirurgia, um novo procedimento envolvendo o DT não será benéfico. Somatostatina (p. 944), pericardiectomia ou um *shunt* pleuroperitoneal devem ser considerados.

A complicação mais comum da implantação do *shunt* pleurovenoso é a oclusão dele (Figura 30.33). O bombeamento consciente do cateter várias vezes ao dia pode reduzir esta complicação. Também é menos provável que ocorra se o líquido for serossanguinolento em vez de quiloso. Se um coágulo ocluir a bomba, a injeção de estreptoquinase pode ajudar a dissolvê-lo. Uma possível complicação da colocação do *shunt* pleurovenoso é a formação de trombo atrial/ventricular direito. Esta complicação pode causar risco de morte; portanto, o *shunt* pleuroperitoneal é preferível se não houver razões para acreditar que o animal possa não reabsorver o líquido de sua cavidade abdominal (p. ex., a presença de doença linfática difusa ou cardiopatia).

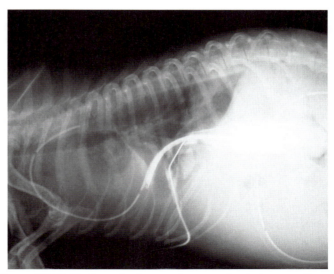

Figura 30.33 Radiografia de um cão com *shunt* pleuroperitoneal no qual o contraste foi injetado no cateter, proximal à câmara da bomba. O cateter de influxo possui um coágulo grande que o está ocluindo. (Cortesia do Dr. Blaine Andrews.)

PROGNÓSTICO

Esta condição pode ser resolvida espontaneamente ou após cirurgia. O quilotórax não tratado ou crônico pode causar pleurite fibrosante severa e dispneia persistente. Eutanásia é frequentemente realizada em animais que não respondem à cirurgia ou ao tratamento medicamentoso. Um tratamento de ligadura do DT mais pericardiectomia resolve a efusão pleural na maioria dos animais se realizado apropriadamente. Efusões quilosas permanentes ocorrem tipicamente devido a falhas técnicas em ductos e ramos ligados completamente. Líquido serossanguinolento pós-cirúrgico ocorre em alguns cães após cirurgia; octreotide pode ser benéfico nestes animais. Se o octreotide for ineficaz, um *shunt* pleuroperitoneal pode ser indicado.

PIOTÓRAX

DEFINIÇÃO

Piotórax *(empiema torácico)* é a inflamação supurativa da cavidade torácica com acúmulo resultante de pus.

CONSIDERAÇÕES GERAIS E FISIOPATOLOGIA CLINICAMENTE RELEVANTE

A via pela qual a cavidade torácica se torna infectada não é usualmente evidente (p. ex., disseminação hematógena; objetos estranhos migrantes, como capins; feridas penetrantes, particularmente feridas por mordedura; extensão a partir de discoespondilite; extensão a partir de pneumonia; neoplasia pulmonar ou abscedação; trauma pulmonar ou da parede torácica; perfuração esofágica; e infecção pós-cirúrgica). Doenças imunossupressoras (p. ex., vírus da leucemia felina e vírus da imunodeficiência felina) devem ser excluídas em animais com piotórax, mas não existem evidências de que o desenvolvimento de piotórax requer debilidade ou aumento da suscetibilidade a infecções. Aspirados da flora oral podem ser um mecanismo comum de infecção do espaço pleural em gatos, enquanto a punção torácica (p. ex., feridas por mordedura) pode ser uma causa menos comum de piotórax do que previamente sugerido. Extensão direta a partir de doenças pulmonares pode ser uma causa em vários animais. Em um relato de

TABELA 30.9 Características Morfológicas e Sensibilidades Antibióticas Típicas de Bactérias Comumente Associadas a Piotórax em Pequenos Animais

Organismo	OXIGÊNIO Necessidades	Coloração de Gram	Sensibilidade Antibiótica[a]
Actinomyces spp.	Anaeróbio facultativo a anaeróbio restrito	Gram-positivo	**Ampicilina, amoxicilina +/− ácido clavulânico, penicilina G,** clindamicina, cloranfenicol, eritromicina, minociclina
Bacteroides spp.	Anaeróbio obrigatório	Gram-negativo	Maioria das *Bacteroides* spp.: **ampicilina, amoxicilina mais ácido clavulânico,** clindamicina, cloranfenicol, metronidazol
			Bacteroides fragilis: **amoxicilina mais ácido clavulânico,** clindamicina, metronidazol, cloranfenicol
Clostridium spp.	Anaeróbio obrigatório	Gram-positivo	Maioria das *Clostridium* spp.: ampicilina, **amoxicilina mais ácido clavulânico,** cloranfenicol, **metronidazol**
			Clostridium perfringens: **ampicilina, amoxicilina mais ácido clavulânico,** cefoxitina, clindamicina, cloranfenicol, metronidazol
Escherichia coli	Aeróbio	Gram-negativo	**Amicacina, enrofloxacino,** ceftizoxima, cefotaxima, sulfas potencializadas
Fusobacterium spp.	Anaeróbio obrigatório	Gram-negativo	**Ampicilina, amoxicilina mais ácido clavulânico,** clindamicina, cloranfenicol, metronidazol
Klebsiella spp.	Anaeróbio facultativo	Gram-negativo	**Amicacina, ceftizoxima, cefotaxima, ceftriaxona,** enrofloxacino
Nocardia spp.	Aeróbio	Gram-positivo (parcialmente álcool-acidorresistente)	**Amicacina,** cefotaxima, doxiciclina, imipeném,[b] minociclina, **trimetoprima-sulfa**
Pasteurella spp.	Anaeróbio facultativo	Gram-negativo	**Ampicilina, amoxicilina mais ácido clavulânico, cefalosporinas,** aminoglicosídeos
Pseudomonas spp.	Aeróbio	Gram-negativo	**Amicacina, ceftazidima, enrofloxacino**

[a]Nomes dos fármacos em negrito são os medicamentos de escolha típicos.
[b]Considerado o fármaco de último recurso; ver p. 82.

2013, 6,5% dos cães submetidos à cirurgia torácica desenvolveram piotórax pós-cirúrgico, e esta complicação resultou em morte de 66,7% dos cães afetados.[26]

Uma série de microrganismos é frequentemente cultivada de animais com piotórax; entretanto, há uma alta incidência de anaeróbios obrigatórios como patógenos únicos (Tabela 30.9). Infecções por microrganismos anaeróbios obrigatórios ou filamentosos Gram-positivos (p. ex., *Nocardia* e *Actinomyces* spp.) são frequentemente cultivadas a partir de cães com piotórax (Figura 30.34); anaeróbios obrigatórios e/ou *Pasteurella* spp. são os isolados mais comuns em felinos.[27]

DIAGNÓSTICO

Apresentação Clínica

Sinais Clínicos
Não há predisposição racial, e o piotórax pode ocorrer em animais de qualquer idade. Tem sido amplamente sugerido que gatos jovens e machos que brigam e sofrem feridas torácicas possuem maior risco; entretanto, mais recentemente a disseminação parapneumônica da infecção após colonização e invasão do tecido pulmonar pela flora orofaríngea tem sido sugerida como a causa mais frequente do piotórax felino. Gatos oriundos de abrigos muito populosos apresentam maior risco. Cães adultos de grande porte (particularmente cães de caça) podem ser mais comumente afetados porque eles frequentemente inalam plantas e sofrem feridas torácicas penetrantes.

Histórico
Um retardo de várias semanas entre o trauma que induziu o piotórax e o início dos sinais clínicos não é incomum. A maioria dos animais é levada para atendimento para avaliação de angústia res-

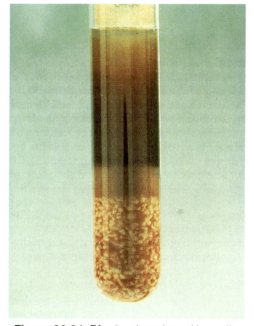

Figura 30.34 Efusão pleural por *Nocardia*.

piratória ou anorexia, ou ambas. A tosse é a queixa mais comum em gatos com piotórax.

Achados de Exame Físico
Animais afetados usualmente possuem padrão respiratório restritivo (i.e., respirações rápidas e superficiais), e muitos estão febris.

Achados adicionais em pacientes com piotórax podem incluir depressão, anorexia, perda de peso, desidratação, abafamento de bulhas e sons respiratórios e membranas mucosas pálidas. A parede torácica pode parecer incompressível em gatos com efusão torácica.

Diagnóstico por Imagem

Radiografias torácicas usualmente revelam efusão pleural (p. 938). A causa do piotórax é raramente aparente em radiografias; entretanto, o aumento da opacidade na cavidade torácica após toracocentese pode indicar um abscesso ou corpo estranho. Lobos pulmonares consolidados que não sofrem reexpansão após remoção do fluido podem indicar pleurite fibrosante (p. 942) ou torção do lobo pulmonar (p. 905).

Achados Laboratoriais

Neutrofilia (com ou sem desvio à esquerda degenerativo) pode ser observada no hemograma. A análise da efusão é necessária para diferenciar piotórax de outras efusões exsudativas. O líquido pode variar de âmbar a vermelho ou branco (em alguns casos é inicialmente confundido com sangue). O conteúdo proteico é usualmente maior que 3,5 g/dL, e o líquido parece turvo ou opaco por conta da alta contagem de células nucleadas. Células nucleadas consistem primariamente em neutrófilos degenerados (Figura 30.35), mas neutrófilos não degenerados podem predominar, dependendo do agente causador e da antibioticoterapia prévia. Efusões associadas a fungos e agentes bacterianos maiores, como *Actinomyces* e *Nocardia* spp., são frequentemente caracterizadas citologicamente por neutrófilos não degenerados e macrófagos, ou podem parecer hemorrágicas. Macrófagos e células mesoteliais reativas estão presentes em efusões purulentas em números variáveis, dependendo da causa e da cronicidade do fluido. Bactérias são geralmente observadas, e bastões filamentosos são sugestivos de *Nocardia* spp. ou *Actinomyces* spp., assim como *Filifactor villosus*. A realização de citologia de quaisquer "grânulos de enxofre" no líquido (massas amarelas que lembram enxofre) aumenta a chance de observação de *Nocardia* e *Actinomyces*. Ocasionalmente, elementos fúngicos podem ser notados na efusão pleural de animais com doenças fúngicas envolvendo o parênquima pulmonar. Resultados positivos nas culturas podem não ser obtidos em todos os animais com piotórax, particularmente se houver microrganismos anaeróbios. Hiponatremia, hipocloremia, hipoalbuminemia e aumento das concentrações séricas de bilirrubina total e da atividade da aminotransferase podem ocorrer em gatos com piotórax.

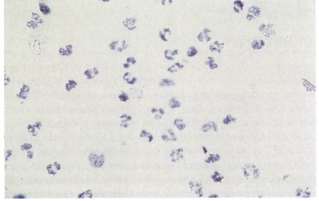

Figura 30.35 Estudo citológico de efusão pleural de um gato com piotórax. Note a predominância de neutrófilos degenerados.

DIAGNÓSTICO DIFERENCIAL

Qualquer causa de dispneia é um diagnóstico diferencial (i.e., cardiopatias, pneumopatias, neoplasias mediastinais, hérnia diafragmática). Assim que a efusão pleural for diagnosticada, outras causas de efusão exsudativa (p. ex., quilotórax, peritonite infecciosa felina) ou efusão transudativa (p. ex., hipoalbuminemia, insuficiência cardíaca congestiva) devem também ser consideradas. Efusão com mau cheiro sugere infecção por bactérias anaeróbias.

MANEJO CLÍNICO

A abordagem ao tratamento do piotórax permanece controversa. O tratamento relatado do piotórax tem incluído uma única toracocentese mais antibióticos em longo prazo, ou drenagem torácica intermitente ou contínua mais lavagem torácica e antibioticoterapia em longo prazo. Apesar de todas as opções disponíveis, o melhor tratamento para garantir resultados eficazes em curto e longo prazo, incluindo a prevenção de recidivas, permanece desconhecido.

Embora a causa da efusão não seja frequentemente discernível, devem ser feitas tentativas para encontrar e, se possível, corrigir doenças subjacentes. O tratamento destes animais precisa ser agressivo (Quadro 30.11). Após o diagnóstico, a implantação de um dreno de toracostomia deve ser considerada. Se disponíveis, dispositivos de sucção contínua podem ser utilizados; entretanto, a maioria dos animais pode ser tratada por aspiração intermitente. Lavagem deve ser realizada duas a três vezes por dia. Fluido isotônico, como solução salina ou Ringer lactato (aquecidos ou em temperatura ambiente), deve ser utilizado em uma dose de 20 mL/kg de peso corporal. O fluido permanece na cavidade torácica durante 1 hora e é então removido. Adição de antibióticos ao fluido da lavagem não oferece vantagens sobre a utilização de antibióticos sistêmicos apropriados. Se antibióticos forem utilizados no fluido de lavagem, a dose sistêmica deve ser reduzida para minimizar a toxicidade. A utilização de enzimas proteolíticas é controversa e não é mais recomendada pela maioria dos autores. Entretanto, a adição de heparina (1.500 U/100 mL de solução de lavagem, até 10 mL/kg, ou administrando 100 U/kg por via subcutânea a cada 8 horas) parece benéfica. Lavagem pode ser necessária durante 5 a 7 dias. Antibioticoterapia sistêmica deve ser baseada nos resultados da cultura bacteriana e antibiograma (Tabela 30.9).

A prevalência de infecções anaeróbias é alta (discutido previamente), e uma combinação de fármacos que sejam ativos contra bactérias anaeróbias obrigatórias (p. ex., ampicilina, clindamicina, amoxicilina-ácido clavulânico, ou metronidazol) e bactérias facultativas, especialmente *Escherichia coli* (p. ex., amicacina, enrofloxacino, ceftizoxima, ou fármacos com sulfa potencializada), deve ser utilizada em cães. Em gatos, *Pasteurella* spp. e anaeróbios são comumente isolados, e a penicilina e seus derivados (p. ex., ampici-

---

QUADRO 30.11 Tratamento de Animais com Piotórax

1. Realize coloração de Gram, cultura e antibiograma do líquido e inicie antibioticoterapia de amplo espectro (ver texto e Tabela 30.9).
2. Posicione um ou mais tubos de toracostomia e lave a cavidade torácica com 20 mL/kg de peso corporal com fluido aquecido isotônico com adição de heparina (1.500 U heparina/100 mL solução de lavagem; até 10 mL/kg).
3. Altere a antibioticoterapia com base nos resultados de cultura e antibiograma (mas trate para anaeróbios mesmo que nenhum tenha crescido na cultura), e mantenha antibióticos durante 4 a 6 semanas, e 2 semanas além da aparente resolução clínica.

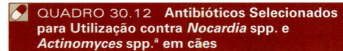

QUADRO 30.12 Antibióticos Selecionados para Utilização contra *Nocardia* spp. e *Actinomyces* spp.[a] em cães

Actinomyces

Ampicilina
22 mg/kg IV q6–8h

Clindamicina
11-33 mg/kg q12h VO, ou 11 mg/kg IV q12h (dilua e dê lentamente ao administrar IV)

Doxiciclina
5 mg/kg VO q12h

Cloranfenicol
40-50 mg/kg VO q8h

Amoxicilina[b]
20-40 mg/kg SC, VO q6h

Nocardia

TMS (Primeira Escolha)[c]
45-60 mg/kg VO q12h

Amicacina[d]
20-25 mg/kg IV, SC q24h[e]

IM, intramuscular; *IV*, intravenoso; *SC*, subcutâneo; *TMS*, trimetoprima-sulfadiazina; *VO*, via oral.
[a]Trate por no mínimo 6 semanas, frequentemente por mais tempo.
[b]Pode não ser efetivo contra variantes da fase L.
[c]Observe efeitos colaterais (p. ex., anemia, trombocitopenia, hepatopatia, artrite, vasculite, ceratoconjuntivite seca).
[d]Pode ser utilizada se a sensibilidade demonstrar resistência a TMS; pode ser utilizada em conjunto com TMS.
[e]Monitore periodicamente disfunções renais. Não utilize em combinação com fármacos anti-inflamatórios não esteroidais ou outros medicamentos potencialmente nefrotóxicos. Não administre em pacientes desidratados.

lina, amoxicilina-ácido clavulânico) podem ser indicados enquanto os resultados de cultura e antibiograma são aguardados. Antibióticos devem ser mantidos por pelo menos 4 a 6 semanas. Antibióticos recomendados para infecções por *Actinomyces* e *Nocardia* são listados no Quadro 30.12.

Em animais nos quais o tratamento medicamentoso falha, cirurgia para identificar e remover tecido necrótico e/ou corpos estranhos, remover aderências que causam loculação do fluido, e se necessário ajudar a garantir a colocação apropriada dos tubos de toracostomia deve ser considerada.

> **NOTA** Isolados de *Escherichia coli* parecem menos sensíveis ao enrofloxacino do que no passado; isso deve ser considerado ao se escolherem antibióticos antes de receber os resultados de cultura e antibiograma.

TRATAMENTO CIRÚRGICO

A cirurgia é indicada em animais que possuem doença subjacente (p .ex., abscesso pulmonar, torção do lobo pulmonar, corpo estranho) e naqueles que não respondem ao tratamento medicamentoso em 3 a 4 dias. Se o piotórax for crônico ou localizado, ou se o paciente permanecer dispneico na ausência de volumes significativos de efusão pleural, pode haver pleurite fibrosante (p. 942). A exploração cirúrgica da cavidade torácica pode ser justificada em tais pacientes.

Manejo Pré-cirúrgico

Toracocentese deve ser realizada antes da indução de anestesia se o animal estiver dispneico. O animal deve estar hidratado, e anormalidades eletrolíticas e acidobásicas significativas devem ser corrigidas antes da cirurgia.

Anestesia

Ver Tabela 30.5 para recomendações anestésicas para pacientes com efusão pleural submetidos à toracotomia.

Anatomia Cirúrgica

Ver p. 918 para uma descrição sobre o espaço pleural e movimento do líquido em animais normais.

Posicionamento

Ver a descrição sobre procedimentos torácicos começando na p. 889.

TÉCNICA CIRÚRGICA

Aborde o tórax por toracotomia intercostal (p. 890) se uma anormalidade puder ser localizada em um hemitórax ou por esternotomia mediana (p. 891) se a localização não for possível. Explore a cavidade torácica em busca de abscessos, corpos estranhos ou outras anormalidades, e remova os tecidos afetados. Se possível, remova a cobertura de fibrina dos tecidos pulmonares. Envie amostras apropriadas para avaliação e cultura microbiológica. Posicione um tubo de toracostomia para lavagem pós-cirúrgica. Antes do fechamento, lave a cavidade torácica com solução salina estéril aquecida.

MATERIAIS DE SUTURA E INSTRUMENTOS ESPECIAIS

Fios trançados, não absorvíveis e multifilamentares (p. ex., seda) não devem ser utilizados para lobectomia ou lobectomia parcial nestes pacientes. Fios absorvíveis (p. ex., polidioxanona, poligliconato) são preferíveis se houver infecção.

CUIDADO E AVALIAÇÃO PÓS-CIRÚRGICOS

A lavagem torácica deve ser mantida no período pós-cirúrgico até que a infecção seja resolvida (discutido previamente). Proteína sérica e eletrólitos (p. ex., potássio) devem ser monitorados e a fluidoterapia, mantida até que o animal esteja ingerindo alimentos e água normalmente. Antibioticoterapia deve ser mantida por pelo menos 4 a 6 semanas e durante 2 semanas além da resolução aparente da doença (discutido previamente). Siga para o manejo pós-cirúrgico de animais submetidos a procedimentos de toracotomia (p. 897) para recomendações adicionais.

PROGNÓSTICO

O prognóstico para a maioria dos animais com piotórax é bom se forem tratados conforme descrito previamente. Uma revisão da literatura veterinária atual revelou uma taxa de sobrevida de 83% em cães e de 62% em gatos.[28] Recorrência é comum em animais tratados somente com antibióticos (i.e., sem lavagem torácica). Empiema de longa data pode ser reabsorvido, deixando uma "casca" pleural, a qual é um folheto espesso de fibroblastos e células inflamatórias ligadas à pleura visceral. Esta casca pleural pode inibir a expansão normal do tecido pulmonar (pleurite fibrosante; p. 942). Se vários lobos pulmonares estiverem fibrosados e não puderem ser expandidos normalmente, o prognóstico pode ser pobre. A maioria dos gatos com piotórax pode ser tratada com sucesso por drenagem e lavagem por toracostomia; sialorreia, possivelmente associada à dor, pode ser um indicador prognóstico negativo. De forma interessante, a bradicardia pode ser um preditor negativo para sobrevida em gatos, semelhantemente ao que foi relatado em gatos com sepse. A morte ou eutanásia da maioria dos gatos ocorre dentro das primeiras 48 horas após o atendimento. O tratamento com um tubo de toracostomia e lavagem torácica com heparina e antibióticos sistêmicos pode resultar em menores recorrências do que com uma única drenagem pleural com ou sem guia ultrassonográfico mais antibióticos.

TIMOMAS, CISTOS BRANQUIAIS TÍMICOS E CISTOS MEDIASTINAIS

DEFINIÇÕES

Timomas são tumores que surgem de tecidos epiteliais do timo. **Cistos branquiais tímicos** ocorrem a partir de vestígios do sistema de arcos branquiais fetais. **Cistos mediastinais** são estruturas preenchidas por fluido, localizadas no mediastino cranial, que são tipicamente benignas.

CONSIDERAÇÕES GERAIS E FISIOPATOLOGIA CLINICAMENTE RELEVANTE

Massas no mediastino de cães e gatos são frequentemente neoplásicas, embora abscessos, granulomas e cistos sejam ocasionalmente encontrados. Cistos mediastinais craniais têm sido relatados em gatos. A maioria dos gatos afetados não tinha evidências de doença respiratória. As massas eram todas benignas, e os gatos permaneceram assintomáticos durante 3 a 45 meses após o diagnóstico. Assim, vários gatos idosos atendidos com massas mediastinais císticas possuem lesões benignas que não necessitam de tratamento. Embora opacidades no mediastino cranial em radiografias torácicas devam ser investigadas ultrassonograficamente, gatos assintomáticos com lesões císticas podem somente precisar de avaliações seriadas por radiografia ou ultrassonografia.

O linfoma é o tumor mediastinal cranial mais comum em cães e gatos. Outros tumores ocasionalmente encontrados aqui incluem timomas, quemodectomas (tumores aórticos e de corpos carotídeos), e tumores tireoideanos e paratireoideanos ectópicos. Timomas são a neoplasia cirurgicamente tratável mais comum do mediastino cranial em cães; a maioria deles é benigna. Entretanto, como a aparência histológica do tumor se correlaciona pobremente com o comportamento clínico, os termos *invasivo* ou *não invasivo* são preferidos. Timomas de estágio I (i.e., não invasivos) são bem circunscritos e não se estendem além da cápsula tímica (Tabela 30.10). Outros podem se estender além da cápsula localmente ou invadir órgãos circundantes, ou podem sofrer metástases para outras estruturas torácicas ou extratorácicas. Tumores epiteliais tímicos em cães foram recentemente avaliados histologicamente, e a subclassificação destes tumores foi semelhante àquela descrita em seres humanos.[29]

Os sinais clínicos associados a timomas podem ocorrer devido à ocupação do espaço e/ou à síndrome paraneoplásica. Timomas podem causar angústia respiratória pela compressão dos pulmões ou traqueia e/ou indução de efusão pleural conforme crescem. Efusões associadas a timomas podem ser serossanguinolentas ou quilosas. Síndromes paraneoplásicas são efeitos distantes de um tumor. Em um estudo de 2013, 20 de 116 (17%) cães com timoma tinham sinais de miastenia grave (MG).[30] MG é um distúrbio neuromuscular autoimune caracterizado por fraqueza muscular (Capítulo 44). A fraqueza ocorre devido à deficiência de receptores funcionais de acetilcolina na membrana pós-sináptica neuromuscular causada

TABELA 30.10 Esquema de Estadiamento para Timomas

Estágio	Descrição
I	Crescimento completamente dentro da cápsula tímica intacta
II	Crescimento pericapsular no tecido da gordura mediastinal, pleura adjacente e/ou pericárdio
III	Invasão nos órgãos circundantes e/ou metástase intratorácica
IV	Metástase extratorácica
Síndromes Paraneoplásicas	
P₀	Sem evidências de síndrome paraneoplásica
P₁	Miastenia grave
P₂	Tumor maligno não tímico

Modificada de Aronson M. Canine thymoma. *Vet Clin North Am Small Anim Pract.* 1985;15(4):755–767.

por autoanticorpos que se ligam e bloqueiam estes receptores. MG adquirida em gatos é mais comumente associada à massa mediastinal (timoma), mas tem sido relatada em gatos após tratamento com metimazol para hipertireoidismo (por conta das propriedades imunomoduladoras da medicação).[31] No estudo anteriormente mencionado, no momento do diagnóstico do timoma, 40 (34%) cães tinham hipercalcemia, oito (7%) cães tinham doença imunomediada concomitante, e 31 (27%) cães tinham outro tumor; 16 (14%) cães desenvolveram um segundo tumor não tímico em uma data posterior.[30] Conforme os timomas crescem, eles podem comprimir a veia cava cranial e outros vasos torácicos craniais, causando edema da cabeça, pescoço e/ou membros torácicos (síndrome da veia cava cranial).

Cistos tímicos branquiais surgem a partir de vestígios do sistema de arcos branquiais do feto. Eles podem ser encontrados em tecidos subcutâneos do pescoço ou no timo. A ruptura destes cistos pode resultar em reação inflamatória crônica e abscedação.

DIAGNÓSTICO

Apresentação Clínica
Sinais Clínicos

A idade média de cães com timomas é de 8 a 9 anos; entretanto, timomas têm sido relatados em cães com menos de 3 anos. Em um estudo de 2013 com 116 cães com timoma, 44 (38%) eram Labradores retrievers ou Golden retrievers.[30] Cães de grande porte, particularmente Pastores-alemães, Golden retrievers e Labradores retrievers, são mais comumente afetados do que pequenos cães. Uma predisposição sexual ainda não foi identificada. A maioria dos gatos com timomas tem mais de 8 anos. Parece haver maior risco de desenvolvimento de MG adquirida em Akitas, Scottish terriers, Pointers alemães de pelo curto e Chihuahuas.[31]

Gatos Abissínios e Somalis tinham maior incidência de MG quando comparados a gatos sem raça definida ou de outras raças.[31] Não há predileção sexual em gatos. Cistos branquiais tímicos também ocorrem mais comumente em animais de meia-idade ou idosos; entretanto, cães com menos de 18 meses já foram afetados. Cistos mediastinais são encontrados em gatos idosos.

> **NOTA** Mesmo que o timo involua com a idade, tanto timomas como cistos branquiais tímicos ocorrem em cães de meia-idade ou idosos.

Histórico

Cães com timomas podem ser atendidos em virtude de dispneia, tosse, perda de peso, letargia, disfagia, fraqueza muscular, êmese e/ou regurgitação, sialorreia e/ou edema cervical. O início dos sinais clínicos pode ser agudo, apesar do crescimento relativamente lento do tumor. Letargia, anorexia, dispneia e efusão pleural são comuns em gatos com timoma. Ocasionalmente, timomas são achados fortuitos em radiografias torácicas de animais assintomáticos. Achados clínicos em cães e gatos com cistos branquiais tímicos são semelhantes àqueles em animais com timomas. A maioria é atendida para avaliação de dispneia progressiva. Claudicação e edema de cabeça, pescoço e membros torácicos também são comuns. Cães com MG usualmente têm fraqueza generalizada ou somente fraqueza esofágica (p. 1460). O sinal clínico mais comum da MG em gatos é fraqueza generalizada sem megaesôfago.[31] Cães frequentemente têm remissão espontânea da MG; isso não é uma característica de MG em gatos.[31]

Achados de Exame Físico

Achados clínicos em cães com timomas variam entre os pacientes. Anormalidades respiratórias causadas por efusão pleural ou pneumonia por aspiração podem ser o achado predominante. Outros animais podem ser atendidos para avaliação de fraqueza generalizada e intolerância a exercícios sem evidências de problemas respiratórios. Ocasionalmente, formas localizadas de miastenia são observadas, nas quais a fraqueza é limitada ao esôfago, laringe ou faringe, e/ou musculatura facial. Os achados clínicos mais comuns em cães e gatos com cistos branquiais tímicos são dispneia e efusão pleural.

> **NOTA** Certifique-se de ter avaliado todos os cães com timomas por conta de miastenia grave e fraqueza esofágica.

Diagnóstico por Imagem

Animais com massas mediastinais podem demonstrar elevação dorsal da traqueia e deslocamento caudal do coração em radiografias torácicas laterais (Figura 30.36). O mediastino pode parecer mais largo na projeção ventrodorsal, e o coração pode estar desviado lateralmente. Efusão pleural está comumente associada a tumores invasivos, e o pneumotórax é raro. Megaesôfago ou pneumonia por aspiração secundária (ou ambos) podem ser observados em radiografias torácicas. Ultrassonografia é frequentemente útil para avaliação de massas mediastinais e exclusão de metástases extratorácicas. Aspirados ou biópsia guiados por ultrassonografia podem também ser realizados. A avaliação ultrassonográfica de um cisto mediastinal usualmente revela uma estrutura com paredes delgadas com fluido anecoico no centro. A TC de rotina pode não detectar invasão vascular de massas mediastinais craniais; angiografias por TC contrastada devem ser realizadas. Um estudo demonstrou que vários timomas (57,1%) tinham aparência ultrassonográfica cística e quase todos eram heterogêneos (94%) com relação à ecogenicidade quando comparados a linfomas ($P = 0,0028$). Linfonodos linfomatosos mais provavelmente eram sólidos (80%) e foram igualmente divididos entre ecogenicidades hipoecoicas (47%) e heterogêneas (53%). Achados ultrassonográficos de cistos internos ou ecogenicidade heterogênea em massas mediastinais podem ser sugestivos de timoma.[32]

Achados Laboratoriais

Anormalidades laboratoriais específicas não são observadas em casos de timoma ou cistos branquiais. Leucocitose pode ocorrer se o animal tiver pneumonia por aspiração. Efusão pleural associada a timoma ou cistos branquiais tímicos pode conter linfócitos maduros; entretanto, linfócitos imaturos indicam linfoma. Tanto linfoma como timoma podem causar efusões quilosas (p. 941). A avaliação citológica de massas mediastinais caninas e felinas parece estar bem correlacionada com o diagnóstico histológico final.[33]

DIAGNÓSTICO DIFERENCIAL

Diagnósticos diferenciais para massas mediastinais craniais incluem doenças neoplásicas e não neoplásicas (Quadro 30.13). O diagnóstico diferencial mais importante é o linfoma mediastinal, pois o tratamento para o linfoma não envolve cirurgia. Portanto, um diagnóstico definitivo deve ser confirmado antes da cirurgia sempre que possível. A presença de hipercalcemia sugere linfoma, enquanto MG ou megaesôfago sugerem timoma. Entretanto, hipercalcemia raramente tem sido relatada em conjunto com timomas em cães. Um diagnóstico definitivo de linfoma pode ser feito por aspirados por agulha fina ou biópsia por agulha transtorácica da massa e/ou avaliação da efusão pleural. A utilização da ultrassonografia para escolha do local para biópsias reduz o risco de perfuração da veia cava cranial ou outras estruturas vasculares. Se um diagnóstico definitivo não puder ser obtido no período pré-cirúrgico, a biópsia cirúrgica com citologia transcirúrgica ou análise de cortes congelados é indicada. A aparência histológica de timomas não se correlaciona bem com o comportamento; portanto, a toracotomia exploratória é frequentemente necessária para determinar se o tumor é invasivo.

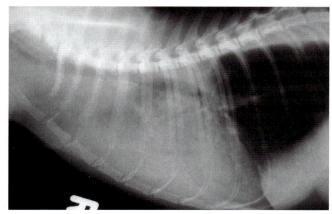

Figura 30.36 Radiografia de um gato com timoma bem delineado. Note a elevação dorsal da traqueia, indicativa de massa mediastinal.

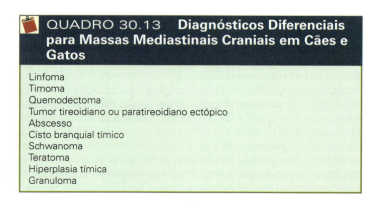

QUADRO 30.13 Diagnósticos Diferenciais para Massas Mediastinais Craniais em Cães e Gatos

Linfoma
Timoma
Quemodectoma
Tumor tireoidiano ou paratireoidiano ectópico
Abscesso
Cisto branquial tímico
Schwanoma
Teratoma
Hiperplasia tímica
Granuloma

MG adquirida (Capítulo 44) pode ser diagnosticada pela demonstração de anticorpos circulantes contra receptores de acetilcolina ou por eletroneuromiografia (i.e., estimulação repetitiva). Sinais clínicos e a resposta a um inibidor de acetilcolinesterase podem ajudar a diagnosticar a doença, mas não são definitivos. Quando o cloreto de edrofônio for administrado por via intravenosa, uma melhora dramática, mas transitória, na função muscular voluntária ocorre na maioria dos cães com MG; entretanto, o teste fornece resultados falso-negativos e falso-positivos. Ademais, alguns cães podem ter sérios efeitos colaterais adversos pela estimulação parassimpática excessiva (p. ex., bradicardia, sinais gastrointestinais). O tratamento prévio com glicopirrolato ou atropina é tipicamente recomendado, mais oxigenoterapia. O teste não é útil para o diagnóstico de fraqueza esofágica devido à MG localizada.

> **NOTA** Esteja ciente de possíveis complicações associadas ao uso do edrofônio (p. ex., possível paralisia), e esteja preparado para lidar com elas.

MANEJO CLÍNICO

Se houver pneumonia por aspiração, o cão deve ser tratado com antibióticos apropriados antes da cirurgia. Cães com fraqueza esofágica frequentemente são beneficiados pela alimentação em posição elevada, quase vertical. Animais dispneicos devem ter um ambiente enriquecido por oxigênio mais efusão pleural removida por toracocentese. A terapia com anticolinesterásicos (p. ex., brometo de piridostigmina) pode beneficiar cães com problemas clínicos (p. ex., megaesôfago, fraqueza) causados por MG (Quadro 30.14). Algumas vezes a terapia imunossupressora (p. ex., micofenolato, azatioprina) é um adjuvante útil para o tratamento da miastenia, mas evite glicocorticoides. Fluidoterapia e correção de anormalidades eletrolíticas podem ser necessárias em animais com regurgitação severa ou frequente. A radioterapia pode reduzir os sinais clínicos em alguns animais com timomas, tornando desnecessária a cirurgia. O tratamento prévio com radiação ou clorambucil pode também ser realizado para diminuir o tamanho do tumor antes da cirurgia.

QUADRO 30.14 Fármacos Utilizados para Tratar Miastenia Grave Adquirida em Cães

Brometo de Piridostigmina (Primeira Escolha)
0,5-1,0 mg/kg e ajuste a dose conforme necessário, até 3 mg/kg VO q8-12h para controlar os sinais[a]

Azatioprina[a]
2,2 mg/kg VO q24-48h[b]

Micofenolato
10 mg/kg VO q8-12h[c]

VO, via oral.
[a]Não utilize em pacientes com obstruções gastrointestinais ou urinárias, arritmias cardíacas, broncoconstrição ou pneumonia. Utilize com precaução em animais que recebem brometo de potássio. Utilize somente se a piridostigmina não causar resposta adequada, ou se seus efeitos colaterais forem inaceitáveis.
[b]Utilize somente se a piridostigmina for ineficaz. Observe sinais de mielotoxicidade, hepatite ou pancreatite. O início da ação é mais lento se o tratamento for iniciado em dias alternados, mas a incidência de efeitos colaterais é menor.
[c]Diarreia sanguinolenta é o principal efeito colateral. Não demonstrou ter resultados benéficos.

TRATAMENTO CIRÚRGICO

A sobrevida em longo prazo sem timectomia tem sido relatada em cães com timomas. Entretanto, a remoção cirúrgica de timomas em estágio I ou II pode ser indicada. MG concomitante torna a terapia do timoma mais difícil. Embora a timectomia ajude a resolver MG em várias pessoas apesar de títulos séricos persistentes de autoanticorpos contra receptores antiacetilcolina, pouquíssimos cães com timomas e MG foram submetidos à cirurgia para prever o resultado nestes pacientes. A remoção cirúrgica de cistos branquiais tímicos é indicada.

Manejo Pré-cirúrgico

A pneumonia por aspiração deve ser resolvida antes da cirurgia, e a fraqueza muscular severa deve ser tratada (discutida previamente). Antes da indução da anestesia, o excesso de líquido pleural deve ser removido, e anormalidades hidroeletrolíticas devem ser corrigidas.

Anestesia

Ver p. 884 para recomendações para o manejo anestésico de pacientes submetidos a procedimentos de toracotomia. Agentes bloqueadores neuromusculares (p. ex., atracúrio, pancurônio) devem ser evitados em pacientes com MG. Pacientes com megaesôfago devem ser intubados enquanto posicionados em decúbito esternal, em vez de lateral, e o *cuff* endotraqueal deve ser insuflado imediatamente para proteger as vias aéreas contra aspiração. Na extubação, o paciente deve ser posicionado em decúbito esternal com a cabeça para baixo e a sonda endotraqueal, removida quando os reflexos protetores de deglutição retornarem e o paciente estiver completamente acordado. Para impedir a aspiração, tenha sucção disponível antes da intubação e extubação em situações em que a remoção de líquido esofágico for necessária.

Anatomia Cirúrgica

O timo é derivado a partir da terceira e quarta bolsas faríngeas adjacentes às células primordiais da glândula tireoide e migra caudalmente em direção ao mediastino cranial. Ele alcança o tamanho máximo no cão em aproximadamente 4 ou 5 meses. O timo é limitado dorsalmente pela veia cava cranial e traqueia. Está intimamente associado a muitos vasos sanguíneos menores (p. ex., ramos do tronco braquicefálico e artérias torácicas internas), que frequentemente requerem ligadura durante timectomia. O nervo frênico está intimamente associado à margem dorsal do timo.

Posicionamento

Dependendo da abordagem cirúrgica escolhida (discutida posteriormente), tanto o tórax esquerdo como o tórax ventral devem ser preparados para cirurgia asséptica.

TÉCNICA CIRÚRGICA

A timectomia pode ser realizada por toracotomia intercostal no terceiro ou quarto espaço esquerdo se o tumor for pequeno, ou por esternotomia média cranial (p. 891). Se a massa for grande, uma abordagem por esternotomia média permite melhor visualização de estruturas circundantes, como a veia cava cranial. Timomas pequenos e encapsulados podem usualmente ser removidos sem dificuldades, mas a citorredução é frequentemente tudo que é possível em casos de tumores grandes e invasivos. Timomas, em geral, são friáveis e ocasionalmente císticos, e devem ser manuseados com cuidado para evitar semeadura da cavidade torácica com células tumorais. Cistos branquiais tímicos surgem como massas multilobuladas que contêm diversos cistos no corte transversal. A ressecção toracoscópica assistida por vídeo de timomas não invasivos é possível.

> **NOTA** Se o tumor aderir ou circundar intimamente a veia cava cranial, a oclusão temporária deste vaso pode facilitar a cirurgia. A ligadura permanente da veia cava cranial pode causar quilotórax.

Explore a cavidade torácica em busca de evidências de metástases. Identifique a veia cava cranial e outros vasos associados. Localize o nervo frênico e preserve-o se possível. Ligue pequenos vasos e disseque cegamente a massa e sua cápsula dos tecidos circundantes. Tente manter a integridade da cápsula tímica. Se não for possível a remoção completa da massa, remova o quanto puder ser seguramente excisado. Envie os tecidos para avaliação histológica. Insira um tubo de toracostomia antes do fechamento torácico.

MATERIAIS DE SUTURA E INSTRUMENTOS ESPECIAIS

O eletrocautério é útil ao remover timomas e outras neoplasias vasculares. Ver também as recomendações para toracotomia na p. 896.

CUIDADO E AVALIAÇÃO PÓS-CIRÚRGICOS

Animais com timomas possuem maior risco de aspiração durante o período pós-cirúrgico; o posicionamento deles com cabeça elevada pode reduzir o risco. Ademais, a sucção da faringe antes da extubação e a realização desta com o *cuff* discretamente inflado reduzem o risco de aspiração se ocorreu regurgitação passiva durante a cirurgia. O animal deve ser observado por conta de hemorragias e pneumotórax no período pós-cirúrgico. A radioterapia adjuvante pode beneficiar animais com tumores invasivos que não podem ser completamente excisados. O animal deve ser intimamente observado em busca de doenças paraneoplásicas após a terapia. Analgésicos devem ser fornecidos no período pós-cirúrgico destes pacientes (Capítulo 13; para doses de opioides, ver Tabela 13.2). Em casos de timomas, o tubo de toracostomia pode geralmente ser removido dentro de 24 horas se não ocorrer hemorragia ou pneumotórax. A toracostomia em longo prazo pode ser necessária em animais com cistos branquiais tímicos se a ruptura de um cisto causou pleurite.

PROGNÓSTICO

O prognóstico depende da invasividade do tumor, do tamanho no momento do diagnóstico e da presença ou ausência de doença paraneoplásica. A maioria dos gatos sobreviverá por 1 ano (aproximadamente 90%) e vários (aproximadamente 75%) sobreviverão por pelo menos 3 anos após a cirurgia. Uma segunda cirurgia é justificada em animais com novo crescimento do tumor, e a sobrevida em longo prazo (3-5 anos) é possível. Em um estudo de 2013 com 116 cães com timoma, a excisão tumoral foi realizada em 84 cães, 14 (17%) dos quais tiveram recorrência tumoral. O tempo de sobrevida médio com ou sem tratamento cirúrgico foi de 635 e 76 dias, respectivamente. A presença de outro tumor no momento do diagnóstico do timoma, a ausência de excisão cirúrgica e o maior estágio patológico foram associados significativamente ao menor tempo de sobrevida. Hipercalcemia e presença de MG ou megaesôfago no momento do diagnóstico do timoma, subtipo histopatológico do timoma, ou desenvolvimento do tumor em uma data posterior não foram associados ao tempo de sobrevida.[30] O prognóstico para cistos branquiais tímicos é bom.

REFERÊNCIAS BIBLIOGRÁFICAS

1. Hung GC, Gaunt MC, Rubin JE, et al. Quantification and characterization of pleural fluid in healthy dogs with thoracostomy tube. *Am J Vet Res*. 2016;77:1387-1391.
2. Cahalane AK, Flanders JA. Use of pleural access ports for treatment of recurrent pneumothorax in two dogs. *J Am Vet Med Assoc*. 2012;241:467-471.
3. Brooks AC, Hardie RJ. Use of the PleuralPort device for management of pleural effusion in six dogs and four cats. *Vet Surg*. 2011;40:935-941.
4. Chantawong P, Komin K, Banlunara W, Kalpravidh M. Diaphragmatic hernia repair using a rectus abdominis muscle pedicle flap in three dogs. *Vet Comp Orthop Traumatol*. 2013;26:135-139.
5. Legallet C, Thieman MK, Selmic LE. Prognostic indicators for perioperative survival after diaphragmatic herniorrhaphy in cats and dogs: 96 cases (2001-2013). *BMC Vet Res*. 2017;13:16.
6. Burns CG, Bergh MS, McLoughlin MA. Surgical and nonsurgical treatment of peritoneopericardial diaphragmatic hernia in dogs and cats: 58 cases (1999-2008). *J Am Vet Med Assoc*. 2013;242:643-650.
7. Hodgkiss-Geere HM, Palermo V, Liuti T, et al. Pericardial cyst in a 2-year-old Maine Coon cat following peritoneopericardial diaphragmatic hernia repair. *J Feline Med Surg*. 2015;17:381-386.
8. Murphy LA, Russell NJ, Dulake MI, Nakamura RK. Constrictive pericarditis following surgical repair of a peritoneopericardial diaphragmatic hernia in a cat. *J Feline Med Surg*. 2014;16:708-712.
9. Mooney ET, Rozanski EA, King RG, Sharp CR. Spontaneous pneumothorax in 35 cats (2001-2010). *J Feline Med Surg*. 2012;14:384-391.
10. Tsubokawa N, Miyata Y, Mimae T, et al. Histologic changes associated with the use of fibrinogen- and thrombin-impregnated collagen in the prevention of pulmonary air leakage. *J Thorac Cardiovasc Surg*. 2015;149:982-988.
11. Thomas EK, Syring RS. Pneumomediastinum in cats: 45 cases (2000-2010). *J Vet Emerg Crit Care (San Antonio)*. 2013;23:429-435.
12. Reetz JA, Caceres AV, Suran JN, et al. Sensitivity, positive predictive value, and interobserver variability of computed tomography in the diagnosis of bullae associated with spontaneous pneumothorax in dogs: 19 cases (2003-2012). *J Am Vet Med Assoc*. 2013;243:244-251.
13. Oppenheimer N, Klainbart S, Merbl Y, et al. Retrospective evaluation of the use of autologous blood-patch treatment for persistent pneumothorax in 8 dogs (2009-2012). *J Vet Emerg Crit Care (San Antonio)*. 2014;24:215-220.
14. Cichocki BN, Dugat DR, Snider TA. Traumatic lung injury attributed to tornadic activity-induced barometric pressure changes in two dogs. *J Am Vet Med Assoc*. 2016;248:1274-1279.
15. Schuller S, Le Garrérès A, Remy I, Peeters D. Idiopathic chylothorax and lymphedema in 2 whippet littermates. *Can Vet J*. 2011;52:1243-1245.
16. Iwanaga T, Tokunaga S, Momoi Y. Thoracic duct lymphography by subcutaneous contrast agent injection in a dog with chylothorax. *Open Vet J*. 2015;6:238-241.
17. Barbur L, Millard HT, Baker S, Klocke E. Spontaneous resolution of postoperative chylothorax following surgery for persistent right aortic arch in two dogs. *J Am Anim Hosp Assoc*. 2014;50:209-215.
18. Ismail NA, Gordon J, Dunning J. The use of octreotide in the treatment of chylothorax following cardiothoracic surgery. *Interact Cardiovasc Thorac Surg*. 2015;20:848-854.
19. Liu DT, Silverstein DC. Feline secondary spontaneous pneumothorax: a retrospective study of 16 cases (2000-2012). *J Vet Emerg Crit Care (San Antonio)*. 2014;24:316-325.
20. Mayhew PD, Culp WT, Mayhew KN, Morgan OD. Minimally invasive treatment of idiopathic chylothorax in dogs by thoracoscopic thoracic duct ligation and subphrenic pericardiectomy: 6 cases (2007-2010). *J Am Vet Med Assoc*. 2013;241:904-909.
21. Haimel G, Liehmann L, Dupré G. Thoracoscopic en bloc thoracic duct sealing and partial pericardectomy for the treatment of chylothorax in two cats. *J Feline Med Surg*. 2012;14:928-931.
22. Clendaniel DC, Weisse C, Culp WT, et al. Salvage cisterna chyli and thoracic duct glue embolization in 2 dogs with recurrent idiopathic chylothorax. *J Vet Intern Med*. 2014;28:672-677.

23. Sakals S, Schmiedt CW, Radlinsky MG. Comparison and description of transdiaphragmatic and abdominal minimally invasive cisterna chyli ablation in dogs. *Vet Surg.* 2011;40:795-801.
24. McAnulty JF. Prospective comparison of cisterna chyli ablation to pericardectomy for treatment of spontaneously occurring idiopathic chylothorax in the dog. *Vet Surg.* 2011;40:926-934.
25. Staiger BA, Stanley BJ, McAnulty JF. Single paracostal approach to thoracic duct and cisterna chyli: experimental study and case series. *Vet Surg.* 2011;40:786-794.
26. Meakin LB, Salonen LK, Baines SJ, et al. Prevalence, outcome and risk factors for postoperative pyothorax in 232 dogs undergoing thoracic surgery. *J Small Anim Pract.* 2013;54:313-317.
27. Kagihara JM, Brahmbhatt NM, Paladino J. A fatal *Pasteurella* empyema. *Lancet.* 2014;384:468.
28. Stillion JR, Letendre JA. A clinical review of the pathophysiology, diagnosis, and treatment of pyothorax in dogs and cats. *J Vet Emerg Crit Care (San Antonio).* 2015;25:113-129.
29. Burgess KE, DeRegis CJ, Brown FS, Keating JH. Histologic and immunohistochemical characterization of thymic epithelial tumours in the dog. *Vet Comp Oncol.* 2016;14:113-121.
30. Robat CS, Cesario L, Gaeta R, et al. Clinical features, treatment options, and outcome in dogs with thymoma: 116 cases (1999-2010). *J Am Vet Med Assoc.* 2013;243:1448-1454.
31. Hague DW, Humphries HD, Mitchell MA, Shelton GD. Risk factors and outcomes in cats with acquired myasthenia gravis (2001-2012). *J Vet Intern Med.* 2015;29:1307-1312.
32. Patterson MM, Marolf AJ. Sonographic characteristics of thymoma compared with mediastinal lymphoma. *J Am Anim Hosp Assoc.* 2014;50:409-413.
33. Pintore L, Bertazzolo W, Bonfanti U, et al. Cytological and histological correlation in diagnosing feline and canine mediastinal masses. *J Small Anim Pract.* 2014;55:28-32.

PARTE TRÊS Ortopedia

31

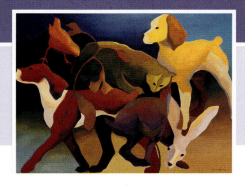

Princípios de Cirurgia Ortopédica e Medicina Regenerativa

PRINCÍPIOS GERAIS E TÉCNICAS

DEFINIÇÕES

A **circundução** é o movimento giratório externo do membro. A **hipermetria** se caracteriza pela disfunção do poder de controle da amplitude de ação muscular, resultando em movimentos exagerados ou que ultrapassam o alvo pretendido. *Déficit* **proprioceptivos** são posições ou movimentos anormais do corpo devido a uma falta da percepção normal. A perda da **propriocepção** causa reações anormais de colocação dos membros (pernas), posição anormal dos membros no repouso (p. ex., apoio sobre o dorso das patas) e uso anormal dos dígitos. Outras definições são fornecidas no Quadro 31.1.

IDENTIFICAÇÃO DO PROBLEMA

Pacientes com problemas ortopédicos representam uma porcentagem significativa da população geralmente atendida. Categorias comuns de doenças ortopédicas em pequenos animais incluem (1) fraturas e malformações ósseas (Capítulos 32 e 33); (2) doenças articulares traumáticas, do desenvolvimento e degenerativas (Capítulo 34); (3) doenças articulares infecciosas e imunomediadas (Capítulo 34); (4) neoplasia musculoesquelética (Capítulo 36); e (5) lesões de tendões, ligamentos e músculos (Capítulo 35).

Antes de selecionar o método apropriado para tratar um problema ortopédico, deve-se primeiro diagnosticá-lo corretamente. A maioria dos animais apresenta claudicação óbvia e dor, porém pode ser difícil identificar a causa da claudicação. A informação precisa da história, o exame geral minucioso e um exame ortopédico completo são essenciais para o diagnóstico correto. A importância de um exame ortopédico completo, cuidadoso e preciso não pode ser enfatizada em excesso, pois os achados desse exame são os componentes mais importantes do diagnóstico de doenças ortopédicas.

DIAGNÓSTICO DIFERENCIAL

Um diagnóstico diferencial se desenvolve com base nos resultados da avaliação dos sinais clínicos, histórico e exame físico; outros testes ou procedimentos podem ser necessários para definir a doença, uma vez que os sinais mencionados tenham reduzido as possibilidades diagnósticas. Diagnósticos adicionais incluem exames de imagem, análise de líquido sinovial, análises de doenças infecciosas, citologia e biópsia.

SINAIS CLÍNICOS E HISTÓRICO DO PACIENTE

Muitas doenças ortopédicas são mais comuns em certos grupos de idade e raça, os quais se encontram delineados na Tabela 31.1. Ainda que doenças do desenvolvimento e neoplasias específicas possam ser identificadas em qualquer raça e idade, os sinais do paciente normalmente ajudam a priorizar uma lista de diferenciais. A história do paciente é crítica para o diagnóstico correto de doenças ortopédicas (Capítulo 4). Em casos de trauma, os tutores devem ser questionados acerca de doenças preexistentes gerais e ortopédicas.

Exame Físico

A saúde geral do paciente é avaliada por meio de exame físico completo. É importante realizar o exame completo antes que qualquer animal com doença ortopédica seja anestesiado. A avaliação basal inclui a temperatura corpórea, palpação do pulso e exame da respiração; o aspecto geral do animal deve ser avaliado (p. ex., obesidade); e deve-se realizar auscultação torácica e palpação abdominal e retal. A avaliação neurológica (Capítulo 38) também é indicada em muitos casos, particularmente em animais que sofreram trauma recente, visto que podem apresentar simultaneamente lesões neurológicas e ortopédicas; estas últimas podem estar mascaradas pelas primeiras. Em animais com anormalidades na deambulação, é importante diferenciar causas ortopédicas de neurológicas.

Animais atendidos para avaliação ortopédica após trauma agudo (trauma automobilístico, quedas) devem ser avaliados para comorbidades comuns, como (1) choque cardiovascular, choque hipovolêmico e arritmias (Capítulo 27); (2) pneumotórax, hérnia diafragmática e contusões pulmonares (Capítulo 30); (3) trauma de coluna (Capítulos 40 e 41), trauma cranioencefálico (Capítulo 39), lesões de nervos periféricos (Capítulo 44); e (4) ruptura de bexiga (Capítulo 25). Traumas agudos menos comuns incluem hérnias de parede, rupturas de baço e fígado e rupturas de vesícula biliar (Capítulos 19 a 21 e 23). Radiografias torácicas e eletrocardiogramas (ECG) seriados devem ser fortemente considerados em animais que sofreram trauma agudo significativo. A avaliação da cavidade abdominal é realizada inicialmente por meio da palpação e verificação de testes bioquímicos séricos. Caso os sinais clínicos (distensão abdominal) ou achados bioquímicos (azotemia) sugiram trauma do sistema urinário, deverão ser realizadas abdominocentese e avaliação radiográfica ou ultrassonográfica. Realizar o diagnóstico dessas condições é crucial antes que o animal seja anestesiado para a correção da fratura ou do trauma articular.

957

QUADRO 31.1 Termos Ortopédicos

Aloenxerto — osso transplantado de um animal a outro da mesma espécie
Autoenxerto — osso transplantado de um sítio a outro no mesmo animal
Coaptação externa — fixação de fratura utilizando gesso ou talas
Colocação normógrada — o pino é iniciado em uma extremidade do osso, direcionado para a área da fratura e em seguida assentado na outra extremidade do osso
Colocação retrógrada — o pino é inserido na área da fratura, direcionado proximalmente para sair do osso, reduzindo a fratura, e direcionado distalmente para se alojar na extremidade do osso
Crepitação — sensação ou ruído de aspereza associada à manipulação de um osso fraturado ou articulação artrítica
Deformidade tipo valgo — angulação da porção distal do membro em sentido lateral
Deformidade tipo varo — angulação da porção distal do membro em sentido medial
Desmontagem fracionada — processo de modificação da armação de um fixador aproximadamente 6 semanas após a cirurgia, para aumentar a carga sobre a fratura em cicatrização
Fio de cerclagem — fio ortopédico colocado ao redor da circunferência óssea comprimindo uma fratura oblíqua
Fio de hemicerclagem ou fio interfragmentar — denota o fio que é posicionado através de orifícios previamente realizados no osso
Fixação externa — fixação de fratura na qual pinos penetram no osso e na pele e são conectados externamente
Fixação interna — fixação de fratura utilizando implantes internos para estabilizar o osso
Formação óssea endocondral — osso formado em um precursor cartilaginoso
Formação óssea intramembranosa — diferenciação direta de células-tronco mesenquimais em osteoblastos, de forma que o osso se forma sem precursor cartilaginoso
Fratura aberta — fratura exposta à atmosfera externa
Fratura em galho verde — fratura incompleta na qual uma porção do córtex se encontra intacta
Fratura por avulsão — ocorre quando a inserção de um tendão ou ligamento é fraturada e afastada do restante do osso

Gaveta cranial — movimento anormal que ocorre durante um exame físico causado pelo deslizamento cranial da tíbia em relação ao fêmur na ausência de um ligamento cruzado cranial
Luxação — deslocamento completo de uma articulação
Má união — fratura cicatrizada sem que tenha sido obtido ou mantido o alinhamento ósseo durante a cicatrização
Manobra de Ortolani — manipulação utilizada para subluxar um quadril displásico
Não união — fratura cujo reparo foi interrompido, necessitando de intervenção cirúrgica para criar um ambiente que conduza à consolidação óssea
Ostectomia — remoção de um segmento ósseo
Osteomielite — condição inflamatória do osso e canal medular
Osteotomia — procedimento no qual o osso é seccionado em dois segmentos
Osteotomias apofisárias — procedimentos realizados para melhorar a exposição cirúrgica de uma articulação
Osteotomias corretivas — procedimentos eletivos nos quais a diáfise ou metáfise do osso é seccionada, realinhada e estabilizada até que ocorra a união
Pinos intramedulares — implantes que são posicionados no canal medular de ossos longos
Placa em ponte — estende uma fratura cominutiva
Placas de compressão — placas que atuam comprimindo a fratura
Placas de neutralização — suportam uma fratura reconstruída
Procurvatum — dobramento cranial de um osso
Recurvatum — dobramento caudal de um osso
Redução — processo de reconstrução ou realinhamento de um osso fraturado
Redução aberta — reparo de fratura realizado após abordagem cirúrgica do osso
Redução fechada — alinhamento do osso fraturado realizado sem exposição cirúrgica
Redução indireta — processo de restauração de fragmento e alinhamento do membro por meio do afastamento dos segmentos ósseos maiores
Subluxação — deslocamento parcial de uma articulação
União óssea direta — osso formado sem evidência de calo ósseo
Uniões retardadas — fraturas que cicatrizam mais lentamente do que o previsto

Exame Ortopédico

Um exame ortopédico começa pela observação do animal em estação, sentado e em movimento, quando possível. Em seguida, o paciente é examinado por meio de palpação, tanto em estação quanto em decúbito, quando possível.

Exame Visual em Estação e Sentado

A conformação do paciente (qualidade muscular, peso corpóreo, estrutura dos membros e articulações) é geralmente avaliada com o paciente em estação. Outros achados, como redução da carga de peso, edema articular, atrofia muscular focal, deslocamento de membro ou articulação (rotação interna ou externa, hiperextensão ou hiperflexão) e efeitos massivos, podem também ser observados com o paciente em estação. Anormalidades conformacionais observadas em cães jovens incluem hiperextensão dos joelhos e das articulações tibiotársicas. Essas anormalidades podem ser associadas à displasia do joelho e à osteocondrite dissecante (OCD) do jarrete (Capítulo 34).

Observe o posicionamento dos membros pélvicos do cão em posição sentada. A posição sentada com uma perna flexionada sob o corpo e outra abduzida é frequentemente indicativa de dor e afecção do joelho.

Análise da Deambulação

Anormalidades da deambulação podem estar associadas a defeitos mecânicos, ser resultantes de dor causadora de claudicação, possuir origem neurológica ou, ainda, a anormalidade pode ser resultado de uma combinação dos três. Com experiência, a observação de um paciente em movimento auxilia significativamente na diferenciação da categoria de anormalidade da deambulação. Estimule os gatos a andar pela sala de exame para observar claudicação ou outras anormalidades de deambulação. Conduza cães com uma guia em velocidades variadas (caminhada, trote) para avaliar anormalidades da deambulação que possam ser atribuídas a doenças ortopédicas ou neurológicas.

Membro Torácico

Anormalidades da deambulação que podem ser observadas nos membros torácicos incluem o balanço da cabeça, circundução, rotação interna ou externa, colapso articular, hiperflexão ou hiperextensão articular, deformidade tipo valgo ou varo (Quadro 31.1), *deficit* proprioceptivos e hipermetria. Animais com claudicação de membros torácicos (dolorosa) levantarão suas cabeças conforme o membro doloroso atinge o solo, em uma tentativa de remover o peso do membro afetado (balanço da cabeça), dando-lhes o aspecto de jogar seu peso sobre o membro oposto, ou "bom" (sobre o membro sadio). Animais com claudicação bilateral podem não claudicar, mas geralmente demonstrarão sinais mais sutis, como o desvio do peso de um membro a outro quando em estação, encurtamento do passo, tremor e atrofia muscular bilateral. O passo curto ocorre quando o animal apresenta amplitude de movimento reduzido em uma articulação devido à dor ou restrição mecânica. A circundução do(s) membro(s) afetado(s) ocorre quando o animal tenta avançar um membro que não pode ser adequadamente flexionado. Isso é comumente observado em cães com doença articular degenerativa grave dos cotovelos. A rotação interna e externa do membro pode representar uma tentativa do paciente de alterar a carga de peso do membro, a

CAPÍTULO 31 Princípios de Cirurgia Ortopédica e Medicina Regenerativa

TABELA 31.1 Diagnóstico Diferencial da Claudicação

Identificação	História	Diagnóstico Diferencial	Identificação	História	Diagnóstico Diferencial
Imaturo, porte grande; membro torácico	Aguda Crônica	Fratura fisária[a] Fratura óssea[a] OCD do ombro OCD do cotovelo NUPA do cotovelo FPC do cotovelo Fechamento fisário prematuro Incongruência do cotovelo Retenção de centros cartilaginosos Pan-osteíte Osteodistrofia hipertrófica	Adulto, porte grande; membro pélvico	Aguda Crônica	Fratura óssea[a] Luxação de quadril[a] Luxação de joelho[a] Síndrome do cruzado ou menisco[a] Ruptura do tendão calcâneo[a] Luxação do tarso[a] Doença articular degenerativa causada por ruptura do cruzado[a] Pan-osteíte Luxação de patela[a] Síndrome do cruzado ou menisco[a] Neoplasia óssea e/ou de tecidos moles[a] Síndrome lombossacral Doença de disco toracolombar Doença articular inflamatória[a]
Imaturo, porte grande; membro pélvico	Aguda Crônica	Fratura fisária[a] Fratura óssea[a] Displasia do quadril OCD do joelho Luxação de patela Avulsão do tendão do extensor digital longo OCD do jarrete Pan-osteíte Osteodistrofia hipertrófica	Adulto, porte pequeno; membro torácico	Aguda Crônica	Fratura óssea Luxação do ombro Luxação do cotovelo Doença articular degenerativa[a] Luxação do ombro Neoplasia óssea e/ou de tecidos moles Doença articular inflamatória Radius curvus e/ou incongruência do cotovelo Doença de disco cervical
Imaturo, porte pequeno; membro torácico	Aguda Crônica	Fratura fisária Fratura óssea Luxação congênita, ombro Luxação congênita, cotovelo	Adulto, porte pequeno; membro pélvico	Aguda Crônica	Fratura óssea Luxação de quadril Luxação de joelho Síndrome do cruzado e/ou menisco Luxação do tarso Doença articular degenerativa[a] Luxação de patela Síndrome do cruzado e/ou menisco Neoplasia óssea e/ou de tecidos moles Síndrome lombossacral Doença de disco toracolombar Doença articular inflamatória
Imaturo, porte pequeno; membro pélvico	Aguda Crônica	Fechamento fisário prematuro Fratura fisária Fratura óssea Necrose avascular da cabeça do fêmur Luxação de patela[a]	Adulto, porte grande; membro torácico	Aguda Crônica	Fratura óssea[a] Luxação do ombro[a] Luxação do cotovelo[a] Doença articular degenerativa causada por displasia do cotovelo Pan-osteíte Tendinopatia bicipital Contratura do tendão do infraespinhoso Radius curvus e/ou incongruência do cotovelo Hiperextensão do carpo Neoplasia óssea e/ou de tecidos moles[a] Lesão de plexo braquial[a] Doença de disco cervical Doença articular inflamatória[a]

FPC, Fragmentação de processo coronoide; *NUPA*, não união de processo ancôneo; *OCD*, osteocondrite dissecante.
[a]Denota potencial diagnóstico diferencial em felinos.

fim de diminuir a dor, ou ser secundária a anormalidades mecânicas (p. ex., deformidade angular). O colapso articular no membro torácico é mais comumente observado na articulação do carpo e é secundário à hiperextensão traumática ou colapso degenerativo. As deformidades em valgo ou varo do membro torácico podem ocorrer devido a lesões dos ligamentos colaterais ou deformidades angulares. *Deficit* proprioceptivos e hipermetria são normalmente indicadores de doença neurológica.

Membro Pélvico

Anormalidades que podem ser avaliadas nos membros pélvicos incluem jogo de quadril, bamboleio do quadril, emprego simultâneo e simétrico dos membros (salto de coelho), circundução, rotação interna ou externa, colapso articular, hiperflexão ou hiperextensão articular, deformidade em varo ou valgo, *deficit* proprioceptivos e hipermetria.

O jogo do quadril se assemelha ao balanço da cabeça no membro torácico e é uma tentativa do paciente de reduzir a carga de peso e, portanto, a dor do membro afetado. A hemipelve se eleva do lado afetado quando o membro atinge o solo. O bamboleio do quadril é uma tentativa do paciente de avançar o membro com menor mobilidade da articulação do membro afetado. Isso pode ser causado por dor articular ou perda da amplitude de movimento. O salto de coelho é o emprego simultâneo e simétrico dos membros pélvicos e é manobra compensatória que limita a dor quando ambas as articulações são afetadas. Esse sinal é mais comumente observado com a artrose do quadril secundária à displasia coxofemoral, mas também pode ser notada com doença bilateral do joelho ou jarrete. A circundução do(s) membro(s) afetado(s) ocorre quando o animal tenta avançar o membro que não pode ser adequadamente flexionado. A rotação interna e externa do membro pode representar uma tentativa do paciente de alterar a carga de peso do membro e diminuir a dor (OCD de joelho) ou ser secundária a anormalidades mecânicas (luxação de patela). O colapso articular do membro pélvico é mais comumente observado na articulação tibiotársica, secundário a lesões ou degeneração do tendão calcâneo (p. 1284) ou lesão da articulação do tarso. As deformidades tipo varo ou valgo do membro pélvico podem ocorrer devido a lesões do ligamento colateral ou deformidades angulares. *Deficit* proprioceptivos e hipermetria são normalmente indicativos de doença neurológica.

Avaliação Neurológica
A avaliação neurológica está descrita no Capítulo 38.

Palpação Ortopédica
Idealmente, palpe os pacientes ortopédicos tanto em estação quanto em decúbito (particularmente se você tiver pouca experiência); contudo, cirurgiões experientes podem conseguir realizar um exame ortopédico minucioso com o paciente em estação. O exame em estação é crítico para a palpação de edemas, massas, atrofia e outras anormalidades, particularmente quando essas alterações são assimétricas (p. ex., atrofia muscular, efusão na articulação do cotovelo, efusão no carpo, espessamento da articulação do jarrete, massas musculoesqueléticas, anormalidades do tendão calcâneo). Palpe profundamente para verificar dor nos músculos e ossos e compare um lado com o outro enquanto o paciente está em estação. A lista de estruturas palpadas a seguir é longa, porém o exame minucioso em estação pode ser rapidamente realizado com a experiência, em razão da vantagem da palpação simétrica.

O exame em decúbito pode permitir a palpação mais detalhada e fácil da amplitude de movimento da articulação, crepitações e instabilidade. Quando o paciente está em decúbito lateral, a manipulação de um membro não requer que esteja equilibrado com o membro contralateral, o que poderia aumentar a carga sobre um membro afetado, resultando em maior dor, como ocorre no exame em estação durante a avaliação de membros sadios. Todavia, em alguns casos nos quais somente o exame em estação pode ser realizado, muitos pacientes não irão tolerar o exame em decúbito devido ao estresse, agressividade ou, mais comumente, hiperatividade em filhotes. Se o paciente necessitar de contenção excessiva, realize todo o exame em estação.

Avalie o temperamento do paciente, já que ele pode determinar mudança do tipo de exame. É importante que o paciente esteja o mais relaxado possível quando se realiza um exame ortopédico, de forma que o examinador possa realizar uma avaliação precisa da amplitude de movimento, estabilidade da articulação e da dor. O estresse ou a tensão do paciente podem resultar em alterações não patológicas da amplitude de movimento, insucesso na identificação da perda de estabilidade articular e falsa interpretação da ansiedade como dor. Na maioria das situações, é melhor examinar o(s) membro(s) afetado(s) por último, mas em alguns casos (particularmente em filhotes ativos), pode haver oportunidade para a palpação de apenas esse(s) membro(s).

Palpação em Estação (Técnica Sugerida)
Cabeça e membro torácico. Começando na frente da cabeça do cão ou gato, palpe o crânio para verificar a simetria rostral a caudal, incluindo a maxila, os arcos zigomáticos, a caixa craniana, os músculos masseteres e a mandíbula. Palpe profundamente sobre o crânio para avaliar possível dor muscular. Achados anormais podem incluir atrofia muscular, massas, resposta à dor ou crepitação devido a fraturas. Abra e feche a mandíbula para avaliar a amplitude do movimento e a dor. Em casos de possível trauma, manipule as hemimandíbulas independentemente em direções opostas para checar separação da sínfise. Em seguida, posicione-se diretamente atrás do paciente e palpe o pescoço profundamente para verificar dor. Na ausência de dor, avalie a amplitude do movimento cervical e a dor em flexão, extensão e lateralmente. Não manipule o pescoço se a dor estiver presente na palpação profunda.

Inicie a palpação dos membros torácicos proximalmente. Certifique-se de que o paciente esteja posicionado da forma mais simétrica possível. O apoio assimétrico das patas sobre o solo altera a simetria dos membros e pode modificar ou confundir os resultados do exame. Palpe sobre a escápula utilizando sua espinha como referência. Compare a massa muscular dos dois lados. Os músculos infraespinhoso e supraespinhoso são os locais de mais fácil identificação de atrofia do membro torácico. A atrofia desses músculos pode ocorrer devido a qualquer causa e não é específica de doenças da escápula ou da articulação escapuloumeral. Palpe a articulação escapuloumeral utilizando o processo acromial e o tubérculo maior como referências anatômicas. O aumento do líquido sinovial da articulação do ombro é difícil de palpar devido à musculatura circunjacente; contudo, a articulação é contígua com a bolsa bicipital, e o aumento do líquido nesse local pode indicar doença do bíceps ou da articulação do ombro. *I*dentifique o tendão proximal do bíceps e a bolsa sinovial. Palpe profundamente o tendão, monitore a resposta de dor e verifique o aumento do líquido ou fibrose na região.

Palpe a diáfise umeral medial e lateralmente tendo em mente que o aumento da pressão sobre o plexo neurovascular no aspecto medial pode dar a falsa impressão de comprometimento do local. Palpe o bíceps e o tendão distal medialmente, monitorando a dor.

Identifique os epicôndilos medial e lateral da articulação do cotovelo. Deslize os dedos caudalmente, em busca de efusão, fibrose ou osteófitos na articulação. A efusão na articulação e seu espessamento são mais facilmente palpados na porção caudolateral, embora a maior parte das patologias da articulação ocorra em seu compartimento medial.

Palpe a diáfise do rádio no sentido proximolateral a craniodistal, com especial atenção ao rádio distal. Palpe profundamente para verificar dor e compare a simetria em busca de potenciais efeitos massivos secundários a um osteossarcoma. Palpe a ulna de proximomedial a distolateral. Palpe cuidadosamente as articulações dos carpos para verificar efusões. A efusão da articulação do carpo é mais facilmente percebida na superfície craniodorsal. Palpe sobre as regiões do metacarpo e dorsalmente sobre os dígitos.

Coluna toracolombar e membros pélvicos. Identifique os processos espinhosos dorsais (isso pode ser difícil em cães obesos) sustentando o animal com sua mão oposta sob o tórax e abdome, e aplique pressão suave sobre a coluna. Aumente progressivamente a pressão para descartar dor espinal.

Posicione as patas do membro pélvico simetricamente. Identifique as asas do ílio, os trocanteres maiores e as tuberosidades isquiáticas. Compare as relações espaciais dessas três estruturas. Essas estruturas devem formar um triângulo. Se formarem uma linha, deve-se suspeitar de luxação craniodorsal da articulação coxofemoral. Palpe a massa muscular sobre o trocanter maior. O bíceps femoral é uma das localizações mais fáceis para se identificar atrofia muscular do membro pélvico. A atrofia desses músculos pode ocorrer devido a qualquer causa e não é específica de doenças da pelve ou da articulação coxofemoral. Palpe e compare a massa muscular do quadríceps e dos músculos caudais da coxa (semimembranoso, semitendinoso, bíceps femoral). Palpe a diáfise do fêmur medialmente, tendo em mente que o aumento da pressão do plexo neurovascular do aspecto medial pode dar a falsa impressão de comprometimento da região. Abrace os aspectos craniais dos joelhos com as mãos. Corra as pontas dos dedos sobre o aspecto medial da região, para sentir espessamentos mediais (proliferação fibrosa). Palpe as patelas, notando sua localização. Aplique pressão medial e lateral dos lados da patela, avaliando possíveis luxações ou subluxações. Alguns pacientes ficarão mais relaxados em estação e apresentarão menos tensão em seus quadríceps. Isso pode tornar mais fácil o diagnóstico de uma luxação de patela com o paciente em estação, comparada ao decúbito lateral. Palpe o tendão patelar desde o polo distal da patela até a crista da tíbia. O tendão patelar deve apresentar bordos medial e lateral definidos. A impossibilidade de palpar esses bordos pode indicar efusão da articulação do joelho. Palpe o músculo tibial cranial no aspecto lateral cranial da tíbia. Compare a simetria dos dois membros para verificar atrofia muscular. Palpe a diáfise da tíbia profundamente sobre o aspecto medial do membro. Palpe o tendão calcâneo comum (tendão de Aquiles) desde a junção musculotendínea proximal até sua inserção no calcâneo. Palpe o tendão do músculo flexor digital superficial conforme o seu trajeto sobre o tubérculo calcâneo. Verifique efusões ou fibroses. Aplique pressão medial e lateral sobre os lados do tendão, avaliando possível deslocamento. Identifique os maléolos medial e lateral e o tubérculo calcâneo. Palpe entre essas estruturas medial e lateralmente para verificar efusões na articulação. Palpe a superfície craniodorsal da articulação tibiotársica em busca de efusões. Palpe sobre as regiões do metatarso e sobre os dígitos.

Palpação em Decúbito (Técnica Sugerida)

O exame em decúbito pode ser realizado se o paciente ficar razoavelmente relaxado nessa posição. Como já denotado, é melhor examinar o membro afetado por último, quando possível, visto que a dor será evidenciada, estressando o paciente. Se o paciente não estiver particularmente relaxado, pode ser melhor iniciar com o membro afetado. Se o paciente não se relaxar o suficiente para permitir um exame adequado, é melhor não utilizar contenção excessiva. Caso necessário, o animal pode ser sedado; contudo, isso raramente é necessário (Tabelas 31.2 e 31.3).

Membro torácico. Inicie o exame pelos dígitos. Avalie o desgaste das unhas, que indica o arrasto dos dígitos. Avalie também lesões nas unhas, que podem causar dor e claudicação. Observe a base das unhas para verificar tumores, infecções ou corpos estranhos. Palpe profundamente os ossos das falanges e as articulações de

TABELA 31.2 Sedação para Palpação e Radiografias de Cães[a]

Fármaco/Combinação	Dose	Via	Comentários
Protocolo 1			Os fármacos podem ser combinados em uma mesma seringa e administrados IM.
Acepromazina[b], *mais*	0,05 mg/kg, máximo de 2 mg em cães grandes	IV, SC, IM	• Não reversível. • Os animais podem necessitar de contenção se utilizada isoladamente. • Contraindicada em pacientes com hipotensão recente; perda sanguínea; ou doença hepática, cardiovascular ou renal. • Uma reação idiossincrática rara de agressão profunda foi relatada em cães que receberam acepromazina oral ou parenteral (p. 126) • Usar com cautela ou não utilizar em Boxers, devido à possibilidade de colapso cardiovascular.
Hidromorfona, *ou*	0,05-0,2 mg/kg	IV, SC, IM	• Podem ser revertidos com naloxona (0,01-0,02 mg/kg IV, IM) (Tabela 13.2).
Oximorfona, *ou*	0,1-0,2 mg/kg	IV, SC, IM	• O butorfanol pode causar hipersensibilidade auditiva ou respiração ofegante.
Butorfanol, *mais* PRN	0,2-0,4 mg/kg	IV, SC, IM	
Atropina, *ou*	0,02 mg/kg	IV	Utilizar em caso de bradicardia, especialmente se a frequência cardíaca baixa causar hipotensão subsequente.
	0,04 mg/kg	SC, IM	
Glicopirrolato	0,005-0,011 mg/kg	IV, SC, IM	
Protocolo 2			Os fármacos podem ser combinados em uma mesma seringa e administrados IM.
Dexmedetomidina, *mais*	2,5-10 µg/kg	IM	• Pode ser revertida com atipamezol (0,2 mg/kg somente IM). • Utilizar somente em pacientes jovens até meia-idade sem doença sistêmica significativa.
Hidromorfona, *ou*	0,05-0,2 mg/kg	IV, SC, IM	• Podem ser revertidos com naloxona (0,01-0,02 mg/kg IV, IM) (Tabela 13.2).
Oximorfona, *ou*	0,1-0,2 mg/kg	IV, SC, IM	• O butorfanol pode causar hipersensibilidade auditiva ou respiração ofegante.
Butorfanol, *mais* PRN	0,2-0,4 mg/kg	IV, SC, IM	
Atropina, *ou*	0,02 mg/kg	IV	A dexmedetomidina não deve ser empregada em cães com frequência cardíaca <80 batimentos/min em repouso; um anticolinérgico deve ser administrado IM 20 minutos antes da dexmedetomidina para aumentar a frequência até >80 batimentos/min
	0,04 mg/kg	SC, IM	
Glicopirrolato	0,005-0,011 mg/kg	IV, SC, IM	
Protocolo 3			Os fármacos podem ser combinados em uma mesma seringa e administrados IM (este protocolo é preferível para pacientes com comprometimento cardiovascular ou doença sistêmica).
Midazolam, *ou*	0,2-0,4 mg/kg	IV, SC, IM	• Podem ser revertidos com flumazenil (0,01-0,025 mg/kg IV, IM).
Diazepam, *mais*	0,2-0,4 mg/kg	Somente IV	• O diazepam deve ser administrado somente IV.
Hidromorfona, *ou*	0,05-0,2 mg/kg	IV, SC, IM	• Podem ser revertidos com naloxona (0,01-0,02 mg/kg IV, IM) (Tabela 13.2).
Oximorfona, *ou*	0,1-0,2 mg/kg	IV, SC, IM	• O butorfanol pode causar hipersensibilidade auditiva ou respiração ofegante.
Butorfanol, *mais* PRN	0,2-0,4 mg/kg	IV, SC, IM	
Atropina, *ou*	0,02 mg/kg	IV	Utilizar em caso de bradicardia, especialmente se a frequência cardíaca baixa causar hipotensão subsequente.
	0,04 mg/kg	SC, IM	
Glicopirrolato	0,005-0,011 mg/kg	IV, SC, IM	Não recomendado em pacientes com doença cardiovascular e taquicardia, exceto quando o paciente se torna bradicárdico e hipotenso.

IM, intramuscular; *IV*, intravenoso; *PRN*, conforme necessário; *SC*, subcutâneo.
[a]Animais recebendo sedativos devem ser cuidadosamente monitorados. Os parâmetros incluem (mas não se limitam a) frequência respiratória, frequência cardíaca e oximetria de pulso, as quais devem ser monitoradas regularmente. A pressão arterial deve ser verificada quando alterações forem antecipadas. A temperatura deve ser monitorada se o animal permanecer sedado por mais do que 30 minutos.
[b]A acepromazina (0,05 mg/kg IM ou SC; máximo de 2 mg) deve ser utilizada isoladamente para radiografias e palpação; contudo, promove contenção mínima.

TABELA 31.3 Sedação para Palpação e Radiografias de Felinos[a]

Fármaco/Combinação	Dose	Via	Comentários
Protocolo 1			Os fármacos podem ser combinados em uma mesma seringa e administrados IM.
Acepromazina[b], *mais*	0,05 mg/kg, máximo de 1 mg	IV, SC, IM	• Não reversível. • Os animais podem necessitar de contenção se utilizada isoladamente. • Contraindicada em pacientes com hipotensão recente; perda sanguínea; ou doença hepática, cardiovascular ou renal.
Hidromorfona, *ou*	0,05-0,1 mg/kg	IV, SC, IM	• A hidromorfona pode causar aumento de temperatura em felinos.
Oximorfona, *ou*	0,05-0,1 mg/kg	IV, SC, IM	• Podem ser revertidos com naloxona (0,01-0,02 mg/kg IV, IM) (Tabela 13.2).
Butorfanol, *mais* PRN	0,2-0,4 mg/kg	IV, SC, IM	
Atropina, *ou*	0,02 mg/kg	IV	Utilizar em caso de bradicardia, especialmente se a frequência cardíaca baixa causar hipotensão subsequente.
	0,04 mg/kg	SC, IM	
Glicopirrolato	0,005-0,011 mg/kg	IV, SC, IM	
Protocolo 2			Os fármacos podem ser combinados em uma mesma seringa e administrados IM.
Dexmedetomidina, *mais*	5-20 μg/kg	IM	• Pode ser revertida com atipamezol (0,2 mg/kg somente IM). • Utilizar somente em pacientes jovens até meia-idade sem doença sistêmica significativa.
Hidromorfona, *ou*	0,05-0,1 mg/kg	IV, SC, IM	• A hidromorfona pode causar aumento de temperatura em felinos.
Oximorfona, *ou*	0,05-0,1 mg/kg	IV, SC, IM	• Podem ser revertidos com naloxona (0,01-0,02 mg/kg IV, IM) (Tabela 13.2).
Butorfanol, *mais* PRN	0,2-0,4 mg/kg	IV, SC, IM	
Atropina, *ou*	0,02 mg/kg	IV	Utilizar em caso de bradicardia, especialmente se a frequência cardíaca baixa causar hipotensão subsequente.
	0,04 mg/kg	SC, IM	
Glicopirrolato	0,005-0,011 mg/kg	IV, SC, IM	
Protocolo 3			Os fármacos podem ser combinados em uma mesma seringa e administrados IM (este protocolo é preferível para pacientes com comprometimento cardiovascular ou doença sistêmica).
Midazolam, *ou*	0,2-0,4 mg/kg	IV, SC, IM	• Pode causar agressão paradoxal em felinos saudáveis quando utilizado isoladamente.
Diazepam, *mais*	0,2-0,4 mg/kg	Somente IV	• Pode ser revertido com flumazenil (0,01-0,025 mg/kg IV, IM). • O diazepam deve ser administrado somente IV.
Hidromorfona, *ou*	0,1-0,2 mg/kg	IV, SC, IM	• A hidromorfona pode causar aumento de temperatura em felinos.
Oximorfona, *ou*	0,1-0,2 mg/kg	IV, SC, IM	• Podem ser revertidos com naloxona (0,01-0,02 mg/kg IV, IM) (Tabela 13.2).
Butorfanol, *ou*	0,2-0,4 mg/kg	IV, SC, IM	
Alfaxalona, *mais* PRN	2-5 mg/kg	IM, IV	• A adição da alfaxalona funciona bem em felinos comprometidos que são agitados e nos quais a cetamina ou o alfa-2-agonista não são recomendados. • Pode ser misturada na mesma seringa com o opioide ou benzodiazepínico.
Atropina, *ou*	0,02 mg/kg	IV	Utilizar em caso de bradicardia, especialmente se a frequência cardíaca baixa causar hipotensão subsequente.
	0,04 mg/kg	SC, IM	
Glicopirrolato	0,005-0,011 mg/kg	IV, SC, IM	Não recomendado em pacientes com doença cardiovascular e taquicardia, exceto quando o paciente se torna bradicárdico e hipotenso.
Protocolo 4			Os fármacos podem ser combinados em uma mesma seringa e administrados IM (este protocolo é preferível em, mas não limitado a, felinos agitados).
Cetamina, *mais*	5 mg/kg	IM	• Não proporciona relaxamento muscular se utilizada isoladamente. • Contraindicada em felinos com convulsões.
Midazolam, *ou*	0,2-0,4 mg/kg	IM	
Dexmedetomidina	5-20 μg/kg	IM	• Pode ser revertida com atipamezol (0,2 mg/kg somente IM). • Utilizar somente em pacientes jovens até meia-idade sem doença sistêmica significativa.

IM, intramuscular; *IV*, intravenoso; *PRN*, conforme necessário; *SC*, subcutâneo.
[a]Animais recebendo sedativos devem ser cuidadosamente monitorados. Os parâmetros incluem (mas não se limitam a) frequência respiratória, frequência cardíaca e oximetria de pulso, as quais devem ser monitoradas regularmente. A pressão arterial deve ser verificada quando alterações forem antecipadas. A temperatura deve ser monitorada se o animal permanecer sedado por mais do que 30 minutos.
[b]A acepromazina (0,05 mg/kg IM ou SC; máximo de 1 mg) deve ser utilizada isoladamente para radiografias e palpação; contudo, promove contenção mínima.

---

cada dígito. O espessamento das falanges pode indicar trauma, neoplasia, infecção ou corpos estranhos. O espessamento das articulações interfalangianas pode indicar infecção, doença articular imunomediada ou trauma. Manipule as articulações interfalangianas e metacarpofalangianas em flexão, extensão e lateralmente, verificando crepitação ou instabilidade devido a lesões dos ligamentos colaterais. Palpe profundamente os metacarpos para verificar dor, edema ou efeitos de massas.

Palpe a articulação do carpo em flexão-extensão e medial-lateral. O carpo pode flexionar normalmente de forma que os dígitos toquem o antebraço distal. A redução da amplitude de movimento é comum em cães ativos e não necessariamente indica patologia. Compare a amplitude do movimento do carpo em extensão com o membro contralateral. O aumento da amplitude de movimento em extensão pode indicar trauma da fibrocartilagem do carpo. Nas lesões por saltos e quedas, a hiperextensão pode ser verificada em ambos os carpos. O aumento do movimento mediolateral do carpo pode indicar lesão do ligamento colateral. O carpo também é um local comum para identificar doença articular imunomediada.

Palpe o rádio e a ulna profundamente de distal a proximal para verificar dor e edema. Em pacientes jovens, a dor pode ser sinal de osteodistrofia hipertrófica ou pan-osteíte. Em animais mais velhos, dor e edema firme podem indicar osteossarcoma.

Flexione e estenda o cotovelo observando a amplitude de movimento, crepitações e dor. A articulação umerorradioulnar deve se estender normalmente de forma que o ângulo umerorradial se aproxime de 180 graus. A articulação deve se flexionar normalmente em um ângulo bastante agudo (Figura 31.1). Cães

CAPÍTULO 31 Princípios de Cirurgia Ortopédica e Medicina Regenerativa

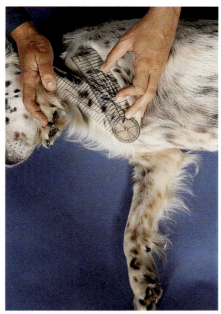

Figura 31.1 Flexione e estenda o cotovelo. Note o ângulo de maior flexão do cotovelo normal, mensurado com um goniômetro. O carpo deve quase tocar o ombro. Compare-o com o ângulo de flexão de um cotovelo com doença articular degenerativa (Figura 31.2).

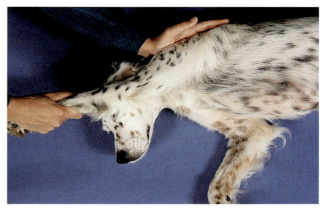

Figura 31.3 Hiperestenda o ombro ao mesmo tempo que estabiliza a escápula. A dor durante a hiperextensão ou hiperflexão pode indicar osteocondrite dissecante da cabeça do úmero.

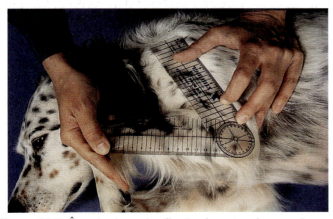

Figura 31.2 Ângulo de maior flexão do cotovelo em cão com doença articular degenerativa. Compare este ângulo com o ângulo de flexão de um cotovelo normal (Figura 31.1).

com artrose moderada a avançada do cotovelo devido à displasia normalmente apresentam amplitude de movimento de somente 90 graus (Figura 31.2). Manipule a articulação mediolateralmente para avaliar a integridade dos ligamentos colaterais. A lesão do ligamento colateral da articulação umerorradioulnar não é comum, exceto em casos de luxação. Identifique os epicôndilos medial e lateral e o olécrano, e verifique efusões, fibroses e osteófitos na articulação, particularmente em seu aspecto lateral, como no exame em estação.

Palpe o úmero medial e lateralmente, tomando o cuidado de minimizar a pressão sobre as estruturas neurovasculares do aspecto medial do membro. Palpe a região proximal do aspecto lateral do úmero, com atenção especial a cães idosos, nos quais a neoplasia é um diferencial.

Flexione e estenda a articulação escapuloumeral segurando o rádio/ulna com uma das mãos e estabilizando a escápula ou o tórax com a mão oposta. Ao flexionar o ombro, mantenha o cotovelo em flexão moderada para permitir a diferenciação entre dor no ombro ou no cotovelo. Quando o ombro se encontra flexionado, o úmero deve estar paralelo à coluna no cão normal. Quando o ombro se encontra estendido, o úmero deve se aproximar da posição paralela à coluna, não totalmente (Figura 31.3). Em cães jovens, observe a dor durante a flexão e a extensão, a qual pode indicar osteocondrose. Flexione a articulação do ombro e estenda o cotovelo. Em seguida, aplique pressão digital nos aspectos proximal ou distal do tendão do bíceps para avaliar doença bicipital. Abduza o úmero enquanto estabiliza a escápula para testar a integridade dos ligamentos glenoumerais mediais. Palpe a escápula de distal a proximal, iniciando no processo acromial, para avaliar massas e crepitação.

Membro pélvico. Com o paciente em decúbito lateral, posicione-se atrás do membro pélvico em vez de próximo aos dígitos, a fim de palpar corretamente o membro.

Palpe os dígitos e a região do metatarso, como descrito anteriormente para o membro torácico.

Flexione e estenda a articulação tibiotársica com o joelho em flexão moderada. Se o joelho for mantido em extensão, o tarso não poderá ser completamente flexionado. Note qualquer crepitação ou dor. Com o joelho e jarrete estendidos, abduza e aduza a articulação tibiotársica para avaliar os ramos longos dos ligamentos colaterais medial e lateral. Flexione o joelho e o jarrete e abduza e aduza a articulação tibiotársica em movimento de rolamento, a fim de testar os ramos curtos dos mesmos ligamentos. Identifique a região do tendão flexor digital superficial. Palpe-a em busca de edema e pressione medial e lateralmente o tendão, avaliando instabilidade. Palpe a inserção do tendão calcâneo para edema e dor. Com o joelho em extensão, flexione o jarrete, avaliando hiperextensão associada a lesão do tendão calcâneo (Figura 31.4).

Palpe a articulação tibiotársica caudalmente em busca de efusão.

Palpe a tíbia profundamente sobre o aspecto medial do membro, em sentido distal a proximal, para verificar massas ou dor.

Identifique as seguintes demarcações na articulação do joelho: crista da tíbia, cabeça da fíbula, fabela lateral, patela, tendão patelar. Com o joelho em flexão leve, aplique pressão à patela em direção medial e lateral, avaliando luxação ou subluxação.

A rotação interna e externa da tíbia pode auxiliar na detecção da luxação de patela (Figura 31.5). Com o joelho em extensão máxima, abduza e aduza a tíbia para avaliar os colaterais medial e lateral (Figura 31.6).

Flexione o joelho. O jarrete deve conseguir tocar a tuberosidade isquiática com a amplitude normal de movimento. Estenda o joelho. O membro deve apresentar aspecto de 180 graus com o joelho em extensão.

Palpação para Lesão do Cruzado

A avaliação para verificar lesão do ligamento cruzado é realizada por meio do teste de gaveta ou o teste de compressão tibial. O primeiro é um teste de movimento passivo, ao passo que o segundo estimula a sustentação de peso e movimento ativo. Durante o teste de gaveta, é importante que o membro seja segurado gentilmente. A apreensão firme do membro causará tensão no paciente e no examinador, podendo resultar em falso-negativo.

Teste de compressão tibial. Segure a articulação do joelho com a mão que se encontra mais próxima da coluna. Posicione o indicador com a base sobre a patela e a extremidade do dedo sobre a crista da tíbia. Posicione o polegar delicadamente sobre o aspecto lateral do joelho e seus dedos restantes sobre o aspecto medial do membro. Essa mão mantém o joelho aproximadamente em extensão máxima e avalia deslocamento durante a manobra. Segure a pata na mão inferior com o joelho em extensão moderada e flexione a articulação tibiotársica, palpando ao mesmo tempo a crista da tíbia para verificar deslocamento cranial (Figura 31.7). Normalmente, a crista da tíbia avançará somente alguns milímetros com essa manobra. Quando ocorre ruptura

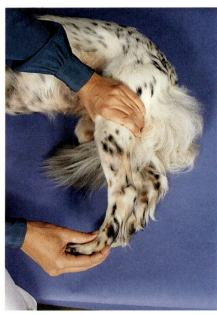

Figura 31.4 Para testar a integridade do complexo do tendão calcâneo, tente flexionar o jarrete com o joelho em extensão.

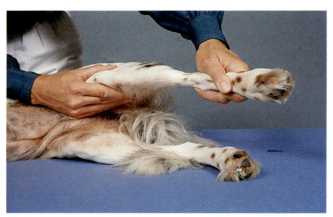

Figura 31.6 Para verificar lesão de ligamento colateral, estenda completamente o joelho, estabilize o fêmur distal com uma das mãos e aplique pressão medial e lateral na tíbia com a outra mão.

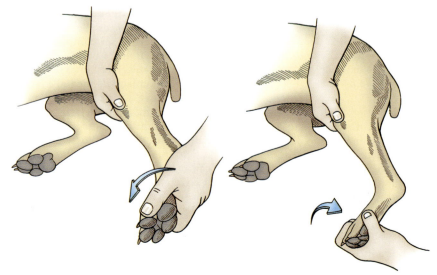

Figura 31.5 Para examinar o joelho em busca de luxação medial de patela, estenda o joelho, rotacione a pata internamente e aplique pressão medial à patela com o polegar. Para luxação lateral de patela, flexione ligeiramente o joelho, rotacione o pé e aplique pressão lateral à patela com os dedos.

CAPÍTULO 31 Princípios de Cirurgia Ortopédica e Medicina Regenerativa

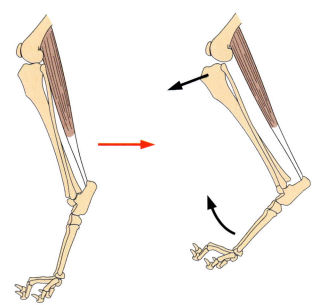

Figura 31.7 A flexão do jarrete com o membro em posição de estação irá tensionar o músculo gastrocnêmio e forçar a tíbia proximal para a frente quando houver ruptura do ligamento cruzado cranial.

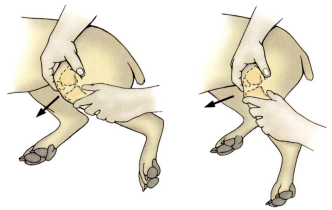

Figura 31.8 Para examinar ruptura de ligamento cruzado, posicione o polegar de uma das mãos sobre a fabela lateral e o indicador sobre a patela. Estabilize o fêmur com essa mão. Posicione o polegar da mão oposta caudal à cabeça da fíbula com o indicador sobre a tuberosidade da tíbia. Inicialmente com o joelho estendido e em seguida com o joelho flexionado, tente mover a tíbia cranial e distalmente em relação ao fêmur.

total do ligamento cruzado, a crista da tíbia pode se deslocar cranialmente 1 cm ou mais.

Teste de gaveta. Com a mão inferior, segure delicadamente a tíbia proximal, posicionando o polegar atrás da cabeça da fíbula e o indicador sobre a crista da tíbia (Figura 31.8). Segurar essa área com muita força pode causar dor oriunda do nervo fibular, que corre caudal à cabeça da fíbula. Posicione a mão superior no fêmur distal com o polegar atrás da fabela e o indicador sobre a patela. Em muitos cães, somente o polegar e o indicador de cada mão são necessários para segurar a articulação. A apreensão suave aumenta o relaxamento do examinador e do paciente, elevando a chance de um teste mais preciso. Mantenha o joelho do paciente em flexão leve e use a mão distal para empurrar a tíbia em sentido cranial e ligeiramente distal. A articulação saudável deve apresentar pouco a nenhum movimento de gaveta. Quando ocorre ruptura total do ligamento cruzado, pode haver deslocamento de 1 cm ou mais. Rupturas parciais podem ou não resultar em aumento do movimento de gaveta, mas não é possível descartar a doença do ligamento cruzado com base em um teste de gaveta normal.

Palpe o fêmur profundamente no aspecto medial, tomando cuidado para não aplicar pressão excessiva sobre as estruturas neurovasculares. Identifique as demarcações do fêmur proximal e da pelve, como: trocanter maior, asa do ílio e aspectos medial e lateral do ísquio. As linhas entre o trocanter maior, o aspecto dorsal da asa do ílio e o túber isquiático devem formar um triângulo agudo. Se essas estruturas não estiverem em linha reta, pode ser um sinal de luxação craniodorsal da articulação coxofemoral (Figura 31.9). Posicione o polegar e o indicador da mão superior suavemente sobre o trocanter maior. Segure a articulação do joelho flexionada e estenda o quadril. Quando o quadril é flexionado e estendido, o fêmur deve estar quase paralelo ao eixo longo da coluna. Abduza e aduza o fêmur, palpando crepitações ou subluxações com a mão superior. Rotacione o fêmur interna e externamente. O fêmur deve ser capaz de rotacionar em graus iguais nos sentidos interno e externo.

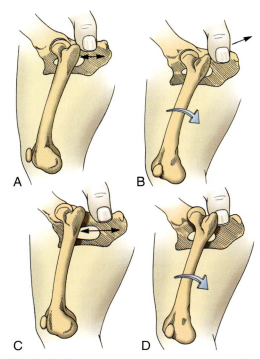

Figura 31.9 (A-B) Para examinar luxações do quadril, posicione o polegar sobre o espaço caudal ao trocanter maior e rotacione o fêmur externamente. Se a articulação coxofemoral estiver intacta, o trocanter maior irá deslocar o polegar do examinador. (C-D) Se a articulação estiver luxada, o trocanter maior irá revolver sobre o polegar do examinador.

Palpação para Displasia Coxofemoral Juvenil

Os testes de Barden e Ortolani são as manobras de palpação primárias para displasia coxofemoral e subluxação coxofemoral.

Teste de Barden. Com o paciente em decúbito lateral, posicione o polegar e o indicador da mão superior sobre o trocanter

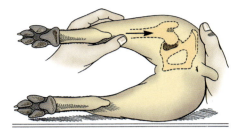

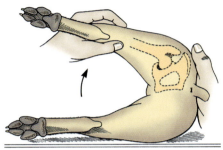

Figura 31.10 Para examinar frouxidão do quadril com o animal em decúbito lateral, posicione uma das mãos sobre o dorso do paciente e segure o joelho com a mão oposta. Mantenha o fêmur paralelo à mesa ou em adução e subluxe a cabeça femoral por meio da tração do joelho em direção à pelve. Mantenha essa pressão enquanto abduz o membro. Conforme a cabeça do fêmur retorna ao acetábulo, será possível sentir um estalo.

maior. Segure delicadamente com a mão inferior a articulação do joelho flexionada, mantendo o polegar no aspecto lateral e os demais dedos estendidos no aspecto distal do fêmur. Pressione lateralmente com os dedos da mão inferior para alavancar a cabeça do fêmur para fora do acetábulo. Alternativamente, pressione o trocanter maior para reduzir a cabeça do fêmur de volta para o acetábulo. A articulação normal deve ser capaz de pouca a nenhuma subluxação. A displasia coxofemoral juvenil pode resultar em subluxação de até 2 cm.

Manobra de Ortolani. Com o paciente em decúbito lateral, posicione a mão superior dorsal à região pélvica para estabilizar o paciente. Inicie com o procedimento de Barden e tente subluxar a cabeça do fêmur (Figura 31.10). Em seguida, aplique pressão sobre a articulação do joelho para forçar a cabeça subluxada do fêmur contra o bordo dorsal do acetábulo. Por fim, abduza o fêmur e sinta e observe a redução da cabeça do fêmur de volta para dentro do acetábulo.

O procedimento de Ortolani pode ser realizado também com o paciente em decúbito dorsal (Figura 31.11). Posicione o paciente em decúbito dorsal. Tracione os membros pélvicos de forma que os fêmures apontem diretamente na vertical. Flexione os joelhos em 90 graus e posicione uma das mãos sobre cada articulação do joelho. Aduza os joelhos para subluxar as cabeças dos fêmures e aplique pressão para baixo (dorsal) sobre os joelhos, travando as cabeças femorais contra os bordos acetabulares. Abduza uma perna por vez, sentindo possível subluxação.

Técnicas Diagnósticas Adicionais

Embora o diagnóstico diferencial seja normalmente realizado com base nos achados da história clínica, sinais e exame físico, diagnósticos definitivos podem necessitar de ferramentas adicionais, como

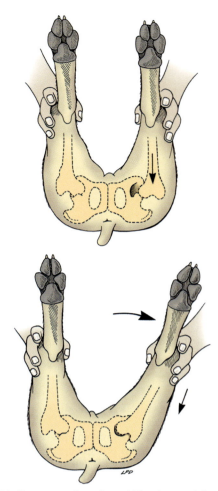

Figura 31.11 Para examinar frouxidão do quadril com o animal em decúbito dorsal, posicione as mãos sobre os joelhos. Segure os fêmures paralelos entre si e perpendiculares à mesa. Subluxe a cabeça do fêmur tracionando o joelho em direção à pelve. Mantenha essa pressão enquanto abduz o membro. Conforme a cabeça do fêmur retorna ao acetábulo, será possível sentir um estalo.

exames de imagem, hematologia, bioquímica sérica, citologia e/ou eletrodiagnóstico. A radiografia é frequentemente a primeira modalidade de imagem utilizada; todavia, a tomografia computadorizada, a ressonância magnética, a ultrassonografia ou a cintigrafia podem ser indicadas para o diagnóstico e/ou para melhor visualização de alguns problemas. A aspiração do líquido sinovial é útil para diferenciar a inflamação supurativa da mononuclear. Aspirações com agulha fina ou biópsias são essenciais para o diagnóstico de doença neoplásica.

MANEJO PEROPERATÓRIO

O manejo peroperatório de pacientes cirúrgicos é discutido no Capítulo 4. Pacientes ortopédicos podem ser admitidos para cirurgias eletivas (p. ex., lesão de ligamento cruzado cranial, displasia coxofemoral, osteocondrite dissecante) ou cirurgia não eletiva (p. ex., fraturas ósseas, luxações articulares). Quando o animal está sendo examinado para uma cirurgia eletiva, há tempo o suficiente para realizar uma avaliação diagnóstica pré-operatória adequada. Pacientes mais jovens (<5-7 anos) devem ser triados por meio de exames laboratoriais, incluindo volume globular e sólidos totais séricos. A necessidade de mais avaliações laboratoriais deve ser baseada nos sinais, exame físico, localização geográfica e resultados dos testes iniciais.

Pacientes com idade superior a 5 a 7 anos com doenças ortopédicas devem ser avaliados com maior cautela do que pacientes mais jovens. Assim como as propriedades fisiológicas do sistema musculoesquelético declinam com a idade, outros sistemas também se deterioram. O exame físico minucioso continua sendo a base da avaliação pré-operatória e deve ser suplementado com um hemograma completo, perfil bioquímico e urinálise. Exames especiais (p. ex., perfil coagulativo) podem ser indicados, dependendo da história, de sinais e de achados do exame físico.

Pacientes traumatizados devem ser submetidos à avaliação física completa. Exames seriados são importantes porque problemas graves ou potencialmente fatais podem não estar evidentes por muitas horas após o trauma. Embora a disfunção de órgãos possa estar evidente (ou suspeita) ao exame inicial, exames repetidos são necessários a fim de definir a severidade da lesão. Animais que sofreram trauma grave o suficiente para romper a integridade musculoesquelética (p. ex., fraturas e luxações) em geral apresentam trauma em sistemas orgânicos internos concomitantemente. Os sistemas cardiovascular, pulmonar, urinário e neurológico são os mais frequentemente acometidos. Quando anormalidades são encontradas, o diagnóstico diferencial e o plano diagnóstico para cada problema devem ser desenvolvidos, e testes adicionais devem ser completados. Um exemplo são as arritmias cardíacas e anormalidades do pulso femoral, que podem ocorrer em pacientes com miocardite traumática, necessitando de radiografias torácicas e um ECG para avaliar as opções de tratamento e o risco anestésico. A auscultação pode detectar lesões pulmonares (p. ex., contusão e pneumotórax), contudo alterações físicas podem ser sutis e passar despercebidas durante o exame físico. Visto que um terço ou mais dos pacientes com fraturas associadas a trauma apresentam algum grau de lesão pulmonar, a avaliação pré-operatória deve incluir radiografias torácicas. Uma planilha de dados mínima deve conter um hemograma completo, perfil bioquímico e urinálise. Exames laboratoriais adicionais (p. ex., perfil coagulativo e equilíbrio acidobásico) podem ser necessários para verificar diagnósticos diferenciais propostos durante o exame físico. Valores anormais devem ser avaliados em conjunto com os achados físicos, e a necessidade de exames adicionais deve ser determinada. Exames seriados são úteis para validar achados anormais e monitorar o progresso do paciente. É ideal que se protele a intervenção cirúrgica até que a função normal dos sistemas seja retomada; contudo, isso nem sempre é viável. Algumas anormalidades podem requerer o adiamento do reparo cirúrgico do problema ortopédico (p. ex., uroperitônio), enquanto outras podem alterar o prognóstico de tal forma que o reparo da condição ortopédica não seja justificado (p. ex., fratura de vértebra com perda da sensação de dor profunda).

MANEJO DA DOR E ANESTESIA

Pacientes ortopédicos se beneficiam do uso de analgésicos peroperatórios (Quadros 32.1 e 32.2, respectivamente). O nível de desconforto estimado e a duração dele devem ser avaliados a fim de determinar a escolha do analgésico. A maioria das cirurgias ortopédicas é considerada de moderada a severamente dolorosa. Embora ainda exista muito debate acerca da analgesia preemptiva, especialmente na literatura médica humana, há diversos princípios que devem ser respeitados para que ela seja bem-sucedida. Primeiramente, a profundidade da analgesia deve ser suficiente para bloquear os receptores da dor durante a cirurgia. Em segundo lugar, os receptores nociceptivos de toda a área devem ser bloqueados. Por fim, a analgesia deve ser mantida durante o período pós-operatório (Capítulo 13).

Protocolos anestésicos devem ser escolhidos com base nos sinais, achados do exame físico e análise laboratorial. Os pacientes tratados para problemas ortopédicos eletivos (p. ex., reconstrução de ligamento cruzado) e pacientes cujos achados pré-operatórios não são sugestivos de grande disfunção de órgãos podem ser tratados com diversas técnicas (Tabela 32.1). Pacientes com comprometimento cardiovascular ou traumatismo devem ser anestesiados com cautela (Tabela 32.2). Quando apropriado, protocolos anestésicos balanceados que incluem agentes analgésicos suplementados com analgesia epidural ou bloqueios neurais são recomendados para minimizar a resposta nociceptiva intraoperatória e reduzir o requerimento anestésico (Tabela 32.3). A anestesia epidural (utilizando lidocaína, bupivacaína ou ropivacaína) associada à anestesia geral promove profundo relaxamento devido à paralisação temporária da musculatura dos membros pélvicos, facilitando a redução de fraturas da pelve, fêmur e tíbia (Capítulo 13). A duração de ação depende do fármaco empregado, variando desde 1 a 6 horas. É possível adicionar morfina ou buprenorfina à injeção epidural, o que proporciona alívio da dor por até 24 horas. Ademais, opioides podem ser empregados isoladamente no espaço epidural quando o relaxamento muscular não é necessário, mas a analgesia pós-operatória é desejada. O bloqueio de plexo braquial utilizando anestésicos locais proporcionará analgesia adicional e relaxamento muscular em pacientes submetidos a cirurgias do membro torácico. O bloqueio dos nervos femoral e isquiático promoverá analgesia adicional e relaxamento para cirurgias do membro pélvico (Capítulo 13).

Analgésicos opioides devem ser administrados por pelo menos 12 a 14 horas após a cirurgia, dependendo do procedimento e dos resultados de avaliações seriadas do paciente. O butorfanol e a buprenorfina são muitas vezes suficientes para pacientes submetidos a procedimentos com mínima manipulação tecidual. Em pacientes submetidos a procedimentos com manipulação mais significativa (p. ex., osteotomia tripla da pelve) ou traumatizados, a hidromorfona, oximorfona ou a morfina são recomendadas. Quando há risco mínimo de perda contínua de sangue, anti-inflamatórios não esteroidais (AINE) podem ser administrados para controle da dor.

Os AINE são recomendados para controle da dor em pacientes ortopédicos (Capítulo 13 e Tabela 32.4). Podem ser empregados isolados ou em combinação com opioides, dependendo da severidade da dor do paciente. Alguns opioides (p. ex., fentanila) proporcionam alívio imediato, ao passo que o início do efeito dos AINE varia de 30 minutos a 1 hora. Uma vantagem é que proporcionam alívio duradouro; sua duração de ação vai de 12 a 24 horas. A hidromorfona, oximorfona e morfina intravenosas possuem início de efeito tardio de 15 a 20 minutos e sua analgesia dura somente 3 a 4 horas. Ainda que o carprofeno e o deracoxibe, administrados antes da cirurgia, sejam eficazes para alívio da dor pós-operatória em cães, seu efeito peroperatório é imprevisível. Da mesma forma, a injeção pré-operatória de meloxicam é aprovada para uso em felinos (uma dose apenas), mas seu curso peroperatório pode ser imprevisível. É prudente reservar AINE para administração pós-operatória, especialmente se é antecipada perda sanguínea. Dependendo do AINE selecionado, pode ocorrer certa inibição da função plaquetária. Embora o carprofeno, meloxicam e etodolaco inibam fracamente a ciclo-oxigenase (COX)-1 e, portanto, a função plaquetária, é razoável aguardar até o período pós-operatório para adicioná-los ao controle da dor. Inibidores não seletivos da COX (p. ex., cetoprofeno, fenilbutazona) são contraindicados para procedimentos cirúrgicos nos quais há previsão de hemorragia. Ademais, AINE não devem ser utilizados em pacientes com hipotensão grave ou doença pulmonar grave (especialmente asmáticos). O uso de AINE pode ser continuado por via oral durante vários dias após a cirurgia, para promover alívio da dor após liberação do paciente. Os Capítulos 13 e 34 fornecem informação adicional sobre o emprego de AINE em cirurgias ortopédicas. Em vista das complicações mencionadas com o uso de AINE, opioides são mais frequentemente preferidos como analgésicos pré-operatórios, já que não alteram a coagulação. Opioides também são menos capazes de potencializar a hipotensão comparados a fármacos inalatórios.

ANTIBIÓTICOS

O uso peri e pós-operatório de antibióticos profiláticos é discutido no Capítulo 9. Em geral, antibióticos são indicados em cirurgias ortopédicas, e o uso profilático pós-operatório pode reduzir significativamente a incidência de infecções do sítio cirúrgico quando se utilizam implantes ortopédicos. Antibióticos pós-operatórios devem ser escolhidos com base em resultados de culturas em cirurgias de pacientes com feridas contaminadas.

CUIDADO E AVALIAÇÃO PÓS-CIRÚRGICOS

As instruções pós-operatórias para cada técnica ortopédica são apresentadas nas discussões das várias condições ortopédicas. A comunicação adequada com o cliente é comum ao sucesso de todos os procedimentos ortopédicos e diz respeito aos cuidados pós-operatórios, reavaliações regulares e emprego de analgésicos e métodos de reabilitação física adequados.

O acompanhamento adequado para curativos e talas é essencial para prevenir complicações, como lesão isquêmica e descamação dos tecidos. Os tutores devem receber instruções explícitas de tais cuidados. O curativo e os dígitos médios devem ser observados duas vezes ao dia para evidências de mau cheiro ou edema. A separação dos dígitos indica edema. O ato de lamber e morder excessivamente o curativo indica irritação; nesses casos, a remoção das bandagens e talas deve ser realizada o mais rápido possível para se inspecionar o membro. Curativos e talas necessitam ser mantidos limpos e secos. Quando o chão estiver molhado, o membro deve ser envolto com um saco plástico temporariamente, para proteger o curativo. As bandagens de Velpeau (p. 1167) e Ehmer (p. 1221) não devem ser utilizadas por mais do que 2 semanas. Imobilizações por longos períodos em posição flexionada tornam difícil a reabilitação.

Protocolos pós-operatórios gerais para pacientes fraturados incluem radiografias pós-operatórias, a fim de documentar a redução da fratura ou alinhamento e posição do implante. Quando possível, o membro deve ser sustentado por alguns dias com uma bandagem macia e acolchoada para reduzir o edema. A atividade do paciente geralmente é restrita a passeios com guia e reabilitação física até que ocorra reparação da fratura. A reabilitação física promove o uso controlado do membro e função ideal após reparação. É preciso cuidado para desenvolver protocolos individualizados para cada caso, dependendo da localização da fratura, estabilidade e tipo de fixação empregada, potencial de reparação, capacidades e atitudes do paciente e disposição do cliente (Capítulos 11 e 33). Sistemas de fixação de fraturas requerem cuidados específicos, os quais estão detalhados nas discussões de cada sistema e fratura específicos. O estabelecimento de excelente comunicação com os clientes e esquemas de reavaliação para cada paciente são cruciais para o manejo bem-sucedido de fraturas.

Medicina Regenerativa e Terapia com Células-tronco

PRINCÍPIOS GERAIS E TÉCNICAS

DEFINIÇÕES

Medicina regenerativa é o processo de se criarem tecidos vivos e funcionais para reparar ou substituir tecidos ou funções orgânicas perdidos devido a doenças, lesões ou defeitos congênitos. Trata-se de uma modalidade que incorpora diversas abordagens biomédicas, incluindo engenharia de tecidos, terapia com células-tronco e dispositivos médicos. **Células-tronco** são células indiferenciadas capazes de gerar novas células do mesmo tipo indefinidamente e podem ser induzidas sob condições fisiológicas ou experimentais específicas para se tornarem células de tecidos ou órgãos específicos (Quadro 31.2). **Células-tronco embrionárias** (ESC; do inglês, *embryonic stem cells*) são células primitivas ou indiferenciadas derivadas de embriões de 5 dias, capazes de se dividir sem diferenciação por período prolongado em cultura e que sabidamente se desenvolvem a células e tecidos de três camadas germinativas primárias (Figura 31.12A). Com base em sua capacidade de se diferenciar em células de diversos órgãos, células-tronco embrionárias são consideradas **pluripotentes**. **Linhagens de células-tronco embrionárias** são células-tronco embrionárias que foram cultivadas em condições *in vitro* que permitem proliferação sem diferenciação por meses a anos. **Células-tronco tecido-específicas** são células-tronco "adultas" ou somáticas que residem em meio a um determinado tecido ou órgão e podem se desenvolver para o tipo de células maduras desse tecido ou órgão (Figura 31.12B). Essas células-tronco normalmente existem em pequenas populações, mas foram identificadas em diversos tecidos, incluindo pele, sangue, intestinos e encéfalo. Com base em sua capacidade de se diferenciar em muitos tipos celulares quando em meio a um determinado tecido ou órgão, são consideradas *multipotentes*.

Células-tronco derivadas de medula óssea são um tipo multipotente de células-tronco, capazes de gerar ossos, cartilagem e células adiposas, além de suportar a formação de células do sangue (Figura 31.12B). **Células-tronco mesenquimais** (MSC; do inglês, *mesenchymal stem cells*) são uma denominação utilizada atualmente para definir células-tronco adultas de uma variedade de tecidos exceto o sangue, embora não esteja claro que MSC de diferentes tecidos sejam as mesmas. Células estromais são células de tecido conjuntivo encontradas virtualmente em todos os órgãos. Na medula óssea, células estromais suportam a formação do sangue. **Células-tronco pluripotentes induzidas** são o produto da reprogramação de uma célula somática para um estado similar a uma ESC por meio de manipulação genética viral. Essa técnica, relatada pela primeira vez em 2007, promoveu uma nova abordagem à geração de células ESC-*like*.

QUADRO 31.2 Categorização da Atividade de Células-tronco

Totipotente — capaz de formar todos os tipos celulares de um organismo, além de células extraembrionárias ou placentárias
Pluripotente — capaz de formar todos os tipos celulares de um organismo
Pluripotente induzida — célula-tronco pluripotente derivada artificialmente de uma célula não pluripotente, como uma célula estromal
Multipotente — capaz de formar diversos tipos celulares não relacionados entre si
Oligopotente — capaz de formar somente alguns tipos relacionados de células
Unipotente — capaz de formar somente um tipo de célula

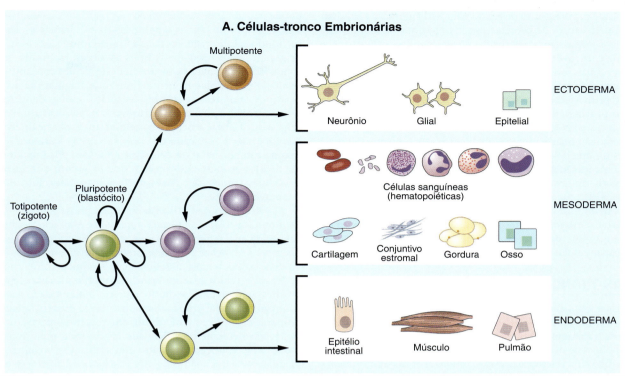
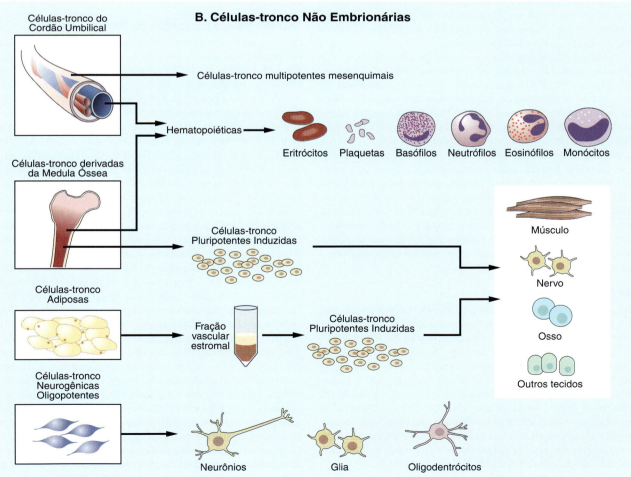

Figura 31.12 Categorização de células-tronco. (A) Células-tronco embrionárias. (B) Células-tronco não embrionárias (adulto).

A **fração vascular estromal** (FVE) é obtida por meio de enzimas proteolíticas e centrifugação de tecido adiposo (Figura 31.12B). Isso produz uma mistura de células-tronco hematopoiéticas, células endoteliais e células-tronco derivadas de tecido adiposo. Permanece ainda uma controvérsia acerca da definição estrita do que constitui uma célula-tronco e sua relação com células estromais. **Plasma rico em plaquetas** (PRP) é um concentrado fluido autógeno composto primariamente por plaquetas e leucócitos, utilizado para acelerar o processo de cicatrização de tendões, ligamentos, ossos e outros tecidos. Não existem definições amplamente aceitas de PRP. A definição mais leniente é qualquer plasma que possua mais plaquetas do que o sangue original do qual foi obtido, enquanto outras definições são mais criteriosas e definem PRP como um fluido contendo um mínimo de $5,5 \times 10^{10}$ plaquetas/50 mL. O **gel rico em proteínas** (GRP) ou a **fibrina rica em plaquetas** são formados pela combinação do PRP com trombina e cloreto de cálcio, para formar um material semissólido. **Meios condicionados** são a coleção de citocinas, quimiocinas e fatores de crescimento do meio no qual são cultivadas células-tronco.

CÉLULAS-TRONCO

A pesquisa e a aplicação de terapias com células-tronco ainda se encontram em estágios iniciais. Constituem uma grande porção do mercado de tratamento com medicina regenerativa, o qual se espera atingir 8 bilhões de dólares até 2020.[1] A falta de regulação, particularmente na medicina veterinária, levou a muitas afirmações infundadas sobre a eficácia de protocolos de tratamento com células-tronco. A International Society for Stem Cell Research (ISSCR) fornece algumas diretrizes para o uso responsável de terapias com células-tronco e informações acerca de sua eficácia e riscos.

Células-tronco se distinguem de outros tipos celulares por sua capacidade de renovar a si mesmas por meio da divisão celular (mesmo após longos períodos de inatividade) e por sua capacidade de serem induzidas e se tornarem células específicas de órgãos ou tecidos com funções especiais sob certas condições fisiológicas ou experimentais. Em alguns órgãos (p. ex., intestino, medula óssea), células-tronco se dividem regularmente para substituir tecidos lesionados. Em outros órgãos, incluindo coração e pâncreas, elas somente se dividem em condições especiais. Por essa razão, células-tronco servem como sistema de reparo interno em muitos tecidos, dividindo-se para repor outras células; cada nova célula possui o potencial de permanecer uma célula-tronco ou de se tornar uma célula mais especializada (p. ex., músculo, hemácia [eritrócito], cartilagem, tecido nervoso). Até recentemente, os cientistas trabalhavam com dois tipos de células de animais e humanos: células-tronco embrionárias e células-tronco não embrionárias "somáticas" ou "adultas".

Células-tronco Adultas

Células-tronco adultas dizem respeito a células-tronco pós-natais que persistem ao longo da vida e funcionam reparando ou repondo células de certos tecidos em resposta a eventos traumáticos ou rotatividade natural. Células-tronco adultas podem ser identificadas em muitos órgãos e tecidos, incluindo tecido nervoso, medula óssea, sangue periférico, vasos sanguíneos, músculo esquelético, pele, dentes, coração, intestinos, fígado e órgãos reprodutivos de machos e fêmeas. Essas células habitam determinadas áreas de cada tecido (denominadas *nicho de células-tronco*). Dentre os tecidos que alojam células-tronco ao longo da vida pós-natal, um dos mais estudados é a medula óssea, que serve como fonte de células-tronco hematopoiéticas (HSC; do inglês, *hematopoietic stem cells*) e MSC.

Células-tronco podem permanecer quiescentes (sem realizar divisão) por longos períodos de tempo até que sejam ativadas por doenças ou lesões teciduais, ou mesmo pela necessidade normal de células adicionais para manutenção dos tecidos. Quando necessário, podem se diferenciar em (1) HSC, as quais originam todos os tipos de células sanguíneas (p. ex., hemácias, leucócitos), incluindo células reguladoras da função imune; (2) MSC, as quais originam uma variedade de tipos celulares, incluindo osteócitos, condrócitos, adipócitos e outros tipos de tecidos conjuntivos (p. ex., tendões); (3) células-tronco neurais, que originam seus três grandes tipos celulares: neurônios, astrócitos e oligodendrócitos; (4) células-tronco epiteliais, que revestem o trato gastrointestinal em criptas profundas e originam células absortivas caliciformes, de Paneth e enteroendócrinas; (5) células-tronco cutâneas, que ocorrem na camada basal da epiderme e na base dos folículos pilosos; (6) células-tronco epidérmicas, que originam queratinócitos; e (7) células-tronco foliculares, que originam tanto folículos pilosos quando epiderme.

As estratégias que utilizam essas células para fins de terapia se denominam *terapias baseadas em células*. A aplicação clínica mais conhecida de terapias baseadas em células é o transplante de medula óssea para repovoar a medula e repor células sanguíneas após altas doses de quimioterapia ou radioterapia. Contudo, como a necessidade de órgãos e tecidos doados normalmente utilizados para repor tecidos doentes ou destruídos é muito superior à quantidade disponível, o emprego de células-tronco direcionadas a se diferenciarem em tipos celulares específicos tem adquirido crescente importância. Células-tronco oferecem a possibilidade de uma fonte renovável de células e tecidos de reposição para tratar muitas doenças, incluindo lesões de medula óssea, queimaduras, lesões cardíacas, diabetes, osteoartrite e artrite reumatoide.

Células-tronco Derivadas de Tecido Adiposo

O tecido adiposo é a fonte mais rica de células-tronco no organismo. Há quatro métodos básicos de se obter e preparar células-tronco para administração. (1) Enxertos de tecido adiposo têm sido injetados em articulações juntocom concentrados de medula óssea. (2) A FVE é obtida por meio de enzimas proteolíticas e centrifugação. Isso produz uma mistura de células-tronco hematopoiéticas, células endoteliais e células-tronco derivadas de tecido adiposo. Existem *kits* disponíveis para produzir FVE conforme necessário. A citometria de fluxo, baseada na reatividade de MSC a vários tipos de anticorpos, pode ser empregada para selecionar antígenos expressos para remover células não mesenquimais da amostra. Por exemplo, anticorpos anti-CD34, um marcador de superfície encontrado em células hematopoiéticas, são frequentemente utilizados para identificar e remover células não mesenquimais de uma cultura de medula. Células CD34$^+$ representam uma grande categoria de populações de células-tronco humanas e a vascularização é essencial na cicatrização inicial de tecidos em regeneração (CD34$^+$ é presumidamente uma característica comum de MSC humanas, mas MSC caninas são consideradas CD34$^-$). (3) Uma terceira técnica é isolar as células e tratá-las com fatores de crescimento/citocinas para estimular sua diferenciação ao tipo de célula desejado (p. ex., condrócitos, miócitos cardíacos). A diferenciação osteogênica de MSC pode ser induzida *in vitro* por meio do tratamento de uma cultura em monocamada com um coquetel pró-osteogênico, como dexametasona, ácido ascórbico-2-fosfato e β-glicerofosfato. Para a diferenciação condrogênica, podem ser adicionados insulina bovina, transferrina, ácido selênico, ácido linoleico, albumina sérica bovina, piruvato de sódio, prolina, L--glutamina ou fator de transformador de crescimento -β1 (TGF-β1). Já foi demonstrado que MSC possuem a capacidade de formar células musculares e cardiomiócitos quando tratadas com o agente desmetilante 5-azacitidina. Essa técnica pode, ainda, resultar em campo relativamente baixo de células-tronco (ainda que sejam células pré-diferenciação). (4) A técnica mais complexa (considerada padrão-ouro) é obter as células, expandir a população de células em cultura e tratá-las com fatores de crescimento. Esta última técnica, na qual se administra uma população expandida de células, resulta em números significativamente maiores de células produzidas.

Células-tronco Derivadas da Medula Óssea

A medula óssea é comumente utilizada como enxerto nas fraturas em cicatrização de pacientes veterinários. Técnicas pós-operatórias envolvem a punção de medula óssea e injeção percutânea com ou sem morselização do conteúdo aspirado. Essas técnicas são conhecidas como *concentrado de medula óssea* ou *concentrado de aspirado de medula óssea*. Células-tronco (mesenquimais) correspondem a somente 0,01% a 0,001% das células da medula óssea em comparação com o tecido adiposo, que contém 1% a 10% de células-tronco (MSC, hematopoiéticas e outras). A artroplastia abrasiva e a microfratura são formas de direcionar a medula óssea e suas células-tronco até as lesões da cartilagem em cicatrização.

Concentrações de MSC da medula óssea aumentam por meio da centrifugação e cultura. Isso permite remoção das células $CD34^+$. A adição de fatores de crescimento pode possibilitar a produção de bilhões de MSC a partir de um pequeno aspirado de medula óssea.

Muitos fatores podem afetar o número e a função das células-tronco, como a idade e o estado físico do doador, a fonte de tecido (p. ex., gordura, medula óssea), o método de coleta, bem como a manipulação, o manejo e a estocagem da amostra.

Células-tronco Autólogas *versus* Alogênicas

Células-tronco mesenquimais são células-tronco adultas pluripotentes que podem se diferenciar em distintos tecidos originados do mesoderma, desde osso, cartilagem, até músculo cardíaco. As MSC são excelentes candidatas para a terapia baseada em células por serem de fácil acesso (p. ex., gordura, medula óssea, pele), simples isolamento, por permitirem grande expansão (de forma que muitas células possam ser derivadas de um único doador), serem biopreservadas com mínima perda de potência e por haver pouca ou nenhuma reação adversa significativa aparente com o emprego de transplantes alogênicos, quando comparados a autólogos, dessas células. Não há muita informação acerca do uso repetido de células alogênicas e possíveis respostas imunes subsequentes. Células-tronco parecem possuir propriedades imunossupressoras potentes, o que lhes permite modular a função de todas as populações importantes de células imunes, impedindo suas respostas. Todavia, os mecanismos de sua diferenciação e função não estão completamente elucidados.

As MSC podem ser *autólogas* (do mesmo indivíduo), *alogênicas* (de um doador da mesma espécie) ou *xenogênicas* (de outra espécie). Embora MSC humanas mantenham sua capacidade multipotente após o transplante em ovelhas, a resposta imune a xenoenxertos (adultos) é muito mais vigorosa do que a aloenxertos, visto que há maiores diferenças antigênicas entre espécies diferentes do que dentro de uma espécie. Dessa forma, pesquisas mais recentes são conduzidas em MSC alogênicas e autólogas. Essas células representam um tipo de grande vantagem para transplante alogênico, em vista de evidências que sugerem privilégio imunológico de MSC, com complexo principal de histocompatibilidade I e nenhuma expressão de complexo principal de histocompatibilidade II, reduzindo os riscos de rejeição e complicações após transplante. Ainda que MSC possam ser protegidas do sistema imune, muitos clínicos creem que autólogas são preferíveis a alogênicas. Há vantagens e desvantagens de cada utilização. A falta de regulação federal torna a produção comercial de produtos autógenos substancialmente mais barata e simples do que produtos alogênicos, os quais são regulados. Todavia, existe controvérsia acerca do número de células-tronco que estão sendo devolvidas ao paciente e sua atividade quando do emprego de processos autólogos. Muitos estudos forneceram evidência de que a capacidade de células-tronco responderem às demandas ambientais pode diminuir com a idade; desse modo, pacientes mais idosos ou doentes, talvez os que mais necessitem de células-tronco, podem apresentar células em menor número e com menor funcionalidade para reparar seus próprios tecidos.

O uso de MSC alogênicas está sendo estudado por diversos grupos e já foi amplamente testado em ensaios clínicos de doenças cardiovasculares, neurológicas e imunológicas em humanos, com resultados encorajadores. Há exemplos do emprego de MSC para reparo de doença cardíaca isquêmica, doença renal crônica e doença pulmonar inflamatória (p. ex., lesão pulmonar aguda, doença pulmonar obstrutiva crônica, asma e hipertensão pulmonar) e para o tratamento de feridas crônicas. Contudo, será necessária muita pesquisa antes que o emprego dessas células seja considerado parte integrante da rotina clínica. Uma preocupação é se a diferenciação de MSC levará à imunogenicidade induzida, limitando seu benefício em longo prazo a doenças como infarto do miocárdio.

PLASMA RICO EM PLAQUETAS

O PRP possui o potencial de auxiliar no manejo de muitas doenças cirúrgicas por meio do fornecimento de fatores de crescimento, que melhoram a cicatrização. Outras vantagens incluem a fonte autógena e conveniência de se empregar no momento necessário. Diversos estudos investigaram o uso de PRP junto com células-tronco para fornecer fatores de crescimento e células regenerativas pluripotentes. É necessário cautela para extrapolar estudos laboratoriais e estudos clínicos em humanos e, até o momento, há pouca informação pertinente sobre proporções ideais e concentrações de plaquetas e leucócitos. Essa é particularmente uma verdade em pequenos animais, para os quais há poucos dados publicados. Entretanto, os resultados atuais de estudos laboratoriais e estudos clínicos em humanos e equinos suportam a investigação do uso de PRP em cirurgia de pequenos animais.

As plaquetas estão entre as primeiras células que migram ao sítio de trauma tecidual. Além de seu papel na hemostasia, elas contêm fatores de crescimento que estimulam a cicatrização dos tecidos (Figura 31.12B). Os grânulos alfa das plaquetas contêm diversos fatores de crescimento, incluindo o fator de crescimento derivado de plaquetas (PDGF; do inglês, *platelet-derived growth factor*), TGF-β1, TGF-β2, fator de crescimento endotelial vascular (VEGF; do inglês, *vascular endothelial growth factor*), fator de crescimento fibroblástico básico e fator de crescimento epidérmico (EGF; do inglês, *epidermal growth factor*). Outros fatores contidos nas plaquetas e que podem afetar a inflamação e cicatrização dos tecidos incluem proteínas antibacterianas e fungicidas, metaloproteases, difosfato de adenosina, trifosfato de adenosina, íons cálcio, histamina, serotonina e dopamina.

Moduladores críticos da cicatrização tecidual incluem o PDGF e TGF-β. O PDGF se encontra ativo no início da cicatrização, incluindo estimulação de mitogênese para aumentar o número de células regenerativas, angiogênese e ativação de macrófagos, que são responsáveis pela limpeza da ferida e geração de outros fatores de crescimento. O TGF-β acelera a produção de colágeno pelos fibroblastos nos estágios mais tardios da cicatrização. O TGF-β1 e β2 são ativos na quimiotaxia e mitogênese de pré-osteoblastos e estimulam a deposição de colágeno durante a cicatrização do tecido conjuntivo e formação de osso. O fator de crescimento semelhante à insulina (IGF-1; do inglês, *insulin-like growth factor*) demonstrou ser capaz de induzir a proliferação, diferenciação e hipertrofia de muitas linhagens de células. O IGF-1 e o IGF-2 aumentam o número de osteoblastos e parecem acelerar a formação óssea. O PRP também pode reduzir a inflamação excessiva inicial e a subsequente formação de cicatriz, por meio da modulação da produção de interleucina-1.

Formação do PRP

O PRP é criado por meio de centrifugação de sangue autólogo, seguida de extração do plasma e da porção superior mais espessa, que contém altas concentrações de plaquetas (Figuras 31.13 e 31.14). Muitos fabricantes desenvolveram dispositivos para a produção de PRP, embora variações do *design* das centrífugas causem diferenças clinicamente significativas no produto resultante (Tabela 31.4). Diferenças entre os sistemas incluem o volume de sangue total, tempo e velocidade da centrifugação, emprego de anticoagulante, e volume e quantidade resultante de plaquetas no concentrado. Géis de plaquetas podem ser formados subsequentemente a partir do concentrado, por meio da adição de cloreto de cálcio e trombina. O produto em gel pode ajudar a limitar a dispersão das plaquetas e fatores de crescimento.

A Cruz Vermelha Americana define o plasma rico em proteínas como contendo de $5,5 \times 10^{10}$ plaquetas/50 mL. A concentração das plaquetas no PRP obtido por métodos diferentes varia de 2,5 a oito vezes a quantidade do sangue total (Tabela 31.4). Recomenda-se que seja utilizado um aumento de quatro vezes a concentração, embora haja pouca evidência clínica que suporte essa recomendação.

Outra preocupação acerca da formação e eficácia do PRP pode ser a concentração de leucócitos dentro da preparação. O aumento da concentração de leucócitos foi associado a maior formação de tecido cicatricial e degradação de colágeno *ex vivo*. Concentrações maiores de leucócitos podem se correlacionar negativamente com marcadores de produção da matriz de tendões. As concentrações de leucócitos em produtos de diferentes fabricantes variam de maneira tremenda, com relação plaquetas-leucócitos de 800:1 até 51:1 (Tabela 31.4). As características do PRP obtido de sistemas comerciais foram relatadas em dois estudos recentes.[2,3]

Meios Condicionados

Meios condicionados ou meios de cultura condicionados (MC) são a coleção de citocinas, quimiocinas e fatores de crescimento a partir do meio de cultura das células. As células em cultura são expostas a condições ambientais específicas que resultam em secretoma celular capaz de auxiliar no tratamento de condições específicas. Os mecanismos primários de ação dos MC são os efeitos tróficos e parácrinos sobre células e tecidos-alvo. Meios

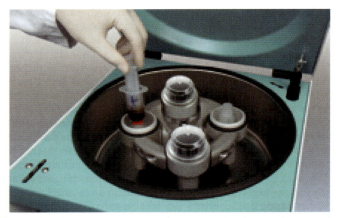

Figura 31.13 Centrifugue para formação do plasma rico em plaquetas. (Cortesia da Arthrex Corporation.)

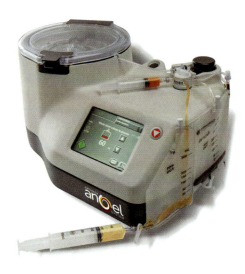

Figura 31.14 Centrífuga de plasma rico em plaquetas (PRP) Arthrex Angel e PRP resultante. (Cortesia da Arthrex Corporation.)

TABELA 31.4 Características do Plasma Rico em Plaquetas Canino Preparado com Cinco Diferentes Sistemas

Variável	SISTEMA DE CONCENTRAÇÃO DE PLASMA RICO EM PLAQUETAS				
	1	2	3	4	5
Sangue Total					
Contagem de plaquetas (células/µL)	207.133 ± 37.444	226.533 ± 40.555	249.933 ± 37.051	260.867 ± 47.885	252.867 ± 39.279
Contagem de leucócitos (células/µL)	8.467 ± 2.605	7.733 ± 2.198	8.200 ± 2.303	8.047 ± 2.474	7.787 ± 2.451
Hct (%)	42,2 ± 3,7	39,9 ± 2,9	43,3 ± 3,5	42,5 ± 0,7	41,3 ± 4,4
PRP					
Contagem de plaquetas (células/µL)	169.933 ± 3.695	743.000 ± 301.719	452.800 ± 185.747	1.340.677 ± 285.520	135.667 ± 514.614
Contagem de leucócitos (células/µL)	1.100 ± 600	1.393 ± 1.128	19.967 ± 4.936	25.807 ± 6.993	10.927 ± 4.894
Hct (%)	0	0	22,2 ± 1,6	13,4 ± 4,0	0,06 ± 0,2

Média ± DP de características de amostras de sangue total obtidas de 15 cães entre 18 meses e 9 anos sem doença concomitante, exceto a osteoartrite em alguns, e produtos de PRP preparados por meio de diversos sistemas comerciais disponíveis. *1*, Protec PRP, PulseVet, Alpharetta, GA; *2*, MediVet PRP, MediVet America, Nicholasville, KY; *3*, C-PET, Pall Corp, Port Washington, NY; *4*, SmartPReP 2, Harvest Technologies, Plymouth, MA; *5*, Angel, Arthrex Vet Systems, Naples, FL. *Hct,* Hematócrito.
De Franklin SP, Garner BC, Cook JL. Characteristics of canine platelet-rich plasma prepared with five commercially available systems. *Am J Vet Res.* 2015;76(9):822–827.

condicionados ainda não estão disponíveis comercialmente na medicina veterinária, mas têm o potencial de se tornarem um produto de uso rotineiro.

MECANISMOS PROPOSTOS DE AÇÃO DAS CÉLULAS-TRONCO, PRP E MEIOS CONDICIONADOS

Células-tronco

Muitos mecanismos de ação foram propostos com relação à resposta benéfica à terapia com células-tronco em certas doenças (Figura 31.15). (1) Células-tronco podem se enxertar no tecido existente se as condições ambientais (bioquímicas, vasculares e mecânicas) forem favoráveis. A enxertia pode se limitar ou não ocorrer em doenças como osteoartrite, devido ao suprimento nutricional inadequado, altas forças mecânicas e altos níveis de proteases e outras enzimas. (2) Células-tronco podem possuir efeitos tróficos através da secreção de fatores de crescimento, citocinas e quimiocinas, além de fatores anti-apoptóticos. Esse potencial efeito também é o mecanismo proposto da ação do PRP e dos meios condicionados a partir de culturas de células-tronco. As MSC, o secretoma de MC e o PRP também podem agir sobre o nicho regional de células-tronco, promovendo a proliferação. (3) Células-tronco podem ter ações anti-inflamatórias no tecido-alvo. Células-tronco mesenquimais podem ser induzidas por substâncias químicas inflamatórias locais para produzir iNOS, interleucina-1Ra e TSG-6, dentre outros agentes que diminuem a inflamação.

Evidências e Aplicações Clínicas

Tendões e Ligamentos

Tendões e ligamentos possuem baixo aporte sanguíneo, celularidade limitada e más características de cicatrização; contudo, a frequência dessas lesões em humanos e animais faz dessas áreas locais de interesse para emprego de medicina regenerativa. Estudos em animais de laboratório demonstraram maior produção do calo tendíneo e maior força de cicatrização quando tendões são tratados com PRP. Fatores de crescimento encontrados no PRP, como TGF-β1, PDGF, VEGF e EGF, aumentam a produção de colágeno tipo I e proliferação de tenócitos.

Humanos. Análises críticas e dados clínicos foram relatados recentemente, demonstrando o uso de células-tronco autólogas e PRP no tratamento de diversas anormalidades de tendões e ligamentos.[4] A evidência da eficácia é maior para o PRP no tratamento da epicondilite lateral e tendinopatia patelar; todavia, a evidência atual não sugere que o PRP promova benefício substancial quando utilizado no tratamento de distúrbios do manguito rotador ou ligamento cruzado cranial. Não há, até o momento, dados suficientes para se recomendar fortemente qualquer um dos tratamentos contra a terapia com células-tronco autólogas. A falta de padronização entre os estudos limita muito a possibilidade de se extrair conclusões para os dados atualmente disponíveis sobre tratamentos biológicos para anormalidades de tendões e ligamentos.

Cães. Estudos experimentais forneceram evidência moderada a forte acerca do benefício da aplicação de PRP na cicatrização de tendões[5] e da injeção intra-articular de PRP em modelo canino de lesão de ligamento.[6] Um estudo avaliou o efeito das injeções intra-articulares pós-cirúrgicas de concentrados autólogos de plaquetas após reconstrução de ligamento cruzado cranial utilizando autoenxerto de fáscia lata em 10 cães, demonstrando benefício limitado na função do membro aos 90 dias após a cirurgia.[7] Outro estudo, de caráter retrospectivo, avaliou 10 casos de tendinopatia do supraespinhoso e relatou melhora subjetiva da claudicação e função após injeção regional de PRP; entretanto, dados objetivos não têm demonstrado qualquer benefício da injeção de PRP.[8]

Cartilagem e Osteoartrite

A osteoartrite (OA) é uma das doenças mais comuns de pacientes humanos e veterinários, e a má cicatrização da cartilagem articular torna o tratamento excessivamente dificultoso. A cartilagem articular possui capacidade limitada de autorreparo por ser tanto avas-

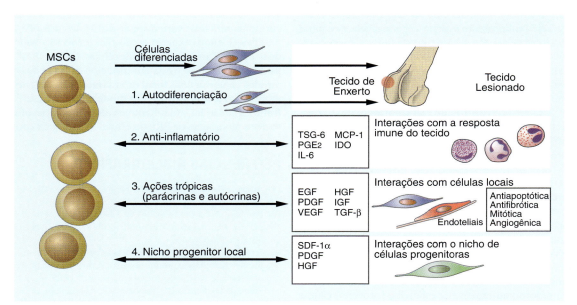

Figura 31.15 Mecanismos propostos de ação das células-tronco. *EGF*, Fator de crescimento epidérmico; *HGF*, fator de crescimento de hepatócitos; *IDO*, indoleamina 2,3-dioxigenase; *IGF*, fator de crescimento semelhante à insulina; *IL*, interleucina; *MCP*, proteína quimiotática de monócitos; *PDGF*, fator de crescimento derivado de plaquetas; *PGE2*, prostaglandina E2; *SDF*, fator derivado de células estromais; *TGF*, fator de crescimento transformador; *TSG*, gene de estimulação do TNF; *VEGF*, fator de crescimento endotelial vascular.

cular quanto aneural; lesões de cartilagem não tratadas resultam com frequência na osteoartrite (Capítulo 34). Diversas formas de células-tronco têm sido estudadas clinicamente para o tratamento da doença articular. Eventos adversos são raros. Os dois principais métodos terapêuticos são a injeção com seringa e a aplicação cirúrgica/artroscópica.

Humanos. Injeções de células-tronco demonstraram resultados de recrescimento mínimo de menisco, proteção da cartilagem e diminuição da lesão articular em pacientes submetidos a meniscectomia parcial. O número de pacientes com recrescimento de menisco foi muito baixo e a melhora foi apenas transitória.[1] Diversos estudos avaliaram os efeitos da injeção de células-tronco para manejo de lesões de cartilagem e osteoartrite. O tamanho amostral de tais estudos foi pequeno, mas em geral mostrou mínimas complicações e melhora razoável a satisfatória.[1] Uma combinação de células-tronco e PRP foi empregada em estudos de OA, dos quais a maioria demonstrou melhora na escala analógica visual.[1] As complicações incluíram dor e edema articular, bem como tendinite. A implantação cirúrgica/artroscópica de células-tronco com ou sem PRP foi realizada para vários tipos de lesão de cartilagem em humanos. Os estudos clínicos têm demonstrado, em geral, modesto sucesso na cicatrização de lesões em cartilagem.[1]

A eficácia da terapia celular intra-articular ainda não está estabelecida. Uma revisão sistemática de 2016 avaliou a literatura atual no que diz respeito à segurança e eficácia da terapia celular fornecida por meio de injeção intra-articular no joelho e sugeriu resultados positivos de melhora clínica e segurança.[9] Contudo, a melhora foi discreta e não se pode descartar um efeito placebo. O valor e uso efetivo da terapia celular em OA permanece incerto, muito provavelmente devido à ausência de (1) estudos clínicos cegos rigorosos, (2) padronização da nomenclatura para definir as populações de células e (3) métodos quantitativos para definir populações de células e resultados clínicos e estruturais. Embora muitos dos estudos relatados tenham sido randomizados, os pacientes conheciam seu tratamento. Como a terapia celular leva a um alto nível de expectativas de seus possíveis benefícios, pode-se constituir em uma forte fonte de viés na inclusão e percepção de pacientes acerca dos resultados.

A eficácia da terapia intra-articular com PRP não foi estabelecida.[10] Em um estudo de 2015 randomizado e duplo-cego (pacientes e equipe técnica) com 12 meses de acompanhamento de OA, as injeções de PRP não promoveram benefício quando comparadas à injeção de ácido hialurônico.[11]

Cães. Estudos experimentais têm fornecido evidência moderada a forte do benefício da injeção intra-articular de PRP em modelos caninos de OA.[12] Um estudo controlado randomizado em 20 cães com OA de uma rotina de atendimento relatou melhora significativa na avaliação subjetiva e dados objetivos às 12 semanas após injeção única (predominantemente no joelho) utilizando plaquetas autólogas.[13]

Um estudo clínico controlado randomizado com 30 cães de uma rotina de atendimento avaliou a eficácia de múltiplas injeções intra-articulares de células adiposas estromais para tratamento de OA do cotovelo e fragmentação do processo coronoide, empregadas como adjuvantes ao tratamento-padrão.[14] Os dados objetivos demonstraram benefício com FVE aos 6 meses após injeção, mas não demonstrou benefício com injeção de uma cultura de células-tronco alogênicas. Outro estudo randomizado e cego, utilizando 93 cães de uma rotina clínica com OA predominantemente de quadril e cotovelo, relatou benefícios significativos com células-tronco derivadas de tecido adiposo, comparadas ao grupo-controle, com base em medidas subjetivas validadas.[15] Esse estudo não apresentou dados objetivos e o efeito placebo foi extremamente alto.

Um estudo clínico avaliando os efeitos da injeção simultânea intra-articular e IV de FVE derivada de tecido adiposo e PRP em 10 cães com OA de quadril demonstrou melhora significativa em dados objetivos dos animais tratados, comparados ao grupo-controle.[16] Os benefícios do tratamento permanecem controversos devido às limitações do estudo.

Osso

O PRP pode auxiliar o reparo e consolidação de fraturas por fornecer fatores de crescimento adicionais que são críticos à formação do osso. Os TGF iniciam a cicatrização óssea e sustentam a regeneração em longo prazo e o remodelamento ósseo. TGF-β1 e β2 suportam a quimiotaxia e mitogênese de pré-osteoblastos e promovem a deposição de colágeno. O TGF estimula altos números de fibroblastos e pré-osteoblastos e suporta a diferenciação celular em osteoblastos maduros, resultando em maior quantidade de matriz óssea. Ademais, parece ser capaz de inibir a formação de osteoclastos e a reabsorção óssea. IGF-1 e IGF-2 também parecem aumentar o número de osteoblastos e acelerar a deposição óssea durante a cicatrização de fraturas. O GRP foi empregado para formação de osso mais extensivamente em aplicações dentárias e maxilofaciais de humanos. Também foi com frequência utilizado em combinação com um material osteoindutivo, como matriz óssea desmineralizada.

Os resultados de estudos clínicos e laboratoriais sobre a eficácia do PRP na acentuação da consolidação óssea são conflitantes. Estudos laboratoriais em cães demonstraram efeito negativo do GRP e osso alogênico comparado ao osso alogênico isolado em um modelo de estimulação do crescimento de uma prótese sem cimentação. Contudo, outros estudos laboratoriais demonstraram aumento significativo da formação óssea atribuível ao PRP quando ele foi combinado a outros tratamentos osteoindutivos.[21]

Humanos. A eficácia de produtos biológicos na consolidação óssea não foi estabelecida em nenhum estudo clínico.[17] Uma revisão sistemática e metanálise foi realizada a fim de determinar a eficácia de concentrados de sangue autólogo na redução da dor e melhora da consolidação e função de pacientes com condições ortopédicas, incluindo lesões ósseas.[18] Quinze estudos controlados randomizados e cinco estudos de coorte prospectivos demonstraram não haver benefício clínico com o PRP. Esse estudo sugeriu considerável incerteza acerca da evidência do benefício clínico de concentrados de sangue autólogo para uma variedade de distúrbios ortopédicos.

Cães. Estudos experimentais têm fornecido evidência moderada de benefícios com a aplicação de células-tronco autólogas no aumento da consolidação óssea em modelos caninos de ostectomia.[19] Os estudos experimentais forneceram fraca evidência de benefícios com a injeção regional de PRP em modelos caninos de consolidação de fraturas.[20] Não há, atualmente, evidência clínica suficiente para sustentar as aplicações de PRP ou células-tronco para consolidação óssea.

REFERÊNCIAS BIBLIOGRÁFICAS

1. Andia I, Maffulli N. Biological therapies in regenerative sports medicine. *Sports Med.* 2017;47:807-828.
2. Franklin SP, Garner BC, Cook JL. Characteristics of canine platelet-rich plasma prepared with five commercially available systems. *Am J Vet Res.* 2015;76:822-827.
3. Frye CW, Enders A, Brooks MB, et al. Assessment of canine autologous platelet-rich plasma produced with a commercial centrifugation and platelet recovery kit. *Vet Comp Orthop Traumatol.* 2016;29:14-19.
4. Fralinger DJ, Kaplan DJ, Weinberg ME, et al. Biological treatments for tendon and ligament abnormalities: a critical analysis review. *JBJS Rev.* 2016;4:1.
5. Visser LC, Arnoczky SP, Caballero O, et al. Evaluation of the use of an autologous platelet-rich fibrin membrane to enhance tendon healing in dogs. *Am J Vet Res.* 2011;72:699-705.
6. Bozynski CC, Stannard JP, Smith P, et al. Acute management of anterior cruciate ligament injuries using novel canine models. *J Knee Surg.* 2016;29:594-603.

7. Silva RF, Carmona JU, Rezende CM. Intra-articular injections of autologous platelet concentrates in dogs with surgical reparation of cranial cruciate ligament rupture: a pilot study. *Vet Comp Orthop Traumatol.* 2013;26:285-290.
8. Ho LK, Baltzer WI, Nemanic S, et al. Single ultrasound-guided platelet-rich plasma injection for treatment of supraspinatus tendinopathy in dogs. *Can Vet J.* 2015;56:845-849.
9. Chahla J, Piuzzi NS, Mitchell JJ, et al. Intra-articular cellular therapy for osteoarthritis and focal cartilage defects of the knee: a systematic review of the literature and study quality analysis. *J Bone Joint Surg Am.* 2016;98:1511-1521.
10. Cole BJ, Karas V, Hussey K, et al. Hyaluronic acid versus platelet-rich plasma. *Am J Sports Med.* 2017;45:339-346.
11. Filardo G, Di Matteo B, Di Martino A, et al. Platelet-rich plasma intra-articular knee injections show no superiority versus viscosupplementation: a randomized controlled trial. *Am J Sports Med.* 2015;43:1575-1582.
12. Cook JL, Smith PA, Bozynski CC, et al. Multiple injections of leukoreduced platelet rich plasma reduce pain and functional impairment in a canine model of ACL and meniscal deficiency. *J Orthop Res.* 2015;34:607-615.
13. Fahie MA, Ortolano GA, Guercio V, et al. A randomized controlled trial of the efficacy of autologous platelet therapy for the treatment of osteoarthritis in dogs. *J Am Vet Med Assoc.* 2013;243:1291-1297.
14. Kiefer K, Lin K, Fitzpatrick N, et al. Does adipose-derived stromal cell adjuvant therapy for fragmented medial coronoid process in dogs influence outcome? A pilot project. *Veterinary Evidence Online.* 2016;1:1-17.
15. Harman R, Carlson K, Gaynor J, et al. A prospective, randomized, masked, and placebo-controlled efficacy study of intraarticular allogeneic adipose stem cells for the treatment of osteoarthritis in dogs. *Front Vet Sci.* 2016;3:81.
16. Upchurch D, Renberg W, Roush J, et al. Effects of administration of adipose-derived stromal vascular fraction and platelet-rich plasma to dogs with osteoarthritis of the hip joints. *Am J Vet Res.* 2016;77:940-951.
17. Obremskey WT, Marotta JS, Yaszemski MJ, et al. Symposium. The introduction of biologics in orthopaedics: issues of cost, commercialism, and ethics. *J Bone Joint Surg Am.* 2007;89:1641-1649.
18. Sheth U, Simunovic N, Klein G, et al. Efficacy of autologous platelet-rich plasma use for orthopaedic indications: a meta-analysis. *J Bone Joint Surg Am.* 2012;94:298-307.
19. Yoon D, Kang BJ, Kim Y, et al. Effect of serum-derived albumin scaffold and canine adipose tissue-derived mesenchymal stem cells on osteogenesis in canine segmental bone defect model. *J Vet Sci.* 2015;16:397-404.
20. Souza TF, Andrade AL, Ferreira GT, et al. Healing and expression of growth factors (TGF-beta and PDGF) in canine radial ostectomy gap containing platelet-rich plasma. *Vet Comp Orthop Traumatol.* 2012;25:445-452.
21. Yamakawa J, Hashimoto J, Takano M, et al. The bone regeneration using bone marrow stromal cells with moderate concentration platelet-rich plasma in femoral segmental defect of rats. *Open Orthop J.* 2017;11:1-11.

32

Princípios de Diagnóstico e Manejo de Fraturas

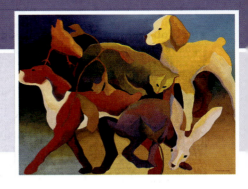

DEFINIÇÕES

Fraturas patológicas são fraturas secundárias a uma doença óssea (p. ex., neoplasia, infecção). A **coaptação**, que literalmente significa "unir-se", refere-se à união de duas partes de um osso fraturado. Um **composto** é a combinação de duas ou mais estruturas. No reparo de fraturas, diz respeito à combinação de implantes ortopédicos ou estabilização externa com o osso reconstruído, o que confere estabilidade mecânica para a reparação e sustentação do peso. **Comorbidades** se referem à presença de mais de uma doença ou lesão. **Cominuição** denota a fragmentação múltipla de um osso fraturado.

MANEJO PEROPERATÓRIO

Fraturas são o resultado de trauma ou de patologia óssea subjacente, ou de ambos. A distinção entre essas causas se baseia nos sinais clínicos, histórico, achados radiográficos e exames adicionais, incluindo citologia e biópsia. Em caso de traumas, é crucial realizar primeiro a triagem do paciente para a ocorrência de comorbidades.

Triagem, Manejo da Ferida e Analgesia Pré-operatória do Paciente

O objetivo da triagem é determinar a ocorrência de problemas que requeiram atenção imediata antes da avaliação completa do paciente. Caso não seja possível o exame físico completo no momento da apresentação, é preciso desenvolver uma estratégia para completar o exame o quanto antes, a fim de evitar que condições clínicas concomitantes passem despercebidas.

Animais apresentados para avaliação ortopédica após trauma contundente (p. ex., trauma automobilístico, quedas) devem ser avaliados para comorbidades comuns, como as que envolvem os sistemas cardiovascular (p. ex., choque e arritmias), respiratório (p. ex., pneumotórax, hérnia diafragmática, contusões pulmonares), neurológico (p. ex., trauma espinal, cranioencefálico, lesões de nervos periféricos) e urinário (p. ex., ruptura de bexiga ou uretra). Traumas contundentes menos comuns incluem hérnias de parede, ruptura de baço, fígado ou vesícula biliar. Radiografias torácicas e eletrocardiogramas seriados são necessários em animais com trauma significativo. A avaliação da cavidade abdominal é realizada inicialmente por meio de palpação e análises bioquímicas. Se os sinais clínicos (distensão abdominal) ou achados bioquímicos (azotemia) sugerirem trauma envolvendo o trato urinário (p. 698), deve-se proceder com abdominocentese (p. 534) e avaliação radiográfica ou ultrassonográfica. É crucial que sejam diagnosticadas e tratadas tais lesões antes que o animal seja anestesiado para reparo de fratura ou trauma articular.

Uma vez que o paciente tenha sido triado e esteja estável, deve ser completado o exame minucioso. O paciente deve ser examinado em busca de doenças preexistentes que possam afetar o reparo cirúrgico ou a recuperação, ou que possam afetar a disposição do tutor em aceitar a cirurgia quando o prognóstico e o tratamento das comorbidades forem considerados. O manejo da fratura nunca deve ser conduzido antes que seja realizado o exame físico completo.

O manejo correto da ferida é crítico para o sucesso do tratamento de pacientes traumatizados. Feridas amplas ou graves podem requerer manejo extenso e sedações ou anestesia em múltiplas ocasiões. Podem, ainda, aumentar significativamente os custos, afetar a função do membro em razão de lesão muscular ou neurológica, prolongar o tempo de hospitalização com maiores riscos de infecções e/ou atrasar a consolidação óssea, devido à lesão do suprimento sanguíneo. O manejo de feridas é discutido no Capítulo 15.

Manejo da Dor e Anestesia

Pacientes ortopédicos se beneficiam do uso de analgésicos peroperatórios (Quadros 32.1 e 32.2, respectivamente). O nível de desconforto estimado e a sua duração devem ser avaliados a fim de determinar a escolha do analgésico. A maioria das cirurgias ortopédicas é considerada de moderada a severamente dolorosa. Embora ainda exista muito debate acerca da analgesia preemptiva, especialmente na literatura médica humana, há diversos princípios que devem ser respeitados para que ela seja bem-sucedida. Primeiramente, a profundidade da analgesia deve ser suficiente para bloquear os receptores da dor durante a cirurgia. Em segundo lugar, os receptores nociceptivos de toda a área devem ser bloqueados. Por fim, a analgesia deve ser mantida durante o período pós-operatório (Capítulo 13).

Protocolos anestésicos devem ser escolhidos com base nos sinais, achados do exame físico e análise laboratorial. Os pacientes tratados para problemas ortopédicos eletivos (p. ex., reconstrução de ligamento cruzado) e pacientes cujos achados pré-operatórios não são sugestivos de grande disfunção de órgãos podem ser tratados com diversas técnicas (Tabela 32.1). Pacientes com comprometimento cardiovascular devem ser anestesiados com cautela (Tabela 32.2). Quando apropriado, protocolos anestésicos balanceados que incluem agentes analgésicos suplementados com analgesia epidural ou bloqueios neurais são recomendados para minimizar a resposta nociceptiva intraoperatória e reduzir o requerimento anestésico (Tabela 32.3). A anestesia epidural (utilizando lidocaína, bupivacaína ou ropivacaína) associada à anestesia geral promove profundo relaxamento devido à paralisação temporária da musculatura dos membros pélvicos, facilitando a redução de fraturas da pelve, fêmur e tíbia (Capítulo 13). A duração de ação depende do fármaco empregado, variando desde 1 a 6 horas. É possível adicionar morfina ou buprenorfina à injeção epidural, o que proporciona alívio da dor por até 24 horas. Ademais, opioides podem ser empregados isoladamente no espaço epidural quando o relaxamento muscular não é necessário, mas a analgesia pós-operatória é desejada. O bloqueio de plexo braquial utilizando anestésicos locais proporcionará analgesia adicional e relaxamento muscular em pacientes submetidos a cirurgias do membro torácico (p. 152). O bloqueio dos nervos femoral e isquiático promoverá analgesia adicional e relaxamento para cirurgias do membro pélvico (p. 153).

CAPÍTULO 32 Princípios de Diagnóstico e Manejo de Fraturas

QUADRO 32.1 Analgesia Peroperatória para Cães[a]

- Fentanila CRI (2 µg/kg IV *bolus*, seguido de 2-20 µg/kg/h IV), *ou*
- Morfina[b] (0,5-2 mg/kg IM, SC q4h *ou* 0,18 mg/kg IV q1h CRI), *ou*
- Oximorfona (0,03-0,1 mg/kg IV, IM q2-4h), *ou*
- Hidromorfona (0,05 mg/kg IM, SC q2-4h *ou* 0,05-0,1 mg/kg IV q2-4h) *ou*
- Hidromorfona CRI (0,025-0,1 mg/kg por hora IV), *ou*
- Buprenorfina (0,005-0,02 mg/kg IV, IM q4-8h), *mais*
- +/− Cetamina CRI (2 µg/kg/min IV; sem *bolus* prévio, administrar 0,5 mg/kg IV antes da CRI)

CRI, infusão em taxa constante; *IM*, intramuscular; *IV*, intravenoso.
[a]Evitar anti-inflamatórios não esteroidais em quaisquer pacientes hipotensos ou com hemorragia.
[b]Administrar lentamente para evitar liberação de histamina.

QUADRO 32.2 Analgesia Peroperatória para Gatos

- Fentanila CRI (1 µg/kg IV *bolus*, seguido de 4 µg/kg/h IV), *ou*
- Morfina[a] (0,05-0,4 mg/kg IM, SC q3-4h), *ou*
- Oximorfona (0,01-0,05 mg/kg IV, IM q2-4h), *ou*
- Hidromorfona (0,03-0,1 mg/kg IM, SC q2-4h *ou* 0,05-0,1 mg/kg IV q2-4h), *ou*
- Buprenorfina (0,01-0,02 mg/kg TMO q6-12h), *mais*
- +/− Cetamina CRI (2 µg/kg/min IV. Sem *bolus* prévio, administrar 0,5 mg/kg IV antes da CRI)

CRI, infusão em taxa contínua; *IM*, intramuscular; *IV*, intravenoso; *TMO*, transmucosa oral.
[a]Administrar lentamente para evitar liberação de histamina.

TABELA 32.1 Considerações Anestésicas para o Paciente Estável Submetido ao Reparo de Fratura

Considerações Pré-operatórias

Condições associadas	Mínimas; geralmente saudável
Exames de sangue	HCT
	PT
	Em pacientes >5-7 anos, considerar eletrólitos, enzimas hepáticas, ureia e creatinina
Exame físico	Pode estar com dor no atendimento
Pré-medicações	Caso o paciente esteja ansioso, administrar:
	• Diazepam (0,2 mg/kg, IV), *ou*
	• Midazolam (0,2 mg/kg IV, IM), *mais*
	• Hidromorfona[a] (0,05-0,2 mg/kg IV, IM em cães; 0,05-0,1 mg/kg IV, IM em gatos), *ou*
	• Oximorfona (0,05-0,2 mg/kg IM, IV), *ou*
	• Morfina[b] (0,1-0,2 mg/kg IV ou 0,2-0,4 IM), *ou*
	• Buprenorfina[c] (0,005-0,02 mg/kg IV, IM)

Considerações Intraoperatórias

Indução	Se pré-medicado, administrar:
	• Propofol (2-4 mg/kg IV), *ou*
	• Alfaxalona (2-3 mg/kg IV)
	Sem pré-medicação, administrar então:
	• Propofol (4-8 mg/kg IV), *ou*
	• Alfaxalona (2-5 mg/kg IV), *ou*
	• Cetamina (5,5 mg/kg IV) com diazepam (0,28 mg/kg IV)
Manutenção	• Isofluorano ou sevofluorano, *mais*
	• Fentanila (2-10 µg/kg IV PRN em cães; 1-4 µg/kg IV PRN em gatos) para alívio da dor de curto prazo, *mais*
	• Hidromorfona[a] (0,05-0,2 mg/kg IV, IM em cães; 0,05-0,1 mg/kg IV, IM em gatos), *ou*
	• Oximorfona (0,05-0,2 mg/kg IV), *ou*
	• Morfina[b] (0,1-1 mg/kg IV PRN em cães; 0,1-0,2 mg/kg IV PRN em gatos), *ou*
	• Buprenorfina[c] (0,005-0,02 mg/kg IV), *mais*
	• Cetamina (dose baixa) (0,5-1 mg/kg IV), *ou*
	• Cetamina CRI (0,5 mg/kg IV *bolus*, seguido de 10 µg/kg/min IV)
	• Para relaxamento muscular, administre (*é necessário empregar ventilação com pressão positiva intermitente com esses agentes. Recomenda-se a monitoração do nível de bloqueio com sequência de quatro estímulos* [train of four]):
	• Vecurônio (0,01-0,1 mg/kg IV), *ou*
	• Atracúrio (0,1-0,25 mg/kg IV), *ou*
	• Cisatracúrio (0,02-0,1 mg/kg IV)
Requerimento de fluidos	• 5-10 mL/kg/h mais 3 × PSE
	• Coloides 2-5 mL/kg/h
Monitoração	Pressão arterial
	FC
	ECG
	Frequência respiratória
	SpO$_2$
	Temperatura
	EtCO$_2$
Bloqueios epidurais:	Relaxamento/paralisia de membro necessários:
	• Bupivacaína (0,5% 0,22 mL/kg) duração de 2-5 h, *ou*
	• Ropivacaína (0,5% 0,22 mL/kg) duração de 2-5 h, *ou*
	• Lidocaína (2% 1 mL per 4,5 kg de peso corporal), duração de 1-2 h
	Relaxamento/paralisia de membro não necessários:
	• Morfina (0,1 mg/kg sem conservantes), *ou*
	• Buprenorfina (0,003-0,005 mg/kg diluída em salina)

(Continua)

TABELA 32.1 Considerações Anestésicas para o Paciente Estável Submetido ao Reparo de Fratura *(Cont.)*

Considerações Pós-operatórias

Analgesia	• Fentanila CRI (1-3 μg/kg IV *bolus*, seguido de 2-20 μg/kg/h IV), *ou*
	• Hidromorfona CRI (0,025-0,1 mg/kg/h IV, 0,1-0,22 mg/kg IM, SC q4-6h em cães), *ou*
	• Hidromorfona[a] (0,05-0,2 mg/kg IV, IM q2-4h em cães; 0,05-0,1 mg/kg IV, IM q3-4h em gatos), *ou*
	• Morfina[b] (0,1-1 mg/kg IV ou 0,1-2 mg/kg IM q1-4h em cães; 0,1-0,2 mg/kg IV ou 0,1-0,5 mg/kg IM q1-4h em gatos), *ou*
	• Morfina CRI (0,2 mg/kg *bolus* seguido de 0,1 mg/kg/h), *ou*
	• Oximorfona (0,05-0,2 IV, IM q2-4h), *ou*
	• Buprenorfina[c] (0,005-0,02 mg/kg IV, IM q4-6h em cães e gatos; 0,01-0,04 mg/kg OTM q8h em gatos), *mais*
	• +/− Cetamina CRI (sem *bolus* prévio, administrar 0,3-0,5 mg/kg IV antes de CRI com 0,3-0,6 mg/kg/h durante a cirurgia, administrar 0,12 mg/kg/h após a cirurgia), *mais*
	• Considerar AINE
	   • Em cães: carprofeno, deracoxibe, meloxicam (Tabela 32.4)
	   • Em gatos: meloxicam,[d] robenacoxibe (Tabela 32.4)

Monitoração	SpO_2 Pressão arterial FC Frequência respiratória Temperatura
Exames de sangue	HCT e PT em caso de perda sanguínea expressiva
Escore de dor estimado	Pode ser severa, dependendo da etiologia ou do procedimento; alguns desses pacientes vêm sofrendo dor crônica

AINE, anti-inflamatório não esteroidal; *CRI*, infusão em taxa contínua; *ECG*, eletrocardiograma; $EtCO_2$, pressão parcial de CO_2 expirado; *FC*, frequência cardíaca; *HCT*, hematócrito; *IM*, intramuscular; *IV*, intravenoso; *PPT*, proteína total; *PRN*, conforme necessário; *PSE*, perda sanguínea estimada; *SC*, subcutâneo; SpO_2, saturação de hemoglobina com oxigênio; *TMOP*, transmucosa oral; *VO*, via oral.
[a]Monitorar hipertermia em gatos.
[b]Administrar lentamente para evitar liberação de histamina.
[c]A buprenorfina é um analgésico melhor do que a morfina em gatos.
[d]Aviso de tarja preta adicionado pela Food and Drug Administration em outubro de 2010 sobre a identificação de casos de insuficiência renal e óbito em felinos com o uso de doses repetidas de meloxicam. O meloxicam é aprovado somente para dose única em felinos nos Estados Unidos.

TABELA 32.2 Considerações Anestésicas para Estabilização de Fratura no Paciente com Trauma Agudo

Considerações Pré-operatórias

Condições associadas	Anemia Hipotensão Desidratação Distúrbios eletrolíticos Arritmias; geralmente ventriculares Presença de outro trauma (p. ex., pélvico, abdominal, torácico)
Exames de sangue	HCT Eletrólitos Ureia Creatinina PT Albumina +/− Hemogasometria
Exame físico	• Pode estar desidratado ou em choque, hipotenso, taquicárdico ou bradicárdico e hipotérmico • Haverá ausência de ruídos pulmonares na parede lateral dorsal do tórax durante a auscultação com pneumotórax; a ausência de ruídos pulmonares na parede torácica ventral e sons abafados ocorrem com o hemotórax; pode haver dor abdominal em caso de uroabdome ou hemoabdome
Outros diagnósticos	• Pressão arterial • ECG • SpO_2 • Radiografias (torácica e abdominal) • +/− Ultrassom abdominal • Toracocentese em caso de dispneia

CAPÍTULO 32 Princípios de Diagnóstico e Manejo de Fraturas

TABELA 32.2 Considerações Anestésicas para Estabilização de Fratura no Paciente com Trauma Agudo *(Cont.)*

Pré-medicação	• Oxigênio por meio de sonda ou máscara facial
	• Caso necessário, administrar fluidos em dose de choque para estabilizar o paciente. Reconsiderar a necessidade da cirurgia se o paciente estiver instável.
	• Transfundir em caso de HCT <20% em cães; <18% em gatos (pp. 27 e 32)
	• Evitar sedativos em pacientes deprimidos ou dispneicos
	• Em pacientes com mínimo comprometimento respiratório, administrar:
	  • Midazolam (0,1-0,2 mg/kg IV, IM), *ou*
	  • Diazepam (0,1-0,2 mg/kg IV)
	• Em pacientes não deprimidos ou dispneicos, administrar:
	  • Hidromorfona[a] (0,05-0,2 mg/kg IV, IM em cães; 0,05-0,1 mg/kg IV, IM em gatos), *ou*
	  • Oximorfona (0,05-0,2 mg/kg IV, IM), *ou*
	  • Morfina[b] (0,1-0,2 mg/kg IV ou 0,2-0,4 IM), *ou*
	  • Buprenorfina[c] (0,005-0,02 mg/kg, IV, IM)
	• Em caso de envolvimento pulmonar, evitar todos os depressores respiratórios antes da indução, incluindo (mas não se limitando a) opioides, xilazina, medetomidina e dexmedetomidina.
	• Se houver hipotensão, evitar acepromazina, xilazina, medetomidina e dexmedetomidina.
	• Se houver taquicardia, evitar cetamina em dose de indução, atropina e glicopirrolato.

Considerações Intraoperatórias	

Indução	• Pré-oxigenar por 3-5 min com máscara facial ou fluxo de oxigênio próximo
	• Considerar técnica de indução balanceada:
	  • Fentanila (5 μg/kg IV) mais midazolam (0,25 mg/kg IV) mais propofol (2-4 mg/kg IV)
	  • Se a frequência cardíaca estiver normal a baixa, considerar cetamina (2-4 mg/kg IV) em vez de propofol
	• Se estiver hipotenso, administrar:
	  • Etomidato (0,5-1,5 mg/kg IV); administrar um benzodiazepínico IV antes do etomidato para evitar mioclonias, utilizar com cautela em pacientes em choque devido à supressão adrenocortical.
	• Se estiver normotenso, administrar:
	  • Propofol (2-6 mg/kg IV), *ou*
	  • Alfaxalona (2-5 mg/kg IV), *ou*
	  • Cetamina (5 mg/kg com benzodiazepínico 0,25 mg/kg IV)

Manutenção	• Isofluorano ou sevofluorano, *mais*
	  • Fentanila (2-10 μg/kg IV PRN em cães; 1-4 μg/kg IV PRN em gatos) para alívio da dor em curto prazo, *mais* PRN
	  • Fentanila CRI (1-5 μg/kg IV *bolus*, seguido de 2-30 μg/kg/h IV), *ou*
	  • Hidromorfona[a] (0,05-0,2 mg/kg IV PRN em cães; 0,05-0,1 mg/kg IV PRN em gatos), *ou*
	  • Buprenorfina[c] (0,005-0,02 mg/kg IV PRN), *mais*
	  • Cetamina (dose baixa 0,5-1 mg/kg IV), *ou*
	  • Cetamina (0,5 mg/kg IV seguido de CRI de 10 μg/kg/min IV), *ou*
	  • Lidocaína (1-2 mg/kg IV *bolus* seguido de CRI de 1-3 mg/kg/h IV em cães)
	• Se estiver hipotenso (para manter PAM 60-80 mmHg), administrar fenilefrina, efedrina, dopamina, norepinefrina, vasopressina ou fluidos, conforme necessário
	• Se houver envolvimento pulmonar, parâmetros ventilatórios:
	  • SpO_2 >95%
	  • Volume corrente baixo: 5-7 mL/kg
	  • Frequência respiratória: 10-30
	  • Pressão de pico inspiratório < 12-15 mmHg se for capaz de atingir volume corrente adequado

Requerimento de fluidos	• 10-20 mL/kg/h para repor perdas por evaporação mais 3 × PSE • Considerar coloides ou sangue total para reposição de PSE em proporção 1:1
Monitoração	PA ECG Frequência respiratória SpO_2 $EtCO_2$ Temperatura +/− Linha arterial DU
Bloqueios	Epidural: • Morfina (0,1 mg/kg sem conservantes) *ou* • Buprenorfina (0,003-0,005 mg/kg diluída em salina) • Evitar anestésicos locais em anestesias espinais ou epidurais em pacientes hipotensos Incisional: • Lidocaína (<5 mg/kg em cães e 2-4 mg/kg em gatos), *ou* • Bupivacaína (<2 mg/kg)

(Continua)

TABELA 32.2 Considerações Anestésicas para Estabilização de Fratura no Paciente com Trauma Agudo (Cont.)

Considerações Pós-operatórias

Analgesia	• Fentanila (1-10 µg/kg IV *bolus*, seguido de 2-20 µg/kg/h IV), *ou* • Morfina[b] (0,1-1 mg/kg IV ou 0,1-2 mg/kg IM q1-4h em cães; 0,05-0,2 mg/kg IV ou 0,1-0,5 IM q1-4h em gatos) se não houver hipotensão, *ou* • Oximorfona (0,05-0,2 mg/kg IV, IM), *ou* • Hidromorfona[a] (0,05-0,2 mg/kg IV, IM q3-4h em cães; 0,05-0,1 mg/kg IV, IM q3-4h em gatos), *ou* • Hidromorfona CRI (0,025-0,1 mg/kg/h IV em cães), *ou* • Buprenorfina[c] (0,005-0,02 mg/kg IV, IM q4-8h ou 0,01-0,02 mg/kg TMO q6-12h em gatos), *mais* • +/− Cetamina CRI (2 µg/kg/min IV); sem *bolus* prévio, administrar 0,5 mg/kg IV antes da CRI • Evitar AINE em pacientes hipotensos ou com hemorragias.
Monitoração	SpO_2 Pressão arterial ECG FC Frequência respiratória Temperatura DU
Exames de sangue	HCT PT Eletrólitos +/− Hemogasometria +/− Albumina
Escore de dor estimado	Severa, dependendo do trauma

AINE, anti-inflamatório não esteroidal; *CRI*, infusão em taxa constante; *DU*, débito urinário; *ECG*, eletrocardiograma; *EtCO₂*, pressão parcial de CO_2 expirado; *FC*, frequência cardíaca; *HCT*, hematócrito; *IM*, intramuscular; *IV*, intravenoso; *PA*, pressão arterial; *PAM*, pressão arterial média; *PT*, proteína total; *PRN*, conforme necessário; *PSE*, perda sanguínea estimada; *SC*, subcutâneo; *SpO₂*, saturação de hemoglobina com oxigênio; *TNO*, transmucosa oral; *VO*, via oral.
[a]Monitorar hipertermia em gatos.
[b]Administrar lentamente para evitar liberação de histamina.
[c]A buprenorfina é um analgésico melhor do que a morfina em gatos.

TABELA 32.3 Anestesia Epidural no Cão[a]

Volumes Epidurais

Epidural Baixa
0,2 mL/kg resulta em analgesia/anestesia da pelve e abdome caudal

Epidural Alta
• 0,3 mL/kg resulta em analgesia/anestesia da pelve, abdome e tórax
• Em geral realizada com apenas um opioide (a solução salina pode ser empregada para aumentar o volume)
• Anestésicos locais devem ser evitados em epidurais altas, para prevenir o bloqueio do tronco simpático e paralisia da musculatura intercostal

Fármaco	Dose	Início de Ação (min)	Duração da Ação (h)
Lidocaína a 2%[b]	1 mL/4,5 kg	10	1 a 1,5
Bupivacaína (a 0,25% ou 0,5%)[b] (sem conservantes)	1 mL/4,5 kg	20-30	4,5-6
Ropivacaína (a 0,5%)[b]	1 mL/4,5 mg por kg	20-30	4,5-6
Fentanila	0,001 mg/kg	15-20	3-5
Morfina (sem conservantes)[c]	0,1 mg/kg[a]	30-60	10-24
Buprenorfina	0,004 mg/kg	10-45	12-18

[a]A dose, início e duração se baseiam na experiência clínica; cada paciente deve ser avaliado individualmente. Reduza a dose no mínimo pela metade para administração espinal de anestésicos locais; reduza a dose epidural em 25% nos pacientes geriátricos, obesos e gestantes, bem como pacientes com lesões que ocupem espaço na medula espinal ou condições nas quais o ingurgitamento venoso seja esperado.
[b]O bloqueio até T1 causa paralisia da musculatura intercostal e bloqueio simpático, resultando em bradicardia; o bloqueio de C5–C7 causa paralisia do nervo frênico.
[c]A complicação mais comum com administração epidural de opioides é a depressão respiratória dose-dependente.

Analgésicos opioides devem ser administrados por pelo menos 12 a 14 horas após a cirurgia, dependendo do procedimento e dos resultados de avaliações seriadas do paciente. O butorfanol e a buprenorfina são muitas vezes suficientes para pacientes submetidos a procedimentos com mínima manipulação tecidual. Em pacientes submetidos a procedimentos com manipulação mais significativa (p. ex., osteotomia tripla da pelve) ou traumatizados, a hidromorfona, oximorfona ou a morfina são recomendadas. Quando há risco mínimo de perda contínua de sangue, anti-inflamatórios não esteroidais (AINE) podem ser administrados para controle da dor.

Os AINE são recomendados para controle da dor em pacientes ortopédicos (Capítulo 13 e Tabela 32.4). Podem ser empregados isolados ou em combinação com opioides, dependendo da severidade da dor do paciente. Alguns opioides (p. ex., fentanila) proporcionam alívio imediato, ao passo que o início do efeito dos AINE varia de 30 minutos a 1 hora. Uma vantagem é que proporcionam alívio

CAPÍTULO 32 Princípios de Diagnóstico e Manejo de Fraturas

TABELA 32.4 Fármacos Anti-inflamatórios Aprovados para Tratamento de Cães e Gatos com Doença Ortopédica

Carprofeno	*Cães:* 2,2 mg/kg VO, SC q12h ou 4,4 mg/kg VO, SC q24h *Gatos:* 4 mg/kg SC, IV dose única
Deracoxibe	*Cães:* 1-2 mg/kg VO q24h[a]
Etodolaco	5-15 mg/kg PO q24h
Meloxicam	*Cães:* 0,2 mg/kg q24h IV, SC, VO dose única por 1 dia, seguida de 0,1 mg/kg q24h (com alimento) *Gatos:* 0,05 mg/kg VO q24h com redução da dose em caso de necessidade de tratamento prolongado. O tratamento em longo prazo pode utilizar dose reduzida de 0,05 mg/kg VO q48h e frequência de até q72h. Dose única de 0,15 mg/kg SC, mas aprovado em doses de até 0,3 mg/kg SC.
Firocoxibe	*Cães:* 5 mg/kg VO q24h
Robenacoxibe	*Cães:* 1,0-2,0 mg/kg q24h *Gatos:* 2 mg/kg SC entre as omoplatas ou, em gatos com peso de 2,5-6 kg, fornecer 6 mg/gato VO q24h por até 3 dias; em gatos pesando 6,1-12 kg administrar 12 mg/gato VO q24h por até 3 dias. Nos dias 3-11, administrar 1 mg/kg VO q24h.

SC, subcutâneo; *VO*, via oral.
[a] Uma dose maior (3-4 mg/kg/dia) pode ser utilizada para dor pós-operatória de curto prazo (não confundir as duas doses).

duradouro; sua duração de ação vai de 12 a 24 horas. A hidromorfona, oximorfona e morfina intravenosas possuem início de efeito tardio de 15 a 20 minutos e sua analgesia dura somente 3 a 4 horas. Ainda que o carprofeno e o deracoxibe, administrados antes da cirurgia, sejam eficazes para alívio da dor pós-operatória em cães, seu efeito peroperatório é imprevisível. Da mesma forma, a injeção pré-operatória de meloxicam é aprovada para uso em felinos (uma dose apenas), mas seu curso peroperatório pode ser imprevisível. É prudente reservar AINE para administração pós-operatória, especialmente se é antecipada perda sanguínea. Dependendo do AINE selecionado, pode ocorrer certa inibição da função plaquetária. Embora o carprofeno, meloxicam e etodolac inibam fracamente a ciclo-oxigenase (COX)-1 e, portanto, a função plaquetária, é razoável aguardar até o período pós-operatório para adicioná-los ao controle da dor. Inibidores não seletivos da COX (p. ex., cetoprofeno, fenilbutazona) são contraindicados para procedimentos cirúrgicos nos quais há previsão de hemorragia. Ademais, AINE não devem ser utilizados em pacientes com hipotensão grave ou doença pulmonar grave (especialmente asmáticos). O uso de AINE pode ser continuado por via oral durante vários dias após a cirurgia, para promover alívio da dor após liberação do paciente. Veja a p. 150 para informações adicionais acerca dos AINE. Em vista das complicações mencionadas com o uso de AINE, opioides são mais frequentemente preferidos como analgésicos pré-operatórios, já que não alteram a coagulação. Opioides também são menos capazes de potencializar a hipotensão, quando comparados a fármacos inalatórios.

Antibióticos

Antibióticos profiláticos são eficazes na prevenção de infecções do local de cirurgia em pacientes ortopédicos. Apesar do emprego cuidadoso da técnica asséptica, bactérias estão presentes durante procedimentos cirúrgicos. A infecção ocorre quando as defesas do hospedeiro não são capazes de conter os microrganismos. Os fatores que influenciam o número de bactérias necessário para que ocorra a infecção incluem virulência do organismo, condição da ferida, presença de implantes e defesas do hospedeiro. Antibióticos profiláticos auxiliam na contenção da população bacteriana até um grau em que possa ser manejada pelas defesas do hospedeiro.

Antibióticos profiláticos devem ser utilizados com cautela para serem eficazes. A seleção do fármaco, o momento da administração, a dose e a duração são todos componentes importantes. A seleção do antibiótico se baseia em dois critérios: (1) quais microrganismos têm maior probabilidade de causar infecções de feridas ortopédicas e (2) quais antibióticos são mais propensos a serem eficazes contra potenciais microrganismos ofensores. As bactérias aeróbias mais predominantemente isoladas de feridas cirúrgicas em pequenos animais são as espécies de *Staphylococcus* coagulase-positivas e *Escherichia coli*. O *Staphylococcus aureus* resistente à meticilina é frequentemente reconhecido como um patógeno de instalações veterinárias. Bactérias anaeróbias (p. ex., *Bacteroides*, *Fusobacterium* e *Clostridium* spp.) não são reconhecidas como patógenos importantes em pacientes ortopédicos. Antibióticos são mais eficazes quando presentes nos tecidos antes que ocorra a contaminação bacteriana. Portanto, devem ser administrados por via intravenosa 30 a 60 minutos antes que seja realizada a incisão cirúrgica. É desejável que sejam atingidas concentrações farmacológicas iguais ou maiores que o mínimo necessário para inibir a proliferação de patógenos conhecidos. A duração da administração de antibióticos deve ser suficiente para manter concentrações séricas e teciduais enquanto a ferida permanecer aberta. A administração deve ser repetida a cada 2 a 4 horas e interrompida no momento em que for completada a cirurgia ou no máximo 24 horas após seu término. O protocolo de escolha para a maioria dos pacientes é a cefazolina 22 mg/kg IV antes da indução anestésica e a cada 2 a 4 horas durante a cirurgia. O emprego peroperatório e pós-operatório de antibióticos é discutido com maiores detalhes no Capítulo 9.

NOTA Antibióticos iniciados após o procedimento não são eficazes para prevenir a infecção.

ESTABILIZAÇÃO TEMPORÁRIA DA FRATURA

O suporte temporário da fratura pode ser considerado antes da estabilização definitiva, embora não seja apropriado em todos os casos. Fraturas ou luxações abaixo do cotovelo e joelho são mais adequadamente manejadas com bandagem de tecido macio, com ou sem suporte adicional utilizando imobilização com fibra de vidro ou metal. Fraturas acima do cotovelo e joelho são de mais difícil coaptação; portanto, o suporte temporário, cuja eficácia é limitada e apresenta potencial de complicações significativo, raramente é indicado nesses casos. As vantagens e desvantagens do suporte temporário estão incluídas no Quadro 32.3. Os métodos mais comuns são a bandagem de Robert Jones e bandagens macias sustentadas por talas ou outros materiais de coaptação.

Bandagem de Robert Jones

As bandagens de Robert Jones e suas modificações são frequentemente empregadas em pacientes veterinários. Trata-se de invólucros volumosos de gaze e algodão normalmente utilizados antes ou após cirurgia, para fins de imobilização temporária do membro. A bandagem de Robert Jones original utilizava algodão em rolo (30,5 cm) comercialmente disponível, aplicado sobre o membro até uma espessura liberal de 10 a 15 cm. Bandagens de Robert Jones modificadas utilizam menos algodão, mas ainda fornecem compressão. A camada espessa de algodão promove compressão suave dos tecidos moles e imobiliza fraturas sem causar comprometimento vascular. A imobilização de tecidos moles e osso proporciona maior conforto ao paciente, previne lesões teciduais adicionais devido a fragmentos ósseos pontiagudos e minimiza o edema, o que melhora a visualização e palpação das demarcações anatômicas durante a cirurgia. Ademais, bandagens de Robert Jones ajudam na eliminação do espaço morto após a cirurgia.

NOTA Bandagens de Robert Jones se estendem desde as extremidades dos dígitos (com apenas unhas e coxins digitais visíveis) até a metade do fêmur ou úmero e somente são úteis quando aplicadas a lesões abaixo do nível do cotovelo ou joelho.

QUADRO 32.3 Vantagens e Desvantagens do Suporte Temporário

Vantagens
- Minimiza o movimento da fratura, o que reduz o risco de cominuição adicional
- Previne o desgaste dos bordos da fratura
- Reduz a lesão de estruturas de tecidos moles adjacentes
- Diminui o potencial de contaminação da fratura por meio da punção da pele
- Diminui a dor e o edema
- Auxilia na manutenção da viabilidade tecidual

Desvantagens
- Dificuldade de estabilização das fraturas acima do cotovelo ou joelho
- Custo adicional
- Potencial autodestruição da bandagem por parte do paciente
- Possível comprometimento vascular
- Dermatite
- Maior dor

Prepare o membro com tricotomia dos pelos longos desde o terço médio do úmero (ou fêmur) até os dígitos, e trate qualquer ferida aberta. Aplique tiras de fita adesiva formando um laço nas superfícies cranial e caudal da pata, desde o carpo (tarso) até 15 cm além dos dígitos (Figura 32.1A). Enrole 7,5 a 15 cm de algodão (de um rolo de 30,5 cm) ao redor do membro desde a extremidade dos dígitos até o terço médio do úmero (fêmur) (Figura 32.1B). Certifique-se de que as unhas e o terceiro e quarto dígitos estejam visíveis para que o edema do membro possa ser detectado. Em seguida, enrole uma atadura elástica firmemente sobre o algodão para comprimi-lo (Figura 32.1C). Aplique pelo menos três camadas de atadura para obter tensão macia e homogênea; a compressão adequada fará com que a bandagem soe como uma melancia madura quando se realizam batidas com um dedo. Inverta as tiras de fita e cole-as na superfície externa da atadura. Em seguida, aplique fita elástica (p. ex., Elasticon®, Vetrap®) à superfície externa da bandagem (Figura 32.1D).

Talas em Calha

Talas em calha (metatalas) são utilizadas para sustentar lesões distais de rádio-ulna, carpo ou tarso, metacarpo ou metatarso e falanges. Metatalas são utilizadas para suporte adicional de um fixador externo ou como meio primário de fixação quando o escore de avaliação da fratura do paciente (p. 985) indicar estresse mínimo e cura rápida. Talas em calha estão disponíveis comercialmente em alumínio ou plástico em diversos comprimentos e tamanhos. Realize a tricotomia e trate as feridas abertas (p. 183) antes de cobri-las com curativo estéril. Aplique tiras de fita adesiva formando um laço desde o carpo (tarso) até os dígitos, estendendo as extremidades até 15 cm além dos dígitos. Aplique acolchoamento ao redor do membro em espiral com sobreposição de 50% (Figura 32.2A). Inicie acolchoando as extremidades dos dígitos e estenda proximalmente até 2,5 cm além do aspecto proximal da

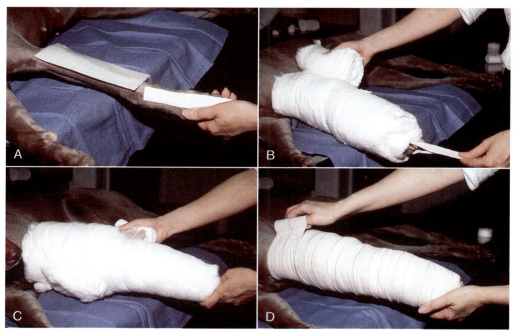

Figura 32.1 (A) Durante a aplicação da bandagem de Robert Jones, posicione tiras de fita adesiva formando um laço nas superfícies cranial e caudal da pata, a partir do carpo (tarso) até 15 cm além dos dígitos. Cubra as feridas com um material macio não adesivo. (B) Enrole 7,5 a 15 cm de algodão ao redor do membro. (C) Após aplicar o algodão, enrole uma atadura elástica firmemente sobre o algodão para comprimi-lo. (D) Aplique fita elástica na superfície externa da bandagem.

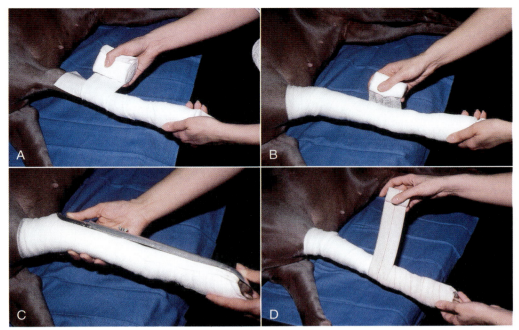

Figura 32.2 (A) Durante a colocação de tala em um membro, aplique uma bandagem ao redor do membro em arranjo espiral com 50% de sobreposição. (B) Enrole uma atadura firmemente sobre a bandagem. (C) Posicione o membro já acolchoado em uma tala de tamanho adequado. (D) Prenda a tala no membro com Vetrap® ou fita elástica adesiva.

tala. Aplique algodão suficiente para prevenir irritações na pele e escaras, mas não deixe a bandagem tão volumosa que fique desconfortável ao paciente. Cubra as protuberâncias ósseas com mais algodão. Enrole uma atadura elástica sobre o algodão para comprimi-lo suavemente (Figura 32.2B). Posicione o membro acolchoado em uma tala de tamanho adequado e fixe-os com Vetrap® ou fita elástica adesiva (Figura 32.2C e D). Inverta e cole as tiras de fita ao final da bandagem.

Bandagens Acolchoadas Macias

Bandagens macias são empregadas quando não é desejada compressão excessiva do tecido. Aplique a bandagem inicialmente conforme já descrito para talas. Em vez de utilizar uma tala pré-formada, aplique a bandagem sem esse componente ou insira uma tala lateral de fibra de vidro ou plástico moldado sob calor como reforço. O reforço da bandagem acolchoada aplicada em membro pélvico utilizando uma tala lateral também previne que a bandagem se dobre conforme o membro é utilizado pelo paciente.

PLANEJAMENTO CIRÚRGICO

O objetivo do reparo das fraturas é obter a completa consolidação óssea com ótima função no menor tempo possível. Técnicas modernas de estabilização de fraturas e implantes promovem excelente estabilidade, permitindo retorno rápido da atividade. O valor desse rápido retorno inclui menor atrofia muscular, menor ganho de peso, manutenção da amplitude de movimento da articulação, minimização das lesões por decúbito, melhores atitudes do paciente e maior satisfação do cliente.

O processo de seleção do método apropriado de reparo das fraturas inclui os seguintes passos: (1) avaliação do paciente, (2) avaliação da fratura, (3) atribuição de escore na avaliação da fratura e (4) seleção do método de reparo. Outros fatores que podem influenciar a seleção do método de reparo incluem questões financeiras e relacionadas com os clientes; todavia, a seleção do reparo nunca deve ser comprometida com base apenas em custo, a ponto de causar aumento do risco de complicações significativas.

AVALIAÇÃO DO PACIENTE

A avaliação do paciente inclui uma triagem inicial, avaliação de todas as doenças clínicas e de fatores biológicos específicos que possam afetar a consolidação óssea e o escore da fratura, conforme descrito adiante.

AVALIAÇÃO DA FRATURA

A avaliação da fratura deve ser realizada por uma descrição sistemática e reprodutível. Fraturas são descritas a fim de permitir comunicação precisa com os tutores e colegas, além de auxiliar no planejamento do tratamento apropriado. Avaliam-se tanto os membros do paciente quanto as radiografias. A descrição precisa inclui (1) o osso afetado, (2) a localização da fratura no osso, (3) se se trata de uma fratura aberta ou fechada ao ambiente, (4) o grau de cominuição e (5) o deslocamento da fratura (Quadro 32.4). A determinação do estado aberto ou fechado da fratura requer exame do membro junto com avaliação das radiografias. Se o membro estiver coberto com bandagens, estas devem ser removidas quando possível, a fim de que seja completada a avaliação. Lesões moderadas a severas de tecidos moles e hemorragias, evidenciadas pelo grau de edema e hematomas, também devem ser observadas, por serem capazes de afetar a reparação do osso e tecidos moles.

O grau de cominuição é descrito pelos termos *simples* (fratura de duas partes), *minimamente*, *moderadamente* ou *severamente cominutiva*. Fraturas cominutivas apresentam múltiplas linhas de

QUADRO 32.4 Descrição das Fraturas

1. Osso acometido
   - Listar osso específico (listar para membro torácico ou pélvico, caso necessário)
   - Denotar lado (esquerdo ou direito)
2. Localização da fratura no osso
   - Articular: fratura que se estende até a articulação
   - Metafisária: osso entre a epífise e a diáfise. Contém a placa de crescimento (fise). Classificar ainda entre:
     - *Salter-Harris tipo I:* fratura através da fise
     - *Salter-Harris tipo II:* fratura através da fise e uma porção da metáfise
     - *Salter-Harris tipo III:* fratura através da fise e epífise; geralmente são fraturas articulares
     - *Salter-Harris tipo IV:* fratura através da epífise, da fise e da metáfise; também são fraturas articulares
     - *Salter-Harris tipo V:* lesões de esmagamento da fise que não são visíveis radiograficamente, mas se tornam evidentes muitas semanas após o trauma, quando a função da fise cessa
     - *Salter-Harris tipo VI:* usada para descrever fechamentos fisários parciais resultantes de lesão de uma porção da fise e que causam fechamento assimétrico da mesma
   - Epifisária: extremidade do osso longo
   - Diafisária: haste estreita do osso
     - Classificar fraturas ainda como de terço proximal, central ou distal
3. Abertas ou fechadas Classificar ainda entre:
   - *Grau I:* há um pequeno orifício perfurado na pele próximo à fratura, causado pela penetração do osso para fora. O osso pode ou não estar visível na ferida.
   - *Grau II:* ferida na pele de tamanho variável associada à fratura, resultante do trauma externo. O maior trauma a tecidos moles geralmente é associado a fraturas abertas grau II do que com o grau I. Embora a extensão do trauma aos tecidos moles possa ser variável, a fratura é minimamente cominutiva.
   - *Grau III:* há grave fragmentação óssea associada a extensa lesão de tecido mole, com ou sem perda de pele. Essas fraturas são geralmente de alta velocidade e cominutivas, como fraturas por trauma por arma de fogo ou cisalhamento das extremidades distais.
4. Grau de cominuição
   - Descrever como simples (fratura de duas partes), mínima, moderada ou grave
   - Descrever ainda como tendo ou sendo:
     - *Fragmentos borboleta*
     - *Fratura em galho verde:* fratura incompleta na qual uma porção do córtex está intacta, estabilizando, dessa forma, o osso em algum grau
     - *Fratura por avulsão:* o ponto de inserção de um tendão ou ligamento é fraturado e avulsionado do restante do osso
     - *Fratura transversa:* a linha de fratura é perpendicular ao eixo longo do osso
     - *Fratura oblíqua:* as linhas correm em ângulo com a linha perpendicular ao eixo longo do osso
       - Fraturas *oblíquas curtas:* ≤45 graus
       - Fraturas *oblíquas longas:* >45 graus
       - Fraturas *espirais* são similares às fraturas oblíquas longas, mas circundam o eixo longo do osso.
5. Não deslocada ou deslocada

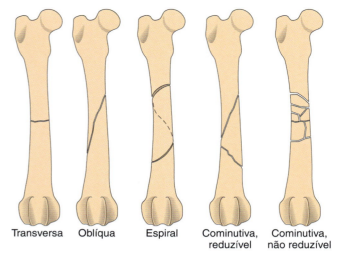

Transversa   Oblíqua   Espiral   Cominutiva, reduzível   Cominutiva, não reduzível

Figura 32.3 Classificação das fraturas com base em direção e número de linhas de fratura.

fratura e variam desde fraturas de três partes com *fragmento borboleta* (fragmento com duas linhas oblíquas que lembra uma silhueta de borboleta) até fraturas altamente cominutivas com cinco ou mais esquírolas (Figura 32.3). A velocidade das forças que causam a fratura dita o número de fragmentos e a lesão dos tecidos adjacentes. *Forças de baixa velocidade* resultam em fraturas simples com pouca dissipação de energia pelos tecidos moles. Da mesma forma, *forças de alta velocidade* resultam em fraturas cominutivas com alta dissipação de energia pela propagação da fratura e lesão dos tecidos moles adjacentes. As fraturas podem ser *completas* ou *incompletas* e podem ser classificadas ainda como *em galho verde*, as quais ocorrem em animais imaturos, *por avulsão* ou *transversas* (Quadro 32.4). Linhas de fratura *oblíquas* se estendem formando um ângulo com a linha perpendicular ao eixo longo do osso; são descritas como fraturas *oblíquas curtas* quando o ângulo é igual ou menor que 45 graus, ou *oblíquas longas*, quando o ângulo é maior que 45 graus (Quadro 32.4). Fraturas *espirais* são similares às fraturas oblíquas longas, mas se envolvem em torno do eixo longo do osso (Quadro 32.4). Por fim, as fraturas podem ser *não deslocadas* ou *deslocadas*. A direção do deslocamento é descrita como a localização do segmento distal em relação ao segmento proximal. A maioria das fraturas se encontra deslocada proximalmente, devido à contratura muscular e edema. **Fraturas abertas** são classificadas segundo (1) o mecanismo de perfuração e (2) a gravidade da lesão do tecido mole, dividindo-se em fraturas abertas *grau I, grau II,* ou *grau III* (Quadro 32.4).

Fraturas Fisárias

Fraturas fisárias são distinguidas segundo a classificação de Salter-Harris, que identifica a localização da linha da fratura (Figura 32.4). Fraturas *Salter-Harris tipo I* ocorrem ao longo da fise. Fraturas *Salter-Harris tipo II* se estendem pela fise e uma porção da metáfise. Fraturas *Salter-Harris tipo III* se estendem pela fise e epífise e são em geral articulares. Fraturas *Salter-Harris tipo IV* também são articulares, estendendo-se pela epífise e atravessando a fise e a metáfise. Já as fraturas *Salter-Harris tipo V* são lesões de esmagamento da fise que não podem ser visualizadas radiograficamente, mas que se tornam evidentes muitas semanas mais tarde, quando a função da fise é cessada. Uma classificação adicional *Salter-Harris tipo VI* tem sido utilizada para descrever fechamentos parciais da fise resultantes da lesão de uma porção da fise, causando seu fechamento assimétrico.

NOTA Um exemplo de classificação adequada para uma fratura seria "fratura aberta, completa, deslocada, altamente cominutiva e não reduzível da diáfise do fêmur esquerdo".

ESCORES DE AVALIAÇÃO DE FRATURAS

Os objetivos do tratamento das fraturas, não uniões ou deformidades ósseas são a união óssea e o retorno da função normal do paciente. O emprego de processos de tomada de decisões apropriados durante a escolha dos implantes e o planejamento do procedimento devem

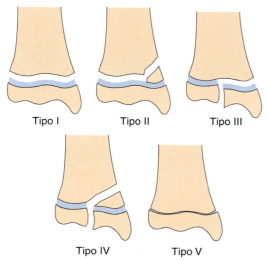

Figura 32.4 Classificação de Salter-Harris para fraturas fisárias baseada na localização radiográfica da linha de fratura.

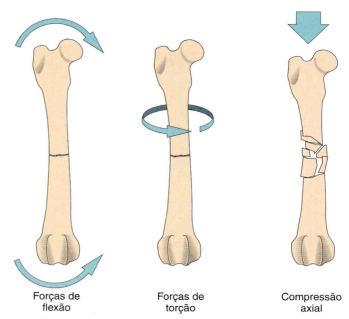

Figura 32.5 Forças que agem em ossos fraturados.

produzir resultados consistentes e previsíveis. O cirurgião deve avaliar a fratura, o paciente e o tutor, a fim de identificar quais implantes atingirão a estabilidade necessária no tempo adequado para satisfazer os objetivos (i.e., desenvolver um escore de avaliação da fratura). Ademais, o cirurgião deve se certificar de que a fixação selecionada é capaz de contrapor forças compressivas, flexoras e torcionais aplicadas sobre o osso estabilizado pela sustentação do peso e contrações musculares adjacentes (Figura 32.5). É importante elaborar um plano detalhado para toda a cirurgia, incluindo o método de redução da fratura, a sequência de aplicação do implante e as possibilidades de enxertia óssea (p. 991). O insucesso no planejamento do procedimento resulta em tempo cirúrgico prolongado, trauma excessivo em tecidos moles e erros técnicos. Os resultados do planejamento inadequado são insucesso do implante, cicatrização demorada, infecção e não união.

SELEÇÃO DO MÉTODO DE REPARO DA FRATURA

Após o exame cuidadoso do paciente e correção dos problemas que ameaçam sua vida, os dados pré-operatórios necessitam ser analisados para que se inicie o processo de tomada de decisão. Esses dados incluem informações como idade, peso, saúde geral, nível de atividade e presença de outras condições ortopédicas; radiografias dos ossos fraturados e contralaterais intactos correspondentes, incluindo as articulações distal e proximal; e informações dos clientes, como suas expectativas e capacidade de realizar cuidados pós-operatórios. Os dados podem ser resumidos em um escore de avaliação que reflete (1) fatores mecânicos, (2) fatores biológicos e (3) fatores clínicos dentro dos quais devem funcionar os implantes, e que servem de guia para a seleção do tipo de implante.

Fatores Mecânicos

A avaliação mecânica precisa indica quão forte deve ser a fixação para o paciente. Os fatores mecânicos incluem o número de membros acometidos, o tamanho e a atividade do paciente e a capacidade de se obter fixação que compartilhe carga entre a coluna óssea e o implante (Figura 32.6). A combinação de osso reconstruído e implantes se denomina *composto*. É necessário determinar a capacidade de redução de uma fratura. Em geral, fraturas simples e fraturas com grandes fragmentos borboleta que podem ser fixados com fio de cerclagem ou parafusos de compressão são consideradas *reduzíveis*, permitindo que o córtex reconstruído compartilhe a carga de peso com os implantes. Fraturas com múltiplos fragmentos grandes e em arranjo de tábuas de barril ou esquírolas pequenas que não podem ser fixadas com implantes são consideradas *não reduzíveis*, sendo os implantes os maiores sustentadores da carga de peso até a formação do calo.

Pacientes com traumas múltiplos em membros e avaliados como *politraumatizados* têm maior propensão a sustentarem peso sobre o membro ou membros reparados do que um paciente com lesão em um único membro. Embora seja desejável um grau moderado de peso sobre o membro operado, a fim de manter a massa muscular e a amplitude de movimento no período pós-operatório, a carga excessiva por falta de restrição ou por politrauma aumentará o risco de complicações. É necessário reconhecer a antecipação de cargas excessivas durante a avaliação do escore da fratura.

O grau de compartilhamento da carga entre os implantes e a coluna óssea também influencia a frequência de complicações. O compartilhamento ideal ocorre com o reparo de uma fratura transversa porque grande parte da força é transmitida axialmente pelo membro. A carga sobre o implante é minimizada, reduzindo a ocorrência de frouxidão do implante e fadiga do membro. Da mesma forma, quando cargas são transmitidas de um segmento ósseo a outro por meio dos implantes em vez da coluna óssea (p. ex., fraturas com alto grau de cominuição, como ferimentos por arma de fogo que não permitem reconstrução anatômica, ressecção de segmentos ósseos e procedimentos que ameaçam a integridade do membro), a frouxidão do implante e a fadiga do membro são mais comuns.

O emprego de implantes modernos, particularmente parafusos de bloqueio, aumenta dramaticamente a rigidez da estrutura e reduz a incidência de frouxidão do implante; contudo, essas melhorias não substituem a avaliação minuciosa e a seleção e aplicação adequadas do implante.

Fatores Biológicos

A avaliação biológica precisa fornece uma indicação acerca de quão rápido o calo será formado, determinando indiretamente por

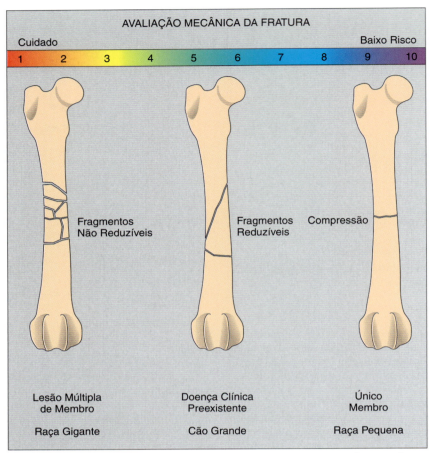

Figura 32.6 Fatores mecânicos considerados durante a avaliação de uma fratura. As condições da esquerda (p. ex., função de sustentação e lesões múltiplas de membro) promovem maior estresse sobre o sistema de implante e necessitam de escolha e aplicação cuidadosas. Ao contrário, no caso das condições da direita, ocorre menos estresse sobre o sistema de implante, reduzindo o risco de complicações.

quanto tempo os implantes deverão sustentar o osso. Muitos fatores biológicos influenciam a taxa de consolidação óssea (Figura 32.7). São importantes a idade e a saúde geral do paciente. O paciente saudável jovem (<6 meses) é uma "máquina de cicatrização" e requer dispositivos de fixação funcional por tempo limitado. Por outro lado, a mesma fratura em um paciente mais idoso necessitará de fixação estável por período de tempo significativamente maior. Outros fatores biológicos a serem considerados são a distinção entre fratura aberta ou fechada e se a fratura resultou de um trauma com baixa ou alta energia. Fraturas abertas oriundas de traumas com alta energia vêm acompanhadas por grau de cominuição óssea e lesão de tecidos moles significativo (p. ex., ferimentos por arma de fogo). É necessário tempo prolongado devido à lesão do suprimento vascular adjacente. A estrutura implante-osso deve possuir alta rigidez inicial para permitir neovascularização e cicatrização do tecido fragilizado. Também necessita ser rígida para funcionar como suporte até a formação do calo biológico. Em fraturas fechadas de baixa energia, há menor lesão de tecidos moles e, portanto, união óssea mais rápida.

Outro fator que influencia a avaliação biológica é a necessidade ou não de redução aberta. Se houver necessidade de abertura da fratura, ocorrerá lesão vascular iatrogênica. A habilidade do cirurgião de minimizar a lesão do envelope de tecido mole durante a redução aberta é uma poderosa influência biológica. A obtenção da redução e estabilidade desejadas com mínima manipulação de tecidos moles e tempo cirúrgico permite maior sucesso do que cirurgias longas nas quais a redução e a estabilidade são obtidas com manipulação significativa de tecidos moles. Preservar os tecidos moles adjacentes durante a redução aberta é extremamente importante. Essa concepção tem direcionado uma técnica de manejo de fraturas denominada *osteossíntese em ponte*, na qual a manipulação de tecidos moles é mínima. Por exemplo, uma fratura cominutiva pode ser reparada por meio de aplicação fechada de um fixador externo ou redução aberta com a transposição do local de fratura com uma placa de ponte, sem manipulação dos fragmentos fraturados. Métodos minimamente invasivos de aplicação de placas também preservam a biologia circunjacente.

O osso acometido e o local do trauma influenciam a avaliação biológica, visto que o envelope de tecido mole ao redor dos diversos ossos longos é variável. Fraturas diafisárias distais de rádio e tíbia (i.e., locais com envelope de tecidos moles escasso) demonstram união demorada ou outras complicações com maior frequência do que fraturas similares em fêmur ou úmero. Fraturas que ocorrem em regiões metafisárias ou epifisárias esponjosas cicatrizam mais rápido do que fraturas diafisárias, devido à maior superfície de contato do osso esponjoso nas extremidades da fratura. O osso esponjoso também possui osteoblastos em abundância e outros fatores biológicos que favorecem a união óssea, o que é interessante, tendo em vista

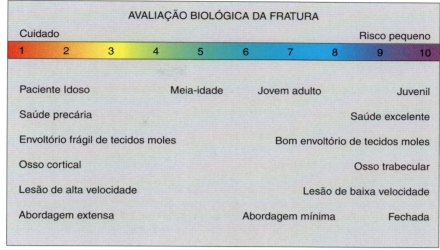

Figura 32.7 Fatores biológicos considerados durante a avaliação de uma fratura. Os fatores do paciente listados à esquerda não favorecem a consolidação rápida; ou seja, o sistema de implante deve permanecer no local por período mais prolongado. Ao contrário, os fatores do paciente à direita determinam consolidação rápida e necessitam que o implante permaneça por período curto.

que fraturas articulares necessitam de redução precisa para a consolidação ideal. A manipulação cirúrgica necessária para a redução da fratura é contraposta pelo potencial de consolidação inerente à região acometida.

Fatores Clínicos

Os fatores clínicos são fatores inerentes ao paciente e ao cliente que afetam a consolidação durante o período pós-operatório e, portanto, influenciam a avaliação do escore (Figura 32.8). Esses fatores incluem a disposição e capacidade dos clientes de atender às necessidades pós-operatórias de seu animal de estimação, a cooperação antecipada do paciente após a cirurgia e a função antecipada do membro durante o pós-operatório. Clientes indispostos ou incapazes de se comprometerem com o tempo necessário para cuidar dos sistemas de estabilização que requerem manutenção pós-operatória moderada ou intensa (p. ex., coaptação externa, fixações externas) não devem receber tal tarefa. Isso é válido particularmente quando a avaliação biológica determina tempo prolongado para a união óssea. Placas e parafusos ortopédicos são mais adequados nesses casos.

A cooperação do paciente é um fator clínico importante após a cirurgia. Pacientes muito ativos e incontroláveis não são bons candidatos a sistemas de estabilização externa porque seu alto nível de atividade aumenta a probabilidade de complicações. Pacientes hiperativos não são bons candidatos para coaptação externa porque gessos e talas são difíceis de serem mantidos sem que mudem de lugar ou deslizem. Da mesma forma, fixadores esqueléticos externos podem ser más escolhas, visto que esses pacientes podem continuamente trombar a barra externa contra outros objetos, causando frouxidão precoce do pino transfixado.

A função pós-operatória prevista para o membro também deve ser considerada. O retorno rápido à função normal é um objetivo do manejo da fratura. Desse modo, o conforto do paciente durante a consolidação deve ser considerado quando da seleção de implantes, incluindo a capacidade do paciente de lidar com esse desconforto (i.e., animal resistente *versus* animal com menor tolerância à dor) e o tempo estimado para união óssea. Quando a união óssea não é esperada dentro de 6 semanas, é essencial proporcionar conforto ao paciente que facilite o uso do membro e permita reabilitação física após a cirurgia. Sistemas de implante variam em grau de desconforto, dependendo do osso envolvido e da tolerância individual do paciente. Como regra geral, placas ortopédicas proporcionam o maior nível de conforto pós-operatório.

INTERPRETAÇÃO DO ESCORE DE AVALIAÇÃO DA FRATURA

Os escores de avaliação das fraturas são atribuídos em uma escala de 1 a 10, mas em geral são agrupados como alto (8-10), moderado (4-7) e baixo (1-3) (Figuras 32.6 a 32.8). Fraturas com escores mais altos geralmente consolidam com sucesso e menores complicações, ao passo que fraturas de escore baixo podem potencialmente não consolidar tão bem e apresentar mais complicações. A *avaliação mecânica* estima a força necessária do implante. A *avaliação biológica* estima o período de tempo durante o qual o implante deve ser funcional (i.e., tempo de união óssea). Se o escore de avaliação da fratura decair à extremidade baixa da escala, o implante provavelmente suportará a maior parte da carga fisiológica, se não toda ela, imediatamente após a cirurgia. O implante deve assumir essa função até que se forme o calo ósseo. Esse período será mais prolongado em pacientes com escores de avaliação baixos, porque fatores biológicos desfavoráveis prolongam a formação do calo. Escores mais altos significam menor estresse sobre o sistema de fixação e menos tempo necessário para consolidação óssea. Quando a avaliação da fratura resulta em escores mais altos na escala, os implantes compartilham as cargas fisiológicas com o osso imediatamente após a cirurgia, permitindo rápida união óssea.

Escores Baixos (1 a 3)

Geralmente, trata-se de fraturas não reduzíveis em animais mais idosos nos quais a consolidação será afetada por outras circunstâncias extenuantes. Os implantes devem formar uma ponte sobre essas fraturas e, portanto, necessitam de força suficiente para prevenir a flexão permanente ou quebra por mais do que 6 semanas. Implantes sugeridos (ou combinações) com força e rigidez suficientes para esse fim são as placas ósseas prolongadoras (p. 1022), placas de bloqueio, combinações de placa ortopédica e pino

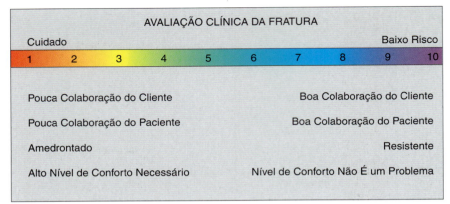

Figura 32.8 Fatores clínicos considerados durante a avaliação de uma fratura. Os fatores clínicos à esquerda necessitam de sistema de implante confortável que requeira pouca manutenção pós-operatória, ao passo que qualquer tipo de implante (independentemente da manutenção pós-operatória) será adequado para os fatores à direita.

intramedular (IM) ("placa-haste") (p. 1022), hastes bloqueadas (p. 1011), ou fixadores externos tipo III (p. 998). Esses pacientes não são candidatos a bandagens, pino IM e fios de cerclagem para fixação. O enxerto ósseo deve ser considerado em pacientes com escores de avaliação baixos.

Escores Moderados (4 a 7)

Uma sobreposição de fatores biológicos e mecânicos afeta a consolidação e seleção do implante quando o escore de avaliação da fratura se move em direção ao centro da escala. Por exemplo, em um cão idoso com fratura transversa, o implante e o osso compartilham a carga após a cirurgia, e o implante será sujeito a menos estresse, mas a consolidação pode ser prolongada. Da mesma forma, em um cão imaturo com fratura não reduzível, a avaliação biológica pode indicar formação de calo ósseo rápida, apesar da alta carga inicialmente suportada pelo implante enquanto este exerce o papel de ponte na fratura. Em ambas situações, necessita-se de menor força de implante e maior resistência do que em pacientes com escores mais baixos, tendo em vista o imediato compartilhamento da carga ou formação de calo ósseo precoce. Implantes sugeridos incluem as placas ortopédicas, fixadores externos tipo II, combinações de pino IM e fixadores externos e hastes bloqueadas. Enxertos ósseos podem ser considerados nesses pacientes.

Escores Altos (8 a 10)

Quando o escore de avaliação da fratura é alto, a avaliação mecânica indica mínimo estresse sobre o implante devido ao compartilhamento de carga e a avaliação biológica indica grande potencial de consolidação. Nesses casos, espera-se compartilhamento de carga imediato entre osso e implante e rápida união óssea. Implantes sugeridos incluem fixadores externos tipo I, pino IM com fios de cerclagem e coaptação externa. Os enxertos ósseos raramente são indicados nesses pacientes.

REDUÇÃO DA FRATURA

Define-se redução da fratura como o processo de reconstrução dos fragmentos ósseos até sua anatomia normal ou restauração do alinhamento normal do membro por meio do restabelecimento de seu comprimento e alinhamento articular, com concomitante manutenção da sua orientação espacial (Figura 32.9). Historicamente, os cirurgiões vêm tentando reconstruir completamente o osso fraturado;

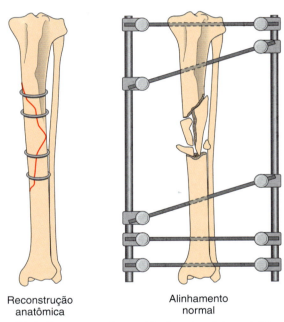

Figura 32.9 Reconstrução anatômica do córtex obtida com a substituição de todos os fragmentos de fratura e sua sustentação segura. O alinhamento normal do membro é obtido alinhando as articulações adjacentes, restaurando o comprimento normal do osso e garantindo que nenhuma rotação ocorra em seu segmento distal.

contudo, a reconstrução meticulosa nem sempre é necessária ou desejável. A reconstrução precisa é crítica em fraturas articulares, a fim de limitar a progressão da artrite. Em fraturas não articulares, a reconstrução do osso fraturado somente é necessária como meio de promover compartilhamento da carga com os implantes na construção da estrutura. A reconstrução precisa não necessariamente acelera a consolidação óssea, visto que a manipulação dos fragmentos com essa finalidade pode desvitalizar segmentos ósseos e interromper o processo de consolidação.

As técnicas empregadas para reduzir fraturas ou alinhar membros devem vencer os processos fisiológicos de contratura muscular e deslocamento de fragmentos ósseos. A decisão inicial durante

> **QUADRO 32.5 Indicações para Redução Aberta ou Fechada**
>
> **Redução Aberta**
> - Fraturas articulares
> - Fraturas simples cuja anatomia possa ser reconstruída
> - Fraturas cominutivas diafisária não reduzíveis em ossos longos — "abra, mas não toque"
>
> **Redução Fechada**
> - Fraturas em galho verde e/ou não deslocadas de ossos longos abaixo do cotovelo e joelho
> - Fraturas diafisárias cominutivas não reduzíveis de ossos longos tratadas com fixadores externos

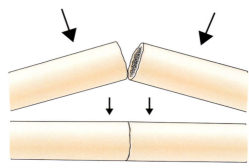

Figura 32.10 Para reduzir uma fratura transversa, eleve os segmentos ósseos do tecido mole adjacente até que as superfícies da fratura estejam apostas. Mantendo o contato, reposicione lentamente os segmentos até a posição normal.

o planejamento do tratamento é determinar se será necessária a redução fechada ou aberta (Quadro 32.5). *Redução fechada* se refere à redução das fraturas ou alinhamento dos membros sem exposição significativa dos ossos fraturados. A redução fechada melhora o ambiente biológico por (1) preservar tecidos moles e suprimento sanguíneo, o que acelera a consolidação; (2) diminuir o risco de infecção; e (3) reduzir potencialmente o tempo cirúrgico. A principal desvantagem da redução fechada é a dificuldade de se obter a reconstrução precisa das fraturas reduzíveis. *Redução aberta* diz respeito ao emprego de uma abordagem cirúrgica que expõe os segmentos ósseos da fratura e seus fragmentos, de forma que possam ser reconstruídos anatomicamente e posicionados com implantes. Essa forma de redução também é classificada entre *redução aberta limitada*, na qual uma pequena exposição é realizada para alavancar uma fratura transversa à sua posição ou fixá-la com parafusos de compressão ou cerclagem antes da colocação de um fixador externo ou haste bloqueada, ou *redução "abra, mas não toque"*, na qual uma exposição maior é realizada para o realinhamento do osso e colocação de placa, mas os fragmentos da fratura e o hematoma não são manipulados. As vantagens da redução aberta incluem (1) visualização e contato direto com os fragmentos ósseos, o que facilita a reconstrução anatômica da fratura; (2) possibilidade de colocação direta dos implantes (p. ex., fio de cerclagem, parafusos de compressão e placas); (3) reconstrução óssea que permite compartilhamento da carga entre osso e implantes, o que resulta em maior e mais forte fixação da fratura (melhorando o ambiente mecânico); e (4) possibilidade de emprego de enxertos ósseos para melhorar a consolidação óssea (p. 991). As desvantagens da redução aberta são o maior trauma aos tecidos moles e suprimento sanguíneo, redução do ambiente biológico e maior oportunidade de introdução de contaminação bacteriana. As vantagens e desvantagens de cada método devem ser consideradas antes da seleção do método de redução.

REDUÇÃO FECHADA

Fraturas tratadas adequadamente com redução fechada incluem as fraturas incompletas ou não deslocadas de ossos distais ao cotovelo e joelho, estabilizadas com bandagens ou fixadores externos (pp. 995 e 998), ou gravemente cominutivas de rádio e tíbia, tratadas com fixadores externos (Quadro 32.5). Os objetivos da redução fechada em ambos os casos é obter o alinhamento normal do membro. É necessário se atentar à eliminação da deformidade rotacional e angular dos segmentos distais. Projeções radiográficas laterais e craniocaudais da articulação proximal ao osso fraturado permitem que o cirurgião determine se as superfícies articulares proximais e distais à fratura estão paralelas entre si e em alinhamento rotacional correto.

REDUÇÃO ABERTA

Fraturas que podem ser anatomicamente reconstruídas (p. ex., a maioria das fraturas simples deslocadas, fraturas com fragmentos grandes e linhas de fratura oblíquas longas classificadas como reduzíveis) ou fraturas que estão deslocadas e envolvem superfícies articulares podem ser manejadas adequadamente com a técnica aberta. As colunas ósseas e as superfícies articulares são restauradas e estabilizadas durante essa técnica. A abordagem cirúrgica para exposição de ossos durante osteossínteses pode ser encontrada nos capítulos subsequentes, associadas a ossos individuais. Os princípios gerais da abordagem cirúrgica são (1) seguir as separações normais entre os músculos, (2) obter exposição adequada dos ossos fraturados, (3) manejar o tecido mole com delicadeza, preservando suas inserções aos fragmentos ósseos, e (4) prevenir o trauma a grandes nervos e vasos.

REDUÇÃO DIRETA

A maior dificuldade da redução anatômica das fraturas é contrapor a contratura muscular que deslocou os segmentos ósseos. A distração manual lenta dos segmentos utilizando pinças de preensão eventualmente causará fadiga dos músculos, permitindo a redução. Fraturas transversas podem ser reduzidas por meio de tração, contratração e forças de dobramento. As extremidades ósseas devem ser elevadas da incisão e postas em contato. A força é aplicada lentamente para trazer os ossos à posição normal (Figura 32.10). Uma alavanca também pode ser empregada para reduzir as fraturas transversas (Figura 32.11). Em alguns casos, a redução pode ser auxiliada pela aplicação de uma placa pré-moldada em um segmento ósseo, seguida da redução da fratura e manutenção dessa redução por meio da fixação da placa ao segundo segmento ósseo. Essa técnica é particularmente útil para fraturas do corpo do ílio e distais de rádio. Fraturas oblíquas longas podem ser mais difíceis de serem reduzidas porque a configuração da linha de fratura dificulta o movimento de dobramento e as técnicas de alavancagem, possibilitando a sobreposição mesmo após a redução. Duas pinças autoestáticas podem ser utilizadas para promover o alinhamento dos segmentos lentamente até que a fratura seja reduzida (Figura 32.12). A manipulação grosseira do osso com qualquer uma dessas técnicas poderá causar fragmentação adicional. O osso deve ser inspecionado em busca de linhas de fissura. Segmentos ósseos fracos devem ser sustentados por fios de cerclagem antes da redução (Figura 32.13). Fraturas reduzíveis com mais de duas partes são tratadas primeiramente com a fixação dos fragmentos soltos a um segmento por meio de parafusos de compressão ou fios de cerclagem. A fratura de duas

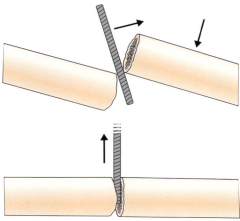

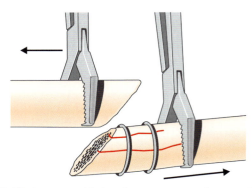

Figura 32.11 Para reduzir segmentos sobrepostos de um osso fraturado transversalmente, cuidadosamente posicione uma alavanca (um elevador de periósteo pequeno ou um cabo de bisturi) entre os segmentos ósseos. Utilize a alavanca para aplicar pressão leve e ajudar a realinhar e reduzir os segmentos.

Figura 32.13 As extremidades dos segmentos ósseos são fixadas com cerclagem no caso de fraturas por fissura.

partes resultante é então distraída cuidadosamente e alinhada para a fixação definitiva (Figura 32.14).

Fraturas reduzidas devem ser apostas de forma segura para que a aplicação do implante seja efetiva. Fraturas transversas de ossos longos são geralmente fixadas pelas forças exercidas pela musculatura adjacente. Fraturas oblíquas devem ser mantidas com o fórceps de redução para aplicação precisa e efetiva de parafusos ou cerclagem. Entretanto, algumas fraturas, como as fisárias proximais de fêmur, somente podem ser seguradas em redução com as mãos durante a aplicação do implante.

REDUÇÃO INDIRETA

O melhor manejo para fraturas não reduzíveis é preservar a biologia e utilizar fixações em ponte para promover suporte mecânico. A *redução indireta* é o processo de restauração do fragmento e alinhamento do membro por meio da distração dos segmentos ósseos maiores. Um dos meios de redução mais eficazes para o fêmur, úmero ou tíbia é a inserção temporária de um pino IM. Com o pino posicionado, a redução adicional de rotação ou translação poderá ser obtida. O pino deve ser inserido através do segmento proximal em sentido normógrado ou retrógrado. Em seguida, é centralizado no segmento distal e direcionado distalmente até envolver o osso metafisário. O segmento proximal é estabilizado com o fórceps de tração óssea enquanto o pino estiver posicionado, até que se obtenha a distração (Figura 32.15). Com o pino inserido, torna-se possível a colocação de fios de cerclagem, parafusos interfragmentários e placas e parafusos ortopédicos. O pino IM pode então ser removido antes do início das suturas, caso necessário.

O próprio peso do animal pode ser utilizado para se obter a redução indireta das fraturas por meio da suspensão do membro fraturado a partir do teto. O animal é coberto com campos cirúrgicos e o procedimento é realizado com o membro suspenso. O rebaixamento temporário da mesa cirúrgica faz com que o peso do animal distraia a fratura. Esse método pode ser empregado tanto durante reduções abertas quanto fechadas de fraturas estabilizadas com fixadores externos ou redução aberta de fraturas estabilizadas com placas. Quando a fratura estiver segura na posição correta, a mesa cirúrgica é novamente elevada para remover a força de tração do membro (Figura 32.16).

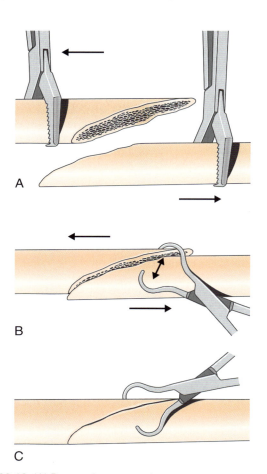

Figura 32.12 (A) Reaproxime manualmente os segmentos ósseos de uma fratura oblíqua longa com o fórceps ortopédico. (B) Posicione uma pinça pontiaguda em ângulo com a linha de fratura. (C) Conforme a pinça é suavemente fechada, as extremidades do osso são realinhadas. A pinça deve ser manipulada no sentido de auxiliar a redução e segurada em posição perpendicular à linha de fratura. Podem ser necessárias várias tentativas até que seja obtida e mantida a redução com a pinça pontiaguda.

Enxertia Óssea

Enxertos ósseos que otimizam a consolidação óssea são uma prática-padrão no manejo de fraturas e artrodeses articulares. As opções

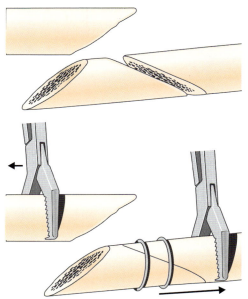

Figura 32.14 Reconstrução anatômica de uma fratura com grande fragmento borboleta obtida por meio da redução do fragmento e fixação a um dos segmentos ósseos. Isso resulta em uma fratura de dois fragmentos para ser reduzida e estabilizada.

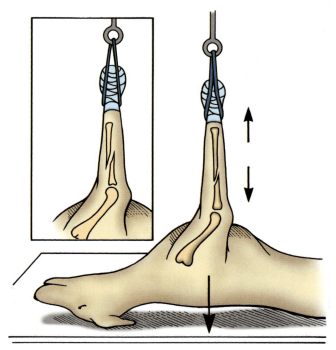

Figura 32.16 A suspensão do membro fraturado a partir do teto permite que o peso do animal auxilie no realinhamento da fratura.

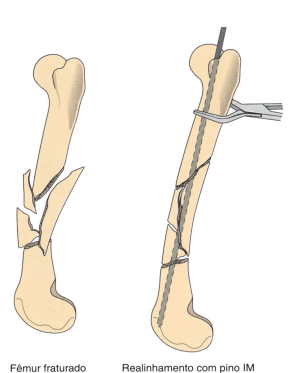

Fêmur fraturado   Realinhamento com pino IM

Figura 32.15 Quando utilizar um pino intramedular (IM) para realinhar fraturas, estabilize o segmento proximal com uma pinça ortopédica e utilize o pino IM para conduzir o segmento distal para longe do proximal.

incluem autoenxerto (osso transplantado de um sítio a outro no mesmo animal), aloenxerto (osso transplantado de um animal a outro da mesma espécie), biomateriais (matriz óssea desmineralizada [MOD], colágeno), substitutos sintéticos (cerâmicos de trifosfato de cálcio, biovidro e polímeros), bem como compostos de células osteogênicas, fatores de crescimento osteoindutores e matriz osteocondutora sintética.

Enxertos e substitutos ósseos possuem características específicas aplicáveis ao reparo de fraturas e consolidação óssea, de modo que sua seleção deve ser baseada em tais propriedades. A *osteogênese* é a capacidade de células sobreviverem ao transplante e atuarem como fonte de osteoblastos. *Osteoindução* é a capacidade de o material induzir a migração de diferenciação de células-tronco mesenquimais (MSC; do inglês, *mesenchymal stem cells*) em osteoblastos por meio da presença da superfamília do fator transformador de crescimento beta (TGF-β). *Osteocondução* é a capacidade do material de promover estrutura para a invasão do osso hospedeiro, o que determina a velocidade de *osteointegração*, a ligação de superfície entre o enxerto e o osso hospedeiro. Também devem ser consideradas durante o processo de seleção as propriedades estruturais (capacidade do material de promover suporte mecânico à fratura) a as vantagens e desvantagens de cada material (Tabela 32.5).

AUTOENXERTOS DE OSSO ESPONJOSO

Autoenxertos de osso esponjoso são o padrão-ouro de comparação dos materiais de enxertia óssea, por suas ótimas propriedades osteogênicas, osteoindutivas e osteocondutivas, ao passo que não são imunogênicos. São recomendados quando se deseja rápida formação óssea, a fim de auxiliar a consolidação prevista como não ideal (p. ex., defeitos corticais após reparo de fraturas, animais adultos e idosos fraturados, união retardada, não união, osteotomias, artrodeses e defeitos císticos), ou para promover a formação óssea em fraturas

TABELA 32.5 Propriedades de Materiais Utilizados para Enxertia Óssea

Material	Osteogênese	Osteoindução	Osteocondução	Força
Autoenxerto esponjoso	+++	+++	+++	−
Autoenxerto cortical	++	++	++	+++
Aloenxerto esponjoso	−	+	++	−
Aloenxerto cortical	−	+	+	+++
Matriz óssea desmineralizada	−	+	+	−
Colágeno	−	−	++	−
Proteína morfogenética óssea	−	+	−	−
Aspirado de medula óssea	++	+	−	−
Células-tronco mesenquimais	+	−	−	−
Plasma rico em plaquetas	−	+	−	−
Cerâmicos	−	−	+	+
Biovidro	−	−	+	−
Polímeros	−	−	+	−

infeccionadas. As desvantagens incluem o tempo adicional necessário para a coleta do enxerto, potencial de morbidade associado ao sítio doador e a limitada disponibilidade de osso esponjoso em pacientes idosos de pequeno porte.

O osso esponjoso pode ser coletado da metáfise de qualquer osso longo; contudo, utilizam-se mais frequentemente o úmero proximal, a tíbia proximal e a asa do ílio, por serem mais acessíveis e possuírem maior quantidade de osso esponjoso. O enxerto é normalmente coletado após a estabilização da fratura; todavia, pode ser coletado antes, em caso de o sítio doador poder se contaminar com células tumorais ou bactérias oriundas do sítio receptor. De forma alternativa, uma equipe cirúrgica e instrumentação separadas podem ser utilizadas para a coleta. O sítio doador é selecionado em função de sua acessibilidade após posicionamento do animal para a osteossíntese.

Úmero Proximal

Prepare o local do enxerto para cirurgia asséptica. Realize a abordagem craniolateral para o úmero proximal por meio de incisão da pele e tecido subcutâneo. Afaste caudalmente a cabeça acromial do músculo deltoide e exponha o aspecto plano da metáfise craniolateral, imediatamente distal ao tubérculo maior. Perfure um orifício circular no córtex do osso utilizando um pino IM ou uma broca (Figura 32.17A). Certifique-se de que a localização do orifício esteja distal à fise do animal imaturo. O orifício circular é realizado através do córtex para minimizar a formação de um intensificador de estresse, que poderia facilitar a fratura através do defeito cortical. Após penetrar no osso cortical, insira uma cureta óssea e colete o osso esponjoso (Figura 32.17B). Introduza o osso esponjoso diretamente no sítio receptor ou armazene em uma compressa embebida com sangue ou recipiente de aço inoxidável (Figura 32.17C e D). Adicione sangue ao enxerto para umidificá-lo caso seja mantido em recipiente seco. O sangue formará um coágulo e se moldará ao enxerto, facilitando a manipulação. Armazene os enxertos de forma segura na mesa instrumental para prevenir descarte inadvertido. Lave o local da fratura e forre cuidadosamente todos os defeitos e linhas de fratura com o material enxertado. Procure preencher o sítio da fratura quanto for possível para promover a osteogênese ideal. Feche o tecido adjacente ao redor dos enxertos para mantê-los na posição. Suture o tecido subcutâneo e a pele do local do enxerto como de costume.

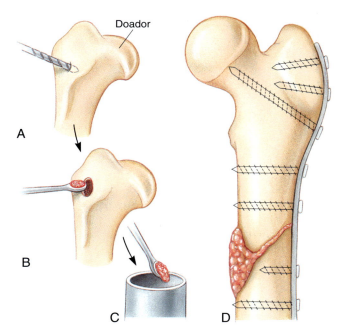

Figura 32.17 (A) Para obter osso esponjoso do úmero, faça um orifício circular no córtex proximal. (B) Utilize uma cureta óssea para coletar o fragmento de osso esponjoso. (C) Posicione o osso em um recipiente de aço inoxidável com sangue total para estocagem de curto período. (D) Aplique o osso esponjoso sobre a fratura ou ao longo das linhas de fratura, sem comprimi-lo.

Tíbia Proximal

Faça uma incisão de pele craniomedial sobre a superfície medial da tíbia proximal. Após incisar o tecido subcutâneo, colete o osso esponjoso conforme descrito previamente.

Fêmur Distal

Faça uma incisão na pele sobre o aspecto lateral do côndilo do fêmur. Disseque os tecidos moles com tesoura romba sobre o côndilo femoral e mantenha a redução com um afastador de Gelpi. Colete o osso esponjoso conforme descrito anteriormente.

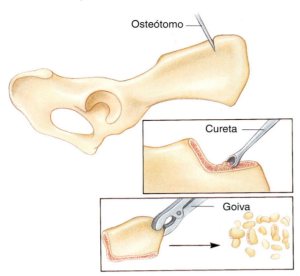

Figura 32.18 Para obter osso esponjoso a partir da asa o ílio, utilize um osteótomo para remover uma cunha da asa ilíaca dorsocranial. Com uma cureta óssea, colete o osso esponjoso. Use a goiva para fragmentar a cunha osteotomizada.

Asa do Ílio

Faça uma incisão na pele sobre a espinha ilíaca craniodorsal. Incise o tecido subcutâneo e exponha a superfície dorsal da asa do ílio. Eleve a musculatura glútea e colete o osso esponjoso conforme descrito anteriormente. De forma alternativa, obtenha o enxerto corticoesponjoso por meio da utilização de um osteótomo para remover uma cunha cortical da asa do ílio. Morselize a cunha com a goiva (Figura 32.18) e posicione-a no sítio receptor. A revascularização do osso esponjoso enxertado inicia em 2 dias e finaliza dentro de 2 semanas (Figura 32.19A e B). Células osteogênicas transplantadas ou mesenquimais indiferenciadas se tornam osteoblastos ativos, secretando osteoide no osso trabecular transplantado (Figura 32.19C). O osteoide é mineralizado e forma novo osso hospedeiro nos sítios de fratura (Figura 32.19D). Esse novo osso também incorpora o enxerto ao osso hospedeiro. Eventualmente, os centros necróticos do osso trabecular são reabsorvidos por osteoclastos e os enxertos são totalmente repostos pelo osso hospedeiro. O novo osso trabecular é remodelado em osso cortical em resposta ao ambiente mecânico (Figura 32.19E). A resposta de cicatrização pode ser monitorada radiograficamente se observando o preenchimento do defeito com osso esponjoso, seguido de reconstrução cortical. O sítio doador se preenche inicialmente com um hematoma, que é posteriormente substituído por tecido conjuntivo fibroso. Osteoblastos migram até a área e depositam osteoide. Ocorre a mineralização e se forma novo osso trabecular em meio aos defeitos. Esse processo leva aproximadamente 12 semanas; não se deve coletar novo osso esponjoso da mesma área antes desse período.

Algumas complicações são associadas a técnicas de enxerto ósseo esponjoso autógeno em cães e gatos. A dor no local doador raramente se torna evidente do ponto de vista clínico. Pode ocorrer formação de seroma e deiscência da ferida no sítio doador. Infecções ou semeadura de tumores nesse local são raras e podem ser prevenidas por meio do sequenciamento correto da coleta do enxerto. Fraturas através do sítio doador já foram relatadas, porém são infrequentes. As complicações do sítio receptor (p. ex., insucesso dos enxertos em estimular a formação de osso) são de difícil reconhecimento.

AUTOENXERTOS DE OSSO CORTICAL

Autoenxertos corticais são coletados de áreas das quais o osso cortical possa ser removido sem afetar negativamente a função (como costelas, asa do ílio, ulna distal, fíbula). O uso mais comum do autoenxerto cortical é o transplante de uma costela para formar um suporte para fraturas mandibulares. O autoenxerto cortical é realizado durante a osteossíntese e é incorporado ao sítio de fratura como um *enxerto segmentar* (posicionado entre os segmentos da fratura) ou como um *enxerto livre* (posicionado sobre o local da fratura). Autoenxertos corticais são geralmente fixados com o mesmo implante empregado para estabilizar a fratura.

ALOENXERTOS DE OSSO ESPONJOSO

Aloenxertos de osso esponjoso estão disponíveis comercialmente sob a forma de chips congelados, misturados com pó de osso desmineralizado. As vantagens do uso de aloenxertos preparados são a redução do tempo cirúrgico, disponibilidade do enxerto e eliminação da morbidade no sítio doador. Suas desvantagens são o custo e a ausência de propriedades osteogênicas nos chips de osso esponjoso. Esses enxertos também podem ser combinados com autoenxertos esponjosos a fim de estender o preenchimento de defeitos maiores, ou com a medula autóloga a fim de aumentar as propriedades osteogênicas.

Os mesmos estágios de incorporação observados em autoenxertos esponjosos ocorrem em aloenxertos esponjosos. Enxertos autógenos são superiores aos alogênicos em promover formação óssea rápida devido às suas propriedades osteogênicas, mas não diferem nos resultados em longo prazo.

ALOENXERTOS DE OSSO CORTICAL

O osso cortical é coletado e armazenado para servir como fonte imediata de aloimplante cortical. A coleta deve ser realizada sob condições assépticas, exceto quando o osso puder ser esterilizado após a coleta. Aloenxertos corticais congelados estão disponíveis no mercado. Com o advento de técnicas biológicas para reparo de fraturas (p. 1023) que incorporam fragmentos em fraturas cominutivas, aloenxertos ósseos corticais são atualmente empregados com maior frequência para procedimentos de preservação de membros do que para osteossínteses. É necessário fixação com placa e parafuso para garantir estabilidade das interfaces enxerto-hospedeiro por período prolongado enquanto as fraturas cicatrizam e os enxertos se remodelam.

Complicações associadas a aloenxertos corticais incluem infecção, rejeição do enxerto, insucesso do reparo da fratura e fratura do enxerto. A infecção do enxerto normalmente resulta de sua contaminação ou do local de fratura, junto com instabilidade. Isso resulta em sequestro de uma grande porção de material estranho que deverá ser desbridado quando da estabilização da fratura. Autoenxertos de osso esponjoso podem ser empregados para preencher as lacunas resultantes. Os sinais de rejeição do enxerto (p. ex., não união entre o osso do enxerto e do hospedeiro, reabsorção do enxerto sem reposição) são quase nunca notados clinicamente. A fratura da placa poderá ocorrer quando a redução e fixação das interfaces enxerto-hospedeiro resultarem em reconstrução inadequada da coluna óssea. Os enxertos também podem fraturar após a remoção da placa.

MATRIZ ÓSSEA DESMINERALIZADA

A MOD é obtida a partir de um aloenxerto ósseo processado. O cálcio da MOD é reduzido a menos que 3%, comparados aos 22% a 25% no

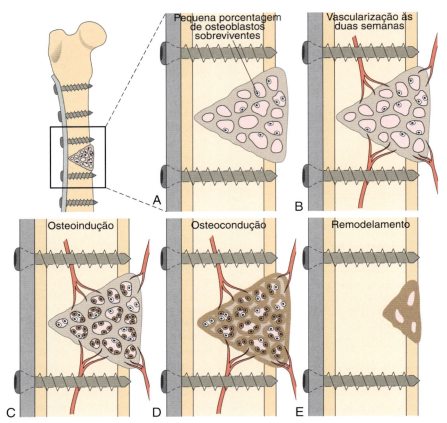

Figura 32.19 Estágios da incorporação de osso esponjoso em uma fratura em cicatrização. (A) Colocação do enxerto. (B) Vascularização do enxerto. (C) Osteoindução. (D) Osteocondução. (E) Remodelamento.

osso intacto. A rede de colágeno remanescente fornece propriedades osteocondutoras, enquanto que as proteínas morfogenéticas ósseas (BMP; do inglês, *bone morphogenic proteins*) liberadas durante a desmineralização proporcionam osteoindução. O processamento também diminui a imunogenicidade do produto. A eficácia da MOD pode variar dependendo do método de processamento, da origem do material e das condições de armazenamento. A MOD está disponível para cães e gatos sob a forma de uma combinação 50:50 de MOD com tamanhos variáveis de chipes alogênicos esponjosos. O material pode ser congelado ou liofilizado.

As indicações para o emprego da MOD são as mesmas do autoenxerto de osso esponjoso. O material normalmente é utilizado para estender o autoenxerto ósseo esponjoso disponível, mas pode ser usado de forma isolada. A MOD também pode ser combinada com carreadores, como massas liofilizadas moldáveis com fatores de crescimento ou células-tronco. A vantagem da MOD é sua disponibilidade. Suas desvantagens são a falta de propriedades osteogênicas e a possibilidade de reações imunológicas. A combinação da MOD com o autoenxerto de osso esponjoso é eficaz para o manejo de artrodeses, osteotomias e fraturas.

COLÁGENO

O colágeno está presente na matriz óssea extracelular e nas fontes tendíneas. O colágeno é potencialmente imunogênico, mas fornece ambiente favorável à regeneração óssea. O uso primário do colágeno se faz como um sistema de fornecimento ou estrutura para outros agentes osteocondutores a para agentes osteogênicos e osteoindutores.

PROTEÍNA MORFOGENÉTICA ÓSSEA

As BMP são parte da superfamília TGF-β de fatores de crescimento e diferenciação. A forma pura da BMP é osteoindutora, fazendo com que as células mesenquimais perivasculares (células-tronco) se diferenciem diretamente em células osteoprogenitoras, e estas em células osteoblásticas. A tecnologia genética humana recombinante (rh) resultou na produção de BMP 2 e BMP 7 para uso clínico; entretanto, o produto ainda tem custo elevado. As BMP são em geral combinadas com uma matriz carreadora para formação óssea ideal. Atualmente, não são comercializadas para veterinários e seu custo é alto, embora muitos trabalhos relatem seu emprego em casos individuais ou estudos clínicos.

MEDULA ÓSSEA

A medula óssea é uma fonte de MSC. Pode ser obtida de forma autóloga por meio de aspiração para posterior injeção em um sítio de união retardada ou não união, a fim de estimular a produção óssea. Contudo, a capacidade das células osteoprogenitoras da medula de estimular a formação óssea varia de indivíduo para indivíduo e entre espécies. A falta de estrutura osteocondutora prejudica a efetividade desse material.

CÉLULAS-TRONCO MESENQUIMAIS

Células-tronco mesenquimais são encontradas no periósteo, medula óssea, músculos, gordura e na sinóvia. Trata-se de células capazes de se diferenciar em osteoblastos, condrócitos, tenócitos, adipócitos e mioblastos. Células autólogas ou alogênicas podem ser isoladas e expandidas em cultura para fornecer material osteogênico que pode ser utilizado com uma matriz carreadora. Maiores detalhes podem ser encontrados no Capítulo 31.

PLASMA RICO EM PLAQUETAS

O plasma rico em plaquetas (PRP) se trata de um material autólogo produzido por meio da centrifugação do sangue do paciente. As plaquetas liberam proteínas proliferativas e morfogênicas, as quais se constituem em um excelente ambiente para a cicatrização tecidual, como no caso dos ossos, tendões e cartilagem. As plaquetas suportam a quimiotaxia de MSC, proliferação e diferenciação de osteoblastos e estimulam a angiogênese. O PRP foi combinado a outros biomateriais naturais e sintéticos para o tratamento de defeitos ósseos em humanos, com resultados inconsistentes. Maiores detalhes podem ser encontrados no Capítulo 31.

CERÂMICOS

Cerâmicos são combinações sintéticas do fosfato de cálcio, geralmente a hidroxiapatita e/ou trifosfato de cálcio, que promovem suporte biocompatível para a formação óssea. Cerâmicos sintéticos não possuem propriedades osteogênicas ou osteoindutoras e devem ser combinados a outros materiais para atingir essas funções. A hidroxiapatita é absorvida mais lentamente que o trifosfato de cálcio. A porosidade, o tamanho dos poros e o tamanho das partículas também podem ser manipulados a fim de melhorar a função e a taxa de reabsorção. Materiais densos podem oferecer melhor força mecânica, mas sua degradação é mais lenta. O fosfato de cálcio injetável está disponível em forma de pasta e bloco.

BIOVIDRO

O biovidro é um composto sintético de sais de cálcio, fosfatos e dióxido de silício que se liga diretamente aos tecidos vivos quando implantado em um sítio cirúrgico. O vidro bioativo possui propriedades osteocondutoras similares às dos cerâmicos, mas é significativamente mais forte do ponto de vista mecânico. Contudo, blocos de biovidro são muito frágeis para a reconstrução de fraturas. O biovidro é geralmente utilizado particulado para o reparo de defeitos periodontais. Também pode ser empregado como um expansor de enxertos ósseos autólogos.

POLÍMEROS

Polímeros são compostos formados pela união de unidades menores e geralmente repetidas, conectadas por ligações covalentes. Os polímeros destinados à substituição de ossos podem ser divididos em naturais (orgânicos) e sintéticos, sendo posteriormente categorizados em degradáveis e não degradáveis. São utilizados isoladamente como suporte osteocondutor, combinados a materiais osteogênicos e osteoindutores, ou como extensores para autoenxertos e aloenxertos de osso esponjoso.

Sistemas de Fixação de Fraturas

Durante a seleção de um método de reparo de fratura, cinco tipos principais de carga aplicada sobre os ossos devem ser considerados (Tabela 32.6). A categorização da fratura determina se essas cargas serão sustentadas pelo próprio osso ou se os implantes deverão contrapor essas forças. Por exemplo, a fratura da crista da tíbia resulta em forças de tensão que podem ser contrapostas, ao passo que a maioria das fraturas diafisárias se encontra sob compressão. Os implantes possuem capacidades de contrapor cargas distintas. Como exemplo, pinos IM não fornecem estabilidade rotacional, ao contrário dos fios de cerclagem, os quais, posicionados ao longo de uma fratura oblíqua, contribuirão com a estabilidade rotacional. Uma grande parte do processo de avaliação da fratura é determinar os tipos de forças que serão aplicadas sobre os implantes, a fim de selecionar aqueles que as suportarão.

COAPTAÇÃO EXTERNA

A coaptação externa pode ser utilizada para proporcionar conforto ao paciente antes da cirurgia e reduzir a lesão tecidual. Também pode ser empregada como reparo primário em alguns casos. Bandagens e talas de coaptação externa estão descritas nas pp. 981 a 983.

BANDAGENS

Indicações e Princípios Biomecânicos

Bandagens totais circulam o membro para estabilizar uma fratura. Podem ser empregadas como meio primário de estabilização ou como suplemento à fixação interna de fraturas abaixo do cotovelo ou joelho. **Bandagens nunca devem ser aplicadas de forma alguma em fraturas acima do cotovelo ou do joelho, pois podem promover pouca estabilização ou mesmo aumentar a instabilidade da fratura.** Como estabilização primária, a bandagem

TABELA 32.6 Fatores Mecânicos de Métodos de Fixação					
Proteção Contra:	Flexão	Rotação	Compressão	Tensão	Cisalhamento
Gesso	Sim	Sim	Não	Não	Sim
Pino intramedular	Sim	Não	Não	Não	Sim
Pino cruzado	Sim	Sim	Não	Sim	Sim
Fio de cerclagem	Sim	Sim	Não	Não	Não
Banda de tensão	Não	Não	Não	Sim	Não
Fixador externo	Sim	Sim	Sim	Sim	Sim
Parafuso interfragmentário	Não	Não	Sim	Não	Sim
Haste bloqueada	Sim	Sim	Sim	Sim	Sim
Placa ortopédica	Sim	Sim	Sim	Sim	Sim

total é mais útil em fraturas estáveis, nas quais a avaliação da fratura (p. 985) indica rápida união óssea. O período funcional de uma bandagem é curto, geralmente inferior a 6 semanas; após esse prazo, as complicações determinam sua remoção. O material clássico para imobilização é o gesso comum, embora o desenvolvimento de novos materiais sintéticos tenha reduzido seu uso. Gessos sintéticos elaborados de fibra de vidro ou substrato de polipropileno impregnado com resina de poliuretano ativada com água apresentam considerável vantagem quando comparados ao gesso comum. Bandagens de fibra de vidro impregnadas com resina de poliuretano produzem imobilizações mais rígidas sem a fragilidade observada com outros materiais. São de fácil aplicação, com adesividade máxima entre camadas, mínimo desperdício e considerável durabilidade. Contudo, as bandagens de fibra de vidro interferem com a avaliação radiográfica da fratura em cicatrização devido à radiopacidade da trama. Substratos de polipropileno impregnados com resina de poliuretano são mais radiolucentes e com padrão menos confuso.

A bandagem aplicada de maneira correta imobiliza mecanicamente as articulações situadas acima e abaixo do osso fraturado, neutralizando forças rotacionais e de dobramento sobre a fratura. Forças axiais não são contrapostas pela bandagem e sua estabilização não é rígida, o que resulta em consolidação óssea indireta.

> **NOTA** Bandagens totais não podem ser aplicadas acima do terço médio do úmero ou fêmur e, portanto, devem ser utilizadas somente em fraturas distais dos membros (radial e/ou ulnar, metacárpica e/ou metatársica).

Aplicação

A anestesia geral é normalmente indicada para a colocação da bandagem, a fim de permitir a redução fechada da fratura (p. 976). Caso as extremidades da fratura não possam ser reduzidas razoavelmente (i.e., alinhamento rotacional varo-valgo restaurado pelo menos até 50% de contato entre os maiores fragmentos), a bandagem não deve ser utilizada. A maioria das fraturas radiais e tibiais se apresenta em deformidade tipo valgo devido à forte tração da musculatura lateral sobre o fragmento distal. Essa deformidade pode ser neutralizada segurando-se o membro em posição neutra ou ligeiramente varo durante a aplicação da bandagem (Quadro 32.6). Faça a tricotomia da região e aplique tiras de fita adesiva sobre a extremidade distal do membro. Evite o uso de fitas circunferenciais. Aplique uma única camada de atadura ortopédica sobre o membro por cima da fita. Estenda a atadura de 5 cm abaixo dos dígitos a 5 cm acima da extensão estimada da bandagem. Acomode a atadura firmemente sobre o membro. Peça para um assistente esticá-la tracionando suas extremidades durante a aplicação da bandagem, a fim de prevenir dobras ou rugas no material. Aplique o algodão em espiral a partir dos dígitos (expondo as unhas dos dígitos médios) até a extensão aproximada da bandagem, sobrepondo o material em 50%. Utilize algodão suficiente para proteger o membro de escaras, mas não de forma excessiva a ponto de impedir que o gesso fique firmemente acomodado no membro (Figura 32.20A). Geralmente, a aplicação do algodão não deve exceder duas camadas de espessura. Mergulhe o rolo de gesso em água fria, pressione para eliminar o excesso da água e aplique sobre o membro, iniciando pelos dígitos. Revolva o material de forma similar ao algodão, com 50% de sobreposição (Figura 32.20B). Envolva os dígitos, deixando expostas as unhas do terceiro e quarto, a fim de permitir detecção de edema do membro. Conforme a fita é aplicada acima do cotovelo ou joelho, utilize pressão firme para comprimir os grandes músculos e conformar o material ao

> **QUADRO 32.6 Conceitos-chave para Aplicação de Gesso**
>
> - Para ser eficaz, o gesso não deve abranger as articulações acima e abaixo do osso fraturado.
> - Aplique o gesso com a perna em ligeira flexão tipo varo.
> - O acolchoamento excessivo com as bandagens macias resulta em frouxidão do gesso.
> - Estenda o gesso distalmente para abranger os dígitos, deixando somente as unhas dos dígitos médios expostas.

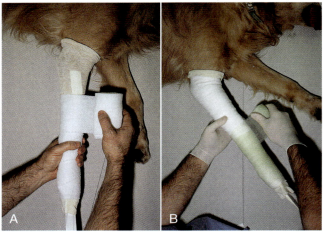

Figura 32.20 (A) Durante a aplicação de um gesso de fibra de vidro, posicione faixas adesivas sobre o membro e cubra-as com malha. Aplique o gesso firmemente sobre a malha utilizando padrão de sobreposição. (B) Aplique quatro a seis camadas de bandagem sobre o membro, sobrepondo-as em 50%.

membro. Utilize duas camadas de fita com 50% de sobreposição (i.e., quatro camadas em secção transversa) em cães de pequeno e médio porte e três camadas (seis em secção transversa) em cães maiores (>30 kg). Aplique a fita rapidamente, pois a secagem ocorre dentro de 4 a 6 minutos. Antes da secagem, enrole as extremidades da fita para fora, tracionando o aspecto proximal da primeira malha sobre o final do gesso. Aplique fita elástica ou Vetrap® ao redor da bandagem e prenda as extremidades nessa camada. A remoção do gesso necessita de uma serra oscilatória. A sedação facilita o procedimento, visto que a vibração e o som gerados pela serra geralmente assustam o animal (Tabelas 31.2 e 31.3). Corte os lados medial e lateral da bandagem, separe as duas metades e remova o material. A remoção frequente de um gesso empregado na estabilização de uma fratura não é desejável, pois a redução da fratura pode ser perdida. Em caso de irritação da pele ou frouxidão da bandagem, pode ser necessária sua reposição. Quando a remoção frequente for antecipada, considere o uso de gesso bivalvado. Aumente ligeiramente a quantidade de algodão, aplique uma camada de gaze sobre o acolchoamento de algodão, partindo dos dígitos em sentido proximal, e serre todo o gesso para que fique bivalvado na aplicação inicial. Utilize a serra oscilatória para cortar as paredes lateral e medial. Separe ligeiramente as metades e prenda-as de maneira segura com bandagem elástica. Quando a pele abaixo da bandagem necessitar de tratamento ou a bandagem, de modificações, separe as metades removendo a bandagem elástica. Aplique novo acolchoamento, recoloque as metades e fixe-as com a fita elástica novamente.

CAPÍTULO 32 Princípios de Diagnóstico e Manejo de Fraturas

> **NOTA** O gesso bivalvado é empregado para suplementar dispositivos de fixação interna, como placas e parafusos ósseos em fraturas de carpo, tarso, metacarpo, metatarso e dígitos, ou artrodeses de carpo e tarso. Também pode ser aplicado em animais muito jovens, nos quais se necessita de mínima estabilidade e cujo crescimento em gesso sólido poderia causar complicações cutâneas.

Cuidados Pós-operatórios

Instruções específicas escritas com detalhes sobre os cuidados realizados em domicílio devem ser fornecidas ao cliente. Bandagens devem ser avaliadas 24 horas após a aplicação e semanalmente após esse período. Os clientes devem ser instruídos quanto à observação diária dos dígitos para evidências de edema (abertura dos dígitos expostos), mastigação ou lambedura excessiva da bandagem, ou odor fétido. Quaisquer desses sinais requerem avaliação imediata do animal. A bandagem deve ser mantida limpa e seca. Instrua o cliente a utilizar uma cobertura plástica sobre a bandagem quando o animal sair da casa. Em animais em fase de crescimento, a bandagem pode necessitar de troca a cada 2 semanas; em adultos, pode ser deixada por 4 a 6 semanas. Pode ser necessário reabilitação física após remoção da bandagem para restaurar a amplitude de movimento e encorajar o retorno rápido da função normal (Tabela 32.7 e Capítulo 11).

> **NOTA** Certifique-se de que os tutores checarão os dígitos diariamente e entrarão em contato imediatamente caso notem algum edema ou outras anormalidades.

TABELA 32.7 Amostra de Protocolo para Reabilitação de Paciente com Fratura Diafisária (Fixação Interna ou Externa)

Tratamentos/Modalidades	Dias 1-7	Dias 7-21	3-4 Semanas	5-7 Semanas	8-12 Semanas
Medicações para dor	Conforme prescrição	Conforme prescrição	PRN	PRN	PRN
Crioterapia	10-15 min 3 vezes ao dia antes do passeio ou exercícios; primeira sessão imediatamente após cirurgia	Usar após exercício por 15 minutos	PRN	PRN	PRN
Terapia com calor		Aplicar calor sobre os músculos antes do exercício ou se o cão estiver com rigidez	PRN	PRN	PRN
Massagem	5 min 3 vezes ao dia antes do início dos exercícios; massagear dos dígitos até o coração	Continuar duas vezes ao dia	Duas vezes ao dia	Duas vezes ao dia	Somente se desejado
Amplitude de movimento passivo	10 repetições 3 vezes ao dia, todas as articulações e membro afetado — começar acima e abaixo do joelho	Continuar duas vezes ao dia; se o cão estiver usando bem o membro, reduzir	Descontinuar se o cão estiver caminhando bem e se a amplitude de movimento estiver normal		
Terapia com *laser*	Diariamente ou a cada 2 dias durante a primeira semana	A cada 2 dias na primeira semana, depois duas vezes na semana	Duas vezes na semana	Duas vezes na semana	Descontinuar
Passeios	5 min de passeio com guia 2-3 vezes ao dia	Aumentar cada passeio em 2-3 min a cada semana	Aumentar em 5 min a cada semana	Aumentar em 5 min a cada semana	Passeios de 15-20 min 2-3 vezes ao dia
Estimulação elétrica neuromuscular	10 min duas vezes ao dia	10 min duas vezes ao dia	Descontinuar se o cão estiver bem		
Equilíbrio		5 min duas vezes ao dia	5 min duas vezes ao dia	Apoio em uma perna por até 5 min	Substituir por caminhada em subidas
Cavaletes/obstáculos/sentar-levantar		5 min duas vezes ao dia	5 min duas vezes ao dia	5 min duas vezes ao dia	5 min duas vezes ao dia
Voltas/círculos		2-3 min uma vez ao dia	5 min duas vezes ao dia	5 min duas vezes ao dia	5 min duas vezes ao dia
Subidas				Zigue-zagues lentos em subidas baixas por 5 minutos para cima e para baixo[a]	Aumentar para 10 minutos duas vezes ao dia
Esteira submersa		10 min 3 vezes na semana após remoção dos pontos[b]	10 min 3 vezes na semana[b]	15-20 min duas vezes na semana[b]	15-30 minutos duas vezes na semana até liberação da reabilitação[b]
Nado					8 semanas após fixação interna por 5-10 min se completamente consolidada[c]

[a]Aguardar até após a oitava semana para fixadores externos.
[b]Para fixadores externos, aguardar até que o dispositivo seja removido às 14 semanas ou posteriormente para iniciar terapia na água.
[c]Para fixadores externos, aguardar 4 semanas após remoção do dispositivo.

FIXADORES EXTERNOS

FIXADOR EXTERNO LINEAR

Indicações e Princípios Biomecânicos

Fixadores esqueléticos externos são uma modalidade versátil e acessível para o tratamento de fraturas de ossos longos, osteotomias corretivas, artrodeses articulares e imobilização articular temporária. Não são indicados para fraturas articulares e raramente são utilizados em fraturas de pelve e coluna vertebral. Fixadores externos são adequados para estabilização após redução fechada de fraturas cominutivas. Podem ser ajustados durante ou após a cirurgia para melhorar o alinhamento da fratura. O período funcional varia dependendo do arranjo construído, mas se relaciona com o momento em que ocorre frouxidão dos pinos.

Arranjos de fixadores podem ser classificados segundo o número de planos ocupados pela estrutura e o número de lados do membro a partir do qual emergem. Com esse sistema, os arranjos comuns são o unilateral-uniplanar (tipo Ia), unilateral-biplanar (Ib), bilateral-uniplanar (tipo II, ainda dividido em tipo II máximo, repleto de pinos inteiros, ou mínimo, com mínimo de dois pinos inteiros) e bilateral-biplanar (tipo III) (Figura 32.21).

Os arranjos de fixação podem ser criados para atender às necessidades iniciais de estabilização mecânica da fratura e ser posteriormente modificados para fornecer estabilização ideal ao longo do período de consolidação. Os fatores que influenciam a força e a rigidez do fixador, bem como sua capacidade de resistir à carga axial, flexão e rotação, incluem os pinos (tipo, tamanho, número, localização e comprimento), as barras conectoras (número e material), a configuração do arranjo (unilateral, bilateral e biplanar) e a configuração da fratura (Quadro 32.7). Pinos rosqueados bloqueiam-se no osso e resistem à tração e ao afrouxamento. O aumento do diâmetro do pino aumenta sua rigidez de forma exponencial, mas não deve exceder 25% a 30% do diâmetro do osso. Quanto maior o número de pinos de fixação nos principais fragmentos proximal e distal, maior a rigidez do fixador e melhor a distribuição das cargas fisiológicas entre os pinos. Isso é verdadeiro para até quatro pinos por fragmento proximal e distal; acima desse número, a vantagem mecânica é insignificante. O posicionamento dos pinos próximos à fratura e nas extremidades dos ossos aumenta a rigidez da fixação e reduz o movimento no local da fratura. Da mesma forma, a redução da distância entre osso e pinça de fixação (diminuindo a distância de trabalho do pino) por meio do direcionamento da pinça até que o parafuso se aproxime da pele aumenta a rigidez do fixador.

O aumento do número de barras e planos de pinos aumenta a força e rigidez do fixador. Os tipos Ia, Ib, II e III são sucessivamente mais fortes e rígidos. A força do tipo Ia pode ser aumentada por meio da adição de uma segunda barra, de maior diâmetro, ou uma placa prolongadora. O material das barras (aço inoxidável, alumínio, fibra de carbono, acrílico, massas moldáveis) afeta sua rigidez e, consequen-

> **QUADRO 32.7** Conceitos-chave para Aumentar a Força e Rigidez de um Fixador Externo
>
> - Perfure previamente com a broca antes de inserir pinos rosqueados de perfil positivo.
> - Aumente o número de pinos (até quatro por segmento de osso).
> - Aumente o tamanho do pino (até 25% do diâmetro do osso).
> - Posicione os pinos próximos às articulações e à fratura.
> - Reduza a distância entre o osso e a interface pino-barra.
> - Aumente o tamanho da barra conectora ou utilize placas prolongadoras.
> - Aumente o número e planos de barras conectoras.
> - Fixe o pino intramedular na estrutura do fixador.

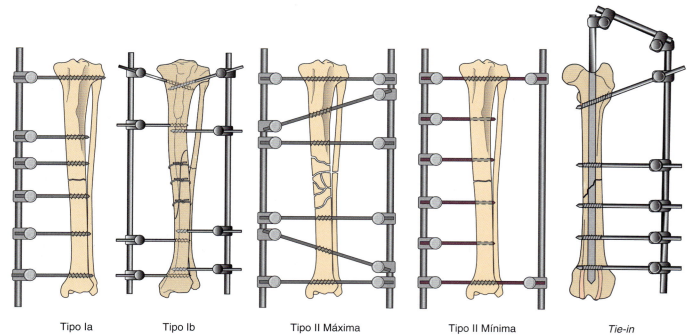

Figura 32.21 Posição das barras externas e nomenclatura dos padrões de fixador externo (a segunda e quarta imagens foram modificadas de Johnson AL, Dunning D. *Atlas of Orthopedic Surgical Procedures of the Dog and Cat.* St. Louis: Elsevier; 2005).

temente, a do fixador. A diminuição da distância entre as duas pinças que prendem os pinos centrais na barra (comprimento de trabalho da barra sobre a fratura) também aumenta a rigidez do fixador. Os arranjos tipo Ia estão sujeitos ao dobramento quando cargas axiais são aplicadas, a não ser quando a carga é compartilhada com uma fratura transversa reduzida. Os arranjos tipos Ib e III resistem à compressão axial, flexão e rotação. Uma forma eficaz de aumentar a rigidez de fixação das fraturas é combinar fixadores externos com pinos IM no úmero e fêmur. Esses sistemas são conhecidos como *configuração tie-in* (Figura 32.21).

Equipamento e Suprimentos

Dispositivos de fixação externa compreendem três unidades básicas: (1) pinos de fixação inseridos no osso para sustentar os fragmentos principais, (2) conectores externos para apoiar o osso fraturado, e (3) dispositivos de ligação que conectam os pinos de fixação ao conector externo.

Pinos de Fixação

Os pinos de fixação podem ser categorizados por seu método de implantação (p. ex., meio pino ou pino inteiro) ou *design* estrutural (p. ex., perfil rosqueado positivo ou perfil rosqueado negativo). Meios pinos possuem a extremidade rosqueada e são inseridos de forma que penetrem em ambos os córtices, porém apenas em uma superfície de pele (Figura 32.22A), ao passo que pinos inteiros são rosqueados centralmente e penetram ambos os córtices e superfícies de pele (Figura 32.22B). Esses pinos são muito utilizados como pinos inteiros para arranjos de tipo II ou III (ver discussão adiante) e algumas vezes são empregados no úmero ou fêmur distal em estruturas tipo Ib modificadas. As roscas centrais permanecem no osso e as extremidades lisas se estendem além da superfície da pele. Pinos rosqueados na extremidade são normalmente descritos conforme o número de córtices que alojarão a porção rosqueada (i.e., pinos de extremidade rosqueada uni ou bicorticais). Pinos unicorticais possuem roscas próximas à ponta; portanto, embora o pino em si penetre ambos os córtices, sua rosca se aloja somente no córtex mais distante. Pinos bicorticais possuem comprimento de rosca suficiente para se alojar em ambos os córtices. A maioria dos pinos de extremidade rosqueada disponível é do tipo bicortical. Pinos rosqueados podem ser ainda descritos segundo o perfil da rosca (negativo ou positivo). Pinos com roscas centrais e de extremidade rosqueada cujo diâmetro da rosca é menor do que o diâmetro da porção lisa possuem perfil negativo. Se o diâmetro for contínuo entre as duas regiões, o perfil é positivo. A altura e o relevo da rosca foram desenvolvidos especificamente para penetrar ossos corticais densos (pinos corticais rosqueados) ou osso esponjoso (pinos esponjosos rosqueados) (Figura 32.23). Pinos rosqueados negativos têm maior risco de falha na junção entre a porção rosqueada e a porção sólida, a não ser que a junção seja afunilada. Pinos rosqueados negativos afunilados possuem a vantagem de ser facilmente inseridos, como pinos rosqueados negativos, mas com a força de pinos rosqueados positivos.

Pinos acrílicos são pequenos, inoxidáveis e rosqueados negativa ou positivamente, com extremidade oposta às roscas texturizadas de forma a melhorar a preensão das barras de fixação acrílicas. Esses pinos são utilizados com frequência em fraturas de mandíbula, fraturas de ossos pequenos e reparos de fraturas em aves.

Conectores Externos

Conectores externos são compostos por aço inoxidável, liga de titânio, fibra de carbono, alumínio, acrílico ou cimento moldável (Figura 32.24). As hastes de fibra de carbono são radiolucentes, permitindo visualização radiográfica da fratura durante a consolidação. Os diferentes tamanhos das hastes metálicas possuem grampos de pino de tamanho correspondente (dispositivos de ligação, discutidos adiante). O fixador externo e os dispositivos de ligação podem ser fabricados em acrílico, utilizando *kits* comerciais para fixação externa com pinos de acrílico, ou a partir de suprimentos desenvolvidos para permitir aplicação de talas acrílicas "artesanais" (Figura 32.25). Sistemas de fixação externa com pinos de acrílico contêm pinos de fixação rosqueados, acrílico pré-embalado e tubos de moldagem em coluna acrílicos estéreis. O *kit* de aplicação também contém grampos de alinhamento temporário reutilizáveis. As talas artesanais utilizam materiais comprados individualmente para a construção de arranjos de fixação. O acrílico nesses

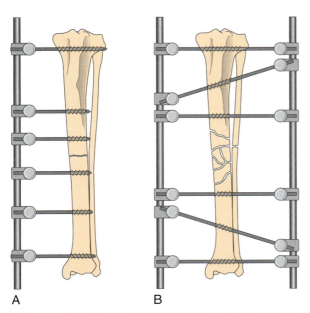

Figura 32.22 Posição de (A) meios pinos e (B) pinos inteiros. Note que meios pinos são inseridos de forma que penetrem ambos os córtices e superfícies da pele.

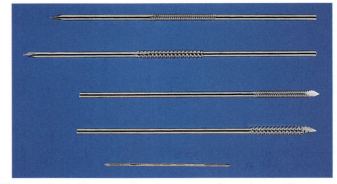

Figura 32.23 Pinos de fixação com perfil positivo utilizados na fixação esquelética externa. *De cima para baixo*: Pino cortical rosqueado no centro, pino trabecular rosqueado no centro, pino cortical de extremidade rosqueada, pino trabecular de extremidade rosqueada e pino de fixação mandibular.

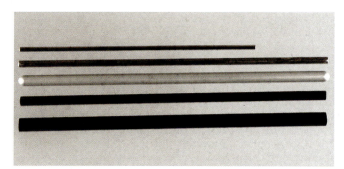

Figura 32.24 Conectores externos (barras) pequenos, médios e grandes empregados com a fixação esquelética externa são fabricados a partir de aço inoxidável, liga de titânio e fibra de carbono.

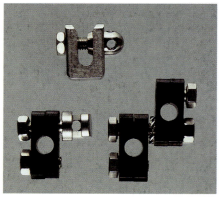

Figura 32.26 Dispositivos de conexão para fixação de pinos às barras conectoras externas e barras conectoras externas entre si. Note os orifícios maiores para a conexão das barras e menores para fixação dos pinos. Grampo Secur-U (Securos Surgical), grampos único e duplo SK (Imex Veterinary).

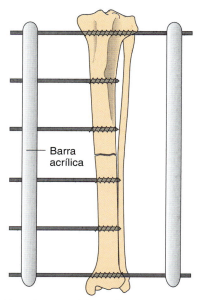

Figura 32.25 Uso de materiais acrílicos como conectores externos em vez de barras de metal.

sistemas é o polimetilmetacrilato ou epóxi. Os pinos de fixação são comprados individualmente e tubos anestésicos pediátricos são utilizados para moldar as colunas, ou a moldagem pode ser realizada manualmente.

Dispositivos de Ligação

Existem dois tipos de grampos disponíveis no mercado que melhoram a aplicação do fixador e a fixação da fratura. A porção do grampo SK que se acopla à barra conectora (Imex Veterinary) pode ser separada, para permitir seu posicionamento fácil, e se fixa por meio de dois parafusos. O orifício do parafuso que aceita a fixação do pino é grande o suficiente para pinos rosqueados de perfil positivo. Pinos de fixação são fixados com uma arruela especial posicionada no parafuso de fixação dos pinos. Grampos duplos (que conectam uma barra à outra) também estão disponíveis nesse sistema. O grampo Secur-U (Securos Surgical) possui um componente com formato de U modificado que pode ser posicionado facilmente na barra conectora. A cabeça do componente possui dois orifícios, um para aceitar um pino de haste maior e o outro para aceitar um de haste menor. A fixação da cabeça com um parafuso prende o pino de fixação (Figura 32.26).

Aplicação

O planejamento pré-operatório para a escolha do arranjo do fixador externo e o número e local dos pinos é essencial para um resultado ideal. O escore de avaliação da fratura (p. 985) deve ser considerado durante a escolha da configuração adequada. Quanto menor esse escore, maior o período durante o qual deverá permanecer o fixador e mais forte ele deverá ser (e vice-versa). Sempre é melhor errar no sentido de maiores força e rigidez do que força e rigidez insuficientes. Um arranjo insuficientemente forte ou durável pode resultar em complicações, ao passo que o arranjo excessivamente rígido pode ser desestabilizado a um arranjo menor rígido conforme progride a consolidação. Portanto, é importante compreender os fatores que influenciam significativamente a força e a rigidez da combinação entre fixador externo e osso, incluindo a configuração utilizada, número, tamanho, *design* e posição dos pinos e da barra (Quadro 32.7).

Fixadores externos são mais comumente utilizados no rádio e na tíbia. A aplicação no fêmur ou úmero é limitada devido à dificuldade de acesso ao aspecto medial do osso. Ademais, pinos laterais devem ser inseridos através de músculos grandes, particularmente no caso do fêmur. A inserção de pinos através dos músculos aumenta a dor e a morbidade.

Diversas configurações de arranjo e *designs* de pinos estão disponíveis, contudo alguns princípios de aplicação são comuns a todos os dispositivos de fixação externa. Um dos princípios mais importantes é o emprego da técnica cirúrgica asséptica. Essa técnica, a qual inclui o preparo do paciente, uso de luvas, avental, campos cirúrgicos e preparo dos instrumentos é tão importante na aplicação de fixadores externos quanto em qualquer outro método de fixação, se não for o fator mais importante. Suspenda o membro acometido a partir de ganchos no teto. Faça antissepsia da área tricotomizada com degermante. O membro pode ser mantido suspenso durante a aplicação do fixador externo ou liberado da suspensão após colocação dos campos estéreis (p. 40). Após seleção do número e tamanho dos pinos, faz-se necessário considerar seu método de colocação e posicionamento. A forma mais eficaz de se inserir um pino de fixação é por meio de uma miniabordagem para expor o local de entrada do pino e a perfuração prévia antes de sua inserção (Quadro 32.8). Faça uma pequena incisão (1 cm) na pele em sentido longitudinal sobre o local de inserção proposto. Utilize uma pinça hemostática para dissecar o tecido mole de forma romba até chegar ao osso, criando um túnel de tecido mole que permita

QUADRO 32.8 Conceitos-chave para Inserção de Pinos de Fixação

- Exponha o local de inserção do pino.
- Centralize o pino no osso.
- Perfure previamente o orifício do pino.
- Insira o pino com potência baixa de revoluções por minuto.
- Libere a incisão ao redor do pino para prevenir tensão na pele.

movimento livre de deslizamento dos músculos circunjacentes ao redor do pino de fixação. O túnel também previne a dor e o desconforto que podem resultar do choque de tecidos moles contra os pinos de fixação.

Crie o túnel de tecido mole entre grandes ventres musculares em vez de através dos músculos e evite as estruturas neurovasculares. Proteja o tecido mole nas paredes do túnel para prevenir traumas utilizando uma proteção sobre a broca, ou afaste e estabilize o tecido com uma pinça hemostática.

Perfure o osso utilizando um alto número de rotações por minuto e broca 0,1 mm menor que o diâmetro central do pino de fixação. Posicione o pino através do orifício com uma furadeira de baixa rotação por minuto. Certifique-se de que a ponta do pino se estenda além do córtex oposto. O local onde cada pino será fixado em relação à fratura é um fator que pode influenciar positivamente a *performance* mecânica dos fixadores externos. Em geral, os pinos mais proximais e distais são posicionados nas respectivas metáfises, enquanto os demais pinos são espaçados em intervalos iguais nos fragmentos proximal e distal. Um pino deve ser inserido 1 cm proximal e outro 1 cm distal à fratura. Outra estratégia seria inserir esses pinos a uma distância igual ao diâmetro do osso em relação ao local da fratura (uma diretriz que se ajusta individualmente em relação ao tamanho do paciente). Quanto mais próximos estão os pinos de cada lado da fratura, menor a distância entre os grampos conectores na barra externa. Portanto, o comprimento da barra que sustentará a carga é diminuído, resultando em maior rigidez.

NOTA Cada pino de fixação deve ser inserido no osso pelo ponto de maior diâmetro transversal (geralmente o centro do osso). Ao se utilizarem pinos tipo I (meios pinos), a ponta do trocarte deve deixar a superfície cortical distante por 2 a 3 mm para garantir que a rosca do pino esteja completamente alojada no córtex distante do osso.

A distância entre a barra externa e o corpo afeta o comprimento do pino de fixação desde sua inserção ao parafuso pelo grampo até o ponto de entrada no osso. Quanto menor essa distância, menos flexível é o pino de fixação e menor a micromovimentação na interface pino-osso. Quando os pinos de fixação e a(s) barra(s) externa(s) estiverem posicionados, ajuste a posição da barra em relação à superfície da pele. Deixe-a o mais próximo possível do membro sem permitir que os grampos ou a barra se choquem contra a pele. Vire os grampos de forma que o parafuso fique mais próximo da pele. Posicione a barra externa de maneira que um dedo possa ser inserido entre os grampos e a pele (aproximadamente 1 cm). Aperte os grampos para fixar a barra.

Fixadores Unilaterais-Uniplanares (Tipo Ia)

Os fixadores tipo Ia (Figura 32.21) são geralmente aplicados à superfície craniomedial do rádio, medial da tíbia e lateral do fêmur ou úmero. Os pinos de fixação são conhecidos como pinos tipo 1 por serem capazes de penetrar somente a pele próxima e o osso. Inicie inserindo um meio pino nas metáfises dos fragmentos ósseos proximal e distal. Posicione os pinos no centro do cilindro ósseo, perpendiculares a seu eixo longo e através de ambos os córtices. Para maior eficiência com grampos SK, utilize número adequado de grampos de pino na barra, a fim de acomodar os pinos subsequentes. Por exemplo, se se pretende inserir três pinos no fragmento proximal e três no distal, seis grampos de pino vazios devem ser acoplados à barra externa. Reduza a fratura (de forma aberta ou fechada) e conecte os dois pinos aos grampos da extremidade da barra externa. Insira os meios pinos adicionais diretamente através dos grampos centrais abertos. Assim que todos os pinos intermediários estiverem posicionados, aperte os grampos de pino e radiografe o membro para avaliar a redução da fratura e a posição dos pinos. Apare os pinos para evitar que machuquem os tutores ou o ambiente próximo. A técnica de aplicação varia ligeiramente com grampos Secur-U. Com esse tipo de grampo, os pinos são inseridos no osso utilizando uma ferramenta especial na barra conectora para direcioná-los. Os componentes dos grampos são então aplicados ao pino para mantê-lo seguro na barra.

NOTA Tanto grampos SK quanto Secur-U podem ser facilmente adicionados a uma barra conectora externa se houver necessidade de um pino de fixação adicional.

Fixadores Unilaterais-Biplanares (Tipo Ib)

As configurações de arranjos do tipo Ib (Figura 32.21) são aplicadas com maior frequência em rádio e tíbia. No rádio, uma barra externa é posicionada sobre a superfície craniomedial do osso e uma segunda barra, sobre a superfície craniolateral. Na tíbia, uma barra externa é posicionada na superfície medial e a outra, na cranial do osso. Aplique o arranjo tipo Ia na superfície craniomedial do rádio ou tíbia conforme descrito anteriormente. Em seguida, aplique outro arranjo tipo Ia aproximadamente 90 graus em relação ao primeiro. Em geral, planeje um total de quatro pinos de fixação por segmento maior de osso. Fortaleça o arranjo em animais com escore de avaliação baixo por meio da adição de barras conectoras diagonais, que se estendem da barra conectora craniolateral proximal até a barra craniomedial distal e vice-versa. Conecte as barras diagonais às barras já existentes com grampos duplos, ou aos pinos existentes com grampos únicos. Assim que todos os pinos estiverem posicionados, aperte os grampos de pino e radiografe o membro para avaliar a redução da fratura e a posição dos pinos. Apare os pinos para evitar que machuquem os tutores ou o ambiente próximo. O fixador tipo Ib modificado pode ser desenvolvido para o úmero por meio da inserção de um pino de fixação inteiro através do côndilo e da construção de um arranjo unilateral sobre o aspecto lateral do úmero, acoplado a um arranjo unilateral conectando o aspecto medial do pino inteiro a meios pinos fixados ao aspecto cranial do úmero proximal.

Fixadores Bilaterais-Uniplanares (Tipo II)

Devido à presença do tronco imediatamente adjacente, arranjos do tipo II (Figura 32.21) não podem ser aplicados em fêmur e úmero. São utilizados somente no rádio e na tíbia, e em geral posicionados no plano frontal (um plano vertical que divide o osso nas seções cranial e caudal). Arranjos tipo II mínimos são geralmente aplicados quando se emprega equipamento SK, mas podem ser convertidos ao arranjo tipo II máximo em animais com escore de avaliação baixo. O arranjo tipo II máximo é geralmente aplicado com o equipamento Securos, tendo em vista a versatilidade do dispositivo de direcionamento. Em primeiro lugar, posicione os pinos inteiros nas metáfises proximal e distal de forma que fiquem no plano frontal de cada segmento. Angule os pinos perpendicularmente à superfície óssea e paralelos à linha articular adjacente para facilitar o realinhamento do membro. Caso necessário, utilize esses pinos para aplicar tração ao membro e auxiliar na redução da fratura. Reduza a fratura, posicione o número apropriado de grampos de pino vazios em cada barra externa para acomodar os pinos pré-colocados e pinos intermediários subsequentes. Conecte os pinos inteiros proximais e distais nas barras conectoras medial e lateral. Insira os pinos intermediários e meios pinos, ou pinos inteiros. Determine o tipo de pino a ser utilizado com base no escore de avaliação da fratura. Dispositivos de direcionamento comerciais ajudam a guiar os pinos de fixação nos arranjos tipo II máximos até os grampos contralaterais. Esses dispositivos podem ser construídos com uma barra conectora adicional e um grampo. Assim que todos os pinos intermediários estiverem posicionados, aperte os grampos de pino e radiografe o membro para avaliar a redução da fratura e a posição dos pinos. Apare os pinos para evitar que machuquem os tutores ou o ambiente próximo.

Fixadores Bilaterais-Biplanares (Tipo III)
Configurações do tipo III não podem ser utilizadas no fêmur e úmero devido à posição da parede abdominal. Esses arranjos são indicados apenas em cães muito grandes com escores de avaliação de fratura baixos. Para aplicar arranjos tipo III em rádio ou tíbia, inicie com um arranjo tipo II em plano frontal e, em seguida, aplique um arranjo tipo Ia no plano medissagital (um plano vertical que divide o membro em lateral e medial).

Fixadores Esqueléticos Externos com Pinos Intramedulares
Fraturas de úmero e fêmur em geral não podem ser estabilizadas somente com fixadores externos, visto que a maioria dos arranjos (tipos II e III) não pode ser utilizada nesses ossos. Para proporcionar a força e rigidez desejadas em fraturas complicadas de úmero e fêmur, utiliza-se com frequência uma combinação de pino IM e fixador externo tipo Ia ou Ib (Figura 32.21). O *design* do pino de fixação e o número de pinos se baseiam no escore de avaliação da fratura, mas normalmente é limitado a dois ou três pinos acima e abaixo da fratura. Não se utiliza número maior de pinos porque isso aumentaria o desconforto associado à presença de muitos pinos alojados em grandes grupos musculares. Inicie reduzindo a fratura e inserindo um pino IM que preencha 30 a 40% do canal medular. Utilize um pino IM de diâmetro igual ao dos pinos do fixador externo, o que facilita a inserção do pino IM no arranjo de fixação em configurações do tipo *tie-in*. Utilize um fio de cerclagem para sustentar fraturas oblíquas longas ou espirais. Em caso de múltiplos fragmentos, estabeleça uma ponte entre a seção cominutiva do osso com o pino IM e o fixador externo, sem atrapalhar as inserções de tecido mole nos fragmentos ósseos. Assim que a fratura estiver reduzida e o pino IM posicionado, adicione o fixador externo. Utilize o maior tamanho de pino de fixação, mas que não exceda 25% do diâmetro do osso e que passe adjacente ao pino IM. Em caso de incerteza acerca do trajeto do pino IM dentro do osso em relação ao sítio escolhido para inserção do pino de fixação, perfure um orifício proposto para o pino fixador com um pequeno fio de Kirschner. Ao encontrar o pino IM, selecione outra localização; caso contrário, insira o pino nesse local. Insira os pinos intermediários através de grampos pré-posicionados, conforme descrito anteriormente. Conecte os pinos de fixação à barra externa a uma distância de 1 cm da superfície da pele. O aumento do número de pinos de fixação fortalece o fixador externo, mas também aumenta o desconforto pós-operatório. Dois métodos são utilizados para fortalecer os fixadores externos sem aumentar o número de pinos. Um método seria adicionar mais barras externas (a adição de uma única barra dobra a força do sistema), ou uma placa prolongadora com o fixador Securos. Adicionalmente, pode-se deixar o pino IM protraindo acima da superfície da pele na saída proximal do trocanter maior. O pino é então "amarrado" ao fixador externo conectando-se os dois elementos com um segmento adicional da barra externa (Figura 32.21).

Barras Acrílicas
A aplicação de barras de acrílico envolve uma técnica em um ou dois estágios. A vantagem da segunda é que a colocação de pinos e a redução da fratura podem ser avaliadas antes que seja fixado o acrílico. No caso da primeira técnica, com um estágio apenas, o insucesso da redução da fratura ou fixação dos pinos avaliado na radiografia pós-operatória requer a remoção de uma pequena seção na coluna acrílica antes de serem tomadas medidas corretivas. Em qualquer um dos casos, insira os pinos de fixação nos fragmentos ósseos seguindo os mesmos princípios e diretrizes descritos para a construção de arranjos padrão de fixador externo. Posicione os tubos de moldagem da coluna acrílica nas extremidades dos pinos de fixação, a 2 cm de distância da pele. Para a técnica de um estágio, reduza a fratura e despeje o acrílico nas colunas. Aplique compressas úmidas com solução salina ou um sistema de gotejamento de solução sobre os pinos de fixação para dissipar o calor gerado pelo acrílico. Deixe o acrílico secar por 5 a 10 minutos. Para a técnica de dois estágios, coloque os tubos nas extremidades dos pinos, mas não despeje o acrílico. Reduza a fratura e aplique um arranjo de alinhamento temporário. Radiografe o membro para verificar a posição dos pinos e a redução da fratura; caso esteja tudo correto, despeje o acrílico nas colunas e deixe secar. Caso haja necessidade de mudança do alinhamento mesmo após a secagem do acrílico, corte a coluna na linha de fratura com uma serra. Após confecção dos ajustes necessários, cole novamente o acrílico por meio da adição de mais material em sua lacuna. Remova o plástico de moldagem da lacuna e perfure vários orifícios no acrílico remanescente para proporcionar locais de conexão entre o acrílico novo e velho. Molde uma nova quantidade de acrílico novo manualmente, insira na lacuna e deixe secar.

Cuidado Pós-operatório
O paciente deve receber analgesia pós-operatória (Quadros 32.1 e 32.2 e Tabela 32.4). Imediatamente após a cirurgia, a interface pino-pele deve ser limpa com solução antisséptica utilizando *swabs* de algodão. Em caso de tensão da pele ao redor de um pino durante a flexão ou extensão do membro, as incisões ao redor dos pinos devem ser liberadas ou estendidas. Gazes estéreis são abertas, enroladas e posicionadas ao redor e em meio aos pinos de fixação antes de envolver o membro com bandagem de material elástico. Após a cirurgia, a interface pino-pele deve ser limpae a bandagem, trocada a cada 2 dias. Uma bandagem pode ser aplicada sobre as barras fixadoras e pinos para proteger o arranjo e o ambiente do animal. A limpeza diária da interface pino-pele deve ser continuada até que não seja mais notado nenhum exsudato serossanguinolento, ou que sua quantidade seja mínima. Após cicatrização da interface, prossegue-se com observação diária do tecido. A atividade deve se restringir a passeios com guia e reabilitação física até que a fratura esteja consolidada. A reabilitação física encoraja o uso controlado do membro e função ideal após a consolidação da fratura (Tabela 32.7 e Capítulo 11). Após alta médica, o animal é reavaliado às 2 e 6 semanas após a cirurgia e, posteriormente, a cada 6 semanas. Devem-se observar a interface pino-pele cuidadosamente e a separação dos grampos e da pele. Em caso de irritação ou drenagem de conteúdo, realiza-se a limpeza da superfície e colocação de gaze na pele ao redor dos pinos.

O desarranjo gradual é o processo de se modificar o arranjo do fixador aproximadamente às 6 semanas após a cirurgia, para aumentar a carga mecânica sobre a fratura em cicatrização. Isso estimula a cicatrização e o remodelamento ósseo. Por exemplo, arranjos tipo Ia SK podem ser desestabilizados pela substituição de uma barra conectora grande por uma menor. Arranjos tipo Ib são modificados ao tipo Ia pela remoção de um arranjo. O tipo II é desestabilizado a um tipo Ia por meio da remoção de uma barra conectora. Arranjos tipo Ib ou II com acrílico podem ser desestabilizados por meio da remoção da seção média do acrílico (sobre a fratura) de uma barra. A remoção de pinos também pode ser empregada na desestabilização dos arranjos; todavia, é necessário manutenção de pelo menos dois pinos de cada lado da fratura. Ademais, o aumento da carga sobre os pinos restantes resultará em frouxidão dos pinos. O fixador deve ser removido completamente após a consolidação óssea. Para isso, o paciente deve ser sedado, os grampos, afrouxados, e o fixador, removido por meio de força manual.

FIXADORES EXTERNOS CIRCULARES

Indicações e Princípios Biomecânicos

 Fixadores externos circulares são utilizados para estabilizar fraturas, comprimir e distrair fraturas ou não uniões, transportar segmentos ósseos e corrigir dinamicamente deformidades angulares e de comprimento. O fixador externo circular é particularmente adequado para a distração controlada de segmentos ósseos, resultando em nova formação óssea pelo trajeto denominado *distração osteogênica* (p. 1005). Fios de diâmetro pequeno tensionados fornecem estabilidade adequada aos segmentos ósseos, permitindo micromovimentação axial controlada no sítio da fratura sem comprometer a estabilidade do fixador.

Para atingir estabilidade mecânica ideal, o arranjo é composto por quatro anéis sustentando quatro pares de fios, os quais são colocados tão perpendiculares quanto permitido pela anatomia dos tecidos moles. O diâmetro do anel afeta o comprimento do fio e as propriedades mecânicas do fixador circular. Quanto maior o diâmetro do anel, menor a rigidez axial e, em menor grau, a rigidez de torção e flexão do sistema. Diâmetros menores, com mínimo de 2 cm de distância entre pele e anel, proporcionam a melhor *performance* mecânica. O anel mais proximal e o mais distal são posicionados em suas respectivas localizações metafisárias, enquanto os anéis internos são posicionados próximos à fratura. Essa construção "longe, perto, perto, longe" fornece ótimo controle e estabilização dos segmentos ósseos maiores.

O ângulo de interseção dos fios, bem como o posicionamento do osso em relação ao centro do anel, afeta a propriedade mecânica do fixador. Fios que se cruzam em 90 graus maximizam a estabilidade e minimizam as forças de cisalhamento. Muitas vezes, os fios precisam se cruzar em ângulo menor que 90 graus para desviar de tendões e estruturas neurovasculares. O menor ângulo de interseção reduz a rigidez axial e de flexão. Em geral, devem-se evitar ângulos inferiores a 45 graus. Da mesma forma, a posição concêntrica do osso dentro do anel é ideal. Muitas vezes, o tecido mole determina que o osso seja posicionado de forma excêntrica, o que reduz a rigidez contra torções e aumenta a rigidez axial. O emprego de fios com olivas aumenta a rigidez contra flexão, torções e axial do fixador. O aumento da tensão do fio também aumenta a rigidez axial e de flexão, mas reduz a rigidez contra torções do fixador.

Equipamento e Suprimentos

Fixadores externos circulares são compostos por fios que transpassam os ossos e se conectam a anéis totais ou parciais com parafusos de

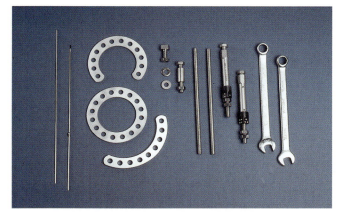

Figura 32.27 O equipamento utilizado para fixação externa circular inclui fios com e sem olivas, anéis, parafusos fixadores, hastes rosqueadas, porcas e chaves.

fixação ou outros elementos da estrutura. Os anéis são ligados por hastes rosqueadas ou telescópicas, que conectam placas, dobradiças e pilares, além de porcas e parafusos, formando um arranjo. O conjunto é completado por um tensor de fio e várias chaves (Figura 32.27). Embora muitos componentes especializados possam ser utilizados com esses fixadores, os principais são descritos a seguir.

Fios

Os fios utilizados para cães e gatos possuem diâmetro em geral de 1, 1,2 ou 1,5 mm. A força e a rigidez dos fios aumentam proporcionalmente ao seu diâmetro. Gatos e cães pequenos com peso de até 10 kg requerem fio de 1 mm, cães até 20 kg, de 1,2 mm, e cães com mais de 20 kg, de 1,5 mm. Fios com ponta de baioneta são melhores para perfurar o osso cortical. A ponta tipo trocarte é reservada para ossos esponjosos. Fios que apresentam uma interrupção ao longo de seu trajeto são denominados *fios com oliva* e são posicionados com a oliva adjacente ao córtex, a fim de minimizar a translação do osso ao longo do fio. Fios com olivas bem posicionadas podem promover compressão interfragmentária e aumentar a estabilidade do arranjo construído.

Os fios devem ser posicionados de forma que um esteja adjacente a cada superfície do anel em total de dois fios por anel. Fios adicionais podem ser inseridos em cada anel, acrescentando-se dois pilares ao anel para permitir colocação de um fio de aço a certa distância da superfície do anel.

Anéis

Anéis parciais e totais são selecionados com base no tamanho do membro e localização do anel ao longo de seu comprimento. Anéis de cinco oitavos ou de prolongamento são empregados quando existe a possibilidade de anéis inteiros limitarem o movimento articular em áreas adjacentes ao cotovelo e joelho. A tensão do fio deve ser controlada (≤ 50 kg) a fim de impedir deformação do anel parcial. Anéis parciais são versáteis e podem ser utilizados separadamente ou parafusados uns aos outros para formar anéis inteiros. Anéis inteiros possuem mais orifícios disponíveis para hastes e fios, porém são menos versáteis. O tamanho do anel é determinado pelo tamanho do animal. Durante a construção do arranjo, deve-se selecionar o menor tamanho de anel que permita pelo menos 2 cm de distância entre a pele e a circunferência interna do mesmo em todos os pontos.

Parafusos de Fixação de Fios

Parafusos canulados de fixação de fios permitem a passagem do fio através de um orifício posicionado de maneira concêntrica na base da cabeça do parafuso. Este é então apertado contra a superfície do anel por meio de uma porca, segurando firmemente o fio. Parafusos de fixação de fio com fenda possuem um espaço excêntrico localizado sob a cabeça do parafuso e paralelo a seu eixo longo. Os fios são fixados entre o espaço e a superfície do anel quando a porca é apertada. Alguns parafusos com fenda também são canulados para fixar os fios nas duas posições. O fio deve ser fixado sem deformação. Tanto arruelas simples quanto fendidas são empregadas para elevar o parafuso até um fio que não esteja em contato direto com o anel.

Construção do Arranjo

Hastes rosqueadas são empregadas para conectar os anéis e formar um arranjo. Os anéis são estabilizados em cada haste com uma porca acima e uma abaixo de cada anel. As porcas são apertadas para fixar firmemente o anel. A compressão ou distração da fratura pode ser obtida virando as porcas que fixam as hastes nos anéis na direção adequada. Hastes telescópicas são ocas e servem de suporte e conexão para elementos dos anéis. Fornecem estabilidade adicional quando se necessita abranger distâncias relativamente longas.

Em geral, os arranjos são construídos de forma que um anel e seus fios estejam na extremidade proximal do osso longo e outro anel e fios estejam na extremidade distal do osso longo. Dois outros anéis são posicionados de forma que seus fios penetrem os segmentos ósseos proximal e distal perto da fratura. Essa construção "longe, perto, perto, longe" fornece ótimo controle e estabilização dos segmentos ósseos principais.

Dobradiças são elementos especializados que aceitam hastes rosqueadas e podem ser posicionados formando um ângulo entre si quando conectados por um parafuso e uma porca. Quando utilizados em pares, conectam os arranjos dos anéis proximal e distal e permitem redução gradual de deformidades angulares.

Tensor de Fios

O tensor é um instrumento utilizado para tensionar os fios até uma força exata (Figura 32.28). A tensão afeta a rigidez geral do arranjo do fixador. A quantidade exata de tensão necessária depende do peso do animal, da qualidade do osso, do plano de tratamento, do diâmetro do anel e do arranjo construído. Gatos e cães pequenos não necessitam de tensão nos fios. Cães com peso entre 5 e 10 kg requerem 20 a 30 kg de tensão. Cães com 10 a 20 kg requerem 30 a 60 kg de tensão e cães com mais de 20 kg requerem 60 a 90 kg de tensão. A tensão balanceada é preferível, utilizando dois tensores simultaneamente em um único anel. Ao se utilizar um tensor não calibrado, deve-se gerar tensão no fio até que o tensor esteja paralelo com o anel sem suporte.

Chaves

Pelo menos duas chaves crescentes de tamanho adequado são necessárias para apertar os parafusos e porcas simultaneamente.

Aplicação

Tratamento da Fratura

 Fixadores circulares são mais aplicáveis em fraturas das extremidades abaixo do cotovelo e joelho (Figura 32.29). Fixadores circulares modificados já foram utilizados em fraturas de fêmur e úmero, mas essa aplicação requer extenso uso de arcos e fios com oliva. Os princípios da construção do arranjo e a aplicação do fixador devem ser seguidos para um resultado ideal em pacientes com todos os valores de escore de avaliação de fratura.

As radiografias são avaliadas com finalidade de determinar a localização da fratura e o diâmetro dos tecidos moles. Os anéis são selecionados para se acomodarem ao diâmetro desses tecidos, permitindo-se 2 cm de distância entre eles. Para acelerar o tempo cirúrgico, os arranjos são em geral construídos antes, com quatro anéis e três hastes rosqueadas. As hastes são posicionadas formando um triângulo equilátero, quando possível. Os anéis são colocados nas hastes em formato "longe, perto, perto, longe", com os anéis proximal e distal na direção das respectivas metáfises. Na maioria dos casos, o anel proximal é um anel parcial designado para limitar a interferência com a movimentação do joelho ou cotovelo. Os dois anéis internos são posicionados aproximadamente 1 a 2 cm proximal e distal à linha de fratura. Os anéis são estabilizados em posição nas hastes rosqueadas apertando-se as porcas adjacentes às suas superfícies superior e inferior. Os anéis devem ser presos paralelamente entre si. A posição precisa é garantida por meio da mensuração da distância entre os anéis nas três hastes. Se o segmento distal ou proximal for curto, o arranjo poderá ser limitado a três anéis. O anel único prenderá três fios no segmento curto, sendo dois no anel e um terceiro nos pilares que se elevam a partir dele. Prepare o paciente para a cirurgia asséptica. Posicione o arranjo pré-construído ao redor do membro.

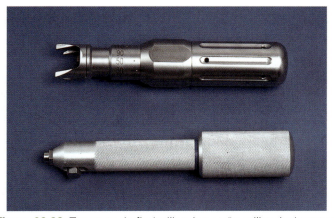

Figura 32.28 Tensores de fio (calibrados e não calibrados) empregados com fixadores circulares.

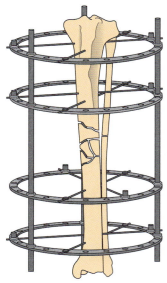

Figura 32.29 Arranjo padrão do fixador circular para manejo de fraturas.

Se o membro estiver suspenso durante a redução (p. 990), precisará ser liberado para a inserção do arranjo e posteriormente suspenso novamente. O tamanho dos fios é selecionado de acordo com o tamanho do paciente. Segure o arranjo em sua posição aproximada e selecione um fio de tamanho adequado para ser direcionado através da metáfise distal do osso, paralelo à superfície articular distal, evitando estruturas de tecidos moles vitais. Caso necessário, como quando a abordagem cirúrgica adjacente prejudica a posição normal da pele onde o fio deverá ser inserido, segure a pele aproximadamente em sua posição normal enquanto guia o fio. Essa precaução garante tensão mínima na pele adjacente ao fio. Se o fio penetrar em um músculo, posicione o membro de forma a estender o músculo até o máximo durante a inserção do fio. Propulsione o fio manualmente através da pele e tecido mole adjacente até que esteja centralizado no osso, penetrando no periósteo. Posteriormente, direcione o fio através de ambos os córtices com uma furadeira de alta velocidade. Para o posicionamento ideal do fio, martele-o através do tecido mole restante até que esteja centralizado no osso. Fixe-o à superfície distal do anel distal com parafusos de fenda ou canulados e porcas. Reposicione o arranjo para garantir que o membro esteja centralizado nele e que os anéis não comprometam o tecido mole. Coloque um segundo fio adjacente à superfície proximal do anel distal e direcione-o através do osso. Posicione esse fio o mais próximo possível de 90 graus (geralmente é possível atingir 60-70 graus) em relação ao primeiro fio, tanto quanto permitido pelo tecido mole.

Examine a posição do fio em relação ao anel. Se estiver imediatamente adjacente a ele, fixe-o com um parafuso canulado, se estiver passando sobre um furo, ou com um parafuso de fenda, caso esteja adjacente ao furo. Se o fio estiver acima ou abaixo da superfície do anel, utilize arruelas para elevar a superfície do fio e prenda-o como descrito anteriormente. A tração do fio de encontro ao anel produz forças inadequadas que podem causar dor, mau alinhamento por conta da translação do segmento ósseo e infecção no trajeto do pino. Reexamine a posição do arranjo e insira um segundo par de fios através da metáfise proximal, adjacentes ao anel proximal, de maneira similar (Quadro 32.9). Fixadores circulares são peculiares por permitirem controle da redução da fratura com seu arranjo e aplicação de fios durante procedimento fechado. A redução da fratura pode ser obtida pela distração dos anéis proximal e distal, vencendo a sobreposição de fragmentos da fratura, ou por meio da fixação utilizando fios com oliva, trazendo os fragmentos até o contato entre si. Outra maneira seria utilizar uma técnica de fio em arco, que envolve a colocação de um fio através da diáfise de um segmento ósseo, arqueando-o antes de fixá-lo ao anel. Quando o fio é tensionado, o arco se torna reto e o segmento ósseo é tracionado até seu alinhamento. A redução fechada de fraturas utilizando fixadores circulares deve ser monitorada por controle radiográfico. Preencha o restante do arranjo com fios adicionais, utilizando técnicas apropriadas de redução da fratura e alinhamento ósseo, como necessário. Tensione cada par de fios conforme são posicionados até uma tensão compatível com o tamanho do paciente. O ideal seria que cada par de fios fosse tensionado simultaneamente, a fim de prevenir deformação do anel. Para tanto, aperte a porca que segura uma extremidade de um fio. Aplique o tensor na extremidade oposta do fio e o tensione. Fixe o restante do fio antes de remover o tensor. Finalmente, corte os excessos dos fios rentes ao parafuso, ou 2 a 3 cm distantes deles, e curve as pontas em direção ao anel. Examine o membro e o arranjo para se certificar de que (1) todos os anéis estejam livres de tecido mole, (2) todos os fios permitam posicionamento confortável da pele, (3) todas as articulações se movam livremente, (4) todos os fios estejam tensionados e (5) todas as porcas tenham sido apertadas. Radiografe o membro para avaliar o alinhamento da fratura e a posição do fixador.

Artrodese

O fixador externo circular pode ser empregado para artrodeses de carpo ou tarso. Após remoção da cartilagem articular e aplicação de um enxerto de osso esponjoso, o arranjo já construído é posicionado e fixado com dois anéis proximais e dois distais à articulação. A angulação adequada do arranjo para acomodar o ângulo da articulação pode ser obtida utilizando dobradiças no lugar de hastes rosqueadas.

Alongamento Ósseo

As maiores vantagens do fixador circular comparado a outras formas de fixação de fraturas são sua versatilidade e eficácia para distração óssea ou transporte ósseo intercalar e a consequente distração osteogênica, ou produção de novo osso no trajeto trilhado (p. 1006). O *alongamento ósseo* é empregado na correção do encurtamento ósseo decorrente de fechamento precoce das fises. O *transporte ósseo* é utilizado para preencher um defeito ósseo produzido por perda traumática ou ressecção cirúrgica de um tumor ósseo. A aplicação bem-sucedida dessa técnica requer atenção aos detalhes da técnica correta de osteotomia; preservação da medula óssea, periósteo e suprimento sanguíneo extraósseo; aplicação de uma estrutura circular estável; e taxa e ritmo de distração corretos.

O alongamento ósseo pode ser obtido de forma uni ou bifocal. O alongamento *unifocal* ocorre quando uma única osteotomia é criada no osso. Já o alongamento *bifocal* ocorre quando dois sítios de osteotomia são criados, efetivamente dobrando a taxa de distração. Para alongamentos ósseos, constrói-se um arranjo similar àquele utilizado com quatro anéis em fixação de fraturas. A técnica bifocal requer um anel a mais para estabilizar o centro do segmento ósseo. O arranjo pode ser construído utilizando hastes rosqueadas. Contudo, hastes telescópicas ou motores lineares podem ser inseridos para aumentar a força e facilidade de distração.

Técnicas de osteotomia ideais para distração osteogênica têm sido objeto de extensa investigação. Ilizarov determinou que a osteotomia cortical parcial subperiosteal (denominada *corticotomia*, visto que o osteótomo não penetra através do canal medular) até cerca de três quartos da circunferência do osso, seguida por osteoclasia ou fratura manual do quarto remanescente, maximiza a preservação do tecido endosteal e periosteal, bem como a circulação adjacente. Outros investigadores demonstraram que a osteotomia realizada com um osteótomo pode ser tão eficaz quanto a corticotomia, e que a preservação do tecido periosteal melhora o potencial de regeneração e reparo. É possível utilizar uma serra oscilatória resfriada com solução salina para realizar a osteotomia, embora isso possa resultar em atraso da consolidação. Essa preocupação pode não ser clinicamente relevante em animais jovens com maior potencial osteogênico.

Após aplicação do arranjo e osteotomia, recomenda-se aguardar um período de latência antes de proceder com a distração, a fim de permitir que ocorram respostas vasculares e celulares. A recomendação varia entre 1 e 3 dias para animais imaturos e de 5 a 7 dias para adultos.

QUADRO 32.9 Conceitos-chave para Inserção de Fios de Fixação

- Posicione os tecidos moles antes do fio-guia.
- Direcione o fio com uma broca de alta velocidade.
- Posicione pares de fios em grau o mais próximo possível de 90 graus entre si.
- Não tracione o fio até o anel.
- Tensione o fio corretamente.
- Utilize fios com oliva para aumentar a estabilidade.

QUADRO 32.10 Fatores Utilizados para Determinar o Período de Latência

Diminuem o Período de Latência
- Animal imaturo
- Saúde excelente
- Corticotomia subperiosteal
- Osteotomia metafisária
- Mínimo trauma de tecidos moles

Aumentam o Período de Latência
- Animal adulto
- Saúde comprometida
- Osteotomia com serra oscilatória
- Osteotomia diafisária
- Trauma extenso de tecidos moles

A distração precoce pode causar diminuição da produção do calo. Já o atraso na distração pode resultar em consolidação prematura. Em geral, a idade e saúde do animal, o tipo e a localização da osteotomia e o trauma de tecidos moles associado são todos considerados ao se estabelecer o período de latência (Quadro 32.10).

A taxa ideal de 1 mm por dia dividida em um ritmo de quatro distrações por dia (i.e., 0,25 mm por distração) se demonstrou eficaz na formação de osso regenerado sem causar desconforto em tecidos moles e com boa aplicabilidade clínica. A taxa e o ritmo de distração podem variar ligeiramente dependendo do paciente e de evidências radiográficas de formação regenerativa. A distração é realizada ou girando as porcas para fixar os anéis nas hastes rosqueadas ou virando-se os cubos de motores lineares.

> **NOTA** Tome o cuidado de virar as porcas na direção correta para causar distração. Meça a distância entre os anéis para garantir que a distração esteja ocorrendo. Certifique-se de que as porcas estejam fixas após a distração, para restaurar a estabilidade do arranjo.

Exames radiográficos devem ser repetidos a cada 2 semanas para observar o aspecto do osso regenerado e ajustar a taxa de distração adequadamente. O osso regenerado deve se apresentar como colunas definidas de novo osso com orientação longitudinal, estendendo-se da superfície de cada osteotomia até uma área radiolucente transversa central. O osso também deve manter um diâmetro constante nas radiografias. Osso regenerado com formato de ampulheta indica taxa de distração muito rápida. Radiopacidade inconsistente, colunas ósseas irregulares e falhas focais na formação óssea indicam instabilidade ou má vascularização; a taxa de distração deve ser diminuída até que se observe formação de osso regenerado normal. Um diâmetro transverso de osso regenerado superior ao diâmetro cortical indica formação rápida de osso e possibilidade de consolidação prematura; a taxa de distração nesses casos necessita ser aumentada.

Transporte Ósseo (Técnica Avançada)

Os princípios e técnicas descritos para o alongamento ósseo são empregados durante o movimento de um segmento de osso até um defeito ósseo, enquanto se estimula a formação de novo osso no caminho trilhado. A técnica de transporte ósseo é empregada para preencher grandes defeitos de coluna óssea que ocorrem após trauma, não união, osteomielite com sequestro ósseo ou ressecção de tumores ósseos (Figura 32.30) Construa antecipadamente um arranjo com quatro anéis de estabilização e um anel de transporte central. Aplique

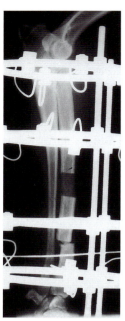

Figura 32.30 O osso regenerado surge no trajeto da passagem de um segmento ósseo realinhado neste cão tratado com ressecção óssea e osteogênese por distração. (Cortesia da Dra. Nicole Ehrhart.)

o arranjo ao membro afetado conforme descrito anteriormente. Acesse e identifique o sítio da osteotomia. Fixe o segmento do osso a ser transportado no centro do anel transportador com dois fios tensionados. Prossiga com a osteotomia. Certifique-se de que seja completa e de que o segmento ósseo esteja móvel. Após o período de latência adequado, mova o anel transportador em direção ao defeito com ritmo e taxa adequados ao animal. Quando o segmento transportado entrar em contato com o osso do outro lado do defeito, evento chamado *encaixe*, a compressão é aplicada com o anel fixador, para estimular a união óssea. Em alguns casos, é necessário um enxerto de osso esponjoso para obter a união.

Correção de Deformidade Angular de Membro (Técnica Avançada)

Fixadores circulares são indicados em cães com discrepância grave de comprimento dos membros, quando se prevê crescimento extenso adicional, ou em cães com deformidade craniocaudal significativa. Fixadores circulares podem ser utilizados para tratar cães com deformidades em varo ou valgo, embora as técnicas que utilizam fixadores externos lineares padrão também sejam eficazes para essas deformidades. A vantagem dos fixadores circulares é que a flexibilidade do sistema permite que as deformidades angulares e as discrepâncias de comprimento sejam corrigidas simultaneamente. As desvantagens incluem a intensa e por vezes demorada curva de aprendizado dos cirurgiões, o planejamento pré-operatório extenso e o monitoramento intensivo pós-operatório da deformidade durante o processo de correção.

Inicialmente, são realizadas radiografias mediolaterais e craniocaudais do membro afetado e do contralateral para controle (caso seja normal), a fim de definir os componentes craniocaudais e varo-valgo da deformidade. A discrepância de comprimento também é estimada nessas radiografias, embora possa ser determinada frequentemente por meio do exame físico. Deformidades de rotação são mensuradas diretamente no animal, comparando-se os planos de flexão e extensão das articulações adjacentes. Para determinar o

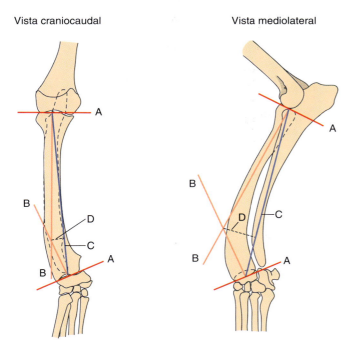

Figura 32.31 Esquema para traçado das linhas nos traçados das radiografias craniocaudal e lateral. As linhas *A* devem ser paralelas às superfícies articulares. As linhas *B* intersectam as metáfises e formam o ápice da deformidade. As linhas *C* conectam as interseções das linhas metafisárias e linhas paralelas às superfícies articulares. As linhas *D*, que conectam o ápice da deformidade à linha *C* e são perpendiculares a ela, são os componentes vetoriais.

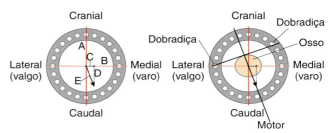

Figura 32.32 Esquema do desenho do anel. As linhas *A* e *B* conectam os aspectos cranial e caudal e os aspectos medial e lateral do anel, intersectando-se perpendicularmente em seu centro. A linha *C* é o componente vetorial medial a lateral (determinado a partir da radiografia craniocaudal). A linha *D* é o componente vetorial cranial a caudal (determinado a partir da radiografia craniocaudal). A linha *E* é tangencial e define o plano de deformidade. O motor é posicionado no plano de deformidade e do lado côncavo do membro. As dobradiças são posicionadas no ápice da deformidade.

> **NOTA** As dobradiças são colocadas no ápice da deformidade. Sua posição é crucial para um bom resultado. Dobradiças posicionadas no ápice da deformidade e niveladas com a superfície côncava do osso corrigirão a deformidade angular, com aumento do comprimento no lado côncavo do osso equivalente a uma osteotomia em cunha de abertura. Dobradiças posicionadas no ápice da deformidade a uma distância da superfície convexa do osso resultarão em abertura simultânea da cunha e aumento do comprimento da superfície convexa do osso.

grau e plano de deformidade angular, bem como a articulação ideal e posicionamento motor, verifique as radiografias craniocaudal e mediolateral do osso afetado. Desenhe duas linhas que dividam em duas partes iguais suas respectivas metáfises e que sejam perpendiculares às linhas paralelas à superfície articular adjacente a cada traçado (Figura 32.31). O ponto de interseção das duas linhas é o ápice da deformidade. Para o cálculo dos componentes varo-valgo e craniocaudal da deformidade, desenhe uma linha conectando as interseções entre as linhas metafisárias e as linhas que paralelizam as superfícies articulares em ambas projeções radiográficas. Em seguida, desenhe uma linha a partir do ponto de interseção (i.e., o ápice da deformidade) até a linha que conecta as superfícies articulares de cada traçado (Figura 32.31). Essas linhas são perpendiculares às que conectam as superfícies articulares e representam os componentes vetoriais da deformidade. Desenhe o anel fixador de tamanho adequado com todos os seus orifícios representados. Identifique e desenhe duas linhas no círculo, conectando os aspectos craniocaudal e mediolateral do anel. As linhas circulares devem se cruzar perpendicularmente no centro do círculo. Trace uma linha com a distância da deformidade medial ou lateral (i.e., o componente vetorial), iniciando na interseção das linhas do círculo e se estendendo até uma distância e direção adequadas. Trace a segunda linha com a distância e direção da deformidade cranial e caudal, iniciando na extremidade da linha de distância mediolateral e paralelizando as linhas craniocaudais do círculo. Por fim, desenhe uma linha tangencial a partir da interseção das linhas do círculo, terminando no final da linha da distância craniocaudal; esta define o plano da deformidade. Posicione o motor no anel dentro desse plano e do lado côncavo da deformidade (Figura 32.32).

O arranjo é construído com as dobradiças e o motor nas posições adequadas antes do procedimento cirúrgico. Seguindo o protocolo anterior para aplicação de fixador circular em fraturas, posicione o arranjo construído sobre o membro afetado e fixe os anéis proximal e distal com os fios tensionados. Certifique-se de que os fios tensionados estejam paralelos a suas respectivas superfícies articulares. Adicione fios tensionados para preencher o arranjo. Acesse o osso e realize a osteotomia no ápice da deformidade. A osteotomia deve ser paralela à superfície articular mais próxima. A correção rotacional normalmente é realizada de forma aguda durante a cirurgia. Feche a incisão. Certifique-se de que as dobradiças e o motor estejam bem posicionados e fixe todas as porcas no arranjo.

Após o período correto de latência, inicie a distração com o motor (Quadro 32.10). O ritmo de distração é de duas a quatro vezes por dia. A taxa de distração irá variar conforme o animal e a avaliação radiográfica do osso regenerado. Como o motor se encontra deslocado em relação à deformidade, os cálculos devem ser realizados para garantir a sua distração adequada, a fim de atingir 1 mm por dia no local da osteotomia.

Cuidado Pós-operatório

O paciente deve receber analgesia pós-operatória (Quadros 32.1 e 32.2 e Tabela 32.4). Imediatamente após a cirurgia, a interface fios-pele deve ser limpa com solução antisséptica utilizando *swabs* de algodão. Compressas de gaze estéreis devem ser abertas, enroladas e aplicadas ao redor e em meio aos fios tensionados e envolvidas com Vetrap® ou material de bandagem similar. Orifícios são perfurados na bandagem para permitir acesso às porcas envolvidas na distração. Após a cirurgia, a interface fios-pele deve ser limpa e a bandagem, trocada a cada 2 dias. A aplicação de gazes pode ser descontinuada após cerca de 1 semana. O arranjo ainda pode ser protegido com bandagem externa e a pele ao redor dos fios continua sendo limpa diariamente. A atividade deve se restringir a passeios com guia e reabilitação física até que a fratura esteja consolidada. A reabilitação física encoraja o uso controlado do membro e função ideal após consolidação da fratura.

Se estiver ocorrendo distração, deve-se instruir claramente os tutores sobre como garantir sua taxa e direção adequadas. Após a liberação do paciente, reavaliações devem ocorrer semanalmente pelas primeiras 2 a 3 semanas após a cirurgia ou durante a fase de distração. A interface fios-pele deve ser cuidadosamente examinada e anel e pele, observados para verificar sua separação. Se ocorrer irritação ou presença de drenagem, deve-se limpar a pele envolvida e aplicar curativo com gaze. Radiografias são obtidas a cada 7 a 10 dias durante o período de distração, realizando-se os ajustes adequados à taxa de distração. Completando-se a esta última, as dobradiças são substituídas por hastes rosqueadas e o arranjo é estabilizado apertando-se todas as porcas. A fixação permanece até que haja evidência radiográfica de consolidação óssea. Em alguns casos, a distração causará contratura musculotendínea, resultando em deformidades flexoras ou rigidez articular. A fim de prevenir essa complicação, a fisioterapia e o uso do membro são essenciais. O fixador circular é removido assim que o osso estiver consolidado. O momento adequado para realização de radiografias pós-operatórias para verificar a consolidação depende do tempo estimado de união óssea e da avaliação da fratura do paciente. Para remover o fixador, o paciente deve ser sedado, os fios, cortados rentes aos parafusos e tracionados com força manual ou um alicate. Fios lisos podem ser removidos em qualquer direção, enquanto que fios com oliva devem ser removidos pelo lado da oliva.

FIXADORES EXTERNOS CIRCULARES HÍBRIDOS

Indicações e Princípios Biomecânicos

Fixadores externos circulares híbridos são a combinação entre um fixador com anel e um linear. São indicados para fraturas com segmento ósseo justa-articular curto. Em geral, o arranjo consiste em um anel com fios ou pinos de fixação prendendo o segmento curto do osso, e pinos de fixação com barra conectora segurando o segmento longo do osso. A barra se articula com o anel para estabilizar a fratura. Fixadores híbridos podem ser aplicados no rádio, tíbia, fêmur e úmero. Geralmente, os tipos Ia e Ib são aplicados em rádio e tíbia. Arranjos modificados com pinos de fixação através do anel e que podem envolver pinos IM são aplicados ao úmero e ao fêmur. Os fixadores híbridos também podem ser empregados em osteotomias corretivas para algumas deformidades angulares de membros.

As propriedades mecânicas dos arranjos de fixação se assemelham às descritas para sistemas circulares e lineares.

Equipamento e Suprimentos

Os equipamentos e suprimentos dos fixadores lineares e circulares podem ser encontrados em suas respectivas seções. Os componentes adicionais do arranjo peculiares ao tipo híbrido são as barras conectoras rosqueadas em uma de suas extremidades (barras híbridas). Essas barras se inserem no anel e são fixadas com porcas pareadas. Porcas e arruelas esféricas também estão disponíveis para promover alguns ajustes angulares entre a barra e o anel.

Aplicação

Fixadores Tipo Ia Híbridos

Inicie posicionando um anel de tamanho adequado acoplado a uma barra conectora ao redor do segmento ósseo justa-articular. Segure o arranjo na posição aproximada e selecione o tamanho de fio apropriado para transpor a metáfise do osso, paralelo à superfície articular adjacente. Fixe o fio (Quadro 32.9). Adicione o número adequado de grampos de pino na barra conectora. Reduza a fratura e fixe o segmento proximal com um pino de fixação inserido adequadamente (p. 1000). Verifique o alinhamento e fixe o arranjo prendendo o pino de fixação com o grampo de pino. Adicione o segundo fio ao anel e, se houver espaço, adicione um terceiro (de conexão) entre os pilares e o anel. Tensione e fixe os fios. Insira meios pinos adicionais diretamente através dos grampos, chegando até três a quatro pinos no segmento ósseo longo (Figura 32.33A). Quando todos os pinos intermediários estiverem posicionados, aperte os grampos e radiografe o membro para avaliar a redução da fratura e o posicionamento dos pinos e fios. Apare os pinos e fios para prevenir que machuquem os tutores ou o ambiente próximo.

Fixadores Tipo Ib Híbridos

Aplique um arranjo tipo Ia híbrido no osso. Fixe outra barra conectora ao anel em ângulo de aproximadamente 90 graus com o primeiro arranjo. Preencha a segunda barra com os pinos de fixação, prendendo o segmento longo do osso. Assim que todos os pinos intermediários estiverem posicionados, aperte os grampos e radiografe o membro para avaliar a redução da fratura e a posição dos pinos e fios (Figura 32.33B). Apare os pinos e fios para prevenir que machuquem os tutores ou o ambiente próximo.

Fixadores Híbridos *Tie-In* com Pino IM

Utilize um pino IM para reduzir uma fratura cominutiva ou como parte da reconstrução de uma fratura simples. Fixe um anel incompleto no segmento ósseo justa-articular com fios de oliva ou pinos de fixação (Quadro 32.9). Fixe uma barra conectora híbrida em um dos orifícios laterais do anel com arruelas e porcas hemisféricas pareadas. Insira o número adequado de meios pinos para segurar o segmento ósseo longo na barra conectora híbrida. Posicione uma segunda barra híbrida em um dos orifícios craniomediais do anel com pilares articulados ou com uma configuração de dobradiça e, em seguida, fixe a outra extremidade da barra na porção proximal da primeira barra híbrida, ou um meio pino posicionado cranialmente no segmento proximal da fratura. Fixe a extremidade protraída do pino IM na barra conectora híbrida utilizando um grampo de pino (Figura 32.33C). Aperte os grampos e radiografe o membro para avaliar a redução da fratura e a posição dos pinos e fios. Apare os pinos e fios para prevenir que machuquem os tutores ou o ambiente próximo.

Cuidado Pós-operatório

O cuidado pós-operatório, incluindo a desestabilização, é similar ao já fornecido para fixadores externos lineares (p. 1003).

FIXAÇÃO INTRAMEDULAR

PINOS INTRAMEDULARES E FIOS DE KIRSCHNER

Indicações e Princípios Biomecânicos

Pinos IM são utilizados em fraturas diafisárias do úmero, fêmur, tíbia, ulna, metacarpo e metatarso. São contraindicados no rádio, pois a extremidade de inserção do pino geralmente interfere com o carpo. A vantagem biomecânica dos pinos IM é sua resistência contra cargas de dobramento (Figura 32.34A). Ao contrário de outros implantes (p. ex., placas ósseas e fixadores externos), pinos IM são igualmente resistentes a cargas de dobramento aplicadas a partir de qualquer direção, por serem cilíndricos e normalmente centralizados no canal medular. Suas desvantagens biomecânicas incluem baixa resistência a cargas axiais (compressivas) e rotacionais, bem como falta de fixação (bloqueio) no osso (Figura 32.34B e C). A única resistência a rotação e

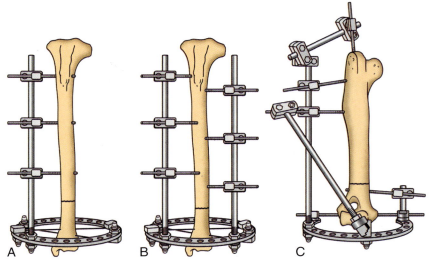

Figura 32.33 Fixadores externos circulares híbridos são uma combinação de um fixador em anel com um fixador linear. (A) O arranjo Ia híbrido é composto por um anel, uma barra conectora uniplanar e pinos de fixação. (B) O arranjo Ib híbrido é composto por um anel e duas barras conectoras uniplanares posicionadas aproximadamente a 90 graus entre si. (C) O arranjo híbrido com pino intramedular (IM) tipo *tie-in* é composto por um anel e arranjos Ib modificados com um pino IM conectado. Esse pino pode ser dobrado para ser fixado ao arranjo ou antes de ser fixado, eliminando a necessidade da barra conectora proximal.

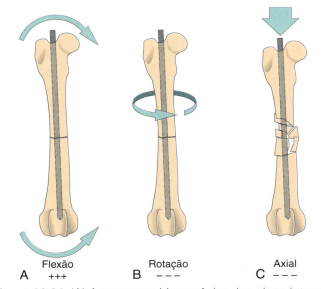

Figura 32.34 (A) A vantagem biomecânica dos pinos intramedulares (IM) é que são igualmente resistentes a forças de flexão aplicadas em qualquer direção, por serem circulares. (B–C) As desvantagens biomecânicas dos pinos IM incluem baixa resistência a forças de rotação e axiais (compressivas) e falta de fixação (bloqueio) ao osso.

estresse associado a fraturas instáveis resulta em micromovimentação na interface pino-osso, reabsorção óssea e migração do pino. Em vista dessas limitações no suporte mecânico fornecido pelo pino único ou duplo, é necessária a suplementação com outros implantes (p. ex., fios de cerclagem, fixadores externos ou placas) para fornecer suporte rotacional e axial.

Pinos de Steinmann ou fios de Kirschner podem ser empregados como pinos (fios) cruzados, ou posicionados em padrão triangular para estabilizar fraturas metafisárias e fisárias em animais jovens (Capítulo 33). Fios de Kirschner também são utilizados em animais muito pequenos.

Equipamento e Suprimentos

Pinos IM são hastes 316L lisas, cilíndricas e de aço inoxidável. Os mais comumente empregados em medicina veterinária são os *pinos de Steinmann*, disponíveis em tamanhos que variam de 1,6-6,3 mm e com uma variedade de *designs* em sua extremidade (Figura 32.35). Podem apresentar *ponta única* (uma extremidade pontiaguda e uma romba) ou *ponta dupla* (ambas extremidades pontiagudas). Os *designs* mais comuns são a ponta de trocarte ou cinzel. *Pontas de cinzel* possuem uma cunha bilateral cortante que é ligeiramente mais eficaz em cortar osso cortical denso, por gerar menos calor que pontas de trocarte. Já as *pontas de trocarte* possuem extremidade cortante tripla, capaz de cortar facilmente o osso esponjoso. Como os pinos de Steinmann são em geral usados como pinos IM e posicionados no osso esponjoso epifisário proximal ou distal, pontas de trocarte são as mais utilizadas.

Pinos IM podem ser lisos ou rosqueados próximo à sua extremidade. O pino de Steinmann com extremidade rosqueada foi desenvolvido para aumentar seu poder de fixação em osso esponjoso. Contudo, o uso desses pinos é controverso. Há relatos de aumento do potencial de insucesso prematuro com pinos rosqueados, comparados a pinos de Steinmann lisos. Durante a fabricação do pino de Steinmann com extremidade rosqueada, as roscas são

cargas axiais proporcionada pelo pino IM é o atrito gerado no contato entre pino e osso. O contato entre o pino e o osso cortical é variável porque o diâmetro transverso da cavidade medular é variável. Com o osso esponjoso da epífise, o contato varia conforme a quantidade de osso esponjoso e a precisão da posição do pino. Como o atrito entre pino e osso também previne a migração prematura do pino, o

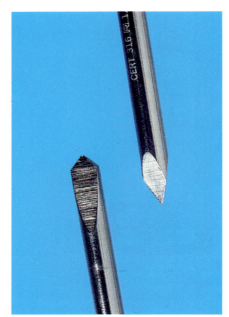

Figura 32.35 Pinos intramedulares com pontas de cinzel *(à esquerda)* e trocarte *(à direita)*.

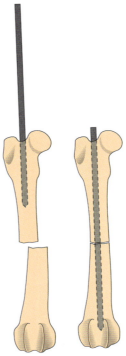

Figura 32.36 Para o posicionamento normógrado de um pino intramedular no fêmur, insira o pino até que adentre o osso proximalmente na fossa trocantérica craniolateral. Direcione-o caudalmente para que deslize ao longo do córtex caudal e aloje-o no aspecto caudocentral do côndilo.

confeccionadas na extremidade de um pino liso, deixando o diâmetro maior na seção lisa do que na rosqueada. Essa diferença de área transversa funciona como concentradora de estresse que predispõe o pino ao dobramento e à queda. A força dessa junção pode ser significativamente aumentada por meio do afunilamento da junção entre a porção rosqueada e não rosqueada.

Fios de Kirschner são pinos lisos de diâmetro pequeno, que varia de 0,9 a 1,6 mm, geralmente com extremidades de trocarte de cada lado.

Pinos de Steinmann utilizados como pinos IM são em geral direcionados com um mandril tipo Jacobs ou uma furadeira elétrica. Tanto eles quanto os fios de Kirschner, quando utilizados como pinos cruzados, necessitam ser guiados com uma furadeira de alta velocidade. Também é necessário um cortador de pinos ou fios de tamanho apropriado.

Aplicação

Selecione um pino IM equivalente a 60 a 70% do diâmetro da cavidade medular no istmo do osso ao parear o pino com um fio de cerclagem. Escolha um diâmetro menor quando parear o pino com um fixador externo ou uma placa óssea (Quadro 32.11). Embora pinos IM funcionem de forma mais eficaz quando preenchem o canal medular, a curvatura dos ossos de grande parte dos cães determina que um pino menor seja utilizado para reconstrução anatômica da fratura. O tamanho do pino é determinado após avaliação radiográfica da fratura e é confirmado por meio da comparação entre pino e canal medular após exposição cirúrgica da fratura. Selecione dois pinos de comprimento igual antes de iniciar o procedimento. O segundo pino serve como guia situado sobre a superfície externa do membro. Esse pino-guia é alinhado com o osso de forma que o cirurgião possa manejar o pino IM em direção similar.

Pinos IM podem ser inseridos em sentido *normógrado* ou *retrógrado* quando utilizados em fêmur ou úmero. Na tíbia, devem ser inseridos de forma normógrada para prevenir lesão do joelho. Para inserir um pino de forma normógrada, inicie pela localização aproximada de uma extremidade do osso longo e direcione-o pelo canal medular até a fratura, reduza a fratura e continue direcionando o pino até que se aloje no osso metafisário (Figura 32.36). As vantagens da colocação normógrada são a maior precisão durante inserção do pino e menor manipulação da área fraturada. A desvantagem é que pode ser difícil identificar o ponto correto de entrada no osso quando a inserção é realizada de maneira cega. Para inserir um pino de forma retrógrada, exponha primeiramente a fratura e insira o pino pelo canal medular do segmento ósseo adequado. Direcione-o para sair desse segmento pela extremidade do osso. Substitua o mandril na saída do pino e retroceda-o até que a ponta esteja dentro do canal medular. Reduza a fratura e direcione o pino para alojá-lo no osso metafisário (Figura 32.37). Verifique a posição das extremidades proximais de ambos os pinos e

---

QUADRO 32.11 Conceitos-chave para Aplicação de Pinos Intramedulares

- Selecione um pino cujo tamanho é 60%-70% da largura do canal medular para combinar com fio de cerclagem.
- Selecione um pino cujo tamanho é 50%-60% da largura do canal medular para combinar com fixador externo.
- Selecione um pino cujo tamanho é 40%-50% da largura do canal medular para combinar com placa.
- Ocupe o comprimento do osso com o pino intramedular.
- Utilize inserção retrógrada ou normógrada no úmero e fêmur.
- Utilize inserção normógrafa na tíbia.
- Verifique a localização do pino por meio de um pino referencial e da manipulação da articulação.
- Sempre utilize fixação adicional para controlar a rotação e a carga axial.

CAPÍTULO 32 Princípios de Diagnóstico e Manejo de Fraturas

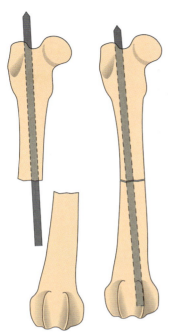

Figura 32.37 Para inserção retrógrada de um pino intramedular no fêmur, introduza-o na cavidade medular pela superfície da fratura. Force a haste do pino contra o córtex caudomedial e direcione-o em sentido proximal. Reduza a fratura e direcione o pino distalmente para alojá-lo no aspecto caudocentral do côndilo femoral.

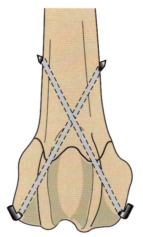

Figura 32.38 Pinos de Steinmann e fios de Kirschner podem ser utilizados para fixar segmentos justa-articulares em animais com escore de avaliação de fratura alto. (Modificada de Johnson AL, Dunning D. *Atlas of Orthopedic Surgical Procedures of the Dog and Cat*. St. Louis: Elsevier; 2005.)

posicione o pino de referência sobre o tecido mole fora do membro, a fim de determinar a posição da extremidade distal do pino IM. Cheque qualquer interferência do pino na articulação distal por meio da flexão e extensão do membro. A presença de crepitação ou menor amplitude de movimento pode indicar interferência. Radiografias confirmarão a presença do pino na articulação. Se necessário, retroceda o pino de forma que não interfira mais com a articulação. Verifique a fratura checando sua redução anatômica ou correto alinhamento ósseo e aplique ou um fio de cerclagem (fraturas oblíquas longas em animais com escore de avaliação alto) ou uma placa em ponte (animais com fraturas cominutivas e escore de avaliação baixo) (Quadro 32.11, p. 1010). Após obter a posição desejada do pino, apare o excesso acomodando-o no tecido mole e cortando o pino em nível inferior ao da pele com um cortador de pinos. Suture o tecido mole sobre o pino.

Para aplicar pinos de Steinmann ou fios de Kirschner como pinos cruzados em fraturas fisárias ou metafisárias, reduza a fratura e insira os pinos nas superfícies lateral e medial do segmento epifisário. Direcione o pino lateral pela fratura para que saia na superfície medial do segmento metafisário. Guie o pino medial através da fratura para sair na superfície lateral do segmento metafisário (Figura 32.38). Os pinos devem sair o suficiente para que as extremidades de trocarte estejam livres dos córtices, mas não tanto que interfiram com o tecido mole. Tenha o cuidado de fazer com que os pinos se cruzem no segmento metafisário, e não na fratura. Verifique a estabilidade da fratura e a posição dos pinos. Com pinos de diâmetro menor, dobre a extremidade do pino e corte os excessos. Com pinos de diâmetro maior, que resistem ao dobramento, apenas corte o excesso. As extremidades dos pinos podem ser acomodadas profundamente no osso com um martelo ou com mandril de Jacobs totalmente fechado.

Cuidado Pós-operatório

O paciente deve receber analgesia pós-operatória (Quadros 32.1 e 32.2 e Tabela 32.4). Radiografias pós-operatórias são realizadas para se avaliar a localização do implante. A atividade deve se restringir a passeios com guia e reabilitação física até que a fratura esteja consolidada. A reabilitação física encoraja o uso controlado do membro e função ideal após consolidação da fratura (Tabela 32.7 e Capítulo 11). As radiografias devem ser repetidas geralmente a cada 6 a 8 semanas após a cirurgia. O período funcional do pino de Steinmann ou do fio de Kirschner é curto em razão de sua dependência do atrito para permanecer fixo. Pinos IM sustentados com fixador externo ou placa possuem período funcional mais longo. Os clientes podem se preocupar com o edema subcutâneo ao redor da extremidade do pino: trata-se de um seroma causado pela irritação devido ao movimento do pino no tecido mole. Após a união óssea, o pino IM pode ser removido; se houver seroma presente, ele se resolverá após remoção do pino. Caso o pino esteja palpável, pode ser removido com sedação e anestesia local. Se o pino estiver confinado no tecido mole, o paciente necessitará de anestesia e um procedimento cirúrgico para remoção. Radiografias atualizadas são necessárias para que o cirurgião determine a exata localização do pino. Fios de Kirschner e pinos cruzados em geral não são removidos, exceto quando causam algum problema. Para remover um pino, sede ou anestesie o paciente e prepare a superfície da pele na extremidade do pino com tricotomia e antissepsia. Instile um anestésico local (se foi empregada sedação) e faça uma pequena incisão ao redor da extremidade palpável do pino. Disseque o tecido mole de forma romba, segure o pino com um removedor de pinos e o extraia do osso. Feche a ferida com um ponto simples.

HASTES BLOQUEADAS

Indicações e Princípios Biomecânicos

Hastes bloqueadas são inseridas no canal medular e bloqueadas com parafusos simples ou de travamento cruzado inseridos através dos segmentos proximal e distal da fratura e da haste (Figura 32.39). As hastes resistem a todas as forças que atuam nas fraturas. Fornecem

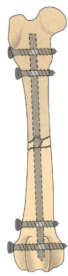

Figura 32.39 Haste bloqueada. Os parafusos bloqueados fornecem suporte rotacional e axial adicional.

suporte contra flexão, enquanto parafusos fornecem suporte contra forças axiais e rotacionais. Hastes bloqueadas podem ser utilizadas com maior eficácia em animais com escores de avaliação alto e médio.

A haste bloqueada é empregada primariamente em fraturas de terço médio de diáfise em úmero, fêmur ou tíbia; são contraindicadas no rádio. As hastes vêm em vários tamanhos e comprimentos e possuem orifícios em cada extremidade para a inserção dos parafusos. São indicadas para fraturas cominutivas e simples de terço médio de diáfise. Idealmente, uma extensão de osso cortical intacta proximal e distal à fratura é suficiente para a inserção de dois parafusos em cada segmento, embora nem sempre seja o caso no úmero. Os parafusos devem ser inseridos a 2 cm da fratura para prevenir forças excessivas nas hastes. O ponto mais fraco dessas hastes é no local do orifício do parafuso. A insuficiência por fadiga nesse local ocorre quando se emprega haste de tamanho inadequado ou quando o orifício está adjacente à linha de fratura. Parafusos inseridos no orifício não reduzem a probabilidade de falha da haste quando esta está mal posicionada. Conforme foram desenvolvidas hastes mais fortes com orifícios menores, protegendo sua integridade, os parafusos menores utilizados vieram também a falhar. Parafusos sólidos de travamento cruzado podem ser utilizados para minimizar a ocorrência de falha do parafuso de bloqueio.

Equipamento e Suprimentos

As hastes bloqueadas disponíveis para pacientes veterinários são de 6, 7 e 8 mm de diâmetro, com diversos comprimentos disponíveis para cada tamanho. Cada haste possui três ou quatro orifícios (até dois por extremidade). A extremidade distal pode ser em trocarte ou romba, e a extremidade proximal possui um orifício de interior rosqueado e duas abas de alinhamento, às quais se pode acoplar uma peça de extensão. Uma ferramenta de inserção se conecta à peça extensora para inserir a haste em direção normógrada. Um gabarito que serve de guia para a furadeira é acoplado à peça extensora e utilizado para alinhar a broca com os orifícios da haste (Figura 32.40). Parafusos corticais ou de travamento de tamanho apropriado são necessários para cada haste. Parafusos de travamento cruzado são parafusos sólidos com rosca de perfil positivo autoperfurante abaixo da cabeça. A interseção sólida fornece maior resistência contra falha. Os parafusos são cortados em comprimento adequado antes de sua aplicação

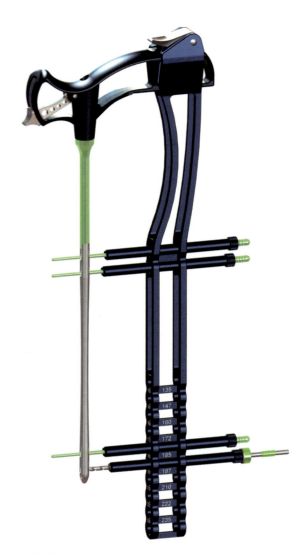

Figura 32.40 Equipamento utilizado para fixação de haste bloqueada, incluindo gabarito, pinos, broca no orifício distal e suportes de alinhamento nos três orifícios proximais. (Cortesia de BioMedtrix.)

Aplicação

Selecione a maior haste que se adéque ao osso. Certifique-se de que seja longa o suficiente para abranger o comprimento normal do osso fraturado. Prepare a cavidade medular para a colocação da haste por meio da inserção de uma série de pinos de Steinmann de tamanhos progressivamente maiores ou um mandril manual em direção retrógrada ou normógrada, removendo principalmente o conteúdo medular e o osso esponjoso metafisário. Acople a extensão adequada e ferramenta de inserção para inserir a haste de tamanho correto em posição abaixo do osso ou da superfície articular. Remova a ferramenta de inserção, certifique-se de que a extensão esteja firmemente acoplada à haste e então fixe o gabarito da furadeira na extensão. O sistema de guia é obrigatório para garantir que o orifício perfurado atravesse o osso no local onde há um orifício na haste (Figura 32.41). Normalmente se perfura primeiro o orifício mais distal, pois pode ser o de mais difícil localização. Perfure um orifício no fragmento distal através do córtex próximo e orifício da haste, saindo pelo córtex distante. Meça e fure o orifício para inserir o parafuso de tamanho

CAPÍTULO 32 Princípios de Diagnóstico e Manejo de Fraturas

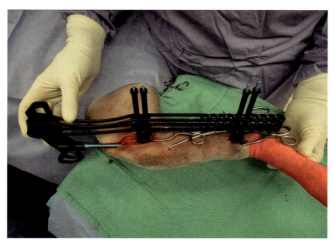

Figura 32.41 Imagem intraoperatória de uma haste bloqueada na tíbia de um cão. (Cortesia de BioMedtrix.)

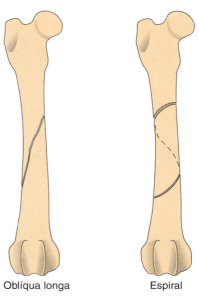

Oblíqua longa   Espiral

Figura 32.42 Configurações de fraturas nas quais o fio de cerclagem é útil para promover suporte mecânico por meio da compressão interfragmentária.

QUADRO 32.12   Conceitos-chave para Aplicação de Hastes Bloqueadas

- Utilize a maior haste que servir no orifício.
- Atinja toda a largura do osso com a haste.
- Frese o canal medular com um pino de Steinmann ou utilize a fresa.
- Insira a haste em sentido normógrado.
- Posicione haste de forma que os orifícios estejam a 2 cm da fratura.
- Fixe a haste com quatro parafusos para fixação ideal.

adequado para o bloqueio da haste com os córtices. Rotacione o segmento distal e verifique se o pino também está rotacionando. Cheque o alinhamento rotacional e o comprimento axial do osso antes de inserir os parafusos proximais e os demais parafusos distais (Quadro 32.12).

Ao utilizar parafusos de travamento, perfure um orifício de tamanho igual ao diâmetro do parafuso. Meça-o para determinar o comprimento de parafuso necessário. Corte o parafuso com aproximadamente 2 mm a mais do que a distância mensurada. Avance o parafuso gentilmente de forma que as roscas autoperfurantes adentrem o córtex próximo. O Capítulo 33 contém explanações sobre a aplicação de hastes bloqueadas em ossos específicos.

Cuidado Pós-operatório

O paciente deve receber analgesia pós-operatória (Quadros 32.1 e 32.2 e Tabela 32.4). A atividade deve se restringir a passeios com guia e reabilitação física até que a fratura esteja consolidada. A reabilitação física encoraja o uso controlado do membro e função ideal após consolidação da fratura (Tabela 32.7 e Capítulo 11). Em geral, os exames pós-operatórios devem ser realizados às 2 e 6 semanas após a cirurgia e posteriormente a cada 6 semanas. O período funcional de uma haste bloqueada é maior do que o de um pino de Steinmann ou fio de Kirschner devido a seu bloqueio com os parafusos. A maioria destes é deixada no local após a cicatrização óssea. A extremidade protuberante do parafuso normalmente não agride o tecido mole. Se um parafuso for removido, o paciente deve ser submetido a anestesia geral. Faça a tricotomia e antissepsia da pele na região dos parafusos e incise pequenos pontos nessa área. Remova os parafusos e faça uma incisão na extremidade da haste. Aplique o dispositivo de distração e remova-a.

FIO ORTOPÉDICO

Fio de Cerclagem e Hemicerclagem

O fio ortopédico é utilizado como fio de cerclagem ou hemicerclagem em combinação com outros implantes ortopédicos para suplementar o suporte contra forças axiais, rotacionais e de dobramento. O termo *fio de cerclagem* é utilizado para denotar o uso de um fio ortopédico posicionado ao redor da circunferência do osso. *Fios de hemicerclagem* ou *interfragmentários* são fios posicionados através de orifícios pré-perfurados no osso. O fio de cerclagem pode ser combinado a fios de Kirschner para prevenir deslizamento em áreas nas quais o diâmetro ósseo se modifica, ou para fixar fios de cerclagem em ângulo oblíquo com o eixo longo do osso.

Indicações e Princípios Biomecânicos

O fio de cerclagem é utilizado para promover estabilidade a fraturas oblíquas longas ou espirais reconstruídas anatomicamente (Figura 32.42) ou para segurar múltiplos fragmentos em posição. Para que funcionem como um estabilizador, os fios devem gerar compressão suficiente entre as superfícies da fratura para prevenir que os fragmentos se movam ou colapsem sob cargas de peso. Para tanto, dois critérios são respeitados: (1) o comprimento da linha de fratura deve corresponder a no mínimo duas vezes o diâmetro da diáfise no nível da linha de fratura; e (2) a fratura deve estar anatomicamente reduzida. Quando esses critérios são atendidos, o fio de cerclagem pode fornecer estabilidade adicional gerando compressão suficiente entre os fragmentos para segurá-los na posição durante sua consolidação (Figura 32.43). Fios de cerclagem sempre são suportados por implantes adicionais (p. ex., pinos IM, fixadores externos ou placas) que controlam as forças maiores de carga de peso (primariamente de flexão) (Quadro 32.13).

Se mais do que dois ou três segmentos ósseos estiverem presentes, ou se as linhas de fratura não tiverem comprimento suficiente, o fio de cerclagem só deverá ser utilizado para segurar os fragmentos em posição; não poderá gerar a compressão necessária para resistir às cargas do peso. A tentativa de se obter estabilidade com fios de cerclagem em fraturas multifragmentadas é a causa mais comum de insucesso com essa técnica. Quando há múltiplos fragmentos, a movimentação pós-operatória pode fazer com que uma das partes

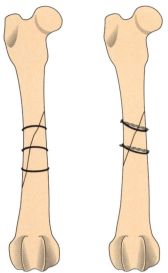

Figura 32.43 Colocação correta do fio de cerclagem. Os fios são posicionados pelo menos 5 mm distantes das extremidades da fratura e espaçados entre si de meia a uma vez a medida do diâmetro do osso. Fios de Kirschner podem ser empregados para prevenir que os fios de cerclagem deslizem. (Modificada de Johnson AL, Dunning D. *Atlas of Orthopedic Surgical Procedures of the Dog and Cat.* St. Louis: Elsevier; 2005.)

QUADRO 32.13 Conceitos-chave para Aplicação de Fios de Cerclagem

- Utilize somente em fraturas espirais ou oblíquas longas reconstruídas anatomicamente.
- Utilize fio de calibre 18 para cães grandes e de calibre 22 ou 20 para gatos e cães pequenos.
- Coloque dois a três fios de cerclagem por linha de fratura.
- Posicione os fios perpendiculares ao eixo longo do osso.
- Intervale os fios em medida equivalente a metade ou todo o diâmetro do osso.
- Suporte os fios com um pino intramedular, haste bloqueada, fixador externo ou placa.

---

não é recomendada para estabilização de linhas de fratura transversas ou oblíquas curtas (45 graus ou menos). O uso de fios de Kirschner cruzando a linha de fratura com um fio de cerclagem ao redor da diáfise acima e abaixo do fio de Kirschner já foi descrita para fraturas oblíquas curtas, mas sua qualidade é inferior à da fixação com parafuso.

Equipamento e Suprimentos

Fios de cerclagem são feitos de aço inoxidável 316L maleável. Podem ser comprados em carretel ou com um laço pré-formado em tamanhos disponíveis desde calibre 22 (0,64 mm) até calibre 18 (1 mm). O emprego do fio de 22 ou 20 gauge é recomendado em felinos e cães pequenos, enquanto o fio de calibre 18 é utilizado em cães maiores. Fios de hemicerclagem devem ser de aço inoxidável 316L calibre 18 ou 20. Diversos instrumentos estão disponíveis para prender o fio ao redor do osso. Nós torcidos podem ser formados utilizando alicates ou porta-agulhas. O fio com laço pré-formado em uma extremidade é apertado com um dispositivo especialmente desenvolvido para esse fim.

Aplicação

Fio de Cerclagem

Utilize um guia para passar o fio ao redor do osso sem afastar exageradamente o tecido mole. Não aprisione tecido entre o fio e o periósteo. Para prevenir que o fio deslize ou afrouxe, deixe-o perpendicular à superfície do osso. Para apertar um fio com um nó torcido, tracione-o para apertá-lo ao osso e forme as três primeiras torções manualmente. Segure as torções com o alicate e tracione o fio perpendicularmente ao eixo longo do osso. Torça-o mantendo a tensão. Quando estiver apertado, corte o fio próximo à terceira torção e deixe-o estendido, ou corte-o próximo à quinta torção e dobre-o na direção da torção (Figura 32.44). Uma cápsula fibrosa se formará rapidamente sobre a porção protraída do fio, protegendo o tecido mole de irritação. Para apertar um fio de cerclagem com laço pré-formado, passe a extremidade livre do fio ao redor do osso, através do laço, para dentro do tensor de fio e através de seu orifício. Vire o tensor até que o fio esteja seguro. Dobre o tensor de forma que a extremidade livre do fio se dobre sobre si mesma. Reverta o tensor para expor mais o fio e complete a dobra. Corte o excesso, deixando aproximadamente 0,5 a 1 cm de comprimento e empurre a extremidade em direção ao osso (Figura 32.45). O instrumento utilizado para apertar fios não é crítico; contudo, o fio deve estar bem seguro após a confecção do nó. Certifique-se de que o fio se situe perpendicular ao eixo longo do osso. Verifique o grau de tensão tentando mover o fio com um par de porta-agulhas. Substitua o fio se estiver frouxo. Quando todos os fios estiverem posicionados, verifique novamente a tensão de cada um, pois pode ocorrer frouxidão dos fios iniciais após a colocação de fios subsequentes. Fios de cerclagem empregados na estabilização de fraturas oblíquas curtas ou metafisárias devem se situar perpendiculares à fratura para promover compressão, mas o fio posicionado dessa forma irá deslizar. Para prevenir deslizamento, coloque um fio de Kirschner através da fratura e deixe suas extremidades protraindo 1 mm além da superfície óssea em ambos os córtices. Coloque o fio de cerclagem ao redor do osso de forma que a laçada fique por cima da ponta do fio de Kirschner no córtex distante e abaixo dele no córtex próximo (Figura 32.43). A descrição acerca da colocação de fios interfragmentários é fornecida juntamente com a aplicação de fios em fraturas de mandíbula na p. 1038.

---

se mova, permitindo colapso de todo aquele segmento ósseo. Uma analogia sobre o uso de cerclagem em fraturas com múltiplos fragmentos seria o uso de anéis de metal para segurar as arestas de um barril de madeira. O colapso aconteceria se uma aresta (fragmento ósseo) do barril se soltasse. Quando o fio de cerclagem é usado de forma errônea, os resultados prováveis incluem colapso da fratura, perda da estabilidade e frouxidão dos fios, o que retardaria a consolidação óssea.

Há certa variação nas propriedades mecânicas, dependendo do método de fixação (laçada ou torção) e padrão do fio (uma volta ou voltas duplas). Em geral, a torção do fio gera menos tensão do que uma laçada apertada, e os padrões de voltas duplas geram mais compressão dos fragmentos com maior resistência à carga de peso. A *performance* clínica dos dois tipos de fixação de fios e dos padrões de volta única ou dupla é similar, contanto que sejam seguidos os princípios de aplicação. A fixação do fio de cerclagem

CAPÍTULO 32 Princípios de Diagnóstico e Manejo de Fraturas

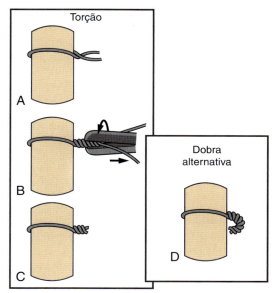

Figura 32.44 (A) Para fio de cerclagem ortopédico comum, inicie torcendo as extremidades do fio manualmente. (B) Posicione a pinça de manuseio de fio ou porta-agulha sobre o fio torcido e aperte o fio puxando-o e torcendo. (C) Quando o fio estiver firme, corte-o 3 mm a partir do início da torção. (D) De maneira alternativa, corte o fio 5 a 7 mm a partir da torção e dobre-o sobre a direção da mesma.

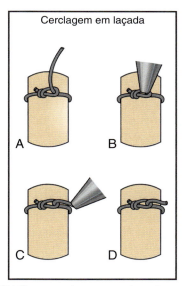

Figura 32.45 (A) Para cerclagem em laçada, aperte o fio passando sua extremidade através do laço. (B) Insira o fio no tensor e aperte-o firmemente. (C) Dobre o fio sobre o laço. Retraia o tensor e termine a dobra do fio. (D) Corte o fio. (Modificada de Johnson AL, Dunning D. *Atlas of Orthopedic Surgical Procedures of the Dog and Cat*. St. Louis: Elsevier; 2005.)

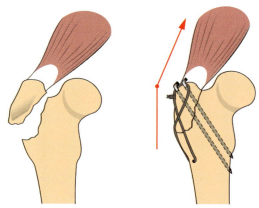

Figura 32.46 Posicionamento e princípio mecânico da banda de tensão. A fixação do fio exerce uma força contrária à contração do músculo e comprime a superfície da fratura.

Cuidado Pós-operatório

O paciente deve receber analgesia pós-operatória (Quadros 32.1 e 32.2 e Tabela 32.4). O fio utilizado para fraturas não requer considerações pós-operatórias especiais. Geralmente permanece no local até após a fratura estar cicatrizada, a não ser quando causar algum problema.

BANDAS DE TENSÃO

Indicações e Princípios Biomecânicos

A tensão é a força predominante nas fraturas por avulsão em locais onde grupos musculares se originam ou inserem no osso (p. ex., trocanter maior, olécrano e tuberosidade supraglenoide da escápula). A contração do grupo muscular nesses locais gera tensão, que traciona a inserção ou origem no osso para além de sua localização anatômica. A forma mais eficaz de resistir à tensão é por meio da aplicação de uma banda de tensão (Figura 32.46). O propósito da banda de tensão é converter forças tensoras de distração em forças compressivas.

Equipamento e Suprimentos

O equipamento necessário para a colocação de uma banda de tensão inclui pequenos pinos de Steinmann ou fios de Kirschner e fio ortopédico. Uma furadeira de alta velocidade é preferível para a colocação dos fios de Kirschner. O fio ortopédico é preso utilizando um tensor de fio (ver discussão prévia).

Aplicação

Ao se utilizarem pinos e fios para aplicar uma banda de tensão, reduza primeiramente a fratura e em seguida posicione dois pequenos pinos ou fios de Kirschner através da fratura, a fim de manter a redução. Os pinos devem ser inseridos perpendiculares à linha de fratura e paralelos entre si. Tente alojá-los no córtex oposto. Perfure um pequeno orifício através do osso abaixo da fratura em distância aproximadamente igual à presente entre a fratura e o ponto de inserção dos pinos. Localize o orifício de tal maneira que o fio repouse na superfície de tensão do osso quando estiver apertado. No fêmur, perfure o orifício no sentido cranial a caudal, para que repouse em sua superfície lateral, ou de tensão. Passe o fio através do orifício e dos dois pinos utilizados para estabilizar a fratura. Vire suas extremidades para formar a figura de um oito. A porção torcida do fio deve estar acima de sua porção

QUADRO 32.14 Conceitos-chave para Aplicação dos Fios das Bandas de Tensão

- Utilize dois fios de Kirschner ou pinos de Steinmann pequenos.
- Posicione os fios paralelos entre si e perpendiculares à fratura.
- Assente os fios no córtex oposto.
- Posicione o orifício para o fio ortopédico à mesma distância abaixo da fratura que os pinos estiverem acima dela.
- Aperte o fio de forma que fique em contato direto com o osso.

plana. Vire o nó do fio torcido para apertar os membros da banda de tensão. Conforme o fio é apertado, cria-se tensão oposta à gerada pela contração muscular. Dobre as pontas expostas dos fios de Kirschner em 90 graus e vire-as em direção ao tendão (Quadro 32.14).

Cuidado Pós-operatório

O paciente deve receber analgesia pós-operatória (Quadros 32.1 e 32.2 e Tabela 32.4). Não há necessidade de cuidado especial para bandas de tensão. Caso as extremidades dos pinos irritem o tecido mole, será preciso removê-los. Caso não haja problema, as bandas de tensão permanecerão até a consolidação da fratura.

FIXAÇÃO COM PLACA E PARAFUSO

PLACAS E PARAFUSOS ORTOPÉDICOS

A estabilização de fraturas com placas e parafusos é um método popular. A tecnologia moderna das placas se iniciou nos anos 1960, quando um grupo de cirurgiões suíços formou uma associação para estudo do tratamento de fraturas em humanos. O grupo, Swiss Arbeitsgemeinschaft fur Osteosynthesefragen (AO), é conhecido como Association for the Study of Internal Fixation (ASIF) nos Estados Unidos. A AO e/ou ASIF desenvolveram e continuam desenvolvendo recomendações para a aplicação de dispositivos ortopédicos, os quais levaram ao maior sucesso e menor número de complicações associadas ao manejo de fraturas. Na década de 1970, um braço do AO, denominado AO-Vet, foi estabelecido com finalidade de documentar e abordar problemas especificamente associados ao manejo de fraturas em animais. A partir do trabalho desse grupo, instrumentos especializados e placas ósseas foram desenvolvidos para tratar lesões em animais. Para obter resultados consistentes e previsíveis com o emprego das placas, faz-se necessária a compreensão detalhada acerca dos princípios e técnicas de aplicação. Embora muitas empresas estejam comercializando *designs* variados de equipamentos, os princípios da AO-ASIF se aplicam a todos esses sistemas e são utilizados para descrever os princípios de aplicação neste texto.

Indicações e Princípios Biomecânicos

Placas e parafusos oferecem um método versátil de estabilização de fraturas e podem fazê-lo em qualquer fratura de ossos longos. São muito utilizados para fraturas do esqueleto axial e imperativos em fraturas que envolvam as superfícies articulares. Placas e parafusos são particularmente úteis quando o conforto pós-operatório e o uso precoce do membro são alta prioridade (p. ex., fraturas envolvendo superfícies articulares, pacientes geriátricos, revisão de não uniões, pacientes com doenças associadas a fraturas). Também são empregados em animais com escore de avaliação da fratura de todas as faixas, embora sejam úteis especialmente em animais de escore baixo. Parafusos empregados como parafusos de compressão comprimem a fratura, aumentando o atrito entre os fragmentos e resistindo às forças que agem sobre a fratura. São necessários dois ou mais parafusos para contrapor forças de dobramento na diáfise, porém não são suficientes para suportar cargas maiores geradas pela sustentação do peso sem o suporte da placa. Os parafusos podem ser utilizados para reconstruir fraturas articulares sem suporte de placa em alguns casos. A resistência do parafuso à carga de dobramento é determinada por seu diâmetro e aumenta conforme aumenta seu raio elevado à quarta potência. O poder de fixação do parafuso (resistência à tração para fora) aumenta em relação linear com o maior diâmetro das roscas.

Placas ósseas atingem fixação da fratura por meio do atrito gerado pela aplicação de uma placa bem contornada na superfície óssea com parafusos. Quando aplicadas corretamente, placas resistem efetivamente à carga axial e às forças de flexão e torção que agem sobre os ossos fraturados. Existe certa preocupação acerca da força entre a placa e o osso impedir a perfusão do periósteo, embora a significância clínica disso seja mínima quando a aplicação é feita de forma adequada. Placas têm sido desenvolvidas para minimizar a interferência com a irrigação sanguínea. A superfície sobre a qual se localiza a placa influencia o grau da estabilidade obtida. Em geral, todos os ossos longos estão sujeitos a forças de flexão, visto que as cargas fisiológicas são aplicadas de forma excêntrica sobre o centro ósseo. Quando um osso está sujeito a esse tipo de carga, ocorre uma flexão que comprime a superfície côncava do osso e tensiona sua superfície convexa. A tensão deve ser prevenida porque fará com que uma linha de fratura presente se afaste. Para prevenir a tensão, deve-se posicionar a placa sobre a superfície de tensão, permitindo que absorva o estresse de tensão que separaria a fratura. Ademais, placas são mais fortes em tensão do que compressão. São suscetíveis a estresses de dobramento repetitivo, devido à sua localização excêntrica em relação ao eixo longo do osso. A fadiga do implante ocorre quando o córtex oposto não é reconstruído e falha em formar a ponte óssea inicial de proteção da placa. Os orifícios da placa concentram estresse, de forma que falhas ocorrem geralmente nessa área. O aumento do tamanho da placa, utilizando uma placa prolongadora ampla, ou a combinação de placa e pino podem reforçar o implante ou reduzir o estresse total o suficiente para reduzir o risco de fadiga do implante.

Sistemas de placa e parafuso bloqueados agem como fixadores internos e possuem vantagens mecânicas e de aplicação quando comparados a sistemas convencionais. A cabeça do parafuso se bloqueia no orifício da placa, permitindo que placa e parafuso ajam mecanicamente como uma unidade. Ademais, o parafuso de bloqueio não cria estresse indevido no osso por estar em posição neutra. O resultado é um aumento da estrutura que melhora a força com os parafusos. Como o mecanismo de travamento entre placa e parafuso fornece fixação à fratura, o controle preciso da placa não é necessário. A desvantagem é que a maioria dos parafusos de bloqueio deve ser posicionada perpendicular à placa para que travem. Algumas placas ósseas são fabricadas especialmente com orifícios de travamento oblíquos a seu comprimento (placas de osteotomia de nivelamento do platô tibial [TPLO; do inglês, *tibial plateau leveling osteotomy*], placas de artrodese), a fim de diminuir o risco de que um parafuso adentre a articulação adjacente. Placas de bloqueio permitem uso de parafusos que travam (de bloqueio) ou que não travam. Na maioria dos casos, utiliza-se uma combinação dos dois tipos. A adição de um único parafuso de bloqueio em cada segmento de uma fratura de dois segmentos irá dobrar grosseiramente a rigidez da estrutura, comparada à placa normal. A adição de um segundo parafuso de bloqueio aumenta um pouco mais essa rigidez e, daí em diante, não há aumento significativo da rigidez. Parafusos de bloqueio também possuem a vantagem de oferecer risco muito baixo de afrouxamento, podendo ser aplicados em certas circunstâncias por essa exata razão. Placas bloqueadas podem ser efetivamente utilizadas com técnicas de redução indireta e cirurgia minimamente invasiva. A osteossíntese minimamente invasiva com placa, na qual esta última é inserida de forma percutânea e fixada no osso acima e abaixo da fratura, minimiza a agressão biológica.

Equipamento e Suprimentos

Conjuntos de placas ósseas estão disponíveis e contêm os instrumentos necessários para aplicar os implantes. Guias e capas protetoras para brocas, aferidores de profundidade e chaves de fenda são utilizados com os parafusos. Ferramentas de moldagem e torque são utilizadas para contornar ou moldar as placas.

Parafusos

Parafusos para osso cortical ou esponjoso são fabricados em aço inoxidável 316L ou titânio e podem ser ou não autoperfurantes. O parafuso não perfurante requer que as roscas sejam feitas no osso com uma broca; o parafuso autoperfurante possui ponta cortante que rosqueia o osso e sulcos para alojar debris ósseos. Parafusos corticais são completamente rosqueados e adequados para uso em osso cortical compacto. A densidade da rosca (número de roscas por polegada) do parafuso é maior do que a de um parafuso de osso esponjoso (Figura 32.47). Isso permite que um maior número de roscas adentre a matriz do osso cortical de diâmetro relativamente estreito. Parafusos de osso esponjoso possuem roscas em toda a sua extensão ou são parcialmente rosqueados e são utilizados principalmente na epífise ou metáfise óssea. A altura da rosca (diferença entre o diâmetro do cilindro interno e externo à rosca) do parafuso de osso esponjoso é maior do que a altura da rosca dos parafusos corticais, o que permite perfuração profunda do osso esponjoso macio epifisário ou metafisário. Ambos os tipos de parafusos recebem denominação segundo seu diâmetro externo; parafusos corticais de 3,5 mm, por exemplo, possuem diâmetro externo de 3,5 mm. Parafusos são encontrados em tamanhos que variam de 1,5 a 6,5 mm. Já os parafusos de bloqueio ou travamento possuem cabeças rosqueadas que entram ou se travam em placas de *design* especial com orifícios rosqueados, como a placa bloqueada de compressão (Figura 32.48). Em geral, os parafusos de bloqueio possuem diâmetro principal maior e perfil das roscas mais superficial. Podem ser autoperfurantes e utilizados em um ou ambos os córtices.

Parafusos ósseos são empregados para ancorar placas ósseas ao osso ou para segurar fragmentos ósseos em posição. Quando utilizados no primeiro caso, são denominados *parafusos de placa*. No segundo caso, mantêm fragmentos ósseos em posição anatômica e previnem que colapsem dentro da cavidade medular, recebendo o nome de *parafusos de posição*. Estes podem ser inseridos em uma placa ou diretamente no osso. *Parafusos de compressão* são utilizados para aplicar compressão entre fragmentos.

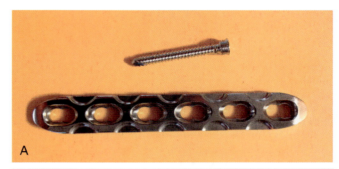

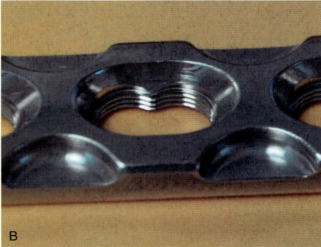

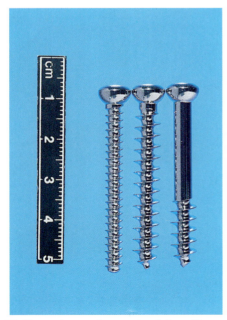

Figura 32.47 Tipos de parafuso ortopédico. *Da esquerda para a direita*, cortical, esponjoso totalmente bloqueado e esponjoso parcialmente rosqueado.

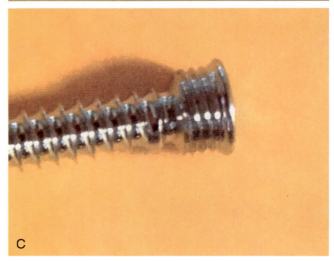

Figura 32.48 (A) Placas e parafusos ortopédicos. (B) Imagem aproximada da placa ortopédica demonstrando a combinação de orifícios rosqueados e de compressão dinâmica. (C) Imagem aproximada do parafuso demonstrando a rosca dupla.

Quer um parafuso seja utilizado como parafuso de placa, de posição ou de compressão, é necessário instrumentação apropriada para que seja implantado de maneira correta. Guias específicos são utilizados para posicionamento neutro e excêntrico de parafusos de placa e parafusos independentes de placas. Cada tamanho diferente possui a broca correspondente a seu diâmetro interno (haste) do parafuso, uma broca correspondente ao diâmetro externo e um perfurador correspondente às roscas do parafuso. Outros instrumentos incluem um medidor de profundidade que mensura o comprimento de parafuso desejado e um mandril para cortar um sulco circular no córtex, o qual aceitará a cabeça do parafuso. O mandril é utilizado quando um parafuso de compressão é inserido no córtex sem placa óssea.

Placas

Placas ortopédicas são fabricadas em aço inoxidável 316L ou titânio; todavia, como as placas e parafusos de titânio são mais caros do que de aço inoxidável, são menos utilizados. O *design* varia de muitas formas, incluindo em comprimento, tamanho dos parafusos que a placa aceitará e configuração do orifício para os parafusos, bem como sua função. O comprimento da placa é determinado pelo número de orifícios. Cada tamanho diferente está disponível em uma variedade de comprimentos. As placas largas 3,5 variam em comprimento desde quatro a 22 orifícios, enquanto placas 2,7 variam entre quatro e 12 orifícios. O tamanho da placa é determinado pelo parafuso cortical que será aceito; na placa 3,5 ampla, por exemplo, os orifícios aceitarão parafusos corticais de 3,5 mm. Da mesma forma, placas 2,7 aceitarão parafusos corticais de 2,7 mm e placas 4,5, parafusos de 4,5 mm (Figura 32.49).

A *configuração do orifício do parafuso* também é utilizada para designar o tipo de placa. O orifício pode ser circular (p. ex., placa dimensionável veterinária [VCP; do inglês, *veterinary cuttable plate*]) ou oblongo (p. ex., placa de compressão dinâmica [DCP, do inglês, *dynamic compression plate*]). A placa óssea com orifícios oblongos é referida como DCP porque a compressão pode ser aplicada ao osso por meio da ação dinâmica do parafuso que está sendo apertado. A configuração do orifício oblongo se baseia em um princípio de deslizamento esférico modelado a partir de uma bola rolando em um plano inclinado. O formato cônico da cabeça do parafuso representa a bola e o orifício oblongo representa o plano inclinado. Com um orifício inclinado, a cabeça do parafuso deslizará em direção a seu centro conforme o parafuso é apertado. Com isso, ocorre movimento horizontal do osso abaixo da placa. Se isso for realizado de cada lado da linha de fratura, o osso será tracionado a partir dos dois lados, resultando em compressão da linha de fratura. Na posição comprimida, aproximadamente 1 mm de compressão é obtido para cada parafuso apertado, enquanto na posição neutra, obtém-se cerca de 0,1 mm de compressão. Os princípios do deslizamento esférico são implementados em ambas as extremidades de cada placa na *placa de compressão dinâmica de contato limitado* (LC-DCP; do inglês, *limited-contact dynamic compression plate*). Placas bloqueadas possuem orifícios rosqueados que aceitam e travam a cabeça dos parafusos de bloqueio. A *placa de compressão bloqueada* possui um orifício combinado que aceita tanto parafusos comuns quanto de bloqueio (Figura 32.50).

Além do *design* do orifício dos parafusos, a *configuração da placa* também é utilizada para designar seu tipo. As placas 3,5 e 4,5 estão disponíveis tanto em *design* padrão quanto largo. Placas largas são mais amplas, o que lhes confere maior força e rigidez, características importantes para seu uso em cães de raças grandes e gigantes. Placas tipo LC-DCP estão disponíveis tanto em aço inoxidável quanto em titânio. São fabricadas de forma que ocorra contato limitado entre a placa e o osso, a fim de minimizar a interrupção do fluxo sanguíneo. Isso é obtido por meio de um corte na superfície inferior da placa, entre os orifícios dos parafusos. O corte também distribui de forma simétrica o estresse sobre a placa, eliminando o efeito de orifícios serem concentradores do estresse. Esses orifícios são baseados no princípio da compressão dinâmica, mas diferem no fato de seu formato oblongo ser inclinado em ambos os lados em direção ao centro, permitindo que a compressão seja aplicada em qualquer direção. Guias de brocas especiais são necessários. O corte inferior também permite maior angulação (até 40 graus) dos parafusos na placa. Placas ortopédicas especializadas (p. ex., placas de reconstrução, placas anguladas e placas de parafusos condilares) estão disponíveis para condições ortopédicas específicas.

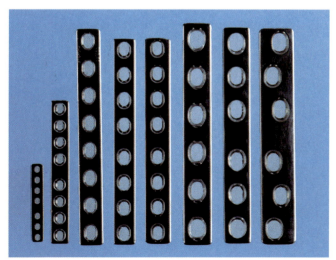

Figura 32.49 Tipos de placas ortopédicas. *Da esquerda para a direita*, placa de compressão dinâmica DCP) 2, 2,7 DCP, 3,5 DCP de contato limitado (LC-DCP), 3,5 DCP estreita, 3,5 DCP larga, 4,5 LC-DCP, 4,5 DCP estreita e 4,5 DCP larga.

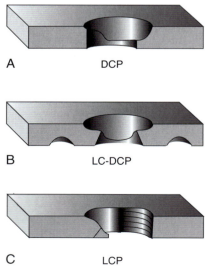

Figura 32.50 (A) Secções transversas dos orifícios de uma placa de compressão dinâmica (DCP), (B) placa de compressão dinâmica de contato limitado (LC-DCP) e (C) placa de compressão bloqueada (LCP).

Embora as placas sejam designadas conforme sua função pretendida (compressão, neutralização e ponte ou suporte), dependendo de como são aplicadas sobre o osso, é importante ter em mente que a configuração da placa (p. ex., DCP, VCP, placa larga) não muda. A placa 3,5 DCP larga pode servir com placa de compressão, neutralização ou suporte, dependendo de como é aplicada ao osso. A placa óssea serve como *placa de compressão* quando se realiza compressão da linha de fratura por meio da aplicação correta da placa e dos parafusos. Uma DCP pode funcionar apenas como placa de compressão quando a linha de fratura é transversa ou oblíqua curta (<45 graus). Se a linha apresentar angulação maior que 45 graus ou se a fratura for cominutiva, a placa não poderá ser utilizada para comprimir as linhas de fratura. A *placa de neutralização* neutraliza forças fisiológicas que agem sobre uma seção do osso reconstruída anatomicamente com parafusos e fios. Suas indicações incluem fraturas cominutivas reduzíveis e fraturas oblíquas nas quais a linha exceda 45 graus. A *placa em ponte* abrange uma seção fragmentada do osso e a *placa de suporte* mantém em posição uma epífise colapsada. A aplicação mais comum da placa em ponte são as fraturas diafisárias fragmentadas nas quais a redução cirúrgica e a estabilização dos fragmentos não são tecnicamente viáveis (i.e., fraturas não reduzíveis) (Figura 32.51).

O tamanho de placa (2, 2,7, 3,5, ou 4,5) necessário varia conforme o peso do paciente e a dimensão do osso. A AO-ASIF desenvolveu esquemas que podem ser utilizados para selecionar a placa adequada em relação ao peso do paciente. O comprimento deve ser suficiente para prevenir afrouxamento prematuro dos parafusos e subsequente frouxidão da placa na superfície óssea. Na maioria dos casos de fraturas diafisárias, a placa deve abranger o comprimento do osso para que sua *performance* seja ideal. O comprimento mínimo deve permitir abrangência de seis córtices (três parafusos se ambos os córtices forem envolvidos por cada parafuso) no fragmento ósseo principal acima da fratura e seis córtices no fragmento principal abaixo da fratura. Esse número de parafusos garantirá distribuição adequada do estresse entre os parafusos. Contudo, o mínimo de seis córtices de cada lado da fratura normalmente é excedido para garantir que a placa envolva o comprimento diafisário.

Outras placas úteis em pequenos animais incluem a placa de reconstrução, VCP, placa acetabular canina, placa em T, placa de artrodese, placa de osteotomia distal de fêmur e TPLO. Essas placas são vantajosas em lesões específicas. As *placas de reconstrução* possuem endentações profundas de cada lado entre os orifícios. Podem ser contornadas em três planos, o que as torna especialmente úteis no tratamento de fraturas de ossos com complexa geometria tridimensional, como a pelve, terço distal de úmero e fêmur, ou mandíbula. Placas VCP estão disponíveis em dois tamanhos, designados conforme o tamanho do parafuso utilizado. A VCP 2/2,7 pode ser utilizada com parafusos corticais de 2 ou 2,7 mm, ao passo que a VCP 1,5/2 aceita parafusos corticais de 2 ou 1,5 mm. Essa placa é popular porque está disponível em diversos comprimentos, chegando até 50 parafusos (300 mm). A placa pode ser cortada com finalidade de chegar ao número desejado de orifícios. Placas VCP são muito utilizadas em configuração múltipla para formar uma ponte em fraturas cominutivas de pacientes pequenos. Acoplar duas placas aumenta a força e rigidez da fixação em comparação com uma única placa. A *placa acetabular canina* foi fabricada para se acomodar na superfície dorsolateral do acetábulo de cães e está disponível em dois tamanhos. É particularmente útil em raças grandes e gigantes por sua força e rigidez. A *placa em T* é utilizada em fraturas distais de rádio em raças pequenas. Normalmente, esse tipo de fratura cursa com um segmento distal muito curto, o que dificulta a colocação de um número adequado de parafusos. A placa possui uma configuração em "T" com a barra horizontal conformada à epífise e/ou metáfise do rádio distal. O formato e o tamanho permitem que os parafusos adequados sejam posicionados no segmento metafisário curto. As placas de osteotomia distal do fêmur e TPLO foram desenvolvidas para procedimentos de osteotomia, porém seu formato pode apresentar vantagens para o manejo de certas fraturas, incluindo as distais de fêmur, nas quais há, em geral, pouca extensão óssea distalmente.

Aplicação

Uma ordem precisa de manobras é seguida quando da inserção de um parafuso de compressão, de posição, de placa ou de bloqueio.

Parafusos de Compressão

O parafuso de compressão comprime a linha de fratura entre dois fragmentos ósseos. Pode ser inserido através de um orifício da placa ou diretamente no osso, sem o emprego da placa. A posição ideal do parafuso de compressão é perpendicular à linha de fratura. Em fraturas oblíquas curtas, esses parafusos são posicionados de forma a cruzar o ângulo formado entre a linha perpendicular à superfície da fratura e uma linha perpendicular ao eixo longo do osso, a fim de prevenir o deslizamento dos fragmentos. O orifício perfurado no córtex mais próximo deve ser um *orifício de deslizamento* (cujo diâmetro é igual ao diâmetro externo ou da rosca do parafuso), enquanto que o orifício do córtex mais distante deve ser um *orifício rosqueado* (cujo diâmetro é igual ao diâmetro mais interno da haste do parafuso) (Quadro 32.15). Utilize uma broca que corresponda ao diâmetro externo do parafuso ou diâmetro de sua rosca para criar um orifício de deslizamento através do qual o parafuso passará sem se atritar com o osso. Ao criar esse tipo de orifício, perfure o osso com uma guia de broca, a fim de manter o alinhamento e proteger o tecido mole. Insira uma capa de broca no orifício de deslizamento para prepará-lo para criar um orifício rosqueado no córtex distante (a capa de broca centraliza o orifício rosqueado no córtex distante em relação ao de deslizamento, o que previne o desgaste do orifício rosqueado durante a inserção do parafuso). Após confecção dos orifícios, utilize um escarificador para preparar o sítio de alojamento da cabeça do parafuso no córtex e meça a profundidade para deter-

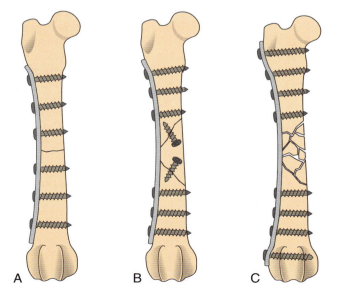

Figura 32.51 Funções de uma placa ortopédica. (A) Placa de compressão. (B) Placa de neutralização. (C) Placa de suporte.

QUADRO 32.15 Conceitos-chave para Aplicação de Parafusos de Compressão

- Reduza e fixe a fratura antes de inserir o parafuso de compressão.
- Para compressão ideal, posicione o parafuso perpendicular à fratura.
- Perfure o córtex próximo com uma broca de diâmetro igual ao da rosca do parafuso.
- Perfure o córtex distante com uma broca de diâmetro igual ao da haste do parafuso.
- Quando utilizar parafuso parcialmente rosqueado, certifique-se de que a rosca não irá atravessar a fratura.

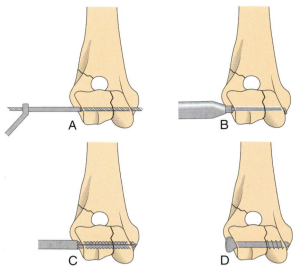

Figura 32.53 (A) Para inserir um parafuso parcialmente rosqueado em osso esponjoso, perfure os córtices próximo e distante com orifícios rosqueados. (B) Meça a profundidade do orifício. (C) Corte as roscas nos orifícios. (D) Insira o parafuso para comprimir a fratura. Para que ocorra compressão, as roscas não podem estar presentes na linha de fratura. Note que as roscas dos parafusos cruzaram além da linha de fratura e que a porção lisa do parafuso está dentro do plano de fratura.

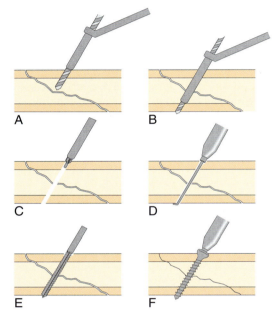

Figura 32.52 (A) Para inserir um parafuso cortical com função de compressão, perfure um orifício no segmento ósseo adjacente com uma broca que possua o mesmo diâmetro da rosca do parafuso. Use o guia da broca para proteger tecidos moles e alinhe a extremidade da broca. (B) Posicione uma conexão através do orifício de deslizamento até que o segmento ósseo mais distante seja incluído. Perfure um orifício rosqueado com uma broca de diâmetro igual ao centro do parafuso. A conexão da broca mantém o orifício rosqueado, centralizado em relação ao orifício de deslizamento. (C) Utilize um escareador para cortar um bisel no osso cortical na entrada do orifício de deslizamento. Isso aumenta a área de contato entre osso e parafuso e diminui a quantidade exposta da cabeça do parafuso. Esse passo não é necessário quando o parafuso de compressão estiver posicionado através de um orifício da placa. (D) Determine o comprimento do parafuso que será inserido com um aferidor de profundidade. (E) Utilize um macho de tarraxa para cortar as roscas para o parafuso do segmento ósseo distante. Esse passo não é necessário quando são empregados parafusos autocortantes. (F) Insira o parafuso firmemente para criar compressão entre os fragmentos.

minar o comprimento adequado de parafuso a ser inserido. Faça as roscas do orifício rosqueado utilizando um macho de tarraxa, a fim de manter o alinhamento e proteger o tecido mole. Insira o parafuso de comprimento correto e aperte-o com seus dedos (Figura 32.52). As roscas do parafuso adentrarão o orifício no córtex próximo (orifício de deslizamento) e irão se acoplar ao osso do córtex dis-

tante (orifício rosqueado). Conforme o parafuso é apertado, sua cabeça entrará em contato com o córtex próximo. Assim que as roscas se alojarem no córtex distante, a linha de fratura será comprimida. O parafuso de compressão pode ser inserido através de uma placa seguindo o mesmo procedimento. Todavia, como sua cabeça repousará na placa, não será necessário preparar o córtex mais próximo. Parafusos de osso esponjoso totalmente rosqueados também podem ser inseridos como parafusos de compressão, seja através de uma placa ou independentemente dela, seguindo-se os mesmos procedimentos. A única diferença durante a inserção é a instrumentação necessária para se adequar ao tamanho do parafuso.

Parafusos ósseos parcialmente rosqueados também podem ser utilizados para compressão. Para inserir parafusos de rosca parcial, perfure os córtices próximo e distante com orifícios rosqueados (Figura 32.53). Meça a profundidade para determinar o comprimento adequado e prepare os dois córtices antes de inserir o parafuso. Como o parafuso é parcialmente rosqueado, não haverá rosca no lado mais próximo do córtex em relação à fratura, de forma que o osso somente alojará a rosca do parafuso no córtex distante. A compressão é obtida conforme a cabeça do parafuso é apertada e entra em contato com o osso. É importante que a haste lisa do parafuso cruze a linha de fratura; se a porção rosqueada permanecer na linha, não será possível obter compressão.

Cuidado: o parafuso de osso esponjoso parcialmente rosqueado de 4 mm é mais fraco do que o cortical de 3,5 mm quando inserido através do côndilo umeral, podendo falhar durante o tratamento de cães com ossificação incompleta do côndilo do úmero, o que cursaria com consolidação retardada.

Parafuso de Posição

Tanto o parafuso cortical quando o de osso esponjoso totalmente rosqueado podem funcionar como parafuso de posição. Sua utilidade é a manutenção de dois fragmentos ósseos em alinhamento anatômico em casos nos quais a compressão faria com que um fragmento colapsasse para dentro da cavidade medular. Segure os fragmentos em posição com a pinça de fixação e perfure um orifício através do córtex de cada fragmento, utilizando broca de diâmetro correspondente ao diâmetro da haste do parafuso. Meça a profundidade para determinar o comprimento do parafuso e corte as roscas em ambos os córtices. Insira o parafuso, fixando em posição os fragmentos com a pinça e impedindo que ocorra distração na linha de fratura. Aperte os parafusos delicadamente ("força dos dedos") até que a cabeça repouse adjacente ao córtex próximo (ou placa óssea). O parafuso segura os fragmentos em posição enquanto a pinça de fixação é removida do osso.

Parafusos de Placa

Parafusos de placa padrão seguram a placa no osso com a força gerada pelo torque aplicado aos parafusos. Ao inserir um parafuso de placa na diáfise óssea, perfure um orifício rosqueado através dos córtices próximo (cis) e distante (trans). Utilize a broca neutra para inserir o parafuso no centro do orifício da placa. Utilizando o guia de broca com carga ou excêntrico e com a seta apontada em direção à linha de fratura, posicione o parafuso inicialmente de forma excêntrica, causando compressão na linha de fratura quando for apertado (ver Placa de Compressão adiante). Para inserir um parafuso de 3,5 mm, utilize uma broca correspondente ao diâmetro interno (da haste) do parafuso (2,5 mm) e a rosca correspondente ao diâmetro externo da rosca do parafuso (3,5 mm). Determine o comprimento de parafuso necessário e faça as roscas nos córtices próximo e distante. Utilize um protetor de rosca ao fazê-las, a fim de manter o alinhamento axial em relação ao orifício e prevenir que o tecido mole seja envolvido ao redor das roscas. Remova a proteção e lave o orifício com solução salina estéril para eliminar os debris ósseos, bem como lubrificar o trajeto. Insira o parafuso cortical e aperte-o somente com os dedos (Figura 32.54). No osso esponjoso da metáfise ou epífise, utilize o parafuso de osso esponjoso como parafuso de placa e insira-o de forma similar.

Parafuso de Bloqueio

Parafusos de bloqueio devem ser inseridos perpendiculares ao orifício da placa para que as roscas se adéquem ao parafuso e o prendam. Ademais, a fratura deve ser reduzida e a placa, posicionada de forma correta antes que o parafuso seja inserido. Rosqueie o guia de broca dentro do orifício de bloqueio. Certifique-se de que o guia esteja seguro. Perfure com o tamanho de broca adequado. Remova o guia e meça o orifício para determinar o comprimento do parafuso. Parafusos de bloqueio podem ser utilizados como monocorticais ou bicorticais. No primeiro caso, tome o cuidado de não permitir contato do parafuso com o córtex distante, pois isso interfere com a segurança da cabeça do parafuso. Utilize uma chave de fenda para fixar o parafuso. Aperte-o cuidadosamente, evitando força excessiva.

De forma alternativa, utilize uma parafusadeira com limitação de torque para assentar o parafuso.

Placas (Quadro 32.16)

Placa de Compressão

A placa de compressão é utilizada para gerar compressão axial na fratura. Para isso, é importante que seja moldada adequadamente em relação à superfície óssea. Para aplicar uma placa com finalidade de compressão, molde-a de forma que fique ligeiramente fora (1 a 2 mm) da superfície do osso na linha de fratura (Figura 32.55). Fixe a placa com a pinça de fixação, certificando-se de que suas extremidades estejam em contato com o osso. Se a placa for moldada para se adequar à superfície do osso, a linha de fratura receberá carga assimétrica. Isso ocorre porque a compressão gerada através da placa é aplicada ao osso de forma excêntrica (é maior na superfície sobre a qual repousa a placa). O resultado é a compressão da linha de fratura abaixo da placa e o alargamento da fratura próximo ao córtex mais distante. Como há uma lacuna no córtex distante, a placa suporta todas as cargas aplicadas sem qualquer contribuição significativa da coluna óssea. Essa lacuna é prevenida por meio de um pré-estresse da placa, moldando-a um pouco além do necessário em relação à superfície óssea, de forma que seu centro fique 1 a 2 mm mais alto que a superfície do osso. Quando os parafusos são apertados de cada lado da linha de fratura, cada fragmento ósseo principal é tracionado contra a placa, comprimindo o córtex mais

> **QUADRO 32.16 Conceitos-chave para Aplicação de Placas Ortopédicas**
>
> - Selecione a placa de tamanho adequado.
> - Selecione uma placa que equivalha à largura total do osso para fraturas diafisárias.
> - Contorne a placa de forma precisa.
> - Insira um mínimo de três parafusos ou fixe seis córtices acima e abaixo da fratura.
> - Utilize uma placa mais longa e mais forte como ponte ou aumente-a com um pino intramedular.

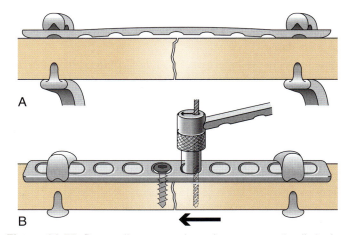

Figura 32.55 Para aplicar uma placa de compressão dinâmica, tensione-a previamente por meio de uma leve dobra sobre o local da fratura durante o contorno. (A) Isso cria uma lacuna de 1 a 2 mm entre a placa e o osso sobre a fratura. Fixe a placa no osso. (B) Utilize a broca-guia excêntrica para situar um parafuso excentricamente através de um orifício da placa sobre o segmento ósseo solto. (B, Modificada de Johnson AL, Dunning D. *Atlas of Orthopedic Surgical Procedures of the Dog and Cat*. St. Louis: Elsevier; 2005.)

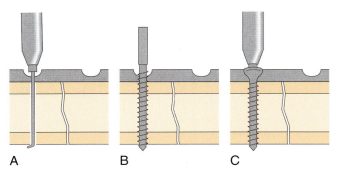

Figura 32.54 Colocação de parafuso em placa. (A) Perfure o orifício rosqueado e meça o comprimento do parafuso. (B) Corte roscas no córtex próximo (cis) e distante (trans). (C) Insira o parafuso.

distante. Insira os dois parafusos de placa mais próximos da fratura primeiramente. Coloque-os em posição de carga e aperte-os para gerar compressão na linha de fratura. Compressão similar pode ser obtida posicionando-se os dois primeiros parafusos em qualquer um dos orifícios da placa, contanto que cada um esteja de um lado da fratura. Insira os demais parafusos em orifícios alternados de cada lado da fratura, indo em direção às extremidades da placa. A compressão adequada da fratura normalmente é obtida com a colocação dos dois primeiros.

> **NOTA** Se desejar maior compressão, coloque um parafuso adicional (secundário) de cada lado da linha de fratura em posição de carga. Após perfurar e inserir aproximadamente 90% dos parafusos adicionais, libere os parafusos iniciais para permitir que o osso se mova pela linha de fratura enquanto os parafusos secundários são apertados. Por fim, aperte os primários e insira os demais parafusos em posição neutra.

Placa de Neutralização

Primeiramente, reduza e estabilize a fratura com uma série de parafusos de compressão, múltiplos fios de cerclagem ou uma combinação de ambos. Como os parafusos e fios não são suficientemente fortes para resistir às forças fisiológicas geradas pela carga de peso, utilize uma placa óssea para formar uma ponte na região e neutralizar as forças que causariam colapso da fratura. Assim como no caso da placa de compressão, aplique a placa de neutralização na superfície de tensão do osso, mas contorne a placa pela sua superfície anatômica. A separação da linha de fratura abaixo da placa não ocorrerá, visto que as linhas já foram comprimidas com os parafusos de compressão ou fios de cerclagem (Figura 32.51). A placa de neutralização protege o osso reconstruído de todas as forças de torção, flexão e cisalhamento. O número mínimo recomendado de córtices (seis) envolvido de cada lado da fratura é o mesmo da placa de compressão. Na placa de neutralização, insira todos os parafusos em posição neutra, iniciando pelas extremidades da placa até o centro. Se um parafuso não puder ser inserido por recair sobre a linha de fratura, deixe esse orifício vazio. Se o orifício recair sobre um parafuso de compressão já inserido no osso, deixe-o vazio ou insira um parafuso que perfure somente o córtex próximo.

Placa em Ponte

Molde previamente a placa para adequá-la ao formato anatômico normal do osso. Utilize uma radiografia do osso intacto do membro contralateral como modelo para moldar a placa caso o osso fraturado esteja gravemente cominutivo. Alinhe o osso para restaurar o comprimento e orientação rotacional corretos antes de fixar a placa (Figura 32.51). A placa em ponte serve como uma tala que mantém o alinhamento espacial do osso durante a consolidação. Tanto a placa quanto os parafusos sustentarão as forças aplicadas nos primeiros estágios pós-operatórios. Isso resulta em maior estresse sobre os parafusos ósseos do que o gerado em placas de compressão ou neutralização, nas quais as cargas são compartilhadas com o osso. Por isso, perpasse um mínimo de oito córtices em vez de seis. Da mesma forma, utilize uma placa mais forte e rígida, já que ela também estará sujeita a cargas significativas até que haja deposição de osso na lacuna da fratura para formar a coluna óssea. Para força e rigidez ótimas, utilize a placa VCP larga, prolongadora ou múltipla, em vez da placa-padrão. De forma alternativa, suporte a placa com implantes auxiliares (pinos IM ou fixadores externos) que compartilhem das cargas durante o período de consolidação inicial. Na combinação de placa e pino IM, utilize um pino com aproximadamente 30% do diâmetro da cavidade

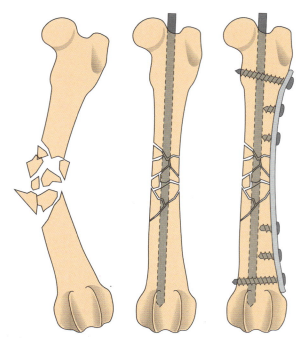

Figura 32.56 Estabilização de uma fratura cominutiva com uma combinação de placa e pino.

medular, com o cuidado de manter o alinhamento rotacional e o comprimento axial do osso. Contorne a placa com o comprimento apropriado e aplique-a na superfície correta do osso. Insira os parafusos de placa mais proximais e distais de forma que evitem o pino IM e envolvam os dois córtices. Em seguida, insira os parafusos mais centrais envolvendo os dois córtices ou somente o córtex mais distante (parafusos monocorticais) (Figura 32.56).

Placa de Suporte

Aplique a placa de suporte para subir uma fratura metafisária ou proteger um parafuso de reparo em fratura fragmentar intra-articular. A placa de suporte previne o colapso da superfície articular adjacente. Para prevenir deslizamento da placa e colapso da superfície articular, insira os parafusos na porção justa-articular da placa por meio da utilização do guia de broca adjacente à parte do orifício da placa que estiver mais perto da fratura. A manutenção da cabeça do parafuso próxima a essa porção da placa durante o início da inserção previne que a placa deslize.

Placa de Bloqueio

Para utilizar uma placa de bloqueio como placa em ponte, selecione uma placa longa o suficiente para abranger a extensão do osso. Molde-a de forma a se adequar à anatomia normal do osso e utilize uma radiografia do osso contralateral intacto como modelo. Se forem utilizados todos os parafusos de bloqueio, a placa não necessitará exatamente ser moldada ao formato do osso (Quadro 32.17). Alinhe o osso para restaurar seu comprimento e orientação rotacional adequados e segure a placa em posição com a pinça de fixação. O alinhamento precisa estar correto antes da fixação da placa, visto que os parafusos de bloqueio segurarão o osso nessa posição. Fixe a placa ao osso com os parafusos de bloqueio ou uma combinação destes com parafusos comuns. Quando utilizar a combinação dos dois tipos, a placa deverá assumir o formato do osso e os parafusos comuns deverão ser aplicados primeiramente, para tracionar o osso até a placa.

> **QUADRO 32.17 Conceitos-chave para Aplicação de Placas de Bloqueio**
>
> - O contorno da placa não é crucial.
> - Os parafusos de bloqueio devem estar perpendiculares à placa.
> - Reduza a fratura antes de apertar os parafusos de bloqueio.
> - Utilize uma placa longa com menos parafusos.

Osteossíntese percutânea minimamente invasiva. Para utilizar a placa de bloqueio como placa em ponte inserida de forma percutânea, selecione uma placa longa o suficiente para abranger o comprimento do osso. Contorne a placa para se adequar ao formato anatômico normal do osso e utilize como modelo uma radiografia do osso contralateral intacto. Reduza a fratura de forma indireta percutânea com o fórceps, um fixador externo temporário ou um pino IM. Faça duas pequenas incisões, uma em cada extremidade do osso, e crie um túnel de tecidos moles adjacente à superfície do periósteo. Insira a placa através do túnel e fixe-a no osso em ambas as extremidades com o fórceps. Cheque o alinhamento ósseo e a posição da placa por meio de fluoroscopia. Fixe a placa com parafusos de bloqueio em cada extremidade. Insira mais parafusos conforme necessário, por meio de incisões sobre os orifícios da placa.

Cuidado Pós-operatório

Placas e parafusos requerem mínima manutenção pós-operatória. O paciente deve receber analgesia após a cirurgia (Quadros 32.1 e 32.2 e Tabela 32.4). A atividade deve se restringir a passeios com guia e reabilitação física até que a fratura esteja consolidada. A reabilitação física encoraja o uso controlado do membro e função ideal após consolidação da fratura (Tabela 32.7 e Capítulo 11). Em geral, os exames pós-operatórios devem ser realizados às 2 e 8 semanas após a cirurgia e, após esse período, conforme necessidade. O período funcional das placas e parafusos é relativamente longo devido ao travamento dos parafusos no osso. A maioria dos parafusos interfragmentários permanece no local após a consolidação óssea. Pode ser indicada remoção da placa devido a complicações relacionadas com os tecidos moles, condução fria ou infecção. Os clientes também podem optar raramente pela remoção da placa a fim de reduzir o já baixo risco de sarcoma associado a implantes. A remoção deve ser realizada de forma asséptica com o paciente anestesiado. Incise a pele sobre os parafusos da placa e disseque o tecido mole sobre a cabeça dos parafusos de forma romba. Assim que todos os parafusos forem removidos, eleve a placa da superfície óssea em uma extremidade para extraí-la. Os parafusos de bloqueio podem ficar soldados a frio na placa, dificultando sua remoção e necessitando de brocas de carboneto ou ferramentas de corte de alta velocidade.

AVALIAÇÃO RADIOGRÁFICA PÓS-OPERATÓRIA PARA REPAROS DE FRATURAS

Todos os reparos de fraturas necessitam ser radiografados imediatamente após a cirurgia para documentar e permitir avaliação da técnica. Os três princípios da avaliação radiográfica pós-operatória são o alinhamento, o aparato e a aposição. Radiografias durante reavaliações incluem um quarto princípio, a atividade. A avaliação do alinhamento serve para garantir que as articulações acima e abaixo da fratura estejam alinhadas adequadamente. A função correta do membro requer que sejam evitadas as rotações varo, valgo, interna e externa, bem como minimização da deformidade e translação cranial e caudal. A avaliação do aparato garante que os implantes sejam adequados para suportar a cicatrização óssea e que não haja complicações, como presença de implantes na articulação. A avaliação da aposição serve para garantir que as extremidades do osso estejam próximas o suficiente para suportar a consolidação. Em algumas fraturas, as extremidades ósseas podem ser comprimidas para encorajar a consolidação óssea primária. Nas fraturas cominutivas, a aposição não é possível. Radiografias são realizadas nas reavaliações, normalmente muitas semanas após o reparo, dependendo da idade do paciente e das características da fratura. Também devem ser analisadas para verificar a atividade, ou seja, evidência de consolidação adequada e ausência de infecção ou falha na estabilização.

CONSOLIDAÇÃO DE FRATURAS

CONSOLIDAÇÃO NORMAL DE FRATURAS

A consolidação das fraturas é o processo biológico que ocorre após ruptura de cartilagem e osso, para restaurar a continuidade do tecido necessária à sua função. Os objetivos do tratamento são (1) auxiliar a consolidação e (2) restaurar a função do osso acometido, do tecido mole circunjacente e do membro. Cada objetivo deve estar em mente durante a seleção dos tipos de tratamento e dispositivos de fixação (ver seções sobre tomada de decisões e sistemas de fixação). A consolidação da fratura varia conforme fatores biológicos (p. ex., idade do paciente, localização da fratura no osso cortical, osso esponjoso ou cartilagem fisária; respostas celulares; circulação; e lesão de tecidos moles concomitante) e mecânicos (p. ex., peso corpóreo do paciente, estabilidade dos segmentos e fragmentos ósseos após a colocação do dispositivo fixador), os quais influenciam a sequência de eventos celulares da consolidação.

SUPRIMENTO VASCULAR

Todos os processos biológicos que ocorrem no osso, incluindo os processos de reparo das fraturas em consolidação, dependem de um suprimento sanguíneo adequado. A circulação normal dos ossos longos é composta por um aporte aferente advindo da principal artéria nutrícia, artérias metafisárias proximal e distal e artérias periosteais, as quais adentram o osso em áreas de grandes inserções fasciais. A direção do fluxo sanguíneo através da diáfise é centrífuga, ou seja, do canal medular ao periósteo. Sob condições normais, a pressão medular provavelmente restringe o fluxo sanguíneo periosteal ao terço mais externo do córtex (Figura 32.57A). Ao contrário dos animais maduros, animais imaturos possuem muitas artérias que perfuram o osso apositivo recém-formado, correndo longitudinalmente sobre a superfície do periósteo. A metáfise e a epífise possuem suprimentos separados e em geral não se comunicam através da fise cartilaginosa (Figura 32.57B). O aporte sanguíneo da epífise nutre a zona celular de reserva cartilaginosa e as células fisárias em crescimento. A interrupção da circulação nesse local resulta em morte das células em crescimento e cessação da função da fise. As artérias metafisárias nutrem células envolvidas na ossificação endocondral; a ruptura desse fluxo sanguíneo retarda o processo, resultando em alargamento da fise cartilaginosa. Quando se restabelece a circulação, a ossificação endocondral também é retomada. Ossos chatos com extensa inserção muscular (p. ex., pelve e escápula) possuem suprimento vascular extraósseo abundante, junto com o já fornecido pelas artérias nutrícias. Ossos irregulares (p. ex., ossos tarsais e carpais) em geral apresentam múltiplas artérias nutrícias.

A circulação medular é interrompida na maioria das fraturas de ossos longos. Inicialmente, os componentes existentes da vascularização normal (i.e., vasos metafisários) se tornam mais pronunciados para suprir a área lesionada. Adicionalmente, um suprimento vascular

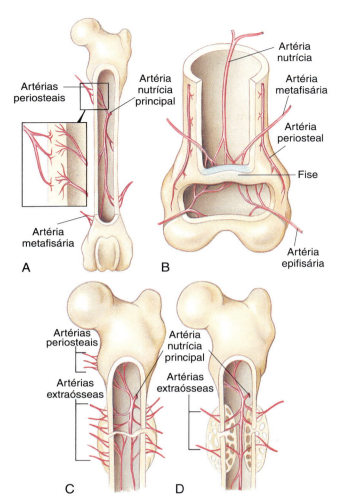

Figura 32.57 Aporte sanguíneo do osso. (A) Osso normal. (B) Osso imaturo. (C) Osso fraturado (aporte sanguíneo extraósseo). (D) Osso em cicatrização.

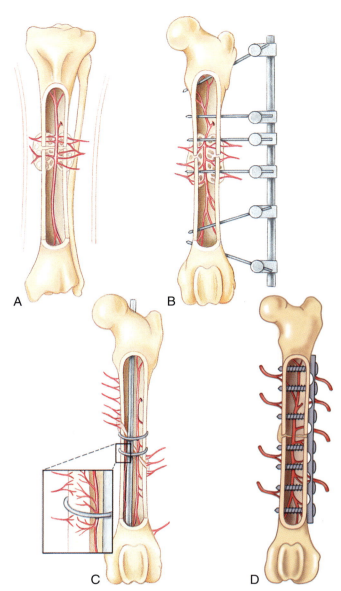

Figura 32.58 Efeito de dispositivos de fixação na circulação do osso fraturado. (A) Gesso. (B) Fixador externo. (C) Pino intramedular e fios de cerclagem. (D) Placa e parafusos. Note que a redução fechada da fratura e a aplicação de gessos ou fixadores externos causam o menor grau de ruptura do tecido mole circunjacente e formação de suprimento sanguíneo extraósseo novo. (Modificada de Fossum TW. *Small Animal Surgery*. 2nd ed. St. Louis: Mosby; 2002.)

extraósseo transitório se desenvolve no tecido mole ao redor da fratura para nutrir o calo do periósteo inicial (Figura 32.57C). Conforme o processo de consolidação óssea continua e a estabilidade é restituída, o suprimento sanguíneo medular é restabelecido. Por fim, a circulação extraóssea se reduz e o fluxo normal centrífugo da medula domina a função (Figura 32.57D). A redução fechada de fraturas com aplicação de talas ou fixadores externos causa a menor ruptura de tecidos moles adjacentes e do suprimento sanguíneo extraósseo recém-formado (Figura 32.58A, C), ao passo que a redução aberta rompe vasos extraósseos em desenvolvimento e prejudica o restabelecimento do fluxo sanguíneo medular. A manipulação traumática do tecido prejudica ainda mais a resposta da circulação extraóssea. A inserção de qualquer pino IM rompe a vascularização medular; pinos que ficam em contato com superfícies endosteais bloqueiam o fluxo aferente medular. Implantes estáveis permitem o desenvolvimento da nova circulação medular, a qual supre as superfícies endosteais adjacentes (Figura 32.58C). A aplicação firme de fio de cerclagem sobre as superfícies corticais não prejudica significativamente a vascularização. Mesmo em animais imaturos, fios circunferenciais aparentemente não bloqueiam o fluxo periosteal de maneira significativa. Embora placas e parafusos forneçam a melhor estabilidade à fratura e permitam reformação rápida da circulação medular, o suprimento sanguíneo ao osso cortical externo situado abaixo das placas pode ser prejudicado, fazendo com que os córtices afetados se remodelem para se tornarem mais porosos. Alguns *designs* de placas (p. ex., LC-DCP) minimizam esse fenômeno (Figura 32.58D). Como o aporte sanguíneo adequado é essencial para a consolidação óssea, qualquer impedimento circulatório pode retardar esse processo. A movimentação de implantes frouxos, especialmente fios de cerclagem, rompe a vascularização em desenvolvimento; a movimentação excessiva da fratura impede o restabelecimento da vascularização medular. O preenchimento excessivo do canal medular com implantes interfere com a circulação do córtex mais interno, resultando em intenso remodelamento ósseo. Fragmentos ósseos grandes sem tecido mole aderido (e, portanto, sem suporte vascular) podem ser utilizados para reconstruir anatomicamente fraturas; contudo, necessitam ser fortemente imobilizados para permitir revascularização precoce. No caso de fraturas cominutivas, é melhor que sejam perturbadas o mínimo possível e que os segmentos ósseos principais sejam estabilizados com placa ou fixador externo. Esse "tratamento biológico" consiste em técnicas de redução indireta, a fim de preservar o tecido mole circunjacente e a estabilização ideal para promover formação rápida do calo ósseo. Nesses casos, os fragmentos se revascularizam rapidamente e se incorporam ao calo.

CONSOLIDAÇÃO E MANEJO DE FRATURAS

A compreensão acerca da consolidação das fraturas é crucial para a interpretação das avaliações radiográficas dos pacientes acometidos. Cirurgiões ortopédicos devem possuir conhecimento sobre a consolidação óssea sob diversos ambientes mecânicos e seu correspondente aspecto radiográfico. Quando a vascularização é normal, o caminho percorrido durante a consolidação óssea é influenciado primariamente pela quantidade de movimento entre fragmentos causada pela carga sobre a fratura e modulado pela estabilidade da fixação utilizada. Esses caminhos incluem a *união óssea indireta,* que é a formação de osso *endocondral* (formado a partir de um precursor cartilaginoso), *união óssea direta* (osso formado sem evidência de calo), ou formação óssea *intramembranosa* (diferenciação direta de MSC em osteoblastos, formando o osso sem precursor cartilaginoso).

Radiografias sequenciais permitem avaliação da consolidação óssea. Em geral, devem ser realizadas após a cirurgia para verificar o alinhamento da fratura e a posição do implante. Devem ser repetidas em 6 a 8 semanas para verificar a consolidação (Quadro 32.18). A maioria das fraturas irá demonstrar consolidação significativa às 8 a 10 semanas após a cirurgia. Em casos de consolidação incorreta, radiografias adicionais deverão ser realizadas a cada 4 a 6 semanas. O acompanhamento radiográfico deve ser comparado com exames anteriores, a fim de determinar a dinâmica da consolidação óssea. Devem-se verificar evidências de formação óssea e avaliar a posição do implante, para detectar instabilidades.

Fase Inflamatória da Consolidação Óssea

Imediatamente após a fratura, inicia-se uma fase inflamatória de consolidação óssea. O hematoma sinaliza moléculas com capacidade de iniciar cascatas inflamatórias de respostas celulares críticas à consolidação. Células inflamatórias secretoras de citocinas, como interleucinas-1 e 6, podem ser importantes na regulação dos eventos iniciais. As plaquetas são provavelmente a primeira fonte de fator de crescimento derivado de plaquetas e TGF-β1, ambos importantes reguladores da proliferação e diferenciação celular. Mediadores inflamatórios como as prostaglandinas E1 e E2 podem estimular a angiogênese e também ser responsáveis pela sinalização da reabsorção óssea inicial pelos osteoclastos, bem como pela proliferação de células osteoprogenitoras. As técnicas biológicas de estabilização de fraturas enfatizam a mínima manipulação do ambiente da fratura, a fim de preservar esses mediadores inflamatórios. Radiograficamente, há mínima evidência dessa fase da consolidação.

Consolidação Óssea Indireta

A *consolidação óssea indireta* se caracteriza pela formação de tecido conjuntivo fibroso e calo cartilaginoso no local da fratura. Essa forma de consolidação ocorre no ambiente mecânico instável devido à movimentação dos segmentos ósseos. A quantidade de movimento pode variar desde extremos de movimentação irrestrita da fratura não tratada até níveis de estabilidade crescentes com talas, pinos IM, fixadores externos, hastes bloqueadas e placas ósseas. Em geral, conforme diminui a movimentação da fratura, a formação de calo também é diminuída.

O movimento do local de fratura afeta o tamanho das lacunas entre fragmentos. O movimento se chama *estresse* e representa a razão entre a modificação da largura das lacunas e sua largura total (Figura 32.59). Tecidos não se proliferam sob condições de estresse que excedam seus limites de deformação. A formação sequencial de tecido mais rígido na lacuna da fratura é um método biológico de redução do movimento e, consequentemente, do estresse. Tecidos de granulação e hematomas possuem alta tolerância ao estresse e podem sobreviver em um local com mobilidade inicial de estresse de até 100%. Conforme esses tecidos se infiltram no local da fratura, ocorrem menor movimentação e, como consequência, menor estresse na lacuna. Ademais, ocorre reabsorção óssea em ambientes com estresse excessivo, o que resulta em alargamento da lacuna, que, por sua vez, reduz o ambiente de estresse no local da fratura. O tecido de granulação é gradualmente substituído por tecido conjuntivo fibroso e fibrocartilagem, os quais sobrevivem em ambientes com 20% e 10% de estresse, respectivamente. Esses tecidos continuam a estabilizar o sítio da fratura. Com isso, inicia-se a mineralização da cartilagem nas superfícies dos fragmentos, seguindo em direção ao centro da lacuna. Ocorre reabsorção local do tecido mineralizado, seguida pela vascularização da cavidade de reabsorção e formação do osso lamelar em meio à cavidade. O osso esponjoso ou trabecular se forma na fratura dessa maneira. Valores de estresse de até 10% podem ser tolerados pela configuração tridimensional do osso elaborado. A formação de um amplo manguito de calo periosteal aumenta o diâmetro ósseo no local da fratura. A influência estabilizadora do calo é um fator relacionado com seu raio elevado à quarta potência, aumentando sobremaneira

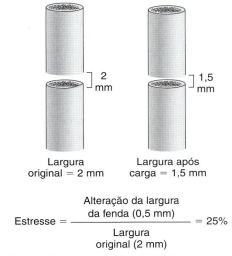

Figura 32.59 A relação entre alteração da largura da fenda e a largura total da fenda se chama *estresse*.

> **QUADRO 32.18 Manejo Pós-operatório de Fraturas: Esquema de Avaliação**
>
> - 1 semana: telefonar
> - 2 semanas: remoção dos pontos e/ou exame físico
> - 4 semanas: telefonar
> - 6-8 semanas: exames radiográfico e físico
> - Repetir o contato telefônico e exames radiográfico e/ou físico a cada 6 semanas até que a fratura esteja cicatrizada; os intervalos e duração variam conforme o escore de avaliação da fratura

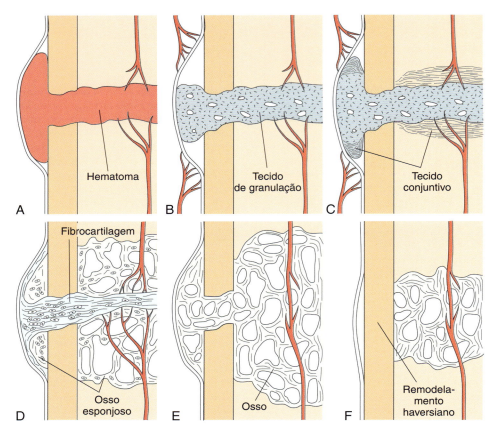

Figura 32.60 O estresse diminui com o aumento da rigidez da fratura conforme as fraturas são preenchidas primeiramente com tecido mais tolerante ao estresse e posteriormente por tecido menos tolerante. (A) O defeito é preenchido primeiramente por um hematoma, que é em seguida (B) substituído por tecido de granulação. (C) Formação do tecido conjuntivo. (D) Mineralização da fibrocartilagem, formando (E) osso esponjoso e osso. (F) O remodelamento haversiano ocorre para eliminar o calo ósseo.

a capacidade do osso de resistir a forças de flexão e torção no início do processo de reparo da fratura. A formação e reabsorção do osso lamelar, que tolera estresses de até 2%, resulta no remodelamento do calo em osso cortical (Figura 32.60).

Do ponto de vista radiográfico, a união óssea indireta é visível como uma proliferação de novo osso endosteal e periosteal formando uma área esclerótica em ambos os segmentos da superfície da fratura. Inicialmente, a largura da lacuna pode aumentar conforme ocorre reabsorção óssea. A formação do osso periosteal inicia distante da superfície da fratura e aumenta sua largura conforme se aproxima dela. Eventualmente, o calo ficará semelhante a um arco abrangendo a fratura. A lacuna vai gradualmente se tornando indistinta com o envolvimento pelo calo e a mineralização da fibrocartilagem. Após formação da ponta do calo sobre a fratura, obtém-se estabilidade e se inicia o remodelamento ósseo.

O aspecto radiográfico é visível como uma redução da densidade óssea do calo com restabelecimento do canal medular e evidência de osso cortical no local da fratura (Figura 32.61). O implante poderá ser removido quando a união óssea estiver visível em todas as projeções radiográficas.

Consolidação Óssea Direta

A *consolidação óssea direta* (formação de osso diretamente nos locais da fratura sem um estágio intermediário de cartilagem ou calo visíveis) ocorre quando os dispositivos de fixação mantêm absoluta estabilidade dos fragmentos. Para que isso ocorra, o ambiente mecânico deve oferecer mínima movimentação da fratura e os fragmentos devem estar em contato ou separados somente por lacunas muito pequenas (150 a 300 µm). No local onde os fragmentos estão em contato sob fixação rígida, ocorre um processo de união e reconstrução simultâneas com remodelamento haversiano denominado *consolidação por contato* (Figura 32.62A e B). A formação óssea direta que ocorre nas pequenas lacunas da linha de fratura sob fixação rígida se chama *consolidação de lacuna*. Inicialmente, as lacunas são preenchidas por uma rede de osso fibroso. Dentro de 7 a 8 semanas, esse osso mecanicamente fraco inicia seu remodelamento (Figura 32.62C e D). A reconstrução longitudinal dos sítios de fratura pelo remodelamento haversiano constitui o segundo estágio da cicatrização de lacuna e promove uma união forte entre os fragmentos. O *remodelamento haversiano* inicia com a reabsorção do osso pelos osteoclastos e a formação de cavidades de reabsorção que penetram longitudinalmente através das extremidades dos fragmentos, junto com a formação de novo osso nas lacunas da fratura. Os osteoclastos são sucedidos por alças vasculares, células mesenquimais e precursores osteoblásticos. Estes últimos revestem as cavidades de reabsorção e secretam osteoide, que se mineraliza em osso. O osso lamelar se arranja ao longo do eixo longo do osso, através das extremidades dos fragmentos e lacunas da fratura, resultando em uma forte união dos fragmentos ósseos.

O aspecto radiográfico da união óssea direta é de um aumento gradual da densidade da linha de fratura sem formação de ponte e calo periosteal e endosteal (Figura 32.63). Embora a linha de fratura possa ser preenchida com material ósseo denso dentro de 6 a 8 semanas após o trauma (refletindo a rede de osso fibroso), o osso não será forte o

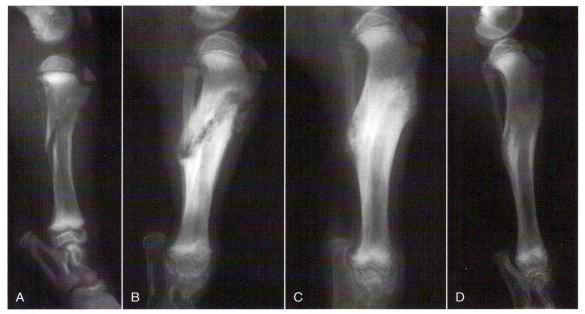

Figura 32.61 (A) A consolidação óssea indireta ocorre em fraturas estabilizadas com gesso. (B) Inicialmente, a fenda da fratura aumenta de largura conforme ocorre a reabsorção óssea. O calo periosteal se inicia a uma distância da superfície da fratura e aumenta sua largura conforme se aproxima dela. (C) Com o tempo, o calo lembra um arco sobre a fratura. A fenda começa a se tornar gradualmente indistinta conforme o calo vai se sobrepondo à fratura e conforme ocorre a mineralização da fibrocartilagem. (D) Após o calo recobrir a fratura, a estabilidade é obtida e dá-se o início do remodelamento ósseo.

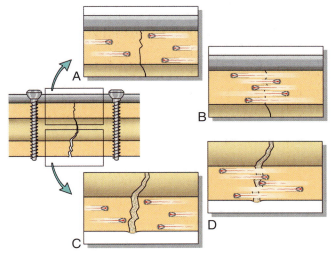

Figura 32.62 A consolidação óssea direta ocorre em fraturas estabilizadas de forma rígida. (A-B) Quando os fragmentos ósseos entram em contato, ocorrem simultaneamente a união e a reconstrução com remodelamento haversiano. Quando há falhas microscópicas, (C) ocorrem inicialmente seu preenchimento com osso fibroso e, posteriormente, (D) reconstrução longitudinal do osso devido ao remodelamento haversiano.

suficiente para suportar peso sem proteção até que o remodelamento esteja completo.

Consolidação Óssea Intramembranosa

A *formação óssea intramembranosa* é um tipo de consolidação indireta na qual a estabilidade é ideal para diferenciação direta de células mesenquimais em osteoblastos e pode ocorrer em meio a um ambiente com até 5% de estresse. Esse tipo de formação óssea é observado quando o osso é depositado diretamente sobre os fragmentos ósseos a uma distância do sítio da fratura, ou quando há formação de ponte óssea entre os fragmentos da fratura cominutiva para estabilizá-los após técnicas de fixação biológicas. A formação óssea intramembranosa geralmente se combina até certo ponto com as respostas ósseas indiretas. O calo periosteal resultante pode ser menor em fraturas cominutivas estabilizadas com técnicas de fixação em ponte, nas quais o calo endosteal fornece a maior parte do suporte à fratura. A reabsorção do osso elaborado e a formação do osso lamelar no local da fratura mais uma vez resultam em remodelamento do calo em osso cortical (Figura 32.64).

Na radiografia, o osso endosteal surge em primeiro lugar, seguido pela ponte óssea entre os fragmentos, com mínima formação de calo periosteal. A ponte entre os fragmentos se torna mais evidente e ainda há pouca formação de calo periosteal. A reabsorção do osso elaborado e a formação do osso lamelar no local da fratura resultam em remodelamento do calo ósseo em osso cortical (Figura 32.65). O implante poderá ser removido quando houver união óssea em todas as projeções radiográficas.

A *distração osteogênica* ocorre quando se aplica tração gradual ao osso cortical, de forma a provocar estresse suficiente para estimular e manter a formação do novo osso. Esse conceito é utilizado nas técnicas de fixação externa para alongamento de membros, tratamento de deformidades angulares e transporte de osso cortical. Para que seja obtida a formação óssea durante a distração lenta após uma corticotomia ou osteotomia, o aporte sanguíneo medular e periosteal deve ser preservado e os fragmentos ósseos principais, corretamente estabilizados. A superfície óssea é coberta por células que podem se diferenciar em osteoblastos ou condroblastos, dependendo de seu ambiente mecânico e biológico. Dentro de 3 a 7 dias após a osteotomia, essas células se organizam

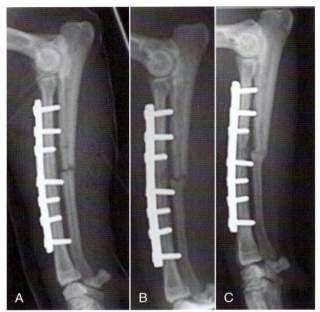

Figura 32.63 (A) Consolidação de fratura transversa do rádio de um cão adulto tratado com placa óssea. (B-C) O aspecto radiográfico da união óssea direta é de aumento gradual da densidade da linha de fratura sem calo periosteal e endosteal.

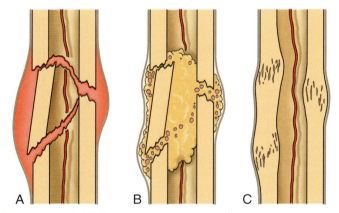

Figura 32.64 (A) Fraturas cominutivas fixadas com técnicas biológicas de redução indireta, alinhamento do segmento principal e estabilização ideal parecem resultar em cicatrização com uma combinação de diferenciação direta das células mesenquimais a osteoblastos e ossificação endocondral. (B) O local da fratura é preenchido pelo calo endosteal e de ligação. (C) A reabsorção do osso elaborado e a formação do osso lamelar no local da fratura resultam em remodelamento do calo ósseo a osso cortical.

e iniciam a proliferação. A taxa ideal de distração é de 1 mm por dia dividido em dois a quatro momentos de distração. O osteoide é depositado em colunas paralelas que se estendem desde as superfícies da osteotomia até o centro. Normalmente, o osso lamelar se desenvolve em meio a essas colunas; entretanto, se houver instabilidade suficiente no local da fratura, pode ocorrer formação de uma fase cartilaginosa intermediária ou tecido fibroso. Ao ser atingido o comprimento desejado do membro, o fixador permanece ainda no local para permitir o remodelamento do novo osso cortical (Figura 32.66).

Consolidação do Osso Trabecular

Fraturas metafisárias envolvendo osso esponjoso ou trabecular consolidam de maneira diferente das fraturas de osso cortical (Figura 32.67A). O osso trabecular é inerentemente mais estável do que o cortical e não consolida por meio de formação de calo periosteal, exceto quando há significativa instabilidade. Quando são adequadamente imobilizadas, ocorre aumento da atividade osteoblástica de cada lado das fraturas (Figura 32.67B). O novo osso é depositado nas trabéculas existentes e as lacunas da fratura são preenchidas pelo osso elaborado. A ponte entre as trabéculas se forma antes da união da *concha* cortical (Figura 32.67C).

A consolidação do osso trabecular em fraturas de metáfise aparece no exame radiográfico como a formação de uma ou duas bandas densas no local da fratura. A união gradual dessas bandas ocorre até a concha cortical ser completamente envolvida por osso. O calo periosteal não é, em geral, evidente nessas fraturas, a não ser quando ocorre instabilidade dos fragmentos (Figura 32.68).

Consolidação da Fise

Fraturas fisárias ocorrem geralmente devido ao fato de a fise ser mais frágil, quando comparada ao osso e ligamentos adjacentes (Figura 32.69A). A porção mecanicamente mais frágil da fise é a junção da zona hipertrófica, onde as células são relativamente grandes em comparação com a quantidade de matriz, e a zona mais forte de consolidação provisional (Figura 32.69B). Forças de avulsão ou cisalhamento podem causar fraturas nessa zona, as quais consolidam rapidamente devido ao rápido crescimento da cartilagem fisária e à formação do calo metafisário, visto que as células em crescimento e a vascularização adjacente permanecem intactas. Uma vez preenchidas as lacunas, a ossificação endocondral continua, bem como a função da fise. Quando ocorre lesão das células em crescimento (zonas de reserva e proliferativa), porém, o crescimento da cartilagem fisária deixa de acontecer. Em vez disso, ocorre ossificação endocondral (Figura 32.69C) e a formação óssea nas lacunas da fratura resulta em fechamento precoce da fise. O mau alinhamento dessas fraturas (no local de contato entre osso metafisário e epifisário) permite consolidação do osso trabecular e formação de uma ponte fisária. A ponte pode impedir a função normal da fise. Como a maioria das fraturas fisárias cicatriza por meio de ossificação endocondral, a linha da fise é visivelmente substituída por osso ao exame radiográfico.

Remoção do Implante

A decisão acerca do momento de remoção dos dispositivos de fixação pode ser difícil. É tomada geralmente após avaliações radiográficas da consolidação da fratura. Para tanto, faz-se necessário o conhecimento sobre o aspecto radiográfico do osso em reparação associado aos vários sistemas de fixação, a fim de uma decisão informada. Em geral, os sistemas de fixação podem ser removidos quando houver evidência radiográfica de ponte óssea nas linhas de fratura em todas as projeções.

Fraturas estabilizadas com gesso consolidam por meio de formação óssea indireta; à radiografia, visualizam-se a ponte periosteal e o calo endosteal nos locais da fratura (Figura 32.61). Grandes quantidades de calo normalmente se formam com esse tipo de fixação e servem como suporte interno para o remodelamento ósseo. O gesso deve ser removido assim que o calo tiver conectado as linhas de fratura em todas as projeções radiográficas.

A consolidação óssea com o emprego de fixadores externos pode ser direta, indireta ou algo entre esses extremos, dependendo do tipo de fratura, do ambiente mecânico proporcionado pelos fixadores externos e do grau de reconstrução óssea. Geralmente, fraturas estabilizadas com fixadores externos cursam com menor formação de calo periosteal quando comparadas a fraturas similares tratadas

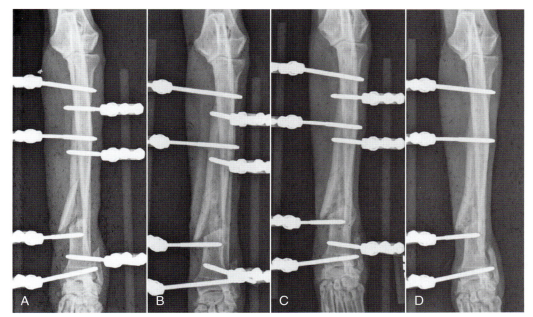

Figura 32.65 (A) Consolidação de uma fratura cominutiva não reduzível do rádio tratada com redução fechada e fixador externo. (B-C) O osso endosteal é o primeiro que aparece na imagem radiográfica, seguido do osso que liga os fragmentos com mínima formação de calo periosteal. (D) O remodelamento ósseo ocorre após as linhas de fratura serem transpostas.

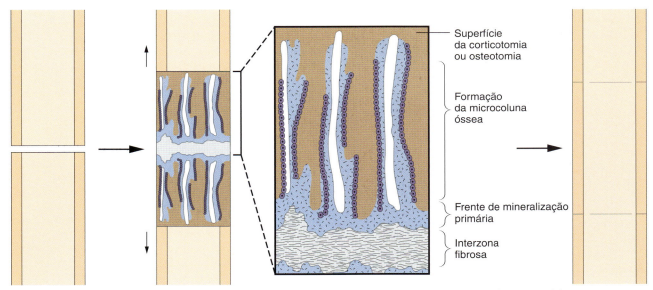

Figura 32.66 Durante a osteogênese por distração, o osteoide é depositado em colunas paralelas que se estendem a partir das superfícies da osteotomia centralmente. O osso lamelar se desenvolve em meio a essas colunas quando a fratura está suficientemente estável.

com gesso. Ademais, fraturas estabilizadas com fixadores externos desenvolvem mais calo endosteal em ponte do que calo periosteal. Ao exame radiográfico, fraturas simples reduzidas anatomicamente e fortemente estabilizadas com fixadores externos (p. ex., fixadores bilaterais com múltiplos pinos) consolidam com mínima formação de calo periosteal ou endosteal). A radiografia se assemelha à união óssea direta observada em fraturas tratadas com placas e parafusos. Conforme diminui a rigidez do fixador, torna-se evidente um calo aumentado. Quando fraturas simples não são reduzidas anatomicamente (p. ex., reduções fechadas) e os fixadores não são rígidos, a reabsorção óssea nas linhas de fratura e a formação do calo são frequentemente evidentes. Isso ocorre como uma resposta normal do osso em consolidação devido ao maior estresse concentrado em uma única linha de fratura.

Fixadores externos podem ser manipulados para promover ambiente mecânico ideal para formação e remodelamento ósseos. Em geral, recomenda-se a fixação rígida no início, a fim de permitir vascularização da fratura e formação óssea inicial. O arranjo do fixador

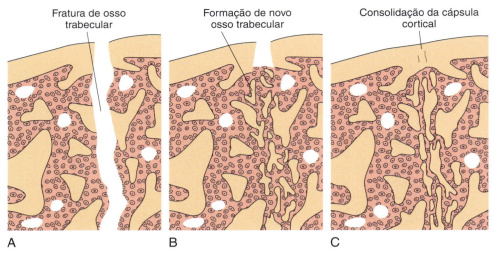

Figura 32.67 (A) O osso trabecular responde à fratura aumentando a atividade osteoblástica. (B) O osso novo é depositado sobre as trabéculas existentes e as lacunas da fratura são preenchidas com o osso elaborado. (C) A ligação entre as trabéculas ocorre antes da união da cápsula cortical.

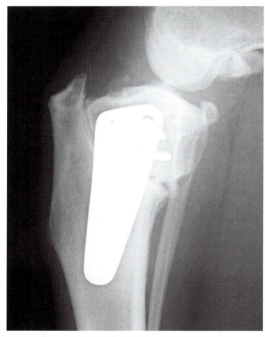

Figura 32.68 Fratura metafisária em consolidação após osteotomia de nivelamento do platô tibial, bem estabilizada, demonstrando a cicatrização do osso trabecular.

pode então ser desestabilizado aproximadamente 6 semanas após a cirurgia, para aumentar a carga sobre a fratura em consolidação e estimular a formação óssea. Isso deve ser realizado com base na avaliação radiográfica da progressão normal da consolidação. A desestabilização pode ser obtida por meio da redução dos planos de fixação ou remoção dos pinos fixadores. O fixador externo é removido completamente quando há evidência radiográfica de ponte óssea em todas as linhas de fratura.

O tipo de consolidação óssea observado em fraturas cominutivas depende de quão bem preservado está o ambiente biológico e da rigidez da fixação. Quando ocorre dificuldade ou impossibilidade de reconstrução anatômica e fixação rígida de todos os fragmentos em fraturas cominutivas graves, a preservação do ambiente biológico é obtida mais apropriadamente com a redução fechada ou exposição limitada e fixação rígida (p. ex., fixadores externos e placas em ponte). Fraturas tratadas dessa forma consolidam com formação óssea endosteal e ponte óssea entre os fragmentos. Ao primeiro mês, as radiografias geralmente demonstram aumento da densidade mineral ao longo do local de fratura com mínima formação de calo periosteal. Na maior parte dos pacientes, a formação óssea se torna evidente dentro de 2 meses e o remodelamento do calo aparece aos 3 meses após a fixação (Figura 32.65). Imagens de tomografia computadorizada demonstram osso endosteal às 2 semanas e ponte endosteal com osso interfragmentário (unindo os fragmentos ósseos) às 12 semanas após a fixação. Há pouca evidência de formação de calo periosteal.

Fraturas estabilizadas com pinos e fios podem consolidar por meio união primária caso os implantes estejam estabilizando-as de forma rígida (p. ex., fraturas oblíquas longas tratadas com pinos IM e múltiplos fios de cerclagem corretamente aplicados). Contudo, na maioria dos casos, a fixação rígida não é obtida por esses métodos e a formação do calo estará evidente ao exame radiográfico. Pinos devem ser removidos assim que o osso houver formado a ponte nas linhas de fratura em todas as projeções. Os fios não são removidos, exceto quando causam problemas devido à migração ou interferência com a consolidação da fratura.

Fraturas reconstruídas anatomicamente e estabilizadas de maneira rígida (p. ex., com placas e parafusos) consolidam por meio de união óssea direta. Nesses casos, as linhas desaparecem e as fraturas aparentam ser desprovidas de calo periosteal e endosteal em ponte (Figura 32.63). Como o implante age como um calo para suportar a fratura durante o remodelamento haversiano, sua remoção normalmente necessita ser protelada até 6 a 12 meses após a cirurgia, a fim de permitir um tempo adequado para o remodelamento.

COMPLICAÇÕES DA CONSOLIDAÇÃO ÓSSEA

União Retardada

Fraturas cuja consolidação ocorre mais lentamente que o previsto são classificadas como *uniões retardadas*. A maioria das fraturas

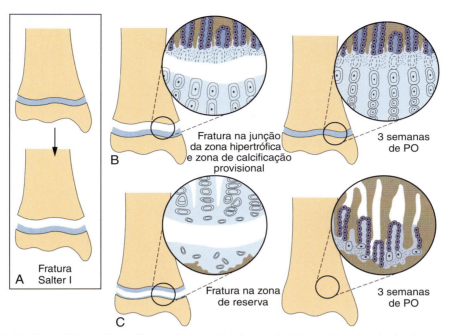

Figura 32.69 Consolidação da cartilagem fisária. (A) A fratura fisária de Salter-Harris tipo I ocorre através da zona hipertrofiada de cartilagem. (B) Quando reduzidas de forma precisa, essas fraturas consolidam por meio da formação contínua de cartilagem. (C) Quando a fratura envolve a zona de reserva ou quando ocorre dano das células germinativas, a consolidação ocorre por meio de ossificação endocondral. *PO*, Pós-operatório.

de ossos longos apresenta evidência radiográfica de ponte óssea nas linhas às 12 semanas, garantindo que ocorrerá a consolidação. Nas uniões retardadas, os sinais de atividade óssea progressiva são visíveis em radiografias sequenciais e a união óssea é antecipada, porém não garantida. Os fatores que contribuem com uniões retardadas incluem o estado sistêmico do paciente (p. ex., desnutrição e anemia; Capítulo 10), natureza do trauma (p. ex., diáfise de fraturas possivelmente expostas com alta energia e extensa lesão tecidual), resposta local após o trauma (p. ex., resposta celular inadequada para a consolidação), manejo da fratura (i.e., decisões erradas, lacunas amplas na fratura, implantes instáveis ou muito rígidos, radioterapia) e fatores farmacológicos (p. ex., corticosteroides, AINE).

Enquanto os implantes estiverem adequados e intactos, a atividade do animal deve ser restringida e supervisionada (reabilitação física; ver Tabela 32.7 e Capítulo 11) sem necessidade de cirurgia adicional. Autoenxertos de osso esponjoso (p. 991) podem ser empregados para acelerar a consolidação antes que haja falha do implante. Implantes frouxos ou migrados devem ser removidos, as fraturas, adequadamente estabilizadas, e autoenxertos de osso esponjoso, aplicados. Implantes estáveis promovem sustentação de peso, o que acelera a consolidação da fratura e a aumenta a força da união.

Não União

A *não união* da fratura se define como um processo de reparo interrompido que requer intervenção cirúrgica para criar um ambiente que favoreça a consolidação óssea. Grande parte das não uniões resulta de decisões erradas e falha por parte dos cirurgiões, e não de questões biológicas relacionadas com o paciente. A causa mais comum da não união é a instabilidade no local da fratura. Situações comuns incluem fraturas distais da diáfise do rádio em cães de raças pequenas tratados com coaptação externa, pinos IM com estabilidade rotacional e axial inadequada, fixadores externos com arranjo e tamanho de pino incorretos, fios de cerclagem frouxos que migraram até o local da fratura, e placas e parafusos de tamanho inadequado para o paciente. Más condições biológicas no local da fratura, incluindo sua localização, traumas com alta energia, extensa destruição de tecidos moles e intervenções cirúrgicas excessivas, também contribuem para o desenvolvimento da não união. Em felinos, os fatores de risco são idade avançada, obesidade, fraturas abertas, fratura proximal de ulna e tíbia e emprego de fixadores externos tipo II na estabilização de fraturas de tíbia.

Não uniões ósseas são diagnosticadas quando a sequência de exames radiográficos demonstra falta de atividade. A presença de uma linha radiolucente na fratura, representando tecido cartilaginoso e fibroso com formação de calo ineficaz, é característica do aspecto radiográfico de *não uniões vasculares*. Já as *não uniões hipertróficas* são como as vasculares, mas com grande quantidade de calo que não forma ponte (Figura 32.70). Essas não uniões necessitam de estabilização e são tratadas corretamente por meio da remoção dos implantes frouxos e fragmentos ósseos corticais necróticos, alinhamento articular e colocação de placa de compressão (p. 1021). Enxertos de osso esponjoso podem ser utilizados, embora o calo hipertrófico geralmente forneça osso esponjoso adequado à consolidação. Quando o osso sequestrado é removido, os defeitos resultantes são preenchidos com autoenxertos de osso esponjoso, que podem ser inseridos durante o procedimento de colocação da placa, ou após 5 a 7 dias de manejo aberto da ferida. Esse atraso permite formação de tecido de granulação saudável antes da enxertia. Exames de cultura bacteriana e antibiogramas devem ser realizados durante o tratamento das não uniões, pois é frequente a ocorrência concomitante de osteomielite. Em caso de diagnóstico de osteomielite por meio de radiografias ou exame clínico, o tratamento deve envolver a antibioticoterapia apropriada. As placas devem ser

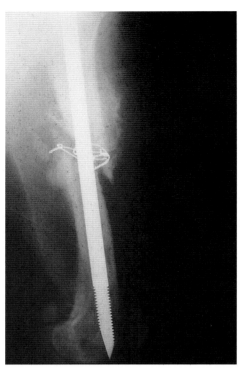

Figura 32.70 Radiografia de um cão com não união hipertrófica do fêmur. Note a formação do grande calo periosteal que não consegue ligar a fratura. A fratura foi estabilizada de forma errada com um pino intramedular e fios de cerclagem.

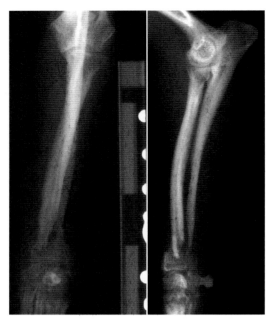

Figura 32.71 Radiografia de cão com não união atrófica do rádio distal. Note a ausência de formação do calo no local da fratura.

removidas após a cicatrização ou não uniões infeccionadas, visto que funcionam como nicho de infecção persistente.

Não uniões atróficas são pseudoartroses biologicamente inativas. Radiograficamente, não há evidência de reação óssea nos locais da fratura e as extremidades do osso se apresentam escleróticas (Figura 32.71). A cintigrafia pode confirmar a ausência de vascularização na fratura. Do ponto de vista histológico, as lacunas são preenchidas com tecido fibroso, osso necrótico e cartilagem. As cavidades medulares são seladas com osso cortical. A não união atrófica requer remoção cirúrgica do tecido fibroso e canais medulares abertos. A ressecção em bloco do osso inativo e do local de fratura cria contato ósseo circunferencial suficiente para permitir excelente compressão da fratura com o emprego de placa óssea. Placas e parafusos são normalmente os implantes de escolha para estabilizar não uniões atróficas, junto com a aplicação de enxerto autógeno de osso esponjoso. Durante o tratamento das não uniões, é necessário coletar *swabs* para cultura bacteriana e antibiograma, devido à osteomielite concomitante.

Osteomielite

Define-se osteomielite estritamente como a condição inflamatória do osso e do canal medular. A causa mais comum de osteomielites pós-traumáticas associadas a união retardada ou não união é a infecção bacteriana promovida pela instabilidade da fratura e interfaces entre osso e implantes. Fraturas abertas oferecem maior oportunidade para a osteomielite, assim como o comprometimento vascular e isquemia tecidual. A osteomielite pós-traumática ocorre com a colonização bacteriana dos implantes e tecido adjacente lesionado. A formação de um filme sobre a superfície do implante favorece a aderência de microrganismos e constitui um biofilme. Ademais, bactérias produzem um glicocálice, que também auxilia na aderência de células ao implante. O biofilme (bactérias, glicocálice e superfície do implante) protege o microrganismo dos antibióticos e das defesas do hospedeiro.

A evidência radiográfica da osteomielite inclui formação óssea periosteal e endosteal, além de reabsorção óssea. Também pode haver frouxidão ou quebra de implantes e fragmentos ósseos inviáveis (sequestro ósseo) (Figura 32.72). A evidência radiográfica e clínica da osteomielite, associada à cultura bacteriana positiva, fecha o diagnóstico. O tratamento da osteomielite pós-traumática deve abranger a restituição do ambiente favorável à consolidação da fratura (remoção de implantes frouxos e sequestros ósseos, destruição do biofilme e estabilização da fratura) e terapia antimicrobiana apropriada por pelo menos 4 a 6 semanas.

Má União

As *más uniões* são fraturas consolidadas nas quais não se obteve ou manteve alinhamento ósseo anatômico durante a consolidação. Podem resultar em efeitos deletérios sobre a função. As deformidades angulares se caracterizam por perda das relações paralelas corretas entre as articulações situadas acima e abaixo do osso fraturado. Podem ser classificadas em *valgo, varo, rotação interna ou externa, translação, antecurvatum* ou *recurvatum* (Figura 32.73). Deformidades graves afetam a função do membro e podem provocar anormalidades da deambulação e osteoartrite nas articulações adjacentes. O encurtamento dos ossos acometidos também ocorre em casos mais raros. O osso encurtado em local de sistema ósseo único (fêmur e úmero) pode ser compensado pela extensão das articulações adjacentes; contudo, o encurtamento de somente um osso em um sistema par (rádio-ulna, tíbia-fíbula) causa incongruência no alinhamento das articulações adjacentes. A má união necessita ser tratada com osteotomia corretiva nos casos em que afeta negativamente a deambulação do paciente ou quando pode resultar em osteoartrite.

CAPÍTULO 32 Princípios de Diagnóstico e Manejo de Fraturas

OSTEOTOMIAS

Osteotomias são procedimentos nos quais o osso é seccionado em dois segmentos. *Osteotomias apofisárias,* como as de trocanter ou acrômio, são realizadas com finalidade de melhorar a exposição cirúrgica de uma articulação (pp. 1100 e 1049). *Osteotomias corretivas* são procedimentos eletivos de secção, realinhamento e estabilização da diáfise ou metáfise óssea até que ocorra união. Suas indicações são (1) correção de deformidades angulares causadas por trauma fisário ou má união de fratura para realinhamento das superfícies articulares, (2) obtenção de comprimento ósseo adequado em um osso encurtado, (3) correção de deformidades torcionais causadas por trauma fisário ou má união de fraturas e (4) melhoria da configuração articular. As *ostectomias*, ou remoção de segmentos ósseos, geralmente são realizadas em cães imaturos para permitir crescimento livre de ossos longos pares nos quais um dos lados tenha sofrido fechamento fisário precoce. Também podem ser utilizadas para melhorar a congruência articular (Tabela 32.8).

O objetivo de se realizar uma osteotomia corretiva é devolver ao membro sua função normal por meio da restauração do alinhamento ósseo ou articular. O planejamento pré-cirúrgico é um pré-requisito para o sucesso. O cirurgião deve determinar a localização correta para a secção do osso, a capacidade do tecido mole de tolerar o estresse do reposicionamento do osso e a fixação adequada para manter a estabilidade até que ocorra união óssea. Radiografias ou tomografia computadorizada fornecem a informação mais útil

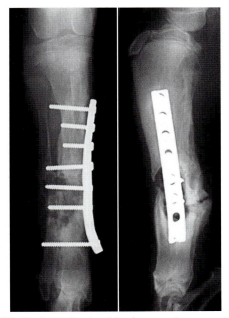

Figura 32.72 Radiografia da tíbia de um cão com osteomielite. Note a reabsorção do osso ao redor dos parafusos, indicando implantes frouxos, aumento da proliferação óssea e reabsorção óssea ao redor do córtex lateral sequestrado.

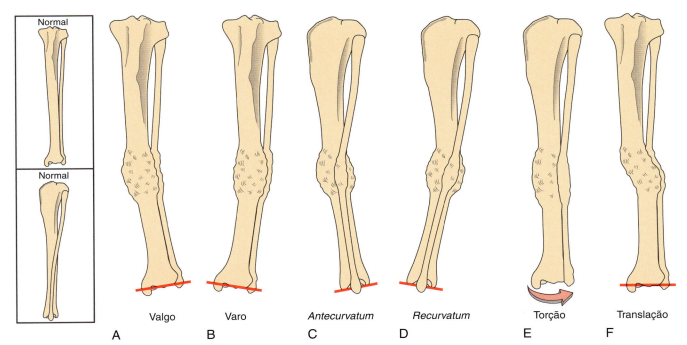

Figura 32.73 Mau alinhamento ósseo. (A) Valgo é a angulação lateral do segmento ósseo distal. (B) Varo é a angulação medial. (C) *Antecurvatum* é a angulação caudal. (D) *Recurvatum* é a angulação cranial do segmento ósseo distal. (E) Torção é o giro medial ou lateral do segmento ósseo distal. (F) Translação é o deslocamento de um segmento ósseo distal com as superfícies articulares paralelas.

para o planejamento da osteotomia. Para avaliar a deformidade, são necessárias radiografias craniocaudais e mediolaterais do osso acometido, incluindo as articulações adjacentes proximal e distal. Radiografias similares são utilizadas como referência no osso contralateral. A presença de deformidade angular significativa em ambas as projeções indica que ela está em plano oblíquo. Nesses casos, faz-se necessária a projeção oblíqua para determinar o plano correto da deformidade. O grau de deformidade angular e discrepância do comprimento pode ser determinado a partir das radiografias. A deformidade rotacional pode ser estimada a partir de radiografias, porém, em geral, é determinada mais corretamente por meio do exame físico ou tomografia computadorizada. Sua mensuração é realizada diretamente no animal pela comparação da relação entre ossos adjacentes, como rádio e metacarpos, durante flexão e extensão da articulação adjacente. A tomografia computadorizada permite a reconstrução tridimensional dos ossos, a fim de avaliar e mensurar melhor a deformidade. Em casos muito complexos, modelos tridimensionais podem ser gerados a partir de dados da tomografia para aprimorar o planejamento cirúrgico.

Os resultados do mau planejamento cirúrgico da osteotomia são a correção incompleta da deformidade, falha do implante, união retardada, infecção e não união.

Osteotomia Corretiva para Deformidades

Deformidades podem resultar de anormalidades do crescimento (geralmente fechamento precoce da fise) ou má união de fraturas. Animais imaturos com fechamento fisário precoce de rádio ou ulna podem ser tratados com ostectomia segmentar, a fim de liberar a restrição do osso acometido e permitir que o osso sadio cresça normalmente (p. 1081); todavia, em muitos casos, o paciente apresentará crescimento remanescente inadequado para corrigir apropriadamente a deformidade. Deformidades em animais maduros são tratadas por meio de osteotomia corretiva. As deformidades rotacionais podem ser corrigidas com a *osteotomia transversa*, após a qual o segmento distal será rotacionado para restabelecer o alinhamento ósseo correto (Figura 32.74A). Deformidades angulares dos membros são tratadas com osteotomia em *cunha aberta* ou *cunha fechada*, com finalidade de restaurar o alinhamento das superfícies articulares proximal e distal (Figura 32.74B e C). A ostectomia em cunha aberta preserva o comprimento ósseo, ao passo que a cunha fechada proporciona uma

TABELA 32.8 Indicações para Procedimentos de Osteotomia Corretiva

Deformidade	Técnica de Osteotomia
Angular	Cunha de abertura Cunha de fechamento Cunha reversa Em cúpula
Encurtamento	Alongamento transverso Degrau de escada Distração contínua
Rotacional	Transversa desrotacional
Angular, encurtamento e rotacional	Cunha de abertura Distração contínua
Incongruência articular	Tripla da pelve Intertrocantérica Nivelamento do platô tibial Alongamento transverso Degrau de escada Ostectomia ulnar Distração contínua

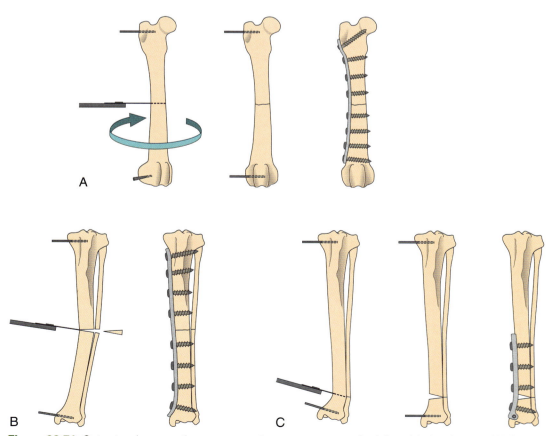

Figura 32.74 Osteotomias corretivas empregadas no tratamento de deformidades ósseas. (A) Osteotomia desrotacional. (B) Osteotomia em cunha fechada. (C) Osteotomia em cunha aberta.

superfície mais estável à fratura. Essas técnicas podem ser estabilizadas com placas ósseas ou fixadores externos.

Deformidades com encurtamento significativo do osso acometido requerem um procedimento de alongamento para restaurar a função do membro. *Osteotomias de prolongamento* podem ser agudas ou progressivas. O tecido mole com frequência limita a correção em um procedimento, enquanto a *distração progressiva* vence essa limitação e permite formação de novo osso durante o processo de distração osteogênica (p. 1005). A distração progressiva pode ainda ser utilizada no tratamento de cães em crescimento com fechamento completo das fises. A distração osteogênica normalmente é obtida por meio de um aparato fixador em anel.

Osteotomia Corretiva para Incongruência Articular

As osteotomias corretivas mais comumente realizadas têm por finalidade o realinhamento de articulações incongruentes. Cães com evidência precoce de displasia coxofemoral são candidatos à *osteotomia tripla da pelve*, realizada para rotacionar a rima acetabular dorsal, a fim de fornecer estabilidade adicional à articulação do quadril (p. 1215) (Figura 32.75A). *Osteotomias de liberação ou ostectomias* são realizadas em casos de incongruência de cotovelo, para permitir que a ulna retorne a uma relação mais normal com o úmero distal (Figura 32.74B). Esses procedimentos também são empregados para aliviar pressão em casos de não união do processo ancôneo e/ou fragmentação de processo coronoide (p. 1182). Caso a incongruência seja

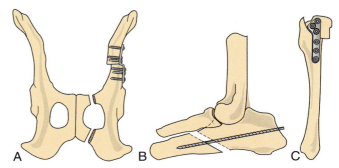

Figura 32.75 Osteotomias corretivas empregadas no tratamento de doenças articulares. (A) Osteotomia tripla da pelve. (B) Osteotomia dinâmica da ulna. (C) Osteotomia de nivelamento do platô tibial.

muito grande, a osteotomia de prolongamento poderá ser indicada para restaurar o alinhamento do cotovelo. Cães com ruptura de ligamento cruzado cranial podem ser tratados com TPLO para melhorar as condições mecânicas da articulação (p. 1232) (Figura 32.75C). Ocasionalmente, cães com luxação de patela e deformidades varo, valgo, ou rotacionais associadas são tratados com osteotomia corretiva para realinhamento femoral.

33 Manejo de Fraturas Específicas

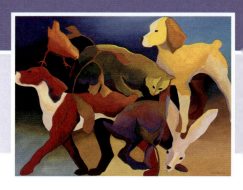

FRATURAS DE MAXILA E MANDÍBULA

DEFINIÇÕES

Fraturas de maxila e **mandíbula** podem resultar de trauma, periodontite grave ou neoplasia. A **periodontite** é uma reação inflamatória do tecido circunjacente ao dente, que normalmente resulta da extensão de uma inflamação gengival às demais estruturas do periodonto.

CONSIDERAÇÕES GERAIS E FISIOPATOLOGIA CLINICAMENTE RELEVANTE

Fraturas de maxila e mandíbula normalmente são causadas por trauma da cabeça em geral com lesões concomitantes presentes (p. ex., obstrução de vias aéreas, trauma do sistema nervoso central, pneumotórax, contusão pulmonar e miocardite traumática). Essas anormalidades podem representar ameaça aguda à vida e necessitar de diagnóstico e tratamento imediatos. O reparo definitivo da fratura muitas vezes necessita ser protelado até que o animal tenha sido corretamente estabilizado. Fraturas de mandíbula normalmente ocorrem como resultado de perda óssea associada à periodontite severa. A extração dentária deve ser realizada com cautela com periodontite grave, a fim de prevenir essa complicação. Casos de periodontite severa podem cursar com má cicatrização óssea. Os dentes acometidos devem ser extraídos antes da estabilização da fratura. Neoplasias de mandíbula podem ser causa de fraturas patológicas (p. 352). É necessário exame histológico do osso de pacientes com fratura de mandíbula, a não ser quando a fratura foi claramente ocasionada por trauma. Fraturas associadas a neoplasias são tratadas com mandibulectomia em lugar de reparo definitivo (p. 336).

Os dentes ocupam uma grande porção da mandíbula e são componentes integrais da estrutura mandibular normal (Figura 33.1). Dentes saudáveis envolvidos em fraturas não devem ser removidos, exceto quando estão soltos. Isso é especialmente importante nas fraturas que envolvem o corpo caudal da mandíbula, visto que os grandes dentes pré-molares e molares ocupam uma porção significativa do osso e são contribuintes essenciais para a estabilidade da fratura. Fraturas que se estendem ao longo da raiz óssea da crista alveolar até o ápice dos dentes apresentam risco de necrose da polpa e reabsorção óssea periapical. O tratamento de canal temporário ou permanente realizado no momento da estabilização da fratura pode facilitar a cicatrização óssea. Se os dentes acometidos não forem tratados no momento da cirurgia, será necessário avaliação periódica de evidências de infecção ou afrouxamento, a fim de determinar se há indicação de tratamento endodôntico ou extração. Devem-se considerar a anatomia e a localização das raízes dentárias durante aplicação de implantes na mandíbula. A lesão das raízes por pinos, fios, brocas e parafusos pode causar dano suficiente que dificulte ou impeça a cicatrização ou torne necessária a extração após cicatrização da fratura.

DIAGNÓSTICO

Apresentação Clínica
Sinais Clínicos

Embora fraturas traumáticas de mandíbula possam ocorrer em cães de qualquer idade, animais jovens têm risco maior. Contudo, como a população canina vem demonstrando aumento no número de indivíduos de raças pequenas e miniaturas, bem como de cães em população urbana, a média de idade dos cães com fratura de mandíbula tem aumentado. As fraturas patológicas são particularmente comuns em cães idosos de raça pequena e miniatura (p. ex., Poodles) que não recebem profilaxia dental regular e são alimentados com alimentos macios e petiscos.

Histórico

Geralmente, a história de trauma (p. ex., animais pisoteados, atropelados ou escoiceados) é observada em animais com fraturas traumáticas na região oral. Disjunções da sínfise mandibular e do palato duro podem ocorrer em felinos que caem de grandes alturas ("síndrome do gato paraquedista"). A extração dentária pode estar associada a fraturas patológicas de cães com periodontite grave.

Achados de Exame Físico

Animais com fraturas de mandíbula podem babar excessivamente e exibir dor ao abrirem a boca, sendo geralmente relutantes para comer. A saliva pode apresentar aspecto sanguinolento, embora o sangramento profuso seja incomum. Ao exame cuidadoso da cavidade oral, é possível palpar crepitação e instabilidade; todavia, a inspeção minuciosa dessas estruturas em busca de feridas na mucosa e crepitação muitas vezes requer anestesia geral. Disjunções da sínfise permitem que uma mandíbula seja movida separadamente da outra. Geralmente há menos instabilidade com fraturas de maxila, quando comparadas às de mandíbula. Os dentes devem ser examinados cuidadosamente para evidências de trauma. Deve-se realizar biópsia de fraturas associadas a notável lise ou proliferação óssea.

> **NOTA** Utilize terapia endodôntica para tratar dentes fraturados acima da linha da gengiva; extraia os dentes que estiverem fraturados abaixo da linha.*

Diagnóstico por Imagem

Radiografias da mandíbula e maxila geralmente requerem anestesia. O exame radiográfico minucioso do crânio normalmente requer o mínimo de quatro projeções radiográficas: dorsoventral ou

---

*Nota da Revisão Científica: Avalie caso a caso os dentes fraturados a fim de eleger a terapia mais adequada: extração ou tratamento endodôntico.

CAPÍTULO 33 Manejo de Fraturas Específicas

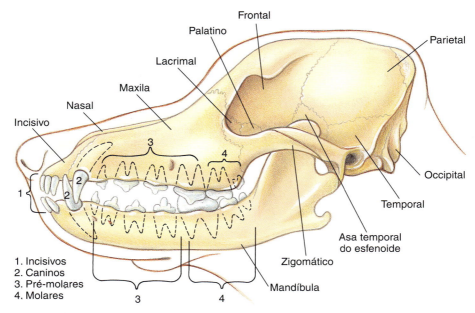

Figura 33.1 Anatomia do crânio. Note que as raízes dos dentes ocupam uma grande porção da mandíbula. As relações normais das arcadas dentárias maxilar e mandibular encontram-se ilustradas.

ventrodorsal, lateral e oblíquas direita e esquerda. Radiografias do crânio são tipicamente difíceis de interpretar devido à presença de múltiplas estruturas sobrepostas; portanto, a comparação com um crânio sadio muitas vezes auxilia o exame. A simetria entre os dois lados é crucial à interpretação e, por essa razão, o cuidado durante o posicionamento é crítico. Projeções adicionais especializadas, como as intraorais, podem ser necessárias para a avaliação completa. A tomografia computadorizada (TC) pode ajudar na identificação de fraturas do corpo mandibular caudal, ramo vertical e côndilo mandibular, os quais podem ser difíceis de se detectar radiograficamente. A TC é mais eficiente do que a radiografia na avaliação de fraturas complexas de maxila e mandíbula.

Achados Laboratoriais

Anormalidades laboratoriais específicas não se encontram presentes em fraturas de mandíbula e maxila de nenhuma causa. Animais traumatizados devem ser submetidos a exames suficientes para determinar suas contraindicações à anestesia.

DIAGNÓSTICO DIFERENCIAL

Animais com fratura de mandíbula ou maxila devem ser avaliados para determinar se suas fraturas são resultado de trauma ou doença subjacente (p. ex., periodontite, neoplasia, doença metabólica; ver discussão prévia).

MANEJO CLÍNICO

Uma focinheira de esparadrapo pode ser aplicada para suportar a mandíbula em caso de deslocamento mínimo dos fragmentos (em geral fraturas do ramo), oclusão dental adequada e escore de avaliação da fratura (p. 985) favorável que sugira união rápida. A focinheira pode ser confeccionada a partir de duas fitas de esparadrapo aplicadas com seus lados colantes unidos e em formato de círculo acomodado sobre o focinho do cão. Uma fita similar é posicionada desde o círculo até a cabeça atrás das orelhas (Figura 33.2). A focinheira deve permitir que o cão abra a boca o suficiente para beber água e se alimentar de

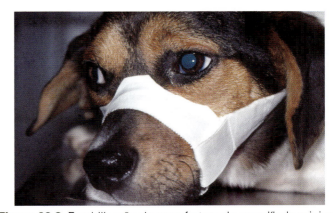

Figura 33.2 Estabilização de uma fratura de mandíbula minimamente deslocada com uma focinheira de esparadrapo. Essas focinheiras também podem ser utilizadas antes da cirurgia para fornecer suporte à mandíbula.

papinha. Para que haja cicatrização adequada, as focinheiras devem ser mantidas por 6 semanas. Cães com fratura de mandíbula e maxila podem não tolerar a focinheira devido à pressão sobre a maxila fraturada. Como felinos possuem focinho curto, focinheiras são difíceis de serem aplicadas e mantidas. Da mesma forma, pode ser difícil manter uma focinheira em um cão braquicefálico.

TÉCNICAS DE ESTABILIZAÇÃO INTERDENTAL

Técnicas de estabilização oral que incorporam ligaduras com fio e/ou acrílico dental acoplado aos dentes permitem redução fechada de fraturas da maxila e mandíbula, preservando as inserções periosteais e o suprimento sanguíneo. Essas técnicas são especialmente úteis em fraturas rostrais aos primeiros molares mandibulares e fraturas cominutivas nas quais a redução anatômica não é possível. A fixação maxilomandibular também pode ser útil para estabilizar luxações da articulação temporomandibular.

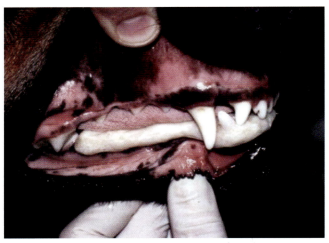

Figura 33.3 Estabilização de uma fratura de mandíbula em um cão utilizando tala acrílica reforçada com fio. (Cortesia da Dra. Sandra Manfra Marretta e do Dr. Robert Ulbricht.)

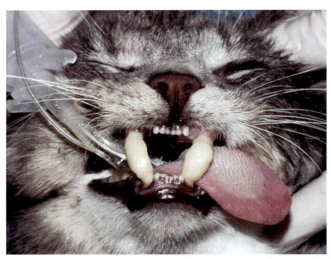

Figura 33.4 Estabilização de uma fratura caudal da mandíbula em um felino com conexão acrílica entre os dentes maxilares e mandibulares. (Cortesia da Dra. Sandra Manfra Marretta.)

Aplicação da Fixação Interdental

A fixação interdental limita-se a fraturas de mandíbula e maxila que ocorrem entre dentes caninos e carniceiros. Nos cães, as ligaduras interdentais são combinadas a talas acrílicas intraorais para fornecer fixação estável. Em felinos, talas acrílicas intraorais podem ser empregadas sem reforço metálico. O material acrílico* com baixa temperatura de cura é mais recomendado para o uso intraoral.

As coroas dos dentes mandibulares devem ser limpas, polidas e tratadas com ácido para melhorar a adesão da resina acrílica. A mandíbula é alinhada por meio de intercuspidação dos pré-molares, como referência para a redução precisa. Ligaduras interdentais (fios de 0,3 a 0,5 mm) são aplicadas para estabilização inicial da(s) fratura(s). O acrílico é aplicado ao dente já preparado para estabilizar a fratura (Figura 33.3). A imobilização é removida quando há evidência radiográfica de ponte óssea na fratura, por meio da secção interdental da tala e remoção do material em secções.

Aplicação da Fixação Maxilomandibular

A união da maxila à mandíbula pelos dentes caninos alinhados anatomicamente constitui uma alternativa à focinheira de esparadrapo para o tratamento conservador da fratura. Os caninos são limpos, polidos e tratados com ácido para, em seguida, serem alinhados com compósito dental, deixando a boca aberta em aproximadamente 1 cm. Ainda que simples, a técnica requer que todos os quatro caninos sejam saudáveis e intactos. Pode ser empregada tanto em cães quanto gatos (Figura 33.4).

> **NOTA** Cuidado: Animais tratados com limitação da capacidade de abertura da boca têm maior risco de apresentar hipertermia quando ficam em ambientes quentes, ou pneumonia aspirativa em caso de vômito.

TRATAMENTO CIRÚRGICO

O método adequado para o tratamento das fraturas de mandíbula e maxila é determinado com base no escore de avaliação da fratura (p. 985) e sua localização. O tratamento conservador com focinheira de esparadrapo ou união com compósito dentário pode ser adequado em algumas fraturas (ver discussão prévia). Sistemas de fixação interna aplicáveis a fraturas de mandíbula incluem fios ortopédicos, fios de Kirschner, placas e parafusos ósseos. Pinos intramedulares (IM) são contraindicados, pois o canal mandibular contém a artéria alveolar mandibular e o nervo alveolar inferior. Fixadores externos (arranjo padrão e acrílico) são muito eficazes no manejo de fraturas cominutivas não reduzíveis. Muitas fraturas maxilares ocorrem sem deslocamento e requerem somente terapia conservadora; contudo, fraturas segmentares da maxila ou linhas de fratura deprimidas podem necessitar de reposicionamento e estabilização. Fraturas de mandíbula e maxila que alteram a oclusão normal devem ser reduzidas e estabilizadas. Quando a fratura resulta em mau posicionamento nasal ou instabilidade, deve ser reduzida e estabilizada. Fios interfragmentários podem ser empregados na estabilização de algumas fraturas de maxila nas quais haja apenas alguns fragmentos grandes e a redução anatômica seja possível (Figura 33.5), especialmente utilizando fios de Kirschner incorporados à fixação, a fim de prevenir sobreposição dos fragmentos. Miniplacas maxilofaciais são mais eficazes na restauração do contorno anatômico em fraturas maxilares cominutivas e deprimidas que envolvam porções finas do crânio.

Aplicação de Fios Interdentais

Fios interdentais são aplicados ao redor dos dentes adjacentes à linha de fratura. Posicione os fios seguramente no osso ao redor do colo dentário para prevenir que deslizem fora da coroa. Insira-os através de orifícios de deslizamento abertos entre os dentes e através do osso cortical superficial. Passe o fio através dos orifícios, circule os dentes e aperte. Dobre as extremidades em direção à mucosa (Figura 33.6).

Aplicação de Fios Interfragmentários

Fios interfragmentários são ideais para estabilizar fraturas de mandíbula e maxila relativamente simples e reconstruíveis. Fios de maior diâmetro (calibres 18 a 22), quando corretamente aplicados, fornecem suporte adequado à fratura (Tabela 33.1); todavia, podem ser difíceis de posicionar e apertar, a não ser que algumas diretrizes de inserção sejam seguidas. O maior diâmetro de fio que puder ser manipulado

---
*Nota da Revisão Científica: São preferidas as resinas fotopolimerizáveis.

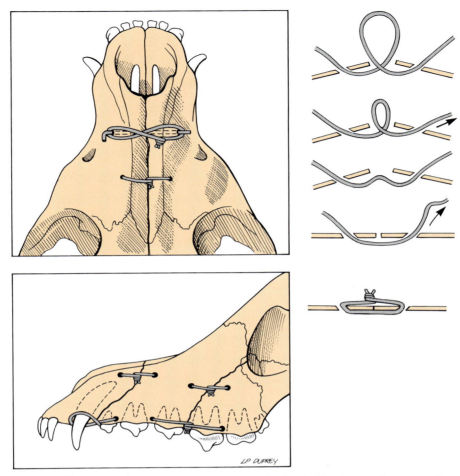

Figura 33.5 Estabilização de fraturas de maxila utilizando fio de Kirschner e fio ortopédico. Os fios são aplicados perpendiculares à fratura e apertados para comprimi-la. Os fios de Kirschner previnem o colapso dos fragmentos. Em alguns casos, um dente canino pode ser utilizado para prender o fio. A fim de facilitar a passagem da cerclagem, angule os orifícios perfurados em direção à fratura. Faça um laço com o segmento mais longo do fio passando sob o osso e através do segundo orifício. Tracione o fio até que as dobras causadas pela laçada não possam mais ser incorporadas à cerclagem final e aperte o fio.

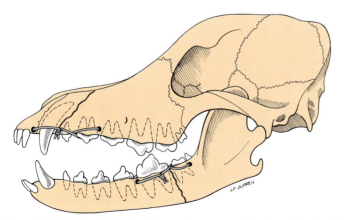

Figura 33.6 Fios interdentais podem ser aplicados através de orifícios perfurados na maxila ou na mandíbula para prevenir seu deslizamento.

TABELA 33.1	Tamanhos Comparáveis de Fios para Estabilização de Fraturas	
Calibre	Milímetro	Polegada
16	1,25	0,049
18	1,00	0,040
20	0,80	0,035
		0,032
		0,030
22	0,60	0,028
24		0,020

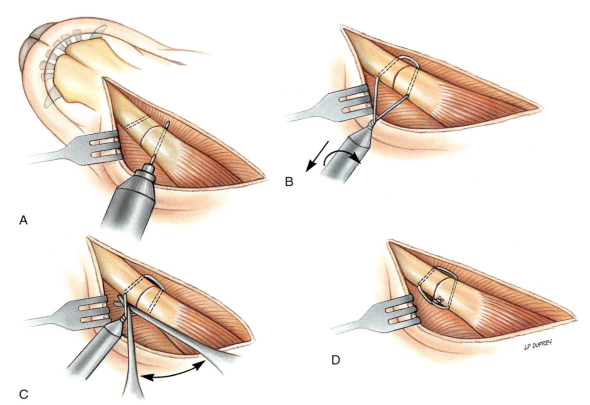

Figura 33.7 (A) Para inserir um fio interfragmentário na mandíbula, angule os orifícios em direção à fratura. (B) Insira o fio e comece a torcê-lo aplicando-lhe tração. (C) A fim de garantir que haja contato entre o fio e o córtex mais distante, insira uma pinça entre o fio torcido e o córtex mais próximo, alavancando o fio para longe do córtex. (D) Termine de apertar o fio, corte a porção torcida e dobre-a sobre o osso.

deve ser o escolhido. Utilize fios de Kirschner para perfurar o osso, 5 a 10 mm da linha de fratura (Figura 33.7A). Posicione esses orifícios de forma que o fio esteja perpendicular à linha de fratura quando for apertado. Incline os orifícios em direção à linha da fratura; isso resulta em ângulos obtusos do lado do osso oposto onde o nó do fio será apertado. Dessa forma, o fio pode deslizar para sua posição correta mais facilmente, otimizando o esforço de apertá-lo. Utilize segmentos de fio longos para facilitar sua passagem e permitir manipulação de irregularidades do fio para longe da área onde será apertado. Aperte o fio utilizando um nó torcido ou laço de tensão (p. 1014). Torça-o de tal forma que a tensão aplicada seja igual nas duas partes (Figura 33.7B). Use um elevador de periósteo ou uma pinça dente de rato grande para alavancar o fio ortopédico embaixo do nó e eliminar qualquer folga (Figura 33.7C). Quando estiver apertado, dobre-o perpendicular à superfície do fio e distante da margem da gengiva. Corte o fio, torça as pontas e dobre-as em direção à superfície óssea (Figura 33.7D). O ideal é que os fios estejam situados próximo da margem oral para neutralizar as forças que tendem a romper fraturas. Como essa margem também contém os dentes, é preciso cuidado ao se posicionar os orifícios entre dentes ou raízes dentárias. No caso do emprego de múltiplos fios, todos os orifícios devem ser perfurados e os fios, posicionados antes de algum ser apertado. Os fios são apertados a partir do início da linha caudal da fratura, progredindo em direção à sínfise. Caso ocorra dobramento ou deslizamento em fraturas oblíquas ou transversas, podem ser utilizados fios de Kirschner com fio ortopédico de padrão em oito. O fio de Kirschner previne deslizamento ou dobramento enquanto se aperta o fio ortopédico.

Aplicação de Placas Ósseas e Parafusos

Placas ósseas podem ser empregadas na estabilização de fraturas de mandíbula únicas ou cominutivas (p. 1016). Miniplacas, normalmente feitas de titânio, fornecem excelente estabilização, cicatrização rápida, excelente função em longo prazo e poucas complicações.[1] As placas são aplicadas sobre a superfície ventrolateral da mandíbula. A placa deve ser cuidadosa e corretamente contornada, visto que a mandíbula se alinha à mesma quando os parafusos são apertados; o mau alinhamento resulta em maloclusão. Os parafusos devem ser posicionados de forma a evitar raízes dentárias. Miniplacas maxilofaciais podem ser de mais fácil contorno e inserção dos parafusos e podem ser combinadas a placas retas padrão e placas de reconstrução em fraturas de mandíbula e maxila (Figura 33.8). Parafusos e placas podem ser particularmente úteis em fraturas de maxila e mandíbula porque sua maior rigidez fornece ótima estabilidade da região de menor densidade óssea, comparados aos implantes sem bloqueio.

Aplicação de Fixadores Esqueléticos Externos
Fixadores Externos

Fixadores externos (p. 998) podem ser utilizados para estabilizar fraturas do corpo mandibular quando há osso suficiente para alojar os pinos. Estes são inseridos de maneira percutânea através do corpo, evitando as raízes dentárias. Fixadores tipo I são aplicados à superfície mandibular ventrolateral com pelo menos dois pinos de cada lado da linha de fratura. Pinos de extremidade rosqueada com perfil positivo são utilizados para aumentar o poder de fixação do implante. No caso

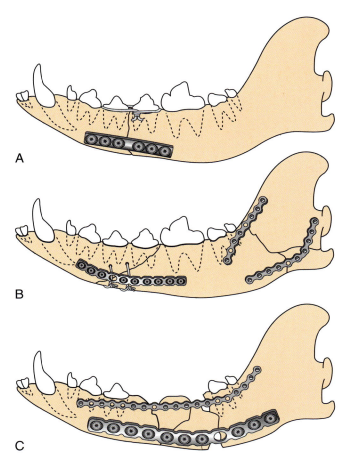

Figura 33.8 (A) Placas de compressão são aplicadas sobre a superfície lateral da mandíbula para estabilizar fraturas transversas. Evite penetrar nas raízes dos dentes com os parafusos. O fio interdental pode funcionar como banda de tensão adicional durante a fixação. (B) Fraturas oblíquas podem ser estabilizadas com fios de hemicerclagem e placa. Fraturas de ramo vertical podem ser estabilizadas com miniplacas aplicadas aos bordos mais espessos rostral e ventral do osso. (C) Fraturas de mandíbula cominutivas podem ser conectadas em ponte com placa de reconstrução. A fixação concomitante com miniplaca auxilia na estabilização da superfície de tensão da mandíbula. (Modificada de Johnson AL, Houlton JEF, Vannini R, eds. *AO Principles of Fracture Management in the Dog and Cat*. New York: Thieme; 2005.)

> **QUADRO 33.1 Uso de Implante para Fraturas de Maxila e Mandíbula Segundo o Escore de Avaliação da Fratura (EAF)**
>
> **EAF de 0 a 3**
> Redução fechada e fixador esquelético externo
> Placas ósseas e parafusos
> Fixação maxilomandibular para ramo vertical
>
> **EAF de 4 a 7**
> Técnicas de fixação interdental
> Placas ósseas e parafusos
> Fixador esquelético externo
>
> **EAF de 8 a 10**
> Focinheira de esparadrapo
> Técnicas de fixação interdental
> Fios interfragmentários
> Fios de cerclagem (fraturas da sínfise)

de fraturas bilaterais, o tipo II pode ser construído utilizando-se pinos bilaterais e unilaterais. Uma barra conectora deve ser posicionada de cada lado da arcada inferior do cão (Figura 33.9).

Fixadores Acrílicos

O acrílico dental é utilizado para substituir grampos e barras conectoras e serve como método versátil de fixação para fraturas de mandíbula, especialmente as severamente cominutivas. Após inserção dos pinos nos locais adequados da mandíbula (utilize pinos de fixação de tamanho adequado para a região óssea), as extremidades são dobradas paralelas à pele (Figura 33.10A). A oclusão dental e a redução da fratura são verificadas fechando-se a boca do animal. Caso necessário, grampos de Kirschner e uma barra conectora podem ser aplicados para fixação temporária da fratura reduzida enquanto se prepara e molda o acrílico (Figura 33.10B). O tecido mole é protegido por meio da aplicação de compressas* molhadas entre os pinos. Após o preparo do acrílico, segue-se sua moldagem sobre os pinos, formando uma barra conectora (Figura 33.10C). Outro método seria o uso de um tubo plástico sobre os pinos (não os dobrar) para moldar o acrílico em fase líquida. A tala acrílica pode ser curvada ao redor da porção rostral da mandíbula.

> **NOTA** Barras acrílicas são versáteis por permitirem acomodação de vários tamanhos de pinos de fixação inseridos em planos múltiplos.

Animais com fraturas de mandíbula de escore 8 a 10 (p. ex., fraturas simples em animais jovens; p. 985) podem ser tratados com focinheira de esparadrapo, fixação interdental, inserção de fios interdentais ou técnicas com fios interfragmentários, dependendo da localização da fratura. Os fios interfragmentários são em geral suficientes para estabilizar fraturas simples bilaterais que possam ser reconstruídas anatomicamente e cujo escore indique rápida cicatrização (Quadro 33.1). Possuem a vantagem de fornecer fixação interna com mínimos cuidados posteriores. No caso de escore moderado de 4 a 7 (p. ex., cães maiores ou de mais idade com tempo de cicatrização mais prolongado), se for possível a reconstrução anatômica da fratura, podem-se utilizar fio interfragmentário, fixação interdental, fixação externa ou placas e parafusos. O enxerto de osso esponjoso pode ser empregado para promover união óssea rápida nesses pacientes. Escores baixos de 0 a 3 com cominuição, perda óssea ou dano tecidual grave requerem tratamento com redução fechada e fixação externa ou aplicação de placa em ponte. As técnicas de redução fechada preservam o ambiente biológico, mas fixadores externos requerem cuidados posteriores intensivos e a interface pino-osso vai se afrouxando com o tempo. O alinhamento mandibular é determinado observando-se a oclusão dental. A fixação com placa e parafuso pode ser utilizada para estabilizar fraturas de mandíbula com perda óssea cortical; entretanto, a placa deve ser cuidadosamente contornada ao formato normal do osso fraturado. Se for realizada a redução aberta em pacientes com escore de avaliação baixo, o enxerto autógeno de osso esponjoso ou matriz desmineralizada com osso esponjoso pode ser útil para facilitar a cicatrização.

---

*Nota da Revisão Científica: Quando se utiliza acrílico autopolimarizável, é fundamental prevenir o aquecimento excessivo, que pode levar a necrose pulpar dos dentes envolvidos na resina.

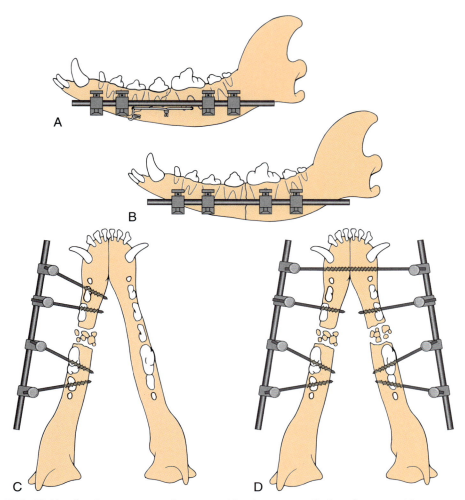

Figura 33.9 (A) Um fixador externo pode ser combinado com um fio interfragmentário para estabilizar fraturas de mandíbula oblíquas ou (B) pode ser utilizado isoladamente em fraturas transversas. (C-D) Durante a instalação de um fixador externo tipo I ou II em uma fratura de mandíbula cominutiva, utilize pinos com extremidade rosqueada de perfil positivo se o escore de avaliação indicar demora da consolidação. Evite penetrar raízes dentárias com os pinos de fixação.

Cães com fraturas cominutivas graves do ramo vertical da mandíbula podem ser tratados com focinheira de esparadrapo, tendo em vista a presença do grande músculo masseter para manter o alinhamento dos fragmentos. Em alguns casos, a fixação maxilomandibular pode ser empregada para manter o alinhamento da mandíbula e da maxila. Embora grande parte dos felinos tolere bem essa forma de fixação, o manejo pós-cirúrgico dos cães pode ser mais difícil.

Manejo Pré-cirúrgico

Após determinação do *status* do paciente, a fratura de mandíbula da maioria dos cães pode ser delicadamente reduzida e mantida temporariamente com focinheira de esparadrapo, até que o procedimento de estabilização definitiva possa ser realizado (Figura 33.2). Contudo, fraturas de mandíbula de felinos e cães braquicefálicos não podem ser facilmente estabilizadas com focinheiras e são muitas vezes tratadas somente no momento da cirurgia. Como a cavidade oral contém muitas bactérias, é recomendada a antibioticoterapia profilática. Infecções são raras, todavia, dada a extensa vascularização dessa área. Em caso de infecção provável e redução aberta, culturas bacterianas podem ser solicitadas durante a cirurgia. Animais que sofreram trauma necessitam de terapia analgésica (Capítulo 13).

Anestesia

A reconstrução ou realinhamento anatômico das corticais mandibulares são obrigatórios para promover a oclusão dental correta. Fraturas simples podem ser reconstruídas anatomicamente utilizando a cortical óssea como guia. No caso de fraturas complexas ou perda óssea cortical, porém, a oclusão dental deve ser o guia para o realinhamento mandibular. Visto que os dentes mandibulares e maxilares se interdigitam intimamente, é necessário o alinhamento preciso das arcadas superior e inferior. Quando a oclusão não pode ser determinada em razão da posição do tubo endotraqueal, pode-se optar pelo seu reposicionamento através de uma faringostomia (Figura 33.11) ou traqueostomia temporária. Isso permite que a boca seja completamente fechada durante a cirurgia, o que facilita a determinação da oclusão dental correta. Após a cirurgia, o tubo endotraqueal é removido e a faringostomia é deixada para granular fechada. Traqueostomias temporárias devem ser fechadas primeiro.

CAPÍTULO 33 Manejo de Fraturas Específicas

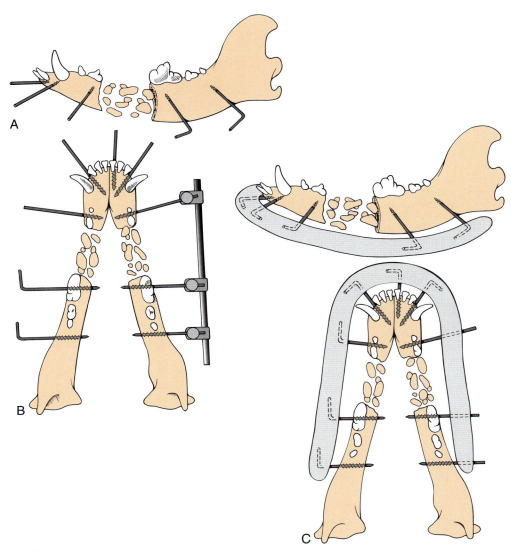

Figura 33.10 Fixadores acrílicos podem ser empregados para acomodar pinos de vários tamanhos inseridos em planos múltiplos. (A) Insira os pinos de fixação em locais com osso adequado. Prefira pinos de extremidade rosqueada com perfil positivo quando o escore da fratura indicar consolidação prolongada. (B) Use uma barra de fixação temporária para manter o alinhamento mandibular. (C) Dobre os pinos e aplique o acrílico enquanto ainda estiver com consistência de massa.

Anatomia Cirúrgica

Os ossos da maxila e do corpo mandibular são facilmente palpáveis e acessados cirurgicamente através da incisão da pele e tecido subcutâneo (Figura 33.12). O nervo maxilar (ramo do trigêmeo que inerva os músculos cutâneos da cabeça, cavidades oral e nasal e os músculos mastigatórios) passa rostralmente através do canal alar e pode ser lesionado em fraturas maxilares. O nervo alveolar mandibular, que fornece inervação sensitiva aos dentes mandibulares, passa através do canal mandibular junto com a artéria alveolar mandibular. Essas estruturas são frequentemente lesionadas nas fraturas de mandíbula, embora os sinais clínicos raramente sejam evidentes. As raízes dentárias devem ser evitadas durante inserção de implantes na maxila ou mandíbula. O acesso ao ramo e à articulação temporomandibular envolve dissecção e elevação do músculo masseter (Figura 33.13). O ducto parotídeo e a glândula parótida, junto com o nervo facial, situam-se dorsais e superficiais em relação ao masseter, e devem ser evitados.

> **NOTA** O formato do canal mandibular e a presença de vasos e nervos importantes contraindicam a fixação de fraturas de mandíbula com pino intramedular.

Posicionamento

Fraturas de maxila são tratadas com o animal em decúbito ventral e fraturas de mandíbula, em decúbito dorsal ou lateral. O campo cirúrgico, incluindo a cavidade oral, deve ser preparado para cirurgia asséptica. Caso seja necessário um enxerto autógeno de osso esponjoso, os animais podem ser posicionados em decúbito dorsal com os membros torácicos fixados caudalmente. A pele sobre o úmero proximal também deve ser preparada para cirurgia asséptica. Esse posicionamento permite acesso simultâneo à metáfise proximal do úmero e à cavidade oral. Como se trata de posicionamento de membro incomum para obtenção de enxerto, é preciso ter o cuidado de se orientar antes do procedimento. Ademais, o enxerto deve ser coletado primeiro, a fim de evitar contaminação bacteriana do sítio doador. A colocação dos campos cirúrgicos deve ser realizada de forma a incluir o acesso à cavidade oral. Compressas de gaze podem ser aplicadas na região da laringe para impedir que o sangue adentre a laringe e o esôfago. O número de compressas deve ser anotado para se garantir remoção de todas ao final do procedimento.

TÉCNICA CIRÚRGICA

Redução Aberta de Fraturas de Mandíbula

Para fraturas de mandíbula bilaterais, faça uma incisão ventral na pele da linha média entre as mandíbulas ou incisões de pele ventrais em cada mandíbula. No primeiro caso, mova a incisão para qualquer direção para expor as duas mandíbulas. Caso haja envolvimento de somente uma mandíbula, faça uma incisão ventral diretamente sobre ela. Afaste o tecido mole para expor a(s) fratura(s). Mantenha a inserção do músculo digástrico (Figura 33.12). Reduza e estabilize a fratura. Se ocorrer fratura segmentar do corpo da mandíbula, estabilize primeiramente a fratura caudal. Como há pouca musculatura ao redor do corpo mandibular, a redução normalmente é de fácil execução. A redução aberta da cortical mandibular realinhará os dentes. Avalie a cavidade oral para verificar feridas abertas. Em caso de feridas grandes, lave-as e feche a mucosa. Feche a ferida cirúrgica suturando as duas camadas apostas.

Redução Aberta de Fraturas do Ramo Vertical e Articulação Temporomandibular

Faça uma incisão de pele sobre o bordo ventrolateral do corpo caudal da mandíbula e separe o platisma para expor o músculo digástrico. Eleve o masseter para expor sua superfície mandibular lateral e os processos coronoide e angular (Figura 33.13). Reduza a fratura e estabilize-a com fios interfragmentários ou placas ósseas. Feche a ferida cirúrgica suturando as camadas apostas. Grande parte do ramo vertical é composta por um osso muito delgado que não fornece suporte adequado ao implante. Muitas dessas fraturas devem ser manejadas de forma conservadora, pois implantes frouxos causarão complicações significativas. Fraturas da articulação

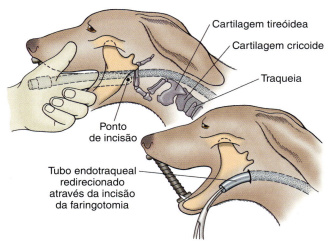

Figura 33.11 Para inserir um tubo endotraqueal através de uma incisão de faringotomia, introduza o indicador na cavidade oral e localize a faringe imediatamente cranial aos ossos hioides. Incise a pele, o tecido subcutâneo e a membrana mucosa, criando uma passagem para o tubo. Posicione uma pinça através da passagem criada e apreenda o tubo endotraqueal (sem o conector), redirecionando-o.

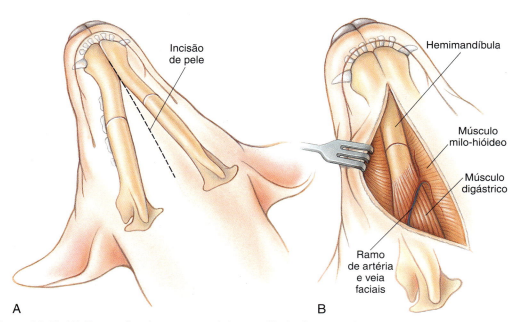

Figura 33.12 (A) Para a abordagem ventral da mandíbula, faça uma incisão na linha média ventral da pele entre as mandíbulas. (B) Eleve o tecido mole das mandíbulas para expor a(s) fratura(s), porém mantenha a inserção do músculo digástrico.

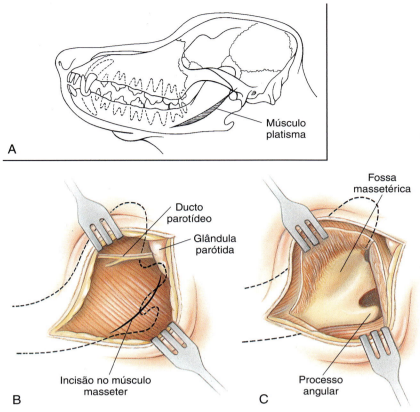

Figura 33.13 (A) Para a abordagem lateral ao ramo da mandíbula, incise a pele sobre o bordo ventrolateral caudal do corpo da mandíbula e separe o músculo platisma para expor o masseter. (B-C) Incise e eleve o masseter sobre o ramo, expondo sua superfície lateral e os processos angular e coronoide.

temporomandibular são raras e de difícil reparo. Pode ser indicada ressecção do côndilo mandibular.

Redução Aberta de Fraturas da Maxila

Faça uma incisão de pele sobre a fratura e afaste suavemente o tecido mole do osso. Reduza a fratura e estabilize-a com fios interfragmentários ou placas ósseas. Repare as feridas abertas maiores da cavidade oral.

Estabilização de Disjunções da Sínfise Mandibular

Disjunções de sínfise devem ser tratadas com fio de cerclagem. Um único fio constitui tratamento efetivo para esse tipo de disjunção. Os fios de cerclagem sinfisiais circulam a mandíbula caudais ao dente canino. O fio pode ser removido após consolidação da fratura (geralmente em 6-8 semanas) por meio de sua secção utilizando tesoura de fio no ponto onde está exposto atrás dos caninos. Faça uma pequena janela na pele sobre o aspecto ventral da sínfise. Insira uma agulha hipodérmica de calibre 16 ou 18 através da janela e ao longo de uma superfície mandibular lateral (sob o tecido subcutâneo). Faça a agulha sair pela cavidade oral caudal ao dente canino e passe um fio de calibre 18 ou 20 por dentro da mesma. Reposicione a agulha do lado oposto da mandíbula, curve o fio por sobre e atrás dos caninos e reinsira-o através da agulha hipodérmica. Faça o fio sair pela incisão de pele do ponto original de inserção. Após redução da disjunção, aperte o fio. Deixe as extremidades expostas através da incisão da pele e dobre-as para reduzir a possibilidade de trauma aos tutores (Figura 33.14).

Estabilização de Fraturas Transversas de Mandíbula

Fraturas transversas devem ser realinhadas e comprimidas. Aplique um ou dois fios interfragmentários perpendiculares à linha de fratura para gerar compressão (Figura 33.15A-C). Uma alternativa é o uso de fixação externa ou placa de compressão em casos nos quais a fratura necessite de fixação mais rígida.

Estabilização de Linhas de Fratura Oblíquas

Fraturas oblíquas podem se sobrepor quando fios paralelos são apertados, o que requer o emprego de padrões de fio. Estabilize as linhas da fratura oblíqua caudais a rostrais (ou vice-versa) com dois fios posicionados perpendiculares entre si. Um mesmo orifício pode ser preenchido por dois fios. Estabilize as linhas da fratura oblíqua mediais a laterais (ou vice-versa) com dois fios perpendiculares entre si em dois planos perpendiculares. Em ambos os casos, o segundo fio previne que a fratura apresente sobreposição enquanto os fios são apertados (Figura 33.15D-F).

Estabilização de Fraturas Cominutivas

Estabilize fraturas cominutivas com linhas longas e que permitam reconstrução anatômica com fios interfragmentários (Figura 33.15G). Suporte a fratura reconstruída com uma placa óssea ou fixador externo. Conecte as fraturas cominutivas que não possam ser reconstruídas com uma placa óssea ou fixador externo. Preste atenção para garantir adequada oclusão dental.

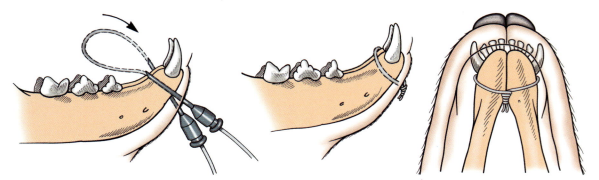

Figura 33.14 Para estabilizar fraturas da sínfise mandibular, utilize uma agulha hipodérmica de calibre 16 ou 18 para inserir o fio de cerclagem.

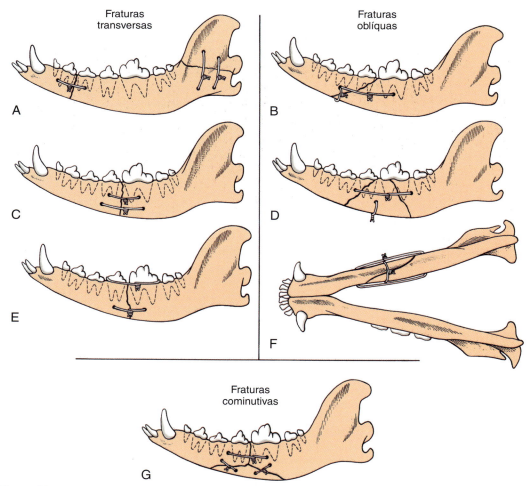

Figura 33.15 Fios interfragmentários podem ser utilizados para estabilizar fraturas de mandíbula. (A-C) Em fraturas transversas, os fios podem ser posicionados perpendiculares à linha de fratura. (D) Estabilize linhas de fratura oblíquas, longas e caudorrostrais com dois fios posicionados em ângulo entre si. O envolvimento do bordo mandibular ventral com o fio previne o deslocamento rostral do segmento caudal durante a fixação do fio interfragmentário. (E-F) Para estabilizar fraturas oblíquas, longas e inclinadas, insira fios nos dois segmentos ao redor do bordo ventral da mandíbula para prevenir sobreposição dos segmentos. (G) Fixe fragmentos em borboleta grandes com fios interfragmentários.

MATERIAIS DE SUTURA E INSTRUMENTOS ESPECIAIS

Uma furadeira de baixas rotações por minuto (RPM) auxilia na inserção de pinos de fixação. O mandril de pino ou a furadeira são empregados para perfurar orifícios no osso para os fios ortopédicos e de Kirschner. É necessário unir os dentes caninos com compósito de resina dental. A tala acrílica pode ser confeccionada utilizando polimetilmetacrilato ou acrílico dental. Para colocação das placas, é necessário equipamento específico.

CUIDADO E AVALIAÇÃO PÓS-CIRÚRGICOS

Radiografias pós-operatórias são necessárias para avaliar o alinhamento, o aparato e a aposição. A oclusão dental é consequência da redução precisa dos fragmentos. Sua determinação é mais prática ao exame físico do que em radiografias. Em alguns casos, utiliza-se focinheira de esparadrapo após a cirurgia, para suportar a fixação (Figura 33.2). No caso da utilização de focinheiras como fixação primária ou suporte para fixação interna, pode ocorrer irritação da pele ventral da mandíbula. A irritação deve ser cuidadosamente limpa e tratada com pomada. Os fixadores externos devem ser avaliados após a cirurgia para garantir que os grampos ou o acrílico não estejam muito próximos da pele.

O animal deve ser alimentado com comida pastosa até a cicatrização da fratura; brinquedos mastigáveis devem ser evitados. Pacientes com fixação maxilomandibular e dificuldade de se alimentar por via oral podem se beneficiar da utilização de esofagostomia (p. 95). Os tutores necessitam ser instruídos para não permitirem que o animal mastigue pedras ou gravetos durante brincadeiras. Também devem ser orientados sobre a limpeza da pele sob focinheiras de esparadrapo e da região ao redor dos pinos. Enxágues orais com clorexidina são recomendados duas vezes ao dia para pacientes com fixação interdental, a fim de minimizar a gengivite associada a *debris* aprisionados. A reavaliação e remoção dos pontos do paciente devem ser realizadas 2 semanas após o procedimento. Às 6 semanas, radiografias devem ser obtidas para avaliar a cicatrização, sendo repetidas a cada 6 semanas até que a cicatrização esteja completa. O compósito dental utilizado para união dental pode se quebrar prematuramente e necessitar de reaplicação caso a cicatrização não esteja completa. A remoção de compósitos dentários, fios intraorais e fixadores externos é realizada após cicatrização das fraturas; fios interfragmentários e placas ósseas com parafusos não são removidos, exceto quando causam problemas. A secção e remoção da tala interdental em segmentos ajudam a evitar fratura de dentes durante a manobra.

COMPLICAÇÕES

A maloclusão é a complicação séria mais comum. Muitos animais aprendem a compensá-la; todavia, possíveis sequelas incluem artrite temporomandibular, problemas mastigatórios, desgaste anormal dos dentes, acúmulo de placa e tártaro e periodontite. A maloclusão leve associada a interferência dos dentes pode ser tratada por meio de remodelamento dos dentes envolvidos, permitindo maior espaço. Já a maloclusão severa pode requerer extração dentária ou osteotomia corretiva. A osteomielite (p. 1039) e o sequestro ósseo devem ser tratados por meio de sequestrectomia, remoção dos implantes frouxos, estabilização mandibular (caso necessário), enxertos de osso esponjoso, cultura/sensibilidade e antibioticoterapia adequada. Não uniões são tratadas com estabilização adequada e autoenxerto de osso esponjoso.

PROGNÓSTICO

O prognóstico para a cicatrização de fraturas de mandíbula e maxila é geralmente excelente se as técnicas adequadas de manejo forem observadas.

> **NOTA** Fraturas de mandíbula e maxila geralmente cicatrizam sem formação de um grande calo.

FRATURAS DE ESCÁPULA

DEFINIÇÃO

Fraturas escapulares podem ocorrer ao longo do corpo, espinha, acrômio, colo, tuberosidade supraglenoide e cavidade glenoide do osso.

CONSIDERAÇÕES GERAIS E FISIOPATOLOGIA CLINICAMENTE RELEVANTE

As fraturas da escápula são relativamente incomuns em cães e gatos devido à presença de grandes músculos ao redor do osso, protegendo-o de trauma direto. Lesões concomitantes comuns incluem traumas torácicos (p. ex., contusões pulmonares, pneumotórax, fraturas de costela, cardiomiopatia traumática) e de nervos (p. ex., plexo braquial e contusões de nervo supraescapular). Portanto, faz-se necessária a determinação pré-operatória dos parâmetros cardiorrespiratórios e da função neurológica do membro de animais com fraturas de escápula. É difícil determinar o estado do nervo supraescapular durante o período pré-operatório.

Fraturas escapulares classificam-se segundo a localização (p. ex., corpo, espinha, acrômio, colo, tuberosidade supraglenoide, cavidade glenoide), envolvimento da superfície articular e estabilidade. Fraturas de corpo e espinha da escápula podem se apresentar minimamente deslocadas e estáveis, necessitando somente de terapia conservadora.

Contudo, fraturas transversas do corpo e espinha da escápula podem permitir que o osso se dobre sobre si, resultando em mau aspecto estético se permanecerem sem redução e estabilização. Da mesma forma, fraturas cominutivas podem ser instáveis, sendo candidatas à fixação interna. Avulsões da tuberosidade supraglenoide ocorrem em cães imaturos e são separações fisárias sujeitas à tração do músculo bíceps, necessitando de estabilização com métodos de fixação interna.

> **NOTA** As fraturas do colo escapular (quando deslocadas e instáveis) e da cavidade glenoide (fraturas intra-articulares) podem afetar a função da articulação escapuloumeral, necessitando, dessa forma, de redução anatômica e estabilização com métodos de fixação interna.

DIAGNÓSTICO

Apresentação Clínica

Sinais Clínicos

Embora fraturas traumáticas da escápula possam ocorrer em animais de qualquer idade, o risco é maior para animais jovens e grandes.

Histórico

Os animais acometidos normalmente apresentam história de trauma.

Achados de Exame Físico

A maioria dos animais acometidos apresenta claudicação sem suporte de peso. Pode ocorrer edema sobre a escápula e evidência de crepitação à palpação da região.

Diagnóstico por Imagem

As radiografias da escápula devem incluir projeções lateral e caudocranial. As projeções laterais devem ser obtidas posicionando-se a escápula dorsal à coluna vertebral (de preferência) ou por sobreposição da escápula sobre o tórax cranial. Para evitar a sobreposição das escápulas, o membro colateral deve ser afastado do membro acometido durante a projeção lateral. A projeção distal-proximal ou axial fornece a visualização *skyline* da espinha da escápula e dos bordos cranial e caudal do osso. Como é necessária a manipulação durante radiografias diagnósticas, alguns animais podem requerer sedação (Tabelas 31.2 e 31.3).

Achados Laboratoriais

Anormalidades laboratoriais específicas não são encontradas em animais com fraturas de escápula. Animais traumatizados que serão operados devem ser submetidos a exames de sangue a fim de determinar o melhor protocolo anestésico.

DIAGNÓSTICO DIFERENCIAL

Animais com claudicação de membro torácico atribuível à fratura de escápula devem ser cuidadosamente avaliados antes da cirurgia, devido à possibilidade de lesão concomitante de nervos (plexo braquial, medula espinal). As fraturas normalmente são evidentes à radiografia. Deve-se prestar atenção especial à identificação de possíveis lesões torácicas concomitantes.

MANEJO CLÍNICO

O tratamento conservador com repouso, analgesia e limitação dos exercícios é adequado para grande parte dos casos de fraturas fechadas e minimamente deslocadas do corpo e espinha escapular em cães com cicatrização rápida. Pode-se utilizar uma bandagem de Velpeau (p. 1167), embora possa ocorrer deformidade vara do osso, o que leva à perda de amplitude de movimento na articulação do cotovelo e contratura do carpo. As talas de Spica (p. 1166) também podem ser utilizadas em fraturas de escápula e eliminam o risco de deformidade vara, porém são difíceis de aplicar e manter. Fraturas da superfície articular devem ser tratadas com redução aberta, alinhamento anatômico e fixação rígida (ver discussão adiante).

TRATAMENTO CIRÚRGICO

O tratamento cirúrgico é indicado para fraturas extra e intra-articulares instáveis. Sistemas de fixação aplicáveis a fraturas escapulares consistem em placas e parafusos, fios ortopédicos e de Kirschner. O método mais adequado para a fixação deve ser determinado com base no escore de avaliação da fratura e sua localização; todavia, placas e parafusos oferecem a fixação mais estável (Quadros 33.2 e 33.3).

> **NOTA** A fixação com placa e parafuso é preferível a fim de garantir o melhor resultado de função do membro.

Manejo Pré-cirúrgico

A saúde geral do animal deve ser determinada antes da cirurgia. Análises radiográficas de tórax e eletrocardiogramas são necessários antes da indução anestésica. Os analgésicos sempre devem ser fornecidos a animais que sofreram trauma (Capítulo 13).

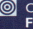

QUADRO 33.2 Uso de Implante para Fraturas do Corpo e Espinha da Escápula Segundo o Escore de Avaliação da Fratura (EAF)

EAF de 0 a 3
Terapia conservadora
Placas ósseas e parafusos

EAF de 4 a 7
Terapia conservadora
Placas ósseas e parafusos

EAF de 8 a 10
Terapia conservadora
Fios interfragmentários
Placas ósseas e parafusos

QUADRO 33.3 Uso de Implante para Fraturas Articulares da Escápula Segundo o Escore de Avaliação da Fratura (EAF)

EAF de 0 a 3
Parafusos de compressão

EAF de 4 a 7
Parafusos de compressão

EAF de 8 a 10
Parafusos de compressão
Fio em banda de tensão

Anestesia

Encaminhe-se às Tabelas 32.1 e 32.2 para o manejo anestésico de pacientes com fraturas.

Anatomia Cirúrgica

As referências anatômicas palpáveis da escápula são a espinha; o processo acromial; e seus bordos cranial, dorsal e caudal. O corpo e a espinha são acessados facilmente por meio de dissecção e afastamento dos músculos. O colo encontra-se circundado por músculos e tendões que suportam a articulação escapuloumeral (Figura 33.16). A osteotomia do processo acromial permite rebatimento de uma porção do músculo deltoide e visualização da articulação. O nervo e artéria supraescapulares cursam sobre a incisura escapular e sob o processo acromial, sendo necessário cuidado para se evitar tais estruturas (Figura 33.16). A artéria e nervo axilar situam-se imediatamente caudais à articulação, mas não são normalmente visualizados em abordagens de rotina.

Posicionamento

O animal deve ser posicionado em decúbito lateral com o membro acometido para cima. A região escapular inteira deve ser preparada para cirurgia asséptica. Para possibilitar manipulação máxima, prepare o membro torácico inteiro. O sítio mais acessível para enxerto de osso esponjoso é o terço proximal do úmero ipsolateral. Caso haja necessidade de enxerto ósseo (p. ex., fratura cominutiva com escore de avaliação menor que 3), a região preparada deverá abranger o úmero proximal.

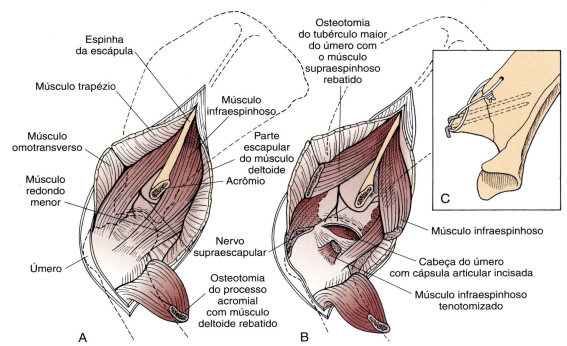

Figura 33.16 (A) Para a abordagem lateral ao colo da escápula, faça uma incisão lateral na pele desde a porção média da espinha da escápula até a articulação escapuloumeral distalmente. Incise as inserções escapulares dos músculos omotransverso e trapézio e da cabeça escapular do músculo deltoide. Faça a osteotomia do processo acromial e rebata-o distalmente com a cabeça acromial do deltoide. (B) Para maior exposição, faça a tenotomia do músculo infraespinhoso e, caso necessário, osteotomia do tubérculo maior do úmero. Incise a cápsula articular para observar a superfície articular durante a redução das fraturas envolvendo a cavidade glenoide. (C) Repare as osteotomias do processo acromial (e tubérculo maior) com um fio de banda de tensão.

TÉCNICA CIRÚRGICA

Os acessos à articulação escapuloumeral encontram-se descritos na p. 1158. A artroplastia de excisão e a artrodese do ombro são discutidas na p. 1163.

Abordagem à Espinha e ao Corpo da Escápula

Faça uma incisão de pele na face lateral estendendo-se por todo o comprimento da espinha da escápula até a articulação do ombro (Figura 33.17A). Seccione transversalmente o músculo omotransverso sobre a espinha e rebata-o cranialmente. Incise o trapézio e as partes escapulares do músculo deltoide e rebata-os caudalmente. Incise as inserções musculares do supraespinhoso e infraespinhoso à espinha e eleve esses músculos do corpo escapular (Figura 33.17B).

Abordagem ao Colo da Escápula e à Cavidade Glenoide

Faça uma incisão de pele desde a porção média da espinha da escápula até a articulação do ombro. Exponha o processo acromial incisando as inserções dos músculos omotransverso, trapézio e cabeça escapular do deltoide na escápula. Osteotomize o processo acromial e rebata-o distalmente com a cabeça acromial do músculo deltoide. Rebata os músculos supraespinhoso e infraespinhoso, afastando-os da espinha e do colo. Tome cuidado para identificar e proteger o nervo supraescapular. Caso necessário à exposição completa da articulação, tenotomize o músculo infraespinhoso. Incise a cápsula articular para observar a superfície da articulação durante a redução das fraturas que envolvem a cavidade glenoide (Figura 33.16B). Para maior exposição, osteotomize o tubérculo maior do úmero e rebata o músculo supraespinhoso. Feche a cápsula articular com pontos isolados de material absorvível 3-0. Reposicione o tendão infraespinhoso com uma sutura de tendão (i.e., polia de três alças, ponto de Bunnell ou alça bloqueada; p. 1283) e forneça suporte com pontos isolados de fio não absorvível 2-0. Faça o reparo da osteotomia acromial com um fio em banda de tensão (Figura 33.16C). Faça o reparo da osteotomia umeral com parafusos de compressão. Suture a fáscia profunda, tecido subcutâneo e pele separadamente.

Aplicação de Fio Ortopédico

O fio ortopédico pode ser utilizado como fio interfragmentário em fraturas de espinha e corpo escapular (Figuras 33.18 e 33.19) ou em conjunto com fios de Kirschner como banda de tensão em avulsões da tuberosidade supraglenoide (Figura 33.20) em animais com escore de avaliação alto. Fios de maior diâmetro (calibres 18 a 22) são utilizados para fixação interfragmentária, ao passo que fios menores (calibres 20 a 24) são empregados em padrão de oito (Tabela 33.1). O fio de maior calibre pode ser difícil de posicionar e apertar, a não ser que sejam respeitadas as diretrizes de aplicação (princípios gerais de aplicação de fios são apresentados nas pp. 1014 a 1016).

> **NOTA** Há porções da escápula que são mais delgadas, podendo ocorrer transposição do fio quando apertado.

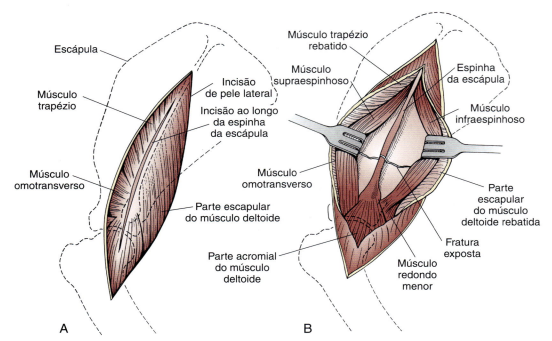

Figura 33.17 (A) Para a abordagem lateral à escápula, faça uma incisão de pele lateral estendendo-se por todo o comprimento da espinha da escápula em sentido distal até a articulação do ombro. (B) Incise os músculos omotransverso, trapézio e as partes escapulares do deltoide a partir da espinha. Eleve o supraespinhoso e o infraespinhoso para expor a fratura da escápula.

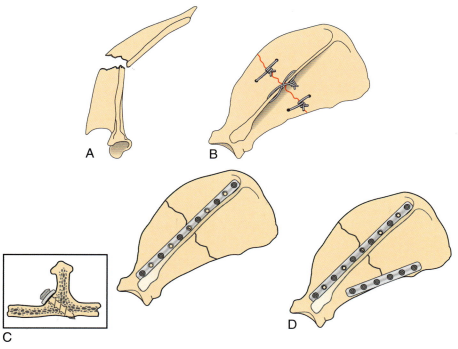

Figura 33.18 (A) A fratura transversa do corpo escapular pode causar deformidades da flexão. (B) Fios ortopédicos podem ser utilizados para reparar essas fraturas em alguns pacientes de escore de avaliação alto. (C-D) A mesma fratura, na maioria dos pacientes, deve ser estabilizada com uma ou duas placas dimensionáveis. (B-D, Modificada de Johnson AL, Dunning D. *Atlas of Orthopedic Surgical Procedures of the Dog and Cat.* St. Louis: Elsevier; 2005.)

CAPÍTULO 33 Manejo de Fraturas Específicas

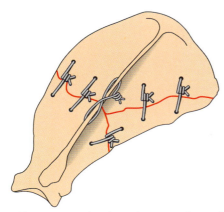

Figura 33.19 Fraturas cominutivas do corpo da escápula podem ser reconstruídas com fio ortopédico em pacientes com escore de avaliação alto.

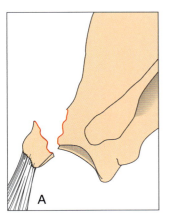
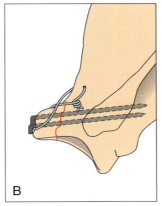
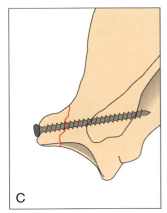

Figura 33.20 (A) Para vencer a força de tração do bíceps braquial, avulsões da tuberosidade supraglenoide são tratadas com (B) banda de tensão em pacientes com escore de avaliação alto, ou (C) parafuso de compressão em pacientes com escore médio a baixo.

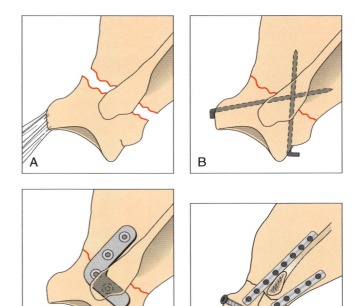

Figura 33.21 (A) Fraturas transversas do colo da escápula devem ser tratadas com fixação interna. (B) Fios de Kirschner cruzados podem ser empregados em alguns pacientes com escore de avaliação alto. (C) Placas anguladas podem ser utilizadas em pacientes de escore médio a baixo. (D) Fraturas articulares devem ser reconstruídas anatomicamente e estabilizadas com parafusos de compressão. A fratura em T é então estabilizada com placa ou placas dimensionáveis veterinárias. (D, Modificada de Johnson AL, Dunning D. *Atlas of Orthopedic Surgical Procedures of the Dog and Cat.* St. Louis; Elsevier; 2005.)

Aplicações de Fios de Kirschner

Fios de Kirschner podem ser utilizados como pinos cruzados para estabilizar fraturas transversas do colo escapular (Figura 33.21) em animais com escore de avaliação alto (p. 985). Fios de Kirschner com fios ortopédicos em padrão de oito também podem ser empregados na fixação em banda de tensão para fraturas por avulsão ou reparo de osteotomias acromiais (Figura 33.16C) (princípios gerais de aplicação de fios de Kirschner e banda de tensão encontram-se descritos nas pp. 1008 e 1015).

Aplicação de Placas Ósseas e Parafusos

Placas veterinárias dimensionáveis podem ser utilizadas na estabilização de fraturas do corpo e colo da escápula (Figura 33.18). Essas placas admitem mais parafusos por unidade de comprimento, o que as torna particularmente úteis em fraturas de escápula. Placas aplicadas ao corpo da escápula devem ser fixadas com parafusos inseridos no osso relativamente espesso, situado sob a espinha. O bordo caudal da escápula também oferece osso mais espesso. Placas em T pequenas (2,7 e 2,0 mm) anguladas podem ser usadas para estabilizar fraturas do colo (Figura 33.21). Nessas fraturas, as placas são posicionadas sob o nervo supraescapular, que deve ser protegido de trauma durante a aplicação da placa. Parafusos corticais e de osso esponjoso são utilizados como parafusos de compressão para estabilizar fraturas por avulsão da tuberosidade supraglenoide e fraturas de colo em T (Figuras. 33.20 e 33.21) (princípios gerais de aplicação de placas são descritos na p. 1016).

> **NOTA** Fraturas articulares devem ser tratadas com reconstrução anatômica e aplicação de parafusos de compressão.

ESTABILIZAÇÃO DE FRATURAS ESPECÍFICAS

FRATURAS DE CORPO E ESPINHA DA ESCÁPULA

Quando o escore de avaliação da fratura do paciente (p. 985) indicar consolidação rápida (escore de 8 a 10), a terapia conservadora poderá ser utilizada para estabilizar fraturas de corpo e espinha escapular. Se essas fraturas estiverem grosseiramente deslocadas ou tiverem resultado em dobramento do corpo, pode ser mais adequado tratá-las com redução aberta e estabilização com placas dimensionáveis ou fios interfragmentários (Figura 33.18). No caso de escores de 4 a 7 (p. ex., animais maiores e mais velhos, cuja cicatrização pode ser demorada), são indicadas a redução aberta e fixação com placa e parafuso. O escore de avaliação da fratura menor que 3 indica consolidação prolongada (Quadro 33.2). Se não houver angulação grave da articulação, fraturas cominutivas severas do corpo e espinha da escápula que não podem ser reconstruídas devem ser tratadas de forma conservadora. Caso o animal apresente múltiplos traumas em membro ou necessite apoiar peso sobre o membro, porém, a mobilidade pós-operatória será melhorada com aplicação de uma ou duas placas ósseas em ponte sobre a escápula.

FRATURAS POR AVULSÃO DA TUBEROSIDADE SUPRAGLENOIDE E FRATURAS DE COLO E SUPERFÍCIE ARTICULAR DA ESCÁPULA

Fraturas por avulsão da tuberosidade supraglenoide são tratadas com redução aberta e colocação de parafuso de compressão ou banda de tensão. Fraturas simples do colo escapular são tratadas com redução aberta e estabilização com fios de Kirschner cruzados ou placas pequenas. Fraturas com grave cominuição envolvendo o colo são suportadas com placas pequenas. Autoenxertos de osso esponjoso são utilizados em conjunto com a redução aberta para promover consolidação nesses pacientes.

Fraturas articulares devem ser reconstruídas anatomicamente (Quadro 33.3). O método preferível de fixação é a aplicação de parafusos de compressão com placa.

MATERIAIS DE SUTURA E INSTRUMENTOS ESPECIAIS

Os afastadores Army-Navy, Myerding e Hohmann são úteis para os músculos da região. É necessária uma furadeira de alta velocidade para aplicação de uma placa, podendo ser utilizada para perfurar orifícios de passagem de fio ortopédico ou de Kirschner. Também são necessários cortadores de fio. No caso de placas e parafusos de compressão, são necessários equipamentos específicos para placas.

CUIDADO E AVALIAÇÃO PÓS-CIRÚRGICOS

Radiografias pós-operatórias são necessárias para avaliar o alinhamento, aparato e aposição (p. 1023). Pode ser indicado manejo de dor pós-operatória (Quadros 32.1 e 32.2 e Tabela 32.4). Os exames radiográficos devem ser repetidos a cada 6 semanas a fim de avaliar a atividade de consolidação, até que esteja completa. Em caso de preocupação com a estabilidade do implante durante o suporte total do peso, uma bandagem de Velpeau (p. 1167) pode ser aplicada por um curto período após a cirurgia; contudo, o retorno rápido da função é preferível em fraturas articulares. A atividade deve se restringir a passeios com guia e reabilitação física até que a fratura tenha consolidado. A reabilitação física (Tabela 33.2; Capítulo 11) encoraja o uso controlado do membro e função ótima após cicatrização da fratura. É preciso cuidado para desenvolver protocolos individualizados a cada paciente, dependendo da localização da fratura, estabilidade e tipo de fixação, potencial de cicatrização, capacidades e atitudes do paciente e disponibilidade ou capacidade do cliente de participar do cuidado do animal. Após a cicatrização, deve-se considerar a remoção do implante, que em geral não é necessária. Caso seja aplicada a bandagem de Velpeau, deve ser mantida limpa e seca e o tutor deve observá-la diariamente para verificar deslizamento ou irritação.

COMPLICAÇÕES

A maioria das fraturas de escápula consolida sem complicações. Complicações potenciais do reparo de fraturas de escápula incluem infecção iatrogênica (com a redução aberta), má união, união retardada e doença articular degenerativa secundária após fratura articular. Fios de Kirschner migram quando a fratura está instável. Não uniões são comuns após o reparo de fraturas escapulares devido à grande massa muscular e ao bom suprimento sanguíneo regional.

PROGNÓSTICO

O prognóstico é geralmente excelente quando são seguidos os procedimentos adequados de manejo da fratura.

FRATURAS DE ÚMERO

FRATURAS DIAFISÁRIAS E SUPRACONDILARES DE ÚMERO

DEFINIÇÕES

Fraturas diafisárias de úmero resultam em ruptura da continuidade do osso cortical da diáfise. **Fraturas supracondilares** ocorrem na diáfise distal e envolvem o forame supracondilar.

CONSIDERAÇÕES GERAIS E FISIOPATOLOGIA CLINICAMENTE RELEVANTE

Traumas de alta velocidade (p. ex., acidentes automobilísticos, balísticos ou trauma contundente) são causa comum de fraturas de úmero em pacientes veterinários. Durante a avaliação de um paciente que sofreu trauma de alta velocidade, é importante ter atenção não somente na fratura óbvia, mas em um exame completo minucioso de todos os sistemas do organismo, para descartar lesões concomitantes. Estas incluem trauma da parede torácica, pneumotórax e contusão pulmonar. Radiografias são necessárias para avaliar o grau de dano torácico antes da anestesia. O nervo radial corre de medial a lateral no sulco musculoespiral do úmero distal. Lesões do radial podem ocorrer com fraturas que envolvem o terço distal de úmero; portanto, é essencial a avaliação cuidadosa do estado neurológico do paciente. Pode ser difícil avaliar reflexos e propriocepção devido ao trauma muscular e edema tecidual associados à fratura. Contudo, a sensação de dor superficial pode ser facilmente testada no dorso da pata se o radial estiver funcional.

DIAGNÓSTICO

Apresentação Clínica

Sinais Clínicos

Cães e gatos de qualquer idade, sexo ou raça podem ser acometidos.

TABELA 33.2 Amostra de Protocolo de Reabilitação para Pacientes com Fratura Diafisária (Fixação Interna ou Externa)

Tratamentos/Modalidades	Dias 1-7	Dias 7-21	3-4 Semanas	5-7 Semanas	8-12 Semanas
Medicações para dor	Conforme prescrito	Conforme prescrito	PRN	PRN	PRN
Crioterapia	10-15 min três vezes ao dia antes do passeio ou exercícios. Primeira sessão imediatamente após a cirurgia	Utilizar após exercício por 15 minutos	PRN	PRN	PRN
Terapia com calor		Aplicar calor nos músculos antes do exercício ou se o cão se apresentar rígido	PRN	PRN	PRN
Massagem	5 min três vezes ao dia antes dos exercícios — massagear dos dígitos até o coração	Continuar duas vezes ao dia	Duas vezes ao dia	Duas vezes ao dia	Somente se desejado
Amplitude de movimento passiva	10 repetições três vezes ao dia, todas as articulações; membro acometido — iniciar acima e abaixo do joelho	Continuar duas vezes ao dia; se o cão estiver usando bem o membro, diminuir	Descontinuar se o cão estiver caminhando bem e com amplitude de movimento normal		
Terapia com *laser*	Diariamente ou a cada 2 dias na primeira semana	A cada 2 dias na primeira semana, depois duas vezes na semana	Duas vezes na semana	Duas vezes na semana	Descontinuar
Passeios	5 min de passeio com guia duas a três vezes ao dia	Aumentar cada passeio em 2-3 min a cada semana	Aumentar em 5 min a cada semana	Aumentar em 5 min a cada semana	Passeios de 15-20 min duas a três vezes ao dia
Estimulação elétrica neuromuscular	10 min duas vezes ao dia	10 min duas vezes ao dia	Descontinuar se o cão estiver bem		
Equilíbrio		5 min duas vezes ao dia	5 min duas vezes ao dia	Equilíbrio em uma perna por até 5 min	Substituir por caminhadas em rampa
Cavaletes/obstáculos/sentar-levantar		5 min duas vezes ao dia	5 min duas vezes ao dia	5 min duas vezes ao dia	5 min duas vezes ao dia
Andar em círculos ou em zigue-zague		2-3 min uma vez ao dia	5 min duas vezes ao dia	5 min duas vezes ao dia	5 min duas vezes ao dia
Rampas				Andar em zigue-zague em rampa baixa lentamente por 5 minutos subindo e descendo[a]	Aumentar para 10 min duas vezes ao dia
Esteira submersa		10 min três vezes na semana após remoção dos pontos[b]	10 min 3 vezes na semana[b]	15-20 min duas vezes na semana[b]	15-30 min duas vezes na semana até liberação da reabilitação[b]
Nado					8 semanas após fixação interna por 5-10 min se a cicatrização estiver completa[c]

PRN, conforme necessário.
[a]Esperar no mínimo 8 semanas para fixadores externos.
[b]No caso de fixadores externos, esperar até que o dispositivo seja removido em 14 semanas ou posteriormente para iniciar terapia com água.
[c]Esperar no mínimo 4 semanas após remoção do fixador externo.

Histórico

Acidentes automobilísticos causam a maior parte dos casos de fratura diafisária de úmero. Outras formas de trauma incluem acidentes balísticos e quedas.

Achados de Exame Físico

Pacientes com fraturas diafisárias de úmero geralmente não apoiam o membro e exibem graus variáveis de edema. À manipulação do membro, é possível evidenciar dor e crepitação. Animais acometidos normalmente arrastam o membro ao caminhar e podem não elevar a pata durante o teste de propriocepção. Isso pode fazer com que o examinador suponha lesão neurológica. Contudo, achados similares podem ocorrer devido somente à lesão ortopédica se a dor e o edema deixarem o paciente relutante em mover o membro durante o exame de propriocepção.

Diagnóstico por Imagem

A maioria desses animais sente dor e requer sedação ou anestesia geral para um adequado posicionamento durante as radiografias (Tabelas 31.2 e 31.3). Projeções caudocraniais ou craniocaudais são necessárias para avaliar a extensão da lesão óssea e de tecidos moles. As radiografias podem ser obtidas com o paciente anestesiado logo antes da cirurgia, mas isso diminui o tempo disponível para se planejar o procedimento cirúrgico. Se a fratura for cominutiva e a fixação planejada envolver placa óssea, radiografias contralaterais do membro serão úteis para avaliar o comprimento e formato do osso. Essas imagens auxiliam no contorno adequado da placa.

Achados Laboratoriais

Um hemograma e análise bioquímica sérica são necessários para avaliar o estado geral do animal para anestesia. Anormalidades laboratoriais consistentes não são observadas.

DIAGNÓSTICO DIFERENCIAL

O diagnóstico diferencial inclui luxação de ombro ou cotovelo, contusão grave de tecidos moles e fraturas patológicas secundárias a neoplasias.

MANEJO CLÍNICO

O tratamento clínico dos pacientes com fratura de úmero inclui analgesia devido ao trauma (Capítulo 13) e antibióticos para fraturas abertas. Talas e bandagens são contraindicadas no reparo de fraturas de úmero porque a articulação escapuloumeral não pode ser corretamente imobilizada.

TRATAMENTO CIRÚRGICO

Pinos IM com fio ortopédico, hastes bloqueadas, pinos IM com fixador esquelético externo (FEE), fixadores isolados e placas ósseas podem ser empregados no reparo das fraturas de úmero. O sistema de implante escolhido deve refletir o escore de avaliação da fratura do paciente (Quadro 33.4).

Manejo Pré-cirúrgico

Antes da cirurgia, uma tala Spica (p. 1166) pode ser aplicada para aumentar o conforto do paciente e proteger o tecido mole de lesões adicionais induzidas por fragmentos ósseos. Como essas fraturas resultam de trauma, todos os animais acometidos devem ser examinados para lesões concomitantes e estabilizados antes da cirurgia, se necessário. Analgésicos devem ser fornecidos a animais pós-traumáticos (Capítulo 13).

Anestesia

Encaminhe-se às Tabelas 32.1 e 32.2 para o manejo anestésico de pacientes com fraturas.

QUADRO 33.4 Uso de Implante para Fraturas da Diáfise Umeral Segundo o Escore de Avaliação da Fratura (EAF)

EAF de 0 a 3
Placa óssea e pino intramedular (IM)
Placas ósseas e parafusos
Haste bloqueada
Fixador externo tipo Ib com pino IM

EAF de 4 a 7
Fixador esquelético externo com ou sem pino IM
Placas ósseas e parafusos
Haste bloqueada

EAF de 8 a 10
Pino IM com fios de cerclagem ou fixador externo
Placas ósseas flexíveis e parafusos

Anatomia Cirúrgica

Embora o úmero possa ser acessado em todas as direções anatômicas, acessos craniolaterais ou mediais são os mais utilizados para expor sua diáfise. Fraturas diafisárias proximais são expostas corretamente pela abordagem craniolateral; fraturas diafisárias pela medial. O aspecto distal do úmero é mais retilíneo no aspecto medial do que no lateral, tornando mais fáceis as aplicações na superfície medial. Quando se utiliza abordagem lateral, o nervo radial deve ser identificado e protegido durante a redução e estabilização da fratura. O nervo situa-se superficial ao músculo braquial e profundo em relação à cabeça lateral do tríceps. Durante o acesso medial ao úmero, é preciso cuidado para isolar e proteger os nervos mediano, musculocutâneo e ulnar, bem como a artéria e a veia braquial. O úmero dos cães possui uma curvatura cranial-caudal normal que posiciona o eixo longitudinal da cavidade medular cranial à articulação do ombro. Isso facilita a inserção de pino IM, garantindo que saia da cavidade cranial à articulação escapuloumeral. Contudo, o forame supratroclear, localizado distal, está alinhado com o eixo longo da medula óssea, o que torna a inserção distal de pinos IM no osso esponjoso mais laboriosa. A anatomia do úmero de felinos assemelha-se à dos cães. Entretanto, nota-se menor curvatura cranial-caudal, além de diâmetro mais uniforme da medula óssea. Em muitos gatos, o canal medular termina no nível do forame supratroclear. Deve-se ter cuidado para evitar penetrar o forame devido à presença do nervo mediano.

> **NOTA** Certifique-se de identificar e proteger os principais nervos durante acessos cirúrgicos ao úmero.

Posicionamento

Para abordagem craniolateral ao úmero, o animal deve ser posicionado em decúbito lateral com o membro acometido voltado para cima. A abordagem medial pode ser realizada em decúbito dorsal. A suspensão do membro facilita sua manipulação durante a cirurgia. O membro deve ser preparado desde sua linha média dorsal até o carpo. Se a localização da fratura permitir, o terço proximal do úmero pode ser utilizado como sítio doador para enxerto de osso esponjoso. Caso contrário, prepara-se a asa ilíaca ipsolateral para essa finalidade.

TÉCNICA CIRÚRGICA

Acesso Cirúrgico à Diáfise do Úmero

A diáfise umeral proximal e central pode ser acessada mais facilmente através de abordagem craniolateral. Faça uma incisão de pele desde o bordo cranial do tubérculo do úmero até o epicôndilo lateral distalmente (Figura 33.22A). Acompanhe a curvatura normal do úmero. Incise a gordura subcutânea e a fáscia braquial ao longo da mesma linha, com o cuidado de isolar e proteger a veia cefálica (Figura 33.22B). Caso necessário, ligue a veia cefálica para obter a exposição desejada. Incise a fáscia braquial ao longo do bordo do músculo braquicefálico e a cabeça lateral do tríceps. Tenha cautela ao incisar a fáscia no bordo cranial do tríceps situado sobre o músculo braquial, até que possa visualizar o nervo radial (Figura 33.22C). Após isolar o nervo, rebata os músculos braquicefálico e peitoral superficial cranialmente e o músculo braquial caudalmente para expor a diáfise proximal e central do úmero (Figura 33.22D). Para maior exposição da diáfise, rebata o músculo braquial cranialmente e o tríceps caudalmente. Libere a origem do extensor radial do carpo na crista do epicôndilo lateral para obter exposição máxima. Para

CAPÍTULO 33 Manejo de Fraturas Específicas

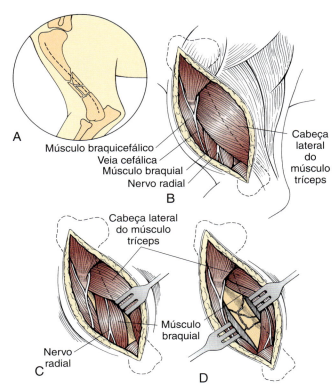

Figura 33.22 (A) Para expor o terço médio da diáfise umeral, incise a pele desde o bordo cranial do tubérculo umeral até o epicôndilo lateral distalmente. (B) Incise a gordura subcutânea e a fáscia braquial ao longo da mesma linha, com o cuidado de isolar e proteger a veia cefálica. (C) Visualize o nervo radial ao incisar a fáscia ao longo do bordo cranial do tríceps sobre o músculo braquial. (D) Afaste o músculo braquicefálico cranialmente e o braquial caudalmente para expor o úmero.

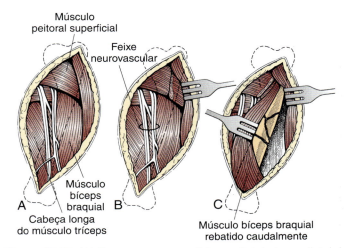

Figura 33.23 (A) Para expor a superfície medial do terço distal do úmero, incise a fáscia braquial profunda ao longo do bordo caudal do músculo braquicefálico. (B) No aspecto distal, tome cuidado para preservar e isolar os nervos mediano, musculocutâneo e ulnar, bem como a artéria e a veia braquial. (C) Afaste o bíceps braquial e as estruturas neurovasculares caudalmente e o músculo peitoral superficial cranialmente.

fechar, suture o músculo braquicefálico e o peitoral superficial na fáscia do músculo braquial. Suture o tecido subcutâneo e a pele utilizado os métodos-padrão. A metade distal do úmero pode ser acessada através de exposição medial, que é a escolha de alguns cirurgiões durante a colocação de placa. Faça uma incisão a partir do tubérculo maior proximalmente até o epicôndilo medial distalmente. Incise a fáscia braquial profunda ao longo do bordo caudal do músculo braquicefálico (Figura 33.23A). Tenha cuidado para preservar e isolar as estruturas neurovasculares (i.e., nervos mediano, musculocutâneo e ulnar, artéria e veia braquial) (Figura 33.23B). Rebata o músculo braquicefálico cranialmente e incise a inserção do peitoral superficial. Para expor a porção média do úmero, rebata do peitoral superficial cranialmente e o bíceps braquial caudalmente junto com as estruturas neurovasculares (Figura 33.23C). A exposição do úmero distal pode ser realizada rebatendo-se o bíceps, as estruturas neurovasculares e o peitoral superficial cranialmente. Para fechar, suture o peitoral superficial na fáscia braquicefálica. Suture a fáscia profunda, tecido subcutâneo e pele como de costume.

Técnicas de Aplicação de Implantes Específicas para o Úmero

Aplicação de Pino Intramedular

Pinos IM podem ser empregados para estabilizar fraturas do terço médio da diáfise umeral, fornecendo excelente resistência a forças de dobramento, porém nenhuma resistência a forças rotacionais ou axiais. Implantes adicionais são utilizados para proporcionar suporte a essas forças (para princípios gerais de aplicação de pino IM, encaminhe-se à p. 1008). Insira o pino IM de forma retrógrada ou normógrada no úmero. No primeiro caso, direcione-o proximalmente desde a superfície da fratura até a articulação escapuloumeral. Para garantir que saia pelo local correto, pressione a haste do pino contra a superfície medial e caudal da cavidade medular, forçando-o a deslizar no córtex craniolateral e sair por essa região no ombro. Essa manobra "pré-posiciona" o pino no fragmento proximal de forma que sua extremidade fique voltada para o córtex caudomedial quando a fratura for reduzida, podendo ser direcionado até o fragmento distal. Para inserir o pino de forma normógrada, insira-o pelo aspecto craniolateral do tubérculo maior alinhado com o canal medular para deixá-lo no local da fratura. Em ambas as técnicas, reduza a fratura e direcione o pino distalmente. Pinos grandes devem ser alojados do istmo do canal medular proximal ao forame supracondilar. Pinos menores devem ser alojados na porção medial do côndilo (Figura 33.24). O canal medular termina na região supracondilar de muitos felinos, tornando impossível a passagem do pino IM na porção medial do côndilo. A inserção de pino IM é mais fácil em felinos porque a cavidade medular apresenta diâmetro uniforme, o osso é menos curvo e há menos envolvimento de tecido mole do que em cães. Não se deve adentrar o forame supratroclear de gatos, visto que o nervo mediano se encontra nesse local. Pinos IM podem ser inseridos pelo epicôndilo medial nas fraturas distais de úmero; contudo, o diâmetro do pino deve ser estreito para evitar que o epicôndilo seja bipartido. A inserção pode ser normógrada ou retrógrada. No caso desta última, deve-se tomar cuidado para não lesionar a superfície articular do cotovelo.[2]

> **NOTA** Determine o tamanho do pino a partir da radiografia pré-operatória.

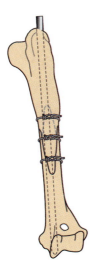

Figura 33.24 Fraturas de úmero podem ser estabilizadas com pino intramedular, que pode ser fixado na porção mais estreita da cavidade medular (istmo) ou guiado através da crista epicondiloide para se alojar no epicôndilo medial. Implantes adicionais são necessários, como fios de cerclagem, a fim de fornecer suporte mecânico. (Modificada de Johnson AL, Dunning D. *Atlas of Orthopedic Surgical Procedures of the Dog and Cat,* St. Louis: Elsevier; 2005.)

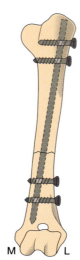

Figura 33.25 Posição de uma haste bloqueada no úmero.

> **NOTA** Para alinhar adequadamente o pino na inserção retrógrada, pressione sua haste contra o córtex caudomedial. Isso faz com que o pino deixe o osso craniolateral à articulação escapuloumeral.

Aplicação de Haste Bloqueada

Hastes bloqueadas são utilizadas na estabilização de fraturas únicas ou cominutivas do terço médio da diáfise umeral (Figura 33.25). Fornecem resistência contra dobramento, rotação e compressão, podendo proporcionar ponte eficaz em fraturas não reduzíveis (princípios gerais de aplicação de hastes bloqueadas podem ser encontrados na p. 1011). Perfure o canal medular utilizando técnica normógrada ou retrógrada. Insira a haste de forma normógrada, iniciando pela crista do tubérculo maior. Faça o acesso craniolateral do ombro (p. 1160) para expor o ponto de inserção. Flexione o ombro para facilitar a inserção da haste.

Aplicação de Fixação Esquelética Externa

A massa muscular circunjacente, a proximidade da parede torácica e a movimentação do cotovelo tornam a aplicação de fixador externo no úmero laboriosa. Quando constituem o único método de fixação, o estresse sobre os pinos torna-se alto, devido à longa distância da barra externa à fixação dos pinos no osso e à incapacidade de se empregarem arranjos bilaterais mais fortes. O planejamento pré-operatório cuidadoso e o respeito aos princípios de aplicação são necessários para prevenir complicações relacionadas com o fixador e morbidade inaceitável do paciente. Em geral, os arranjos tipo Ia e Ib modificado combinados a pinos IM são empregados na estabilização de fraturas de úmero (Figuras 33.26 e 33.27). A combinação entre o suporte ao dobramento conferido pelo pino IM com o suporte axial e rotacional do fixador externo é útil para controlar todas as forças que

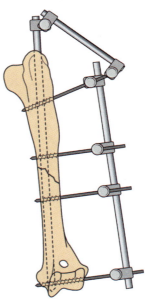

Figura 33.26 Para aumentar a força do sistema de fixação, conecte o pino intramedular a um arranjo de fixador externo para criar uma configuração *tie-in*. (Modificada de Johnson AL, Dunning D. *Atlas of Orthopedic Surgical Procedures of the Dog and Cat.* St. Louis: Elsevier; 2005.)

sobrecarregam o úmero. O arranjo, número e tipo de pinos de fixação variam com a rigidez da fixação desejada e o tempo durante o qual o fixador deverá permanecer no osso (princípios gerais de aplicação de FEE são apresentados na p. 998). Insira um pino IM que ocupe 50 a 60% da cavidade medular do úmero de maneira normógrada ou retrógrada. Aplique um fixador externo tipo Ia à superfície lateral do membro. Centralize o pino de fixação distal no côndilo umeral inserindo-o 1 a 2 cm cranial e distal em relação à proeminência epicondilar lateral. Perfure antecipadamente o côndilo, pois essa área é composta por osso esponjoso denso. Fixe o pino IM ao arranjo para aumentar a estabilidade (Figura 33.26).

Para construir o fixador externo tipo Ib modificado, posicione um pino de fixação adicional na porção cranial da metade proximal do úmero. Utilize um pino de transfixação através do côndilo deixando o osso pela pele do aspecto medial. Conecte o pino cranial ao aspecto medial do pino de transfixação condilar utilizando uma barra conectora (Figura 33.27). Conecte as barras externas com barras articuladas. Fixe o pino IM ao arranjo.

Pinos de fixação adicionais podem ser acoplados às barras externas craniomedial ou lateral para obter maior força e rigidez. Se um ou mais pinos forem inseridos no terço distal do úmero, será preciso cuidado durante a tunelização do tecido mole para inseri-los sem lesionar o nervo radial.

Aplicação de Placas Ósseas e Parafusos

Placas ósseas fornecem a estabilidade necessária e permitem retorno rápido da função quando utilizadas em fraturas de úmero complexas ou estáveis. O tamanho da placa é influenciado pela função pretendida (i.e., compressão, neutralização ou ponte) e pelo tamanho do paciente (encaminhe-se à p. 1016 para princípios gerais de aplicação de placas). Insira uma placa moldada de tamanho adequado na superfície cranial, lateral, caudolateral, caudomedial ou medial do úmero (Figura 33.28). Combine a placa com um pino IM para estabilidade adicional em fraturas cominutivas (Figura 33.29). A placa de bloqueio aplicada como fixador externo em fraturas cominutivas não necessita ser conformada anatomicamente ao formato do osso.

A aplicação de placa cranial é mais fácil em fraturas do terço proximal e médio da diáfise umeral. A aplicação lateral é mais fácil na diáfise proximal e média, mas pode ser utilizada em fraturas distais. A colocação medial, caudomedial e caudolateral é mais fácil nas fraturas distais.

Técnicas de Fixação para Fraturas Específicas

Fraturas Transversas e Oblíquas Curtas de Terço Médio da Diáfise

A estabilização de fraturas transversas ou oblíquas curtas requer suporte rotacional e de flexão; as segundas também requerem suporte axial. Isso pode ser obtido com placas ósseas, haste bloqueada e pino IM com fixador externo ou fixador externo sozinho.

Os sistemas de fixação mais úteis para escores de avaliação baixos incluem placas ósseas e parafusos inseridos para funcionar como placa de compressão, haste bloqueada ou fixador externo de seis pinos tipo Ib modificado com pinos de transfixação rosqueados e pino IM em configuração *tie-in*. No caso de escore moderado, pode-se utilizar placa de compressão, haste bloqueada ou pino IM com fixador externo tipo Ib de três pinos. Fraturas transversas ou oblíquas curtas são comuns em filhotes de cães e gatos que são acidentalmente pisados pelos tutores. Esses pacientes possuem escore de avaliação alto e

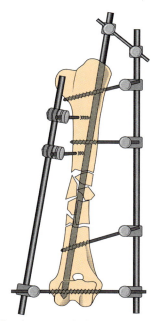

Figura 33.27 O fixador esquelético externo (tipo Ib modificado demonstrado aqui) pode ser utilizado com um pino intramedular ou como única forma de estabilização de uma fratura cominutiva.

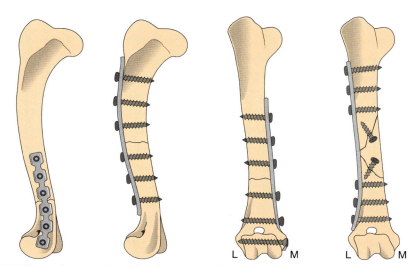

Figura 33.28 Placas ósseas são aplicadas como placas de compressão na superfície cranial lateral ou medial do úmero para estabilizar fraturas diafisárias transversas. Fraturas reduzíveis oblíquas ou cominutivas são estabilizadas com parafusos de compressão e placas de neutralização.

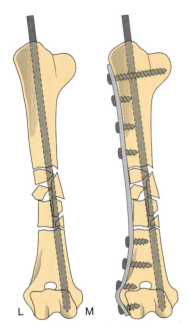

Figura 33.29 Aplicação da combinação placa-pino para estabilização de fratura cominutiva de úmero. O pino intramedular reduz o estresse de flexão cíclico sobre a placa óssea.

podem ser estabilizados com fixador externo tipo Ia de dois pinos (Figura 33.30).

Fraturas Oblíquas Longas ou Cominutivas Reduzíveis de Terço Médio da Diáfise com Grande Fragmento em Borboleta

Essas fraturas podem ser reduzidas anatomicamente e a compressão interfragmentária pode ser aplicada com fio de cerclagem ou parafuso de compressão. As forças axiais, rotacionais e de dobramento geradas pela sustentação do peso são neutralizadas com placas ósseas, hastes bloqueadas, pinos IM com fios de cerclagem ou fixadores externos (Figura 33.31).

Sistemas de fixação úteis com escores de avaliação baixos incluem placas de neutralização, hastes bloqueadas e fixadores externos tipo Ib. Com escores moderados, podem ser utilizados placas de neutralização, hastes bloqueadas ou pinos IM com fios de cerclagem para compressão interfragmentária com fixador externo tipo Ia. No caso de escores altos, pinos IM combinados a fios de cerclagem para compressão interfragmentária são um método útil para estabilizar a fratura.

Fraturas Cominutivas de Terço Médio da Diáfise com Múltiplos Fragmentos

São fraturas realinhadas utilizando técnicas de redução indiretas (p. 990). Como não ocorre compartilhamento de carga entre o implante e o osso até que haja formação de calo biológico para fornecer

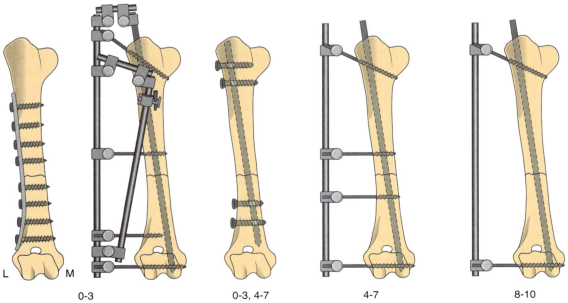

Figura 33.30 Métodos recomendados para estabilizar fraturas transversas ou oblíquas curtas de úmero com base no escore de avaliação. Se o escore avaliado for de 0 a 3, pode-se utilizar uma placa de compressão, fixador externo com pino intramedular (IM) (configuração *tie-in*) ou haste bloqueada. Se o escore for de 4 a 7, pode-se utilizar haste bloqueada ou fixador externo com pino IM. Este deve ser fixado em configuração *tie-in* para maior estabilidade. No caso de escores de avaliação de 8 a 10, o fixador externo com pino IM fornece a estabilidade necessária.

CAPÍTULO 33 Manejo de Fraturas Específicas

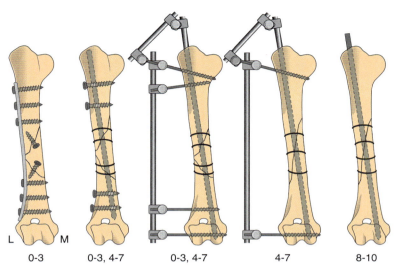

Figura 33.31 Métodos recomendados para estabilizar fraturas oblíquas longas ou cominutivas reduzíveis de úmero (com fragmento único grande) com base no escore de avaliação. Com escores de 0 a 3, pode-se utilizar a placa de neutralização, haste bloqueada ou fixador externo de quatro pinos combinado a pino intramedular (IM) (configuração *tie-in*) e fios de cerclagem. Se o escore for de 4 a 7, pode-se utilizar fixador externo com pino IM (*tie-in*) e fios de cerclagem. No caso de escore de 8 a 10, o pino IM combinado ao fio de cerclagem fornece a estabilidade necessária.

suporte, essas fraturas necessitam de suporte rotacional, axial e de flexão. Estresses muito altos serão depositados sobre o implante e sua conexão com o osso. Se o ambiente biológico for favorável, os estresses terão duração curta, reduzindo a probabilidade de falha do implante. Se o ambiente não for adequado, todavia, os estresses agirão sobre o implante por maior período, aumentando sua probabilidade de falha.

Sistemas de fixação úteis no manejo de pacientes com escore de avaliação baixo incluem a combinação placa-pino, haste bloqueada ou fixador externo tipo Ib modificado fixado a um pino IM. Pacientes com escore moderado podem ser tratados com placa óssea em ponte (placa alongadora ou placa larga com ou sem pino IM) ou haste bloqueada. O fixador externo com ou sem configuração *tie-in* com pino IM também pode ser utilizado. O paciente com esse tipo de fratura somente teria escore alto caso o ambiente biológico fosse extremamente favorável (p. ex., animal de 4 a 5 meses com trauma único de membro fechado). Esses animais podem ser tratados com osteossíntese utilizando pino IM com ou sem fixador tipo Ia ou Ib em configuração *tie-in* (Figura 33.32).

Fraturas Supracondilares

Fraturas supracondilares são normalmente transversas ou oblíquas curtas. Ocasionalmente, vê-se uma fratura cominutiva com múltiplos fragmentos. No caso de fratura cominutiva, todavia, o comprimento ósseo normalmente se limita a uma pequena área somente.

A estabilização de fraturas supracondilares depende de sua configuração e do escore de avaliação do paciente (Figura 33.33). Fraturas transversas ou oblíquas curtas requerem suporte rotacional e de flexão, ao passo que fraturas cominutivas requerem suporte contra as três forças. Pacientes com escore baixo podem ser tratados com placa caudolateral combinada a uma placa caudomedial ou a pino IM. A placa funciona como placa de compressão em fraturas transversas e placa de suporte em fraturas com múltiplos fragmentos. Em pacientes com escore de avaliação moderado, sugere-se o uso de placa medial, placa caudolateral ou pino IM suportado com fixador externo. O arranjo do fixador externo e o número de pinos dependem do escore de avaliação da fratura. A redução fechada e a aplicação de arranjo tipo Ib modificado podem ser utilizadas para preservar a biologia de fraturas cominutivas não reduzíveis. Se a fratura for transversa com escore alto, pode ser necessária a utilização de pino IM alojado na porção medial do côndilo e de um pino lateralizado ou fio de Kirschner cruzando a fratura para fornecer a estabilidade necessária à união óssea.

MATERIAIS DE SUTURA E INSTRUMENTOS ESPECIAIS

O equipamento necessário para inserção de pinos e fios inclui afastadores, pinças de fixação óssea, pinças de redução, mandril de pino de Jacobs, pinos IM, fios de Kirschner, fios ortopédicos, cortadores de fio e cortadores de pino. Equipamentos adicionais necessários à fixação externa incluem broca, guia de broca, furadeira de baixa RPM, grampos e barras de fixação externa. O equipamento para aplicação de haste bloqueada é necessário para inserção das hastes. Equipamentos de placa e uma furadeira de alta velocidade são necessários na aplicação de placas e parafusos.

CUIDADO E AVALIAÇÃO PÓS-CIRÚRGICOS

Radiografias pós-operatórias são realizadas para avaliar o alinhamento, o aparato de fixação e a aposição. É necessário o manejo da dor pós-operatória (Quadros 32.1 e 32.2 e Tabela 32.4). A

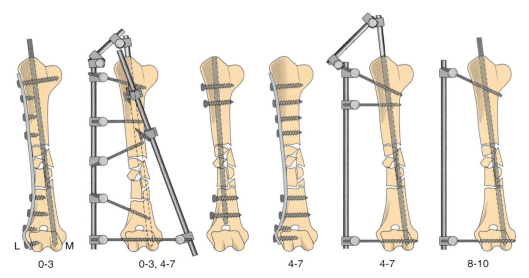

Figura 33.32 Métodos recomendados para estabilizar fraturas cominutivas não reduzíveis de úmero (múltiplos fragmentos) com base no escore de avaliação. Se o escore for de 0 a 3, pode-se utilizar uma combinação placa-haste, haste bloqueada ou fixador externo com pino intramedular (IM) (configuração *tie-in*). Se o escore for de 4 a 7, pode-se utilizar placa de suporte ou fixador externo com pino IM (*tie-in*). Já no caso de escore de 8 a 10, o fixador externo de dois pinos combinado a pino IM fornece a estabilidade necessária.

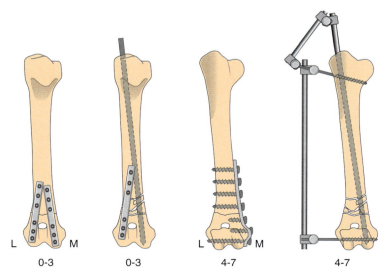

Figura 33.33 Métodos recomendados para estabilizar fraturas supracondilares com base no escore de avaliação. No caso de escore de 0 a 3, duas placas ou uma combinação placa-haste podem ser utilizadas. Se o escore for de 4 a 7, pode-se utilizar uma placa de compressão medial ou fixador externo de dois pinos combinado a um pino intramedular (IM) (configuração *tie-in*). Com escores de 8 a 10, um pino IM alojado no côndilo medial e um pino cruzado posicionado lateralmente podem ser utilizados para estabilizar uma fratura transversa (*não ilustrada*).

atividade deve se restringir a passeios com guia e reabilitação física até que a fratura tenha consolidado. A reabilitação física encoraja o uso controlado do membro e função ótima após cicatrização da fratura. É preciso cuidado para desenvolver protocolos individualizados para cada paciente, dependendo da localização da fratura, estabilidade e tipo de fixação, potencial de consolidação, capacidades e atitudes do paciente e cooperação do cliente (Tabela 33.2 e Capítulo 11). O manejo do fixador externo inclui cuidados diários com os pinos e curativos conforme necessário. As radiografias devem ser avaliadas em 6 semanas. Fixadores externos podem ser desestabilizados nesse momento se a cicatrização estiver progredindo de forma satisfatória. As radiografias são repetidas a cada 6 semanas até que seja observada a formação de ponte na fratura.

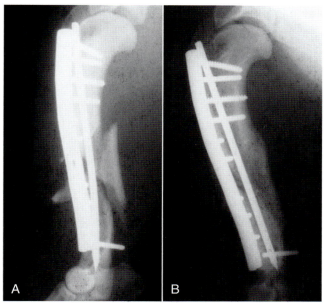

Figura 33.34 Radiografias pós-operatórias. (A) Estabilização de fratura cominutiva com pino intramedular e placa. (B) Fratura cicatrizando 12 semanas após a cirurgia.

O tempo para união óssea depende da avaliação da fratura do paciente. Pinos IM e FEE devem ser removidos após a consolidação; fios de cerclagem, hastes bloqueadas e placas ósseas com parafusos não são removidos, exceto quando ocorre algum problema associado a sua presença.

COMPLICAÇÕES

As complicações incluem união retardada, não união, má união, osteomielite, infecção do trajeto dos pinos e falha da fixação. A decisão errada acerca da escolha do implante com relação ao escore da fratura é a razão mais comum de complicações (o tratamento das complicações é discutido na p. 1031).

PROGNÓSTICO

O prognóstico em geral é excelente se os procedimentos apropriados de manejo forem seguidos (Figura 33.34).

FRATURAS ARTICULARES, FISÁRIAS E METAFISÁRIAS DE ÚMERO

DEFINIÇÕES

Fraturas articulares envolvem a superfície articular. **Fraturas fisárias** envolvem as placas de crescimento de animais imaturos. **Fraturas epifisárias** e **metafisárias** ocorrem no osso trabecular do úmero proximal ou distal.

CONSIDERAÇÕES GERAIS E FISIOPATOLOGIA CLINICAMENTE RELEVANTE

Fraturas da metáfise e epífise proximal do úmero são incomuns, mas ocasionalmente ocorrem através da fise proximal de animais jovens. Essas fraturas podem ser resultado de mínima força externa, exibindo somente discreto deslocamento. A avaliação radiográfica necessita ser cuidadosa e comparada com radiografias do membro contralateral para que sejam diagnosticadas corretamente. Fraturas por acidente balístico podem causar cominuição severa do úmero proximal ou distal. Fraturas do côndilo distal do úmero (cotovelo) são incomuns e incluem as porções lateral ou medial do côndilo, ou ambas, sendo denominadas *fratura em T* ou *em Y*. Também podem ocorrer associadas a fraturas supracondilares cominutivas. Fraturas condilares laterais predominam sobre mediais por duas razões. Primeira, a cabeça do rádio articula-se com a porção lateral do côndilo, transmitindo forças de sustentação de peso primariamente através dessa porção. Segunda, a posição anatômica da porção lateral do côndilo é excêntrica em relação à coluna óssea, causando transmissão de forças de sustentação de peso através da crista epicondiloide mais fraca até a diáfise do úmero. As fraturas da porção lateral do côndilo são frequentemente diagnosticadas em cães jovens de raças miniatura que saltam de móveis ou dos braços do tutor com os membros torácicos estendidos. Quando o animal aterrissa, cargas pesadas são transmitidas através do eixo cabeça radial-côndilo lateral, resultando em separação da porção lateral do último. A linha de fratura passa entre as porções lateral e medial do côndilo, cruza a fise e sai através da metáfise. Como há envolvimento fisário, a fratura é classificada como Salter IV (p. 984). A avaliação cuidadosa da radiografia craniocaudal é essencial porque pode haver deslocamento mínimo da fratura intercondilar. Animais adultos também apoiam fraturas condilares por meio do mecanismo já descrito. Em algumas raças, particularmente spaniels, a ossificação incompleta entre as porções medial e lateral do côndilo predispõe o osso a fraturas do côndilo e pode causar claudicação. A ossificação incompleta causando claudicação (p. ex., fraturas condilares de úmero incompletas) deve ser tratada com colocação preemptiva de um grande parafuso de compressão. A ossificação incompleta ocorre normalmente de forma bilateral.

> **NOTA** Avalie cuidadosamente as radiografias para evitar que passem despercebidas fraturas minimamente deslocadas.

Fraturas condilares mediais isoladas não são comuns, mas ocorrem tanto em pacientes imaturos quanto maduros. Fraturas em T e Y no cotovelo são mais comuns e representam uma fratura intracondilar combinada à fratura transversa (T) ou oblíqua (Y) através das duas cristas epicondiloides medial e lateral.

DIAGNÓSTICO

Apresentação Clínica

Sinais Clínicos

Fraturas condilares laterais são diagnosticadas frequentemente em cães jovens de raças miniatura; todavia, podem ocorrer fraturas de fise em cães ou gatos jovens de qualquer raça ou sexo cujas placas de crescimento estão abertas. Animais adultos de qualquer raça ou sexo podem apoiar a fratura proximal ou distal da epífise (cotovelo). Raças spaniel parecem ser predispostas a fraturas do côndilo lateral (discussão prévia).

Histórico

Fraturas fisárias normalmente resultam de queda, mas também podem ser causadas por acidentes automobilísticos. Fraturas de cotovelo ou proximais de úmero em animais adultos normalmente são associadas a trauma automobilístico ou balístico.

Achados de Exame Físico
A maioria dos animais acometidos apresenta claudicação sem suporte de peso. O edema do membro normalmente é visível se a fratura for secundária a acidente automobilístico. A manipulação do membro revela dor e crepitação.

Diagnóstico por Imagem
Radiografias craniocaudais e laterais são em geral suficientes para o diagnóstico. Como a manipulação é necessária para a obtenção das radiografias, alguns animais podem necessitar de sedação (Tabelas 31.2 e 31.3). Em spaniels, se houver suspeita de fratura da superfície articular intercondilar ou ossificação incompleta, embora não evidentes, recomendam-se projeções oblíquas de ambos os cotovelos. A TC pode ser empregada para o diagnóstico definitivo da ossificação incompleta.

Achados Laboratoriais
O hemograma completo e a bioquímica sérica devem ser realizados para avaliar o estado do animal para a anestesia. Anormalidades laboratoriais consistentes não estão presentes.

DIAGNÓSTICO DIFERENCIAL
Diagnósticos diferenciais incluem lesão do ligamento do ombro ou cotovelo, fraturas de escápula e fraturas proximais de rádio ou ulna.

MANEJO CLÍNICO
Fraturas envolvendo a articulação ou próximas a ela não devem ser tratadas de maneira conservadora.

TRATAMENTO CIRÚRGICO
O tratamento das fraturas metafisárias e epifisárias do úmero depende da idade e da saúde geral do animal, bem como da configuração da fratura. O escore de avaliação (p. 985) é utilizado para determinar a rigidez de estabilização necessária para a consolidação da fratura. O tratamento cirúrgico de fraturas Salter I e II consiste na redução anatômica e estabilização com fios de Kirschner ou pinos pequenos lisos, para que não interfiram com a função da fise. Fraturas Salter III em úmero proximal também podem ser tratadas com fios de Kirschner ou pinos pequenos. Em animais com idade próxima da maturidade, implantes rosqueados podem ser utilizados para comprimir a fise fraturada. A redução anatômica e a fixação rígida com parafuso de compressão são críticas para resultados favoráveis em fraturas Salter IV do côndilo umeral (Quadro 33.5).

 QUADRO 33.5 **Uso de Implante para Fraturas de Côndilo Umeral Segundo o Escore de Avaliação da Fratura (EAF)**

EAF de 4 a 10
Parafuso de compressão com fios de Kirschner
Pino autocompressível

EAF de 0 a 3
Parafuso de compressão e placa

Manejo Pré-cirúrgico
Pacientes que sofreram trauma devem ser estabilizados antes da anestesia e tratamento da fratura. Ademais, esses pacientes necessitam de analgesia (Capítulo 13).

Anestesia
Encaminhe-se às Tabelas 32.1 e 32.2 para o manejo anestésico de pacientes com fraturas.

Anatomia Cirúrgica
Dependendo da gravidade do trauma, a anatomia normal e as referências anatômicas da região podem estar distorcidas pelo hematoma e edema dos tecidos moles. Pode ser útil iniciar a dissecção cirúrgica pela área com menos edema ou hematomas e levando em consideração referências ósseas. O tubérculo maior e o acrômio da escápula podem ser palpados proximalmente; distalmente, são identificados os epicôndilos medial e lateral. A veia cefálica cursa pelo tecido subcutâneo ao longo da superfície craniolateral do membro. O nervo radial situa-se embaixo da cabeça lateral do tríceps, próximo ao terço distal do úmero. É preciso identificá-lo em seu curso superficial ao músculo braquial antes de rebater o músculo da diáfise umeral. Para visualizá-lo, a dissecção deve iniciar-se adjacente ao bordo cranial da cabeça lateral do tríceps, perto do epicôndilo lateral. O plano de tecido entre os músculos braquicefálico e tríceps deve ser cuidadosamente dissecado para evitar lesão a esse nervo. Durante a osteotomia de olécrano, deve-se ter cuidado com o nervo ulnar, situado ao longo do bordo cranial da cabeça medial do músculo tríceps.

> **NOTA** Para facilitar a identificação das referências anatômicas, inicie a dissecção cirúrgica proximal ou distal à área de hematoma.

Posicionamento
O paciente deve ser posicionado em decúbito lateral para todas as abordagens e para a osteotomia do olécrano. O acesso medial ou medial/lateral ao cotovelo deve ser realizado com o paciente em decúbito dorsal. A suspensão do membro facilita sua manipulação durante a cirurgia. A região desde imediatamente dorsal à escápula até o carpo deve ser tricotomizada e preparada para a cirurgia asséptica.

TÉCNICA CIRÚRGICA

Acesso Cirúrgico à Epífise Proximal
Faça uma incisão sobre a região craniolateral do úmero proximal (Figura 33.35A). Inicie a incisão 2 a 3 cm proximal ao tubérculo maior e estenda-a distalmente até um ponto próximo ao terço médio da diáfise do úmero. Incise através do tecido subcutâneo ao longo da mesma linha para expor a fáscia pelo bordo lateral do músculo braquicefálico e a inserção do deltoide (Figura 33.35B). Eleve e rebata o músculo braquicefálico da superfície cranial do osso. Eleve o músculo deltoide e rebata-o caudalmente para expor as inserções dos músculos redondo menor e infraespinhoso. Faça uma incisão através das inserções desses dois músculos para expor a superfície do úmero proximal (Figura 33.35C). Caso seja necessário maior exposição da superfície craniomedial do úmero proximal, libere a inserção do músculo peitoral superficial situada por baixo do braquicefálico. Para fechar, suture os tendões dos músculos redondo menor e infra-espinhoso. Em seguida, suture a fáscia do peitoral superficial sobre

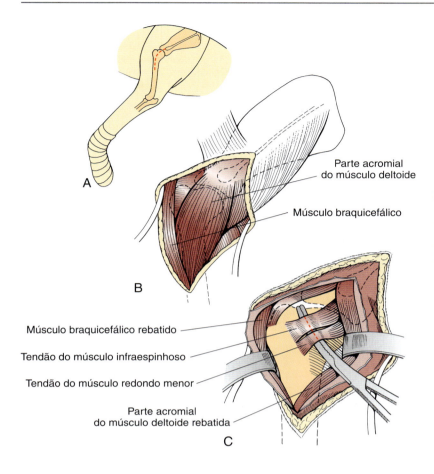

Figura 33.35 (A) Para expor o úmero proximal, incise a pele sobre sua região craniolateral. (B) Exponha a fáscia profunda ao longo do bordo lateral do músculo braquicefálico e a inserção do músculo deltoide. (C) Faça uma incisão através das inserções dos músculos infraespinhoso e redondo menor para expor a superfície lateral do úmero proximal.

o deltoide. Aponha a fáscia do músculo braquicefálico e suture o tecido subcutâneo e a pele.

Acesso Cirúrgico à Porção Lateral do Côndilo e ao Epicôndilo do Úmero

Faça uma incisão lateral iniciando sobre o terço distal do úmero até um ponto situado 4 a 5 cm distal ao cotovelo sobre a ulna (Figura 33.36A). Incise o tecido subcutâneo para expor a fáscia braquial profunda. Incise a fáscia ao longo do bordo cranial do tríceps e continue através da articulação sobre os extensores (Figura 33.36B). Incise o septo intermuscular entre os músculos extensor radial do carpo e extensor digital comum e continue a incisão proximalmente através da origem periosteal do primeiro (Figura 33.36C). Afaste o músculo cranialmente para expor a cápsula articular e o côndilo lateral subjacente. Para maior exposição do epicôndilo, incise o músculo ancôneo em sua origem na crista epicondilar (Figura 33.36D). Incise a cápsula articular em forma de L para visualizar o côndilo umeral. Para fechar a incisão, suture a cápsula articular e feche o septo intermuscular com pontos simples isolados. Suture as origens dos músculos extensor radial do carpo e ancôneo entre si utilizando pontos isolados e, em seguida, suture o tecido subcutâneo e a pele.

Acesso Cirúrgico ao Cotovelo por Meio de Osteotomia do Olécrano

Faça uma incisão desde o terço distal do úmero até o terço proximal da ulna. Centralize a incisão no nível da tuberosidade do olécrano sobre a região da perna. Divulsione o tecido subcutâneo para que a margem caudal da pele possa ser rebatida sobre a tuberosidade do olécrano para expor o epicôndilo medial. Lateralmente, libere o bordo cranial da cabeça lateral do tríceps próximo à sua inserção tendínea no olécrano (Figura 33.37A).

Em seguida, flexione o cotovelo e palpe o nervo ulnar em seu curso na fáscia profunda pelo bordo cranial da cabeça medial do tríceps. O nervo deve ser isolado e protegido durante a osteotomia. Incise a fáscia ao longo do bordo cranial da cabeça medial do tríceps próximo à sua inserção no olécrano. Passe um fio de Gigli através da incisão fascial lateral de forma que ele saia pela incisão medial (Figura 33.37B). Tracione o fio caudalmente perto do olécrano embaixo do tendão do tríceps (Figura 33.37C). Certifique-se de que o nervo não seja envolvido pelo fio e osteotomize o processo do olécrano com o fio. Incise e afaste o músculo ancôneo das cristas epicondilares lateral e medial (Figura 33.37D) e rebata o processo do olécrano junto com o músculo tríceps proximalmente, para visualizar a superfície caudal do cotovelo. Para fechar, reduza e estabilize o processo do olécrano com uma banda de tensão (p. 1015). Suture o bordo do tríceps na fáscia profunda dos lados medial e lateral do braço e feche o tecido subcutâneo e a pele.

Estabilização de Fraturas de Epífise e Metáfise Proximal

Pacientes com lesões por acidente balístico ou resultantes de acidente automobilístico de alta velocidade geralmente apresentam fraturas cominutivas e trauma significativo de tecidos moles. Emprega-se a placa de suporte ou um arranjo com essa placa em pacientes de escore

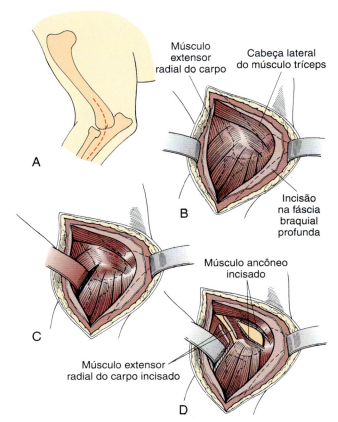

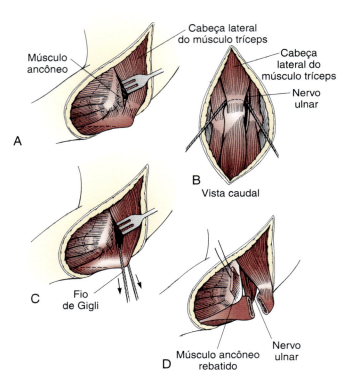

Figura 33.36 (A) Para expor o côndilo distal do úmero, faça uma incisão lateral sobre o terço distal do úmero, estendendo-a 4 a 5 cm distal à articulação do cotovelo. (B) Incise a fáscia profunda para expor os músculos extensores. (C) Incise o septo intermuscular entre o músculo extensor radial do carpo e o extensor digital comum. Continue a incisão proximalmente através da origem periosteal do músculo extensor radial do carpo. (D) Afaste o músculo cranialmente para expor a cápsula articular e o côndilo umeral abaixo. Para maior exposição do epicôndilo, incise através do músculo ancôneo em sua origem sobre a crista epicondilar.

Figura 33.37 (A) Para a osteotomia do olécrano, libere o bordo cranial da cabeça lateral do tríceps próximo à sua inserção tendínea no olécrano. (B) Passe um fio de Gigli através da incisão lateral na fáscia, saindo pela incisão medial. (C) Tracione o fio caudalmente próximo ao olécrano por baixo do tendão do tríceps. (D) Incise e afaste o músculo ancôneo das cristas epicondilares lateral e medial.

de avaliação baixo. Fraturas cominutivas de pacientes com escore moderado podem ser tratadas com placa de suporte ou fixador esquelético externo tipo Ib modificado e pino IM em *tie-in*. Pacientes com escore baixo a moderado e padrão de fratura simples (i.e., fraturas transversas ou oblíquas) podem ser tratados com placa de compressão ou de neutralização. Outra alternativa é o uso de pino IM com fio de cerclagem e fio de Kirschner (em fratura oblíqua) e suportado com fixador externo tipo Ia.

Estabilização de Fraturas Fisárias Proximais

Fraturas Salter I ou II do úmero proximal podem ser estabilizadas com fios de Kirschner divergentes ou pequenos pinos de Steinmann. Reduza a fratura e mantenha a redução com uma pinça de redução aguda. Insira dois pinos ou fios de Kirschner no osso proximalmente pelo tubérculo maior e direcione-os distal e caudalmente para cruzarem a linha de fratura e se alojarem na metáfise caudal (Figura 33.38A).

Fraturas Salter III da fise proximal também são estabilizadas com fios de Kirschner divergentes. Conecte a cabeça do úmero em seu terço proximal utilizando dois fios de Kirschner e reduza o tubérculo maior, fixando-o ao úmero com outros dois fios de Kirschner (Figura 33.38B).

Estabilização de Fraturas de Côndilo Lateral ou Medial

Fraturas condilares são geralmente estabilizadas após redução aberta e inspeção da reconstrução da articulação. A redução fechada guiada por fluoroscopia é uma alternativa para permitir fixação interna com parafusos e fios de Kirschner ou pinos pequenos. Na maior parte dos casos, a melhor estabilização é obtida com parafuso de compressão intercondilar ou pino autocompressível combinado a um fio de Kirschner, um pino pequeno ou uma placa formando uma ponte sobre a fratura da crista epicondiloide. Fraturas condilares estabilizadas com parafuso transcondilar e fio de Kirschner apresentam maior incidência de complicações do que fraturas estabilizadas com parafuso transcondilar e placa óssea ou supracondilar.[3] Fraturas do côndilo lateral do úmero também podem ser reparadas com múltiplos fios de Kirschner transcondilares convergentes ou paralelos.[4] Rebata o fragmento condilar lateralmente e perfure um orifício de maneira retrógrada desde o centro da superfície da fratura em sentido cranial e distal ao epicôndilo lateral antes de reduzi-la. Reduza a fratura e fixe a redução com a pinça de redução aguda. Insira um fio de Kirschner perpendicular à superfície da fratura e paralelo ao orifício de deslizamento (Figura 33.39A). Insira um guia de broca de tamanho adequado no orifício de deslizamento e faça as roscas com o diâmetro correspondente ao parafuso. Utilize uma arruela com o parafuso a fim de prevenir que sua cabeça afunde no osso ainda

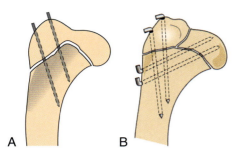

Figura 33.38 (A) Estabilize uma fratura de úmero Salter I com dois fios de Kirschner ou pinos de Steinmann pequenos. (B) Estabilize uma fratura de úmero Salter III com múltiplos fios de Kirschner ou pinos de Steinmann pequenos. (B, Modificada de Johnson AL, Dunning D. *Atlas of Orthopedic Surgical Procedures of the Dog and Cat.* St. Louis: Elsevier; 2005.)

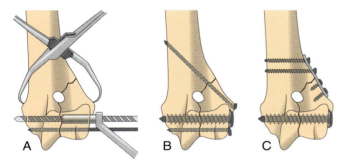

Figura 33.39 (A) Reduza a porção lateral do côndilo com o orifício de deslizamento já perfurado e fixe-a com uma pinça de redução aguda e um fio de Kirschner. Perfure a porção medial do côndilo para a inserção do parafuso de compressão. (B) Estabilize a fratura com um parafuso de compressão e fios de Kirschner. (C) Em cães mais idosos com tempo de consolidação potencialmente mais demorado, estabilize a fratura de côndilo lateral com um parafuso de compressão e uma placa. (Modificada de Johnson AL, Dunning D. *Atlas of Orthopedic Surgical Procedures of the Dog and Cat.* St. Louis: Elsevier; 2005.)

macio. Insira um fio de Kirschner através da crista epicondilar lateral para fornecer estabilidade adicional em fraturas oblíquas curtas ou transversas (Figura 33.39B). Em pacientes com suspeita de ossificação incompleta e subsequente atraso na consolidação, conecte a crista epicondilar com uma placa pequena para proteger o parafuso de compressão do compartilhamento de forças de cisalhamento (Figura 33.39C) (Quadro 33.5).

Estabilização de Fraturas em T ou Y do Cotovelo

Essas fraturas muitas vezes resultam de acidentes automobilísticos e quedas de altura significativa. Em alguns casos, a fratura ocorre após trauma mínimo devido à ossificação incompleta do côndilo por patologia subclínica. A fratura intercondilar é acompanhada por fratura transversa, oblíqua ou cominutiva através das cristas epicondilares medial e lateral. É necessário redução aberta para se obter o alinhamento preciso da fratura. O acesso medial e lateral ao côndilo umeral (Figuras 33.29 e 33.36) ou a osteotomia do olécrano (Figura 33.37) podem ser empregados para expor a fratura. O método de estabilização depende do escore de avaliação do paciente. Pacientes com escore baixo ou intermediário devem ser tratados com placas e parafusos ou combinação de placa e haste.

Nas fraturas de cotovelo de pacientes com escore favorável, pode ser suficiente utilizar um parafuso de compressão com dois pinos IM. Faça a abordagem medial e lateral à articulação do cotovelo e ao úmero distal (Figura 33.40A). Reduza a fratura e mantenha a redução com a pinça de redução aguda através dos côndilos. Estabilize a fratura articular com um parafuso de compressão (Figura 33.40B) e então reduza a fratura metafisária. Insira um pino IM pela porção medial do côndilo e através da linha de fratura para auxiliar na manutenção da redução. Aplique uma placa sobre a linha de fratura lateral. Apare o pino rente ao úmero distal. Alternativamente, estabilize as fraturas medial e lateral aplicando uma placa à superfície medial do úmero e outra à crista epicondiloide caudolateral.

MATERIAIS DE SUTURA E INSTRUMENTOS ESPECIAIS

Instrumentos úteis para o reparo de fraturas condilares incluem uma furadeira de bateria ou pneumática com guia de fio, afastadores autoestáticos, pinças de redução óssea e cortadores de fio. O sistema de placa é necessário para aplicação de placas e parafusos.

CUIDADO E AVALIAÇÃO PÓS-CIRÚRGICOS

Radiografias pós-operatórias são realizadas para avaliar o alinhamento, aparato e aposição. É indicada analgesia pós-operatória (Quadros 32.1 e 32.2 e Tabela 32.4). A atividade deve se restringir a passeios com guia e reabilitação física até que a fratura tenha consolidado. A reabilitação física encoraja o uso controlado do membro e função ótima após consolidação da fratura. É preciso cuidado para desenvolver protocolos individualizados para cada paciente, dependendo da localização da fratura, estabilidade e tipo de fixação, potencial de cicatrização, capacidades e atitudes do paciente e cooperação do cliente (Tabela 33.3; Capítulo 11). O manejo do fixador externo inclui cuidados diários com os pinos e curativos conforme necessário. As radiografias devem ser avaliadas em 6 semanas. Fixadores externos podem ser desestabilizados nesse momento se a cicatrização estiver progredindo de forma satisfatória. As radiografias são repetidas a cada 6 semanas até que seja observada a formação de ponte na fratura. Pinos IM e fixadores externos devem ser removidos após a consolidação da fratura. Parafusos de compressão são deixados no local, exceto quando ocorre algum problema associado a sua presença.

COMPLICAÇÕES

Fraturas da fise umeral proximal geralmente cicatrizam rápido; contudo, geralmente ocorre fechamento prematuro da fise, o que pode afetar o comprimento do osso em cães imaturos. Fios de Kirschner e pinos pequenos podem migrar. A lesão da fise em fraturas Salter IV da porção lateral do côndilo lateral com subsequente fixação não parece resultar em encurtamento da diáfise umeral ou distorção do côndilo. A fratura intra-articular pode resultar em doença articular degenerativa, embora isso seja minimizado com redução cuidadosa e fixação rígida. Fraturas supracondilares e condilares do úmero podem ter cicatrização prolongada, estando o implante sujeito a estresses moderados por períodos extensos. Eventualmente, poderão ocorrer reabsorção óssea e afrouxamento do implante. Também podem ocorrer quebras do implante por fadiga (Quadro 33.6). O reparo da osteotomia de olécrano está associado a uma alta incidência de complicações. Fraturas condilares distais geralmente cicatrizam rápido em cães imaturos, porém, a cicatrização é geralmente retardada em cães mais idosos.

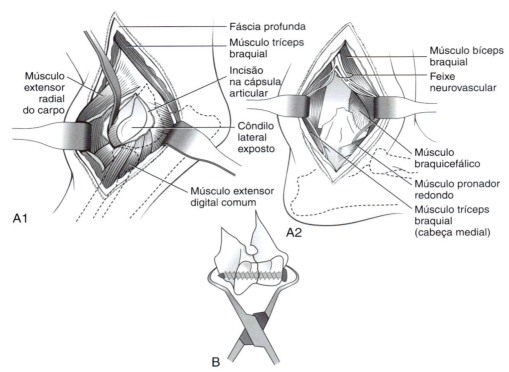

Figura 33.40 (A) Faça a abordagem medial e lateral à articulação do cotovelo e do úmero distal. (B) Estabilize a fratura em Y ou T com um parafuso de compressão através da fratura do côndilo, um pino intramedular através do côndilo medial, direcionado pelo canal medular, e uma placa na superfície condilar lateral. Alternativamente, aplique a placa na superfície medial. (Modificada de Johnson AL, Dunning D. *Atlas of Orthopedic Surgical Procedures of the Dog and Cat*. St. Louis: Elsevier; 2005.)

A amplitude de movimento normalmente se torna reduzida após a cirurgia.

PROGNÓSTICO

O prognóstico é geralmente excelente quando são seguidos os procedimentos adequados de manejo da fratura (Figura 33.41).

FRATURAS DE DIÁFISE DE RÁDIO E ULNA

DEFINIÇÕES

Fraturas diafisárias de rádio e **ulna** representam a perda de continuidade do osso cortical diafisário. **Fraturas abertas** (feridas através da pele sobre o osso) podem ocorrer devido à escassez de revestimento por tecidos moles.

CONSIDERAÇÕES GERAIS E FISIOPATOLOGIA CLINICAMENTE RELEVANTE

Fraturas diafisárias geralmente envolvem o terço médio a distal da diáfise do rádio e ulna. Como geralmente ocorrem de forma secundária a traumas, o animal deve ser cuidadosamente avaliado para que sejam detectadas lesões concomitantes (p. ex., contusões pulmonares, pneumotórax, fraturas de costela, miocardite traumática). A escassez de tecido mole aumenta a possibilidade de fratura aberta e potencialmente reduz o suprimento sanguíneo extraósseo, podendo retardar a cicatrização. O mínimo revestimento de tecidos moles sobre placas ósseas resulta em irritação dos tecidos e hipersensibilidade ao frio, mas tem como vantagem a facilidade de utilização de fixação externa.

Raças miniatura normalmente fraturam o rádio e a ulna após trauma aparentemente mínimo relacionado com saltos ou quedas. Essas fraturas são associadas a alta incidência de complicações. Fatores que podem contribuir com complicações como união retardada ou não união incluem instabilidade biomecânica ligada à natureza oblíqua curta das fraturas, escassez de vascularização diafisária comparada às raças grandes e o limitado envolvimento por tecido mole para vascularização extraóssea.

DIAGNÓSTICO

Apresentação Clínica

Sinais Clínicos

Cães e gatos de qualquer idade, raça ou sexo podem ser acometidos. Animais jovens sofrem trauma automobilístico com maior frequência.

Histórico

Os animais acometidos normalmente demonstram claudicação com apoio do membro após o trauma. Cães de raça miniatura são frequentemente trazidos ao atendimento após trauma aparentemente mínimo causado por salto ou queda.

Achados de Exame Físico

Devido à natureza traumática das fraturas de rádio e ulna, a avaliação do animal deve ser completa, a fim de detectar anormalidades de

CAPÍTULO 33 Manejo de Fraturas Específicas

TABELA 33.3 Amostra de Protocolo de Reabilitação para Pacientes com Fratura Articular

Tratamentos/Modalidades	Dias 1-7	Dias 7-21	3-8 Semanas	8-12 Semanas e Depois
Medicações para dor	Conforme prescrito	Conforme prescrito	PRN	PRN
Crioterapia	10-15 min três vezes ao dia antes do passeio ou exercícios. Primeira sessão imediatamente após a cirurgia	Utilizar após exercício por 15 minutos	PRN após exercícios	PRN após exercícios
Terapia com calor		Aplicar calor aos músculos adjacentes 10 min antes da ADMP ou exercício	Como antes 10 min duas vezes ao dia	PRN
Massagem	Duas vezes ao dia para edema dos dígitos até o coração	Continuar duas vezes ao dia	Massagear os músculos adjacentes antes do exercício ativo	Massagear os músculos adjacentes antes do exercício ativo
ADMP	Flexão/extensão suave da articulação 10 repetições, três a quatro vezes ao dia. Provocar reflexo flexor com pinçamento de dígito	Continuar flexão e extensão com leve resistência 10-15 repetições três vezes ao dia	Continuar ADMP como descrito até 4 semanas	
Terapia com *laser*	Diariamente ou a cada 2 dias na primeira semana	A cada 2 dias na primeira semana, depois duas vezes na semana	PRN	
Passeios	Iniciar no 5º dia passeio lento com guia por 5 min duas vezes ao dia para encorajar ADM ativa	Aumentar o passeio em 1-3 min a cada semana	Aumentar gradualmente até 10-15 min duas vezes ao dia	Passeios de 20-30 min duas vezes ao dia incluindo 10 min de trabalho inclinado contanto que a consolidação tenha iniciado
Equilíbrio	Exercícios suaves de equilíbrio em apoio de espuma para encorajar suporte de peso 5 min duas vezes ao dia	5 min três vezes ao dia. Após 10 dias aumentar a instabilidade da superfície para desafiar os músculos	10 min duas a três vezes ao dia. Considerar o equilíbrio sobre bola ou disco inflável com apoio assistido	Incorporar superfícies desafiadoras para aumentar a flexão do joelho: areia, neve, grama alta
Esteira submersa[a]		10-15 min uma vez ao dia após o 10º dia — incisão cicatrizada	15-20 min diariamente	20-30 min três vezes na semana
Escada[a]			Provavelmente 6 semanas ou mais após cirurgia. Iniciar com uma série e adicionar uma série por semana	Trabalhar até 5 séries de degraus duas vezes ao dia
Cavalete[a]			5-10 repetições sobre 5 obstáculos uma vez ao dia	10-15 repetições sobre 5 obstáculos duas vezes ao dia
Nado[a]			10-15 min com intervalos diariamente	20-30 min uma a duas vezes ao dia

Por favor verificar instruções especiais para Fraturas Fisárias Distais de Fêmur com relação a bandagem e reabilitação.
ADM, Amplitude de movimento; *ADMP*, amplitude de movimento passiva; *PRN*, conforme necessário.
[a]Somente deve ser realizado após evidência radiográfica de consolidação e verificação da integridade do implante por parte do cirurgião.

QUADRO 33.6 Erros Comuns na Fixação de Fraturas de Côndilo Umeral

- A falha na redução anatômica da superfície articular resulta em doença articular degenerativa e perda da função.
- A falha no emprego de parafuso de compressão grande e suporte da fratura com placa pode resultar em insucesso do implante em animais maduros com fraturas condilares iniciadas por ossificação incompleta.

---

outros sistemas do organismo. A palpação do membro revela edema, dor e crepitação. A fratura pode ser aberta com perda ou lesão substancial de tecidos moles. Os animais normalmente parecem possuir resposta proprioceptiva anormal por estarem relutantes a mover o membro.

> **NOTA** O exame neurológico cuidadoso auxiliará na diferenciação entre lesão neurológica real ou aparente associada à dor.

Diagnóstico por Imagem

Radiografias craniocaudais e laterais do rádio e ulna acometidos (incluindo cotovelo e carpo) são necessárias à avaliação da extensão de lesão óssea e de tecidos moles. Animais assustados ou com dor severa podem necessitar de sedação (Tabelas 31.2 e 31.3) ou anestesia geral para o exame, após confirmação de que não há contraindicações (p. ex., choque, hipotensão ou dispneia grave) à administração de sedativos ou anestésicos. Deve-se realizar radiografia torácica para avaliar trauma da cavidade.

Achados Laboratoriais

Um hemograma completo e bioquímica sérica devem ser realizados para avaliar o estado geral do animal para anestesia e determinar se ocorreram traumas ou lesões concomitantes aos sistemas hepatobiliar ou renal.

DIAGNÓSTICO DIFERENCIAL

Animais que apresentam fratura radial e ulnar devem ser avaliados para determinar se as fraturas são resultado de trauma ou patologia subjacente (p. ex., neoplasia).

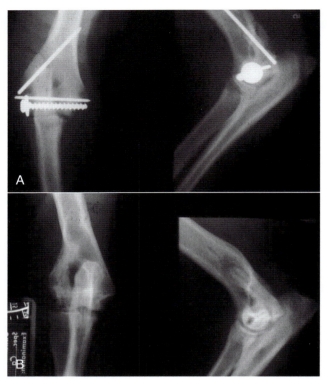

Figura 33.41 Radiografias pós-operatórias. (A) Estabilização de uma fratura Salter IV na porção lateral do côndilo umeral com parafuso de compressão e dois fios de Kirschner. (B) Implantes removidos 5 meses depois da cirurgia. Note a ausência do calo e mínima doença articular degenerativa.

> **QUADRO 33.7** Tomada de Decisão para Redução Aberta ou Fechada de Fraturas da Diáfise do Rádio
>
> **Redução Aberta**
> - Fraturas reduzíveis deslocadas com aplicação de placa
>
> **Redução Aberta Limitada**
> - Fraturas reduzíveis deslocadas com fixador esquelético externo
> - Fraturas cominutivas para colocação de enxerto de osso esponjoso
>
> **Redução Fechada**
> - Fraturas não deslocadas com coaptação externa ou fixador esquelético externo
> - Fraturas cominutivas não reduzíveis com fixador esquelético externo

> **QUADRO 33.8** Uso de Implante para Fraturas da Diáfise do Rádio Segundo o Escore de Avaliação da Fratura (EAF)
>
> **EAF de 0 a 3**
> Placas ósseas e parafusos
> Fixador esquelético externo tipo II
>
> **EAF de 4 a 7**
> Fixador esquelético externo tipo Ib ou tipo II
> Placas ósseas e parafusos
>
> **EAF de 8 a 10**
> Fixador esquelético externo tipo Ia ou tipo Ib
> Gesso

MANEJO CLÍNICO

O tratamento clínico dos animais com fratura de rádio e ulna inclui analgésicos (Capítulo 13) e antibióticos para tratar as feridas abertas. O manejo conservador das fraturas diafisárias de rádio e ulna consiste em talas e gesso e é reservado a pacientes imaturos com fratura fechada, não deslocada ou em galho verde. A fixação com gesso é adequada nesses casos porque as articulações distal e proximal à fratura (carpo e cotovelo) podem ser imobilizadas, permitindo rápida cicatrização. Talas e gesso são contraindicados no tratamento de fraturas diafisárias distais em cães miniatura e de raças pequenas devido à alta incidência de não união nesses animais.

> **NOTA** Ao escolher fixação com gesso, é preciso considerar se o animal será capaz de suportar peso sobre os outros três membros.

TRATAMENTO CIRÚRGICO

Fixadores esqueléticos externos e placas ósseas são o implante de escolha no reparo das fraturas de rádio. O sistema de implante escolhido deve refletir o escore de avaliação da fratura do paciente (Quadro 33.7). A decisão de se realizar redução aberta ou fechada das fraturas diafisárias de rádio e ulna é realizada com base na configuração da fratura, escore de avaliação e sistema de implante escolhido (Quadro 33.8). Fraturas simples ou moderadamente cominutivas com grandes fragmentos e que podem ser reconstruídas anatomicamente para restabelecer a coluna óssea são candidatas a redução aberta e estabilização com fixação interna, redução aberta limitada e FEE ou uma combinação de técnicas. Fraturas severamente cominutivas que não podem ser totalmente reconstruídas são candidatas a redução fechada e FEE ou redução aberta e aplicação de placa em ponte e autoenxerto de osso esponjoso (p. 991) ou osteossíntese percutânea minimamente invasiva. A aplicação minimamente invasiva de placa apresenta resultados similares aos da redução e fixação aberta em termos de redução, alinhamento e tempo de união óssea.[5] O fato de a fratura ser aberta ou fechada é menos importante do que seu potencial de ser reconstruída anatomicamente. As vantagens e desvantagens da redução aberta e fechada necessitam ser consideradas para se determinar a melhor abordagem para cada caso individual. A ulna é geralmente suportada indiretamente por meio da estabilização radial; contudo, a estabilização da ulna é indicada quando sua realização fornecer suporte adicional a uma fratura radial cominutiva, quando o suporte adicional for necessário em cães grandes e quando a redução anatômica do rádio e ulna for essencial à *performance* futura de animal atleta.

Manejo Pré-cirúrgico

A lesão ou perda tecidual na área da fratura pode ser extensas. Feridas abertas devem ser manejadas inicialmente por meio de tricotomia cuidadosa, limpeza da ferida e cultura bacteriana para testar sensibilidade antibiótica. O antebraço deve ser estabilizado temporariamente com uma bandagem de Robert Jones (p. 981) para imobilizar os fragmentos, diminuir ou prevenir o edema de tecidos moles, proteger ou prevenir feridas abertas e melhorar o conforto do paciente até que a cirurgia possa ser realizada. O manejo de dor pós-operatória também deve ser instituído (Capítulo 13). Lesões concomitantes devem ser manejadas antes da indução anestésica para fixação da fratura.

Anestesia

Encaminhe-se às Tabelas 32.1 e 32.2 para o manejo anestésico de pacientes com fraturas.

Anatomia Cirúrgica

A superfície craniomedial do rádio e caudolateral da ulna não são recobertas por músculo e podem ser facilmente palpadas para servir como referências à localização da incisão. Os músculos extensores localizam-se craniais ao rádio e os flexores caudais a ele, podendo todos ser afastados para expor o osso. A veia cefálica cruza a porção medial do rádio distal. A cabeça lateral do rádio é palpável sob os músculos extensores do antebraço.

Posicionamento

O membro deve ser tricotomizado e preparado para cirurgia asséptica desde o ombro até o carpo. Se for planejado um autoenxerto de osso esponjoso, o sítio doador (p. ex., úmero proximal) também deve ser preparado. Caso se opte pela redução fechada ou aberta limitada com FEE, deve-se posicionar o animal com o membro acometido suspenso para facilitar a visualização do alinhamento articular correto (p. 990). No caso de redução aberta com aplicação de placa, o animal pode ser posicionado em decúbito dorsal com o membro todo preparado para o campo estéril enquanto suspenso.

TÉCNICA CIRÚRGICA

Acesso Craniomedial ao Rádio

Palpe o rádio diretamente sob a pele e tecido subcutâneo da superfície craniomedial do membro. Faça uma incisão através da pele e tecido subcutâneo para expor a diáfise do rádio. Estenda a incisão distalmente e eleve os tendões extensores para expor a superfície cranial da metáfise distal do rádio (Figura 33.42).

Técnicas de Aplicação de Implantes Específicas ao Rádio

Aplicação de Bandagens

Bandagens podem ser aplicadas como método único de fixação em fraturas estáveis de cães ou gatos jovens quando a fratura mantém redução adequada e tem potencial de cicatrizar rapidamente. Posicione o animal em decúbito lateral com o membro fraturado contra a mesa. Peça ao assistente para segurar o membro em adução e ligeira flexão de carpo. Aplique a malha, acolchoamento de algodão e gesso (para princípios gerais de aplicação de gesso, encaminhe-se à p. 995) (Figura 33.43). Para construir um gesso bivalve, utilize material extra durante a aplicação do gesso. Após secagem, corte-o longitudinalmente ao longo das superfícies medial e lateral e envolva-o com a bandagem na posição correta.

A bandagem bivalve não oferece fixação rígida como gesso cilíndrico, contudo pode ser trocada facilmente para permitir manejo da ferida.

> **NOTA** Cuidado: Fraturas de rádio em cães pequenos tratados com gesso e tala apresentam alta incidência de complicações; essas fraturas devem ser manejadas com fixação por placa.

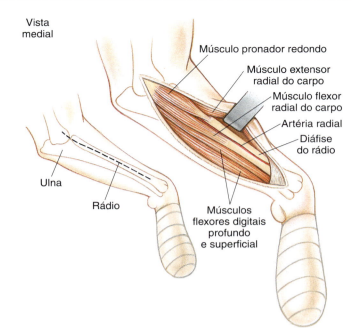

Figura 33.42 Para a abordagem craniomedial à diáfise do rádio, faça uma incisão através da pele e tecido subcutâneo para expor a diáfise radial. Afaste o músculo extensor radial do carpo lateralmente para expor a diáfise.

Aplicação de Pinos Intramedulares

Pinos IM são difíceis de serem utilizados no rádio devido à configuração estreita do canal medular do rádio e à necessidade de invadir a articulação do carpo na hora de posicionar o pino. Complicações associadas à inserção de pino IM no rádio incluem rotação, osteomielite, união retardada, não união e doença articular degenerativa do carpo.

> **NOTA** Pinos IM e hastes bloqueadas são contraindicados como tratamento para fraturas de rádio devido à configuração estreita do canal medular radial e à necessidade de invadir a articulação do carpo para posicionar o pino.

Pinos IM podem ser utilizados para alinhar a ulna, estabilizar uma fratura simples de ulna e fornecer suporte adicional à fixação primária (i.e., fixador externo ou placa) de uma fratura radial cominutiva. Insira o pino IM no canal medular a partir da superfície proximal do olécrano e direcione-o de forma normógrada até a superfície da fratura. Mantenha o córtex lateral da ulna paralelo com o pino para que ele permaneça no canal medular. Reduza a fratura e direcione o pino distalmente o quanto conseguir sem penetrar o córtex. Corte o excesso proximal do pino abaixo do nível da pele, sobre a ulna proximal (para princípios gerais de aplicação de pino IM, encaminhe-se à p. 1008).

Aplicação de Fixadores Esqueléticos Externos

Os FEE são particularmente úteis no tratamento de uma ampla variedade de fraturas diafisárias de rádio. A rigidez do fixador pode ser aumentada em animais com escore de avaliação baixo por meio da adição de pinos de fixação e arranjos bilaterais ou biplanares. Fraturas de rádio são frequentemente abertas, tornando

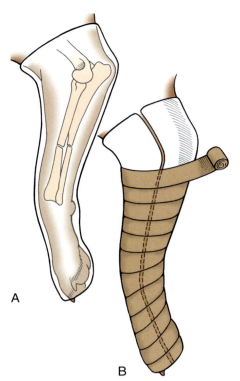

Figura 33.43 Gessos e bandagens são empregados para estabilizar fraturas fechadas não deslocadas em rádio-ulna de pacientes com escore de 8 a 10. (A) A bandagem completa cilíndrica, que imobiliza o cotovelo e o carpo, é aplicada sobre o membro em posição de pequena flexão cárpica e angulação em varo. (B) A bandagem pode se tornar bivalve por meio da aplicação do gesso sobre múltiplas camadas de algodão e secção de seus aspectos lateral e medial, os quais são fixados com fita elástica.

atrativo o emprego de fixador externo para evitar invasão do local de fratura com implantes metálicos. A remoção do implante em fraturas abertas é desejável após a cicatrização e é facilmente realizada com fixação externa. Posicione o cão em decúbito dorsal e prepare o membro enquanto suspenso. Utilize a redução aberta limitada para fraturas reduzíveis e fechada para não reduzíveis. Se for realizada redução aberta, deve-se considerar a coleta de um enxerto autólogo de osso esponjoso para melhorar a cicatrização óssea. O local mais acessível para coleta do osso esponjoso é o úmero proximal ipsolateral (p. 991). Aplique um arranjo tipo Ia na superfície medial cranial do rádio (Figura 33.44A e B) (princípios gerais de aplicação de fixadores externos são discutidos na p. 998). A aplicação do arranjo nessa localização evita a penetração de grandes massas musculares com pinos de fixação e reduz a morbidade associada aos pinos. Aplique uma tala de fixação tipo Ib nas superfícies medial cranial e lateral cranial do rádio (Figura 33.44C). Adicione barras conectoras articulares e diagonais para melhor estabilidade, conforme necessário.

> **NOTA** Construa o fixador de forma a se adequar ao paciente e à fratura. Fraturas de escore baixo requerem um fixador mais rígido.

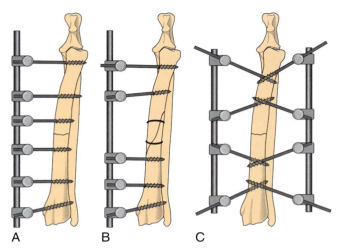

Figura 33.44 Fixadores externos tipo Ia e Ib são utilizados para tratar fraturas de rádio em pacientes com escore alto e moderado. (A) O fixador tipo Ia é posicionado sobre a superfície craniomedial do rádio para estabilizar uma fratura transversa. (B) A reconstrução anatômica de uma fratura oblíqua longa com fio de cerclagem restaura a coluna óssea e permite compartilhamento de carga com o fixador externo. (C) O fixador tipo Ib é aplicado a pacientes com escore moderado para fornecer estabilidade adicional.

Embora a penetração de grandes massas musculares seja inevitável com arranjos tipo II, estes podem ser utilizados por sua maior rigidez e porque os pinos de transfixação proximal e distal podem ser utilizados como guias de pino para o alinhamento do membro.

> **NOTA** Alguns cães possuem rádios muito estreitos à visualização radiográfica lateral, o que torna perigosa a aplicação de arranjo tipo II. Examine minuciosamente as radiografias antes de planejar esse tipo de arranjo.

Para aplicar um arranjo tipo II, insira pinos de transfixação nas metáfises proximal e distal do rádio. Esses pinos devem ser centralizados no osso em plano frontal e paralelo às respectivas superfícies articulares. Reduza a fratura e fixe os pinos com barras conectoras medial e lateral. Preencha o arranjo inserindo pelo menos dois pinos (preferencialmente três) proximais e distais à fratura (Figura 33.45A). Muitas vezes, a curva cranial do rádio impede a inserção de pinos de transfixação bilateral no centro do fixador, sendo utilizados pinos unilaterais (Figura 33.45B). Corrija o mau alinhamento valgo ou varo afrouxando os grampos e realizando a distração do lado apropriado do membro até que as superfícies articulares estejam paralelas. Corrija a rotação leve revertendo a posição dos grampos no lado adequado dos pinos do fragmento distal. Esforce-se para alinhar corretamente o membro antes de completar o procedimento. A fixação externa com pinos de fixação e barras conectoras de metilmetacrilato é uma alternativa versátil ao sistema de fixação padrão (princípios gerais para aplicar arranjos acrílicos são discutidos na p. 1002). Pinos de fixação de qualquer tamanho podem ser direcionados em ângulos que otimizem a inserção em osso de boa qualidade, sem que seja considerada a compatibilidade dos grampos ou a posição uniplanar. Essa técnica pode ser utilizada para estabilizar fraturas diafisárias distais em cães de raças pequenas.

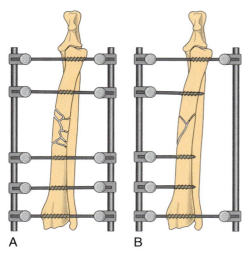

Figura 33.45 (A) O fixador externo tipo II máximo inclui todos os pinos de transfixação. (B) Devido à curva cranial do rádio, o arranjo tipo II mínimo normalmente é preenchido com pinos de fixação unilateral.

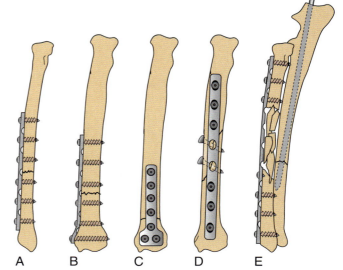

Figura 33.46 (A) e (B) Uma placa de compressão é utilizada para estabilizar fraturas transversas da diáfise radial e pode ser aplicada à sua superfície cranial ou medial. (C) A placa em T é empregada na estabilização de fraturas diafisárias distais do rádio nas quais haja um pequeno segmento ósseo. (D) Fraturas oblíquas longas podem ser estabilizadas com parafusos de compressão e placa de neutralização. (E) Fraturas cominutivas não reduzíveis da diáfise radial são conectadas com uma placa em ponte. É possível obter suporte adicional com a utilização de um pino intramedular na ulna. (Modificada de Johnson AL, Dunning D. *Atlas of Orthopedic Surgical Procedures of the Dog and Cat*. St. Louis: Elsevier; 2005.)

Fixadores externos circulares podem ser utilizados de forma eficaz em fraturas da diáfise radial, especialmente fraturas cominutivas não reduzíveis tratadas com redução fechada. O arranjo de fixação pode ser manipulado após a cirurgia para corrigir deformidades angulares em ambos os planos, caudal cranial e lateral medial. Fixadores circulares permitem micromovimentação axial controlada de segmentos ósseos estabilizados, promovendo rápida união óssea. Contudo, requerem considerável planejamento pré-operatório e construção do arranjo no sentido de encurtar o tempo cirúrgico, bem como otimizar os cuidados posteriores para minimizar as complicações relacionadas com o implante (princípios gerais de aplicação de fixadores circulares são discutidos na p. 1003). A combinação de um anel distal e fios com uma haste conectora linear e pinos de fixação proximais, formando um arranjo híbrido, é útil na estabilização de fraturas complexas com segmentos ósseos distais curtos (princípios de aplicação de arranjos híbridos são discutidos na p. 1008).

Aplicação de Placas Ósseas e Parafusos

Placas ósseas são um excelente método de estabilizar fraturas diafisárias de rádio e ulna (princípios de aplicação de placas e parafusos são discutidos na p. 1016). Miniplacas em T e placas veterinárias dimensionáveis são particularmente úteis para estabilizar fraturas em cães de raças pequenas e miniatura. Aplique placas ósseas na superfície cranial plana do rádio ou, alternativamente, na superfície medial do rádio distal (Figura 33.46). Placas aplicadas cranialmente em geral são mais largas do que as mediais ou de bloqueio na estabilização de fraturas radiais, devido à área de superfície do osso. Apesar da diferença de tamanho, cada placa possui vantagens biomecânicas distintas, sendo a cranial mais rígida e a medial melhor com cargas cíclicas.[6]

Estabilização de Fraturas Transversas ou Oblíquas Curtas do Terço Médio da Diáfise Radial

A estabilização de fraturas transversas ou oblíquas curtas requer suporte contra flexão; fraturas oblíquas curtas também requerem suporte axial. Isso pode ser obtido com placas ósseas ou fixador externo.

Sistemas de fixação úteis para raças pequenas (nas quais a incidência de complicações é alta com essas fraturas) e animais com escore de avaliação baixo incluem placa óssea e parafusos inseridos para funcionar como placa de compressão em fraturas transversas, placa de neutralização para fraturas oblíquas curtas ou fixador externo tipo II com pino acrílico. Em animais com escore de fratura moderado, pode-se utilizar placa de compressão, fixador externo tipo II mínimo ou fixador externo tipo Ib. Fraturas transversas ou oblíquas curtas em pacientes com escore alto podem ser estabilizadas com fixador esquelético externo tipo Ia de seis pinos ou gesso, caso seja fratura em galho verde ou não deslocada (Figura 33.47).

Estabilização de Fraturas Oblíquas Longas ou Cominutivas de Terço Médio da Diáfise Radial com Grande Fragmento em Borboleta

Essas fraturas podem ser reduzidas anatomicamente com aplicação de compressão utilizando fios de cerclagem ou parafusos de compressão. As forças axiais, rotacionais e de flexão geradas pelo apoio do peso são neutralizadas com placas ósseas ou fixadores externos. Sistemas de fixação úteis para fraturas de escore baixo consistem em parafusos de compressão para reconstruir o cilindro ósseo e obter compressão interfragmentária, suportados por placas de neutralização ou FEE tipo II. Fraturas de escore moderado podem ser estabilizadas combinando-se parafusos de compressão ou fios de cerclagem para compressão interfragmentária com uma placa de neutralização ou FEE tipo II ou Ib. Fraturas de escore alto podem ser estabilizadas com fio de cerclagem para compressão interfragmentária e fixador externo tipo Ia (Figura 33.48).

Estabilização de Fraturas Cominutivas do Terço Médio da Diáfise Radial com Múltiplos Fragmentos

Essas fraturas são realinhadas utilizando técnicas de redução indireta (p. 990). Como não ocorre compartilhamento de carga entre o

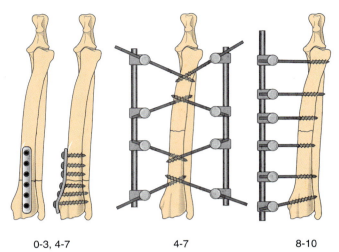

Figura 33.47 Métodos recomendados de estabilização de fraturas oblíquas curtas ou transversas de rádio com base no escore de avaliação. Nos escores de 0 a 3, placa e parafuso são o implante de escolha, embora fixadores externos possam ser utilizados. Se o escore for de 4 a 7, utilizam-se placa e parafusos ou fixador externo. Se o escore for de 8 a 10, o fixador externo é preferível ou, caso a fratura não esteja deslocada, pode-se utilizar bandagem de gesso externa.

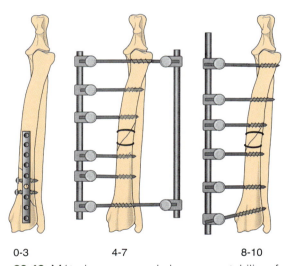

Figura 33.48 Métodos recomendados para estabilizar fraturas oblíquas longas ou cominutivas reduzíveis (com fragmento único grande) em rádio com base no escore de avaliação. Se o escore for de 0 a 3, prefere-se a placa de neutralização. No caso de escore 4 a 7, pode-se utilizar fixador externo tipo II ou Ib com fio de cerclagem. Com escores de 8 a 10, o fixador externo tipo Ia com fio de cerclagem fornece a estabilidade necessária.

implante e o osso até que se forme o calo biológico, essas fraturas necessitam de suporte axial, rotacional e de dobramento rígido. Estresses muito altos serão impostos ao implante e sua conexão com o osso. Se o escore de avaliação da fratura for favorável, os estresses terão duração curta, reduzindo a probabilidade de falha do implante. Caso o escore não seja favorável, todavia, os estresses agirão sobre o implante por período extenso, tornando mais provável sua falha. Fraturas em pacientes com escores baixos podem ser estabilizadas com placa óssea empregada em forma de ponte com fixador esquelético externo tipo II. Pacientes com esse tipo de fratura somente terão escore mais alto se o ambiente biológico for extremamente favorável (p. ex., animal de 4 a 5 meses com trauma de baixa velocidade fechado e em um único membro). As fraturas desses animais podem ser estabilizadas com fixador externo tipo Ib (Figura 33.49).

MATERIAIS DE SUTURA E INSTRUMENTOS ESPECIAIS

O equipamento necessário para inserção de pinos e fios inclui afastadores, pinças de fixação óssea, pinças de redução, mandril de pino de Jacobs, pinos IM, fios de Kirschner, fios ortopédicos, cortadores de fio e cortadores de pino. Equipamentos adicionais necessários à fixação externa incluem broca, guia de broca, furadeira de baixa RPM, grampos e barras ou acrílico de fixação externa. Equipamentos de placa e uma furadeira de alta velocidade são necessários na aplicação de placas e parafusos.

CUIDADO E AVALIAÇÃO PÓS-CIRÚRGICOS

Radiografias pós-operatórias são realizadas para avaliar o alinhamento, aparato e aposição. É indicada analgesia pós-operatória (Quadros 32.1 e 32.2 e Tabela 32.4). A atividade deve se restringir a passeios com guia e reabilitação física até que a fratura tenha cicatrizado. A reabilitação física (Tabela 33.2; Capítulo 11) encoraja o uso controlado do membro e função ótima após cicatrização da fratura. É preciso cuidado para desenvolver protocolos individualizados para cada paciente, dependendo da localização da fratura, estabilidade e tipo de fixação, potencial de cicatrização, capacidades e atitudes do paciente e disponibilidade do cliente em participar dos cuidados do animal.

Bandagens envolvem intenso manejo por parte dos tutores e avaliações frequentes pelo veterinário. Abrasões e feridas são frequentemente causadas pela pressão do gesso. O manejo envolve remoção da bandagem ou substituição com gesso bivalve e tratamento da ferida. A desestabilização precoce da fratura para tratar feridas pode causar união retardada ou não união.

Após redução aberta com FEE, a incisão deve ser coberta. Compressas de gaze devem ser abertas e aplicadas para preencher o espaço entre a barra de fixação e a pele ao redor dos pinos, seguidas de bandagem ao redor do fixador. É preciso cuidado para incluir a pata na bandagem durante o período pós-operatório imediato, a fim de prevenir o edema. Feridas abertas devem ser tratadas diariamente com curativos úmidos a secos até que se forme um leito de granulação. As feridas são então cobertas com acolchoamento não adesivo e a bandagem é trocada conforme necessário. O animal deve ser liberado para o tutor com instruções de exercícios limitados e cuidados para evitar acidentes com o fixador. Se a bandagem do fixador externo for mantida, deverá ser trocada semanalmente. Se não, pode-se lançar mão da hidroterapia com massagem utilizando uma ducha. O primeiro *checkup* deve ocorrer às 2 semanas para remoção dos pontos e avaliação do fixador, seguido de avaliações radiográficas a cada 6 semanas.

Embora uma fratura estabilizada de maneira rígida seja ótima para a formação óssea inicial, o remodelamento ósseo subsequente é melhorado aumentando-se a carga através do osso fraturado. A remoção de metade do fixador tipo Ib (convertendo-o a um tipo Ia)

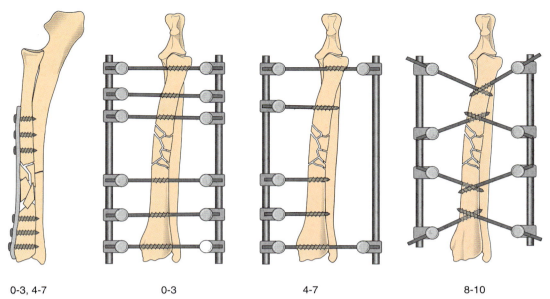

Figura 33.49 Métodos recomendados para estabilizar fraturas cominutivas não reduzíveis (múltiplos fragmentos) de rádio com base no escore de avaliação. Se o escore for de 0 a 3, pode-se utilizar placa em ponte ou fixador tipo II máximo. Se o escore for de 4 a 7, pode-se utilizar a placa em ponte ou fixador tipo II mínimo. Com escores de 8 a 10, o fixador tipo Ib fornece a estabilidade necessária. (Segunda e terceira imagens modificadas de Fossum TW. *Small Animal Surgery,* 2nd ed. St. Louis: Mosby; 2002.)

ou remoção de pinos específicos de um fixador tipo I ou II reduz a rigidez do arranjo e permite aplicação de carga maior no osso em remodelamento ao mesmo tempo que a fratura é protegida. A desestabilização é normalmente realizada 6 semanas após a cirurgia, dependendo da avaliação da fratura. A formação óssea inicial e a ponte no local da fratura devem estar radiograficamente evidentes antes que se inicie a desestabilização. A barra da fixação externa pode ser completamente removida após evidência radiográfica de ponte óssea completa nas linhas de fratura. Pode-se utilizar uma bandagem ou tala de suporte para proteger o osso em cicatrização por algumas semanas após remoção do fixador.

Após aplicação de placa em uma fratura diafisária, o membro deve ser mantido por alguns dias com bandagem macia, a fim de reduzir o edema. Em geral, o animal será capaz de apoiar completamente o membro em 2 a 3 semanas. A restrição de espaço é recomendada até que haja sinais radiográficos de união óssea evidente. Embora a aplicação de placa por período prolongado não pareça ter efeito sobre a densidade do osso cortical do rádio, a remoção da placa pode ser recomendada após a união óssea porque a irritação tecidual e a sensibilidade a frio têm sido associadas à ausência de cobertura adequada de tecidos moles sobre a placa.

COMPLICAÇÕES

Complicações de fraturas radiais incluem má união, união retardada e não união em animais tratados com coaptação externa (Quadro 33.9). Esses problemas são comuns em cães pequenos que sofreram fraturas da diáfise distal do rádio e ulna e foram submetidos a estabilização inadequada. As complicações ocorrem com maior prevalência em cães de raça pequena tratados com fixadores externos, comparados àqueles que são maiores e tratados de forma similar. Casos que requeiram revisão cirúrgica podem ocorrer com aproximadamente 25% dos felinos com fraturas combinadas de rádio e ulna. No caso de reduções abertas, as complicações incluem osteomielite, migração do implante, irritação do tecido mole, má união, união retardada e não união (o tratamento de complicações é discutido na p. 1031). Complicações encontradas com fixação externa do rádio incluem afrouxamento dos pinos ou drenagem pelo trajeto do fio ou pino; em geral, nenhum problema é tão grave que requeira remoção do implante até que a fratura esteja cicatrizada. Em casos raros, pode haver hemorragia grave pelo orifício medial de um pino proximal quando este tiver sido inserido através de uma artéria. A remoção do pino com ligação do vaso é por vezes necessária para controlar a hemorragia.

> **QUADRO 33.9 Erros Comuns na Fixação de Fraturas de Diáfise de Rádio e Ulna**
>
> - A colocação de pino IM através do carpo causa doença articular degenerativa e perda da função.
> - A estabilização rotacional inadequada de fraturas transversas ou oblíquas curtas causa união retardada ou não união, especialmente em raças pequenas.
> - A remoção prematura da fixação de fraturas distais de rádio com consolidação lenta contribui para a formação de não união.
> - Deformidades em valgo após fixação de fratura cominutiva ocorrem devido ao mau alinhamento com o fixador externo.

PROGNÓSTICO

O prognóstico é geralmente bom quando são seguidos os procedimentos de manejo da fratura.

FRATURAS METAFISÁRIAS E ARTICULARES DE RÁDIO E ULNA

DEFINIÇÕES

Fraturas metafisárias e **epifisárias** ocorrem no osso trabecular. **Fraturas articulares** são rupturas da superfície articular. A **fratura de Monteggia** consiste em uma fratura da ulna associada a deslocamento da cabeça do rádio.

CONSIDERAÇÕES GERAIS E FISIOPATOLOGIA CLINICAMENTE RELEVANTE

A fratura da ulna proximal pode ocorrer isolada ou combinada com luxação da cabeça do rádio (fratura de Monteggia). Pode ainda envolver a superfície articular da incisura troclear. A tração do tríceps desloca o segmento proximal da ulna e deve ser neutralizada por meio de fixação interna para se obter união óssea.

Fraturas do rádio proximal são mais raras porque sua cabeça se encontra bem protegida pela musculatura circunjacente. Fraturas distais podem ser extra ou intra-articulares. Estas últimas normalmente envolvem ruptura do epicôndilo e resultam em perda do suporte ligamentoso do carpo. As inserções ligamentares do epicôndilo causam deslocamento do fragmento, que deve ser neutralizado com fixação interna. Fraturas do processo estiloide da ulna causam rupturas similares no aspecto lateral do carpo.

DIAGNÓSTICO

Apresentação Clínica

Sinais Clínicos

Cães e gatos de qualquer idade, raça ou sexo podem ser acometidos. Animais jovens sofrem trauma automobilístico com maior frequência.

Histórico

Animais acometidos normalmente se apresentam com claudicação sem sustentação de peso após o trauma. Os tutores podem não perceber a ocorrência do trauma.

Achados de Exame Físico

Dada a natureza traumática da lesão, será necessária avaliação completa do animal, a fim de detectar anormalidades em outros sistemas do organismo. A palpação do membro revela edema, dor, crepitação e aparente instabilidade da articulação adjacente. Lesões por desenluvamento do carpo podem estar associadas a fraturas distais de rádio. Embora não existam nervos importantes nessa área, os cães podem apresentar respostas proprioceptivas anormais devido à relutância em mover o membro.

Diagnóstico por Imagem

Radiografias craniocaudais e laterais do rádio e ulna acometidos (incluindo as articulações proximal e distal) são necessárias para avaliar a extensão de lesão óssea e de tecidos moles. Animais assustados ou com dor severa podem necessitar de sedação (Tabelas 31.2 e 31.3) ou anestesia geral para a radiografia quando não são identificadas contraindicações (p. ex., choque, hipotensão, dispneia grave) à administração de sedativos ou anestésicos. Radiografias torácicas devem ser realizadas para avaliar trauma torácico.

Achados Laboratoriais

Um hemograma completo e análise bioquímica sérica são necessários para avaliar o estado geral do animal para anestesia e determinar se houve trauma concomitante em sistema renal ou hepatobiliar.

DIAGNÓSTICO DIFERENCIAL

Animais com fraturas distais de rádio devem ser avaliados para determinar se suas fraturas são resultado de trauma ou doença subjacente (p. ex., neoplasia, doença metabólica). Luxações articulares podem ser diferenciadas de fraturas por meio do exame radiográfico.

MANEJO CLÍNICO

O tratamento clínico dos animais com fratura metafisária e epifisária de rádio e ulna inclui analgesia devido ao trauma (Capítulo 13) e antibióticos para fraturas abertas.

TRATAMENTO CIRÚRGICO

Fraturas proximais de ulna requerem sistemas de implante que resistam à tração do músculo tríceps. Os implantes adequados incluem fios em banda de tensão ou placas e parafusos. Fraturas de Monteggia também requerem redução e estabilização da cabeça do rádio. Fraturas articulares necessitam de redução anatômica e compressão utilizando parafuso de compressão ou placa. Fraturas estiloides de rádio e ulna requerem banda de tensão para resistir à tração dos ligamentos colaterais.

> **NOTA** A falha da redução anatômica da superfície articular resulta em doença degenerativa e perda da função.

Manejo Pré-cirúrgico

A lesão ou perda tecidual na área da fratura podem ser extensas. Feridas abertas devem ser manejadas inicialmente por meio de tricotomia cuidadosa, limpeza da ferida e cultura bacteriana para testar sensibilidade antibiótica. O antebraço deve ser estabilizado temporariamente com uma bandagem de Robert Jones (p. 981) para imobilizar os fragmentos, diminuir ou prevenir o edema de tecidos moles, proteger ou prevenir feridas abertas e melhorar o conforto do paciente até que a cirurgia possa ser realizada. O manejo de dor pós-operatória também deve ser instituído (Capítulo 13) e lesões concomitantes devem ser manejadas antes da indução anestésica para fixação da fratura.

Anestesia

Encaminhe-se às Tabelas 32.1 e 32.2 para o manejo anestésico de pacientes com fraturas.

Anatomia Cirúrgica

As referências para a abordagem da ulna proximal incluem o olécrano e o bordo caudal palpável da ulna. A superfície articular da incisura troclear pode ser exposta cirurgicamente por meio da elevação da musculatura. O nervo ulnar passa sobre o aspecto medial do cotovelo, caudal ao epicôndilo medial. A articulação proximal do carpo é sustentada pelos ligamentos colaterais radiais curtos, os quais emergem do processo estiloide medial do rádio, pelo ligamento radiocárpico dorsal que emerge da superfície dorsal do rádio distal e pelos ligamentos colateral ulnar e radioulnar curtos, advindos do processo estiloide da ulna. Os tendões extensores situam-se craniais à articulação proximal do carpo e podem precisar ser afastados para expor a superfície articular.

Posicionamento

O membro deve ser preparado desde o ombro até o carpo. Se for planejado um enxerto de osso esponjoso, o sítio doador também deverá ser preparado. O animal é posicionado em decúbito lateral com campos cirúrgicos para as fraturas proximais de rádio e ulna. O posicionamento em decúbito dorsal permite maior flexibilidade da visualização das fraturas distais de rádio e ulna.

TÉCNICA CIRÚRGICA

Acesso Caudal à Ulna

Palpe o bordo caudal da ulna diretamente sob a pele e tecido subcutâneo na superfície caudal do membro. Faça uma incisão através da pele e tecido subcutâneo ao longo da diáfise da ulna (Figura 33.50A). Eleve os músculos flexor ulnar do carpo e flexor digital profundo medialmente e o ulnar lateral lateralmente para expor a superfície do osso (Figura 33.50B). Rebata a origem do músculo flexor ulnar do carpo para expor a incisura troclear (Figura 33.50C).

Acessos Proximal e Distal ao Rádio e à Ulna

Encaminhe-se à p. 1078 em fraturas fisárias de rádio para as abordagens ao rádio proximal, e à p. 1204 para abordagens ao carpo, estendendo a abordagem proximalmente.

Estabilização de Fraturas Proximais de Rádio e Ulna

Se o escore de avaliação da fratura for de 8 a 10, pinos e fios são normalmente suficientes para estabilizá-la. Fraturas extra-articulares proximais e distais de rádio podem muitas vezes ser estabilizadas com fios de Kirschner ou pinos pequenos cruzados em animais com escore de 4 a 7. Fraturas gravemente cominutivas e abertas da ulna proximal ou fraturas em cães cujo tempo de cicatrização é previsto como prolongado (escores de 0 a 3) devem ser estabilizadas com placa de suporte. Além da placa na ulna, fraturas de Monteggia são tratadas com redução da cabeça do rádio, reconstrução do ligamento anular e fixação do rádio à ulna com parafusos de fixação óssea ou fio de fibra. Fraturas articulares necessitam de redução anatômica e estabilização com bandas de tensão ou parafusos de compressão, a fim de restaurar a continuidade e função articular, bem como limitar o desenvolvimento de doença articular degenerativa. Para aplicar um fio em banda de tensão, reduza a fratura (ulna proximal, processo estiloide da ulna, epicôndilo medial do rádio) e inicie com dois fios de Kirschner no fragmento. Direcione os fios através da linha de fratura para alojá-los no segmento ósseo principal. Perfure um orifício transverso no segmento principal, passe um fio em formato de oito pelo orifício e ao redor dos fios de Kirschner e aperte-o (Figura 33.51). Placas ósseas fornecem excelente estabilização em fraturas proximais da ulna (p. 1016). Aplique a placa na superfície caudal para funcionar como banda de tensão, comprimindo a fratura (Figura 33.52A). Em algumas fraturas cominutivas, aplique a placa à superfície caudal ou lateral da ulna proximal, para funcionar como placa de suporte (Figura 33.52B).

Estabilização de Fraturas Distais de Rádio e Ulna

Fraturas distais de rádio e ulna podem ser estabilizadas com parafuso de compressão ou fio em banda de tensão (Quadro 33.10 e Figura 33.53). Para inserir um parafuso de compressão cortical ou de osso esponjoso totalmente rosqueado, reduza a fratura e segure-o no local com um fio de Kirschner. Perfure um orifício de deslizamento (igual ao diâmetro das roscas do parafuso) no fragmento epicondilar (p. 1019). Insira uma capa de broca no orifício e perfure um orifício menor (igual ao diâmetro central do parafuso) através do rádio. Meça e prepare a rosca do orifício para, em seguida, inserir um parafuso de comprimento apropriado. Deve ocorrer compressão da fratura. O fio de Kirschner pode ser deixado para fornecer estabilidade rotacional adicional.

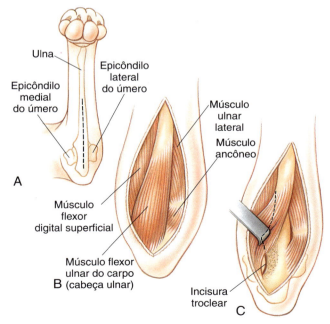

Figura 33.50 (A) Para a abordagem caudal à ulna, faça uma incisão através da pele e tecido subcutâneo sobre a ulna caudoproximal. (B) Eleve os músculos flexor ulnar do carpo e flexor digital profundo para expor a superfície do osso. (C) Rebata a origem do flexor ulnar do carpo para expor a incisura troclear.

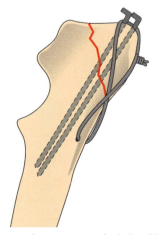

Figura 33.51 Fraturas (ou osteotomias) do olécrano podem ser tratadas com técnica de fio em banda de tensão.

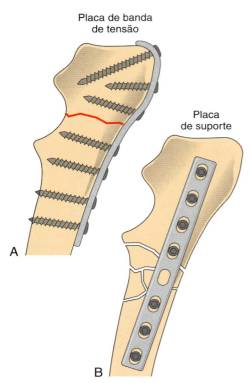

Figura 33.52 (A) As fraturas articulares transversas devem ser reduzidas anatomicamente e estabilizadas com placa de compressão em pacientes com escore de avaliação moderado a baixo. (B) Fraturas gravemente cominutivas são unidas com placa de suporte.

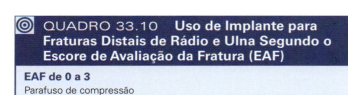

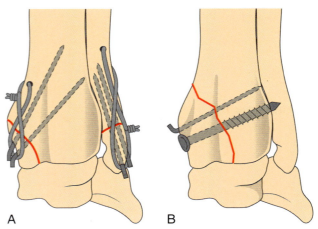

Figura 33.53 (A) Fraturas dos processos estiloides podem ser estabilizadas com banda de tensão em pacientes com escore de avaliação alto ou moderado. Fraturas intra-articulares devem ser anatomicamente reduzidas e estabilizadas de maneira rígida. (B) Parafusos de compressão são utilizados em pacientes com escore moderado e baixo. O fio de Kirschner é utilizado como implante antirrotacional.

acolchoada macia deve ser aplicada por alguns dias para controlar o edema e fornecer suporte ao tecido mole. Reparos de fraturas distais de rádio e ulna são por vezes suportados com tala por 6 semanas. A atividade deve se restringir a passeios com guia e reabilitação física até que a fratura tenha cicatrizado.

A reabilitação física (Tabela 33.2; Capítulo 11) encoraja o uso controlado do membro e função ótima após cicatrização da fratura. É preciso cuidado para desenvolver protocolos individualizados para cada paciente, dependendo da localização da fratura, estabilidade e tipo de fixação, potencial de cicatrização, capacidades e atitudes do paciente e disponibilidade do cliente em participar dos cuidados do animal. A reabilitação física para pacientes com fraturas tratadas com talas por 6 semanas geralmente inicia após remoção da tala. Feridas abertas devem ser tratadas diariamente com curativos úmidos a secos até que se forme um leito de granulação. As feridas são então cobertas com acolchoamento não adesivo e a bandagem é trocada conforme necessário. A hidroterapia diária auxilia na limpeza da ferida aberta e redução do edema pós-operatório. O primeiro *checkup* deve ocorrer às 2 semanas para remoção dos pontos e avaliação do fixador, seguido de avaliações radiográficas a cada 6 semanas. Pode ser necessária a remoção do implante após cicatrização óssea caso este interfira com o tecido mole ou cause irritação.

COMPLICAÇÕES

Pode ocorrer doença articular degenerativa (p. 1143) após fraturas articulares, com maior severidade quando não são obtidas redução anatômica e fixação rígida. União retardada e não união (p. 1031) podem ser observadas quando a fratura não é adequadamente estabilizada por conta do estresse constante sobre a linha de fratura, causado pela tração do músculo tríceps ou ligamentos colaterais.

PROGNÓSTICO

O prognóstico é geralmente excelente quando são seguidos os procedimentos adequados de manejo da fratura. O osso trabecular cicatriza rapidamente com mínima formação de calo ósseo, embora fraturas

MATERIAIS DE SUTURA E INSTRUMENTOS ESPECIAIS

É necessário equipamento especial para placas e parafusos, além de furadeira de alta velocidade, fios de Kirschner, pinos IM, fios ortopédicos e pinça de redução de fratura.

CUIDADO E AVALIAÇÃO PÓS-CIRÚRGICOS

Radiografias pós-operatórias são realizadas para avaliar o alinhamento, aparato e aposição. É indicada analgesia pós-operatória (Quadros 32.1 e 32.2 e Tabela 32.4). Após fixação interna, uma bandagem cominutivas proximais da ulna possam requerer tempo de cicatrização mais prolongado.

FRATURAS FISÁRIAS DE RÁDIO E ULNA

DEFINIÇÕES

Fraturas fisárias podem ocorrer através das placas de crescimento cartilaginosas do rádio ou ulna proximal de animais imaturos. Também são conhecidas como *fraturas da placa epifisária* ou *deslizamento fisário*.

CONSIDERAÇÕES GERAIS E FISIOPATOLOGIA CLINICAMENTE RELEVANTE

A fise cartilaginosa é mais fraca do que o osso circunjacente e os ligamentos, o que a torna mais vulnerável a traumas. A porção mais fraca da fise é a junção da zona de células hipertróficas com a zona de ossificação. A primeira possui grande relação células-matriz, o que resulta em estrutura relativamente fraca. Ademais, cria-se uma concentração de estresse quando as duas áreas de propriedades mecânicas diferentes (zona hipertrófica fraca e zona de ossificação forte) estão adjacentes entre si. A consequência é a separação da zona de células hipertróficas quando ocorre fratura da fise. Essa fratura não afeta as células em proliferação e não irá comprometer o crescimento potencial. Contudo, quando traumas graves resultam em fratura fisária, a linha de fratura pode ocorrer em qualquer lugar da fise, lesionando células em crescimento. Traumas que resultam em compressão da zona de células proliferativas e destruição de condrócitos causa fechamento prematuro da fise. Isso muitas vezes advém de trauma da fise distal em formato de V da ulna de cães, de forma que o trauma que normalmente resultaria em separação da fise acaba por comprimir a zona de células em crescimento.

Fraturas de fise proximal e distal do rádio são em geral classificadas radiograficamente em Salter-Harris tipos I e II (p. 984). Fraturas tipo V ocultas das fises radiais podem ocorrer e são diagnosticadas após fechamento fisário que altera o crescimento do membro. A fratura mais comum da fise distal da ulna é a Salter-Harris tipo V, que é traumática e pode estar associada a uma fratura do rádio. Como não são deslocadas e restringem-se à cartilagem, não são visíveis radiograficamente até 2 a 3 semanas após o trauma, quando se observa fechamento prematuro da fise (p. 984).

DIAGNÓSTICO

Apresentação Clínica

Sinais Clínicos

Fraturas fisárias de rádio e ulna ocorrem em cães e gatos imaturos com fise aberta.

Histórico

Os animais acometidos normalmente apresentam claudicação sem sustentação de peso após o trauma. Os tutores podem não perceber a sua ocorrência.

Achados de Exame Físico

Devido à natureza traumática das fraturas de rádio e ulna, a avaliação do animal deve ser completa, a fim de detectar anormalidades de outros sistemas do organismo. A palpação do membro revela edema, dor, crepitação e aparente instabilidade da articulação adjacente. Os animais normalmente parecem possuir resposta proprioceptiva anormal por estarem relutantes em mover o membro.

Diagnóstico por Imagem

Radiografias craniocaudais e laterais do rádio e ulna acometidos (as quais incluem as articulações proximal e distal) são necessárias para o diagnóstico de fraturas Salter I a IV. Animais assustados ou com dor severa podem necessitar de sedação (Tabelas 31.2 e 31.3) ou anestesia geral para a radiografia quando não são identificadas contraindicações (p. ex., choque, hipotensão, dispneia grave) à administração de sedativos ou anestésicos. Radiografias torácicas devem ser realizadas para avaliar trauma torácico. As radiografias realizadas no momento da lesão não fornecem informação acerca das fraturas Salter V (p. ex., lesões por esmagamento da fise) ou lesões do suprimento sanguíneo fisário. Portanto, é mais difícil estabelecer um prognóstico adequado para o crescimento no momento do trauma.

> **NOTA** Compare as radiografias do osso contralateral para detectar alterações sutis da fise.

Achados Laboratoriais

Um hemograma completo e análise bioquímica sérica são necessários para avaliar o estado geral do animal para anestesia e determinar se houve trauma concomitante em sistema renal ou hepatobiliar.

DIAGNÓSTICO DIFERENCIAL

Fraturas fisárias podem ser diferenciadas de luxações articulares e trauma de tecidos moles por meio do exame radiográfico.

MANEJO CLÍNICO

O tratamento clínico dos animais com fratura fisária de rádio e ulna inclui analgesia devido ao trauma (Capítulo 13) e antibióticos para tratar feridas abertas.

TRATAMENTO CIRÚRGICO

A maior parte das fraturas de fise é classificada com escore de 8 a 10 porque os animais acometidos são jovens e as fraturas de fise cicatrizam rápido (p. 985). Por essa razão, o sistema de implante escolhido não precisa ser funcional por um longo período. Fraturas fisárias de rádio não deslocadas podem ser adequadamente estabilizadas com gesso. O tratamento cirúrgico consiste em redução anatômica e estabilização com fios de Kirschner ou pinos pequenos que sejam lisos o suficiente para não interferir com a função residual da fise. Nos animais próximos da maturidade, implantes rosqueados podem ser utilizados para comprimir a fratura fisária.

> **NOTA** Utilize implantes lisos ao cruzar a fise.

Manejo Pré-cirúrgico

O antebraço deve ser estabilizado temporariamente com uma bandagem de Robert Jones (p. 981) para imobilizar os fragmentos, diminuir ou prevenir o edema de tecidos moles, proteger ou prevenir feridas abertas e melhorar o conforto do paciente até que a cirurgia possa ser realizada. O manejo de dor pós-operatória também deve ser instituído (Capítulo 13) e lesões concomitantes devem ser manejadas antes da indução anestésica para fixação da fratura.

Anestesia

Encaminhe-se às Tabelas 32.1 e 32.2 para o manejo anestésico de pacientes com fraturas.

Anatomia Cirúrgica

A porção lateral da cabeça do rádio pode ser palpada embaixo dos músculos extensores do antebraço. O nervo radial situa-se profundo em relação ao músculo extensor radial do carpo. A superfície craniomedial do rádio distal pode ser facilmente palpada para servir como referência para localizar a incisão. Os tendões dos extensores localizam-se craniais e dos flexores, caudais ao rádio distal. A veia cefálica cruza a porção medial do rádio distal.

Posicionamento

O membro deve ser preparado desde o ombro até o carpo. O animal deve ser posicionado em decúbito lateral com campos preparados para fraturas fisárias proximais do rádio. O decúbito dorsal permite maior flexibilidade de visualização em fraturas fisárias distais de rádio e ulna.

TÉCNICA CIRÚRGICA

Abordagem à Fise Proximal do Rádio

Faça uma incisão de pele sobre o côndilo lateral do úmero, estendendo-se sobre o terço proximal do rádio (Figura 33.54A). Continue a incisão através do tecido subcutâneo e a fáscia braquial e do antebraço (Figura 33.54B). Identifique e separe os músculos extensor digital lateral e ulnar lateral para expor o rádio proximal (Figura 33.54C). Feche a ferida suturando a fáscia, tecido subcutâneo e pele em camadas separadas.

Abordagem à Fise Distal do Rádio

Use a abordagem craniomedial ao rádio (p. 1069) para expor a fise distal.

Abordagem à Fise Distal da Ulna

Use a abordagem para osteotomia da ulna (p. 1075) para expor a fise distal.

Estabilização de Fraturas Fisárias Não Deslocadas

Fraturas não deslocadas da fise radial e fise distal da ulna podem ser tratadas com gesso. Envolva o membro desde os dígitos até acima do cotovelo com o carpo mantido em ligeira flexão e desvio varo (angulação para dentro) até a secagem do gesso (p. 1069).

Estabilização de Fraturas Fisárias Deslocadas com Fios de Kirschner ou Pinos de Steinmann Cruzados

Fraturas da fise devem ser reduzidas cuidadosamente para evitar trauma ou lesão da cartilagem fisária. Em fraturas fisárias proximais do rádio, direcione um fio de Kirschner a partir da superfície lateral da epífise proximal do rádio através da fise, na metáfise radial e através do córtex medial. Em seguida, direcione um segundo fio a partir da metáfise proximal do rádio, passando pela fratura até a epífise (Figura 33.55A). Tenha cuidado para não penetrar na superfície articular. Para fraturas distais, insira um fio de Kirschner desde o processo estiloide medial através da fise, passando pela metáfise do rádio e através do córtex lateral. Direcione o segundo fio desde o aspecto lateral da epífise distal do rádio, através da fratura e da metáfise, passando pelo córtex medial (Figura 33.55B) e evitando a superfície articular.

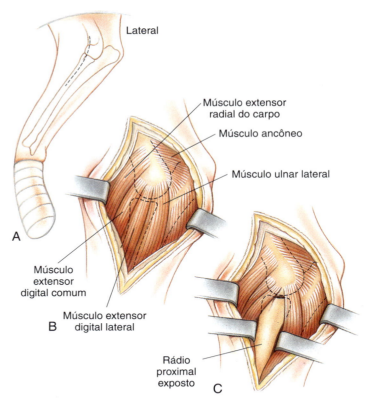

Figura 33.54 (A) Para a abordagem lateral à cabeça do rádio, faça uma incisão de pele sobre o côndilo umeral lateral e estenda-a até o terço proximal do rádio. (B-C) Identifique e separe os músculos extensor digital lateral e ulnar lateral para expor o rádio proximal.

MATERIAIS DE SUTURA E INSTRUMENTOS ESPECIAIS

O equipamento necessário inclui fios de Kirschner, pinos IM pequenos, mandril de pino de Jacobs e pinça de redução.

CUIDADO E AVALIAÇÃO PÓS-CIRÚRGICOS

Radiografias pós-operatórias são realizadas para avaliar o alinhamento, aparato e aposição. É indicada analgesia pós-operatória (Quadros 32.1 e 32.2 e Tabela 32.4). Após a fixação interna, uma bandagem acolchoada macia deve ser aplicada por alguns dias para controlar o edema e fornecer suporte aos tecidos moles. A atividade deve se restringir a passeios com guia e reabilitação física até que a fratura tenha cicatrizado. A reabilitação física (Capítulo 11) encoraja o uso controlado do membro e função ótima após cicatrização da fratura. É preciso cuidado para desenvolver protocolos individualizados para cada paciente, dependendo da localização da fratura, estabilidade e tipo de fixação, potencial de cicatrização, capacidades e atitudes do paciente e disponibilidade do cliente. O primeiro *checkup* deve ocorrer às 2 semanas para remoção dos pontos e às 4 a 6 semanas para avaliação radiográfica da cicatrização da fratura. Radiografias do osso fraturado e do contralateral podem ser realizadas e comparadas em relação ao comprimento ósseo 2 a 3 semanas após o trauma, a fim de determinar a função da fise. Fises cartilaginosas que cicatrizam de

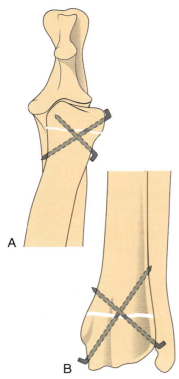

Figura 33.55 (A) Para fraturas fisárias proximais de rádio, fios de Kirschner podem ser direcionados a partir da superfície lateral da epífise proximal do rádio e da metáfise proximal lateral do rádio. (B) Para fraturas fisárias distais, os fios podem ser direcionados desde o processo estiloide medial e o aspecto lateral da epífise distal do rádio.

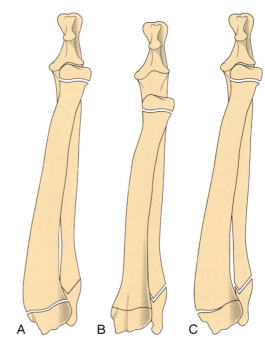

Figura 33.56 (A) O fechamento prematuro da fise distal da ulna causa encurtamento, inclinação cranial, rotação externa e angulação em valgo do rádio. (B) O fechamento prematuro da fise distal (ou proximal) do rádio causa seu encurtamento e subluxação da articulação umerorradial. (C) O fechamento parcial da fise distal radial causa deformidade angular do rádio.

forma a permitir o retorno da função aparecem na radiografia como uma linha radiolucente. Ademais, o aumento do comprimento ósseo deve estar aparente. Se a linha da fise se apresentar com densidade de osso, ocorreu ossificação endocondral e a continuação da função fisária é provável. A remoção do implante é indicada após cicatrização da fise (4 semanas) para permitir crescimento ósseo (se a fise estiver funcional após o trauma).

COMPLICAÇÕES

A complicação mais comum associada a fraturas fisárias de rádio e ulna é o fechamento prematuro da fise, resultando em deformidades de crescimento. A severidade da deformidade depende da idade do animal no momento do fechamento da fise e da localização e extensão do fechamento. Animais mais jovens com maior potencial de crescimento apresentam sequelas mais severas. O fechamento prematuro da fise distal da ulna interfere com o desenvolvimento normal do rádio por atuar como uma contenção. Isso resulta não somente em encurtamento da ulna, como também em encurtamento, rotação e angulação do rádio. Ademais, o crescimento assíncrono dos ossos pareados resulta em incongruência das articulações do carpo e cotovelo, causando doença articular degenerativa. O fechamento parcial ou assimétrico da fise distal do rádio resulta em deformidade angular do osso e pode afetar a anatomia das articulações adjacentes que, por sua vez, resulta em doença articular degenerativa (Figura 33.56; p. 1143).

PROGNÓSTICO

Embora o prognóstico para consolidação de fraturas fisárias seja excelente, o prognóstico para a manutenção da função ou crescimento da fise depende da severidade da lesão sofrida pela zona de células proliferativas. A maioria das fraturas fisárias induzidas por trauma apresenta prognóstico reservado para o crescimento.

DEFORMIDADES DE CRESCIMENTO DO RÁDIO E DA ULNA

DEFINIÇÕES

Deformidades do crescimento envolvem a conformação anormal do membro após fechamento prematuro da fise. Essas deformidades do membro torácico também são conhecidas como **deformidades angulares de membro** ou *radius curvus*. O **plano frontal** é um plano vertical que divide o osso nas seções cranial e caudal. O **plano sagital** é um plano vertical que divide o osso nas secções lateral e medial. A **osteotomia corretiva** é a osteotomia planejada com restauração do alinhamento normal do osso e fixação rígida. **Osteotomia** é a remoção de uma porção do osso. **Distração aguda** ou **correção aguda** é o reposicionamento dos segmentos ósseos em alinhamento durante a cirurgia. **Distração contínua** ou **correção contínua** é o reposicionamento dos segmentos ósseos ao longo do tempo utilizando um arranjo apropriado de fixador.

CONSIDERAÇÕES GERAIS E FISIOPATOLOGIA CLINICAMENTE RELEVANTE

O crescimento sincrônico do rádio e da ulna do cão é essencial para o desenvolvimento do membro normal. O rádio recebe 40% de seu comprimento da fise proximal e 60% da distal, enquanto 85% da ulna crescem a partir da fise distal, com somente 15% de contribuição da proximal. Na maioria dos cães, o crescimento acelera rapidamente durante o quarto ao sexto mês e diminui progressivamente até o nono ou décimo mês. Esse período varia dependendo da raça do cão (cães pequenos amadurecem mais rápido que cães grandes). O fechamento prematuro das fises radiais ou ulnares pode resultar em deformidade. A gravidade da deformidade depende da fise acometida e do potencial de crescimento do cão.

A fise ulnar distal cônica sofre fratura Salter-Harris tipo V durante trauma de membro torácico, resultando em seu fechamento completo. As sequelas incluem encurtamento da ulna com inclinação cranial, rotação externa e encurtamento do rádio com angulação valgo do carpo. Podem ocorrer quantidades variáveis de incongruência de cotovelo e carpo (Figura 33.56A).

O fechamento completo e simétrico da fise proximal ou distal do rádio resulta em osso mais curto e reto, incongruência de cotovelo e angulação varo do carpo (Figura 33.56B). A deformidade do membro observada com fechamento fisário parcial ou assimétrico do rádio distal varia dependendo da localização do fechamento. A deformidade mais comum é o fechamento caudolateral da fise, resultando em deformidade valgo do carpo (Figura 33.56C). A anatomia normal do carpo pode ser perdida.

DIAGNÓSTICO

Apresentação Clínica
Sinais Clínicos
Cães jovens são acometidos. Deformidades de crescimento são raras em felinos.

Histórico
O animal pode apresentar história de fratura de rádio e ulna ou história obscura de trauma.

Achados de Exame Físico
Cães com fechamento prematuro da fise distal da ulna demonstram graus variáveis de claudicação, inclinação cranial e encurtamento do membro torácico e desvio valgo do carpo. Cães com fechamento simétrico das fises radiais podem apresentar mínima deformidade angular, mas podem demonstrar dor à palpação do cotovelo. Cães com fechamento assimétrico da fise distal do rádio podem apresentar deformidade angular, dependendo da localização do fechamento parcial da fise.

Diagnóstico por Imagem
Radiografias craniocaudais e laterais do rádio e ulna afetados são necessárias para avaliar a deformidade, incluindo o cotovelo e o carpo. Animais assustados podem necessitar de sedação (Tabelas 31.2 e 31.3). A fise com função normal apresenta aspecto radiolucente. Quando seu crescimento é mais lento ou sua função cessa, seu aspecto ainda se mantém radiolucente até que se complete a ossificação endocondral. A fise fechada é observada com densidade de osso. Radiografias do membro contralateral são obtidas para manter o controle da anatomia normal do membro torácico e o comprimento normal do rádio e ulna. Em casos de fechamento prematuro antigo da fise distal da ulna, é possível observar uma discrepância de comprimento da ulna antes de os sinais radiográficos óbvios de fechamento fisário ou a deformidade de membro torácico se tornarem evidentes. O comprimento ósseo e a deformidade angular do membro devem ser mensurados a partir das radiografias, a fim de estabelecer um padrão pré-operatório para servir de comparação com os resultados do tratamento.

> **NOTA** Sempre realize radiografias do rádio e ulna contralaterais para fins de comparação. Mensure os comprimentos a partir das radiografias laterais.

Achados Laboratoriais
Esses animais são normalmente jovens e saudáveis. Não há achados laboratoriais consistentes que sejam associados a deformidades de crescimento após fechamento fisário prematuro.

DIAGNÓSTICO DIFERENCIAL

Deformidades do crescimento causadas pelo fechamento fisário prematuro devem ser distinguidas de má conformação e frouxidão ou contratura das estruturas de tecidos moles de suporte, como ligamentos e tendões. O diagnóstico do fechamento prematuro das fises radiais ou ulnares é estabelecido por meio de exame físico e radiográfico do membro torácico.

MANEJO CLÍNICO

Não há terapia disponível para deformidades do crescimento.

TRATAMENTO CIRÚRGICO

O tratamento cirúrgico dos cães com potencial de crescimento visa permitir o crescimento irrestrito das fises normais do rádio e ulna, a fim de obter o máximo comprimento do membro e, em alguns casos, a correção da deformidade angular. Cães imaturos são tratados com ostectomia do osso acometido e colocação de enxerto adiposo autógeno para prevenir união precoce do segmento. Já cães imaturos com fechamento prematuro da fise radial distal podem ser tratados por meio de ressecção da área da ponte óssea da fise, seguida de colocação de enxerto adiposo autógeno sobre o defeito para prevenir o restabelecimento da ponte óssea. No caso do fechamento prematuro das fises distais de rádio e ulna, o tratamento envolve osteotomia radial e ulnar e distração contínua para mimetizar o crescimento (p. 1005). Esse procedimento é complexo e requer constante monitoramento pós-operatório por parte dos veterinários e dos clientes.

O tratamento cirúrgico de cães maduros com deformidades angulares de membro causadas pelo fechamento fisário prematuro na ulna objetiva a correção da deformidade angular e rotacional junto com a preservação do comprimento do membro e melhora da congruência articular. Os cães podem ser tratados com osteotomia corretiva oblíqua de rádio e ulna estabilizada com fixador externo tipo II quando não há discrepância significativa do comprimento do membro e a angulação cranial caudal é leve. Como alternativa, fixadores híbridos podem ser utilizados para estabilizar a osteotomia. Placas ósseas às vezes são empregadas quando há espaço adequado no aspecto distal para acomodar três parafusos. Osteotomias em cunha com fixação por placa foram descritas para tratar cães com deformidades tanto uniquanto biapicais. A distração contínua com o fixador circular pode ser utilizada para tratar cães com angulação grave do membro e discrepância de comprimento (p. 1005).

O objetivo do tratamento de cães maduros com fechamento prematuro da fise proximal ou distal do rádio é a melhora da função do membro por meio do restabelecimento do comprimento normal do rádio e da congruência do cotovelo. Uma abordagem utilizada para tratar esta última, quando causada por encurtamento do rádio em cães com discrepância mínima de comprimento radial, é a ostectomia transversa da ulna proximal acima do ligamento interósseo.

> **NOTA** Ostectomias liberam a contenção de forma a permitir crescimento normal das fises funcionais. O animal deve possuir potencial de crescimento para uma ostectomia eficaz.

Manejo Pré-cirúrgico

O manejo pré-cirúrgico do cão consiste na obtenção de um hemograma completo e perfil bioquímico para confirmar sua saúde. O aconselhamento pré-operatório dos tutores é imperativo. Tutores devem compreender os objetivos e expectativas do cirurgião, bem como as limitações dos procedimentos e o potencial de complicações durante os cuidados posteriores ou procedimentos adicionais.

Planejamento Pré-Operatório

O planejamento pré-operatório é essencial ao sucesso das ostectomias corretivas. As radiografias são analisadas para planejar uma osteotomia oblíqua do rádio e ulna estabilizada com fixador externo. O grau de deformidade angular varo ou valgo é determinado a partir da radiografia cranial caudal. No membro normal, a superfície articular do rádio proximal se aproxima da direção paralela com a superfície do rádio distal. Para determinar a angulação e o ponto de maior curvatura do rádio, uma linha é traçada ao longo da superfície articular proximal do rádio e cruzada por outra linha perpendicular que se estende até o centro do rádio proximal. Uma terceira é desenhada na superfície articular distal do rádio, cruzando-se com uma linha perpendicular que se estende dela até o centro do rádio distal. A interseção das linhas perpendiculares indica a localização da osteotomia. A angulação cranial caudal é determinada de maneira similar a partir de radiografias laterais. As mensurações não necessitam ser precisas porque a correção intra e pós-operatória é possível com o emprego de fixador externo. A deformidade rotacional é de difícil mensuração a partir de radiografias, podendo ser estimada por meio de flexão do carpo e cotovelo do membro afetado, anotando-se o grau de angulação dos metacarpos em relação ao rádio e à ulna.

Já foi descrito o planejamento mais preciso utilizando a determinação dos centros de rotação de angulação para a osteotomia em cunha e fixação por placa. Essa técnica se baseia na determinação da orientação articular e eixos mecânicos ou anatômicos. O ângulo de orientação do cotovelo no plano frontal é determinado por uma linha traçada entre os pontos situados nas extensões medial e lateral do côndilo distal do úmero ou da cabeça lateral e coronoide do rádio. A articulação do carpo apresenta ângulo de orientação no plano frontal determinado por uma linha desenhada entre os pontos situados na face articular distal lateral e medial do rádio ignorando os processos estiloides ou, de forma alternativa, dois pontos tangenciais através do osso carpo radial proximal. O eixo anatômico normal do rádio no plano frontal define-se como a linha reta diafisária média que corre ao longo do comprimento do osso. O ângulo proximal medial do rádio é mensurado entre o eixo anatômico proximal e o ângulo de orientação do cotovelo. O ângulo distal lateral do rádio é mensurado entre o eixo anatômico e o ângulo de orientação do carpo. No osso deformado, o local onde os eixos se cruzam fica no centro de rotação de angulação da deformidade. Se os eixos de referência do segmento articular não estabelecerem contato entre si ou fora do osso, uma linha axial anatômica deverá ser traçada na diáfise central, com seus pontos de interseção com os eixos proximal e distal representando os locais da deformidade biapical. Essa técnica é repetida nas radiografias laterais a fim de identificar deformidades sagitais. A deformidade rotacional grave pode causar dificuldades na localização dos pontos de maior curvatura ou centros de rotação de angulação, visto que imagens simultâneas da totalidade das porções proximal e distal do rádio não podem ser obtidas em uma única imagem radiográfica. Projeções independentes das porções proximal e distal do rádio podem ser úteis. De forma alternativa, imagens reconstruídas por TC podem ser utilizadas para avaliar a deformidade e criar três modelos estereolitográficos para utilização durante o preparo do procedimento.

Anestesia

Encaminhe-se às Tabelas 32.1 e 32.2 para o manejo anestésico de pacientes com fraturas.

Anatomia Cirúrgica

A anatomia cirúrgica do rádio é discutida na p. 1069. A ulna distal do cão imaturo é maior e facilmente palpável no aspecto lateral do membro. Os tendões flexores do carpo margeiam-na. Cães imaturos possuem camada mais espessa de periósteo, a qual deve ser identificada e removida durante as ostectomias. A artéria interóssea situa-se entre o rádio e a ulna e é muitas vezes encontrada durante o procedimento de ostectomia.

Posicionamento

Para a ostectomia ulnar ou radial, tanto o membro acometido quando o flanco ipsolateral são preparados para a cirurgia asséptica. O animal é posicionado em decúbito lateral. No caso da ostectomia oblíqua ou osteotomia alongadora transversa estabilizada com fixador externo e possível enxerto de osso esponjoso, o membro torácico é preparado desde o bordo dorsal da escápula até abaixo do carpo. O cão deve ser posicionado em decúbito dorsal com o membro acometido suspenso seguramente a partir do teto (p. 990). O mesmo pode ser realizado para aplicação de fixador externo, contudo um planejamento deve ser conduzido para liberar o membro e inserir o arranjo já construído.

TÉCNICA CIRÚRGICA

Ostectomia Ulnar e Enxerto Adiposo Autógeno

Faça uma incisão de pele lateral estendendo-se sobre o terço médio a distal da ulna (Figura 33.57A). Incise o tecido subcutâneo e identifique e separe o músculo extensor digital lateral do extensor ulnar do carpo para expor a metáfise distal da ulna. Isole 1 a 2 cm da metáfise imediatamente proximal à fise elevando a musculatura circunjacente e a fáscia. A ostectomia deve ser realizada abaixo do ligamento interósseo para manter estabilidade no cotovelo. Certifique-se de que todo o periósteo com seu potencial osteogênico permanece no segmento ósseo que será removido.

O insucesso da remoção de todo o periósteo causa formação prematura da ponte óssea da ostectomia. Remova um segmento de 1 a 2 cm com o osteótomo ou serra oscilatória resfriada com solução salina, incluindo osso e periósteo associado (Figura 33.57B). Se a artéria interóssea for seccionada, faça a hemostasia pinçando-a ou aplicando pressão por 5 minutos. Para coletar o enxerto adiposo, faça uma incisão de pele de 2 a 3 cm no flanco ipsolateral, para expor a gordura subcutânea (Figura 33.57C). Por meio de dissecção cortante, libere um grande pedaço de gordura e insira-o no defeito da ostectomia (Figura 33.57D). Feche a ferida do flanco suturando o

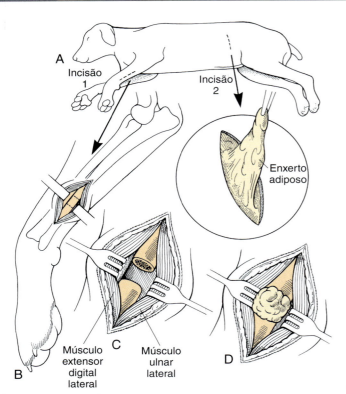

Figura 33.57 (A) Para ostectomia da ulna com enxerto adiposo autógeno livre, prepare dois campos cirúrgicos (*incisão 1* e *incisão 2*). Faça uma incisão de pele lateral estendendo-se sobre o terço médio a distal da ulna. Separe o músculo extensor digital lateral do músculo ulnar lateral para expor a metáfise distal da ulna. (B) Extraia um segmento de 1 a 2 cm da ulna. (C) Faça uma incisão de pele de 2 a 3 cm na região do flanco ipsolateral para expor a gordura subcutânea. (D) Libere um fragmento grande de gordura e insira-o no defeito da ostectomia.

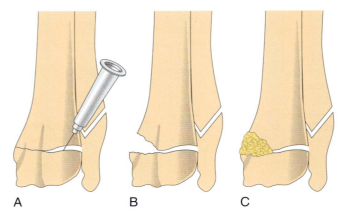

Figura 33.58 (A) Durante a ressecção de fechamento parcial da fise/enxerto adiposo, determine as limitações da ponte óssea por meio da exploração da área com uma agulha hipodérmica. (B) Remova a ponte óssea com uma cureta ou um trépano de alta velocidade. (C) Colete o enxerto autógeno livre do flanco e posicione-o sobre o defeito da fise.

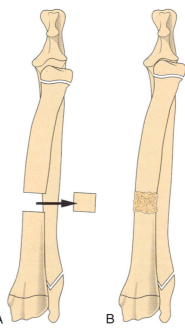

Figura 33.59 (A) Para realizar a ostectomia radial e enxerto adiposo, remova um fragmento de 1 a 2 cm do rádio. (B) Colha o enxerto autógeno livre do flanco e posicione-o sobre o defeito da fise.

tecido subcutâneo e a pele. Feche a ferida do membro sobre o enxerto suturando os tecidos moles adjacentes. Feche o tecido subcutâneo e a pele separadamente.

Ressecção Parcial da Fise

Faça a exposição cirúrgica da porção em ponte fechada da fise radial distal. Determine as limitações da ponte óssea explorando a área com uma agulha hipodérmica (Figura 33.58A). A cartilagem da fise normal é facilmente penetrada por uma agulha, diferentemente da resistência percebida quando a ponte óssea ou o osso metafisário ou epifisário adjacente é examinado. Remova a ponte óssea com uma cureta ou trépano de alta velocidade (Figura 33.58B). A curetagem estará completa quando a cartilagem fisária normal for observada ou percebida com a agulha. Colete a gordura autógena livre do flanco, conforme descrito anteriormente, e insira-a no defeito da fise (Figura 33.58C). Feche o tecido mole e a pele sobre a gordura transplantada.

Ostectomia Radial e Enxerto Adiposo Autógeno Livre

Exponha o terço médio da diáfise do rádio utilizando acesso craniomedial (p. 1069). Isole 1 a 2 cm da metáfise imediatamente proximal à fise elevando a musculatura e fáscias circunjacentes. Certifique-se de que todo o periósteo com seu potencial osteogênico permaneça no segmento ósseo que será removido. Remova um segmento de 1 a 2 cm com o osteótomo ou serra oscilatória resfriada com solução salina, incluindo osso e periósteo associado (Figura 33.59A). Se a artéria interóssea for seccionada, faça a hemostasia pinçando-a ou aplicando pressão por 5 minutos. Colete o enxerto adiposo autógeno livre a partir do flanco e posicione-o sobre o defeito para prevenir a união óssea (Figura 33.59B). Feche a ferida sobre o enxerto adiposo.

Osteotomia Oblíqua de Rádio e Ulna

Insira um pino de fixação com rosca central e perfil positivo através do rádio proximal desde seu aspecto lateral (Figura 33.60A). O pino deve estar paralelo à superfície articular proximal do rádio e dentro do plano frontal. Insira outro pino pelo rádio distal a

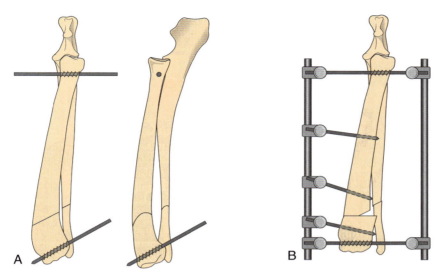

Figura 33.60 (A) Para a osteotomia oblíqua, insira pinos de transfixação através dos planos frontais das metáfises proximal e distal do rádio paralelas às respectivas superfícies articulares. (B) Faça a osteotomia no ponto da maior curvatura do osso, que é paralela à superfície articular distal nos planos frontal e sagital. Faça a osteotomia da ulna. Realinhe o rádio utilizando pinos de fixação como guias para eliminar as deformidades angulares e rotacionais e, em seguida, estabilize-o com o fixador externo.

partir do aspecto lateral. Este deve estar paralelo à superfície articular distal do rádio e dentro do plano frontal. Os pinos de transfixação servem como referências ao restabelecimento do alinhamento do membro. Faça uma abordagem lateral à ulna distal e seccione o osso com uma serra oscilatória. Pode ser necessário remover um segmento de 1 a 2 cm da ulna para obter o realinhamento preciso do rádio. Faça uma abordagem craniomedial ao rádio distal em seu ponto de maior curvatura. Realize a osteotomia do rádio com serra oscilatória, direcionando a linha de osteotomia paralela à superfície articular distal em ambos os planos, frontal e sagital. Abaixe a mesa cirúrgica de forma que o peso do animal promova a distração do rádio distal, o que auxilia no alinhamento das superfícies articulares. Realinhe o rádio e a ulna utilizando pinos de transfixação proximais e distais para eliminar qualquer deformidade angular ou rotacional. Aplique uma barra conectora com grampos de fixação no aspecto medial do membro e outra sem grampos no aspecto lateral (Figura 33.60B). Direcione pinos de fixação adicionais através dos grampos da barra medial. Insira pelo menos um pino adicional em cada segmento do rádio. Feche as feridas suturando o tecido subcutâneo e a pele separadamente. Aperte os grampos e corte os pinos de fixação no comprimento desejado.

MATERIAIS DE SUTURA E INSTRUMENTOS ESPECIAIS

Os instrumentos necessários incluem uma serra oscilatória, uma furadeira de baixa RPM, pinos de fixação, grampos de fixação externa e barras conectoras ou acrílico.

CUIDADO E AVALIAÇÃO PÓS-CIRÚRGICOS

Após uma osteotomia ou ressecção parcial, radiografias pós-operatórias são obtidas para documentar a localização e o comprimento do defeito. A analgesia pós-operatória pode ser indicada (Quadros 32.1 e 32.2 e Tabela 32.4). Uma bandagem ou tala acolchoada macia pode ser empregada para proteger o membro por 2 semanas quando se realizam ostectomia de rádio ou ostectomias bilaterais de ulna. Os tutores devem ser instruídos a limitar a atividade e retornar com o animal para reavaliações mensais. As radiografias devem ser repetidas mensalmente e comparadas com radiografias pós-operatórias imediatas para verificar o crescimento radial (ou ulnar), a correção da deformidade angular e a patência do defeito da ostectomia. Pode-se notar o restabelecimento da configuração normal do cotovelo devido à liberação do osso adequado. As reavaliações podem ser descontinuadas quando o animal atingir a maturidade esquelética.

> **NOTA** Caso ocorra ponte prematura entre as ostectomias e o osso, pode ser necessária uma segunda ostectomia.

Após a osteotomia corretiva, radiografias pós-operatórias devem ser realizadas para documentar a correção obtida e a posição dos implantes. As superfícies articulares do rádio devem estar paralelas e as superfícies craniais dos segmentos proximal e distal do rádio devem estar situadas no plano frontal. Se não estiverem, alguma correção poderá ser obtida com o reajuste do fixador externo (p. 998). O manejo pós-operatório da dor pode ser indicado (Quadros 32.1 e 32.2 e Tabela 32.4). A atividade deve se restringir a passeios com guia e reabilitação física até que a fratura esteja cicatrizada.

Se a bandagem do fixador externo for mantida, deverá ser trocada semanalmente. Caso não seja utilizada bandagem, pode-se administrar hidroterapia diária realizando-se massagem com ducha. O primeiro *checkup* deve ocorrer às 2 semanas para remoção dos pontos e avaliação do fixador, seguido de avaliações radiográficas a cada 6 semanas. A reabilitação física (Tabela 33.2; Capítulo 11) encoraja o uso controlado do membro e função ótima após cicatrização da fratura.

COMPLICAÇÕES

As complicações incluem união retardada, não união, osteomielite, infecção do trajeto dos pinos e falha da fixação (o tratamento das complicações é discutido na p. 1031).

PROGNÓSTICO

O prognóstico para o aspecto e função normais é reservado em animais imaturos submetidos a ostectomias. Grande parte do resultado depende do potencial de crescimento das fises abertas restantes. Sob condições favoráveis, um cão tratado com ostectomia de ulna pode atingir o comprimento normal do membro e certa correção da angulação valgo; contudo, deformidades rotacionais persistirão. O prognóstico é reservado na ressecção parcial da fise até que haja evidência radiográfica de função fisária. A consolidação óssea prematura pode constituir indicação para nova cirurgia. A osteotomia corretiva do rádio e ulna pode ser indicada quando a deformidade angular não foi corrigida ao ser atingida a maturidade do animal.

O prognóstico é bom para a união óssea no local da osteotomia. A função do membro depende do grau de correção obtido e da presença de doença articular degenerativa.

FRATURAS DE CARPO E TARSO

DEFINIÇÕES

Fraturas de carpo e **tarso** podem causar perda do suporte do peso caso a integridade desses ossos seja afetada. O **apoio plantígrado** ocorre quando a pata está posicionada de forma a estabelecer contato da superfície plantar com o solo. A **posição valgo** é o desvio da pata para fora; a **posição varo** é o desvio da pata para dentro.

CONSIDERAÇÕES GERAIS E FISIOPATOLOGIA CLINICAMENTE RELEVANTE

Embora as fraturas de carpo ou tarso sejam raras em animais de companhia, são frequentemente incapacitantes porque essas articulações servem como principal função de suporte do peso. Caso as lesões que envolvem essas articulações não sejam tratadas, a incongruência articular e o subsequente desenvolvimento de osteoartrite geralmente levarão a uma claudicação grave. Fraturas da fileira distal dos ossos do carpo podem ocorrer como fraturas de compressão com hiperextensão do carpo. Essas fraturas podem ocorrer em cães de corrida como avulsão de fragmentos por suas inserções ligamentosas ou como compressão, a qual resulta em fratura de fragmento ou de estresse. Fraturas de carpo em outras raças podem apresentar mecanismo diferente. As fraturas do carpo radial são as mais frequentemente diagnosticadas em ossos do carpo de animais de companhia. Essas fraturas com frequência resultam em claudicação crônica em animais sem história de trauma e podem ocorrer bilateralmente. Fraturas de carpo radial idiopáticas são identificadas mais comumente em Boxers. Ocorrem três padrões de fratura comuns, os quais se especula serem resultado de ossificação incompleta do osso carpal radial. Fraturas do carpo acessório ocorrem em Greyhounds de corrida e cães de trenó, mas são raras nos cães de companhia. A maioria dessas fraturas ocorre no membro direito devido à direção anti-horária da corrida. Fraturas de carpo acessório são consideradas lesões de avulsão porque ocorrem em inserções tendíneas ou ligamentosas e classificam-se segundo o sítio da lesão no osso acessório do carpo.

Fraturas do tarso são observadas regularmente em raças de trabalho, sendo raras em animais de companhia, exceto pela fratura do calcâneo. Como estas são distraídas pela tração do músculo gastrocnêmio, impedindo o contato ósseo entre os fragmentos e interferindo com a cicatrização, os métodos de tratamento devem resistir às forças de tensão. Fraturas do colo do tálus ocorrem em felinos e ocasionalmente em cães, podendo ocorrer também fraturas de côndilo. Assim como em todas as fraturas articulares, a redução anatômica e a fixação rígida são necessárias ao resultado ideal. A reconstrução pode ser difícil devido ao tamanho pequeno da tróclea e ao grau de cominuição. Se a reconstrução não for viável, pode-se realizar artrodese primária (p. 1204).

Greyhounds de corrida sofrem com frequência fraturas do carpo central; todavia, essa lesão raramente é observada em animais de companhia. Fraturas do carpo central são classificadas segundo o tipo de fratura e o grau de deslocamento do fragmento. O reparo requer posicionamento preciso de um ou mais parafusos de compressão.

DIAGNÓSTICO

Apresentação Clínica
Sinais Clínicos

Cães e gatos de qualquer idade, raça ou sexo podem ser acometidos. Greyhounds de corrida com frequência sofrem fraturas do tarso central e carpo acessório. Boxers e raças de esporte muitas vezes desenvolvem fraturas crônicas de carpo radial.

Histórico

Animais afetados geralmente apresentam claudicação aguda sem suporte de peso após a lesão. Cães com fraturas de carpo radial podem apresentar claudicação crônica.

Achados de Exame Físico

Pacientes com fraturas agudas do carpo ou tarso normalmente apresentam claudicação sem suporte de peso; as tentativas de apoiar o membro causam colapso do carpo e/ou tarso na posição plantígrada. Pacientes com fraturas crônicas de carpo radial apresentam claudicação com suporte de peso (que pode ser intermitente), redução da amplitude de movimento e edema de tecidos moles. Se ocorrer fratura do calcâneo, o animal poderá caminhar em apoio plantígrado do membro ou não o apoiar. O membro acometido apresentará dor, edema e crepitação. Geralmente há presença de desvio varo ou valgo da perna.

Diagnóstico por Imagem

A maioria desses animais tem dor e requer sedação ou anestesia geral para posicionar corretamente o membro e permitir que se obtenham radiografias de qualidade (Tabelas 31.2 e 31.3). Radiografias de alto detalhe utilizando projeção dorsopalmar (dorsopalmar), lateral medial e oblíqua são em geral suficientes para fechar o diagnóstico. Radiografias e/ou TC bilaterais de carpo podem ser úteis ao diagnóstico de fraturas ocultas de carpo radial.

Achados Laboratoriais

Anormalidades laboratoriais consistentes não são observadas. Animais traumatizados que farão cirurgia devem ser submetidos a exames de sangue suficientes para avaliar o risco da anestesia e cirurgia.

DIAGNÓSTICO DIFERENCIAL

Fraturas de carpo e/ou tarso devem ser diferenciadas de lesões de ligamentos, as quais podem ocorrer concomitantemente com fraturas. As fraturas do calcâneo devem ser distinguidas de lacerações ou rupturas do tendão calcâneo. Lacerações agudas apresentam ferida aberta e edema de tecidos moles limitado a uma área proximal à tuberosidade do calcâneo. Fraturas do calcâneo exibem edema caudal do tarso, sendo possível perceber crepitação à palpação do membro.

MANEJO CLÍNICO

O tratamento clínico ou conservador não é indicado nesses casos. São necessários redução anatômica e fixação rígida para um resultado ideal em animais com fraturas intra-articulares de carpo e tarso; o tratamento conservador com gesso e talas não é eficaz. A coaptação externa também não é apropriada para fraturas de calcâneo porque a aplicação de bandagens ou talas é ineficaz para contrapor-se às forças de tensão produzidas pela unidade músculo-tendão calcâneo.

TRATAMENTO CIRÚRGICO

O osso carpo radial é uma importante estrutura de suporte do peso. É necessário congruência da superfície articular entre ele e o rádio distal para se obter função ideal de longo prazo. Fragmentos pequenos que não podem ser estabilizados devem ser removidos; fragmentos maiores, todavia, devem ser anatomicamente reduzidos e rigidamente estabilizados com parafusos de compressão ou uma combinação destes com fios de Kirschner (Figura 33.61). Cães com fraturas crônicas de carpo radial, fraturas cominutivas graves, osteoartrite, luxação, perda óssea ou infecção devem ser tratados com artrodese do carpo. No caso de fraturas de calcâneo, a tração do músculo gastrocnêmio deve ser contraposta com uma banda de tensão (p. 1015), parafusos de compressão ou placa (Figura 33.62). Fraturas articulares do tálus devem ser reduzidas anatomicamente e estabilizadas de maneira rígida para um resultado ideal (Figura 33.63). Se a avaliação pré-operatória indicar inviabilidade do reparo da fratura, a artrodese da articulação tarsocrural deverá ser considerada.

Manejo Pré-cirúrgico

Visto que essas fraturas resultam de trauma, todos os animais acometidos devem ser examinados para avaliar lesões concomitantes e estabilizados antes da cirurgia, caso necessário. Os pacientes com fraturas cominutivas do carpo e/ou tarso podem ser trazidos ao atendimento com feridas abertas. Essas feridas devem ser mantidas limpas e protegidas de lesões adicionais e contaminação. A metatala de Mason (p. 982) ou gesso bivalve (p. 995) podem ser aplicados para aumentar o conforto do paciente e proteger o tecido mole de contaminação ou trauma adicional induzido pelos fragmentos ósseos. Pacientes que sofreram trauma devem receber analgesia (Capítulo 13).

Anestesia

Encaminhe-se às Tabelas 32.1 e 32.2 para o manejo anestésico de pacientes com fraturas. Greyhounds de corrida devem ser anestesiados com cuidados especiais.

Anatomia Cirúrgica

O carpo é composto por uma fileira proximal e uma distal de ossos cárpicos. O carpo radial articula-se primariamente com o rádio e serve como principal área de suporte de peso da articulação. O calcâneo é o maior osso do tarso. A metade distal do osso possui duas facetas e dois processos que se articulam com o tálus para formar uma articulação estável. Proximalmente, a tuberosidade calcânea forma uma proeminência robusta que acomoda a inserção do tendão calcâneo. O tálus é o segundo maior osso do tarso. Articula-se proximalmente com a tíbia e a fíbula e distalmente com o central do tarso. O corpo do tálus divide-se nas tróclas medial e lateral que se articulam com a tíbia e fíbula proximalmente e uma base que se articula com o

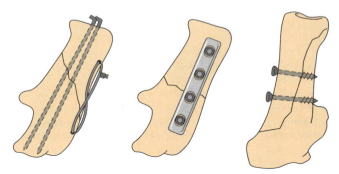

Figura 33.62 Fraturas transversas do calcâneo podem ser estabilizadas com fio ou placa em banda de tensão. Fraturas oblíquas ou por avulsão podem ser estabilizadas com parafusos de compressão.

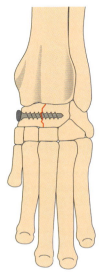

Figura 33.61 Redução de uma fratura do carpo radial com parafuso de compressão.

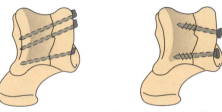

Figura 33.63 Fraturas da superfície articular do tálus podem ser estabilizadas com fios de Kirschner divergentes ou parafusos de compressão.

tarso central distalmente. Os lados das trócleas articulam-se com os maléolos medial e lateral.

Posicionamento

Para fraturas de carpo, o animal deve ser posicionado em decúbito dorsal. O membro deve ser tricotomizado e preparado para cirurgia asséptica desde o cotovelo até os dígitos. A suspensão do membro facilita a manipulação do membro durante a cirurgia. Os animais são posicionados em decúbito lateral com o membro acometido para cima em fraturas de calcâneo e em decúbito dorsal para fraturas do tálus. Para fraturas do tarso, o membro deve ser tricotomizado e preparado desde o joelho até os dígitos.

TÉCNICA CIRÚRGICA

Estabilização de Fraturas do Carpo Radial

Faça uma incisão craniomedial iniciando 3 a 4 cm proximal à articulação radiocárpica (Capítulo 34). Estenda a incisão distalmente até o terço médio do metacarpo e incise o tecido subcutâneo ao longo da mesma linha. Continue a dissecção profunda medial ao tensão extensor radial do carpo para expor a cápsula articular. Incise a cápsula e identifique o plano de fratura através do osso carpo radial. Reduza a fratura e estabilize os fragmentos com um ou mais parafusos de compressão (Figura 33.61). Feche a cápsula articular e tecido subcutâneo com fio absorvível e feche a pele com fio não absorvível.

Estabilização de Fraturas Transversas do Calcâneo

Faça uma incisão ao longo da superfície lateral do calcâneo. Inicie a incisão ao longo do tendão calcâneo comum, imediatamente proximal à tuberosidade calcânea. Continue a incisão distalmente para nivelar a articulação tarsometatársica. Incise a fáscia superficial e profunda sobre o bordo caudal do calcâneo. Identifique o aspecto lateral do tendão flexor digital superficial e faça uma incisão paralela a esse bordo. Afaste o tendão medialmente para expor a superfície caudal do calcâneo. Reduza os fragmentos da fratura e insira dois pinos pequenos ou fios de Kirschner para manter a redução. Perfure um orifício desde a face lateral a medial do fragmento distal para inserir um fio ortopédico. Proximalmente, passe o fio ao redor das extremidades dos pinos ou através de um segundo orifício pré-perfurado no corpo do calcâneo, proximal à fratura. Aperte o fio para completar o procedimento de banda de tensão. Outra alternativa é a placa óssea (Figura 33.62). Reposicione o tendão flexor digital superficial e suture a fáscia profunda circunjacente com material absorvível para manter a sua posição. Em seguida, suture a fáscia superficial e a pele utilizando técnicas-padrão. Reparos de fratura do calcâneo apresentam alta taxa de complicações. Fraturas reparadas com placas ósseas e parafusos apresentam menor risco de complicações do que fraturas reparadas com pino e banda de tensão.[7]

Estabilização de Fraturas Trocleares do Tálus

A exposição da tróclea e a visualização da fratura são obtidas mais adequadamente com uma osteotomia do maléolo medial. Para expor o côndilo lateral do tálus, realiza-se uma osteotomia transversa distal da fíbula. Centralize a incisão da pele sobre o maléolo medial. Inicie 5 cm proximal ao maléolo e continue a incisão distalmente à articulação tarsometatársica. Incise através da fáscia superficial e profunda para identificar o componente longo do ligamento colateral medial. Faça uma incisão transversa caudal a cranial através da cápsula articular sobre a tíbia distal para permitir visualização das referências anatômicas e completar a osteotomia do maléolo medial. Faça a osteotomia longa o suficiente para incluir a maior

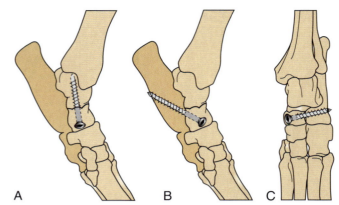

Figura 33.64 Fraturas do colo do tálus podem ser estabilizadas com (A) um parafuso de compressão angulado a partir da superfície medial caudal da cabeça do tálus até sua tróclea ou (B-C) o parafuso pode ser inserido a partir da base medial caudal do tálus até o calcâneo. (Modificada de Johnson AL, Dunning D. *Atlas of orthopedic surgical procedures of the dog and cat.* 1st ed. St. Louis: Saunders; 2005.)

parte da origem do ligamento colateral, mas não a deixe interferir com a superfície articular que sustenta o peso. Afaste o maléolo e ligamentos inseridos para expor o tálus. Reduza os fragmentos da fratura e estabilize cada um com um parafuso de compressão ou fio de Kirschner (Figura 33.63). Após redução e estabilização satisfatórias da fratura, reduza e estabilize o maléolo medial com uma banda de tensão (p. 1015). Suture a fáscia superficial e profunda com fio absorvível e feche a pele com fio não absorvível.

Estabilização de Fraturas do Colo do Tálus

A fratura do colo do tálus pode ser estabilizada com um parafuso de compressão angulado desde a superfície mediocaudal da cabeça do tálus até a tróclea ou, de maneira alternativa, o parafuso pode ser inserido desde a base mediocaudal do tálus até o calcâneo. Se a redução puder ser mantida com a pinça de redução, o parafuso poderá ser inserido como parafuso de posição; caso contrário, deverá ser inserido como parafuso de compressão (Figura 33.64). Incise a pele, tecido subcutâneo e fáscia profunda ao longo do maléolo medial até a articulação tarsometatársica. Eleve a fáscia para expor o tálus. Reduza o fragmento distal do tálus manipulando-o com a pinça de redução aguda e estabilize a fratura. Suture a fáscia superficial e profunda com fio absorvível e feche a pele com fio não absorvível.

MATERIAIS DE SUTURA E INSTRUMENTOS ESPECIAIS

O equipamento necessário inclui a pinça de redução aguda, osteótomo e martelo ou serra óssea, fio de Kirschner, pinos de Steinmann pequenos, fio ortopédico, pinos e cortadores de fio, parafusos e instrumentos para inserção de parafusos de compressão. Uma furadeira de bateria ou pneumática pode ser útil.

CUIDADO E AVALIAÇÃO PÓS-CIRÚRGICOS

Radiografias pós-operatórias são necessárias para avaliar o alinhamento, aparato e aposição. Pode ser indicado manejo de dor pós-operatória (Quadros 32.1 e 32.2 e Tabela 32.4). A coaptação pós-operatória utilizando bandagem acolchoada promove controle do sangramento e edema. Já a coaptação com tala é indicada para a maioria dos cães e deve ser mantida por até 6 semanas. A atividade deve se restringir a passeios com guia e reabilitação física até que a fratura esteja consolidada. Passeios curtos devem ser realizados inicialmente para manter a força e mobilidade da articulação. A distância percorrida pode ser aumentada gradualmente. Podem-se realizar flexão e extensão passiva do carpo e/ou tarso a fim de manter a mobilidade articular, melhorar o conforto ao paciente e a nutrição sinovial da cartilagem articular (Tabela 33.3). Os pinos utilizados na aplicação de banda de tensão para estabilização de fraturas do calcâneo pode causar irritação dos tecidos moles, necessitando ser removidos após a cicatrização. Os parafusos utilizados para reconstruir o osso carpo radial e o tálus não são removidos a não ser que causem problema.

COMPLICAÇÕES

Poderá ocorrer doença articular degenerativa (p. 1143) após fraturas articulares, a qual pode ser grave se a redução anatômica e a fixação rígida da fratura não forem obtidas. Também poderá haver redução retardada e não união (p. 1031) se a fratura do calcâneo não for adequadamente estabilizada, devido ao constante estresse por tensão exercida sobre a linha de fratura pela tração do músculo gastrocnêmio.

PROGNÓSTICO

O prognóstico de fraturas de calcâneo é excelente para o retorno à atividade normal. A recuperação da função com fraturas de carpo e/ou tarso é razoável a boa, dependendo do grau de lesão da cartilagem articular e da reconstrução da superfície articular conseguida.

FRATURAS E LUXAÇÕES DE METACARPO, METATARSO, FALANGES E SESAMOIDES

DEFINIÇÃO

Os ossos **sesamoides** são ossos pequenos arredondados ou oblongos encontrados adjacentes a articulações.

CONSIDERAÇÕES GERAIS E FISIOPATOLOGIA CLINICAMENTE RELEVANTE

Fraturas do metacarpo e metatarso são comuns em cães e gatos. Podem resultar de trauma ou força diretos, causando lesões por hiperextensão do membro. Fraturas completas de metacarpo e metatarso em Greyhounds ocorrem como resultado de fadiga ou por carga excessiva sobre um osso relativamente normal, ultrapassando seu limite de estresse. Fraturas de metacarpo e metatarso são classificadas segundo a localização (p. ex., base ou extremidade proximal do osso, diáfise, cabeça ou extremidade distal do osso). Fraturas por avulsão da base ocorrem com maior frequência no segundo e quinto ossos devido às suas inserções ligamentares. Fraturas de falange ocorrem de maneira similar em cães e gatos; todavia, os fragmentos são muitas vezes pequenos e difíceis de serem fixados. Dois ossos sesamoides palmares ou plantares estão presentes em cada articulação metacarpofalangeana ou metatarsofalangeana, numerados de um a oito desde o lado medial. As fraturas desses ossos ocorrem após tensão excessiva sobre os tendões flexores digitais; os sesamoides dois a sete do membro torácico são os mais frequentemente acometidos. Luxações das articulações metacarpofalangeanas ou interfalangeanas ocorrem comumente em cães de trabalho ou Greyhounds de corrida. O reparo cirúrgico precoce gera melhores resultados do que a redução fechada e o uso de talas, porque a instabilidade crônica causa doença articular degenerativa e diminuição da função.

DIAGNÓSTICO

Apresentação Clínica

Sinais Clínicos

Cães e gatos de qualquer idade, raça ou sexo podem ser acometidos. Greyhounds de corrida sofrem fraturas por estresse do segundo metacárpico e terceiro metatársico do membro direito e luxações das articulações interfalangeanas distais. Fraturas de sesamoides são mais comuns em cães de raças grandes.

Histórico

É comum a história de trauma. Cães com fratura de sesamoides podem apresentar história de claudicação aguda que havia diminuído, mas retornou com o exercício.

Achados de Exame Físico

Animais com fraturas de metacarpo, metatarso ou falanges apresentam claudicação sem suporte de peso no membro acometido. O tecido mole ao redor da fratura apresentar-se-á edemaciado, podendo-se palpar crepitação e observar deformidade. O animal exibirá dor à palpação da região. Felinos com fraturas de metacarpo ou metatarso devido a trauma normalmente apresentam lesões concomitantes em cabeça e/ou tórax e fraturas adicionais dos membros, pelve ou coluna. Cães com fratura de sesamoide, especialmente crônica, normalmente demonstram claudicação com suporte de peso. Pode haver edema discreto e dor à palpação profunda sobre o osso. Cães com luxação apresentam claudicação, edema sobre a articulação afetada, desvio medial ou lateral do dígito, instabilidade articular e dor durante a palpação.

> **NOTA** A maioria das fraturas do membro causa claudicação sem suporte de peso, porém as fraturas de sesamoides causam claudicação menos evidente.

Diagnóstico por Imagem

Animais assustados ou com dor severa podem necessitar de sedação (Tabelas 31.2 e 31.3) ou anestesia geral para o exame, após confirmação de que não há contraindicações (p. ex., choque, hipotensão ou dispneia grave) à administração de sedativos ou anestésicos. Radiografias detalhadas devem incluir as projeções dorsopalmar/palmar e mediolateral, estendendo-se desde o carpo ou tarso até as extremidades dos dígitos. Projeções oblíquas com os dígitos espaçados ou laterais com o dígito acometido tracionado em sentido cranial com esparadrapo podem ser necessárias para isolar ossos específicos. As radiografias de estresse são obtidas com o dígito deslocado e podem ser necessárias para demonstrar a instabilidade articular.

Achados Laboratoriais

Achados laboratoriais específicos não estão presentes com essas fraturas ou luxações. Animais traumatizados devem ser submetidos a exames de sangue suficientes para avaliar o risco da anestesia e cirurgia.

DIAGNÓSTICO DIFERENCIAL

Animais com fraturas dos metacarpos, metatarsos e falanges devem ser avaliados cuidadosamente para possíveis lesões concomitantes de ligamentos no carpo, tarso e articulações distais. As radiografias auxiliam na diferenciação entre fraturas e luxações causadas por lesão ligamentar.

MANEJO CLÍNICO

O tratamento clínico de animais com fraturas de metacarpo e metatarso inclui analgésicos para a dor pós-traumática (Capítulo 13). O tratamento conservador com gesso bivalve de fibra de vidro ou metatala (p. 1143) é adequado para fraturas fechadas e não deslocadas de metacarpo e metatarso que afetam um ou dois ossos, especialmente o segundo e quinto ossos. A coaptação é útil em felinos com fraturas cominutivas não reduzíveis. Esse tratamento também pode ser empregado nas fraturas de falange e fraturas agudas de sesamoides. O gesso ou tala não devem ser removidos até que haja evidência radiográfica de ponte óssea na fratura (geralmente 4-8 semanas).

Fraturas crônicas de sesamoides causam claudicação e podem responder ou não à terapia conservadora. Luxações agudas podem ser tratadas com gesso ou tala, embora o melhor tratamento para animais de trabalho ou corrida seja a cirurgia. Luxações crônicas que causam claudicação não respondem a tratamento conservador e normalmente são tratadas com artrodese ou amputação.

TRATAMENTO CIRÚRGICO

Fraturas de metacarpo ou metatarso em cães atletas ou de corrida geralmente requerem redução anatômica e estabilização rígida (placas e parafusos) para um retorno ideal à função (Figura 33.65). Fragmentos grandes avulsionados da base do segundo e quinto ossos metacárpicos e metatársicos geralmente necessitam de redução aberta e fixação interna porque suas inserções ligamentosas causam distração (Figura 33.66). Fraturas em gatos podem ser tratadas com pinos cilíndricos. A fratura diafisária de um ou dois metacarpos ou metatarsos pode ser tratada com coaptação externa, visto que os ossos sadios formam uma tala interna que previne a deformidade (Quadro 33.11). Já as fraturas que afetam três ou quatro ossos podem necessitar de fixação interna para promover alinhamento e consolidação ideais (Figura 33.67).

As fraturas das falanges ocorrem com menor frequência, mas são manejadas de forma similar às de metacarpo e metatarso. Fraturas dos ossos sesamoides proximais das articulações metacarpofalangeanas e metatarsofalangeanas com claudicação crônica são geralmente tratadas com remoção dos fragmentos.

Luxações agudas são tratadas cirurgicamente com redução aberta e sutura da cápsula articular e dos ligamentos colaterais. A falha da estabilização cirúrgica inicial e as luxações crônicas devem ser tratadas com amputação (segundo ou quinto dígito) ou artrodese (terço médio do terceiro e quarto dígitos, que sustentam peso) (Quadro 33.12).

Sistemas de fixação aplicáveis em fraturas de metacarpos, metatarsos e falanges incluem fios ortopédicos, pinos IM, fixação externa e placas e parafusos. O método mais adequado de fixação deve ser determinado com base no escore de avaliação da fratura (p. 985) e sua localização (Quadro 33.13). Quando o escore indica consolidação rápida (8 a 10), o tratamento conservador é indicado; contudo, se três ou quatro ossos forem acometidos, resultando em deslocamento ou dobramento grosseiro da pata, será preciso considerar a redução aberta e estabilização com pinos IM. Quando se deseja função atlética, a redução precisa com aplicação de placa e parafusos deve ser considerada. Fraturas por avulsão não deslocadas na base ou cabeça desses ossos podem ser tratadas com tala ou gesso, embora ocorra algum

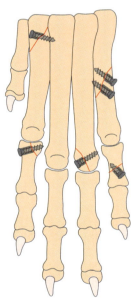

Figura 33.66 Fixação de fraturas por avulsão utilizando parafusos de compressão. Os parafusos são empregados para contrapor a tração dos ligamentos adjacentes ou comprimir fraturas oblíquas.

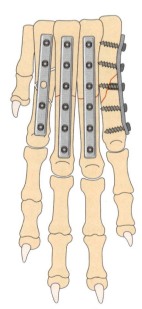

Figura 33.65 Fixação com placa de fraturas de metacarpo/metatarso. A fixação com placa é empregada quando o escore de avaliação da fratura é baixo ou quando se deseja função atlética. A placa em ponte foi utilizada para abranger e suportar uma fratura cominutiva (segundo dígito); placas de compressão foram aplicadas em fraturas transversas (terceiro e quarto dígitos); e parafusos de compressão em linha de fratura oblíqua foram protegidos com uma placa de neutralização (quinto dígito).

QUADRO 33.11 Considerações de Tratamento para Fraturas de Metacarpo/Metatarso

- Fraturas de um osso metacárpico ou metatársico podem ser tratadas com tala ou gesso.
- Fraturas de três ou quatro ossos metacárpicos ou metatársicos devem ser tratadas com parafuso de compressão.
- Fraturas por avulsão deslocadas graves devem ser tratadas com parafuso de compressão.
- Talas e bandagens bivalves devem ser aplicadas após fixação interna até que haja evidência radiográfica de consolidação óssea.

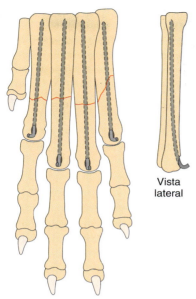

Figura 33.67 Técnica de colocação de pino intramedular para tratar fraturas transversas ou oblíquas curtas múltiplas em pacientes com escore de avaliação alto. Uma janela é criada na metáfise distal, através da qual se direciona o pino (proximalmente através da linha de fratura) para alojá-lo na metáfise proximal do metacarpo ou metatarso.

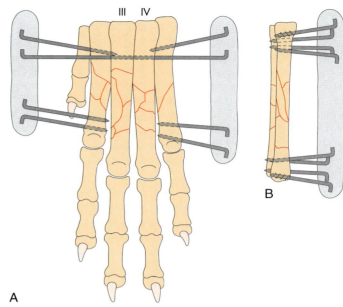

Figura 33.68 (A) Conecte pino de fixação com barras acrílicas para estabilização rígida de fraturas cominutivas. Essa fixação não interfere com o tratamento da ferida aberta. (B) Uma alternativa é inserir os pinos em configuração tipo Ib e conectá-los com acrílico.

QUADRO 33.12 Considerações de Tratamento para Luxações

- Luxações agudas em cães de trabalho ou corrida devem ser tratadas com redução aberta e sutura da cápsula articular e ligamentos colaterais.
- Luxações crônicas do segundo ou quinto dígito podem ser tratadas com amputação.
- A artrodese das articulações metacarpofalangeanas e interfalangeanas pode resultar em função adequada e alívio da dor.

QUADRO 33.13 Uso de Implante para Fraturas de Metacarpo/Metatarso/Falanges Segundo o Escore de Avaliação da Fratura (EAF)

EAF de 0 a 3
Placas em ponte[a]
Fixadores externos[a]
Parafusos de compressão para fraturas por avulsão

EAF de 4 a 7
Placas ósseas e parafusos[a]
Pinos intramedulares (IM)[a]
Parafusos de compressão para fraturas por avulsão

EAF de 8 a 10
Tala ou gesso[a]
Pinos IM[a]
Fio em banda de tensão para fraturas por avulsão

[a]A escolha depende do número de ossos fraturados, da cominuição, do deslocamento, do número de membros acometidos e da função desejada do animal (p. 995).

deslocamento da fratura durante o processo de consolidação. A redução aberta com inserção de parafuso de compressão ou fio em banda de tensão oferece a melhor chance de retorno da função normal. Se o escore for de 4 a 7 (p. ex., cães maiores e mais idosos, nos quais a consolidação pode ser retardada; fraturas cominutivas deslocadas de três ou quatro metacarpos ou metatarsos; fraturas múltiplas do membro), deve-se considerar tratamento com redução aberta e aplicação de placa e parafusos. Escores menores que 4 indicam consolidação prolongada. Fraturas cominutivas graves ou abertas com lesão por desenluvamento podem ser tratadas com placas em ponte ou fixação externa com pinos pequenos e acrílico (Figura 33.68). Autoenxertos de ossos esponjoso são indicados junto com a redução aberta da fratura, a fim de promover a consolidação desses pacientes.

Manejo Pré-cirúrgico

O membro deve ser temporariamente estabilizado com uma bandagem acolchoada macia e uma metatala (p. 982) para imobilizar os fragmentos, diminuir ou prevenir o edema de tecidos moles, proteger ou prevenir feridas abertas e melhorar o conforto do paciente até que a cirurgia possa ser realizada. O manejo de dor pós-operatória também deve ser instituído (Capítulo 13). Lesões concomitantes devem ser manejadas antes da indução anestésica para fixação da fratura. Feridas abertas devem ser manejadas inicialmente por meio de tricotomia cuidadosa, limpeza da ferida, cultura bacteriana para testar sensibilidade antibiótica e administração de antibióticos de amplo espectro. Lesões concomitantes devem ser manejadas antes da indução anestésica para a fixação da fratura. O manejo de dor peroperatório também deve ser instituído (Capítulo 13).

Anestesia

Encaminhe-se às Tabelas 32.1 e 32.2 para o manejo anestésico de pacientes com fraturas.

Greyhounds devem ser anestesiados com cuidados especiais.

Anatomia Cirúrgica

Os ossos que suportam peso são primariamente o terceiro e quarto dígitos. A artéria metacárpica ou metatársica dorsal superficial cursa sobre o aspecto dorsal da pata. Os tendões extensores cursam para baixo pelo aspecto dorsal de cada dígito. Os tendões flexores e a artéria e a veia metacárpica ou metatársica superficial e profunda situam-se no aspecto palmar ou plantar dos dígitos. Cada articulação possui um ligamento colateral lateral. O par de ossos sesamoides proximais situa-se caudal às articulações metacarpofalangeanas ou metatarsofalangeanas e possui inserções ligamentares firmes. Por possuírem mínima cobertura de tecidos moles, os ossos e articulações podem ser facilmente palpados. Incisões de pele são em geral feitas na superfície dorsal da pata, diretamente sobre a fratura ou luxação. Os tendões e ligamentos extensores da superfície dorsal da pata necessitam ser afastados para expor os ossos ou articulações. As abordagens ventrais aos dígitos são realizadas somente para expor os sesamoides proximais.

> **NOTA** O uso de um torniquete é útil para conter hemorragias na pata.

Posicionamento

A região distal inteira do membro deve ser preparada para cirurgia asséptica. O animal deve ser posicionado em decúbito dorsal com o membro acometido isolado nos campos estéreis. O local mais acessível para a coleta de um enxerto de osso esponjoso do membro torácico é o úmero proximal; no membro pélvico, a tíbia proximal ou o fêmur distal são utilizados (p. 991). Essas áreas devem ser preparadas com campo cirúrgico quando há necessidade de enxerto ósseo (p. ex., fraturas cominutivas com escore de avaliação <4).

TÉCNICA CIRÚRGICA

Estabilização de Fraturas Transversas de Metacarpo ou Metatarso

Fraturas transversas (ou oblíquas muito curtas) simples ou múltiplas de metacarpo em animais com escore de 8 a 10 e de 4 a 7 podem ser reparadas com pino IM. Os diâmetros medulares do segundo e quinto metacarpos e metatarsos são menores que os do terceiro e quarto, influenciando na escolha do pino. Incise a pele sobre a superfície dorsal do terceiro e quarto ossos. Incise o tecido subcutâneo, eleve e afaste os tendões extensores para expor as fraturas. Insira o pino na superfície dorsal distal do osso para evitar a articulação (utilize a furadeira de alta velocidade para criar um espaço no osso). Apare a ponta do pino para prevenir que penetre no córtex intacto oposto. Direcione o pino através do espaço aberto proximalmente passando pela linha de fratura, alojando-o no segmento ósseo proximal. Dobre a extremidade distal do pino para impedir sua migração e facilitar a remoção. Repita o procedimento pelo menos no terceiro e quarto metacarpos ou metatarsos (alguns casos em todos os quatro ossos; Fig. 33.67). Proteja a fixação com uma tala ou gesso por 4 a 6 semanas. Os metacarpos e metatarsos dos felinos têm diâmetro pequeno e podem ser fraturados por pinos que adentram através de seu córtex distal. O emprego do pino cilíndrico é uma alternativa. Segure o segmento ósseo maior com uma pinça mosquito e posicione um fio de Kirschner preenchendo o canal medular quase completamente e estendendo-se tão longe quanto possível sem penetrar na extremidade do osso. Corte o fio de forma que aproximadamente 8 a 14 mm fiquem protraídos na fratura. Perfure o canal medular do segmento oposto avançando e retraindo um fio de Kirschner de diâmetro similar. Segure os dois segmentos tão longe quanto possível do local de fratura e promova sua distração até que o fragmento mais curto possa ser posicionado na extremidade livre do fio de Kirschner. Reduza a fratura deslizando os dois segmentos ósseos em aposição. Caso se necessite de fixação mais rígida em animais com escore de fratura baixo (p. ex., cães grandes com traumas múltiplos), placas veterinárias dimensionáveis ou placas de compressão dinâmica pequenas são úteis para estabilizar a fratura (Figura 33.65).

Estabilização de Fraturas por Avulsão e Diafisárias Oblíquas

O tamanho, a localização e o grau de deslocamento da fratura por avulsão determinarão o sucesso do reparo ou remoção. Fragmentos avulsionados pequenos e minimamente deslocados associados a outras fraturas podem não necessitar de estabilização. Fraturas basilares com deslocamento significativo requerem reparo primário. Repare fraturas de avulsão da base ou cabeça e intra-articulares dos ossos metacárpicos, metatársicos ou falanges utilizando parafusos de compressão (p. 1019). Posicione parafusos de compressão após reconstrução anatômica dessas fraturas para contraporem-se à tração dos ligamentos inseridos (Figura 33.66). Utilize um fio ortopédico com fios de Kirschner em forma de banda de tensão (p. 1015) nas fraturas por avulsão de animais com escores de 8 a 10. Reconstrua fraturas oblíquas simples da diáfise com parafusos de compressão e suporte-as com uma tala ou gesso bivalve; os parafusos interferem apenas minimamente com a função. Se fraturas diafisárias necessitarem de suporte adicional, deve-se considerar a aplicação de placas veterinárias dimensionáveis como placas de neutralização.

> **NOTA** Utilize a reconstrução anatômica com parafusos de compressão para melhores resultados em cães atletas.

Estabilização de Fraturas Diafisárias Cominutivas

Repare fraturas gravemente cominutivas da diáfise dos ossos metacárpicos e metatársicos com placas de compressão dinâmica pequenas (2,7 ou 2,0) ou placas veterinárias dimensionáveis (p. 1016), formando a ponte entre as porções cominutivas da fratura (Figura 33.65). Deixe os fragmentos livres e acople a placa nos segmentos proximal e distal. Aplique placas a dois ou quatro ossos, dependendo da configuração da fratura e do número de ossos fraturados. Use uma tala ou gesso para suportar a fixação após a cirurgia. Outra alternativa é a inserção de múltiplos fios de Kirschner ou pinos IM através dos segmentos proximal e distal dos ossos e conecte-os com acrílico para formar um fixador externo (Figura 33.68).

> **NOTA** Barras fixadoras acrílicas são versáteis; podem acomodar diversos tamanhos de pinos posicionados em múltiplos locais.

Excisão de Osso Sesamoide

Incise a pele adjacente ao coxim central maior diretamente sobre o aspecto ventral da articulação acometida. Continue a incisão através do tecido subcutâneo e identifique o sesamoide fraturado. Disseque os fragmentos sesamoides seccionando suas inserções ligamentosas. Se o fragmento envolver menos que um terço do sesamoide, remova somente o fragmento. Caso seja maior, remova o sesamoide como um todo. Suture o tecido subcutâneo e a pele separadamente.

Reparo de Luxações com Sutura

Incise a pele e tecido subcutâneo dorsalmente sobre a articulação acometida para expor a cápsula e ligamentos colaterais rompidos.

CAPÍTULO 33 Manejo de Fraturas Específicas

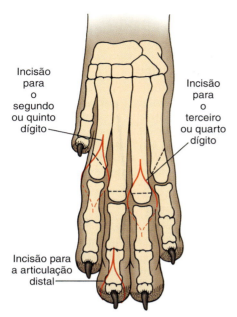

Figura 33.69 Incisão de pele sugerida e linhas de osteotomia para amputação de dígito proximal e distal.

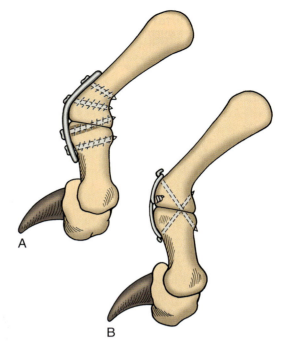

Figura 33.70 Artrodese da articulação interfalangeana proximal com (A) placa e parafusos ou (B) fios de Kirschner e banda de tensão.

Utilize a sutura em "U" contínua para reparar a cápsula articular e ligamentos. Continue para imbricar (aperte a cápsula articular com sutura "U" contínua) o tecido da cápsula até que a articulação esteja estável. Repare a cápsula bilateralmente se necessário. Inspecione também o retináculo do tendão extensor para possíveis rupturas e estabilize-o com pontos isolados. Suture o tecido subcutâneo e a pele.

Amputação de Dígito

Faça uma incisão elíptica na pele paralela ao eixo longo do dígito e ao seu redo, iniciando proximal e dorsalmente e terminando distalmente na superfície palmar ou plantar (Figura 33.69). Preserve o coxim se for amputar no nível das articulações interfalangeanas. Desarticule a articulação utilizando dissecção afiada. Remova os sesamoides (amputação metacarpofalangeana ou metatarsofalangeana). Remova a extremidade distal do osso proximal remanescente. Faça uma linha de osteotomia transversa para as articulações interfalangeanas e para o terceiro e quarto metacarpos ou metatarsos, deixando um bisel em direção à linha média do segundo e quinto metacarpos ou metatarsos. Suture o tecido mole e a pele com cuidado para obter resultado estético.

Artrodese

Exponha a articulação utilizando a abordagem descrita para a sutura de luxações articulares. Abra a cápsula articular e remova a cartilagem com uma cureta. Contorne as superfícies para obter um bom contato em ângulo funcional (determinado por meio da observação dos dígitos adjacentes). Segure os ossos temporariamente na posição utilizando fios de Kirschner pequenos desde a superfície dorsal de cada osso através da superfície articular. Contorne uma placa pequena (2.0) na superfície dorsal dos ossos. Acople-a utilizando pelo menos um parafuso de compressão na superfície articular (Figura 33.70A). Alternativamente, estabilize a artrodese com fios de Kirschner pequenos e um fio em banda de tensão (Figura 33.70B) em cães pequenos ou gatos cuja cicatrização seja prevista como rápida.

MATERIAIS DE SUTURA E INSTRUMENTOS ESPECIAIS

O equipamento necessário para o manejo de fraturas ou luxações da extremidade distal inclui pinos IM, fios de Kirschner, fios ortopédicos, mandril de pino de Jacobs, tensor de fio, equipamento de placa, acrílico, curetas e cortadores de fios ou um osteótomo. A aplicação de um torniquete no membro distal é útil para controlar hemorragias durante a cirurgia, porém não deve ser mantida por mais do que 1 hora.

CUIDADO E AVALIAÇÃO PÓS-CIRÚRGICOS

Radiografias pós-operatórias são realizadas para avaliar o alinhamento, aparato, aposição, redução de luxações e alinhamento da artrodese. É indicada analgesia pós-operatória (Quadros 32.1 e 32.2 e Tabela 32.4). Recomenda-se a limitação da atividade até que haja evidência radiográfica de ponte óssea. A atividade deve se restringir a passeios com guia e reabilitação física até que a fratura tenha consolidado. As radiografias devem ser repetidas a cada 6 semanas até a total consolidação da fratura ou artrodese. A pata deve ser suportada por uma tala ou gesso bivalve (mesmo após fixação interna) até a observação radiográfica da consolidação óssea. Após amputação de dígito, deve-se suportar a pata com bandagem macia durante 1 a 2 semanas. Finalizada a consolidação, pinos IM, placas e fixadores externos devem ser removidos. Contudo, pinos cilíndricos, fios ortopédicos e parafusos podem ser deixados no local contanto que não ocorram complicações associadas a esses implantes.

A reabilitação física (Capítulo 11) pode ser indicada para garantir a função ideal do membro após a cicatrização óssea. É preciso cuidado para desenvolver protocolos individualizados para cada paciente, dependendo da localização da fratura, estabilidade e tipo de fixação, potencial de cicatrização, capacidades e atitudes do paciente e disponibilidade ou capacidade do cliente de participar dos cuidados do animal. A reabilitação física de pacientes com fraturas suportadas por talas durante 6 semanas geralmente inicia após a remoção destas

(Tabela 33.2). Os tutores devem ser instruídos a restringir o espaço do animal (de preferência a uma gaiola). O gesso ou a tala devem ser mantidos limpos e secos e o tutor deve observá-los diariamente para verificar evidências de deslizamento ou irritação.

COMPLICAÇÕES

A maior parte das fraturas de metacarpo e metatarso progride para a consolidação. Fraturas da diáfise de três ou quatro metacarpos ou metatarsos tratadas com metatala podem desenvolver união retardada ou má união e se tornarem não uniões (o tratamento das complicações é discutido na p.1031). Outras complicações potenciais incluem infecção iatrogênica (com redução aberta) e doença articular degenerativa após fratura articular.

PROGNÓSTICO

Fraturas de metacarpo e metatarso apresentam prognóstico bom a excelente com bons resultados em longo prazo.[8] Casos mais graves requerem cirurgia e normalmente resultam em sinostoses, ao passo que em muitos casos não há diferença de resultado entre o manejo cirúrgico e o clínico. A claudicação crônica associada à fragmentação de sesamoides pode se resolver ou melhorar com a terapia conservadora. O prognóstico após remoção de sesamoides é razoável para a resolução precoce da claudicação, embora progrida para uma doença articular degenerativa e possível recorrência da claudicação com o uso pesado do membro.

O prognóstico para a função após reparo cirúrgico de luxações articulares depende da estabilidade do reparo. Articulações instáveis irão desenvolver doença articular degenerativa, causando claudicação. A função após a amputação do segundo e quinto dígitos é geralmente boa. O mesmo ocorre geralmente após a artrodese.

FRATURAS PÉLVICAS

LUXAÇÕES E FRATURAS SACROILÍACAS

DEFINIÇÕES

A **luxação sacroilíaca** resulta da perda da articulação entre a asa do sacro e a asa do ílio. A **fratura do sacro** pode acompanhar essa luxação.

CONSIDERAÇÕES GERAIS E FISIOPATOLOGIA CLINICAMENTE RELEVANTE

A articulação sacroilíaca lesiona-se frequentemente nas fraturas de pelve. O deslocamento da cintura pélvica após fratura requer separação bilateral das articulações sacroilíacas, fratura dos ossos da pelve em três locais ou uma combinação dessas lesões. Um dos pontos de fratura pode ser uma separação da articulação sacroilíaca. O deslocamento da asa do ílio ocorre geralmente cranial e dorsal com movimento medial do ílio que compromete o canal pélvico. Próximos à articulação estão os nervos isquiático e femoral, os quais podem ser lesionados concomitantemente. É necessário atenção pré-operatória ao estado neurológico do paciente antes do tratamento. *Deficits* neurológicos são comuns quando as fraturas do sacro atravessam o canal medular ou os forames sacrais.

DIAGNÓSTICO

Apresentação Clínica
Sinais Clínicos
Cães e gatos de qualquer idade, raça ou sexo podem ser acometidos.

Histórico
Luxações e fraturas sacroilíacas são causadas com maior frequência por acidentes automobilísticos.

Achados de Exame Físico
Os pacientes em geral não apoiam peso no membro acometido ou o fazem minimamente. Todavia, quando ocorre lesão de osso longo ou pelve do lado contralateral, é possível que animal precise apoiar peso sobre o membro com luxação sacroilíaca. A instabilidade pode ser difícil de ser palpada. Animais com deslocamento grave do ílio podem apresentar dor intensa durante a movimentação. Quando o paciente é sedado, o movimento dorsoventral do membro pode ser detectado.

Diagnóstico por Imagem
Grande parte desses animais tem dor e necessita de sedação ou anestesia geral para o posicionamento adequado a fim de que sejam obtidas radiografias de qualidade (Tabelas 31.2 e 31.3). Radiografias ventrodorsais e laterais devem ser obtidas para avaliar o grau de lesão da hemipelve e delinear os planos de fratura. Fecha-se diagnóstico de luxação sacroilíaca quando há um degrau visível na articulação, geralmente identificado na projeção ventrodorsal. É necessário cuidado durante o posicionamento do animal, a fim de obter a maior simetria possível. Fraturas de sacro merecem atenção especial porque muitas vezes passam despercebidas. A TC pode ser útil na identificação de fraturas de sacro. A largura do canal pélvico também deve ser verificada.

Achados Laboratoriais
Anormalidades laboratoriais específicas não são encontradas. Animais traumatizados que serão operados devem ser submetidos a exames de sangue a fim de determinar o melhor protocolo anestésico.

DIAGNÓSTICO DIFERENCIAL

O diagnóstico diferencial inclui fraturas da hemipelve (i.e., ílio e acetábulo) e sacro. Essas fraturas necessitam ser distinguidas por meio de radiografias adequadas ou TC.

MANEJO CLÍNICO

O tratamento clínico de animais com luxação sacroilíaca inclui analgésicos para a dor pós-traumática (Capítulo 13). Grande parte dos pacientes apresenta função normal com posicionamento craniocaudal assimétrico das articulações coxofemorais. O tratamento conservador é indicado para casos de mínimo desconforto do paciente e mínimo deslocamento da pelve em pacientes muito pequenos ou luxações subagudas, ou quando a cirurgia é impedida por questões financeiras. Em pacientes muito pequenos, o fato de haver mínima carga permite consolidação rápida, enquanto a estabilização cirúrgica apresenta risco aumentado de mau posicionamento do implante no canal sacral e possível lesão neurológica. Luxações subagudas (mais do que 1 semana) dificilmente são reduzidas sem dissecção significativa do tecido cicatricial, o que pode aumentar a dor e o desconforto, bem como o risco de lesão neurológica. A maioria dos pacientes tratados de forma conservadora para luxação sacroilíaca retoma a função normal. Contudo, a claudicação pode persistir por até 12 semanas e pode ocorrer má união com estreitamento da pelve. A terapia conservadora não deve ser escolhida em pacientes com estreitamento significativo do canal pélvico que poderia ser corrigido por meio de redução e estabilização cirúrgicas.

O tratamento conservador deve incluir repouso reforçado durante as primeiras 3 semanas após o trauma. Finalizado esse período, pode-se encorajar a atividade guiada em guia por mais 3 semanas, aumentando-se gradualmente a quantidade de exercício. Anti-inflamatórios não esteroidais podem ser empregados para controlar a inflamação e a dor (p. 981), mas há necessidade de observação do animal devido a seus efeitos adversos (p. ex., vômito, melena, insuficiência renal). O animal deve ser mantido em cama acolchoada com trocas constantes para prevenir úlceras de decúbito e abrasões pela urina. O peristaltismo intestinal deve ser monitorado e o animal deve receber laxantes quando necessário. Banhos de esponja com água morna podem ser utilizados para reduzir o mau cheiro e melhorar o conforto do paciente. A reabilitação física é instituída a fim de prevenir contratura muscular e articular (Capítulo 11).

TRATAMENTO CIRÚRGICO

A estabilização cirúrgica da luxação-fratura sacroilíaca é útil na restauração do arco de suporte de peso e possibilita o retorno precoce da função. A cirurgia é indicada quando há significativo estreitamento da pelve, que pode culminar em constipação ou obstipação. Pode-se optar pela abordagem-padrão aberta com parafusos ósseos ou redução assistida por fluoroscopia e colocação de implante. Um parafuso transilíaco pode ser útil para prevenir forças inesperadas sobre os demais parafusos ósseos e deslocamento medial do ílio.

Manejo Pré-cirúrgico

Pacientes com lesões sacroilíacas devem ser estabilizados adequadamente antes do tratamento da fratura. O estado neurológico do animal deve ser determinado na avaliação pré-operatória. Como pode ocorrer trauma urinário associado a fraturas da pelve, é preciso determinar a integridade e função do trato urinário inferior antes do reparo cirúrgico de fraturas sacroilíacas. Pacientes pós-traumáticos necessitam de analgesia (Capítulo 13).

Anestesia

Encaminhe-se às Tabelas 32.1 e 32.2 para o manejo anestésico de pacientes com fraturas.

Anatomia Cirúrgica

A articulação sacroilíaca possui dois componentes distintos: uma articulação sinovial semilunar em formato crescente e uma sincondrose fibrocartilaginosa. A força da articulação advém dos ligamentos dorsal e ventral e da sincondrose fibrocartilaginosa (Figura 33.71).

Posicionamento

O animal deve ser posicionado em decúbito lateral com a linha média dorsal elevada em 45 graus em relação à mesa. A área preparada deve se estender desde essa linha até a articulação do joelho e de um ponto situado 10 cm cranial à crista ilíaca até a cabeça da cauda caudalmente.

TÉCNICA CIRÚRGICA

Abordagem Cirúrgica

Faça uma incisão iniciando pela crista ilíaca dorsal em sentido caudal, paralela à coluna, até um ponto simétrico com a articulação do quadril (Figura 33.72). Incise o tecido subcutâneo e a gordura pélvica ao longo da mesma linha para expor a crista ilíaca. Incise a origem periosteal do músculo glúteo médio no bordo lateral da crista ilíaca. Faça uma segunda incisão através da origem periosteal do músculo sacroespinal no bordo medial da crista ilíaca. As incisões se unem caudalmente em um local onde pode ser necessário incisar fibras do músculo glúteo superficial. Os tecidos ligamentosos de suporte entre o sacro e o ílio geralmente se separam com o impacto do trauma original. Por essa razão, a incisão da fáscia lombar permite rebatimento lateral do ílio e exposição da articulação sacroilíaca. Desloque o ílio ventralmente utilizando a pinça óssea e remova os

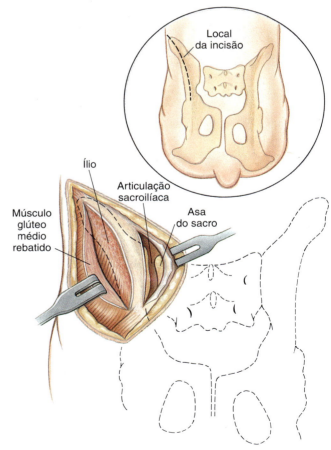

Figura 33.72 Para expor a articulação sacroilíaca através de abordagem dorsal, faça uma incisão sobre a crista ilíaca. Rebata os músculos glúteos lateralmente e o músculo sacrococcígeo dorsal lateral medialmente.

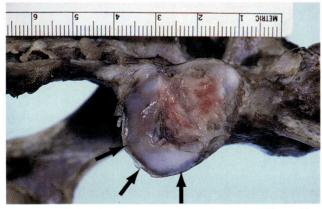

Figura 33.71 Superfície articular da articulação sacroilíaca. Note a zona da cartilagem articular com formato de C (*setas*).

debris fibrosos para obter visualização clara da superfície da asa do sacro. Eleve o músculo glúteo médio da superfície lateral do ílio para expô-lo mais e permitir inserção de implantes. Para fechar a incisão, suture as fáscias do glúteo médio e do sacroespinal com fio absorvível em padrão simples isolado. Em seguida, suture o tecido subcutâneo e a pele utilizando métodos-padrão.

Estabilização Utilizando Parafuso

Após exposição da articulação, posicione um afastador de Hohmann rombo entre o ílio e a projeção óssea ventral do sacro. Rebata o ílio ventralmente com o afastador. Essa manobra expõe a cartilagem articular de formato crescente e as superfícies articulares fibrocartilaginosas do sacro. Para inserir adequadamente um parafuso no sacro, é preferível a visualização direta da superfície lateral da asa do sacro. Utilize uma capa de broca de tamanho apropriado para perfurar um orifício rosqueado 2 mm cranial e 2 mm proximal ao centro da cartilagem articular crescente (Figura 33.73A). A profundidade do orifício deve ser suficiente para que a extremidade do parafuso se estenda pelo menos 60% através do corpo do sacro. Determine a localização adequada do orifício de deslizamento no ílio por meio da palpação da proeminência articular na superfície medial da asa do ílio. Perfure o orifício na posição predeterminada com uma capa de broca de tamanho adequado. Não será necessário o orifício de deslizamento se for utilizado um parafuso de osso esponjoso parcialmente rosqueado. Avance o parafuso de comprimento apropriado através do orifício até que sua extremidade apareça na superfície medial do ílio. Traga o ílio caudalmente para alinhá-lo com a superfície da articulação sacroilíaca. Guie a extremidade do parafuso até o orifício rosqueado preparado no sacro e aperte-o (Figura 33.73B). Adicione mais um parafuso imediatamente dorsal e cranial ao primeiro, caso haja espaço. Esse segundo parafuso deve ser mais curto, a fim de evitar o canal medular. Cães maiores ou obesos podem se beneficiar da inserção de um parafuso transilíaco. Um pino de Steinmann pequeno pode ser inserido através das asas do ílio e sobre a superfície dorsal da L7. Dobre a extremidade lisa do pino e insira uma porca na extremidade rosqueada para impedir sua migração (Figura 33.73C).

MATERIAIS DE SUTURA E INSTRUMENTOS ESPECIAIS

São necessários instrumentos específicos à inserção de parafuso de compressão. O afastador de Hohmann e a capa de broca facilitam a inserção do implante.

CUIDADO E AVALIAÇÃO PÓS-CIRÚRGICOS

Radiografias pós-operatórias são obtidas para avaliar a redução sacroilíaca e a localização do implante. É indicada analgesia pós-operatória (Quadros 32.1 e 32.2 e Tabela 32.4). A atividade deve se

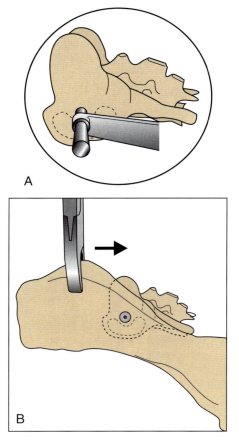
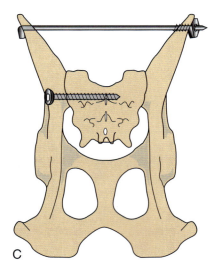

Figura 33.73 Para inserir um parafuso de compressão, alavanque o corpo do ílio ventralmente utilizando um afastador de Hohmann para expor a superfície lateral da articulação sacroilíaca. (A) Perfure o orifício rosqueado diretamente no sacro. (B) Em seguida, perfure o orifício de deslizamento na asa do ílio, reduza a fratura/luxação e fixe com o parafuso de compressão. (C) Para maior estabilidade, adicione um parafuso transilíaco. (Modificada de Johnson AL, Dunning D. *Atlas of Orthopedic Surgical Procedures of the Dog and Cat.* St. Louis: Elsevier; 2005.)

restringir a passeios com guia e reabilitação física até que a fratura tenha cicatrizado. A reabilitação física (Capítulo 11) encoraja o uso controlado do membro e função ótima após cicatrização da fratura. É preciso cuidado para desenvolver protocolos individualizados para cada paciente, dependendo da localização da fratura, da estabilidade e tipo de fixação, do potencial de cicatrização, das capacidades e atitudes do paciente e da disponibilidade do cliente em participar dos cuidados do animal. As radiografias devem ser avaliadas em 6 semanas para verificar a largura da pelve após a consolidação. Os implantes não necessitam ser removidos a não ser que causem algum problema.

COMPLICAÇÕES

O estreitamento do canal pélvico pode ocorrer após consolidação de uma luxação sacroilíaca e relaciona-se com a largura pré-operatória do canal pélvico. Quando grave, o estreitamento pode resultar em estenose do canal, levando à obstipação e distocia. O mau posicionamento de um parafuso no canal sacral pode causar *deficits* neurológicos graves, incluindo incontinência fecal e/ou urinária. Pode ocorrer migração do implante com parafusos mal posicionados ou muito curtos.

PROGNÓSTICO

O prognóstico para o retorno da atividade normal é excelente após estabilização cirúrgica de luxações e fraturas sacroilíacas. Animais tratados com estabilização cirúrgica normalmente recuperam a função do membro dentro de 6 semanas. Tempos de reabilitação mais longos podem ser esperados quando não se realiza cirurgia. Os fatores que influenciam o prognóstico incluem a precisão da posição do implante e sua profundidade. Parafusos inseridos no corpo do sacro em profundidade superior a 60% da largura deste último têm menor probabilidade de se afrouxarem do que parafusos inseridos mais superficialmente.

FRATURAS DE ÍLIO, ÍSQUIO E PÚBIS

DEFINIÇÕES

Fraturas podem ocorrer através do corpo ou asa do ílio. Fraturas de ísquio e púbis podem ocorrer no corpo e assoalho do primeiro ou somente no púbis.

CONSIDERAÇÕES GERAIS E FISIOPATOLOGIA CLINICAMENTE RELEVANTE

A pelve é uma estrutura com aspecto de caixa, sendo necessária a fratura de três diferentes locais de uma hemipelve para que haja deslocamento de fragmentos ósseos. Tipicamente, ocorre fratura simultânea de ílio, ísquio e púbis, resultando na perda de transferência de peso do membro afetado para a coluna, junto com instabilidade e dor. Fraturas do ílio ocorrem mais frequentemente de forma oblíqua no corpo do osso. Fraturas transversas e cominutivas também podem ocorrer. O fragmento caudal normalmente se desloca em sentido medial e cranial, comprometendo o canal pélvico. Tendo em vista a possibilidade de lesão de tecidos moles associada a um trauma ósseo, é necessário avaliação cuidadosa do paciente. Rupturas de bexiga e uretra podem ocorrer com fraturas de pelve, particularmente se a bexiga estiver repleta no momento do impacto (p. 698). Ademais, é possível haver separação ou avulsão da inserção óssea do músculo reto do abdome e herniação de vísceras abdominais (p. 519). A herniação de vísceras pode resultar em estrangulação e necrose de tecido se não forem instituídos diagnóstico e tratamento rápidos. Após fraturas de ílio, alguns pacientes apresentarão *deficits* sensitivos e motores do plexo lombossacral ou do nervo isquiático. Lacerações do reto são raras em fraturas de pelve; todavia, se ocorrerem, poderão ser fatais devido a peritonite e septicemia. A fim de evitar essa complicação, um exame retal com palpação cuidadosa do cólon deve ser conduzido, observando-se presença de sangue vivo ou hematoquezia.

> **NOTA** Visto que lesões concomitantes (p. ex., rupturas de bexiga e uretra, hérnias, lesões de nervos periféricos) são comuns em pacientes com fratura de ísquio, ílio ou púbis, o exame físico completo deve sempre ser realizado.

Fraturas isoladas de ísquio ou púbis são raras. Quando ocorrem com outras fraturas de pelve, a redução e a estabilização primária do segmento que sustenta peso normalmente resultarão em redução e estabilização aceitáveis do ísquio e púbis. A razão mais comum para a intervenção cirúrgica no caso dessas fraturas é a herniação de tecidos moles associada. A herniação pode ser resultado da separação da sínfise púbica ou avulsão do ligamento púbico cranial. Em casos raros, pode haver herniação caudal do acetábulo.

DIAGNÓSTICO

Apresentação Clínica
Sinais Clínicos
Cães e gatos de qualquer raça, idade ou sexo podem ser acometidos.

Histórico
Acidentes automobilísticos são a causa usual de lesões do ílio, ísquio e púbis. Contudo, qualquer trauma contundente pode resultar em fratura desses ossos pélvicos.

Achados de Exame Físico
Os animais acometidos normalmente apresentam claudicação sem suporte de peso com mínimo deslocamento e lesão de tecidos moles; contudo, podem apoiar peso parcialmente. Hematomas são comuns em pacientes que sofreram fraturas de pelve, sendo necessário considerar traumas de uretra quando hematomas abdominais são graves e progressivos. A integridade da musculatura abdominal deve ser cuidadosamente avaliada com determinação da função do nervo isquiático antes da cirurgia.

Diagnóstico por Imagem
A maioria desses pacientes tem dor e necessita de sedação para o posicionamento adequado a fim de se obter radiografias de qualidade (Tabelas 31.2 e 31.3). Radiografias ventrodorsais e laterais devem ser obtidas para avaliar o grau de lesão da hemipelve e delinear os planos de fratura (Figura 33.74). Exames adicionais (p. ex., cistografia, uretrocistografia) podem ser necessários para confirmar a presença ou ausência de lesão de tecidos moles.

Achados Laboratoriais
Anormalidades laboratoriais específicas não são encontradas. A ruptura de bexiga ou uretra pode resultar em azotemia e hiperpotassemia (p. 678). Animais traumatizados que serão operados devem ser submetidos a exames de sangue a fim de determinar o melhor protocolo anestésico.

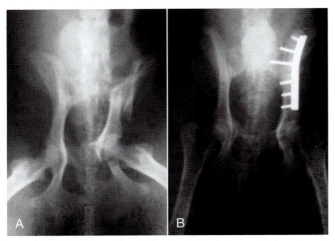

Figura 33.74 Radiografias (A) pré e (B) pós-operatórias demonstrando a redução e posição de placa e parafusos para estabilização de fratura do corpo do ílio.

DIAGNÓSTICO DIFERENCIAL

O diagnóstico diferencial inclui fratura e/ou separação da articulação sacroilíaca, fratura de acetábulo e luxação coxofemoral.

MANEJO CLÍNICO

O tratamento clínico de animais com fraturas de pelve inclui analgesia para a dor pós-traumática (Capítulo 13). O manejo conservador é indicado em fraturas de ílio minimamente deslocadas e relativamente estáveis. Pode ser considerado em pacientes cujos tutores não têm condições de custear a cirurgia (p. 1092) ou em casos nos quais outras condições clínicas impeçam a anestesia ou cirurgia. A cintura pélvica encontra-se instável quando fraturada, fazendo com que o excesso de suporte de peso cause deslocamento medial adicional da hemipelve, resultando em dor persistente e maior comprometimento do canal pélvico, além de má união do ílio com mau alinhamento da articulação coxofemoral. O tratamento conservador é geralmente adequado em fraturas isoladas de ísquio e púbis. Caso ocorram com outras fraturas de pelve, a redução e estabilização do segmento de suporte primário de peso (i.e., ílio e acetábulo) resultam em redução aceitável e estabilização do púbis e ísquio.

TRATAMENTO CIRÚRGICO

A cirurgia é indicada para recuperar o arco de suporte de peso da pelve em caso de deslocamento moderado a grave. Animais que sofreram trauma bilateral do membro pélvico beneficiam-se da cirurgia porque conseguem deambular mais rapidamente e necessitam de cuidados pós-operatórios menos intensos. Indica-se cirurgia em fraturas notavelmente deslocadas e associadas à herniação de tecidos moles, ou para restabelecimento da integridade da cintura pélvica de fêmeas inteiras que irão reproduzir. Por fim, indica-se a cirurgia em fraturas de púbis associadas com herniação de tecidos moles.

> **NOTA** Informe os tutores de que, embora muitas fraturas consolidem corretamente com o tratamento conservador, a cirurgia previne a má união e reduz o tempo de reabilitação.

Aplicação de Placas e Parafusos

Placas ósseas são o único implante que pode ser curvado para mimetizar o formato da superfície lateral do ílio, equando aplicadas mantêm a redução do ílio nesse formato. A restauração da curva do ílio previne o colapso do canal pélvico. A placa de compressão dinâmica é utilizada com maior frequência (Figura 33.74). Placas de reconstrução podem ser empregadas quando há presença de fraturas acetabulares ipsolaterais concomitantemente com fraturas do corpo do ílio. Placas em T, placas de osteotomia de nivelamento do platô tibial e outras placas especiais podem ser apropriadas para fraturas de ílio, dependendo da orientação específica da fratura. A configuração oblíqua longa da fratura pode ser estabilizada também com parafusos de compressão. A combinação entre uma placa lateral e uma placa veterinária dimensionável ventral aumenta o espaço para parafusos e o suporte de fraturas cominutivas ou fraturas de cães grandes ou obesos.

Manejo Pré-cirúrgico

Antes da cirurgia, é importante monitorar a micção e o peristaltismo intestinal (ver discussão prévia). Também deve ser monitorada a respiração, sendo indicadas radiografias torácicas. O eletrocardiograma é útil para determinar o ritmo cardíaco, particularmente se o pulso periférico estiver fraco ou irregular. Animais que sofreram trauma devem receber analgesia (Capítulo 13).

Anestesia

Encaminhe-se às Tabelas 32.1 e 32.2 para o manejo anestésico de pacientes com fraturas.

Anatomia Cirúrgica

O ílio é formado pela asa ilíaca e o corpo ilíaco. A primeira localiza-se cranialmente e é reconhecida por meio de palpação da crista ilíaca dorsalmente. O osso curva-se medialmente para acomodar os músculos glúteos médio e profundo; por essa razão, é delgado nessa região e pode não segurar bem os implantes. A articulação sacroilíaca situa-se medialmente. O corpo do ílio é retangular e localiza-se entre a asa do ílio caudalmente e o acetábulo cranialmente. Sua capacidade de segurar implantes é melhor devido às suas dimensões corticais. O nervo isquiático está localizado medial ao corpo, ao longo de seu plano longitudinal dorsal. A recuperação da integridade ilíaca é necessária para a transferência de peso do membro ao esqueleto axial. Nas fraturas de ílio, o fragmento caudal normalmente se desloca medial e cranialmente à asa do ílio. Para fins de orientação, é útil identificar o bordo ventral da asa do ílio. O músculo glúteo profundo em geral se apresenta lacerado e alojado entre os dois fragmentos. A manipulação dos fragmentos deve ser cuidadosa porque há possibilidade de o nervo isquiático estar preso entre seus bordos dorsais.

> **NOTA** Disseque os tecidos próximos ao bordo dorsal do ílio com cautela (o mesmo vale para a inserção da pinça de fixação óssea sobre o bordo dorsal), a fim de prevenir trauma do nervo isquiático.

O ísquio é formado pela incisura isquiática menor cranialmente, pelo assoalho isquiático medialmente, e pela tuberosidade isquiática caudalmente. É necessário cuidado durante a dissecção cirúrgica da incisura isquiática devido à presença do nervo isquiático. A identificação do nervo é necessária à sua exposição e aplicação de implante. O nervo isquiático estará seguro após incisão e rebatimento da inserção dos rotadores externos.

A herniação do tecido mole é a indicação mais comum de reparo das fraturas do púbis. A região da cirurgia normalmente se apresenta edemaciada e com hematoma, tornando difícil a identificação das referências anatômicas normais. A chave para a dissecção cirúrgica é iniciá-la cranial à lesão, onde a linha média é visível. Continua-se a dissecção caudalmente ao longo da linha média para expor o púbis fraturado. O forame obturador localiza-se caudal à borda cranial do púbis. O reparo de hérnias encontra-se discutido na p. 521.

Posicionamento

Fraturas de ílio e ísquio são acessadas com o paciente em decúbito lateral. O local da cirurgia deve ser preparado desde a linha média dorsal até o joelho e de um ponto situado 10 cm cranial à crista ilíaca até a cabeça da cauda caudalmente. Animais com fraturas de púbis devem ser posicionados em decúbito dorsal e a linha média ventral deve ser preparada desde o umbigo até a região perineal.

TÉCNICA CIRÚRGICA

Abordagem ao Corpo do Ílio

Faça uma incisão desde a extensão cranial da crista ilíaca até 1 a 2 cm além do trocanter maior caudalmente. Centralize a incisão sobre o terço ventral da asa do ílio. Incise o tecido subcutâneo e a gordura glútea ao longo da mesma linha para visualizar o septo intermuscular entre o músculo glúteo médio e a cabeça longa do músculo tensor da fáscia lata (Figura 33.75A). Visualize o septo intermuscular entre o glúteo superficial e a parte curta do tensor da fáscia lata caudalmente. Continue a incisão para separar este último do glúteo médio cranialmente e do glúteo superficial caudalmente. Faça a dissecção afiada cranial para separar o músculo glúteo médio e a cabeça longa do tensor da fáscia lata (Figura 33.75B). Palpe o bordo ventral do ílio e faça uma incisão no bordo ventral do glúteo médio. Isole e ligue o vaso iliolombar, rebata os músculos glúteos profundo e médio da superfície lateral do ílio (Figura 33.75C). Caso haja necessidade de exposição adicional, incise o ramo do nervo glúteo cranial que inerva o tensor da fáscia lata. Disseque também a origem do glúteo médio a partir da asa do ílio para obter maior exposição e facilitar a redução.

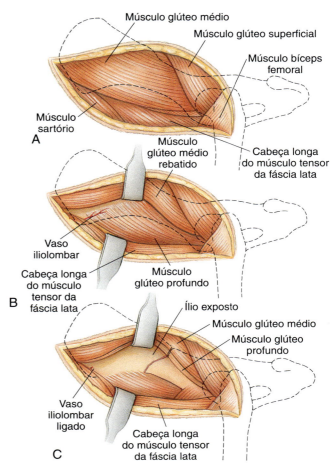

Figura 33.75 (A) Para expor o ílio, disseque entre o músculo glúteo médio e a cabeça longa do tensor da fáscia lata. (B) Separe esses músculos. (C) Eleve o músculo glúteo profundo para expor a fratura. Incise a inserção dos músculos glúteos desde a asa do ílio para melhorar a exposição.

> **NOTA** Para melhorar a exposição durante a inserção de parafusos de compressão ou aplicação de placa ventral, incise a origem do músculo ilíaco ao longo do bordo ventral do corpo do ílio.

Estabilização do Ílio com Placa Óssea

Reduza a fratura utilizando a pinça de redução óssea sobre o bordo dorsal do fragmento caudal do ílio e afaste-o caudal e lateralmente. Deve-se ter cuidado para não lesionar o nervo isquiático durante a manipulação de fragmentos fraturados. Contorne uma placa para acomodá-la na curvatura normal da superfície lateral do osso. Utilize uma radiografia ventrodorsal do ílio oposto como guia para o contorno da placa. Acople-a ao fragmento caudal primeiro, a fim de permitir que o contorno auxilie na redução do fragmento cranial. Reduza o fragmento caudal alinhando a fratura e elevando o outro fragmento lateralmente. Fixe a porção cranial da placa no fragmento cranial do ílio e, em seguida, insira parafusos no fragmento cranial (Figura 33.76A). A distração caudal do fragmento ilíaco é obtida imediatamente, porém a distração lateral do fragmento caudal pode ser difícil.

Utilize o contorno da placa para auxiliar na redução mediolateral da fratura. O formato da placa pré-contornada ajuda a

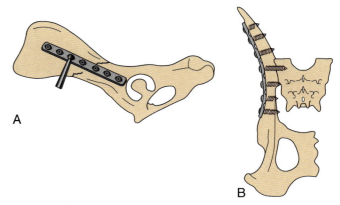

Figura 33.76 Aplicação de placa ortopédica e parafusos na asa do ílio. (A) A fratura é reduzida prendendo-se a porção cranial da placa na asa do ílio antes da inserção dos parafusos. (B) A curva da placa lateral restaura o contorno do ílio. (Modificada de Johnson AL, Dunning D. *Atlas of Orthopedic Surgical Procedures of the Dog and Cat*. St. Louis: Elsevier; 2005.)

tracionar o fragmento caudal para a posição normal. Insira pelo menos três parafusos de placa no fragmento cranial e dois ou três no caudal. Fixe o sacro com um longo parafuso de compressão através da placa cranial, quando possível (Figura 33.76B). Para maior suporte, contorne uma placa dimensionável veterinária à superfície ventral do ílio e fixe-a com parafusos ósseos. Para fechar a incisão, suture entre a fáscia do músculo glúteo médio e o tensor da fáscia lata cranialmente e entre este e o glúteo superficial caudalmente. Aproxime a gordura do glúteo profundo, tecido subcutâneo e pele como de costume.

Estabilização do Ílio com Parafusos de Compressão

Reduza a fratura conforme descrito previamente e estabilize-a temporariamente com a pinça de fixação óssea. Rotacione a hemipelve para visualizar a superfície ventral do corpo do ílio e insira dois pinos de Kirschner pequenos em direção ventral-proximal. Para maior estabilidade, insira dois parafusos ventrais a proximais (Figura 33.77).

Abordagem e Estabilização de Fraturas do Ísquio

Faça uma incisão de pele adjacente ao bordo caudal do trocanter maior. Rebata o músculo bíceps femoral caudalmente para expor o nervo isquiático e os rotadores externos conforme se inserem na fossa trocantérica (ver discussão prévia sobre anatomia cirúrgica). Incise e rebata as inserções dos rotadores externos caudalmente para expor o corpo do ísquio. Reduza e estabilize os fragmentos com uma placa de reconstrução óssea pequena e parafusos (Figura 33.78).

Abordagem e Estabilização de Fraturas do Púbis

Faça uma incisão de pele ao longo da linha média ventral (adjacente ao prepúcio do pênis no cão-macho). Visualize a linha média cranial à borda do púbis e incise o tecido sobre a sínfise púbica. Caso exista tecido herniado, tome cuidado para evitar a incisão inadvertida de estruturas vitais. Reponha o tecido herniado na cavidade abdominal. Utilize um elevador de periósteo para rebater os músculos adutores do púbis. Reduza os fragmentos e perfure orifícios nos fragmentos adjacentes para inserir um fio ortopédico (Figura 33.79). Insira e aperte o fio para estabilizar os fragmentos.

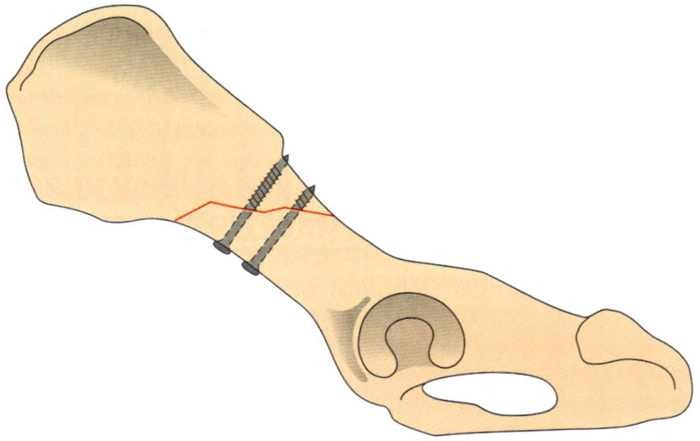

MATERIAIS DE SUTURA E INSTRUMENTOS ESPECIAIS

São necessários instrumentos específicos à inserção de placas ósseas e parafusos. Pinças de fixação óssea e afastadores autoestáticos são benéficos. Para fraturas de púbis, a sínfise pode ser estabilizada com um fio ortopédico de calibre 20 em cães de tamanho pequeno a médio e de calibre 18 em cães maiores.

CUIDADO E AVALIAÇÃO PÓS-CIRÚRGICOS

Radiografias pós-operatórias são realizadas para avaliar o alinhamento, aparato e aposição. É indicada analgesia pós-operatória (Quadros 32.1 e 32.2 e Tabela 32.4). A atividade deve se restringir a passeios com guia e reabilitação física até que a fratura tenha consolidado. A reabilitação física (Capítulo 11) encoraja o uso

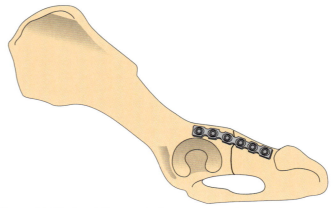

Figura 33.78 Estabilização de fratura do ísquio com placa e parafusos. (Modificada de Johnson AL, Houlton JEF, Vannini R, eds. *AO Principles of Fracture Management in the Dog and Cat.* New York: Thieme; 2005.)

Figura 33.77 Estabilização de fratura oblíqua da asa do ílio com parafusos de compressão. Os parafusos foram inseridos em direção ventrodorsal através da linha de fratura.

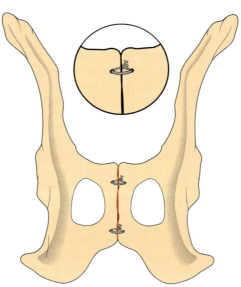

Figura 33.79 Fraturas do púbis podem ser estabilizadas com fio ortopédico. O fio alinha os fragmentos ósseos.

controlado do membro e função ótima após consolidação da fratura. É preciso cuidado para desenvolver protocolos individualizados a cada paciente, dependendo da localização da fratura, estabilidade e tipo de fixação, potencial de consolidação, capacidades e atitudes do paciente e disponibilidade ou capacidade do cliente de participar do cuidado do animal. As radiografias devem ser repetidas a cada 6 semanas até a total consolidação da fratura. Os implantes não necessitam ser removidos, exceto quando causam problemas.

COMPLICAÇÕES

A frouxidão dos parafusos é a complicação relacionada com os implantes mais comumente observada, podendo ocasionalmente resultar em perda do alinhamento da fratura e comprometimento do canal pélvico.

PROGNÓSTICO

O prognóstico é excelente para o retorno da função normal com a maioria das fraturas de ílio após a cirurgia. Os fatores que resultam em prognóstico mais reservado incluem fraturas acetabulares ipsilaterais, as quais aumentam o potencial de desenvolvimento de osteoartrose. O prognóstico para fraturas isoladas de púbis e ísquio é excelente para o retorno da função normal. Em caso de outras fraturas na pelve, o prognóstico dependerá de como estas consolidam, e não do resultado da fratura de púbis ou ísquio.

FRATURA DO ACETÁBULO

DEFINIÇÃO

Fraturas acetabulares ocorrem através da superfície articular e fossa medial do acetábulo.

CONSIDERAÇÕES GERAIS E FISIOPATOLOGIA CLINICAMENTE RELEVANTE

Fraturas de acetábulo ocorrem após trauma contundente, mais frequentemente acidentes automobilísticos, sendo em geral concomitantes com outras patologias da pelve. Cerca de 12% das fraturas de pelve de cães e 7% das de felinos são acetabulares. Ademais, cerca de um quarto das fraturas de pelve envolve fraturas de corpo do ílio, fraturas bilaterais do acetábulo ou fraturas de acetábulo associadas à fratura do corpo do ílio contralateral. A articulação do quadril transfere peso do membro pélvico através da pelve até a coluna. Sequelas de fraturas acetabulares tratadas de maneira conservadora incluem a doença articular degenerativa e perda da função. Em alguns casos, o nervo isquiático pode ser lesionado com uma fratura acetabular.

Fraturas do acetábulo são classificadas como craniais, centrais ou caudais, segundo a localização de envolvimento da superfície articular. As porções cranial e central do acetábulo são áreas de suporte de peso, sendo necessárias a redução anatômica e fixação rígida das fraturas dessa área para uma função ideal. Fraturas caudais são menos complicadas, mas resultam em doença articular degenerativa com o tratamento conservador.

DIAGNÓSTICO

Apresentação Clínica
Sinais Clínicos
Cães e gatos de qualquer idade, raça ou sexo podem ser acometidos.

Histórico
As fraturas de acetábulo normalmente resultam de acidentes automobilísticos, podendo, contudo, estar associadas a outras formas de traumas ou quedas contundentes.

Achados de Exame Físico
Os animais acometidos geralmente são trazidos para avaliação de claudicação sem suporte de peso. Alguns pacientes sustentam peso no membro afetado quando há deslocamento mínimo da fratura. A dor pode ser evidenciada durante a manipulação da articulação coxofemoral, podendo ou não ocorrer presença de crepitação.

Diagnóstico por Imagem
Grande parte desses animais tem dor e necessita de sedação ou anestesia geral para o posicionamento adequado a fim de que sejam obtidas radiografias de qualidade (Tabelas 31.2 e 31.3). Radiografias ventrodorsais e laterais devem ser obtidas para avaliar fraturas de pelve. Radiografias oblíquas realizadas com o animal em decúbito lateral e abduzindo o membro sadio para expor o acetábulo normalmente auxiliam no delineamento da fratura acetabular. A TC pode ser útil para delinear melhor as fraturas de pelve, e imagens tridimensionais permitem melhor apreciação do aspecto da fratura, facilitando a análise do seu plano.

Achados Laboratoriais
Anormalidades laboratoriais específicas não são encontradas. Animais traumatizados que serão operados devem ser submetidos a exames de sangue a fim de determinar o melhor protocolo anestésico.

DIAGNÓSTICO DIFERENCIAL

Diagnósticos diferenciais incluem fraturas fisárias da cabeça do fêmur, luxações coxofemorais, fraturas proximais de fêmur e fraturas ipsilaterais de ílio ou ísquio.

MANEJO CLÍNICO

O tratamento clínico dos animais com fratura fisária de rádio e ulna inclui analgesia devido ao trauma (Capítulo 13). A fim de manter a congruência articular e a distribuição normal do estresse sobre a superfície articular, recomendam-se redução e estabilização de fraturas acetabulares em todos os casos. Se o cliente não puder custear a cirurgia, o tratamento conservador deverá ser considerado; todavia, poderá resultar em função mediana do membro. O tratamento conservador inicial seguido de excisão tardia da cabeça e colo femoral pode ser indicado em casos nos quais a cirurgia e a anestesia são inicialmente contraindicadas por razões clínicas. Em fraturas acetabulares, o tratamento conservador assemelha-se ao de luxações sacroilíacas (p. 1092).

TRATAMENTO CIRÚRGICO

A reconstrução anatômica e estabilização rígida da superfície articular são mandatórias à restauração da função articular do acetábulo e minimizam a doença articular degenerativa. A fixação com placa e parafuso é a abordagem de preferência para a reconstrução e estabilização acetabular, independentemente do escore de avaliação da fratura. Contudo, o contorno preciso da placa é essencial para manter a redução anatômica. Conforme os parafusos são apertados, o osso muda de lugar para se acomodar à placa, muitas vezes desfazendo a redução. Técnicas como vedação de placa e emprego de parafusos e fios ortopédicos reforçados com polimetilmetacrilato já foram descritas com finalidade de melhorar a precisão da redução. Cães com fraturas irreparáveis do acetábulo podem ser candidatos à ostectomia de cabeça e colo de fêmur (p. 1216). Entretanto, o acetábulo deve ser conectado e estabilizado com uma placa óssea para reduzir a dor e encorajar a movimentação precoce, que é crucial ao resultado bem-sucedido.

Manejo Pré-cirúrgico

Antes da cirurgia, é importante monitorar a micção e o peristaltismo intestinal. Também deve ser monitorada a respiração, sendo indicadas radiografias torácicas. O eletrocardiograma é útil para determinar o ritmo cardíaco, particularmente se o pulso periférico estiver fraco ou irregular. Animais que sofreram trauma devem receber analgesia (Capítulo 13).

Anestesia

Encaminhe-se às Tabelas 32.1 e 32.2 para o manejo anestésico de pacientes com fraturas.

Anatomia Cirúrgica

A articulação coxofemoral é do tipo bola e soquete, correspondentes à cabeça do fêmur e ao acetábulo. Sua conformação normal, musculatura circunjacente, efeito de sucção do fluido sinovial e ligamento da cabeça femoral agem de forma a estabilizar a articulação. A superfície articular situa-se na face dorsolateral do acetábulo, sendo a medial ocupada pelo ligamento redondo. A cápsula articular fibrosa origina-se a partir da borda acetabular lateral e insere-se no colo do fêmur. A estabilização da musculatura do quadril inclui músculos glúteos, rotadores internos e externos e o iliopsoas medialmente.

O nervo isquiático cursa dorsomedial ao acetábulo. As fraturas causam deslocamento do segmento acetabular caudal em sentido medial e cranial ao segmento cranial. O nervo isquiático pode ser posicionado diretamente dorsal ou dorsolateral ao segmento acetabular caudal. É preciso cuidado durante exposição e redução do segmento caudal, a fim de evitar lesão do nervo. O edema e hematoma do tecido mole muitas vezes distorcem a anatomia normal. A dissecção adjacente ao trocanter maior facilita a identificação correta dos tecidos e seu rebatimento. A inserção do músculo glúteo profundo no trocanter maior pode ser utilizada como referência para a dissecção.

Posicionamento

O animal deve ser posicionado em decúbito lateral com o dorso elevado 30 graus em relação à mesa cirúrgica. O quadril deve ser preparado desde a linha média dorsal até o tarso. A suspensão do membro facilita sua manipulação durante a cirurgia.

TÉCNICA CIRÚRGICA

Abordagem ao Acetábulo via Osteotomia Trocantérica

Faça uma incisão de pele centralizada sobre o bordo cranial do trocanter maior. Inicie a incisão 3 a 4 cm proximal à crista dorsal do trocanter maior e curve-a distalmente 3 a 4 cm, seguindo o bordo cranial do fêmur. Incise o folheto superficial da fáscia lata no bordo cranial do músculo bíceps femoral e afaste esse músculo caudalmente (Figura 33.80A). Incise o folheto profundo da fáscia lata e conduza a incisão proximalmente através da inserção do tensor da fáscia lata sobre o trocanter maior e o bordo cranial do glúteo superficial. Incise a inserção do glúteo superficial no terceiro trocanter. Rebata esse músculo proximalmente e o bíceps femoral caudalmente para encontrar e visualizar o curso do nervo isquiático (Figura 33.80B). Faça a osteotomia do trocanter maior com um osteótomo e martelo ou um fio de Gigli (Figura 33.80C). Posicione o osteótomo imediatamente proximal à inserção do músculo glúteo superficial no terceiro trocanter @. Angule-o 45 graus em relação ao eixo longo do fêmur para remover o trocanter com as inserções dos músculos glúteo profundo e médio (Figura 33.80D). Rebata os glúteos e o trocanter maior com um elevador de periósteo. Visualize as inserções do músculo gêmeo e o tendão do obturador interno e aplique um ponto de sutura nas duas inserções próximas à fossa trocantérica. Incise as duas estruturas juntas na fossa e eleve o gêmeo da superfície caudolateral do acetábulo com um elevador de periósteo (Figura 33.80E). Use a sutura para afastar o músculo proximal e caudalmente. Para exposição adicional do ílio, combine o acesso lateral ao ílio (p. 1097) com a abordagem do acetábulo.

Aplicação de Placas Ósseas e Parafusos

A exposição e manipulação adequadas do fragmento acetabular caudal são importantes componentes da redução anatômica e aplicação de placa. O contorno preciso da placa é essencial para manter a reconstrução anatômica da superfície articular. Uma placa acetabular canina foi especialmente desenvolvida para o contorno fácil da borda dorsal do acetábulo quando comparada a placas-padrão, sendo recomendada nas fraturas transversa e oblíqua curta do acetábulo. Essa placa não requer contorno prévio. Alternativamente, placas de reconstrução que possam ser contornadas com pinças especiais podem ser utilizadas na direção dos eixos (largura) longo e curto. É útil contorná-las com um espécime de osso de tamanho similar antes da cirurgia. Cães menores e felinos podem necessitar de placas 2.7 ou 2.0 de formato em T ou L.

Fraturas de acetábulo combinadas com fraturas do corpo do ílio podem ser tratadas com duas placas: uma placa de compressão dinâmica aplicada à segunda e uma acetabular à primeira. Outra alternativa seria a placa de reconstrução abrangendo toda a hemipelve (Figura 33.81). Fraturas acetabulares cominutivas devem ser reconstruídas com parafusos de compressão e suportadas com placa. Para o controle do fragmento caudal, exponha a tuberosidade isquiática e aplique-lhe uma pinça de fixação óssea (Figura 33.82). Ao reduzir a fratura, preste particular atenção ao alinhamento da superfície articular, que é facilitado pela incisão da cápsula articular (Figura 33.80E). Posicione placas no bordo dorsal do acetábulo. Tente inserir pelo menos dois parafusos de placa no fragmento caudal e três no cranial (Figura 33.82). Após redução e estabilização, suture os tendões do gêmeo e obturador interno em seus pontos de inserção. Suture a cápsula articular. Reduza e estabilize o trocanter maior com dois fios de Kirschner e um fio em banda de tensão (p. 1015). Aplique pontos isolados na inserção do glúteo superficial e uma sutura contínua na inserção do tensor da fáscia lata e no folheto profundo da fáscia. Utilize a sutura contínua no folheto superficial da fáscia e tecido subcutâneo. Suture a pele com padrão simples isolado.

MATERIAIS DE SUTURA E INSTRUMENTOS ESPECIAIS

É necessário equipamento especial para aplicação de placa óssea acetabular ou de reconstrução. Um osteótomo com martelo ou um fio de Gigli são necessários para realizar a osteotomia trocantérica. Pinos e fios pequenos são utilizados para estabilizar a osteotomia com banda de tensão.

CAPÍTULO 33 Manejo de Fraturas Específicas

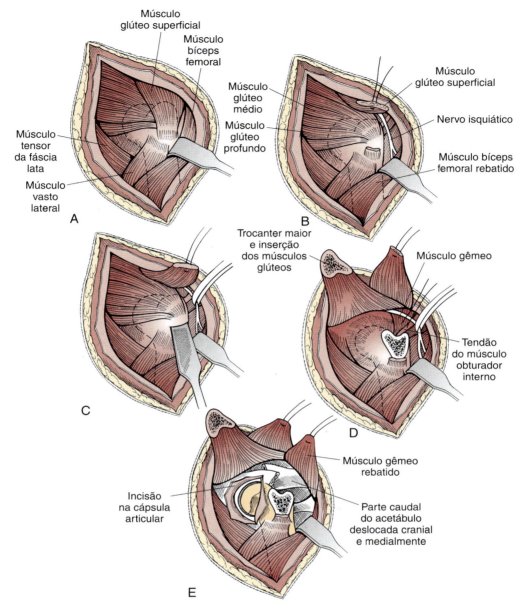

Figura 33.80 (A) Para expor a articulação coxofemoral por meio de osteotomia do trocanter maior, afaste o bíceps femoral caudalmente. (B) Rebata o músculo glúteo superficial para expor o terceiro trocanter. (C-D) Osteotomize o trocanter maior e rebata sua musculatura inserida dorsalmente. (E) Incise e rebata os músculos gêmeo e obturador interno. Incise a cápsula articular. Note que o fragmento caudal da fratura está deslocado em direção craniomedial.

CUIDADO E AVALIAÇÃO PÓS-CIRÚRGICOS

Radiografias pós-operatórias são realizadas para avaliar o alinhamento, aparato e aposição. É indicada analgesia pós-operatória (Quadros 32.1 e 32.2 e Tabela 32.4). A atividade deve se restringir a passeios com guia e reabilitação física até que a fratura tenha consolidado. A reabilitação física (Tabela 33.3 e Capítulo 11) encoraja o uso controlado do membro e função ótima após cicatrização da fratura. É preciso cuidado para desenvolver protocolos individualizados a cada paciente, dependendo da localização da fratura, da estabilidade e tipo de fixação, do potencial de consolidação, dascapacidades e atitudes do paciente e da disponibilidade ou capacidade do cliente de participar do cuidado do animal. As radiografias devem ser repetidas a cada 6 semanas até a total consolidação da fratura. A consolidação normalmente ocorre entre as 6 e 12 semanas, dependendo da avaliação biológica da fratura. Os implantes não são removidos. Em alguns casos, realiza-se remoção da banda de tensão e fios de Kirschner devido à irritação dos tecidos moles.

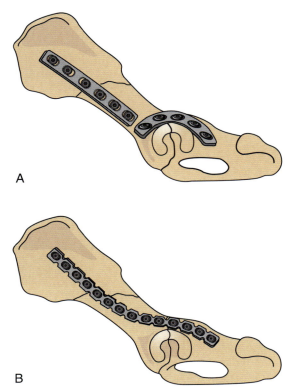

Figura 33.81 Aplicação de placa para fraturas combinadas de acetábulo e corpo do ílio. (A) Aplicação de duas placas: uma placa de compressão dinâmica aplicada à fratura do corpo do ílio e uma placa acetabular aplicada à fratura do acetábulo. (B) Alternativamente, pode-se abranger a hemipelve toda com uma placa de reconstrução. (Modificada de Johnson AL, Houlton JEF, Vannini R, eds. *AO Principles of Fracture Management in the Dog and Cat.* New York: Thieme; 2005.).

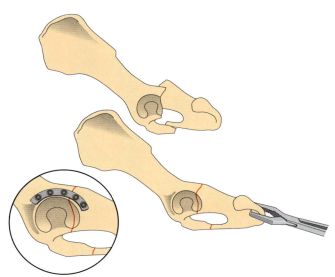

Figura 33.82 Reduza a fratura do acetábulo por meio da manipulação do fragmento caudal com uma pinça de apreensão óssea fixada ao ísquio. Segure a fratura em redução com a pinça aplicada através da incisura isquiática menor e estabilize-a com placa e parafusos (*detalhe*).

COMPLICAÇÕES

Fraturas de acetábulo podem resultar em doença articular degenerativa pós-operatória, embora esse problema seja minimizado com a redução cuidadosa e fixação rígida. Outras complicações incluem lesão de nervo isquiático, união retardada, não união, osteomielite e falha da fixação. A má decisão acerca da escolha do implante em relação à avaliação da fratura é a causa mais comum de complicações (o tratamento das complicações é discutido na p. 1031).

PROGNÓSTICO

O prognóstico é bom a excelente se a fratura acetabular for reduzida anatomicamente e estabilizada adequadamente.

FRATURAS FEMORAIS

FRATURAS DIAFISÁRIAS E SUPRACONDILARES DE FÊMUR

DEFINIÇÕES

Fraturas da diáfise femoral resultam na perda de continuidade do osso cortical diafisário. Fraturas supracondilares ocorrem na diáfise distal.

CONSIDERAÇÕES GERAIS E FISIOPATOLOGIA CLINICAMENTE RELEVANTE

Fraturas de fêmur são geralmente resultado de trauma. Em alguns casos, o paciente apresenta fratura aguda do fêmur sem história óbvia de trauma; nesses pacientes, a fratura pode ser secundária a uma condição óssea preexistente. Tumores ósseos primários ou metastáticos são a causa mais comum de fraturas patológicas. No caso de doença preexistente, radiografias obtidas no momento da lesão demonstram lise cortical e nova formação óssea na região da fratura.

Traumas de alta velocidade são o tipo mais comum de trauma causador de fraturas de fêmur em pacientes veterinários. Grande parte resulta de acidentes automobilísticos, embora acidentes com arma de fogo e traumas contundentes também sejam comuns. É necessário exame físico detalhado a fim de descartar lesões concomitantes (p. ex., trauma torácico, luxações coxofemorais, lesões da cintura pélvica). Auscultação e percussão torácicas auxiliam na detecção de anormalidades cardíacas ou das vias aéreas. Ritmo cardíaco anormal e *déficits* de pulso sugerem miocardite traumática, enquanto a ausência de movimento aéreo normal à auscultação pode indicar contusão pulmonar, pneumotórax ou hérnia diafragmática. Radiografias torácicas são úteis com o eletrocardiograma em derivação II e devem ser realizadas rotineiramente como parte dos dados pré-operatórios para a anestesia de pacientes que sofreram traumas de alta velocidade.

Luxações coxofemorais (p. 1220) podem ocorrer com fraturas de fêmur. O diagnóstico é em geral fechado após avaliação de radiografias do fêmur, visto que o edema do membro normalmente prejudica a palpação das referências ósseas durante avaliação da posição da cabeça do fêmur em relação à articulação do quadril. Fraturas ou luxações concomitantes devem ser consideradas durante a escolha do implante adequado para a estabilização da fratura. A observação da simetria pélvica e a palpação retal cuidadosa auxiliam na determinação da presença de fratura de pelve. Radiografias adicionais centralizadas na pelve são indicadas em caso de anormalidades. Quando fraturas de pelve são encontradas, recomenda-se avaliação cuidadosa da integridade de trato urinário.

DIAGNÓSTICO

Apresentação Clínica

Sinais Clínicos
Cães e gatos de qualquer idade, raça ou sexo podem ser acometidos, embora cães jovens sejam os mais suscetíveis a fraturas de fêmur induzidas por trauma.

Histórico
O histórico pode incluir ou não a observação do trauma. Acidentes automobilísticos causam a maior parte dos casos de fratura diafisária do fêmur. Outras formas de lesão incluem acidentes balísticos e quedas.

Achados de Exame Físico
Pacientes com fraturas da diáfise femoral normalmente não apoiam peso sobre o membro e apresentam graus variáveis de edema. A manipulação do membro evidencia dor e crepitação. A propriocepção pode apresentar-se anormal porque o animal pode relutar em elevar o membro quando posicionado sobre o dorso da pata. Essa relutância do animal pode ocorrer em razão da dor.

Diagnóstico por Imagem
Radiografias craniocaudal e lateral do fêmur são necessárias para a avaliação da extensão de lesão óssea e de tecidos moles. A maioria desses animais tem dor e requer sedação ou anestesia geral para um posicionamento adequado e obtenção de radiografias de qualidade (Tabelas 31.2 e 31.3). Como alternativa, as radiografias podem ser realizadas sob anestesia antes da cirurgia; todavia, isso causa redução do tempo disponível para o planejamento do reparo cirúrgico. Imagens do membro contralateral são úteis para avaliar o comprimento e formato normal do osso. Podem ser utilizadas também para contornar placas ósseas de forma mais precisa antes da cirurgia, reduzindo assim o tempo cirúrgico. Exames radiográficos são a referência para a seleção de implantes de tamanho adequado.

Achados Laboratoriais
Anormalidades laboratoriais específicas não são encontradas. Animais traumatizados que serão operados devem ser submetidos a exames de sangue a fim de determinar o melhor protocolo anestésico e identificar doenças concomitantes.

DIAGNÓSTICO DIFERENCIAL

Fraturas de fêmur devem ser distinguidas de contusões musculares, luxação coxofemoral, fraturas da cintura pélvica e lesão de ligamentos do joelho.

MANEJO CLÍNICO

O tratamento clínico de animais com fratura de fêmur inclui analgesia para a dor pós-traumática (Capítulo 13) e antibióticos para tratar as fraturas abertas. Gessos e talas não são recomendados porque a estabilização adequada do fêmur é difícil com esses métodos.

TRATAMENTO CIRÚRGICO

Pinos IM, hastes bloqueadas, pinos IM com FEE, fixadores externos sozinhos e placas ósseas podem ser utilizados no reparo de fraturas da diáfise do fêmur. O sistema de implante escolhido deve refletir o escore de avaliação da fratura do paciente (Quadro 33.14).

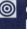 **QUADRO 33.14 Uso de Implante para Fraturas da Diáfise do Fêmur Segundo o Escore de Avaliação da Fratura (EAF)**

EAF de 0 a 3
Placa óssea e pino intramedular (IM)
Placas ósseas e parafusos
Haste bloqueada

EAF de 4 a 7
Fixador esquelético externo com pino IM *tie-in*
Placas ósseas e parafusos com ou sem pino IM
Haste bloqueada

EAF de 8 a 10
Pino IM com fios de cerclagem ou fixador externo
Placas ósseas flexíveis e parafusos

Manejo Pré-cirúrgico
Como essas fraturas resultam de trauma, todos os animais acometidos devem ser examinados em busca de lesões concomitantes e estabilizados antes da cirurgia quando necessário. Fraturas de fêmur não são normalmente imobilizadas antes da cirurgia devido à dificuldade de se utilizar sistemas de coaptação. Os pacientes devem ser confinados em espaço restrito até o dia da cirurgia e animais que sofreram trauma devem receber analgesia (Capítulo 13).

Anestesia
Encaminhe-se às Tabelas 32.1 e 32.2 para o manejo anestésico de pacientes com fraturas.
Um anestésico epidural pode facilitar a redução da fratura.

Anatomia Cirúrgica
O diâmetro da cavidade medular do fêmur varia ao longo de seu comprimento, sendo mais estreita proximal do que distalmente. A região de maior estreitamento chama-se *istmo*. No fêmur, o istmo situa-se no terço proximal do osso, imediatamente distal ao terceiro trocanter. O fêmur dos cães é curvado em direção cranial a caudal, sendo a curvatura mais acentuada no terço distal. O grau dessa curvatura varia entre as raças. Já nos felinos, o diâmetro transverso do fêmur é mais uniforme no sentido proximal-distal.

> **NOTA** A anatomia do fêmur de cães e gatos é diferente. Nos felinos, o fêmur é mais retilíneo com pouca ou nenhuma inclinação cranial-caudal.

A anatomia normal do fêmur e tecidos adjacentes pode estar menos aparente quando existe uma fratura. O edema dos tecidos moles e os hematomas variam conforme a velocidade do trauma. O músculo vasto lateral geralmente se encontra edemaciado e contundido após incisão da fáscia lata. O afastamento desse músculo pode ser auxiliado por sua liberação da superfície caudolateral distal do fêmur. Hematomas e seromas são encontrados com frequência e podem tornar difícil a identificação dos fragmentos ósseos. Os segmentos proximal e distal da fratura podem ser identificados utilizando-se uma combinação de ligeiro afastamento e palpação da região. Normalmente, é útil iniciar a dissecção proximal ou distal à fratura em um local com anatomia mais normal. Em seguida, prossegue-se com a dissecção da zona da fratura.

A fratura do fêmur muitas vezes resulta em rotação externa do segmento proximal devido à tração dos músculos obturadores interno e externo. A restauração do alinhamento correto é crucial para evitar claudicação, subluxação de patela ou coxofemoral, ou luxação de patela. O alinhamento rotacional é obtido nas fraturas cominutivas não reduzíveis por meio de (1) alinhamento da superfície caudal áspera do fêmur com a inserção do músculo adutor magno, (2) obtenção da relação espacial normal (em geral de 90 graus) entre a patela e o trocanter maior e/ou colo femoral e (3) obtenção da amplitude de movimento aproximadamente igual entre a rotação interna e externa da patela após redução e estabilização da fratura.

Posicionamento

O paciente deve ser posicionado em decúbito lateral. O membro deve ser preparado desde a linha média dorsal até a articulação do tarso. A preparação com perna suspensa permite a máxima manipulação do membro durante a cirurgia. Deve-se preparar também um sítio doador para enxerto de osso esponjoso sobre o úmero proximal ipsolateral. Outra alternativa seria a asa ilíaca ou tíbia proximal ipsolaterais.

TÉCNICA CIRÚRGICA

Abordagem Cirúrgica à Diáfise Femoral

Incise o bordo craniolateral da coxa (Figura 33.83A). Certifique-se de que a incisão esteja ligeiramente mais cranial do que lateral, pois o plano de exposição estará sobre o bordo cranial do bíceps. O comprimento da incisão depende do tipo de implante empregado para estabilização e configuração da fratura. No geral, a inserção de uma placa óssea e os padrões de fratura cominutivos requerem incisão mais longa. A abordagem de fraturas distais da diáfise pode incluir um acesso lateral à articulação do joelho (p. 1234). Incise o folheto superficial da fáscia ao longo do bordo cranial do bíceps femoral com o mesmo comprimento da incisão (Figura 33.83B). Afaste o bíceps femoral caudalmente para expor o músculo vasto lateral (Figura 33.83C). Incise o septo fascial do vasto lateral onde ele se insere no bordo lateral caudal do fêmur. Rebata-o para expor a diáfise femoral (Figura 33.83D). Manipule o tecido mole e o hematoma da fratura cuidadosamente para permitir redução e aplicação de um sistema de fixação.

Técnicas de Aplicação de Implantes Específicas ao Fêmur

Aplicação de Pinos Intramedulares

Um pino IM pode ser utilizado para estabilizar fraturas de terço médio da diáfise femoral, fornecendo excelente resistência a dobramento, porém nenhuma a forças axiais ou de rotação. Implantes adicionais devem ser empregados para promover suporte rotacional e axial na maioria dos casos (Figura 33.84) (princípios gerais de aplicação de pinos IM são apresentados na p. 1008). Em geral, o pino IM deve igualar-se a 70% a 80% do diâmetro da cavidade medular. Quando se escolhe um pino adequado, é preciso considerar o diâmetro da cavidade na região do istmo, o qual pode ser estimado a partir de radiografias pré-operatórias. A curvatura do fêmur também rege o tamanho do pino: quanto maior a curvatura e mais distal a fratura, menor o pino necessário para inserção adequada entre os côndilos femorais. O pino pode ser inserido de forma normógrada ou retrógrada no fêmur. A vantagem da primeira é a possibilidade de inserção pela lateral, adjacente ao trocanter maior. Isso posiciona o pino de forma que passe através

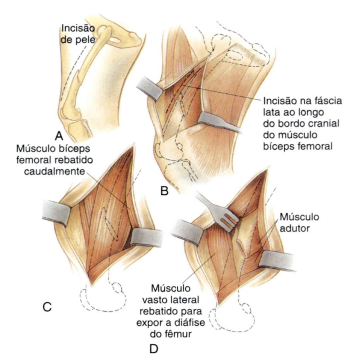

Figura 33.83 (A) Para expor a diáfise do fêmur, faça uma incisão ao longo do bordo craniolateral da coxa. (B) Incise o folheto superficial da fáscia ao longo do bordo cranial do músculo bíceps femoral pelo comprimento da incisão. (C) Afaste o bíceps femoral caudalmente para expor o músculo vasto lateral. (D) Rebata esse músculo da superfície do fêmur para expor a diáfise femoral.

de menor quantidade de tecido mole do que o sentido retrógrado, garantindo sua posição lateral ao nervo isquiático. Já a desvantagem da inserção normógrada é a dificuldade de identificar o ponto correto de entrada no osso, uma vez que a inserção do pino na fossa trocantérica normalmente é realizada de maneira cega. Para inserção normógrada de um pino IM, faça uma pequena incisão em seu ponto de entrada sobre a proeminência óssea do trocanter maior. A palpação do trocanter pode ser difícil no membro edemaciado devido a trauma de tecidos moles. Pode ser necessária a exposição cirúrgica limitada para localizar a proeminência do trocanter. Empurre a extremidade do pino através do tecido mole até que entre em contato com a crista trocantérica mais proximal. Guie a extremidade para sair pelo bordo medial do trocanter maior até que caia na fossa trocantérica. Fixe o segmento proximal com o fórceps de fixação óssea de Kern e direcione o pino através do osso esponjoso da metáfise proximal, em direção ligeiramente caudomedial. Conforme o pino emerge pela cavidade medular no local da fratura, reduza-a e direcione o pino até o segmento distal. Utilize um segundo pino de comprimento igual para servir de referência da penetração adequada do primeiro no segmento distal. Remova o excesso proximal do pino empurrando a pele para baixo e cortando-o abaixo desse nível. Suture a pele sobre o pino. Após aparar o pino, pode-se impactá-lo no fêmur utilizando um mandril de Jacobs e um martelo. Certifique-se de que haja osso suficiente no fêmur distal para que não ocorra a penetração da articulação do joelho. A vantagem da inserção retrógrada é a possibilidade de visualização do local de inserção do pino na fratura.

CAPÍTULO 33 Manejo de Fraturas Específicas 1105

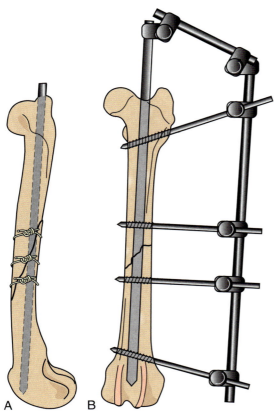

Figura 33.84 Colocação de pino intramedular (IM) no fêmur. Dependendo da configuração da fratura, o pino IM pode ser suportado com (A) fios de cerclagem ou (B) fixador externo, que pode ser conectado ao pino IM. (Modificada de Johnson AL, Dunning D. *Atlas of Orthopedic Surgical Procedures of the Dog and Cat.* St. Louis: Elsevier; 2005.)

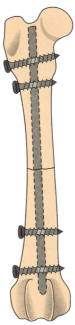

Figura 33.85 Colocação de haste bloqueada no fêmur.

NOTA A inserção normógrada do pino tem a vantagem de permitir que seja inserido mais lateralmente no aspecto proximal do osso do que se obtém com a inserção retrógrada. Para auxiliar a identificação do ponto de entrada correto para o pino, considere a exposição cirúrgica limitada do trocanter maior.

NOTA Cuidado: A falha em manter o fêmur aduzido e o quadril estendido durante a inserção retrógrada do pino através da fossa trocantérica pode causar lesão do nervo isquiático.

NOTA Sempre utilize um pino de referência do mesmo comprimento do pino IM que está sendo inserido.

Sua desvantagem é a dificuldade de controlar o local de saída do pino na fossa trocantérica, pois ele pode sair muito medialmente, causando irritação do tecido mole e aumentando o risco de paralisia do isquiático, o que interferiria com o desenvolvimento normal da cabeça femoral em animais imaturos. Para inserir um pino de maneira retrógrada, exponha a fratura e insira o pino no canal medular do segmento proximal. Fixe o segmento ósseo proximal com o fórceps de Kern e direcione o pino proximalmente, forçando sua haste contra o córtex caudomedial para ajudar a garantir que o pino deixe a fossa lateralmente. Segure o membro em extensão do quadril e aduzido enquanto ele deixa a fossa trocantérica, a fim de prevenir a penetração do nervo isquiático. Tracione o pino proximalmente até que sua extremidade esteja dentro do canal. Reduza a fratura e direcione o pino distalmente. Após o corte, o pino pode ser impactado profundamente utilizando um mandril de Jacobs e martelo. Certifique-se de haver osso o suficiente no fêmur distal para que não ocorra penetração da articulação do joelho.

NOTA Cuidado: O corte do pino no nível do trocanter pode permitir que sua extremidade lesione o nervo isquiático. Após o corte, o pino pode ser impactado profundamente utilizando-se um mandril de Jacobs e martelo.

Aplicação de Haste Bloqueada

Hastes bloqueadas podem ser utilizadas para estabilizar tanto fraturas simples quanto cominutivas do terço médio da diáfise femoral. Fornecem resistência ao dobramento, rotação e compressão, podendo oferecer fixação IM eficaz para formar ponte em fraturas não reduzíveis (princípios gerais de aplicação de hastes bloqueadas são discutidos na p. 1011). A abordagem aberta é utilizada para reconstruir os fragmentos reduzíveis. A abordagem "abra mas não toque" é empregada quando o objetivo é alinhar o maior segmento. O tamanho do pino selecionado deve corresponder à largura do canal medular na região do istmo do osso. Preencha o canal medular utilizando técnica normógrada ou retrógrada. Insira a haste de forma normógrada iniciando pela fossa trocantérica. Limite o acesso ao trocanter para expor o ponto de inserção. Reduza o fêmur distal ligeiramente mais do que o necessário, para inserir um pino em distância adequada em relação ao segmento distal (Figura 33.85).

> **NOTA** A redução excessiva é o posicionamento do fragmento distal com o côndilo femoral mais cranialmente, resultando em uma lacuna no aspecto caudal da linha de fratura. Isso reduz o efeito da curvatura normal do fêmur, permitindo a inserção de pinos IM, placas ósseas ou hastes bloqueadas distalmente no fêmur.

Aplicação de Fixação Esquelética Externa

A musculatura circunjacente, a proximidade com o abdome e a movimentação do joelho tornam a aplicação de fixador externo no fêmur dificultosa. Em geral, a combinação de pino IM com fixador tipo Ia em configuração *tie-in* é utilizada para fornecer suporte axial, rotacional e contra dobramento à fratura. Pinos de fixação externa inseridos no terço central da diáfise normalmente passam através dos músculos e provocam dor durante a movimentação do membro. O número e tipo de pino variam conforme a rigidez da fixação desejada e o tempo durante o qual o fixador permanecerá no local (princípios de aplicação de FEE são discutidos na p. 998). Insira o pino IM ocupando 50% a 60% do canal medular em sentido normógrado ou retrógrado (ver anteriormente aplicação de pino IM). Aplique um fixador tipo Ia na superfície lateral do fêmur. Insira o pino de fixação proximal lateralmente no nível do terceiro trocanter. Utilize um pequeno fio de Kirschner como "apalpador" para identificar o ângulo de inserção correto para o pino de fixação evitando a interseção com o pino IM. Utilize a mesma técnica para inserir o pino de fixação distal lateralmente 2 a 3 cm proximal aos côndilos femorais. Insira os demais pinos na diáfise. Conecte o pino IM ao fixador externo para aumentar a rigidez da fixação (Figura 33.84B).

Para construir um fixador esquelético externo tipo Ib modificado, insira um pino de fixação extra em direção cranial lateral a caudal medial na metade proximal do fêmur. Conecte o pino cranial com o lateral mais distal utilizando uma barra conectora. Fixe o pino IM no arranjo. Um terceiro arranjo pode ser adicionado utilizando-se um pino de transfixação no ponto mais distal do arranjo lateral e conectando o aspecto medial desse pino ao cranial proximal.

Aplicação de Placas Ósseas e Parafusos

Placas ósseas são apropriadas para fraturas complexas ou estáveis do fêmur. O tamanho depende do porte do paciente e da função da placa. Sua função pode ser de compressão, neutralização ou ponte com ou sem um pino IM (princípios gerais de aplicação de placas são discutidos na p. 1016) (Figura 33.86). Aplique uma placa contornada e de tamanho adequado na superfície lateral do fêmur. Combine essa placa com um pino IM de 40% a 50% da largura do canal medular para estabilidade adicional em fraturas cominutivas. A placa de bloqueio aplicada como fixador externo na estabilização de fraturas cominutivas do fêmur não necessita se conformar anatomicamente ao formato do osso, contanto que este esteja alinhado durante a aplicação da placa; contudo, em fraturas cominutivas, é útil contornar a placa ao formato normal do fêmur e fixar os segmentos ósseos a ela com a pinça de redução óssea antes de inserir os parafusos de bloqueio (Figura 33.87).

Técnicas de Fixação para Fraturas Específicas

Estabilização de Fraturas Oblíquas Curtas de Terço Médio da Diáfise

A estabilização da fratura oblíqua curta ou transversa requer suporte rotacional e de dobramento; a primeira também requer suporte axial. Isso pode ser obtido com placas ósseas, haste bloqueada ou pino IM com fixador externo.

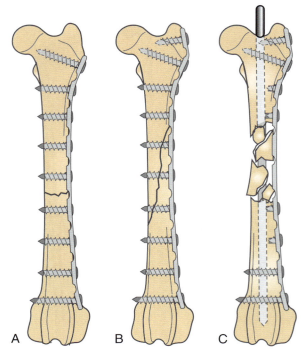

Figura 33.86 A placa fixada na superfície lateral do fêmur pode funcionar como (A) placa de compressão para fraturas transversas, (B) placa de neutralização para suportar fraturas oblíquas longas reconstruídas com parafusos de compressão ou (C) placa em ponte com pino IM abrangendo fratura não reduzível. (Modificada de Johnson AL, Dunning D. *Atlas of Orthopedic Surgical Procedures of the Dog and Cat.* St. Louis: Elsevier; 2005.)

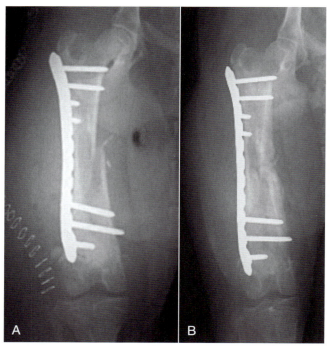

Figura 33.87 Radiografias pós-operatórias. (A) Fratura cominutiva de fêmur em um cão estabilizada com placa de bloqueio em ponte. (B) Fratura em cicatrização 5 semanas após a cirurgia.

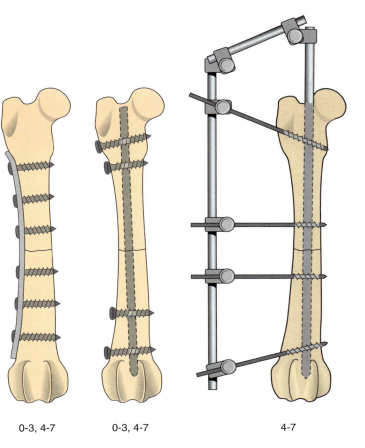
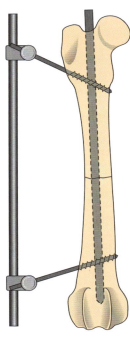

Figura 33.88 Métodos recomendados para estabilizar fraturas transversas ou oblíquas curtas de fêmur com base no escore de avaliação. Se o escore for de 0 a 3, pode-se utilizar placa de compressão ou haste bloqueada. Se o escore for de 4 a 7, pode-se utilizar placa de compressão, haste bloqueada ou fixador externo com quatro pinos combinado a pino intramedular (IM) (configuração *tie-in*). No caso de escore de 8 a 10, o pino IM com fixador externo de dois pinos fornece a estabilidade necessária. (Terceira figura modificada de Johnson AL, Dunning D. *Atlas of Orthopedic Surgical Procedures of the Dog and Cat.* St. Louis; Elsevier; 2005.)

0-3, 4-7   0-3, 4-7   4-7   8-10

Sistemas de fixação úteis em fraturas de escore baixo incluem a placa óssea e parafusos inseridos com função de placa de compressão ou haste bloqueada. Em escores moderados, pode-se utilizar placa de compressão, haste bloqueada ou um pino IM em configuração *tie-in* com um fixador externo tipo Ia. Fraturas oblíquas curtas ou transversas são comuns em filhotes pisados por seus tutores. Esses pacientes apresentam escore de avaliação alto e podem ser estabilizados com pino IM e fixador externo tipo Ia com dois pinos (Figura 33.88). Alternativamente, pode-se utilizar uma placa dimensionável veterinária flexível em cães imaturos (p. 1016).

Estabilização de Fraturas Oblíquas Longas ou Fraturas Cominutivas com Um ou Dois Fragmentos em Borboleta Grandes

Essas fraturas podem ser reduzidas anatomicamente e a compressão interfragmentária pode ser aplicada com fio de cerclagem ou parafusos de compressão. As forças axiais, rotacionais e de dobramento geradas pelo suporte do peso são neutralizadas com placas ósseas, hastes bloqueadas ou pinos IM e fixadores externos.

Sistemas de fixação úteis para escores de avaliação baixos incluem parafusos de compressão combinados a placas de neutralização. Com escores moderados, podem ser utilizados parafusos de compressão ou fios de cerclagem combinados a placas de neutralização, a uma haste bloqueada ou fixador externo em modelo *tie-in*. No caso de escore de avaliação alto, o método mais útil para estabilizar a fratura é o pino IM combinado a um fio de cerclagem para promover compressão interfragmentária (Figura 33.89).

Estabilização de Fraturas Cominutivas do Terço Médio da Diáfise com Múltiplos Fragmentos

Essas fraturas são realinhadas utilizando técnicas de redução indireta. Como não ocorre compartilhamento da carga entre o implante e o osso até a formação do calo biológico, essas fraturas necessitam de suporte rígido axial, rotacional e de dobramento. Estresses muito altos serão impostos sobre o implante e sua conexão com o osso. Se o escore de avaliação for favorável, os estresses terão duração curta, diminuindo a probabilidade de falha do implante. Em caso de escore não favorável, todavia, os estresses agirão sobre o implante por período mais prolongado, tornando mais provável sua falha. A resposta biológica pode ser melhorada por meio da aplicação do conceito de osteossíntese em ponte (p. 986), sendo recomendada a inserção de um autoenxerto de osso esponjoso (p. 991).

Sistemas de fixação úteis ao manejo de pacientes com escore de avaliação baixo incluem a combinação de placa e pino. Pacientes com escore moderado de avaliação podem ser tratados com placa óssea com função de ponte e pino IM ou haste bloqueada. Também pode ser utilizado o fixador externo com pino IM em *tie-in*. Pacientes com esse tipo de fratura somente terão escore mais alto se o ambiente biológico for extremamente favorável (p. ex., animal de 4 a 5 meses com trauma de baixa velocidade fechado e em um único membro). Esses animais podem ser tratados com osteossíntese em ponte com pino IM e fixador externo tipo Ia com pino em *tie-in* (Figura 33.90). Cães imaturos podem ser tratados com técnicas de placa elástica utilizando placa veterinária dimensionável e parafusos (p. 1018).

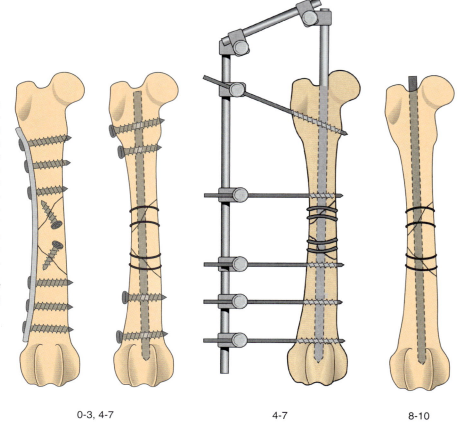

Figura 33.89 Métodos recomendados para estabilizar fraturas oblíquas longas ou cominutivas reduzíveis de fêmur (fragmento grande único) com base no escore de avaliação. Se o escore for de 0 a 3, pode-se utilizar placa de neutralização com parafusos de compressão ou haste bloqueada com fio de cerclagem. Se o escore for de 4 a 7, pode-se utilizar placa de neutralização com parafusos de compressão, haste bloqueada com fio de cerclagem ou fixador externo com pino intramedular (IM) (configuração *tie-in*) e fio de cerclagem. No caso de escore de 8 a 10, o pino IM com fio de cerclagem fornece a estabilidade necessária. (Terceira figura modificada de Johnson AL, Dunning D. *Atlas of Orthopedic Surgical Procedures of the Dog and Cat.* St. Louis: Elsevier; 2005.)

Estabilização de Fraturas Supracondilares

Fraturas supracondilares são em geral transversas ou oblíquas curtas. Em alguns casos, é possível observar a fratura cominutiva com múltiplos fragmentos pequenos. Quando há cominuição, contudo, o comprimento ósseo geralmente se limita a uma pequena área. A estabilização de fraturas supracondilares depende de sua configuração e da avaliação do paciente. Fraturas transversas ou oblíquas curtas requerem suporte rotacional e de dobramento, ao passo que fraturas cominutivas requerem suporte axial, rotacional e de dobramento. A curva caudal dos côndilos femorais e a probabilidade de cominuição contribuem com a dificuldade de estabilização dessas fraturas. Em pacientes com escores de avaliação baixo e moderado, a placa de compressão é preferível em fraturas transversas e a placa combinada ao pino IM é preferível em fraturas cominutivas. A tecnologia de placa de bloqueio é útil para tratar essas fraturas (p. 1018). Fixadores externos híbridos têm sido empregados com sucesso em cães e gatos com fraturas diafisárias e metafisárias distais.

MATERIAIS DE SUTURA E INSTRUMENTOS ESPECIAIS

O equipamento necessário para inserção de pinos e fios inclui afastadores, fórceps de fixação óssea de Kern, pinças de redução, mandril de pino de Jacobs, pinos IM, fios de Kirschner, fios ortopédicos, cortadores de fio e cortadores de pino. Equipamentos adicionais necessários à fixação externa incluem broca, guia de broca, furadeira de baixa RPM, grampos e barras de fixação externa. O equipamento para aplicação de haste bloqueada é necessário para inserção das hastes. Equipamentos de placa e uma furadeira de alta velocidade são necessários para a aplicação de placas e parafusos.

CUIDADO E AVALIAÇÃO PÓS-CIRÚRGICOS

Radiografias pós-operatórias são realizadas para avaliar o alinhamento, aparato e aposição. É indicada analgesia pós-operatória (Quadros 32.1 e 32.2 e Tabela 32.4). A atividade deve se restringir a passeios com guia e reabilitação física até que a fratura tenha consolidado. A reabilitação física (Tabelas 33.2 e 33.4 e Capítulo 11) encoraja o uso controlado do membro e função ótima após cicatrização da fratura. É preciso cuidado para desenvolver protocolos individualizados a cada paciente, dependendo da localização da fratura, da estabilidade e tipo de fixação, do potencial de consolidação, das capacidades e atitudes do paciente e da disponibilidade ou capacidade do cliente de participar do cuidado do animal. O manejo do fixador externo inclui cuidados diários com os pinos e curativos conforme necessário. As radiografias devem ser avaliadas em 6 semanas. Fixadores externos podem ser desestabilizados nesse momento se a consolidação estiver progredindo de forma satisfatória. As radiografias são repetidas a cada 6 semanas até que seja observada a formação de ponte na fratura. O tempo para união óssea depende da avaliação da fratura do paciente. Pinos IM e FEE devem ser removidos após a consolidação; fios de cerclagem, parafusos de compressão, hastes bloqueadas e placas ósseas não são removidos, exceto quando ocorre algum problema associado a sua presença.

CAPÍTULO 33 Manejo de Fraturas Específicas

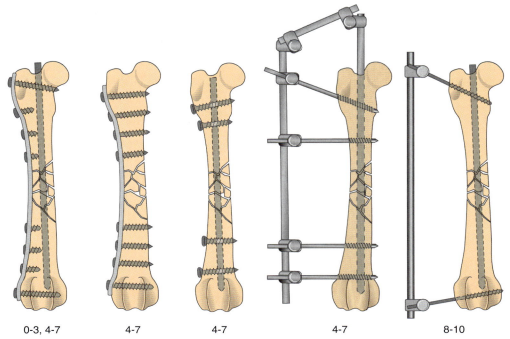

0-3, 4-7   4-7   4-7   4-7   8-10

Figura 33.90 Métodos recomendados para estabilizar fraturas cominutivas não reduzíveis de fêmur (múltiplos fragmentos) com base no escore de avaliação. Se o escore for de 0 a 3, deve-se utilizar combinação de placa e pino intramedular (IM). Se o escore for de 4 a 7, pode-se utilizar combinação placa-pino IM, placa em ponte, haste bloqueada ou fixador externo com pino IM (configuração *tie-in*). No caso de escore de 8 a 10, o fixador externo com pino IM fornece a estabilidade necessária.

COMPLICAÇÕES

As complicações incluem união retardada, não união, má união, osteomielite, infecção do trajeto dos pinos e falha da fixação (o tratamento das complicações é discutido na p. 1031). A lesão do nervo isquiático ocorre quando pinos IM são mal posicionados. O afrouxamento prematuro dos pinos com migração em caso de pino IM, fixadores externos e fios de cerclagem normalmente resulta da má escolha do implante em relação ao escore de avaliação da fratura (Quadro 33.15). Quando são selecionados implantes ou técnicas inadequadas, há excessiva deposição de estresse sobre o implante e sua conexão óssea, o que promove micromovimentação no nível da interface implante-osso. Outra situação é o estresse moderado depositado ao longo do tempo durante o qual se espera estabilidade do implante. Em qualquer caso, ocorre reabsorção óssea e eventual frouxidão do implante. A quebra do implante ocorre devido à fadiga, mais frequentemente com placas ósseas aplicadas em casos nos quais a redução e estabilização de uma zona cominutiva com fio de cerclagem ou parafusos de compressão são malsucedidas, resultando em fragmentos ósseos sem vascularização e pequenas lacunas na fratura. As lacunas são desfavoráveis para a consolidação e concentram estresse sobre uma pequena seção da placa óssea.

PROGNÓSTICO

O prognóstico é geralmente excelente quando são seguidos os procedimentos adequados de manejo da fratura.

FRATURAS METAFISÁRIAS E ARTICULARES DE FÊMUR

DEFINIÇÕES

Fraturas do colo femoral ocorrem na base do colo, em sua junção com a metáfise do fêmur proximal. **Fraturas articulares** envolvem a superfície articular. **Fraturas epifisárias** e **metafisárias** ocorrem no osso trabecular na extremidade proximal ou distal do fêmur.

CONSIDERAÇÕES GERAIS E FISIOPATOLOGIA CLINICAMENTE RELEVANTE

Fraturas do colo femoral são geralmente únicas e basilares, embora possa ocorrer cominuição na região. Do ponto de vista mecânico, são fraturas altamente instáveis porque (1) o torque sobre o osso é alto (todo o colo femoral) e (2) o plano da fratura situa-se sobre linhas de máximo estresse de cisalhamento. A compressão da superfície da fratura é necessária para resistir a esse estresse. O plano da fratura é extracapsular, preservando o fluxo sanguíneo à zona da fratura após o trauma. Fraturas do colo femoral podem acompanhar fraturas cominutivas proximais do fêmur.

Fraturas articulares podem ocorrer através da cabeça ou tróclea do fêmur. A reconstrução anatômica com fixação interna rígida é essencial para minimizar a doença articular degenerativa e maximizar

TABELA 33.4 Amostra de Protocolo de Reabilitação para Pacientes com Fratura Fisária Distal de Fêmur

Tratamentos/Modalidades	Dias 1-7	Dias 7-21	3-8 Semanas	8-12 Semanas e Depois
Medicações para dor	Conforme prescrito	Conforme prescrito	PRN	PRN
Crioterapia	10-15 min três vezes ao dia antes do passeio ou exercícios. Primeira sessão imediatamente após a cirurgia	Utilizar após exercício por 15 min	PRN após exercícios	PRN após exercícios
Terapia com calor		Aplicar calor ao quadríceps 10 min antes da ADMP ou exercício	Como antes 10 min duas vezes ao dia	PRN
Massagem	Duas vezes ao dia para edema dos dígitos até o coração	Continuar duas vezes ao dia	Massagear o quadríceps antes do exercício ativo	Massagear o quadríceps antes do exercício ativo
ADMP	Flexão/extensão suave da articulação, 10 repetições, três a quatro vezes ao dia. Provocar reflexo flexor: a flexão do joelho é muito importante	Bicicleta, flexão/extensão do joelho, resistência leve 10-15 repetições três vezes ao dia	Continuar ADMP e bicicleta como descrito até 4 semanas	
Terapia com *laser*	Diariamente ou a cada 2 dias na primeira semana	A cada 2 dias na primeira semana, depois duas vezes na semana	PRN	
Passeios	Iniciar no 5º dia passeio lento com guia por 5 min duas vezes ao dia para encorajar ADM ativa	Aumentar o passeio em 2-3 min a cada semana	Adicionar caminhada em plano levemente inclinado e aumentar gradualmente até 10-15 min duas vezes ao dia	Passeios de 20-30 min duas vezes ao dia incluindo 10 min de trabalho inclinado
Equilíbrio	Exercícios suaves de equilíbrio em apoio de espuma para encorajar suporte de peso e ADM ativa do joelho 5 min duas vezes ao dia	5 min três vezes ao dia. Após 10 dias aumentar a instabilidade da superfície para desafiar os músculos	10 min duas a três vezes ao dia. Considerar o equilíbrio sobre bola ou disco inflável com apoio assistido	Incorporar superfícies desafiadoras para aumentar a flexão do joelho: areia, neve, grama alta
Esteira submersa[a]		10-15 min uma vez ao dia após o 10º dia — incisão cicatrizada	15-20 min diariamente	20-30 min três vezes na semana
Sentar-levantar[a]			Provavelmente 6 ou mais semanas após cirurgia. 10-20 repetições duas vezes ao dia	10-20 repetições duas vezes ao dia
Escada[a]			Provavelmente 6 ou mais semanas após cirurgia. Iniciar com uma série e adicionar uma série por semana	Trabalhar até 5 séries de degraus duas vezes ao dia
Cavalete[a]			5-10 repetições sobre 5 obstáculos uma vez ao dia	10-15 repetições sobre 5 obstáculos duas vezes ao dia
Nado[a]			10-15 min com intervalos diariamente	20-30 min uma a duas vezes ao dia

Pelos primeiros 2 a 4 dias após a cirurgia, o membro do cão pode ser envolvido por bandagem em flexão de joelho e tarso de 90/90 graus entre as sessões de exercícios de reabilitação. Isso previne extensão do joelho e contratura do quadríceps.
ADM, Amplitude de movimento; *ADMP*, amplitude de movimento passiva; *PRN*, conforme necessário.
[a]Somente deve ser realizado após evidência radiográfica de consolidação e verificação da integridade do implante por parte do cirurgião.

QUADRO 33.15 Erros Comuns na Fixação de Fratura da Diáfise Femoral

- A falha em fornecer estabilidade rotacional adequada pode levar à união retardada ou à não união, mesmo em animais jovens.
- O uso de um único pino IM para estabilizar uma fratura da diáfise do fêmur resulta em instabilidade e migração do implante.
- A falha em reduzir corretamente ou mau alinhamento rotacional pode levar a subluxação do quadril ou do joelho, osteoartrite e anormalidade da deambulação.
- Tentar reconstruir fraturas não reduzíveis destrói seu ambiente biológico e retarda a consolidação, contribuindo com falha do implante.

---

a função. A reabilitação física também é essencial para restaurar a função articular.

DIAGNÓSTICO

Apresentação Clínica

Sinais Clínicos

Cães e gatos de qualquer raça, idade ou sexo podem ser acometidos. Fraturas de cabeça e colo femoral ocorrem com maior frequência em pacientes maduros após fechamento da placa de crescimento fisária. Fraturas trocleares são incomuns.

Histórico

A maioria das lesões resulta de acidente automobilístico, sendo algumas causadas por quedas.

Achados de Exame Físico

A maioria dos animais acometidos é trazida ao atendimento devido a uma claudicação sem suporte de peso. É possível evidenciar dor e crepitação à palpação da articulação do quadril ou do joelho. Este se encontra edemaciado e instável quando existe uma fratura troclear.

Diagnóstico por Imagem

Fraturas da cabeça e colo femoral não necessitam de projeções radiográficas especiais para serem diagnosticadas. Quando se realiza somente a projeção lateral, todavia, o diagnóstico pode ser errôneo. Fraturas trocleares são diagnosticadas com as projeções-padrão craniocaudal ou caudocranial e lateral. Tendo em vista a necessidade de manipulação durante esses procedimentos, alguns animais podem necessitar de sedação (Tabelas 31.2 e 31.3).

Achados Laboratoriais

Hemograma completo e análise bioquímica sérica são necessários para avaliar o risco anestésico do animal que sofreu trauma. Anormalidades laboratoriais consistentes não são observadas.

DIAGNÓSTICO DIFERENCIAL

Os diagnósticos diferenciais incluem luxação coxofemoral, fratura de acetábulo, fratura proximal do fêmur e fratura da cabeça do fêmur em pacientes jovens. Com relação às fraturas trocleares, o diagnóstico diferencial inclui desarranjos do joelho e tumores.

MANEJO CLÍNICO

O tratamento clínico ou conservador não é uma opção de tratamento. A intervenção cirúrgica é necessária para um resultado ideal.

TRATAMENTO CIRÚRGICO

Fraturas de cabeça e colo femoral com plano único devem ser tratadas com parafuso de compressão e fios de Kirschner. Em caso de cominuição irreparável, as opções de tratamento incluem a substituição total do quadril e a colocefalectomia. Quando questões financeiras impedem o reparo da fratura, pode-se optar somente pela segunda (p. 1216). Fraturas da tróclea são reconstruídas com parafusos de compressão. Já as fraturas cominutivas são suportadas com uma placa de suporte.

Manejo Pré-cirúrgico

Considerando que as fraturas de cabeça, colo e tróclea femoral ocorrem após trauma, todos os animais acometidos devem ser examinados para possíveis lesões concomitantes e estabilizados antes da cirurgia, caso necessário. Animais que sofreram trauma devem receber analgesia (Capítulo 13).

Anestesia

Encaminhe-se às Tabelas 32.1 e 32.2 para o manejo anestésico de pacientes com fraturas.

Anatomia Cirúrgica

A junção entre o colo e a diáfise do fêmur no plano frontal denomina-se *ângulo de inclinação*. Esse ângulo mede normalmente 135 graus e deve ser aproximado durante a redução cirúrgica. O ângulo de anteversão normal varia de 15 a 20 graus. É preciso considerá-lo quando parafusos ou pinos são inseridos no colo femoral.

A anatomia normal da articulação coxofemoral encontra-se descrita na p. 1214. O acesso craniolateral deve ser realizado para expor essas fraturas (Figura 33.91). É preciso ter cuidado para garantir o rebatimento ventral adequado do vasto lateral, a fim de visualizar a superfície da fratura. A diáfise do fêmur localiza-se craniodorsal à cabeça e colo femoral, os quais ficam no acetábulo. É necessária uma incisão longitudinal da cápsula articular para se obter a redução precisa. Também pode ser necessária uma osteotomia do trocanter maior (Figura 33.80) em casos nos quais a visualização não estiver adequada para a redução anatômica e inserção de implantes. A anatomia cirúrgica do fêmur distal encontra-se descrita na p. 1103. O acesso craniolateral parapatelar é utilizado com frequência para expor o fêmur distal (Figura 33.92). As fraturas do côndilo medial devem ser abordadas medialmente, podendo ser indicada a osteotomia da tuberosidade da tíbia para se obter exposição adicional de fraturas cominutivas da tróclea.

Posicionamento

O animal normalmente é posicionado em decúbito lateral com o membro afetado voltado para cima. A suspensão do membro facilita a manipulação durante a cirurgia. O posicionamento do animal em decúbito dorsal facilita a exposição da porção medial do joelho.

TÉCNICA CIRÚRGICA

Fraturas de Cabeça e Colo Femorais

A abordagem craniolateral à articulação do quadril (também em fraturas fisárias da cabeça femoral) é a mais empregada (Figura 33.91). Quando o alinhamento da fratura é difícil, é possível realizar uma osteotomia trocantérica para permitir melhor acesso (Figura 33.80). Exceto quando o ambiente biológico estiver extremamente favorável (permitindo utilização de fios de Kirschner), fraturas de cabeça e colo femorais devem ser estabilizadas com parafusos de compressão.

Estabilização de Fraturas de Avulsão da Cabeça Femoral com Parafuso de Compressão

Visualize o fragmento fraturado e determine se seu tamanho é grande o suficiente para o reparo. Reduza o fragmento e mantenha sua posição com a pinça de redução aguda. Perfure um orifício de deslizamento no fragmento e um rosqueado na cabeça do fêmur. Utilize um escareador para assentar a cabeça do parafuso abaixo do nível da cartilagem articular. Meça e prepare a rosca do orifício rosqueado e insira o parafuso. Se o fragmento não puder ser reparado, considere uma colocefalectomia.

Estabilização de Fraturas do Colo Femoral com Parafuso de Compressão de Osso Esponjoso Parcialmente Rosqueado

Insira dois fios de Kirschner de forma que se alojem no nível mais proximal e mais distal da superfície da fratura (Figura 33.93A). Direcione os fios no sentido medial a lateral, iniciando pela superfície da fratura ou a partir da superfície lateral em sentido medial para sair pela superfície da fratura. Reduza a fratura e direcione os fios de Kirschner até a cabeça do fêmur. Tome cuidado para evitar penetrar a superfície articular. Perfure um orifício rosqueado através da epífise femoral com uma broca de tamanho adequado paralela e centralizada em relação aos fios de Kirschner. Meça o comprimento do parafuso necessário e prepare a rosca do orifício. Insira um parafuso de osso esponjoso parcialmente rosqueado 2 mm mais curto do que o comprimento mensurado de forma que todas

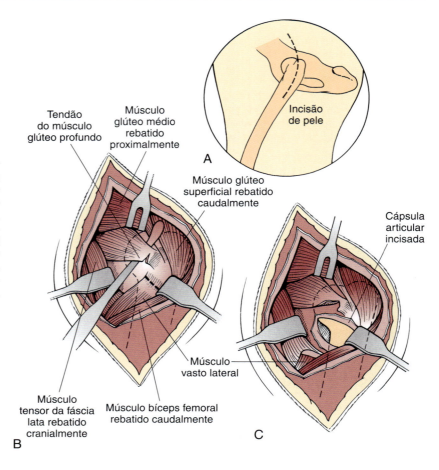

Figura 33.91 (A) Para realizar a exposição craniolateral da articulação coxofemoral, incise a pele 5 cm proximal ao trocanter maior. Curve a incisão distalmente adjacente à crista cranial do trocanter e estenda-a distalmente por 5 cm sobre o fêmur proximal. (B) Rebata o músculo tensor da fáscia lata cranialmente e os músculos glúteo superficial e bíceps femoral caudalmente. Incise o tendão do glúteo profundo por um terço a metade de sua largura no ponto de inserção no trocanter maior. (C) Incise a cápsula articular e a origem do músculo vasto lateral para expor a articulação do quadril.

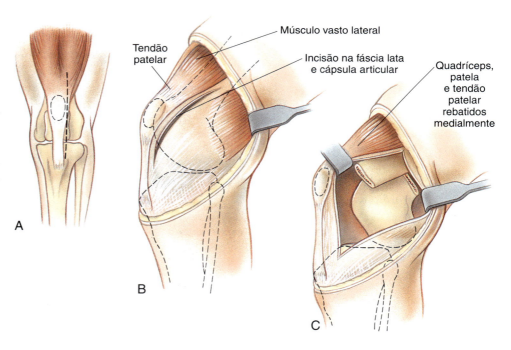

Figura 33.92 (A) Para expor o fêmur distal, faça uma incisão sobre a superfície craniolateral da articulação do joelho, centralizada na diáfise femoral palpável. (B) Crie uma artrotomia parapatelar através da fáscia lata distal e da cápsula articular. (C) Rebata medialmente os músculos quadríceps, a patela e o tendão patelar para expor a superfície articular dos côndilos femorais.

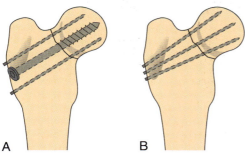

Figura 33.93 Reparo de fratura do colo femoral. (A) Um parafuso de compressão é centralizado entre dois fios de Kirschner. (B) Fios de Kirschner triangulados.

as roscas cruzem o plano de fratura e se alojem na cabeça do fêmur. Deixe um ou ambos os fios posicionados para servir como dispositivos antirrotacionais. Para estabilizar uma fratura do colo femoral com parafuso cortical exercendo função de parafuso de compressão, perfure o orifício de deslizamento através do colo femoral utilizando uma broca equivalente ao diâmetro das roscas do parafuso.

Estabilização de Fraturas do Colo Femoral com Fios de Kirschner Triangulados

Insira três fios de Kirschner a partir da superfície da fratura e paralelos entre si, formando um triângulo (Figura 33.93B). Recue os fios para que saiam próximo do terceiro trocanter. Uma alternativa seria a inserção normógrada dos fios de forma que adentrem o terceiro trocanter e saiam pelo local da fratura. Reduza a fratura e direcione os fios até a epífise femoral. Tenha cuidado para não penetrar a superfície articular.

Estabilização de Fraturas Intertrocantéricas

Fraturas intertrocantéricas são frequentemente complexas e envolvem o colo femoral, o trocanter maior e a metáfise proximal do fêmur. O método de fixação depende do escore de avaliação da fratura (p. 985), mas inclui a estabilização com parafuso de compressão no colo femoral, combinado a outro método de fixação aplicado ao fêmur proximal. A exceção é o paciente imaturo de escore biológico favorável, no qual múltiplos pinos pequenos podem ser utilizados no colo e na metáfise do fêmur. Nos adultos, pinos IM não são empregados porque o parafuso atravessa a metáfise proximal e não permite inserção de pino IM. O método de preferência para a estabilização de pacientes adultos é a placa óssea. Se a fratura da metáfise for transversa ou oblíqua curta, a placa funcionará como placa de compressão. Se a área de cominuição for reconstruída com fio de cerclagem e parafusos de compressão, a reconstrução poderá ser protegida com uma placa de neutralização. De maneira alternativa, pode-se conectar a área de cominuição com uma placa de suporte formando uma ponte, sem manipular os fragmentos da fratura. O parafuso de compressão para a estabilização de fraturas do colo femoral pode ser inserido através do orifício de uma placa ou atravessar caudal a ela.

Estabilização de Fratura Unicondilar com Parafuso de Compressão

Reduza a fratura e estabilize-a temporariamente com a pinça de redução aguda e um fio de Kirschner. Prepare o local e insira um parafuso de compressão iniciando imediatamente proximal ao bordo troclear do mesmo lado ou lado oposto do fêmur, dependendo da orientação da linha de fratura (Figura 33.94A). Oriente o parafuso perpendicular à linha de fratura para obter a compressão ideal e prevenir que o fragmento mude de lugar conforme o parafuso é apertado. O fio de Kirschner pode ser removido ou deixado no local para promover estabilidade rotacional.

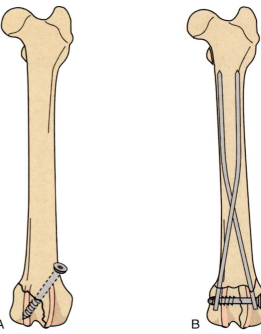

Figura 33.94 (A) A estabilização de fratura unicondilar de fêmur pode ser realizada com parafuso de compressão. (B) O reparo da fratura bicondilar requer estabilização dos côndilos com parafuso de compressão. Os côndilos são então fixados à diáfise femoral com pinos de Steinmann ou uma placa óssea. (Modificada de Johnson AL, Houlton JEF, Vannini R, eds. *AO Principles of Fracture Management in the Dog and Cat*. New York: Thieme; 2005.)

Estabilização de Fraturas Bicondilares com Parafuso de Compressão e Pinos de Steinmann ou Placa Óssea

Reduza os côndilos femorais e aplique compressão com um parafuso de compressão inserido através da fratura. Após redução e estabilização condilar, insira dois pinos de Steinmann pequenos como descrito para as fraturas Salter I e II (Figura 33.94B; p. 984). Se o animal estiver se aproximando da maturidade, estabilize a fratura com uma placa de reconstrução na superfície lateral do osso.

Estabilização de Fraturas Cominutivas Distais de Fêmur

Fraturas cominutivas distais do fêmur normalmente envolvem a tróclea e a superfície articular dos côndilos femorais. É necessário visualizar os planos da fratura para que sejam obtidas a redução anatômica e a fixação rígida necessária em fraturas articulares. A exposição cirúrgica é obtida adequadamente por meio de uma combinação da abordagem-padrão para osteotomia da crista da tíbia e uma artrotomia medial. A visualização torna-se excelente após rebatimento proximal do tendão patelar, patela e grupo muscular do quadríceps. Reconstrua a superfície articular utilizando uma combinação de parafusos de compressão e fios de Kirschner. Após reconstrução das fraturas articulares, reduza os côndilos femorais e estabilize-os com uma placa de reconstrução. Contorne a placa na superfície lateral do fêmur distal e dos côndilos femorais.

MATERIAIS DE SUTURA E INSTRUMENTOS ESPECIAIS

Instrumentos cirúrgicos adequados para a aplicação de fios de Kirschner ou parafusos de compressão e placas são necessários. Outros instrumentos úteis incluem uma furadeira de bateria ou pneumática com guia de fio acoplado, afastadores autoestáticos, pinça de redução aguda e cortadores de fio.

CUIDADO E AVALIAÇÃO PÓS-CIRÚRGICOS

Radiografias pós-operatórias são realizadas para avaliar o alinhamento, aparato e aposição. É indicada analgesia pós-operatória (Quadros 32.1 e 32.2 e Tabela 32.4). A atividade deve se restringir a passeios com guia e reabilitação física até que a fratura tenha consolidado. A reabilitação física (Tabelas 33.2 e 33.4 e Capítulo 11) encoraja o uso controlado do membro e função ótima após consolidação da fratura e é especialmente importante em fraturas que afetam o joelho. É preciso cuidado para desenvolver protocolos individualizados a cada paciente, dependendo da localização da fratura, da estabilidade e tipo de fixação, do potencial de consolidação, das capacidades e atitudes do paciente e da disponibilidade ou capacidade do cliente de participar do cuidado do animal. As radiografias são repetidas a cada 6 semanas até que seja observada a formação de ponte na fratura. Fraturas articulares e metafisárias do fêmur podem levar de 6 a 12 semanas para consolidação, dependendo do escore de avaliação biológica. Os implantes em geral não são removidos, exceto quando causam algum problema.

COMPLICAÇÕES

A redução inadequada e a má escolha do implante são os problemas mais comuns relatados nas fraturas de colo femoral. O estresse de dobramento e cisalhamento significativo aplicado através do plano da fratura deposita grandes cargas sobre os implantes. O erro mais comum com implantes é o emprego de fios de Kirschner ou pinos pequenos em fraturas cujo escore de avaliação indica tempo de consolidação prolongado. A micromovimentação na interface pino-osso que ocorre devido ao alto estresse fisiológico pode resultar em frouxidão precoce dos pinos. Esse problema pode ser evitado ou tratado por meio da utilização de um parafuso de compressão e um pino antirrotacional, exceto quando o escore biológico indica consolidação rápida. O animal com fratura do colo femoral que não cicatriza normalmente é tratado com colocefalectomia. Fraturas intra-articulares podem resultar em doença articular degenerativa pós-operatória, embora isso seja minimizado com redução cuidadosa e fixação rígida.

PROGNÓSTICO

O prognóstico é geralmente bom quando os procedimentos adequados de manejo da fratura são seguidos. Fraturas condilares do fêmur geralmente cicatrizam rapidamente porque se localizam no osso esponjoso e ocorrem geralmente em animais jovens.

FRATURAS FISÁRIAS DE FÊMUR

DEFINIÇÕES

Fraturas articulares envolvem a superfície articular. **Fraturas fisárias** envolvem as placas de crescimento de animais imaturos. A **fise capital** é a fise femoral proximal, situada na cabeça do fêmur.

CONSIDERAÇÕES GERAIS E FISIOPATOLOGIA CLINICAMENTE RELEVANTE

A fratura fisária do fêmur ocorre através da cartilagem da placa de crescimento e, por essa razão, lesões fisárias da cabeça femoral podem ocorrer sem trauma significativo. Isso é particularmente

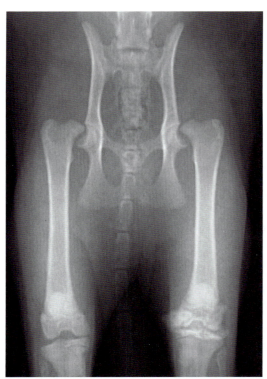

Figura 33.95 Radiografia ventrodorsal de um felino jovem com fraturas fisárias bilaterais da cabeça femoral.

verdadeiro em felinos jovens e pesados que foram castrados antes dos 6 meses. O fechamento fisário tardio e as anormalidades de cartilagem podem aumentar a suscetibilidade desses gatos às fraturas da fise (Figura 33.95). O colo do fêmur normalmente apresenta rotação externa e deslocamento craniodorsal de tal maneira que sua posição é adjacente à asa do ílio. A fise do trocanter maior também pode ser fraturada, deslocando a diáfise do fêmur mais dorsalmente do que se esperaria. As fraturas fisárias proximais são geralmente do tipo Salter I ou II (p. 984). Fraturas da fise distal são, em geral, do tipo II.

A fise da cabeça femoral tem a função de fornecer comprimento ao colo do fêmur até os 8 meses. A fise distal é quem fornece a maior parte desse comprimento. Na maior parte das fraturas, a placa de crescimento é lesionada pelo incidente traumático, no período pós-traumático ou durante a cirurgia. Fraturas fisárias consolidam rapidamente, mas o maior problema são os efeitos do fechamento prematuro da fise lesionada.

DIAGNÓSTICO

Apresentação Clínica

Sinais Clínicos

A maioria dos animais afetados é mais jovem que 10 meses. Cães-machos jovens são mais suscetíveis a trauma que resulta em fratura da fise, provavelmente devido à sua tendência errante. Gatos-machos pesados e jovens que foram castrados antes dos 6 meses também apresentam maior risco.

Histórico

Grande parte dos animais se apresenta ao atendimento devido a uma claudicação sem suporte de peso. O trauma pode ou não ter sido testemunhado pelo tutor. Fraturas fisárias do fêmur são frequentemente causadas por acidentes automobilísticos. Contudo, traumas menores como quedas podem ser suficientes para separar a placa de crescimento.

Achados de Exame Físico

Animais com fraturas proximais da fise femoral normalmente exibem claudicação sem suporte de peso associada a dor e crepitação à manipulação da articulação coxofemoral. Alguns animais apoiam peso no membro e não apresentam crepitação detectável. Nesses casos, há geralmente deslocamento mínimo da cabeça do fêmur. Pacientes com fraturas fisárias de fêmur normalmente se apresentam com edema, dor e crepitação também à manipulação do joelho.

Diagnóstico por Imagem

As projeções-padrão ventrodorsal e mediolateral do fêmur são necessárias para se confirmar o diagnóstico. Alguns animais necessitam de sedação (Tabelas 31.2 e 31.3). A fise da cabeça femoral, quando fraturada e com mínimo deslocamento, pode ser de difícil detecção na radiografia ventrodorsal com membro estendido. Para auxiliar no diagnóstico desses casos, utiliza-se uma projeção ventrodorsal com os membros em "posição de rã". Se também houver fratura fisária do trocanter maior, ocorrerá sobreposição da superfície do trocanter sobre a diáfise femoral, apresentando-se na forma de uma meia-lua radiopaca na radiografia ventrodorsal. Na projeção lateral, a superfície do trocanter tem aspecto de fragmento radiopaco caudal ao fêmur. Nas fraturas fisárias distais do fêmur, a diáfise desloca-se cranial e distalmente, podendo se sobrepor aos côndilos. Se o deslocamento for discreto, a fratura poderá passar despercebida em uma única projeção craniocaudal. Projeções adicionais oblíqua e *skyline* são úteis para avaliar a superfície articular da tróclea e os côndilos femorais nos casos de suspeita de fissuras ou fraturas dessas estruturas.

> **NOTA** A sobreposição pode ocorrer ao ponto de a fratura passar despercebida em uma projeção radiográfica única. Sempre realize duas projeções ortogonais.

Achados Laboratoriais

Um hemograma completo e análise bioquímica sérica são necessários para avaliar o estado geral do animal para anestesia e determinar se houve trauma concomitante em sistema renal ou hepatobiliar. Anormalidades laboratoriais consistentes não são observadas.

DIAGNÓSTICO DIFERENCIAL

O diagnóstico diferencial das fraturas da fise proximal do fêmur inclui luxação coxofemoral, fratura do colo femoral e fratura acetabular. No caso da fise distal, consideram-se as fraturas diafisárias e lesões de ligamentos do joelho.

MANEJO CLÍNICO

A intervenção cirúrgica é necessária a fim de prevenir a doença articular degenerativa grave e a claudicação.

TRATAMENTO CIRÚRGICO

O tratamento cirúrgico das fraturas fisárias consiste em redução anatômica e estabilização com fios de Kirschner ou pinos pequenos lisos que não interfiram com a função fisária residual. Essas fraturas consolidam rapidamente e os implantes lisos em geral são suficientes.

Nos animais que se aproximam da maturidade, implantes rosqueados podem ser empregados para aumentar a estabilidade da fixação. A redução anatômica é crucial para o bom resultado de fraturas fisárias da cabeça do fêmur. Do ponto de vista mecânico, a prevenção do movimento da fise capital reduzida e de fraturas fisárias distais é auxiliado pelo formato das superfícies fisárias fraturadas. Quando estas se separam, a fise do trocanter maior também deverá ser reduzida e estabilizada utilizando banda de tensão, a fim de contrapor as forças de distração dos músculos glúteos.

Manejo Pré-cirúrgico

Considerando que essas fraturas ocorrem após trauma, todos os animais acometidos devem ser examinados para possíveis lesões concomitantes e estabilizados antes da cirurgia, caso necessário. Animais que sofreram trauma devem receber analgesia (Capítulo 13).

Anestesia

Encaminhe-se às Tabelas 32.1 e 32.2 para o manejo anestésico de pacientes com fraturas.

Anatomia Cirúrgica

A fise capital proximal situa-se entre a epífise e o colo femoral, agindo como barreira para a passagem de vasos sanguíneos do colo femoral à epífise. O suprimento sanguíneo desta última envolve uma série de vasos cervicais ascendentes situados fora do colo do fêmur, os quais cruzam a fise e depois penetram na epífise. A anatomia cirúrgica do quadril é discutida na p. 2014.

A placa de crescimento distal do fêmur apresenta formato de W e está situada na reflexão da cápsula articular. Sua configuração e a superfície de osso esponjoso fornecem certo grau de estabilidade inerente à fratura. A posição da placa de crescimento necessita de uma artrotomia para facilitar a exposição (a anatomia cirúrgica do joelho é discutida na p. 1233).

Posicionamento

O animal deve ser posicionado em decúbito lateral com o membro fraturado para cima. A tricotomia deve estender-se de forma circular desde a linha média dorsal até a tíbia mais distal (para fraturas fisárias distais) e os campos cirúrgicos devem ser aplicados com o membro suspenso, a fim de permitir sua máxima manipulação durante a cirurgia.

TÉCNICA CIRÚRGICA

Abordagem Cirúrgica ao Fêmur Proximal e à Articulação Coxofemoral

Incise a pele 5 cm proximal ao trocanter maior. Curve a incisão distalmente adjacente ao bordo cranial do trocanter e estenda-a nessa direção por 5 cm sobre o fêmur proximal (Figura 33.91A). Incise o tecido subcutâneo e a junção do folheto superficial da fáscia lata e o bordo cranial do músculo bíceps femoral. Incise o folheto profundo do tensor da fáscia lata entre o músculo e o bordo profundo do bíceps femoral e do glúteo superficial. Rebata o tensor da fáscia lata cranialmente e o glúteo superficial e bíceps caudalmente (Figura 33.91B). Visualize a inserção tendínea do glúteo profundo afastando o glúteo médio proximalmente. Utilize um elevador de periósteo embaixo do glúteo profundo próximo à sua inserção e separe-o da cápsula articular utilizando um movimento de varredura com o afastador. Incise o tendão do glúteo profundo por um terço a metade de sua largura em seu ponto de inserção no trocanter maior (Figura 33.91C). Deixe 1 a 2 mm do tendão no trocanter para o fechamento, mas faça a incisão através dele próxima ao osso. Se a cápsula estiver lacerada, expondo a

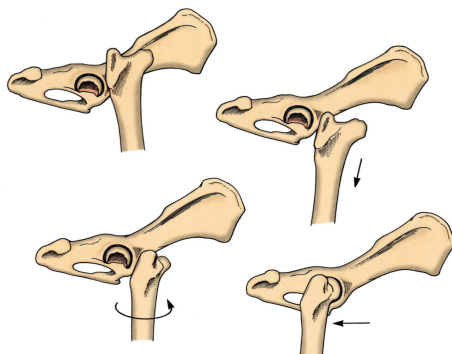

Figura 33.96 Para reduzir uma fratura fisária de cabeça do fêmur, traga o colo do fêmur em direção ventral até sua nivelação com a articulação do quadril. Desrotacione o fêmur e desloque-o caudalmente.

superfície da fratura do colo femoral, aumente a abertura na cápsula articular com uma incisão desde a borda do acetábulo lateralmente até o ponto de origem do vasto lateral. Caso contrário, incise a cápsula paralela ao eixo longo do colo femoral, próximo de seu bordo proximal. Continue a incisão lateralmente através do ponto de origem do vasto lateral na face cranial do fêmur proximal. É importante manter essa secção do ponto proximal da origem imediatamente embaixo do bordo seccionado do tendão do glúteo profundo. Rebata o vasto lateral distalmente para expor a articulação do quadril. Para reduzir a fratura fisária proximal do fêmur, (1) traga o colo femoral distalmente até que esteja nivelado com o acetábulo e cranial ao mesmo, (2) desrotacione o fêmur para corrigir a anteversão anormal e (3) deslize a superfície da fratura do colo femoral em sentido caudal até a superfície correspondente da epífise do fêmur (Figura 33.96).

Abordagem Cirúrgica ao Fêmur Distal

A estrutura mais reconhecível é geralmente a extremidade distal palpável da diáfise do fêmur, que serve como centro da incisão. Faça uma incisão na superfície craniolateral da articulação do joelho centralizada sobre a diáfise palpável do fêmur. Comece a incisão 4 a 5 cm proximal ao ponto central e estenda-a 4 a 5 cm distalmente (Figura 33.92A). Incise o tecido subcutâneo ao longo da linha e identifique a fáscia lata e o tendão patelar. Crie uma artrotomia parapatelar através da fáscia lata distal e da cápsula articular (Figura 33.92B). Faça a incisão ao longo do bordo caudal do músculo vasto lateral através do septo intermuscular da fáscia lata. A metáfise muitas vezes se situa cranial e lateral aos côndilos femorais e é exposta enquanto se realiza a incisão da cápsula articular e da fáscia lata (Figura 33.92C). Rebata os músculos do quadríceps, a patela e o tendão patelar medialmente para expor a superfície articular dos côndilos. Para reduzir a fratura distal do fêmur, alavanque os côndilos cranial e distalmente com um afastador de Hohmann entre os fragmentos da fratura.

Estabilização de Fraturas Fisárias Proximais de Fêmur com Fios de Kirschner Triangulados

Insira três fios de Kirschner paralelos entre si e posicionados no colo femoral, de forma que formem um triângulo. Em felinos, dois fios são suficientes. Insira os fios desde o aspecto lateral do fêmur paralelos ao ângulo do colo femoral; suas extremidades devem estar visíveis somente na superfície da fratura (Figura 33.97A). Reduza a fratura segurando o fêmur proximal com uma pinça de redução e manobrando-a até a posição correta. Mantenha a redução pressionando o fragmento no acetábulo e direcione os fios para dentro da epífise femoral (Figura 33.97B). Um problema comum dessa técnica é que os pinos que penetram a superfície articular não são visíveis para o cirurgião durante a cirurgia. A exceção é a cabeça femoral de felinos, que pode sofrer distração suficiente para se visualizar a cartilagem articular. A cabeça do fêmur é uma estrutura com formato de abóbada e, por essa razão, o comprimento do pino inserido na periferia será diferente do comprimento de um pino centralizado. A fim de determinar o comprimento adequado dos fios, insira o primeiro fio na periferia da epífise femoral de forma que penetre na cartilagem articular onde estiver visível. Estime o comprimento de fio que não vá penetrar na cartilagem e utilize-a como guia para os demais fios. Uma alternativa seria estimar a distância até a epífise e marcar um fio com uma pinça hemostática para promover um guia. Fixe um fio adjacente no guia de pino em uma distância estimada desde a epífise até a pinça. Direcione o pino até que o guia esteja adjacente à pinça. Direcione os demais fios na epífise femoral utilizando processo similar e mantenha a articulação em amplitude de movimento normal após a inserção de cada fio, para que não penetrem na superfície articular. Dobre os fios na superfície lateral e corte os excessos. Feche a incisão como de costume.

Estabilização de Fraturas Proximais de Fêmur com Parafuso de Compressão

Inicialmente, insira dois fios de Kirschner no colo femoral em direção lateral a medial, de forma que fiquem paralelos entre si. Posicione-os com um fio na secção dorsal e outro na ventral do colo do fêmur. Perfure um orifício de deslizamento entre os fios saindo no centro da superfície da fratura (Figura 33.98A). Angule os fios de Kirschner e o orifício para corrigir a anteversão do colo femoral. Reduza a fratura e direcione os fios até a epífise. Insira um guia de broca no orifício de deslizamento para perfurar o orifício rosqueado precisamente na epífise do fêmur (Figura 33.98B). Escareie o orifício e determine o comprimento de parafuso correto mensurando a distância da superfície lateral do trocanter maior até a superfície articular da epífise. Selecione um parafuso de comprimento 2 mm mais curto que a mensuração realizada. Prepare o orifício rosqueado e insira o parafuso (Figura 33.98C). Os fios podem ser deixados no local para promover maior estabilidade rotacional. Feche a incisão como de costume.

Estabilização de Fraturas Fisárias de Trocanter com Fio em Banda de Tensão

Reduza o trocanter e insira dois fios de Kirschner no fragmento. Direcione-os através da fise para alojá-los no fêmur proximal e verifique o reparo para definir se a estabilização será suficiente para impedir avulsão da fratura. Caso não seja, utilize um fio em banda de tensão, mesmo que possa impedir o crescimento da fise. Para a aplicação da banda de tensão, (1) perfure um orifício transverso no segmento ósseo principal, (2) passe um fio em formato de oito através do orifício e ao redor dos fios de Kirschner e (3) aperte o fio (técnicas de banda de tensão são discutidas na p. 1015).

Estabilização de Fraturas Fisárias Distais de Fêmur Salter I ou II com Pinos de Steinmann

Nas fraturas Salter I ou II da fise, pinos de Steinmann podem ser empregados sozinhos ou em combinação com pequenos fios de Kirschner. Os pinos podem ser inseridos como pinos de Rush, como pino IM ou pino cruzado (Figura 33.99). Reduza a fratura alavancando os côndilos cranial e distalmente com um afastador de Hohmann rombo inserido entre os fragmentos da fratura. Mantenha a redução durante a inserção dos pinos utilizando um fórceps de redução de Kern no aspecto lateral da metáfise distal do fêmur. Com uma pinça de redução aguda, segure a superfície da tróclea junto ao fórceps de Kern na superfície cranial do fêmur.

Quando se utiliza um pino de Steinmann como pino IM, deve-se inseri-lo através da cartilagem articular cranial à origem do ligamento cruzado cranial. Direcione o pino em sentido normógrado através da fratura proximalmente em direção ao fêmur para que deixe o osso através da fossa trocantérica. Corte a porção distal do pino e escareie abaixo do nível da cartilagem articular; corte os excessos abaixo do nível da pele na fossa trocantérica. Utilize um pino de diâmetro pequeno para que possa ser dobrado na curvatura do canal femoral conforme avança proximalmente. Considere adicionar um pino cruzado pequeno na fratura para estabilizá-la contra forças de rotação, se necessário (Figura 33.100).

Se pinos de Steinmann forem utilizados como pinos cruzados, posicione-os de forma que adentrem a epífise em um ponto cranial aos epicôndilos medial e lateral e guie-os proximalmente até

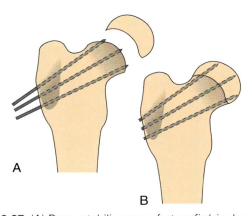

Figura 33.97 (A) Para estabilizar uma fratura fisária da cabeça do fêmur com fios de Kirschner, insira três fios através do colo femoral até a superfície da fratura. Triangule os fios. (B) Reduza a fratura e avance os fios até a epífise.

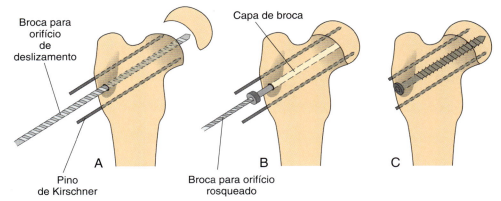

Figura 33.98 (A) Para estabilizar uma fratura fisária da cabeça do fêmur com parafuso cortical em forma de parafuso de compressão, insira dois fios de Kirschner (um superior e um inferior) no colo femoral, perpendiculares à superfície da fratura. Perfure um orifício de deslizamento entre os fios. (B) Reduza a fratura e avance os fios até a epífise do fêmur. Perfure o orifício rosqueado na epífise, meça o comprimento de parafuso adequado e faça a rosca na epífise. (C) Insira o parafuso de compressão.

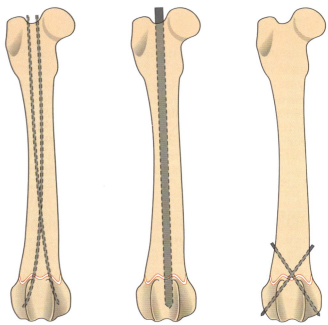

Figura 33.99 Estabilização de fraturas fisárias distais de fêmur pode ser realizada com múltiplos pinos inseridos pelo modo de Rush, pino intramedular único ou pinos cruzados.

MATERIAIS DE SUTURA E INSTRUMENTOS ESPECIAIS

A furadeira de bateria ou pneumática com guia de fio acoplado pode ser útil para inserir fios de Kirschner nas fraturas fisárias proximais do fêmur. Instrumentos que facilitam a redução da fratura incluem afastadores de Hohmann, fórceps de redução de Kern e pinça de redução aguda. Pinos de Steinmann IM pequenos e fios de Kirschner de vários tamanhos são necessários.

CUIDADO E AVALIAÇÃO PÓS-CIRÚRGICOS

Radiografias pós-operatórias são realizadas para avaliar o alinhamento, aparato e aposição. É indicada analgesia pós-operatória (Quadros 32.1 e 32.2 e Tabela 32.4). A atividade deve se restringir a passeios com guia e reabilitação física até que a fratura tenha consolidado. A reabilitação física (Tabelas 33.2 e 33.4 e Capítulo 11) encoraja o uso controlado do membro e função ótima após consolidação da fratura e é especialmente importante em fraturas que afetam o joelho. É preciso cuidado para desenvolver protocolos individualizados a cada paciente, dependendo da localização da fratura, da estabilidade e tipo de fixação, do potencial de cicatrização, das capacidades e atitudes do paciente e da disponibilidade ou capacidade do cliente de participar do cuidado do animal. As radiografias devem ser repetidas às 4 e 6 semanas (Figura 33.100). Fios de Kirschner e pinos cruzados em geral não são removidos, exceto quando causam problemas. Pinos IM devem ser removidos após consolidação da fratura.

COMPLICAÇÕES

Se a fratura fisária proximal não for adequadamente reduzida ou se os implantes penetrarem na cartilagem articular, alterações degenerativas significativas poderão ocorrer, necessitando de tratamento cirúrgico adicional.

PROGNÓSTICO

O prognóstico em longo prazo para retorno da função e ausência de dor após uma fratura fisária proximal do fêmur é bom se forem obtidas a redução correta e a estabilização adequada da fratura (Figura 33.101). Em animais com menos de 5 meses, todavia, pode ocorrer encurtamento do colo femoral devido ao fechamento precoce da fise capital, o que pode resultar em subluxação coxofemoral e maior risco de doença articular degenerativa.

No caso de fraturas da fise, a união óssea ocorre dentro de 4 a 6 semanas. Embora seja provável o retardo no crescimento ou fechamento prematuro da placa de crescimento distal, o prognóstico para o uso normal do membro é excelente com fraturas Salter tipo I ou II. Constituem exceções casos cuja lesão ocorre aos 3 a 5 meses ou cães de raça grande ou gigante, nos quais ainda há considerável potencial de crescimento.

FRATURAS DE PATELA

DEFINIÇÃO

Fraturas de patela resultam de perda da continuidade óssea e articular entre os polos proximal e distal da patela.

CONSIDERAÇÕES GERAIS E FISIOPATOLOGIA CLINICAMENTE RELEVANTE

Fraturas de patela podem resultar de trauma direto ou indireto, embora sejam incomuns. O trauma direto ocorre devido a um choque externo na superfície cranial da patela. A fratura resultante

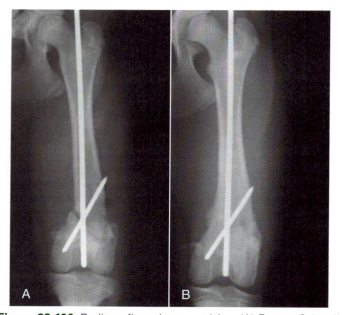

Figura 33.100 Radiografias pós-operatórias. (A) Fratura Salter II através da diáfise distal do fêmur estabilizada com pino intramedular e pino cruzado. (B) Fratura consolidada após 6 semanas.

ficarem visíveis na superfície da fratura. Reduza a fratura com certo excesso e direcione os pinos até a metáfise femoral e através dos córtices. As extremidades distais dos pinos podem ser escareadas mais profundamente após serem cortadas com um conjunto de pino ou mandril de Jacobs e martelo. Suture a cápsula articular utilizando padrão simples isolado. Feche o tecido subcutâneo e a pele como de costume.

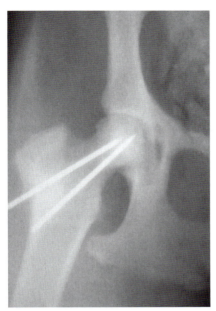

Figura 33.101 Radiografia pós-operatória de uma fratura fisária proximal de fêmur estabilizada com fios de Kirschner 6 semanas após a cirurgia. Note a perda de densidade óssea na circunferência do colo femoral. Esse "miolo de maçã" é uma observação pós-operatória frequente, porém com rara significância clínica.

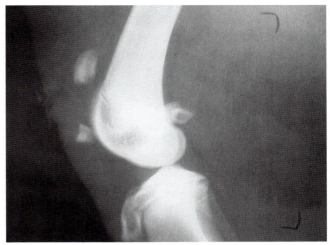

Figura 33.102 Radiografia lateral do joelho de um cão com fratura transversa da patela.

pode consistir em uma separação transversa no ponto médio entre os polos proximal e distal, fragmentação dos polos ou cominuição do corpo patelar. Já o trauma indireto é causado pela contração forçada do grupo muscular do quadríceps, que deposita forças tensoras excessivas através do corpo da patela. Estas resultam em fratura transversa entre os polos proximal e distal. Podem ocorrer, ainda, lacerações da fibrocartilagem parapatelar, do tendão do quadríceps e do ligamento patelar reto. Fraturas transversas ou cominutivas através do corpo da patela são incapacitantes porque provocam perda da função do quadríceps, levando à inabilidade de sustentar peso sobre o membro acometido. Sem tratamento, os fragmentos proximal e distal da patela separam-se devido às forças contrárias do quadríceps e do tendão patelar. Uma união fibrosa desenvolve-se entre os fragmentos e promove certa estabilidade, porém o suporte ainda é insuficiente para permitir a função normal. Ademais, a perda da congruência articular resulta em artrite degenerativa da articulação femoropatelar. Pequenos fragmentos de fratura nos polos proximal ou distal da patela podem não ser motivo de incapacidade se a integridade da inserção do quadríceps estiver mantida.

DIAGNÓSTICO

Apresentação Clínica

Sinais Clínicos

Cães de qualquer idade, raça ou sexo podem ser acometidos. As raças que apresentam miotonia congênita e raças atletas são mais suscetíveis a fraturas transversas causadas pela contração forçada do quadríceps. Felinos adultos jovens podem sofrer fratura transversa por estresse com trauma mínimo; essas fraturas são frequentemente bilaterais.

Histórico

Animais com fratura de patela resultante de trauma são geralmente avaliados devido a uma claudicação sem suporte de peso. Os tutores raramente testemunham o trauma em si. O trauma indireto ocorre geralmente quando o animal passa por atividade extenuante e apresenta claudicação repentina sem suporte de peso. Alguns gatos exibem claudicação de início duvidoso.

Achados de Exame Físico

Os animais em geral não sustentam peso sobre o membro acometido. A palpação demonstra dor e edema sobre a superfície cranial do joelho. A crepitação normalmente não é percebida porque os fragmentos se separam. A palpação também pode detectar um espaço vazio no mecanismo quadríceps-tendão patelar.

Diagnóstico por Imagem

As projeções-padrão craniocaudal ou caudocranial e mediolateral são necessárias para confirmar o diagnóstico (Figura 33.102). Muitos animais necessitam de sedação para imagens de qualidade (Tabelas 31.2 e 31.3). A radiografia do joelho contralateral de felinos pode revelar esclerose da patela, a qual normalmente precede uma fratura.

Achados Laboratoriais

Anormalidades laboratoriais consistentes não estão presentes.

DIAGNÓSTICO DIFERENCIAL

Fraturas da patela devem ser distinguidas de lacerações ou rupturas do tendão patelar resultantes de insuficiência do quadríceps. Essa distinção é realizada com base no aspecto radiográfico da patela.

MANEJO CLÍNICO

O tratamento conservador é indicado para felinos com mínimo deslocamento dos segmentos patelares. Não é indicado em cães (i.e., repouso ou fisioterapia passiva) se houver fratura cominutiva ou transversa com separação dos polos proximal e distal da patela. Pode ocorrer união fibrosa, embora a estabilidade fornecida seja insuficiente para permitir atividade normal. Fragmentos pequenos próximos dos polos podem ser manejados de forma conservadora se não interferirem com a movimentação da articulação femoropatelar.

TRATAMENTO CIRÚRGICO

Manejo Pré-cirúrgico
O animal deve ser confinado em uma gaiola até o momento da cirurgia. A bandagem acolchoada com tala lateral auxiliará no suporte do joelho. Analgésicos devem ser fornecidos a pacientes que sofreram trauma (Capítulo 13).

Anestesia
Encaminhe-se às Tabelas 32.1 e 32.2 para o manejo anestésico de pacientes com fraturas.

Anatomia Cirúrgica
A patela, maior sesamoide do corpo, encontra-se envolta pelos tendões do músculo quadríceps. Sua superfície profunda articula-se com o sulco troclear do fêmur e é composta por cartilagem articular hialina. A função da patela é dupla: (1) mantém a estabilidade em linha reta durante a contração do quadríceps e (2) fornece-lhe eficiência mecânica. Durante a cirurgia, é preciso cuidado para preservar as inserções do tendão do quadríceps e o ligamento patelar.

Posicionamento
O animal é posicionado em decúbito dorsal. O membro deve ser tricotomizado e preparado cirurgicamente desde o trocanter maior proximalmente até o tarso distalmente. A suspensão do membro facilita sua manipulação durante a cirurgia.

TÉCNICA CIRÚRGICA

Faça uma incisão de pele craniolateral 1 cm lateral à patela. Inicie a incisão 5 cm proximal a ela e estenda-a distalmente até a crista da tíbia. Incise o tecido subcutâneo sobre a patela e o tendão patelar, expondo as extremidades do fragmento. Estenda o membro para reduzir a fratura e estabilize os fragmentos com uma banda de tensão sobre a superfície cranial da patela (Figura 33.103). Tendo em vista a alta densidade óssea da patela, perfure antecipadamente os orifícios para facilitar a inserção do fio de Kirschner. Em cães pequenos e felinos, pode ser possível utilizar somente um fio. Insira o fio ortopédico ao redor das extremidades do fio de Kirschner e aperte. Visualize a superfície articular da patela para garantir redução anatômica após apertar o fio. O fio ortopédico circunferencial inserido através do tendão e ligamento patelar pode ser indicado em felinos para manter os fragmentos em aposição no caso de fraturas de estresse; o osso pode estar frágil e sujeito a uma fratura durante a inserção do fio de Kirschner.

Fraturas cominutivas são reparadas com banda de tensão no caso de dois fragmentos grandes o suficiente para serem estabilizados. Fragmentos pequenos são removidos. A principal preocupação é a restauração da integridade do mecanismo do quadríceps.

MATERIAIS DE SUTURA E INSTRUMENTOS ESPECIAIS

Afastadores autoestáticos são úteis para rebater o tecido mole adjacente. São frequentemente necessários fios ortopédicos, pinos pequenos, capa de broca e furadeira de bateria ou pneumática, a fim de possibilitar a aplicação da banda de tensão.

CUIDADO E AVALIAÇÃO PÓS-CIRÚRGICOS

Radiografias pós-operatórias são realizadas para avaliar o alinhamento, aparato e aposição. É indicada analgesia pós-operatória (Quadros 32.1 e 32.2 e Tabela 32.4). A atividade deve se restringir a passeios com guia e reabilitação física até que a fratura tenha consolidado. A limitação da atividade é crucial e deve ser obrigatoriamente respeitada, visto que a contração forçada do quadríceps causará ruptura do reparo. A reabilitação física (Tabelas 33.2 e 33.4 e Capítulo 11) encoraja o uso controlado do membro e função ótima após consolidação da fratura e é especialmente importante em fraturas que afetam o joelho. É preciso cuidado para desenvolver protocolos individualizados a cada paciente, dependendo da localização da fratura, da estabilidade e tipo de fixação, do potencial de consolidação, das capacidades e atitudes do paciente e da disponibilidade ou capacidade do cliente de participar do cuidado do animal (Capítulo 11). As radiografias devem ser repetidas em intervalos de 6 semanas até observação da consolidação da fratura. Os implantes, em geral, não são removidos, exceto quando causam problemas.

COMPLICAÇÕES

Fraturas de patela em felinos tratados com pino e banda de tensão apresentam maior incidência de complicações, com mais de 85% dos casos resultando em fratura adicional e deslocamento do fragmento. Fraturas proximais transversas da tíbia podem ocorrer em gatos com não união crônica de fraturas transversas da patela.

PROGNÓSTICO

O retorno da função atlética de cães depende da consolidação adequada e da redução da superfície articular. Haverá desenvolvimento de doença degenerativa, evidenciada na radiografia. O prognóstico funcional é bom a excelente se as instruções pós-operatórias forem seguidas cuidadosamente e se a integridade da articulação femoropatelar for mantida. A maioria dos felinos com fraturas de patela progride para uma não união fibrosa ou funcional, sendo que muitos exibem claudicação intermitente. A osteoartrite e a ossificação peripatelar são comumente observadas em casos acompanhados por longo prazo.

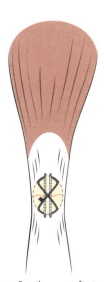

Figura 33.103 Estabilização de uma fratura transversa da patela com fio em banda de tensão.

FRATURAS DE TÍBIA E FÍBULA

FRATURAS DIAFISÁRIAS DE TÍBIA E FÍBULA

DEFINIÇÕES

Fraturas diafisárias de tíbia e **fíbula** ocorrem como resultado de trauma do membro pélvico e se constituem em uma perda da continuidade do osso cortical da diáfise. **Fraturas abertas** (feridas através da pele sobre o osso) podem ocorrer devido à escassa cobertura de tecido mole.

CONSIDERAÇÕES GERAIS E FISIOPATOLOGIA CLINICAMENTE RELEVANTE

Fraturas da tíbia de cães e gatos são primariamente resultado de trauma, incluindo acidentes automobilísticos, balísticos, brigas com outros animais e quedas. Embora a fíbula normalmente seja fraturada com a tíbia, raramente é realizada sua estabilização, a não ser que haja risco para a articulação do joelho ou do tarso. Condições patológicas subjacentes (p. ex., tumores esqueléticos) podem predispor o animal à fratura. A tíbia sofre efeito de muitas forças mecânicas e as fraturas podem ser de avulsão, transversas, oblíquas, espirais, cominutivas ou gravemente cominutivas. A escassez de tecidos moles aumenta a possibilidade de fraturas abertas e potencialmente reduz o suprimento sanguíneo extraósseo, podendo causar retardo na consolidação óssea. Todavia, existe a vantagem do emprego de fixadores externos. A escassa cobertura de tecido mole sobre placas ósseas resulta em irritação tecidual e hipersensibilidade ao frio.

Visto que fraturas de tíbia são causadas frequentemente por traumas, o animal deve ser cuidadosamente avaliado para se detectar lesões concomitantes, como contusões pulmonares, pneumotórax, fraturas de costela e miocardite traumática. Outras lesões concomitantes do membro podem incluir extenso dano ou perda de tecidos moles.

DIAGNÓSTICO

Apresentação Clínica

Sinais Clínicos

Cães e gatos de qualquer idade, raça ou sexo podem ser acometidos. Animais jovens sofrem trauma automobilístico com maior frequência.

Histórico

Os animais acometidos normalmente apresentam claudicação sem suporte de peso após o trauma. Os tutores podem não ter ciência da ocorrência de um trauma.

Achados de Exame Físico

Animais acometidos geralmente não apoiam peso sobre o membro acometido e apresentam edema, crepitação e dor no local da fratura. Esta pode ser aberta com ou sem perda de tecido mole. Os animais normalmente parecem apresentar respostas proprioceptivas anormais por estarem relutantes em mover o membro.

Diagnóstico por Imagem

A extensão da lesão de osso e tecido mole deve ser avaliada nas projeções craniocaudal e lateral, incluindo o joelho e tarso adjacentes à tíbia afetada. Animais assustados ou com dor severa podem necessitar de sedação (Tabelas 31.2 e 31.3) ou anestesia geral para a radiografia quando não são identificadas contraindicações (p. ex., choque, hipotensão, dispneia grave) à administração de sedativos ou anestésicos. Radiografias torácicas devem ser realizadas para avaliar trauma torácico.

Achados Laboratoriais

Um hemograma completo e análise bioquímica sérica são necessários para avaliar o estado geral do animal para anestesia e determinar se houve trauma concomitante em sistema renal ou hepatobiliar.

DIAGNÓSTICO DIFERENCIAL

O diagnóstico diferencial de fraturas da tíbia baseia-se no exame físico e radiográfico. Animais com fraturas de tíbia e fíbula devem ser avaliados com relação a descobrir se houve trauma ou se a fratura é resultado de uma condição patológica (neoplasia ou doença metabólica).

MANEJO CLÍNICO

O tratamento clínico de animais com fraturas de tíbia e fíbula pode incluir analgésicos (Capítulo 13) e antibióticos para fraturas abertas. O manejo conservador de fraturas diafisárias desses ossos consiste em talas e gesso, sendo reservado para fraturas fechadas, não deslocadas ou em galho verde, em animais imaturos. A fixação com gesso é adequada nesses casos porque as articulações acima e abaixo do osso fraturado (joelho e tarso) podem ser imobilizadas e as fraturas consolidarão rapidamente.

> **NOTA** Ao se optar pela fixação com gesso, considere o fato de o animal ser ou não capaz de sustentar seu peso nos demais três membros.

TRATAMENTO CIRÚRGICO

A decisão acerca de realizar uma redução aberta ou fechada de fraturas diafisárias de tíbia baseia-se na configuração da fratura, escore de avaliação e seleção do implante (Quadro 33.16) (ver seção sobre redução de fraturas na p. 988). Se for realizada a redução aberta da tíbia fraturada, será preciso considerar a coleta de um enxerto autógeno de osso esponjoso a fim de melhorar a consolidação. O local mais acessível para esse fim é o fêmur distal ipsilateral (p. 991).

QUADRO 33.16 Tomada de Decisão para Redução Aberta ou Fechada de Fraturas da Diáfise Tibial

Redução Aberta
- Fraturas reduzíveis deslocadas com fixação interna

Redução Aberta Limitada
- Fraturas reduzíveis deslocadas com fixador esquelético externo
- Fraturas cominutivas que necessitam de enxerto de osso esponjoso

Redução Fechada
- Fraturas não deslocadas com coaptação externa ou fixador esquelético externo
- Fraturas cominutivas não reduzíveis com fixador esquelético externo

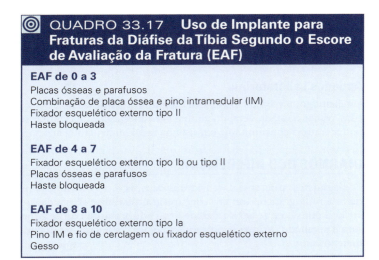

QUADRO 33.17 Uso de Implante para Fraturas da Diáfise da Tíbia Segundo o Escore de Avaliação da Fratura (EAF)

EAF de 0 a 3
Placas ósseas e parafusos
Combinação de placa óssea e pino intramedular (IM)
Fixador esquelético externo tipo II
Haste bloqueada

EAF de 4 a 7
Fixador esquelético externo tipo Ib ou tipo II
Placas ósseas e parafusos
Haste bloqueada

EAF de 8 a 10
Fixador esquelético externo tipo Ia
Pino IM e fio de cerclagem ou fixador esquelético externo
Gesso

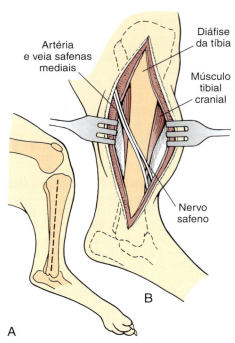

Figura 33.104 (A) Para acessar o aspecto craniomedial da tíbia, faça uma incisão de pele craniomedial. Estenda a incisão pelo comprimento do osso caso pretenda aplicar placa. (B) Disseque através da fáscia evitando veia safena medial nervo safeno, cruzando o terço médio a distal da diáfise da tíbia.

Sistemas de fixação aplicáveis à diáfise da tíbia incluem bandagens com gesso; pinos IM com fios de cerclagem ou suporte com fixador externo; hastes bloqueadas; fixadores externos lineares, circulares ou híbridos; e placas ósseas (Quadro 33.17). O implante selecionado deve refletir o escore de avaliação da fratura (p. 985).

Manejo Pré-cirúrgico

Feridas abertas devem ser manejadas inicialmente por meio de tricotomia cuidadosa, limpeza da ferida e cultura bacteriana para testar sensibilidade antibiótica. Culturas de feridas abertas devem ser obtidas antes da administração de antibióticos. O membro deve ser estabilizado temporariamente com uma bandagem de Robert Jones ou bandagem macia e tala para imobilizar os fragmentos, diminuir ou prevenir o edema de tecidos moles, proteger ou prevenir feridas abertas e melhorar o conforto do paciente até que a cirurgia possa ser realizada. O manejo de dor pós-operatória também deve ser instituído (Capítulo 13) e lesões concomitantes devem ser manejadas antes da indução anestésica para fixação da fratura. Antibióticos profiláticos são indicados em reduções fechadas (Capítulo 13).

Anestesia

Encaminhe-se às Tabelas 32.1 e 32.2 para o manejo anestésico de pacientes com fraturas.

Anatomia Cirúrgica

A diáfise da tíbia é redonda à secção transversal e lembra uma curvatura em S quando vista do aspecto cranial. A superfície craniomedial do osso não possui cobertura muscular e pode ser facilmente palpada, servindo como referência à localização da incisão. Os músculos extensores da superfície lateral da tíbia e os flexores caudais a ela podem ser afastados para expô-la. A veia safena medial cruza a porção medial de seu terço distal.

Posicionamento

O membro deve ser preparado desde o quadril até abaixo do tarso. Se for planejado um enxerto de osso esponjoso, será necessário preparar um sítio doador. Para a redução fechada ou aberta limitada e aplicação de FEE, o animal deverá ser posicionado com o membro acometido suspenso a partir do teto, a fim de melhorar a visualização do alinhamento articular correto (p. 990). A redução aberta com aplicação de placa também pode ser realizada com o membro suspenso. Se for planejado o uso de pino IM ou haste bloqueada, o animal deverá ser posicionado em decúbito dorsal com o campo cirúrgico preparado de forma a expor a superfície medial do membro.

TÉCNICA CIRÚRGICA

Abordagem Craniomedial à Tíbia

Faça uma incisão de pele craniomedial paralela à crista da tíbia e estenda-a por todo o comprimento do osso (Figura 33.104A). Continue a dissecção através da fáscia, evitando a veia e o nervo safeno medial e cruzando o terço médio a distal da diáfise tibial (Figura 33.104B).

Técnicas de Aplicação de Implantes Específicas à Tíbia
Aplicação de Bandagens

Bandagens podem ser aplicadas como método único de fixação em fraturas estáveis de cães e gatos jovens, em casos nos quais a fratura irá manter a redução adequada e consolidar-se rapidamente (princípios gerais de aplicação de gesso são apresentados na p. 995). O gesso bivalve, aplicado sobre uma bandagem acolchoada cortada em seus lados lateral e medial e colada novamente, pode ser utilizado ocasionalmente para suportar um fixador interno.

Posicione o cão em decúbito lateral com o membro fraturado para cima. Peça ao assistente para segurar o membro em ligeira extensão e angulação varo. Aplique a malha, uma bandagem acolchoada e o material de gesso (Figura 33.105). Para construir o gesso bivalve, utilize acolchoamento extra durante a aplicação do gesso. Após sua secagem, corte-o longitudinalmente ao longo das superfícies medial e lateral e, em seguida, prenda-o com esparadrapo em sua posição novamente. Gessos bivalves não oferecem fixação tão rígida quanto gessos cilíndricos, mas fornecem suporte adicional à fixação com pino ou placa e podem ser facilmente trocados para permitir o tratamento da ferida.

CAPÍTULO 33 Manejo de Fraturas Específicas

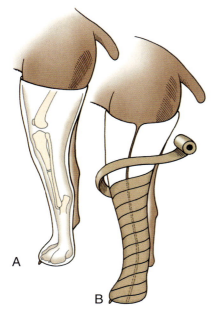

Figura 33.105 Talas de gesso são utilizadas para estabilizar fraturas de tíbia fechadas e não deslocadas em pacientes com escore de avaliação da fratura de 8 a 10. (A) Tala cilíndrica completa, que imobiliza o joelho e o jarrete, é posicionada com o membro em ligeira extensão e angulação vara. (B) O gesso pode ser confeccionado bivalve por meio da aplicação do material sobre múltiplas camadas acolchoadas e sua secção nos aspectos lateral e medial, seguida de fixação das duas partes ao redor do membro com atadura elástica.

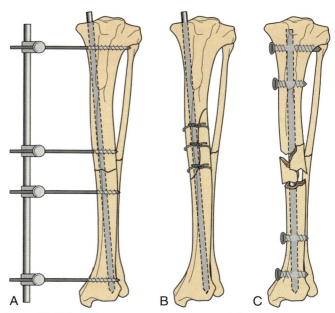

Figura 33.106 (A) Fraturas transversas ou oblíquas curtas podem ser estabilizadas com pino intramedular (IM) e fixador externo unilateral. (B) Fraturas espirais ou oblíquas podem ser tratadas com pino IM e múltiplos fios de cerclagem. (C) A haste bloqueada pode ser empregada para suportar fraturas não reduzíveis. (Modificada de Johnson AL, Dunning D. *Atlas of Orthopedic Surgical Procedures of the Dog and Cat*. St. Louis: Elsevier; 2005.)

Aplicação de Pinos Intramedulares

Um pino IM pode ser utilizado para estabilizar fraturas diafisárias, fornecendo excelente resistência a dobramento, embora nenhuma a forças rotacionais ou axiais. Implantes adicionais devem ser empregados para promover suporte rotacional e axial na maioria das fraturas (princípios gerais da aplicação de pinos IM são discutidos na p. 1008). Fraturas transversas ou oblíquas curtas tratadas com pinos IM requerem uma tala de fixação externa unilateral para controlar a rotação (Figura 33.106A). Fraturas espirais ou oblíquas, nas quais o comprimento da linha de fratura mede duas a três vezes o diâmetro da diáfise, podem ser tratadas com pino IM e múltiplos fios de cerclagem (Figura 33.106B). Fraturas não reduzíveis concomitantes requerem haste bloqueada para fixação (Figura 33.106C). A inserção correta do pino IM é importante para evitar interferência com a articulação do joelho. Técnicas de inserção de pino de maneira retrógrada aumentam o risco de lesão das estruturas intra-articulares em cães e do tendão patelar em gatos. A inserção normógrada do pino deve ser realizada pelo aspecto medial da extremidade proximal da tíbia, de forma que penetre no osso em um ponto médio entre o tubérculo tibial e o côndilo medial da tíbia, sobre a crista medial do platô tibial (Figura 33.107). Em seguida, direcione o pino no canal medular para que saia pela fratura. Reduza a fratura e guie o pino distalmente. Aloje-o no segmento ósseo distal, parando antes que ele penetre na superfície articular. Para estimar a profundidade adequada de penetração do pino no segmento distal, um segundo pino de igual comprimento pode ser utilizado como referência. Caso seja utilizado um fixador externo com o pino IM, este deverá ser pequeno o suficiente para que os pinos de fixação possam ser inseridos através da diáfise da tíbia.

> **NOTA** Estime o tamanho do pino a partir da radiografia pré-operatória. Pode ser necessário um pino menor para permitir seu posicionamento na curvatura da tíbia.

> **NOTA** Pinos devem ser inseridos de forma normógrada, a partir da tíbia proximal. Sempre manipule o tarso de forma a garantir que o pino não interfira com a articulação.

Aplicação de Hastes Bloqueadas

Hastes bloqueadas são utilizadas para estabilizar tanto fraturas simples quanto cominutivas de tíbia. Fornecem resistência contra forças de rotação, dobramento e compressão, podendo formar uma ponte eficaz sobre fraturas não reduzíveis (princípios gerais de aplicação de hastes bloqueadas são discutidos na p. 1011). O tamanho de pino selecionado deve corresponder à largura do canal medular na região do istmo do osso. Insira a haste bloqueada de forma normógrada, iniciando pelo aspecto craniomedial do platô tibial. Faça uma abordagem parapatelar medial (p. 1235) para expor o ponto de inserção. Flexione o joelho em 90 graus para facilitar a inserção.

Aplicação de Fixador Esquelético Externo

O FEE é particularmente útil no tratamento de uma ampla variedade de fraturas diafisárias da tíbia. A rigidez da fixação pode ser aumentada em animais com escore de avaliação baixo adicionando-se mais pinos de fixação e utilizando-se arranjos bilaterais e biplanares. Como as fraturas da tíbia são frequentemente abertas, o uso de fixação externa é desejável a fim de evitar a invasão do local de fratura com

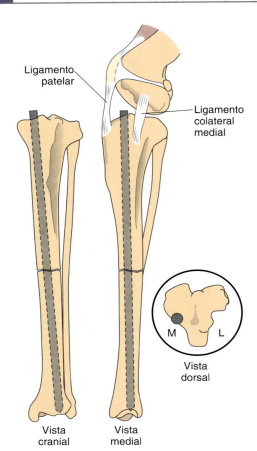

Figura 33.107 Inserção normógrada correta de pino intramedular na tíbia. O pino é inserido através da pele no aspecto medial da tíbia proximal de forma que penetre por um ponto médio entre o tubérculo da tíbia e o côndilo medial tibial, na crista medial do platô tibial.

implantes metálicos. A remoção do implante é fácil e desejável devido à falta de cobertura de tecidos moles e à frequência de ocorrência de fraturas abertas. Posicione o cão em decúbito dorsal e prepare os campos cirúrgicos com o membro suspenso. Utilize a técnica de redução aberta limitada em fraturas reduzíveis e a de redução fechada em fraturas não reduzíveis.

Aplique o arranjo tipo Ia na superfície cranial medial da tíbia (Figura 33.108A) (princípios gerais de aplicação de fixadores externos são discutidos na p. 998). Essa localização evita que os pinos de fixação atravessem grandes massas musculares, o que aumentaria a morbidade. Aplique o arranjo tipo Ib nas superfícies cranial lateral e cranial medial da tíbia (Figura 33.108B).

Arranjos Tipo II

A penetração de grandes massas musculares é inevitável com fixadores externos tipo II, mas o arranjo ainda é um dos mais utilizados devido à sua maior rigidez e porque os pinos de transfixação proximais e distais podem ser empregados como guias para o alinhamento do membro. Para aplicar um arranjo tipo II, insira pinos de transfixação nas metáfises proximal e distal da tíbia. Alternativamente, insira o pino de transfixação proximal na diáfise proximal para reduzir sua mobilidade. Centralize os pinos de transfixação no plano frontal do osso e paralelos às suas respectivas superfícies articulares. Reduza a fratura e fixe os pinos com as barras conectoras medial e lateral. Preencha o arranjo inserindo pelo menos dois pinos (de preferência três) proximais e distais à fratura (Figura 33.108C). Para obter rigidez adicional com o arranjo tipo II máximo, pode-se realizar a inserção de pinos de transfixação conectando ambas as barras, medial e lateral, por meio de um sistema de guia (p. 998). Radiografias pós-operatórias devem ser realizadas para garantir redução adequada da fratura, posição correta dos pinos e alinhamento articular. Corrija o mau alinhamento valgo ou varo afrouxando os grampos e promovendo a distração do lado correto do membro até que as superfícies articulares estejam paralelas (Figura 33.109). Corrija a rotação discreta revertendo a posição dos grampos do lado apropriado dos pinos no fragmento distal. Faça os esforços necessários para alinhar corretamente o membro antes que o procedimento seja completado. Fixadores externos circulares podem ser utilizados de forma eficaz em fraturas diafisárias de tíbia, especialmente fraturas cominutivas não reduzíveis tratadas com redução fechada. O arranjo do fixador pode ser manipulado após a cirurgia para corrigir deformidades angulares nos planos craniocaudal e mediolateral. Esses fixadores permitem micromovimentação axial controlada dos segmentos ósseos estabilizados, promovendo rápida união óssea. Contudo, requerem considerável planejamento pré-operatório e construção prévia do arranjo a fim de encurtar o tempo cirúrgico, bem como muitos cuidados pós-operatórios para minimizar complicações relacionadas com o implante (princípios gerais de aplicação de fixadores externos são discutidos na p. 1003). A combinação de um anel e fios distais com uma haste conectora e pinos de fixação proximais, arranjo conhecido como híbrido, é útil na estabilização de fraturas completas de tíbia com segmentos distais curtos (princípios gerais de aplicação de arranjos híbridos são apresentados na p. 1008).

Aplicação de Placas Ósseas e Parafusos

Placas ósseas são um excelente método de estabilização de fraturas diafisárias da tíbia, neutralizando forças axiais, rotacionais e de dobramento. A função da placa depende da fratura (Figura 33.110) (princípios gerais de aplicação de placas são apresentados na p. 1016). Incise a pele cranial à posição antecipada para a placa a fim de evitar que ela irrite os tecidos em cicatrização. Contorne a placa para adequá-la à superfície curvada medial da tíbia. Ao tratar uma fratura não reduzível, contorne-a segundo a projeção radiográfica craniocaudal da tíbia contralateral. Aplique a placa sobre a superfície medial da tíbia.

> **NOTA** É essencial que a placa seja moldada para adequar-se à configuração normal da tíbia. A falha em reproduzir a curvatura tibial resultará em angulação em valgo do membro.

Técnicas de Fixação para Fraturas Específicas

Estabilização de Fraturas Transversas ou Oblíquas Curtas do Terço Médio da Diáfise Tibial

A estabilização de fraturas transversas ou oblíquas curtas requer suporte rotacional e de flexão; as segundas também requerem suporte axial. Sistemas de fixação úteis em animais com escore de avaliação baixo incluem a placa óssea e parafusos inseridos para funcionar como placa de compressão, ou fixador esquelético externo tipo II. Em animais de escore moderado, pode-se utilizar placa de compressão, haste bloqueada, fixador externo tipo II mínimo ou tipo Ib. Fraturas transversas ou oblíquas curtas em pacientes com escore de avaliação alto podem ser estabilizadas com fixador externo tipo Ia de seis pinos, pino IM com fixador tipo Ia ou gesso, caso a fratura seja em galho verde ou não deslocada (Figura 33.111).

CAPÍTULO 33 Manejo de Fraturas Específicas 1125

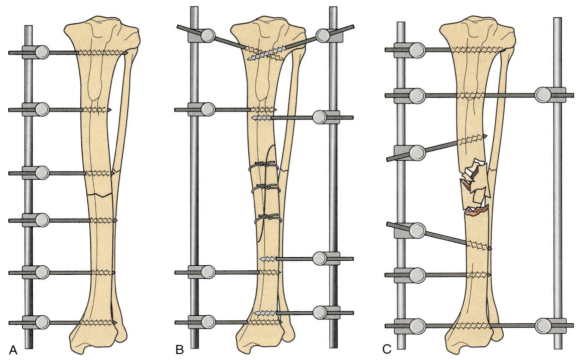

Figura 33.108 Fixadores externos tipos Ia e Ib são empregados para tratar fraturas em pacientes com escore de avaliação alto e moderado. (A) O fixador externo tipo I é posicionado na superfície craniomedial da tíbia para estabilizar uma fratura transversa. (B) A reconstrução anatômica de uma fratura oblíqua longa com fio de cerclagem restaura a coluna óssea e permite compartilhamento de carga com um fixador externo tipo Ib. (C) Fixadores externos tipo II são utilizados para tratar pacientes com escore de avaliação baixo. O arranjo tipo II mínimo é preenchido utilizando pinos de fixação unilaterais. (Modificada de Johnson AL, Dunning D. *Atlas of Orthopedic Surgical Procedures of the Dog and Cat.* St. Louis: Elsevier; 2005.)

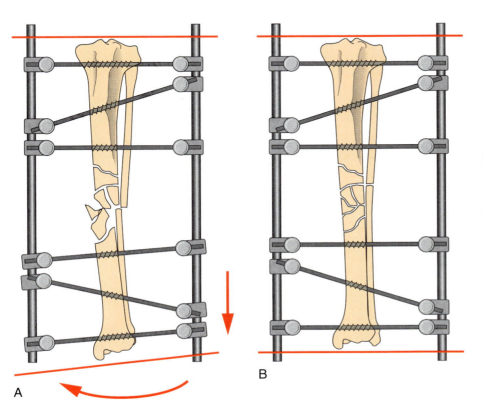

Figura 33.109 (A) Para corrigir angulação em valgo da tíbia, afrouxe os grampos distais à fratura. Reposicione o segmento distal do osso movendo os grampos distalmente na barra lateral e proximalmente na barra medial até que as articulações estejam paralelas. Reverta o procedimento na correção da angulação em varo. (B) Quando as articulações estiverem alinhadas, aperte os grampos.

Estabilização de Fraturas Oblíquas Longas ou Cominutivas de Terço Médio da Diáfise Tibial com Fragmento em Borboleta Grande

Essas fraturas podem ser reduzidas anatomicamente e a compressão interfragmentária pode ser aplicada com fio de cerclagem ou parafusos de compressão. As forças axiais, rotacionais e de flexão geradas pelo suporte do peso são neutralizadas com placas ósseas, hastes bloqueadas ou pinos IM com fio de cerclagem, ou fixadores externos.

Sistemas de fixação úteis para fraturas oblíquas longas de pacientes com escore de avaliação baixo incluem parafusos de compressão ou fios de cerclagem para promover compressão interfragmentária e reconstruir o cilindro ósseo, seguidos de fixação com placa óssea, haste bloqueada ou fixador externo tipo II. Com escores moderados, podem ser utilizados placas de neutralização, hastes bloqueadas ou fixador externo tipo II ou Ib combinado a parafusos de compressão ou fio de cerclagem para promover compressão interfragmentária. No caso de escore de avaliação alto, pode-se estabilizar a fratura com pino IM combinado a fios de cerclagem fixador externo tipo Ia (Figura 33.112).

Estabilização de Fraturas Cominutivas de Terço Médio da Diáfise Tibial com Múltiplos Fragmentos

Essas fraturas são realinhadas utilizando técnicas de redução indireta (p. 990). Tendo em vista que não ocorre compartilhamento de carga entre o implante e o osso até a formação do calo biológico, essas fraturas necessitam de suporte axial, rotacional e de flexão rígido. Estresses muito altos serão depositados sobre o implante e sua conexão com o osso. Se o ambiente biológico for favorável, os estresses terão duração curta, reduzindo a probabilidade de falha do implante. Se o ambiente não for favorável, todavia, os estresses agirão sobre o implante por maior período, aumentando sua probabilidade de falha.

A estabilização pode ser obtida em pacientes com escore de avaliação baixo utilizando-se uma placa óssea em formato de ponte com ou sem pino IM, haste bloqueada ou fixador externo tipo II máximo. Pacientes com escore moderado podem ser tratados com placa óssea em ponte, haste bloqueada ou fixador externo tipo II mínimo. Nesses casos, o escore somente será alto se o ambiente biológico for extremamente favorável (p. ex., animal de 4 a 5 meses com trauma de apenas um membro, fechado e de baixa velocidade), e o paciente pode ser tratado com fixador externo tipo Ib (Figura 33.113).

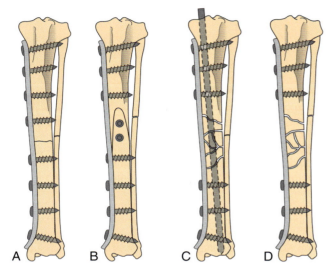

Figura 33.110 Uma placa posicionada na superfície medial da tíbia pode funcionar como (A) placa de compressão para fraturas transversas, (B) placa de neutralização para suportar fraturas oblíquas reconstruídas com parafusos de compressão ou (C-D) placa em ponte com ou sem pino intramedular para conectar fratura não reduzível.

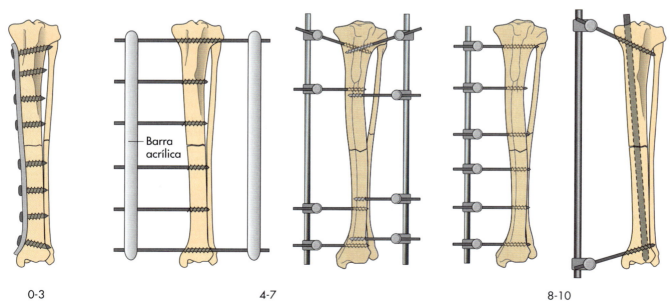

Figura 33.111 Métodos para estabilizar fraturas transversas ou oblíquas curtas de tíbia com base no escore de avaliação.

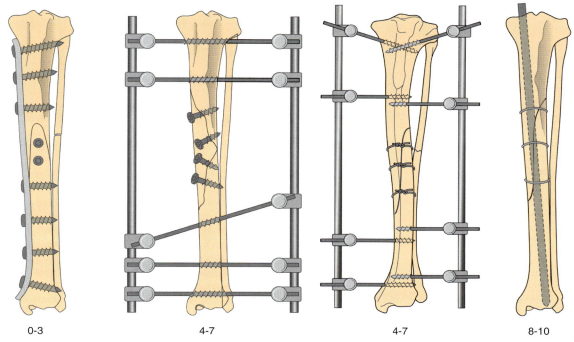

Figura 33.112 Métodos sugeridos para estabilizar fraturas oblíquas longas ou cominutivas reduzíveis de tíbia com base no escore de avaliação.

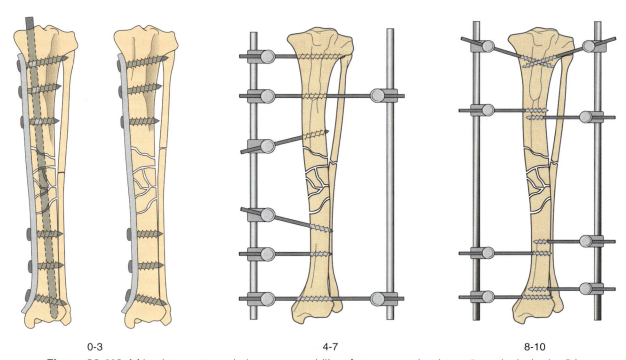

Figura 33.113 Métodos recomendados para estabilizar fraturas cominutivas não reduzíveis de tíbia com base no escore de avaliação.

MATERIAIS DE SUTURA E INSTRUMENTOS ESPECIAIS

O equipamento necessário para a inserção de pinos e fios inclui afastadores, pinças de fixação óssea, pinças de redução, mandril de pino de Jacobs, pinos IM, fios de Kirschner, fio ortopédico, torcedores de fio e cortadores de fio e pino. Equipamentos adicionais necessários à fixação externa incluem uma furadeira de baixa RPM e um sistema de fixador externo. O equipamento de aplicação de hastes bloqueadas é necessário para inserção dos pinos, e o de placa, junto com uma furadeira de alta velocidade, é necessário à aplicação de placa e parafusos.

CUIDADO E AVALIAÇÃO PÓS-CIRÚRGICOS

Radiografias pós-operatórias são realizadas para avaliar o alinhamento, aparato e aposição. É indicada analgesia pós-operatória (Quadros 32.1 e 32.2 e Tabela 32.4). A atividade deve se restringir a passeios com guia e reabilitação física até que a fratura tenha consolidado. A reabilitação física (Tabelas 33.2 e Capítulo 11) encoraja o uso controlado do membro e função ótima após consolidação da fratura. É preciso cuidado para desenvolver protocolos individualizados a cada paciente, dependendo da localização da fratura, da estabilidade e tipo de fixação, do potencial de consolidação, das capacidades e atitudes do paciente e da disponibilidade ou capacidade do cliente de participar do cuidado do animal.

Bandagens e gessos requerem intenso manejo por parte dos tutores, bem como avaliações frequentes pelo veterinário. Abrasões e feridas são causadas pela pressão do gesso. O manejo envolve sua remoção e substituição por um gesso bivalve, junto com o tratamento da ferida. A desestabilização precoce da fratura para tratamento de ferida pode retardar a consolidação.

Após redução aberta com FEE, a incisão deve ser coberta. Compressas de gaze devem ser abertas e aplicadas para preencher o espaço entre a barra de fixação e a pele ao redor dos pinos, seguidas de bandagem ao redor do fixador. É preciso cuidado para incluir a pata na bandagem durante o período pós-operatório imediato, a fim de prevenir o edema. Feridas abertas devem ser tratadas diariamente com curativos úmidos a secos até que se forme um leito de granulação. As feridas são então cobertas com acolchoamento não adesivo e a bandagem é trocada conforme necessário. A hidroterapia diária auxilia na limpeza de feridas abertas, reduz o edema pós-operatório e mantém limpos os trajetos dos pinos. O animal deve ser liberado para o tutor com instruções de exercícios limitados e cuidados para evitar acidentes com o fixador. Se a bandagem do fixador externo for mantida, deverá ser trocada semanalmente. Se não, pode-se lançar mão da hidroterapia com massagem utilizando uma ducha. O primeiro *checkup* deve ocorrer às 2 semanas para remoção dos pontos e avaliação do fixador, seguido de avaliações radiográficas a cada 6 semanas.

Embora uma fratura estabilizada de maneira rígida seja ótima para a formação óssea inicial, o remodelamento ósseo subsequente é melhorado aumentando-se a carga através do osso fraturado. A remoção de metade do fixador tipo Ib (convertendo-o a um tipo Ia) ou remoção de pinos específicos de um fixador tipo I ou II reduz a rigidez do arranjo e permite aplicação de carga maior no osso em remodelamento ao mesmo tempo que a fratura é protegida. A desestabilização é normalmente realizada 6 semanas após a cirurgia, dependendo da avaliação da fratura. A formação óssea inicial e a ponte no local da fratura devem estar radiograficamente evidentes antes que se inicie a desestabilização. A barra da fixação externa pode ser completamente removida após evidência radiográfica de ponte óssea completa nas linhas de fratura. Pode-se utilizar uma bandagem ou tala de suporte para proteger o osso em consolidação por algumas semanas após remoção do fixador.

Após aplicação de placa em uma fratura diafisária, o membro deve ser mantido por alguns dias com bandagem macia, a fim de reduzir o edema. Em geral, o animal será capaz de apoiar completamente o membro em 2 a 3 semanas. A restrição de espaço é recomendada até que haja sinais radiográficos de união óssea evidente.

A remoção da placa raramente é necessária após a união óssea porque a irritação tecidual e a sensibilidade a frio têm sido associadas à ausência de cobertura adequada de tecidos moles sobre a placa. Pinos IM podem ser removidos após consolidação da fratura, mas hastes bloqueadas são geralmente deixadas, exceto quando ocorrem complicações relacionadas com esses implantes.

COMPLICAÇÕES

As complicações que ocorrem com fraturas de tíbia incluem a osteomielite, migração do implante resultando em irritação de tecidos moles, má união, união retardada e não união. A má decisão acerca da escolha do implante em relação à avaliação da fratura é a causa mais comum de complicações. Felinos tratados com fixadores externos rígidos podem apresentar risco de retardo na união ou não união. O uso de fixação externa na tíbia pode cursar com frouxidão dos pinos e drenagem de conteúdo por seus trajetos.

PROGNÓSTICO

O prognóstico do reparo de fraturas de tíbia é geralmente bom quando são seguidos os procedimentos de manejo da fratura.

FRATURAS METAFISÁRIAS E ARTICULARES DE TÍBIA E FÍBULA

DEFINIÇÕES

Fraturas metafisárias e **epifisárias** ocorrem no osso trabecular. Fraturas articulares cursam com ruptura da superfície articular.

CONSIDERAÇÕES GERAIS E FISIOPATOLOGIA CLINICAMENTE RELEVANTE

Fraturas da metáfise e epífise proximal da tíbia são raras em cães e gatos maduros. Normalmente, são de natureza transversa ou oblíqua curta, podendo ser cominutivas como resultado de traumatismo grave, tal como em acidentes com armas de fogo. Fraturas distais da tíbia de animais maduros geralmente envolvem os maléolos ou lesões erosivas que os removem. A perda da estabilidade maleolar resulta em perda da função dos ligamentos colaterais e instabilidade talocrural. É necessário alinhamento preciso da superfície articular em fraturas de maléolo, bem como fixação rígida, a fim de promover estabilidade e minimizar o desenvolvimento subsequente de doença articular degenerativa.

DIAGNÓSTICO

Apresentação Clínica
Sinais Clínicos

Cães e gatos de qualquer idade, raça ou sexo podem ser acometidos. Animais jovens sofrem com maior frequência traumas automobilísticos.

Histórico

Os animais acometidos normalmente apresentam claudicação sem suporte de peso após o trauma.

Achados de Exame Físico

Devido à natureza traumática das fraturas de tíbia e fíbula, a avaliação do animal deve ser completa, a fim de detectar anormalidades de outros sistemas do organismo. A palpação do membro revela edema, dor, crepitação e aparente instabilidade da articulação adjacente. A lesão por cisalhamento do tarso (p. 1269) pode estar associada à fratura distal da tíbia. Embora não existam nervos importantes na área, os animais normalmente parecem possuir resposta proprioceptiva anormal por estarem relutantes em mover o membro.

Diagnóstico por Imagem

A extensão da lesão óssea e de tecidos moles deve ser avaliada nas projeções craniocaudal e lateral, incluindo as articulações proximal e distal à tíbia acometida. Radiografias de estresse podem demonstrar frouxidão anormal das articulações do tarso ou movimentação associada à fratura na epífise proximal da tíbia. Animais assustados ou com dor severa podem necessitar de sedação (Tabelas 31.2 e 31.3) ou anestesia geral após determinação de que não existem complicações (p. ex., choque, hipotensão, dispneia grave) que contraindiquem a administração de sedativos ou anestésicos. Radiografias torácicas devem ser realizadas para avaliar trauma à cavidade.

Achados Laboratoriais

Um hemograma completo e análise bioquímica sérica são necessários para avaliar o estado geral do animal para anestesia e determinar se houve trauma concomitante em sistema renal ou hepatobiliar. Anormalidades laboratoriais consistentes não são observadas.

DIAGNÓSTICO DIFERENCIAL

Os animais trazidos ao atendimento com fraturas proximais ou distais da tíbia devem ser avaliados para definir se a fratura foi causada por trauma ou condição patológica subjacente (neoplasia, doença metabólica). Luxações articulares podem ser distinguidas de fraturas por meio de radiografias.

MANEJO CLÍNICO

O tratamento clínico de animais com fraturas metafisárias e epifisárias de tíbia e fíbula inclui analgésicos (Capítulo 13) e administração de antibióticos para tratar fraturas abertas (Capítulo 9). Fraturas proximais não deslocadas podem ser tratadas com gesso.

TRATAMENTO CIRÚRGICO

Fraturas metafisárias proximais simples da tíbia podem ser tratadas com pinos IM e de Steinmann ou fios de Kirschner inseridos como pinos cruzados. Fraturas cominutivas do platô tibial devem ser tratadas com aplicação de placa de suporte. O autoenxerto de osso esponjoso é empregado para melhorar o reparo e acelerar a consolidação. Fraturas articulares requerem redução anatômica e estabilização com parafuso de compressão ou placa. Fraturas de maléolo requerem técnicas de fios em banda de tensão para resistir à tração dos ligamentos colaterais. Animais com lesões de cisalhamento instáveis do tarso são tratados com restabelecimento da estabilidade társica utilizando fixador externo ou ligamento sintético e gesso bivalve com manejo adequado da ferida (p. 1269).

Manejo Pré-cirúrgico

Lesões e perdas teciduais extensas podem ser notadas na área da fratura. Feridas abertas devem ser manejadas inicialmente por meio de tricotomia cuidadosa, limpeza da ferida e cultura bacteriana para testar sensibilidade antibiótica. A tíbia deve ser estabilizada temporariamente com uma bandagem de Robert Jones (p. 982) ou bandagem macia e tala para imobilizar os fragmentos, diminuir ou prevenir o edema de tecidos moles, proteger ou prevenir feridas abertas e melhorar o conforto do paciente até que a cirurgia possa ser realizada. O manejo de dor pós-operatória também deve ser instituído (Capítulo 13) e lesões concomitantes devem ser manejadas antes da indução anestésica para fixação da fratura.

Anestesia

Encaminhe-se às Tabelas 32.1 e 32.2 para o manejo anestésico de pacientes com fraturas.

Anatomia Cirúrgica

O aspecto medial da tíbia proximal encontra-se recoberto somente pela pele e tecido subcutâneo, podendo ser facilmente palpado e acessado. O nervo safeno corre caudal à superfície medial da tíbia proximal. O aspecto lateral da tíbia e da fíbula é revestido pelo músculo tibial cranial, sendo possível visualizar o tendão do músculo extensor digital longo. O ligamento colateral lateral insere-se desde o côndilo lateral do fêmur até a cabeça da fíbula, estabilizando o joelho. O nervo fibular e a artéria poplítea situam-se caudais à cabeça da fíbula.

O maléolo medial da tíbia distal e o maléolo lateral da fíbula estendem-se distais às superfícies articuladas de tíbia e tálus. As porções longa e curta dos ligamentos colaterais mediais emergem do maléolo medial. O mesmo ocorre no lado lateral. Esses ligamentos são essenciais à estabilidade do jarrete (tarso). Os tendões dos músculos tibial cranial e extensor digital longo cruzam a superfície cranial da tíbia distal. A veia safena medial cruza a superfície medial da tíbia distal.

Posicionamento

O membro deve ser preparado desde o quadril até abaixo do tarso. Se for planejado um enxerto de osso esponjoso, será necessário preparar um sítio doador (tíbia proximal ou úmero proximal ipsolateral). O animal deverá ser posicionado em decúbito lateral ou dorsal com o membro preparado para fraturas proximais de tíbia e fíbula. No caso de fraturas distais, posiciona-se o animal em decúbito dorsal.

TÉCNICA CIRÚRGICA

Abordagem Cirúrgica à Tíbia Proximal

O acesso craniomedial à tíbia (p. 1122) estende-se proximalmente para incluir a metáfise. Utiliza-se a abordagem lateral ao joelho (p. 1234) para expor a cabeça da fíbula quando se deseja sua estabilização.

Abordagem Cirúrgica à Tíbia Distal

Estenda a abordagem craniomedial à tíbia (p. 1122) distalmente para expor o maléolo medial. Faça uma incisão de pele lateral sobre o maléolo e utilize dissecção romba e cortante para expor o osso.

Estabilização de Fraturas Proximais da Tíbia

Fraturas da metáfise proximal da tíbia podem ser estabilizadas com gesso se a fratura puder ser reduzida de maneira fechada, se estiver estável e se possuir potencial de consolidação rápida (escore de avaliação 8 a 10).

Técnicas gerais para aplicação de gesso são encontradas na p. 995, e específicas para a tíbia, na p. 1121. Caso seja necessária a redução aberta de fraturas transversas ou oblíquas curtas da tíbia proximal, estabilize-as com pinos IM conforme descrito para as fraturas diafisárias da tíbia (p. 1123). Se a fratura não apresentar estabilidade rotacional, angule um fio de Kirschner através da linha

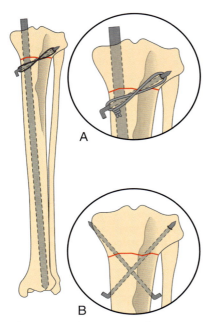

Figura 33.114 Fraturas únicas da metáfise proximal da tíbia de cães com escore de avaliação alto podem ser estabilizadas com pino intramedular. (A) Fios de Kirschner e em formato de oito podem ser adicionados para promover estabilidade rotacional. (B) Fios cruzados também podem ser utilizados.

de fratura. Insira um fio ortopédico em formato de oito ao redor das duas extremidades do fio de Kirschner para promover compressão da linha de fratura (Figura 33.114A). Essas fraturas também podem ser estabilizadas com pinos cruzados. Reduza a fratura e direcione um fio de Kirschner desde a superfície lateral da epífise tibial, passando pela fratura e metáfise para sair pelo córtex medial. Direcione um segundo fio a partir da epífise medial da tíbia, passando pela fratura e metáfise para sair no córtex lateral. Tenha cuidado para não penetrar a superfície articular. Outra alternativa seria inserir os fios de Kirschner desde a epífise até a metáfise (Figura 33.114B). Pode ser necessário suporte externo adicional em cães com escore de avaliação moderado.

Fraturas cominutivas do platô tibial devem ser suportadas para impedir seu colapso. Aplique uma placa óssea com função de placa de suporte do lado medial da tíbia proximal. Se for percebida perda óssea do lado lateral da tíbia proximal, considere adicionar um fixador externo tipo Ia para suportar o platô. Adicione um autoenxerto de osso esponjoso em possíveis defeitos. Suporte o reparo conforme necessário utilizando uma tala ou um fixador externo transarticular.

Estabilização de Fraturas Maleolares

Fraturas dos maléolos são, em geral, tratadas por meio de redução aberta e fixação interna com fio em banda de tensão; contudo, também pode ser utilizado um parafuso ósseo com função de parafuso de compressão caso o escore da fratura seja baixo e o fragmento seja grande o suficiente (Figura 33.115A e B). A fixação ou coaptação externa adicional é empregada para suportar o dispositivo de fixação interna.

Aplicação de Banda de Tensão

Reduza a fratura (maléolo medial da tíbia ou lateral da fíbula) e insira dois fios de Kirschner no fragmento (pode ser que caiba somente um no fragmento). Direcione-os através da linha de fratura para alojá-los no fragmento ósseo principal. Faça um orifício transverso no segmento principal, passe um fio em formato de oito envolvendo o fio de Kirschner e aperte (Figura 33.115C).

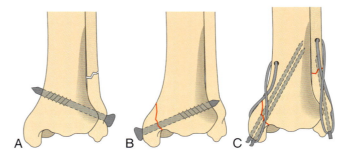

Figura 33.115 (A-B) Fraturas dos maléolos tibial e fibular podem ser reparadas com parafuso de compressão. (C) Fios em banda de tensão podem ser utilizados em pacientes com escore de avaliação alto.

Aplicação de Parafusos de Compressão

Para o maléolo medial, reduza a fratura e perfure um orifício de deslizamento (de diâmetro igual ao das roscas do parafuso) no fragmento maleolar. Utilize uma capa de broca no orifício e perfure um menor (equivalente ao diâmetro central do parafuso) através da tíbia. Meça, prepare, selecione e insira um parafuso de comprimento apropriado. Deverá ocorrer compressão da fratura (Figura 33.115A e B e p. 1019 para técnicas de inserção de parafuso de compressão). Assim que a fíbula proximal ou distal estiver estabilizada na tíbia, deverá ser tratada como fragmento, por meio da perfuração de um orifício de deslizamento através dela e um rosqueado através da tíbia.

MATERIAIS DE SUTURA E INSTRUMENTOS ESPECIAIS

Os instrumentos necessários incluem uma furadeira de alta velocidade, equipamento para parafusos de compressão, fios de Kirschner, pinos IM, fios ortopédicos, torcedores de fio, cortadores de fio e pinça de redução. Para aplicação de placa de suporte, é necessário um equipamento de placas ósseas.

CUIDADO E AVALIAÇÃO PÓS-CIRÚRGICOS

Radiografias pós-operatórias são realizadas para avaliar o alinhamento, aparato e aposição. É indicada analgesia pós-operatória (Quadros 32.1 e 32.2 e Tabela 32.4). Após fixação interna, deve-se aplicar uma bandagem acolchoada macia durante alguns dias para controlar o edema e promover suporte aos tecidos. Cães ativos podem necessitar de tala por 3 a 6 semanas a fim de proteger implantes inseridos na tíbia distal. A reabilitação física (Tabelas 33.2 e 33.4 e Capítulo 11) encoraja o uso controlado do membro e função ótima do tarso após consolidação da fratura. É preciso cuidado para desenvolver protocolos individualizados a cada paciente, dependendo da localização da fratura, da estabilidade e tipo de fixação, do potencial de consolidação, das capacidades e atitudes do paciente e da disponibilidade ou capacidade do cliente de participar do cuidado do animal. A reabilitação física para pacientes com fraturas tratadas com talas por 6 semanas geralmente inicia após remoção da tala. Feridas abertas devem ser tratadas diariamente com curativos úmidos a secos até que se forme um leito de granulação. As feridas são então cobertas com acolchoamento não adesivo e a bandagem é trocada conforme necessário. A hidroterapia diária auxilia na limpeza da ferida aberta e redução do edema pós-operatório. O primeiro *checkup* deve ocorrer às 2 semanas para remoção dos pontos e avaliação do fixador, seguido de avaliações radiográficas a cada 6 semanas. Pode ser necessário remoção do implante após consolidação óssea caso ele interfira com o tecido mole ou cause irritação.

COMPLICAÇÕES

Fraturas que envolvem a superfície articular predispõem a articulação ao desenvolvimento de doença articular degenerativa. O mau alinhamento de fraturas articulares geralmente culmina com essa complicação.

PROGNÓSTICO

Fraturas metafisárias normalmente cicatrizam rápido devido à grande quantidade de osso esponjoso ao redor da fratura. Em geral, o osso trabecular consolida com mínima formação de calo ósseo.

FRATURAS FISÁRIAS DE TÍBIA E FÍBULA

DEFINIÇÕES

Fraturas fisárias podem ocorrer através da placa de crescimento cartilaginosa da tíbia proximal ou distal, ou da tuberosidade da tíbia em animais imaturos. Também são conhecidas como *fraturas da placa epifisária* ou *deslizamento fisário*.

CONSIDERAÇÕES GERAIS E FISIOPATOLOGIA CLINICAMENTE RELEVANTE

A fise cartilaginosa é mais fraca do que o osso e ligamentos adjacentes, o que a torna mais suscetível a traumas (p. 984). A classificação de Salter-Harris é utilizada para categorizar fraturas fisárias com base em seu aspecto radiográfico e histológico (p. 984). Na tíbia, essas fraturas podem ou não estar deslocadas. Fraturas fisárias proximais da tíbia são geralmente Salter I ou II, podendo, em casos raros, ser do tipo Salter III ou IV. Nas fraturas Salter I ou II com fratura concomitante de fíbula, a epífise pode estar deslocada em sentido caudolateral em relação à diáfise da tíbia, podendo ocorrer lesão também nos ligamentos colaterais. Em geral, são necessárias a redução aberta e a fixação interna para restaurar a anatomia normal. Fraturas fisárias distais da tíbia também são mais comumente Salter I ou II.

DIAGNÓSTICO

Apresentação Clínica
Sinais Clínicos
Essas fraturas ocorrem em cães ou gatos imaturos com fises abertas.

Histórico
Os animais acometidos geralmente apresentam claudicação sem suporte de peso após o trauma. Os tutores podem não ter ciência da ocorrência de trauma.

Achados de Exame Físico
Devido à natureza traumática das fraturas fisárias, a avaliação do animal deve ser completa, a fim de detectar anormalidades de outros sistemas do organismo. A palpação do membro revela edema, dor, crepitação e instabilidade da articulação adjacente. Os cães normalmente parecem possuir resposta proprioceptiva anormal por estarem relutantes a mover o membro.

Diagnóstico por Imagem
Radiografias craniocaudais e laterais da tíbia e fíbula acometidas (incluindo as articulações proximal e distal) são necessárias para diagnosticar fraturas Salter I a IV. No caso de fraturas minimamente deslocadas, pode ser difícil determinar se a fise de radiolucência normal realmente está fraturada. Radiografias para comparação com o membro contralateral são muitas vezes benéficas, particularmente no caso de avulsões da tuberosidade da tíbia. Animais assustados ou com dor severa podem necessitar de sedação (Tabelas 31.2 e 31.3) ou anestesia geral para a radiografia quando não são identificadas contraindicações (p. ex., choque, hipotensão, dispneia grave) à administração de sedativos ou anestésicos. Radiografias torácicas devem ser realizadas para avaliar trauma torácico.

> **NOTA** As radiografias realizadas no momento da lesão não fornecem informação acerca das lesões por esmagamento da fise ou lesões do suprimento sanguíneo fisário. Portanto, é mais difícil estabelecer um prognóstico adequado para o crescimento no momento do trauma.

Achados Laboratoriais
Um hemograma completo e análise bioquímica sérica são necessários para avaliar o estado geral do animal para anestesia e determinar se houve trauma concomitante em sistema renal ou hepatobiliar.

DIAGNÓSTICO DIFERENCIAL

Fraturas fisárias podem ser distinguidas de luxações articulares ou trauma de tecidos moles por meio de exames radiográficos.

MANEJO CLÍNICO

O tratamento clínico de animais com fraturas fisárias de tíbia pode incluir analgésicos (Capítulo 13) e antibióticos para tratar feridas abertas (Capítulo 9). Fraturas não deslocadas ou minimamente deslocadas podem ser estabilizadas adequadamente com gesso.

TRATAMENTO CIRÚRGICO

A maioria das fraturas fisárias é classificada com escore de 8 a 10, visto que os animais acometidos são jovens e as fraturas de fise consolidam rapidamente. Portanto, o sistema de implante selecionado não necessita permanecer por muito tempo. O tratamento cirúrgico de fraturas fisárias deslocadas consiste na redução anatômica e estabilização com fios de Kirschner ou pinos pequenos lisos que não interfiram com a função da fise. Pinos inseridos perpendiculares à fise permitem crescimento mais prontamente do que pinos oblíquos ou ancorados no osso cortical (técnica de pinos cruzados). Em animais próximos da maturidade, implantes rosqueados podem ser empregados para comprimir a fise fraturada.

> **NOTA** Utilize implantes lisos ao cruzar a fise de animais com potencial de crescimento.

Manejo Pré-cirúrgico
O membro pélvico deve ser estabilizado temporariamente com uma bandagem de Robert Jones (p. 981) ou bandagem macia e tala para imobilizar os fragmentos, diminuir ou prevenir o edema de tecidos moles, proteger ou prevenir feridas abertas e melhorar o conforto do paciente até que a cirurgia possa ser realizada. Lesões concomitantes devem ser manejadas antes da indução anestésica para a fixação da fratura. O manejo de dor pós-operatória também deve ser instituído (Capítulo 13).

Anestesia

Encaminhe-se às Tabelas 32.1 e 32.2 para o manejo anestésico de pacientes com fraturas.

Anatomia Cirúrgica

A anatomia cirúrgica da tíbia e da fíbula encontra-se discutida na p. 1122.

Posicionamento

O membro deve ser preparado desde o quadril até abaixo do tarso. O animal é posicionado em decúbito dorsal e o campo cirúrgico é preparado para fraturas fisárias da tíbia.

TÉCNICA CIRÚRGICA

Abordagem Cirúrgica Craniotibial à Tíbia

Utilize uma extensão proximal da abordagem craniomedial à tíbia (p. 1122) para fraturas fisárias proximais e avulsões da tuberosidade da tíbia.

Abordagem Cirúrgica à Fise Distal

Acesse as fraturas da fise distal com uma extensão da abordagem craniomedial à tíbia realizando uma incisão de pele cranial e afastando os tendões extensores.

Estabilização de Fraturas Não Deslocadas

Trate fraturas fisárias não deslocadas com redução fechada e gesso imobilizando o joelho e o tarso (Figura 33.105). Bandagens aplicadas sobre a tíbia devem se estender desde os dígitos até acima do joelho. O joelho deve ser estendido a fim de reduzir a fratura fisária proximal durante a aplicação do gesso.

Estabilização de Fraturas Deslocadas

Fraturas deslocadas requerem abordagem cirúrgica e redução cuidadosa para restabelecer o alinhamento da fise. Fios de Kirschner ou pinos de Steinmann cruzados podem ser utilizados para estabilizar fraturas fisárias da tíbia. Para estabilizar fraturas fisárias proximais da tíbia, direcione um fio de Kirschner desde a superfície lateral da epífise tibial passando pela fise até a metáfise, atravessando o córtex medial. Faça o mesmo com o segundo fio de Kirschner, mas seguindo um sentido de medial a lateral (Figura 33.116). Um terceiro fio pode ser direcionado desde a tuberosidade da tíbia até a metáfise para promover estabilização adicional.

Para estabilizar fraturas fisárias distais da tíbia, direcione um fio de Kirschner desde o maléolo medial, passando pela fise até chegar na metáfise lateral. Direcione o segundo fio desde a epífise lateral no maléolo lateral, passando pela fise até a metáfise. Aloje ambos os fios no córtex da metáfise (Figura 33.116).

Estabilização de Fraturas por Avulsão da Tuberosidade da Tíbia

Fraturas que ocorrem através da fise da tuberosidade da tíbia resultam em deslocamento proximal dela e devem ser reduzidas e estabilizadas para restaurar a função do quadríceps e a extensão do joelho. Em alguns casos, a redução fechada por meio de extensão suficiente do joelho promove realinhamento do fragmento. O membro pode ser mantido com gesso durante 2 a 3 semanas. Caso seja necessária redução aberta, a fratura deverá ser estabilizada com fios de Kirschner com ou sem fio em banda de tensão. Reduza a tuberosidade da tíbia e direcione dois fios de Kirschner através da fise para alojá-los na tíbia proximal. Verifique o reparo para determinar se a estabilização foi suficiente para impedir avulsão da fratura; caso

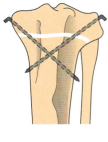
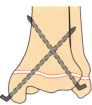

Figura 33.116 Fraturas fisárias de tíbia podem ser tratadas com redução aberta e colocação de fios de Kirschner.

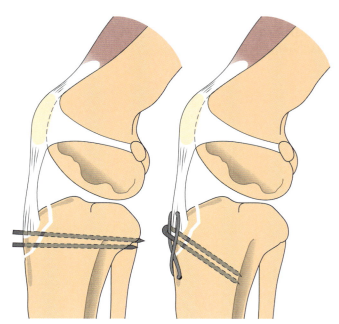

Figura 33.117 Avulsões da tuberosidade da tíbia podem ser reduzidas e estabilizadas com dois fios de Kirschner. Se ocorrer deslocamento do fragmento durante a flexão do joelho, pode-se adicionar um fio ortopédico em formato de oito.

não tenha sido, aplique uma banda de tensão, embora esta possa impedir o crescimento fisário. Para inserir a banda de tensão, perfure um orifício transverso no segmento ósseo principal, passe um fio em formato de oito pelo orifício e ao redor do fio de Kirschner e aperte-o (Figura 33.117) (a aplicação de fios em banda de tensão é apresentada na p. 1015).

MATERIAIS DE SUTURA E INSTRUMENTOS ESPECIAIS

São necessários fios de Kirschner, pinos de Steinmann, fios ortopédicos, torcedores e cortadores de fio e pinças de redução óssea.

CUIDADO E AVALIAÇÃO PÓS-CIRÚRGICOS

Radiografias pós-operatórias são realizadas para avaliar o alinhamento, aparato e aposição. Após fixação interna, deve-se aplicar uma bandagem acolchoada macia durante alguns dias para controlar o edema e promover suporte aos tecidos. É indicada analgesia pós-operatória (Quadros 32.1 e 32.2 e Tabela 32.4). A atividade deve se restringir a passeios com guia e reabilitação física até que a fratura tenha consolidado. A reabilitação física (Capítulo 11) encoraja o uso controlado do membro e função ótima após consolidação da fratura e é especialmente importante em fraturas que afetam o joelho. É preciso cuidado para desenvolver protocolos individualizados a cada paciente, dependendo da localização da fratura, da estabilidade e tipo de fixação, do potencial de consolidação, das capacidades e atitudes do paciente e da disponibilidade ou capacidade do cliente de participar do cuidado do animal. O primeiro *checkup* deve ocorrer às 2 semanas para remoção dos pontos e avaliação do fixador, seguido de avaliações radiográficas a cada 4 a 6 semanas. Radiografias do osso fraturado e do contralateral podem ser realizadas e comparadas em relação ao comprimento ósseo 2 a 3 semanas após o trauma, a fim de determinar a função da fise. Fises cartilaginosas que cicatrizam de forma a permitir o retorno da função aparecem na radiografia como uma linha radiolucente. Ademais, o aumento do comprimento ósseo deve estar aparente. Se a linha da fise se apresentar com densidade de osso, ocorreu ossificação endocondral e a continuação da função fisária é provável. A remoção do implante é indicada após consolidação da fise (4 semanas) para permitir crescimento ósseo (se a fise estiver funcional após o trauma). Passadas 3 a 4 semanas da cirurgia, fios de banda de tensão utilizados na estabilização da tuberosidade da tíbia são removidos para encorajar a função fisária e prevenir deformidades.

PROGNÓSTICO

Embora o prognóstico da consolidação de uma fratura fisária seja excelente, a função continuada e o crescimento fisário dependem da quantidade de lesão sofrida pela zona de células proliferativas. O prognóstico é bom para o crescimento futuro se a fratura separar a fise cartilaginosa na zona de células hipertróficas. Por outro lado, o prognóstico é ruim para o crescimento se o trauma destruir a fise. Infelizmente, a maioria das fraturas de fise causadas por trauma resulta em lesão das células em crescimento e prognóstico reservado para o crescimento. Embora a tíbia e a fíbula se constituam em um sistema ósseo pareado, o fechamento prematuro da fise proximal ou distal da tíbia geralmente resulta em membro mais curto e retilíneo, que o animal compensa por meio da extensão do joelho. O mau alinhamento caudal da epífise proximal da tíbia pode causar aumento do ângulo do platô tibial. O fechamento prematuro da fise na região da tuberosidade da tíbia pode alterar a conformação da tíbia proximal, resultando em piora da função e doença articular degenerativa do joelho.

REFERÊNCIAS BIBLIOGRÁFICAS

1. Arzi B, Verstraete FJ. Internal fixation of severe maxillofacial fractures in dogs. *Vet Surg*. 2015;44:437-442.
2. Milgram J, Hod N, Benzioni H. Normograde and retrograde pinning of the distal fragment in humeral fractures of the dog. *Vet Surg*. 2012;41:671-676.
3. Perry KL, Bruce M, Woods S, et al. Effect of fixation method on postoperative complication rates after surgical stabilization of lateral humeral condylar fractures in dogs. *Vet Surg*. 2015;44:246-255.
4. Cint F, Pisani G, Vezzoni L, et al. Kirschner wire fixation of Salter-Harris type IV fracture of the lateral aspect of the humeral condyle in growing dogs. A retrospective study of 35 fractures. *Vet Comp Orthop Traumato*. 2017;16:62-68.
5. Pozzi A, Hudson CC, Gauthier CM, et al. Retrospective comparison of minimally invasive plate osteosynthesis and open reduction and internal fixation of radius-ulna fractures in dogs. *Vet Surg*. 2013;42:19-27.
6. Uhl JM, Kapatkin AS, Garcia TC, et al. Ex vivo biomechanical comparison of a 3.5-mm locking compression plate applied cranially and a 2.7-mm locking compression plate applied medially in a gap model of the distal aspect of the canine radius. *Vet Surg*. 2013;42:840-846.
7. Perry KL, Adams RJ, Woods S, et al. Calcaneal fractures in non-racing dogs and cats: complications, outcome, and associated risk factors. *Vet Surg*. 2016;46:39-51.
8. Kornmayer M, Failing K, Matis U. Long-term prognosis of metacarpal and metatarsal fractures in dogs. A retrospective analysis of medical histories in 100 re-evaluated patients. *Vet Comp Orthop Traumatol*. 2014;27:45-53.

34

Doenças Articulares

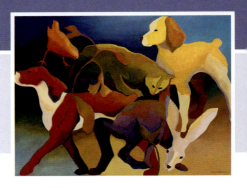

PRINCÍPIOS GERAIS E TÉCNICAS

DEFINIÇÕES

O termo **artrose** denota uma junção ou articulação entre dois ossos; também é um termo utilizado para definir uma doença degenerativa articular. A **poliartrite** é a inflamação que afeta simultaneamente várias articulações. **Osteoartrite** ou **osteoartrose** são doenças articulares degenerativas (DAD) primariamente não inflamatórias, caracterizadas por degeneração da cartilagem articular, hipertrofia óssea marginal (**osteofitose**) e alterações da membrana sinovial. **Anquilose** é o resultado de DAD ou doenças inflamatórias, nas quais a articulação funde-se após nova produção óssea.

Articulações sinoviais (p. ex., articulação do ombro, quadril, cotovelo ou joelho) são revestidas por uma **membrana sinovial** e permitem movimento relativamente livre. Os componentes das **articulações fibrosas** (p. ex., crânio e alvéolos dentários) e **cartilaginosas** (p. ex., sínfise mandibular e placas de crescimento) unem-se a tecido fibroso ou cartilagem, respectivamente; portanto, permitem pouco ou nenhum movimento. A **artroscopia** trata-se do emprego de um endoscópio para examinar e tratar articulações. A **artrotomia** é a exposição cirúrgica de uma articulação. **Artroplastia** é a revisão de uma estrutura articular. **Artrodese** é o tratamento cirúrgico que conduz à fusão da articulação. **Displasia** refere-se ao desenvolvimento anormal dos tecidos órgãos ou células, sendo frequentemente diagnosticada em cães nas articulações do quadril ou joelho.

CONSIDERAÇÕES GERAIS

Uma articulação deve ser considerada um órgão composto por cartilagem, osso subcondral, líquido articular, sinóvia e ligamentos associados. Sua função e saúde relacionam-se diretamente com a saúde de diversas outras estruturas e órgãos, incluindo ossos, músculos e tendões. O diagnóstico e o tratamento dos distúrbios articulares são importantes aspectos da ortopedia veterinária. Muitas dessas doenças são manejadas preferencialmente de forma clínica em vez de cirúrgica, de modo que a base do conhecimento não cirúrgico das doenças articulares faz-se necessária para a diferenciação entre doenças articulares cirúrgicas e não cirúrgicas, a fim de que seja prescrita a terapia correta. O conhecimento acerca da estrutura e função normal da articulação, sua resposta à lesão e o tratamento das doenças articulares também são fatores essenciais à seleção de regimes apropriados de tratamento e estabelecimento preciso do prognóstico.

As artropatias comuns de cães e gatos geralmente se categorizam como inflamatórias ou não inflamatórias (Quadro 34.1). Artropatias inflamatórias são ainda classificadas em infecciosas ou não infecciosas. Já estas últimas podem ser erosivas ou não erosivas. As artropatias não inflamatórias comuns de cães e gatos são a DAD (em geral devido à displasia do quadril ou cotovelo ou ruptura de ligamento cruzado cranial [LCC]) e artropatias resultantes de trauma ou neoplasia. Diversos agentes etiológicos já foram associados a artropatias infecciosas em cães e gatos, incluindo bactérias, espiroquetas (p. ex., *Borrelia burgdorferi*), riquétsias (*Anaplasma phagocytophilum, Ehrlichia ewingii, Neorickettsia risticii* e *Rickettsia rickettsii*), micoplasmas, fungos, calicivírus (felinos), formas L bacterianas (felinos) e protozoários. As artropatias não infecciosas e não erosivas incluem a poliartrite não erosiva imunomediada idiopática, poliartrite inflamatória crônica, sinovite linfocítica plasmocítica e a artrite associada a doenças sistêmicas (lúpus eritematoso sistêmico [LES]). Já as artropatias erosivas ou deformantes incluem a artrite reumatoide (rara em cães e gatos), poliartrite progressiva crônica felina, poliartrite erosiva dos Greyhounds e artropatia proliferativa periosteal. As fisiopatologias das artropatias mais comumente diagnosticadas são discutidas individualmente neste capítulo (ver discussão adiante). Maiores informações sobre artropatias também podem ser encontradas em grande parte dos textos médicos.

DIAGNÓSTICO DAS DOENÇAS ARTICULARES

Apresentação Clínica

A história e apresentação clínica da doença articular varia dependendo da artropatia (ver seções sobre artropatias diversas neste capítulo). Os cães são normalmente trazidos ao atendimento com história aguda ou crônica de claudicação com graus variáveis. A doença articular acomete cães de todas as raças, idades e tamanhos. Estima-se que a osteoartrite, artropatia mais frequentemente diagnosticada, acometa 20% dos cães acima de 1 ano. Felinos são afetados com menor frequência, ou doenças articulares passam despercebidas nessa espécie. É importante ressaltar que existe evidência crescente de que a osteoartrite felina seja mais comum do que relatada no passado.

Achados de Exame Físico

Os cães demonstram graus variáveis de claudicação associada a artropatias. É possível palpar assimetria muscular (entre os membros) e aumento de volume articular. Este último pode ser resultado de efusão articular, fibrose periarticular ou osteofitose. Durante a manipulação das articulações, notam-se anormalidades da amplitude de movimento, instabilidade, dor e crepitação. Para uma discussão mais completa acerca dos achados do exame físico, o leitor deve procurar por articulações individuais neste capítulo.

Diagnóstico por Imagem

A pesquisa radiográfica é um método importante e comum de exame das articulações acometidas; todavia, as alterações que ocorrem com muitas doenças podem ser similares, tornando a radiografia muitas vezes inespecífica. Os achados radiográficos das

CAPÍTULO 34 Doenças Articulares

QUADRO 34.1 Classificação das Artropatias em Cães e Gatos

Inflamatórias
Infecciosas
Bactérias
Vírus
Riquétsias
Espiroquetas
Fungos
Micoplasmas
Protozoários

Não Infecciosas
Erosivas
Artrite reumatoide
Poliartrite progressiva crônica felina
Poliartrite erosiva dos Greyhounds
Artropatia proliferativa periosteal
Não Erosivas
Poliartrite imunomediada idiopática
Poliartrite inflamatória crônica
Sinovite linfocítico-plasmocítica
Lúpus eritematoso sistêmico

Não Inflamatórias
Displasia
Doença articular degenerativa
Trauma
Neoplasia

TABELA 34.1 Achados Radiográficos de Artropatias em Cães e Gatos

Categorização[a]	Alterações Radiográficas
Inflamatórias	
Infecciosas	Osso subcondral pode estar esclerótico ou lítico ± Formação de osso periarticular ± Estreitamento do espaço articular ± Distensão da cápsula articular e edema de tecido mole adjacente
Não infecciosas	**Não erosivas** Edema de tecido mole e distensão da cápsula articular sem alterações ósseas; múltiplas articulações acometidas **Erosivas** Colapso do espaço articular; destruição subcondral; formação de novo osso periosteal associada a edema de tecidos moles; múltiplas articulações acometidas
Não Inflamatórias	
Doença articular degenerativa	Edema de tecido mole e distensão intracapsular; diminuição do espaço articular, osteofitose periarticular; placa óssea subcondral em geral normal, mas pode estar esclerótica
Trauma	Depende do trauma (p. ex., fratura, luxação); finalmente, pode levar à doença articular degenerativa
Neoplasia	Edema de tecido mole e distensão intracapsular; destruição da placa óssea subcondral (normalmente dos dois lados da articulação) com agressiva proliferação óssea

[a]A detecção desses sinais depende do estágio e do tipo da doença e da articulação acometida.

articulações acometidas incluem lesões proliferativas ou erosivas nos ossos, aumento do líquido articular e alterações dos tecidos moles adjacentes, incluindo atrofia muscular. Esses achados auxiliam os clínicos na determinação de um diagnóstico definitivo (Tabela 34.1); contudo, a ausência de alterações radiográficas não garante que a articulação esteja normal. A radiografia é particularmente insensível para doenças leves a moderadas que acometem a cartilagem articular.

Exames de imagem de secção transversa (tomografia computadorizada [TC] e ressonância magnética [RM]) têm sido mais comumente utilizados para avaliar doenças articulares. Ambos são superiores às radiografias porque permitem a visualização das estruturas articulares sem sobreposição de outras estruturas. A TC é particularmente útil para avaliar alterações ósseas e é em geral adequada para a identificação de incongruências articulares e fragmentação em casos de osteoartrite. Já a RM é amplamente empregada no diagnóstico da doença articular de humanos e vem sendo crescentemente investigada para doenças articulares de pequenos animais, particularmente doenças que acometem a articulação escapuloumeral. A indicação primária da RM é a avaliação dos meniscos ou de estruturas de tecido mole que circundam as articulações doentes. A cartilagem de pequenos animais é delgada, o que limita a utilidade da maior parte dos ímãs da RM no diagnóstico de doença da cartilagem. O exame de ultrassonografia também pode ser utilizado para avaliar as estruturas de tecido mole intra e extra-articulares, em particular no ombro e meniscos de cães. A cintigrafia óssea (escaneamento ósseo) tem sido amplamente utilizada na ortopedia de pequenos animais para localizar doenças articulares e detectar tumores ósseos. Embora essa técnica seja extremamente sensível para a detecção de anormalidades ósseas, não é específica nem está prontamente disponível para a maioria dos profissionais.

Achados Laboratoriais

O líquido sinovial é geralmente avaliado para auxiliar na diferenciação entre artropatias. Os achados citológicos variam desde normais até a

TABELA 34.2 Achados Citológicos em Artropatias de Cães e Gatos

Achados do Líquido Sinovial	Artropatias
Células mononucleares fagocíticas	Doença articular degenerativa
Neutrófilos não degenerativos	Lúpus eritematoso sistêmico Poliartropatia progressiva crônica felina Sinovite linfocítico-plasmocítica Poliartrite não erosiva imunomediada idiopática Poliartrite inflamatória crônica Artrite reumatoide Artrite infecciosa (incluindo bacteriana)
Neutrófilos degenerativos	Artrite bacteriana Poliartrite por riquétsia ou espiroqueta

presença de células mononucleares fagocíticas, neutrófilos não degenerativos, ou neutrófilos degenerativos com presença de microrganismos. Tais achados podem auxiliar a determinação do diagnóstico (Tabela 34.2) ou podem localizar a doença, embora sejam geralmente inespecíficos.

Coleta de Líquido Sinovial

Artrocenteses para obtenção de líquido sinovial são essenciais à caracterização e diferenciação das artropatias. É recomendada a sedação ou anestesia geral, especialmente se o animal tiver temperamento assustado (pp. 961 a 962). O equipamento necessário inclui luvas

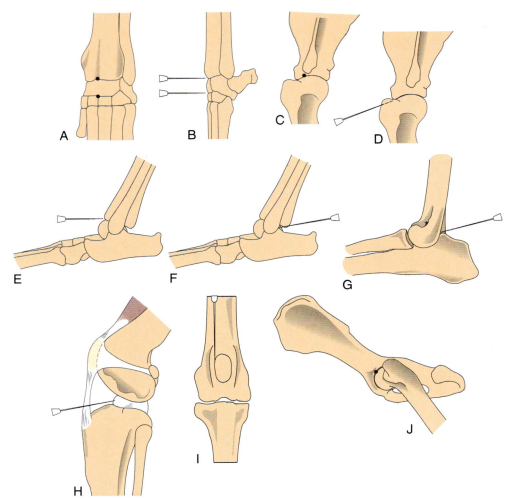

Figura 34.1 Coleta de líquido sinovial; sítios recomendados para artrocentese em cães e gatos. (A-B), *Carpo:* flexione a articulação parcialmente. Palpe e adentre o aspecto craniomedial do espaço cárpico ou radiocárpico médio. (C) *Ombro (acesso lateral):* insira a agulha imediatamente distal ao processo acromial. (D) *Ombro (acesso cranial):* insira a agulha imediatamente medial ao tubérculo maior e ventral ao tubérculo supraglenoide da escápula. (E) *Jarrete (acesso anterior):* palpe o espaço entre a tíbia e o osso tibiotársico na superfície craniolateral do jarrete; insira a agulha no espaço raso palpável. (F) *Jarrete (acesso lateral):* flexione parcialmente a articulação e insira a agulha sob o maléolo lateral da fíbula. (G) *Cotovelo:* insira a agulha imediatamente medial à crista epicondilar lateral, proximal ao processo do olécrano. Avance paralelamente ao processo do olécrano até a fossa do olécrano. (H) *Joelho (acesso lateral):* insira a agulha lateralmente ao ligamento patelar, reto e distal à patela. (I) *Joelho (acesso dorsal):* insira a agulha imediatamente dorsal à patela de modo que passe entre ela e o sulco troclear do fêmur. (J) *Articulação coxofemoral:* abduza e rotacione o membro medialmente. Insira a agulha dorsal ao trocanter maior e angule-a ventral e caudalmente.

estéreis, agulhas (calibre 22 para articulações pequenas, calibre 22 de 40 mm para o ombro, cotovelo e joelho de cães maiores, ou calibre 22 de 80 mm para o quadril) e seringas de 3 mL. Uma pequena quantidade de fluido é necessária para determinar a viscosidade, estimar a contagem celular e diferenciar tipos celulares, bem como para realizar cultura.

Aspirados de líquido sinovial em geral demonstram ausência de crescimento bacteriano quando cultivados diretamente em placas de ágar sangue. Resultados mais confiáveis são obtidos com incubação da amostra por 24 horas em meio de cultura com sangue ou caldo enriquecido antes da cultura em ágar sangue.

Selecione a(s) articulação(ões) edemaciada(s) para aspiração inicial. Faça a tricotomia da área adequada sobre a articulação e prepare-a para o procedimento asséptico (Figura 34.1A). Utilize uma luva para palpar as referências ósseas. Insira a agulha acoplada à seringa na articulação. Aplique sucção suave. Após aspiração do líquido, libere a pressão negativa da seringa e retire a agulha. Se houver presença de sangue, retire a agulha imediatamente; a contaminação com sangue pode alterar as contagens celulares. Em caso de obtenção de apenas algumas gotas de líquido (comum em cães pequenos e gatos), despeje o material diretamente em uma lâmina e examine como citologia. Estime a viscosidade conforme o líquido é despejado da agulha na lâmina. O líquido normal é viscoso e forma um longo fio. Coloque uma gota do líquido em uma lâmina e faça um esfregaço para estimar a contagem celular e contagem diferencial. Faça a cultura do líquido para crescimento bacteriano e micoplásmico: com as mesmas seringa e agulha e utilizando técnica asséptica, aspire um caldo de cultura apropriado (p. ex., caldo de soja tripticase). Lave o corpo da seringa e o canhão da agulha com o meio de cultura e em seguida injete esse conteúdo em um frasco de cultura de sangue com o mesmo meio.

> **NOTA** Nem todas as articulações com artrite apresentam grandes volumes de líquido sinovial. Se for possível recuperar somente uma pequena quantidade de líquido, ainda é importante fazer citologia e cultura. Despeje o líquido em uma lâmina para a avaliação citológica e lave a seringa com um meio de cultura bacteriano, depois deposite esse líquido em um frasco de cultura de sangue, conforme descrito anteriormente.

DIAGNÓSTICO DIFERENCIAL

Os diagnósticos diferenciais incluem todas as artropatias inflamatórias ou não (Quadro 34.1). O diagnóstico definitivo baseia-se em história, sinais clínicos, achados radiográficos (Tabela 34.1), resultados de outras modalidades de exame de imagem e citologia (Tabela 34.2).

MANEJO CLÍNICO

O manejo clínico de artropatias específicas é fornecido em discussão subsequente para cada doença específica. Terapias específicas podem incluir antibióticos com base na cultura e antibiograma, bem como medicações imunossupressoras para doenças articulares imunomediadas. Qualquer que seja a causa, existem virtualmente cinco princípios básicos para o tratamento clínico de toda doença articular (Quadro 34.2).

Princípio 1: Manejo do Peso

Pacientes com doença articular podem se beneficiar significativamente do manejo correto do peso corporal. O sobrepeso deposita maiores cargas sobre as articulações, exacerbando a doença articular concomitante. Também acelera a degeneração articular na DAD e, conforme demonstrado em estudos, exacerba os sinais clínicos de osteoartrite. Os sinais de doenças displásicas (p. ex., displasia coxofemoral) também são exacerbados com a obesidade. A evidência sugere que o manejo do peso possa diminuir e retardar os sinais clínicos de osteoartrite e reduzir a necessidade de medicação anti-inflamatória e cirurgia.[1]

O escore de condição corporal (ECC) recomendado para cães é 4,5 em uma escala de 1 a 9 (Figura 34.2). Cada nível do ECC acima do desejado na escala de 1 a 9 representa 10% de excesso de peso. O programa de redução do peso deve ter como objetivo a diminuição de 1 a 2% por semana até que o ECC desejado seja atingido. Planos de dieta simplificados recomendam a administração de 80 a 100% das calorias referentes ao requerimento energético de repouso (REP = 70 × [kg de peso corporal]0,75) para o peso desejado. Ao calcular a ingestão calórica diária, é importante que se incluam todos os alimentos, até petiscos.

> **NOTA** Embora diversos programas de dieta estejam disponíveis para a redução do peso de cães e gatos, estudos sugerem que o elemento mais importante é a avaliação continuada do peso corporal e acompanhamento por um veterinário. A importância do aconselhamento e direcionamento dos tutores no manejo do peso de seu animal de estimação deve ser sempre enfatizada.

Princípio 2: Suplementação Nutricional
Ácidos Graxos Ômega-3

Ácidos graxos ômega-3 são suplementos nutricionais adicionados às dietas de cães especificamente para o manejo de doença articular. Podem ser adicionados a alimentos comerciais ou suplementados pelo tutor. São anti-inflamatórios quando fornecidos na dosagem correta e agem substituindo o ácido araquidônico da parede celular por ácido eicosapentaenoico, que diminui a dor e inflamação associadas à lesão articular ou osteoartrite. Ácidos graxos ômega-3 também podem ajudar a reduzir a inflamação por meio do bloqueio de alguns genes causadores da mesma em articulações osteoartríticas.

Estudos em cães sugerem que os ácidos graxos ômega-3 podem aliviar a dor da osteoartrite. Estudos recentes demonstraram que o uso desses compostos melhora o suporte do peso e diminui a necessidade do emprego de anti-inflamatórios não esteroidais (AINE) em cães com osteoartrite.[2,3] Suplementos à base de ácidos graxos raramente causam problemas gastrointestinais, embora algumas vezes os tutores se queixem de que o suplemento fornecido a seu cão causa um "hálito de peixe". Ácidos graxos ômega-3 são aparentemente seguros.

Agentes Modificadores de Doença com Ação Lenta contra Osteoartrite

Terapias alternativas para o manejo da osteoartrite focam-se na administração de suplementos à base de agentes condroprotetores para retardar a degradação da cartilagem e promover síntese de matriz cartilaginosa. Condroprotetores orais se demonstraram capazes de fornecer quantidades suprafisiológicas de glicosamina e sulfato de condroitina às articulações, agindo como precursores da síntese da matriz de cartilagem hialina. Esses compostos parecem ser seguros; cruzam intactos a barreira gastrointestinal após administração oral e podem modificar a dor associada à osteoartrite. A metanálise demonstra nível moderado de conforto para a eficácia de uma combinação de glicosamina, condroitina e manganês no tratamento da osteoartrite canina.[1]

Princípio 3: Moderação do Exercício

A moderação do exercício é crítica ao manejo adequado da doença articular. O tipo e grau de moderação dependem do estágio da doença, do tempo em relação à cirurgia (quando houver) e da função do animal. Recomendações específicas para a moderação do exercício são fornecidas posteriormente na discussão para cada doença.

Princípio 4: Terapia de Reabilitação Física

A terapia de reabilitação pode fornecer benefícios imensos no manejo de doença articular de pequenos animais, particularmente cães (Capítulo 11). Os objetivos primários da fisioterapia são fortalecimento, resistência e amplitude de movimento. Recomendações específicas encontram-se descritas na seção de cada doença específica.

QUADRO 34.2 Cinco Princípios do Tratamento Clínico da Osteoartrite

Manejo do peso corporal
Suplementação nutricional
Moderação do exercício
Fisioterapia
Medicação anti-inflamatória

Nestlé PURINA
SISTEMA DE CONDIÇÃO CORPORAL

MUITO MAGRO

1 Costelas, vértebras lombares, ossos pélvicos e todas as proeminências ósseas evidentes a distância. Nenhuma gordura corporal perceptível. Perda óbvia de massa muscular.

2 Costelas, vértebras lombares, ossos pélvicos facilmente visíveis. Nenhuma gordura palpável. Alguma evidência de outras proeminências ósseas. Perda mínima de massa muscular.

3 Costelas facilmente palpáveis e podem ser visíveis sem gordura palpável. Topos das vértebras lombares visíveis. Os ossos pélvicos tornam-se proeminentes na cintura e entrada abdominal.

IDEAL

4 Costelas facilmente palpáveis, com mínima cobertura de gordura. Cintura facilmente observada, vista de cima. Entrada abdominal evidente.

5 Costelas facilmente palpáveis sem excesso de gordura. Cintura observada atrás das costelas quando vista de cima. Abdome com entrada proeminente quando visto de lado.

MUITO PESADO

6 Costelas palpáveis com leve cobertura de excesso de gordura. A cintura é discernível vista de cima, mas não é proeminente. Entrada abdominal aparente.

7 Costelas palpáveis com dificuldade; cobertura densa de gordura. Perceptíveis depósitos de gordura na região lombar e na base da cauda. Cintura ausente ou pouco visível. Escavação abdominal pode estar presente.

8 Costelas não palpáveis sob capa de gordura muito densa, ou palpáveis apenas com pressão significativa. Densos depósitos de gordura sobre a região lombar e a base da cauda. Cintura ausente. Nenhuma escavação abdominal. Distensão abdominal óbvia pode estar presente.

9 Depósitos de gordura maciços sobre o tórax, coluna e base da cauda. Cintura e escavação abdominal ausentes. Depósitos de gordura no pescoço e nos membros. Distensão abdominal óbvia.

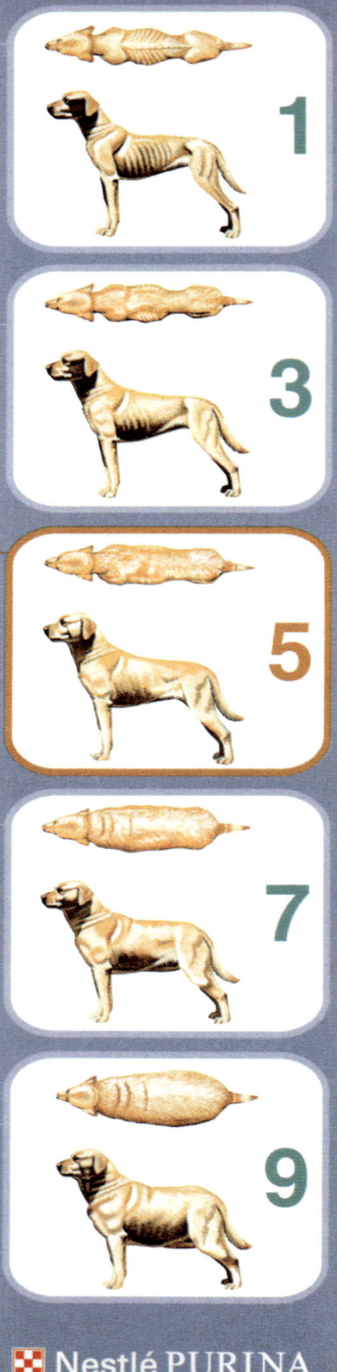

The BODY CONDITION SYSTEM was developed at the Nestlé Purina PetCare Center and has been validated as documented in the following publications:

Mawby D, Bartges JW, Moyers T, et. al. *Comparison of body fat estimates by dual-energy x-ray absorptiometry and deuterium oxide dilution in client owned dogs.* Compendium 2001; 23 (9A): 70

Laflamme DP. *Development and Validation of a Body Condition Score System for Dogs.* Canine Practice July/August 1997; 22:10-15

Kealy, et. al. *Effects of Diet Restriction on Life Span and Age-Related Changes in Dogs.* JAVMA 2002; 220:1315-1320

Figura 34.2 Tabela de pontuação de condição corporal utilizando categorias de 1 a 9.

NOTA A ciência da moderação do exercício e terapia de reabilitação está se expandindo rapidamente. Recomenda-se que os veterinários consultem especialistas na área e suas publicações para as melhores terapia e reabilitação de pacientes com doenças articulares.

Princípio 5: Terapia com Anti-inflamatórios Não Esteroidais e Outras Terapias Clínicas

Fármacos Anti-Inflamatórios Não Esteroidais

O manejo clínico da DAD em geral inclui terapia com AINE. Os AINE reduzem mediadores pró-inflamatórios (p. ex., tromboxanos, prostaglandinas, prostaciclinas e radicais de oxigênio) por meio da inibição da ciclo-oxigenase-1 e 2 (COX-1 e COX-2). A inibição da primeira interrompe respostas fisiológicas nos sistemas gastrointestinal e renal. O emprego de AINE que inibem significativamente a COX-1 (p. ex., ácido acetilsalicílico, ibuprofeno e fenilbutazona) pode cursar com maior potencial de ulceração gastrointestinal e/ou nefrotoxicidade (Figura 34.3). A maioria dos AINE veterinários contemporâneos (Tabela 34.3) foi desenvolvida para inibir preferencialmente a COX-2. Acreditava-se inicialmente que esses fármacos forneceriam benefício clínico sem o risco observado com os antigos AINE; todavia, os mecanismos de ação e efeitos adversos não estão tão claros quanto se postulava inicialmente. Diversos estudos relataram resultados conflitantes no que diz respeito à relação COX-1:COX-2 desses agentes. O método por meio do qual um AINE afeta a COX-2 preferencialmente à COX-1 envolve testes *in vitro* que podem ou não refletir de maneira precisa o que ocorre *in vivo*. Atualmente, é provavelmente melhor considerar que alguns fármacos pareçam poupar a COX-1 do que serem seletivos para COX-2, e pode ser mais correto dizer que esses agentes são "mais seguros" do que afirmar que sejam "seguros". Há forte evidência de eficácia dos AINE na redução dos sinais clínicos da osteoartrite em cães.

Os efeitos adversos dos AINE variam dependendo do fármaco específico e do meio de relato de tais efeitos. Os tutores devem ser alertados de que a medicação anti-inflamatória pode causar doença gastrointestinal, hepática ou renal (Tabela 34.3). Em cães, a ulceração/erosão gástrica tende a ser o efeito adverso predominante, ao passo que em felinos a nefrotoxicidade parece ser o principal problema. Outros efeitos adversos potenciais incluem alteração da função plaquetária, tempo de coagulação prolongado e ceratoconjuntivite seca. A administração concomitante de fármacos para prevenir ulceração/erosão gástrica é provavelmente desnecessária na maioria dos casos. Contudo, quando se necessita de terapia prolongada com AINE, quando outros fatores tornam a ulceração um risco maior (p. ex., má perfusão sanguínea, outros fármacos ulcerogênicos), ou quando o paciente já apresentou sinais clínicos consistentes com ulceração/erosão gástrica mais de uma vez ao receber AINE, inibidores da bomba de prótons parecem fornecer a proteção adequada contra lesões gástricas induzidas por esses fármacos (Quadro 34.3), como é o caso do misoprostol.

NOTA Qualquer AINE pode ser prejudicial para cães, embora alguns (p. ex., naproxeno, indometacina, ibuprofeno) sejam especialmente perigosos e não devam ser utilizados. O conceito de período de "*wash out*" ao se trocar um AINE por outro já foi amplamente publicado. Não há, atualmente, dados adequados para apoiar esse conceito; contudo, é geralmente aceito que não devem ser utilizados dois AINE concomitantemente.

Outras Terapias Clínicas

Compostos como glicosaminoglicanos polissulfatados e ácido hialurônico (AH) melhoram a síntese macromolecular dos condrócitos e a síntese hialurônica dos sinoviócitos, inibem enzimas degradativas ou mediadores inflamatórios e removem ou previnem a formação de fibrina, trombos ou placas na sinóvia ou vasos sanguíneos subcondrais. Embora existam relatos de resultados positivos com ambos os compostos, não existem estudos controlados em cães para estabelecer sua eficácia ou segurança.

Antibióticos

Antibióticos devem ser administrados na artrite infecciosa e de forma profilática para procedimentos cirúrgicos específicos (Capítulo 9). Em geral, os antibióticos devem ser selecionados para o tratamento da artrite séptica bacteriana com base na identificação do organismo e teste de sensibilidade. Antibióticos bactericidas de amplo espectro devem ser administrados até que os resultados de culturas e testes de sensibilidade sejam obtidos, sendo em seguida ajustados conforme necessário (Tabela 34.4). Bactérias Gram-positivas são mais comumente obtidas em culturas de articulações sépticas; portanto, indica-se tratamento inicial com cefalosporinas de primeira geração antes que sejam recebidos os resultados de culturas e demais testes. Em caso de suspeita de formas L (primariamente em felinos), a doxiciclina é o agente de escolha. Também podem ser eficazes o cloranfenicol e a eritromicina. Os antibióticos utilizados para essas infecções devem ser tipicamente administrados ao longo de 4 a 6 semanas e pelo menos

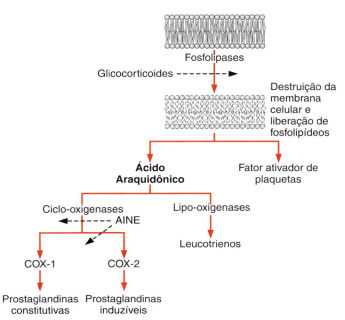

Figura 34.3 Método de ação de glicocorticoides e anti-inflamatórios não esteroidais na inibição das vias inflamatórias. *AINE*, Anti-inflamatórios não esteroidais; *COX*, ciclo-oxigenase.

QUADRO 34.3 Protetores contra Erosão Gastrointestinal Induzida por Fármacos Anti-inflamatórios Não Esteroidais

Omeprazol
Cães: 1-2 mg/kg VO q12h
Gatos: 1 mg/kg VO q12h

Misoprostol
Cães: 2-5 µg/kg VO q8–12h
Não fornecer para fêmeas prenhes

IV, Intravenoso; *VO*, via oral.

TABELA 34.3 — Fármacos Anti-inflamatórios para Tratamento de Doença Articular Degenerativa em Cães e Gatos

Analgésicos	Uso/Indicação	Via de Administração	Dose
Amantadina	Dor crônica	VO	*Cães:* 3-5 mg/kg q24h, *ou* 2-10 mg/kg q8-12h *Gatos:* 3-5 mg/kg q12-24h
Carprofeno	Anti-inflamatório Dor leve a moderada	SC, VO SC	*Cães:* 2-4 mg/kg dose única; 4,4 mg/kg q24h, *ou* 2,2 mg/kg q12-24h *Gatos:* 4 mg/kg, dose única
Deracoxibe	Dor crônica	VO	*Cães:* 1-2 mg/kg q24h
	Dor pós-operatória aguda	VO	*Cães:* 3-4 mg/kg q24h, não utilizar por >7 dias
Etodolaco	Anti-inflamatório	VO	*Cães:* 5-15 mg/kg q24h
Firocoxibe	Anti-inflamatório	VO	*Cães:* 5 mg/kg q24h
Gabapentina	Tratar dor neuropática	VO	A dose varia conforme o nível de dor e pode precisar ser aumentada com o tempo para atingir o efeito. Dose inicial: 5-15 mg/kg q12h. Pode ser aumentada até: *Cães:* 40 mg/kg q8-12h (ver texto); *Gatos:* 8-10 mg/kg q8h, ou 3 mg/kg q6h (ver texto)
Grapipranto	Dor e inflamação associadas à osteoartrite	VO	*Cães:* 2 mg/kg, q24h
Meloxicam	Anti-inflamatório	IV, SC, VO SC, VO	*Cães:* 0,2 mg/kg primeira dose, seguido de 0,1 mg/kg SC, VO q24h *Gatos:* 0.05 mg/kg VO q24h com redução da dose em caso de tratamento prolongado, para o qual a dose pode ser reduzida até 0,05 mg/kg VO q48h e até q72h. Dose única de 0,15 mg/kg SC, mas aprovado para doses até 0,3 mg/kg SC.
Pregabalina	Dor neuropática	VO	*Cães:* iniciar com 4 mg/kg VO q12h e aumentar a dose gradualmente se necessário; *Gatos:* iniciar com 2 mg/kg VO q12h e aumentar até 4 mg/kg VO q12h
Robenacoxibe	Anti-inflamatório	SC entre as escápulas VO	*Gatos:* 2 mg/kg *Cães:* 1,0-2,0 mg/kg q24h; *Gatos:* ≤3 dias (com base no peso do gato): 2,5-6 kg; 6 mg/gato q24h; 6,1-12 kg; 12 mg/gato q24h; *Gatos:* 3-11 dias: 1 mg/kg q24h

IV, Intravenoso; *SC,* subcutâneo; *VO,* via oral.

TABELA 34.4 — Antibióticos para Artrite Séptica Antes dos Resultados da Cultura

Tipo Suspeito	Antibiótico
Gram-positivos	Cefalexina 22 mg/kg VO, IV q8-12h Amoxicilina-clavulanato 12,5-25 mg/kg VO q12h
Borrelia, riquétsias, *Mycoplasma*, formas L bacterianas	Doxiciclina 5 mg/kg VO q12h, ou 10 mg/kg VO q24h
Gram-negativo	Enrofloxacino 5-20 mg/kg VO, IV[a] q24h
Anaeróbios	Clindamicina 11-33 mg/kg q12h VO, ou 11 mg/kg IV (diluir e administrar lentamente quando IV) Metronidazol 10 mg/kg VO, IV[a] q12h

[a]Diluir e administrar lentamente em 20 minutos.
IV, Intravenoso; *VO,* via oral.

2 semanas após cessação dos sinais clínicos. Em caso de suspeita de *Borrelia* spp., *E. ewingii, N. risticii, A. phagocytophilum* ou *R. rickettsii*, a doxiciclina será o antibiótico de escolha e deverá ser utilizada geralmente durante 28 dias.

Antibióticos podem ser administrados inicialmente quando não houver sido realizada a diferenciação entre infecção imunomediada ou causada por riquétsias; nesses casos, a doxiciclina é o antibiótico de escolha (Tabela 34.4). A doxiciclina pode ser administrada até que resultados de sorologia estejam disponíveis ou como teste para observar a resolução dos sinais clínicos antes do início de terapia corticosteroide para suspeita de doença articular imunomediada não erosiva.

Antibióticos devem ser administrados de forma profilática para prevenir infecções cirúrgicas, especialmente em procedimentos de substituição articular, mas não substituem a técnica asséptica (Capítulos 1, 2, 5 e 6). Agentes bactericidas de amplo espectro, como a cefazolina (22 mg/kg intravenosos [IV]), devem ser administrados após estabelecimento de uma linha IV e indução anestésica. Essa dose pode ser repetida a cada 90 minutos até 3 horas durante a cirurgia. Antibióticos podem ser descontinuados após a cirurgia ou mantidos até obtenção dos resultados da cultura. Se estes forem negativos, a terapia deverá ser descontinuada; caso contrário, os antibióticos são mantidos ou modificados de acordo com os resultados do antibiograma.

Glicocorticoides

Glicocorticoides reduzem efetivamente a inflamação sinovial por meio da inibição da atividade da fosfolipase A (Figura 34.3), diminuindo a produção de ciclo-oxigenases e lipo-oxigenases. Glicocorticoides também podem proteger a matriz cartilaginosa por meio da redução da atividade das metaloproteinases; todavia, deprimem o metabolismo dos condrócitos e alteram a composição da matriz por meio da redução da síntese de proteoglicanos e colágeno. Em vista dos efeitos sistêmicos adversos da administração prolongada de corticosteroides e seus efeitos deletérios sobre a cartilagem, raramente são indicados para o tratamento da lesão de cartilagem ou DAD. Glicocorticoides são, em geral, utilizados para tratar artropatias inflamatórias não infecciosas. Quando empregados por período prolongado, as doses devem ser tituladas até a menor quantidade que atinge efeito, de forma que agentes de ação curta (p. ex., prednisolona) devem ser administrados a cada 2 dias, se possível, a fim de prevenir a supressão do eixo hipotalâmico-hipofisário-adrenal. Todavia, a dosagem incorreta pode aumentar a resistência ao tratamento efetivo. A eficácia dos glicocorticoides no manejo de doenças articulares imunomediadas deve basear-se em artrocenteses intermitentes, não na avaliação clínica da claudicação. A prednisolona é preferível à prednisona, devendo-se atentar ao fato de que a dexametasona é muito mais ulcerogênica do que a prednisolona. A terapia profilática utilizando inibidores de bomba de prótons contra ulceração/erosão gástrica em cães tratados com esses fármacos atualmente tem valor questionável. Pode ser razoável tentar uma profilaxia em pacientes que apresentaram sinais gastrointestinais consistentes com ulceração/erosão gástrica durante o uso de corticosteroides e pacientes sob terapia prolongada e/ou com altas doses de glicocorticoides. Acredita-se que a elevação do pH gástrico possa auxiliar na prevenção de sangramento mesmo se não prevenir ulceração/erosão.

TRATAMENTO CIRÚRGICO

Consulte as articulações individuais para procedimentos cirúrgicos específicos.

ANATOMIA CIRÚRGICA

Articulações sinoviais permitem movimento enquanto fornecem estabilidade para a transferência de peso entre os ossos (Quadro 34.4). Cavidades articulares sinoviais são circundadas por cápsulas articulares formadas por uma camada externa de tecido conjuntivo fibroso revestido por uma membrana sinovial. Entre esses dois tecidos, existem nervos, vasos sanguíneos e linfáticos. O líquido sinovial forma-se como um fluido dialisado de plasma a partir do rico suprimento vascular das membranas sinoviais. Esse líquido é filtrado através do endotélio vascular e interstício sinovial para lubrificar a articulação e nutrir a cartilagem articular. A membrana sinovial é composta por células A, B e células dendríticas. Mucoproteínas como o AH são adicionadas ao líquido pelas células sinoviais B; já as células A funcionam como fagócitos e secretam interleucina-1 e prostaglandina E. As superfícies articulares são revestidas com 1 a 5 mm de tecido conjuntivo branco denso, geralmente cartilagem hialina. Essa cartilagem facilita o deslizamento da articulação, distribui as cargas mecânicas e previne ou minimiza a lesão ao osso subcondral subjacente. Algumas articulações sinoviais (p. ex., joelho) também possuem ligamentos intra-articulares, meniscos e coxins gordurosos que facilitam mais a função articular e redução do estresse durante o suporte do peso (Figura 34.4). O suporte externo à articulação é fornecido pelos ligamentos e tendões circunjacentes.

A perda da estabilidade articular ocorre após a ruptura ligamentar (i.e., ruptura do ligamento cruzado cranial) ou secundária a anormalidades anatômicas ou do desenvolvimento. O movimento articular anormal deposita cargas fisiológicas sobre porções da cartilagem articular. Essas cargas podem fazer com que a matriz cartilaginosa seja fraturada ou fissurada, rompendo a rede colagenosa e resultando em morte celular. A resposta tecidual à perda de cartilagem assemelha-se à que ocorre durante a cicatrização de defeitos na mesma (p. 1142). Os sinais definitivos de DAD incluem esclerose óssea subcondral, formação de osteófitos, fibrose do tecido mole periarticular e inflamação da membrana sinovial, todos respostas fisiológicas à instabilidade articular.

A cartilagem hialina é um tecido conjuntivo branco denso formado por condrócitos (10%) dispersado em meio a uma matriz extracelular (90%). Setenta por cento do peso da cartilagem articular equivale a líquido. Como se trata de um tecido avascular e desprovido de terminações nervosas, necessita do líquido sinovial para sua nutrição. Condrócitos produzem matriz e são mais numerosos, tornando-se ativos durante a formação da cartilagem; seu número e atividade metabólica diminuem com a idade. A matriz acelular é composta por colágeno, proteoglicanos e proteínas não colagenosas. As fibrilas de colágeno embebidas pela matriz formam um suporte à cartilagem. Proteoglicanos são primariamente cadeias de glicosaminoglicanos (p. ex., sulfato de condroitina, sulfato de queratina e AH) que se repelem umas às outras e auxiliam na modelagem da cartilagem. A interação entre os condrócitos e a matriz é facilitada pela presença de proteínas não colagenosas. Esse conglomerado macromolecular organiza e retém água na matriz extracelular da cartilagem articular.

A cartilagem articular adulta é categorizada em quatro zonas distintas com base na morfologia celular e arranjo espacial (Figura 34.5). A *zona superficial* possui uma matriz delgada acelular que fornece uma superfície de deslizamento da cartilagem articular. Por baixo desta existem condrócitos alongados e orientados paralelamente à superfície articular. A *zona de transição* é mais larga e composta por condrócitos esféricos e matriz com grandes fibrilas de colágeno. Já a *zona profunda* é a maior das três e contém pequenos condrócitos

---

QUADRO 34.4 Classificação das Articulações

Articulações Fibrosas
Sindesmose (p. ex., articulações têmporo-hioides)
Suturas (p. ex., crânio)
Gonfose (p. ex., alvéolos dentários)

Articulações Cartilaginosas
Cartilagem hialina ou sincondrose (placas de crescimento)
Fibrocartilagem ou anfiartrose (p. ex., sínfise mandibular)

Articulações Sinoviais
Cartilagem hialina articular (p. ex., articulação escapuloumeral)

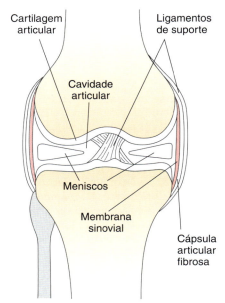

Figura 34.4 Estrutura de uma articulação sinovial.

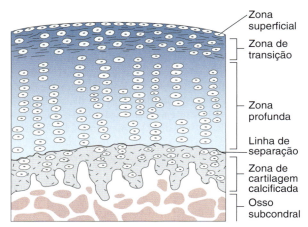

Figura 34.5 Estrutura histológica da cartilagem articular adulta.

QUADRO 34.5 Princípios de Cirurgia Articular

- Abordagens cirúrgicas às articulações devem ser implementadas com finalidade de minimizar a lesão das estruturas de suporte articular.
- A lesão da cartilagem articular deve ser sempre evitada durante cirurgias.
- Embora seja em geral tentada, a sutura completa da cápsula articular não é necessária porque a camada sinovial será refeita rapidamente, restabelecendo a cápsula articular.
- Durante a sutura da cápsula articular, é adequado evitar que um fio não absorvível permaneça dentro da articulação, pois pode produzir irritação crônica, contribuindo com uma osteoartrite.
- O desbridamento de osteófitos possui pouco valor no alívio dos sinais clínicos da osteoartrite.

TABELA 34.5 Razões para Redução Fechada de Luxações Articulares Traumáticas

Regra	Razão
A redução fechada é em geral preferível à redução aberta de luxações traumáticas em articulações saudáveis	A redução fechada minimiza a contaminação
	A redução fechada minimiza o tempo anestésico
	A redução fechada diminui o trauma iatrogênico de tecidos moles

arranjados em colunas curtas perpendiculares à superfície articular. Essa zona possui o maior conteúdo proteoglicano e menor quantidade de água de todas as zonas. Por fim, uma *zona de cartilagem calcificada* separa-se das três precedentes por uma "linha de separação", visível quando a cartilagem é corada com hematoxilina e eosina. Essa zona ancora a cartilagem ao osso subcondral (Figura 34.5).

A cartilagem articular funciona como uma superfície de deslizamento para facilitar o movimento articular e absorver impacto, neutralizando forças aplicadas aos ossos longos durante a locomoção. A mecânica da dinâmica dos fluidos da cartilagem fornece essas capacidades. O movimento do líquido através da cartilagem exerce papel fundamental (1) aumentando o transporte de nutrientes para dentro e os produtos de excreção para fora da cartilagem, (2) controlando a deformação da cartilagem e (3) lubrificando as superfícies articulares durante a exsudação e inibição do fluido associadas à deformação da cartilagem durante o suporte do peso. O fluido intersticial contém água, metabólitos e pequenas proteínas, sendo filtrado do líquido sinovial e absorvido para a matriz cartilaginosa. Esse fluido nutre as células da cartilagem e adiciona volume e resistência à matriz. Conforme a cartilagem se deforma com a deposição de peso, parte do fluido extravasa para a articulação, levando produtos excretórios e lubrificando as superfícies articulares. Após remoção do peso e expansão da cartilagem, o fluido é reabsorvido pela matriz.

TÉCNICA CIRÚRGICA

Artrotomia

A artrotomia é a abordagem cirúrgica aberta da articulação, utilizando instrumentação cirúrgica tradicional. Os princípios da artrotomia encontram-se listados no Quadro 34.5. Esses procedimentos devem ser baseados no conhecimento detalhado da anatomia local, particularmente a musculatura e estruturas neurovasculares locais. As abordagens-padrão às articulações são normalmente recomendadas. Faça a incisão de pele em uma direção que permita fácil afastamento da musculatura superficial. Quando possível, rebata os músculos incisando a fáscia adjacente, em vez de incisar os próprios músculos. Caso isso seja necessário, faça a incisão paralela às fibras musculares. Qualquer que seja a técnica empregada, certifique-se de que a exposição seja apropriada para permitir visualização adequada da articulação. Incise a cápsula articular de forma que a articulação seja exposta e ainda possa ser facilmente fechada. Ao completar a artrotomia, feche a cápsula articular, exceto em doenças nas quais a liberação da cápsula e fáscia adjacente possa ser necessária ao alinhamento adequado (i.e., luxação de patela). A cápsula articular não é uma camada de suporte; não a feche com tensão. A rafia da cápsula não necessita resultar em vedação contra saída de fluido porque será selada pelo tecido sinovial dentro de alguns dias após a cirurgia. De forma similar, quando a cápsula articular não puder ser completamente fechada, uma nova cápsula será rapidamente formada ao redor da articulação. A fáscia ao redor da cápsula articular é a camada de suporte, exercendo papel na estabilidade articular da maioria das articulações. A aposição cuidadosa dessa camada de tecido é importante para promover estabilização articular e função do membro. Reposicione os músculos em camadas individuais para permitir sua função correta e minimize o espaço morto e formação de seroma. Feche o restante da ferida como de rotina.

Cirurgia Articular com Auxílio de Endoscopia

Princípios gerais de artroscopia são discutidos no Capítulo 14.

Redução Fechada *Versus* Aberta da Articulação

A redução fechada das articulações luxadas é em geral preferível à redução aberta sempre que possível, pois minimiza a contaminação, reduz a lesão de tecidos moles e promove rápida cicatrização (Tabela 34.5). Ao determinar qual será o método mais adequado, é crucial que sejam identificadas possíveis doenças subjacentes (p. ex., displasia coxofemoral, luxação de cotovelo congênita) que reduzam significativamente as chances de sucesso com a redução fechada. Outras contraindicações à redução fechada incluem fraturas e significativa interposição de tecidos moles.

CICATRIZAÇÃO DE DEFEITOS DA CARTILAGEM E RESPOSTA DA CARTILAGEM AO TRATAMENTO

A perda de proteoglicanos da matriz ocorre nas infecções, inflamações e imobilização articular; quando a cartilagem é exposta durante uma cirurgia; ou como resultado da ruptura traumática das

CAPÍTULO 34 Doenças Articulares

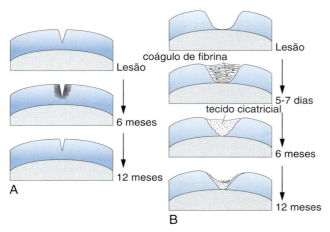

Figura 34.6 (A) Cicatrização de lacerações superficiais e (B) profundas da cartilagem articular.

membranas sinoviais. Nas lesões reversíveis, os condrócitos podem repor os componentes da matriz perdidos após remoção do agente causador. Contudo, pode ocorrer lesão irreversível. Lacerações ou abrasões da superfície cartilaginosa destroem condrócitos e rompem a matriz. A resposta inflamatória padrão não ocorre com lacerações superficiais (que não penetram no osso subcondral) porque as células inflamatórias da medula e vasos sanguíneos não podem chegar à articulação (Figura 34.6A). Os condrócitos próximos da lesão respondem por meio de proliferação e síntese de nova matriz; todavia, essa resposta é geralmente inadequada para a cicatrização. Embora lacerações superficiais não cicatrizem, raramente progridem. Quando ocorre um defeito na espessura total da cartilagem, as células medulares capazes de participar na resposta inflamatória ganham acesso ao defeito (Figura 34.6B). O tamanho deste último afeta a cicatrização; defeitos pequenos (1 mm de diâmetro) cicatrizam mais completamente do que defeitos maiores. O defeito é preenchido inicialmente com um coágulo de fibrina, o qual é substituído dentro de 5 dias por células tipo fibroblásticas e fibras de colágeno. A metaplasia dessas células em condrócitos ocorre após 2 semanas. Os condrócitos não funcionam normalmente, conforme indicado pelas baixas concentrações de proteoglicanos no tecido de reparação aos 6 meses após a lesão. Esse tecido (fibrocartilagem) também é mais delgado do que a cartilagem articular e é suscetível a fibrilação e alterações erosivas.

Estabilização da Articulação

A estabilização articular que restabelece as relações anatômicas normais e permite função normal da articulação promove reparo da cartilagem em animais com instabilidade aguda (i.e., luxações traumáticas e lesões agudas de ligamento cruzado) caso não haja dano irreversível e a cartilagem esteja normal antes da lesão. Cães com lesão de LCC são trazidos geralmente após alterações iniciais que levaram à DAD. Ademais, a maior parte das técnicas cirúrgicas para tratamento de ruptura do LCC não restaura as relações anatômicas normais nem permite função normal da articulação. Portanto, muitos animais desenvolvem DAD progressiva mesmo com tratamento cirúrgico.

Imobilização da Articulação

A imobilização prolongada das articulações sinoviais causa perda progressiva e redução da síntese de proteoglicanos, o que leva ao amolecimento da cartilagem. Quando se permite atividade limitada, a cartilagem é restaurada; contudo, a atividade forçada após imobilidade pode lesionar mais a cartilagem amolecida. A imobilização rígida da articulação (como a obtida com fixador externo transarticular) resulta em degeneração mais grave da cartilagem do que imobilizações menos rígidas (como talas de gesso).

Movimento Passivo Contínuo

Experimentalmente, o retorno rápido do movimento e o suporte do peso são benéficos ao reparo de defeitos da espessura total da cartilagem. O movimento passivo contínuo também parece acelerar o reparo desses defeitos, o que resulta no tecido de reparação que mais se aproxima da cartilagem hialina. Embora o movimento passivo contínuo não seja praticável em pequenos animais, a reabilitação física fornece técnicas que podem possuir benefícios similares. O Capítulo 11 fornece informação adicional acerca da reabilitação física.

CUIDADO E AVALIAÇÃO PÓS-CIRÚRGICOS

O manejo clínico e cirúrgico de animais com doenças articulares deve incluir manejo nutricional, fisioterapia e reabilitação.

Manejo Nutricional

A nutrição é importante tanto na modificação de doenças esqueléticas do desenvolvimento (i.e., displasia coxofemoral e osteocondrose) quanto no manejo de cães com osteoartrite. Evitar calorias em excesso e obesidade em cães em fase de crescimento ou adultos com osteoartrite auxilia no manejo da doença articular. Excessos na nutrição constituem fatores de risco para o desenvolvimento de anormalidades esqueléticas em cães de crescimento rápido e raça grande. O controle do peso pode ajudar a reduzir as forças anormais depositadas sobre as articulações e prevenir ou retardar a instauração de doenças sintomáticas em pacientes predispostos, ou auxiliar no alívio dos sintomas de pacientes afetados.

Reabilitação Física

A reabilitação física é um importante componente do tratamento das doenças articulares. Inclui força muscular, resistência e amplitude de movimento da articulação; também reduz o espasmo muscular e a dor e melhora a *performance*. Manipulação física passiva, calor e frio são importantes considerações na reabilitação de lesões articulares. Para informações adicionais sobre princípios gerais de reabilitação física, consulte o Capítulo 11. Períodos curtos, regulares e supervisionados de exercício de caminhada ou nado após o animal deixar de demonstrar sinais de inflamação ou após cirurgia de estabilização da articulação auxiliam no fortalecimento dos músculos de suporte. Deve-se evitar o exercício quando o animal demonstra sinais de inflamação aguda e limitá-lo a fim de prevenir o desconforto. Os efeitos de um programa de reabilitação física podem ser mensurados em termos de aumentos da circunferência muscular, amplitude de movimento mensurada com goniômetro e resistência ao exercício.

DOENÇAS ARTICULARES NÃO CIRÚRGICAS SELECIONADAS

DOENÇA ARTICULAR DEGENERATIVA

DEFINIÇÃO

A DAD, ou *osteoartrite*, é uma degeneração não infecciosa e não inflamatória da cartilagem articular acompanhada por formação óssea nas margens sinoviais e por fibrose do tecido mole periarticular. Embora classificada como não inflamatória, um processo inflamatório persistente de baixo grau (mononuclear) está associado a essa condição.

CONSIDERAÇÕES GERAIS E FISIOPATOLOGIA CLINICAMENTE RELEVANTE

A DAD pode ser classificada como primária ou secundária, dependendo da causa. *Osteoartrite primária* é um distúrbio do envelhecimento no qual a degeneração da cartilagem ocorre por razões desconhecidas. Já a *osteoartrite secundária* ocorre em resposta a anormalidades que causam instabilidade articular (p. ex., ruptura do LCC), sobrecarga anormal da cartilagem articular (anormalidades anatômicas ou do desenvolvimento, como displasia de cotovelo ou coxofemoral, ou trauma levando à má união articular) ou em resposta a outra doença articular reconhecível (p. ex., infecção e inflamação imunomediada). Em cães e gatos, a osteoartrite secundária é mais comum do que a primária (Quadro 34.1). O movimento articular anormal aumenta as cargas fisiológicas depositadas em algumas porções da cartilagem articular normal, iniciando alterações moleculares que levam à osteoartrite. O estresse normal sobre a cartilagem (i.e., lesão por distúrbios genéticos ou metabólicos, inflamação ou respostas imunológicas) desencadeia alterações idênticas. Inicialmente, a fibrilação da camada superficial da cartilagem resulta em maior aspereza da superfície articular, formando eventualmente fissuras que se estendem até o osso subcondral. Fragmentos livres de cartilagem podem iniciar uma resposta inflamatória a partir da sinóvia, com produção de mediadores inflamatórios (citocinas e prostaglandinas). A degradação da cartilagem resulta da alteração dos condrócitos, depleção da matriz de proteoglicanos e lesão da rede de fibrilas de colágeno. A quebra do colágeno é induzida pelas citocinas (i.e., interleucina-1 e fator de necrose tumoral) e pela suprarregulação da liberação de enzimas destrutivas (metaloproteinases de matriz e agrecanase) de condrócitos, sinoviócitos e células inflamatórias. A cartilagem afetada é mais suscetível à quebra pelas cargas de peso suportadas. O resultado é um círculo vicioso de inflamação e destruição da cartilagem. Por essa razão, a fibrilação articular, perda da cartilagem, esclerose óssea subcondral, formação de osteófito, fibrose do tecido mole periarticular e inflamação da membrana sinovial causam dor e perda da função nas osteoartrites.

DIAGNÓSTICO

Apresentação Clínica

Sinais Clínicos

A osteoartrite pode acometer cães e gatos de qualquer idade ou raça. Doenças displásicas que levam à osteoartrite são, em geral, específicas de raças; contudo, não apresentam especificidade quando causadas por trauma.

Histórico

O sinal clínico mais comum da osteoartrite é a claudicação, que pode ser aguda ou crônica e persistente ou intermitente. Muitos animais apresentam história de intolerância ao exercício, particularmente quando são afetadas múltiplas articulações (p. ex., displasia coxofemoral). Pode haver história pregressa de fraturas articulares, osteocondrite dissecante (OCD), luxações articulares congênitas ou crônicas, doença articular inflamatória, artrite séptica e/ou neuropatias. Outras causas nos membros torácicos incluem fragmentação do processo coronoide (FPC) (p. 1174), não união do processo ancôneo (NUPA) (p. 1188), ossificação incompleta do côndilo umeral (OICU) (p. 1192) e deformidade angular de membro (p. 1079). Nos membros pélvicos, a osteoartrite pode ser causada ainda por displasia coxofemoral, necrose asséptica da cabeça do fêmur, luxação de patela e ruptura de ligamento cruzado.

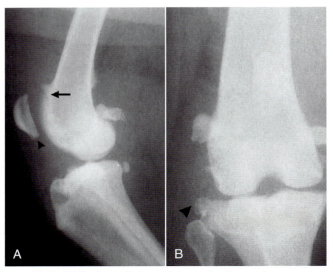

Figura 34.7 (A) Radiografia lateral de um joelho canino com doença articular degenerativa. Note os osteófitos periarticulares ao longo das cristas trocleares (*seta*) e patela (*ponta de seta*). Efusão articular causando deslocamento cranial da gordura infrapatelar e distensão caudal da cápsula articular. (B) Na vista craniocaudal, osteófitos periarticulares (*ponta de seta*) estão evidentes no aspecto lateral do platô tibial e distais à fabela medial. Aumento da proeminência do tecido mole periarticular visível medial e lateralmente.

Achados de Exame Físico

A claudicação unilateral evidencia-se geralmente quando os animais acometidos estão em estação ou deambulando. Condições bilaterais (p. ex., displasia coxofemoral) aparecem com frequência sob a forma de claudicação unilateral se uma articulação estiver mais gravemente afetada que a outra. Articulações afetadas de forma aguda podem estar aumentadas devido à efusão articular, embora na doença crônica o aumento seja mais comumente causado por fibrose periarticular. É comum encontrar redução da amplitude de movimento, crepitação palpável durante a movimentação e instabilidade articular. A palpação da articulação pode evidenciar dor.

Diagnóstico por Imagem

A severidade da alteração radiográfica depende da cronicidade. Os sinais radiográficos observados incluem (Figura 34.7A) esclerose óssea subcondral, formação de osteófito articular e periarticular, efusão articular, maior proeminência de tecido mole periarticular (Figura 34.7B) e atrofia muscular. Como a maioria das alterações radiográficas está associada a alterações crônicas, a osteoartrite e lesões significativas da cartilagem podem estar presentes por muito tempo antes que alterações radiográficas se tornem aparentes.

Artroscopia

A artroscopia tipicamente permite detecção precoce da osteoartrite. Os achados artroscópicos incluem graus variáveis de lesão da cartilagem e proliferação sinovial (Figura 34.8).

Achados Laboratoriais

Anormalidades laboratoriais associadas a doença sistêmica raramente estão presentes com a osteoartrite. Os resultados de exames de fator reumatoide, preparações de LES e anticorpos antinucleares estão em geral normais. Os resultados da artrocentese podem incluir diminuição da viscosidade do líquido sinovial, aumento de volume do

CAPÍTULO 34 Doenças Articulares

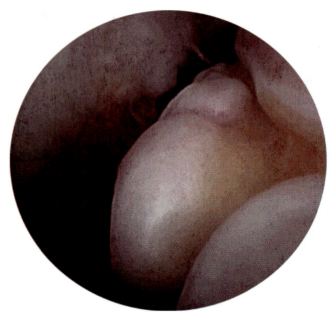

Figura 34.8 Visualização artroscópica da osteoartrite. Note os osteófitos e a proliferação sinovial.

líquido e aumento do número de células fagocíticas mononucleares (até 6.000-9.000 leucócitos/μL).

DIAGNÓSTICO DIFERENCIAL

Os diagnósticos diferenciais da osteoartrite incluem artrite séptica, poliartrite imunomediada, neoplasia e trauma articular.

MANEJO CLÍNICO

Como a osteoartrite em pequenos animais normalmente se desenvolve de forma secundária a outros problemas ortopédicos, o problema subjacente deverá ser corrigido, quando possível. A terapia cirúrgica e o tratamento clínico são muitas vezes necessários a fim de reduzir ou eliminar os sinais clínicos. Contudo, a correção do problema inicial, por mais que seja necessária ao restabelecimento da função, nem sempre elimina ou previne a progressão das alterações degenerativas. Em alguns animais, não é possível ou indicado corrigir o problema primário. Muitos pacientes com sinais radiográficos de osteoartrite são sintomáticos e podem ou não desenvolver claudicação conforme envelhecem. Os tutores devem estar cientes da condição de seu animal; todavia, devem ser assegurados de que ele poderá apresentar função normal com tratamento mínimo ou nenhum.

A sinovite inflamatória é muitas vezes responsável pelos sinais clínicos de dor e claudicação associados à osteoartrite. A reabilitação física pode exercer papel-chave no fortalecimento das estruturas periarticulares, o que aumentará o conforto, a força muscular de suporte das articulações comprometidas e a amplitude de movimento funcional. Essas mudanças de estilo de vida podem melhorar significativamente o conforto e qualidade de vida desses pacientes (Capítulo 11). Visto que o exercício excessivo ou incontrolado exacerba e prolonga a inflamação, o repouso durante 2 ou 3 dias associado ao emprego cuidadoso de anti-inflamatórios faz-se necessário para refrear os sinais e permitir que o animal retome níveis controlados de atividade.

> **NOTA** Não se devem tratar cães assintomáticos somente por apresentarem sinais radiográficos de osteoartrite.

Manejo do Peso e Exercícios/Fisioterapia

Muitos cães que demonstram sinais clínicos de osteoartrite são obesos. A obesidade pode ser um fator causal ou incitador do desenvolvimento de osteoartrite, ou ser uma resposta à dor crônica. Cães que relutam em se exercitar podem ganhar peso caso não seja regulado o fornecimento de alimento. É preciso reforçar aos tutores a necessidade de controle ou perda de peso em cães com osteoartrite. A perda de peso pode ser associada a redução da dor e aumento da função de animais com osteoartrite crônica. Uma vez controlada a fase inflamatória, é importante realizar exercícios moderados regulares (não intensos o suficiente para causarem claudicação) para que sejam mantidos a estabilidade articular, a força muscular e o suporte da articulação. O nado parece ser um exercício que mantém a força muscular sem aumentar a carga sobre a articulação.

Medicação

Fármacos AINE veterinários são eficazes para o alívio da dor associada a osteoartrite e geralmente produzem poucos efeitos adversos gastrointestinais clinicamente óbvios (Tabela 34.3); entretanto, podem ocorrer ulceração/erosão gástrica, necrose hepatocelular e disfunção renal com seu emprego. Felinos tendem a apresentar maior dificuldade na metabolização desses fármacos por meio da glicuronidação, o que resulta em meia-vida mais prolongada do que observada em cães. O uso de AINE designados para humanos pode ser especialmente perigoso. Em cães, a ulceração/erosão gastrointestinal tende a ser o efeito adverso mais predominante, que pode ser assintomática ou manifestar-se como anorexia, vômito, diarreia, anemia, dispneia e/ou melena. Muitos cães com ulceração/erosão gástrica significativa apresentam somente anorexia como sinal clínico. Caso algum dos sinais seja notado, deve-se descontinuar a administração de AINE para prevenir piora do quadro. Em gatos, a disfunção renal tende a ser o efeito adverso mais grave dos AINE.

Glicocorticoides possuem efeitos anti-inflamatórios em tecidos articulares; contudo, deprimem o metabolismo de condrócitos e alteram a matriz cartilaginosa, o que causa redução da síntese de proteoglicanos e colágeno (p. 1140). Em vista disso e dos efeitos adversos sistêmicos da administração prolongada de corticosteroides, seu emprego em animais osteoartríticos só deve ser realizado em última instância. Caso sejam empregados, deve-se manter frequência baixa e restringir o exercício por muitas semanas após o tratamento, a fim de proteger a cartilagem.

> **NOTA** Sempre informe os tutores acerca dos efeitos adversos dos AINE e corticosteroides e, especialmente, da combinação de ambos. Esses fármacos não devem ser administrados em conjunto a não ser que haja razões específicas para tal. Os tutores devem ser instruídos acerca dos riscos de tal terapia.

TRATAMENTO CIRÚRGICO

O tratamento cirúrgico da doença subjacente pode ser indicado para o controle dos sinais de osteoartrite (p. ex., estabilização dos joelhos com ruptura de LCC). A dor incontrolável e a impotência funcional do membro associadas à osteoartrite determinam necessidade de intervenção cirúrgica. Muitos procedimentos estão disponíveis para recuperação da função do membro. Técnicas de artroplastia como a colocefalectomia (p. 1213) foram descritas em pacientes veterinários. Após a ressecção de um osso, permite-se a formação de uma articulação de tecido fibroso ou pseudoartrose. A função varia após cada procedimento. Embora a mecânica articular não seja normal, muitos casos resultam em função satisfatória do membro. A substituição de uma articulação artrítica por próteses melhora as chances de retorno da função normal e alívio superior da dor. Próteses de substituição encontram-se disponíveis para o quadril, joelho e cotovelo de cães, embora as taxas de sucesso variem grandemente com a articulação substituída. A natureza biomecânica da articulação do cotovelo torna mais complicado o sucesso do *design* e da substituição protética em comparação com a substituição total do quadril (STQ). Substitutos de joelho e cotovelo encontram-se disponíveis, embora não exista informação acerca do resultado em longo prazo. A substituição da articulação coxofemoral já foi descrita em felinos. No caso de instabilidade do carpo e tarso, a artrodese (fusão cirúrgica de uma articulação) permite alívio da dor e boa função do membro. A artrodese do cotovelo, joelho ou ombro resulta em função razoável a ruim. Em alguns pacientes selecionados — aqueles com impotência funcional e doença unilateral causadora de dor severa irresponsiva a outras terapias —, a amputação é um procedimento de recuperação que deve ser considerado. Aloenxertos articulares já foram relatados em um número limitado de pacientes, com resultados razoáveis.

Manejo Pré-cirúrgico
Refira-se à seção prévia de Manejo Clínico. O tratamento pré-operatório específico depende da doença de base.

Anestesia
O manejo anestésico de pacientes com doença ortopédica encontra-se fornecido nas Tabelas 32.1 e 32.2.

Anatomia Cirúrgica
A anatomia cirúrgica das articulações encontra-se descrita em cada procedimento específico.

Posicionamento
O posicionamento depende do procedimento que será realizado (ver discussão adiante).

TÉCNICA CIRÚRGICA
Consulte as pp. 1164 e 1213 para técnicas de artroplastia (i.e., STQ e ressecção da cavidade glenoide).

MATERIAIS DE SUTURA E INSTRUMENTOS ESPECIAIS
Os materiais de sutura e instrumentos especiais necessários para cirurgias articulares encontram-se listados sob cada procedimento específico.

CUIDADO E AVALIAÇÃO PÓS-CIRÚRGICOS
Para cuidados pós-operatórios de cirurgias articulares, consulte o procedimento específico.

PROGNÓSTICO
O prognóstico de pacientes com osteoartrite varia sobremaneira, dependendo da severidade da doença, do número de articulações acometidas e da condição clínica deles. Em muitos casos de osteoartrite leve a moderada, o manejo clínico adequado pode restabelecer função quase normal ao paciente. Casos mais severos, particularmente com envolvimento de múltiplas articulações, possuem prognóstico reservado para o retorno da atividade normal. Contudo, na maioria dos casos, exceto nas osteoartrites terminais graves, a função de um animal de estimação doméstico pode ser recuperada. Considerações importantes para o manejo e prognóstico de animais com osteoartrite encontram-se listadas no Quadro 34.6.

QUADRO 34.6 Considerações Importantes na Doença Articular Degenerativa

- Em grande parte dos casos de doença articular degenerativa (osteoartrite) de cães, o problema primário da articulação (p. ex., displasia coxofemoral, fragmentação de processo coronoide ou ruptura de ligamento cruzado) foi a causa. A doença subjacente deve ser diagnosticada e tratada corretamente.
- A osteoartrite em geral é progressiva, seja qual for o tratamento.
- O diagnóstico da osteoartrite baseia-se na avaliação radiográfica, embora o tratamento se baseie nos sinais clínicos.
- O manejo clínico da osteoartrite inclui controle do peso, exercícios ou fisioterapia para manter a mobilidade articular e a massa muscular, repouso durante os sinais agudos e medicações.

ARTRITE SÉPTICA (BACTERIANA)

DEFINIÇÃO
A **artrite séptica** *(artrite infecciosa, artrite supurativa)* é a infecção articular causada por bactérias.

CONSIDERAÇÕES GERAIS E FISIOPATOLOGIA CLINICAMENTE RELEVANTE
A artrite séptica pode ocorrer devido à dispersão hematógena de uma infecção respiratória, digestiva, urinária, umbilical ou valvular, embora ocorra mais frequentemente após inoculação bacteriana direta devido a traumas penetrantes (p. ex., mordedura de gato), procedimentos cirúrgicos ou injeções intra-articulares. Microrganismos comuns incluem estafilococos, estreptococos, *Corynebacterium* spp. e coliformes.[4] A contaminação bacteriana da sinóvia causa inflamação e promove extravasamento de fibrina, fatores de coagulação, leucócitos polimorfonucleares e fluido seroso proteináceo para a articulação. A deposição de fibrina na cartilagem articular inibe a penetração do líquido sinovial. Leucócitos fagocitam bactérias e liberam enzimas lisossômicas que quebram a matriz cartilaginosa e expõem mais as fibrilas de colágeno à destruição por enzimas. Essa destruição enzimática, junto com a perda da nutrição normal do líquido sinovial e o trauma mecânico da cartilagem doente, causa perda da superfície articular cartilaginosa. Eventualmente, o processo infeccioso invade o osso subcondral, causando osteomielite bacteriana.

A severidade das alterações patológicas das articulações acometidas depende da cronicidade da infecção. Alterações iniciais incluem hiperemia, edema, inflamação sinovial e líquido articular com aspecto purulento. Ocorrem também hiperplasia e hipertrofia das células sinoviais, seguidas por fibrilação da cartilagem e produção de tecido de granulação dentro da articulação, cursando com perda da cartilagem articular. A superfície da articulação preenche-se com tecidos de granulação e fibroso, os quais eventualmente se calcificam, levando à anquilose. Pode-se suspeitar de artrite séptica com base em achados radiográficos (Tabela 34.1). O diagnóstico definitivo baseia-se na análise do líquido sinovial (Tabela 34.2) e resultados positivos de cultura bacteriana.

A presença de uma osteoartrite aumenta o risco de processo séptico em humanos e provavelmente em cães.[5] Doenças como displasia coxofemoral podem aumentar o risco de artrite séptica, devendo-se considerar esse diagnóstico ao examinar pacientes com dor e osteoartrite severa do quadril.

DIAGNÓSTICO

Apresentação Clínica
Sinais Clínicos
A artrite séptica pode ser observada em cães de qualquer idade, porém machos de raças grandes são mais comumente acometidos.

> **QUADRO 34.7 Sinais Clínicos da Artrite Séptica**
>
> **Agudos**
> - Claudicação de um só membro
> - Claudicação severa, podendo ocorrer impotência funcional
> - Articulação edemaciada, dolorosa e quente
>
> **Crônicos**
> - Claudicação de um ou múltiplos membros com endocardite subaguda
> - Claudicação com suporte de peso
> - Edema articular

Histórico

Animais com artrite séptica após inoculação articular normalmente demonstram claudicação unilateral notável (Quadro 34.7). O início dos sinais clínicos pode ser agudo ou gradual. Feridas penetrantes, intervenções cirúrgicas ou injeções articulares são achados frequentes da história clínica. Cães com artrite séptica por septicemia (p. ex., endocardite bacteriana) normalmente apresentam envolvimento de vários membros sem história de intervenção articular.

Achados de Exame Físico

Animais com início agudo de sinais geralmente apresentam claudicação grave sem apoio de peso sobre o membro acometido. A articulação afetada pode estar edemaciada, dolorosa, quente e com crepitação; pode ocorrer drenagem de conteúdo purulento e redução da amplitude de movimento. Os sinais sistêmicos (febre, letargia e anorexia) também podem estar presentes em uma menor porcentagem de animais. Esses sinais podem ser sutis (i.e., somente claudicação e aumento de volume articular) nas infecções crônicas de baixo grau. Cães com artrite séptica causada por endocardite bacteriana em geral apresentam envolvimento de múltiplas articulações, claudicação, febre, letargia, anorexia e/ou sopros cardíacos.

Diagnóstico por Imagem

Os sinais radiográficos iniciais da artrite séptica são efusão articular e edema de tecidos moles. Mais tarde, ocorrem lise óssea, nova formação óssea periosteal, irregularidades da superfície articular, esclerose óssea subcondral e subluxação articular (Figura 34.9). O ecocardiograma pode demonstrar lesões valvares devido à endocardite bacteriana em cães sem sopro; todavia, é importante denotar que a endocardite pode estar associada à artrite/poliartrite séptica e não séptica.

Achados Laboratoriais

O hemograma completo pode indicar resposta inflamatória em estágios agudos da artrite séptica. A doença crônica em geral se restringe à articulação e raramente ocorre associada a alterações significativas do hemograma ou perfil bioquímico sérico. O líquido sinovial obtido por artrocentese é o meio mais sensível/específico de se obter um diagnóstico definitivo. A presença de bactérias na citologia ou cultura fecha o diagnóstico de artrite séptica. A cultura bacteriana, em particular, permite que sejam realizados teste de sensibilidade e seleção mais precisa do antibiótico para terapia. Os resultados da cultura de líquido sinovial variam, mas resultados positivos podem ser mais facilmente obtidos quando se obtém uma amostra antes da administração de antibióticos e com emprego de caldos enriquecidos para facilitar o crescimento bacteriano. Pode ser necessária a obtenção cirúrgica de material para cultura. Em alguns casos, as bactérias podem ser cultivadas a partir de amostras de sangue e urina quando o líquido sinovial não resultar em crescimento bacteriano. O líquido sinovial purulento com número

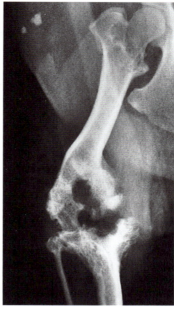

Figura 34.9 Radiografia craniocaudal da articulação do joelho com artrite séptica. Presença de extensa osteólise do fêmur e tíbia. As margens das superfícies articulares subcondrais estão irregulares e difíceis de identificar.

aumentado de leucócitos polimorfonucleares (40.000 células/μL a mais do que 100.000 células/μL), especialmente quando degenerativos, é muito sugestivo; contudo, articulações sépticas nem sempre contêm neutrófilos degenerativos.

> **NOTA** Pode ocorrer endocardite bacteriana em cães sem sopro cardíaco. Certifique-se sempre de realizar o ecocardiograma em animais com artrite séptica (especialmente quando são afetadas múltiplas articulações).

DIAGNÓSTICO DIFERENCIAL

Outros agentes infecciosos causadores de artropatias (p. ex., riquétsias, fungos, micoplasmas e protozoários) devem ser diferenciados de causas bacterianas. Já as causas não infecciosas de artropatias, como neoplasia articular, poliartrite imunomediada e osteoartrite, também devem ser diferenciadas de causas infecciosas. Amostras de líquido sinovial e sinóvia devem ser obtidas para cultura bacteriana e antibiograma, a fim de identificar os agentes etiológicos e determinar a antibioticoterapia apropriada.

MANEJO CLÍNICO

As opções de tratamento para o manejo da artrite séptica incluem a administração de antimicrobianos isolados, antimicrobianos com lavagem cirúrgica, com lavagem artroscópica, com lavagem cirúrgica ou artroscópica e colocação de dreno, ou administração de antimicrobianos e manejo aberto da articulação. Os antibióticos devem ser administrados imediatamente após coleta de amostras para cultura e ajustados logo após obtenção de resultados do antibiograma. Devido à alta incidência de infecções por agentes Gram-positivos, cefalosporinas de primeira geração costumam ser recomendadas até que estejam disponíveis os resultados do anti-

QUADRO 34.8 Tratamento das Poliartrites por Riquétsias/Anaplasma e Bactérias de Forma L

Doxiciclina
10 mg/kg VO q24h[a,b]

Cloranfenicol
50 mg/kg VO q8h (em casos raros pode causar anemia aplásica fatal em humanos; portanto, não se deve comer ou beber enquanto se maneja o produto; não tocar os olhos; utilizar luvas; lavas as mãos após o uso; alertar os tutores)

Enrofloxacino[c]
3 mg/kg VO ou IV q24h

IV, intravenoso; *VO*, via oral.
[a]Não deve ser fornecida com produtos lácteos.
[b]Deve ser ingerida com água ou alimento porque sua retenção no esôfago pode causar esofagite +/− estenose esofágica benigna.
[c]Especificamente para formas L.

biograma (Tabela 34.4). Em caso de possibilidade de formas L bacterianas, a doxiciclina é o fármaco de escolha (Quadro 34.8). Os antibióticos devem ser administrados ao longo de 4 a 6 semanas e pelo menos 2 semanas após resolução dos sinais clínicos. É importante ter em mente que tetraciclinas possuem certa atividade anti-inflamatória, sendo necessário cuidado ao se avaliar um paciente artrítico que obteve melhora após tratamento com doxiciclina ou tetraciclina. Fármacos AINE são muitas vezes necessários para aliviar a dor nas articulações acometidas.

TRATAMENTO CIRÚRGICO

Os objetivos do tratamento cirúrgico são controlar rapidamente as infecções e remover o material purulento e fibrina das articulações, a fim de minimizar a destruição da cartilagem. Nas infecções articulares pós-operatórias, articulações sépticas nas quais o tratamento foi protelado por 72 horas ou mais, articulações que não responderam a 72 horas de terapia clínica adequada, e lesões articulares penetrantes, é indicada a exploração imediata da articulação, incluindo desbridamento de fibrina e tecido de granulação e lavagem com solução fisiológica estéril. Não é indicada a cirurgia em cães com doença articular inflamatória secundária a uma endocardite bacteriana.

Manejo Pré-cirúrgico

A saúde geral do animal deve ser determinada antes da cirurgia. A maioria dos pacientes com artrite séptica é em geral saudável; todavia, alguns podem apresentar efeitos sistêmicos secundários, incluindo desidratação e inflamação sistêmica. Antibióticos não devem ser administrados até que seja obtida uma amostra de líquido sinovial para cultura e antibiograma.

Anestesia

É necessário anestesia geral para exploração da articulação. Os protocolos anestésicos devem basear-se nos sinais, achados do exame físico e análises laboratoriais. Pacientes trazidos ao atendimento sem achados pré-operatórios sugestivos de disfunção de órgãos ou efeitos sistêmicos de infecção articular podem ser manejados com diversas técnicas anestésicas (Tabela 32.1). Protocolos anestésicos para pacientes traumatizados com doença ortopédica são fornecidos nas Tabelas 32.2.

Anatomia Cirúrgica

A anatomia cirúrgica de articulações específicas será fornecida em outras seções deste capítulo.

Posicionamento

O posicionamento para artroscopia ou artrotomia depende da articulação que será avaliada (ver seções sobre articulações específicas).

TÉCNICA CIRÚRGICA

A exploração da articulação pode ser realizada por meio de artrotomia tradicional ou artroscopia (ver seções sobre articulações específicas). Faça uma lavagem agressiva da articulação e remova os depósitos de fibrina. Em casos graves, realize a sinovectomia. Durante um desbridamento artroscópico, deve-se realizar lavagem artroscópica de rotina. Desbride a articulação utilizando uma lâmina elétrica. Após artrotomia e lavagem articular, instale um sistema de entrada e saída de drenos, caso necessário, para que a lavagem possa ser realizada duas ou três vezes por dia. Em grande parte dos casos, são necessários somente drenos de saída. Drenos articulares normalmente se obstruem com *debris* sinoviais e de fibrina. A sinovectomia pode auxiliar na prevenção dessas obstruções. O emprego de um dreno adequado — como um sistema de sucção fechado, achatado e multifenestrado — também auxilia na manutenção da drenagem. Evite utilizar drenos de Penrose porque podem predispor a articulação à contaminação retrógrada. Em casos graves, deixe a incisão articular aberta para lavagem diária; pode ser necessária a sedação profunda ou anestesia geral. Substitua as compressas estéreis uma ou duas vezes por dia, conforme necessário. Feche a articulação após 2 a 4 dias de drenagem aberta. Esse tipo de manejo demanda muito tempo e dinheiro, sendo raramente necessário. Durante a lavagem com entrada-saída, atente-se à técnica estéril. Como fluido de lavagem, utilize solução fisiológica ou outra solução eletrolítica balanceada, cujos efeitos em tecidos articulares sejam mínimos. A solução de iodopovidona a 0,1% é associada a mínimos efeitos adversos para a sinóvia. Contudo, concentrações mais altas de iodopovidona e clorexidina causam sinovite química. Lave a articulação com sistema entrada-saída durante 1 ou 2 dias. Mantenha o dreno de saída até que a drenagem esteja limitada somente àquela causada pelo procedimento, que normalmente corresponde a somente alguns milímetros por dia.

> **NOTA** A artrite séptica aguda constitui uma emergência cirúrgica.

MATERIAIS DE SUTURA E INSTRUMENTOS ESPECIAIS

Fios absorvíveis são recomendados para fechar a cápsula articular. Drenos de sucção fechada são valiosos na drenagem de articulações sépticas.

CUIDADO E AVALIAÇÃO PÓS-CIRÚRGICOS

Os cuidados pós-operatórios de animais com artrite séptica consistem em antibióticos orais, analgésicos (Capítulo 13), manejo diário da ferida até que o conteúdo drenado não esteja purulento e amplitude de movimento passiva. Antibióticos orais devem ser mantidos por 4 a 6 semanas. É fortemente recomendada a reabilitação física com um profissional treinado devido à natureza altamente destrutiva da infecção articular. Lavagens articulares e exercícios de amplitude de movimento são geralmente dolorosos em pacientes com osteoartrite séptica; portanto, é indicado manejo da dor com opioides ou AINE.

PROGNÓSTICO

O prognóstico para a função articular normal varia dependendo da quantidade de cartilagem destruída; todavia, a maioria dos cães com artrite séptica bacteriana responde bem ao tratamento e se apresenta livre de sinais clínicos da doença no retorno. Procedimentos de recuperação de pacientes com dor crônica articular incluem artrodese ou amputação. A substituição articular pode ser possível após resolução da infecção, embora o risco de nova infecção aumente significativamente. O prognóstico para animais com endocardite bacteriana é ruim quando há risco de insuficiência cardíaca secundária à disfunção valvar, especialmente insuficiência aórtica.

POLIARTRITE POR RIQUÉTSIA E ANAPLASMA

DEFINIÇÃO

A poliartrite pode ser causada por microrganismos intracelulares obrigatórios das famílias Rickettsiales (*Rickettsia rickettsii*) e Anaplasmataceae (*Ehrlichia* spp., *N. risticii*, *A. phagocytophilum*).

CONSIDERAÇÕES GERAIS E FISIOPATOLOGIA CLINICAMENTE RELEVANTE

Em cães, a poliartrite pode ser causada por *A. phagocytophilum*, *N. risticii*, *E. ewingii*, ou *R. rickettsii*. A *R. rickettsii* (causa da febre maculosa da Montanhas Rochosas [FMMR]) é transmitida por carrapatos.[6] Esses agentes já foram observados em muitas partes dos Estados Unidos, especialmente nas porções mais ao sudeste do país. Sugere-se que o leitor consulte um texto mais clínico para uma discussão mais completa.

DIAGNÓSTICO

Apresentação Clínica

Sinais Clínicos

Cães de qualquer raça ou idade podem ser acometidos. Cães expostos a carrapatos (p. ex., cães de caça) podem ser mais propensos à infecção.

Histórico

A FMMR é mais comumente diagnosticada de março a outubro em regiões endêmicas dos Estados Unidos. Em geral, cursa com início agudo dos sintomas, incluindo claudicação de múltiplos membros, dor articular, febre, hemorragia petequial, linfadenopatias, sinais neurológicos, edema de face e edema de extremidades. A artrite é normalmente um único aspecto de um quadro maior em cães com doença sistêmica grave.

A maior gama de achados clínicos ocorre com a erliquiose e anaplasmose, variando desde sinais agudos, subclínicos e crônicos leves (p. ex., anorexia, depressão, febre ou perda de peso) até mais dramáticos (p. ex., epistaxe) ou severos (p. ex., convulsões, hiperestesia e estupor).

Achados de Exame Físico

Os sinais clínicos associados a *E. ewingii* são geralmente agudos e podem incluir febre, depressão, letargia, anormalidades neurológicas e/ou artrite. O *A. phagocytophilum* geralmente causa doença aguda manifestada por febre, letargia, anorexia, depressão, linfadenopatia, esplenomegalia, hepatomegalia e/ou artrite. Os achados clínicos da FMMR classicamente incluem febre, edema e/ou hiperemia cutânea, edema escrotal, andar rígido, petéquias e/ou anormalidades de sistema nervoso central.

Diagnóstico por Imagem

Alterações radiográficas da poliartrite riquetsial incluem efusão articular e edema de tecidos moles periarticulares. As superfícies ósseas e a cartilagem normalmente se apresentam normais. Em alguns casos, nota-se padrão intersticial pulmonar. Também podem ser observadas esplenomegalia e/ou hepatomegalia.

Achados Laboratoriais

A trombocitopenia está tipicamente presente nas infecções por todos esses agentes. A análise do líquido sinovial normalmente revela sinovite e/ou artrite neutrofílica. O diagnóstico dessas poliartrites em geral se baseia no exame sorológico ou de DNA (raramente na pesquisa de mórula) e em outras evidências de doença durante a avaliação da história, física e clinicopatológica. O teste de reação em cadeia da polimerase (PCR) é o mais definitivo para *E. ewingii* e *A. phagocytophilum*. Contudo, todos os agentes respondem bem à terapia com doxiciclina, tornando a necessidade de testes diagnósticos específicos e definitivos pouco importante na maior parte dos casos. Sugere-se que o leitor consulte textos clínicos para uma discussão mais completa acerca da sorologia e diagnóstico molecular de agentes transmitidos por carrapatos em cães.

DIAGNÓSTICO DIFERENCIAL

O diagnóstico diferencial das infecções articulares causadas por riquétsias/anaplasmas inclui neoplasia articular, infecção bacteriana e poliartrite imunomediada.

MANEJO CLÍNICO

O tratamento de preferência para poliartrites transmitidas por carrapatos é tipicamente a doxiciclina por 28 dias (Quadro 34.8), seja qual for o agente responsável. O cloranfenicol também é eficaz e especialmente desejável no tratamento de filhotes com menos de 6 a 12 meses (a fim de evitar descoloração dos dentes). Algumas vezes, é útil administrar glicocorticoides por período curto em pacientes com erliquiose severa, pois pode haver um componente imunomediado à doença nesses casos. É importante limitar a exposição dos cães a carrapatos por meio da remoção diária, a fim de prevenir infecções futuras.

TRATAMENTO CIRÚRGICO

A terapia cirúrgica não é indicada em poliartrites transmitidas por carrapatos.

PROGNÓSTICO

Cães tratados para infecção por *Ehrlichia* e *Anaplasma* geralmente respondem bem à terapia clínica adequada. O prognóstico de cães com FMMR varia, dependendo dos sinais clínicos e da rapidez do diagnóstico. A FMMR é uma potencial zoonose, sendo necessárias precauções apropriadas.

ARTROPATIA DE LYME

DEFINIÇÃO

A artropatia de Lyme é uma forma de poliartrite causada pela *B. burgdorferi*, uma bactéria Gram-negativa da classe dos espiroquetas.

CONSIDERAÇÕES GERAIS E FISIOPATOLOGIA CLINICAMENTE RELEVANTE

A infecção por *B. burgdorferi* deve ser suspeitada em cães com artrite transitória ou recorrente quando residem em área endêmica para borreliose. Existem focos endêmicos no nordeste dos Estados Unidos, norte da Califórnia e centro-oeste.[7] A doença pode ser transmitida por larvas, ninfas e carrapatos *Ixodes* adultos. É necessário um período de alimentação de 24 a 50 horas para que o carrapato transmita o espiroqueta. Em seguida, ocorre septicemia com disseminação aos órgãos-alvo. Qualquer cão com potencial de contato com vetores da doença pode ser infectado; porém, sinais articulares podem aparecer meses após a exposição. Ainda que grande parte dos humanos expostos a *B. burgdorferi* demonstrem sinais clínicos, 95% dos cães expostos permanecem assintomáticos. Atualmente, há pouca evidência de que felinos desenvolvam doença com esses agentes. Os sinais clínicos podem ser intermitentes, de forma que os animais aparentam estar normais entre as exacerbações; os episódios podem incluir claudicação de múltiplos membros, febre, linfadenopatia e anorexia.

A eficácia da vacinação contra a doença de Lyme não é absoluta. Em um consenso publicado pelo American College of Veterinary Internal Medicine, todos os profissionais responsivos concordaram que a vacina é desnecessária em localizações não endêmicas e a maioria não recomendaria a vacina mesmo em zonas endêmicas. É importante controlar e evitar os carrapatos a fim de minimizar o risco dessa e outras doenças transmitidas por esses ectoparasitas. Sugere-se que o leitor consulte um texto mais clínico para uma discussão mais completa acerca da vacinação/prevenção.

DIAGNÓSTICO

Apresentação Clínica

Sinais Clínicos

Cães de qualquer idade ou raça podem ser acometidos. Animais residentes em áreas endêmicas ou expostos a carrapatos são mais propensos à infecção.

Histórico

Cães com doença de Lyme podem apresentar febre aguda, claudicação com troca de membro, anorexia e/ou depressão. A história de exposição a carrapatos em área endêmica é importante.

Achados de Exame Físico

Embora a doença clínica possa ser transitória, a condição patológica das articulações pode ocorrer de forma progressiva. Os sinais clínicos podem ser intermitentes e os animais podem parecer normais entre exacerbações agudas; episódios podem incluir claudicação de múltiplos membros, febre, linfadenomegalia e anorexia.

Diagnóstico por Imagem

As radiografias das articulações acometidas podem demonstrar efusão durante a fase aguda da doença.

Achados Laboratoriais

O diagnóstico é muito difícil devido ao fato de muitos cães desenvolverem infecção subclínica com títulos de anticorpos persistentes durante anos. A detecção da *B. burgdorferi* por meio de cultura ou PCR apresenta boas sensibilidade e especificidade, mas muitas vezes é difícil, demorada e/ou custosa. Não existem achados bioquímicos ou hematológicos particularmente úteis ao diagnóstico da borreliose (é comum haver trombocitopenia leve a moderada, embora seja inespecífica; algumas vezes, pode ocorrer nefrite de Lyme, causando insuficiência renal). O líquido sinovial pode estar normal ou menos viscoso com 5.000 a 10.000 neutrófilos não degenerativos/µL. A biópsia sinovial em geral demonstra invasão do revestimento sinovial por plasmócitos e linfócitos.

A sorologia para borreliose é potencialmente confusa porque existem muitos testes, cada qual com suas próprias *nuances*. Como resultado, a borreliose é provavelmente diagnosticada além do normal. É importante denotar que a sorologia sozinha não é suficiente para o diagnóstico, visto que animais clinicamente normais podem apresentar testes sorológicos positivos. Sugere-se que o leitor consulte um texto mais clínico para uma discussão mais completa acerca da sorologia e diagnóstico da borreliose.

> **NOTA** Achados sorológicos positivos refletem exposição ao organismo, mas não necessariamente infecção ativa.

DIAGNÓSTICO DIFERENCIAL

Os diagnósticos diferenciais incluem outras artropatias inflamatórias erosivas ou não (p. ex., poliartrite imunomediada, artrite séptica, artrite reumatoide, osteoartrite) e neoplasias articulares.

MANEJO CLÍNICO

A doxiciclina (28 dias) é, em geral, eficaz para o tratamento da doença de Lyme (Quadro 34.9). Animais jovens são muitas vezes tratados com amoxicilina, pois a doxiciclina pode pigmentar os dentes. Também há relatos de uso de azitromicina, ceftriaxona e cefotaxima (Quadro 34.9). O controle da dor articular pode ser instituído com AINE, caso necessário. Pacientes com doença aguda geralmente respondem clinicamente dentro de 2 dias após início do tratamento.

TRATAMENTO CIRÚRGICO

Não há indicação de cirurgia para essa doença.

PROGNÓSTICO

Cães tratados rapidamente para infecções agudas geralmente apresentam prognóstico excelente. O prognóstico de cães com infecções crônicas é incerto, mas pacientes com doença renal crônica (i.e., nefrite de Lyme) causada por *B. burgdorferi* apresentam prognóstico ruim. O espiroqueta pode sobreviver ao tratamento com antibióticos

---

QUADRO 34.9 Tratamento da Doença de Lyme em Cães

Doxiciclina
10 mg/kg VO q24h durante no mínimo 1 mês

Amoxicilina
22 mg/kg VO q12h

Azitromicina
10 mg/kg VO q24h durante 5-7 dias, depois reduzir para q48h

Ceftriaxona[a]
50 mg/kg, IM ou IV q12h

[a]Em humanos, esse fármaco é normalmente reservado para doença do sistema nervoso central.
IM, Intramuscular; IV, intravenoso; VO, via oral.

e a doença pode possivelmente ser reativada em animais imunossuprimidos.

POLIARTRITE IMUNOMEDIADA IDIOPÁTICA NÃO EROSIVA

DEFINIÇÃO

A poliartrite imunomediada idiopática não erosiva é uma doença articular não infecciosa de etiologia desconhecida. O termo *poliartrite idiopática canina* é por vezes empregado para essa condição.

CONSIDERAÇÕES GERAIS E FISIOPATOLOGIA CLINICAMENTE RELEVANTE

Artropatias inflamatórias não erosivas idiopáticas não possuem causa identificável e são diagnosticadas a partir da exclusão de todas as demais causas de poliartrite, artrite séptica, artrite riquetsial, artrite reumatoide, outras poliartropatias não erosivas inflamatórias e osteoartrite. A causa é desconhecida, porém presumidamente associada à formação de imunocomplexos.[8] A sinóvia apresenta-se espessada, congesta e edematosa, podendo conter depósitos de fibrina. Cartilagem e osso estão relativamente intactos; todavia, a fibrilação superficial da cartilagem articular pode ser um achado ocasional.

A poliartrite não erosiva imunomediada idiopática é diagnosticada por meio da análise do líquido sinovial e cultura negativa, radiografias articulares sem lesões ósseas proliferativas ou erosivas e por meio da eliminação de outras causas conhecidas. Em alguns casos, tenta-se o diagnóstico terapêutico com antibióticos para ajudar a eliminar causas infecciosas ocultas. Entretanto, é preciso lembrar que tetraciclinas como a doxiciclina (comumente utilizada) possuem propriedades anti-inflamatórias que tornam difícil decifrar precisamente as relações causa-efeito desses casos. Sugere-se que o leitor consulte um texto mais clínico para uma discussão mais completa sobre essa doença.

DIAGNÓSTICO

Apresentação Clínica

Sinais Clínicos

Cães de todas as raças e idade são suscetíveis à poliartrite imunomediada. Alguns estudos sugerem predileção pelo Pastor-alemão, Doberman pinscher, Collies, Spaniels, Retrievers, Terriers e Poodles. As fêmeas são mais comumente acometidas.

Histórico

Podem ocorrer rigidez, dificuldade de levantar, febre, anorexia e/ou letargia. Embora haja envolvimento de mais de uma articulação, é comum a claudicação de apenas um membro. Os animais acometidos podem ou não apresentar dificuldade de levantar e caminhar. Alguns apresentam febre crônica de origem desconhecida.

Achados de Exame Físico

A palpação da articulação pode revelar dor, efusão ou perda da amplitude de movimento. É importante enfatizar que a efusão articular pode estar ausente. Dor cervical e hipersensibilidade vertebral podem refletir envolvimento intervertebral. Outras anormalidades sistêmicas (dermatites, glomerulonefrite, uveíte) podem ser encontradas.

Diagnóstico por Imagem

As radiografias das articulações acometidas em geral revelam ausência de anormalidades ou efusão de líquido sinovial e edema de tecidos moles periarticulares.

Achados Laboratoriais

A hematologia normalmente revela leucocitose neutrofílica inespecífica, mas pode variar. Em um estudo, a proteína C-reativa demonstrou-se elevada em todos os cães com poliartrite.[9] O líquido sinovial apresenta-se ralo e túrbido com teste de aglutinação de mucina geralmente normal. A contagem de células nucleadas no líquido articular torna-se notavelmente aumentada, com predominância de neutrófilos não degenerativos. A maioria dos cães apresenta títulos negativos ou insignificantes de anticorpos antinucleares e fator reumatoide. A biópsia sinovial em geral revela hipertrofia do revestimento sinovial com infiltração de células polimorfonucleares ou mononucleares. Microrganismos não são observados e culturas bacterianas resultam negativas. Os testes sorológicos e moleculares para agentes transmitidos por carrapatos apresentam-se negativos.

DIAGNÓSTICO DIFERENCIAL

Diagnósticos diferenciais da poliartrite imunomediada idiopática não erosiva incluem todas as outras artropatias (p. ex., neoplasia articular, artrite infecciosa, artrite reumatoide, osteoartrite). A poliartrite inflamatória não erosiva pode ocorrer secundariamente a qualquer inflamação crônica ou devido a estímulo antigênico persistente. Outras doenças (p. ex., infecção crônica, endocardite bacteriana, colite ulcerativa ou neoplasia) ou terapias farmacológicas provocam formação de imunocomplexos, os quais são mediadores da artrite. O LES também pode induzir poliartrite.

MANEJO CLÍNICO

Glicocorticoides são o tratamento de escolha inicial (Quadro 34.10).[10] A dose deve ser titulada até a menor quantidade que previna os sinais clínicos; contudo, muitos animais requerem terapia por toda a vida, a qual pode estar associada a efeitos adversos (p. ex., poliúria, infecções de trato urinário, hiperadrenocorticismo iatrogênico). A ciclofosfamida pode ser utilizada em pacientes cujo controle é mais difícil, mas não é recomendada devido a seus efeitos adversos potencialmente sérios. A azatioprina pode ser administrada em casos de resistência à terapia com prednisolona (Quadro 34.10). O uso de azatioprina pode

---

QUADRO 34.10 Tratamento da Poliartrite Imunomediada Idiopática

Prednisolona
2,2-4,4 mg/kg/d durante 2 semanas; se for observada resposta clínica, pode-se reduzir para 1,1-2,2 mg/kg/d durante 2 semanas; se o animal estiver clinicamente normal neste ponto e houver remissão da inflamação sinovial, reduzir dose para 1,1 mg/kg q48h durante 4 semanas.

Azatioprina
Cães: 2 mg/kg/d por via oral durante 5 dias, seguidos de 2 mg/kg q48h se os sinais clínicos se resolverem; iniciar em 2 mg/kg q48h demandará maior tempo para se atingir a remissão, mas pode reduzir a chance de hepatite ou pancreatite.

Ciclosporina
3-5 mg/kg VO q12h com o alimento; é preciso monitorar a terapia farmacológica para verificar o nível mínimo e ajustar a dose.

Leflunomida
Cães: 3-4 mg/kg/d (geralmente divididos q12h) por via oral; a duração varia conforme o cão e a sua resposta à terapia; variáveis hematológicas, resultados da bioquímica sérica e sinais clínicos de poliartrite imunomediada devem ser monitorados para evidência de efeitos adversos do tratamento.

VO, Via oral.

estar associado à mielossupressão (principalmente com emprego de doses diárias em vez de dias alternados), sendo recomendada a monitoração do hemograma e contagem de plaquetas periodicamente ou sempre que o paciente não parecer bem. A azatioprina também pode causar hepatite ou pancreatite. A ciclosporina é um fármaco imunossupressor frequentemente eficaz e com efeitos adversos menos graves; todavia, é necessária a monitoração da terapia devido à variabilidade da absorção de produtos diversos em pacientes diferentes. A terapia crônica com ciclosporina pode estar associada a infecções fúngicas oportunistas, particularmente em climas mais quentes. A leflunomida tem sido relatada como alternativa segura e eficaz aos glicocorticoides (Quadro 34.10).[11]

TRATAMENTO CIRÚRGICO

Não é indicada cirurgia.

PROGNÓSTICO

O prognóstico para a poliartrite imunomediada não erosiva é variável. Na maioria dos casos é possível a remissão ou cura, mas os tutores devem ser alertados sobre a possibilidade de recorrência. A resposta positiva à terapia deve basear-se na artrocentese e citologia, não apenas nos sinais cínicos, visto que a terapia clínica pode resultar em melhora do quadro, porém com cessação incompleta da atividade inflamatória.

> **NOTA** A resposta positiva à terapia deve basear-se na artrocentese e citologia, não apenas nos sinais clínicos, visto que a terapia clínica pode resultar em melhora do quadro, porém com cessação incompleta da atividade inflamatória.

ARTRITE REUMATOIDE
DEFINIÇÃO

A artrite reumatoide é uma doença articular inflamatória não infecciosa erosiva, caracterizada por destruição erosiva crônica, bilateral e simétrica das articulações.

CONSIDERAÇÕES GERAIS E FISIOPATOLOGIA CLINICAMENTE RELEVANTE

A etiologia da artrite reumatoide é desconhecida, mas é considerada uma artropatia imunomediada.[12] Os antígenos são imunoglobulinas alteradas do hospedeiro (IgG e IgM), conhecidas como *fatores reumatoides*. Os imunocomplexos resultantes são depositados na sinóvia, iniciando uma resposta inflamatória seguida de proliferação celular sinovial, hipertrofia vilosa, formação de *pannus* sobre a superfície da cartilagem, destruição de cartilagem e osso subcondral, aumento de volume e ruptura dos ligamentos colaterais. O resultado é uma articulação afuncional. A membrana sinovial geralmente se apresenta descolorada, edematosa, congesta e espessada, podendo conter depósitos de fibrina. O *pannus* do tecido de granulação origina-se na periferia da articulação e cobre porções da cartilagem articular, que pode tornar-se fibrilada e ulcerada.

O diagnóstico da artrite reumatoide clássica requer presença de lesões destrutivas à radiografia, fator reumatoide positivo, alterações histopatológicas características na membrana sinovial e quatro critérios adicionais listados no Quadro 34.11. A artrite reumatoide geralmente é diagnosticada quando há presença de sete dos 11 critérios e quando os sinais permanecerem por no mínimo 6 semanas. Nódulos subcutâneos são raros em cães.

> **QUADRO 34.11   Características da Artrite Reumatoide**
> - Rigidez após repouso
> - Dor em no mínimo uma articulação
> - Edema em no mínimo uma articulação
> - Edema em no mínimo uma outra articulação dentro de 3 meses
> - Edema articular simétrico
> - Nódulos subcutâneos sobre proeminências ósseas ou superfícies extensoras, ou regiões justa-articulares
> - Lesões radiográficas destrutivas
> - Fator reumatoide positivo
> - Escasso precipitado de mucina do líquido sinovial
> - Alterações histopatológicas características na membrana sinovial
> - Alterações histopatológicas características nos nódulos subcutâneos

DIAGNÓSTICO

Apresentação Clínica
Sinais Clínicos

A artrite reumatoide pode acometer cães de qualquer raça, mas é primariamente encontrada em adultos geralmente com mais de 5 anos.

Histórico

A maioria dos cães afetados possui história de rigidez após repouso, claudicação ou dificuldade de caminhar.

Achados de Exame Físico

Em casos crônicos, as articulações geralmente apresentam aumento de tamanho com edema de tecidos moles periarticulares e efusão articular. As articulações distais (i.e., carpos e tarsos) podem estar instáveis com deformidade e angulação óbvias.

Diagnóstico por Imagem

As radiografias das articulações demonstram perda generalizada da mineralização, focos radiolucentes e margens articulares irregulares. Também pode haver presença de proliferação óssea e evidência de edema de tecidos moles e efusão articular (Figura 34.10).

Achados Laboratoriais

A hematologia pode revelar anemia de inflamação crônica e leucocitose inespecífica. O líquido sinovial em geral se apresenta amarelo, túrbido e com volume aumentado. O coágulo de mucina pode estar escasso e friável. A contagem de células nucleadas do líquido articular apresenta-se muito aumentada com predominância de neutrófilos não degenerativos. Contudo, cães sem evidência óbvia de artrite reumatoide podem apresentar títulos positivos; portanto, é preciso cuidado na interpretação dos testes de fator reumatoide.

A biópsia sinovial geralmente demonstra hipertrofia vilosa, proliferação de células sinoviais e infiltração linfocítica e plasmocítica. Estudos utilizando imunofluorescência demonstram complexos de IgG ou IgM nas células de revestimento sinoviais, parede de vasos e tecido extracelular. Não são encontrados microrganismos nas amostras histológicas e as culturas bacterianas resultam negativas.

DIAGNÓSTICO DIFERENCIAL

Os diagnósticos diferenciais incluem neoplasia articular, artrite infecciosa, poliartropatias inflamatórias não erosivas e osteoartrite.

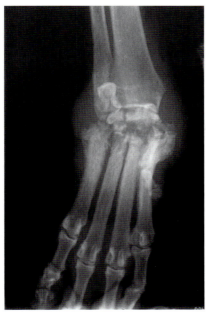

Figura 34.10 Radiografia dorsopalmar do carpo canino com anormalidades avançadas associadas a artrite reumatoide. Note erosão das placas ósseas subcondrais e colapso do espaço articular, sugerindo erosão da cartilagem articular.

QUADRO 34.12 Terapia para Artrite Reumatoide

Prednisolona
2,2-4,4 mg/kg/d VO durante 2 semanas; depois 1,1-2,2 mg/kg/d VO durante 2 semanas; depois 1,1 mg/kg q48h

Azatioprina
Cães: 2 mg/kg/d VO durante 5 dias; depois 2 mg/kg q48h se os sinais clínicos se resolverem; iniciar com 2 mg/kg q48h demandará maior tempo para se atingir a remissão, mas pode reduzir a chance de hepatite ou pancreatite.

Ciclosporina
3-5 mg/kg VO q12h com o alimento; é preciso monitorar a terapia farmacológica para verificar o nível mínimo e ajustar a dose.

Leflunomida
Cães: 3-4 mg/kg/d (geralmente divididos q12h) por via oral; a duração varia conforme o cão e a sua resposta à terapia; variáveis hematológicas, resultados da bioquímica sérica e sinais clínicos de poliartrite imunomediada devem ser monitorados para evidência de efeitos adversos do tratamento.

VO, Via oral.

MANEJO CLÍNICO

A combinação de fármacos imunossupressores (prednisolona, azatioprina, ciclosporina, micofenolato, leflunomida) é tipicamente necessária para se obter remissão dos sinais clínicos (Quadro 34.12).[12] A terapia geralmente se inicia com prednisolona seguida da adição de fármacos imunossupressores adicionais (p. ex., azatioprina). Deve-se evitar a ciclofosfamida porque possui riscos significativos para cães e para o indivíduo que administra o fármaco. O cão deve ser reavaliado mensalmente com análise de líquido sinovial. A dose de glicocorticoide é reduzida gradualmente com objetivo de necessitar somente de 1 mg/kg a cada 2 dias (combinado à azatioprina, ao micofenolato e/ou à ciclosporina). Articulações cujo suporte ligamentar colateral foi completamente perdido podem beneficiar-se de suportes terapêuticos suspensórios.

TRATAMENTO CIRÚRGICO

Não é indicado tratamento cirúrgico.

PROGNÓSTICO

A artrite reumatoide é progressiva e os cães raramente se recuperam por completo, ou mesmo não se recuperam. A claudicação e rigidez tendem a persistir apesar do tratamento.

POLIARTRITE PROGRESSIVA CRÔNICA FELINA

DEFINIÇÃO

A poliartrite progressiva crônica felina é uma doença imunomediada que acomete mais comumente felinos-machos, podendo existir na forma proliferativa periosteal progressiva e erosiva deformante. Também já foi relatada em uma fêmea.[13]

CONSIDERAÇÕES GERAIS E FISIOPATOLOGIA CLINICAMENTE RELEVANTE

A causa pode envolver exposição ao espuma vírus felino e ao vírus da leucemia felina (FeLV); contudo, esses vírus não podem induzir a doença experimentalmente. A forma proliferativa periosteal da doença resulta em osteoporose e formação de novo osso periosteal ao redor da articulação. Com o tempo, ocorrem erosões periarticulares e colapso do espaço articular com anquilose fibrosa. A forma erosiva da doença provoca alterações articulares similares às observadas na artrite reumatoide canina. A sinóvia é infiltrada por linfócitos e plasmócitos.

DIAGNÓSTICO

Apresentação Clínica
Sinais Clínicos
Esta condição afeta principalmente gatos-machos. Os animais acometidos geralmente têm entre 1,5 e 4,5 anos. Qualquer raça pode ser acometida.

Histórico
A maioria dos felinos tem história de claudicação, relutância para se mover, depressão, anorexia, perda de peso e, ocasionalmente, deformidade das articulações acometidas.

Achados de Exame Físico
Alguns achados comuns incluem febre, depressão, linfadenopatia e envolvimento de múltiplas articulações. A palpação da articulação provoca dor. As articulações por vezes apresentam aumento de volume e podem estar deformadas em animais com a forma erosiva da doença.

Diagnóstico por Imagem
As alterações observadas nas radiografias das articulações acometidas incluem nova formação óssea proliferativa na periferia das articu-

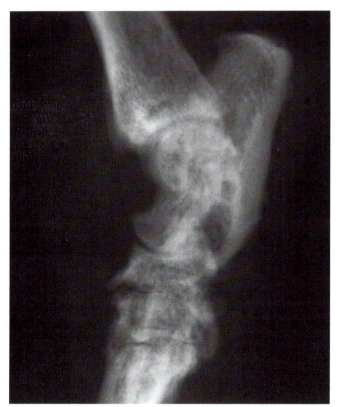

Figura 34.11 Radiografia do tarso de um gato com a forma proliferativo-periosteal da artrite progressiva felina. Presença de formação proliferativa de novo osso na periferia das articulações, perda generalizada da opacidade do osso subcondral e perda do espaço articular. Focos radiolucentes estão visíveis ao longo dos ossos do tarso. (De Olmstead ML. *Small Animal Orthopedics*. St. Louis: Mosby; 1995).

lações, perda generalizada da opacidade do osso subcondral e perda do espaço articular. Também podem ocorrer focos radiolucentes no osso subcondral e margens irregulares. Notam-se, ainda, edema de tecidos moles periarticulares e efusão articular (Figura 34.11).

Achados Laboratoriais

O espuma vírus felino é identificado em todos os gatos com poliartrite progressiva crônica felina e FeLV em 60% dos animais acometidos. A análise do líquido sinovial demonstra aumento da contagem de neutrófilos. Exames de sangue de rotina podem demonstrar leucocitose.

DIAGNÓSTICO DIFERENCIAL

Diagnósticos diferenciais incluem neoplasia, artrite séptica, DAD, hipervitaminose A e artropatia/osteocondrodisplasia do Scottish fold.

MANEJO CLÍNICO

O tratamento envolve fármacos imunossupressores e geralmente inicia com a prednisolona (Quadro 34.13). O felino muitas vezes necessita de terapia durante toda a vida. A clorambucila pode auxiliar no controle dos sinais. A ciclofosfamida é mielossupressora em felinos e deve ser evitada, exceto quando absolutamente necessária. Nunca se deve utilizar azatioprina em felinos.

 QUADRO 34.13 **Tratamento da Poliartrite Progressiva Crônica Felina**

Prednisolona
4,4-6,6 mg/kg/d VO; se o gato melhorar após 2 semanas, reduzir a dose para 2,2 mg/kg/dia; em seguida, iniciar terapia de manutenção (1,1-2,2 mg/kg q48h)

Clorambucila[a]
1 mg/gato VO duas vezes por semana em felinos <3,5 kg; 2 mg/gato VO duas vezes por semana em felinos >3,5 kg, *ou*
  2 mg/gato VO a cada 2 ou 3 dias, *ou*
  15 mg/m² diariamente durante 4 dias, seguidos de ciclo repetido a cada 3 semanas

Ciclofosfamida
6,25-12,5 mg/gato VO fornecidos em até 4 dias consecutivos de cada semana por até 4 meses; esse fármaco pode produzir efeitos adversos significativos e ameaçadores à vida; utilizar somente se todas as outras terapias falharem

[a]Existem vários protocolos para o uso desse fármaco em felinos.
VO, Via oral.

NOTA Se a dose das medicações for reduzida muito rápido nesses pacientes, os sinais clínicos poderão voltar mais resistentes à terapia.

TRATAMENTO CIRÚRGICO

Não é indicada terapia cirúrgica.

PROGNÓSTICO

O prognóstico é bom para a remissão dos sinais, porém reservado para o controle completo da doença. Outros distúrbios relacionados com o FeLV podem ocorrer em gatos com testes positivos.

Manejo de Doenças Articulares Específicas

ARTICULAÇÃO ESCAPULOUMERAL

OSTEOCONDRITE DISSECANTE DO ÚMERO PROXIMAL

DEFINIÇÕES

A OCD, na qual um retalho de cartilagem destaca-se da superfície articular, é manifestação de uma síndrome geral chamada *osteocondrose*. A *osteocondrose* é um distúrbio da ossificação endocondral que leva à retenção da cartilagem. Retalhos destacados de cartilagem articular são em geral denominados **fragmentos articulares**.

CONSIDERAÇÕES GERAIS E FISIOPATOLOGIA CLINICAMENTE RELEVANTE

A OCD ocorre comumente no ombro, cotovelo, joelho e jarrete de cães imaturos de raças grande e gigante; raramente é observada em cães de raça pequena. Apesar da claudicação unilateral, a condição é muitas vezes bilateral. Na articulação escapuloumeral, evidencia-se geralmente um retalho de cartilagem encontrado na linha média do aspecto lateral da porção dorsocaudal da cabeça do úmero. Em alguns casos, o defeito ósseo subcondral ocupa metade da área da cabeça do úmero. A cartilagem anormal pode se fissurar e causar protrusão de um retalho solto da cartilagem na articulação, ou a cartilagem pode se destacar completamente do osso e tornar-se alojada na bolsa caudoventral ou bolsa bicipital.

> **NOTA** A OCD é frequentemente bilateral; radiografe e avalie ambos os ombros mesmo quando o animal exibir claudicação unilateral.

A OCD inicia-se como uma falha da ossificação endocondral na fise ou no complexo epifisário articular responsável pela formação epifisária do osso longo. A causa é desconhecida, mas é considerada multifatorial, com interação entre manejo, genética e nutrição em cães jovens em fase de crescimento. Os fatores de risco para a OCD incluem idade, sexo, raça (genética), crescimento rápido e excessos nutricionais (primariamente de cálcio). A falha na ossificação endocondral leva ao espessamento da cartilagem (osteocondrose). Como a cartilagem em desenvolvimento recebe nutrição inicialmente pelo líquido sinovial e posteriormente pela vascularização através do osso subcondral, o aumento de sua espessura pode resultar em má nutrição e necrose de condrócitos. A perda de condrócitos na camada profunda da cartilagem leva à formação de uma fenda na junção do tecido calcificado e não calcificado. Na sequência, a atividade normal pode levar ao desenvolvimento de fissuras verticais na cartilagem, a qual eventualmente se comunicará com a articulação, formando um retalho cartilaginoso (Figura 34.12).

Essa comunicação permite que fragmentos de cartilagem e mediadores inflamatórios adentrem o líquido sinovial, induzindo inflamação articular e iniciando um ciclo de DAD (p. 1143). A OCD aparentemente não causa sinais clínicos até que se forme o retalho cartilaginoso. Fragmentos livres de cartilagem podem alojar-se nas articulações e aumentar de tamanho com a calcificação, até se tornarem radiograficamente visíveis. Em alguns casos, esses fragmentos são gradualmente reabsorvidos. A DAD é com frequência o resultado final.

> **NOTA** A OCD possui componente hereditário; instrua os tutores a não reproduzirem animais acometidos.

DIAGNÓSTICO

Apresentação Clínica
Sinais Clínicos
Cães de raças grande e gigante são comumente acometidos; a doença é raramente diagnosticada em felinos ou cães menores. Os machos são mais comumente afetados do que as fêmeas. Os sinais clínicos desenvolvem-se com frequência entre 4 e 8 meses; contudo, alguns animais podem não ser trazidos para atendimento veterinário até a maturidade ou meia-idade.

Histórico
Os animais acometidos são vistos muitas vezes com claudicação unilateral de membro torácico. Os tutores relatam início gradual da claudicação com melhora após o repouso e piora com exercício. Em alguns casos, associam o início dos sinais a um trauma.

Achados de Exame Físico
Deve-se proceder com palpação e movimentação da articulação escapuloumeral até a amplitude completa de movimento. A crepitação ou aumento de volume da articulação raramente estão evidentes, porém animais acometidos em geral apresentam atrofia muscular e dor à manipulação do ombro até a extensão máxima (i.e., movimentação do úmero para a frente com uma mão enquanto a outra exerce o papel de fulcro sobre o aspecto cranial do ombro; p. 963). A flexão extrema do ombro também pode causar dor.

> **NOTA** Tenha cuidado para não confundir dor no cotovelo com dor no ombro ao estender o primeiro para atingir a extensão do segundo.

Diagnóstico por Imagem
O diagnóstico da OCD baseia-se nos achados radiográficos evidentes em projeções laterais das articulações escapuloumerais; projeções craniocaudais não contribuem com o diagnóstico, mas podem auxiliar na identificação da localização de um fragmento articular.[14] Devem-se realizar projeções em ambos os ombros, visto que a condição é muitas vezes bilateral, mesmo quando a claudicação é unilateral. O cão deve ser posicionado em decúbito lateral com o ombro de interesse dependente e a cabeça elevada, a fim de prevenir sobreposição da cabeça umeral sobre a coluna cervical (Figura 34.13). O membro voltado para cima deve ser afastado caudalmente e o membro a ser avaliado, estendido cranialmente. Uma leve rotação externa do úmero auxilia na evidenciação da porção acometida da cabeça umeral. O animal pode requerer sedação para obtenção de radiografias de qualidade (Tabela 31.2). Projeções múltiplas obtidas com o úmero rotacionado (pronado e supinado) podem ser necessárias para localizar a lesão.

O sinal radiográfico mais precoce da OCD é o achatamento do osso subcondral na porção caudal da cabeça do úmero. Conforme progride a doença, uma área radiolucente em forma de disco pode ser visualizada na região caudal da cabeça umeral (Figura 34.14). A calcificação do fragmento pode permitir sua visualização *in situ* ou na articulação, quando ocorre seu destacamento do osso subjacente. Em casos crônicos, fragmentos calcificados grandes são muitas vezes observados na bolsa articular caudoventral ou ao longo da bolsa bicipital.

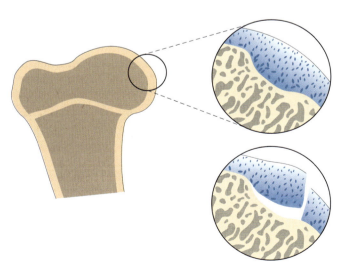

Figura 34.12 A falha na ossificação endocondral leva ao espessamento da cartilagem. A perda de condrócitos profundos na camada de cartilagem produz uma fenda e causa desenvolvimento de fissuras verticais na cartilagem. Estas eventualmente se comunicam com a articulação, formando uma aba de cartilagem.

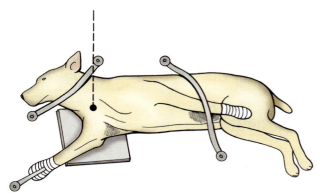

Figura 34.13 Posicionamento adequado de um cão para obtenção da projeção medial-lateral da articulação escapuloumeral.

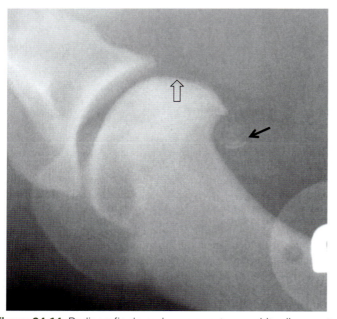

Figura 34.14 Radiografia de ombro com osteocondrite dissecante (OCD) da cabeça caudal do úmero. Note achatamento e irregularidade do osso subcondral do aspecto caudal da cabeça do úmero (*seta vazada*) e retalho livre de cartilagem na bolsa articular caudoventral (*seta sólida*).

A ultrassonografia também se demonstrou eficaz no diagnóstico da OCD do ombro.

Achados Laboratoriais

A análise do líquido sinovial de animais com OCD reflete a inflamação subjacente e desenvolvimento de DAD. Não estão presentes outras anormalidades laboratoriais.

DIAGNÓSTICO DIFERENCIAL

A claudicação em cães grandes imaturos pode ser causada por muitas doenças: OCD, NUPA ou FPC; pan-osteíte; fechamento fisário prematuro; retenção de centros cartilaginosos; e osteodistrofia hipertrófica. Os diferenciais da claudicação que podem ser atribuídos à articulação escapuloumeral incluem lesões dos tendões de bíceps, supraespinhoso, supraescapular ou infraespinhoso, bem como lesão dos ligamentos glenoumerais medial ou lateral.

MANEJO CLÍNICO

A terapia conservadora pode fornecer benefício de curto prazo para alguns cães com OCD de ombro; contudo, a resolução da claudicação em longo prazo requer artroscopia ou artrotomia. Se a OCD do ombro for o diagnóstico definitivo, os riscos do tratamento clínico ou conservador incluem claudicação prolongada e atrofia muscular, migração do retalho e complicações associadas, bem como osteoartrite/sinovite/doença do tendão bicipital graves. O manejo do peso corporal de cães obesos auxilia na redução das cargas sobre as articulações e, portanto, pode reduzir os sinais associados à osteoartrite.

TRATAMENTO CIRÚRGICO

Manejo Pré-cirúrgico

A saúde geral do animal deve ser determinada antes da cirurgia. Um exame físico completo deve ser realizado a fim de verificar se há acometimento similar de outras articulações.

Anestesia

Esses cães geralmente são jovens e saudáveis, sendo possível a utilização de diversos protocolos anestésicos (Tabela 32.1).

Tratamento Artroscópico da Osteocondrite Dissecante do Ombro

Indicações

As indicações para artroscopia escapuloumeral incluem OCD, tenossinovite bicipital, instabilidade escapuloumeral (i.e., rupturas ligamentares ou de cápsula articular, ou ambas) e exames diagnósticos (p. ex., biópsia do osso, cartilagem ou envelope de tecido mole). O manejo da OCD é a indicação mais comum. A artroscopia fornece exposição excelente para a visualização e tratamento de lesões por OCD e pode ser realizada de forma bilateral com mínima morbidade.

Instrumentação

O artroscópio oblíquo frontal de 30 graus é o mais comumente empregado para a articulação escapuloumeral. Na maioria dos cães, o artroscópio de 2,7 mm pode ser facilmente inserido no espaço articular. Em cães de raça pequena, é preferível o tamanho de 2,4 mm a fim de prevenir lesão iatrogênica da cartilagem durante a inserção ou manipulação cirúrgica. O uso de obturador rombo sempre é recomendado em comparação com o trocarte afiado.

> **NOTA** Qualquer que seja o tamanho de artroscópio selecionado, deve-se considerar o diâmetro externo da cânula, pois ela também deverá adentrar a articulação.

A artroscopia do ombro requer diversos instrumentos manuais (Capítulo 14), os quais incluem instrumentos para auxiliar na inspeção de estruturas intra-articulares (*sondas*), pinças de apreensão para remoção de corpos livres, pinças para biópsia e instrumentos para abrasão de superfícies. Os materiais comumente utilizados para a artroplastia de abrasão são trépanos manuais, curetas ou lâmina elétrica. Os instrumentos podem ser inseridos na articulação através de uma porta instrumental, cânulas ou uma combinação de ambas. Se o cirurgião optar pela cânula instrumental, serão necessários diferentes tamanhos e "bastões de troca".

Locais das Portas e Técnica

Faça a tricotomia e prepare a área como para uma artrotomia aberta do ombro, de forma que o procedimento da artroscopia possa ser abortado e modificado para uma artrotomia aberta caso necessário. Isso ocorre com maior frequência quando o cirurgião está aprendendo a realizar a artroscopia. Utilize um de dois métodos de preparo do membro, dependendo do grau de manipulação desejado. Para manipulação máxima do membro durante a cirurgia, utilize preparo com suspensão do membro. Conforme você adquirir maior experiência e preferir o uso da artroscopia, necessitará de menor manipulação e poderá preferir o preparo lateral de cada membro. Contudo, realize o preparo lateral de forma que um procedimento aberto também possa ser realizado caso necessário. Utilize duas ou três portas para a artroscopia do ombro, dependendo da finalidade da intervenção artroscópica. Caso se necessite somente de exploração visual da articulação, use apenas uma porta de saída e uma para o artroscópio. Como alternativa, utilize a porta instrumental também como porta de saída.

Posicione o cão em decúbito lateral com o membro a ser operado para cima. Lembre-se de sustentar o membro em posição neutra, a fim de prevenir adução excessiva que possa fechar a linha articular entre a cavidade glenoide e a cabeça do úmero. Infunda e distenda a articulação primeiramente no local da porta artroscópica. Isso auxilia na determinação da localização precisa dessa porta. Utilize uma agulha hipodérmica (calibre 18, 40 mm; pode ser necessária uma agulha espinal em cães de raça gigante). Insira a agulha imediatamente na frente e ligeiramente distal ao processo acromial da escápula. Insira-a perpendicular à pele e mantenha essa orientação através do tecido mole conforme a agulha adentra a articulação.

Na maioria dos casos, quando a agulha é inserida adequadamente, a aspiração de líquido sinovial é facilmente realizada. Caso não seja possível aspirar líquido sinovial e se acredite não haver adentrado a articulação, instile fluido (solução de Ringer lactato) nela. Se a agulha estiver dentro da articulação, a instilação será fácil. Ademais, conforme se preenche a cavidade articular com fluido, percebe-se pressão inversa no êmbolo da seringa pelo líquido instilado. Remova a agulha para manter a distensão articular.

Em seguida, estabeleça a porta artroscópica. Insira a cânula do artroscópio iniciando pelo obturador rombo. A ponta cônica é preferível. Utilize uma lâmina Bard-Parker 11 para fazer uma pequena incisão de entrada na pele e tecido superficial sobre o local de inserção prévia da agulha. Não adentre a articulação com o bisturi porque pode ocorrer extravasamento de líquido para fora da cavidade articular mais facilmente nesse caso. Insira a cânula do artroscópio com o obturador rombo cônico acoplado. Ao adentrar a articulação, remova o obturador da cânula. Ocorrerá fluxo livre de fluido a partir da cânula, confirmando a inserção correta. Acople a linha de entrada à cânula e insira o artroscópio para estabelecer a porta de saída. Inspecione o compartimento medial para evidência de inflamação, seguido do compartimento cranial. Inspecione cuidadosamente a região do tendão bicipital para inflamação ou fragmentos de cartilagem livres (Figura 34.15).

Direcione o artroscópio caudalmente e posicione a luz de forma a inspecionar a superfície caudal articular e cápsula articular. Ao identificar a lesão da OCD, passe uma agulha-guia para posicionar a porta instrumental (Figura 34.16). Use uma agulha de calibre 18 (40 mm) ou, para cães maiores, uma agulha espinal ou mandril de cateter. Insira a agulha na articulação a partir de um ponto situado 2 cm caudal à porta do artroscópio. Insira a agulha de forma que possa ser visualizada no local da lesão, direcionando-a até o sítio da OCD. O erro mais comum é a angulação exagerada da agulha, cruzando-a por sobre o artroscópio. Assim que for estabelecida a posição para a porta instrumental, decida se prefere trabalhar através da mesma ou de uma cânula instrumental, ou de ambas. Caso opte pelo sítio portal, utilize uma lâmina Bard-Parker 11

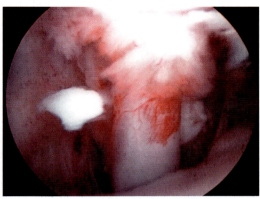

Figura 34.15 Visualização do tendão do bíceps; note os fragmentos livres de cartilagem adjacentes ao tendão.

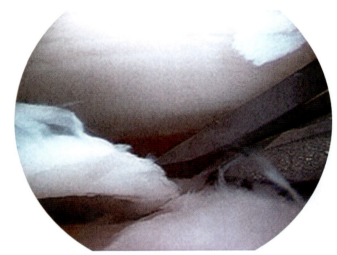

Figura 34.16 Triangulação artroscópica na articulação do ombro para remoção de fragmento da osteocondrite dissecante.

para fazer um túnel tecidual de 0,5 a 1 cm adjacente à agulha-guia. Se o retalho de cartilagem ainda estiver aderido (em geral cranial e/ou medial), insira uma **sonda** ou elevador para liberá-lo. Não libere completamente; deixe-o ligado a um ou mais locais. Insira a pinça de apreensão e segure o retalho com a mesma antes de removê-lo (Figura 34.17). Para facilitar a remoção, torça a pinça para dobrar o fragmento longitudinalmente, facilitando sua passagem através da cápsula articular. Remova o retalho como um fragmento grande único ou, como ocorre em muitos casos, em duas ou três partes menores.

Quando trabalhar através de uma cânula instrumental, insira a mesma com um trocarte afiado na articulação adjacente à agulha-guia. Insira cânulas maiores utilizando bastões de troca, mas prefira sempre o menor tamanho que permita tratar a lesão. Passe uma cureta manual, trépano manual ou lâmina elétrica através da cânula para quebrar o fragmento de cartilagem em partes menores. Essas partes geralmente são menores o suficiente para fluir para fora através da cânula. Caso um fragmento esteja muito grande para passar livremente pela cânula, insira uma pinça de apreensão pequena e capture o fragmento. Tracione-o para perto da cânula e remova-a junto com a pinça. Restabeleça a porta por meio da inserção de um bastão de troca na articulação, seguido da cânula. Continue

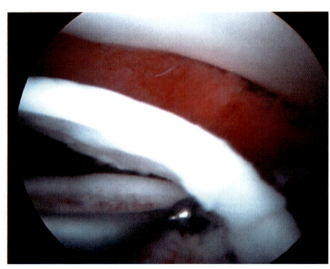

Figura 34.17 Fragmento de cartilagem de osteocondrite dissecante destacado da superfície óssea subjacente.

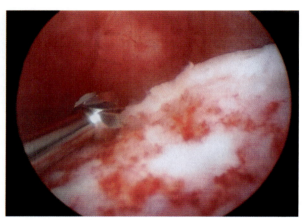

Figura 34.18 Artroplastia de abrasão da superfície de uma lesão por osteocondrite dissecante da cabeça do úmero utilizando trépano manual.

a quebrar a cartilagem em partes menores até que o revestimento da periferia da lesão esteja firmemente aderido ao osso subcondral subjacente.

Em seguida, trate o leito da lesão por meio de abrasão ou microfratura da superfície (muitos cirurgiões utilizam o primeiro método) (Figura 34.18). Quer se utilize uma porta instrumental ou cânula para facilitar a remoção do retalho cartilaginoso, o tratamento do leito da lesão será melhor por meio de cânula instrumental. Quando empregar porta aberta para remoção do fragmento, insira a cânula instrumental com auxílio de um bastão de troca. Trate a superfície da lesão com abrasão agressiva utilizando uma cureta manual, trépano manual ou lâmina elétrica. Continue desgastando a superfície até que o osso subjacente sangre livremente. Cesse o ingresso de fluido conforme necessário para observar a extensão de hemorragia óssea. Ao final da abrasão ou microfratura, lave todos os fragmentos menores de osso ou cartilagem aumentando o fluxo e permitindo saída através de uma cânula ampla. Inspecione a articulação em busca de fragmentos de osso ou cartilagem remanescentes e, por fim, remova o artroscópio e a cânula. Suture as portas com fio não reativo e não absorvível.

Cuidado e Avaliação Pós-cirúrgicos

Em geral, o animal pode ser liberado ao tutor no mesmo dia da cirurgia ou 1 dia após. Deve-se instruir o cliente acerca da limitação da atividade do animal durante 1 mês, a fim de permitir cicatrização de tecidos moles e formação de fibrocartilagem na lesão da OCD. O cão pode então retornar gradualmente à sua plena atividade. As portas devem ser observadas para drenagem de conteúdo, que normalmente se resolve sem terapia.

Técnicas Cirúrgicas Abertas para Osteocondrite Dissecante

O tratamento cirúrgico envolve a artrotomia exploratória e a remoção do fragmento de cartilagem. Os objetivos da cirurgia são remover o fragmento sobre a cabeça do úmero e curetar os bordos do defeito ósseo para garantir remoção de toda a cartilagem acometida. O osso subcondral com aspecto pálido e esclerótico também deve ser curetado. A articulação deve ser cuidadosamente explorada e lavada extensivamente para permitir identificação e remoção de quaisquer fragmentos deslocados de cartilagem.

Uma dentre diferentes abordagens pode ser empregada para expor cirurgicamente a articulação escapuloumeral, dependendo da localização do defeito e de fragmentos de cartilagem destacados. A tenotomia do infraespinhoso fornece excelente exposição da cabeça do úmero e acesso aos compartimentos cranial e caudal da articulação. Contudo, como o tendão do infraespinhoso é seccionado e a articulação é subluxada durante o procedimento, trata-se de uma abordagem mais traumática e que não envolve tenotomia. Períodos de recuperação pós-operatória mais longos devem ser esperados quando comparados com os de outras técnicas. A abordagem caudal da articulação fornece boa exposição da cabeça do úmero (com afastamento adequado) e excelente acesso ao compartimento ventral caudal sem tenotomia; contudo, não permite exploração do aspecto cranial da articulação.

> **NOTA** Em animais com claudicação unilateral e lesões radiográficas bilaterais, a cirurgia deve ser realizada no mesmo membro. O outro membro pode necessitar de cirurgia caso ocorra desenvolvimento subsequente de claudicação.

Anatomia Cirúrgica

Referências anatômicas importantes à identificação da localização da articulação escapuloumeral são o processo acromial da espinha da escápula, tubérculo maior e cabeça acromial do músculo deltoide. A veia omobraquial localiza-se superficialmente sobre a cabeça acromial do músculo deltoide. A artéria e a veia umeral circunflexa caudal e o nervo axilar são encontrados e devem ser protegidos durante o acesso caudal ao ombro.

Posicionamento

O cão é posicionado em decúbito lateral com o membro acometido para cima. O preparo deve se estender desde a linha média dorsal até abaixo do cotovelo.

TÉCNICA CIRÚRGICA

Tenotomia do Infraespinhoso para Exposição da Articulação Escapuloumeral

Faça uma incisão na pele e tecido subcutâneo desde imediatamente proximal ao processo acromial até o úmero proximal (Figura 34.19A). Curve a incisão sobre a articulação ao longo da margem palpável da cabeça acromial do músculo deltoide. Incise a fáscia profunda ao longo dessa margem e afaste o músculo caudalmente (Figura 34.19B). Isole o tendão do músculo supraespinhoso e aplique um ponto de reparo em sua porção proximal. Incise o tendão 5 mm a partir de sua inserção no úmero e afaste-o caudalmente (Figura 34.19C). Incise a cápsula articular no ponto médio entre a borda glenoide e a cabeça do úmero (Figura 34.19D). Rotacione o úmero para dentro até subluxar a cabeça e exponha sua superfície caudal (Figura 34.19E). Remova o fragmento de cartilagem da cabeça do úmero e curete os bordos do defeito ósseo para garantir remoção de toda a cartilagem acometida (Figura 34.19F). Lave todas as partes da articulação meticulosamente e remova *debris* cartilaginosos ou fragmentos articulares. Feche a cápsula articular com fio absorvível 3-0 em padrão simples isolado. Reconecte o tendão do músculo infraespinhoso com fio absorvível em padrão de Bunnel ou dupla laçada (p. 1283). Feche a fáscia muscular, tecido subcutâneo e pele separadamente.

Abordagem Caudal à Articulação Escapuloumeral

Faça uma incisão na pele, tecido subcutâneo e fáscia profunda, estendendo-a desde o terço médio da espinha da escápula até o terço médio da diáfise umeral (Figura 34.20A). Incise o septo intermuscular entre o bordo caudal da porção escapular do músculo deltoide e a cabeça longa do tríceps e separe os músculos (Figura 34.20B). Libere o deltoide por meio de dissecção romba e exponha artéria e veia circunflexas caudais, ramo muscular do nervo axilar e músculo redondo menor (Figura 32.20C). Eleve e afaste o redondo menor cranialmente, expondo o nervo axilar e a cápsula articular. Insira um dreno de Penrose ao redor do nervo e afaste-o com cuidado caudalmente (Figura 34.20D). Incise a cápsula articular 5 mm a partir da borda glenoide e paralela à mesma para expor a cabeça do úmero (Figura 34.20E). Para obter exposição das lesões de OCD da cabeça umeral, rotacione o úmero para dentro e flexione o ombro. Explore a articulação e remova a cartilagem conforme descrito previamente. Feche a cápsula articular em padrão simples isolado com fio absorvível 3-0. Em seguida, suture o septo intermuscular, a fáscia profunda, o tecido subcutâneo e a pele em planos separados.

CUIDADO E AVALIAÇÃO PÓS-CIRÚRGICOS

O cão pode geralmente ser liberado para o tutor dentro de 1 a 2 dias após a cirurgia. Deve-se instruir o cliente acerca da limitação da atividade do animal durante 1 mês, a fim de permitir cicatrização do tecido. Em seguida, o animal poderá retomar gradualmente sua plena atividade. O local da incisão deve ser observado para formação de seroma, que normalmente se resolve sem terapia. A cicatrização das lesões da OCD após remoção do fragmento é melhorada com terapia de reabilitação. Os tratamentos mais comumente utilizados são a amplitude de movimento passiva e ativa e exercícios terapêuticos controlados (Capítulo 11).

MATERIAIS DE SUTURA E INSTRUMENTOS ESPECIAIS

Afastadores de Army-Navy ou Gelpi são utilizados para afastar o tecido mole e melhorar a visualização da cabeça do úmero. A cureta óssea é utilizada para remover a cartilagem articular danificada da cabeça do úmero.

PROGNÓSTICO

O prognóstico da função normal do membro com OCD escapuloumeral é bom. Após a cirurgia, a maioria dos animais se torna saudável em 7 a 60 dias. Aproximadamente 75% dos cães apresentam função excelente na avaliação de longo prazo após remoção do fragmento. Apesar da ausência de claudicação nesses cães, pode ocorrer DAD e os tutores devem ser alertados sobre essa possibilidade.

LUXAÇÃO DA ARTICULAÇÃO ESCAPULOUMERAL

DEFINIÇÃO

A **luxação da articulação escapuloumeral** ocorre quando há perda ou lesão das estruturas de suporte articular suficiente para causar separação entre úmero e escápula. Alguns sinônimos incluem *deslocamento de ombro* ou *luxação do ombro*.

CONSIDERAÇÕES GERAIS E FISIOPATOLOGIA CLINICAMENTE RELEVANTE

Luxações escapuloumerais podem ser causadas por trauma ou ser de origem congênita. A articulação escapuloumeral é suportada pela cápsula articular, ligamentos glenoumerais e tendões circunjacentes (supraespinhoso, infraespinhoso, redondo menor e subescapular). Estruturas importantes incluem o tendão bicipital e ligamentos glenoumerais medial e lateral. Quando essas estruturas laceram ou se tornam deficientes, pode ocorrer a luxação da cabeça umeral. Luxações escapuloumerais são nomeadas em função da direção para a qual se desvia a cabeça do úmero. Desvios mediais ou laterais são mais comuns; luxações craniais e caudais são raras.

Luxações traumáticas são geralmente resultado de trauma do ombro. Luxações laterais traumáticas ocorrem após ruptura do ligamento glenoumeral lateral e do tendão infraespinhoso, ao passo que as luxações mediais estão associadas a ruptura do ligamento glenoumeral medial e tendão subescapular. É comum o trauma torácico concomitante (i.e., pneumotórax, hemotórax, contusões pulmonares ou fratura de costelas).

A frouxidão congênita ou adquirida da cápsula e ligamentos pode resultar em deslocamento medial e luxação medial da cabeça umeral. A cavidade glenoide pode estar suficientemente hipoplásica (displasia glenoide) ou deformada a ponto de impedir redução da cabeça do úmero. Essa condição ocorre frequentemente de forma bilateral nos animais acometidos.

A subluxação ou instabilidade do ombro (sem luxação completa) associada a ruptura incompleta do ligamento glenoumeral medial, tendão bicipital ou do lábio glenoide; distensão da cápsula articular; sinovite; e graus variáveis de DAD podem causar dor crônica no ombro e claudicação em cães, podendo ser tratados como condições distintas da luxação escapuloumeral (discutida adiante neste capítulo).

> **NOTA** Certifique-se de diferenciar luxações traumáticas de congênitas, visto que o tratamento e o prognóstico são diferentes.

DIAGNÓSTICO

Apresentação Clínica

Sinais Clínicos

A luxação traumática pode ocorrer em cães de qualquer idade ou raça, sendo rara em gatos. A luxação congênita medial geralmente ocorre em cães de raça pequena ou miniatura, como Poodles *toy* e Pastores de Shetland; a claudicação geralmente aparece quando o animal é jovem.

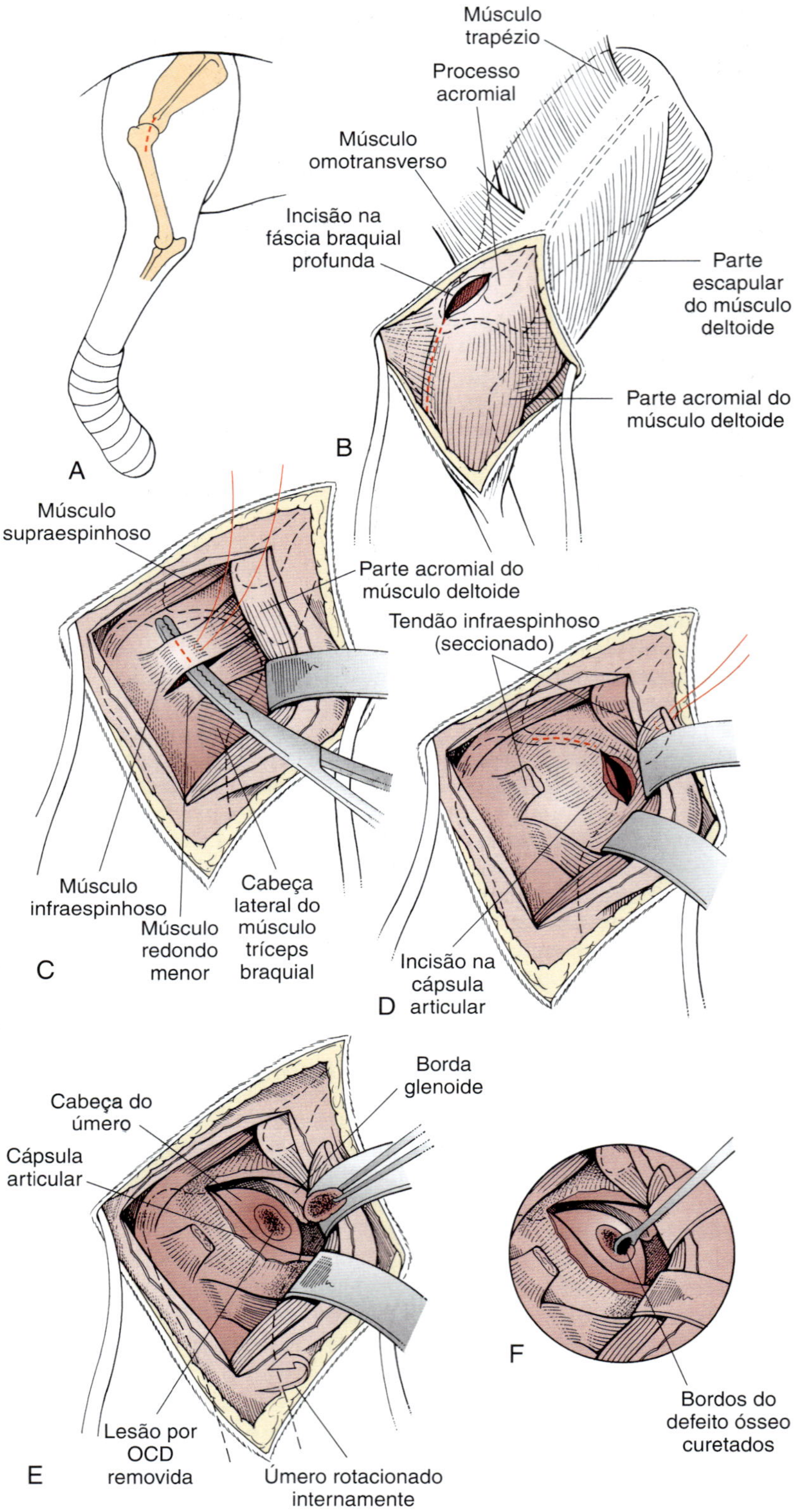

Figura 34.19 Acesso craniolateral ao ombro. (A) Faça uma incisão de pele e tecido subcutâneo iniciando proximal ao processo acromial e estendendo-se até o úmero proximal. (B) Incise a fáscia profunda ao longo da margem cranial da porção acromial do músculo deltoide e afaste-o caudalmente. (C) Isole o tendão do músculo infraespinhoso, aplique um ponto de reparo em sua porção proximal e incise o tendão profundo. (D) Incise a cápsula articular no ponto médio entre a borda glenoide e a cabeça do úmero. (E) Rotacione internamente o úmero até que sua cabeça seja subluxada e remova o retalho de cartilagem. (F) Curete os bordos do defeito ósseo para garantir a remoção de toda a cartilagem afetada.

Histórico

Cães com luxação traumática geralmente apresentam história ou evidência de trauma. O aparecimento de claudicação crônica do membro torácico em animais jovens sem história de trauma sugere luxação congênita.

Exame Físico

Na luxação traumática, os animais acometidos podem não suportar peso e muitas vezes manter o membro em posição flexionada. Na luxação lateral, a pata torna-se rotacionada para dentro e o tubérculo maior é palpável lateral à sua posição normal. Já na luxação medial, a

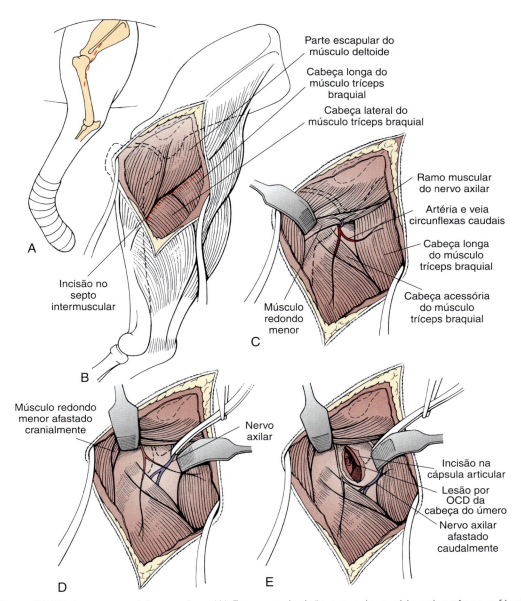

Figura 34.20 Acesso caudal ao ombro. (A) Faça uma incisão em pele, tecido subcutâneo e fáscia profunda, estendendo-se desde o terço médio da espinha da escápula até o terço médio da diáfise do úmero. (B) Incise o septo intermuscular entre o bordo caudal da porção escapular do músculo deltoide e a cabeça longa do tríceps. (C) Eleve e afaste o músculo redondo menor cranialmente, expondo o nervo axilar e a cápsula articular. (D) Insira um dreno de Penrose ao redor do nervo e afaste-o delicadamente em sentido caudal. (E) Incise a cápsula articular 5 mm a partir da borda glenoide e paralelamente à mesma para expor a cabeça do úmero. *OCD*, Osteocondrite dissecante.

pata rotaciona para fora e o tubérculo maior é palpável medial à sua localização normal. É possível evidenciar dor e crepitação quando a articulação é manipulada.

Cães com luxação medial congênita crônica geralmente claudicam. A articulação luxa e reduz facilmente, mas em geral a manipulação não causa dor. Se a cavidade glenoide estiver deformada, a redução da cabeça do úmero pode ser impossível. Alguns cães pequenos com luxação medial crônica demonstram somente claudicação leve intermitente e mínima DAD.

Diagnóstico por Imagem

Radiografias laterais e ventrodorsais do ombro são necessárias para se confirmar o diagnóstico (Figura 34.21). Na luxação traumática, deve-se prestar especial atenção à identificação de fraturas de escápula ou lesões torácicas concomitantes.

Achados Laboratoriais

Não são observadas anormalidades laboratoriais específicas com a luxação traumática ou congênita. Animais traumatizados que serão

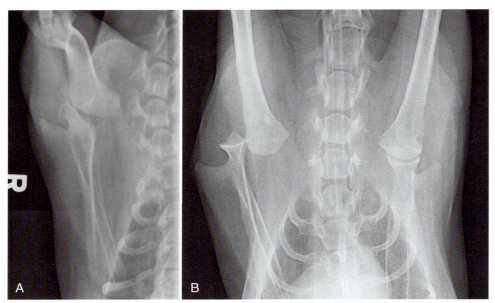

Figura 34.21 Radiografias ventrodorsais demonstrando luxações mediais (A) congênita e (B) traumática da cabeça do úmero.

operados devem ser submetidos a exames de sangue suficientes para determinar o melhor protocolo anestésico. A análise do líquido sinovial de animais acometidos pode refletir a inflamação e o desenvolvimento de DAD associados.

DIAGNÓSTICO DIFERENCIAL

É preciso diferenciar as luxações de DAD, osteossarcoma de úmero e contratura dos tendões dos músculos infraespinhoso ou supraespinhoso com base em achados físicos e resultados de radiografias.

MANEJO CLÍNICO

Cães com luxação medial crônica, somente claudicação leve e intermitente e mínima DAD devem ser manejados com restrição de exercício e administração de fármacos anti-inflamatórios durante exacerbações agudas. A redução fechada pode ser tentada em luxações traumáticas em pacientes trazidos pouco após o trauma, contanto que a condição não esteja associada a fraturas de úmero ou escápula. É necessário anestesia geral para a redução fechada. A luxação lateral é reduzida com o membro em extensão. Aplicam-se pressão medial à cabeça do úmero e pressão lateral à superfície medial da escápula (Figura 34.22). A cabeça do úmero deve permanecer no lugar enquanto é movida cuidadosamente em sua amplitude normal de movimento. Caso a luxação pareça estável, utiliza-se uma tala Spica lateral por 10 a 14 dias (p. 1166). A luxação medial causada por trauma é reduzida de forma oposta e imobilizada com utilização de uma bandagem de Velpeau (p. 1166). Já foi descrita estabilização temporária com pinos cruzados transarticulares ou fixadores externos de maneira fechada para tratar a luxação escapuloumeral traumática.

O manejo do peso corporal de cães obesos auxilia na redução das cargas sobre as articulações, podendo reduzir os sinais associados à osteoartrite.

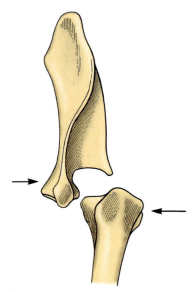

Figura 34.22 Para a redução fechada de uma luxação lateral, aplique pressão medial à cabeça do úmero e lateral à superfície da escápula.

TRATAMENTO CIRÚRGICO

Se uma luxação traumática estiver instável o suficiente após redução fechada para permitir reluxação, ou em caso de luxação crônica, a redução e estabilização abertas com capsulorrafia ou transposição do tendão bicipital serão necessárias. Também já foi descrita a estabilização temporária com placa óssea de bloqueio transarticular para o tratamento da luxação traumática do ombro.

Recomenda-se cirurgia em animais com luxações congênitas que causam claudicação grave ou persistente. Em casos de displasia articular ou DAD graves, a redução e estabilização abertas não obtêm sucesso, sendo necessários procedimentos de salvamento (artrodese ou excisão glenoide) do membro.

A artrodese cirúrgica do ombro é reservada para animais com luxação crônica intratável, fraturas cominutivas da cabeça umeral ou cavidade glenoide, ou DAD severa que impede fixação primária[15] Esse procedimento é considerado como de salvamento, devendo ser realizado somente como último recurso e apenas quando as demais articulações estiverem saudáveis. Como a morbidade escapular compensa a perda de movimento da articulação escapuloumeral, muitos animais apresentam boa função do membro após artrodese de ombro.

A artroplastia de excisão é outro procedimento de salvamento que causa uma pseudoartrose entre a escápula e o úmero, permitindo movimento limitado da articulação escapuloumeral. Esse procedimento não requer implantação de materiais ortopédicos (placas, parafusos) e a maioria dos animais suporta peso sobre o membro caminhando ou correndo. Contudo, geralmente são observadas anormalidades da deambulação e atrofia moderada ou discreta dos músculos do ombro após a cirurgia.

Manejo Pré-cirúrgico

A saúde geral do animal deve ser determinada antes da cirurgia. Recomenda-se avaliar radiografias torácicas e eletrocardiograma em animais com luxação traumática.

Anestesia

É necessária a anestesia geral para redução fechada ou aberta. Diversos protocolos anestésicos podem ser empregados em animais saudáveis e jovens (Tabela 32.1). Cuidados especiais devem tomados durante a anestesia de animais idosos ou com outras lesões concomitantes.

Anatomia Cirúrgica

Referências importantes utilizadas na identificação da localização da articulação escapuloumeral incluem o processo acromial da espinha da escápula, tubérculo maior e cabeça acromial do músculo deltoide. Já as referências para a incisão da pele incluem o acrômio da escápula, tubérculo maior do úmero e músculos peitorais. O nervo supraescapular corre sobre a superfície craniolateral da escápula, e a artéria circunflexa caudal do úmero e o nervo axilar passam pelo aspecto caudolateral do ombro, devendo todos ser evitados.

Posicionamento

Tanto para a luxação medial quanto para a lateral, posiciona-se o animal em decúbito dorsal com o membro inteiro no campo cirúrgico. A área preparada deve estender-se desde as linhas médias dorsal e ventral até abaixo do cotovelo.

TÉCNICA CIRÚRGICA

Estabilização Cirúrgica da Luxação Medial

Utiliza-se a abordagem craniomedial ao ombro para expor a articulação luxada. Pode ser útil reduzir a articulação antes de iniciar o acesso, a fim de restabelecer as relações anatômicas normais. Iniciando pelo aspecto medial do acrômio, incise pele e tecido subcutâneo sobre o tubérculo maior e continue a incisão medialmente até o terço médio da diáfise umeral (Figura 34.23A). Incise a fáscia ao longo do bordo lateral do músculo braquicefálico e afaste esse músculo medialmente (Figura 34.23B). Incise as inserções dos músculos peitorais superficial e profundo a partir do úmero e afaste-os medialmente. Incise cuidadosamente a inserção fascial entre o peitoral profundo e o supraespinhoso, prevenindo a lesão ao nervo supraescapular (Figura 34.23C). Afaste o músculo supraespinhoso lateralmente. Seccione o tendão do músculo coracobraquial para expor o tendão do subescapular (Figura 34.23D). Se a cápsula articular não estiver lacerada, incise-a para inspecionar a articulação e avaliar a condição da cabeça do úmero e do lábio medial da cavidade glenoide (Figura 34.23E). Em caso de laceração do lábio, o prognóstico para estabilização correta da articulação torna-se ruim. O tendão do músculo coracobraquial pode estar lacerado e afastado na luxação traumática. Reduza a articulação e imbrique a cápsula e tendão subescapular com sutura em U utilizando fio não absorvível. Caso a técnica não estabilize suficientemente a articulação, será necessária a capsulorrafia/extensão ligamentar protética ou transposição do tendão bicipital. Para estabilização do ombro, aplique duas ancoragens ósseas na escápula distal nos locais de origem do ligamento glenoumeral medial e uma no ponto de inserção no úmero (Figura 34.24). Conecte essas ancoragens com fio de maior diâmetro. Aperte a sutura para minimizar a abdução da articulação, mas não tanto a ponto de limitar seu movimento. Feche como de rotina. Uma alternativa é a transposição do tendão bicipital por meio de liberação e deslocamento medial do tendão, fixando-o ao úmero com um parafuso ósseo e arruela denteada (Figura 34.25). Para fechar, suture a cápsula articular seguida dos músculos peitorais na fáscia deltóidea. Suture o tecido subcutâneo e pele separadamente.

Estabilização Cirúrgica da Luxação Lateral

Emprega-se a abordagem lateral à articulação do ombro para expor a luxação (Figura 34.19). Faça uma incisão de pele lateral desde a porção média da espinha da escápula seguindo distalmente até a superfície lateral do úmero. Afaste os músculos omotransverso e trapézio craniodorsalmente e a porção acromial do músculo deltoide caudalmente para expor o processo acromial e tubérculo maior do úmero. Reduza a articulação e imbrique a cápsula com sutura em U não absorvível. Caso não se obtenha estabilização suficiente, será necessária a capsulorrafia/extensão ligamentar protética ou transposição do tendão bicipital. As primeiras podem ser realizadas com sutura pesada utilizando ancoragens ósseas, túneis ósseos ou uma combinação de ambos. Feche como descrito anteriormente.

Artrodese do Ombro

Faça a abordagem combinada craniolateral e cranial ao ombro com osteotomia do processo acromial (p. 1049) e tubérculo maior (Figura 34.26). Incise a pele e tecido subcutâneo e aprofunde a incisão através dos músculos peitorais como descrito anteriormente para a luxação medial (Figura 34.26A). Realize a osteotomia do tubérculo maior incluindo a inserção muscular do supraespinhoso (Figura 34.26B). Incise a cápsula articular para inspecionar a articulação (Figura 34.26C). Destaque o tendão bicipital do tubérculo supraglenoide. Utilizando uma serra oscilatória, faça as ostectomias do processo glenoide e cabeça do úmero, os quais se situam paralelos entre si quando o úmero é segurado em ângulo de aproximadamente 105 graus com a escápula (o ângulo exato deve ser adequado a cada indivíduo) (Figura 34.27A). Tenha cuidado para preservar o nervo supraescapular e a artéria umeral circunflexa caudal. Aponha as superfícies planas e estabilize-as temporariamente com um fio de Kirschner através do aspecto cranial do úmero até a cavidade glenoide. Contorne uma placa de oito ou 10 orifícios para acomodá-la desde a junção dorsocranial da coluna à escápula até o aspecto cranial do úmero (Figura 34.27B). O emprego de uma placa de bloqueio pode aumentar significativamente a rigidez da estrutura e reduzir o

PARTE TRÊS Ortopedia

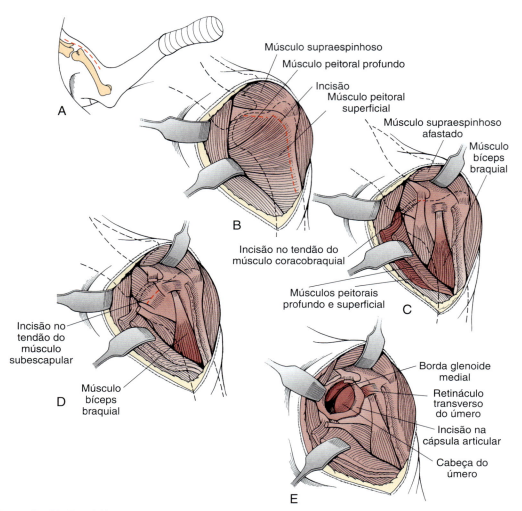

Figura 34.23 Estabilização cirúrgica de uma luxação medial de ombro. (A) Faça uma abordagem craniomedial com transposição do tendão bicipital. Incise pele e tecido subcutâneo sobre o tubérculo maior e continue a incisão medialmente até a diáfise umeral. (B) Incise a fáscia ao longo do bordo lateral do músculo braquicefálico. (C) Incise as inserções dos músculos peitorais superficial e profundo no úmero e afaste-os medialmente. Afaste o músculo supraespinhoso lateralmente. (D) Seccione o tendão do músculo coracobraquial transversalmente para expor o tendão do subescapular. Incise-o. (E) Incise a cápsula articular para inspecionar a articulação.

risco de não união. Certifique-se de que a placa não irá pressionar o nervo supraescapular. Caso necessário, contorne o úmero cranial com uma pinça goiva para obter melhor adequação à placa. Insira um autoenxerto de osso esponjoso entre e ao redor das ostectomias para auxiliar a cicatrização óssea. Insira um dos parafusos ao redor das linhas de ostectomia apostas para exercer função de compressão. Remova o fio de Kirschner e fixe o tendão bicipital à fáscia, ou fixe-o ao úmero com um parafuso ósseo e arruela denteada. Fixe o tubérculo maior ao úmero lateral à placa com fios de Kirschner ou parafusos ósseos. Suture o tecido mole e feche a pele como rotineiramente.

Artroplastia por Excisão

Faça a abordagem craniomedial ao ombro com uma osteotomia do processo acromial (Figura 33.16). Separe o tendão bicipital do tubérculo supraglenoide e incise a cápsula articular. Com uma serra oscilatória ou osteótomo, faça a ostectomia da cavidade glenoide (Figura 34.28). Tenha cuidado para preservar o nervo supraescapular e a artéria umeral circunflexa caudal durante a excisão. Incline a cavidade glenoide de forma que seu bordo lateral seja mais longo que o medial. Parte da cabeça umeral pode ser ostectomizada para criar uma superfície vascular que promova a pseudoartrose. Tracione o músculo redondo menor sobre o sítio da ostectomia e suture-o na cápsula medial da articulação e no tendão bicipital, a fim de fornecer interposição de tecido mole entre as superfícies ósseas. Tracione o processo acromial proximalmente até tensionar o músculo deltoide. Ligue o processo à espinha da escápula (p. 1049) e feche o tecido mole.

MATERIAIS DE SUTURA E INSTRUMENTOS ESPECIAIS

Técnicas de estabilização para luxações escapuloumerais requerem afastadores, um elevador de periósteo, osteótomo e martelo, fios de Kirschner, fio ortopédico, guia de fio, torcedor de fio, parafusos ósseos com arruelas dentadas, furadeira, broca, broca de rosca, medidor de

CAPÍTULO 34 Doenças Articulares 1165

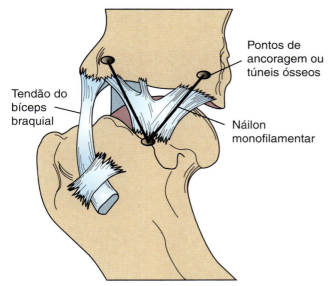

Face medial da articulação glenoumeral

Figura 34.24 Posicionamento de pontos de ancoragem para estabilização de luxação glenoumeral medial.

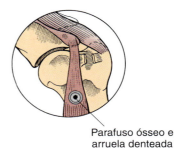

Figura 34.25 Para transpor o tendão do bíceps, incise o ligamento transverso do úmero. Faça uma pequena incisão na cápsula articular sob o tendão bicipital para liberá-lo e movê-lo medialmente. Fixe-o ao úmero com um parafuso e uma arruela denteada para parafuso ósseo.

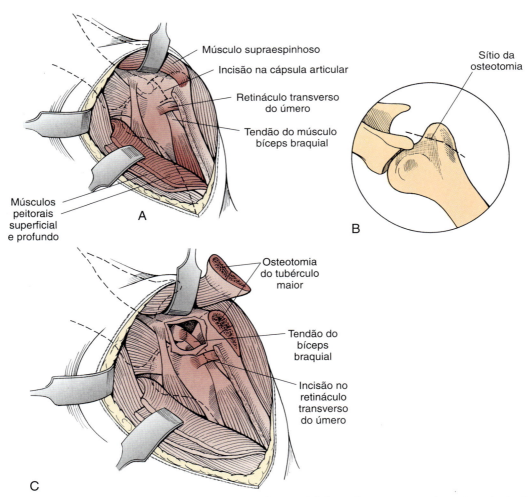

Figura 34.26 Abordagem combinada craniolateral e cranial do ombro para artrodese da articulação escapuloumeral. (A) Exponha a articulação. (B) Faça uma osteotomia do tubérculo maior, incluindo a inserção do músculo supraespinhoso. (C) Incise a cápsula articular e o ligamento transverso do úmero sobre o tendão do bíceps.

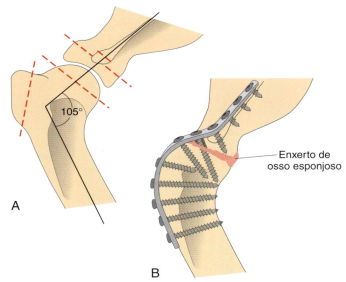

Figura 34.27 Artrodese do ombro. (A) Osteotomize o tubérculo maior e o processo acromial. Faça as linhas de osteotomia glenoide e da cabeça do úmero paralelas entre si com o úmero mantido a 105 graus em relação à escápula. (B) Comprima as superfícies ósseas com uma placa de compressão contornada. Insira um parafuso de compressão através da linha de fratura. Pode-se adicionar um autoenxerto de osso esponjoso.

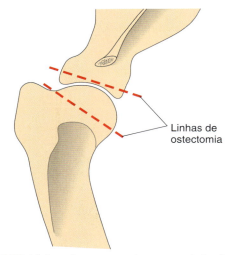

Figura 34.28 Linhas de ostectomia para excisão da glenoide.

profundidade e chaves de parafuso. O equipamento de placa é necessário para a artrodese. A artroplastia por excisão requer instrumentos similares aos utilizados para a luxação.

CUIDADO E AVALIAÇÃO PÓS-CIRÚRGICOS

A radiografia pós-operatória é realizada para documentar a posição da cabeça do úmero e quaisquer implantes utilizados. Após a luxação lateral, o membro deve ser suportado com uma tala Spica (Figura 34.29) por 10 a 14 dias; após a luxação medial, deve ser suportado com bandagem de Velpeau (Figura 34.30) por período similar. Os tutores devem ser instruídos a limitar a atividade e proteger a bandagem. Após sua remoção, podem ser iniciados os exercícios de

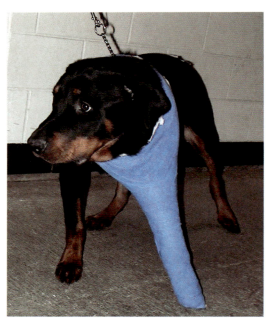

Figura 34.29 Tala Spica aplicada ao membro torácico para imobilizar temporariamente a articulação do ombro e escápula.

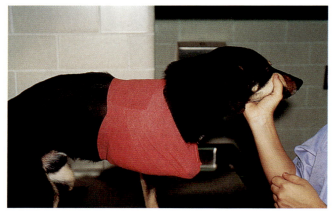

Figura 34.30 Bandagem de Velpeau aplicada ao membro torácico para impedir suporte de peso e fornecer certa estabilidade ao membro proximal e articulação do ombro.

reabilitação; contudo, a atividade sem controle deve ser limitada por mais 6 a 12 semanas (Capítulo 11).

Talas Spica

Talas Spica envolvem o tronco e o membro acometido, sendo geralmente empregadas de maneira temporária para imobilizar a articulação do ombro. Aplique tiras de esparadrapo nas superfícies cranial e caudal do membro, seguidas de acolchoamento com algodão sobre o membro e o tronco. Inicie a aplicação do algodão pela pata e vá revolvendo proximalmente em forma de espiral com sobreposição de 50%. Ao chegar até a região axilar, envolva o algodão várias vezes no tronco do animal, alternando-o cranial e caudalmente ao membro acometido. Em seguida, aplique atadura elástica sobre o algodão (50% de sobreposição). Faça-o de maneira firme para promover compressão leve do tecido mole. Reforce a bandagem com gesso para promover estabilização adicional do ombro. Dobre o material sobre si mesmo para promover uma tala lateral com quatro a seis camadas de espessura, estendendo-a desde os dígitos até a linha média dorsal.

Utilize Vetrap® ou fita adesiva elástica para fixar o gesso ao membro e fornecer uma cobertura externa à tala (Figura 34.29).

Bandagens de Velpeau

Bandagens de Velpeau previnem suporte de peso e fornecem certa estabilidade à porção proximal do membro torácico (Figura 34.30). São mais frequentemente empregadas para auxiliar na manutenção da redução fechada ou aberta de luxações mediais do ombro. Com o ombro e o cotovelo flexionados e o membro aduzido contra a parede torácica, inicie a aplicação de duas ou três camadas de acolchoamento ao redor do tronco e membro. Envolva as camadas de forma cranial e caudal ao membro oposto para impedir deslizamento do membro incorporado. Adicione uma camada de forma similar utilizando atadura (p. ex., Kling®) para promover compressão leve. Aplique uma camada externa de fita elástica ou Vetrap® para promover suporte. Bandagens de Velpeau não devem ser mantidas por período superior a 2 semanas. A imobilização prolongada do membro em posição flexionada dificulta a reabilitação.

Após artrodese do ombro, radiografias pós-operatórias devem ser realizadas para avaliar a posição do implante e servir como base de comparação para as avaliações subsequentes. A tala Spica é aplicada até que haja sinais radiográficos de união óssea, geralmente às 6 a 12 semanas. Uma vez evidente a união óssea, a tala pode ser removida e o animal pode retomar gradualmente sua atividade plena.

Após artroplastia por excisão, radiografias pós-operatórias são avaliadas a fim de documentar o alinhamento da escápula e cabeça umeral. Deve-se encorajar o uso precoce do membro após a cirurgia. O animal deve ser levado em passeios com guia e ser submetido à fisioterapia (exercícios de amplitude de movimento), com início 1 a 2 dias após a cirurgia. Após remoção dos pontos (10-14 dias após a cirurgia), a atividade deve ser encorajada para promover rápida formação da pseudoartrose.

É comum haver claudicação durante 4 a 8 semanas após a cirurgia. A fisioterapia pode ser particularmente benéfica após artroplastia por excisão. Os programas geralmente consistem em amplitude de movimento passiva e crioterapia pós-operatória, seguidos de nado e caminhadas a partir da terceira semana.

COMPLICAÇÕES

A maior complicação associada ao reparo cirúrgico das luxações escapuloumerais é a reluxação. Nas luxações traumáticas, a maioria dos animais retoma o uso normal do membro; contudo, pode ocorrer DAD e o paciente necessitar de tratamento periódico com analgésicos.

PROGNÓSTICO

O prognóstico após redução fechada é bom para a manutenção da redução e retorno da função do membro se as articulações estiverem estáveis durante a manipulação. Contudo, a instabilidade articular resulta em prognóstico reservado, em cujo caso devem ser consideradas a redução aberta e a estabilização articular. O prognóstico é reservado também para cães com luxação medial congênita ou do desenvolvimento. Quando não for possível manter a redução da articulação escapuloumeral, pode ser indicado o tratamento de salvamento do membro (p. ex., artrodese).

INSTABILIDADE ESCAPULOUMERAL

DEFINIÇÃO

A **instabilidade escapuloumeral** caracteriza-se por aumento patológico da amplitude de movimento do ombro, o qual ocorre mais comumente no plano mediolateral. Sinônimos incluem *subluxação de ombro* e *instabilidade glenoumeral*.

CONSIDERAÇÕES GERAIS E FISIOPATOLOGIA CLINICAMENTE RELEVANTE

A instabilidade escapuloumeral deve-se à laceração ou distensão das estruturas de suporte medial ou lateral do ombro. A lesão pode ocorrer devido a trauma crônico de baixo grau ou trauma contundente agudo, resultando em instabilidade e subluxação da articulação sem luxação completa. As estruturas lesionadas podem incluir os ligamentos glenoumerais medial ou lateral e o tendão subescapular. A lesão do tendão bicipital também pode estar aparente. Cães com instabilidade escapuloumeral podem apresentar graus variáveis de osteoartrite.

DIAGNÓSTICO

Apresentação Clínica

Sinais Clínicos

Cães de qualquer tamanho podem ser acometidos.

Histórico

Esta doença ocorre mais comumente em animais ativos, mas pode ser diagnosticada em animais mais velhos após anos de exercício e atividade. O animal tipicamente apresenta história de claudicação crônica moderada. Com menor frequência, pode ocorrer início agudo de sinais de claudicação e história de trauma leve.

Achados de Exame Físico

Observa-se geralmente claudicação com suporte de peso durante a análise da deambulação. O exame ortopédico pode revelar moderada atrofia muscular do membro acometido. A palpação do membro pode demonstrar ângulos aumentados de abdução em casos de instabilidade medial do ombro (Figura 34.31). A maioria dos cães apresenta dor à manipulação da articulação.

Diagnóstico por Imagem

As radiografias apresentam-se geralmente normais na instabilidade escapuloumeral, embora alguns casos possam apresentar alterações compatíveis com osteoartrite. Cães com tenossinovite bicipital

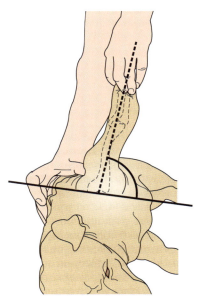

Figura 34.31 Palpação da articulação do ombro em abdução para avaliar instabilidade medial.

concomitante podem apresentar osteofitose e esclerose do sulco bicipital nas projeções *skyline*.

Artroscopia

O diagnóstico definitivo da instabilidade escapuloumeral é realizado por meio de artroscopia. Os achados podem incluir laceração ou frouxidão do ligamento glenoumeral medial, lateral ou do tendão subescapular. Também pode haver evidência de laceração ou inflamação do tendão bicipital.

Achados Laboratoriais

Anormalidades laboratoriais não são observadas. A artrocentese da articulação demonstrará alterações compatíveis com osteoartrite.

DIAGNÓSTICO DIFERENCIAL

A instabilidade escapuloumeral deve ser diferenciada da OCD, doença bicipital, osteoartrite, outros traumas e neoplasia.

MANEJO CLÍNICO

O tratamento clínico consiste primariamente em repouso e fisioterapia, sendo recomendado em casos leves. Dispositivos ortóticos que impedem abdução do membro e extensão/flexão da articulação escapuloumeral estão disponíveis para estabilização do ombro, com relatos de eficácia.[16] Programas de reabilitação têm por objetivo manter a amplitude de movimento enquanto fortalecem os músculos ao redor da articulação, a fim de minimizar a instabilidade. A reabilitação física para instabilidade escapuloumeral foca-se no fortalecimento de estruturas particulares e melhora da amplitude de movimento ativa (Capítulo 11).

O manejo do peso corporal de cães obesos auxilia na redução das cargas sobre as articulações, podendo reduzir os sinais associados à osteoartrite.

TRATAMENTO CIRÚRGICO

O tratamento da instabilidade escapuloumeral é uma técnica avançada que somente deve ser realizada por um indivíduo com significativa experiência no manejo e cirurgia de doenças articulares. O tratamento já foi realizado por meio de artroscopia ou cirurgia aberta, e nenhum dos métodos foi considerado superior ao outro.[16] Técnicas artroscópicas incluem a ancoragem e sutura, encurtamento por radiofrequência de ligamentos atenuados e cápsula articular e a estabilização *tightrope* (TR) de instabilidade medial do ombro. O encurtamento por radiofrequência não é recomendado devido a sérias complicações já documentadas amplamente na medicina humana. A cirurgia aberta envolve aplicação de ancoragens ósseas nos locais de origem e inserção do ligamento glenoumeral medial.

Artroscopia para Instabilidade Escapuloumeral

Realize uma artroscopia lateral padrão de ombro e examine o ligamento glenoumeral medial, os tendões subescapular e bicipital, bem como as superfícies articulares. Observe lacerações ou frouxidão significativa das estruturas de suporte mediais (Figura 34.32). Caso não haja laceração ou frouxidão aparente, mude para uma porta artroscópica craniomedial para examinar as estruturas de suporte laterais. Para tal, insira um bastão de troca através de uma porta instrumental, avance sua extremidade até o aspecto medial do tendão bicipital e tracione a pele para fora. Incise-a sobre o bastão e avance este para fora da articulação. Remova o artroscópio da porta lateral e passe a cânula sobre o bastão. Avalie o ligamento colateral lateral para lacerações ou estiramento. Caso seja identificada uma con-

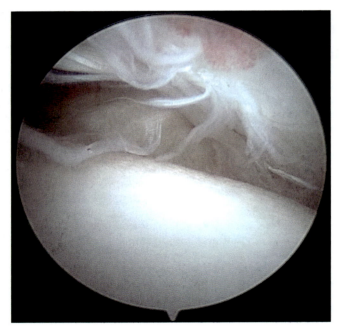

Figura 34.32 Vista artroscópica do aspecto medial do ombro demonstrando ruptura do tendão subescapular e ligamento glenoumeral medial.

dição patológica, podem ser consideradas técnicas de ancoragem e sutura para estabilização articular; todavia, trata-se de técnica altamente avançada.

Estabilização *Tightrope* da Instabilidade Escapuloumeral Medial

Posicione o paciente com o membro preparado de forma suspensa para acessar tanto o aspecto medial quanto o lateral da articulação escapuloumeral. Inicie a artroscopia lateral padrão (invertida) e examine o ligamento glenoumeral medial, tendões subescapular e bicipital e superfícies cartilaginosas. Observe lacerações ou frouxidão significativa das estruturas de suporte mediais. Faça uma pequena incisão de cerca de 2 cm ao longo do bordo cranial do músculo peitoral superficial na região axilar, no nível da articulação. Utilize técnica romba para palpar e acessar o aspecto medial da articulação através dessa incisão. Insira um pino-guia canulado através da incisão até o compartimento medial da articulação. Com auxílio da artroscopia, posicione a extremidade do pino no ponto médio entre as origens cranial e caudal do ligamento glenoumeral medial, proximal ao bordo da cavidade glenoide. Direcione o pino-guia através da escápula em um ângulo que permita sua saída no aspecto lateral do pescoço, proximal à região do nervo supraescapular e imediatamente cranial ao processo acromial. Insira um segundo pino-guia canulado através da incisão até o compartimento medial da articulação. Com auxílio do artroscópio, posicione a extremidade desse pino no úmero, ou na inserção do ligamento glenoumeral medial ou do tendão subescapular, dependendo da doença predominante presente. Direcione o pino através do úmero proximal em um ângulo que permita sua saída pelo aspecto lateral do úmero proximal, na porção distal do tubérculo maior sobre o bordo cranial da cabeça acromial do deltoide. Faça um pequeno acesso ao úmero proximal do lado lateral por onde está saindo o pino-guia. Perfure sobre ambos os pinos com a broca canulada (3,55 mm), iniciando pelo úmero de medial a lateral. Quando a broca sair pelo lado lateral do osso, remova o pino-guia

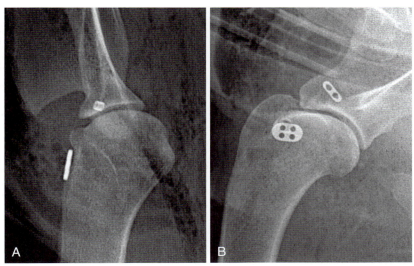

Figura 34.33 Radiografias pós-operatórias (A) craniocaudal e (B) lateromedial após estabilização com técnica *tightrope* de instabilidade medial de ombro. (Cortesia do Dr. James Cook.)

lateralmente e tracione a extremidade da agulha principal do TR para o túnel umeral, até que saia medialmente. Perfure o túnel escapular de lateral a medial. Quando a broca sair pela face medial, insira a ponta da agulha do TR no lúmen da broca para que a siga pelo túnel escapular no sentido medial a lateral conforme a broca é removida. Quando a ponta sair pelo orifício no aspecto lateral da escápula, manipule a fita de fibra e a sutura principal para que a ponta esteja firmemente alojada no aspecto medial da escápula. Uma pequena incisão pode ser realizada sobre a escápula para garantir que a ponta esteja adequadamente assentada sobre o osso. Aperte a fita de fibra e fixe bem o botão no aspecto lateral do úmero para eliminar a instabilidade medial. Feche todas as incisões como de costume. Faça as radiografias craniocaudal (Figura 34.33A) e lateromedial (Figura 34.33B) para documentar a localização dos túneis ósseos, da ponta e do botão.

Cirurgia Aberta para Instabilidade Escapuloumeral

Faça abordagem craniomedial ao aspecto medial da articulação escapuloumeral (p. 1164). Aplique duas ancoragens ósseas na escápula distal, nos locais de origem do ligamento glenoumeral medial (Figura 34.24), bem como uma em seu ponto de inserção no úmero. Conecte as âncoras ósseas umeral e escapular com fio de náilon de diâmetro espesso. Aperte as suturas para minimizar a abdução da articulação, mas não tanto a ponto de limitar seu movimento. Feche o sítio da cirurgia rotineiramente.

MATERIAIS DE SUTURA E INSTRUMENTOS ESPECIAIS

O manejo artroscópico da instabilidade escapuloumeral requer sistema de radiofrequência com *sondas* de encurtamento. O conhecimento minucioso acerca do mecanismo e precauções desse equipamento é imperativo antes de seu uso. A radiofrequência pode causar lesão severa e permanente da cartilagem e tecidos moles ao redor da articulação. O reparo de instabilidade medial por meio de TR requer implante de TR e brocas e pinos-guia canulados de tamanho adequado. Também é necessária uma furadeira elétrica. O reparo aberto da instabilidade requer âncoras ósseas ou parafusos ósseos e material de sutura em náilon de alta espessura para promover a estabilização.

CUIDADO E AVALIAÇÃO PÓS-CIRÚRGICOS

O cuidado pós-operatório da estabilização por meio de TR requer uso de contenções (p. ex., da marca Dogleggs®) durante 6 a 12 semanas. A atividade deve se restringir a passeios com guia pelo menos até a oitava semana após a cirurgia. Devem ser realizados exercícios de amplitude de movimento passiva, nado e outras atividades de fortalecimento muscular. A fisioterapia é altamente recomendada no manejo dessa doença (Capítulo 11). A reavaliação do paciente deve incluir avaliação da claudicação e palpação articular para verificar estabilidade a cada 4 semanas. O retorno à função atlética plena inicia-se às 16 semanas após a cirurgia, quando se obtém estabilidade.

Os cuidados pós-operatórios após cirurgia aberta requerem aplicação de bandagem de Velpeau no membro acometido por 1 a 2 semanas (p. 1166). Essa bandagem pode gerar complicações significativas, particularmente contratura do carpo, sendo necessários extremo cuidado e observação quando de seu uso. A fisioterapia pode ser muito benéfica e é altamente recomendada no manejo dessa doença (Capítulo 11).

A reavaliação do paciente deve incluir avaliação da claudicação e palpação articular para verificar estabilidade a cada 2 a 4 semanas.

PROGNÓSTICO

O prognóstico para o tratamento de instabilidade escapuloumeral é variável, dependendo da severidade da lesão de tecidos moles e da osteoartrite. Relatos de técnicas abertas e artroscópicas têm sugerido resultados favoráveis.[16]

DOENÇA DO TENDÃO BICIPITAL

DEFINIÇÕES

A **doença do tendão bicipital** (tendinopatia, tendinite) é um termo geral que incorpora diversos tipos de lesão, incluindo ruptura e inflamação do tendão e da bainha sinovial. A **tenossinovite bicipital** é uma inflamação do tendão do músculo bíceps braquial e de sua bainha sinovial circunjacente. **Tenotomia bicipital** é o nome dado à técnica por meio da qual se libera o tendão de sua origem próxima ao tubérculo supraglenoide. **Tenodese bicipital** envolve mover cirurgicamente a origem do tendão para estabilizá-la no úmero. Já a **tendinopatia do supraespinhoso** define a doença do tendão de inserção do complexo supraespinhoso, situado craniolateral ao tendão bicipital.

CONSIDERAÇÕES GERAIS E FISIOPATOLOGIA CLINICAMENTE RELEVANTE

A causa da tenossinovite bicipital é o trauma direto ou indireto ao tendão. Lesões repetitivas ou uso excessivo podem ser fatores incitadores. Podem ocorrer inflamação crônica causadora de hiperplasia sinovial e mineralização distrófica do tendão, o qual pode se apresentar parcial ou completamente rompido. A proliferação de tecido conjuntivo fibroso e aderências entre o tendão e a bainha limita o movimento e causa dor. Osteófitos podem se formar no sulco intertubercular. A mineralização do tendão supraespinhoso pode causar tenossinovite bicipital mecânica secundária e claudicação refratária à injeção de corticosteroides, porém responsiva à curetagem. O bíceps é um grande estabilizador da articulação escapuloumeral, podendo, dessa forma, ocorrer instabilidade generalizada do ombro concomitante à tenossinovite bicipital (p. 1167).

DIAGNÓSTICO

Apresentação Clínica

Sinais Clínicos

Cães de qualquer tamanho e idade podem ser acometidos. Não há predisposição de sexo. Cães ativos e de trabalho são mais comumente acometidos.

Histórico

É comum história de claudicação progressiva intermitente de membro torácico que piora após o exercício. A tenossinovite geralmente cursa com claudicação progressiva crônica. A ruptura do tendão pode estar associada a início agudo da claudicação e história de trauma contundente.

Achados de Exame Físico

Geralmente se evidencia claudicação de um membro torácico. O animal em geral se apoia sobre o membro, porém claudica ao caminhar. A dor pode estar evidente durante a palpação do tendão bicipital, especialmente com concomitantes flexão do ombro e extensão do cotovelo. Também pode ocorrer dor durante a palpação do bíceps com o animal em estação. O espessamento da bolsa bicipital pode estar palpável em alguns cães. A condição pode ser bilateral em alguns casos. Também pode ser palpada atrofia dos músculos supraespinhoso e infraespinhoso.

Diagnóstico por Imagem

As radiografias devem incluir projeções-padrão laterais de ambos os ombros. A projeção craniocaudal do úmero (*skyline*) com flexão de ombro pode ser empregada para identificar o sulco bicipital. Pode haver evidência de calcificação do tendão bicipital e osteofitose no sulco intertubercular, as quais devem ser diferenciadas da tendinopatia de supraespinhoso com mineralização (p. 1286). A artrografia pode ser utilizada para delinear o tendão e revelar irregularidades e defeitos de preenchimento sugestivos de hiperplasia sinovial, ruptura de tendão e fragmentos articulares. É indicado cuidado na interpretação desse exame, tendo em vista que a bainha do tendão bicipital é uma continuação da cápsula articular do ombro, de forma que qualquer doença inflamatória da articulação escapuloumeral pode também causar proliferação sinovial na bainha sem que o diagnóstico seja de doença do tendão bicipital.

A ultrassonografia fornece excelente imagem do tendão bicipital, tendões adjacentes, bolsa e sulco. São necessárias ambas as visualizações, transversa e longitudinal. O tendão bicipital normal possui ecotextura linear ecogênica com padrão uniforme. O trauma agudo resulta em ruptura do padrão das fibras e acúmulo de líquido dentro e ao redor do tendão. O trauma crônico pode demonstrar mineralização distrófica. O acúmulo de líquido e a proliferação sinovial da bainha tendínea são facilmente visualizados, mas não podem ser diferenciados da doença bicipital ou inflamação da articulação escapuloumeral de outras causas.

A RM fornece excelente visualização do tendão bicipital e de todos os tecidos moles circunjacentes da articulação do ombro, permitindo diferenciação entre inflamação e rupturas parciais e completas das estruturas.

A artroscopia fornece visualização direta do tendão bicipital proximal e da bainha tendínea, promovendo o diagnóstico definitivo na maioria dos casos (Figura 34.34A-C). Utilizando técnica-padrão de porta lateral, a flexão do ombro e cotovelo em aproximadamente 90 graus maximiza a visualização do tendão. Quando normal, este apresenta um pequeno manguito de tecido proliferativo ao redor de sua origem, que não deve ser interpretado como doença. A proliferação fibrosa moderada a severa da origem do tendão ou a ruptura óbvia são compatíveis com doença. A articulação deve ser cuidadosamente observada em busca de lesão de outras estruturas de suporte.

Achados Laboratoriais

Os resultados das análises hematológica e sérica refletem a saúde geral do animal. Os resultados da artrocentese podem sugerir discreta inflamação e DAD, com altas concentrações de monócitos e macrófagos no líquido articular. A evidência de sepse contraindica a artrografia ou terapia intra-articular com corticosteroides.

DIAGNÓSTICO DIFERENCIAL

A tenossinovite bicipital deve ser diferenciada da osteoartrite escapuloumeral, instabilidade escapuloumeral, tendinite de supraespinhoso, OCD, início de osteossarcoma ou outros tumores ósseos da metáfise umeral proximal, osteocondromalacia sinovial, doença de disco cervical ou neurofibroma de plexo braquial. O diagnóstico definitivo é confirmado por meio de exame artroscópico da articulação escapuloumeral (p. 1168).

MANEJO CLÍNICO

O manejo clínico é em geral utilizado inicialmente no tratamento de cães com tenossinovite bicipital. O acetato de metilprednisolona (10-40 mg) ou triancinolona (3 mg) pode ser infiltrado na bainha do tendão bicipital ou na articulação escapuloumeral. Esse tratamento deve ser sucedido por restrição de espaço por 6 semanas. Após esse período, aumenta-se gradualmente o exercício a fim de fortalecer a musculatura circunjacente. A administração oral de corticosteroides não parece demonstrar eficácia.

O manejo do peso corporal de cães obesos auxilia na redução das cargas sobre as articulações e, portanto, pode reduzir os sinais associados à osteoartrite.

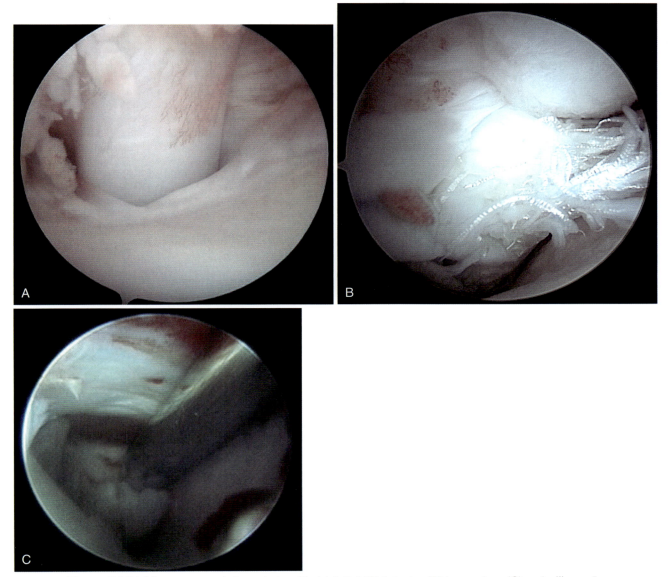

Figura 34.34 Vistas artroscópicas de tendão bicipital (A) intacto, (B) lacerado e (C) após liberação artroscópica.

TRATAMENTO CIRÚRGICO

A tenotomia ou tenodese do tendão bicipital é realizada para eliminar movimento do mesmo dentro da bainha inflamada, ou liberar o tendão parcialmente rompido ou avulsionado. Esse procedimento é indicado em cães com rupturas de tendão bicipital e tenossinovite bicipital crônica, em casos irresponsivos à terapia clínica. Como alternativa, podem ser realizadas exploração e ressecção cirúrgicas ou artroscópicas da mineralização e da sinóvia inflamada. É necessário que seja confirmada a doença e avaliadas as demais estruturas de suporte da articulação escapuloumeral antes que se realize a terapia cirúrgica. A tenotomia ou tenodese somente deve ser realizada quando há confirmação de ruptura parcial do tendão bicipital ou evidência de tenossinovite crônica com documentação da normalidade de outras estruturas de suporte do ombro, incluindo os ligamentos glenoumerais medial e lateral, tendão subescapular e tendão supraespinhoso. A tenodese ou tenotomia do tendão bicipital em um ombro com outras lesões significativas de tecidos moles pode contribuir com instabilidade irreversível da articulação.

Manejo Pré-cirúrgico

A saúde geral do paciente deve ser determinada antes da cirurgia.

Anestesia

Protocolos anestésicos para o manejo de cães com doença ortopédica que se apresentam estáveis ou que sofreram trauma são fornecidos na Tabela 32.2. Analgésicos peroperatórios são fornecidos no Quadro 32.1.

Anatomia Cirúrgica

A anatomia cirúrgica do ombro é discutida na p. 1164. O tendão bicipital emerge do tubérculo supraglenoide e cruza a porção cranial da articulação escapuloumeral. O tendão cursa pelo sulco intertubercular do úmero e é mantido em sua posição pelo ligamento transverso do úmero. Em seu entorno, há uma bainha sinovial que se comunica com a articulação escapuloumeral.

Posicionamento

Tanto para artroscopia quanto para o tratamento aberto, posiciona-se o cão em decúbito lateral. A área preparada deve estender-se desde as linhas médias dorsal e ventral até abaixo do cotovelo.

TÉCNICA CIRÚRGICA

Tratamento Artroscópico

Uma artroscopia lateral padrão é realizada na articulação acometida (p. 1156). Examine toda a articulação, com atenção especial ao tendão bicipital (Figura 34.35A), ligamento glenoumeral medial e tendão subescapular. Caso seja identificada uma condição patológica do tendão bicipital (como ruptura parcial ou avulsão de sua origem; Figura 34.35B e C) e o restante da articulação esteja normal, pode-se proceder com tenotomia do mesmo. Estabeleça uma porta instrumental por meio da inserção de uma agulha adjacente ao tendão bicipital (medial ou lateral). Assim que a agulha puder ser visualizada pelo artroscópio, incise a região adjacente a ela e estabeleça a porta cranial. Insira uma lâmina artroscópica através de uma cânula ou uma lâmina 11 sem cânula e seccione o tendão abaixo do local da doença. Remova a origem remanescente do tendão com um bisturi elétrico, lâmina de bisturi ou *punch* artroscópico.

Tratamento Cirúrgico Aberto

Utiliza-se a abordagem da região cranial do ombro para expor o tendão bicipital e o sulco bicipital (Figura 34.23). Incise o ligamento transverso do úmero e a cápsula articular para expor o tendão e o sulco intertubercular. Seccione o tendão perto do tubérculo supraglenoide. Caso desejado, reconecte o tendão ao úmero na região distal ao sulco com um parafuso ósseo e uma arruela denteada de Teflon® ou aço inoxidável. Como alternativa, redirecione o tendão através de um túnel ósseo criado no úmero e suture-o no músculo supraespinhoso.

MATERIAIS DE SUTURA E INSTRUMENTOS ESPECIAIS

Não é necessário equipamento de artroscopia especial para o tratamento artroscópico. Para a tenodese, é necessário equipamento de inserção de parafuso e arruela dentada.

CUIDADO E AVALIAÇÃO PÓS-CIRÚRGICOS

Após o tratamento artroscópico, o cão deve realizar repouso sem atividade significativa por 2 a 3 semanas. Não é necessário o uso de tala. Após tenodese, o animal deve ser confinado em espaço restrito por 4 semanas, e após esse período pode ser encorajado o retorno gradual à atividade. A fisioterapia pós-operatória auxilia na reabilitação após cirurgia bicipital. A terapia envolve crioterapia, amplitude de movimento passiva e caminhadas curtas com guia seguidas de exercícios de fortalecimento gradual da musculatura.

PROGNÓSTICO

Os resultados do tratamento clínico variam de excelentes a ruins. Para o tratamento artroscópico, são em geral bons a excelentes. Um estudo de longo prazo da evolução da tenotomia artroscópica relatou excelentes resultados subjetivos (questionários fornecidos aos clientes) aos 12 a 24 meses em 22 de 24 ombros tratados.[17] O tempo necessário para que os animais retomem a função ótima do membro varia de 2 a 9 meses.

LUXAÇÃO DE ESCÁPULA

DEFINIÇÃO

Luxação ou *deslocamento* **de escápula** é a lesão caracterizada pelo deslocamento dorsal da escápula após ruptura da musculatura de suporte.

CONSIDERAÇÕES GERAIS E FISIOPATOLOGIA CLINICAMENTE RELEVANTE

A luxação de escápula é rara, porém ocorre ocasionalmente com trauma, causando ruptura das inserções escapulares dos músculos serrátil ventral, romboide e trapézio. Isso permite deslocamento dorsal da escápula durante o apoio do membro. Lesões concomitantes (i.e., fraturas de costela, pneumotórax e contusões pulmonares) são comuns e podem necessitar de tratamento imediato).

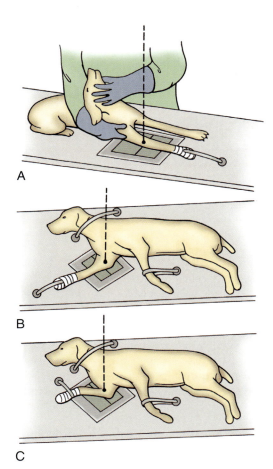

Figura 34.35 (A) Para a radiografia craniocaudal do cotovelo, posicione o cão em decúbito esternal com o cotovelo flexionado em 30 graus e com ligeira rotação medial. Para as projeções (B) lateral padrão e (C) flexionada, posicione o cão em decúbito lateral com o cotovelo sobre o chassi.

DIAGNÓSTICO

Apresentação Clínica

Sinais Clínicos

A luxação da escápula ocorre com maior frequência em felinos do que cães; animais de qualquer sexo ou idade podem ser acometidos.

Histórico

O animal normalmente apresenta história clínica de trauma recente.

Achados de Exame Físico

Pode-se observar notável deslocamento dorsal da escápula conforme o animal apoia o peso sobre o membro acometido. A adução do membro induz deslocamento lateral. A simetria da localização e da proeminência da escápula deve ser comparada com a do membro sadio.

Diagnóstico por Imagem

Pesquisas radiográficas de tórax devem ser avaliadas em busca de sinais de trauma torácico, como fraturas de costela, contusões pulmonares ou pneumotórax. A escápula, em geral, não se apresenta fraturada, porém se torna deslocada.

Achados Laboratoriais

Não são observadas anormalidades laboratoriais específicas. Animais traumatizados que serão operados devem ser submetidos a exames de sangue suficientes para se determinar o melhor protocolo anestésico.

DIAGNÓSTICO DIFERENCIAL

A luxação de escápula deve ser distinguida da fratura de escápula (p. 1047).

MANEJO CLÍNICO

Em geral é necessário estabilização da escápula para um melhor resultado estético e funcional; contudo, há relatos de sucesso com redução fechada e aplicação de bandagem de Velpeau (p. 1166) em gatos com luxação aguda.

TRATAMENTO CIRÚRGICO

Embora os ventres musculares rompidos ocasionalmente possam ser identificados e reacoplados à escápula, o reparo é geralmente insuficiente para permitir suporte de peso. A escápula é fixada em sua posição normal utilizando-se fios de sutura aplicados ao redor de uma costela adjacente através de orifícios perfurados no bordo caudal da escápula.[18]

Manejo Pré-cirúrgico

Radiografias torácicas e análises eletrocardiográficas são recomendadas a fim de detectar quaisquer traumas torácicos ou cardiovasculares concomitantes em lesões agudas. A profilaxia antibiótica é geralmente desnecessária.

Anestesia

Se o animal for saudável e sem lesões concomitantes significativas, diversos protocolos anestésicos poderão ser empregados com segurança (Tabela 32.1). Todavia, em caso de evidência de trauma torácico ou cardiovascular concomitante, a anestesia deve ser induzida e monitorada com cautela (Tabela 32.2). Deve-se disponibilizar de equipamento para ventilação do animal em casos de abertura inadvertida da cavidade torácica (Capítulo 12).

Anatomia Cirúrgica

Uma discussão mais detalhada acerca da anatomia da escápula é fornecida na p. 1047. Referências importantes para o reparo cirúrgico da luxação de escápula incluem o bordo escapular dorsocaudal e a quinta, sexta ou sétima costela.

Posicionamento

O animal é posicionado em decúbito lateral com o membro acometido para cima. A região escapular inteira desde o terço médio do pescoço até o terço médio do tórax deve ser preparada para cirurgia asséptica.

TÉCNICA CIRÚRGICA

Após retornar a escápula à sua posição normal, incise pele e tecido subcutâneo ao longo da margem escapular dorsal caudal para expor seu bordo caudal. Se possível, identifique os bordos de músculos rompidos. Destaque uma pequena porção do músculo redondo maior do bordo escapular caudal e identifique a costela subjacente. Eleve o periósteo da superfície da costela, cuidando para não penetrar a pleura parietal. Utilize um passador de fio para posicionar um pedaço de fio ao redor da costela. Prefira fio de calibres 18 a 20 para fixar a escápula na costela. Perfure dois orifícios em seu bordo caudal, adjacentes à costela exposta, passando as extremidades livres do fio por esses orifícios em direção medial a lateral. Aperte o fio torcendo suas pontas para prender a escápula firmemente sobre a costela. Em caso de identificação de bordas musculares laceradas, reconecte-as antes de fechar o tecido subcutâneo e a pele.

MATERIAIS DE SUTURA E INSTRUMENTOS ESPECIAIS

O equipamento necessário inclui fio de calibre 18 ou 20, um passador de fio, elevador de periósteo, pinos de Steinmann e um mandril manual. Fios absorvíveis (polidioxanona ou poligliconato) ou não absorvíveis (polipropileno ou náilon) podem ser empregados para fixar os músculos a suas inserções na escápula.

CUIDADO E AVALIAÇÃO PÓS-CIRÚRGICOS

Devem-se observar cuidadosamente a frequência e o esforço respiratório do paciente após a cirurgia, a fim de determinar se ele é capaz de ventilar normalmente. Dificuldades na ventilação podem indicar pneumotórax em caso de perfuração inadvertida da pleura durante a passagem do fio. Radiografias torácicas são necessárias e a toracocentese deve ser realizada nesses pacientes. Uma tala Spica (p. 1166) deve ser utilizada para imobilizar o membro durante 3 semanas após a cirurgia (a bandagem pode necessitar de troca a cada 5-7 dias). Os tutores devem ser instruídos a confinar o animal em espaço restrito até a remoção da bandagem; o exercício normal pode ser retomado a partir da sexta semana.

PROGNÓSTICO

A luxação crônica não se resolverá sem intervenção cirúrgica. Possíveis complicações da cirurgia incluem pneumotórax, falha da fixação, infecção iatrogênica e eventual fadiga do fio, com quebra e migração. Contudo, trata-se de complicações raras.[18] A maioria dos animais volta a sustentar peso sobre o membro após a cirurgia.

ARTICULAÇÃO DO COTOVELO

DISPLASIA DE COTOVELO CANINA

A displasia de cotovelo provavelmente representa a principal causa de claudicação de membro torácico em cães. Muitas doenças foram designadas como componentes da displasia de cotovelo canina hereditária (Tabela 34.6). Tais doenças (p. ex., incongruência articular, FPC, OCD, NUPA, doença do compartimento medial [DCM]) podem diferir em termos de fisiopatologia, mas são todas causas de artrose de cotovelo. A OICU normalmente não é incluída na categoria de displasia de cotovelo, embora seja uma doença do desenvolvimento que pode causar sinais clínicos similares. Predisposições raciais ao desenvolvimento dessas doenças indicam influência genética e a evidência atual indica que a displasia de cotovelo de cães, assim como a displasia coxofemoral, seja um traço poligênico com influência hereditária e ambiental sobre seu desenvolvimento (Quadro 34.14). A reprodução seletiva realizada na Suécia reduziu a prevalência de artrose de cotovelo em Rottweilers e Berneses da montanha. Diversos grupos foram organizados para revisar radiografias de cotovelo e determinar a presença da displasia (de forma similar às radiografias para displasia coxofemoral).

> **NOTA** Como todas as formas de displasia de cotovelo em cães são hereditárias, a reprodução de cães diagnosticados com a condição deve ser fortemente desencorajada.

TABELA 34.6 Categorizações e Opções Cirúrgicas para Doença de Cotovelo do Desenvolvimento

Fragmentação do processo coronoide	Remoção artroscópica do fragmento — C Remoção aberta do fragmento — C Coronoidectomia subtotal — C Liberação do tendão bicipital — A
Incongruência radioulnar	Osteotomia proximal da ulna — C Osteotomia distal da ulna — C Osteotomia proximal do rádio — A
Doença do compartimento medial	Osteotomia proximal da ulna — C Osteotomia distal da ulna — C Osteotomia deslizante do úmero — A Osteotomia proximal do rádio — A Substituição total do cotovelo — A Coronoidectomia subtotal — C Liberação do tendão bicipital — A
Osteocondrite dissecante	Remoção artroscópica do retalho — C Remoção aberta do retalho — C Transferência osteocondral autógena — A Tampão cartilaginoso sintético — A Osteotomia deslizante do úmero — C, A
Não união do processo ancôneo	Remoção do fragmento — C Osteotomia proximal da ulna — C Fixação com parafuso de compressão — C Osteotomia combinada/fixação com parafuso de compressão — C
Ossificação incompleta do côndilo umeral	Fixação com parafuso de compressão — C Parafuso de compressão e ponte óssea — A

A, técnica cirúrgica avançada; C, descrição cirúrgica no texto.

DOENÇA CORONOIDE MEDIAL E FRAGMENTAÇÃO DO PROCESSO CORONOIDE

DEFINIÇÃO

A **doença coronoide medial** ocorre como uma degeneração da cartilagem, osteonecrose do processo coronoide ou fissuras em sua porção medial que podem não haver causado fragmentação completa. A **FPC** é um tipo comum de doença coronoide medial e ocorre geralmente como uma separação de uma pequena porção entre o processo coronoide medial e a ulna. Sinônimos incluem *não união do processo coronoide, fratura de processo coronoide* e *síndrome do deslocamento inferior (início agudo de FPC após trauma de baixo grau)*. A **DCM** refere-se à erosão moderada a severa da cartilagem limitada ao aspecto medial da articulação do cotovelo de cães e ocorre comumente como consequência de uma displasia de cotovelo, incluindo a doença coronoide medial.

CONSIDERAÇÕES GERAIS E FISIOPATOLOGIA CLINICAMENTE RELEVANTE

A etiologia da doença coronoide medial é desconhecida.[19,20] Todavia, diversas teorias foram propostas: (1) a doença coronoide medial/FPC pode resultar de uma lesão por osteocondrose na qual a perda da ossificação endocondral do processo coronoide o torna suscetível à degeneração da cartilagem, necrose e formação de fissuras; (2) o desenvolvimento de incongruência do cotovelo pode exercer papel na fisiopatologia da FPC: o crescimento assíncrono do rádio e da ulna (incongruência radioulnar [IRU]) pode aumentar as forças de suporte de peso sobre o processo coronoide medial (aumento da pressão de contato umeroulnar, conflito umeroulnar), que o predispõe a fragmentação e fissuras; (3) displasia ou malformação da incisura troclear, resultando em incongruência articular, a qual contribui com sobrecarga mecânica e fragmentação do processo (incongruência umeroulnar, incongruência da incisura ulnar); (4) incongruência entre a cabeça do rádio e a incisura radial da ulna (conflito radioulnar), também proposta como causa de fragmentação; (5) a FPC pode resultar de uma anormalidade vascular do processo coronoide medial que leva a osteonecrose e fragmentação; (6) a FPC pode estar relacionada com a tensão da inserção do bíceps braquial na ulna proximal;[21]

QUADRO 34.14 Considerações Importantes para o Tratamento da Displasia de Cotovelo

- A displasia de cotovelo consiste em um grupo de doenças que inclui osteocondrose, fragmentação do processo coronoide, doença do compartimento medial e não união do processo ancôneo.
- A ossificação incompleta do côndilo umeral é outra doença do desenvolvimento do cotovelo de cães que pode causar sinais similares ou levar à fratura do côndilo do úmero.
- Há forte evidência de componente hereditário na etiologia da displasia de cotovelo.
- A perda da amplitude de movimento do cotovelo é uma evidência de doença articular degenerativa; em cães grandes imaturos, esse achado geralmente indica presença de displasia de cotovelo.
- A atenção cuidadosa ao posicionamento radiográfico é essencial ao diagnóstico de lesões discretas e diagnóstico diferencial.
- Ambos os cotovelos devem ser radiografados.
- A remoção cirúrgica de partes do osso e cartilagem geralmente resulta em melhora da função do membro.

Observar possível neutropenia; realizar hemogramas periódicos.

(7) a FPC pode ocorrer de forma secundária a um trauma de baixo grau quando o cão aterrissa de um salto (síndrome do deslocamento inferior).²²

A doença coronoide medial pode se caracterizar por fragmentação completa e separação (FPC), fissura parcial do processo, ou osteonecrose. Fissuras que se desenvolvem no processo coronoide podem ou não progredir para fragmentação. Elas podem ainda ser uma fonte de dor e claudicação sem fragmentação. Quando ocorre esta última, há separação de um fragmento de cartilagem e osso trabecular, podendo estar acoplado ao ligamento anular sem tecido fibroso. A separação ocorre através de trabéculas calcificadas que são posteriormente revestidas em parte por uma fina camada de tecido fibroso. O resultado é uma fragmentação do processo coronoide e desenvolvimento de DAD. O fragmento solto pode causar erosão da cartilagem do côndilo umeral oposto. O grau de lesão da cartilagem associado à doença coronoide medial e FPC varia muito, sendo sua causa específica incerta. Parte da lesão pode ocorrer devido à abrasão contra o fragmento solto; contudo, a doença da articulação do cotovelo com perda grave de cartilagem não pode ser explicada somente por esse mecanismo. A maior lesão da cartilagem quase sempre se concentra na porção medial da articulação (processo coronoide medial e porção medial do côndilo umeral), sendo comumente descrita como DCM (discutida adiante).

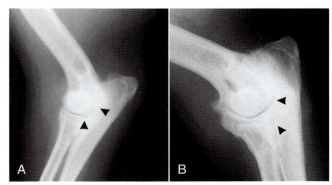

Figura 34.36 (A) Radiografias pré-operatórias de um cão com fragmentação do processo coronoide (FPC) e doença articular degenerativa. Há presença de esclerose óssea subcondral caudal e distal à incisura troclear da ulna (*pontas de seta*). (B) Radiografias do mesmo animal 8 anos após remoção cirúrgica da FPC. Note a progressão das alterações degenerativas (*pontas de seta*).

> **NOTA** A formação de fissuras no osso subcondral do processo coronoide medial não pode ser diagnosticada por meio de radiografias ou tomografia computadorizada, mas pode ser uma fonte de dor e claudicação. Em caso de suspeita, deve-se tratá-la com coronoidectomia subtotal.

DIAGNÓSTICO

Apresentação Clínica

Sinais Clínicos

Cães de grande porte (Labrador retriever, Rottweiler, Bernês da montanha, Terra-nova, Golden retriever, Pastor-alemão e Chow Chow) são mais comumente acometidos. O processo da doença inicia-se quando o animal é imaturo, com sinais clínicos tornando-se aparentes aos 5 a 7 meses.¹⁹ Entretanto, os cães podem ser trazidos ao atendimento em qualquer idade devido à osteoartrite secundária à FPC e displasia de cotovelo.

Histórico

A claudicação de membro torácico que piora com o exercício pode ser aguda ou crônica. Os tutores frequentemente trazem a queixa de que o animal fica rígido de manhã ou após repouso. Pode haver história coincidente de trauma.

Achados de Exame Físico

Em geral, se evidencia claudicação de um dos membros torácicos. O andar pode se apresentar rígido ou afetado na claudicação bilateral porque o animal pode caminhar com passos curtos. A palpação com o paciente em estação pode demonstrar atrofia muscular simétrica ou assimétrica associada a dor crônica e menor recrutamento dos músculos. Pode ser possível palpar efusão articular e edema de tecidos moles periarticulares, os quais podem estar mais evidentes em estação. A palpação dos cotovelos deve incluir a avaliação da amplitude de movimento. Um dos primeiros sinais da FPC pode ser a dor durante a hiperextensão do cotovelo. A diminuição da capacidade de flexionar o cotovelo indica osteoartrite mais severa. Quando há osteoartrite avançada, pode-se perceber crepitação durante a flexão e extensão do cotovelo. A manipulação da articulação quase sempre é dolorosa. É importante que o ombro não seja flexionado e estendido de forma inadvertida durante a manipulação da articulação, visto que pode haver confusão entre dor no ombro ou no cotovelo.

Diagnóstico por Imagem

Em muitos casos, o diagnóstico precoce da doença coronoide medial e FPC pode ser difícil por meio de radiografias.¹⁹,²³ As projeções radiográficas devem incluir uma craniocaudal-padrão (Figura 34.35A), uma lateral-padrão de cotovelo (Figura 34.35B) e uma lateral flexionada (articulação em flexão de 45 graus) para expor o processo ancôneo (Figura 34.35C). Devem ser obtidas imagens dos dois cotovelos, visto que é comum a doença ser bilateral. O sinal radiográfico mais precoce é a esclerose do aspecto distal da incisura troclear (Figura 34.36A), que se manifesta como uma perda do padrão trabecular fino e aumento da opacidade. Outro sinal precoce é a perda da definição do processo coronoide medial. Esses achados radiográficos podem ser sutis, sendo útil a avaliação por um radiologista ou um cirurgião ortopédico. Fragmentos visíveis raramente são observados. Posteriormente, o diagnóstico da doença coronoide medial e FPC será baseado nos sinais radiográficos de DAD; podem ser visualizados osteófitos associados ao processo coronoide e extremidade do ancôneo (Figura 34.36B). A incongruência articular pode ser observada nas radiografias, mas a evidências sugerem maior taxa de falso-positivo ou negativo para incongruência menor que 3 mm.

> **NOTA** As radiografias de cães com displasia de cotovelo podem apresentar alterações bastante sutis (displasia de cotovelo oculta) mesmo na presença de significativa artrose da articulação.

A TC é útil na identificação da FPC e pode ser empregada para avaliar outros aspectos das superfícies articulares para defeitos e incongruência (Figura 34.37). Exames de TC são mais precisos para identificar FPC do que radiografias.²³ Contudo, não podem diagnosticar fissuras e microfraturas do processo coronoide. O diagnóstico definitivo somente pode ser realizado por meio de histologia. A TC tem vantagem sobre a artroscopia por ser capaz de diagnosticar a fragmentação incompleta do processo coronoide medial que não

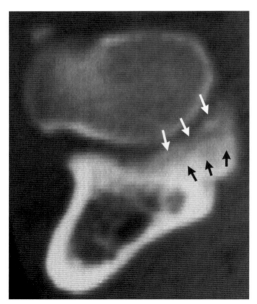

Figura 34.37 Tomografia computadorizada demonstrando osteomalacia *in situ* do processo coronoide medial (*setas*).

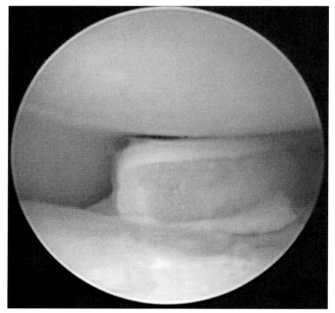

Figura 34.38 Vista artroscópica do cotovelo demonstrando um fragmento osteocondral do processo coronoide medial.

atinge a superfície articular. Ademais, pode auxiliar na avaliação de incongruências articulares.

A cintigrafia óssea parece ser sensível para detectar condromalacia, fissuras e fragmentação do processo coronoide medial.

A artroscopia é a ferramenta mais valiosa no diagnóstico da doença coronoide medial e FPC (Figura 34.38). Diferentemente de outras modalidades, permite a visualização e avaliação diretas da superfície da cartilagem. A fragmentação é claramente visível, exceto quando há fragmentos incompletos que não alcançam a superfície. A osteonecrose pode ser diagnosticada por meio de palpação firme do processo coronoide medial. A proliferação sinovial é um achado inespecífico indicativo de doença da articulação do cotovelo.

Achados Laboratoriais

Os resultados das análises hematológicas e bioquímicas são normais na maioria dos animais acometidos. Os resultados da artrocentese podem incluir diminuição da viscosidade do líquido sinovial, aumento de volume do líquido e aumento do número de células fagocíticas mononucleares (até 6.000-9.000 leucócitos/µL).

DIAGNÓSTICO DIFERENCIAL

Outras condições que afetam o cotovelo de cães imaturos (OCD [p. 1186], NUPA [p. 1186], NUPA combinada à FPC, OICU [p. 1192] e DCM [p. 1183]) podem produzir sinais clínicos semelhantes e devem ser distinguidas da FPC. Doenças que acometem o membro torácico de cães jovens em fase de crescimento (OCD da articulação escapuloumeral, pan-osteíte) também devem ser diferenciadas da FPC. A distinção normalmente pode ser realizada por meio de exame radiográfico.

MANEJO CLÍNICO

Cães com FPC podem ser tratados de forma conservadora; contudo, os tutores devem ser alertados de que protelar a remoção cirúrgica de um fragmento solto pode permitir que ele continue danificando a cartilagem. Deve-se encorajar a exploração artroscópica da articulação do cotovelo, particularmente em pacientes jovens com osteoartrite leve a moderada. Os pacientes que mais se beneficiam do tratamento cirúrgico são aqueles com somente fragmentação sem lesão significativa da cartilagem. Nestes, a remoção do fragmento pode resolver completamente os sinais clínicos e eliminar a possibilidade de lesão da cartilagem causada pela abrasão do fragmento. Se a cirurgia for planejada, deverá ser realizada tão cedo quando possível no processo da doença, a fim de minimizar a progressão da osteoartrite.

Alternativamente, tendo em vista que a lesão da cartilagem não pode ser atribuída somente ao fragmento em todos os casos, a cirurgia pode não necessariamente afetar a progressão da osteoartrite. O valor do tratamento cirúrgico ou artroscópico de cães com osteoartrite avançada é questionável, já que a dor advinda da osteoartrite é provavelmente maior do que a dor causada pela presença do fragmento.

Quando se opta pelo manejo conservador, deve-se focá-lo nos cinco princípios do manejo clínico da osteoartrite (p. 1137), particularmente manejo do peso, suplementação nutricional, moderação do exercício e medicações anti-inflamatórias. Muitos cães com sinais radiográficos de osteoartrite permanecem assintomáticos por muitos anos. Embora seja importante alertar os tutores sobre o problema, também é ideal tranquilizá-los de que o cão poderá exercer sua função de animal de estimação com mínimo tratamento (Quadro 34.15).

TRATAMENTO CIRÚRGICO

Os animais acometidos são candidatos à cirurgia quando apresentam claudicação intermitente ou crônica. O tratamento cirúrgico da doença coronoide medial pode incluir remoção do fragmento, desbridamento do osso necrótico e coronoidectomia subtotal. Animais com osteoartrite avançada (DCM) e claudicação persistente não responsiva à terapia clínica podem se beneficiar da exploração articular e remoção do fragmento livre. Contudo, o tratamento cirúrgico não impede a progressão da osteoartrite, sendo necessário o tratamento clínico prolongado ou novo manejo cirúrgico (p. 1184) nesses pacientes.

A base do tratamento da FPC é a remoção do fragmento por meio de artroscopia ou artrotomia aberta. O tratamento artroscópico da

QUADRO 34.15 Informação Importante para Clientes com Cães Acometidos por Displasia de Cotovelo

- Há forte evidência de componente hereditário na etiologia da fragmentação do processo coronoide e osteocondrose.
- São necessárias radiografias bilaterais devido à frequência de doença bilateral; contudo, não se realiza cirurgia no membro contralateral a não ser que o animal demonstre sinais clínicos.
- A remoção cirúrgica de partes do osso e cartilagem pode melhorar a função do membro se o cão for tratado antes da ocorrência de alterações degenerativas secundárias e extensas na articulação.
- Após a cirurgia, o cão deve ser confinado e o exercício, limitado a caminhadas curtas com guia por 2 a 4 semanas.
- O tratamento cirúrgico não parece alterar a progressão da doença articular degenerativa (osteoartrite); se houver incongruência do cotovelo, as alterações podem ser moderadas a severas e o cão pode requerer terapia clínica após a cirurgia.
- Cães com osteoartrite do cotovelo geralmente apresentam função normal como animais de companhia, mas podem não ser adequados para trabalho com esportes competitivos.

FPC apresenta muitas vantagens sobre a técnica aberta. A artroscopia promove visualização superior e magnificação da articulação, além de ser menos invasiva, cursar com menor morbidade pós-operatória e permitir maior oportunidade de tratamento tópico das lesões osteoartríticas.

Se a artroscopia ou artrotomia não demonstrar com sucesso um fragmento na suspeita de FPC, deve-se prosseguir com coronoidectomia subtotal baseada na suspeita ou fissura e fragmentação incompleta do processo coronoide.[19,24] A coronoidectomia subtotal também pode ser realizada junto com remoção do fragmento em caso de preocupação com fissuras ou fragmentação futuras.

A liberação da inserção bicipital na ulna já foi descrita como tratamento para a FPC.[25] O bíceps exerce forças proximais significativas sobre o rádio e ulna, de forma que a liberação de sua inserção ulnar pode reduzir as forças transarticulares entre o côndilo medial do úmero e o processo coronoide medial. Defensores da técnica sugerem que ela pode contribuir com a cicatrização de microfraturas do processo coronoide e diminuir o risco de DCM. A técnica encontra-se descrita tanto por meio de artroscopia quanto por cirurgia aberta.

Tratamentos cirúrgicos adicionais para cães com doença coronoide medial dependem de lesões específicas diagnosticadas, incluindo incongruência, DCM e OCD.

Manejo Pré-cirúrgico

A maioria dos animais acometidos é jovem e requer mínima avaliação pré-operatória (Capítulo 4).

Anestesia

Esses cães geralmente são jovens e saudáveis, sendo possível a utilização de diversos protocolos anestésicos (Tabela 32.1).

Tratamento Artroscópico da Fragmentação do Processo Coronoide

Indicações

A artroscopia é a técnica mais comumente empregada para o diagnóstico e tratamento da displasia de cotovelo. Outras indicações para cirurgia artroscópica do cotovelo incluem diagnóstico de OICU, biópsia de sinóvia inflamada e biópsia de tecido intra-articular anormal.

Instrumentação

Na articulação do cotovelo, utiliza-se mais comumente o artroscópio de 1,9 mm oblíquo em 30 graus para a frente. Sua inserção na articulação é facilmente realizada sem lesionar significativamente a cartilagem articular. O cirurgião deve conhecer o diâmetro da bainha do aparelho (cânula) porque ela também deverá adentrar a articulação. A cânula pode ser acoplada a um obturador rombo ou cortante (ponta de trocarte). Ambos podem ser utilizados na articulação, mas o obturador rombo é preferível por ser mais seguro.

Diversos instrumentos manuais são necessários para a artroscopia do cotovelo (Capítulo 14). Recomendam-se instrumentos para auxiliar na inspeção das estruturas intra-articulares (*sondas*), pinças de apreensão para remoção de corpos livres (FPC, OCD), pinças de biópsia e instrumentos para realizar artroplastia da superfície. Os últimos incluem trépanos manuais, curetas e lâmina motorizada. Instrumentos comumente empregados para microfraturas incluem microcinzéis e martelo. Para a coronoidectomia, utilizam-se brocas elétricas ou osteótomo e martelo. Alguns instrumentos podem ser inseridos na articulação por meio de uma porta instrumental, cânulas instrumentais ou uma combinação de ambas. Caso se deseje trabalhar através da cânula, serão necessários diferentes tamanhos e bastões de troca.

Locais das Portas e Técnica

Faça a tricotomia e o preparo do aspecto medial da articulação do cotovelo. Iniciantes na técnica devem preparar a área como se fossem realizar uma artrotomia aberta, a fim de que possam abortar a artroscopia e mudar para a cirurgia aberta caso necessário. Técnicas artroscópicas avançadas, incluindo o uso das portas caudal e cranial, também requerem preparo circunferencial do membro. Pode ser utilizado um dentre dois métodos, dependendo do grau de manipulação necessário. Caso se deseje obter máxima manipulação do membro durante a cirurgia, deve-se optar pelo preparo com o membro suspenso. Conforme se adquire maior experiência e preferência pela artroscopia, necessita-se de menor manipulação, sendo realizado o preparo do aspecto medial de cada membro. Utilize dois ou três locais de porta para a artroscopia do cotovelo, dependendo do objetivo da intervenção. Em caso de necessidade somente de inspeção da articulação, use uma porta de saída e uma porta artroscópica. Em caso de biópsia ou tratamento de condição articular patológica, adicione uma porta instrumental. Posicione o cão em decúbito dorsal, visto que ambos os cotovelos podem necessitar de intervenção. Durante a cirurgia de cada cotovelo, o tronco do animal deve ser inclinado em direção a esse membro. Posicione o membro de forma que a articulação possa ser centralizada sobre a beira da mesa (acolchoada) ou sobre um suporte (Figura 34.39). Isso permite que o auxiliar rotacione a pata para fora e aplique estresse valgo no membro. Essas manobras ajudam a abrir o espaço articular medial, permitindo maior mobilidade do artroscópio e dos instrumentos. A articulação também pode ser posicionada com afastadores autoestáticos, o que permite que o cirurgião se desloque livremente ao redor do membro, prevenindo movimento por parte do auxiliar.

Como para outras articulações, o posicionamento preciso é essencial para as portas de saída, de artroscopia e instrumentação. Infunda e distenda primeiro a articulação para em seguida estabelecer a porta artroscópica (Figura 34.40), porta de saída e, por fim, a instrumental. Infunda a articulação inserindo uma agulha de calibre 18 ou 20 perpendicular à linha articular cerca de 1 cm distal e 0,5 cm caudal ao epicôndilo medial. Com a agulha posicionada, aspire líquido sinovial para garantir seu posicionamento correto na articulação. Instile solução de Ringer lactato pela agulha para distender a articulação. Utilize uma lâmina Bard-Parker 11 para fazer uma pequena incisão de entrada na pele e tecido mole superficial no local onde foi inserida a agulha. Não é aconselhável adentrar a articulação com o bisturi, visto que isso aumenta a probabilidade de extravasamento de líquido da cavidade articular. Remova a agulha

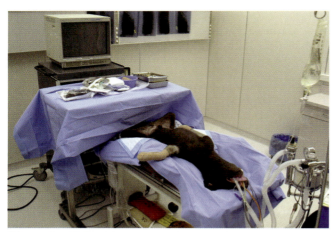

Figura 34.39 Posicionamento do cotovelo para artroscopia.

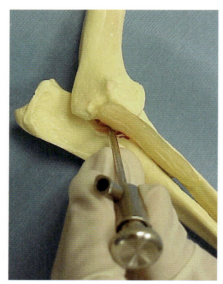

Figura 34.40 Modelo demonstrando a localização da porta para artroscopia. A posição é caudal ao epicôndilo medial no nível da linha articular.

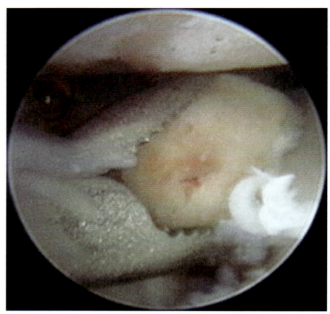

Figura 34.41 Vista artroscópica demonstrando fragmentação do processo coronoide medial.

e insira a cânula do artroscópio com o obturador rombo acoplado. Uma vez dentro da articulação, remova o obturador da cânula. O líquido fluirá livremente pela cânula, confirmando seu correto posicionamento. Acople a linha de entrada de fluido na cânula e insira o artroscópio.

Se houver necessidade de tratamento de uma condição articular patológica (FPC, OCD) ou biópsia intra-articular, estabeleça uma porta instrumental aproximadamente 1 a 2 cm cranial à porta artroscópica. Essa distância é somente uma aproximação, podendo variar com o tamanho do animal. Aprenda a triangular a porta instrumental em relação à porta artroscópica para obter melhores resultados. Para isso, posicione o artroscópio de forma a visualizar o processo coronoide medial. Insira uma agulha de calibre 20 na posição estimada para a porta instrumental. Insira a agulha perpendicular à superfície da pele e mantenha sua orientação conforme ela avança pelo tecido mole. Quando a agulha atingir a articulação, observe-a no monitor. O motivo mais comum para não visualizar a agulha entrando na articulação é seu cruzamento sobre a lente. Isso é causado ou pela inserção muito próxima da porta artros-

cópica ou pela inserção com a extremidade angulada em direção ao artroscópio. Após confirmar a posição da porta instrumental por meio da triangulação da agulha, faça uma incisão de 3 mm na pele e tecido mole superficial. Quando estiver trabalhando através de uma porta instrumental, aumente a incisão (4-6 mm) e leve-a até a articulação. No caso da cânula instrumental, não aumente a incisão e não chegue até a articulação. Em vez disso, insira a cânula com o obturador adequado até a articulação. Utilize bastões de troca para inserir cânulas e instrumentos de tamanhos maiores. Remova fragmentos *in situ* ou livres através da porta instrumental aberta ou canulada (Figura 34.41).

Coronoidectomia Subtotal

Coronoidectomia Subtotal Artroscópica Utilizando Furadeira Elétrica

Instrumente a articulação com um artroscópio e estabeleça a porta instrumental como descrito anteriormente. Insira uma lâmina elétrica acoplada a uma furadeira através da porta instrumental. Aplicando sucção à lâmina, inicie desbridando e removendo o processo coronoide medial a partir de sua extremidade cranial, cuidando para não lesionar a cabeça do rádio ou do úmero. Remova o processo coronoide até atingir uma linha que ligue o bordo medial e a extensão mais caudal da incisura radial (Figura 34.42). Angule o plano de remoção em direção distal-cranial. Lave abundantemente articulação para remover quaisquer fragmentos ósseos remanescentes.

Coronoidectomia Subtotal Utilizando Osteótomo e Assistida por Artroscopia

Instrumente a articulação com um artroscópio e estabeleça a porta instrumental conforme descrito anteriormente. Insira um osteótomo e o posicione no bordo medial do processo coronoide medial. Deixe o osteótomo voltado para a extensão mais caudal da incisura radial. Angule-o em direção distal-cranial. Utilize o martelo para aprofundar o osteótomo até liberar o fragmento. Remova o fragmento com a pinça de apreensão.

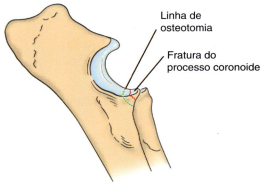

Figura 34.42 Linha de osteotomia para coronoidectomia subtotal.

Cuidado e Avaliação Pós-cirúrgicos

Não é indicado o uso de bandagem após artroscopia do cotovelo. Recomendam-se repouso e mínimo apoio de peso sobre o membro por até 8 semanas, a fim de permitir a melhor cicatrização da cartilagem. A reabilitação física pode trazer benefícios significativos após a cirurgia (Tabela 34.7). É recomendado o retorno gradual à atividade plena.

TRATAMENTO CIRÚRGICO ABERTO DA FRAGMENTAÇÃO DO PROCESSO CORONOIDE

Animais acometidos são candidatos à cirurgia quando apresentam claudicação persistente e alterações degenerativas discretas. Em alguns casos, animais com DAD avançada e claudicação persistente não

TABELA 34.7 Amostra de Protocolo de Reabilitação para Paciente com Displasia de Cotovelo Pós-artroscópica

Tratamentos/Modalidades	Dias 1-3	Dias 4-14	2-4 Semanas	4-8 Semanas	8-12+ Semanas
Medicações para dor	Conforme prescrito	Conforme prescrito	PRN	PRN	PRN
Crioterapia	10-15 min três vezes por dia para o cotovelo afetado	No cotovelo afetado após exercício por 15 min	No cotovelo afetado após exercício por 15 min	No cotovelo afetado após exercício por 15 min	No cotovelo afetado após exercício por 15 min
Terapia com calor		Aplicar calor aos músculos torácicos antes do exercício	PRN	PRN	PRN
Massagem	Massagear suavemente a musculatura do ombro fazendo círculos duas vezes por dia	Continuar duas vezes por dia	Duas vezes por dia	PRN	PRN
ADMP	Realizar ADMP delicadamente no membro torácico com atenção à flexão e à extensão do cotovelo, 8-10 repetições duas vezes por dia	Realizar ADMP delicadamente no membro torácico com atenção à flexão e à extensão do cotovelo, 10-15 repetições duas vezes por dia	Realizar ADMP delicadamente no membro torácico com atenção à flexão e à extensão do cotovelo, 10-15 repetições duas vezes por dia	Como antes, mas somente se a ADMP não estiver normal	PRN
Terapia com *laser*	Diariamente	Diariamente até o dia 7 seguido de três vezes por semana	Duas vezes por semana	Duas vezes por semana	Somente se necessário
Caminhadas	5 min com guia duas a três vezes por dia e permitir micção/defecação somente com suporte peitoral	5 min com guia duas a três vezes por dia e suporte com peitoral Exercitar animal por até 15 min durante algumas semanas	10 min com guia duas a três vezes por dia e suporte com peitoral Exercitar animal por até 15 min durante algumas semanas	15 min duas a três vezes por dia com peitoral	15-20 min duas a três vezes por dia com peitoral
EENM	10 min duas vezes por dia	10 min duas vezes por dia	PRN	PRN	
Equilíbrio			5 min duas vezes por dia em tapete de espuma, passando para equilíbrio em uma tábua	5-10 min duas vezes por dia sobre tábua ou disco	5-10 min sobre tábua, disco, ou bola oval
Cavaletes				5-10 repetições duas vezes por dia, obstáculos baixos	10-20 repetições duas vezes por dia
Balançar pata/cavar				8-10 repetições duas vezes por dia ou 3-5 minutos cavando	10-15 repetições duas vezes por dia ou 5-8 minutos cavando
Rampas				Zigue-zague baixo, rampas lentas 5 min para cima e para baixo	Aumentar até 10 min duas vezes por dia
Esteira submersa			5-10 min diariamente	10-15 min uma a duas vezes por dia, introduzindo pesos ou boia no membro afetado	20-30 min duas vezes por semana, velocidade moderada e variável até alta da fisioterapia
Nado				10-15 min três vezes por semana com intervalos e boia	15-20 min três vezes por semana com boia

ADMP, amplitude de movimento passiva; *EENM*, estimulação elétrica neuromuscular; *PRN*, conforme necessário.

responsiva à terapia clínica podem se beneficiar da exploração da articulação e remoção do fragmento livre. Contudo, o tratamento cirúrgico não impede a progressão da DAD, sendo necessário terapia clínica prolongada nesses pacientes. Não parece existir correlação entre a severidade da claudicação antes do tratamento, a severidade dos sinais radiográficos e o tipo de lesão encontrada no momento da cirurgia.

Manejo Pré-cirúrgico
A maioria dos animais acometidos é jovem e requer mínima avaliação pré-operatória.

Anestesia
Esses cães geralmente são jovens e saudáveis, sendo possível a utilização de diversos protocolos anestésicos (Tabela 32.1).

Anatomia Cirúrgica
As referências para a incisão cirúrgica incluem o epicôndilo medial, crista epicondiloide e rádio proximal. O nervo mediano e a artéria e veia braquiais cursam cranialmente ao epicôndilo medial. O nervo ulnar cursa caudalmente ao epicôndilo medial sobre o músculo ancôneo. O nervo mediano e a artéria e veia braquiais são visualizados no campo cirúrgico, devendo ser identificados e protegidos.

Posicionamento
O preparo deve estender-se desde o ombro até o carpo. O cão deve ser posicionado em decúbito dorsal, com o membro acometido suspenso para o preparo do campo cirúrgico. Posteriormente, o membro é liberado para permitir acesso à superfície medial do cotovelo.

TÉCNICA CIRÚRGICA ABERTA
A exposição do processo coronoide medial pode ser obtida com uma dentre diversas técnicas. A tenotomia do músculo pronador redondo e a incisão do ligamento colateral medial oferecem boa exposição, mas por meio das estruturas de suporte. A técnica de divisão muscular foi proposta a fim de preservar os tendões e ligamentos de suporte, embora limite a exposição. A osteotomia do epicôndilo medial fornece a melhor exposição, mas requer implantação de um parafuso de compressão ou fio para substituir o epicôndilo e está associada a mais complicações pós-operatórias do que outros procedimentos.

Exposição do Processo Coronoide Medial por Meio de Transecção do Músculo Pronador Redondo
Faça uma incisão na superfície medial da articulação iniciando na crista epicondilar medial e estendendo-se distalmente sobre o epicôndilo até o rádio proximal (Figura 34.43A). Proteja o nervo mediano e a artéria braquial (Figura 34.43B). Seccione o tendão do pronador redondo (Figura 34.43C). Faça uma incisão na cápsula articular sobre o côndilo umeral e no ligamento colateral para expor a articulação. Identifique o processo coronoide e quaisquer lesões no côndilo medial do úmero. Remova o fragmento coronoide (Figura 34.43D). Ao removê-lo, a linha de clivagem pode não estar imediatamente visível, podendo ser necessário exercer força com um elevador de periósteo a fim de permitir sua identificação. Em casos crônicos, osteófitos podem obscurecer a linha de clivagem e devem ser removidos com uma goiva para permitir identificação dos fragmentos.

Coronoidectomia Subtotal Aberta
Insira um osteótomo e posicione-o no bordo medial do processo coronoide medial. Angule-o para a extensão mais caudal da incisura radial e em direção distal-cranial. Utilize um martelo para pressioná-lo até que o fragmento seja liberado. Remova este último com a pinça de apreensão. Feche a ferida suturando a cápsula articular com padrão simples isolado e fio absorvível. Aplique vários pontos de sutura no ligamento colateral. Reconecte o tendão do pronador redondo com sutura de dupla laçada ou Bunnell utilizando fio não absorvível (p. 1283). Suture a fáscia, tecido subcutâneo e pele em planos separados.

Exposição do Processo Coronoide Medial por Meio de Divisão Muscular
Incise a pele e tecido subcutâneo conforme descrito anteriormente. Identifique a demarcação entre os músculos flexor radial do carpo e digital superficial, separe-os e afaste-os. Exponha a cápsula articular e incise-a paralelamente à incisão da divisão dos músculos para expor o processo coronoide (Figura 34.44). Remova o processo fragmentado conforme descrito anteriormente e/ou realize uma coronoidectomia subtotal, como já descrito. Suture a cápsula articular com padrão simples isolado e fio absorvível. Suture fáscia, tecido subcutâneo e pele em planos separados.

MATERIAIS DE SUTURA E INSTRUMENTOS ESPECIAIS
A pinça de Ochsner é útil para apreender o fragmento, e osteótomo e martelo são necessários para a coronoidectomia subtotal.

CUIDADO E AVALIAÇÃO PÓS-CIRÚRGICAS
Após a cirurgia, aplica-se bandagem no membro por até 1 semana a fim de promover suporte ao tecido mole, sendo necessária a restrição de espaço por 4 semanas. A reabilitação física é benéfica para recuperar a força e amplitude de movimento e reduzir a claudicação geral. Para um exemplo de protocolo de reabilitação física destinado a essa condição, consulte a Tabela 34.7.

COMPLICAÇÕES
Possíveis complicações cirúrgicas da remoção do fragmento incluem infecção iatrogênica e lesão de nervos. O risco de infecção é provavelmente diminuído com a artroscopia. Possíveis complicações cirúrgicas da coronoidectomia incluem fratura da ulna.

PROGNÓSTICO
O prognóstico para o retorno da função plena depende da severidade de lesão da cartilagem. Em casos de somente fragmentação nos quais o restante da cartilagem parece saudável, o prognóstico após remoção do fragmento é bom a excelente. Pode ocorrer mínima osteoartrite, mas grande parte dos casos não progride a graus severos. Nos casos de lesão significativa da cartilagem (DCM), o prognóstico é reservado devido à osteoartrite progressiva. O emprego de reabilitação física pode melhorar dramaticamente a função da articulação e do membro em casos de displasia de cotovelo (Quadro 34.15). A claudicação recorrente pode ser tratada utilizando-se anti-inflamatórios e analgésicos (Tabela 34.3).

INCONGRUÊNCIA RADIAL-ULNAR (INCONGRUÊNCIA DA ARTICULAÇÃO DO COTOVELO)

DEFINIÇÃO
A **IRU** na displasia de cotovelo refere-se à elevação do processo coronoide acima do nível da cabeça do rádio.

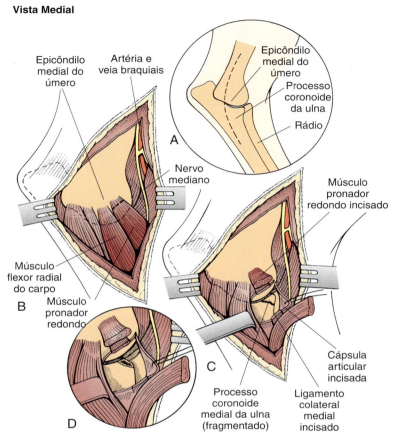

Figura 34.43 (A) Para expor o aspecto medial da articulação do cotovelo por meio de transecção do músculo pronador redondo, faça uma incisão de pele na superfície medial da articulação, iniciando na crista epicondilar medial e estendendo-se distalmente sobre o epicôndilo medial. (B) Afaste gentilmente o nervo mediano e a artéria e veia braquiais cranialmente. (C) Seccione o tendão do pronador redondo e faça uma incisão paralela ao côndilo umeral através da cápsula articular e ligamento colateral para expor o processo coronoide fragmentado. (D) Remova o fragmento.

CONSIDERAÇÕES GERAIS E FISIOPATOLOGIA CLINICAMENTE RELEVANTE

Sugere-se que a **IRU** seja causada por doença coronoide medial (FPC) e DCM. O crescimento assíncrono entre o rádio e a ulna podem levar a aumento das forças sobre o compartimento medial da articulação do cotovelo, resultando em fragmentação e lesão da cartilagem do processo coronoide medial. A subluxação do cotovelo devido ao fechamento prematuro das fises distais de rádio ou ulna é discutida mais adiante neste capítulo (p. 1197).

DIAGNÓSTICO

Apresentação Clínica

Sinais Clínicos

Cães de grande porte (Labrador retriever, Rottweiler, Bernês da montanha, Terra-nova e Golden retriever) são mais comumente acometidos. O processo da doença inicia-se quando o animal é imaturo, com sinais clínicos tornando-se aparentes aos 5 a 7 meses. Entretanto, os cães podem ser trazidos ao atendimento em qualquer idade devido à osteoartrite secundária à displasia de cotovelo.

Histórico

A claudicação de membro torácico que piora com o exercício pode ser aguda ou crônica. Os tutores frequentemente trazem a queixa de que o animal fica rígido de manhã ou após repouso. Pode haver história coincidente de trauma.

Achados de Exame Físico

Em geral, se evidencia claudicação de um dos membros torácicos. O andar pode se apresentar rígido ou afetado na claudicação bilateral porque o animal pode caminhar com passos curtos. A palpação com o paciente em estação pode demonstrar atrofia muscular simétrica ou assimétrica associada a dor crônica e menor recrutamento dos músculos. Pode ser possível palpar efusão articular e edema de tecidos moles periarticulares, os quais podem estar mais evidentes em estação. A palpação dos cotovelos deve incluir a avaliação da amplitude de movimento. Um dos primeiros sinais da displasia de cotovelo pode ser a dor durante a hiperextensão do cotovelo. A diminuição da capacidade de flexionar o cotovelo indica osteoartrite mais severa. Quando há osteoartrite avançada, pode-se perceber crepitação durante a flexão e extensão do cotovelo. A manipulação da articulação quase sempre é dolorosa. É importante denotar que o ombro não pode ser flexionado e estendido de forma inadvertida durante a manipulação

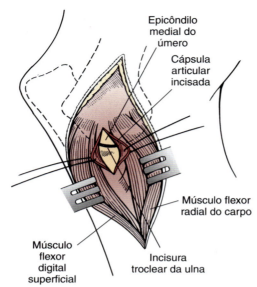

Figura 34.44 Para expor o aspecto medial da articulação do cotovelo utilizando abordagem de divisão muscular, identifique a demarcação entre os músculos flexor radial do carpo e flexor digital superficial, separando-os e afastando-os. Exponha a cápsula articular e incise-a paralelamente à incisão de divisão muscular para expor o processo coronoide.

da articulação, visto que pode haver confusão entre dor no ombro ou no cotovelo.

Diagnóstico por Imagem

A incongruência do cotovelo pode ser investigada por meio de radiografia com filme plano ou TC. Em casos graves (>4 mm), a IRU é reconhecida na projeção lateral ou craniocaudal do cotovelo.[26,27] O processo coronoide medial será encontrado proximal à cabeça do rádio. Há relatos de imprecisão do exame radiográfico de rotina com posicionamento-padrão medial-lateral para o diagnóstico da incongruência discreta; contudo, sua avaliação pode ser mais precisa nas projeções laterais flexionadas. A TC é um meio mais preciso para se avaliar a incongruência. A artroscopia também foi considerada imprecisa para o diagnóstico da IRU.[26,27]

Achados Laboratoriais

Os resultados das análises hematológicas e bioquímicas são normais na maioria dos animais acometidos. Os resultados da artrocentese podem incluir diminuição da viscosidade do líquido sinovial, aumento de volume do líquido e aumento do número de células fagocíticas mononucleares (até 6.000-9.000 leucócitos/µL).

DIAGNÓSTICO DIFERENCIAL

Outras condições que afetam o cotovelo de cães imaturos (OCD, NUPA, OICU) podem produzir sinais clínicos semelhantes e devem ser distinguidas da FPC. Doenças que acometem o membro torácico de cães jovens em fase de crescimento (OCD da articulação escapuloumeral, pan-osteíte) também devem ser diferenciadas da IRU. A distinção pode ser realizada por meio de exame radiográfico.

MANEJO CLÍNICO

Cães com IRU podem ser tratados de forma conservadora; contudo, os tutores devem ser alertados de que protelar o tratamento pode permitir lesão contínua da cartilagem. Deve-se encorajar a exploração artroscópica da articulação do cotovelo. Se a cirurgia for planejada, deverá ser realizada tão cedo quando possível no processo da doença, a fim de minimizar a progressão da osteoartrite.

O valor do tratamento cirúrgico ou artroscópico de cães com osteoartrite avançada é questionável, já que a dor advinda da osteoartrite é provavelmente maior do que a dor causada pela presença do fragmento.

Quando se opta pelo manejo conservador, deve-se focá-lo nos princípios do manejo clínico da osteoartrite (p. 1137), particularmente manejo do peso, suplementação nutricional, moderação do exercício e medicações anti-inflamatórias. Muitos cães com sinais radiográficos de osteoartrite permanecem assintomáticos por muitos anos. Embora seja importante alertar os tutores sobre o problema, também é ideal tranquilizá-los de que o cão poderá exercer sua função de animal de estimação com mínimo tratamento (Quadro 34.15).

TRATAMENTO CIRÚRGICO

O tratamento cirúrgico da IRU visa à restauração da congruência normal do cotovelo. Isso é obtido permitindo-se que a ulna proximal se mova para uma posição mais adequada, ditada pela ação dos tecidos moles, interação da interface articular e forças exercidas (osteotomia proximal dinâmica da ulna),[28] ou encurtamento da ulna ou alongamento do rádio (p. 1199).

Manejo Pré-cirúrgico

A maioria dos animais acometidos é jovem e requer mínima avaliação pré-operatória.

Anestesia

Esses cães geralmente são jovens e saudáveis, sendo possível a utilização de diversos protocolos anestésicos (Tabela 32.1).

Anatomia Cirúrgica

A referência para a osteotomia da ulna é seu bordo caudal, que pode ser facilmente palpado.

Posicionamento

Para a abordagem caudal à ulna, o animal é posicionado em decúbito lateral com o membro acometido para cima. O membro deve ser suspenso durante o preparo a fim de facilitar sua manipulação durante a cirurgia.

Osteotomia Proximal Dinâmica da Ulna

A Figura 33.50 demonstra a abordagem da osteotomia da ulna. No terço proximal da ulna, faça uma osteotomia oblíqua com ângulo de caudoproximal a caudodistal (Figura 34.45A) e de craniolateral a caudomedial (Figura 34.45B). Reconecte o periósteo com fio absorvível 3-0 em padrão simples contínuo. Feche a fáscia profunda em padrão contínuo simples com fio absorvível. Aplique uma bandagem por 3 a 5 dias para melhorar o conforto do paciente.

Ostectomia Segmentar Proximal da Ulna

No terço proximal da ulna, faça uma osteotomia segmentar removendo aproximadamente 0,5 cm de osso. O ângulo deve ser de caudoproximal a craniodistal (Figura 34.45A) e de craniolateral a caudomedial (Figura 34.45B). Reconecte o periósteo com fio absorvível 3-0 em padrão simples contínuo. Feche a fáscia profunda em padrão contínuo simples com fio absorvível. Aplique uma bandagem por 3 a 5 dias para melhorar o conforto do paciente.

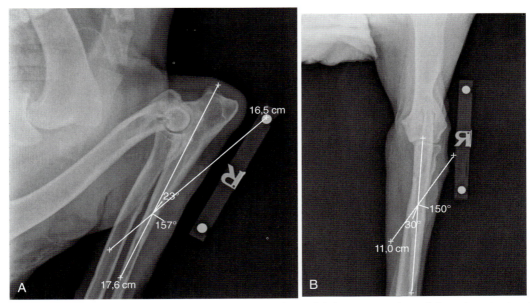

Figura 34.45 Radiografias (A) mediolateral e (B) craniocaudal demonstrando as linhas de osteotomia para o procedimento em ulna proximal. (Cortesia do Dr. Noel Fitzpatrick.)

Ostectomia Segmentar Distal da Ulna

Faça uma incisão de 3 cm longitudinal sobre o aspecto lateral do terço distal da ulna, terminando em sua fise distal. Disseque entre o tendão do músculo extensor digital lateral e ulnar lateral para expor a diáfise da ulna. Incise e eleve o periósteo, isolando a ulna com afastadores de Hohmann. Remova um fragmento de 5 mm de comprimento utilizando o osteótomo, goiva ou serra óssea. Reconecte o periósteo com fio absorvível 3-0 em padrão simples contínuo. Feche a fáscia profunda em padrão contínuo simples com fio absorvível. Aplique uma bandagem por 3 a 5 dias para melhorar o conforto do paciente. Diversos locais já foram utilizados para a osteotomia distal da ulna. A elevação do ligamento interósseo, destacando-o da ulna, auxilia na migração distal dela. Todavia, pode resultar em hemorragia significativa.

MATERIAIS DE SUTURA E INSTRUMENTOS ESPECIAIS

São necessários um fio de Gigli, osteótomo e martelo ou serra oscilatória para a osteotomia da ulna.

CUIDADO E AVALIAÇÃO PÓS-CIRÚRGICOS

Radiografias pós-operatórias imediatas são necessárias. O membro deve ser envolto com bandagem por até 1 semana após a cirurgia para promover suporte ao tecido mole e o animal deve ser confinado por 4 a 8 semanas. Novas radiografias são recomendadas 6 semanas após a cirurgia. A reabilitação física pode ser benéfica no manejo da osteoartrite e melhora da amplitude de movimento passiva (Tabela 34.7). Após a cirurgia, os métodos primários de reabilitação incluem crioterapia, amplitude de movimento passiva e passeios controlados com guia.

COMPLICAÇÕES

As complicações da osteotomia da ulna incluem não união e infecção.

PROGNÓSTICO

O prognóstico para o retorno da função plena depende da severidade de lesão da cartilagem. Em casos de lesão significativa da cartilagem (DCM), o prognóstico é reservado devido à osteoartrite progressiva. O emprego de reabilitação física pode melhorar dramaticamente a função da articulação e do membro em casos de displasia de cotovelo (Quadro 34.15). A claudicação recorrente pode ser tratada utilizando-se anti-inflamatórios e analgésicos (Tabela 34.3).

DOENÇA DO COMPARTIMENTO MEDIAL

DEFINIÇÃO

A **DCM** refere-se à erosão moderada a severa da cartilagem limitada ao aspecto medial da articulação do cotovelo de cães. As regiões comumente acometidas incluem a porção medial do processo coronoide, aspecto medial distal do côndilo umeral e, em alguns casos, a porção mais medial da cabeça do rádio.

CONSIDERAÇÕES GERAIS E FISIOPATOLOGIA CLINICAMENTE RELEVANTE

A etiologia da DCM é desconhecida; contudo, a causa mais provável é sobrecarga mecânica ou incongruência da articulação do cotovelo.[29] É improvável que a perda da cartilagem pela abrasão por um processo coronoide fragmentado seja a causa, com base na localização e severidade da lesão da cartilagem, visto que a DCM pode ser identificada com ou sem FPC concomitante. A severidade da perda da cartilagem é classificada por meio da escala de Outerbridge modificada (Quadro 34.16). A DCM é muitas vezes o último estágio de uma displasia de cotovelo, na qual a porção interna da articulação colapsa, com eventual atrito de osso com osso. É importante e interessante destacar que a maior parte lateral da articulação se apresenta normal na maioria dos pacientes.

> **QUADRO 34.16 Escala de Outerbridge Modificada para Classificação Artroscópica da Osteoartrite**
>
> I — condromalacia
> II — fibrilação e fissura com espessamento parcial
> III — fissura com espessamento total
> IV — perda de cartilagem com espessamento total
> V — cartilagem eburnada

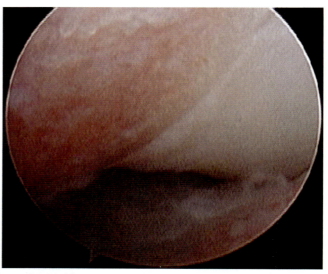

Figura 34.46 Vista artroscópica do cotovelo demonstrando doença do compartimento medial com lesão de cartilagem de espessura máxima (grau IV).

DIAGNÓSTICO

Apresentação Clínica

Sinais Clínicos

Cães de raça grande são geralmente acometidos, embora a DCM possa ser diagnosticada em cães de qualquer porte. A idade de início do processo da doença é desconhecida, tendo sido diagnosticada em cães de 6 meses, porém com maior frequência em animais com idade mais avançada.[29]

Histórico

A claudicação de membro torácico que piora com o exercício pode ser aguda ou crônica. Os tutores frequentemente trazem a queixa de que o animal fica rígido de manhã ou após repouso.

Achados de Exame Físico

Em geral, se evidencia claudicação de um dos membros torácicos. O andar pode se apresentar rígido ou afetado na claudicação bilateral porque o animal pode caminhar com passos curtos. A palpação com o paciente em estação pode demonstrar atrofia muscular simétrica ou assimétrica associada a dor crônica e menor recrutamento dos músculos. Pode ser possível palpar efusão articular e edema de tecidos moles periarticulares, os quais podem estar mais evidentes em estação. A palpação dos cotovelos deve incluir a avaliação da amplitude de movimento. A diminuição da capacidade de flexionar o cotovelo indica osteoartrite mais severa. A manipulação da articulação quase sempre é dolorosa.

Diagnóstico por Imagem

Em muitos casos, o diagnóstico da DCM é suspeitado com base nos sinais radiográficos de DAD. Os achados são variáveis, podendo haver lesão severa da cartilagem com mínimas alterações radiográficas. Osteófitos associados ao processo coronoide e extremidade do âncôneo podem estar visíveis. Em alguns casos, pode-se observar osteofitose difusa severa. A severidade das alterações radiográficas não se correlaciona com a severidade da lesão da cartilagem.

Artroscopia

A artroscopia é a ferramenta mais definitiva para o diagnóstico da DCM (Figura 34.46). Diferentemente de outras modalidades, permite a visualização e avaliação diretas da superfície da cartilagem.[29] A artroscopia é superior à cirurgia aberta porque permite exame menos invasivo de uma maior porção da articulação, bem como reconhecimento e documentação mais fáceis da severidade e extensão de lesão da cartilagem.

Achados Laboratoriais

Os resultados das análises hematológicas e bioquímicas são normais na maioria dos animais acometidos. Os resultados da artrocentese podem incluir diminuição da viscosidade do líquido sinovial, aumento de volume do líquido e aumento do número de células fagocíticas mononucleares (até 6.000-9.000 leucócitos/μL).

DIAGNÓSTICO DIFERENCIAL

Outras condições que afetam o cotovelo de cães imaturos (OCD, NUPA, NUPA combinada à FPC e OICU) podem produzir sinais clínicos semelhantes e devem ser distinguidas da DCM. Diante da suspeita de DCM em cães mais idosos, é necessário sua diferenciação com neoplasias de ossos ou tecidos moles adjacentes.

MANEJO CLÍNICO

O tratamento clínico deve focar nos cinco princípios do manejo clínico da osteoartrite (p. 1137), particularmente manejo do peso, suplementação nutricional, moderação do exercício e medicações anti-inflamatórias. Tratamentos não cirúrgicos adicionais incluem terapia com células-tronco (Capítulo 31) e injeções hialurônicas (p. 1139).

TRATAMENTO CIRÚRGICO

Muitos pacientes com DCM também apresentam FPC; todavia, o benefício da remoção do fragmento isoladamente é questionável, visto que permanecerá a dor associada à lesão da cartilagem. Técnicas artroscópicas para o tratamento de lesões artríticas incluem microfratura e artroplastia por abrasão. Tais técnicas visam criar canais para revascularização da lesão a partir da medula óssea. Isso auxilia no recrutamento de células-tronco até a área, melhorando a cicatrização. Contudo, trata-se de técnicas com benefício provavelmente limitado, visto que as forças mecânicas que levaram à erosão da cartilagem também impedem sua cicatrização.

Tratamentos cirúrgicos da DCM objetivam reduzir a dor e inflamação da articulação por meio da diminuição das terminações nervosas localizadas no osso subcondral. Isso pode ser obtido por meio da remoção do processo coronoide (coronoidectomia subtotal), redução das cargas transarticulares (osteotomia deslizante do úmero [ODU], osteotomia de rádio ou de ulna), ou por meio da substituição da superfície de apoio (substituição total do cotovelo).

A coronoidectomia subtotal pode diminuir a dor associada à DCM por remover a região lesionada do processo coronoide. A cartilagem doente permanece na região medial oposta do úmero. Embora a

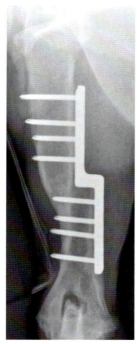

Figura 34.47 Radiografia pós-operatória de osteotomia deslizante de úmero.

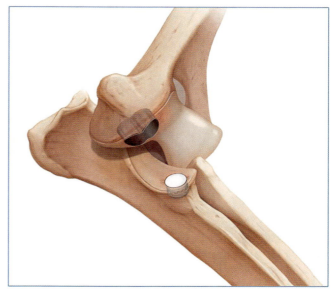

Figura 34.48 Artroplastia unicompartimental de cotovelo utilizando implantes *press-fit* em áreas de sustentação de peso patológicas do compartimento medial do cotovelo.

eficácia da técnica já tenha sido demonstrada para a FPC, não foi ainda avaliada para a DCM.[24]

As osteotomias proximal e distal, osteotomia deslizante de rádio, osteotomia abdutora proximal da ulna e ODU visam diminuir as cargas transarticulares sobre o compartimento medial da articulação do cotovelo. Já foi demonstrada a redução das cargas sobre o compartimento medial com emprego da ODU e a osteotomia proximal da ulna em modelos laboratoriais. A osteotomia do rádio ainda não foi avaliada.[28,30,31] A ODU (Figura 34.47) promove diminuição da claudicação de cães com diagnóstico artroscópico de DCM.[30,31] Trata-se de um procedimento altamente avançado que não deve ser realizado por cirurgiões sem experiência e treinamento na técnica. A eficácia das osteotomias de rádio e ulna no manejo da DCM ainda não foi relatada.

A liberação da inserção do bíceps na ulna já foi descrita como opção de tratamento para a FPC.[25] O bíceps exerce forças proximais significativas no rádio e na ulna, de forma que a liberação de sua inserção ulnar pode reduzir as forças transarticulares entre o côndilo medial do úmero e o processo coronoide medial. Os defensores da técnica sugerem que a liberação ulnar do bíceps possa auxiliar na cicatrização de microfraturas do processo e reduzir o risco de DCM. Encontram-se descritas tanto a liberação aberta quanto a artroscópica.[25]

Desde o início da década de 1990, diversas técnicas de substituição da articulação do cotovelo foram descritas para uso em cães. A maioria caiu em desuso devido à frequência de complicações, incluindo a subluxação da articulação, fraturas, frouxidão e infecções. A artroplastia unicompartimental do cotovelo é um procedimento de substituição parcial utilizando implantes umerais e ulnares, os quais são acoplados firmemente no osso para refazer as superfícies de suporte de peso do compartimento medial do cotovelo (Figura 34.48).[32] A substituição do cotovelo é um procedimento altamente avançado e somente deve ser realizado por cirurgiões experientes com treinamento na técnica.

Manejo Pré-cirúrgico
A avaliação pré-operatória depende da idade do paciente e da presença de outras doenças (Capítulo 4).

Anestesia
O protocolo anestésico depende da idade do paciente e da presença de outras doenças (Tabelas 32.1 e 32.2).

Tratamento Artroscópico da Doença do Compartimento Medial
Realize a artroscopia medial de cotovelo padrão (p. 1177).

Artroplastia por Abrasão
Insira um trépano mecânico ou manual e desgaste uniformemente o osso subcondral exposto, removendo 1 mm de osso por vez. Verifique o sangramento cessando a infusão dos fluidos. Caso não esteja adequado, remova mais osso subcondral. Quando o sangramento estiver adequado, lave a articulação e feche como de costume.

Microfraturas
Insira um microcinzel (Figura 34.49). Posicione sua extremidade no osso subcondral e force-a para dentro do osso. Peça ao auxiliar para bater suavemente na extremidade externa com um martelo para formar as microfraturas. Repita a técnica por toda a superfície do osso subcondral exposto a cada poucos milímetros. Verifique o sangramento cessando a infusão dos fluidos. Caso não esteja adequado, faça mais microfraturas. Quando o sangramento estiver adequado, lave a articulação e feche como de costume.

Coronoidectomia Subtotal
Consulte a p. 1178 para a descrição da coronoidectomia subtotal.

Osteotomia Proximal da Ulna
Consulte a p. 1183 para a descrição da osteotomia proximal da ulna.

Ostectomia Distal da Ulna
Consulte a p. 1082 para a descrição da ostectomia distal da ulna.

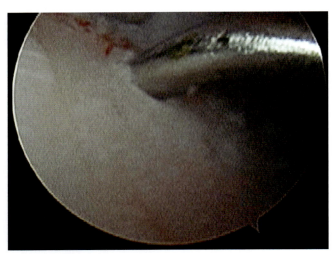

Figura 34.49 Microfratura artroscópica do processo coronoide medial do cotovelo.

CUIDADO E AVALIAÇÃO PÓS-CIRÚRGICOS

Bandagens ou crioterapia pós-operatória podem ajudar a minimizar o edema e a dor após a cirurgia. É recomendado o repouso e mínimo apoio sobre o membro por até 8 semanas, a fim de permitir boa cicatrização da cartilagem. A reabilitação física pode trazer significativos benefícios pós-operatórios. Um exemplo de protocolo para exercícios de reabilitação física pode ser encontrado na Tabela 34.7. Recomenda-se retorno gradual à atividade plena.

MATERIAIS DE SUTURA E INSTRUMENTOS ESPECIAIS

Um trépano mecânico é necessário para a artroplastia por abrasão e o microcinzel e martelo são necessários para a microfratura. A osteotomia da ulna requer uma serra óssea, osteótomo ou fio de Gigli. Para a coronoidectomia subtotal, é necessário um osteótomo ou lâmina elétrica com trépano acoplado.

COMPLICAÇÕES

As possíveis complicações cirúrgicas da osteotomia da ulna são a não união ou infecção.

PROGNÓSTICO

O prognóstico para o retorno da função plena é reservado devido à alta frequência de lesão severa da cartilagem e artrose associada. Foi demonstrada diminuição da claudicação com a ODU em cães com DCM por 26 semanas após a cirurgia. Os relatos de eficácia das osteotomias de rádio e ulna para o manejo da DCM são empíricos. A artroplastia unicompartimental do cotovelo demonstrou-se eficaz em cães (91,3% de recuperação completa ou aceitável) sob tratamento clínico e DCM sintomática por até 24 semanas após a cirurgia.

OSTEOCONDRITE DISSECANTE DO ÚMERO DISTAL

DEFINIÇÕES

A **osteocondrose** é o distúrbio da ossificação endocondral que leva à retenção da cartilagem. Ocorre comumente no ombro, cotovelo, joelho e jarrete de cães grandes imaturos. A OCD ocorre quando a formação de fissuras na cartilagem anormal leva ao desenvolvimento de um retalho de cartilagem.

CONSIDERAÇÕES GERAIS E FISIOPATOLOGIA CLINICAMENTE RELEVANTE

A osteocondrose inicia-se com falha da ossificação endocondral na fise ou no complexo epifisário articular, que é responsável pela formação do osso metafisário. A osteocondrose já foi associada à fisiopatologia da OCD, FPC e NUPA no cotovelo. A origem é desconhecida, porém possíveis causas incluem fatores genéticos, crescimento rápido, excessos nutricionais, trauma, isquemia e fatores hormonais.[33] A falha da ossificação endocondral leva ao espessamento da cartilagem. Como o desenvolvimento da cartilagem é nutrido pelo líquido sinovial e posteriormente pela vascularização advinda do osso subcondral, o aumento de sua espessura pode resultar em má nutrição de condrócitos, os quais se tornam necróticos. A perda de condrócitos profundos da cartilagem leva à formação de uma fenda na junção entre tecidos calcificados e não calcificados. O trauma subsequente causado pela atividade normal pode resultar no desenvolvimento de fissuras verticais na cartilagem. Eventualmente, essas fissuras se comunicarão com a articulação, formando um retalho de cartilagem. Essa comunicação permite que produtos da degradação da cartilagem adentrem o líquido sinovial, onde podem causar inflamação articular. A OCD não causa sinais clínicos aparentes até que ocorra formação de um retalho solto da cartilagem, o qual não sofre ossificação. A DAD (osteoartrite) do cotovelo é o resultado final.

Na OCD do úmero distal, pode-se observar um retalho de cartilagem cobrindo o defeito na superfície da incisura troclear do côndilo medial do úmero. A cartilagem do processo coronoide da articulação oposta pode apresentar erosão. O exame histológico da lesão confirma que o retalho é cartilaginoso, que há espessamento das trabéculas do osso subcondral do defeito e que existe fibrose na medula óssea.

DIAGNÓSTICO

Apresentação Clínica

Sinais Clínicos

Os cães acometidos são, em geral, grandes (Labrador retriever, Golden retriever). A idade geral de início da claudicação varia de 5 a 7 meses.

Histórico

A claudicação de membro torácico que piora com o exercício pode ser aguda ou crônica. Os tutores frequentemente trazem a queixa de que o animal fica rígido de manhã ou após repouso. Pode haver história coincidente de trauma.

Achados de Exame Físico

Em geral se evidencia claudicação de um dos membros torácicos. O andar pode se apresentar rígido ou afetado quando o animal caminha com passos curtos devido à claudicação bilateral. Pode-se evidenciar dor durante a extensão do cotovelo e rotação lateral do antebraço. A palpação dos cotovelos deve incluir a avaliação da amplitude de movimento. Um dos primeiros sinais da FPC pode ser a dor durante a hiperextensão do cotovelo. A diminuição da capacidade de flexionar o cotovelo indica osteoartrite secundária. Quando há presença desta última, pode-se perceber crepitação durante a flexão e extensão do cotovelo. É importante que o ombro não seja flexionado e estendido de forma inadvertida durante a manipulação da articulação, visto que pode haver confusão entre dor no ombro ou no cotovelo.

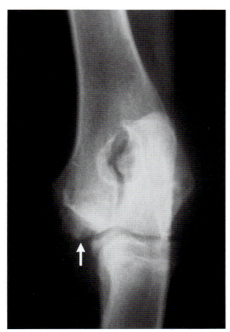

Figura 34.50 Radiografia de um cotovelo com osteocondrite dissecante da porção medial do côndilo umeral. Presença de defeito radiolucente no côndilo umeral (*seta*).

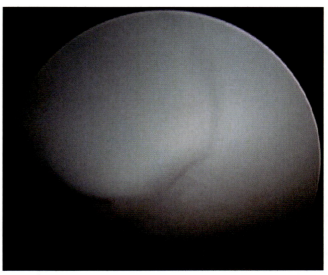

Figura 34.51 Vista artroscópica de osteocondrite dissecante do cotovelo.

Diagnóstico por Imagem

As radiografias devem incluir projeção lateral padrão do cotovelo, projeção lateral flexionada para expor o processo ancôneo e uma projeção craniocaudal (Figura 34.50). São necessárias radiografias de ambos os cotovelos, visto que é comum a doença bilateral. O diagnóstico definitivo da OCD é realizado por meio da observação de uma concavidade radiolucente no aspecto distal do côndilo medial do úmero (Figura 34.50). Essa lesão é mais frequentemente identificada na projeção craniocaudal. Os sinais radiográficos da osteoartrite secundária assemelham-se aos sinais de FPC (Figura 34.36).

Artroscopia

A artroscopia permite confirmação do diagnóstico de OCD do cotovelo (Figura 34.51). Diferentemente de outras modalidades, permite a visualização e avaliação diretas da superfície da cartilagem, mensuração do tamanho da OCD, avaliação da cartilagem oposta e maior precisão na determinação do prognóstico.

Achados Laboratoriais

Os resultados das análises hematológicas e bioquímicas são normais na maioria dos animais acometidos. Os resultados da artrocentese podem incluir diminuição da viscosidade do líquido sinovial, aumento de volume do líquido e aumento do número de células fagocíticas mononucleares (até 6.000-9.000 leucócitos/μL).

DIAGNÓSTICO DIFERENCIAL

A OCD deve ser diferenciada da FPC (e de suas lesões típicas), NUPA, NUPA combinada à FPC e outras doenças de cães jovens em fase de crescimento que acometem o membro torácico (p. ex., OCD do ombro e pan-osteíte) e que possam produzir sinais clínicos semelhantes. Essas doenças podem ser distinguidas por meio de exame radiográfico. Em casos raros, podem-se identificar OCD e FPC no mesmo cotovelo.

MANEJO CLÍNICO

Cães com anormalidades radiográficas sem sintomas não requerem tratamento. Isso é observado mais comumente em casos de osteocondrose que não progrediu à OCD. Cães com OCD verdadeira podem ser tratados de forma conservadora; contudo, os tutores devem ser alertados de que protelar a remoção cirúrgica de um fragmento solto pode permitir que ele continue danificando a cartilagem. Os pacientes que mais se beneficiam do tratamento cirúrgico são aqueles que apresentam somente OCD sem lesão significativa da cartilagem nas superfícies opostas. Se a cirurgia for planejada, deverá ser realizada tão cedo quando possível no processo da doença, a fim de minimizar a progressão da osteoartrite.

Quando se opta pelo manejo conservador, deve-se focá-lo nos princípios do tratamento clínico da osteoartrite, particularmente manejo do peso, suplementação nutricional, moderação do exercício e medicações anti-inflamatórias. Após cessação ou resolução da claudicação, o exercício deve ser intensificado gradualmente para fortalecer a musculatura circunjacente.

TRATAMENTO CIRÚRGICO

A remoção cirúrgica do retalho cartilaginoso é recomendada em animais jovens quando a doença é diagnosticada antes do início da osteoartrite, podendo também ser útil no tratamento de animais com claudicação crônica moderada a severa. O tratamento artroscópico da OCD possui muitas vantagens sobre a cirurgia aberta. A artroscopia promove visualização superior e magnificação da articulação, além de ser menos invasiva e permitir maior oportunidade de tratamento tópico das lesões osteoartríticas. Os tratamentos avançados da OCD incluem ODU, transferência subcondral autógena e reconstrução sintética da superfície osteocondral.[30,31,34] A ODU diminui as cargas sobre o compartimento medial da articulação do cotovelo e, subsequentemente, do osso subcondral no local da OCD. Também pode diminuir a dor e auxiliar na cicatrização fibrocartilaginosa da lesão após remoção do retalho. A transferência osteocondral autógena e a reconstrução sintética da superfície são empregadas para substituir a cartilagem hialina que foi perdida na OCD e promover superfície de apoio de alta qualidade para eliminar a dor e diminuir a progressão da osteoartrite[34]. Todas são técnicas altamente avançadas que não devem ser realizadas por cirurgiões sem experiência e treinamento.

Manejo Pré-cirúrgico

A maioria dos animais acometidos é jovem e requer mínima avaliação pré-operatória (Capítulo 4).

Anestesia

Esses cães geralmente são jovens e saudáveis, sendo possível a utilização de diversos protocolos anestésicos (Tabela 32.1).

Anatomia Cirúrgica

Para a anatomia pertinente à articulação do cotovelo, consulte a p. 1181.

Posicionamento para a Cirurgia Aberta

O membro é preparado desde o ombro até o cotovelo. O cão deve ser posicionado em decúbito dorsal com o membro acometido suspenso. Em seguida, é liberado para permitir acesso à superfície medial do cotovelo.

TÉCNICA CIRÚRGICA

Artroscopia

A artroscopia da articulação do cotovelo encontra-se discutida na p. 1177. O deslocamento ligeiramente caudal e proximal da porta artroscópica de sua posição padrão permite melhor visualização da lesão da OCD. Inspecione toda a articulação do cotovelo, incluindo a área do processo coronoide medial. Remova os fragmentos livres de cartilagem *in situ* (Figura 34.52). Com a cureta, faça os ângulos retos nos bordos da lesão em relação à superfície articular. Realize a artroplastia de superfície através de porta instrumental aberta ou canulada utilizando um trépano mecânico.

Cirurgia Aberta

A exposição da porção medial do cotovelo pode ser obtida com uma dentre diversas técnicas. A tenotomia do músculo pronador redondo e a incisão do ligamento colateral medial oferecem boa exposição por meio das estruturas de suporte (p. 1181). A técnica de divisão muscular preserva os tendões e ligamentos de suporte, embora limite a exposição (pp. 1181-1182). Independentemente da técnica empregada para a exposição, examine o côndilo medial do úmero e remova o fragmento de cartilagem. Curete somente durante a remoção de fragmentos dos bordos da lesão. Lave várias vezes a articulação para remover quaisquer fragmentos menores. Inspecione o processo coronoide e remova-o quando houver fragmentação.

MATERIAIS DE SUTURA E INSTRUMENTOS ESPECIAIS

A pinça de Ochsner é útil para segurar o retalho e a cureta óssea é necessária para curetar o defeito.

CUIDADO E AVALIAÇÃO PÓS-CIRÚRGICOS

Após a cirurgia, aplica-se bandagem no membro por até 1 semana a fim de promover suporte ao tecido mole, sendo necessária a restrição de espaço por 4 semanas. Recomenda-se retorno gradual à atividade normal.

Não é indicado o uso de bandagem após artroplastia de cotovelo. Recomendam-se repouso e mínimo apoio de peso sobre o membro por até 8 semanas, a fim de permitir a melhor cicatrização da cartilagem. A reabilitação física pode trazer benefícios significativos após

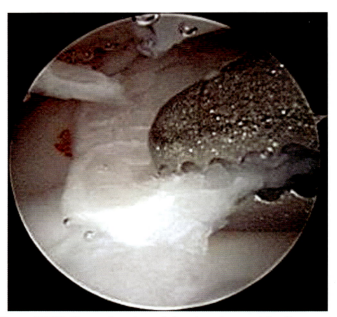

Figura 34.52 Remoção artroscópica de osteocondrite dissecante do cotovelo.

a cirurgia (Capítulo 11). Os métodos primários de reabilitação física pós-operatória são crioterapia, amplitude passiva de movimento e passeios controlados com guia.

PROGNÓSTICO

Cães tratados de maneira conservadora para OCD do úmero distal geralmente apresentam claudicação persistente e intermitente, bem como osteoartrite progressiva. Cães tratados cirurgicamente geralmente apresentam melhora da função do membro, embora a claudicação possa se tornar evidente após exercício. A osteoartrite normalmente está presente e requer tratamento clínico (ver discussão prévia), mas grande parte dos animais exerce função de companhia e claudica apenas intermitentemente. A infecção iatrogênica é uma possível complicação cirúrgica.

> **NOTA** Certifique-se de alertar os tutores de que muitos cães acometidos apresentarão osteoartrite progressiva mesmo após a cirurgia.

NÃO UNIÃO DO PROCESSO ANCÔNEO

DEFINIÇÃO

A **NUPA** ou *displasia do cotovelo* é uma doença de cães grandes em fase de crescimento, na qual o processo ancôneo não forma união óssea com a metáfise proximal da ulna.

CONSIDERAÇÕES GERAIS E FISIOPATOLOGIA CLINICAMENTE RELEVANTE

O processo ancôneo emerge como um centro secundário de ossificação no cotovelo às 11 a 12 semanas. Sua fusão com a ulna ocorre somente aos 4 a 5 meses, ou seja, o diagnóstico da NUPA somente pode ser realizado após esse período. Diversas teorias foram propostas para a etiologia da NUPA. Uma delas a considera uma manifestação de osteocondrose na qual a falha temporal da ossificação endocondral da inserção do processo na ulna leva ao espessamento da cartilagem, necrose e fissuras. O estresse do apoio de peso sobre a cartilagem anormal posteriormente cursa com falha da ossificação ulnar. Outros possíveis fatores etiológicos incluem hereditariedade, influências hormonais, nutrição e trauma agudo ou crônico.

A incongruência articular do desenvolvimento foi proposta como causa de aumento da pressão ou trauma do processo ancôneo. A malformação da incisura troclear e comprimentos assimétricos de rádio e ulna (i.e., rádio mais longo em relação à ulna) também já foram sugeridos para o desenvolvimento da NUPA. A pressão da incisura troclear sobre os côndilos do úmero pode causar estresse de cisalhamento no processo ancôneo, resultando em fratura ou, simplesmente, estresse suficiente para impedir a fusão. O processo pode apresentar-se livre na articulação, porém grande parte dos casos cursa com sua união à ulna por meio de tecido fibroso. Processos ancôneos não unidos ou fraturados são instáveis e resultam em DAD secundária. As alterações patológicas incluem efusão articular, condromalacia, fibrose periarticular e formação de osteófitos.

DIAGNÓSTICO

Apresentação Clínica

Sinais Clínicos

Cães-machos de raças grande a gigante são mais comumente acometidos. Os maiores representantes são os Pastores-alemães. A idade geral de apresentação é de 6 a 12 meses. Alguns animais mais velhos podem ser trazidos devido à claudicação causada pela osteoartrite secundária.

Histórico

A história é de claudicação em geral intermitente de um ou ambos os membros torácicos que piora após o exercício. Os tutores normalmente trazem a queixa de que o cão fica rígido de manhã ou após repouso.

Achados de Exame Físico

Em geral se evidencia claudicação de um dos membros torácicos. O andar pode se apresentar rígido ou afetado porque a amplitude de movimento do cotovelo está diminuída. Isso resulta em rotação lateral do cotovelo durante a fase de lançamento da passada. O cão pode apresentar rotação externa do membro quando sentado ou em estação. Quando há osteoartrite, pode-se perceber crepitação durante a flexão e extensão do cotovelo. Pode ser possível palpar efusão articular e edema de tecidos moles periarticulares. O animal pode apresentar dor durante a manipulação da articulação, particularmente durante a palpação da região sobre o processo ancôneo. É importante que o ombro não seja flexionado e estendido de forma inadvertida durante a manipulação da articulação, visto que pode haver confusão entre dor no ombro ou no cotovelo.

Diagnóstico por Imagem

As projeções radiográficas devem incluir uma lateral-padrão de cotovelo, uma lateral flexionada para expor o processo ancôneo e uma craniocaudal com flexão de 30 graus e ligeira rotação medial (Figura 34.33). Devem ser obtidas imagens dos dois cotovelos, visto que a doença bilateral ocorre em 20% a 35% dos casos. A NUPA é visualizada como uma linha indistinta separando o processo ancôneo da ulna. Sua visualização é melhor na projeção lateral flexionada (Figura 34.53). Pode ocorrer FPC concomitante. Os sinais de osteoartrite podem incluir esclerose óssea subcondral, formação de osteófito articular e periarticular, estreitamento do espaço articular, efusão e aumento de tecido mole periarticular.

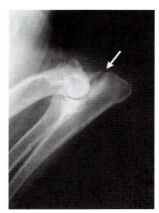

Figura 34.53 Radiografia lateral flexionada do cotovelo com não união de processo ancôneo. Presença de uma linha irregular radiolucente entre o processo ancôneo e o olécrano (*seta*), com esclerose subcondral do olécrano.

> **NOTA** Certifique-se de que o animal tenha idade suficiente para apresentar fises fechadas antes de diagnosticar a não união do processo ancôneo.

Achados Laboratoriais

Os resultados das análises hematológicas e bioquímicas são normais na maioria dos animais acometidos. Os resultados da artrocentese podem incluir diminuição da viscosidade do líquido sinovial, aumento de volume do líquido e aumento do número de células fagocíticas mononucleares (até 6.000-9.000 leucócitos/μL).

DIAGNÓSTICO DIFERENCIAL

O diagnóstico diferencial inclui OCD, FPC, NUPA combinada à FPC e outras doenças de cães jovens em fase de crescimento que acometem o membro torácico (p. ex., OCD do ombro e pan-osteíte). Essas doenças podem ser distinguidas por meio de exame radiográfico.

MANEJO CLÍNICO

A terapia clínica é em geral utilizada para tratar cães mais velhos com osteoartrite estabelecida. A remoção cirúrgica do processo ancôneo não impede a progressão da osteoartrite com desenvolvimento extenso. O manejo conservador deve incluir os cinco princípios de manejo clínico da osteoartrite: manejo do peso, suplementação nutricional, moderação do exercício, reabilitação física e medicações anti-inflamatórias. Após cessação ou resolução da claudicação, deve-se introduzir o exercício gradualmente a fim de fortalecer a musculatura circunjacente.

TRATAMENTO CIRÚRGICO

O tratamento-padrão para NUPA diagnosticada antes da instalação de osteoartrite extensa tem sido a remoção cirúrgica do processo ancôneo, ainda que existam preocupações acerca da perda de congruência normal da articulação. Há relatos esporádicos de redução cirúrgica e fixação com parafuso de compressão desde a década de 1980, embora os resultados não sejam totalmente positivos e possa ocorrer falha do implante. A osteotomia da ulna já foi recomendada para aliviar a pressão sobre o processo ancôneo, permitindo cicatrização espontânea do fragmento na ulna de cães imaturos.

Pode ser utilizada em conjunto com fixação utilizando parafuso de compressão. A técnica combinada demonstrou maior frequência de união radiográfica quando comparada à osteotomia sozinha.[35] Esses procedimentos só devem ser considerados em cães com idade inferior a 1 ano e alterações degenerativas mínimas na articulação no local da não união.

Manejo Pré-cirúrgico
A maioria dos animais acometidos é jovem e requer mínima avaliação pré-operatória.

Anestesia
Esses cães geralmente são jovens e saudáveis, sendo possível a utilização de diversos protocolos anestésicos (Tabela 32.1).

Anatomia Cirúrgica
As referências para a incisão da pele durante abordagem lateral para ressecção de NUPA incluem o epicôndilo lateral do úmero, crista epicondilar e o rádio proximal. O ramo profundo do nervo radial corre sob o bordo cranial proximal do músculo extensor radial do carpo. Já o ramo superficial situa-se entre a cabeça lateral do tríceps e o músculo braquial, podendo ser visualizada na porção proximal da incisão. As referências para a abordagem medial combinada são o epicôndilo medial, crista epicondilar e rádio proximal. O nervo mediano e a artéria e veia braquiais correm craniais ao epicôndilo medial e sob o músculo pronador redondo. Essas estruturas devem ser identificadas e protegidas. O nervo ulnar corre cranial ao epicôndilo medial, sobre o músculo ancôneo, sendo visualizado durante a abordagem medial ao processo ancôneo. A referência para a osteotomia da ulna é seu bordo caudal, que pode ser facilmente palpado.

Posicionamento
Para a abordagem lateral ao cotovelo, o animal deve ser posicionado em decúbito lateral, enquanto para a abordagem medial e osteotomia da ulna, posiciona-se o animal em decúbito dorsal. O membro deve ser suspenso durante o preparo a fim de facilitar sua manipulação durante a cirurgia.

TÉCNICA CIRÚRGICA

Ressecção do Processo Ancôneo: Abordagem Lateral
Faça uma incisão na pele, iniciando-a proximal ao epicôndilo lateral do úmero. Curve a incisão seguindo a crista epicondilar e termine sobre a porção proximal do rádio. Incise o tecido subcutâneo para expor o bordo cranial da cabeça lateral do tríceps. Afaste o bordo cranial do mesmo caudalmente para expor o músculo ancôneo. Incise o músculo e a cápsula articular ao longo da crista epicondilar e afaste-os caudalmente para expor o processo anconeal (Figura 34.54). Segure o processo com uma pinça Backhaus ou de Oschner e faça sua ressecção. As inserções de tecido fibroso na ulna podem necessitar ser incisadas antes da mobilização do processo ancôneo. Caso necessário, alise a superfície óssea remanescente utilizando uma lima. Lave a articulação. Suture a cápsula articular e o músculo ancôneo no extensor radial do carpo. Suture tecido subcutâneo e a pele em planos separados.

Ressecção do Processo Ancôneo e Processo Coronoide Medial: Abordagem Medial Combinada
Exponha o processo coronoide medial utilizando uma das técnicas descritas na p. 1182. Após síntese do compartimento medial do cotovelo, acesse o compartimento caudomedial afastando o

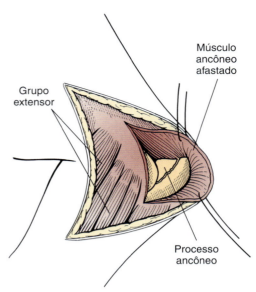

Figura 34.54 Para o acesso lateral ao compartimento caudal do cotovelo, faça uma incisão de pele iniciando proximal ao epicôndilo lateral do úmero e curve-a seguindo a crista epicondilar. Termine a incisão sobre a porção proximal do rádio. Incise o músculo ancôneo e a cápsula articular ao longo da crista epicondilar e afaste-os caudalmente para expor o processo ancôneo.

nervo ulnar cranialmente e expondo o bordo cranial da cabeça medial do tríceps. Afaste o tríceps caudalmente para expor o bordo caudal da crista epicondilar medial e a origem do músculo ancôneo. Incise este último e a cápsula articular paralelamente à crista epicondilar medial, deixando 2 a 4 mm de tecido conectados à crista para a síntese (Figura 34.55). Remova o processo ancôneo. Suture o músculo ancôneo e a cápsula articular em um plano para fechar a articulação.

Osteotomia da Ulna
Faça uma incisão de pele ao longo do bordo caudal da ulna, iniciando medial ao túber do olécrano e terminando no terço médio da diáfise ulnar. Incise o tecido subcutâneo e a fáscia ao longo da mesma linha. Incise as inserções dos músculos flexor ulnar do carpo e ulnar lateral nos bordos medial e lateral da ulna e afaste-os para expor a cápsula articular. Faça a osteotomia da ulna 20 a 30 mm distais à incisura troclear utilizando uma serra oscilatória. O ângulo da osteotomia deve ser de caudoproximal a craniodistal e de craniolateral a caudomedial (Figura 34.45). Deve-se formar uma lacuna no local da osteotomia. Caso necessário, eleve o ligamento interósseo para liberar a ulna proximal, permitindo sua mobilidade até a posição necessária. Remova um fragmento de 2 a 4 mm da ulna caso haja preocupação de que a osteotomia cicatrizará antes de o animal parar de crescer. Suture a fáscia do flexor ulnar do carpo na fáscia do ulnar lateral sobre o bordo caudal da ulna. Suture o tecido subcutâneo e a pele separadamente.

Fixação de Não União do Processo Ancôneo Utilizando Parafuso de Compressão

 Esta técnica deve ser realizada de forma aberta ou fechada com auxílio de artroscopia. A inserção do parafuso é crítica, havendo limitado estoque ósseo disponível na porção da não união, de tal forma que a posição incorreta do parafuso na

CAPÍTULO 34 Doenças Articulares

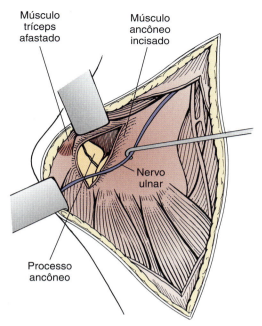

Figura 34.55 Para a abordagem medial ao compartimento caudal do cotovelo, afaste o nervo ulnar cranialmente e o músculo tríceps caudalmente para expor o bordo caudal da crista epicondilar medial e a origem do músculo ancôneo. Incise este último e a cápsula articular paralela à crista epicondilar medial para expor o processo ancôneo.

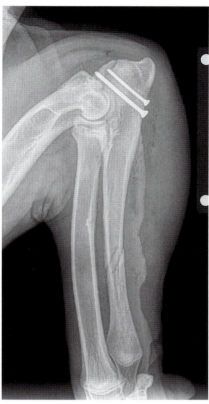

Figura 34.56 Radiografia pós-operatória da fixação de uma não união de processo ancôneo utilizando parafuso de compressão.

articulação causará hemartrose e osteoartrite debilitante. Os resultados com o emprego dessa técnica são melhores quando se combina a ostectomia proximal da ulna. Para o procedimento aberto, inicie com uma abordagem medial ou lateral ao olécrano (ver discussão prévia). Estenda a incisão da pele caudalmente para expor o aspecto proximal-distal da ulna. Insira um fio de Kirschner iniciando pelo aspecto caudal da ulna, perpendicular à linha de não união, até a porção não unida. Perfure um orifício de 3,5 mm paralelo ao fio desde o aspecto caudal da ulna em direção à extremidade do ancôneo e pare quando a broca atingir o local da não união. É importante utilizar um parafuso vários milímetros mais curto que o comprimento mensurado, a fim de impedir exposição de sua extremidade conforme ocorre a compressão do sítio de não união (Figura 34.56). Feche a articulação como de costume e faça a osteotomia proximal da ulna.

Para realizar a fixação com parafuso de compressão guiada por artroscopia, inicie com as portas-padrão de artroscopia e visualize o local da não união. Faça uma pequena incisão no aspecto caudal da ulna proximal no nível do ancôneo. Insira um parafuso de compressão conforme descrito anteriormente.

MATERIAIS DE SUTURA E INSTRUMENTOS ESPECIAIS

A pinça de Ochsner é útil para a ressecção da NUPA. Goivas e limas são utilizadas para suavizar a área. A osteotomia da ulna requer uma serra oscilatória ou fio de Gigli. Parafusos ósseos e uma furadeira elétrica são necessários para a fixação com parafuso de compressão.

CUIDADO E AVALIAÇÃO PÓS-CIRÚRGICOS

Radiografias pós-operatórias imediatas devem ser realizadas após emprego de implantes. O membro deve ser envolto com bandagem por até 1 semana após a cirurgia para promover suporte ao tecido mole e o animal deve ser confinado por 4 semanas. Novas radiografias são recomendadas 6 semanas após a cirurgia quando se utiliza osteotomia ou fixação com parafuso de compressão. A reabilitação física pode ser benéfica no manejo da osteoartrite e na melhora da amplitude de movimento passiva na NUPA (Tabela 34.7). Após a cirurgia, os métodos primários de reabilitação incluem crioterapia, amplitude de movimento passiva e passeios controlados com guia.

COMPLICAÇÕES

Possíveis complicações cirúrgicas incluem infecção iatrogênica, não união da osteotomia da ulna, não união do processo ancôneo e complicações relativas aos implantes.

PROGNÓSTICO

O prognóstico de cães com NUPA é reservado para a função normal do membro, visto que ocorrerá osteoartrite secundária. O prognóstico para a função do membro é bom na maioria dos pacientes com menos de 1 ano tratados cirurgicamente. Contudo, mesmo com o tratamento, haverá perda da amplitude de movimento, crepitação e osteoartrite progressiva.

> **NOTA** Informe os tutores acerca da probabilidade de osteoartrite progressiva nesses cães mesmo com a cirurgia.

OSSIFICAÇÃO INCOMPLETA DO CÔNDILO UMERAL

DEFINIÇÃO

A OICU é uma falha na união óssea entre as porções medial e lateral do côndilo umeral.

CONSIDERAÇÕES GERAIS E FISIOPATOLOGIA CLINICAMENTE RELEVANTE

A causa subjacente da OICU permanece incerta. A ossificação normal do côndilo umeral inicia-se às 2 semanas e está completa entre 8 e 12 semanas. Um fator pode ser a incongruência do cotovelo, causando aumento do espaço articular umeroulnar, com base na identificação da incongruência radioulnar em exames de TC de cães com OICU.[36] Raças Spaniel são representantes predominantes, o que sugere causa genética. A incidência de doença bilateral foi relatada em aproximadamente 90%.[36,37] Anormalidades do processo coronoide medial podem ser identificadas nos cotovelos de cães com OICU.

DIAGNÓSTICO

Apresentação Clínica

Sinais Clínicos

Cães de qualquer raça podem ser acometidos, mas Spaniels são os maiores representantes. A idade de apresentação varia desde jovens até cães de meia-idade, embora a incidência seja maior em cães-machos de meia-idade.

Histórico

Os cães são trazidos devido a uma história de claudicação com apoio de peso que piora após exercício. A OICU pode levar à fratura do côndilo umeral, em cujo caso o paciente apresentará claudicação sem suporte de peso. Cães com fraturas de úmero possivelmente devido à OICU (raças Spaniel) devem ser submetidos à radiografia do membro contralateral, a fim de avaliar OICU bilateral.

Achados de Exame Físico

Normalmente se evidencia claudicação de um membro torácico. A deambulação pode estar rígida ou afetada e o animal pode demonstrar dor durante a manipulação do cotovelo.

Diagnóstico por Imagem

A OICU pode ser detectada na projeção craniocaudal da articulação do cotovelo (Figura 34.57). Contudo, o feixe radiográfico deve ser alinhado com o plano sagital da lesão, ou esta será perdida. Ademais, a ulna se sobrepõe à lesão, o que a torna mais difícil de ser visualizada. É possível que a esclerose da crista epicondilar lateral seja observada na radiografia. A TC é mais sensível para a detecção da OICU quando comparada à radiografia.[36,37] Além da área de ossificação incompleta, é possível observar nova formação óssea no epicôndilo lateral do úmero. Também é possível observar aumento do espaço articular umeroulnar na TC de cotovelo com OICU.

Artroscopia

O exame artroscópico dos cotovelos com OICU revela uma linha de fissura na cartilagem do centro do côndilo umeral (Figura 34.58). Com base na fisiopatologia da OICU, é possível que a doença possa ocorrer sem fissura da cartilagem associada. Todavia, a sensibilidade da artroscopia para o diagnóstico da OICU não foi estudada.

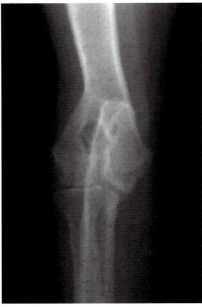

Figura 34.57 Radiografia de ossificação incompleta do côndilo umeral. Note a linha de fissura.

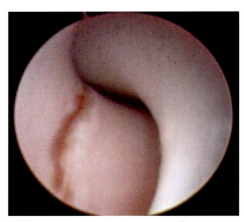

Figura 34.58 Imagem artroscópica de ossificação incompleta do côndilo umeral.

Achados Laboratoriais

Os resultados das análises hematológicas e bioquímicas séricas encontram-se normais na maioria dos animais acometidos.

DIAGNÓSTICO DIFERENCIAL

Diagnósticos diferenciais incluem OCD, FPC, NUPA combinada à FPC e outras doenças de cães jovens em fase de crescimento que afetam o membro torácico (OCD de ombro e pan-osteíte). Essas doenças podem geralmente ser distinguidas por meio de exame radiográfico.

MANEJO CLÍNICO

O tratamento clínico é, em geral, ineficaz no manejo da OICU, visto que a lesão muitas vezes leva à fratura completa do côndilo umeral.

TRATAMENTO CIRÚRGICO

O tratamento cirúrgico visa estabilizar os côndilos medial e lateral do úmero. A fixação com parafuso de compressão é o tratamento mais comumente descrito, embora possa ocorrer falha do parafuso meses ou anos após a cirurgia devido à sobrecarga cíclica.[36,37] A aplicação de autoenxerto de núcleo corticoesponjoso autógeno já foi descrita com intuito de criar uma ponte óssea biológica entre os côndilos medial e lateral.[38] O enxerto de núcleo ósseo autógeno é um procedimento altamente avançado que deve ser realizado somente por cirurgiões experientes com treinamento na técnica.

Manejo Pré-cirúrgico
Os exames pré-operatórios dependem da idade do paciente e da presença de outras doenças (Capítulo 4).

Anestesia
O protocolo anestésico utilizado depende da idade do paciente e da presença de outras doenças (Tabelas 32.1 e 32.2).

Anatomia Cirúrgica
As referências para inserção de parafuso de compressão são os epicôndilos medial e lateral. O centro do côndilo umeral situa-se ligeiramente cranial e distal aos epicôndilos.

Posicionamento
O paciente deve ser posicionado em decúbito lateral com o membro acometido para cima.

TÉCNICA CIRÚRGICA

Esta técnica é realizada fechada, com ou sem visualização artroscópica. A inserção do parafuso é crítica, havendo limitado estoque ósseo disponível no côndilo umeral, de tal forma que a inserção do parafuso na articulação causará hemartrose e osteoartrite debilitante. Na radiografia cranial caudal, meça a distância desde o epicôndilo medial até a linha de fissura. Palpe o epicôndilo lateral e faça uma abordagem limitada nessa região. Perfure um orifício de 3,5 mm iniciando imediatamente cranial e distal ao epicôndilo lateral, em direção a um ponto similar no epicôndilo medial. Verifique a profundidade do orifício várias vezes e pare quando for equivalente à medida obtida na radiografia. Insira um guia de broca e perfure através do alvo imediatamente cranial e distal ao epicôndilo medial. Meça a profundidade do orifício e insira um parafuso de 3,5 mm no mesmo. Caso haja disponibilidade de artroscopia, observe a compressão da fissura conforme o parafuso é apertado.

> **NOTA** Deve-se inserir um parafuso com o maior diâmetro possível, a fim de minimizar o risco de falha do implante.

MATERIAIS DE SUTURA E INSTRUMENTOS ESPECIAIS

São necessários parafusos ósseos e furadeira elétrica para a fixação de parafusos de compressão.

CUIDADO E AVALIAÇÃO PÓS-CIRÚRGICOS

Radiografias pós-operatórias imediatas devem ser realizadas para avaliar a posição do implante (Figura 34.59). O membro deve ser envolto com bandagem por até 1 semana após a cirurgia para promover suporte ao tecido mole e o animal deve ser confinado por 4 semanas. A reabilitação física pode ser benéfica no manejo da osteoartrite e melhora da amplitude de movimento (Tabela 34.7). Após a cirurgia, os métodos primários de reabilitação incluem crioterapia, amplitude de movimento passiva e passeios controlados com guia.

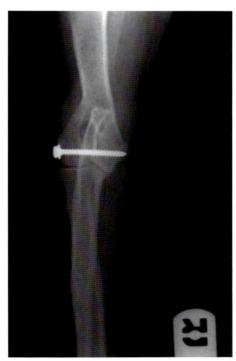

Figura 34.59 Radiografia pós-operatória da fixação de uma ossificação incompleta do côndilo umeral utilizando parafuso de compressão.

COMPLICAÇÕES

Podem ocorrer quebra do parafuso de compressão e reincidência dos sinais clínicos meses a anos após a cirurgia.

PROGNÓSTICO

A inserção de um parafuso de compressão resulta em resolução da claudicação após a cirurgia. Todavia, podem ocorrer quebra do parafuso de compressão e reincidência dos sinais clínicos meses a anos após a cirurgia.

LUXAÇÃO DE COTOVELO TRAUMÁTICA

DEFINIÇÃO

A **luxação de cotovelo** (ou *deslocamento de cotovelo*) **traumática** em geral resulta de trauma contundente na articulação do cotovelo, causando deslocamento lateral do rádio e ulna em relação ao úmero.

CONSIDERAÇÕES GERAIS E FISIOPATOLOGIA CLINICAMENTE RELEVANTE

O trauma do cotovelo com ruptura ou avulsão de um ou ambos os ligamentos colaterais permite luxação do rádio e da ulna (Quadro 34.17).[39] O rádio e a ulna normalmente luxam em direção lateral devido à presença do grande côndilo medial, que impede a luxação medial. O osso ao qual se inserem os ligamentos colaterais pode se

> **QUADRO 34.17 Considerações Importantes da Luxação de Cotovelo Traumática**
>
> - A redução fechada do cotovelo deve ser tentada tão rápido quanto possível.
> - A estabilidade do cotovelo deve ser cuidadosamente avaliada após a redução.
> - A resposta do cotovelo ao trauma é a doença articular degenerativa e a redução da amplitude de movimento.
> - O prognóstico é bom quando o cotovelo é reduzido e estabilizado rapidamente.

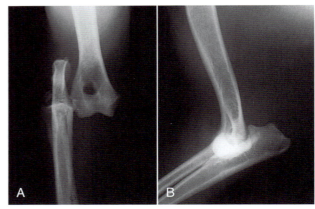

Figura 34.60 Radiografias (A) craniocaudal e (B) lateral de uma luxação de cotovelo em cão. O rádio e a ulna estão luxados lateralmente. Na projeção lateral, há perda de espaço articular umerorradial.

apresentar avulsionado, ou os ligamentos podem estar rompidos. Em traumas graves, as origens dos músculos extensor ou flexor também podem estar rompidas ou avulsionadas do côndilo. Pode ocorrer lesão da cartilagem no momento do trauma. A luxação crônica resulta em condromalacia, destruição da cartilagem articular e DAD secundária.

DIAGNÓSTICO

Apresentação Clínica

Sinais Clínicos

Cães de qualquer idade ou raça podem ser acometidos, embora a luxação traumática do cotovelo seja rara em felinos. Animais imaturos tendem a apresentar fraturas fisárias em vez de luxação articular.

Histórico

A história em geral inclui trauma, como automobilístico ou por briga com outros animais. O paciente geralmente apresenta claudicação aguda do membro acometido.

Achados de Exame Físico

Os cães acometidos não conseguem suportar peso no membro afetado, carreando o cotovelo em posição flexionada. O membro torácico torna-se abduzido e rotacionado externamente. A palpação do cotovelo revela cabeça do rádio proeminente, côndilo lateral do úmero indistinto e deslocamento lateral do olécrano. A maioria dos animais sente dor e resiste à extensão do cotovelo.

Diagnóstico por Imagem

O deslocamento lateral do rádio e da ulna aparece na visualização craniocaudal do cotovelo (Figura 34.60A). A projeção lateral (Figura 34.60B) demonstra espaço articular irregular entre o côndilo umeral e o rádio e a ulna. Podem estar evidentes fraturas por avulsão do côndilo medial ou lateral do úmero. Devido à causa traumática, são indicadas radiografias de tórax antes da cirurgia.

Achados Laboratoriais

Não existem anormalidades laboratoriais significativas associadas à luxação de cotovelo, mas o trauma que causou a luxação pode trazer anormalidades concomitantes.

DIAGNÓSTICO DIFERENCIAL

Luxações traumáticas do cotovelo devem ser distinguidas de fraturas articulares e fraturas de Monteggia.

MANEJO CLÍNICO

A maioria das luxações de cotovelo pode ser reduzida por meio de manipulação fechada quando tratadas dentro dos primeiros dias após o trauma. Contudo, cães com fraturas por avulsão podem ser candidatos a redução aberta e estabilização do osso fraturado para obtenção de maior estabilidade imediata. A redução fechada pode ser facilitada por meio da suspensão do membro com um tripé de soro durante 5 a 10 minutos e pelo emprego do peso do animal para promover a distração a articulação, facilitando o relaxamento muscular. Em seguida, posiciona-se o animal em decúbito lateral com o membro acometido para cima. O objetivo durante a redução manual é ancorar o processo ancôneo entre os côndilos. Para reduzir o cotovelo, determine a posição do processo ancôneo em relação aos côndilos umerais (Figura 34.61A). Flexione o cotovelo em aproximadamente 100 graus e rotacione o antebraço para dentro (Figura 34.61B). Após ancoragem do processo ancôneo no côndilo lateral, estenda ligeiramente o cotovelo. Abduza e rotacione internamente o antebraço aplicando pressão medial sobre a cabeça do rádio para forçá-la para baixo do úmero na posição reduzida (Figura 34.61C). Após redução do cotovelo, avalie a estabilidade fornecida pelos ligamentos colaterais flexionando a articulação e a pata em 90 graus e rotacionando a pata medial e lateralmente. Se o ligamento colateral estiver intacto, a pata poderá ser rotacionada medialmente em até cerca de 70 graus (140 graus quando houver ruptura). Se o ligamento medial estiver intacto, a pata poderá ser rotacionada lateralmente em 45 graus; a ruptura permite rotação lateral de aproximadamente 90 graus.

Após a redução do cotovelo, radiografias deverão ser realizadas a fim de documentar a localização do rádio e da ulna, além de avaliar a estabilidade articular. A luxação leve ou ampliação do espaço articular geralmente responde à imobilização. A luxação severa constitui indicação para redução aberta e estabilização interna. Diante do sucesso da redução, posiciona-se o membro com o cotovelo estendido e apoiado com uma bandagem macia e tala Spica ou gesso, para impedir a flexão durante 10 a 14 dias (p. 995). Após remoção da bandagem, exercícios de amplitude de movimento deverão ser realizados diariamente. A atividade deve ser limitada durante 3 a 4 semanas após remoção da bandagem. Complicações com redução aberta são raras, mas podem incluir reluxação e osteoartrite.

TRATAMENTO CIRÚRGICO

A redução aberta da luxação de cotovelo é indicada em caso de impossibilidade de redução fechada. Isso ocorre mais comumente na luxação crônica. A redução aberta também deverá ser considerada quando há instabilidade profunda do cotovelo após redução fechada ou quando a estabilização de uma fratura por avulsão puder melhorar

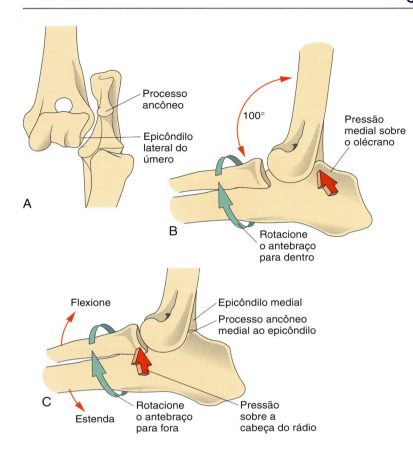

Figura 34.61 (A) e (B) Para a redução fechada de uma luxação lateral de cotovelo, flexione o cotovelo e rotacione o antebraço para dentro para encaixar o processo ancôneo na fossa do olécrano. (C) Estenda ligeiramente o cotovelo e abduza o antebraço rotacionando-o para fora enquanto aplica pressão sobre a cabeça do rádio.

a estabilidade articular.[40] A artrodese do cotovelo somente deverá ser considerada quando houver lesão severa da cartilagem devido ao trauma da luxação. A artrodese do cotovelo limita a função do animal porque a amplitude de movimento normal é essencial à deambulação normal. Trata-se de um procedimento de salvamento realizado como último recurso e alternativa à amputação.

> **NOTA** A instabilidade excessiva da articulação indica necessidade de estabilização aberta do tecido articular circunjacente. Se a articulação estiver estável mesmo com lesão do ligamento colateral, a imobilização permitirá formação de fibrose periarticular e certo grau de estabilidade. Todavia, poderá não promover estabilidade suficiente em cães grandes e ativos.

Manejo Pré-cirúrgico

A quantidade de exames pré-operatórios depende da saúde geral do animal. Avaliações laboratoriais, radiografias torácicas e avaliação eletrocardiográfica podem ser indicadas antes da anestesia de animais traumatizados. A estabilização da condição do paciente com traumatismo é mais importante do que a redução do cotovelo. Contudo, assim que o paciente estiver estabilizado, deve-se tentar a redução.

Anestesia

É necessário anestesia geral para a redução fechada, a fim de obter relaxamento muscular profundo essencial à manipulação do cotovelo até a posição correta. O bloqueio neuromuscular pode ser útil em fraturas ou luxações recentes. É preciso cuidado especial na anestesia de animais mais idosos ou com lesões concomitantes (Tabela 32.2).

Anatomia Cirúrgica

As referências anatômicas para a redução aberta da luxação de cotovelo são a cabeça do rádio, o olécrano, o processo ancôneo e o côndilo umeral. O ramo profundo do nervo radial corre sob o bordo cranial proximal do músculo extensor radial do carpo. Já o ramo superficial está situado entre a cabeça lateral do tríceps e o músculo braquial, podendo ser exposto na porção cranial da incisão. Os nervos devem ser identificados e protegidos durante a cirurgia. O nervo mediano e a artéria e veia braquiais cursam craniais ao epicôndilo medial, enquanto o nervo ulnar cursa caudal ao epicôndilo medial, sobre o músculo ancôneo. Essas estruturas devem ser visualizadas e protegidas durante a abordagem medial para reparo do ligamento colateral medial.

Posicionamento

O cão deve ser posicionado em decúbito lateral com o membro acometido para cima. O preparo deve estender-se desde o ombro até o carpo.

TÉCNICA CIRÚRGICA

Redução Aberta da Luxação de Cotovelo

Faça o acesso lateral ao compartimento caudal do cotovelo (p. 1064). Reduza o cotovelo conforme descrito previamente de forma fechada. Proteja a cartilagem articular durante a redução. Em caso de contratura muscular e subsequente sobreposição grave, utilize instrumento rombo para alavancar gentilmente a cabeça do rádio até a posição correta (Figura 34.62A e B). Caso a redução não seja obtida, realize

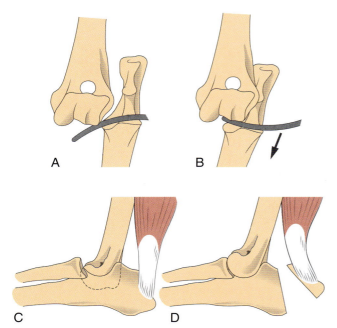

Figura 34.62 (A) e (B) A redução aberta do cotovelo pode ser obtida utilizando-se um instrumento rombo e curvo como alavanca. (C) e (D) De maneira alternativa, faça uma osteotomia do olécrano para eliminar a tração do músculo tríceps durante a redução.

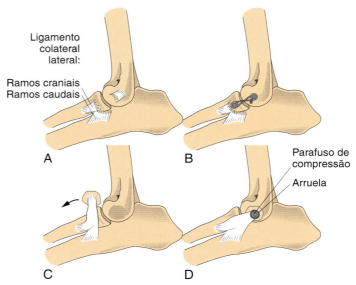

Figura 34.63 (A-B) Para estabilizar o cotovelo, substitua os ligamentos colaterais utilizando dois parafusos e um fio em forma de oito. (C-D) Para fixar o fragmento avulsionados (*seta*), utilize um parafuso de compressão com uma arruela denteada de Teflon®.

a osteotomia do olécrano para eliminar a tração do músculo tríceps (Figura 32.62C e D). Após a redução, lave a articulação e avalie sua estabilidade. Esta pode ser melhorada com o reparo primário do ligamento colateral. Identifique as extremidades dos ligamentos e posicione-os em aposição com fio não absorvível em dupla laçada ou padrão de Bunnell (ver Figura 35.4). Se o ligamento estiver rompido em sua inserção no osso, fixe-o com um parafuso de compressão e arruela dentada ou utilize sutura de ancoragem. Se não for possível repará-lo, substitua o ligamento com dois parafusos e um fio em formato de oito ou com sutura utilizando fio de maior diâmetro (n° 1 ou 2), ou duas ancoragens e fio ortopédico (Figura 34.63A e B). Reduza as fraturas por avulsão do côndilo umeral e fixe-as com um parafuso de compressão (Figura 34.63C e D). Suture os músculos rompidos. Suture a fáscia, o tecido subcutâneo e a pele em planos separados. Caso seja necessário estabilidade adicional, exponha a superfície medial do cotovelo e repare ou substitua o ligamento colateral medial.

Artrodese do Cotovelo

AP Predetermine o ângulo da artrodese mensurando o ângulo do cotovelo oposto em estação. Faça a abordagem caudolateral à articulação (Figura 33.37) e osteotomize o olécrano (Figura 34.64A). Exponha a articulação incisando o ligamento colateral lateral e elevando as origens dos músculos extensores. Remova a cartilagem do úmero distal, cabeça do rádio e incisura troclear utilizando um trépano de alta velocidade. Siga os contornos da articulação. Estabilize temporariamente o cotovelo na posição correta com um pino inserido através do úmero e da ulna. Contorne uma placa à superfície caudal do úmero, sobre a articulação e até a superfície caudal da ulna. Insira pelo menos três parafusos no úmero e três na ulna. Utilize mais parafusos para promover compressão ao cruzarem o local da artrodese (Figura 34.64B). Verifique o alinhamento,

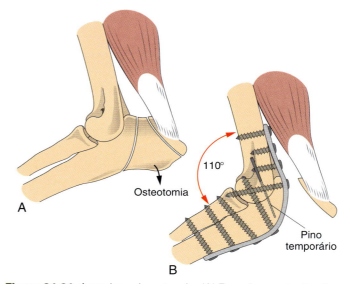

Figura 34.64 Artrodese do cotovelo. (A) Faça duas osteotomias e remova uma porção da ulna proximal. Estabilize temporariamente o cotovelo na posição correta com um pino inserido através da ulna adentrando o úmero. (B) Contorne uma placa para acomodá-la na superfície caudal do úmero e da ulna. Insira pelo menos três parafusos em cada um dos dois. Utilize parafusos de compressão adicionais para promover compressão no sítio da artrodese.

rotação e angulação antes de apertar a fixação. Colete um enxerto de osso esponjoso e aplique no local da artrodese. O sítio mais apropriado de coleta é o úmero proximal ipsolateral (p. 992). Reconecte o olécrano à ulna de cada lado da placa utilizando um parafuso de compressão (p. 1019).

NOTA Certifique-se de remover a cartilagem articular e estabilizar a articulação de maneira rígida, ou não ocorrerá artrodese.

NOTA Parafusos ósseos e placas de bloqueio aumentam a rigidez da artrodese e limitam complicações de falha do implante ou não união.

MATERIAIS DE SUTURA E INSTRUMENTOS ESPECIAIS

Os instrumentos necessários para a redução aberta do cotovelo incluem suturas de ancoragem ou parafusos ósseos e fio não absorvível espesso ou ortopédico. Para a artrodese, são necessários uma furadeira de alta velocidade, trépanos e equipamento de placa.

CUIDADO E AVALIAÇÃO PÓS-CIRÚRGICOS

Após a redução aberta, radiografias pós-operatórias devem ser realizadas a fim de documentar a localização do rádio e ulna, bem como avaliar a posição do implante. Após a cirurgia, o membro deverá ser posicionado com o cotovelo em extensão e suportado com bandagem macia e acolchoada durante vários dias. Em caso de estabilidade duvidosa, pode-se aplicar uma tala Spica no membro por 2 semanas. Após remoção da bandagem, exercícios de amplitude de movimento passiva devem ser realizados diariamente, mas o exercício em geral deve ser limitado por 3 a 4 semanas.

Após a artrodese, radiografias do cotovelo devem ser realizadas a fim de avaliar a posição do implante e o alinhamento do membro. Uma bandagem macia e acolchoada deverá ser utilizada durante alguns dias após a cirurgia. Se houver preocupação acerca da estabilidade dos implantes, pode-se aplicar uma tala Spica no membro por 6 semanas ou até que haja evidência radiográfica de cicatrização óssea. A atividade deve ser limitada até que a artrodese esteja cicatrizada.

COMPLICAÇÕES

Possíveis complicações cirúrgicas incluem a reincidência da luxação, infecção, redução da amplitude de movimento do cotovelo, irritação ou migração dos implantes e osteoartrite secundária.[40] Já as complicações da artrodese incluem infecção iatrogênica, retardo na união ou não união, migração do implante, irritação do tecido mole devido ao implante, fratura óssea em uma das extremidades da placa e aumento das alterações degenerativas das articulação distais do membro, as quais são forçadas a compensar a perda da amplitude de movimento do cotovelo.

PROGNÓSTICO

O prognóstico é bom para a função normal do membro após redução fechada estável; todavia, haverá desenvolvimento de osteoartrite e limitação da amplitude de movimento. No caso da redução fechada instável, o prognóstico é razoável. Cães menores e menos ativos apresentam melhor prognóstico, visto que a fibrose periarticular provavelmente será mantida em nível que não altera a posição do membro, ao passo que o mesmo não ocorrerá em cães maiores ou ativos. Da mesma forma, a ocorrência de osteoartrite e de limitação da amplitude de movimento é mais provável em cães maiores. O prognóstico após redução e estabilização cirúrgica do cotovelo depende da cronicidade da luxação e da severidade da lesão articular. Grande parte dos animais apresenta função normal após a cirurgia. Cães menores e menos ativos apresentam melhor prognóstico do que cães maiores e mais ativos. Graus variáveis de osteoartrite e limitação da amplitude de movimento articular são comumente observados após a cirurgia.

O prognóstico após a artrodese depende do tamanho e do nível de atividade do cão. Cães menores apresentam menos complicações e anormalidades de deambulação menos notáveis. Cães maiores apresentam maior incidência de complicações, incluindo retardo na união ou não união e falha do implante. As anormalidades da deambulação tendem a estar mais aparentes nos cães maiores. Cães ativos em geral utilizarão o membro ao caminhar ou parados em estação, porém elevarão para a lateral durante a corrida. A artrodese de cotovelo em cães muito ativos pode ser fonte de restrição de exercício comparada à amputação.

SUBLUXAÇÃO DE COTOVELO CAUSADA POR FECHAMENTO PREMATURO DA FISE DISTAL DA ULNA OU RÁDIO

DEFINIÇÕES

A **subluxação do cotovelo** pode estar associada ao crescimento assíncrono de rádio e ulna, causado por fechamento prematuro de uma das fises distais. **Osteotomia** é a secção realizada através do osso. **Ostectomia** é a remoção de uma seção do osso.

CONSIDERAÇÕES GERAIS E FISIOPATOLOGIA CLINICAMENTE RELEVANTE

Duas síndromes são agrupadas sob o conceito de subluxação ou incongruência do cotovelo. Uma é observada como parte da fisiopatologia do fechamento prematuro da fise distal de ulna ou rádio após trauma em cães imaturos (p. 1079). A outra ocorre primariamente em raças condrodistróficas e é causada pelo crescimento assíncrono do rádio e ulna sem lesão associada na placa de crescimento. Esse crescimento assíncrono resulta em incongruência da articulação do cotovelo devido ao rádio ou à ulna ser inapropriadamente mais curto. Quando não tratada, a incongruência do cotovelo causa instabilidade articular e desenvolvimento de DAD secundária (Quadro 34.18).

Quando a ulna é muito curta, a incisura troclear é tracionada distalmente e o processo ancôneo se aloja na tróclea umeral. Em alguns cães, isso pode ocorrer associado à NUPA (Figura 34.53). Em outros, isso pode levar à subluxação ou luxação cranial da cabeça do rádio. Em geral, ocorre em associação com deformidade angular do membro (p. 1079), incluindo *radius curvus*, desvio valgo e rotação externa. Quando o rádio é muito curto, sua cabeça é tracionada distalmente e não se articula com o úmero (Figura 34.65). A tróclea do úmero repousa diretamente sobre o processo coronoide da ulna. Essa incongruência já foi atribuída à etiologia da FPC. O encurtamento do rádio em geral não está associado a deformidades angulares do membro.

Apresentação Clínica
Sinais Clínicos

Esta condição ocorre em cães imaturos com fises abertas. Qualquer raça acometida com fechamento prematuro das fises pode apresentar

---

QUADRO 34.18 Considerações Importantes da Incongruência de Cotovelo

- A incongruência do cotovelo é a causa mais provável de dor e claudicação em cães com crescimento radial e ulnar assíncrono.
- A incongruência do cotovelo pode contribuir para a fragmentação do processo coronoide e a não união de processo ancôneo.
- A incongruência do cotovelo leva à doença articular degenerativa secundária.

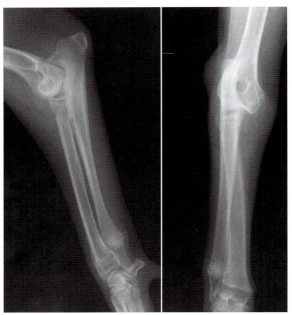

Figura 34.65 Radiografia de incongruência de cotovelo devido a encurtamento do rádio.

subluxação do cotovelo. Basset hounds e outros cães condrodistróficos são mais frequentemente acometidos com crescimento assíncrono do rádio e ulna não atribuível a trauma. O animal pode ser trazido ao atendimento no início do problema ou quando idoso, com osteoartrite secundária já estabelecida.

Histórico
Animais acometidos frequentemente apresentam história de claudicação intermitente.

Achados de Exame Físico
Os cães acometidos demonstram graus variáveis de claudicação. Pode haver deformidade grosseira presente, dependendo da placa fisária acometida e da relação da lesão com o crescimento do animal. Mesmo na ausência de deformidade, o animal geralmente claudica e tem sensibilidade à manipulação da articulação devido à incongruência do cotovelo. Podem ocorrer crepitação e limitação da amplitude de movimento à manipulação.

Diagnóstico por Imagem
As radiografias de rádio e ulna devem abranger o carpo e cotovelo a fim de determinar a exata configuração e causa da incongruência. Radiografias do membro contralateral podem muitas vezes ser empregadas para comparar membro sadio e afetado, embora possa ocorrer doença bilateral.

Achados Laboratoriais
Não há achados laboratoriais específicos associados a esta condição.

DIAGNÓSTICO DIFERENCIAL
Os diagnósticos diferenciais em cães grandes incluem FPC, NUPA ou OCD. Outras condições que podem demonstrar sinais similares em cães menores incluem trauma e osteoartrite.

MANEJO CLÍNICO
O tratamento clínico deve abranger os cinco princípios de manejo da osteoartrite. Contudo, a resposta à terapia clínica é imprevisível, devendo ser tentada a correção da subluxação a fim de minimizar a lesão adicional da articulação, retardar a progressão da osteoartrite e diminuir a claudicação.

TRATAMENTO CIRÚRGICO
O tratamento cirúrgico direciona-se à restauração da congruência do cotovelo por meio da realização de osteotomia corretiva de rádio ou ulna. A osteotomia alongadora é indicada quando a causa da incongruência for a ulna muito curta. Já a ostectomia de encurtamento da ulna ou osteotomia de alongamento do rádio são empregadas quando um encurtamento radial for a causa da subluxação (alargamento) da articulação umerorradial. O alongamento do rádio também pode ser realizado por meio de distração osteogênica, utilizando fixador externo linear ou circular e motores. A distração osteogênica é um procedimento altamente avançado que somente deve ser realizado por cirurgião experiente treinado na técnica.

Manejo Pré-cirúrgico
A maioria dos animais acometidos é jovem e requer mínima avaliação pré-operatória (Capítulo 4).

Anestesia
Esses cães geralmente são jovens e saudáveis, sendo possível a utilização de diversos protocolos anestésicos (Tabela 32.1).

Anatomia Cirúrgica
As referências para a osteotomia da ulna incluem seu bordo caudal palpável e a incisura troclear, que pode ser exposta cirurgicamente por meio de elevação muscular e deve ser evitada durante a osteotomia. As referências para a osteotomia de alongamento do rádio dependem do tamanho da placa óssea que será aplicada.

Posicionamento
O cão deve ser posicionado em decúbito dorsal com o membro acometido suspenso. O preparo deve se estender desde o ombro até o carpo.

TÉCNICA CIRÚRGICA

Osteotomia de Alongamento da Ulna
Faça uma incisão de pele ao longo do bordo caudal da ulna, iniciando medial ao túber do olécrano e terminando no terço médio da diáfise. Incise o tecido subcutâneo e fáscia ao longo da mesma linha. Incise as inserções dos músculos flexor ulnar do carpo e ulnar lateral ao longo dos bordos medial e lateral da ulna e eleve-os para expor a cápsula articular. Incise esta última dos dois lados da ulna para expor a região da incisura troclear utilizando uma serra oscilatória (Figura 34.66). O ângulo da osteotomia deve ser de caudoproximal a craniodistal e de craniolateral a caudomedial (Figura 34.45). Deve ocorrer a formação de um defeito no local da osteotomia. Esse defeito pode ser aumentado utilizando-se um osteótomo. Caso necessário, eleve o ligamento interósseo para liberar a ulna proximal de forma a movê-la até a posição desejada.

CAPÍTULO 34 Doenças Articulares   1199

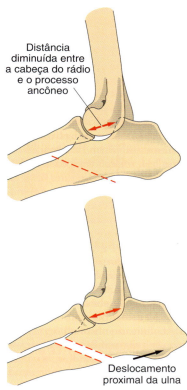

Figura 34.66 Para a osteotomia alongadora da ulna, faça uma osteotomia oblíqua distal ao processo coronoide da ulna.

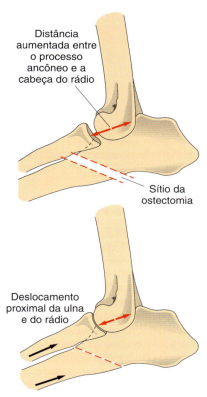

Figura 34.67 Para a osteotomia de encurtamento da ulna, faça duas osteotomias distais ao processo coronoide da ulna. Remova o comprimento suficiente de osso que permita redução da cabeça do rádio.

> **NOTA** Um pequeno pino liso ou fio de Kirschner pode ser direcionado desde o túber do olécrano, pelo canal medular através do defeito da fratura, até o canal medular da ulna distal. O pino liso permite que as forças da musculatura ao redor exerçam efeito dinâmico da ulna proximal, causando sua distração. Contudo, a incidência de complicações de falha do implante e não união é alta com emprego de pino.

Suture a cápsula articular. Suture a fáscia do flexor ulnar do carpo na fáscia do ulnar lateral sobre o bordo caudal da ulna. Suture o tecido subcutâneo e a pele separadamente.

Ostectomia de Encurtamento da Ulna

O encurtamento da ulna permite que a cabeça do rádio estabeleça contato com o capítulo do úmero.

Acesse a ulna conforme descrito anteriormente para a osteotomia de alongamento. Remova um segmento da ulna equivalente à distância mensurada desde a cabeça do rádio até o capítulo umeral utilizando a serra oscilatória (Figura 34.67).

> **NOTA** Veja a nota anterior acerca do uso de pino liso pequeno ou fio de Kirschner.

Alongamento do Rádio

AP O alongamento do rádio é realizado por meio da transposição de um segmento da ulna até um sítio de osteotomia no rádio, a fim de alongá-lo ao mesmo tempo que se permite encurtamento da ulna.

Faça a abordagem caudal ao terço central da ulna. Disseque até o osso e ao redor da diáfise. Com a serra óssea, remova um segmento de osso equivalente ou um pouco mais curto que a discrepância de comprimento do rádio. Feche a incisão como de costume. Faça o acesso cranial ao rádio sobre os terços proximal e central da diáfise. O planejamento operatório para o sítio da osteotomia de rádio requer determinação do comprimento e localização de uma placa óssea de tamanho adequado. Em cães pequenos, pode-se utilizar placa de 2,7 mm, ao passo que em cães maiores, utiliza-se placa de 3,5 mm. A osteotomia deve ser planejada de forma que três orifícios da placa possam ser realizados proximais a ela. Faça a osteotomia transversa do rádio em um local que permita estabilização com placa óssea. Utilize o osteótomo para alavancar a osteotomia e insira o fragmento da ulna ou uma porção dele na lacuna. Fixe utilizando técnica padrão e placa óssea de 2,7 ou 3,5 mm. Outra alternativa seria uma osteotomia oblíqua do rádio utilizando técnica de deslizamento ósseo. Faça uma osteotomia oblíqua do rádio e deslize o segmento proximal em direção proximal. Fixe temporariamente com um fio de Kirschner ou pinça óssea. Fixe a osteotomia utilizando placa óssea de 2,7 ou 3,5 mm com técnica padrão da Association for the Study of Internal Fixation.

MATERIAIS DE SUTURA E INSTRUMENTOS ESPECIAIS

Os instrumentos para osteotomia da ulna incluem serra oscilatória, pinos de Steinmann e um mandril de pino ou furadeira elétrica para inserção do pino. Os instrumentos para alongamento do rádio incluem serra elétrica e equipamento de placa.

CUIDADO E AVALIAÇÃO PÓS-CIRÚRGICOS

Radiografias pós-operatórias devem ser realizadas a fim de avaliar a posição da ulna e a congruência da articulação. Alterações óbvias na posição podem não estar evidentes até muitos dias após a cirurgia. Uma bandagem macia e acolchoada deve ser aplicada ao membro. A movimentação precoce do cotovelo é importante para promover redução dinâmica da subluxação; portanto, a atividade com guia deve ser encorajada. Contudo, o excesso de atividade física pode causar falha do implante e não união. Radiografias seriadas devem ser realizadas até que a área da osteotomia ou ostectomia esteja cicatrizada. O implante poderá ser removido após cicatrização do osso. A reabilitação após cicatrização óssea consiste na amplitude de movimento passiva, fortalecimento muscular e terapia aquática. A reabilitação é a chave para a manutenção da amplitude de movimento das demais articulações do membro após esse tipo de procedimento, junto com a diminuição da claudicação e melhora da função geral. Para um exemplo de protocolo de reabilitação física, consulte a Tabela 34.7.

NOTA Radiografias obtidas 48 e 72 horas após a cirurgia podem demonstrar o efeito do movimento sobre a posição da ulna.

COMPLICAÇÕES

Possíveis complicações cirúrgicas incluem infecção iatrogênica, migração do implante, falha do implante, retardo na união óssea ou não união e irritação do tecido mole ao redor do implante. Em caso de irritação do tendão do tríceps devido a pino intramedular, recomenda-se sua remoção.

PROGNÓSTICO

Sem a cirurgia, a anatomia anormal do cotovelo causará osteoartrite e claudicação. Se a cirurgia for realizada antes do estabelecimento da osteoartrite, o prognóstico é bom para a função relativamente normal do membro, embora o problema ocorra até certo grau. A quantidade de correção após a cirurgia varia e parece relacionar-se diretamente com a quantidade de deslocamento; ou seja, menor deslocamento resulta em melhor correção. Apesar da falta de correção radiográfica, a maioria dos cães parece sentir-se confortável após a cirurgia. Quando há instauração de osteoartrite, pode ser necessário tratamento periódico com analgésicos e anti-inflamatórios (Tabela 34.3).

LUXAÇÃO CONGÊNITA DO COTOVELO

DEFINIÇÃO

A **luxação congênita do cotovelo** resulta em rotação lateral da ulna proximal e subluxação ou luxação da articulação umeroulnar. Sinônimos incluem *luxação congênita do cotovelo* e *malformação congênita do cotovelo*.

CONSIDERAÇÕES GERAIS E FISIOPATOLOGIA CLINICAMENTE RELEVANTE

A etiologia da luxação congênita do cotovelo é desconhecida. O mau posicionamento ósseo ocorre em idade muito jovem e, como os ossos não se articulam normalmente, as superfícies articulares congruentes não são formadas. Aproximadamente aos 3 meses ocorrem remodelamento ósseo secundário e início do desenvolvimento de alterações degenerativas. As condições patológicas variam conforme a cronicidade da condição. O olécrano rotaciona para o lado do úmero

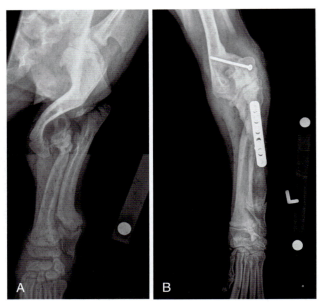

Figura 34.68 (A) Radiografia craniocaudal pré-operatória do membro torácico de um cão com luxação de cotovelo congênita e rotação lateral da ulna. (B) Radiografia craniocaudal do membro torácico após redução e estabilização da luxação de cotovelo.

distal e a incisura troclear não estabelece contato com os côndilos do úmero (Figura 34.68). O(s) resultado(s) pode(m) ser (1) hipoplasia e remodelamento da tróclea e incisura troclear, (2) hipoplasia do côndilo umeral com distensão do ligamento colateral medial e cápsula articular, (3) hiperplasia do côndilo lateral do úmero com contratura da cápsula articular lateral e ligamento colateral lateral, (4), contratura e deslocamento do tríceps e (5) alterações degenerativas da cartilagem articular. A luxação caudolateral da cabeça do rádio constitui um tipo diferente de luxação congênita do cotovelo (Figura 34.69).

DIAGNÓSTICO

Apresentação Clínica

Sinais Clínicos

Cães de raça pequena são acometidos: Pug, Yorkshire terrier, Boston terrier, Poodle miniatura, Spitz alemão, Chihuahua, Cocker spaniel e Buldogue inglês são os maiores representantes. A condição pode ser uni ou bilateral e é geralmente reconhecida quando o filhote começa a andar às 3 a 6 semanas.

Histórico

A história descreve a incapacidade do animal em estender um ou ambos os membros, junto com dificuldade de caminhar devido à posição curvada. Cães menores toleram melhor a deformidade em alguns casos, demonstrando mínima ou nenhuma anormalidade ou dor durante a deambulação.

Achados de Exame Físico

Filhotes com a condição carreiam o membro acometido em flexão e rotação interna (rotação externa do cotovelo). Se a condição for bilateral, o filhote sustentará o peso sobre o aspecto caudomedial dos membros torácicos. O cotovelo não pode ser estendido. O olécrano localiza-se no aspecto lateral do membro e pode ser confundido com o côndilo lateral do úmero. O problema geralmente não está associado a dor.

CAPÍTULO 34 Doenças Articulares

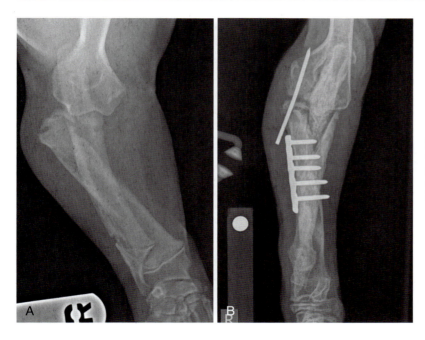

Figura 34.69 (A) Radiografia craniocaudal pré-operatória do membro torácico de um cão com luxação de cotovelo congênita e deslocamento lateral do rádio. (B) Radiografia craniocaudal do membro torácico após redução e estabilização da luxação de cotovelo.

Diagnóstico por Imagem

Radiografias laterais e craniocaudais do cotovelo demonstram deslocamento lateral e rotação do olécrano com graus variáveis de contato entre a ulna e o úmero (Figura 34.68A). A cabeça do rádio geralmente estabelece contato com o úmero, embora isso possa mudar conforme o animal amadurece. Casos crônicos demonstram DAD secundária.

Achados Laboratoriais

Não são comuns achados laboratoriais anormais.

DIAGNÓSTICO DIFERENCIAL

Os diagnósticos diferenciais incluem luxação caudolateral da cabeça do rádio (Figura 34.69), hemimelia (deficiência segmentar congênita do rádio ou ulna), ectrodactilia (divisão congênita do membro) e fratura prévia com má união.

MANEJO CLÍNICO

A terapia conservadora (talas e bandagens) não altera o curso da doença. A redução e estabilização devem ser realizadas tão logo quanto possível, antes que ocorram alterações degenerativas secundárias e remodelamento articular (geralmente antes dos 4 meses). O tipo de técnica para redução depende da condição patológica presente. A redução fechada pode ser bem-sucedida se a articulação puder ser manipulada até sua posição correta. É indicada em cães que apresentam apenas alterações leves em osso e tecido mole. O olécrano deve ser rotacionado medialmente até a posição correta e fixado com emprego de pino transarticular desde seu aspecto caudal, através do mesmo até o úmero. O pino é mantido por 10 a 14 dias (Figura 34.70).

TRATAMENTO CIRÚRGICO

Empregam-se redução aberta e osteotomia corretiva em casos nos quais a articulação não pode ser reposicionada manualmente (Quadro 34.19). As técnicas de redução e estabilização aberta variam dependendo da severidade da condição patológica. Podem incluir

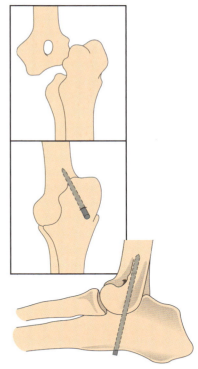

Figura 34.70 Um pino transarticular pode ser inserido para manter a ulna em posição após redução manual de uma luxação de cotovelo congênita.

QUADRO 34.19 Considerações Importantes na Luxação Congênita do Cotovelo

- O tratamento cirúrgico imediato promove o melhor resultado.
- O reposicionamento da ulna resulta em melhora da função porque reposiciona a tração do tríceps.
- A limitação da amplitude de movimento e a doença articular degenerativa ocorrem mesmo com a cirurgia.

liberação lateral do tecido mole (incluindo a cápsula articular e o músculo ancôneo), suporte medial do olécrano utilizando imbricação capsular e pontos de reparo, osteotomia e transposição do olécrano ou ulna para reconstruir a articulação e redirecionar a tração do tríceps para permitir extensão da articulação. A osteotomia é estabilizada utilizando-se fios de Kirschner e, quando necessário, fio em banda de tensão (Figura 34.69B).

Manejo Pré-cirúrgico
Os animais acometidos são jovens e requerem mínimas avaliações pré-operatórias.

Anestesia
A anestesia geral é necessária tanto para a redução aberta quanto fechada. Técnicas de anestesia pediátrica devem ser utilizadas. Para o manejo anestésico de animais com doença ortopédica, consulte as Tabelas 32.1 e 32.2.

Anatomia Cirúrgica
As referências anatômicas são o olécrano e os côndilos medial e lateral do úmero. O nervo ulnar encontra-se no aspecto medial do local da cirurgia, devendo ser identificado e protegido.

Posicionamento
O cão é posicionado em decúbito dorsal com o membro acometido preparado desde o ombro até o carpo.

TÉCNICA CIRÚRGICA

Faça uma incisão na superfície lateral da articulação, iniciando na crista epicondilar e estendendo-se distalmente sobre o epicôndilo lateral até o rádio proximal, conforme descrito na p. 1064. Incise o tecido subcutâneo e afaste a pele medialmente para expor as superfícies medial e lateral do cotovelo. Incise o tecido mole do aspecto lateral da articulação umeroulnar (incluindo o músculo ancôneo e a cápsula articular) para expor a articulação e reposicionar a ulna. Se for possível reposicioná-la, estabilize a ulna por meio da imbricação da cápsula articular medial e aplicação de uma sutura com fio grande (0 a 2) e não absorvível desde a ulna proximal até o côndilo umeral através de túneis perfurados no osso com uma agulha ou fio de Kirschner pequeno. Faça a osteotomia do olécrano e transponha o osso osteotomizado até uma posição na ulna que melhor redirecione a tração do tríceps para estender a articulação. Estabilize a osteotomia com uma placa ou fios de Kirschner e, possivelmente, banda de tensão (p. 1075). Reposicione a pele no aspecto lateral do cotovelo e feche o tecido subcutâneo e pele com pontos separados.

MATERIAIS DE SUTURA E INSTRUMENTOS ESPECIAIS

Os instrumentos necessários para a redução aberta incluem caixa de cirurgia geral, mandril de pino, fios de Kirschner e fio ortopédico.

CUIDADO E AVALIAÇÃO PÓS-CIRÚRGICOS

Radiografias pós-operatórias devem ser realizadas a fim de avaliar a localização da ulna em relação ao úmero e à posição dos implantes. O membro deve ser envolto por bandagem para suportar a fixação durante 2 a 3 semanas. Utilize bandagem em posição funcional do cotovelo. A atividade deve se restringir a passeios com guia por 4 a 6 semanas. Os fios de Kirschner devem ser removidos após cicatrização da osteotomia. A reabilitação física pode ser a chave para a manutenção da massa muscular, amplitude de movimento e conforto.

Consulte a Tabela 34.7 para um exemplo de protocolo recomendado para reabilitação física.

COMPLICAÇÕES

Possíveis complicações cirúrgicas incluem perda da redução articular, infecção iatrogênica, migração do implante e irritação do tecido mole.

PROGNÓSTICO

Sem a cirurgia, o cão pode aprender a compensar a perda da função normal do membro utilizando os membros pélvicos para suporte e locomoção. Todavia, a deambulação sempre será anormal. O prognóstico é bom para o retorno de função satisfatória após a cirurgia, porém ruim para o desenvolvimento de uma articulação normal.

ARTICULAÇÃO DO CARPO

LUXAÇÃO OU SUBLUXAÇÃO DO CARPO

DEFINIÇÕES

A **luxação** ou **subluxação do carpo** resulta da perda do suporte ligamentoso palmar do antebraço, articulação cárpica, cárpica média e/ou carpometacárpica. A subluxação também pode resultar de poliartrite severa em estágio final. A **artrodese pancárpica** envolve a fusão de todas as três articulações cárpicas, enquanto a **artrodese parcial** é a fusão seletiva de uma ou mais articulações cárpicas.

CONSIDERAÇÕES GERAIS E FISIOPATOLOGIA CLINICAMENTE RELEVANTE

Lesões de hiperextensão do carpo são distribuídas em três categorias com base na localização da lesão. *Lesões de categoria I* são subluxações ou luxações da articulação cárpica do antebraço. *Lesões de categoria II* incluem subluxação das articulações cárpica média e carpometacárpica, sendo associadas à ruptura dos ligamentos do carpo acessório, fibrocartilagem palmar e ligamentos palmares das articulações cárpica média e carpometacárpica. Ocorre deslocamento dorsal da extremidade livre dos ossos carpo acessório e carpo ulnar. *Lesões de categoria III* são rupturas dos ligamentos do carpo acessório, ligamentos carpometacárpicos e da fibrocartilagem palmar. Contudo, nesses casos, ocorrem subluxação da articulação carpometacárpica sem ruptura e deslocamento dos ossos acessório do carpo e carpo ulnar.

A poliartrite muitas vezes afeta articulações menores, como o carpo e o tarso (p. 1151). A inflamação articular crônica pode levar à lesão severa da cartilagem e tecido mole sem colapso progressivo da articulação em estação palmígrada.

DIAGNÓSTICO

Apresentação Clínica

Sinais Clínicos
Cães e gatos de qualquer idade, raça ou sexo podem ser acometidos com luxação ou subluxação traumática. Cães menores, em particular Pastores de Shetland, são os maiores representantes de colapso idiopático ou imunomediado das articulações do carpo.

Histórico
Animais acometidos de forma aguda normalmente apresentam claudicação sem suporte de peso. Como o animal não utiliza o membro, extensão ou hiperextensão podem não estar inicialmente aparentes.

A maioria dos animais volta a utilizar o membro dentro de 1 semana, porém claudicando e com apoio plantígrado. Cães cronicamente acometidos com poliartrite idiopática ou imunomediada e colapso da articulação do carpo apresentam história de degeneração progressiva dos carpos.

Achados de Exame Físico

Lesões agudas demonstram clara indicação de edema, dor e instabilidade. Nas lesões de categoria I, o animal normalmente permanece incapaz de suportar peso até que seja realizado o tratamento definitivo. Já nas lesões de categoria II ou III, o animal pode começar a suportar peso no membro após a lesão. Contudo, conforme o apoio é aumentado, tornam-se evidentes colapso e hiperextensão do carpo.

Cães com poliartrite idiopática ou imunomediada e subluxação do carpo apresentam apoio plantígrado e podem demonstrar outras deformidades visíveis dos carpos (Figura 34.71). A dor à manipulação é leve a moderada. A doença muitas vezes é bilateral.

Diagnóstico por Imagem

Radiografias craniocaudal e medial-lateral padrão são necessárias para detectar fraturas ósseas ou mau alinhamento articular associados à luxação completa das articulações. Contudo, radiografias de estresse devem ser realizadas a fim de avaliar precisamente a integridade do carpo e identificar o nível articular da lesão de hiperextensão (Figura 34.72). Com o paciente sob sedação profunda ou anestesia geral e em decúbito lateral, aplica-se estresse à pata para trazer o carpo em máxima extensão. A radiografia medial-lateral é obtida nessa posição. Se o membro contralateral estiver normal, imagens similares podem ser realizadas para comparação. A presença de instabilidade isolada no nível da articulação cárpica do antebraço permite aumento da extensão sem alterar as relações dos ossos do carpo e metacarpos. Presença de instabilidade na articulação cárpica média, incluindo perda da integridade do osso carpo acessório, resulta em alargamento do espaço entre os processos palmares do carpo ulnar e a base do V metacarpo. Ocorre desvio dorsal do carpo acessório. Os ossos cárpicos proximais podem se apresentar sobrepostos à fileira de carpos distais com a instabilidade no nível carpometacárpico. Em casos crônicos, há evidência radiográfica de osteoartrite.

Achados Laboratoriais

A citologia por meio de artrocentese em cães com colapso do carpo pode ser indicativa de DAD (p. 1143) ou doença articular imunomediada (p. 1151).

DIAGNÓSTICO DIFERENCIAL

Os diagnósticos diferenciais das lesões traumáticas do carpo incluem distensões agudas, ruptura dos ligamentos colaterais, fraturas distais de rádio e fraturas dos metacarpos. Essas condições podem ser distinguidas da luxação ou subluxação de carpo por meio de exame radiográfico utilizando projeções-padrão ou de estresse.

Os diagnósticos diferenciais do colapso progressivo das articulações do carpo incluem qualquer forma de poliartrite ou colapso articular devido à administração crônica de corticosteroides.

MANEJO CLÍNICO

O tratamento clínico ou conservador das lesões por hiperextensão do carpo normalmente é malsucedido. A coaptação externa pode ser tentada em pacientes mais jovens, mas a hiperextensão gradual frequentemente ocorre conforme o peso volta a ser apoiado sobre o membro.[41]

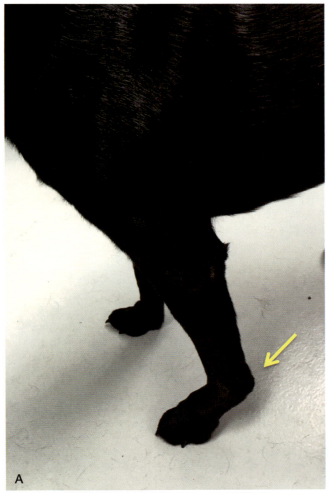

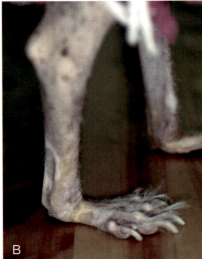

Figura 34.71 (A) Hiperextensão do carpo. (B) Colapso grave do carpo em cão com poliartrite imunomediada.

Para o tratamento clínico da poliartrite, consulte a p. 1151. O manejo clínico do colapso de carpo em estágio final devido a doenças idiopáticas ou imunomediadas é malsucedido, visto que os animais apresentam problemas graves de deambulação devido à falha biomecânica das articulações do carpo.

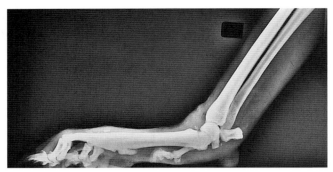

Figura 34.72 Radiografia de estresse de um cão com lesão por hiperextensão de carpo categoria II. Radiografias de estresse devem ser realizadas para auxiliar na classificação de lesões por hiperextensão.

TRATAMENTO CIRÚRGICO

Luxações do carpo devem ser tratadas por meio de artrodese pancárpica. Esse procedimento é mais comumente realizado por meio de aplicação de placa óssea dorsal. Todavia, a aplicação de uma placa óssea desenvolvida especialmente para a face medial também já foi descrita.[42,43] A artrodese pancárpica também pode ser realizada por meio de fixador externo. Lesões por hiperextensão do carpo devem ser tratadas ou com artrodese pancárpica ou parcial. Lesões da articulação do carpo do antebraço devem ser tratadas com artrodese pancárpica realizada por meio da remoção da cartilagem articular em todos os níveis da articulação, aplicando-se um autoenxerto de osso esponjoso nas superfícies articulares e estabilizando-se a articulação com placa óssea ou fixador externo. Qualquer uma das duas técnicas de artrodese pode ser empregada no manejo de lesões da articulação cárpica média; contudo, a técnica parcial não restabelece o momento do carpo acessório, podendo falhar eventualmente devido à ruptura da articulação radiocárpica. Para tratar essa lesão, a artrodese parcial deve incluir fusão das articulações cárpica média e carpometacárpica, com fusão seletiva da articulação entre carpo acessório e carpo ulnar. O procedimento pode ser realizado utilizando-se placa óssea, pinos cruzados ou pinos longitudinais metacárpicos. No caso da instabilidade somente da articulação carpometacárpica, recomenda-se artrodese parcial. Embora os ligamentos do carpo acessório possam estar comprometidos, os ligamentos entre a base desse osso, do carpo ulnar e do quinto metacarpo encontram-se intactos, preservando a integridade do momento do carpo acessório. A cartilagem articular deve ser removida, seguida de aplicação de enxerto de osso esponjoso no local da fusão e estabilização com placa em T ou pinos intramedulares.

O colapso articular carpal de estágio final resulta de doença idiopática ou imunomediada e deve ser tratado com artrodese pancárpica. É importante verificar se o estágio inflamatório da doença já está inativo por meio de artrocentese e citologia.

Manejo Pré-cirúrgico

Uma tala ou bandagem de coaptação externa deve ser aplicada para proteger o membro até que seja realizado o tratamento cirúrgico definitivo. A atividade do animal deve ser estritamente limitada a fim de prevenir maior dano à articulação.

Anestesia

As recomendações para o manejo anestésico de animais com doença ortopédica encontram-se nas Tabelas 32.1 e 32.2.

Anatomia Cirúrgica

O carpo consiste em sete ossos dispostos em duas fileiras. Os ossos carpo radial e ulnar formam a fileira proximal, enquanto o primeiro, segundo, terceiro e quarto ossos cárpicos formam a fileira distal. O osso carpo acessório situa-se caudalmente e articula-se com o carpo ulnar. Os ossos da fileira proximal articulam-se com o rádio e o processo estiloide da ulna, formando a articulação cárpica do antebraço. A articulação cárpica média, formada pela articulação entre as fileiras proximal e distal, possui o maior grau de movimento — correspondendo a 10% a 15% da movimentação do carpo. Nas articulações carpometacárpica e intercárpica ocorre pouco movimento. O suporte palmar advém do retináculo flexor proximalmente e da fibrocartilagem palmar distalmente. Múltiplos ligamentos pequenos cruzam as articulações entre os ossos do carpo, fornecendo suporte colateral e palmar adicional. Dois ligamentos acessórios originam-se do bordo livre do carpo acessório e inserem-se na superfície palmar do quarto e quinto metacarpos A posição caudal do bordo livre do carpo acessório atua, junto com os ligamentos desse osso, como um braço de momento que equilibra a força vertical produzida quando a pata toca o solo.

Posicionamento

Para a artroscopia, o animal deve ser posicionado em decúbito esternal com o membro que será operado para a frente e fora da beira da mesa. No caso da cirurgia aberta, o animal deverá ser posicionado em decúbito dorsal. O preparo do membro em suspensão permite máxima manipulação durante a cirurgia (Capítulo 5). O membro deve ser tricotomizado e preparado desde a região proximal de úmero até as extremidades dos dígitos. O úmero proximal serve como sítio doador de osso esponjoso.

TÉCNICA CIRÚRGICA

Ocorre considerável proliferação óssea e de colágeno na luxação ou subluxação do carpo. O aumento da vascularização, que acompanha a proliferação fibrosa, pode tornar difícil a dissecção cirúrgica. O emprego de um torniquete pode ser útil. A articulação deve ser abordada dorsalmente, onde o tecido proliferativo é mais pronunciado. A dissecção mais grosseira através do tecido cicatricial e cápsula articular gera menos trauma.

Abordagem aos Ossos do Carpo

Faça uma incisão de pele sobre a linha média da superfície dorsal do carpo, estendendo-se desde 4 cm proximal à linha articular radiocárpica até 4 cm distal à linha articular carpometacárpica (Figura 34.73A). Incise o tecido subcutâneo, o tecido fibroso proliferativo e a cápsula articular sobre as articulações radiocárpica, cárpica média e carpometacárpica (Figura 34.73B). O tecido fibroso proliferativo estará confluente com a cápsula articular proximal e distalmente. Empregue dissecção aguda, rebata a incisão da cápsula articular sinovial da face cranial dos ossos cárpicos tanto medial quanto lateralmente e posicione afastadores de Gelpi para manter a exposição das superfícies articulares. Um afastador de Hohmann pequeno deve ser inserido entre as superfícies para auxiliar na visualização da cartilagem articular de cada articulação. Procure preservar o tendão do músculo extensor radial do carpo conforme este cruza o aspecto craniolateral da articulação. Colete um enxerto de osso esponjoso do úmero proximal (p. 992) e insira o enxerto nas superfícies limpas de cada articulação. Estabilize a artrodese com um implante conforme discutido adiante neste capítulo. Suture a ferida em camadas; pode ser necessário tensão para apor o tecido sobre uma placa. Em caso de tensão excessiva, faça incisões para liberar os aspectos medial e/ou

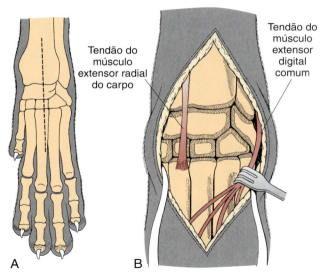

Figura 34.73 (A) Para acessar a superfície dorsal do carpo, faça uma incisão de pele sobre a linha média, estendendo-se desde 4 cm proximais à linha articular radiocárpica até 4 cm distais à linha articular carpometacárpica. (B) Incise o tecido subcutâneo, o tecido fibroso proliferativo e a cápsula articular sobre as articulações radiocárpica, cárpica média e carpometacárpica. Remova a cartilagem articular (*áreas hachuradas*).

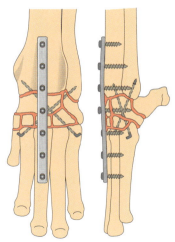

Figura 34.74 Artrodese pancárpica para estabilização de lesões por hiperextensão cárpica categoria I. Note a aplicação cranial de uma placa óssea e inserção de pinos cruzados caudais. A placa deve ser contornada em extensão de 10 graus.

lateral do membro e permitir fechamento da incisão primária. A tensão excessiva durante o fechamento da incisão primária pode resultar em edema grave do membro, deiscência da ferida e, em casos severos, necrose e morte da pata. Incisões de espessura total (de liberação) nas superfícies medial ou lateral resultam em formação de um retalho bipediculado que permite fechamento da ferida primária sem tensão. As incisões cicatrizarão rapidamente por segunda intenção.

Artrodese Pancárpica

Exponha as superfícies articulares das articulações radiocárpica, cárpica média e carpometacárpica e remova a cartilagem articular conforme descrito previamente. Utilize um fio de Kirschner pequeno para perfurar múltiplos orifícios através da epífise distal do rádio até a cavidade medular, a fim de auxiliar na vascularização da fusão. Estabilize a fusão utilizando placa óssea de compressão sobre a superfície dorsal do rádio. Contorne-a para refletir um ângulo de extensão de 10 graus no carpo. Aplique a placa de forma que três parafusos adentrem o rádio distal e três adentrem o terceiro metacarpo. Posicione um parafuso intermediário da placa no osso carpo radial e outros onde houver massa óssea disponível. Como a placa não fica na superfície de tensão da articulação, pode ser suportada com pequenos pinos de Steinmann cruzados ou coaptação externa, ou ambos. Em caso de uso dos pinos, insira um em sentido medial a lateral, adentrando o osso próximo do segundo metacarpo e saindo através da ulna distal. Insira um segundo pino de lateral a medial, entrando no osso próximo à cabeça do quinto metacarpo e saindo através do rádio distal (Figura 34.74).

Artrodese Pancárpica Utilizando Fixador Externo

Exponha as superfícies articulares das articulações radiocárpica, cárpica média e carpometacárpica, removendo a cartilagem articular conforme descrito previamente. Colete um enxerto de osso esponjoso do úmero proximal (p. 992) e aplique-o entre as superfícies expostas de cada articulação. Feche a ferida como descrito previamente. Com fixador externo tipo II, insira dois a três pinos rosqueados em sentido medial a lateral nos ossos metacárpicos e dois a três pinos no rádio. Conecte-os utilizando grampos e barras ou acrílico. Para o fixador tipo Ib, insira os pinos em ângulo (craniomedial e craniolateral) em dois ossos metacárpicos e no rádio distal. Conecte-os com grampos e barras ou acrílico.

Artrodese Parcial do Carpo

Exponha as superfícies articulares das articulações cárpica média e carpometacárpica e remova a cartilagem articular conforme descrito anteriormente. Colete e aplique um enxerto de osso esponjoso. Estabilize as articulações utilizando uma pequena placa em T acoplada à superfície distal do carpo radial (tão distal quanto possível para evitar interferência com a articulação do antebraço) e à superfície dorsal do III metacarpo. Seccione o tendão de inserção do músculo extensor radial do carpo no III metacarpo para facilitar aplicação da placa e suture-o no tendão similar do II metacarpo (Figura 34.75).

> **NOTA** Certifique-se de remover a cartilagem articular e estabilizar a articulação de maneira rígida, ou a artrodese não ocorrerá.

Artrodese Parcial do Carpo Utilizando Pinos Intramedulares

Exponha as superfícies articulares das articulações cárpica média e carpometacárpica e remova a cartilagem articular como já descrito. Colete e insira um enxerto de osso esponjoso. Para estabilizar a fusão, crie uma lacuna do córtex dorsal do III e IV metacarpos e direcione um pino proximalmente até o canal medular de cada osso. Reduza o carpo por meio de flexão de 90 graus e aplicação de pressão proximal e palmar sobre os metacarpos. Direcione os pinos proximalmente para dentro do carpo radial, porém não adentre a superfície articular proximal. Dobre as extremidades distais dos pinos em gancho, corte seus excessos e vire os ganchos para o osso.

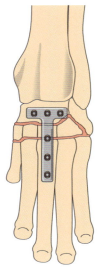

Figura 34.75 A artrodese cárpica parcial pode ser estabilizada com uma placa em T.

Artrodese Parcial do Carpo Utilizando Pinos Cruzados e Parafuso de Compressão

Exponha as superfícies articulares das articulações cárpica média e carpometacárpica e remova a cartilagem articular conforme descrito anteriormente. Colete e insira um enxerto de ossos esponjoso. Estabilize a fusão inserindo um pino em sentido medial a lateral, adentrando o osso próximo à cabeça do segundo metacarpo e penetrando no carpo radial. Insira um segundo pino de lateral a medial, adentrando o osso próximo à cabeça do quinto metacarpo e penetrando o carpo ulnar. Una a articulação entre o carpo acessório e o carpo ulnar removendo a cartilagem articular de suas superfícies, aplicando um enxerto de osso esponjoso e estabilizando-a com um parafuso de compressão. Faça uma incisão lateral à base do carpo acessório. Incise tecido subcutâneo e fáscia profunda adjacente ao ligamento do carpo acessório. Os ligamentos medial e lateral do carpo acessório estarão rompidos. Continue a incisão lateral ao músculo abdutor do quinto dígito até a cápsula articular. Incise-a para expor e remover a cartilagem articular dos ossos carpo acessório e carpo ulnar. Aplique um enxerto de osso esponjoso e estabilize a fusão com um parafuso de compressão e fio. Insira o parafuso a partir da face cranial do carpo ulnar até o carpo acessório. Insira um fio a partir da base do carpo acessório através da cabeça do quinto metacarpo.

MATERIAIS DE SUTURA E INSTRUMENTOS ESPECIAIS

Os instrumentos para a artrodese incluem furadeira elétrica, trépanos, cureta óssea, placas ósseas e parafusos ou pinos de fixação externa, grampos, barras ou acrílico.

CUIDADO E AVALIAÇÃO PÓS-CIRÚRGICOS

Uma bandagem macia e acolchoada com tala de coaptação deverá ser aplicada após a cirurgia a fim de reduzir o edema e suportar a fixação interna. A cicatrização da artrodese leva de 12 a 16 semanas e a tala externa deverá ser utilizada por 6 a 8 semanas. Após sua remoção, a reabilitação física conservadora deve ser iniciada imediatamente a fim de combater a atrofia muscular e perda da amplitude de movimento. As talas externas não são empregadas com fixadores externos. A atividade deve ser estritamente controlada até que ocorra a união.

COMPLICAÇÕES

Ocasionalmente, a irritação do tecido mole ou frouxidão do parafuso constituem indicações para remoção do implante. Pode ocorrer infecção devido à cobertura limitada de tecido mole. Fraturas do metacarpo podem acontecer em uma pequena parte dos pacientes com artrodese pancárpica, especialmente quando a placa se estende uma curta distância sobre o metacarpo. O retorno da função após a artrodese parcial do carpo pode ser comprometido se instabilidades adicionais forem negligenciadas ou se a placa interferir com a articulação cárpica do antebraço.

PROGNÓSTICO

A artrodese pancárpica e parcial do carpo resulta em excelente função do membro em aproximadamente 80% dos pacientes tratados devido à lesão por hiperextensão.[42,43] Os demais 20% melhoram substancialmente após a cirurgia, mas podem apresentar graus variáveis de disfunção do membro (claudicação) após o exercício. Uma grande parte dos cães de trabalho pode retornar à atividade plena. Outra parte menor exibe claudicação discreta com suporte de peso persistente, mas a função do membro é melhorada amplamente em relação a antes da cirurgia.

SUBLUXAÇÃO DO CARPO RESULTANTE DE LESÃO DO LIGAMENTO COLATERAL

DEFINIÇÕES

A **subluxação do carpo** pode resultar da perda do suporte ligamentoso colateral da articulação cárpica do antebraço. A **artrodese pancárpica** envolve a fusão das três articulações do carpo. **Ligamento protético** envolve a substituição do ligamento lesionado por uma sutura sintética.

CONSIDERAÇÕES GERAIS E FISIOPATOLOGIA CLINICAMENTE RELEVANTE

Lesões dos ligamentos colaterais do carpo são sempre resultado de trauma. Pode ocorrer envolvimento do ligamento colateral medial ou lateral. A maioria das lesões envolve a articulação radiocárpica. Lesões envolvendo outras articulações do carpo ou outros ligamentos devem ser tratadas conforme descrito anteriormente para luxações do carpo.

DIAGNÓSTICO

Apresentação Clínica
Sinais Clínicos
Cães e gatos de qualquer idade, raça ou sexo podem ser acometidos.

Histórico
Animais acometidos de forma aguda em geral apresentam claudicação sem suporte de peso.

Achados de Exame Físico
As lesões agudas demonstram clara indicação de edema, dor e instabilidade. A palpação do carpo demonstra a capacidade de se "abrir" a articulação medial ou lateralmente.

CAPÍTULO 34   Doenças Articulares   1207

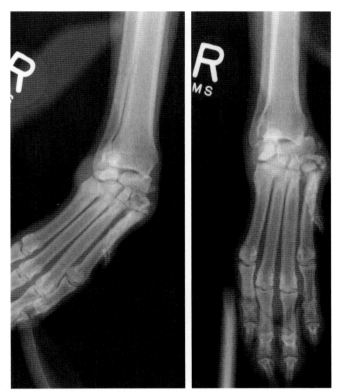

Figura 34.76 Radiografias de instabilidade do ligamento colateral da articulação do carpo.

Diagnóstico por Imagem

Radiografias craniocaudal e medial-lateral padrão são necessárias para detectar fraturas ósseas ou mau alinhamento associado à luxação completa das articulações. Contudo, radiografias de estresse devem ser obtidas a fim de avaliar a integridade do carpo de maneira precisa e identificar o nível da lesão de ligamento colateral (Figura 34.76). A integridade dos ligamentos colaterais é determinada com projeções craniocaudais do carpo aplicando-se estresse medial e lateral à pata.

Achados Laboratoriais

Não são observadas anormalidades laboratoriais consistentes.

DIAGNÓSTICO DIFERENCIAL

Os diagnósticos diferenciais incluem distensões agudas, luxação ou subluxação do carpo, fraturas distais de rádio e fraturas dos metacarpos. Essas condições podem ser distinguidas das lesões de ligamento colateral por meio de radiografias-padrão e com aplicação de estresse.

MANEJO CLÍNICO

O tratamento clínico ou conservador das lesões de ligamento colateral do carpo em geral é malsucedido. A coaptação externa pode ser tentada em pacientes mais jovens, porém a claudicação persiste em grande parte dos casos conforme se retorna o apoio do peso.[41]

TRATAMENTO CIRÚRGICO

Lesões de ligamentos colaterais envolvendo primariamente a articulação radiocárpica podem ser tratadas utilizando-se técnicas de confecção de ligamento protético. A artrodese pancárpica pode ser empregada para manejar essas lesões, seja primariamente ou após falha das próteses.

Manejo Pré-cirúrgico

Uma tala ou bandagem de coaptação externa deverá ser aplicada para proteger o membro até que o tratamento cirúrgico definitivo seja realizado. A atividade do animal deve ser estritamente limitada a fim de prevenir maior lesão da articulação.

Anestesia

As recomendações para o manejo anestésico de animais com doença ortopédica são fornecidas nas Tabelas 32.1 e 32.2.

Anatomia Cirúrgica

O suporte ligamentoso colateral emerge do ligamento colateral radial curto medialmente e do ligamento colateral ulnar curto lateralmente. Ademais, manguitos de tecido colagenoso abrigam os tendões fornecendo suporte colateral medial e lateral. Múltiplos ligamentos menores cruzam as articulações intercárpicas entre os ossos do carpo, fornecendo suporte colateral e palmar adicional.

Posicionamento

O animal deve ser posicionado em decúbito dorsal. O preparo do membro em suspensão permite sua manipulação máxima durante a cirurgia (Capítulo 5). O membro deve ser tricotomizado e preparado desde a região do úmero até as extremidades dos dígitos.

TÉCNICA CIRÚRGICA

Com frequência, ocorre considerável proliferação colagenosa e óssea nas lesões de ligamentos colaterais. O aumento da vascularização que acompanha a proliferação fibrosa pode dificultar a dissecção cirúrgica. É interessante utilizar um torniquete. A articulação é abordada medial ou lateralmente, dependendo do local da lesão. A dissecção aguda através do tecido cicatricial e cápsula articular gera menos trauma.

Abordagem aos Ligamentos Colaterais do Carpo

Faça uma incisão de pele sobre o aspecto medial ou lateral da articulação radiocárpica, com extensão de 4 cm proximal e distalmente a ela. Incise o tecido subcutâneo, tecido fibroso proliferativo e a cápsula articular sobre a articulação. O tecido fibroso proliferativo estará confluente com a cápsula articular proximal e distalmente. Utilize dissecção aguda para rebater a incisão da cápsula articular sinovial da face medial ou lateral do rádio distal e do carpo. Aplique afastadores de Gelpi para manter a exposição das superfícies articulares. Se o que resta do ligamento colateral puder ser suturado, repare-o com pontos simples isolados ou padrão de dupla laçada. Para aplicar um ligamento protético utilizando túneis ósseos, perfure um pequeno orifício em sentido dorsal a ventral através do processo estiloide medial ou lateral e um orifício similar através do osso carpo radial ou carpo ulnar, com cuidado para não abranger as superfícies articulares. Para lesões do ligamento colateral lateral, a sutura pode ser passada entre a ulna distal e o rádio distal. Passe um fio ortopédico ou de náilon monofilamentoso de maior calibre através dos orifícios em padrão de oito e amarre para eliminar a instabilidade colateral (Figura 34.77). Não amarre o fio de forma muito apertada a ponto de sacrificar a amplitude de movimento da articulação. Para aplicar um ligamento protético com pontos de ancoragem óssea, insira estes últimos no processo estiloide medial ou lateral e no osso carpo radial ou ulnar. Passe o fio através das âncoras ósseas em padrão de oito e amarre para eliminar a instabilidade.

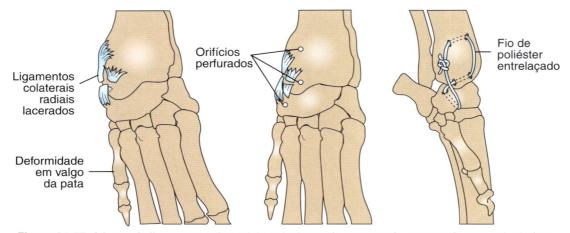

Figura 34.77 A lesão do ligamento colateral da articulação do carpo pode ser tratada com substituição do ligamento utilizando fio de sutura.

MATERIAIS DE SUTURA E INSTRUMENTOS ESPECIAIS

Os instrumentos utilizados para ligamentos protéticos incluem furadeira, fio ortopédico e âncoras ósseas, quando desejado. Para a artrodese, são utilizadas uma furadeira elétrica ou com bateria, trépanos, cureta óssea, pinos de Steinmann, placas ósseas e parafusos ou fixação externa.

CUIDADO E AVALIAÇÃO PÓS-CIRÚRGICOS

Uma bandagem macia e acolchoada com tala de coaptação deve ser aplicada após a cirurgia para reduzir o edema e suportar a fixação interna. Uma tala externa deve ser usada durante 6 a 8 semanas. Após sua remoção, a reabilitação física conservadora deve ser iniciada imediatamente para combater a atrofia muscular e a perda da amplitude de movimento (Capítulo 11). A atividade não controlada deve ser estritamente limitada até que ocorra união.

PROGNÓSTICO

O reparo protético do ligamento resulta em excelente função do membro na maioria dos pacientes quando não estão presentes outras lesões do carpo. A falha da fixação necessita de artrodese pancárpica.

SÍNDROME DA FROUXIDÃO DO CARPO

DEFINIÇÕES

A síndrome da frouxidão do carpo consiste na hiperextensão do carpo em pacientes jovens em fase de crescimento.

CONSIDERAÇÕES GERAIS E FISIOPATOLOGIA CLINICAMENTE RELEVANTE

Acredita-se que a síndrome da frouxidão do carpo seja resultado de desnutrição, apoio incorreto e exercício inadequado em filhotes. O resultado é a fraqueza e tensão irregular entre os grupos musculares extensores e flexores, com frouxidão secundária.

DIAGNÓSTICO

Apresentação Clínica
Sinais Clínicos
Filhotes jovens (6-8 semanas) de qualquer raça podem ser acometidos.

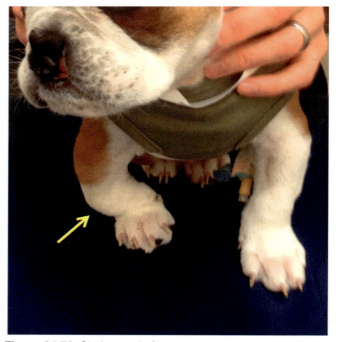

Figura 34.78 Síndrome da frouxidão do carpo em um filhote.

Achados de Exame Físico
O exame ortopédico demonstra frouxidão de carpo e, em alguns casos, do tarso, com apoio palmígrado (Figura 34.78). Não há edema ou dor significativos nas articulações.

Diagnóstico por Imagem
As radiografias das articulações encontram-se normais.

Achados Laboratoriais
Não são observadas anormalidades laboratoriais consistentes.

DIAGNÓSTICO DIFERENCIAL

Os diagnósticos diferenciais incluem lesões traumáticas de hiperextensão aguda.

MANEJO CLÍNICO

O tratamento clínico envolve nutrição adequada, apoio correto e exercícios. Talas não podem ser aplicadas, pois podem contribuir com a fraqueza muscular.

TRATAMENTO CIRÚRGICO

Não há indicação de tratamento cirúrgico.

PROGNÓSTICO

O prognóstico é excelente, com melhora na maioria dos filhotes dentro de 1 a 4 semanas.[44]

ARTICULAÇÃO COXOFEMORAL

DISPLASIA COXOFEMORAL

DEFINIÇÕES

A **displasia coxofemoral** é o desenvolvimento anormal da articulação do quadril, caracterizado por subluxação ou luxação completa da cabeça do fêmur de pacientes jovens, associada à DAD leve a moderada em pacientes mais velhos. A **luxação da articulação coxofemoral** é a separação completa entre a cabeça do fêmur e o acetábulo, ao passo que a **subluxação** é a separação incompleta ou parcial. O **ângulo de inclinação** é o ângulo formado entre o eixo longo do colo femoral e a diáfise do fêmur em plano frontal. O **ângulo de anteversão** é o ângulo formado entre o eixo longo do colo femoral e o eixo transcondilar. Já o **ângulo de subluxação** é o ângulo entre fêmur e pelve no qual a articulação luxa durante a abdução do membro. O **ângulo de redução** é o ângulo formado entre o fêmur e a pelve quando o quadril é reduzido durante a adução do membro. Por fim, o **ângulo de ventroversão** é o ângulo entre o plano vertical e a face do cálice acetabular.

CONSIDERAÇÕES GERAIS E FISIOPATOLOGIA CLINICAMENTE RELEVANTE

As causas de displasia coxofemoral são multifatoriais; fatores hereditários e ambientais exercem papel no desenvolvimento anormal de osso e tecido mole. Todavia, os primeiros são os maiores determinantes. O ganho de peso e crescimento rápidos devido a excessos nutricionais podem causar disparidade do desenvolvimento do tecido mole de suporte, contribuindo com a displasia. Fatores que causam inflamação sinovial (i.e., trauma discreto persistente) também podem ser importantes. A sinovite leva ao aumento de volume do líquido articular, o que acaba com a estabilidade derivada da ação de sucção produzida pela fina camada de líquido sinovial entre as superfícies articulares. Esses fatores contribuem com o desenvolvimento da frouxidão da articulação do quadril e a subsequente subluxação, responsável pelos sinais clínicos iniciais e alterações articulares. A subluxação distende a cápsula articular fibrosa, causando dor e claudicação. O osso esponjoso acetabular deforma-se facilmente devido à subluxação dorsal contínua da cabeça do fêmur. A ação de pistão da cabeça do fêmur que subluxa do acetábulo de forma dinâmica a cada passada causa inclinação da superfície articular acetabular, a qual transita de seu plano horizontal original até um plano mais vertical. Também ocorre redução da área de superfície da articulação, que concentra o estresse do suporte de peso sobre uma pequena área da articulação do quadril. Podem ocorrer fraturas do osso esponjoso trabecular do acetábulo, exacerbando a dor e claudicação. As respostas fisiológicas à frouxidão articular (subluxação) são a fibroplasia proliferativa da cápsula articular e o aumento da espessura do osso trabecular. Essas alterações aliviam a dor associada à distensão da cápsula e fraturas trabeculares. Entretanto, a área de superfície da articulação continua diminuída, o que leva ao desgaste prematuro da cartilagem, exposição das fibras nociceptivas subcondrais e claudicação.

> **NOTA** A displasia coxofemoral é dolorosa em cães jovens porque o desgaste da cartilagem articular expõe fibras nociceptivas do osso subcondral e porque a frouxidão causa distensão do tecido mole. Em cães mais velhos, a displasia causa dor por meio da osteoartrite.

DIAGNÓSTICO

Apresentação Clínica

Sinais Clínicos

A incidência de displasia coxofemoral é maior em cães de raça grande. A história e os sinais clínicos variam com a idade do paciente. Duas populações de animais são acometidas: pacientes jovens com frouxidão do quadril e pacientes maduros com osteoartrite. A displasia é rara em felinos.

Histórico

Os sintomas em pacientes jovens incluem dificuldade de se levantar após repouso, intolerância ao exercício e claudicação intermitente ou contínua. Conforme os animais amadurecem, desenvolvem sinais adicionais atribuíveis à dor coxofemoral. A DAD progressiva desses pacientes resulta em dificuldade de levantar, intolerância ao exercício, claudicação após o exercício, atrofia da musculatura pélvica e/ou andar bamboleante atribuído ao movimento anormal dos membros pélvicos. Os pacientes são trazidos com frequência para uma avaliação da claudicação que piora repentinamente durante ou após atividade física intensa ou trauma.

> **NOTA** A intolerância ao exercício é o sinal mais comum da displasia coxofemoral.

Achados de Exame Físico

Pacientes jovens com claudicação associada à displasia coxofemoral são tipicamente avaliados pela primeira vez aos 5 a 10 meses. Os achados físicos incluem dor durante a extensão, rotação externa e abdução do quadril e mau desenvolvimento da musculatura pélvica. O exame sob anestesia geral revela frouxidão da articulação coxofemoral, evidenciada pelos ângulos anormais de redução e subluxação (Figura 34.79). Muitos cães jovens melhoram espontaneamente com a idade após manejo conservador. Isso ocorre devido à eliminação da subluxação pela formação de tecido cicatricial ao redor da articulação.

Os achados do exame físico de animais mais idosos incluem dor durante a extensão do quadril, menor amplitude de movimento e atrofia da musculatura pélvica. Em geral, não há frouxidão detectável devido à resposta fibrosa proliferativa, mas é possível evidenciar crepitação durante a manipulação da articulação. É importante denotar que os sinais clínicos nem sempre se correlacionam com os achados radiográficos. O diagnóstico correto da displasia como causa dos problemas clínicos baseia-se na idade, raça, histórico, achados físicos e alterações radiográficas.

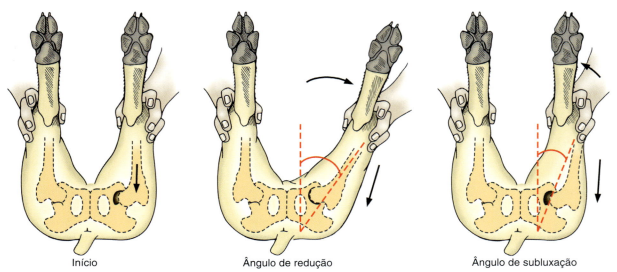

Figura 34.79 O *ângulo de redução* é o ponto mensurado onde a cabeça do fêmur desliza de volta para o acetábulo quando o membro é abduzido. O *ângulo de subluxação* é o ponto mensurado onde a cabeça do fêmur desloca-se do acetábulo quando o membro é aduzido.

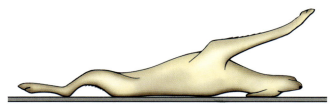

Figura 34.80 Para radiografias-padrão da Orthopedic Foundation for Animals para avaliação conformacional do quadril, estenda as articulações coxofemorais e rotacione internamente as tíbias até que as patelas fiquem diretamente sobre os sulcos trocleares. Certifique-se de que a pelve esteja alinhada com os forames obturadores simétricos.

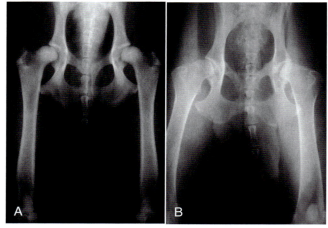

Figura 34.81 (A) Radiografia ventrodorsal de um cão imaturo com subluxação das cabeças femorais e mínima evidência de doença articular degenerativa, tornando-o candidato à osteotomia tripla da pelve. (B) Radiografia ventrodorsal de um cão com displasia coxofemoral avançada e formação de osteófito. Este animal pode ser candidato à substituição total do quadril ou colocefalectomia caso os sinais não possam ser manejados clinicamente.

Diagnóstico por Imagem

A projeção radiográfica padrão para o diagnóstico da displasia coxofemoral é a ventrodorsal da pelve com os membros pélvicos estendidos simetricamente e rotacionados para dentro, centralizando as patelas sobre os sulcos trocleares (Figuras 34.80 e 34.81A). O cão deve ser submetido à sedação profunda ou anestesia geral para obter relaxamento adequado que permite esse posicionamento. A Orthopedic Foundation for Animals certifica cães com idade superior a 2 anos em sete graus estabelecidos para categorizar a congruência radiográfica entre a cabeça do fêmur e o acetábulo. Quadris considerados "normais" do ponto de vista radiográfico podem ainda ser classificados como excelentes, bons, razoáveis ou próximos ao normal; a displasia é classificada como discreta, moderada ou severa. Radiografias de estresse podem ser empregadas para detectar a suscetibilidade de raça à displasia coxofemoral aos 4 meses (quadril de Penn). Essas radiografias requerem sedação profunda ou anestesia geral, a fim de eliminar a tensão muscular. As projeções são obtidas com os quadris em posição de estação neutra e sob distração (por meio da alavancagem entre os membros utilizando um distrator). O índice de distração é calculado a partir dessas radiografias e utilizado para prever a probabilidade de desenvolvimento de DAD secundária à frouxidão coxofemoral. As curvas de regressão logística individual que predizem esse risco foram desenvolvidas para diferentes raças, visto haver possível "tolerância à frouxidão" em algumas raças comparadas a outras. Centros especializados já se encontram certificados nacionalmente nos Estados Unidos para determinar o índice de distração do paciente. Cães mais velhos com DAD estabelecida não requerem posicionamento perfeito ou exames especiais para o diagnóstico da displasia coxofemoral (Figura 34.81B).

> **NOTA** Os sinais clínicos muitas vezes não se correlacionam com os achados radiográficos. Alguns cães com displasia moderada ou severa são assintomáticos.

DIAGNÓSTICO DIFERENCIAL

Diversos problemas neurológicos e ortopédicos causam sinais clínicos similares. Em cães jovens, a claudicação causada pela pan-osteíte, osteocondrose, separação fisária, osteodistrofia hipertrófica e lesão parcial ou completa do LCC devem ser distinguidas da displasia coxofemoral. Nos animais mais idosos, condições neurológicas (p. ex., cauda equina) e ortopédicas (ruptura de LCC, poliartrite, neoplasia óssea) devem ser descartadas antes de se atribuir os sinais clínicos à displasia coxofemoral.

MANEJO CLÍNICO

O tratamento depende da idade do paciente e do grau de desconforto, dos achados físicos e radiográficos e das expectativas e condição financeira do cliente.[1] As opções conservadoras e cirúrgicas estão disponíveis para animais jovens e maduros com dor no quadril secundária à displasia. Embora a intervenção cirúrgica precoce possa aumentar o prognóstico em longo prazo para uma função clínica aceitável, aproximadamente 75% dos pacientes jovens tratados de forma conservadora retomam a função clinicamente aceitável com a maturidade. Os demais pacientes necessitam de tratamento clínico ou cirúrgico adicional em algum momento da vida. A cirurgia só é indicada em animais mais velhos quando o tratamento conservador não for eficaz, ou em jovens nos quais se deseja *performance* atlética ou cujos tutores desejam retardar a progressão da DAD e melhorar a probabilidade de boa função em longo prazo.

O alívio da dor e a melhora clínica associados ao tratamento conservador advêm da proliferação fibrosa da cápsula articular, que a fortalece e previne sua distensão. Ao mesmo tempo, o aumento da espessura das trabéculas esponjosas do osso subcondral as fortalece, prevenindo as microfraturas. Todavia, esses pacientes permanecem displásicos e apresentam menor área de superfície na articulação coxofemoral. Os sinais clínicos que se desenvolvem conforme o animal amadurece são atribuíveis ao desgaste da cartilagem articular e à osteoartrite progressiva. O tratamento conservador divide-se nas fases de curto e longo prazo. Inicialmente, os animais devem ser tratados para a distensão aguda. O repouso absoluto é obrigatório e deve ser reforçado por 10 a 14 dias.

A reabilitação física adjuvante auxilia na manutenção da amplitude de movimento e conforto durante esse período. A fisioterapia intensa deve se concentrar no fortalecimento das estruturas periarticulares, o que diminui a claudicação e o desconforto (Capítulo 11). Fármacos anti-inflamatórios são indicados para o alívio da dor e para tornar a fisioterapia mais agradável. Contudo, o conforto proporcionado pode tornar difícil manter o repouso dos pacientes. Os clientes devem ser instruídos a continuar o período de repouso mesmo quando o paciente parecer haver retornado à sua função normal.

> **NOTA** Certifique-se de enfatizar aos tutores de animais com lesão aguda de que devem promover o repouso, mesmo quando o animal desejar o exercício.

Diversos AINE encontram-se disponíveis com ou sem necessidade de prescrição. Os mais comumente utilizados na medicina veterinária são apresentados na Tabela 34.3. Os clientes devem ser aconselhados a evitar fornecê-los a seu animal sem a recomendação de um veterinário. Durante a administração de AINE, inicie com a menor dose terapêutica possível e administre-os com pequenas quantidades de alimento.

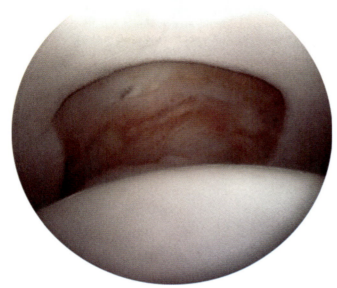

Figura 34.82 Vista artroscópica de uma articulação coxofemoral normal.

Artroscopia

A artroscopia da articulação coxofemoral permite a visualização direta da cartilagem, do ligamento da cabeça do fêmur e do lábio do acetábulo (Figura 34.82). A avaliação dos achados da artroscopia pode auxiliar na tomada de decisão em relação à osteotomia da pelve para o tratamento da displasia juvenil. Embora não existam critérios específicos estabelecidos, a evidência artroscópica de lesão moderada ou severa da cartilagem piora o prognóstico para o sucesso da cirurgia. É importante adquirir conhecimento detalhado acerca da anatomia da articulação do quadril, visto estar situada profundamente abaixo da musculatura, o que resulta em poucas referências palpáveis para a instrumentação da articulação. Na maioria dos casos, necessita-se de artroscópio longo, de 2,7 mm, para alcançá-la. Posicione o paciente em decúbito lateral com o membro acometido para cima. Peça ao auxiliar para segurá-lo na horizontal e aplique distração distal para promover abertura do espaço articular dorsalmente. Insira uma agulha espinal grande, de 90 mm, ou um mandril de cateter imediatamente proximal ao trocanter maior e perpendicular ao membro até que adentre a articulação e estabeleça contato com a parede medial do acetábulo. Aspire o líquido articular para confirmar a posição da agulha na articulação e em seguida infunda solução salina ou Ringer lactato para preencher a articulação até pressão moderada. Remova a agulha e faça uma incisão de 7 mm no mesmo local, inserindo a lâmina profundamente nos músculos sem adentrar a cápsula articular. Insira a cânula do artroscópio utilizando um obturador rombo pela incisão até a articulação. No quadril direito, insira a agulha espinal pela posição de 5 horas do relógio (no esquerdo, faça o mesmo na posição de 7 horas) para funcionar como cânula de saída. Explore completamente a articulação.

Achados Laboratoriais

Não são observadas anormalidades laboratoriais consistentes. A citologia do líquido articular pode indicar osteoartrite.

> **NOTA** Administre fármacos anti-inflamatórios não esteroidais na menor dose efetiva.

O tratamento conservador em longo prazo para a dor associada à DAD inclui aplicação dos cinco princípios do manejo clínico da osteoartrite (p. 1137). O manejo do peso é o mais importante aspecto desses princípios. O animal deve ser pesado semanalmente para determinação de sua ingestão calórica. Em muitos casos, pode ser benéfica a suplementação nutricional incluindo ácidos graxos ômega-3 e glicosamina/condroitina. O exercício (p. ex., nado e caminhadas longas) é importante para manter o peso adequado. Atividades intensas somente devem ser realizadas por curtos períodos após aquecimento apropriado. Fármacos anti-inflamatórios devem ser administrados somente quando necessário e não devem substituir o controle do peso e o programa de exercício moderado. A reabilitação física pode envolver exercícios de sentar-levantar e terapia aquática, especificamente sobre esteira submersa (Capítulo 11).

> **NOTA** Enfatize aos tutores que o controle do peso constitui parte crítica do manejo da displasia coxofemoral crônica. Se a dor associada à condição impedir que o animal se exercite normalmente, os tutores deverão reduzir a ingestão calórica do animal, a fim de prevenir o ganho de peso.

TRATAMENTO CIRÚRGICO

Em filhotes com menos de 20 semanas, a **sinfisiodese púbica juvenil** (SPJ) pode ser realizada para alterar o crescimento da pelve e o grau de ventroversão do acetábulo.[45] A maioria dos filhotes nessa idade não demonstra sinais clínicos de displasia do quadril, de forma que o diagnóstico depende do uso de uma técnica de exame que determine quais animais serão candidatos ao procedimento. Embora não tenham sido desenvolvidos critérios específicos para a aplicação da SPJ, filhotes antes dos 20 dias com evidências palpáveis e radiográficas de frouxidão do quadril sob distração devem ser considerados candidatos. Os riscos de complicações são baixos e a falha do procedimento em reduzir a subluxação do quadril não exclui possível tratamento cirúrgico futuro.

Em cães imaturos, deve-se decidir precocemente pela realização ou não de **osteotomia da pelve** para máximo benefício, embora essa decisão possa ser pesada contra a observação de muitos cães diagnosticados com displasia coxofemoral em idade jovem e que não apresentam sinais clínicos no retorno em longo prazo.[46] A osteotomia da pelve em pacientes mais jovens é útil para rotacionar axialmente e lateralizar o acetábulo, na tentativa de aumentar a cobertura dorsal da cabeça do fêmur. Esse procedimento é indicado em pacientes com vida atlética (p. ex., raças de trabalho) ou quando o cliente deseja impedir ou retardar o progresso da osteoartrite. O prognóstico mais favorável para a osteotomia púbica é o de pacientes com (1) evidência radiográfica de subluxação do quadril com mínimas alterações degenerativas, junto com (Figura 34.81A) (2) ângulo de redução inferior a 30 graus e ângulo de subluxação inferior a 10 graus (Figura 34.79), (3) sensação sólida de redução da cabeça do fêmur no acetábulo (Figura 34.79) e (4) mínima lesão da cartilagem visualizada por meio de artroscopia (Figura 34.82). O ângulo de subluxação aumenta conforme a rima acetabular é perdida por desgaste. Essa perda pode, ainda, ser percebida como sensação de atrito ou crepitação conforme a cabeça do fêmur desliza sobre a rima acetabular para o acetábulo. O ângulo de redução constitui indicação do grau de frouxidão da cápsula, que aumenta conforme a subluxação do quadril, porém diminui com o tempo à medida que a cápsula se torna espessada devido à fibrose. A redução da cabeça deve produzir um baque sólido. A redução indistinta indica preenchimento do acetábulo. A placa de osteotomia da pelve canina é o método mais eficaz para se obter rotação axial e lateralização do acetábulo. Com esse procedimento, a rotação é determinada por meio da escolha de uma placa angulada com base nos ângulos predeterminados de redução (maior quantidade de rotação) e subluxação (grau de rotação mínimo). O ângulo de rotação acetabular comumente utilizado equivale a pouco menos do que o ângulo de redução mensurado, que em geral não excede 30 graus. Graus de rotação de 20 a 30 atingem com eficácia o aumento máximo do contato articular do quadril. A osteotomia da pelve pode ser realizada como osteotomia tripla (OTP) ou dupla (ODP). As vantagens propostas para a ODP incluem eliminação do corte do ísquio, que pode constituir fonte de dor e formação de seroma. A ODP requer fixação adicional com parafuso, a fim de minimizar a falha mecânica e permitir maior ângulo de rotação com a mesma quantidade de cobertura da cabeça do fêmur.

A **STQ** é um procedimento muito avançado que somente deve ser realizado por cirurgiões experientes treinados na técnica.[47-49] É considerada um procedimento de salvamento, utilizado em articulações que não podem ser reparadas e requerem remoção e substituição. A STQ é mais comumente realizada quando o manejo clínico da osteoartrite do quadril não pode mais manter a função do membro e a qualidade de vida do paciente. Em geral, os cinco princípios de manejo clínico devem ser esgotados antes de se optar pela STQ, tendo em vista seu custo, riscos e complicações. A STQ é tradicionalmente realizada o mais tarde possível na vida do animal. Esse pensamento se baseia na prática similar empregada na substituição do quadril em humanos, segundo o conceito de que a substituição protética do quadril constitui um constante estado de degeneração, de forma que sua utilização mais tardia diminui a potencial necessidade de revisão ou substituição da prótese original utilizada. Alguns tutores e cirurgiões podem eleger o procedimento em lugar do manejo clínico para pacientes com complicações significativas advindas do uso de AINE, ou clientes extremamente preocupados com possíveis complicações dos AINE. O advento da STQ sem cimento também alterou a ideia acerca de quando a STQ seria indicada. Como próteses sem cimento são muito menos propensas a afrouxar com o tempo, seu uso em pacientes mais jovens é mais comum e aceitável. A STQ deve, no mínimo, ser protelada até que seja tentada a redução do peso, particularmente em pacientes obesos. A correção do peso corporal pode eliminar ou adiar a necessidade da STQ, diminuindo os riscos de complicações com sua utilização.

As contraindicações da STQ incluem artrite séptica e doença neurológica significativa ou progressiva. A sepse na articulação coxofemoral, ainda que rara, é uma absoluta contraindicação à STQ cimentada. Técnicas sem cimento já foram utilizadas como revisão de afrouxamento séptico de STQ cimentadas.

Designs dos Implantes

Os implantes para STQ são amplamente divididos entre cimentados e não cimentados. Os primeiros (Figura 34.83A) têm sido utilizados por tempo significativamente mais longo que os últimos. O cimento serve como uma argamassa entre o implante e o osso. O cimento ósseo médico é o polimetilmetacrilato, composto por um material coesivo e adesivo (i.e., preenche irregularidades no implante e no osso, ao passo que forma uma ligação química) (Figura 34.84A). A maioria dos cimentos contemporâneos é modular, o que significa dizer que possuem partes intercambiáveis, permitindo que o cirurgião ajuste o tamanho do tronco, o comprimento do colo, o diâmetro da cabeça e o cálice acetabular para cada caso individual. Em geral, a preparação

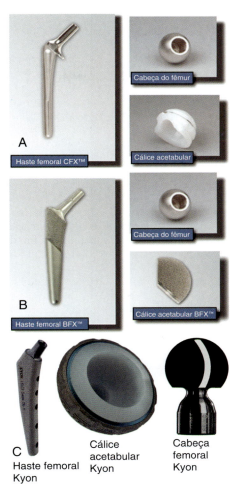

Figura 34.83 (A) Implantes cimentados para substituição total do quadril (STQ) em cães. (B) Implantes caninos para STQ não cimentados. (C) STQ Kyon (A-B, cortesia de BioMedtrix LLC. C, cortesia de Kyon Pharma, Inc.).

do osso (acetábulo e fêmur) é mais simples com a STQ cimentada quando comparada à não cimentada. O emprego de cimento, porém, requer atenção especial à assepsia, características de manejo e posicionamento do implante. A STQ cimentada é geralmente mais forte aos 2 dias após implantação, contudo enfraquece e se afrouxa com o tempo, visto que o cimento não é capaz de se adaptar às mudanças do osso ou das cargas sobre ele depositadas.

A STQ não cimentada pode ser fixada por meio de crescimento sob pressão (Figuras 34.83B e 34.84B) ou estabilizada com parafusos monocorticais (Figura 34.83C). Todos os cálices acetabulares caninos não cimentados são do tipo de crescimento sob pressão, o que significa que sua estabilização inicial é obtida por meio da impactação do cálice em um leito acetabular preparado com diâmetro menor do que o dele, resultando em alta fricção entre cálice e osso após o primeiro ser forçado (impactado) contra o leito ósseo. A estabilização de longo prazo é obtida conforme o osso cresce dentro da concha do cálice. A maioria dos cálices de STQ caninos inclui concha metálica e revestimento de polietileno. A concha é desenvolvida para permitir o crescimento ósseo interno, fixando o implante.

O componente femoral da STQ não cimentada é inicialmente estabilizado por pressão ou com parafusos monocorticais inseridos no córtex medial do fêmur. A seleção entre cada técnica baseia-se primariamente na preferência e experiência do cirurgião. Em qualquer caso, a estabilização em longo prazo é obtida por meio do crescimento ósseo dentro do implante ou ao redor dos parafusos.

O desenvolvimento de implantes sem cimento baseou-se inicialmente em uma preocupação acerca do afrouxamento asséptico dos implantes cimentados. Para cirurgiões que utilizam ambas as variedades, a idade muitas vezes exerce papel fundamental no processo de decisão. Pacientes mais idosos, em geral, recebem implante cimentado, visto que sua menor expectativa de vida e menor nível de atividade sugerem que o implante possa durar mais do que a própria vida do paciente. Ademais, são pacientes com taxa de crescimento ósseo mais lenta, com maior risco de fratura quando da utilização de implantes não cimentados. Pacientes mais jovens são melhores candidatos aos implantes sem cimento, já que seu metabolismo ósseo mais alto pode resultar em crescimento ósseo mais rápido e seguro, ao passo que sua expectativa de vida mais longa e maior nível de atividade podem levar ao afrouxamento asséptico de implantes cimentados. A STQ híbrida (p. ex., cálice acetabular não cimentado e tronco femoral cimentado) também pode ser selecionada com base na preferência e experiência do cirurgião.[47]

Em geral, o preparo do osso para a STQ cimentada é menos exato do que para implantes não cimentados de pressão. Como o cimento serve como argamassa entre o implante e o osso, o acetábulo e o canal femoral não necessitam de preparo tão preciso, ao passo que implantes de pressão necessitam se alojar precisamente, a fim de prevenir a migração do implante durante o período inicial que antecede o crescimento ósseo. Componentes femorais não cimentados que necessitam de fixação com parafuso também não requerem preparo exato do canal femoral quando comparados aos implantes de pressão sem cimento.

O preparo do cimento requer compreensão detalhada da química e mecânica por trás do cimento ósseo. Questões acerca da temperatura, taxa de endurecimento e características de manipulação são críticas ao sucesso das técnicas cimentadas. As complexidades do polimetilmetacrilato e a incapacidade de se modificar o cimento após sua polimerização constituem outras razões para a crescente popularidade dos implantes não cimentados.

A **colocefalectomia** (CCE) limita o contato ósseo entre a cabeça do fêmur e o acetábulo, permitindo formação de uma pseudoartrose fibrosa (Figura 34.85). Trata-se de um procedimento que pode ser empregado quando o tratamento conservador falhou e o paciente tem dor severa, ou quando questões financeiras, médicas ou de porte do paciente impedem métodos alternativos de intervenção cirúrgica. É preciso cuidado na sua utilização em animais jovens, visto que uma grande parte dos pacientes melhora com a maturidade. Como pseudoartroses fibrosas são instáveis, a função clínica pós-operatória é imprevisível.[50] Por essa razão, a maioria dos cirurgiões considera a colocefalectomia um procedimento de salvamento. Todavia, muitos pacientes com quadris artríticos e dolorosos submetidos à remoção da cabeça e colo femoral apresentam melhora da função após a cirurgia. Embora pacientes menores apresentem resultados geralmente melhores do que os grandes, o procedimento ainda pode ser indicado em raças grandes e gigantes nos casos em que outras alternativas tenham sido ineficazes ou inviáveis.

Manejo Pré-cirúrgico

O exame ortopédico e neurológico completo deve ser realizado a fim de atribuir corretamente o problema clínico a uma displasia coxofemoral. Antibióticos sistêmicos peroperatórios devem ser administrados quando se realizar osteotomia da pelve ou STQ.

Anestesia

Cães tratados com sinfisiodese ou osteotomia da pelve são em geral jovens e saudáveis, podendo ser anestesiados com uma variedade

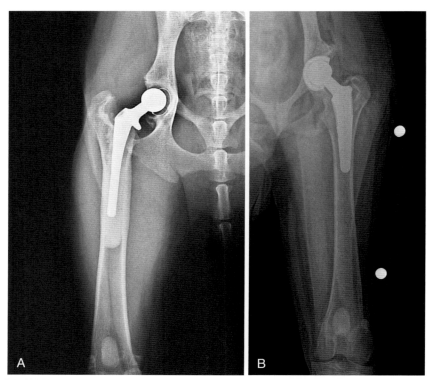

Figura 34.84 (A) Radiografia de cão após substituição total do quadril (STQ) cimentada. Note o manto de cimento radiopaco ao redor das próteses do fêmur e acetábulo. (B) Radiografia de cão após STQ não cimentada.

de protocolos. Cães mais idosos tratados com STQ ou colocefalectomia devem ser avaliados cuidadosamente e a anestesia deve ser alterada caso necessário. A administração epidural pré-operatória de analgésicos (Capítulo 13 e Tabela 32.3) é útil para diminuir a dose de anestésicos necessária e reduzir o desconforto pós-operatório do paciente.

Anatomia Cirúrgica

Considerações anatômicas especiais para a sinfisiodese púbica incluem identificação da sínfise púbica e proteção da uretra e cólon. Já as considerações anatômicas especiais para a osteotomia da pelve incluem identificação do músculo pectíneo, referência para a abordagem ventral do púbis, e evitar o nervo obturatório no limite caudal da osteotomia. A anatomia cirúrgica encontrada durante o acesso ao corpo do ílio é descrita na p. 1097. É importante proteger o nervo isquiático durante a osteotomia, o qual passa ventral ao corpo do ílio. As considerações anatômicas para a CCE são importantes em pacientes com displasia coxofemoral. Quando ocorre atrofia da musculatura do quadril, a cápsula articular torna-se óbvia logo após afastamento do músculo glúteo profundo. Nos casos de luxação moderada ou severa, a cápsula em geral se apresenta espessada e protraída. Pacientes maduros demonstram espessamento capsular mais pronunciado. A fim de obter a exposição adequada da cabeça e colo femoral, o músculo vasto lateral deve ser liberado e rebatido ventralmente. A cabeça e o colo do fêmur em geral se apresentam curtos e deformados. Para realizar a CCE nesses pacientes, deve-se obter visualização clara do colo e diáfise femoral. Em pacientes jovens, o ligamento redondo pode estar intacto, devendo ser seccionado; esse ligamento normalmente é ausente em idosos.

> **NOTA** Antes da realização da osteotomia da pelve, revise a relação existente entre a musculatura glútea e o músculo ilíaco, a posição do nervo isquiático e o curso da artéria e nervo pudendo interno.

Posicionamento

Posiciona-se o paciente em decúbito dorsal para a sinfisiodese púbica. Para a artroscopia do quadril ou osteotomia da pelve, utiliza-se decúbito lateral. O membro deve ser tricotomizado e preparado para cirurgia asséptica desde a linha média até a articulação do tarso em suas superfícies medial e lateral. Para a colocefalectomia, o paciente deve ser posicionado em decúbito lateral e a área desde a linha média dorsal até o joelho, preparada para cirurgia asséptica. O paciente deve ser preparado de uma forma que permita manipulação do membro durante a cirurgia (Capítulo 5).

TÉCNICA CIRÚRGICA

Sinfisiodese Púbica Juvenil

Em muitos casos, o paciente pode ser castrado no momento da cirurgia ortopédica. A incisão cirúrgica deve ser ajustada conforme necessário para combinar os dois procedimentos. Em fêmeas, a ovário-histerectomia deve ser realizada primeiramente para, em seguida, estender-se a incisão até o púbis e prosseguir com a SPJ antes da síntese do abdome. Isso permite palpação da pelve. Em machos, a SPJ é realizada primeiro, visto se tratar de procedimento mais limpo do que a castração. Com o paciente em decúbito dorsal, faça uma incisão na linha mediana ventral sobre a sínfise púbica.

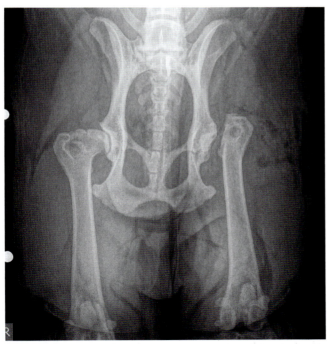

Figura 34.85 Radiografia de um cão após colocefalectomia. Note a completa remoção do colo femoral.

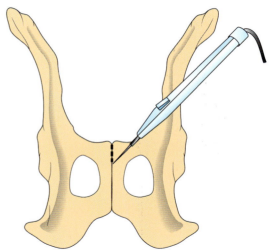

Figura 34.86 Exponha a sínfise púbica por meio de uma incisão sobre a linha média do púbis. Com um eletrodo de espátula configurado para 40 W, realize a ablação inserindo-o na sínfise por aproximadamente 10 segundos e repetindo o procedimento a cada 2 a 3 mm ao longo dela.

Nos machos, a incisão deve seguir paralela ao pênis, estendendo-se desde o escroto até 3 cm cranial ao púbis. Incise a fáscia subcutânea e ligue quaisquer ramos colaterais da artéria e veia pudenda. Afaste o pênis além da linha mediana. Exponha a sínfise incisando a fáscia profunda, seguida de elevação subperiosteal dos músculos adutor e grácil. Insira um afastador maleável fino ou um dedo no canal da pelve para proteger o reto e a uretra de trauma térmico (Figura 34.86). Com a espátula configurada para 40 W, realize a ablação aplicando o eletrodo sobre a sínfise durante cerca de 10 segundos e repetindo o procedimento a cada 2 a 3 mm ao longo da mesma. Inicie a ablação pela metade cranial. Outra alternativa é a inserção de uma agulha eletrodo ou de metal na sínfise a cada 2 a 3 mm utilizando 40 W por até 30 segundos. Feche a ferida em camadas como de costume, iniciando pela aposição dos músculos adutor e grácil sobre a sínfise púbica.

Osteotomia da Pelve

A ODP requer uma incisão no bordo púbico e no corpo do ílio. A OTP requer outra incisão através do assoalho isquiático. O melhor local para a osteotomia é adjacente à parede medial do acetábulo. Com o paciente em decúbito lateral, abduza o membro mantendo o fêmur perpendicular ao acetábulo. Localize a origem do músculo pectíneo e centralize uma incisão de pele de 6 cm sobre esse ponto. Incise o tecido subcutâneo para isolar melhor a origem do pectíneo na eminência iliopectínea. Libere a origem do pectíneo para expor o bordo cranial do púbis. O pectíneo pode ser afastado ou seccionado. Em alguns casos, pode ser possível realizar a técnica sem liberação do músculo. Rebata o periósteo das superfícies cranial, lateral e caudal do púbis. Para proteger o tecido mole durante a osteotomia, aplique afastadores de Hohmann craniais ao púbis e dentro do forame obturador caudalmente. Faça a ostectomia de uma porção do púbis adjacente à parede medial do acetábulo utilizando um osteótomo ou goiva (Figura 34.87A). Suture o tecido mole e a pele utilizando métodos-padrão.

Para a OTP, faça uma osteotomia no assoalho isquiático em seguida. Já no caso da ODP, faça a osteotomia do ílio. Inicie com uma incisão de pele no terço médio entre a proeminência medial do ísquio e a tuberosidade lateral. Faça a incisão em plano vertical, iniciando 4 cm proximal ao assoalho isquiático até 3 cm distalmente a ele. Incise o tecido subcutâneo e a fáscia profunda. Faça uma incisão de 3 cm através da inserção periosteal do músculo obturador interno na crista dorsal do assoalho isquiático. Eleve esse músculo cranialmente ao forame obturador. Em seguida, incise a origem periosteal do obturador externo na crista ventral do assoalho isquiático e rebata o músculo da superfície ventral do ísquio cranialmente ao forame. Aplique dois afastadores de Hohmann redondos para proteger o tecido mole; insira-os no forame obturador, um dorsalmente e um ventralmente. Direcione um osteótomo caudal a cranial alinhando-o com o centro dos afastadores de Hohmann; isso centraliza a linha da osteotomia no forame. Outra alternativa é utilizar uma serra ou fio de Gigli para a osteotomia. Feche a incisão após término da osteotomia do ílio. Nesse momento, caso deseje, perfure dois orifícios pequenos de cada lado da osteotomia, adjacentes entre si. Insira um fio ortopédico através dos orifícios e torça-os em uma figura de oito para estabilizar a região. Suture a fáscia do músculo obturador interno na do externo e prossiga com a síntese do tecido subcutâneo e pele utilizando métodos-padrão.

Faça uma osteotomia do ílio para permitir rotação axial do acetábulo (Figura 34.87A). Incise desde a extensão cranial da crista ilíaca caudalmente até 1 a 2 cm além do trocanter maior. Centralize a incisão sobre o terço ventral da asa do ílio. Incise os tecidos subcutâneos e a gordura glútea ao longo da mesma linha para visualizar o septo intermuscular entre o glúteo superficial e a porção curta do tensor da fáscia lata. Incise esse septo para separar o tensor da fáscia lata do glúteo médio cranialmente e do glúteo superficial caudalmente. No primeiro, utilize dissecção aguda. Palpe o bordo ventral do ílio e faça uma incisão no osso próximo

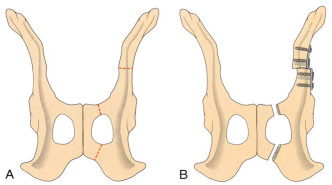

Figura 34.87 Posição para realização da (A) osteotomia tripla da pelve e (B) osteotomia para estabilização com placa óssea. Note a rotação axial e lateralização da hemipelve.

à inserção ventral dos músculos glúteos médio e profundo. Isole e ligue os vasos iliolombares e rebata o músculo glúteo profundo da superfície lateral do ílio. Incise a origem do músculo ilíaco no bordo ventral do osso e rebata o músculo da superfície ventral. Eleve o periósteo da superfície medial do ílio utilizando um elevador de periósteo. Aplique dois afastadores de Hohmann para proteger o tecido mole durante a osteotomia: um medial ao ílio para rebater o músculo ilíaco e um sobre a crista dorsal do ílio para afastar a massa muscular glútea. Encontre a posição cranial da osteotomia por meio da aplicação de uma placa de osteotomia de tal forma que seu orifício mais caudal fique imediatamente cranial ao acetábulo. Faça a osteotomia do ílio utilizando uma serra oscilatória inclinada cranialmente 20% em relação a uma linha perpendicular ao eixo longo da hemipelve. Lateralize o segmento caudal com a pinça de apreensão óssea e fixe nesse segmento com uma placa apropriada.

> **NOTA** Se for difícil rotacionar o segmento acetabular com a técnica de osteotomia dupla, a liberação da inserção do ligamento sacrotuberal auxilia essa rotação.

Em seguida, reduza a osteotomia e aplique parafusos no segmento cranial (Figura 34.87B). Se os parafusos craniais da placa penetrarem no sacro, devem fazê-lo profundamente a fim de impedir a sua frouxidão prematura. Remova a ponta aguda do ílio dorsal à placa, fragmente-a e utilize como enxerto ósseo no local da osteotomia. Para fechar a incisão, suture entre a fáscia do glúteo médio e a do tensor da fáscia lata cranialmente e entre o glúteo superficial e o tensor da fáscia lata caudalmente. Aproxime fáscias, tecido subcutâneo e pele utilizando métodos-padrão.

> **NOTA** Placas de osteotomia dupla e tripla da pelve diferem no ângulo e orientação dos parafusos. As placas para osteotomia dupla possuem 5 graus de angulação a mais, permitindo grau similar de ventroversão do acetábulo. Ademais, possuem orifícios de parafuso divergentes, o que aumenta sua rigidez.

Colocefalectomia

Faça a abordagem craniolateral à articulação coxofemoral e luxe-a (Figura 34.88A e B). Caso o ligamento redondo esteja intacto, incise-o. Essa incisão é facilitada por meio de tração lateral sobre o trocanter maior com a pinça de apreensão óssea e subluxação da cabeça do fêmur. Isso permite que tesouras curvas sejam introduzidas na articulação para seccionar o ligamento. Faça a ostectomia por meio de rotação externa do membro até onde a linha articular do joelho esteja paralela à mesa cirúrgica. Identifique a linha de ostectomia perpendicular à mesa cirúrgica na junção do colo e da metáfise femoral (Figura 34.88C). Para garantir precisão da secção óssea, perfure uma série de três ou mais orifícios ao longo da linha da ostectomia. Utilize um osteótomo e um martelo para completar a secção. O afastamento ventral do músculo vasto lateral facilita a inserção correta do osteótomo ou serra durante o procedimento. Uma vez removidos cabeça e colo femorais, palpe a superfície seccionada do colo para verificar irregularidades. O achado mais comum é um degrau remanescente na superfície caudal do fêmur. Remova quaisquer excessos com a goiva. Suture a cápsula articular sobre o acetábulo, se possível. Para fechar, suture vasto lateral, glúteo profundo, tensor da fáscia lata, tecido subcutâneo e pele utilizando métodos padrão.

MATERIAIS DE SUTURA E INSTRUMENTOS ESPECIAIS

É necessário um artroscópio longo de 2,7 mm para a artroscopia da articulação coxofemoral. Para a SPJ, necessita-se de eletrocautério. A osteotomia da pelve requer serra oscilatória, serra recíproca, osteótomo e martelo, afastadores autoestáticos, afastadores de Hohmann e instrumentação para inserção de placa e parafusos. A CCE requer osteótomo e martelo ou serra oscilatória.

CUIDADO E AVALIAÇÃO PÓS-CIRÚRGICOS

Não são necessárias restrições após artroscopia diagnóstica do quadril. Após a sinfisiodese pré-púbica, o filhote deve ser confinado até a remoção dos pontos. Passado esse período, não são necessários cuidados pós-operatórios especiais. A determinação da eficácia do procedimento pode ser realizada por meio de radiografias de acompanhamento após a maturidade esquelética. Todavia, a determinação precisa da eficácia em promover a ventroversão requer o exame de TC. As complicações são raras e incluem lesão da uretra ou cólon, ou falha em se obter sinfisiodese.

Após osteotomia da pelve, a atividade deve se restringir a passeios com guia até que ocorra evidência radiográfica de cicatrização das osteotomias, em geral às 6 semanas. A duração do exercício (passeios) deve ser aumentada gradualmente segundo a tolerância do paciente. Se o lado contralateral for submetido a tratamento cirúrgico, a segunda cirurgia deverá ser realizada somente quando o desconforto associado à primeira for bem tolerado pelo paciente. As complicações relatadas incluem falha do implante, perda da abdução do membro e estreitamento da abertura da pelve.

Após a STQ, deve-se manter a restrição do exercício por 8 a 12 semanas, seguida do retorno gradual à atividade normal ao longo de 4 a 8 semanas (Tabela 34.8).

O uso ativo precoce do membro é benéfico após a CCE. Um protocolo de reabilitação física recomendado a pacientes submetidos à CCE é fornecido na Tabela 34.9. O bom retorno da função ativa do membro depende da extensão de tempo durante o qual esteve presente a condição patológica e da severidade das alterações degenerativas. Pacientes com doença crônica (atrofia muscular e DAD proliferativa) levam mais tempo para retornar à sua função, quando comparados a pacientes com claudicação aguda.

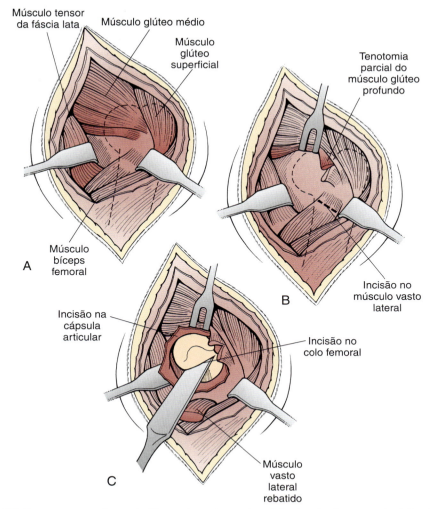

Figura 34.88 Para expor a cabeça do fêmur durante a colocefalectomia, faça uma incisão de pele craniolateral centralizada sobre a articulação coxofemoral. (A) Afaste o músculo bíceps femoral caudalmente e o tensor da fáscia lata cranialmente. (B) Incise o músculo vasto lateral e rebata-o ventralmente. (C) Incise a cápsula articular e faça a ostectomia rotacionando externamente o membro de forma que a linha articular do joelho fique paralela à mesa cirúrgica. Identifique a linha da ostectomia perpendicular à mesa na junção do colo e metáfise do fêmur.

COMPLICAÇÕES

As complicações da STQ em cães variam conforme o tipo de implante utilizado. Complicações comuns a todos os tipos incluem luxação, fratura, infecção e frouxidão asséptica. A incidência da luxação após STQ é de aproximadamente 5%.[47-49] Luxações podem ocorrer devido à frouxidão intrínseca do quadril, luxação preexistente, seleção incorreta do implante, mau posicionamento ou trauma. O tratamento inclui redução fechada e aplicação de tala, redução aberta com estabilização cirúrgica (ver seção sobre luxação coxofemoral), modificação do implante (alteração da posição do cálice, alongamento do colo) ou remoção do mesmo.

A infecção é um problema mais significativo na STQ cimentada do que não cimentada. O cimento parece ser mais facilmente colonizado por bactérias do que implantes metálicos. A maioria dos cirurgiões mistura pó antibiótico com o cimento ósseo. Todavia, isso não impede a infecção em uma pequena porcentagem dos casos. O tratamento da frouxidão séptica após STQ cimentada invariavelmente requer a remoção dos implantes e cimento a fim de resolver a infecção; contudo, há relatos de alguns casos tratados por meio de substituição do cimento infectado com uma prótese de *design* não cimentado. A incidência e o tratamento específico para a infecção da STQ não cimentada não foram relatados.[47-49]

A frouxidão asséptica da STQ cimentada pode ocorrer na face acetabular ou femoral, ou em ambas. A causa pode ser biomecânica ou citológica. A primeira ocorre quando o remodelamento ósseo leva à frouxidão da interface entre cimento e osso, ou quando a rachadura do cimento começa a afrouxar entre o cimento e o osso. As causas citológicas em geral envolvem partículas desgastadas de polietileno, metal, ou, em casos raros, cimento, causando migração de macrófagos

TABELA 34.8 Amostra de Protocolo de Reabilitação para Paciente Submetido à Substituição Total do Quadril

Tratamentos/Modalidades	Dias 1-14	2-12 Semanas	12-16 Semanas	Mais de 16 Semanas
Medicações para dor	Conforme prescrito	Conforme prescrito	PRN	PRN
Crioterapia	15-20 min três vezes por dia pelas primeiras 72 horas e depois conforme necessário após exercício. Primeira sessão imediatamente após a cirurgia	Utilizar após exercício por 15-20 minutos conforme necessário	15-20 min PRN ao quadril após exercício	15-20 min PRN ao quadril após exercício
Massagem	5 min três vezes por dia gentilmente, evitando a incisão – quadril, coxa e área lombossacral	PRN	PRN	PRN
ADMP	8-10 repetições de flexão e extensão até quatro vezes por dia no joelho e tarso SOMENTE do membro afetado. Evitar abdução ou adução do quadril; o fisioterapeuta pode realizar ADMP suave somente em plano sagital	8-10 repetições de flexão e extensão com pedalagem duas vezes por dia antes das atividades. Evitar abdução ou adução do quadril	A amplitude de movimento deve estar normal neste ponto	
Terapia com *laser*	Diariamente	PRN	PRN	PRN
Caminhadas	5 min suportada com guia duas a três vezes por dia; externa somente para micção/defecação	Caminhada lenta com guia e suporte com tipoia três vezes por dia. Realizar caminhadas de até 10 minutos	Caminhada com guia lenta 15-20 min duas vezes por dia Na 10ª semana, pode-se incorporar 3 min de trote leve em superfície plana	15-20 min duas vezes por dia; incorporar zigue-zague inclinado em rampas. Pode-se aumentar o tempo do trote lento sobre superfície plana
EENM	Quadríceps e músculos do jarrete 15 minutos diariamente iniciando no dia 7	Quadríceps e músculos do jarrete 15 minutos diariamente até a 5ª semana, depois a cada 2 dias se necessário		
Equilíbrio	Iniciar no 5º dia com auxílio de tipoia sobre tapete de espuma 2-3 min duas vezes por dia	5 min duas vezes por dia utilizando suporte com tipoia, conforme necessário	5 min diariamente utilizando suporte com tipoia conforme necessário	Equilíbrio e exercício de troca de peso; podem ser necessários pesos para a atrofia do membro
Cavaletes (iniciar às 4-6 semanas com pouca altura, depois aumentar altura às 8 semanas)		Baixo: 8-10 repetições duas vezes por dia, até 8 semanas, depois 8-10 repetições duas vezes por dia em obstáculos mais altos	10-15 repetições duas vezes por dia	5 min duas vezes por dia
Sentar-levantar (iniciar às 8-10 semanas após a cirurgia)		8-10 repetições duas vezes por dia com quadril elevado	10-15 repetições duas vezes por dia	15-20 repetições por sessão
Rastejar			5-10 repetições por sessão duas vezes por dia	5-10 repetições por sessão duas vezes por dia
Esteira submersa (iniciar às 3-4 semanas após a cirurgia)		Diariamente por 3-5 min chegando a 10-15 minutos	15-20 min três a quatro vezes por semana	15-20 min duas a quatro vezes por semana com velocidade variável
Nado			5-10 min diariamente chegando a 20 min com intervalos	20-30 min uma vez por dia com intervalos

Nas semanas 2-12, fazer somente um a dois exercícios por sessão, realizados por fisioterapeuta treinado.
A restrição de exercício, a não ser quando a reabilitação for executada por fisioterapeuta treinado, deverá ser mantida por 8-12 semanas após esse procedimento. Às 12-16 semanas, fazer somente dois a três exercícios por sessão. Fazer todos pode resultar em dor e claudicação. A partir da 16ª semana, retornar gradualmente à atividade normal, evitando saltos e viradas bruscas até o retorno da função. *ADMP*, Amplitude de movimento passiva; *EENM*, estimulação elétrica neuromuscular; *PRN*, conforme necessário.

e aumento da reabsorção óssea. A frouxidão asséptica da STQ cimentada geralmente ocorre anos após a aplicação do implante, mas pode raramente ocorrer dentro de meses.

A frouxidão asséptica dos implantes não cimentados ocorre mais comumente durante o estágio de acoplamento por pressão da estabilização. Implantes acetabulares podem rotacionar ou avulsionar do leito ósseo. Os componentes de pressão do fêmur podem rotacionar ou ceder, levando a fraturas graves da diáfise femoral. Os componentes de fixação do fêmur com parafusos podem se desprender da parede medial, ou fraturas podem ocorrer através dos orifícios de parafusos ou acessos. A incidência de frouxidão tardia dos implantes não cimentados não foi relatada, porém parece ser baixa.

TABELA 34.9 Amostra de Protocolo de Reabilitação para Paciente Submetido à Osteotomia de Cabeça e Colo Femoral

Tratamentos/Modalidades	Dias 1-7 Pontas dos Dedos	Dias 7-21 Início do Suporte de Peso	3-4 Semanas	5-8 Semanas	Mais de 8 Semanas
Medicações para dor	Conforme prescrito	Conforme prescrito	PRN	PRN	PRN
Crioterapia	15-20 min três vezes por dia antes das caminhadas ou exercícios. Primeira sessão imediatamente após a cirurgia	Utilizar após exercício por 15-20 min até três vezes por dia	PRN	PRN	PRN
Terapia com calor		Aplicar calor nos músculos da coxa e quadril antes do exercício	PRN	PRN	PRN
Massagem	Massagear suavemente ao redor do local da cirurgia, região lombossacral e coxa	Continuar duas vezes por dia	Uma a duas vezes por dia	PRN	PRN
ADMP	10 repetições três a quatro vezes por dia, focando na extensão do quadril	ADMP e alongamento do quadril (10-20 repetições) três vezes por dia. Reflexo de flexão e pedalagem do membro afetado (2-5 min)	Continuar 15-20 repetições de flexão e extensão de todas as articulações do membro afetado uma a duas vezes por dia	PRN	PRN
Terapia com *laser*	Diariamente	A cada 2 dias por 1 semana, depois duas vezes por semana	Duas vezes por semana	PRN	PRN
Caminhadas	5 min suportada com guia duas a três vezes por dia	Aumentar cada caminhada em 2-3 min a cada semana	Aumentar em 5 min a cada semana	Aumentar em 5 min a cada semana	15-20 min de caminhada duas a três vezes por dia
EENM	10 min duas vezes por dia	10 min duas vezes por dia	Descontinuar se o cão estiver bem		
Equilíbrio		5 min duas vezes por dia sobre tapete macio	5 min duas a três vezes por dia, pode-se utilizar bola oval ou disco	Estação sobre uma perna até 5 min duas vezes por dia ou equilíbrio em bola inflável	10 min de equilíbrio sobre bola inflável
Cavaletes/obstáculos/sentar-levantar			5 min duas vezes por dia para o cavalete. Sentar-levantar por 10-15 repetições duas vezes por dia	5 min duas vezes por dia para o cavalete. Sentar-levantar por 15-20 repetições duas vezes por dia	5 min duas vezes por dia para o cavalete. Sentar-levantar por 15-20 repetições duas vezes por dia
Trote/Degraus			1 lance de escada uma vez por dia, 3 min de trote leve	2-4 lances de escada uma a duas vezes por dia, 3-5 min de trote leve em superfície plana	2-5 lances de escada uma a duas vezes por dia, 3-5 min de trote leve em superfície plana
Rampas				Zigue-zague lento em rampas baixas 5 min para cima e para baixo	Aumentar para 10 min duas vezes por dia
Esteira submersa		Iniciar após o dia 14: 5-10 min totais por dia	10 min diariamente ou a cada 2 dias	15-30 min duas vezes por dia	15-30 min duas vezes por semana até alta médica da reabilitação
Nado			2-3 dias por semana	2-5 dias por semana	Conforme desejado como parte do programa de exercício em casa

ADMP, amplitude de movimento passiva; *EENM*, estimulação elétrica neuromuscular; *PRN*, conforme necessário.

Os resultados após CEE são variáveis. O prognóstico depende altamente do porte do paciente e da fisioterapia pós-operatória. Em pacientes maiores, cerca de 50% dos casos retomam boa função.[50] Os demais animais apresentam graus variáveis de claudicação, porém a função geral melhora comparada ao estado pré-operatório. Pacientes médios e pequenos normalmente apresentam boa função do membro.

PROGNÓSTICO

O prognóstico após SPJ é determinado pela idade do animal no momento do tratamento e pela severidade da displasia.[45] Cães tratados após 20 semanas apresentam prognóstico ruim para o ganho de ventroversão. O grau obtido em cães tratados antes dessa idade varia e pode ser imprevisível.

O prognóstico após osteotomia da pelve é fortemente determinado pela seleção do caso.[46] Os melhores resultados são obtidos em pacientes com achados físicos aceitáveis (ver discussão prévia) e pouca ou nenhuma alteração degenerativa. A função em longo prazo é boa a excelente. Embora as alterações degenerativas estejam radiograficamente evidentes após esse procedimento, são menores do que se esperaria sem a cirurgia.

A STQ resulta em excelente retorno à função normal, exceto quando ocorrem complicações. A incidência relatada de sucesso com a técnica varia de 75% a 95%.[47-49] Na maioria dos casos, o resultado da STQ é a resolução completa da claudicação ou falha da técnica, culminando com remoção do implante. Em uma pequena parte dos casos, pode ocorrer claudicação crônica após a STQ.

LUXAÇÃO COXOFEMORAL
DEFINIÇÃO

A **luxação coxofemoral** ou **do quadril** é o deslocamento traumático da cabeça do fêmur para fora do acetábulo.

CONSIDERAÇÕES GERAIS E FISIOPATOLOGIA CLINICAMENTE RELEVANTE

A luxação coxofemoral tipicamente resulta em deslocamento craniodorsal da cabeça femoral em relação ao acetábulo. A maioria dos animais acometidos sofreu trauma, como acidente automobilístico. Os deslocamentos ventrocaudais, nos quais a cabeça do fêmur pode se alojar dentro do forame obturador, ocorrem com menor frequência. Esse tipo pode estar associado à fratura do trocanter maior. A luxação espontânea secundária à displasia coxofemoral apresenta prognóstico ruim. A quantidade de tecido mole lesionado ao redor da articulação depende do trauma sofrido. O ligamento redondo da cabeça do fêmur sempre é perdido por completo e pode ocorrer ruptura intersticial ou avulsão do ligamento da fosseta. A ruptura da cápsula articular pode ser uma pequena abertura através da qual se desloca a cabeça do fêmur ou a perda completa de sua estrutura.

A luxação do quadril deve ser tratada tão logo quanto possível a fim de prevenir que ocorra maior lesão do tecido mole ao redor da articulação e degeneração da cartilagem articular. A cartilagem obtém sua nutrição a partir do líquido sinovial, que é bombeado para a matriz durante o movimento normal da articulação. A redução precoce da luxação permite rápido retorno da fonte de nutriente da cartilagem. Como essas luxações são geralmente associadas a trauma, quase metade dos casos apresenta outros traumas importantes além da luxação coxofemoral. O exame físico cuidadoso deve ser realizado antes da indução anestésica e tratamento da articulação luxada, a fim de identificar traumas concomitantes.

> **NOTA** A redução precoce das articulações coxofemorais luxadas é essencial. Não protele o tratamento desses pacientes.

DIAGNÓSTICO
Apresentação Clínica
Sinais Clínicos
Cães e gatos de qualquer idade, raça ou sexo podem ser acometidos.

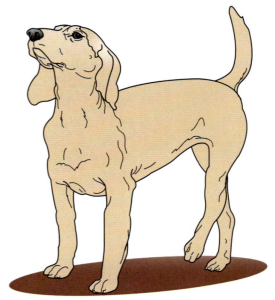

Figura 34.89 Posicionamento típico do membro em paciente com luxação coxofemoral craniodorsal. Note a posição da pata abaixo do corpo e rotação externa do joelho.

Histórico
Os animais acometidos geralmente demonstram claudicação unilateral sem suporte de peso. O episódio traumático pode ou não ter sido presenciado pelo tutor.

Achados de Exame Físico
Animais com luxação coxofemoral geralmente são trazidos para avaliação devido a uma claudicação sem suporte de peso associada a um trauma. Quando o fêmur se desloca em sentido craniodorsal, o animal mantém o membro aduzido com o joelho rotacionado para fora (Figura 34.89). No deslocamento caudoventral, o animal mantém o membro abduzido com o joelho rotacionado para dentro. A manipulação evidencia crepitação ou dor. É possível palpar uma perda da simetria entre o túber isquiático e o trocanter maior no lado afetado quando comparado ao membro normal. No deslocamento craniodorsal, o trocanter maior situa-se dorsal a uma linha imaginária desenhada a partir da crista ilíaca até o túber isquiático, sendo maior a distância entre o trocanter e o túber do que no membro normal (Figura 34.90). Já na luxação ventrocaudal, ocorre deslocamento ventral do trocanter maior, com estreitamento do espaço entre este e o túber isquiático. A luxação também causa discrepância de comprimento dos membros pélvicos. Luxações craniodorsais tornam o membro acometido mais curto do que o normal, ao passo que o contrário ocorre nas luxações ventrais.

Diagnóstico por Imagem
O diagnóstico da luxação coxofemoral deve ser confirmado por meio de radiografias ventrodorsal e lateral (Figura 34.91). Antes da escolha do tratamento, as radiografias devem ser avaliadas cuidadosamente para evidências de avulsão da fosseta do ligamento redondo, fraturas de pelve associadas e alterações degenerativas secundárias à displasia.

Achados Laboratoriais
Não são observadas anormalidades laboratoriais consistentes.

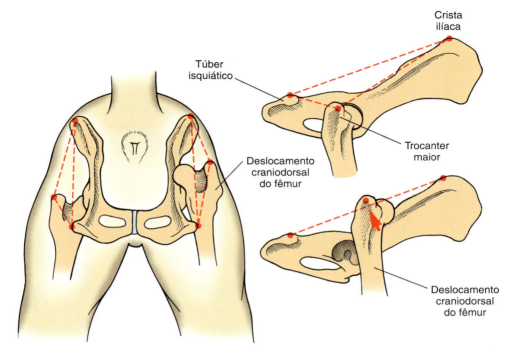

Figura 34.90 No deslocamento craniodorsal do fêmur, o trocanter maior situa-se dorsal a uma linha imaginária desenhada a partir da crista ilíaca até o túber isquiático, sendo a distância entre ele e este último maior do que no membro sadio.

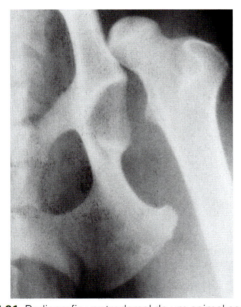

Figura 34.91 Radiografia ventrodorsal de um animal com luxação coxofemoral craniodorsal.

DIAGNÓSTICO DIFERENCIAL

Os diagnósticos diferenciais incluem subluxação ou luxação aguda da articulação coxofemoral secundária à displasia, fratura fisária da cabeça do fêmur, fratura do colo femoral e fratura do acetábulo.

MANEJO CLÍNICO

A luxação coxofemoral pode ser manejada por meio da manipulação fechada ou aberta para reinserir a cabeça do fêmur no acetábulo. A redução fechada deve ser tentada antes da aberta na maioria dos animais, exceto quando há evidência radiográfica de displasia coxofemoral ou fratura. O animal deve ser anestesiado para a redução fechada.

Redução Fechada de Luxação Coxofemoral

*P*osicione o paciente em decúbito lateral sob anestesia geral. Passe uma corda pela virilha do membro acometido, dê a volta no dorso e fixe-a na mesa cirúrgica para gerar resistência. Segure o membro com uma das mãos próximo à articulação do tarso e coloque a outra mão no trocanter maior para direcionar o fêmur proximal (Figura 34.92A). Rotacione o membro para fora e tracione em sentido distal para trazer a cabeça do fêmur sobre o acetábulo (Figura 34.92B). Quando a cabeça estiver lateral a este último, rotacione o membro para dentro para alojá-la dentro do acetábulo (Figura 34.92C). Aplique pressão medial sobre o trocanter maior enquanto flexiona e estende a articulação para auxiliar na remoção de *debris* do cálice acetabular. Essa manobra é crítica para conseguir a redução e deve ser mantida por 10 a 15 minutos. Posicione o membro em uma bandagem de Ehmer (Figura 34.93). Se o quadril estiver bem estável ou se a conformação do animal ou traumas múltiplos contraindicarem o uso da tala, pode ser mais adequado confinar o animal em gaiola. Limite o espaço do animal a uma gaiola e controle a atividade por guia até que a bandagem seja removida em 7 a 10 dias. Após esse período, mantenha a atividade controlada com guia por mais 2 semanas.

Bandagens de Ehmer

Bandagens de Ehmer impedem o suporte do peso sobre o membro pélvico (Figura 34.93). O emprego mais comum dessas talas é o suporte da redução fechada ou aberta de luxações coxofemorais. Aplique uma fina camada de algodão ao redor da região do metatarso e enrole atadura não aderente (p. ex., Kling®) várias vezes ao redor do acolchoamento. Flexione o joelho até o máximo e revolva a atadura ao redor da coxa, trazendo-a medialmente entre

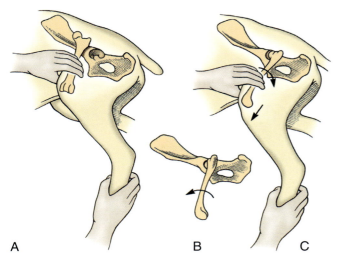

Figura 34.92 Redução fechada de uma luxação coxofemoral craniodorsal. (A) Segure o membro acometido próximo ao tarso com uma das mãos e ponha a outra mão sob o membro apoiada na parede do corpo para promover resistência. (B) Rotacione o membro para fora e tracione-o caudalmente para posicionar a cabeça do fêmur sobre o acetábulo. (C) Quando a cabeça estiver lateral a este último, rotacione o membro para dentro para assentá-la dentro do acetábulo.

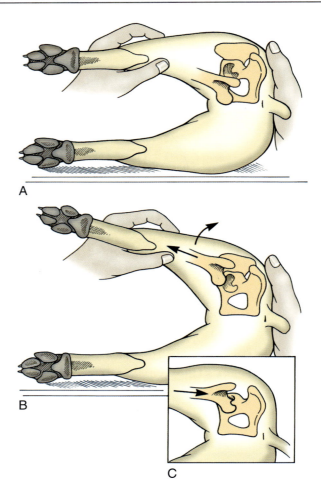

Figura 34.94 Redução fechada de luxação coxofemoral caudoventral. (A) Posicione o paciente em decúbito lateral com o membro perpendicular à coluna. Segure o membro próximo da articulação do tarso com uma das mãos e use a outra para estabilizar o corpo. (B) Aplique tração no membro enquanto o abduz para tracionar a cabeça além da borda medial do acetábulo. (C) Assim que a cabeça passar da borda do acetábulo, exerça pressão lateral medial na articulação do quadril para posicionar a cabeça femoral lateral ao acetábulo. Empurre proximalmente e deixe a cabeça cair novamente dentro do acetábulo.

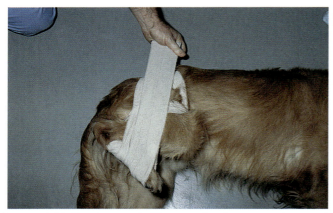

Figura 34.93 Bandagem de Ehmer aplicada ao membro pélvico para impedir adução e suporte de peso (p. ex., após luxação craniodorsal do quadril).

o tronco e o membro. Tracione firmemente a atadura sobre a parte frontal da coxa para manter a flexão. Em seguida, enrole-a sobre a superfície lateral da coxa e em sentido distal, medial ao tarso e sobre a área acolchoada do metatarso. Repita essa camada três ou quatro vezes. Finalize a bandagem aplicando fita elástica do mesmo modo. Bandagens de Ehmer não devem ser mantidas por mais do que 2 semanas. A imobilização prolongada em posição flexionada dificulta a reabilitação.

Redução Fechada de Luxação Caudoventral

Posicione o paciente em decúbito lateral com o membro perpendicular à coluna. Segure o membro próximo à articulação do tarso com uma das mãos e use a outra mão para estabilizar o tronco (Figura 34.94A). Aplique tração no membro enquanto abduz simultaneamente a perna para tracionar a cabeça do fêmur além do bordo medial do acetábulo (Figura 34.94B). Quando a cabeça passar do bordo acetabular, exerça pressão lateral para posicioná-la lateral a ele. Aplique tração proximal e permita que a cabeça recaia dentro do acetábulo (Figura 34.94C). Após a redução, coloque uma contenção ou trava no paciente para impedir a abdução do membro. Limite a atividade a passeios controlados com guia até a remoção da bandagem em 4 a 7 dias. A atividade limitada a passeios com guia deve permanecer por mais 2 semanas após remoção da contenção.

Travas dos Membros Pélvicos

As travas impedem abdução dos membros enquanto permitem suporte de peso e deambulação (Figura 34.95). Seu emprego mais comum é o suporte da redução fechada ou aberta de luxações ventrais do quadril. Travas de membros pélvicos podem ser aplicadas no nível do tarso ou do joelho.

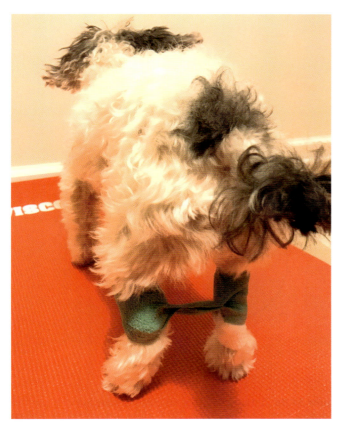

Figura 34.95 Travas aplicadas ao membro pélvico de um cão para impedir a abdução (p. ex., após luxação coxofemoral caudoventral).

TRATAMENTO CIRÚRGICO

A redução aberta é indicada em avulsões da fosseta do ligamento redondo ou quando a técnica fechada foi malsucedida em reduzir ou manter a redução do quadril. A articulação deve ser explorada a fim de avaliar lesões de tecido mole e a probabilidade de a redução ser mantida com procedimento reconstrutivo. Se a estabilidade articular for possível com procedimento reconstrutivo, diversas técnicas poderão ser escolhidas. Caso não haja chance de se manter a redução de longo prazo após procedimento de estabilização, será preciso considerar um procedimento alternativo, como a CCE (p. 1213) ou STQ.

Manejo Pré-cirúrgico
Esses animais devem ser cuidadosamente examinados para evidência de trauma concomitante. A cirurgia pode precisar ser protelada até que a condição do paciente esteja adequadamente estabilizada.

Anestesia
Consulte a Tabela 32.1 para considerações anestésicas de pacientes com doença ortopédica.

Anatomia Cirúrgica
A anatomia pertinente do quadril encontra-se descrita na p. 1217. Na luxação coxofemoral, a anatomia pode parecer anormal e de difícil identificação. Os músculos que circundam a articulação apresentam hematomas e edema. É útil reduzir a articulação antes de iniciar o procedimento cirúrgico a fim de restabelecer as relações normais dos tecidos. O bordo cranial do trocanter maior pode ser utilizado para ajudar na identificação do plano correto da dissecção cirúrgica. A proeminente inserção tendínea do músculo glúteo profundo também pode ser utilizada para orientação. Quando o quadril está luxado, a cabeça do fêmur geralmente fica abaixo do músculo glúteo profundo. O fêmur proximal geralmente se desloca em sentido craniodorsal, podendo obscurecer a visualização do acetábulo.

Posicionamento
O paciente deve ser posicionado em decúbito lateral com o membro acometido para cima. A suspensão do membro durante o preparo cirúrgico permite melhor manipulação durante a cirurgia.

TÉCNICA CIRÚRGICA

A estabilização cirúrgica da luxação coxofemoral pode ser obtida por meio de reconstrução capsular em caso de possibilidade de salvamento da cápsula, embora isso seja raro. Na maioria dos casos, a cápsula não pode ser fechada seguramente e é necessária estabilidade adicional. Outros procedimentos reconstrutivos devem ser realizados a fim de garantir a estabilidade da articulação por 3 a 4 semanas até que ocorra a cicatrização da cápsula.[51] Os procedimentos reconstrutivos incluem reconstrução capsular sintética (com sutura e parafusos ósseos ou pontos de ancoragem) e inserção de pino articulado.[52,53] A estabilidade adicional poderá ser obtida por meio da translocação do trocanter maior. Se o cão for ligeiramente displásico, a osteotomia da pelve poderá ser indicada para manter a redução do quadril (p. 1212). A osteotomia também poderá ser útil em animais não displásicos nos quais outros meios sejam insuficientes.

Exploração da Articulação Coxofemoral
Faça uma exposição craniolateral da articulação coxofemoral (Figura 34.92A e B). Rebata o músculo glúteo profundo e visualize a cabeça do fêmur craniodorsal à articulação. Observe e remova os resquícios do ligamento redondo e *debris* da cabeça femoral e do acetábulo; isso permite que a cabeça se aloje completamente dentro do acetábulo. Após redução, verifique a estabilidade por meio da visualização da quantidade de cobertura da cabeça do fêmur e da movimentação da articulação ao longo da amplitude completa de movimento. Prossiga com a técnica de estabilização escolhida (ver discussão adiante).

> **NOTA** A visualização do acetábulo é melhorada com a aplicação de um afastador de Hohmann dentro ou caudal ao acetábulo, utilizado para alavancar o fêmur caudalmente. Contudo, a tração excessiva pode causar neuropraxia isquiática.

Reconstrução Capsular
Em alguns casos, a cápsula articular pode estar intacta, exceto por uma pequena abertura através da qual a cabeça do fêmur foi luxada ou por uma área de afrouxamento e ruptura em seu sítio de inserção no colo femoral. Qualquer que seja o caso, se a cobertura da cabeça femoral pelo acetábulo estiver adequada e a articulação estiver estável ao longo da amplitude de movimento, a sutura primária da cápsula poderá ser empregada como único procedimento reconstrutivo. Suture a cápsula articular com fio monofilamentar não absorvível utilizando padrão isolado (Figura 34.96). Se a cápsula estiver rompida de seu local de inserção, perfure pequenos orifícios no colo femoral para passar o fio de sutura ou reconecte a cápsula com ancoragens ósseas.

> **NOTA** A reconstrução da cápsula articular como único método de estabilização requer que sua porção dorsal seja identificável e que a conformação da articulação coxofemoral esteja normal.

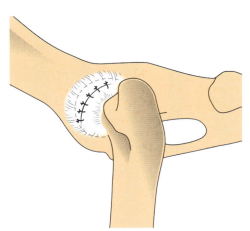

Figura 34.96 Estabilização da articulação coxofemoral por meio de capsulorrafia. Pontos isolados foram aplicados para promover aposição da cápsula articular.

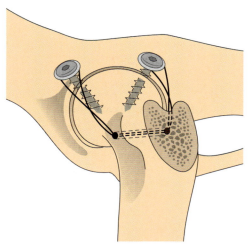

Figura 34.97 Estabilização da articulação coxofemoral por meio de cápsula protética. Note a posição estratégica das âncoras ósseas na porção dorsolateral do acetábulo. O material de sutura passa desde as âncoras, através de um túnel já perfurado no colo femoral dorsal, e é apertado. A presença de sutura nessa posição impede nova luxação craniodorsal. O mesmo procedimento pode ser realizado utilizando pontos de ancoragem.

Reconstrução Articular

Muitas vezes, ocorre lesão da cápsula articular em um grau que impossibilita a sutura primária. Nesses casos, pode-se utilizar uma cápsula protética ou pino articulado para manter a redução durante a cicatrização da cápsula fibrosa. A primeira é produzida a partir de material de sutura inserido no bordo craniodorsal do acetábulo e na fossa trocantérica (Figura 34.97). Insira dois parafusos com arruelas de metal achatadas ou âncoras ósseas no bordo dorsal do acetábulo. Insira uma âncora na posição de 10 horas do relógio e outra na posição de 1 hora (no membro esquerdo). Insira um terceiro parafuso e arruela ou âncora na fossa trocantérica (alternativamente, perfure um orifício através do colo femoral na fossa trocantérica para passar a sutura). Passe o fio ortopédico ou fio não absorvível de maior calibre em padrão de oito entre as âncoras do acetábulo e a fossa trocantérica. Aperte as suturas o suficiente para manter a redução, porém não tanto ao ponto de causar sua ruptura com a deambulação normal.

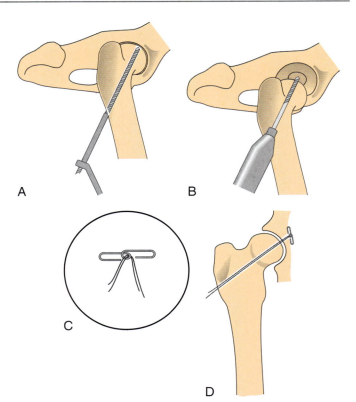

Figura 34.98 Estabilização da articulação coxofemoral por meio de sutura com pino articulado. (A) Perfure um orifício centralizado no colo femoral e (B) através da fossa acetabular. (C) Fixe múltiplos fios não absorvíveis em um pino articulado formado a partir de um fio de Kirschner. Passe o pino através do orifício na fossa acetabular e tracione para acomodá-lo. (D) Passe os fios através do orifício perfurado no colo do fêmur. Reduza o fêmur e fixe as suturas.

A técnica de pino articulado pode ser benéfica quando a cápsula estiver gravemente lesionada, em caso de luxação crônica ou em lesões múltiplas que requerem uso precoce de quadril reconstruído. O ligamento redondo sintético criado não durará tempo indefinido, porém, se bem aplicado, fornecerá estabilidade até que ocorra fibroplasia da cápsula. Iniciando no nível do terceiro trocanter, utilize um guia C centralizado no colo femoral para perfurar um orifício de 2,5 mm saindo pela fosseta do ligamento redondo (Figura 34.98A). Uma alternativa é a perfuração retrógrada a partir da fosseta até o aspecto lateral do fêmur, no nível do terceiro trocanter. Perfure um orifício de 3,5 mm através do aspecto dorsal da fossa acetabular (Figura 34.98B). Conecte múltiplos fios de sutura não absorvíveis grandes a uma haste articulada comercial ou pino articulado confeccionado a partir de um fio de Kirschner dobrado para formar um laço e duas asas (Figura 34.98C). Alternativamente, pode-se utilizar um sistema TR (Arthrex Vet Systems®) (Figura 34.99), incluindo pino articulado, fio ortopédico e botão cirúrgico. Passe a haste articulada através do orifício acetabular e rotacione-a aplicando tração no fio até que o pino esteja fixo na parede medial do acetábulo. Passe o fio através do túnel femoral, reduza o quadril e aperte os fios (Figura 34.98D). Fixe a sutura passando um par de fios através de um orifício perfurado através do córtex lateral do fêmur e apertando-o no par de sutura oposta. Outra maneira seria passar o fio através de um botão cirúrgico e amarrar a sutura. Aperte o suficiente para manter a redução do quadril sem que ocorra ruptura da sutura durante a deambulação normal.

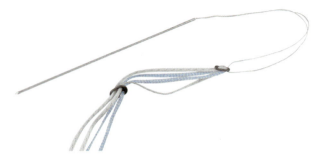

Figura 34.99 Sistema *tightrope* Arthrex® para uso com técnica de pino em cavilha. (Cortesia de Arthrex Vet Systems.)

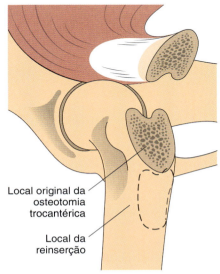

Figura 34.100 Estabilização da articulação coxofemoral por meio de transposição do trocanter maior. Prepare um novo local distal e ligeiramente caudal à posição anatômica normal. Estabilize o trocanter maior em sua posição com pinos pequenos e fio ortopédico (banda de tensão).

Translocação do Trocanter Maior

Se o quadril estiver instável e a musculatura glútea não estiver comprometida, pode-se realizar osteotomia trocantérica para translocar o trocanter maior distal e ligeiramente caudal a fim de conferir maior estabilidade ao reparo. Isso permite contração dos músculos glúteos para abduzir e rotacionar internamente a cabeça do fêmur. Faça a osteotomia trocantérica (Figura 33.80) e rebata os glúteos proximalmente. Após limpeza de *debris* e redução da articulação coxofemoral, posicione o membro em abdução. Utilize um osteótomo e martelo para criar uma superfície caudal e distal ao ponto onde normalmente se aloja o trocanter maior (Figura 34.100). Em seguida, reponha o trocanter em seu novo local de inserção e fixe com pino e banda de tensão.

MATERIAIS DE SUTURA E INSTRUMENTOS ESPECIAIS

Fios ortopédicos não absorvíveis nº 1 ou 2 são empregados na reconstrução da cápsula. A translocação do trocanter maior requer osteótomo, martelo, pinos e fio. Parafusos e arruelas de metal inoxidável ou âncoras ósseas são necessários para a reconstrução protética da cápsula articular. Hastes articuladas encontram-se disponíveis comercialmente ou podem ser confeccionadas como pinos a partir de fios de Kirchner pequenos; uma furadeira e guia de broca são necessárias para inserção do pino articulado e sutura.

CUIDADO E AVALIAÇÃO PÓS-CIRÚRGICOS

A bandagem de Ehmer pode ser aplicada para auxiliar na redução da articulação coxofemoral durante o período pós-operatório inicial. A bandagem deve ser removida 4 a 7 dias após a redução. Cães com quadris instáveis podem requerer confinamento em gaiola. Após remoção da bandagem, é benéfico ao paciente iniciar exercícios de reabilitação física muito controlados (Capítulo 11). A reavaliação deve ser realizada 3 dias após remoção da bandagem de Ehmer e antes de se retomar a atividade não supervisionada.

PROGNÓSTICO

A taxa de sucesso para a manutenção da redução e recuperação de função boa a excelente do membro com a redução fechada é de aproximadamente 50%. O prognóstico é ruim em pacientes com má conformação da articulação coxofemoral secundária à displasia ou trauma prévio. Estudos clínicos indicam que o sucesso da intervenção cirúrgica após falha da redução fechada não difere do sucesso em pacientes submetidos à redução cirúrgica como tratamento primário.[51-53] Portanto, é razoável tentar a redução fechada em pacientes com luxação coxofemoral. O sucesso da manutenção da redução com função boa a excelente do membro após essa técnica é de aproximadamente 85 a 90%.[51-53] Não parece haver relação entre os resultados e as técnicas de reconstrução escolhidas.

NECROSE ASSÉPTICA DA CABEÇA DO FÊMUR

DEFINIÇÃO

A **necrose asséptica da cabeça do fêmur** (NACF) é uma necrose não inflamatória asséptica da cabeça femoral que ocorre em pacientes jovens antes do fechamento da fise da cabeça femoral. Sinônimos incluem *OCD da cabeça do fêmur* e *doença de Legg-Perthes*.

CONSIDERAÇÕES GERAIS E FISIOPATOLOGIA CLINICAMENTE RELEVANTE

A NACF resulta em colapso da epífise femoral devido a uma interrupção do fluxo sanguíneo. A razão da perda do aporte sanguíneo é desconhecida, porém muitas teorias já foram propostas, incluindo influência hormonal, fatores hereditários, conformação anatômica, pressão intracapsular e infarto da cabeça femoral. O aporte vascular da cabeça do fêmur de animais jovens com fises proximais abertas deriva exclusivamente dos vasos epifisários. Vasos metafisários não cruzam a fise para contribuir com essa vascularização. Os vasos epifisários assumem curso extraósseo ao longo da superfície do colo femoral, cruzam a placa de crescimento e penetram no osso para suprir a epífise femoral. A sinovite ou a manutenção de posição anormal do membro podem aumentar a pressão intra-articular ao ponto de causar colapso das veias frágeis e inibir o fluxo sanguíneo. Um gene autossômico recessivo foi proposto como causa genética do desenvolvimento de necrose asséptica da cabeça do fêmur. Após morte celular, iniciam-se processos de reparação. A matriz óssea enfraquece mecanicamente durante a revascularização, de forma que forças de suporte de peso fisiológicas podem causar colapso e fragmentação da epífise femoral. Com isso, a incongruência entre epífise femoral e acetábulo resultam em

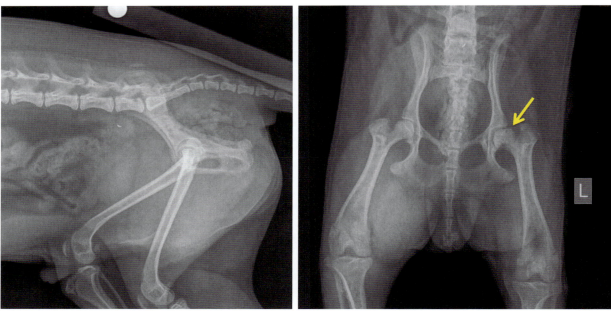

Figura 34.101 Radiografia de um cão jovem com doença de Legg-Perthes. A cabeça do fêmur parece desgastada e deformada (*seta*).

DAD. A fragmentação (fraturas) da epífise e a osteoartrite resultam em dor e claudicação.

> **NOTA** Tendo em vista que a condição já foi associada a um gene autossômico recessivo, certifique-se de instruir os tutores a castrar os animais acometidos.

DIAGNÓSTICO

Apresentação Clínica

Sinais Clínicos
A NACF é diagnosticada em cães jovens de raça pequena (i.e., <10 kg). O pico de incidência dos sinais clínicos ocorre aos 6 a 7 meses com variação de 3 a 13 meses. Machos e fêmeas são igualmente suscetíveis. A condição ocorre de forma bilateral em 10% a 20% dos animais acometidos.

Histórico
Os animais acometidos geralmente são trazidos para avaliação devido a uma claudicação de início lento e com suporte de peso que piora ao longo de um período de 6 a 8 semanas. A claudicação pode progredir até o não suporte de peso. Alguns clientes relatam início agudo da claudicação clínica. Nesses casos, o colapso repentino da epífise pode causar exacerbação aguda de uma claudicação já presente, porém imperceptível. Outros sinais clínicos incluem irritabilidade, hiporexia e mutilação da pele sobre o quadril acometido.

Achados de Exame Físico
A manipulação da articulação coxofemoral sempre resulta em dor nos animais acometidos. Pode ocorrer limitação da amplitude de movimento, atrofia muscular e crepitação na doença avançada.

Diagnóstico por Imagem
As radiografias demonstram deformidade da cabeça femoral, encurtamento e/ou lise do colo femoral e focos de opacidade óssea diminuída dentro da epífise femoral (Figura 34.101). A projeção com flexão do quadril ("perna de rã") é geralmente útil na detecção do formato anormal da cabeça femoral acometida (Figura 34.101). A TC pode ser necessária para identificar lise ou cavitação na cabeça afetada cujo formato está relativamente normal.

Achados Laboratoriais
Não são observadas anormalidades laboratoriais consistentes.

DIAGNÓSTICO DIFERENCIAL

Os diagnósticos diferenciais incluem trauma fisário e luxação da patela medial. Cães pequenos podem apresentar luxação medial bilateral de patela concomitante (p. 1254), sendo necessário exame da articulação do joelho durante o atendimento a fim de diagnosticar essa condição.

MANEJO CLÍNICO

Visto que a condição normalmente não é dolorosa na maioria dos cães em estágio inicial da doença, o diagnóstico geralmente é realizado após o colapso e a fragmentação resultarem em incongruência articular e DAD. O tratamento conservador com medicação anti-inflamatória e exercícios controlados com guia ou sem suporte de peso, como nado, pode promover alívio da dor em uma pequena parte dos cães, porém a maioria requer intervenção cirúrgica para aliviar a claudicação. Em casos raros, o diagnóstico é realizado antes do colapso da cabeça femoral e os pacientes são tratados com limitação do suporte do peso no membro durante o período de revascularização, a fim de prevenir esse colapso.

TRATAMENTO CIRÚRGICO

As opções de manejo da NACF incluem colocefalectomia e STQ. A STQ miniatura tem sido associada a alta taxa de sucesso em cães de raça pequena.[54]

Manejo Pré-cirúrgico
A atividade deve ser limitada até a realização do tratamento cirúrgico definitivo. Fármacos anti-inflamatórios podem ser administrados para alívio da dor.

Anestesia
Recomendações de manejo anestésico de animais com doença ortopédica encontram-se fornecidas nas Tabelas 32.1 e 32.2.

Anatomia cirúrgica
Em animais com NACF, a cápsula articular apresenta-se espessada e mais vascularizada do que o normal. A cabeça e o colo femoral geralmente apresentam formato irregular. O osso pode estar amolecido e friável durante a excisão, necessitando de uma goiva para remoção de fragmentos menores.

Posicionamento
O paciente deve ser posicionado em decúbito lateral com o membro acometido para cima. A suspensão do membro durante o preparo cirúrgico permite melhor manipulação durante a cirurgia. O preparo deve estender-se desde a linha média dorsal até o terço médio da tíbia.

TÉCNICA CIRÚRGICA
O tratamento de escolha é a colocefalectomia. Consulte a p. 1213 para a descrição da técnica.

MATERIAIS DE SUTURA E INSTRUMENTOS ESPECIAIS
Os instrumentos necessários para remover a cabeça e o colo femoral de cães pequenos incluem osteótomo e martelo, curetas ósseas e goivas.

CUIDADO E AVALIAÇÃO PÓS-CIRÚRGICOS
O animal deve ser encorajado a utilizar o membro imediatamente após a cirurgia. Isso deve incluir exercícios de reabilitação imediatos, conforme descritos na Tabela 34.9. Fármacos AINE devem ser administrados para diminuir a dor e encorajar a função precoce. Devem-se realizar flexão e extensão da articulação coxofemoral duas vezes por dia assim que o animal tolerar a manipulação. A fisioterapia deve iniciar-se com movimentos pequenos e aumento gradual da amplitude de movimento ao longo de 5 a 10 minutos.

PROGNÓSTICO
O prognóstico para o uso normal do membro é bom após a colocefalectomia devido ao pequeno porte dos cães acometidos. Entretanto, os tutores devem ser alertados de que pode ocorrer claudicação leve e intermitente durante climas úmidos ou após exercício intenso ou período de inatividade. Resultados ruins ocorrem em alguns casos e foram associados ao não suporte de peso antes da cirurgia, atrofia muscular severa pré-operatória e técnica cirúrgica incorreta.

JOELHO

RUPTURA DO LIGAMENTO CRUZADO CRANIAL (DOENÇA DO CRUZADO)

DEFINIÇÕES
Lesões do LCC consistem em rupturas completas ou parciais, ou avulsões da origem de inserção do ligamento. **Gaveta cranial** é o termo utilizado para descrever o movimento craniocaudal excessivo da tíbia em relação ao fêmur como resultado de lesão do ligamento cruzado cranial. A **compressão cranial da tíbia** (CCT) define-se como movimento cranial da tuberosidade tibial no joelho com ausência de ligamento cruzado cranial durante a flexão do tarso e contração do músculo gastrocnêmio. A **translação** é definida como movimento de osso paralelo a um eixo ou plano. **Desvio axial** é o movimento cranial da tíbia combinado à sua rotação interna. O **ângulo do platô tibial** (APT) é o ângulo formado entre uma linha perpendicular ao eixo longo da tíbia e uma paralela ao platô tibial. **Reforço medial** é o espessamento palpável do aspecto medial do joelho. **Imbricação** constitui em apertar uma estrutura. **Isometria** é a manutenção de igual distância ou tensão ao longo da amplitude de movimento.

CONSIDERAÇÕES GERAIS E FISIOPATOLOGIA CLINICAMENTE RELEVANTE

O LCC funciona primariamente como limitador da translação cranial da tíbia em relação ao fêmur (Figura 34.102). O ligamento pode ser dividido nas bandas craniomedial e caudolateral, que possuem diferentes pontos de inserção no platô tibial. A banda craniomedial é tensionada durante todas as fases da flexão e extensão; a banda caudolateral tensiona-se durante a extensão e relaxa na flexão. O LCC também limita a rotação interna da tíbia. Conforme o joelho é flexionado, os ligamentos cruzados cranial e caudal são torcidos um sobre o outro, limitando o grau de rotação interna da tíbia em relação do fêmur. A interação entre os ligamentos durante a flexão também fornece grau limitado de suporte varo-valgo ao joelho flexionado.

Mecanorreceptores e terminações nervosas aferentes foram identificados nas camadas interfibrosas do LCC. A inervação do ligamento serve como mecanismo de *feedback* proprioceptivo para prevenir a flexão ou extensão excessiva do joelho. Essa ação protetora é obtida por meio da estimulação ou relaxamento de grupos musculares que fornecem suporte à articulação.

NOTA A banda craniomedial do ligamento cruzado cranial é o suporte primário contra o movimento de gaveta craniocaudal.

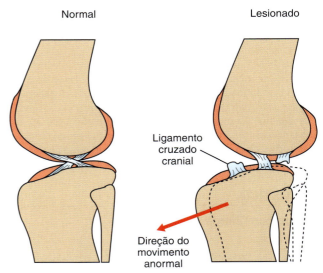

Figura 34.102 O ligamento cruzado cranial impede a translação cranial da tíbia.

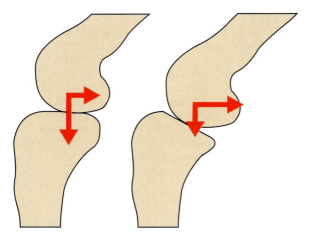

Figura 34.103 O maior ângulo do platô tibial resulta em maior força cranial sobre a tíbia durante o suporte do peso.

A falência do LCC pode ocorrer devido a causas degenerativas e traumáticas. As categorias se inter-relacionam porque ligamentos enfraquecidos pela degeneração são mais suscetíveis a trauma. A alta incidência de falência do LCC em cães sugere que haja uma causa subjacente de degeneração prematura do ligamento na maioria dos casos.[55,56] A degeneração é associada à idade (especialmente em raças grandes), anormalidades conformacionais (membros pélvicos retilíneos) e artropatias imunomediadas. Também já foi associada a aumento do APT, embora nem todos os estudos tenham identificado essa correlação.[55-57] O aumento do APT foi teorizado como depósito de cargas excessivas crônicas sobre o LCC, levando a uma eventual falência mecânica (Figura 34.103). Em felinos, o peso corporal excessivo pode aumentar significativamente o risco de ruptura do LCC.

O mecanismo da lesão traumática do LCC é primariamente um reflexo de sua função de contenção do movimento articular. A lesão aguda é mais comumente associada à hiperextensão e rotação interna do membro, que ocorre quando o cão se prende em um buraco ou cerca. O salto também pode causar ruptura do ligamento quando a força de CCT excede o limiar de força do ligamento. No caso da degeneração, até atividades normais repetitivas podem causar ruptura progressiva do ligamento.[57] Em muitos casos, a condição patológica subjacente está presente em ambos os joelhos e uma grande parte dos cães apresenta ruptura bilateral ou ruptura do ligamento contralateral 1 a 2 anos após o primeiro. A ruptura parcial do LCC resulta em claudicação com mínima instabilidade detectável em joelho e sinais radiográficos progressivos de osteoartrite. Geralmente ocorre ruptura total ao longo do tempo.

A lesão do LCC com instabilidade do joelho é parte de uma cascata de eventos que incluem osteoartrite progressiva e lesão do menisco medial. A instabilidade do joelho resulta em sinovite, degeneração da cartilagem articular, desenvolvimento de osteófitos periarticulares e fibrose capsular. O menisco medial imóvel torna-se sujeito à lesão em articulações instáveis (p. 1243). A osteoartrite progressiva ocorre após a ruptura do LCC independentemente do método de tratamento empregado.

DIAGNÓSTICO

Apresentação Clínica

Sinais Clínicos

Cães de qualquer sexo, idade e raça podem ser acometidos. Contudo, a maioria dos animais trazidos para tratamento de lesão do LCC é jovem, ativa e de raça grande. A condição é incomum em felinos.

Histórico

Traumas agudos, crônicos e rupturas parciais constituem as três apresentações clínicas associadas à lesão do LCC. Os pacientes com ruptura aguda demonstram início agudo da claudicação sem suporte de peso ou com suporte parcial. A claudicação em geral diminui dentro de 3 a 6 semanas após o trauma na ausência de tratamento, particularmente em pacientes com peso inferior a 10 kg. A exceção compreende os cães com lesão de menisco associada. Estes normalmente mantêm claudicação com mínimo ou nenhum suporte de peso até a realização da intervenção cirúrgica.

Pacientes com lesão crônica apresentam claudicação prolongada com suporte de peso. Pode ou não haver história de claudicação sem suporte de peso aguda seguida de melhora gradual até suporte moderado de peso. Os animais também podem possuir história de dificuldade em levantar e sentar. O tutor relata que o cão senta com o membro acometido para fora do corpo. A claudicação tipicamente piora após exercício ou sono. Claudicações crônicas estão associadas a desenvolvimento de DAD.

Rupturas parciais do LCC são de difícil diagnóstico nos estágios iniciais da lesão. No início, os animais acometidos claudicam ligeiramente com suporte de peso após exercício; a claudicação se resolve com o repouso. Esse estágio da doença pode perdurar por meses. Conforme persiste a ruptura do ligamento e o joelho se torna cada vez mais instável, as alterações degenerativas pioram e a claudicação torna-se mais pronunciada, não mais se resolvendo com o repouso.

Cães de qualquer idade podem apresentar ruptura de LCC bilateral subaguda ou crônica. Esses animais podem apresentar doença neurológica presumida porque são incapazes de ou resistem a suportar peso em qualquer um dos membros pélvicos. O tutor também pode relatar que o animal apresenta incapacidade de sentar-se normalmente, porém senta em superfícies elevadas, como bancos ou degraus.

Achados de Exame Físico

Animais com ruptura completa aguda geralmente se apresentam apreensivos durante o exame da articulação do joelho. Pode ser difícil evidenciar a instabilidade porque a apreensão do paciente resulta em contratura muscular. A efusão articular pode ser palpada adjacente ao tendão patelar. O teste de compressão tibial positivo pode apresentar resposta mais fácil do que o teste de gaveta.

Pacientes com ruptura crônica podem apresentar atrofia da musculatura da coxa (comparada com o membro sadio) e crepitação evidente à flexão e extensão do joelho. Quando se estende a articulação a partir de uma posição flexionada, é possível perceber um clique ou *pop*; isso é comumente associado à ruptura de menisco. Contudo, a ausência de ruído articular não descarta a possibilidade da lesão de menisco. O aumento de volume na superfície articular medial (reforço medial) muitas vezes pode ser palpado e ocorre em função da formação de osteófito ao longo das cristas trocleares, bem como de tecido fibroso ao longo do côndilo medial e tíbia proximal. A instabilidade craniocaudal pode ser difícil de perceber ao exame físico, particularmente em pacientes grandes ou muito apreensivos com ruptura crônica, devido à proliferação da cápsula articular fibrosa.

Nas rupturas parciais, a instabilidade inicial é de difícil detecção porque uma porção do ligamento se encontra intacta e inibe o movimento craniocaudal. A ruptura da banda caudolateral isolada não produz instabilidade, visto que a banda craniomedial intacta é tensionada na flexão e na extensão. Quando ocorre lesão isolada da banda craniomedial (mantendo intacta a caudolateral), a articulação permanece estável na extensão devido à tensão da banda caudolateral, mas passa a ser instável durante a flexão porque ela normalmente fica afrouxada nesse movimento. Inicialmente, não

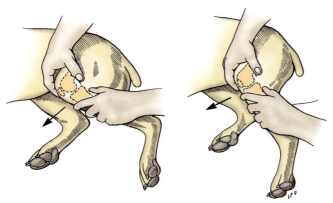
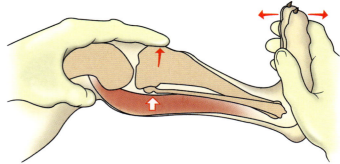

Figura 34.104 Para examinar lesão de ligamento cruzado, coloque o polegar de uma das mãos sobre a fabela lateral e o indicador sobre a patela. Estabilize o fêmur com essa mão. Posicione o polegar da mão oposta caudal à cabeça da fíbula com o indicador sobre a tuberosidade da tíbia. Com o joelho primeiramente flexionado e depois estendido, tente mover a tíbia cranial e distalmente ao fêmur.

Figura 34.105 Para realizar o teste de compressão tibial, segure o quadríceps distal com uma das mãos a partir da superfície cranial de forma que o indicador possa ser estendido até a patela e sua ponta toque a crista da tíbia. Use a mão oposta para segurar a pata na região do metatarso desde a superfície plantar. Com o membro em extensão moderada, flexione o jarrete com a mão de baixo e impeça a flexão do joelho com a mão de cima. Palpe se há movimento cranial da tíbia, o que seria indicativo de lesão do ligamento cruzado.

estão presentes dor, efusão sinovial e crepitação, mas os sinais de instabilidade e DAD eventualmente se tornam evidentes. É comum observar dor à hiperextensão da articulação em cães com ruptura parcial.

> **NOTA** Sempre compare o membro suspeito de lesão com o membro oposto quando a instabilidade e edema do joelho forem questionáveis.

O movimento de gaveta cranial diagnostica a lesão do ligamento cruzado. O **teste de gaveta cranial** é realizado com o paciente em decúbito lateral. A falta de relaxamento adequado é causa comum de falha na tentativa de evidenciar o movimento. Portanto, caso haja suspeita de lesão de ligamento cruzado diante de uma claudicação, faz-se necessária a anestesia geral ou sedação profunda a fim de eliminar a influência da tensão muscular sobre o exame (p. 961). Com o animal em decúbito lateral, o examinador posiciona-se caudal ao paciente e apoia o polegar e indicador de uma mão no fêmur (Figura 34.104). O polegar deve estar diretamente atrás da fabela e o indicador, sobre a patela. Os demais dedos envolvem a coxa. A outra mão é posicionada sobre a tíbia com o polegar diretamente atrás da cabeça da fíbula e o indicador sobre a crista da tíbia. Os três demais dedos envolvem a diáfise da tíbia. Uma mão deve estabilizar o fêmur enquanto a outra move a tíbia para a frente e para trás em direção paralela ao plano transverso do platô tibial. A pressão necessária para mover a tíbia nessa direção deve ser aplicada pelo polegar situado atrás da cabeça da fíbula.

A tíbia deve ser mantida em posição neutra, conforme determinada pela posição dos dedos na patela e tuberosidade da tíbia, sem que se permita sua rotação interna. Se isso ocorrer, a rotação dará falsa impressão de movimento de gaveta cranial. O examinador deve testar sinais de instabilidade da articulação em extensão, no ângulo normal de estação e em 90 graus de flexão. Se o grau de movimento estiver questionável, é útil comparar um membro com o outro. O resultado positivo no teste consiste no movimento craniocaudal além dos 0 a 2 mm encontrados no joelho normal. Em pacientes mais jovens, a translação craniocaudal pode chegar até 4 a 5 mm, sendo a ruptura confirmada pela ausência de parada repentina na extensão cranial do movimento. Como a maioria das rupturas isoladas de ligamento cruzado envolve o LCC, a instabilidade craniocaudal normalmente é associada a lesão desse ligamento. Na ruptura parcial, o sinal de gaveta cranial pode revelar instabilidade de 2 a 3 mm se o teste for realizado com o joelho flexionado e ausência de instabilidade com o joelho em extensão. Rupturas parciais discretas não resultam em sinal de gaveta cranial em nenhuma posição. Ao final do teste, o joelho deve ser flexionado e estendido ao longo da amplitude de movimento normal. A estabilidade colateral deve ser examinada com a perna em extensão.

> **NOTA** Cães jovens possuem maior flexibilidade da articulação (4-5 mm), mas mantêm um ponto final distinto quando a tíbia é movida cranialmente.

O **teste de compressão cranial da tíbia (teste de CCT)** é realizado com o paciente em estação ou decúbito lateral. O examinador posiciona-se caudal ao paciente e segura o quadríceps com uma mão a partir da superfície cranial, de forma que o indicador possa se estender para baixo sobre a patela e a extremidade do dedo alcance a crista da tíbia (Figura 34.105). A outra mão segura a pata na região do metatarso a partir da superfície plantar. O membro é posicionado em extensão moderada e, conforme a mão de baixo flexiona o jarrete, a mão de cima impede a flexão do joelho. O indicador da mão de cima é utilizado para sentir o movimento cranial da crista da tíbia enquanto o jarrete é flexionado. No joelho normal, a mão de cima perceberá uma pressão da patela sobre o indicador. Na ruptura do LCC, a crista da tíbia avançará para a frente com a extensão do jarrete (CCT). A técnica deve ser repetida com diferentes graus de flexão do joelho para avaliar rupturas parciais do LCC.

Diagnóstico por Imagem

Nas rupturas agudas, as radiografias são úteis para descartar outras causas de claudicação na altura do joelho. Os achados radiográficos de pacientes com ruptura crônica de ligamentos incluem compressão do coxim gorduroso no aspecto cranial da articulação e extensão da cápsula articular caudal, causada por efusão articular e formação de

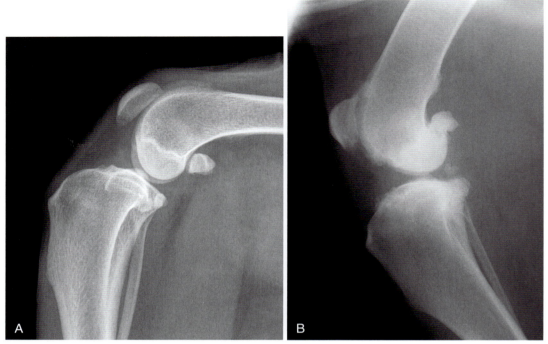

Figura 34.106 Radiografia lateral de um cão com ruptura do ligamento cruzado. (A) Note a perda de definição do coxim e a distensão da cápsula articular caudal. (B) Note a perda de definição do coxim e a distensão da cápsula articular com formação de osteófito ao longo da crista troclear, bem como esclerose óssea subcondral ao longo do platô da tíbia.

osteófito ao longo da crista troclear, superfície caudal do platô tibial e polo distal da patela (Figura 34.106).[55] O espessamento da cápsula articular fibrosa medial e a esclerose subcondral também se tornam evidentes. As alterações radiográficas de pacientes com ruptura de LCC são inespecíficas e podem ser observadas em outras doenças do joelho, incluindo infecção, neoplasia de tecido mole e artrite imunomediada. A avulsão da inserção do LCC pode se apresentar mais específica, visto que um fragmento ósseo pode ser visualizado adjacente a esse local.

O exame de RM tem sido utilizado para avaliar o ligamento cruzado de cães. Contudo, o custo e necessidade de anestesia geral limitam o emprego da técnica no diagnóstico de lesões do ligamento cruzado nessa espécie.

Artroscopia

Uma grande parte da superfície do ligamento cruzado pode ser examinada por meio de artroscopia em rupturas grosseiras, fibrilação ou descoloração associada a lesão. Os meniscos e a cartilagem também podem ser inspecionados. A artroscopia demonstrou diminuição da morbidade de curto prazo para cães que necessitam de estabilização de lesões do LCC.

Indicações. Procedimentos diagnósticos e terapêuticos da articulação do joelho são realizados por meio de artroscopia. A artroscopia diagnóstica é mais comumente empregada para confirmar a presença de rupturas parciais do ligamento cruzado cranial e para avaliar o grau de osteoartrite; já a artroscopia terapêutica é mais comumente aplicada para a remoção de resquícios do LCC, reconstrução assistida do ligamento, tratamento de lesões do menisco, de OCD do joelho e tratamento tópico de osteoartrite (artroplastia por abrasão e microfratura).

Instrumentação. O artroscópio de 2,7 mm é o mais comumente utilizado na articulação do joelho. Em cães maiores, é possível utilizar o tamanho 4 mm, porém quanto maior o artroscópio, mais difícil introduzir outros instrumentos na articulação. A lâmina elétrica é útil para criar uma janela de visualização por meio da remoção de um coxim gorduroso. Uma lâmina de raio completo de 3,5 a 4 mm é a mais utilizada. Instrumentos manuais úteis para a articulação do joelho incluem sondas, pinças retas e pinças dente de rato. Já se encontra disponível instrumentação destinada para a artroscopia de cães. São preferíveis aos instrumentos pequenos de humanos porque mesmo estes são grandes para cães. Tenha cuidado com o instrumental, pois quanto menor o instrumento, mais delicado e mais facilmente danificado.

Locais das portas e técnica. Duas técnicas encontram-se disponíveis para a artroscopia do joelho. Técnica 1: infunda a articulação com solução fisiológica ou de Ringer lactato utilizando uma seringa e uma agulha de calibre 20 de 40 mm. Localize a porta artroscópica lateral ao tendão patelar, aproximadamente a um terço da distância entre o polo distal da patela e o platô tibial. Incise através da pele até a articulação utilizando uma lâmina 15. Insira a cânula do artroscópio com um obturador rombo até o compartimento medial da articulação. Remova o obturador e insira o artroscópio.

Técnica 2: localize a porta artroscópica lateral ao tendão patelar, aproximadamente no ponto médio entre a tuberosidade da tíbia e o polo distal da patela, incisando a pele completamente até a articulação com uma lâmina 15. Passe o obturador da cânula de egresso na porta artroscópica e sob a patela de forma que tensione a pele medial e proximal a esta. Incise sobre o obturador e avance-o

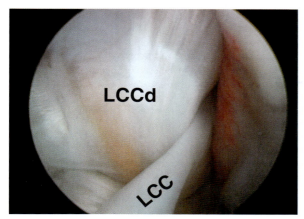

Figura 34.107 Vista cranial da incisura intercondilar. O ligamento cruzado caudal (*LCCd*) está intacto. Uma pequena banda medial cranial é tudo o que resta do ligamento cruzado cranial (*LCC*).

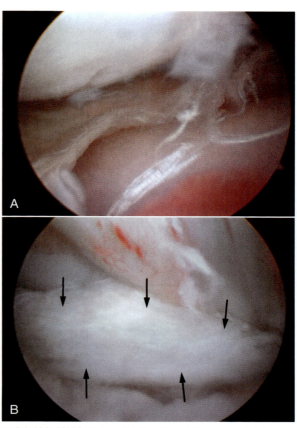

Figura 34.108 (A) Vista cranial de um menisco medial desgastado associado à ruptura do ligamento cruzado cranial. (B) Visualização de ruptura em alça de balde do menisco medial. O menisco rompido está dobrado cranialmente (*setas*).

através da pele. Passe a cânula de egresso sobre o obturador e mova sua extremidade para a bolsa articular medial estendendo o joelho e alavancando a cânula por sobre a crista troclear medial. Uma vez estabelecida a porta de egresso, insira o artroscópio em sua porta. Faça a porta instrumental no mesmo nível proximodistal, porém medial ao tendão patelar. Examine sistematicamente o compartimento suprapatelar e as cristas trocleares. Conforme a articulação é flexionada, posicione o artroscópio lateral à incisura intercondilar. O exame mais detalhado da articulação pode ser limitado pela presença de um coxim gorduroso, que geralmente se torna inflamado e obscurece a visualização dos ligamentos cruzados e meniscos. Uma porta artroscópica mais alta diminui a obstrução por esse coxim. Faça uma janela de visualização através do coxim de forma que possa examinar minuciosamente os ligamentos e meniscos. Utilize uma lâmina motorizada para remover o coxim inflamado. Posicione o artroscópio de forma a visualizar a incisura intercondilar e o topo do coxim gorduroso. Estabeleça uma porta instrumental conforme descrito previamente e insira a lâmina do shaver. Visualize a lâmina e posicione a janela da mesma longe da lente do artroscópio. Remova o tecido por meio de sucção e dissecção com a lâmina. Visualize os ligamentos cruzados (em geral resquícios do LCC) conforme a janela é estabelecida com a remoção do coxim gorduroso (Figura 34.107). Após estabelecimento da janela de visualização, examine os ligamentos cruzados e meniscos. Remova os resquícios do LCC rompido utilizando a lâmina ou uma cureta manual. Examine os meniscos lateral e medial em busca de porções friáveis ou rupturas. O menisco medial é o mais comumente lesionado (ruptura em alça de balde, rupturas radiais ou desgastes). Para visualizar o compartimento posteromedial (menisco medial), aplique um afastador de Hohmann ou articular através da porta instrumental ou uma porta separada sobre a porta instrumental ou a artroscópica. Passe a extremidade do afastador caudal ao platô tibial e alavanque a tíbia cranialmente para abrir a articulação. Outra alternativa é aplicar estresse valgo para abrir o compartimento medial da articulação. Examine o menisco para desgastes (Figura 34.108A) ou rupturas completas (Figura 34.108B). Utilize instrumentos manuais pequenos como pinças ou sondas para segurar a secção lacerada do menisco e, em seguida, remova o tecido lesionado com uma pinça dente de rato. Após inspeção e remoção das lacerações do menisco, estabilize a articulação com deficiência de LCC.

Achados Laboratoriais

Se a palpação articular e as radiografias forem inconclusivas, a artrocentese e posterior exame do líquido sinovial são úteis. Em casos de ruptura parcial do ligamento, a artrocentese é particularmente útil na identificação de envolvimento do joelho como causa da claudicação. Quantidades aumentadas de líquido articular e aumentos de duas a três vezes na celularidade (6.000-9.000 leucócitos/µL; primariamente células mononucleares) indicam DAD secundária (p. 1135).

DIAGNÓSTICO DIFERENCIAL

Os diagnósticos diferenciais incluem neoplasia articular, artrite imunomediada, artrite séptica, distensões articulares ou musculares leves, luxação de patela, lesão primária de menisco, avulsão do tendão extensor digital longo (EDL) e artrite primária ou secundária.

MANEJO CLÍNICO

O tratamento conservador em geral é malsucedido em cães.[58,59] A claudicação normalmente melhora com o tempo, mas o animal não recupera a atividade que tinha antes da lesão sem evidência de claudicação reincidente. A estabilização cirúrgica é recomendada em pacientes de qualquer tamanho para garantir a função ideal. A claudicação geralmente diminui em 6 semanas em pacientes menores tratados de forma conservadora (i.e., repouso e anti-inflamatórios). Esses pacientes parecem apresentar função normal no membro acometido. Todavia, a instabilidade persiste e muitas vezes há desenvolvimento de DAD secundária. Apesar de o animal parecer funcionar adequadamente após a lesão inicial, seu peso meramente foi desviado para o membro sadio. O estresse anormal, junto com o aumento da fraqueza mecânica do ligamento cruzado associada ao envelhecimento, pode causar ruptura do ligamento cruzado da articulação oposta dentro de 12 a 18 meses. Como esses pacientes deixam de andar, são muitas vezes diagnosticados erroneamente com problema neurológico. O histórico e o exame físico precisos devem alertar o clínico sobre o fato de que o problema é uma lesão bilateral do ligamento cruzado, não uma doença neurológica. O tratamento de pacientes com ruptura bilateral é mais malsucedido do que de animais com lesão de apenas uma articulação.

> **NOTA** A lesão do ligamento cruzado contralateral ocorre em 40% dos pacientes. O percentual aumenta (60%) quando as alterações radiográficas estão visíveis na articulação não lesionada.

TRATAMENTO CIRÚRGICO

A terapia cirúrgica divide-se nas técnicas de reconstrução intra e extracapsular, osteotomia corretiva ou reparo primário com alongamento (Tabela 34.10). O método cirúrgico selecionado depende da preferência do cirurgião, do tamanho e da função do paciente e do custo do procedimento, visto que grande parte dos estudos retrospectivos demonstrou sucesso próximo de 90% com qualquer técnica empregada.[60,61]

Procedimentos intra e extracapsulares têm-se focado na criação de novas contenções passivas para a articulação do joelho (LCC, fibrose da cápsula articular). A **reconstrução intracapsular** consiste em passar tecido autógeno através da articulação utilizado o método *over-the-top* ou orifícios pré-perfurados no fêmur, tíbia ou ambos. Utiliza-se mais comumente a fáscia lata autógena. Materiais sintéticos são raramente utilizados devido à eventual distensão ou ruptura e ao risco de reação inflamatória ou infecção. Aloenxertos com ou sem plugues ósseos encontram-se disponíveis, mas não estão amplamente difundidos para uso na reconstrução de ligamento cruzado. Uma vantagem das técnicas intracapsulares é que mimetizam mais precisamente a posição original e biologia do LCC original.[62] As desvantagens dessas técnicas são suas invasividade e tendência do enxerto de se distender ou falhar.

TABELA 34.10 Categorização dos Reparos de Ligamento Cruzado

Reparo Primário com Expansão	Reparo de Avulsão da Inserção
Intracapsular	Abaixo e acima da faixa fascial Túnel ósseo na faixa fascial Aloenxerto Enxerto sintético
Extracapsular	Sutura lateral da fabela Ancoragem óssea Transposição da cabeça da fíbula *Tightrope* Imbricação fascial
Osteotomia	Osteotomia de nivelamento do platô tibial Osteotomia em cunha da tíbia Avanço da tuberosidade da tíbia

A **reconstrução extracapsular** envolve a aplicação de pontos de sutura fora da articulação. A reconstrução extracapsular com fio de sutura muitas vezes é erroneamente chamada de imbricação. Diversos padrões e combinações de suturas de origem e inserção já foram descritos. A localização da origem e inserção da sutura extracapsular pode causar importantes efeitos sobre a isometria da articulação, afetando a quantidade de movimento de gaveta ao longo da amplitude de movimento normal do joelho.[63] Suturas extracapsulares também podem ser fixadas a partir de âncoras ósseas ou túneis ósseos.[64] Os materiais utilizados nas suturas extracapsulares incluem o náilon monofilamentar ou linha de pesca, fio ortopédico manufaturado ou trançado. Os pontos podem ser amarrados ou conectados com uma prega. Pontos preguados alteram as propriedades biomecânicas da laçada.

As verdadeiras **técnicas de imbricação** também já foram descritas para a ruptura de LCC, geralmente em conjunto com uma das demais técnicas. A imbricação com essa finalidade é realizada por fixação da fáscia lata por meio de técnica de avanço utilizando padrão de sutura com sobreposição das bordas ou excisão parcial e fechamento. Essas técnicas são geralmente realizadas como parte do fechamento de rotina da fáscia lata.

A **osteotomia de nivelamento do platô tibial** (TPLO; do inglês, *tibial plateau leveling osteotomy*) altera a mecânica do joelho para obter estabilização por meio da constrição ativa da articulação.[59,65] O joelho normalmente é estabilizado por mecanismos passivos (ligamentos, meniscos, cápsula articular) e ativos (músculos e tendões). O LCC funciona como contenção passiva contra a translação cranial e rotação interna da tíbia. As forças normais do solo e as forças musculares geram cargas compressivas sobre a superfície articular da tíbia durante o suporte do peso. Como resultado da inclinação caudal do platô tibial, durante a sobrecarga da tíbia, uma força de cisalhamento é gerada e induz translação anormal da tíbia nas articulações deficientes no LCC. Esse componente de cisalhamento é conhecido como CCT e é contido de forma passiva pelo LCC (Figura 34.103). A CCT também é proporcional à inclinação do platô tibial. Se a inclinação diminuir, também diminuirá a CCT. O platô tibial pode ser nivelado de tal forma que o impulso da tíbia se altera da direção cranioproximal para uma direção neutra ou caudal. No ponto onde sua direção é modificada, ocorre maior influência do ligamento cruzado caudal sobre a translação caudal anormal da tíbia. A intenção da cirurgia de TPLO é obter inclinação do platô tibial (aproximadamente 3-7 graus) (Figura 34.109A e B) que seja capaz de controlar efetivamente o movimento da tíbia por parte do ligamento cruzado caudal e das contenções ativas do joelho (p. ex., grupo muscular do quadríceps). Como o LCC também restringe de forma passiva a rotação interna excessiva da tíbia, devem-se logicamente questionar a fonte desses momentos rotatórios internos e o papel do procedimento de TPLO para o controle funcional deles. O insucesso no controle da rotação interna com consequente movimento de gaveta e rotação interna é conhecido como *desvio axial*. A significância desse movimento no resultado funcional após cirurgia de TPLO é incerta. A TPLO é um procedimento eficaz para cães com ruptura completa ou parcial do LCC. Muitos cirurgiões preferem a TPLO para o tratamento de cães grandes e ativos nos quais a reabilitação em longo prazo e o controle pós-operatório são mais difíceis.

A **osteotomia em cunha da tíbia** (OCT) é precursora da TPLO e foi descrita originalmente para o tratamento de aumento severo do APT de cães.[66] A OCT baseia-se nos mesmos princípios da TPLO (Figura 34.110). Todavia, a localização da osteotomia mais abaixo resulta em alteração da posição relativa da crista tibial, que pode estar associada a complicações do mecanismo de extensão do joelho. A OCT continua sendo uma técnica valiosa no manejo de ruptura do ligamento cruzado cranial e aumento do APT em cães jovens com fises proximais abertas, em razão de não afetar as fises como o faz a TPLO.

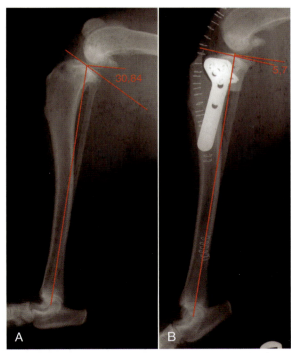

Figura 34.109 (A) Radiografia lateral pré-operatória de um cão demonstrando a mensuração da inclinação tibial para osteotomia de nivelamento do platô tibial. (B) Radiografia lateral pós-operatória demonstrando nivelamento da inclinação (5 graus) para estabilização ativa da articulação do joelho com deficiência de ligamento cruzado.

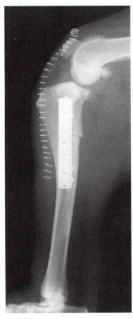

Figura 34.110 Radiografia de tíbia após osteotomia em cunha.

A técnica de avanço da tuberosidade da tíbia (ATT) envolve uma osteotomia da porção da tíbia que não suporta peso. O ligamento patelar é alinhado perpendicular à tangência comum da articulação femorotibial, eliminando a CCT.[67] Quando o membro é sobrecarregado durante o suporte do peso, cria-se uma força através da pata até o metatarso e tarso, fazendo com que o tendão calcâneo reaja com outra força no sentido de manter a estabilidade do tarso no ângulo de sustentação do peso. Uma força vetorial (somatório das forças resultantes do peso suportado) ocorre no tarso, criando uma força simultânea através do ligamento patelar necessária à estabilização do joelho. A combinação de forças no joelho resulta em força vetorial em plano quase paralelo ao ligamento patelar no ângulo de sustentação de peso em estação (135 graus). Esse é o total das forças articulares no joelho durante o suporte normal do peso. Se a inclinação do platô tibial não estiver orientada anatomicamente perpendicular ao ligamento patelar durante o suporte de peso, a força vetorial não se sobreporá à força compressiva normal da articulação. O resultado é uma força tibiofemoral de cisalhamento, conhecida como CCT (na direção da translação tibial ou gaveta cranial), a qual é acomodada no animal normal pelo LCC.

A ATT posiciona o ligamento patelar perpendicular à inclinação do platô tibial por meio do avanço de sua inserção em direção cranial, eliminando o cisalhamento tibiofemoral do suporte de peso e aliviando a função do LCC.[67] O procedimento de TPLO realiza essencialmente o mesmo redirecionamento da força vetorial por meio da rotação do platô tibial, neutralizando a força de cisalhamento tibiofemoral. Contudo, pode aumentar a tensão sobre o ligamento patelar, ao passo que a ATT em teoria diminui a tensão sobre esse ligamento. A ATT parece resultar em menor inflamação pós-operatória do que a TPLO e não afeta a congruência da articulação. Entretanto, aumenta a carga sobre o ligamento cruzado. Isso pode ser parcialmente atenuado pela redução das reações internas da articulação, resultado da alavanca mais longa do ligamento patelar.

Independentemente da técnica escolhida para a estabilização do joelho, o menisco deve ser inspecionado por meio de artrotomia ou artroscopia aberta em busca de rupturas ou outras evidências de trauma. A lesão do corpo caudal do menisco medial ocorre em 50% a 75% dos pacientes com ruptura de LCC.[68,69] A maioria dos pacientes demonstra ruptura em alça de balde (Figura 34.108B), que deve ser excisada.

Manejo Pré-cirúrgico

A atividade dos pacientes com ruptura de LCC deve ser limitada antes da cirurgia, a fim de prevenir maior dano à cartilagem articular ou ao menisco. É indicado o manejo pré-operatório com antibióticos (Capítulo 9) e analgesia preemptiva com opioides (Quadro 32.1), AINE (Tabela 32.4) ou epidural analgésica (Tabela 32.3) em cães submetidos a técnicas reconstrutivas de joelho.

Anestesia

As recomendações de anestesia geral para pacientes ortopédicos são fornecidas nas Tabelas 32.1 e 32.2. A administração epidural de opioides reduz o desconforto pós-operatório (Tabela 32.3). Outra opção para redução do desconforto pós-operatório é a administração intra-articular de bupivacaína a 0,5% (0,5 mL/kg) ou morfina (0,1 mg/kg diluída em solução fisiológica com volume de até 0,5 mL/kg) antes do fechamento da pele.

Anatomia Cirúrgica

O conhecimento acerca da origem e inserção das estruturas ligamentosas e meniscos normais do joelho é importante durante a consideração de exploração artroscópica ou cirurgia para reparo de ruptura de ligamento cruzado. O tendão do músculo EDL origina-se na fossa extensora do côndilo lateral do fêmur e localiza-se diretamente abaixo da incisão lateral da artrotomia. O LCC origina-se da superfície interna (medial) do côndilo femoral lateral (Figura 34.111), passa distal e medial, espirala 90 graus e insere-se na superfície craniomedial do platô tibial, por baixo do ligamento intermeniscal. O ligamento cruzado caudal é visível na forma de um amplo ligamento localizado

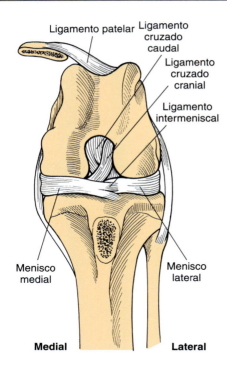

Figura 34.111 Orientação dos ligamentos cruzados e meniscos.

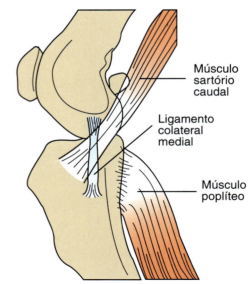

Figura 34.112 Anatomia do aspecto medial do joelho para osteotomia de nivelamento do platô tibial ou cirurgia de avanço da tuberosidade tibial.

na incisura intercondilar. Os meniscos medial e lateral são discos fibrocartilaginosos com formato semilunar que se inserem na tíbia e tecido mole circunjacente (p. 1243).

Se a reconstrução extracapsular for escolhida como método de tratamento, deve-se ter cuidado para prevenir lesão do nervo fibular, que corre lateral e caudal ao joelho. As fabelas localizam-se entre os côndilos do fêmur e a diáfise femoral distal e alojam-se na origem do músculo gastrocnêmio. A osteoartrite causa osteofitose das fabelas e podem complicar a passagem de uma agulha e de fios de sutura ao redor da fabela. O ligamento colateral lateral origina-se no côndilo lateral do fêmur e insere-se na cabeça da fíbula. Esta, por sua vez, é conectada à tíbia proximalmente por intermédio do ligamento da cabeça fibular.

O ligamento colateral medial é utilizado como referência aproximada para o aspecto distal da cirurgia de TPLO. Insere-se amplamente vários centímetros abaixo do platô tibial no aspecto caudal da tíbia (Figura 34.112). A artéria e veia poplíteas localizam-se imediatamente caudais à tíbia proximalmente e devem ser protegidas durante a osteotomia. A veia safena medial situa-se no aspecto medial da tíbia distalmente e deve ser protegida durante a inserção do pino articulado distal.

Posicionamento

Para a artroscopia, o paciente deve ser posicionado em decúbito dorsal. O membro deve ser preparado suspenso para cirurgia asséptica desde o quadril até o tarso. Prepare o membro como se fosse realizar cirurgia aberta, caso a artrotomia seja necessária para a estabilização do ligamento após a artroscopia. O membro pode ser segurado por um assistente ou colocado sobre um suporte de artroscopia para manter o posicionamento.

Para estabilização intra ou extracapsular, o paciente pode ser posicionado em decúbito dorsal ou lateral. O preparo deve ser realizado com o membro suspenso para permitir máxima manipulação durante a cirurgia. Devem-se realizar tricotomia e preparo para cirurgia asséptica desde o quadril até o tarso.

Para a TPLO, ATT ou OCT, pode-se manter o paciente em decúbito dorsal ou oblíquo dorsolateral inclinado em direção ao lado que será operado. Alguns cirurgiões posicionam o paciente de forma que o membro operado fique plano sobre a mesa cirúrgica (ou em posição de Mayo para cães gigantes) quando se realiza flexão com ambos os joelhos e tarsos em 90 graus. O membro deve ser tricotomizado e preparado para cirurgia asséptica desde o quadril até o tarso.

TÉCNICA CIRÚRGICA

Abordagem Lateral à Articulação do Joelho

Faça uma incisão de pele craniolateral centralizada no nível da patela (Figura 34.113A). Inicie a incisão 5 cm proximal à patela e continue distalmente por baixo da crista da tíbia. Incise o tecido subcutâneo ao longo da mesma linha para visualizar o septo entre o folheto superficial da fáscia lata e o músculo bíceps femoral, proximalmente, e o retináculo, distalmente. Incise através da fáscia lata proximalmente e continue a incisão por ela e pelo retináculo distalmente (Figura 34.113B). Faça uma incisão através da cápsula articular, iniciando 1 cm distal à patela. Continue a incisão proximalmente a longo de uma linha adjacente ao tendão patelar e proximal à patela. Incise pelo bordo do músculo vasto lateral em direção à fabela (Figura 34.113C). Desloque a patela medialmente para expor a superfície cranial da articulação.

Abordagem Medial à Articulação do Joelho

Faça uma incisão craniomedial centralizada no nível da patela (Figura 34.114). Inicie a incisão 5 cm proximal à patela e continue distalmente 5 cm abaixo da crista da tíbia. Incise o tecido subcutâneo ao longo da mesma linha para expor o retináculo medial parapatelar. Faça uma incisão através do retináculo e da cápsula articular adjacente à elevação medial do tendão patelar. Continue proximalmente pela extensão da cápsula articular suprapatelar e distalmente até a tuberosidade da tíbia.

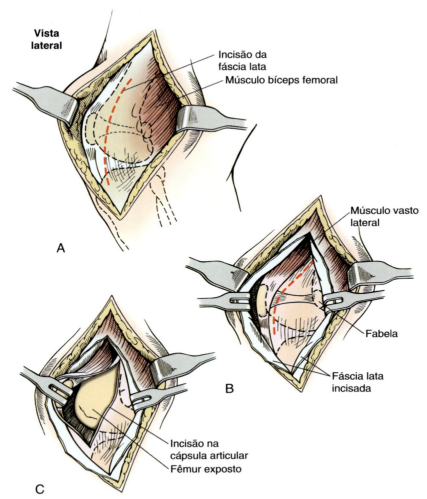

Figura 34.113 Acesso lateral à articulação do joelho. (A) Faça uma incisão craniolateral na pele central da patela. Incise o tecido subcutâneo ao longo da mesma linha para visualizar o septo entre o folheto superficial da fáscia lata e o músculo bíceps femoral proximalmente, e o retináculo lateral distalmente. (B) Faça uma incisão através da fáscia lata proximalmente e estenda a incisão através dela e do retináculo distalmente. (C) Incise a cápsula articular e continue a incisão proximalmente adjacente ao tendão patelar. Em seguida, incise ao longo do bordo do vasto lateral em direção à fabela. Desloque a patela medialmente para expor a superfície cranial da articulação.

Estabilização Extracapsular Lateral

Faça uma artroscopia ou artrotomia conforme descrito previamente, remova os resquícios do LCC e inspecione o menisco em busca de lacerações ou lesões. Caso esteja rompido, remova a porção lesionada. Se estiver intacto, faça a liberação do menisco se assim desejar e feche a artrotomia ou as portas da artroscopia.

Se não houver realizado ainda, faça a abordagem lateral à articulação do joelho. Afaste a pele lateralmente e incise através do retináculo lateral e fáscia lata distal. Essa incisão já terá sido realizada se o joelho houver sido acessado lateralmente. Eleve o músculo bíceps femoral da superfície lateral da cápsula articular para expor o gastrocnêmio. Passe fios de náilon monofilamentar, material condutor de náilon (número 2 para cães até 10 kg, material condutor de náilon 27 kg *test* para cães até 30 kg e material condutor de náilon 36 *test* para cães com mais de 30 kg) ao redor da fabela em sentido proximal a distal (Figura 34.115). Outra alternativa seria utilizar fio ortopédico (FiberWire® tamanho 2 para cães até 10 kg; FiberWire® tamanho 5 para cães acima de 10 kg). O fio também pode ser ancorado utilizando sutura de ancoragem no côndilo lateral do fêmur (Figura 34.116). Aplique a âncora o mais caudal possível no polo distal da fabela lateral. Em seguida, passe o fio atrás do ligamento patelar imediatamente proximal à tuberosidade da tíbia. Perfure um orifício de tamanho suficiente para passar a agulha através da crista da tíbia em sentido medial a lateral e insira o fio nesse orifício na mesma direção. Também é possível perfurar dois orifícios na crista da tíbia e passar o fio por ambos em sentido medial a lateral, depois lateral a medial (Figura 34.115). Corte o fio para remover a agulha, obtendo, assim, duas extremidades para amarrar. Flexione o joelho até um ângulo de estação normal, segure o terço caudal da tíbia em rotação externa para remover o movimento de gaveta e aperte ou grampeie os fios (Figura 34.115). A eficácia do sistema de grampos para fixação do material condutor de náilon monofilamentar foi comparada com nós de laçada. O sistema de grampos possui o potencial de eliminar a irritação e fornecer tensão inicial mais consis-

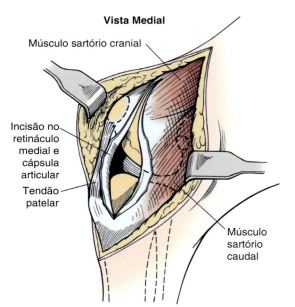

Figura 34.114 Acesso medial à articulação do joelho. Faça uma incisão craniomedial na pele do centro da patela. Incise o tecido subcutâneo ao longo da mesma linha para expor o retináculo medial parapatelar. Faça uma incisão através do retináculo medial e da cápsula articular adjacente à elevação medial do tendão patelar.

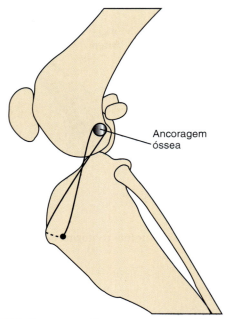

Figura 34.116 Reconstrução extracapsular utilizando fios não absorvíveis fortes ou de ancoragem.

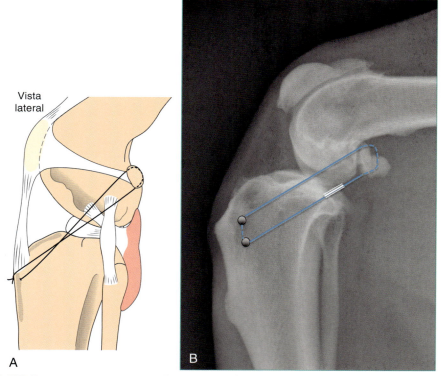

Figura 34.115 Reconstrução extracapsular utilizando fio (ou fios) de sutura não absorvível. O fio passa através da fáscia profunda ao redor da fabela e de um orifício (A) ou dois orifícios (B) já perfurados na crista da tíbia. O movimento de gaveta cranial é eliminado quando se aperta o fio.

tente às laçadas do cirurgião, menor alongamento do laço e maior capacidade para as características de insucesso em comparação à laçada do material condutor de náilon monofilamentar na estabilização clínica do joelho deficiente de ligamento cruzado.

Além da sutura de estabilização, avance o retináculo lateral em sentido cranial e distal aplicando uma série de suturas de colchoeiro imbricadas (sobrepostas). Aplique cada uma através do retináculo caudal à linha de artrotomia, cruze-as superficialmente em relação a esta e penetre dentro e fora do retináculo cranial à artrotomia e distal à posição inicial da sutura no retináculo caudal. Volte para passar a sutura através do retináculo caudal. Pré-aplique pontos individuais e aperte-os em série. A aplicação correta dos pontos traciona o retináculo caudal sobre o cranial. Feche como descrito previamente.

Estabilização *Tightrope*

Faça a artroscopia ou artrotomia conforme descrito previamente, remova os resquícios do LCC e inspecione o menisco em busca de lacerações ou lesões. Remova o menisco lesionado, caso presente, ou realize a liberação meniscal. Documente todas as alterações patológicas da articulação e feche a cápsula articular.

Exponha o aspecto lateral do joelho, caso ainda não o tenha exposto, e incise através do retináculo lateral e da fáscia lata distal. Essa incisão já terá sido realizada se o joelho houver sido acessado lateralmente. Palpe a junção da fabela lateral com o aspecto caudal do côndilo lateral do fêmur. Posicione um fio-guia para TR do LCC para entrada no fêmur ~2 mm distal à junção fabela lateral-côndilo femoral e dentro da porção mais caudal deste último (Figura 34.117A). Tenha muito cuidado para garantir precisão da inserção do fio-guia nesse local anatômico. Avance o fio-guia utilizando um direcionador de fio ou broca em um ângulo com direção proximal de tal forma que o fio passe pelo fêmur distal e saia na diáfise distal do fêmur, do lado medial imediatamente caudal ao músculo vasto lateral. O fio deve sair no nível do polo proximal da patela com o joelho em ângulo de suporte de peso. A inserção precisa do fio-guia é garantida quando seu ponto de entrada estiver situado no aspecto caudal do côndilo lateral do fêmur, quando o fio não adentrar a articulação e quando sua saída permitir aplicação de botão ou

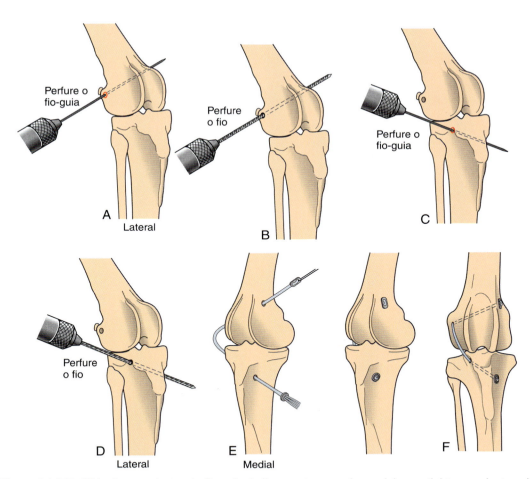

Figura 34.117 (A) Insira uma broca de fio-guia de ligamento cruzado cranial para *tightrope* adentrando o fêmur ~2 mm distais à junção entre a fabela lateral e o côndilo femoral dentro da porção mais caudal deste último. (B) Após inserção correta do fio, aumente o orifício sobre ele. (C) Afaste o extensor digital longo cranialmente e perfure um outro orifício para fio-guia de forma que inicie tão caudal e proximal quanto possível dentro do sulco, para sair pelo lado medial da tíbia proximal. (D) Após inserção do fio, perfure-o. (E) Insira o *tightrope* começando pelo aspecto medial do orifício na tíbia e terminando no aspecto medial do orifício do fêmur. (F) Aperte o *tightrope* e fixe-o com múltiplas voltas.

articulação diretamente no osso cortical denso do fêmur distal. Com a broca canulada de TR do LCC de 3,5 mm, perfure sobre o fio-guia em sentido lateral a medial. Após a saída da broca no córtex medial do fêmur, remova a broca e o fio-guia e insira outro fio ou pino no túnel femoral a fim de demarcar a localização para a subsequente inserção do implante de TR.

Palpe o tendão do EDL dentro do sulco muscular da tíbia proximal lateral e faça uma incisão de 5 a 10 mm na fáscia e cápsula articular imediatamente caudal e paralela ao EDL. Afaste este último cranialmente para permitir inserção do fio-guia de TR dentro do sulco muscular de forma que comece tão caudal e proximal quando possível no sulco sem adentrar a articulação (Figura 34.117B). Avance o fio-guia para dentro da tíbia proximal utilizando um direcionador de fio ou broca em ângulo distal suficiente para que o fio atravesse a tíbia e saia na metáfise proximal de sua face medial. A inserção correta do fio-guia é garantida quando seu ponto de entrada está situado no aspecto caudal do sulco muscular no nível do tubérculo de Gerdy proximalmente, quando não adentrar a articulação e quando seu ponto de saída permitir articulação ou aplicação de botão diretamente no osso cortical denso da tíbia proximal. Utilize a broca canulada de 3,5 mm para perfurar sobre o guia em sentido lateral a medial. Após a saída da broca pelo córtex medial, remova a broca e o fio-guia e insira outro fio ou pino no túnel tibial a fim de demarcar a localização da subsequente inserção do implante de TR.

Exponha o fio ou pino de marcação no orifício medial do túnel tibial afastando a incisão da pele (ou fazendo outra pequena incisão sobre seu local, caso empregue técnica de mini-incisões com artroscopia). Passe a agulha principal de TR pelo túnel tibial em sentido medial a lateral. Aplique tensão lateral na agulha e medial nas suturas de fita de fibra para alinhar a articulação do TR com o eixo do túnel tibial.

Tracione a articulação do TR através do túnel tibial em sentido medial a lateral até que saia pelo aspecto caudal do joelho, onde o EDL foi afastado cranialmente (Figura 34.117C). Empurre a agulha de TR através do túnel femoral em sentido lateral a medial. Puxe a agulha pelo orifício no aspecto medial do fêmur e aplique tensão medial à agulha e lateral às suturas de fita de fibra, alinhando o botão do TR articulado com o eixo do túnel femoral. Avance a articulação do TR pelo túnel de lateral a medial até sua saída pelo aspecto medial do fêmur, mantendo-o profundo em relação ao vasto medial. Vire a articulação para alinhá-la perpendicular ao túnel femoral e tracione a sutura de fita de fibra no lado medial do fêmur, alojando a articulação firmemente no córtex medial do fêmur. Puxe a fita de fibra pelo aspecto lateral do joelho e remova as voltas de forma que a faixa esteja reta e firme no aspecto medial da tíbia. Em seguida, aloje o botão de TR completamente sobre o osso cortical da tíbia. Segure o joelho em ângulo de suporte de peso e ligeira rotação externa para amarrar as extremidades livres da fita sobre o botão. O dispositivo de tensão auxilia na obtenção da tensão adequada nas fitas de fibra, sendo recomendado para os melhores resultados da técnica. Insira as duas faixas de uma das fitas de fibra dentro do tensor de TR do LCC e da catraca. Utilize o tensor para apertar as fitas de fibra diretamente contra o botão. Inicie com tensão de 4,5 a 5 kg e alterne o joelho de flexão máxima até extensão máxima cerca de 20 vezes, avaliando o movimento de gaveta, a compressão cranial da tíbia e a rotação interna, até que a tensão inicial seja mantida com o movimento e sejam obtidos os graus desejados de estabilidade.

Remova o tensor das primeiras faixas e aplique-o às faixas da outra fita de fibra para repetir o procedimento de tensionamento. Após tensão inicial da segunda sutura, segure a tensão desejada com o tensor e amarre a primeira sutura com quatro ou cinco laçadas firmes. Remova o tensor e amarre a segunda sutura de forma similar. Verifique novamente o movimento de gaveta do joelho, a rotação interna e a amplitude de movimento para garantir inserção correta do implante e estabilização da articulação. Corte a sutura tracionada do TR para removê-la com a agulha de TR. Avance a banda caudal do sartório por sobre o botão tibial e os nós, suturando-o à fáscia cranial.

Junto com a sutura de TR, faça o avanço do retináculo lateral em sentido cranial e distal por meio da aplicação de diversas suturas de imbricação em série (colchoeiro modificado de Mayo). Aplique cada ponto através do retináculo caudal e da linha de artrotomia, cruzando-os superficiais a esta última e penetrando dentro e fora do retináculo cranial à artrotomia e distal à posição inicial da sutura no retináculo caudal. Retorne passando a sutura através do retináculo caudal. Pré-aplique suturas individuais e aperte-as quando todas estiverem posicionadas na série. A aplicação correta das suturas traciona o retináculo caudal sobre o cranial. Feche conforme descrito previamente. O dispositivo de TR do LCC pode ser posicionado em ordem oposta à descrita anteriormente, ou seja, em sentido medial a lateral através do túnel femoral e depois lateral a medial no túnel tibial, de tal forma que a articulação forneça fixação da tíbia e o botão forneça fixação do fêmur. Um sistema de implante de TR do LCC tamanho míni encontra-se disponível para utilização com essa técnica em cães menores e felinos.

Osteotomia de Nivelamento do Platô Tibial

Avaliação Radiográfica

Com o paciente já sob anestesia geral e posicionado em decúbito lateral com o membro a ser radiografado dependente, eleve o membro oposto para fora do feixe de raios X. Posicione uma placa radiográfica que inclua os côndilos distais do fêmur, toda a tíbia e a articulação do tarso (Figura 34.118). Posicione o membro de forma que os côndilos se sobreponham às cristas trocleares do tálus. Complete a radiografia e faça uma projeção craniocaudal do membro incluindo as mesmas estruturas. As medidas mais precisas do APT são obtidas quando há menos de 2 mm de diferença entre os dois côndilos e quando o feixe é centralizado em direção ao platô tibial. Na radiografia lateral, marque o centro da tróclea do tálus e o centro da eminência intercondilar do platô tibial. Conecte esses dois pontos com uma linha (linha a) (Figura 34.119). Desenhe uma segunda

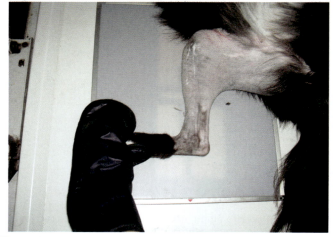

Figura 34.118 Posicionamento para radiografia antes de osteotomia de nivelamento do platô tibial ou cirurgia de avanço da tuberosidade da tíbia.

CAPÍTULO 34 Doenças Articulares

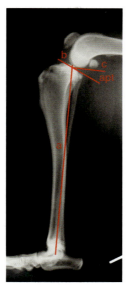

Figura 34.119 Para mensurar o ângulo do platô tibial (APT): na radiografia lateral, marque o centro da tróclea do tálus e o centro da eminência intercondilar do platô tibial. Conecte esses dois pontos com uma linha (*linha a*). Desenhe uma segunda linha estimando o platô tibial (*linha b*). Faça uma terceira linha (*linha c*) no ponto de interseção das duas primeiras e perpendicular à primeira. Meça o ângulo entre as linhas *b* e *c*. Esse é o APT.

TABELA 34.11 Esquemas de Rotação para Osteotomia de Nivelamento do Platô Tibial

APT	ROTAÇÃO			
	12 mm	18 mm	24 mm	30 mm
15	2,00	3,00	4,25	5,25
16	2,25	3,25	4,50	5,75
17	2,50	3,75	5,00	6,25
18	2,70	4,00	5,50	6,75
19	2,90	4,25	6,00	7,25
20	3,00	4,50	6,25	7,75
21	3,25	4,75	6,75	8,30
22	3,50	5,00	7,00	8,85
23	3,70	5,50	7,50	9,40
24	3,90	5,75	8,00	10,00
25	4,00	6,00	8,25	10,40
26	4,25	6,25	8,75	11,00
27	4,50	6,75	9,00	11,50
28	4,70	7,00	9,50	12,00
29	4,90	7,25	10,00	12,50
30	5,00	7,50	10,25	13,00
31	5,25	8,00	10,75	13,50
32	5,50	8,25	11,00	14,00
34	5,70	8,50	11,50	14,50
34	5,90	8,75	12,00	15,00
35	6,00	9,00	12,25	15,50
36	6,25	9,50	12,75	16,00
37	6,50	9,75	13,00	16,50
38	6,70	10,00	13,50	17,00
39	6,90	10,25	14,00	17,50
40	7,00	10,50	14,25	18,00

APT, Ângulo do platô tibial.

linha (linha b) estimando o platô tibial (Figura 34.119). No ponto de interseção dessas linhas, trace uma terceira (linha c) perpendicular à primeira (Figura 34.119). Meça o ângulo formado entre as linhas (b) e (c). Este é o APT. Utilizando a tabela de conversão apropriada para a lâmina de osteotomia (Tabela 34.11), determine o grau de rotação. A osteotomia deve ser realizada de forma a permitir espaço para o aspecto proximal da placa óssea ao mesmo tempo que preserva a crista da tíbia suficientemente para impedir fratura. A osteotomia deve sair pelo aspecto caudal da tíbia perpendicular ao osso sem que ocorra "subida" ou "descida".

Técnica Cirúrgica

Faça o acesso por artroscopia ou artrotomia conforme descrito previamente, remova os resquícios do LCC e inspecione o menisco em busca de lacerações ou lesão. Caso esteja rompido, remova a porção lesionada. Se estiver intacto, faça a liberação do menisco se assim desejar e feche a artrotomia ou as portas da artroscopia. Faça uma incisão na pele medial centralizada no nível da tíbia proximal (Figura 34.120A). Inicie a incisão 3 cm proximal ao platô tibial e continue distalmente até 5 cm abaixo do nível da crista da tíbia. Incise o tecido subcutâneo ao longo da mesma linha com bisturi ou eletrocautério para visualizar a inserção da cabeça cranial do sartório. Incise a inserção deste último e rebata o músculo caudalmente para visualizar o ligamento colateral medial e o aspecto caudal da tíbia proximal (Figura 34.120B). Incise a origem do músculo poplíteo a partir do aspecto caudomedial da tíbia (Figura 34.120C). Disseque de forma romba a origem do músculo no aspecto caudal da tíbia até seu bordo lateral. Após elevar o músculo, aplique uma compressa úmida entre ele e o osso a fim de protegê-lo junto com a artéria e veia poplítea durante a osteotomia. Certifique-se de manter o elevador de periósteo no osso para impedir lesão da artéria e veia poplítea. Insira um pino perpendicular ao plano sagital e paralelo ao plano transverso, iniciando no ponto proximal-caudal que representa o centro de rotação da osteotomia. Avance o pino até que adentre ambos os córtices da tíbia. Instale o gabarito no pino proximal e determine a posição para o pino distal. Faça uma incisão de pele de 1 cm sobre o centro da diáfise tibial no local de origem para o pino distal, com o cuidado de proteger a veia safena medial. Direcione o pino distal através do gabarito e do centro da tíbia, abrangendo as diáfises medial e lateral do osso. Corte o excesso do pino proximal e deixe o pino distal longo (Figura 34.121A e B). A inserção dos pinos pode ser realizada com o cão em decúbito dorsal com o membro suspenso ou com o animal em decúbito oblíquo de forma a apoiar o membro plano sobre a mesa.

Posicione uma serra birradial de tamanho adequado no local da osteotomia. Em grande parte dos casos, o aspecto distal da serra cruza o aspecto distal da inserção do ligamento colateral medial. O tendão patelar pode ser protegido por meio da aplicação de um afastador de Hohmann caudal ao ligamento e seu afastamento em direção cranial por um cirurgião auxiliar. É possível obter maior proteção por meio da elevação do músculo tibial cranial no lado lateral da tíbia e aplicação de uma compressa entre músculo e osso. Inicie a osteotomia posicionando a serra em ângulo oblíquo ao osso de forma que abranja inicialmente apenas os bordos do osso. Em seguida, traga a serra a uma posição perpendicular em relação ao osso e paralela aos pinos dos gabaritos. A serra deve estar grosseiramente centralizada sobre o pino do gabarito proximal e paralela aos dois pinos. Faça a

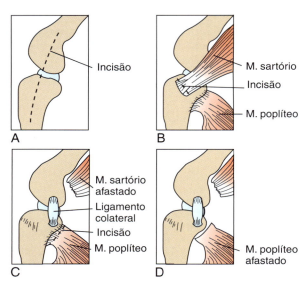

Figura 34.120 Acesso medial à tíbia proximal. (A) Faça uma incisão de pele centralizada no nível da tíbia proximal. Inicie a incisão 3 cm proximais ao platô tibial e continue distalmente 5 cm abaixo do nível da crista da tíbia. Incise o tecido subcutâneo ao longo da mesma linha com bisturi ou eletrocautério para visualizar a inserção da cabeça cranial do músculo sartório. (B) Incise a inserção do sartório e rebata-o caudalmente para visualizar o ligamento colateral medial e o aspecto caudal da tíbia proximal. (C) Incise a origem do músculo poplíteo no aspecto caudomedial da tíbia. Disseque a origem do músculo de forma romba desde o aspecto caudal da tíbia até seu bordo medial. (D) Após destacar o músculo, aplique uma compressa úmida entre músculo e osso para proteger o músculo e a artéria e veia poplíteas durante a osteotomia.

secção superficial com a serra e depois pare para avaliar a posição da osteotomia (Figura 34.121C). Avalie a espessura da crista da tíbia, a área disponível para uma placa óssea e o ângulo da osteotomia conforme ela deixa a tíbia pelo aspecto caudal. O osso pode ser seccionado com o animal em decúbito dorsal e o membro suspenso, ou em decúbito oblíquo com o membro apoiado plano sobre a mesa cirúrgica. A secção deve preservar a crista da tíbia suficientemente para impedir fratura, permitir espaço amplo para a placa óssea e sair do osso caudalmente perpendicular ao mesmo. Após confirmação da posição correta da osteotomia, continue o procedimento enquanto lava a lâmina cirúrgica com solução fisiológica fria até que a secção tenha chegado a 50% da tíbia. Marque cada lado da osteotomia utilizando um osteótomo em distância adequada conforme determinado pelo APT, pelo tamanho da serra e pela representação da rotação correta (Figura 34.121D). Complete a osteotomia e remova as compressas protetoras.

Insira um pino grande no aspecto medial proximal cranial do segmento ósseo proximal, direcionando-o distal, caudal e lateralmente. Este é o pino de rotação. Rotacione o segmento proximal distal e caudalmente de forma que as marcas se alinhem (Figura 34.121E). Pode ser necessário passar um afastador entre os segmentos da osteotomia e alavancar discretamente para permitir rotação mais fácil. Não faça translação do segmento proximal medialmente para alinhar os córtices porque isso pode contribuir com o mau alinhamento do membro. Insira um pequeno pino através da crista da tíbia proximal e do fragmento proximal da osteotomia para fixar as duas partes na nova posição. Teste a compressão cranial da tíbia. É importante verificar a compressão cranial da tíbia antes de aplicar a placa óssea, a fim de garantir que tenha sido eliminada. Podem ser necessários ajustes no grau de rotação caso ainda haja compressão cranial nesse estágio do procedimento. A distância da rotação pode ser mensurada nesse momento obtendo-se a medida da superfície exposta da osteotomia no aspecto caudal da tíbia. Aplique uma placa óssea de tamanho adequado iniciando pelos parafusos do segmento distal, seguidos pelos parafusos proximais (Figura 34.121F). O contorno da placa pode ser facilitado pela remoção do tecido fibroso no aspecto medial da articulação do joelho (reforço medial). Ao perfurar o segmento proximal para inserção dos parafusos, é útil manter a broca paralela ao pino do gabarito, a fim de evitar a entrada acidental na articulação (Figura 34.122). O segundo e terceiro orifícios da placa podem ser empregados de forma compressiva para comprimir a linha de osteotomia. Em caso de uso de parafusos de bloqueio, aplique um parafuso normal primeiramente, se a intenção for o contato entre a placa e o osso.

Suture a inserção da cabeça cranial do músculo sartório na fáscia profunda da tíbia utilizando fio absorvível em padrão contínuo. Suture o restante da fáscia profunda com fio absorvível em padrão contínuo. Suture a fáscia superficial e tecido subcutâneo com fio absorvível em padrão contínuo. Suture a pele com fio não absorvível em padrão simples isolado ou utilize grampeador de pele.

Osteotomia em Cunha da Tíbia
Avaliação Radiográfica
Com o paciente já sob anestesia geral e posicionado em decúbito lateral com o membro a ser radiografado dependente, eleve o membro oposto para fora do feixe de raios X. Posicione uma placa radiográfica que inclua os côndilos distais do fêmur, toda a tíbia e a articulação do tarso. Posicione o membro de forma que os côndilos se sobreponham às cristas trocleares do tálus. Complete a radiografia e faça uma projeção craniocaudal do membro incluindo as mesmas estruturas. As medidas mais precisas do APT são obtidas quando há menos de 2 mm de diferença entre os dois côndilos e quando o feixe é centralizado em direção ao platô tibial. Na radiografia lateral, marque o centro da tróclea do tálus e o centro da eminência intercondilar do platô tibial. Conecte esses dois pontos com uma linha (linha a) (Figura 34.123). Desenhe uma segunda linha (linha b) estimando o platô tibial. No ponto de interseção dessas linhas, trace uma terceira (linha c) perpendicular à primeira. Meça o ângulo formado entre as linhas (b) e (c). Este é o APT. Trace uma linha (d) perpendicular à linha (a) na base ampla da crista da tíbia. Faça outra linha que intersecte a linha (d) no aspecto caudal da tíbia e crie ângulo igual ao APT menos 6 graus. A osteotomia deve ser realizada de forma a permitir espaço para o aspecto proximal da placa óssea (mínimo de três parafusos) ao mesmo tempo que fica o mais próximo possível do joelho. A posição da osteotomia próxima ao joelho maximiza o efeito biomecânico e diminui o risco de fratura.

Técnica Cirúrgica
Faça uma artroscopia ou artrotomia conforme descrito previamente, remova os resquícios do LCC e inspecione o menisco em busca de lacerações ou lesões. Remova o menisco lesionado, se presente, e feche a artrotomia ou as portas da artroscopia. Faça uma incisão na pele medial centralizada no nível proposto para a osteotomia (Figura 34.120A). Inicie a incisão 5 cm proximal ao local da osteotomia e continue distalmente até 5 cm abaixo do nível dela. Incise o tecido subcutâneo ao longo da mesma linha com bisturi ou eletrocautério para expor a tíbia. Disseque uma circunferência ao redor da tíbia

CAPÍTULO 34 Doenças Articulares 1241

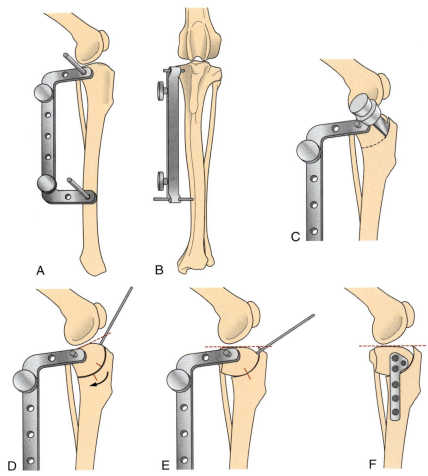

Figura 34.121 Para realizar a osteotomia de nivelamento do platô tibial: (A) e (B) Posicione o gabarito perpendicular ao eixo longo da tíbia. (C) Faça a osteotomia até uma profundidade de um terço do osso, mantendo a serra paralela aos pinos-gabarito. (D) Marque o osso para a rotação. (E) Rotacione o segmento proximal para alinhar as marcas. (F) Fixe a osteotomia com uma placa de tamanho adequado.

e aplique afastadores de Hohmann cranial e caudalmente para proteger as estruturas laterais.

Com uma serra retilínea, marque ambas as linhas de osteotomia. Alterne entre cada secção durante o procedimento e remova a cunha óssea após término da osteotomia. Reduza os segmentos ósseos e aplique uma placa de tamanho apropriado (Figura 34.124). Em cães maiores, pode ser necessário aplicar duas placas ósseas paralelas para obter a estabilidade adequada. Suture a fáscia profunda com fio absorvível em padrão contínuo. Suture a fáscia superficial e tecido subcutâneo com fio absorvível em padrão contínuo. Suture a pele com fio não absorvível em padrão simples isolado ou utilize grampeador de pele.

Avanço da Tuberosidade da Tíbia
Avaliação Radiográfica

Com o paciente já sob anestesia geral e posicionado em decúbito lateral com o membro a ser radiografado adjacente à mesa, eleve o membro oposto para fora do feixe de raios X. Posicione uma placa radiográfica que inclua o máximo possível do fêmur e a metade proximal da tíbia. Certifique-se de que esta esteja em posição neutra (i.e., não subluxada cranialmente). Posicione o membro de forma que os côndilos se sobreponham. Posicione o joelho em ângulo de sustentação de peso (aproximadamente 135 graus de extensão na maioria dos cães). Complete a radiografia e faça uma projeção craniocaudal do membro incluindo as mesmas estruturas. Utilize o método tangente comum (que tangencia a curvatura dos côndilos do fêmur e tíbia no ponto de contato com o fêmur) para determinar quanto de avanço será necessário.

Técnica Cirúrgica

Faça uma artroscopia ou artrotomia conforme descrito previamente, remova os resquícios do LCC e inspecione o menisco em busca de lacerações ou lesões. Remova quaisquer porções lesionadas do menisco e feche a artrotomia ou as portas da artroscopia. Faça uma incisão de pele medial centralizada no nível da tíbia proximal. Exponha a crista da tíbia medial afastando a inserção do ventre caudal do sartório e o periósteo. Eleve a inserção fascial do sartório e a fáscia a ela associada proximalmente no nível da patela.

NOTA A elevação deve iniciar-se aproximadamente 1 cm caudal à crista da tíbia a fim de garantir que o tecido tenha o comprimento adequado para fechar-se sobre os implantes.

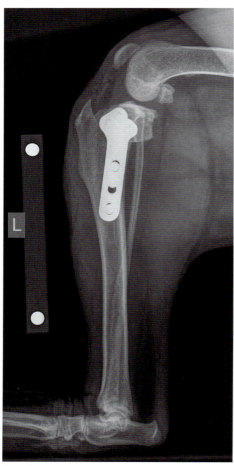

Figura 34.122 Radiografia pós-operatória de osteotomia de nivelamento do platô tibial.

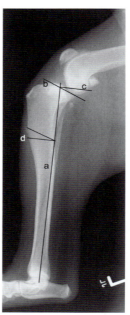

Figura 34.123 Mensuração radiográfica para osteotomia em cunha da tíbia. Na radiografia lateral, marque o centro da tróclea do tálus e o centro da eminência intercondilar do platô tibial. Conecte esses dois pontos com uma linha (*linha a*). Desenhe uma segunda linha para estimar o platô tibial (*linha b*). Faça a terceira (*linha c*) na interseção entre as duas primeiras, perpendicular à primeira linha. Meça o ângulo entre as linhas *b* e *c*. Esse é o ângulo do platô tibial. Desenhe uma linha perpendicular à linha *a* no aspecto caudal da tíbia e crie um ângulo equivalente ao do platô menos 6 graus.

Separe a inserção fascial do músculo tibial cranial no nível de sua inserção à tíbia cranial, imediatamente distal à terminação da crista da tíbia. Insira uma compressa de gaze úmida. Coloque uma placa de tamanho adequado sobre a crista da tíbia para avaliar sua localização correta e certifique-se de que o garfo caberá corretamente na crista da tíbia. O número de dentes do garfo deve ser igual ao número de orifícios da placa (Figura 34.125A).

> **NOTA** A placa deve estender-se além do bordo cranial da tíbia em seu estado "não avançado" ou antes do avanço, a fim de garantir seu alinhamento com a tíbia após o avanço sem que haja excedente.

Determine o ponto exato para o orifício proximal do garfo na crista (proximal e caudal à inserção do tendão patelar na tuberosidade da tíbia). Posicione o guia de broca para o garfo na tíbia e fixe-o com uma pinça de redução pontiaguda. Palpe com uma capa de broca para garantir que os orifícios estejam sobre o osso nos locais corretos. Note que os orifícios do guia são angulados, ou seja, a localização no osso torna-se distal quando comparada à observada na superfície do guia na visão do cirurgião. Perfure o orifício proximal e insira o pino de estabilização (Figura 34.125B). Perfure o orifício que corresponde ao distal da placa e insira outro pino-guia.

Perfure os demais orifícios interpostos e remova o gabarito. Identifique os pontos proximal e distal da osteotomia da crista. O ponto proximal é a proeminência óssea cranial (tubérculo de Gerdy) da depressão palpável sobre a superfície lateral da tíbia (sulco extensor), na junção entre o primeiro e o segundo terço entre a tuberosidade tibial e a tíbia caudomedial. O ponto de osteotomia distal se situa onde a crista termina por afilar-se no eixo da tíbia. Certifique-se de que o ponto distal da osteotomia não se estenda distalmente até o nível do primeiro orifício de parafuso da placa. Faça uma osteotomia transversa parcial da tíbia, deixando o córtex lateral intacto no terço proximal da osteotomia (Figura 34.125C). O ligamento patelar deve ser cuidadosamente protegido enquanto se estende a osteotomia proximalmente e é importante fazê-la coplanar com o plano frontal. Remova a gaze úmida que foi inserida sob o músculo tibial cranial. Contorne e prepare a placa e o garfo, posicione o garfo nos orifícios da crista da tíbia utilizando um implantador de garfo e martelo. Complete a osteotomia (Figura 34.125D). Libere a inserção do tecido mole na porção do tubérculo de Gerdy remanescente sobre a crista. Meça a largura da crista da tíbia proximal, do local da osteotomia sobre a diáfise da tíbia onde será colocado o espaçador, e determine o comprimento adequado do suporte. Abra a lacuna da osteotomia e deixe a tuberosidade da tíbia mover-se proximalmente até metade da distância do avanço (tamanho do suporte em milímetros) e insira o suporte no nível da porção proximal da osteotomia, aproximadamente 2 a 3 mm distal à sua extensão proximal (Figura 34.125E). Perfure o orifício na aba caudal do suporte (1,8 mm, direcionado ligeiramente caudal e distal) e insira o primeiro parafuso de 2,4 mm na aba caudal do espaçador. Reduza

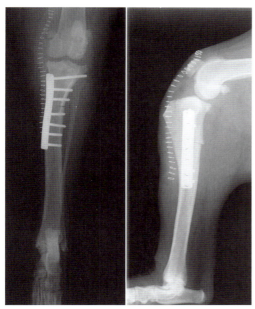

Figura 34.124 Técnica para osteotomia em cunha da tíbia. Utilize uma serra reta para marcar as duas linhas da osteotomia. Alternando entre os dois cortes, complete a osteotomia e remova a cunha do osso. Reduza os segmentos ósseos e aplique uma placa de tamanho adequado.

a crista da tíbia e segure sua extremidade distal em contato com a diáfise tibial utilizando uma pinça de redução. Perfure, meça e insira parafusos de placa autoperfurantes (2,7 mm para placas ou garfos de três, quatro ou cinco orifícios; 3,5 mm para placas ou garfos de seis, sete ou oito orifícios), começando pelo mais distal (Figura 34.125F).

Verifique novamente a posição e estabilidade da patela a fim de garantir que não ocorra luxação. Insira um parafuso de 2,4 mm na aba cranial do suporte espaçador cranialmente através da crista da tíbia (Figura 34.125G). Preencha a lacuna da osteotomia com um enxerto de osso esponjoso obtido do fêmur distal, tíbia proximal, ou de osso desmineralizado (aloenxerto). Suture a fáscia profunda com fio absorvível em padrão contínuo. Suture a fáscia superficial e tecido subcutâneo com fio absorvível em padrão contínuo. Suture a pele com fio não absorvível em padrão simples isolado ou utilize grampeador de pele. Faça radiografias pós-operatórias para confirmar a posição do implante.

MATERIAIS DE SUTURA E INSTRUMENTOS ESPECIAIS

Afastadores de Hohmann pequenos são úteis para inspecionar o menisco medial. Afastadores de joelho de Wallace também auxiliam na distração da articulação e visualização do menisco. Reparos intracapsulares requerem instrumentos para perfurar orifícios na tíbia, elevador de periósteo e osteótomo. Já os extracapsulares requerem fio de náilon monofilamentar tamanho 2, material condutor de náilon ou fio ortopédico. Agulhas especiais encontram-se disponíveis para circundar a fabela. Um sistema de grampos pode ser útil para a fixação do material condutor de náilon de maior diâmetro. Âncoras ósseas podem ser utilizadas para fixar a sutura proximalmente. Pinos de Steinmann e fios são utilizados para fixar a fíbula durante o procedimento de avanço da cabeça da fíbula.

A realização da técnica de TR requer uma broca canulada e pinos-guia, furadeira elétrica e um TR ou sistema similar. A TPLO requer gabarito de TPLO, serra com lâmina birradial, placas ósseas de TPLO e equipamento para aplicação de placa e furadeira elétrica. Já o ATT requer serra sagital, furadeira elétrica e implantes de ATT.

CUIDADO E AVALIAÇÃO PÓS-CIRÚRGICOS

Após os reparos intra ou extracapsulares, deve-se manter uma bandagem com tala lateral sobre o membro por 24 a 48 horas. Outra alternativa é deixar o membro livre e tratá-lo com um sistema de compressão a frio ou terapia com microcorrente elétrica. A reabilitação física deve ser iniciada dentro das primeiras 24 a 48 horas após a fixação cirúrgica. Esses exercícios focam na sustentação segura do peso sobre o membro e na melhora de seu uso. Um exemplo de protocolo de reabilitação física pode ser encontrado na Tabela 34.12.

O uso imediato de um sistema de compressão a frio após a cirurgia pode reduzir dramaticamente o edema e a dor após TPLO, OCT ou ATT (Capítulo 11). É estritamente necessária a restrição do exercício até que as radiografias demonstrem cicatrização adequada. Em cães jovens, isso pode ocorrer dentro de 4 semanas, enquanto em cães mais velhos a união óssea poderá não ocorrer até 12 semanas após a cirurgia. O exercício deve limitar-se à reabilitação física específica e a caminhadas com guia durante muitas semanas, seguidas de retorno gradual à atividade normal (Tabela 11.2). Um programa rigoroso de reabilitação física pode melhorar a recuperação após cirurgia do joelho.

COMPLICAÇÕES

As complicações da cirurgia do LCC incluem infecção, ausência de estabilização, lesão do menisco, complicações relacionadas com o implante e osteoartrite progressiva.[60,61,65] Complicações adicionais relacionadas com a TPLO consistem em desmite do tendão patelar e fratura da crista da tíbia. Já complicações adicionais relacionadas com o ATT incluem fraturas da crista da tíbia e luxação de patela.[65] Pacientes com resultados negativos após reparo do LCC devem ser submetidos a avaliações sistemáticas devido a cada uma dessas potenciais complicações.

PROGNÓSTICO

A função em longo prazo de pacientes submetidos a procedimento reconstrutivo é boa e os resultados são contraditórios em relação à influência do método utilizado para reconstrução. A maior parte das avaliações publicadas afirma que 85% a 90% dos cães apresentam melhora após a cirurgia.[60,61,65] A DAD progride mesmo com o tratamento. O resultado em longo prazo inclui declínio da atividade ao longo do tempo, aumento do nível de incapacidade e resposta adversa ao clima frio, além de rigidez após período de inatividade devido à DAD progressiva.

LESÃO DO MENISCO

DEFINIÇÕES

A **lesão** *(ruptura)* **do menisco** ocorre quando forças de esmagamento ou cisalhamento excessivas associadas à lesão do joelho resultam em desacoplamento ou separação meniscocapsular da matriz meniscal. **Rupturas radiais** são as que ocorrem em direção axial a abaxial. **Rupturas circunferenciais** seguem a curvatura do menisco. **Rupturas em alça de balde** são circunferenciais ou transversas com separação do

PARTE TRÊS Ortopedia

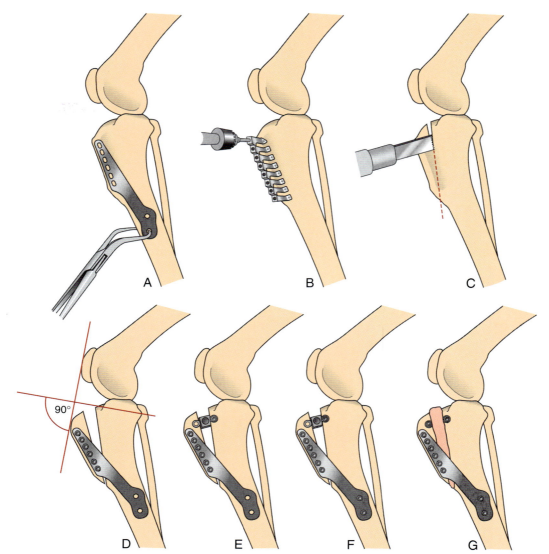

Figura 34.125 Técnica para avanço da tuberosidade tibial. (A) Posicione a placa de tamanho correto sobre a crista da tíbia para avaliar a escolha. (B) Coloque o modelo do garfo sobre a crista e perfure os orifícios iniciando pelo piloto proximal e prosseguindo para o distal e os demais orifícios. (C) Faça uma osteotomia parcial da crista da tíbia, deixando intacto o córtex lateral. (D) Assente a placa na crista e complete a osteotomia. (E) Abra a lacuna da osteotomia e insira o suporte no nível do aspecto proximal da osteotomia, fixando-o com um parafuso através de sua aba caudal. (F) Insira os parafusos através da placa iniciando pelo mais distal. (G) Insira o parafuso da aba cranial do suporte, preencha a lacuna com o enxerto ósseo e feche o local da cirurgia.

menisco no local da ruptura. **Liberação meniscal** é a incisão meniscotibial ou central no menisco medial com intenção de impedir lesão ou choque futuro.

CONSIDERAÇÕES GERAIS E FISIOPATOLOGIA CLINICAMENTE RELEVANTE

Os meniscos são importantes estruturas intra-articulares. Funcionam como meio de transmissão da carga e absorção de energia, auxílio da estabilidade rotacional e varo-valgo, lubrificação da articulação e congruência das superfícies articulares. Lesões isoladas de meniscos são incomuns em cães. A maioria das rupturas que resultam em claudicação nos cães ocorre com rupturas de LCC.[68,69] Geralmente envolvem o corpo caudal do menisco medial, visto que a instabilidade associada à ruptura do LCC desloca o côndilo femoral medial caudalmente durante a flexão do joelho. O corpo caudal do menisco medial torna-se alojado entre o fêmur e a tíbia, sendo esmagado pelo suporte de peso e extensão da articulação. O tipo mais comum de lesão é a ruptura em alça de balde. Trata-se de uma ruptura circunferencial ou transversa do corpo caudal do menisco medial, estendendo-se em sentido medial a lateral. A porção livre do menisco frequentemente se dobra para a frente (Figura 34.126). Rupturas periféricas de menisco são a segunda forma mais comum de lesão meniscal. São associadas a episódio traumático grave que

TABELA 34.12 Amostra de Protocolo de Reabilitação para Paciente Submetido à Correção de Ruptura de Ligamento Cruzado Cranial Extracapsular

Tratamentos/Modalidades	Dias 1-3	Dias 4-14	2-6 Semanas	6-12 Semanas	Mais de 12 Semanas
Medicações para dor	Conforme prescrito	Conforme prescrito	PRN	PRN	PRN
Crioterapia	15-20 min duas a três vezes por dia	15-20 min após o exercício	PRN	PRN	PRN
Terapia com calor		Aplicar calor nos músculos da coxa antes do exercício ou se houver rigidez, exceto quando ainda houver presença de inflamação	PRN	PRN	PRN
Massagem	5 min três vezes por dia antes do início dos exercícios, massagear a partir dos dígitos em direção ao coração	Continue duas vezes por dia	Duas vezes por dia	Duas vezes por dia	Somente se desejado
ADMP	10 repetições duas vezes por dia com flexão e extensão do joelho	Continuar duas vezes por dia 10-20 repetições	Continuar como antes até que seja alcançada a amplitude normal de movimento	PRN	PRN
Terapia com *laser*	Diariamente ou a cada 2 dias na primeira semana	A cada 2 dias na primeira semana, depois duas vezes por semana	Duas vezes por semana	Duas vezes por semana	Descontinuar
Caminhadas	5 min com suporte da guia duas a três vezes por dia	Igual aos primeiros dias	Aumentar em 5 min a cada semana duas a três vezes por dia	Aumentar em 5 min a cada semana Adicionar rampas ou inclinações	15-20 min de caminhada duas a três vezes por dia Adicionar trote lento
EENM	Quadríceps e bíceps femoral 15 min diariamente	Manter diariamente até que o animal esteja usando bem o membro			
Equilíbrio		5 min duas vezes por dia em tapete de espuma macio	5 min duas vezes por dia	5 min duas vezes por dia sobre o disco	Substituir por caminhadas em rampa
Cavaletes/obstáculos			5 repetições × 6 obstáculos para iniciar	5 min duas vezes por dia	5 min duas vezes por dia
Sentar-levantar			Iniciar às 4 semanas após a cirurgia, 5-10 repetições duas vezes por dia	15-20 repetições duas vezes por dia	15-20 repetições aumentando a altura dos obstáculos
Rampas				Zigue-zague lento em rampas baixas 5 min para cima e para baixo	Aumentar para 10 min duas vezes por dia
Esteira submersa		10 min três vezes por semana após remoção dos pontos ou cicatrização da incisão	10 min três vezes por semana	15-20 min duas vezes por semana	15-30 min duas vezes por semana até alta médica da reabilitação
Nado			2-5 min duas a três vezes por semana iniciando às 4-6 semanas	5-15 min várias vezes por semana	10-20 min três vezes por semana

ADMP, amplitude de movimento passiva; *EENM*, Estimulação elétrica neuromuscular; *PRN*, conforme necessário.

resulta em lesão de múltiplos ligamentos. A ruptura do ligamento meniscocapsular medial é comum e permite que todo o corpo do menisco se dobre para a frente.

NOTA Rupturas isoladas de menisco são incomuns. Geralmente ocorrem em conjunto com lesão do ligamento cruzado.

A liberação do menisco já foi recomendada como meio de proteção do menisco medial após estabilização cirúrgica do joelho para ruptura de LCC. O procedimento foi desenvolvido junto com a TPLO, que fornece estabilização ativa do joelho durante a deambulação, porém não previne o movimento de gaveta cranial do membro sem sustentação do peso. O emprego da técnica de liberação do menisco é controverso, em vista de seus efeitos sobre menisco e cartilagem e eficácia incerta. A secção do menisco imediatamente caudal ao ligamento colateral ou secção do ligamento meniscotibial resultam em comprometimento significativo da função do menisco, devido à eliminação dos estresses anelares.

Quer se utilize liberação do corpo meniscal ou transecção do ligamento meniscotibial, ocorre aumento do contato entre o côndilo femoral e a cartilagem articular do platô tibial, que contribui para progressão da osteoartrite. A liberação também prejudica a função do

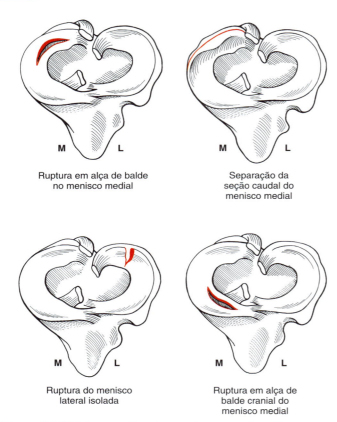

Figura 34.126 Lacerações do menisco em cães. Rupturas em alça de balde são as mais frequentes.

menisco em proporcionar estabilidade e congruência. Até o momento, não há estudos clínicos que demonstrem a eficácia da liberação do menisco na redução da incidência de lesão após TPLO. Todavia, a técnica continua sendo amplamente utilizada.

DIAGNÓSTICO

Apresentação Clínica

Sinais Clínicos
Cães de qualquer sexo, idade ou raça podem ser acometidos. Rupturas de menisco são raras em felinos.

Histórico
A lesão de menisco geralmente é associada à instabilidade do joelho causada por ruptura de LCC (p. 1227). Cães com lesão de menisco e ligamento cruzado podem sofrer dor muito mais significativa do que cães com somente lesão do segundo. Se a claudicação prolongada piorar em cães com lesão de LCC, deve-se suspeitar de ruptura do menisco. O cliente pode relatar ouvir um som de "pop" durante a deambulação do animal ou quando o joelho é examinado. Isso ocorre devido ao movimento da seção "livre" da ruptura em alça de balde.

Achados de Exame Físico
Cães com lesão de menisco em geral sentem muito mais dor do que cães com ruptura de ligamento cruzado apenas. Um clique meniscal pode ser palpado, mais frequentemente durante o estágio final da flexão da articulação.[68] Nem todos os pacientes com ruptura de menisco apresentam clique palpável ou audível. A inspeção cuidadosa dos meniscos medial e lateral fornece o diagnóstico definitivo.

Diagnóstico por Imagem
Radiografias padrão craniocaudal e medial-lateral devem ser obtidas para a avaliação diagnóstica de claudicação atribuída à articulação do joelho. Todavia, os achados radiográficos não se correlacionam com a lesão do menisco. Em um estudo clínico, a ultrassonografia do joelho demonstrou-se eficaz para o diagnóstico de lesão do menisco. Essa técnica pode se provar valiosa como um procedimento minimamente invasivo em casos nos quais a lesão do menisco não esteja óbvia. A RM foi estudada para avaliação do joelho e lesões de menisco. Porém, como requer anestesia geral, a artroscopia pode ser um meio mais eficaz para o diagnóstico e também para terapia desses pacientes.[69]

Artroscopia
A artroscopia fornece meio minimamente invasivo para avaliação dos meniscos (p. 1230). O exame artroscópico pode requerer criação de uma janela de visualização por meio da remoção do coxim gorduroso, manipulação da articulação em estresse valgo e varo, ou aplicação de um distrator interno ou externo.

Achados Laboratoriais
Não são observadas anormalidades hematológicas consistentes. A análise do líquido sinovial pode ser útil no diagnóstico de rupturas parciais do ligamento cruzado. Pacientes com ruptura de menisco apresentam contagens celulares ligeiramente mais altas que pacientes com somente ruptura de ligamento.

DIAGNÓSTICO DIFERENCIAL
A lesão do ligamento cruzado deve ser suspeitada em qualquer animal com ruptura de menisco. Deve-se, ainda, distinguir entorse de contenções mediais das lesões de menisco.

MANEJO CLÍNICO
O tratamento conservador não é uma opção quando se nota lesão de menisco durante o exame físico, visto que o deslizamento do menisco rompido para a frente e para trás causa dor severa que não melhora com o manejo conservador e acelera a DAD.

TRATAMENTO CIRÚRGICO
Os métodos de tratamento incluem a meniscectomia parcial, reparo primário de lesões periféricas de menisco e meniscectomia total. A meniscectomia parcial envolve a remoção da seção rompida do menisco. Experimentalmente, resulta em menor morbidade do que a ressecção total e é o tratamento de escolha para as rupturas em alça de balde do menisco medial. Alguns cirurgiões de ortopedia humana recomendam o reparo primário do corpo rompido do menisco. Todavia, devido à baixa morbidade associada à meniscectomia parcial e à dificuldade em suturar lacerações do corpo meniscal de cães, deve-se reservar o reparo primário para casos de ruptura periférica. A ruptura dos ligamentos meniscocapsulares periféricos geralmente ocorre após trauma significativo e subsequente lesão das contenções primárias e secundárias do joelho. O menisco medial é mais comumente envolvido em lesões das contenções colaterais mediais. O reparo meticuloso com pontos isolados utilizando fio absorvível permite cicatrização do tecido meniscocapsular. A meniscectomia total deve ser considerada somente quando o bordo periférico do menisco estiver lesionado ao ponto de impossibilitar sutura primária do tecido meniscocapsular.

Liberação do Menisco
Duas técnicas encontram-se disponíveis para a liberação do menisco: transecção mediana do corpo e transecção do ligamento menis-

cotibial. A seleção entre cada técnica geralmente se baseia na preferência do cirurgião e no acesso cirúrgico, embora elas pareçam afetar o menisco de maneira diferente. A primeira pode ser realizada por meio de artrotomia aberta com auxílio de artroscopia ou às cegas. A segunda é realizada sem abertura da articulação para exame do menisco. Isso não é recomendado em razão da alta incidência de lesão do menisco em cães com ruptura de ligamento cruzado e da possibilidade de lesão do menisco mesmo quando não ocorre clique meniscal. Os meniscos devem ser examinados meticulosamente sempre que se realizar o reparo de ruptura do LCC. A transecção do ligamento meniscotibial é mais facilmente realizada por meio de artroscopia.

Manejo Pré-cirúrgico
Antibióticos peroperatórios (Capítulo 9) e manejo preemptivo da dor com AINE (Tabela 34.3) ou analgesia epidural são indicados em cães submetidos a técnicas reconstrutivas em joelho.

Anestesia
Consulte a Tabela 32.1 para o manejo anestésico de animais com doença ortopédica. A administração epidural de opioides diminui o desconforto pós-operatório.

Anatomia Cirúrgica
Os meniscos lateral e medial são discos semilunares de fibrocartilagem interpostos entre o fêmur e a tíbia (Figura 34.127). São posicionados na articulação com o lado aberto da forma C voltado para a linha mediana e são mantidos pelos ligamentos meniscotibiais cranial e caudal e os ligamentos meniscocapsulares. O menisco lateral possui um ligamento adicional que se insere na fossa intercondilar caudal do côndilo femoral. Esse ligamento, junto com os ligamentos meniscocapsulares frouxos do menisco lateral, torna este último mais móvel do que o medial. Clinicamente, a falta de mobilidade do menisco medial é o que o predispõe a lesões.

Posicionamento
Para a artrotomia aberta, o animal deve ser posicionado em decúbito lateral com o membro acometido para cima, ou decúbito dorsal. Para a artroscopia, posiciona-se o animal em decúbito dorsal. O membro deve ser preparado para cirurgia asséptica desde a linha mediana dorsal até a articulação do tarso. O preparo em suspensão facilita a manipulação durante a cirurgia.

TÉCNICA CIRÚRGICA

Artrotomia Exploratória
Tanto a abordagem lateral quanto a medial ao joelho podem ser utilizadas (Figuras 34.113 e 34.114). A visualização do menisco medial pode ser melhorada por meio de artrotomia medial.

Meniscectomia Parcial
A meniscectomia parcial requer exposição adequada do menisco rompido. A exposição é facilitada por meio da sucção e alavancagem do platô tibial para a baixo e para frente. Faça a alavancagem da tíbia para a frente inserindo um afastador de Hohmann pequeno atrás do bordo caudal do platô tibial e forçando o corpo do afastador contra o sulco troclear (Figura 34.128). Quando a porção lesionada do menisco estiver visível, remova-a utilizando uma lâmina de bisturi número 11 ou 15. Incise a inserção mais medial da alça de balde primeiramente, depois a mais lateral (e caudal). Após remoção da porção rompida, inspecione o restante do menisco em busca de lacerações adicionais.

Liberação do Menisco
Liberação Mediana do Corpo
A liberação mediana do corpo meniscal é realizada imediatamente caudal ao ligamento colateral medial, a fim de permitir movimentação caudal da porção caudal durante a translação da tíbia (Figura 34.129). Faça uma artrotomia aberta ou artroscopia. No primeiro caso, alavanque a tíbia para a frente inserindo a ponta de um afastador de Hohmann pequeno atrás do bordo caudal do platô tibial e forçando o corpo do afastador contra o sulco troclear (Figura 34.141, adiante). No caso da artroscopia, coloque o membro em estresse valgo para expor o menisco medial. No aspecto medial do membro, estime a posição do ligamento colateral medial. Insira uma agulha na pele e na articulação caudal ao ligamento colateral e visualize-o dentro

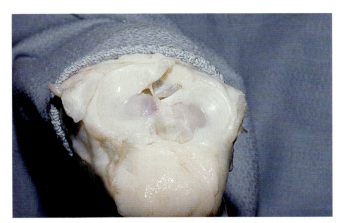

Figura 34.127 Apresentação dos meniscos e tecido mole adjacente em modelo de cadáver. Note o aspecto em forma de C e a inserção tibial do menisco medial. O menisco lateral é maior e se insere no fêmur caudal.

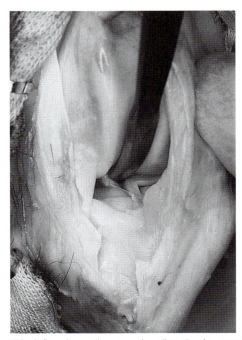

Figura 34.128 A fim de melhorar a visualização do compartimento caudomedial (onde ocorre a maioria das rupturas de menisco), insira um afastador de Hohmann pequeno para forçar a tíbia para a frente e para baixo.

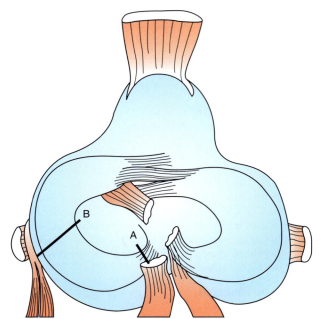

Figura 34.129 Locais de liberação do menisco medial. Transecção do ligamento meniscotibial (linha A). Transecção do corpo médio do menisco (linha B).

da articulação. A agulha deve cruzar o menisco medial na região mediana de seu corpo. Siga a agulha com uma lâmina número 11 e seccione o menisco de dorsal a ventral. Examine se a transecção foi completa. Feche a articulação como de costume.

Transecção do Ligamento Meniscotibial

Faça a artrotomia aberta ou artroscopia. No primeiro caso, alavanque a tíbia para a frente inserindo a ponta de um afastador de Hohmann pequeno atrás do bordo caudal do platô tibial e forçando o corpo do afastador contra o sulco troclear (Figura 34.128). No caso da artroscopia, coloque o membro em estresse valgo para expor o menisco medial. Identifique o ligamento meniscotibial do menisco medial. Identifique e proteja o ligamento cruzado caudal. Seccione o ligamento meniscotibial com uma lâmina tamanho 11, 12 ou um bisturi em gancho (Figura 34.129). Feche a articulação como de costume.

MATERIAIS DE SUTURA E INSTRUMENTOS ESPECIAIS

O afastador de Hohmann pequeno é útil para alavancar a tíbia para baixo e para a frente, a fim de permitir visualização do corno caudal do menisco medial. A pinça Mosquito Ochsner é utilizada para segurar o menisco e a lâmina 11 ou 12, para seccionar o tecido lesionado ou realizar liberação do menisco. O bisturi de gancho é útil para seccionar o ligamento meniscotibial.

CUIDADO E AVALIAÇÃO PÓS-CIRÚRGICOS

O manejo pós-operatório deve seguir as recomendações fornecidas para a reconstrução do LCC (p. 1243).

PROGNÓSTICO

O prognóstico para a recuperação de animais com lesão do LCC é discutido na p. 1243. A meniscectomia total causará DAD; portanto, deve ser evitada. Contudo, a meniscectomia parcial ou reparo primário do menisco lesionado diminui o grau de DAD e torna o prognóstico mais favorável para retorno da função normal. Cães com lesão de menisco associada à ruptura do LCC possuem pior prognóstico quando comparados a cães com ruptura de LCC sem lesão do menisco.

LESÃO DO LIGAMENTO CRUZADO CAUDAL

DEFINIÇÃO

A **ruptura do ligamento cruzado caudal** pode ser completa ou parcial, resultando em instabilidade que cursa com DAD progressiva.

CONSIDERAÇÕES GERAIS E FISIOPATOLOGIA CLINICAMENTE RELEVANTE

Rupturas de ligamento cruzado caudal isoladas são raras em pequenos animais porque (1) o ligamento situa-se na articulação de tal forma que as cargas que comumente provocam sua lesão são direcionadas em direção ao LCC; (2) o ligamento cruzado caudal é mais forte do que o LCC; e (3) os tipos de acidente que podem romper esse ligamento raramente são observados.[70] Lesões do ligamento cruzado caudal são mais comumente associadas a desarranjo severo da articulação do joelho. Nesses pacientes, a combinação das contenções primárias (LCC, ligamento cruzado caudal, ligamento colateral medial) e secundárias (cápsula articular, unidades tendíneas dos músculos, ligamentos meniscocapsulares) da articulação se rompe após um episódio traumático grave, como acidentes automobilísticos.

DIAGNÓSTICO

Apresentação Clínica

Sinais Clínicos

Cães ou gatos de qualquer sexo, raça ou idade podem ser acometidos. Rupturas isoladas são mais frequentemente observadas em cães de raça grande. Em felinos, as rupturas do ligamento cruzado caudal comumente ocorrem junto com ruptura do ligamento colateral medial.

Histórico

Pacientes com ruptura de ligamento cruzado caudal isolada inicialmente apresentam claudicação sem suporte de peso. A claudicação melhora progressivamente, mas o paciente raramente recupera seu status atlético. O animal pode apresentar deambulação normal, porém claudica durante atividades extenuantes, visto que o ligamento cruzado caudal estabiliza a articulação primariamente durante sua flexão. Na caminhada, a flexão ocorre na fase de balanço da marcha. Durante a corrida ou viradas, o joelho encontra-se mais flexionado na fase de apoio (de peso) da marcha.

> **NOTA** Cães não atléticos geralmente apresentam função normal com ruptura de ligamento cruzado caudal.

Achados de Exame Físico

O diagnóstico da ruptura isolada de ligamento cruzado caudal baseia-se na presença de instabilidade craniocaudal. Em geral, é difícil diferenciar o movimento craniocaudal causado por ruptura do LCC do movimento causado pela lesão do ligamento cruzado caudal. Os seguintes pontos podem auxiliar nessa distinção:

- Quando a articulação é mantida em extensão, o grau de instabilidade palpável é menor com rupturas de ligamento cruzado caudal do que de LCC
- Com o paciente em decúbito dorsal e o membro posicionado de forma que o joelho fique flexionado e a tíbia paralela ao solo, a tuberosidade tibial forma uma proeminência distinta cranial à patela. Se houver ruptura do ligamento cruzado caudal, o peso do membro causará uma "queda" caudal da tíbia, resultando em perda dessa proeminência
- Quando a tíbia é movida para a frente, observa-se um limite distinto do movimento com ruptura de ligamento cruzado caudal
- Durante a extensão da tíbia, ocorre subluxação caudal da mesma, que é distinta quando se flexiona e rotaciona o joelho para dentro em casos animais com ruptura do ligamento cruzado caudal.

Rupturas de ligamento cruzado caudal que fazem parte de múltiplas lesões ligamentares são diagnosticadas em função da presença de instabilidade severa (p. 1252).

Diagnóstico por Imagem
Radiografias podem auxiliar no diagnóstico de lesões do ligamento cruzado caudal. Pequenas opacidades ósseas associadas à avulsão do ligamento podem estar aparentes na projeção lateral, imediatamente caudais e distais aos côndilos do fêmur. Na projeção radiográfica lateral, o platô tibial pode ser visto deslocado caudalmente em relação aos côndilos femorais.

Achados Laboratoriais
Não são observadas anormalidades laboratoriais consistentes. A citologia do líquido sinovial geralmente demonstra inflamação mononuclear típica de osteoartrite.

DIAGNÓSTICO DIFERENCIAL
Os diagnósticos diferenciais incluem lesão do LCC (ver discussão prévia) e lesões de múltiplos ligamentos.

MANEJO CLÍNICO
A avaliação em longo prazo de cães submetidos à reconstrução de rupturas isoladas de ligamento cruzado caudal demonstra bom prognóstico com qualquer método de tratamento. O manejo conservador de rupturas isoladas (i.e., restrição da atividade a caminhadas com guia durante 8 semanas) é uma opção em felinos, cães menores ou cães com vida inativa.

TRATAMENTO CIRÚRGICO
Articulações com ruptura de ligamento cruzado caudal devem ser tratadas por meio de ressecção dos resquícios do ligamento e estabilização com alguma técnica de reconstrução extracapsular: estabilização por meio de sutura, redirecionamento do ligamento colateral medial ou tenodese do tendão poplíteo. A primeira consiste na imbricação da cápsula articular caudomedial e aplicação de uma sutura lateral ou medial de estabilização. O reparo por redirecionamento utiliza tecido autógeno existente, como o ligamento colateral medial.

Manejo Pré-cirúrgico
Esses animais devem ser avaliados para evidências de outras lesões ligamentares ou trauma ósseo.

Antibióticos peroperatórios (Capítulo 9) e manejo preemptivo da dor com AINE, opioides ou analgesia epidural (Capítulo 13) são indicados em cães submetidos a técnicas reconstrutivas de joelho.

Anestesia
Consulte as Tabelas 32.1 e 32.2 para o manejo anestésico de pacientes com doença ortopédica. A administração epidural de opioides e administração intra-articular de bupivacaína diminuem o desconforto pós-operatório (p. 980).

Anatomia Cirúrgica
O ligamento cruzado caudal origina-se a partir da fossa intercondilar, na superfície craniolateral (por dentro) do côndilo medial (Figura 34.111). De seu ponto de origem, o ligamento cursa distalmente para inserir-se na incisura poplítea da tíbia.

Posicionamento
O animal deve ser posicionado em decúbito lateral com o membro acometido para cima ou em decúbito dorsal.

TÉCNICA CIRÚRGICA

Artrotomia Exploratória
Faça uma artroscopia ou abordagem padrão craniomedial ou craniolateral ao joelho (p. 1235) e explore as estruturas internas. Remova os resquícios do ligamento cruzado caudal.

Estabilização com Sutura
Perfure um orifício no canto caudomedial da epífise tibial. Aplique uma sutura de estabilização desde o tendão patelar proximal através do orifício já perfurado (Figura 34.130). Do lado lateral, imbrique a cápsula articular caudal e aplique uma sutura de estabilização desde o tendão patelar proximal até um orifício pré-perfurado na cabeça da fíbula. Outra alternativa é utilizar âncoras ósseas nos aspectos medial e lateral do fêmur e suturas passadas delas até os orifícios perfurados na epífise tibial e cabeça da fíbula.

Uso de Tecido Autógeno
Incise a inserção do músculo sartório caudal e a fáscia medial ao longo da metáfise da tíbia. Afaste o músculo e a fáscia caudalmente

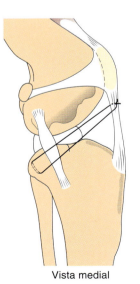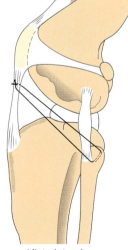

Vista medial   Vista lateral

Figura 34.130 Para rupturas de ligamento cruzado caudal, pontos extracapsulares são aplicados desde o tendão patelar imediatamente distal à patela até a tíbia caudal (medialmente) e cabeça da fíbula (lateralmente).

para expor o ligamento colateral medial. Libere uma porção do corpo do ligamento utilizando um elevador de periósteo e direcione-o caudalmente para que curse no mesmo plano sagital do ligamento cruzado caudal. Fixe o ligamento nessa posição utilizando um parafuso ósseo e arruela denteada.

Fixação (Tenodese) do Tendão Poplíteo

Faça a abordagem lateral à articulação do joelho (p. 1235) e rebata a fáscia lata para isolar o tendão poplíteo conforme ele passa por baixo do ligamento colateral lateral. Fixe o tendão utilizando um parafuso e arruela de Teflon® ou poliacetil no ponto ele onde passa caudal e proximal à cabeça da fíbula.

MATERIAIS DE SUTURA E INSTRUMENTOS ESPECIAIS

A fixação do ligamento colateral medial ou do tendão poplíteo ao osso requer um parafuso ósseo e arruela de Teflon®. Fios monofilamentares não absorvíveis e ortopédicos são preferíveis para técnicas de estabilização extracapsular.

CUIDADO E AVALIAÇÃO PÓS-CIRÚRGICOS

A atividade deve restringir-se a exercícios de reabilitação física específicos e caminhadas com guia durante 6 semanas. O animal deve retornar gradualmente à atividade não supervisionada ao longo de um período de 6 semanas (Capítulo 11).

PROGNÓSTICO

O prognóstico é bom a excelente para o retorno da função normal do membro na maioria dos animais submetidos à cirurgia. Clínica e experimentalmente, a DAD não parece progredir tão rápido após lesão isolada de ligamento cruzado caudal como ocorre na lesão do LCC.

LESÃO DE LIGAMENTO COLATERAL

DEFINIÇÃO

A **lesão do ligamento colateral** consiste na ruptura parcial ou completa do ligamento colateral medial ou lateral.

CONSIDERAÇÕES GERAIS E FISIOPATOLOGIA CLINICAMENTE RELEVANTE

Conforme o ligamento colateral cruza a superfície medial da articulação, forma uma forte inserção à cápsula articular e ao menisco medial. A inserção é importante para a estabilização deste último, mas o predispõe à lesão de seu corpo caudal pelo côndilo femoral medial quando ocorre ruptura de LCC. Os ligamentos colaterais medial e lateral funcionam em conjunto para limitar o movimento varo-valgo do joelho. Isso é especialmente importante durante a extensão da articulação, em cujo momento ambos os ligamentos colaterais se encontram tensionados. Conforme o joelho é flexionado, o ligamento colateral medial permanece firme, porém o colateral lateral relaxa para permitir rotação interna da tíbia. Esse movimento permite que a pata vire para dentro abaixo do tronco durante a deambulação. Durante a extensão do joelho, o ligamento colateral torna-se tenso novamente para auxiliar na rotação externa da tíbia. Isso alinha a pata na posição apropriada para o suporte do peso.

Rupturas isoladas de ligamento colateral medial ou lateral são raras em pequenos animais. A maior parte das lesões que envolve um dos ligamentos ocorre com a lesão de outras contenções primárias ou secundárias do joelho. Essas lesões múltiplas são muitas vezes resultado de trauma severo direcionado na articulação do joelho e envolvem ruptura de diversos ligamentos.

DIAGNÓSTICO

Apresentação Clínica

Sinais Clínicos

Cães e gatos de qualquer idade, raça ou sexo podem ser acometidos.

Histórico

A lesão pode ocorrer durante o exercício (sem evidência de trauma) ou incidente traumático (i.e., acidentes automobilísticos), no qual o animal sofre lesões extensas.

Achados de Exame Físico

O diagnóstico da lesão de ligamento colateral, seja ruptura isolada de ligamento ou parte de uma lesão complexa, baseia-se na palpação. É importante lembrar que o joelho deve ser estendido durante o exame de lesões de ligamento colateral. O *teste de estresse valgo* é utilizado para avaliar a integridade do ligamento colateral medial. Com o paciente em decúbito lateral, uma mão estabiliza o fêmur enquanto a outra segura a tíbia distal e aplica força para cima (abdução). Se as contenções mediais da articulação (ligamento colateral medial, cápsula articular, ligamentos meniscais periféricos) estiverem rompidas, a abertura da linha medial da articulação tornar-se-á aparente (Figura 34.131). O *teste de estresse varo* é empregado para avaliar a integridade do ligamento colateral lateral. Uma mão estabiliza o fêmur enquanto a outra segura a tíbia distal e aplica força para dentro (adução). Se as contenções laterais estiverem rompidas, a abertura lateral da articulação tornar-se-á aparente. Rupturas isoladas demonstram abertura mínima, ao passo que aberturas óbvias ocorrem em lesões mais extensas (envolvendo o ligamento colateral lateral, cápsula articular e ligamentos meniscais periféricos).

> **NOTA** Certifique-se de segurar o joelho em extensão durante a avaliação das contenções mediais e laterais.

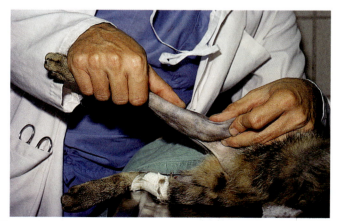

Figura 34.131 Lesão de ligamento colateral medial em felino. Note o aspecto do joelho quando é aplicado um estresse valgo. A pata desloca-se para cima e ocorre abertura da linha articular medial.

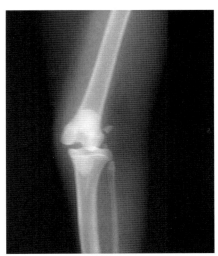

Figura 34.132 Radiografia de estresse de um felino com lesão de ligamento colateral medial. Note a severidade da abertura articular quando se aplica estresse valgo na articulação.

Diagnóstico por Imagem
Radiografias devem ser obtidas a fim de determinar se os fragmentos ósseos estão associados a lesão de ligamento. As projeções craniocaudal e medial-lateral são indicadas para confirmar a presença ou ausência de avulsões ósseas. Radiografias sob estresse são úteis para demonstrar aumento do espaço lateral ou medial da articulação (Figura 34.132).

Achados Laboratoriais
Não são observados achados laboratoriais consistentes. A avaliação laboratorial depende dos sinais e achados físicos de animais que sofreram trauma.

DIAGNÓSTICO DIFERENCIAL
Os diagnósticos diferenciais incluem distensões musculares ou rupturas de ligamento cruzado cranial ou caudal e fraturas fisárias não deslocadas em animais imaturos.

MANEJO CLÍNICO
A decisão acerca de se utilizar tratamento cirúrgico ou conservador para a lesão isolada de ligamento colateral baseia-se no grau de lesão do ligamento e nas contenções articulares secundárias (cápsula articular, ligamentos meniscais periféricos). Essa avaliação leva em consideração a palpação e radiografias. A ocorrência de mínimo edema e somente ligeira abertura do espaço articular durante a aplicação de estresse na articulação constituem indicações para tratamento conservador, que envolve aplicação de tala de gesso de fibra de vidro durante 2 semanas, seguida de atividades controladas semanalmente por mais 6 semanas.

TRATAMENTO CIRÚRGICO
A ocorrência de edema moderado a severo e abertura significativa do espaço articular durante aplicação de estresse sobre a articulação indicam lesão significativa das contenções colaterais. A cirurgia é recomendada para esses pacientes. O tratamento inclui reconstrução dos ligamentos colaterais e meniscocapsulares, bem como da cápsula articular. O reparo primário do ligamento colateral é realizado quando o ponto de insucesso é a origem e inserção do ligamento ou uma ruptura de sua substância com segmentos grandes de ligamento ainda intactos. Em alguns casos, um pequeno fragmento ósseo pode ser visualizado na extremidade do ligamento e pode ser incorporado ao reparo.

> **NOTA** Certifique-se de reparar todos os ligamentos, tendões e cápsula articular lesionados.

Manejo Pré-cirúrgico
A fim de prevenir maior lesão da cartilagem articular ou meniscos, aplique uma bandagem de Robert Jones modificada sobre o membro (p. 981) e limite a atividade a passeios com guia até que possa ser realizado o tratamento cirúrgico definitivo. Esses animais devem ser avaliados para evidência de outros traumas de ligamentos ou ossos. Pacientes com lesões causadas por acidentes automobilísticos devem ser submetidos à avaliação de tórax, cardiovascular e abdome. Antibióticos peroperatórios e manejo preemptivo da dor com AINE, opioides ou analgesia epidural são indicados em cães submetidos a técnicas reconstrutivas de joelho.

Anestesia
Consulte a Tabela 32.2 para o manejo anestésico de animais com doença ortopédica causada por trauma. A administração epidural de opioides diminui o desconforto pós-operatório (p. 980).

Anatomia Cirúrgica
O conhecimento acerca da origem e inserção dos ligamentos colaterais é importante. O ligamento colateral medial origina-se do epicôndilo medial do fêmur e cursa distalmente para inserir-se na metáfise tibial proximal (Figura 34.133). Conforme o ligamento cruza a linha articular medial, forma uma forte inserção à cápsula articular e ao menisco medial. O ligamento colateral lateral origina-se na cabeça da fíbula. Já o medial está situado profundamente em relação ao músculo sartório. O ligamento colateral lateral encontra-se embaixo da fáscia lata. O nervo fibular, ramo do isquiático, cruza de forma oblíqua o aspecto distal do joelho, onde se torna superficial ao músculo gastrocnêmio e emite um ramo articular para o ligamento colateral lateral. É preciso cuidado durante a dissecção próxima desse ligamento para que se preserve esse nervo.

Posicionamento
Para reparar a lesão do ligamento colateral lateral, deve-se posicionar o paciente em decúbito lateral com o membro afetado para cima. Nas lesões do ligamento medial, o animal deve ser posicionado em decúbito dorsal. Caso haja múltiplas rupturas de ligamentos, pode-se também utilizar o decúbito dorsal a fim de facilitar a exposição dos dois lados do membro. Suspenda o membro e prepare-o para cirurgia asséptica.

TÉCNICA CIRÚRGICA

Lesão do Ligamento Colateral Medial
Faça uma incisão parapatelar medial. A abordagem medial é empregada para expor o ligamento colateral medial (p. 1236). Incise a inserção da cabeça caudal do músculo sartório e a fáscia profunda ao longo do bordo craniomedial da tíbia proximal (Figura 34.134A). Afaste o músculo e a fáscia caudalmente para expor o ligamento colateral e a cápsula articular medial. Reponha o ligamento em

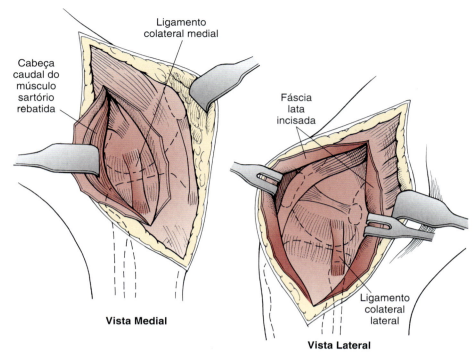

Figura 34.133 Vistas medial e lateral do joelho demonstrando estruturas de tecido mole ao redor dos ligamentos colaterais.

seu local anatômico e fixe-o com um parafuso e arruela denteada de poliacetil (Figura 34.134B). Outra alternativa é aplicar uma âncora na inserção do ligamento e suturá-lo à âncora. Se a lesão do ligamento for uma ruptura dentro da substância, faça o reparo primário suturando as extremidades do ligamento. Utilize padrão de dupla laçada com fio não absorvível pequeno (p. 1283). Suplemente o reparo primário com parafusos ou âncoras ósseas e suporte em formato de oito (Figura 34.134C). Após o reparo do ligamento colateral, reconstrua cuidadosamente os ligamentos meniscocapsulares e a cápsula articular utilizando pontos isolados e fio não absorvível pequeno (polipropileno ou náilon).

Lesão do Ligamento Colateral Lateral

Utilize a abordagem craniolateral para expor o ligamento colateral lateral (p. 1235). Faça uma incisão parapatelar proximal a distal através da fáscia lata. Continue a incisão distalmente 4 cm abaixo da crista da tíbia, paralela à linha articular. Tenha cuidado para isolar o nervo fibular e proteja-o cuidadosamente durante a cirurgia. Afaste a fáscia lata caudalmente para expor o ligamento colateral e a cápsula articular lateral. Repare o ligamento como descrito previamente.

MATERIAIS DE SUTURA E INSTRUMENTOS ESPECIAIS

Parafusos ósseos, arruelas dentadas de poliacetil, âncoras de sutura e fio ortopédico ou não absorvível de maior calibre são necessários para o reparo do ligamento colateral.

CUIDADO E AVALIAÇÃO PÓS-CIRÚRGICOS

O membro deve ser posicionado sobre uma bandagem macia e acolchoada com uma tala lateral que permanecerá por 10 a 14 dias. A atividade deve restringir-se a exercícios específicos de reabilitação física e caminhadas com guia durante 6 semanas. O retorno da atividade não supervisionada do animal deve ser promovido ao longo de um período de 6 semanas (Capítulo 11).

PROGNÓSTICO

O prognóstico para rupturas isoladas de ligamento colateral varia de bom a excelente. Se houver múltiplas lesões de ligamentos, o prognóstico passa a ser razoável.

LESÕES DE MÚLTIPLOS LIGAMENTOS (DESARRANJO DE JOELHO)

DEFINIÇÕES

Lesões múltiplas de ligamentos são lesões nas quais os ligamentos cruzados cranial ou caudal e os colaterais são lesionados simultaneamente. A **angulação vara** é a rotação da perna para dentro (em direção à linha média do tronco) e a **angulação valga** é a rotação para fora (longe da linha média do tronco). As **contenções primárias do joelho** são os ligamentos cruzados e colaterais; as **contenções secundárias** são a cápsula articular, menisco, tendão e músculo.

CONSIDERAÇÕES GERAIS E FISIOPATOLOGIA CLINICAMENTE RELEVANTE

Lesões múltiplas são causadas por acidentes automobilísticos ou outros traumas grandes. A tríade comum inclui ruptura dos ligamentos cruzados cranial e caudal, falha das contenções primárias e secundárias e ruptura periférica do menisco medial. A angulação

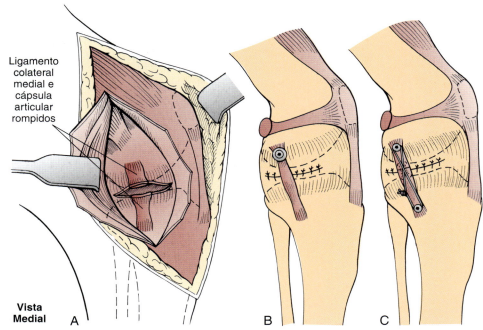

Figura 34.134 Reparo de lesão restritiva medial. (A) Incise a inserção da cabeça caudal do músculo sartório e a fáscia profunda ao longo do bordo craniomedial da tíbia proximal. (B) Substitua o ligamento colateral em seu local anatômico e fixe com um parafuso e uma arruela denteada em poliacetil. Alternativamente, utilize pontos de ancoragem. (C) Se a lesão do ligamento for uma ruptura interna, faça o reparo primário suturando suas extremidades com padrão de dupla laçada. Suplemente o reparo primário com parafusos e um suporte em forma de oito.

vara do membro com estresse medial indica lesão lateral, ao passo que a angulação valga (com estresse lateral aplicado sobre a pata) indica lesão medial.

DIAGNÓSTICO

Apresentação Clínica

Sinais Clínicos
Cães e gatos de qualquer sexo, idade ou raça podem ser acometidos.

Histórico
O animal geralmente é trazido ao atendimento devido a uma claudicação aguda sem suporte de peso. O trauma pode ou não ter sido observado.

Achados de Exame Físico
Rupturas combinadas de ligamento cruzado cranial e caudal caracterizam-se por notável movimentação da tíbia em relação ao fêmur. A lesão concomitante do ligamento colateral e da cápsula articular em geral pode ser determinada por meio de palpação. Com o membro em extensão, aplica-se estresse varo à tíbia distal, o que causa abertura da linha articular lateral quando há lesão das contenções laterais. O estresse valgo, por sua vez, resulta em abertura da linha articular medial caso haja ruptura das contenções mediais da articulação.

Diagnóstico por Imagem
As radiografias revelam subluxação da articulação do joelho. A avaliação cuidadosa das radiografias craniocaudal e mediolateral podem demonstrar pequenos fragmentos ósseos na origem ou inserção dos ligamentos.

Achados Laboratoriais
Não são observadas anormalidades consistentes.

DIAGNÓSTICO DIFERENCIAL

Fraturas metafisárias distais e proximais de fêmur podem demonstrar sinais clínicos similares e devem ser diferenciadas das lesões de ligamentos.

MANEJO CLÍNICO

Lesões múltiplas de ligamentos requerem intervenção cirúrgica. O tratamento conservador com coaptação externa (talas ou gesso) não é eficaz para manter o alinhamento do joelho, resultando em DAD severa.

TRATAMENTO CIRÚRGICO

O tratamento cirúrgico envolve a reconstrução cuidadosa dos ligamentos cruzados, ligamentos colaterais e meniscos. O completo de ligamentos colaterais deve ser reparado primeiramente, seguido da reconstrução dos ligamentos cruzados. O reparo específico e técnicas de reconstrução utilizadas dependem da preferência do cirurgião e encontram-se descritos na discussão de cada ligamento individual. A imobilização temporária com fixador externo também pode ser realizada como método cirúrgico primário ou como proteção de uma cirurgia reconstrutiva.

Manejo Pré-cirúrgico

A fim de prevenir lesão das superfícies articulares, deve-se aplicar uma bandagem acolchoada macia com tala lateral no membro e limitar a atividade até que possa ser realizada a cirurgia. Animais acometidos devem ser avaliados para evidências de outros traumas em ligamentos ou osso. Outras fraturas são muitas vezes associadas a esta lesão. Pacientes com lesão por acidentes automobilísticos devem ser examinados por completo, com particular atenção aos sistemas respiratório e cardiovascular. Antibióticos peroperatórios (Capítulo 9) e manejo preemptivo da dor com AINE (Tabela 34.3), opioides ou analgesia epidural são indicados em cães submetidos a técnicas reconstrutivas de joelho.

Anestesia

Consulte a Tabela 32.2 na p. 978 para o manejo anestésico de animais com doença ortopédica causada por trauma. A administração de opioides por via epidural (p. 980) diminui o desconforto pós-operatório.

Anatomia Cirúrgica

A anatomia normal do joelho encontra-se descrita na p. 1234. Nas lesões múltiplas, observam-se edema moderado a severo e hematomas no tecido mole ao redor da articulação. O conhecimento acerca das origens e inserções normais dos ligamentos colaterais, ligamentos meniscocapsulares e ligamentos intra-articulares é necessário para a intervenção. Ligamentos colaterais rompidos são difíceis de identificar porque em geral são envolvidos por tecido conjuntivo edemaciado. Os meniscos se deslocam de sua posição normal e dobram-se cranial ou caudalmente (Figura 34.135).

Posicionamento

O paciente deve ser posicionado em decúbito dorsal com o membro afetado para cima. O preparo deve estender-se desde a linha média dorsal até a articulação do tarso. A suspensão do membro facilita sua manipulação durante a cirurgia.

TÉCNICA CIRÚRGICA

A técnica de reparo do ligamento cruzado é discutida na p. 1232, o reparo do ligamento colateral, na p. 1251, e as lesões de menisco, na p. 1246.

MATERIAIS DE SUTURA E INSTRUMENTOS ESPECIAIS

Os requerimentos para reparo do ligamento cruzado são discutidos na p. 1243, do reparo de ligamentos colaterais, na p. 1252, e lesões de menisco, na p. 1248.

CUIDADO E AVALIAÇÃO PÓS-CIRÚRGICOS

Após a cirurgia, o membro deve ser acomodado em uma bandagem acolchoada macia com tala lateral durante 3 semanas. A bandagem de suporte deve ser aplicada antes que o paciente se recupere da anestesia, a fim de permitir posicionamento preciso com o membro estendido. A bandagem promove conforto no período pós-operatório inicial por meio da imobilização do tecido mole por prevenir a extensão e flexão do joelho. Sua troca deve ser realizada semanalmente ou com maior frequência, caso necessário. A atividade deve limitar-se a passeios com guia ou exercícios específicos de reabilitação física durante as primeira 8 a 12 semanas após a cirurgia (Capítulo 11).

PROGNÓSTICO

O prognóstico é bom para o retorno da *performance* não atlética. Animais com articulação subluxada possuem melhor prognóstico para retorno da função do que animais com articulação luxada e falha da estabilização secundária. Na lesão extensa de ligamentos, podem ocorrer perda da flexão além de 110 graus e instabilidade moderada após a cirurgia. Essa instabilidade e a perda da amplitude normal de movimento limitam a *performance* atlética. Deve-se esperar claudicação severa em animais manejados sem cirurgia. A fisioterapia é útil na reabilitação do joelho (Capítulo 11). Os protocolos incluem crioterapia, amplitude de movimento passiva e exercícios de fortalecimento muscular.

LUXAÇÃO MEDIAL DE PATELA

DEFINIÇÃO

A **luxação medial da patela** é o deslocamento da patela para fora do sulco troclear. *Genu varum* é a deformidade associada à luxação medial severa, que resulta em aspecto de "perna arqueada".

CONSIDERAÇÕES GERAIS E FISIOPATOLOGIA CLINICAMENTE RELEVANTE

A luxação medial da patela constitui causa comum de claudicação em cães de raça pequena, porém ocorre também em cães grandes. A maioria dos pacientes apresenta anormalidades musculoesqueléticas associadas, como deslocamento medial do grupo muscular do quadríceps, torção lateral do fêmur distal, arqueamento lateral do terço

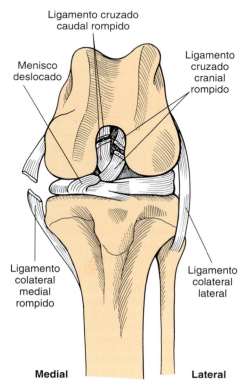

Figura 34.135 Estruturas comumente lesionadas com desarranjo múltiplo do joelho. Note a perda dos ligamentos cruzados cranial e caudal e a ruptura das contenções mediais.

CAPÍTULO 34 Doenças Articulares

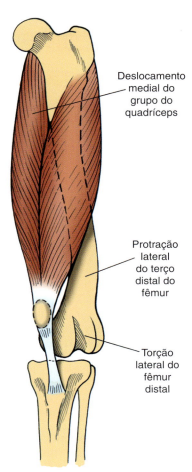

Figura 34.136 Anormalidades de tecido mole e esqueleto associadas a luxação medial de patela incluem o deslocamento medial do aparato do quadríceps, protração do terço distal do fêmur e torção lateral do fêmur distal.

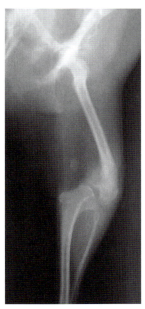

Figura 34.137 Aspecto radiográfico de anormalidades esqueléticas graves associadas a luxação medial de patela em um cão.

distal do fêmur, displasia de epífise femoral, instabilidade rotacional do joelho ou deformidade da tíbia (Figura 34.136).

O mau alinhamento medial dos músculos do quadríceps de cães com luxação de patela produz pressão sobre a fise distal suficiente para retardar o crescimento. Ao mesmo tempo, ocorre menor pressão sobre o aspecto lateral da fise distal do fêmur, permitindo o crescimento acelerado. A diminuição do comprimento do córtex medial em relação ao maior comprimento do córtex lateral resulta em arqueamento lateral do fêmur distal. O crescimento anormal continua enquanto o quadríceps estiver deslocado medialmente e as fises estiverem abertas. Portanto, o grau de arqueamento depende da severidade da luxação da patela e da idade do paciente no momento da luxação.[71] Em casos leves, o quadríceps raramente se desloca medialmente, com mínimo efeito sobre a fise distal do fêmur. Contudo, luxações graves sempre resultam em deslocamento medial do quadríceps e máximo efeito sobre a fise femoral distal, com arqueamento severo do fêmur distal de pacientes jovens (Figura 34.137). As deformidades tibiais observadas com luxações de patela são resultado de forças anormais que agem nas fises proximal e distal da tíbia. Deformidades descritas com a luxação de patela incluem torção medial e deslocamento da tuberosidade tibial, arqueamento medial (deformidade em varo) da tíbia proximal e torção lateral da tíbia distal.[71]

Cães com luxação medial da patela apresentam desenvolvimento anormal do sulco troclear. O grau de anormalidade varia desde uma tróclea quase normal até a ausência de sulco troclear.[71,72] A articulação da patela dentro do sulco exerce pressão fisiológica na cartilagem articular, a qual retarda o crescimento da cartilagem. A pressão contínua da patela é responsável pelo desenvolvimento da profundidade normal do sulco troclear. Se essa pressão não estiver presente, a tróclea não adquirirá a profundidade adequada. Pacientes imaturos com luxações leves demonstram mínima perda da profundidade do sulco troclear porque a patela se posiciona normalmente durante o desenvolvimento. Entretanto, pacientes imaturos com luxação severa não possuem sulco devido à ausência da pressão normal responsável por seu desenvolvimento. O grau de condição patológica esquelética associada à luxação de patela varia consideravelmente desde o mais leve até o mais severo: por essa razão, desenvolveu-se um sistema de classificação da luxação de patela de cães (Quadro 34.20).

O encurtamento do membro causado pela luxação coxofemoral ou CCE causará frouxidão do mecanismo do quadríceps, permitindo a luxação da patela em alguns casos. Isso normalmente se resolve com tratamento da luxação coxofemoral e o tempo após a CCE.

DIAGNÓSTICO

Apresentação Clínica

Sinais Clínicos

Cães de qualquer idade, raça ou sexo podem apresentar luxação medial de patela, porém cães de raças *toy* ou pequenas são mais comumente acometidos. Luxações mediais de patela são mais comuns que as laterais em cães grandes; contudo, estes últimos apresentam maior incidência de luxação lateral comparados a cães pequenos.

Histórico

A maioria dos animais acometidos apresenta claudicação com suporte intermitente de peso. Os tutores podem relatar que o cão ocasional-

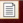

> **QUADRO 34.20 Graus de Luxação de Patela**
>
> **Grau I**
> A patela pode luxar, porém sua luxação espontânea raramente acontece durante o movimento articular normal. A luxação manual pode ser conseguida durante o exame físico, mas a patela se reduz após retirada da pressão. A flexão e extensão da articulação encontram-se normais.
>
> **Grau II**
> Pode haver presença de deformidades angulares e torcionais do fêmur em grau leve. A patela pode ser deslocada manualmente com pressão lateral ou luxar com a flexão do joelho. Após luxação, permanece luxada até que o examinador a reduza ou se reduz espontaneamente quando o animal estende o membro e desrotaciona a tíbia.
>
> **Grau III**
> A patela permanece luxada medialmente durante a maior parte do tempo, mas pode ser reduzida manualmente com o joelho em extensão. Contudo, após redução manual, a flexão e a extensão do joelho resultam em reluxação. Há deslocamento medial do grupo muscular do quadríceps. Podem estar presentes anormalidades do tecido mole de suporte do joelho, bem como deformidades do fêmur e tíbia.
>
> **Grau IV**
> Pode haver rotação medial de 80 a 90 graus do platô tibial proximal. A patela permanece luxada e não pode ser reposicionada manualmente. O sulco troclear do fêmur é raso ou ausente e há deslocamento medial do grupo muscular do quadríceps. As anormalidades do tecido mole de suporte do joelho e as deformidades femorais e tibiais são notáveis.

> **QUADRO 34.21 Técnicas Básicas de Reparo da Luxação Medial da Patela**
>
> Liberação fascial medial
> Ressecção troclear em cunha ou bloco
> Transposição da crista da tíbia
> Imbricação lateral do retináculo

mente mantém o membro flexionado em uma ou duas passadas. Cães com luxação patelar grau IV apresentam claudicação severa e anormalidades da deambulação.

Achados de Exame Físico

O diagnóstico da luxação medial de patela baseia-se em sua evidenciação durante o exame físico. Os achados físicos variam e dependem da severidade da luxação. Pacientes com *luxação grau I* geralmente não claudicam e o diagnóstico constitui um achado incidental durante o exame físico. Pacientes com *luxação grau II* "saltitam" ao caminhar ou correr. Esses pacientes ocasionalmente alongam as estruturas do retináculo lateral e desenvolvem claudicação sem apoio de peso. A claudicação de pacientes com *luxação grau III* varia desde o saltitar ocasional até uma claudicação com suporte de peso. Já os pacientes com *luxação grau IV* caminham com os membros pélvicos em posição agachada porque são incapazes de estender o joelho ao máximo. A patela apresenta-se hipoplásica e pode ser encontrada luxada medialmente ao longo do côndilo femoral.

Diagnóstico por Imagem

Nas luxações graus III e IV, radiografias padrão craniocaudal e medial-lateral demonstram deslocamento medial da patela, enquanto que nas luxações grau I ou II a patela pode ser encontrada no sulco troclear ou deslocada medialmente (é necessário cuidado para posicionar adequadamente o membro a fim de eliminar artefatos que pareçam luxação). Radiografias de membro inteiro podem demonstrar deformidade em varo ou valgo e torção da tíbia ou fêmur. O posicionamento radiográfico cuidadoso é crítico, visto que o mau posicionamento resulta em falso-positivo para deformidade nas radiografias. Em casos mais graves que requerem osteotomia e correção de osso longo, visualizações especiais (coronal ou *skyline* de fêmur) ou TC auxiliam na determinação do tipo específico e grau de deformidade.[71]

Achados Laboratoriais

Não são observadas anormalidades laboratoriais consistentes. A artrocentese demonstra alterações compatíveis com osteoartrite.

DIAGNÓSTICO DIFERENCIAL

Os diagnósticos diferenciais incluem necrose avascular da cabeça femoral, luxação coxofemoral e ruptura do LCC. O exame cuidadoso da articulação coxofemoral é essencial porque alguns pacientes com luxação de patela também apresentam necrose asséptica da cabeça do fêmur (p. 1255) ou displasia coxofemoral (p. 1209). O encurtamento do membro devido à luxação coxofemoral (p. 1220) ou CCE (p. 1213) causará frouxidão do mecanismo do quadríceps, permitindo luxação da patela em alguns casos. Isso se resolve com o tratamento da luxação do quadril e com o tempo após CCE.

MANEJO CLÍNICO

A luxação medial da patela pode ser tratada de maneira conservadora ou cirúrgica.[73] A escolha do tratamento depende da história clínica, achados físicos, frequência da luxação e idade do paciente. A cirurgia raramente é recomendada em pacientes idosos assintomáticos, enquanto animais jovens ou animais com claudicação geralmente se beneficiam da cirurgia. Os clientes devem ser instruídos a observar o desenvolvimento de sinais clínicos no animal que possam ser atribuídos à luxação medial da patela.

TRATAMENTO CIRÚRGICO

A cirurgia é recomendada em pacientes imaturos sintomáticos e adultos jovens, visto que a luxação patelar intermitente pode desgastar prematuramente a cartilagem da patela.[73-75] Indica-se cirurgia em qualquer idade nos pacientes que demonstram claudicação e principalmente nos animais com placa de crescimento ativa, porque a deformidade esquelética pode piorar rapidamente. As técnicas cirúrgicas utilizadas em animais em fase de crescimento ativo não devem interferir de forma adversa com o crescimento ósseo. Os tutores de cães com luxação de patela grau IV devem ser alertados acerca da provável necessidade de múltiplas cirurgias e claudicação persistente mesmo após cirurgia bem-sucedida, dada a severidade das anormalidades de osso longo subjacentes.[74,75]

Diversas técnicas cirúrgicas visam conter a patela no sulco troclear. Técnicas recomendadas com essa finalidade incluem a transposição da tuberosidade da tíbia, liberação da contenção medial, reforço da contenção lateral, aprofundamento do sulco troclear, osteotomia do fêmur, osteotomia da tíbia, suturas antirrotacionais e transposição da origem do músculo reto femoral. Em geral, necessita-se de uma combinação das técnicas para se obter estabilidade intraoperatória da patela (Quadro 34.21). É importante compreender a biomecânica por trás da anormalidade primária, que impede que a patela se alinhe com o sulco troclear devido à sua posição dentro do quadríceps. As cirurgias que envolvem apenas o aprofundamento do sulco troclear, liberação fascial e capsular e imbricação são mais propensas ao insucesso, visto que a patela e o sulco não se realinharam permanentemente.

Na maioria dos animais, o sulco troclear deve ser aprofundado utilizando-se ressecção da margem troclear ou em bloco. A liberação do retináculo medial pode ser necessária para permitir estabilização da patela no sulco aprofundado. A transposição da crista da tíbia deve ser realizada para realinhar as forças mecânicas do mecanismo extensor (p. 1260), exceto quando foram realizadas correções maiores da deformidade de fêmur e tíbia. Finalmente, após estabilização da patela, realiza-se o reforço do retináculo lateral com suturas e imbricação da cápsula fibrosa, aplicação de um enxerto de fáscia lata a partir da fabela na fibrocartilagem parapatelar ou excisão do retináculo excedente. Nenhuma das técnicas sozinha é adequada para prevenir a reluxação permanente. Se as forças mecânicas que tracionam a patela para fora do sulco troclear não forem neutralizadas, o reforço do retináculo eventualmente se afrouxará.

A osteotomia do fêmur é empregada somente em pacientes nos quais a deformidade esquelética é tão severa que a manutenção da redução da patela com as técnicas descritas previamente se faz impossível. As deformidades geralmente observadas são o arqueamento varo do fêmur distal e torção medial da tíbia proximal. O objetivo da cirurgia é realinhar o joelho no plano frontal, onde o eixo transverso dos côndilos femorais é perpendicular ao eixo longitudinal da diáfise femoral. Isso requer mensuração pré-operatória precisa e osteotomia em cunha do fêmur.[71] O aprofundamento do sulco troclear, liberação da contenção medial, transposição da crista da tíbia e reforço lateral do retináculo também são necessários ao sucesso da redução. Essas técnicas requerem equipamentos especiais e treinamento. Portanto, somente devem ser realizadas por um especialista treinado.

O mecanismo do quadríceps constitui um estabilizador secundário do joelho contra a translação cranial (gaveta cranial). Desse modo, a luxação crônica da patela pode causar aumento do estresse sobre o LCC e sua eventual ruptura. A combinação da ruptura do LCC e luxação da patela é um achado relativamente comum em cães.[76]

Manejo Pré-cirúrgico

Antibióticos peroperatórios (Capítulo 9) e manejo preemptivo da dor com AINE, opioides ou analgesia epidural (Capítulo 13) são indicados em cães submetidos a técnicas reconstrutivas de joelho.

Anestesia

Consulte as Tabelas 32.1 e 32.2 para o manejo anestésico de pacientes com doença ortopédica. A administração epidural de opioides diminui o desconforto pós-operatório.

Anatomia Cirúrgica

O mecanismo extensor do joelho é composto pelo grupo muscular do quadríceps, patela, sulco troclear, ligamento patelar reto e tuberosidade da tíbia (Figura 34.138). O grupo muscular do quadríceps é formado pelo reto femoral, vasto lateral, vasto intermédio e vasto medial. O vasto lateral e o medial fixam-se à patela por meio da fibrocartilagem parapatelar lateral e medial. Esta, por sua vez, passa pelos bordos da tróclea no fêmur e, junto com os retináculos lateral e medial, auxilia na estabilização da patela. Os retináculos são grupos de fibras de colágeno que cursam a partir da fabela para unir-se com as fibrocartilagens, cada qual de seu lado. O grupo muscular do quadríceps estende o joelho e, com o mecanismo extensor, auxilia na estabilização da articulação. Esses músculos convergem no tendão patelar e continuam distalmente como o ligamento patelar reto.

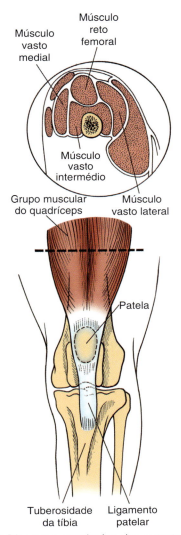

Figura 34.138 Diagrama anatômico das estruturas ósseas e de tecidos moles normais associados ao mecanismo extensor do quadríceps.

A patela é um osso sesamoide envolto pelo tendão do quadríceps. Sua superfície articular interna é lisa e curva para articular-se completamente com a tróclea. A articulação deslizante normal da patela e tróclea é necessária à manutenção dos requerimentos nutricionais das superfícies articulares desses ossos. A patela também é um componente essencial do mecanismo funcional do aparato extensor. Ela mantém a tensão uniforme durante a extensão do joelho e também atua como sustentáculo de uma alavanca, aumentando a vantagem mecânica do grupo muscular do quadríceps.

A tuberosidade da tíbia situa-se cranial e distal aos côndilos tibiais. Sua localização e proeminência são importantes para a vantagem do mecanismo extensor. O alinhamento de quadríceps, patela, tróclea, ligamento patelar e tuberosidade da tíbia deve ser normal para se obter função adequada. O mau alinhamento de uma ou mais dessas estruturas pode resultar na luxação da patela.

Considerações anatômicas especiais devem ser destacadas para pacientes com luxação medial de patela. Quando a patela está situada medial, o ligamento patelar deve ser identificado antes de se realizar a incisão parapatelar para adentrar a articulação A cápsula lateral encontra-se distendida e delgada, ao passo que a medial se encontra contraída e espessada. O espessamento e contração da cápsula medial ficam aparentes com a liberação medial. As inserções da cabeça caudal do músculo sartório e vasto medial devem ser identificadas. A crista medial do sulco troclear e a superfície ventral da patela podem estar desgastadas.

Posicionamento

O animal deve ser posicionado em decúbito dorsal ou lateral e o preparo deve estender-se desde a linha média dorsal até o tarso. O decúbito dorsal permite a visualização do mecanismo extensor desviado e sem contenção, bem como a máxima manipulação do membro para avaliação da estabilidade patelar.

TÉCNICA CIRÚRGICA

Artrotomia

Faça uma incisão de pele craniolateral 4 cm proximal à patela e estenda a incisão 2 cm além da tuberosidade da tíbia. Incise o tecido subcutâneo na mesma linha. Incise o retináculo lateral e a cápsula articular para expor a articulação.

Aprofundamento do Sulco Troclear

Ressecção Troclear em Cunha

A ressecção em cunha da tróclea aprofunda o sulco para conter a patela e manter a integridade da articulação patelofemoral. Em pacientes maiores, utiliza-se geralmente a serra oscilatória, porém em cães de raça pequena uma serra de dentes finos, manual ou lâmina de bisturi 20 com martelo são suficientes para realizar o corte na tróclea. Corte a superfície articular da tróclea fazendo um contorno em forma de diamante. Certifique-se de que a largura da ressecção seja suficiente no ponto médio para acomodar a largura da patela, porém preservando os bordos trocleares. Com o bisturi em animais muito pequenos, serra manual em animais pequenos e médios ou serra elétrica em animais maiores, remova uma cunha de osso osteocondral e cartilagem seguindo o contorno realizado previamente (Figura 34.139A). Faça a osteotomia de forma que os dois planos oblíquos do bordo livre da cunha se intersectem distalmente na incisura intercondilar e proximalmente no bordo dorsal da cartilagem articular da tróclea. Remova a cunha osteocondral e aprofunde a ressecção da tróclea removendo mais osso de um ou dois lados do sulco criado (Figura 34.139B).

Caso necessário, remodele a cunha osteocondral livre utilizando a goiva para permitir que se aloje profundamente no novo sulco femoral. A cunha também pode ser rotacionada 180 graus ao ser recolocada sobre o sulco femoral caso isso auxilie na elevação da crista medial. Reponha a cunha livre quando a profundidade for suficiente para acomodar 50% da altura da patela (Figura 34.139C). A cunha permanecerá no local devido à força compressiva resultante da patela e à fricção entre as superfícies esponjosas dos dois bordos da ressecção.

Ressecção Troclear em Bloco

A ressecção em bloco aprofunda o sulco troclear para conter a patela e manter a integridade da articulação patelofemoral. Em pacientes maiores, utiliza-se geralmente a serra oscilatória, porém em cães de raça pequena, uma serra de dentes finos, manual ou lâmina de bisturi 20 com martelo são suficientes para realizar o corte na tróclea. Corte a superfície articular da tróclea fazendo um contorno em forma de quadrilátero. Certifique-se de que a largura da ressecção seja suficiente no ponto médio para acomodar a largura da patela, porém preservando os bordos trocleares. Com o bisturi em

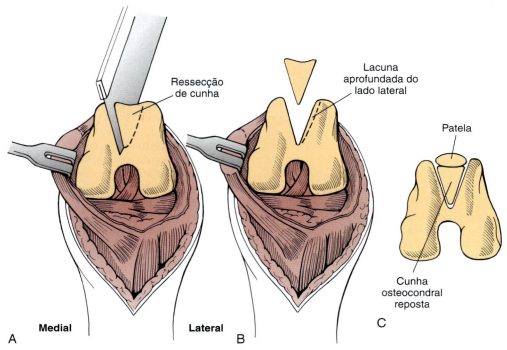

Figura 34.139 Ressecção em cunha da tróclea. (A) Remova uma cunha osteocondral do sulco patelar. (B) Remova o osso dos lados do sulco incisado para aprofundá-lo. (C) Reponha a cunha osteocondral.

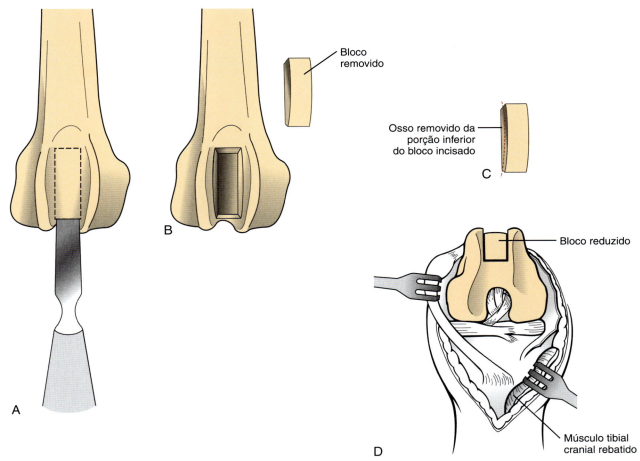

Figura 34.140 Ressecção troclear em bloco. (A) Utilize uma serra delgada para fazer dois cortes paralelos axiais em relação às cristas trocleares. (B) Com um osteótomo em sentido proximal e distal, destaque um bloco osteocondral do sulco patelar. (C) Remova osso do fundo do bloco incisado para aprofundar o sulco. (D) Reponha o bloco.

animais muito pequenos, serra manual em animais pequenos e médios ou serra elétrica em animais maiores, aprofunde os cortes proximodistais em 2 a 6 mm (Figura 34.140A). Eleve o segmento osteocondral utilizando um osteótomo de largura equivalente à da osteotomia (Figura 34.140B). Insira o osteótomo pelas extensões proximal e distal da osteotomia até que atinja o centro. Tenha cuidado para remover a espessura de osso adequada e evitar quebra ou divisão do segmento osteocondral. Aprofunde a ressecção da tróclea removendo mais osso da base do sulco (Figura 34.140C). Reponha o fragmento livre quando a profundidade for suficiente para acomodar 50% da altura da patela (Figura 34.140D). O fragmento permanecerá no local devido à força compressiva resultante da patela e fricção entre as superfícies esponjosas dos dois bordos da ressecção.

> **NOTA** Na luxação medial, geralmente é melhor remover mais osso do lado lateral do sulco, preservando o máximo possível da crista medial.

Liberação Medial

A cápsula articular medial encontra-se mais espessa do que o normal e contraída nos pacientes com luxação medial de patela grau III ou IV. Nesses casos, a cápsula e o retináculo podem ser liberados para permitir acomodação lateral da patela. Utilizando um bisturi, faça uma incisão parapatelar medial através da fáscia medial e da cápsula articular. Inicie a incisão no nível do polo proximal da patela e estenda-a distalmente até a crista da tíbia. Em casos mais severos, a incisão de liberação necessita estender-se proximalmente na face medial da coxa. Se a contratura dinâmica do sartório cranial e vasto medial direcionar a patela medialmente, libere as inserções desses músculos no polo proximal da mesma. Redirecione as inserções e suture-as no músculo vasto intermédio.

Aplique uma sutura cruzada ou simples isolada sem fechar o defeito de tecido após posicionamento correto da patela. A sutura frouxa impedirá luxação lateral iatrogênica da patela.

Transposição da Tuberosidade da Tíbia

Faça uma incisão parapatelar lateral através da fáscia lata e estenda-a distalmente até a tuberosidade da tíbia, abaixo da linha articular. Afaste o músculo tibial cranial da tuberosidade lateral e do platô tibial para nivelar o tendão do EDL (Figura 34.141A). Utilize dissecção aguda para acessar a superfície profunda do tendão patelar e inserir ali o osteótomo, fresa óssea de Liston ou serra sagital 3 a 5 cm caudal ao ponto mais cranial da tuberosidade da tíbia (Figura 34.141B). Complete a osteotomia em direção proxi-

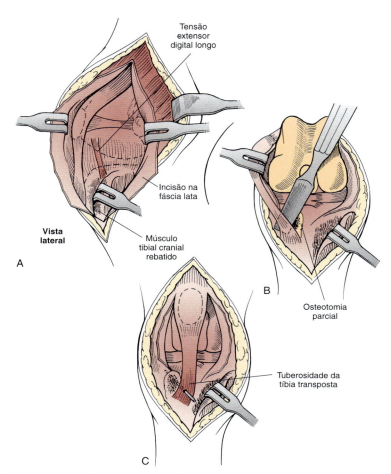

Figura 34.141 Luxações mediais de patela. (A) Transponha a crista da tíbia lateralmente. Faça uma incisão parapatelar através da fáscia lata, estendendo-a distalmente até a tuberosidade da tíbia abaixo da linha articular. Rebata o músculo tibial cranial da tuberosidade da tíbia e do platô tibial para nivelar o tendão do músculo extensor digital longo. (B) Posicione o osteótomo embaixo do ligamento patelar e faça uma ostectomia parcial da crista da tíbia. Não seccione a inserção periosteal distal. (C) Estabilize a tuberosidade tibial em sua nova localização com um ou dois fios de Kirschner pequenos.

mal a distal. Não seccione a inserção periosteal distal. O grau de movimento lateral da tuberosidade da tíbia é subjetivo, mas se baseia no realinhamento longitudinal da tuberosidade em relação ao sulco troclear. Após seleção do local de transposição, remova uma fina camada de osso cortical utilizando a lima ou osteótomo. Alavanque a tuberosidade da tíbia até a posição correta e estabilize-a com um ou dois fios de Kirschner pequenos direcionados caudalmente e ligeiramente proximais (Figura 34.141C). Envolva o córtex caudal, mas não deixe que o pino saia pela tíbia caudalmente. Se o pino protrair muito além do córtex caudal da tíbia, o animal apresentará claudicação persistente. Verifique a estabilidade da patela conforme descrito previamente e reposicione a tuberosidade da tíbia se necessário. A segurança da transposição pode ser aumentada pelo uso de um fio em formato de oito adicionado a pinos em modelo de banda de tensão. Isso é extremamente recomendado durante o procedimento de transposição da crista da tíbia em cães grandes e deve ser considerado em todos os pacientes, exceto os muito pequenos.

O insucesso da transposição resulta em deslocamento proximal da crista da tíbia e da patela. A recuperação da anatomia normal após essa complicação é dificultosa e, independentemente do tratamento, resulta em deficiência permanente. Perfure um pequeno orifício no córtex cranial da tíbia vários milímetros distais em relação à osteotomia. Passe um fio ortopédico ou, em animais pequenos, fio não absorvível através do orifício e sobre as extremidades dos pinos ou parafuso em padrão de oito. Aperte os fios.

Imbricação Lateral e Reforço

Para realizar a imbricação, suture o ligamento femorofabelar e a fibrocartilagem parapatelar lateral com fio de poliéster (Figura 34.142). Em seguida, aplique uma série de suturas de imbricação através da cápsula articular fibrosa e o bordo lateral do tendão patelar. Com o membro ligeiramente flexionado, amarre a sutura femorofabelar e as imbricações. Se na maior parte das vezes a patela estiver fora de sua posição, o retináculo do lado oposto à luxação será tracionado e estirado. Nas luxações mediais, o retináculo lateral torna-se excedente. Após redução da patela, excise o excesso do retináculo e da cápsula articular para permitir fechamento firme da artrotomia.

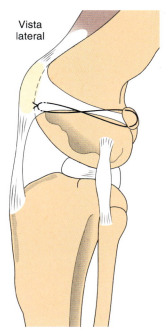

Figura 34.142 A imbricação lateral do retináculo pode ser realizada por meio da aplicação de um fio de sutura de poliéster através do ligamento femorofabelar e da fibrocartilagem parapatelar lateral.

MATERIAIS DE SUTURA E INSTRUMENTOS ESPECIAIS

A ressecção troclear em cunha ou em bloco requer uma serra de dentes finos (X-acto saw® 12) ou serra sagital. O osteótomo é necessário para a ressecção em bloco. A fixação da crista da tíbia durante a transposição da tuberosidade tibial requer osteótomo e martelo, fios de Kirschner ou parafusos ósseos, fio ortopédico e mandril manual ou furadeira e broca.

CUIDADO E AVALIAÇÃO PÓS-CIRÚRGICOS

A atividade deve restringir-se aos exercícios específicos de reabilitação física e caminhada com guia durante 6 a 8 semanas. Posteriormente, o animal deve retomar sua atividade normal gradativamente ao longo de 6 semanas. Um exemplo de protocolo para reabilitação física pode ser encontrado na Tabela 34.13. Radiografias devem ser realizadas às 6 a 8 semanas para avaliação da transposição da crista da tíbia.

PROGNÓSTICO

A luxação recorrente após cirurgia foi relatada em 50% das articulações avaliadas.[73-78] Todavia, a maioria é de grau I e não afeta a função clínica. Grande parte das articulações funciona bem a ponto de a claudicação não aparecer durante o exame e os clientes não relatarem disfunção clínica. A maioria dos pacientes com luxação recorrente demonstra reluxação somente durante o exame físico, quando se aplica força manual para deslocar a patela. A correlação entre reluxação e o método ou métodos de correção cirúrgica não está bem definida.[73,77,78] Em geral, o prognóstico de pacientes submetidos à correção cirúrgica de luxação graus I a III é excelente para o retorno da função normal do membro. A DAD progride mesmo com o tratamento, mas não se torna tão grave quanto a observada na ruptura crônica de LCC. O prognóstico de pacientes com luxação grau IV é reservado. Muitas articulações requerem mais de uma cirurgia e algumas patelas não podem ser reduzidas sem osteotomias corretivas extensas. A correção cirúrgica da luxação grau IV não necessariamente é indicada, visto que a função após a cirurgia pode não melhorar em comparação com a pré-operatória.[75,76]

LUXAÇÃO LATERAL DE PATELA

DEFINIÇÕES

A **luxação lateral da patela** é o deslocamento permanente ou intermitente da patela para fora do sulco troclear. ***Genu valgum*** é uma deformidade que acomete cães de raça gigante e está associada à luxação lateral da patela, resultando em aspecto de "joelhos batendo". **Anteversão** é a rotação externa excessiva do fêmur proximal em relação ao fêmur distal. **Coxa valga** é o aumento anormal do ângulo formado entre o colo e a diáfise femoral no plano frontal.

CONSIDERAÇÕES GERAIS E FISIOPATOLOGIA CLINICAMENTE RELEVANTE

A luxação lateral de patela é observada mais frequentemente em cães grandes, porém ocorre também em cães pequenos e raças *toy*. A causa é desconhecida, mas se acredita estar relacionada com a mudança da força produzida pela tração do quadríceps lateral ao eixo longitudinal do fêmur e do sulco troclear. Essa força mal direcionada lateralmente traciona a patela para fora do sulco troclear. Em pacientes imaturos em fase de crescimento, a tração sobre as placas de crescimento resulta em anormalidades esqueléticas que são um espelho das observadas na luxação medial. Para maior discussão acerca da fisiopatologia da luxação de patela, consulte a p. 1254.

DIAGNÓSTICO

Apresentação Clínica
Sinais Clínicos

Cães de qualquer sexo, idade ou raça podem ser acometidos. As luxações laterais de patela são mais frequentemente observadas em cães de raça grande do que raças pequenas. Já a luxação medial é mais comum do que a luxação lateral em cães de todos os portes. Não há relatos de luxação lateral de patela em felinos.

Histórico

Os animais acometidos são comumente trazidos ao atendimento devido a uma claudicação intermitente com suporte de peso. Os tutores podem relatar que o animal ocasionalmente mantém o membro flexionado ao longo de uma ou duas passadas.

Achados de Exame Físico

Os achados do exame físico variam e dependem da severidade da luxação. O diagnóstico é determinado pela evidenciação da luxação lateral e eliminação de outras causas de claudicação de membros pélvicos (ver discussão adiante). Pacientes com luxação grau I geralmente não claudicam e o diagnóstico constitui um achado incidental durante o exame físico. Pacientes com luxação grau II "saltitam" ao caminhar ou correr. Esses pacientes ocasionalmente alongam as estruturas do retináculo medial e aparecem no primeiro atendimento com claudicação sem apoio de peso. A claudicação de pacientes com luxação grau III varia desde o saltitar ocasional até uma claudicação

TABELA 34.13 Amostra de Protocolo de Reabilitação para Paciente Submetido a Reparo de Luxação de Patela

Tratamentos/Modalidades	Dias 1-3	Dias 4-14	2-5 Semanas	5-8 Semanas	Mais de 8 Semanas
Medicações para dor	Conforme prescrito	Conforme prescrito	PRN	PRN	PRN
Crioterapia	10-15 min três vezes por dia no joelho afetado. Primeira sessão imediatamente após a cirurgia	Utilizar após exercício por 15 min	PRN	PRN	PRN
Terapia com calor		Aplicar calor aos músculos antes da APM contanto que não haja inflamação	PRN	PRN	PRN
Massagem	5 min três vezes por dia de massagem suave	Continuar duas vezes por dia	Duas vezes por dia	Duas vezes por dia	Somente se desejado
ADMP	8-10 repetições duas a três vezes por dia. Limitar movimento somente ao plano sagital	Continuar duas vezes por dia dentro da amplitude confortável	Todas as articulações do membro afetado 8-10 repetições. Somente plano sagital		
Terapia com laser	Diariamente	A cada 2 dias durante a primeira semana, depois duas vezes por semana	Duas vezes por semana	Duas vezes por semana	Descontinuar
Caminhadas	5 min com suporte da guia duas a três vezes por dia somente para micção/defecação	Aumentar cada caminhada em 2-3 min a cada semana	Aumentar em 5 min a cada semana	Aumentar em 5 min a cada semana. Adicionar inclinações suaves na 6ª semana	15-20 min de caminhada duas a três vezes por dia. Adicionar rampas e trote conforme retornar ao normal
EENM		10 min duas vezes por dia no quadríceps e músculos do jarrete do membro afetado	10 min duas vezes por dia no quadríceps e músculos do jarrete do membro afetado	10 min duas vezes por dia no quadríceps e músculos do jarrete do membro afetado	
Equilíbrio		5 min duas vezes por dia sobre espuma macia	5 min duas vezes por dia sobre tapete de espuma macia	5-10 min duas vezes por dia sobre superfície instável	PRN
Cavaletes (iniciar às 4 semanas)			Obstáculos baixos 5-10 repetições duas vezes por dia	10-15 repetições duas vezes por dia	10-15 repetições duas vezes por dia com aumento da altura dos obstáculos
Sentar-levantar (iniciar às 4 semanas)			Iniciar com tipoia ou elevação traseira 5-10 repetições duas vezes por dia	10-15 repetições duas vezes por dia	15-20 repetições duas vezes por dia
Zigue-zague de agilidade				Lento, 10-15 repetições duas vezes por dia	15-20 repetições duas vezes por dia aumentando a velocidade
Degraus					Iniciar com um lance de escada duas vezes por dia chegando até 5 lances, adicionando um lance por semana em velocidade lenta
Esteira submersa			5-10 min diariamente em velocidade lenta	15-20 min duas a três vezes por semana	15-30 min duas vezes por semana até alta médica da reabilitação
Nado (iniciar às 6 semanas)				5-10 min diariamente	10-15 min 3 a 4 vezes por semana

Trabalho inicial somente em plano sagital e limitar exercícios inicialmente a um ou dois por sessão, passando gradualmente a dois a quatro por sessão a partir das 5 semanas. Claudicação e dor são indicações para reduzir a intensidade e frequência.

ADMP, amplitude de movimento passiva; *EENM*, estimulação elétrica neuromuscular; *PRN*, conforme necessário.

com suporte de peso. Já os pacientes com luxação grau IV caminham com os membros pélvicos em posição agachada porque são incapazes de estender o joelho ao máximo.

Diagnóstico por Imagem

Nas luxações graus III e IV, radiografias padrão craniocaudal e medial-lateral demonstram deslocamento lateral da patela. Nas luxações grau I ou II a patela pode ser encontrada no sulco troclear ou deslocada lateralmente. Graus variáveis de osteoartrite podem estar presentes. A TC auxilia na determinação do tipo específico e grau de deformidade presente.

Achados Laboratoriais

Não são observadas anormalidades laboratoriais consistentes. A citologia do líquido sinovial coletado por meio de artrocentese geralmente demonstra alterações compatíveis com osteoartrite.

DIAGNÓSTICO DIFERENCIAL

Os diagnósticos diferenciais incluem displasia coxofemoral, osteocondrite de joelho ou tarso, pan-osteíte, osteodistrofia hipertrófica, lesão da fise capital, ruptura de LCC e distensão muscular. É importante destacar que muitos pacientes com luxação lateral de patela também apresentam evidência de displasia coxofemoral. Ambas as condições podem contribuir com a claudicação e requerem tratamento.

MANEJO CLÍNICO

A luxação lateral da patela pode ser tratada de maneira conservadora ou cirúrgica. A escolha do tratamento depende da idade do paciente, da história clínica e dos achados físicos. Pacientes mais velhos sem claudicação e cujo diagnóstico de luxação de patela foi um achado incidental durante o exame não requerem intervenção cirúrgica. Os clientes devem ser instruídos a observar o desenvolvimento de sinais clínicos que possam ser atribuídos à luxação de patela.

TRATAMENTO CIRÚRGICO

Os objetivos e métodos de tratamento para a luxação lateral da patela são similares aos descritos para a luxação medial na p. 1256. A técnica cirúrgica utilizada em animais com luxação lateral de patela assemelha-se à descrita para osteotomia da tuberosidade da tíbia em animais com luxação medial (p. 1258), com a diferença de que o reposicionamento da tuberosidade é realizado e estabilizado medialmente (Figura 34.143A). Como a luxação lateral ocorre em cães de raça grande, recomenda-se emprego da sutura em padrão de oito com pinos (banda de tensão) na tuberosidade tibial (Figura 34.143B). A avulsão da crista da tíbia após a cirurgia é difícil de ser corrigida devido à contratura do quadríceps e ao deslocamento proximal da patela. É difícil salvar o membro após essa complicação. O retináculo medial deve ser reforçado com sutura de reconstrução, transposição da fáscia lata e/ou excisão da cápsula articular excedente (Figura 34.143C). As contenções laterais devem ser liberadas para ajudar a neutralizar as forças laterais que agem sobre a patela. Os métodos de aprofundamento do sulco troclear são os mesmos descritos para a luxação medial. Osteotomias de fêmur e tíbia podem ser necessárias para corrigir deformidades angulares e torcionais severas. As osteotomias corretivas devem ser realizadas por um especialista com o equipamento e treinamento necessários a esses procedimentos complexos.

Manejo Pré-cirúrgico

Antibióticos peroperatórios (Capítulo 9) e manejo preemptivo da dor com AINE (Tabela 34.3), opioides ou analgesia epidural são indicados em cães submetidos a técnicas reconstrutivas em joelho.

Anestesia

Consulte as Tabela 32.1 e 32.2 para o manejo anestésico de animais com doença ortopédica. A administração epidural de opioides diminui o desconforto pós-operatório.

Anatomia Cirúrgica

Em pacientes com luxação lateral de patela, pode-se evidenciar desgaste anormal da crista lateral da tróclea. A patela e o ligamento patelar situam-se laterais ao sulco troclear nesses pacientes. O ligamento deve ser identificado antes de se realizar a incisão parapatelar para acessar a articulação. O retináculo medial apresenta-se estirado e o lateral, contraído. A liberação do retináculo lateral (com incisão até a articulação) revela espessamento da cápsula articular. Muitas vezes, identifica-se ruptura da origem do tendão EDL no falso sulco lateral durante entrada na articulação.

Posicionamento

O paciente deve ser posicionado em decúbito dorsal ou lateral com o membro acometido para cima. O preparo deve estender-se desde a linha média dorsal até a articulação do tarso. A suspensão do membro facilita sua manipulação durante a cirurgia.

TÉCNICA CIRÚRGICA

A descrição da técnica cirúrgica para correção da luxação de patela foi apresentada anteriormente na p. 1258.

MATERIAIS DE SUTURA E INSTRUMENTOS ESPECIAIS

Os instrumentos necessários para a transposição da tuberosidade da tíbia incluem osteótomo e martelo, fios de Kirschner ou parafusos, fio ortopédico para fixar a crista da tíbia e mandril manual ou furadeira e broca. Em cães de raça grande, a osteotomia é mais simples de ser realizada com serra sagital. A serra de dentes finos é necessária para a ressecção em cunha. Já a ressecção em bloco requer osteótomo e serra.

CUIDADO E AVALIAÇÃO PÓS-CIRÚRGICOS

A atividade deve restringir-se aos exercícios específicos de reabilitação física e caminhada com guia durante 6 a 8 semanas, em cujo momento as radiografias deverão ser obtidas para confirmar a cicatrização da crista tibial transposta. O animal deve retomar sua atividade normal gradativamente ao longo de 6 semanas. Um exemplo de protocolo para reabilitação física pode ser encontrado na Tabela 34.13.

PROGNÓSTICO

O prognóstico é menos favorável para cães grandes com luxação lateral de patela quando comparados a cães menores com luxação medial. Contudo, o prognóstico para retorno da atividade funcional é bom nas luxações graus I a III.[79] Nas luxações grau IV em cães grandes, varia de reservado a ruim em vista da necessidade frequente de múltiplas cirurgias e correção femoral e/ou tibial, bem como da severidade da deformidade e encurtamento de tecidos moles.[79]

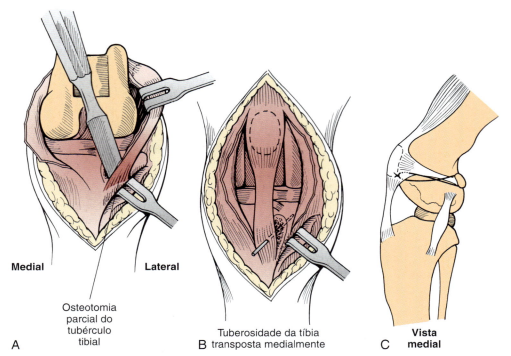

Figura 34.143 Para luxações laterais de patela, transponha a crista da tíbia medialmente. (A) Faça uma incisão parapatelar através da fáscia lata e estenda-a distalmente até a tuberosidade da tíbia abaixo da linha articular. Posicione o osteótomo embaixo do ligamento patelar e faça uma ostectomia parcial da crista da tíbia. Não seccione a inserção periosteal distal. (B) Estabilize a tuberosidade tibial em sua nova localização com um ou dois fios de Kirschner e um fio em oito ou parafuso. (C) Faça a imbricação lateral do retináculo com um fio desde a fabela até a fibrocartilagem parapatelar.

OSTEOCONDRITE DISSECANTE DO JOELHO

DEFINIÇÃO

A **OCD** ou *osteocondrose* consiste em um distúrbio da ossificação endocondral que resulta em retenção da cartilagem. Ocorre ocasionalmente no joelho de cães grandes imaturos.

CONSIDERAÇÕES GERAIS E FISIOPATOLOGIA CLINICAMENTE RELEVANTE

A OCD inicia-se como uma falha na ossificação endocondral de uma das fises ou do complexo epifisário articular, responsável pela formação do osso metafisário. A condição ocorre mais comumente no ombro, cotovelo e jarrete. A patogênese da OCD encontra-se discutida na p. 1154. No caso de OCD do joelho, observa-se um fragmento de cartilagem e osso subcondral envolvendo a superfície medial do côndilo lateral (mais frequentemente acometido) ou medial do fêmur. A condição geralmente é bilateral.

DIAGNÓSTICO

Apresentação Clínica

Sinais Clínicos
Os cães acometidos são em geral grandes (p. ex., Pastor-alemão, Dogue alemão) e jovens, com idade média de início da claudicação aos 5 a 7 meses (variando de 3 meses a 3 anos). Os machos são acometidos com maior frequência do que as fêmeas.

Histórico
A claudicação dos membros pélvicos piora com o exercício e pode ser aguda ou crônica, leve ou severa. Seu início geralmente é incerto. Os tutores frequentemente trazem a queixa de que o cão fica rígido pela manhã ou após repouso e normalmente se preocupam com a possibilidade de displasia coxofemoral.

Achados de Exame Físico
Em geral, evidencia-se claudicação de um membro pélvico. Podem ocorrer efusão articular e crepitação no joelho, especialmente quando há progressão de DAD. Em cães imaturos, pode-se notar ligeiro movimento de gaveta cranial, especialmente quando há atrofia muscular. Contudo, o movimento cessa abruptamente durante o exame, indicando que o LCC está intacto (p. 1227).

Diagnóstico por Imagem
As radiografias devem incluir projeção padrão craniocaudal e lateral de joelho. Projeções oblíquas podem ser necessárias para avaliar a extensão da lesão. São necessárias imagens de ambos os joelhos a fim de identificar doença bilateral. O diagnóstico radiográfico definitivo da OCD é obtido quando há uma concavidade radiolucente no côndilo lateral ou medial do fêmur (Figura 34.144). Sinais radiográficos mais sutis incluem o achatamento da superfície articular e esclerose subcondral.

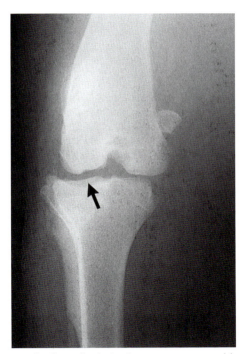

Figura 34.144 Radiografia de joelho com osteocondrite dissecante do côndilo lateral do fêmur. Presença de defeito radiolucente na superfície distal do côndilo (*seta*).

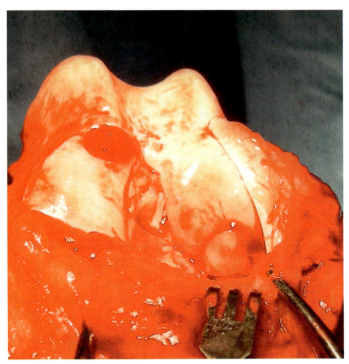

Figura 34.145 Joelho com osteocondrite dissecante do côndilo lateral do fêmur tratado com transferência de tampão osteocondral autógeno.

Artroscopia

A artroscopia fornece um diagnóstico minimamente invasivo da OCD. O local da lesão pode ser facilmente visualizado após ressecção do coxim gorduroso e remoção do retalho. O tratamento do osso subcondral é simples (ver discussão adiante).

Achados Laboratoriais

Os resultados das análises hematológicas e bioquímicas são normais na maioria dos animais acometidos. Os resultados da artrocentese podem incluir diminuição da viscosidade do líquido sinovial, aumento de volume do líquido e aumento do número de células fagocíticas mononucleares (até 6.000-9.000 leucócitos/μL).

DIAGNÓSTICO DIFERENCIAL

A OCD deve ser diferenciada de outras doenças de cães em fase de crescimento que acometem o membro pélvico e podem causar sinais clínicos similares de claudicação (displasia coxofemoral e pan-osteíte). Condições que envolvem os tendões EDL (avulsão, ruptura parcial, mineralização) devem ser descartadas. A ruptura do LCC é descartada ao exame físico e pela presença de evidência radiográfica de OCD.

MANEJO CLÍNICO

A terapia clínica pode ser utilizada para tratar cães mais velhos com osteoartrite estabelecida. Animais que claudicam devem ser tratados com restrição de espaço e administração de AINE (Tabela 34.3). Após resolução da claudicação, o exercício deve ser aumentado gradualmente a fim de fortalecer a musculatura circunjacente. O controle do peso também é importante no manejo da osteoartrite.

TRATAMENTO CIRÚRGICO

A remoção cirúrgica do retalho de cartilagem permite que o defeito cicatrize por meio do crescimento da fibrocartilagem desde o osso subcondral. A cirurgia pode ser útil em animais jovens diagnosticados antes da instauração da osteoartrite. Contudo, o manejo cirúrgico em geral não altera sua progressão.

Muitos casos de OCD do joelho são bilaterais e, como a doença ocorre com maior frequência em cães grandes e gigantes, a artrotomia bilateral pode resultar em morbidade significativa em curto prazo. Cães que necessitam de cirurgia bilateral devem ser tratados por meio de artroscopia, visto que o grau de dor pós-operatória e incapacidade diminui significativamente.

A OCD do joelho pode ser tratada utilizando-se plugues osteocondrais autógenos como substitutos do osso subcondral e cartilagem articular deficientes (Figura 34.145). A substituição total do joelho é indicada em casos de osteoartrite clínica severa. Esses procedimentos requerem equipamento e treinamento avançados, devendo ser realizados somente por cirurgião especialista.

Manejo Pré-cirúrgico

Antibióticos peroperatórios (Capítulo 9) e manejo preemptivo da dor com AINE (Tabela 34.3), opioides ou analgesia epidural são indicados em cães submetidos à exploração do joelho (p. 980).

Anestesia

Consulte as Tabelas 32.1 e 32.2 para sugestões de protocolo para o manejo anestésico de pacientes com doença ortopédica. A administração epidural de opioides diminui o desconforto pós-operatório.

Anatomia Cirúrgica

A anatomia cirúrgica do joelho encontra-se discutida na p. 1233. Tanto a artroscopia quanto a abordagem parapatelar lateral ou medial podem ser utilizadas para expor a lesão.

Posicionamento

O cão deve ser posicionado em decúbito dorsal com o membro acometido suspenso. O membro é então liberado para permitir acesso à superfície medial ou lateral do joelho.

TÉCNICA CIRÚRGICA

Artroscopia

As portas de artroscopia-padrão com excisão do coxim gorduroso fornecem excelentes visualização e tratamento da lesão utilizando técnica minimamente invasiva. Cães que necessitam de tratamento bilateral podem apresentar menos dor e incapacidade em longo prazo quando tratados por meio de artroscopia comparada à artrotomia. Estabeleça as portas-padrão craniomedial e craniolateral para a artroscopia (pp. 1230-1231). Remova a gordura conforme necessário para visualizar os côndilos medial e lateral do fêmur. Quando estiver trabalhando sem cânula, insira uma pinça com trava na porta instrumental. Segure o retalho e torça-o, girando a pinça em direção à superfície óssea até que o retalho se desprenda do osso e seja removido. Se estiver trabalhando com sistema de cânula, insira um trépano elétrico agressivo para realizar raspagem e sucção do retalho até sua total remoção. Em seguida, insira uma cureta e examine os bordos da lesão em busca de cartilagem frouxa. Modele os bordos para se angularem 90 graus com a superfície articular e o osso subcondral, o que melhorará a cicatrização. Insira um trépano manual e faça uma artroplastia com leve abrasão ou microfratura da lesão. Interrompa a infusão de fluidos e observe o sangramento adequado do osso subcondral. Lave a articulação e feche como de costume.

Artrotomia

A abordagem cirúrgica escolhida depende da preferência do cirurgião (pp. 1235-1236 para as abordagens parapatelar lateral e medial). Qualquer que seja a técnica utilizada para exposição, examine o côndilo femoral correto e remova o retalho de cartilagem. Curete para remover fragmentos dos bordos da lesão. Curete o osso subjacente ou faça microfraturas na lesão. Por fim, lave várias vezes para remover quaisquer fragmentos menores antes de fechar.

MATERIAIS DE SUTURA E INSTRUMENTOS ESPECIAIS

Para a artroscopia, é necessária uma lâmina elétrica para remover o coxim gorduroso. Um trépano manual ou elétrico é necessário para realizar abrasão do osso subcondral. Microcinzéis e martelo são necessários para as microfraturas. Em qualquer uma das técnicas, utiliza-se a cureta óssea para curetar os bordos da lesão.

CUIDADO E AVALIAÇÃO PÓS-CIRÚRGICOS

Não é necessário o uso de bandagem após tratamento artroscópico, exceto quando há drenagem excessiva pelas portas da artroscopia. Após a artrotomia aberta, o membro deve ser envolto por bandagem durante 3 a 5 dias para promover suporte do tecido mole. A atividade deve restringir-se a exercícios específicos de reabilitação física e caminhadas com guia durante 6 semanas. O animal deve retomar a atividade não supervisionada gradualmente ao longo de um período de 6 semanas (Capítulo 11).

PROGNÓSTICO

O prognóstico depende do tamanho da lesão e da presença ou não de DAD. Cães tratados de maneira conservadora para a OCD do joelho geralmente apresentam claudicação intermitente persistente e osteoartrite progressiva. Já os pacientes tratados por meio de cirurgia podem apresentar melhora da função do membro, embora a claudicação se evidencie após o exercício. A osteoartrite em geral continua presente mesmo após cirurgia e requer tratamento clínico ocasional (p. 1137). A maioria dos cães exerce função de companhia e claudica apenas intermitentemente. O tratamento dos defeitos da cartilagem com transferência osteocondral autógena pode melhorar o resultado.[80] A substituição total do joelho pode ser necessária para manejar sinais clínicos associados à osteoartrite severa.

ARTICULAÇÃO DO TARSO

LESÃO LIGAMENTAR NA ARTICULAÇÃO DO TARSO

DEFINIÇÕES

A **lesão ligamentar** na articulação do tarso pode ocorrer como resultado de trauma dentro ou ao redor das articulações tarsocrural, intertársica proximal, intertársica distal ou tarsometatársica. A **luxação** é a separação completa entre uma das superfícies articulares supracitadas, enquanto a **subluxação** é a separação parcial ou incompleta. O termo **varo** denota o desvio do membro para dentro e o termo **valgo** denota o desvio para fora. **Lesões por cisalhamento** ou **desnudamento** resultam de abrasão, que pode causar perda cutânea, ligamentar ou óssea.

CONSIDERAÇÕES GERAIS E FISIOPATOLOGIA CLINICAMENTE RELEVANTE

Lesões ligamentares do tarso geralmente resultam de trauma severo, como acidentes automobilísticos. A maioria consiste em abrasões abertas com perda moderada a severa de tecido mole ou osso, ou ambos. Lesões por cisalhamento frequentemente envolvem a articulação tarsocrural. Em geral, ocorrem quando o membro é aprisionado embaixo de um pneu e estão associadas a grave abrasão de tecido mole e dos maléolos. Essas lesões podem envolver a superfície lateral ou medial do tarso, embora a medial seja mais comumente lesionada. A subluxação resulta de lesão do complexo de ligamentos colaterais medial ou lateral, ou fratura do maléolo medial ou lateral. Já a luxação geralmente resulta da lesão dos dois complexos de ligamentos colaterais medial e lateral, fratura de ambos os maléolos ou de um maléolo com lesão do ligamento colateral contralateral. Diversas lesões intertársicas foram reconhecidas como resultado da ruptura de vários ligamentos entre ossos do tarso. As mais comuns são a subluxação intertársica proximal, luxação intertársica proximal e luxação tarsometatársica.

DIAGNÓSTICO

Apresentação Clínica
Sinais Clínicos

Cães ou gatos de qualquer idade, raça ou sexo podem ser acometidos.

Histórico

A maioria dos animais é trazida ao atendimento devido a uma claudicação sem suporte de peso. Alguns apresentam ferida aberta sobre o tarso associada.

Achados de Exame Físico

A luxação completa da articulação tarsocrural é óbvia. O animal não sustenta peso e a pata se desvia em ângulo anormal. Há presença de dor, edema e crepitação. As subluxações podem ser mais difíceis de diagnosticar, particularmente se apenas uma parte do complexo ligamentar medial ou lateral estiver lesionada. Animais com subluxações muito instáveis não conseguem suportar peso e a pata se desvia em direção oposta ao ligamento lesionado (i.e., se a subluxação for medial, a pata se desvia lateralmente). Em caso de suspeita de ruptura parcial do complexo colateral, forças vara e valga devem ser aplicadas à articulação estendida e flexionada. A frouxidão durante a extensão denota lesão dos componentes longos do complexo ligamentar colateral, ao passo que a frouxidão durante a flexão denota somente lesão do componente curto do complexo.

> **NOTA** Certifique-se de posicionar a articulação em extensão para avaliar lesão da contenção medial ou lateral.

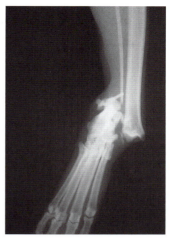

Figura 34.146 Radiografia craniocaudal de luxação de tarso. Note a fratura do maléolo lateral e o deslocamento medial da tíbia.

Em lesões por cisalhamento com luxação ou subluxação, ocorrem abrasão do tecido mole e perda óssea. Muitas vezes, a superfície óssea e a cartilagem articular encontram-se expostas. Na luxação intertársica e tarsometatársica, os animais normalmente apresentam dor, são incapazes de sustentar peso sobre o membro acometido e a área envolvida se encontra edemaciada. Adicionalmente, observam-se rotação e desvio anormal da pata.

Diagnóstico por Imagem

Radiografias padrão craniocaudal e medial-lateral são em geral suficientes para completar a avaliação (Figura 34.146). Em caso de suspeita de instabilidade sem confirmação, pode ser útil realizar projeções craniocaudais em estresse varo e valgo com o paciente anestesiado (Figura 34.147).

Achados Laboratoriais

Não são observadas anormalidades laboratoriais consistentes.

DIAGNÓSTICO DIFERENCIAL

Os diagnósticos diferenciais incluem entorse leve, fraturas de um ou mais ossos do tarso, OCD do tálus e artrite. Essas condições podem ser distinguidas da luxação ou subluxação de tarso por meio de palpação e radiografias.

MANEJO CLÍNICO

O tratamento clínico é malsucedido com essas lesões. É necessária a cirurgia a fim de recuperar a integridade funcional da articulação.

TRATAMENTO CIRÚRGICO

Cada paciente necessita de um exame neurológico e vascular minucioso a fim de determinar a viabilidade do tratamento. Na luxação ou subluxação tarsocrural, os objetivos do tratamento são restabelecer a estabilidade articular para obter suporte de peso livre de dor. A recons-

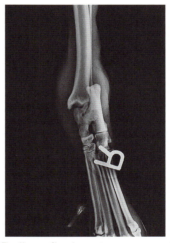

Figura 34.147 Radiografia de estresse varo do tarso. O alargamento do espaço articular medial indica lesão do ligamento colateral medial e da cápsula articular.

trução dos componentes curto e longo dos ligamentos colaterais é recomendada para melhores resultados. Em casos de lesão severa do tarso, artrodeses parciais e completas são alternativas à reconstrução articular. Nas lesões por cisalhamento, o objetivo do manejo é um paciente funcional livre de dor. Se a lesão da cartilagem e osso se limitar ao maléolo, a reconstrução poderá ser tentada. Contudo, se a lesão de cartilagem e osso for grave, deve-se considerar artrodese do tarso.

A subluxação intertársica com instabilidade plantar ocorre quando a flexão dorsal excessiva causa perda do completo ligamentar plantar entre o calcâneo e o quarto osso do tarso. O tratamento envolve artrodese parcial ou fusão seletiva das superfícies articulares entre o calcâneo e o quarto osso társico.

A subluxação intertársica proximal pode ocorrer com instabilidade dorsal. É resultado da lesão dos ligamentos dorsais e da cápsula articular dorsal entre o tálus e o osso central do tarso, causada por hiperextensão. O melhor tratamento na maior parte dos casos é a coaptação rígida. Diante do insucesso desta última, pode-se proce-

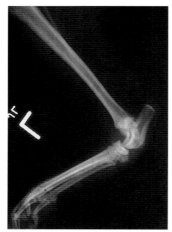

Figura 34.148 Radiografia lateral do tarso de cão com luxação intertársica proximal.

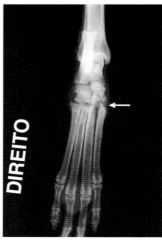

Figura 34.149 Radiografia craniocaudal de cão com subluxação tarsometatársica. Note a fragmentação do segundo osso do tarso (*seta*).

der com artrodese parcial do tarso ou fusão seletiva da articulação talocentral.

A luxação intertársica proximal ocorre quando a flexão dorsal excessiva causa perda do complexo ligamentar plantar entre o calcâneo e o quarto osso társico e entre o tálus e o osso central do tarso (Figura 34.148). A luxação completa deve ser distinguida da subluxação devido ao notável deslocamento dorsal do tarso distal no nível da articulação intertársica proximal. O tratamento é a artrodese parcial do tarso ou fusão seletiva da articulação intertársica proximal.

A luxação tarsometatársica (Figura 34.149) ocorre quando a flexão dorsal excessiva causa perda dos ligamentos plantares e da fibrocartilagem. Ocorre entre a fileira distal dos ossos do tarso e metatarso. O tratamento deve ser realizado por meio da artrodese parcial do tarso ou fusão seletiva da articulação intertársica distal (articulação tarsometatársica). Ocasionalmente, a luxação pode ocorrer lateralmente entre o quarto osso társico e os metatarsos adjacentes, com separação medial entre o segundo e terceiro ossos társicos e o osso central do tarso. Nesses pacientes, a fusão seletiva do espaço articular entre o quarto társico e os metatarsos adjacentes é obtida com aplicação de placa óssea fixada ao quarto osso társico e quinto metatarso. Uma placa menor é fixada medialmente no osso central do tarso proximalmente e segundos ossos társico e metatársico distalmente.

Manejo Pré-cirúrgico

Feridas abertas devem ser limpas e um curativo estéril deve ser aplicado antes da cirurgia (ver Lesões por Cisalhamento). Os pacientes com ferida aberta devem iniciar terapia antibiótica (Capítulo 9). Uma bandagem com tala deve ser aplicada para suportar o membro e o animal deve ser confinado a um espaço restrito a fim de prevenir lesão articular adicional até que seja realizada a cirurgia definitiva. O manejo preemptivo da dor com AINE (Tabela 34.3), opioides ou analgesia epidural é indicado em cães submetidos a técnicas reconstrutivas em tarso.

Anestesia

Consulte as Tabelas 32.1 e 32.2 para protocolos selecionados no manejo anestésico de pacientes com doença ortopédica. A administração epidural de opioides diminui o desconforto pós-operatório. Animais traumatizados devem ser avaliados para outras lesões que possam afetar o protocolo anestésico.

Anatomia Cirúrgica

O tarso é composto pela tíbia, fíbula, ossos társicos proximais e distais e metatarsos. Esses ossos formam as articulações tarsocrurais, intertársicas e tarsometatársicas. A articulação tarsocrural é formada pela fíbula e cóclea da tíbia, proximalmente, e pelo tálus e calcâneo, distalmente. As articulações intertársicas são formadas por articulações entre os ossos do tarso, enquanto as articulações tarsometatársicas ocorrem entre os tarsos distais e metatarsos. As articulações do tarso são sustentadas por um completo arranjo de ligamentos. Os maiores ligamentos de suporte medial da articulação tarsocrural são o ligamento colateral medial longo, o colateral medial curto e o calcaneocentral (Figura 34.150A). O suporte lateral é fornecido pelo ligamento colateral lateral longo e calcaneofibular curto (Figura 34.150B). O conhecimento acerca dos pontos de origem e inserção anatômica de cada ligamento é importante para a reconstrução das lesões mediais e laterais. Uma complexa rede de ligamentos plantares, fibrocartilagem társica e cápsula articular fornece a maior parte da estabilidade das articulações intertársicas e tarsometatársicas. Os ligamentos plantares originam-se do calcâneo e inserem-se no osso central do tarso e quarto osso társico antes de se inserirem nos metatarsos (Figura 34.150C).

Posicionamento

O membro deve ser tricotomizado desde a articulação coxofemoral até os dígitos de forma que a pata possa ser incluída no campo estéril. Isso permite manipulação direta e orientação visual da pata durante a reconstrução. O decúbito dorsal permite a exposição de todas as superfícies do tarso, e o preparo do membro em suspensão facilita sua manipulação durante a cirurgia (Capítulo 5). A tíbia proximal fica disponível para a coleta de um enxerto de osso esponjoso. Uma alternativa seria preparar o úmero proximal para a coleta do enxerto durante a artrodese. Para o acesso artroscópico, posiciona-se o paciente em decúbito dorsal no caso de abordagem cranial à articulação tibiotársica e em decúbito esternal para abordagem caudal.

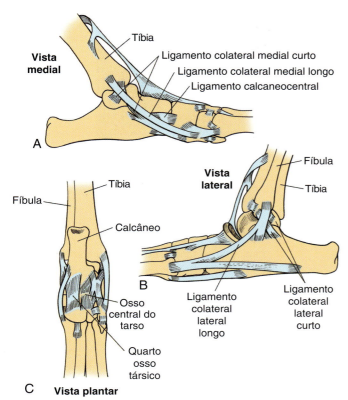

Figura 34.150 Vistas (A) medial, (B) lateral e (C) plantar das estruturas ligamentares que promovem estabilidade da articulação do tarso.

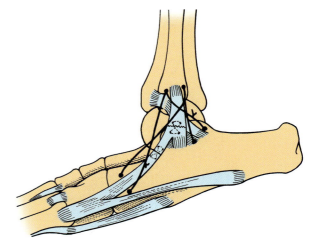

Figura 34.151 O reparo primário de ligamentos colaterais é suportado com fios grossos para simular os componentes longo e curto do complexo ligamentar colateral.

TÉCNICA CIRÚRGICA

Luxação ou Subluxação Tarsocrural

Dependendo de qual lado esteja lesionado, faça uma incisão curvada sobre o maléolo medial ou lateral. Inicie a incisão 4 cm acima da linha articular e continue distalmente até um ponto situado 4 cm abaixo da linha articular tarsometatársica. Incise o tecido subcutâneo e a fáscia profunda ao longo da mesma linha. Após a incisão da fáscia, os resquícios do complexo ligamentar colateral e a cápsula articular serão expostos, sendo possível visualizar a superfície articular. Reduza e alinhe as superfícies. Suture a cápsula articular e os ligamentos lesionados utilizando fio não absorvível pequeno. Proteja o reparo com suturas em oito utilizando fio não absorvível de maior calibre (tamanhos 2 a 5, dependendo do porte do animal) aplicadas estrategicamente de forma a mimetizar os componentes curto e longo do ligamento colateral. Perfure túneis ósseos no maléolo onde se origina o complexo. Em seguida, perfure túneis nos locais de inserção dos componentes curto e longo do ligamento colateral. Aplique dois fios de sutura de poliéster não absorvível nos orifícios pré-perfurados no maléolo. Passe uma extremidade do fio de sutura através do túnel perfurado para mimetizar a inserção do componente longo do ligamento colateral. Outra alternativa seria utilizar âncoras ósseas. Aplique suturas em padrão de oito e amarre de forma que a sutura do componente curto mantenha a articulação flexionada em 90 graus (Figura 34.151). Amarre a sutura que simula o componente longo em ângulo normal de estação. Proteja as suturas com uma tala ou fixador externo articulado.

Lesões por Cisalhamento

Durante o primeiro atendimento ao animal, cubra a ferida com um curativo estéril e imobilize temporariamente o membro com uma tala ou fixador externo. Após estabilização do paciente, proceda com anestesia para o desbridamento da ferida. Lave abundantemente a ferida com solução de clorexidina a 0,05%. Preencha-a com lubrificante em gel e faça a tricotomia da área circunjacente. Transfira o paciente para a sala de cirurgia. Desbride o tecido necrótico evidente e remova materiais estranhos. Se a superfície medial estiver desgastada, faça a reconstrução do ligamento inserindo parafusos ou âncoras ósseas no maléolo e no tálus, mimetizando a origem e inserção do ligamento colateral medial (Figura 34.152). No caso de desgaste da superfície lateral, as âncoras ósseas devem ser inseridas no maléolo e calcâneo a fim de mimetizar a origem e inserção do complexo ligamentar colateral lateral (Figura 34.153). Aplique uma sutura em oito utilizando fio calibroso não absorvível ou fio ortopédico entre os parafusos. Amarre a sutura para mimetizar o componente curto do complexo com a articulação em 90 graus e amarre a sutura que mimetiza o componente longo com o tarso em ângulo normal de estação. Se houver fratura maleolar em lugar de lesão ligamentar, reduza e estabilize-a com uma técnica de banda de tensão. Imobilize a reconstrução por 2 a 4 semanas utilizando fixador externo transarticular. Insira um pino inteiro de 6 a 7 cm proximal ao maléolo e outro através dos ossos metatársicos imediatamente abaixo da linha articular tarsometatársica. Contorne as barras externas medial e lateral até um ângulo que simule o ângulo de estação da articulação do tarso. Insira um meio pino de 2 a 3 cm acima do maléolo e outro através do osso central do tarso e quarto osso társico. Aperte os grampos dos pinos. Outra alternativa seria utilizar um gesso bivalve curto (até metade da tíbia) (p. 995).

> **NOTA** Após posicionamento das barras medial e lateral, a resistência ao dobramento craniocaudal pode ser melhorada pela inclusão de uma barra externa adicional.

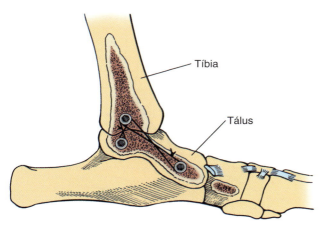

Figura 34.152 Reconstrução do complexo de restrição colateral medial com parafusos e material de sutura. Note o posicionamento correto dos parafusos proximal e distal do tálus, mimetizando os pontos de inserção dos componentes curto e longo do complexo, respectivamente.

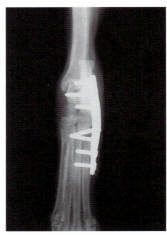

Figura 34.154 Radiografia craniocaudal demonstrando estabilização da instabilidade intertársica proximal com uma placa óssea aplicada sobre a superfície lateral do calcâneo e quinto osso metatársico.

Luxação Tarsometatársica

Exponha as superfícies articulares da articulação por meio de uma incisão cranial. Afaste os tendões extensores lateralmente para obter a exposição adequada. Remova a cartilagem articular e insira um enxerto de osso esponjoso. Reduza a articulação e estabilize com pinos cruzados. Um pino deve ser inserido na base do quinto metatarso, cruzando a articulação até se alojar no osso central do tarso. O segundo pino deve adentrar a base do segundo metatarso, cruzar a articulação e alojar-se no quarto osso társico. Se a luxação for lateral entre o quarto osso társico e os metatarsos adjacentes com separação medial entre o segundo e terceiro társicos em relação ao osso central do tarso, exponha a articulação tarsometatársica utilizando duas incisões. Uma incisão deve ser lateral e estender-se 5 cm proximal e distal à linha da articulação. A outra deve ser medial, de maneira similar. Remova a cartilagem articular de todas as superfícies articulares expostas e insira um enxerto de osso esponjoso. Estabilize a fusão com placas ósseas pequenas. Na lateral, fixe uma placa ao quarto tarso e quinto metatarso (Figura 34.155). Na face medial, fixe uma pequena placa óssea no osso central do tarso proximalmente e segundo társico e metatársico distalmente.

Artrodese da Articulação Tarsocrural (Artrodese Pantársica)

A artrodese da articulação tarsocrural é indicada em caso de lesão severa da cóclea da tíbia e côndilos do tálus que impeça a manutenção de uma articulação livre de dor em longo prazo. Também é indicada quando há DAD dolorosa não responsiva às medidas conservadoras e se o reparo do tendão calcâneo for malsucedido (p. 1285). Em conjunção com as fusões tarsocrurais, também são fundidas as articulações intertársicas e tarsometatársica. A artrodese pode ser realizada por meio de aplicação de placa cranial, placa personalizada aplicada na face lateral ou medial, ou de um fixador externo. A aplicação da placa na lateral requer modelo específico. O uso do fixador externo na artrodese é recomendado em casos de lesão de tecido mole moderada a severa, a fim de promover a estabilização imediata. Determine o ângulo normal de estação do membro oposto antes da cirurgia e utilize o valor aproximado para o ângulo de fusão durante a artrodese do membro acometido. Para estabilização com placa cranial ou fixador externo, incise a super-

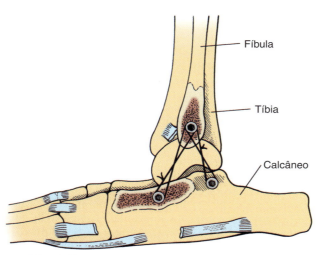

Figura 34.153 Reconstrução do complexo de restrição colateral lateral com parafusos e material de sutura. Note o posicionamento correto dos parafusos proximal e distal do tálus, mimetizando os pontos de inserção dos componentes curto e longo do complexo, respectivamente.

> **NOTA** A conversão de um fixador rígido para um fixador articulado às 2 a 4 semanas após a cirurgia pode auxiliar na reabilitação do paciente.

Artrodese Parcial do Tarso

Faça uma incisão lateral iniciando na extremidade proximal do calcâneo e estendendo-se distalmente 3 a 4 cm abaixo da linha da articulação tarsometatársica. Remova a cartilagem articular das superfícies articulares e insira um enxerto de osso esponjoso. Aplique uma placa de compressão na superfície lateral do calcâneo, do quarto osso társico e quinto metatarso (Figura 34.154).

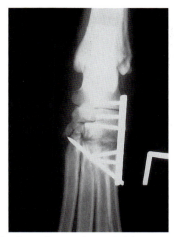

Figura 34.155 Radiografia craniocaudal demonstrando estabilização tarsometatársica com placa óssea aplicada sobre a superfície lateral do calcâneo e quinto osso metatársico.

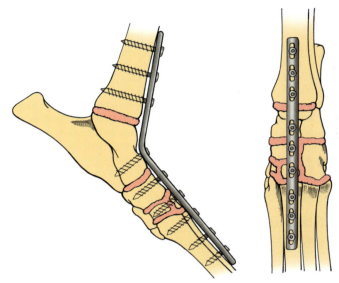

Figura 34.156 Aplicação dorsal de placa para artrodese tarsocrural. Como a placa é aplicada na superfície de compressão do osso, é sujeita à falha. Se possível, deve ser empregada uma placa de alongamento.

fície cranial da articulação. No caso da estabilização com placa medial ou lateral, incise a superfície adequada. Inicie a incisão sobre o terço distal da tíbia e estenda-a distalmente até metade da distância dos metatarsos. Adentre a articulação tarsocrural para expor as superfícies articulares. Utilize a serra elétrica para remover a superfície articular da tíbia distal por meio da secção perpendicular ao eixo longo do osso. Corte a tróclea do tálus para obter ângulo de fusão adequado quando as superfícies estiverem em repouso entre si. Alternativamente, remova a cartilagem da articulação tarsocrural existente utilizando trépano pneumático após contorno das articulações. Utilize o ângulo de estação normal no membro oposto para aproximar o ângulo de fusão. Mantenha a redução das superfícies seccionadas utilizando pinos de Kirschner pequenos e um enxerto de osso esponjoso ao redor da articulação. Abra a cápsula das articulações intertársicas proximais e tarsometatársica para expor as superfícies articulares. Remova a cartilagem com um trépano pneumático e insira um enxerto de osso esponjoso. Estabilize as articulações com uma placa óssea aplicada na superfície cranial, medial ou lateral. Dobre uma placa cranial para conformá-la ao ângulo de fusão estabelecido e fixe-a proximalmente com três parafusos na tíbia distal, dois a quatro nos ossos do tarso e três no terceiro osso metatársico. Outra alternativa é utilizar uma placa de alongamento para formar uma ponte no tarso, fixar a placa à tíbia distal e ao metatarso com três ou quatro parafusos em cada osso (Figura 34.156). Para a aplicação de placa medial ou lateral, posicione-a de forma que sua dobra esteja centralizada sobre o tálus e insira parafusos nesse osso, no osso central do tarso, metatarso e tíbia. Também é possível aplicar um fixador externo tipo II por meio da inserção de dois pinos rosqueados completos na tíbia e dois no metatarso, envolvendo dois dos quatro metatarsos. Um pino adicional pode ser inserido no osso central do tarso/quarto osso társico ou no tálus/calcâneo.

MATERIAIS DE SUTURA E INSTRUMENTOS ESPECIAIS

Fios de sutura não absorvíveis são geralmente utilizados na reconstrução do ligamento. Um fio ortopédico trançado pode ser utilizado em feridas fechadas, mas deve ser evitado em feridas abertas em vista do maior risco de infecção. Parafusos ósseos ou âncoras ósseas são empregados na fixação de ligamentos protéticos. Uma furadeira elétrica, placas e parafusos ósseos e uma cureta óssea ou trépano pneumático são necessários para remover a cartilagem articular durante a artrodese e coleta de osso esponjoso. Alternativamente, utilizam-se pinos de fixação externa, barras e grampos para a artrodese. Arranjos articulados são necessários para aumentar a dinâmica do fixador.

CUIDADO E AVALIAÇÃO PÓS-CIRÚRGICOS

Após o reparo da luxação ou subluxação tarsocrural, o tarso deve ser posicionado em ângulo normal de estação e imobilizado com coaptação externa rígida ou fixador esquelético externo transarticular durante 3 a 6 semanas. Nesse período, a atividade deve limitar-se a passeios com guia, e a bandagem da coaptação deve ser avaliada com frequência. A atividade deve ser restrita a exercícios específicos de reabilitação física e caminhada com guia durante 6 semanas. Posteriormente, após remoção da tala ou fixador e liberação por parte do cirurgião, o animal deve retomar gradualmente sua atividade não supervisionada ao longo de 6 semanas. A dinamização do fixador externo com articulação pode auxiliar na cicatrização.

Em caso de lesão por cisalhamento, deve-se tratar a ferida como aberta e realizar curativos estéreis aderentes diários com lavagem da ferida utilizando solução estéril de clorexidina a 0,05%. Após formação de tecido de granulação saudável, aplica-se um curativo estéril não aderente. Quando se trabalha com fixador externo, devem ser seguidas as diretrizes específicas de cuidado. Após artrodese, o reparo é protegido com coaptação externa durante 6 semanas e restrição de atividade até que haja evidência radiográfica de união óssea.

COMPLICAÇÕES

As complicações incluem infecção e frouxidão do implante, podendo ser indicada sua remoção. Deve ser esperada claudicação persistente em animais com subluxação ou luxação cuja estabilização não foi adequada.

PROGNÓSTICO

A função adequada do membro pode ser esperada na maioria dos pacientes com lesão do tarso após intervenção cirúrgica adequada. Cães com lesão por cisalhamento tratados com ligamento protético ou fixador externo (ou ambos) apresentam amplitude de movimento limitada e DAD progressiva. Todavia, 75% demonstram excelente utilização do membro.[81] Após a artrodese parcial do tarso, a maioria dos cães recupera a atividade normal. A remoção do implante pode ser indicada se a claudicação persistir após a cicatrização óssea.[82] Os resultados de longo prazo após artrodese tarsocrural são excelentes na maioria dos pacientes.[83]

OSTEOCONDRITE DISSECANTE DO TARSO

DEFINIÇÃO

A **OCD** consiste em um distúrbio da ossificação endocondral que provoca retenção de cartilagem. Ocorre nos jarretes de cães imaturos de raça grande.

CONSIDERAÇÕES GERAIS E FISIOPATOLOGIA CLINICAMENTE RELEVANTE

A OCD inicia-se como uma falha na ossificação endocondral de uma das fises ou do complexo epifisário articular, responsável pela formação do osso metafisário. A condição também ocorre comumente no ombro, cotovelo e joelho. A patogênese da OCD encontra-se discutida na p. 1154. No caso de OCD do tarso, observa-se um fragmento de cartilagem e osso subcondral envolvendo a superfície medial (mais frequentemente acometida) ou lateral da crista troclear.[84] Histologicamente, o retalho consiste em cartilagem. Porém, também ocorre espessamento das trabéculas ósseas subcondrais no defeito, podendo-se notar fibrose da medula óssea.

DIAGNÓSTICO

Apresentação Clínica

Sinais Clínicos

Os cães acometidos são geralmente grandes. Rottweilers são mais comumente afetados. A idade média de início da claudicação varia de 5 a 7 meses e a condição acomete igualmente machos e fêmeas.

> **NOTA** Há evidência de um componente hereditário na etiologia com base na predileção por Rottweilers ao desenvolvimento da doença.

Histórico

A claudicação do membro pélvico que piora após o exercício pode ser aguda ou crônica. Os tutores geralmente relatam que o cão se apresenta rígido de manhã ou após repouso.

Achados de Exame Físico

Em geral, evidencia-se claudicação de um dos membros pélvicos. O cão pode hiperestender os jarretes e caminhar de forma rígida ou afetada devido à claudicação bilateral. A dor é evidenciada durante a flexão do jarrete. A palpação deve incluir avaliação da amplitude de movimento do tarso. Animais com diminuição da capacidade de flexionar o tarso indicam presença de DAD secundária. Podem-se notar crepitação durante a flexão e extensão do tarso, efusão articular e edema periarticular.

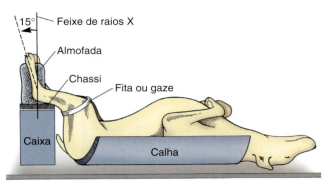

Figura 34.157 Posicionamento para projeção craniocaudal com flexão do tarso. Essa projeção permite visualização da crista troclear lateral do tálus sem sobreposição pelo calcâneo.

Diagnóstico por Imagem

As radiografias do tarso devem incluir uma projeção padrão lateral do jarrete, lateral flexionada para expor a porção proximal do tálus, craniocaudal padrão (com o jarrete estendido para permitir visualização da porção proximal das cristas trocleares) e craniocaudal (com o jarrete flexionado para visualizar a porção cranial das cristas trocleares e a crista condilar lateral sem sobreposição pelo calcâneo) (Figura 34.157). Devem ser obtidas radiografias de ambos os tarsos, visto que é comum ocorrer doença bilateral. O diagnóstico radiográfico definitivo da OCD baseia-se na observação de uma concavidade radiolucente na crista troclear medial ou lateral na projeção padrão craniocaudal (Figura 34.158A) ou flexionada (Figura 34.158B). Em geral, são observados sinais radiográficos de osteoartrite secundária (p. 1135). A TC pode ser empregada para avaliar melhor as cristas trocleares caso se suspeite de OCD sem possibilidade de confirmação por exame radiográfico. Trata-se de um exame valioso porque permite avaliação das cristas trocleares sem sobreposição das estruturas sobrejacentes.

> **NOTA** Devem-se radiografar os dois tarsos, visto que é frequente a ocorrência de doença bilateral. Todavia, a cirurgia do membro contralateral não é necessária, a não ser que o animal demonstre sinais clínicos.

Artroscopia

A artroscopia fornece o diagnóstico definitivo da OCD do tarso. A abordagem artroscópica varia conforme a localização da lesão (Figuras 34.159 e 34.160).

Achados Laboratoriais

Os resultados das análises hematológicas e bioquímicas são normais na maioria dos animais acometidos. Os resultados da artrocentese podem incluir diminuição da viscosidade do líquido sinovial, aumento de volume do líquido e aumento do número de células fagocíticas mononucleares (até 6.000-9.000 leucócitos/μL).

DIAGNÓSTICO DIFERENCIAL

A OCD deve ser diferenciada de outras doenças de cães em fase de crescimento que acometem o membro pélvico e podem causar sinais clínicos similares de claudicação (i.e., artrite séptica, displasia coxofemoral, pan-osteíte, ruptura parcial do ligamento

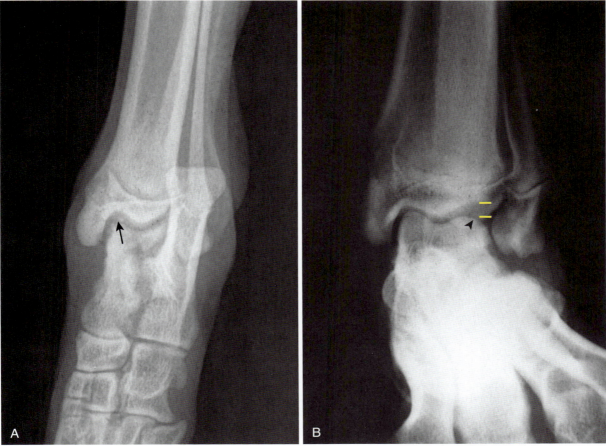

Figura 34.158 Radiografias de tarsos com osteocondrite dissecante. (A) Projeção-padrão craniocaudal com lesão da crista troclear medial do tálus. Presença de fissura subcondral na base da crista troclear medial (*seta*). (B) Projeção dorsoplantar flexionada com lesão da crista troclear lateral do tálus. Presença de achatamento da crista e alargamento do espaço articular (*ponta de seta*).

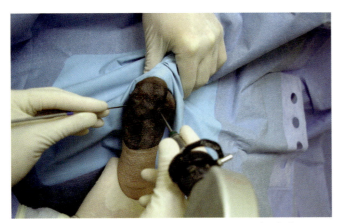

Figura 34.159 Instrumentação para artroscopia do jarrete.

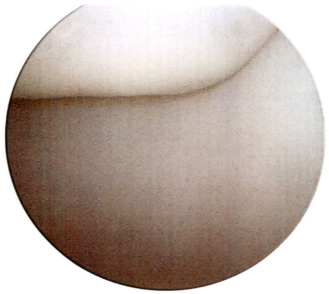

Figura 34.160 Vista artroscópica da articulação tibiotársica normal.

cruzado). Diminuição da amplitude de movimento e edema do tarso geralmente identificam a doença do jarrete como possível causa da claudicação.

MANEJO CLÍNICO

Geralmente se emprega terapia clínica no tratamento de cães mais idosos com osteoartrite instaurada. O manejo clínico deve abranger os cinco princípios de manejo da osteoartrite. Animais que claudicam devem ser tratados com restrição de espaço e administração de AINE (Tabela 34.3). Após resolução da claudicação, o exercício deve ser aumentado gradualmente a fim de fortalecer a musculatura circunjacente. O controle do peso é crítico à minimização dos sinais clínicos de osteoartrite.

TRATAMENTO CIRÚRGICO

A remoção cirúrgica do retalho de cartilagem permite que o defeito cicatrize por meio do crescimento da fibrocartilagem desde o osso subcondral. A cirurgia pode ser útil em animais jovens diagnosticados antes da instauração da osteoartrite e animais com claudicação irresponsiva à terapia clínica. Contudo, o manejo cirúrgico em geral não altera a progressão da osteoartrite.

Manejo Pré-cirúrgico

A maioria dos animais acometidos é jovem e saudável. Portanto, é necessário mínima avaliação pré-operatória (i.e., hemograma e bioquímica sérica). O manejo preemptivo da dor com AINE (Tabela 34.3), opioides ou analgesia epidural é indicado em cães submetidos a técnicas reconstrutivas em tarso.

Anestesia

Consulte as Tabelas 32.1 e 32.2 para sugestões de protocolo para o manejo anestésico de pacientes com doença ortopédica. A administração epidural de opioides diminui o desconforto pós-operatório.

Anatomia Cirúrgica

Consulte a Figura 34.150 para a anatomia do tarso. As abordagens à crista troclear lateral e medial sem envolvimento de osteotomia do epicôndilo ou transecção do ligamento colateral parecem resultar em menor morbidade pós-operatória e retorno mais rápido da função, quando comparadas à osteotomia.

Posicionamento

O cão deve ser posicionado em decúbito dorsal com o membro acometido suspenso durante o preparo. Em seguida, o membro é liberado a fim de permitir acesso à superfície medial ou lateral do tarso.

TÉCNICA CIRÚRGICA

Artroscopia

A artroscopia do tarso é mais dificultosa do que a de outras articulações em vista de seu menor tamanho e complexa anatomia. A seleção entre porta cranial ou caudal e entre porta medial ou lateral depende da região de interesse. O artroscópio deve ser em geral posicionado do mesmo lado cranial-caudal da lesão, porém do lado oposto medial-lateral. Caso necessário, as portas artroscópica e instrumental ou de egresso podem ser trocadas durante o procedimento. O artroscópio de 1,9 mm é mais comumente utilizado. **Insira uma agulha de calibre 20 na articulação tibiotársica e infunda-a com solução fisiológica ou Ringer lactato. Utilize uma lâmina 15 para fazer uma incisão de espessura parcial no local escolhido para a artroscopia na mesma superfície craniocaudal à lesão, porém na superfície mediolateral oposta a ela. Incise a pele sem penetrar na cápsula articular. Insira a cânula do artroscópio de 1,9 mm na articulação utilizando um obturador rombo. Certifique-se de não deslocar a cânula da articulação, visto que o espaço é limitado entre a cápsula e a superfície articular. Insira uma agulha de calibre 20 do lado oposto ao artroscópio em sentido mediolateral para estabelecer a porta de egresso (Figura 34.159). Explore a articulação (Figura 34.160). Caso identifique fragmentos de osso ou cartilagem, faça uma incisão por toda a espessura adjacente à agulha para criar uma porta instrumental. Aumente-a inserindo e abrindo uma pinça Mosquito até dilatá-la. Insira uma pinça de apreensão e remova quaisquer fragmentos ou utilize a cureta ou trépano manual para desbridar o bordo da lesão e o leito da OCD até que se observe sangramento subcondral. Feche a articulação como de costume utilizando suturas simples isoladas na pele.**

Artrotomia

A abordagem cirúrgica selecionada depende do local da lesão. Visualize as lesões da crista troclear medial utilizando abordagem cirúrgica dorsomedial e/ou plantaromedial. Qualquer que seja a técnica utilizada para a exposição, examine a crista troclear e remova o retalho de cartilagem. Curete somente para remover fragmentos de cartilagem dos bordos da lesão. Lave várias vezes a articulação e remova fragmentos menores antes de fechá-la.

Abordagem Dorsomedial ao Tarso

Estenda o tarso e palpe a porção dorsal da crista troclear medial. Faça uma incisão de pele iniciada proximal à crista troclear e estendendo-se distalmente sobre ela. Incise o tecido subcutâneo ao longo da mesma linha. Identifique o tendão do músculo tibial cranial, nervo safeno, artéria e veia tibial cranial e os ramos dorsais da artéria e veia safena. Afaste essas estruturas lateralmente. Incise a fáscia profunda e a cápsula articular ao longo da linha média da porção palpável da crista troclear medial. Estenda a incisão proximalmente até o periósteo da tíbia distal (Figura 34.161A). Visualize a porção cranial e distal da crista e estenda o tarso para aumentar a visibilidade. Identifique e remova o retalho de cartilagem. Curete os bordos da lesão e lave a articulação. Feche a ferida suturando a fáscia e a cápsula articular com fio absorvível em padrão simples isolado. Suture o tecido subcutâneo e a pele em camadas separadas.

Abordagem Plantaromedial ao Tarso

Flexione o tarso e palpe o aspecto proximal ou plantar da crista troclear medial. Incise a pele e tecido subcutâneo caudais ao maléolo medial sobre a crista. Identifique o tendão do músculo flexor digital longo e a inserção distal do tendão tibial caudal, afastando-os cranialmente. Identifique o tendão do músculo flexor longo do hálux, nervo tibial, ramos plantares da veia safena medial, artéria safena e a veia metatársica plantar superficial, afastando-os lateralmente. Incise a fáscia profunda e a cápsula articular longitudinalmente ao longo da linha média da porção palpável da crista troclear medial (Figura 34.161B). Identifique e remova o retalho de cartilagem. Flexione o tarso para aumentar a exposição da crista. Curete os bordos da lesão e lave a articulação. Feche a ferida suturando a fáscia e cápsula articular com fio absorvível em padrão simples isolado. Suture o tecido subcutâneo e pele em camadas separadas.

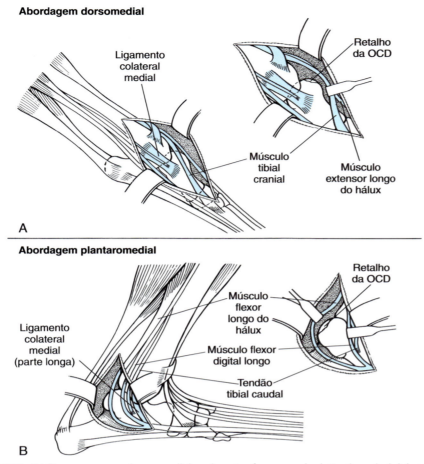

Figura 34.161 (A) Para o acesso dorsomedial ao jarrete, faça uma incisão de pele iniciando proximal à crista troclear e estendendo-se distalmente sobre ela. Incise o tecido subcutâneo ao longo da mesma linha. Identifique o tendão do músculo tibial cranial, o nervo safeno, a artéria e veia tibiais craniais e os ramos dorsais da artéria e veia safenas. Afaste-os lateralmente. Incise a fáscia profunda e a cápsula articular ao longo da linha média da porção palpável da crista troclear medial. Estenda a incisão proximalmente até o periósteo da tíbia distal. (B) Para a abordagem plantaromedial ao jarrete, incise a pele e tecido subcutâneo caudal ao maléolo medial sobre a crista troclear. Identifique o tendão do músculo flexor digital longo e a inserção do tendão tibial caudal e afaste-os cranialmente. Identifique o tendão flexor longo do hálux, o nervo tibial, os ramos plantares da veia safena medial e da artéria safena e a veia plantar superficial. Afaste-os lateralmente. Incise a fáscia profunda e a cápsula articular longitudinalmente ao longo da linha média da porção palpável da crista troclear. *OCD*, Osteocondrite dissecante.

Abordagem Dorsolateral ao Tarso

Estenda o tarso e palpe a porção cranial da crista troclear lateral. Faça uma incisão de pele iniciada proximal à crista troclear e estendendo-se distalmente sobre ela. Incise o tecido subcutâneo ao longo da mesma linha. Identifique o tendão do músculo EDL, tibial cranial, extensor longo do hálux, o ramo dorsal da veia safena lateral e o nervo fibular superficial. Afaste essas estruturas medialmente. Identifique os tendões dos músculos fibular longo, extensor digital lateral e fibular curto, afastando-os em direção plantar. Incise a fáscia profunda e a cápsula articular longitudinalmente ao longo da linha média da porção palpável da crista troclear lateral (Figura 34.162A). Visualize a porção cranial e distal da crista e estenda o tarso para aumentar a visibilidade. Identifique e remova o retalho de cartilagem. Curete os bordos da lesão e lave a articulação. Feche a ferida suturando a fáscia e a cápsula articular com fio absorvível em padrão simples isolado. Suture o tecido subcutâneo e a pele em camadas separadas.

Abordagem Plantarolateral ao Tarso

Flexione o tarso e palpe o aspecto proximal ou plantar da crista troclear lateral. Incise a pele e tecido subcutâneo plantares em relação ao maléolo medial sobre a crista. Afaste os tendões dos músculos fibular curto, extensor digital lateral e fibular longo dorsalmente. É difícil afastar esses três tendões porque são firmemente envolvidos pela fáscia profunda sobre o maléolo lateral. Afaste o ramo plantar da veia safena lateral e o ramo do nervo cutâneo sural

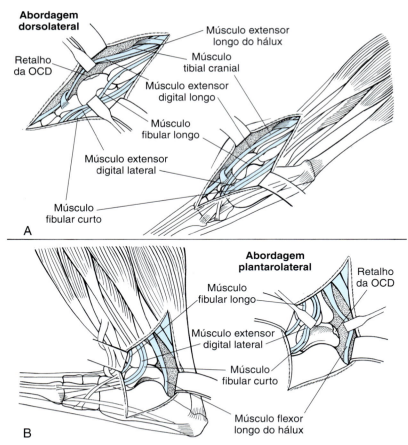

Figura 34.162 (A) Para o acesso dorsolateral ao tarso, faça uma incisão de pele iniciando proximal à crista troclear e estendendo-se distalmente sobre ela. Incise o tecido subcutâneo ao longo da mesma linha. Identifique os tendões dos músculos extensor digital longo, tibial cranial e extensor longo do hálux; os ramos dorsais da veia safena lateral; e o nervo fibular superficial. Afaste-os medialmente. Identifique os tendões dos músculos fibular longo, extensor digital lateral e fibular curto, afastando-os em direção plantar. Incise a fáscia profunda e a cápsula articular ao longo da linha média da porção palpável da crista troclear lateral. (B) Para a abordagem plantarolateral ao tarso, inicie a incisão de pele proximal à crista troclear e estenda-a distalmente sobre ela. Incise o tecido subcutâneo ao longo da mesma linha. Identifique e afaste os tendões dos músculos fibular curto, extensor digital lateral e fibular longo dorsalmente. Afaste o tendão do flexor longo do hálux em direção medial. Incise a fáscia profunda e a cápsula articular longitudinalmente ao longo da linha média da porção palpável da crista troclear.

caudal em direção plantar. Afaste o tendão do flexor longo do hálux em direção medial. Incise a fáscia profunda e a cápsula articular longitudinalmente ao longo da linha média da porção palpável da crista troclear lateral (Figura 34.162B). Identifique e remova o retalho de cartilagem. Flexione o tarso para aumentar a exposição da crista. Curete os bordos da lesão e lave a articulação. Feche a ferida suturando a fáscia e a cápsula articular com fio absorvível em padrão simples isolado. Suture o tecido subcutâneo e a pele em camadas separadas.

MATERIAIS DE SUTURA E INSTRUMENTOS ESPECIAIS

A pinça de Ochsner é útil para apreender o fragmento de cartilagem. Uma cureta óssea é necessária para curetar os bordos da lesão.

CUIDADO E AVALIAÇÃO PÓS-CIRÚRGICOS

A crioterapia ou terapia compressiva pós-operatória auxilia na limitação de edema e dor. O membro deve ser envolto por uma bandagem por 3 a 5 dias, a fim de fornecer suporte aos tecidos moles. A atividade deve restringir-se a passeios com guia durante 4 a 6 semanas. O uso de fisioterapia profissional pode ser muito útil no manejo da OCD do tarso. A reabilitação física foca-se na manutenção da amplitude de movimento, fortalecimento do membro e encorajamento da cicatrização com fibrocartilagem saudável. A maior eficácia é obtida com atividade sem suporte de peso ou suporte mínimo.

PROGNÓSTICO

Cães tratados de maneira conservadora para OCD do tarso geralmente apresentam claudicação persistente e intermitente, bem como osteoartrite progressiva. Animais tratados de forma cirúrgica apresentam melhora da função do membro, mas a claudicação pode se evidenciar após o exercício.[84] A osteoartrite geralmente está presente mesmo após a cirurgia e requer tratamento clínico (p. 1137). Contudo, a maioria dos cães exerce função de companhia normalmente e claudica apenas intermitentemente. Em casos raros, pode ocorrer infecção do local da cirurgia.

> **NOTA** Instrua os tutores de que o tratamento cirúrgico não parece alterar a progressão da osteoartrite e que os cães acometidos podem necessitar de terapia clínica após a cirurgia.

REFERÊNCIAS BIBLIOGRÁFICAS

1. Kirkby KA, Lewis DD. Canine hip dysplasia: reviewing the evidence for nonsurgical management. *Vet Surg*. 2012;41:2-9.
2. Fritsch DA, Allen TA, Dodd CE, et al. A multicenter study of the effect of dietary supplementation with fish oil omega-3 fatty acids on carprofen dosage in dogs with osteoarthritis. *J Am Vet Med Assoc*. 2010;236:535-539.
3. Roush JK, Cross AR, Renberg WC, et al. Evaluation of the effects of dietary supplementation with fish oil omega-3 fatty acids on weight bearing in dogs with osteoarthritis. *J Am Vet Med Assoc*. 2010;236:67-73.
4. Scharf VF, Lewis ST, Wellehan JF, et al. Retrospective evaluation of the efficacy of isolating bacteria from synovial fluid in dogs with suspected septic arthritis. *Aust Vet J*. 2015;93:200-203.
5. Benzioni H, Shahar R, Yudelevitch S, et al. Bacterial infective arthritis of the coxofemoral joint in dogs with hip dysplasia. *Vet Comp Orthop Traumatol*. 2008;21:262-266.
6. Allison RW, Little SE. Diagnosis of rickettsial diseases in dogs and cats. *Vet Clin Pathol*. 2013;42:127-144.
7. Littman MP, Goldstein RE, Labato MA, et al. ACVIM small animal consensus statement on Lyme disease in dogs: diagnosis, treatment, and prevention. *J Vet Intern Med*. 2006;20:422-434.
8. Foster JD, Sample S, Kohler R, et al. Serum biomarkers of clinical and cytologic response in dogs with idiopathic immune-mediated polyarthropathy. *J Vet Intern Med*. 2014;28:905-911.
9. Nakamura M, Takahashi M, Ohno K, et al. C-reactive protein concentration in dogs with various diseases. *J Vet Med Sci*. 2008;70:127-131.
10. Rhoades AC, Vernau W, Kass PH, et al. Comparison of the efficacy of prednisone and cyclosporine for treatment of dogs with primary immune-mediated polyarthritis. *J Am Vet Med Assoc*. 2016;248:395-404.
11. Colopy SA, Baker TA, Muir P. Efficacy of leflunomide for treatment of immune-mediated polyarthritis in dogs: 14 cases (2006-2008). *J Am Vet Med Assoc*. 2010;236:312-318.
12. Shaughnessy ML, Sample SJ, Abicht C, et al. Clinical features and pathological joint changes in dogs with erosive immune-mediated polyarthritis: 13 cases (2004-2012). *J Am Vet Med Assoc*. 2016;249:1156-1164.
13. Oohashi E, Yamada K, Oohashi M, Ueda J. Chronic progressive polyarthritis in a female cat. *J Vet Med Sci*. 2010;72:511-514.
14. Wall CR, Cook CR, Cook JL. Diagnostic sensitivity of radiography, ultrasonography, and magnetic resonance imaging for detecting shoulder osteochondrosis/osteochondritis dissecans in dogs. *Vet Radiol Ultrasound*. 2015;56:3-11.
15. Fitzpatrick N, Yeadon R, Smith TJ, et al. Shoulder arthrodesis in 14 dogs. *Vet Surg*. 2012;41:745-754.
16. Franklin SP, Devitt CM, Ogawa J, et al. Outcomes associated with treatments for medial, lateral, and multidirectional shoulder instability in dogs. *Vet Surg*. 2013;42:361-364.
17. Bergenhuyzen AL, Vermote KA, van Bree H, Van Ryssen B. Long-term follow-up after arthroscopic tenotomy for partial rupture of the biceps brachii tendon. *Vet Comp Orthop Traumatol*. 2010;23:51-55.
18. Jones SC, Tinga S, Porter EG, Lewis D. Surgical management of dorsal scapular luxation in three dogs. *Vet Comp Orthop Traumatol*. 2017;30:75-80.
19. Wavreille V, Fitzpatrick N, Drost WT, et al. Correlation between histopathologic, arthroscopic, and magnetic resonance imaging findings in dogs with medial coronoid disease. *Vet Surg*. 2015;44:501-510.
20. Fitzpatrick N, Garcia TC, Daryani A, et al. Micro-CT structural analysis of the canine medial coronoid disease. *Vet Surg*. 2016;45:336-346.
21. Hulse D, Young B, Beale B, Kowaleski M, Vannini R. Relationship of the biceps-brachialis complex to the medial coronoid process of the canine ulna. *Vet Comp Orthop Traumatol*. 2010;23:173-176.
22. Tan DK, Canapp Jr SO, Leasure CS, et al. Traumatic fracture of the medial coronoid process in 24 dogs. *Vet Comp Orthop Traumatol*. 2016;29:325-329.
23. Villamonte-Chevalier A, van Bree H, Broeckx B, et al. Assessment of medial coronoid disease in 180 canine lame elbow joints: a sensitivity and specificity comparison of radiographic, computed tomographic and arthroscopic findings. *BMC Vet Res*. 2015;11:243.
24. Fitzpatrick N, Smith TJ, Evans RB, O'Riordan J, Yeadon R. Subtotal coronoid ostectomy for treatment of medial coronoid disease in 263 dogs. *Vet Surg*. 2009;38:233-245.
25. Wilson DM, Goh CS, Palmer RH. Arthroscopic biceps ulnar release procedure (BURP): technique description and in vitro assessment of the association of visual control and surgeon experience to regional damage and tenotomy completeness. *Vet Surg*. 2014;43:734-740.
26. Wagner K, Griffon DJ, Thomas MW, et al. Radiographic, computed tomographic, and arthroscopic evaluation of experimental radio-ulnar incongruence in the dog. *Vet Surg*. 2007;36:691-698.
27. Werner H, Winkels P, Grevel V, et al. Sensitivity and specificity of arthroscopic estimation of positive and negative radio-ulnar incongruence in dogs. An in vitro study. *Vet Comp Orthop Traumatol*. 2009;22:437-441.
28. Caron A, Fitzpatrick N. Bi-oblique dynamic proximal ulnar osteotomy: surgical technique and clinical outcome in 86 dogs. *Vet Surg*. 2016;45:356-363.
29. Coppieters E, Van Ryssen B, van Bree H, et al. Computed tomographic findings in canine elbows arthroscopically diagnosed with erosion of the medial compartment: an analytical method comparison study. *Vet Radiol Ultrasound*. 2016;57:572-581.
30. Wendelburg KM, Beale BS. Medium and long-term evaluation of sliding humeral osteotomy in dogs. *Vet Surg*. 2014;43:804-813.
31. Fitzpatrick N, Bertran J, Solano MA. Sliding humeral osteotomy: medium-term objective outcome measures and reduction of complications with a modified technique. *Vet Surg*. 2015;44:137-149.
32. Cook JL, Schulz KS, Karnes GJ, et al. Clinical outcomes associated with the initial use of the Canine Unicompartmental Elbow (CUE) Arthroplasty System (®). *Can Vet J*. 2015;56:971-977.
33. Coppieters E, Gielen I, Verhoeven G, et al. Erosion of the medial compartment of the canine elbow: occurrence, diagnosis and currently available treatment options. *Vet Comp Orthop Traumatol*. 2015;28:9-18.
34. Fitzpatrick N, Yeadon R, Smith TJ. Early clinical experience with osteochondral autograft transfer for treatment of osteochondritis dissecans of the medial humeral condyle in dogs. *Vet Surg*. 2009;38:246-260.
35. Pettitt RA, Tattersall J, Gemmill T, et al. Effect of surgical technique on radiographic fusion of the anconeus in the treatment of ununited anconeal process. *J Small Anim Pract*. 2009;50:545-548.
36. Hattersley R, McKee M, O'Neill T, et al. Postoperative complications after surgical management of incomplete ossification of the humeral condyle in dogs. *Vet Surg*. 2011;40:728-733.
37. Moores AP, Tivers MS, Grierson J. Clinical assessment of a shaft screw for stabilization of the humeral condyle in dogs. *Vet Comp Orthop Traumatol*. 2014;27:179-185.
38. Fitzpatrick N, Smith TJ, O'Riordan J, Yeadon R. Treatment of incomplete ossification of the humeral condyle with autogenous bone grafting techniques. *Vet Surg*. 2009;38:173-184.
39. Farrell M, Draffan D, Gemmill T, et al. In vitro validation of a technique for assessment of canine and feline elbow joint collateral ligament integrity and description of a new method for collateral ligament prosthetic replacement. *Vet Surg*. 2007;36:548-556.
40. Sajik D, Meeson RL, Kulendra N, et al. Multi-centre retrospective study of long-term outcomes following traumatic elbow luxation in 37 dogs. *J Small Anim Pract*. 2016;57:422-428.

41. Tomlinson JE, Manfredi JM. Evaluation of application of a carpal brace as a treatment for carpal ligament instability in dogs: 14 cases (2008-2011). *J Am Vet Med Assoc*. 2014;244:438-443.
42. Bristow PC, Meeson RL, Thorne RM, et al. Clinical comparison of the hybrid dynamic compression plate and the castless plate for pancarpal arthrodesis in 219 dogs. *Vet Surg*. 2015;44:70-77.
43. Ramirez JM, Macias C. Pancarpal arthrodesis without rigid coaptation using the hybrid dynamic compression plate in dogs. *Vet Surg*. 2016;45:303-308.
44. Cetinkaya MA, Yardimci C, Sağlam M. Carpal laxity syndrome in forty-three puppies. *Vet Comp Orthop Traumatol*. 2007;20:126-130.
45. Boiocchi S, Vezzoni L, Vezzoni A, et al. Radiographic changes of the pelvis in Labrador and golden retrievers after juvenile pubic symphysiodesis: objective and subjective evaluation. *Vet Comp Orthop Traumatol*. 2013;26:218-225.
46. Rose SA, Bruecker KA, Petersen SW, Uddin N. Use of locking plate and screws for triple pelvic osteotomy. *Vet Surg*. 2012;41:114-120.
47. Gemmill TJ, Pink J, Renwick A, et al. Hybrid cemented/cementless total hip replacement in dogs: seventy-eight consecutive joint replacements. *Vet Surg*. 2011;40:621-630.
48. Forster KE, Wills A, Torrington AM, et al. Complications and owner assessment of canine total hip replacement: a multicenter internet based survey. *Vet Surg*. 2012;41:545-550.
49. Seibert R, Marcellin-Little DJ, Roe SC, et al. Comparison of body weight distribution, peak vertical force, and vertical impulse as measures of hip joint pain and efficacy of total hip replacement. *Vet Surg*. 2012;41:443-447.
50. O'Donnell MD, Warnock JJ, Bobe G, et al. Use of computed tomography to compare two femoral head and neck excision ostectomy techniques as performed by two novice veterinarians. *Vet Comp Orthop Traumatol*. 2015;28:295-300.
51. Rochereau P, Bernardé A. Stabilization of coxo-femoral luxation using tenodesis of the deep gluteal muscle. Technique description and reluxation rate in 65 dogs and cats (1995-2008). *Vet Comp Orthop Traumatol*. 2012;25:49-53.
52. Ash K, Rosselli D, Danielski A, et al. Correction of craniodorsal coxofemoral luxation in cats and small breed dogs using a modified Knowles technique with the braided polyblend TightRope systems. *Vet Comp Orthop Traumatol*. 2012;25:54-60.
53. Kieves NR, Lotsikas PJ, Schulz KS, Canapp SO. Hip toggle stabilization using the TightRope system in 17 dogs: technique and long-term outcome. *Vet Surg*. 2014;43:515-522.
54. Jankovits DA, Liska WD, Kalis RH. Treatment of avascular necrosis of the femoral head in small dogs with micro total hip replacement. *Vet Surg*. 2012;41:143-147.
55. Fuller MC, Hayashi K, Bruecker KA, et al. Evaluation of the radiographic infrapatellar fat pad sign of the contralateral stifle joint as a risk factor for subsequent contralateral cranial cruciate ligament rupture in dogs with unilateral rupture: 96 cases (2006-2007). *J Am Vet Med Assoc*. 2014;244:328-338.
56. Ichinohe T, Kanno N, Harada Y, et al. Histological and immunohistological analysis of degenerative changes in the cranial cruciate ligament in a canine model of excessive tibial plateau angle. *Vet Comp Orthop Traumatol*. 2015;28:240-249.
57. Hayes GM, Granger N, Langley-Hobbs SJ, Jeffery ND. Abnormal reflex activation of hamstring muscles in dogs with cranial cruciate ligament rupture. *Vet J*. 2013;196:345-350.
58. von Pfeil DJ, Sung J, Barry J, et al. Effect of doxycycline on contralateral canine cranial cruciate ligament rupture. A prospective randomized clinical trial in 69 dogs. *Vet Comp Orthop Traumatol*. 2015;28:371-378.
59. Hart JL, May KD, Kieves NR, et al. Comparison of owner satisfaction between stifle joint orthoses and tibial plateau leveling osteotomy for the management of cranial cruciate ligament disease in dogs. *J Am Vet Med Assoc*. 2016;249:391-398.
60. Comerford E, Forster K, Gorton K, Maddox T. Management of cranial cruciate ligament rupture in small dogs: a questionnaire study. *Vet Comp Orthop Traumatol*. 2013;26:493-497.
61. Duerr FM, Martin KW, Rishniw M, et al. Treatment of canine cranial cruciate ligament disease. A survey of ACVS diplomates and primary care veterinarians. *Vet Comp Orthop Traumatol*. 2014;27:478-483.
62. Barnhart MD, Maritato K, Schankereli K, et al. Evaluation of an intra-articular synthetic ligament for treatment of cranial cruciate ligament disease in dogs: a six-month prospective clinical trial. *Vet Comp Orthop Traumatol*. 2016;29:491-498.
63. Fischer C, Cherres M, Grevel V, et al. Effects of attachment sites and joint angle at the time of lateral suture fixation on tension in the suture for stabilization of the cranial cruciate ligament deficient stifle in dogs. *Vet Surg*. 2010;39:334-342.
64. Biskup JJ, Griffon DJ. Technical difficulties during the training phase for Tightrope and percutaneous lateral fabellar suture techniques for cranial cruciate ligament repair. *Vet Surg*. 2014;43:347-354.
65. Krotscheck U, Nelson SA, Todhunter RJ, et al. Long term functional outcome of tibial tuberosity advancement vs. tibial plateau leveling osteotomy and extracapsular repair in a heterogeneous population of dogs. *Vet Surg*. 2016;45:261-268.
66. Frederick SW, Cross AR. Modified cranial closing wedge osteotomy for treatment of cranial cruciate ligament insufficiency in dogs with excessive tibial plateau angles: technique and complications in 19 cases. *Vet Surg*. 2017;46:403-411.
67. Brown NP, Bertocci GE, Marcellin-Little DJ. Canine stifle biomechanics associated with tibial tuberosity advancement predicted using a computer model. *Vet Surg*. 2015;44:866-873.
68. Neal BA, Ting D, Bonczynski JJ, Yasuda K. Evaluation of meniscal click for detecting meniscal tears in stifles with cranial cruciate ligament disease. *Vet Surg*. 2015;44:191-194.
69. Kaufman K, Beale BS, Thames HD, Saunders WB. Articular cartilage scores in cranial cruciate ligament-deficient dogs with or without bucket handle tears of the medial meniscus. *Vet Surg*. 2017;46:120-129.
70. Sumner JP, Markel MD, Muir P. Caudal cruciate ligament damage in dogs with cranial cruciate ligament rupture. *Vet Surg*. 2010;39:936-941.
71. Yasukawa S, Edamura K, Tanegashima K, et al. Evaluation of bone deformities of the femur, tibia, and patella in toy poodles with medial patellar luxation using computed tomography. *Vet Comp Orthop Traumatol*. 2016;29:29-38.
72. Fujii K, Watanabe T, Kobayashi T, Hayashi K. Medial ridge elevation wedge trochleoplasty for medial patellar luxation: a clinical study in 5 dogs. *Vet Surg*. 2013;42:721-726.
73. Cashmore RG, Havlicek M, Perkins NR, et al. Major complications and risk factors associated with surgical correction of congenital medial patellar luxation in 124 dogs. *Vet Comp Orthop Traumatol*. 2014;27:263-270.
74. Dunlap AE, Kim SE, Lewis DD, et al. Outcomes and complications following surgical correction of grade IV medial patellar luxation in dogs: 24 cases (2008-2014). *J Am Vet Med Assoc*. 2016;249:208-213.
75. Hans EC, Kerwin SC, Elliott AC, et al. Outcome following surgical correction of grade 4 medial patellar luxation in dogs: 47 stifles (2001-2012). *J Am Anim Hosp Assoc*. 2016;52:162-169.
76. Leonard KC, Kowaleski MP, Saunders WB, et al. Combined tibial plateau levelling osteotomy and tibial tuberosity transposition for treatment of cranial cruciate ligament insufficiency with concomitant medial patellar luxation. *Vet Comp Orthop Traumatol*. 2016;29:536-540.
77. Clerfond P, Huneault L, Dupuis J, et al. Unilateral or single-session bilateral surgery for correction of medial patellar luxation in small dogs: short and long-term outcomes. *Vet Comp Orthop Traumatol*. 2014;27:484-490.
78. Gallegos J, Unis M, Roush JK, Agulian L. Postoperative complications and short-term outcome following single-session bilateral corrective surgery for medial patellar luxation in dogs weighing <15 kg: 50 cases (2009-2014). *Vet Surg*. 2016;45:887-892.
79. Kalff S, Butterworth SJ, Miller A, et al. Lateral patellar luxation in dogs: a retrospective study of 65 dogs. *Vet Comp Orthop Traumatol*. 2014;27:130-134.
80. Fitzpatrick N, Yeadon R, van Terheijden C, Smith TJ. Osteochondral autograft transfer for the treatment of osteochondritis dissecans of the medial femoral condyle in dogs. *Vet Comp Orthop Traumatol*. 2012;25:135-143.
81. Beever LJ, Kulendra ER, Meeson RL. Short and long-term outcome following surgical stabilization of tarsocrural instability in dogs. *Vet Comp Orthop Traumatol*. 2016;29:142-148.

82. Barnes DC, Knudsen CS, Gosling M, et al. Complications of lateral plate fixation compared with tension band wiring and pin or lag screw fixation for calcaneoquartal arthrodesis. Treatment of proximal intertarsal subluxation occurring secondary to non-traumatic plantar tarsal ligament disruption in dogs. *Vet Comp Orthop Traumatol.* 2013;26:445-452.
83. Ree JJ, Baltzer WI, Townsend KL. Augmentation of arthrodesis in dogs using a free autogenous omental graft. *Can Vet J.* 2016;57:835-841.
84. van der Peijl GJ, Schaeffer IG, Theyse LF, et al. Osteochondrosis dissecans of the tarsus in Labrador retrievers: clinical signs, radiological data and force plate gait evaluation after surgical treatment. *Vet Comp Orthop Traumatol.* 2012;25:126-134.

35

Manejo de Lesões ou Doenças de Músculos e Tendões

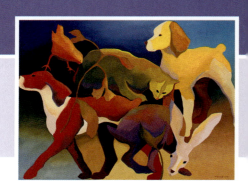

PRINCÍPIOS GERAIS E TÉCNICAS

CONTUSÃO E DISTENSÃO DA UNIDADE MUSCULOTENDÍNEA

DEFINIÇÕES

A **contusão** é o hematoma muscular com grau variável de hemorragia e ruptura das fibras musculares. **Distensão** é o alongamento ou ruptura longitudinal das fibras musculares ou grupos de fibras. Distensões musculares tendem a ocorrer próximo à junção musculotendínea e são categorizadas em graus 1 a 4. Distensões grau 1 são rupturas de um número limitado de fibras, ao passo que distensões grau 4 são rupturas completas. Contusões e distensões resultam em perda da arquitetura normal da unidade musculotendínea secundária a edema intersticial, hemorragia ou alongamento excessivo. A **síndrome compartimental** é o aumento da pressão de um músculo compartimentalizado, geralmente em razão de trauma.

CONSIDERAÇÕES GERAIS E FISIOPATOLOGIA CLINICAMENTE RELEVANTE

Contusões musculares são causadas por trauma externo. O trauma contundente provoca perda de continuidade das fibrilas e do compartimento vascular com subsequente hemorragia no espaço intersticial. Distensões musculares são causadas por alongamento excessivo ou desgaste. O reconhecimento dessas lesões é difícil em pequenos animais.

O músculo lesionado pode causar dor considerável durante o movimento normal do corpo. Músculos possuem a capacidade intrínseca de cicatrizar por meio da regeneração de suas miofibrilas, o que ocorre quando as células do sarcolema sobrevivem e a bainha de tecido conjuntivo endomisial é preservada. Nas contusões e distensões leves, as células e a bainha são mantidas, o que permite a cicatrização completa do músculo. Contudo, em casos graves com extensa morte celular e hemorragia que impedem a regeneração do músculo, a cicatrização ocorre com interposição fibrosa entre as extremidades musculares. A formação excessiva de tecido cicatricial pode impedir a regeneração das fibras musculares, interferindo com a contração muscular.

A síndrome compartimental dos músculos ocorre quando a pressão aumenta dentro de um compartimento fascial não extensível, geralmente como resultado de sangramento dentro do compartimento após trauma. O aumento da pressão pode causar lesão irreversível de músculo e nervos. Trata-se de uma condição rara em pequenos animais.

DIAGNÓSTICO

Apresentação Clínica

Sinais Clínicos

Cães e gatos de qualquer idade, sexo ou raça podem ser acometidos. Todavia, contusões e distensões musculares são diagnosticadas mais comumente em cães atletas (p. ex., Greyhounds de corrida e cães de teste de campo). São condições raras em felinos.

Histórico

Contusões e distensões musculares geralmente ocorrem durante atividade extenuante. O animal pode ser trazido ao atendimento devido a uma claudicação notável ou incapacidade total de sustentar peso. O trauma geralmente passou despercebido pelo tutor. Em casos de distensão leve, os tutores podem relatar que o animal se tornou relutante em se mover 12 a 24 horas após um exercício extenuante.

Achados de Exame Físico

Os sinais clínicos dependem da severidade e da cronicidade da lesão. Nas lesões leves, o animal pode exibir claudicação mínima, sendo a fonte da dor difícil de ser encontrada durante o exame. Nas contusões mais severas, estão presentes dor e edema. Esses casos vêm acompanhados de fraturas e, embora o foco seja o osso fraturado, a lesão muscular deve ser avaliada durante a cirurgia. Distensões musculares graves são reconhecidas devido a edema e dor na unidade muscular acometida (Figura 35.1). Distensões crônicas (p. ex., tenossinovite bicipital, lesão do músculo iliopsoas) ocorrem ocasionalmente em cães.

Diagnóstico por Imagem

Radiografias-padrão craniocaudal e medial-lateral são necessárias a fim de descartar lesões ósseas. O exame ultrassonográfico pode não demonstrar anormalidades em lesões agudas, ou pode revelar ruptura de fibras musculares e formação de hematoma. Como as lesões podem ser unilaterais, a comparação com o músculo contralateral pode auxiliar na identificação da anormalidade. Em estágios crônicos de ruptura muscular, fibras musculares normais podem estar reformadas ou uma cicatriz ecogênica pode estar presente em meio ao ventre muscular. A ressonância magnética (RM) tem sido utilizada para diagnosticar distensões musculares em cães.

Achados Laboratoriais

Não são encontradas anormalidades laboratoriais consistentes. Pode haver aumento dos níveis de creatinoquinase e mioglobinúria nos casos de trauma grave.

DIAGNÓSTICO DIFERENCIAL

Contusões e distensões musculares devem ser diferenciadas de distensões articulares, fraturas, polimiopatias e poliartropatias. O exame físico geralmente diferencia a lesão muscular da articular. A palpação suave das contusões musculares evidencia dor e edema, enquanto a dor associada às distensões é evidenciada durante a manipulação das articulações envolvidas. A artrocentese (p. 1135) auxilia na distinção entre lesões articulares ou artropatias e lesões musculares.

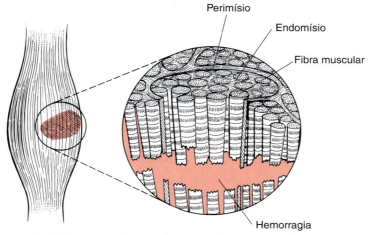

Figura 35.1 Ruptura das fibrilas musculares e hemorragia intersticial. O sangue se acumula entre as fibras rompidas.

MANEJO CLÍNICO

O tratamento primário para a contusão e distensão musculares é o repouso. São necessárias pelo menos 3 semanas de repouso e controle da atividade. Se a lesão for recorrente ou severa, períodos mais longos podem ser necessários. A recorrência da lesão torna-se mais provável quando não se permite cicatrização adequada do músculo. Fármacos anti-inflamatórios não esteroidais (Tabela 34.3) podem ser administrados durante os primeiros 3 a 4 dias, mas a atividade deve permanecer restrita mesmo após desaparecimento da claudicação e dor.

Reabilitação Física

Em casos de lesão aguda (i.e., dentro de 24 horas), compressas frias podem ser aplicadas ao músculo afetado durante 15 minutos, três ou quatro vezes ao dia. Se a lesão ocorreu há mais de 24 horas, recomenda-se aplicação tópica de calor. É preciso cuidado a fim de prevenir queimaduras ao paciente.

> **NOTA** Alerte os tutores de que o animal pode querer exercitar-se antes do momento adequado, particularmente quando recebe terapia com anti-inflamatórios não esteroidais.

TRATAMENTO CIRÚRGICO

Quando se reconhece uma contusão grave durante a estabilização cirúrgica de uma fratura, pode-se conseguir a descompressão do compartimento muscular por meio da incisão do epimísio (Figura 35.2). O tratamento cirúrgico é necessário somente quando o acúmulo de líquido intersticial causa aumento da pressão a ponto de comprometer o aporte sanguíneo (i.e., síndrome compartimental). A síndrome compartimental raramente é diagnosticada em cães e não há relatos em felinos.

Manejo Pré-cirúrgico

A intervenção cirúrgica deve ocorrer tão rápido quanto possível. O animal deve ser confinado antes da cirurgia para evitar maior lesão do músculo.

Anestesia

Considerações anestésicas para animais com doenças ortopédicas são apresentadas na p. 976.

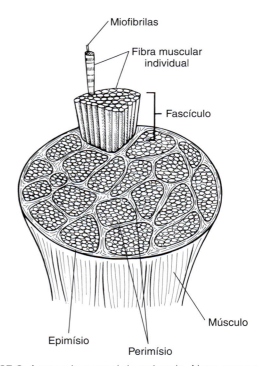

Figura 35.2 Anatomia normal do músculo. Note como as fibrilas musculares individuais se combinam para formar as fibras musculares. Grupos de fibras musculares formam fascículos, os quais são envolvidos pelo perimísio. Grupos de fascículos formam o músculo, que é revestido por uma fina camada de fáscia (epimísio).

Anatomia Cirúrgica

O músculo esquelético é composto por fibras cilíndricas longas revestidas por bainhas de tecido conjuntivo (Figura 35.2). Cada fibra individual é revestida por uma bainha denominada *endomísio*. Cada feixe de fibras é também revestido por uma bainha *(perimísio)*, assim como o músculo como um todo *(epimísio)*. As bainhas de tecido conjuntivo alojam vasos sanguíneos e fibras nervosas que integram a contração muscular das fibras individuais. Os músculos conectam-se aos ossos por meio de tendões cilíndricos ou aponeuroses planas. O compartimento fascial situado sobre o grupo muscular torna-se tenso e congesto nas contusões, com hematoma severo do músculo e, por vezes, sua protrusão a partir da incisão na fáscia.

Posicionamento

O animal deve ser posicionado de forma que o grupo muscular afetado possa ser exposto. Uma área extensa deverá ser tricotomizada e preparada para cirurgia asséptica, a fim de permitir que a incisão seja estendida além dos limites do músculo acometido, caso necessário.

TÉCNICA CIRÚRGICA

Faça uma incisão através da pele e tecido subcutâneo sobre o músculo a ser exposto. Após identificação do grupo muscular, incise através da fáscia e descomprima o compartimento muscular. Suture o tecido subcutâneo e a pele utilizando métodos-padrão.

MATERIAIS DE SUTURA E INSTRUMENTOS ESPECIAIS

Afastadores autoestáticos são úteis para afastar o tecido mole da área de interesse.

CUIDADO E AVALIAÇÃO PÓS-CIRÚRGICOS

A ferida deve ser monitorada em razão de edema e/ou drenagem durante 7 a 10 dias após a cirurgia. A remoção dos pontos pode ser realizada após cicatrização da incisão de pele.

PROGNÓSTICO

Na maioria dos casos de contusão e distensão, espera-se retorno à função normal. Contudo, lesões recorrentes são prováveis em casos nos quais não se realiza repouso adequado.

LACERAÇÃO DA UNIDADE MUSCULOTENDÍNEA

DEFINIÇÃO

Lacerações são rupturas dentro da unidade musculotendínea.

CONSIDERAÇÕES GERAIS E FISIOPATOLOGIA CLINICAMENTE RELEVANTE

Lacerações em geral ocorrem devido à penetração de um objeto perfurocortante na unidade musculotendínea. São lesões que envolvem mais comumente os tendões adjacentes às articulações carpometacárpica e tarsometatársica, mas podem envolver unidades musculares de outros locais.

DIAGNÓSTICO

Apresentação Clínica
Sinais Clínicos
Cães e gatos de qualquer idade, sexo ou raça podem ser acometidos.

Histórico
Em geral, o animal apresenta uma ferida aberta e claudicação sem suporte de peso.

Achados de Exame Físico
A claudicação sem suporte de peso é um achado típico da penetração aguda de uma unidade musculotendínea por um objeto estranho. A extensão da lesão pode ser avaliada por meio da simples visualização da ferida. A ferida deve ser explorada após estabilização do paciente e geralmente requer anestesia geral. A falha em explorá-la pode resultar em lacerações que permanecem sem diagnóstico até que o paciente tente apoiar peso sobre o membro. Quanto maior o tempo de demora desde a lesão até o reparo, mais difícil será reposicionar as extremidades tendíneas laceradas.

Cães com lacerações crônicas apresentam claudicação que se exacerba com o exercício. Lacerações isoladas do tendão flexor digital produzem hiperextensão característica de um dígito.

Diagnóstico por Imagem
Radiografias-padrão craniocaudal e medial-lateral devem ser realizadas a fim de determinar se há presença de corpos estranhos ou fraturas concomitantes. Pode ocorrer edema discreto na área das lacerações tendíneas crônicas. A ultrassonografia auxilia na identificação do local da lesão tendínea e pode distinguir ruptura completa de parcial. Lesões de tendões apresentam aspecto ultrassonográfico variável, dependendo da severidade do trauma e do estágio de cicatrização. O aspecto normal dos tendões depende da incidência do feixe ultrassonográfico. No plano sagital, o tendão ou ligamento apresentará padrão linear com fibras alinhadas e hiperecoicas. Tendões ou ligamentos lesionados demonstrarão perda do alinhamento das fibras e edema, que se apresenta como uma hipoecogenicidade em meio às fibras. No trauma agudo, o tendão geralmente se apresenta aumentado devido à presença de edema, ao passo que, em lesões crônicas, observa-se espessamento do tendão com áreas focais de mineralização. A ruptura completa pode ser identificada por meio de uma banda hipoecoica circundada pelas extremidades hiperecoicas retraídas do tendão.

Achados Laboratoriais
Não estão presentes anormalidades laboratoriais consistentes.

DIAGNÓSTICO DIFERENCIAL

Lacerações musculotendíneas devem ser distinguidas das lacerações superficiais e distensões musculares (p. 1280).

MANEJO CLÍNICO

Lacerações que envolvem um tendão devem ser manejadas por meio de cirurgia. Não é indicado o tratamento clínico. Lacerações menores em músculos podem ser tratadas de forma conservadora.

Reabilitação Física
A reabilitação física pode incluir crioterapia e ultrassom terapêutico pulsado. Lacerações extensas em músculos devem ser tratadas com uma combinação de reparo cirúrgico e reabilitação física pós-operatória (Capítulo 11).

TRATAMENTO CIRÚRGICO

Lacerações musculares requerem suturas de aposição suportadas por suturas de tensão tipo *stent*. Se a laceração atravessar o tendão, recomendam-se manipulação delicada e aposição com fio de sutura de menor diâmetro.

Manejo Pré-cirúrgico
A ferida deve ser mantida limpa e envolta por uma bandagem estéril até o tratamento definitivo. O exercício deve ser restringido antes da cirurgia.

Anestesia

O manejo anestésico de animais com doença ortopédica encontra-se descrito na p. 976.

Anatomia Cirúrgica

Tendões são feixes de fibras colágenas com orientação longitudinal circundadas por bainhas livres de tecido conjuntivo. Vasos sanguíneos e nervos também residem dentro dessas bainhas. O tendão é revestido pelo *epitendão*, que, por sua vez, encontra-se envelopado em outra bainha conjuntiva denominada *paratendão*. Tendões que cruzam superfícies articulares encontram-se geralmente envolvidos por uma bainha tendínea que facilita seu movimento durante a movimentação da articulação.

Posicionamento

O animal deve ser posicionado de forma que o tendão e músculo possam ser totalmente expostos. O preparo do campo deve abranger uma área extensa de tricotomia e antissepsia que permita extensão da incisão acima e abaixo da lesão, caso necessário.

TÉCNICA CIRÚRGICA

Laceração Muscular

Desbride cuidadosamente os bordos da ferida até atingir o músculo viável com sangramento (Figura 35.3). Tenha cuidado para prevenir remoção excessiva de tecido, o que pode dificultar a aposição das extremidades laceradas. Aplique pontos de sutura na bainha externa do músculo ao redor de sua circunferência. Suporte essas suturas com sutura de tensão utilizando fio de maior diâmetro em padrão de Sultan.

Laceração Tendínea

Manipule e desbride delicadamente as extremidades tendíneas. Em tendões pequenos e planos, utilize material não absorvível de menor diâmetro em uma série de pontos em U vertical ou tipo Sultan isolados. Em tendões maiores, selecione o fio de maior diâmetro que passe com facilidade através do tendão sem traumatizá-lo. Recomenda-se a sutura de Kessler (Figura 35.4). Aplique cada volta do padrão de sutura em um plano ligeiramente diferente (i.e., perto-longe, meio-meio e longe-perto). Alternativamente, utilize sutura de polia de três laços ou de Bunnell-Mayer, longe-perto ou perto-longe (p. 71). Utilize a fáscia adjacente para suportar as suturas de aposição do tendão.

MATERIAIS DE SUTURA E INSTRUMENTOS ESPECIAIS

Pode ser empregado material de sutura absorvível ou não nos reparos musculares, contanto que o tipo escolhido mantenha sua força mecânica por 3 a 4 semanas. Fios não absorvíveis são recomendados para reparos de tendão. Agulhas atraumáticas com fio encastoado são úteis para limitar o trauma de tecidos durante a sutura. Afastadores autoestáticos são úteis para afastar o tecido adjacente da área de trabalho.

CICATRIZAÇÃO DE TENDÕES E MÚSCULOS

A cicatrização de tendões segue um padrão similar ao de outros tecidos conjuntivos. A fase inflamatória caracteriza-se inicialmente por infiltração de neutrófilos, seguidos de células mononucleares. A lesão raramente ocorre isolada, mas está situada em uma zona sem outros tecidos lesionados. Tentativas malsucedidas de isolar a cicatrização tendínea do tecido adjacente resultaram na ideia de que é melhor manter uma ferida para obter uma cicatriz. Isso significa dizer que a cicatrização efetiva depende da ativação de células mesenquimais indiferenciadas, as quais migram até a ferida. Essas células produzem colágeno e matriz fortalecedora da ferida. A cicatriz resultante une as extremidades do tendão, o que promove remodelamento de fibras colágenas orientadas em paralelo com as linhas de estresse. A força é recuperada por meio desse princípio de uma ferida, uma cicatriz, embora a função seja recuperada por meio do uso pós-operatório ativo e passivo do membro.

CUIDADO PÓS-CIRÚRGICO

Após reparo de tendão, o membro deve ser imobilizado durante 3 semanas por meio de coaptação externa rígida, próteses protetoras ou fixação externa com a articulação posicionada de forma a aliviar o estresse sobre o tendão reparado (p. 981). Ao se remover a tala, deve-se imobilizar o membro de forma semirrígida por mais 3 semanas utilizando bandagem espessa ou metade de um gesso (i.e., um lado de uma tala de gesso aplicado cranial ou caudalmente sobre o membro). Em caso de prótese ou fixador externo, pode-se proceder com dinamização da estrutura por meio de dobradiças ou bandas de resistência. Dobradiças posicionadas no centro de rotação da articulação podem ser ajustadas para aumentar a amplitude de movimento e, consequentemente, a carga de tensão. Bandas elásticas posicionadas entre os pinos acima e abaixo da articulação substituindo as barras laterais permitem aplicação de carga parcial sobre o tendão. Após reparos musculares, o membro deve ser imobilizado durante 5 dias, seguidos de 4 a 6 semanas de atividade protegida. O

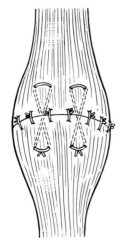

Figura 35.3 Reparo de laceração muscular com suturas de aposição suportadas por suturas de tensão tipo *stent*.

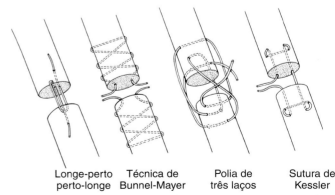

Longe-perto / perto-longe — Técnica de Bunnel-Mayer — Polia de três laços — Sutura de Kessler

Figura 35.4 Padrões de sutura utilizados para apor extremidades de tendões.

emprego do plasma rico em plaquetas (PRP) encontra-se sob investigação como meio de auxílio da cicatrização de músculos e tendões em cães (Capítulo 31).

Reabilitação Física

Após imobilização de músculos ou tendões lacerados, a reabilitação física é vital à reversão dos efeitos da imobilização sobre as articulações (Capítulo 11). O animal deve retornar à sua atividade normal gradualmente. O suporte de peso prematuro resultará em insucesso da cicatrização tendínea.

PROGNÓSTICO

O retorno à função normal pode ser esperado se forem seguidas as recomendações pós-operatórias. O insucesso, em geral, ocorre quando se permite exercício antes da cicatrização completa do tendão.

MANEJO DE CONDIÇÕES ESPECÍFICAS DE MÚSCULOS E TENDÕES

RUPTURA DO TENDÃO CALCÂNEO (TENDÃO DE AQUILES)

DEFINIÇÕES

Ruptura da unidade musculotendínea constitui a perda parcial ou completa da integridade da unidade musculotendínea devido à distensão extrema. Rupturas musculares são causadas por contração muito forte durante a hiperextensão forçada da unidade musculotendínea.

CONSIDERAÇÕES GERAIS E FISIOPATOLOGIA CLINICAMENTE RELEVANTE

Rupturas do tendão calcâneo são observadas com maior frequência em raças de esporte e *performance* atlética, embora possam acometer animais de qualquer raça. A lesão pode ser uma ruptura parcial ou completa do tendão. O mecanismo da lesão pode estar relacionado com um episódio traumático agudo ou distensão progressiva crônica do tendão. O primeiro ocorre muitas vezes de forma secundária a quedas ou ferida penetrante e laceração secundária a trauma automobilístico, feridas por mordedura ou contato com objeto perfurocortante, como a borda de um esqui. Da mesma forma, lesões crônicas são com frequência secundárias ao uso excessivo com distensão crônica e deterioração do tendão. Essas lesões ocorrem mais comumente em raças de esporte (p. ex., cães de teste de campo e caçadores), sendo muitas vezes bilaterais. A degeneração bilateral crônica dos tendões calcâneos comuns é relativamente frequente em Dobermann pinschers, ainda que a causa seja desconhecida.

DIAGNÓSTICO

Apresentação Clínica

Sinais Clínicos

Cães e gatos de qualquer idade podem ser acometidos. Cães atletas são mais comumente acometidos.

Como observado anteriormente, Dobermann pinschers podem apresentar degeneração do tendão calcâneo comum bilateral idiopática.

Histórico

Os animais acometidos geralmente demonstram claudicação com suporte de peso após atividade extenuante.

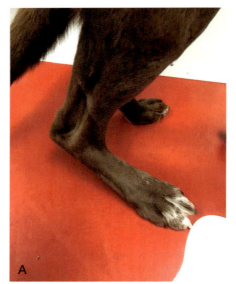

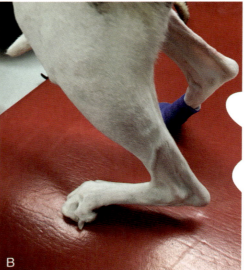

Figura 35.5 (A) Hiperflexão de tarso (apoio plantígrado) devido à ruptura do tendão calcâneo. (B) Hiperflexão de tarso com flexão digital devido à ruptura de tendão calcâneo com preservação do tendão flexor digital.

Achados de Exame Físico

Animais com ruptura de tendão calcâneo geralmente demonstram hiperflexão de tarso (Figura 35.5A e B). O animal torna-se incapaz de suportar peso se a lesão for secundária a trauma agudo, sendo possível notar flacidez do tendão calcâneo durante a flexão dorsal passiva do tarso com o joelho estendido. Se a lesão for resultado de distensão crônica do tendão, o paciente suportará peso mas caminhará com apoio plantígrado devido à hiperflexão do tarso. Pacientes com lesão crônica do tendão calcâneo demonstram graus variáveis de hiperflexão de tarso, dependendo do tempo decorrido desde a lesão. Caso haja envolvimento de todo o complexo do tendão, observar-se-á hiperflexão do tarso e dígitos. Se o tendão do músculo flexor superficial for poupado, somente o tarso estará hiperflexionado, com os dígitos em flexão (Figura 35.5B). As alterações posturais associadas a edema palpável do tendão calcâneo confirmam o diagnóstico. Em alguns casos, a lesão ocorre na junção miotendínea. Dobermann pinschers apresentam hiperextensão de tarso e edema do tendão calcâneo comum.

Diagnóstico por Imagem

A ultrassonografia auxilia na determinação do local de ruptura das fibras tendíneas, podendo distinguir rupturas parciais de completas. Ademais, pode ser útil para avaliar a cicatrização após uma cirurgia. Radiografias-padrão craniocaudal e medial-lateral são indicadas para determinar se há ou não presença de avulsão óssea.

Achados Laboratoriais

Não são encontradas anormalidades laboratoriais consistentes.

DIAGNÓSTICO DIFERENCIAL

A ruptura do tendão calcâneo deve ser distinguida de lesões do nervo isquiático, colapso de tarso secundário a uma artropatia imunomediada, endocrinopatias e hiperflexão de tarso congênita. A palpação cuidadosa da unidade musculotendínea revela perda de continuidade e/ou área de edema com ruptura do tendão, o que não é observado em pacientes com hiperflexão congênita de tarso. Nas lesões de nervos, o exame neurológico exibe ausência ou diminuição dos reflexos relacionados com o nervo isquiático.

MANEJO CLÍNICO

O reparo cirúrgico é indicado nas rupturas completas de tendão, sendo contraindicado o tratamento clínico. A coaptação externa pode ser tentada na ruptura parcial, mas os resultados são geralmente insatisfatórios. Dobermann pinschers com degeneração de tendão calcâneo comum devem ser tratados de maneira conservadora com moderação do exercício e bandagens ou próteses para proteção do tarso. Talas raramente são benéficas. A reabilitação física pode acelerar a cicatrização do tendão (Capítulo 11).

TRATAMENTO CIRÚRGICO

O reparo cirúrgico envolve a anastomose primária do tendão (tenorrafia) ou sua reinserção no calcâneo. Também já foi descrito o aumento do reparo primário utilizando diversos materiais (como o músculo semitendinoso e sutura composta).[1]

Manejo Pré-cirúrgico

A atividade deve ser limitada até que se inicie o tratamento definitivo. Feridas abertas (p. ex., laceração do tendão calcâneo) devem ser limpas e cobertas com curativo estéril.

Anestesia

O manejo anestésico de animais com doença ortopédica encontra-se discutido na p. 976.

Anatomia Cirúrgica

O tendão calcâneo é composto por tendões que se originam dos músculos gastrocnêmio e flexor digital superficial junto com um tendão comum do semitendinoso, grácil e bíceps femoral. O tendão do gastrocnêmio é o maior componente do calcâneo nas lesões agudas. Nestas, é possível identificar cada componente do complexo tendíneo e suturá-los separadamente. Contudo, lesões crônicas provocam retração das extremidades dos tendões, deixando um espaço vazio para preenchimento por tecido conjuntivo, o que impossibilita a identificação de cada componente. Nesses casos, o complexo (cicatriz fibrosa e tendão calcâneo) deve ser tratado como uma estrutura única.

Posicionamento

O paciente deve ser posicionado em decúbito esternal ou lateral. O membro pode ser estendido além da borda da mesa para permitir preparação e cirurgia estéril. Na lesão aguda do tendão calcâneo, devem-se realizar tricotomia e preparo do membro desde o aspecto proximal ao joelho até as falanges distalmente.

TÉCNICA CIRÚRGICA

Ruptura do tendão calcâneo

Faça uma incisão sobre o local da lesão na superfície caudolateral do membro. Se a lesão for aguda, identifique os três tendões que compõem o complexo do tendão calcâneo e suture cada um separadamente com padrão longe-perto, perto-longe (Figura 35.4) utilizando fio monofilamentar não absorvível de menor diâmetro (3-0 a 4-0, dependendo do tamanho do animal). Nas lesões crônicas que impossibilitam a identificação das unidades tendíneas, continue a dissecção cirúrgica até expor a circunferência da banda fibrosa espessada. Em seguida, remova secções sequenciais de tecido cicatricial do centro da massa. Remova o suficiente para que haja tensão no tendão na posição normal do joelho em estação com tarso ligeiramente estendido. Tenha cuidado para evitar remoção de muito tecido fibroso proliferativo. A excisão excessiva do tecido fibroso dificulta a aposição das extremidades. Suture as extremidades da secção com padrão de polia de três laços (Figura 35.4).

Avulsão do Tendão Calcâneo

A avulsão do tendão calcâneo do osso calcâneo deve ser tratada por meio de sutura do tendão, conforme descrito anteriormente, e fixação ao calcâneo através de orifícios perfurados em seu aspecto proximal.

Tanto em lesões agudas quanto crônicas e com ruptura ou avulsão, o suporte à anastomose do tendão é crítico para o melhor resultado. Esse suporte é fornecido pela imobilização da articulação do tarso em ligeira extensão. Insira um pino rosqueado de transfixação através da extremidade livre do calcâneo até a tíbia distal. Corte a haste do pino de forma que fique imediatamente abaixo da superfície da pele. Forneça suporte adicional utilizando um gesso de fibra de vidro. Uma alternativa é imobilizar o jarrete em ligeira extensão com fixador externo por meio da inserção de pinos de transfixação através da diáfise distal da tíbia e do calcâneo, conectando-os com barras de fixação externa bilaterais.

Reparo com FiberLoop®

Avulsões ou lacerações baixas do tendão calcâneo podem ser tratadas por meio de anastomose distal do tendão ao osso calcâneo com padrão em laçada com FiberWire® através de um túnel ósseo no calcâneo e botão cirúrgico. Faça uma incisão sobre o local da lesão na superfície caudal do membro. Identifique os tendões que compõem o complexo calcâneo. Passe uma sutura de reparo através do aspecto distal do tendão calcâneo. Utilizando um FiberLoop® (Arthrex®), faça quatro ou cinco laçadas (técnica SpeedWhip [Arthrex®]) no aspecto distal do tendão (Figura 35.6A). Perfure um túnel distal a proximal através do aspecto caudoproximal do calcâneo. Passe a agulha do FiberLoop® em sentido proximal a distal através do orifício e fixe o FiberWire® no aspecto distal suturando o mesmo sobre um botão cirúrgico (Figura 35.6B e C). Estenda o jarrete ao máximo ao amarrar a sutura sobre o botão. Se a lesão for uma laceração distal, suture os aspectos proximal e distal do tendão com fio não absorvível em padrão isolado. Feche a ferida cirúrgica como de costume e envolva o membro com um gesso bivalve mantendo o jarrete estendido. Mantenha o gesso por 4 semanas, depois passe para meio gesso ou uma tala por mais 2 semanas. Finalmente, envolva o membro com uma bandagem acolchoada por mais 2 semanas. No momento da cirurgia, pode-se injetar PRP na lesão a fim de potencialmente acentuar a cicatrização (Capítulo 31). A técnica SpeedWhip já foi comparada à polia de três laços para

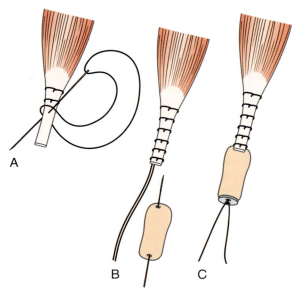

Figura 35.6 Técnica de sutura em laço para reparo de trauma do tendão calcâneo. (A) Fixe a laçada ao aspecto distal do tendão utilizando o padrão de Kessler. (B) Passe a agulha reta através de um orifício no aspecto proximal do calcâneo. (C) Fixe a sutura no aspecto distal do calcâneo utilizando um botão de metal inoxidável.

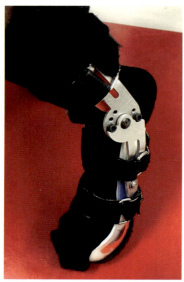

Figura 35.7 Prótese ortopédica com finalidade inicial de limitar a flexão do tarso e permitir ajuste gradual para aumentar a amplitude de movimento.

reparo de ruptura do tendão calcâneo em modelo canino utilizando cadáveres.[1] Nesse estudo, a polia de três laços demonstrou promover maior resistência à formação de lacuna de 3 mm e suportou maior carga sem falha. Os resultados contradizem outros estudos que demonstraram propriedades biomecânicas superiores com a fixação SpeedWhip em comparação com métodos alternativos.

MATERIAIS DE SUTURA E INSTRUMENTOS ESPECIAIS

O reparo de tendões requer material de sutura não absorvível. Agulhas atraumáticas com fio encastoado são úteis para limitar o trauma de tecidos durante a sutura. Afastadores autoestáticos são úteis para afastar o tecido adjacente da área de trabalho. A furadeira é útil para inserção de parafuso ósseo ou pinos de transfixação. A técnica utilizando FiberLoop® requer fio de sutura agulhado de forma atraumática ou passador de fio.

CUIDADO PÓS-CIRÚRGICO

O gesso e o pino de transfixação devem ser mantidos por 3 a 6 semanas, bem como os fixadores externos. Após esse período, todos podem ser removidos. O membro deve ser suportado por uma bandagem acolchoada a fim de prevenir a flexão dorsal máxima do tarso. Em caso de fixador externo, pode-se proceder com dinamização da estrutura por meio de dobradiças ou bandas de resistência. Dobradiças posicionadas no centro de rotação da articulação podem ser ajustadas para aumentar a amplitude de movimento e, consequentemente, a carga de tensão. Bandas elásticas posicionadas entre os pinos acima e abaixo da articulação substituindo as barras laterais permitem aplicação de carga parcial sobre o tendão. Uma alternativa é aplicar próteses protetoras para limitar inicialmente a extensão do tarso durante 2 a 3 semanas, permitindo ajuste gradual da amplitude de movimento ao longo de 2 a 10 semanas (Figura 35.7). A atividade deve limitar-se a passeios com guia durante 10 semanas. O uso do PRP encontra-se sob investigação como adjuvante para a cicatrização dos músculos e tendões de cães (Capítulo 31).

Reabilitação Física

Após imobilização devido a uma ruptura de músculo ou tendão, é vital proceder com reabilitação física para reverter os efeitos da imobilização das articulações (Capítulo 11). O animal deve retornar a sua atividade normal gradualmente, pois o apoio de peso prematuro resultará em insucesso da cicatrização do tendão.

PROGNÓSTICO

O prognóstico para o retorno à atividade atlética intensa varia de bom a excelente. Dobermann pinschers com degeneração do tendão calcâneo comum em geral recuperam algum grau de função do tendão espontaneamente ao longo do tempo. Os tendões frequentemente permanecem aumentados, mas o grau de flexão do jarrete e a deficiência normalmente melhoram ao longo de muitos meses de terapia conservadora.

TENDINOPATIA DO SUPRAESPINHOSO

DEFINIÇÃO

A **tendinopatia do supraespinhoso** refere-se à doença mineralizante ou não do tendão de inserção do complexo supraespinhoso.

CAPÍTULO 35 Manejo de Lesões ou Doenças de Músculos e Tendões

Mineralização diz respeito ao acúmulo de material calcificado dentro do tendão de inserção do músculo. **Doença do tendão bicipital** (tendinopatia, tendinite) é um termo geral que incorpora diversos tipos de lesão, incluindo ruptura e inflamação do tendão ou bainha sinovial circunjacente.

CONSIDERAÇÕES GERAIS E FISIOPATOLOGIA CLINICAMENTE RELEVANTE

A causa de mineralização do tendão do supraespinhoso é desconhecida, porém pode estar associada ao envelhecimento, desgaste, trauma ou hipoxia secundária à hipovascularização do tendão. A histopatologia demonstra degeneração mixomatosa e metaplasia condroide, características de degeneração. A mineralização também pode estar associada a ruptura das fibras tendíneas. Muitas doenças podem estar relacionadas com massas de tecido mineralizado e fibroso comprimindo ou desviando o tendão bicipital para dentro do sulco bicipital. A doença do bíceps pode ocorrer em associação à do supraespinhoso, com o espessamento deste último deslocando o tendão bicipital, o que resulta em inflamação e dor.[2] Nos casos mais graves, outras doenças do ombro (p. ex., instabilidade, osteoartrite) também podem ser identificadas. Portanto, deve-se realizar artroscopia do ombro em cães com suspeita de tendinopatia do supraespinhoso. A mineralização radiográfica é um achado incidental comum não associado à claudicação clínica. Por essa razão, é importante que seja determinada a causa precisa da claudicação.

DIAGNÓSTICO

Apresentação Clínica
Sinais Clínicos
Cães de raça grande e atlética são mais comumente acometidos.

Histórico
A claudicação pode ser discreta a severa, dependendo da severidade da lesão. A maioria dos animais possui história crônica de claudicação.

Achados de Exame Físico
A palpação do aspecto medial do tubérculo maior pode causar dor. Essa resposta pode ser agravada pela flexão da articulação escapuloumeral.

Diagnóstico por Imagem
A ultrassonografia auxilia na avaliação dos estabilizadores da articulação escapuloumeral (i.e., tendão do bíceps e supraespinhoso). Em casos de lesão do tendão supraespinhoso, a ultrassonografia ajuda a determinar o grau de ruptura das fibras. A mineralização do tendão apresenta-se como focos hiperecoicos, os quais formam sombra acústica distal. O achado mais comum em cães com tendinopatia do supraespinhoso é o aumento do tendão de inserção. Na radiografia, a mineralização do tendão pode ser observada adjacente ao tubérculo maior na projeção *skyline* (Figura 35.8). É possível visualizar osteofitose do sulco intertubercular, que pode ser resultado de irritação do tendão bicipital e bainha tendínea causada pelo aumento de volume do tendão supraespinhoso, com artrite secundária. A RM demonstra aumento da área de inserção do tendão com sinal aumentado.[2]

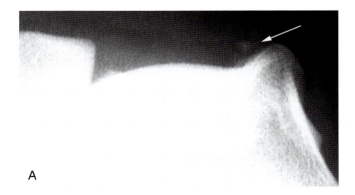

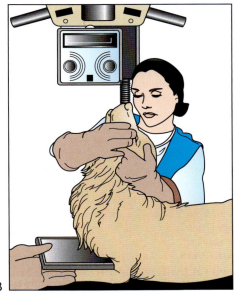

Figura 35.8 (A) Mineralização do tendão do supraespinhoso (*seta*). (B) O posicionamento radiográfico é obtido com o paciente em decúbito esternal com a cabeça estendida para fora do feixe. O cassete é posicionado sobre o antebraço com o úmero em posição aproximadamente vertical. O feixe radiográfico deve descer pelo sulco bicipital.

Achados Laboratoriais
Não são encontradas anormalidades laboratoriais consistentes.

DIAGNÓSTICO DIFERENCIAL

A mineralização do tendão supraespinhoso deve ser distinguida de outras doenças do ombro, incluindo tendinopatia bicipital. Os diagnósticos diferenciais incluem tenossinovite bicipital, osteocondrite dissecante, instabilidade e osteoartrite escapuloumeral.

MANEJO CLÍNICO

O tratamento clínico da mineralização do supraespinhoso na maioria das vezes é tentado primeiramente. Injeções de glicocorticoide combinadas com repouso são tentativas que podem promover alívio temporário. A injeção de glicocorticoide no tendão pode causar degeneração. Portanto, são contraindicadas múltiplas injeções. O uso de PRP no tratamento da tendinopatia do supraespinhoso constitui objeto de investigação (Capítulo 31).

Reabilitação Física
A reabilitação física para mineralização inclui crioterapia e amplitude de movimento passiva. O ultrassom terapêutico pulsado pode auxiliar na eliminação dos depósitos minerais nos músculos (Capítulo 11).

TRATAMENTO CIRÚRGICO
Não se recomenda cirurgia em casos confirmados de mineralização do tendão supraespinhoso irresponsiva ao tratamento clínico. A avaliação completa do ombro é necessária a fim de descartar outras doenças associadas. A artroscopia é o meio mais eficiente de se avaliar meticulosamente a articulação escapuloumeral, incluindo o tendão bicipital. Já o tratamento cirúrgico envolve remoção da mineralização do tendão de inserção do músculo supraespinhoso, ressecção da porção degenerada e tenotomia longitudinal múltipla. A tenotomia pode reduzir a pressão dentro do tendão, aumentar a vascularização de sua zona crítica e induzir a cicatrização, melhorando ou revertendo a degeneração.

Manejo Pré-cirúrgico
A atividade deve ser limitada até que se inicie o tratamento definitivo.

Anestesia
O manejo anestésico de animais com doença ortopédica encontra-se discutido na p. 976.

Anatomia Cirúrgica
O tendão do músculo supraespinhoso possui uma inserção ampla nos aspectos medial e lateral do tubérculo maior. As porções mediais são adjacentes ao tendão bicipital.

Posicionamento
O paciente deve ser posicionado em decúbito lateral. O preparo com o membro suspenso facilita sua manipulação durante a cirurgia. Realize a tricotomia e prepare o membro desde a linha média dorsal até o terço médio do antebraço.

TÉCNICA CIRÚRGICA
Faça o acesso artroscópico da articulação escapuloumeral para avaliar o restante da articulação. Acesse a articulação e o tendão bicipital pela abordagem craniomedial (Figura 34.23). Identifique e remova a área mineralizada ou doente dentro do tendão de inserção do supraespinhoso. Para a tenotomia longitudinal, faça múltiplas incisões longitudinais na espessura completa do tendão de inserção utilizando um bisturi. Feche como de costume.

MATERIAIS CIRÚRGICOS E INSTRUMENTOS ESPECIAIS
Afastadores de Gelpi são úteis para manter a exposição da porção craniomedial da articulação escapuloumeral.

CUIDADO PÓS-CIRÚRGICO
A atividade deve limitar-se a passeios com guia durante 8 a 10 semanas.

Reabilitação Física
A reabilitação física pode ser iniciada imediatamente após a cirurgia e deve incluir crioterapia durante as primeiras 72 horas, seguida de flexão e extensão passiva do membro e terapia com calor (Capítulo 11). Exercícios controlados específicos devem ser utilizados para recuperar a função máxima do membro.

PROGNÓSTICO
O prognóstico para retorno da função normal varia de razoável a bom, dependendo da presença de outras doenças do ombro.

CONTRATURA FIBRÓTICA DO INFRAESPINHOSO
DEFINIÇÕES
A **contratura** ou **fibrose muscular** pode ocorrer quando a arquitetura normal da unidade musculotendínea é substituída por tecido fibroso, resultando em encurtamento funcional do músculo ou tendão. Esse encurtamento pode causar movimentação anormal das articulações adjacentes.

CONSIDERAÇÕES GERAIS E FISIOPATOLOGIA CLINICAMENTE RELEVANTE
A contratura do músculo infraespinhoso ocorre com maior frequência em cães de caça após lesão irreversível das fibras musculares. A causa é desconhecida, mas parece estar relacionada com um distúrbio muscular primário, não lesão neurológica ou imunomediada. Os achados histológicos (p. ex., degeneração, atrofia, fibroplasia) nas áreas lesionadas do músculo são compatíveis com distensão grave. A progressão da doença está associada a ruptura de fibras musculares e substituição por tecido fibroso, causando contratura muscular com rotação externa e abdução do membro.

DIAGNÓSTICO
Apresentação Clínica
Sinais Clínicos
A contratura do músculo infraespinhoso geralmente ocorre em cães jovens, adultos e de raça de esporte.

Histórico
Presença de claudicação aguda após atividade intensa nas 3 primeiras semanas antes da avaliação para contratura do infraespinhoso constitui relato típico.

Achados de Exame Físico
Animais com contratura do infraespinhoso inicialmente apresentam claudicação unilateral de membro torácico com suporte de peso.[3] Pode-se notar edema de tecidos moles ao redor da articulação. A claudicação geralmente se resolve e permanece ausente por 3 a 4 semanas, retornando em grau leve com desenvolvimento de anormalidade da deambulação. Esta última é característica e ocorre de forma secundária à fibrose progressiva por contratura do infraespinhoso. Conforme o músculo se encurta devido à contratura, ocorrem rotação externa do ombro e abdução do cotovelo com rotação da pata para fora (Figura 35.9).

Diagnóstico por Imagem
A ultrassonografia auxilia na avaliação dos estabilizadores da articulação escapuloumeral. O tendão infraespinhoso normal demonstra

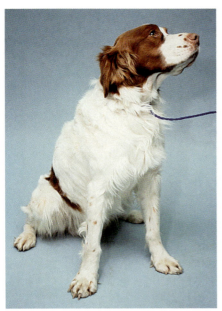

Figura 35.9 Cão com contratura do músculo infraespinhoso. Note a rotação externa do ombro e o deslocamento interno do cotovelo.

arranjo típico de estrias ecogênicas paralelas contra fundo hipoecoico. A lesão aguda pode demonstrar perda do padrão das fibras com edema e hemorragia. A contratura crônica tem aspecto variável, dependendo da severidade e do estágio da doença. A fibrose do músculo torna-se visível como um aumento da ecogenicidade do tendão. A RM demonstra intensidade de sinal heterogênea no músculo e na junção musculotendínea, com mínima extensão ao tendão.[3]

DIAGNÓSTICO DIFERENCIAL

O diagnóstico da contratura do infraespinhoso geralmente se faz possível por meio do histórico e dos achados de exame físico. Na fase aguda da lesão, a inflamação do tendão deve ser diferenciada de outras causas de claudicação de membros torácicos, particularmente na região do ombro.

MANEJO CLÍNICO

A reabilitação física pode ajudar a prevenir contratura caso a condição seja diagnosticada e tratada precocemente. Contudo, não é comum o animal ser apresentado ao veterinário nessa fase, sendo alto o sucesso do tratamento cirúrgico na fase de contratura. Portanto, o tratamento cirúrgico é mais comumente empregado nos cães acometidos.

Reabilitação Física

A reabilitação física implica a terapia com ultrassom combinada a alongamentos e amplitude de movimento passiva (Capítulo 11).

TRATAMENTO CIRÚRGICO

O tratamento cirúrgico é direcionado à liberação da porção miotendínea fibrótica do músculo infraespinhoso conforme ele cruza a articulação do ombro. A cirurgia de descompressão fascial na fase precoce (síndrome compartimental) já foi descrita em um cão.

Manejo Pré-cirúrgico

Esses animais são em geral saudáveis, necessitando de mínimos cuidados pré-operatórios.

Anestesia

Consulte a p. 976 para o manejo anestésico de animais com doença ortopédica.

Anatomia Cirúrgica

A unidade musculotendínea do infraespinhoso é um manguito da articulação do ombro (Figura 34.19). O músculo situa-se próximo à escápula, imediatamente caudal à sua espinha. O tendão cruza a articulação craniolateralmente para inserir-se imediatamente distal ao tubérculo maior do úmero proximal. Na cirurgia, o tendão apresenta-se espessado e, devido à invasão por tecido fibroso, adquire coloração branco-amarelada em lugar da branco-brilhosa típica de tendões normais. O músculo encontra-se atrofiado e pálido em relação a um músculo normal saudável.

Posicionamento

Faça a tricotomia do ombro desde a linha média dorsal até o cotovelo e posicione o paciente em decúbito lateral.

TÉCNICA CIRÚRGICA

Faça a abordagem craniolateral ao ombro. Isole a circunferência do músculo infraespinhoso por meio de dissecção aguda (Figura 34.19). Seccione o músculo fibrótico e quaisquer bandas fibrosas que estejam restringido o movimento da articulação. Após as incisões, o membro assumirá posição normal, possibilitando amplitude de movimento normal.

MATERIAIS DE SUTURA E INSTRUMENTOS ESPECIAIS

Afastadores autoestáticos e um elevador de periósteo permitem a afastar e rebater os tecidos.

CUIDADO PÓS-CIRÚRGICO

Não é necessário cuidado pós-operatório especial após cirurgia para contratura do músculo infraespinhoso. Esses animais geralmente começam a utilizar o membro dentro de alguns dias após a cirurgia. O apoio total do peso deve ser permitido tão rápido quanto possível. A reabilitação física é importante para ajudar o animal a recuperar o uso pleno do membro (Capítulo 11).

PROGNÓSTICO

O prognóstico para contratura do infraespinhoso é excelente, com retorno à função normal prévia à lesão após a cirurgia.

CONTRATURA DO QUADRÍCEPS

DEFINIÇÕES

A **contratura** ou **fibrose muscular** *(amarração do quadríceps, fratura do membro pélvico)* pode ocorrer quando a arquitetura normal da unidade musculotendínea é substituída por tecido fibroso, resultando em encurtamento funcional do músculo ou tendão. Esse encurtamento pode causar movimentação anormal das articulações adjacentes. **Miopatia** é outro termo utilizado para descrever doença muscular.

CONSIDERAÇÕES GERAIS E FISIOPATOLOGIA CLINICAMENTE RELEVANTE

A contratura do músculo quadríceps geralmente ocorre após fratura distal de fêmur em cães jovens. Entretanto, já foi relatada contratura congênita do quadríceps. Fatores que podem contribuir com a contratura sozinhos ou associados incluem estabilização inadequada de fraturas, trauma excessivo durante cirurgias ou imobilização prolongada do membro com o joelho em extensão. O quadro é muitas vezes associado a fraturas tipo Salter-Harris I ou II em filhotes (p. 984). A contratura do quadríceps pode ocorrer após uso de tala em extensão por 5 a 7 dias. A doença constitui provável resultado da combinação de trauma muscular, formação rápida de calo ósseo e imobilização do membro. A rigidez do membro ocorre em função de aderências fibrosas entre o quadríceps e o calo da fratura. Com o tempo, formam-se aderências entre a cápsula articular e o fêmur distal, limitando o uso do membro e causando atrofia do quadríceps. Nos estágios mais avançados, a doença também causa atrofia óssea, atrofia da cartilagem do joelho, fibrose intra-articular e eventual anquilose do joelho. A causa da contratura congênita e o motivo de sua ocorrência em cães mais jovens permanecem desconhecidos.

DIAGNÓSTICO

Apresentação Clínica
Sinais Clínicos
Cães de qualquer idade, sexo ou raça podem desenvolver contratura muscular. Contudo, são condições mais comumente observadas em pacientes imaturos com fratura distal de fêmur cujo reparo e/ou reabilitação física pós-operatória foram inadequados.

Histórico
Animais com contratura do quadríceps geralmente são trazidos para avaliação devido a uma claudicação 3 a 5 semanas após trauma do fêmur. Muitas vezes, foram realizadas redução interna e estabilização de fratura do fêmur ou aplicação de tala externa (como tala de Thomas) para estabilização da fratura.

Achados de Exame Físico
A articulação do joelho de animais com contratura de quadríceps apresenta limitada amplitude de movimento (Figura 35.10). No início, a articulação pode ser estendida ao máximo, porém flexionada somente em 20 a 30 graus. A flexão vai diminuindo gradualmente até menos de 10 graus. A contratura pode ser tal que o joelho parece estar hiperestendido. Os músculos craniais da coxa geralmente se atrofiam e são palpados como uma corda espessa.

Diagnóstico por Imagem
A radiografia demonstra evidência de cicatrização de uma fratura distal de fêmur. A ultrassonografia do quadríceps normal deve demonstrar padrão de ecogenicidade típico com arranjo fibrilar. Alterações desse padrão variam dependendo do tipo, da severidade e do estágio do trauma.

Achados Laboratoriais
Não estão presentes anormalidades laboratoriais consistentes.

DIAGNÓSTICO DIFERENCIAL

O diagnóstico da contratura de quadríceps pode ser realizado, em geral, a partir do histórico e dos achados de exame físico.

MANEJO CLÍNICO

A prevenção contra contratura do quadríceps deve iniciar-se dentro de 24 horas após cirurgia para uma fratura distal de fêmur em filhotes (Capítulo 11). A terapia deve incluir amplitude de movimento passiva várias vezes ao dia, crioterapia e massagens para redução do edema. Técnicas de mobilização do tecido ajudam a prevenir a fibrose. Exercícios que encorajam o suporte de peso devem ser iniciados aproximadamente 3 dias após a cirurgia e podem incluir passeios com guia, esteira e terapia aquática (Tabela 32.7).

Reabilitação Física
A reabilitação física sozinha raramente é bem-sucedida no manejo da contratura de quadríceps. A flexão forçada do joelho resulta em fraturas adicionais de fêmur ou tíbia (Tabela 32.9).

TRATAMENTO CIRÚRGICO

O tratamento da contratura de quadríceps visa restaurar a função do membro. É necessário liberação do espessamento fibroso e aderências entre a cápsula articular e o fêmur e entre o quadríceps e o fêmur. Se a amplitude de movimento funcional não for obtida com liberação das aderências, será necessário o alongamento da unidade musculotendínea do quadríceps. Isso pode ser realizado por meio de Z-plastia ou liberação da origem de cada músculo. A reincidência de contratura com resultante perda da mobilidade do joelho ocorre quando não são tomadas medidas preventivas de reabilitação após a cirurgia. Um método eficaz para manutenção da amplitude funcional de movimento é a aplicação de fixador transarticular pós-operatório para manter a flexão passiva do joelho, ao mesmo tempo que se permite extensão ativa ou passiva.[4] Alternativamente, se for obtida flexão suficiente com a cirurgia, pode-se utilizar bandagem 90/90.

Manejo Pré-cirúrgico
Esses animais são em geral saudáveis, necessitando de mínimos cuidados pré-operatórios.

Anestesia
Consulte a p. 976 para o manejo anestésico de animais com doença ortopédica.

Anatomia Cirúrgica
A unidade musculotendínea do quadríceps é composta pelos músculos vasto medial, vasto intermédio, reto femoral e vasto lateral. Todos esses músculos sofrem atrofia em pacientes com contratura do quadríceps. No aspecto proximal, o reto femoral pode ser palpado como uma corda espessa. Durante a cirurgia, os quatro músculos parecem menores e pálidos. Em pacientes com fraturas distais de fêmur, os músculos atrofiados ficam superficiais a e entremeados por tecido fibroso proliferativo. A amplitude de movimento normal do joelho deve variar desde 180 graus (extensão máxima) até 30 graus (flexão máxima).

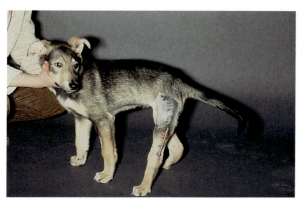

Figura 35.10 Cão com contratura do músculo quadríceps. Note a hiperextensão do fêmur.

Posicionamento

Faça a tricotomia do membro desde a linha média dorsal até o tarso e posicione o paciente em decúbito lateral. O preparo com suspensão do membro facilita sua manipulação durante a cirurgia.

TÉCNICA CIRÚRGICA

Exponha a articulação do joelho e o fêmur distal por meio de uma incisão de liberação craniolateral (Figura 34.113). Eleve e libere as aderências entre o grupo do quadríceps e o fêmur utilizando dissecção aguda. Libere aderências entre a cápsula articular fibrosa e os côndilos femorais. Luxe a patela medialmente e flexione o joelho ao máximo. Se a amplitude funcional de movimento (maior que 40 graus) não for possível após liberação das aderências, realize o procedimento de alongamento da unidade musculotendínea do quadríceps.

Z-Plastia

Faça uma incisão longitudinal através do centro da unidade musculotendínea iniciando-a 8 a 10 cm proximais à patela. Estenda a incisão distalmente até um ponto situado 3 cm proximais à patela. Na extensão proximal da incisão, faça uma incisão transversa através do músculo e tecido fibroso. Na extensão distal, faça uma incisão transversa medialmente através do músculo e tecido fibroso. Flexione o joelho e permita que os bordos seccionados da incisão longitudinal deslizem um sobre o outro. Quando obtiver a amplitude de flexão normal, aplique pontos de sutura isolados ao longo da incisão longitudinal para manter o comprimento desejado da unidade musculotendínea.

Liberação Muscular

Estenda a incisão lateral para expor o fêmur proximal. No nível do terceiro trocanter, eleve o quadríceps das superfícies medial, lateral e caudal do fêmur. Incise as origens de cada grupo muscular para liberar o quadríceps e permita deslizamento distal dos músculos. Libere o vasto intermédio próximo a seu ponto de origem no ílio. Feche a ferida utilizando métodos-padrão.

Fixação Transarticular

Insira um meio-pino imediatamente abaixo do terceiro trocanter utilizando um pino de transfixação de extremidade rosqueada e insira um pino inteiro através da tíbia 4 cm acima do tarso, utilizando pino de transfixação com rosca central. Flexione o joelho ao máximo e mantenha essa posição utilizando uma banda elástica tensa conectando os pinos de transfixação proximal e distal. Confeccione uma bandagem ao redor da pata e conecte-a ao pino distal para manter o ângulo funcional do tarso.

MATERIAIS DE SUTURA E INSTRUMENTOS ESPECIAIS

Afastadores autoestáticos e um elevador de periósteo permitem a afastar e rebater os tecidos. Instrumentos para inserção de pinos são necessários quando da aplicação pós-operatória de fixador transarticular.

CUIDADO E AVALIAÇÃO PÓS-CIRÚRGICOS

Após aplicação de fixador transarticular para contratura de quadríceps, as interfaces entre pino e pele devem ser limpas diariamente (p. 1002). A flexão e extensão passivas do joelho e tarso devem iniciar-se tão logo o paciente permita manipulação do membro (Tabela 32.7). O movimento articular deve ser repetido 20 a 30 vezes e pelo menos três vezes por dia. O aumento da frequência de manipulação melhora a reabilitação. O fixador externo deve ser mantido por 3 a 5 semanas. A reabilitação física é continuada por mais 5 semanas após a remoção do fixador. Caso se aplique bandagem 90/90, esta deverá ser mantida durante 3 semanas. Após remoção da bandagem, realizam-se flexão e extensão passivas da articulação conforme descrito previamente.

PROGNÓSTICO

O prognóstico após a cirurgia para contratura do quadríceps é reservado e depende do grau de alterações degenerativas presentes, bem como da obtenção ou não de amplitude de movimento funcional com a cirurgia.[4] O prognóstico para a função do membro é razoável, porém pode ocorrer reincidência de contratura após a cirurgia. Raramente se obtém amplitude de movimento normal, sendo a maioria dos animais capaz de flexionar o joelho somente 45 a 90 graus.

MIOPATIA FIBRÓTICA DO GRÁCIL E SEMITENDINOSO

DEFINIÇÕES

A **contratura** ou **fibrose muscular** pode ocorrer quando a arquitetura normal da unidade musculotendínea é substituída por tecido fibroso, resultando em encurtamento funcional do músculo ou tendão. Esse encurtamento pode causar movimentação anormal das articulações adjacentes. Sinônimos incluem *contratura dos isquiotibiais, contratura do grácil e semitendinoso* e *miopatia do grácil e semitendinoso*. **Miopatia** é um termo geral utilizado para descrever a doença da musculatura.

CONSIDERAÇÕES GERAIS E FISIOPATOLOGIA CLINICAMENTE RELEVANTE

A miopatia fibrótica do grácil ou semitendinoso ocorre com maior frequência em cães da raça Pastor-alemão ou belga. Também já foi descrita a miopatia fibrótica do iliopsoas e sartório.[5,6] A causa da miopatia é desconhecida, porém se acredita que seja por trauma, doença imunomediada ou neuropatia. A junção musculotendínea torna-se consistentemente espessada e fibrótica. Uma banda fibrosa é associada ao bordo caudolateral do grácil. As fibras musculares são substituídas por tecido conjuntivo denso, causando claudicação indolor. Aproximadamente 50% dos cães apresentam envolvimento bilateral.

DIAGNÓSTICO

Apresentação Clínica
Sinais Clínicos

A miopatia do grácil ou semitendinoso ocorre em cães Pastores-alemães e belgas adultos jovens. Lesões traumáticas do grácil podem ocorrer em Greyhounds.

Histórico

Em geral há história de início súbito de claudicação de membro pélvico caracterizada por alteração do padrão de deambulação devido à miopatia do grácil ou semitendinoso.

Achados de Exame Físico

Cães com miopatia do grácil ou semitendinoso apresentam passadas curtas, rotação medial elástica rápida da pata, rotação externa

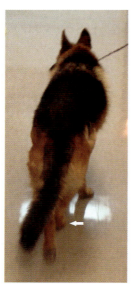

Figura 35.11 Marcha com circundução devido à miopatia fibrótica do grácil ou semitendinoso.

do jarrete e rotação interna do joelho durante a fase intermediária a tardia de oscilação da passada ("andar de circundução") (Figura 35.11). A claudicação é mais pronunciada durante o trote. Os músculos acometidos são palpáveis como bandas rígidas distintas diferenciadas por sua localização e origem. Alguns cães sentem dor à palpação muscular. A maioria dos animais exibe claudicação indolor. A abdução da articulação coxofemoral e a extensão do joelho e jarrete podem estar limitadas.

Diagnóstico por Imagem

A radiografia em geral não é útil nesses casos. O exame ultrassonográfico é empregado normalmente para determinar a extensão e severidade da anormalidade.

Achados Laboratoriais

Não estão presentes anormalidades laboratoriais consistentes.

DIAGNÓSTICO DIFERENCIAL

O diagnóstico da miopatia do grácil ou semitendinoso em geral pode ser concluído a partir do histórico e dos achados de exame físico. A contratura do sartório é menos comum, mas deve ser descartada. Outros diferenciais incluem displasia coxofemoral, lesão de ligamento cruzado cranial e doença neurológica.

MANEJO CLÍNICO

Se o trauma muscular for identificado precocemente (especialmente em Greyhounds), repouso intermitente e aplicação de gelo (alternando 15 minutos com gelo e 15 minutos sem) podem minimizar a lesão muscular permanente. Na lesão aguda, exercícios de fortalecimento e amplitude de movimento devem ser realizados junto com minimização de trauma adicional.

Reabilitação Física

A reabilitação física sozinha raramente resulta em sucesso no manejo da contratura crônica dos músculos isquiotibiais ou do grácil. Seu emprego deve ser associado à cirurgia.

TRATAMENTO CIRÚRGICO

Anormalidades da deambulação observadas com a miopatia do grácil ou semitendinoso podem ser revertidas temporariamente por meio da ressecção dos músculos acometidos. Todavia, a banda fibrótica e subsequente claudicação geralmente retornam em 2 a 4 meses. Ao se optar por tentar a cirurgia, deve-se combiná-la com reabilitação agressiva de longo prazo, particularmente durante o período de maturação do tecido fibroso (aproximadamente 3-6 semanas após a cirurgia).

Manejo Pré-cirúrgico

Esses animais são em geral saudáveis, necessitando de mínimos cuidados pré-operatórios.

Anestesia

Consulte a p. 976 para o manejo anestésico de animais com doença ortopédica.

Anatomia Cirúrgica

O músculo grácil origina-se na sínfise púbica e insere-se ao longo da crista da tíbia medial, continuando como a fáscia crural para terminar na união com o semitendinoso e contribuir com a formação do tendão calcâneo comum, essencialmente cruzando o quadril e joelho e inserindo-se no calcâneo. Já o semitendinoso se origina no túber isquiático e segue curso similar, inserindo-se na porção medial da tíbia e continuando como a fáscia crural para inserir-se no túber calcâneo. O músculo fibrótico pode ser palpado antes da cirurgia. A condição pode acometer todo o comprimento muscular, porém ocorre mais comumente na junção miotendínea do grácil, a qual se encontra espessada e fibrótica. Uma espessa banda fibrótica pode ser observada em associação ao bordo caudal proximal do grácil.

Posicionamento

Faça a tricotomia do membro pélvico desde a linha média até o tarso e posicione o animal em decúbito lateral. Utilize preparo com o membro suspenso a fim de facilitar sua manipulação.

TÉCNICA CIRÚRGICA

Incise a pele diretamente sobre a banda fibrótica palpável. Exponha e isole toda a extensão de músculo e tendão utilizando dissecção aguda. Remova todo o músculo acometido para aumentar a amplitude de movimento articular.

MATERIAIS DE SUTURA E INSTRUMENTOS ESPECIAIS

Afastadores autoestáticos e um elevador de periósteo permitem a afastar e rebater os tecidos.

CUIDADO PÓS-CIRÚRGICO

A reabilitação física pós-operatória é crítica à prevenção de fibrose e contratura significativas. O protocolo deve incluir amplitude de movimento passiva, alongamento e terapia aquática (Capítulo 11). Alguns animais podem se beneficiar do uso de gesso temporário para manter o membro estendido durante 8 a 12 horas por dia.

PROGNÓSTICO

O prognóstico da miopatia do grácil ou semitendinoso é reservado, podendo ocorrer reincidência de fibrose e restrição da deambulação dentro de 4 meses na maioria dos animais. A reabilitação física de longo prazo após intervenção cirúrgica pode melhorar o prognóstico.

DESLOCAMENTO DO TENDÃO FLEXOR DIGITAL SUPERFICIAL

DEFINIÇÃO

O **deslocamento do tendão flexor digital superficial (DFDS)** ocorre quando o tendão desliza para fora do calcâneo. A condição causa claudicação do membro acometido.

CONSIDERAÇÕES GERAIS E FISIOPATOLOGIA CLINICAMENTE RELEVANTE

O tendão flexor digital superficial é a porção mais superficial do tendão calcâneo, inserindo-se distalmente nos dígitos. A ruptura do retináculo que mantém o tendão sobre o túber calcâneo permite que o tendão se desloque medial ou lateralmente. O deslocamento lateral é o mais comum.[7] A displasia do túber calcâneo com formação de sulco raso pode contribuir para o deslocamento.

DIAGNÓSTICO

Apresentação Clínica
Sinais Clínicos
O DFDS é raro em cães e foi relatado em um gato. Pastores de Shetland são a raça com maior ocorrência de DFDS. Não há conhecimento acerca de predisposição de idade ou porte.

Histórico
A história pode incluir início agudo de claudicação de membro pélvico.

Achados de Exame Físico
Cães com DFDS demonstram claudicação do membro pélvico e edema sobre a extremidade do calcâneo. Na maior parte dos casos, é possível palpar o tendão fora do calcâneo.

Diagnóstico por Imagem
A radiografia em geral não é útil. O exame ultrassonográfico não é necessário para o diagnóstico, mas pode demonstrar deslocamento intermitente do tendão.

Achados Laboratoriais
Não estão presentes anormalidades laboratoriais consistentes.

DIAGNÓSTICO DIFERENCIAL

O diagnóstico do DFDS pode ser realizado em geral a partir do histórico e dos achados de exame físico. Lesões do tendão calcâneo comum devem ser distinguidas do deslocamento.

MANEJO CLÍNICO

O manejo clínico com uso de anti-inflamatórios não esteroidais em geral não é eficaz no tratamento do DFDS.

Reabilitação Física
A reabilitação física sozinha não é bem-sucedida no manejo do DFDS. Deve ser empregada em associação à cirurgia.

TRATAMENTO CIRÚRGICO

A cirurgia envolve redução do tendão deslocado e imbricação do retináculo rompido.

Manejo Pré-cirúrgico
Esses animais são em geral saudáveis, necessitando de mínimos cuidados pré-operatórios.

Anestesia
Consulte a p. 976 para o manejo anestésico de animais com doença ortopédica.

Anatomia Cirúrgica
O tendão flexor digital superficial é a porção mais superficial do tendão calcâneo comum. Ele passa sobre o túber calcâneo formando uma bolsa entre o osso e o tendão chato. Um retináculo o mantém sobre o calcâneo.

Posicionamento
Faça a tricotomia do membro desde o terço médio da tíbia até a pata e posicione o animal em decúbito esternal com o membro acometido estendido sobre a extremidade da mesa.

TÉCNICA CIRÚRGICA

Incise a pele diretamente sobre o calcâneo ou ligeiramente medial ou lateral a ele. Exponha o tendão flexor digital superficial e o retináculo. Em casos crônicos, pode ser difícil identificar claramente o retináculo ou diferenciá-lo do tendão. Remova o tecido excedente do retináculo. Reduza o tendão à sua posição normal e suture o retináculo para manter a posição do tendão utilizando fio não absorvível em padrão simples isolado. Feche a ferida como de costume.

MATERIAIS DE SUTURA E INSTRUMENTOS ESPECIAIS

Afastadores autoestáticos permitem a afastar e rebater os tecidos.

CUIDADO PÓS-CIRÚRGICO

Após a cirurgia, envolva o membro com uma bandagem macia e acolchoada com ou sem tala leve. Mantenha a bandagem por 1 a 2 semanas. Limite a atividade durante as primeiras 2 semanas e, posteriormente, inicie passeios com guia por 4 semanas, seguidos de retorno gradual à atividade normal.

PROGNÓSTICO

O prognóstico para o DFDS é excelente e a maioria dos animais recupera a atividade normal dentro de 2 meses.

REFERÊNCIAS BIBLIOGRÁFICAS

1. Dunlap AE, Kim SE, McNicholas Jr WT. Biomechanical evaluation of a non-locking pre-manufactured loop suture technique compared to a three-loop pulley suture in a canine calcaneus tendon avulsion model. *Vet Comp Orthop Traumatol.* 2016;29:131-135.
2. Spall BF, Fransson BA, Martinez SA, et al. Tendon Volume Determination on Magnetic Resonance Imaging of Supraspinatus Tendinopathy. *Vet Surg.* 2016;45:386-391.
3. Orellana-James NG, Ginja MM, Regueiro M, et al. Sub-acute and chronic MRI findings in bilateral canine fibrotic contracture of the infraspinatus muscle. *J Small Anim Pract.* 2013;54:428-431.

4. Moores AP, Sutton A. Management of quadriceps contracture in a dog using a static flexion apparatus and physiotherapy. *J Small Anim Pract.* 2009;50:251-254.
5. Ragetly GR, Griffon DJ, Johnson AL, et al. Bilateral iliopsoas muscle contracture and spinous process impingement in a German Shepherd dog. *Vet Surg.* 2009;38:946-953.
6. Spadari A, Spinella G, Morini M, et al. Sartorius muscle contracture in a German shepherd dog. *Vet Surg.* 2008;37:149-152.
7. Gatineau M, Dupuis J. Longitudinal tendon tear concurrent with bilateral medial luxation of the superficial digital flexor muscle tendon in a dog. *Vet Comp Orthop Traumatol.* 2010;23:289-293.

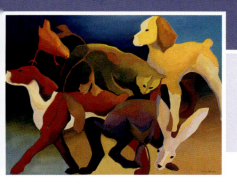

Outras Doenças dos Ossos e Articulações

PAN-OSTEÍTE

DEFINIÇÃO

A **pan-osteíte** é uma doença de cães jovens que causa claudicação, dor nos ossos, produção de osso endosteal e, ocasionalmente, produção de osso subperiosteal. Sinônimos incluem *enostose, pan-osteíte eosinofílica, osteomielite juvenil* e *osteomielite de Pastores-alemães jovens*.

CONSIDERAÇÕES GERAIS E FISIOPATOLOGIA CLINICAMENTE RELEVANTE

A pan-osteíte é uma condição idiopática que ocasiona formação de osso endosteal e periosteal. Como potencial causa, propôs-se a síndrome compartimental óssea resultante de dietas ricas em proteína e com alto teor calórico. O consumo excessivo de proteínas pode causar edema intraósseo e aumento secundário da pressão medular, seguidos de isquemia. Embora seja evidenciada nova formação óssea, a alteração predominante é a formação de osso endosteal conforme a medula é invadida por trabéculas ósseas. A medula permanece com alta celularidade e graus variáveis de fibrose, não sendo notada evidência de inflamação crônica, infecção aguda ou malignidade.

DIAGNÓSTICO

Apresentação Clínica

Sinais Clínicos

A pan-osteíte acomete predominantemente cães-machos de raça grande, principalmente jovens (< 2 anos). Contudo, há diagnósticos ocasionais da doença em cães idosos. Pastores-alemães apresentam maior risco de desenvolvimento da doença quando comparados a outras raças grandes.

Histórico

A marca da pan-osteíte é a claudicação com alternância de membro associada à dor durante palpação óssea profunda. Embora os episódios iniciais possam se apresentar com claudicação aguda de um único membro, a história típica consiste em claudicação crônica, intermitente e alternada.

Exame Físico

Os cães acometidos comumente claudicam de um único membro. A palpação firme dos ossos longos acometidos geralmente provoca dor.

Diagnóstico por Imagem

Os sinais radiográficos da pan-osteíte são progressivos. Os exames geralmente são normais durante os estágios iniciais da doença, com sinais clínicos precedendo sinais radiográficos em até 10 dias. Se os sinais clínicos sugerirem pan-osteíte mas as radiografias estiverem normais, estas deverão ser repetidas em 7 a 10 dias. A cintigrafia nuclear é um teste diagnóstico mais sensível que a radiografia para a pan-osteíte. Os primeiros sinais radiográficos incluem alargamento do forame nutrício e desfocagem com acentuação dos padrões trabeculares (que são, em geral, difíceis de identificar, exceto em retrospecto). Em seguida, observa-se aspecto radiopaco, irregular ou manchado do osso no canal medular (Figura 36.1). Eventualmente, ocorre remodelamento dos canais medulares, e o espessamento cortical pode permanecer como único achado residual.

Achados Laboratoriais

Não estão presentes anormalidades laboratoriais consistentes.

DIAGNÓSTICO DIFERENCIAL

A pan-osteíte deve ser diferenciada de outras doenças ortopédicas de cães grandes e imaturos (p. ex., osteocondrite dissecante, fragmentação do processo coronoide e não união do processo ancôneo nos membros torácicos; displasia coxofemoral e osteocondrite dissecante nos membros pélvicos). Quando houver evidência radiográfica de pan-osteíte e outras doenças ortopédicas concomitantemente, em geral se assume que a primeira seja a causa dos sinais clínicos agudos.

> **NOTA** A pan-osteíte possui o melhor prognóstico dentre todas as doenças ortopédicas de animais jovens.

MANEJO CLÍNICO

A doença é autolimitada e o tratamento consiste no controle da dor. Anti-inflamatórios não esteroidais (Tabela 34.3 Tabela 34.3) são, em geral, administrados durante episódios agudos de claudicação. A restrição do exercício é recomendada enquanto houver claudicação. Os tutores devem ser alertados acerca da probabilidade de recorrência, embora o prognóstico em longo prazo seja excelente para recuperação completa.

TRATAMENTO CIRÚRGICO

Não é indicado tratamento cirúrgico para a pan-osteíte.

PROGNÓSTICO

A doença é autolimitada, com a maioria dos animais retomando a função normal dos membros acometidos sem evidência de dor. Contudo, pode haver novo acometimento de diferentes membros,

1295

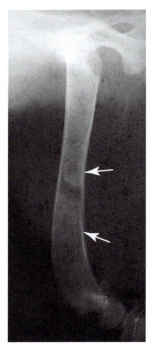

Figura 36.1 Radiografia lateral do fêmur de um cão imaturo com pan-osteíte. Note as áreas de maior opacidade dentro do canal medular (*setas*).

causando dor e claudicação até que o cão atinja a maturidade. Os sinais clínicos raramente persistem após a maturidade.

> **NOTA** Alerte os tutores de que pode haver recorrência da pan-osteíte, mas a resolução geralmente se dá até que o animal atinja 2 anos.

OSTEODISTROFIA HIPERTRÓFICA

DEFINIÇÃO

A **osteodistrofia hipertrófica** (ODH) é uma doença que causa ruptura das trabéculas metafisárias dos ossos longos de cães jovens em rápido crescimento. Sinônimos incluem *escorbuto esquelético, escorbuto canino, doença de Moeller-Barlow, osteodistrofia tipos I e II, osteopatia metafisária* e *displasia metafisária*.

CONSIDERAÇÕES GERAIS E FISIOPATOLOGIA CLINICAMENTE RELEVANTE

A causa da ODH é desconhecida. Fatores propostos como causa incluem deficiência de vitamina C, suplementação excessiva de cálcio e agentes infecciosos. Postulou-se uma associação à cinomose canina, que todavia não foi suportada por estudos epidemiológicos. Experimentalmente, protocolos de vacinação já foram associados ao desenvolvimento da ODH em filhotes de Weimaraner. Contudo, não se identificou uma vacina específica. A patogênese é incerta, com um distúrbio do aporte sanguíneo aparentemente causando alterações na fise e metáfise adjacentes, o que resulta em retardo da calcificação da zona hipertrófica

fisária. A fase aguda perdura por aproximadamente 7 a 10 dias. Os animais acometidos demonstram sinais que variam desde claudicação leve até anorexia, febre, letargia, claudicação grave, resistência em se levantar e perda de peso generalizada. Os sinais clínicos podem desaparecer e retornar.

> **NOTA** Os animais acometidos podem se tornar muito enfermos e necessitar de suporte intenso.

Macroscopicamente, as regiões metafisárias dos ossos longos encontram-se alargadas com edema de tecidos moles perimetafisários. Uma linha de separação das trabéculas metafisárias pode ser vista paralela à placa de crescimento. À histologia, evidenciam-se microfraturas das trabéculas, cercadas por células inflamatórias e necrose, além de falha na deposição óssea da rede de cartilagem calcificada do osso metafisário.

DIAGNÓSTICO

Apresentação Clínica

Sinais Clínicos

A doença acomete cães jovens em rápido crescimento e de raças grandes, sendo os machos mais comumente acometidos quando comparados às fêmeas. Os sinais clínicos são observados geralmente aos 3 a 4 meses. Contudo, podem iniciar-se também aos 2 meses. Pode haver recidiva aos 8 meses. A maior incidência relaciona-se com a época do outono. Weimaraners apresentam maior risco de desenvolvimento da doença.

Histórico

Em geral, há relato de início agudo de claudicação, que pode ser severa a ponto de o filhote recusar-se a caminhar. Os tutores também relatam inapetência e letargia. Pode haver história de diarreia recente antes do início da claudicação.

Achados de Exame Físico

Os achados de exame físico variam desde claudicação leve até claudicação severa que acomete todos os membros. Animais com acometimento severo geralmente são incapazes de levantar ou andar. As metáfises dos ossos longos encontram-se edemaciadas, quentes e dolorosas à palpação. O edema geralmente ocorre em todos os membros, podendo estar mais óbvio nos membros torácicos e, especialmente, nas metáfises do rádio. Cães severamente acometidos podem se apresentar deprimidos, anoréxicos e febris (temperatura de até 41 °C).

Diagnóstico por Imagem

As radiografias dos ossos longos acometidos revelam zona radiolucente irregular na metáfise, paralela e proximal à fise. Isso confere um aspecto de dupla linha fisária. O aspecto proliferativo com aumento da opacidade óssea ocorre devido à proliferação periosteal nos estágios mais tardios da doença. Essa reação se resolve com o tempo, mas deixa a metáfise permanentemente alargada (Figura 36.2).

Achados Laboratoriais

Em geral, não se encontram anormalidades laboratoriais. Há relato de hipocalcemia em alguns cães acometidos, porém com significância desconhecida. A bacteriemia raramente é relatada em associação à ODH.

CAPÍTULO 36 Outras Doenças dos Ossos e Articulações

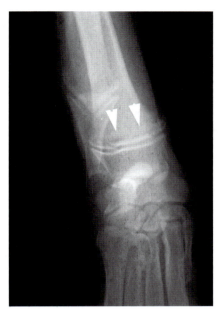

Figura 36.2 Radiografia distal de rádio e ulna de um cão com osteodistrofia hipertrófica. A radiolucência paralela (*pontas de setas*) proximal e adjacente à fise é típica dessa doença.

DIAGNÓSTICO DIFERENCIAL

A condição deve ser distinguida de artrite séptica, fisite séptica e pan-osteíte.

MANEJO CLÍNICO

Analgésicos devem ser administrados para controlar a dor (Tabelas 13.2 e 34.3). Ocasionalmente, animais severamente debilitados requerem fluidoterapia de suporte. A administração de glicocorticoides, antibióticos e vitamina C aos cães acometidos não se demonstrou eficaz em reduzir o curso ou severidade da doença. Glicocorticoides somente devem ser administrados após ser descartada infecção bacteriana.

PROGNÓSTICO

A maioria dos animais se recupera dentro de 7 a 10 dias após início dos sinais clínicos. Todavia, pode haver múltiplas recorrências. Em alguns casos, a debilitação severa ou múltiplas recorrências severas fazem com que os tutores solicitem a eutanásia do animal. A interferência com o desenvolvimento normal das fises pode ocasionar deformidade permanente de ossos longos.

> **NOTA** Deve-se alertar os tutores sobre a possibilidade de recorrências múltiplas e deformidade de ossos longos.

OSTEOPATIA HIPERTRÓFICA

DEFINIÇÃO

A **osteopatia hipertrófica** (OH) é uma reação periosteal difusa que resulta em nova formação óssea ao redor dos metacarpos, metatarsos e ossos longos. Sinônimos incluem *osteoartropatia pulmonar, osteoartropatia pulmonar hipertrófica* e *osteopatia pulmonar hipertrófica*.

CONSIDERAÇÕES GERAIS E FISIOPATOLOGIA CLINICAMENTE RELEVANTE

A OH pode acometer todos os quatro membros. Pode advir de uma síndrome paraneoplásica (p. ex., tumores pulmonares primários e metastáticos, carcinoma esofágico, rabdomiossarcoma vesical, adenocarcinoma de saco anal, carcinoma de células de transição, nefroblastoma), ou estar associada a outras doenças (p. ex., lesões granulomatosas, megaesôfago crônico, persistência de ducto arterioso, endocardite bacteriana, dirofilariose). A fisiopatologia precisa da doença é desconhecida. Alterações na função pulmonar já foram sugeridas, com aumento do fluxo sanguíneo periférico resultando em congestão de tecidos conjuntivos. Acredita-se que esse aumento do fluxo periférico ocorra por ação neural. O periósteo responde formando novo osso nas superfícies corticais dos metacarpos, metatarsos e ossos longos. O novo osso formado pode ser difuso ou nodular. À histologia, a área acometida contém bandas de novo osso cortical com pequenos espaços medulares fibrosos.

DIAGNÓSTICO

Apresentação Clínica

Sinais Clínicos

Cães de qualquer raça e tamanho podem ser acometidos. Por ser mais comumente associada a neoplasias, a OH é geralmente observada em animais idosos. A condição raramente é relatada em felinos.

Histórico

Os cães geralmente são trazidos em razão de letargia, relutância ao movimento e edema das extremidades distais. O início dos sinais clínicos pode ser agudo ou gradual.

Achados de Exame Físico

Os membros acometidos encontram-se quentes e edemaciados. Como a condição ocorre secundária a doenças de outras partes do organismo, faz-se necessário o esforço para identificar os fatores causais subjacentes. O exame físico meticuloso é essencial à avaliação dos animais acometidos.

Diagnóstico por Imagem

As radiografias do membro revelam proliferação periosteal uniforme, observada inicialmente em falanges, metacarpos e metatarsos (Figura 36.3). Conforme a doença progride, a proliferação se estende proximalmente (i.e., rádio/ulna e tíbia/fíbula). As superfícies articulares dos ossos longos geralmente são poupadas e se apresentam normais.

Radiografias torácicas são empregadas para identificar doença pulmonar ou mediastinal subjacente (p. ex., neoplasia primária ou metastática, lesões granulomatosas, dirofilariose). A ultrassonografia abdominal deve ser realizada a fim de identificar a doença abdominal subjacente, caso seja descartada doença torácica. Modalidades de imagem avançadas (tomografia computadorizada [TC], ressonância magnética) podem ser necessárias em alguns casos, a fim de identificar a lesão primária.

Achados Laboratoriais

Os resultados das análises laboratoriais geralmente refletem a doença subjacente. Pode ocorrer trombocitose em alguns cães, embora a causa não esteja completamente elucidada.

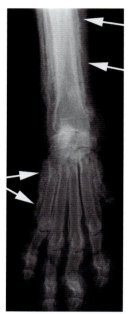

Figura 36.3 Projeção dorsopalmar da pata dianteira de um cão com osteopatia hipertrófica. Note a proliferação periosteal nas superfícies abaxiais dos metacarpos, rádio e ulna (*setas*). Note que as articulações do carpo não foram acometidas.

DIAGNÓSTICO DIFERENCIAL

A condição deve ser distinguida de neoplasias ósseas.

MANEJO CLÍNICO

O tratamento é direcionado à doença subjacente. A remissão da proliferação periosteal pode ocorrer após resolução ou ressecção da lesão primária.

PROGNÓSTICO

O prognóstico depende da possibilidade de resolução completa da doença subjacente. Se a resolução for possível, a OH secundária normalmente é resolvida. Embora os sinais clínicos desapareçam dentro de 1 a 2 semanas após o tratamento, as lesões ósseas podem levar meses para serem remodeladas.

OSTEOPATIA CRANIOMANDIBULAR

DEFINIÇÃO

A **osteopatia craniomandibular** (*periostite mandibular, mandíbula de leão*) é uma doença óssea proliferativa de cães imaturos que envolve os ossos occipital, bula timpânica e ramos mandibulares.

CONSIDERAÇÕES GERAIS E FISIOPATOLOGIA CLINICAMENTE RELEVANTE

A causa da osteopatia craniomandibular é desconhecida. Ocorre mais comumente em West highland white terriers, Cairn terriers e Scottish terriers. Existe suspeita de predisposição genética a muitas raças. Na raça West highland white terriers, acredita-se haver padrão de herança autossômica recessiva. Uma síndrome parecida (síndrome de hiperostose calvária) foi relatada em Bullmastiffs. A osteopatia craniomandibular já foi associada à deficiência da aderência de leucócitos em cães da raça Setter irlandês. Também foi postulada uma associação ao vírus da cinomose canina, porém sem suporte de estudos epidemiológicos.

A proliferação de novo osso trabecular grosseiro ocorre adjacente aos ramos mandibulares, osso occipital e bulas timpânicas. A formação óssea causa aumento irregular das mandíbulas e das bulas timpânicas. O osso lamelar existente é reabsorvido por osteoclastos e substituído por novo osso, que se expande além dos bordos do periósteo. A destruição osteoclástica do osso lamelar original é acompanhada de invasão por células inflamatórias (i.e., neutrófilos, linfócitos e plasmócitos). A medula óssea normal é perdida e substituída por um estroma fibroso vascular. Esse estágio proliferativo da doença ocorre quando o cão tem cerca de 5 a 7 meses e vem acompanhado por febre, desconforto durante a alimentação e dor à tentativa de abertura forçada da boca. Os tutores devem ser alertados de que pode haver múltiplas recorrências. Contudo, a proliferação óssea diminui conforme o cão atinge a maturidade e as fises se fecham.

DIAGNÓSTICO

Apresentação Clínica

Sinais Clínicos

Embora existam raças mais comumente acometidas (West highland white terrier, Cairn terrier e Scottish terrier), a doença já foi esporadicamente relatada em outras raças. Os sinais clínicos são notados inicialmente quando o cão tem 3 a 8 meses. Machos e fêmeas são igualmente acometidos e não foi observada distribuição sazonal. A síndrome de hiperostose calvária tem sido tipicamente considerada uma doença da raça Bullmastiff.

Histórico

Os tutores geralmente notam que o animal reluta para comer, saliva ao tentar se alimentar e apresenta dificuldade para mastigar o alimento. A dor normalmente se evidencia durante a tentativa de abrir a boca.

Achados de Exame Físico

Os cães acometidos apresentam ambas as mandíbulas e a bula timpânica aumentadas. Em casos severos, pode ocorrer fusão dessas estruturas, impedindo abertura completa da cavidade oral. Podem-se observar dor durante abertura da boca e febre intermitente (temperatura atingindo 40 °C por 3-4 dias).

Diagnóstico por Imagem

As radiografias do crânio tipicamente revelam densidade óssea irregular no aspecto caudal das mandíbulas. Em muitos cães, as bulas timpânicas também se apresentam mais densas (Figura 36.4). Aproximadamente um terço dos animais tem lesões restritas às mandíbulas, ao passo que outros também apresentam lesão da base do crânio e/ou espessamento da calvária. Conforme os cães atingem a maturidade, os bordos do novo osso se tornam mais regulares e as áreas acometidas diminuem de volume.

Achados Laboratoriais

Não são observadas anormalidades laboratoriais específicas. As culturas de sangue resultam negativas.

DIAGNÓSTICO DIFERENCIAL

A osteopatia craniomandibular deve ser distinguida de infecção (i.e., abscessos ou osteomielite) e neoplasia óssea primária.

CAPÍTULO 36 Outras Doenças dos Ossos e Articulações

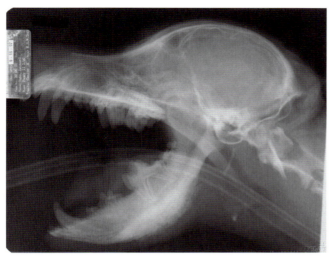

Figura 36.4 Radiografia lateral do crânio de um cão com osteopatia craniomandibular. Note as áreas de proliferação periosteal.

MANEJO CLÍNICO

Analgésicos (Tabela 34.3) devem ser fornecidos a fim de controlar a dor até que o animal atinja a maturidade. Animais severamente debilitados que não conseguem abrir a boca o suficiente para se alimentar requerem nutrição oral fluida ou tubo de alimentação. Embora antibióticos e glicocorticoides sejam muitas vezes administrados durante os episódios de febre, não parecem alterar a progressão da doença.

TRATAMENTO CIRÚRGICO

Não é indicado tratamento cirúrgico. A ressecção cirúrgica da ponte óssea entre a mandíbula e a bula timpânica de cães com restrição de movimento severo da mandíbula tem sido malsucedida. Contudo, a mandibulectomia rostral (p. 336) pode permitir que o animal se alimente lambendo alimento pastoso. Cães acometidos não devem ser utilizados com finalidade de reprodução.

PROGNÓSTICO

O prognóstico é reservado até que a extensão de produção óssea se torne conhecida (i.e., na maturidade). A produção óssea excessiva, causando fusão das bulas timpânicas e mandíbulas, pode restringir o movimento mandibular a ponto de impedir a alimentação. Esses animais muitas vezes são submetidos à eutanásia.

> **NOTA** Alerte os tutores de que pode haver múltiplas recorrências até a maturidade.

NEOPLASIA ÓSSEA

DEFINIÇÕES

A **neoplasia óssea primária** emerge de células localizadas dentro da estrutura óssea. **Tumores ósseos metastáticos** são tumores que se disseminam do osso para outros sítios primários. Tumores primários e metastáticos podem ocorrer no **esqueleto apendicular** (i.e., ossos longos) ou **esqueleto axial** (crânio, vértebras, costelas e pelve).

CONSIDERAÇÕES GERAIS E FISIOPATOLOGIA CLINICAMENTE RELEVANTE

Os tumores ósseos primários de cães e gatos incluem osteossarcoma, condrossarcoma, fibrossarcoma, hemangiossarcoma, tumor de células gigantes, osteossarcoma periosteal, fibrossarcoma periosteal, osteossarcoma parosteal, osteoma, osteoma multilobular, condroma multilobular, osteocondroma e condroma (Tabelas 36.1 e 36.2). Tumores primários do esqueleto apendicular de cães emergem mais comumente da metáfise distal do rádio, úmero proximal, fêmur proximal ou distal e tíbia proximal ou distal. Tumores ósseos benignos (p. ex., osteoma, fibroma ossificante, osteomas e condromas multilobulares, osteocondromas, encondromas, condromas) geralmente apresentam crescimento lento. A exostose cartilaginosa múltipla (ECM ou osteocondromatose) é uma doença histologicamente benigna de felinos, que ocorre após a maturidade esquelética, ao contrário de cães, nos quais a doença ocorre antes do fechamento da placa de crescimento (Tabela 36.2). Dependendo da acessibilidade do tumor, a excisão cirúrgica completa do tumor benigno geralmente é curativa.

O osteossarcoma é o tumor maligno mais comum em cães, ocorrendo com maior frequência na região metafisária dos ossos longos de cães grandes ou gigantes.[1-3] Locais comuns incluem o aspecto distal de rádio, aspecto proximal de úmero, aspecto distal de fêmur, aspectos proximal e distal da tíbia e aspecto distal da região metafisária da ulna.[1-4] Em cães com peso inferior a 15 kg, os tumores localizam-se mais comumente no úmero e fêmur.[5] Parece haver causa genética para o osteossarcoma com base em estudos experimentais e clínicos. O tumor já foi associado a fraturas e implantes metálicos, podendo ocorrer também com campos de radiação após radioterapia para sarcoma de tecidos moles.

O osteossarcoma é um tumor local agressivo que causa lise e/ou produção óssea. A metástase é comum e ocorre geralmente no início do curso da doença. Embora menos de 15% dos cães acometidos apresentem metástase torácica detectável por meio de radiografia, 90% morrem ou são eutanasiados dentro de 1 ano após o diagnóstico devido a complicações relacionadas com a metástase pulmonar.[4,6] As chances de sobrevida podem ser possivelmente aumentadas com a amputação (p. 1303) ou procedimentos que poupem o membro (p. 1305) associados à quimioterapia.

> **NOTA** Deve-se alertar os tutores de que, mesmo quando não há evidência de metástase no momento do diagnóstico, seu aparecimento é notado tipicamente dentro de 1 ano.

O osteossarcoma é o tumor mais comum do esqueleto axial. Locais comuns incluem mandíbula, coluna, crânio, costelas, cavidade nasal, seios paranasais e pelve. Como é o tumor ósseo mais comumente diagnosticado em cães, essa espécie é utilizada como modelo para avaliação, diagnóstico, tratamento e prognóstico dos tumores ósseos deste capítulo. Ainda que os exames necessários ao diagnóstico do osteossarcoma sejam similares aos dos demais tumores ósseos, tratamento e prognóstico variam dependendo do tipo de tumor (Tabelas 36.1 e 36.2).

Do ponto de vista histológico, o osteossarcoma é composto por células mesenquimais anaplásicas que produzem osteoide. Os subgrupos histológicos incluem osteossarcoma osteoblástico, fibroblástico, condroblástico, osteoclástico, mal diferenciado e telangiectásico. Um componente inflamatório encontra-se geralmente presente no sarcoma associado a fraturas (i.e., sarcoma que emerge da diáfise de um osso longo no local de uma fratura prévia), refletindo os padrões

TABELA 36.1 Neoplasia Óssea Maligna em Cães

Tumor	Incidência	Metástase	Tratamento	Prognóstico
Osteossarcoma do esqueleto apendicular	~75% de todos os tumores ósseos	Alta incidência de metástase precoce aos pulmões e tecidos moles; a metástase óssea é uma complicação tardia	• Amputação e quimioterapia com carboplatina e/ou doxorrubicina • Poupar membro em casos específicos • Radioterapia paliativa para lesões ósseas dolorosas	Tempo médio de sobrevida somente com amputação de 12-20 semanas, sobrevida média com condutas poupadoras do membro ou amputação mais carboplatina e doxorrubicina de aproximadamente 300-400 dias
Osteossarcoma do esqueleto axial	Menos comum que tumores apendiculares	Altamente metastático, recorrência local exceto em mandíbula, cuja metástase é mais lenta	• Ressecção local do tumor (p. ex., mandíbula e costela) • Carboplatina, radioterapia local como adjuvante à cirurgia para diminuir recorrência local	Sobrevida média de ~22 semanas, sobrevida de 1 ano em ~25% dos casos, recorrência em ~67% dos casos
Fibrossarcoma	< 5% dos tumores ósseos	Metástase mais lenta comparado ao osteossarcoma	• Amputação (a doxorrubicina pode ser benéfica na doença metastática) • Poupar membro em casos específicos	Prognóstico ruim (embora a excisão completa de tumores com baixo grau sem metástase possa promover cura)
Condrossarcoma	5%-10% dos tumores ósseos	Metástase lenta	Amputação (sem benefício comprovado da quimioterapia)	Pode ser bom após amputação ou ressecção da lesão
Hemangiossarcoma	< 5% dos tumores ósseos	Pode ser multicêntrico, geralmente envolve baço e átrio direito, altamente metastático	• Amputação (sem benefício comprovado da quimioterapia) • Poupar membro em casos específicos	Prognóstico ruim devido ao envolvimento de múltiplos órgãos, tempo médio de sobrevida < 5 meses
Tumor de células gigantes	Rara	Metástase a linfonodos, pulmão e ossos	Amputação	Prognóstico ruim
Lipossarcoma	Rara	Metástase a pulmão, fígado e linfonodos	Amputação ou ressecção local	Prognóstico ruim
Sarcoma associado a fratura	Incomum, associado a fraturas nas quais houve complicação da cicatrização; representa 5% dos osteossarcomas	Ocorre metástase em ~15% dos casos	• Amputação • Técnicas poupadoras do membro • Quimioterapia	Mesmo do osteossarcoma

TABELA 36.2 Neoplasia Óssea Maligna em Felinos

Tumor	Incidência	Metástase	Tratamento	Prognóstico
Osteossarcoma	Tumor ósseo primário mais comum em felinos (70%-80%)	Metástase incomum	Amputação, radioterapia ou excisão de tumores do crânio	Tempo médio de sobrevida de 12-50 meses; sobrevida média de 12 meses com o osteossarcoma apendicular
Fibrossarcoma	Rara, em geral secundária à invasão de osso por tecidos moles	Incidência desconhecida	Amputação	Relatos de longos intervalos sem doença (p. ex., 10-18 meses)
Condrossarcoma	4% dos tumores ósseos, relatado na escápula	Incidência desconhecida	Amputação	Prognóstico reservado
Carcinoma de células escamosas	Invasão óssea local, ocorre em cavidade oral, órbita e dígitos	Ver seção sobre tumores da cavidade oral	Amputação, mandibulectomia, maxilectomia, ± radioterapia; ver seção sobre tumores da cavidade oral	Ver seção sobre tumores da cavidade oral
Exostose cartilaginosa múltipla (osteocondromatose)	Incomum, em geral associada ao vírus da leucemia felina (FeLV), lesão fisária benigna em cães	Comum em vários locais; escápula, vértebras, mandíbula em felinos, fises em cães	Ressecção paliativa das lesões dolorosas	Reservado em felinos (favorável em cães)

de cicatrização alterados e a inflamação crônica associados a esses tumores. O osteossarcoma corresponde à maioria dos tumores ósseos primários de felinos (aproximadamente 70%-80%). Ocorre mais comumente nos membros pélvicos de felinos e pode apresentar baixa taxa de metástase em cães. Felinos raramente apresentam evidência de metástase ao primeiro exame.

DIAGNÓSTICO

Apresentação Clínica

Sinais Clínicos

Cães de raças grande e gigante apresentam a maior incidência de neoplasias ósseas apendiculares. A idade média dos cães com osteossarcoma é de 7 anos. Todavia, observa-se pico precoce em alguns cães, aos 18 a 24 meses.[2-4] O porte grande é maior determinante do risco em comparação com a raça, embora Greyhound, Rottweiler e Dogue alemão tenham demonstrado maior risco. Os machos são ligeiramente mais acometidos que as fêmeas. Tumores ósseos primários do esqueleto axial são mais comuns que tumores apendiculares em cães de raça pequena[5] e a idade média dos animais acometidos é de 8 a 9 anos. Em felinos, a doença comumente se manifesta aos 8 a 10 anos. Não há predileção aparente por raça ou sexo nas duas espécies com relação a tumores do esqueleto axial.

Histórico

Cães com neoplasia óssea primária do esqueleto apendicular são geralmente trazidos ao atendimento devido a claudicação e/ou edema localizado do membro. Fraturas patológicas podem causar claudicação aguda e severa. Cães com tumores ósseos primários do esqueleto axial geralmente apresentam dor, relutância para caminhar e edema visível. Os sinais clínicos podem ser agudos ou crônicos e progressivos. Os sinais da neoplasia óssea axial dependem da localização. A neoplasia do crânio pode causar dificuldade durante alimentação e edema visível, enquanto a neoplasia da coluna pode causar dor ou *deficits* neurológicos.

A neoplasia óssea primária em felinos pode causar deformidade e claudicação. A ECM pode resultar em dor e edema de progressão rápida. Sítios comuns para a ECM incluem a coluna, a escápula e a mandíbula.

Achados de Exame Físico

Cães com tumores apendiculares geralmente claudicam. O membro pode apresentar-se aumentado e firme. Os sinais sistêmicos da enfermidade (p. ex., febre, anorexia, perda de peso) são incomuns nos estágios agudos da doença. Tumores do esqueleto axial são em geral palpáveis como aumentos de volume firmes. Tumores que acometem a coluna vertebral podem causar sinais agudos de claudicação ou paralisia. Anormalidades respiratórias associadas a metástase pulmonar são raras até tarde no curso da doença. Felinos com neoplasia óssea apendicular primária exibem claudicação e edema firme doloroso. Nessa espécie, a neoplasia axial pode causar dificuldade durante alimentação, *deficits* neurológicos e edema firme e doloroso.

> **NOTA** A claudicação geralmente é o primeiro sinal dos tumores ósseos apendiculares.

Diagnóstico por Imagem

Devem ser avaliadas radiografias dos ossos acometidos e tórax. Os sinais radiográficos do osteossarcoma incluem lise óssea cortical e trabecular, proliferação óssea periosteal e edema de tecidos moles (Figura 36.5). A radiografia do tórax deve incluir projeção dorsoventral ou ventrodorsal e ambas as projeções laterais (direita e esquerda). As imagens devem ser cuidadosamente avaliadas para evidência de metástase pulmonar. Alternativamente, a TC contrastada pode substituir a radiografia. A TC é mais sensível para detectar pequenas lesões metastáticas.[4] Embora os sinais associados a neoplasia óssea primária não possam ser distinguidos da osteomielite fúngica, a

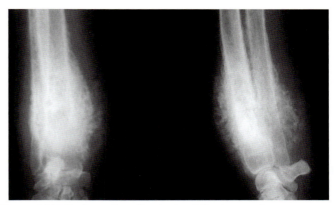

Figura 36.5 Radiografias distais do rádio de um cão com osteossarcoma. Note lise cortical, proliferação periosteal e edema de tecidos moles.

associação desses achados aos sinais clínicos e a história pregressa pode ajudar a determinar se a neoplasia é provável. A confirmação do diagnóstico requer avaliação histopatológica. Para se considerar um tratamento que poupe o membro, faz-se necessário obter um exame de ressonância magnética a fim de determinar a extensão da doença.

A cintigrafia óssea pode auxiliar a identificar lesões ósseas multifocais em cães com neoplasia. O osteossarcoma raramente acomete múltiplos ossos. Contudo, lesões metastáticas já foram identificadas na cintigrafia durante o diagnóstico inicial. O exame também pode ser indicado quando se suspeita de outras formas de câncer (como mieloma múltiplo e metástase óssea).

> **NOTA** Três projeções radiográficas de tórax ou TC contrastada são essenciais à avaliação de metástases pulmonares ou torácicas.

Achados Laboratoriais

Não são encontradas anormalidades laboratoriais consistentes com neoplasia óssea primária ou metastática. A citologia coletada por aspiração com agulha fina pode ser sugestiva de neoplasia óssea em uma grande parte dos casos. O auxílio do ultrassom pode ajudar na identificação das áreas de lise óssea, permitindo aspiração mais fácil. A citologia pode fornecer evidência adequada de tumor ósseo primário, possibilitando que seja iniciado o tratamento. Contudo, o diagnóstico definitivo geralmente requer avaliação histopatológica de amostras obtidas por meio de biópsia ou excisão cirúrgica. A identificação correta do tumor requer obtenção de amostras de tecido adequadas e interpretação por um especialista. Múltiplas amostras devem ser obtidas a fim de aumentar a precisão do diagnóstico. A biópsia utilizando trefina (p. 1302) ou agulha de Jamshidi (calibre 11 (G)× 10 cm; Cardinal Health®) obtida do centro da lesão radiográfica é mais precisa do que a obtida de zonas de transição entre tumor e osso sadio. Estas últimas são comumente interpretadas como osso reativo. O emprego da fluoroscopia ou de outras técnicas de imagem avançadas na escolha do local da biópsia aumenta a chance de resultados diagnósticos corretos. Alternativamente, a obtenção de radiografias após a biópsia pode confirmar o local selecionado. O exame deve ser realizado de forma a remover possíveis células tumorais semeadas durante a cirurgia subsequente.

Estadiamento

O estadiamento sistêmico é crítico para a correta tomada de decisão para animais com neoplasia óssea. É indicada a radiografia ou TC torácica. Nódulos pulmonares devem apresentar diâmetro de 6 a 8 mm para serem detectados ao exame radiográfico. A TC é mais sensível para investigar doença pulmonar (Capítulo 14). A pesquisa radiográfica algumas vezes detecta sítios ósseos secundários; contudo, nem sempre é realizada. A cintigrafia óssea também pode ser empregada, embora não seja um exame facilmente disponível e os resultados de sua utilidade sejam conflitantes. É raro ocorrer disseminação a linfonodos regionais, não sendo indicada a aspiração por agulha fina, a não ser que algum linfonodo esteja clinicamente aumentado.

DIAGNÓSTICO DIFERENCIAL

Lesões neoplásicas primárias, quando suspeitas, devem ser distinguidas de osteomielite bacteriana ou fúngica, tumor ósseo metastático (p. ex., carcinoma de próstata), extensão direta de tumor de tecidos moles (p. ex., carcinomas do leito ungueal), osteopatia pulmonar hipertrófica, infartos ósseos, hipervitaminose A, resposta periosteal ao trauma e cisto ósseo aneurismático.

MANEJO CLÍNICO

A maioria dos cães com neoplasia óssea acaba por vir a óbito devido à doença metastática. Por essa razão, pesquisas extensas têm explorado os benefícios da quimioterapia no tratamento de micrometástases. O tratamento multimodal (p. ex., amputação e quimioterapia) tem estendido a sobrevida de cães com osteossarcoma.[1,3,6] Diversos protocolos encontram-se disponíveis para administração isolada ou combinada de fármacos. Em casos nos quais é impossível realizar ressecção do tumor, a radioterapia paliativa pode diminuir a dor. Os leitores são convidados a se referir a um texto da área de oncologia para informações adicionais acerca do tratamento clínico do osteossarcoma.

TRATAMENTO CIRÚRGICO

O tratamento dos tumores ósseos apendiculares envolve amputação do membro, escapulectomia, acetabulectomia, hemipelvectomia (p. 1303) ou ressecção do tumor junto com técnicas de preservação do membro e quimioterapia (p. 1305).[1,3,7-9] Técnicas que visam poupar o membro são procedimentos cirúrgicos desafiadores que somente devem ser realizados por cirurgiões experientes com treinamento avançado. Tumores de maxila e mandíbula devem ser tratados por meio de mandibulectomia (p. 336) ou maxilectomia (p. 335) combinadas a quimioterapia ou radioterapia apropriada. Tumores da coluna vertebral podem, em alguns casos, ser tratados por meio de ressecção em bloco, embora o procedimento seja dificultoso. Já os tumores de costela devem ser tratados com ressecção em bloco.

NOTA É preciso realizar aspiração com agulha fina ou outra técnica de biópsia antes da amputação de um membro, visto que lesões fúngicas e neoplásicas podem ser indistinguíveis por meio de radiografia.

NOTA Cães com doença ortopédica ou neurológica severa podem apresentar dificuldade para deambular após a amputação. Esses animais devem ser avaliados cuidadosamente antes da amputação.

Manejo Pré-cirúrgico

Deve ser realizado exame físico detalhado a fim de identificar problemas concomitantes que possam interferir com a anestesia. A amputação do membro envolve perda de grandes quantidades de tecido, fluidos, eletrólitos e hemácias. Os animais devem estar adequadamente hidratados antes da cirurgia e a administração de fluidos deve ser mantida durante o procedimento. Antibióticos de amplo espectro devem ser administrados de forma pré-operatória, particularmente durante a mandibulectomia, maxilectomia e técnicas poupadoras de membro (Capítulo 9).

NOTA O manejo peroperatório de fluidos é essencial durante a amputação do membro, uma vez que grandes quantidades de fluido são perdidas nessa cirurgia.

Anestesia

Aspirados ósseos podem ser obtidos com sedação, ao passo que a biópsia óssea em geral requer anestesia geral. Pacientes submetidos a biópsias ósseas, amputações ou preservação do membro são geralmente de meia-idade a idosos, sendo necessários exames diagnósticos pré-operatórios (perfil bioquímico, hemograma completo, radiografia de tórax) (sugestões de protocolos anestésicos são fornecidas na p. 976). Em pacientes submetidos à amputação de membro torácico ou preservação do membro, pode-se fornecer analgesia por meio de bloqueio do plexo braquial (p. 152). No caso da amputação de membro pélvico, recomenda-se anestesia epidural (p. 153). Pacientes submetidos à amputação na altura do terço médio de fêmur devem receber bloqueio dos nervos femoral e isquiático (p. 153). A amputação de membro deve incluir bloqueios diretos de nervos no momento da sua transecção (p. 151).

Anatomia Cirúrgica

A anatomia cirúrgica varia conforme a localização do tumor. Refira-se ao osso correto para uma descrição anatômica.

Posicionamento

Na biópsia óssea, na amputação de membro torácico ou pélvico e no procedimento de preservação de membro, posiciona-se o animal em decúbito lateral com membro acometido para cima. A tricotomia e antissepsia devem abranger uma área ampla ao redor do local proposto para biópsia. Para os demais procedimentos, o preparo do membro deve se estender desde a linha dorsal e ventral até a pata.

TÉCNICA CIRÚRGICA

Biópsia Óssea

A trefina de Michele ou agulha de medula óssea de Jamshidi podem ser empregadas para se obter uma amostra óssea para biópsia. Trefinas de Michele coletam uma amostra óssea maior, o que pode aumentar o risco de fratura no local da biópsia (Quadro 36.1). Agulhas de Jamshidi garantem uma amostra menor, o que diminui o risco de fratura patológica após a biópsia. Em mais de 80% dos casos, diagnósticos precisos podem ser obtidos com qualquer uma das técnicas.

NOTA Se o objetivo for poupar o membro, será preciso cuidado ao localizar o sítio da biópsia em uma área que possa ser facilmente removida durante a ressecção cirúrgica do tumor. Se possível, ambos os procedimentos devem ser realizados pelo mesmo cirurgião.

Se adequado, localize o ponto da biópsia por meio de exame fluoroscópico do membro enquanto insere uma agulha hipodérmica na pele para demarcar o local. Em seguida, faça uma pequena incisão de pele. Em lesões maiores, localize a incisão no centro da lesão

CAPÍTULO 36 Outras Doenças dos Ossos e Articulações

QUADRO 36.1 Considerações Importantes para a Biópsia Óssea
• Obter amostras dos centros radiográficos dos tumores. • Obter múltiplas amostras. • Radiografar após biópsias para confirmar locais. • Utilizar agulhas de Jamshidi para diminuir o risco de fratura patológica. • Enviar para análise histopatológica por um patologista com experiência em biópsias ósseas.

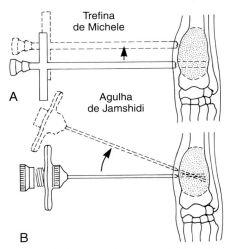

Figura 36.6 A biópsia óssea pode ser realizada utilizando (A) uma trefina de Michele ou (B) uma agulha de Jamshidi.

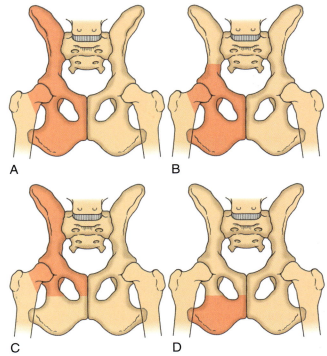

Figura 36.7 Categorias de hemipelvectomia. (A) Hemipelvectomia total. (B) Hemipelvectomia parcial média a caudal. (C) Hemipelvectomia parcial média a cranial. (D) Hemipelvectomia parcial caudal.

de forma que o trajeto da biópsia possa ser semeado com células tumorais durante o procedimento e que a região possa ser removida durante o tratamento definitivo (localize a biópsia de forma que não interfira com as abas de pele que irão cobrir a extremidade do osso amputado, caso se realize amputação). Empurre a trefina ou agulha através do tecido mole até atingir o osso cortical. Remova o mandril e avance a trefina ou cânula através do osso rotacionando o instrumento para a frente e para trás, a fim de separar a amostra da biópsia do osso circunjacente. Remova a cânula e retire da mesma o fragmento. Repita o procedimento para obter múltiplas amostras (Figura 36.6).

Amputação

A amputação do membro torácico pode ser realizada removendo-se a escápula ou, alternativamente, por meio de desarticulação no nível escapuloumeral. A ressecção da escápula (amputação de quarto dianteiro) é geralmente preferível por eliminar a atrofia muscular ao redor da espinha da escápula.

Quando os tumores acometem o fêmur, a articulação coxofemoral deve ser desarticulada e todo o fêmur deve ser removido. Tumores que envolvem a articulação coxofemoral ou pelve requerem acetabulectomia ou hemipelvectomia. Quatro variantes da hemipelvectomia encontram-se descritas: hemipelvectomia total (Figura 36.7A), hemipelvectomia parcial média a caudal (Figura 36.7B), hemipelvectomia parcial média a cranial (Figura 36.7C) e hemipelvectomia parcial caudal (Figura 36.7D).[7,9]

Após a amputação, todo o tumor deve ser submetido à avaliação histológica a fim de confirmar o diagnóstico.

Amputação de Quarto Dianteiro

Faça uma incisão de pele desde o bordo dorsal da escápula, sobre a espinha da escápula, até o terço proximal do úmero. Continue a incisão ao redor do membro nesse mesmo nível (Figura 36.8A). Seccione os músculos trapézio e omotransverso em suas inserções na espinha da escápula. Seccione o músculo romboide em sua inserção no bordo dorsal da escápula e afaste esta última lateralmente para expor sua superfície medial (Figura 36.8B). Em seguida, eleve o músculo serrátil ventral da superfície medial da escápula (Figura 36.8C). Continue mantendo a escápula afastada para expor o plexo braquial e a artéria e a veia axilar. Ligue estas últimas com uma técnica de transfixação com três pinças (Figura 36.9). Seccione o plexo braquial, seguido do músculo braquicefálico, peitoral profundo e superficial e latíssimo do dorso próximo de suas inserções no úmero (Figura 36.8D e E). Remova o membro torácico. Para fechar, aproxime os ventres musculares para cobrir o plexo braquial e vasos, suture o tecido subcutâneo e suture a pele (Figura 36.8F).

Desarticulação Coxofemoral

Faça uma incisão de pele ao redor do membro pélvico no nível do terço médio do fêmur) Figura 36.10A). O aspecto lateral da incisão deve se estender mais distalmente que o aspecto medial. Do lado medial, abra o trígono femoral incisando entre o músculo pectíneo e o ventre caudal do sartório para expor e ligar artéria e veia femorais (Figura 36.10B) utilizando a técnica de três pinças. Seccione os músculos sartório, pectíneo, grácil e adutor aproximadamente 2 cm de distância da prega inguinal

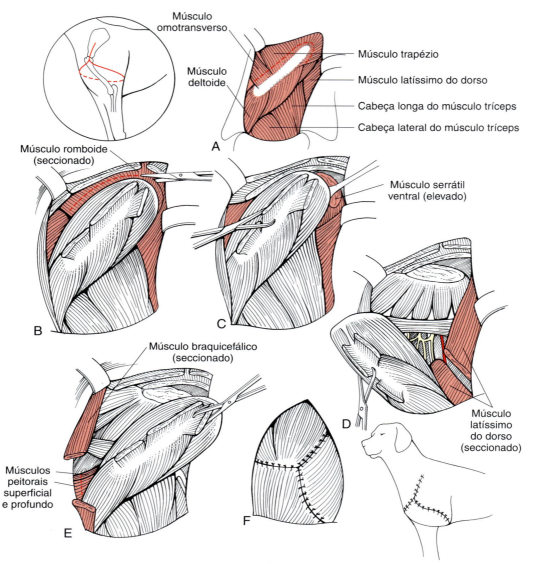

Figura 36.8 (A) Para a amputação do quarto dianteiro, faça uma incisão desde o bordo dorsal da escápula, sobre a espinha da escápula, até o terço proximal do úmero. Continue a incisão ao redor do membro torácico nesse nível. Seccione os músculos trapézio e omotransverso em suas inserções à espinha da escápula. (B) Seccione o músculo romboide de sua inserção ao bordo dorsal da escápula. (C) Eleve o músculo serrátil ventral da superfície medial da escápula. (D) Afaste a escápula lateralmente para expor a artéria e veia axilar e ligue esses vasos. Seccione o plexo braquial. Seccione o músculo latíssimo do dorso próximo à sua inserção ao úmero. (E) Seccione os músculos braquicefálico e peitorais profundo e superficial próximo de suas inserções ao úmero e remova o membro torácico. (F) Para fechar a ferida, aproxime os ventres musculares para cobrir o plexo braquial e os vasos e suture o tecido subcutâneo e a pele.

(Figura 36.10C). Isole os vasos femorais circunflexos mediais sobre o iliopsoas e ligue-os. Seccione o iliopsoas em sua inserção no trocanter menor e afaste-o cranialmente para expor a cápsula articular (Figura 36.10D). Incise a cápsula articular e seccione o ligamento da cabeça do fêmur (Figura 36.10E). Do lado lateral, seccione o músculo bíceps femoral e o tensor da fáscia lata no nível do terço médio do fêmur e afaste-os proximalmente para expor o trocanter maior e o nervo isquiático (Figura 36.10F). Seccione o nervo isquiático distal a seus ramos musculares para o semimembranoso, semitendinoso e bíceps femoral. Seccione as inserções musculares glúteas para fechar o trocanter maior (Figura 36.10G), bem como os músculos rotadores externos e quadrado femoral em suas inserções à fossa trocantérica. Eleve o reto femoral de sua origem na pelve, incise a cápsula articular em circunferência e remova o membro. Feche a ferida trazendo o músculo bíceps femoral medialmente e suturando-o ao grácil e semitendinoso. Feche a fáscia lata caudalmente, suturando-a ao sartório. Suture o tecido subcutâneo e a pele.

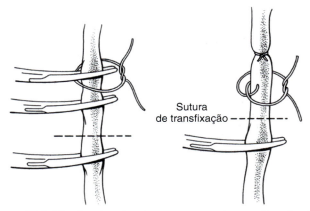

Figura 36.9 Técnica de três pinças e sutura de transfixação. Aplique três pinças na artéria e ligue-a na área esmagada da pinça proximal. Aplique uma ligadura de transfixação distal à primeira e seccione o vaso entre as pinças distal e do meio.

Amputação de Terço Médio do Fêmur

Faça uma incisão de pele ao redor do membro pélvico no nível do terço distal do fêmur (Figura 36.11A). O aspecto lateral da incisão deve estender-se mais distalmente que o medial. Do lado medial, seccione o músculo grácil e o ventre caudal do sartório no nível do terço médio do fêmur (Figura 36.11B). Isole e ligue os vasos femorais (Figura 36.9). Seccione o músculo pectíneo através de sua junção musculotendínea (Figura 36.11C). Seccione o ventre caudal do sartório e seccione o músculo quadríceps proximalmente em relação à patela (Figura 36.11D). Seccione o músculo bíceps femoral no mesmo nível do quadríceps. Isole e incise o nervo isquiático no nível do terceiro trocanter. Seccione os músculos caudais, incluindo o semimembranoso, semitendinoso e adutor no nível do terço médio femoral (Figura 36.11E). Eleve a inserção do músculo adutor da linha áspera do fêmur (Figura 36.11F). Serre o fêmur na junção entre os terços médios da diáfise e remova o membro. Feche a ferida tracionando o quadríceps caudalmente para cobrir o coto do fêmur e suture-o ao músculo adutor. Feche o bíceps femoral medialmente, suturando-o ao grácil e semitendinoso. Os músculos devem ser apostos para proteger completamente a extremidade distal do fêmur. Suture o tecido subcutâneo e a pele.

Acetabulectomia

Faça uma incisão de pele ao redor do membro pélvico no nível do terço médio do fêmur (Figura 36.10A). Estenda o aspecto lateral da incisão de pele distalmente além do aspecto medial. Do lado medial, abra o trígono femoral incisando entre o músculo pectíneo e o ventre caudal do sartório para expor e ligar artéria e veia femorais (Figura 36.10B) com técnica de três pinças. Seccione os músculos sartório, pectíneo, grácil e adutor aproximadamente 2 cm de distância da prega inguinal (Figura 36.10C). Isole os vasos femorais circunflexos mediais sobre o iliopsoas e ligue-os. Seccione o iliopsoas em sua inserção no trocanter menor e afaste-o cranialmente para expor a cápsula articular (Figura 36.10D). Incise a cápsula articular e seccione o ligamento da cabeça do fêmur (Figura 36.10E). Do lado lateral, seccione o músculo bíceps femoral e o tensor da fáscia lata no nível do terço médio do fêmur e afaste-os proximalmente para expor o trocanter maior e o nervo isquiático (Figura 36.10F). Seccione o nervo isquiático distal a seus ramos musculares para o semimembranoso, semitendinoso e bíceps femoral. Seccione as inserções musculares glúteas para fechar o trocanter maior (Figura 36.10G). Seccione o semimembranoso e semitendinoso no nível do terço proximal do fêmur, bem como os músculos rotadores externos e quadrado femoral em suas inserções à fossa trocantérica. Eleve o reto femoral de sua origem na pelve. Com auxílio de uma serra sagital, serre a diáfise do ílio, ísquio e púbis para remover o acetábulo e o membro. Feche a ferida trazendo o músculo bíceps femoral medialmente e suturando-o ao grácil e semitendinoso. Feche a fáscia lata caudalmente, suturando-a ao sartório. Suture o tecido subcutâneo e a pele.

Técnicas Poupadoras do Membro

Alguns cães com doença ortopédica ou neurológica preexistente podem apresentar dificuldade para deambular após a amputação. Ademais, os tutores podem não permitir a amputação. Técnicas que poupam o membro e envolvem ressecção em bloco do tumor seguida de substituição com osso ou prótese metálica podem ser utilizadas em casos específicos. Diversas técnicas poupadoras de membro (p. ex., aloenxerto cortical, aloenxerto cortical com polimetilmetacrilato, aloenxerto cortical ulnar com transferência microvascular, aloenxerto cortical ulnar rolado, radioterapia intraoperatória, transporte ósseo, prótese óssea de aço inoxidável) já foram descritas. Os candidatos mais adequados para a preservação do membro são os cães com osteossarcoma do rádio distal com acometimento inferior a 50% do osso. A preservação do membro é considerada uma técnica cirúrgica avançada que somente deve ser realizada por cirurgiões experientes com treinamento específico.

Aloenxerto Cortical com Artrodese do Carpo

Posicione o cão em decúbito lateral. Disseque ao redor da pseudocápsula do tumor. Faça a osteotomia do osso 3 a 5 cm proximal à margem radiográfica do tumor. Colete uma amostra para biópsia da margem da ressecção, a fim de checar presença de tecido tumoral. Seccione o músculo extensor radial do carpo e remova-o com o tumor e quaisquer demais músculos ou tendões acometidos. A margem distal da ressecção é a superfície articular.

Incise a cápsula articular e libere o tumor. Remova a cartilagem articular dos ossos do carpo para prepará-los para a artrodese. Substitua o osso removido por um aloenxerto cortical estabilizado com placa de compressão dinâmica longa (p. 993). O preenchimento do enxerto com polimetilmetacrilato reduz a incidência de frouxidão do implante e fratura do aloenxerto, embora existam relatos controversos de possível retardo na incorporação do enxerto. Certifique-se de que a placa tenha comprimento suficiente para que pelo menos quatro parafusos sejam inseridos no rádio proximal e três sejam inseridos distais ao enxerto. Colete uma amostra autógena de osso esponjoso (ou colete o enxerto antes de dissecar tumor, a fim de prevenir contaminação do sítio doador) e coloque-a na interface hospedeiro-enxerto e no local da artrodese (Figura 36.12). Se desejar, insira um dreno de sucção fechada adjacente ao enxerto antes de fechar a ferida. Feche o tecido subcutâneo e pele como de costume.

MATERIAIS DE SUTURA E INSTRUMENTOS ESPECIAIS

A biópsia óssea requer uma trefina de Michele ou agulha de Jamshidi. Durante a amputação de terço médio de fêmur, a secção do osso deve ser realizada com osteótomo e martelo, serra oscilatória ou fio de Gigli. Fios de sutura não absorvíveis (polipropileno ou náilon) ou

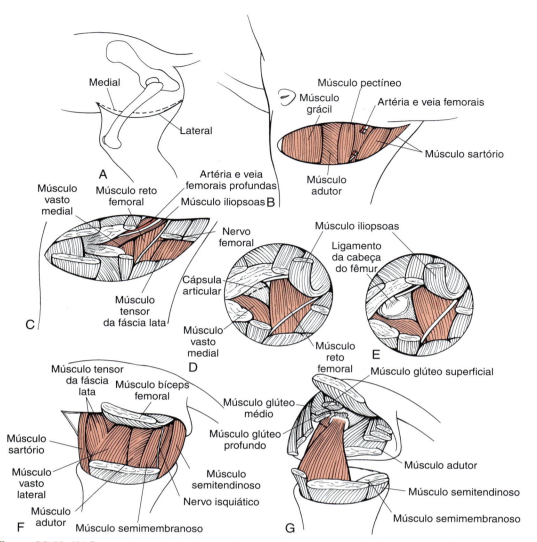

Figura 36.10 (A) Para a desarticulação coxofemoral, faça uma incisão de pele ao redor do membro torácico no nível do terço médio do fêmur. (B) Do lado medial, abra o trígono femoral incisando o músculo pectíneo e o ventre caudal do sartório para expor e ligar artéria e veia femorais profundas. (C) Seccione sartório, pectíneo, grácil e adutor a aproximadamente 2 cm da prega inguinal. (D-E) Seccione o músculo iliopsoas em sua inserção no trocanter menor e afaste-o cranialmente para expor a cápsula articular. Incise a cápsula e seccione o ligamento da cabeça do fêmur. (F) Do lado lateral, seccione o bíceps femoral e o tensor da fáscia lata no nível do terço médio do fêmur. (G) Seccione o nervo isquiático distal à emergência de seus ramos musculares para o semimembranoso, semitendinoso e bíceps femoral. Seccione as inserções musculares próximas ao trocanter maior. Em seguida, seccione o semimembranoso e o semitendinoso no nível do terço proximal do fêmur. Divida os músculos rotadores externos e o quadrado femoral em suas inserções ao redor da fossa trocantérica. Eleve o reto femoral de sua origem na pelve e remova o membro.

absorvíveis sintéticos fortes (polidioxanona ou poligliconato) devem ser utilizados para ligar vasos durante amputações. O equipamento de placa e aloenxerto é necessário às técnicas de preservação do membro.

CUIDADO E AVALIAÇÃO PÓS-CIRÚRGICOS

O cuidado pós-operatório após biópsias é mínimo, porém muitos cães têm dor, provavelmente devido à hemorragia subperiosteal. Bandagens compressivas podem ser necessárias caso o sangramento seja excessivo. Após a amputação, o local da cirurgia deve ser observado em relação a edema, vermelhidão e/ou secreções. Caso seja notada hemorragia ou formação de seroma, deve-se aplicar pressão ao local da cirurgia por meio de uma bandagem circunferencial ao redor do tórax ou da pelve. A crioterapia auxilia na redução da inflamação e dor. A mobilidade deve ser encorajada após a cirurgia, de forma que o animal possa aprender a caminhar com três membros. Todavia, alguns pacientes requerem suporte inicial para evitar quedas, especialmente sobre superfícies escorregadias. A maioria dos animais aprende a caminhar com três membros dentro de 4 semanas

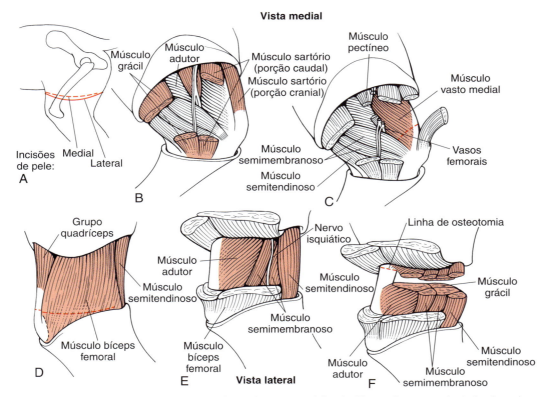

Figura 36.11 (A) Para a amputação na altura de terço médio do fêmur, faça uma incisão de pele ao redor do membro pélvico no nível do terço distal do fêmur. (B) Do lado medial, seccione o grácil e o ventre caudal do sartório no terço médio do fêmur. (C) Isole e ligue os vasos femorais. Seccione o músculo pectíneo em sua junção musculotendínea. Seccione o ventre cranial do sartório. (D) Seccione o quadríceps proximalmente em relação à patela. (E) Seccione o bíceps femoral no mesmo nível do quadríceps. Isole e seccione o nervo isquiático no nível do terceiro trocanter. Seccione os músculos semimembranoso, semitendinoso e adutor no terço médio do fêmur. (F) Eleve a inserção do adutor da linha áspera do fêmur. Serre o fêmur na junção dos terços proximal e médio da diáfise e remova o membro.

(muitos na primeira semana após a cirurgia). Contudo, alguns podem necessitar de persuasão e encorajamento. O alívio da dor é muitas vezes evidente após a amputação de membros com lesões neoplásicas extensas. Complicações potenciais da amputação incluem formação de seroma, hemorragia, infecções e deiscência de sutura.

> **NOTA** Muitos tutores relutam em aceitar a amputação e devem ser instruídos sobre a capacidade do animal de se adaptar com três membros. Pode ser útil manter um vídeo de um cão amputado para mostrar aos tutores que podem considerar o procedimento.

O cuidado pós-operatório após cirurgia de preservação do membro inclui a manutenção do sistema fechado de drenagem por sucção (caso seja utilizado) e remoção do dreno quando a secreção desaparecer (geralmente 1 dia após a cirurgia). O membro deve ser envolvido por uma bandagem acolchoada a fim de controlar o edema pós-operatório. A incisão necessita ser protegida da automutilação por meio de bandagens e/ou colar elisabetano. Recomenda-se diminuir o exercício por 3 a 4 semanas. Contudo, exercícios controlados ou fisioterapia podem ser necessários a fim de prevenir contratura flexora dos dígitos. A analgesia deve permanecer após a cirurgia durante 10 a 14 dias (Tabelas 13.2 e 34.3).

PROGNÓSTICO

Cães com osteossarcoma apendicular apresentam mau prognóstico devido ao comportamento biológico agressivo do tumor. Alguns fatores influenciam negativamente o prognóstico, incluindo idade, grau histológico e metástases em linfonodos.[2] A sobrevida média desde o momento do diagnóstico nos cães submetidos somente à amputação é de 5 meses, mas a quimioterapia pode aumentar esse período para aproximadamente 1 ano.[2] A eutanásia é geralmente solicitada por tutores que observam depressão, anorexia e/ou dificuldade respiratória devido à metástase.

Os procedimentos de preservação do membro associados à quimioterapia resultam em função boa ou adequada na maioria dos animais. O tempo de sobrevida médio relatado assemelha-se ao da amputação com quimioterapia.[3] As complicações associadas à preservação do membro variam dramaticamente conforme o estudo citado, desde recorrência local, complicações relacionadas com implantes, até infecção. É interessante ressaltar que a presença de infecção no

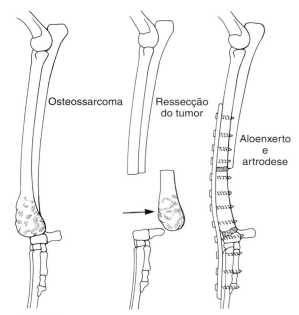

Figura 36.12 Procedimento para poupar o membro em caso de osteossarcoma distal de rádio. Remova o osso acometido e o tecido mole. Substitua o osso com um aloenxerto cortical e estabilize com placa de compressão. Faça a artrodese do carpo no mesmo procedimento.

local de cirurgia de preservação do membro foi associada a melhora da sobrevida.

Diferentemente do osteossarcoma, cães com condrossarcoma apendicular podem ser tratados de maneira eficaz por meio de apenas amputação. O tempo de sobrevida é significativamente associado ao grau histológico.

Felinos com osteossarcoma apendicular geralmente sobrevivem por 2 anos ou mais após a amputação. A quimioterapia não se demonstrou efetiva como adjuvante no manejo do osteossarcoma nessa espécie. O prognóstico de felinos diagnosticados com ECM é ruim devido à tendência de ocorrer reincidência das lesões após excisão cirúrgica.

NEOPLASIA ARTICULAR

DEFINIÇÕES

Neoplasias articulares primárias são tumores que surgem a partir do revestimento sinovial das articulações diartrodiais, bainhas tendíneas e/ou bolsas. Os tumores de importância clínica são os que emergem do tecido sinovioblástico, denominados **sarcomas sinoviais** (*sinovioma maligno, sarcoma de células sinoviais*), **sarcomas histiocíticos** e **mixomas sinoviais**.

CONSIDERAÇÕES GERAIS E FISIOPATOLOGIA CLINICAMENTE RELEVANTE

Sarcomas de células sinoviais são tumores raros que emergem do mesênquima sinovioblástico no tecido conjuntivo profundo ao redor das articulações. Sarcomas histiocíticos emergem mais provavelmente de linhagens de macrófagos/monócitos. Mixomas sinoviais emergem de fibroblastos do tecido mixomatoso. As articulações situadas acima do carpo e tarso são mais comumente acometidas quando comparadas a articulações distais. O comportamento biológico desses tumores varia desde o crescimento lento até a invasão agressiva do tecido adjacente. Pode ocorrer metástase a linfonodos regionais, pulmões ou outros locais.

DIAGNÓSTICO

Apresentação Clínica

Sinais Clínicos

Sarcomas sinoviais ocorre mais comumente em cães grandes e de meia-idade, embora não se tenha identificado predisposição racial. Bernês da montanha, Labradores e Golden retrievers podem ser acometidos mais comumente com sarcomas histiocíticos.

Histórico

Os cães e gatos acometidos geralmente apresentam claudicação. Ocasionalmente, os tutores notam massa próxima a uma articulação. As massas podem crescer lentamente durante um período e posteriormente demonstrar crescimento rápido.

Achados de Exame Físico

As massas variam de tamanho, mas são geralmente firmes com algumas áreas flutuantes. O grau de claudicação parece correlacionar-se com a quantidade de osso envolvido.

Diagnóstico por Imagem

São necessárias radiografias das articulações envolvidas a fim de avaliar a extensão de envolvimento ósseo e de tecidos moles. Massas de tecido mole lobuladas podem surgir na região articular. As alterações ósseas (p. ex., lise do osso subcondral e córtex, nova produção óssea) são geralmente notadas dos dois lados da articulação (Figura 36.13), o que contrasta com o aspecto de tumores ósseos primários, que raramente ocorrem de forma bilateral na articulação ou "cruzando-a". Radiografias torácicas ou TC contrastada são necessárias para avaliar a presença de metástase pulmonar.

Achados Laboratoriais

Não estão presentes anormalidades laboratoriais consistentes.

DIAGNÓSTICO DIFERENCIAL

Lesões articulares neoplásicas devem ser distinguidas de cistos sinoviais, os quais consistem em massas circunscritas ligadas à cápsula articular, bainha tendínea ou bolsa. Sarcomas de células sinoviais devem ser distinguidos de doença do ligamento cruzado, doenças fúngicas e infecciosas (p. ex., artrite séptica, artrite erosiva, sinovite vilonodular) ou outros tumores (p. ex., fibrossarcoma, rabdomiossarcoma, lipossarcoma, hemangiopericitoma, histiocitomas fibrosos malignos, tumores de células gigantes em tecidos moles, tumores ósseos primários). O diagnóstico definitivo requer biópsia da lesão. Todavia, a biópsia excisional (amputação do membro) pode ser mais adequada que a incisional caso a destruição óssea massiva impeça outras terapias em lugar da amputação. A aspiração por agulha fina pode revelar células com malignidade, porém não permitirá visualização da arquitetura tumoral necessária para o diagnóstico definitivo do tipo de tumor em grande parte dos casos.

TRATAMENTO CIRÚRGICO

A amputação é o tratamento recomendado para esses tumores (p. 1303). A excisão local não é recomendada em vista da alta incidência de recorrência. A quimioterapia concomitante pode ser benéfica.

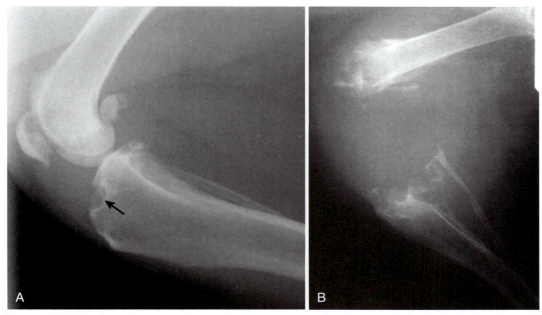

Figura 36.13 Radiografia lateral de um cão com sarcoma sinovial da articulação do joelho. Note (A) discreta lise da tíbia proximal (*seta*) e opacidade de tecido mole na articulação e (B) extensa lise do fêmur distal e tíbia proximal. Como ambos os lados da articulação foram afetados, deve-se suspeitar de tumor de tecidos moles.

CUIDADO E AVALIAÇÃO PÓS-CIRÚRGICOS

Encaminhe-se à p. 1306 para recomendações acerca do cuidado pós-operatório de animais amputados. Recomenda-se exame periódico desses pacientes a fim de detectar recorrência local ou metástase.

PROGNÓSTICO

O prognóstico varia conforme o tipo de tumor. Embora sejam tumores historicamente considerados de crescimento lento com metástase tardia, um estudo realizado em 2010 sugeriu que a metástase seja comum após a amputação.[10] O tempo médio de sobrevida para cães com sarcoma de células sinoviais é de 32 meses, de 5 meses com sarcoma histiocítico e de 30 meses com mixoma sinovial.[10,11] O sarcoma histiocítico possui a maior incidência de metástase e o mixoma sinovial possui a menor. Cães submetidos a excisão cirúrgica tumoral ou amputação apresentam sobrevida significativamente maior do que animais sem tratamento.

OSTEOMIELITE

DEFINIÇÕES

A **osteomielite** é uma inflamação do osso, embora o termo seja mais comumente empregado para definir a inflamação devido à infecção. A **osteomielite** aguda caracteriza-se por doença sistêmica, dor e edema de tecidos moles sem alterações radiográficas visíveis no osso. Já a crônica ocorre quando os sinais clínicos agudos e sistêmicos desapareceram, mas a infecção se manifestou por meio de secreções, celulite recorrente, formação de abscesso e alterações ósseas proliferativas e destrutivas progressivas. **Sequestro** é um fragmento de osso desvitalizado que se separou do tecido circunjacente. **Glicocálice** (biofilme) é a combinação de uma camada bacteriana e *debris* celulares do hospedeiro que protege colônias bacterianas e facilita a aderência de bactérias.

CONSIDERAÇÕES GERAIS E FISIOPATOLOGIA CLINICAMENTE RELEVANTE

A maioria das infecções ósseas de cães e gatos tem origem bacteriana. Muitas delas originam-se de um único agente, com predominância de *Staphylococcus pseudintermedius* produtor de β-lactamase. Infecções por múltiplas bactérias também ocorrem, podendo envolver misturas de *Streptococcus* spp., *Proteus* spp., *Escherichia coli*, *Klebsiella* spp. e *Pseudomonas* spp. Bactérias anaeróbias são uma importante causa de osteomielite, estando presentes em mais de dois terços das infecções ósseas. Podem ser o único agente etiológico ou fazer parte de infecções por múltiplos organismos. Bactérias anaeróbias isoladas de infecções ósseas incluem *Actinomyces* spp., *Clostridium* spp., *Peptostreptococcus* spp., *Bacteroides* spp. e *Fusobacterium* spp. As características das infecções anaeróbias incluem odor fétido, sequestro de fragmentos ósseos e evidência de bactérias com morfologia variada em esfregaços com coloração de Gram.

> **NOTA** O insucesso do tratamento pode ser resultado da falta de identificação e tratamento inadequado de bactérias anaeróbias.

A osteomielite bacteriana geralmente é classificada como hematógena ou pós-traumática. Contudo, a primeira raramente é relatada em cães. A osteomielite associada a fraturas tem sido mais comumente relatada em rádio/ulna e fêmur. O osso é normalmente resistente à infecção e, portanto, fatores predisponentes são necessários para a ocorrência da osteomielite. Alguns desses fatores incluem necrose ou sequestro ósseo, instabilidade de uma fratura, isquemia, presença de implantes ou outros materiais estranhos e alteração da resposta imune local ou sistêmica. Uma fonte comum de inoculação bacteriana é a contaminação do campo cirúrgico durante uma redução aberta de fratura. Embora o tipo e a quantidade de bactérias inoculadas constituam importantes fatores para o desenvolvimento da infecção, bactérias sozinhas não necessariamente causam osteomielite. Outros fatores importantes na patogênese da osteomielite pós-traumática são: (1) extensão da lesão de tecidos moles e alteração do aporte sanguíneo, (2) formação de um biofilme (glicocálice) e (3) estabilidade do reparo da fratura. A lesão tecidual pode ser causada pelo trauma ou ocorrer devido à cirurgia. O tecido mole lesionado e o osso desvitalizado servem como excelentes meios de cultura para bactérias. A proliferação bacteriana também é potencializada por materiais estranhos dentro da ferida (p. ex., fios de sutura sintéticos ou implantes). O glicocálice é uma combinação entre a camada bacteriana e *debris* celulares do hospedeiro que protege as colônias bacterianas e facilita a aderência de bactérias. Esse biofilme também protege os microrganismos de fagocitose, anticorpos do hospedeiro e ação de antibióticos. A osteomielite piora com a instabilidade de fraturas, pois o movimento persistente prejudica a vascularização dos espaços entre as extremidades ósseas fraturadas, o que impede que mecanismos de defesa do hospedeiro protejam a área.

Infecções ósseas fúngicas são adquiridas por meio de disseminação hematógena de esporos inalados. Os agentes etiológicos são endêmicos em algumas localizações geográficas e incluem *Blastomyces dermatitidis, Coccidioides immitis* e, menos frequentemente, *Histoplasma capsulatum, Cryptococcus neoformans* e *Aspergillus* spp. Embora a osteomielite viral seja considerada incomum, evidências recentes sugerem que algumas doenças ósseas caninas podem ter origem viral. Sequências de ácidos ribonucleicos (RNA) homólogos ao RNA da cinomose viral canina foram detectados em osteoblastos de cães com osteopatia metafisária (OH). Outras causas incluem parasitas, corpos estranhos e corrosão de implantes metálicos. O diagnóstico da osteomielite geralmente advém de uma suspeita com base em história, sinais clínicos e achados radiográficos.

DIAGNÓSTICO

Apresentação Clínica
Sinais Clínicos
Cães ou gatos de qualquer idade, raça ou sexo podem ser acometidos.

Histórico
Os achados do histórico podem incluir redução aberta e estabilização recente de fratura, feridas por mordedura, feridas abertas traumáticas ou habitação em região endêmica para fungos. Contudo, a osteomielite fúngica nunca deve ser descartada apenas pelo fato de o animal não viver em região endêmica.

Achados de Exame Físico
As características clínicas da osteomielite variam dependendo do estágio da doença. A resposta inicial à infecção do osso é a inflamação, com edema de tecido mole na região, resultando em calor, vermelhidão, edema e dor (Figura 36.14). O animal muitas vezes tem febre, torna-se prostrado e parcial ou totalmente anoréxico. A distinção entre a osteomielite aguda e a inflamação associada à intervenção cirúrgica é quase sempre difícil. Febre persistente por mais de 48 horas após cirurgia ou neutrofilia com desvio à esquerda aumentam a probabilidade de uma infecção em lugar de somente um trauma cirúrgico. Todavia, a ausência desses sinais não exclui a possibilidade da infecção. Animais com osteomielite crônica são geralmente trazidos para avaliação devido à presença de tratos de drenagem e/ou claudicação. Muitas vezes, febre, anorexia e outros sinais associados à doença sistêmica não são observados.

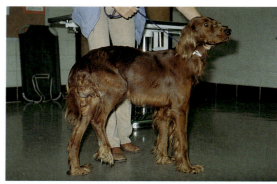

Figura 36.14 Cão com osteomielite de fêmur. Note o trato de drenagem no aspecto caudolateral da coxa.

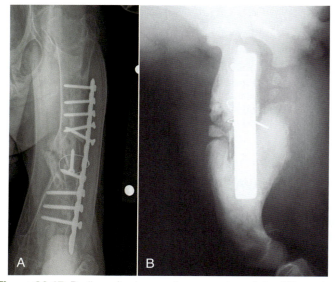

Figura 36.15 Radiografia de um cão com osteomielite (A) aguda e (B) crônica após redução e estabilização aberta de fratura de fêmur com fios de cerclagem. Presença de reação periosteal extensa e sequestro ósseo.

Diagnóstico por Imagem
Os achados radiográficos específicos variam dependendo do estágio da doença, do local da infecção e da patogenicidade dos organismos infecciosos. O edema de tecido mole é o primeiro sinal da osteomielite aguda e já pode ser observado 24 horas após a infecção. Os sinais radiográficos podem ser mais tardios que os sinais clínicos. As primeiras alterações radiográficas incluem proliferação periosteal com deposição de novo osso em padrão lamelar perpendicular ao eixo longo do osso. As reações lamelares periosteais são tipicamente associadas à osteomielite, ao passo que formação de novo osso periosteal sólido não é um achado associado a infecções (Figura 36.15). Conforme progride a infecção, torna-se aparente a lise da cavidade medular. Podem ocorrer sequestros caso haja desvitalização óssea e a esclerose e lise óssea tornam-se interpostas em meio a osso cortical e medular no local da infecção, formando *invólucros* (novo osso formado ao redor de um sequestro). O sequestro ósseo torna-se mais radiopaco do que o osso adjacente.

Achados Laboratoriais

Na osteomielite aguda, geralmente há evidência de infecção sistêmica, tipicamente indicada por um aumento da contagem de leucócitos por neutrofilia com ou sem desvio à esquerda. A análise laboratorial de cães com osteomielite crônica apresenta-se em geral normal.

A cultura microbiológica é o diagnóstico definitivo da osteomielite bacteriana e é essencial para determinar a suscetibilidade do agente aos antibióticos disponíveis. As amostras coletadas para cultura não devem incluir as zonas de drenagem. Os organismos presentes nesses locais somente se correlacionam com os patógenos isolados na cirurgia em menos da metade dos pacientes. É preferível obter culturas de bactérias aeróbias e anaeróbias de osso coletado durante a intervenção cirúrgica. Alternativamente, amostras de cultura podem ser coletadas por meio de aspiração por agulha fina do material que circunda diretamente os ossos envolvidos. Culturas fúngicas e avaliação citológica ou histológica de biópsias podem fechar o diagnóstico da osteomielite fúngica. A sorologia pode ser útil para diagnosticar blastomicose e coccidiose. O diagnóstico de criptococose deve ser realizado por meio da determinação de antigenemia, e a excreção de antígenos na urina pode diagnosticar blastomicose e histoplasmose. Hifas fúngicas muitas vezes são encontradas no sedimento da urina de cães com aspergilose sistêmica. Também existe um ensaio enzimático ou ELISA para *antigenemia a Aspergillus* que parece ser útil nesses casos. A sorologia para dosagem de anticorpos contra histoplasmose ou aspergilose sistêmica apresenta sensibilidade e especificidade duvidosas.

> **NOTA** Colete amostras para cultura bacteriana por meio de aspiração por agulha fina profunda. Não realize cultura de tratos de drenagem.

DIAGNÓSTICO DIFERENCIAL

A osteomielite deve ser distinguida da neoplasia óssea. Os achados radiográficos de osteomielite assemelham-se aos achados pós-operatórios nos quais houve excessivo trauma periosteal. A osteomielite metafisária hematógena deve ser distinguida da ODH.

MANEJO CLÍNICO

O tratamento clínico com antibioticoterapia e aplicação de compressas quentes pode ser eficiente em pacientes com osteomielite hematógena ou pós-operatória, embora raramente a infecção desapareça enquanto os implantes permanecerem no osso. A terapia clínica é razoável quando a área acometida exibe sinais de inflamação. Sequestros ósseos, tecido necrótico ou bolsas de exsudato, todavia, tornam improvável o sucesso da terapia clínica sozinha. Adicionalmente, em pacientes com osteomielite pós-operatória, o tratamento clínico somente será efetivo se houver presença de estabilidade óssea com o implante. Após a cicatrização óssea, a remoção do implante é em geral necessária para resolver a infecção. A antibioticoterapia apropriada é determinada por meio de cultura e antibiograma, devendo ser mantida por um período mínimo de 28 dias.

TRATAMENTO CIRÚRGICO

Em caso de sequestro ou bolsas de exsudato, é necessária a drenagem seguida de desbridamento do tecido necrótico. A fratura necessita estar estável e o paciente deve receber a antibioticoterapia adequada com base em cultura e antibiograma. O tratamento da osteomielite crônica envolve manutenção ou obtenção de estabilidade da fratura, remoção de implantes soltos e osso sequestrado, enxerto de osso esponjoso ou *deficits* ósseos e terapia antimicrobiana adequada. Implantes com bactericidas (polimetilmetacrilato ou polímero biodegradável) já foram utilizados extensivamente em humanos e equinos, porém seu emprego em pequenos animais é limitado.

Manejo Pré-cirúrgico

Em pacientes com osteomielite aguda, a antibioticoterapia deve ser iniciada imediatamente com agentes bactericidas de amplo espectro contra bactérias aeróbias e anaeróbias (p. ex., clindamicina e enrofloxacino). A terapia antibiótica definitiva é determinada por meio de cultura e antibiograma. A terapia antimicrobiana de animais com osteomielite crônica deve basear-se em cultura e antibiograma dos microrganismos obtidos durante a cirurgia. Antibióticos peroperatórios não devem ser administrados até que se obtenha o resultado das culturas.

Anestesia

A maioria dos animais com osteomielite tem saúde geral normal, podendo ser empregados diversos protocolos anestésicos (p. 976). Se os exames pré-operatórios sugerirem condições sistêmicas (hepáticas ou renais), encaminhe-se aos Capítulos 20 e 24, respectivamente, para as recomendações específicas.

Anatomia Cirúrgica

Encaminhe-se ao Capítulo 33 para a anatomia do osso envolvido.

Posicionamento

Encaminhe-se ao Capítulo 33 para a exposição do osso envolvido.

TÉCNICA CIRÚRGICA

Osteomielite Aguda

Abra as feridas infectadas e desbride o tecido necrótico. Se houver fratura, estabilize os fragmentos ósseos com o sistema de implante apropriado (fixadores externos são geralmente os implantes de escolha).

> **NOTA** A estabilização de fraturas é a chave para o sucesso do tratamento de osteomielite. A união óssea ocorrerá na presença de infecção se houver estabilidade dos fragmentos.

Caso tenha ocorrido cirurgia prévia e a fratura continuar estável, preserve os implantes originais. Em caso de frouxidão dos implantes, escolha outro sistema para promover fixação rígida. Estabeleça a drenagem por meio do tratamento do local da cirurgia como ferida aberta. Irrigue a ferida com clorexidina a 0,05% e aplique gazes estéreis embebidas em clorexidina a 0,05%. Cubra as feridas com um curativo estéril que absorva os produtos da drenagem acumulados entre as trocas de curativo. Após eliminação da infecção, suture a ferida. Outra alternativa é fechar a ferida sobre um dreno de sucção contínua, que será deixado no local por 1 a 3 dias, dependendo da quantidade e consistência do conteúdo drenado.

Osteomielite Crônica

Determine o grau de estabilidade da fratura por meio de palpação e avaliação radiográfica. Se as fraturas e implantes originais estiverem estáveis, deixe-os no local. Em caso de frouxidão e ausência de cicatrização das fraturas, remova os implantes e estabilize corretamente a fratura. Identifique e remova o osso sequestrado por meio de exame radiográfico e acesso cirúrgico. Durante a cirurgia, o sequestro ósseo é reconhecido devido à descoloração amarelada sem inserções de tecido mole. Não tente estabilizar fragmentos ósseos sequestrados. Remova-os e insira um enxerto autógeno de osso esponjoso nas áreas desprovidas de osso. Estabeleça a drenagem conforme descrito anteriormente.

Esferas de polimetilmetacrilato impregnadas com antibióticos podem ser consideradas para o tratamento de infecções crônicas, especialmente quando associadas a aloenxertos corticais para preservação do membro. Fileiras de esferas são construídas por meio de um molde com o qual a mistura do polímero é pressionada sobre aço inoxidável ou suturas de náilon. As fileiras são esterilizadas em seguida com óxido de etileno antes da implantação. A liberação lenta do antibiótico pode produzir concentrações no fluido da ferida até 200 vezes maiores que as concentrações obtidas com antibioticoterapia sistêmica, excedendo a concentração inibitória mínima por até 80 dias sem efeitos tóxicos. As esferas geralmente são removidas após o tratamento.

MATERIAIS DE SUTURA E INSTRUMENTOS ESPECIAIS

Swabs para cultura aeróbia e anaeróbia devem estar disponíveis. Outros instrumentos necessários incluem os de inserção do implante selecionado, curetas ósseas, afastadores autoestáticos e uma seleção de material de sutura absorvível. O material de sutura não absorvível em geral deve ser evitado no tecido infeccionado. Drenos de Jackson-Pratt são úteis para manutenção de drenagem por sucção contínua.

CUIDADO E AVALIAÇÃO PÓS-CIRÚRGICOS

A antibioticoterapia deve ser mantida em pacientes com osteomielite aguda por pelo menos 3 a 4 semanas. No caso da osteomielite crônica, antibióticos devem ser administrados por no mínimo 4 a 6 semanas. Caso a ferida seja manejada de forma aberta, a área deverá ser irrigada com clorexidina diluída a 0,05% duas vezes ao dia e envolvida com uma gaze embebida em clorexidina. O emprego de fita umbilical fixa na pele de cada lado da incisão para amarrar o curativo de gaze facilita a troca dos materiais da bandagem. O membro deve ser mantido com bandagem até que a ferida esteja fechada, a fim de diminuir a probabilidade de infecção iatrogênica. Drenos de sucção contínua fechada devem ser mantidos por 1 a 4 dias, dependendo do volume e da consistência do conteúdo drenado. Em caso de fratura, o cuidado pós-operatório é determinado pela configuração da fratura e pelo procedimento de estabilização empregado. Em geral, a atividade deve se restringir a passeios com guia até que ocorra cicatrização da fratura. Animais acometidos devem ser observados diariamente para sinais de recorrência de febre, dor, edema e/ou tratos de drenagem, devendo ser fornecida a analgesia apropriada (Tabelas 13.2 e 34.3).

PROGNÓSTICO

Se todos os sequestros ósseos forem removidos e as fraturas forem adequadamente estabilizadas, o prognóstico para a resolução da infecção e retorno à atividade normal é bom. Geralmente, é necessária a remoção de todos os implantes após união óssea, a fim de resolver completamente a infecção.

REFERÊNCIAS BIBLIOGRÁFICAS

1. Covey JL, Farese JP, Bacon NJ, et al. Stereotactic radiosurgery and fracture fixation in 6 dogs with appendicular osteosarcoma. *Vet Surg.* 2014;43:174-181.
2. Culp WT, Olea-Popelka F, Sefton J, et al. Evaluation of outcome and prognostic factors for dogs living greater than one year after diagnosis of osteosarcoma: 90 cases (1997-2008). *J Am Vet Med Assoc.* 2014;245:1141-1146.
3. Mitchell KE, Boston SE, Kung M, et al. Outcomes of limb-sparing surgery using two generations of metal endoprosthesis in 45 dogs with distal radial osteosarcoma A Veterinary Society of Surgical Oncology retrospective study. *Vet Surg.* 2016;45:36-43.
4. Talbott JL, Boston SE, Milner RJ, et al. Retrospective evaluation of whole body computed tomography for tumor staging in dogs with primary appendicular osteosarcoma. *Vet Surg.* 2017;46:75-80.
5. Amsellem PM, Selmic LE, Wypij JM, et al. Appendicular osteosarcoma in small-breed dogs: 51 cases (1986-2011). *J Am Vet Med Assoc.* 2014;245:203-210.
6. Skorupski KA, Uhl JM, Szivek A, et al. Carboplatin versus alternating carboplatin and doxorubicin for the adjuvant treatment of canine appendicular osteosarcoma: a randomized, phase III trial. *Vet Comp Oncol.* 2016;14:81-87.
7. Bray JP, Worley DR, Henderson RA, et al. Hemipelvectomy: outcome in 84 dogs and 16 cats A veterinary society of surgical oncology retrospective study. *Vet Surg.* 2014;43:27-37.
8. Montinaro V, Boston SE, Buracco P, et al. Clinical outcome of 42 dogs with scapular tumors treated by scapulectomy: a Veterinary Society of Surgical Oncology (VSSO) retrospective study (1995-2010). *Vet Surg.* 2013;42:943-950.
9. Barbur LA, Coleman KD, Schmiedt CW, et al. Description of the anatomy, surgical technique, and outcome of hemipelvectomy in 4 dogs and 5 cats. *Vet Surg.* 2015;44:613-626.
10. Craig LE, Krimer PM, Cooley AJ. Canine synovial myxoma: 39 cases. *Vet Pathol.* 2010;47:931-936.
11. van Kuijk L, van Ginkel K, de Vos JP, et al. Peri-articular histiocytic sarcoma and previous joint disease in Bernese Mountain Dogs. *J Vet Intern Med.* 2013;27:293-299.

PARTE QUATRO Neurocirurgia

37

Visão Geral do Neurodiagnóstico para o Cirurgião de Pequenos Animais

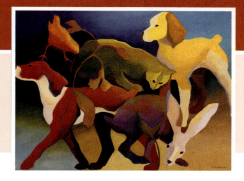

À medida que aumenta a complexidade dos casos neurocirúrgicos observados por cirurgiões e neurologistas, aumenta também a complexidade dos procedimentos diagnósticos e tratamentos. Muitos dos procedimentos diagnósticos discutidos neste capítulo serão realizados e/ou interpretados principalmente por neurologistas e radiologistas. Os procedimentos neurodiagnósticos incluem, mas não se limitam a, radiografia, radiografia contrastada, ultrassonografia, tomografia computadorizada (TC), ressonância magnética (RM), procedimentos eletrodiagnósticos (p. ex., eletromiografia, estudos de condução nervosa), exame do líquido cefalorraquidiano (LCR), biópsia estereotáxica cerebral e biópsia de nervo/muscular. Enquanto um entendimento superficial dos procedimentos eletrodiagnósticos mais comumente realizados é mais do que suficiente para os objetivos de um cirurgião, o mesmo não pode ser dito sobre imagens avançadas. Em particular, é imperativo que o cirurgião de pequenos animais que pretende manter uma posição segura na neurocirurgia tenha pelo menos um conhecimento prático da física básica da RM e alguma experiência na leitura de imagens de ressonância magnética (Capítulo 14). A radiografia contrastada está quase completamente obsoleta, com a maioria dos hospitais particulares e hospitais acadêmicos especializados preferencialmente utilizando a ressonância magnética para distúrbios do encéfalo e da medula espinal. O objetivo deste capítulo é fornecer aos cirurgiões de pequenos animais os princípios fundamentais de várias modalidades neurodiagnósticas. As modalidades de tomografia computadorizada e ressonância magnética não são discutidas neste capítulo, sendo abordadas em detalhes no Capítulo 14.

RADIOGRAFIA E RADIOGRAFIA CONTRASTADA

Indicações

Como observado anteriormente, os papéis da radiografia e da radiografia contrastada na neuroimagem veterinária moderna diminuíram tremendamente em coincidência com a disponibilidade da ressonância magnética. Radiografias de alta qualidade de crânio e vértebras requerem normalmente sedação ou anestesia geral e apresentam baixo rendimento em comparação com a TC e a RM. Apesar disso, alguns distúrbios que causam lise e/ou produção óssea (p. ex., tumores de crânio, discoespondilite) geralmente serão aparentes nas pesquisas radiográficas (Figura 37.1). Além disso, as pesquisas radiográficas são tipicamente indicadas em pacientes com traumatismo da coluna vertebral para avaliar quaisquer fraturas ou luxações óbvias (Figura 37.2).

O procedimento radiográfico de contraste mais comumente realizado na neurologia veterinária é a mielografia, e embora seu uso tenha quase desaparecido nos últimos anos, é geralmente menos dispendiosa e pode estar mais acessível que a TC ou a RM em certas situações (p. ex., emergências). A mielografia é um procedimento no qual as radiografias da coluna são obtidas após a injeção de contraste radiopaco no espaço subaracnóideo (Quadro 37.1). Quando usado, pode auxiliar no diagnóstico de certas mielopatias, nas quais as pesquisas radiográficas são normais ou inconclusivas, apesar da evidência neurológica de mielopatia. A mielografia pode ajudar a estimar localização, extensão e gravidade das lesões da coluna vertebral. A capacidade de visualizar de maneira fácil e rápida toda a medula espinal é uma vantagem da mielografia sobre a TC e a RM. A mielografia pode ser realizada através de uma punção cisternal ou lombar. O líquido cefalorraquidiano deve ser coletado antes da injeção de contraste, porque o agente de contraste mudará a composição do LCR e poderá impedir uma análise precisa por pelo menos 3 a 5 dias. A mielografia lombar geralmente resulta em melhor qualidade de imagem, mesmo para lesões na região cervical, e é mais segura do que a mielografia cisternal. Técnicas e dosagens para mielografia são apresentadas no Quadro 37.1.

Complicações e Contraindicações

Apesar dos aspectos positivos da mielografia, trata-se de um procedimento invasivo associado a um baixo nível de risco inerente (Quadro 37.2). Convulsões pós-mielografia foram relatadas em até 20% dos cães; este evento adverso tem maior probabilidade de ocorrer em cães com mais de 20 kg e é mais provável após injeção de contraste cisternal *versus* lombar. A probabilidade de atividade convulsígena pós-mielografia aumenta quanto maior for o volume total de agente de contraste injetado (não em uma dose na base de mL/kg). Dobbermann pinschers-machos com espondilomielopatia cervical caudal (i.e., síndrome *wobbler* [oscilação, em tradução livre]) também podem ser particularmente predispostos à atividade convulsígena pós-mielografia. A maioria dos pacientes que convulsionarão só o faz uma ou duas vezes nas 24 horas seguintes ao procedimento, e as convulsões geralmente cessam com injeção intravenosa de diazepam (IV) (Quadro 37.1). Administrar uma dose única IV de levetiracetam (20 mg/kg durante 5 minutos) durante a recuperação anestésica parece reduzir a incidência de convulsões pós-mielográficas. Manter ligeira elevação da cabeça do paciente durante e após o procedimento (até que o paciente esteja acordado) e assegurar a hidratação com fluidos IV durante e 24 horas após a mielografia irá limitar a ocorrência e a gravidade das crises pós-mielográficas.

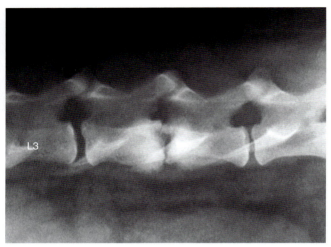

Figura 37.1 Radiografia toracolombar lateral de um cão com discoespondilite avançada.

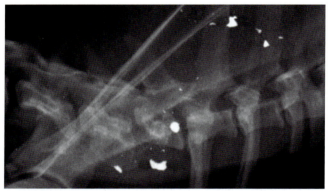

Figura 37.2 Radiografia cervical lateral de um cão com fratura vertebral cervical cominutiva.

> **QUADRO 37.1 Técnicas e Dosagens para Mielografia**
>
> - Obtenha o líquido cefalorraquidiano para análise antes de injetar contraste.
> - Use um agente de contraste não iônico, iodado, solúvel em água (p. ex., ioexol, iopamidol).
> - Administre uma injeção de teste (p. ex., 0,5 a 1,0 mL, dependendo do tamanho do paciente) inicialmente para garantir que o contraste esteja no espaço subaracnóideo, antes de administrar o restante da dose de contraste calculada.
> - Para um estudo regional (p. ex., mielograma cervical com injeção de contraste cisternal), injete 0,3 mL/kg de peso corporal.
> - Para estudos completos (p. ex., mielograma cervical com injeção lombar), injete 0,45 mL/kg de peso corporal.
> - Injete o contraste de modo lento — aproximadamente 2 a 3 mL/min.
> - Mantenha ligeira elevação da cabeça do paciente durante e após o procedimento (até que o paciente esteja acordado), e assegure a hidratação com fluidos IV durante e por 24 horas após a mielografia.
> - Se ocorrerem convulsões, administre injeção IV de diazepam (0,2 a 0,4 mg/kg).
> - A administração de uma dose única intravenosa de levetiracetam (20 mg/kg durante 5 minutos) durante a recuperação anestésica pode reduzir a incidência de crises pós-radiográficas.
> - Observe atentamente o paciente pelas primeiras 24 horas após o procedimento.

> **QUADRO 37.2 Contraindicações e Complicações Potenciais da Mielografia**
>
> - Contraindicada em pacientes com:
>   - Suspeita de doença inflamatória do sistema nervoso central
>   - Pressão intracraniana elevada
>   - Indicação histórica ou clínica de uma encefalopatia subjacente
> - Complicações potenciais
>   - Convulsões
>   - Danos parenquimatosos por inserção da agulha
>   - Agravamento neurológico transitório
>   - Piora neurológica permanente devido à injeção inadvertida de contraste no parênquima ou no canal central da medula espinal

> **NOTA** Enquanto cães de raças grandes com lesões cervicais que tenham grandes volumes de contraste injetados na cisterna cerebelomedular podem estar particularmente em risco de convulsões pós-mielografia, devem-se observar atentamente todos os cães submetidos à mielografia (p. ex., em uma unidade de tratamento intensivo) nas primeiras 24 horas após o procedimento.

Outras potenciais complicações associadas à mielografia incluem dano parenquimatoso pela inserção da agulha. Embora isso seja raro, pode ocorrer, especialmente na região cervical. O estado neurológico piorado após o mielograma é geralmente causado por mielite química transitória secundária à injeção de contraste. O risco para isso pode ser maior em pacientes com doença inflamatória preexistente ou compressão da medula espinal crônica (p. ex., doença crônica tipo II). O risco de piora neurológica transitória parece ser mais alto em cães com espondilomielopatia cervical caudal. Esses cães geralmente recuperam o estado neurológico pré-mielograma em 72 horas. Injeção inadvertida de contraste no parênquima ou no canal central da medula espinal pode causar piora do estado neurológico. Na maioria dos casos, os pacientes se recuperam desse trauma iatrogênico, mas os *deficits* permanentes em um pequeno número de animais.

> **NOTA** A mielografia é contraindicada para pacientes com suspeita de doença inflamatória do sistema nervoso central (SNC), pois pode causar piora do estado neurológico. Também é contraindicada em pacientes com possível pressão intracraniana (PIC) elevada. Como a hiperestesia cervical é ocasionalmente associada a lesões do prosencéfalo, a indicação histórica ou clínica de uma encefalopatia subjacente deve levar em consideração uma modalidade alternativa de imagem (p. ex., TC, RM).

Anatomia e Avaliação de Estudos

Quatro padrões mielográficos básicos foram identificados: normal, extradural, intradural/extramedular e intramedular (Figura 37.3). Normalmente, as colunas de contraste são paralelas e se ajustam ao canal vertebral, exceto na região da cauda equina, onde o espaço subaracnóideo se estreita. A medula espinal termina aproximadamente na região vertebral L6 na maioria dos cães e na primeira região vertebral sacral na maioria dos gatos, embora tenha sido observada muita variação entre as raças.

A medula espinal é geralmente mais larga nas intumescências cervicais e lombossacrais. O espaço subaracnóideo ventral é

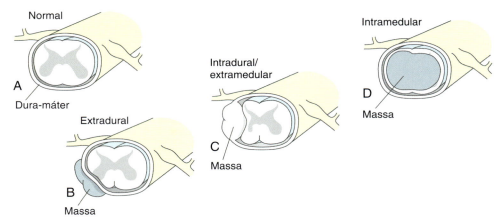

Figura 37.3 Ilustrações esquemáticas que demonstram padrões mielográficos típicos (A) normais e de lesões (B) extradurais, (C) intradurais/extramedulares e (D) intramedulares.

frequentemente menos proeminente que o espaço subaracnóideo dorsal na região toracolombar em cães. O espaço subaracnóideo dorsal na região atlantoaxial é frequentemente mais largo que o restante da medula espinal. A região da medula espinal cervical em gatos muitas vezes parece mais larga na mielografia em comparação aos cães. Um padrão mielográfico normal pode ser encontrado em pacientes com mielopatias degenerativas, embólicas fibrocartilaginosas e inflamatórias.

Padrão Extradural

A extrusão/protrusão do disco intervertebral é a causa mais comum de um padrão mielográfico extradural. Outras causas de padrões extradurais incluem fratura/luxação vertebral, anomalias vertebrais congênitas, estruturas de tecidos moles hipertrofiadas (p. ex., ligamento interarqueado, membranas sinoviais), hemorragia extradural, neoplasia vertebral e neoplasia de tecidos moles (p. ex., linfossarcoma felino). A natureza de uma compressão extradural é mais bem apreciada quando vista tangencialmente à direção do desvio da medula espinal. Por exemplo, se uma extrusão de disco estiver comprimindo a medula espinal de ventral para dorsal sem componente de lateralização, o padrão mielográfico visto de um ângulo ventrodorsal (paralelo à direção da compressão) poderia ser mal interpretado como intramedular. Com as extrusões do disco intervertebral, que são frequentemente ventrolaterais (i.e., ventrais, mas um pouco lateralizadas), em geral é útil obter vistas oblíquas além das vistas dorsal e ventral padrão, para determinar o lado correto da extrusão do disco para fins de planejamento cirúrgico. Acredita-se que a precisão na identificação correta do lado da extrusão de disco seja mais alta para vistas oblíquas *versus* ventrais, mas a acurácia é melhor quando ambas as vistas são obtidas. A combinação entre mielografia e TC fornece uma localização mais precisa para extrusão de disco do que a TC ou mielografia isoladamente.[1] Embora a TC sozinha seja mais propensa a fornecer o lado correto de uma extrusão/protrusão de disco lateralizada do que a mielografia, o autor prefere combinar as duas modalidades se a RM não for uma opção. Em cães com mais de uma extrusão/protrusão de disco calcificado em tomografia computadorizada, é comum que apenas um local seja o sítio de extrusão ativo; os outros são protrusões antigas e inativas. Nessas situações, o contraste mielográfico demonstra melhor a extensão do inchaço da medula espinal (delineando qual o local do disco é a extrusão ativa), enquanto a TC fornece melhores evidências (do que a mielografia) de lateralização da extrusão. A ressonância magnética foi superior à mielografia para identificar corretamente extrusões de disco recorrentes em cães em um estudo.[2]

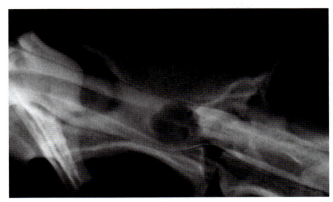

Figura 37.4 Aspecto mielográfico lateral de uma lesão toracolombar com um "sinal de taco de golfe", indicativo de uma lesão intradural/extramedular.

Intradural/Extramedular

Um padrão intradural/extramedular é produzido quando uma lesão dentro do espaço subaracnóideo (intradural) não está invadindo o parênquima da medula (extramedular). À medida que o contraste flui ao redor da lesão obstrutiva, ela pode ser delineada, aparecendo como um "defeito de enchimento". Às vezes, o defeito de enchimento é incompletamente delimitado e se assemelha a um taco de golfe, daí o termo *sinal de taco de golfe* (Figura 37.4). Padrões intradurais/extramedulares estão mais frequentemente associados à neoplasia, principalmente meningiomas e tumores da bainha nervosa. A hemorragia intradural raramente pode levar a esse padrão mielográfico. Lesões intradurais/extramedulares podem produzir inchaço medular suficiente que exclua o contraste da região da massa. Em tais casos, o padrão mielográfico pode parecer intramedular; uma TC geralmente é realizada para a região anormal, porque o contraste é mais bem visualizado em imagens de TC.

Intramedular

Um padrão intramedular está tipicamente associado a edema medular, massas parenquimatosas expansivas ou hemorragia intraparenquimatosa. Os diagnósticos diferenciais incluem êmbolos fibrocartilaginosos, neoplasia (p. ex., astrocitoma, linfossarcoma), distúrbios inflamatórios (p. ex., meningoencefalite granulomatosa em cães, peritonite infecciosa felina [PIF] em gatos) e trauma (p. ex., hemorragia,

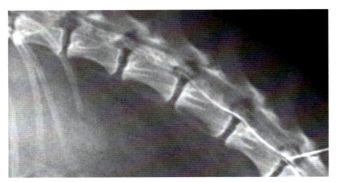

Figura 37.5 Visão mielográfica lateral de um cão com mielomalacia. Observe a mistura do agente de contraste com o parênquima da medula espinal.

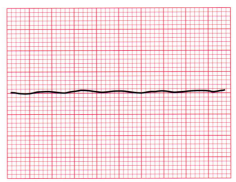

Figura 37.6 Traçado eletromiográfico silencioso normal de um cão.

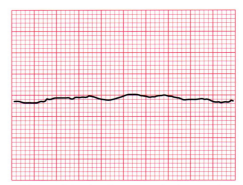

Figura 37.7 Potenciais da placa terminal gravados de um cão normal.

edema). Além do inchaço aparente na medula espinal visto nas imagens mielográficas, o vazamento de contraste no parênquima da medula espinal pode ser apreciado em casos de mielomalacia da medula espinal (Figura 37.5).

Epidurografia e discografia são procedimentos radiográficos com contraste pouco utilizados para avaliar a região da cauda equina. A *epidurografia* envolve a injeção de contraste no espaço epidural em L7-S1, na junção sacrocaudal ou entre as vértebras coccígeas (caudais). A *discografia* requer a injeção do agente de contraste diretamente no disco L7-S1, algo que só pode ser feito se o disco estiver degenerado. Um disco/epidurograma combinado também pode ser executado.

Para realizar uma combinação de discograma/epidurograma, injete no disco primeiramente, faça radiografias, depois retire a agulha do disco para que a ponta da agulha fique no espaço epidural. Injete o contraste novamente e obtenha radiografias adicionais.

ELETRODIAGNÓSTICO

Os exames eletrodiagnósticos aproveitam as propriedades elétricas do corpo para ajudar a caracterizar distúrbios neurológicos. Esses testes requerem instrumentação especializada e exigem que os indivíduos sejam treinados na execução e interpretação dos testes. O teste eletrodiagnóstico em cães e gatos diminuiu substancialmente, em virtude dos avanços na neuroimagem. Apesar da pletora de procedimentos eletrodiagnósticos disponíveis, apenas alguns desses testes são realizados regularmente. Na prática clínica, os procedimentos de eletrodiagnóstico mais frequentemente realizados são eletromiografia (EMG) e velocidade de condução nervosa motora (VCNM). A biópsia muscular/nervosa é frequentemente realizada após esses procedimentos (Capítulo 44). O local mais comum de biópsia muscular/nervosa é a região do nervo fibular comum. Duas categorias principais de atividade elétrica são medidas na neurologia clínica: espontânea e evocada. Potenciais espontâneos são sinais elétricos produzidos pelo corpo na ausência de um estímulo aplicado externamente. Os potenciais evocados são impulsos elétricos causados por um estímulo aplicado externamente.

Eletromiografia

A **eletromiografia** é o registro da atividade elétrica espontânea do músculo. Realize este teste com o paciente sob anestesia geral. Use um eletrodo de agulha concêntrico. Insira o eletrodo de agulha no tecido muscular e registre a atividade muscular. Reposicione a agulha várias vezes para amostrar diferentes áreas do ventre muscular e avalie vários músculos. Avalie o som e a aparência da atividade muscular espontânea durante o estudo (Tabela 37.1).

A atividade muscular anormal da avaliação eletromiográfica é sensível, mas não específica; as fibras musculares muitas vezes tornam-se hiperexcitáveis com denervação (devido a neuropatias) e mais danos diretos (miopatias). Portanto, a atividade EMG anormal confirma a presença de um processo neuropático ou miopático, mas não é específica para nenhum deles. Anormalidades eletromiográficas podem não ser detectáveis por 5 a 7 dias após a denervação. Nem todas as miopatias ou neuropatias são caracterizadas por atividade EMG anormal. O tecido muscular é geralmente silencioso na avaliação EMG (Figura 37.6) do paciente anestesiado. Pequenas variações da linha de base (potenciais monofásicos) são ocasionalmente registradas nos músculos, especialmente perto dos pontos motores (locais onde os principais troncos nervosos se conectam com os ventres musculares). Essa atividade normal é chamada de *ruído de placa terminal* ou *potencial da placa terminal* e reflete pequenas despolarizações (potenciais da placa terminal em miniatura) nas junções neuromusculares (Figura 37.7). O ruído da placa terminal soa semelhante a pequenas ondas quebrando na praia ou ao som de quando se encosta uma concha na orelha. Imediatamente após a inserção do eletrodo de agulha em um ventre muscular, ocorre uma pequena explosão de atividade elétrica (i.e., atividade de inserção). Isto é devido à irritação mecânica e danos às fibras musculares pela agulha e é normal, a menos que dure mais do que 1 a 2 segundos após a agulha parar de se mover. A substituição de tecido muscular por tecido adiposo ou conjuntivo em denervação crônica ou miopatias pode levar à ausência de atividade de inserção.

Além da atividade de inserção prolongada, a atividade EMG anormal inclui potenciais de fibrilação, ondas agudas positivas e descargas repetitivas complexas. Em geral, todos esses potenciais anormais indicam neuropatia ou miopatia, mas não são específicos para nenhum deles. Os potenciais de fibrilação são picos bi ou trifásicos de curta

TABELA 37.1	Atividade Eletromiográfica Anormal		
Terminologia	Som	Interpretação	Implicações Clínicas
Ruído da placa terminal ou potenciais da placa terminal	Pequenos desvios da linha de base (potenciais monofásicos). Soam como ondas na praia	Normal; reflete pequenas despolarizações (potenciais de placas terminais em miniatura) nas junções neuromusculares Mais proeminente em pontos motores — onde um nervo entra em um grupo muscular	Se ausente, pode ser devido à localização específica da agulha (não perto de ponto motor). Se houver ausência de pontos motores próximos, pode refletir a substituição do tecido muscular por tecido adiposo ou conjuntivo devido à neuropatia crônica ou miopatia
Atividade de inserção	Desvios transitórios da linha de base. Grupo positivo ou negativo de picos de alta frequência com um som estático nítido — muito parecido com o som da mão movendo-se sobre um balão totalmente inflado. Também referidos como *potenciais de lesão*	Normal, a menos que dure mais de 1 a 2 segundos após a agulha parar de se mover. Esta atividade é devida a fibras musculares mecanicamente estimuladas ou danificadas pela inserção da agulha	Ausência desta atividade pode ocorrer com a substituição do tecido muscular por gordura ou tecido conjuntivo em denervação crônica ou miopatias
Potenciais de fibrilação	Quando único, soa como ruídos de estalo; quando ocorre como um trem ou corrida contínua, sua como ovos ou fritura de *bacon* ou uma chuva forte caindo sobre um telhado de zinco	Anormal — ocorre com denervação ou miopatias	Neuropatia ou miopatia grave ou crônica
Ondas agudas positivas	Quando ocorrer em um trem ou rajada, pode soar como um carro de corrida	Anormal — ocorre com denervação ou miopatias	Neuropatia ou miopatia
Descargas repetitivas complexas	Sons de motocicleta acelerando ou aviões voando	Anormal — ocorre com denervação ou miopatias	Pode ser de fusos musculares descobertos; frequentemente associado com cronicidade
Descargas miotônicas	Som de "bombardeiro de mergulho". Ao contrário de descargas repetitivas complexas, estas têm componentes de crescente e decrescente	Gravado tipicamente após a inserção ou reposicionamento do eletrodo da agulha	Miotonia (congênita ou por hiperadrenocorticismo)

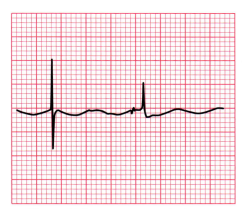

Figura 37.8 Potenciais de fibrilação.

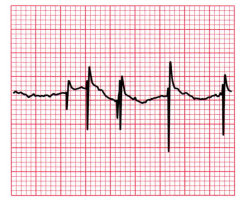

Figura 37.9 Ondas agudas positivas.

duração que se acredita que surjam de fibras musculares individuais (Figura 37.8). Eles soam como estalos. Quando ocorrem como um trem ou uma corrida contínua, o som é como o de ovos ou *bacon* fritando, ou uma chuva forte caindo sobre um telhado de zinco. Acredita-se que os potenciais de fibrilação representem doença grave ou crônica, em comparação com ondas agudas positivas. Ondas agudas positivas frequentemente ocorrem concomitantemente a potenciais de fibrilação. Esses potenciais são de duração mais longa que os potenciais de fibrilação e parecem ser monofásicos (Figura 37.9). Acredita-se que ondas agudas positivas se originem de fibras musculares individuais, mas um bloqueio de condução no sarcolema leva ao potencial mais prolongado. Quando ondas agudas positivas ocorrem em um trem ou explosão, parece que um carro de corrida está passando. Descargas repetitivas complexas ou potenciais bizarros de alta frequência são sinônimos de todos os termos aplicados a potenciais polifásicos que não parecem ser potenciais de fibrilação ou ondas agudas positivas. Acredita-se que esses potenciais se originem de fusos musculares descobertos e estão frequentemente associados à cronicidade. Eles tendem a ter amplitude e frequência constantes (i.e., não aumentam e diminuem). Os sons desses potenciais são variados e foram descritos como motores de motocicletas e aviões voando. Descargas miotônicas são frequentemente descritas como uma entidade distinta, em vez de uma subcategoria de descargas repetitivas complexas. São descargas repetitivas de alta frequência, bifásicas ou trifásicas, que aumentam e diminuem, produzindo um som de "bombardeiro de mergulho". Elas são tipicamente gravadas após a inserção ou reposicionamento do eletrodo da agulha. Apesar de não serem específicas para nenhum distúrbio, essas descargas são mais frequentemente associadas à miotonia (congênita ou devido ao hiperadrenocorticismo).

Eletroencefalografia

Eletroencefalografia (EEG) se refere ao registro da atividade elétrica espontânea do córtex cerebral e à interpretação dessas gravações. Historicamente, a EEG tinha muitas aplicações práticas, incluindo seu uso na localização de focos de convulsão. Na moderna neurologia veterinária, a utilidade clínica do exame de EEG é baixa. A probabilidade de o exame de EEG contribuir substancialmente para o tratamento de um paciente com um distúrbio generalizado estabelecido é desprezível. A EEG é bastante imprecisa para localizar anomalias cerebrais focais e não fornece informações estruturais. Pode ser útil em casos de distúrbios convulsivos focais nos quais o diagnóstico da condição como um distúrbio convulsivo é, por vezes, um equívoco. O exame de EEG também pode ser útil como determinante de morte encefálica em pacientes comatosos que foram ressuscitados após parada cardíaca. Um alto grau de subjetividade está envolvido na interpretação de registros anormais de EEG. Em geral, as frequências e amplitudes que parecem inadequadas ou excessivas para as condições fisiológicas sob as quais são medidas (p. ex., atividade de alta voltagem e frequência lenta em um paciente acordado) são indicativas de disfunção cerebral. Atividade de pico e onda de pico (Figura 37.10) são indicações de um distúrbio convulsivo.

Potencial Evocado Auditivo de Tronco Encefálico

O **potencial evocado auditivo de tronco encefálico** (PEATE) utiliza a via auditiva para avaliação de distúrbios auditivos e do tronco encefálico. O paciente recebe estímulos auditivos na forma de cliques entregues através de fones de ouvidos especializados. A resposta resultante evocada é medida por meio de eletrodos de escalpo subcutâneos dispostos em padrões específicos. O PEATE normal consiste em quatro ou cinco ondas que são bloqueadas por tempo para o estímulo sonoro (Figura 37.11). Essas ondas aparecem dentro de 10 ms da entrega de som. O PEATE não é sensivelmente afetado por sedação ou anestesia, por isso pode ser realizado em pacientes acordados, sedados ou anestesiados. As ondas do PEATE correspondem a grupos neuronais sequencialmente estimulados e a tratos da substância branca associados à via auditiva. Essas ondas representam uma cadeia de despolarização propagada no sentido caudal, rostral, partindo da porção coclear do nervo craniano VIII e terminando na região do colículo caudal (mesencéfalo) e geniculado medial (tálamo). O surgimento e a latência (tempo despendido entre o estímulo sonoro oferecido e o surgimento da onda) de cada onda após a primeira onda dependem da integridade do tecido neural caudal ao local de geração da onda específica, bem como do tecido que constitui o local gerador para essa onda específica. Com os distúrbios auditivos congênitos, o PEATE é tipicamente uma linha reta porque nenhuma onda I e, portanto, nenhuma onda subsequente está presente. Intervalos entre ondas e comparações esquerda-direita podem ser usados para discernir se uma lesão de tronco encefálico está presente em pacientes com audição intacta. Com morte cerebral (p. ex., parada cardíaca), o PEATE pode ser uma linha reta ou ter uma ou duas ondas iniciais, com as ondas restantes ausentes. Como as orelhas internas são muito suscetíveis à hipoxemia, uma EEG deve ser realizada em um paciente de parada com um estudo PEATE plano para discernir a surdez relacionada com hipoxia *versus* a morte encefálica.

Velocidade de Condução do Nervo Motor

Os estudos de **VCNM** são realizados principalmente em animais com suspeita de neuropatias. Para a medida da VCNM, um estímulo elétrico é aplicado a um nervo com eletrodos subcutâneos, e a despolarização resultante de um músculo fornecido por esse nervo é registrada com um eletrodo de registro. O evento despolarizante é um grande potencial muscular bifásico ou trifásico formado por potenciais de ação de muitas fibras musculares de muitas unidades motoras. É tipicamente referido como um *potencial de ação muscular composto (PAMC)* ou uma *onda M*. A latência ou o tempo decorrido do estímulo até o início da onda M é medido pelo computador. Um mínimo de dois sítios de um nervo devem ser estimulados para calcular um VCNM. A distância entre os dois locais de estimulação (em metros) é dividida pela diferença na latência do artefato de estímulo para o surgimento da onda M nos dois locais (em segundos) para chegar ao VCNM em m/s. A onda M é o resultado da propagação ortodrômica (proximal a distal) da despolarização nervosa.

Quando um nervo é estimulado artificialmente, como no teste da VCNM, ele também despolariza distal para proximalmente. A medição das ondas F aproveita esse fenômeno. A despolarização que viaja proximalmente em um nervo estimulado fará despolarizar os neurônios motores inferiores desse nervo. Essa despolarização causará uma segunda propagação do impulso ortodrômico (proximal-distal) e um menor e mais retardado potencial de ação

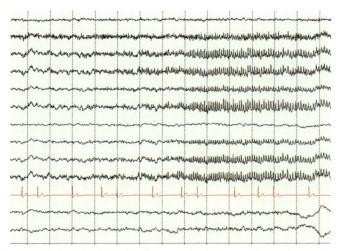

Figura 37.10 Atividade de pico e onda de um registro eletroencefalográfico de um paciente com epilepsia idiopática. (Cortesia do Dr. Dan Fletcher.)

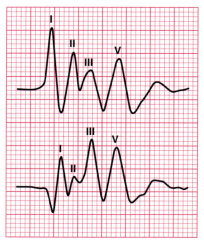

Figura 37.11 Registro do potencial auditivo normal do tronco encefálico de um gato.

muscular, chamado *onda F*. Este teste tem utilidade limitada em medicina veterinária, mas pode ser usado para avaliar a integridade das raízes ventrais em distúrbios como polirradiculoneurite ou lesões do plexo braquial.

A anestesia geral é necessária para a medição da VCNM. Se o paciente tiver evidência clínica de um distúrbio generalizado (p. ex., polineuropatia suspeita), o nervo isquiático e os seus ramos (i.e., nervos fibulares ou tibiais) podem ser locais de teste preferidos. Depois que um nervo é cortado, os axônios distais à área afetada continuarão a conduzir normalmente por até 4 dias. O nervo é estimulado em dois ou três locais, e a VCNM é calculada depois que a distância entre o estímulo e o registro dos eletrodos é medida manualmente (Figura 37.12). Esta medição é realizada usando-se uma fita métrica e é a fonte mais provável de erro neste teste (Quadro 37.3). As características da VCNM são apresentadas no Quadro 37.3. Ondas de amplitude pequena M ou ondas M polifásicas são frequentemente indicativas de neuropatia, mas podem resultar de miopatias.

Velocidade de Condução do Nervo Sensorial

A **velocidade de condução do nervo sensorial** (VCNS) é menos comumente realizada em cães e gatos do que a medição da VCNM. Este teste é tipicamente realizado estimulando-se um ramo do nervo cutâneo distal e medindo-se os potenciais de ação compostos sobre os locais proximais do nervo de origem. A técnica é semelhante àquela usada para VCNM, mas os eventos de despolarização de interesse são direcionados proximalmente, e os potenciais de ação compostos são de despolarização axonal e, portanto, são de magnitude muito menor do que as ondas PAMC ou M registradas nos estudos VCNM. O registro da VCNS é usado principalmente para avaliar pacientes com suspeita de neuropatias, especialmente se a avaliação da VCNM for normal ou equivocada. Acredita-se geralmente que a VCNS seja mais sensível aos processos neuropáticos precoces em comparação com a VCNM.

Estimulação Nervosa Repetitiva

O teste de **estimulação nervosa repetitiva** (ENR) mede sucessivas PAMC (ondas M) induzidas por estimulação repetitiva do nervo que supre o músculo do qual os potenciais são registrados. Com taxas de estimulação de cinco ou menos por segundo, as ondas M sequenciais devem ter as mesmas amplitude e área que a primeira. Uma resposta decremental de 10% ou mais indica um problema com a transmissão neuromuscular. Apesar de não ser específico para a doença, uma ENR decrescente é geralmente indicativa de miastenia grave (MG) (Figura 37.13). A anestesia geral é necessária para a ENR em cães e gatos. Recomenda-se estimular o nervo fibular no nível do joelho ou nos músculos do jarrete e gravar a partir de um músculo digital. A configuração é a mesma que para a VCNM, mas apenas um local de estimulação é necessário para a ENR. Nos casos de MG focal, a ENR do membro é às vezes normal. Em casos suspeitos de MG focal com ENR normal do membro, uma resposta decremental na musculatura facial (p. ex., músculo orbicular do olho) após a estimulação do nervo facial é frequentemente vista.

QUADRO 37.3 Considerações sobre a Medição da Velocidade de Condução do Nervo Motor (VCNM) em Cães e Gatos

- Usar uma fita métrica para estimativa do comprimento do nervo é uma fonte potencial de erro
- VCNM normal
  - Em pacientes idosos: pelo menos 50 m/s
  - Em pacientes jovens aos de meia-idade: geralmente >60 m/s
- A diminuição da temperatura corporal faz com que a VCNM diminua em 1,8 m/s para cada grau centígrado abaixo do normal.
- Segmentos de nervos proximais normalmente conduzem mais rapidamente que os segmentos nervosos distais.
- A desmielinização tem maior probabilidade de afetar a VCNM do que a perda axonal.
- Ondas M de baixa amplitude ou polifásicas geralmente indicam neuropatia (também podem resultar de miopatias).

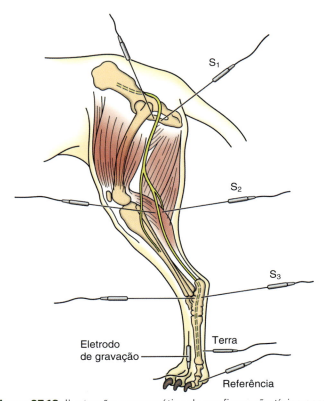

Figura 37.12 Ilustração esquemática da configuração típica para a medição da velocidade de condução nervosa motora dos nervos isquiático e fibular.

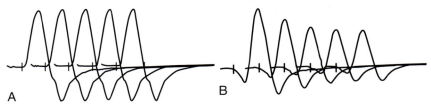

Figura 37.13 (A) Resultado normal de estimulação nervosa repetitiva (ENR) comparado com (B) um decréscimo no registro de ENR. A última gravação é de um cão miastênico.

ANÁLISE DE LÍQUIDO CEFALORRAQUIDIANO

O LCR deve ser coletado dos pacientes antes dos procedimentos radiográficos de contraste e, frequentemente, após um exame de TC ou RM. A contagem de células e o nível de proteína do LCR do SNC podem ser considerados como os análogos do hemograma completo (HC) e do nível de proteína sérica para a circulação sistêmica, respectivamente. Os resultados anormais de hemograma e proteína sérica frequentemente auxiliam no diagnóstico de doença sistêmica quando vistos no contexto de outras anormalidades laboratoriais, assim como o histórico de queixas e achados clínicos. Essas anormalidades normalmente não são indicativas de qualquer doença específica quando vistas como resultados de testes isolados. Da mesma forma, os resultados da análise do líquido cefalorraquidiano frequentemente contribuem para o diagnóstico, mas raramente fornecem, por si sós, um diagnóstico específico. A análise do líquido cefalorraquidiano é muito sensível, pois muitas vezes é anormal em pacientes com doença neurológica; no entanto, é altamente inespecífica na maioria dos casos. A coleta e a avaliação do LCR são indicadas para encefalopatias e mielopatias para as quais a imagem sugere um processo inflamatório. Para outros distúrbios do cérebro e da coluna (p. ex., neoplasia), a avaliação do LCR pode ser útil; no entanto, os benefícios potenciais da coleta e avaliação do líquido cefalorraquidiano nesses casos devem ser ponderados em relação ao risco potencial para o paciente e às despesas adicionais. Na maioria dos casos de neoplasia cerebral, a coleta de LCR não representa um risco substancial, mas a herniação tentorial é possível, especialmente se a PIC for muito alta. Além disso, a coleta de LCR não consegue incrementar a capacidade de diagnóstico. Se a remoção cirúrgica de massa cerebral ou espinal bem delineada estiver planejada, a avaliação do LCR não tem poder de alterar esse plano.

Para realizar uma punção do LCR, recolha 1 a 1,5 mL (aproximadamente 10 gotas) de LCR em um tubo de vidro estéril, preferivelmente sem ácido etilenodiaminotetracético (EDTA) (p. ex., tubo de tampa vermelha). Recolha uma amostra em tubo de tampa vermelha (para proteínas e concentrações celulares e cultura) e uma amostra em tubo de tampa roxa (EDTA) (para morfologia celular) para análise. Geralmente, você pode extrair 1 mL por 5 kg de peso corporal do LCR com segurança de uma só vez para análise. O EDTA pode falsamente elevar as concentrações de proteína e falsamente diminuir as concentrações de células em pequenas amostras. Como o EDTA é bactericida, pode interferir nos resultados da cultura do LCR em casos de infecção bacteriana no SNC; no entanto, o EDTA deve ajudar a preservar a morfologia celular.

O LCR é mais comumente obtido da cisterna cerebelobulbar (punção cisternal). O líquido cefalorraquidiano coletado deste local pode ser mais representativo das lesões que envolvem o encéfalo do aquele coletado de uma punção lombar. A crença generalizada de que as punções lombares são mais seguras que as de cisterna em casos de aumento da PIC não é comprovada clinicamente. No entanto, se a herniação cerebelar for óbvia na ressonância magnética sagital com comprometimento da cisterna cerebelobulbar, uma punção lombar é preferida. Os marcos anatômicos úteis na realização de punções do LCR da cisterna incluem a protuberância occipital externa, o aspecto cranial do processo espinhoso dorsal do áxis (vértebra cervical C2) e os processos transversos ("asas") do atlas (vértebra cervical C1).

Punção Cisternal

Use um tubo endotraqueal não colapsável para evitar a oclusão do fluxo de ar durante o procedimento (evite tubos endotraqueais de borracha vermelha, pois esses tubos são mais propensos a dobras completas com flexão do pescoço quando comparados com tubos endotraqueais de cloreto de polivinila [PVC]). Raspe o pelo e prepare

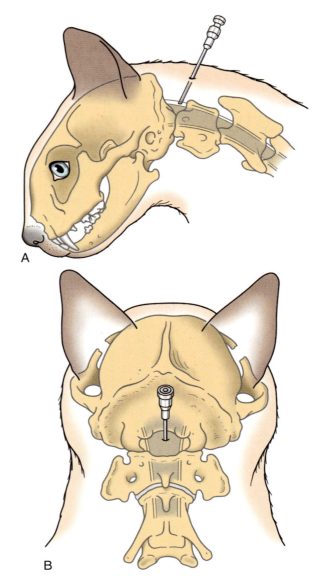

Figura 37.14 Marcos anatômicos para coleta de líquido cefalorraquidiano da cisterna cerebelobulbar no gato. (A) Vista lateral. (B) Vista dorsoventral.

assepticamente a pele na região da punção. Coloque o paciente em decúbito lateral e tenha um assistente flexionando o pescoço. Mantenha o nariz do animal paralelo à mesa. Faça com que o assistente "dobre" o queixo do animal e empurre a protuberância occipital externa em direção ao indivíduo que está fazendo a punção (Figura 37.14). Coloque um suporte sob o pescoço (p. ex., toalha de papel enrolada) para ajudar a manter o processo espinhoso do áxis e a protuberância occipital externa alinhados.

Enquanto estiver usando luvas estéreis, insira uma agulha espinal de calibre 22 com um estilete (calibre 20 em pacientes maiores) na linha média, direcionando-a para o espaço atlantoccipital. Estime o local apropriado para a inserção da agulha, localizando o aspecto cranial da coluna C2 com o dedo indicador e, em seguida, pressione com firmeza a ponta do dedo, enquanto o dedo avança simultaneamente para o crânio. Na maioria dos pacientes, você palpará uma crista ou cavará aproximadamente um terço da distância entre o aspecto cranial da coluna C2 e a protuberância occipital externa. Essa crista é o aspecto cranial do arco de C1.

CAPÍTULO 37 Visão Geral do Neurodiagnóstico para o Cirurgião de Pequenos Animais

Insira a agulha apenas cranial à crista para permitir a entrada no espaço atlantoccipital. Alternativamente, desenhe uma linha imaginária através dos limites craniais das asas de C1 e uma linha perpendicular da protuberância occipital externa caudalmente. Insira a agulha na interseção dessas linhas. Perfure a pele primeiramente, depois use o dedo indicador e o polegar de uma das mãos (mão esquerda para uma pessoa destra) para estabilizar a agulha contra a superfície da pele, enquanto a outra mão avança lentamente a agulha espinal. Após cada poucos milímetros de avanço, remova o estilete para observar o fluxo do LCR. Tipicamente, você sentirá a agulha passar por planos de tecido fibroso, produzindo uma sensação de "estalo"; no entanto, isso não é consistente. Se a agulha se apoiar no osso, redirecione a ponta levemente cranial ou caudal para o espaço subaracnóideo dorsal. Se a ponta da agulha for empurrada através da medula e lacerar a artéria basilar, complicações graves podem ocorrer.

Punção Lombar

A punção lombar para coleta de LCR é geralmente realizada no espaço L4-L5 em cães grandes ou no espaço L5-L6 em cães menores e gatos (Figura 37.15). O LCR pode ser mais representativo das lesões envolvendo a medula espinal toracolombar do que o LCR de uma punção da cisterna. Coloque o paciente em decúbito lateral, raspe os pelos e prepare assepticamente a pele no local da punção para coleta do LCR. Avance os membros pélvicos do paciente cranialmente para abrir o espaço interarqueado. Fique de frente para a área ventral do paciente e incline-se sobre ele para inserir a agulha espinal. Insira a agulha espinal lateralmente à linha média, adjacente ao limite caudodorsal do processo espinhoso (L6 para a punção de L5-L6; L5 para a punção de L4-L5). Insira a agulha em um ângulo de 30 a 60 graus a partir de uma linha imaginária traçada perpendicularmente ao longo eixo da coluna. Após a entrada do espaço interarqueado lombossacral, a agulha passará pela dura-máter dorsal. Muitas vezes, neste momento, uma contração dos membros pélvicos e/ou da cauda será notada. Avance a agulha até a base do canal vertebral e retire o estilete. Deixe o líquido cefalorraquidiano pingar em um tubo de coleta.

Embora a agulha espinal penetre na medula espinal durante uma punção lombar do LCR, isso não parece causar nenhum problema clínico.

Uma variedade de testes pode ser realizada no LCR; o mais clinicamente útil é a contagem de células com diferencial e concentração de proteínas (Quadro 37.4). Para algumas doenças (p. ex., vírus da cinomose canina, infecção do SNC por PIF [coronavírus] em gatos), a amplificação do material genético através da reação em cadeia da polimerase pode ser indicada. Idealmente, a contagem de células deve ser realizada dentro de 30 minutos da coleta do LCR; entretanto, evidências recentes indicam que contagens celulares confiáveis podem ser obtidas até 48 horas depois, se o LCR for preservado mediante adição de soro autólogo.

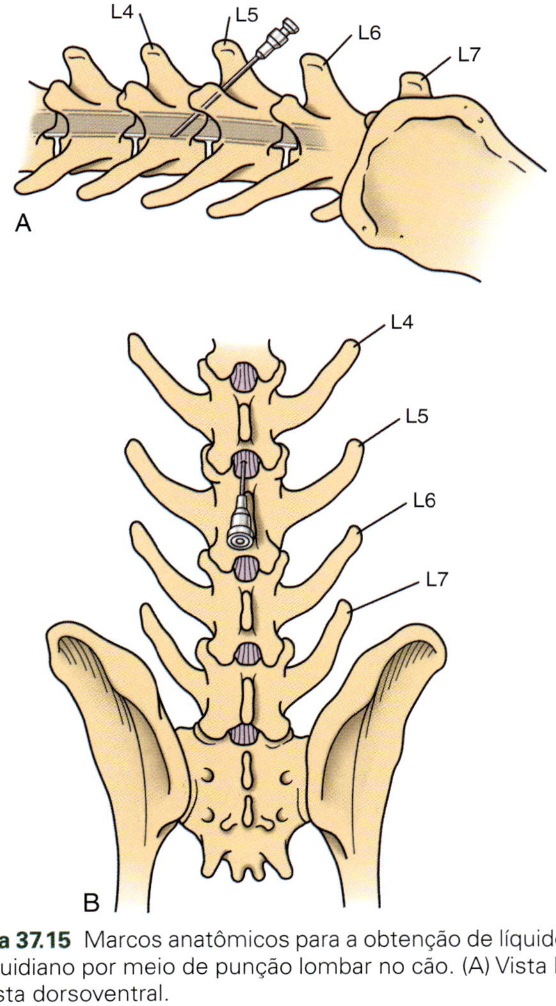

> **NOTA** O tratamento prévio pode alterar os resultados esperados da análise do LCR, especialmente em pacientes com doença inflamatória tratados com corticosteroides.

O LCR normal é claro e incolor e tem a consistência de água. Hemorragia prévia (ocorrendo um mínimo de 10 horas antes da coleta de líquido cefalorraquidiano) no LCR pode resultar em uma coloração amarelada, conhecida como *xantocromia*. Essa descoloração pode persistir por 2 a 4 semanas após a hemorragia no espaço subaracnóideo, mas geralmente é resolvida em 4 a 8 dias. Outras causas potenciais de xantocromia incluem icterícia grave e níveis marcadamente elevados de proteína no LCR.

Figura 37.15 Marcos anatômicos para a obtenção de líquido cefalorraquidiano por meio de punção lombar no cão. (A) Vista lateral. (B) Vista dorsoventral.

QUADRO 37.4 Diretrizes de Interpretação para o Líquido Cefalorraquidiano Canino e Felino

Contagem de Células Nucleadas Normais
< 5 células/μL

Concentração Normal de Proteína
Punção da cisterna < 27 mg/dL
Punção lombar < 45 mg/dL toque lombar

Efeito da Contaminação de Hemácias na Contagem de Células Nucleadas
Cães: 500 hemácias/μL = 1 leucócito/μL
Gatos: 100 hemácias/μL = 1 leucócito/μL

Efeito da Contaminação de Hemácias na Concentração de Proteína
1.200 hemácias/μL = 1 mg/dL de proteína

Efeitos de Hemácias e Leucócitos na Turbidez do Líquido Cefalorraquidiano (LCR)
Turbidez por leucócitos: >200 leucócitos/μL
Turbidez por hemácias: >400 hemácias/μL

A contaminação bruta por sangue pode ser iatrogênica ou resultar de hemorragia contínua no espaço subaracnóideo. A hemorragia iatrogênica é mais comum nas punções lombares do que nas de cisterna. Embora a hemorragia iatrogênica interfira na interpretação dos resultados do LCR, a extensão em que isso ocorre é controversa. Tem sido sugerido que cada 500 a 700 hemácias/mL em uma punção de LCR hemorrágica podem ser responsáveis por um leucócito/mL em cães, e cada 100 hemácias/mL podem ser responsáveis por um leucócito/mL em gatos (Quadro 37.4). No entanto, também foi demonstrado que contagens de hemácias no LCR de até 15.000/mL podem ocorrer com o mínimo de elevação na contagem de leucócitos. O efeito da hemorragia nos níveis de proteína no LCR é tipicamente baixo; Aproximadamente 1.200 hemácias/mL são necessárias para aumentar a concentração de proteína em 1 mg/dL.

O aumento da turbidez do LCR é geralmente devido a um número elevado de células (mais de 200 leucócitos/mL, mais de 400 hemácias/mL) e ocasionalmente se dá em virtude do aumento dos níveis de proteínas (Quadro 37.4). Níveis elevados de proteína no líquido cefalorraquidiano farão com que o líquido fique mais viscoso. O LCR que coagula é raro e é causado por uma concentração proteica marcadamente aumentada.

Embora o número real possa variar de acordo com o laboratório utilizado, menos de cinco células nucleadas por mL de LCR geralmente estão presentes (Quadro 37.4). Em cães e gatos normais, o líquido cefalorraquidiano lombar tipicamente tem menos leucócitos/mL do que o líquido cefalorraquidiano. A distribuição deve consistir predominantemente em células mononucleares com apenas neutrófilos ocasionais.

Embora cada laboratório estabeleça intervalos normais, a concentração normal de proteína para o LCR na cisterna é menor que 27 mg/dL em cães e gatos (Quadro 37.4). Os níveis normais de proteína serão maiores quando o LCR for colhido de uma punção lombar (aproximadamente o dobro do LCR cisternal, ou < 45 mg/dL).

Geralmente, quanto maior o envolvimento meníngeo ou ependimal, maior o número de leucócitos esperados no LCR. Lesões parenquimatosas profundas podem estar associadas a contagens de células levemente aumentadas ou normais, frequentemente com níveis elevados de proteína. O aumento da contagem de células nucleadas no LCR é referido como *pleocitose*. Uma contagem normal de células com um elevado nível proteico é muitas vezes referida como *dissociação albuminocitológica*.

Uma pleocitose neutrofílica é frequentemente associada à infecção bacteriana e à meningite responsiva a corticosteroides (asséptica). Outras doenças nas quais os neutrófilos podem predominar no LCR incluem algumas encefalites virais (p. ex., infecção aguda por cinomose canina, meningoencefalite por PIF em gatos), infecções fúngicas, meningiomas e mielopatia embólica fibrocartilaginosa. Os neutrófilos associados à doença infecciosa (p. ex., meningoencefalite bacteriana) têm maior probabilidade de degenerarem do que aqueles que ocorrem em distúrbios não infecciosos (p. ex., meningite responsiva a corticosteroides).

Pleocitose de células mononucleares refere-se à predominância de linfócitos ou macrófagos no LCR. Essa é a pleocitose mais comumente encontrada e, em geral, está associada à meningoencefalite granulomatosa em cães (p. 1.453). As encefalites necrosantes (i.e., é, encefalite de Pug/Maltês, encefalite de Yorkshire terrier) são geralmente caracterizadas por pleocitose linfocítica primariamente. O linfossarcoma envolvendo o SNC também pode estar associado à pleocitose linfocítica. A pleocitose predominantemente mononuclear pode ser causada por infecções bacterianas fúngicas, virais (p. ex., vírus da cinomose canina), protozoárias, riquetsiais e crônicas.

A pleocitose eosinofílica é rara e tem sido associada à migração aberrante de parasitas no SNC, vírus da raiva e infecções criptocócicas, protozoárias e prototecais. Uma condição idiopática rara chamada *meningoencefalite eosinofílica* é caracterizada por uma proporção substancial de eosinófilos no LCR.

REFERÊNCIAS BIBLIOGRÁFICAS

1. Newcomb B, Arble J, Rochat M, et al. Comparison of computed tomography and myelography to a standard of computed tomographic myelography for evaluation of dogs with intervertebral disc disease. *Vet Surg*. 2012;41:207-214.
2. Reynolds D, Brisson BA, Nykamp SG. Agreement between magnetic resonance imaging, myelography and surgery for detecting recurrent, thoracolumbar intervertebral disk extrusion in dogs. *Vet Comp Orthop Traumatol*. 2013;26:12-18.

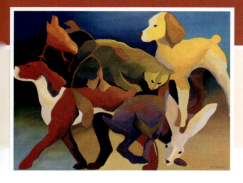

38

Exame Neurológico e Neuroanatomia Relevante

Realizar e interpretar um exame neurológico em cães e gatos requer um conhecimento prático de neuroanatomia funcional e disfuncional; um entendimento profundo da neuroanatomia não é necessário para a proficiência em localizar suas lesões neurológicas. O exame neurológico é realizado de forma sistemática e pode, na maioria dos casos, ser feito dentro de 10 a 15 minutos. As duas questões importantes a serem respondidas pelo exame neurológico são: (1) O paciente tem doença neurológica? e (2) Em caso afirmativo, onde está a lesão? Vários princípios devem ser seguidos ao localizar lesões em pequenos animais. Embora a localização neurológica razoavelmente específica deva ser tentada, todas as lesões estarão em um dos três locais gerais: encéfalo, medula espinal ou sistema nervoso periférico. As subdivisões anatômicas dentro de cada um desses locais são apresentadas no Quadro 38.1. A ordem escolhida para os vários testes realizados durante o exame neurológico não é importante, mas a ordem do exame deve ser consistente para que nada seja esquecido. Manipulações que podem resultar em uma resposta dolorosa do paciente devem ser feitas no final do exame neurológico. O exame neurológico pode precisar ser modificado em determinadas situações (p. ex., locomoção bipedal não seria aconselhada em um paciente suspeito de fratura/luxação toracolombar). Realizar exames neurológicos abreviados ou "olhares rápidos" deve ser evitado; a responsabilidade pela localização incorreta de uma lesão recairá sobre o examinador, e a realização de um exame neurológico incompleto não será uma desculpa viável para um erro. Pacientes ambulatoriais devem ter permissão para transitar na sala de exame antes da parte da "mão na massa" do exame neurológico. Isso permite que o cirurgião avalie o comportamento circulante, os *deficits* visuais (p. ex., colidir com objetos) e as anormalidades da marcha. Recomenda-se a palpação de todo o animal para avaliar as áreas de atrofia muscular, particularmente em pacientes de pelagem grossa nos quais a atrofia muscular é menos visível. Os componentes de um exame neurológico padrão incluem avaliação do estado mental, nervos cranianos, atitude/postura, marcha, reações posturais (propriocepção), reflexos espinais e nocicepção (respostas de dor normais e anormais).

ESTADO MENTAL

O estado mental de um paciente reflete a integridade do encéfalo, bem como partes do tronco encefálico (sistema ativador reticular ascendente). Anatomicamente, o diencéfalo é o aspecto mais rostral do tronco encefálico. Como as lesões diencefálicas causam sinais clínicos que muitas vezes são indistinguíveis das lesões cerebrais, o termo *prosencéfalo* (cérebro/diencéfalo) é frequentemente usado no vocabulário clínico para distinguir essa parte do encéfalo do restante do tronco encefálico. As principais subdivisões do encéfalo são exibidas graficamente na Figura 38.1. Em cães e gatos com alterações mentais, às vezes é necessário descrever tanto a qualidade quanto o conteúdo do estado mental. A qualidade da atividade mental refere-se ao nível de alerta; isso varia de um nível normal de alerta ao coma.

Entre esses dois extremos há obnubilação e estupor (Tabela 38.1). Animais *obnubilados* tendem a parecer deprimidos, apáticos e desinteressados em atividades espontâneas. Embora esses pacientes com frequência pareçam sonolentos, eles são facilmente despertados com um estímulo menor (dicas vocais, outros ruídos). Ao contrário de outras formas de depressão (p. ex., aquelas causadas por doenças metabólicas), os pacientes obnubilados são frequentemente descritos como parecendo "fora do ar". *Estupor* descreve um cão ou gato que não está consciente, mas pode ser despertado com um forte estímulo (p. ex., pinçamento de dígito). *Coma* refere-se a um estado de inconsciência que persiste mesmo após a aplicação de um forte estímulo. Embora isso não seja absoluto, o estupor e o coma são frequentemente indicativos de lesões do tronco encefálico (i.e., do mesencéfalo através do bulbo), enquanto o estado mental obnubilado é frequentemente associado à doença do prosencéfalo (i.e., cérebro/diencéfalo). Alguns pacientes, particularmente aqueles com disfunção do prosencéfalo, exibirão uma qualidade de alerta (mas anormal) ou nível de estado mental com conteúdo anormal de consciência (p. ex., demência associada à disfunção cognitiva). Anormalidades comportamentais são separadas das alterações do estado mental, embora uma linha tênue possa estar presente entre essas duas avaliações. Alterações comportamentais súbitas podem não ser aparentes para o examinador; em tais situações, a avaliação do dono sobre o *status* comportamental de seu animal de estimação é crucial.

NERVOS CRANIANOS

Os doze nervos cranianos e suas funções associadas estão resumidos na Tabela 38.2. As localizações desses nervos em relação às subdivisões do encéfalo das quais eles se originam são mostradas na Figura 38.2. O exame do nervo craniano é simples e fácil de realizar. É habitual e apropriado para o clínico pensar em cada nervo craniano em termos de sua região ou origem no encéfalo, porque a disfunção de um nervo craniano pode representar danos aos neurônios em um núcleo que compreende esse nervo (lesão cerebral) ou ao nervo em si. Deve-se ter em mente que esses nervos devem percorrer uma distância variável até seus respectivos forames; portanto, há situações clínicas em que um nervo craniano específico é comprometido a alguma distância de sua subdivisão encefálica associada (p. ex., síndrome do seio cavernoso). Os nervos cranianos e suas respectivas origens encefálicas são os seguintes: nervos cranianos (NC) I e II — prosencéfalo (cérebro/diencéfalo); NC III e IV — mesencéfalo (mesencéfalo); NC V (somente motor) — ponte (metencéfalo ventral); e NC VI a XII — bulbo (mielencéfalo). O núcleo sensorial e o trato de NC V são muito extensos e são encontrados do mesencéfalo rostralmente aos primeiros poucos segmentos cervicais da medula espinal caudalmente. Os NC IX, X e XI atuam em conjunto para realizar as mesmas funções básicas (inervação laríngea, faríngea e esofágica), de modo que podem ser considerados coletivamente como um nervo craniano.

1323

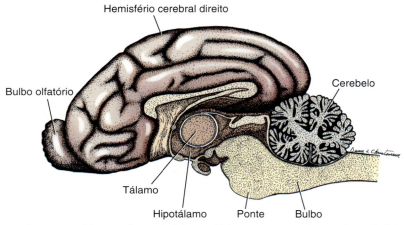

Figura 38.1 Ilustração esquemática mediossagital do encéfalo, representando grandes subdivisões anatômicas.

TABELA 38.1 *Status* Mental Alterado

Estado Mental	Estado do Animal	Resposta aos Estímulos	Local da Lesão
Obnubilação	Deprimido, indiferente, desinteressado em atividade espontânea	Pode ser despertado com estímulo menor	Tipicamente prosencéfalo
Estupor	Não consciente, mas suscetível	Pode ser despertado com estímulo forte	Tipicamente tronco encefálico ou difusa no prosencéfalo
Comat	Inconsciente	A inconsciência persiste mesmo após a aplicação de um forte estímulo	Tronco encefálico ou difusa no prosencéfalo

---

QUADRO 38.1 Subdivisões Anatômicas do Sistema Nervoso

Encéfalo
Prosencéfalo (cérebro/diencéfalo)
Tronco encefálico (mesencéfalo através do bulbo)
Cerebelo

Medula Espinal
Segmentos C1-C5
Segmentos C6-T2
Segmentos T3-L3
Segmentos L4-caudais

Sistema Nervoso Periférico
Nervos
Músculos
Junções neuromusculares

O NC I ou *nervo olfativo* é rotineiramente ignorado porque é difícil avaliar a modalidade do olfato. O NC II ou *nervo óptico* transmite a modalidade sensorial da visão. A habilidade visual pode ser avaliada de várias maneiras. Provavelmente, o teste mais comum realizado para avaliação da visão é a resposta à ameaça. Esta é uma resposta aprendida (deve estar presente aos 3 meses em cães e gatos) e, portanto, não é um reflexo. Quando um gesto ameaçador é feito em direção ao paciente com a mão do examinador, a resposta apropriada é que o paciente pisque (Figura 38.3). A parte aferente dessa resposta é conduzida pelo NC II, e a parte eferente (o piscar) é realizada pelo nervo facial (NC VII). O acompanhamento visual é pouco objetivo, especialmente com gatos. Neste teste, objetos (como bolas de algodão ou brinquedos) são jogados ou deixados na frente do paciente; a expectativa normal, se a visão estiver intacta, é que os olhos e a cabeça do paciente sigam os objetos. O NC III ou *nervo oculomotor* tem dois componentes principais: motor somático e parassimpático. A porção motora somática do NC III inerva a maior parte da musculatura extraocular: músculos reto dorsal, reto medial, reto ventral, oblíquo ventral e levantador da pálpebra superior. O componente parassimpático do NC III é responsável pela constrição pupilar. As vias de constrição visual e pupilar estão ilustradas na Figura 38.4. Danos ao núcleo oculomotor ou NC III podem levar a estrabismo ventrolateral e/ou à pupila dilatada que é variavelmente (dependendo da extensão do dano) responsiva à luz. A avaliação do aspecto parassimpático da função/disfunção do NC III é feita colocando-se uma luz brilhante no olho e observando-se a constrição pupilar. Ambas as pupilas devem se contrair quando uma luz é projetada em um olho, com o olho que está sendo estimulado (direto) apresentando uma constrição mais forte do que o olho oposto (indireto). Nesse reflexo, denominado *reflexo de luz pupilar*, a informação aferente é realizada via NC II, e a resposta eferente é mediada via NC III. É importante usar uma fonte de luz forte ao tentar obter um reflexo de luz pupilar em um paciente. Cães e gatos em um ambiente hospitalar geralmente têm um tônus simpático elevado, e o uso de uma fonte de luz fraca nesses pacientes pode não ser suficiente para afetar a constrição pupilar. O núcleo troclear e seu nervo associado, o *nervo troclear* (NC IV), são responsáveis pela inervação do músculo oblíquo dorsal do olho. Este músculo impede a rotação externa (lateral) do aspecto dorsal do globo. Os defeitos isolados deste núcleo e nervo raramente são encontrados em pequenos animais; este NC é tipicamente ignorado no exame do nervo craniano de cães e gatos.

O núcleo motor do NC V na ponte e seus axônios eferentes associados no NC V, o *nervo trigêmeo*, são responsáveis pela inervação motora dos músculos da mastigação. A avaliação clínica deste NC baseia-se principalmente em evidências visuais e/ou palpáveis de atrofia dos músculos mastigatórios (Figura 38.5). Na presença da disfunção bilateral, o paciente pode não conseguir fechar a boca

TABELA 38.2 Nervos Cranianos e suas Funções Associadas

Nervo Craniano (NC)	Função/Inervação
NC I	Olfação
NC II	Visão
NC III	• Motor somático para a maioria dos músculos extraoculares (reto dorsal, medial, ventral; oblíquo ventral; levantador da pálpebra superior) • Inervação parassimpática para pupila (resposta da luz pupilar)
NC IV	Motor somático ao músculo oblíquo dorsal do olho
NC V	• Motor somático aos músculos da mastigação • Motor somático para o músculo tensor do tímpano • Sensorial para a maior parte da face
NC VI	Motor somático para músculo reto lateral e músculo retrator do bulbo (extraocular)
NC VII	• Motor somático aos músculos da expressão facial • Motor somático ao músculo estapédio • Inervação parassimpática para glândulas salivares (mandibular, sublingual)[a] e glândulas lacrimais, palatinas e nasais[b] • Sensorial ao pavilhão interno • Sensorial (mecanorrecepção, térmica) e gustação para dois terços rostrais da língua (nervo corda do tímpano)[c]
NC VIII	Função vestibular e audição
NC IX-XI	• Motor somático para funções laríngea e faríngea (núcleo ambíguo) • Inervação parassimpática para glândulas salivares (parótida e zigomática – NC IX)[d] • Inervação parassimpática de vísceras (NC X) • Inervação sensitiva da faringe (NC IX e X) • Sensorial e sabor para o terço caudal da língua (NC IX)
NC XII	Mecanismo somático para músculos extrínsecos e intrínsecos da língua

[a]Axônio pós-ganglionar em NC V, ramo mandibular (depois dos gânglios mandibular e sublingual).
[b]Axônio pós-ganglionar em NC V, ramo maxilar (após gânglio pterigopalatino).
[c]O nervo corda do tímpano une-se ao ramo lingual do ramo mandibular do NC V perto da orelha média.
[d]Axônio pós-ganglionar em NC V, ramo mandibular (após gânglio ótico).

efetivamente. Como mencionado, o núcleo sensitivo e o trato do NC V são bastante extensos. São avaliados pela verificação da sensibilidade ao redor da face (Figura 38.6). Além disso, a realização do reflexo corneano avalia a integridade dos NC V (sensitivo), VI e VII (Figura 38.7). A superfície da córnea é inervada pelo ramo oftálmico do NC V. Quando a córnea é levemente tocada com uma haste com ponta de algodão umedecido, o reflexo normal é um piscar de olhos (NC VII) e a retração do globo ocular (NC VI). O NC VI, o *nervo abducente*, é derivado do núcleo abducente no bulbo rostral e fornece inervação somática motora para os músculos retrator do bulbo do olho e reto lateral. Danos a este nervo craniano irão prejudicar a capacidade do globo ocular de se retrair (como no reflexo da córnea), bem como de se mover lateralmente (ao verificar se há nistagmo fisiológico). O NC VII, o *nervo facial*, inerva os músculos da expressão facial e é derivado do núcleo facial no bulbo. Este nervo é avaliado clinicamente por meio da análise da simetria facial e da realização do reflexo de piscar, do reflexo da córnea e do reflexo trigeminofacial (Figura 38.8). Este último reflexo envolve estimular a região maxilar (NC V) e observar o reflexo de piscar de olhos (NC VII). O nervo facial também fornece inervação sensitiva ao pavilhão interno, de modo que esta região pode ser levemente estimulada (p. ex., pinças hemostáticas) e o paciente, observado para uma resposta comportamental.

O NC VIII é o nervo *vestibulococlear*, que transporta as modalidades sensoriais de audição e equilíbrio. É difícil testar com precisão a audição durante um exame neurológico; os animais com audição e atividade mental normais voltar-se-ão para reconhecer ruídos altos ou repentinos. Se clinicamente indicado, a audição é avaliada usando um procedimento de eletrodiagnóstico chamado *teste de potencial evocado auditivo de tronco encefálico* (p. 1318). A integridade do sistema vestibular pode ser avaliada de várias maneiras. Um paciente com função vestibular normal não deve exibir inclinação da cabeça, ataxia, estrabismo ou nistagmo espontâneo (em repouso). Virar a cabeça do paciente para o lado deve induzir um nistagmo fisiológico normal direcionado horizontalmente com uma fase rápida na direção da rotação da cabeça. Cães e gatos são movidos em várias posições em um esforço para provocar estrabismo e nistagmo anormais (posicionais), ambos indicando uma anormalidade com o sistema vestibular. Anormalidades do sistema vestibular podem ser devidas a danos na porção periférica (ouvido interno) ou na porção central (bulbo e/ou cerebelo) deste sistema (Figura 38.9).

Os NC IX (*nervo glossofaríngeo*), X (*nervo vago*) e XI (*nervo acessório*) são considerados em conjunto porque atuam como um grupo para inervar os músculos estriados de laringe, faringe e esôfago. Os corpos celulares desses NC estão localizados no núcleo ambíguo encontrado no bulbo ventrolateral (Figura 38.10). A função laríngea não pode ser avaliada no paciente acordado, mas a disfunção pode ser inferida a partir do estridor inspiratório em cães com disfunção laríngea bilateral. A capacidade de engolir normalmente pode ser deduzida através da realização do reflexo faríngeo ou da mordaça. Este teste pode ser realizado de duas maneiras. A primeira envolve a estimulação direta da mucosa faríngea com uma haste de algodão ou um dedo enluvado (Figura 38.11). A desvantagem deste método é que ele é aplicável apenas a pacientes muito cooperativos. A vantagem é que a força do reflexo de vômito pode ser sentida diretamente (se um dedo enluvado for usado). A outra, mais segura (para o examinador), consiste em palpar a musculatura faríngea externamente, craniodorsal à laringe (Figura 38.12), e observar a deglutição do paciente. O NC XII, o *nervo hipoglosso*, inerva a musculatura da língua. Esse nervo se origina de corpos celulares neuronais no núcleo hipoglosso localizado no bulbo caudal (Figura 38.13). A função da língua pode ser avaliada observando-se o paciente beber água ou lamber o nariz (cães e gatos fazem isso frequentemente depois de engolir/reflexo faríngeo, os gatos geralmente lambem o nariz e engolem se o nariz for esfregado pelo examinador). Em pacientes cooperativos, a língua pode ser agarrada e avaliada diretamente à procura de qualquer atrofia (Figura 38.14).

PARTE QUATRO Neurocirurgia

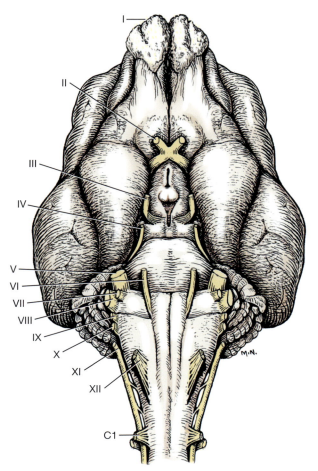

Figura 38.2 Aspecto ventral do encéfalo felino, mostrando posições anatômicas relativas dos nervos cranianos.

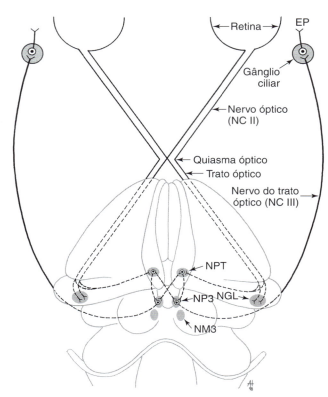

Figura 38.4 Vias neuroanatômicas para visão e constrição papilar. *EP*, esfíncter do músculo pupilar; *NGL*, núcleo geniculado lateral; *NM3*, núcleo motor do nervo craniano III; *NP3*, núcleo parassimpático do nervo craniano III; *NPT*, núcleo pré-tectal. (Modificada de Dewey CW. *A Practical Guide to Canine and Feline Neurology.* 2nd ed. Hoboken, NJ: Wiley-Blackwell; 2008.)

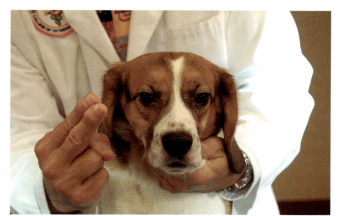

Figura 38.3 A resposta à ameaça é provocada por um gesto brusco próximo ao olho, que deve induzir um piscar de olhos.

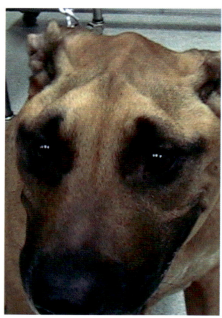

Figura 38.5 Cão com atrofia severa dos músculos da mastigação.

CAPÍTULO 38 Exame Neurológico e Neuroanatomia Relevante

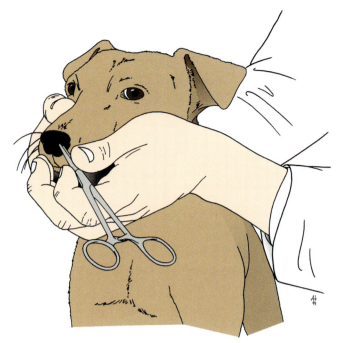

Figura 38.6 A porção sensitiva do nervo trigêmeo (nervo craniano [NC] V) é testada estimulando-se a mucosa nasal com um instrumento contundente. Pacientes normais afastam a cabeça. (Modificada de Dewey CW. *A Practical Guide to Canine and Feline Neurology*. 2nd ed. Hoboken, NJ: Wiley-Blackwell; 2008.)

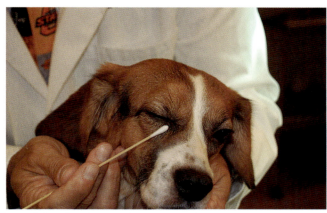

Figura 38.8 O reflexo palpebral ou reflexo de piscar é provocado pelo toque na pele medial ou lateral do olho. Isso normalmente irá induzir um piscar de olhos.

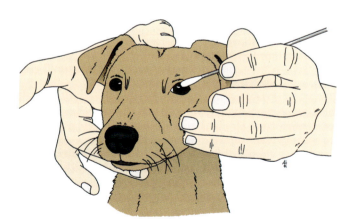

Figura 38.7 O reflexo da córnea é testado tocando-se a córnea com uma haste com ponta de algodão umedecida com solução salina. A resposta normal é a retração do globo. (Modificada de Dewey CW. *A Practical Guide to Canine and Feline Neurology*. 2nd ed. Hoboken, NJ: Wiley-Blackwell; 2008.)

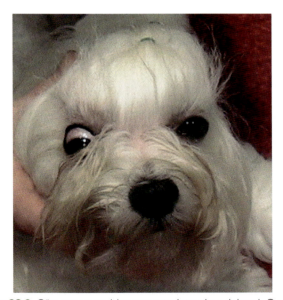

Figura 38.9 Cão com estrabismo ventrolateral posicional. O paciente foi provisoriamente diagnosticado com meningoencefalomielite granulomatosa (p. 1453).

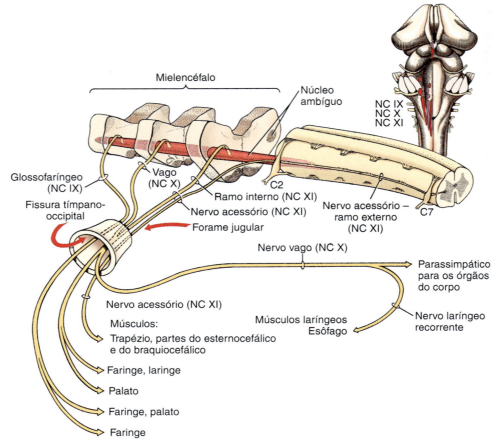

Figura 38.10 Ilustração esquemática do núcleo ambíguo e suas inervações do músculo estriado da laringe, faringe e esôfago. (De DeLahunta A. *Veterinary Neuroanatomy and Clinical Neurology.* 3rd ed. St. Louis: Saunders; 2009.)

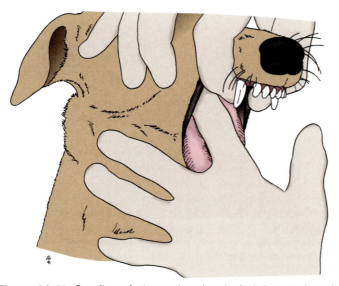

Figura 38.11 O reflexo faríngeo (ou de vômito) é testado pelo toque na faringe, que resulta em elevação do palato e contração dos músculos faríngeos. (Modificada de Dewey CW. *A Practical Guide to Canine and Feline Neurology.* 2nd ed. Hoboken, NJ: Wiley-Blackwell; 2008.)

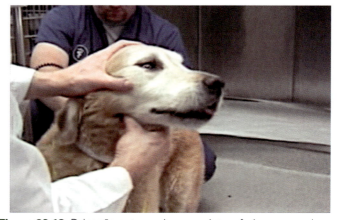

Figura 38.12 Palpação externa da musculatura faríngea para desencadear o reflexo da deglutição.

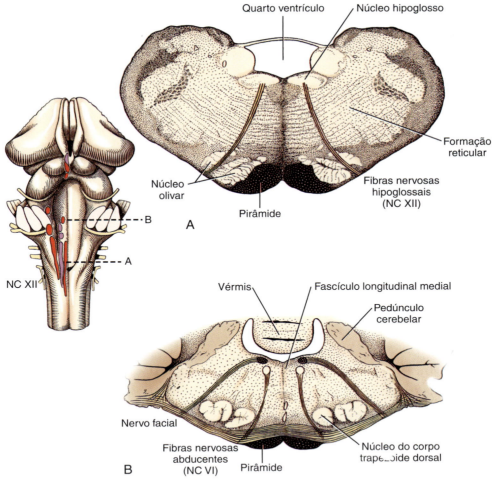

Figura 38.13 Corte transversal através do tronco encefálico no nível do núcleo do nervo hipoglosso no bulbo caudal. (De DeLahunta A. *Veterinary Neuroanatomy and Clinical Neurology.* 3rd ed. St. Louis: Saunders; 2009.)

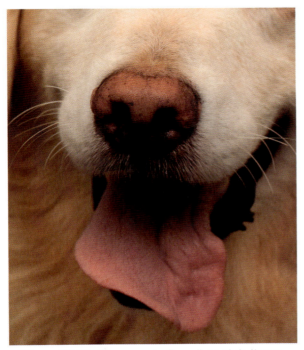

Figura 38.14 Cão com atrofia unilateral da língua.

ATITUDE/POSTURA

Atitude refere-se à posição dos olhos e da cabeça do paciente em relação ao corpo, enquanto a *postura* indica a posição do corpo em relação à gravidade. Atitudes anormais geralmente se manifestam como inclinação ou rotação da cabeça. Uma inclinação da cabeça, na qual uma orelha fica mais baixa que a outra, é um sinal de disfunção vestibular unilateral (Figura 38.15). Um giro da cabeça, no qual o nariz pode ser direcionado para a direita ou para a esquerda, mas as orelhas estão no mesmo plano horizontal (Figura 38.16), é consistente com uma lesão do prosencéfalo ou siringomielia cervical (esta curvatura da coluna é referida como *escoliose ou torcicolo*).

As posturas anormais são numerosas e incluem uma postura de base ampla dos membros pélvicos ou todos os quatro membros (Figura 38.17), o que sugere propriocepção anormal; hiperflexão das articulações tarsais ("queda" dos jarretes) quando em pé sugere disfunção do nervo tibial; elevação de um membro ("sinal de raiz") em resposta à irritação do nervo espinal, entre outros. Algumas posturas clássicas descritas na literatura muitas vezes causam confusão, provavelmente porque são discutidas como se fossem difíceis de discernir umas das outras. A mais comum destas clinicamente encontradas é a posição de Schiff-Sherrington. Essa postura é caracterizada pela extensão rígida dos membros torácicos (com preservação da função do membro torácico) acompanhada de paresia ou plegia de

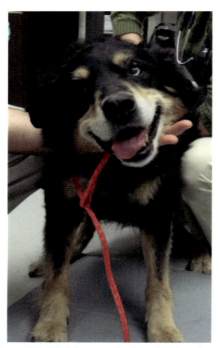

Figura 38.15 Cão com inclinação da cabeça.

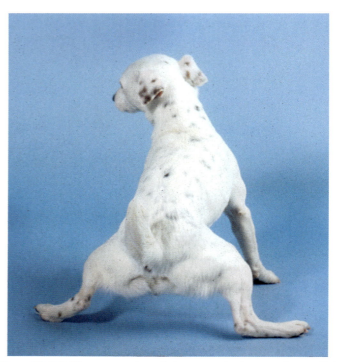

Figura 38.17 Cão com postura de base ampla dos membros pélvicos devido à disfunção do cerebelo. (Cortesia do Dr. Joan Coates.)

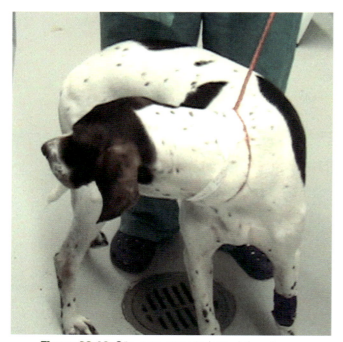

Figura 38.16 Cão com rotação lateral da cabeça.

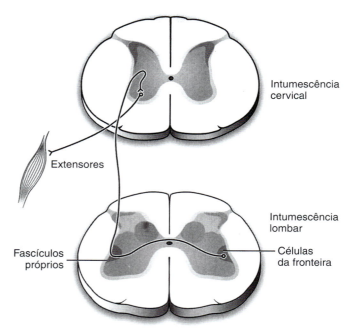

Figura 38.18 A via inibitória ascendente dos neurônios motores inferiores do membro torácico, cuja interrupção leva ao fenômeno de Schiff-Sherrington. (Modificada de Burke MJ, Colter SB. A practical review of canine and feline spinal cord anatomy. *Prog Vet Neurol.* 1990; 1:358–370.)

membros pélvicos. O aumento do tônus extensor para os membros torácicos é devido à interrupção de um grupo de células na substância cinzenta lombar, chamadas de *células de fronteira*, ou dos processos axonais cranialmente dirigidos dessas células (Figura 38.18). Essas células projetam seus axônios cranialmente para inibir tonicamente os neurônios motores inferiores (NMI) dos músculos extensores dos membros torácicos. Quando as células de fronteira ou seus axônios são rompidos como resultado de uma lesão medular caudal à região da intumescência cervical, os extensores dos membros torá-

cicos são "liberados" dessa inibição tônica. Os membros torácicos têm tônus extensor excessivo (especialmente quando o paciente está em decúbito lateral), mas não há *deficits* neurológicos associados a eles. A maioria dos pacientes com a postura de Schiff-Sherrington tem mielopatias T3-L3, provavelmente porque esta é uma apresentação neuroanatômica muito comum, e a maioria não se sustenta nos membros pélvicos. Essa postura é um fenômeno anatômico sem significância prognóstica. Cães e gatos com lesões na medula espinal lombar inferior também podem exibir essa postura como resultado da interrupção das células de fronteira diretamente (elas estão localizadas na substância cinzenta ventral dorsolateral dos segmentos da medula espinal L1-L7). Como não há envolvimento cerebral com esse fenômeno, ele não deve ser confundido com outras posturas que exibem hiperextensão de membro torácico (i.e., rigidez de descerebração e de descerebelação).

Rigidez de descerebração (Figura 38.19) é uma postura causada por uma lesão grave do tronco encefálico; caracteriza-se pela extensão rígida de todos os quatro membros e muitas vezes inclui o *opistótono* (dorsiflexão da cabeça e pescoço). Devido à localização da lesão causadora, os cães e gatos com rigidez de descerebração têm tipicamente graves perturbações da consciência (i.e., estupor ou coma). A rigidez de descerebelação é menos comumente encontrada e é causada por dano cerebelar agudo. Essa postura é caracterizada por extensão rígida dos membros torácicos e flexão dos membros pélvicos. Com envolvimento cerebelar isolado, não deve haver comprometimento da consciência. Devido à proximidade anatômica do cerebelo e do tronco encefálico, é mais comum encontrar pacientes com lesões que prejudiquem ambos (p. ex., lesões do ângulo cerebelobulbar) do que encontrar pacientes com disfunção puramente cerebelar. Esses pacientes podem apresentar uma postura com características de rigidez tanto de descerebração quanto de descerebelação. Em tais cenários, é importante perceber que não há utilidade clínica em esperar que um paciente adira a uma postura clássica quando a localização neuroanatômica já foi feita.

MARCHA

A produção de marcha em cães e gatos depende principalmente dos centros do tronco encefálico. Ao contrário dos primatas, o prosencéfalo tem participação mínima na produção de marcha, mas fornece propensão de movimento. As principais regiões do tronco encefálico e seus tratos associados, considerados importantes para a produção da marcha (Figura 38.20), são o núcleo rubro e o trato rubrospinal, a formação reticular da ponte e o trato reticulospinal da ponte, e a formação reticular bulbar e o trato reticulospinal bulbar. Para que a marcha coordenada seja mantida, informações proprioceptivas a respeito da posição do membro são constantemente entregues a esses núcleos produtores de marcha durante o movimento (primariamente via cerebelo, que recebe essa informação via tratos espinocerebelares). Além disso, a marcha equilibrada e coordenada requer a função normal dos sistemas vestibular periférico e central. A observação da marcha de um animal frequentemente revela uma grande quantidade de informações sobre a localização da lesão. Além de procurar direcionalidade para a marcha do paciente (p. ex., circulando em uma direção), outras anormalidades da própria marcha, como claudicação, arrasto da pata, ataxia e paresia/plegia, podem ser notadas. Na maioria dos casos, a claudicação é devida à doença ortopédica. No entanto, alguns distúrbios neurológicos se manifestam como claudicação, especialmente no início do processo

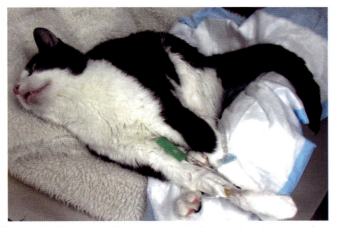

Figura 38.19 Gato exibindo rigidez de descerebração causada por uma lesão no tronco encefálico.

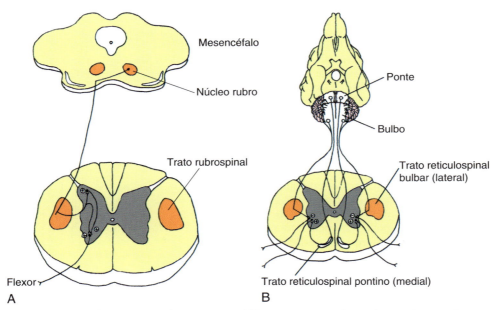

Figura 38.20 Núcleos importantes do tronco encefálico e tratos geradores de marcha em cães e gatos. (A) O núcleo rubro e o trato rubrospinal. (B) Os tratos reticulospinais da ponte e do bulbo. (Modificada de Burke MJ, Colter SB. A practical review of canine and feline spinal cord anatomy. *Prog Vet Neurol.* 1990; 1:358–370.)

> **QUADRO 38.2 Caracterização da Ataxia em Cães e Gatos**
>
> **Ataxia Sensorial**
> - Devido à interferência com as vias ascendentes proprioceptivas da medula espinal
> - Manifestada como um titubeio no andar
> - O arrasto da pata pode ser evidente
> - Marcha desajeitada
> - Pode cair ao girar
>
> **Ataxia Vestibular**
> - Inclinação da cabeça frequentemente presente
> - Inclinar-se ou cair para um lado (lado da inclinação da cabeça, se presente)
> - Ataxia geral de todos os quatro membros
> - Excursões amplas da cabeça lado a lado, com disfunção vestibular periférica bilateral
>
> **Ataxia Cerebelar**
> - Hipermetria frequentemente evidente, além da marcha desajeitada
> - Tremores de cabeça e/ou oscilação de todo o corpo (titubação) quando parado
> - Muitas vezes, há sinais de disfunção vestibular

da doença. Estes incluem irritação de uma raiz nervosa devido à extrusão de disco, resultando em claudicação ou contenção de um membro (i.e., "assinatura de raiz", que é mais comum em membros torácicos), claudicação de um membro torácico devido a um tumor maligno da bainha nervosa e claudicação uni ou bilateral do membro pélvico devido à estenose lombossacral degenerativa e à compressão dos nervos da cauda equina.

A ataxia invariavelmente indica doença neurológica e com frequência é caracterizada como ataxia sensitiva, ataxia vestibular ou ataxia cerebelar (Quadro 38.2). Ataxia sensitiva é devido à interferência com vias proprioceptivas ascendentes da medula espinal e se manifesta por marcha bamboleante. O paciente com ataxia sensitiva também pode arrastar os dígitos dos pés. Uma natureza geral desajeitada é visível, e o paciente pode cair ao girar. A ataxia vestibular e a ataxia cerebelar podem ser difíceis de diferenciar em alguns pacientes porque o sistema vestibular está intimamente associado ao cerebelo. No entanto, se tal paciente tiver outra evidência clara de disfunção vestibular central, tal diferenciação é supérflua. Com lesões vestibulares periféricas ou centrais unilaterais, os animais tendem a exibir uma inclinação da cabeça e inclinar-se ou cair em direção ao lado da inclinação da cabeça. Esses pacientes tendem a exibir ataxia geral de todos os quatro membros, mas a direção para a qual o paciente cai ou se inclina é consistente. Cães e gatos com disfunção vestibular periférica bilateral podem apresentar marcha muito peculiar, caracterizada por grandes excursões de cabeça de lado a lado durante a deambulação. A ataxia cerebelar também afeta todos os quatro membros. Além de marcha desajeitada, a evidência de hipermetria ou protração exagerada do membro é frequentemente observada durante a deambulação. Essa marcha de "alta passada" é característica da disfunção do cerebelo. Quando parados, alguns desses pacientes podem apresentar tremores na cabeça, especialmente se forem oferecidos petiscos ou algum outro estímulo (tremor intencional), e/ou uma oscilação de corpo inteiro de um lado para o outro (titubação). Cães e gatos com lesões do cerebelo também podem exibir sinais óbvios de disfunção vestibular (p. ex., estrabismo, nistagmo, inclinação da cabeça). O cerebelo está intimamente ligado ao sistema vestibular e os núcleos vestibulares do bulbo são diretamente ventrais ao cerebelo. É muito comum observar animais com movimentos sugestivos de disfunção cerebelovestibular.

A *paresia* denota uma perda parcial do movimento voluntário, enquanto a *plegia* (ou paralisia) significa uma perda completa do movimento voluntário. Os termos paresia e plegia não significam, por si sós, nada a respeito do tônus muscular. No entanto, os clínicos tendem a confundir a flacidez muscular com a paresia. A paresia/plegia do NMI é tipificada pela flacidez muscular e refluxos medulares ausentes ou inexistentes. Os pacientes sofreram danos aos NMI e/ou seus axônios que inervam diretamente os músculos responsáveis pela caminhada (p. ex., músculos do quadríceps). A paresia/plegia do neurônio motor superior (NMS) é caracterizada por tônus muscular normal e exagerado e reflexos espinais. Esses animais sofreram danos nos tratos de substância branca do NMS que descem do tronco encefálico e que "contam" aos NMI o que fazer durante a geração da marcha. Em qualquer situação, paresia ou plegia refere-se apenas a uma diminuição da capacidade ou incapacidade de deambular. Além disso, a capacidade de perceber a dor (i.e., nocicepção) não está implícita na descrição da marcha. Esta é uma parte separada do exame neurológico. Os prefixos são adicionados aos termos paresia ou plegia para descrever completamente a marcha do paciente. *Paraparesia* e *paraplegia* são termos usados para descrever animais com fraqueza nos membros pélvicos e falta de capacidade motora voluntária, respectivamente. Para animais com todos os quatro membros envolvidos, os termos *tetraparesia* e *tetraplegia* são usados (alguns preferem *quadriparesia* e *quadriplegia*, respectivamente). Quando um membro está envolvido (p. ex., lesão do plexo braquial), os termos *monoparesia* e *monoplegia* são usados. A descrição completa da marcha em um paciente parético inclui uma avaliação subjetiva de se um paciente pode caminhar sem ajuda. Isso, às vezes, é aberto a interpretações. O autor considera um paciente que não pode andar mais do que alguns passos sem cair como não ambulatório. Tal paciente seria descrito como paraparético não ambulatório.

REAÇÕES POSTURAIS

Reações posturais avaliam as vias envolvidas nas vias motoras e proprioceptivas. A propriocepção geral é conceitualmente dividida em propriocepção consciente e inconsciente e refere-se ao senso de posição, ou à capacidade de um animal julgar onde suas partes do corpo estão no espaço e em relação ao resto do corpo. Embora seja uma simplificação excessiva, a *propriocepção consciente* é transmitida pelas vias da coluna dorsal/lemnisco medial (i.e., fascículo grácil, fascículo cuneiforme, trato espinomedular) (Figura 38.21) e representa o senso de posição percebido no nível cerebral; a *propriocepção inconsciente* é transmitida principalmente pelas vias espinocerebelares (i.e., trato espinocerebelar dorsal e ventral, trato cuneocerebelar, trato espinocerebelar rostral) e representa o sentido da posição processado pelo cerebelo, sem envolvimento consciente. As vias proprioceptivas conscientes são representadas principalmente no córtex cerebral

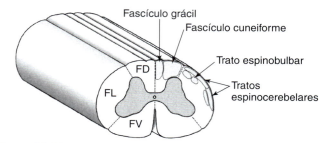

Figura 38.21 Vias proprioceptivas ascendentes na medula espinal. *FD*, funículo dorsal; *FL*, funículo lateral; *FV*, funículo ventral. (Modificada de Dewey CW. *A Practical Guide to Canine and Feline Neurology*. 2nd ed. Hoboken, NJ: Wiley-Blackwell; 2008.)

contralateral, enquanto as vias inconscientes são essencialmente ipsolaterais. A propriocepção consciente é mais bem avaliada com o animal em posição de pé, enquanto a propriocepção inconsciente é mais bem avaliada com o animal em movimento. As deflexões proprioceptivas conscientes isoladas com a marcha normal (i.e., propriocepção inconsciente normal) são uma característica da doença do prosencéfalo, ao passo que *deficits* proprioceptivos inconscientes isolados com respostas de posicionamento proprioceptivas normais (i.e., propriocepção consciente normal) são características da doença cerebelar. Na maioria dos pacientes com lesões no tronco encefálico e na medula espinal, é esperada uma combinação de comprometimento da propriocepção consciente e inconsciente (propriocepção geral).

Vários testes de reação postural podem ser realizados enquanto o exame neurológico é conduzido. Esses vários testes incluem o posicionamento proprioceptivo (Figura 38.22), a colocação tátil (Figura 38.23), o salto (Figura 38.24), a locomoção bipedal (Figura 38.25) e o carrinho de mão (Figura 38.26). Como todos esses testes avaliam a propriocepção, não é necessário realizar todos eles em cada paciente. Para cada um desses testes, é importante avaliar a assimetria, bem como as óbvias deficiências em sua execução pelo paciente. A *colocação proprioceptiva* implica apoiar o paciente (para evitar a estimulação do sistema vestibular) enquanto coloca uma pata de cada vez sobre a superfície dorsal; a reação normal a essa manobra é a rápida substituição da pata para uma posição normal. Gatos e cães de raças pequenas frequentemente resistem a essa técnica, tendendo a retirar rapidamente o membro toda vez que o examinador tenta agarrar a pata; nesses pacientes, a colocação e o salto tátil podem ser mais informativos. A *colocação tátil* é realizada cobrindo os olhos do paciente e movendo suas patas para a borda de uma mesa; a resposta normal é a colocação rápida da pata no topo da mesa. Esta técnica envolve pegar o animal de estimação, por isso é geralmente realizada em cães e gatos de pequeno porte. O *salto* é realizado segurando o animal de modo que a maior parte de seu peso seja suportada no membro que está sendo avaliado. O paciente é então movido lateralmente. A resposta normal é um movimento rápido de salto para o lado para o qual o animal é movido. A locomoção bipedal envolve apoiar um lado do paciente e fazer com que ele caminhe lateralmente com os membros torácicos e pélvicos de um dos lados. O membro torácico é tipicamente um pouco mais rápido do que o membro pélvico, mas espera-se um movimento de salto rápido e organizado. Os animais normais têm dificuldade de pular e de realizar a locomoção bipedal em direção medial; portanto, esses testes devem ser realizados apenas com o paciente sendo direcionado lateralmente. O *carrinho de mão* é realizado apoiando o paciente sob o abdome de modo que os membros pélvicos não suportem o peso e movam o paciente para a frente com a cabeça em uma posição estendida. Este teste é mais útil em pacientes com defeitos proprioceptivos súbitos do membro torácico,

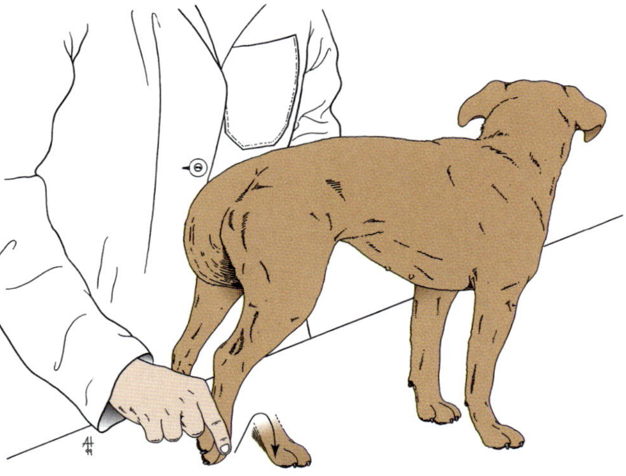

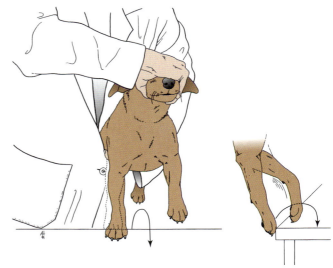

Figura 38.23 A colocação tátil é testada cobrindo-se os olhos do paciente e movendo-se o paciente na direção da borda da mesa. Pacientes normais colocarão as patas sobre a mesa assim que entrarem em contato com a borda da mesa. (Modificada de Dewey CW. *A Practical Guide to Canine and Feline Neurology.* 2nd ed. Hoboken, NJ: Wiley-Blackwell; 2008.)

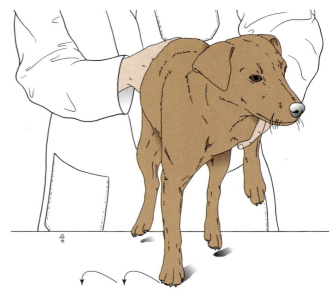

Figura 38.22 A colocação proprioceptiva é avaliada com o paciente apoiado em posição ortostática (em pé). A superfície dorsal da pata é colocada no chão. O paciente deve imediatamente substituir o pé para uma posição normal. (Modificada de Dewey CW. *A Practical Guide to Canine and Feline Neurology.* 2nd ed. Hoboken, NJ: Wiley-Blackwell; 2008.)

Figura 38.24 A resposta ao teste de salto é avaliada segurando-se o paciente de maneira que a maior parte do peso seja suportada em uma pata. O paciente é movido lateralmente. Os animais normais vão pular brusca e simetricamente (o salto também é realizado bilateralmente). (Modificada de Dewey CW. *A Practical Guide to Canine and Feline Neurology.* 2nd ed. Hoboken, NJ: Wiley-Blackwell; 2008.)

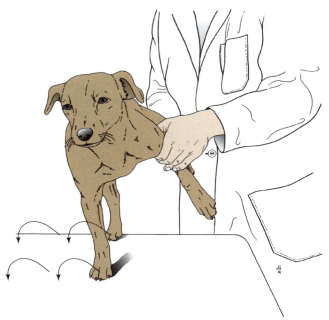

Figura 38.25 A locomoção bipedal é testada levantando-se os membros de um lado e movendo-se o paciente lateralmente. Animais normais vão pular brusca e simetricamente. (Modificada de Dewey CW. *A Practical Guide to Canine and Feline Neurology*. 2nd ed. Hoboken, NJ: Wiley-Blackwell; 2008.)

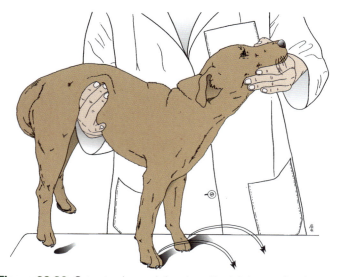

Figura 38.26 O teste de carrinho de mão é feito apoiando-se o paciente sob o abdome para que os membros pélvicos não toquem o chão e, em seguida, o paciente é movido para a frente. Pacientes normais andarão rapidamente sem arrastar as articulações ou sem evidências de hipermetria. (Modificada de Dewey CW. *A Practical Guide to Canine and Feline Neurology*. 2nd ed. Hoboken, NJ: Wiley- Blackwell; 2008.)

mais notadamente naqueles com mielopatia cervicocaudal. Nesse cenário, muitos desses pacientes parecerão "flutuar" (uma protração muito demorada na marcha) com os membros torácicos, uma vez removida a capacidade de compensar visualmente.

REFLEXOS ESPINAIS

Os reflexos espinais são utilizados para avaliar a integridade dos componentes sensoriais e motores do reflexo particular, além da influência das vias descendente do NMS. Dois tipos de reflexos espinais são avaliados durante o exame neurológico: *reflexo de retirada* e *reflexo do tendão (extensor)*. O primeiro é um reflexo polissináptico provocado pela aplicação de um estímulo nocivo para um dígito. Este último é essencialmente um reflexo monossináptico desencadeado por uma batida leve em um tendão esticado ou um ligamento com o músculo de interesse em extensão. O autor não considera a graduação numérica dos reflexos como sendo de valor clínico; em vez disso, referir-se à força reflexa como ausente, fraca (presente, mas diminuída em comparação com a normal), normal ou exagerada tem maior utilidade clínica. O *clônus* refere-se a uma flexão repetitiva e extensão de uma articulação após um único estímulo e é uma indicação de doença NMS crônica. Ausência de reflexos espinais ou reflexos fracos são indicativos de doença do NMI, enquanto reflexos espinais normais a exagerados são consistentes com a doença do NMS. A observação de reflexos espinais normais a exagerados deve ser avaliada no contexto do restante dos achados do exame neurológico. Pacientes excitados frequentemente exibem reflexos patelares exagerados; na ausência de quaisquer outros *deficits* neurológicos, isso deve ser considerado normal. A falta de um reflexo patelar em um ou ambos os membros pélvicos em cães mais velhos (> 10 anos) é um fenômeno comum relacionado à idade; na ausência de quaisquer outros *deficits* neurológicos, esse achado tem pouco ou nenhum significado clínico.

Os reflexos do membro torácico rotineiramente testados incluem o reflexo de retirada, o reflexo do bíceps e o reflexo do tríceps. Como mencionado, o reflexo de retirada é um reflexo polissináptico para o qual a resposta normal é a flexão de todas as articulações do membro em resposta a um leve estímulo nocivo. O *reflexo do bíceps* é um reflexo de estiramento que avalia a integridade do nervo musculocutâneo e dos segmentos C6-C8 da medula espinal. Isso é feito com o paciente em decúbito lateral e o membro torácico de interesse totalmente estendido e tracionado para trás (Figura 38.27). O dedo indicador é colocado no tendão de inserção do músculo bíceps e, então, bate-se levemente no dedo com um plexímetro. A resposta normal é a contração do músculo, que pode ser apreciada ao longo do comprimento braquial. O *reflexo do tríceps* testa a integridade do

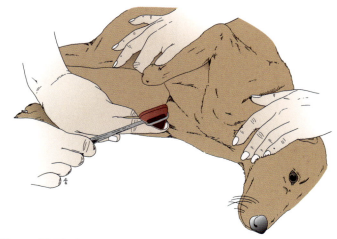

Figura 38.27 O reflexo do bíceps é provocado pela batida do dedo do examinador sobre o tendão do bíceps logo acima do cotovelo. (Modificada de Dewey CW. *A Practical Guide to Canine and Feline Neurology*. 2nd ed. Hoboken, NJ: Wiley-Blackwell; 2008.)

nervo radial e segmentos C7-T1 da medula espinal. Esse reflexo é difícil de se apreciar em cães e gatos, de modo que sua ausência não deve ser muito considerada. O ombro é fletido e o tendão do tríceps é percutido medialmente com um plexímetro (Figura 38.28). A resposta normal é a contração de toda a massa muscular do tríceps.

Os reflexos do membro pélvico tipicamente avaliados incluem o reflexo de retirada, o reflexo patelar e o reflexo gastrocnêmico. Assim como no membro torácico, o *reflexo de retirada do membro pélvico* é um reflexo polissináptico em que todas as articulações do membro pélvico são expostas a um leve estímulo nocivo. O *reflexo patelar* é um reflexo do tendão no qual o ligamento patelar é golpeado (com a articulação em algum grau de flexão) e a extensão do membro inferior (*crura*, do latim, "segmento da perna") é observada (Figura 38.29). O reflexo patelar avalia a integridade do nervo femoral e dos segmentos L4-L6 da medula espinal. O *reflexo gastrocnêmico* (Figura 38.30) é realizado com um golpe no tendão gastrocnêmio com o joelho estendido e o tarso fletido. Uma resposta normal é a contração da musculatura caudal da coxa. Esse reflexo de tendão avalia a integridade do nervo isquiático e dos segmentos L6-S2 da medula espinal.

Outros reflexos espinais avaliados rotineiramente são o reflexo cutâneo do tronco e o reflexo perineal. O *reflexo cutâneo do tronco (panículo)* avalia a integridade do nervo torácico lateral, os segmentos C8-T1 da medula espinal e a entrada sensitiva na medula espinal (raízes nervosas dorsais) nos dermátomos que estão sendo estimulados. A pele é levemente pinçada com pinças hemostáticas ao longo do dorso (Figura 38.31), e a resposta normal é a contração da musculatura

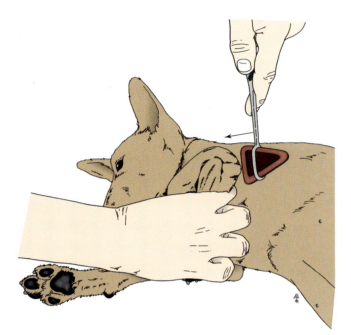

Figura 38.28 O reflexo do tríceps é estimulado pela percussão do tendão do tríceps justaproximal ao olécrano. (Modificada de Dewey CW. *A Practical Guide to Canine and Feline Neurology.* 2nd ed. Hoboken, NJ: Wiley-Blackwell; 2008.)

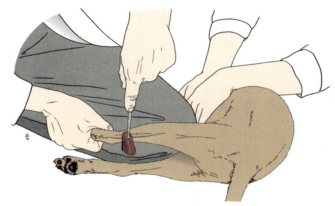

Figura 38.30 O reflexo gastrocnêmico é provocado percutindo-se o tendão do gastrocnêmio justaproximal ao calcâneo. (Modificada de Dewey CW. *A Practical Guide to Canine and Feline Neurology.* 2nd ed. Hoboken, NJ: Wiley-Blackwell; 2008.)

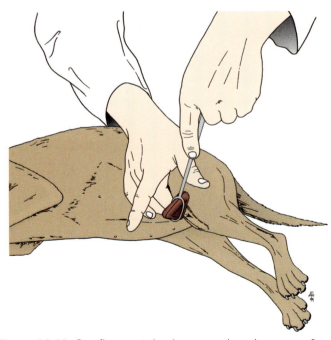

Figura 38.29 O reflexo patelar é provocado pela percussão do ligamento patelar entre a patela e a tuberosidade tibial. (Modificada de Dewey CW. *A Practical Guide to Canine and Feline Neurology.* 2nd ed. Hoboken, NJ: Wiley-Blackwell; 2008.)

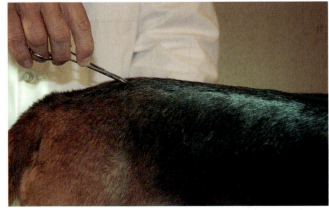

Figura 38.31 O panículo ou cutâneo do tronco é avaliado pinçando-se levemente a pele justalateral à coluna, começando sobre a região lombossacra e prosseguindo cranialmente. A resposta normal é uma contração bilateral do músculo cutâneo do tronco, resultando em uma contração da pele sobre o tórax e abdome.

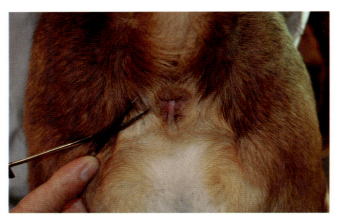

Figura 38.32 Acariciar ou beliscar suavemente o períneo testa o reflexo perineal. A resposta normal consiste na flexão da cauda e na contração do esfíncter anal externo.

cutânea do tronco, que se manifesta como contração da pele sobre o tórax e o abdome. A contração é bilateral. Um ponto de corte evidente neste reflexo ao longo da coluna em pacientes com doença da medula espinal suporta a existência de uma lesão na medula espinal de um a quatro segmentos craniais ao ponto de corte (os segmentos da medula espinal são tipicamente craniais aos seus nervos espinais associados). Esse reflexo geralmente não pode ser eliciado nas regiões lombossacrais e cervicais e é frequentemente difícil de ser apreciado em gatos normais. O *reflexo perineal (anal)* avalia a integridade dos segmentos da medula espinal sacral (S1-S3) e vários ramos do nervo pudendo. A pele ao redor do períneo é levemente tocada, provocando a contração do esfíncter anal (Figura 38.32). Essa estimulação também tipicamente estimula a flexão da cauda, que avalia a integridade dos segmentos coccígeos (caudais) da medula espinal e dos nervos associados.

O *reflexo extensor cruzado* é um reflexo anormal que indica a presença de uma lesão do NMS, localizada cranialmente aos segmentos da medula espinal responsáveis pelo reflexo de interesse. Com o paciente em decúbito lateral, um dígito de um membro é estimulado (p. ex., pinça) para eliciar um reflexo de retirada. Um reflexo extensor cruzado positivo é observado se o membro oposto se estender enquanto o outro flexiona. Isso representa um fenômeno de liberação de NMS. Esta ação deve ser normalmente inibida quando o paciente está em decúbito lateral. *Choque espinal* refere-se a uma falta transitória de atividade reflexa caudal a uma lesão grave na medula espinal; esse fenômeno de hipotonia e hiporreflexia com lesões que devem causar sinais de NMS é incomum e de curta duração em cães e gatos, em comparação com humanos. Uma forma desse fenômeno pode ser frequentemente observada em cães com infarto medular (mielopatia embólica fibrocartilaginosa) na região medular de T3-L3. Esses pacientes geralmente exibem sinais de NMS, com exceção dos fracos reflexos de retirada; estes retornam ao normal em 72 horas.

SENSAÇÃO DE DOR (NOCICEPÇÃO)

A modalidade de nocicepção ou percepção da dor é transmitida da periferia para o cérebro através de várias vias da medula espinal. A clássica via espinotalâmica contralateral (Figura 38.33) de pessoas não é considerada como contralateral (mais de uma via bilateral

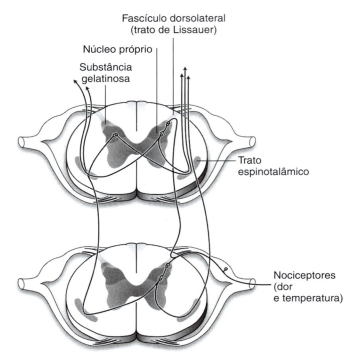

Figura 38.33 Ilustração esquemática do trato espinotalâmico clássico para nocicepção no cão e gato. (Modificada de Burke MJ, Colter SB. A practical review of canine and feline spinal cord anatomy. *Prog Vet Neurol.* 1990; 1:358–370.)

multissináptica) em cães e gatos; no entanto, existem numerosos cães e gatos com síndrome de negligência hemiespacial ou hemiagnosia, os quais não conseguem reconhecer estímulos nocivos aplicados ao lado do corpo oposto ao local de uma lesão cerebral. Outras vias transmissoras da dor, consideradas importantes em cães e gatos, incluem as vias espinocervicotalâmica, espinorreticular, espinomesencefálica e propriospinal. Para o veterinário, duas áreas de função/disfunção nociceptiva são de interesse: (1) a presença ou ausência de capacidade de percepção de dor normal e (2) a presença ou ausência de percepção de dor excessiva (p. ex., hiperestesia, parestesia). É importante perceber que esse aspecto do exame neurológico envolve a interpretação do examinador da *percepção* do paciente sobre a dor. A percepção infere que deve haver uma resposta comportamental a qualquer estímulo que o examinador aplique. A atividade reflexa pode ser desencadeada pela aplicação de um estímulo nocivo, mas isso *não* é o que está sendo avaliado neste momento no exame neurológico. Se a medula espinal de um paciente for física ou fisiologicamente transeccionada no nível de T13-L1, beliscar os dígitos dos membros pélvicos provocará um reflexo de retirada porque todos os componentes necessários para que isso aconteça ainda estão intactos. No entanto, a informação nociceptiva não atravessará o local da lesão e não atingirá o cérebro, de modo que não haverá reação consciente (p. ex., tentar morder, olhar para o examinador, vocalização).

Dor superficial refere-se à dor aguda, bem localizada, "rápida", que é transmitida na medula espinal principalmente por axônios maiores, mais rapidamente condutores (p. ex., tipo A-delta). A *dor profunda* refere-se a uma dor "lenta", "surda", e menos localizável, que é transmitida por axônios menores, menos rapidamente condutores (p. ex.,

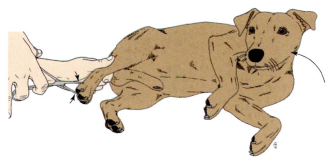

Figura 38.34 O teste para a percepção da dor profunda é realizado usando-se uma pinça hemostática para beliscar o dígito. Uma resposta consciente, como chorar ou virar a cabeça, indica percepção de dor profunda. (Modificada de Dewey CW. *A Practical Guide to Canine and Feline Neurology.* 2nd ed. Hoboken, NJ: Wiley-Blackwell; 2008.)

tipo C). Essas categorias não representam caminhos separados, e a distinção entre os graus de estímulo necessários para alcançar uma resposta comportamental óbvia, qualificada como resposta à dor superficial ou profunda, é subjetiva e arbitrária. Em termos práticos, se um paciente exibir uma resposta comportamental a um leve toque de pele no dígito com as pontas dos dedos, tanto a sensação superficial quanto a dor profunda podem ser julgadas como intactas. A falta de tal resposta quando um dígito é preso com um instrumento como uma pinça hemostática (Figura 38.34) sugere uma lesão mais profunda nas vias da medula espinal transmissoras de nociceptivos e tipicamente um prognóstico menos favorável.

Toda a região da coluna vertebral e cabeça deve ser palpada em busca de áreas de resposta excessiva à dor. Para a coluna torácica e lombar, isso é feito pressionando-se de ambos os lados dos processos espinhosos dorsais com o polegar e o indicador. Para a região cervical, a palpação do aspecto ventral das vértebras é o método mais sensível para encontrar áreas de hiperestesia. A evidência de dor na cabeça é tipicamente provocada em pacientes com doenças expansivas intracranianas ou inflamatórias quando a cabeça é levemente comprimida acima da região do arco zigomático (Figura 38.35).

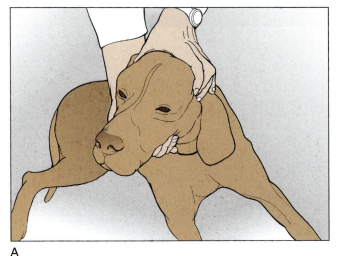

A

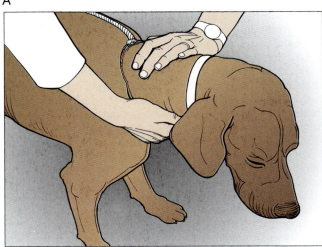

B

Figura 38.35 Palpação de cabeça (A) e pescoço (B) para evidência de hiperestesia. (Modificada de Dewey CW. *A Practical Guide to Canine and Feline Neurology.* 2nd ed. Hoboken, NJ: Wiley-Blackwell; 2008.)

39

Cirurgia do Cérebro

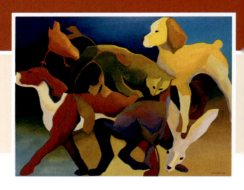

PRINCÍPIOS GERAIS E TÉCNICAS

DEFINIÇÕES

Criar uma falha no crânio para acessar o cérebro é uma **craniotomia**. As craniotomias-padrão, tipicamente realizadas em cães e gatos, incluem a **craniotomia lateral** ou **rostrotentorial**, a **craniotomia transfrontal** e a **craniotomia suboccipital**. A **pressão intracraniana (PIC)** é a pressão exercida pelos tecidos e fluido dentro da calota craniana e está normalmente na faixa de 5 a 12 mmHg em cães e gatos. A **pressão de perfusão cerebral (PPC)** representa a pressão motriz avançada (i.e., arterial a venosa), que é o principal determinante do fluxo sanguíneo cerebral e, consequentemente, a oxigenação do cérebro e o suporte de nutrientes. A **autorregulação** refere-se à capacidade intrínseca do cérebro de manter uma PIC constante dentro dos extremos de pressão arterial média (PAM) de 50 a 150 mmHg. No entanto, uma variabilidade significativa foi observada entre os indivíduos, e esses números servem apenas como diretriz. A **autorregulação da pressão** associa o tônus vascular cerebral à pressão arterial sistêmica (quando a PAM aumenta, a vasoconstrição nos vasos sanguíneos cerebrais previne o aumento da PIC e vice-versa), enquanto a **autorregulação química** refere-se à responsividade direta da vasculatura cerebral à pressão parcial do gás carbônico ($PaCO_2$) no sangue arterial (a hipercapnia leva à dilatação vascular cerebral e vice-versa). A **complacência** é uma alteração no volume por unidade de variação na pressão dentro do compartimento intracraniano e reflete a capacidade desse compartimento para acomodar o volume em excesso (p. ex., massa, hematoma), deslocando os fluidos dentro do compartimento.

CONSIDERAÇÕES GERAIS

Os três tipos principais de craniotomia são às vezes combinados para fornecer uma exposição aumentada a partes do cérebro para várias condições; eles podem ser modificados quando necessário. Por exemplo, craniotomias rostrotentoriais bilaterais podem ser necessárias às vezes; isso também pode envolver a remoção do topo do crânio. O aumento da exposição ventral pode ser necessário em alguns casos durante uma craniotomia rostrotentorial; isso pode exigir a ressecção de parte do arco zigomático e/ou do processo coronoide da mandíbula. Quando se trabalha na região da fossa caudal, pode ser necessário estender lateralmente uma craniotomia suboccipital sacrificando um dos seios transversais. Às vezes, é necessário mais espaço caudalmente nessa abordagem, que é obtida pela remoção parcial ou completa do arco dorsal do atlas (C1). Abordagens ventrais ao cérebro raramente são realizadas em cães e gatos e, portanto, não serão discutidas neste capítulo. A relação entre PIC e PPC e PAM é a seguinte: PPC = PAM − PIC. A complacência diminui à medida que aumenta o volume intracraniano, como mostra a Figura 39.1. Uma vez atingido um volume intracraniano que esteja próximo do limite da capacidade de complacência do compartimento intracraniano, mesmo pequenos aumentos no volume intracraniano (p. ex., edema cerebral, vasodilatação cerebral da anestesia) levarão a grandes aumentos na PIC.

Manejo Pré-cirúrgico

As especificações do tratamento pré-operatório para o paciente de cirurgia cerebral dependem, em grande parte, do processo de doença subjacente. Com o aumento da disponibilidade de ressonância magnética (RM) em cães e gatos, o repertório de distúrbios cerebrais cirúrgicos nessas espécies se expandiu (Capítulo 14). Pacientes com distúrbios caracterizados por lesões de crescimento lento (p. ex., tumores cerebrais, cistos aracnoides intracranianos [CAI]) frequentemente se beneficiarão de baixas doses de prednisolona oral (p. ex., 0,5 mg/kg a cada 12 horas) no período anterior em que cirurgia foi agendada e por algum tempo depois. A prednisolona alivia o edema em torno da lesão e normalmente melhora o estado neurológico do paciente drasticamente em 24 a 48 horas. Os glicocorticoides não devem ser administrados como um tratamento de emergência para lesão cerebral aguda (particularmente o protocolo de "alta dose de metilprednisolona") porque eles repetidamente falharam em demonstrar qualquer benefício estatisticamente significativo em termos de trauma do sistema nervoso central (SNC) e têm o potencial para efeitos gastrointestinais adversos graves.

O suporte adequado de fluidos deve ser fornecido antes da administração da anestesia. Acredita-se que a administração excessiva de líquidos por via intravenosa (IV) exacerbe o edema cerebral, especialmente em pacientes traumatizados; no entanto, a restrição de líquidos é estritamente contraindicada. A resposta da vasculatura à hipotensão é a vasodilatação. Em uma abóbada fechada como o crânio, o resultado é um aumento no espaço ocupado pela vasculatura. O paciente com patologia cerebral pode ter elevações adicionais na PIC causada por essa resposta vasodilatadora à hipotensão. Por outro lado, a hipertensão acentuada causa um aumento no volume sanguíneo cerebral e promove edema cerebral. Portanto, o objetivo é manter a pressão arterial dentro da faixa normal, evitando a hipotensão e a hipertensão acentuada. Os pacientes que apresentam aumento da PIC geralmente têm hipertensão arterial sistêmica: uma indicação de que os esforços para reduzir a PIC são necessários. A solução fisiológica é o fluido de escolha para a cirurgia cerebral. Por causa da barreira hematoencefálica, a pressão osmótica, e não a pressão oncótica, é a força motriz para o movimento da água para fora da vasculatura e para os compartimentos intersticiais e intracelulares do cérebro. Em outras palavras, o sódio é de vital importância. Para minimizar o edema cerebral, a tonicidade do soro deve ser mantida. Isto é mais bem realizado usando-se a solução fisiológica e reavaliando-se os níveis séricos de sódio quando diuréticos como o manitol são usados. Em pacientes com lesão cerebral aguda, recomendam-se geralmente solução salina hipertônica e/ou soluções coloides (p. ex., hetamido

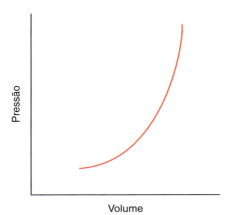

Figura 39.1 Pressão intracraniana *versus* curva de volume.

TABELA 39.1	Medicamentos Anticonvulsivantes e Dosagens Orais para Cães e Gatos	
Fármaco	**Cães**	**Gatos**
Fenobarbital	3-5 mg/kg q12h	2,5 mg/kg q12h
Brometo de potássio	35 mg/kg divididos, q12h	Não recomendado
Gabapentina	10 mg/kg q8h	10 mg/kg q8h
Felbamato	15 mg/kg q8h	Desconhecido
Zonisamida	5 mg/kg q12h se não receber fenobarbital; 8-10 mg/kg q12h se receber fenobarbital	10 mg/kg q24h
Levetiracetam	20 mg/kg q8h	20 mg/kg q8h
Pregabalina[a]	2-4 mg/kg q-12h	1-2 mg/kg q12h
Topiramato[a]	5-10 mg/kg q8-12h	Desconhecido
Imepitoína	10-30 mg/kg q12h	Desconhecido

[a]Recomenda-se que a pregabalina e o topiramato sejam iniciados a uma dose inicial baixa (p. ex., 2 mg/kg q12h) durante a primeira ou a segunda semana (para evitar a sedação).

[hidroxietilamido]) em combinação com solução salina normal para suportar a pressão sanguínea normal, minimizando a probabilidade de mais edema cerebral (Tabela 4.5).

Dependendo do processo específico da doença, pode ser necessário fornecer oxigênio suplementar ao paciente de cirurgia cerebral antes e depois da cirurgia. Isso geralmente é necessário para vítimas de lesão cerebral grave. Pacientes que estejam conscientes e não estejam deteriorando-se neurologicamente devem receber oxigênio suplementar através de máscara facial, cateter nasal de oxigênio ou cateter de oxigênio transtraqueal (p. 29). As máscaras tendem a estressar cães e gatos e devem ser usadas apenas temporariamente, até que outra forma de liberação de oxigênio (O_2) possa ser instituída (p. ex., O_2 nasal). O uso de uma gaiola de O_2 é geralmente ineficaz para administrar O_2 suplementar a pacientes com lesões cerebrais graves, porque a maioria desses pacientes requer monitoramento frequente ou constante. As gaiolas de oxigênio não permitem a observação próxima e concomitante do paciente (isso requer a abertura da porta da gaiola) e a manutenção de um ambiente com alto teor de oxigênio. Com cateteres de O_2 nasais e transtraqueais, uma concentração inspirada de oxigênio de 40% é fornecida com taxas de fluxo de 100 e 50 mL/kg por minuto, respectivamente. Em casos de traumatismo cranioencefálico, deve-se tomar cuidado para evitar a colocação de cateteres de O_2 nasais além do nível do canto medial (para evitar a entrada na calota craniana através do local da fratura). A compressão inadvertida da veia jugular, que pode causar aumento da PIC, deve ser evitada enquanto os cateteres de O_2 transtraqueais são colocados. Taxas de fluxo elevadas com cateteres de O_2 nasais podem provocar espirros, o que pode elevar a PIC. Os pacientes que estiverem perdendo ou tenham perdido a consciência devem ser intubados e ventilados. Em pacientes com níveis oscilantes de consciência ou obstrução das vias aéreas secundária ao trauma, um tubo de traqueostomia pode ser indicado para ventilação assistida.

O manitol IV (0,5 a 1,0 g/kg em 10 a 20 minutos) é o fármaco de escolha para diminuir a PIC em pacientes submetidos à cirurgia cerebral. O efeito benéfico mais importante clinicamente e imediato (em poucos minutos) do manitol é a diminuição da PIC devido à diminuição da viscosidade do sangue e ao reflexo da vasoconstrição das arteríolas cerebrais. Se o manitol for administrado muito rapidamente, provoca vasodilatação com subsequentes aumentos no volume sanguíneo cerebral e PIC e uma diminuição correspondente na pressão arterial sistêmica. Para evitar essas alterações da pressão arterial, recomenda-se que o manitol seja administrado durante 10 a 20 minutos. Nos 15 a 30 minutos seguintes à administração de manitol, o fluido é extraído osmoticamente dos espaços extracelulares por todo o corpo, incluindo o cérebro. Outros efeitos do manitol incluem a eliminação de espécies de radicais livres e a redução da produção de líquido cefalorraquidiano (LCR). Os efeitos benéficos do manitol duram entre 2 e 5 horas. Preocupações quanto ao potencial do manitol para exacerbar a hemorragia preexistente ou causar um desvio osmótico reverso são infundadas.

Medicamentos anticonvulsivantes devem ser administrados a cães e gatos com distúrbios cerebrais caracterizados por atividade convulsiva recorrente. Uma série de alternativas ao fenobarbital (FB) e ao brometo de potássio está disponível para o manejo de convulsões em cães e gatos (Tabela 39.1). A maioria desses medicamentos é genérica e barata. A *zonisamida* é particularmente vantajosa para utilização em cães com tumores cerebrais. O fenobarbital tem a tendência de causar sedação profunda em cães com tumores cerebrais, mesmo em doses baixas; este efeito é suficientemente severo para que o FB não seja recomendado nesses cães. A zonisamida geralmente não causa sedação e é eficaz e barata. Outros fármacos anticonvulsivantes potencialmente úteis para cães incluem gabapentina, levetiracetam, felbamato e pregabalina. A *pregabalina*, a "próxima geração" da gabapentina, tem meia-vida de eliminação mais longa que a do antecessor e é considerada mais eficaz. Tanto a pregabalina como a gabapentina podem causar sedação, embora este efeito seja tipicamente moderado. O *levetiracetam* é um medicamento extremamente útil em cães e gatos com tumores cerebrais, particularmente quando a forma IV do fármaco é usada para tratamento de curto prazo. O levetiracetam raramente tem efeitos colaterais, mesmo em doses elevadas, e quando estes ocorrem, sedação e ataxia são os mais prováveis. Uma injeção única em *bolus* (20 mg/kg durante vários minutos) de levetiracetam resulta em níveis plasmáticos terapêuticos do fármaco durante 8 a 12 horas. O levetiracetam não sofre metabolismo hepático. O levetiracetam oral é um medicamento útil em cães e gatos, embora um "efeito de lua de mel" seja frequentemente visto em cães com este medicamento, nos quais ele se torna aparentemente menos eficaz com o tempo. Uma razão potencial para esse fenômeno com o levetiracetam pode ser o fato de que a eliminação desse fármaco é acelerada consideravelmente quando os cães estão recebendo FB simultaneamente. O *felbamato* é um medicamento anticonvulsivante eficaz e seguro para cães e que não causa sedação; no entanto, é caro, muitas vezes difícil de adquirir e, portanto, é usado com pouca frequência. O *topiramato* demonstrou ser um anticonvulsivante eficaz em um estudo de epilepsia canina refratária.[1] Os efeitos colaterais relatados do topiramato são sedação e ataxia. O topiramato é relativamente caro e, portanto, não é usado com frequência pelo autor. Um novo medicamento anticonvulsivante, a *imepitoína*, está disponível na Europa para uso em cães. Em um estudo, a imepitoína foi comparável em eficácia com o FB em cães epilépticos.[1] A imepitoína não causa elevação das enzimas hepáticas. Os efeitos colaterais relatados da imepitoína incluem sedação, poliúria e polidipsia, aumento do apetite e hiperatividade transitória leve; os efeitos colaterais foram menos prováveis com imepitoína em comparação com FB em um ensaio clínico.[2,3] Para gatos, o FB, o levetiracetam, a zonisamida, a gabapentina e a pregabalina são fármacos anticonvulsivantes úteis. O FB é muito eficaz em gatos e geralmente não produz efeitos colaterais comumente encontrados em cães, embora possa levar à sedação em altas concentrações plasmáticas. O diazepam e o brometo orais são contraindicados em gatos.

Em qualquer paciente com suspeita de aumento da PIC, deve-se tomar cuidado para não comprimir as veias jugulares, o que aumentará ainda mais a PIC. Além disso, quando esses pacientes estão em decúbito ou estão sendo preparados para cirurgia, a cabeça deve estar levemente elevada (aproximadamente 30 graus) para promover a sua drenagem venosa e limitar a congestão venosa.

Em animais submetidos à cirurgia cerebral, os antibióticos IV (p. ex., cefazolina 22 mg/kg) devem ser administrados no período peroperatório (30 minutos antes do início da cirurgia e a cada 90-120 minutos após a cirurgia) e devem ser interrompidos após a cirurgia ou dentro de 24 horas. Alguns neurocirurgiões preferem mantê-los por via oral (p. ex., cefadroxila 22 mg/kg a cada 8 horas) por 10 a 14 dias após a cirurgia.

Considerações Anestésicas

A pré-medicação em pacientes com aumento da PIC deve ser evitada. Bradipneia e hipercapnia podem aumentar a PIC e ser letais. Pacientes sem aumento da PIC podem receber midazolam ou diazepam. Glicocorticoides e anticonvulsivantes devem ser continuados até a cirurgia.

O período de indução precisa ser altamente controlado nesses pacientes. Barbitúricos e propofol são os agentes indutores de escolha (Tabela 39.2). A alfaxalona é um esteroide neuroativo sintético que atua por meio de receptores tipo A do ácido gama-aminobutírico no SNC; pode ser usada para indução e/ou manutenção da anestesia (Capítulo 12). A alfaxalona demonstrou ter efeitos cardiorrespiratórios e qualidades de anestesia semelhantes aos do propofol. Embora os efeitos da alfaxalona na hemodinâmica cerebral não tenham sido totalmente investigados em cães e gatos, o antecessor desse fármaco mostrou ter efeitos favoráveis sobre a PIC, a taxa metabólica cerebral (TMC) e o fluxo sanguíneo cerebral (FSC).[4,5] Uma indução suave e a intubação devem ser realizadas, com todos os esforços feitos para evitar extremos de pressão arterial e apneia prolongada. Hipertensão e taquicardia que ocorrem durante a intubação podem ter que ser tratadas pela administração de esmolol ou pelo aprofundamento do anestésico com *bolus* adicionais de propofol, tiopental ou alfaxalona. A hipotensão deve ser tratada rapidamente com vasopressores (p. ex., efedrina ou fenilefrina), mas não com *bolus* de fluidos (Tabela 39.2). A via aérea precisa ser protegida com muito cuidado, porque o acesso à cabeça será restrito durante a cirurgia. O posicionamento do animal com a cabeça elevada é benéfico para pacientes com aumento da PIC. Tome cuidado para evitar a oclusão das veias jugulares ao posicionar a cabeça para evitar causar uma elevação na PIC.

Os agentes anestésicos influenciam o FSC, o metabolismo cerebral, a reatividade ao CO_2 e a autorregulação da pressão sanguínea cerebral. Barbitúricos, propofol, isoflurano e sevoflurano reduzem o metabolismo cerebral. Embora esses agentes anestésicos também diminuam o FSC, é a diminuição da TMC que fornece neuroproteção. Os barbitúricos têm sido extensivamente estudados na neuroanestesia e têm sido usados principalmente devido ao seu efeito hipnótico, à diminuição da TMC e à atividade anticonvulsiva. Apesar de causarem decréscimos dependentes da dose no FSC, os barbitúricos causam uma diminuição correspondente nos requisitos de TMC e de oxigênio cerebral uniformemente em todo o cérebro. Em combinação com sua aparente capacidade de aumentar a absorção do LCR, os barbitúricos geralmente causam diminuição na PIC. O propofol age de forma muito semelhante, com diminuições no FSC, na TMC e na PIC. Também possui propriedades anticonvulsivantes significativas. No entanto, a vasodilatação sistêmica e a hipotensão subsequente com a administração de propofol devem ser antecipadas e tratadas. Embora o etomidato diminua a PIC, é evitado em pacientes neurocirúrgicos porque causa aumento da atividade convulsiva e, portanto, aumento da TMC. Anestésicos inalantes causam uma diminuição dose-dependente na TMC, assim como um aumento na perfusão cerebral. Isto é especialmente desejável durante os períodos de hipotensão. O isoflurano é o agente anestésico inalatório de escolha devido à sua capacidade de aumentar a absorção do LCR e de aumentar minimamente a PIC (Tabela 39.2). Anestésicos inalantes, particularmente halotano e desflurano, devem ser usados com cautela em animais com aumento da PIC.

Uma atenção especial deve ser dada à $PaCO_2$ em pacientes anestesiados em cirurgia cerebral, pois a hipercapnia pode levar a aumentos graves na PIC e diminuição da PPC. A maioria dos agentes anestésicos usados clinicamente tem o potencial de causar hipoventilação e hipercapnia resultante. A medição da gasometria arterial é a melhor maneira de monitorar os níveis de $PaCO_2$. A medição do CO_2 expirado ($EtCO_2$) é uma ferramenta de monitoramento útil, mas tende a subestimar os níveis verdadeiros de $PaCO_2$. Em pacientes com função pulmonar normal, o $EtCO_2$ é aproximadamente 5 mmHg maior que a $PaCO_2$. Em animais mais jovens, o número é menor, e em animais com menos de 1 ano, o $EtCO_2$ pode ser igual à $PaCO_2$. Esses gradientes não podem ser assumidos unilateralmente em todos os pacientes devido a alterações na função pulmonar, especialmente em pacientes anestesiados, nos quais atelectasias e incompatibilidades de ventilação/perfusão ocorrem. No entanto, o $EtCO_2$ pode servir como diretriz, e quando usado com gasometria arterial durante a neurocirurgia, é uma parte importante do monitoramento. A concentração venosa de CO_2 ($PvCO_2$) também é útil e geralmente é inferior a 5 mmHg acima da $PaCO_2$. No entanto, em pacientes com *deficits* de perfusão, os níveis periféricos de $PvCO_2$ podem ser significativamente maiores que os valores arteriais e devem ser interpretados com cautela. Historicamente, tem sido recomendado manter os níveis de $PaCO_2$ na faixa de 25 a 35 mmHg para evitar a vasodilatação excessiva do cérebro. Evidências recentes sugerem que a $PaCO_2$ menor que 30 mmHg pode levar à vasoconstrição excessiva com subsequente comprometimento da PPC. A hiperventilação excessiva pode ser deletéria para pacientes cuja elevação da PIC não é causada pela dilatação induzida pela hipercarbia da vasculatura cerebral. Hiperventilação leve para manter a $PaCO_2$ entre 30 e 35 mmHg é atualmente usada em pacientes neurocirúrgicos humanos. O uso indiscriminado de hiperventilação para diminuir a PIC deve ser evitado, especialmente em pacientes com trauma. No entanto, pode ser justificável por curtos períodos em casos de emergência em que o tronco encefálico esteja herniando, até que uma terapia mais definitiva possa ser iniciada.

Em geral, os agentes anestésicos preferíveis para utilização em pacientes de cirurgia cerebral incluem benzodiazepínicos (p.ex., diazepam, midazolam), barbitúricos (p. ex., pentobarbital), propofol, opioides, isoflurano e sevoflurano (Tabela 39.2). Como mencionado anteriormente, acredita-se que a alfaxalona também tenha efeitos favoráveis sobre a hemodinâmica do cérebro, embora estes sejam menos bem estabelecidos do que com outros fármacos. Os opioides têm pouco ou nenhum efeito sobre a PIC, e pentobarbital, propofol e benzodiazepínicos diminuem a PIC com algumas

TABELA 39.2 Considerações Anestésicas e Medicamentos para Cães e Gatos Submetidos a Cirurgia Cerebral

Considerações Pré-operatórias

Condições associadas	• Pode ser jovem com outros defeitos congênitos • Em caso de lesão cerebral traumática, pode haver evidência de outro trauma • Em caso de paciente mais velho, pode ter outras comorbidades
Exames de sangue	HT Eletrólitos, especialmente sódio Creatinina sérica ALT PT Glicose sanguínea Urinálise Gasometria sanguínea, se disponível
Exame físico	Varia de acordo com a causa Pode estar deprimido e/ou sentindo dor
Outros diagnósticos	Pressão sanguínea ECG Radiografias (torácica ± abdominal) TC ou RM

Pré-medicações	• Oxigênio por fluxo ou máscara facial
	• Evite sedativos em pacientes deprimidos ou quando houver constatação ou suspeita de aumento da PIC
	• Prednisolona (0,25-1 mg/kg VO, IV) quando indicada
	• Administre o protetor GI de escolha
	• Em pacientes com depressão mínima, administre:
	  • Midazolam (0,2 mg/kg IV, IM), *ou*
	  • Diazepam (0,2 mg/kg IV)
	• Antes da indução, evite todos os depressores respiratórios, incluindo, mas não se limitando a, opioides. Evite acepromazina, xilazina, medetomidina e dexmedetomidina em pacientes deprimidos, hipotensos ou idosos.

Considerações Intraoperatórias

Indução	Pré-oxigene por 3 minutos com máscara facial ou fluxo de oxigênio, então administre: • Tiopental (se disponível, ver p. 133; 6-10 mg/kg em *bolus* IV), ou • Propofol (2-8 mg/kg, *bolus* IV) • Alfaxalona (2-5 mg/kg, *bolus* IV)

Manutenção	• Isoflurano é preferível, mais
	  • Fentanila (2-10 µg/kg PRN IV em cães; 14 µg/kg em gatos) para alívio da dor em curto prazo, mais PRN
	  • Fentanila CRI (1-5 µg/kg de dose de ataque IV, então 2-30 µg/kg/h IV), *ou*
	  • Hidromorfona[a] (0,05-0,2 mg/kg PRN IV em cães; 0,05-0,1 mg/kg PRN IV em gatos), *ou*
	  • Oximorfona (0,05-0,2 mg/kg IV), *ou*
	  • Morfina[b] (0,1-1 mg/kg PRN IV em cães; 0,05-0,2 mg/kg PRN IV em gatos), *ou*
	  • Buprenorfina[c] (0,005-0,02 mg/kg IV PRN)
	• Se hipotenso (para manter a PAM de 60-80 mmHg), administre fenilefrina, efedrina, norepinefrina ou dopamina (Quadro 19.6).
	• Posicione o paciente com a cabeça elevada, se possível, mas evite a oclusão da veia jugular
	• Manitol (0,5-1 g/kg IV por 10 a 20 minutos) se necessário para edema cerebral
	• Solução salina hipertônica (4 mL/kg IV) se necessário para edema cerebral
	• Parâmetros de ventilação:
	  • Ventilação controlada ou assistida é necessária
	  • SpO_2 > 95%
	  • $EtCO_2$ 35-40 mmHg
	  • $PaCO_2$ 30-35 mmHg
	  • Volumes correntes 7-10 mL/kg
	  • Taxas respiratórias 10-20
	  • Pressões de pico das vias aéreas <20 mmHg
	  • Evite tempos inspiratórios prolongados
	  • Evite a pressão expiratória final positiva (PEEP)

Necessidades de fluidos	• 7-10 mL/kg/h para repor as perdas por evaporação mais 3 × PSE. • Considere os coloides para a substituição de PSE na proporção de 1:1 (Tabela 4.5)
Monitoramento	• PS • ECG • Frequência respiratória • SpO_2 • $EtCO_2$ • Temperatura • Linha arterial • DU (o cateter urinário é necessário se forem usados diuréticos) • Repita os níveis de sódio se manitol for administrado

(Continua)

TABELA 39.2 Considerações Anestésicas e Medicamentos para Cães e Gatos Submetidos a Cirurgia Cerebral (Cont.)

Considerações Pós-operatórias	
Analgesia	• Fentanila CRI (1-10 μg/kg de dose de ataque IV, então 2-20 μg/kg/h IV), ou • Hidromorfona CRI (0,025-0,1 mg/kg/h IV em cães), ou • Hidromorfona[a] (0,05-0,2 mg/kg IV, IM q3-4h em cães; 0,05-0,1 mg/kg IV q3-4h em gatos), ou • Oximorfona (0,05-0,2 mg/kg IV, IM q3-4 h), ou • Morfina[b] (0,1-1 mg/kg IV ou 0,1-2 mg/kg IM q1-4h em cães; 0,05-0,2 mg/kg IV ou 0,1-0,5 mg/kg IM q1-4h em gatos), ou • Buprenorfina[c] (0,005-0,02 mg/kg IV, IM q4-8h ou 0,01-0,02 mg/kg TMO q6 12h em gatos)
Monitoramento	SpO_2 PS ECG FC Frequência respiratória Temperatura DU
Exames de sangue	HT PT Eletrólitos, especialmente sódio, se o manitol foi administrado Gasometria sanguínea Glicose sanguínea
Pontuação de dor estimada	Leve a moderada

ALT, alanina aminotransferase; *CRI*, infusão em taxa constante; *DU*, débito urinário; *ECG*, eletrocardiograma; *EtCO₂*, CO_2 no final da expiração; *FC*, frequência cardíaca; *GI*, gastrointestinal; *HT*, hematócrito; *IM*, intramuscular; *IV*, intravenosa; *PaCO₂*, pressão parcial de dióxido de carbono; *PAM*, pressão arterial média; *PIC*, pressão intracraniana; *PRN*, conforme necessário; *PS*, pressão sanguínea; *PSE*, perda sanguínea estimada; *PT*, proteína total; *RM*, ressonância magnética; *SpO₂*, saturação da hemoglobina com oxigênio; *TC*, tomografia computadorizada; *TMO*, transmucosa oral; *VO*, via oral.
[a]Monitore para hipertermia em gatos.
[b]Administre devagar para prevenir a liberação de histamina.
[c]A buprenorfina é um analgésico melhor do que a morfina em gatos.

propriedades neuroprotetoras. Os potenciais efeitos adversos dos opioides na PIC são mínimos a inexistentes se forem utilizadas doses apropriadas. A preocupação é com depressão respiratória e respiração inadequada, causando elevações na $PaCO_2$. Portanto, recomenda-se que os opioides não sejam utilizados no período pré-operatório, mas sim durante a cirurgia, quando a ventilação é controlada, e durante o período pós-operatório. A dor mal controlada é muito mais provável de aumentar a PIC do que o uso criterioso de opioides no pós-operatório. Além disso, infusões contínuas de opiáceos (p. ex., fentanila, morfina) iniciadas durante a cirurgia e continuadas no período pós-operatório têm menor probabilidade de levar à depressão respiratória com um aumento subsequente da PIC devido à hipercapnia (p. 132).

Devido aos efeitos negativos conhecidos sobre mecanismos autorregulatórios cerebrais e tendências para aumentar a PIC, os medicamentos anestésicos a serem evitados incluem cetamina, halotano e desflurano. A cetamina é um fármaco controverso que foi inicialmente contraindicado para pacientes com aumento da PIC. Tradicionalmente, acreditava-se que sempre aumentasse o FSC; no entanto, demonstrou NÃO aumentar o FSC ou a PIC em animais mecanicamente ventilados. De fato, pacientes humanos com lesão cerebral traumática mecanicamente ventilados apresentam diminuição da PIC. A cetamina também pode ter um efeito neuroprotetor devido ao antagonismo dos receptores N-metil-D-aspartato, mas isso não é comprovado. No entanto, dar cetamina a pacientes já intubados e ventilados não é o mesmo que induzir com cetamina. Há melhores escolhas que não carregam o risco de hipertensão acentuada na indução; portanto, a cetamina não é recomendada.

Os alfa-2-agonistas dexmedetomidina, medetomidina e xilazina possuem algumas qualidades neuroprotetoras. Tanto a dexmedetomidina como a medetomidina diminuem a PIC em pacientes já anestesiados com um anestésico inalatório. Infelizmente, seus efeitos variáveis sobre a pressão sanguínea os tornam menos apropriados como fármacos de indução. Entretanto, se usados em doses baixas em um protocolo de anestesia balanceado, eles podem reduzir a hipertensão seguida pela hipotensão observada nesses pacientes (Tabela 39.2).

Tradicionalmente, acredita-se que a acepromazina potencialize a atividade convulsiva em pacientes predispostos a convulsões. A evidência clínica contradiz esse dogma histórico. Doses muito pequenas de acepromazina (0,01-0,02 mg/kg IV) são frequentemente úteis para aliviar o que parece ser demência no pós-operatório em alguns tumores cerebrais e em pacientes com traumatismo craniano. Como com outros fármacos, a acepromazina em doses mais altas pode causar hipotensão, que pode ter efeitos deletérios em PIC e PPC. Além disso, pacientes com massas intracranianas são frequentemente mais velhos, e a acepromazina pode ter efeitos duradouros.

ABORDAGENS CIRÚRGICAS PADRONIZADAS PARA O ENCÉFALO

Estruturas vasculares importantes a serem evitadas durante a cirurgia cerebral são o seio sagital dorsal e os seios transversais (Figura 39.2). A laceração dessas estruturas pode causar hemorragia com risco de morte. A ligadura ou obstrução do seio sagital dorsal (particularmente os dois terços caudais do seio), a confluência dos seios (a junção da linha média dos seios transversais emparelhados), ou ambos os seios transversais provavelmente causarão edema cerebral fatal. Durante a abordagem suboccipital, é comum a ocorrência de hemorragia das veias emissárias occipitais nos limites ventrolaterais do osso supraoccipital durante a elevação do músculo periosteal; essa hemorragia é controlada empurrando-se cera óssea no forame mastoide através do qual esse vaso passa.

Para todas as abordagens-padrão, o autor prefere uma incisão na linha média. A menos que a exposição do cérebro seja muito grande

CAPÍTULO 39 Cirurgia do Cérebro 1343

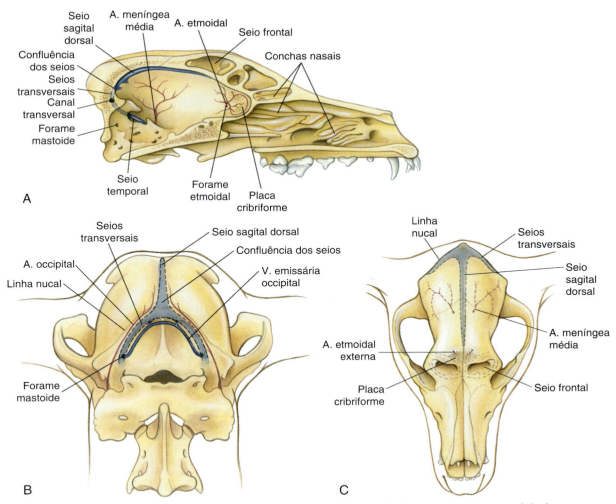

Figura 39.2 Ilustração esquemática do crânio canino, mostrando importantes marcos cirúrgicos e estruturas vasculares. (A) Visão sagital mediana. (B) Vista caudal. (C) Vista dorsal.

(p. ex., remoção da porção superior da calvária) ou o procedimento de craniotomia provavelmente leve a uma aparência cosmética anormal no pós-operatório (p. ex., remoção do processo zigomático do osso frontal), o defeito de craniotomia não é reparado. Se o reparo do defeito craniano for considerado necessário, malha de titânio e polimetilmetacrilato (PMMA) podem ser usados (Figura 39.3). O PMMA é colocado em ambos os lados da malha; a malha impede que o PMMA caia no local da craniotomia durante o endurecimento. O titânio, em vez do aço, é usado para que a repetição da ressonância magnética seja possível, se necessário. O vazamento do LCR no pós-operatório é um problema clínico encontrado na cirurgia do cérebro humano; no entanto, esse fenômeno não ocorre em cães e gatos após a craniotomia. A reparação da dura/aracnoide ressecada por um substituto dural autólogo ou sintético geralmente não é necessária em cães e gatos; no entanto, o autor repara defeitos durais se a craniotomia necessitar de invasão da área do seio frontal. Uma camada de Gelfoam® pode ser colocada sobre o cérebro exposto antes do momento do fechamento.

Uma vez que a dura-máter/aracnoide esteja aberta e o cérebro esteja exposto, é importante que o cirurgião seja eficiente em seu uso do tempo. Embora a cirurgia "não seja uma corrida", a exposição prolongada do tecido cerebral parece estar associada ao aumento da morbidade pós-operatória, mesmo quando medidas adequadas são tomadas para manter o cérebro úmido durante a cirurgia (p. ex., esponjas algodonosas umedecidas que não soltem pelos são colocadas na superfície do cérebro).

Craniotomia Rostrotentorial (Lateral)

Depile e prepare assepticamente a pele na área do nível do canto medial rostral ao aspecto cranial da segunda vértebra cervical caudal; os limites laterais da região preparada são os arcos zigomáticos. Depile e prepare assepticamente qualquer aspecto das orelhas que possam estar na área cirúrgica. Faça uma incisão na linha média de aproximadamente o nível dos ângulos laterais até vários centímetros além da protuberância occipital externa. Incise precisamente os músculos cutâneos do pescoço e transeccione o músculo cervicoescutelar perto da linha média, deixando aproximadamente 1 cm para a reinserção durante o fechamento. Incise precisamente a fáscia temporal com uma lâmina nº 11, deixando pelo menos alguns milímetros ligados ao crânio para fins de recolocação. Rebata a musculatura temporal ventralmente elevando-a para o lado do crânio com elevadores de periósteo de Freer (gatos e cães de pequeno porte) ou osteótomos Army-Navy (cães de grande porte). Crie um contorno oval da abertura pretendida com uma broca pneumática de alta velocidade. Aprofunde as bordas deste contorno até que uma fina camada de periósteo seja deixada. O aspecto ventral da abertura não precisa ser perfurado em toda a

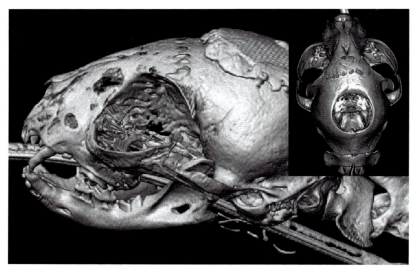

Figura 39.3 Imagem reconstruída de tomografia computadorizada tridimensional pós-operatória de um gato com meningoencefalocele que apresentava defeito craniano *(detalhe)* reparado com placa de titânio/polimetilmetacrilato. (De Dewey CW, Brewer DM, Cautela MA, et al. Surgical treatment of a meningoencephalocele in a cat. *Vet Surg.* 2011;40:473.)

espessura. Uma vez que os aspectos dorsais e laterais do contorno do defeito da craniotomia estejam completamente perfurados, use um elevador periosteal para alavancar o retalho ósseo do crânio após posicionar o elevador no aspecto dorsal da abertura (Figura 39.4). Uma vez que o retalho ósseo seja removido, amplie ainda mais o defeito de craniotomia usando ruginas. Após a remoção do retalho ósseo, use a eletrocauterização bipolar para estancar a hemorragia dos vasos meníngeos.

Craniotomia Transfrontal

A razão mais comum para realizar uma craniotomia transfrontal é remover meningiomas caninos na região do bulbo olfatório cerebral. Diversas variações dessa abordagem proporcionam excelente acesso à área do bulbo olfatório e ao lobo frontal rostral (área pré-frontal) do cérebro — áreas que são difíceis ou impossíveis de acessar através de uma craniotomia rostrotentorial padrão. Tal como acontece com outras abordagens, esta abordagem de craniotomia transfrontal pode ser expandida caudalmente, em ambos os lados do crânio, caso uma exposição adicional ou uma descompressão do cérebro seja requerida.

Depile a pele e assepticamente prepare-a do nível do forame infraorbital rostral ao nível do aspecto caudal dos arcos zigomáticos dorsalmente. Estenda os limites laterais da área da pele preparada até o nível dos arcos zigomáticos e inclua a pele ao redor do olho. Faça uma incisão na linha média rostralmente do nível do canto medial ao nível do bregma. Usando uma combinação de dissecção precisa e elevadores de Freer, separe os tecidos subcutâneos subjacentes e a musculatura frontal do osso subjacente. Remova a placa óssea externa do seio frontal para expor o seio frontal, os cornetos etmoidais e a tábua interna do osso frontal.

Este osso pode ser removido em uma variedade de tamanhos e formas com o uso de uma broca pneumática de alta velocidade ou uma lâmina de serra oscilante. Uma forma triangular é frequentemente escolhida para abordagem unilateral, ou um padrão de diamante para uma abordagem bilateral (Figura 39.5). Devido à exposição limitada (a maioria dos meningiomas olfativos ocupa a maior parte da região do bulbo olfatório bilateralmente) fornecida pela abordagem unilateral, a abordagem bilateral é tipicamente realizada. Se a placa óssea precisar ser substituída, use a lâmina de serra ou uma pequena broca ao remover o osso.

Craniotomia Suboccipital (Descompressão do Forame Magno)

A indicação mais comum para uma craniotomia suboccipital em cães é aliviar a compressão na junção craniocervical em casos de malformação tipo Chiari (MTC). Neste cenário, a craniotomia é combinada com uma laminectomia dorsal do atlas (C1) e é referida como *descompressão do forame magno* (DFM). Para outros fins (p. ex., remoção de tumores cerebrais), a craniotomia suboccipital é tipicamente realizada sem incluir a laminectomia dorsal C1. Se for necessária mais exposição (p. ex., remoção do tumor cerebral da fossa caudal), a craniotomia suboccipital pode ser estendida rostralmente de um lado sacrificando um seio transverso. Para qualquer versão deste procedimento, coloque o cão em decúbito esternal com o pescoço ventroflexionado. Depile e prepare assepticamente o aspecto dorsal da cabeça e do pescoço, desde o nível do bregma até o nível da terceira ou quarta vértebra cervical, com uma largura aproximadamente igual à da vértebra cervical atlas. Faça uma incisão na linha média dorsal que se estenda de aproximadamente 1 cm rostral da protuberância occipital externa cranialmente ao meio da segunda vértebra cervical caudalmente. Separe a musculatura cervical superficial dorsal (Figura 39.6A) na rafe mediana, expondo os músculos biventais cervicais subjacentes. Separe os músculos biventrais cervicais pareados na linha média, expondo os músculos retos posteriores da cabeça (Figura 39.6B). Remova os aspectos caudais dos músculos retos posteriores da cabeça da metade cranial de C2 usando dissecção aguda e elevação periosteal e divida esses músculos na linha média. Incise precisamente os aspectos craniais dos músculos retos posteriores da cabeça da crista da nuca, expondo a porção caudal do occipício e o arco do atlas. Controle a hemorragia com eletrocauterização bipolar. Use uma furadeira pneumática de alta velocidade com uma broca redonda de 3 a 4 mm de diâmetro e o espéculo de Lempert para remover uma porção do occipício e o aspecto dorsal da primeira vértebra cervical (Figura 39.6C e D). Aproximadamente 75% do comprimento do arco dorsal de C1 são rotineiramente removidos. Nos

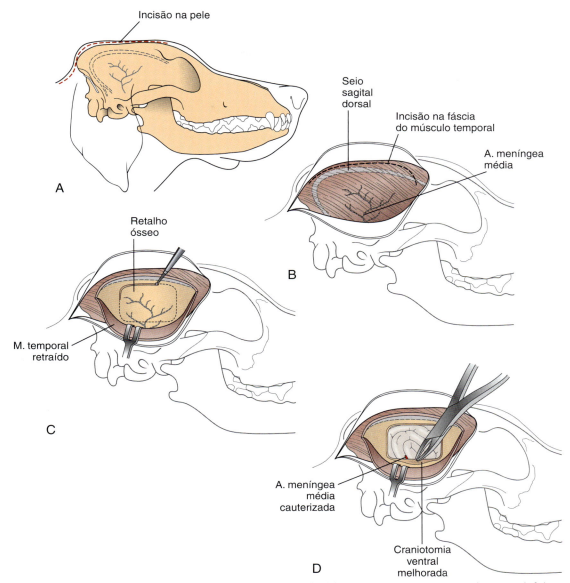

Figura 39.4 Usando uma broca pneumática de alta velocidade, crie um contorno oval para o defeito de craniotomia pretendido, conforme mostrado. Os aspectos dorsais e laterais deste defeito precisam ser completamente perfurados. Se uma ranhura estiver presente no aspecto ventral, ela se romperá quando o retalho ósseo for removido do crânio.

casos em que parece haver constrição dorsal em C1-C2 (Capítulo 40), remova todo o arco de C1, bem como parte da lâmina dorsal de C2.

REGENERAÇÃO DO ENCÉFALO

Tecido cerebral danificado regenera-se através da proliferação glial (cicatriz glial). Uma cobertura de tecido conjuntivo ("neodura") forma-se sobre a dura/aracnoide resseccionada dentro de 2 meses após a cirurgia. A musculatura circundante irá aderir à superfície externa deste revestimento, mas o LCR normalmente separa o cérebro da superfície interna dessa membrana. Se uma aba óssea for substituída ou uma cobertura sintética (p. ex., PMMA, malha de titânio/PMMA) for aplicada ao defeito de craniotomia, a neomáter pode estar aderida ao osso ou retalho sintético se o paciente passar por reoperação para recorrência do tumor.

MATERIAIS DE SUTURA E INSTRUMENTOS ESPECIAIS

Os instrumentos essenciais para a realização de cirurgia cerebral incluem uma broca pneumática de alta velocidade, ruginas de vários estilos (p. ex., Lempert, Kerrison, Ruskin; Figuras 7.17 e 7.18), instrumentação microcirúrgica (p. ex., vários tamanhos de sondas, tesouras Strabismus e de tenotomia, pinças Bispo-Harmon, alças de lentes [Figura 16.3]), e vários tamanhos de pontas de sucção Frazier. Pequenos porta-agulhas (p. ex., Castroviejo) e material de sutura de 5-0 a 6-0 (polipropileno ou

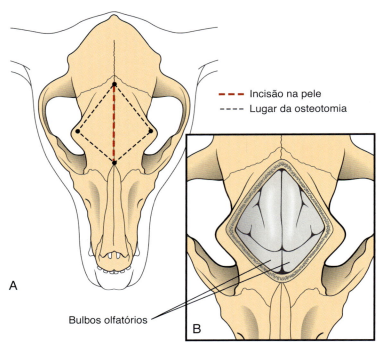

Figura 39.5 Para craniotomia transfrontal bilateral modificada: (A) faça uma incisão na linha média a partir da margem caudal dos ossos nasais, no nível do canto medial do olho, caudalmente à extensão caudal do seio frontal. (B) Remova o retalho ósseo em forma de diamante usando uma serra óssea oscilante. Em seguida, remova a tábua interna do osso frontal e uma parte dos cornetos etmoidais usando uma rugina.

polidioxanona) são necessários para a sutura meníngea. O bisturi elétrico monopolar é necessário para a hemorragia durante a abordagem cirúrgica. O bisturi elétrico bipolar é necessário para lidar com hemorragia meníngea, tumor e parênquima cerebral. Gelfoam® e Surgicel® também são úteis no controle da hemorragia meníngea e parenquimatosa. A cera de osso é usada para controlar a hemorragia do osso esponjoso e dos seios transversais (se transeccionados). Esponjas algodonosas sem fiapos são usadas para manter o cérebro úmido enquanto estiver exposto. A ampliação é frequentemente útil e é fornecida por telescópios ópticos. Uma fonte de luz adicional (p. ex., lanterna de cabeça) pode ser necessária para alguns procedimentos. Um aspirador ultrassônico Cavitron (CUSA) é útil para ressecar massas infiltrantes ou trabalhar próximo a vasos sanguíneos; o alto custo deste equipamento pode limitar seu uso, no entanto. A ultrassonografia intraoperatória é útil tanto na localização de lesões intra-axiais quanto no julgamento da integridade de sua remoção antes do momento do fechamento.

CUIDADO E AVALIAÇÃO PÓS-CIRÚRGICOS

Todos os pacientes com craniotomia pós-operatória devem ser recuperados em uma unidade de terapia intensiva e monitorados por 3 a 5 dias após a cirurgia. A gaiola deve ser acolchoada (p. ex., com plástico-bolha) para evitar lesões no local da cirurgia. Como os pacientes submetidos à cirurgia cerebral no pós-operatório podem apresentar disfunção faríngea sutil, nada é indicado nas primeiras 24 horas. Após esse período, pequenas "almôndegas" de comida enlatada são oferecidas várias vezes ao dia, além da água. Para pacientes em terapia oral com prednisolona, esta terapia é gradualmente reduzida ao longo de 5 a 7 dias. Os antibióticos são continuados de acordo com as especificações do processo da doença e da preferência do médico. Anticonvulsivantes e analgésicos (Tabela 39.1 e Capítulo 13) devem ser administrados conforme necessário. As medições seriadas do hematócrito (HT) devem ser feitas nas primeiras 24 horas após a cirurgia e e o sangue é transfundido conforme necessário, especialmente em gatos. O estado de oxigenação e ventilação deve ser avaliado através da análise de gases sanguíneos, dependendo do caso específico. Oxigênio suplementar deve ser fornecido, se necessário. Para os pacientes que não podem ou não querem deambular voluntariamente, uma volta frequente (p. ex., a cada 4 horas) é essencial para evitar atelectasias pulmonares e subsequente pneumonia. O estado neurológico do paciente deve ser avaliado várias vezes por dia e qualquer deterioração, abordada clínica (p. ex., manitol) e/ou cirurgicamente (reavaliar por imagem e reoperação). Uma suspeita de pneumonia (geralmente em cães maiores e mais velhos após a remoção do tumor cerebral) deve ser tratada de forma agressiva (p. ex., nebulização/percussão torácica, antibióticos IV de amplo espectro) de maneira oportuna. Após a alta hospitalar, os exames reavaliados concentram-se na taxa de recuperação neurológica e na cicatrização de feridas.

COMPLICAÇÕES

As possíveis complicações intra e pós-operatórias imediatas da cirurgia cerebral incluem inchaço cerebral, hemorragia e disfunção cardiopulmonar (p. ex., cirurgia de tronco encefálico). As complicações pós-operatórias incluem anemia (principalmente em gatos, após a remoção de meningioma), pneumonia (principalmente em cães grandes e idosos, após a remoção do tumor cerebral), convulsões, infecção do ferimento e recorrência do tumor.

CONSIDERAÇÕES ESPECIAIS RELACIONADAS COM A IDADE

Em cães e gatos mais velhos, a dura-máter é frequentemente aderida ao endósteo da calvária, por isso pode estar presa ao retalho ósseo à

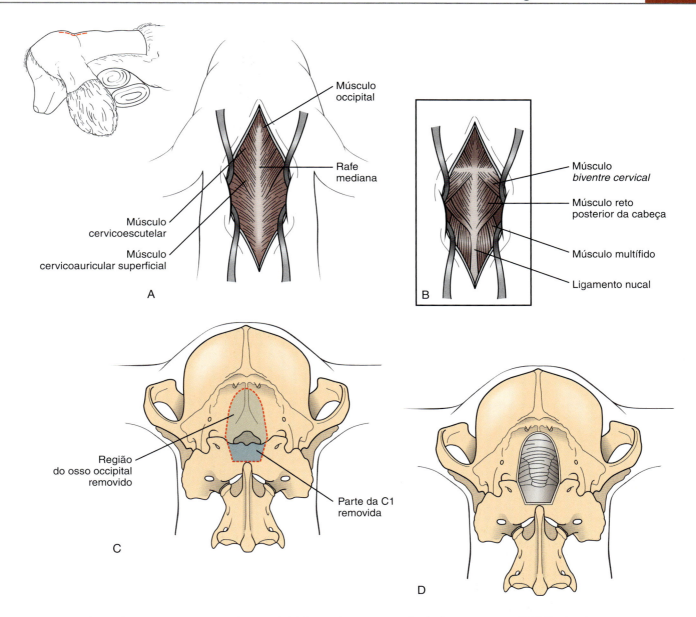

Figura 39.6 (A) Abordagem cirúrgica inicial para descompressão do forame magno (DFM), abordagem suboccipital. (B) Ilustração de estruturas mais profundas encontradas durante a DFM. (C) Exposição óssea durante a abordagem de DFM e (D) abordagem de DFM completa.

medida que o retalho é removido. Às vezes, o tumor (meningioma) também está ligado ao retalho ósseo/dura nesses pacientes. Cães mais velhos, especialmente de raças de maior porte, correm risco de pneumonia pós-operatória após a remoção do tumor cerebral.

DOENÇAS ESPECÍFICAS

HIDROCEFALIA CONGÊNITA

DEFINIÇÃO

Hidrocefalia congênita é um acúmulo anormal de líquido cefalorraquidiano (LCR) dentro do sistema ventricular (principalmente ventrículos laterais) do cérebro, que pode levar a sinais clínicos de encefalopatia.

CONSIDERAÇÕES GERAIS E FISIOPATOLOGIA CLINICAMENTE RELEVANTE

A fisiopatologia do dano do SNC associado à hidrocefalia é complexa e envolve a destruição do revestimento ependimal ventricular, o dano da substância branca pelo acúmulo de líquido intersticial e a eventual lesão neuronal no córtex cerebral.

Teorias convencionais sobre a fisiopatologia da hidrocefalia argumentam que a ventriculomegalia resulta da obstrução do fluxo do LCR dentro do sistema ventricular (p. ex., estenose do aqueduto mesencefálico) e/ou absorção insuficiente de LCR no sistema venoso no nível das vilosidades aracnóideas. Essas teorias baseiam-se no conceito de "fluxo em massa" do LCR, no qual se presume que a maioria do LCR seja absorvida pelas vilosidades aracnóideas. Uma teoria proposta mais recentemente, chamada *teoria hidrodinâmica*, sustenta que a hidrocefalia se desenvolve como resultado da complacência intracraniana anormal (reduzida) e do efeito resultante desse defeito de conformidade nos capilares cerebrais. No animal normal, os capilares cerebrais individuais permanecem abertos durante todo o ciclo cardíaco (sístole e diástole). Isso é importante porque grande parte da absorção do LCR na verdade ocorre no nível capilar, e não nas vilosidades aracnóideas. Acredita-se que os pacientes com hidrocefalia tenham baixa complacência intracraniana como um distúrbio subjacente que leva à hidrocefalia. O aumento da pressão de pulso capilar causado pela diminuição da complacência leva a um gradiente de pressão pulsátil através do manto cerebral *(transmantle pressure)* direcionado do tecido cerebral para os ventrículos laterais. Essas pulsações capilares anormais podem ocorrer dentro dos limites médios normais da PIC. A pressão de rebote do gradiente recorrente, bem como o fluxo hiperdinâmico de LCR no aqueduto mesencefálico, leva ao aumento ventricular ao longo do tempo (aumento da pressão intraventricular). O resultado final é que a hidrocefalia pode se desenvolver dentro dos limites da PIC normal (i.e., hidrocefalia de pressão normal). A hidrocefalia, especialmente se progressiva, pode causar disfunção neurológica por compressão e alongamento do parênquima cerebral, bem como por isquemia cerebral e edema intersticial.

DIAGNÓSTICO

Apresentação Clínica

Sinais Clínicos

Hidrocefalia congênita é mais comumente relatada em cães, especialmente raças pequenas (p. ex., Chihuahua, Yorkshire terrier, Maltês, Boston terrier, Buldogue inglês, Poodle toy/miniatura, Lhasa apso, Lulu-da-pomerânia, Pequinês).

Histórico

Os animais afetados geralmente têm uma história de sinais clínicos de disfunção neurológica, incluindo atividade mental obnubilada (p.1323), anormalidades de comportamento, andar em círculos, estimulação, inquietação e atividade convulsiva. As convulsões são muito menos comumente associadas à hidrocefalia congênita do que as anormalidades comportamentais e a atividade mental anormal. Alguns pacientes hidrocefálicos também podem apresentar disfunção vestibular e/ou cerebelar. Muitos animais, especialmente de raças predispostas (ver anteriormente), podem ter "hidrocefalia" com base no aumento ventricular lateral verificado em exames de imagem avançados, mas não apresentam ainda disfunção neurológica discernível. É importante distinguir a ventriculomegalia, que é considerada uma variante do normal para várias raças, da hidrocefalia clínica (ver Diagnóstico por Imagem).

Achados de Exame Físico

As características físicas comuns dos pacientes com hidrocefalia incluem cabeça grande em forma de cúpula, fontanelas abertas ou defeitos maiores na calvária e estrabismo ventrolateral bilateral (Figura 39.7). O estrabismo pode ser devido à malformação orbital do crânio, e não à disfunção vestibular, e tem sido referido como o *sinal do sol poente*. É importante perceber que os cães de raças pequenas muitas vezes têm fontanelas abertas, sem sinais clínicos de disfunção neurológica. Anormalidades congênitas concomitantes do cérebro (p. ex., CAI, síndrome de Dandy-Walker, MTC) ocorrem ocasionalmente em cães hidrocéfalos, sendo responsáveis pela disfunção cerebelovestibular

Diagnóstico por Imagem

O diagnóstico de hidrocefalia congênita baseia-se na combinação de características clínicas características, demonstração de

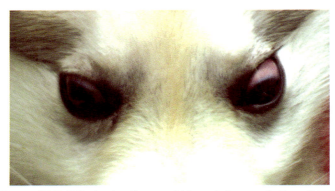

Figura 39.7 Filhote de cão com hidrocefalia congênita exibindo estrabismo ventrolateral bilateral.

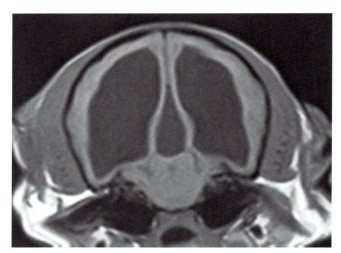

Figura 39.8 Imagem cerebral axial ponderada em T2 de um cão com hidrocefalia congênita.

ventriculomegalia e ausência de outras causas de encefalopatia. A ultrassonografia (através de fontanelas abertas ou defeitos da calvária) e técnicas avançadas de imagem (i.e., tomografia computadorizada [TC] e ressonância magnética) (Figura 39.8) suplantaram métodos mais invasivos de documentação da ventriculomegalia (p. ex., ventriculografia contrastada). A grande maioria dos casos de hidrocefalia congênita envolve principalmente a dilatação dos ventrículos laterais (hidrocefalia interna). Ocasionalmente, a maior parte do acúmulo de LCR está dentro do espaço subaracnóideo (hidrocefalia externa), com o cérebro deslocado axialmente (Figura 39.9). A RM é a modalidade de imagem preferida para o diagnóstico de hidrocefalia. Além de fornecer detalhes anatômicos superiores, existem certas características da RM que podem ajudar a diferenciar a hidrocefalia clinicamente relevante da ventriculomegalia assintomática. Em um recente estudo retrospectivo, certas características da RM foram úteis na distinção da hidrocefalia interna clinicamente relevante da ventriculomegalia assintomática.[6] A eletroencefalografia tem sido usada historicamente para auxiliar no diagnóstico da hidrocefalia congênita; os pacientes afetados tipicamente exibem atividade de baixa frequência e alta voltagem. No entanto, esses achados eletroencefalográficos são relativamente inespecíficos e raramente contribuem para o diagnóstico de hidrocefalia congênita.

CAPÍTULO 39 Cirurgia do Cérebro

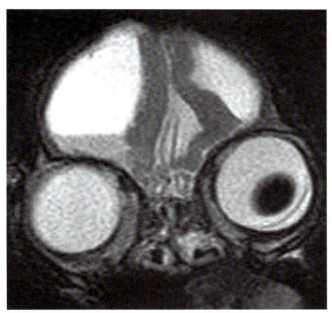

Figura 39.9 Imagem cerebral axial ponderada em T2 de um gato com hidrocefalia externa.

TABELA 39.3 Fármacos para Tratamento de Hidrocefalia Congênita

Fármaco	Dosagem
Prednisolona	0,25-0,5 mg/kg VO q12h
Furosemida	0,5-4,0 mg/kg VO q12-24h
Acetazolamida	10 mg/kg VO q6-8h
Omeprazol	10 mg q24h (cães <20 kg); 20 mg q24h (cães> 20 kg) VO

VO, Via oral.

Achados Laboratoriais

Os resultados do hemograma completo, análise do perfil bioquímico sérico e análise do LCR são tipicamente normais nos animais afetados.

DIAGNÓSTICO DIFERENCIAL

Doenças que podem levar a sinais clínicos de encefalopatia em cães e gatos jovens devem ser consideradas como diferenciais. Adicionalmente, a possibilidade de hidrocefalia secundária (i.e., hidrocefalia obstrutiva devido a um tumor no cérebro) precisa ser descartada. Doenças degenerativas (p. ex.., doenças de depósito lisossômico), condições anômalas (p. ex., CAI), problemas metabólicos (p. ex., encefalopatia hepática, encefalopatia mitocondrial/acidúria orgânica), doença inflamatória/infecciosa (meningoencefalomielite granulomatosa [MEG], encefalite necrosante, infecção pelo vírus da cinomose canina) e exposição tóxica devem ser considerados nesses pacientes. Na maioria dos casos, o sinal e as características físicas (p. ex., cabeça em forma de cúpula, estrabismo ventrolateral bilateral) são bastante específicos para o diagnóstico de hidrocefalia congênita.

MANEJO CLÍNICO

A terapia medicamentosa pode ser eficaz em alguns pacientes, enquanto outros requerem procedimentos de desvios cirúrgicos para o controle em longo prazo dos sinais clínicos. O tratamento clínico da hidrocefalia congênita é direcionado para reduzir a produção de LCR. Na opinião do autor, a terapia clínica para pacientes com sinais neurológicos óbvios atribuíveis à hidrocefalia é geralmente ineficaz, especialmente em longo prazo. A prednisolona oral, na dose inicial de 0,25 a 0,5 mg/kg a cada 12 horas, pode diminuir a produção de LCR (Tabela 39.3). A prednisolona deve ser reduzida ao longo de várias semanas até a dosagem mais baixa possível necessária para controlar os sinais clínicos. A furosemida, um diurético de alça, diminui a produção de LCR pela inibição do sistema de cotransporte de sódio/potássio (Tabela 39.3). O diurético acetazolamida é um inibidor da anidrase carbônica (a anidrase carbônica é uma enzima necessária para a produção de LCR) que é tipicamente dosada a 10 mg/kg de peso corporal, por via oral a cada 6 a 8 horas. O omeprazol, um inibidor da bomba de prótons, demonstrou diminuir a produção de LCR em cães, embora a eficácia clínica desse fármaco não tenha sido documentada. Para todos esses medicamentos, recomenda-se reduzir a dose para a menor quantidade necessária para controlar os sinais clínicos da doença, a fim de evitar efeitos colaterais graves. Anticonvulsivantes devem ser administrados se o paciente convulsionar. Como mencionado, a terapia clínica para hidrocefalia congênita pode fornecer algum nível de tratamento paliativo da doença em casos leves, mas muitas vezes falha em longo prazo. Quando as decisões de tratamento são tomadas, os efeitos colaterais potenciais da terapia com corticosteróides e/ou diuréticos em longo prazo devem ser considerados, junto com a eficácia questionável da terapia medicamentosa para a hidrocefalia congênita. A depleção de eletrólitos (especialmente o potássio) e a desidratação são preocupações quando os diuréticos são usados por períodos prolongados, particularmente quando combinados com glicocorticoides.

TRATAMENTO CIRÚRGICO

O objetivo do tratamento cirúrgico da hidrocefalia é desviar continuamente o excesso de LCR dos ventrículos do cérebro para a cavidade peritoneal. Vários *shunts* (desvios) estão disponíveis, todos com o mesmo *design* básico: uma extremidade rostral para colocação no ventrículo lateral, uma válvula unidirecional e uma extremidade distal para colocação na cavidade peritoneal (Figura 39.10).

Manejo Pré-cirúrgico

Ver p. 1338 para o manejo pré-cirúrgico do paciente de cirurgia cerebral.

Anestesia

Ver p. 1340 para o manejo anestésico do paciente de cirurgia cerebral.

Anatomia Cirúrgica

Ver o Capítulo 38 e a p. 1342 para anatomia cirúrgica do crânio e cérebro. Pacientes com hidrocefalia congênita podem ter partes do crânio ausentes, além das clássicas fontanelas abertas da linha média. A familiaridade com a orientação da musculatura abdominal na área do flanco é essencial para uma abordagem adequada da cavidade peritoneal. No nível da incisão do flanco, o músculo oblíquo abdominal externo é direcionado caudoventralmente, o músculo oblíquo abdominal interno é orientado em direção caudodorsal e o transverso abdominal funciona em direção dorsoventral, essencialmente paralela à última costela.

Posicionamento

A extremidade frontal do paciente é colocada em decúbito esternal, com a cabeça em um ângulo neutro. Os membros pélvicos são dire-

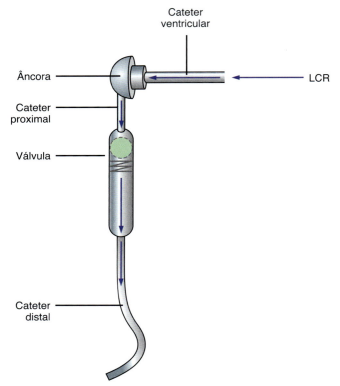

Figura 39.10 Esquema de um *shunt* ventriculoperitoneal típico. *LCR*, Líquido cefalorraquidiano.

cionados lateralmente, no sentido do cirurgião, para que o flanco seja orientado em um plano lateral. O posicionamento lateral da metade caudal do paciente facilita a abordagem adequada para a cavidade peritoneal.

TÉCNICA CIRÚRGICA

Depile e prepare a cabeça como descrito para craniotomia rostrotentorial (p. 1343). Também depile e prepare toda a superfície lateral do paciente até o nível do osso coxal. Para pacientes muito pequenos (p. ex., Chihuahua, Yorkshire terrier), faça duas incisões: uma incisão curvilínea sobre a região caudodorsal do osso parietal e uma incisão vertical caudal até a última costela (Figura 39.11A). Para pacientes maiores (p. ex., Buldogues ingleses), faça uma incisão adicional aproximadamente a meio caminho entre essas duas incisões no tórax lateral, se necessário. Use uma broca de alta velocidade para perfurar dois orifícios no osso parietal: um para o *shunt* e outro para uma sutura de ancoragem. Incise as meninges sobre a área de inserção do *shunt* com uma lâmina nº 11, e remova a pequena área do cérebro subjacente às meninges com uma ponta de sucção para acessar o ventrículo lateral. Pré-avalie o tamanho do cateter do *shunt* a ser inserido no ventrículo e insira o cateter no aspecto dorsal do ventrículo. Após a inserção da extremidade rostral do *shunt* no ventrículo lateral, prenda-o com uma sutura em sandália romana (p. 923) através do orifício de ancoragem usando fio de polipropileno 3-0 ou 4-0 (Prolene) (Figura 39.11B). Realize uma abordagem de grade para a cavidade peritoneal e faça um túnel da extremidade distal do *shunt*, desde a incisão craniana até a incisão caudal, usando uma pinça Carmalt ou Doyen longa (Figura 39.11C). Após a colocação da extremidade distal do cateter do *shunt* na cavidade peritoneal, fixe-a na última costela e na musculatura abdominal.

MATERIAIS DE SUTURA E INSTRUMENTOS ESPECIAIS

Os *shunts* foram descritos previamente no item Tratamento Cirúrgico. Uma broca de alta velocidade é necessária para fazer furos no osso parietal. Para fixar o *shunt*, é necessária a sutura não absorvível 3-0 a 4-0 (p. ex., polipropileno [Prolene®]). Uma pinça longa de Carmalt ou Doyen é usada para escavar o túnel do *shunt*. Os afastadores *baby* ou pequenos Gelpi facilitam a abordagem de grade para a cavidade peritoneal. Um afastador Matthew-Senn ou um gancho Spay na incisão do flanco (uma vez que a cavidade peritoneal seja incisada) usado para elevar a parede do corpo ajuda na inserção do *shunt* na cavidade peritoneal.

CUIDADO E AVALIAÇÃO PÓS-CIRÚRGICOS

Radiografias pós-operatórias (Figura 39.12) ou tomografia computadorizada (Figura 39.13) são realizadas para avaliar a precisão da colocação do *shunt*. O paciente é colocado em uma gaiola acolchoada em uma unidade de terapia intensiva e recebe analgésicos e anticonvulsivantes conforme necessário.

PROGNÓSTICO

O prognóstico para cães e gatos com hidrocefalia congênita é variável, mas geralmente é considerado bom para o tratamento cirúrgico. Na experiência do autor, o tratamento clínico de cães hidrocéfalos congênitos mais gravemente afetados é malsucedido. O prognóstico para melhora clínica sustentada no estado neurológico após procedimentos de desvios cirúrgicos varia na literatura de 50% a 90% para cães. A taxa de sucesso é de aproximadamente 75% a 80%. No pós-operatório, as complicações do *shunt* cirúrgico em cães e gatos incluem obstrução do *shunt*, deslocamento ou dano mecânico ao *shunt* e infecção do *shunt*. Em um estudo retrospectivo de 36 pacientes hidrocefálicos tratados através de colocação de *shunt* ventriculoperitoneal, 26 pacientes (72%) apresentaram melhora nos sinais clínicos. Nesse estudo, a maioria das complicações e óbitos relacionados com o *shunt* ocorreu nos primeiros 3 meses da cirurgia, sugerindo a necessidade de um monitoramento particularmente rigoroso desses pacientes durante esse período pós-operatório.[7]

CISTO ARACNOIDE INTRACRANIANO

DEFINIÇÃO

O CAI é um distúrbio do cérebro em desenvolvimento no qual se acredita que o LCR se acumule dentro de uma divisão da membrana aracnoide durante a embriogênese. Também é denominado *cisto intra-aracnoide* ou *cisto quadrigeminal*.

CONSIDERAÇÕES GERAIS E FISIOPATOLOGIA CLINICAMENTE RELEVANTE

O tubo neural em desenvolvimento é circundado por uma camada solta de tecido mesenquimal chamado de *malha perimedular*; esse tecido acaba se tornando as camadas pia e aracnoide das meninges. No desenvolvimento normal, o fluxo de LCR pulsátil dos plexos coroides divide a malha perimedular em camadas pia e aracnoide, criando o espaço subaracnóideo. É postulado que alguma aberração do fluxo do LCR dos plexos coroides durante este estágio de desenvolvimento force uma separação dentro da camada aracnoide, eventualmente levando à criação de um CAI. A localização intra-aracnóidea de CAI

CAPÍTULO 39 Cirurgia do Cérebro 1351

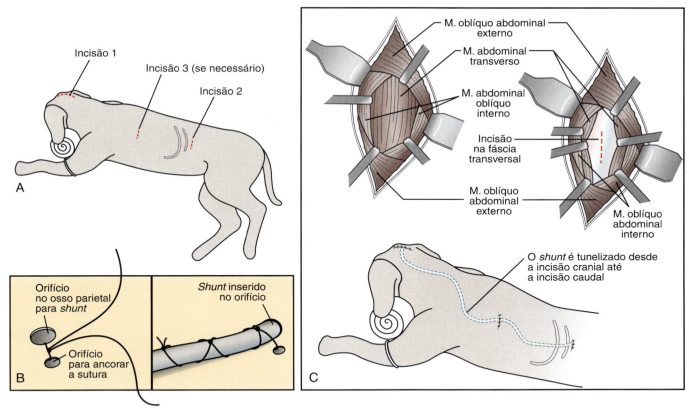

Figura 39.11 (A) Posicionamento cirúrgico e localização das incisões para colocação de *shunt* ventriculoperitoneal (VPS). (B), Inserção e ancoragem da extremidade rostral do VPS. (C) Abordagem de grade à cavidade peritoneal após tunelamento subcutâneo do VPS.

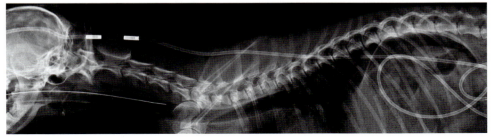

Figura 39.12 Radiografia lateral de um cão mostrando o posicionamento adequado do *shunt*.

em humanos foi demonstrada por microscopia de luz e eletrônica. Os mecanismos pelos quais um CAI continua a se expandir com fluido são desconhecidos, mas várias teorias foram propostas. O fluido pode ser secretado pelas células aracnoides que revestem a cavidade do cisto. Evidências sugerem que as células que revestem o CAI podem ter capacidade secretora. Movimento fluido no cisto também pode ocorrer através de um gradiente de pressão osmótica. Dado que o fluido dentro do CAI é quase idêntico ao LCR, esta teoria é improvável. Além disso, casos em humanos nos quais pequenas fendas existem entre o CAI e o espaço subaracnóideo foram documentados; essas fendas atuam como válvulas unidirecionais, desviando o LCR para o cisto durante a sístole, que não pode retornar ao espaço subaracnóideo no decorrer da diástole.

Embora o CAI tenha ocorrido em vários locais em humanos, todos os casos caninos relatados foram localizados na fossa caudal. Como o CAI é tipicamente associado à cisterna quadrigeminal em cães, essas acumulações de fluido nessa espécie são frequentemente chamadas de *cistos quadrigeminais*. Estruturas semelhantes foram relatadas em gatos. Também denominado *cisto intra-aracnóideo intracraniano*, o CAI é responsável por 1% de todas as massas intracranianas em humanos e tem sido esporadicamente relatado em cães. O CAI é frequentemente um achado incidental em humanos; foi recentemente sugerido que este também pode ser o caso do CAI em cães.

DIAGNÓSTICO

Apresentação Clínica

Sinais Clínicos

A grande maioria dos casos de CAI notificados em cães foi observada em raças pequenas, com predomínio de cães braquicefálicos. A raça

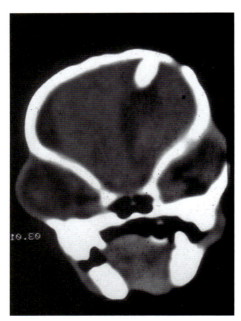

Figura 39.13 Imagem de tomografia computadorizada da cabeça de um cão mostrando a extremidade rostral do *shunt* ventriculoperitoneal no ventrículo lateral.

mais comumente relatada é o Shih tzu. Uma ampla faixa etária foi relatada na apresentação clínica para cães com CAI, com uma idade média aproximada de 4 anos (variação de 2 meses a 10 anos).

Histórico
Os sinais clínicos mais comuns observados no CIA são prosencefálicos (incluindo a atividade convulsiva) e/ou disfunção vestibular central (cerebelovestibular). Os cães também podem apresentar uma queixa primária de dor no pescoço.

Achados de Exame Físico
Cães com CAI tipicamente não apresentam anormalidades estruturais óbvias do crânio ou estrabismo divergente, como visto em pacientes com hidrocefalia congênita. Sinais clínicos de disfunção vestibular (p. ex., inclinação da cabeça, estrabismo, nistagmo) podem estar presentes. A maioria dos pacientes parece sentir dor à palpação das regiões da cabeça e pescoço.

Diagnóstico por Imagem
O CAI é tipicamente diagnosticado via TC ou, preferencialmente, por RM. Os CAI podem ser visualizados usando ultrassonografia (via forame magno, janela temporal e/ou fontanela bregmática persistente), especialmente em cães jovens. O aspecto característico do CAI é uma estrutura grande, bem demarcada e cheia de líquido, isointensa com espaços no LCR e localizada entre o cérebro caudal e o cerebelo rostral (Figura 39.14A e B). Como o CAI pode ser um achado incidental, é importante descartar doença inflamatória concomitante (i.e., exame do LCR). Muitas vezes, é difícil ou impossível discernir se o CAI na presença de outro distúrbio cerebral é puramente um achado incidental. Como a presença de uma estrutura grande e cheia de líquido dentro da calota craniana provavelmente diminui a complacência intracraniana, alguns CAI podem ser contributivos, em vez de um achado incidental. O grau de compressão cerebral pelo CAI, medido na RM, é preditivo de o paciente exibir sinais clínicos de disfunção devido ao CAI. Como se acredita que este distúrbio represente uma anomalia

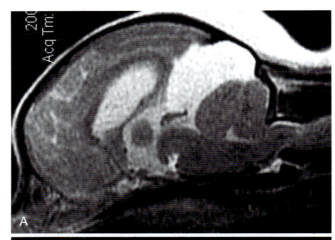

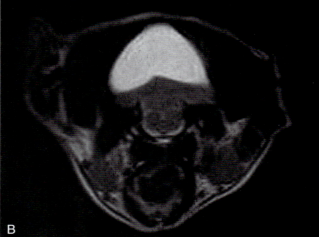

Figura 39.14 Imagens de ressonância magnética (A) mediossagital e (B) axial ponderada em T2 de um cão com cisto aracnoide intracraniano.

do desenvolvimento do sistema intracraniano do LCR, ele pode ocorrer concomitantemente com outras anormalidades do fluido (p. ex., hidrocefalia congênita). O cisto pode ou não se comunicar com o restante do sistema ventricular. Quando a evidência de CAI e sinais de outra doença (p. ex., MEG) são observados no mesmo paciente, a resposta ótima pode envolver o tratamento de ambas as condições.

Achados Laboratoriais
Assim como na hidrocefalia congênita (p. 1348), os achados laboratoriais são normais quando o CAI é a condição primária.

DIAGNÓSTICO DIFERENCIAL
Os diagnósticos diferenciais para o CAI são essencialmente os mesmos que para a hidrocefalia congênita (p. 1348). Nos casos de CAI que exibem disfunção vestibular óbvia, os distúrbios que tendem a causar disfunção vestibular (p. ex., MEG) são mais elevados na lista de diagnóstico diferencial. Além disso, para aqueles cães com CAI que apresentam sinais de disfunção do cerebelo, distúrbios como a hipoplasia vermiana cerebelar (síndrome de Dandy-Walker) e a abiotrofia cerebelar devem ser considerados. Se os sinais clínicos de disfunção cerebelar tiverem início agudo, o infarto cerebelar deve ser considerado um diagnóstico diferencial.

MANEJO CLÍNICO

O tratamento clínico para CAI é idêntico ao descrito para hidrocefalia congênita (p. ex., glicocorticoides, diuréticos, anticonvulsivantes, se indicado; p. 1349). Cães com CAI tendem a responder inicialmente à terapia clínica, mas a resposta é frequentemente temporária.

TRATAMENTO CIRÚRGICO

Manejo Pré-cirúrgico

Ver p. 1338 para manejo pré-cirúrgico do paciente de cirurgia cerebral.

Anestesia

Ver p. 1340 para o manejo anestésico do paciente de cirurgia cerebral.

Anatomia Cirúrgica

Ver o Capítulo 38 e a p. 1342 para anatomia cirúrgica do cérebro e do crânio.

Posicionamento

O posicionamento do paciente é idêntico ao descrito para a hidrocefalia congênita (p. 1349).

TÉCNICA CIRÚRGICA

O manejo cirúrgico do CAI em humanos é normalmente obtido por meio de fenestração de cisto ou colocação de *shunt* cistoperitoneal. Ambos os procedimentos foram relatados em cães com CAI. A maioria dos CAI em cães é grande o suficiente para que possa ser acessada para fenestração por meio de uma abordagem rostrotentorial de base caudal ou uma abordagem suboccipital. Se uma ressecção extensa da parede do cisto for planejada, esta pode ser difícil de ser alcançada com a exposição limitada de uma abordagem suboccipital. Uma abordagem rostrotentorial/suboccipital combinada com sacrifício do seio transverso e inserção de um *shunt* cistoperitoneal pode ser preferida.

Com exceção da extensão do defeito de craniotomia e da colocação da extremidade rostral do *shunt*, o procedimento é idêntico ao descrito para a hidrocefalia congênita. Para a colocação da extremidade rostral do *shunt* nos casos de CAI, crie uma craniotomia caudolateral ampla, incorporando a criação de um defeito de crânio rostrotentorial e suboccipital. Sacrifique o seio transverso entre esses dois defeitos e oclua-o com cera de osso.

MATERIAIS DE SUTURA E INSTRUMENTOS ESPECIAIS

Ver hidrocefalia congênita (p. 1350).

CUIDADO E AVALIAÇÃO PÓS-CIRÚRGICOS

Assim como na hidrocefalia congênita, exames de imagem pós-operatórios são realizados para avaliar a precisão da colocação do *shunt* (Figura 39.15). O paciente é colocado em uma gaiola acolchoada e recebe analgésicos e anticonvulsivantes (se necessário).

PROGNÓSTICO

A taxa de sucesso para o tratamento cirúrgico do CAI parece ser alta em humanos e em cães, e permanece controverso se a fenestração

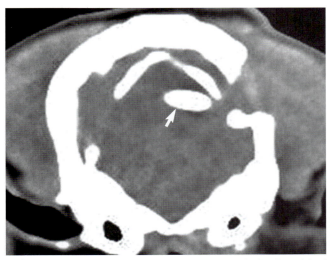

Figura 39.15 Imagem de tomografia computadorizada axial pós-operatória, demonstrando a posição do *shunt (seta)* e o colapso do cisto aracnoide intracraniano.

ou o *shunt* cistoperitoneal é o procedimento preferido para ambas as espécies.

MALFORMAÇÃO TIPO CHIARI

DEFINIÇÃO

MTC, um distúrbio que se acredita ser o análogo canino da malformação de Chiari tipo I de humanos, é caracterizado por malformação do osso supraoccipital. De modo semelhante ao distúrbio humano, a cavidade craniana é pequena demais para acomodar o conteúdo da fossa caudal (cerebelo e tronco encefálico), resultando em superlotação da região cerebelomedular do encéfalo (Figura 39.16A-B).

CONSIDERAÇÕES GERAIS E FISIOPATOLOGIA CLINICAMENTE RELEVANTE

Evidências crescentes sugerem que a MTC em cães seja uma condição na qual todo o crânio é malformado, embora o aspecto caudal seja obviamente anormal na RM, o que frequentemente revela uma anormalidade visível do osso supraoccipital que causa um recuo do cerebelo caudal. Além disso, uma interrupção do espaço subaracnóideo dorsal é típica no nível da junção cervicomedular. A herniação do aspecto caudal do cerebelo através do forame magno também é frequentemente apreciável em imagens de RM sagital em casos de MTC (Figura 39.17). No geral, a MTC parece representar um descompasso entre o parênquima cerebral que reside dentro da cavidade craniana e o volume disponível dentro dessa cavidade para acomodar o parênquima. Em outras palavras, há muito parênquima cerebral em um espaço muito pequeno; isso é mais aparente na fossa caudal, mas é um parênquima cerebral/volume intracraniano completamente incompatível em cães afetados. A maioria dos cães com MTC possui siringomielia (SM) cervical (acúmulo de líquido no parênquima da medula espinal) evidente na RM (Figura 39.18). A maioria dos cães submetidos ao imageamento de toda a sua coluna vertebral (i.e., não apenas a região cervical, como é comum em algumas práticas) tem cavidades de siringe nas regiões da medula espinal torácica e lombar, bem como na região cervical. Acredita-se que a SM nessa condição seja secundária a uma pressão diferencial entre os componentes intracranianos e

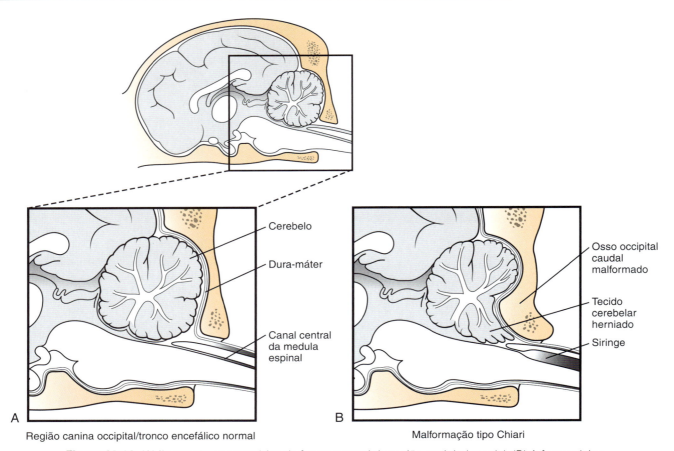

Figura 39.16 (A) Ilustração esquemática da forma normal da região occipital caudal. (B) A forma típica desta região em um cão com malformação tipo Chiari.

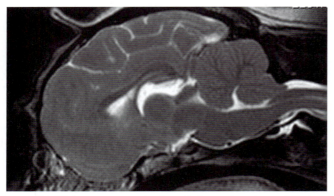

Figura 39.17 Imagem cerebral sagital ponderada em T2 de um cão com malformação tipo Chiari, mostrando hérnia cerebelar através do forame magno.

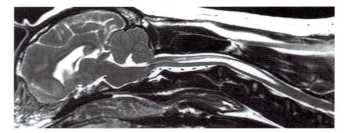

Figura 39.18 Imagem sagital ponderada em T2 da coluna cervical de um cão com malformação tipo Chiari mostrando extensa siringomielia na medula espinal cervical.

espinais, devido à dinâmica anormal do fluxo na junção cervicomedular (Capítulo 40).

DIAGNÓSTICO

Apresentação Clínica

Sinais Clínicos

A MTC é tipicamente encontrada em cães de raças pequenas; o Cavalier king charles spaniel (CKCS) é a raça mais comumente afetada.

Outras raças afetadas por este distúrbio incluem Griffon de Bruxelas, Poodle miniatura, Yorkshire terrier, Maltês, Chihuahua, Bichon frisé, Staffordshire terrier, Pug, Shih tzu, Dachshund miniatura, Pinscher miniatura, Buldogue francês, Pequinês e Boston terrier. Relatos informais descrevem esse distúrbio em vários gatos braquicéfalos. A faixa etária típica na apresentação parece ter mudado ao longo do tempo, com muitos cães desenvolvendo sinais clínicos no primeiro ano de vida. Em geral, embora a faixa etária na apresentação clínica seja ampla, a maioria dos cães apresenta-se acometido aos 4 anos. Cães que se apresentam com menos de 2 anos muitas vezes têm sinais clínicos mais graves do que os cães mais velhos. Nos últimos anos, temos visto um número crescente de pacientes mais jovens (<1 ano); não se sabe se esta tendência reflete o aumento da gravidade do transtorno com as gerações subsequentes, o aumento da conscientização da comunidade veterinária e, portanto, o diagnóstico precoce, ou uma combinação desses dois fatores.

Histórico

A queixa histórica mais marcante para esse distúrbio é a dor, que geralmente está localizada na região do pescoço. A atividade de coçar incessante, tipicamente na região da cabeça e pescoço, é uma queixa histórica comum que é geralmente evidente na raça CKCS. Outras queixas históricas incluem perda de equilíbrio, inclinação da cabeça, tetraparesia e escoliose.

Resultados de Exame Físico

Os sinais clínicos são variáveis, mas a característica clínica mais consistente é a dor (hiperestesia). Alguns dos sinais clínicos são atribuíveis à constrição na junção cervicomedular, mas muitos são devidos à SM. Os sinais clínicos desta doença incluem dor no pescoço, dor nas costas, disfunção vestibular, mielopatia cervical, atividade de coçar incessante e escoliose. Em humanos com malformação tipo I de Chiari, uma das características clínicas mais frequentes é uma cefaleia suboccipital grave. Quase todos os cães com MTC que o autor examinou exibem evidências dramáticas de hiperestesia quando a região occipital caudal é ligeiramente palpada com o polegar e o dedo indicador. A mielopatia cervical com dor cervical associada e disfunção cerebelovestibular (p. ex., estrabismo, diminuição da resposta da ameaça com visão normal, inclinação da cabeça, nistagmo) é mais comumente encontrada. Na maioria dos casos, a disfunção cerebelovestibular é revelada durante um exame neurológico e não foi necessariamente observada pelo proprietário do animal. Muitos cães com MTC exibem respostas de ameaça ausentes ou diminuídas com visão normal, bem como graus variados de estrabismo ventrolateral posicional. A atividade de coçar parece ser uma característica clínica muito consistente da MTC na raça CKCS, mas não é tão prevalente em outras raças com MTC. Uma característica incomum e distintiva da atividade de coçar associada com MTC em cães é que esses pacientes normalmente não fazem contato com a pele enquanto coçam as regiões da cabeça e dos ombros, os chamados "arranhões fantasmas". O coçar geralmente ocorre apenas de um lado. A fricção facial (arranhar a face e/ou roçar os objetos) é encontrada em alguns cães e é considerada uma forma de dor e/ou parestesia. Acredita-se que a hiperpatia espinal (tipicamente cervical), a atividade de coçar e a escoliose estejam todas relacionadas com a interferência da cavidade da siringe com as vias sensoriais ascendentes na medula espinal. A atividade de coçar e o desconforto no pescoço são frequentemente exacerbados por mudanças abruptas do tempo, estresse ou excitação e contato físico com a região do pescoço/ombro (p. ex., colar). Alguns cães sentirão dor durante a defecação. A presença de dor e escoliose está correlacionada com a largura da siringe em cães CKCS com SM secundária a MTC. Algumas das dores no pescoço podem estar diretamente relacionadas com a constrição na junção cervicomedular.

Diagnóstico por Imagem

O diagnóstico de MTC é feito por RM, que também é a modalidade de imagem preferida para o diagnóstico de SM. A malformação é mais bem visualizada em uma visão sagital mediana (preferencialmente ponderada em T2), que inclui a fossa caudal e a medula espinal cervical craniana. Achados consistentes na RM associados à MTC incluem atenuação/obliteração do espaço subaracnóideo dorsal na junção cervicomedular e deslocamento rostral do cerebelo caudal pelo osso occipital (Figura 39.19). Um estudo de RM retrospectivo em 2015 de cães braquicefálicos sem sinais clínicos atribuíveis a MTC/SM concluiu que o deslocamento cerebelar

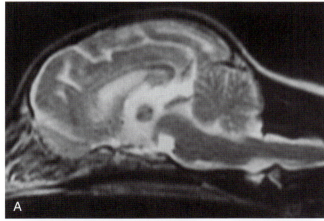
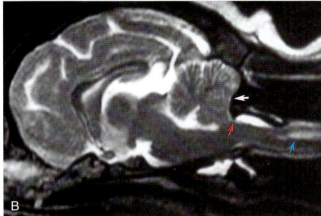

Figura 39.19 Imagem cerebral mediossagital de ressonância magnética ponderada em T2 de (A) um cão normal de raça pequena e (B) um cão com malformação tipo Chiari (MTC). No cão com MTC, observe o deslocamento rostral do cerebelo caudal pelo osso supraoccipital *(seta branca)*, a obliteração do espaço dorsal subaracnóideo na junção cervicomedular *(seta vermelha)* e a cavidade da siringe começando no nível da vértebra cervical C2 *(seta azul)*.

rostral é frequentemente (44%) presente de modo incidental e é provavelmente uma variante anatômica normal associada ao crânio braquicefálico. Esse recurso de RM também se tornou mais proeminente com o aumento da extensão da cabeça.[8] Outros achados comuns de RM na MTC incluem SM (geralmente no nível caudal de C2), herniação do cerebelo caudal através do forame magno e uma aparência torcida da medula caudal. A RM com contraste de fase (cine-RM) é frequentemente usada para medir o fluxo de LCR em humanos com malformação tipo I de Chiari e foi avaliada para uso em cães com MTC. Ocasionalmente, cães com RM compatíveis com MTC apresentarão evidências de outros distúrbios congênitos, como cisto aracnoide (quadrigeminal) intracraniano, malformação/má articulação das vértebras C1 e/ou C2 e hidrocefalia. A maioria dos cães de raças pequenas normalmente tem grandes ventrículos laterais como característica da raça (ventriculomegalia) e não é hidrocefálica.

Achados Laboratoriais

Na ausência de processos de doenças concomitantes, a análise do LCR geralmente é normal; ocasionalmente, uma pleocitose mononuclear moderada será aparente.

DIAGNÓSTICO DIFERENCIAL

Além da questionável significância de algumas das "anormalidades" da RM associadas à MTC (algumas podem ser variantes normais associadas à raça), o diagnóstico clínico desse distúrbio se complica ainda mais pelo fato de que um grande subconjunto de cães com evidência definitiva à RM de MTC e SM não apresenta sinais clínicos óbvios associados às suas anormalidades anatômicas. É importante perceber que, especialmente na raça CKCS, outras condições podem ser responsáveis por alguns ou todos os sinais clínicos identificados. Mais de 40% dos cães CKCS com evidência de MTC/SM são assintomáticos para o distúrbio, de acordo com seus donos. A gravidade e taxa de progressão da MTC em cães são variáveis, variando de assintomáticas (i.e., encontrando evidências de MTC em estudo de imagem por algum outro motivo, ou como um estudo de rastreamento de raça) a dor extrema e debilitação com rápida piora durante um curto período. Adicionalmente, alguns cães com MTC têm outros distúrbios concomitantes não relatados (p. ex., extrusão de disco, doença cerebral inflamatória) que poderiam explicar os sinais clínicos observados. Em tais situações, pode ser difícil discernir se a MTC é o principal problema ou se é um achado contributivo ou incidental. Finalmente, outros distúrbios da junção craniocervical (Capítulo 40) podem ocorrer concomitantemente ou ser confundidos com MTC em cães.

MANEJO CLÍNICO

O tratamento medicamentoso para cães com MTC geralmente se divide em três categorias: medicamentos analgésicos (implicam alívio da disestesia/parestesia também), fármacos que diminuem a produção de LCR e terapia com glicocorticoides. O fármaco mais útil disponível para alívio da atividade de coçar associada à SM foi a gabapentina (Tabela 39.1). Tem sido demonstrado que a dor neuropática é acentuada ao longo do tempo devido à regulação positiva dos canais de cálcio dependentes da voltagem da subunidade α2δ-1 nos neurônios do gânglio da raiz dorsal e nos neurônios nociceptivos da medula espinal do corno dorsal. Acredita-se que a gabapentina e o mais novo análogo da gabapentina, pregabalina, exerçam seus efeitos antinociceptivos ligando-se seletivamente à subunidade α2δ-1 e inibindo o influxo de cálcio nesses neurônios. Os efeitos colaterais da gabapentina são mínimos, geralmente restritos a sedação leve, ataxia do membro pélvico e ganho de peso.

A pregabalina (Tabela 39.1) pode ser um agente mais eficaz no alívio da dor e da atividade de coçar em cães com MTC. Como a meia-vida de eliminação da pregabalina é quase duas vezes maior que a da gabapentina, a dosagem duas vezes ao dia é possível. É importante começar no limite inferior do intervalo de doses para evitar efeitos colaterais de sedação e ataxia. Os medicamentos opiáceos administrados por via oral às vezes são úteis para aliviar a dor no pescoço e na cabeça em cães com MTC. O tramadol oral (2 a 4 mg/kg a cada 8 a 12 horas) também pode ser útil. Vários fármacos destinados a diminuir a produção de LCR foram usados em pacientes com MTC em um esforço para diminuir a pressão de pulso do LCR. Todas as informações sobre a eficácia desses medicamentos são informais. Eles incluem omeprazol (um inibidor da bomba de prótons), acetazolamida (um inibidor da anidrase carbônica) e furosemida (um diurético de alça). Informações mais específicas sobre esses medicamentos são abordadas na discussão sobre hidrocefalia congênita. A prednisolona é frequentemente usada no tratamento médico de MTC. Potenciais benefícios incluem efeitos anti-inflamatórios, diminuição da produção de LCR e diminuição da expressão da substância P (neurotransmissor nociceptivo) nos neurônios do corno dorsal da medula espinal. Uma dose inicial anti-inflamatória de prednisolona (0,5 mg/kg por via oral a cada 12 horas) é frequentemente eficaz no controle dos sinais clínicos. Esta dose deve ser reduzida, se possível, a um esquema de dias alternados no primeiro mês de tratamento. Na maioria dos casos de MTC, a terapia clínica diminuirá a gravidade dos sinais clínicos, mas a resolução é improvável.

TRATAMENTO CIRÚRGICO

Manejo Pré-cirúrgico
Ver p. 1338 para o manejo pré-cirúrgico do paciente de cirurgia cerebral.

Anestesia
Ver p. 1340 para o manejo anestésico do paciente de cirurgia cerebral. Um tubo endotraqueal protegido deve ser usado por causa da extrema flexão do pescoço, muitas vezes necessária para este procedimento.

Anatomia Cirúrgica
Ver o Capítulo 38 e a p. 1342 para anatomia cirúrgica do cérebro e do crânio.

Posicionamento
O posicionamento é como descrito para craniotomia suboccipital (p. 1344). Como a cabeça precisa ser flexionada ventralmente em aproximadamente 90 graus, um tubo endotraqueal protegido deve ser usado.

TÉCNICA CIRÚRGICA

Em pessoas com malformação tipo I de Chiari sintomática, a terapia cirúrgica é considerada um tratamento de escolha, e a DFM é o procedimento cirúrgico de preferência. Procedimentos cirúrgicos adjuvantes são ocasionalmente realizados em pessoas que tiveram uma resposta subótima à DFM; tais procedimentos usualmente envolvem a colocação de um *shunt* para desviar o fluido da SM da região da medula espinal para outro local, para absorção (p. ex., cavidade pleural ou peritoneal, espaço subaracnóideo). Embora um alto grau de sucesso tenha sido associado ao tratamento cirúrgico da malformação tipo I de Chiari em humanos, a taxa de reoperação varia de 8 a 30% para a DFM; o problema mais comum que requer a reoperação é a formação excessiva de tecido cicatricial no local da DFM, causando compressão na junção cervicomedular e recriando efetivamente o estado original da doença.

MTC é um distúrbio cirúrgico. Com base em mais de 100 casos operados com seguimento de longo prazo (i.e., mais de 3 anos), o procedimento cirúrgico preferido para o tratamento de MTC em cães é a DFM com cranioplastia com malha de titânio/PMMA. Este procedimento envolve craniotomia suboccipital e laminectomia de C1, com posterior colocação de uma placa de malha de titânio/PMMA em pinos de âncora de parafuso de titânio inseridos ao redor da circunferência do defeito ósseo occipital (Figura 39.20A e B). Uma vez que a DFM esteja completa, incise as meninges (dura/aracnoide) na linha média e remova o tecido meníngeo na região da DFM. Há tipicamente uma faixa fibrosa de tecido na junção cervicomedular que pode ser parcialmente ossificada. Transeccione a banda cuidadosamente com uma sonda (gancho e cureta de Gross) e uma lâmina afiada nº 11. Perfure quatro a seis orifícios-guia no osso occipital em torno da periferia do defeito craniano usando uma broca de 1,1 mm (Figura 39.21A). Insira os parafusos autoperfurantes de 6 mm de comprimento (1,5 mm de largura) nos orifícios-guia, para uma profundidade aproximada de 2 a 3 mm (Figura 39.21B). Solte a cabeça do cão da posição fletida e reposicione-a em um ângulo de repouso normal. Forme a placa craniana usando malha de titânio e PMMA e afixe-a na parte de trás do crânio, usando as cabeças de parafusos de titânio como postos de ancoragem para o PMMA

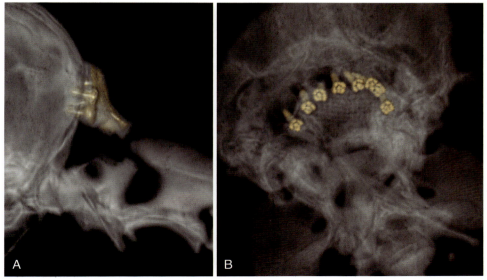

Figura 39.20 Vistas pós-operatórias lateral (A) e (B) caudal reconstruídas de tomografia computadorizada tridimensional do crânio de um cão após descompressão do forame magno com cranioplastia para malformação tipo Chiari.

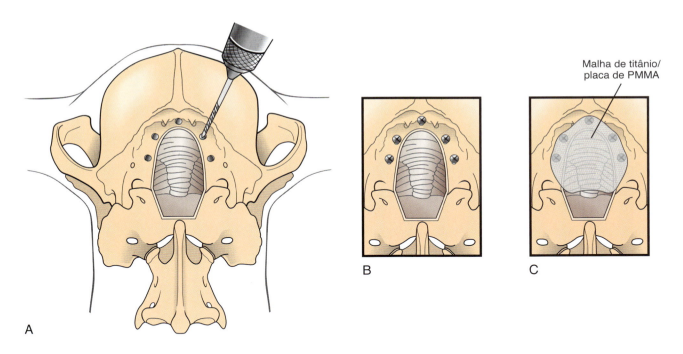

Figura 39.21 (A) Padrão típico de colocação de orifícios-guia para parafusos de titânio. (B) Colocação de parafusos de titânio autoperfurantes nos orifícios-guia. (C) Colocação de placa de malha de titânio/polimetilmetacrilato no local de descompressão do forame magno. *PMMA*, Polimetilmetacrilato.

(Figura 39.21C). Molde a placa como uma palheta de guitarra com a extremidade larga da palheta em direção ao occipital. Aplique apenas uma camada fina de PMMA em ambas as superfícies da placa, com algum PMMA se estendendo além das bordas da malha de titânio para aderir às cabeças dos parafusos de titânio. Estenda o aspecto caudal da placa levemente sobre o defeito dorsal de C1; curve o aspecto caudal da placa dorsalmente para evitar comprimir a medula ou a medula cervical craniana. Feche a pele normalmente.

MATERIAIS DE SUTURA E INSTRUMENTOS ESPECIAIS

Uma perfuradora pneumática de alta velocidade, malha de titânio, parafusos de titânio e PMMA são necessários para este procedimento. O guia de furos da broca pode ser feitos usando um *minidriver* ou uma broca especializada de alta velocidade com um acessório de broca de 1,1 mm.

CUIDADO E AVALIAÇÃO PÓS-CIRÚRGICOS

O paciente é colocado numa gaiola almofadada e são administrados analgésicos (p. ex., infusão de taxa contínua de fentanila; p. 144). Os pacientes geralmente requerem alguma forma de terapia analgésica oral por 1 a 2 semanas após a cirurgia. A aplicação adequada da placa é confirmada via radiografias ou (preferencialmente) TC antes da recuperação anestésica.

PROGNÓSTICO

O sucesso cirúrgico em curto prazo (melhora sustentada do estado neurológico e/ou alívio da dor/coçar) com a DFM em cães com MTC é de aproximadamente 80%, independentemente de ser realizada ou não cranioplastia adjunta. Parece haver uma relação inversa entre o tempo que os sinais clínicos estão presentes antes da intervenção cirúrgica e a extensão da melhora pós-operatória. Infelizmente, parece haver uma taxa de recidiva da doença variando de 25% a 47% dos casos tratados apenas com DFM; suspeita-se que a maioria dessas recaídas seja causada por formação excessiva de tecido cicatricial no pós-operatório no local da DFM. Após a cirurgia, os sinais clínicos de dor são rotineiramente aliviados, mas a atividade de coçar tende a persistir. Um procedimento de cranioplastia (baseado em um procedimento similar usado em cirurgia de DFM humana) foi desenvolvido pelo autor e colegas para desencorajar o excesso de tecido cicatricial pós-operatório de recomprimir o local da cirurgia. Nossa análise mais recente de mais de 100 casos de DFM com cranioplastia determinou a taxa de reoperação em 7% (dados não publicados). Um relato de 2015 descreveu o sucesso em longo prazo (de 1 a 3 anos de seguimento) em 23 cães com MTC/SM tratados por DFM com duroplastia (usando submucosa suína liofilizada) e enxerto de gordura autógena; os autores desse estudo relataram algum nível de melhora em 94% dos pacientes.[9]

Pouca informação está disponível sobre o prognóstico para MTC em cães tratados apenas clinicamente. A maioria dos cães com MTC responderá favoravelmente à terapia clínica, embora em muitos casos essa resposta seja temporária. Em geral, entre um terço e metade dos cães sintomáticos para MTC/MS parece piorar de 1 a 2 anos a partir do momento do diagnóstico, com base em pequenos estudos anteriores e na experiência dos autores. Em um estudo prospectivo de longo prazo de 48 cães CKCS que avaliou a resposta ao tratamento não cirúrgico (somente clínico) durante um período médio de 39 meses, 25% dos pacientes permaneceram estáticos ou melhoraram, enquanto 75% dos cães deterioraram clinicamente ao longo do tempo. Aproximadamente 15% dos cães foram submetidos a eutanásia devido a sinais clínicos de dor neuropática grave.[10] Embora a taxa de sucesso cirúrgico pareça geralmente favorável para MTC em cães, a taxa de recorrência devido à formação excessiva de tecido cicatricial no pós-operatório tem sido inaceitavelmente alta somente com a DFM. Parece que a cranioplastia e a duroplastia melhoraram a taxa de sucesso da DFM, mas ainda não foi demonstrado nenhum procedimento cirúrgico para eliminar consistentemente os sinais clínicos associados à malformação de Chiari em humanos ou cães.

TUMORES CEREBRAIS
DEFINIÇÕES

Os tumores cerebrais incluem doenças neoplásicas envolvendo o encéfalo, incluindo aqueles que surgem do encéfalo e coberturas meníngeas (*tumores cerebrais primários*) e os decorrentes de distúrbios locais ou estruturas anatômicas distantes (i.e., metastáticos; *tumores cerebrais secundários*).

CONSIDERAÇÕES GERAIS E FISIOPATOLOGIA CLINICAMENTE RELEVANTE

Uma discussão sobre os mecanismos envolvidos no desenvolvimento do câncer está além do escopo deste livro. Os tumores cerebrais causam sinais clínicos da doença, afetando principalmente o tecido cerebral vizinho e aumentando a PIC. O edema peritumoral agrava esse fenômeno. Os tumores cerebrais podem causar compressão cerebral e aumento da PIC por meio de hidrocefalia e hemorragia obstrutiva, e ambas podem levar à rápida exacerbação da disfunção neurológica. Tumores cerebrais primários são comumente encontrados em cães e gatos. Em ambas as espécies, o meningioma é o tumor mais comumente relatado. Os gliomas (p. ex., astrocitoma, oligodendroglioma) são frequentemente relatados em cães e são ocasionalmente relatados em gatos. Outros tumores cerebrais primários menos comumente relatados em cães incluem tumor do plexo coroide, linfossarcoma primário do SNC, tumor neuroectodérmico primitivo (que tipicamente inclui neuroblastoma), sarcoma histiocítico primário do SNC (também denominado *histiocitose maligna*) e hamartoma vascular. Outros tumores cerebrais primários encontrados ocasionalmente em gatos incluem, além dos gliomas, ependimomas, neuroblastomas olfatórios e tumores do plexo coroide. Relatos de casos de meduloblastomas em cães e gatos geralmente envolvem o cerebelo. Os tumores cerebrais secundários em cães e gatos incluem hemangiossarcoma, tumor hipofisário, linfossarcoma, carcinoma metastático e tumor invasivo do seio nasal/frontal.

DIAGNÓSTICO

Apresentação Clínica
Sinais Clínicos

Cães e gatos diagnosticados com tumores cerebrais tendem a ser mais velhos. A idade mediana para os cães com tumores cerebrais primários é de aproximadamente 9 anos, e para os gatos é superior a 10 anos. Em geral, cães de raças grandes tendem a desenvolver tumores cerebrais mais comumente que cães de raças pequenas. Golden retrievers e Boxers parecem estar predispostos a tumores cerebrais primários. Os Golden retrievers são propensos a desenvolver meningiomas, enquanto cães Boxer e outras raças braquicefálicas (p. ex., Boston terriers) são mais propensos a serem diagnosticados com glioma. Mais da metade dos tumores cerebrais diagnosticados em gatos são meningiomas. Em ambos, cães e gatos, os pacientes com meningiomas tendem a ser um pouco mais velhos ao diagnóstico do que aqueles com outros tipos de tumores cerebrais. Em cães, os astrocitomas são mais prováveis do que outros tumores cerebrais primários de ocorrer no diencéfalo e cerebelo. Os tumores do plexo coroide podem ocorrer no ventrículo lateral e terceiro ou quarto ventrículo. A idade média dos pacientes com tumores cerebrais secundários é semelhante à dos pacientes com tumores cerebrais primários (9 a 10 anos). Cães de raça misturada são mais comumente afetados, seguidos por Golden retrievers e Labradores.

Histórico

As queixas históricas variam de acordo com espécie, localização e agressividade do tumor. Os tumores cerebrais são mais comumente localizados na fossa rostral; portanto, o comportamento anormal e as convulsões são as queixas clínicas mais comuns. A atividade convulsiva é a queixa clínica mais comum associada aos tumores cerebrais caninos, enquanto a alteração comportamental é a queixa clínica mais comum associada aos tumores cerebrais felinos. Com tumores cerebrais primários de crescimento lento (i.e., meningioma), o proprietário pode retrospectivamente (i.e., após o diagnóstico ser alcançado) perceber que o animal de estimação exibia sinais de comportamento alterado durante um período prolongado (por vezes até 1 ano); inicialmente, tais sinais clínicos vagos podem ser atribuídos pelos donos à "velhice". Os sinais clínicos associados a tumores na fossa caudal geralmente incluem perda de equilíbrio e comportamento anormal (geralmente estado mental obnubilado).

Achados de Exame Físico

A localização neuroanatômica dos tumores cerebrais é tipicamente refletida nos sinais de disfunção neurológica exibida pelo paciente. No entanto, não é incomum que cães e gatos com neoplasias cerebrais solitárias apresentem disfunção em mais do que uma região do cérebro (i.e., combinação de disfunção do prosencéfalo e do tronco encefálico); esse fenômeno é provavelmente devido ao tamanho de alguns desses tumores e à extensão do edema peritumoral. Como aproximadamente metade dos tumores cerebrais primários caninos ocupa mais de uma região anatômica do encéfalo, é possível concluir, falsamente, com base no exame neurológico, que um paciente com massa cerebral solitária tenha doença multifocal.

> **NOTA** Quase um quarto dos cães com tumores cerebrais primários tem neoplasia concomitante não relacionada (p. ex., carcinoma pulmonar, hemangiossarcoma), a maioria das quais envolvendo a cavidade torácica ou abdominal. Certifique-se de rastrear neoplasia concomitante não relacionada (via radiografia torácica e ultrassonografia abdominal) antes de buscar diagnósticos avançados e terapia definitiva para tumores cerebrais.

Em gatos com tumor cerebral primário, os sinais clínicos não específicos (i.e., sinais que não são obviamente relacionados com a disfunção neurológica) ocorrem em mais de 20% dos casos. Esses sinais clínicos incluem letargia, inapetência e anorexia. Múltiplos meningiomas intracranianos foram relatados em gatos com alguma frequência (aproximadamente 17%). A maioria dos cães e gatos com tumores cerebrais apresenta evidências de dor na cabeça e no pescoço durante a palpação.

Diagnóstico por Imagem

A RM é a modalidade de imagem preferida para o diagnóstico de tumores cerebrais caninos e felinos. Em geral, os meningiomas aparecem como massas extra-axiais, uniformemente intensificadas por contraste, com base ampla no crânio e bordas bem delineadas (Figura 39.22), enquanto os gliomas tendem a ser massas intra-axiais não uniformemente contrastantes, com margens indistintas entre a massa e o tecido cerebral normal (Figura 39.23).O realce por contraste meníngeo evidente na RM do cérebro foi descrito, mas não é específico para tumores cerebrais. O sinal da "cauda dural" é uma característica de RM tipicamente associada a meningiomas, na qual uma "cauda" associada a meninges que se intensifica com o contraste é vista se estendendo da massa tumoral principal (Figura 39.24).

Achados Laboratoriais

Como a análise do LCR tende a produzir informações razoavelmente inespecíficas em casos de tumores cerebrais, a obtenção de LCR de cães e gatos quando a imagem é altamente favorável a um tumor cerebral pode não ser vantajosa.

DIAGNÓSTICO DIFERENCIAL

Diagnósticos diferenciais para tumores cerebrais em cães e gatos dependem principalmente de sinais clínicos e localização neuroa-

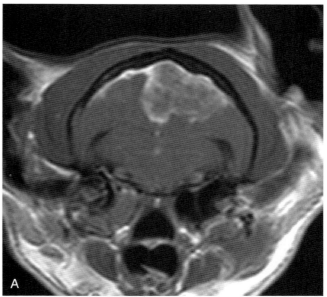

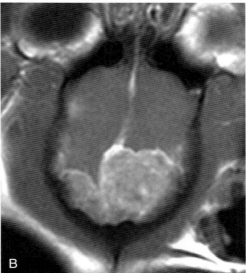

Figura 39.22 Imagens de ressonância magnética (A) axial e (B) dorsal (coronal) ponderadas em T1 com contraste de um gato com um meningioma cerebral.

natômica. Por exemplo, em um cão mais velho com início recente de convulsões e sem *deficits* neurológicos, o principal diagnóstico diferencial, além dos tumores cerebrais, é a epilepsia idiopática de início tardio. Em um cão mais velho com sinais clínicos de demência e comportamento circulante, um importante diagnóstico diferencial seria o análogo canino da doença de Alzheimer humana: disfunção cognitiva canina. Outros diagnósticos diferenciais em pacientes com suspeita de tumor cerebral incluem encefalopatia metabólica, doença inflamatória/infecciosa (p. ex., MEG), exposição a toxinas e eventos isquêmicos/vasculares (em casos com início agudo de disfunção neurológica).

MANEJO CLÍNICO

O tratamento clínico de cães e gatos com tumores cerebrais pode ser suporte ou definitivo. Terapia de suporte refere-se ao tratamento que aborda os efeitos secundários de um tumor, não do próprio tumor.

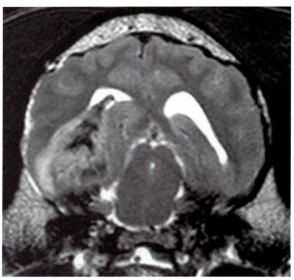

Figura 39.23 Imagem de ressonância magnética axial ponderada em T2 de um cão com astrocitoma intracraniano.

> **QUADRO 39.1 Terapia Medicamentosa para Tumores Cerebrais em Cães**
>
> **Prednisolona**
> 0,5-1,0 mg/kg VO q12h; pode ser diminuída a cada 2 dias após 1 mês se tratado com quimioterapia e/ou radioterapia
>
> **Hidroxiureia**
> 20 mg/kg VO q24h
>
> **Lomustina**
> 60 mg/m² VO q6-8 sem. Potenciais efeitos adversos incluem supressão da medula óssea e hepatotoxicidade.
>
> **Radiação de Megavoltagem**
> 2,5-4,0 administrados no tumor ou em leito tumoral (pós-operatório) por 15-20 tratamentos (total de 30-50) *versus* radioterapia estereotáxica (dose total administrada em 1-5 tratamentos)
>
> **Fármacos Anticonvulsivantes**
> Ver a Tabela 39.1.

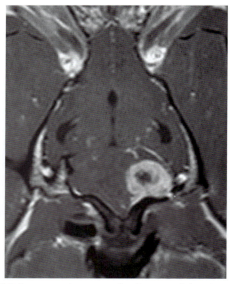

Figura 39.24 Imagem de ressonância magnética dorsal (coronal) ponderada em T1 com contraste de um meningioma cerebelar em um cão com cauda dural.

Tal terapia inclui doses baixas de prednisolona oral (p. ex., 0,5 mg/kg a cada 12 horas) para diminuir o edema peritumoral e medicação anticonvulsivante, se necessário (Tabela 39.1). A terapia clínica definitiva é dirigida a matar células tumorais e inclui radioterapia e quimioterapia. O método tradicional ou convencional de administrar radioterapia de megavoltagem definitiva em tumores cerebrais é a administração de doses diárias fracionadas de 2,5 a 4 Gy em uma programação de segunda a sexta-feira (uma vez por dia) por 4 semanas. Os protocolos variam, mas a maioria envolve a administração de uma dose cumulativa total na faixa de 30 a 50 Gy. Nos últimos anos, as técnicas de terapia de radiação estereotáxica (p. ex., *Gamma knife*, *Cyberknife*) têm ganhado popularidade; esses métodos de liberação de radiação mais anatomicamente precisos (menor chance de liberação inadvertida de radiação para o parênquima normal circundante) permitem menos sessões de tratamento (um a cinco tratamentos) para fornecer a mesma dose total que a terapia de radiação fracionada tradicional.

A quimioterapia oral é frequentemente usada para tratar cães com tumores cerebrais. Hidroxiureia é usada para meningiomas e a lomustina, para gliomas (Quadro 39.1). A supressão da medula óssea e a hepatotoxicidade tardia relacionada com a dose podem ocorrer com o uso oral da lomustina. Embora a hepatotoxicidade tenha sido relatada em aproximadamente 6% dos casos, ela pode ocorrer com maior frequência; este medicamento deve ser usado com cautela. A hidroxiureia é um agente quimioterápico oral com eficácia contra meningiomas intracranianos em humanos (Quadro 39.1). Os mecanismos propostos de ação da hidroxiureia incluem a indução da apoptose de células tumorais e a inibição da ribonucleosídeo difosfato redutase (com subsequente interferência na síntese de DNA). A supressão da medula óssea leve a moderada é um efeito colateral potencial do uso de hidroxiureia em humanos; até esta data, este efeito colateral não foi uma questão importante em cães.

TRATAMENTO CIRÚRGICO

Manejo Pré-cirúrgico
Ver p. 1338 para o manejo pré-cirúrgico do paciente de cirurgia cerebral.

Anestesia
Ver p. 1340 para o manejo anestésico do paciente de cirurgia cerebral.

Anatomia Cirúrgica
Ver o Capítulo 38 e a p. 1342 para anatomia cirúrgica do crânio e cérebro.

Posicionamento
Veja descrições de abordagens cirúrgicas específicas (pp. 1342-1344) para o posicionamento do paciente.

TÉCNICA CIRÚRGICA

Abordagens cirúrgicas ao encéfalo necessárias para acessar tumores cerebrais em vários locais são discutidas nas pp. 1342 a 1344.

Uma vez que o cérebro esteja exposto, incise precisamente as meninges (dura/aracnoide) com uma lâmina nº 11, sobre a região da massa usando uma combinação de uma sonda (p. ex., gancho e cureta de Gross) e uma lâmina nº 11. Crie uma aba meníngea usando uma pinça Bishop-Harmon (sem dentes) e tesoura de tenotomia para ajudar na remoção do tumor e diminuir as tendências de sangramento (em comparação com a incisão das meninges diretamente sobre a massa). Incise abaixo da massa, crie uma aba e puxe-a dorsalmente. Usando uma combinação de uma sonda e uma alça de lentes, encontre um plano entre o tumor e o tecido cerebral adjacente e tente liberar as bordas do tumor do cérebro durante toda a circunferência da massa. Ao aplicar tração a um tumor, sempre direcione a tração para longe do cérebro para minimizar o trauma cerebral e o aumento inadvertido da PIC. Use esponjas algodonosas umedecidas e sem fiapos na superfície do cérebro para mantê-lo úmido e diminuir a hemorragia da superfície. Em alguns tumores firmes, coloque uma sutura na massa e use-a para ajudar a puxar a massa para fora enquanto disseca em torno de seu aspecto medial. Em alguns tumores (p. ex., tumores infiltrativos, tumores próximos ao seio sagital dorsal), pode ser benéfico usar um CUSA para auxiliar na remoção de massa. Uma vez que o tumor seja removido, ressecione o tecido colorido anormal no leito do tumor com sucção ou um CUSA. Controle a hemorragia do leito tumoral com bisturi elétrico bipolar, bem como com a colocação de Gelfoam® e/ou Surgicel® umedecido no defeito. Não feche as meninges incisadas ou resseccionadas, a menos que o seio frontal tenha sido inserido. Ver Abordagens Cirúrgicas Padronizadas para o Encéfalo (pp. 1342-1344) para uma descrição da reconstrução do crânio. Feche os tecidos subcutâneos e a pele rotineiramente.

MATERIAIS DE SUTURA E INSTRUMENTOS ESPECIAIS

Além de uma perfuradora pneumática de alta velocidade, os instrumentos essenciais para a remoção bem-sucedida de tumores cerebrais incluem sondas (p. ex., gancho e cureta de Gross), alças de lentes, eletrocauterização bipolar e fórceps Bishop-Harmon. Um CUSA pode ser útil para a remoção de massas infiltrativas e/ou massas adjacentes a grandes vasos sanguíneos. A ultrassonografia intraoperatória é útil na localização de neoplasias intra-axiais.

CUIDADO E AVALIAÇÃO PÓS-CIRÚRGICOS

O paciente é colocado em uma gaiola acolchoada em uma unidade de terapia intensiva e recebe analgésicos e anticonvulsivantes, conforme necessário. Eles devem ser virados com frequência. A vocalização pós-operatória é comum em cães após a remoção do tumor cerebral, e a demência pode ser confundida com dor, levando a excesso de medicação nesses pacientes. A sedação em excesso e a recuperação prolongada resultante podem predispor esses cães a atelectasias e subsequente pneumonia. A pneumonia é a complicação pós-operatória mais comum e mais grave na remoção de tumores cerebrais em cães e é mais bem evitada do que tratada. O HT deve ser monitorado frequentemente em gatos após a cirurgia.

PROGNÓSTICO

A maioria dos cães e gatos com tumores cerebrais responde favoravelmente à terapia de suporte; entretanto, tal terapia é tipicamente associada a tempos de sobrevida muito curtos (aproximadamente 1 a 4 meses). Em um estudo que avaliou o tempo de sobrevida em 51 cães com tumores cerebrais primários tratados apenas com terapia de suporte, o tempo médio de sobrevida após a alta hospitalar foi de 69 dias; o tempo médio de sobrevida foi significativamente maior para cães com tumores supratentoriais (178 dias), quando comparados com aqueles com tumores infratentoriais (28 dias).[11] Para gatos com remoção cirúrgica de meningiomas, acreditava-se anteriormente que o tempo de sobrevida mediano fosse de aproximadamente 2 anos; no entanto, em um estudo retrospectivo multicêntrico de 2015 com 121 gatos com meningiomas intracranianos que foram extirpados cirurgicamente, o tempo médio de sobrevida foi de 37 meses.[12] A maioria das mortes no estudo supracitado deveu-se a causas não relacionadas com o meningioma. O recrescimento do meningioma intracraniano em gatos geralmente ocorre no local original do tumor. A taxa de sucesso de reoperação de meningioma intracraniano felino é semelhante à taxa de sucesso relatada da primeira cirurgia para esses tumores; assim, a reoperação de um meningioma intracraniano felino recorrente é uma opção terapêutica lógica.

As taxas de sobrevida relatadas para tumores cerebrais caninos com diferentes modos de terapia definitiva são bastante variáveis. Parte dessa variabilidade pode ser devido à inclusão de diferentes tipos de tumor e diferentes variações de terapia nas populações estudadas. A tendência de que essas taxas publicadas melhorem em geral ao longo do tempo pode refletir os avanços em nossa capacidade de tratar esses tumores. Em geral, o prognóstico de sobrevida de cães com neoplasia intracraniana tratados apenas com cirurgia é ruim. Os meningiomas caninos são geralmente mais agressivos que os meningiomas felinos e tendem a ser mais invasivos. Meningiomas caninos tendem a recorrer dentro de 1 ano da cirurgia se o tratamento adjuvante não for seguido. Cães com meningiomas intracranianos tratados apenas com hidroxiureia e prednisolona (i.e., sem cirurgia ou terapia de radiação) têm um tempo médio de sobrevida de aproximadamente 7 meses, quase o dobro do apresentado por cães tratados apenas com prednisolona. Os tempos de sobrevida são mais longos para cães com tumores supratentoriais *versus* infratentoriais. Não há informações disponíveis sobre os tempos de sobrevida de cães com gliomas intracranianos tratados por remoção cirúrgica. Cães com gliomas tratados com lomustina têm tempos de sobrevida variando de vários meses até aproximadamente 1 ano. A radioterapia com megavoltagem para meningiomas tem sido geralmente associada com tempos médios de sobrevida entre 1 e 3 anos, embora estudos mais recentes (discutidos a seguir) sugiram maiores tempos. Para os gliomas, os tempos de sobrevida relatados para cães tratados com radiação de megavoltagem tendem a média inferior a 1 ano (aproximadamente 10 meses). Cirurgia combinada e radioterapia pós-operatória para meningiomas caninos resultam em tempos de sobrevida de 1,5 a mais de 3 anos. Em um estudo retrospectivo de 31 cães com meningioma intracraniano tratados por radiação (dose total de 45-54 sozinha (21 cães, protocolo fracionado tradicional) ou cirurgia e radiação (10 cães), a sobrevida média geral foi de 577 dias (906 dias quando apenas cães que morreram devido a meningioma foram considerados); não houve diferença significativa na sobrevida entre os dois grupos.[13] Em outro estudo retrospectivo avaliando um protocolo de liberação de radiação estereotáxica (dose de radiação mediana única de 15 Gy), 38 cães com meningioma intracraniano tiveram um tempo médio de sobrevida de 399 dias (493 dias quando apenas cães que morreram devido a meningioma foram considerados).[14] Dados publicados limitados abordam o prognóstico associado à combinação de cirurgia e quimioterapia oral para cães com meningioma intracraniano. Esses pacientes tendem a sobreviver por mais de 1 ano, mas não tanto quanto aqueles tratados com radioterapia pós-operatória ou apenas radioterapia. Além disso, cães de raças pequenas tendem a ter complicações pós-operatórias mínimas (p. ex., pneumonia) em comparação com cães de raça grande, e cães com meningiomas olfatórios tendem a ter menos morbidade pós-operatória e maior sobrevida do que cães com meningiomas localizados mais caudalmente no cérebro. Com exceção dos tumores hipofisários e osteocondrossarcomas multilobulares, o prognóstico de tumores cerebrais secundários em cães e gatos é geralmente considerado ruim.

COMPLICAÇÕES

A principal complicação pós-operatória do meningioma intracraniano em cães é a pneumonia; esta complicação ocorre em aproximadamente 20% dos pacientes. Pneumonia pós-operatória nesses pacientes tem uma taxa de mortalidade de aproximadamente 50%. A complicação pós-operatória mais comum em gatos com meningioma intracraniano é a anemia. O motivo da anemia é desconhecido, mas quase sempre responde à transfusão de sangue. É importante monitorar os HT de gatos a cada 4 a 6 horas nas primeiras 24 horas após a cirurgia e fazer a transfusão, se indicado (geralmente, se o HT cair abaixo de 20%).

TRAUMATISMO CRANIOENCEFÁLICO

DEFINIÇÃO

A lesão cerebral traumática é um dano cerebral devido a fatores externamente aplicados (p. ex., hemorragia, edema, processos inflamatórios secundários).

CONSIDERAÇÕES GERAIS E FISIOPATOLOGIA CLINICAMENTE RELEVANTE

O traumatismo cranioencefálico grave em cães e gatos é, infelizmente, uma ocorrência frequente e está associado a um prognóstico reservado a ruim, mesmo com um tratamento agressivo. Muitas das informações sobre terapia para esses pacientes são adaptadas da literatura humana, embora vários estudos específicos de veterinária tenham sido relatados. Além do desafio de escolher e administrar terapia clínica apropriada para lesão cerebral aguda grave, uma decisão sobre se a intervenção cirúrgica é ou não indicada para um paciente em particular também é essencial. Embora algumas diferenças de opinião tenham sido expressas sobre o que constitui uma terapia médica "apropriada" para lesão cerebral grave em pacientes veterinários e humanos, há um consenso geral sobre a maioria das opções de tratamento disponíveis. Foi observada menor concordância entre os clínicos em relação à intervenção cirúrgica para lesão cerebral grave, particularmente em cenários nos quais a terapia cirúrgica é usada como uma manobra descompressiva na ausência de hemorragia intracraniana.

A lesão cerebral pode ser conceitualmente dividida em lesão primária e secundária. A *lesão cerebral primária* ocorre imediatamente após o impacto e inicia vários processos bioquímicos, que resultam em *lesão cerebral secundária*. As lesões cerebrais primária e secundária contribuem para o aumento da PIC. A lesão cerebral primária refere-se à ruptura física das estruturas intracranianas que ocorre imediatamente no momento do evento traumático. Essa lesão inclui danos diretos ao parênquima cerebral, como contusões, lacerações e lesão axonal difusa. Danos nos vasos sanguíneos podem resultar em hemorragia intracraniana e edema vasogênico. As fraturas cranianas podem contribuir para o trauma continuado do parênquima cerebral e dos vasos sanguíneos, especialmente se forem instáveis (Figura 39.25). A extensão da lesão cerebral primária é uma função da força do impacto. As forças de aceleração e desaceleração do(s) objeto(s) impactante(s) e do conteúdo intracraniano afetarão o dano tecidual global. O dano parenquimatoso direto associado à lesão cerebral primária está geralmente fora do controle do clínico. Entretanto, a estabilização das fraturas cranianas e a drenagem da hemorragia intracraniana podem diminuir a morbidade associada às lesões primárias. Além da continuação de hemorragia e edema, os danos causados pela lesão cerebral primária ativam várias vias bioquímicas inter-relacionadas que agem em conjunto para perpetuar o dano tecidual cerebral e o subsequente aumento da PIC. Esses processos constituem lesão cerebral secundária.

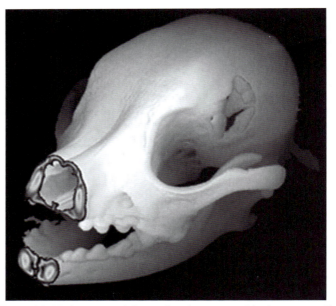

Figura 39.25 Imagem tridimensional reconstruída de tomografia computadorizada de um cão com uma fratura de crânio com afundamento. (Cortesia do Dr. Charles Vite.)

A depleção de trifosfato de adenosina interrompe a manutenção da homeostase iônica celular. Ocorre influxo intracelular repentino e descontrolado de sódio (Na^+) e cálcio (Ca^{++}). Há inchaço celular (edema citotóxico) e despolarização resultantes. A despolarização descontrolada leva à liberação de grandes quantidades de glutamato, um neurotransmissor excitatório, no ambiente extracelular. O glutamato causa novos aumentos nos níveis de Ca^{++} intracelular. Os níveis elevados de Ca^{++} ativam várias vias de dano tecidual, incluindo a cascata do ácido araquidônico (ativação da fosfolipase A_2) e a via da xantina oxidase (produção de radicais livres). O ferro (Fe^{++}) é um cofator vital na via da xantina oxidase, e as espécies de radicais livres geradas pela reação de Fenton (p. ex., radicais hidroxila e superóxido) são preferencialmente prejudiciais às membranas celulares contendo altos níveis de ácidos graxos poli-insaturados e colesterol. O tecido cerebral é rico em Fe^{++} e membranas com altos níveis de ácidos graxos poli-insaturados e colesterol. Hemorragia intraparenquimatosa também aumenta a quantidade de Fe^{++} disponível para perpetuação do dano oxidativo. As espécies de radicais livres são, portanto, particularmente prejudiciais às membranas neuronais e provavelmente desempenham um papel importante na lesão cerebral secundária. Sua produção também é induzida por isquemia, metabólitos do ácido araquidônico, oxidação por catecolaminas e neutrófilos ativados. Outros processos autolíticos secundários induzidos após trauma cranioencefálico grave incluem as cascatas de complemento, cinina e coagulação/fibrinólise. Níveis elevados de óxido nítrico e várias citocinas (p. ex., fator de necrose tumoral, interleucinas) também contribuem para a lesão do parênquima no cérebro danificado. A maioria dos mediadores de danos teciduais produzidos por essas várias reações perpetua sua própria produção continuada, assim como a produção de outros mediadores. A manutenção de um ambiente isquêmico perpetua os processos mencionados anteriormente e leva ao acúmulo de ácido lático (via glicólise anaeróbia). A acumulação de ácido lático leva a mais danos no tecido cerebral. Hipotensão e hipoxemia, condições extracranianas que são comuns no paciente traumatizado, podem piorar a isquemia cerebral, aumentando, assim, os eventos responsáveis pela lesão cerebral secundária. O resultado final desses processos secundários é o aumento do PIC. Em contraste com a lesão cerebral primária, o clínico tem algum controle sobre lesão cerebral secundária.

DIAGNÓSTICO

Apresentação Clínica

Sinais Clínicos

A lesão cerebral traumática afeta cães e gatos, de qualquer idade e ambos os sexos.

Histórico

A história tipicamente consiste em um evento traumático testemunhado, tal como trauma de automóvel (atropelado por carro), ataque de um animal maior, queda de altura ou lesão de projétil (p. ex., arma de fogo).

Achados de Exame Físico

Dependendo da extensão do trauma envolvido, os achados do exame físico podem variar de anormalidades extracranianas aparentes e pequena aberração da consciência (p. 1323) a lesão grave em múltiplos órgãos e coma.

Diagnóstico por Imagem

A imagem da cabeça do paciente é frequentemente indicada, especialmente naqueles animais que não respondem à terapia clínica agressiva, ou cujo estado deteriora depois de responder a essa terapia. Não é provável que as radiografias de crânio revelem informações clinicamente úteis em casos de trauma cranioencefálico grave, mas, ocasionalmente, podem revelar evidências de fraturas deprimidas da calvária (Figura 39.26). A TC é a modalidade preferida para imagens da cabeça em casos de lesão cerebral grave. A TC é preferível à RM em casos de traumatismo craniano por várias razões. As imagens de TC são obtidas muito mais rapidamente que as imagens de RM (uma importante vantagem no cenário crítico do paciente), os pacientes podem ser monitorados mais de perto com sistemas de monitoramento padrão durante a TC do que durante a RM devido ao grande campo magnético necessário para RM e hemorragia aguda, e os ossos são mais bem visualizados com a TC do que com a RM (Figura 39.27). A RM pode, no entanto, fornecer informações prognósticas adicionais para pacientes com traumatismo craniano. Em uma série retrospectiva de casos de cães que sofreram traumatismo craniano, imagens de RM foram obtidas dentro de 48 horas de lesão; nessa investigação, verificou-se que as sequências de recuperação de inversão de atenuação de fluidos e T2 (ou FLAIR) forneceram as informações mais úteis clinicamente, e que lesões envolvendo a fossa caudal ou ambas as fossas caudal e rostral tiveram desfechos mais desfavoráveis.[15] Em um estudo retrospectivo avaliando resultados de RM (imagens de RM obtidas em 2 semanas após o trauma) em 50 cães com traumatismo cranioencefálico grave, o grau de RM (baseado em fatores como localização da lesão, presença de desvio na linha média, hérnia) foi negativamente correlacionado com prognóstico.[16]

Achados Laboratoriais

Hemoculturas de emergência (p. ex., HT/sólidos totais, Azostix®, gasometria sanguínea) devem ser realizadas, focalizando especificamente a evidência de anormalidades relacionadas com o trauma (p. ex., anemia). A hiperglicemia por admissão tem se mostrado um indicador de mau prognóstico em cães com traumatismo cranioencefálico grave.

DIAGNÓSTICO DIFERENCIAL

Nos casos de traumatismo cranioencefálico em que a ocorrência de trauma é óbvia (evidência histórica e física de trauma externo), não há diagnósticos diferenciais razoáveis.

MANEJO CLÍNICO

A maioria dos casos de lesão cerebral traumática em cães e gatos apresenta vários graus de choque cardiovascular. O tratamento de emergência do estado de choque tem precedência sobre a lesão cerebral (ABC da terapia de choque). Terapias específicas para suspeita de edema cerebral são discutidas nas pp. 1338 a 1342.

TRATAMENTO CIRÚRGICO

Manejo Pré-cirúrgico

Uma vez que a normovolemia e a oxigenação/ventilação apropriadas tenham sido estabelecidas, o paciente com lesão cerebral deve ser mais cuidadosamente avaliado para outras lesões do sistema nervoso (p. ex.,

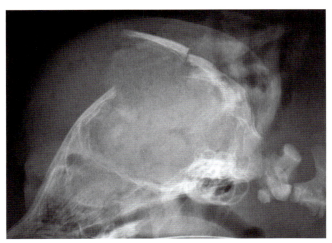

Figura 39.26 Radiografia lateral da cabeça de um cão após traumatismo cranioencefálico grave, mostrando fraturas cranianas deslocadas.

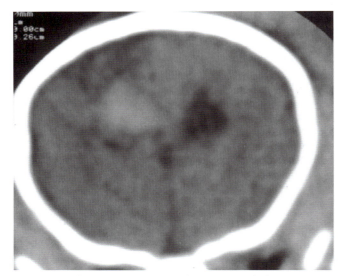

Figura 39.27 Imagem de tomografia computadorizada axial sem contraste de um cão que sofreu lesão cerebral traumática, mostrando uma área de hemorragia intraparenquimatosa.

fraturas vertebrais/luxações), bem como para outros sistemas do corpo (i.e., pulmões, órgãos abdominais, sistema musculoesquelético). Um exame neurológico completo deve ser realizado neste momento. A terapia clínica específica para lesão cerebral deve começar coincidindo com a avaliação secundária (pp. 1338-1342). Hemoculturas adicionais, bem como radiografias, podem ser requeridas.

Anestesia

Ver p. 1340 para o manejo anestésico do paciente de cirurgia cerebral.

Anatomia Cirúrgica

Ver o Capítulo 38 e a p. 1342 para anatomia cirúrgica do crânio e cérebro.

Posicionamento

Ver descrições de abordagens cirúrgicas específicas (pp. 1342-1344) para o posicionamento do paciente.

TÉCNICA CIRÚRGICA

As abordagens cirúrgicas utilizadas para descomprimir o cérebro, remover fraturas do crânio com depressão e drenar a hemorragia intracraniana são tipicamente as abordagens rostrotentorial ou suboccipital, dependendo da localização da(s) lesão(ões). Essas abordagens são descritas nas pp. 1342 a 1344. Quando a descompressão cirúrgica for necessária por inchaço cerebral em casos de lesão cerebral, mesmo que grandes pedaços de crânio precisem ser removidos, o defeito de craniotomia não deve ser reconstruído. O cérebro deveria poder expandir-se em tais casos, em vez de ficar confinado em um compartimento fechado. Se o paciente permanecer bem, o crânio pode ser reconstruído em uma data posterior, se indicado.

MATERIAIS DE SUTURA E INSTRUMENTOS ESPECIAIS

A ultrassonografia intraoperatória é uma ferramenta útil em casos de lesão cerebral em que um hematoma intraparenquimatoso precise ser localizado para remoção cirúrgica.

CUIDADO E AVALIAÇÃO PÓS-CIRÚRGICOS

O paciente é colocado em uma gaiola acolchoada em uma unidade de terapia intensiva e recebe analgésicos e anticonvulsivantes, conforme necessário. A atividade convulsiva pós-traumática é uma preocupação em cães que sofrem lesão cerebral traumática, mas não parece ser um fenômeno comum em gatos.[17,18] Os pacientes devem ser virados com frequência.

PROGNÓSTICO

O prognóstico da sobrevida após lesão cerebral traumática grave continua a ser reservado a um totalmente ruim. No entanto, muitos cães e gatos com lesões cerebrais graves apresentam recuperações funcionais se tiverem tempo suficiente e cuidados de enfermagem apropriados no pós-operatório.

REFERÊNCIAS BIBLIOGRÁFICAS

1. Kiviranta AM, Laitinen-Vapaavuori O, Hielm-Bjorkman A, et al. Topiramate as an add-on antiepileptic drug in treating refractory canine idiopathic epilepsy. *J Small Anim Pract*. 2013;54:512-520.
2. Rundfeldt C, Gasparic A, Wlaz P. Imepitoin as novel treatment option for canine idiopathic epilepsy: pharmacokinetics, distribution, and metabolism in dogs. *J Vet Pharmacol Ther*. 2014;37:421-434.
3. Tipold A, Keefe TJ, Loscher W, et al. Clinical efficacy and safety of imepitoin in comparison with phenobarbital for the control of idiopathic epilepsy in dogs. *J Vet Pharmacol Ther*. 2015;38:160-168.
4. Chiu KW, Robson S, Devi JL, et al. The cardiopulmonary effects and quality of anesthesia after induction with alfaxalone in 2-hydroxypropyl-β- cyclodextrin dogs and cats: a systematic review. *J Vet Pharmacol Ther*. 2016;39:525-538.
5. Warne LN, Beths T, Fogal S, et al. The use of alfaxalone and remifentanil total intravenous anesthesia in a dog undergoing a craniectomy fortumor resection. *Can Vet J*. 2014;55:1083-1088.
6. Laubner S, Ondreka N, Failing K, et al. Magnetic resonance imaging signs of high intraventricular pressure—comparison of findings in dogs with clinically relevant internal hydrocephalus and asymptomatic dogs with ventriculomegaly. *BMC Vet Res*. 2015;11:181.
7. Biel M, Kramer M, Forterre F, et al. Outcome of ventriculoperitoneal shuntimplantation for treatment of congenital internal hydrocephalus in dogs and cats: 36 cases (2001-2009). *J Am Vet Med Assoc*. 2013;242:948-958.
8. Harcourt-Brown TR, Campbell J, Warren-Smith C, et al. Prevalence of Chiari-like malformations in clinically unaffected dogs. *J Vet Intern Med*. 2015;29 231237.
9. Ortinau N, Vitale S, Akin EY, et al. Foramen magnum decompression surgery in 23 Chiari-like malformation patients 2007-2010: outcomes and owner survey results. *Can Vet J*. 2015;56:288-291.
10. Plessas IN, Rusbridge C, Driver CJ, et al. Long-term outcome of Cavalier King Charles spaniel dogs with clinical signs associated with Chiari-like malformation and syringomyelia. *Vet Rec*. 2012; 171:501.
11. Rossmeisl Jr JH, Jones JC, Zimmerman KL, et al. Survival time following hospital discharge in dogs with palliatively treated primary brain tumors. *J Am Vet Med Assoc*. 2013;242:193-198.
12. Cameron S, Rishniw M, Miller AD. Characteristics and survival of 121 cats undergoing excision of intracranial meningiomas (1994-2011). *Vet Surg*. 2015;44:772-776.
13. Keyerleber MA, McEntee MC, Farrelly J, et al. Three-dimensional conformal radiation therapy alone or in combination with surgery for treatment of canine intracranial meningiomas. *Vet Comp Oncol*. 2015;13:385-397.
14. Mariani CL, Schubert TA, House RA, et al. Frameless stereotactic radiosurgery for the treatment of primary intracranial tumours in dogs. *Vet Comp Oncol*. 2015;13:409-423.
15. Yanai H, Tapia-Nieto R, Cherubini GB, et al. Results of magnetic resonance imaging performed within 48 hours after head trauma in dogs and association with outcome: 18 cases (2007-2012). *J Am Vet Med Assoc*. 2015;246: 1222-1229.
16. Beltran E, Platt SR, McConnell JF, et al. Prognostic value of early magnetic resonance imaging in dogs after traumatic brain injury: 50 cases. *J Vet Intern Med*. 2014;28:1256-1262.
17. Steinmetz S, Tipold A, Loscher W. Epilepsy after head injury in dogs: a natural model of posttraumatic epilepsy. *Epilepsia*. 2013;54:580-588.
18. Grohmann KS, Schmidt MJ, Moritz A, et al. Prevalence of seizures in catsafter head trauma. *J Am Vet Med Assoc*. 2012;241:1467-1470.

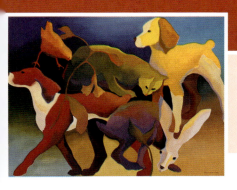

40

Cirurgia da Coluna Cervical

PRINCÍPIOS GERAIS E TÉCNICAS

DEFINIÇÕES

Fraqueza de todos os quatro membros devido a uma mielopatia cervical é chamada de **tetraparesia**. Quando a capacidade motora voluntária é perdida para todos os quatro membros, o termo usado é **tetraplegia**. **Hemiparesia** e **hemiplegia** são termos semelhantes que se referem à fraqueza ou incapacidade de movimentar os membros torácicos e pélvicos de um lado do corpo, respectivamente. As duas abordagens cirúrgicas mais comuns para a medula espinal cervical são o **procedimento de fenda ventral** (criação de um defeito ósseo no aspecto ventral de um espaço intervertebral, além de remover uma porção do disco acessado) e laminectomia dorsal. O procedimento da fenda ventral fornece uma pequena janela para o aspecto ventral da medula espinal, mas o acesso lateral é limitado pelo tamanho do defeito e pelos grandes seios venosos vertebrais (plexo venoso vertebral interno) em ambos os lados do defeito. A **laminectomia dorsal** proporciona uma descompressão ampla e acesso a toda a superfície dorsal da medula. A remoção adicional dos processos articulares (facetas) lateralmente (**facetectomia**) e/ou dos pedículos permite a exposição das raízes nervosas/nervos espinais e superfície lateral da medula espinal, respectivamente. A remoção de partes dos processos articulares para aumentar o forame intervertebral é chamada de **foraminotomia**. A remoção da lâmina dorsal de um lado é frequentemente realizada, em geral combinada com facetectomia/foraminotomia; isso é chamado de **hemilaminectomia dorsolateral**. A **hemilaminectomia** é a remoção unilateral da superfície lateral do arco vertebral, incluindo os processos articulares. Embora isso possa ser feito na região cervical, o termo é usado mais comumente quando se discute a cirurgia da coluna toracolombar (Capítulo 41). **Fenestração** é a criação de um defeito (janela) no anel fibroso no nível do núcleo pulposo.

CONSIDERAÇÕES GERAIS

A gama de disfunções neurológicas possíveis com mielopatias cervicais é ampla, tanto em termos de gravidade como de caráter. Muitos pacientes apresentam dor cervical grave como sinal clínico principal ou único da disfunção. A dor cervical é tipicamente mais grave nas lesões da medula cervical cranial do que nas lesões caudais. A perda da função motora ocorre em mielopatias cervicais compressivas, mas é menos comum do que nas mielopatias toracolombares, provavelmente devido ao maior volume do canal vertebral na região cervical em comparação com a região toracolombar. Pacientes deambulatórios, com mielopatia cervical caudal, tendem a apresentar evidentes fraqueza e ataxia nos membros pélvicos, com disfunção dos membros torácicos menos severa, às vezes até sutil. Em muitos desses casos, os membros torácicos se movem com passos curtos e pausados, enquanto os membros pélvicos exibem uma óbvia ataxia. Essa marcha estranha é muitas vezes referida como *marcha de dois motores* devido à natureza heterogênea dos movimentos dos membros torácicos e pélvicos. Pacientes com mielopatias cervicais craniais tipicamente apresentam disfunção mais óbvia dos membros torácicos. Um fenômeno chamado *síndrome medular central* é, às vezes, observado em cães e gatos com lesões da medula cervical caudal que estão confinadas na região central da medula. Nessa síndrome, os membros torácicos apresentam *déficit* grave do neurônio motor inferior (NMI), mas os membros pélvicos são minimamente afetados ou neurologicamente normais. Isso ocorre porque a lesão localizada centralmente interfere com a inervação dos membros torácicos pelos NMI, mas poupa os tratos motores superiores da substância branca, localizados perifericamente, que inervam os NMI dos membros pélvicos. A síndrome medular central é mais comumente associada a lesões intra-axiais como siringomielia e neoplasia (Capítulo 38 e pp. 1353 e 1396).

Os tratos descendentes dos centros respiratórios medulares atravessam a medula espinal cervical para inervar os NMI do nervo frênico (C5-C7) e os NMI dos músculos intercostais na medula espinal torácica. Danos a esses tratos podem levar ao comprometimento respiratório. Lesões da medula espinal cervical caudal que poupam a inervação para os NMI do nervo frênico (p. ex., lesões caudais aos segmentos C5-C7), mas interrompem a ativação normal dos NMI intercostais, podem levar ao fenômeno da *respiração abdominal*. Neste cenário, o diafragma tem o único ônus de mover o ar através dos pulmões por causa da parede torácica denervada, e esse movimento faz com que o abdome se mova visivelmente para a frente e para trás durante a respiração. O estímulo tônico para os NMI simpáticos na medula espinal toracolombar que mantêm a pressão arterial normal é fornecido pelos neurônios no bulbo (bulbo rostroventrolateral). Como esses neurônios bulbares enviam seus processos através da medula espinal cervical, as mielopatias cervicais podem estar associadas à hipotensão grave.

Duas principais abordagens cirúrgicas para a medula espinal cervical foram identificadas: ventral e dorsal. Uma abordagem lateral à coluna cervical é raramente realizada e não é discutida neste texto. A abordagem ventral é tecnicamente menos exigente do que a abordagem dorsal, e há mais estruturas ósseas disponíveis para implantes ventrais *versus* dorsais quando a estabilização vertebral é necessária. A exposição do canal vertebral e da medula espinal é muito limitada com uma abordagem ventral, e a probabilidade de hemorragia grave do seio venoso é muito maior do que com uma abordagem dorsal. A abordagem dorsal permite ampla descompressão e acesso aos aspectos dorsais e laterais da medula espinal cervical. Este procedimento é tecnicamente mais difícil do que a abordagem ventral, e pacientes com laminectomia cervical dorsal tendem a ter períodos de recuperação mais longos do que aqueles que se submetem a procedimentos de acesso ventral. Os processos espinhosos dorsais na região cervical são curtos (e geralmente removidos durante a

1365

descompressão), e os processos articulares fornecem uma pequena quantidade de estoque ósseo para a colocação do implante. Em alguns casos, tanto a abordagem ventral quanto a dorsal são necessárias para atingir os objetivos da cirurgia. Ramos dorsalmente direcionados (interarqueados) dos plexos venosos vertebrais internos (seios venosos) no nível dos processos articulares podem sangrar durante a abordagem dorsal ou durante facectomia/foraminotomia. No entanto, esta hemorragia é mais fácil de controlar devido à visualização proporcionada pela abordagem dorsal. A hemorragia do seio venoso que é grave e difícil de identificar visualmente é contida colocando-se Gelfoam® sobre o local da hemorragia com uma leve pressão, usando uma pinça Bishop-Harmon. Sucção é usada para remover o sangue ao redor do local da hemorragia. Se a hemorragia for menos grave e puder ser localizada em uma área pequena, o Surgicel® pode ser usado sobre o local da hemorragia. Isso é menos invasivo e permitirá que o cirurgião continue trabalhando em áreas que não estejam sangrando. Este método de controle de hemorragia é particularmente útil com abordagens menores (i.e., abordagem de fenda ventral).

Manejo Pré-cirúrgico

As especificidades do manejo pré-cirúrgico dependem, em grande parte, do processo da doença. Em casos de suspeita ou de instabilidade vertebral conhecida, o paciente precisa ser mantido o mais imóvel possível e pode precisar de algum suporte externo (p. ex., colar cervical, ficar preso a uma prancha ou outra superfície rígida). É extremamente importante enfatizar os perigos da manipulação do pescoço nesses animais para todos que possam estar lidando com o paciente. Uma vez que o cão ou gato seja anestesiado, a contração voluntária da musculatura cervical não será mais um mecanismo de proteção disponível para esse paciente. Se as radiografias forem obtidas, a manipulação excessiva do pescoço em um esforço para demonstrar a instabilidade atlantoaxial (AA) pode ser fatal. Com o aumento da disponibilidade de aparelhos de tomografia computadorizada (TC) *multislice* ("multifatias") e unidades de ressonância magnética (RM), métodos de imagem seguros e mais precisos estão disponíveis para pacientes com distúrbios da coluna cervical.

Uma característica marcante de muitas mielopatias cervicais é a dor no pescoço, que geralmente é grave. A prednisolona oral (0,5 mg/kg a cada 12 horas) é frequentemente eficaz no alívio da dor em algumas mielopatias cervicais. Nas mielopatias compressivas crônicas, essa dose de prednisolona provavelmente também melhorará os sinais clínicos através de seu efeito no edema da medula espinal. Altas doses de glicocorticoides não devem ser administradas como uma terapia pré-cirúrgica de emergência ou terapia preventiva para lesão medular. O protocolo de metilprednisolona em "alta dose" tem sido ineficaz para a lesão medular e pode ter consequências deletérias (p. ex., ulceração/perfuração gastrointestinal). Polietilenoglicol (PEG) tem sido usado para traumatismo da coluna vertebral em cães devido à sua capacidade (em modelos experimentais) de fundir membranas celulares danificadas. No entanto, um ensaio clínico de 2016, controlado com placebo, em cães com lesão medular aguda grave associada a extrusões de disco toracolombar, concluiu que tanto o PEG quanto o succinato sódico de metilprednisolona não tiveram efeito clínico benéfico.[1] Fármacos opioides injetáveis (p. ex., fentanila) são geralmente analgésicos eficazes em pacientes hospitalizados (Capítulo 13). A gabapentina e a pregabalina são fármacos bloqueadores dos canais de cálcio usados como agentes anticonvulsivantes e antinociceptivos (Tabela 39.1 e pp. 149 e 1140). A pregabalina é a "próxima geração" da gabapentina. Embora a gabapentina seja frequentemente um fármaco oral eficaz para aliviar a dor, a pregabalina parece ser superior.

Considerações Anestésicas

As preocupações anestésicas específicas associadas à cirurgia da medula espinal cervical são: hipotensão, perda de sangue, arritmias cardíacas, comprometimento ventilatório e controle da dor. Devido ao potencial de perda de sangue no seio venoso, o sangue deverá estar disponível para transfusão (Capítulo 4). Hipotensão severa, seja por perda de sangue, falta de tônus simpático, ou ambas, pode ser tratada com suporte de fluidos e/ou agentes inotrópicos positivos (Tabela 4.5 e Quadro 19.6). A bradicardia pode ocorrer com a estimulação do nervo vago durante a abordagem ventral e pode ser tratada com fármacos anticolinérgicos (atropina ou glicopirrolato; Capítulo 12). A ventilação mecânica pode ser necessária tanto durante quanto após a cirurgia, dependendo da gravidade da mielopatia.

Imobilizar o animal através do peito com fita adesiva para manter o posicionamento durante a cirurgia pode causar comprometimento respiratório grave se a fita for aplicada com muita força; é melhor evitar esta prática e confiar em outros métodos (p. ex., por meio de calha em V, toalhas, colchão a vácuo) para manter o posicionamento para a cirurgia. A extensão excessiva do pescoço deve ser evitada durante o posicionamento, pois isso pode exacerbar a compressão em algumas situações (p. ex., protrusões de disco, espondilomielopatia cervical caudal [EMCC]). O tubo endotraqueal deve se estender para além da entrada torácica durante as abordagens ventrais à coluna cervical, para que a traqueia não seja danificada durante a retração na cirurgia.

Os protocolos anestésicos variam, mas são semelhantes aos usados para cirurgia de reparo de fraturas (Tabelas 32.1 e 32.2). A pré-medicação com um medicamento opiáceo é frequentemente realizada, uma vez que muitas das mielopatias cervicais são caracterizadas por dor cervical grave. Se a mielografia for realizada antes da cirurgia, o potencial para convulsões pós-mielográficas existe, especialmente em cães maiores. Medicamentos anticonvulsivos são discutidos no Capítulo 39 (Tabela 39.1).

ANTIBIÓTICOS

Em cães e gatos submetidos à cirurgia da coluna cervical, antibióticos intravenosos (p. ex., cefazolina, 22 mg/kg) devem ser administrados no período peroperatório (30 minutos antes da incisão cirúrgica e a cada 90-120 minutos durante a cirurgia).

ANATOMIA CIRÚRGICA

Sete vértebras cervicais estão presentes, cada uma com um corpo, lâminas, pedículos, processos transversos e processos articulares. Todas, exceto a primeira vértebra cervical (C1), têm um processo espinhoso dorsal. De C3 a C7, esses processos inclinam-se na direção cranial e aumentam de tamanho de cranial para caudal. Nenhum disco intervertebral é encontrado entre a primeira e segunda vértebras cervicais. As características distintivas da primeira (C1), segunda (C2) e sexta (C6) vértebras cervicais fornecem marcos importantes para o cirurgião; similarmente, o grande processo espinhoso dorsal da primeira vértebra torácica (T1) é um marco cirúrgico distinto (Figura 40.1). A primeira vértebra cervical (C1), o atlas, tem um corpo encurtado (o arco ventral); processos transversos largos, semelhantes a plataformas (asas); e processos articulares modificados. O tubérculo ventral de C1 parece um "pico" distinto quando palpado durante uma abordagem ventral (Figura 40.2), comparado com a "saliência" lisa do aspecto ventral dos espaços do disco intervertebral. O processo espinhoso dorsal de C2 (o áxis) é uma estrutura distinta similar a uma lâmina, cujo aspecto caudal é muito espesso e parcialmente paira sobre o aspecto dorsal de C3. O processo espinhoso dorsal de C3 é extremamente pequeno e às vezes não é aparente, especialmente em raças de cães miniatura e *toy*. A lâmina dorsal de C3 nestas pequenas raças pode ser muito curta também. É importante não confundir C4 com C3 durante a realização de uma abordagem dorsal na coluna cervical cranial, especialmente em cães e gatos pequenos. A articu-

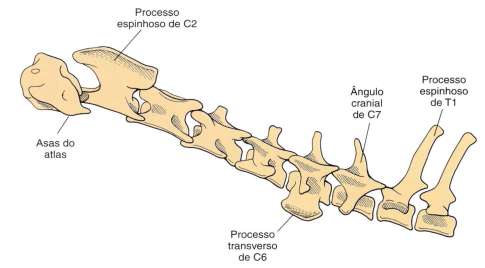

Figura 40.1 Distinção dos marcos anatômicos da coluna cervical.

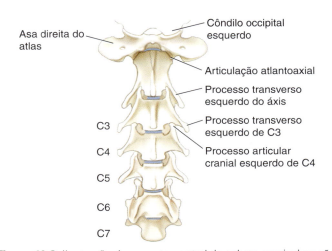

Figura 40.2 Ilustração do aspecto ventral da coluna cervical no cão.

lação entre C1 e C2 envolve uma projeção cranial do corpo de C2 (dente) que repousa sobre e está conectada (via vários ligamentos) ao aspecto dorsal do arco ventral de C1 (Figura 40.3). Os processos transversos de C6 são estruturas ventrais muito proeminentes que são facilmente palpadas durante a abordagem ventral. O aspecto dorsal da primeira costela, ao se articular com T1, também pode ser palpado durante a abordagem ventral; no entanto, o cirurgião deve ser cauteloso para não romper a fina cúpula da pleura durante a palpação dessa estrutura.

Além dos seios venosos no assoalho do canal vertebral, uma artéria vertebral está presente em cada lado da coluna cervical. Esta grande artéria atravessa os forames transversos de C6 a C1 e está localizada ventralmente, no nível dos processos articulares de C2 a C6. A artéria vertebral geralmente não é encontrada durante as abordagens-padrão da coluna cervical; a ruptura deste vaso durante a cirurgia pode levar a uma hemorragia rápida e extensa. Oito nervos espinais cervicais emparelhados estão presentes. Os primeiros destes saem do forame vertebral lateral de C1. Os nervos espinais, C2 a C7, saem através do forame intervertebral cranial até a vértebra do mesmo número que o nervo específico (i.e., o nervo espinal C2 sai no forame C1-C2). O nervo espinal C8 sai do forame formado pelas vértebras C7 e T1. O ligamento nucal estende-se desde o processo espinhoso dorsal de T1 até o aspecto caudal do processo espinhoso dorsal de C2 (Figura 40.4). Essa estrutura é útil durante a abordagem dorsal, tanto na verificação da localização anatômica quanto como uma ferramenta para permanecer na linha média (o ligamento nucal é uma estrutura pareada que pode ser dividida na linha média).

ABORDAGENS CIRÚRGICAS PADRÃO PARA A COLUNA VERTEBRAL CERVICAL

A principal indicação para realizar uma abordagem ventral à coluna cervical é criar uma fenda ventral para remoção do material de disco localizado ventralmente. Esta abordagem também é usada para estabilizar segmentos vertebrais cervicais, colocando implantes nos corpos vertebrais (p. ex., instabilidade AA, EMCC, fratura traumática/luxação). Ao realizar o procedimento de fenda ventral, especialmente em raças de cães pequenos, a visualização limitada do campo cirúrgico pode ser um desafio. O uso de recursos de visualização, como lupa binocular de ampliação ou um sistema de telescópio de vídeo de alta definição, pode ser de grande benefício.[2] A abordagem dorsal é utilizada para descomprimir a medula espinal e remover lesões compressivas localizadas dorsal ou lateralmente (p. ex., disco lateralizado, ligamento amarelo hipertrofiado, tumores da coluna vertebral). A abordagem dorsal pode ser estendida lateralmente removendo-se cápsulas articulares (facetas) e pedículos adjacentes para melhorar o acesso ao canal vertebral lateral.

Abordagem Ventral da Coluna Cervical

Realize a tricotomia dos pelos e prepare assepticamente a área desde aproximadamente o nível médio da mandíbula (cranialmente) a vários centímetros além do manúbrio (caudalmente). O comprimento da incisão cirúrgica depende da área específica a ser operada. Posicione o paciente em decúbito dorsal com a cabeça e o pescoço em extensão leve (Figura 40.5). Fixe os membros torácicos puxando-os caudalmente e contra o tronco do paciente. Use uma calha ou toalhas para posicionar a área do pescoço. Coloque uma toalha embaixo do pescoço para facilitar a extensão. Firme a cabeça com fita colocada sobre os dentes caninos superiores.

Assumindo que toda a região cervical deve ser exposta, faça uma incisão mediana ventral do nível da laringe, cranialmente, no nível do manúbrio, caudalmente (Figura 40.6). Divida os músculos esternocefálicos no nível do manúbrio com tesoura Metzenbaum ou cautério unipolar se for necessário o acesso à coluna cervical caudal. Divida os músculos esterno-hióideos pareados na linha *média* (rafe mediana) com uma tesoura Metzenbaum (Figura 40.7). Durante esta divisão, use cautério bipolar para abordar ramos das veias tireoidianas caudais que estão no plano de dissecção. Separe digitalmente a fáscia profunda cervical e identifique visualmente e depois retraia a traqueia, o esôfago e a bainha carotídea esquerda para a esquerda e a bainha carotídea direita para a direita. Uma vez que essas estruturas estejam retraídas, visualize a musculatura longa do pescoço (Figura 40.8) e perfure a cobertura fascial sobrejacente com uma tesoura Metzenbaum; remova essa fáscia digitalmente usando pontos de referência anatômicos discutidos anteriormente para identificar o espaço intervertebral de interesse. Separe, sem cortar, a musculatura longa do pescoço na linha média nos aspectos cranial e caudal do espaço discal (para os espaços C2-C3 e caudalmente), usando uma pinça reta Kelly ou pinça Mosquito, expondo os tendões de inserção do músculo longo do pescoço nos tubérculos ventrais das vértebras. Disseque essas inserções tendíneas dos tubérculos usando elevadores Freer (cães pequenos e gatos), ou corte-os com tesoura Mayo (cães de grande porte). Continue a dissecção da musculatura longa do pescoço fora do aspecto ventral dos corpos vertebrais para que sejam expostos usando elevadores Freer ou estreitos osteótomos do Army-Navy (cães grandes). Uma vez que esta dissecção esteja completa, coloque afastadores Gelpi nos aspectos cranial e caudal da área de interesse, com as pontas dos afastadores sob a musculatura longa do pescoço (Figura 40.9). Controle a hemorragia durante esta abordagem usando

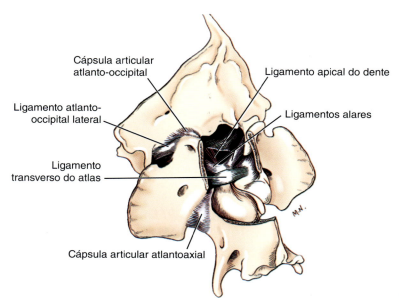

Figura 40.3 Ilustração dos anexos ligamentares entre C1 e C2.

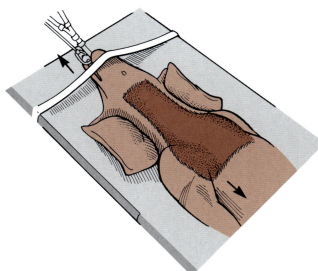

Figura 40.5 Posicionamento para abordagem ventral da coluna cervical.

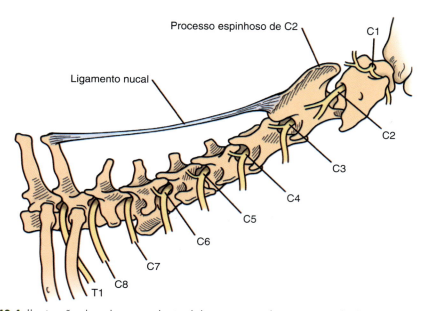

Figura 40.4 Ilustração da coluna cervicotorácica, mostrando nervos espinais e ligamento nucal.

CAPÍTULO 40 Cirurgia da Coluna Cervical

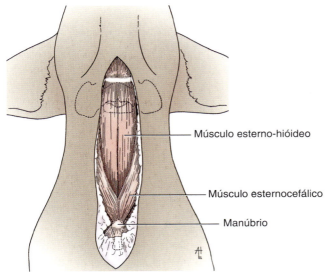

Figura 40.6 Uma incisão de pele na linha média ventral é feita a partir da laringe ao manúbrio do esterno, expondo os músculos esternocefálico e esterno-hióideo.

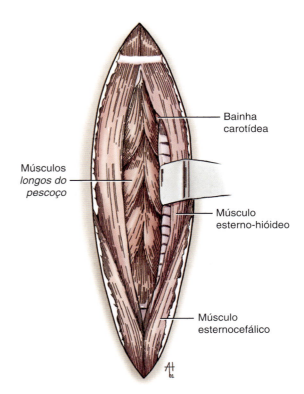

Figura 40.8 Exposição da musculatura *longa do pescoço*.

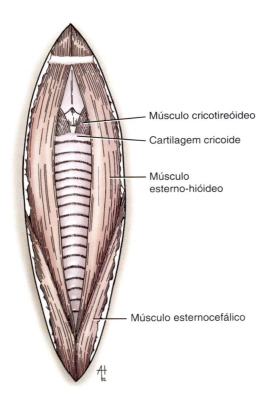

Figura 40.7 Separação mediana dos músculos esterno-hióideos pareados, expondo a traqueia.

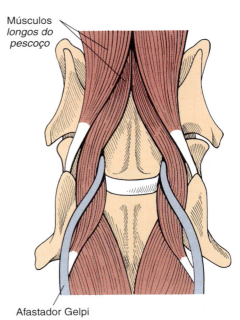

Figura 40.9 Exposição dos corpos vertebrais e do disco intervertebral.

cautério bipolar. Ao se aproximar do espaço intervertebral C1-C2, seccione o ventre do músculo esternotireóideo para facilitar a exposição desse espaço articular. Usando uma lâmina nº 11, incise o pequeno músculo (reto ventral da cabeça) sobre a superfície ventral de C1 e afaste-o lateralmente com elevadores de Freer para expor o arco ventral de C1. Para realizar o procedimento de fenda ventral, primeiro fenestre o disco de interesse realizando a ressecção de uma seção retangular do anel ventral e remova este pedaço de anel com pinça Lempert, expondo o núcleo pulposo (Figura 40.10A e B). Remova o tubérculo ventral do aspecto caudal da vértebra cervical, formando, assim, o aspecto cranial da fenda pretendida. Centralize a fenda em direção ao corpo vertebral cranial ao disco, devido ao ângulo caudo

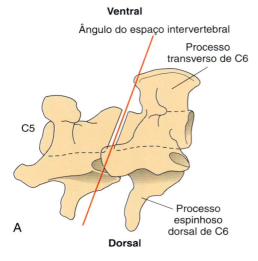

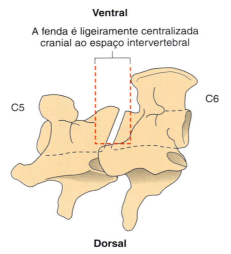

Figura 40.11 Extensão cranial e caudal da abertura da fenda ventral com base no ângulo caudocranial do espaço intervertebral.

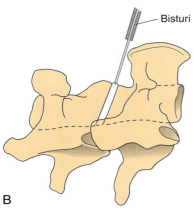

Figura 40.10 (A) Observe o pequeno ângulo craniocaudal dos espaços intervertebrais cervicais. (B) Para excisar o anel ventral, a lâmina de bisturi deve ser inserida nesse ângulo craniocaudal.

cranial dos espaços intervertebrais cervicais, do ventral para o dorsal (Figura 40.11). Não exceda um terço da largura ou comprimento dos corpos vertebrais ao criar a fenda ventral. Usando uma broca pneumática de alta velocidade de 4 a 5 mm, remova as camadas ósseas cortical externa, esponjosa e cortical interna, observando a natureza vermelha da camada esponjosa durante o desgaste. Permaneça na linha média durante a criação da fenda para minimizar a chance de romper os seios venosos ao entrar no canal vertebral (Figura 40.12A e B). Se o sangramento do osso esponjoso for suficiente para interferir na visualização, use cera para osso para interromper a hemorragia. Quando o osso ficar novamente branco, a camada cortical interna foi alcançada. Use uma broca menor (p. ex., 2 a 3 mm) para remover essa camada óssea final. Seja cauteloso para evitar quebrar abruptamente essa camada. O osso cortical interno assume uma aparência flácida, muito parecida com a de massa folhada, pouco antes de o canal vertebral ser penetrado. Use uma sonda (p. ex., gancho e cureta de Gross) para alcançar abaixo do anel dorsal, e incise esta última camada do disco com uma lâmina nº 11. A camada periosteal adjacente é, com frequência, incisada concomitantemente se a camada cortical interna for fina o suficiente. Uma vez que a camada óssea cortical interna seja fina o suficiente, ou se houver uma janela para o canal vertebral, use uma cureta de osso 4-0 para ampliar o defeito da fenda. Em cães de raças pequenas, um ligamento longitudinal dorsal distinto pode

não ser aparente (pode ser removido com a camada periosteal); em cães maiores, essa estrutura fibrosa branca opaca pode ser distinta (Figura 40.13). Incise cuidadosamente o ligamento longitudinal dorsal com uma lâmina nº 11, se necessário, para entrar no canal vertebral (Figura 40.14). O material fibroso (anular) nas laterais da fenda terá uma aparência desgastada, como uma corda cortada irregularmente. O núcleo pulposo calcificado aparecerá branco e granular, como queijo *cottage* miniaturizado. A dura-máter será lisa e brilhante e pode ter uma cor branco-brilhante ou branco-azulada (contusões por ruptura do disco). Remova o material do disco dentro do canal vertebral usando uma sonda e pinça Bishop-Harmon para que a dura-máter seja visualizada. Use a sonda para "varrer" embaixo das bordas da fenda para remover o máximo possível de material do disco. Durante a remoção do disco e a varredura ao redor do defeito da fenda, é comum lacerar um seio venoso. Controle a hemorragia do seio venoso, como descrito anteriormente. Após lavagem abundante do sítio cirúrgico, feche os músculos longos do pescoço com suturas simples interrompidas. Se uma exposição caudal foi realizada, reaproxime os músculos esternocefálicos com suturas simples interrompidas. O músculo esternotireóideo não precisa ser suturado caso tenha sido cortado durante a exposição de C1-C2. O fechamento subcutâneo e da pele é como o rotineiro.

Abordagem Dorsal da Coluna Cervical

A abordagem dorsal específica escolhida difere dependendo de qual parte da coluna cervical dorsal é operada. Para todas as variações da abordagem dorsal, é extremamente importante permanecer na linha média e dividir as estruturas musculares e tendinosas em pares, tanto quanto possível; isso minimiza a hemorragia e o desconforto pós-operatório. Identifique cuidadosamente a musculatura cervical dorsal camada por camada, usando afastadores Gelpi nos limites cranial e caudal da exposição cirúrgica, à medida que camadas sucessivas são alcançadas.

Para todas as abordagens dorsais, coloque o paciente em decúbito esternal com o pescoço suavemente fletido em posição neutra (Figura 40.15). Se a abordagem da medula espinal cervical cranial for combinada com craniotomia suboccipital (p. 1344), flexione o pescoço mais agudamente. Os limites laterais da área de pele tricotomizada e preparada assepticamente estendem-se do terço médio para metade da região dorsoventral do pescoço em cada lado. O limite cranial dessa

CAPÍTULO 40 Cirurgia da Coluna Cervical

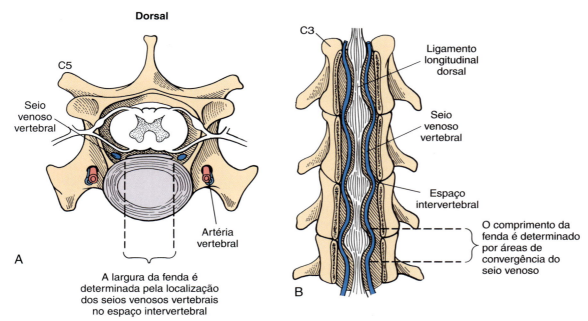

Figura 40.12 (A) Corte transversal da coluna cervical mostrando seio venoso vertebral e artéria vertebral em relação ao disco intervertebral e medula espinal; a largura da fenda é determinada por essa relação. (B) Espinha cervical laminectomizada mostrando a forma do seio venoso vertebral e do ligamento longitudinal dorsal em relação aos espaços intervertebrais; o comprimento da fenda é determinado por essa relação.

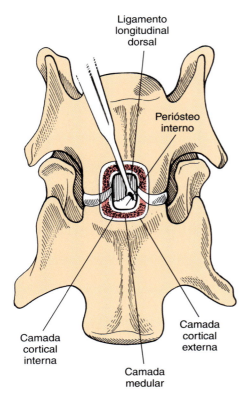

Figura 40.13 A profundidade adequada do defeito da fenda ventral é determinada pela identificação das camadas do osso cortical externa, medular e cortical interna; uma vez que a camada cortical interna seja atingida, use uma cureta 3-0 ou 4-0 para expor o ligamento longitudinal dorsal.

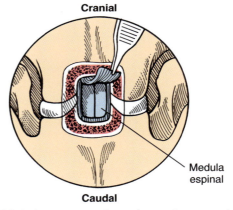

Figura 40.14 A descompressão está completa quando a medula espinal é visualizada.

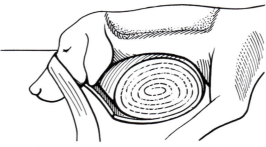

Figura 40.15 Para posicionar um animal para laminectomia cervical cranial, flexione e suporte o pescoço delicadamente.

área para as abordagens cervical e mediocervical é a protuberância occipital externa. Para abordagens cervicais intermediárias e cervical caudal, o limite caudal do sítio cirúrgico é aproximadamente no nível do processo espinhoso dorsal de T2 ou T3. O limite cranial do sítio cirúrgico para abordagens cervicais caudais é aproximadamente no nível de C3.

Para uma abordagem cervical cranial, incise a pele na linha média dorsal da protuberância occipital externa à região mediocervical (nível dos processos espinais dorsais C4 ou C5). Localize a rafe mediana fibrosa da musculatura cervical superficial (Figura 40.16). Incise este tecido conjuntivo com uma lâmina nº 11 e continue cuidadosamente a incisão na linha média cranial e caudalmente com tesoura Metzenbaum ou Mayo, controlando a hemorragia com cauterização monopolar e/ou bipolar. Incise e afaste a musculatura cervical superficial para expor os músculos esplênios emparelhados. Divida esses ventres musculares, assim como os dos músculos biventre cervicais subjacentes, para expor a próxima camada de músculos pareados: o músculo reto da cabeça dorsal, cranialmente, e o músculo espinal cervical, caudalmente (Figura 40.17). Identifique o ligamento nucal que se estende caudalmente a partir do aspecto caudal de C2 até este nível. Usando uma combinação de dissecção afilada e romba, eleve o músculo reto dorsal da cabeça da espinha dorsal de C2. Transeccione com clareza a inserção do ligamento nucal fora do aspecto caudal de C2 e divida os ventres musculares dos músculos espinais cervicais em C3. Usando um elevador Freer, eleve abruptamente esses músculos lateralmente, expondo a lâmina dorsal de C3 (Figura 40.18). A abordagem para o acesso à região cervical C1-C2 é discutida no Capítulo 39 (craniotomia suboccipital) (p. 1344).

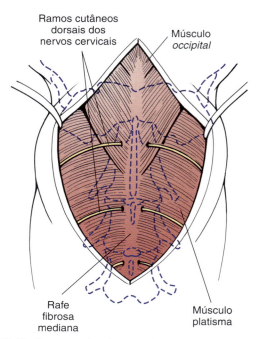

Figura 40.16 Durante a laminectomia cervical, disseque na linha mediana da musculatura cervical superficial para expor a rafe mediana e os nervos cutâneos.

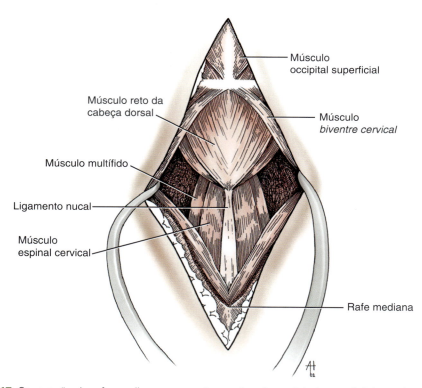

Figura 40.17 Separação da rafe mediana que expõe o músculo occipital superficial, o músculo *biventre cervical*, o músculo reto da cabeça dorsal, o músculo espinal cervical, o músculo multífido e o ligamento nucal.

CAPÍTULO 40 Cirurgia da Coluna Cervical 1373

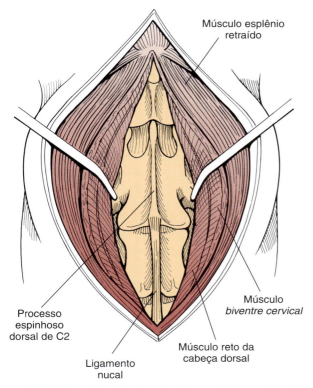

Figura 40.18 Durante a laminectomia cervical cranial, eleve o músculo dos processos espinhosos e das lâminas de C1-C2.

A abordagem dorsal inicial das regiões mediocervical e cervical caudal é semelhante à abordagem cervical cranial, com incisão da rafe mediana dos músculos cervicais superficiais e retração lateral destes músculos. Para acessar as lâminas dorsais de C4 a C7, divida o ligamento nucal na linha média e retraia lateralmente os componentes pareados com afastadores Gelpi, expondo a musculatura epaxial subjacente. Usando a tesoura Mayo, corte circunferencialmente os anexos tendinosos dos músculos espinais cervicais e multífidos aos processos espinhosos dorsais e, em seguida, eleve estes músculos diretamente para fora da lâmina dorsal com elevadores Freer (cães e gatos pequenos) ou osteótomos Army-Navy (raças de cães grandes e gigantes). Remova os anexos dos músculos multífidos dos processos articulares usando uma combinação de elevadores periosteais e cauterização bipolar (Figura 40.19A e B). Remova os processos espinhosos dorsais do local de cirurgia desejado com rugina ou cortadores de osso. Use uma broca pneumática de alta velocidade para criar o defeito de laminectomia.

O defeito deve prolongar o comprimento das vértebras de interesse e deve se estender lateralmente ao nível dos processos articulares (Figura 40.20). Em cães de raças médias a gigantes, o osso irá mudar de cor e de caráter como no procedimento de fenda ventral (i.e., cortical externa, esponjoso, cortical interna). Em gatos e cães de raças pequenas, a lâmina dorsal na região cervical é geralmente muito fina, e uma óbvia camada interna de osso esponjoso pode não ser aparente.

CICATRIZAÇÃO DA MEDULA ESPINAL

Três categorias básicas de mudança ocorrem após lesão aguda da medula espinal: (1) distorção morfológica direta do tecido neuronal,

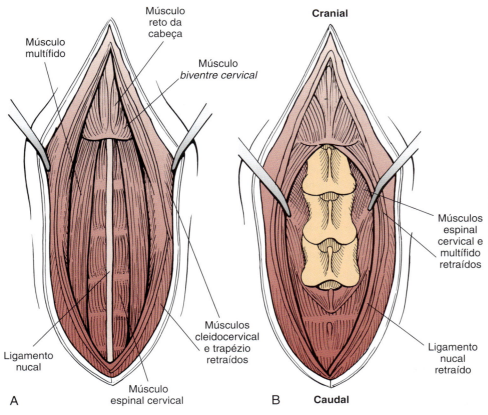

Figura 40.19 (A) Identifique a rafe mediana fibrosa e o ligamento nucal durante a laminectomia mediocervical dorsal e use-os como pontos de referência. (B) Eleve a musculatura cervical dos processos espinhosos dorsais e lâminas de C3, C4 e C5.

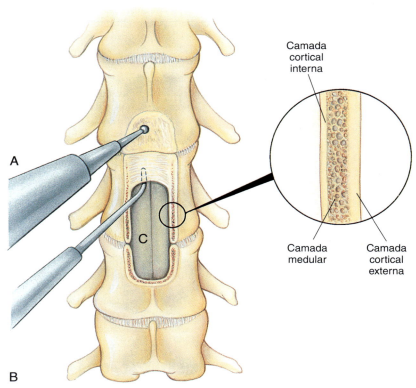

Figura 40.20 (A) Use uma broca óssea pneumática para expor as camadas cortical externa, medular e cortical interna do osso laminar. (B) Eleve o periósteo com uma espátula dental para ganhar exposição ao canal vertebral. (C) Exponha a medula espinal e as raízes nervosas.

bem como lesão axonal grave; (2) alterações vasculares; e (3) alterações bioquímicas e metabólicas. Existe controvérsia em relação à importância relativa dessas categorias intimamente relacionadas em causar *deficits* funcionais. Acredita-se que o dano morfológico direto ao tecido da medula espinal (p. ex., laceração, compressão, alongamento), resultando em interrupção axonal, seja irreversível e intratável, porque os axônios centrais não se regeneram o suficiente para restaurar a função.

No caso de lesão medular reversível, uma série característica de eventos ocorre durante o processo de reparo. Aproximadamente 2 dias após a lesão, uma população heterogênea de células pequenas (mais provavelmente de origem hematogênica), incluindo polimorfonucleares, linfócitos, macrófagos e plasmócitos, invade o tecido traumatizado. Esta é essencialmente uma resposta inflamatória. Dentro de 7 a 20 dias, os fibroblastos aparecem e começam a depositar tecido cicatricial. Ocorre uma reação glial concomitante que consiste na proliferação de astrócitos e na expansão dos processos. Dependendo da extensão da lesão medular, podem-se observar fibrose moderada a extensa, degeneração da fibra nervosa e malacia multifocal. Os axônios que foram cortados, comprimidos ou esticados começam a se regenerar até atingirem as bordas da massa da cicatriz. A regeneração dos axônios da medula espinal, suficiente para restaurar a função, não foi alcançada; entretanto, se axônios suficientes permanecerem intactos, o retorno à função motora clinicamente aceitável pode ser esperado.

MATERIAIS DE SUTURA E INSTRUMENTOS ESPECIAIS

A instrumentação neurocirúrgica necessária para cirurgia da coluna cervical é similar àquela discutida para cirurgia cerebral (p. 1345). Para laminectomia dorsal na região cervical, afastadores Gelpi profundos e angulados à direita são úteis para fornecer exposição. Protetores de broca angulares também são necessários para criar uma plataforma sob a fenda ventral para ancorar o polimetilmetacrilato (PMMA) na técnica de distração-estabilização vertebral usando plugues de PMMA para EMCC (p. 1384).

CUIDADO E AVALIAÇÃO PÓS-CIRÚRGICOS

A observação de cuidados intensivos nas primeiras 24 horas de pós-operatório inclui monitoramento da respiração, administração de analgésicos e observação de dilatação gástrica (particularmente em cães de raças grandes e gigantes) e atividade convulsiva (particularmente se o paciente foi submetido a mielografia pré-operatória). A gasometria arterial é realizada em animais com comprometimento ventilatório. A analgesia pós-operatória é fornecida por baixas doses de opioides, reduzindo, assim, seus efeitos depressores respiratórios (Tabela 13.2). Os fluidos devem ser administrados nas taxas de manutenção e o paciente deve ser reposicionado a cada 2 horas até que esteja em decúbito esternal. A administração de glicocorticoides geralmente é descontinuada no pós-operatório. Se o estado neurológico se deteriorar após a cirurgia, os glicocorticoides podem ser administrados até que a causa seja determinada ou corrigida. Pacientes deambulatórios podem ter alta 3 a 5 dias após a cirurgia e devem ser confinados por 2 a 4 semanas. Eles devem andar com coleira por 4 a 8 semanas. Pacientes não deambulatórios são tratados com hidroterapia frequente, fisioterapia, uma gaiola acolchoada elevada, reposicionamento frequente e compressão da bexiga três a quatro vezes ao dia. Eles devem ser mantidos limpos e secos para evitar úlceras de decúbito. Evite cateteres urinários, porque eles são uma causa frequente de infecção do trato urinário. Uma cadeira de apoio ajuda os pacientes a passarem para um *status* deambulatório. As vantagens de uma cadeira de rodas incluem comer, beber, urinar e defecar sem obstáculos. Além disso, animais com função motora são encorajados a deambular, e uma posição ereta facilita a fisioterapia. Pacientes não deambulatórios podem receber alta quando os proprietários puderem cuidar deles. Exames neurológicos devem ser realizados aos 1, 2, 3, 6, 9 e 12 meses de pós-operatório, ou até que tenha cessado a melhora.

COMPLICAÇÕES

As complicações associadas à cirurgia da coluna cervical são incomuns e incluem hemorragia excessiva por laceração do seio venoso (pode exigir transfusão de sangue), piora dos sinais neurológicos após a cirurgia (geralmente transitória, mas lesão permanente é um risco), infecção pós-operatória e formação de seroma. Menos comuns são a instabilidade vertebral e a luxação ao executar uma fenda ventral muito grande. Pacientes em decúbito são propensos à infecção do trato urinário, particularmente se estiverem recebendo glicocorticoides.

CONSIDERAÇÕES ESPECIAIS RELACIONADAS COM A IDADE

O osso cortical da lâmina mais macio, pedículos e corpos vertebrais de animais jovens requerem perfuração e cobertura menos agressivas do que o osso mais denso e compacto de cães mais velhos.

DOENÇAS ESPECÍFICAS

DOENÇA DO DISCO CERVICAL

DEFINIÇÕES

A *doença do disco cervical* refere-se à degeneração dos componentes do núcleo pulposo (**Hansen tipo I** ou degeneração **tipo I**) ou anel fibroso (**Hansen tipo II** ou degeneração **tipo II**), componentes dos discos cervicais e às consequências clínicas dessa degeneração. A degeneração tipo I também é chamada de *degeneração condroide*, enquanto a degeneração tipo II é chamada de *degeneração fibroide*. Um terceiro tipo de doença de disco menos comumente encontrado, extrusão de núcleo pulposo hidratado (**ENPH**), também foi descrito (anteriormente denominado *cisto discal*); esta é tipicamente uma extrusão de início agudo do material do núcleo pulposo hidratado na região cervical. A ENPH provavelmente representa uma variante clínica da degeneração do disco tipo I. Há evidências de que haja algum grau de degeneração nuclear em casos de ENPH, sugerindo que estas sejam extrusões de um núcleo pulposo "quase saudável".[3-9] A **radiculopatia** significa patologia das raízes nervosas e muitas vezes se manifesta como dor devido à compressão pelo material do disco; quando uma radiculopatia leva à claudicação ou a suspender um membro torácico por suspeita de irritação/dor, isso é chamado de **assinatura de raiz**.

CONSIDERAÇÕES GERAIS E FISIOPATOLOGIA CLINICAMENTE RELEVANTE

A doença discal degenerativa é um problema comum em cães, mas um distúrbio clínico relativamente pouco frequente em gatos. Dois tipos comumente encontrados de degeneração discal (tipo I e tipo II) normalmente causam dois tipos distintos de doença discal (Figuras 40.21 e 40.22). Na *degeneração condroide (tipo I)*, o núcleo pulposo normalmente gelatinoso perde a capacidade de ligação à água, sofre degradação dos componentes glicosaminoglicanos e, muitas vezes, torna-se calcificado. O anel dorsal frequentemente enfraquece, e o conteúdo anormal do núcleo pulposo é expulso através do anel enfraquecido para dentro do canal vertebral. Acredita-se que a gravidade do dano na medula espinal causada pela extrusão de disco tipo I esteja relacionada com a taxa de extrusão (força de impacto ou concussão), à duração da compressão e à quantidade de material do disco extrudado. A *degeneração fibroide (tipo II)* envolve o espessamento progressivo do anel dorsal fibroso, que se projeta dorsalmente para o canal vertebral durante um longo período de tempo. As degenerações tipo I e tipo II podem ocorrer simultaneamente; esses termos não impõem limitações ao comportamento patológico de discos anormais. Ocorre ocasionalmente o fenômeno da ruptura "crônica agudizada" do disco, em que um cão com sinais crônicos de provável protrusão tipo II piora rapidamente devido à extrusão súbita do núcleo pulposo para o canal vertebral (extrusão tipo I). Como mencionado anteriormente, a ENPH provavelmente representa uma variante da degeneração do disco tipo I. O cenário clínico de ENPH é tipicamente consistente com mielopatia compressiva aguda. O material de compressão neste tipo de extrusão é o núcleo pulposo hidratado ("saudável"); acredita-se que essas extrusões surjam de discos que estejam em um estágio inicial de degeneração.[3-9]

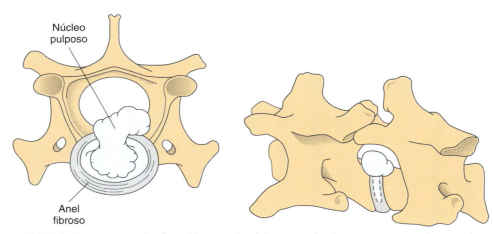

Figura 40.21 A degeneração do disco Hansen tipo I é caracterizada por uma extrusão massiva aguda de material nuclear degenerado no canal vertebral.

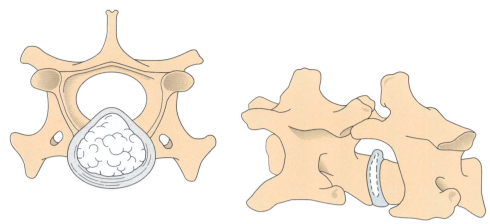

Figura 40.22 A degeneração do disco Hansen tipo II é caracterizada por uma protrusão crônica lenta do anel fibroso dorsal degenerado no canal vertebral.

DIAGNÓSTICO

Apresentação Clínica

Sinais Clínicos

As extrusões de Hansen tipo I ocorrem tipicamente em cães de raças pequenas, particularmente as raças condrodistróficas (p. ex., Dachshund, Beagle, Basset hound, Shih tzu, Pequinês, Lhasa apso). O Dachshund é de longe a raça mais comumente afetada. As protrusões de disco de Hansen tipo II ocorrem tipicamente em cães de raça maior, não condrodistróficos. Entretanto, um ou outro tipo de doença de disco pode ocorrer em qualquer raça de cão e ambos os tipos foram relatados em gatos. Raças de cães de grande porte que parecem ser mais comumente encontradas com extrusões de disco tipo I incluem cães sem raça definida, Pastor-alemão, Labrador retriever, Doberman pinschers e Rottweilers.

Normalmente, as extrusões de Hansen tipo I ocorrem em cães com 3 anos ou mais (com idades de pico em cães pequenos de 3-6 anos), mas podem ocorrer em cães mais jovens do que isso. Uma ampla faixa etária foi relatada para extrusões de disco tipo I em gatos; elas geralmente ocorrem em pacientes mais velhos. As protrusões de Hansen tipo II ocorrem tipicamente em cães de 5 anos ou mais. Um número de raças pequenas e grandes que compreendem uma ampla faixa etária foram relatados com ENPH da região cervical; a maioria dos casos relatados foi de cães mais velhos (idade mediana de 9 anos).[3-9]

Histórico

Queixas relacionadas com a doença do disco cervical tipo I e tipo II incluem principalmente dor no pescoço e deambulação anormal em todos os quatro membros (tetraparesia, tetraplegia). A dor cervical, isoladamente, é a queixa mais comum, mas é frequentemente combinada com evidências de assinatura de raiz do membro torácico. Alguns cães têm uma história de disfunção neurológica unilateral (i.e., hemiparesia). A extrusão de discos Hansen tipo I geralmente causa desenvolvimento rápido de sinais clínicos (minutos a dias), enquanto as protrusões de disco Hansen tipo II geralmente causam sinais clínicos de desenvolvimento crônico (semanas a meses, às vezes anos). Os proprietários por vezes confundem os paroxismos de dor, devido a extrusões de disco tipo I, com convulsão. Nesse cenário, o cachorro grita de dor aparente e cai. Os casos de ENPH caracteristicamente são muito agudos e tendem a causar disfunção neurológica bastante grave (tetraparesia ou tetraplegia não deambulatória), muitas vezes sem evidência óbvia de hiperestesia cervical; isso contrasta com extrusões calcificadas típicas tipo I, que comumente levam a uma hiperestesia cervical substancial, que é menos frequentemente associada à disfunção neurológica grave.[3-9]

Achados de Exame Físico

Em cães de raças pequenas, a doença do disco cervical tipo I geralmente afeta os discos cervicais cranianos (C2-C3 mais comumente) e causa dor cervical grave, com *deficits* neurológicos inaparentes ou leves. Em um grande estudo retrospectivo de 187 cães de raças pequenas com extrusões de disco cervical tipo I tratadas cirurgicamente, foram identificadas várias diferenças relacionadas com a raça nos locais de extrusão; Dachshunds, Beagles, Shih tzus e Pequineses foram mais propensos a extrusão de disco em C2-C3, enquanto extrusões de disco caudal (C5-C6, C6-C7) foram mais prováveis em Yorkshire terriers e Chihuahuas. Yorkshire terriers e Shih tzus encontravam-se mais velhos do que outras raças no momento da cirurgia e também tinham maior número de discos extrudados.[10] Em cães não condrodistróficos de raças grandes, o local mais comum para extrusões do disco cervical tipo I é no espaço discal intervertebral C6-C7; estes cães também tendem a apresentar início agudo de dor cervical grave. Em nossa experiência, a dor cervical tende a ser mais grave, com extrusões do disco cervical cranial *versus* caudal. O paciente frequentemente adota uma postura de "nariz para baixo" com costas arqueadas (Figura 40.23). Ao virar, esses cães tendem a mover a cabeça e o pescoço como uma unidade, em vez de dobrarem o pescoço. Fasciculações da musculatura do pescoço podem ser frequentemente observadas, em especial durante a palpação do pescoço. Os sinais clínicos de assinatura de raiz podem ser aparentes. A ENPH afeta mais comumente os discos intervertebrais C3-C4 e C4-C5, resultando em grave comprometimento neurológico simétrico (tetraparesia ou tetraplegia não deambulatória) de início agudo (<24 horas), geralmente sem hiperestesia cervical óbvia. A doença do disco cervical tipo II pode resultar em dor cervical clinicamente observada, mas raramente com o grau encontrado na doença de disco cervical tipo I. A doença do disco cervical tipo II geralmente causa paresia lentamente progressiva. Isso pode ocorrer como um processo isolado ou como um componente da EMCC. A função deambulatória prejudicada pode variar de claudicação unilateral do membro torácico à tetraplegia com comprometimento respiratório.

Diagnóstico por Imagem

Historicamente, a imagem espinal de animais de estimação com suspeita de doença de disco consistia em radiografias simples seguidas de mielografia (Figura 40.24), ambas realizadas sob anestesia geral.

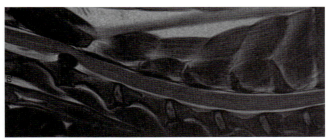

Figura 40.26 Imagem de ressonância magnética sagital ponderada em T2 de um cão com extrusão de disco intervertebral cervical.

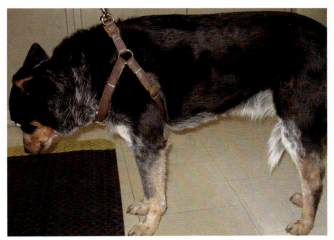

Figura 40.23 Postura "nariz para baixo" típica do de um cão com dor cervical grave.

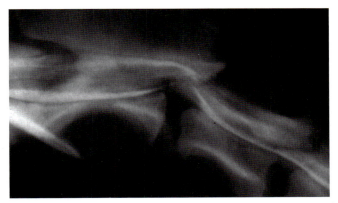

Figura 40.24 Imagem mielográfica lateral de uma extrusão de disco C2-C3 em um cão.

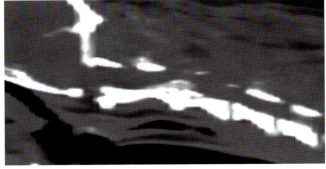

Figura 40.25 Imagem de reconstrução sagital por tomografia computadorizada de um cão com extrusão de disco intervertebral cervical.

TC (ou combinação de TC/mielografia) e RM são modalidades de imagem úteis no diagnóstico da doença do disco intervertebral (Figuras 40.25 e 40.26). Consideramos a RM como o padrão atual para a imagem espinal de pacientes com suspeita de extrusão/protrusão de disco. Além de fornecer detalhes anatômicos superiores em pacientes com doença discal, quando comparada à mielografia e à TC, a RM é a melhor modalidade para diagnosticar outros distúrbios da coluna vertebral que podem ter apresentações clínicas semelhantes à doença do disco intervertebral e está associada a menos efeitos colaterais do que a mielografia. Normalmente, o núcleo pulposo tem alta intensidade de sinal nas imagens ponderadas em T2 (o anel é hipointenso). O núcleo pulposo de um disco degenerativo é hipointenso e a distinção entre o núcleo e o anel fibroso pode ser perdida.

A constatação no exame de imagem (mielografia, TC ou RM) típica de extrusão/protrusão de disco é a compressão extradural focal da medula espinal centrada sobre um espaço discal. Às vezes, uma extrusão de disco irá lacerar um seio venoso, levando a grandes acumulações extradurais de hemorragia (além do material do disco), o que pode causar compressão ou edemas extensos da medula. Ocasionalmente, uma extrusão de disco tipo I será lateral o suficiente para que os resultados mielográficos sejam normais. Em tais extrusões lateralizadas, a hiperestesia com ou sem claudicação unilateral dos membros (ipsolateral à extrusão) é um sinal clínico mais provável de disfunção do que os *deficits* motores proprioceptivos ou voluntários manifestos. Outra consideração importante em tal cenário clínico é a presença de siringomielia, que geralmente não é evidente na mielografia ou na TC (requer RM). Em alguns casos de lesões de disco relacionadas com concussões em alta velocidade, podem ocorrer *deficits* motores severos (devido a uma pequena quantidade de material de disco rapidamente extrudada) com evidência mínima de compressão extradural em estudos de imagem; nesses casos, a evidência de edema na medula espinal é tipicamente observada. Isso pode ser difícil de distinguir de um evento vascular (ver discussão sobre mielopatia embólica fibrocartilaginosa) se for utilizada uma modalidade de imagem que não a RM. O aparecimento de lesões de ENPH foi documentado principalmente em imagens de RM; o material extrudado é hiperintenso em imagens ponderadas em T2, hipointenso em imagens ponderadas em T1, e pode ter realce do anel de contraste ao redor do material extrudado em sequências de contraste T1 (gadolínio). O material extrudado é dorsal ao anel dorsal, entre esta estrutura e o ligamento longitudinal dorsal. Nas imagens axiais ponderadas em T2, a ENPH tem uma forma característica de "gaivota" (Figura 40.27). Ocasionalmente, pode haver hiperintensidade parenquimatosa no local da extrusão, que pode ser reflexo da contusão da medula espinal. Nas imagens de TC, o material de ENPH é hipodenso e pode exibir realce do anel periférico com a administração de contraste.[3-9]

Achados Laboratoriais

Os resultados da contagem de células sanguíneas (CCS) e análises do perfil bioquímico sérico são tipicamente normais. Um leucograma de estresse pode ser observado nos resultados de hemograma completo como resultado de doença subjacente, administração prévia de glicocorticoides ou uma combinação desses fatores. Elevações de enzimas hepáticas podem ser evidentes em cães que foram tratados

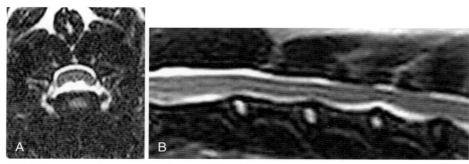

Figura 40.27 Imagens de ressonância magnética (A) axial e (B) sagital ponderada em T2 de um cão com extrusão de núcleo pulposo hidratado em C4-C5. Observe a aparência característica de "gaivota" do material extrudado na imagem axial (B).

com glicocorticoides. Infecção do trato urinário pode estar presente, especialmente em cães tratados com glicocorticoides; entretanto, piúria e hematúria podem ou não estar presentes se o paciente ainda estiver recebendo esteroides. Mesmo se coletado antes da realização da mielografia, o líquido cefalorraquidiano (LCR) geralmente não é avaliado se houver evidência clara de uma compressão do disco nos exames de imagem. Embora os achados do LCR nas extrusões de disco tipo I tenham classicamente sido caracterizados como normais a levemente inflamatórios, a pleocitose moderada a acentuada com o aumento da concentração de proteínas é bastante comum. Em um estudo retrospectivo, 26 de 103 cães (25%) com extrusões de disco cervical apresentaram pleocitose no LCR variando de seis a 172 células nucleadas/μL.[11]

DIAGNÓSTICO DIFERENCIAL

Um diagnóstico provisório da doença do disco cervical é baseado em sinais característicos, queixas, histórico e características clínicas. Um diagnóstico definitivo requer imagens da coluna vertebral, bem como descobertas cirúrgicas de material de disco extrudado. Outras doenças que podem causar sinais semelhantes ou idênticos aos de extrusão/protrusão do disco cervical incluem condições inflamatórias/infecciosas (p. ex., meningite responsiva a corticosteroides, discoespondilite, meningoencefalomielite granulomatosa), siringomielia, fratura/luxação traumática, neoplasia e anomalias congênitas (p. ex., malformação semelhante a Chiari [MSC], instabilidade AA, sobreposição atlanto-occipital [SAO]). É importante para o cirurgião perceber que, embora seja incomum, alguns pacientes com lesões intracranianas apresentam dor cervical como característica clínica primária ou única. Se a imagem da região cervical em um paciente com dor cervical óbvia for normal, a imagem do cérebro deve ser considerada.

MANEJO CLÍNICO

O tratamento da doença discal aguda e crônica é assunto de considerável debate, mas várias diretrizes foram estabelecidas. Aspectos positivos e negativos estão associados ao tratamento cirúrgico e não cirúrgico de pacientes com doença de disco, e os clientes precisam ser informados sobre os benefícios e riscos associados a qualquer abordagem.

Os pacientes com suspeita de extrusões do disco cervical tipo I são frequentemente tratados com sucesso sem cirurgia, caso apresentem *deficits* neurológicos leves a inexistentes (i.e., principalmente cervicalgia) e não tenham tido episódios repetidos de dor. O tratamento clínico tradicionalmente consiste em confinamento rigoroso em gaiola por 3 a 4 semanas, com ou sem medicação anti-inflamatória.

A gaiola ou caixa deve ser de tamanho tal que o paciente possa mudar de posição, mas não possa andar ou pular. A atividade deve ser restrita a pequenas caminhadas para urinar/defecar, nas quais o proprietário pode avaliar o progresso do paciente. As extrusões de disco lateralizadas ou intraforaminais são frequentemente associadas a fortes dores no pescoço; no entanto, alguns desses cães podem responder bem à terapia clínica, como acabamos de descrever, bem como às injeções perineurais de glicocorticoide e bupivacaína. A terapia clínica para esses casos pode ser um pouco prolongada; em um relato de 13 cães com extrusões intraforaminais, 11 responderam ao tratamento clínico, com um período médio de tempo de 7,5 semanas para atingir a resolução dos sinais clínicos sem a necessidade de agentes analgésicos.[12,13] Se o paciente não melhorar ou piorar a qualquer momento durante o período de confinamento, opções cirúrgicas devem ser consideradas.

Administrar fármacos anti-inflamatórios a um paciente que esteja exibindo sinais de um disco extrudado sem concomitantemente confinar o paciente está contraindicado. Fármacos anti-inflamatórios aliviam a dor do paciente, e a maioria dos cães se tornará mais ativa. Acredita-se que o aumento de atividade cause mais pressão no disco anormal pelas vértebras adjacentes; subsequentemente, mais material de disco é extrudado no canal vertebral, e os sinais clínicos agudamente pioram. Em geral, é contraindicado administrar simultaneamente fármacos anti-inflamatórios esteroidais (AIE) e não esteroidais (AINE) a pacientes com doença de disco, pois essa combinação aumenta substancialmente as chances de complicações gastrointestinais graves. É importante perceber que a ulceração gastroduodenal subclínica pode estar presente em cães com extrusões de disco tipo I, mesmo sem a administração de medicamentos potencialmente ulcerogênicos (p. ex., AINE, dexametasona); portanto, o uso de tais fármacos deve ser minimizado (p. 428).

Recomendações tradicionais para o manejo clínico de cães com extrusões de disco tipo I têm sido questionadas, especialmente aquelas que lidam com confinamento em gaiola e administração de glicocorticoides. Em um relato retrospectivo avaliando o manejo clínico de cães com supostas extrusões de disco cervical tipo I, não foi encontrada associação entre o tempo de confinamento em gaiola e o sucesso da terapia medicamentosa. Além disso, nenhum efeito benéfico da administração de glicocorticoides no sucesso do manejo clínico foi encontrado, enquanto o uso de AINE foi positivamente associado ao sucesso do desfecho. Esses achados sugerem que uma recomendação de confinamento em gaiola prolongado muitas vezes não é respeitada pelos donos de cães e pode ser uma recomendação desnecessária. O período médio de confinamento foi de aproximadamente 2 semanas no estudo supracitado, o que pode ser uma recomendação mais realista.[14] Além de medicamentos anti-inflamatórios, opiáceos orais podem ser considerados para cães com desconforto (p. ex., tramadol, 2-4 mg/kg a cada 8-12 horas) e/ou pregabalina (2 mg/kg VO a cada 12 horas).

Muitos cães respondem favoravelmente ao tratamento médico. Em nossa experiência clínica, 50 a 70% dos pacientes deambulatoriais com presuntivas extrusões do disco cervical tipo I (cervical ou toracolombar) tiveram uma resposta inicial positiva à terapia clínica, embora muitos desses cães tendam a apresentar recorrência de sinais clínicos. No estudo retrospectivo anteriormente mencionado, o sucesso sustentado foi alcançado com o tratamento clínico em aproximadamente metade dos pacientes, enquanto o sucesso inicial com recidiva subsequente da doença foi experimentado por aproximadamente 30% dos cães. A falha médica foi observada desde o início de sua instituição em 18% dos casos. O tempo médio de acompanhamento desde o início da doença até a coleta de dados foi de aproximadamente 3 anos.

Com base em um número limitado de casos relatados, a terapia clínica parece ser bem-sucedida no manejo de cães com ENPH; foi sugerido que a natureza bioquímica do material extrudado nestes cães permite uma reabsorção mais rápida em comparação com o material do disco calcificado.[3-9]

A doença do disco tipo II, que não está associada à espondilomielopatia cervical (EMC), é normalmente tratada com restrição de atividade e anti-inflamatórios. Quando a intervenção cirúrgica é indicada para um paciente com doença de disco, a imagem da coluna vertebral e a análise do LCR são tipicamente realizadas no paciente anestesiado imediatamente antes da cirurgia. A fenestração de disco é considerada um procedimento cirúrgico auxiliar opcional. A fenestração envolve a remoção de um segmento do anel fibroso, de modo que futuras extrusões provavelmente ocorrerão através dessa abertura, em vez de ocorrer no canal vertebral. A fenestração é realizada no aspecto ventral do disco na região cervical e no aspecto lateral do disco na região toracolombar. A fenestração de disco é considerada uma medida profilática. A eficácia da fenestração continua a ser definitivamente comprovada. Atualmente, a fenestração permanece um método potencialmente eficaz, mas não comprovado, de diminuir a recorrência da doença para extrusões tipo I, e seu uso é uma questão de preferência clínica. Pacientes com doença do disco tipo II são controlados adequadamente por longos períodos de tempo com terapia clínica.

TRATAMENTO CIRÚRGICO

As indicações para intervenção cirúrgica em pacientes com extrusões do disco cervical tipo I incluem episódios repetidos de dor, dor que não está respondendo à terapia clínica apropriada e *deficits* neurológicos moderados a graves (tetraparesia, tetraplegia). Essas indicações são diretrizes; a decisão de operar ou manejar clinicamente um cão com suspeita de extrusão de disco cervical com dor no pescoço como anormalidade clínica principal ou única deve ser baseada na aparente gravidade do desconforto do paciente individual. Muitos pacientes com extrusões de disco tipo I parecem estar com dor extrema e implacável. A remoção cirúrgica do material do disco compressivo em tais pacientes geralmente leva ao alívio imediato da dor no pescoço. Além disso, descobrimos que o material de disco tipo I ventralmente extrudado é mais prontamente removido por uma fenda ventral no início do curso dos sinais clínicos do cão. As aderências entre o material extrudado e as estruturas circundantes desenvolvem-se ao longo do tempo, de modo que a cirurgia tardia por fenda ventral (após 3-4 semanas) pode não ser tão eficaz no alívio de sinais clínicos. O material extrudado é frequentemente muito duro e imóvel nesses casos, e a hemorragia do seio venoso pode ser extensa. Em situações em que a história de dor no pescoço seja prolongada (várias semanas ou mais), pode ser mais lógico realizar uma descompressão dorsal em vez da possibilidade de uma tentativa de fenda ventral potencialmente ineficaz. Um paciente com tetraplegia aguda deve ser tratado como uma emergência cirúrgica com deterioração do estado neurológico, independentemente de o paciente ainda estar deambulando. O procedimento cirúrgico de escolha para a extrusão do disco cervical é geralmente um procedimento de fenda ventral. Ocasionalmente, uma laminectomia dorsal é indicada para extrusões do disco cervical em que o acúmulo dorsal ou lateral de material do disco ou edema da medula espinal seja observado. Uma alta taxa de sucesso também foi relatada com o tratamento cirúrgico de cães com ENPH, com base em um número limitado de casos.[3-9] Às vezes, a cirurgia é necessária em casos de doença discal tipo II; os procedimentos cirúrgicos empregados têm sido geralmente os mesmos usados para a doença discal tipo I. Opções cirúrgicas específicas disponíveis para a EMCC são discutidas em outras partes deste capítulo.

Manejo Pré-cirúrgico

O manejo pré-cirúrgico do paciente submetido à cirurgia da coluna cervical é discutido na p. 1366.

Anestesia

Ver p. 1366 para o manejo anestésico do paciente espinal cervical. Além disso, a Tabela 32.1 deve ser consultada para considerações anestésicas no paciente ortopédico estável.

Anatomia Cirúrgica

Ver p. 1366 para anatomia cirúrgica pertinente da coluna cervical.

Posicionamento

O posicionamento do paciente para abordagens ventrais e dorsais da coluna cervical é discutido nas pp. 1367 e 1370, respectivamente.

TÉCNICA CIRÚRGICA

O procedimento de fenda ventral é descrito nas pp. 1367 a 1370. A abordagem dorsal da coluna cervical é descrita nas pp. 1370 a 1373. Para remover o material do disco intraforaminal causando compressão da raiz nervosa, é realizada uma hemilaminectomia dorsolateral, junto com a remoção parcial ou completa dos processos articulares (facetas). Uma vez que a lâmina dorsal seja removida no nível dos processos articulares, incise a cápsula articular dos processos articulares com uma lâmina nº 11 e use uma lâmina nº 11 e uma pinça Bishop-Harmon para remover esse tecido. Uma vez que a anatomia dos processos articulares esteja claramente visível, desgaste esses processos usando uma broca pneumática de alta velocidade. Proteja a superfície lateral da medula espinal durante a remoção dos processos articulares, deixando uma fina plataforma de osso medialmente à medida que você perfura em direção dorsal-ventral (Figura 40.28), enquanto secciona esse osso periodicamente durante a remoção das facetas (processos articulares). Desgaste o processo articular caudal para visualizar o volume do processo articular cranial ventral a ele. Desgaste o restante do processo articular craniano por completo ou deixe uma camada fina do processo a ser removida. Localize as raízes nervosas da coluna vertebral e do nervo espinal, uma vez que o processo articular cranial seja removido. Evite a artéria vertebral, que é ventral às raízes nervosas e ao nervo espinal. Vasculhe cuidadosamente a medula espinal e as raízes nervosas com uma sonda para remover e liberar material do disco ou hemorragia (Figura 40.29). A hemorragia dos seios venosos pode ocorrer neste momento, mas é provável que essas estruturas vasculares estejam claramente visíveis. Controle sangramento do seio venoso como descrito anteriormente.

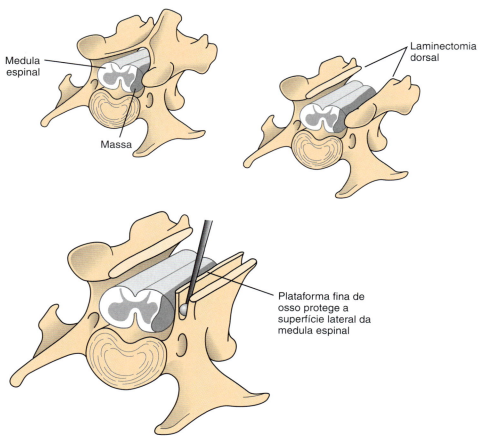

Figura 40.28 Método de perfuração dos processos articulares na região cervical, protegendo a medula espinal.

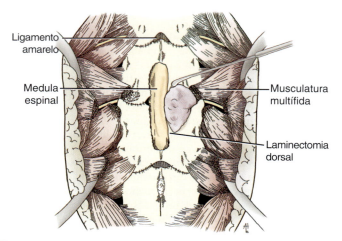

Figura 40.29 Remoção de material de disco tipo I lateralizado a partir de uma abordagem dorsal.

MATERIAIS DE SUTURA E INSTRUMENTOS ESPECIAIS

Para realizar uma fenda ventral ou uma laminectomia dorsal, recomenda-se uma broca pneumática de alta velocidade, elevadores de Freer ou osteótomos Army-Navy (cães grandes), pinça Lempert, Gelfoam® cirúrgico, cera óssea e cauterização bipolar.

COMPLICAÇÕES

Complicações graves (p. ex., perda de capacidade ventilatória) raramente são associadas à cirurgia para extrusões/protrusões de disco cervical. As complicações mais comuns são agravamento neurológico transitório após a cirurgia e hemorragia do seio venoso (que pode exigir transfusão). Em um relato retrospectivo de 38 cães com extrusão de disco cervical tipo I cirurgicamente tratados, dois cães (5,2%) foram eutanasiados no período pós-operatório precoce devido à pneumonia por aspiração grave.[15] Em um grande estudo (546 casos) retrospectivo de cães com extrusões de disco cervical tratados por cirurgia de fenda ventral, eventos adversos agudos foram documentados em aproximadamente 10% dos pacientes. Esses eventos adversos foram considerados importantes em 6,4% dos casos (deterioração do estado neurológico, dor persistente, hemorragia intraoperatória), e aproximadamente metade desse grupo necessitou de reoperação. Os eventos adversos desse estudo foram associados à administração de AINE, cirurgiões menos experientes, extrusões de C7-T1 e hipotensão intraoperatória.[16] Em um estudo retrospectivo avaliando cães tratados por meio de descompressão cervical dorsal, sete dos 31 cães com extrusões agudas de disco cervical (22%) apresentaram algum nível de deterioração neurológica no pós-operatório.[17] Como mencionado anteriormente, esses cães, em geral, se recuperam completamente, embora eles tendam a apresentar um período de convalescença mais longo do que os cães tratados por meio do procedimento de fenda ventral. Seromas podem se formar após a abordagem dorsal da coluna cervical. São geralmente resolvidos com uso de compressão morna por 1 a 2 semanas.

PROGNÓSTICO

O prognóstico para recuperação funcional em pacientes com doença cervical tipo I geralmente é bom a excelente. Em um estudo de extrusões de disco cervical tipo I cirurgicamente tratadas em cães de raças pequenas e grandes, a taxa de sucesso total foi de 99%.[18] O retorno à deambulação após a cirurgia para cães de pequeno e grande porte tetraparéticos ou tetraplégicos que não estavam deambulando com extrusões de disco cervical tipo I é em média de aproximadamente 1 semana (variação: 4,5 a 7 dias). Em geral, consta na literatura disponível que a recorrência de sinais clínicos de extrusão de disco tipo I é substancialmente maior para casos tratados clinicamente *versus* cirurgicamente tratados. No estudo de cães de pequeno e grande porte mencionado anteriormente, a recorrência de hiperestesia espinal cervical após a cirurgia foi documentada em 10% dos pacientes (8% no grupo de pequenos cães, 13% no grupo de grandes cães).[18] No entanto, apenas 4% dos cães necessitaram de uma segunda cirurgia (2,1% no grupo de pequenos cães, 8,7% no grupo de cães grandes).[18]

Extrusões de disco cervicais tipo I graves o suficiente para causar comprometimento da função respiratória ocorrem de forma incomum; esses casos são frequentemente associados a mau prognóstico. Entretanto, com suporte respiratório apropriado (i.e., terapia ventilatória) após a cirurgia, a maioria desses casos provavelmente recuperará a função deambulatória dentro de 2 a 3 meses. Como o prognóstico para casos de ENPH parece ser favorável, em geral, com casos tratados de forma clínica e cirúrgica, atualmente é difícil fazer recomendações generalizadas para o tratamento desses pacientes.

ESPONDILOMIELOPATIA CERVICAL CAUDAL (SÍNDROME WOBBLER)

DEFINIÇÕES

EMCC é um termo usado para descrever duas entidades clínicas distintas em cães. Um deles é frequentemente chamado de **EMCC associada ao disco** (**EMCC-AD**), e o outro é denominado **EMCC associada ao osso** (**EMCC-AO**). EMCC-AD refere-se a uma combinação de malformação vertebral e má articulação tipicamente afetando as vértebras cervicais caudais (C5-C6, C6-C7) e estruturas de tecidos moles associadas (disco, cápsulas articulares dos processos articulares, ligamento longitudinal dorsal, ligamento amarelo), geralmente em cães de raças de meia-idade a mais velhos, grandes e gigantes. Esse distúrbio é caracterizado pela protrusão do disco (protrusão discal tipo II) no(s) espaço(s) intervertebral(is) afetado(s). Como o nome indica, EMCC-AO envolve principalmente a proliferação óssea associada aos processos articulares e cápsulas articulares relacionadas, bem como a lâmina dorsal e os pedículos, geralmente sem substancial protrusão discal. EMCC-AO também está associada a alterações degenerativas progressivas e proliferação nas articulações do processo articular (faceta), incluindo as estruturas sinoviais. EMCC-AO pode afetar a coluna de C2-C3 a T1-T2, embora o acometimento cervical caudal seja mais comumente encontrado.[19-23]

CONSIDERAÇÕES GERAIS E FISIOPATOLOGIA CLINICAMENTE RELEVANTE

A síndrome conhecida como EMCC abrange EMCC-AD e EMCC-AO e inclui várias anormalidades anatômicas diferentes (Tabela 40.1). Em EMCC-AD, acredita-se que a instabilidade crônica da malformação/má articulação entre as vértebras cervicais conduza à hipertrofia das estruturas de suporte dos tecidos moles (incluindo o disco intervertebral) ao longo do tempo, com subsequente impacto da medula espinal. Este distúrbio é tipicamente encontrado em cães de raça grande de meia-idade a mais velhos (p. ex., Doberman pinscher, Rottweiler) e é considerado uma espécie de protrusão de disco tipo II acompanhada por um nível variável de instabilidade intervertebral. A localização principal da compressão da medula espinal nesses casos é geralmente ventral, associada ao anel dorsal proeminente. Os espaços de disco C5-C6 e C6-C7 estão mais comumente envolvidos. A estenose óssea congênita das vértebras cervicais, ou EMCC-AO, ocorre mais comumente em cães jovens (geralmente entre 1 e 3 anos), principalmente grandes e gigantes (mais comumente) (p. ex., Dogue alemão, Mastim, Bernês da montanha (Boiadeiro), Doberman pinscher, Basset hound, Boerboel [cachorro sul-africano semelhante a um Bullmastiff]). Este último cenário da doença é frequentemente incluído na categoria de EMCC, ou "síndrome *wobbler*" (síndrome oscilante/vacilante, em tradução livre) mas tem várias características distintas da EMCC-AD. Além de acometer a porção cervical cranial através dos sítios cervicais caudais, o canal vertebral nesses cães é frequentemente malformado e comprometido. A hipertrofia de processos articulares malformados também é uma característica comum, às vezes acompanhada de aumento cístico do processo articular da cápsula articular (cistos sinoviais extradurais). Tanto na EMCC-AD quanto na EMCC-AO pode ocorrer envolvimento de um ou vários locais.[19-23]

DIAGNÓSTICO

Apresentação Clínica
Sinais Clínicos

Como mencionado, há dois cenários comuns para a EMCC em termos de sinalização típica. Os casos de desalinhamento/má

TABELA 40.1 Classificação da Síndrome *Wobbler*

Classificação	Idade/Raça	Localização da Lesão	Causa de Compressão	Prognóstico Geral
Doença degenerativa crônica do disco	Doberman pinscher adulto, macho	Comprime o aspecto ventral da medula espinal de C5 a C7	Degeneração do disco e subsequente hipertrofia do anel fibroso ventral	Favorável
Malformação óssea congênita	Dogue alemão e Doberman pinscher jovens	Comprime a medula espinal lateral ou dorsoventralmente de C3 a C7	Malformação congênita dos corpos vertebrais e facetas articulares	Favorável a reservado
Inclinação vertebral	Doberman pinscher, adulto, macho	Comprime o aspecto ventral da medula espinal de C5 a C7	Mau posicionamento dorsal do corpo vertebral afetado no canal vertebral	Favorável
Malformação de arco vertebral/ligamento amarelo	Dogue alemão jovem	Comprime o aspecto dorsal da medula espinal de C4 a C7	Hipertrofia e hiperplasia do ligamento amarelo; malformação do arco vertebral	Favorável a reservado
Compressão de ampulheta	Dogue alemão jovem	Comprime a medula espinal em todos os lados de C2 a C7	Hipertrofia do ligamento amarelo e anel fibroso; malformação ou doença degenerativa discal das facetas articulares	Favorável a reservado

articulação cervical caudal, ou EMCC-AD, ocorrem geralmente em cães de raça grande, de meia-idade a mais velhos, mais comumente Doberman pinschers. No cenário de EMCC-AO, caracterizado por malformação vertebral mais óbvia, as raças gigantes de jovens adultos (p. ex., o Mastim dinamarquês) são tipicamente apresentadas com sinais progressivos de mielopatia cervical. Um cenário clínico semelhante ao da EMCC-AD também foi descrito em cães de raças pequenas, principalmente após procedimentos de abertura ventral. A instabilidade nesses cães foi provavelmente devido ao tamanho excessivo da fenda ventral, com instabilidade intervertebral subsequente.

Histórico

As queixas mais comuns referem-se à deambulação anormal que piora progressivamente ao longo de semanas a meses. Em muitos casos envolvendo a região cervical caudal, os membros pélvicos são mais notadamente afetados que os membros torácicos. Cães de raça gigante com EMCC-AO frequentemente têm múltiplos locais de lesão, algumas vezes incluindo envolvimento craniano a mediocervical e, portanto, ocasionalmente apresentam um envolvimento mais óbvio do membro torácico.

Achados de Exame Físico

Os sinais clínicos de EMCC-AD ou EMCC-AO que afetam a região cervical caudal são tipicamente consistentes com mielopatia cervical caudal, com os membros pélvicos em geral mais obviamente afetados que os membros torácicos. Se deambulatórios, esses pacientes tipicamente exibem marcha torácica rígida, alterada e irregular, e marcha de membro pélvico atáxica de base ampla (marcha de "dois motores"). Uma postura do membro torácico caracterizada por abdução do cotovelo e rotação interna dos dígitos (dígitos dos membros pélvicos) pode ser vista em alguns cães. Os *deficits* proprioceptivos são geralmente mais significativos nos membros pélvicos do que nos membros torácicos, e pode ser difícil distinguir esses pacientes como portadores de mielopatia C6-T2, em vez de T3-L3. Ter esses cães andando com a cabeça em posição levemente estendida pode acentuar os *deficits* proprioceptivos do membro torácico. Descobrimos que os cães com lesões da EMCC caudais que apresentam *deficits* sutis dos membros torácicos são frequentemente relutantes a andar com uma leve extensão da cabeça, como se percebessem que não estavam cientes da posição de seus membros torácicos. Estes cães podem apresentar dor no pescoço, mas muitas vezes é sutil. O porte baixo da cabeça (posição do pescoço flexionado) e a resistência ao movimento lateral e extensão do pescoço podem ser observados. Descobrimos que a pressão digital dorsal direta aplicada ao aspecto ventral das vértebras geralmente provoca desconforto na(s) região(ões) cervical(ais) de cães com EMCC. O início dos sinais clínicos é tipicamente lento e progressivo ao longo de semanas a meses, mas ocasionalmente é agudo e está associado a algum evento traumático menor. Como mencionado anteriormente, os pacientes com EMCC-AO podem ter lesões cranianas a mediocervicais e, portanto, apresentar um comprometimento dos membros torácicos mais evidente do que os pacientes com lesões localizadas mais caudalmente.

Diagnóstico por Imagem

A modalidade de diagnóstico por imagem de escolha para EMCC-AD e EMCC-AO é a RM. As incidências sagitais ampliadas com tração e flexão podem fornecer informações clinicamente úteis nos casos de EMCC-AD que podem identificar melhor as lesões e ajudar a orientar o planejamento cirúrgico.[24] A mielografia tem sido usada historicamente para EMCC-AD e EMCC-AO; esta modalidade de imagem não fornece os detalhes proporcionados pela RM e, muitas vezes, leva à piora neurológica transitória após o procedimento. A mielo-

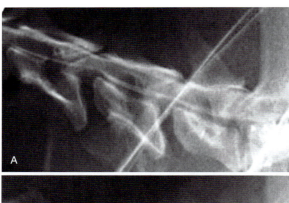
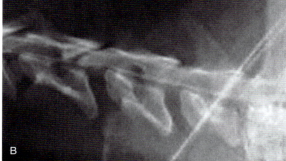

Figura 40.30 Imagens mielográficas laterais de lesão da espondilomielopatia cervical caudal (EMCC) no espaço do disco intervertebral C5-C6 (A) antes e (B) após aplicação de tração linear.

grafia para EMCC-AD tem sido tipicamente realizada usando várias posições de tensão (flexão, extensão, tração linear) (Figura 40.30). Essas posições diferentes podem ser necessárias (especialmente tração linear) para definir adequadamente as anormalidades específicas e orientar a tomada de decisão cirúrgica, se essa diretriz for escolhida. Tanto a TC quanto a RM têm demonstrado ser modalidades úteis de imagem para EMCC. Como observado anteriormente, a RM (Figura 40.31), incluindo posição de tração linear, é preferida para EMCC-AD. Além de fornecer uma imagem mais detalhada da compressão extradural, a RM fornece informações valiosas sobre as alterações parenquimatosas da medula espinal (p. ex., edema). Lesões hiperintensas do parênquima da medula espinal em RM ponderada em T2 foram demonstradas em mais da metade dos Dobermans com EMCC-AD e parecem estar correlacionadas com apresentações clínicas mais graves. Da mesma forma, lesões parenquimatosas da medula espinal hiperintensas em T2 foram demonstradas em nove dos 15 Dogues alemães com EMCC-AO em um estudo.[19] Um ou mais dos seguintes tipos de compressão da medula espinal em um ou mais espaços de disco podem ser observados na imagem da coluna vertebral para EMCC-AD: compressão ventral de um corpo vertebral mal alinhado; anel dorsal saliente, ou ligamento longitudinal dorsal hipertrofiado; compressão dorsal do ligamento amarelo hipertrofiado; e compressão lateral de processos articulares hipertrofiados (facetas) e tecido de cápsula articular associado.

As imagens de tração linear são provavelmente as imagens "por estresse" mais informativas e as mais seguras entre as usadas para documentar se uma lesão é estática ou dinâmica. As posições de tração e flexão linear (ventroflexão) muitas vezes aliviam essas lesões compressivas, enquanto as posições de extensão frequentemente as exacerbam. As posições de extensão devem ser executadas com cautela; as informações obtidas de tais posições podem não valer o trauma potencial que elas podem induzir. A alteração no carácter da(s) lesão(ões) em diferentes posições sugere que se trate de um distúrbio dinâmico, em vez de estático (p. ex., protrusão de disco

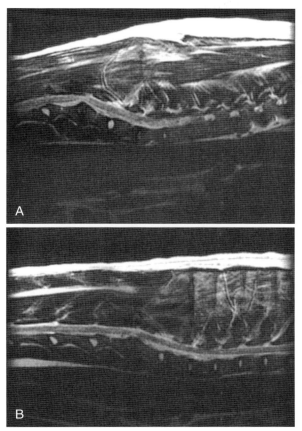

Figura 40.31 Imagens de ressonância magnética sagital da coluna cervical ponderada em T2 de um cão com espondilomielopatia cervical caudal (A) antes e (B) após aplicação de tração linear.

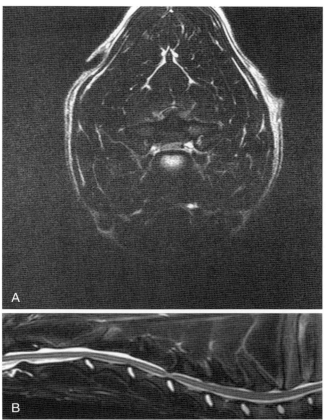

Figura 40.32 Imagens de ressonância magnética (A) axial e (B) sagital ponderadas em T2 de um Dogue alemão com uma lesão de espondilomielopatia cervical severamente compressiva associada a C4-C5 e uma compressão menor em C5-C6 (vista sagital).

tipo II isolada). Entretanto, a interpretação dessas imagens adicionais é altamente subjetiva, especialmente nos casos em que as lesões melhoram, mas não se dissipam em posições de tração linear. Em muitos casos, a avaliação de se uma lesão cervical é estática ou dinâmica é baseada em vários fatores clínicos (p. ex., histórico, grau de hiperestesia), além de evidência de alívio pós-tração de compressão da medula espinal em exames de imagem. Anormalidades da RM tipicamente observadas em casos de EMCC-AO incluem anormalidades ósseas associadas aos processos articulares e cápsula articular associada (p. ex., proliferação da cápsula articular, cistos sinoviais extradurais), bem como anormalidades ósseas compressivas dos pedículos e da lâmina (Figura 40.32). A compressão da medula espinal nessas articulações anormais é tipicamente dorsolateral ou lateral e com frequência é bilateral. A estenose do forame intervertebral nos locais afetados também é uma observação comum. Como mencionado, as lesões parenquimatosas hiperintensas em T2 são frequentemente visualizadas no(s) local(is) de compressão. A maioria dos cães com EMCC-AO tem mais de um local de compressão evidente nas imagens de RM.[19-23]

Além das ambiguidades associadas à interpretação das posições de tração, um estudo comparando Doberman pinschers clinicamente normais com aqueles com sinais clínicos de EMCC-AD relatou que quatro dos 16 cães clinicamente normais tinham evidência de compressão da medula espinal na RM. Doze desses cães "normais" apresentavam evidências de degeneração discal e 11 apresentavam estenose foraminal. Os cães clinicamente afetados possuíam canais vertebrais significativamente menores e espaços discais mais largos do que seus correspondentes clinicamente não afetados. Esses achados sugerem que uma estenose relativa do canal vertebral combinada com um potencial de maior quantidade de material discal protuberante no canal vertebral comparativamente estreito pode representar fatores predisponentes para Doberman pinshers com EMCC-AD clinicamente aparente. Em um estudo, os potenciais motores transcranianos gerados, induzidos pelo músculo tibial cranial em Doberman pinschers, mostraram-se preditivos tanto de lesões de RM como de doença clínica devido à EMCC-AD.[25,26] Semelhantemente à EMCC-AD, anormalidades na RM compatíveis com EMCC-AO podem ser observadas em Dogues alemães clinicamente normais; no entanto, existem diferenças distintas entre anormalidades detectadas em Dogues alemães clinicamente normais *versus* aquelas com características clínicas de EMCC-AO. Em um estudo de RM de Dogues alemães com ou sem sinais clínicos de EMCC-AO, um dos 15 cães clinicamente normais tinha evidência óbvia de compressão da medula espinal em comparação com 15 de 15 cães com características clínicas consistentes com EMCC-AO. Nesse estudo, nenhum Dogue alemão clinicamente normal apresentou evidência de hiperintensidade de T2 parenquimatosa da medula espinal.[19] Além disso, foi demonstrado, a partir de um estudo comparativo morfométrico, que Dogues alemães clinicamente afetados com EMCC-AO demonstram estenose de canal vertebral absoluta e estenose foraminal severa, comparados com Dogues alemães clinicamente normais.[21]

Achados Laboratoriais

Os achados laboratoriais são tipicamente normais em casos de EMCC. Como na doença do disco intervertebral cervical (p. 1377), algumas anormalidades laboratoriais leves podem estar associadas à administração prévia de glicocorticoides.

DIAGNÓSTICO DIFERENCIAL

Numerosos distúrbios além da EMCC podem levar a características clínicas de mielopatia cervical progressiva. Os diagnósticos diferenciais mais prováveis são protrusão discal tipo II e neoplasia (especialmente em pacientes idosos).

MANEJO CLÍNICO

O tratamento clínico, consistindo em confinamento em gaiola (3 a 4 semanas), medicamentos anti-inflamatórios (p. ex., prednisolona) e, potencialmente, o uso de um colar cervical, pode ser tentado nesses cães. Tal como acontece com outros problemas associados ao disco, o paciente deve regressar gradualmente à atividade normal ao longo de 4 a 6 semanas, se a terapêutica inicial de confinamento na gaiola for bem-sucedida. A terapia cirúrgica é frequentemente adotada porque a EMCC é uma síndrome progressiva, e a terapia clínica tem sido tradicionalmente considerada ineficaz ou efetiva apenas de forma transitória. No entanto, um relato retrospectivo comparou a terapia medicamentosa com a terapia cirúrgica em 104 cães com EMCC-AD e concluiu que a terapia clínica era frequentemente eficaz para a doença. Especificamente, verificou-se que a taxa de sucesso para o grupo tratado cirurgicamente foi de 81% e para o grupo tratado clinicamente, de 53,5%; não houve diferença significativa entre esses grupos. Além disso, 26,5% dos animais do grupo tratado clinicamente permaneceram com os mesmos sintomas (*versus* 2% no grupo cirúrgico). Não houve diferença significativa no tempo médio de sobrevida observada entre os grupos (46,5 meses para tratamento clínico, 48,2 meses para tratamento cirúrgico).[27] Embora esse estudo apoie fortemente o uso do tratamento clínico como uma opção de tratamento viável para EMCC, deve-se ter em mente que uma variedade de procedimentos cirúrgicos foi reproduzida no grupo cirúrgico, e 78% deles eram fendas ventrais. Embora a realização de uma fenda ventral sozinha tenha sido defendida por alguns como um procedimento cirúrgico adequado para o EMCC, a literatura sugere uma taxa de sucesso menor e uma taxa de recidiva mais alta com essa abordagem, em comparação com os procedimentos de distração-estabilização.

O número de casos de EMCC-AD apresentados para exame de imagem e tratamento cirúrgico da coluna vertebral diminuiu drasticamente nos últimos anos. Se esta diminuição é devida à melhoria das taxas de sucesso com o tratamento clínico, uma diminuição na incidência da doença em raças de cães afetadas ou alguma combinação desses dois fatores é desconhecido. Por outro lado, a incidência de casos de EMCC-AO apresentados para exame de imagem da coluna vertebral e manejo clínico ou cirúrgico aumentou acentuadamente nos últimos anos. O tratamento clínico para EMCC-AO é semelhante ao usado para casos de EMCC-AD e demonstrou-se que fornece controle em longo prazo dos sinais clínicos, embora a deterioração neurológica seja comum.[23]

TRATAMENTO CIRÚRGICO

Numerosos procedimentos cirúrgicos têm sido recomendados para cães com EMCC-AD. Eles se enquadram em duas categorias principais: procedimentos ventrais e dorsais. Procedimentos ventrais geralmente envolvem um procedimento de fenda ventral no espaço afetado, combinado com a distração-estabilização; isto é frequentemente combinado com enxerto ósseo esponjoso naquele espaço. A laminectomia dorsal é geralmente considerada o procedimento de escolha para EMCC-AD e é também preferida em alguns casos de EMCC-AD em múltiplos locais.

Manejo Pré-cirúrgico

O manejo pré-cirúrgico do paciente submetido à cirurgia da coluna cervical é discutido na p. 1366.

Anestesia

Ver p. 1366 para o manejo anestésico do paciente espinal cervical. Além disso, a Tabela 32.1 deve ser consultada para considerações anestésicas no paciente ortopédico estável.

Anatomia Cirúrgica

Ver p. 1366 para anatomia cirúrgica pertinente da coluna cervical.

Posicionamento

O posicionamento do paciente para abordagens ventrais e dorsais da coluna cervical é discutido nas pp. 1367 e 1370, respectivamente.

TÉCNICA CIRÚRGICA

Procedimentos Ventrais (Distração-Estabilização)

Procedimentos de distração-estabilização comumente empregados incluem colocação de pinos ou parafusos em corpos vertebrais com uma ponte de PMMA, e inserção de "tampão" de PMMA na fenda ventral distraída. Nós preferimos um procedimento de combinação utilizando as duas técnicas (Figura 40.33).

Após a realização de uma fenda ventral como descrito anteriormente, remova o osso esponjoso com um protetor de broca angular e uma broca de 2 mm nos aspectos cranial e caudal da fenda (Figura 40.34). Essas arestas ajudarão a manter o PMMA no lugar. Coloque um pequeno e fino enxerto de gordura sobre a medula espinal na parte inferior da fenda. Com um assistente proporcionando tração por meio de uma corda ao redor dos dentes caninos superiores, coloque uma pequena quantidade de PMMA na fenda, trabalhando com elevadores Freer nas arestas previamente desgastadas. O PMMA deve ter uma consistência pastosa e não deve ser pegajoso quando inserido na fenda. Lave o local cirúrgico abundantemente com solução salina fria enquanto o tampão de

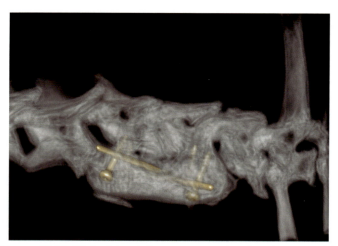

Figura 40.33 Visão lateral de uma reconstrução pós-operatória por tomografia computadorizada tridimensional de uma lesão de espondilomielopatia cervical caudal abordada cirurgicamente por meio de um procedimento de distração-estabilização.

PMMA endurece. Uma vez que o tampão de PMMA tenha endurecido, instrua o assistente a liberar lentamente a tração aplicada. O tampão de PMMA manterá a distração durante o restante do procedimento.

Usando uma broca de 2 mm, faça dois furos-guia através do osso cortical externo de cada corpo vertebral ventral, angulando o orifício em aproximadamente 30 a 35 graus com a linha média, a partir do orifício imediatamente lateral à linha média. Insira parafusos de osso esponjoso com rosca parcial de 4-0, 22 mm (Doberman de estrutura pequena) a 24 mm (Doberman de estrutura grande) parcialmente rosqueados através desses orifícios de guia até aproximadamente o nível da última rosca (Figura 40.35). Radiografias intraoperatórias são frequentemente úteis para determinar a profundidade adequada do parafuso. Depois de inserir os parafusos, coloque os segmentos pré-medidos de pinos intramedulares (p. ex., pinos de 0,062 mm) nas cabeças dos parafusos para servir como suporte extra (Figura 40.36). Finalmente, coloque uma ponte de PMMA sobre os parafusos e cruze os pinos IM, moldando-os com elevadores Freer à medida que endurece. Feche a incisão como de rotina. Várias modificações deste procedimento podem ser realizadas, dependendo da preferência do cirurgião. Podem ser usados pinos IM, em vez de parafusos (Figura 40.37). A vantagem potencial dos pinos IM é o alcance bicortical do osso com uma construção mecânica mais forte que os parafusos esponjosos. Uma desvantagem potencial é a penetração inadvertida do canal vertebral ou forame intervertebral. Parafusos corticais ou parafusos de rosca completa podem ser usados, e pré-perfuração e rosqueamento podem ser realizados, dependendo da preferência do cirurgião. Alguns cirurgiões preferem interromper a fenda ventral para este procedimento, uma vez que o nível do osso cortical interno seja atingido. Nós preferimos remover o máximo possível do material fibroso compressivo; portanto, uma fenda completa é executada. A possibilidade de inserção do PMMA no canal vertebral existe com uma fenda ventral completa, mas isso é muito improvável se o PMMA for colocado com cautela e na consistência correta (i.e., não líquido). A aplicação de uma placa espinal (placa de polivinilideno, placa de bloqueio da coluna cervical) nos corpos vertebrais ventrais com distração e enxerto ósseo esponjoso também foi descrita (Figuras 40.38 e 40.39). Com o procedimento da placa bloqueada na coluna cervical, as placas da extremidade vertebral são preservadas e a discectomia é realizada em vez de uma fenda ventral. A distração durante estes procedimentos ventrais pode ser fornecida usando-se um afastador Gelpi modificado, que é colocado em furos prévios nas vértebras adjacentes.

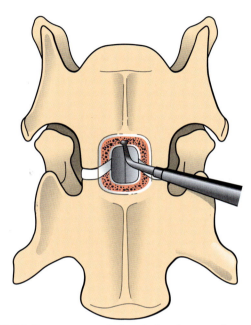

Figura 40.34 Desgaste por baixo da fenda ventral com um guia de broca angulado antes da colocação de um plugue de polimetilmetacrilato.

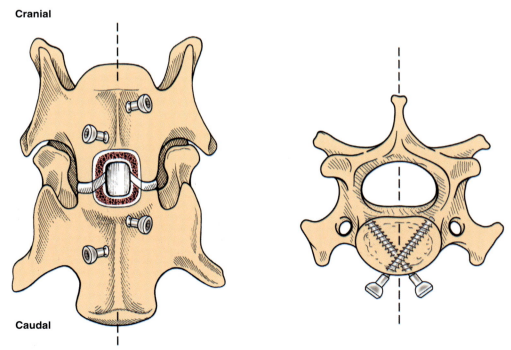

Figura 40.35 Colocação de parafusos esponjosos nos corpos vertebrais.

> **NOTA** Não coloque as pontas do afastador Gelpi em espaços de discos adjacentes, pois isso pode enfraquecer os discos e predispô-los à instabilidade (Figura 40.40).

Procedimentos Dorsais (Laminectomia ± Estabilização)

Os procedimentos dorsais envolvem uma laminectomia dorsal para descompressão, com ou sem parafusos de facetas articulares ou pinos para ajudar a estabilizar o espaço articular. A abordagem dorsal pode ser preferível quando múltiplos espaços de disco são afetados ou quando a compressão é primariamente dorsal ou lateral. A abordagem dorsal da coluna cervical é descrita nas pp. 1370 a 1373.

Para estabilizar os processos articulares com pinos ou parafusos, abra primeiro a cápsula articular para que as superfícies articulares sejam visualizadas. Usando uma lâmina nº 12, escarifique as superfícies articulares. Usando um perfurador ósseo, insira o pino no centro da faceta caudal, apontando um pouco lateral e ventralmente e aproximadamente perpendicular ao ângulo da articulação. Conduza o pino através das facetas caudal e cranial (processos articulares). Corte o pino no comprimento desejado com um cortador de pinos. Estabilize os processos articulares com um parafuso de forma semelhante, mas perfure antes (perfurador ósseo), escarifique e meça o orifício para o parafuso cortical, antes de apertar o parafuso com uma chave de fenda. O parafuso pode ser colocado nivelado com a superfície da faceta caudal ou colocado para compressão, ou uma quantidade variável do parafuso proximal pode ser deixada para fora da faceta caudal (se for usada para ligar-se a outro material ou PMMA).

Tente limitar a profundidade do pino ou parafuso apenas para além do aspecto ventral da faceta cranial para evitar tecidos moles subjacentes (p. ex., nervo espinal, artéria vertebral). Pré-medir a distância (em milímetros) do aspecto dorsal da faceta caudal ao aspecto ventral da faceta cranial na TC ou RM axial é útil na escolha do comprimento do implante. Os pinos facetados ou parafusos podem ser usados sozinhos (Figura 40.41) ou em combinação com pinos PMMA e de Steinmann (Figura 40.42).

MATERIAIS DE SUTURA E INSTRUMENTOS ESPECIAIS

Instrumentos básicos necessários para executar procedimentos ventrais ou dorsais são abordados nas pp. 1374 e 1380. Além desses instrumentos, um perfurador pequeno, parafusos (± brocas, machos, calibrador de profundidade), pinos IM, placas especializadas e PMMA podem ser necessários, dependendo dos procedimentos específicos realizados. Afastadores Gelpi modificados (sem ponta) também podem ser necessários para distração.

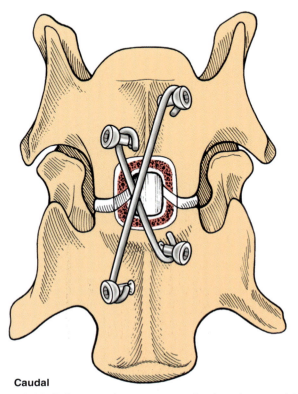

Figura 40.36 Colocação de segmentos de pinos intramedulares cruzados através das cabeças dos parafusos.

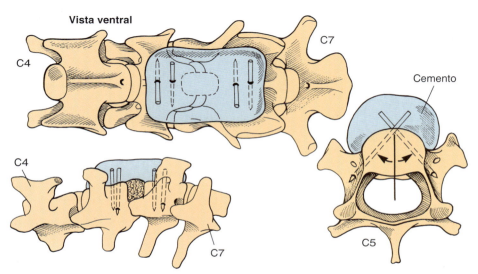

Figura 40.37 Colocação correta de pinos de Steinmann e polimetilmetacrilato para proporcionar tração e estabilização ao espaço intervertebral afetado.

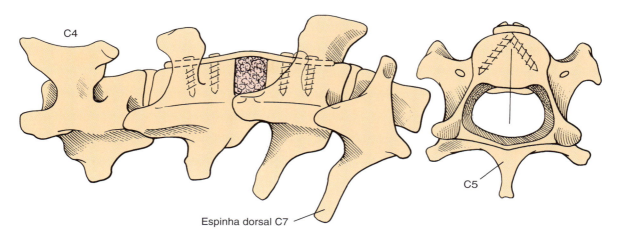

Figura 40.38 Colocação correta de aloenxerto cortical completo e placa espinal de polivinilideno para proporcionar tração e estabilização ao espaço intervertebral afetado.

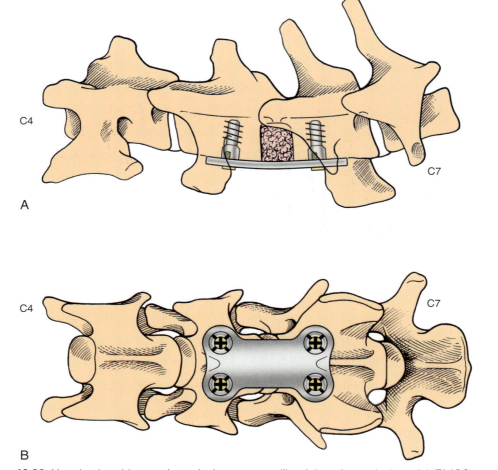

Figura 40.39 Uso de placa bloqueada espinal para espondilomielopatia cervical caudal (EMCC) no cão. Perspectivas lateral (A) e ventrodorsal (B).

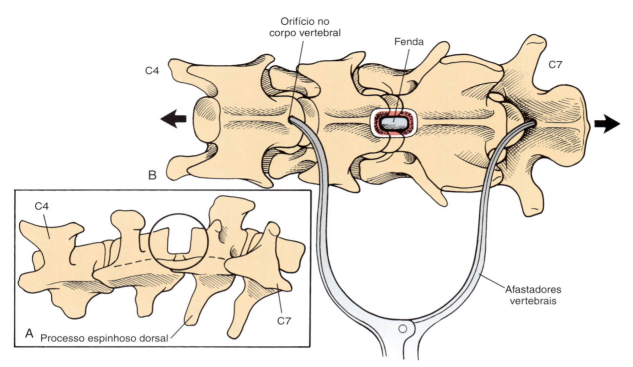

Figura 40.40 (A) Para descomprimir a medula espinal, faça uma fenda ventricular transdiscal de 75% no espaço intervertebral afetado. (B) Use os afastadores vertebrais para colocar o espaço intervertebral afetado em tração linear de 2 a 3 mm.

COMPLICAÇÕES

As complicações associadas à cirurgia da coluna cervical são discutidas na p. 1375. Além dessas complicações, a falha do implante e a infecção são complicações potenciais dos procedimentos de distração-estabilização em pacientes com EMCC-AD. Para cães com EMCC-AO tratados por laminectomia dorsal, é muito comum que os cães vivenciem piora neurológica transitória pós-operatória, e alguns desses pacientes serão não deambulatórios. Os cirurgiões devem estar preparados para fornecer acesso a serviços de fisioterapia/reabilitação pós-operatórios para esses cães (Capítulo 11).

PROGNÓSTICO

O prognóstico para cães com EMCC-AD e EMCC-AO tratados cirurgicamente é geralmente bom, mas é um tanto imprevisível quando comparado com extrusões de disco tipo I. Numerosos relatos descreveram vários procedimentos cirúrgicos para EMCC-AD, com taxas de sucesso variando entre aproximadamente 70 e 90%. A técnica de distração-estabilização usando duas placas SOP (do inglês, *string of pearls*) e um parafuso de tração intervertebral Fitz foi associada com melhora neurológica significativa em 15 dos 16 cães por 6 semanas de pós-operatório; a maioria dos cães disponíveis para acompanhamento em longo prazo teve bons a excelentes resultados.[28] Muitos cães requerem uma fase de recuperação prolongada antes de recuperar o *status* funcional, com necessidade de assistência de enfermagem intensiva. Isto é especialmente verdadeiro para cães submetidos à laminectomia dorsal que se submetem a um procedimento ventral. Embora os cães submetidos a procedimentos de distração-estabilização tendam a não piorar neurologicamente após a cirurgia, quando comparados aos cães submetidos à laminectomia dorsal, a recuperação prolongada também é necessária para esses pacientes. Cães que apresentam lesões não deambulatoriais e/ou apresentam mais de uma lesão na coluna vertebral tendem a apresentar um prognóstico menos favorável do que os cães deambulatoriais e aqueles com apenas uma lesão demonstrável. Em geral, os cães com EMCC que são deambulatoriais na apresentação e que exibem evidências mielográficas ou de TC/RM de um único espaço intervertebral afetado têm um prognóstico favorável para a recuperação funcional. A taxa de recorrência para EMCC-AD relatada foi de até 28% (estudos mais recentes relatam <16%). A taxa de recorrência para o procedimento de parafuso de tração intervertebral de Fitz/placa SOP foi de 6,25%.[28] Com procedimentos ventrais ou dorsais, a estabilização cirúrgica de um espaço discal pode levar a estresses biomecânicos anormais nos espaços cranial e caudal. Acredita-se que isto conduza a lesões secundárias nestes últimos espaços ao longo do tempo e é referido como o *efeito dominó*.

A informação relativa ao prognóstico de cães com EMCC-AO é algo limitado em comparação com a disponível para cães com EMCC-AD. Em uma série de casos retrospectiva comparando os tratamentos clínico e cirúrgico (laminectomia dorsal) de cães com EMCC-AO, verificou-se que o manejo da doença em longo prazo era muitas vezes alcançável com qualquer modalidade. Sobrevida mediana para cães clinicamente tratados nesse estudo foi de aproximadamente 3,6 anos, em comparação com 5 anos para casos manejados cirurgicamente. Aproximadamente 80% dos cães tratados cirurgicamente melhoraram neurologicamente e experimentaram bons a excelentes resultados em longo prazo. Estes cães também foram mais propensos a sofrerem eutanásia por motivos não relacionados com a EMCC-AO. Os cães submetidos a tratamento clínico em geral pioraram neurologicamente ao longo

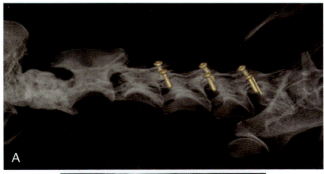
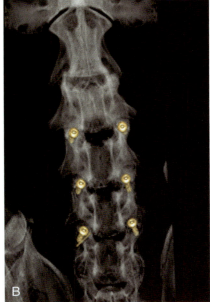

Figura 40.41 Vistas (A) lateral e (B) dorsal de uma reconstrução tridimensional por tomografia computadorizada, mostrando a colocação de parafusos com facetas articulares em um paciente com espondilomielopatia cervical caudal (EMCC), após laminectomia dorsal.

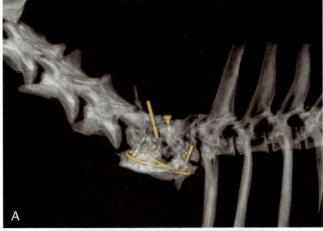
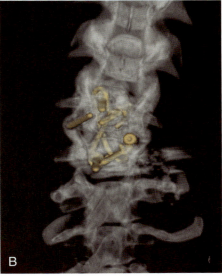

Figura 40.42 Vistas (A) lateral e (B) dorsal de uma reconstrução tridimensional por tomografia computadorizada, mostrando a colocação de pinos com facetas articulares, pinos de Steinmann e polimetilmetacrilato após fratura/luxação traumática.

do tempo e foram mais propensos a sofrerem eutanásia devido à EMCC-AO.[23]

ANOMALIAS DE JUNÇÃO CRANIOCERVICAL

DEFINIÇÕES

Anomalias da junção craniocervical (AJC) é um termo usado para descrever um grupo de distúrbios do desenvolvimento da região da junção craniocervical (osso supraoccipital, vértebras C1 e C2). Essas anormalidades incluem malformação semelhante a Chiari (p. 1353), instabilidade atlantoaxial (AA), sobreposição atlanto-occipital (SAO) e compressão dorsal em C1-C2. A instabilidade atlantoaxial refere-se ao movimento excessivo na articulação C1-C2, geralmente devido à hipoplasia ou à ausência do dente do áxis. **SAO** é uma condição na qual o atlas é deslocado em direção ao e para dentro do forame magno. A **compressão dorsal em C1-C2** é tipicamente vista como invasão de tecidos moles na medula espinal subjacente; isso pode ser uma reação à instabilidade nessa articulação. A **siringomielia**, que é o acúmulo de líquido dentro do parênquima da medula espinal, é geralmente secundária a uma ou mais AJC.

CONSIDERAÇÕES GERAIS E FISIOPATOLOGIA CLINICAMENTE RELEVANTE

A instabilidade AA geralmente é causada por hipoplasia ou aplasia do dente do áxis. O suporte ligamentar anormal do dente do áxis também pode estar envolvido. A instabilidade pode levar a subluxação dorsal ou luxação do áxis, com resultante compressão da medula espinal cervical cranial. Malformações associadas aos ossos atlas ou occipital podem ser observadas em alguns pacientes. Alguns pacientes com instabilidade AA apresentam siringomielia evidente à RM. Uma anormalidade na junção craniocervical em cães de pequeno porte e *toy* que foi recentemente descrita é chamada de *SAO*. Nesta malformação, o atlas (C1) é cranialmente deslocado para o forame magno, e a sobreposição do osso occipital e do atlas ocorre (Figura 40.43). Esse deslocamento tende a comprimir o aspecto caudal do cerebelo e a elevar e comprimir a medula caudal (torção medular). SAO é provavelmente uma forma de invaginação basilar, que é um distúrbio da junção craniocervical humana na qual o atlas e o áxis (C2) se orientam em direção ao forame magno. Vimos esse distúrbio como uma entidade única e em combinação com a

1390 PARTE QUATRO Neurocirurgia

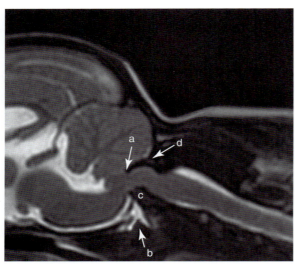

Figura 40.43 Imagem de ressonância magnética sagital ponderada em T2 de um cão com sobreposição atlanto-occipital e subluxação atlantoaxial. *a*, Aspecto cranial do arco dorsal de C1; *b*, corpo de C1; *c*, dente; *d*, extensão ventral do osso supraoccipital.

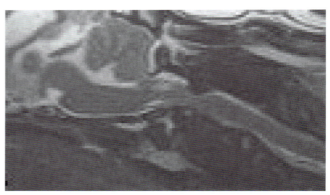

Figura 40.45 Imagem de ressonância magnética sagital ponderada em T2 de um cão com lesão compressiva dorsal leve em C1-C2.

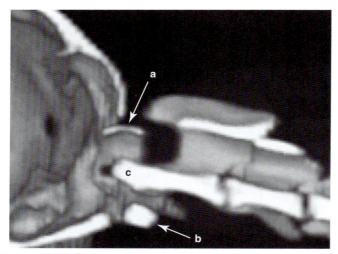

Figura 40.44 Imagem de tomografia computadorizada sagital reconstituída do cão na Figura 40.43, mostrando detalhes ósseos da anatomia anormal. *a*, Arco dorsal de C1; *b*, corpo de C1; *c*, dente.

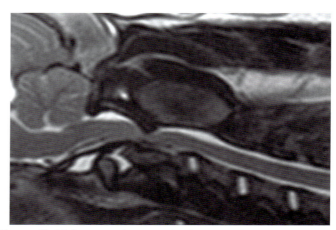

Figura 40.46 Imagem de ressonância magnética sagital ponderada em T2 de um cão com lesão dorsal severamente compressiva em C1-C2.

MSC ou instabilidade AA. Como os detalhes ósseos são difíceis de distinguir na RM, é provável que a SAO tenha sido subdiagnosticada em cães, e a maioria dos casos foi incorretamente atribuída a um diagnóstico de MSC. A natureza precisa dessa e de outras malformações craniocervicais é tipicamente aparente na TC (Figura 40.44). Semelhantemente à SAO vista em cães de raças pequenas e *toy*, observamos um grande número de cães com compressão dorsal no nível de C1-C2. Essa compressão varia em gravidade, com alguns cães tendo um espaçamento leve no espaço subaracnóideo dorsal (Figura 40.45) e outros, compressão severa da medula cervical (Figura 40.46). Na cirurgia, a maior parte dessa massa compressiva parece ser tecido mole. Esse distúrbio também é provavelmente manifes-

tação de instabilidade na junção C1-C2, possivelmente uma forma de invaginação basilar como o problema SAO. Isso pode ocorrer como uma entidade única ou em combinação com a instabilidade de MSC, SAO ou AA.

DIAGNÓSTICO

Apresentação Clínica

Sinais Clínicos

A instabilidade AA é geralmente vista em cães miniatura e *toy* com menos de 2 anos, mas foi relatada em cães mais velhos e em raças de cães maiores. As raças comumente relatadas com instabilidade AA incluem Yorkshire terrier, Lulu-da-pomerânia, Poodle miniatura e *toy*, Chihuahua e Pequinês. Ocorre ocasionalmente em gatos. A compressão dorsal de C1-C2 e SAO também parece ocorrer em raças de cães predominantemente miniatura e *toy* em idades jovens.

Histórico

O histórico para cães com instabilidade AA, SAO e compressão dorsal C1-C2 tipicamente inclui dor no pescoço e vários graus de ataxia nos quatro membros. A tetraparesia e tetraplegia não deambulatória ocorrem em casos graves.

Achados de Exame Físico

Cães com essas AJC geralmente apresentam evidências de dor cervical (pescoço) e muitas vezes graus variados de tetraparesia. Alguns cães também podem ter evidências de locais de dor paraespinal além da região cervical, sugerindo a presença de siringomielia nessas áreas.

Diagnóstico por Imagem

Na maioria dos casos de instabilidade AA, a anormalidade é aparente nas radiografias laterais do pescoço (Figura 40.47). Imagens de estresse cervical podem ser usadas para demonstrar a instabilidade do AA, mas elas devem ser obtidas com cautela. A flexão excessiva do pescoço para demonstrar a instabilidade do espaço da articulação C1-C2 pode ter resultados desastrosos. A RM é mais segura para esse distúrbio e preferível às radiografias, pois anormalidades da junção craniocervical concomitantes e siringomielia também serão identificadas se presentes (Figura 40.48). A RM não fornece detalhes ósseos muito bons. Nos casos de AJC, descobrimos que a RM seguida por TC da região anormal na junção craniocervical é frequentemente necessária para caracterizar completamente a anatomia anormal.

Achados Laboratoriais

Tal como acontece com outras mielopatias cervicais, os resultados da análise do perfil hematológico e bioquímico são normais ou indicativos de administração prévia de glicocorticoides. Em pacientes muito jovens, os níveis séricos de fosfatase alcalina podem estar elevados (isoenzima óssea).

DIAGNÓSTICO DIFERENCIAL

Os principais diagnósticos diferenciais para cães com AJC são doença inflamatória/infecciosa (p. ex., meningoencefalomielite granulomatosa), luxação traumática/fratura e extrusão de disco tipo I.

MANEJO CLÍNICO

A instabilidade AA é às vezes tratada de forma não cirúrgica, frequentemente envolvendo imobilização externa do pescoço, com ou sem administração de fármacos anti-inflamatórios (p. ex., prednisolona). Um estudo retrospectivo de cães com instabilidade AA tratados não cirurgicamente (todos receberam tala externa) citou um bom resultado final em 10 dos 16 cães (62,5%). Seis dos cães neste relato (37,5%) morreram ou foram eutanasiados devido à deterioração neurológica ou à falta de melhora após a remoção da tala.[29] Nesse estudo, o único fator significativamente associado ao desfecho foi a duração dos sinais clínicos antes da terapia; os cães afetados por menos de 30 dias foram mais propensos a ter resultados positivos do que os cães afetados por mais de 30 dias. Casos relatados de SAO ou compressão dorsal de C1-C2 na literatura têm sido insuficientes para permitir recomendações gerais relativas à terapia. Embora a maioria dos cães com essas malformações responda temporariamente ao tratamento clínico (de modo semelhante aos cães com MSC), alguns cães necessitam de estabilização cirúrgica para alívio dos sinais clínicos.

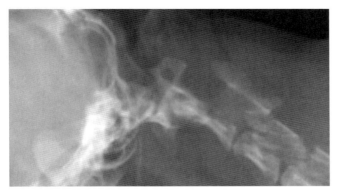

Figura 40.47 Radiografia lateral da coluna cervical de um cão, mostrando instabilidade articular atlantoaxial.

TRATAMENTO CIRÚRGICO

A estabilização cirúrgica é a opção de tratamento preferida para cães que apresentam sinais clínicos de disfunção neurológica devido à instabilidade AA. Dois métodos principais podem ser usados para estabilizar a articulação AA, ventral e dorsal, com um número de variações disponíveis para cada método. Não recomendamos a estabilização dorsal para a instabilidade AA como principal modo de fixação; o osso disponível para implantes é limitado, os métodos de sutura e fixação com fios e arames são propensos a falhas, e sutura com fio sob o atlas em um cachorro de raça *toy* ou miniatura com uma constrição medular cervical cranial e/ou caudal representa um risco desnecessário para o paciente.

Manejo Pré-cirúrgico

O manejo pré-cirúrgico do paciente submetido à cirurgia da coluna cervical é discutido na p. 1366.

Anestesia

Ver p. 1366 para o manejo anestésico do paciente espinal cervical. Além disso, consulte a Tabela 32.1 para considerações anestésicas no paciente ortopédico estável.

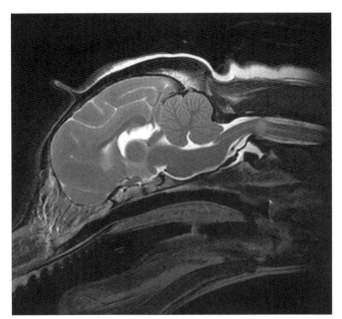

Figura 40.48 Imagem de ressonância magnética sagital ponderada em T2 de um cão com instabilidade articular atlantoaxial.

Anatomia Cirúrgica

Ver p. 1366 para anatomia cirúrgica pertinente da coluna cervical.

Posicionamento

O posicionamento do paciente para abordagens ventrais e dorsais da coluna cervical é discutido nas pp. 1367 e 1370, respectivamente. Em casos de suspeita ou confirmação de instabilidade AA, é extremamente importante limitar o movimento da cabeça e do pescoço do paciente enquanto estiver sob anestesia e durante o seu posicionamento.

TÉCNICA CIRÚRGICA

A abordagem ventral ao espaço C1-C2 é descrita na p. 1344.

Com uma lâmina nº 11 ou nº 12, incise as cápsulas articulares C1- C2 bilateralmente, expondo as superfícies articulares. Incise a aderência dos tecidos moles entre C1 e C2, revelando o dente subjacente (se presente) e a medula espinal. Disseque com clareza o tecido excedente da cápsula articular com uma lâmina nº 11 e uma pinça Bishop-Harmon. Usando uma pequena pinça de campo no espaço C2-C3 ou uma pinça de redução no corpo de C2, alavanque a articulação C1-C2 até que haja redução (Figura 40.49). Normalmente, o aspecto cranial de C2 é deslocado em uma direção cranioventral da perspectiva do cirurgião (abordagem ventral), e craniodorsalmente por uma perspectiva anatômica. Aplique tração leve, mas constante, dorsal e caudalmente em C2, enquanto uma leve pressão para baixo no arco ventral de C1 é realizada para atingir a redução. Afaste os espaços das articulações em pequena quantidade e escarifique as superfícies articulares com uma lâmina nº 12. Enquanto é mantida a redução, coloque um pino ou parafuso através dos processos articulares (facetas) de um lado. Na maioria dos cães de raça *toy* e miniatura, o tamanho do pino será 0,035 ou 0,045 mm e o tamanho do parafuso será 1,5 ou 2,0 mm. Insira o pino ou parafuso na direção medial-lateral, seguindo o plano da articulação, em um ângulo de aproximadamente 45 graus em relação ao plano vertical (Figura 40.50). Solte a pinça de campos ou pinça de redução. Insira um pino ou parafuso através da articulação C1-C2 do lado oposto, usando a mesma técnica do primeiro lado. Coloque pinos ou parafusos adicionais nas asas de C1 e no corpo de C2, tomando cuidado para direcionar esses implantes lateralmente, afastando-os da medula espinal (Figura 40.51). Dependendo da preferência do cirurgião, os parafusos/pinos podem ser reforçados com pequenos fios de Kirschner (fios K) e/ou fio de cerclagem antes que o PMMA seja colocado sobre os implantes (Figura 40.52).

Métodos de fixação dorsal para a articulação AA tipicamente envolvem sutura ou fio colocado sob o arco de C1 e conectado a C2 (Figura 40.53). Usamos a estabilização dorsal nos casos de instabilidade AA como complicação adjunta quando uma laminectomia dorsal de C1 ou C2 é necessária, além da estabilização ventral. Neste cenário, coloque parafusos pequenos (1,5 a 2,0 mm) através da lâmina dorsal na borda do defeito de laminectomia. Por razões de segurança, use um perfurador especializado (p. ex., Anspach®, Midas Rex®) com uma broca de 1,1 mm (para parafusos de 1,5 mm) ou 1,5 mm (para parafusos de 2,0 mm). Esses perfuradores especializados podem ser segurados em uma das mãos, como um lápis, e são muito mais fáceis de manejar como um *minidriver*. Insira os parafusos (autorrosqueáveis) 2 a 3 mm e fixe-os com pequenos fios K e PMMA (Figura 40.54).

Ambos os métodos, ventral e dorsal, de estabilização da região atlanto-occipital foram descritos em pessoas com invaginação basilar, e adaptamos esses métodos a vários pacientes caninos com resultados favoráveis (Figura 40.55).

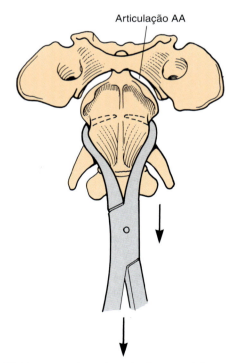

Figura 40.49 Use uma pinça de redução ortopédica para agarrar o corpo de C2. Use tração e contratração para reduzir a subluxação atlantoaxial. *AA,* Atlantoaxial.

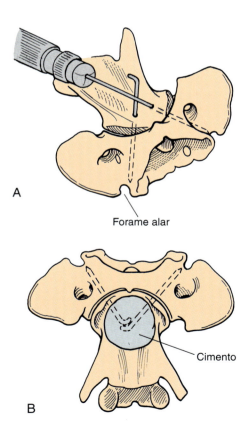

Figura 40.50 (A) Coloque os fios K em forma de pino cruzado; os fios são direcionados para o forame alar para garantir o posicionamento adequado. (B) Corte ou dobre as extremidades expostas dos fios K. Molde o polimetilmetacrilato em torno de ambas as extremidades do pino.

CAPÍTULO 40 Cirurgia da Coluna Cervical 1393

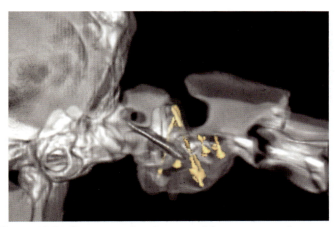

Figura 40.51 Reconstrução pós-operatória por tomografia computadorizada tridimensional de um cão com instabilidade atlantoaxial estabilizada com múltiplos pinos e parafusos e polimetilmetacrilato.

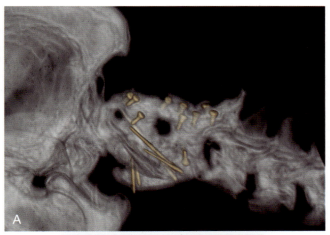

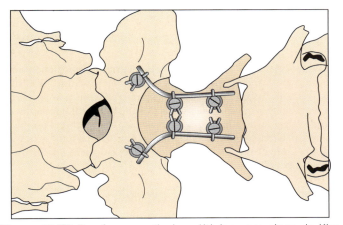

Figura 40.52 Parafusos corticais múltiplos com pinos de Kirschner conectados à base das cabeças dos parafusos podem ser usados para estabilização atlantoaxial. Parafusos, fios e pinos são incorporados com polimetilmetacrilato.

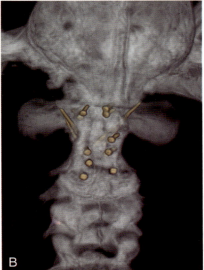

Figura 40.54 Vistas (A) lateral e (B) dorsal de uma reconstrução tomográfica tridimensional de um cão com fixação ventral e dorsal de instabilidade atlantoaxial. Uma laminectomia dorsal em C1-C2 também foi realizada.

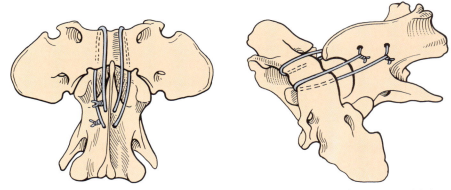

Figura 40.53 Para estabilização dorsal da subluxação atlantoaxial, passe fio ou material de sutura sob o arco dorsal de C1, depois passe o fio ou material de sutura através de orifícios perfurados na espinha dorsal de C2 e fixe-o.

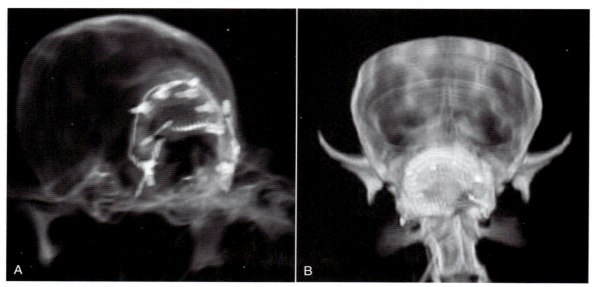

Figura 40.55 Vistas (A) caudolateral e (B) dorsal de uma reconstrução tomográfica tridimensional de um cão com sobreposição atlanto-occipital descomprimida e estabilizada dorsalmente.

MATERIAIS DE SUTURA E INSTRUMENTOS ESPECIAIS

Além dos instrumentos-padrão necessários para realizar uma abordagem cervical ventral ou dorsal (pp. 1345 e 1374), vários instrumentos cirúrgicos podem auxiliar na realização de cirurgias para as AJC. Eles incluem um sistema de perfuração especializado (p. ex., Anspach® ou Midas Rex®), parafusos pequenos (1,5 a 2,0 mm) (normalmente usamos parafusos de titânio no caso de uma nova RM ser necessária no futuro), pequenos fios K (preferidos de titânio) e PMMA.

COMPLICAÇÕES

Devido à proximidade do local AA aos centros do tronco encefálico para o controle cardíaco e respiratório, as mortes intraoperatórias têm sido atribuídas a danos inadvertidos a essas regiões bulbares durante a estabilização AA. As complicações pós-operatórias que envolvem a função respiratória superior (p. ex., tosse, engasgos, paralisia laríngea) ocasionalmente ocorrem com a abordagem ventral. A pneumonia por aspiração é uma complicação pós-operatória em potencial que pode estar relacionada com a disfunção da via aérea superior (i.e., laríngea) ou faríngea. Curiosamente, descobrimos que o relaxamento dos afastadores Gelpi em intervalos frequentes (p. ex., a cada 10 minutos) durante a cirurgia reduz drasticamente a taxa de complicações das vias aéreas superiores no pós-operatório. No geral, as taxas de mortalidade peroperatórias relatadas para o tratamento cirúrgico de cães com instabilidade AA variam de 0 a 30%, com relatos mais recentes descrevendo taxas de aproximadamente 5 a 10%. As complicações esperadas com o tratamento cirúrgico de SAO e compressão dorsal C1-C2 são provavelmente semelhantes às da instabilidade AA; entretanto, há poucos dados disponíveis sobre esses procedimentos cirúrgicos para que uma taxa de complicações seja calculada.

PROGNÓSTICO

As taxas de sucesso cirúrgico para instabilidade AA variam na literatura de aproximadamente 60% a mais de 90%; no entanto, os relatos mais recentes referentes ao tratamento cirúrgico desse distúrbio descrevem uma taxa de sucesso cirúrgico superior a 80%. Semelhante ao que foi relatado para o manejo não cirúrgico de pacientes com instabilidade AA, o tempo de presença da doença clínica tem sido negativamente associado ao sucesso cirúrgico. Alguns pesquisadores também sugerem que a gravidade da disfunção neurológica antes da cirurgia esteja inversamente relacionada com o desfecho; o prognóstico para pacientes com instabilidade AA é razoável a bom se houver *deficits* neurológicos leves a moderados, e reservado se os *deficits* forem graves (p. ex., tetraplegia).

DIVERTÍCULO ARACNOIDE ESPINAL

DEFINIÇÃO

Os **divertículos aracnoides espinais** normalmente são acúmulos focais de líquido solitários, localizados dorsal ou dorsolateralmente, que ocorrem nas regiões cervicais craniais (mais comumente sobre os segmentos vertebrais C2-C3) ou nas regiões torácicas caudais da medula espinal. Em um amplo estudo retrospectivo (122 cães) sobre divertículos aracnoides espinais, 65 foram localizados na região cervical e 60 na região toracolombar.[30] Os divertículos aracnoides espinais múltiplos ou bilobados são frequentemente encontrados, especialmente na região cervical de Rottweilers. Divertículos aracnoides da coluna vertebral localizados ventralmente também foram relatados.

CONSIDERAÇÕES GERAIS E FISIOPATOLOGIA CLINICAMENTE RELEVANTE

O nome antigo para esta doença (cisto aracnoide espinal) é um equívoco, porque as lesões são, na verdade, divertículos cheios de líquido cefalorraquidiano (LCR) no espaço subaracnóideo, em vez de cistos verdadeiros. Essas lesões foram descritas como cistos meníngeos, cistos leptomeníngeos, pseudocistos aracnoides espinais e cavitações aracnóideas. As causas propostas desses acúmulos de fluidos anômalos são inúmeras, incluindo malformação congênita, trauma, inflamação (aracnoidite) e neoplasia. No entanto, uma causa subjacente muitas vezes não é encontrada para divertículos aracnoides espinais. O fluido acumulado causa compressão do parênquima da medula espinal adjacente, resultando em sinais clínicos de mielopatia.

DIAGNÓSTICO

Apresentação Clínica

Sinais Clínicos

Cistos aracnoides espinais foram descritos em um número considerável de cães e vários gatos. Rottweilers parecem estar particularmente predispostos a cistos aracnoides espinais na região cervical. Nesta raça, acúmulos localizados na região dorsal do crânio são comuns. Múltiplas outras raças de cães, incluindo um número de cães de raças pequenas, também foram relatadas com esta condição. No amplo estudo retrospectivo mencionado anteriormente,[30] maior peso corpóreo foi significativamente associado à localização cervical dos divertículos, houve predomínio do sexo masculino para o distúrbio, e Pugs e Buldogues franceses eram predispostos (além dos Rottweilers). Pugs e Buldogues franceses eram mais propensos a ter um distúrbio espinal concomitante próximo ao divertículo, enquanto apenas um dos 17 Rottweilers tinha uma anormalidade espinal concomitante. A idade de início dos sinais clínicos de disfunção neurológica é bastante variável, indo de vários meses a 12 anos. A maioria dos cães relatados desenvolveu sinais de mielopatia na idade adulta jovem. Há um relato de sete cães Pug jovens (3 a 4 meses) com divertículos em C2-C3 e dilatação/siringomielia associada ao canal central da medula espinal cervical.[31]

Histórico

Cães com divertículos aracnoides espinais cervicais tipicamente têm histórico de ataxia de progressão lenta e paresia de todos os quatro membros. Os Pugs jovens relatados anteriormente mostraram sinais de roçar o dorso das patas dianteiras durante a deambulação, levando a abrasões na pele; esses cães progrediram para graus variados de tetraparesia.[31]

Achados de Exame Físico

Ataxia e tetraparesia de progressão lenta são características clínicas típicas desta doença. Cães com lesões cervicais craniais localizadas dorsal ou dorsolateralmente (geralmente Rottweilers) normalmente exibem tetraparesia com hipermetria, principalmente nos membros torácicos (presumivelmente via interferência do divertículo com o trato espinocerebelar). A hiperpatia espinal não parece ser uma característica clínica proeminente desse distúrbio, mas foi descrita.

Diagnóstico por Imagem

O diagnóstico de divertículo aracnoide espinal é baseado principalmente na imagem da coluna vertebral; o diagnóstico mielográfico desse distúrbio é mais comumente relatado. Tanto a TC quanto a RM (Figura 40.56) foram utilizadas com sucesso para identificar divertículos aracnoides da coluna vertebral, e essas modalidades fornecem informações mais detalhadas sobre a lateralização da lesão e as possíveis anormalidades associadas (p. ex., siringomielia). A aparência mielográfica típica é um divertículo bulboso, preenchido por contraste, contínuo com a coluna de contraste do espaço subaracnóideo, com uma forma característica de "gota de lágrima" (Figura 40.57).

Achados Laboratoriais

Os resultados da análise do perfil hematológico e bioquímico são tipicamente normais. A análise cerebroespinal está geralmente dentro dos limites normais, mas pode revelar pleocitose mononuclear moderada com elevada concentração de proteína. A histopatologia da parede "cística" removida revela tecido meníngeo (dura-aracnoide).

DIAGNÓSTICO DIFERENCIAL

Os diagnósticos diferenciais para divertículos aracnoides da coluna são diversos e incluem extrusão/protrusão de disco, hipertrofia do processo articular (faceta), cisto sinovial extradural, neoplasia e doença infecciosa/inflamatória (p. ex., discoespondilite). A classificação desses diagnósticos diferenciais em termos de probabilidade é fortemente influenciada pela idade e raça do paciente.

MANEJO CLÍNICO

O tratamento clínico (p. ex., terapia com glicocorticoides) pode ser tentado, mas é improvável que seja bem-sucedido em longo prazo.

TRATAMENTO CIRÚRGICO

O tratamento cirúrgico envolve a ressecção de uma porção das meninges que compõem a parede do "cisto", aliviando, assim, a pressão exercida no parênquima subjacente da medula espinal.

Manejo Pré-cirúrgico

O manejo pré-cirúrgico do paciente submetido à cirurgia da coluna cervical é discutido na p. 1366.

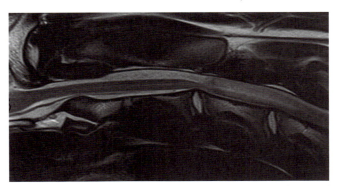

Figura 40.56 Imagens sagitais de ressonância magnética ponderada em T2 de um cão com um cisto aracnoide espinal.

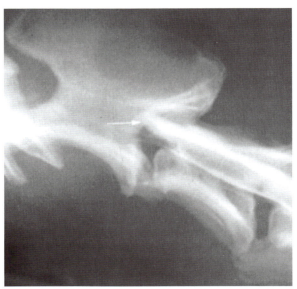

Figura 40.57 Imagem mielográfica lateral de um cisto aracnoide espinal *(seta)* na região cervical de um cão.

Anestesia

Ver a p. 1366 para o manejo anestésico do paciente espinal cervical. Além disso, consulte a Tabela 32.1 para considerações anestésicas no paciente ortopédico estável.

Anatomia Cirúrgica

Ver p. 1366 para anatomia cirúrgica pertinente à coluna cervical.

Posicionamento

O posicionamento do paciente para a abordagem dorsal da coluna cervical é discutido na p. 1370.

TÉCNICA CIRÚRGICA

Os divertículos aracnoides espinais cervicais podem ser acessados por meio de laminectomia dorsal (p. 1373) ou hemilaminectomia dorsolateral (p. 1379). A descompressão do divertículo aracnoide espinal é basicamente uma durotomia sobre a região anormal, geralmente combinada com a marsupialização da parede do "cisto". Dobre uma agulha de calibre 25 a aproximadamente 120 graus, com o bisel apontando para cima. Segure o centro da agulha com uma pinça hemostática. Use a ponta e o bisel da agulha para "levantar" e perfurar a dura-aracnoide no nível do divertículo (Figura 40.58). O LCR deve fluir para fora da perfuração. Coloque a ponta romba e inclinada de um afastador de raiz nervosa (p. ex., gancho e cureta de Gross) no local da perfuração. Enquanto puxa suavemente a dura-aracnoide, avance a ponta do afastador de forma linear ao longo do local do divertículo e incise as meninges sobre a ponta de metal durante o avanço usando a ponta de uma lâmina nº 11 (Figura 40.59). Uma vez que a dura-aracnoide seja incisada sobre o divertículo, segure sequencialmente as bordas dos aspectos craniais e caudais das meninges incisadas em cada extremidade do defeito meníngeo e incise (usando uma lâmina nº 11 ou tesoura de tenotomia fina) as meninges perpendiculares à medula espinal, criando um *flap* dorsal e ventral que pode ser refletido dorsal e ventralmente, respectivamente. Remova uma porção das abas meníngeas para biópsia. Realize a marsupialização unindo as bordas do defeito meníngeo à musculatura epaxial circundante usando material de sutura fina (polidioxanona ou polipropileno 5-0 ou 6-0), pinça Bishop-Harmon e porta-agulha Castroviejo, em um padrão interrompido.

MATERIAIS DE SUTURA E INSTRUMENTOS ESPECIAIS

Além da instrumentação-padrão usada para procedimentos cervicais dorsais, a polidioxanona ou o polipropileno 5-0 ou 6-0, os porta-agulhas Castroviejo e a tesoura de tenotomia são úteis para o tratamento cirúrgico do divertículo aracnoide espinal.

COMPLICAÇÕES

Complicações associadas à cirurgia da coluna cervical são discutidas na p. 1375.

PROGNÓSTICO

A partir dos dados limitados disponíveis, o tratamento cirúrgico de cistos aracnoides espinais em cães e gatos parece ter um bom prognóstico. Algumas evidências sugerem que a marsupialização da parede do divertículo para os tecidos circundantes na cirurgia possa ajudar a prevenir a recorrência.

NEOPLASIA DA COLUNA

DEFINIÇÕES

Neoplasia da coluna vertebral refere-se a tumores primários e secundários das vértebras ou parênquima da medula espinal. **Tumores primários** incluem aquelas neoplasias que surgem do parênquima da medula espinal (p. ex., neurônios, células gliais) ou tecido meníngeo/ependimal associado. Os **tumores secundários** incluem tumores que surgem de estruturas extrínsecas à medula espinal e sua cobertura meníngea. Tais tumores incluem tumores vertebrais primários ou metastáticos, tumores malignos da bainha nervosa (TMBN) e metástases para o espaço extradural ou parênquima medular (metástases intramedulares).

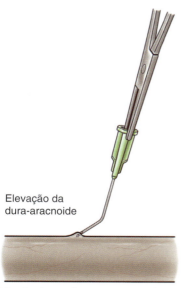

Figura 40.58 Método de agulhamento para elevação da dura-aracnoide ao realizar uma durotomia.

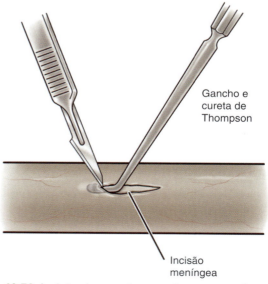

Figura 40.59 Incisão das meninges sobre a ponta de uma sonda, enquanto a sonda é avançada ao longo do comprimento do divertículo.

CONSIDERAÇÕES GERAIS E FISIOPATOLOGIA CLINICAMENTE RELEVANTE

Numerosos tumores podem afetar a medula espinal de cães e gatos. Tal como acontece com os tumores cerebrais, tumores que afetam a medula espinal podem ser conceitualmente divididos em tumores primários e secundários. Assim como os tumores cerebrais, os tumores primários são mais comuns do que os tumores metastáticos. Muitas vezes, é clinicamente útil classificar as neoplasias da medula espinal com base na relação entre o tumor e as meninges. Os tumores da medula espinal são tipicamente classificados como extradurais, intradurais/extramedulares ou intramedulares. Devido a alguns tumores da coluna ocuparem mais de um desses locais (p. ex., podem ser extradurais e intradurais/extramedulares), a categoria de localização adicional de compartimento misto foi sugerida. Os tumores da medula espinal exercem seus efeitos patológicos, causando compressão ou invasão da medula espinal e produzindo edema peritumoral, inflamação e hemorragia.

Os tumores extradurais representam a categoria mais frequentemente diagnosticada de neoplasia da coluna vertebral. Os tumores extradurais incluem tumores vertebrais e de tecidos moles primários e secundários (invasão metastática ou local). Tumores vertebrais primários, como osteossarcoma, condrossarcoma, mieloma (tumor de células plasmáticas), fibrossarcoma e hemangiossarcoma, são tumores extradurais comuns encontrados em cães. Tumores vertebrais relatados em gatos incluem osteossarcoma, fibrossarcoma, sarcoma indiferenciado e tumor de células plasmáticas. O tumor primário do corpo vertebral mais comum em cães e gatos é o osteossarcoma. Carcinomas são responsáveis pela maioria dos tumores vertebrais secundários em cães. Pode ser difícil em alguns casos verificar se um tumor vertebral é primário ou metastático. Outros tumores podem ocorrer no espaço epidural, sem envolver diretamente as vértebras. Entre estes, os sarcomas são comuns, mais frequentemente osteossarcomas e hemangiossarcomas. O linfossarcoma pode ser primário ou metastático e muitas vezes localiza-se no espaço extradural, particularmente em gatos. O linfossarcoma é o tumor vertebral mais comum dos gatos. Os meningiomas e TMBN em geral são localizados intraduralmente, mas ocasionalmente exibirão um padrão extradural na mielografia ou em outras modalidades de imagem (TC/RM). Carcinomas metastáticos (p. ex., carcinoma mamário, carcinoma prostático) podem localizar-se no espaço extradural. Vários tumores de gordura têm sido relatados como afetando a medula espinal em cães, incluindo lipoma, mielolipoma, lipoma infiltrativo e lipossarcoma. Tudo isso geralmente ocorre em um local extradural. Meningiomas e TMBN são as duas neoplasias intradurais/extramedulares mais comuns, com predomínio de meningiomas. Os tumores intramedulares são neoplasias raramente encontradas que incluem tumores parenquimatosos espinais primários (p. ex., astrocitoma, oligodendroglioma, ependimoma) e metástases intramedulares. Acredita-se que as metástases intramedulares mais comuns em cães sejam o hemangiossarcoma e o linfossarcoma. Os tumores de compartimento misto tendem a ocorrer em mais de um dos três compartimentos listados anteriormente. TMBN é o tipo mais comum de neoplasia nesta categoria, seguido de linfossarcoma e histiocitoma fibroso maligno.

DIAGNÓSTICO

Apresentação Clínica

Sinais Clínicos

Em geral, a maioria dos pacientes com neoplasia da coluna vertebral é mais velha (p. ex., >5 anos), mas alguns tumores (p. ex., linfossarcoma) são vistos comumente em animais jovens. Os tumores da coluna vertebral parecem ser muito mais comuns em cães maiores do que em cães de raças pequenas. A idade mediana dos gatos com linfossarcoma vertebral é de 2 a 3 anos.

Histórico

Os tumores da coluna vertebral classicamente causam sinais progressivos de uma mielopatia, mas o desenvolvimento agudo ou subagudo da disfunção medular geralmente ocorre, em especial com linfossarcomas felinos e neoplasias intramedulares. O início rápido de sinais clínicos pode ser devido a fatores como fratura patológica de uma vértebra cancerosa, hemorragia aguda ou necrose de um tumor, ou crescimento rápido de uma neoplasia com subsequente dano ao parênquima da medula espinal (mais provável com tumores intramedulares). Os tumores da medula espinal são tipicamente solitários e podem ocorrer em qualquer lugar ao longo do comprimento da coluna vertebral. Meningiomas e TMBN surgem mais frequentemente na medula espinal cervical, com TMBN sendo especialmente proeminentes na área de intumescência cervical.

Achados de Exame Físico

Uma característica proeminente da neoplasia extradural e intradural/extramedular da coluna vertebral é a hiperestesia espinal, que muitas vezes precede o aparecimento de defeitos motores proprioceptivos e voluntários. A hiperestesia espinal geralmente não é uma característica clínica precoce proeminente em pacientes com tumores intramedulares da coluna, provavelmente devido à falta de envolvimento meníngeo. Em TMBN da intumescência cervical, um histórico de claudicação unilateral do membro torácico (na lateral do tumor) que precede o desenvolvimento de sinais clínicos de mielopatia é comum.

Diagnóstico por Imagem

Um diagnóstico sugestivo de neoplasia da coluna vertebral é geralmente baseado no histórico, sinais clínicos e resultados da imagem da coluna vertebral. Nos casos de neoplasia vertebral, a lise óssea com perda de contornos corticais é frequentemente vista em imagens de vértebras afetadas, com ou sem evidência de proliferação óssea (Figura 40.60). Na maioria das neoplasias de tecidos moles da coluna, as radiografias simples são normais. A mielografia, a TC e a RM geralmente são úteis no diagnóstico de tumores da coluna vertebral e no planejamento terapêutico. Um padrão mielográfico intramedular pode ser equivocado, uma vez que massa intradural/extramedular com edema de medula pode causar um padrão idêntico na mielografia ou nas imagens avançadas (p. ex., TC, RM). Tumores espinais intradu-

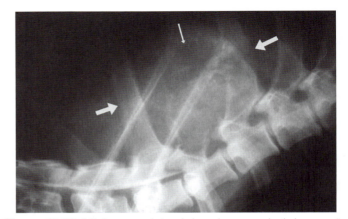

Figura 40.60 Mielograma lateral da coluna cervical de um cão com tumor do processo espinhoso de T1 e lâmina dorsal. Observe os processos espinhosos de C7 e T2 *(setas grandes)* e a ausência do processo espinhoso de T1 *(seta pequena)*. A compressão profunda da medula espinal é ilustrada pela incapacidade de o contraste se mover distalmente no nível de T1.

rais/extramedulares ocasionalmente se infiltrarão no parênquima da medula espinal (massa mista do compartimento), e isso pode contribuir para o desenvolvimento de um padrão de imagem intramedular. É importante perceber que tanto os meningiomas quanto os TMBN tendem a estar associados a um padrão extramedular intradural. Além disso, ambos os tumores parecem ter uma predileção pela medula espinal cervical. Em alguns casos de TMBN, um alargamento do forame intervertebral evidente em radiografias, TC ou RM, ou uma raiz nervosa aumentada identificável em TC ou RM pode ajudar a distinguir um tumor como um TMBN, em vez de um meningioma. A ausência de tais resultados distintos de imagem, no entanto, não descarta a possibilidade de TMBN. O diagnóstico definitivo de tumores da coluna vertebral em todos os casos requer avaliação histopatológica do tecido afetado. Isso geralmente não é viável sem intervenção cirúrgica. No entanto, a biópsia por agulha guiada por fluoroscopia ou TC pode fornecer um diagnóstico em alguns casos.

Achados Laboratoriais

Os resultados das análises laboratoriais são geralmente normais, mas a hiperglobulinemia e a proteinúria podem ser evidentes nos casos de mieloma. A maioria dos gatos com linfossarcoma vertebral é positiva para o vírus da leucemia felina, tem medula óssea leucêmica e neoplasia multicêntrica. Com a possível exceção do linfossarcoma vertebral, a avaliação do LCR raramente revela células neoplásicas, mas pode revelar níveis aumentados de proteína, com ou sem contagens celulares elevadas (mais provável em tumores com envolvimento meníngeo).

DIAGNÓSTICO DIFERENCIAL

Outros distúrbios que causam mielopatia cervical progressiva incluem protrusão discal tipo II, siringomielia e EMCC. Como alguns tumores da medula espinal cervicais podem ter um início mais rápido e progressão dos sinais clínicos, extrusões de disco tipo I, AJC e distúrbios infecciosos/inflamatórios precisam estar na lista de diagnóstico diferencial.

MANEJO CLÍNICO

Assim como nos tumores cerebrais (Capítulo 39), a terapia para cães e gatos com tumores da coluna vertebral pode ser dividida em terapias de suporte e definitivas. Terapias de suporte são dirigidas contra sequelas secundárias do tumor espinal (p. ex., edema da medula, dor), enquanto as terapias definitivas visam à eliminação do tecido neoplásico. A terapia de suporte consiste em doses anti-inflamatórias de glicocorticoides (p. ex., prednisolona, 0,5 mg/kg VO a cada 12 horas), que podem ser aumentadas ou diminuídas conforme necessário, com ou sem fármacos adicionais para alívio da dor (p. ex., narcóticos). A terapia clínica definitiva para tumores da coluna vertebral, de modo semelhante à terapia clínica definitiva do tumor cerebral, consiste principalmente em radioterapia de megavoltagem e quimioterapia oral. A quimioterapia é indicada para linfossarcoma, mieloma, meningioma e glioma.

TRATAMENTO CIRÚRGICO

Manejo Pré-cirúrgico

O manejo pré-cirúrgico do paciente submetido à cirurgia da coluna cervical é discutido na p. 1366.

Anestesia

Ver p. 1366 para o manejo anestésico do paciente espinal cervical. Além disso, consulte a Tabela 32.1 para considerações anestésicas no paciente ortopédico estável.

Anatomia Cirúrgica

Ver p. 1366 para anatomia cirúrgica pertinente da coluna cervical.

Posicionamento

O posicionamento do paciente para a abordagem dorsal da coluna cervical é discutido na p. 1370. A maioria das remoções de tumores da coluna vertebral cervical será realizada a partir de uma abordagem dorsal. Ocasionalmente, a remoção parcial ou completa do corpo vertebral com estabilização pode ser necessária para massas vertebrais. Essa técnica requer uma abordagem ventral (p. 1367).

TÉCNICA CIRÚRGICA

Abordagens ventrais e dorsais da coluna cervical são descritas nas pp. 1367 e 1370, respectivamente. Tumores passíveis de remoção cirúrgica são tipicamente extradurais ou intradurais/extramedulares em localização, sem invasão de corpos vertebrais. Os tumores intradurais requerem a realização de uma durotomia (p. 1396). Alguns tumores intramedulares podem ter bordas distintas e ser removidos através de mielotomia (incisão através de uma fina camada de parênquima da medula espinal sobrejacente ao tumor).

MATERIAIS DE SUTURA E INSTRUMENTOS ESPECIAIS

Além da instrumentação-padrão para cirurgia da coluna vertebral, instrumentos como alças de lentes, pinça Bishop-Harmon e tesouras de tenotomia são frequentemente úteis na remoção de tumores na coluna vertebral. Um aspirador ultrassônico Cavitron (CUSA; do inglês, *Cavitron ultrasound surgical aspirator*) também pode ser útil para a remoção de massas de tecido mole da medula espinal. Em situações que requerem extensa remoção do osso circundante (p. ex., processos articulares, corpo vertebral) com potencial criação de instabilidade, o cirurgião deve ter acesso aos materiais necessários para procedimentos de estabilização (p. ex., pinos, parafusos, placas de travamento, PMMA).

COMPLICAÇÕES

As complicações associadas à cirurgia da coluna cervical são discutidas na p. 1375. Além dessas complicações, a falha do implante e a infecção são complicações potenciais dos procedimentos de estabilização.

PROGNÓSTICO

O prognóstico de cães e gatos com neoplasia da coluna vertebral tratados apenas com terapia de suporte é ruim. Embora faltem dados, esses pacientes provavelmente serão eutanasiados devido à disfunção progressiva da medula espinal dentro de várias semanas a vários meses do diagnóstico, dependendo do tipo de tumor. Para a maioria dos tumores espinais caninos e felinos, faltam informações significativas sobre o prognóstico com base em um grande número de casos em que a terapia definitiva foi exercida. Com exceção do linfossarcoma, a ausência de informações prognósticas relativas à neoplasia espinal felina é notável. Em um relato, foram descritos dados prognósticos referentes a neoplasias da medula espinal não linfoide em 11 gatos. Vários gatos experimentaram remissões prolongadas após intervenção cirúrgica, incluindo um gato com osteossarcoma, um com condrossarcoma, um com TMBN e um com meningioma, com tempos de sobrevida de aproximadamente 57 meses, 12 meses, 73 meses e 47 meses, respectivamente. O tempo médio de sobrevida de quatro gatos adicionais com meningioma foi de aproximadamente 6 meses após a cirurgia.[32] Em outro relato de 26 gatos com tumores espinais não linfoides tratados cirurgicamente, o tempo médio de sobrevida para tumores benignos (p. ex., meningioma) foi de 518 dias, e para tumores malignos (p. ex., osteossarcoma) o tempo médio de sobrevida foi de 110,5 dias.[33] Embora com base em um pequeno número de casos, a neoplasia espinal não linfoide pode frequentemente estar associada a um prognóstico favorável em gatos tratados cirurgicamente. Evidências sugerem que os osteossarcomas podem ser menos agressivos em gatos do que em cães. O prognóstico para a maioria dos casos de neoplasia vertebral em cães (p. ex., osteossarcoma, condrossarcoma) é considerado fraco. A descompressão cirúrgica pode fornecer algum alívio temporário dos sinais clínicos. No entanto, as neoplasias vertebrais frequentemente causam destruição óssea tão extensa no momento do diagnóstico que qualquer desestabilização adicional devido à intervenção cirúrgica (p. ex., laminectomia) pode acelerar o desenvolvimento de uma fratura/luxação patológica. A radioterapia e a quimioterapia geralmente não têm sucesso no tratamento desses tumores. Em um relato de cães com tumores vertebrais tratados por vários métodos (p. ex., cirurgia, radioterapia, quimioterapia), o tempo médio de sobrevida foi de 135 dias. Remissões sustentadas (>1 ano) são prováveis em pacientes com tumores vertebrais de células plasmáticas (mieloma) tratados com quimioterapia.[34] Embora a quimioterapia ou radioterapia seja o tratamento definitivo para o tratamento do linfoma vertebral, a maioria dos pacientes felinos e caninos será eutanasiada em 3 meses devido à doença progressiva ou recorrente, apesar da terapia. Informações disponíveis limitadas sobre meningiomas vertebrais sugerem que tempos de remissão superiores a 6 meses são prováveis com terapia cirúrgica isolada; a radioterapia adjuvante pode prolongar os tempos de remissão desse tumor para 12 meses ou mais.

O prognóstico para remoção cirúrgica/redutora de TMBN espinais caninos parece ser ruim. A sobrevida pós-operatória mediana é de aproximadamente 5 a 6 meses, com um intervalo livre de doença de apenas aproximadamente 1 mês. A eficácia/ineficácia da radioterapia pós-operatória para TMBN espinal ainda não foi estabelecida para cães ou gatos. A neoplasia intramedular da coluna é incomum. O prognóstico para cães e gatos com esses tumores é considerado ruim, embora a terapia definitiva não tenha sido completamente descrita. Vários relatos descreveram a remoção cirúrgica de massas lipomatosas da medula espinal em cães. Embora a taxa global de sucesso da cirurgia pareça ser favorável, mesmo com lipomas e lipossarcomas infiltrativos, a radioterapia pós-operatória pode ser aconselhável com esses dois últimos tipos de tumores para alcançar bons resultados em longo prazo.

TRAUMA DA MEDULA ESPINAL

DEFINIÇÕES

Semelhante ao traumatismo craniano, o traumatismo da coluna é dividido conceitualmente em lesão primária e lesão secundária. A **lesão primária** refere-se àquela que ocorre imediatamente após o impacto, enquanto a **lesão secundária** descreve os processos bioquímicos subsequentes que potencializam mais danos na medula espinal. A ruptura das estruturas de suporte da coluna vertebral pode ocorrer como uma verdadeira **fratura** se as vértebras estiverem danificadas, como **luxação** (deslocamento do alinhamento normal da coluna) sem fratura se o dano ocorrer apenas nos tecidos moles, ou como uma combinação de fratura e luxação. A lesão medular **concussiva** descreve lesão ao parênquima espinal sustentada por traumatismo contuso que não necessariamente requer fratura/luxação de estruturas ósseas e ligamentares de suporte.

CONSIDERAÇÕES GERAIS E FISIOPATOLOGIA CLINICAMENTE RELEVANTE

Fratura/luxação da coluna cervical em cães e gatos é mais comumente o resultado de trauma veicular. Outras causas incluem lesões por projétil (p. ex., tiro), feridas de mordida (p. ex., brigas de "cão grande e cão pequeno") e correr em direção a um ponto fixo. Fraturas/luxações patológicas podem ocorrer com pequenos traumas em alguns casos devido a osso enfraquecido (p. ex., neoplasia vertebral) ou anatomia anormal (p. ex., instabilidade AA). A luxação da fratura da coluna cervical ocorre menos comumente que na coluna toracolombar, e a vértebra C2 e a articulação C1-C2 representam as áreas mais comuns de fratura/luxação. Acredita-se que isso seja devido à concentração de tensões no nível da vértebra C2 causada por ligações anatômicas craniais e caudais (Figura 40.61). Após o evento traumático inicial, outras lesões de impacto na medula espinal podem ocorrer se segmentos instáveis continuarem a se mover e traumatizarem repetidamente o parênquima da medula espinal na área lesada da coluna.

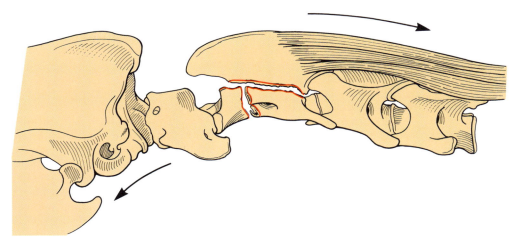

Figura 40.61 Uma relação estático-cinética é produzida entre a coluna cervical cranial e a coluna cervical inferior; o eixo é o ponto de concentração de tensão resultando em fratura/luxação.

DIAGNÓSTICO

Apresentação Clínica

Sinais Clínicos
Embora a maioria das lesões na medula espinal ocorra em animais mais jovens (<5 anos), nenhuma idade, raça ou predileção por sexo foi observada em traumatismo da coluna vertebral.

Histórico
O histórico do trauma muitas vezes é definitivo (p. ex., atropelamento por carro), desde que o acidente tenha sido realmente testemunhado. Em alguns casos, o trauma medular é inferido quando um animal é encontrado com *deficits* neurológicos consistentes com mielopatia cervical e outras evidências externas de trauma (p. ex., abrasões, feridas por mordida). A maioria dos pacientes irá se apresentar ao hospital logo após o trauma com um breve histórico de dor no pescoço e níveis variáveis de *deficits* proprioceptivos e motores em todos os quatro membros.

Achados de Exame Físico
Tal como acontece com os pacientes com lesão cerebral, cães e gatos que sofreram lesão medular traumática muitas vezes apresentam-se ao hospital em estado de choque. Os princípios básicos do manejo do choque precisam ser seguidos antes que uma avaliação profunda do estado neurológico seja realizada. No entanto, quando o médico suspeita de trauma cervical da medula espinal, é imperativo manter o paciente tão imóvel quanto possível até que a instabilidade óbvia seja descartada ou corrigida. É importante realizar um exame neurológico tão completo quanto possível (Capítulo 38), mas certos aspectos do exame (p. ex., saltos, tração do punho) devem ser deixados de fora até que se saiba mais sobre a estabilidade da coluna cervical. A palpação suave da coluna cervical pode ajudar a localizar a região da lesão.

Diagnóstico por Imagem
Vários métodos de imagem da coluna vertebral do paciente traumatizado são conhecidos; as radiografias são as mais comumente realizadas em caráter de emergência. É importante obter imagens de toda a coluna vertebral, porque múltiplas fraturas ou luxações podem estar presentes. Radiografias podem ser feitas no paciente acordado, mas lesões sutis podem ser difíceis de avaliar em alguns animais caso eles estejam se movendo excessivamente. Sedação ou anestesia permite imagens mais detalhadas, mas remove a capacidade do paciente de proteger o local da fratura/luxação, contraindo a musculatura circundante. Se possível, preferimos obter radiografias laterais de toda a coluna vertebral no paciente consciente (depois de abordar quaisquer preocupações sistêmicas associadas ao trauma) para rastrear as fraturas/luxações que estiverem presentes. Em seguida, outras vistas radiográficas ou imagens de TC da coluna podem ser obtidas. Nós preferimos TC de toda a coluna nesses pacientes por várias razões. Com as atuais máquinas de TC, as varreduras são extremamente rápidas e toda a coluna de um cão grande pode ser concluída sob sedação em questão de minutos. O reposicionamento do paciente não é necessário e as imagens podem ser reconstruídas em múltiplos planos e tridimensionais (Figura 40.62). A TC é mais confiável do que as radiografias para identificar tanto o número quanto a extensão das fraturas/luxações. Além disso, as medidas para implantes podem ser feitas de forma fácil e precisa a partir de imagens de TC. No paciente anestesiado, a mielografia pode ser realizada como complemento de radiografias ou em conjunto com TC (TC/mielograma). O uso de contraste com radiografia ou TC em casos de traumatismo da coluna vertebral é uma questão de preferência clínica. Em nossa experiência, o contraste nesses casos raramente fornece informações clínicas muito úteis. A RM também pode ser usada para avaliar o trauma cervical da medula espinal; em nossa opinião, embora a RM

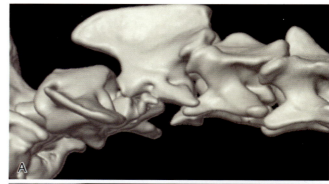

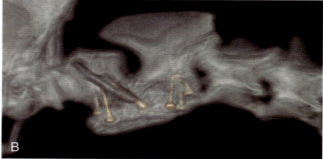

Figura 40.62 Imagem de tomografia computadorizada reconstruída tridimensional de um cão com fratura do corpo vertebral C2 (A) antes e (B) após redução cirúrgica e fixação com parafusos corticais e polimetilmetacrilato.

possa fornecer detalhes superiores do tecido mole no trauma cervical da medula espinal, a TC é geralmente preferível à RM para avaliar a lesão medular em tais casos. A classificação de uma fratura/luxação cervical como estável ou instável pode ser óbvia em alguns casos, mas é mais subjetiva em outros. O modelo de três compartimentos (Figura 40.63) é frequentemente usado para avaliar a probabilidade de instabilidade, com ruptura de dois ou três dos compartimentos constituindo evidência de instabilidade. Este modelo é uma diretriz potencialmente útil, mas não deve ser visto como um determinante absoluto. Outros fatores, como o comportamento do paciente (i.e., um paciente muito ativo e hiperexcitável pode não ficar bem com o manejo conservador de fraturas), a localização de linhas de fratura em relação às forças de tensão e compressão e o impacto da medula espinal por fragmentos ósseos ou material de disco a ser considerado, necessitam ser levados em conta quando são tomadas decisões relativas ao tratamento clínico *versus* cirúrgico.

Achados Laboratoriais
Os resultados das análises laboratoriais (p. ex., hemograma completo, perfil bioquímico), em geral, são normais em pacientes com trauma medular cervical ou refletem a experiência de um evento traumático (p. ex., leucograma de estresse).

DIAGNÓSTICO DIFERENCIAL
Nos casos de trauma medular cervical em que o evento traumático foi testemunhado ou evidências claras de trauma associado são encontradas, nenhum outro diagnóstico diferencial precisa ser considerado. Em situações que envolvem trauma relativamente menor, é importante considerar a possibilidade de uma fratura patológica. Animais que são encontrados por seus donos com mielopatia cervical de início súbito, sem nenhum evento traumático conhecido, podem ter sofrido um ataque isquêmico à coluna vertebral (p. 1448). Nestes casos, a ausência de hiperestesia espinal evidente é uma característica histórica e clínica comum.

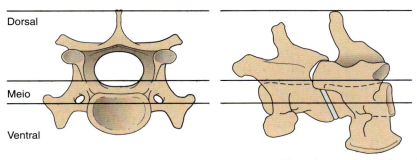

Figura 40.63 Modelo de três compartimentos para avaliar a estabilidade de uma fratura/luxação vertebral.

TABELA 40.2 Variações Anatômicas do Atlas e Áxis Importantes para Reparo Cirúrgico de Instabilidade Atlantoaxial

Vértebras	Anatomia	Significância Cirúrgica
C1 – Atlas	Arco dorsal fino (lâminas); sem processo espinhoso dorsal Nenhum corpo vertebral, apenas fóvea ventral fina Articulações diartrodiais ventrolaterais Tubérculo ventral proeminente Asas proeminentes	Baixo poder de fixação de implantes dorsalmente Baixo poder de fixação de implante ventralmente Boa escolha para implantes ventralmente; usado para avaliar a redução anatômica Marco para localização cirúrgica Potência moderada do implante dorsal e ventralmente
C2 – Áxis	Processo espinhoso dorsal proeminente Corpo vertebral central fino Processos articulares cranianos proeminentes Corpo vertebral caudal proeminente Dente	Moderado poder de fixação de implante dorsalmente, dependente da idade e do tamanho do paciente; marco para localização cirúrgica Baixo poder de fixação de implante ventralmente Boa escolha para implantes ventralmente; usado para avaliar a redução anatômica Boa escolha para implantes ventralmente Pode fraturar ou deslocar para dentro do canal vertebral
C1-C2	Articulações diartrodiais ventrolaterais bilaterais Ligamento atlantoaxial dorsal	Boa escolha para implantes ventralmente; usado para avaliar a redução anatômica Escolha moderada para implantes usados para substituir o ligamento

MANEJO CLÍNICO

Fornecer tratamento para choque e imobilizar a coluna são os objetivos iniciais da terapia clínica. Além disso, analgésicos para dor devem ser administrados conforme necessário. Em pacientes que são considerados candidatos viáveis para o tratamento não cirúrgico do trauma cervical da medula espinal, o estrito confinamento em gaiola com ou sem colar cervical é tipicamente indicado. Embora muitos fatores entrem na decisão de tratar clinicamente um caso de trauma na coluna cervical, esse modo de tratamento é geralmente escolhido para pacientes deambulatórios com deslocamento mínimo de vértebras ou segmentos de fratura. Ele também é escolhido para pacientes sem evidência de fratura/luxação ou compressão da medula espinal, mesmo que não estejam deambulando (p. ex., suspeita de lesão concussiva da medula). A deterioração neurológica durante a terapia clínica é uma indicação para prosseguir a estabilização cirúrgica, com ou sem descompressão.

Intervenções terapêuticas clínicas específicas para combater os processos secundários de lesão medular são inexistentes. A terapia com glicocorticoides não demonstrou melhorar o desfecho na lesão medular clínica, e o uso excessivo de glicocorticoides em tais casos pode ter efeitos prejudiciais maiores (p. ex., ulceração/perfuração gastrointestinal). Evidências demonstraram que a terapia intravenosa com PEG não é benéfica para as vítimas de lesão medular (p. 1366).[1]

TRATAMENTO CIRÚRGICO

O tratamento cirúrgico é fornecido com dois objetivos: estabilização e descompressão. O objetivo mais premente é fornecer estabilização, e a descompressão geralmente não deve ser realizada em cenários de fratura/luxação da coluna vertebral sem que algum nível de estabilização seja fornecido. A descompressão é realizada dorsalmente (para o parênquima da medula espinal) ou dorsolateralmente (invasão da raiz nervosa), e a estabilização, em geral, é realizada ventralmente. A estabilização dorsal pode ser realizada na região cervical, mas o osso disponível para implantes é escasso. Os corpos vertebrais cervicais craniais têm substancialmente menos osso disponível para os implantes ventrais do que as vértebras caudais. As considerações anatômicas e seu impacto na seleção do implante estão resumidos na Tabela 40.2. Em nossa experiência, as medições pré-cirúrgicas por TC são inestimáveis na seleção individual de implantes para pacientes.

Manejo Pré-cirúrgico

O manejo pré-cirúrgico do paciente submetido à cirurgia da coluna cervical é discutido na p. 1366. Para pacientes com trauma, o sangue deve estar disponível para transfusão. Hemorragia de seios venosos lacerados pode ocorrer no momento do trauma ou durante a redução da fratura/luxação.

Anestesia

Ver p. 1366 para o manejo anestésico do paciente espinal cervical. Além disso, a Tabela 32.2 descreve as considerações anestésicas para o paciente com traumatismo agudo.

Anatomia Cirúrgica

Ver p. 1366 para anatomia cirúrgica pertinente da coluna cervical.

Posicionamento

O posicionamento do paciente para a abordagem ventral da coluna cervical é fornecido na p. 1367. O posicionamento para a abordagem dorsal da coluna cervical é descrito na p. 1370.

TÉCNICA CIRÚRGICA

A técnica ou técnicas cirúrgicas utilizadas dependerão de vários fatores, incluindo a localização da lesão, o tipo e a forma da lesão, se a descompressão é necessária ou não, e a experiência/preferência do cirurgião. As abordagens dorsal e ventral da coluna cervical são descritas nas pp. 1370 e 1367, respectivamente. Os tipos de implantes são descritos em outras seções deste capítulo (AJC, EMCC) e incluem pinos/parafusos e PMMA (Figura 40.64), placas espinais (Figura 40.65) e parafusos do processo articular (faceta) (Figura 40.66). Em alguns casos, a estabilização ventral é necessária além da descompressão dorsal ou dorsolateral. Nestas situações, a estabilização ventral é realizada, seguida por descompressão dorsal ou dorsolateral. A estabilização dorsal também pode ser adicionada, mas deve ser considerada como adjunta em vez de estabilização primária. A partir da abordagem ventral, a estabilização da fratura/redução pode muitas vezes ser facilitada pelo uso de pinça de redução de fragmentos pequenos ASIF®.

MATERIAIS DE SUTURA E INSTRUMENTOS ESPECIAIS

Além da instrumentação-padrão necessária para a cirurgia da coluna cervical, parafusos de osso esponjoso e cortical, placas espinais, pinos (fio com perfil positivo), PMMA e pinças para redução de fragmentos pequenos devem estar disponíveis para estabilização da coluna vertebral cervical.

CUIDADO E AVALIAÇÃO PÓS-CIRÚRGICOS

A avaliação e o manejo pós-cirúrgicos de pacientes com trauma cervical na coluna vertebral são muito semelhantes aos de cães e gatos com outros distúrbios da coluna vertebral. Atenção especial deve ser dada ao controle da dor e à limitação do movimento excessivo. Embora os procedimentos de estabilização devessem deixar a fratura/luxação "estável na mesa", todas as fixações são submetidas a forças mecânicas repetitivas que podem ameaçar a integridade do implante nos estágios iniciais da cicatrização.

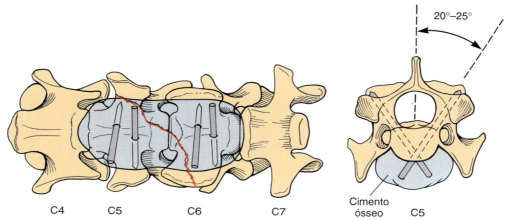

Figura 40.64 Estabilização ventral de fratura/luxação C3-C7 usando pinos de Steinmann e polimetilmetacrilato nos corpos ventrais. Note que os pinos são angulados para longe do canal vertebral.

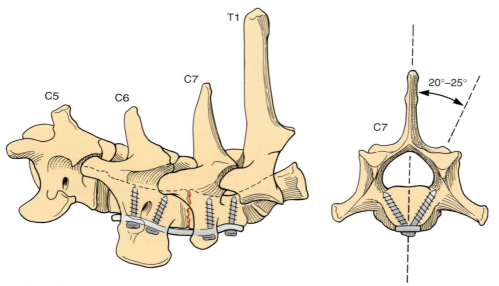

Figura 40.65 Estabilização ventral de fratura/luxação C3-C7 usando placas espinais de plástico nos corpos vertebrais ventrais. Observe que os parafusos estão inclinados para longe do canal vertebral.

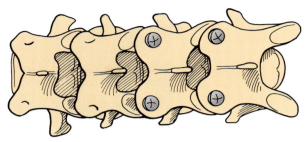

Figura 40.66 Estabilização dorsal da fratura/luxação C6-C7 usando parafusos de faceta articular.

PROGNÓSTICO

Em geral, o prognóstico para a maioria dos pacientes com trauma medular cervical tratado cirúrgica e clinicamente é favorável. Para pacientes tratados de modo cirúrgico, o prognóstico é altamente dependente de cuidados pré e pós-operatórios adequados, além do modo específico de tratamento cirúrgico aplicado.

REFERÊNCIAS BIBLIOGRÁFICAS

1. Olby NJ, Muguet-Chanoit AC, Lim JH, et al. A placebo-controlled, prospective, randomized clinical trial of polyethylene glycol and methylprednisolone sodium succinate in dogs with intervertebral disk herniation. *J Vet Intern Med*. 2016;30:206-214.
2. Rossetti D, Ragetly GR, Poncet CM. High-definition video telescope-assisted ventral slot decompression surgery for cervical intervertebral disc herniation in 30 dogs. *Vet Surg*. 2016;45:893-900.
3. Beltran E, Dennis R, Doyle V, et al. Clinical and magnetic resonance imaging features of canine compressive cervical myelopathy with suspected hydrated nucleus pulposus extrusion. *J Small Anim Pract*. 2012;53:101-107.
4. Hamilton T, Glass E, Drobatz K, et al. Severity of spinal cord dysfunction and pain associated with hydrated nucleus pulposus extrusion in dogs. *Vet Comp Orthop Traumatol*. 2014;27:313-318.
5. Lowrie ML, Platt SR, Garosi LS. Extramedullary spinal cysts in dogs. *Vet Surg*. 2014;43:650-662.
6. Kang BJ, Jung Y, Park S, et al. Discal cysts of the cervical spine in two dogs. *J Vet Sci*. 2015;16:543-545.
7. Dolera M, Malfassi L, Marcarini S, et al. Hydrated nucleus pulposus extrusion in dogs: correlation of magnetic resonance imaging and microsurgical findings. *Acta Vet Scand*. 2015;57:58.
8. Manunta ML, Evangelisti MA, Bergknut N, et al. Hydrated nucleus pulposus herniation in seven dogs. *Vet J*. 2015;203:342-344.
9. Royaux E, Martlé V, Kromhout K, et al. Detection of compressive hydrated nucleus pulposus extrusion in dogs with multislice computed tomography. *Vet J*. 2016;216:202-206.
10. Hakozaki T, Iwata M, Kanno N, et al. Cervical intervertebral disk herniation in chondrodystrophoid and nonchondrodystrophoid small-breed dogs: 187 cases (1993-2013). *J Am Vet Med Assoc*. 2015;247:1408-1411.
11. Levine GJ, Cook JR, Kerwin SC, et al. Relationships between cerebrospinal fluid characteristics, injury severity, and functional outcome in dogs with and without intervertebral disk herniation. *Vet Clin Pathol*. 2014;43:437-446.
12. Bersan E, McConnell F, Trevail R, et al. Cervical intervertebral foraminal disc extrusion in dogs: clinical presentation, MRI characteristics and outcome after medical management. *Vet Rec*. 2015;176:597.
13. Giambuzzi S, Pancotto T, Ruth J. Perineural injection for treatment of root-signature signs associated with lateralized disk material in five dogs (2009-2013). *Front Vet Sci*. 2016;3:1.
14. Levine JM, Levine GJ, Johnson SI, et al. Evaluation of the success of medical management for presumptive cervical intervertebral disk herniation in dogs. *Vet Surg*. 2007;36:492-499.
15. Posner LP, Mariani CL, Swanson C, et al. Perianesthetic morbidity and mortality in dogs undergoing cervical and thoracolumbar spinal surgery. *Vet Anaesth Analg*. 2014;41:137-144.
16. Rossmeisl JH, White C, Pancotto TE, et al. Acute adverse events associated with ventral slot decompression in 546 dogs with cervical intervertebral disc disease. *Vet Surg*. 2013;42:795-806.
17. Taylor-Brown FE, Cardy TJ, Liebel FX, et al. Risk factors for early post-operative neurological deterioration in dogs undergoing cervical dorsal laminectomy or hemilaminectomy: 100 cases (2002-2014). *Vet J*. 2015;2206:327-331.
18. Cherrone KL, Dewey CW, Coates JR, et al. A retrospective comparison of cervical intervertebral disk disease in nonchondrodystrophic large dogs versus small dogs. *J Am Anim Hosp Assoc*. 2004;40:316-320.
19. Martin-Vaquero P, da Costa RC. Magnetic resonance imaging features of Great Danes with and without clinical signs of cervical spondylomyelopathy. *J Am Vet Med Assoc*. 2014;245:393-400.
20. Murthy VD, Gaitero L, Monteith G. Clinical and magnetic resonance imaging (MRI) findings in 26 dogs with canine osseous-associated cervical spondylomyelopathy. *Can Vet J*. 2014;55:169-174.
21. Martin-Vaquero P, da Costa RC, Lima CG. Cervical spondylomyelopathy in Great Danes: a magnetic resonance imaging morphometric study. *Vet J*. 2014;201:64-71.
22. Cooper C, Gutierrez-Quintana R, Penderis J, et al. Osseous associated cervical spondylomyelopathy at the C2-C3 articular facet joint in 11 dogs. *Vet Rec*. 2015;177:522.
23. Delamaide Gasper JA, Rylander H, Stenglein JL, et al. Osseous-associated cervical spondylomyelopathy in dogs: 27 cases (2000-2012). *J Am Vet Med Assoc*. 2014;244:1309-1318.
24. Provencher M, Habing A, Moore SA, et al. Kinematic magnetic resonance imaging for evaluation of disc-associated cervical spondylomyelopathy in Doberman pinschers. *J Vet Intern Med*. 2016;30:1121-1128.
25. da Costa RC, Parent JM, Partlow G, et al. Morphologic and morphometric magnetic resonance imaging features of Doberman pinschers with and without clinical signs of cervical spondylomyelopathy. *Am J Vet Res*. 2006;67:1601-1612.
26. da Costa RC, Poma R, Parent JM, et al. Correlation of motor evoked potentials with magnetic resonance imaging and neurologic findings in Doberman pinschers with and without signs of cervical spondylomyelopathy. *Am J Vet Res*. 2006;67:1613-1620.
27. da Costa RC, Parent JM, Holmberg DL, et al. Outcome of medical and surgical treatment in dogs with cervical spondylomyelopathy: 104 cases (1988-2004). *J Am Vet Med Assoc*. 2008;233:1284-1290.
28. Solano MA, Fitzpatrick N, Bertran J. Cervical distraction-stabilization using an intervertebral spacer screw and string-of pearl (SOP) plates in 16 dogs with disc-associated Wobbler syndrome. *Vet Surg*. 2015;44:627-641.
29. Havig ME, Cornell KK, Hawthorne JC, et al. Evaluation of nonsurgical treatment of atlantoaxial subluxation in dogs: 19 cases (1992-2001). *J Am Vet Med Assoc*. 2005;227:257-262.
30. Mauler DA, De Decker S, De Risio L, et al. Signalment, clinical presentation, and diagnostic findings in 122 dogs with spinal arachnoid diverticula. *J Vet Intern Med*. 2014;28:175-181.
31. Rohdin C, Nyman HT, Wohlsein P, et al. Cervical spinal intradural arachnoid cysts in related, young pugs. *J Small Anim Pract*. 2014;55:229-234.
32. Levy MS, Mauldin G, Kapatkin AS, et al. Nonlymphoid vertebral canal tumors in cats: 11 cases (1987-1995). *J Am Vet Med Assoc*. 1997;210:663-664.
33. Rossmeisl JH, Lanz OI, Waldron DR, et al. Surgical cytoreduction for the treatment of non-lymphoid vertebral and spinal cord neoplasms in cats: retrospective evaluation of 26 cases (1990-2005). *Vet Comp Oncol*. 2006;4:41-50.
34. Dernell WS, Van Vechten BJ, Straw RC, et al. Outcome following treatment of vertebral tumors in 20 dogs (1986-1995). *J Am Anim Hosp Assoc*. 2000;36:245-251.

41

Cirurgia da Coluna Toracolombar

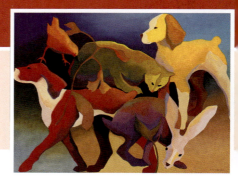

PRINCÍPIOS GERAIS E TÉCNICAS

DEFINIÇÕES

Fraqueza de ambos os membros pélvicos devido a mielopatia toracolombar é **paraparesia**. O termo usado para descrever a perda da capacidade motora voluntária para ambos os membros pélvicos é **paraplegia**. As abordagens cirúrgicas mais comumente realizadas na coluna toracolombar são a **hemilaminectomia** e a **laminectomia dorsal**. A hemilaminectomia é a remoção unilateral da lâmina, processos articulares (facetas) e parte do pedículo. A laminectomia dorsal é a remoção da lâmina dorsal bilateral, incluindo a remoção do processo espinhoso dorsal. Porções ou todos os processos articulares podem ser removidos durante uma laminectomia dorsal, dependendo da exposição desejada e dos riscos de causar instabilidade. A hemilaminectomia e a laminectomia dorsal podem ser combinadas para criar uma **hemilaminectomia dorsolateral**. Uma versão reduzida da hemilaminectomia que envolve a remoção de porções do pedículo cranial e caudal para o forame intervertebral com preservação dos processos articulares é chamada de **pediculectomia**; este procedimento tem aplicação clínica limitada e não será discutido em detalhes. A **corpectomia lateral parcial** é a remoção de parte do corpo vertebral anterior ao canal vertebral; A principal indicação para este procedimento é a remoção de protrusões crônicas tipo II.

CONSIDERAÇÕES GERAIS

Assim como nas mielopatias cervicais, uma ampla faixa de gravidade clínica está associada a mielopatias toracolombares em cães e gatos. Em contraste com as mielopatias cervicais, a incapacidade de andar sobre os membros pélvicos (paraparesia não deambulatória, paraplegia) é o cenário clínico mais comum nas mielopatias toracolombares, em vez de hiperpatia espinal com mínimo ou nenhum *deficit* neurológico. É muito mais comum que cães e gatos apresentem disfunção vesical de neurônio motor superior (NMS) nas mielopatias toracolombares do que nas mielopatias cervicais. Em geral, a maioria dos pacientes que retêm ou recuperam (pós-operatória) a capacidade motora voluntária dos membros pélvicos terá controle voluntário da micção. O controle da bexiga é um componente vital da assistência ao paciente no tratamento de mielopatias toracolombares.

Manejo Pré-cirúrgico

O manejo pré-cirúrgico do paciente com mielopatia toracolombar é semelhante ao descrito para o paciente com mielopatia cervical (Capítulo 40). Se a instabilidade for conhecida ou suspeitada (p. ex., traumatismo da coluna vertebral), o paciente deve ser imobilizado em uma superfície rígida, e é preciso evitar a movimentação excessiva da coluna toracolombar. Um exame neurológico completo é essencial, assim como um histórico completo do estado neurológico do paciente antes da admissão hospitalar. Em pacientes paraplégicos, é imperativo avaliar com precisão a capacidade do cão ou gato de perceber estímulos nocivos aplicados nos dígitos dos membros pélvicos. Ausência de percepção da dor profunda (PDP) (p. 1336) é um indicador prognóstico negativo, especialmente em casos de trauma. A duração do tempo em que a PDP está ausente é suspeita de estar inversamente relacionada com o prognóstico, enfatizando a importância de um histórico preciso. A avaliação da natureza da disfunção neurológica, como NMS ou neurônio motor inferior (NMI), é importante para fins de localização, mas não afeta o prognóstico. Da mesma forma, a presença da postura de Schiff-Sherrington (p. 1330) é útil na localização da lesão, mas não é um indicador prognóstico.

Considerações Anestésicas

O manejo anestésico do paciente com mielopatia toracolombar é semelhante ao descrito para o paciente com mielopatia cervical (p. 1366). Além disso, consulte as Tabelas 32.1 e 32.2 para considerações anestésicas em pacientes ortopédicos.

Antibióticos

Os antibióticos intravenosos (p. ex., cefazolina, 22 mg/kg) devem ser administrados no período peroperatório (30 minutos antes do início da cirurgia e a cada 9-120 minutos após a cirurgia) e descontinuados após a cirurgia ou em até 24 horas.

Anatomia Cirúrgica

Existem 13 vértebras torácicas e sete vértebras lombares. Todas essas vértebras têm componentes semelhantes (corpo vertebral, lâmina, pedículo, processos articulares, processos transversos, processo espinhoso dorsal), mas esses componentes diferem substancialmente em tamanho e forma ao longo da coluna vertebral (Figuras 41.1 e 41.2). De particular importância para o cirurgião são as diferenças entre as 10 primeiras e as três últimas vértebras torácicas e suas articulações entre si. Os processos articulares, de T1 a T10, são orientados dorsoventralmente como os processos articulares cervicais (de C2 a C3 caudalmente). No entanto, diferentemente dos processos articulares cervicais, esses processos articulares torácicos não apresentam um limite anatômico distinto entre o que é processo articular e o que é a lâmina. A partir da articulação T10-T11 em sentido caudal, os espaços articulares dos processos articulares localizam-se em um plano sagital, com a superfície articular do processo articular cranial voltada para sentido medial e a face articular do processo articular caudal voltada para o lado. Os tubérculos das costelas se articulam com os processos transversos das vértebras torácicas do mesmo número. Os processos espinhosos dorsais das vértebras torácicas diminuem em altura de cranial para caudal e mudam de uma

CAPÍTULO 41 Cirurgia da Coluna Toracolombar

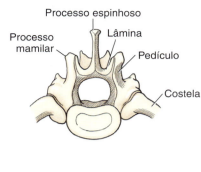

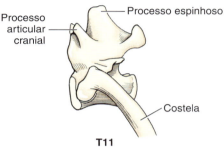

Figura 41.1 Vértebra T11 mostrando corpo vertebral. (De Evans HE, de Lahunta A. *Miller's Anatomy of the Dog.* 4th ed. St. Louis: Elsevier; 2012.)

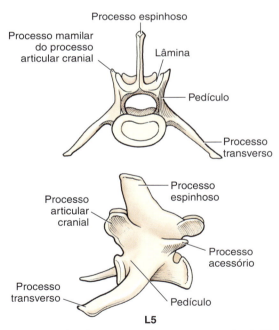

Figura 41.2 Vértebra L5 mostrando o corpo vertebral. (De Evans HE, de Lahunta A. *Miller's Anatomy of the Dog.* 4th ed. St. Louis: Saunders; 2012.)

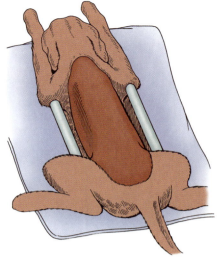

Figura 41.3 Posicionamento de um cão para abordagem dorsal da coluna cranial e mediotorácica.

orientação caudal para uma cranial tipicamente após a 11ª vértebra torácica (anticlinal), cujo processo espinhoso dorsal é orientado dorsalmente. A partir do meio do tórax até aproximadamente a quinta ou sexta vértebra lombar, há um processo acessório distinto lateral ao processo articular cranial e na base ventral deste. Do espaço T11-T12 em sentido caudal, o forame intervertebral é ventral ao processo acessório; de T10-T11 em sentido cranial, o forame intervertebral está localizado entre o processo acessório e os processos articulares. Na articulação T11-T12, normalmente há um espaço entre os processos acessório e articular; caudal a esta articulação, o processo acessório é nivelado com os processos articulares. As vértebras lombares têm grandes processos transversos distintos que são orientados cranialmente e levemente em direção ventrolateral. O "cotovelo" desses processos (o aspecto cranial da base do processo próximo à junção com o pedículo) representa um importante marco cirúrgico para a colocação do implante. Os processos espinhosos dorsais das vértebras lombares são direcionados levemente em direção cranial; eles são maiores na região lombar média. O processo espinhoso dorsal da sétima vértebra lombar é palpavelmente mais curto que o da sexta vértebra lombar.

Grandes seios venosos pareados (plexo venoso vertebral interno) correm longitudinalmente no aspecto ventrolateral do canal vertebral. O espesso ligamento dorsal longitudinal está localizado na face ventral do canal vertebral. Raízes nervosas, ramos dos seios venosos e artérias radiculares passam lateralmente através do forame intervertebral.

ABORDAGENS CIRÚRGICAS PADRONIZADAS PARA A COLUNA TORACOLOMBAR

ABORDAGEM DORSAL À COLUNA CRANIAL E MÉDIA

As indicações mais comuns para a abordagem dorsal a esta região da coluna torácica incluem remoção de tumores e estabilização/descompressão de anomalias vertebrais congênitas (p. ex., hemivértebra). Neste último cenário, é essencial entender que a estabilização da região anormal é obrigatória. Posicione o paciente em decúbito esternal com os membros torácicos puxados cranialmente (Figura 41.3) e próximo ao corpo. Alternativamente, cruze os membros torácicos. O objetivo é abduzir dorsalmente as escápulas para que não interfiram na abordagem.

Faça uma incisão na linha média dorsal da região cervical caudal até a região torácica caudal (dependendo da região de interesse específica e do procedimento específico a ser realizado). Incise o tecido subcutâneo para expor a rafe mediana. Incise a rafe de cada lado dos processos transversos, controlando a hemorragia com cautério mono ou bipolar. Retraia lateralmente o trapézio e os músculos romboides

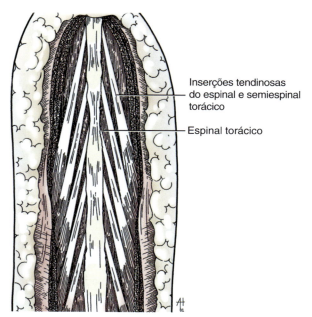

Figura 41.4 Abordagem à coluna cranial e mediotorácica após a retração dos músculos trapézio e romboide. Os tendões dos músculos espinal e semiespinal torácico e espinal torácico foram expostos.

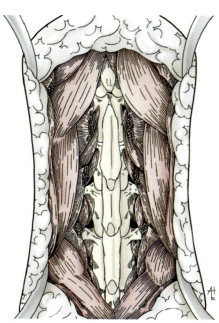

Figura 41.5 Abordagem à coluna torácica cranial e mediotorácica após a elevação da musculatura multífida ao realizar uma hemilaminectomia com corte abaixo do processo espinhoso dorsal.

subjacentes para expor a musculatura do serrátil dorsal. Incise a fáscia desta musculatura ao longo de ambos os lados da rafe mediana perto dos processos espinhosos dorsais e rebata esses músculos lateralmente para expor a musculatura espinal e semiespinal torácica e inserções tendinosas associadas aos processos espinhosos dorsais (Figura 41.4). Faça uma incisão aguda nos anexos desses músculos para os aspectos dorsolaterais dos processos espinhosos dorsais bilateralmente, e depois eleve os músculos epaxiais mais profundos para fora dos aspectos laterais dos processos espinhosos dorsais usando elevadores Freer (cães pequenos e gatos) ou osteótomos Army/Navy. Neste momento, insira afastadores Gelpi nos aspectos caudal e cranial da incisão e remova a musculatura epaxial dos processos articulares no nível do tubérculo da costela (se indicado) usando uma combinação de dissecção aguda e romba e cauterização bipolar. Várias opções estão disponíveis para realizar a descompactação neste momento. Em nossa opinião, os processos espinhosos dorsais devem ser preservados e uma laminectomia, evitada, se for possível. Nesta região da coluna vertebral, as facetas articulares provavelmente contribuem mais para a estabilidade da coluna vertebral do que em outras regiões da coluna, e essas facetas são difíceis de distinguir das lâminas em seus aspectos mediais. Realize uma hemilaminectomia usando uma perfuradora pneumática de alta velocidade, tomando cuidado para evitar o forame intervertebral durante a perfuração. Perfure através do osso esponjoso interno e cortical externo como descrito para laminectomia dorsal da região cervical (p. 1370), então cuidadosamente perfure a camada cortical interna até que ela fique fina e delicada (como massa folhada). Em cães e gatos de raças pequenas, o osso nesta região da coluna pode não ter uma camada esponjosa evidente. Quando a camada cortical interna for fina o suficiente, remova-a com uma sonda (p. ex., gancho e cureta de Gross) ou pinça de ponta fina Lempert. Se necessário, corte a lâmina abaixo do processo espinhoso dorsal até a linha média ou um pouco depois da linha média para aumentar a exposição (Figura 41.5). Se uma laminectomia dorsal completa for realizada, estabilize a coluna. Feche a incisão como de rotina.

ABORDAGEM DORSAL À COLUNA TORACOLOMBAR

Esta abordagem é a mais utilizada na cirurgia da coluna vertebral veterinária. Ela fornece acesso aos aspectos dorsais, laterais e ventrolaterais das vértebras e da medula espinal. Laminectomia dorsal, hemilaminectomia e combinações desses dois procedimentos podem ser realizadas por meio dessa abordagem. Indicações para esta abordagem incluem a remoção de massas compressivas (p. ex., material de disco, hemorragia, neoplasia, fragmentos de fratura) e aplicação de implantes. Posicione o paciente em decúbito esternal com os membros torácicos e pélvicos em posição flexionada (Figura 41.6). Realize uma incisão na linha média dorsal de aproximadamente três extensões vertebrais em sentido cranial e caudal até a região de interesse. Incise através da gordura subcutânea e fáscia para revelar a fáscia toracolombar. Incise a fáscia toracolombar (unilateralmente para uma hemilaminectomia, bilateralmente para uma laminectomia dorsal) bem lateral a um processo espinhoso dorsal no aspecto caudal da incisão, e continue a incisão fascial cranialmente usando uma tesoura Mayo. Angule as lâminas da tesoura longe de você para evitar uma aba da fáscia que ficará pendurada na abordagem. Use elevadores Freer ou osteótomos Army/Navy para elevar por baixo do periósteo a musculatura multífida para fora dos aspectos laterais dos processos espinhosos dorsais (Figura 41.7). Remova quaisquer anexos musculares restantes com uma tesoura Metzenbaum. Trabalhando do sentido caudal para cranial, coloque um elevador Freer ou um pequeno osteótomo abaixo do músculo multífido caudal aos processos articulares (facetas), e puxe o músculo dorsal e cranialmente sobre as facetas, elevando as ligações musculares das facetas com outro elevador ou osteótomo. No aspecto cranial das facetas, localize a fixação fibrosa branca da musculatura do músculo multífido ao processo mamilar (na faceta articular do crânio) e remova esse acessório com uma tesoura Mayo e/ou cautério bipolar (Figura 41.8). Repita esse processo para o restante das facetas a serem descobertas. Coloque afastadores Gelpi nos aspectos cranial e caudal da incisão.

CAPÍTULO 41 Cirurgia da Coluna Toracolombar 1407

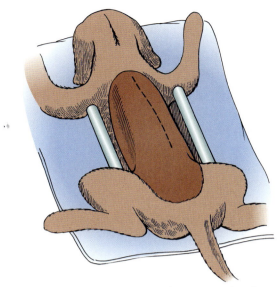

Figura 41.6 Posicionamento do paciente para abordagem dorsal da coluna toracolombar.

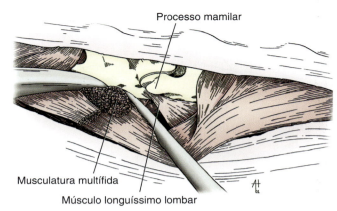

Figura 41.8 Uso de elevadores periosteais para remover os anexos da musculatura multífida do processo mamilar no processo articular cranial (faceta). A ligação tendinosa do músculo longuíssimo lombar ao processo acessório é identificada.

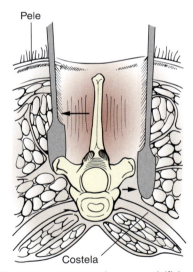

Figura 41.7 Elevação da musculatura multífida dos processos espinhosos dorsais.

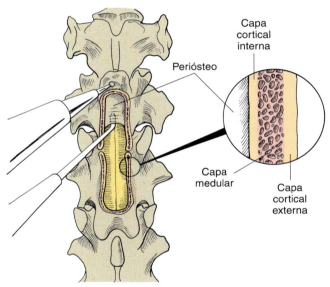

Figura 41.9 Para laminectomia dorsal perfure cuidadosamente as camadas ósseas corticais externas e medular esponjosa para alcançar o osso cortical interno. Com um golpe de "pincelada" perfure essa última camada até que o periósteo seja atingido. Use uma sonda pequena e/ou as pontas das pinças Lempert para remover esta camada final.

Ao realizar uma hemilaminectomia, coloque uma extremidade do afastador Gelpi no espaço interespinhoso, e a outra abaixo da musculatura multífida. Ao realizar uma laminectomia dorsal, coloque ambas as extremidades dos afastadores Gelpi sob a musculatura multífida. Se a dissecção já descrita foi realizada bilateralmente, a exposição é suficiente para realizar uma laminectomia dorsal. Para realizar uma laminectomia dorsal, remova os processos espinhosos dorsais sobre o local da laminectomia pretendida usando cortadores de osso ou tesouras de dupla ação. Use uma broca pneumática de alta velocidade para remover as camadas ósseas corticais externas, esponjosa interna e cortical interna, como descrito anteriormente (Figura 41.9). Para realizar uma hemilaminectomia, localize os tendões de inserção da musculatura longuíssima lombar e seccione esses tendões de suas inserções no processo acessório com uma tesoura Metzenbaum afiada ou com cauterização bipolar (Figura 41.10). Os nervos espinais e vasos sanguíneos estão localizados abaixo desses tendões e devem ser evitados. Remova porções dos processos articulares usando uma pinça Lempert ou Ruskin para tornar esta região mais nivelada com o pedículo. Use uma broca pneumática de alta velocidade para remover o pedículo, os processos articulares e parte da lâmina (corte por baixo o processo espinhoso dorsal).

A transição óssea cortical externa–esponjosa interna–cortical interna é semelhante àquela descrita para a laminectomia dorsal. Por causa da forma curvilínea da área a ser removida, os aspectos

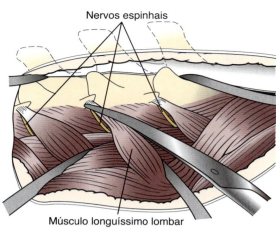

Figura 41.10 Ressecção dos tendões dos músculos longuíssimos lombares dos processos acessórios para melhorar a exposição à hemilaminectomia. O nervo espinal está localizado abaixo do tendão do músculo longuíssimo.

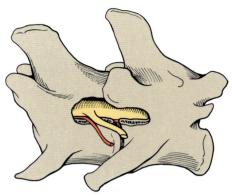

Figura 41.12 Remova o osso pedicular em sentido cranial e caudal ao forame intervertebral durante a pediculectomia. Processos articulares craniais e caudais (facetas) são preservados.

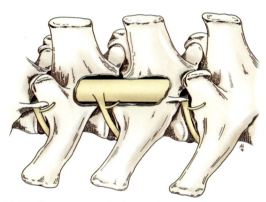

Figura 41.11 Representação ilustrativa mostrando a localização e a extensão de uma hemilaminectomia lateral esquerda típica.

dorsal e ventral da hemilaminectomia são mais espessos que a seção intermediária. Concentrar-se na seção intermediária provavelmente resultará na criação de um defeito estreito de hemilaminectomia. Preferimos criar um defeito retangular amplo (Figura 41.11) para fornecer descompressão adequada e permitir a pronta remoção do tecido compressivo. Também preferimos deixar o processo acessório intacto até que a hemilaminectomia esteja completa (diminuição da chance de hemorragia); este processo é facilmente "removido" usando as pontas de pinças Lempert, se indicado. Os seios venosos provavelmente serão visualizados com essa abordagem. Se ocorrer hemorragia do seio venoso, controle a hemorragia com Surgicel® ou Gelfoam® como descrito para cirurgia da coluna cervical (p. *1366*).

Uma versão miniaturizada da hemilaminectomia, chamada *pediculectomia* (Figura 41.12), também pode ser realizada por meio dessa abordagem. Feche a incisão como de rotina.

ABORDAGENS LATERAL E DORSOLATERAL À COLUNA TORACOLOMBAR

Existem aplicações limitadas para essas abordagens da coluna vertebral, que incluem o acesso a discos intervertebrais para fenestração, exposição para pediculectomia e exposição para corpectomia lateral. Essas abordagens podem ser realizadas com o paciente em decúbito esternal, oblíquo esternal ou posição deitada lateral, dependendo da preferência do cirurgião. Crie uma incisão na pele lateral à linha média dorsal, aproximadamente nos níveis das cabeças das costelas e processos transversos (dependendo da região específica a ser exposta) para a abordagem lateral e em 1,0 a 2,0 cm lateral à linha média para a abordagem dorsolateral (Figura 41.13). Incise através da gordura subcutânea e fáscia para atingir a fáscia toracolombar. Incise a fáscia toracolombar para expor uma segunda camada subjacente de gordura e a musculatura toracolombar. Para a abordagem lateral, identifique e disseque sem cortar entre os fascículos dos músculos iliocostais lombares para expor a cabeça da costela ou o processo transverso (Figura 41.14). Limpe a musculatura do pedículo e o espaço do disco usando um elevador Freer e retraia os fascículos iliocostais lombares com afastadores Gelpi (Figura 41.15). Para a abordagem dorsolateral, separe sem cortar entre os músculos longuíssimo lombar e multífido lombar no septo entre essas massas musculares (Figura 41.16) em uma direção craniomedial até que os tendões dos músculos longuíssimos sejam revelados, inserindo-se nos processos acessórios. Eleve a musculatura para fora da região de exposição pretendida, conforme descrito para a abordagem lateral, usando elevadores de Freer. Feche a incisão como de rotina.

CICATRIZAÇÃO DA MEDULA ESPINAL

Para a cicatrização da medula espinal, ver p. 1373.

MATERIAIS DE SUTURA E INSTRUMENTOS ESPECIAIS

A instrumentação neurocirúrgica necessária para a cirurgia da coluna toracolombar é essencialmente a mesma usada para cirurgia cerebral (p. 1345) e coluna cervical (p. 1374). Para alguns cenários de fratura/luxação toracolombar, tanto o equipamento de revestimento básico (pp. 1016-1023) quanto as placas especializadas (p. ex., placas SOP [do inglês, *string-of-pearls*], placas Lubra, placas Auburn) podem ser necessários, dependendo da preferência do cirurgião.

CUIDADO E AVALIAÇÃO PÓS-CIRÚRGICOS

O cuidado pós-cirúrgico do paciente submetido a cirurgia toracolombar é semelhante ao descrito para a cirurgia da coluna cervical. Pacientes com doença da medula espinal toracolombar são mais

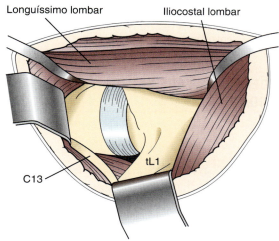

Figura 41.15 Retração dorsal do ventre do músculo longuíssimo lombar e retração caudal dos músculos iliocostais lombares, expondo o disco intervertebral T13-L1. *C*, Costela; *t*, processo transverso.

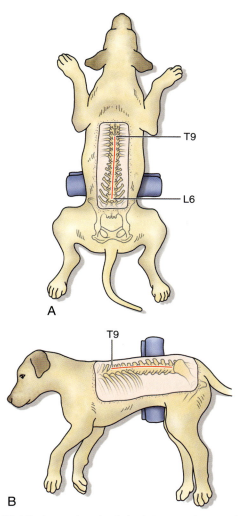

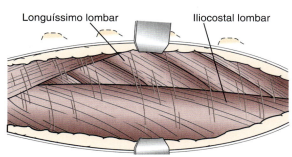

Figura 41.16 Abordagem dorsolateral da coluna toracolombar. A incisão da fáscia toracolombar profunda expõe a separação muscular entre a musculatura lombar multífida e o longuíssimo lombar.

Figura 41.13 Nível aproximado de incisão na pele para abordagens (A) dorsolateral e (B) lateral da coluna toracolombar.

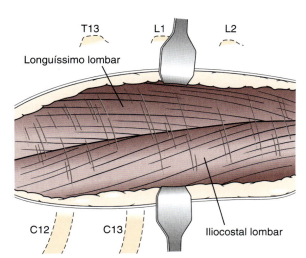

Figura 41.14 Abordagem lateral da coluna toracolombar. *C*, costela.

propensos à não deambulação do que cães com lesões cervicais e também a apresentar incontinência urinária de NMS. Portanto, a fisioterapia e o manejo atencioso da bexiga são comumente necessários para esses pacientes. É prudente manter os pacientes hospitalizados até que eles consigam urinar sozinhos, já que muitos proprietários têm dificuldade com a expressão da bexiga. A maioria dos cães e gatos com lesões da medula espinal toracolombar que têm função motora voluntária do membro pélvico é capaz de urinar voluntariamente. Em pacientes sem PDP para os membros pélvicos, a recuperação funcional é frequentemente prolongada ou improvável. Nesses cenários, ensinar os donos de animais sobre o controle da bexiga e os princípios da fisioterapia é muitas vezes necessário. Inúmeros carrinhos estão disponíveis para pacientes com paraparesia, não deambulação ou paraplegia por longos períodos de tempo.

COMPLICAÇÕES

As complicações associadas à cirurgia da coluna toracolombar são semelhantes às descritas para a cirurgia da coluna cervical (p. 1375). Ao se trabalhar na medula cranial até a parte central, especialmente se perto das costelas, o pneumotórax é uma possível complicação. Danos inadvertidos às raízes nervosas torácicas ou lombares durante a cirurgia podem levar a uma protuberância visível transitória de uma seção da musculatura abdominal no lado operado. Embora raramente relatadas, laminectomias dorsais muito amplas podem predispor ao desenvolvimento de uma "membrana" constritiva (tecido cicatricial) da laminectomia.

CONSIDERAÇÕES ESPECIAIS RELACIONADAS COM A IDADE

Ver p. 1375.

DOENÇAS ESPECÍFICAS

DOENÇA DE DISCO TORACOLOMBAR

DEFINIÇÕES

Como discutido com a doença do disco cervical (p. 1375), a doença do disco toracolombar refere-se à degeneração do núcleo pulposo (**Hansen tipo I** ou degeneração tipo I) ou ao anel fibroso (**Hansen tipo II** ou degeneração tipo II) e às consequências desta degeneração. A degeneração tipo I também é chamada *degeneração condroide* e a degeneração tipo II é chamada *degeneração fibroide*. A extrusão do núcleo pulposo hidratado foi documentada na região toracolombar em cães,[1] mas é mais comumente relatada na coluna cervical. A extrusão do núcleo pulposo hidratado é discutida em mais detalhes no Capítulo 40.

CONSIDERAÇÕES GERAIS E FISIOPATOLOGIA CLINICAMENTE RELEVANTE

A fisiopatologia da doença discal é discutida no Capítulo 40 no tópico sobre doença do disco cervical (p. 1375). As extrusões de disco tipo I em cães e gatos (muito menos comuns) são geralmente ventrais ou ventrolaterais (Figura 41.17). A doença discal tipo I na região toracolombar é mais frequentemente encontrada que a discopatia cervical. Problemas de disco craniais ao espaço discal T10-T11 são incomuns, provavelmente devido à influência estabilizadora do ligamento intercapital (Figura 41.18). Esse ligamento passa pelo anel dorsal de uma cabeça de costela até outra cabeça de costela em todos, exceto no primeiro par e nos dois últimos pares de costelas. No entanto, extrusões de disco torácico cranial (região T1-T9) ocorrem mais comumente em cães de raças grandes e afetam mais frequentemente a raça Pastor-alemão.[2,3] Extrusões de disco tipo I geralmente ocorrem entre os níveis vertebrais T11 e L3. Os discos T12-T13 e T13-L1 são os locais mais comuns para extrusões de disco tipo I que ocorrem em cães de raças pequenas. Cocker spaniels ingleses são mais propensos a experimentar extrusões de disco lombar médio, em comparação com Dachshunds.[4] Há uma série de características clínicas distintivas dos Buldogues franceses que experimentam extrusões de disco toracolombar tipo I que diferem dos Dachshunds. Os Buldogues franceses tendem a experimentar extrusões de disco lombar mais comumente que os Dachshunds, especialmente se houver malformação vertebral torácica cifotoscópica concomitante na região vertebral torácica. Em um estudo retrospectivo comparando extrusões do disco intervertebral tipo I entre 47 Buldogues franceses e 671 Dachshunds, 89% dos Buldogues franceses tinham uma anomalia torácica não relacionada (com a extrusão de disco) e clinicamente insignificante (*versus* um Dachshund). Neste estudo, várias características clínicas significativas foram identificadas em Buldogues franceses *versus* Dachshunds: idade mais jovem na apresentação clínica (mediana de 3 anos *versus* 5 anos), maior predominância do sexo masculino e maior probabilidade de desenvolver mielomalacia hemorrágica progressiva em pacientes sem PDP nos membros pélvicos.[5] Em cães maiores, os espaços discais L1-L2 e L2-L3 são os locais mais comuns para extrusões tipo I. O espaço do disco intervertebral L4-L5 parece ser o local mais comum para extrusão de disco toracolombar em gatos.

DIAGNÓSTICO

Apresentação Clínica

Sinais Clínicos

A predisposição típica para pacientes com doença discal toracolombar é essencialmente a mesma descrita no Capítulo 40 (p. 1376). Embora a maioria dos cães que apresentam extrusões de disco tipo I compreenda raças pequenas, os cães de raças grandes também são acometidos ocasionalmente por extrusões de disco tipo I. Cães de raças grandes que parecem ser mais comumente encontrados com extrusões de disco tipo I incluem raças mestiças, Pastores-alemães, Labradores, Doberman pinschers e Rottweilers.

Histórico

As queixas associadas à extrusão de disco toracolombar geralmente estão relacionadas com dor ou graus variados de fraqueza do membro pélvico. A emergência neurocirúrgica mais comum encontrada na prática de pequenos animais é o início agudo de paraparesia ou paraplegia não deambulatória devido à súbita extrusão de um disco toracolombar.

Achados de Exame Físico

Embora os pacientes com sinais de dor nas costas e *déficits* neurológicos mínimos ou inexistentes sejam ocasionalmente encontrados, extrusões de disco toracolombar tipo I mais tipicamente resultam em paraparesia aguda ou paraplegia. Isso pode ser devido ao espaço epidural limitado no canal vertebral toracolombar em comparação com a região cervical. Esses pacientes geralmente exibem dor no dorso em toda a área da extrusão de disco. Ocasionalmente encontramos pacientes com extrusões de disco tipo I na região lombar caudal que exibem marca de raiz de membro pélvico no lado da extrusão; esse fenômeno parece ser mais comum nas raças spaniel. As protrusões do disco toracolombar tipo II tipicamente causam sinais progressivos de paraparesia, frequentemente com algum grau de dor no dorso.

Diagnóstico por Imagem

A imagem diagnóstica para suspeita de extrusão/protrusão de disco é discutida no Capítulo 40, no tópico sobre doença do disco cervical (p. 1376). Em geral, as radiografias vertebrais detalhadas por si sós são frequentemente de valor limitado em um caso típico de uma extrusão de disco tipo I.[6] As radiografias da coluna vertebral podem não revelar o local da extrusão de disco ativa (i.e., pode haver espaços discais colapsados sem consequências clínicas além daquelas que causam sinais clínicos da doença), não fornecem informações sobre inchaço ou hemorragia na medula espinal e requerem sedação ou anestesia geral para posicionamento e técnica adequados. As radiografias espinais de pesquisa são úteis para a exclusão de neoplasia vertebral ou discoespondilite, mas, sob os demais aspectos, não contribuirão para o tratamento de casos no cenário típico de extrusão de disco tipo I (p. ex., Dachshund adulto jovem com início agudo de mielopatia). Em nossa opinião, a anestesia de um paciente com suspeita de extrusão de disco tipo I para exames de imagem não deve ser realizada a menos que a intervenção cirúrgica seja planejada para acompanhar a imagem, caso uma lesão compressiva seja identificada. A mielografia (Figura 41.19) ainda é realizada para diagnosticar extrusões de disco tipo I agudas em cães, mas a ressonância magnética (RM) é realizada com maior frequência para esse fim (Figura 41.20),

CAPÍTULO 41 Cirurgia da Coluna Toracolombar 1411

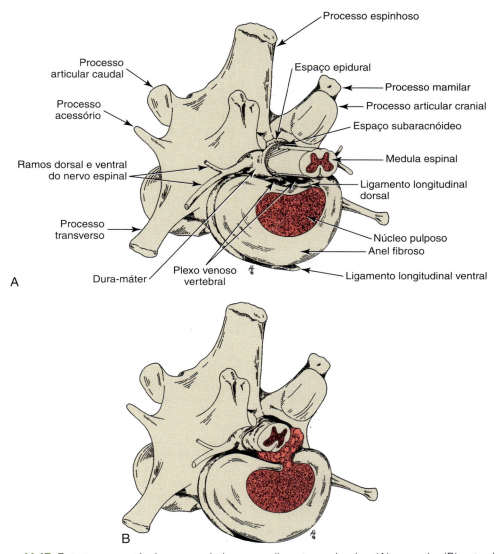

Figura 41.17 Estruturas anatômicas associadas a um disco toracolombar (A) normal e (B) extrudado.

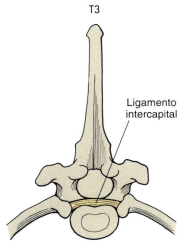

Figura 41.18 Fixação do ligamento intercapital a cada cabeça de costela. O ligamento se estende sobre o anel fibroso dorsal.

e nós a consideramos o modo de imagem de escolha. A tomografia computadorizada (TC) isolada ou com contraste (TC/mielograma) é outra modalidade de imagem viável para o diagnóstico de extrusão de disco tipo I (Figura 41.21). Em um estudo prospectivo de cães com extrusões de discos intervertebrais confirmadas cirurgicamente, a RM mostrou-se mais sensível (98,5%) do que a TC (88,6%) ao identificar corretamente o local da hérnia de disco e também mais acurada do que a tomografia discal.[7] Certas características específicas da RM mostraram-se úteis na diferenciação de extrusões de disco (tipo I) e de protrusões de disco (tipo II); protrusões tendem a estar na linha média (as extrusões são frequentemente lateralizadas), são tipicamente confinadas ao espaço do disco (as extrusões são mais dispersas) e estão associadas à degeneração parcial do disco (as extrusões são geralmente associadas a um disco completamente degenerado).[8,9] Vários relatos descreveram extrusões de disco intramedulares. Nesse cenário, o material nuclear se desloca com força suficiente para penetrar nas meninges e entrar na medula espinal. Uma característica da RM em tal caso é um trato linear que se estende do espaço discal afetado até a medula espinal.

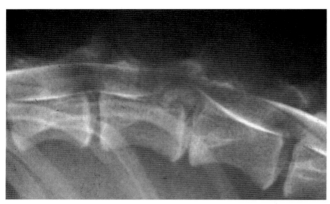

Figura 41.19 Mielograma lateral mostrando uma extrusão de disco tipo I em T13-L1.

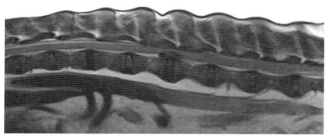

Figura 41.20 Imagem de ressonância magnética mediossagital ponderada em T2 mostrando uma ruptura de disco L2-L3.

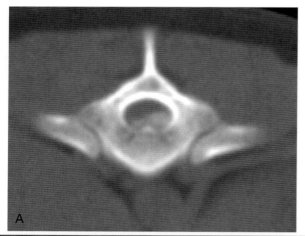

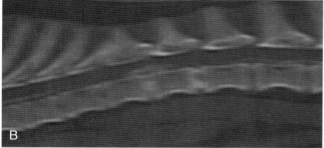

Figura 41.21 Imagens de reconstrução por tomografia computadorizada em (A) axial e (B) sagital de um cão com extrusão de disco tipo I em T13-L1.

Achados Laboratoriais

Os resultados do hemograma e análise do perfil bioquímico são tipicamente normais. Um leucograma de estresse pode ser observado em resultados de hemograma devido a doença subjacente, administração prévia de glicocorticoides ou uma combinação desses fatores. Elevações de enzimas hepáticas (especialmente fosfatase alcalina) podem ser evidentes em cães que foram tratados com glicocorticoides. Infecção do trato urinário (ITU) pode ocorrer, especialmente em cães tratados previamente com esteroides. Se o paciente ainda estiver recebendo glicocorticoides, pode não apresentar piúria ou hematúria, apesar de infecção grave. Mesmo se coletado antes de um mielograma, o líquido cefalorraquidiano (LCR) é frequentemente avaliado se houver evidência clara de compressão do disco na imagem. Os resultados da análise do LCR com extrusões de disco tipo I são variáveis. Embora os achados do LCR em extrusões de disco tipo I tenham sido classicamente caracterizados como normais a moderadamente inflamatórios, pleocitose moderada a acentuada com aumento da concentração de proteínas é um achado comum.

DIAGNÓSTICO DIFERENCIAL

Múltiplos diagnósticos diferenciais são conhecidos para pacientes com suspeita de extrusões/protrusões de disco, e sua probabilidade depende principalmente do sinal e da história. A mielopatia degenerativa é um diferencial potencial para a protrusão progressiva do disco tipo II em cães idosos com sinais progressivos de mielopatia T3-L3, especialmente em raças de risco para este distúrbio (p. ex., Pastores-alemães, Welsh corgi Pembroke). Da mesma forma, a neoplasia da coluna vertebral é um diagnóstico diferencial viável nessa situação. Em algumas raças braquicéfalas, especialmente em cães jovens, a presença de malformações vertebrais cifóticas/cifoescolióticas (p. ex., hemivértebras) é uma possível causa para a mielopatia toracolombar. Como mencionado anteriormente, tais malformações são frequentemente achados incidentais e podem desviar a atenção do clínico para longe do local da lesão ativa (p. ex., uma extrusão de disco em outra parte da coluna toracolombar). Quando essas malformações são a causa da mielopatia, a anormalidade anatômica é tipicamente marcante (um ângulo cifótico agudo [ângulo de Cobb]) e há evidências (RM, mielografia) de compressão da medula espinal; anormalidades vertebrais cifóticas/cifoescolióticas são discutidas com mais detalhes adiante neste capítulo. A formação isolada da siringe toracolombar não é muito comum, mas também pode causar mielopatia T3-L3; tais casos estão geralmente associados a aberrações locais de fluxo laminar do LCR. Distúrbios inflamatórios (p. ex., discoespondilite, meningoencefalomielite granulomatosa espinal, empiema epidural) podem mimetizar sinais de extrusão do disco intervertebral. Eventos isquêmicos/vasculares (p. ex., mielopatia embólica fibrocartilaginosa) também podem mimetizar a extrusão de disco tipo I aguda, especialmente nos estágios iniciais desse distúrbio. A maioria dos pacientes com eventos vasculares na medula espinal exibe mínima ou nenhuma evidência de hiperpatia espinal, em contraste com aquelas exibidas por pacientes com extrusão de disco tipo I.

MANEJO CLÍNICO

O tratamento clínico para pacientes com doença do disco tipo I ou tipo II é discutido em detalhes no Capítulo 40 (no tópico sobre doença do disco cervical, pp. 1378-1379) e é idêntico ao da doença discal toracolombar. Como nos pacientes com extrusão de disco cervical tipo I, a validade do confinamento prolongado (p. ex., 3-4 semanas) tem sido questionada. Em um grande estudo retrospectivo,[10] a duração do confinamento em gaiolas não afetou o desfecho, e o uso de glicocorticoides teve um efeito negativo no desfecho. Nesse estudo, 54,7% dos cães foram considerados bem-sucedidos no tratamento, 30,9% responderam inicialmente à terapia medicamentosa e sofreram recidiva, e 14,4% foram considerados como tendo falhado no tratamento. A duração média e a mediana do confinamento nas gaiolas em cães com sucesso e sem sucesso nesse estudo foi de aproximadamente 2 semanas. Em outro estudo retrospectivo sobre tratamento médico de cães deambulatórios com suspeita de extrusões de disco toracolombar (dor no dorso com *deficits* neurológicos moderados), todos os 78 cães tiveram uma resposta positiva inicial ao tratamento médico, mas 50% deles (39 cães) apresentaram sinais de recidiva clínica (tempo médio de acompanhamento, 25 meses).[11] Outros relatos de cães tratados clinicamente com supostas extrusões de disco toracolombar, apresentando principalmente dor no dorso, citam taxas de recorrência de aproximadamente 30% a 40% também. Supõe-se que o descanso forçado minimize a extrusão de disco adicional no canal vertebral, enquanto permite que as lacerações no anel fibroso se curem (impedindo a extrusão adicional do disco). Acredita-se que a reação inflamatória causada pelo material do disco extrudado diminua durante este período de repouso forçado. Se a terapia de confinamento for bem-sucedida, o paciente deve retornar gradualmente a um nível normal de atividade durante um período de 4 a 6 semanas. Os proprietários precisam ser informados de que o paciente pode agudamente piorar durante o confinamento e, especialmente com a doença discal toracolombar, pode se tornar uma emergência cirúrgica.

TRATAMENTO CIRÚRGICO

As indicações para intervenção cirúrgica para pacientes com extrusões de disco tipo I incluem dor lombar recorrente ou implacável, piora do estado neurológico apesar da retenção do *status* de deambulação e paraparesia ou paraplegia sem deambulação. Nesses cenários, o curso do tempo dos eventos é em geral agudo e rapidamente progressivo. As indicações para intervenção cirúrgica são semelhantes para pacientes com protrusões de disco tipo II, embora esses casos sejam geralmente de natureza muito mais crônica.

Manejo Pré-cirúrgico

O manejo pré-cirúrgico do paciente submetido à cirurgia da coluna toracolombar é discutido na p. 1404.

Anestesia

Ver p. 1366 para o manejo anestésico de animais submetidos à cirurgia da coluna vertebral. Além disso, consulte a Tabela 32.1 para considerações anestésicas no paciente ortopédico estável.

Anatomia Cirúrgica

Ver p. 1404 para anatomia cirúrgica pertinente da coluna toracolombar.

Posicionamento

O posicionamento do paciente para abordagem da coluna toracolombar é discutido na p. 1406.

TÉCNICA CIRÚRGICA

A hemilaminectomia é o procedimento cirúrgico mais comumente realizado para descomprimir a medula espinal e remover material de disco extrudado e hemorragia para pacientes com extrusão de disco tipo I. A laminectomia dorsal e procedimentos combinados de hemilaminectomia/laminectomia dorsal também são realizados ocasionalmente nesses pacientes. Os procedimentos de hemilaminectomia e laminectomia dorsal são descritos nas pp. 1406 a 1408. A remoção do material do disco tipo I e a durotomia são descritas no Capítulo 40 no tópico sobre doença do disco cervical (pp. 1375 a 1381). A fenestração é tipicamente realizada afastando-se o nervo espinal e os vasos associados cranialmente com um elevador Freer e incisando o anel lateral com uma lâmina nº 11 (Figura 41.22). Múltiplos métodos e indicações têm sido propostos para a fenestração de disco toracolombar. Os dados mais recentes suportam a fenestração de discos degenerados dentro dos limites da abordagem cirúrgica para uma descompressão medular e remoção de disco como um procedimento *preventivo adjuvante* (i.e., para evitar mais extrusões de disco). Em um estudo retrospectivo de 662 cães com extrusões de disco toracolombar tratados com hemilaminectomia

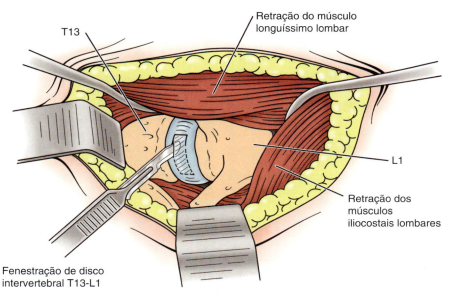

Figura 41.22 Fenestração de um disco toracolombar com lâmina de bisturi nº 11.

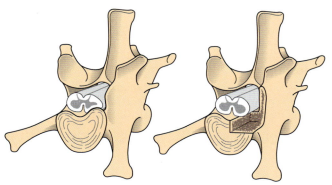

Figura 41.23 Ilustração esquemática do procedimento de corpectomia lateral (vértebra caudal apresentada).

com ou sem fenestração de espaços de disco adjacentes, um episódio recorrente de extrusão de disco foi 26 vezes mais provável de ocorrer em discos fenestrados *versus* não fenestrados.[12] A fenestração nunca é recomendada como um procedimento único. A corpectomia parcial lateral é um procedimento descrito em tempos mais recentes, principalmente para abordar protrusões crônicas tipo II em cães, nas quais uma fenda lateral é criada ventralmente à medula espinal e ao disco protruso (Figura 41.23). Posicione o cão em decúbito lateral ou ventral e faça uma abordagem dorsal, lateral ou dorsolateral da coluna (preferência do médico), como descrito anteriormente (pp. 1405-1408). Exponha o aspecto lateral do anel fibroso e dos corpos vertebrais adjacentes e retraia o nervo espinal e vasos sanguíneos associados cranialmente a uma sonda (p. ex., gancho e cureta de Gross). Fenestre o disco de interesse com uma lâmina de bisturi nº 11. Use uma broca pneumática de alta velocidade para criar a fenda lateral nos corpos vertebrais e no disco-alvo da intervenção. As dimensões da fenda são um tanto dependentes dos achados de imagem pré-cirúrgicos, mas são aproximadamente as seguintes: um quarto do comprimento vertebral caudal para a margem caudal; um quarto do comprimento vertebral cranial para a margem cranial; metade da altura do corpo vertebral para a margem ventral; e metade a dois terços da largura do corpo vertebral para a profundidade do defeito da fenda. Perfure através do osso esponjoso interno e cortical externo ao longo do eixo longitudinal da coluna, bem como através do disco-alvo. Controle a hemorragia do osso esponjoso com cera de osso. Com cuidado, perfure o nível do osso cortical interno dorsalmente até que esteja fino o suficiente para ser retirado com uma sonda ou removê-lo com pinça Lempert. Remova esta camada final de periósteo e material restante do anel para expor o ligamento longitudinal dorsal. Controle a hemorragia do seio venoso (se necessário) com Gelfoam® e/ou Surgicel®. Feche a incisão como de rotina.

MATERIAIS DE SUTURA E INSTRUMENTOS ESPECIAIS

Para realizar uma hemilaminectomia ou laminectomia dorsal, uma broca pneumática de alta velocidade, elevadores Freer e/ou osteótomos Army/Navy (cães grandes), pinças Lempert, Surgicel®, Gelfoam®, cera de osso, aplicadores de algodão estéril, afastadores Gelpi, pinças Bishop-Harmon, um gancho e cureta de Thompson (sonda) e cautério bipolar são recomendados.

CUIDADO E AVALIAÇÃO PÓS-CIRÚRGICOS

Os cuidados e avaliação pós-cirúrgicos do paciente submetido a cirurgia para doença discal toracolombar são similares aos descritos para outros distúrbios toracolombares (p. 1409). Fármacos analgésicos intravenosos são administrados conforme a necessidade nas primeiras 24 a 48 horas após a cirurgia, e os fármacos analgésicos orais são continuados, se necessário. Os pacientes geralmente são hospitalizados por um período mínimo de 72 horas. Em geral, os pacientes podem ser enviados para casa antes de recuperar a deambulação, mas preferimos adiar a alta hospitalar (se possível) até que o paciente esteja em continência urinária (se a continência tiver sido perdida). Os pacientes são geralmente reavaliados 2 semanas após a alta hospitalar e a cada 1 a 2 meses até que estejam totalmente recuperados.

COMPLICAÇÕES

As complicações potenciais da cirurgia descompressiva da coluna vertebral para extrusão/protrusão de disco incluem piora neurológica, hemorragia, infecção pós-operatória e formação de seroma. ITU pós-operatórias são comuns em cães com extrusões de disco toracolombar. Em muitos casos, as ITU são subclínicas e podem ocorrer antes da cirurgia e até vários meses após a cirurgia. Tais achados enfatizam a necessidade de monitorar rotineiramente esses pacientes quanto à ITU e tratá-los de acordo. Os organismos comumente envolvidos incluem *Escherichia coli*, *Enterococcus* spp. e *Staphylococcus pseudintermedius*. Cadelas são mais propensas a desenvolver ITU do que os machos, e os cães que não receberam antibióticos peroperatórios são mais propensos a desenvolver uma ITU. Outros fatores que estão significativamente associados a uma chance aumentada de ITU incluíram o estado de não deambulação (especialmente com a idade avançada), a incapacidade de urinar voluntariamente e a duração da hipotermia enquanto sob anestesia. Em um estudo retrospectivo de 2016 com 38 cães submetidos a hemilaminectomia devido à extrusão de disco toracolombar houve uma prevalência de 20,5% de ITU ao longo de um período de avaliação de 6 semanas; nesse estudo, nenhuma diferença na probabilidade de desenvolvimento de ITU foi encontrada quando os cães tratados peroperatoriamente com cefazolina intravenosa foram comparados com aqueles tratados com cefovecina subcutânea.[13] A maioria das ITU experimentadas por pacientes com doença de disco toracolombar no pós-operatório não é caracterizada por organismos resistentes a múltiplos fármacos.

PROGNÓSTICO

A recuperação funcional para pacientes tratados cirurgicamente com extrusões de disco toracolombar tipo I e percepção de dor intacta (nocicepção) para os membros pélvicos é esperada em cerca de 80% a 95% dos casos (os relatos variam de 72 a 100%). Em um grande estudo retrospectivo envolvendo 620 cães com extrusões de disco toracolombar e percepção da dor do membro pélvico intacta, 606 (97,7%) estavam deambulando após a cirurgia.[14] A maioria dos pacientes que não apresentavam deambulação após a cirurgia (com percepção da dor intacta do membro pélvico) atingiu o *status* deambulatório dentro de 2 semanas após a cirurgia. Nenhuma diferença no resultado foi relatada entre cães com disfunção de NMS e neurônio motor inferior (NMI) nos membros pélvicos e com extrusões de disco toracolombar. Nem o grau de compressão da medula espinal nem se as extrusões de disco são focais ou dispersas na RM estão associados ao prognóstico em cães tratados cirurgicamente com extrusões de disco toracolombar tipo I. O prognóstico parece ser similarmente favorável para gatos com extrusões de disco intervertebral tratados cirurgicamente.

A perda de PDP clinicamente detectável (p. 1336) nos membros pélvicos ocorre com alguma frequência na doença do disco toracolombar tipo I e está associada a um prognóstico reservado a ruim. Neste subconjunto de pacientes, o tempo decorrido desde a perda da PDP até a descompressão cirúrgica foi relatado como inversamente associado ao prognóstico. Infelizmente, uma estimativa precisa de quando a PDP foi perdida em um paciente em particular muitas vezes não é alcançável na prática clínica, e o tempo de início da paraplegia é frequentemente subestimado. A maioria dos relatos sugere uma taxa de recuperação funcional de aproximadamente 50% (entre 25 e 78%) para cães paraplégicos que perderam a PDP nos membros pélvicos. No grande estudo retrospectivo mencionado anteriormente, 110 dos 211 cães (52%) com paraplegia e perda da PDP no membro pélvico tornaram-se deambulatórios no pós-operatório.[14] Existe uma tendência (baseada em algumas das publicações mais antigas) para melhores resultados funcionais esperados quando cães com ausência da PDP são operados em até 12 horas após a perda da PDP. Por outro lado, há uma crença antiga de que cães paraplégicos com perda da PDP por mais de 48 horas não são candidatos cirúrgicos viáveis; com base em estudos clínicos mais recentes, esta afirmação parece ser imprecisa. Em um estudo prospectivo de 78 cães com paraplegia e falta da PDP devido a extrusões de disco toracolombar, não houve associação significativa entre o momento da cirurgia em relação ao início da paraplegia e o resultado final; em outras palavras, o antigo dogma de uma "janela" de 48 horas de intervenção cirúrgica bem-sucedida esperada para cães sem PDP foi refutado. Nesse estudo, 58% dos cães recuperaram a condição deambulatória no pós-operatório.[15] É nossa opinião que a intervenção cirúrgica oportuna é justificada em tais casos, uma vez que a cirurgia pode aliviar a compressão da medula espinal em curso; no entanto, atribuir um ponto de corte de 48 horas para tal intervenção não é justificável. Similarmente, uma vez que não é provável que a lesão da medula espinal parenquimatosa concussiva (no momento do impacto) seja afetada pela intervenção cirúrgica, e que a contribuição relativa de tal lesão (vs. compressão) é tipicamente desconhecida, o conceito de uma "janela de oportunidade" de 12 horas é provavelmente impreciso. O desenvolvimento de mielomalacia focal ou difusa (liquefação do parênquima da medula espinal) é uma preocupação para os cães que perderam a percepção da dor e geralmente pode ser descartado apenas na cirurgia (através de uma durotomia). Infelizmente, mesmo com confirmação cirúrgica de mielomalacia em cães sem PDP, algum nível de subjetividade permanece. Cães com mielomalacia focal podem ainda recuperar a função, embora a probabilidade de que isso ocorra seja desconhecida e o desempenho de uma durotomia não tenha efeito sobre o resultado. Nós rotineiramente realizamos durotomias em cães sem PDP para inspecionar a medula espinal para fins de prognóstico. Cães sem PDP antes da cirurgia, que eventualmente recuperam a função de deambulação, tendem a fazê-lo por períodos mais longos do que os cães com PDP antes da cirurgia. Embora a perda da PDP para os membros pélvicos seja um indicador prognóstico negativo, o cirurgião deve ser advertido contra ser "mão pesada" nessas situações.

O prognóstico para recuperação funcional de cães com protrusões discais toracolombares crônicas tratadas por meio de corpectomia lateral parcial parece ser favorável na maioria dos casos. Em um estudo retrospectivo de 107 cães com doença crônica do disco intervertebral, 91,4% dos cães estavam deambulando no final do seguimento.[16] Este procedimento também demonstrou ser uma opção viável para extrusões de disco agudas.[17] A corpectomia lateral parcial também pode ser realizada em mais de um local, para cães com múltiplas lesões discais. Em um estudo retrospectivo de 17 cães, o uso de múltiplas corpectomias laterais mostrou-se eficaz e sem evidência clínica de instabilidade vertebral.[18]

HEMIVÉRTEBRA (MALFORMAÇÕES VERTEBRAIS CIFÓTICAS/CIFOESCOLIÓTICAS)

DEFINIÇÕES

Hemivértebra é um termo amplamente (e muitas vezes inadequadamente) usado para descrever uma série de anormalidades do corpo vertebral que levam à cifose e à escoliose da coluna vertebral. Outro termo comumente usado para essas malformações é "vértebra borboleta", embora este se refira especificamente às vértebras com formato de borboleta quando visto dorsoventralmente. Essas anomalias vertebrais são geralmente caracterizadas pela falta de formação completa do corpo vertebral. Um sistema de classificação radiográfica mais abrangente para anomalias vertebrais torácicas em cães foi recentemente proposto e baseia-se em esquemas semelhantes aos usados em humanos (Figura 41.24).[19] De acordo com esse esquema, a cifose é mais provável de se desenvolver com hipoplasia ventral (forma de cunha ventral), aplasia ventral e aplasia ventrolateral do corpo vertebral. Embora essas malformações possam ser achados incidentais em muitos casos, as vértebras ou vértebras em forma de cunha resultantes às vezes causam um segmento instável com compressão da medula espinal.

CONSIDERAÇÕES GERAIS E FISIOPATOLOGIA CLINICAMENTE RELEVANTE

Nos casos de malformação vertebral cifótica/cifoescoliótica, parte da vértebra não se forma adequadamente, em geral o corpo vertebral. A vértebra anormal tem uma forma cuneiforme. Acredita-se que as malformações dos corpos vertebrais na região da coluna vertebral torácica dos cães sejam devidas à falha dos centros de ossificação vertebral em formar-se, fundir-se adequadamente ou ambos durante o desenvolvimento embrionário ou fetal. A etiologia desse desenvolvimento anormal não é totalmente compreendida, mas fatores como defeitos genéticos, insultos teratogênicos e suprimento sanguíneo intersegmentar anormal para a coluna vertebral em desenvolvimento têm sido implicados. Em humanos com malformações do corpo vertebral, alterações genéticas foram identificadas em genes responsáveis pela regulação da segmentação vertebral fetal normal. Tanto em humanos como em cães, as malformações vertebrais que tendem a causar *deficits* neurológicos são principalmente aquelas que levam à cifose (curvatura dorsal) da coluna vertebral. A região média da coluna vertebral é mais comumente afetada, geralmente entre T6 e T9. A vértebra ou vértebras malformadas levam a graus variados de angulação anormal da coluna, mais comumente cifose e escoliose. Além da compressão da medula espinal no nível da malformação, a instabilidade pode desempenhar um papel no desenvolvimento de mielopatia em cães clinicamente afetados.[20]

DIAGNÓSTICO

Apresentação Clínica

Sinais Clínicos

As anomalias do corpo vertebral torácico que causam a cifose ocorrem mais comumente em cães de raças pequenas, particularmente nas raças braquicefálicas de cauda enrolada (Buldogue inglês, Buldogue francês, Pug, Boston terrier). Acredita-se que a forma anormal da cauda nestas raças seja devida a malformações semelhantes nos corpos vertebrais coccígeos. Estas anomalias vertebrais torácicas são ocasionalmente encontradas em outros cães de raças pequenas (p. ex., Yorkshire terrier, West highland white terrier, Dachshund, Pequinês, Chihuahua, Maltês) e de raças grandes (p. ex., Doberman pinscher, Braco alemão de pelo curto). Acredita-se que este seja um traço hereditário nas raças de cauda enrolada e que o distúrbio nos cães da raça Braco alemão de pelo curto seja autossômico recessivo. Existe uma ampla faixa etária no momento da apresentação clínica, com aproximadamente 60% sendo menor que 1 ano e 40% maior que 1 ano. Não parece haver qualquer predileção sexual evidente para esse distúrbio.

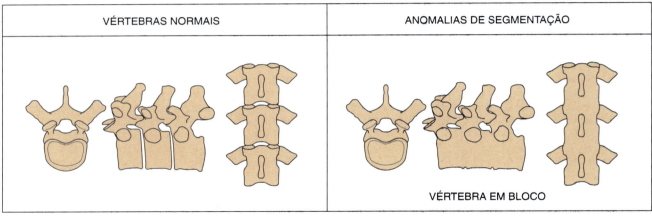
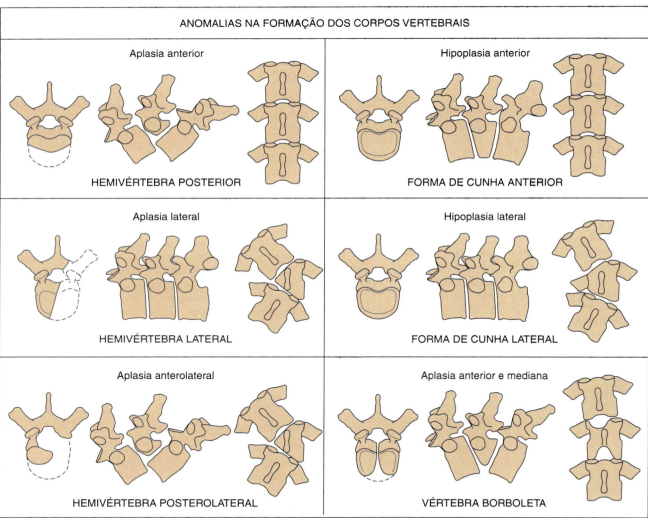

Figura 41.24 Sistema de classificação radiográfica proposto para anomalias vertebrais torácicas em cães de raças braquicefálicas de cauda enrolada com base em esquemas semelhantes aos utilizados em humanos. (Modificada de Gutierrez-Quintana R, Guevar J, Stalin C, et al. A proposed radiographic classification scheme for thoracic vertebral malformations in brachycephalic "screw-tailed" dog breeds. *Vet Radiol Ultrasound*. 2014; 55[6]: 585–591.)

Histórico

O histórico típico para um cão com malformação do corpo vertebral cifótico é uma mielopatia progressiva T3-L3. A taxa de progressão e a gravidade da disfunção são variáveis com esse transtorno. Alguns cães podem perder a deambulação dentro de um período de dias, e outros podem progredir ao longo de semanas a meses. Temos operado vários cães afetados que sofreram uma extrusão de disco tipo I aguda na vizinhança dos segmentos vertebrais anormais. Em um pequeno estudo retrospectivo (14 cães), verificou-se que os cães com malformações vertebrais torácicas cifoescolióticas tendem a ter discos degenerativos adjacentes ao segmento vertebral malformado.[21]

Achados de Exame Físico

Os cães afetados geralmente exibem sinais clínicos consistentes com mielopatia T3-L3. A gravidade neurológica pode variar de dor no dorso com leve ataxia a paralisia e perda da PDP para os membros pélvicos.

Diagnóstico por Imagem

Opções de imagem para o diagnóstico de malformações vertebrais cifoescolióticas incluem radiografia, mielografia, TC e RM. As radiografias da pesquisa são obtidas inicialmente, identificando o segmento cifótico. Em cães considerados candidatos à cirurgia, preferimos realizar a RM em primeiro lugar, seguida por TC da área de malformação vertebral. A RM fornece detalhes superiores do tecido mole (Figura 41.25), bem como imagens axiais. A TC isolada ou combinada com o agente de contraste mielográfico fornece excelentes detalhes ósseos, especialmente quando são criadas imagens de reconstrução tridimensional. Descobrimos que as imagens de TC pré-operatórias são mais úteis para o planejamento cirúrgico nesses casos. Na grande maioria dos cães, a vértebra ou vértebras malformadas responsáveis pelo desvio da coluna vertebral estarão localizadas na região vertebral torácica caudal média, geralmente entre T6 e T9. Em um relato,[19] a vértebra mais acometida foi T7, seguida de T8 e T12. A escoliose geralmente não está associada à disfunção neurológica. O grau de cifose tem sido associado à presença de disfunção neurológica em cães e humanos. O grau de angulação do segmento vertebral associado à vértebra ou vértebras anômalas pode ser quantificado medindo-se o ângulo de Cobb (Figura 41.26). O ângulo de Cobb é derivado da interseção de duas linhas: uma no aspecto cranial do segmento vertebral cifótico e a outra no aspecto caudal do segmento. Em um estudo retrospectivo, uma diferença significativa nos ângulos cifóticos de Cobb foi avaliada entre cães com e sem disfunção neurológica; a maioria dos cães com disfunção neurológica apresentou um ângulo de Cobb associado ao segmento vertebral cifótico superior a 35 graus.[22]

Achados Laboratoriais

Os achados laboratoriais são tipicamente normais. Algumas anormalidades laboratoriais leves podem estar associadas à administração prévia de glicocorticoides.

DIAGNÓSTICO DIFERENCIAL

Em pacientes jovens, os diagnósticos diferenciais incluem extrusão de disco intervertebral, doença inflamatória/infecciosa e trauma. É extremamente importante diferenciar cães com extrusões discais agudas tipo I e anomalias vertebrais incidentais torácicas de cães cujas anomalias vertebrais são a causa da mielopatia. A neoplasia também é um diagnóstico diferencial, mas é mais provável em pacientes mais velhos.

MANEJO CLÍNICO

O tratamento clínico de cães com hemivértebra é semelhante ao descrito para pacientes com doença do disco intervertebral (p. 1378), mas recomenda-se confinamento mais prolongado ou atividade limitada devido à suspeita de instabilidade.

TRATAMENTO CIRÚRGICO

Manejo Pré-cirúrgico

O manejo pré-cirúrgico do paciente submetido à cirurgia da coluna toracolombar é discutido na p. 1404.

Anestesia

Ver p. 1366 para o manejo anestésico de animais submetidos à cirurgia da coluna vertebral. Além disso, consulte a Tabela 32.1 para considerações anestésicas no paciente ortopédico estável.

Anatomia Cirúrgica

Ver p. 1404 para anatomia cirúrgica pertinente da coluna toracolombar.

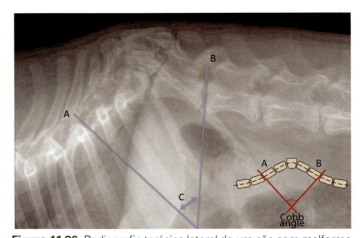

Figura 41.26 Radiografia torácica lateral de um cão com malformação vertebral. A interseção de duas linhas (A) cranial e (B) caudal à malformação mostra o ângulo de Cobb de 47 graus (C). (De Dewey CW, Davies E, Bouma JL. Kyphosis and kyphoscoliosis associated with congenital malformations of the thoracic vertebral bodies in dogs. *Vet Clin North Am Small Anim Pract.* 2016; 46[2]: 295–306.)

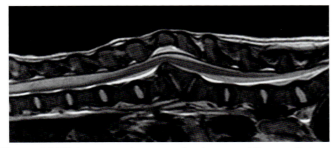

Figura 41.25 Imagem de ressonância magnética sagital ponderada em T2 de um cão com hemivértebra e compressão de medula espinal.

Posicionamento

O posicionamento do paciente para abordagem da coluna toracolombar é discutido nas pp. 1405 a 1408.

TÉCNICA CIRÚRGICA

Os dois métodos mais comumente empregados para estabilizar os segmentos vertebrais cifoescolióticos são a fixação espinal segmentar modificada (grampeamento espinal) e os pinos do corpo vertebral com polimetilmetacrilato (PMMA). Esses pacientes geralmente têm segmentos vertebrais instáveis e a descompressão sem estabilização é contraindicada.

Para fixação segmentar modificada da coluna vertebral ou fixação com pino/PMMA, uma abordagem dorsal da coluna cranial até a parte média do tórax é realizada com exposição bilateral dos processos espinhosos dorsais, lâminas e tubérculos costais (p. 1405). Pelo menos dois, e preferencialmente três, segmentos torácicos craniais e caudais à região de suspeita de instabilidade estão incluídos na fixação. Para fixação espinal segmentar modificada, faça furos nas bases dos processos espinhosos dorsais a serem incluídos na fixação, usando um fio de Kirschner de 0,045 polegada ou 0,062 polegada (1,143 ou 1,575 mm) (fio K) (os orifícios devem acomodar a passagem do fio ortopédico de calibres 18 a 20). Permaneça acima da lâmina dorsal ao perfurar os orifícios para impedir a entrada no canal vertebral. Passe uma extensão de fio ortopédico através dos orifícios e coloque-a na horizontal. Deixe uma extensão suficiente de fio ortopédico em ambos os lados dos processos espinhosos dorsais para torcê-los facilmente em torno dos "grampos" a serem colocados ao lado desses processos. Escolha dois pinos intramedulares (IM) de espessura apropriada para o paciente (com base na observação visual para cada paciente) para fazer os "grampos". Usando um dobrador de placa manual ou um torcedor de fios, dobre as extremidades dos pinos de IM de modo a colocá-los ao redor dos processos espinhosos dorsais craniais e caudais nos limites da fixação. Preferimos colocar dois grampos voltados para direções opostas (Figura 41.27), com um grampo localizado dentro do outro (p. ex., um grampo que abrange duas vértebras em sentido cranial e caudal até o local da instabilidade, o outro abrangendo três vértebras). Posicione esses pinos IM no topo dos fios ortopédicos colocados anteriormente, para que repousem contra a lâmina dorsal. Aperte os fios ortopédicos ao redor dos pinos IM usando um torcedor de fios. Nas regiões cranial e mediotorácica, fios ortopédicos enrolados em torno das cabeças das costelas podem ser incorporados na fixação. Nas regiões torácica e lombar caudal, o fio ortopédico que passa pelos processos articulares (orifícios pré-perfurados) também pode ser usado. Para realizar a fixação com pino/PMMA, selecione os pinos rosqueados de perfil positivo e tamanho adequado para colocar nos corpos vertebrais. Devido ao espaço limitado para erro na colocação de pinos nessa região e à anatomia anormal presente nesses pacientes, recomenda-se a medição pré-cirúrgica para colocação de implantes com base em RM axial ou imagens de TC. Nas regiões vertebral cranial e mediotorácica, insira pinos no processo transverso, ligeiramente a menos da metade da articulação da costela (tubérculo da costela articulando-se com o processo transverso da vértebra) medialmente à fenda superior da lâmina, uma vez que esta encontra o processo espinhoso dorsal lateralmente. Isto também está no nível do ou simplesmente medial no processo mamilar (uma projeção parecida com um puxador dorsal no processo transverso). Faça um ângulo preciso dos pinos, aproximadamente 20 a 30 graus a partir da vertical (Figura 41.28). O ângulo adequado de inserção no corpo vertebral é muito próximo do ângulo da articulação entre o tubérculo costal e o processo transverso. Colocar um pequeno fio K nesse espaço articular pode ajudar a alcançar a trajetória correta para a colocação do implante (Figura 41.29). Insira os pinos para se encaixarem ao córtex distante do corpo vertebral, mas as pontas dos pinos não devem se estender por mais de alguns milímetros além do osso. Insira esses pinos bilateralmente. Coloque o PMMA sobre os pinos bilateralmente, com ou sem um pino IM dentro do PMMA para reforço (Figura 41.30). O PMMA deve ser

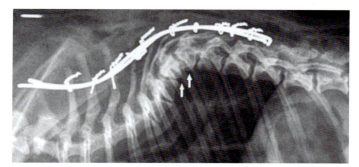

Figura 41.27 Radiografia lateral pós-operatória mostrando implantes espinais segmentares para estabilizar a coluna vertebral em um cão jovem com malformação vertebral torácica. A imagem mostra o uso de fio para estabilizar os segmentos. (De Charalambous M, Jeffery ND, Smith PM, et al. Surgical treatment of dorsal hemivertebrae associated with kyphosis by spinal segmentation stabilization, with or without decompression. *Vet J.* 2014; 202[2]: 267–273.)

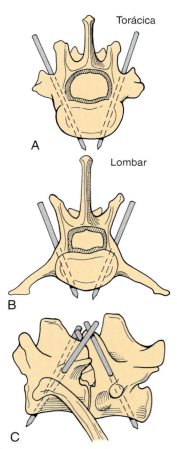

Figura 41.28 Ângulos aproximados de inserção de pinos para vértebras (A) torácicas e (B) lombares. (C) Vista lateral da junção toracolombar.

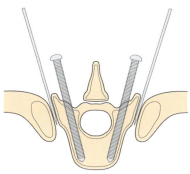

Figura 41.29 Ilustração que representa a colocação de um pino no corpo vertebral em uma vértebra cranial e mediotorácica. Um pequeno fio K foi colocado na articulação entre o tubérculo da costela e o processo transverso para estimar o ângulo de inserção adequado.

pastoso e não deve grudar nos dedos do cirurgião quando estiver pronto para ser colocado. Feche a incisão como de rotina.

Preferimos uma técnica cirúrgica que seja um híbrido das duas técnicas descritas anteriormente (Figura 41.31). A hemilaminectomia é realizada sobre o segmento cifótico. Pinos do corpo vertebral são colocados no lado da hemilaminectomia, e um grampo de coluna vertebral é colocado no lado oposto. Neste método, o curso da medula espinal pode ser visualizado ao colocar os pinos do corpo vertebral. Independentemente do método cirúrgico de estabilização vertebral escolhido, tanto as radiografias pós-operatórias quanto a TC são recomendadas para avaliar a adequação da colocação do implante.

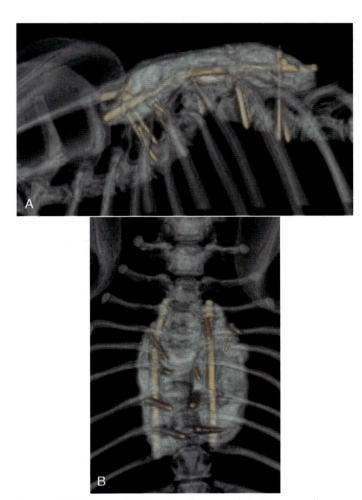

Figura 41.30 Vistas (A) lateral e (B) ventral de imagens de tomografia computadorizada reconstruídas tridimensionalmente mostrando estabilização pós-operatória do pino no corpo vertebral e polimetilmetacrilato após laminectomia dorsal para descomprimir a medula espinal em um cão jovem com malformação vertebral torácica.

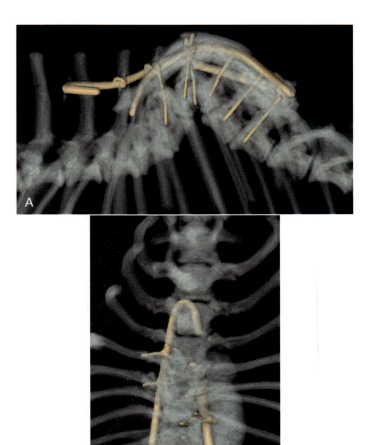

Figura 41.31 Vistas (A) lateral e (B) ventral de imagens de tomografia computadorizada reconstruídas em três dimensões mostrando estabilização híbrida pós-operatória usando duas das técnicas mais comuns após hemilaminectomia para descomprimir a medula espinal em um cão jovem com uma malformação vertebral torácica.

MATERIAIS DE SUTURA E INSTRUMENTOS ESPECIAIS

Os instrumentos básicos necessários para realizar a cirurgia da coluna toracolombar são abordados nas pp. 1374 e 1414. Além desses instrumentos, será necessário um miniorientador, pinos IM, fios de cerclagem e PMMA.

CUIDADO E AVALIAÇÃO PÓS-CIRÚRGICOS

O cuidado e avaliação pós-cirúrgicos são semelhantes aos descritos para a doença discal toracolombar (p. 1409). Períodos mais longos de medicamentos analgésicos são frequentemente necessários devido à colocação do implante, e períodos mais longos de confinamento/atividade limitada são impostos para evitar o afrouxamento prematuro ou a quebra dos implantes.

COMPLICAÇÕES

Complicações associadas à cirurgia da coluna toracolombar são discutidas na p. 1410. As possíveis complicações da fixação com pino/PMMA incluem penetração inadvertida do canal vertebral e lesão iatrogênica da medula espinal. Além dessas complicações, a falha do implante e a infecção são complicações potenciais dessa cirurgia. Pneumotórax pode ocorrer durante a cirurgia, especialmente se os fios forem colocados ao redor das costelas.

PROGNÓSTICO

Relatos limitados descreveram o tratamento cirúrgico de cães com anomalias vertebrais cifoescolióticas que experimentam sinais clínicos de mielopatia. No entanto, a estabilização do segmento vertebral anormal, com ou sem descompressão, tem sido bem-sucedida na maioria dos casos relatados.[20]

NEOPLASIA ESPINAL

DEFINIÇÕES

Neoplasia espinal refere-se a tumores primários e secundários das vértebras e/ou parênquima da medula espinal. **Tumores primários** incluem aquelas neoplasias que surgem do parênquima da medula espinal (p. ex., neurônios, células gliais) ou tecido meníngeo/ependimal associado. Os **tumores secundários** incluem tumores que surgem de estruturas extrínsecas à medula espinal e sua cobertura meníngea. Tais tumores incluem neoplasias vertebrais primárias ou metastáticas, tumores malignos da bainha do nervo e metástases para o espaço extradural ou para o parênquima medular (metástases intramedulares).

CONSIDERAÇÕES GERAIS E FISIOPATOLOGIA CLINICAMENTE RELEVANTE

A neoplasia da coluna vertebral é discutida em detalhes no Capítulo 40 (pp. 1396 a 1399).

DIAGNÓSTICO

Apresentação Clínica

Sinais Clínicos

Aspectos gerais da predisposição para neoplasia da coluna vertebral são discutidos no Capítulo 40 (p. 1397). O nefroblastoma espinal é uma neoplasia toracolombar (ocorre entre o décimo nível vertebral torácico e o terceiro nível lombar) de cães que é tipicamente diagnosticada entre 6 meses e 3 anos de idade. Pastores-alemães e Retrievers parecem ser predispostos a desenvolver nefroblastoma.

Histórico

Tal como acontece com as neoplasias da coluna cervical, os tumores da medula espinal toracolombar apresentam, na maioria das vezes, sinais lentamente progressivos de mielopatia (p. ex., dor no dorso, paraparesia). No entanto, algumas neoplasias podem ter início e progressão mais rápidos de disfunção neurológica (p. ex., linfoma em gatos).

Achados de Exame Físico

Dor no dorso e graus variados de ataxia e fraqueza do membro pélvico são achados característicos do exame físico em cães com neoplasia da coluna toracolombar.

Diagnóstico por Imagem

A imagem diagnóstica para suspeita de neoplasia toracolombar é idêntica à descrita para neoplasia da coluna cervical (p. 1397). O nefroblastoma está tipicamente em uma localização extramedular intradural (Figura 41.32).

Achados Laboratoriais

Assim como na neoplasia da coluna cervical, anormalidades laboratoriais específicas são improváveis com a neoplasia da coluna vertebral toracolombar (p. 1398).

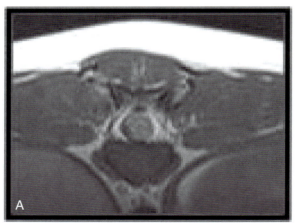

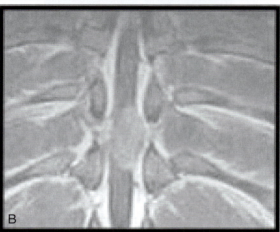

Figura 41.32 Imagens (A) axial e (B) dorsal de ressonância magnética ponderada em T1 com contraste, mostrando um nefroblastoma espinal em um cão.

DIAGNÓSTICO DIFERENCIAL

Os principais diagnósticos diferenciais para neoplasia toracolombar são protrusão/extrusão de disco e doença inflamatória/infecciosa (p. ex., discoespondilite; p. 1456). O diagnóstico sugestivo do tipo de tumor específico é baseado na localização específica do tumor em estudos de imagem em combinação com informações de sinalização (p. ex., massa extradural em um gato jovem é mais provavelmente um linfoma).

MANEJO CLÍNICO

O tratamento clínico de neoplasias da coluna é discutido no Capítulo 40 (p. 1398).

TRATAMENTO CIRÚRGICO

Manejo Pré-cirúrgico

O manejo pré-cirúrgico do paciente submetido à cirurgia da coluna toracolombar é discutido na p. 1404.

Anestesia

Ver p. 1366 para o manejo anestésico de animais submetidos à cirurgia da coluna vertebral. Além disso, consulte a Tabela 32.1 para considerações anestésicas no paciente ortopédico estável.

Anatomia Cirúrgica

Ver p. 1404 para anatomia cirúrgica pertinente à coluna toracolombar.

Posicionamento

O posicionamento do paciente para abordagem da coluna toracolombar é discutido nas pp. 1405 a 1408.

TÉCNICA CIRÚRGICA

A hemilaminectomia, a laminectomia dorsal ou uma combinação dos dois procedimentos é usada para acessar os tumores da medula espinal e da raiz nervosa. Essas abordagens são descritas nas pp. 1405 a 1408. A estabilização da coluna vertebral pode ser necessária se as massas vertebrais forem desbastadas ou removidas. Os objetivos da cirurgia são descomprimir a medula espinal e remover o tecido neoplásico para reduzir a carga quanto ao diagnóstico de câncer.

MATERIAIS DE SUTURA E INSTRUMENTOS ESPECIAIS

Os instrumentos básicos necessários para realizar a cirurgia da coluna toracolombar são abordados nas pp. 1374 e 1414. Instrumentação adicional frequentemente necessária para a remoção efetiva do tumor é discutida no tópico sobre neoplasia da coluna cervical (p. 1398).

CUIDADO E AVALIAÇÃO PÓS-CIRÚRGICOS

O cuidado e avaliação pós-cirúrgicos são semelhantes aos descritos para a doença discal toracolombar (p. 1409).

COMPLICAÇÕES

De modo semelhante a outras cirurgias toracolombares, as complicações potenciais incluem piora no pós-operatório, hemorragia intraoperatória e formação de seroma no pós-operatório. Outras complicações específicas incluem incapacidade para remover tecido tumoral e complicações associadas ao implante, se forem utilizados implantes (p. ex., desmembramento de tumor no corpo vertebral com estabilização).

PROGNÓSTICO

O prognóstico para diferentes tipos de neoplasia da coluna vertebral é discutido no Capítulo 40 no tópico sobre neoplasia da coluna cervical (p. 1398). O prognóstico para cães com nefroblastoma submetidos à remoção cirúrgica da neoplasia tem sido historicamente considerado favorável; no entanto, o prognóstico em longo prazo após a ressecção cirúrgica pode não ser tão positivo quanto se acreditava anteriormente. A mediana de sobrevida de cães tratados com cirurgia foi relatada como 70,5 dias com base em cinco cães em um estudo e 380 dias em outro estudo com base em seis cães.[23,24] Levando-se em conta que há considerável variabilidade nos tempos de sobrevida dos cães nesses dois estudos, a suposição de que a maioria dos cães com essa neoplasia está efetivamente curada com a remoção cirúrgica não é válida e a radioterapia pós-operatória deve ser realizada nesses cães para ajudar a melhorar os tempos de sobrevida.

TRAUMA ESPINAL

DEFINIÇÕES

O trauma da coluna vertebral é definido no Capítulo 40 (p. 1399).

CONSIDERAÇÕES GERAIS E FISIOPATOLOGIA CLINICAMENTE RELEVANTE

A fisiopatologia do trauma espinal é discutida no Capítulo 40. A coluna toracolombar é o local mais comum de fratura/luxação em cães e gatos, e a causa mais comum é o traumatismo automobilístico. A fratura/luxação das regiões da coluna torácica caudal e lombar caudal é mais frequentemente encontrada, presumivelmente porque essas regiões são mais móveis em comparação com os segmentos vertebrais craniais e caudais. É muito comum que cães e gatos com trauma toracolombar tenham lesões associadas a outras partes do corpo (p. ex., pneumotórax, contusões pulmonares, outras lesões ortopédicas), e uma segunda região de fratura/luxação da coluna está presente em aproximadamente 20% desses pacientes.

DIAGNÓSTICO

Apresentação Clínica

Sinais Clínicos

Assim como no trauma cervical da coluna vertebral (p. 1400), nenhuma predileção de raça ou sexo foi observada para o traumatismo da coluna vertebral toracolombar, mas esse tipo de lesão tende a ocorrer mais comumente em animais mais jovens (menos de 5 anos).

Histórico

Assim como no trauma cervical da coluna vertebral (p. 1400), há frequentemente uma história conhecida de traumatismo automobilístico em pacientes com lesão da coluna toracolombar. Em alguns casos, o paciente pode ter desaparecido por algum tempo antes de ser descoberto com evidência de dor no dorso e paraparesia/paraplegia. Cães e gatos que sofreram traumas externos podem apresentar-se por outras razões que não o trauma da coluna toracolombar (p. ex., fraturas pélvicas, fraturas apendiculares, lesão cerebral). Os defeitos neurológicos nesses pacientes, referindo-se a uma mielopatia T3-L3, podem ser sutis ou ofuscados pelo problema apresentado. É importante manter um alto índice de suspeita de lesão medular toracolombar nesses casos.

Achados de Exame Físico

Além de seguir os princípios básicos do manejo do choque, os dois aspectos mais importantes a serem considerados no manejo do cão ou gato com suspeita de lesão de coluna toracolombar são (1) avaliar o paciente quanto a lesões concomitantes (p. ex., pneumotórax, contusões pulmonares e outras lesões ortopédicas) e (2) limitar o movimento do paciente caso a instabilidade esteja presente. Se a instabilidade for suspeitada ou confirmada, o paciente deve ser imobilizado (i.e., preso a uma estrutura rígida), especialmente se esse paciente for transportado para outro local para atendimento após o tratamento de emergência do choque. Se a instabilidade é suspeitada ou confirmada, o exame neurológico é modificado para evitar o movimento excessivo de segmentos vertebrais instáveis. A coluna é cuidadosamente palpada para áreas de contorno anormal e hiperestesia. Quando os dígitos do membro pélvico são verificados quanto à presença ou ausência de PDP, é importante que a coluna não se mova quando o cão ou gato retira o membro, pois isso pode causar movimento do local da fratura/luxação e subsequente dor, que pode ser interpretada erroneamente como sensação de dor proveniente dos dígitos do pé estimulados pelo examinador.

Diagnóstico por Imagem

A imagem diagnóstica para fratura/luxação da coluna é discutida no Capítulo 40 para lesão da coluna cervical (p. 1400). A quantidade de deslocamento vertebral aparente na imagem não é necessariamente indicativa da extensão do dano parenquimatoso. Após a fratura/luxação, os segmentos podem se mover de volta para algum grau de realinhamento, mesmo se o deslocamento no momento da lesão estiver completo, causando a transecção da medula espinal. Preferimos examinar inicialmente imagens de radiografias da coluna vertebral e de TC no pré e no pós-operatório se a cirurgia for realizada.

Achados Laboratoriais

Tal como acontece com cães e gatos com lesões da coluna vertebral cervical (p. 1400), pacientes com lesão da coluna toracolombar isolada geralmente apresentam achados laboratoriais normais (p. ex., leucograma de estresse, níveis elevados de enzimas hepáticas). Lesões em outros sistemas orgânicos podem resultar em outras anormalidades laboratoriais (p. ex., valores anormais de gases no sangue arterial com lesão pulmonar, níveis elevados de nitrogênio ureico no sangue e creatinina com danos ao trato urinário).

DIAGNÓSTICO DIFERENCIAL

Assim como na lesão da coluna cervical (p. 1400), não há diagnósticos diferenciais razoáveis se o evento traumático foi testemunhado. Extrusão de disco traumática concomitante não é comum, mas deve ser considerada. A fratura/luxação toracolombar após pequenos traumas deve levar à uma busca por uma patologia subjacente (p. ex., tumor, infecção, hiperparatireoidismo). Como mencionado, outras lesões traumáticas associadas precisam ser identificadas e abordadas em cães e gatos com trauma conhecido da coluna toracolombar.

MANEJO CLÍNICO

O tratamento clínico geral para traumatismo da coluna vertebral é discutido no Capítulo 40 (p. 1401). O tratamento clínico para cães e gatos com fratura/luxação toracolombar é tipicamente escolhido para casos com evidência mínima de deslocamento e suspeita de baixo nível de instabilidade (p. ex., fraturas por compressão). Em alguns casos, esse rumo terapêutico é escolhido principalmente por razões financeiras. O tratamento clínico para fratura/luxação toracolombar geralmente inclui confinamento estrito, suporte para o dorso e medicamentos para tratamento da dor. Várias opções para construir um órtese estão disponíveis. O suporte deve ser bem acolchoado (p. ex., acolchoamento fundido) e deve incorporar um material rígido (p. ex., fibra de vidro, hastes metálicas). O cirurgião deve presumir que a órtese proporcione uma pequena quantidade de estabilização adicional ao paciente; o confinamento estrito ainda é fundamental, mesmo com uma órtese bem construída. Alguns pacientes podem precisar ser sedados durante o período de confinamento, dependendo do seu comportamento. Múltiplas opções estão disponíveis para terapia analgésica parenteral e oral em cães e gatos (Capítulo 13).

Pacientes com traumatismo toracolombar da coluna vertebral, tratados apenas por terapia clínica, podem ter períodos prolongados de decúbito e inatividade. É extremamente importante fornecer acolchoamento adequado (para evitar úlceras de pressão), cuidado adequado da bexiga, alternar os lados de decúbito com frequência (para evitar úlceras de pressão, atelectasia e pneumonia subsequente), fisioterapia de amplitude de movimento (para prevenir contratura muscular) e nutrição e hidratação adequadas. O uso de um carrinho paraparético é contraindicado nesses pacientes; o carrinho pode criar um braço de alavanca no local da instabilidade.

TRATAMENTO CIRÚRGICO

Manejo Pré-cirúrgico

O manejo pré-cirúrgico do paciente submetido à cirurgia da coluna toracolombar é discutido na p. 1404.

Anestesia

Ver p. 1366 para o manejo anestésico de animais submetidos à cirurgia da coluna vertebral. Além disso, consulte a Tabela 32.2 para considerações anestésicas no paciente com traumatismo ortopédico.

Anatomia Cirúrgica

Ver p. 1404 para anatomia cirúrgica pertinente da coluna toracolombar.

Posicionamento

O posicionamento do paciente para a abordagem da coluna toracolombar é discutido nas pp. 1405 a 1408.

TÉCNICA CIRÚRGICA

Dependendo do local específico, aborde a coluna bilateralmente, como descrito nas pp. 1405 a 1408 (abordagem dorsal da coluna cranial e do meio do tórax, abordagem dorsal da coluna toracolombar). Se uma hemilaminectomia, uma laminectomia dorsal ou um procedimento combinado estiver indicado, execute o procedimento desejado conforme descrito nas pp. 1406 a 1408. Durante a exposição, evite o movimento excessivo do segmento instável, usando cautério bipolar e dissecção aguda, se necessário. Coloque grampos de campo penetrantes ou pinças de sustentação óssea (p. ex., pinças de redução de travamento rápido) nos processos espinhosos dorsais, craniais e caudais à fratura/luxação, e use-os para reduzir suavemente a fratura/luxação. Visualize as articulações do processo articular adjacente (i.e., nas regiões não deslocadas) para ajudar a avaliar o nível apropriado de redução (na coluna lombar e torácica caudal, o processo ou faceta cranial geralmente se situa mais dorsalmente do que o processo articular caudal). De medial para lateral, coloque um pequeno fio K (0,035 ou 0,045 polegada [0,889 ou 1,143 mm]) através dos processos articulares no local de luxação, se possível (processo caudal envolvido primeiramente, depois processo cranial) assim que a redução for alcançada (Figura 41.33);

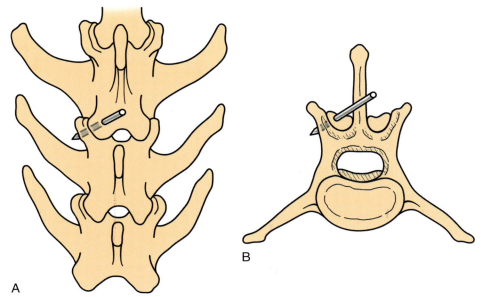

Figura 41.33 Técnica para estabilização temporária usando um fio K através dos processos articulares. (A) Vista dorsal. (B) Vista axial.

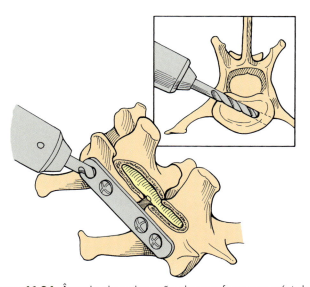

Figura 41.34 Ângulo de colocação do parafuso nas vértebras lombares (detalhe).

isso deve manter a redução enquanto os implantes estão sendo colocados. A colocação do pino nas vértebras torácicas e a técnica para a fixação segmentar modificada da coluna vertebral são descritas no tratamento da hemivértebra (p. 1418). O posicionamento dos pinos nas vértebras lombares é semelhante, mas um ângulo menos agudo é considerado; normalmente, 45 ou mais graus a partir da vertical (um ângulo de aproximadamente 50 a 70 graus) são usados para perfuração prévia para os parafusos da placa (Figura 41.34). A área-alvo para os implantes vertebrais na região lombar é entre a base do processo acessório dorsalmente e o "cotovelo" do processo transverso ventralmente. Parafusos (geralmente corticais) podem ser usados em vez de pinos, dependendo da preferência do cirurgião. Quando os parafusos são usados, eles podem ser autorrosqueantes após a perfuração de um orifício-guia, mas preferimos perfurar os orifícios primeiramente. A fixação pino/PMMA ou parafuso/PMMA para fratura/luxação vertebral toracolombar em geral é realizada bilateralmente (Figura 41.35). As placas do corpo vertebral podem ser colocadas nas vértebras torácicas caudais e nas vértebras lombares. Na região torácica, as cabeças das costelas podem precisar ser perfuradas ou desarticuladas para acomodar a placa (Figura 41.36). Ao usar placas na região lombar, faça um "sulco" ventral paralelo ao eixo longo da coluna na base do processo transverso (Figura 41.37) para ajudar a adaptar a placa à vértebra e evitar o deslizamento durante a aplicação. Ao usar placas, engate um mínimo de quatro córtices com parafusos em cada lado de uma fratura/luxação.

A rizotomia das raízes nervosas nem sempre é necessária quando as placas do corpo vertebral são aplicadas, mas pode ser necessária em alguns casos. Por causa do risco de danificar as contribuições da raiz nervosa ao nervo femoral caudal à vértebra L4, alguns cirurgiões não aplicam placas caudais a esta vértebra. A colocação de placas além do nível vertebral de L4 também se torna tecnicamente difícil devido à interferência das asas iliais. A colocação de placas dos processos espinhosos dorsais usando placas plásticas ou metálicas é uma opção menos comumente adotada para fratura/luxação da coluna toracolombar (Figura 41.38); recomenda-se a incorporação de três segmentos vertebrais craniais e caudais ao local de instabilidade com este modo de estabilização. O fechamento é de rotina para todos esses métodos de estabilização. A ressecção da musculatura epaxial para efetuar o fechamento geralmente não é necessária.

MATERIAIS DE SUTURA E INSTRUMENTOS ESPECIAIS

Além da instrumentação-padrão necessária para a cirurgia da coluna vertebral toracolombar (p. 1414), os pinos rosqueados de perfil positivo, parafusos corticais e esponjosos, placas ósseas e equipamento de revestimento, PMMA e pinças de redução de fragmentos pequenos ASIF® devem estar disponíveis. Dependendo da preferência do cirurgião, podem também ser desejados sistemas específicos de placas nos processos espinhosos dorsais (p. ex., placas espinais de plástico, placas Auburn de aço).

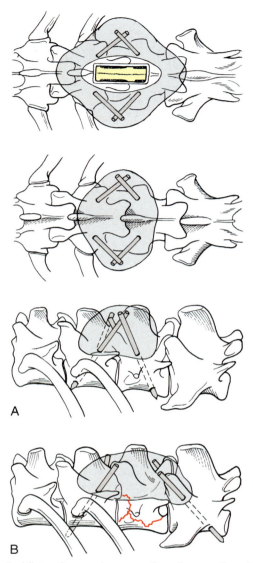

Figura 41.35 Fixação bilateral com pinos e polimetilmetacrilato (A) com e (B) sem realização concomitante de laminectomia.

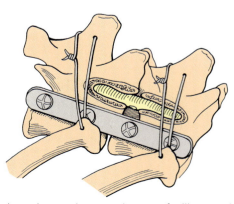

Figura 41.36 Desarticulação das cabeças das costelas para facilitar a colocação do corpo vertebral na coluna torácica caudal. As costelas foram conectadas aos processos espinhosos dorsais.

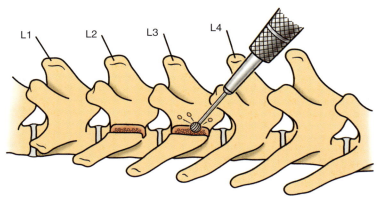

Figura 41.37 Fenda de placa ventral criada na base do processo transverso de uma vértebra lombar.

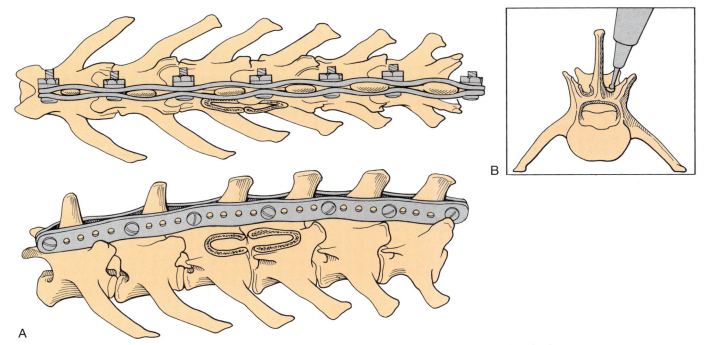

Figura 41.38 (A) Coloque placas de plástico de processo espinhoso dorsal em cada lado dos processos espinhosos dorsais. Coloque as porcas e os parafusos nas placas e entre os processos espinhosos. (B) Para facilitar o contato uniforme da placa com todos os processos espinhosos dorsais abrangidos pela placa, remova quaisquer pontos de faceta laminar ou contato articular das placas com uma broca pneumática de alta velocidade.

CUIDADO E AVALIAÇÃO PÓS-CIRÚRGICOS

O cuidado e avaliação pós-cirúrgicos do paciente com trauma raquimedular toracolombar é semelhante ao descrito para o paciente com trauma da coluna cervical (p. 1402).

COMPLICAÇÕES

Complicações da cirurgia para lesão da coluna toracolombar incluem piora neurológica após a cirurgia, colocação inadequada do implante (p. ex., lesão iatrogênica na medula espinal, má aquisição óssea), falha do implante, migração do implante, pneumotórax iatrogênico (com fixação vertebral cranial e mediotorácica), infecção pós-operatória e formação de seroma no pós-operatório.

PROGNÓSTICO

Em cães e gatos com preservação da PDP para os membros pélvicos, o prognóstico para o tratamento médico ou cirúrgico é geralmente favorável. Ao contrário do quadro de extrusão do disco intervertebral toracolombar, a perda da percepção de dor profunda com trauma externo (p. ex., trauma por automóvel) está associada a um prognóstico muito ruim; estimativas para recuperação funcional nesses pacientes são geralmente menores que 10%.

REFERÊNCIAS BIBLIOGRÁFICAS

1. Fenn J, Drees R, Volk HA, et al. Comparison of clinical signs and outcomes between dogs with presumptive ischemic myelopathy and dogs with acute noncompressive nucleus pulposus extrusion. *J Am Vet Med Assoc*. 2016;249:767-775.
2. Gaitero L, Nykamp S, Daniel R, et al. Comparison between cranial thoracic intervertebral discherniations in German shepherd dogs and other large breed dogs. *Vet Radiol Ultrasound*. 2013;54:133-138.
3. Hearon K, Berg JM, Bonczynski JJ, et al. Upper thoracic disc disease (T1-T9) in large-breed dogs. *J Am AnimHosp Assoc*. 2014;50:105-111.
4. Cardy TJ, Tzounos CE, Volk HA, et al. Clinical characterization of thoracolumbar and lumbar intervertebral disk extrusions in English cocker spaniels. *J Am Vet Med Assoc*. 2016;248:405-412.
5. Aikawa T, Shibata M, Asano M, et al. A comparison of thoracolumbar intervertebral disc extrusion in French bulldogs and dachshunds and association with congenital vertebral anomalies. *Vet Surg*. 2014;43:301-307.
6. Murakami T, Feeney DA, Willey JL, et al. Evaluation of the accuracy of neurologic data, survey radiographic results, or both for localization of the site of thoracolumbar intervertebral disk herniation in dogs. *Am J Vet Res*. 2014;75:251-259.
7. Cooper JJ, Young BD, Griffin JFt, et al. Comparison between noncontrast computed tomography and magnetic resonance imaging for detection and characterization of thoracolumbar myelopathy caused by intervertebral disk herniation in dogs. *Vet Radiol Ultrasound*. 2014;55:182-189.
8. Gomes SA, Volk HA, Packer RM, et al. Clinical and magnetic resonance imaging characteristics of thoracolumbar intervertebral disk extrusions and protrusions in large breed dogs. *Vet Radiol Ultrasound*. 2016;57:417-426.
9. De Decker S, Gomes SA, Packer RM, et al. Evaluation of magnetic resonance imaging guidelines for differentiation between thoracolumbar intervertebral disk extrusions and intervertebral disk protrusions in dogs. *Vet Radiol Ultrasound*. 2016;57:526-533.
10. Levine JM, Levine GJ, Johnson SI, et al. Evaluation of the success of medical management for presumptive cervical intervertebral disk herniation in dogs. *Vet Surg*. 2007;36:492-499.
11. Mann FA, Wagner-Mann CC, Dunphy ED, et al. Recurrence rate of presumed thoracolumbar intervertebral disc disease in ambulatory dogswithspinal hyperpathia treated with anti-inflammatory drugs: 78 cases (1997-2000). *J Vet Emerg Crit Care*. 2007;17:53.
12. Aikawa T, Fujita H, Shibata M, et al. Recurrent thoracolumbar intervertebral disc extrusion after hemilaminectomy and concomitant prophylactic fenestration in 662 chondrodystrophic dogs. *Vet Surg*. 2012;41:381-390.
13. Palamara JD, Bonczynski JJ, Berg JM, et al. Perioperative cefovecin to reduce the incidence of urinary tract infection in dogs undergoing hemilaminectomy. *J Am Anim Hosp Assoc*. 2016;52:297-304.
14. Aikawa T, Fujita H, Kanazono S, et al. Long-term neurologic outcome of hemilaminectomy and disk fenestration for treatment of dogs with thoracolumbar intervertebral disk herniation: 831 cases (2000-2007). *J Am VetMed Assoc*. 2012;241:1617-1626.
15. Jeffery ND, Barker AK, Hu HZ, et al. Factors associated with recovery from paraplegia in dogs with loss of pain perception in the pelvic limbs following intervertebral disk herniation. *J Am Vet Med Assoc*. 2016;248:386-394.
16. Ferrand FX, Moissonnier P, Filleur A, et al. Thoracolumbar partial lateral corpectomy for the treatment of chronic intervertebral disc disease in 107 dogs. *Ir Vet J*. 2015;68:27.
17. Salger F, Ziegler L, Bottcher IC, et al. Neurologic outcome after thoracolumbar partial lateral corpectomy for intervertebral disc disease in 72 dogs. *Vet Surg*. 2014;43:581-588.
18. Flegel T, Münch M, Held K, et al. Multiple thoracolumbar partial lateral corpectomies in 17 dogs. *TierarztlPraxAusg K KleintiereHeimtiere*. 2016;44:397-403.
19. Gutierrez-Quintana R, Guevar J, Stalin C, et al. A proposed radiographic classification scheme for congenital thoracic vertebral malformations in brachycephalic "screw-tailed" dog breeds. *Vet Radiol Ultrasound*. 2014;55:585-591.
20. Dewey CW, Davies E, Bouma JL. Kyphosis and kyphoscoliosis associated with congenital malformations of the thoracic vertebral bodies in dogs. *Vet ClinNorth Am Small Anim Pract*. 2016;46:295-306.
21. Faller K, Penderis J, Stalin C, et al. The effect of kyphoscoliosis on intervertebral disc degeneration in dogs. *Vet J*. 2014;200:449-451.
22. Guevar J, Penderis J, Faller K, et al. Computer-assisted radiographic calculation of spinal curvature in brachycephalic "screw-tailed" dog breeds with congenital thoracic vertebral malformations: reliability and clinical evaluation. *PLoS ONE*. 2014;9:e106957.
23. Brewer DM, Cerda-Gonzalez S, Dewey CW, et al. Spinal cord nephroblastoma in dogs: 11 cases (1985-2007). *J Am Vet Med Assoc*. 2011;238:618-624.
24. Liebel FX, Rossmeisl Jr JH, Lanz OI, et al. Canine spinal nephroblastoma: long-term outcomes associated with treatment of 10 cases (1996-2009). *Vet Surg*. 2011;40:244-252.

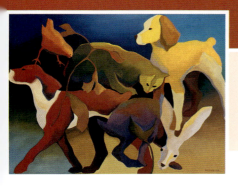

Cirurgia da Cauda Equina

PRINCÍPIOS GERAIS E TÉCNICAS

DEFINIÇÕES

A **cauda equina** é um cordão de raízes nervosas derivadas dos segmentos terminais da medula espinal de L7 caudalmente (Cd1-Cd5), que passa pelo canal vertebral na região lombossacra. A **área lombossacra**, ou **junção lombossacra**, é o osso (p. ex., vértebra L7, sacro) e tecido conjuntivo (p. ex., cápsulas dos processos articulares L7-S1, ligamento interarqueado, disco intervertebral) envolvendo a cauda equina. A **laminectomia dorsal** é a remoção da lâmina; isso geralmente envolve a remoção parcial ou completa do processo espinhoso dorsal de L7 e partes cranianas da coluna sacral. A **facetectomia** é a remoção parcial ou total dos processos articulares (facetas) L7-S1, e a **foraminotomia** é a remoção de regiões específicas desses processos para ampliar o forame intervertebral L7-S1. Tanto a facetectomia como a foraminotomia são usadas nesta região da coluna para aliviar a pressão na raiz nervosa de L7, se necessário. **Disestesia** e **parestesia** são termos semelhantes que descrevem sensações anormais causadas pela irritação de raízes nervosas e/ou nervos. Descrições de tais sensações anormais em pessoas incluem picadas, queimação e formigamento. Acredita-se que os cães com lesões da cauda equina tenham sensações semelhantes, porque os pacientes afetados frequentemente olham ou mordem as áreas ao redor da anca e dos membros pélvicos.

CONSIDERAÇÕES GERAIS

O sinal clínico mais comum associado às lesões da cauda equina é a dor (hiperestesia). A hiperestesia pode surgir da compressão e/ou inflamação das meninges e raízes nervosas da cauda equina (particularmente as raízes nervosas de L7), componentes ósseos da área lombossacra, disco L7-S1 ou processo articular L7-S1 (faceta) e cápsulas articulares. A hiperestesia pode se manifestar de várias maneiras. Alguns pacientes apresentam desconforto óbvio ao levantar-se ou sentar-se. Outros podem relutar em pular ou subir escadas. Uma claudicação uni ou bilateral do membro pélvico, que pode ser exacerbada pelo aumento da atividade, também pode indicar hiperestesia na região lombossacra e da cauda equina. Com algumas condições, o paciente pode parecer estar em constante dor (p. ex., discoespondilite, tumor vertebral), enquanto em outras, a palpação cuidadosa da área lombossacra é necessária para induzir uma resposta dolorosa. Cães e gatos com lesões da cauda equina frequentemente parecem doloridos na extensão das articulações coxofemorais. Isso pode ser porque a extensão está puxando raízes nervosas que já estão irritadas por um processo de doença na junção lombossacra. Alternativamente, esses pacientes podem apresentar displasia congênita do quadril que não tem significado clínico ou menor significado do que o distúrbio da cauda equina. Como os sinais clínicos da doença da cauda equina podem imitar os da displasia do quadril, é importante não confundir os dois distúrbios, especialmente em cães que estejam predispostos a ambos os distúrbios e possam ter evidência radiológica de displasia do quadril (p. ex., Pastores-alemães). Há evidências de que a presença de vértebras lombossacras de transição seja um fator predisponente para o desenvolvimento de estenose lombossacra degenerativa (ELSD) e displasia do quadril.[1,2]

Deficits proprioceptivos também são frequentemente evidentes em pacientes com lesões da cauda equina. A interferência nas fibras proprioceptivas aferentes no nível da cauda equina pode produzir vários graus de *deficits* proprioceptivos nos membros pélvicos. Isso pode ser tão leve quanto reações de posicionamento proprioceptiva tardia ou tão grave quanto a ataxia do membro pélvico com o arrastamento do aspecto dorsal dos dedos dos pés ("andar com nó dos dedos"). Cães com lesões de cauda equina não são tipicamente atáxicos da maneira que a ataxia é geralmente descrita; estes cães não apresentam ataxia do tronco ao caminhar; em vez disso, eles ocasionalmente dão um passo em falso e tropeçam. Os defeitos proprioceptivos podem ou não ser simétricos. Os *deficits* motores voluntários aos músculos inervados pelo nervo isquiático e os nervos caudais (inervação coccígeo-caudal) podem ser clinicamente detectáveis, pois os segmentos do cordão e as raízes nervosas da cauda equina originam esses nervos. A fraqueza dos membros pélvicos pode ser aparente em caso de danos às contribuições do nervo isquiático, e diminuição a ausência do tônus e movimento da cauda podem ocorrer com danos nos segmentos caudais e/ou raízes nervosas. Durante a fase de apoio da marcha do membro pélvico, os pacientes com lesões da cauda equina, às vezes, giram interna ou externamente a pata traseira. Este fenômeno pode ser devido à falta de propriocepção, mas também pode ser causado pela interferência na inervação dos músculos responsáveis pela rotação do quadril.

Em alguns casos, o paciente pode exibir uma posição de cauda anormalmente baixa, que o proprietário nota com frequência. Atividade reflexa anormal, como diminuição a ausência dos reflexos de retração e gastrocnêmico, pode ser observada. Em nossa experiência, a maioria dos cães com compressão da cauda equina progressiva (p. ex., ELSD) tem retração pélvica apenas no nível do tarso. O reflexo patelar é tipicamente normal ou pode aparecer aumentado. Os músculos caudais da coxa normalmente inibem a ação do grupo muscular do quadríceps quando o reflexo patelar é desencadeado. A remoção desta influência antagonista tônica pela interrupção do suprimento nervoso para os músculos da coxa caudal pode resultar em reflexo patelar aparentemente hiperativo (i.e., pseudo-hiper-reflexia patelar). Um reflexo perineal diminuído a ausente pode resultar de lesões da cauda equina. Anormalidades urinárias e fecais, com graus variados de incontinência urinária e fecal, podem ocorrer com danos nos segmentos sacrais e/ou nas raízes. A disfunção da bexiga é classicamente do tipo do neurônio motor inferior (NMI). *Deficits* nociceptivos (percepção da dor) em áreas dos membros pélvicos, períneo e cauda podem ocorrer com lesões graves da cauda equina; estes são geralmente de natureza traumática.

Manejo Pré-cirúrgico

As especificidades do manejo pré-cirúrgico dependem, em grande parte, do processo da doença. Nos casos de ELSD, a maioria dos pacientes se beneficiará de analgésicos antes do agendamento para a cirurgia. Existem várias opções de terapia medicamentosa analgésica oral para esses pacientes, incluindo anti-inflamatórios não esteroidais (AINE), tramadol e gabapentina ou pregabalina (Tabela 34.3). A pregabalina parece ser eficaz no alívio da dor associada à compressão da raiz nervosa em cães com ELSD. Em nossa opinião, não há vantagem dos glicocorticoides sobre os AINE em pacientes com lesões da cauda equina, e há potenciais desvantagens do uso de glicocorticoides.

Os pacientes com evidência radiográfica de espondilite (p. 1457) devem ser tratados com regimes antibióticos apropriados (p. ex., cefadroxila oral, 22 mg/kg a cada 8 horas, ou clindamicina, 11 mg/kg a cada 8 horas). O espaço em disco L7-S1 é o local mais comum para a discoespondilite, e alguns cães terão esse processo infeccioso, além do ELSD. É prudente controlar a infecção antes de considerar a descompressão cirúrgica; em alguns casos, o tratamento da infecção resolve os sinais clínicos da doença e a cirurgia não é necessária. Nas fraturas/luxações traumáticas da área lombossacra, o tratamento é semelhante ao descrito para o trauma em outras regiões da coluna vertebral (pp. 1399 e 1421). Esses pacientes precisam ser estabilizados do ponto de vista cardiovascular e avaliados quanto a lesões em outros órgãos e sistemas. Além disso, precisam ser mantidos o mais imóveis possível para evitar maiores danos às raízes nervosas da cauda equina.

Considerações Anestésicas

O manejo anestésico do paciente com lesão da cauda equina é semelhante ao descrito para pacientes com outros distúrbios cirúrgicos da coluna vertebral (p. 1366).

Antibióticos

Antibióticos intravenosos (IV) (p. ex., cefazolina, 22 mg/kg IV) devem ser administrados no período peroperatório (30 minutos antes do início da cirurgia e a cada 90 a 120 minutos após a cirurgia) e descontinuados após a cirurgia ou dentro de 24 horas. Em casos de suspeita de discoespondilite bacteriana, os antibióticos orais são administrados em longo prazo (meses).

Anatomia Cirúrgica

A junção lombossacra tem muitas características em comum com outras regiões da coluna lombar (p. 1404), mas existem várias características únicas (Figura 42.1). O processo espinhoso dorsal de L7 é consideravelmente mais curto que o de L6, e o forame intervertebral da junção lombossacra é achatado dorsoventralmente em comparação com as vértebras lombares craniais. Os aspectos laterais deste forame têm sido referidos como os *recessos laterais* e contêm a raiz nervosa de L7, que corre caudalmente em direção ao forame intervertebral de L7-S1. O sacro é composto de três vértebras fundidas, e os processos espinhosos dorsais fundidos formam uma crista sacral mediana. A lâmina dorsal do sacro é consideravelmente mais fina do que a lâmina dorsal de L7, e em cães e gatos pequenos, pode não haver uma camada medular interna de osso esponjoso visualmente distinguível. As proeminentes asas ilíacas da pelve projetam-se dorsalmente sobre o aspecto dorsal do sacro e cranialmente no nível do espaço discal L6-L7.

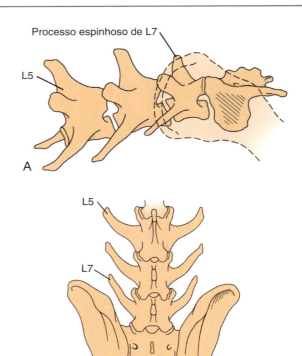

Figura 42.1 Anatomia da junção lombossacra. (A) Vista lateral. (B) Vista dorsal.

Estruturas de tecidos moles clinicamente relevantes na junção lombossacra incluem a terminação da medula espinal e das raízes nervosas da cauda equina, bem como tecidos articulares e ligamentares de suporte e vasos sanguíneos. Em cães de raças média a grande, a medula espinal termina (*cone medular*) no nível vertebral L6 ou L7 (Figura 42.2). Em cães e gatos pequenos, a medula espinal termina mais caudalmente, em torno do nível vertebral de S1. O *filamento terminal* é uma extensão meníngea além do cone medular que se liga à vértebra caudal (coccígea). Como no restante do canal vertebral, os seios venosos pareados (plexos venosos vertebrais internos) estão localizados no assoalho do canal. *Vasos radiculares* (artéria e veia) passam através dos forames intervertebrais L7-S1 juntamente com a raiz nervosa L7. Vasos sanguíneos pequenos também saem dos forames dorsais sacrais; estes são geralmente cauterizados na cirurgia ou ocluídos com cera óssea. Os tecidos conjuntivos de suporte na junção lombossacra incluem o disco intervertebral e os ligamentos longitudinais dorsais ventralmente, as cápsulas dos processos articulares (facetas) lateralmente e o ligamento amarelo (ligamento interarqueado) e os ligamentos interespinhosos dorsalmente.

TÉCNICA CIRÚRGICA

A laminectomia dorsal é usada para acessar a cauda equina, com ou sem remoção do tecido do processo articular (foraminotomia ou facetectomia). O posicionamento adequado é crucial para o desempenho de uma laminectomia dorsal nesta região da coluna vertebral. O paciente deve ser posicionado de uma maneira que abra o espaço L7-S1. Os membros pélvicos são flexionados e posicionados ao longo do abdome do paciente (Figura 42.3).

CAPÍTULO 42 Cirurgia da Cauda Equina   1429

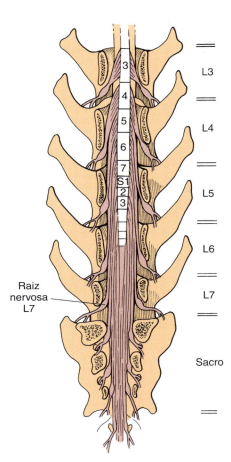

Figura 42.2 Relação anatômica dos corpos vertebrais com a terminação da medula espinal e cauda equina em um cão de médio a grande porte.

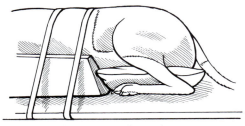

Figura 42.3 O posicionamento de pacientes com os membros pélvicos dobrados sob o abdome ajuda a acentuar o espaço interarqueado L7-S1.

Laminectomia Dorsal

Posicione o paciente em decúbito esternal com os membros pélvicos puxados cranialmente, como mostra a Figura 42.3. Mantenha esta posição com sacos de areia, toalhas, uma almofada de ar desinflada ou uma calha em V. Usando as cristas ilíacas e o processo espinhoso dorsal de L6 como pontos de referência, crie uma incisão na linha média do processo espinhoso dorsal de L5 até o final da crista sacral (base da cauda). Realize uma incisão acentuada através de tecido subcutâneo e gordura para alcançar a espessa fáscia lombodorsal. Incise essa camada fascial na linha média e ao redor dos processos espinhosos dorsais de interesse com uma lâmina nº 11, uma tesoura de Mayo ou uma combinação das duas. Eleve os músculos multífidos lombar (cranialmente) e sacrocau-

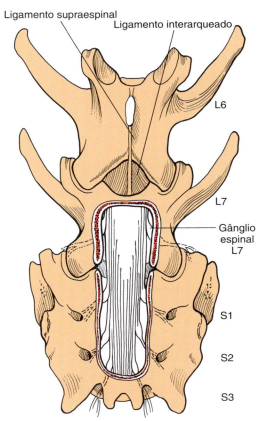

Figura 42.4 A laminectomia dorsal de L7-S1, S2 fornece exposição do filamento terminal e da cauda equina.

dal dorsal medial (caudalmente) dos processos espinhosos dorsais e da crista sacral mediana usando elevadores periosteais de Freer (cães pequenos e gatos) ou osteótomos Army/Navy (cães grandes). Continue essa elevação periosteal para expor a lâmina dorsal de L7 e do sacro. A exposição da junção L7-S1 é facilitada pela exposição de L6-L7. Exponha totalmente os processos articulares de L7-S1 lateralmente no nível do aspecto medial do ílio de cada lado. Coloque afastadores de Gelpi cranial e caudalmente. Excise precisamente o ligamento interarqueado entre L7 e S1. Identifique o espaço interarqueado de L7-S1 e excise cuidadosamente o tecido do ligamento amarelo com uma lâmina nº 11 e uma pinça Bishop-Harmon sem dentes de modo que as bordas ósseas do L7 caudal e S1 cranial sejam visualizadas. Remova o processo espinhoso dorsal de L7 e a metade cranial da crista sacral mediana com um cortador de osso e/ou uma pinça de ponta fina. Use uma broca pneumática de alta velocidade para criar o defeito de laminectomia dorsal, perfurando através do osso cortical externo e osso esponjoso interno para alcançar a camada cortical interna. Os aspectos laterais da lâmina dorsal de L7 são mais espessos e a lâmina dorsal do sacro é consideravelmente mais fina que a de L7.

Uma vez que o osso cortical interno esteja macio o suficiente, remova-o com uma pinça de ponta fina de Lempert e/ou corte-o com a extremidade de um gancho auricular de Gross ou uma cureta. Remova qualquer periósteo remanescente e/ou ligamento interarqueado (ligamento amarelo) e gordura epidural sobrejacente para expor a cauda equina (Figura 42.4). Em alguns casos crônicos de ELSD, o ligamento amarelo e/ou o endósteo podem estar aderidos às raízes nervosas; neste caso, disseque cuidadosamente o tecido conjuntivo das raízes nervosas com uma lâmina nº 11. Usando uma sonda (p. ex., gancho auricular de Gross ou cureta), explore as bordas do defeito de laminectomia, em especial lateralmente e na região de cada forame intervertebral. Se a compressão da raiz nervosa de L7 ainda for aparente após a laminectomia dorsal e a remoção do tecido do anel compressivo, realize uma facetectomia ou foraminotomia.

Facetectomia e Foraminotomia

Realize uma facetectomia incisando e removendo com precisão o processo articular do tecido da cápsula articular de L7-S1 e, em seguida, perfurando as facetas de dorsal a ventral com uma broca pneumática de alta velocidade. Remova o aspecto mais ventral das facetas com uma pinça de ponta fina de Lempert para evitar enlaçar a raiz nervosa de L7 com a broca. Para realizar uma foraminotomia, faça uma bissecção visual do comprimento dorsoventral das facetas articulares L7-S1. Usando uma broca pequena (de 1 a 2 mm), faça um orifício longitudinal através do tecido da faceta nessa bissecção e, em seguida, recorte a camada ventral do osso (limite dorsal do forame intervertebral) com uma pinça de ponta fina de Lempert. Recomenda-se uma broca angulada para este procedimento. Tentar uma foraminotomia por perfuração dentro do forame intervertebral não é recomendado por medo de danificar a raiz nervosa de L7. Feche o local como de rotina. Para ajudar a prevenir a formação de seroma, use um padrão subcuticular interrompido para o fechamento.

REPARAÇÃO DA CAUDA EQUINA

As raízes nervosas da cauda equina são mais resistentes à lesão em comparação com o parênquima da medula espinal e respondem a lesões de modo similar à resposta dos nervos periféricos. A lesão nervosa é tipicamente classificada de acordo com a gravidade. Da menos grave à mais grave, as lesões nervosas são classificadas como classe I (neuropraxia), classe II (axoniotmese) e classe III (neurotmese) (Tabela 42.1). A lesão classe I ou neuropraxia refere-se a uma ausência transitória da função do nervo, com pouco ou nenhum dano estrutural aos axônios ou às estruturas de sustentação de tecido conjuntivo. Essa disfunção temporária pode ser decorrente de isquemia (sem dano estrutural) e/ou desmielinização paranodal leve. O grau de disfunção motora e proprioceptiva é variável, mas a função nociceptiva é preservada na sua maior parte (os axônios de grande diâmetro são preferencialmente afetados). A recuperação espontânea é esperada dentro de alguns dias a 1 mês, dependendo do grau de desmielinização. A atrofia muscular neurogênica é improvável, já que os axônios estão estruturalmente intactos. Com lesão classe II (axonotmese), alguns ou todos os axônios do nervo são rompidos estruturalmente, mas o tecido conjuntivo de sustentação (p. ex., lâmina basal da célula de Schwann, endoneuro) permanece intacto. Estes axônios podem regredir ao longo do arcabouço do tecido conjuntivo. Pode-se esperar substancial disfunção, proprioceptiva e nociceptiva, cuja extensão depende do número de axônios lesionados. A atrofia muscular neurogênica é provável com essa classe de lesão. A lesão classe III ou neurotmese denota a completa secção dos axônios do nervo, bem como o tecido conjuntivo de sustentação. Estes axônios não crescerão novamente (ausência de arcabouço-guia) sem intervenção cirúrgica. A disfunção motora, proprioceptiva e nociceptiva completa (i.e., sem percepção da dor) ocorre com essa classe de lesão. A atrofia muscular neurogênica é esperada. Uma lesão grave classe II pode ser clinicamente indistinguível de uma lesão classe III. Além da extensão da lesão nervosa, o comprimento do nervo necessário para regenerar afeta o prognóstico. Os axônios crescem a uma taxa de 1 a 4 mm por dia. Em pessoas com lesões nervosas, a degeneração da placa motora muscular tende a ocorrer se o nervo danificado não restabelecer o contato com o músculo-alvo em 18 meses. Portanto, as lesões do nervo proximal têm prognóstico mais seguro do que as lesões distais, mesmo que ocorra a regeneração axonal.

MATERIAIS DE SUTURA E INSTRUMENTOS ESPECIAIS

Material de sutura e instrumentos especiais para a cirurgia da cauda equina são os mesmos utilizados para cirurgia da coluna toracolombar (pp. 1374 e 1414).

CUIDADO E AVALIAÇÃO PÓS-CIRÚRGICOS

Cuidado e avaliação pós-cirúrgicos são semelhantes aos descritos para pacientes submetidos a cirurgia da coluna vertebral toracolombar. Passeios curtos com guia são permitidos após a cirurgia para cães com ELSD, mas caminhadas mais longas, corrida ou subir e descer escadas podem levar à formação de seroma. Os pacientes com fratura/luxação na área lombossacra devem se submeter ao mínimo de exercício nas primeiras 2 a 3 semanas após a cirurgia (caminhadas curtas para urinar e defecar) e gradualmente retornar à atividade normal em um período de 2 a 3 meses. Cuidado adequado vesical e prevenção de sujeira fecal da região perineal são necessários em pacientes com distúrbios da cauda equina que perderam total ou parcialmente a continência urinária ou fecal, respectivamente.

COMPLICAÇÕES

Complicações graves não são comumente encontradas em cães submetidos à cirurgia para distúrbios da cauda equina. Como em qualquer cirurgia medular, o agravamento neurológico resultante da

TABELA 42.1	Causas e Características das Lesões Nervosas	
Classificação de Lesão Nervosa	Causas	Características
Classe I (neuropraxia)	Isquemia (sem dano estrutural) e/ou desmielinização paranodal leve	Falta transitória de função nervosa Pouco ou nenhum dano estrutural aos axônios Disfunção motora e proprioceptiva variável A função nociceptiva é geralmente preservada Recuperação espontânea dentro de dias a 1 mês
Classe II (axonotmese)	Principalmente vista em lesão por esmagamento	Ruptura estrutural de axônios O suporte do tecido conjuntivo permanece intacto Os axônios podem regredir ao longo do arcabouço do tecido conjuntivo Disfunção motora proprioceptiva e nociceptiva substancial Atrofia muscular neurogênica
Classe III (neurotmese)	Ocorre com contusão grave, estiramento ou laceração	Completa separação dos axônios do nervo e do tecido conjuntivo Axônios não regredirão sem intervenção cirúrgica Disfunção motora, proprioceptiva e nociceptiva completa Atrofia muscular neurogênica

manipulação do tecido neural durante a cirurgia é sempre um risco, ainda que pequeno. A complicação mais comum após a cirurgia da cauda equina é o desenvolvimento de um seroma no local da cirurgia. As recomendações atuais são aplicar uma compressa quente na região do seroma várias vezes por dia. Isso geralmente resolve o problema. A drenagem intermitente ou contínua também é uma opção, mas pode predispor o paciente a desenvolver uma infecção da ferida. Em pacientes com disfunção da bexiga tipo NMI, infecções recorrentes do trato urinário são uma complicação provável após a cirurgia, e deve-se ter atenção meticulosa ao esvaziamento da bexiga para minimizar esse problema. As complicações possíveis em pacientes traumatizados com implantes incluem falha do implante, colocação inadequada do implante (p. ex., no canal vertebral) e infecção associada ao implante.

CONSIDERAÇÕES ESPECIAIS RELACIONADAS COM A IDADE

Há poucas considerações relativas à idade clinicamente importantes associadas à cirurgia na cauda equina. Em pacientes imaturos com fratura/luxação traumática em L7-S1, o cirurgião deve estar ciente de que a capacidade de retenção de implante de osso imaturo é inferior à de um adulto. Cães mais velhos são mais propensos a desenvolver discoespondilite do que cães mais jovens; portanto, deve-se estar ciente de que alguns pacientes mais velhos com suspeita de ELSD podem ter a estenose como uma condição primária ou que contribui para o quadro clínico.

DOENÇAS ESPECÍFICAS

ESTENOSE LOMBOSSACRA DEGENERATIVA

DEFINIÇÕES

ELSD é um distúrbio compressivo da cauda equina causado por protrusão de tecidos de sustentação (anel do disco intervertebral, cápsula do processo articular, ligamento interarqueado) no canal vertebral. O comprometimento de um ou de ambos os forames intervertebrais L7-S1, com subsequente compressão da(s) raiz(raízes) nervosa(s) de L7, também é um componente importante desse distúrbio. **Vértebras de transição** são vértebras malformadas que possuem características de forma de dois tipos vertebrais diferentes. A vértebra L7 em cães com ELSD geralmente tem uma aparência segmentada como o sacro; isso é chamado *sacralização* da vértebra lombar. O sacro, nestes cães, tem por vezes características de uma vértebra lombar (p. ex., processo transverso unilateral ou bilateral); isso é chamado de *lombarização* do sacro.

CONSIDERAÇÕES GERAIS E FISIOPATOLOGIA CLINICAMENTE RELEVANTE

A patogênese da ELSD envolve degeneração tipo II e subsequente protrusão do disco intervertebral L7-S1 no canal vertebral (Figura 42.5). Existem muitas outras alterações degenerativas na junção lombossacra, indicativas de instabilidade crônica. A espondilose ventral é frequentemente apreciada na junção lombossacra nesses pacientes, mas, por si só, esse achado radiográfico tem pouco significado clínico. Algumas das alterações degenerativas, além da protrusão discal, que podem levar à compressão da cauda equina incluem colapso do espaço do disco intervertebral em L7-S1 e subluxação das facetas articulares L7-S1 (processos articulares); o aspecto craniodorsal do sacro pode se deslocar ventralmente ao aspecto caudodorsal da vértebra L7; hipertrofia e invaginação

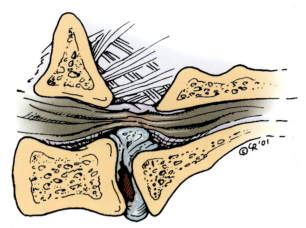

Figura 42.5 Ilustração esquemática mostrando um disco em protrusão no espaço do disco intervertebral L7-S1.

(ventralmente) do ligamento interarqueado (ligamento amarelo) localizado entre as linhas dorsais de L7 e S1 podem ocorrer; e hipertrofia de estruturas de tecidos moles (p. ex., cápsula articular), bem como formação de osteófitos associados aos processos articulares de L7-S1 (facetas), pode ser observada. Tem sido demonstrado que a extensão da junção lombossacra (lordose) resulta em uma diminuição significativa no volume do forame intervertebral L7-S1, em comparação com as posições neutra e flexionada; a flexão da junção lombossacra tem o efeito oposto, aumentando o volume do forame L7-S1. Em um estudo volumétrico de tomografia computadorizada (TC), o estreitamento dinâmico do forame intervertebral L7-S1 em extensão foi mais pronunciado em cães Pastores-alemães com características clínicas de ELSD em comparação com cães Pastores-alemães sem evidência clínica de ELSD.[3]

Razões para os processos degenerativos crônicos envolvidos na ELSD são desconhecidas. Em Pastores-alemães (assim como em outros cães de raças grandes), a presença de vértebras de transição na junção lombossacra tem sido associada ao desenvolvimento de ELSD. Cães com vértebras lombossacras de transição são aproximadamente oito vezes mais propensos a desenvolver ELSD do que cães sem tais vértebras anômalas. Cães com vértebras lombossacras de transição também desenvolvem sinais clínicos de ELSD 1 a 2 anos mais cedo do que cães com estenose lombossacra que não têm estas vértebras anormais. Além de ter uma alta incidência de vértebras de transição na junção lombossacra, os Pastores-alemães demonstraram ter uma orientação diferente dos processos articulares vertebrais (facetas) nas regiões lombar e lombossacra caudal da coluna vertebral e um maior grau de tropismo articular facetário nesta região, em comparação com outros cães de grande porte. Tropismo articular facetário significa uma assimetria no ângulo de orientação entre os processos articulares da esquerda e da direita (facetas) em um dado nível de articulação. Essas diferenças anatômicas, assim como a propensão de os Pastores-alemães terem vértebras lombossacras de transição, podem explicar, em parte, a prevalência da raça para ELSD.

DIAGNÓSTICO

Apresentação Clínica
Sinais Clínicos

Esta é uma síndrome patológica comum que tipicamente afeta cães adultos de raça grande (geralmente de meia-idade a mais velhos). Segundo alguns relatos, há uma predileção masculina por essa doença. O Pastor-alemão parece estar particularmente predisposto a ELSD.

Histórico

A maioria dos cães com ELSD tem histórico de dor crônica (semanas a meses) e claudicação uni ou bilateral do membro pélvico, com ou sem fraqueza. A dor é muitas vezes localizada no dorso, mas em muitos casos os donos não têm certeza se a dor está associada ao dorso ou aos membros pélvicos. Outros achados no histórico incluem dificuldade de levantar, incapacidade ou falta de vontade para subir escadas ou para exercícios, arrastar as unhas dos pés dos membros pélvicos, atrofia muscular na região da coxa caudal, incontinência urinária e/ou fecal, e/ou posição anormal (geralmente baixa) da cauda com diminuição do movimento e morder/mastigar a base da cauda e/ou patas do membro pélvico.

Achados de Exame Físico

Os sinais clínicos são variáveis, mas a dor lombossacra é um achado precoce e consistente. A dor pode se manifestar de várias maneiras, como a relutância em se levantar ou sentar, e claudicação uni ou bilateral do membro pélvico. Dor e claudicação podem ser agudas ou crônicas, e persistentes ou episódicas. Esses sinais clínicos podem ser interpretados erroneamente como sendo devidos a doença ortopédica, principalmente a displasia do quadril. Muitos desses cães têm evidência radiográfica de displasia do quadril, o que torna esta uma armadilha particularmente fácil de cair quando o único sinal clínico óbvio de uma anomalia é dor e/ou claudicação dos membros pélvicos. Se não forem tratados, os sinais clínicos de disfunção podem evoluir para perda proprioceptiva nos membros pélvicos, fraqueza motora voluntária (na área de distribuição do nervo isquiático) e incontinência urinária/fecal, geralmente nessa ordem. Reflexos de retirada de membros pélvicos deficientes são mais evidentes no nível do tarso nos casos de ELSD; as flexões nas regiões do quadril e do joelho geralmente parecem normais. Apesar de ser tipicamente indicativa de compressão da cauda equina progressivamente grave, a incontinência urinária e/ou fecal ocasionalmente compreende a queixa clínica primária inicial nos casos de ELSD. A palpação cuidadosa da região lombossacra, incluindo colocar em lordose a coluna caudal enquanto se pressiona a região lombossacra, geralmente provoca uma resposta dolorosa nos pacientes afetados. A maioria dos cães afetados com esta doença também tem óbvios defeitos nos testes de posicionamento proprioceptivos dos membros pélvicos.

Diagnóstico por Imagem

O diagnóstico definitivo da ELSD é feito por imagem da região lombossacra e demonstra compressão da cauda equina. A ressonância magnética (RM) (Figura 42.6) e a TC (Figura 42.7) são os procedimentos de imagem de escolha para ELSD, com todos os outros procedimentos de imagem tendo passado rapidamente para categoria de interesse histórico. Para avaliar os forames intervertebrais L7-S1 por RM, os planos para imagem parassagital oblíqua têm sido recomendados em relação aos planos parassagitais convencionais, pois avaliam com maior precisão as dimensões do forame.[4] Embora as alterações degenerativas na junção lombossacra (p. ex., espondilose, desalinhamento do sacro com a vértebra L7) possam frequentemente ser observadas nas radiografias simples da região, imagens adicionais são necessárias para demonstrar a compressão da cauda equina. Diversos procedimentos foram defendidos no passado, incluindo mielografia, epidurografia, venografia do seio vertebral e discografia. Como o saco tecal terminal (espaço subaracnóideo) da medula espinal em cães de raças grandes muitas vezes termina cranialmente à junção lombossacra, a mielografia pode não fornecer consistentemente informações úteis. A venografia do *seio vertebral* é considerada um procedimento de imagem tecnicamente difícil e pouco confiável. *Discografia* é um método de imagem acurado para ELSD, mas fornece informações limitadas,

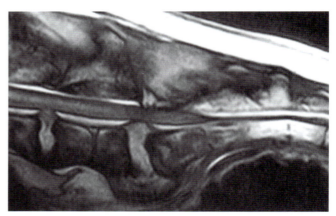

Figura 42.6 Imagem de ressonância magnética sagital (ponderada em T2) de um cão com estenose lombossacra degenerativa. Há protrusão nos espaços do disco intervertebral L6-L7 e L7-S1.

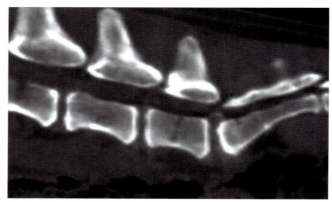

Figura 42.7 Imagem de tomografia computadorizada mediossagital reconstruída de um cão com estenose lombossacra degenerativa.

principalmente do disco intervertebral. A *epidurografia* também é considerada um procedimento de contraste relativamente acurado para identificar a compressão da cauda equina. A combinação de discografia/epidurografia também tem demonstrado ser um método de diagnóstico por imagem útil para ELSD. Há evidências de que cães sem sinais clínicos de doença na cauda equina podem ter achados de imagem consistentes com o diagnóstico de ELSD e que o grau de compressão da cauda equina evidente na imagem não se correlaciona necessariamente com a presença ou a gravidade da doença. As evidências em estudos de imagem consistentes com o diagnóstico de ELSD também podem ser um achado incidental em alguns cães. É também evidente que a extensão da compressão da cauda equina apreciada em tais estudos de imagem não é necessariamente indicativa da gravidade da doença em pacientes que exibem sinais clínicos de ELSD. Cães de meia-idade a idosos, de raça grande, frequentemente demonstram hiperestesia à palpação da junção lombossacra durante um exame neurológico que nada tem a ver com a queixa apresentada ou com o diagnóstico final. Em outras palavras, alguns cães com ELSD podem ter sinais clínicos sutis ou inaparentes que só podem ser provocados à palpação. É imperativo perceber que o foco na junção lombossacra em alguns pacientes pode levar a negligenciar outro distúrbio espinal que é o principal responsável pelos *deficits* clínicos. Em pacientes com defeitos sutis (p. ex., *deficits* proprioceptivos do membro pélvico e hiperestesia espinal), pode valer a pena ter uma imagem de levantamento da região toracolombar (p. ex., pesquisa de ressonância magnética T2-sagital) para garantir que a lesão lombossacra não seja um achado incidental. Eletromiografia concorrente realizada na musculatura epaxial, na cauda e nos membros pélvicos pode melhorar a precisão do diagnóstico com as várias modalidades de imagem. Os potenciais evocados somatossensoriais do nervo tibial também se mostraram anormais em cães com evidência clínica de ELSD.[5]

Achados Laboratoriais

Achados laboratoriais em cães com ELSD são geralmente inespecíficos. Um leucograma de estresse pode ser evidente em pacientes que receberam terapia com glicocorticoides.

DIAGNÓSTICO DIFERENCIAL

Os diagnósticos diferenciais para ELSD incluem doença infecciosa/inflamatória (p. ex., discoespondilite, osteomielite vertebral), neoplasia (tecido vertebral ou mole) e trauma (fratura/luxação). A displasia do quadril pode produzir muitos sinais semelhantes aos da ELSD, mas pode ser descartada como única explicação para os sinais clínicos do paciente com um exame neurológico.

MANEJO CLÍNICO

A terapia medicamentosa para ELSD consiste em repouso forçado e medicação anti-inflamatória/analgésica e é frequentemente recomendada para cães com sinais de hiperestesia apenas. A terapia não cirúrgica é muitas vezes ou eficaz transitoriamente ou ineficaz para esta doença. No entanto, em um estudo retrospectivo com seguimento em longo prazo (média e mediana de aproximadamente 3 anos), 55% dos cães com ELSD tratados clinicamente tiveram resultados bem-sucedidos.[6]

TRATAMENTO CIRÚRGICO

Em pacientes com *deficits* neurológicos ou naqueles em que a dor é refratária ao tratamento não cirúrgico, a cirurgia é o modo preferido de terapia. A cirurgia consiste usualmente em laminectomia dorsal sobre o espaço intervertebral L7-S1, por vezes combinada com a remoção de tecido mole hipertrofiado (p. ex., material de disco anular). Deve-se notar que não há evidências de que a ressecção do material do disco (anulectomia e discectomia parcial) melhore os desfechos clínicos apenas com a laminectomia dorsal, mas que há evidência de que a laminectomia dorsal combinada com discectomia resulta em desestabilização significativa da articulação L7-S1, incluindo colapso dinâmico do forame intervertebral.[7,8] O alargamento do forame intervertebral L7-S1 (foraminotomia) ou a remoção das facetas articulares (facetectomia) também pode ser necessária se a compressão da raiz nervosa de L7 for observada. Muitos cirurgiões não defendem a estabilização cirúrgica rotineira da articulação lombossacral, mas isso pode ser aconselhável em alguns casos (p. ex., facetectomia bilateral). Existem numerosas técnicas publicadas para a estabilização da região lombossacra, algumas das quais são discutidas no tópico Trauma. Recentemente, um procedimento minimamente invasivo de bloqueio vertebral transilíaco (BVT) foi descrito para o tratamento de cães com ELSD. Nesta técnica, o paciente é fixado com a articulação lombossacra em posição flexionada, e um parafuso transilíaco pré-medido é fluoroscopicamente (braço C) colocado através de um pino-alvo destacável (usando o processo espinhoso dorsal L7 como contratração), fixando o espaço L7-S1 em distração (Figura 42.8). Em uma avaliação prospectiva de 59 cães com ELSD tratados com o procedimento BVT, aumentos significativos na distância da placa terminal L7-S1 e as áreas médias dos forames L7-S1 foram documentados por meio de medidas de TC.[9]

Manejo pré-cirúrgico

O manejo pré-cirúrgico da cirurgia da cauda equina é discutido na p.1428.

Anestesia

Anestesia para pacientes submetidos à cirurgia da coluna vertebral é discutida na p. 1366.

Anatomia Cirúrgica

A anatomia cirúrgica pertinente da área lombossacra e da cauda equina é discutida nas pp. 1404 e 1428.

Posicionamento

O posicionamento para laminectomia dorsal em L7-S1 é discutido na p. 1429.

TÉCNICA CIRÚRGICA

As técnicas cirúrgicas para laminectomia dorsal em L7-S1, facetectomia e foraminotomia são descritas nas pp. 1428 a 1430. A remoção do anel fibroso em protrusão pode ser indicada em alguns casos. Para remover o anel dorsal em protrusão do disco L7-S1, retraia suavemente as raízes nervosas medialmente à raiz nervosa de L7 de um lado para expor o disco naquele lado. Use agulhas de calibre 25 para atuar como retratores colocando-as no disco, segurando o canhão da agulha com uma pinça hemostática Mosquito reta durante a inserção (Figura 42.9). Corte uma cunha do anel do disco usando uma lâmina afiada número 11 e remova-a com pinças hemostáticas retas ou com as pontas de uma pinça Lempert. Remova as agulhas e repita o procedimento no lado oposto. Controle de hemorragia do seio venoso, se necessário, como descrito na p. 1366.

MATERIAIS DE SUTURA E INSTRUMENTOS ESPECIAIS

Os materiais de sutura e instrumentos especiais para laminectomia dorsal ou foraminotomia/facetectomia na junção lombossacra são os mesmos utilizados para cirurgia da coluna vertebral toracolombar (pp. 1374 e 1414).

COMPLICAÇÕES

As complicações da cirurgia na junção lombossacra são discutidas na p. 1430.

PROGNÓSTICO

O prognóstico para a recuperação funcional deste distúrbio geralmente é bom a excelente com intervenção cirúrgica e razoável para tratamento medicamentoso sozinho (ver Manejo Clínico). Resultados bem-sucedidos após a cirurgia foram relatados na maioria dos casos. Parece que, embora a melhora na continência possa ocorrer em cães com incontinência fecal e/ou urinária pré-cirúrgica (de semanas a meses após a cirurgia), a resolução da incontinência provavelmente não ocorrerá na maioria dos casos. A incontinência não é resolvida após cirurgia descompressiva em metade a dois terços dos casos. Foi demonstrado que a melhora ou a resolução da incontinência é muito menos provável em cães que foram incontinentes por mais de 1 mês, em comparação com aqueles que têm históricos mais curtos de incontinência. As taxas de recorrência para ELSD variam entre

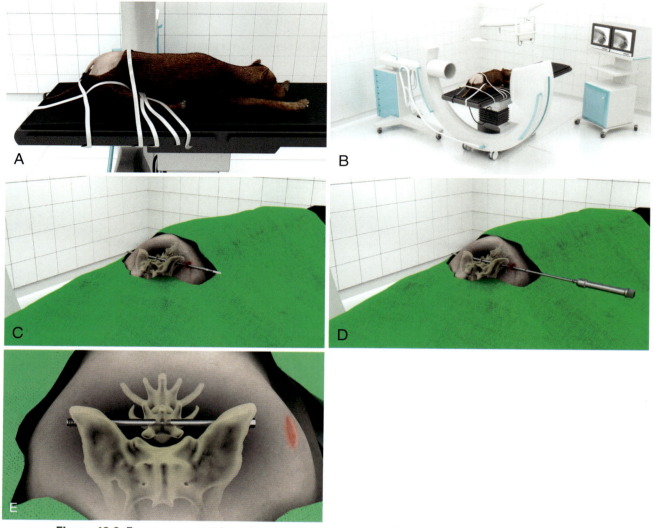

Figura 42.8 Etapas esquemáticas do procedimento de bloqueio vertebral transilíaco minimamente invasivo. (A) Posicione o paciente. (B) Posicione o braço em C (fluoroscópio). (C) Perfure o pino-alvo (através de uma incisão na pele). (D) Pino-alvo no lugar, conectado ao implante. (E) Implante em posição, pino-alvo desconectado. (De Müller F, Schenk HC, Forterre F. Short-term and long-term effects of a minimally invasive transilial blocking procedure on the lumbosacral morphometry in dogs measured by computed tomography. *Vet Surg*. 2017; 46[3]:354–366.)

3 e 18%. A recorrência é mais provável em cães muito ativos (i.e., cães de trabalho). Para os 39 cães no estudo prospectivo da BVT disponível para acompanhamento em longo prazo (1 ano), todos melhoraram em pelo menos um grau neurológico (usando um sistema de classificação de três graus: disfunção leve, moderada e grave); além disso, 78% dos proprietários indicaram, via questionário, que recomendariam o procedimento.[9]

NEOPLASIA

DEFINIÇÕES

As neoplasias envolvendo a vértebra lombossacra e as raízes nervosas são semelhantes às das regiões cervical e toracolombar (pp. 1396 e 1429). Como em outras áreas da coluna vertebral, os tumores da cauda equina podem ser primários (p. ex., tumor maligno da bainha nervosa) ou secundários (p. ex., tumor do corpo vertebral L7 ou S1).

CONSIDERAÇÕES GERAIS E FISIOPATOLOGIA CLINICAMENTE RELEVANTE

Tumores das vértebras lombossacras e raízes nervosas são raros. O tipo de tumor, a localização (p. ex., coluna, tecido mole circundante ou raiz nervosa) e a classificação (p. ex., extradural, intradural extramedular ou intramedular) são semelhantes aos das neoplasias da coluna cervical, torácica e lombar (pp. 1396 e 1429). Independentemente do tipo ou localização do tumor, uma vez que a massa da invasão se torne grande o suficiente para causar compressão e isquemia da cauda equina, qualquer um dos sinais neurológicos associados à ELSD ou fratura/luxação pode ocorrer.

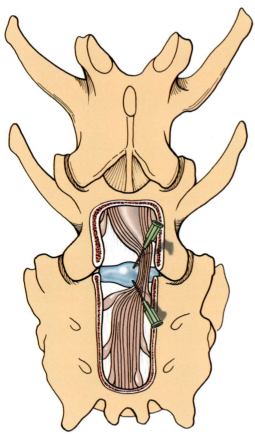

Figura 42.9 Retraia as raízes nervosas lateralmente com cuidado para facilitar a excisão do anel fibroso dorsal hipertrofiado. Use agulhas colocadas no disco para manter a retração das raízes nervosas.

DIAGNÓSTICO

Apresentação Clínica

Sinais Clínicos

Não há predileção por sexo ou raça em pacientes com tumores da região lombossacra ou cauda equina. Geralmente, os pacientes com tumores da coluna vertebral têm mais de 5 anos. Uma exceção são exostoses cartilaginosas solitárias ou múltiplas, que geralmente ocorrem em pacientes com menos de 1 ano. Outra exceção é o linfossarcoma, que frequentemente afeta animais jovens.

Histórico

O histórico depende da localização específica da neoplasia, bem como do grau e do tempo da compressão da cauda equina. Os pacientes podem apresentar graus variáveis de dor no dorso, com ou sem paraparesia ambulatorial de NMI. Pacientes com tumores de raiz nervosa da cauda equina geralmente têm uma história crônica de claudicação do membro pélvico (i.e., monoparesia de sinal radicular). À medida que o tumor aumenta e comprime mais a cauda equina, a paraparesia se torna evidente. Pacientes com tumores do corpo vertebral ou do tecido mole circundante (extradural) podem apresentar histórico agudo de dores lombares e paraparesia ambulatorial ou não ambulatorial. O exame histórico cuidadoso pode revelar dor lombar prévia (p. ex., semanas a meses) ou claudicação do membro pélvico.

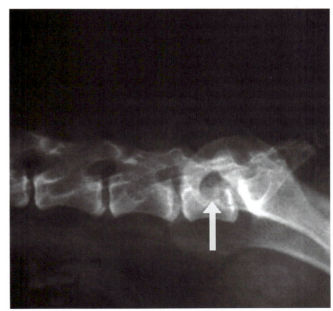

Figura 42.10 Radiografia lateral de um cão com lise do forame intervertebral L7-S1 *(seta)* sugestiva de tumor de raiz nervosa.

Achados de Exame Físico

Os resultados físicos e neurológicos do exame variam dependendo da localização anatômica do tumor (p. ex., coluna, tecido mole paraespinal, raiz nervosa), grau de compressão/isquemia da raiz nervosa, raízes nervosas específicas envolvidas e efeitos secundários associados (p. ex., síndrome paraneoplásica). Geralmente, os pacientes apresentam qualquer combinação de sinais de NMI associados à compressão da cauda equina.

Diagnóstico por Imagem

Os achados radiográficos sugestivos de neoplasia vertebral incluem osteólise do corpo vertebral e/ou osteoprodução. Estes resultados estão geralmente associados a tumores ósseos primários (p. ex., osteossarcoma, condrossarcoma, fibrossarcoma). A lise de um forame intervertebral sugere um tumor da raiz nervosa (p. ex., neurofibroma, meningioma) (Figura 42.10). O diagnóstico de neoplasia que afeta a área lombossacra e a cauda equina é mais bem realizado por RM (Figura 42.11) ou por TC.

Achados Laboratoriais

Os achados laboratoriais são geralmente normais ou refletem síndromes paraneoplásicas (p. ex., hipercalcemia, gamopatia monoclonal). Pacientes com dores lombares grave e aqueles tratados com corticosteroides podem ter um leucograma de estresse.

DIAGNÓSTICO DIFERENCIAL

Diagnósticos diferenciais para disfunção da cauda equina incluem ELSD; fratura/luxação; discoespondilite; osteomielite vertebral; embolias fibrocartilaginosas; neoplasia de coluna, tecido mole circundante ou raízes nervosas; doença degenerativa crônica do disco; extrusão de disco intervertebral herniada; ou estenose lombossacra congênita. A displasia coxofemoral pode causar muitos sinais semelhantes aos da doença da cauda equina, mas isso pode ser descartado como uma explicação única para os sinais clínicos do paciente com um exame neurológico.

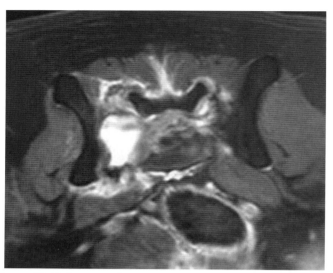

Figura 42.11 Imagem de ressonância magnética axial (com contraste, ponderada em T1) da região lombossacra de um cão. Uma grande massa (condrossarcoma) invadindo o canal vertebral é evidente.

MANEJO CLÍNICO

O tratamento clínico é direcionado tanto para a lesão primária quanto para os efeitos secundários do tumor. A terapia com glicocorticoides geralmente não é recomendada para tratamento primário da lesão da raiz nervosa. Como a maioria das neoplasias lombossacras, o tratamento clínico definitivo requer exposição cirúrgica e biópsia incisional ou excisional para determinar o tipo de tumor e planejar quimioterapia adjunta apropriada, imunoterapia, radioterapia ou terapia combinada.

TRATAMENTO CIRÚRGICO

Os objetivos do tratamento cirúrgico incluem o diagnóstico definitivo de compressão da cauda equina (p. ex., neoplasia, hérnia de disco, abscesso); descompressão e remoção de massa; biópsia incisional ou excisional (excisão cirúrgica ampla é preferível, se possível); estadiamento do tumor e, se necessário, estabilização da coluna vertebral. Se a excisão cirúrgica ampla criar instabilidade vertebral, a estabilização será realizada conforme descrito na p. 1438. O diagnóstico histológico definitivo é usado para planejar a quimioterapia adjunta, a radioterapia ou a terapia combinada.

Manejo Pré-cirúrgico

Os pacientes recebem fluidos IV antes da cirurgia. O manejo pré-cirúrgico de pacientes com neoplasia lombossacra é semelhante ao descrito para pacientes com qualquer lesão compressiva lombossacra (p. 1428). Esteroides pré-operatórios não são indicados porque não protegem as raízes nervosas. Se houver suspeita de instabilidade lombossacra, deve-se tomar cuidado para apoiar a pelve durante as manipulações.

Anestesia

O esquema anestésico sugerido para uso em pacientes com distúrbios da coluna vertebral é discutido na p. 1366.

Anatomia Cirúrgica

A anatomia cirúrgica pertinente da área lombossacra e da cauda equina é discutida nas páginas 1408 e 1428.

Posicionamento

A exposição de neoplasias da região lombossacra geralmente requer uma abordagem dorsal e laminectomia dorsal ampla com facetectomia uni ou bilateral e foraminotomia. Se a estabilização for necessária, uma abordagem dorsal também é recomendada. Portanto, posicione o paciente em decúbito esternal com as patas traseiras dobradas sob o abdome para flexionar suavemente a junção lombossacra (Figura 42.3). Esta posição facilita a exposição do espaço de interarqueado dorsal.

TÉCNICA CIRÚRGICA

Tumores Malignos da Bainha Nervosa

Os tumores que envolvem as raízes nervosas da cauda equina, quando percorrem o canal vertebral lombossacro, são mais bem abordados por meio de laminectomia dorsal, facetectomia e foraminotomia, conforme descrito nas pp. 1428 a 1430. É importante identificar a raiz ou as raízes nervosas específicas a serem ressecadas e ter conhecimento do efeito da ressecção na função neurológica do paciente. Os *deficits* neurológicos criados pela ressecção única ou múltipla da raiz nervosa podem incapacitar o paciente a um nível inaceitável. Nesses casos, biópsia para diagnóstico histopatológico e tratamento clínico adjunto podem ser indicados.

> **NOTA** Se possível, elimine o tumor de modo a incluir 2 cm de tecido adjacente de aparência normal.

Entre no canal vertebral elevando cuidadosamente a camada periosteal interna com uma espátula dentária ou íris e uma pinça oftálmica. Remova qualquer gordura epidural remanescente. Identifique raízes nervosas da cauda equina no assoalho do canal vertebral. Use uma sonda (p. ex., gancho e cureta auricular de Gross) para seguir cuidadosamente as raízes nervosas S1 e L7 conforme elas percorrem o assoalho do canal vertebral. Identifique a raiz nervosa de L7 contra o aspecto caudal do pedículo de L7 e siga-a conforme ela desaparece pelo forame intervertebral de L7-S1. Examine cuidadosamente cada raiz nervosa em busca de evidências de aumento difuso ou abaulamento localizado. Se a lesão for passível de ressecção, identifique a raiz nervosa envolvida, cuidadosamente cauterize a raiz cranial à lesão usando cautério bipolar, transecte a raiz com uma lâmina de bisturi nº 11 e eleve cuidadosamente a porção transectada da raiz. Siga a raiz nervosa afetada caudalmente até a lesão e complete a ressecção conforme descrito anteriormente. Reexamine a cauda equina para descartar múltiplos tumores da raiz nervosa. Lave a ferida cirúrgica e feche os tecidos próximos rotineiramente.

Tumores que Envolvem o Corpo Vertebral ou Tecidos Moles Circundantes

Os tumores que envolvem o corpo vertebral ou os tecidos moles adjacentes são mais bem abordados por meio de laminectomia dorsal, conforme descrito na p. 1429. Realize uma laminectomia dorsal para remover o osso afetado e providenciar a descompressão da cauda equina. Se o envolvimento ósseo for extenso e não passível de ressecção, use um trépano ou uma cureta óssea para realizar uma biópsia do osso afetado e execute uma laminectomia dorsal para fazer a descompressão da cauda equina. Se houver envolvimento de estruturas de tecidos moles adjacentes, realize uma biópsia de áreas representativas. Se tecido neoplásico apresentar cavidade ou abscesso, obtenha amostras para cultura anaeróbia e aeróbia e teste de suscetibilidade. Se a instabilidade da coluna for diagnosticada ou ocorrer como resultado da descompressão, faça a estabilização da coluna vertebral, conforme descrito na p. 1438.

CUIDADO E AVALIAÇÃO PÓS-CIRÚRGICOS

Pacientes com neoplasia da coluna lombossacra devem ser monitorados no pós-operatório de forma semelhante a pacientes com outros distúrbios da coluna vertebral lombossacra. Em geral, estão indicados confinamento estrito, analgésicos conforme necessário, caminhadas curtas com uso de tipoia abdominal, evacuação frequente da bexiga urinária e exames neurológicos diários. Monitoramento de longo prazo e terapia medicamentosa adjunta dependem do tipo de tumor e das margens cirúrgicas.

PROGNÓSTICO

O prognóstico depende do tipo de tumor (atividade biológica), das margens cirúrgicas (porcentagem de ressecção do tumor) e da sensibilidade à terapia adjunta (quimioterapia, radioterapia ou terapia combinada). As neoplasias extradurais malignas tendem a ter um prognóstico desfavorável, as neoplasias extradurais benignas têm um prognóstico favorável e as neoplasias extradurais intramedulares (p. ex., tumores de compartimento misto, tais como tumores malignos da bainha nervosa) têm um prognóstico reservado a desfavorável.

TRAUMA

DEFINIÇÕES

A ruptura traumática ou patológica das estruturas de tecido mole ósseo e de suporte das vértebras caudal lombar, sacral e caudal inicial (p. ex., L6-Cd1 a L6-Cd5) pode resultar em fratura vertebral ou luxação e subsequente compressão da raiz nervosa (p. ex., cauda equina). As fraturas da coluna lombossacra também são chamadas de *costas quebradas, fratura lombar caudal* e *fratura vertebral*.

CONSIDERAÇÕES GERAIS E FISIOPATOLOGIA CLINICAMENTE RELEVANTE

As fraturas e luxações da vértebra lombar caudal, articulação lombossacra, sacro e vértebras caudais geralmente resultam de trauma flexional direto nos quartos posteriores. As fraturas são geralmente oblíquas ou curtas oblíquas envolvendo o corpo vertebral de L6 ou L7 e podem ser acompanhadas de luxação das facetas articulares. O deslocamento cranioventral do segmento caudal ocorre tipicamente devido às forças musculares que atuam no sacro e na pelve, junto com o peso da massa pélvica (Figura 42.12). As fraturas lombossacras são bastante comuns devido à relação estático-cinética do sacro relativamente fixo com os corpos vertebrais lombares caudais e caudais do animal, que são móveis. A causa mais comum de fratura/luxação é o trauma veicular. A medula espinal geralmente termina no corpo de L6 em cães; portanto, os sinais neurológicos são geralmente associados a traumas nas raízes nervosas da cauda equina, em vez da medula espinal. Nos gatos, a medula espinal frequentemente termina no corpo de S1. Devido à capacidade de as raízes nervosas resistirem a lesões traumáticas, o deslocamento substancial da fratura ou luxação ainda pode deixar o paciente neurologicamente intacto. Por outro lado, fraturas ou luxações podem ocorrer, nas quais o deslocamento grave dos segmentos de fratura/luxação causa fixação ou avulsão das raízes nervosas e ocasionalmente produzirá trauma na medula espinal caudal; os defeitos neurológicos nesses pacientes são muitas vezes profundos. Como mencionado anteriormente neste capítulo, a estabilização da junção lombossacra pode ser justificada em alguns casos de ELSD como adjuvante à laminectomia dorsal com ou sem discectomia.

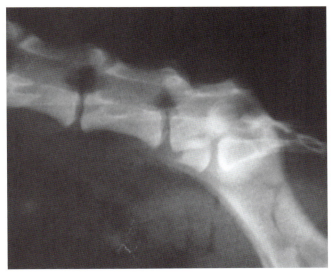

Figura 42.12 Radiografia lateral de um cão com fratura em L7. Observe o deslocamento cranioventral do sacro, pelve e fragmento da fratura de L7, que é típico dessas fraturas.

Os procedimentos discutidos nesta seção para trauma na região lombossacra podem ser adaptados aos casos de ELSD.

DIAGNÓSTICO

Apresentação Clínica

Sinais Clínicos

Não há predileção específica de idade, sexo ou raça para fratura/luxação lombossacra canina ou felina. No entanto, os cães são mais propensos a sofrer esta lesão do que os gatos, e há uma tendência de cães com menos de 3 anos serem mais afetados.

Histórico

A maioria dos cães e gatos com fratura/luxação lombossacra tem uma história recente de trauma veicular. Os pacientes geralmente apresentam graus variados de dor lombar, paraparesia deambulatória ou não deambulatória e diminuição do tônus anal e da cauda. Os gatos ocasionalmente apresentam fraturas/luxações da região sacrococcígea resultantes de suspeita de lesão por tração. Em teoria, as rodas dos carros prendem as caudas desses gatos enquanto eles correm para evitar serem atropelados. A tração resultante aplicada à cauda equina pode resultar em dano neurológico temporário ou permanente. Esses gatos frequentemente exibem graus variados de incontinência urinária e fecal, além de disfunção da cauda. Alguns gatos também exibem disfunção dos membros pélvicos.

Achados de Exame Físico

A lesão traumática grave muitas vezes produz lesões adicionais (p. ex., cardiopulmonar, urinária, hérnia diafragmática, esqueleto apendicular, uma segunda fratura/luxação vertebral). Um exame físico completo de cada sistema para identificar lesões simultâneas é necessário. Pacientes que lutam durante o exame físico ou aqueles com profundos *deficits* neurológicos devem ser presos a uma plataforma rígida para evitar mais traumas na raiz nervosa até que providências definitivas possam ser tomadas.

A fratura/luxação lombossacra pode causar trauma e compressão prolongada da cauda equina. As raízes nervosas mais comumente envolvidas são L6, L7, S1-S3 e Cd1-Cd5. Os principais nervos associados a essas raízes nervosas incluem nervo isquiático (L6, L7, S1 e/ou S2), nervo pélvico (S1-S3), ramos perineal e retal caudal do nervo pudendo (S1-S3) e nervos caudais (coccígeos da cauda (Cd1-Cd5). Devido à anatomia regional inervada pela cauda equina, a isquemia e/ou compressão podem produzir uma grande variedade de sinais neurológicos. Embora uma variedade de *deficits* neurológicos possa ocorrer, a apresentação mais comum é hiperestesia lombossacra (dor à palpação da junção lombossacra), paraparesia deambulatória ou não deambulatória do NMI, variados graus de hipotonia/atonia do esfíncter anal e anormalidades na postura e sensação da cauda.

Diagnóstico por Imagem

O exame neurológico localiza a lesão na cauda equina. Radiografias de pesquisa são geralmente diagnósticas e revelam uma fratura oblíqua ou oblíqua curta através do corpo vertebral de L6 ou L7, ou uma luxação ou subluxação entre L6 e L7 ou L7 e S1. Embora as radiografias sejam uma ferramenta de triagem útil para o trauma, preferimos a TC de pacientes com trauma lombossacro, pois essa modalidade é mais sensível que as radiografias e permite medidas pré-cirúrgicas para a colocação do implante. A RM também é frequentemente usada em casos de trauma lombossacro e tem a vantagem de delinear estruturas de tecidos moles com maior precisão do que a TC. O segmento de fratura/luxação caudal é cranioventral com deslocamento característico para o segmento cranial (Figura 42.12). Por causa dos sinais neurológicos relativamente suaves que podem ser observados com fratura marcada ou deslocamento de luxação nas radiografias da pesquisa, o prognóstico é baseado nos achados do exame neurológico e não nos achados radiológicos. Além disso, como os sinais de NMI predominam em pacientes com múltiplas fraturas da coluna vertebral, o exame neurológico pode não identificar uma segunda fratura ou luxação toracolombar. Uma série completa de radiografias da coluna vertebral ou TC de corpo inteiro é sempre recomendada em pacientes com fratura ou luxação da coluna vertebral.

> **NOTA** Até 20% dos pacientes com fratura ou luxação da coluna vertebral apresentam uma segunda fratura ou luxação da coluna vertebral.

Achados Laboratoriais

Os pacientes que apresentam fratura/luxação lombossacra secundária a trauma grave geralmente exibem um leucograma de estresse e elevação das enzimas hepáticas. Se os pacientes sofrerem lesões concomitantes que resultem em uroabdome, ruptura do baço ou contusão pulmonar, anormalidades laboratoriais associadas podem ocorrer. Achados laboratoriais são geralmente inespecíficos.

DIAGNÓSTICO DIFERENCIAL

A fratura/luxação da coluna lombossacra deve ser diferenciada de outros distúrbios que causam compressão da cauda equina, incluindo ELSD, discoespondilite, doença degenerativa de discos intervertebrais, extrusão do disco intervertebral, embolia fibrocartilaginosa e neoplasia da coluna, tecido mole adjacente e raízes nervosas. O diagnóstico definitivo é feito pela análise do histórico, localização neurológica e resultados de imagem.

MANEJO CLÍNICO

Os objetivos do tratamento clínico incluem a imobilização da coluna e o confinamento do paciente até que ocorram estabilização e união da fratura/luxação. As seguintes condições são recomendadas: confinamento rigoroso por 4 a 6 semanas em gaiola acolchoada seca e elevada; analgésicos/AINE, conforme necessário para controlar as dores lombares (não use esteroides e AINE simultaneamente ou em proximidade temporal); compressão ou cateterismo intermitente da bexiga urinária quatro vezes ao dia; fisioterapia passiva dos membros posteriores duas a três vezes ao dia; e exames neurológicos seriados duas vezes ao dia para avaliar a resposta do paciente à terapia.

TRATAMENTO CIRÚRGICO

Os objetivos do tratamento cirúrgico são a descompressão da cauda equina (redução da fratura/luxação) seguida de estabilização adequada da coluna vertebral. Raramente, os pacientes podem necessitar de laminectomia dorsal para descompressão completa (quando fragmentos ósseos estão presentes no canal vertebral e/ou forame intervertebral) ou pelo seu valor prognóstico na avaliação da gravidade do dano na cauda equina. O processo de redução e estabilização cirúrgica proporciona alívio imediato das dores lombares, permite a liberdade de movimento, diminui a morbidade do paciente e protege as raízes da coluna vertebral de novos traumas. O tratamento cirúrgico *versus* clínico baseia-se no estado neurológico do paciente à apresentação, na resposta ao tratamento clínico e em exames neurológicos seriados. Existem numerosos métodos de fixação para a região lombossacra, alguns dos quais são descritos neste capítulo. A estabilização adequada da junção lombossacra pode ser fornecida por uma série de técnicas, incluindo (1) pinos transilíacos com braçadeiras de Kirschner, pinos torcidos ou cimento ósseo; (2) pinos transilíacos e placas de processo espinhoso dorsal de plástico; (3) pino transilíaco, placas de processo espinhoso dorsal e fixação esquelética externa; (4) fixação espinal segmentada modificada; (5) pinos/parafusos de Steinmann para corpos vertebrais e/ou pediculares embebidos em cimento ósseo de polimetilmetacrilato (PMMA); e (6) placas de intertravamento dorsal (SOP®).[10,11] Um método de fixação por parafuso pedicular foi descrito para estabilizar a articulação L7-S1 em cães com ELSD; este procedimento também poderia ser aplicado a casos de trauma.[12] A colocação de parafusos corticais transarticulares ao longo dos processos articulares de L7-S1 (facetas) também pode ser usada para estabilização, mas demonstrou ter uma incidência razoavelmente alta de falha de implante em um estudo.[13] Recomendamos que esses parafusos, se utilizados, não sejam o único método de estabilização. A escolha da técnica é geralmente ditada pela experiência do cirurgião e pelos equipamentos disponíveis.

Manejo Pré-cirúrgico

O manejo pré-cirúrgico de pacientes com compressão da cauda equina é semelhante ao descrito para qualquer lesão compressiva lombossacra (p. 1428). Se a lesão medular concomitante não estiver presente, os esteroides pré-operatórios não são recomendados porque não protegem as raízes nervosas. A instabilidade lombossacra predispõe o paciente a novos traumas, e deve-se tomar cuidado para apoiar a pelve do paciente durante as manipulações pré-operatórias.

Anestesia

Os regimes anestésicos sugeridos para uso em pacientes com distúrbios da coluna vertebral são discutidos na p. 1366.

Anatomia Cirúrgica

A anatomia cirúrgica pertinente da área lombossacra e da cauda equina é discutida nas pp. 1404 e 1428. Para fins de colocação do implante, o cirurgião também deve estar familiarizado com os pontos de entrada do implante para pinos/parafusos pediculares (Figura 42.13).

CAPÍTULO 42 Cirurgia da Cauda Equina 1439

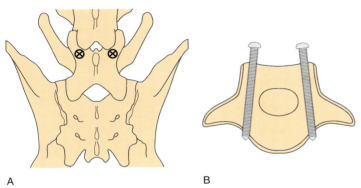

Figura 42.13 (A) Localização aproximada do implante dorsal e (B) visão do corte transversal do ângulo apropriado para inserção do implante nos pinos pediculares/parafusos lombares caudais.

Posicionamento

A abordagem cirúrgica para cada técnica de estabilização requer exposição dorsal. O posicionamento do paciente em decúbito esternal com as patas traseiras dobradas sob o abdome estimula a flexão da região dorsal lombossacra e facilita a redução da fratura e a descompressão da cauda equina (Figura 42.3).

TÉCNICAS CIRÚRGICAS

Pinos Transilíacos

Este procedimento é limitado às luxações L7-S1 e L7, nas quais a lâmina dorsal esteja intacta. Exponha processos espinhosos dorsais e lâmina de L6, L7, e toda a crista sacral mediana como descrito para laminectomia dorsal na p. 1429. Por causa do deslocamento cranioventral do sacro, a visualização do aspecto cranial da crista sacral é obscurecida pela lâmina de L7. A laminectomia de L7 não é compatível com esta técnica. Use um elevador periosteal ou pequeno osteótomo para elevar os músculos epaxiais e expor os processos articulares de L7. Use a ponta de uma pinça Kelly ou Carmalt ou um retrator Senn e coloque-o cuidadosamente na junção lombossacra. Monitore visualmente a profundidade da colocação da pinça ou do retrator para evitar lesões nas raízes nervosas. Prenda a ponta da pinça ou do retrator sob a lâmina cranial do sacro para agir como uma alavanca contra a lâmina caudal de L7 (Figura 42.14). Dependendo do tamanho do paciente, um retrator Senn também pode ser usado sob a lâmina cranial de S1 para alavancar o sacro de volta ao alinhamento com L7. A redução da fratura ou luxação facilita a exposição adequada da junção lombossacra. Antes de tentar a redução, coloque uma pinça óssea (p. ex., uma pinça de redução com cremalheira) ou um grampo de toalha na asa de cada ilíaco ou na espinha de L6 ou L7 para fornecer a tração contrária. Essas manipulações forçam o sacro caudodorsalmente, para reduzir a fratura/luxação. Visualize os processos articulares lombossacros (facetas); quando os processos articulares de L7 e S1 estão justapostos, a redução é anatômica. Coloque um fio de Kirschner de 1,575 mm (0,062 polegada) em cada faceta articular L7-S1 para manter a redução de fratura ou luxação. Em seguida, incise a fáscia glútea na crista dorsolateral de asa ilíaca, eleve a musculatura glútea média e exponha o aspecto dorsolateral de cada crista ilíaca. Coloque um pino de Steinmann de tamanho apropriado através do aspecto lateral da asa ilíaca, através da lâmina dorsal de L7 e através da asa ilíaca oposta. Coloque um segundo pino de maneira semelhante a partir do lado oposto (Figura 42.15A). Certifique-se de que ambos os pinos cruzem a lâmina dorsal de L7. Impeça a migração de pinos empregando uma das seguintes técnicas:

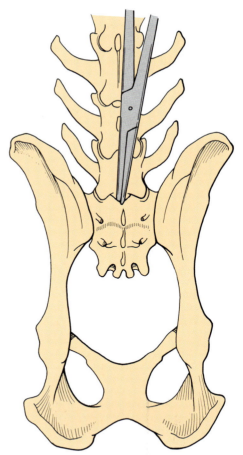

Figura 42.14 Uso de pinça Kelly ou Carmalt para auxiliar na redução de uma fratura de L7. Prenda a ponta da pinça sob a lâmina cranial do sacro e abaixe as mandíbulas contra a lâmina caudal de L7.

(1) dobre as extremidades de cada pino em um ângulo de 90 graus (Figura 42.13A); (2) conecte os pinos de cada lado com braçadeiras duplas de Kirschner do tamanho apropriado (Figura 42.15B); ou (3) entalhe as extremidades dos pinos com um cortador de pinos e incorpore-as com cimento ósseo de PMMA (Figura 42.15C). Se indicado, retire o ligamento interarqueado e realize a laminectomia sacral para visualizar as raízes nervosas. Lave a ferida cirúrgica com solução salina fisiológica estéril, cubra as extremidades dos pinos, fechando a fáscia glútea, e feche os músculos epaxiais por meio de aposição da fáscia da linha média dorsal. Feche o tecido subcutâneo e a pele rotineiramente. Este procedimento pode ser combinado com o processo de revestimento espinhoso dorsal (Figura 42.16) para estabilidade adicional ou se L6 também estiver fraturada ou luxada.

Fixação Segmentar Espinal Modificada

A fixação segmentar espinal modificada pode ser usada em pacientes de todos os tamanhos. Ela não requer exposição profunda e é compatível com a laminectomia dorsal, relativamente simples de executar, versátil (pode ser usada em combinação com outras técnicas) e resulta em um reparo estável. A fixação segmentar espinal modificada também é descrita para lesão medular toracolombar na p. 1418. Aproxime-se do aspecto dorsal da coluna lombar e lombossacra como descrito anteriormente para pinos transilíacos e placas de processo espinhoso dorsal. Exponha três processos espinhosos dorsais cranianos à fratura ou luxação. Exponha, reduza cuidadosamente e

Figura 42.15 Impeça a migração de pinos transilíacos (A) dobrando as extremidades de cada pino em um ângulo de 90 graus, (B) conectando os pinos de cada lado com um grampo duplo de Kirschner ou (C) entalhando as extremidades do pino com um cortador de pinos e incorporando-os com cimento ósseo.

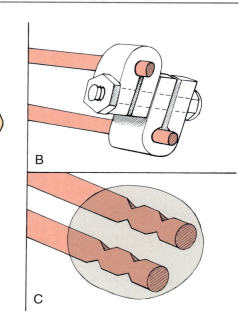

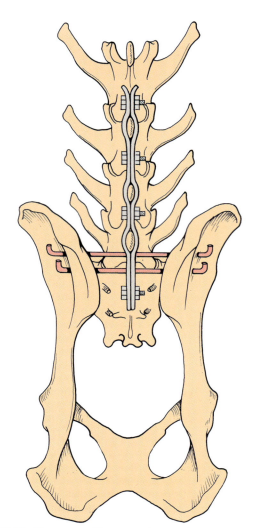

Figura 42.16 Pinos transilíacos e placas plásticas de processo espinhoso dorsal para reparar fraturas ou luxações de L7-S1.

mantenha a redução de fratura ou luxação, conforme descrito para a colocação de pinos transilíacos na p. 1439. Faça uma laminectomia dorsal neste momento, se indicado (p. 1429). Faça furos nos processos articulares caudais e nas bases dos processos espinhosos dorsais de pelo menos duas a três vértebras craniais à fratura ou luxação. Faça orifícios nas facetas articulares sacrais craniais para garantir um mínimo de dois pontos de fixação por pino no segmento sacroilíaco. Prefira comprimentos de 7 a 16 cm (3 a 4 polegadas) de fio de aço inoxidável de calibres 18 a 20 através de cada furo. Faça dois furos transversalmente através de cada asa ilíaca no nível da lâmina dorsal do sacro. Dobre quatro pinos de Steinmann de tamanho e comprimento apropriados em um ângulo de 90 graus, remova as pontas e passe os pinos pelos orifícios perfurados nas asas ilíacas. Coloque os pinos ao lado da lâmina e prenda-os às facetas articulares e aos processos espinhosos dorsais usando os fios de aço inoxidável pré-colocados (Figura 42.17).

Pinos/Parafusos de Steinmann e Polimetilmetacrilato

Os pinos e/ou parafusos de Steinmann e o cimento ósseo PMMA podem ser usados em pacientes de todos os tamanhos. Essas construções também podem ser modificadas pela adição de hastes de suporte (conectando os pinos e/ou parafusos vertebrais) antes da colocação do PMMA (Figura 42.18). Esta técnica requer exposição da superfície dorsal dos processos transversos de L6 e L7 e é compatível com laminectomia dorsal, é versátil (pode ser usada em combinação com outras técnicas), requer referência constante a uma amostra anatômica (p. ex., coluna) e fornece um reparo estável. Nas vértebras lombares caudais, pinos/parafusos podem ser colocados principalmente nos corpos vertebrais direcionando os implantes entre o processo acessório e o processo transverso (p. 1423), ou no pedículo vertebral, partindo de um ponto dorsal de entrada apenas caudal até a faceta articular cranial (mais ou menos no meio da faceta) e direcionando o implante levemente lateralmente (Figura 42.13). Este último método de colocação de implante vertebral é muitas vezes escolhido para as vértebras lombares caudais (L6, L7), pois o ângulo para a colocação de implantes de corpo vertebral mais direta pode ser difícil de alcançar devido à interferência da asa ilíaca. Ao colocar os implantes principalmente no pedículo das vértebras lombares caudais, crie um pequeno ponto de entrada no osso

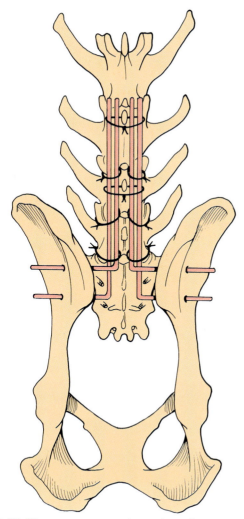

Figura 42.17 Diagrama mostrando a colocação correta dos pinos para fixação segmentar espinal modificada das fraturas ou luxações de L6, L7 e S1.

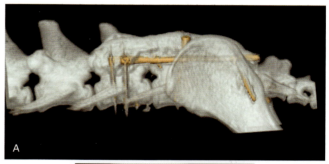

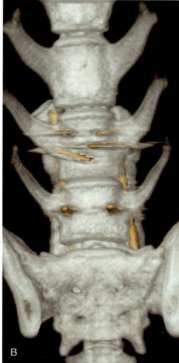

Figura 42.18 (A) Vistas lateral e (B) ventral de tomografia computadorizada tridimensional pós-operatória com reconstrução de imagens de um cão com luxação de L6-L7 traumática reparada com parafusos, pinos e polimetilmetacrilato.

cortical com uma pequena broca, antes da colocação do implante ou pré-perfuração (no caso de colocação do parafuso). Caso contrário, é provável que o implante ou broca escorregue constantemente nesta área curva do osso. Exponha adequadamente as vértebras craniais e caudais à fratura ou luxação. Una os ligamentos musculares às facetas articulares e eleve periostealmente os músculos epaxiais até que o aspecto dorsal dos processos transversos de L6 e L7 e a lâmina dorsal do sacro sejam identificados. Reduza a fratura/luxação e mantenha a redução conforme descrito para a colocação de pinos transilíacos na p. 1439. Se a fratura envolver o corpo de L6, coloque dois pinos/parafusos (um de cada lado) no pedículo/corpo de L5 e dois pinos/parafusos no pedículo/corpo de L7. Se uma luxação L6-L7 estiver sendo reparada, coloque dois pinos/parafusos no pedículo/corpo de L6 e dois pinos/parafusos no pedículo/corpo de L7. Coloque os pinos/parafusos e aplique cimento ósseo usando a técnica descrita na p. 1439. Se a fratura envolver o corpo vertebral de L7 ou for uma luxação de L7-S1, coloque dois pinos/parafusos no pedículo/corpo de L6, dois pinos/parafusos no pedículo/corpo de L7 e dois pinos/parafusos cranialmente ao processo articular de S1 com penetração através do ilíaco. Se a fratura envolver o corpo vertebral de L7, a colocação de pinos/parafusos em L7 é ditada pelo tipo de fratura presente (p. ex., fratura por avulsão da placa terminal, coloque dois pinos/parafusos em L7; fratura transversal, coloque um ou dois pinos menores/parafusos, dependendo do tamanho dos fragmentos de fratura; fratura cominutiva, nenhum pino deve ser colocado em L7). Insira os pinos/parafusos diretamente nos pedículos/corpos vertebrais de L6 ou L7 usando o processo acessório e o processo transverso como pontos de referência. Insira pinos/parafusos no centro dos processos articulares craniais de S1. Conduza o pino/parafuso até que ele penetre na superfície glútea da asa ilíaca. Direcione os pinos/parafusos em L6 e L7 cranioventralmente e de lateral para medial, e os pinos/parafusos em S1 caudoventralmente e de lateral para medial. Conduza os pinos/parafusos para que saiam 2 a 3 mm do aspecto ventral dos corpos vertebrais e das asas ilíacas. Se forem usados pinos (*versus* parafusos), corte-os para deixar 2 cm salientes e entalhe as cabeças expostas dos pinos com um cortador de pinos. Lave e seque completamente o campo cirúrgico (Figura 42.19). Aplique cimento ósseo de PMMA como descrito na p. 1439. Se necessário, excise porções dos músculos epaxiais adjacentes ao PMMA para facilitar o fechamento. Feche os tecidos subcutâneos e a pele rotineiramente.

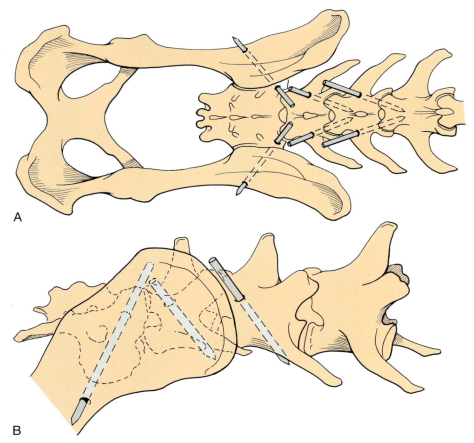

Figura 42.19 Vistas (A) dorsal e (B) lateral mostrando posicionamento adequado dos pinos nas asas ilíacas, facetas articulares de S1 e corpos vertebrais de L6 e L7 ao usar pinos de Steinmann e polimetilmetacrilato para reparar fraturas ou luxações de L6, L7 e S1.

MATERIAIS DE SUTURA/INSTRUMENTOS ESPECIAIS

Dependendo da técnica escolhida, serão necessários os seguintes instrumentos especiais: placas plásticas de processo espinhoso dorsal, cimento ósseo, pinos de Steinmann, parafusos corticais, conjunto de placas de intertravamento SOP®, esqueleto e braçadeiras de Kirschner-Ehmer e barras de conexão.

CUIDADO E AVALIAÇÃO PÓS-CIRÚRGICOS

Pacientes com fratura/luxação lombossacra devem ser monitorados no pós-operatório, assim como pacientes com outros distúrbios lombossacros (i.e., confinamento estrito, analgésicos, conforme necessário, caminhadas curtas usando uma tipoia abdominal, evacuação frequente da bexiga e exames neurológicos diários). A avaliação em longo prazo consiste em exames neurológicos e radiografias espinais com o animal desperto ou sedado em 1, 2, 3, 6, 9 e 12 meses após a cirurgia ou quando a fratura ou luxação for resolvida.

PROGNÓSTICO

O prognóstico depende da gravidade da compressão da cauda equina (i.e., no exame neurológico à apresentação) e do regime de tratamento escolhido. Raízes nervosas da cauda equina suportam consideravelmente mais trauma do que a medula espinal. Pacientes com 100% de comprometimento do canal vertebral lombossacro podem reter a função neurológica dos membros pélvicos, ânus, bexiga urinária, períneo e cauda; seu prognóstico é favorável. Em geral, a preservação da sensação de dor (nocicepção) nas áreas de inervação das raízes nervosas da cauda equina é um indicador prognóstico favorável. Entretanto, pacientes com profundos desfechos neurológicos (p. ex., perda completa da função motora e percepção da dor profunda na distribuição do nervo isquiático, falta de tônus anal e tônus vesical sem sensação perineal) devem ter um prognóstico reservado, independentemente do percentual de comprometimento do canal vertebral. À medida que aumenta a gravidade dos *deficits* neurológicos de apresentação, descompressão e estabilização precoces permitem um prognóstico mais favorável. Se a deterioração neurológica durante o tratamento médico for determinada precocemente, a intervenção cirúrgica imediata produz um resultado mais favorável. Gatos com lesões de tração na cauda geralmente exibem recuperações completas, especialmente se o tônus anal e a sensação perineal estiverem intactos, e o controle adequado da bexiga é instituído logo após a lesão. A falha em recuperar a continência urinária dentro de 1 mês de trauma nesses gatos é um indicador prognóstico negativo. As fraturas sacrais lateralizadas em cães tendem a ter melhor prognóstico de recuperação neurológica do que aquelas localizadas mais centralmente.

NOTA A quantidade de comprometimento do canal vertebral observada nas radiografias laterais não deve ser usada como indicador prognóstico.

REFERÊNCIAS BIBLIOGRÁFICAS

1. Komsta R, Łojszczyk-Szczepaniak A, Dębiak P. Lumbosacral transitional vertebrae, canine hip dysplasia, and sacroiliac joint degenerative changes on ventrodorsal radiographs of the pelvis in police working German shepherd dogs. *Top Companion Anim Med.* 2015;30:10-15.
2. Flückiger MA, Steffen F, Hässig M, Morgan JP. Asymmetrical lumbosacral transitional vertebrae in dogs may promote asymmetrical hip joint development. *Vet Comp Orthop Traumatol.* 2017;30(2):137-142.
3. Worth AJ, Hartman A, Bridges JP, et al. Computed tomographic evaluation of dynamic alteration of the canine lumbosacral intervertebral neurovascular foramina. *Vet Surg.* 2017;46:255-264.
4. Zindl C, Tucker RL, Jovanovik J, et al. Effects of image plane, patientpositioning, and foraminal zone on magnetic resonance imaging measurements of canine lumbosacral intervertebral foramina. *Vet Radiol Ultrasound.* 2017;58(2):206-215.
5. Meij BP, Suwankong N, van den Brom WE, et al. Tibial nerve somatosensory evoked potentials in dogs with degenerative lumbosacral stenosis. *Vet Surg.* 2006;35:168-175.
6. De Decker S, Wawrzenski LA, Volk HA. Clinical signs and outcome of dogs treated medically for degenerative lumbosacral stenosis: 98 cases (2004-2012). *J Am Vet Med Assoc.* 2014;245:408-413.
7. Early P, Mente P, Dillard S, Roe S. In vitro biomechanical comparison of the flexion/extension mobility of the canine lumbosacral junction before and after dorsal laminectomy and partial discectomy. *Vet J.* 2013;196:533-535.
8. Worth AJ, Hartman A, Bridges JP, et al. Effect of dorsal laminectomy and dorsal annulectomy with partial lumbosacral discectomy on the volume of the lateral intervertebral neuroforamina in dogs when the lumbosacral junction isextended. *Vet Surg.* 2017;46:265-270.
9. Müller F, Schenk HC, Forterre F. Short-term and long-term effects of a minimally invasive transilial blocking procedure on the lumbosacral morphometry in dogs measured by computed tomography. *Vet Surg.* 2017;46(3):354-366.
10. Di Dona F, Della Valle G, Lamagna B, et al. Percutaneous transilial pinning for treatment of seventh lumbar vertebral body fracture. Aretrospective analysis of 17 cases. *Vet Comp Orthop Traumatol.* 2016;29:164-169.
11. Early P, Mente P, Dillard S, Roe S. In vitro biomechanical evaluation of internal fixation techniques on the canine lumbosacral junction. *PeerJ.* 2015;3:e1094.
12. Tellegen AR, Willems N, Tryfonidou MA, Meij BP. Pedicle screw-rod fixation: a feasible treatment for dogs with severe degenerative lumbosacral stenosis. *B MC Vet Res.* 2015;11:299.
13. Golini L, Kircher PR, Lewis FI, Steffen F. Transarticular fixation with cortical screws combined with dorsal laminectomy and partial discectomy as surgical treatment of degenerative lumbosacral stenosis in 17 dogs: clinical and computed tomography follow-up. *Vet Surg.* 2014;43:405-413.

43

Distúrbios Não Cirúrgicos do Cérebro e da Coluna

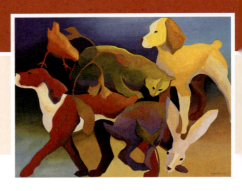

Há uma série de distúrbios não cirúrgicos do cérebro e da coluna com os quais os neurocirurgiões precisam estar familiarizados porque (1) esses distúrbios podem mimetizar distúrbios cirúrgicos e são frequentemente apresentados como tais para diagnóstico e possível cirurgia, e (2) alguns desses distúrbios requerem diagnóstico e tratamento imediatos para um resultado positivo. Se for apresentado a esses pacientes, cabe ao neurocirurgião estar confortável em diagnosticar e tratar esses animais ou em reconhecer rapidamente a natureza do processo da doença e providenciar cuidados com o especialista adequado. Em alguns casos, uma biópsia será necessária para o diagnóstico. Embora atualmente raramente seja feito, o equipamento de biópsia cerebral estereotáxica que faz interface tanto com a ressonância magnética (RM) quanto com a tomografia computadorizada (TC) é cada vez mais usado em neurocirurgia veterinária. A distinção entre doença cirúrgica e não cirúrgica do cérebro e da coluna nem sempre é clara; a discoespondilite é geralmente considerada como sendo apenas um distúrbio clínico; no entanto, alguns pacientes desenvolverão lesões compressivas (p. ex., gordura epidural infectada) e/ou instabilidade vertebral, sendo que qualquer delas pode requerer intervenção cirúrgica.

DOENÇAS ESPECÍFICAS

DISFUNÇÃO COGNITIVA CANINA/SÍNDROME DA DISFUNÇÃO COGNITIVA

DEFINIÇÕES

A **disfunção cognitiva canina** (**DCC**) é o análogo canino da doença de Alzheimer humana (DA). Este distúrbio é também referido como **síndrome de disfunção cognitiva** (**SDC**). O **beta-amiloide** (**βA**) é uma proteína neurotóxica que se acumula nos cérebros de cães e gatos com disfunção cognitiva, e de humanos com DA, que forma placas dentro do parênquima cerebral. O acúmulo de βA também leva à doença cerebrovascular, conhecida como **angiopatia cerebrovascular**. A **proteína tau** é outra proteína que se acumula no cérebro de animais de estimação e humanos com disfunção cognitiva.

CONSIDERAÇÕES GERAIS E FISIOPATOLOGIA CLINICAMENTE RELEVANTE

A DCC é um distúrbio relacionado com a idade, semelhante à DA em pessoas, que ocorre em cães idosos; um distúrbio análogo também ocorre em gatos. A disfunção cognitiva relacionada com a idade é mais bem descrita para o cão, e esta espécie parece ser o melhor modelo animal disponível para a DA humana. Semelhante à DA nas pessoas, a fisiopatologia da DCC é incerta. Existem semelhanças patológicas entre os cérebros de humanos com DA e cães e gatos com comprometimento cognitivo relacionado com a idade. Alterações vasculares cerebrais, espessamento meníngeo, gliose e dilatação ventricular ocorrem em cérebros de pacientes com DA e DCC. Mais especificamente, o acúmulo progressivo de uma proteína neurotóxica chamada βA no cérebro (dentro e ao redor dos neurônios) é uma característica consistente tanto na DA quanto na DCC. Essas acumulações coalescem para formar placas (placas neuríticas) e são mais proeminentes no córtex cerebral frontal e no hipocampo em distúrbios humanos e veterinários. A forma mais comum de βA insolúvel encontrada no tecido cerebral é uma forma de 42 aminoácidos, chamada $βA_{42}$. Para além desta forma insolúvel da proteína, foram identificadas formas oligoméricas solúveis menores de βA; estas são altamente tóxicas e interferem na função sináptica.[1] Em ambos os distúrbios, humanos e veterinários, o grau de acumulação de βA foi correlacionado com a extensão do comprometimento cognitivo. Em um estudo histopatológico de cães com DCC, no entanto, o comprometimento cognitivo foi associado a um aumento no número de astrócitos e células microgliais, bem como níveis elevados de proteína ubiquitina, em vez de níveis de βA.[2] Além do acúmulo de βA neurotóxica (proteína no cérebro canino e felino idoso), o acúmulo intraneuronal de uma proteína hiperfosforilada associada aos microtúbulos (proteína tau) também foi demonstrado. A proteína tau é o precursor dos emaranhados neurofibrilares (NFT; do inglês, *neurofibrillary tangles*), outra característica histopatológica proeminente da DA humana. A ausência de NFT maduros no cérebro de cães e gatos com disfunção cognitiva relacionada com a idade tem sido apontada como evidência contra os distúrbios caninos e felinos, uma vez que é análoga à DA humana. No entanto, a ausência de NFT em cães e gatos tem várias explicações potenciais. É possível que cães e gatos não vivam o suficiente para que as proteínas tau se transformem em NFT como nas pessoas. Embora a sequência de aminoácidos da proteína βA seja idêntica em humanos e cães, este não é o caso da proteína tau. A sequência de aminoácidos de cães e gatos difere daquela das pessoas; esta sequência diferente pode afetar a capacidade de a proteína tau formar NFT. Outras anormalidades estruturais encontradas no envelhecimento do cérebro canino que são semelhantes àquelas em humanos incluem atrofia cerebral, aumento ventricular, fibrose da parede dos vasos sanguíneos, deposição de amiloide (meníngea e parenquimatosa), micro-hemorragias e infartos, degeneração axonal com perda de mielina, hipertrofia e hiperplasia astrogliais e acúmulo intraneuronal de várias substâncias (lipofuscina, corpos poliglicosanos e ubiquitina).

A fisiopatologia da DCC e da DA é multifatorial e complexa. Há evidências em ambas as doenças de que o aumento do dano celular mediado por radicais livres de oxigênio, a diminuição das defesas antioxidantes endógenas, a inflamação (por vários processos), a diminuição da função mitocondrial, o dano ao DNA, o comprometimento vascular e o desequilíbrio de neurotransmissores são processos inter-relacionados que estão envolvidos no comprometimento cognitivo progressivo. Acredita-se que as mudanças neuroquímicas que ocorrem no cérebro em envelhecimento contribuam para o comprometimento cognitivo progressivo. Um declínio dos níveis de neurotransmissores cerebrais acetilcolina, dopamina, norepinefrina e *ácido gama-aminobutírico* (GABA) foi documentado em DCC e DA. Dessas anormalidades, a disfunção colinérgica parece ter a correlação mais alta e mais consistente com o comprometimento cognitivo relacionado com a idade. Outras anormalidades neuroquímicas identificadas em cérebros de pacientes com DCC e DA incluem níveis aumentados de acetilcolinesterase (associados ao declínio colinérgico), aumento da monoamina oxidase B (catalisa a quebra da dopamina, com subsequente formação de radicais livres) e níveis elevados de lactato, piruvato e potássio no líquido cefalorraquidiano (LCR).

DIAGNÓSTICO

Apresentação Clínica

Sinais Clínicos

A DCC ocorre principalmente em cães mais velhos, geralmente com mais de 9 anos. Os gatos são menos comumente afetados por SDC e têm geralmente mais de 12 anos à apresentação. Não há raça aparente ou predileção por sexo para SDC.

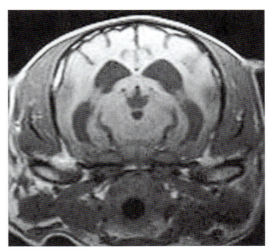

Figura 43.1 Imagem axial de ressonância magnética ponderada em T1 de um cão com síndrome de disfunção cognitiva, demonstrando características típicas do envelhecimento cerebral.

Histórico

As queixas históricas sobre SDC são numerosas e muitas vezes inespecíficas. Elas incluem falta de atenção, inatividade, perambulação sem rumo (muitas vezes andando de noite), comportamento demente, perturbação do ciclo sono/vigília, incontinência urinária e/ou fecal, dificuldade de subir escadas, perder-se em ambientes previamente familiares, incapacidade de reconhecer pessoas previamente familiares ou animais, diminuição da interação com os membros da família, perda auditiva, vocalização excessiva (frequentemente à noite) e ansiedade. Gatos com SDC ocasionalmente exibem padrões comportamentais agressivos e super-responsivos. Proprietários de animais de estimação com SDC frequentemente descrevem seus animais de estimação como "senis". Em um estudo com cães com DCC, quatro características clínicas foram identificadas: (1) ansiedade, (2) perturbação do ciclo sono/vigília (dorme durante o dia, inquieto à noite), (3) diminuição da interação com os proprietários e (4) aparente confusão ou desorientação.[3]

Achados de Exame Físico

Cães e gatos com SDC geralmente apresentam evidências de disfunção do prosencéfalo. Esses pacientes têm uma orientação anormal e muitas vezes respondem inadequadamente ao ambiente (demência). Muitos cães e gatos com SDC circulam constantemente na sala de exame e não respondem ou respondem inadequadamente a estímulos visuais e auditivos. Além das anormalidades comportamentais clássicas indicativas de DCC em cães, suspeita-se que os cães com DCC ocasionalmente apresentem disfunção vestibular central transitória ou atividade convulsiva de início recente. Embora não seja bem descrita como uma característica clínica do SDC, a disfunção vestibulocerebelar e as convulsões são relatadas como uma consequência potencial da DA em pessoas.

Diagnóstico por Imagem

A única modalidade de imagem de uso para o diagnóstico de DCC é a RM. A imagem cerebral de pacientes com DA pode ser normal ou revelar atrofia cerebral, aumento ventricular e lesões nos lobos temporais mediais do córtex cerebral (Figura 43.1). Alterações relacionadas com a idade na RM do cérebro em pacientes com SDC refletem principalmente atrofia cerebral e incluem aumento ventricular, sulcos cerebrais alargados e bem demarcados e áreas difusas e dispersas da hiperintensidade T2 na substância branca periventricular. Embora estes sejam resultados consistentes associados ao envelhecimento do cérebro, eles podem ser encontrados em pacientes idosos sem evidência de DCC. A espessura da aderência intertalâmica, medida em imagens de RM transaxial ponderada em T1 e T2, foi significativamente menor em cães com DCC em comparação com cães sem DCC (Figura 43.2); uma espessura de aderência intertalâmica de 5 mm ou menos foi considerada consistente com o diagnóstico de DCC.[4]

Achados Laboratoriais

Os achados laboratoriais são tipicamente normais em cães e gatos com SDC, a menos que haja um distúrbio concorrente relacionado com a idade (p. ex., ureia/creatinina sanguíneas elevadas provenientes de doença renal crônica). É importante medir os ácidos biliares séricos de jejum/pós-prandial e/ou amônia sanguínea para distinguir a DCC da encefalopatia hepática. Cães com DCC devem ter ácidos biliares séricos e amônia sanguínea normais. Os *shunts* portossistêmicos congênitos algumas vezes não são diagnosticados até que o cão tenha mais de 10 anos, e a encefalopatia hepática leve pode mimetizar os achados esperados na DCC.[5] Em um estudo, as concentrações plasmáticas de βA_{42} aumentaram significativamente em cães com DCC, quando comparados com cães mais velhos com comprometimento cognitivo leve ou sem comprometimento cognitivo.[6]

DIAGNÓSTICO DIFERENCIAL

Os principais diagnósticos diferenciais para SDC são tumor cerebral e encefalopatia metabólica (p. ex., encefalopatia hepática).

MANEJO CLÍNICO

Existem inúmeras abordagens terapêuticas propostas para a DCC, com evidências variáveis de eficácia na melhoria da função cognitiva e/ou retardando a progressão do declínio cognitivo. O uso oral de L-deprenil (selegilina), um inibidor irreversível da monoamina oxidase B, tem o objetivo de melhorar a função cognitiva e retardar a progressão da

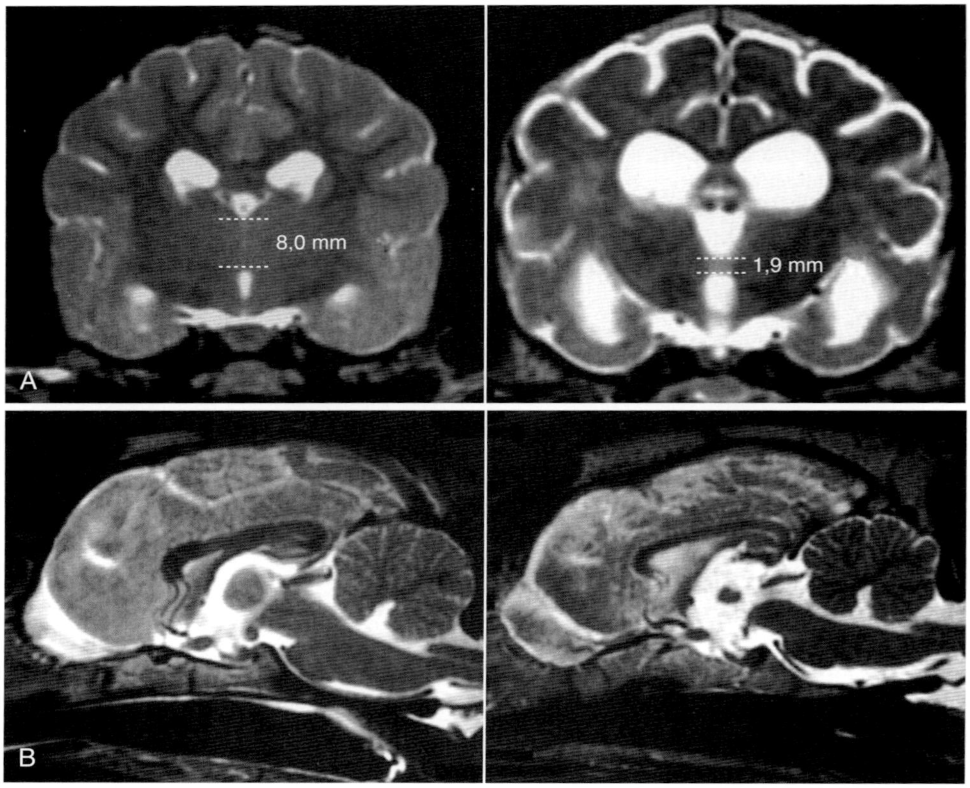

Figura 43.2 Imagens de ressonância magnética axiais em (A) e sagitais em (B) ponderadas em T2, demonstrando espessuras de aderência intertalâmica normal (*à esquerda*) e anormal (*à direita;* paciente com síndrome de disfunção cognitiva) em cães. (Cortesia do Dr. D. Hasegawa.)

doença na maioria dos cães e gatos com SDC. Existe uma variabilidade considerável no grau de resposta alcançado entre os pacientes, no entanto. Acredita-se que L-deprenil exerça seus efeitos benéficos no cérebro, restaurando o equilíbrio dopaminérgico, bem como aumentando os níveis de catecolaminas e diminuindo os níveis de espécies de radicais livres prejudiciais. A dosagem para cães é de 0,5 a 1 mg/kg a cada 24 horas. Administra-se 0,5 mg/kg a cada 24 horas nos gatos. A maioria dos pacientes exibe uma resposta positiva no primeiro mês de tratamento. Apesar das respostas positivas aparentes dos pacientes com SDC canina e felina à selegilina, há evidências de que esse fármaco não tem um efeito significativo na função cognitiva nesses pacientes ou em pessoas com DA. Os estudos de eficácia clínica que apoiam o uso de selegilina na SDC baseiam-se principalmente na resposta do proprietário aos questionários, e não nos procedimentos de testes cognitivos comparativos padronizados de pacientes tratados e não tratados. Como a selegilina pode produzir hiperatividade não específica de baixo nível ao aumentar os níveis de catecolaminas cerebrais, a "resposta" observada pelos proprietários pode não ser realmente representativa da melhora da capacidade cognitiva. A selegilina não é considerada um medicamento eficaz para a DA humana, devido às respostas variáveis e à melhora geral mínima da função cognitiva. O inibidor da acetilcolinesterase, a fenserina, demonstrou eficácia em melhorar a função cognitiva em cães com DCC e humanos com DA em ensaios clínicos; até onde sabemos, este fármaco ainda não está comercialmente disponível para cães. Alterações comportamentais em pacientes com DCC podem ser atenuadas com o uso de medicamentos GABA-érgicos, como gabapentina ou pregabalina. Como as alterações inflamatórias foram identificadas nos cérebros de cães com DCC, o uso de fármacos anti-inflamatórios (p. ex., carprofeno) também tem sido proposto. Alguns fitoquímicos naturais (p. ex., curcumina, resveratrol, catequinas do chá-verde) podem ser promissores como opções de tratamento para a DCC. A S-adenosilmetionina (SAMe) oral demonstrou ser eficaz na melhora dos sinais clínicos de declínio mental em cães com DCC em um estudo.[7] Um grande número de terapias complementares tem sido sugerido para o tratamento da DCC, com os principais objetivos de acalmar o paciente, reduzir a ansiedade e normalizar o ciclo sono-vigília. Estas incluem melatonina, raiz de valeriana, feromônio que apazigua o cão (*dog-appeasing pheromone* – DAP), fosfatidilserina, ginkgo biloba, DHA (um ácido graxo ômega-3) e vários antioxidantes e cofatores mitocondriais. A evidência da eficácia dessas terapias complementares é inteiramente empírica. Há evidências convincentes de que o fornecimento de uma dieta fortificada com antioxidantes, cofatores mitocondriais e ácidos graxos essenciais melhora a função cognitiva e retarda o declínio cognitivo em cães com DCC. Esta dieta comercialmente disponível (Hills® b/d) contém uma mistura de frutas e vegetais, além de vitaminas C e E e cofatores mitocondriais (L-carnitina, ácido DL-α-lipoico). O enriquecimento ambiental, como o exercício regular e a introdução de novos brinquedos, também demonstrou melhorar a função cognitiva e retardar o declínio cognitivo em cães com SDC. A progressão da SDC parece ser mais rápida em cães-machos castrados *versus* inteiros, sugerindo um papel potencial para a terapia de reposição hormonal nessa doença. Evidências recentes sugerem que o fármaco anticonvulsivante levetiracetam (Capítulo 39) é eficaz na melhora da função cognitiva e na diminuição da hiperexcitabilidade na DA e nos modelos animais da DA; mecanismos potenciais de ação incluem função mitocondrial melhorada do sistema nervoso central (SNC) (e transmissão sináptica melhorada associada) e inibição da liberação de glutamato de astrócitos induzida por βA oligomérica.[8-10]

TRATAMENTO CIRÚRGICO

Não há tratamento cirúrgico para SDC.

PROGNÓSTICO

O prognóstico para a DCC tem sido considerado há muito tempo devido à sua natureza progressiva e à falta de opções de tratamento eficazes. No entanto, dois estudos de longo prazo da DCC não mostraram nenhum efeito do diagnóstico de DCC na sobrevida, em comparação com cães mais velhos sem DCC.[3,6] Isso sugere que a DCC, apesar de ser um distúrbio neurológico progressivo, muitas vezes pode ser administrada com sucesso por tratamentos médicos.

MIELOPATIA DEGENERATIVA

DEFINIÇÕES

A **mielopatia degenerativa** (MD) é um distúrbio degenerativo hereditário da medula espinal, afetando principalmente a região toracolombar (segmentos T3-L3).

CONSIDERAÇÕES GERAIS E FISIOPATOLOGIA CLINICAMENTE RELEVANTE

A MD é uma degeneração hereditária e progressiva de axônios e mielina em todos os funículos da medula espinal, principalmente na região toracolombar. Acredita-se atualmente que a MD seja o análogo canino de uma forma de esclerose lateral amiotrófica humana (ELA). Uma mutação genética no gene da superóxido dismutase 1 (*SOD1*) foi identificada em cães com MD; essa mutação leva ao acúmulo intraneuronal de agregados citoplasmáticos citotóxicos que se coram com anticorpos anti-SOD1. A perda de axônios com desmielinização secundária foi demonstrada tanto no SNC como no sistema nervoso periférico de cães afetados. Cães que são homozigotos para a mutação genética correm risco de desenvolver DM. Como nem todos os cães homozigotos para a mutação SOD1 desenvolvem sinais clínicos de DM e os heterozigotos não desenvolvem características clínicas do distúrbio, a mutação é suspeita de ser uma característica recessiva com penetrância incompleta.[11-13]

DIAGNÓSTICO

Apresentação Clínica
Sinais Clínicos

Este é um distúrbio que afeta principalmente cães mais velhos (≥ 8 anos) e de grande porte. Os Pastores-alemães são de longe os mais comumente afetados, mas outras raças de cães e um gato foram afetados. Além disso, uma forma de MD foi descrita em Welsh corgi Pembroke. Parece haver uma predominância feminina para a doença em corgis. Uma lista de raças de cães que se acredita estarem predispostas ao MD é fornecida no Quadro 43.1.

Histórico

O histórico típico é de fraqueza do membro pélvico progressivo (meses), não doloroso e ataxia. Os sinais clínicos de disfunção geralmente começam com arrastar ou esfregar os dígitos dos membros pélvicos, seguido por ataxia e paraparesia. Cães geralmente têm dificuldade em pular.

QUADRO 43.1 Raças de Cães Consideradas Predispostas à Mielopatia Degenerativa

Pastor-alemão
Boxer
Corgi (Pembroke e Welsh cardigan)
Poodle padrão
Ridgeback rodesiano
Collie
Setter irlandês
Boiadeiro de Berna
Chesapeake bay retriever
Kerry blue terrier
Fox terrier de pelo duro
Raças mistas

Achados de Exame Físico

A perda da habilidade proprioceptiva do membro pélvico (ataxia, arrastamento dos dígitos do pé) é notada inicialmente, seguida pela perda gradual da função motora voluntária. Os reflexos espinais nos membros pélvicos são tipicamente normais a hiper-reflexivos. Reflexos patelares diminuídos a ausentes são encontrados em aproximadamente 10 a 15% dos pacientes, e podem refletir danos seletivos nas raízes dos nervos lombares dorsais nesses cães. Tremores do membro pélvico podem estar presentes durante o suporte de peso. No final do processo da doença, pode ocorrer incontinência urinária e/ou fecal. Cães frequentemente desenvolvem atrofia por desuso da musculatura do membro pélvico ao longo do tempo (ver a discussão em Prognóstico).

Diagnóstico por Imagem

A imagem da coluna vertebral (mielograma, RM,TC) é tipicamente normal, mas alguns cães podem apresentar lesões discais leves tipo II concomitantes, que provavelmente são clinicamente insignificantes. Em um estudo de TC/mielografia realizado em cães com MD,[14] foram identificadas várias anormalidades quando estes foram comparados com cães normais, incluindo estenose do canal vertebral, medula espinal deformada, medula espinal pequena, atenuação focal do espaço subaracnóideo e atrofia muscular paraespinal. Um diagnóstico definitivo de DM é baseado em lesões histopatológicas características na medula espinal na necropsia.

Achados Laboratoriais

O exame de sangue (hemograma completo [HC], bioquímica sérica) é geralmente normal. Os resultados do LCR são tipicamente normais ou apresentam aumento da concentração de proteínas com uma contagem normal de células. Existe um teste genético disponível para MD com o objetivo de identificar os cães com a mutação SOD1.

DIAGNÓSTICO DIFERENCIAL

Os principais diagnósticos diferenciais para DM são protrusão discal crônica tipo II e neoplasia espinal.

MANEJO CLÍNICO

Nenhuma terapia efetiva comprovada está disponível para a MD. O tratamento é a terapia de suporte. A fisioterapia diária intensiva pode melhorar o tempo de sobrevida em cães com MD.

TRATAMENTO CIRÚRGICO

Não há tratamento cirúrgico para a MD.

PROGNÓSTICO

A doença geralmente progride ao longo de um período de 9 a 18 meses, atingindo eventualmente um ponto em que o paciente se torna incapaz de caminhar com os membros pélvicos. A doença pode progredir e envolver os membros torácicos e, eventualmente, o tronco encefálico em cães que se mantêm vivos após esse grau de deterioração. Isso acontece com pouca frequência porque a maioria dos pacientes é eutanasiada quando atinge a fase de paraparesia não deambulatória ou paraplegia.

DOENÇA ISQUÊMICA/VASCULAR

DEFINIÇÕES

Infarto e **acidente vascular cerebral (AVC)** são termos sinônimos usados para denotar uma interrupção focal do suprimento de sangue para uma região do SNC. No cérebro, os infartos são frequentemente referidos como **lacunares** (pequenos, a partir da interrupção de pequenos vasos tributários) ou **territoriais** (grandes, de interrupção de um vaso principal). Eles também são descritos como **hemorrágicos** ou **não hemorrágicos**, dependendo de se há ou não um sangramento associado ao redor da região de ruptura vascular. Na medula espinal, a maioria dos infartos é devido a um distúrbio chamado **mielopatia embólica fibrocartilaginosa (EFC)**, em que o material causador do infarto se mostrou idêntico à fibrocartilagem do núcleo pulposo.

CONSIDERAÇÕES GERAIS E FISIOPATOLOGIA CLINICAMENTE RELEVANTE

Existem múltiplas causas potenciais para infartos cerebrais, incluindo hipertensão sistêmica (hipertensão primária/essencial ou secundária a doença subjacente, como insuficiência renal crônica, hiperadrenocorticismo ou feocromocitoma), doença cardíaca, hipercoagulabilidade, aumento da viscosidade do sangue (p. ex., policitemia vera, mieloma múltiplo), neoplasia intravascular (p. ex., linfoma, hemangiossarcoma), doença infecciosa e aterosclerose (p. ex., associada a hipotireoidismo, diabetes melito ou hiperlipidemia). Em pessoas com AVC, uma causa subjacente não é identificada em aproximadamente 40% dos casos; esses infartos são denominados "criptogênicos". Acredita-se que a porcentagem de derrames criptogênicos em cães seja semelhante à das pessoas. Em contraste com os humanos, a aterosclerose parece estar raramente associada a infartos cerebrais caninos; quando ocorre em cães, é mais provável que esteja associada ao hipotireoidismo. Os infartos cerebrais em cães são tipicamente não hemorrágicos e são mais comuns nas regiões do cerebelo, cérebro e região talâmica/mesencéfalo. Infartos cerebrais multifocais têm sido relatados, mas são comparativamente incomuns. Infartos cerebrais e cerebelares tendem a ser territoriais, envolvendo os territórios de grandes artérias, como a artéria cerebelar rostral e a artéria cerebral média, respectivamente. Esses infartos territoriais tendem a envolver principalmente a massa cinzenta, com níveis variáveis de envolvimento da substância branca. Infartos talâmicos/do mesencéfalo tendem a ser lesões lacunares menores envolvendo as artérias perfurantes menores desta região do cérebro. Em um relato, mais da metade dos cães com infartos cerebrais tinham um distúrbio metabólico subjacente que poderia potencialmente levar a doença tromboembólica, sendo os mais comuns a doença renal crônica e o hiperadrenocorticismo.[15] Hipertensão sistêmica foi observada em cerca de 30% dos cães cuja pressão arterial foi documentada. Em outro estudo de infartos cerebelares em cães, a hipertensão sistêmica foi identificada em mais de 40% dos pacientes nos quais a pressão arterial foi medida.[16] Em nossa experiência, geralmente há uma doença de base presente que poderia explicar a presença de hipertensão nesses cães, sendo a doença renal crônica e o hiperadrenocorticismo os distúrbios mais comuns.

A EFC é uma síndrome comum causada pela embolização do suprimento arterial e/ou venoso para uma área da medula espinal. O material embolizante foi identificado como fibrocartilagem e acredita-se que se origine do núcleo pulposo do disco intervertebral. O mecanismo ou mecanismos pelos quais esse material atinge a vasculatura medular do disco são desconhecidos. As teorias centram-se em torno da entrada venosa do material do disco (p. ex., extrusão diretamente em um seio venoso ou sistema venoso de medula óssea vertebral — um nó de Schmorl) com movimento retrógrado no sistema arterial espinal (Figura 43.3) ou entrada direta no sistema arterial da medula espinal (p. ex., na vasculatura circundante normal ou neovascularização sobre o anel fibroso associada à degeneração discal concomitante tipo II).

DIAGNÓSTICO

Apresentação Clínica
Sinais Clínicos

Cães são muito mais propensos a apresentar eventos isquêmicos/vasculares ao cérebro e à medula espinal que os gatos. Existe uma ampla distribuição etária para ambos, os infartos cerebrais e a EFC.

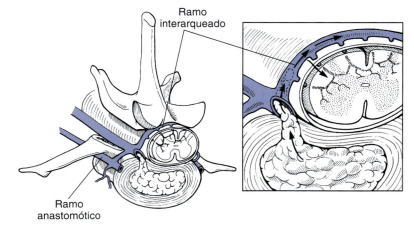

Figura 43.3 Ilustração esquemática mostrando a patogênese proposta de uma embolia fibrocartilaginosa envolvendo a extrusão de material nuclear no seio venoso vertebral ou artéria espinal ventral e depois em pequenos vasos suprindo o parênquima da medula espinal.

A maioria dos cães com infartos cerebrais é de meia-idade a mais velha, com idades medianas e média de 8 e 9 anos, respectivamente. Infartos cerebelares parecem ser mais comuns em cães de raças pequenas, mais notavelmente o Cavalier king charles spaniel. Postulou-se que esta predisposição pode estar relacionada com a propensão desta raça a desenvolver doenças cardíacas, anomalias plaquetárias hereditárias ou aberrações locais no fluxo sanguíneo arterial regional (p. ex., artéria basilar) resultante de malformações tipo Chiari (MTC), o que é comum na raça. Em pessoas com instabilidade atlantoaxial, a compressão da artéria basilar tem sido associada ao infarto cerebelar. Em nossa experiência, a combinação de MTC e infarto cerebelar é comum no Cavalier king charles spaniel, enquanto combinações envolvendo doença cardíaca e anormalidades plaquetárias não o são. Cães de raças grandes parecem predispostos a desenvolver infartos lacunares talâmicos/do mesencéfalo. Galgos podem estar predispostos a infartos cerebrais; uma razão proposta é a tendência de os Galgos apresentarem maiores pressões arteriais médias em repouso do que outras raças. A EFC tipicamente afeta cães não condrodistróficos, principalmente de raças grandes e gigantes, mas foram relatados cães não condrodistróficos menores (p. ex., cães Pastores de Shetland, Schnauzers miniatura) e um número de gatos. A EFC também foi descrita em alguns cães de raça pequena condrodistróficos. Aproximadamente 20% dos pacientes com EFC são cães com menos de 20 kg. Os Schnauzers miniatura estão predispostos à EFC, que é a causa mais comum de mielopatia nesta raça. A maioria dos cães que apresentam EFC é jovem a de meia-idade (1-7 anos) adultos. Em um grande ($n = 393$ cães) relato retrospectivo de casos de EFC caninos, a EFC foi mais comum em cães de meia-idade, de raça grande (30% do total); a raça única mais comum relatada foi o Schnauzer miniatura e os cães de raça representaram 24% dos casos.[17] A maioria dos gatos relatados com suspeita de EFC tem sido de meia-idade ou mais velhos na apresentação (7-12 anos), e a maioria era de gatos domésticos de pelo curto. Gatos mais velhos (14-15 anos) também foram relatados com infartos da medula espinal cervical cranial envolvendo a substância cinzenta ventral no nível vertebral C1-C2. Esses infartos ocorrem no território da artéria espinal ventral. Uma grande proporção destes gatos tinha distúrbios concomitantes que poderiam potencialmente ser a causa do infarto (p. ex., insuficiência renal crônica, cardiomiopatia).[18,19] Em um relato retrospectivo de 19 gatos com mielopatia isquêmica, houve predomínio de gatos domésticos de pelo curto, preponderância do sexo masculino e idade média de apresentação de 10 anos; esses achados foram semelhantes aos relatos anteriores de infartos da medula espinal felinos.[20] Com base na literatura disponível e em nossa experiência, a EFC em gatos ocorre em uma ampla faixa etária (incluindo juvenis) e em vários locais ao longo da medula espinal. Infartos da medula espinal na substância cinzenta ventral da medula cervical cranial tendem a ocorrer em gatos muito idosos e estão associados a uma condição de doença subjacente que pode ser responsável pela hipertensão e/ou hipercoagulabilidade (p. ex., insuficiência renal crônica, cardiomiopatia).

Histórico

Para ambos, infartos cerebrais e EFC, os sinais clínicos de disfunção neurológica são tipicamente de início hiperagudo ou agudo e não progressivos após as primeiras 24 horas. Em casos raros de EFC, o período de deterioração neurológica progride ao longo de vários dias. Reclamações específicas do proprietário dependem da localização do evento isquêmico no SNC. Em muitos casos de EFC, o paciente é observado pelo proprietário fazendo algo ativo (p. ex., perseguindo uma bola no quintal) no momento do evento isquêmico. No momento do evento, se observado, também é comum o cão chorar como se estivesse com dor. Logo após o evento vascular, os cães com EFC tipicamente não parecem estar com dor.

Achados de Exame Físico

Os achados neurológicos para pacientes com infarto cerebral e EFC refletem a localização da lesão no cérebro e na medula espinal, respectivamente. A síndrome vestibular paradoxal parece ser um fenômeno comum com infartos cerebelares. Embora a maioria das imagens de RM de infartos cerebelares territoriais em cães sugira envolvimento puramente do cerebelo pelo infarto, muitos desses pacientes também apresentam sinais de disfunção medular (p. ex., paresia ou estado não deambulatório). Acredita-se que esta aparente discrepância seja explicada pela compressão medular secundária ao edema ao redor do infarto no momento do evento isquêmico. No momento em que o paciente passa pelo exame, esse inchaço geralmente não é aparente na RM. Em um relato retrospectivo recente de 23 cães com suspeita de infartos cerebelares, os *deficits* neurológicos incluíram inclinação da cabeça (13), ataxia com (11) ou sem (quatro) hipermetria, nistagmo (oito), diminuição da resposta de ameaça (sete), *deficits* (sete) e estado não deambulatório (seis).[21] Outra apresentação clínica incomum comum em cães com infartos talâmicos/de mesencéfalo é a presença de disfunção vestibular central. Cães com infartos nessa área do cérebro tiveram sinais clínicos, como inclinação da cabeça ipsolateral (frequentemente associada a um desvio da cabeça, o que seria esperado com uma lesão do prosencéfalo), estrabismo e nistagmo. A atividade convulsiva foi relatada em cães com infartos cerebrais, mas não parece ser muito comum. Os sinais clínicos de mielopatia em pacientes com EFC variam, dependendo da localização e da gravidade da lesão isquêmica da medula espinal. Os defeitos são frequentemente assimétricos com a EFC. No grande estudo retrospectivo de 393 cães com EFC mencionado anteriormente, a localização neuroanatômica mais comum foi T3-L3 (33,1%), seguida de L4-S3 (31,8%), C6-T2 (20,6%), C1-C5 (10,7%) e multifocal (3,8%); sinais clínicos de mielopatia foram assimétricos em 69,5% dos casos.[17] Esses pacientes geralmente não apresentam dor quando examinados. No entanto, uma região focal de hiperestesia que corresponde à localização do infarto pode frequentemente ser encontrada se esses pacientes forem examinados dentro de 12 horas do início dos sinais clínicos. Esta hiperestesia moderada provavelmente se deve ao edema transitório nas meninges na região do infarto.

Diagnóstico por Imagem

Infartos cerebrais e da medula espinal provavelmente não serão visualizados em nenhuma outra modalidade além da RM. A TC pode ser mais sensível na detecção de hemorragia aguda no AVC hemorrágico precoce, mas não oferece outras vantagens sobre a RM. A maioria dos infartos cerebrais em cães e gatos não é hemorrágica. A RM permite maior detalhamento da imagem (incluindo imagens multiplanares detalhadas) e menos artefatos (como artefatos de endurecimento de feixe com imagens da fossa caudal) em comparação com a TC. Algumas técnicas funcionais de RM (ponderação por difusão, perfusão e ângio-RM) podem ser usadas para melhorar a precisão do diagnóstico de AVC, especialmente no estágio hiperagudo do infarto (e especialmente nas primeiras horas). A Tabela 43.1 resume a aparência característica da RM de infartos cerebrais não hemorrágicos em cães ao longo do tempo a partir do infarto, usando sequências de RM padrão. Em geral, os infartos cerebrais não hemorrágicos tendem a ser hiperintensos nas imagens de recuperação de inversão com atenuação de fluidos (FLAIR; do inglês, *fluid acquisition inversion recovery*) ponderadas em T2 (Capítulo 14), hipointensas nas imagens ponderadas em T1 e minimamente a não intensificadoras de contraste (Figura 43.4). O aumento do contraste, geralmente na periferia da região infartada, é tipicamente evidente 1 a 8 semanas após o evento isquêmico, presumivelmente associado à ruptura da barreira hematoencefálica. O aparecimento de infartos hemorrágicos nas imagens de TC e RM também varia com o tempo do evento isquêmico e depende do estado

TABELA 43.1 Aspecto à Ressonância Magnética Característico de Infartos Cerebrais Não Hemorrágicos ao Longo do Tempo

Estágio	Tempo para Imagem	Achados de RM Ponderada em T2	Achados de RM Ponderada em T1	Achados em FLAIR	Aprimoramento por Contraste
Hiperagudo	3-6 h	Hiperintenso	Hipointenso	Hiperintenso	Não
Agudo	6-24 h	Hiperintenso	Hipointenso	Hiperintenso	Não
Subagudo inicial	24 h-1 semana	Hiperintenso	Hipointenso	Hiperintenso	Variável
Subagudo tardio	1-6 semanas	Hiperintenso	Hipointenso	Hiperintenso	Sim
Crônico	> 6 semanas	Hiperintenso	Hipointenso	Hiperintenso	Variável

RM, ressonância magnética.

TABELA 43.2 Resultados de RM e TC Associados a Diferentes Estágios de Infartos Cerebrais Hemorrágicos

Estágio	Tempo para Imagem	Achados de RM Ponderada em T2	Achados de RM Ponderada em T1	Achados de TC
Hiperagudo	3-6 h	Ligeiramente hiperintenso	Isointenso	Hiperdenso
Agudo	6-24 h	Hipointenso	Isointenso	Hiperdenso
Subagudo inicial	24 h-1 semana	Hipointenso	Hiperintenso	Hiperdenso
Subagudo tardio	1-6 semanas	Hiperintenso	Hiperintenso	Variável
Crônico	> 6 semanas	Hipointenso	Hipointenso	Isodenso

RM, ressonância magnética; *TC*, tomografia computadorizada.

de oxigenação da hemoglobina. Os estágios de "envelhecimento" das moléculas de hemoglobina progridem sequencialmente da seguinte forma: oxiemoglobina (estágio hiperperagudo), desoxiemoglobina (estágio agudo), metemoglobina (estágio subagudo) e finalmente hemossiderina e ferritina (estágio crônico). Nas primeiras horas de infarto hemorrágico, a lesão é relativamente isointensa nas imagens de RM ponderadas em T1 e T2, mas pode apresentar alguma hiperintensidade nas imagens ponderadas em T2 devido ao edema ao redor do infarto. A desoxiemoglobina subsequentemente se forma nas próximas 24 horas, o que está associado com baixa intensidade de sinal nas imagens ponderadas em T1 e T2. A metemoglobina intracelular predomina em seguida; é hiperintensa em T1, mas hipointensa nas imagens ponderadas em T2. O acúmulo subsequente de metemoglobina extracelular leva a um sinal hiperintenso tanto nas imagens ponderadas em T1 quanto em T2. Finalmente, hemossiderina e ferritina se acumulam; são de baixa intensidade de sinal em imagens ponderadas em T1 e T2. As sequências ponderadas em T2* (gradiente recuperado por eco) são muito sensíveis para identificar lesões hemorrágicas e devem ser usadas rotineiramente em casos de suspeita de infarto.[22]

Ao achados tanto da RM quanto da TC associados a diferentes estágios de infartos hemorrágicos estão resumidos na Tabela 43.2. Infartos hemorrágicos também são mais propensos a apresentar realce pelo contraste em comparação com infartos não hemorrágicos (Figura 43.5). A ausência de lesão compressiva da medula espinal ou o afilamento focal leve da coluna de contraste na mielografia foi o método tradicional de diagnosticar provisoriamente a EFC. Assim como nos infartos cerebrais, a RM também é a modalidade de imagem preferida para pacientes com suspeita de EFC (Figura 43.6); lesões parenquimatosas hiperintensas, focalmente demarcadas (suspeita de edema, tecido infartado) nas imagens ponderadas em T2 e FLAIR são características. Essas lesões são isointensas ou hipointensas à medula espinal nas imagens ponderadas em T1 e podem apresentar diferentes graus de realce pelo contraste (usualmente leve realce quando presente); a presença ou ausência de realce pelo contraste pode estar relacionada com o momento da RM após o infarto, ocorrendo frequentemente cerca de 1 semana após a lesão em humanos com EFC. As lesões de EFC são muitas vezes principalmente na substância cinzenta da medula espinal e unilaterais em localização. Em um estudo de 52 cães com suspeita de EFC, 11 cães (21%) não apresentaram lesões aparentes na RM.[23] O aparecimento de lesões na RM nesse estudo não foi associado ao tempo de imagem após o infarto (em pessoas, lesões isquêmicas podem não ser aparentes na RM nas primeiras 48 horas do infarto), mas foi significativamente associado com a gravidade da disfunção neurológica; cães capazes de andar eram muito mais propensos a ter resultados normais na RM do que cães que não caminhavam. Esse estudo também encontrou uma associação positiva entre a gravidade da doença e a extensão da lesão na RM. Em outro grande estudo retrospectivo para o qual foram examinados 139 cães com EFC por RM, 90,6% dos cães apresentaram hiperintensidade T2 no parênquima da medula espinal, 46% tinham inchaço focal subjetivo da medula espinal e 22% tinham algum nível de realce de contraste dentro ou adjacente ao infarto suspeito; 18% dos casos apresentaram evidência de hemorragia nas sequências T2*.[17]

Achados Laboratoriais

Os achados laboratoriais para pacientes com infartos cerebrais são variáveis, dependendo de se há ou não um distúrbio subjacente que possa ter levado ao evento do AVC. Alguns pacientes podem apresentar evidências laboratoriais que suportem insuficiência renal crônica ou doença endócrina (p. ex., hiperadrenocorticismo, hipotireoidismo), mas muitos estão dentro dos limites normais. Os achados laboratoriais geralmente são normais para pacientes com EFC. Para ambos, infartos cerebrais e EFC, os resultados do LCR podem ser normais ou revelar anormalidades leves e inespecíficas (aumento discreto na contagem de células e concentração de proteína, xantocromia). Em um grande estudo retrospectivo de EFC canina no qual os resultados do LCR

CAPÍTULO 43 Distúrbios Não Cirúrgicos do Cérebro e da Coluna

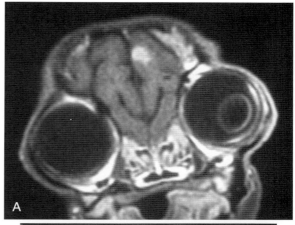

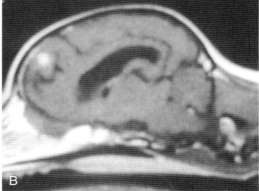

Figura 43.5 Imagens de ressonância magnética (A) axial e (B) sagital (ponderadas em T1 com contraste) de um cão com infarto cerebral hemorrágico focal.

estavam disponíveis para 206 cães, aproximadamente metade dos resultados do LCR estava dentro dos limites normais.[17]

DIAGNÓSTICO DIFERENCIAL

Diagnósticos diferenciais para infartos cerebrais incluem tumor cerebral, doença inflamatória/infecciosa (p. ex., meningoencefalomielite granulomatosa [MEG]) e trauma. O diagnóstico diferencial mais provável para a EFC é a extrusão de disco tipo I (extrusões discais tipo extrusão do núcleo pulposo hidratado [ENPH]; Capítulos 40 e 41), seguida por neoplasia espinal e doença inflamatória/infecciosa. Em um estudo comparando cães com EFC presumida e cães com ENPH, identificaram-se várias características clínicas distintas (Quadro 43.2).[24]

MANEJO CLÍNICO

Não há tratamento clínico específico para infartos cerebrais ou da medula espinal. Para infartos cerebrais, o manejo médico é direcionado ao processo de doença subjacente, caso seja identificado. Para infartos da medula espinal, incluindo a EFC, o manejo médico está focado na fisioterapia e reabilitação.

TRATAMENTO CIRÚRGICO

Nem infartos cerebrais nem infartos espinais são distúrbios cirúrgicos.

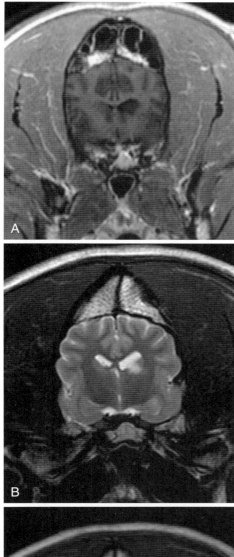

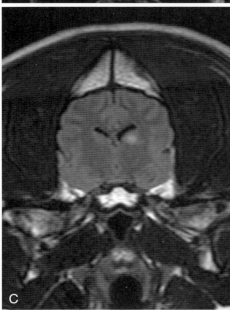

Figura 43.4 Imagens axiais em (A) T1 ponderada com contraste, em (B) ponderada em T2 e em (C) dorsal de recuperação de inversão com atenuação de fluidos de um cão com infarto cerebral não hemorrágico.

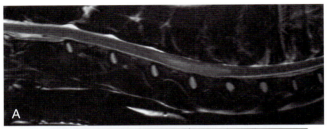
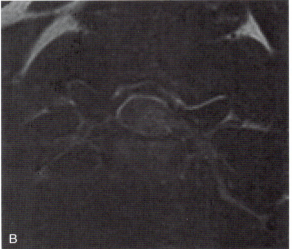

Figura 43.6 Imagens de ressonância magnética ponderada em T2 (A) sagital e (B) axial ponderada em T2 da região cervical em um cão com mielopatia embólica fibrocartilaginosa.

QUADRO 43.2 Características Clínicas para Ajudar a Distinguir entre a Mielopatia Embólica Fibrocartilaginosa e a Extrusão de Núcleo Pulposo Hidratado

- Os Staffordshires bull terriers ingleses são propensos à EFC, ao passo que os Border collies são propensos à ENPH.
- Cães com ENPH são mais propensos a vocalizar no início dos sinais, em comparação aos cães com EFC.
- Cães com ENPH são mais propensos a ter lesões em C1-C5 do que cães com EFC.
- Cães com ENPH são mais propensos a exibir hiperestesia espinal no exame inicial do que cães com EFC.
- Cães com ENPH são mais propensos a estar deambulando no momento da alta hospitalar do que os cães com EFC.
- Cães com EFC são mais propensos a ter lesões em L4-S3 (e incontinência fecal de longa duração) do que os cães com ENPH.

EFC, mielopatia embólica fibrocartilaginosa; *ENPH*, extrusão do núcleo pulposo hidratado.
Dados de Fenn J, Drees R, Volk HA, et al. Comparison of clinical signs and outcomes between dogs with presumptive ischemic myelopathy and dogs with acute noncompressive nucleus pulposus extrusion. *J Am Vet Med Assoc.* 2016;249(7):767–775.

PROGNÓSTICO

O prognóstico para cães com infartos cerebrais focais é variável, mas a maioria tem um prognóstico reservado a favorável para a recuperação da função parcial ou total. Em um estudo de 33 cães com infartos cerebrais, 10 cães foram eutanasiados; metade destes foi eutanasiada devido à gravidade do processo de doença subjacente, em vez de falha do seu estado neurológico para melhorar.[15] Outro estudo de infartos cerebelares também encontrou uma associação negativa entre sobrevida e presença de doença sistêmica subjacente.[16] Em um estudo retrospectivo mais recente de 23 cães com infartos cerebelares, todos os cães sobreviveram e tiveram alta do hospital dentro de 1 a 10 dias após a admissão; nessa série de casos, 12 cães tinham condições médicas subjacentes concorrentes. Embora esse estudo tenha apenas um seguimento de curto prazo, ele sugere que os cães com infartos cerebelares tendem a melhorar rapidamente após o infarto inicial e a maioria tem um bom prognóstico de recuperação.[21] A presença de uma condição médica subjacente ou concorrente também foi associada ao aumento da chance de repetição do infarto cerebral em um período de 10 meses. O prognóstico para recuperação funcional de cães com EFC é um pouco variável, refletindo a faixa de severidade da lesão característica desta doença. Além disso, as taxas de recuperação para esses cães variam consideravelmente entre os estudos publicados. A maior parte da literatura recente sugere um prognóstico geral favorável para cães com EFC, enquanto a literatura mais antiga é mais pessimista. Para cães sem capacidade de andar, especialmente das raças grandes e gigantes, o prognóstico de recuperação é frequentemente cauteloso. Os indicadores prognósticos negativos relatados incluem perda da percepção da dor profunda (nocicepção), danos severos nos neurônios motores e relutância do proprietário em prosseguir com a fisioterapia prolongada. Há alguma discordância na literatura em relação à afirmação de que danos nos neurônios motores inferiores indicam um pior prognóstico do que danos na medula espinal do neurônio motor superior em casos de EFC. O grau de relutância do proprietário em buscar fisioterapia é frequentemente associado ao tamanho do cão (p. ex., a fisioterapia prolongada e o controle da bexiga para um Dogue alemão paralítico podem não ser viáveis para muitos proprietários). Em um relato de 50 cães,[25] 84% (42 cães) tiveram resultados satisfatórios. Nesse estudo, a extensão da lesão medida em imagens de RM foi preditiva de desfecho; cães com comprimento de lesão:comprimento da vértebra (C6 ou L2, dependendo do infarto cervical ou toracolombar) (imagens sagitais) de 2 ou menos, ou área de lesão transversal (imagens transaxiais)/área da medula espinal percentual de menos de 67%, foram significativamente mais propensos a se recuperar, em comparação com os cães que apresentaram valores mais elevados para esses parâmetros. A gravidade dos sinais neurológicos na apresentação também foi significativamente associada a um desfecho negativo nesse estudo. O tempo médio para recuperação neurológica máxima para estes cães foi de 3,75 meses. Em um estudo retrospectivo mais recente (2016) de 393 cães com EFC, o prognóstico geral foi bom a excelente, com 85% dos cães recuperando a capacidade de andar sem ajuda; a maioria dos pacientes atingiu esse estágio de melhora neurológica dentro de 3 semanas, embora *deficits* neurológicos persistentes fossem comuns em cães que recuperaram a capacidade de andar sem assistência (49,1%).[17] Parece que, embora a EFC em cães possa estar associada a um nível substancial de morbidade e mortalidade, uma grande proporção de cães pode recuperar a função neurológica após o infarto. Muitos dos gatos diagnosticados com EFC foram eutanasiados logo após a apresentação devido à gravidade dos *deficits* neurológicos e à presunção de um mau prognóstico. Embora os números de gatos relatados com mielopatia isquêmica sejam muito menores do que aqueles descritos para cães, o prognóstico geralmente é favorável para a recuperação da função neurológica, se o infarto for devido à EFC ou causado por uma condição sistêmica subjacente (p. ex., insuficiência renal crônica, cardiomiopatia, hipertensão). Em um relato retrospectivo de 19 gatos com mielopatia isquêmica devido a uma variedade de causas suspeitas (EFC e doença sistêmica subjacente), 79% dos casos tiveram um resultado positivo.[20] Em uma série de casos retrospectivos semelhantes em 11 gatos, oito (73%) gatos recuperaram a função ambulatorial dentro de 2 meses da apresentação inicial.[18] Em um relato retrospectivo de oito gatos idosos com infartos do cordão cervical craniano associados a distúrbios subjacentes, todos os oito recuperaram o estado neurológico normal a quase normal dentro de 3 meses do início dos sinais clínicos; três desses gatos tiveram episódios isquêmicos recorrentes suspeitados.[19]

DOENÇA INFLAMATÓRIA NÃO INFECCIOSA

DEFINIÇÕES

A meningoencefalomielite granulomatosa (**MEG**) é um distúrbio inflamatório autoimune e não infeccioso dos cães. A **encefalite necrosante** (**EN**) é uma doença inflamatória não infecciosa autoimune menos comum em cães, distinta da MEG clínica e histopatologicamente. Os termos abrangentes **meningoencefalite de etiologia desconhecida** (**MED**) e **meningoencefalite de origem desconhecida** são algumas vezes usados para abranger esse grupo de distúrbios.[26]

CONSIDERAÇÕES GERAIS E FISIOPATOLOGIA CLINICAMENTE RELEVANTE

A MEG é caracterizada histologicamente por infiltrados perivasculares de células principalmente mononucleares (linfócitos, macrófagos e plasmócitos) no cérebro e/ou na medula espinal. Os infiltrados celulares perivasculares característicos da MEG tanto definem a síndrome patológica como respondem pelos *deficits* neurológicos. A causa subjacente desta doença permanece desconhecida, mas há evidências de que a MEG seja um distúrbio autoimune, especificamente uma reação de hipersensibilidade de tipo tardio (mediada por células T). As lesões predominam na substância branca com a MEG. Existem três formas clínicas reconhecidas de MEG: focal, multifocal (disseminada) e ocular. A forma ocular é a menos comumente encontrada. Em nossa experiência, a MEG multifocal é a forma mais comum do transtorno. A EN inclui dois distúrbios patologicamente distintos, referidos como meningoencefalite necrosante (MEN) e leucoencefalite necrosante (LEN). Estes também são considerados distúrbios autoimunes. Tanto a MEN quanto a LEN são semelhantes por serem caracterizadas por múltiplas lesões cerebrais inflamatórias, necrosadas, não supurativas e cavitárias que envolvem tanto a substância cinzenta quanto a branca. As lesões na MEN predominam no córtex cerebral (substância cinzenta). Na MEN, as lesões são tipicamente encontradas no cérebro, com envolvimento consistente das leptomeninges. Cavitações cerebrais extensas com perda de demarcação entre as substâncias branca e cinzenta são típicas para MEN. A LEN é caracterizada por lesões semelhantes que frequentemente envolvem o tronco encefálico, além do cérebro, com envolvimento menos consistente das leptomeninges e do córtex cerebral (i.e., principalmente a substância branca). Os relatos iniciais dessas doenças em raças predispostas levaram aos termos *encefalite dos Pugs* ou *encefalite dos Pugs/Malteses* para MEN e *encefalite dos Yorkshires terrier* para LEN. Acredita-se que, considerando as predileções da raça de diferentes tipos de meningoencefalite de origem desconhecida, há um componente de suscetibilidade genética a esses distúrbios em cães.[27] *Loci* comuns de risco genético (para genes associados à regulação da função do sistema imunológico) para o desenvolvimento de MEN foram identificados em várias raças pequenas de cães, incluindo Pugs, Malteses e Chihuahuas.[28]

DIAGNÓSTICO

Apresentação Clínica

Sinais Clínicos

A MEG pode afetar qualquer raça de cão de qualquer idade ou sexo, mas fêmeas jovens de meia-idade (idade média, 5 anos) de raças pequenas (p. ex., Poodles, Terriers) parecem estar predispostas.

A EN também tende a ocorrer em cães jovens de raças pequenas, mas uma ampla faixa etária foi relatada (aproximadamente de 7 meses a 13 anos). Cães Pug e Malteses são mais comumente afetados por MEN, mas outras raças relatadas com esse distúrbio incluem Chihuahua, Shih-tzu, Pequinês, Papillon, West highland terrier, Coton de Tulear e Griffon de Bruxelas.[29] Também encontramos um distúrbio MEN em um Boston terrier. Yorkshire terriers parece ser a raça mais comum atingida por LEN, mas esta doença também pode afetar outros cães de raças pequenas. É possível que MEN e LEN representem variantes do mesmo processo de doença. Espera-se que mais raças sejam relatadas com EN idiopática. Assim como a MEG, as lesões necróticas observadas na histopatologia cerebral são responsáveis pelos sinais clínicos de disfunção e definem a síndrome patológica.

Histórico

A MEG multifocal é caracterizada por início agudo e rápida progressão da disfunção do SNC, enquanto os cães com MEG focal tendem a ter um início mais insidioso e uma progressão mais lenta dos sinais clínicos. As queixas clínicas comuns associadas à MEG incluem convulsões, disfunção cerebelovestibular e hiperestesia cervical. A disfunção medular isolada e os *deficits* visuais (neurite óptica) são apresentações clínicas incomuns da MEG. A atividade convulsiva é a queixa clínica mais frequente relacionada com a EN. O início e a progressão dos sinais clínicos de disfunção neurológica com EN podem ser agudos (duração da doença ≤ 2 semanas) ou crônicos (evolução da doença de 4 a 6 meses). Sinais clínicos de disfunção do prosencéfalo (p. ex., convulsões, andar em círculos, estado mental enfraquecido, *deficits* visuais com reflexos pupilares normais à luz, pressão da cabeça) predominam. A dor no pescoço também é comum e pode ser causada pela meningite e/ou as lesões do prosencéfalo. Os Yorkshires terrier com LEN experimentam frequentemente um agravamento progressivo crônico da disfunção neurológica durante vários meses. Além dos sinais clínicos de disfunção do prosencéfalo e dor no pescoço, os Yorkshires terrier com LEN frequentemente apresentam sinais clínicos de disfunção do tronco encefálico (p. ex., doença vestibular central).

Achados de Exame Físico

Os achados de exame físico geralmente não são notáveis, embora alguns pacientes com MEG sejam febris na apresentação. Os *deficits* neurológicos são tipicamente profundos e refletem a(s) localização(ões) da(s) lesão(ões). A maioria dos pacientes com MEG tem sinais multifocais e muitas vezes apresenta disfunção vestibular central. A maioria dos pacientes com EN apresenta disfunção principalmente do prosencéfalo.

Diagnóstico por Imagem

Tanto para o MEG quanto para a EN, a modalidade de imagem preferida é a RM, com a TC sendo uma segunda escolha ruim. A maioria dos pacientes com MEG tem lesões hiperintensas multifocais (nas sequências ponderadas em T2 e FLAIR) evidentes com realce variável de contraste (ponderadas em T1 com contraste). As lesões que aumentam o contraste geralmente parecem indistintas ou "difusas", com bordas borradas (Figura 43.7). Alguns cães com MEG têm hidrocefalia secundária evidente nas imagens de TC/RM do cérebro. Os achados de RM e TC também foram descritos para EN. As lesões à RM geralmente são iso ou hipointensas nas imagens ponderadas em T1, hiperintensas nas imagens ponderadas em T2 e FLAIR e não se intensificam com contraste (Figura 43.8). Essas lesões cavitárias representam áreas de necrose cerebral.

Achados Laboratoriais

Os resultados de exames de sangue (hemograma, painel bioquímico sérico) são geralmente normais, a menos que o tratamento com corticosteroides tenha começado antes da apresentação, caso em que

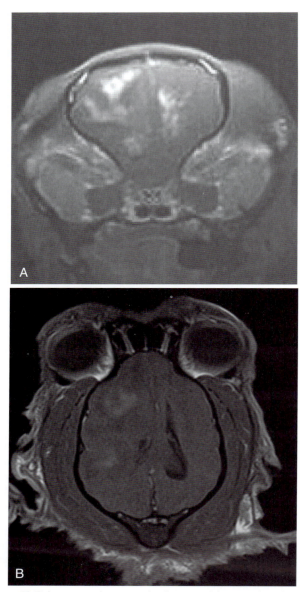

Figura 43.7 Imagens de ressonância magnética ponderada em T1 com contraste (A) axial e (B) dorsal com de um cão com meningoencefalomielite granulomatosa.

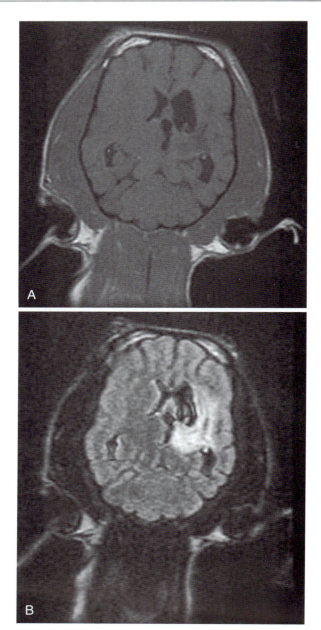

Figura 43.8 Imagens de ressonância magnética (A) dorsal ponderada em T1 e (B) de recuperação de inversão com atenuação de fluidos de um cão com encefalite necrosante.

se podem observar anormalidades, como um leucograma de estresse ou aumento da concentração de fosfatase alcalina. Os resultados do LCR para MEG e EN são caracteristicamente anormais (Quadro 37.4). Uma pleocitose principalmente mononuclear com uma porcentagem variável de neutrófilos (média de aproximadamente 20%) e concentração de proteína elevada é característica da MEG. Pouco frequentemente (≤ 10%), os pacientes com MEG terão resultados neutrofílicos ou normais no LCR. Na maioria dos casos de EN, uma pleocitose predominante ou exclusivamente mononuclear com concentração de proteína elevada é evidente. As células mononucleares em MEN são principalmente linfocíticas, enquanto uma mistura de linfócitos e monócitos é geralmente observada no LCR de pacientes com LEN.

DIAGNÓSTICO DIFERENCIAL

Os diagnósticos diferenciais para pacientes com MEG e EN incluem tumor cerebral (especialmente se os sinais refletirem uma lesão focal), anomalias cerebrais (p. ex., MTC, cisto aracnoide intracraniano), infarto cerebral (se os sinais refletirem uma lesão focal) e doença infecciosa. O diagnóstico definitivo de MEG e EN depende da configuração histopatológica do processo da doença. O diagnóstico provisório é baseado em exames de imagem e LCR característicos, em combinação com características históricas, de sinalização e de apresentação clínica.

MANEJO CLÍNICO

Embora a prednisolona continue sendo uma faceta do tratamento de MEG e EN, ela não deve mais ser considerada a base da terapia para esses distúrbios. Além da prednisolona, as terapias para MEG e EN incluem ciclosporina, citosina arabinosídeo, procarbazina, azatioprina (AZA), leflunomida e micofenolato de mofetila (MMF;

CAPÍTULO 43 Distúrbios Não Cirúrgicos do Cérebro e da Coluna

> **QUADRO 43.3   Fármacos para Tratamento de Meningoencefalomielite Granulomatosa e Encefalite Necrosante**
>
> - Prednisolona: 1-2 mg/kg VO q12h
> - Procarbazina: 25 mg/m² VO q24h
> - Ciclosporina: 3-5 mg/kg VO q12h
> - Citosina arabinosídeo: 50 mg/m² SC q12h durante 2 dias (tipicamente 400 mg/m² ao longo de 24h CRI)
> - Azatioprina: 2,0 mg/kg VO q24h
> - Leflunomida: 2-4 mg/kg VO q24h
> - Micofenolato de mofetila: 20 mg/kg VO q12h, reduzir para 10 mg/kg VO q12h após 3 a 4 semanas (parece ser mais eficaz para EN versus MEG)

CRI, infusão em taxa constante; EN, encefalite necrosante; MEG, meningoencefalomielite granulomatosa; SC, subcutâneo; VO, via oral.

Quadro 43.3). A mielossupressão é o efeito adverso mais provável da procarbazina, embora a gastroenterite hemorrágica também possa ocorrer. Os potenciais efeitos colaterais do uso de ciclosporina em cães incluem vômitos, diarreia, hiporexia, perda de peso, hiperplasia gengival, papilomatose, hipertricose e queda de pelos excessiva. Os efeitos colaterais do uso de ciclosporina são geralmente mínimos se os níveis plasmáticos estiverem dentro dos limites desejados. A mielossupressão também é uma preocupação potencial com o uso de citosina arabinosídeo. Isso quase nunca ocorre com os protocolos de dosagem usados para pacientes com MEG e EN. Em geral, ao usar esses fármacos (especialmente procarbazina), um hemograma completo deve ser verificado semanalmente no primeiro mês, depois mensalmente a cada 2 meses para monitorar a mielossupressão. O efeito colateral mais comum da AZA é a supressão da medula óssea, exigindo hemogramas completos regulares. Outros potenciais efeitos colaterais incluem transtornos gastrointestinais, pancreatite, hepatotoxicidade e pouco crescimento capilar. Pode demorar aproximadamente 2 semanas desde o início da AZA para que uma resposta clínica seja aparente. Os efeitos adversos mais prováveis do uso de MMF são gastrointestinais (vômitos, diarreia hemorrágica); estes efeitos são geralmente evitáveis se a dose inicial for reduzida dentro de 3 a 4 semanas. Em nossa experiência, o MMF tende a ser mais eficaz para a EN do que para a MEG. Fármacos anticonvulsivantes devem ser administrados a pacientes com MEG e EN com atividade convulsiva, preferencialmente medicamentos que não causem sedação ou poliúria e polidipsia (pp. 1339 a 1340). A terapia combinada com vários desses medicamentos pode ser necessária para o controle inicial da doença, com os fármacos sendo lentamente desmamados com o tempo, se possível. O desmame do medicamento não deve ser iniciado até que haja uma resposta óbvia à terapia; um medicamento deve ser desmamado de cada vez, e as mudanças não devem ser feitas mais rapidamente do que a cada 4 semanas. Cães com MEG e EN controlados normalmente não se tornam livres de fármacos, mas são mantidos com um nível de terapia baixo o suficiente para evitar os efeitos colaterais óbvios da terapia.

TRATAMENTO CIRÚRGICO

Nem a MEG nem a EN são um distúrbio cirúrgico, mas a biópsia cirúrgica pode ser considerada em alguns casos.

PROGNÓSTICO

Nos últimos anos, o prognóstico para a MEG melhorou drasticamente, coincidindo com o desenvolvimento de melhores protocolos de tratamento. O prognóstico para a EN ainda é ruim, mas parece que melhorou até certo ponto com novos protocolos de medicamentos. Historicamente, os tempos de sobrevida para cães com MEG multifocal tratados apenas com glicocorticoides variaram de aproximadamente 2 semanas a 3 meses, embora evidências mais recentes sugiram tempos de sobrevida consideravelmente mais longos.[30] No entanto, devido à resposta variável e frequentemente ruim à terapia com glicocorticoides, bem como aos frequentes efeitos colaterais relacionados com os glicocorticoides, vários medicamentos imunossupressores foram avaliados como opções adjuvantes de tratamento para pacientes com MEG. As três opções de medicamentos mais promissoras são a procarbazina, a citosina arabinosídeo e a ciclosporina. Tempos de sobrevida superiores a 12 meses foram relatados com cada um desses medicamentos. Além disso, o uso desses fármacos parece permitir diminuições sucessivas nas dosagens de glicocorticoides, minimizando, assim, os efeitos colaterais adversos associados ao uso de esteroides. A procarbazina (25 mg/m² por via oral, uma vez ao dia) é um agente antineoplásico que atravessa a barreira hematoencefálica e tem alguma especificidade para as células T. Acredita-se que os efeitos citotóxicos da procarbazina sejam primariamente via metilação de bases de DNA. Em um estudo de cães com presumível MEG, o uso de procarbazina como um adjunto à prednisona foi associado a um tempo médio de sobrevida de 14 meses,[31] independentemente da forma clínica da MEG (a maioria era multifocal). Em um relato de 10 cães com encefalite não infecciosa de etiologia indeterminada,[32] o tratamento com citosina arabinosídeo foi associado com um tempo médio de sobrevida de aproximadamente 1,5 ano. Em um estudo de 10 cães com presumível MEG tratada com ciclosporina,[33] o tempo médio de sobrevida foi de aproximadamente 2,5 anos. Em um estudo de cães com MED tratados com AZA e prednisona, o tempo médio de sobrevida foi de aproximadamente 5 anos. Nesse estudo, os cães que exibiram uma resposta completa à terapia tiveram tempos de sobrevida significativamente maiores do que aqueles com resposta parcial, e os cães que não tiveram recaída apresentaram tempos de sobrevida significativamente maiores do que aqueles que a tiveram.[34] Em nossa experiência, a maioria dos cães com MEG responde positivamente à terapia combinada e fica bem por pelo menos 2 a 3 anos. A resposta à terapia e o prognóstico para cães com EN parecem ser piores do que para cães com MEG. A literatura prognóstica para MED em cães concentra-se em resultados em longo prazo, mas há pouca informação sobre resultados em curto prazo para este grupo de transtornos. Em um estudo retrospectivo de 116 cães com MED, 30 (26%) pacientes morreram na primeira semana do diagnóstico, apesar do tratamento; indicadores prognósticos negativos significativos incluíram diminuição do estado mental, presença de convulsões e aumento do percentual de neutrófilos na análise do LCR.[35] Apesar das melhorias no prognóstico para cães com MEG e EN, parece haver mortalidade precoce substancial para pacientes com esses distúrbios.

MENINGITE-ARTERITE RESPONSIVA A ESTEROIDES

DEFINIÇÕES

A **meningite-arterite responsiva a esteroides (MARE)** é uma doença provavelmente autoimune, caracterizada pela inflamação das meninges e das artérias meníngeas. Este distúrbio é também frequentemente denominado *meningite/arterite responsiva a corticosteroides (MARC), meningite asséptica* e *meningite estéril*.

CONSIDERAÇÕES GERAIS E FISIOPATOLOGIA CLINICAMENTE RELEVANTE

Suspeita-se que se trate de distúrbio inflamatório autoimune das meninges e vasculatura meníngea que tende a afetar os cães adultos jovens de raça grande. Em alguns casos, os pacientes com esse distúrbio apresentam poliartrite autoimune concomitante. Este é mais tipicamente um distúrbio agudo, mas uma forma crônica menos comum da doença foi descrita. Acredita-se que a forma crônica do distúrbio seja decorrente de recaída e/ou tratamento inadequado da forma aguda da doença.

DIAGNÓSTICO

Apresentação Clínica
Sinais Clínicos
Isso geralmente ocorre em cães jovens (<2 anos), de médio a grande porte, e pode ser o tipo mais comum de meningite encontrada na prática veterinária. Existem várias raças predispostas a essa condição, incluindo Boxers, Beagles, Bernês da montanha (Boiadeiro), Weimaraners e Retriever da Nova Escócia.[36]

Histórico
Na forma mais comum ("clássica") de MARE, o histórico é tipicamente um início agudo de hiperestesia cervical severa acompanhada por letargia e marcha rígida. A forma crônica do distúrbio é caracterizada também pela hiperestesia cervical, mas também por sinais de disfunção da medula espinal (p. ex., ataxia e paresia).

Achados de Exame Físico
Na forma aguda de MARE, o sinal clínico mais importante é a hiperestesia cervical profunda. Esses cães tendem a adotar uma postura curvada e resistir a qualquer movimento do pescoço. Eles são frequentemente febris à apresentação e apresentam evidências de hiperestesia em outros locais da coluna vertebral à palpação. Cães com a forma crônica de MARE são mais propensos a ter *deficits* neurológicos, como ataxia e paresia, consistentes com mielopatia compressiva.

Diagnóstico por Imagem
Radiografias da coluna vertebral devem ser obtidas para descartar distúrbios como a discoespondilite e a fisite vertebral. Nos casos agudos de MARE, a RM da coluna cervical é frequentemente realizada para descartar outras causas de mielopatia cervical. Os resultados da RM são frequentemente normais, mas podem mostrar evidências de realce meníngeo em T1 com sequências de contraste. Lesões mais evidentes na RM podem ser aparentes em casos de MARE crônica por causa da suspeita de fibrose meníngea.

Achados Laboratoriais
Os resultados dos exames de sangue geralmente são normais, mas podem mostrar leucocitose com desvio à esquerda, especialmente em casos agudos de MARE. Os resultados do LCR são geralmente marcantes em casos agudos de MARE, com pleocitose polimorfonuclear marcada (neutrófilos predominante ou exclusivamente não degenerados) e concentração de proteína elevada (Quadro 37.4). Nos casos de MARE crônica, o LCR é geralmente menos marcante (pode ser normal) e pode ser principalmente mononuclear ou uma pleocitose de células mistas com ou sem concentração de proteína elevada. Concentrações elevadas de IgA no soro e no LCR são características da MARE. Várias proteínas de fase aguda (p. ex., proteína C-reativa e alfa-2-macroglobulina) também se encontravam consistentemente elevadas em cães com MARE.

DIAGNÓSTICO DIFERENCIAL

Os diagnósticos diferenciais para MARE incluem meningomielite infecciosa (particularmente bacteriana), discoespondilite, extrusão de disco tipo I e neoplasia espinal.

MANEJO CLÍNICO

O tratamento com doses imunossupressoras de prednisona (2-4 mg/kg por dia) geralmente resulta em rápida melhora em casos agudos. O tratamento adicional com analgésicos orais (p. ex., tramadol) também pode ser considerado. Se houver preocupação com uma etiologia infecciosa, os antibióticos concomitantes podem ser coadministrados por 2 a 4 semanas. Esses pacientes devem ser retirados lentamente da prednisona ao longo de vários meses (p. ex., 3 a 6 meses), mas aproximadamente metade desses cães necessitará de algum nível de terapia imunossupressora em longo prazo; a maioria dos cães que necessitam de tal terapia prolongada pode ser desmamada com uma dose muito baixa de fármaco. Existem relatos empíricos do uso bem-sucedido de outros medicamentos imunomoduladores para esse distúrbio (p. ex., AZA, ciclosporina, micofenolato), especialmente para casos de recaída.

TRATAMENTO CIRÚRGICO

MARE não é um distúrbio cirúrgico.

PROGNÓSTICO

O prognóstico para o controle dos sinais clínicos com a forma aguda dessa doença é tipicamente excelente com o tratamento adequado. O prognóstico para a forma crônica da doença é regular a reservado.

DISCOESPONDILITE

DEFINIÇÕES

A **discoespondilite** é uma infecção e inflamação do disco intervertebral e das placas terminais vertebrais adjacentes e corpos vertebrais. A causa é mais comumente bacteriana (geralmente *Staphylococcus* spp.), mas ocasionalmente é fúngica (p. ex., *Aspergillus*).

CONSIDERAÇÕES GERAIS E FISIOPATOLOGIA CLINICAMENTE RELEVANTE

A discoespondilite é uma infecção do disco intervertebral e suas vértebras contíguas, geralmente por estafilococos coagulase-positivos (p. ex., *Staphylococcus aureus*, *Staphylococcus pseudintermedius*). Outras bactérias foram descritas (p. ex., *Streptococcus, Brucella*), bem como organismos fúngicos (p. ex., *Aspergillus terreus, Aspergillus deflectus*). Há evidências que sugerem que alguns cães que desenvolvem discoespondilite podem ter imunocompetência deficiente como um fator predisponente. Os organismos infecciosos podem ter acesso ao espaço do disco e às vértebras por meio de vários mecanismos propostos. Acredita-se que a disseminação hematogênica seja o mecanismo mais comum, embora a fonte primária de infecção nem sempre seja encontrada. O trato urinário é geralmente considerado a fonte mais provável de infecção bacteriana. A migração de corpos estranhos é outro mecanismo potencial para o desenvolvimento de discoespondilite, sendo o melhor exemplo a migração de barba de espigas de cereais. As farpas de plantas favorecem a migração através do tecido. Estas barbas podem transportar bactérias para o espaço do disco e/ou servir como um nicho para localização bacteriana, uma vez que elas cheguem ao espaço do disco. A infecção iatrogênica pode se desenvolver após cirurgia da coluna vertebral ou injeção paravertebral. Este é considerado o mecanismo menos provável de localização bacteriana no espaço discal e vértebras. Em um estudo retrospectivo de 372 cães submetidos à cirurgia descompressiva para herniação intervertebral, apenas oito (2,2%) cães desenvolveram espondilite pós-operatória; o risco de desenvolver discoespondilite foi significativamente associado a pesos superiores a 20 kg.[37] Embora *Brucella canis* seja uma causa incomum de discoespondilite canina, tem potencial zoonótico; portanto, o médico deve procurar por sua existência (p. ex., hemoculturas, sorologia).

DIAGNÓSTICO

Apresentação Clínica

Sinais Clínicos

A discoespondilite é mais comumente encontrada em cães-machos de raças médias e gigantes de qualquer idade, mas tem sido relatada em cães de raças pequenas e em gatos. Em um grande estudo retrospectivo de cães com espondilite,[38] cães idosos foram a maioria, assim como cães-machos e cães de raça pura (especialmente os Dogue alemães). As probabilidades de ter discoespondilite nesse estudo foram maiores para os cães com mais de 10 anos.

Histórico

A maioria dos cães com espondilite mostra sinais clínicos progressivos durante pelo menos várias semanas, mas alguns cães desenvolvem sinais agudos. Os sinais clínicos são frequentemente inespecíficos, mas geralmente incluem hiperestesia associada à(s) lesão(ões) da coluna vertebral. Cães com espondilite dos discos lombossacrais tendem a andar com a marcha do membro pélvico afetada. Diminuição do apetite, perda de peso, depressão, febre e relutância em se movimentar são outras características clínicas comuns e inespecíficas dessa doença.

Achados de Exame Físico

A maioria dos cães com espondilite mostra evidências de hiperestesia nas regiões das lesões da coluna vertebral. Muitos cães não apresentam *deficits* neurológicos ou evidências leves de disfunção neurológica (p. ex., *deficits* proprioceptivos com ou sem paresia leve). Alguns pacientes podem ser severamente paréticos ou plégicos. Cães com discoespondilite podem ou não exibir sinais sistêmicos de doença, como letargia, febre e anorexia.

Diagnóstico por Imagem

O diagnóstico da discoependilite é geralmente baseado em achados radiográficos característicos com aspectos clínicos e histórico de suporte. As radiografias geralmente revelam colapso do(s) espaço(s) discal(is) afetado(s), lise óssea nas regiões da placa terminal do(s) espaço(s) discal(is) afetado(s) e componente variável da proliferação óssea e da esclerose final (Figura 43.9). Estas últimas alterações são frequentemente vistas em casos crônicos. Uma aparência radiográfica separada, denominada *fisite vertebral*, também foi relatada, principalmente em cães jovens (<2 anos). A maioria dos casos de fisite vertebral envolveu as vértebras lombares. Nesta condição, a lise óssea parece originar-se na região fisária caudal do corpo vertebral, e não na região disco/placa terminal. Outras características clínicas da fisioterapia vertebral parecem ser indistinguíveis da discoespondilite. Alterações radiográficas podem suceder sinais clínicos em até 2-4 semanas. Um paciente com radiografias normais e características clínicas sugestivas de discoespondilite ainda pode ter doença. Lesões sutis também podem ser perdidas se as radiografias forem realizadas no paciente acordado. Em alguns casos, a cintigrafia óssea, a TC ou a RM de lesões suspeitas podem ser valiosas. Características da RM de displasia têm sido descritas; estas incluem espaços discais hiperintensos e tecidos moles paravertebrais em imagens de recuperação de inversão tau ponderadas em T2 e curtas, realce por contraste heterogêneo dos espaços discais afetados e regiões da placa terminal e corpos vertebrais afetados hipointensos em imagens ponderadas em T2.[39]

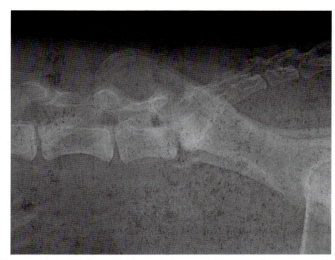

Figura 43.9 Radiografia lateral de um cão com discoespondilite em L7-S1.

Achados Laboratoriais

Os resultados dos exames de sangue são frequentemente normais, embora a leucocitose seja ocasionalmente evidente em um hemograma. Alguns cães apresentam evidências de infecção do trato urinário no exame de urina. Bactérias podem ser cultivadas a partir do sangue, da urina e/ou dos espaços de disco afetados (agulha orientada fluoroscopicamente ou aspirado cirúrgico); a taxa de sucesso relatada de tais tentativas de cultura varia, mas é de aproximadamente 50%. Existem algumas evidências de que a cultura de material obtida por aspiração com agulha do(s) espaço(s) discal(is) infectado(s) seja mais sensível que a cultura de urina ou sangue.

DIAGNÓSTICO DIFERENCIAL

Os diagnósticos diferenciais para discoespondilite são principalmente extrusão/protrusão de disco e neoplasia da coluna vertebral.

MANEJO CLÍNICO

Idealmente, o tratamento clínico da discoespondilite é guiado pela cultura e pelo teste de sensibilidade aos antibióticos do organismo agressor. Como o organismo é geralmente um *Staphylococcus*, as cefalosporinas de primeira geração ou as penicilinas resistentes às betalactamases são frequentemente eficazes. Em pacientes gravemente afetados (p. ex., paralisados), antibióticos intravenosos devem ser administrados nos primeiros 5-7 dias, após os quais antibióticos orais podem ser instituídos. O tratamento concomitante com antibióticos ativos contra bactérias anaeróbias deve ser considerado, especialmente se houver resposta mínima ou inexistente à terapia na primeira semana de tratamento. Antibioticoterapia tem sido tradicionalmente recomendada por pelo menos alguns meses. Os pacientes com discoespondilite geralmente requerem tratamento além de vários meses. Em um grande estudo retrospectivo sobre discoespondilite canina,[38] a duração média do tratamento antibiótico foi de 53,7 semanas, sugerindo que as recomendações tradicionais quanto à duração do tratamento podem ser muito conservadoras. Fármacos analgésicos (p. ex., codeína oral) também podem ser necessários. Nós tivemos sucesso usando comprimidos extrafortes de paracetamol, oral com codeína em cães com discoespondilite muito dolorosa. A dosagem deste medicamento é baseada na codeína (1-2 mg/kg, a cada 6-8 horas), e não no paracetamol. Se a alanina aminotransferase ou a bilirrubina sérica aumentar, o paracetamol deve ser interrompido imediatamente até que se possa determinar se a toxicidade do paracetamol está ocorrendo. Cada comprimido extraforte de paracetamol + fosfato de codeína contém 60 mg de codeína.

> **NOTA** Os comprimidos regulares de paracetamol + fosfato de codeína 30 mg de codeína e 300 mg de paracetamol; os comprimidos extrafortes contêm 60 mg de codeína e 300 mg de paracetamol. Tenha cuidado para não administrar superdosagem de paracetamol.

A intervenção cirúrgica pode ser justificada em pacientes com instabilidade vertebral ou com lesões compressivas identificadas por TC, RM ou radiografia contrastada. O tratamento de pacientes com infecções por *Brucella* normalmente envolve uma combinação de tetraciclinas e aminoglicosídeos. Infecções por B. canis podem ser difíceis de curar; é prudente verificar novamente o paciente após o tratamento médico. Infecções por A. terreus e A. deflectus podem ser difíceis ou impossíveis de resolver. O itraconazol tem sido usado extensivamente, mas o posaconazol e o voriconazol provavelmente oferecem melhor chance de sucesso. A combinação com terbinafina pode aumentar a eficácia desses fármacos.

TRATAMENTO CIRÚRGICO

Embora a discoespondilite seja considerada principalmente um distúrbio clínico, a intervenção cirúrgica pode ser necessária em alguns casos. Em pacientes com estado neurológico em deterioração, apesar da terapia médica apropriada, ou em pacientes que não conseguem andar, existe a possibilidade de uma lesão compressiva. As possibilidades incluem instabilidade resultante da placa terminal e do comprometimento do disco, disco extrusado/protraído no canal vertebral no local da infecção e material infectado no interior do canal vertebral, causando compressão da medula espinal. Cães com evidências radiográficas e *deficits* neurológicos graves e/ou progressivos frequentemente apresentam lesões compressivas no sítio radiográfico da discoespondilite, consistindo em uma combinação de pus e gordura epidural infectada. A gordura epidural infectada assume uma descoloração marrom e comprime a medula espinal. Em pacientes que estejam deteriorando ou que apresentem disfunção neurológica severa, deve-se realizar mielografia, TC ou RM (preferencialmente) para investigar lesões compressivas da medula espinal. Em um estudo com RM de 23 cães com espondilite, 17 (74%) apresentaram evidência de compressão medular estática no sítio anormal; uma correlação significativa entre a porcentagem de compressão da medula espinal e o grau de comprometimento neurológico foi encontrada nesse estudo.[39]

Manejo Pré-cirúrgico

Veja Manejo Pré-cirúrgico para cada localização específica da coluna afetada (i.e., cervical, toracolombar e lombossacral) nas pp. 1366, 1404 e 1428, respectivamente.

Anestesia

Os protocolos anestésicos sugeridos para animais submetidos a cirurgia da coluna vertebral são fornecidos na p. 1366.

Anatomia Cirúrgica

Descrições anatômicas para cada localização da coluna vertebral afetada (i.e., cervical, toracolombar e lombossacral) são fornecidas nas pp. 1366, 1404 e 1428, respectivamente.

Posicionamento

Consulte o procedimento cirúrgico escolhido para recomendações de posicionamento cirúrgico adequado.

TÉCNICA CIRÚRGICA

Consulte as descrições das técnicas cirúrgicas para cada localização específica da coluna afetada (i.e., cervical, toracolombar e lombossacral) nas pp. 1367, 1405 e 1428, respectivamente.

MATERIAIS DE SUTURA/INSTRUMENTOS ESPECIAIS

Evite usar suturas multifilamentares não absorvíveis (p. ex., seda) em locais cirúrgicos infectados.

CUIDADO E AVALIAÇÃO PÓS-CIRÚRGICOS

Após a cirurgia, esses pacientes devem ser avaliados conforme descrito nas pp. 1374, 1409 e 1430. Os antibióticos devem ser continuados por um período mínimo de 4 a 6 semanas.

PROGNÓSTICO

O prognóstico é geralmente favorável com discoespondilite bacteriana, particularmente em casos com *deficit* neurológico leve ou nulo. O prognóstico é mais reservado em cães com bactérias resistentes e em cães com *deficits* neurológicos severos. Melhora clínica óbvia é geralmente esperada na primeira semana da antibioticoterapia. As radiografias de acompanhamento dos espaços discais afetados a cada 1 a 2 meses são recomendadas para monitorar o progresso da doença. A discoespondilite fúngica (p. ex., *Aspergillus* spp.) está associada a um mau prognóstico porque a infecção é geralmente disseminada no momento do diagnóstico.

REFERÊNCIAS BIBLIOGRÁFICAS

1. Vite CH, Head E. Aging in the canine and feline brain. *Vet Clin North AmSmall AnimPract.* 2014;44:1113-1129.
2. Ozawa M, Chambers JK, Uchida K, et al. The relation between canine cognitive dysfunction and age-related brain lesions. *J Vet Med Sci.* 2016;78:997-1006.
3. Fast R, Schütt T, Toft N, et al. An observational study with long-term follow-up of canine cognitive dysfunction: clinical characteristics, survival, and risk factors. *J Vet Intern Med.* 2013;27:822-829.
4. Hasegawa D, Yayoshi N, Fujita Y, et al. Measurement of interthalamicadhesion thickness as a criteria for brain atrophy in dogs with and without cognitive dysfunction (dementia). *Vet Radiol Ultrasound.* 2005;46:452-457.
5. Mertens M, Fossum TW, Willard MD, et al. Diagnosis of congenitalportosystemic shunt in miniature schnauzers 7 years of age or older (1997 2006). *J Am AnimHosp Assoc.* 2010;46:235-240.
6. Schütt T, Toft N, Berendt M. Cognitive function, progression of age-related behavioral changes, biomarkers, and survival in dogs more than 8 years old. *J Vet Intern Med.* 2015;29:1569-1577.
7. Reme CA, Dramard V, Kern L, et al. Effect of S–adenosylmethionine tablets on the reduction of age-related mental decline in dogs: a double-blinded, placebo-controlled trial. *Vet Ther.* 2008;9:69-82.
8. Stockburger C, Miano D, Baeumlisberger M, et al. A mitochondrial role of SV2a protein in aging and Alzheimer's disease: studies with levetiracetam. *J Alzheimers Dis.* 2016;50:201-215.
9. Xiao R. Levetiracetam might act as aneffcacious drug to attenuate cognitive deficits of Alzheimer's disease. *Curr Top Med Chem.* 2016;16:565-573.
10. Sanz-Blasco S, Piña-Crespo JC, Zhang X, et al. Levetiracetam inhibits oligomeric Aβ-induced glutamate release from human astrocytes. *Neuroreport.* 2016;27:705-709.
11. Awano T, Johnson GS, Wade CM, et al. Genome-wide association analysis reveals a SOD1 mutation in canine degenerative myelopathy that resembles amyotrophic lateral sclerosis. *Proc Natl AcadSci USA.* 2009;106:2794-2799.
12. Holder AL, Price JA, Adams JP, et al. A retrospective study of the prevalence of the canine degenerative myelopathy associated superoxide dismutase 1 mutation (SOD1:c.118G>A) in a referral population of German shepherd dogs from the UK. *Canine Genet Epidemiol.* 2014;1:10.

13. Nardone R, Höller Y, Taylor AC, et al. Canine degenerative myelopathy: amodel of human amyotrophic lateral sclerosis. *Zoology (Jena)*. 2016; 119:64-73.
14. Jones JC, Inzana KD, Rossmeisl JH, et al. CT myelography of the thoracolumbar spine in 8 dogs with degenerative myelopathy. *J Vet Sci*. 2005;6:341-348.
15. Garosi L, McConnell JE, Platt SR, et al. Results of diagnostic investigations and long-term outcome of 33 dogs with brain infarction (2000 2004). *J VetIntern Med*. 2005;19:725-731.
16. Darrin E, Steinberg S, Vite C. Retrospective study of 22 cases of cerebellar infarction in dogs: neurologic and clinicopathologic findings. *J Vet Intern Med*. 2006;20(782) (abstract).
17. Bartholomew KA, Stover KE, Olby NJ, et al. Clinical characteristics of canine fibrocartilaginous embolic myelopathy (MEF): a systematic review of 393 cases (1973-2013). *Vet Rec*. 2016;179:650.
18. Bailey K, Dewey C, Scrivani P, et al. Suspected cervical spinal cord infarcts in 11 cats. *J Vet Intern Med*. 2007;21:642 (abstract).
19. Simpson KM, De Risio L, Theobald A, et al. Feline ischaemic myelopathy with a predilection for the cranial cervical spinal cord in older cats. *J Feline MedSurg*. 2014;16:1001-1006.
20. Theobald A, Volk HA, Dennis R, et al. Clinical outcome in 19 cats with clinical and magnetic resonance imaging diagnosis of ischaemic myelopathy (2000-2011). *J Feline Med Surg*. 2013;15:132-141.
21. Thomsen B, Garosi L, Skerritt G, et al. Neurological signs in 23 dogs with suspected rostral cerebellar ischaemic stroke. *Acta Vet Scand*. 2016;58:40.
22. Hodshon AW, Hecht S, Thomas WB. Use of the T2*-weighted gradient recalled echo sequence for magnetic resonance imaging of the canine and feline brain. *Vet Radiol Ultrasound*. 2014;55:599-606.
23. De Risio L, Adams V, Dennis R, et al. Magnetic resonance imaging findings and clinical associations in 52 dogs with suspected ischemic myelopathy. *J VetIntern Med*. 2007;21:1290-1298.
24. Fenn J, Drees R, Volk HA, et al. Comparison of clinical signs and outcomes between dogs with presumptive ischemic myelopathy and dogs with acute noncompressive nucleus pulposus extrusion. *J Am Vet Med Assoc*. 2016;249:767-775.
25. De Risio L, Adams V, Dennis R, et al. Association of clinical and magnetic resonance imaging findings with outcome in dogs suspected to have ischemic myelopathy: 50 cases (2000-2006). *J Am Vet Med Assoc*. 2008;233:129-135.
26. Coates JR, Jeffery ND. Perspectives on meningoencephalomyelitis of unknown origin. *Vet Clin North Am Small AnimPract*. 2014;44:157-1185.
27. Uchida K, Park E, Tsuboi M, et al. Pathological and immunological features of canine necrotising meningoencephalitis and granulomatous meningoencephalitis. *Vet J*. 2016;213:72-77.
28. Schrauwen I, Barber RM, Schatzberg SJ, et al. Identification of novel genetic risk loci in Maltese dogs with necrotizing meningoencephalitis and evidence of a shared genetic risk across toy dog breeds. *PLoSONE*. 2014;9:e112755.
29. Cooper JJ, Schatzberg SJ, Vernau KM, et al. Necrotizing meningoencephalitis in atypical dog breeds: a case series and literature review. *J Vet Intern Med*. 2014;28:198-203.
30. Flegel T, Boettcher IC, Matiasek K, et al. Comparison of oral administration of lomustine and prednisolone or prednisolone alone as treatment for granulomatous meningoencephalomyelitis or necrotizing encephalitis in dogs. *J Am Vet Med Assoc*. 2011;238:337-345.
31. Coates JR, Barone G, Dewey CW, et al. Procarbazine as adjunctive therapy for treatment of dogs with presumptive antemortem diagnosis of granulomatous meningoencephalomyelitis: 21 cases (1998-2004). *J VetIntern Med*. 2007;21:100-106.
32. Zarfoss M, Schatzberg S, Venator K, et al. Combined cytosine arabinosideand prednisone therapy for meningoencephalitis of unknown aetiology in 10 dogs. *J Small AnimPract*. 2006;47:588-595.
33. Adamo PF, Rylander H, Adams WM. Cyclosporine use in multidrug therapy for meningoencephalomyelitis of unknown etiology in dogs. *J Small AnimPract*. 2007;48:486-496.
34. Wong MA, Hopkins AL, Meeks JC, et al. Evaluation of treatment with acombination of azathioprine and prednisone in dogs with meningoencephalomyelitis of undetermined etiology: 40 cases (2000-2007). *J Am Vet Med Assoc*. 2010;237:929-935.
35. Cornelis I, Volk HA, Van Ham L, et al. Prognostic factors for 1-week survival in dogs diagnosed with meningoencephalitis of unknown aetiology. *Vet J*. 2016;214:91-95.
36. Bremer HD, Vilson Å, Bonnett BN, et al. Disease patterns and incidence of immune-mediated disease in insured Swedish Nova Scotia duck tolling retrievers. *Vet Rec*. 2015;177:74.
37. Canal S, Contiero B, Balducci F, et al. Risk factors for diskospondylitis in dogs after spinal decompression surgery for intervertebral disk herniation. *J AmVet Med Assoc*. 2016;248:1383-1390.
38. Burkert BA, Kerwin SC, Hosgood GL, et al. Signalment and clinical features of diskospondylitis in dogs: 513 cases (1980-2001). *J Am Vet MedAssoc*. 2005;227:268-275.
39. Harris JM, Chen AV, Tucker RL, et al. Clinical features and magnetic resonance imaging characteristics of diskospondylitis in dogs: 23 cases(1997-2010). *J Am Vet Med Assoc*. 2013;242:359-365.

44

Distúrbios do Sistema Nervoso Periférico e Técnicas de Diagnóstico

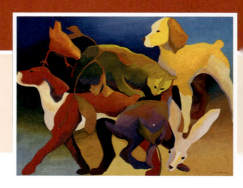

Uma discussão exaustiva das anormalidades do sistema nervoso periférico (SNP) que afetam cães e gatos está além do escopo deste livro e é de pouco uso clínico para o neurocirurgião. Muito mais importante do que distinguir qual distúrbio específico do SNP está afetando um paciente em particular é a capacidade de distinguir que o paciente tem um distúrbio do SNP em vez de uma mielopatia. Individualmente, a maioria dos transtornos do SNP não é encontrada com frequência. Entretanto, como um grupo, os cirurgiões lidam com essas doenças regularmente porque muitas vezes são confundidas com mielopatias ou distúrbios musculoesqueléticos. Os distúrbios específicos abordados neste capítulo incluem miastenia grave (MG) adquirida, polimiosite autoimune, polirradiculoneurite e paralisia por carrapato.

BIÓPSIA MUSCULAR E NERVOSA

Posicione o paciente em decúbito lateral e prepare assepticamente o membro pélvico como faria para uma cirurgia estéril (p. 37). Antes de fazer a incisão na pele, palpe o nervo fibular de modo que ele esteja na região da sua abordagem cirúrgica. Faça uma incisão vertical na pele caudal ao ligamento patelar, de alguns centímetros proximalmente ao nível da patela até alguns centímetros distais à tuberosidade da tíbia. Faça a incisão aproximadamente 2 cm caudal ao nível usado para acessar a articulação desconfortável (p. 1234). Use um bisturi ou tesoura Metzenbaum para expor o músculo bíceps femoral e fáscia. Puxe uma parte deste músculo com uma pinça DeBakey e faça uma incisão na espessura total do músculo ao longo de suas estrias longitudinais usando uma tesoura Metzenbaum. Continue a incisão até que um dígito possa ser colocado abaixo do músculo para palpar o nervo fibular subjacente. Usando um bisturi nº 11 ou uma tesoura Metzenbaum, remova uma secção retangular do músculo bíceps femoral (com pelo menos 2 cm de comprimento). Identifique o nervo fibular subjacente e cuidadosamente libere um segmento do nervo da fáscia circundante. Recolha as bordas do músculo bíceps femoral com os retratores Gelpi para facilitar a exposição do nervo fibular comum (Figura 44.1). Coloque uma sutura na borda do nervo no local proximal da biópsia planejada, usando polidioxanona 6-0. Ao aplicar uma tensão suave a esta sutura, incise (com uma nova lâmina nº 11) o nervo medialmente ao nó da sutura de suporte para iniciar a biópsia do nervo. Não remova mais de um terço da largura do nervo no local da biópsia. Usando a lâmina nº 11 ou uma tesoura fina para tenotomia, remova uma tira longitudinal do nervo fibular (1 a 3 cm, dependendo do tamanho do paciente) para biópsia. Se houver suspeita de neuropatia distal, procure uma segunda amostra de biópsia do músculo tibial cranial. Feche o local rotineiramente.

DOENÇAS ESPECÍFICAS

MIASTENIA GRAVE ADQUIRIDA

DEFINIÇÕES

A **MG adquirida** é um distúrbio autoimune da junção neuromuscular, no qual são formados autoanticorpos contra receptores nicotínicos para a acetilcolina (ACh) do músculo esquelético. A clássica manifestação clínica do ataque de autoanticorpos é a fraqueza do músculo esquelético, que se agrava com o esforço repetido.

CONSIDERAÇÕES GERAIS E FISIOPATOLOGIA CLINICAMENTE RELEVANTE

A MG adquirida é um distúrbio neuromuscular autoimune comum em cães que raramente é diagnosticado em gatos. Os autoanticorpos produzidos contra os receptores nicotínicos para a ACh nos músculos esqueléticos comprometem a transmissão neuromuscular e produzem uma fraqueza que piora com o esforço. O megaesôfago é uma característica frequente da MG adquirida em cães devido à alta proporção de músculo esquelético no esôfago canino; mas é menos comum em gatos afetados. Várias formas clínicas de MG adquiridas foram identificadas, incluindo focal, generalizada e aguda fulminante. Acredita-se que o timo desempenhe um papel integral no início da resposta autoimune aos receptores da ACh, mas os fatores responsáveis por desencadear a resposta autoimune na MG adquirida ainda são desconhecidos.

DIAGNÓSTICO

Apresentação Clínica

Sinais Clínicos

Existe uma distribuição etária bimodal para a MG adquirida em cães e gatos, com incidência máxima em aproximadamente 3 e 10 anos. Tanto machos quanto fêmeas são afetados, embora possa haver uma pequena tendência para cães sexualmente inteiros desenvolverem a MG. As raças mais comumente associadas à MG incluem Pastores-alemães, Golden retrievers e Labradores. Outras raças com um risco relativamente alto de MG incluem Akitas, terriers e Pointers alemães de pelo curto. Gatos Somalis (relacionados com Abissínios) e gatos Abissínios estão em risco de desenvolver MG adquirida.

Histórico

As reclamações históricas comuns incluem dificuldade de deglutição, regurgitação (frequentemente descrita como vômito pelos donos),

CAPÍTULO 44 Distúrbios do Sistema Nervoso Periférico e Técnicas de Diagnóstico

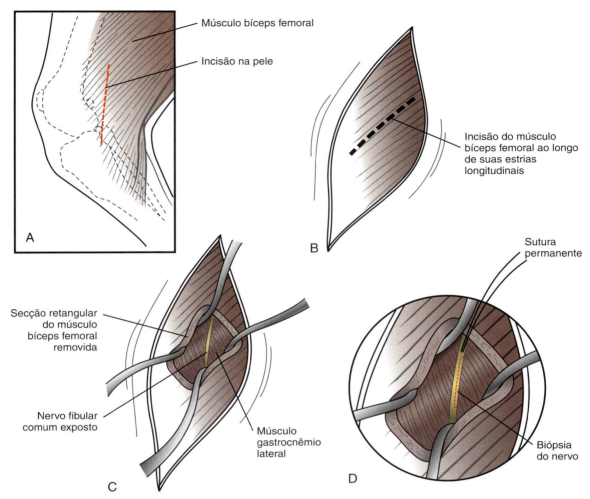

Figura 44.1 Ilustração esquemática da abordagem para uma biópsia do nervo fibular. Uma secção do músculo bíceps femoral já foi removida para biópsia.

ptialismo, tosse, dificuldade para respirar e fraqueza muscular nos membros (especialmente nas patas traseiras). A constelação específica de sinais clínicos e de evolução temporal relatada pelo proprietário varia com a forma clínica da MG.

Achados de Exame Físico

Além das queixas históricas listadas aqui, a natureza da fraqueza muscular apendicular (dos membros) é variável tanto na distribuição quanto na gravidade. As características clínicas das diferentes formas de MG adquiridas são fornecidas no Quadro 44.1. Os cães e gatos com MG tipicamente não apresentam defeitos neurológicos específicos, mas exibem níveis variados de fraqueza. É comum que a fraqueza do membro pélvico seja a principal (e, às vezes, a única) manifestação clínica em cães com MG; essa característica frequentemente leva ao diagnóstico errôneo de MG como se fosse mielopatia ou distúrbio musculoesquelético do membro pélvico.

Diagnóstico por Imagem

As radiografias torácicas são recomendadas para procura de megaesôfago, pneumonia por aspiração e massas mediastinais (i.e., timoma). As massas mediastinais (tipicamente timoma) são muito mais comuns em gatos com MG adquirida do que em cães miastênicos; em um estudo retrospectivo de 235 gatos com MG adquirida, 52% apresentaram evidência de massa mediastinal (*versus* 3,4% em cães).[1]

QUADRO 44.1 Formas Clínicas da Miastenia Grave Adquirida em Cães e Gatos

MG focal: nenhum sinal clínico de fraqueza muscular apendicular (membro)
Pode apresentar-se como megaesôfago, fraqueza faríngea, fraqueza laríngea e/ou fraqueza muscular facial: cada uma delas pode ser a única apresentação ou pode ocorrer em qualquer combinação

MG generalizada: sinais clínicos de fraqueza apendicular
Normalmente, a maioria (ou toda a) da fraqueza é vista nos membros pélvicos, mas os membros torácicos podem estar envolvidos

MG fulminante aguda: início rápido e progressão da fraqueza severa
Fraqueza focal e apendicular profunda
 Início agudo, rápida progressão para tetraparesia não ambulatória e dificuldade respiratória
 Geralmente fatal

MG, miastenia grave.

Achados Laboratoriais

Os exames de sangue (hemograma completo, bioquímica sérica) estão usualmente normais ou podem refletir um processo séptico diante de pneumonia. O exame de sangue mais definitivo para o diagnóstico de MG adquirida é um radioimunoensaio de imunoprecipitação que quantifica autoanticorpos séricos direcionados contra o receptor de ACh. As concentrações de anticorpo para o receptor da ACh acima de 0,6 nM/L e 0,3 nM/L são diagnósticas para MG em cães e gatos, respectivamente. O teste de desafio com edrofônio pode fornecer um diagnóstico presuntivo de MG em pacientes enquanto são aguardados resultados claramente positivos de um radioimunoensaio (i.e., o paciente apresenta uma clara melhoria na força logo após a administração de edrofônio intravenoso). No entanto, alguns cães com várias miopatias também apresentam aumento de força após receberem edrofônio. Embora a associação entre a MG e doença da tireoide seja tênue, o *status* da tireoide deve ser avaliado em pacientes com MG.

DIAGNÓSTICO DIFERENCIAL

Os diagnósticos diferenciais incluem outros distúrbios do SNP (p. ex., miopatias, neuropatias), doença musculoesquelética e distúrbios metabólicos (p. ex., hipoglicemia, hipoadrenocorticismo).

MANEJO CLÍNICO

O tratamento clínico da MG adquirida em cães e gatos é tipicamente piridostigmina oral ou piridostigmina oral mais tratamento imunossupressor (Quadro 30.14). As opções de tratamento para MG canina e felina estão resumidas no Quadro 44.2. A prednisolona geralmente causa uma piora inicial da fraqueza em cães com MG; este efeito adverso é potencialmente grave o suficiente para justificar a prevenção da prednisolona como agente imunossupressor para a MG canina. Um efeito adverso semelhante do tratamento com prednisolona não foi documentado para gatos com MG adquirida.

TRATAMENTO CIRÚRGICO

A MG adquirida não é um distúrbio cirúrgico. Os cães e gatos (menos prováveis) que frequentemente regurgitam podem exigir que um tubo de gastrostomia seja colocado cirúrgica (cães grandes) ou endoscopicamente (cães e gatos pequenos) (pp. 97 e 98). Nos casos da MG adquirida com timoma associado, este pode precisar ser removido se invadir as estruturas anatômicas vizinhas. É melhor ter sinais clínicos de MG estabilizados antes de tentar a remoção do timoma.

PROGNÓSTICO

O prognóstico para a MG adquirida é cauteloso globalmente. Muitos cães experimentarão uma remissão espontânea. Em nossa experiência, estes tendem a ser pacientes mais jovens. A remissão espontânea parece ser incomum em gatos com MG adquirida.[1] Os pacientes com disfunção faríngea/esofágica persistente ou recorrente têm um mau prognóstico devido ao risco constante de pneumonia aspirativa. A forma fulminante aguda da MG em cães e gatos é geralmente fatal.

POLIMIOSITE AUTOIMUNE

DEFINIÇÕES

A **polimiosite autoimune** é uma doença inflamatória autoimune de patogênese desconhecida que afeta principalmente a musculatura apendicular.

CONSIDERAÇÕES GERAIS E FISIOPATOLOGIA CLINICAMENTE RELEVANTE

Esta é uma doença autoimune idiopática. Geralmente não há causa identificável para a resposta autoimune, mas o lúpus eritematoso sistêmico, o uso de fármacos trimetoprima-sulfa em Doberman pinschers e timomas (geralmente em conjunto com a MG adquirida) (p. 951) foram associados ao desenvolvimento desta condição.

DIAGNÓSTICO

Apresentação Clínica
Sinais Clínicos

Embora qualquer idade ou raça de cão possa ser afetada, a maioria compreende cães de meia-idade, de grande porte e de ambos os sexos. Terras-novas e Boxers estão super-representados. Os Terras-novas tendem a desenvolver a doença em uma idade mais jovem do que as outras raças. Um número substancial de Boxers com polimiosite pode desenvolver o distúrbio como uma condição pré-neoplásica.

Histórico

Os sinais clínicos podem ser agudos ou crônicos. As queixas históricas incluem fraqueza generalizada (frequentemente agravada pelo exercício), marcha rígida, atrofia muscular generalizada, disfonia, mialgia, regurgitação (megaesôfago pode estar presente), febre e edema muscular.

Achados de Exame Físico

Os achados do exame físico concordam com queixas históricas e são geralmente consistentes com um distúrbio miopático generalizado. Alguns cães com este distúrbio terão miosite mastigatória concomitante; essa combinação de miopatias autoimunes é chamada de síndrome de sobreposição.

Diagnóstico por Imagem

As radiografias torácicas devem ser obtidas para investigar a presença/ausência de megaesôfago. A ultrassonografia abdominal também pode ser indicada se houver suspeita de miopatia paraneoplásica (especialmente em Boxers).

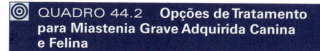

QUADRO 44.2 Opções de Tratamento para Miastenia Grave Adquirida Canina e Felina

Fármacos Anticolinesterásicos
Piridostigmina (fármaco anticolinesterásico preferido)
Neostigmina (somente se a piridostigmina não estiver disponível)

Fármacos Imunossupressores
Azatioprina (cães)
Ciclosporina
Micofenolato de mofetila (cães)

Timectomia
Hiperplasia tímica (não avaliada em cães e gatos)
Timoma (não até que os sinais da MG sejam controlados)

Tratamento Hormonal
Tiroxina se o cão for hipotireóideo

Suporte Nutricional
Alimentações elevadas
Alimentação por tubo de gastrostomia

MG, Miastenia grave.

Achados Laboratoriais

Os exames de sangue básicos (hemograma completo, bioquímica sérica) estão tipicamente normais. Os níveis de creatinoquinase estão tipicamente elevados. O exame eletromiográfico geralmente revela anormalidades, e a biópsia muscular demonstra necrose de miofibras, fagocitose e regeneração, com um infiltrado inflamatório não supurativo. A localização da imunoglobulina no sarcolema também pode ser demonstrada imuno-histoquimicamente.

DIAGNÓSTICO DIFERENCIAL

Os diagnósticos diferenciais incluem polimiosite infecciosa (p. ex., toxoplasmose, neosporose), miosite pré-neoplásica/paraneoplásica e MG adquirida.

MANEJO CLÍNICO

O tratamento consiste em terapia oral com prednisona em doses imunossupressoras (p.ex., 1-2 mg/kg, q12h) até que a remissão clínica seja alcançada. Se a prednisona for ineficaz ou se não puder ser diminuída devido à recorrência da doença, podem ser utilizados outros fármacos imunossupressores (p. ex., azatioprina, ciclosporina, micofenolato de mofetila).

TRATAMENTO CIRÚRGICO

Este não é um distúrbio cirúrgico, mas a biópsia muscular é necessária para um diagnóstico definitivo.

PROGNÓSTICO

O prognóstico é favorável em aproximadamente 80% dos casos. Recaídas podem ocorrer com a redução gradual ou descontinuação de fármacos imunossupressores.

POLIRRADICULONEURITE IDIOPÁTICA AGUDA

DEFINIÇÕES

A **polirradiculoneurite idiopática aguda** é um distúrbio inflamatório idiopático envolvendo primariamente axônios e mielina das raízes nervosas ventrais; ocorre em cães, e é provavelmente uma das polineuropatias mais comuns nesta espécie. Esse distúrbio é semelhante à síndrome de Guillain-Barré dos humanos. Foi referida também como **paralisia de Coonhound**.

CONSIDERAÇÕES GERAIS E FISIOPATOLOGIA CLINICAMENTE RELEVANTE

Há evidências de que a perda axonal é mais proeminente que a desmielinização na maioria dos cães com polirradiculoneurite. Acredita-se que a desmielinização seja mais grave nas raízes nervosas ventrais em cães com perda mínima de mielina nos principais troncos nervosos. Um processo autoimune é suspeito, mas a patogênese é incerta. O termo *paralisia de Coonhound* refere-se àqueles cães com histórico de terem sido mordidos ou arranhados por um guaxinim pouco antes de desenvolverem os sinais clínicos da doença. O termo *polirradiculoneurite idiopática* refere-se a pacientes com um distúrbio clínico idêntico, mas sem exposição possível a guaxinins. Essas duas subcategorias provavelmente refletem a mesma síndrome da doença, com o desencadeador do processo inflamatório ainda não identificado na última subcategoria. O cenário clínico típico da polirradiculoneurite idiopática aguda descreve uma paresia/plegia do neurônio motor inferior (NMI) de desenvolvimento rápido, geralmente começando nos membros pélvicos e, eventualmente, envolvendo os membros torácicos.

DIAGNÓSTICO

Apresentação Clínica

Sinais Clínicos

Há uma ampla faixa etária e nenhuma predileção sexual aparente por esse transtorno. Certas raças de Coonhounds (p. ex., Walker, preto e castanho, bluetick) são consideradas predispostas a esta doença. No entanto, um estudo retrospectivo de 2010 descobriu que a raça mais comum afetada por esse distúrbio é o Labrador retriever.[2]

Histórico

O cenário clínico típico da polirradiculoneurite idiopática aguda descreve uma paresia/plegia do NMI de rápido desenvolvimento, em geral começando nos membros pélvicos e eventualmente envolvendo os membros torácicos. Os animais mais afetados passarão a ser tetraparéticos não ambulatoriais ou tetraplégicos dentro de 10 dias a partir dos sinais clínicos iniciais. É bastante comum que esse estágio de disfunção seja alcançado dentro de um período de 72 horas. O desenvolvimento da paralisia respiratória com risco de morte é uma preocupação, especialmente nos casos de desenvolvimento mais rápido. A perda de voz (disfonia, afonia) é comum, e alguns pacientes também apresentam fraqueza facial.

Achados de Exame Físico

Além das características históricas descritas anteriormente, os reflexos espinais estão tipicamente ausentes (com exceção do reflexo perineal, que está normal), os músculos são hipotônicos e a atrofia neurogênica se desenvolve rapidamente em pacientes reclinados. As reações de posicionamento proprioceptivo serão normais naqueles animais que ainda tiverem capacidade motora suficiente para executar o membro eferente desses testes. Esses pacientes mantêm a capacidade de urinar e defecar, e eles prontamente comem e bebem se a cabeça estiver apoiada. A sensação de dor também permanece intacta. De fato, esses animais frequentemente parecem hiperestésicos na manipulação dos membros, o que pode refletir a natureza inflamatória da doença.

Diagnóstico por Imagem

As radiografias torácicas são obtidas para avaliar atelectasias, pneumonia por aspiração, presença de megaesôfago ou lesões metastáticas (i.e., neuropatia paraneoplásica).

Achados Laboratoriais

Os exames de sangue (hemograma completo, bioquímica sérica) estão tipicamente normais. A creatinoquinase geralmente está normal, mas pode estar levemente elevada devido ao decúbito. O exame do líquido cefalorraquidiano pode demonstrar aumento dos níveis de proteína. Muitos, se não a maioria, destes cães exibirão atividade eletromiográfica anormal com velocidades normais de condução nervosa motora. Os pacientes muitas vezes não têm axônios funcionais suficientes para deambular, mas os axônios remanescentes têm mielinização essencialmente normal.

DIAGNÓSTICO DIFERENCIAL

Os diagnósticos diferenciais incluem polineuropatia paraneoplásica, paralisia do carrapato, MG adquirida, polirradiculoneurite/polimiosite por protozoários e botulismo (raro).

MANEJO CLÍNICO

Não existe tratamento médico eficaz conhecido para este transtorno. Em um estudo que avaliou o tratamento de cães com polirradiculoneurite idiopática aguda usando imunoglobulina intravenosa humana, o tempo mediano para deambulação não assistida de cães tratados com imunoglobulina intravenosa foi de 27,5 dias, quando comparado com 75,5 dias para controles históricos não tratados; no entanto, essa diferença não foi estatisticamente significativa.[3]

TRATAMENTO CIRÚRGICO

Este não é um distúrbio cirúrgico; entretanto, a biópsia muscular/nervosa pode fazer parte da abordagem diagnóstica.

PROGNÓSTICO

O prognóstico da recuperação total é geralmente favorável, mas pode ser prolongado, geralmente levando várias semanas a meses. Alguns pacientes desenvolvem paresia respiratória/paralisia com risco de morte na fase aguda da doença (geralmente aqueles cães cujos sinais progridem rapidamente em 72 horas) e podem precisar de ventilação mecânica. Cuidados de enfermagem, fisioterapia e nutrição adequada são essenciais para a recuperação. Em um estudo retrospectivo de 58 cães com polirradiculoneurite idiopática aguda, 88% (51 de 58 cães) sobreviveram à doença.[2]

PARALISIA DO CARRAPATO

DEFINIÇÕES

A **paralisia do carrapato** é uma paralisia do NMI de início agudo, rapidamente progressiva, causada por uma neurotoxina salivar produzida por certas espécies de carrapatos. A neurotoxina interfere na transmissão neuromuscular e também tem efeito neuropático.

CONSIDERAÇÕES GERAIS E FISIOPATOLOGIA CLINICAMENTE RELEVANTE

Na América do Norte, a paralisia do carrapato é causada por espécies de *Dermacentor* e afeta apenas cães. Na Austrália, uma forma mais grave de paralisia do carrapato afeta cães e gatos; é causada por uma neurotoxina salivar transportada por carrapatos *Ixodes*. A incidência da paralisia do carrapato é mais alta nos meses de verão. Após entrar na circulação, a neurotoxina atinge as junções neuromusculares e interfere na liberação de ACh; acredita-se que a toxina também afete a transmissão nervosa. Um único carrapato pode causar sinais clínicos, e o desenvolvimento da disfunção clínica ocorre aproximadamente em 5 a 9 dias após a infestação por carrapatos.

DIAGNÓSTICO

Apresentação Clínica
Sinais Clínicos
Qualquer idade, raça e sexo de cão podem ser afetados pela paralisia do carrapato.

Histórico
A história típica é de início agudo e rapidamente progressivo (24-72 horas) da tetraplegia flácida, começando nos membros pélvicos.

Achados de Exame Físico
Cães com paralisia do carrapato têm paresia/paralisia do NMI em todos os quatro membros. Os reflexos espinais estão deprimidos, os nervos cranianos estão normais (uma paresia leve do nervo facial pode ocorrer), e a sensação de dor é normal; não há evidência de hiperestesia e a continência urinária/fecal é preservada. Os cães geralmente mantêm um abanar da cauda.

Diagnóstico por Imagem
As radiografias torácicas estão tipicamente normais. O megaesôfago pode ocorrer com a versão australiana da paralisia do carrapato causada pelo *Ixodes holocyclus*.

Achados Laboratoriais
Os exames de sangue (hemograma completo, bioquímica sérica) estão tipicamente normais.

DIAGNÓSTICO DIFERENCIAL

Os diagnósticos diferenciais incluem polirradiculoneurite idiopática aguda, MG fulminante aguda e botulismo (raro).

MANEJO CLÍNICO

O tratamento clínico da paralisia do carrapato é a remoção de carrapatos causadores. Isso pode exigir que o cão seja raspado para identificar todos os carrapatos e também pode exigir a administração de um acaricida para garantir que todos os carrapatos sejam mortos. O carrapato às vezes se "esconde" no canal auditivo, por isso é importante verificar os dois canais do ouvido completamente.

TRATAMENTO CIRÚRGICO

Este não é um distúrbio cirúrgico.

PROGNÓSTICO

Na América do Norte, a remoção do carrapato é geralmente curativa, com a recuperação ocorrendo dentro de 1 a 3 dias após a remoção. A paralisia do carrapato causada pelo carrapato ixodídeo australiano *I. holocyclus* é frequentemente fatal, mesmo após a remoção do carrapato.

REFERÊNCIAS BIBLIOGRÁFICAS

1. Hague DW, Humphries HD, Mitchell MA, et al. Risk factors and outcomes in cats with acquired myasthenia gravis (2001-2012). *J Vet Intern Med.* 2015;29:1307-1312.
2. Talarico L, Fletcher D, Dewey C, et al. Acute idiopathic polyradiculoneuritis: clinical features and prognostic indicators. *J Vet Intern Med.* 2010;24:744 (abstract).
3. Hirschvogel K, Jurina K, Steinberg TA, et al. Clinical course of acute canine polyradiculoneuritis following treatment with human IV immunoglobulin. *J Am Anim Hosp Assoc.* 2012;48:299-309.

ÍNDICE ALFABÉTICO

A
Abdome agudo, 512
Abdominocentese, 531, 534
Abertura(s)
   de itens estéreis, 14
   de sistemas de contêineres e estéreis, 16
   orais dos ductos das glândulas salivares, 361
Ablação
   a *laser* guiada por cistoscopia, 667
   do canal auditivo vertical, 307
   escrotal, 734
   total do canal auditivo, 308
Abordagem(ns)
   à diáfise femoral, 1104
   à espinha e ao corpo da escápula, 1049
   à fise
     distal, 1132
       da ulna, 1078
       do rádio, 1078
     proximal do rádio, 1078
   à tíbia
     distal, 1129
     proximal, 1129
   anal, 485
   ao acetábulo via osteotomia trocantérica, 1100
   ao colo da escápula e à cavidade glenoide, 1049
   ao corpo do ílio, 1097
   ao esôfago
     caudal por toracotomia lateral caudal, 370
     cervical, 369
     na base do coração por toracotomia lateral direita, 370
     torácico cranial via toracotomia intercostal lateral, 369
   ao fêmur
     distal, 1116
     proximal e à articulação coxofemoral, 1115
   aos ligamentos colaterais do carpo, 1207
   aos ossos do carpo, 1204
   caudal à articulação escapuloumeral, 1159
   com retirada pelo reto, 485
   craniomedial à tíbia, 1122
   craniotibial à tíbia, 1132
   de Jackson-Henderson, 804
   dorsal, 486
     à cavidade nasal e aos seios paranasais, 840
     à coluna
       cranial e média, 1405
       toracolombar, 1406
       cervical, 1370
   dorsolateral ao tarso, 1275
   dorsomedial ao tarso, 1274
   e estabilização de fraturas
     do ísquio, 1098
     do púbis, 1098
   extracapsular modificada para tireoidectomia, 623

Abordagem(ns) *(Cont.)*
   extraoral, 152
   intracapsular modificada para tireoidectomia, 623
   intraoral, 152
     à cavidade nasal rostral, 841
   lateral, 487
     à articulação do joelho, 1234
     à cavidade nasal rostral, 840
     e dorsolateral à coluna toracolombar, 1408
   medial à articulação do joelho, 1234
   oral, 845
   padrão para a coluna vertebral cervical, 1367
   padronizadas para
     a coluna toracolombar, 1405
     o encéfalo, 1342
   plantarolateral ao tarso, 1275
   plantaromedial ao tarso, 1274
   por laringotomia ventral, 845
   ventral, 484
     à cavidade nasal, 840
     da coluna cervical, 1367
Abraçadeiras de náilon, 62
Abrasões, 183
Abscesso(s)
   anorretais, 502
   do saco anal, 493
   hepáticos, 563
   intrarrenais, 675
   pancreáticos, 606, 607
   pélvicos renais, 675
   perinéfricos, 675
   perirrenais, 675
   por mordedura de animais, 243
   prostáticos, 764
     sinais clínicos em cães com, 765
   pulmonar, 903
   renais, 675
Absorção, 61
   de fluidos, 61
Acalasia cricofaríngea, 391
   congênita, 391
Acemanana, 187
Acepromazina, 125, 127, 723
Acesso
   à diáfise do úmero, 1054
   à epífise proximal, 1062
   à porção lateral do côndilo e ao epicôndilo do úmero, 1063
   ao cotovelo por meio de osteotomia do olécrano, 1063
   caudal à ulna, 1075
   craniomedial ao rádio, 1069
   proximal e distal ao rádio e à ulna, 1075
   vascular subcutâneo, 922
Acetabulectomia, 1305
Acetábulo, 1099
Acetato de megestrol, 729
Achados clínicos patológicos selecionados, 28

Acidente vascular cerebral, 1448
Ácido(s), 242
   acético, 189
   acetilsalicílico, 428, 594, 888
   biliares, 554
   dietilenotriaminopentacético, 169
   graxos ômega-3, 1137
   peracético, 5
   poliglicólico, 61, 62
Aço inoxidável, 63
Acrílico dental, 1041
Actinomyces spp., 950
Açúcar, 188
Acupuntura, 140, 155
   efeitos
     antinociceptivos no nível da coluna vertebral, 156
     fisiológicos periféricos, 156
     suprassegmentais da, 156
Adamantinoma, 352, 356
Adenocarcinoma(s), 430
   da glândula apócrina do saco anal, 490
   da glândula perianal, 489
   de ilhotas pancreáticas, 609
   do cólon e do reto, 475
   intestinais, 456
   pancreáticos, 613
   tubular renal, 674
   uterinos, 751
Adenoma(s)
   adrenais, 590
   de ilhotas pancreáticas, 609
   hipofisário, 586
   perianais, 489
Adenomiossarcoma embrionário, 673
Aderente, camada de contato
   seca, 195
   úmida, 195
Adesivos teciduais, 66, 191
Administração de *bolus* intermitente de opioides, 149
Adrenalectomia, 586, 587
   laparoscópica, 588
   por abordagem
     em linha média abdominal, 588
     paralombar, 588
Afastador(es)
   autoestáticos, 54
   Balfour, 54
   e Finochietto, 54
   de Army-Navy, 54
   manuais, 54
   Senn, 54
Agentes
   anestésicos, 125
     locais, 144
   hemostáticos tópicos, 73
   hiperglicemiantes orais, 610
   modificadores de doença com ação lenta contra osteoartrite, 1137
   para limpeza de feridas, 184

ÍNDICE ALFABÉTICO

Agkistrodon
  contortrix, 244
  piscivorus, 244
Aglepristona, 729, 757
Agonista(s)
  kappa, 128
  mu, 128
    parciais, 129
Agulhas cirúrgicas, 64
AINE, 150, 428
Albumina, 33
  baixa, 28
  humana sérica, 32, 33
Álcalis, 242
Álcool
  etílico, 5
  isopropílico, 5, 38
Alfa-2-agonista, 132, 144
Alfa-2-antagonistas, 130, 132
Alfa-A-agonistas, 130
Alfaxalona, 133
Alginato de cálcio, 199
Alimentação
  enteral, complicações da, 103
    gastrointestinais, 103
    mecânicas, 103
    metabólicas, 103
  parenteral, complicações da, 102
Alívio de tensão, 204
Aloé (*Aloe vera*), 187
Aloenxerto(s), 232, 958
  cortical com artrodese do carpo, 1305
  de osso
    cortical, 993
    esponjoso, 993
Alongamento, 116
  bifocal, 1005
  do rádio, 1199
  ósseo, 1005
  prepucial, 782
  unifocal, 1005
Alopurinol, 705
ALT elevada, 28
Alternância elétrica, 817
Alto teor de cálcio, 28
Amantadina, 151
Amarração
  do nó, 71
  do quadríceps, 1289
Ambiente cirúrgico
  cuidados, 23
  manutenção do, 18, 23
Ameloblastoma, 352, 356
Amicacina, 82, 343, 367
Amidato, 130
Aminofilina, 367
Aminoglicosídeos, 82
Aminopenicilinas, 80
Amiodarona, 425, 789
Amitriptilina, 151
Amolecedores de fezes, 744
Amoxicilina, 333, 555
  mais clavulanato, 726, 757
Ampicilina, 343, 367, 726, 757
  mais enrofloxacino, 757
  mais sulbactam, 343, 726, 757
Amplitude de movimento passiva, 116
Amputação, 1303
  de dedo, 262
  de dígito, 1091

Amputação *(Cont.)*
  de quarto dianteiro, 1303
  de terço médio do fêmur, 1305
  digital, 257
  peniana
    parcial, 783
    subtotal, 776
Analgesia
  fármacos usados para, 144
  peroperatória, 977
  pré-operatória do paciente, 976
Analgésicos, 303
  indicações e dosagens, 148
  pós-operatórios, 311
Análise
  cinemática, 107
  da deambulação, 958
  de líquido cefalorraquidiano, 1320
Anaplasma, 1148
Anastomose(s), 833
  do cólon, 470
    com grampos, 471
    com suturas, 471
  intestinais, 440
    com grampos, 444
    suturadas, 440
  terminoterminal, 444
  ureteral, 659
    intrapélvica, 686
Anatomia cirúrgica
  abdome, 513
  acetábulo, 1100
  articulações sinoviais, 1141
  átrios e ventrículos, 814
  baço, 639
  bexiga, 684
  cartilagens nasais, 854
  cavidade(s)
    nasal, 837
    oral, 333
    pleural, 918
    torácicas, 888
  da pele, 179
  das pálpebras, 282
  ducto biliar, 572
  esôfago, 369
  fígado, 543
  glândula(s)
    adrenais, 587
    mamárias, 748
    tireoide, 616
  hiato esofágico, 389
  ílio, 1096
  intestino, 436
    grosso, 468
  ísquio, 1096
  linfonodos, 632
  mandíbula, 1043
  maxila, 1043
  músculo esquelético, 1281
  órbita, 268
  ouvido, 305
  pálpebras, 268
  pâncreas, 603
  pericárdio, 821
  púbis, 1096
  reto, 483
  rins, 653
  tarso, 1268
  tendões, 1283

Anatomia cirúrgica *(Cont.)*
  trato reprodutor feminino, 725
  ulna proximal, 1074
  valva aórtica, 810
  vértebras, 1404
Andar anormal, 141
Anel(éis), 1003
  fibroso, 1375
Anestesia, 125, 976
  abdome agudo, 399
  avaliação das vias aéreas superiores, 835
  balanceada, 125
  cesariana, 725
  cirurgia(s)
    abdominal, 514
    cerebral, 1341
    de pálpebra, 266
    de rotina, 723
    oral ou retal, 332
  doença
    biliar, 583
    esofágica, 368
    hepática, 541
    pancreática, 601, 602
    renal, 652
  e sala de preparação do paciente, 24
  epidural, 980
  equipamentos e dispositivos de, 134
  estabilização de fratura no trauma agudo, 978
  estenose aórtica ou estenose subaórtica, 792
  felino hipertireóideo, 622
  feocromocitoma, 595
  gato obstruído
    e comprometido, 681
    sem comprometimento, 680
  geral, 125
  hérnia diafragmática, 929
  inalatória, estágios da, 127
  intravenosa total, 125
  na ortopedia, 967
  otopatias, 304
  paciente
    oftalmológico, 267
    traumatizado, 682
  para implantação de marca-passo temporário, 829
  para onicectomia em gatos, 258
  peridural no cão, 153
  regional intravenosa, 152
  regurgitação mitral, 790
  reparo
    de fratura, 977
    de *pectus excavatum*, 910
  sepse, 515
  septicemia com piometra, 753
  síndrome braquicefálica, 836
  toracotomia, 885
    do paciente com efusão pleural, 939
    do paciente com trauma agudo, 919
Anestésicos, 125
Angiografia, 802
  por TC, 553
Angiopatia cerebrovascular, 1444
Angiossarcomas cardíacos, 823
Angulação
  valga, 1252
  vara, 1252
Ângulo
  de anteversão, 1209

ÍNDICE ALFABÉTICO

Ângulo *(Cont.)*
    de inclinação, 1111, 1209
    de redução, 1209
    de subluxação, 1209
    de ventroversão, 1209
    do platô tibial, 1227
Animais obnubilados, 1323
Anlodipino, 593, 789
Anomalias
    da junção craniocervical, 1389
    do anel vascular, 394, 395
    vasculares portossistêmicas, 550
Anormalidades
    das vias aéreas superiores associadas a raças braquicefálicas, 850
    potenciais em animais com piometra, 755
Anquilose, 1134
Anrinona, 789
Antagonista(s)
    da benzodiazepina, 131
    de opioides, 129
    do receptor de NMDA, 144
    mu, 128
Anteversão, 1261
Anti-hipertensivos, 789
Anti-inflamatórios
    colite, 478
    doença ortopédica, 981
    não esteroidais, 723, 1139
Antiarrítmicos, 789
    intravenosos, 425
    orais, 425
Antibióticos, 164, 1139
    abscessos hepáticos, 565
    artrite séptica, 1140
    artroscopia, 168
    cirurgia(s)
        cardíaca, 794
        das pálpebras, 268
        de conjuntiva e córnea, 282
        de ouvido, 303
    comprometimento hepatocelular, 543
    distúrbios reprodutivos, 726
    doença
        biliar, 572
        renal, 653
    infecções
        do trato respiratório superior, 838
        orbitais, 292
    mecanismos de resistência aos, 83
    Nocardia spp. e *Actinomyces* spp., 950
    piometra, 757
    pneumonia por aspiração, 343
    profiláticos
        e terapêuticos para cirurgia oral, 333
        indicações para, 86
        no pós-operatório, 88
        seleção e
            administração de, 87
            horário dos, 87
        via de administração de, 87
    terapêuticos
        para infecções existentes, 88
        seleção e administração de, 88
    tópicos, 186
    tratamento de feridas, 186
    uso profilático e terapêutico de, 86
Antibioticoterapia
    profilática, 79
    terapêutica, 79

Antimicrobianos, 367
    tópicos, 186
Antimuscarínicos, 125, 127
Antissepsia, 2, 36
    cirúrgica da mão, 44
Antisséptico(s), 2
    comerciais para cuidado de feridas, 188
    pré-operatório ideal, 38
    usados na preparação pré-operatória da pele, 38
Ânus, 482
Anusite, 502
Anzóis, 377, 379
Aperto de tripé de base ampla, 50
Ápice, 305
Aplicação
    da fixação
        interdental, 1038
        maxilomandibular, 1038
    de banda de tensão, 1130
    de bandagens, 1122
    de campos cirúrgicos, 39
    de fio(s)
        de Kirschner, 1051
        interdentais, 1038
        interfragmentários, 1038
        ortopédico, 1049
    de fixação esquelética externa, 1040, 1056, 1069, 1106, 1123
    de gesso, 996
    de haste bloqueada, 1056, 1105, 1123
    de implantes para o úmero, 1055
    de parafusos de compressão, 1130
    de pino intramedular, 1055, 1069, 1104, 1123
    de placas ósseas e parafusos, 1040, 1051, 1057, 1071, 1100, 1106, 1124
Apoio
    em blocos e bolas, 119
    plantígrado, 1084
Aposição direta, 348
Aprofundamento do sulco troclear, 1258
Arco reflexo viscerovisceral, 143
Área
    cirúrgica
        descrição e função das salas na, 19
        estrutura e *design* da, 18
    de anestesia e preparação cirúrgica, 19
    de assepsia, 20
    de paramentação, 21
    de recuperação pós-operatória, 23
    lombossacra, 1427
    tegmental ventral do mesencéfalo, 143
Armazenamento de instrumentos e equipamentos esterilizados, 13
Arranjos tipo II, 1124
Arritmias ventriculares, 596
Artéria laríngea cranial, 839
Articulação(ões), 1295
    cartilaginosas, 1134, 1141
    coxofemoral, 1209
    do cotovelo, 1174
    escapuloumeral, 1154, 1159
    fibrosas, 1134, 1141
    sinoviais, 1134, 1141
Artrite
    infecciosa, 1146
    reumatoide, 1152, 1153
    séptica, 1146, 1147
    supurativa, 1146

Artrocinemática, 105
    articular, 115
Artrodese, 1005, 1091, 1134
    da articulação tarsocrural, 1270
    do cotovelo, 1196
    do ombro, 1163
    pancárpica, 1202, 1205, 1206
        utilizando fixador externo, 1205
    pantársica, 1270
    parcial, 1202
        do carpo, 1205
            utilizando pinos cruzados e parafuso de compressão, 1206
            utilizando pinos intramedulares, 1205
        do tarso, 1270
Artropatia, 1135
    de Lyme, 1149
Artroplastia, 1134
    por abrasão, 1185
    por excisão, 1164
Artroscopia, 158, 159, 1134, 1144, 1168, 1184, 1187, 1188, 1192, 1211, 1230, 1246, 1265, 1266, 1272, 1274
    de segunda busca, 158
    diagnósticos comuns com, 166
    para instabilidade escapuloumeral, 1168
Artroscópio, 163
    cuidados com o equipamento, 167
    equipamento, 167
    indicações, 166
    princípios gerais, equipamentos e técnicas, 166
    procedimentos
        específicos, 168
        gerais, 168
Artrose, 1134
Artrotomia, 1134, 1142, 1258, 1266, 1274
    exploratória, 1247, 1249
Asa do ílio, 993
Ascite biliar, 581
Aspergilomas, 880
Aspergilose
    nasal, 880
    sinonasal, 880
Aspiração
    esplênica, 639
    por agulha fina, 633, 893
Aspirado transretal por agulha fina, 742
Assepsia, 1, 2
    cirúrgica, 1
    hospitalar, 1
    médica, 1
Assinatura de raiz, 1375
Assincronia cricofaríngea, 391
Ataxia
    cerebelar, 1332
    sensorial, 1332
    vestibular, 1332
Atenolol, 425, 789
Atipamezol, 130, 132
Atitude, 1329
Ativador de plasminogênio tecidual, 888
Atividade eletromiográfica anormal, 1317
Atlas, 1401
Atropina, 125, 127
Autoclavagem, 58
Autoclave, 4
    a vapor, 9

ÍNDICE ALFABÉTICO

Autoenxertos, 232, 958
  de osso cortical, 993
  de osso esponjoso, 991
Autorregulação, 1338
  da pressão, 1338
Avaliação
  da fratura, 983
  da reabilitação, 106
  da viabilidade da pele, 189
  das vias aéreas superiores, 835
  do estado físico em pacientes
      cirúrgicos, 27
  radiográfica pós-operatória para reparos
      de fraturas, 1023
Avanço da tuberosidade da tíbia, 1241
Avitene®, 73
Avulsão(ões)
  da margem do ouvido, 324
  do tendão calcâneo, 1285
Áxis, 1401
Axônios viscerais gerais, 142
Azatioprina, 478, 503, 1151, 1153
Azotemia, 650
Aztreonam, 81
Azul de metileno, 611

B

Baço, 637
Bactérias
  de forma L, 1148
  do cólon, 473
  em animais com abscessos
      prostáticos, 766
Bactericidas, 79
Bacteriostáticos, 79
Baixo teor de cálcio, 28
Banda(s)
  de celofane em *shunts* extra-hepáticos, 558
  de tensão, 1015, 1130
Bandagem(ns), 194, 995, 1122
  acolchoadas macias, 983
  da artéria pulmonar, 812
  de alívio de pressão, 202
  de Ehmer, 1221
  de pressão, 202
  de Robert Jones, 981
  de Velpeau, 1167
  em membros, 203
  estabilizadoras, 201
  na cabeça, 203
  no tórax e no abdome, 203
  pós-operatórias ou para feridas
      fechadas, 201
  suturadas, 201
  técnicas de, 203
  tensorial, 122
  tipos de, 201
Barbitúricos, 129, 133
Barras acrílicas, 1002
Barreira, 2
Basófilos elevados, 28
Benazepril, 789, 809
Benzodiazepínicos, 127, 131
Benzopironas, 636, 943
Besilato de atracúrio, 793
Beta-amiloide, 1444
Bexiga, 678
Bicarbonato de sódio, 491, 530, 828
Bilirrubina elevada, 28
Biomateriais, 60, 66

Biópsia(s), 164, 334
  cirúrgica, 894
  com endoscópio flexível, 437
  da mucosa gastrointestinal, 165
  de pele, 212
  dermatológica, 255
  endoscópica do intestino grosso, 476
  esplênica, 639
    cirúrgica, 640
    laparoscópica, 640
  guiada por exames de imagem
      avançados, 878
  hepática
    cirúrgica, 546
    percutânea, 544
      cega, 545
      com orientação ultrassonográfica,
          545
    por laparoscopia, 545
  incisional, 633
  intestinal, 469
  intratorácica, 894
  laparoscópica do intestino delgado, 437
  muscular e nervosa, 1460
  óssea, 1302, 1303
  pancreática
    cirúrgica, 604
    laparoscópica, 604
  pela técnica do buraco de fechadura, 893
    dirigida, 894
  por colonoscopia, 479
  por lobectomia parcial, 903
  por toracoscopia, 893, 903
  por TruCut®, 633
  prostática, 742
    aberta, 742
    guiada
      pela palpação, 742
      por ultrassom, 742
  pulmonar, 893
  renal, 654
    cirúrgica, 655
    em cunha, 655
    guiada por laparoscopia, 655
    percutânea guiada por ultrassom, 654
    por agulha, 655
  testicular, 742
  transnarinas, 878
  transuretral, 710
  ultrassonográfica, 437
Biosyn®, 61
Biovidro, 995
Bisturis, 50
Bloqueadores endobrônquicos, 135
Bloqueio(s)
  adrenérgico, 593
  atrioventricular de primeiro grau, 828
  de Bier, 152
  de nervo(s)
    alveolar inferior caudal, 151
    femoral/ciático, 153
    intercostais, 152
    maxilar, 151
    radial, ulnar, musculocutâneo e
        mediano, 152
  dentário(s), 151
    intraoral, 151
    transcutâneo, 151
  do plexo braquial, 152
  incisionais, 918

Bloqueio(s) *(Cont.)*
  intercostais, 918
  locais na cirurgia do cruzado cranial, 153
  retrobulbares, 152
Bócio, 617
Bola
  Bosu, 118
  de fisioterapia, 121
Bolhas, 933
Bolsa(s)
  de gelo, 111
  quentes, 112
Bougienage, 382
Bradicardia, 825
  não responsiva, 828
Brincadeira de reverenciamento, 121
Brometo de propantelina, 828
Bromocriptina, 729
Broncodilatadores, 367
Broncoscopia, 158, 159, 869, 906
Buftalmia, 291
BUN
  baixo, 28
  elevado, 28
Bupivacaína, 150
Buprenorfina, 129, 133
Butorfanol, 128, 133

C

Cabeça, 960
Cabergolina, 729, 757
Cães agressivos ou perigosos, manejo
    de, 131
Calçados, 42
Cálcio, 625
Calcitonina de salmão, 491
Cálculo(s), 700
  biliares, 578
  da taxa e volume de alimentação, 102
  dendrítico, 669
  do requisito de energia, 107
  renais, 669
  ureterais, 669
  uretrais, 700
  urinários, 669
  vesicais, 700
Camada(s)
  de contato, 195
    aderentes, 195
    hidrofílico, 195
    não aderentes, 195, 196
    primária, 195
    semioclusivas, 196
  externa (terciária), 200
  intermediária (secundária), 200
Câmara de oxigênio, 30
Caminhada
  em escada, 121
  em planos inclinados, 120
  no formato da figura de um "oito", 119
  para trás, 120
Campo(s)
  cirúrgicos, 39
  eletromagnético pulsado, 189
  estéril, 2
Canamicina, 82
Capilaridade, 60, 61
Capotes, 42
Capromorrelina, 93
Caprosyn®, 62

ÍNDICE ALFABÉTICO

Carbimazol, 620
Carcinoma(s)
  adrenais, 590
  de células
    escamosas orais, 355
    transicionais, 707
      vesical canino, 710
  do ducto biliar, 566
  hepatocelular, 566
  prostáticos, 771
  tireoidianos em cães, 627
  tubular renal, 674
Cardiopatia valvar crônica, 798
Carga, 106
Carprofeno, 150
Carrinho de mão, 121, 1333
Cartilagem(ns), 973
  aritenoides, 838
  cricoide, 838
  hialina, 1141
  tireóidea, 838
Cartuchos de grampos, 444
Cascavel, 244
Castração, 720
  canina, 732
  de criptórquios, 734
  felina, 734
  perineal, 734
  pré-escrotal
    aberta, 732
    fechada, 734
Categute, 61
Cateter
  nasal, 30
  peridural, 154
Cateterismo ureteral, 672
Cateterização pré-púbica, 678, 685
Cauda equina, 1427
Caudectomia, 253
  completa, 255
  cosmética, 254
  em adultos, 254
  parcial, 255
Cavidade, 331
  abdominal, 517
  glenoide, 1049
  pleural, 916
  timpânica felina, 305
Cefixima, 80
Cefalexina, 80
Cefalosporinas, 80
  de primeira geração, 80
  de segunda e terceira gerações, 80
Cefazolina, 80, 187, 333, 343, 726, 757
Cefepima, 80
Cefoperazona, 80
Cefotaxima, 80
Cefotetana, 80
Cefovecina, 80
Cefoxitina, 80, 726, 757
Cefpodoxima, 80
Ceftazidima, 80
Ceftriaxona, 80
Cefuroxima, 80
Celiografia por contraste positivo, 927
Celiotomia, 512
  medial ventral em
    cães-machos, 516
    gatos e cadelas, 516
  paracostal, 517

Célula(s)
  de fronteira, 1330
  de Leydig, 772
  de Sertoli, 772
Células-tronco, 968, 970, 973
  adultas, 968, 970
  alogênicas, 971
  autólogas, 971
  derivadas
    da medula óssea, 971, 968
    de tecido adiposo, 970
  embrionárias, 968
  mesenquimais, 968, 994
  multipotentes, 968
  pluripotentes, 968
    induzidas, 968
  somáticas, 968
  tecido-específicas, 968
Centro cirúrgico, 21
  cuidados diários e manutenção no, 24
  limitar o movimento no, 19
  limpeza diária, 23
Cerâmicos, aloenxertos, 995
Ceratoconjuntivite seca, 281
Cérebro, 1338
Cesariana, 735
  sem ovário-histerectomia, 737
Cetamina, 129, 134, 144, 829
Cetoconazol, 503, 593
Cetoprofeno, 150
Chaves, 1004
CHG (gliconato de clorexidina), 38
Choque
  espinal, 1336
  séptico, 428, 530
Cicatrização
  bexiga, 696
  cavidade oral e da orofaringe, 340
  conjuntiva, 283
  defeitos da cartilagem, 1142
  esôfago, 374
  esterno, 895
  estômago, 415
  estruturas cardiovasculares, 796
  ferida(s), 179
    características, 182
    estimuladores tópicos da, 187
    fatores
      de crescimento na, 180
      do hospedeiro, 182
      externos, 183
    úmida, 182
  fígado, 549
  glândula(s), 283
    adrenais, 589
  hipófise, 589
  intestino
    delgado, 448
    grosso, 473
  medula espinal, 1373, 1408
  músculos, 1283
  ouvido, 310
  pálpebra, 269
  pâncreas, 605
  parede abdominal, 518
  pleura, 924
  por segunda intenção, 193
  primária, 193
  pulmões, 895
  reto, 487

Cicatrização (Cont.)
  rim, 662
  sistema(s)
    linfático, 633
    reprodutor e genital, 743
  tendões, 1283
  terceira pálpebra, 283
  trato
    biliar, 576
    respiratório, 846
  úmida da ferida, 196
  ureter, 662
  uretra, 696
Ciclofosfamida, 1154
Ciclosporina, 503, 1151, 1153
Cílios ectópicos, 266
Cintigrafia
  hepatobiliar, 573
  nuclear, 553
Cipionato de testosterona, 714, 746
Cipro-heptadina, 93
Ciprofloxacino, 82
Circuito
  de cavaletes, 118
  de reinalação, 136
Circundução, 957
Cirurgia(s)
  abdominal após trauma
    contuso, 537
  aberta para instabilidade
    escapuloumeral, 1169
  articular, 123, 1142
    com auxílio de endoscopia, 1142
  cardíaca aberta, 788
  colônica dos segmentos do cólon, 468
  da cauda, 253
    equina, 1427
  da cavidade abdominal, 512
  da cavidade oral e da orofaringe, 331
  da coluna cervical, 1365
  da coluna toracolombar, 1404
  da tireoide, 615
  das glândulas adrenais e hipófise, 586
  das glândulas paratireoides, 615
  de bexiga, 678
  de conjuntiva e terceira pálpebra, 281
  de emergência, 435
  de estômago, 398
  de face, 291
  de implante, 301
  de olho, 266
  de órbita, 291
  de ouvido, 302
  de pálpebra, 266, 270
  de uretra, 678
  do ânus, 482
  do baço, 637
  do cérebro, 1338
  do esôfago, 365
  do fígado, 540
  do intestino delgado, 433
  do intestino grosso, 466, 469
  do pâncreas, 599
  do períneo, 482
  do reto, 482
  do sistema biliar extra-hepático, 571
  do sistema cardiovascular, 788
  do sistema digestório, 331
  do sistema endócrino, 586
  do sistema hemolinfático, 631

ÍNDICE ALFABÉTICO

Cirurgia(s) (Cont.)
  do sistema linfático, 631
  do sistema respiratório inferior, 884, 916
  do sistema respiratório superior, 833
  do sistema tegumentar, 179
  do trato reprodutor masculino, 762
  do trato respiratório superior, 834
  dos dedos e dos coxins podais, 255
  dos rins, 650
  dos sistemas reprodutor e genital, 720
  dos ureteres, 650
  esofágica, princípios da, 369
  intestinal, 436
  minimamente invasiva, 158
  oral, princípios da, 334
  ortopédica, 957
  palpebral, 269
  para tumores perianais, 492
  perineal, 468
  plástica e reconstrutiva, 204
  que poupa os ovários, 720
  reconstrutiva, 190
  retal, 468
  tegumentar, 190
Cisaprida, 405
Cistectomia, 678
Cistina, 702
Cistite
  estéril, 717
  idiopática felina, 717
  intersticial felina, 717
Cisto(s), 933
  aracnoide intracraniano, 1350
  branquiais tímicos, 951
  dentígeros, 356
  dermoide, 249
  hepáticos, 563
  intra-aracnoide, 1350
  intracraniano, 1351
  mediastinais, 951
  pancreáticos, 606
  paraprostáticos, 768
  periprostáticos, 768
  pilonidal, 249
  prostáticos, 768
    parenquimatosos, 768
  quadrigeminal, 1350, 1351
  salivar, 358
Cistografia, 699
Cistolitectomia, 678, 700
Cistolitíase, 678, 700
Cistoscopia, 158, 159
  retrógrada, 709
Cistoscópios, 163
Cistostomia, 678
Cistotomia, 678, 685, 700
Cistouretrografia, 699
Cistouretropexia, 714
Citrato de fentanila, 793
Classificação
  das articulações, 1141
  das feridas, 84
  dos pontos de acupuntura, 155
Claudicação, 959
Clindamicina, 81, 82, 333, 343, 367, 726
Clodronato, 491
Clônus, 1334
Clopidogrel, 594, 888
Cloprostenol, 729, 757
Clorambucila, 478, 1154

Cloranfenicol, 81, 343
Cloreto de edrofônio, 860
Cloridrato de loperamida, 508
Clostridium spp., 465
Clotrimazol, 881
CO_2 total
  alto, 28
  baixo, 28
Coagulação intravascular
    disseminada, 594, 638
Coaptação, 976
  externa, 958, 995
Coberturas para cabelo, 42
Colágeno, 994
  bovino hidrolisado, 188
Colângio-hepatite, 571
Colangite, 571
Colapso
  ariepiglótico, 856
  laríngeo, 856
  em estágio
    1, 849
    2, 856
    3, 856
  traqueal, 868, 870
Colares elizabetanos, 271
Colecistectomia, 571, 574
  laparoscópica, 574
Colecistite, 584
Colecistoduodenostomia, 571
Colecistoenterostomia, 571
Colecistojejunostomia, 571
Colecistostomia assistida por
    laparoscopia, 574
Colecistotomia, 571, 573
Colectomia, 466
  subtotal, 481
Coledocoduodenostomia, 571
Coledocolitíase, 571
Coledocólitos, 578
Coledocotomia, 571, 574
Colelitíase, 571, 578
Colélitos, 578
Colesteatomas auriculares, 316
Coleta de líquido sinovial, 1135
Coletes salva-vidas, 122
Colite, 477
  aguda, 477
  crônica, 477
  ulcerativa, 477
Colo da escápula, 1049
Colocação
  de tubo de nefrostomia, 660
  do avental cirúrgico, 46
  do constritor ameroide em *shunts*
      extra-hepáticos, 558
  normógrada, 958
  proprioceptiva, 1333
  retrógrada, 958
  tátil, 1333
Colocefalectomia, 1213, 1216
Coloides, 32, 467
Colonoileoscopia, 159
Colonoscopia, 158, 460, 476
Colonoscópios, 162
Colopexia, 466, 469
Colostomia, 466, 471
  de desvio em alça, 473
  terminal, 473
Colpossuspensão, 714

Coluna(s)
  anais, 484
  cervical, 1365
  cranial e média, 1405
  toracolombar, 960, 1404, 1406
Coma, 1323, 1324
Combinação dexmedetomidina-butorfanol-
    cetamina em gatos saudáveis, 150
Comidas e bebidas em áreas irrestritas, 18
Cominuição, 976
  fratura de duas partes, 983
  minimamente, 983
  moderadamente, 983
  severamente cominutiva, 983
  simples, 983
Comorbidades, 976
Complacência, 1338
Complexo
  hiperplasia endometrial cística-piometra, 752
  tripeptídeo-cobre, 187
Complicações potenciais após cirurgia
    reprodutiva, 745
Compostos, 976
  de cloro, 5
  de iodo, 5
Compressão
  cranial da tíbia, 1227
  de ampulheta, 1381
  dorsal em C1-C2, 1389
Comprimentos dos segmentos do cólon, 468
Comunicação com o cliente, 27
Concentração(ões)
  bactericida mínima, 79
  hormonais
    fêmeas, 720
    machos, 722
  inibitória mínima, 79
Concentrado
  de aspirado de medula óssea, 971
  de hemácias, 32, 33
  de medula óssea, 971
Conchas nasais, 837
Condição(ões)
  corporal, 1138
  da sala de operações, 85
Condrossarcomas, 912, 1300
Conectores externos, 999
Cones como obstáculos, 119
Configuração
  da placa, 1018
  do orifício do parafuso, 1018
Conjuntiva
  bulbar, 281, 282
  palpebral, 281
Considerações especiais relacionadas com a
    idade, 1431
Consolidação
  da fise, 1028
  de fraturas, 1023
    e manejo, 1025
    normal, 1023
  de lacuna, 1026
  do osso trabecular, 1028
  óssea
    complicações da, 1030
    direta, 1026
    fase inflamatória da, 1025
    indireta, 1025
    intramembranosa, 1027
  por contato, 1026

ÍNDICE ALFABÉTICO

Constipação, 479
Constrição pericárdica, 817
Construção do arranjo, 1004
Contagem total de células nucleadas, 530
Contaminação cruzada, 2
Contaminado, 2
Contenções
   primárias do joelho, 1252
   secundárias do joelho, 1252
Contração(ões)
   concêntrica, 106
   da ferida, 181, 195
   excêntrica, 106
   isométricas, 106
   isotônicas, 106
Contratura(s)
   do grácil e semitendinoso, 1291
   do quadríceps, 1289
   dos isquiotibiais, 1291
   fibrótica do infraespinhoso, 1288
   muscular, 1288
Contusão da unidade musculotendínea, 1280
Córnea, 282
Coronoidectomia subtotal, 1178, 1185
   artroscópica utilizando furadeira elétrica, 1178
   utilizando osteótomo e assistida por artroscopia, 1178
Corpectomia lateral parcial, 1404
Corpo(s)
   da escápula, 1049
   estranhos, 160
      esofágicos, 376, 377
      gástricos, 416
      intestinais, 451, 454
      lineares, 416, 452
Correção
   aguda, 1079
   contínua, 1079
   de deformidade angular de membro, 1006
   por enxerto de retalho aberta com oclusão do influxo, 807
Corrosão, 57
Córtex cerebral pré-frontal dorsolateral, 143
Corticosteroides intralesionais, 320
Corticotomia, 1005
Costas quebradas, 1437
Coxa valga, 1261
Craniotomia, 1338
   lateral, 1338
   rostrotentorial, 1338, 1343
   suboccipital, 1338, 1344
   transfrontal, 1338, 1344
Creatinina elevada, 28
Crepitação, 958
Crescimento intraepitelial, 286
Crioprecipitado, 32, 33
Crioterapia, 110
   benefícios da, 111
   precauções e contraindicações para a, 111
Cristalúria, 700
Crotalíneos, 244
Crotalus durissus, 244
Cuidados
   de equipamentos e suprimentos cirúrgicos, 4
   diários e manutenção
      da área de preparo do paciente, 24
      da sala de paramentação e pias, 24
      no centro cirúrgico, 24

Cuidados *(Cont.)*
   e avaliação pós-cirúrgicos, 194
   e manutenção
      do ambiente cirúrgico, 23
      dos instrumentais, 55
   neonatais, 738
   pós-artroscopia, 168
   pós-endoscopia, 166
   pré e intraoperatório do paciente cirúrgico, 26
Curativo(s)
   aderentes, 197
   adesivos, 197
   antimicrobianos, 200
   bioativos, 200
   biológicos, 198
   com camada de contato, 197, 198
   conforme as características da ferida, 197
   de gaze antimicrobiana, 199
   de salina hipertônica, 196
   interativos, 196
   não aderentes semioclusivos a oclusivos, 197
   oclusivos, 196
   para hematoma auricular, 323

D

D-penicilamina, 705
Dados laboratoriais, 26
Dalteparina, 594, 888
Débito cardíaco, 797
Deficits proprioceptivos, 957
Defeito(s)
   circulares, 214
   crescênticos, 217
   de septo ventricular, 811
   do septo atrial, 813
      de óstio
         primário, 813
         secundário, 813
      de seio venoso, 813
   fusiformes, 217
   palatino, 346
   quadrados e retangulares, 215
   triangulares, 215
Deferopexia do ducto, 500
Deformidade(s)
   angulares de membro, 1079
   de crescimento do rádio e da ulna, 1079
   tipo
      valgo, 958
      varo, 958
Degeneração(ões)
   condroide, 1375, 1410
   fibroide, 1375, 1410
   tipo I, 1375
   tipo II, 1375
   valvar mixomatosa, 798, 799
Deiscência, 450
Deposição de ferrugem, 57
Deracoxibe, 428
Derivação
   biliar, 574
   cardiopulmonar, 788, 795
Dermabond® (2-octilcianoacrilato), 67
Dermatite acral por lambedura, 248
Dermátomo, 140
Dermatose psicogênica, 248
Derramamento de soluções em bacias, 16
Desarranjo de joelho, 1252

Desarticulação coxofemoral, 1303
Desbridamento, 185
   autolítico, 185
   biocirúrgico, 186
   cirúrgico, 185
   com bandagem (mecânico), 185
   enzimático, 185
Descemetocele, 286
Descompressão do forame magno, 1344
Descontaminação, 2
Descrição das salas na área cirúrgica, 19
Desempacotamento
   de embalagens estéreis de papel/tecido natural
      que possam ser manipuladas durante a distribuição, 14
      que não possam ser manipuladas durante a distribuição, 14
   de itens estéreis, 14
   em papel/plástico ou envelopes plásticos *peel-back*, 16
Desenvolvimento de um plano de reabilitação, 109
Design(s)
   da área cirúrgica, 18
   dos implantes, 1212
Desinfecção, 2, 4, 23
   de alto nível, 2
   de baixo nível, 2
Desinfetantes, 5, 20
Deslizamento, 105
   fisário, 1077, 1131
Deslocamento
   de cotovelo traumático, 1193
   de escápula, 1172
   de ombro, 1159
   de peso, 118, 122
      em superfície instável, 118
   do tendão flexor digital superficial, 1293
Desmontagem fracionada, 958
Desnutrição proteico-calóricaa, 91
Destruição de paredes celulares bacterianas, 79
Desvio
   axial, 1227
   urinário permanente, 694
Desvocalização, 833
Determinação
   do prognóstico cirúrgico, 29
   do risco cirúrgico, 27
Detomidina, 131
Dexametasona, 793
Dexmedetomidina, 130-132, 144
Dexon®, 62
Dextrana, 467
   70, 33
Dextrose a 5%, 31
Diacetato de clorexidina, 188
Diáfise do úmero, 1054
Diafragma, 916
Diazepam, 125, 127, 131, 829
Dieta(s)
   caseira com baixos teores de gordura
      para cães, 943
      para felinos, 943
   disponíveis comercialmente, 93
   entéricas poliméricas, 91
   liquidificadas, 91
   monoméricas, 90
   para nutrição parenteral, 93
   para uso enteral, 90

ÍNDICE ALFABÉTICO

Dietilestilbestrol, 666, 714, 746, 764
Difloxacino, 82
Digoxina, 425, 789
Dilatação, 419
   com balão, 382
   gástrica-vólvulo, 419
      tratamento medicamentoso de, 421
   simples, 419
Diltiazem, 425, 789
   de liberação prolongada, 425, 789
Dioctil sulfossuccinato sódico, 744
Diretrizes da AORN de, 2014 para limpeza e cuidados de instrumentais cirúrgicos, 56
Disco toracolombar, 1410
Discoespondilite, 1456
Discografia, 1316, 1432
Disestesia, 1427
Disfagia cricofaríngea, 391
Disfunção
   cognitiva canina, 1444
   cricofaríngea, 391
   vestibular, 311, 316
Disjunções da sínfise mandibular, 1045
Displasia, 1134
   coxofemoral, 1209
   da valva pulmonar, 805
   de cotovelo, 1174, 1177, 1188
   de cotovelo canina, 1174
   metafisária, 1296
   microvascular hepática, 550
Dispneia aguda, 860
Dispositivos
   da via aérea supraglótica, 136
   de anestesia, 134
   de ligação, 1000
   de tubo de gastrostomia curtos, 100
   médicos implantados, 86
   supraglóticos, 135
Disquezia, 466
Dissociação albuminocitológica, 1322
Dissociativos, agentes anestésicos, 129, 134
Distensão da unidade musculotendínea, 1280
Distiquíase, 266
Distração
   aguda, 1079
   contínua, 1079
   osteogênica, 1027
   progressiva, 1035
Distração-estabilização, 1384
Distúrbios
   do sistema nervoso periférico e técnicas de diagnóstico, 1460
   não cirúrgicos do cérebro e da coluna, 1444
Diurese de cães hipercalcêmicos, 626
Diuréticos, 789
Divertículo(s)
   aracnoide espinal, 1394
   congênitos, 384
   de pulsão, 383, 384
   de tração, 383, 384
   esofágicos, 383
   tireoidiano, 616
Divisão central do fígado, 548
Dobradiças, 1004
Dobradura
   de campos, 13
   de trajes cirúrgicos, 13
Dobutamina, 533, 789, 793

Docusato de sódio, 744
Doença(s)
   articular(es), 1134
      degenerativa, 1143, 1146
      diagnóstico das, 1134
   biliar, 571
   coronoide medial, 1174
   de Addison, 586
   de disco toracolombar, 1410
   de Graves, 617
   de Legg-Perthes, 1225
   de Lyme, 1150
   de Moeller-Barlow, 1296
   de músculos e tendões, 1280
   degenerativa crônica do disco, 1381
   do compartimento medial, 1183
   do cruzado, 1227
   do disco
      cervical, 1375
      tipo II, 1379
   do tendão bicipital, 1169, 1287
   do trato urinário inferior de felinos, 717
   dos ossos e articulações, 1295
   esofágica, 366
   hepática difusa, 544
   infiltrativa, 430
   inflamatória não infecciosa, 1453
   intestinal crônica, 434
   isquêmica/vascular, 1448
   mixomatosa da valva mitral, 798
   pancreática, 571
   prostática, 763
   renal crônica, 650
      sistema de estadiamento para, 651
   valvar mitral degenerativa, 798
Dopamina, 532, 789
Dor, 107
   caracterização da, 144
   grave, 144
      a excruciante, 144
   inflamatória, 140
   leve a moderada, 144
   moderada, 144
   neuropática, 140
   nociceptiva, 140
   patológica ou mal adaptativa, 140
   profunda, 1336
   referida, 143
   superficial, 1336
Dosagens de antibióticos, 81
Doxiciclina, 81, 726
Drenagem
   abdominal aberta, 534
   de sucção fechada, 534
   do oto-hematoma, 320
   prostática, 767
Drenos, 191
Ducto(s)
   arterioso, 801
      patente, 801, 802
   biliar comum, 572
   das glândulas salivares, 361
   mandibular, 361
   nasolacrimal, 292
   pancreático, 603
      acessório, 603
   parotídeo, 361
   sublingual, 361
   tireoglosso, 616
Duração da esfregação, 46

E
E. coli, 465
Ecocardiograma, 799, 802, 806, 808, 811, 814, 815, 819, 828
Ectopia ureteral, 663
Ectrópio, 266, 276
Edema
   pulmonar por reexpansão, 887
   vaginal, 759
Educação e comunicação com o proprietário, 376
Efedrina, 533, 666, 714, 746, 789
Efeito dominó, 1388
Effleurage, 116
Efusão(ões)
   pericárdica, 817
   pleural, 916, 937
   quilosas, 942
Elasticidade, 61
Eletroacupuntura, 155
Eletrocardiograma, 798, 827
Eletrocautério, 73
Eletrocirurgia, 73, 310
   bipolar, 77
   monopolar, 75
Eletrodiagnóstico, 1316
Eletroencefalografia, 1318
Eletromiografia, 1316
Elevação diagonal de patas, 120
Embalagem(ns)
   de campos, 13
   de pacotes de instrumental, 13
   de trajes cirúrgicos, 13
   molhadas, 14
Embebição plasmática, 233
EMCC associada
   ao disco, 1381
   ao osso, 1381
Empiema torácico, 947
Enalapril, 809
Encefalite necrosante, 1453
Encéfalo, 1324, 1345
Endocrinopatias, 84
Endoftalmite infecciosa, 286
Endomísio, 1281
Endoscopia, 158, 432
   de cóanas e narinas, 876
   equipamento(s), 160
      cuidados com os, 163
   flexível, 158, 159, 853
   indicações, 159
   princípios gerais, equipamentos e técnicas, 158
   rígida, 158, 160
      com necessidades especiais de equipamentos extras, 162
Endoscópios, 160
   flexíveis, 160
      ferramentas intervencionistas para, 161
   rígidos, 162
   telescópicos, 158
Enfisema subcutâneo, 897
Enluvamento, 47
   aberto, 47
   assistido, 47
   fechado, 47
Enostose, 1295
Enoxaparina, 888
Enrofloxacino, 82, 343, 367, 726, 757
Enterectomia, 433

ÍNDICE ALFABÉTICO

Enterite, 462
   linfocítico-plasmocítica, 462
Enteroenteropexia, 433
Enteropatia com perda de proteínas, 462
Enteropexia, 433
Enterotomia, 433, 438
Entrópio, 266, 276
Enucleação, 270, 291, 297
   lateral, 299
   transconjuntival, 298
   transpalpebral, 300
Envelopes plásticos *peel-back*, 16
Enxertia óssea, 990
Enxerto(s)
   adiposo autógeno, 1081
      livre, 1082
   cutâneos, 232
      de espessura parcial, 236
      de espessura total, 234
   de conjuntiva, 270
   de tecido biológico, 68
   em faixas, 235
   em lâmina, 234
   em malha, 236
   em *punch*, 235
   em selo, 237
   em semeadura, 235
   em tampão, 235
   livre, 993
   segmentar, 993
Enzimas pancreáticas, 606
Eosinófilos elevados, 28
Epidídimo, 727
Epidural(is), anestesia(s), 153
   coccígeas, 155
   contraindicações, 154
Epidurografia, 1316, 1432
Epiglotectomia subtotal, 863, 864
Epiglotopexia, 863
   permanente, 864
   temporária, 864
Epimísio, 1281
Epinefrina, 789, 793
Episioplastia, 720, 740
Episiotomia, 720, 738
Epitelização, 181
Epitendão, 1283
Epúlides, 356
   acantomatosas, 354
   fibromatosas, 354
   ossificantes, 354
Equipamento(s)
   cirúrgicos, 4
   de anestesia, 134
   de biópsia/citologia, 161
   de hidroterapia, 122
   endoscopia, 160
   necessário para o exercício terapêutico, 118
Equipe cirúrgica, preparação da, 42
Eritrócitos elevados, 28
Eritromicina, 81, 405, 726
Erosão(ões)
   gástrica, 427
   gastroduodenais, 428
Erros comuns na cirurgia reprodutiva, 744
Escadas, 121
Escafa, 305
Escala
   Colorado de dor aguda para o cão, 147
   Colorado de dor aguda para o felino, 146

Escala *(Cont.)*
   de avaliação numérica, 107
   móvel para suplementação de potássio, 32
   numérica modificada de Frankel para cães com doença de disco intervertebral toracolombar, 106
Escavação, 121
Esclera, 282
Escoliose, 1329
Escorbuto
   canino, 1296
   esquelético, 1296
Escores de avaliação de fraturas, 984
Esforço à defecação, 497
Esfregação
   cirúrgica sabonetes antimicrobianos para, 46
   das mãos com uma solução cirúrgica para mãos à base de álcool, 44
   duração da, 46
   soluções para, 44
   técnica de, 44
Esmolol, 789
Esofagectomia parcial, 365, 371
Esofagite, 366, 398
Esôfago, 365
Esofagoscopia, 159
Esofagostomia, 365, 374
Esofagotomia, 365, 370
Espaços intercostais, 888, 889
Espinha da escápula, 1049
Espironolactona, 593, 789, 809
Esplenectomia, 637
   assistida por laparoscopia, 642
   parcial
      cirúrgica, 641
      laparoscópica, 641
   total, 641
Esplenomegalia, 637
Esplenorrafia, 637
Esplenose, 637
Espondilomielopatia cervical, 1379
   caudal, 1381
Espuma, 198, 199
Esqueleto
   apendicular, 1299
   axial, 1299
Estabilização
   cirúrgica da luxação
      lateral, 1163
      medial, 1163
   com sutura, 1249
   da articulação, 1143
   de disjunções da sínfise mandibular, 1045
   de fratura(s)
      bicondilares com parafuso de compressão e pinos de Steinmann ou placa óssea, 1113
      cominutivas, 1045
      de terço médio da diáfise tibial com múltiplos fragmentos, 1126
      distais de fêmur, 1113
      do terço médio da diáfise com múltiplos fragmentos, 1107
      radial, 1071
      de avulsão da cabeça femoral com parafuso de compressão, 1111
      de côndilo lateral ou medial, 1064
      de epífise e metáfise proximal, 1063
      deslocadas, 1132

Estabilização *(Cont.)*
   diafisárias cominutivas, 1090
   distais de rádio e ulna, 1075
   do carpo radial, 1086
   do colo
      do tálus, 1086
      femoral com
         fios de Kirschner triangulados, 1113
         parafuso de compressão de osso esponjoso parcialmente rosqueado, 1111
   em T ou Y do cotovelo, 1065
   fisárias
      de trocanter com fio em banda de tensão, 1117
      deslocadas com fios de Kirschner ou pinos de Steinmann cruzados, 1078
      distais de fêmur Salter I ou II com pinos de Steinmann, 1117
      não deslocadas, 1078
      proximais, 1064
         de fêmur com fios de Kirschner triangulados, 1116
   intertrocantéricas, 1113
   maleolares, 1130
   não deslocadas, 1132
   oblíquas longas ou cominutivas
      com um ou dois fragmentos em borboleta grandes, 1107
      de terço médio da diáfise
         radial com grande fragmento em borboleta, 1071
         tibial com fragmento em borboleta grande, 1126
   por avulsão
      da tuberosidade da tíbia, 1132
      e diafisárias oblíquas, 1090
   proximais
      da tíbia, 1129
      de fêmur com parafuso de compressão, 1117
      de rádio e ulna, 1075
   supracondilares, 1108
   transversas
      de mandíbula, 1045
      de metacarpo ou metatarso, 1090
      do calcâneo, 1086
      ou oblíquas curtas do terço médio da diáfise
         radial, 1071
         tibial, 1124
   trocleares do tálus, 1086
   unicondilar com parafuso de compressão, 1113
   de linhas de fratura oblíquas, 1045
   do ílio com
      parafusos de compressão, 1098
      placa óssea, 1097
   do paciente, 27
   extracapsular lateral, 1235
   rítmica, 118
   temporária da fratura, 981
   tightrope, 1237
      da instabilidade escapuloumeral medial, 1168
   utilizando parafuso, 1094
Estação de trabalho dos enfermeiros, 19
Estado mental, 1323
Estafilectomia, 854

ÍNDICE ALFABÉTICO

Estágios da cicatrização da ferida, 179
Estenose(s)
  aórtica, 807
  esofágicas, 380
  lombossacra degenerativa, 1431
  pilórica, 424
  pulmonar, 805
  subaórtica, 790
  traqueal, 870
    congênita, 868
Estéril, 2
Esterilidade, 1
  manutenção durante a cirurgia, 48
Esterilização, 2, 4
  a frio, 59
  a vapor, 4
    de uso imediato, 4
  com ácido peracético, 9
  de alto nível, 2
  e desinfecção terminal, 2
  indicadores de, 10
  por deslocamento pela gravidade, 4
  por peróxido de hidrogênio em fase de vapor, 7
  por plasma, 7
  pré-vácuo, 4
  química
    fria, 10
    gás, 5
Esterilizadores
  a vapor, tipos de, 4
  de deslocamento por gravidade, períodos de exposição para esterilização em, 7
Esterilizantes, 5
Esternectomia parcial, 913
Esternotomia mediana, 891
Esteroide neuroativo, 130, 134
Estimulação
  com hormônio adrenocorticotrópico, 592
  do paciente neurológico, 117
  elétrica
    nervosa transcutânea, 114
    neuromuscular, 114
      parâmetros para, 114
      precauções e contraindicações, 114
  mental de pacientes neurológicos, 122
  nervosa repetitiva, 1319
  tátil, 122
Estimuladores tópicos da cicatrização de feridas, 187
Estimulantes do apetite, 93
  em gatos, 474
Estômago, 398
Estreptoquinase, 888
Estriol, 714, 746
Estrógeno, 754
Estrutura da área cirúrgica, 18
Estruvita, 702
Estupor, 1323, 1324
Etidronato dissódico, 491
Etomidato, 130, 133
Eversão
  de sáculos laríngeos, 849, 857
  estral, 759
  uterina, 761
Evisceração, 291, 301
  abdominal, 512
Exame
  das narinas posteriores (coanal), 159
  do AFAST, 29

Exame (Cont.)
  físico, 26
  neurológico, 1323
  ortopédico, 958
  retal, 482
  TFAST, 29
  visual em estação e sentado, 958
Excisão
  da borda mandibular, 338
  da glândula
    parótida, 363
    salivar, 340
      mandibular e sublingual, 361
    zigomática, 363
  de osso sesamoide, 1090
Excreções, 36
Exercícios
  de equilíbrio e proprioceptivos, 118
  de reabilitação neurológica, 121
  dos membros
    anteriores, 121
    posteriores, 120
  em pé auxiliados, 118
  terapêuticos, 117
Exoftalmia, 291
Exostose cartilaginosa múltipla, 1300
Expansão cutânea, 207
Exploração
  da articulação coxofemoral, 1223
  sistemática da cavidade abdominal, 517
Exposição do processo coronoide medial por meio de
  divisão muscular, 1180
  transecção do músculo pronador redondo, 1180
Extravasamento, 450
Extrusão de núcleo pulposo hidratado, 1448
Extrusão/protrusão, 1315

F

Facetectomia, 1365, 1427, 1430
Facilitação neuromuscular proprioceptiva, 105, 117
Falanges, 1087
Falência múltipla de órgãos, 527
Falha
  antibiótica, 83
  em estimular, 830
Falopexia, 779, 784
Faringoscopia, 853
Faringotomia, 340
Fármaco(s)
  analgesia, 144
  animais cardiopatas, 789
  anti-inflamatórios, doença articular degenerativa, 1140
  antiarrítmicos
    intravenosos
      supraventriculares, 789
      ventriculares, 789
    orais
      supraventriculares, 789
      ventriculares, 789
  anticolinesterásicos, 1462
  aumento prostático benigno, 764
  cálculos urinários, 705
  colapso traqueal, 871
  constipação, 481
  de último recurso, 82
  dispneia aguda, 860

Fármaco(s) (Cont.)
  doença ortopédica, 981
  imunossupressores, 1462
  incontinência
    do esfíncter urinário, 666
    urinária, 714
  meningoencefalomielite granulomatosa e encefalite necrosante, 1455
  miastenia grave adquirida, 953
  micção, 701
  oclusão do influxo, 793
  procinéticos, 405
  shunts portossistêmicos, 555
  tromboembolismo pulmonar, 888
FAS elevada, 28
Fascículo dorsolateral, 140
Fase
  de desbridamento, 180
  de maturação, 181, 449
  de reparo, 180
  inflamatória, 179
  lag, 449
  proliferativa, 449
Fator(es)
  biológicos, 985
  de crescimento, 188
    derivado de plaquetas, 971
    semelhante à insulina, 971
  de risco preditivos de infecção no sítio cirúrgico após a cirurgia, 190
  reumatoides, 1152
Fechamento
  abdominal, sutura para, 65
  da ferida, 193
  das fendas primárias, 345
  de defeitos
    cutâneos irregulares, 214
    no palato
      duro, 344
      mole, 345
  primário tardio, 193
  secundário, 194
Felbamato, 1339
Fêmeas, exame físico, 720
Fêmur, 1102, 1109
  distal, 992
Fenda
  labial, 342
  lateral do palato mole, 342
  palatina, 342
    traumática, 346
  primária, 342
  secundária, 342
Fenestração, 1365
Fenilbutazona, 428
Fenilefrina, 533, 789
Fenilpropanolamina, 666, 714, 746
Fenotiazinas, 125, 127
Fenoxibenzamina, 593
Fentanila, 128, 132, 144, 820
Fentolamina, 593
Feocromocitomas, 590
Ferida(s)
  abertas ou superficiais, tratamento de, 183
  contaminadas, 84-86
  infectadas ou contaminadas, sutura para, 66
  limpas, 84-86
    contaminadas, 84-86
  penetrante ou por punção, 183
  por avulsão, 183

ÍNDICE ALFABÉTICO 1475

Ferida(s) *(Cont.)*
  por esmagamento, 183
  por mordedura de animais, 243
  sujas, 84, 85, 87
  torácicas sugadoras, 933
Fibrina rica em plaquetas, 970
Fibronectinas, 183
Fibrose muscular, 1288
Fibrossarcoma(s), 1300
  orais, 355
Fíbula, 1121, 1128
Ficomicose, 430
Fígado, 540
Filaríase, 634
Filaroides osleri, 865
Filtro de ar de alta eficiência, 21
Fimose, 777
Finasterida, 764
Fio(s), 1003
  com oliva, 1003
  das bandas de tensão, 1016
  de cerclagem, 958, 1013, 1014
  de hemicerclagem, 958, 1013
  de Kirschner, 1008, 1010, 1051
  interdentais, 1038
  interfragmentar, 958
  interfragmentários, 1013, 1038
  ortopédico, 1013, 1049
Fise capital, 1114
Física, 169
Fisiologia do exercício na reabilitação, 105
Fissuras perianais, 502
Fístula(s)
  anais, 502
  AV, 551
  oronasal
    adquirida, 346
    congênita, 342
  pararretais, 502
  perianais, 501, 502
  perineais, 502
Fixação
  com placa e parafuso, 1016
  de fratura(s)
    da diáfise
      de rádio e ulna, 1073
      femoral, 1110
    de côndilo umeral, 1067
  de não união do processo ancôneo utilizando parafuso de compressão, 1190
  do tendão poplíteo, 1250
  esquelética externa, 1056, 1106
  externa, 958
  interdental, 1038
  interna, 958
  intramedular, 1008
  maxilomandibular, 1038
  segmentar espinal modificada, 1439
  transarticular, 1291
Fixador(es)
  acrílicos, 1041
  bilaterais-biplanares, 1002
  bilaterais-uniplanares, 1001
  esqueléticos externos, 1040, 1069, 1123
    com pinos intramedulares, 1002
  externo(s), 998
    circulares, 1003
      híbridos, 1008
      linear, 998

Fixador(es) *(Cont.)*
  híbridos *tie-in* com pino IM, 1008
  tipo Ia híbridos, 1008
  tipo Ib híbridos, 1008
  unilaterais-biplanares, 1001
  unilaterais-uniplanares, 1001
Flexibilidade, 61
  da sutura, 60
Flora
  microbiana endógena, 36
  oral normal, 244
  vaginal normal, 721
Fluido(s), 32
  abdominal livre, 29
  pericárdico, 29
Fluidoterapia, 31
  do paciente anestesiado, 138
  intraoperatória, 34
Flumazenil, 127, 131
Flunixina meglumina, 428
Fluoroquinolonas, 82
Fluxo de oxigênio, 30
Foco de fibra óptica, 21
Fômite, 1
Fonoforese, 112
Fontes
  aerotransportadas, 1
  animais, 1
  de contaminação, 1
  de infecções do sítio cirúrgico, 83
  inanimadas, 1
Foraminotomia, 1365, 1430
Força(s), 106
  de alta velocidade, 984
  de baixa velocidade, 984
  do nó, 61
  e rigidez de um fixador externo, 998
  elástica
    da tração do nó, 61
    de tração direta, 61
    do nó, 60
Formação
  de sulcos, 57
  do PRP, 972
  óssea
    endocondral, 958
    intramembranosa, 958, 1027
Fortalecimento do quadril, 119
Fosfato de cálcio, 702
Fósforo
  baixo, 28
  elevado, 28
Fração vascular estromal, 970
Fragmentação do processo coronoide, 1174
Fragmento(s)
  articulares, 1154
  borboleta, 984
Fratura(s), 123
  aberta, 958, 984
    de rádio e ulna, 1066
    de tíbia e fíbula, 1121
  acetabulares, 1099
  articulares
    de fêmur, 1109, 1114
    de fíbula, 1128
    de rádio e ulna, 1074
    de tíbia, 1128
    de úmero, 1061
  bicondilares, 1113
  cominutivas, 1045

Fratura(s) *(Cont.)*
  de terço médio da diáfise
    com múltiplos fragmentos, 1058
      radial, 1071
      tibial, 1126
    distais de fêmur, 1113
  completas ou incompletas, 984
  da placa epifisária, 1077, 1131
  da superfície articular da escápula, 1052
  das falanges, 1087
  de avulsão da cabeça femoral, 1111
  de cabeça e colo femorais, 1111
  de carpo e tarso, 1084
  de colo da escápula, 1052
  de côndilo lateral ou medial, 1064
  de corpo da escápula, 1052
  de costela, 899
  de diáfise
    de rádio e ulna, 1066
    femoral, 1102
  de epífise e metáfise proximal, 1063
  de escápula, 1047
  de espinha da escápula, 1052
  de ílio, 1095
  de ísquio, 1095
  de mandíbula, 1036
  de maxila, 1036
  de metacarpo, 1087, 1088
  de metatarso, 1087, 1088
  de Monteggia, 1074
  de patela, 1118
  de processo coronoide, 1174
  de púbis, 1095
  de tíbia e fíbula, 1121
  de úmero, 1052
  descrição das, 984
  deslocadas, 984, 1132
  diafisária(s), 997
    cominutivas, 1090
    de fíbula, 1121
    de tíbia, 1121
    de úmero, 1052
    oblíquas, 1090
  diagnóstico e manejo de, 976
  distais de rádio e ulna, 1075
  do acetábulo, 1099
  do carpo radial, 1086
  do colo
    do tálus, 1086
    femoral, 1109, 1111, 1113
  do membro pélvico, 1289
  do sacro, 1092
  dos sesamoides, 1087
  em galho verde, 958, 984
  em T ou em Y do cotovelo, 1061, 1065
  epifisária(s)
    de fêmur, 1109
    de rádio e ulna, 1074
    de úmero, 1061
  específicas, manejo de, 1036
  espirais, 984
  fisária(s), 984
    de fêmur, 1114
    de fíbula, 1131
    de rádio e ulna, 1077
    de tíbia, 1131
    de trocanter, 1117
    de úmero, 1061
    deslocadas, 1078
    distais de fêmur Salter I ou II, 1117

Fratura(s) *(Cont.)*
 não deslocadas, 1078
 proximais, 1064
  de fêmur, 1116
 intertrocantéricas, 1113
 lombar caudal, 1437
 maleolares, 1130
 metafisária(s)
  de fêmur, 1109
  de fíbula, 1128
  de rádio e ulna, 1074
  de tíbia, 1128
  de úmero, 1061
 não deslocadas, 984, 1132
 oblíquas curtas, 984
 oblíqua(s) longa(s) ou cominutiva(s)
  de terço médio da diáfise
   radial com grande fragmento em borboleta, 1071
   reduzíveis com grande fragmento em borboleta, 1058
   tibial com fragmento em borboleta grande, 1126
 patológicas, 976
 por avulsão, 958, 984
  da tuberosidade da tíbia, 1132
  da tuberosidade supraglenoide, 1052
 proximal(is)
  de fêmur, 1117
  de rádio e ulna, 1075
 reduzíveis, 985
 sacroilíacas, 1092
 Salter-Harris
  tipo I, 984
  tipo II, 984
  tipo III, 984
  tipo IV, 984
  tipo V, 984
 supracondilar(es), 1059
  de fêmur, 1102
  de úmero, 1052
 transversa(s), 984
  de mandíbula, 1045
  de metacarpo ou metatarso, 1090
  do calcâneo, 1086
  e oblíquas curtas de terço médio da diáfise, 1057
   radial, 1071
   tibial, 1124
 trocleares do tálus, 1086
 unicondilar, 1113
 vertebral, 1437
Frequência
 cardíaca, 917
 respiratória, 917
Função das salas na área cirúrgica, 19
Furosemida, 491, 626, 758, 789, 809
Furunculose, 502

G

Gabapentina, 151
Gastrectomia parcial, 398, 402
 com gastrojejunostomia (Billroth II), 403
Gastrina, 428
Gastrinomas, 427, 612
Gastrocolopexia, 409
Gastroduodenoscopia, 158, 159, 418
Gastroduodenostomia, 398
Gastrojejunostomia, 398
Gastropatia pilórica hipertrófica crônica, 425
Gastropexia, 398, 406
 assistida por endoscopia, 410
 circuncostal, 407, 408
 com retalho muscular (incisional), 408
 com sutura laparoscópica, 410
 com tubo, 406
 em alça de cinto (*belt-loop*), 409
 laparoscópica
  com portal único, 414
  suturada por via intracorpórea, 410
 profilática
  assistida por laparoscopia, 410
  por minilaparotomia, 414
Gastroscopia, 400
Gastrostomia temporária, 403
Gastrotomia, 398, 401
Gaveta cranial, 958, 1227
Gel rico em proteínas, 970
Gelfoam®, 73
Gentamicina, 82
Genu
 valgum, 1261
 varum, 1254
Geradores de ondas de choque
 eletro-hidráulicos, 115
 eletromagnéticos, 115
 piezoelétricos, 115
Giro cingulado, 143
Glândula(s)
 acinotarsais, 266, 268, 273
 adrenais, 586
 anais, 493
 da terceira pálpebra, 282
 mamárias vasos sanguíneos que suprem as, 749
 mandibular, 359, 361
 palatinas, 854
 paratireoides, 615
 parótidas, 359, 363
 perianais, 489
 salivares, 361
 sublingual, 359, 361
 zigomática, 361, 363
Glaucoma, 281
 em estágio final, 296
Glicemias, manutenção em pacientes com insulinoma, 611
Glicocálice, 1309
Glicocorticoides, 428, 1140
 em animais com insuficiência adrenocortical, 587
Glicômero, 631, 61
Gliconato
 de cálcio, 828
 de clorexidina, 38, 46
 de potássio, 593
Glicopirrolato, 125, 127
Glicose
 baixa, 28
 elevada, 28
Glide, 105
Glossectomia, 331, 339
Glote, 838
Glutaraldeído, 5
Gonadectomia precoce, 728
Goniometria, 109
Grampos
 cutâneos, 190
 de pele, 67
 ligantes, 67
Granulomas, 194
 acropruriginoso, 248
 por lambedura, 248
Grapipranto, 150
Grau(s)
 de luxação de patela, 1256
 de mobilidade articular de Maitland, 115

H

Hansen
 tipo I, 1375
 tipo II, 1375
Hastes bloqueadas, 1011, 1013, 1056, 1105, 1123
Hemangioendoteliomas cardíacos, 823
Hemangiomas esplênicos, 645
Hemangiossarcoma(s), 1300
 atrial direito, 825
 esplênicos, 645
 prostático, 771
Hematoma(s)
 auriculares, 321
 esplênicos, 645
Hematoquezia, 466
Hemilaminectomia, 1365, 1404
 dorsolateral, 1365, 1404
Heminegligência, 141
Hemiparesia, 1365
Hemiplegia, 1365
Hemivértebra, 1415
Hemoabdome, 535
Hemocolecisto, 571
Hemoderivados, 32, 33
Hemogasometria, 917
Hemometra, 752
Hemoperitônio, 535
Hemostasia, 60
 energética, 73
Heparina, 531
 de baixo peso molecular, 531, 594
 fracionada, 888
 não fracionada, 594, 888
Hepatectomia, 540
 parcial, 540
  para remoção de fístula arteriovenosa hepática, 562
 total, 540
Hepatoma, 566
Hérnia(s)
 abdominais, 518, 521
  externas, 518
  internas, 519
 caudais, 496
 ciáticas, 496
 congênita, 931
 de hiato, 386, 387
 diafragmática
  pericárdica, 931
  peritoniopericárdica, 931, 932
  verdadeira, 931
  traumática, 926
 do ligamento púbico cranial (pré-púbico), 521
 dorsais, 496
 escrotais, 522, 525
 falsas, 519
 femorais, 522, 526
 inguinais, 522, 524
 paracostais, 521
 perineal, 496

ÍNDICE ALFABÉTICO

Hérnia(s) *(Cont.)*
    umbilicais, 518, 519, 521
    ventrais, 496
    verdadeiras, 519
Herniorrafia
    de transposição do obturador interno, 500
    tradicional, 499
Hexaclorofeno, 46
Hidralazina, 789
Hidrocefalia congênita, 1347, 1349
Hidrocoloides, 199
Hidrogel, 198
Hidrometra, 752
Hidromorfona, 128, 132, 144, 820
Hidroterapia, 122
Hidroxietilamido, 32, 33, 467
Hidroxiureia, 1360
Hifema, 281
Higroma de cotovelo, 247
Hiperadrenocorticismo, 586
Hiperalimentação, 90
    enteral, 90, 94
    métodos de fornecimento de, 94
    parenteral, 90
Hiperamonemia, 554
Hipercalcemia, 490, 491
    maligna paraneoplásica, 626
Hiperestrogenismo, 773
Hipermetria, 957
Hiperparatireoidismo, 625
    primário, 615, 625
Hiperplasia
    prostática, 762
    vaginal, 759
Hiperpotassemia, 828
    em gatos, 679
Hipertireoidismo, 615
    felino, 617
Hipertrofia
    crônica da mucosa antral, 424
    estral, 759
    vaginal, 759
Hipnóticos não barbitúricos, 133
Hipoalbuminemia
    cálculo para corrigir a, 33
    grave consequências, 33
Hipocalcemia após tireoidectomia, 624
Hipoclorito, 5
Hipófise, 143, 586
Hipofisectomia, 586, 597, 599
Hipoglicemia, 755
Hipópio, 281
Hipoplasia
    da veia porta, 550, 551
    do palato mole, 342
Hipospadia, 775
Hipotálamo, 143
Hipotensão, 84
Hipotireoidismo, 615
    bociogênico, 615
    não biociogênico, 615
Histerectomia, 720
Histerotomia, 720, 735
Homoenxertos, 232
Hormônio paratireóideo, 625

I

Ibuprofeno, 428
Ileoscopia, 158
Ílio, 1095

Imagem
    avançada, 168
    de tensor de difusão, 170
    híbrida com tomografia por emissão de pósitrons/tomografia computadorizada, 171
Imaginologia
    da ressonância magnética, 169
    do paciente cirúrgico, 158
Imbricação, 1227
    lateral e reforço, 1260
Imipramina, 714, 746
Imobilização da articulação, 1143
Impactação do saco anal, 493
Implantação
    de esfíncter uretral artificial, 716
    de *stent* endoluminal, 872
    de tubo de toracostomia, 922
Implante(s)
    de elastômero de silicone, 509
    para fraturas
        articulares da escápula, 1048
        da diáfise
            da tíbia, 1122
            do fêmur, 1103
            do rádio, 1068
            umeral, 1054
        de côndilo umeral, 1062
        de maxila e mandíbula, 1041
        de metacarpo/metatarso/falanges, 1089
        distais de rádio e ulna, 1076
        do corpo e espinha da escápula, 1048
Inalantes, 130, 134
Incapacidade de sentir, 831
Incidentalomas, 590
Incisões
    de relaxamento, 210
    puntiformes múltiplas de relaxamento, 210
    simples de relaxamento, 210
Incisura cardíaca, 889
Inclinação
    cefálica ipsolateral pós-operatória, 312
    vertebral, 1381
Incongruência
    da articulação do cotovelo, 1180
    de cotovelo, 1197
    radial-ulnar, 1180
Incontinência
    de reservatório, 507
    do esfíncter urinário, 666
    esfinctérica, 507
    fecal, 507
    urinária, 712, 746
    pós-OHE, 745
Indicadores de esterilização, 10
Índices normais frontossagital e vertebral, 908
Indução de vômito, 418
Infarto(s)
    cerebral, 1448
    esplênico, 643
    hemorrágicos, 1448
    lacunares, 1448
    não hemorrágicos, 1448
    territoriais, 1448
Infecção(ões)
    cirúrgicas, 83
        e seleção de antibióticos, 79
    definições de, 83
    do saco anal, 493
    do sítio cirúrgico, 36, 84

Infecção(ões) *(Cont.)*
    após a cirurgia, fatores de risco preditivos de, 190
    de órgão/espaço, 84
    fatores que afetam as, 84
    fontes de, 83
    incisional
        profunda, 84
        superficial, 84
    redução da incidência de, 40
    taxas relatadas de, 83
    do trato urinário, 79
    por *B. burgdorferi*, 1150
Inflamação
    idiopática do intestino, 477
    neurogênica, 142
Infusões em taxa constante, 144
Inibição
    da síntese
        de DNA, 82
        proteica, 81
    suprassegmental das vias nociceptivas, 143
Inibidores de bomba de prótons, 426
Injeção endoscópica de colágeno, 715
Inosculação, 233
Inotrópicos, 789
Inserção
    cirúrgica do tubo de enterostomia, 101
    de fios de fixação, 1005
    de pinos de fixação, 1001
    de tubo
        de enterostomia por endoscopia flexível, 101
        de gastrostomia
            com incisão no flanco, 98
            endoscópica percutânea, 97
            percutânea às cegas, 98
            por meio de laparotomia mediana, 98
Instabilidade
    atlantoaxial, 1401
    escapuloumeral, 1167
    glenoumeral, 1167
Instalações cirúrgicas, 18
Instrumentação cirúrgica, 50
Instrumental(is)
    categorias dos, 50
    cirúrgico, 50
        diretrizes da AORN de, 2014 para limpeza e cuidados de, 56
        problemas de manchas em, 58
    corrosão, formação de sulcos ou descoloração do, 57
    cuidados e manutenção dos, 55
    diversos, 54
    organização e cobertura da mesa de, 59
Instrumentos e equipamentos esterilizados, manuseio e armazenamento de, 13
Insuficiência
    adrenocortical, 586
    cardíaca congestiva, 809
    mitral, 798
    pancreática exócrina, 606
    renal, 650
        aguda, 650
        crônica, 650
Insuflação de oxigênio nasal, 31
Insulina, 828
Insulinoma, 599, 609
Interpretação do escore de avaliação da fratura, 987

Interrupção de prenhez, 729
Intestino
    delgado, 433
    grosso, 466
Intradural/extramedular, 1315
Intramedular, 1315
Intubação
    nasoesofágica, 94
    nasogástrica, 94
Intussuscepção, 458, 459
    esofágica, 390
    gastroesofágica, 390
Intussuscepto, 458
Intussuscipiente, 458
Invaginação
    do tecido gástrico, 402
    esofágica, 390
    gastroesofágica, 390
Iodo/iodóforos, 38
Iodóforos, 46
Iodopovidona, 38, 46, 188
Ioimbina, 130, 132
Isoflurano, 130
Isolamento e ligadura do *shunt* portossistêmico intra-hepático
    com acometimento dos lobos hepáticos esquerdos medial ou lateral, 561
    do lado direito, 561
Isoproterenol, 828
Ísquio, 1095
Itens, 6
    críticos, 2, 6
    estéreis em papel/plástico, 16
    não críticos, 2, 6
    semicríticos, 2, 6

J
Jalecos de laboratório, 42
Junção lombossacra, 1427

L
Lábio leporino, 342
Laceração(ões), 183, 263
    da unidade musculotendínea, 1282
    muscular, 1283
    palpebral, 272
    penianas, 786
    prepuciais, 786
    tendínea, 1283
Lactulose, 481, 555, 744
Lagoftalmia, 266
Laminectomia
    dorsal, 1365, 1404, 1427, 1429
    ± estabilização, 1384
Laparoscopia, 158, 159
Laparoscópios, 163
Laparotomia, 512
    exploratória, 534
Laringectomia
    completa ou total, 867
    parcial, 861, 867
Laringoscopia, 159, 853, 857, 860, 863, 866, 869
Laringoscópios, 162
Laser de dióxido de carbono, 77
Lateralização aritenoide unilateral, 861
Lavado(s), 165
    nasais, 878
    peritoneal diagnóstico, 512, 534

Lavagem de ouvidos de animais com ruptura da membrana timpânica, 303
Lavatórios para assepsia, 24
Laxantes, 474, 503
Leflunomida, 1151, 1153
Leiomioma(s), 430, 431
    do ceco, 475
    intestinais, 456
    uterino, 751
Leiomiossarcoma(s), 430
    do ceco, 475
    intestinais, 456
    prostático, 771
    uterino, 751
Lesão(ões)
    biliar extra-hepática, 571
    cerebral
        primária, 1362
        secundária, 1362
    de desluvamento, 183
    de múltiplos ligamentos, 1252
    de músculos e tendões, 1280
    do ligamento
        colateral, 1250
        lateral, 1252
        medial, 1251
        cruzado caudal, 1248
    do menisco, 1243
    do nervo facial, 312
    elétricas, 240
    focais, 544
    hepáticas cavitárias, 563
    ligamentar na articulação do tarso, 1266
    medular concussiva, 1399
    nervosas, 1430
    no coxim podal, 262
    por cisalhamento, 1266, 1269
    por desnudamento, 1266
    primária da medula espinal, 1399
    químicas, 241
    renal aguda, 650
    secundária da medula espinal, 1399
    térmicas, 237
    traumáticas do pavilhão auricular e da cartilagem do ouvido, 323
Leucoma, 281
Levantamento com as patas da frente elevadas, 120
Levetiracetam, 1339
Liberação
    do menisco, 1246, 1247
    medial, 1259
    mediana do corpo, 1247
    meniscal, 1244
    muscular, 1291
Lidocaína, 130, 144, 425, 789, 793
    para arritmias ventriculares, 596
Ligadura(s)
    de *shunts* extra-hepáticos únicos, 558, 560
    do ducto torácico, 945
    temporária da artéria carótida, 334
    toracoscópica
        do ducto torácico, 945
        e divisão do ligamento arterioso, 397
Ligamento(s), 973
    colaterais do carpo, 1207
    cruzado, 1232
    hepatoduodenal, 543
    protético, 1206
    venoso, 543

Limbo, 281
Limpeza, 4, 23
    da sala, 22
    de endoscópios flexíveis, 164
    de instrumentais, 56
Linfadenectomia, 631, 633
Linfadenomegalia, 631
Linfadenopatia, 631
Linfangiectasia, 462
Linfangiografia
    direta, 637
    mesentérica, 945
Linfangiomas, 631
Linfangiomatose, 631
Linfangiossarcomas, 631, 632
Linfedema, 634
    primário, 634
    secundário, 634
Linfócitos
    baixos, 28
    elevados, 28
Linfoma(s), 430
    do timo, 951
    intestinal(is), 456
        felino, 457
    renal, 674
Linfossarcomas intestinais, 456
Linha(s)
    alba, 513
    anocutânea, 484
    de fratura oblíquas, 1045
    de tensão, 204, 205
Linhagens de células-tronco embrionárias, 968
Lipossarcoma, 1300
Líquido
    de Dakin, 189
    pleural, 29
Lista de verificação de segurança cirúrgica, 34
Litonefrotomia, 669
Litotripsia a *laser*, 704
Lobectomia, 884
    completa, 547, 894, 903
    parcial, 546, 894, 903
    toracoscópica, 903
Lobo hepático
    lateral
        direito, 549
        esquerdo, 547
    medial esquerdo, 548
Locus ceruleus, 143
Lombarização do sacro, 1431
Lomustina, 1360
Lubrificação, 58
Lumpectomia, 746, 748
Luvas cirúrgicas, 43
Luxação(ões), 958, 1266
    congênita do cotovelo, 1200, 1201
    coxofemorais, 1102, 1220
    da articulação
        coxofemoral, 1209
        escapuloumeral, 1159
    das falanges, 1087
    de cotovelo traumática, 1193, 1194
    de escápula, 1172
    do carpo, 1202
    do metacarpo, 1087, 1089
    do metatarso, 1087, 1089
    do ombro, 1159
    do quadril, 1220
    dos sesamoides, 1087

Luxação(ões) *(Cont.)*
  lateral de patela, 1261
  medial da patela, 1254
  sacroilíaca, 1092
  tarsocrural, 1269
  tarsometatársica, 1270

M
Má união, 958, 1032
Machos, exame físico, 722
Mafenida, 187
Malformação(ões)
  congênita do cotovelo, 1200
  de arco vertebral/ligamento amarelo, 1381
  óssea congênita, 1381
  tipo Chiari, 1353
  vertebrais cifóticas/cifoescolióticas, 1415
Malha
  cirúrgica sintética, 67
  perimedular, 1350
Maltodextrina, 187
Mamectomia parcial, 748
Manchas, 57
Mandíbula, 1036
  de leão, 1298
Mandibulectomia, 331
  parcial, 336
Manejo
  da dor, 140, 976
    na ortopedia, 967
  de feridas, 179, 976
  do peso, 1137
  nutricional, 1143
    do paciente cirúrgico, 90
Manipulação
  de cães agressivos ou perigosos, 131
  de itens esterilizados, 13
Manitol, 758, 1339
Manobra de Ortolani, 958, 966
Manúbrio, 888
Manuseio de equipamentos
  e instrumentos esterilizados, 13
  e suprimentos cirúrgicos, 4
Manuseio dos tecidos, 85
Manutenção
  da esterilidade durante a cirurgia, 48
  do ambiente cirúrgico, 18
Máquinas de anestesia, 136
Marbofloxacino, 82
Marca-passo temporário, 829
Marcha, 1331
  a ré, 120
  de dois motores, 1365
Maropitanto, 151
Marsupialização, 358, 769
Máscara, 42
  facial, 30
Massa(s)
  esplênicas, 645
  mediastinais craniais, 952
  palpebral neoplásica, 273
Massagem de tecidos moles, 115
Mastectomia, 720, 738
  bilateral, 746, 748
  regional, 746, 748
  simples, 746, 748
  unilateral, 746, 748
Materiais
  absorvíveis
    monofilamentares, 61

Materiais *(Cont.)*
    multifilamentares, 62
    orgânicos, 61
    sintéticos, 61
  de embalagem
    com base no tipo de dispositivo, 12
    para empacotamento, 12
  de sutura
    absorvíveis, 61
    comumente usados, 63
    específicos, 61
    não absorvíveis, 62
  não absorvíveis
    orgânicos, 62
    sintéticos, 62
  para bandagem da ferida, 195
Matriz óssea desmineralizada, 993
Maxila, 1036
Maxilectomia, 331
  parcial, 335
Maxon®, 61
Meato(s), 837
  acústico externo, 305
Mecanismos
  de ação antibiótica, 79
  de resistência aos antibióticos, 83
Medicamentos
  anticonvulsivantes, 1339
  tópicos usados em feridas, 186
Medicina regenerativa, 957, 968
Medula
  espinal, 1324
  óssea, 994
Megacólon, 479
  idiopático, 479
Meios condicionados, 970, 972
Mel, 187
Melanoma(s) maligno(s), 352
  orais, 355
Melanossarcoma, 352
Melena, 466
Melhora do apetite, 93
Meloxicam, 150
Meltblown, 12
Membrana
  sinovial, 1134
  timpânica, 305
  traqueal dorsal, 839
Membro
  pélvico, 959, 960, 963
  torácico, 958, 960, 961
Memória, 61
Meningite
  asséptica, 1455
  estéril, 1455
Meningite/arterite responsiva a
  corticosteroides, 1455
  esteroides, 1455
Meningoencefalite de origem
  desconhecida, 1453
Meningoencefalomielite
  granulomatosa, 1453
Meniscectomia parcial, 1247
Menisco, 1243
Meperidina, 128, 144
Mesalazina, 478
Metacarpo, 1087
Metadona, 128
Metatarso, 1087
Metimazol, 620

Metoclopramida, 405
Método(s)
  de orientação indireta e, 545
  para determinação de prenhez, 721
  para esterilizar ou desinfetar instrumentos
    cirúrgicos, implantes e dispositivos, 6
  para suplementação de oxigênio, 30
Metronidazol, 82, 333, 503, 543, 555
Mexiletina, 425, 789
Miastenia grave
  adquirida, 1460-1462
  focal, 1461
  fulminante aguda, 1461
  generalizada, 860, 1461
Micção, 701
Microfraturas, 1185
Microrganismos cultivados de cadelas com
  piometra, 754
Midazolam, 125, 127, 131, 820
Mielografia, 1314
Mielopatia
  degenerativa, 1447
  embólica fibrocartilaginosa, 1448
Mifepristona, 729
Mínimo irredutível, 2
Miopatia, 1291
  do grácil e semitendinoso, 1291
  fibrótica do grácil e semitendinoso, 1291
Miringotomia, 316
Mirtazapina, 93
Misoprostol, 429, 1139
Mitotano, 593
Mitramicinaa, 491
Mixomas sinoviais, 1308
Mobilização de tecidos moles, 115
Mocassim-d'água, 244
Modalidades terapêuticas, 110
Moderação do exercício, 1137
Monitoramento do paciente
  anestesiado, 137
Monocryl®, 61
Monoparesia, 1332
Monoplegia, 1332
Morfina, 128, 132, 144, 887
Movimento
  anormal, 141
  passivo contínuo, 1143
MSC
  alogênicas, 971
  autólogas, 971
  xenogênicas, 971
Mucocele(s), 331
  cervical, 358
  complexas, 358
  da vesícula biliar, 580
  faríngea, 358
  salivares, 358
  zigomática, 358
Mucometra, 752
Mudanças de comportamento, 141
Multipotente, 968
Músculo(s)
  e tendão, sutura para, 65
  intercostal(is)
    externo, 889
    internos, 889

N
N-(2-mercaptopropionil)-glicina, 705
Nalbufina, 128, 133

ÍNDICE ALFABÉTICO

Naloxona, 129
Não união(ões), 958
    atróficas, 1032
    da fratura, 1031
    do processo ancôneo, 1188
    do processo coronoide, 1174
    hipertróficas, 1031
    vasculares, 1031
Naproxeno, 428
Narinas estenóticas, 849
Necessidade de energia
    basal, 90
    de manutenção, 90
    em repouso, 90
Necrose
    asséptica da cabeça do fêmur, 1225
    hepática, 533
Nefrectomia, 650, 655
    parcial, 656
Nefroblastomas, 673, 674
Nefrolitíase, 669
Nefrólitos, 669
Nefrolitotomia, 669
Nefroma, 673
Nefropatia, 650
Nefropielostomia, 650
Nefrostomia, 650
Nefrotomia, 650, 656
Neomicina, 82, 555
Neoplasia(s)
    adrenal, 590
    anal, 489
    articular(es), 1308
        primárias, 1308
    cardíaca, 823
    colangiocelulares, 566
    colorretais, 475
    da coluna, 1396
        vertebral, 1396
    da vértebra lombossacra e raízes
        nervosas, 1434
    de parede torácica, 912
    do intestino grosso, 475
    do pavilhão auricular e do canal auditivo
        externo, 324
    escrotal, 772
    esofágica, 385
    espinal, 1420
    esplênica, 645
    gástrica, 430, 431
    hepática primária, 566
    hepatobiliar, 566
    hipofisária, 597
    intestinal, 455, 456
    mamária, 746
    óssea, 1299
        maligna
            em cães, 1300
            em felinos, 1300
        primária, 1299
    pancreática exócrina, 613
    prepuciais, 785
    prostática, 771
    pulmonar(es), 900
        primárias, 900
    renais, 673
    sinonasais, 874
    testicular, 772, 773
    tireoidianas, 627
    ureterais, 673

Neoplasia(s) *(Cont.)*
    uretrais, 707
    uterina, 751
    vesicais, 707
Neoureterostomia, 650, 662, 667
Nervo(s)
    abducente, 1325
    acessório, 1325
    cranianos, 1323
        funções, 1325
    facial, 1325
    glossofaríngeo, 1325
    hipoglosso, 1325
    laríngeo
        caudal, 839
        cranial, 839
        recorrente, 839
    oculomotor, 1324
    olfativo, 1324
    óptico, 1324
    trigêmeo, 1324
    troclear, 1324
    vago, 1325
    vestibulococlear, 1325
Netilmicina, 82
Neuroanatomia, 1323
    da nocicepção, 140
Neurocirurgia, 1313
Neurodermatite, 248
Neurodiagnóstico, 1313
Neurofisiologia e modulação de
    nocicepção, 142
Neurônio motor inferior, 1365
Nicho de células-tronco, 970
Nitrofural, 186
Nitroglicerina, 789
Nitroprussiato, 789
Nível(is)
    de desinfecção, 3
    de esterilidade, 3
        crítico, 3
        não crítico, 3
        semicrítico, 3
Nocardia spp., 950
Nocicepção, 140, 1336
    neurofisiologia e modulação de, 142
Nódulo(s)
    esplênicos, 645
    pruriginoso acral, 248
Norepinefrina, 533, 789
Normosol-R, 31
Nós feitos com
    a mão, 72
    instrumentais, 72
Núcleo
    cervical lateral, 140
    magno da rafe do mielencéfalo, 143
    marginal, 140
    próprio, 140
    ventrocaudomedial, 141
Nutrição parenteral, 90, 94
    central, 90
    parcial, 90
    periférica, 90
    total, 90

O

Obnubilação, 1324
Obstipação, 479

Obstrução
    à saída gástrica, 425
    benigna do trato de saída do
        estômago, 424
    da via de saída ventricular direita, 805
    extra-hepática do trato biliar, 571
    extraluminal, 571
    intraluminal, 571
Obtenção do histórico, 26
OCD da cabeça do fêmur, 1225
Ocitocina para iniciar a contração
    uterina, 738
Oclusão
    do influxo, 795
        venoso, 788
    hidráulica do *shunt* portossistêmico
        intra-hepático, 561
    intravascular do *shunt* portossistêmico
        intra-hepático, 561
Ocultação (sepultamento) do nó, 73
Odontomas, 356
Ofloxacino, 82
Olho de cereja, 281, 284
Oligopotente, 968
Olsalazina, 478
Omentalização, 767, 769
Omeprazol, 429, 613, 710, 1139
Oncocitomas, 864
Oncócitos, 864
Onda M, 1318
Onfaloceles, 519
Onicectomia, 257
    com cortador de unha, 259
    por dissecção, 258
Opioides, 127, 132, 144
    administração de *bolus*
        intermitente de, 149
Opistótono, 1331
Organização e cobertura da mesa de
    instrumentais, 59
Órgãos
    parenquimatosos, sutura para, 65
    viscerais ocos, sutura para, 65
Orifício de deslizamento, 1019
Orofaringe, 331
Orquiectomia, 720, 732
Ortoftalaldeído, 5
Ortopedia, 957
Oslerus osleri, 865
Ossificação incompleta do côndilo
    umeral, 1192
Ossos, 974, 1295
    do carpo, 1204
Ostectomia, 958, 1033, 1035, 1197
    de encurtamento da ulna, 1199
    distal da ulna, 1185
    radial, 1082
    segmentar
        distal da ulna, 1183
        proximal da ulna, 1182
    ulnar, 1081
Osteoartrite, 124, 973, 1134, 1143
    primária, 1144
    secundária, 1144
Osteoartrose, 1134
Osteocondrite dissecante do
    joelho, 1264
    tarso, 1272
    úmero distal, 1186
    úmero proximal, 1154

ÍNDICE ALFABÉTICO

Osteocondromatose, 1300
Osteocondrose, 1154, 1186, 1264
Osteocondução, 991
Osteodistrofia
  hipertrófica, 1296
  tipos I e II, 1296
Osteofitose, 1134
Osteogênese, 991
Osteoindução, 991
Osteomielite, 958, 1032, 1309
  aguda, 1311
  crônica, 1311
  de pastores-alemães jovens, 1295
  juvenil, 1295
Osteopatia
  craniomandibular, 1298
  hipertrófica, 1297
  metafisária, 1296
Osteossarcoma(s), 912
  do esqueleto
    apendicular, 1300
    axial, 1300
Osteossíntese
  em ponte, 986
  minimamente invasiva, 158
    com placa, 158
    percutânea, 1023
Osteotomia(s), 958, 1033, 1079, 1197
  apofisárias, 958, 1033
  corretiva(s), 958, 1033, 1034, 1079
    para deformidades, 1034
    para incongruência
      articular, 1035
  da pelve, 1212, 1215
  da ulna, 1190
  de alongamento da ulna, 1198
  de liberação, 1035
  de nivelamento do platô tibial, 1232, 1238
  de prolongamento, 1035
  do fêmur, 1257
  em cunha aberta ou cunha fechada, 1034
  em cunha da tíbia, 1232, 1240
  lateral da bula, 309
  oblíqua de rádio e ulna, 1082
  proximal da ulna, 1185
  proximal dinâmica da ulna, 1182
  púbica e isquiática bilateral, 471
  transversa, 1034
  tripla da pelve, 1035
  ventral da bula, 310
Otite
  externa, 302, 312
  interna, 302, 312, 316
  média, 302, 312, 316
    secretora primária, 316
Oto-hematoma, 319
Otólitos, 316
Ouvido
  colado, 316
  e cicatrização, 310
Ovariectomia, 720, 728
  assistida por laparoscopia, 730
Ovário-histerectomia, 720, 728, 730
Oxalato de cálcio, 702
Óxido de etileno, 5, 9
Oxigenoterapia, 29
Oxiglobina, 32
Oximorfona, 128, 132, 144, 820

P
Pacientes neurológicos, 117, 123
  estimulação mental de, 122
Padrão(ões)
  contínuos, 69
    simples, 69
  cruzado, 68
  de colchoeiro
    horizontal, 69
    vertical, 69
  de Connell e Cushing, 70
  de Gambee, 69
  de Halstead, 69
  de Lembert, 70
  de polia de três voltas, 71
  de sutura, 68, 208
    de Bunnell, 71
  de tráfego, 18
  entrelaçado de Ford, 70
  extradural, 1315
  interrompidos, 68
  intradural/extramedular, 1315
  intramedular, 1315
  simples interrompido, 68
  subcutâneos e subcuticulares, 68
Palato
  mole, 854
    alongado, 849
  primário, 342
  secundário, 342
Palpação
  em decúbito, 961
  em estação, 960
  ortopédica, 960
  para displasia coxofemoral juvenil, 965
  para lesão do cruzado, 964
  retal e abscessos prostáticos, 765
Pamidronato dissódico, 491
Pan-osteíte, 1295
  eosinofílica, 1295
Pâncreas, 599
Pancreatectomia, 599
  parcial, 604
Pancrezyme®, 606
Panículo, 1335
Pantoprazol, 429, 613
Papilomas orais, 356
Paraclorometoxilenol, 46
Parada atrial, 825
Parafimose, 779
Parafuso(s)
  de bloqueio, 1021
  de compressão, 1017, 1019, 1020, 1130
  de fixação de fios, 1003
  de placa, 1017, 1021
  de posição, 1017, 1020
  ortopédicos, 1016, 1017
Paragangliomas, 590
Paralisia
  de Coonhound, 1463
  do carrapato, 1464
  do nervo facial, 311, 317
  laríngea, 858, 859
Paramentação cirúrgica, 43
Paraparesia, 1332, 1404
Paraplegia, 1332, 1404
Paratendão, 1283
Parede torácica, 884
Paresia, 1332

Parestesia, 1427
Passadas laterais, 120
Patela, 1118
Pectus
  carinatum, 907
  excavatum, 886, 907, 908
Pediculectomia, 1404, 1408
Peito
  de sapateiro, 907
  em quilha, 907
Pele, sutura para, 64
Película(s)
  aderente, 195
  transparentes permeáveis ao vapor, 200
Pênis, 727
Pentamido, 32
Percepção, 1336
Perda
  de resistência, 61
  superficial do coxim, 263
Pericardiectomia
  subfrênica (subtotal) por toracotomia direita, 821
  toracoscópica, 821
  total, 821
Pericárdio, 817
Pericardite constritiva, 817
Perimísio, 1281
Períneo, 482
Período de latência, 1006
Periodontite, 1036
Periostite mandibular, 1298
Peritonite, 527, 531
  biliar, 581
  esclerosante encapsulante, 527
  generalizada
    primária, 527
    secundária, 527
  por *Candida*, 527
  pós-operatória, 449
Peróxido de hidrogênio, 5, 189
Persistência do quarto arco aórtico direito, 394
Pessoal, 23
Petrissage, 116
PFC, 33
pH, 917
Phthisis bulbi, 286
Picadas de cobra, 244
Pielolitotomia, 650, 657, 669
Pielonefrose, 675
Pijamas
  cirúrgicos, 42, 43
  descartáveis, 43
  reutilizáveis, 43
Pilares anais, 484
Pilorectomia, 398
  com gastroduodenostomia (Billroth I), 403
Piloromiotomia, 398, 403
  de Fredet-Ramstedt, 405
Piloroplastia, 398, 403
  de Heineke-Mikulicz, 405
  em Y-U, 405
Pimobendana, 789, 809
Pinça(s)
  de Doyen, 416
  hemostáticas, 53
  teciduais, 52, 54

ÍNDICE ALFABÉTICO

Pino(s)
 de fixação, 999
 de Steinmann, 1009, 1010, 1440
 IM normógrado ou retrógrado, 1010
 intramedulares, 958, 1008, 1010, 1055, 1069, 1104, 1123
 transilíacos, 1439
Piodermite interdigital, 250
Piometra, 752, 757
 de coto, 752
Pionefrose, 675
Piotórax, 947, 949
Piprantos, 150
Piroxicam, 428, 710
Pitiose, 430, 431, 462
Pituitária, 597
Placa(s)
 acetabular canina, 1019
 de bloqueio, 1022, 1023
 de compressão, 958, 1019, 1021
  bloqueada, 1018
  dinâmica de contato limitada, 1018
 de neutralização, 1019, 1022
 de reconstrução, 1019
 de suporte, 1019, 1022
 em ponte, 958, 1019, 1022
 em T, 1019
 ortopédicas, 1016, 1018, 1021
 ósseas e parafusos, 1040, 1051, 1057, 1071, 1106, 1124
 sideróticas, 637
Planejamento cirúrgico para fraturas, 983
Plano
 frontal, 1079
 sagital, 1079
Plasma
 ativado por heparina, 531, 594
 de peróxido de hidrogênio, 9
 fresco congelado, 32, 594
 rico em plaquetas, 32, 33, 970, 971, 972, 995
Plasma-Lite A, 31
Plasticidade, 61
Plegia, 1332
Pleocitose, 1322
Pleura(s), 916
 parietal, 916, 937
 pulmonar, 916
 visceral, 916, 937
Pleurodese, 916
Plicadura intestinal, 433
Plicatura do intestino, 448
Pluripotente, 968
 induzida, 968
Pneumomediastino, 934
Pneumonectomia, 884
Pneumonia por aspiração
 antibióticos para, 343
 tratamento da, 367
Pneumotórax, 29, 916, 933
 aberto, 933
 espontâneo, 933, 935
  secundário, 935
 fechado, 933
 idiopático, 933
 por tensão, 933
 traumático, 933
Podoplastia por fusão, 265
Poli-hexametileno biguanida, 199

Poliartrite, 1134, 1202
 idiopática canina, 1151
 imunomediada idiopática, 1151
  não erosiva, 1151
 por anaplasma, 1148, 1149
 por bactérias de forma I, 1148
 por riquétsia, 1148, 1149
 progressiva crônica felina, 1153, 1154
Polidioxanona (PDS II®), 61
Poliglactina, 910, 61, 62
Poliglecaprona, 25, 61
Poligliconato, 61
Poliglitona, 6211, 62
Polímeros, 995
Polimetilmetacrilato, 1440
Polimiosite autoimune, 1462
Pólipo(s), 425, 475
 auriculares, 327
 do ouvido médio, 327
 inflamatórios, 327
 nasofaríngeos, 327
 otofaríngeos, 327
Polirradiculoneurite idiopática aguda, 1463
Politraumatizados, 985
Polysorb®, 62
Pomada antibiótica tripla, 186
Ponta(s)
 de cinzel, 1009
 de trocarte, 1009
 dupla, 1009
 única, 1009
Ponto(s)
 de acupuntura, 155
 nasolacrimais, 268
Pontos-gatilho miofasciais, 107
Pontuação
 da condição
  corporal, 107, 108
  muscular, 107
 de gravidade das picadas de serpentes, 245
Porta-agulhas, 50
Portografia
 jejunal, 559
 retrógrada transvenosa, 559
Posição
 de Schiff-Sherrington, 1329
 em pé assistida, 121
 polegar-anelar, 52
 tenar, 52
 valgo, 1084
 varo, 1084
Posicionamento, 37
Postura, 1329
 anormal, 141
Potássio, 32
 baixo, 28
 elevado, 28
Potencial
 da placa terminal, 1316
 de ação muscular composto, 1318
 evocado auditivo de tronco encefálico, 1318
Pradofloxacino, 82
Pranchas e discos de equilíbrio, 118
Prazosina, 593
Pré-medicação, 125
Precauções-padrão, 2
Prednisolona, 478, 491, 503, 1151, 1153, 1154, 1360

Pregabalina, 1339, 1356
Pregas
 cutâneas redundantes, 251
 da cauda, 252
 labiais, 251
 nasais, 251
 vocais, 838
 vulvares, 252
Pregueamento palpebral, 278
Prenhez prevenção ou interrupção de, 729
Preparação(ões)
 citológicas, 165
 da embalagem, 10
 da equipe cirúrgica, 42
 da pele estéril, 38
 do sítio cirúrgico, 36
 otológicas, 315
Preparo intestinal para cirurgia de grande porte no intestino grosso e no reto, 467
Prepuciotomia, 781
Presbiacusia, 302
Pressão(ões)
 de perfusão cerebral, 1338
 intracraniana, 1338
 normais em cães, 558
 sanguínea sistêmica, 797
Prevenção
 das "orelhas de cão", 210
 de prenhez, 729
Priapismo, 779
Procainamida, 425, 789
Procedimento(s)
 artroscópicos, 166
 cardíacos fechados, 788
 cirúrgicos
  do trato reprodutivo, 721
  e antibióticos profiláticos peroperatórios, 86
 de Billroth
  I, 398
  II, 398
 de fenda ventral, 1365
 de osteotomia de nivelamento do platô tibial, 109
 de Swenson, 486
 de Zepp, 306
 dorsais, 1386
 endoscópicos, 164
  em cães e gatos, 159
 Hotz-Celsus modificado, 279
 intervencionistas especializados, 166
 preventivo adjuvante, 1413
 ventrais, 1384
Processo(s)
 caudado do lobo caudado do fígado, 549
 central de sensibilização, 143
 corniculados, 838
 cuneiformes, 838
Proctoscopia, 158, 159, 476
Procurvatum, 958
Produtos derivados de plaquetas, 188
Progestágenos, 764
Prognóstico, 29
 bom, 27, 29
 desfavorável, 27
 excelente, 27, 29
 razoável, 29
 reservado, 27, 29
 ruim, 27, 29

ÍNDICE ALFABÉTICO

Prolapso
   anal, 504
   da glândula da terceira pálpebra, 270, 284
   da prega vaginal, 759
   retal, 504
   uretral, 705
   uterino, 761
   vaginal, 759
Promontório, 305
Propofol, 129, 133
Propriedades de materiais utilizados para enxertia óssea, 992
Propriocepção, 957
   consciente, 1332
   inconsciente, 1332
Proptose, 270, 291
   traumática, 294
Prosencéfalo, 1323
Prostaglandina, 757
   $F_{2\alpha}$, 729
Prostatectomia, 720
   parcial, 742
      com capsulectomia, 743
      intracapsular, 743
   total, 742
Prostatite, 764
Proteína
   C, 554
   morfogenética óssea, 994
   tau, 1444
Prótese intraescleral, 291
Protetores contra erosão gastrointestinal induzida por fármacos anti-inflamatórios não esteroidais, 1139
Protocolo
   anestésico com sistema de liberação em taxa constante Pain Buster/ON-Q® ou Surefuser® em cães, 303
   calmante, 131
   de avaliação
      do foco torácico com sonografia para traumatismo, 29
      focada no abdome com sonografia para traumatismo, 29
   de reabilitação para um cão jovem após TPLO, 110
Pseudocistos pancreáticos, 606, 607
Psílio, 744
Púbis, 1095
Pulmões, 884
Punção(ões)
   cisternal, 1320
   lombar, 1321
   penianas, 786
Pythium spp., 462
   insidiosum, 430

Q

Quadriparesia, 1332
Quadriplegia, 1332
"Queda" dos jarretes, 1329
Queiloplastia, 251, 331
   antissalivação, 251
Queimadura(s), 183, 237
   cálculo da área de superfície corporal total, 239
   de espessura total, 238
   de primeiro grau, 237
   de quarto grau, 238
   de segundo grau, 237

Queimadura(s) *(Cont.)*
   de terceiro grau, 238
   por contato, 238
   por eletricidade, 240
   por congelamento, 241
   profundas de espessura parcial, 237
   superficiais, 237
Quemodectoma, 825
Quemose, 284
Quilo, 941
Quilotórax, 941
   idiopático, 941
Quimioterapia, 1360
Quitosana, 188

R

Rabdomiossarcomas, 707
Radiação
   de megavoltagem, 1360
   ionizante, 9
Radiculopatia, 1375
Rádio, 1066
Radiocirurgia, 77
Radiografia, 1313
   contrastada, 1313
Radius curvus, 1079
Ranitidina, 405
Rânulas, 331, 358
Rastejamento, 119
Reabilitação
   avaliação da, 106
   correção de ruptura de ligamento cruzado cranial extracapsular, 1245
   de paciente com fratura diafisária, 997
   desenvolvimento de um plano de, 109
   displasia de cotovelo pós-artroscópica, 1179
   física, 105, 1143, 1281, 1284, 1286
   fratura
      articular, 1067
      diafisária, 1053
      fisária distal de fêmur, 1110
   osteotomia de cabeça e colo femoral, 1219
   reparo de luxação de patela, 1262
   substituição total do quadril, 1218
Reações
   cutâneas à radioterapia, 242
   posturais, 1332
Reconstrução
   articular, 1224
   capsular, 1223
   da hipoplasia de palato mole, 345
   do prepúcio, 776
   extracapsular, 1232
   intracapsular, 1232
   uretral, 776
Recuperação cistoscópica, 704
Recurvatum, 958
Redução, 958
   aberta, 958, 989
      da luxação de cotovelo, 1195
      de fratura(s)
         da diáfise do rádio, 1068
         da diáfise tibial, 1121
         da maxila, 1045
         de mandíbula, 1044
         do ramo vertical e articulação temporomandibular, 1044
      limitada, 989
   da fratura, 988
   da tensão, 206

Redução *(Cont.)*
   direta, 989
   fechada, 958, 989
      de fratura(s)
         da diáfise do rádio, 1068
         da diáfise tibial, 1121
      de luxação(ões)
         articulares traumáticas, 1142
         caudoventral, 1222
         coxofemoral, 1221
      versus aberta da articulação, 1142
   indireta, 958, 990
Reflexo(s)
   cutâneo do tronco, 1335
   de luz pupilar, 1324
   de retirada, 1334
      do membro pélvico, 1335
   do bíceps, 1334
   do tendão (extensor), 1334
   do tríceps, 1334
   espinais, 1334
   extensor cruzado, 1336
   gastrocnêmico, 1335
   patelar, 1335
   perineal, 1336
Reforço medial, 1227
Reformas, 23
Regeneração do encéfalo, 1345
Regurgitação, 365
   mitral, 790, 798
Reimplantação ureteral, 658
Relações espaciais, 2
Relaxamento
   da rede de *spin*, 169
   longitudinal, 169
   spin-spin, 169
   transversal, 169
Remifentanila, 128, 132, 144
Remoção
   asséptica das luvas, 48
   cirúrgica de corpos estranhos esofágicos, 379
   da massa primária e fechamento, 275
   da prega facial, 293
   de dedo vestigial
      em adultos, 260
      em filhotes, 260
   de objetos estranhos com cateter com balão, 379
   de sutura, 73
   de tumores cutâneos, 213
   do dedo vestigial, 260
   do implante, 1028
   dos pelos, 36
   dos tubos de toracostomia, 924
   endoscópica
      de corpos estranhos, 165
         esofágicos, 378
         intestinais, 454
      de pólipos, 427
Remodelamento haversiano, 1026
Reparação da cauda equina, 1430
Reparo(s), 23
   com enxerto de
      canal auditivo vertical, 350
      cartilagem auricular, 350
   com Fiberloop®, 1285
   com retalho
      duplo, 349
      em camada única, 348
      rotacionado, 349

ÍNDICE ALFABÉTICO

Reparo(s) *(Cont.)*
  da luxação(ões)
    medial da patela, 1256
    com sutura, 1090
  de lacerações e ruptura esplênica, 641
  de lesões no ducto biliar comum, 576
Resistência
  à tração, 61
  da ferida à ruptura, 61
  vascular sistêmica, 797
Resposta da cartilagem ao tratamento, 1142
Ressecção(ões)
  cecal, 471
  da(s) prega(s)
    da cauda, 252
    labial, 251
    nasais, 251
  de narinas estenóticas, 854
  de palato mole alongado, 854
  do canal auditivo lateral, 306
  do cólon, 470
  do plano nasal, 878
  do processo
    ancôneo, 1190
    coronoide medial, 1190
  e anastomose traqueais, 844
  em bloco, 738
    de neoplasias da parede torácica, 913
  intestinais, 440
    e anastomose, 433
  parcial da fise, 1082
  retal, 482, 484
  traqueal, 833
  troclear
    em bloco, 1258
    em cunha, 1258
Ressuscitação volumétrica com volume limitado, 31
Restrições alimentares, 36
Retalho(s)
  compostos, 217, 226
  conjuntival de Hood, 290
  de avanço, 218
  de conduto safeno reverso, 225
  de conjuntiva, 289
    em 360 graus, 290
  de interpolação, 217, 218
  de omento, 231
  de padrão axial, 217, 222
    auricular caudal, 222
    braquial superficial, 224
    caudal lateral, 226
    cervical superficial, 223
    da artéria temporal superficial, 223
    epigástrico superficial
      caudal, 224
      cranial, 225
    genicular, 225
    ilíaco circunflexo profundo, 225
    omocervical, 223
    torácico lateral, 224
    toracodorsal, 224
  de rotação, 218
  de serosa, 447
  de terceira pálpebra, 283
  de transposição, 218
  do plexo subdérmico, 217
  em bolsa e em dobradiça, 218
  em ilha, 217
  locais, 217

Retalho(s) *(Cont.)*
  miocutâneo(s), 226
    de grande dorsal, 227
    de músculo
      cutâneo do tronco, 227
      platisma, 226
  muscular(es), 226, 228
    de flexor ulnar do carpo, 230
    de oblíquo abdominal externo, 229
    de sartório
      caudal, 230
      cranial, 229
    e da gastropexia em alça de cinto (belt-loop), 409
    temporal, 231
  osteomiocutâneo do trapézio, 228
  pediculados, 217
    de avanço em H-plastia, 275
    tubulares, 221
  semicircular, 275
Retirada através do reto, 482
Reto, 482
Retro-hidropropulsão, 703
Retroversão epiglótica, 863
Revestimento da sutura, 60
Rigidez de descerebração, 1331
Rinoplastia, 854
Rinoscopia, 158, 159, 876, 880
Rinoscópios, 163
Rinotomia, 833, 839, 874, 878
Rins, 650
Riquétsias, 1148
Risco
  cirúrgico, 27
  de extravasamento ou deiscência, 450
  de prenhez após cruzamento, 721
Robenacoxibe, 150
Rolamento, 105
Rotinas de limpeza
  diária, 23
  semanal e mensal, 25
Ruído de placa terminal, 1316
Ruptura(s)
  circunferenciais, 1243
  do ligamento cruzado
    caudal, 1248
    cranial, 1227
  do menisco, 1243
  do tendão calcâneo, 1284, 1285
  em alça de balde, 1243
  esplênica, 641
  radiais, 1243
  traqueal, 934
Rutina, 636

S

Sabonetes antimicrobianos para esfregação cirúrgica, 46
Sacos anais, 493
Sacralização da vértebra lombar, 1431
Saculectomia anal, 482, 487
Saculite anal, 493
Sáculos laríngeos, 854
  evertidos, 849, 855
Sala
  de cirurgia para procedimentos menores, 23
  de equipamentos, 19
  de instrumentos estéreis, 19
  de recuperação, 25

Sala *(Cont.)*
  de suprimentos para anestesia, 19
  o serviço de limpeza, 20
Salina hipertônica, 196
Salto, 1333
Salvamento da pata, 263
Sangue
  no fluido abdominal, 530
  total, 33
    armazenado, 32
    fresco, 32
Sapatos, 42
Sarcoma(s)
  associado a fratura, 1300
  de células sinoviais, 1308
  histiocíticos, 1308
  renais, 674
  sinoviais, 1308
Sarcopenia, 105
Saudação *high-five*, 121
Sedação
  de cães severamente dispneicos, 834
  de gatos severamente dispneicos, 834
  durante pericardiocentese em cães, 820
  para palpação e radiografias
    de cães, 961
    de felinos, 962
Sedativos, 130
Segurança
  cirúrgica, 34
  relativa do nó, 60
Seio(s)
  frontal, 838
  paranasais, 837
  perianais, 502
Sela turca, 597
Selagem de vasos, 78
Selante cutâneo, 195
Seleção
  de sutura para diferentes tipos de tecidos, 64
  do método de reparo da fratura, 985
  e administração de antibióticos profiláticos, 87
  e horário dos antibióticos profiláticos, 87
Sensação de dor, 1336
Sensibilização
  central, 142
  periférica, 142
Sentar
  e levantar, 120
  e pedir, 119
Septo nasal, 837
Sequestro, 1309
Seromas, 194
Serpente-mocassim-cabeça-de-cobre, 244
Sertoliomas, 773
Sesamoides, 1087
Sevoflurano, 130
Sexo, 84
Shunt(s)
  extra-hepáticos, 550
  múltiplos, 550
  pleuroperitoneal, 946
  pleurovenoso, 946
  portossistêmicos, 555
    extra-hepáticos congênitos, 550
    intra-hepáticos congênitos, 550
Sialocele, 358

ÍNDICE ALFABÉTICO

Silicato, 702
Sinal(is)
   de dor em cães e gatos, 141
   de raiz, 1329
   do sol poente, 1348
   fisiológicos, 141
Síndrome
   braquicefálica, 836, 849
   compartimental, 1280
   da disfunção cognitiva, 1444
   da frouxidão do carpo, 1208
   da resposta inflamatória sistêmica, 755
   das vias aéreas dos braquicefálicos, 849
   de Cushing, 586
   de Horner, 305, 311, 312
   de Zollinger-Ellison, 427, 599, 612
   do deslocamento inferior, 1174
   do intestino curto, 450
   do nó doente, 827
   eunucoide, 745
   medular centra, 1365
   obstrutiva das vias aéreas dos braquicefálicos, 849
   serotoninérgica, 151
   urológica felina, 717
   wobbler, 1381
Sinequia
   anterior, 287
   posterior, 288
Sinfisiodese púbica juvenil, 1212, 1214
Sinoscopia, 881
Sinovioma maligno, 1308
Síntese da parede abdominal, 517
Siringomielia, 1389
Sistema(s)
   biliar extra-hepático, 571
   cardiovascular, 788
      do paciente anestesiado, 137
   de classificação
      de feridas, 85
      do estágio clínico de tumores da cavidade oral, 355
   de derivação ureteral subcutânea, 662
   de fixação de fraturas, 995
   de não reinalação, 136
   de reinalação, 136
   digestório, 331
   endócrino, 586
   hemolinfático, 631
   linfático, 631
   nervoso
      periférico, 1324
      subdivisões anatômicas do, 1324
   reprodutor e genital, 720
   respiratório
      do paciente anestesiado, 138
      inferior, 884, 916
      superior, 833
Sling de fáscia, 508
Sódio elevado, 28
Solução(ões)
   à base de álcool, 38, 46
      para aplicação em etapa única, 38
   cristaloides, 31
      isotônicas, 32
   de coloides, 32
   de lavagem de iodóforos, 5
   de Ringer Lactato, 31
   para esfregação, 44
   para limpeza da ferida, 188

Solução(ões) *(Cont.)*
   salina
      fisiológica, 828
      hipertônica, 31, 32
      normal, 31
Somatostatina, 944
Sotalol, 425, 789
Spunbond, 12
Spunlace, 12
Spunlaced, 12
Status mental alterado, 1324
Stent(s)
   em tubo de colédoco, 573
   extraluminais, 871
Subluxação, 958
   de cotovelo causada por fechamento prematuro da fise distal da ulna ou rádio, 1197
   de ombro, 1167
   do carpo, 1202
   do carpo resultante de lesão do ligamento colateral, 1206
   tarsocrural, 1269
Substância
   CPA do mesencéfalo, 143
   gelatinosa, 140
Sucção torácica contínua, 924
Sucralfato, 429, 613
Sulfadiazina de prata, 186
Sulfassalazina, 478
Sulfato de gentamicina, 187
Sulfonamida-trimetoprima, 82
Superfície
   da sutura, 60
   palpebral da terceira pálpebra, 281
Supervisor do centro cirúrgico, 23
Suplementação nutricional, 90, 1137
Suporte
   inotrópico e vasopressor, 533
   nutricional, 1462
   temporário, 982
Suprimentos cirúrgicos, 4
Surdez, 311
Surgicel®, 73
Surgiflow Hemostatic Matrix®, 73
Sutura(s), 60, 190
   características da, 60, 61
   com revestimento antimicrobiano, 63
   contínua simples, 69
   cruzadas, 68
   de Bunnell, 71
   de colchoeiro horizontais, 69
   de colchoeiro vertical, 69
   de Gambee, 69
   de Halstead, 69
   de polia de três voltas, 71
   distal-proximal-proximal-distal, 71
   do tendão, 71
   e seleção de sutura, 60
   externas para redução de tensão, 209
   farpada sem nós, 64
   intradérmica, 190
   metálicas, 63
   móveis, 209
   padrões de, 208
   para cirurgia reprodutiva, 744
   remoção de, 73
   simples interrompida, 68
   subdérmicas, 208
   tamanho da, 60, 61

T

Tacrolimo, 503
Tálamo, 141
Talas
   em calha, 982
   Spica, 1166
Tamanho da sutura, 60, 61
Tamoxifeno, 531
Tamponamento, 790
   cardíaco, 817
   pericárdico, 817
Tapotagem, 116, 122
Tarsorrafia, 294
   lateral permanente, 279
   temporária, 269
Taxas relatadas de infecções do sítio cirúrgico, 83
Técnica(s)
   a mão livre, 545
   asséptica, 1, 2
      regras gerais da, 3
   cirúrgicas abertas para osteocondrite dissecante, 1158
   com guia de agulha, 545
   comuns de sutura, 68
   de aplicação de implantes específicas
      à tíbia, 1122
      ao fêmur, 1104
      ao rádio, 1069
   de bandagem, 203
   de esfregação, 44
   de estabilização interdental, 1037
   de fixação para fraturas específicas, 1057, 1124
      estabilização de fraturas oblíquas curtas de terço médio da diáfise, 1106
   de imbricação, 1232
   de sustentação ou *patch*, 374
   e materiais hemostáticos, 73
   estéril, 1, 2
   limpa, 1
   para administração de clotrimazol, 881
   poupadoras do membro, 1305
   regionais, 151
Técnico cirúrgico, 23
Temperatura corporal do paciente anestesiado, 138
Tempestade tireoidiana, 621
Tempo
   cirúrgico, 85
   de anestesia, 85
   de preenchimento capilar, 917
Tenda ou colar elizabetano, 30
Tendão(ões), 973
   de Aquiles, 1284
   pré-púbico, 519
Tendinite, 1169
Tendinopatia, 1169
   do supraespinhoso, 1170, 1286
Tenectomia de flexor digital profundo, 260
Tenesmo, 466
Tenodese bicipital, 1170
Tenodese do tendão poplíteo, 1250
Tenormin, 789
Tenossinovite bicipital, 1170
Tenotomia
   bicipital, 1170
   do infraespinhoso para exposição da articulação escapuloumeral, 1158
Tensão e elasticidade da pele, 204

ÍNDICE ALFABÉTICO

Tensor de fios, 1004
Teofilina liberação prolongada, 367
Teoria
    do controle do portão, 143
    do *pool* comum, 143
Tepoxalina, 150
Terapia(s)
    a *laser*, 113
        efeitos fisiológicos da, 113
        precauções e contraindicações, 114
    baseadas em células, 970
    com anti-inflamatórios não esteroidais, 1139
    com células-tronco, 968
    com *laser* de baixa intensidade, 189
    de ponto-gatilho, 116
    de reabilitação, 105, 1137
    diurética, 758
    extracorpórea por ondas de choque, 115
    hiperbárica com oxigênio, 189
    manuais para alívio da dor, 115
    por pressão negativa de feridas, 192
    térmica, 111
        benefícios da, 112
        precauções e contraindicações, 112
Terbutalina, 367
Terceira pálpebra, 282
Termos ortopédicos, 958
Tesouras, 50
Teste(s)
    de Barden, 965
    de compressão
        cranial da tíbia, 1229
        tibial, 964
    de estimulação nervosa repetitiva, 1319
    de gaveta, 965
        cranial, 1229
    de potencial evocado auditivo de tronco encefálico, 1325
    de resposta à atropina ou ao glicopirrolato, 827
    de supressão por T3, 619
    do cloreto de edrofônio para miastenia grave generalizada, 860
Tetraciclina, 81
Tetralogia de Fallot, 815
Tetraparesia, 1332, 1365
Tetraplegia, 1332, 1365
Tíbia, 1121, 1128
    proximal, 992
Tie-over, 201
Tiflectomia, 466, 471
Tiletamina, 129, 134
    + zolazepam, 131
Timectomia, 1462
Timomas, 951
Tiopental, 129, 133
Tireoide, 615
Tireoidectomia, 615
    intracapsular, 621
Tobramicina, 82
Tofranil, 746
Tolazolina, 130, 132
Tomografia
    computadorizada, 170, 906
    por emissão de pósitrons, 170
Tonsilectomia, 331, 338
Topiramato, 1339
Toracentese, 916
Toracocentese, 916
    por agulha, 920
Toracoscopia, 158, 159, 397, 886, 893, 938

Toracoscópios, 163
Toracotomia, 889
    esternotomia mediana, 884
    intercostal, 884, 890
    lateral, 884
Tórax
    em funil, 907
    escavado, 907
    instável, 886, 897, 899
Torção
    do lobo hepático, 568
    do lobo pulmonar, 905
    esplênica, 643
    intestinal, 464
Torcicolo, 1329
Torniquetes, 192
Totipotente, 968
Trabalho com bola, 119
Tração cutânea, 207
Tractografia de RM, 170
Tramadol, 133
Tranquilizantes, 125, 127
Transecção do ligamento meniscotibial, 1248
Transferência de retalho microvascular, 232
Transfusão de sangue
    total, 33
    volumes necessários para a, 27
Translação, 1227
Translocação do trocanter maior, 1225
Transmissão de microrganismos, 1
Transporte ósseo, 1005, 1006
Transposição da tuberosidade da tíbia, 1259
Traqueia, 839
    hipoplásica, 852
Traqueoscopia, 866, 869
Traqueostoma, 833
Traqueostomia, 833, 842
    permanente, 843
    temporária, 842
Traqueotomia, 833, 842
Tratamento
    antiarrítmico, 425
    artroscópico da
        fragmentação do processo coronoide, 1177
        da osteocondrite dissecante do ombro, 1156
    cirúrgico de distúrbios cutâneos específicos, 237
    com bicarbonato volumes necessários para a, 27
    de ferida, 183
        abertas ou superficiais, 183
        com pressão negativa, 192
        por queimadura, 239
    do pelo, 36
    hormonal, 1462
Trato
    espinocervicotalâmico, 140
    espinomesencefálico, 140
    espinorreticular, 140
    espinotalâmico, 140
    reprodutor masculino, 726, 762
    respiratório superior, 834
Trauma(s)
    contuso, 537
    da medula espinal, 1399
    da parede torácica, 897
    espinal, 1421
    orofaríngeo penetrante, 363
    penianos, 785

Trauma(s) *(Cont.)*
    uretral, 679
    vertebral, 1437
Traumatismo cranioencefálico, 1362
Travas dos membros pélvicos, 1222
Trefina de Michele, 1302
Treinamento de marcha em esteira, 122
Trepanação, 880, 882
Tríade de Whipple, 610
Triagem, 976
Triclosana, 46
Tricotomia do local cirúrgico, 85
Trígono da bexiga, 678
Trilostano, 593
Triquíase, 266
Tris-EDTA, 189
Trocartes e tubos de toracostomia de grande calibre, 922, 923
Tromboembolismo pulmonar, 887
Tubo(s)
    de Cole, 135
    de enterostomia, 100, 101
        por endoscopia flexível, 101
    de esofagostomia, 95
    de gastrojejunostomia, 102
    de gastrostomia, 97
        com incisão no flanco, 98
        curtos, 100
        endoscópica percutânea, 97
        percutânea às cegas, 98
        por meio de laparotomia mediana, 98
    de nefropielostomia percutâneos, 671
    de toracostomia de
        grande calibre e trocarte, 922
        pequeno calibre guiados por fio, 923
    endotraqueais, 135
    Magill, 135
    nasoesofágicos, 94
    nasogástricos, 94
    nasojejunais, 95
    nasotraqueal, 30
    para administração de dietas enterais, 94
    para inserção nasoesofágica, 94
Tumor(es)
    adrenais, 593
    cerebrais, 1358
        primários, 1358
        terapia medicamentosa para, 1360
    circum-anais, 489
    da glândula apócrina, 489
    da musculatura lisa do intestino delgado, 456
    de células
        gigantes, 1300
        intersticiais, 773
        não β, 612
    de Wilms, 673
    do estroma GI (GIST), 456
    escrotais, 773
    espinais
        primários, 1420
        secundários, 1420
    hepatocelulares, 566
    hepatoides, 489
    hipofisários, 597
    intestinais, 475
    laríngeos, 864
    malignos da bainha nervosa, 1436
    mamários, 747
        fatores prognósticos, 750
    nasais, 874

ÍNDICE ALFABÉTICO

Tumor(es) *(Cont.)*
  orais, 352, 355
  ósseos metastáticos, 1299
  pancreáticos de células β, 609
  prepuciais, 785
  primários da coluna vertebral, 1396
  prostáticos, 769
  que envolvem o corpo vertebral ou tecidos moles circundantes, 1436
  renais caninos, 673
  secretores de gastrina, 612
  secundários da coluna vertebral, 1396
  testiculares, 773
  traqueais, 864, 865
  uterinos, 751
  vaginal, 759
Turbinectomia assistida por *laser*, 855

U
Úlcera(s)
  de córnea
    infectada, sintomas de, 287
    profundas ou infectadas, 286
    superficial, 286
  de pressão, 246, 247
    prevenção e tratamento, 247
  do estroma da córnea, 286
  gástrica, 427, 429
  gastroduodenais, 428
Ulna, 1066
Ultrassom terapêutico, 112
  precauções e contraindicações do, 113
Úmero proximal, 992
União(ões)
  óssea direta, 958
  retardadas, 958, 1030
Unipotente, 968
Urato, 702
Uremia, 650
Ureter(es), 650
  ectópicos, 663
    extraluminais, 663
    extramurais, 663
    intraluminais, 663
    intramurais, 663

Ureteroceles, 663
Ureterolitíase, 669
Ureterólitos, 669
Ureterolitotomia, 669
Ureteroneocistostomia, 650, 662, 667
Ureterotomia, 650, 657, 669
Uretra, 678
Uretropexia, 707
Uretrostomia, 678, 688
  escrotal, 689
  perineal
    canina, 689
    felina, 690
  pré-escrotal, 689
  pré-púbica, 692
  subpúbica, 692
  transpélvica, 694
Uretrotomia, 678, 687
  perineal, 688
  pré-escrotal, 687
Uro-hidropropulsão por micção, 704
Uroabdome, 678, 698
Urolitíase, 669, 700
  canina, 702
Urólitos, 669
Uropatia obstrutiva felina, 717
Uroperitônio, 698
Uso
  de tecido autógeno, 1249
  profilático
    de antibióticos peroperatórios, 86
    e terapêutico de antibióticos, 86
Uveíte anterior, 281

V
V-Y-plastia, 210
Vaginografia por contraste positivo, 721
Vaginoscopia, 158, 752
Valgo, 1266
Valor de retirada da sutura, 61
Varfarina, 888
Vasectomia, 720, 735
Vasodilatadores, 789
Vasopressores, 789

Vasos
  e anastomoses vasculares, sutura para, 66
  sanguíneos que suprem as glândulas mamárias, 749
Velocidade de condução do nervo
  motor, 1318, 1319
  sensorial, 1319
Velosorb Fast®, 62
Venografia do seio vertebral, 1432
Ventilação unilateral, 135
Ventriculocordectomia, 833, 845
  bilateral via laringotomia ventral, 862
Vértebra(s), 1401
  C1 – atlas, 1401
  C1-C2, 1401
  C2 – áxis, 1401
  de transição, 1431
Vesícula, 933
Vestes terapêuticas, 122
Vestiário, 19
  cirúrgico, 42
Vetspon®, 73
Via de administração de antibióticos profiláticos, 87
Vicryl®, 62
Vida útil estéril, 13
Viokase®, 606
Vitamina K, 572
Vocalização, 141
Vólvulo intestinal, 464
Vômito, 365
  tratamento do, 419
Vulvoplastia, 720, 740

X
Xantocromia, 1321
Xenoenxertos, 232
Xifoide, 888
Xilazina, 130

Z
Z-plastia, 211, 1291
Zolazepam, 125, 129, 131
Zona de cartilagem calcificada, 1142
Zonisamida, 1339